W0257122

DIE
KRANKHEITEN DES HERZENS UND DER GEFÄSSE

VON

Dr. ERNST EDENS

A. O. PROFESSOR AN DER UNIVERSITÄT MÜNCHEN

MIT 239 ZUM TEIL FARBIGEN ABBILDUNGEN

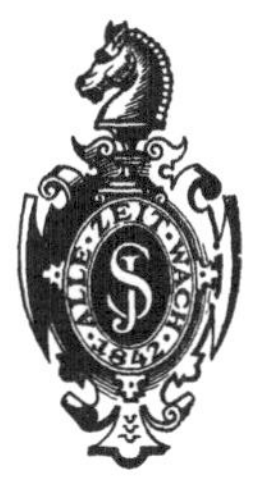

BERLIN

VERLAG VON JULIUS SPRINGER

1929

ISBN-13: 978-3-642-89640-8   e-ISBN-13: 978-3-642-91497-3
DOI: 10.1007/978-3-642-91497-3

Vorwort.

Es geht uns heute wie dem Zauberlehrling in Goethes Gedicht. Die Erfolge unserer Tätigkeit — die Flut der Fortschritte und wachsenden Kenntnisse auf allen Gebieten des Wissens — drohen über uns zusammen zu schlagen. Diese Flut kann kein Meister dämmen. Es ist verzichtende Notwehr, wenn wir den gewaltigen Strom in kleine Arme spalten und diese bescheidenen Teile zu beherrschen versuchen. Jedes Lehrbuch ist solch ein unvollkommener Versuch, in dem je nach der Art des Verfassers die Freude am gesicherten Wissen oder das Bewußtsein der Unvollkommenheit als Grundton schwingen wird. Und wie es die Bestimmung des Arztes ist, sich immer wieder zwischen Wissen und Zweifel hindurchzuringen zu einer Erkenntnis oder Überzeugung, die ihm die Kraft gibt zu seinem verantwortungsvollen Werk, so ist auch dies Buch bemüht, klar zu scheiden, was wir sicher wissen oder zu wissen glauben und was bis jetzt lückenhaft und unsicher von unserm Wissen ist, um so zu dem Grad des Verständnisses und zu der Sicherheit des Urteils zu gelangen, die der gegenwärtige Stand der Wissenschaft zu geben vermag. Die unerschöpfliche Fülle der Lebensvorgänge wird sich dabei oft gegen die Regeln sträuben, die wir aufstellen müssen, um die Erscheinungen und ihre Zusammenhänge zu ordnen und zu verstehen. Dann möge man sich sagen, daß gerade in den Ausnahmen von der Regel ein Samenkorn neuer Erkenntnis zu schlummern pflegt, ein Samenkorn, das aufgehen wird, wenn wir uns daran halten, daß Ehrfurcht vor dem Leben besser ist als Ehrfurcht vor Lehren.

München-Ebenhausen, im Dezember 1928.

ERNST EDENS.

Inhaltsverzeichnis.

Geschichtliches.

Die Lehre von den Krankheiten des Herzens und der Gefäße umfaßt die
Störungen in dem Bau und der Tätigkeit der Kreislaufsorgane und diejenigen
Veränderungen in dem Bau und der Tätigkeit anderer Organe, die Ursache oder
Folge der Störungen sind. Nun wissen wir ja alle: Unser Wissen ist Stückwerk.
Das stellen wir lächelnd fest, wenn wir die Kenntnisse früherer Zeiten an uns
vorüberziehen lassen, das empfinden wir bedrückend, wenn wir über unsere gegenwärtigen Kenntnisse hinaus vorzudringen suchen. Es gilt für die Kenntnisse
vom Bau und Leben des gesunden Körpers, es gilt in erhöhtem Maße für unsere
Vorstellungen von den krankhaften Erscheinungen. In erhöhtem Maße: denn
als krankhaft bezeichnen wir diejenigen Abweichungen von der Norm, welche
die Grenzen der individuellen physiologischen Variationsbreite überschreiten
(Thoma); für die Beurteilung krankhafter Erscheinungen müssen wir also nicht
nur die normalen Lebensformen, sondern auch die möglichen Abweichungen und
dazu die Grenzen kennen, wo die Norm aufhört und die Abweichung anfängt.
Wir werden deshalb, wenn wir die Geschichte befragen, welche Vorstellungen über
die Erkrankungen des Kreislaufssystems zu den verschiedenen Zeiten bestanden
haben, zu einem richtigen Verständnis nur unter Berücksichtigung der jeweils
herrschenden anatomischen und physiologischen Anschauungen gelangen. Ja, in
einer kurzen Übersicht, die nur zeigen soll, wie im Laufe der Jahrtausende die
wichtigsten Bausteine für das heute bestehende Lehrgebäude geschaffen worden
sind, werden aus alter Zeit die auf unmittelbare Beobachtung gegründeten anatomischen und physiologischen Befunde den Hauptplatz einnehmen müssen. Was
darüber hinaus über die Krankheiten und Krankheitserscheinungen gesagt wird,
leidet naturgemäß so sehr unter der Unzulänglichkeit des Wissens vom Gesunden,
dem Mangel an Sektionserfahrungen und leistungsfähigen Untersuchungsmethoden, daß es meist nur geringes Interesse beanspruchen kann. Erst mit dem Beginn der neueren Zeit, als in größerem Umfange Leichenöffnungen gemacht wurden, erhalten wir zuverlässigere Berichte, die auch heute ihren Wert noch nicht
verloren haben. Dem Arzte am Krankenbette brachten sie allerdings zunächst
nur geringen Gewinn, da sein diagnostisches Rüstzeug nicht ausreichte, um die
Brücke zwischen den Ergebnissen des Sektionstisches und den klinischen Krankheitserscheinungen zu schlagen. Das war erst möglich, als die Percussion und
Auscultation auf dem Plan erschienen und den Arzt in den Stand setzten, durch
die geschlossene Leibeswand hindurch die Form, Lage und bis zu einem gewissen
Grade auch die Beschaffenheit der inneren Organe zu bestimmen und sie bei ihrer
Arbeit zu belauschen. Besonders kam dieser Fortschritt den Kenntnissen vom
Herzen und von den Lungen zugute. Allmählich traten aber die Grenzen dessen,
was diese Methoden zu leisten vermögen, mehr und mehr zutage und in un-
ermüdlichem Streben ist und wird bis in die jüngste Zeit nach immer neuen Wegen
gesucht, um der Natur ihre Geheimnisse abzuringen.

Im *Altertum* finden wir schon frühzeitig recht zutreffende Angaben über den
Bau des Herzens. So kennt Hippokrates (460—377 v. Chr.) die beiden Herzkammern und Vorhöfe, die Semilunarklappen und den Herzbeutel; er beschreibt
das Herz als einen kräftigen Muskel ($\mathit{i}\sigma\chi\nu\varrho\grave{o}\varsigma\ \pi\iota\lambda\acute{\eta}\mu\alpha\tau\iota\ \sigma\alpha\varrho\varkappa\acute{o}\varsigma$), der eine feste,

dichte Masse darstelle und deshalb durch einen reichlichen Säfteandrang keinen
Schaden nehme und nicht von Schmerz befallen werde. Auf diese Schilderung
bezieht sich wahrscheinlich die lang festgehaltene Behauptung (z. B. bei PLINIUS),
das Herz könne nach der Ansicht der Hippokratiker nicht erkranken (VIERORDT).
Die gesonderte Tätigkeit der Vorhöfe und Kammern wird anschaulich von HIPPO-
KRATES beschrieben. Von den Gefäßen sagt er, die Wurzel der Venen sei die
Leber, die der Arterien das Herz, von hier verbreiteten sich Blut und Atmungs-
stoff ($\pi\nu\varepsilon\tilde{\upsilon}\mu\alpha$) überall hin und damit auch die Wärme; doch darf nicht verschwiegen werden, daß die Vorstellungen vom Gefäßsystem in den verschiedenen
Schriften erheblich wechseln. Die Prüfung des Pulses war für HIPPOKRATES offenbar ein wichtiger Teil der Krankenuntersuchung, er unterscheidet einen raschen
und langsamen ($\nu\omega\vartheta\varrho\acute{o}\varsigma$), schwachen und sehr großen, hebenden, schnellenden
($\acute{o}\xi\acute{\upsilon}\varsigma$), aussetzenden, flatternden Puls. ARISTOTELES (384—322) erkannte im
Herzen den Mittelpunkt des Gefäßsystems, ging aber in seiner Schätzung des
Organs zu weit, als er auch den Sitz der Seele dorthin verlegte; eine gute Beschreibung gibt er von der Aorta und der Hohlvene und deren Verzweigungen,
ohne jedoch die venöse und arterielle Natur der Gefäße auseinander zu halten.
Die Unterscheidung der pulsierenden Arterien von den nicht pulsierenden Venen
wurde zuerst von PRAXAGORAS von Kos — also einem Sohne derselben berühmten
ärztlichen Pflanzstätte, aus der auch der Vater der Heilkunde HIPPOKRATES hervorgegangen war — vorgenommen, aber getäuscht durch die Leerheit der Arterien
an der Leiche läßt er sie nur von Pneuma erfüllt sein. PRAXAGORAS lehrte zur
Zeit ALEXANDER DES GROSSEN.

Es ist bekannt, daß die gewaltigen Eroberungen ALEXANDERS DES GROSSEN mit einer
raschen, aus politischen Gründen von ihm geförderten Vermischung des orientalischen
Wesens mit hellenischer Kultur einhergingen. Als nach dem Tode ALEXANDERS sein Riesen-
reich in eine Anzahl kleinerer Reiche zerfiel, war es besonders Ägypten, das unter der groß-
zügigen Regierung des ersten PTOLEMÄUS durch den Einfluß griechischen Geistes zu einem
blühenden Handelsstaat und einem Mittelpunkt des wissenschaftlichen Lebens wurde.
PTOLEMÄUS schuf in Alexandria nicht nur die größte Bibliothek seiner Zeit, sondern auch
zahlreiche, reich ausgestattete Forschungsinstitute für Naturwissenschaften, Mathematik,
Sprachenkunde usw. Kein Wunder, daß die bedeutendsten Gelehrten von aller Herren Län-
der dadurch nach Alexandria gezogen wurden und daß die Stadt dem ganzen Zeitalter ihr
Gepräge und auch den Namen gab.

Einer der hervorragendsten Ärzte des alexandrinischen Zeitalters und der
alexandrinischen Schule war es, HEROPHILOS (um 300 v. Chr.), ein Schüler des
PRAXAGORAS, der die irrige Annahme seines Lehrers umstieß, daß in den Arterien
nur Pneuma enthalten sei; er läßt die Arterien Blut und Hauch zugleich führen.
Als Sitz der Seele, den ARISTOTELES wie erwähnt ins Herz verlegt hatte, sieht
er das Gehirn an. Den Pulsschlag hält er, wie sein Zeitgenosse ERASISTRATOS
(um 330—250 v. Chr.), für eine den Arterien vom Herzen mitgeteilte Bewegung,
eine Auffassung, die von ERASISTRATOS durch die feine Beobachtung gestützt
wird, daß der Puls in den dem Herzen naheliegenden Gefäßabschnitten früher
fühlbar sei als in den Abschnitten, die vom Herzen weiter entfernt seien. HERO-
PHILOS schrieb eine Pulslehre, in der er durch musikalische Rhythmen, die er von
ARISTOXENOS, dem ausgezeichnetsten Musikschriftsteller jener Zeit und Schüler
des ARISTOTELES, übernahm, die Dauer der Systole und Diastole veranschaulichte
und zu den bisher bekannten Eigenschaften des Pulses eine Anzahl neuer hinzu-
fügte. Nicht weniger wichtig als diese Untersuchungen des HEROPHILOS sind des
ERASISTRATOS Lehren über den Kreislauf. Das Pneuma gelangt durch die „rauhe
Arterie", die Trachea, zu den Lungenarterien und dann durch die „venenähnliche
Arterie" (Vena pulmonalis) ins linke Herz. Durch den Herzstoß wird das Pneuma
in die Arterien und den Körper gepreßt. Die Arterien stehen durch Anastomosen
mit den Venen in Verbindung. Das Blut stammt aus der Nahrung. Der Magen

preßt den Saft der verdauten Speisen in die Leber, wo der Saft in Blut umgewandelt wird; von hier strömt das Blut zum Magen zurück und wird von diesem
durch Pressung der Hohlvene zugeführt, die das Blut ins rechte Herz bringt.
Durch die „arterienähnliche Vene" (Arteria pulmonalis) gelangt das Blut, da die
Tricuspidalklappen den Rückfluß hindern, in die Lunge (R. Fuchs). Nach diesen
beiden Meistern der Alexandrinischen Schule, von denen der eine, Herophilos,
als „Wahrredner" und Erasistratos als „der Arzt" schlechthin von den Zeitgenossen und späteren Geschlechtern gepriesen wurde, folgt eine längere Zeitspanne, in der den geschilderten Kenntnissen nichts wesentlich Neues hinzugefügt
wurde. Es sind 400 Jahre später, daß wir auf den Namen des Mannes treffen,
dessen Lehren nun nicht nur über das Herz, die Gefäße und den Kreislauf, sondern
über alle Fragen der ärztlichen Wissenschaft für ein und ein halbes Jahrtausend
maßgebend sein sollten: Galenos.

Durch eine Reihe glücklicher Kriege war Rom Beherrscherin und Mittelpunkt der
ganzen damals bekannten Welt geworden. Aus allen Teilen des großen Reiches strömten
Kaufleute, Baumeister, Künstler, Priester, Wissenschaftler in die Metropole und mit ihnen
drangen fremde Gewohnheiten und Anschauungen, fremde Religionen, Kulte und Lehren
in die ewige Stadt. In diesem Strudel fremdländischer Einflüsse erwies sich bis zum Hervortreten der christlichen Ideen die hellenistische Kultur als mächtigste Kraft. So sind wir
nicht erstaunt, in Rom die Lehren der griechischen Medizin herrschend und die ärztliche
Praxis vorwiegend in den Händen griechischer Ärzte zu finden. Auch Galenos war ein
Hellene. Er wurde im Jahre 130 n. Chr. in Pergamon als Sohn eines Architekten geboren,
erhielt von seinem Vater den ersten Unterricht, besuchte darauf die Philosophenschule
seiner Heimat, studierte dann in Smyrna, Korinth und Alexandria Medizin und erhielt nach
seiner Heimkehr im Jahre 158 das Amt eines Gladiatorenarztes in Pergamon. Fünf Jahre
später finden wir ihn in Rom, wo sich der junge Gelehrte rasch durch seine ärztliche Kunst
und seine glänzenden, auf Experimente gestützten Vorlesungen über Physiologie hohes
Ansehen und eine große Praxis, aber auch — freilich nicht ganz ohne eigene Schuld — die
Gegnerschaft zahlreicher, nicht so erfolgreicher Fachgenossen erwarb. Trotz seiner Erfolge
verleideten ihm die Anfeindungen seiner Gegner das Leben in Rom so sehr, daß er nach drei-
jährigem Aufenthalt der Stadt den Rücken kehrte und seine Heimat wieder aufsuchte. Aber
schon im nächsten Jahre riefen ihn Marc Aurel und Lucius Verus wegen der in Italien
ausgebrochenen Pest zurück (im Jahre 169). Von nun an lebte und wirkte er in Rom, wie
es scheint bis zum Ausgang des Jahrhunderts, denn er berichtet, daß er auf Befehl dem
Septimus Severus (193—211) den Theriak bereitet habe. Seinen Lebensabend beschloß
Galenos in seiner Vaterstadt, wo er um das Jahr 200 gestorben sein soll.

Die uns hier besonders interessierende Kreislaufslehre Galens läßt sich etwa
folgendermaßen zusammenfassen. Galen nimmt wie Erasistratos an, daß das
Blut aus den vom Magen kommenden Speiseästen in der Leber gebildet wird, dann
durch die Hohlvene dem Körper und zum Teil dem rechten Herzen zugeführt
wird. Vom rechten Herzen geht ein Teil durch die Vena arteriosa in die Lunge
zu deren Ernährung, ein anderer Teil durch unsichtbare Anastomosen der Kammerscheidewand in die linke Kammer. Das linke Herz enthält mit Pneuma gemischtes Blut, das von hier durch die Aorta dem Körper zufließt. Durch Anastomosen, die Galen sich als unsichtbare, in die Wand der nebeneinanderliegenden
Arterien und Venen eingeschaltete Mündchen vorstellte (Kirchner), gelangt
überall, wie bei der Kammerscheidewand, Blut aus der Vene in die Arterien und
Pneuma aus den Arterien in die Venen. Die Blutbewegung kommt dadurch zustande, daß das Herz durch seine Diastole das Blut in die Kammern und die
Arterien durch ihre Diastole das Blut aus den Kammern saugen. Zu dieser merkwürdigen Vorstellung kam Galen durch einen mißglückten Versuch. Er band
in eine im Kreislauf befindliche Arterie ein Röhrchen ein und sah darauf distal
von dem Röhrchen den Puls (offenbar infolge einer Gerinnung des Blutes vor
und in dem Röhrchen) erlöschen. Hieraus schloß er, daß das Herz nicht als
Druck-, sondern als Saugpumpe wirke; dieselbe Wirkung mußte er konsequenter-
weise den Gefäßen zuschreiben. Die Körperwärme entsteht durch Verbrennung

des Blutes, zumal im Herzen. Der dabei gebildete Ruß wird vom linken Herzen durch die nicht schließenden Mitralklappen in die Lungen befördert und durch die Ausatmung entfernt. Die Atmung hat den Zweck, das Herz abzukühlen und dem Blut des linken Herzens das Pneuma (durch die Trachea und Arteria venosa = Lungenvene) zuzuführen. Diese hinter der Darstellung des ERASISTRATOS ohne Zweifel zurückstehende Lehre herrschte unangefochten bis über das ganze Mittelalter, ein beredtes Zeugnis neben vielen anderen für den Tiefstand und die Stagnation der Wissenschaften während dieses großen Zeitraumes. Von Herzkrankheiten erwähnt GALEN unter anderem den Erguß von Flüssigkeit in den Herzbeutel, einen Tumor im Perikard eines Affen und Hahns, und er nimmt an, daß ähnliche Veränderungen beim Menschen auftreten können (VIERORDT). Über den Puls, seine normalen Eigenschaften und krankhaften Veränderungen hat GALEN uns eine verwickelte, sehr ins einzelne gehende Lehre hinterlassen.

Im *Mittelalter* hatte die Medizin wie alle Wissenschaften ihren Sitz in den Klöstern, sie bestand so gut wie ausschließlich in der Bearbeitung und Anwendung der von den alten griechischen und späteren römischen Ärzten überkommenen Lehren mit größerem oder geringerem theologischem Beiwerk. Etwas freieren Geist atmet die im übrigen auch ganz im Boden der griechischen Heilkunst wurzelnde arabische Medizin, aber eine nennenswerte Förderung der tatsächlichen Kenntnisse hat sie so wenig wie die Mönchsmedizin gebracht. Eine Änderung dieses unbefriedigenden Zustandes bringt erst die

neuere Zeit, deren Beginn mit dem Zeitalter des Humanismus und der Renaissance einsetzt.

Die Welt lag am Ausgang des Mittelalters in Banden. Das gilt vielleicht weniger für das bürgerliche Leben, obwohl seine Bewegungsfreiheit durch die Feudalherrschaft des Adels und Klerus und später durch den Zwang der Zünfte eingeengt war, als besonders für das geistige Leben. Wissenschaft und Kunst standen ganz im Banne der religiösen Ideen. Architektur, Plastik und Malerei waren Dienerinnen der Kirche; die Philosophie, im Rahmen christlicher Überlieferung verharrend, erschöpfte sich in unfruchtbarer Dialektik und weltfremden Spitzfindigkeiten, nur schüchtern wagte sie die Möglichkeit einer doppelten Wahrheit, einer auf die christliche Offenbarung gegründeten und einer durch die Vernunft erschlossenen Wahrheit, aufzustellen; die Naturwissenschaften, unter ihnen die Medizin, versandeten im sterilen Studium der von den Alten hinterlassenen Lehren. Wie ein starrer Ring umfing autoritative Tradition alle Zweige geistiger Tätigkeit, bis Überdruß an toter Buchweisheit, wachsende Zweifel an den Autoritäten und die Sehnsucht nach den lebendigen Quellen des Lebens diesen Ring mit der elementaren Gewalt einer lange gefesselten Naturkraft sprengten. Wenige Namen genügen, um die Fülle der nun anbrechenden Zeit vor uns erstehen zu lassen: KOPERNIKUS, KEPLER, GALILEI, KOLUMBUS, RAFAEL, MICHELANGELO, LEONARDO DA VINCI, GIORDANO BRUNO, BAKON, DESCARTES, LUTHER. Die Erfindung der Buchdruckerkunst durch GUTENBERG lieh dem neuen Geist die Schwingen zu einer weltumspannenden Ausbreitung. Die Gründung zahlreicher Hochschulen zeugt von dem allerorten erfolgenden Aufschwung wissenschaftlicher Tätigkeit.

Die Medizin wendet sich in emsiger Forscherarbeit wieder der unmittelbaren Naturbeobachtung zu und folgt darin dem Geist der Antike, die auch auf den meisten anderen Gebieten den nach Entfaltung strebenden Kräften als Wegweiser, nicht mehr wie früher als Ziel dient. Der erste, der an GALENS Lehrgebäude zu rütteln wagte, war ANDREAS VESALIUS (1514—1564) aus Brüssel (seine Familie stammte aus Wesel, daher der Name VESALIUS). Dieser ausgezeichnete Anatom fand bei der Öffnung menschlicher Leichen, für deren Beschaffung er nicht Mühe und Gefahren scheute — er stahl die Leichname der Verbrecher vom Galgen und Rad —, daß manche Angaben GALENS nicht stimmten und wies nach, daß GALEN offenbar nicht menschliche Leichen, sondern Tierkadaver, besonders Affen, vor sich gehabt habe. In seinem berühmten Werke De humani corporis fabrica libri septem stellte er die von GALEN angenommenen Anastomosen der Kammerscheidewand in Abrede und erklärt es für unbegreiflich, daß durch diese solide Masse auch nur die geringste Menge Blut hindurchgehen solle. Immerhin war die Autorität GALENS noch so groß, daß VESAL es ablehnte, aus dieser seiner Ansicht weitere Folgerungen gegen die Kreislaufslehre GALENS zu ziehen. Es blieb das einem Zeitgenossen des VESALIUS, dem Spanier MIGUEL SERVET Y REVES, vorbehalten, der wohl Medizin studiert und über ein Jahrzehnt als praktischer Arzt gewirkt hatte, mit seinem Herzen aber Theologe war. In einer Christianismi restitutio überschriebenen Arbeit (1553), die das Dogma der Dreieinigkeit bekämpfte, vertritt er die Ansicht, daß die Mischung des Blutes der rechten und linken Kammer nicht durch die Kammerscheidewand, sondern in der Lunge stattfinde, und daß von dort das Blut, nachdem es seine rote Farbe erlangt habe, durch die Lungenvenen ins linke Herz fließe. Damit war der kleine Kreislauf

entdeckt. Über die übrige Zirkulation hat SERVET noch GALENische Vorstellungen, so läßt er das in der Leber entstehende Blut in zentrifugaler Richtung durch die Hohlvene fließen und anderes. Die Schrift SERVETS ist nur in zwei Exemplaren auf uns gekommen, da die Kirche wegen der darin verbotenen religiösen Ansichten sofort alle Maßregeln zur völligen Vernichtung traf. SERVET selbst bezahlte seinen Mut der Überzeugung mit dem Tode, er wurde 1553 unter Führung CALVINS in Genf verbrannt. Einige Jahre später (1559) begegnen wir einer Arbeit des REALDO COLOMBO aus Cremona, in der ohne Erwähnung VESALS und SERVETS die Durchgängigkeit der Kammerscheidewand bestritten und auch der Lungenkreislauf gelehrt wird. Die in den Jahren

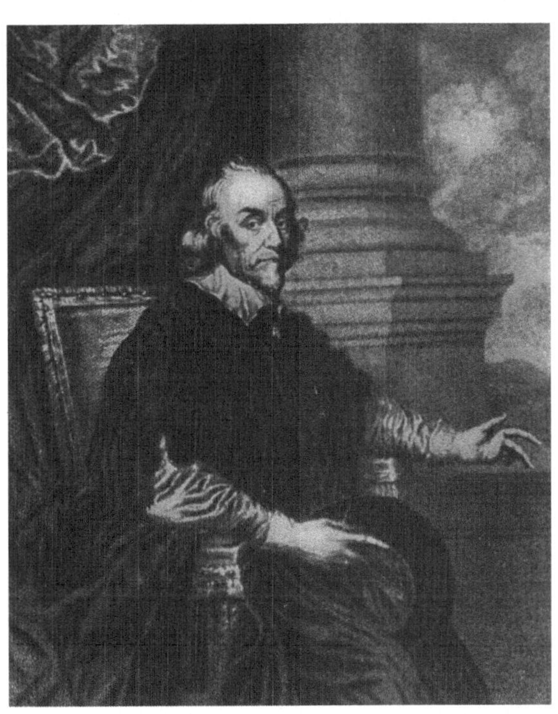

Abb. 1. HARVEY.
(Aus MEYER-STEINEGG und SUDHOFF: Geschichte der Medizin.)

1571—1601 von CESALPINO veröffentlichten Schriften haben ein gewisses Interesse dadurch erlangt, daß die Italiener aus ihnen die Erfindung des großen Kreislaufes, die sie also HARVEY absprechen, herauslesen wollen (CERADINI, LUCIANI). Es ist hier nicht der Ort, um auf die Einzelheiten dieses Streites einzugehen, aber nach den sorgfältigen Untersuchungen MARTIN KIRCHNERS können wir uns den von italienischer Seite vertretenen Ansichten nicht anschließen.

Damit sind wir zu dem Manne gekommen, dem der Ruhm gebührt, das Rätsel des Blutkreislaufes gelöst zu haben. WILLIAM HARVEY (Abb. 1) wurde 1578 in Folkestone geboren. Die Schule besuchte er in *Canterbury* und *Cambridge*, darauf ging er zum Studium der Medizin mehrere Jahre nach Italien, promovierte in *Padua* und ließ sich dann als Arzt in London nieder, wo er nach einiger Zeit Professor der Anatomie und Chirurgie und Hofarzt JACOBS I. und später KARLS IX. wurde. Im Jahre 1628 veröffentlichte er seine berühmte Schrift

Exercitatio anatomica de motu cordis et sanguinis in animalibus. Man muß das an Umfang kleine Buch gelesen haben, um zu verstehen, daß hier wirklich zum ersten Male der Kreislauf des Blutes als eine Tatsache erwiesen ist, an der kein Zweifel mehr bestehen kann. Vergleichende Anatomie, Embryologie, Tierexperiment, klinische Beobachtungen, physiologische Überlegungen und physikalische Berechnungen, sie alle müssen HARVEY zu seinem Lehrgebäude die Bausteine liefern, und so sorgsam und dicht werden sie gefügt, daß nirgendwo eine Lücke, eine Fuge bleibt, wo der Hebel der Kritik einsetzen könnte. Trotzdem blieben kleinliche Anfeindungen und Widerlegungsversuche, die wir übergehen können, nicht aus. Um eine Vorstellung davon zu geben, wie HARVEY bei seiner Arbeit zu Werke geht, lasse ich eine kurze Probe folgen. „Damit uns aber nicht irgend jemand nachsagt, wir bieten nur Worte und stellen nur köstliche Behauptungen ohne irgendwelche Begründung auf, und wir führen Neuerungen ein ohne triftigen Grund, so sollen drei Tatsachen nachgewiesen werden, aus denen diese Wahrheit meines Erachtens zwingend folgt und die Sache sich offenkundig ergeben wird: Erstens, daß das Blut ununterbrochen und anhaltend aus der Hohlvene in die Arterien in so großer Menge durch den Herzschlag hinübergeleitet wird, daß es durch die aufgenommene Nahrung nicht nachgeliefert werden kann und so, daß die gesamte Menge binnen kurzer Zeit dort hindurchgeht; zweitens, daß das Blut gleicherweise ununterbrochen und anhaltend in jedes beliebige Glied und jeden Körperteil mittels des Arterienpulses hineingetrieben wird und eintritt in einer viel größeren Menge, als dies für die Ernährung genügt oder als durch den Gesamtvorrat nachgeliefert werden könnte; und ähnlich drittens, daß die Venen selbst dieses Blut immerwährend in das Herz zurückführen. Wenn dies sichergestellt ist, wird es meiner Meinung nach greifbar werden, daß das Blut aus dem Herzen in die Gliedmaßen und von hier wieder zurück in das Herz kreist, zurückrollt, vorwärtsgetrieben wird, zurückströmt, und so gleichsam eine Art Kreisbewegung vollführt."

Eins freilich bleibt in HARVEYS Untersuchungen dunkel und mußte dunkel bleiben: der anatomische Weg, auf dem das Blut aus den Arterien in die Venen gelangt. Er selbst fühlte diesen Mangel und bekennt ihn freimütig. Ego qua potui diligentia persequivi, et non parum olei et operae perdidi, in anastomosi exploranda, nusquam autem invenire potui vasa invicem, arterias scilicet cum venis, per orificia copulari. Wenige Jahre nach seinem Tode wurde der Kette des Beweises dies letzte Glied eingefügt: MARCELLO MALPIGHI (zu Crevalcore bei Bologna in demselben Jahre geboren, in dem HARVEYS Exercitatio de motu cordis in die Welt hinausging) sah 1661 im Mikroskop den von HARVEY vergeblich gesuchten Übergang der Arterien in die Venen, den Capillarkreislauf. War somit die Anatomie des Blutkreislaufes zu einem Abschluß gelangt, der eine zuverlässige Grundlage für die mechanische Betrachtung und pathologisch-anatomische Untersuchung bot, so mußte, wie hier vorausgenommen werden mag, die Physiologie noch ein Jahrhundert warten, bis ihr dasselbe Glück zuteil wurde. Um diese Zeit entdeckte LAVOISIER den Sauerstoff und wies nach, daß dies in der Luft enthaltene Gas durch Verbindung mit verbrennlichen Körpern Licht und Wärme erzeuge, daß die Aufnahme dieses Gases bei der Atmung es sei, die auch im tierischen Organismus — wenn auch langsamer und deshalb ohne Feuererscheinung — die Verbrennungsprozesse und die Wärmebildung besorgt. Leider wurde den weiteren Untersuchungen des großen Chemikers ein frühes Ende bereitet, die Revolution schleppte LAVOISIER 1794 aufs Schafott.

Nachdem die grundlegenden anatomischen Probleme des Kreislaufes durch HARVEY und MALPIGHI gelöst waren, breitete sich ein großes Feld für weitere fruchtbare Tätigkeit aus, das alsbald in Angriff genommen wurde. BORELLI berechnete die Herzarbeit, COLE zeigte, daß der Widerstand im Kreislaufssystem nach der Peripherie hin abnehmen müsse, da die Summe der Gefäßquerschnitte zunehme, BELLINI wies darauf hin, daß die Strömungsgeschwindigkeit des Blutes in der Peripherie sinke, ASELLI entdeckte die Chylusgefäße, PECQUET den Ductus thoracicus (so daß nunmehr auch die Lymphzirkulation geklärt war), STENSEN studierte den mikroskopischen Bau des Herzmuskels, LOWER fand den Nervus vagus — alles Forscher, die noch dem 17. Jahrhundert angehören. Um die Wende des Jahrhunderts treffen wir in Rom LANCISI (1654—1720), in dessen posthumen Hauptwerke De motu cordis wir eine sehr sorgfältig geschriebene Anatomie und Physiologie des Herzens finden mit zahlreichen Betrachtungen über die Erkrankungen der Kreislauforgane — er unterscheidet Hypertrophie und Dilatation (Aneurysma) des Herzens, kennt die Klappenerkrankungen und würdigt deren Bedeutung für die Entstehung der Herzerweiterung und der damit zusammenhängenden Krankheitserscheinungen, beschreibt die Aneurysmen der Arterien, von denen die auf Lues beruhenden, durch ihre langsame Entwicklung und nächtliche Schmerzen in den Bändern und Knochen gekennzeichnet werden[1], weist auf die Schwellung der Halsvenen bei Erweiterung des rechten Herzens hin und anderes mehr. In ähnlichen Geleisen bewegt sich LANCISIS Zeitgenosse VIEUSSENS (1641—1715), Professor in Montpellier, dem wir die erste deutliche Beschreibung der Aorteninsuffizienz und des dazugehörigen großen Pulses verdanken. Eine besonders reiche Fülle pathologisch-anatomischer Beobachtungen enthält das bekannte Werk De sedibus et causis morborum von MORGAGNI, Professor der Anatomie in Padua (1682—1771). Sein Versuch, einen möglichst engen Zusammenhang herzustellen zwischen den Befunden der Leichenöffnungen und den während des Lebens zu beobachtenden Krankheitserscheinungen mußte scheitern an der unzulänglichen klinischen Diagnostik jener Zeit. Was bis gegen das Ende des 18. Jahrhunderts an anatomischen und physiologischen Kenntnissen überhaupt und vom Herzen und den Gefäßen im besonderen bekannt war, finden wir in vollendeter Weise kritisch zusammengefaßt und durch zahlreiche eigene Untersuchungen wesentlich erweitert durch ALBRECHT V. HALLER (1708—1777) in seinem Werke: Elementa physiologiae (1759—1766 und 1777—1778). Weniger erfolgreich waren die Versuche ALBERTINIS (1662—1738; Professor in Bologna) und SENACS (1692—1770; Leibarzt LUDWIGS XV.), eine Klinik der Herzund Gefäßkrankheiten zu schaffen. Diese Versuche konnten zu keinen wesentlichen Ergebnissen führen, da damals noch — SENACS bekannter Traité de la structure du cœur, de son action et de ses maladies ist 1749 erschienen — die geschlossene Brustwand einer Erkenntnis der Wahrheit wehrte, wie weiland der Schleier vor dem Bilde von Sais. Aber schon nahte die Zeit, wo der Schleier fallen sollte. Im Jahre 1761 veröffentlichte ein einfacher Wiener Arzt, LEOPOLD AUENBRUGGER (1722—1809), ein kleines Büchlein, das den Titel trug: Inventum novum ex percussione thoracis humani ut signo abstrusos interni pectoris morbos detegendi. Die neue Erfindung der Percussion brachte ihrem Schöpfer zunächst nur Neid und Mißgunst, ein Schicksal, das ja auch GALEN und HARVEY erfahren hatten und das AUENBRUGGER selbst vorausgesehen. Aber schließlich setzte sich die junge Wahrheit doch durch und AUENBRUGGER hatte kurz vor seinem Ende die Freude, seine Erfindung durch einen der hervorragendsten Ärzte jener Zeit, den Leibarzt NAPOLEONS I. CORVISART, in ihrer vollen Bedeutung erkannt und gewürdigt zu sehen. Als dann im Jahre 1819 LAENNEC (1781—1826) in seinem Traité de l'auscultation médiate et des maladies des poumons et du cœur der

---

[1] Wir dürfen daran erinnern, daß der hier von LANCISI angenommene Zusammenhang zwischen Lues und Aneurysma erst in unserer Zeit durch die Untersuchungen von DOEHLE und HELLER entgegen mannigfachen Widerständen allgemeine Anerkennung gefunden hat.

ärztlichen Welt die Kunst der Auscultation schenkte, da war das diagnostische Rüstzeug geschmiedet, mit dem nun die Erkennung und Hand in Hand damit die Behandlung der Herz- und Gefäßkrankheiten in kurzer Zeit zu einer beachtenswerten Höhe geführt werden konnten.

Von der Entwicklungsgeschichte des Herzens und der Gefäße.

Die Zufuhr der Nährstoffe zu den einzelnen Teilen eines Organismus — wir sehen hier von den Protozoen ab, bei denen sich alle Lebensprozesse im Bereich einer Zelle abspielen — erfolgt am einfachsten in der Art, daß das Nährmaterial vom Aufnahmeapparat, der Magen-Darmhöhle, durch Kanäle unmittelbar diesen Teilen zugeführt wird, wie das bei den Cölenteraten, also den Schwämmen, Medusen, Korallentieren, Quallen durch das Gastrovascularsystem geschieht. Aber schon bei der nächsthöheren Tierklasse, den Würmern, sehen wir diesen primitiven Weg zum Teil verlassen und ein besonderes Gefäßsystem für die Beförderung der Nährflüssigkeit, „des Blutes“, ausgebildet. Freilich ist dies System noch sehr einfach. So wird bei den Schnurwürmern durch einen dorsalen Mittelstamm und zwei Seitenstämme, die sich am Kopf- und Schwanzende vereinigen, ein geschlossener Kreislauf einfachster Form gebildet (Abb. 2). Bei den Ringelwürmern finden wir eine Vervollkommnung dieser Anordnung durch Queranastomosen zwischen den Längsstämmen und interessanterweise bereits eine Arbeitsteilung der verschiedenen Gefäßabschnitte insofern, als die Fortbewegung des Blutes durch Kontraktionen des Dorsalstammes oder, seltener, durch die Kontraktionen besonders stark ausgebildeter Queranastomosen, sogenannte Herzen, besorgt wird, während die übrigen Teile nicht pulsieren, also nur als Leitungsbahnen dienen (Abb. 3).

Eine weitere Differenzierung erfolgt mit dem Auftreten von Atmungsorganen; der dorsale Gefäßstamm, das Herz, entsendet dann zu diesen besondere Gefäße, deren Inhalt durch ein abführendes Gefäß dem ventralen Stamm zufließt, wie dies Abb. 4 zeigt. Zum ersten Male werden jetzt die vom Herzen ausgehenden Gefäße als Arterien von den zum Herzen führenden Venen unterschieden. Sehr interessant sind die bei den Mollusken auftretenden Veränderungen des Gefäßsystems, die von GEGENBAUR in einem anschaulichen Schema zusammengefaßt sind (Abb. 5). *A* gibt zum Vergleich eine schematische Darstellung des Kreislaufes bei den Ringelwürmern, deren segmentaler Bau in der

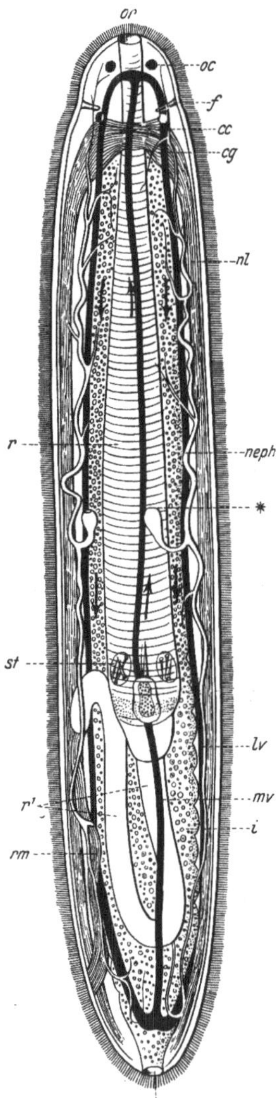

Abb. 2. Blutkreislauf der Nemertinen. Junges Tetrastemma obscurum (aus HATSCHEK nach M. SCHULTZE). *or* Rüsselöffnung, *r* Rüssel, *st* Haupt- und Nebenstilets, *r¹* Drüsensack (hinterer Teil) des Rüssels, *rm* Retractor des Rüssels, *oc* Augen, *f* Flimmergruben, *cg* Hirnganglion, *cc* dorsale Commissur, *nl* Seitenstränge, *neph* Wassergefäße, * deren Mündung, *mv* dorsales, *lv* seitliche Blutgefäße, *i* Darm, *a* After. (Nach HERTWIG).

größeren Zahl lateraler, in den Dorsalstamm mündender Gefäße zum Ausdruck kommt. Beim Nautilus (*B*), einer Tintenfischart, sind die Querstämme, die als Vorkammern des Herzens angesehen werden können, auf zwei Paar reduziert, die aus dem Herzen abgehenden großen Gefäße werden als Aorta cephalica und intestinalis unterschieden. Am häufigsten findet man nur ein Paar Vorkammern, eine rechte und eine linke (*C*), ein Verhalten, das mit der Entwicklung und Anlage der Kiemen in Zusammenhang gebracht wird. Von Bedeutung ist eine U-förmige Krümmung der Herzkammer, durch die die Abgänge der beiden Aorten einander genähert werden, wie dies bei den Octopoden, einer Tintenfischart, der Fall ist (*D*). Um eine bessere Vorstellung von der Einfügung des Gefäßsystems in den Körperbau zu ermöglichen, sei umstehend die Abbildung von einem

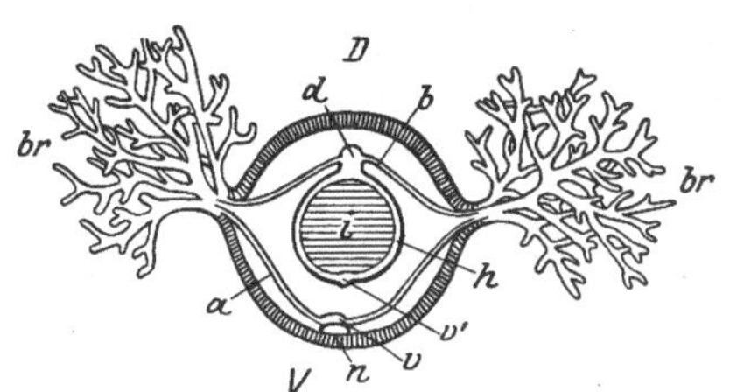

Abb. 4. Blutkreislauf von Arenicola. Schematischer Querschnitt durch die hintere Körperhälfte. *D* Rücken-, *V* Bauchseite, *n* Bauchmark, *i* Darmhöhle, *br* Kiemen, *v* Bauchgefäßstamm, *a*, *b* Kiemengefäße, *d* Rückengefäßstamm, *h* den Darmkanal umfassender Ast, *v'* ventrales Darmgefäß. (Nach GEGENBAUR.)

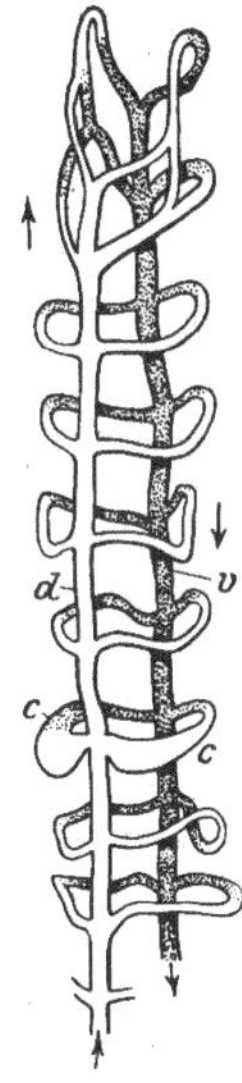

Abb. 3. Blutkreislauf der Anneliden. Vorderer Abschnitt des Blutgefäßsystems einer jungen Saenuris variegata. *d* Dorsalgefäß, *v* Ventralgefäß, *c* herzartig erweiterte Queranastomose. Die Pfeile deuten die Richtung des Blutstroms an. (Nach GEGENBAUR.)

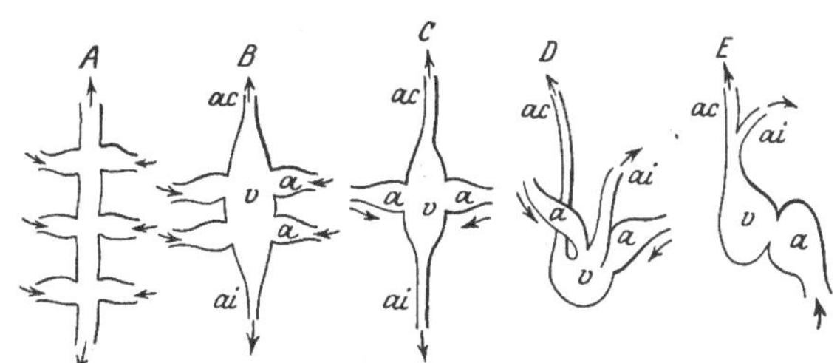

Abb. 5. Schematische Darstellung zur Vergleichung der Zirkulationszentren bei den Mollusken. *A* Teil des Dorsalgefäßstammes und der Querstämme eines Anneliden, *B* Herz und Vorhöfe von Nautilus, *C* verbreitetster Zustand, *D* eines Octopus, *E* Herz und Vorhof eines Gasteropoden. *v* Herzkammer, *a* Vorkammer, *ac* Arteria cephalica, *ai* Arteria abdominalis. Die Pfeile zeigen die Richtung des Blutstroms. (Nach GEGENBAUR.)

ventral geöffneten Octopus vulgaris wiedergegeben (Abb. 6). Am Schneckenherzen (*E*) ist wichtig die Verschmelzung der beiden Aorten und die auf eine Rückbildung der Kiemen zurückzuführende Reduktion der Vorkammern auf eine. Damit hat das Herz schon eine Form angenommen, wie sie auch im wesentlichen bei den niederen Wirbeltieren angetroffen wird (Abb. 7).

Betrachten wir die in Abb. 7 dargestellten Schemata von Fischherzen, so fällt uns als wichtiger Fortschritt zunächst die Bildung von Klappen auf; die dadurch geschaffenen günstigen mechanischen Bedingungen für die Arbeit des Herzens bedürfen keiner näheren Erläuterung. Bemerkenswert ist ferner die mit fortschreitender Entwicklung eintretende Rückbildung des Conus arteriosus und stärkere Ausbildung des Bulbus arteriosus. Von größter Bedeutung für das Verständnis der bei den hochstehenden Wirbeltieren (Vögeln und Säugern) zu findenden endgültigen Verhältnisse sind die Einflüsse, die durch die Entwicklung der Lungen auf den Bau des Herzens und der Gefäße ausgeübt werden. Schon das Auftreten der Schwimmblase bei den Fischen läßt einen solchen Einfluß erkennen. Die

Schwimmblase wird durch einen von den Kiemenvenen stammenden Gefäßast versorgt, das Blut dieses Gefäßes erfährt in der Schwimmblase, die eine gewisse respiratorische Tätigkeit ausübt, eine stärkere Arterialisation als das übrige Blut. Der Körper trifft nun Vorrichtungen, um dies besonders sauerstoffreiche Blut möglichst rein dem wichtigsten Körperteil, dem Kopf, zuzuführen. Die von der Schwimmblase zum Herzen führende Lungenvene mündet infolgedessen nicht in den Sinus venosus, sondern neben diesem unmittelbar in den rechten Vorhof. Ein zwischen der Sinus- und Lungenvenenmündung auftretender Wulst der Vorhofswand sorgt dafür, daß eine möglichst geringe Vermischung des Lungenblutes mit dem übrigen Vorhofsblut stattfindet und daß das Lungenblut möglichst direkt durch die Atrioventrikularklappen der linken Kammer zugeführt wird. Aber auch im Conus arteriosus hat sich ein ähnlich wirkender Wulst, ein Längswulst (die sogenannte Spiralfalte), gebildet, der ebenso wie die Kammer selbst eine spiralige Drehung dadurch erfährt, daß die Kammer mehr ventral, der Vorhof mehr dorsal tritt. Diese eigenartige Drehung führt dazu, daß ein verhältnismäßig großer Teil des Lungenblutes bei der Kammersystole in den ventralen Teil des Conus arteriosus gepreßt wird, der die Aorten und Carotiden abgibt und vom dorsalen Teil durch die Spiralfalte abgeschlossen wird. Unter dem Einfluß des Lungenkreislaufes sehen wir so die Längsteilung des Herzens beginnen, und zwar an der Eintrittsstelle (Sinus venosus) und Austrittsstelle (Conus arteriosus) des Blutes. Je weiter wir die Entwicklungsreihe aufwärts verfolgen, um so deutlicher macht sich die Wirkung des Lungenkreislaufes geltend. Das Herz strebt dabei eine Form an, die eine Scheidung des arteriellen Blutes vom venösen ermöglicht, und eine Lage, die das

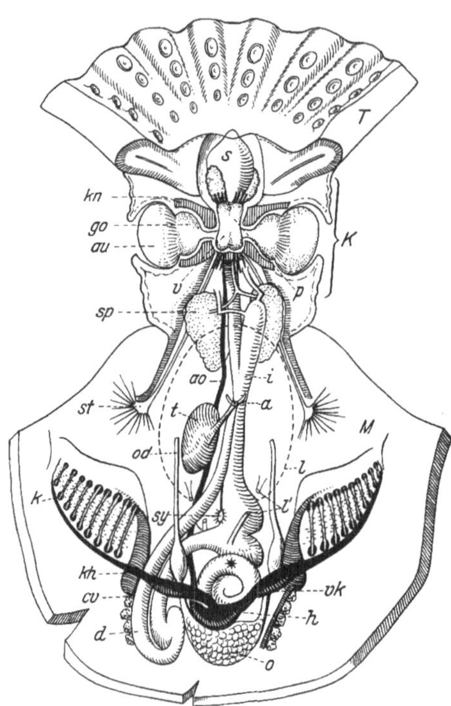

Abb. 6. Kreislauf von Octopus vulgaris. *T* Basis des Tentakelkranzes, durch einen ventralen Einschnitt auseinandergebreitet. *K* Kopf, *M* Mantel (Rumpfregion), ventral durch einen Längsschnitt gespalten, *s* Schlundkopf mit anliegenden oberen Speicheldrüsen, *i* Kropf (Anhang des Ösophagus), *sp* untere Speicheldrüsen, *sy* Magen, mit sympathischem Ganglion, * Spiralblindsack, *l* Leber und *l'* Gallengänge (die Lage der Leber ist nur durch eine punktierte Linie angedeutet, die Gallengänge durchschnitten). *d* Darm, *a* After, *t* Tintenbeutel (in der Leber eingelassen), *h* Körperherz, *vk* Vorkammern derselben, *ao* Aorta, *kh* Kiemenherzen, *cv* Vena cava mit Nierenanhängen, *k* Kiemen, *o* Ovar, *od* Oviducte, *p* Pedalganglion, *v* Visceralganglion, *go* G. opticum, *au* Auge mit Augenlid, *st* G. stellatum, *kn* Kopfknorpel. (Aus HERTWIG.)

Herz den wichtigen Lungen möglichst nahebringt. Im ersten Sinn wirken folgende Änderungen im Bau des Herzens. Der Sinuswulst drängt immer stärker in die Lichtung des Vorhofes vor und führt schließlich zur Teilung des vorher gemeinsamen Vorhofes in einen rechten und einen linken, von denen der rechte jetzt nur das venöse Körperblut, der linke das arterielle Lungenblut erhält. Die Vorhofsscheidewand greift dann auch auf die Atrioventrikularklappen über und bewirkt die Trennung in die Tricuspidal- und Mitralklappen (Amphibien). Auch die durch die Spiralfalte vorbereitete Längsteilung des Truncus arteriosus kommt zur Vollendung, es entsteht eine linke Aorta und eine rechte Aorta und eine

Lungenarterie. Schließlich wird auch der bei den Amphibien noch einkammerige Ventrikel in die allgemeine Längsteilung hineingezogen; es bildet sich ein Muskelwulst des ventralen Spitzenabschnittes der Kammer, der dorsal und basiswärts gegen den Truncus arteriosus vordringt (Reptilien). Beim Krokodil ist die Kammerscheidewand bis auf eine kleine Lücke (Foramen Panizzae) vollendet, doch ist abgesehen von dieser Verbindung noch keine reinliche Teilung des großen und kleinen Kreislaufes eingetreten, weil der linke Aortenbogen aus der rechten Kammer gespeist wird (Abb. 8), so daß der Körper nicht mit rein arteriellem, sondern gemischtem Blut versorgt wird. Eine völlige Scheidung der beiden Kreisläufe bildet sich erst bei den Vögeln dadurch aus, daß der linke Aortenbogen verkümmert und das Foramen Panizzae sich schließt. Einen guten Überblick über diese Verhältnisse giebt das umstehende Schema von NICOLAI (Abb. 9).

Damit haben wir die Stammesgeschichte des Herzens vom einfachen Schlauch der Würmer bis zum vierkammerigen Herzen der Vögel und Säugetiere durch die ganze Tierreihe hindurch im Fluge an uns vorüberziehen lassen. Die Beobachtungen, die wir dabei gemacht haben, werden uns von Nutzen sein, wenn wir jetzt die Ent-

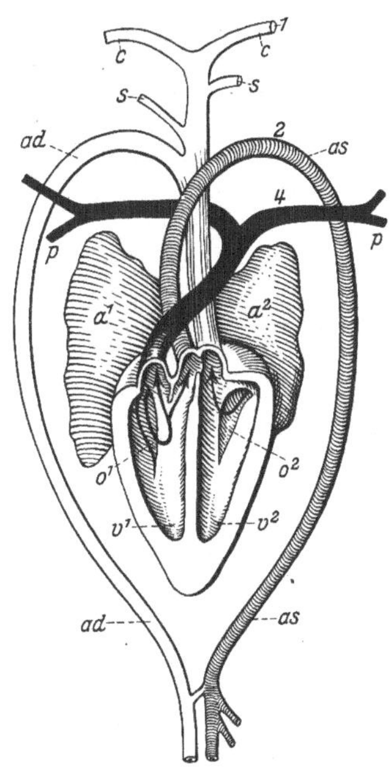

Abb. 8. *Herz des Krokodils* mit abgehenden Arterien, schematisiert. a^1 rechte, a^2 linke Vorkammer, v^1 rechte, v^2 linke Kammer, o^1 rechtes, o^2 linkes Ostium atrioventriculare. Die aufsteigende Arterie ist in drei Äste gespalten, von denen zwei, Arteria pulmonalis p und linker Aortenbogen as aus der rechten, einer aus der linken Kammer entspringt. Letzter Stamm hängt mit dem linken Aortenbogen durch das Foramen Panizzae zusammen und gibt ab: ad den rechten arteriellen Aortenbogen, s die Subclavien, c die Carotiden; *1, 2, 4* die Zahlen der mit den Amphibien vergleichbaren Arterienbögen; die Pfeile geben die Richtungen des arteriellen und venösen Blutstromes an. (Aus HERTWIG.)

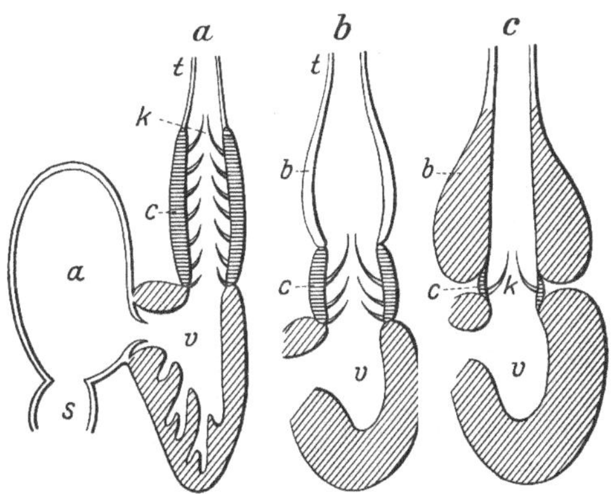

Abb. 7. Verschiedene Herzformen der Fische, im Sagittalschnitt halbschematisch dargestellt. a Herzform der Haie und der meisten Ganoiden, b von Amia, c eines Knochenfisches, s Venensinus. a Vorhof, v Kammer, v Conus arteriosus, k Klappen desselben, t Truncus aortae, b Bulbus arteriosus. (Nach BOAS; aus HERTWIG.)

wicklungsgeschichte des menschlichen Herzens im entstehenden Organismus kennen lernen wollen. Dabei wird es nötig sein, häufig die Entwicklung des Herzens bei niederen Wirbeltieren zu Rate zu ziehen, einmal weil die früheren Entwicklungsstadien menschlicher Embryonen fast ganz fehlen und ferner, weil die Deutung der verwickelten Verhältnisse menschlicher Embryologie durch die einfacheren Verhältnisse niederer Tiere wesentlich erleichtert und gefördert wird.

Ein Vergleich zwischen den Befunden höher entwickelter und niederer Tiere ist statthaft und fruchtbar, da sich, wie bekannt, die Stammesgeschichte in der Entwicklungsgeschichte des einzelnen Individuums wiederholt.

Das Herz wird bei den höheren Wirbeltieren paarig angelegt. Das scheint im Widerspruch zu stehen zu der einheitlichen Anlage — dem dorsalen Gefäß-

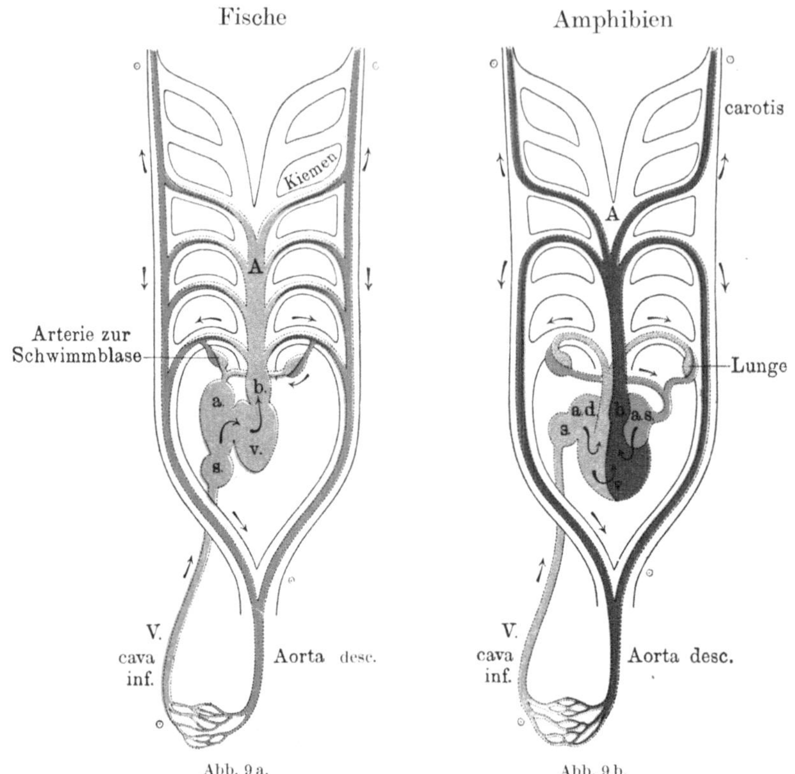

Abb. 9 a—d. Entwicklungsschema des Kreislaufssystems in der Wirbeltierreihe. Das allen Wirbeltieren gemeinsame embryonale Gefäßsystem, das nur bei dem Lanzettfisch annähernd erhalten bleibt, ist überall gleichmäßig in den Konturen gezeichnet. Farbig sind diejenigen Gefäße ausgeführt, die bei den einzelnen Klassen im späteren Leben erhalten bleiben, und zwar bedeutet: rot arterielles Blut, blau venöses Blut, violett gemischtes Blut, *A* Aorta ascendens, *s* Sinus, *a* Atrium, *v* Ventrikel, *b* Bulbus, *d* und *s* an zweiter Stelle bedeuten dexter und sinister. (Nach NICOLAI.)

stamme —, die wir bei den niederen Tieren kennen gelernt haben, wird aber dadurch erklärt, daß sich beim höheren Wirbeltier die Teile des Kopfdarmes, aus denen sich das Herz entwickelt, zur Zeit der Entstehung der ersten Herzanlage

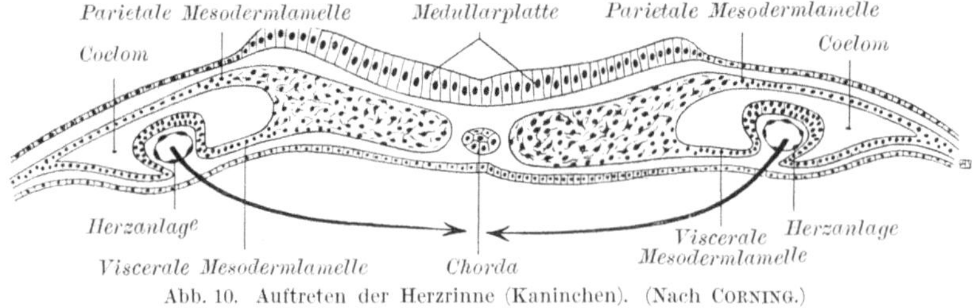

Abb. 10. Auftreten der Herzrinne (Kaninchen). (Nach CORNING.)

noch nicht vereinigt haben. Seitlich von der Stammzone (siehe Abb. 10) wird das Herz durch eine Einbuchtung des visceralen Mesoderms, die Entoderm in sich schließt, angelegt. Dadurch, daß dieser Bezirk und die ihn überflügelnden Perikardialhöhlen tiefer und nach der Mitte treten, kommt es zur Bildung der Kopfdarmhöhle (Abb. 11). Im weiteren Verlauf vereinigen sich die von beiden Seiten aufeinander zustrebenden Anlagen des Herzens zu einem einheitlichen Gebilde

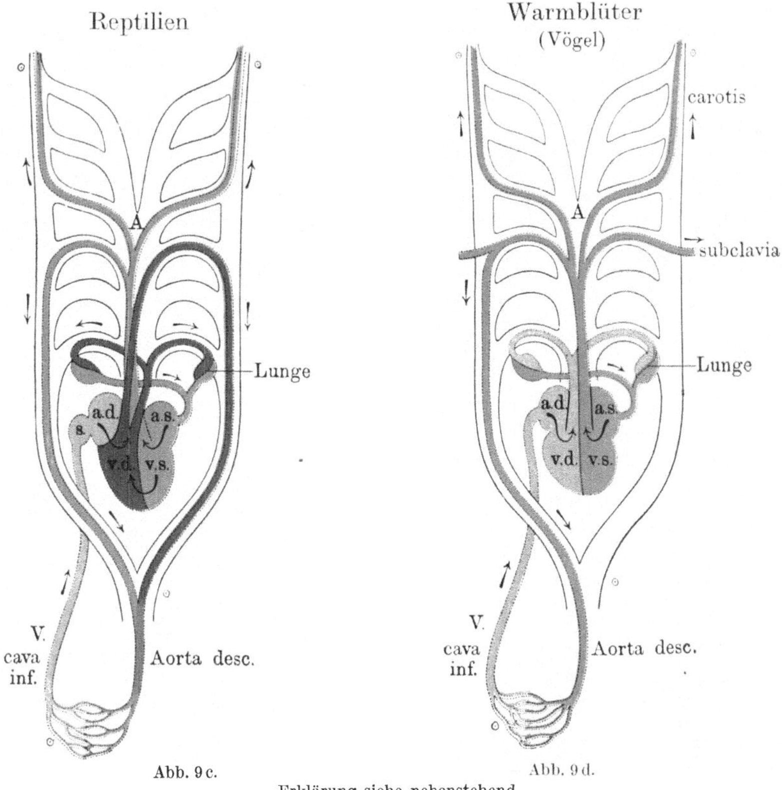

Abb. 9 c.

Abb. 9 d.

Erklärung siehe nebenstehend.

(Abb. 12). Dieser einheitliche Schlauch entsendet an seinem vorderen Ende die beiden primitiven Aortenbogen und nimmt an seinem hinteren Ende die Nabel-

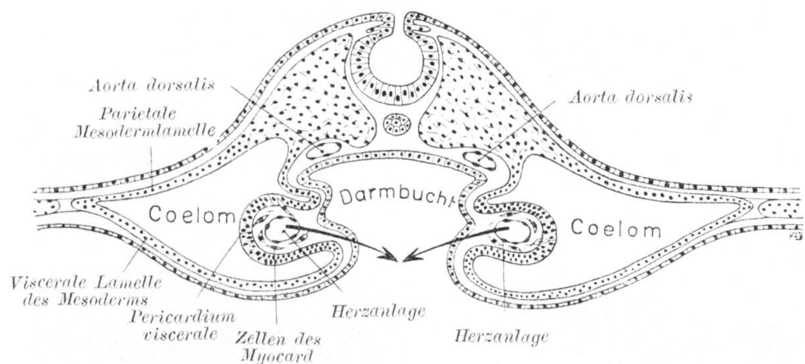

Abb. 11. Beginnender Verschluß des Vorderdarms. Herzhälften noch getrennt (Kaninchen). (Nach Corning.)

venen auf (Abb. 13). Schon bei den niederen Tieren ist der enge Zusammenhang zwischen Herz- und Atmungsorganen hervorgehoben worden, der sich unter anderem darin ausdrückt, daß die Herzanlage in der engen Nachbarschaft des Atmungsapparates zu erfolgen pflegt. Dementsprechend finden wir auch beim höheren Wirbeltier die Herzanlage in der Kiemenbogengegend, d. h. weit vorn, unmittelbar hinter dem Kopf an der ventralen Halsseite. Die mit der Entwicklung der Lungen zusammenhängende Verkümmerung des Kiemenapparates führt im weiteren Verlauf der Entwicklung zu einer Verkürzung dieser Strecke des Körpers, und diese Verkürzung hat wiederum zur Folge, daß der Herzschlauch nicht genügend Platz findet und sich deshalb in Schlingen legen muß (siehe Abbild. 14). Dadurch, daß an den Stellen der stärksten Krümmung eine bleibende Verengerung des Herzschlauches eintritt, wird eine Gliederung in verschiedene Abschnitte angebahnt, der Vorhof wird von der Kammer durch den Ohrkanal (Canalis auricularis) und die Kammer vom Bulbus aortae ebenfalls durch eine engere Stelle (Fretum Halleri) geschieden. Dieselbe Abbildung (Abb. 14) zeigt uns als venöses, in den Vorhof mündendes Sammelgefäß den Ductus Cuvieri, der die Venae jugulares, cardinales und omphalo-mesentericae in sich vereinigt. Vom Truncus aortae gehen beiderseits die Aortenbogen zu den entsprechenden Kiementaschen.

Die weitere Quer- und Längsteilung des Herzens vollzieht sich in folgender Weise

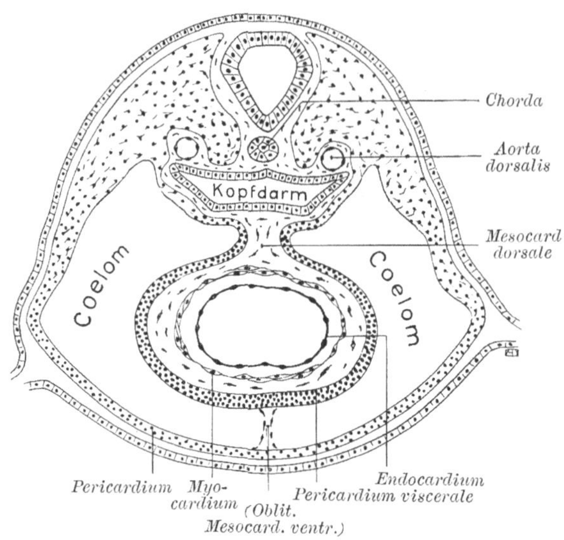

Abb. 12. Die Herzhälften vereinigt. (Nach Corning.)

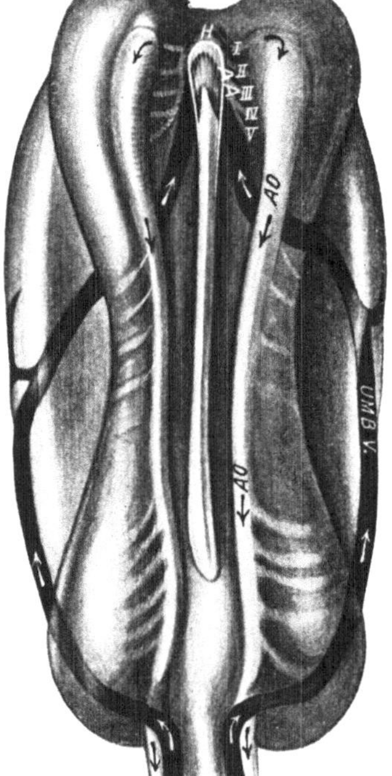

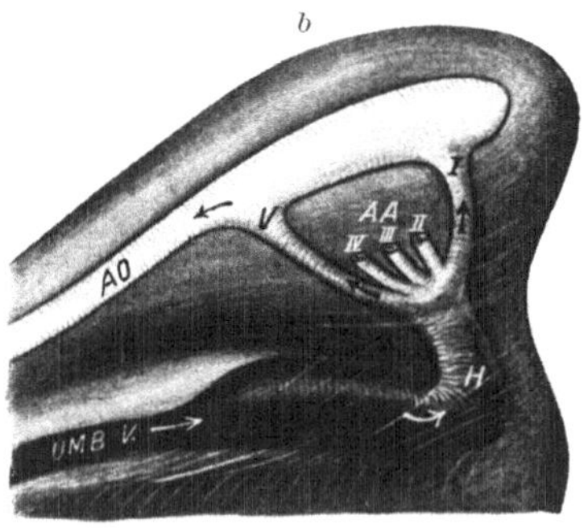

Abb. 13 a und b. Menschlicher Embryo von 2,5 mm Länge aus der Sammlung von F. P. Mall. *AO* Aorten, *UMBV* Nabelvenen, *H* Herz, *AA* Schlundbogengefäße. (Aus Hirschfelder.)

(Abb. 15). Der Truncus arteriosus schmiegt sich enger an den Kammerschlauch und rückt mit diesem durch eine Drehung des Herzens um dessen Querachse ventral- und abwärts, während der Vorhofsteil gleichzeitig dorsal- und aufwärts tritt, so daß dessen beide Seitenteile als rechtes und linkes Herzrohr neben dem Truncus arteriosus und oberhalb des Kammerschlauches zum Vorschein kommen (Abb. 16 und 17). Legen wir nun parallel mit der Fläche des Buches einen Schnitt, d. h. einen Frontalschnitt, durch das Herz, so wird zunächst der stärker vorspringende Kammerteil in die Schnittebene fallen und am Ende des ersten Monats folgendes Bild geben (Abb. 18 a). Durch eine Einbuchtung der Kammerwand ist die Scheidung in eine rechte

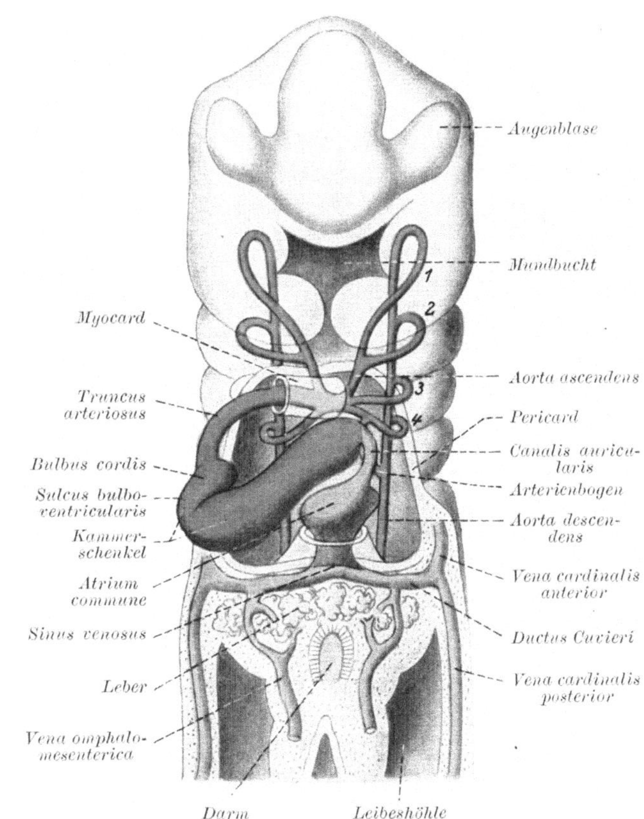

Abb. 14. Schematische Darstellung der Lage und des Verlaufes des Endokardschlauches des Herzens, der Aorten, der Aortenbogen, der Venae cardinales und vitellinae eines 3,2 cm langen menschlichen Embryos mit vier Kiemenbogen. Perikard und Myokard sind entfernt. (Nach HIS.)

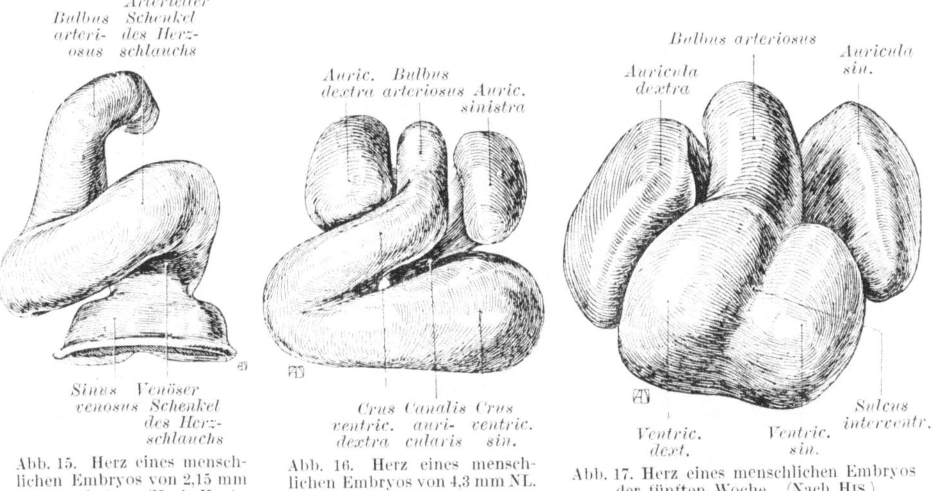

Abb. 15. Herz eines menschlichen Embryos von 2,15 mm Körperlänge. (Nach HIS.)

Abb. 16. Herz eines menschlichen Embryos von 4,3 mm NL. (Nach HIS. Aus CORNING.)

Abb. 17. Herz eines menschlichen Embryos der fünften Woche. (Nach HIS.)

und linke Kammer vorbereitet, der Vorhof mündet durch eine spaltförmige Öffnung in den linken Kammerteil, der Truncus arteriosus geht vom rechten

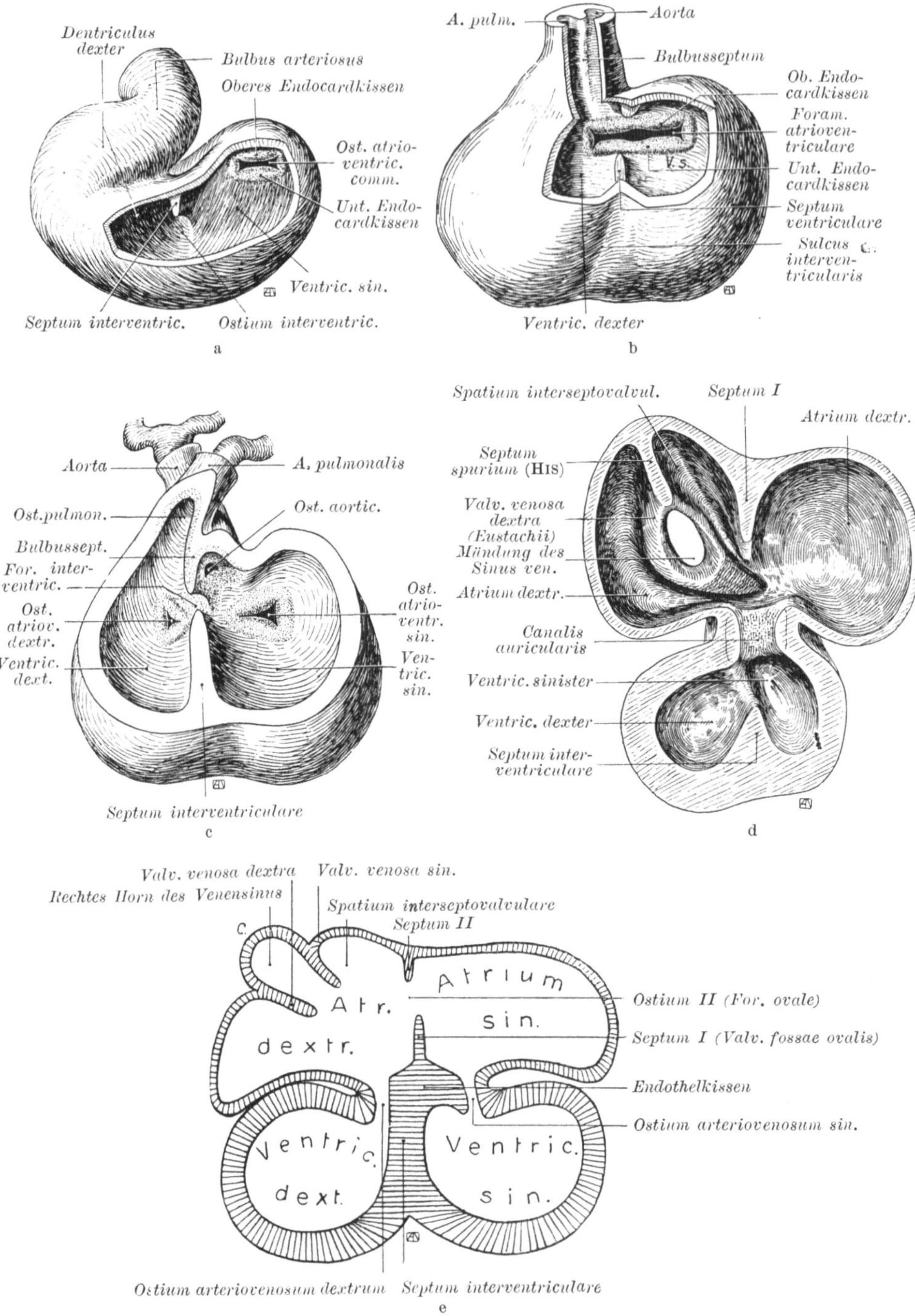

Abb. 18 a—e. (Nach Corning.)

Kammerteil ab. Im weiteren Verlauf rückt die Vorhofsmündung mehr nach
rechts, so daß sie durch die von der unteren und hinteren Wand entspringende
und nach oben wachsende Kammerscheidewand etwa in der Mitte getroffen und

in zwei Hälften, eine linke und eine rechte, zerlegt wird (Abb. 18 b). Schon etwas vor dem Beginn der Kammerseptumbildung entsteht auch im Truncus arteriosus eine Falte, die sich zur Scheidewand ausbildet und ihrerseits von oben nach der Mitte zur Vorhofsmündung strebt, wo sie mit der Kammerscheidewand zusammentrifft (Abb. 18c). Jetzt ist die Kammer in eine rechte und linke Hälfte geschieden, jede Kammerhälfte hat ihren gesonderten Zufluß (späteres

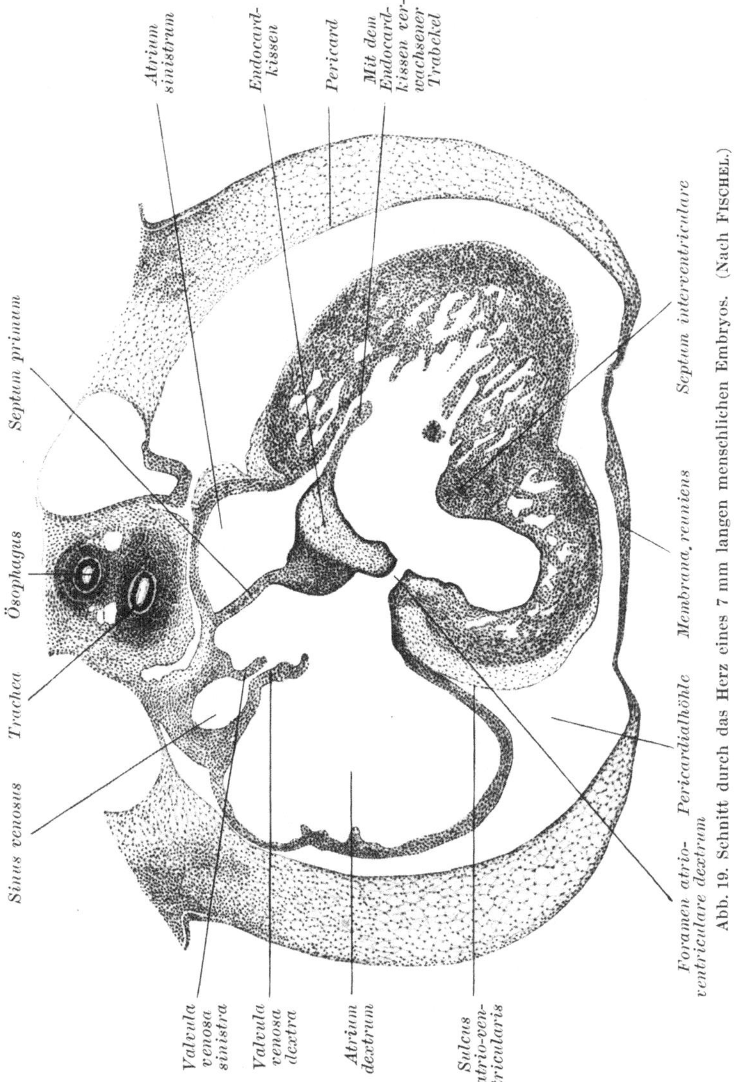

Abb. 19. Schnitt durch das Herz eines 7 mm langen menschlichen Embryos. (Nach FISCHEL.)

Mitral- und Tricuspidalostium) und Abfluß (Aorta und Pulmonalis). Ebenfalls vor der Teilung der Kammer beginnt die Teilung des Vorhofes, die ja auch in der Stammesgeschichte der Kammerteilung vorausgeht. Legen wir noch einmal einen Frontalschnitt durch das in Abb. 17 abgebildete Herz, jedoch so, daß diesmal die Vorhöfe in ihrer Hauptausdehnung in die Schnittebene fallen, so sehen wir an der hinteren oberen Wand einen Vorsprung, der sich im weiteren Verlauf zur Vorhofsscheidewand auswächst (Abb. 18d). Es ist dies das sogenannte Septum primum; die Lücke zwischen seinem unteren Ende und dem Ohrkanal wird als Foramen primum bezeichnet. In dem Maße, wie das Septum nach unten wächst, wird das Foramen kleiner und schließlich geschlossen. Gleichzeitig löst sich aber das Septum von seiner oberen Ursprungsstelle, so daß jetzt hier eine neue Öffnung entsteht, das Foramen secundum oder ovale. Ein rechts von der Ursprungsstelle entstehendes neues Septum (Septum secundum) schiebt sich im weiteren Verlauf wie ein Schiebefenster vor die Öffnung, jedoch so, daß zwischen den beiden Wänden das Blut von einem Vorhof zum anderen gelangen kann (Abb. 18e). Erst nach der Geburt legen sich die Wände unter der Wirkung der veränderten Druckverhältnisse in den Vorhöfen an einander und verschmelzen. Von zwei Klappen, einer rechten und einer linken, die sich etwas später am Sinus venosus gebildet hatten, verkümmert später die linke, aus der rechten werden die Valvula Eustachii und Thebesii (Abb. 19). Die im linken Vorhof sichtbare Gefäßmündung der Lungen entsteht unabhängig vom Sinus venosus als selbständige Bildung.

Mit einigen Worten müssen wir noch der wichtigsten entwicklungsgeschichtlichen Schicksale des Gefäßsystems gedenken.

Das *Arteriensystem* verrät die Abstammung von den kiementragenden Vorfahren durch die paarige Anlage von sechs, den Kiementaschen entsprechenden Aortenbogen. Von diesen verkümmern beiderseits der erste, zweite und fünfte Bogen, der dritte Bogen entwickelt sich zur Arteria carotis externa; der vierte linke Bogen wird zum Aortenbogen, der sechste linke zum Ductus arteriosus, während rechts der vierte und sechste Bogen zurückgebildet werden (Abb. 20).

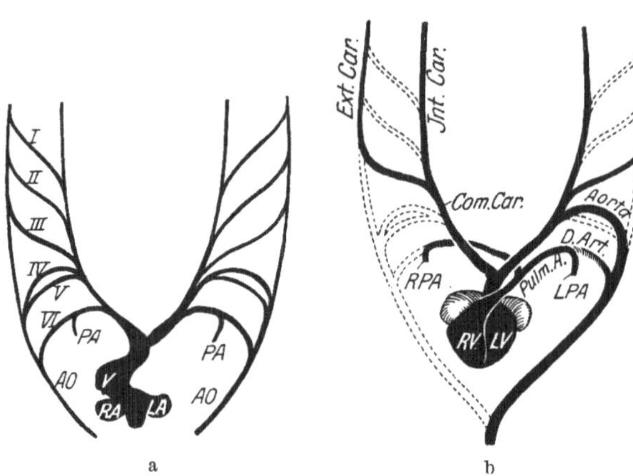

Abb. 20a, b. Entwicklung des Arteriensystems. (Aus HIRSCHFELDER.) a) Arteriensystem eines menschlichen Embryos der 4. Woche. *I—VI* Schlundbogengefäße; *AO* primitive Aorten; *PA* rudimentäre Lungenarterien; *V* Ventrikel; *RA, LA* Vorhöfe. b) Arteriensystem des Erwachsenen. *Ext. Car.* äußere Carotis (3. Ast); *Int. Car.* innere Carotis (Verbindung der drei ersten Äste); *Com. Carot.* Carotis communis (Verbindung zwischen 3. und 4. Ast). Punktiert die zurückgebildeten embryonalen Arterien.

Die *Venenstämme* sind in alter stammesgeschichtlicher Tradition alle paarig angelegt. Die beiden oberen Hohlvenen werden verbunden durch die V. anonyma, die später überwiegt und die sich zurückbildende linke obere Hohlvene ersetzt. Die beiden Kardinalvenen werden ebenfalls durch ein Gefäß verbunden, das später zur Vena iliaca communis wird und die sich zurückbildende linke Kardinalvene ersetzt. Die beiden *Dottervenen*, die das Blut aus dem Dottersack dem Herzen zuleiten und in frühen Stadien die größten Venenstämme des Körpers sind, schrumpfen mit der Rückbildung des Dottersackes zu unscheinbaren Gefäßen ein, während sich die beiden anfangs kleinen Nabelvenen mit der Vergrößerung der Placenta zu mächtigen Gefäßen entwickeln. Nach der Ausbildung des Venensinus ziehen sie zunächst oberhalb der Leberanlage dorthin, später überwiegt eine unterhalb der Leber entstehende, zu den Lebervenen führende Anastomose, die eine Zeitlang der stark wachsenden und deshalb viel Nährstoff beanspruchenden Leber alles Nabelvenenblut zuführt. Noch später, wenn das Pfortadersystem

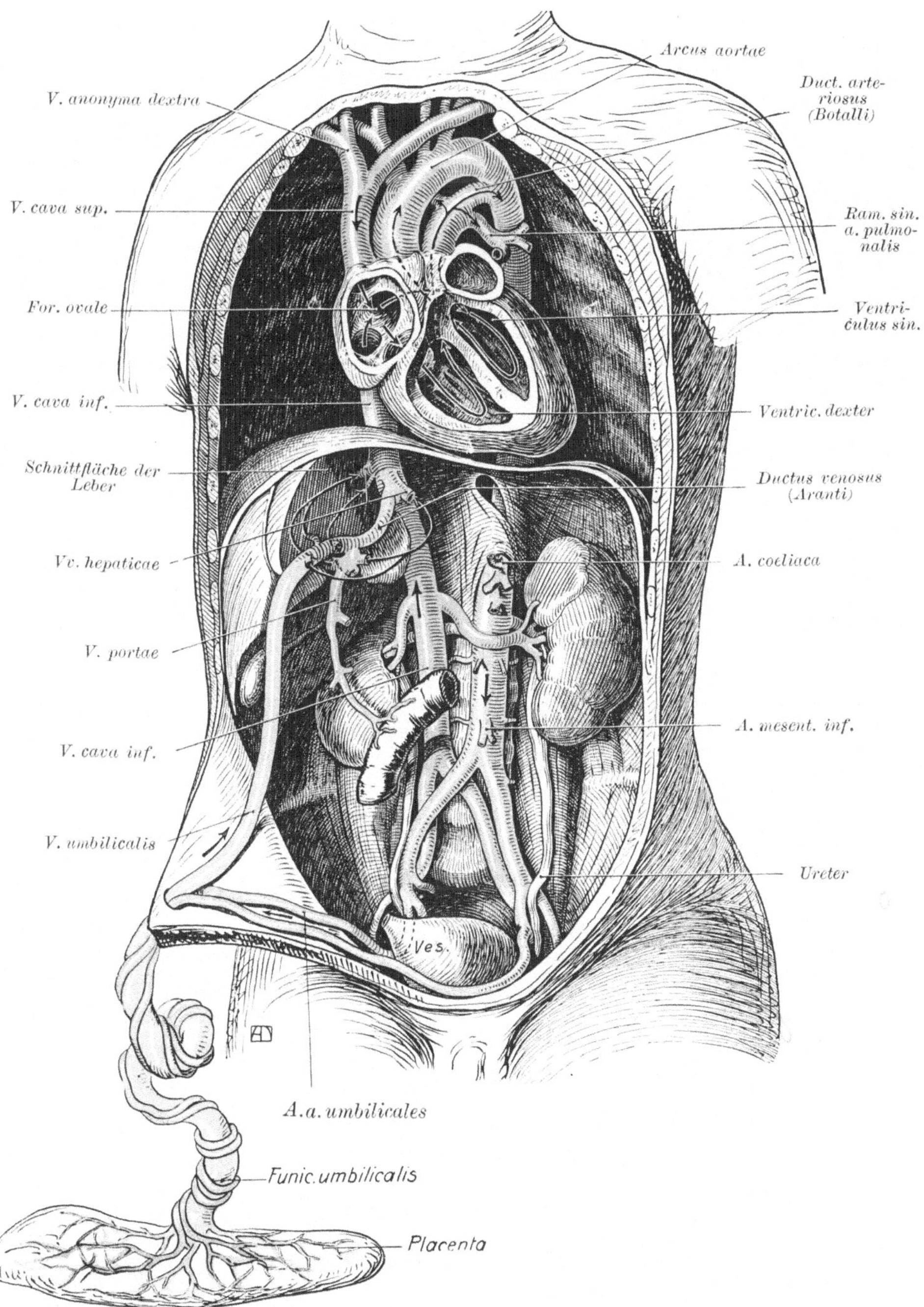

Abb. 21. Fetaler Kreislauf. (Nach CORNING.)

stärker entwickelt ist, bildet sich zwischen dem in der Leberpforte liegenden
Endstück der Nabelvene und der unteren Hohlvene eine neue Anastomose —
der Ductus venosus Arantii —, durch die ein großer Teil des Nabelvenenblutes

nunmehr unmittelbar dem Herzen zugeleitet wird. Ein anschauliches Bild der jetzt vorliegenden endgültigen Verhältnisse des fetalen Kreislaufes giebt Abb. 21. Bemerkenswert ist in diesem Kreislauf, daß kein Teil des kindlichen Körpers rein arterielles Blut erhält, es wird vielmehr immer wieder dafür gesorgt, daß das arterielle Blut der Nabelvene mit venösem Blut gemischt wird: Das der Leber zufließende Blut mischt sich mit dem Blut des Pfortadersystems; der durch den Ductus venosus in die untere Hohlvene gelangende Teil des Nabelvenenblutes wird hier mit dem venösen Blut der unteren Körperhälfte und im rechten Vorhof auch mit dem venösen Blut der oberen Körperhälfte vermengt; durch das in der Stromrichtung der unteren Hohlvene liegende offene Foramen ovale gelangt wohl ein Teil des Nabelvenenblutes verhältnismäßig wenig vermischt in das linke Herz und nach Mischung mit Lungenvenenblut in die Aorta, aber schon wird durch den Ductus arteriosus wieder dafür gesorgt, daß zum mindesten das der unteren Körperhälfte zuströmende Blut noch einmal eine Beimengung venösen Blutes erhält. Sehr interessant ist die physiologische Bedeutung, die dieser weitgehenden Vermischung des arteriellen Blutes mit venösem zukommt. Was würde im extrakardialen Leben geschehen, wenn ein Körper solch ungenügend arterialisiertes Blut erhielte, fragt STÄUBLI, der dieser Frage seine Aufmerksamkeit gewidmet hat. Der Körper würde durch Vermehrung der Sauerstoffträger (Blutkörperchen und Blutfarbstoff), durch Beschleunigung der Blutzirkulation und Verstärkung der Lungenlüftung die ungenügende Sauerstoffzufuhr auszugleichen suchen. Dasselbe tut der Fetus; der Blutbildungsapparat und das Herz müssen durch erhöhte Arbeit den mangelnden Sauerstoffgehalt ersetzen, um so mehr, da eine Verstärkung der Lungenlüftung nicht in Frage kommt. Dadurch wird der kindliche Körper, der bis zur Geburt nicht für die Wärmebildung und -regelung, die Aufschließung der Nährstoffe und die Körperbewegung zu sorgen hat, in den Stand gesetzt, diesen nach der Geburt plötzlich auf ihn einstürmenden neuen großen Aufgaben zu genügen, denn die bisher lediglich zur Arterialisation des Körpers verwendeten Arbeitskräfte werden mit dem Beginn der Lungentätigkeit für die genannten neuen Aufgaben frei.

Die vorstehende kurze Übersicht über die Stammes- und Entwicklungsgeschichte des Herzens und Gefäßsystems mag genügen. Die klinische Bedeutung der geschilderten Verhältnisse wird vor allem bei der Besprechung der angeborenen Herzfehler zutage treten. Natürlich sollen die hier gegebenen groben Umrisse der Phylogenie und Ontogenie der Kreislauforgane ein Verständnis der praktisch wichtigen anomalen Bildungen nur anbahnen und dem Wunsche den Weg bereiten, durch das Studium ausführlicherer Werke der Entwicklungsgeschichte einen tieferen Einblick zu erlangen.

Von der Anatomie und Physiologie des Herzens und der Gefäße.

Die wesentlichen anatomischen und physiologischen Tatsachen dürfen als bekannt vorausgesetzt werden. Wir können uns deshalb darauf beschränken, kurz an diejenigen Verhältnisse zu erinnern, die für die Klinik der Herzkrankheiten besonders wichtig sind.

Die Lage des Herzens.

An dem in situ befindlichen Herzen unterscheiden wir eine vordere, untere und hintere Fläche. Die untere Fläche wird gebildet hauptsächlich von der linken, in geringerer Ausdehnung von der rechten Kammer und außerdem von der Mündungsgegend der unteren Hohlvene in die rechte Vorkammer; sie ruht auf dem von rechts hinten nach links vorn geneigten Planum cardiacum des Zwerchfells. Die Lage der unteren Fläche zum Zwerchfell wird vor allem bestimmt durch die vom rechten Vorhof abgehende untere Hohlvene, da diese fast ohne Stiel das Herz mit dem Zwerchfell verbindet und so das Herz gewissermaßen an das Zwerchfell festnietet. Um diese Nietstelle kann sich das Herz wohl bis zu einem gewissen Grade drehen, dagegen werden seitliche Verschiebungen gehindert.

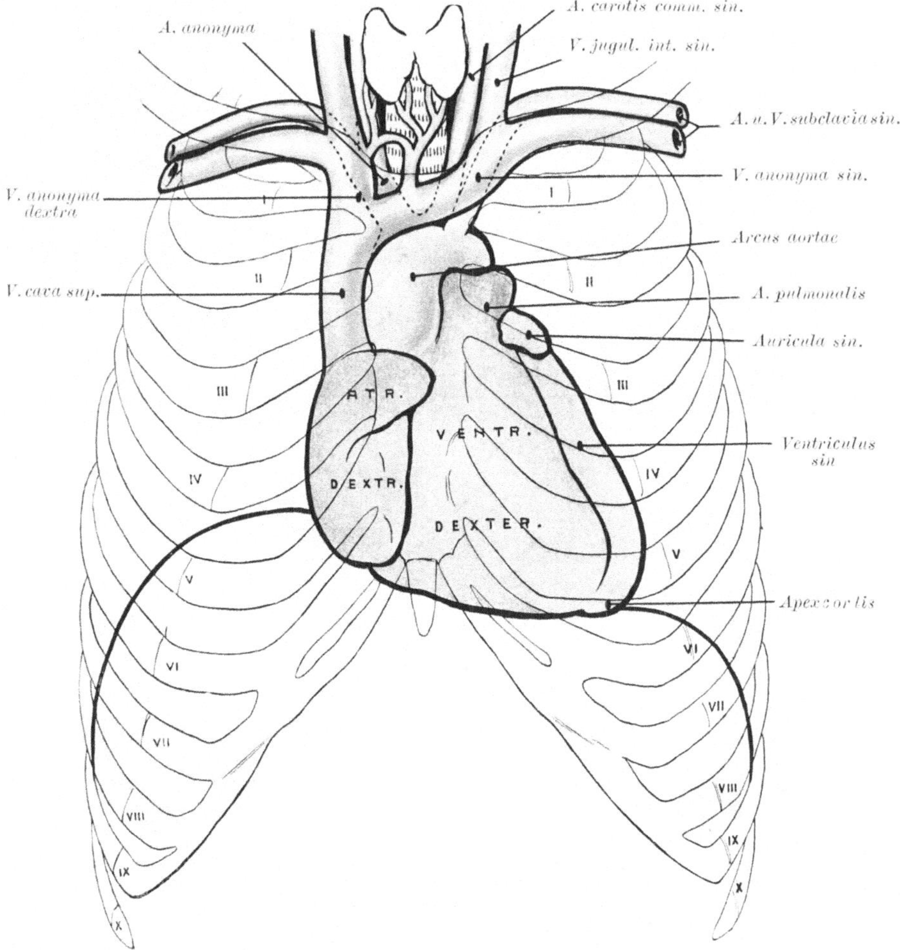

Abb. 22. Herz und große Gefäßstämme in ihrer Lage zur vorderen Brustwand. (Aus CORNING.)

Einen ähnlichen, wenn auch weniger feststehenden Fixierungspunkt des Herzens stellt die Aortenwurzel dar, wie schon hier erwähnt sein mag; die Verbindungslinie dieser beiden Punkte bildet dementsprechend eine Achse, die bei Lageveränderungen des Herzens eine wichtige Rolle spielt.

Die hintere Fläche des Herzens entspricht vorwiegend dem linken Vorhof, der hier der absteigenden Aorta und der Speiseröhre unmittelbar anliegt, so daß seine Bewegungen von der Speiseröhre aus aufgezeichnet werden können. Die vordere Fläche wird zum größten Teil von der rechten Kammer gebildet, die die linke Hälfte des Brustbeins vom Schwertfortsatz bis zum Ansatz der dritten Rippe sowie einen Bezirk der linken Brustwand einnimmt, den man abgrenzen kann, wenn man vom Schwertfortsatz und dem Ansatz der dritten Rippe je eine Linie nach der Gegend des Herzstoßes zieht. Man erhält so ein rechtwinkliges Dreieck, dessen Spitze am Schwertfortsatz liegt. Rechts von der sagittal verlaufenden Kathete breitet sich der rechte Vorhof aus, der den rechten Brustbeinrand etwa um Daumenbreite überragt; nach außen von der Hypotenuse liegt ein gut fingerbreiter Saum, der der linken Kammer angehört. Projiziert man die genannten Abschnitte der vorderen Herzfläche auf die Brustwand, so erhält man ein Bild,

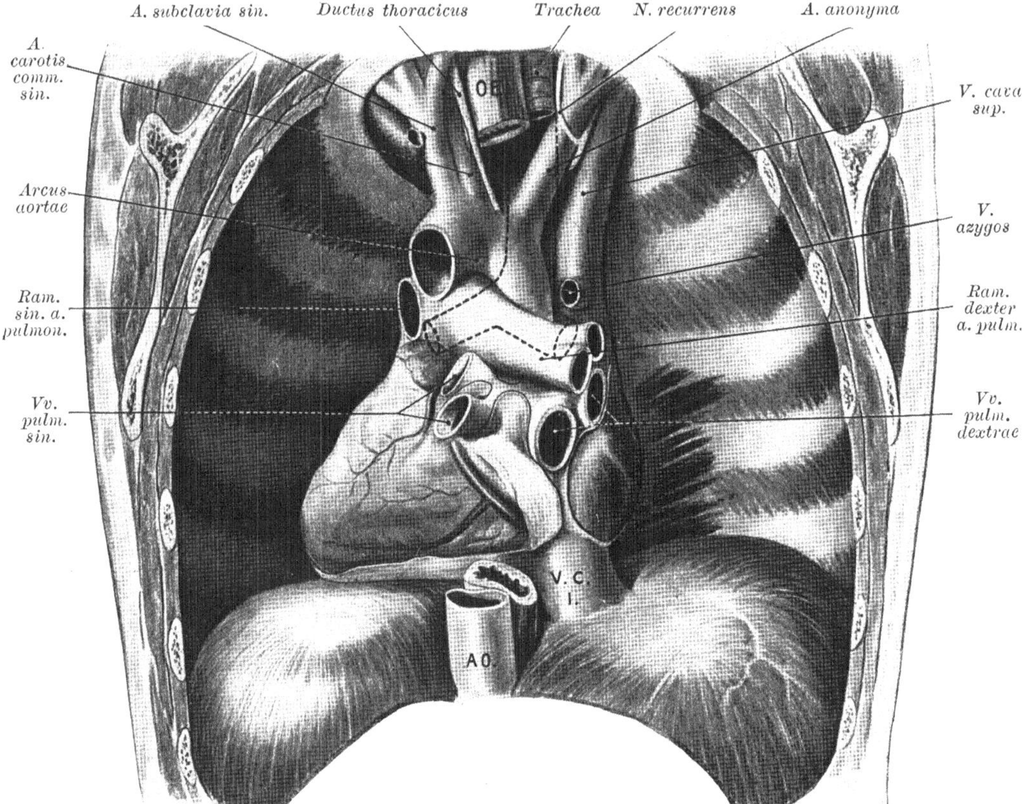

Abb. 23. Herz und große Gefäßstämme in situ von hinten gesehen. Trachea und große Bronchien punktiert. Der Ösophagus und die Aorta descendens sind entfernt. *O E* Ösophagus; *A O* Aorta; *V.C.I.* Vena cava inferior. (Aus CORNING.)

wie es in Abb. 22 wiedergegeben ist. Nach oben von der Herzfigur erhebt sich der das Brustbein beiderseits um Daumenbreite überragende Stamm der großen Gefäße. Die Lageverhältnisse der hinteren und unteren Herzfläche werden durch Abb. 23 veranschaulicht.

Der Gefäßstamm ist so gut wie ganz von Lunge überlagert, dagegen bleibt ein Bezirk der Vorderfläche des Herzens von Lunge unbedeckt, dessen Grenzen rechts in der Mitte des Brustbeins, oben an der vierten Rippe, links innerhalb der Brustwarzenlinie liegt (Abb. 24). Bei der Percussion des Herzens wird dieser der Brustwand unmittelbar anliegende Teil des Herzens einen ganz kurzen und leisen Schall geben, da hier nur feste, nicht tönende Massen percutiert werden. Man bezeichnet daher diesen Bezirk als absolute Herzdämpfung, während die äußeren

Grenzen der von Lunge überdeckten Vorderfläche des Herzens der relativen Herzdämpfung entsprechen. Daß die absolute Herzdämpfung eine wechselnde, vorzugsweise vom Füllungszustand der Lunge abhängende Größe haben muß,
bedarf keiner weiteren Ausführung. Haben wir durch die Percussion die Umrisse des Herzens bestimmt, so müssen wir noch wissen, wie sich in die Herzfigur die wichtigsten inneren Teile des Herzens, die Klappen, einfügen. Das zeigt
gut ein Präparat von CORNING, das ich ebenso wie die vorhergehenden drei Abbildungen seinem Lehrbuch der topographischen Anatomie entnehme (Abb. 25).

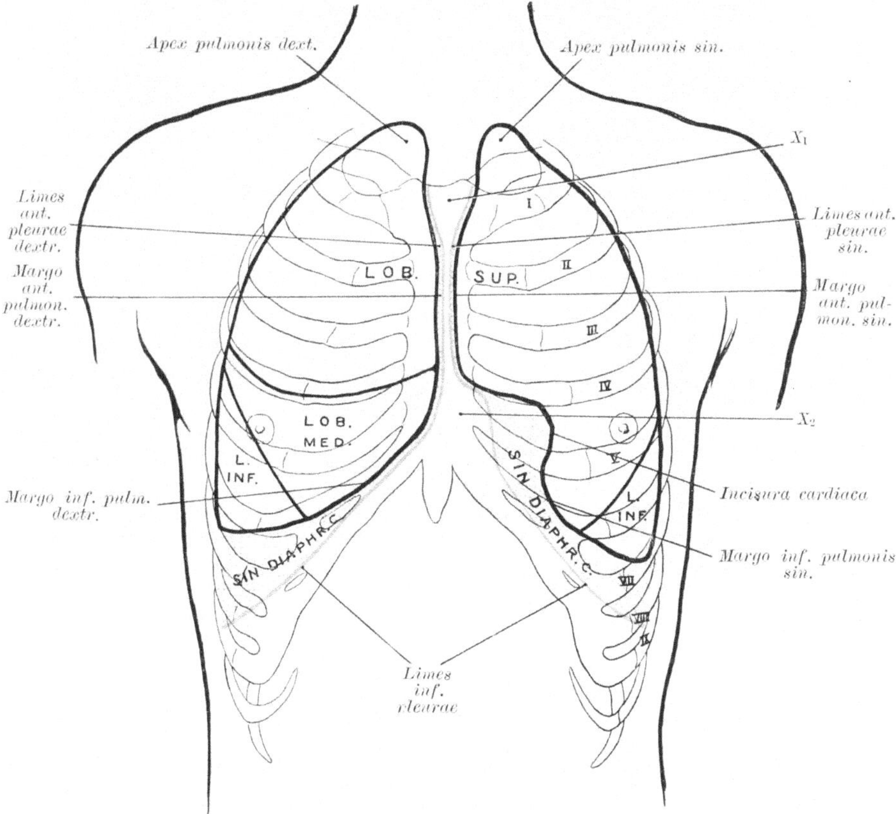

Abb. 24. Lungen- und Pleuragrenzen von vorn gesehen. X_1 der dreieckige, von der Pleura unbedeckte Bezirk
der hinteren Fläche des Manubrium sterni; X_2 Bezirk, in welchem das Pericard direkt an die vordere
Brustwand stößt. (Aus CORNING.)

Da sehen wir, daß alle vier Klappen sich auf einem engen Raum zusammen-
drängen. Zu oberst und der Brustwand ganz nah liegen die Pulmonalklappen,
darunter und mehr in der Tiefe die Aortenklappen; unmittelbar daneben etwas
nach links und unten die Mitralklappen, rechts unten und wieder der Brustwand nahe die Tricuspidalklappen. Auf die Brustwand projiziert liegen die Pulmonalklappen unter dem Brustbeinansatz der dritten linken Rippe, die Aortenklappen hinter dem Brustbein in der Höhe des dritten Zwischenrippenraumes, die
Tricuspidalklappen daselbst in der Höhe des Ansatzes der fünften Rippe und die
Mitralklappen unter dem Rippenansatz der vierten linken Rippe (Abb. 26). Betrachten wir noch einmal die Abb. 22 und überlegen uns, in welcher Weise sich die
Umrisse des Herzens ändern müssen, wenn dieser oder jener Abschnitt an Umfang

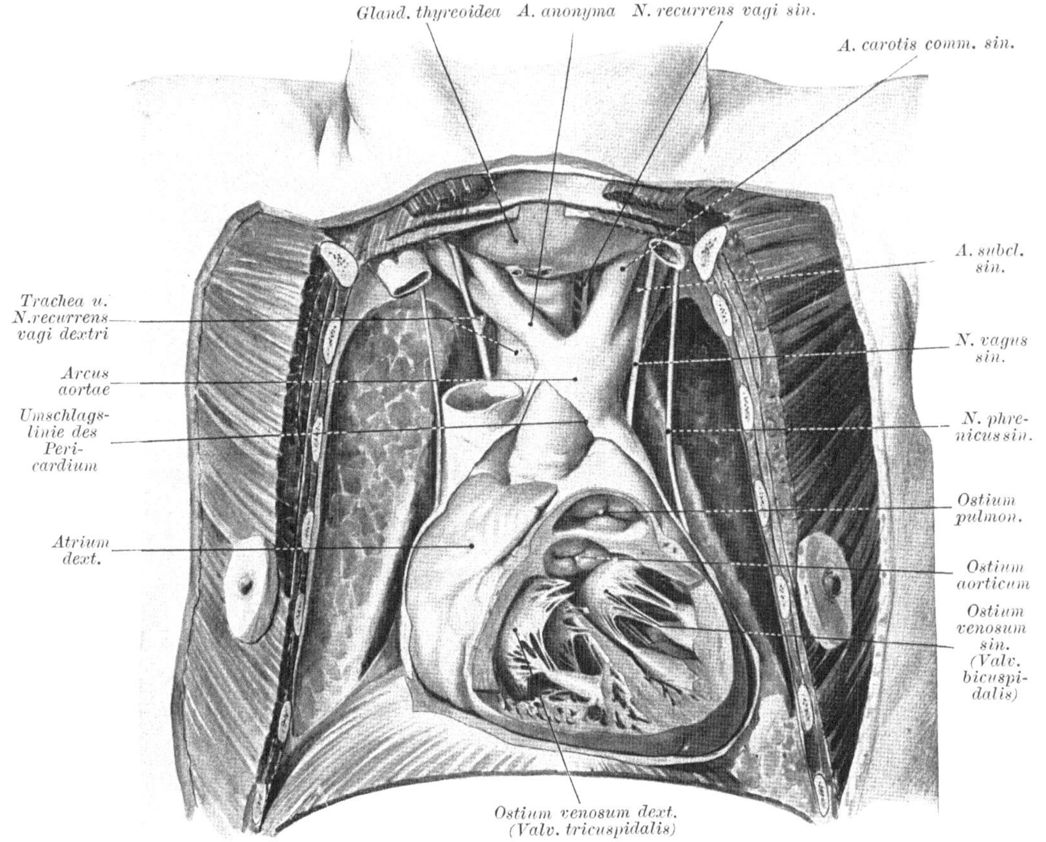

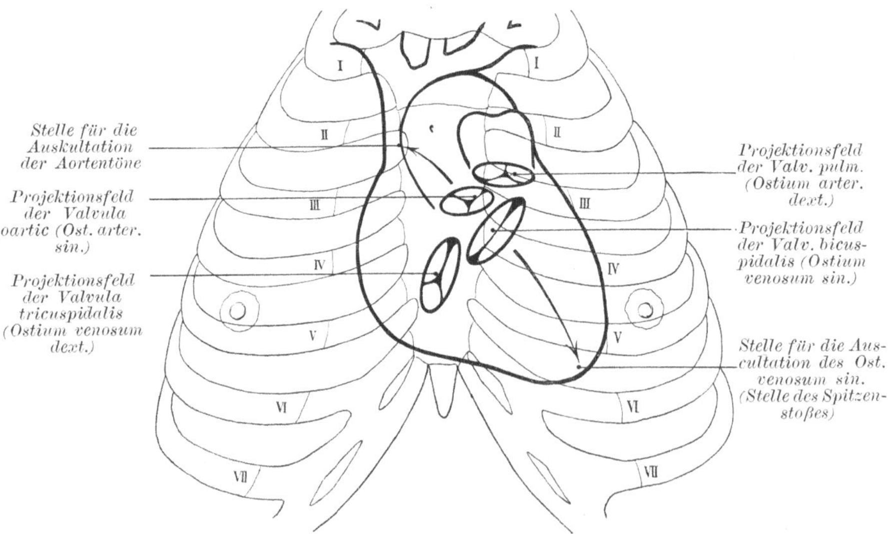

Abb. 25. Herz in situ, nach Eröffnung des Perikardialsackes und Abtragung der vorderen Wand der Ventrikel. Lage der Herzostien. Die Gland. thyreoidea ist etwas hypertrophisch. (Aus CORNING.)

Abb. 26. Projektion der Herzostien und der Klappen auf die vordere Brustwand. (Halbschematisch.) (Aus CORNING.)

zunimmt. Eine Vergrößerung der linken Kammer wird, das ist klar, zu einer Verschiebung der linken Herzgrenze nach außen und unten führen, eine Vergrößerung des rechten Vorhofs zu einer Verschiebung der rechten Herzgrenze nach außen. Vergrößert sich die rechte Kammer, so stellt sich einer Verschiebung der Herzgrenzen nach unten das durch die Leber festgestützte Zwerchfell, einer Verschiebung nach rechts der durch die untere Hohlvene fixierte Vorhof entgegen; es bleibt also nur eine Verschiebung nach oben und links als nach der Gegend des geringsten Widerstandes übrig. Der linke Vorhof kann bei starker Erweiterung in der Gegend des linken Herzrohres zu einer Ausbuchtung der Herzgrenze führen, geringere Grade werden sich lediglich durch eine Einengung des hinteren Mediastinums geltend machen.

Die Mechanik der Herztätigkeit.

Das Herz ist eine Pumpe. Bei der Systole der Kammern verhindern die als Ventil wirkenden Atrioventrikularklappen einen Rücktritt des in den Kammern befindlichen Blutes und dieses wird in die großen Schlagadern gepreßt. Bei der Diastole der Kammern verhindern die als Ventil wirkenden Semilunarklappen einen Rücktritt des in den großen Schlagadern befindlichen Blutes, und die Kammern werden durch das in den Vorhöfen und anschließenden großen Venen angesammelte Blut gefüllt. Eine verlustlose Ausnutzung der in der Kammermuskulatur enthaltenen Arbeitskraft setzt eine genügende Füllung der Kammer sowie einen rechtzeitigen und vollständigen Schluß der Klappen voraus. Die Füllung der Kammern wird nach Möglichkeit dadurch gewährleistet, daß die als Reservoire der Kammern vorgeschalteten Vorhöfe sogleich im Beginn der Kammerdiastole eine große Blutmenge in die Ventrikel schicken und dann wieder am Ende der Kammerdiastole durch ihre Kontraktion für eine möglichst vollständige Ventrikelfüllung sorgen. Aber nicht nur für die Füllung der Kammern ist die Vorhofstätigkeit von Bedeutung, sie hat vielmehr auch einen wichtigen Einfluß auf den Schluß der Atrioventrikularklappen. In dem Augenblick, wo die Vorhofssystole aufhört, reißt der vom Vorhof in die Kammern geschickte Blutstrom gewissermaßen plötzlich ab, es entsteht in der Klappenebene ein Vakuum, nach dem alle in der Nähe befindlichen Blutteile hindrängen: Omnes sanguinis particulae, quae pone valvulam ejusque sinus jacent, valvulam introrsum, et omnes particulae sub valvula jacentes valvulam sursum premant, in eum locum, quo impulsus modo desiit (BAUMGARTEN). Die Klappen sind nun „gestellt" und wenn jetzt die Kammersystole einsetzt, so werden die Klappensegel in noch größerer Ausdehnung und noch fester durch die plötzliche Drucksteigerung aneinander gepreßt; die Atrioventrikularklappen bilden auf diese Weise vom Beginn der Kammersystole an einen völlig dicht haltenden Abschluß gegen die Vorhöfe. Bemerkenswert ist, daß bei den Vorhöfen nicht in dieser Weise gegen einen Rückfluß des Blutes in die oberhalb liegenden Abschnitte des Strombettes Vorsorge getroffen ist. Freilich, eine gewisse Verengerung der Hohlvenenmündungen findet durch die hier befindlichen zirkulären Muskelbündel bei der Vorhofssystole wohl statt (KEITH) — vom linken Vorhof wissen wir nichts Sicheres über diesen Punkt —, aber ein unter allen Umständen dichthaltender Schluß kommt dabei nicht zustande. Sobald nämlich die Vorhöfe bei ihrer Systole ihren Inhalt nicht in die Kammer entleeren können, sei es, weil diese schon sehr stark gefüllt oder weil die Atrioventrikularklappen infolge unregelmäßiger Schlagfolge noch geschlossen sind, entstehen so starke Rückflußerscheinungen, daß eine Durchlässigkeit zum mindesten der Mündung der oberen Hohlvene angenommen werden muß. Es scheint, daß für solche Fälle die Natur mit Bedacht die Venenmündungen in den Vorhöfen als Überlaufventile eingerichtet hat, denn anders wäre die Rückbildung der in früheren

Entwicklungsstadien angelegten Sinusklappen schwer zu verstehen. Die der Vorhofssystole folgende Systole der Kammer findet die Atrioventrikularklappen, wie erwähnt, schon geschlossen und die Seminularklappen noch nicht geöffnet. Erst wenn durch die zunehmende Spannung der Kammermuskulatur der intraventrikuläre Druck den auf den Semilunarklappen lastenden Druck überschreitet, werden sich diese öffnen und der Kammerinhalt in die großen Schlagadern einströmen. Die Zeit vom Beginn der Kammersystole bis zur Öffnung der Semilunarklappen wird deshalb als Anspannungszeit bezeichnet, der Herzmuskel kontrahiert sich dabei um seinen inkompressiblen Inhalt unter starker Spannungszunahme aber ohne Verkürzung seiner Teile, er führt eine isometrische Zuckung aus. Mit der Öffnung der Semilunarklappen beginnt die Austreibungszeit; die Herzmuskelkontraktion geht jetzt mit einer Verkürzung aber ohne Spannungssteigerung der Muskelfasern einher, es findet eine isotonische Zuckung statt. Am Ende der Austreibungszeit stellen sich die Semilunarklappen auf Grund desselben Strömungsmechanismusses wie die Atrioventrikularklappen, so daß bei der gleich darauf folgenden Diastole der Kammer kein Blut aus den großen Schlagadern in die Kammern zurücktreten kann.

Die Zeitdauer der verschiedenen Herzphasen hat im Mittel, bei einer Pulszahl von 70 Schlägen in der Minute, folgende Werte:

Vom Beginn der Vorhofssystole bis zum Beginn der Kammersystole (as-vs-Intervall) 0,15 Sekunden,

vom Beginn der Kammersystole bis zur Öffnung der Semilunarklappen (Anspannungszeit) 0,007—0,0085 Sekunden,

von der Öffnung der Semilunarklappen bis zum Beginn der Kammerdiastole (Austreibungszeit) 0,23—0,29 Sekunden,

vom Beginn der Kammerdiastole bis zum Beginn der Vorhofssystole (Kammerdiastole) 0,5 Sekunden.

Von diesen Zahlen zeigt der für die Kammerdiastole angegebene Wert die größten Schwankungen, die großen Unterschiede in der Dauer des einzelnen Pulses bei stärksten Verlangsamungen und Beschleunigungen der Pulszahl werden so gut wie ausschließlich durch Änderungen der Diastolendauer bestritten.

Die geschilderten Verhältnisse werden uns noch deutlicher werden, wenn wir ein Schema betrachten, in dem die gleichzeitig verzeichneten Druckkurven der einzelnen Abschnitte des Herzens eingetragen sind (Abb. 27). Dieses Schema verrät uns sogleich, wie mit leichter Mühe die beiden wichtigsten Phasen der Herztätigkeit bestimmt werden können, die Kammersystole und die Kammerdiastole. Wir sehen nämlich, daß der Beginn der Kammersystole mit dem Beginn des ersten Herztones und der Beginn der Kammerdiastole mit dem Beginn des zweiten Tones zusammenfallen. Das ist leicht erklärlich. Die mit der Kammersystole einsetzende plötzliche Steigerung des intraventrikulären Druckes zwingt allen unter diesem Druck stehenden Teilen eine neue Gleichgewichtslage auf, um die sie infolge ihrer Trägheit eine Zeitlang unter Erzeugung einer entsprechenden Schallerscheinung schwingen. Besonders gilt dies von den Atrioventrikularklappen, die einen besonders großen Weg zurücklegen müssen, bis sie in die neue Gleichgewichtslage gelangen, weil der in den Vorhöfen herrschende Druck sehr niedrig ist. Da sie infolge ihrer Dünnwandigkeit gleichzeitig sehr schwingungsfähig sind, so müssen wir annehmen, daß der erste Herzton im wesentlichen durch die Schwingungen der Atrioventrikularklappen geliefert wird und daß die Schwingungen der Kammerwände dagegen zurücktreten. Immerhin haben wir, wie auch durch Versuche (Ludwig) nachgewiesen ist, den ersten Ton als eine aus Klappen- und Muskelton zusammengesetzte Schallerscheinung aufzufassen. Die mit der Kammerdiastole plötzlich einsetzende Senkung des intraventrikulären Druckes zwingt den Semilunarklappen eine neue Gleichgewichtslage auf, um die sie wie vorher die Atrioventrikularklappen schwingen: der zweite Ton erschallt. Die Systole des Herzens dauert demnach vom Beginn des ersten bis zum Beginn des zweiten Tones, die Diastole vom Beginn des zweiten bis zum Beginn des ersten Tones.

Auch auf die Frage, ob bei der Kammerdiastole eine Saugwirkung stattfindet, giebt unser, nach den Kurven von O. FRANK, GARTEN und H. STRAUB gezeichnetes Schema Antwort: Wir sehen, daß nirgends die Kurven unter die Nullinie hinuntergehen; es kann also zu keiner Zeit eine Saugwirkung, d. h. ein negativer Druck, vorhanden sein.

Die Frage, ob die Herzkraft allein ausreicht, um die Blutzirkulation aufrecht zu erhalten, ist wiederholt aufgeworfen worden. Angesichts der Tatsache, daß am curaresierten Hunde mit eröffnetem Brustkorb keine Erscheinungen von Kreislaufsschwäche auftreten (NICOLAI) und daß nach den neuesten Untersuchungen (HÜRTHLE) keine aktive Förderung des Blutstromes durch die Tätigkeit der Arterien nachweisbar ist, muß man die Frage wohl bejahen. Das hindert aber nicht, daß unter normalen Verhältnissen die Blutzirkulation durch verschiedene außerhalb des Herzens liegende Kräfte gefördert werden kann und gefördert wird. Eine solche Kraft, gewissermaßen ein accessorisches Herz, ist der DONDERSsche Druck. Der negative Druck in den Pleuraräumen übt besonders auf die dünnwandigen Herz- und Gefäßteile, d. h. die großen Hohlvenen, den rechten Vorhof und in geringerem

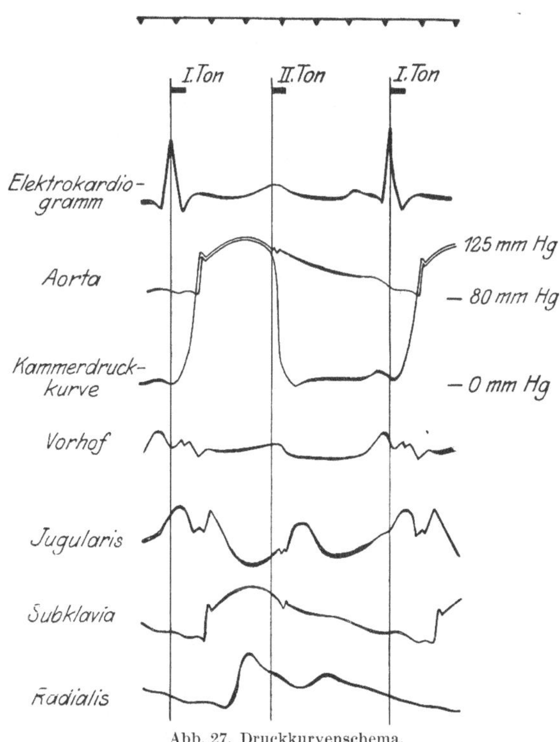

Abb. 27. Druckkurvenschema.

Grade die rechte Kammer eine Saugwirkung aus, die deren Füllung begünstigt. Mit jeder Einatmung wird diese Wirkung verstärkt, mit jeder Ausatmung vermindert. Die Wirkung der Atmung auf die Herztätigkeit ist damit aber nicht erschöpft. Dieselbe Einatmung, die die Füllung der rechten Kammer durch unmittelbare Saugwirkung befördert, begünstigt gleichzeitig durch Erweiterung der zartwandigen Lungengefäße die Entleerung der rechten Kammer. Der hemmende Einfluß des DONDERSschen Druckes und der Einatmung im besonderen auf die Entleerung der großen Venen und des rechten Herzens kommt gegenüber den starken austreibenden Kräften des Herzens nicht in Betracht. Ein sehr wirksames accessorisches Herz ist ferner jede rhythmische Muskelbewegung. Jede Kontraktion eines Muskels preßt das in ihm enthaltene venöse Blut aus wie Wasser aus einem Schwamm, jede Erschlaffung schafft Raum für neuen Zufluß. Will man sich eine Vorstellung von der Kraft machen, mit der die Muskeln hierbei den Blutstrom fördern, so lasse man während eines Aderlasses die Unterarmmuskeln abwechselnd anspannen und erschlaffen: bei jeder Kontraktion spritzt das Blut in kräftigem Strahl aus der Kanüle. Wir können uns danach gut vorstellen, wie günstig manche Kreislaufsstörungen durch systematische Muskelübungen beeinflußt werden müssen. In derselben Art, allerdings schwächer aber dafür dauernd, wirkt der rhythmische Druck, den die Arterien auf die neben ihnen liegenden Satellitvenen ausüben (HASEBROEK). Man hat diese Wirkung bis jetzt vielleicht zu gering eingeschätzt; gewisse Beobachtungen sprechen jedenfalls dafür, daß sogar die Entstehung und Beseitigung von Ödemen damit im Zusammenhang stehen kann.

Die Dynamik des Herzmuskels.

Der Herzmuskel ist imstande unmittelbar und augenblicklich seine Arbeitsleistung wechselnden Ansprüchen anzupassen. Wird zum Beispiel im Experiment der Widerstand, gegen den sich der Herzmuskel zu kontrahieren hat, erhöht oder vermindert, so tritt in gewissen Grenzen sofort eine entsprechende Erhöhung oder Verminderung der Muskelarbeit des Herzens ein. In der gleichen Weise antwortet der Muskel auf eine Steigerung oder Herabsetzung der Füllung, oder, was in diesem Falle das gleiche ist, der Spannung seiner Teile zu Beginn der Kontraktion, der sogenannten Anfangsspannung. Der Herzmuskel folgt hier denselben Gesetzen, die auch für den Skelettmuskel gelten und aus der Physiologie bekannt sind. Die Bedingungen für die wichtigste Arbeitsgröße des Herzens, das Schlagvolumen, sind auf Grund der FRANKschen Untersuchungen von MORITZ in eine einfache Formel gebracht worden. Das vom Ventrikel ausgeworfene Blutvolumen steigt mit Zunahme, sinkt mit Abnahme der Füllung (Belastung, Anfangsspannung); steigt mit Abnahme und sinkt mit Zunahme des Widerstandes (der Überbelastung, d. h. der Belastung, die über die von der Füllung ausgeübte Belastung vom Herzen gehoben werden muß; es ist das eben der von den Gefäßen der Austreibung entgegengesetzte Widerstand). Natürlich gibt es eine Grenze, wo Steigerung der Anfangsspannung keine Steigerung des Schlagvolumens mehr macht, weil die Grenze der absoluten Kraft des Herzmuskels erreicht ist. Von wesentlicher Bedeutung für die Herzarbeit ist das Verhalten des Restblutes. Die Kammern treiben bekanntlich bei der Systole ihren Inhalt nicht vollständig aus, sondern ein gewisser Rückstand, das Restblut, bleibt in den Kammern. Die Menge des Restblutes ist nun nicht konstant, sondern wechselt je nach den Arbeitsbedingungen des Herzens. Verminderung der Füllung vermindert, Steigerung der Füllung steigert die Menge des Restblutes; in dieser Beziehung verhält sich das Restblut also wie das Schlagvolumen. Bei Änderungen des Widerstandes finden wir dagegen ein entgegengesetztes Verhalten dieser beiden Größen. Erhöhung des Widerstandes erhöht die Menge des Restblutes und setzt das Schlagvolumen herab, Verminderung des Widerstandes wirkt naturgemäß umgekehrt. Das Herz befindet sich hier gewissermaßen in einer Zwickmühle: Erhöhung des Widerstandes steigert die Menge des Restblutes und damit die Füllung des Herzens; Steigerung der Füllung steigert aber das Schlagvolumen, andererseits wird das Schlagvolumen durch Erhöhung des Widerstandes vermindert. Was wird das endgültige Resultat sein? Bei leistungsfähigen Herzen halten sich die beiden entgegengesetzten Wirkungen die Wage, das Schlagvolumen bleibt unverändert, aber das Herz geht bei seiner Arbeit von einer höheren Anfangsspannung aus. Jede Steigerung der Herzarbeit, mag sie durch Steigerung der Füllung oder Steigerung des Widerstandes begründet sein, trägt also die Bedingungen ihrer Erfüllung in sich; für eine Verminderung der Herzarbeit gilt sinngemäß das gleiche[1].

---

[1] Nach Untersuchungen von KIESEL trifft diese Darstellung nicht für alle Fälle zu, wenn man an frischen kräftigen Herzen arbeitet und sich in den physiologischen Grenzen der

In diesem Zusammenhange gewinnt auch die Vorhofssystole eine neue Bedeutung. Sie hat nicht nur für die Stellung der Atrioventrikularklappen und die Füllung der Kammer zu sorgen, sondern die Vorhofssystole steigert auch die Anfangsspannung der Kammermuskulatur und übt dadurch einen wichtigen Einfluß auf die Arbeitsleistung der Kammer aus. Wir verstehen, daß eine nicht rechtzeitig einsetzende Vorhofssystole oder gar ein Ausfall der Vorhofskontraktionen (Flimmern) die Leistungsfähigkeit der Kammern wesentlich beeinträchtigen muß.

Bisher haben wir nur auf die Änderungen des Schlagvolumens unter verschiedenen Arbeitsbedingungen Rücksicht genommen, dagegen die Zeitverhältnisse vernachlässigt. Es sei deshalb nachgetragen, einmal, daß bei einer Steigerung des Widerstandes oder der Füllung der Kammerdruck steiler ansteigt und abfällt. Der steile Anstieg ist wichtig, weil ihm die Zeitdauer entspricht, die vom Beginn der Kammersystole bis zur Öffnung der Semilunarklappen vergeht, die uns schon bekannte Anspannungszeit; sie wird in praxi keine Änderung zeigen, denn was z. B. bei Widerstandssteigerungen durch die größere Schnelligkeit des Druckanstiegs gewonnen wird, geht durch die längere Wegstrecke, die bis zur Erreichung des höheren Druckes zurückgelegt werden muß, wieder verloren. Ferner ist bemerkenswert, daß die Austreibungszeit unter den angegebenen Bedingungen verlängert ist; das wirft vielleicht ein Licht auf die klinische Beobachtung, daß bei Hypertonien und Aortenstenosen der Puls auffallend langsam zu sein pflegt.

Hat das Herz längere Zeit vermehrte Arbeit zu leisten, so tritt eine Massenzunahme, eine Hypertrophie der Teile ein, denen die Arbeit obliegt. Die Hypertrophie befähigt das Herz zu einer größeren Arbeitsleistung; ob sie darin besteht, daß der hypertrophische Muskel von der gleichen Anfangsspannung aus eine größere Druckhöhe erreicht als ein normaler Muskel, oder ob er von einer höheren Anfangsspannung ausgeht und nun einen höheren Enddruck als der nicht hypertrophische Muskel erreicht, muß bis auf weiteres dahingestellt bleiben (H. STRAUB). Übersteigt die von einem Herzen geforderte Arbeit seine Kraft, so entleeren sich die Kammern ungenügend, das Restblut steigt, die Höhe des bei der Systole erreichten Enddruckes sinkt und der ganze Druckablauf wird träger: das Blut staut sich im Herzen. Dabei tritt eine Herzerweiterung ein. Diese als böses Zeichen bekannte Erscheinung hat aber doch eine gute Seite, es steigt mit der Erweiterung die Anfangsfüllung und -spannung des Herzmuskels und damit seine Arbeitsleistung. So betrachtet ist die Herzerweiterung eine Kompensationserscheinung, die günstig wirken wird, solange der Bogen nicht überspannt wird, d. h. solange keine Überdehnung eintritt. Gelegentliche kurzdauernde Arbeitssteigerungen werden vom Herzen mit Hilfe seiner Reservekraft bewältigt, d. h. der Steigerung an Kraftleistung, die über das Durchschnittsmaß auf Grund vermehrter Anfangsfüllung und -spannung und vermehrter Schlagzahl momentan aufgebracht werden kann. Bei gelegentlichen, aber länger dauernden Arbeitssteigerungen kommt neben der Reservekraft des Herzens wohl noch eine be-

---

Füllung und des Widerstandes hält. Unter diesen Bedingungen steigert Erhöhung des Füllungsdruckes das Schlagvolumen durch Vergrößerung der diastolischen Füllung und Verminderung des Restblutes; Erhöhung des Widerstandes läßt das Schlagvolumen gleich bleiben oder zunehmen, und zwar entweder durch Vermehrung der diastolischen Füllung oder durch Verminderung des systolischen Rückstandes oder durch beides. Es scheint, daß jedem Herzen die Erhaltung oder Steigerung seines Schlagvolumens nur auf einem der beiden gegebenen Wege oder durch eine ganz bestimmte Kombination beider möglich ist. Es besteht unter gleichen Bedingungen also kein festes Verhältnis zwischen diastolischer Füllung und Restblut, sondern das Verhältnis scheint nach dem jeweiligen Zustand des Herzens, seiner Dehnbarkeit und seinem Tonus zu wechseln (KIESEL; Pflügers Arch. *199*, 1/2. (1923).

sondere Eigenschaft zur Geltung, die Ausdauer. Nach Untersuchungen von SCHIEFFERDECKER ist es wahrscheinlich, daß der auf Kraftleistungen eingeübte Muskel anders gebaut ist als der auf Dauerleistungen eingeübte Muskel. Wir haben also Grund, zwischen Kraft und Ausdauer zu unterscheiden; in Fällen, wo beide Eigenschaften in Anspruch genommen werden, können wir deshalb nicht einseitig von Kraft oder Ausdauer, sondern müssen allgemeiner von Leistungsfähigkeit sprechen. Die Gesamtwirkung aller Kräfte, die zur Bewältigung einer dauernden Arbeitsvermehrung aufgeboten werden, bezeichnet man als Kompensation, ihr Versagen als Dekompensation.

Von der Anatomie des Herzens.

Es soll hier nicht die Rede sein von dem als bekannt vorauszusetzenden groben Bau des Herzens oder der mikroskopischen Struktur des Herzmuskels im allgemeinen, sondern nur von einer nach Form und Tätigkeit besonderen Anlage, die im Laufe der letzten Zeit für die Klinik der Herzkrankheiten eine wesentliche Bedeutung gewonnen hat, dem Reizleitungssystem.

Die Beobachtung, daß für die Leitung des Kontraktionsreizes vom Vorhof zur Kammer nur ein einziges schmales Muskelbündel in Betracht kommt, regte dazu an, den Ursprung und Verlauf dieses Bündels genauer zu verfolgen. Man kam dabei zu folgenden Ergebnissen. Die Stelle des Herzens, von der

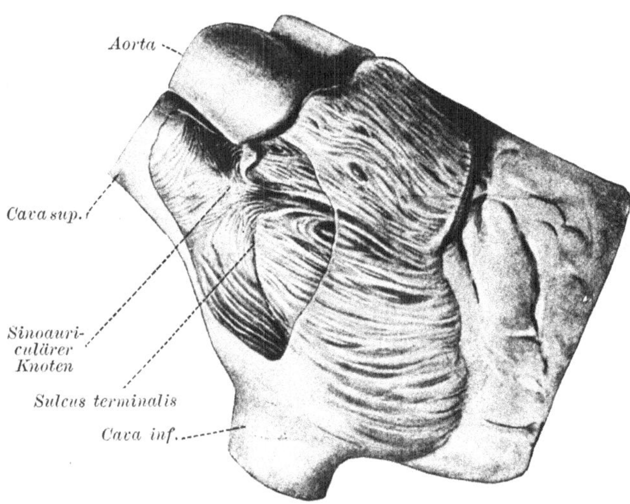

Abb. 28. Sinusknoten. (Nach TANDLER.)

bei normaler Tätigkeit die über das ganze Herz sich verbreitende Kontraktionswelle ausgeht und an der beim absterbenden Herzen die letzten Kontraktionen bemerkt werden, das Ultimum moriens des Herzens, liegt am Übergang der oberen Hohlvene in den rechten Vorhof: der Sinusknoten. Hier findet man nach Entfernung des Epikards einen Bezirk, der ausgezeichnet ist durch den eigentümlichen Verlauf der Muskelfasern; er läßt sich vergleichen mit dem großen Knotenpunkt eines Schienennetzes, von dem aus nach allen Richtungen die Bahnen ausstrahlen (Abb. 28). Mikroskopisch sieht man eine unregelmäßig verflochtene Muskulatur, in die stellenweise Züge von großen blassen Muskelfasern mit randständiger Anordnung der Fibrillen und großem blasigem Kern eingestreut sind, sogenannte PURKINJEsche Fasern. Außerdem sind zahlreiche nervöse Elemente, Ganglienzellen und Nervenfasern, anzutreffen (Abb. 29). An der Rückseite des rechten Vorhofs zieht von der Wurzel der oberen Hohlvene ein etwas stärkeres Muskelbündel schräg nach unten und außen, das sogenannte WENCKEBACHsche Bündel. Die Vermutung, dies Bündel könne die Leitungsbahn sein für die vom Sinusknoten ausgehenden Kontraktionsreize, hat sich nicht bestätigt, wie denn überhaupt eine besondere Bahn vom Sinusknoten zur zweiten Hauptstation des Systems, dem Atrioventrikularknoten, trotz allen darauf gerichteten Untersuchungen nicht hat nachgewiesen werden können. Der Atrioventrikularknoten liegt in der Wand des rechten Vorhofs, zwischen der Mündung des Sinus coronarius und dem Ansatz der Tricuspidalklappe als eine 5 mm lange und 2—3 mm breite pilzförmige Anschwellung (Abb. 30). Mikroskopisch zeigt sie dasselbe Bild wie der Sinusknoten, jedoch ist

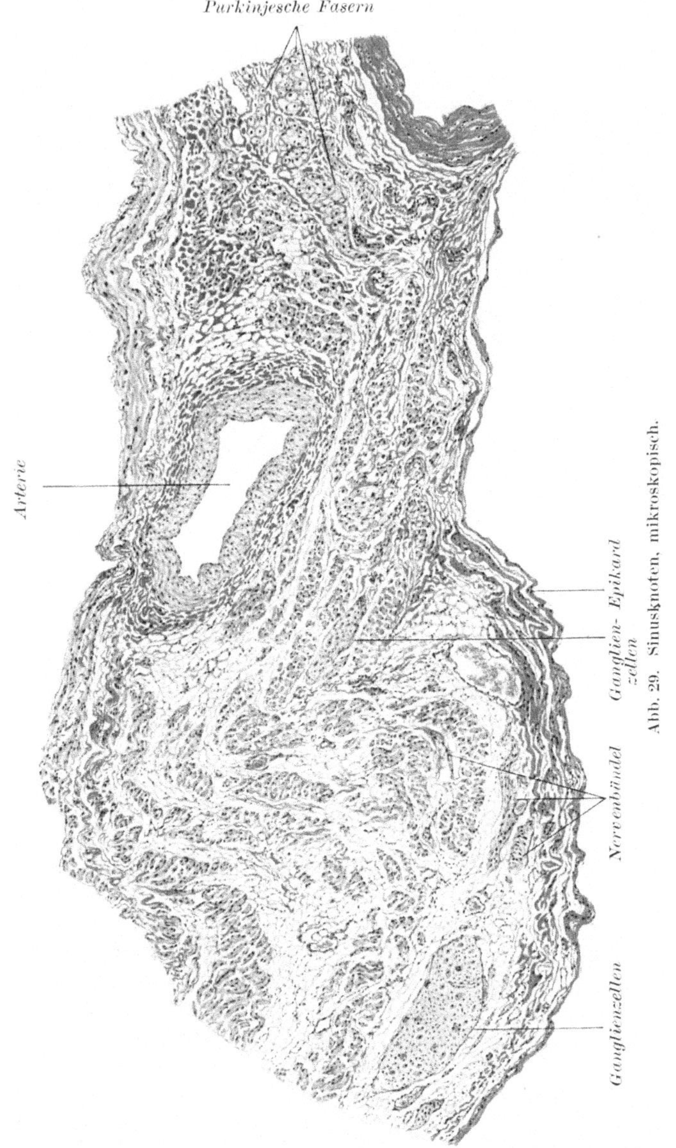

bemerkenswert, daß sich der kammerwärts liegende Teil durch seinen Glykogenreichtum von dem vorhofwärts liegenden Teil, zum mindesten bei den Huftieren, deutlich unterscheidet (ASCHOFF). Vom Kammerabschnitt des Atrioventrikularknotens geht ein von zahlreichen Nerven durchzogenes (ENGEL) Muskelbündel, das HIssche Bündel, durch den zwischen Vorhöfen und Kammern liegenden schmalen bindegewebigen Gürtel, das Septum atrioventriculare, zum Kamm der Kammer-

scheidewand. Hier teilt sich das Hissche Bündel in einen rechten und einen linken
Schenkel, der Winkel zwischen diesen beiden Schenkeln reitet also auf dem Kamm
des Septum interventriculare. Die Schenkel verlaufen beiderseits dicht unter dem
Endokard und lösen sich bald in ein feines, die ganze Innenfläche des Herzens

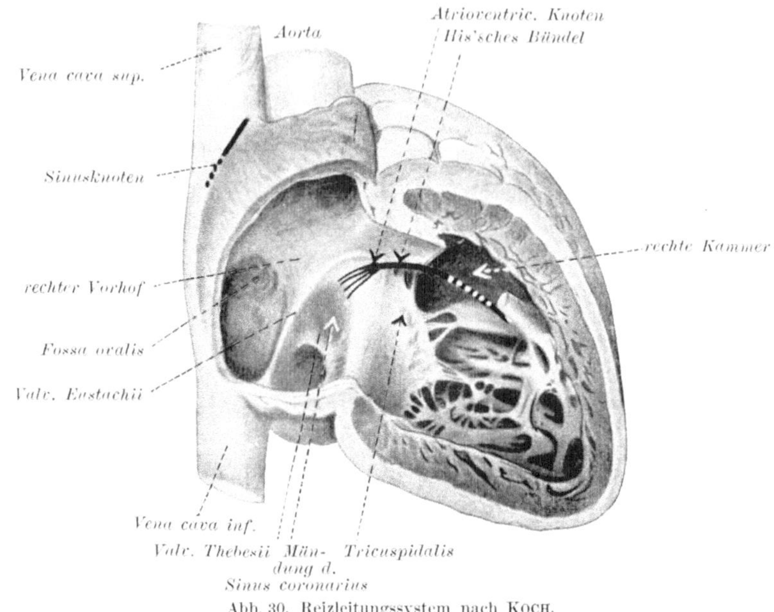

Abb. 30. Reizleitungssystem nach Koch.

überspinnendes Netzwerk auf, kenntlich, besonders bei manchen Huftieren, an
dem Reichtum Purkinjescher Fasern. Es kommen aber auch beim Menschen
sehr typisch ausgebildete Purkinjesche Fasern vor, wie die nebenstehende Abbildung zeigt (Abb. 31). Eine gute Vorstellung von dem komplizierten Bau des
atrioventrikulären Reizleitungssystems
gibt die Modellkonstruktion de Witts
(Abb. 32).

Aus der Stammesgeschichte ist es
interessant zu erfahren, daß die Muskulatur des Vorhofs bei den Fischen und
auch bei den Amphibien und Reptilien,
wenn man von kleinen Unterbrechungen
durch den Ansatz der Klappen und Abgang der großen Gefäße absieht, noch
im ganzen Umfange der Vorhofskammer-
grenze auf die Kammern übergeht. Bei
den Vögeln ist der Übergang auf ein an
der Hinterwand und im Septum verlaufendes, aber noch ziemlich breites Band
beschränkt, bei den Säugetieren endlich

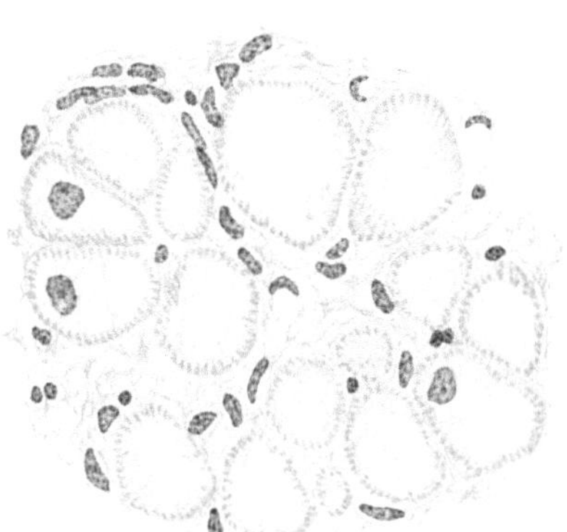

Abb. 31. Purkinjesche Fasern vom Menschen.

finden wir nur noch die beschriebene schmale Brücke (Külbs). Es muß jedoch
hervorgehoben werden, daß die breiten Muskelverbindungen bei den Fischen,
Amphibien und Reptilien nicht etwa in ihrer ganzen Ausdehnung als gleich-
wertige Leitungsbahnen angesehen werden dürfen. Bei den Reptilien z. B. ist
die Überleitung an zwei schmale seitliche Bahnen gebunden; nach ihrer Durch-

schneidung sind die übrigen breiten Muskelbrücken nicht imstande, den Zusammenhang zwischen Vorhofs- und Kammertätigkeit aufrecht zu erhalten (LAURENS). Diese Beobachtungen finden eine wertvolle Ergänzung durch gewisse entwicklungsgeschichtliche Befunde. Es konnte festgestellt werden, daß das Bündel schon zu einer Zeit, wo die Vorhofsmuskulatur noch im ganzen Umfang des Ohrkanals in die Kammermuskulatur übergeht, als ein gesonderter Zellstreifen an der hinteren Wand des Ohrkanals nachweisbar ist. In der folgenden Zeit werden die Strukturunterschiede zwischen dem Bündel und der benachbarten Vorhofs- und Kammermuskulatur immer deutlicher (TANDLER), um die gleiche Zeit treten auch die ersten Nerven in dieser Gegend auf (MALL). Das HISsche Bündel ist danach als ein besonderes Gebilde, nicht etwa als ein einfacher Rest der muskulösen Atrioventrikularverbindung anzusehen (TANDLER).

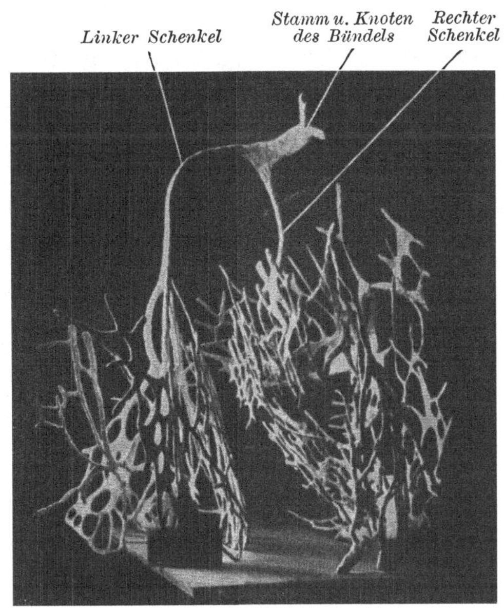

Abb. 32. Reizleitungssystem im Kalbsherzen. Modell von LYDIA DE WITT.

Der Schlag des Herzens, seine Ursachen und Bedingungen.

Das aus der Brust herausgenommene und von allen Verbindungen gelöste Herz schlägt weiter, und zwar rhythmisch weiter; auch die gesetzmäßige Schlagfolge der einzelnen Abschnitte des Herzens bleibt dabei gewahrt. Das isolierte Herz besitzt also Automatie und Rhythmizität. Dringen wir etwas tiefer in die Vorgänge ein, die sich beim Ablauf der Herztätigkeit abspielen, so können wir die Automatie und Rhythmizität noch weiter zerlegen. Es muß eine Ursache vorhanden sein, d. h. ein Reiz, der die Kontraktionen des Herzens auslöst. Damit der Reiz in Erscheinung treten kann, müssen die von dem Reiz getroffenen Teile reizbar sein und fähig, ihrer physiologischen Aufgabe entsprechend auf den Reiz zu reagieren, d. h. beim Muskel, sich zu kontrahieren. Und schließlich müssen Bahnen vorhanden sein, auf denen der Reiz von seinem Ursprungsorte zu entfernten Teilen geleitet wird. Wir kommen so zu vier Kräften, die bei der Herztätigkeit beteiligt sind: Reizbildung, Reizbarkeit, Contractilität und Reizleitung (ENGELMANN). Sie werden bei jeder Systole abgebaut und während der Diastole wieder aufgebaut. Zu diesen Kräften gesellt sich als fünfte der Tonus.

Von der Reizbildung wissen wir aus zahlreichen Experimenten, daß für ihre Entstehung eine genügende Füllung, die Temperatur (Wärme steigert, Kälte setzt die Reizbildung herab), Sauerstoff und verschiedene Salze ($NaCl$, $CaCl$, KCl und $NaHCO_3$) eine wichtige Rolle spielen. ZWAARDEMAKER legt der Radioaktivität des Kaliums entscheidende Bedeutung bei, daneben ist aber doch die spezifische Ionenwirkung des Kaliums unentbehrlich (FRÖHLICH, ZONDEK). Die Reizbildung ist am höchsten entwickelt im Sinusknoten und nimmt von hier nach der Herzspitze zu ständig ab. Wird z. B. die Reizleitung zwischen Vorhof und Kammer unterbrochen — ein Ereignis, das im Versuch leicht verwirklicht werden kann, aber auch beim Menschen nicht selten infolge von krankhaften Veränderungen des Hisschen Bündels vorkommt —, so schlägt die Kammer automatisch weiter, aber in einem langsameren Tempo. Je weiter nach der Spitze zu die Unterbrechung stattgefunden hat, um so geringer wird die Schlagzahl der Kammern (50—30—20—15 Schläge in der Minute). Diese niedrige Frequenz beruht auf einer Abnahme der Reizbildung und nicht der Reizbarkeit, weil die betreffenden Teile eine Schlagzahl von 200 und mehr leisten können, wenn die Reizbildung z. B. bei Anfällen von paroxysmaler Tachykardie eine solche Schlagzahl fordert. Obwohl jeder Teil des Herzens die Fähigkeit der Reizbildung hat, scheint doch das Reizleitungssystem in dieser Beziehung bevorzugt zu sein. Dafür sprechen die Leichtigkeit, mit der häufig der Atrioventrikularknoten die Reizbildung übernimmt, und die hohen Schlagzahlen, die dabei von hier aus vorgelegt werden können. Ferner die Neigung zu ventrikulären Extrasystolen, zumal wenn irgend welche Reize (Injektionen usw.) einen der großen Reizleitungsschenkel treffen. Der Name Reizleitungssystem ist deshalb für dieses Gebilde eigentlich zu eng, man bezeichnet daher auch den Sinusknoten als primäres, den Atrioventrikularknoten als sekundäres und die großen Verzweigungen als tertiäre motorische Herzzentren.

Die Reizbarkeit muß von wesentlichem Einfluß auf den Vorgang der Reizbildung sein. Ist die Reizbarkeit gesteigert, so wird schon ein schwacher Reiz genügen, um eine Kontraktion auszulösen, umgekehrt wird bei herabgesetzter Reizbarkeit die Stärke des Reizes entsprechend größer sein müssen. Für die Schlagzahl des Herzens wird also das gegenseitige Verhältnis von Reizbildung und Reizbarkeit maßgebend sein. Eine Trennung der beiden Größen wird bis auf weiteres — wenigstens beim Menschen — nicht möglich sein. Auch bei der Entstehung anomaler Herzschläge, d. h. solcher, die nicht von dem normalen Sinusreiz ausgelöst werden, sondern auf Grund krankhafter Veränderungen in irgendeinem Teile des Herzens selbständig entstehen, auch bei solchen „Extrasystolen" wird es unentschieden bleiben, ob Steigerung der Reizbildung oder der Reizbarkeit oder beides die Ursache des ungewöhnlichen Reizursprungs ist. Es muß ferner hervorgehoben werden, daß die Reizbarkeit des Herzmuskels eine Besonderheit zeigt, die für den regelrechten Ablauf der Herzkontraktionen wichtig ist. Jeder Muskel, der durch einen Reiz zur Kontraktion gebracht wird, ist für eine gewisse Zeit gegen einen neuen Reiz unempfindlich. Diese unerregbare Periode, die refraktäre Phase des Muskels, ist beim Skelettmuskel sehr kurz, so kurz, daß durch einen Dauerreiz eine Dauerkontraktion, ein Tetanus, hervorgerufen werden kann. Anders beim Herzmuskel. Hier ist die refraktäre Phase sehr lang, so lang, daß auch durch einen Dauerreiz die zur Füllung des Herzens unbedingt nötige Muskelerschlaffung, die Diastole, nicht aufgehoben wird. Unter besonderen Versuchsbedingungen — gleichzeitige Reizung von Sinus und Vagus, Vergiftung mit Muscarin, Chloralhydrat, Alkohol — kann es aber doch zu einer weitgehenden Verkürzung der refraktären Phase kommen. Der systolische Herzstillstand bei der Digitalisvergiftung, die Steigerung der Frequenz des Vorhofsflimmerns durch Digitalis sind Beispiele von praktischer Bedeutung. Die wechselnde Dauer der refraktären Phase, die klinisch auch nach Extrasystolen beobachtet werden kann, entspricht der Dauer des Erregungsvorganges, während die auf die refraktäre Phase folgende Erholung der Erregbarkeit davon unabhängig ist (Schellong und Schütz)[1].

Die Contractilität des Herzens schien früher durch ein besonderes Verhalten die Annahme einer völligen Vernichtung der Reizbarkeit und des Reizstoffes

---

[1] Zeitschr. f. d. ges. exp. Med. 61, 3/4. 1928.

durch jede Kontraktion zu stützen. Während nämlich die Arbeitsleistung des Skelettmuskels durch die Reizstärke deutlich beeinflußt wird — die Leistung wächst bei gleichbleibender Belastung mit der Reizstärke —, ist das beim Herzmuskel nicht der Fall. Daraus wurde das Gesetz abgeleitet: Das Herz giebt, wenn die Reizstärke überhaupt zur Herbeiführung einer Kontraktion genügt, den ganzen im Reizaugenblicke vorhandenen Contractilitätsvorrat aus, genügt die Reizstärke nicht, so unterbleibt jede Kontraktion (Alles- oder Nichts-Gesetz von BOWDITCH). Neuere Untersuchungen (RHODE, H. STRAUB) haben aber gezeigt, daß das Alles- oder Nichts-Gesetz in dieser Fassung falsch ist. Allerdings, je nachdem ob die Reizstärke genügt oder nicht, erfolgt eine Kontraktion oder sie unterbleibt; erfolgt eine Kontraktion, so leistet das Herz unabhängig von der Reizstärke die durch Füllung und Widerstand bestimmte Arbeit ganz, wenn sie im Bereich seiner Kraft liegt. Aber der bei der Kontraktion verbrauchte Energievorrat wird durch die gerade vorliegenden Arbeitsbedingungen bestimmt und nicht unterschiedlos durch jede Kontraktion als solche völlig vernichtet. Das ist gegen die frühere Auffassung ein wesentlicher Unterschied, der die Frage nahelegt, ob nicht die übrigen, doch auch mit Energiespeicherung und -verbrauch einhergehenden Lebensvorgänge im Herzen — Reizbildung, Reizbarkeit, Reizleitung — bei näherer Prüfung entsprechende Beziehungen zu dem Kontraktionsverlauf erkennen lassen würden. Gewisse klinische Beobachtungen scheinen für diese Annahme zu sprechen (Bigeminie).

Die Reizleitung ist ein Vorgang, der sich in allen Teilen der Herzwand abspielen kann, in der Hauptsache aber auf besonderen Bahnen in gesetzmäßiger Richtung verläuft. Beim Menschen scheinen beide Arten der Reizausbreitung als normale Erscheinung vorzuliegen. Der im Sinusknoten entstehende Ursprungsreiz verbreitet sich über beide Vorhöfe, ohne daß anatomisch unterscheidbare Gebilde nachweisbar wären, die als Reizleitungsbahnen angesehen werden könnten. Wie in der Umschaltestelle einer Telephonverbindung erfährt die Leitung dann einen Aufenthalt im Atrioventrikularknoten (H. E. HERING). Von hier aus erfolgt die Weiterleitung des Reizes auf den Bahnen des atrioventrikulären Reizleitungssystems zu den beiden Kammern. Die Leitungsgeschwindigkeit ist ohne Frage sehr erheblich, HERING fand die Reaktionszeit der Kammer bei Reizung des Bündels nicht länger als bei direkter Reizung. Wird aber das HISsche Bündel durch krankhafte Veränderungen oder experimentell durch Druck oder Schnitt geschädigt, so tritt eine erhebliche Verlängerung der Überleitungszeit, des zwischen Vorhofs- und Kammersystole liegenden as—vs Intervalls, ein. Erklärt wurde die Verlängerung bisher durch eine langsamere Leitung des Reizes im geschädigten Bündel (ENGELMANN, WENCKEBACH). Diese Annahme hat jedoch keine ganz unbestrittene Anerkennung gefunden. So neigt F. B. HOFMANN dazu, die nach Vagusreizung auftretende Verlangsamung der Leitung durch eine Herabsetzung der Reizbarkeit zu erklären; mit dem Sinken der Reizbarkeit steigt die Dauer der refraktären Phase und damit die bis zum Auftreten der Reizwirkung verrinnende Zeitspanne. Neuerdings hat sich H. STRAUB auf Grund klinischer Beobachtungen eingehend mit der Frage beschäftigt. Er kommt zu dem Schluß, daß durch die Schädigung des Bündels nicht die Schnelligkeit der Reizleitung, sondern die Stärke des geleiteten Reizes herabgesetzt wird. Das längere Intervall zwischen Vorhofs- und Kammersystole würde sich dann erklären durch die längere Latenz, die die Kammermuskulatur gegenüber einem schwächeren Reize nach allgemeinen physiologischen Gesetzen aufweist. Außer von der Stärke des übergeleiteten Reizes würde die Überleitungszeit bei dieser Erklärung noch abhängen vom Grad der Reizbarkeit der Kammermuskulatur. Wie weit die Erregungsleitung als selbständiger Vorgang, wie weit sie als Ausdruck der Anspruchsfähigkeit der leitenden

Teile aufzufassen ist (ASHMANN, SCHELLONG), wie weit den Hauptleitungsbahnen in dieser Hinsicht eine besondere Stellung zuzuerkennen ist, läßt sich zur Zeit nicht sicher entscheiden.

Über die Tätigkeit der Nervengebilde im Herzen

hat man viel gestritten. Die allgemeine Erfahrung, daß die Muskelbewegung von bestimmten Nervenzentren ausgelöst und der Bewegungsreiz durch Nervenfasern geleitet wird, schien kaum eine andere Auffassung zuzulassen, als daß die Ganglienzellenherde im Herzen Sitze der automatischen Reizbildung und die Nervenfasern Bahnen für die Erregungsleitung seien. Es war deshalb eine Überraschung, als ENGELMANN Reizbildung und Reizleitung in den Herzmuskel verlegte, eine Überraschung, der bald lebhafter Widerspruch gegen die neue Lehre folgte. Von den Gründen, die gegen die myogene Theorie ENGELMANNs ins Feld geführt wurden, wogen CARLSONs Befunde am Limulusherzen wohl am schwersten. Das Herz des Pfeilschwanzkrebses — dieses merkwürdigen Tieres, das sich durch alle Katastrophen der Erde aus einer altersgrauen paläozoischen Periode in unsere Zeit durchgebissen hat — ist dadurch ausgezeichnet, daß die Nerven auf der Oberfläche des Organs in der Form eines Mittel- und zweier Seitenstränge liegen. Ganglienzellen finden sich nur im Mittelstrang, und zwar große Ganglienzellen in dem durch die höchste Automatie ausgezeichneten vierten und fünften Segment, mittelgroße und kleine auch in den übrigen Segmenten (NUKADA). CARLSON konnte nun zeigen, daß nach der Entfernung des mittleren Nervenstranges das ganze Herz und nach gleichzeitiger Durchschneidung der drei Nervenstränge zwischen der zweiten und dritten Herzöffnung die vorderen Herzsegmente stillstehen. Damit schien bewiesen, daß wenigstens beim Limulusherzen die Automatie an die Ganglienzellen und die Erregungsleitung an die Nervenbahnen gebunden sei. Neuerdings ist aber eine Arbeit von HOSHINO erschienen, die zu anderen Ergebnissen führt. Freilich, an dem nach CARLSON präparierten Herzen stimmen die beschriebenen Versuche. Aber bei seiner Präparation werden die elastischen Fasern zerstört, die das Herz mit dem Panzer verbinden und so spannen und entfalten helfen. HOSHINO hat diese Fasern geschont und unter dieser Bedingung folgendes gefunden. Durchschneidet man die drei Nervenstränge zwischen der zweiten und dritten Herzöffnung, so stehen die vorderen Segmente wohl einige Minuten bis zu einer halben Stunde still, fangen aber dann wieder an zu schlagen, und zwar gewöhnlich im Rhythmus der mittleren Segmente; seltener geht der Kontraktionsreiz von der Mitte des vorderen Segmentes aus. Trennt man die vorderen Segmente ganz ab und entfernt auch ihren mittleren Nervenstrang, so schlagen auch dann die ihrer Ganglienzellen beraubten Segmente weiter, wobei sich die Kontraktion von Muskel zu Muskel fortpflanzt. Diese Versuche beweisen einerseits, daß der Herzmuskel Kontraktionsreize bilden und leiten kann. Da andererseits die vorderen Abschnitte nach der Durchtrennung ihrer Nervenbahnen eine beträchtliche Zeit stillstehen und dann unter Umständen in eigenem Rhythmus weiterschlagen, so muß den Herznerven doch ein gewisser Einfluß auf die Reizleitung zugestanden werden. Ferner spricht die Beobachtung, daß der durch die größten Ganglienzellen ausgezeichnete Abschnitt des Herzens die höchste Automatie hat, für einen Einfluß der Ganglienzellen auf die Reizbildung. Damit stimmt überein, daß beim Froschherzen Streifen aus der an Ganglienzellen reichen Basis rascher und länger schlagen und weniger empfindlich für Sauerstoffmangel sind als Streifen aus der Spitze (LOEWI, ABDERHALDEN und GELLHORN). Wenn nach den Befunden HABERLANDs auch der nervenlose Muskel des Froschherzens ebenso wie der des Limulusherzens Reize bilden und leiten kann, so widerspricht das wiederum nicht der Annahme, daß unter physiologischen

Bedingungen Reizbildung und Erregungsleitung von den im Herzen liegenden nervösen Gebilden abhängen. Weiteres erfahren wir über diese Frage aus Versuchen F. B. HOFFMANNS. Entfernt man beim Frosche die Nerven der Vorhofsscheidewand mit den REMAKschen und BIDDERschen Ganglien, so wird die regelmäßige Schlagfolge des Herzens und seiner Teile dadurch nicht gestört. Durchschneidet man dagegen die Vorhofsmuskulatur, ohne die Nerven der Vorhofsscheidewand zu durchtrennen, so tritt wie bei der ersten STANNIUSschen Ligatur atrioventrikulärer Rhythmus ein, die Scheidewandnerven sind also nicht die Bahn, auf der sich die vom Sinus ausgehende Erregung ausbreitet und der Kammer zufließt und die Ganglien der Scheidewand keine motorischen Zentren für das regelrecht schlagende Herz. Lähmt man die Ganglien durch Nicotin, so ergibt Reizung des Vagosympathicus nur eine Beschleunigung des Herzschlages. Die Ganglien sind also Stationen, die in den Verlauf des Vagus eingeschaltet sind und die Scheide zwischen prä- und postganglionären Fasern bilden. Dementsprechend hat die Lähmung der Ganglien keinen Einfluß auf eine Reizung des postganglionären Abschnittes der Scheidewandnerven. Man sieht vielmehr auf eine solche Reizung zunächst als Ausdruck einer Vaguswirkung die Kammerkontraktionen kleiner, und dann als Ausdruck einer Acceleransreizung größer werden. Daneben wird auch die Erregungsleitung vom Vorhof zur Kammer beeinflußt.

Die Wirkung der großen Herznerven auf die Herztätigkeit.

Wenn auch das isolierte Herz wohl unter dem Einfluß des intrakardialen Nervensystems, dessen Hauptzentren wir im Sinus- und Atrioventriokularknoten kennengelernt haben, imstande ist seine Tätigkeit in regelrechter Form unabhängig von den großen Herznerven auszuüben, so darf doch der Einfluß der extrakardialen Herznerven nicht unterschätzt werden. Wir müssen deshalb etwas näher auf ihre Wirkung eingehen und dürfen dabei gleichzeitig an die wichtigsten anatomischen Verhältnisse erinnern.

Der Hemmungsnerv des Herzens, der Vagus, hat sein Zentrum in der Medulla oblongata. Aus dem Hals- und oberen Brustteil des Vagusstammes sowie dem Nervus recurrens zweigen sich zahlreiche Äste ab, Rami cardiaci, die zum Plexus cardiacus ziehen, und zwar treten die rechtsseitigen Fasern vorwiegend zu dem zwischen dem Aortenbogen und der Luftröhre liegenden tiefen Teil, die linksseitigen zu dem zwischen Pulmonalis und Aortenbogen liegenden oberflächlichen Teil des Plexus.

Der Förderungsnerv des Herzens, der Accelerans, stammt aus dem Sympathicus; man unterscheidet drei Äste, von denen je einer aus dem oberen, mittleren und unteren Cervicalganglion abgeht. Durch Anastomosen stehen sie mit den Rami cardiaci des Vagus in Verbindung.

Der Nervus depressor ist ein centripetaler Nerv; er entspringt an der Aortenwurzel und verläuft zwischen den Rami cardiaci aufwärts.

Die Wirkung des Vagus auf die Reizbildung äußert sich in einer Veränderung der Pulszahl in der Zeiteinheit, man spricht deshalb von einer chronotropen Wirkung. Vagusreizung verlangsamt die Pulszahl, wirkt negativ chronotrop. Bemerkenswert ist, daß sich diese Wirkung aber nur auf den Sinus erstreckt, die Schlagzahl der isolierten, aber mit dem Vagus in Verbindung gebliebenen Kammern wird durch den Vagus nicht beeinflußt, soweit die Erfahrungen im Experiment lehren. Die Wirkung auf die Contractilität äußert sich in Änderungen der Kontraktionsgröße, man bezeichnet sie als inotrop. Da die Kontraktionsgröße zum Teil von der Schlagzahl abhängt, so kann eine inotrope Wirkung der extrakardialen Nerven nur dann als bewiesen anerkannt werden, wenn sie unabhängig von der Schlagzahl auftritt. Dieser Nachweis ist von ENGELMANN seinerzeit für den Vorhof erbracht worden; man findet aber zuweilen, besonders bei geschädigten Herzen, auch die Contractilität der Kammern vermindert (HEIDENHAIN, MUSKENS, H. STRAUB). Die Wirkung auf die Reizbarkeit äußert sich in Änderungen der Reizschwelle, man nennt sie deshalb bathmotrop. Der Einfluß des Vagus auf die Reizbarkeit des Herzens ist umstritten, WIENER und RIHL fanden wechselndes Verhalten, F. B. HOFMANN jedenfalls keine Herabsetzung. Die refraktäre Phase des Vorhofs wird durch Vagusreizung verkürzt (RAAFLAUB, LEWIS, DRURY und BULGER), die der Kammer nicht (DRURY). Die Wirkung auf die Reizleitung äußert sich in Änderungen der Leitungsdauer, man nennt sie dromotrop. Vagusreizung verlangsamt die Leitung, wirkt negativ dromotrop. Wie weit die dromotrope Wirkung ein unabhängiger Vorgang, wie weit eine Folge der veränderten Reizbildung und Reizbarkeit, ist noch zweifelhaft. Senkung des Tonus der Herzkammern durch Vagusreizung bei der Katze wird von H. STRAUB beschrieben. Er sah trotz zunehmender Füllung den diastolischen Kammerdruck während der ganzen Diastole abnehmen. Die Dauer der Diastole war so lang, daß sich die Senkung nicht gut auf ein Verschwinden des Kontraktionsrückstandes, sondern nur auf eine Änderung des Dehnungszustandes in negativ tonotropem Sinne zurückführen ließ. Beachtenswert ist der Umstand, daß rechter Vagus und Accelerans vorwiegend auf die Sinustätigkeit, linker Vagus und Accelerans vorwiegend auf die atrioventrikuläre Leitung und die Kammern zu wirken pflegen, doch muß man auf individuelle Gradunterschiede in diesem Verhalten gefaßt sein.

Der Einfluß des Vagus auf den Stoffwechsel des Herzens. Vagusreizung ändert das Verhältnis des Sauerstoffverbrauches zur Druckleistung, den sogenannten Energiequotienten nicht (RHODE und OGAWA), setzt aber die mechanische Leistung und den gesamten Energieumsatz der einzelnen Systole gleichmäßig herab (BOHNENKAMP und EICHLER). Während der Vagusreizung gibt das Herz Kalium an die Nährlösung ab (HOWELL und DUKE, ASHER, SCHEINFINKEL); Erhöhung des Kaliumgehaltes wirkt umgekehrt wie Vagusreizung. Nach LOEWI tritt bei Reizung des Vagus ein Stoff in die Nährlösung über, der auf ein anderes Herz wie Vagusreizung wirkt und wegen gewisser Übereinstimmungen mit dem Acetylcholin für ein Ester gehalten wird. HAMBURGER, BRINKMANN und DAMM, RUYTER, VON DER VELDE, DUSCHL und WINDBOLZ, KAHN haben die Befunde LOEWIs bestätigt, ASHER, NAKAYAMA, BOHNENKAMP, ENDERLEN sie angegriffen.

Der Gegenspieler des Vagus ist der

Nervus accelerans. Acceleransreizung steigert die Reizbildung in dem Sinusknoten, Vorhofkammerknoten und den motorischen Zentren der Kammer (H. E. HERING, ROTHBERGER und WINTERBERG), verlängert die refraktäre Phase (DALE und MINES), steigert den Umfang der Vorhofs- und Kammerkontraktionen (F. FRANCK, PAWLOW, ROY und ADAMI, BAYLISS und STARLING), beschleunigt die systolische Zusammenziehung (BOHNENKAMP), steigert den Energieumsatz und bei geschädigten Herzen auch die Sauerstoffausnutzung (RHODE und OGAWA), fördert die Reizleitung (GASKELL). Dieselben Beziehungen wie zwischen Vagus und Kalium bestehen zwischen Accelerans und Calcium: Acceleransreizung läßt Calcium aus dem Herzen in die Nährlösung treten, Calciumüberschuß in der Nährlösung steigert die Acceleranswirkung (ASHER, YASUTAKE, KOLM und PICK). Nach LOEWI bildet sich während der Acceleransreizung auch ein Acceleransstoff.

Bei gleichzeitiger Reizung des *Vagus und Accelerans* überwiegt die Vaguswirkung und tritt rascher ein, während die Acceleranswirkung länger überdauert (BAXT, BOWDITSCH, BÖHM). Ferner kann es vorkommen, daß dabei die Schlagzahl des Vorhofs sinkt, die der Kammer steigt. Für die Praxis ist es wichtig zu beachten, daß unsere Herzmittel auf beide Nerven wirken. Adrenalin und Strophantin erzeugen statt des systolischen einen diastolischen Stillstand der Kammer bei einem Kaliumüberschuß, Acetylcholin einen systolischen Herzstillstand bei Calciumüberschuß in der Nährlösung (KOLM und PICK, LOEWI). Die Acceleranswirkung wird also in eine Vaguswirkung und umgekehrt durch die entsprechende Bearbeitung des Erfolgsorganes verkehrt. Es können auch für die Wirkung derselben Mittel innerhalb des Herzens Unterschiede bestehen. Die Reizbildung des Vorhofs wird z. B. in bestimmten Grenzen durch Kalium gefördert, durch Calcium gehemmt. Wir sehen aus diesen Beispielen, daß die Wirkung, die unsere die Herznerven reizenden Mittel ausüben, durch den Zustand des Erfolgsorganes maßgebend bestimmt wird.

Die Zentren des Vagus und des Accelerans befinden sich in dauernder tonischer Erregung. Sie werden außerdem beeinflußt durch den Sauerstoff- und Kohlensäuregehalt, die Stromgeschwindigkeit des Blutes, Blutdruck, Atmung, Gefühle und Affekte, Muskeltätigkeit, Reflexe, die vom Herzen selbst, den Schleimhäuten der Lunge, den Baucheingeweiden, den sensiblen Nervenendigungen ausgehen.

Während Vagus und Accelerans zum Herzen führende centrifugale Nerven sind, ist der

Nervus depressor ein centripetaler Nerv. Er entspringt von der Aortenwurzel (KÖSTER und TSCHERMAK), und man nimmt an, daß die Spannung der Aortenwand maßgebend für den Depressortonus ist. Reizung des centralen Endes senkt den Blutdruck hauptsächlich durch Erweiterung des Splanchnicusgebietes und verlangsamt die Schlagzahl des Herzens durch reflektorische Vagusreizung (ANREP und STARLING). Der allgemeine Satz, daß nicht der Nerv als solcher, sondern die Wirkungsbedingungen den Erfolg der Nervenreizung bestimmen, gilt auch für den Nervus depressor; nach starker Erregung des centralen Nervensystems durch Strychnin steigert Depressorreizung den Blutdruck (SHERRINGTON und GASKELL).

Neben dem Nervus depressor ist für die Regelung des Blutdruckes und Herzschlages wichtig der von H. E. HERING gefundene, vom Sinus caroticus ausgehende

Sinusnerv. Er ist ein Ast des Nervus glossopharyngeus. Der Tonus des Nerven wird ausgelöst und unterhalten durch den arteriellen Blutdruck. Steigerung des Blutdruckes erhöht, Senkung vermindert den Tonus. Beim Menschen werden durch Druck auf die Carotis in der Höhe des oberen Kehlkopfrandes der Herzschlag verlangsamt, der Blutdruck herabgesetzt, während ein Druck weiter herzwärts auf die Carotis communis umgekehrt wirkt.

Die Innervation der Gefäße hat für die sehr verwickelte Regelung der Blutströmung und des Blutgehaltes in den verschiedenen Gefäßbezirken zu sorgen. Wir unterscheiden erweiternde und verengernde Fasern: Vasodilatatoren und Vasoconstrictoren. In erster Linie erstreckt sich ihre Tätigkeit auf die kleinen Arterien und Capillaren, doch sind auch für die Venen solche Nerven nachgewiesen. Die Vasomotoren haben wie die großen Herznerven ihre Zentren in dem verlängerten Mark, doch sind daneben spinale Gefäßzentren vorhanden. Außer den Vasomotoren sind aber in der Gefäßwand selbst liegende Nervenapparate bei der Regelung der Gefäßtätigkeit im besonderen des Gefäßtonus beteiligt. Die Innervation der Gefäße unterliegt mannigfachen Einwirkungen: Blutdruck, Druck von außen, Temperatur, Ernährung, Produkte der inneren Sekretion, Gefühle und Affekte, Schmerzen, Tätigkeit der Muskeln oder Organe, die verschiedensten Gifte usw. kommen in Betracht. Störungen in der Tätigkeit der Vasomotoren spielen eine große Rolle unter den Erkrankungen der Kreislaufsorgane und werden uns noch häufiger beschäftigen.

Die Untersuchung der Kreislaufsorgane und ihrer Tätigkeit

beginnt mit der

Betrachtung.

Cyanose des Gesichts und der Hände, häufig mit einem Stich ins Gelbliche, Atemnot beim Sprechen oder bei Bewegung, starke Füllung der Halsvenen, sitzende Stellung im Bett verraten uns auf den ersten Blick, daß eine Kreislaufsschwäche mit Stauung vorliegt. Dem geübten Beobachter vermag die Pulsation der Halsvenen noch weitere Aufschlüsse zu geben (Frequenz und Rhythmus der Herztätigkeit, Vorhofsflimmern, Tricuspidalinsuffizienz), so daß schon jetzt die Auffassung des vorliegenden Leidens eine bestimmte Richtung einschlagen kann. Lebhafte Pulsation der Halsschlagadern (Carotidenschlagen) und eine gerötete oder blasse Gesichtsfarbe werden sofort den Verdacht auf eine Aorteninsuffizienz erwecken. Ein Blick auf die Fußknöchel sagt uns, ob Ödeme bestehen — ein wichtiger Maßstab für den Grad der Kreislaufsstörung. Kurz und gut, eine ganz oberflächliche Betrachtung in dem Augenblick, wo der Kranke ins Zimmer tritt, giebt uns häufig schon wichtige Aufschlüsse. Natürlich müssen diese sorgfältig vervollständigt werden; bei der Besprechung der einzelnen Erkrankungen wird darüber eingehender zu handeln sein. Hier wollen wir uns nur mit den Pulsationen der Herzgegend selbst etwas näher befassen.

Man findet solche Pulsationen in der Gegend der Herzspitze, im Scrobiculus cordis und bei sehr mageren Kranken auch wohl im zweiten und dritten linken Zwischenrippenraum. Die zuletzt genannte Erscheinung kann durch die Pulmonalis oder auch durch den linken Vorhof (RAUTENBERG) hervorgerufen werden. Die im Scrobiculus cordis sichtbare Pulsatio epigastrica beobachtet man als normalen Befund bei kurzem Brustbein, als krankhaftes Zeichen bei Herzvergrößerungen. Treffen wir beim Gesunden eine epigastrische Pulsation, so zeigt diese eine systolische Einziehung und diastolische Vorwölbung. Bei Erkrankungen des Herzens scheinen wechselnde Verhältnisse zu bestehen. Nach MACKENZIE tritt bei Vergrößerung des rechten Herzens eine systolische Vorwölbung auf. LANG fand in seinen besonders auf diesen Punkt gerichteten Untersuchungen ein umgekehrtes Verhalten. Der Herzstoß im engeren Sinne des Wortes, führt unter normalen Verhältnissen zu einer systolischen Vorwölbung des fünften Zwischenrippenraumes in oder innerhalb der Brustwarzenlinie (Medioclavicularlinie); die Vorwölbung nimmt einen Raum von etwa 2—2,5 ccm ein, seitlich von ihr sieht man eine leichte systolische Einziehung des Zwischenrippenraumes. Erfolgt der eigentliche Herzstoß gegen eine Rippe, so kann diese Einziehung den Eindruck eines negativen Herzstoßes erwecken. Bei Kindern liegt der Herzstoß höher und weiter außen und ist stets nachweisbar, bei alten Leuten liegt der Herzstoß tiefer und weiter einwärts und fehlt um so häufiger, je älter der Mensch ist. Als regelmäßiger Befund darf der sichtbare Herzstoß nur bis zum 20. Lebensjahre angesehen werden (GULEKE). Um diese Schwankungen im Verhalten des Herzstoßes zu verstehen, muß man wissen, wie der Herzstoß zustande kommt. Das Herz legt sich mit seiner vom linken Ventrikel gebildeten Spitze in den von der Brustwand und der Zwerchfellwölbung gebildeten Winkel und wird hier festgehalten einmal von dem Herzbeutel, der, von der vorderen Brustwand ausgehend, über die obere, hintere und untere Herzfläche zur Brustwand zurückführt und so das Herz an der Brustwand festhält, sodann durch die Wölbung des Zwerchfells, die das Herz gegen die Brustwand drängt und ein Zurückweichen verhindert. Das so eingefalzte Herz (HAMERNJK) erfährt nun bei der Systole eine Form- und Lageänderung und zwar wird

1. der Tiefendurchmesser des Herzens dadurch vergrößert, daß die Herzkammern Kugelgestalt anstreben, 2. die vordere Wand der linken Kammer dicht einwärts und oberhalb der Herzspitze bucklig vorgewölbt (systolischer Herzbuckel), 3. die Gegend des systolischen Herzbuckels durch die Kontraktion der Spiralfasern des Herzens nach rechts und oben gezogen (Rotationsbewegung), 4. die Gegend der Herzspitze durch die von der Spitze zur Basis laufenden Muskeln gehoben (Hebelbewegung). Alle diese Faktoren sind bei der Bildung des Herzstoßes beteiligt, es handelt sich also um einen ziemlich verwickelten Vorgang, um dessen Aufklärung sich besonders HARVEY, HALLER, ARNOLD, LUDWIG, KREHL, HESSE, MARTIUS, BRAUN u. a. verdient gemacht haben. Der Teil des Herzens, der unmittelbar den Herzstoß hervorbringt, ist der systolische Herzbuckel. Der Herzstoß setzt ein mit dem Beginn der Kammersystole, er fällt ab etwa mit der Kammerdiastole. Einen genaueren Einblick in diese Verhältnisse werden wir später bei der Besprechung der graphischen Methoden erhalten. Schon jetzt aber ist klar, daß der Stand und die Wölbung des Zwerchfells einen wichtigen Einfluß auf das Verhalten des Herzstoßes ausüben müssen. Je höher der Stand des Zwerchfells, um so höher und weiter auswärts wird der Herzstoß rücken, so im Kindesalter, bei Hochdrängung des Zwerchfells durch Ergüsse, Meteorismus, Tumoren usw. Je tiefer der Stand des Zwerchfells, um so tiefer und weiter einwärts finden wir den Herzstoß, so im höheren Alter, bei Asthma, Emphysem. Je stärker die Wölbung des Zwerchfells, um so größer der Widerstand, der sich der systolischen Vergrößerung des Tiefendurchmessers des Herzens entgegenstellt, um so deutlicher der Herzstoß; je geringer die Wölbung des Zwerchfells, um so undeutlicher der Herzstoß. Hochstand und Wölbung werden unter sonst gleichen Verhältnissen parallel gehen, daher der deutliche Herzstoß im Kindesalter, der Rückgang und das Verschwinden des Herzstoßes mit zunehmendem Alter. Die Lage und Ausprägung des Herzstoßes hängt außerdem von dem Bau des Brustkorbes ab. Beim langen, flachen Brustkorb mit weiten Zwischenrippenräumen findet sich ein tiefstehender, mehr einwärtsliegender, deutlicher Herzstoß, beim kurzen und tiefen Brustkorb das umgekehrte Verhalten. Ferner ist die Breite des Brustkorbes von Bedeutung für die Lage des Herzstoßes, wie ohne weiteres einleuchtet. Bewegliche Herzen zeigen eine starke Verschieblichkeit des Herzstoßes (Wanderherz von RUMPF und DETERMANN). Die Beeinflussung des Herzstoßes durch die Atmung ist bekannt. Besonders starke Verlagerungen des Herzstoßes werden unter krankhaften Verhältnissen beobachtet durch Verdrängung (Ergüsse in die Brustfellräume, Pneumothorax, Geschwülste) oder Verziehung (Schwartenbildungen nach Rippenfellentzündungen, Lungenschrumpfung) des Herzens. Vergrößerungen des Herzens selbst oder Kleinheit des Organes führen je nachdem zu einem ungewöhnlich weit lateral oder median liegenden Herzstoß, wie bei den einzelnen Erkrankungen noch eingehender darzustellen sein wird. Neben der Lage beansprucht die Ausdehnung des Herzstoßes unsere Aufmerksamkeit. Sie hängt im wesentlichen davon ab, in welcher Ausdehnung der Spitzenteil des Herzens der Brustwand anliegt, wird aber mit beeinflußt durch die Weite der Zwischenrippenräume und den Widerstand des Zwerchfells gegen die systolische Dickenzunahme des Herzens. Die Ausdehnung des anliegenden Herzabschnittes wird bestimmt durch die Größe des Herzens, die stärkere oder geringere Überlagerung des Herzens durch die Lunge, Andrängung des Herzens an die Brustwand durch raumbeengende hinter dem Herzen liegende Prozesse in der Brusthöhle (Ergüsse, Geschwülste usw.), Abdrängung des Herzens von der Brustwand durch ähnliche vor dem Herzen lokalisierte Vorgänge (Herzbeutelergüsse, Pneumoperikard, Mediastinalemphysem, Pneumothorax u. ä.). Auf Einzelheiten kann hier nicht eingegangen werden, es genügt darauf hingewiesen zu haben, daß die Ausdehnung, ebenso wie die Lage

des Herzstoßes nicht ein eindeutiger Ausdruck der Größe und Tätigkeit des Herzens ist, sondern eine Erscheinung, die durch mannigfache, großenteils vom Herzen unabhängige Bedingungen bestimmt wird. Sache einer umsichtigen Untersuchung ist es, im einzelnen Falle den Einfluß der verschiedenen Bedingungen richtig abzuschätzen.

Während Lage und Ausdehnung des Herzstoßes und die Formveränderung der Brustwand (Vorwölbung, Einziehung) durch die Betrachtung genügend sicher erkannt werden können, bedürfen wir der

Palpation,

um die Stärke des Herzstoßes zu beurteilen. Je kräftiger die systolische Umformung des Herzens erfolgt, um so stärker ist der dadurch erzeugte Stoß (BRAUN). Insofern kann die Stärke des Herzstoßes als Maßstab für die Stärke des Herzmuskels gelten. In praxi wird aber die Beurteilung durch die Lage des Herzens, die zwischen gelagerte Lunge, die Weite des Zwischenrippenraumes und die Dicke der Brustwand so erschwert, daß nur mit großer Vorsicht ein Schluß aus dem Gefühlseindruck auf die Herzkraft gezogen werden darf, und zwar auch dann nur ein Schluß auf die Herzkraft als solche, nicht etwa auf die Herzkraft im Verhältnis zu der ihr obliegenden Arbeit. Bei einer Aorteninsuffizienz z. B. wird auch im Zustande der Dekompensation infolge der Hypertrophie des Herzmuskels der Herzstoß kräftiger ausfallen als bei einem leistungsfähigen normalen Herzen. Das war schon den älteren Ärzten wohlbekannt und von ihnen die praktische Regel davon abgeleitet worden, daß ein starker Herzstoß bei schwachem Puls ein schlechtes Zeichen sei (SENAC). Auch die Unterscheidung verschiedener Arten des verstärkten Herzstoßes ist älteren Datums; man unterschied und unterscheidet den einfach verstärkten, den erschütternden und den hebenden Herzstoß. Eine scharfe Trennung des verstärkten von dem erschütternden Herzstoß läßt sich jedoch nicht geben, man muß sich mit dem Eindruck des erschütternden Gefühls, das die aufgelegte Hand empfindet, zufrieden geben. Sowohl der einfach verstärkte wie der erschütternde Herzstoß dürften vorwiegend auf die Schnelligkeit der systolischen Umformung des Herzens zurückzuführen sein. Der Umstand, daß bei einfacher Erregung ein solcher Herzstoß auftreten kann, ohne daß eine nachweisbare Steigerung der Arbeitsleistung des Herzens damit einherginge, scheint für diese Auffassung zu sprechen; auch die Untersuchung von Herzstoßkurven führt zu demselben Schluß (FR. MÜLLER). Von einem hebenden Herzstoß spricht man, wenn man bemerkt, „daß das Rippengewölbe mitgehoben wird" (G. WEBER) und zwar kann das rascher oder langsamer geschehen (BAMBERGER). Ein hebender Herzstoß kann also, aber er braucht nicht erschütternd sein; er kommt dann zustande, wenn das Herz in größerer Ausdehnung der Brustwand anliegt und gegen diese mit erheblicher Kraft andrängt, er deutet also auf Hypertrophie mit Dilatation. Besonders bei jugendlichen Kranken kann er zu einer dauernden Vorwölbung (voussure) der Herzgegend führen. Neben dem Herzstoß wird bei manchen Klappenerkrankungen, vor allem bei der Mitralstenose, ein Schwirren (fremissement cataire) gefühlt (CORVISART). Eine Einziehung der Herzstoßgegend und zwar der Zwischenrippenräume und der Rippen, wird als negativer Herzstoß bezeichnet und kommt in manchen Fällen von Herzbeutelverwachsung vor.

Die Percussion des Herzens

beginnt, wie die Percussion überhaupt, mit AUENBRUGGER. Er percutierte unmittelbar, indem er mit den Spitzen der aneinandergelegten Finger der rechten Hand gegen die Brustwand klopfte. AUENBRUGGER fand bei diesem Vorgehen die obere Herzgrenze an der vierten Rippe; in Fällen von Herzerweiterung berichtet

er über eine starke Vergrößerung der Herzdämpfung. Ein wichtiger Fortschritt
war die Einführung der mittelbaren Percussion durch PIORRY, die eine schärfere
Abgrenzung der percutierten Organe gestattet[1]. PIORRY unterschied als erster
die absolute Herzdämpfung, die dem von Lunge unbedeckten Teil des Herzens
entspricht, von der relativen Herzdämpfung, die die Projektion des ganzen Herzens auf die vordere Brustfläche darstellt. Auf die ausgedehnten Erörterungen, die
in der Literatur über die absolute und relative Herzdämpfung zu finden sind, soll
hier nicht eingegangen werden. Es genüge die Feststellung, daß die absolute Herz-

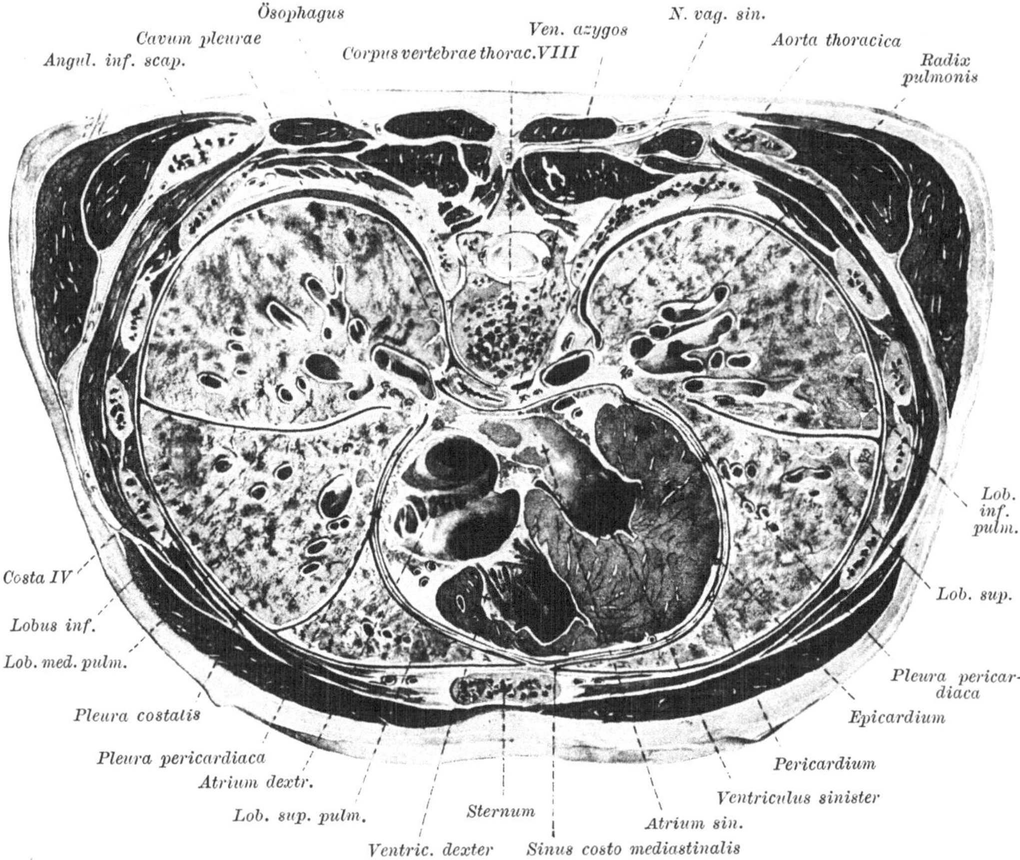

Abb. 33. Querschnitt des Brustkorbes in der Höhe des achten Brustwirbels. (Nach SPALTEHOLZ.)

dämpfung die über die vordere Herzfläche verlaufenden Lungengrenzen wieder-
giebt, sie hängt also mit Notwendigkeit von dem Verhalten der Lunge ab und es
ist darum nicht statthaft, aus ihr einseitig auf die Größe des Herzens zu schließen.
Die relative Herzdämpfung auf der anderen Seite läßt sich nicht so zuverlässig wie
die absolute bestimmen, da sich die Oberfläche des mehr oder weniger kugel-
förmigen Herzens allmählich der Brustwand nähert, Innenfläche der Brustwand
und Oberfläche des Herzens verlaufen zueinander wie Rücken und Schneide einer
Sichel. Betrachtet man auf einem Querschnitt diese Verhältnisse (Abb. 33), so
möchte man im ersten Augenblick an der Möglichkeit zweifeln, durch Percussion

---

[1] Die nähere Begründung mag in GEIGELS Leitfaden der diagnostischen Akustik oder
meinem Lehrbuch der Percussion und Auscultation nachgelesen werden.

an der Brustwand die seitlichen Herzgrenzen zu bestimmen. Und doch gelingt dies in der Mehrzahl der Fälle mit großer Sicherheit, wie die Nachuntersuchung mit Röntgenstrahlen beweist. Erklärt wird diese Tatsache durch die Beobachtung, daß feste, von Lunge überlagerte Körper einen erkennbaren dämpfenden Einfluß auf den Klopfschall nur dann ausüben, wenn die Lungenschicht nicht dicker als etwa 4 cm ist. Percutieren wir also von der linken Achsellinie auf den linken Herzrand zu, so wird eine Dämpfung bemerkbar werden, sobald die Lungenschicht zwischen Brustwand und Herz dünner als etwa 4 cm wird. Erfolgt die Dickenabnahme der Lungenschicht um diese 4 cm-Grenze rasch — und das ist beim Gesunden etwa von der Mammillarlinie ab der Fall — so wird die Percussion eine ziemlich scharfe Grenze ergeben.

Immerhin bleibt dem subjektiven Ermessen bei der Festlegung der Grenze ein gewisser Spielraum, wie aus den widersprechenden Angaben der einzelnen Forscher hervorgeht. Ein von MORITZ entworfenes Schema gibt eine sehr anschauliche Vorstellung von dem Grad dieser Widersprüche (Abbild. 34). Die allgemein geübte Kontrolle der Percussionsbefunde durch die Durchleuchtung hat allerdings inzwischen ausgleichend gewirkt, obgleich die Durchleuchtung aus später zu erörternden Gründen nicht ohne Einschränkung als Maßstab für die Percussionsfigur angesehen werden darf.

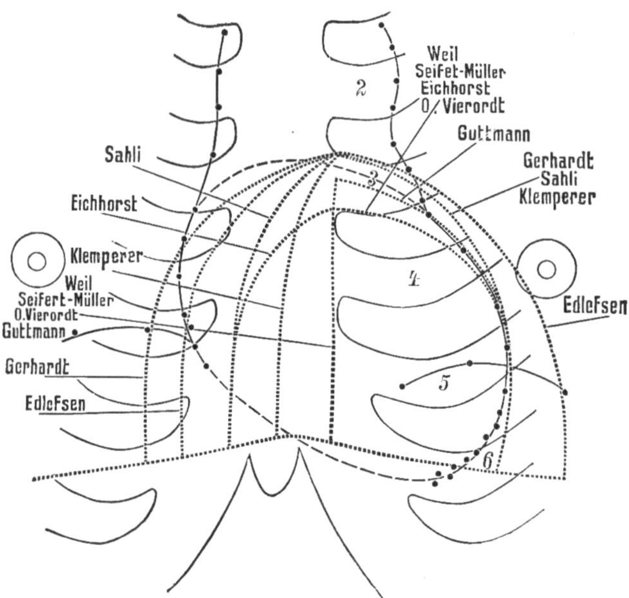

Abb. 34. Orthodiagramm und relative Herzdämpfung. (Nach MORITZ.)

Die Technik der Herzpercussion wird in verschiedener Weise gelehrt. PIORRY empfahl die absolute Dämpfung durch schwache, die relative durch etwas stärkere Percussion zu bestimmen, eine Vorschrift, die sich bis heute der meisten Anhänger erfreut. Spätere Untersuchungen haben aber gezeigt, daß auch bei sehr schwacher Percussion die relative Dämpfung in genau demselben Umfange gefunden werden kann wie bei starker Percussion. Die Stärke der Percussion ist also nicht ausschlaggebend für die Größe der gefundenen Dämpfung, man findet vielmehr mit jeder Percussionsmethode dieselben Herzgrenzen, aber nicht mit jeder Methode gleich leicht. Ja, unter erschwerenden Umständen, wie sie durch Lungenblähung, starke Magentympanie u. ä. gegeben sein können, gelingt es nur mit einer bestimmten Methode zum Ziel zu kommen. Wir müssen nämlich bei der Percussion zwei Methoden unterscheiden, die vergleichende und die abgrenzende Percussion. Bei der vergleichenden Percussion wünschen wir den Schall größerer oder möglichst großer Bezirke zu erhalten, bei der abgrenzenden Percussion den Schall möglichst kleiner, nebeneinander liegender Bezirke von verschiedenem Luftgehalt. Das erste

Ziel erreichen wir durch große Stoßfläche und lange Stoßzeit bei der Percussion; zu diesem Zwecke wird das Plessimeter oder der percutierte Finger der Brustwand ganz aufgelegt und mit weichen (legato) Schlägen geklopft. Das zweite Ziel, Grenzbestimmungen, erfordert kleine Stoßfläche, kurze Stoßzeit; zu diesem Zwecke wird das Plessimeter nur mit der Kante (WINTRICH) oder der percutierte Finger nur mit der Spitze aufgesetzt und mit kürzeren (staccato) Schlägen geklopft. Am besten hat sich mir dabei die nebenstehende Handhaltung bewährt (Abb. 35). Die besonders von GOLDSCHEIDER empfohlene Schwellen wert- und Orthopercussion hat bis jetzt keine allgemeine

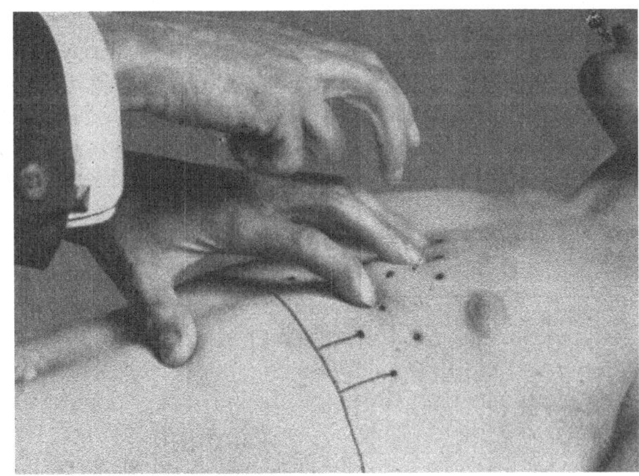

Abb. 35. Fingerhaltung bei abgrenzender Percussion.

Verbreitung gefunden; wir sehen deshalb hier von einer eingehenden Schilderung dieser Methode ab und verweisen auf die Originalabhandlungen.

Bei der Ausführung der Herzpercussion kann man von der Lunge zum Herzen oder umgekehrt vorgehen, beide Wege führen zum Ziel, doch wird die erste Methode allgemein bevorzugt, wenigstens für die relative Dämpfung. Auch hier soll dafür eingetreten werden, doch scheint es mir zweckmäßig zu sein, wenn man die gesuchte Grenze gefunden zu haben glaubt, durch Vor- und Zurückgehen über diese Grenze, d. h. durch abwechselnde Percussion von der Lunge zum Herzen und vom Herzen zur Lunge die Grenzzone möglichst einzuengen und jedesmal nur den auf diese Weise gefundenen Punkt zu markieren. Durch Verbindung der Punkte erhält man dann die gewohnte Dämpfungsfigur (Abb. 36). In schwierigen Fällen percutiere man soweit wie möglich in den Zwischenrippenräumen, auch versäume man nicht, die Verschieblichkeit der absoluten Herzdämpfung bei der Atmung zu prüfen und den für die Beurteilung der Herzdämpfung wichtigen Stand

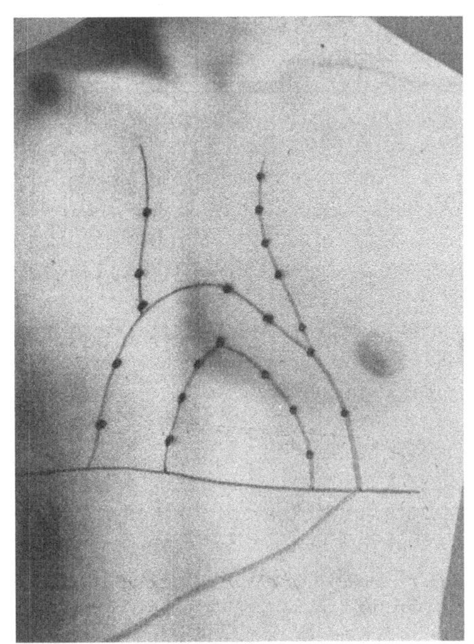

Abb. 36. Herzdämpfung.

des Zwerchfells zu berücksichtigen. An die Percussion des Herzens schließt sich die Percussion des Gefäßstammes, doch muß man sich dabei bewußt sein, daß nur die der Brustwand nahe liegenden Teile durch die Percussion erfaßt werden; die absteigende Aorta z. B., auch wenn sie stark erweitert ist (Aneurysma), entzieht sich dem percussorischen Nachweis. Die Grenze der relativen Dämpfung findet man in der Regel rechts in der rechten Parasternallinie, oben am Ansatz der dritten Rippe, links in der Gegend des Herzstoßes, d. h. in der Mammillarlinie oder Medioclavicularlinie; die größte Breite der Dämpfung beträgt 11—13 cm. Für die Grenzen der absoluten Dämpfung wird angegeben rechts: Mitte des Brustbeines oder linker Brustbeinrand (je nachdem, ob eine Abgrenzung im Bereich des Brustbeines als möglich anerkannt wird oder nicht), oben: Brustbeinwinkel des vierten Zwischenrippenraumes, links: etwa einen Querfinger innerhalb des Herzstoßes. Diese Angaben gelten für den gesunden Erwachsenen von 20—40 Jahren. Bei Kindern liegt die obere Grenze höher, die linke Grenze weiter auswärts, die Linie der absoluten Dämpfung der relativen näher, bei alten Leuten die obere Grenze tiefer, die linke Grenze weiter einwärts, die Linie der absoluten Dämpfung weiter entfernt von der relativen Dämpfungsgrenze (Einfluß des Zwerchfellstandes und der Lungenausdehnung). Bei tiefer Einatmung rückt die obere Grenze 2—3 cm tiefer, die linke 2—3 cm einwärts. In Seitenlage findet man eine Verschiebung der linken Grenze nach der entsprechenden Seite um etwa 2—3 cm. Verlagerungen der Herzdämpfung findet man unter denselben Umständen wie Verlagerungen des Herzstoßes, es wird deshalb auf die früheren Angaben verwiesen. Hier soll nur auf die überraschend starke Verlagerung des Herzens nach rechts aufmerksam gemacht werden, die durch Druck von links (Erguß, Pneumothorax) oder Zug von rechts (Schwartenbildung) zustande kommen kann. Man fühlt in solchen Fällen den Herzstoß in der rechten Mammillarlinie oder in deren Nachbarschaft und hört daselbst Spitzentöne. Diese Verlagerung ist zu erklären durch eine Windfahnenbewegung des Herzens um eine durch die Aortenwurzel und die Mündung der unteren Hohlvene gedachte Achse, von der schon bei der Anatomie des Herzens die Rede gewesen ist (Pendelbewegung von FÄRBER). Abb. 146 zeigt eine solche Beobachtung im Röntgenbilde.

Eine Verkleinerung der Herzdämpfung kann auf Kleinheit des Organes oder stärkerer Lungenüberlagerung beruhen, auch ein Pneumoperikard, Pneumothorax, Mediastinalemphysem, starke Magentympanie können dazu führen. Eine Vergrößerung der Herzdämpfung kann zustande kommen durch Zurückweichen (Schrumpfung, Schwartenbildung) der überlagernden oder Infiltration der benachbarten Lunge, durch einen Erguß in den Herzbeutel oder durch Vergrößerung des Herzens selbst. Welche Veränderungen die Herzgrenzen im letzten Falle erfahren, ist schon bei der Besprechung der anatomischen Verhältnisse angedeutet worden und wird bei der Schilderung der verschiedenen Krankheiten des Herzens noch wiederholt erörtert werden müssen.

Die Auscultation des Herzens und der Gefäße.

Wir haben von der *Entstehung der Herztöne* schon gehört, daß der erste Herzton durch Schwingungen der Atrioventrikularklappen und der Kammerwände im Beginn der Kammersystole, der zweite Ton durch Schwingungen der Semilunarklappen im Beginn der Kammerdiastole zustande kommt. Man sollte nicht glauben, daß diese einfache und einleuchtende Erklärung Gegenstand ausgedehnter, jahrelanger Diskussionen gewesen ist. Ja, es sind seiner Zeit besondere Komitees gebildet worden, um die Entstehung der Herztöne aufzuklären. Über den zweiten Ton kam man bald zu einer richtigen Vorstellung, aber eine klare Deutung des ersten Tones gelang den älteren Untersuchungen nicht, da sie an der wichtigen Tatsache vorbeigingen, daß die Systole in zwei mechanisch ganz verschiedene Phasen, in die Anspannungszeit und die Austreibungszeit, die Zeit einer isometrischen und die Zeit einer isotonischen Zuckung der Kammermuskulatur zerfällt. Damit die schwingungsfähigen Teile des Herzens, insbesondere die Klappen, in

Schwingungen versetzt werden, die einen Schall liefern, bedarf es einer *plötzlichen* Änderung ihrer Gleichgewichtslage; infolge ihrer Trägheit schwingen sie dann noch kurze Zeit um die neue Gleichgewichtslage und liefern dadurch die uns bekannten Herztöne. Die Schnelligkeit, mit der sich die Gleichgewichtslage ändert, hängt von der Schnelligkeit der intraventrikulären Druckänderungen ab. Nur wenn die Klappen schließen, kann sich im Beginn der Kammersystole, d. h. während der Anspannungs- oder Verschlußzeit, eine ausgiebige und rasche Drucksteigerung entwickeln. Sind aber z. B. die Atrioventrikularklappen schlußunfähig, so wird ein Teil des Blutes während der Anspannungszeit durch diese Klappen entweichen und die Steigerung des Kammerdruckes dadurch verzögert werden. Dem langsam ansteigenden Kammerdruck können die Klappen und Kammerwände folgen, sie gelangen langsam in die neue Gleichgewichtslage, werden nicht über diese hinausschlagen, nicht um sie schwingen, werden also keinen Ton liefern (manche Fälle von Mitralinsuffizienz). Ebensowenig könnte ein Ton entstehen, wenn mit dem Beginn der Systole, wie man früher meinte, die Austreibung des Blutes einsetzte. Erst nachdem MARTIUS die Aufmerksamkeit auf die Bedeutung der Anspannungszeit für die Mechanik der Herztätigkeit gelenkt hatte, konnte deshalb eine stichhaltige physikalische Erklärung des ersten Herztones gegeben werden. Daß die den zweiten Ton liefernden Schwingungen der Semilunarklappen durch die plötzliche Senkung des Kammerdruckes im Beginn der Diastole und nicht etwa durch eine Steigerung des arteriellen Druckes — in der Kurve des Aortenpulses fehlt jeder Anhalt für eine solche Drucksteigerung, wie wir noch sehen werden — hervorgerufen werden, ist bereits gesagt worden.

Die Entstehung der Herzgeräusche. Die Herzgeräusche sind so lange bekannt wie die Herztöne. LAENNEC beschreibt sie schon und brachte sie anfangs in Zusammenhang mit der Beschaffenheit der Klappen, gab dann aber diesen Zusammenhang preis, als er Fälle mit deutlichen Geräuschen aber ohne Klappenveränderungen fand. Die enge Beziehung zwischen Klappenerkrankungen und Geräuschen war aber zu aufdringlich, als daß sie nicht bald allgemeine Anerkennung gefunden hätte. Andererseits war auch die Tatsache nicht wegzuleugnen, daß nicht selten Geräusche ohne Klappenfehler beobachtet werden. So drängte sich mit Notwendigkeit die Frage auf, was für Ursachen der Entstehung von Geräuschen wohl zugrunde liegen möchten. Wichtig waren in dieser Beziehung die experimentelle Feststellung CORRIGANS, daß Geräusche da entstehen, wo Flüssigkeit aus einem engeren in den weiteren Abschnitt eines Rohres tritt, und HOPES Beobachtung, daß sich nach Aderlässen infolge der Verdünnung des Blutes Geräusche entwickeln. KIWISCH und OSANN gaben für die von CORRIGAN gefundene Tatsache die richtige Erklärung. Gelangt ein Flüssigkeitsstrahl aus einer engeren in eine weitere Stelle des Gefäßrohres, so hat er das Bestreben, sein Kaliber beizubehalten und übt dadurch eine Saugwirkung auf die Gefäßwände jenseits der Enge aus. Die Elastizität der Gefäßwände leistet dieser Saugwirkung Widerstand und bei genügender Strömungsgeschwindigkeit geraten nun die Gefäßwände in schallgebende Schwingungen. Durch die Verengung und Erweiterung des Gefäßes wird die Strömungsgeschwindigkeit der Flüssigkeit je nachdem verlangsamt oder gesteigert. Da dieser jenseits der Enge stattfindende Wechsel der Strömungsgeschwindigkeit notwendig gleichsinnige Änderungen der Strömungsgeschwindigkeit diesseits der Enge erzeugt, so entstehen hier Wandschwingungen, die mit den Schwingungen jenseits der Enge alternieren. Dieselbe Überlegung gilt sinngemäß für den Übergang eines Flüssigkeitsstromes aus einer weiten in eine engere Stelle. Mit anderen Worten: ändert sich das Kaliber eines Rohres an einer Stelle, so tritt diesseits und jenseits der betreffenden Stelle ein Geräusch auf. Eine systematische Bearbeitung erfuhr das ganze Problem durch TH. WEBER. Er legte klar, daß für die Entstehung von Strömungsgeräuschen maßgebend ist die Gestalt der Röhre (weit oder eng, gleiches oder wechselndes Lumen), die Beschaffenheit der Wand (glatt oder rauh, dünn oder dick, biegsam oder starr), die Geschwindigkeit der Strömung und die Qualität der Flüssigkeit (dünnflüssig oder dickflüssig); weites Rohr, wechselndes Lumen, rauhe, dünne, biegsame Wand, große Strömungsgeschwindigkeit, Dünnflüssigkeit des Blutes begünstigen die Entstehung eines Geräusches. Das Geräusch wird durch die Schwingungen der Gefäßwand geliefert, die durch die strömende Flüssigkeit wie die Saiten einer Geige durch den Bogen in Bewegung gesetzt wird. Hören wir ein Geräusch über dem Herzen, müssen alle soeben genannten Bedingungen in Betracht gezogen werden. Wird durch einen Klappenfehler eine krankhafte Verengerung der Strombahn geschaffen — jeder Klappenfehler führt *mechanisch* betrachtet zu einer Verengerung, einer Stenose; das widerspricht natürlich nicht der üblichen Einteilung nach der *Funktionsstörung* in Stenosen und Insuffizienz — so ist nach dem Gesagten leicht verständlich, daß an dieser Klappe ein Geräusch entstehen wird; dasselbe gilt für angeborene Mißbildungen (Septumdefekt, Isthmusstenosen der Aorta) oder krankhafte Veränderungen der Gefäße (Kompression durch Tumoren, Erweiterung durch Aneurysmen, Verengerung durch endarteriitische Thromben), die in demselben Sinne wirken. Diese durch grobe anatomische Veränderungen verursachten Geräusche werden als organische Geräusche unterschieden von den accidentellen oder funktionellen Geräuschen, die ohne solche Veränderungen durch das Zusammenwirken begünstigender physiologischer und pathologischer Bedingungen zustande kommen, als da sind Zartheit der Gefäßwände, Steigerung der Strömungsgeschwindigkeit, Dünnflüssigkeit des Blutes, Schlußunfähigkeit der Klappen infolge Überdehnung des Klappenringes. Eine scharfe Trennung zwischen organischen und accidentellen Geräuschen ist insofern nicht möglich, als häufig organische Veränderungen und günstige funktionelle Bedingungen zusammen wirken, um das Geräusch hervorzubringen.

Ein Klappenfehler oder eine Beschleunigung der Blutströmung kann z. B. so gering sein, daß für sich allein keine der beiden Ursachen, wohl aber beide zusammen ein deutliches Geräusch erzeugen. In der Praxis benutzen wir häufig diese Erfahrung, indem wir durch Muskelbewegung (Kniebeugen) künstlich eine Beschleunigung der Blutströmung herbeiführen. Es kann so gelingen, schlummernde Klappengeräusche zu wecken, doch wird nur unter Berücksichtigung des übrigen Befundes entschieden werden können, ob das Geräusch für die Diagnose eines Klappenfehlers verwendet werden darf oder ob etwa sonst noch Verhältnisse vorliegen (Anämie, dünne Gefäße), die einem accidentellen Geräusch günstig sind und dieses wahrscheinlicher machen. Darüber wird im einzelnen später zu handeln sein.

Der Unterschied von Ton und Geräusch. Die Herztöne sind, physikalisch betrachtet, Geräusche, d. h. ein Gemisch von Tönen, deren Zahl, Höhe und Stärke mehr oder weniger rasch und unregelmäßig wechseln. Sie können sich hin und wieder Klängen nähern, die physikalisch ein Gemisch von Tönen darstellen, welche konstante Höhe und Stärke haben. Aber auch die Herzgeräusche können zuweilen einen klangähnlichen Charakter zeigen. Die Bezeichnung Herztöne ist also streng genommen inkorrekt, sie hat sich aber so fest eingebürgert, daß nicht daran zu rütteln ist. Es ist das auch kein Schade, wenn es uns nur gelingt, die physikalischen Entstehungsbedingungen der Herztöne klarzustellen und von denen der Herzgeräusche genügend scharf abzugrenzen. Und das ist nicht schwer. Die Herztöne entstehen, wie schon geschildert worden ist, durch eine plötzliche kurze Störung der Gleichgewichtslage der schwingenden Teile infolge der im Beginn der Systole und Diastole der Kammern auftretenden rapiden Druckänderung.

Die Herzgeräusche zeigen auch meist einen plötzlichen Beginn, aber sie dauern länger, da ihre Ursache, die die tongebenden Wandschwingungen auslösende Blutströmung, von längerer Dauer ist. Wenn diese Blutströmung dem Fiedelbogen verglichen wird, der die Wände des Gefäßsystems zum Schwingen bringt wie die Saiten einer Geige und dadurch die Geräusche erzeugt, so können wir die Druckänderung, die die Herztöne erzeugt, dem Ruck vergleichen, durch den beim Piccicato der Finger den Ton hervorbringt. „Beim Ton ist die erste Schwingung allein die stärkste, jede folgende bis zum Verschwinden des Schalles kleiner. Beim Geräusch dagegen wird erst eine ganze Anzahl von annähernd gleichen Schwingungen erzeugt, und erst, wenn die bewegende Ursache, der Blutstrom aufhört, erfolgt das Abklingen des Schalles, das Kleinerwerden der Amplituden bis zum Verschwinden" (R. GEIGEL, Abb. 37 und 38). Abgesehen von diesem grundlegenden Unterschied zwischen Herzton und -geräusch zeigen die Geräusche häufig eine Eigenschaft, die es gestattet, sie von den Herztönen zu trennen, auch wenn Ton und Geräusch zum Teil zusammenfallen. Die Geräusche haben nämlich häufig einen besonderen Schallcharakter, wie sägend, feilend, giemend, gießend, hauchend, fauchend, pfeifend usw., durch den sie sich von den Herztönen deutlich abheben. Andererseits gibt es Fälle, in denen es sich nur mit Mühe oder gar nicht entscheiden läßt, ob noch ein Ton oder schon ein Geräusch vorliegt; man pflegt bei solchen Zweifeln seine Zuflucht zum „unreinen Ton" zu nehmen. Das Geräusch des Reibens bei Herzbeutelentzündungen läßt sich gewöhnlich dadurch von den Strömungsgeräuschen unterscheiden, daß 1. es

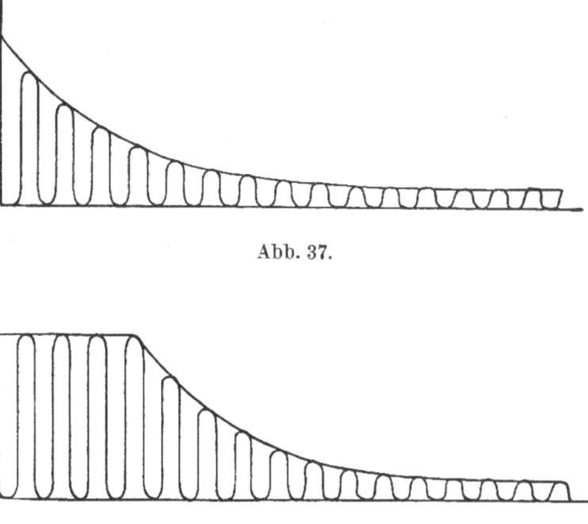

Abb. 37.

Abb. 38.
Abb. 37 und 38. Ton und Geräusch nach R. GEIGEL.

dem Ohre nahe klingt, 2. der Eindruck des Reibens sehr charakteristisch ist, 3. es schärfer lokalisiert ist oder wenigstens schlechter fortgeleitet wird, 4. daß es nicht rein systolisch oder diastolisch ist, sondern einen drei- oder vierteiligen Rhythmus zeigt.

Die Methodik der Auscultation. Wenn wir das Herz behorchen, so wünschen wir zu erfahren, an welchen Klappen die Schallerscheinungen, die wir wahrnehmen, entstehen. Da die Klappen sehr nahe beieinander und zum Teil hintereinander liegen, führt eine Auscultation an der Projektionsstelle der betreffenden Klappe auf die vordere Brustwand nicht immer zum Ziel. Nur die der Brustwand naheliegenden Tricuspidal- und Pulmonalklappen werden an Ort und Stelle abgehorcht, die tiefer liegenden Mitral- und Aortenklappen dort, wohin sich die von ihnen ausgehenden Schallerscheinungen am besten fortleiten, und zwar auscultiert man die Aortenklappen im Brustbeinwinkel des zweiten rechten Zwischenrippenraumes und die Mitralklappen an der Herzspitze oder im Brustbeinwinkel des zweiten linken Zwischenrippenraumes. Am besten pflegt man die Herztöne und -geräusche in der Ausatmungsstellung zu hören. Doch ist zu bemerken, daß gerade in der Ausatmungsstellung durch Druck des Brustbeines auf die Pulmonalis accidentelle Geräusche entstehen können; es ist deshalb zweckmäßig, das Verhalten der Geräusche in den verschiedenen Atemphasen zu prüfen und nicht erfreut die Untersuchung als erledigt anzusehen, sobald es einem gelungen ist, überhaupt ein Geräusch nachzuweisen.

Die klinische Beurteilung der Herztöne. Wir haben bei den Herztönen auf *Rhythmus, Stärke, Dauer* und *Klangfarbe* zu achten. Über den Auscultationsstellen der Cuspidalklappen hört man einen dem Trochaeus ‒◡, über den Auscultationsstellen der Semilunarklappen einen dem Jambus ◡‒ vergleichbaren Rhythmus, d. h. wenn wir nicht so sehr auf die schwieriger zu schätzende Dauer, als auf die Stärke, die Betonung der Töne Gewicht legen. Der Grund für diese Erscheinung ist ja ohne weiteres klar. Da der erste Ton ganz überwiegend durch die Schwingungen der Cuspidalklappen, der zweite durch die Schwingungen der Semilunarklappen gebildet wird, so muß über den Cuspidalklappen der erste, über den Semilunarklappen der zweite Ton am lautesten gehört werden. Zwischen dem ersten und zweiten Ton liegt eine kurze, zwischen dem zweiten und ersten Ton eine längere Pause. Aus der Betonung und der Pausenverteilung ist es nun bei der Auscultation leicht möglich, die Hauptphasen der Herztätigkeit, den Beginn der Systole und der Diastole, zu bestimmen. Bei sehr beschleunigter Herztätigkeit können allerdings Schwierigkeiten entstehen. Da hilft uns der mit dem ersten Ton zusammenfallende und durch das Höhrrohr meist sehr deutlich übertragene Herzstoß oder auch die gleichzeitig mit der Auscultation vorgenommene Betastung des Carotispulses. Unterschiede der Stärke findet man aber nicht nur zwischen den ersten Tönen einerseits und den zweiten Tönen andererseits, sondern bei genauerer Untersuchung werden auch Unterschiede zwischen den ersten Tönen oder zweiten Tönen unter sich offenbar.

So werden in der Gegend der Tricuspidalis, wo wir vorwiegend die Töne des rechten Herzens auscultieren, der erste und der zweite Ton leiser gehört als an der Herzspitze, wo die Töne des linken Herzens überwiegen. An der Herzbasis wird, wenigstens bei jugendlichen Personen, in der Regel der zweite Pulmonalton lauter erscheinen als der zweite Aortenton. Diese Erscheinung beruht offenbar darauf, daß die Pulmonalklappen der Brustwand sehr viel näher liegen als die Aortenklappen. An und für sich ist ja der zweite Aortenton, wie am freiliegenden Herzen leicht nachgewiesen werden kann (THAYER und Mc CALLUM), bedeutend lauter als der zweite Pulmonalton, weil die Aortenklappen unter sehr viel höherem Druck geschlossen werden. Wenn in späterem Alter der Aortendruck krankhaft erhöht ist, findet man denn auch, daß der zweite Aortenton den zweiten Pulmonalton an Stärke übertrifft. Die Angabe über die Klangfarbe, daß beim jugendlichen Gesunden der zweite Pulmonalton zwar lauter, aber dumpfer, tiefer und gedehnter klinge als der zweite Aortenton, trifft nach meinen Erfahrungen nicht immer zu. Häufig werden vielmehr die höheren Töne der Aortenklappen durch die ungünstigen Fortleitungsbedingungen so sehr ausgelöscht, daß der zweite Pulmonalton nicht nur lauter, sondern auch höher gehört wird. Für die Praxis ist Stärke und Klangfarbe der zweiten Töne deshalb von besonderer Bedeutung, weil eine Accentuation des zweiten Pulmonaltones als wichtiges Kennzeichen der Mitralfehler gilt. Ist aber der zweite Pulmonalton schon beim Gesunden häufig lauter und auch höher als der zweite Aortenton, so ist es in krankhaften Fällen natürlich schwierig zu sagen, ob diese Betonung des zweiten Pulmonaltones noch in den physiologischen Grenzen liegt oder schon als pathologische Erscheinung betrachtet werden muß.

Eine Verstärkung der Herztöne kann alle Töne (z. B. bei erregter Herztätigkeit infolge körperlicher Anstrengung, Schreck, Basedow) oder einzelne Töne betreffen. Die Verstärkung des zweiten Pulmonaltones bei Mitralfehlern ist schon erwähnt, sie wird erklärt durch eine infolge des Klappenfehlers eintretende Drucksteigerung im Lungenkreislauf. Eine solche Drucksteigerung kommt aber auch zustande bei Lungenblähung und ausgedehnter Zerstörung (Tuberkulose) oder Kompression (Brustfellergüsse, Pneumothorax) des Lungengewebes. Wir finden dementsprechend auch in diesen Fällen eine Verstärkung des zweiten Pulmonaltones. Erhöhte Widerstände im großen Kreislauf und damit Verstärkung des zweiten Aortentones werden beobachtet unter anderem bei Arteriosklerose, Nephritis, Polycythämie. Der zweite Aortenton kann klingend werden, wenn infolge eines Elastizitätsverlustes der Aorta die Schallschwingungen weniger gedämpft werden und nun die hohen Obertöne mehr hervortreten (BITTORF, LIEBIG und TRENDELENBURG). Der erste Ton wird verstärkt angetroffen bei Mitralstenosen, Hypertonien (siehe die betreffenden Abschnitte) und bei Lungenverdichtungen, die die Schalleitung des Tones begünstigen. Klingende Herztöne entstehen, wenn durch die Herztätigkeit benachbarte Hohlräume mit in Schwingungen versetzt werden (Magenblase, Pneumothorax, Kavernen).

Abschwächung aller Töne tritt auf beim Sinken der Herzkraft, Abschwächung des zweiten Tones bei Drucksenkungen im großen oder kleinen Kreislauf, bei verzögertem diastolischem Abfall des Kammerdruckes (Mitralinsuffizienz, SAHLI) und bei manchen Fällen von Aorteninsuffizienz aus leicht verständlichen Gründen, Abschwächung des ersten Tones bei Insuffizienz der Cuspidalklappen infolge der Verringerung schwingungsfähiger Klappenfläche und vielleicht auch Verzögerung des systolischen Druckanstiegs, wie oben schon auseinandergesetzt worden ist.

Spaltungen und Verdoppelungen der Herztöne sowie das Auftreten überzähliger Töne sind häufige Erscheinungen, sie bedürfen deshalb einer näheren Betrachtung. Zwischen Spaltung und Verdoppelung besteht kein scharfer Unterschied, von Spaltung wird man sprechen, wenn das Intervall sehr kurz ist und man die Einheit der Schallerscheinung betonen will; die Bezeichnung Verdoppelung wird man vorziehen, wenn das Intervall etwas länger ist. Eine Spaltung oder Verdoppelung des ersten Tones kann entstehen:

1. durch ungleichzeitige Spannung der Cuspidalklappen des linken und rechten Herzens,

2. durch ungleichzeitige Spannung der einzelnen Segel der Cuspidalklappen,

3. durch abnorm starke Spannung der Cuspidalklappen infolge der Vorhofssystole,

4. durch Hinzutritt eines systolischen Gefäßtones zu dem Klappenton.

Zu 1. Sie wird zuweilen beobachtet am Ende der Ausatmung oder im Beginn der Einatmung und von C. GERHARDT darauf zurückgeführt, daß durch die Ausatmung der Druck im linken Herzen gesteigert und dadurch der Schluß der Mitralklappen beschleunigt werde. Ferner ist es möglich, daß eine Spaltung eintritt bei Extrasystolen, die von einer Kammer ausgehen, oder bei Leitungsstörungen, infolge deren der Kontraktionsreiz in einer Kammer später wirksam wird als in der anderen.

Zu 2. Dieser Fall kann bei Mißbildungen, Verwachsungen oder ähnlichen krankhaften Klappenveränderungen in Betracht kommen.

Zu 3. Ist bei gesteigerter Vorhofstätigkeit zu erwarten und dementsprechend bei Mitralfehlern beobachtet (TH. LEWIS).

Zu 4. Wenn zu Beginn der Austreibungszeit ein sehr großes Schlagvolumen unter kräftigem Druck in die Arterien geworfen wird, so können die Arterienwände in schallgebende Schwingungen versetzt werden, z. B. bei Aorteninsuffizienzen. Wegen des ziemlich großen Zeitintervalles zwischen dem Beginn des ersten Herztones und dem Gefäßton wird man mehr den Eindruck einer Verdoppelung als den einer Spaltung erhalten.

Eine Spaltung oder Verdoppelung des zweiten Tones kann entstehen:

1. durch ungleichzeitige Spannung der Semilunarklappen des linken und rechten Herzens,

2. durch abnorm starke Spannung der Cuspidalklappen bei der Kammerdiastole,

3. durch ungleichzeitige Spannung der einzelnen Segel der Semilunarklappen,

4. durch stärkere Druckschwankungen in den großen Schlagadern infolge Elastizitätsschwankungen der Wand.

Zu 1. Die ungleichzeitige Spannung der Semilunarklappen wird zurückgeführt auf ungleiche Füllung der beiden Kammern. Wir finden sie als Folge der Zirkulationsänderungen, die durch die Atmung oder durch Klappenfehler hervorgerufen werden. Bei der Einatmung wird die Füllung der rechten Kammer begünstigt, die der linken Kammer herabgesetzt. Während der Diastole fällt infolge-

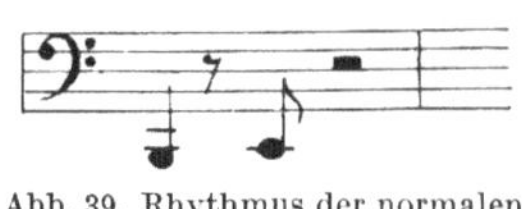

Abb. 39. Rhythmus der normalen Herztöne.

dessen der Druck in der rechten Kammer langsamer als in der linken, die Pulmonalklappenspannung verspätet sich gegenüber der Spannung der Aortenklappen. Die Auscultation findet dementsprechend über der Aorta den ersten Teilton, über der Pulmonalis den zweiten Teilton lauter. Dasselbe Verhalten wird auf Grund desselben Mechanismus bei Mitralstenosen, das Umgekehrte bei der Ausatmung beobachtet.

Zu 2. Kommt besonders in Betracht, wenn die Cuspidalklappen geschrumpft sind und infolgedessen der diastolischen Erweiterung des Klappenringes einen vermehrten Widerstand entgegensetzen, z. B. bei Mitralstenose, siehe dort.

Zu 3. Nach BECHER soll bei flachem oder biegsamem Brustkorb der Druck des Brustbeines auf das Pulmonalostium zu einer ungleichzeitigen Spannung der Pulmonalklappensegel und dadurch zur Spaltung des zweiten Pulmonaltones führen. Im übrigen kommen wohl wie bei den Cuspidalklappen Schrumpfungen und Verwachsungen der Semilunarklappen in Frage.

Zu 4. Wenn eine besonders starke Drucksenkung im Arteriensystem durch die Diastole hervorgebracht wird, so kann man sich wohl vorstellen, daß die Arterienwände infolge ihrer Trägheit besonders starke Schwingungen um die neue Gleichgewichtslage ausführen und dadurch einen nachklappenden Ton erzeugen (Aorteninsuffizienz).

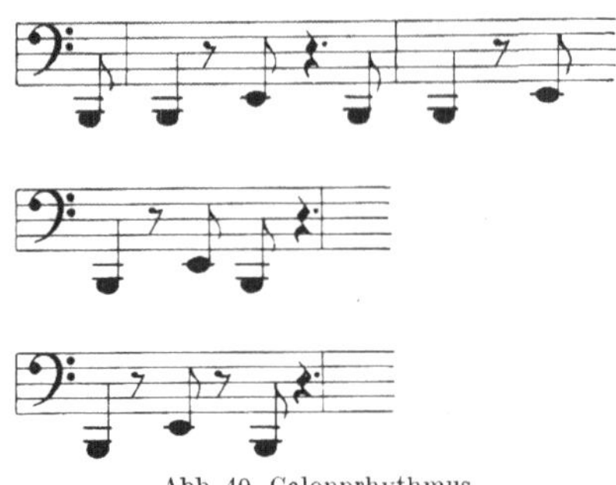

Abb. 40. Galopprhythmus.

Der Galopprhythmus. Die gewöhnliche Folge der Herztöne erfolgt im $^2/_4$-Takt und kann symbolisch in der obenstehenden Form (Abb. 39) wiedergegeben werden. Wird dieser Rhythmus durch das Hinzutreten eines dritten Tones gestört, der nicht in den beiden ersten Vierteln des Taktes liegt, so spricht man von Galopprhythmus. Der überzählige Ton kann als Vorschlag (präsystolischer Galopprhythmus) oder als Nachschlag (protodiastolischer Galopprhythmus) oder als isolierter Ton in der Mitte der Diastole (mesodiastolischer Galopprhythmus) auftreten. Symbolisch dargestellt würden die drei Arten aussehen, wie dies in Abb. 40 zu sehen ist.

Der überzählige Ton des präsystolischen Galopprhythmus fällt in die Zeit der Vorhofssystole und wird allgemein auf diese zurückgeführt. Da bei normaler Herztätigkeit die Vorhofssystole stumm ist, so müssen aber besondere Verhältnisse eintreten, damit eine Schallerscheinung dadurch zustande kommen kann. Die Kammersystole erzeugt, wie erwähnt, einen an Stärke völlig überwiegenden Klappenton und einen Muskelton; der Muskelton ist so leise, daß bei Fortfall des

Klappentones (in Fällen von schwerer Mitralinsuffizienz) überhaupt kein Ton mehr gehört wird. Daraus dürfen wir wohl schließen, daß ein Muskelton bei der Systole des sehr viel muskelschwächeren Vorhofs nicht ernstlich in Betracht kommt. Es kann sich also nur darum handeln, daß die durch die Vorhofssystole hervorgerufene Stellung der oder einer der Cuspidalklappen so kräftig erfolgt, daß tongebende Schwingungen entstehen. Die günstigsten Bedingungen in dieser Hinsicht bieten die Mitralstenosen: Auf der einen Seite ist der durch die Vorhofssystole bewirkte Anstieg des Kammerdruckes infolge der Hypertrophie der Vorhofsmuskulatur besonders groß, auf der anderen Seite werden die geschrumpften Mitralsegel bei ihrer Stellung in eine stärkere Spannung als normale Klappen geraten. Der präsystolische Galopprhythmus ist infolgedessen bei Mitralstenosen eine häufige Erscheinung. In manchen Fällen wird man diese Form besser zur Gruppe des gespaltenen ersten Tones rechnen.

Der überzählige Ton des protodiastolischen Galopprhythmus fällt kurz nach dem Beginn der Kammerdiastole, er muß also zeitlich dem Ende des sehr rasch erfolgenden Abfalls des Kammerdruckes entsprechen. Er wird erklärt durch die Schwingungen, die die Kammerwand zu dieser Zeit um die neue Gleichgewichtslage ausführt. Wir beobachten ihn sehr oft nach körperlichen Anstrengungen oder seelischen Aufregungen als Zeichen einer erregten Herztätigkeit, zumal bei Leuten, die schon an und für sich ein nervöses Herz haben (jugendliche Individuen, Hyperthyroide und andere); er wird aber auch bei Schwächezuständen des Herzens gefunden und hier auf ein Sinken des Herzmuskeltonus zurückgeführt.

Einen mesodiastolischen Galopprhythmus wird man erwarten dürfen, wenn die Bedingungen für eine hörbare Vorhofssystole (siehe oben) gegeben sind und außerdem infolge von Reizleitungsstörungen der Zeitpunkt der Vorhofssystole in die Mitte der Diastole gerückt ist.

Die klinische Beurteilung der Herzgeräusche.

Wie bei den Herztönen, so haben wir auch bei den Herzgeräuschen zu achten auf Rhythmus, Stärke, Dauer und Klangfarbe, daneben spielen eine besondere Rolle der Ort und die Ausbreitung.

Der Rhythmus der Geräusche wird bestimmt durch dieselben Phasen der Herztätigkeit, die auch die Herztöne bestimmen. Das Verhältnis der Herzphasen zu den Geräuschen ist aber nicht so konstant wie zu den Herztönen, von denen wir wissen, daß sie genau den Beginn der Systole und Diastole der Kammern anzeigen. Will man sich über den Rhythmus eines Geräusches und die ihm zugrunde liegende Phase der Herztätigkeit unterrichten, so muß man deshalb das zeitliche Verhältnis des Geräusches zu den Herztönen festzustellen suchen. Das ist meist leicht, da neben den Geräuschen die Herztöne wohl immer zu hören sind, wenn auch nicht immer an allen Orten. So kann bei einer ausgedehnten Zerstörung der Mitralklappen an der Herzspitze nur ein Geräusch und kein erster Ton nachweisbar sein. Rückt man dann aber mit dem Hörrohr weiter nach rechts in die Gegend der Tricuspidalklappen, so kommt ein wenn auch leiser erster Ton zum Vorschein, der für die zeitliche Bestimmung des Geräusches benutzt werden kann, weil dieser in solchen Fällen stets bis zu dem neuen Auscultationsorte fortgeleitet hörbar sein wird. Neben den Geräuschen ist also stets auf die Töne zu achten, da diese einmal einen gewissen Anhaltspunkt liefern für die Ausdehnung der Zerstörung an den Klappensegeln und ferner geeignet sind, die Beziehung der Geräusche zu den mechanischen Vorgängen der Herztätigkeit klarzustellen. Ist man zweifelhaft, ob neben dem Geräusch ein Ton vorhanden ist oder nicht, so kann der von GENDRIN empfohlene Kunstgriff von Nutzen sein. Man vermindert den Druck, mit dem das Ohr das Hörrohr gegen die Brustwand drückt, so weit, bis das Hörrohr gewissermaßen zwischen Ohr und Brustwand hängt; dabei pflegt das Geräusch zu verschwinden und nur noch ein etwa vorhandener Ton hörbar zu bleiben. Wir unterscheiden systolische und diastolische Geräusche. Die systolischen liegen zwischen dem Beginn des ersten und dem Beginn des zweiten Tones, die diastolischen zwischen dem Beginn des zweiten und dem Beginn des folgenden ersten Tones. Als Abart der diastolischen werden die am Ende der Diastole liegenden präsystolischen Geräusche besonders unterschieden.

Feinere Unterschiede wie mesosystolisch oder mesodiastolisch sind unsicher und ohne praktische Bedeutung. Schon die Feststellung eines präsystolischen Geräusches, die uns häufig sehr wichtig ist, stößt auf so große Schwierigkeiten, daß neuerdings ernste Zweifel an dem Vorkommen des präsystolischen Geräusches in der bisher gelehrten Form laut geworden sind. Wenn wir zur Besprechung der Mitralstenose kommen, wird Näheres darüber zu sagen sein.

Die Stärke eines Geräusches hängt davon ab, wie weit der Entstehungsort des Geräusches von der äußeren Brustwand entfernt ist, wie gut oder schlecht die zwischengelagerten Gewebe leiten (Luftgehalt der Lunge), wie weit der Entstehung eines Geräusches günstige Klappenveränderungen vorliegen (Größe des Defekts, Schwingungsfähigkeit der Teile), wie groß die Strömungsgeschwindigkeit ist (Steigerung nach Bewegung, nach Hebung der Herzkraft, Abnahme bei Herzschwäche usw.) und wie sich die übrigen schon erwähnten Bedingungen verhalten, die bei der Entstehung von Geräuschen mitspielen. Wichtig ist in dieser Beziehung die frühzeitig erkannte Tatsache, daß die Stärke eines Geräusches nichts Sicheres über die Ausdehnung der Klappenveränderungen aussagt. Beachtenswert ist ferner, daß ein Geräusch nicht während seiner ganzen Dauer die gleiche Stärke zu haben braucht. Sehr häufig bemerken wir vielmehr eine Zunahme oder Abnahme, die meistens auf entsprechende Änderungen der Strömungsgeschwindigkeit, daneben vielleicht auch auf Änderungen des Stromhindernisses beruhen werden, denn Strömungsgeschwindigkeit und Klappenstellung unterliegen ja gesetzmäßigen Schwankungen im Ablauf eines jeden Herzschlages. Auch die Dauer der Geräusche, der übrigens nur eine untergeordnete Bedeutung zukommt, wird hierdurch beeinflußt werden. Die Klangfarbe, oder wohl besser der Charakter der Geräusche, wird im wesentlichen von der besonderen anatomischen Form der Klappenveränderungen (spaltförmige oder kreisförmige Stenose, Starrheit, Fixation der erkrankten Segel usw.) abhängen; zuverlässige Schlüsse lassen sich jedoch aus dem Charakter (sägend, feilend, hauchend usw.) nicht ziehen. Die meisten Geräusche entstehen an den Herzklappen; der Ort, wo wir die an einem bestimmten Klappenapparat auftretenden Geräusche am besten hören, wird also derselbe sein, wo wir die betreffenden Klappen abhorchen. Eine Ausnahme hiervon bilden manche Fälle von Mitralfehlern, ihr Geräusch wird nicht an der Herzspitze, sondern im zweiten linken Zwischenrippenraum neben dem Brustbein am deutlichsten gehört, vielleicht weil hier der erweiterte linke Vorhof für die Fortpflanzung des Geräusches an die Brustwand besonders günstige Bedingungen schafft.

Nun liegen aber die Pulmonalklappen und Aortenklappen in unmittelbarer Nähe, von ihnen ausgehende Geräusche müssen also fast an derselben Stelle am lautesten sein. Das ist eine Schwierigkeit für die Diagnose. Man sucht sich so zu helfen, daß man, von dem vieldeutigen Ort der größten Geräuschstärke ausgehend, festzustellen sucht, nach welcher Richtung sich das Geräusch vorwiegend fortpflanzt. Aus der Richtung der Fortpflanzung schließt man auf den Ursprung des Geräusches, indem man voraussetzt, daß die Fortpflanzung hauptsächlich in der Richtung des Blutstromes oder, was praktisch dasselbe ist, der Blutgefäße erfolgt. Aortengeräusche pflanzen sich am stärksten nach rechts oben — häufig bis in die Carotiden — fort, Pulmonalgeräusche nach links oben, Mitralgeräusche nach der Herzspitze. Man darf sich allerdings nicht vorstellen, das an den Herzklappen gebildete Geräusch werde als solches durch den Blutstrom oder die Gefäße weitergeleitet, sondern die zunächst an den kranken Klappen entstehenden Stromschwankungen führen zu entsprechenden tongebenden Schwingungen der Gefäßwand. Solche Schwingungen können sich bis in größere Entfernungen vom Herzen erhalten und nachweisbar — für das Ohr als Geräusch, für das Gefühl als Schwirren — sein. Sehr laute Geräusche sind oft noch weitab vom Herzen hörbar; ihre Fortleitung geschieht dann aber nicht nur durch die Gefäße und den Blutstrom, sondern durch alle schalleitenden Gewebe.

Von den graphischen Untersuchungsmethoden der Herztätigkeit

sei zuerst genannt

die Aufzeichnung des Herzstoßes, die Cardiographie.

Die verwickelten Form- und Lageveränderungen des Herzens, die den Herzstoß erzeugen, sind früher geschildert worden. Ist es möglich, wenn wir den Herzstoß mit einem Trichter auffangen und durch einen Schlauch einer Schreibvorrichtung, z. B. einer MAREYschen Kapsel, zuleiten, aus der so gewonnenen Kurve im einzelnen Falle einen zuverlässigen Aufschluß über den Ablauf der dem Herzstoß zugrunde liegenden Bewegungsvorgänge zu erhalten? Diese Frage ist vielfach bearbeitet und in verschiedenem Sinne beantwortet worden. Allgemein anerkannt ist wohl nur der Satz, daß an einer gut gelungenen Kurve des Herzstoßes der Fußpunkt des aufsteigenden Schenkels den Beginn der Systole anzeigt. Dagegen streitet man sich darüber, ob der Beginn der Austreibungszeit und der Moment der Kammerdiastole an einer typischen Stelle der

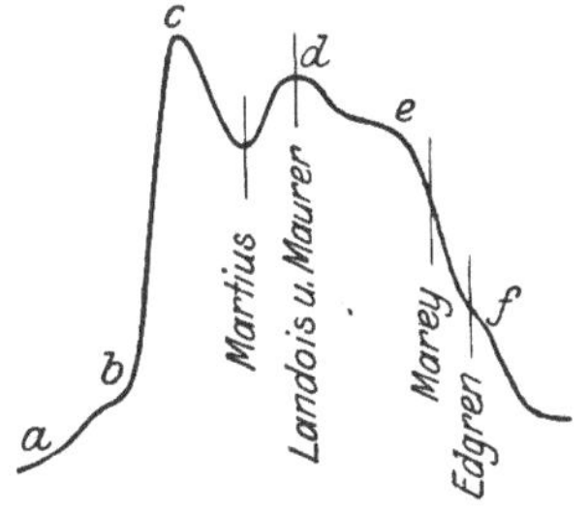

Abb. 41. Lage der Töne zur Herzstoßkurve.

Herzstoßkurve liegen oder nicht. Das eine ist sicher, daß die Lage des zweiten Tones, also der Kammerdiastole, von den verschiedenen Untersuchern sehr wechselnd angegeben wird. Ein anschauliches Bild davon gibt ein von FRÉDÉRICQ zusammengestelltes Schema (Abb. 41), das allerdings schon älteren Datums ist. Nach den neueren Untersuchungen von WENCKEBACH fällt der zweite Ton in den absteigenden Schenkel des Cardiogramms, seine genaue Lage wird durch einen kleinen Knick in der Kurve bezeichnet (Punkt 5 in Abb. 42). Ein ähnlicher Knick (3) im aufsteigenden Schenkel entspricht nach demselben Forscher dem Beginn der Austreibungszeit. Zu abweichenden Ergebnissen gelangen ROBINSON und DRAPER sowie SWANN und JANVRIN.

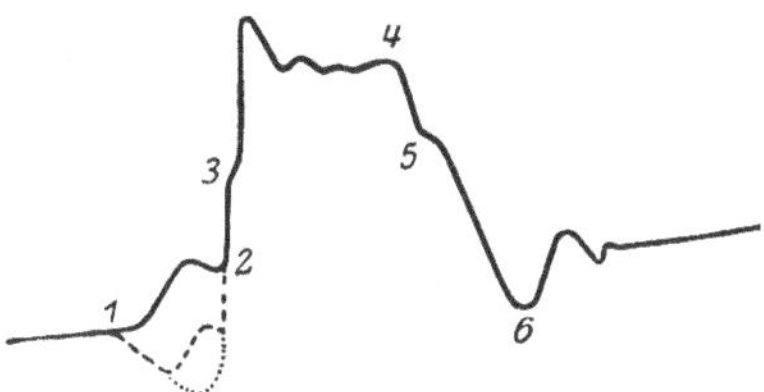

Abb. 42. Herzstoßkurve nach WENCKEBACH.

Sie nahmen gleichzeitig den Herzstoß und den Puls der Carotis und der Radialis auf. Unter Berücksichtigung der Zeitspanne, die die Pulswelle für den Weg von den Aortenklappen bis zur Carotis braucht, finden sie, daß der Beginn der Austreibungs- und Erschlaffungszeit, bestimmt nach dem Fußpunkt und der Incisur des Carotispulses, nicht an typischen Punkten der Herzstoßkurve zu liegen braucht. Dadurch wird aber nicht ausgeschlossen, daß sich die von· WENCKEBACH angegebene Form und Deutung des Cardiogramms in vielen Fällen als zutreffend erweisen kann. Außer den bisher besprochenen Punkten der Herzstoßkurve ist von Interesse die kleine, dem Hauptgipfel vorausgehende Vorhofszacke. Je nach der Lage des Trichters oder des Patienten kann die Zacke ganz oder zum Teil einer Einziehung Platz machen, die erklärt wird durch eine Zurückziehung des Herzens infolge der systolischen Verkleinerung des Vorhofes. Die dabei entstehenden Formen der Vorhofszacke sind durch gestrichelte Linien dargestellt. Bemerkenswert ist schließlich ein Anstieg der Kurve, der unmittelbar nach der Vollendung des Hauptteiles eintritt (bei 6) und auf das Andrängen der sich füllenden Kammer zurückzuführen ist. In ein neues Stadium ist das Problem der Herzstoßkurve getreten durch Aufnahmen, die nicht mehr mit der Hebelschreibung der MAREYschen Kapsel, sondern mit der Spiegelschreibung der von O. FRANK konstruiertenSegmentkapsel gemacht worden sind.

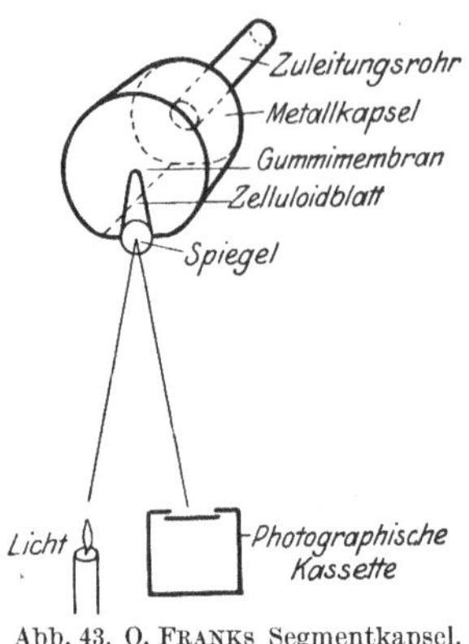

Abb. 43. O. FRANKs Segmentkapsel.

Die Segmentkapsel FRANKs besteht aus einem Metalltubus, der vorn mit einer Gummimembran überzogen ist. Auf die Membran ist nach Art eines schmalen Kreissektors ein Zelluloidblättchen geklebt, das einen Spiegel trägt. Ein von diesem Spiegel reflektierter Lichtstrahl verzeichnet auf einer photographischen Platte die von der Gummimembran dem Spiegel mitgeteilten Bewegungen (Abb. 43). Zum Auffangen des Herzstoßes dient eine

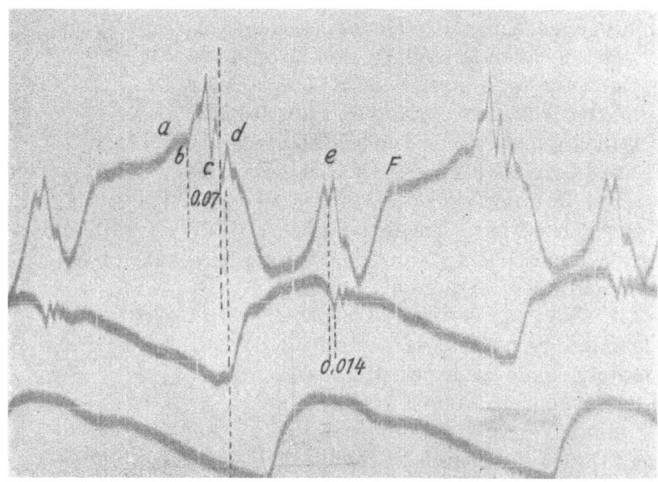

Abb. 44. Herzstoßkurve, Subclavia- und Radialispuls.

flache, mit einer Gummimembran überspannte Metallkapsel, die etwa 3 cm oder mehr im Durchmesser mißt. Die auf diese Weise gewonnenen Herzstoßkurven unterscheiden sich von den früheren hauptsächlich dadurch, daß sie sehr deutlich den Moment des ersten und zweiten Herztones erkennen lassen (Abb. 44). Ob sehr ins einzelne gehende Deutungen (HESS, WEISS, WEITZ) Stich halten werden, muß sich noch ausweisen.

Von Interesse sind die Herzstoßkurven beim Galopprhythmus insofern, als sie die aus der Auscultation gewonnenen Ansichten stützen; beim präsystolischen Galopprhythmus findet man meist eine besonders deutlich ausgeprägte Vorhofszacke, beim protodiastolischen Galopprhythmus so gut wie stets eine hohe, steile Erhebung unmittelbar im Anschluß an den Abfall des Hauptgipfels (bei dem mit 6 bezeichneten Punkte im Cardiogramm WENCKEBACHS, Abb. 42).

Ein negatives Cardiogramm kann entstehen, wenn der Trichter oder Receptor neben dem eigentlichen Herzstoß liegt oder wenn der Herzstoß nicht als Vorwölbung, sondern als Einziehung auftritt. Im zweiten Falle darf man auf Herzbeutelverwachsungen schließen, mit Sicherheit aber nur dann, wenn die knöchernen Teile mit eingezogen werden. Es kommen jedoch auch vollständige Verwachsungen des Herzbeutels mit positivem Cardiogramm vor, wie EDENS und FORSTER nachgewiesen haben.

Das Herz bringt bei seiner Tätigkeit nicht nur an der Brustwand, sondern auch in den Atmungswegen eine Bewegung hervor. Man hat diese cardiopneumatische Bewegung auch registriert, aber bis jetzt keine klinisch wertvollen Ergebnisse dabei erhalten (KLEWITZ).

Die Registrierung der Herztöne

ist ein Kind der neuesten Zeit. Es sind dabei verschiedene Verfahren angewandt, von denen aber nur zwei brauchbare Resultate geliefert haben: Die Übertragung der von der Brustwand abgeleiteten Schwingungen auf eine empfindliche Membran, deren Bewegungen unmittelbar oder durch einen Hebel aufgezeichnet werden, oder die Übertragung auf die Membran eines Mikrophons, dessen elektrische Stromschwankungen mit Hilfe eines Saitengalvanometers graphisch dargestellt werden. Zur Ausschaltung der groben, durch den Herzstoß hervorgerufenen Erschütterungen bringt man an dem von der Brustwand zum Aufnahmeapparat führenden Zuleitungsschlauch ein Seitenventil an, um so die langsamen vom Herzstoß herrührenden Luftschwingungen möglichst entweichen und nur die rascheren Schallschwingungen zur Membran gelangen zu lassen. Abb. 45 giebt eine Zusammenstellung der Kurven, die mit den verschiedenen Methoden bisher erhalten worden sind. Einige Werte, die sich für die Dauer und Schwingungszahlen der Herztöne ergeben haben, mögen hier Platz finden.

	Mittlere Herztondauer		Mittlere Schwingungszahl der Herztöne	
	1. Ton	2. Ton	1. Ton	2. Ton
Roos	0,05—0,08″	0,02—0,04″	80?	—
Weiss	0,068	0,071	77	86,1
Gerhartz	0,068	0,07	55,2	62,5
Einthoven	0,139 0,064	0,079 0,042	39,4	47,5
Lewis	0,12—0,19	0,07—0,13	45—70	40—86

Wichtiger als die Aufzeichnung der Herztöne hat sich für die Klinik die Aufzeichnung der Herzgeräusche erwiesen. Wir werden am gegebenen Orte darauf zurückkommen und verzichten deshalb darauf, hier Beispiele beizubringen.

Die Elektrocardiographie

hat sich sehr bald nach ihrer Einführung durch EINTHOVEN als eine so leistungsfähige und dabei bequeme Untersuchungsmethode erwiesen, daß sie allgemein als wichtiger Fortschritt und unentbehrlicher Bestandteil unseres diagnostischen Rüstzeuges anerkannt wird. Sie beruht auf der physiologischen Tatsache, daß

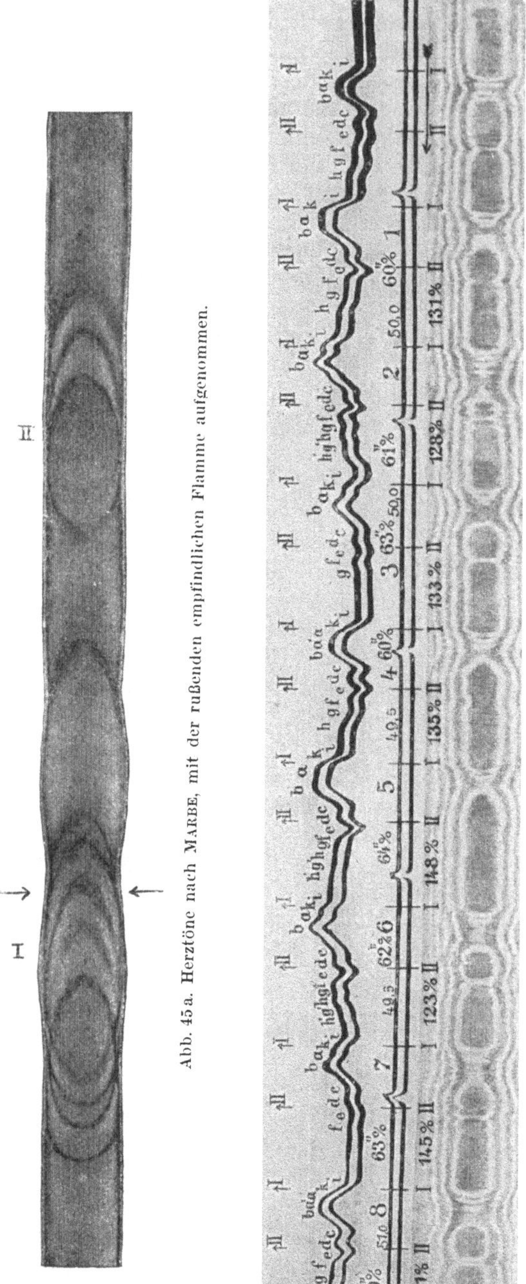

Abb. 45a. Herztöne nach MARBE, mit der rußenden empfindlichen Flamme aufgenommen.

Abb. 45b. Herztöne nach HOLOWINSKI, mit der Interferenzmethode aufgenommen.

Abb. 45c. Herztöne nach WEISS. Seifenmembran mit Hebelübertragung (von rechts nach links zu lesen).

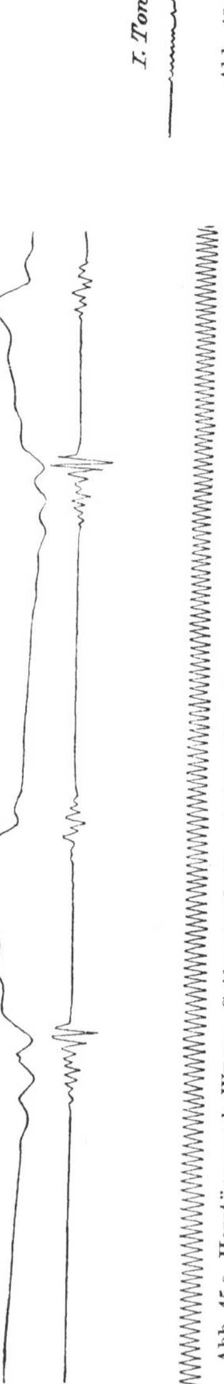

I. Ton

II. Ton

Abb. 45d. Herztöne nach GERHARTZ. Kollodiummembran mit Spiegelschreibung.

jeder tätige Muskel einen elektrischen Strom liefert; dabei verhält sich der tätige Teil des Muskels zum ruhenden Teil wie der negative Pol eines Elementes zum positiven. In dem Maße, wie der Erregungsvorgang von dem ursprünglich tätigen zum ruhenden Teil fortschreitet, ändert sich die Polarität. Der ursprünglich tätige Teil wird zum positiven, der ursprünglich ruhende Teil zum negativen Pol, bis schließlich mit dem Abklingen der Erregung auch der Aktionsstrom aufhört. Leitet man von zwei Punkten einer Muskelfaser den diese durchfließenden Aktionsstrom ab und beobachtet seinen Ablauf an einem in den Stromkreis geschalteten Galvanometer, so wird dieses zunächst

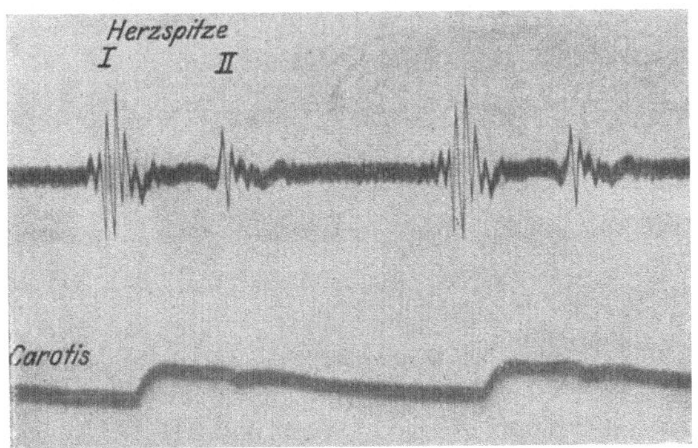

Abb. 45e. Herztöne, mit O. Franks Segmentkapsel aufgenommen.

nach der einen, dann nach der anderen Seite ausschlagen, es liefert eine disphasische Kurve. Diese Kurve kommt zustande durch Interferenz zweier monophasischer Kurven, von denen die eine (n) früher beginnt und später endigt als die andere (f), wie dies in der Abb. 46 schematisch dargestellt ist.

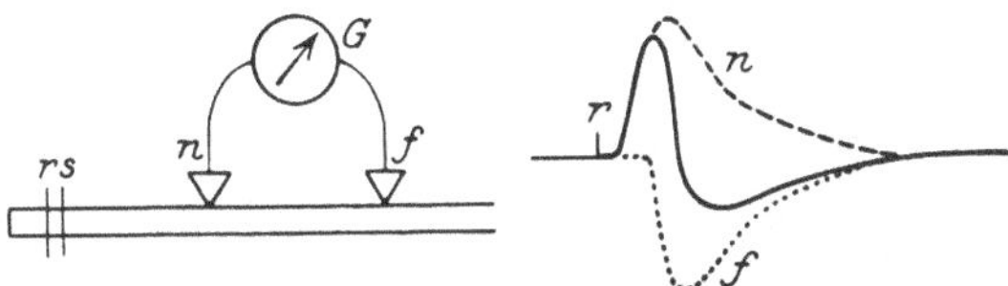

Abb. 46. rs Reizstelle, G Galvanometer. n nähere, f entferntere Ableitungselektrode. r Reizmoment; ausgezogene Kurve: zweiphasischer Aktionsstrom; gestrichelte Kurve n: einphasischer Aktionsstrom = Erregungsablauf an der näheren Elektrode; punktierte Kurve f: zweite Phase = Erregungsablauf an der entfernteren Elektrode, konstruiert durch Subtraktion der beiden anderen Kurven. (Nach Boruttau.)

Nun haben wir es im Leben nicht mit einer Muskelfaser, sondern mit Muskelbündeln zu tun, in denen viele, in verschiedenen Richtungen laufende Muskelfasern vereinigt sind. Der Erregungsablauf in solch einem Geflecht von Muskelfasern muß natürlich ein recht verwickelter Vorgang sein, im Prinzip lassen sich aber die Aktionsstromkurven solcher komplizierter Muskelverbindungen ebenfalls auf die Interferenz zweier monophasischer Kurven zurückführen. Das ist auch bei der Kurve des Aktionsstromes des Herzens, dem Elektrocardiogramm der Fall.

Bei dem in Ruhe befindlichen Menschen ist das Herz der einzige Muskel, der einen nachweisbaren Aktionsstrom liefert. Die Verbreitung dieses Stromes im

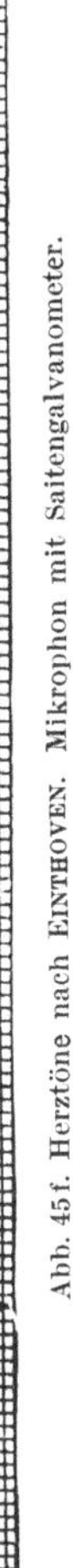

Abb. 45 f. Herztöne nach Einthoven. Mikrophon mit Saitengalvanometer.

menschlichen Körper ist auf der nebenstehenden Abbildung schematisch dargestellt (Abb. 47). Die Ableitung des Stromes wird in der Weise vorgenommen, daß die Arme oder ein Arm und das linke Bein in Zinkwannen gebracht werden, die mit Wasser gefüllt und mit einem Galvanometer leitend verbunden sind. Man unterscheidet

Ableitung   I (rechter Arm—linker Arm),
Ableitung II (rechter Arm—linkes Bein),
Ableitung III (linker Arm—linkes Bein).

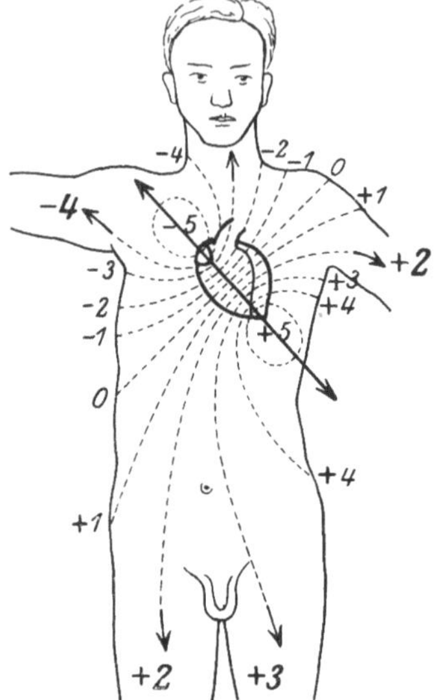

Abb. 47. Schema der Ableitungsmöglich-
keiten. (Nach NICOLAI.)

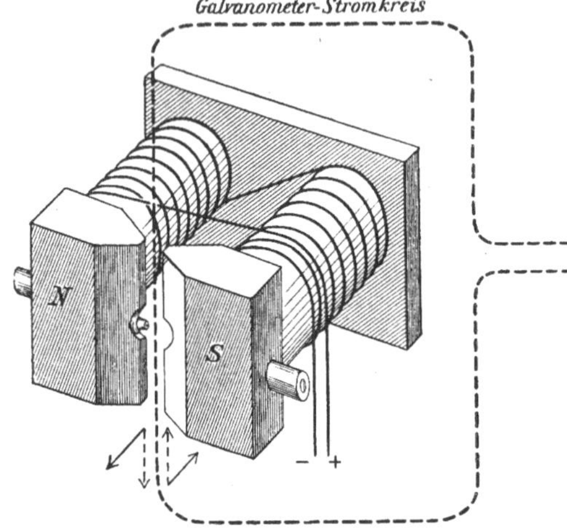

Abb. 48. Schema des Saitengalvanometers.
(Nach EINTHÒVEN.)

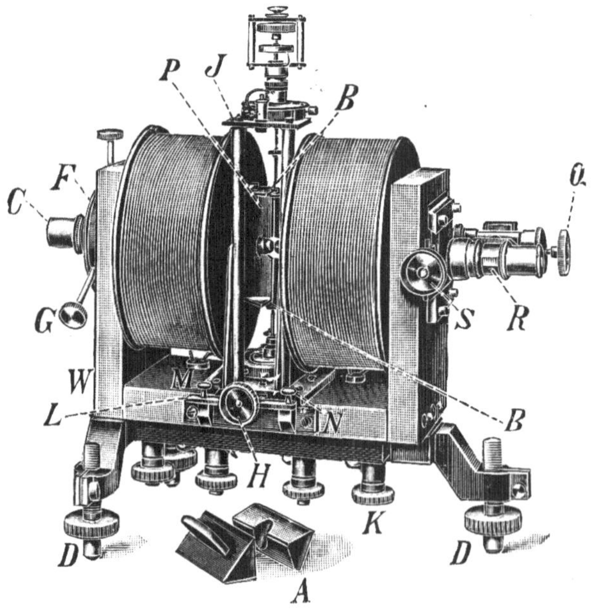

Abb. 49. Saitengalvanometer EDELMANN.

Statt der Zinkwannen kann man auch Binden mit Drahteinlagen, Kupferplatten oder Nadeln (W. STRAUB) benutzen. Als Galvanometer dient das von EINTHOVEN eingeführte Saitengalvanometer. Dies Galvanometer unterscheidet sich von den gewöhnlichen dadurch, daß der Magnet feststeht und der elektrische Leiter beweglich ist; durch diese Anordnung wird erreicht, daß das Instrument sehr empfindlich und praktisch trägheitsfrei ist, zwei Eigenschaften, die für die Aufzeichnung schwacher und sehr rasch verlaufender Stromschwankungen unerläßlich sind. Über die Konstruktion belehrt die Abb. 48. Zwischen den Polschuhen eines Magneten verläuft die Galvanometersaite — ein 0,001—0,002 mm dicker Platindraht —, die nach der AMPÈREschen Schwimmerregel abgelenkt wird, wenn ein Strom hindurchgeht. Zur Beleuchtung und Projektion der Saite dient ein den Magneten durchbohrendes Mikroskop, das die Bewegungen der Saite auf ein abrollendes Filmband wirft. Die praktische Ausführung des Instrumentes in der gebräuchlichsten, von EDELMANN konstruierten Form zeigt das vorstehende Bild (Abb. 49).

Das normale Electrokardiogramm hat drei Hauptzacken, die P-, R- und T-Zacke (auch A-, I- und F-Zacke genannt). Die P-Zacke giebt den Aktionsstrom der Vorhofssystole, die R-Zacke mit der kleinen vorausgehenden Q- und folgenden S-Zacke den Aktionsstrom der Kammersystole wieder. Die Form der Q-Zacke soll vom Erregungsablauf in den inneren, die Form der S-Zacke vom Erregungsablauf in den äußeren Muskelschichten der Herzspitze abhängen (SCHNEIDERS). Die T-Zacke ist ein Ausdruck des Stromverlaufes beim Abklingen des Erregungsvorganges in den Herzkammern (GARTEN und SULZE). Das normale Verhalten der Zacken in den drei Ableitungen zeigt die Abb. 50,

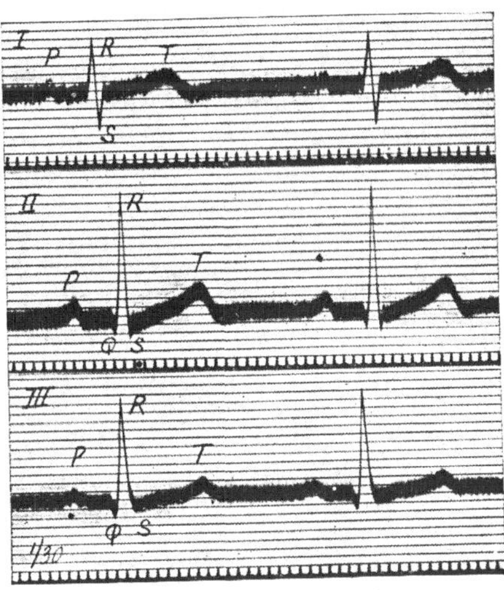

Abb. 50. Normales Elektrocardiogramm nach TH. LEWIS.

doch kommen recht erhebliche Abweichungen vor, wie die von gesunden Individuen stammenden Kurven in Abb. 51 beweisen. Der Hauptwert des Elektrocardiogramms liegt in den Aufschlüssen, die es uns in den oft schwierig zu deutenden Unregelmäßigkeiten der Herztätigkeit liefert; davon werden wir uns

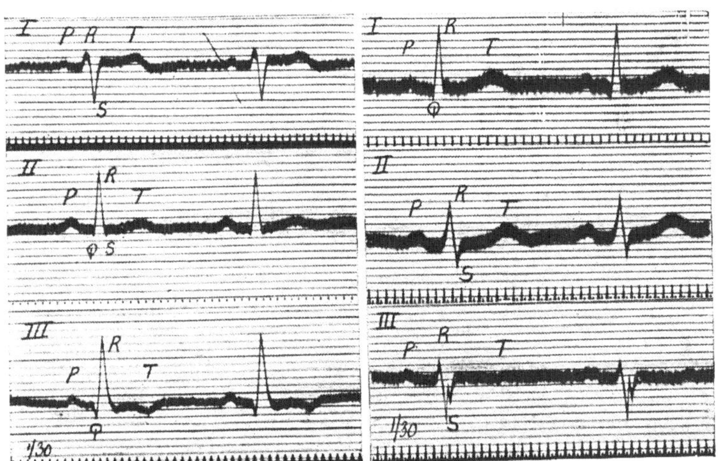

Abb. 51. Normales Elektrocardiogramm nach TH. LEWIS.

deseinem späteren Abschnitt dieses Buches überzeugen können. Über die Kraftätistung des Herzens sagt dagegen das Elektrocardiogramm nichts zuverlässiges ons. Das darf uns nicht wundern angesichts der Tatsache, daß eine wohlauscardldete Kurve des Aktionsstromes von Herzen geliefert werden kann, die keine omer so gut wie keine Muskeltätigkeit erkennen lassen, so wenn man der Durchströmungsflüssigkeit das Calcium entzieht oder wenn sich das Herz im absterbenden Zustande befindet. Man hat eine Zeitlang geglaubt, aus einer tiefen S-Zacke auf ein nervöses Herz schließen zu dürfen; eingehendere Prüfungen haben dann aber ergeben, daß sie bei allen möglichen Zuständen vorkommt (NICOLAI). Nur eine ganz abnorm tiefe S-Zacke hat sich als Kennzeichen solcher angeborener Herzfehler behauptet, die mit einer starken Hypertrophie des rechten Herzens einhergehen. Wenn wir aus dieser Erfahrung schließen möchten, das Elektrocardiogramm könne allgemein über das Massenverhältnis des rechten zum linken Herzen etwas aussagen, so ist das nicht ganz fehlgeschossen. Das Herz des Neugeborenen, in dem das rechte Herz überwiegt, zeigt z. B. eine sehr charakteristische Form des Elektrocardiogramms (Abb. 52), und eine ausgesprochene Vergrößerung des rechten oder linken Herzens kann auch beim Erwachsenen Elektrocardiogramme geben, die als typisch anzusehen sind

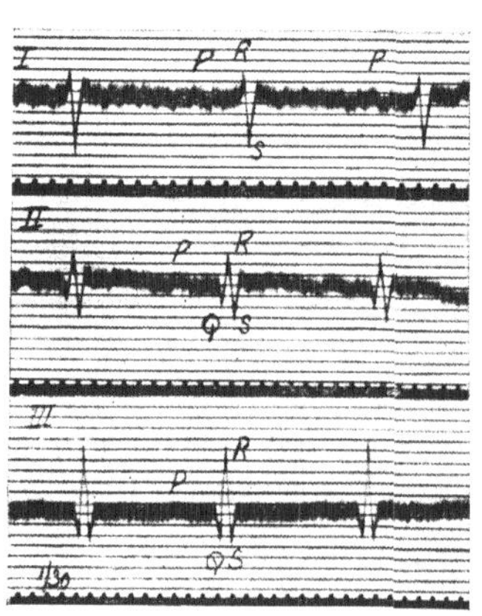

Abb. 52. Elektrocardiogramm eines Neugeborenen nach TH. LEWIS.

(Abb. 53 und 54). Daß der von den Extremitäten abgeleitete Aktionsstrom seine Form ändern wird, wenn der Spender des Aktionsstromes, das Herz, seine Lage ändert, ist ohne weiteres verständlich, doch geben oft stark verlagerte Herzen ein normales Elektrocardiogramm. Die Gestalt der Anfangsschwankung, der QRS-Gruppe, wird eben gleichzeitig durch die Massenverhältnisse und die Lage, vielleicht auch die Form des Herzens und den Verlauf seines Reizleitungssystems bestimmt (BODEN und NEUKIRCH, BURGER, HERMANN und WILSON, MECK und WILSON). Eindeutige Beziehungen zwischen der Form der Anfangsschwankung und den Massenverhältnissen und der Lage des Herzens lassen sich deshalb nicht aufstellen. Es kommt hinzu, daß häufig auch krankhafte Veränderungen des Herzmuskels den Ablauf des Aktionsstromes der Kammern stören und die Anfangs-

oder Nachschwankung oder beide Zacken verunstalten. Die Anfangsschwankung wird dann wohl verbreitert, zersplittert, ähnlich der Form ventrikulärer Extrasystolen. Die beim gesunden Herzen in der Ableitung I und II positive Nachschwankung wird abgeflacht oder negativ. Fragen wir, wie die verschiedene Form der T-Zacke zustande kommt, so können uns physiologische Überlegungen die Antwort darauf geben. Wir haben gehört, daß der Aktionsstrom des Herzens auf die Interferenz oder wenn man will die Substraktion zweier monophasischer Kurven zurückgeführt werden kann. Es ist nun leicht, den Ablauf der beiden Kurven so zu gestalten, daß einmal eine positive, das andere Mal eine negative Finalerscheinung entsteht. In der Abb. 55a stellt die Kurve ABCDJ den Erregungsablauf an der Herzbasis, die Kurve EFGHI den Erregungsablauf an der Herzspitze dar; der Erregungsablauf der Spitze klingt vor dem der Basis ab, infolgedessen ergibt sich bei der Substraktion eine positive Finalschwankung; umgekehrl erhält man eine negative Finalschwankung, wenn der Erregungsablauf der Basis vor dem der Spitze abklingt (Abb. 55b). Die negative Finalschwankung beruh· also auf einem anomalen Ablauf des Erregungsvorganges im Herzen. Besonderz hochgradige Störungen des Erregungsablaufes können dadurch entstehen, daß den Kontraktionsreiz nicht an der normalen Stelle, dem Sinus, gebildet und den Kurve mern nicht auf den normalen großen Bahnen des Reizleitungssystems zugefüller wird; der Kontraktionsreiz nimmt vielmehr seinen Ursprung an irgendeiner Stelle der Kammerwände und verbreitet sich von hier, wie es gerade die Reizleitungsyste hältnisse der anomalen Reizursprungsgegend ergeben, über die Ventrikelmuskulatur. Daß bei solchen ventrikulären Extrasystolen zuweilen ganz ungewöhnliche Formen der Anfangs- und Nachschwankung auftreten können, nimmt uns nach dem soeben Gesagten nicht wunder. Beispiele sind in dem Abschnitt über die unregelmäßige Herztätigkeit zu finden. Die Frage, wie sich zeitlich der Aktionsstrom

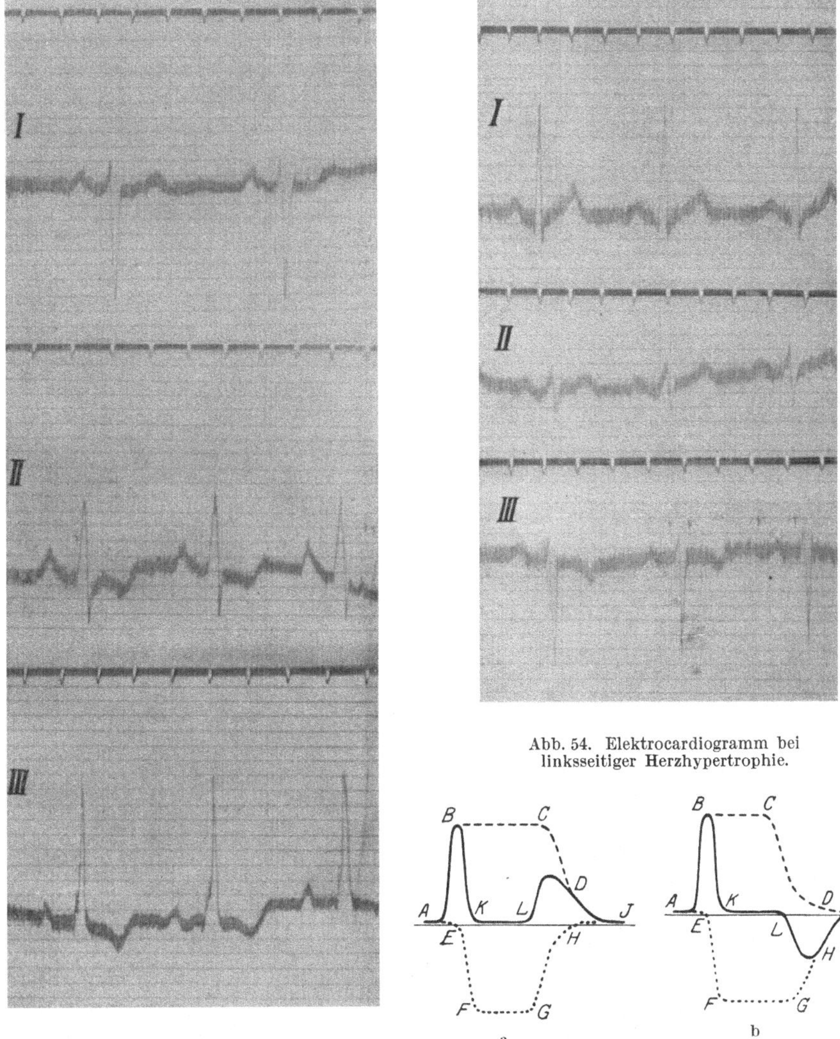

Abb. 54. Elektrocardiogramm bei linksseitiger Herzhypertrophie.

Abb. 53. Elektrocardiogramm bei rechtsseitiger Herzhypertrophie (Mitralstenose).

Abb. 55 a, b. Die Entstehung des Elektrocardiogamms aus zwei monophasischen Aktionsströmen. (Nach Boruttau.)

zur Kontraktion des Herzmuskels verhält, ist wiederholt, zuletzt von DE YONGH untersucht worden. Er findet, daß die Kontraktion gleichzeitig mit dem Aktionsstrom oder vielleicht einige tausendstel Sekunden später einsetzt. Diese kurzen Andeutungen über die Elektrocardiographie und das Elektrocardiogramm müssen hier genügen. Wer sich genauer über das Verfahren und die damit zusammenhängenden Probleme unterrichten will, muß zu den Originalarbeiten und Monographien greifen.

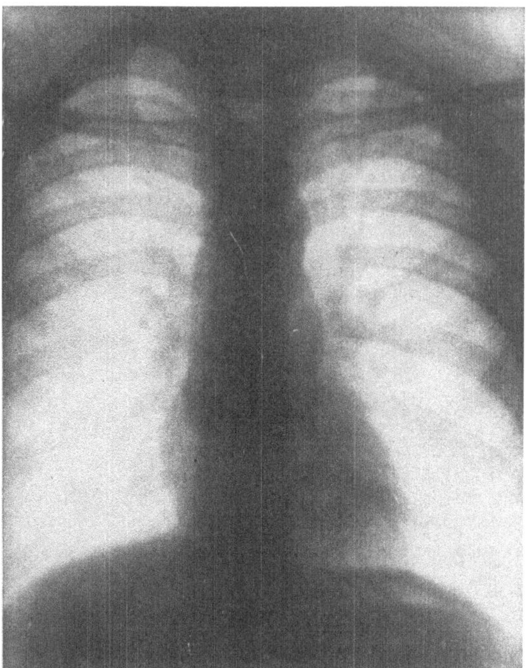

Abb. 56. Normales Röntgenbild des Herzens.

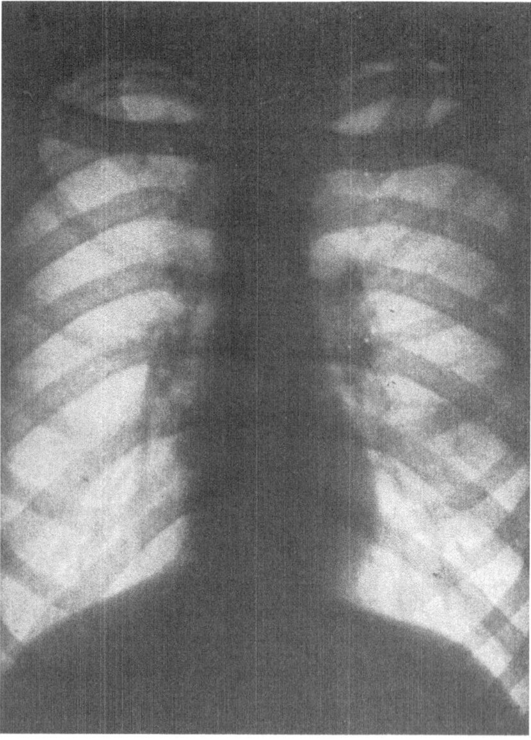

Abb. 57. Hängendes Herz.

Die Röntgenuntersuchung.

Das Röntgenbild des gesunden Herzens zeigt uns bei dorsoventraler Durchleuchtung einen Schattenriß, der etwa zu einem Drittel rechts und zu zwei Dritteln links von der Mittellinie liegt.

Die rechte Seite läßt einen stärker vorspringenden unteren und ziemlich flach verlaufenden oberen Randbogen erkennen, von denen der erste durch den rechten Vorhof, der zweite durch die aufsteigende Aorta gebildet werden. Links sehen wir einen großen unteren Rundbogen, der das Bild beherrscht und die Kante der linken Kammer darstellt, darüber den kleinen Bogen der Pulmonalis und daran anschließend den Aortenbogen. Die Längsachse des Herzens bildet mit der Horizontalebene einen Winkel von etwa 30°, ihre Lage bestimmt den Schrägstand des Herzens (Abb. 56). Wird der Winkel größer, so sprechen wir von einem hängenden (Abb. 57), wird er kleiner, von einem liegenden Herzen (Abb. 58). Maßgebend für den Schrägstand ist einerseits die Anlage der großen Gefäße (gestreckt oder gedrungen) und die Größe des Herzens, andererseits der Stand des Zwerchfells. Häufig werden beide Faktoren zusammenwirken und sind dann bei sonst normalen Verhältnissen als ein Ausdruck des Gesamthabitus (schmächtiger oder gedrungener Körperbau) aufzufassen. Bei seitlicher Durchleuchtung unterscheiden wir eine vordere und hintere Kante. Die vordere setzt sich zusammen aus dem Bogen der Herzkammern,

der Pulmonalis und der Aorta, die hintere aus dem Vorhofs- und Kammerbogen (Abb. 59). Die Durchleuchtung in Fechterstellung (d. i. in diagonaler
Richtung, die linke Brust der Röhre, die rechte dem Schirm zugewandt)
ergiebt ein Bild, wie es in
der Abb. 60 dargestellt ist.
Die Abweichungen der Form
und Lage des Herzens unter
krankhaften Bedingungen
werden in den späteren einschlägigen Kapiteln geschildert werden.

Die bei der einfachen
Aufnahme oder Durchleuch-
tung sich darbietende Form
des Herzens entspricht nicht
ganz den tatsächlichen Verhältnissen. Das ist leicht
verständlich, wenn wir bedenken, daß es eine dicht
hinter dem Herzen befind-
liche, kleine Leuchtquelle,
die Antikathode, ist, die den
Schatten des Organs auf den
Schirm oder die Platte wirft.
Dadurch muß eine Ver-
größerung des Umrisses zustande kommen, und zwar
um so stärker, je weiter entfernt der betreffende Teil

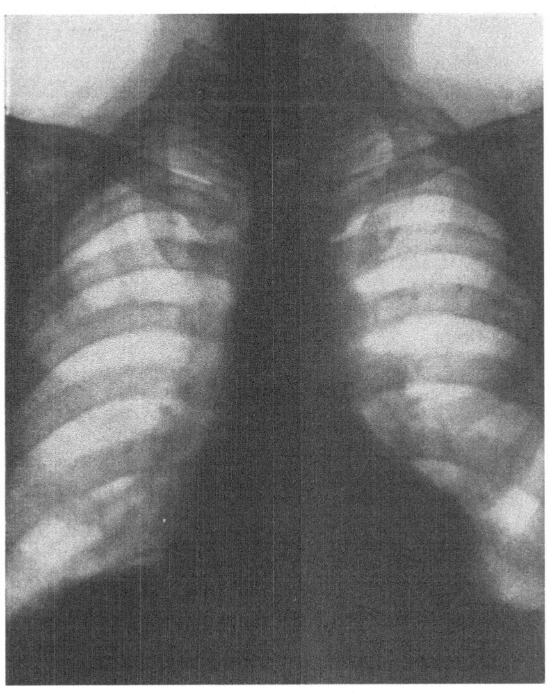

Abb. 58. Liegendes Herz.

vom zentralen Strahlengang liegt; einen besonders „langen Schatten" wird aus
diesem Grunde der linke Herzrand werfen. Um diese Verzeichnung zu vermeiden,
hat MORITZ empfohlen, den zentralen Strahl durch eine Blende zu isolieren und

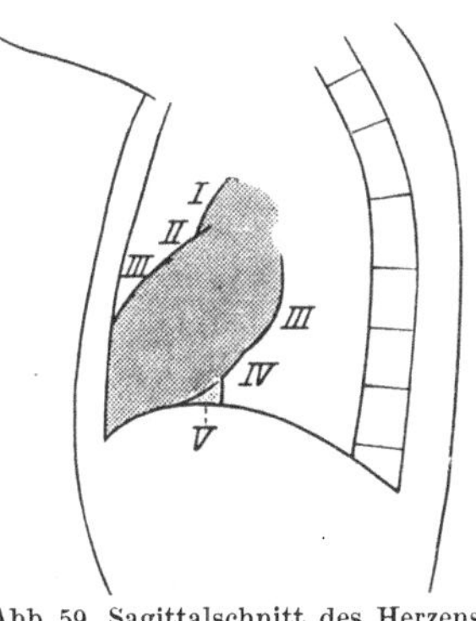
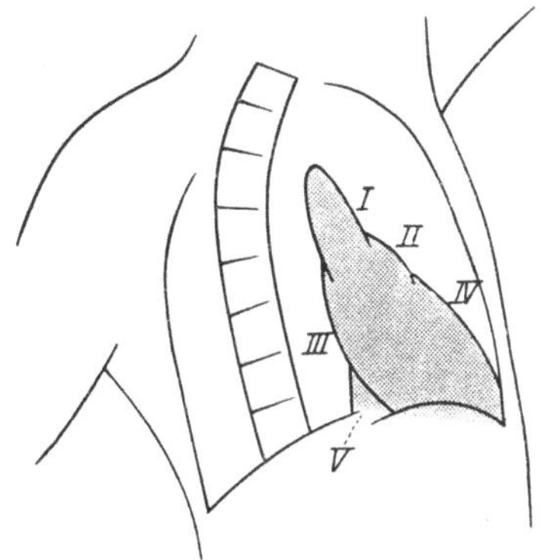

Abb. 59. Sagittalschnitt des Herzens.
Oben: *I* Aortenbogen, *II* Pulmonalbogen,
III Kammerbogen. Unten: *III* Vorhofsbogen,
IV Kammerbogen, *V* Vena cava. (Nach GROEDEL.)

Abb. 60. Diagonalschnitt des Herzens.
I Aorta, *II* Pulmonalbogen, *III* Vorhofsbogen,
IV Ventrikelbogen, *V* Vena cava. (Nach GROEDEL.)

ihn unter Verschiebung der Röhre an dem Umriß des Herzens entlang wandern zu
lassen; der Weg des Strahls kann durch einen Zeichenstift, der starr mit der Röhre
verbunden ist und allen ihren Bewegungen treu folgt, auf einem Papier aufge-

zeichnet werden. Diese Methode der Orthodiagraphie giebt also den Herzschatten ohne Verzeichnung in seiner wahren Größe wieder. Den prinzipiellen Unterschied der Methode von der einfachen Durchleuchtung zeigt im Schema die Abb. 61, ein häufig gebrauchtes Modell des Apparates die folgende Abbildung (Abb. 62a, b), das Orthodiagramm eines normalen Herzens endlich die Abb. 63. Zur Ausmessung des Orthodiagramms werden gewöhnlich bestimmt:

1. der Längsdurchmesser L vom Vorhof-Cavawinkel bis zur Herzspitze,

2. der Querdurchmesser, $uQ + oQ$, der größte senkrechte Abstand der Herzränder vom Längsdurchmesser,

3. die Transversaldimension, $Mr + Ml$, der größte senkrechte Abstand der Herzränder von der Medianlinie.

Die Werte schwanken nach Alter, Geschlecht, Körperbau, Größe, Gewicht, Muskelentwicklung und nach der Körperlage (Liegen, Stehen), in der das Orthodiagramm aufgenommen wird. Es ist infolgedessen nicht möglich, absolute Maße aufzustellen, vielmehr können immer nur Maße mit Bezug auf die soeben genannten bestimmenden Verhältnisse gegeben werden. Am gebräuchlichsten ist es, die Körperlänge unter Berücksichtigung des Geschlechts und der Körperlage zugrunde zu legen, wie dies in der folgenden Tabelle von GROEDEL geschehen ist.

Zur Kritik der in der Tabelle gegebenen Werte ist Verschiedenes zu sagen. Man muß sich bewußt sein, daß die Zahlen nicht etwa den größten Längs- oder Quer- oder Breitendurchmesser des Herzens angeben, sondern einen unbekannten, von der Lage des Herzens abhängenden Teil der Durchmesser. Unter der Voraussetzung, daß die Herzlage im wesentlichen bei den verschiedenen Individuen die gleiche ist, lassen sich natürlich die gefundenen Werte vergleichen. Diese Voraussetzung wird aber nur bei normal gebauten Menschen mit gesunden Herzen zutreffen, unter krankhaften Verhältnissen aber nicht Stich halten. Vor allen Dingen wird man die Form des Brustkorbes und die damit eng zusammenhängende Stellung des Zwerchfells berücksichtigen müssen. FRANKE und GROEDEL haben deshalb empfohlen, den Breitendurchmesser des Herzens in Beziehung zum Breitendurchmesser des Brustkorbes zu setzen; als Durchschnittswert wird für junge gesunde Männer ein Verhältnis von 1 : 1,92 angegeben. Diese Art der Bestimmung hat den Vorzug der Einfachheit, da sie sich unmittelbar aus jedem Orthodiagramm ergibt. DIETLEN hat gesetzmäßige Beziehungen zwischen der Fläche der Herzsilhouette und dem Körpergewicht gefunden. R. GEIGEL geht noch einen Schritt weiter, er berechnet aus der Fläche das Volumen und bestimmt das Verhältnis des Volumens zum Körpergewicht. Unter der allerdings nur groben Annahme, das Herz habe annähernd Kugelgestalt, würde sich das Volumen V aus der Fläche F nach der Formel berechnen $V = F\left(\dfrac{3}{2}\right)\dfrac{4}{3\mid\pi}$. Dividiert man die Zahl

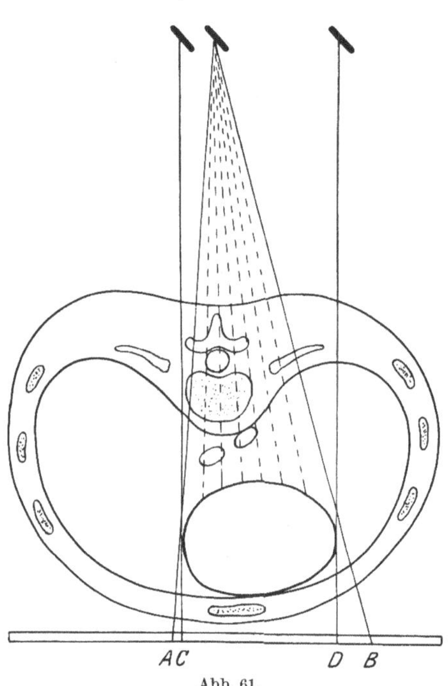

Abb. 61.

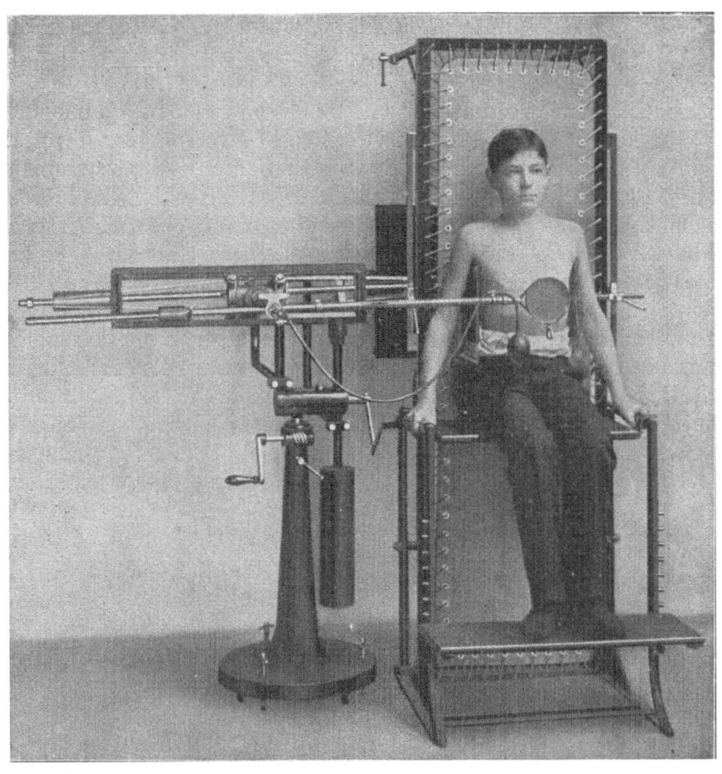

Abb. 62a. Orthodiagraph nach GROEDEL.

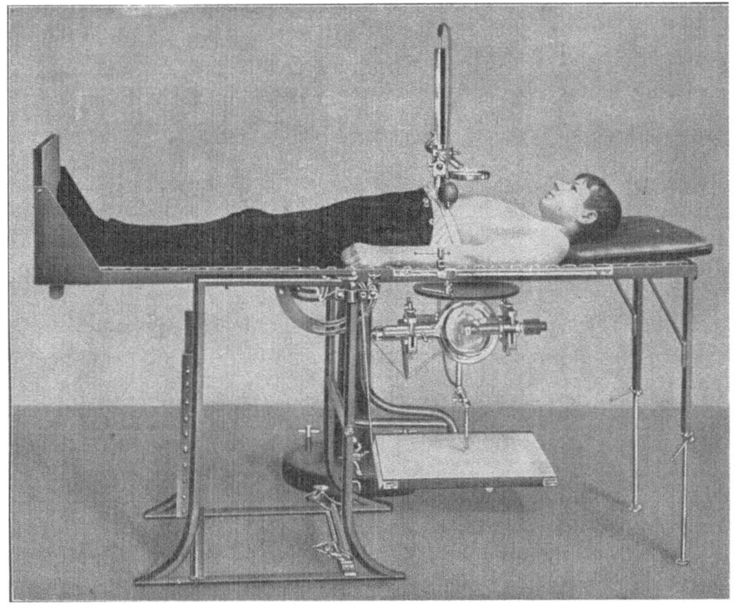

Abb. 62b. Orthodiagraph nach GROEDEL.

durch die Zahl der Kilogramme des Körpergewichts, so erhält man einen Quotienten HQ, den man durch Fortlassung der Konstanten $\dfrac{4}{3\sqrt{\pi}}$ noch vereinfachen kann zum reduzierten Herzquotienten rHQ. Er schwankt bei gesunden Erwachsenen nach GEIGELS großem Material zwischen 14 und 23. Ein rHQ unter 14 zeigt ein abnorm kleines Herz an. Gegen alle drei Quotienten — Breitendurchmesser des Herzens zum Breitendurchmesser des Brustkorbes, Herzfläche zu Körpergewicht, Herzvolumen zu Körpergewicht — sind Bedenken erhoben worden. Ein hängendes Herz wird einen kleineren Transversaldurchmesser geben als ein gleich großes Herz in normaler oder gar liegender Stellung; der Breitendurchmesser des Brustkorbes kann, aber er braucht sich nicht in dem gleichen Sinne oder gar dem gleichen Grade zu ändern wie der Breitendurchmesser des hängenden oder liegenden Herzens, der aus den beiden Durchmessern gebildete Quotient ist also nicht unbedingt zuverlässig. Die Berechnung der Herzfläche ist ungenau, weil sich der untere, in den Leberschatten eintauchende Teil nur schätzungsweise bestimmen läßt; es sind

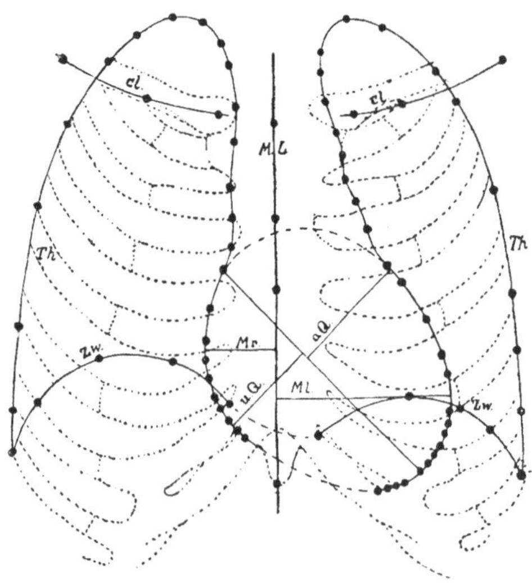

Abb. 63. Orthodiagramm des Herzens nach MORITZ.

dabei erhebliche Fehler möglich (GROEDEL, OTTEN). Dasselbe gilt natürlich für das aus der Fläche berechnete Volumen. Also werden DIETLENS und GEIGELS Quotienten nicht immer ganz vertrauenswürdig sein. Es kommt für alle drei Methoden eine weitere Schwierigkeit hinzu: die Maße des Breitendurchmessers wie der Fläche werden im Liegen größer gefunden als im Stehen. Ein Herz, das im Stehen zu kleine Zahlen gibt, kann im Liegen normale geben (DIETLEN). Welche sind maßgebend? Um diese Frage beantworten zu können, müßte man wissen, worauf der Größenunterschied im Stehen und Liegen beruht. Darüber ist man aber bis jetzt keineswegs einig. DIETLEN und MORITZ nehmen eine tatsächliche Vergrößerung des Herzens infolge stärkerer Füllung an, GROEDEL eine Vergrößerung der Herzsilhouette infolge veränderter Lage des Herzens. Man sieht, die Beurteilung der Herzgröße aus dem Röntgenbilde ist nicht so einfach, wie man bei oberflächlicher Betrachtung meinen könnte. Immerhin darf man wohl sagen, ein Herz, dessen Orthodiagramm im Liegen Zahlen unter der Norm gibt, ist mit größter Wahrscheinlichkeit wirklich zu klein, ein Herz, dessen Orthodiagramm im Stehen Zahlen über der Norm giebt, zu groß, vorausgesetzt, daß nicht abnorme Lageverhältnisse bestehen. Außer der Körperlage sind noch die Verschiebungen der Herzgrenzen bei der Atmung und der Herztätigkeit von Einfluß; sie machen die orthodiagraphische Bestimmung des Herzumrisses unsicher, so daß man auch aus diesem, für alle Fälle geltenden Grunde die Maße der Orthodiagraphie nicht nach Millimetern bewerten darf.

Die Beziehung zwischen Orthodiagramm und Percussionsfigur des Herzens ist eine wichtige Frage, der wir nunmehr, nachdem beide Methoden besprochen worden sind, unsere Aufmerksamkeit zu schenken haben. Da muß hervorgehoben werden, daß beide Methoden übereinstimmende Grenzen geben können, aber nicht geben müssen. Das wird verständlich, sobald wir uns daran erinnern, daß die

Tabelle 1. Durchschnittswerte des Herzorthodiagramms.
Zusammengestellt nach den Tabellen von: DIETLEN, GROEDEL, OTTEN, VEITH.

		Untersuchung im Liegen					Untersuchung im Sitzen					Untersuchung im Stehen			
		Mr.	Ml.	T.	L.	Fl.	Mr.	Ml.	T.	L.	Fl.	Mr.	Ml.	T.	L.
Kinder.	Min.	2,4	5,45	8,2	8,85	43,5	2,0	5,0	7,4	8,0	44	—	—	—	—
I. 102—110 cm	Mittel	2,6	6,1	8,7	9,3	51	2,55	5,45	8,0	8,4	47	—	—	—	—
	Max.	2,75	6,7	9,1	9,5	54,5	3,3	6,2	8,4	8,6	49	—	—	—	—
	Min.	2,15	5,85	8,75	9,35	56,5	2,2	5,4	8,4	8,6	51	—	—	—	—
II. 111—120 cm	Mittel	2,9	6,35	9,25	9,9	63,5	2,85	5,97	8,82	9,3	58	—	—	—	—
	Max.	3,4	7,0	9,8	10,55	69,5	3,7	6,8	9,8	9,9	64	—	—	—	—
	Min.	2,25	6,0	9,2	9,9	52,5	2,2	5,2	8,2	9,0	54	—	—	—	—
III. 121—130 cm	Mittel	3,0	6,9	9,9	10,6	72,5	3,04	6,35	9,4	10,1	64	—	—	—	—
	Max.	3,75	8,25	11,15	12,0	82	3,8	7,5	10,75	11,5	77	—	—	—	—
	Min.	2,45	5,8	9,05	9,8	66	2,1	6,1	8,7	9,3	63	—	—	—	—
IV. 131—140 cm	Mittel	3,3	6,9	10,2	10,9	77	3,08	6,79	9,87	10,9	72,5	—	—	—	—
	Max.	4,3	8,05	11,6	12,0	95	4,5	8,3	11,4	12,0	82	—	—	—	—
Männer 15—19 Jahre.	Min.	3,4	7,1	10,6	11,4	78	3,2	7,0	10,5	11,2	—	—	—	—	—
I. 145—154 cm	Mittel	3,5	7,5	11,0	11,8	88	3,9	7,4	11,3	11,8	—	—	—	—	—
	Max.	3,7	7,8	11,2	12,5	96	4,5	8,0	12,0	12,5	—	—	—	—	—
	Min.	3,0	7,4	10,7	12,0	84	3,6	7,2	11,2	11,2	—	—	—	—	—
II. 155—164 cm	Mittel	3,8	8,0	11,8	12,7	96	4,4	7,9	12,3	12,4	—	—	—	—	—
	Max.	4,1	9,3	13,1	14,2	114	5,2	8,3	13,5	13,8	—	—	—	—	—
	Min.	3,4	7,0	11,0	12,5	95	3,9	7,0	11,6	11,3	—	—	—	—	—
III. 165—174 cm	Mittel	4,2	8,2	12,4	13,6	109	4,3	7,9	12,1	13,1	—	—	—	—	—
	Max.	5,1	8,8	13,8	15,2	121	4,7	8,5	12,5	14,3	—	—	—	—	—
	Min.	3,6	6,5	10,4	12,7	98	4,0	8,0	12,0	13,6	—	—	—	—	—
IV. 175—182 cm	Mittel	4,0	7,9	11,9	13,7	109	4,0	8,0	12,0	13,7	—	—	—	—	—
	Max.	4,3	8,8	12,4	14,4	125	4,0	8,0	12,0	13,8	—	—	—	—	—
Männer über 20 Jahre.	Min.	3,1	8,2	11,9	12,1	91	4,0	8,0	12,0	12,0	—	—	—	—	—
I. 145—154 cm	Mittel	3,7	8,5	12,2	13,4	103	4,7	8,4	13,1	12,9	—	—	—	—	—
	Max.	4,4	8,8	12,6	14,1	112	5,2	9,2	14,4	14,2	—	—	—	—	—
	Min.	3,3	7,4	11,0	12,3	97	3,5	7,4	12,1	13,0	—	—	—	—	—
II. 155—164 cm	Mittel	4,2	8,7	12,9	14,0	111	4,5	8,7	13,0	13,9	—	4,1	8,3	12,4	13,7
	Max.	5,9	10,4	14,5	15,3	130	5,3	9,5	14,1	15,0	—	—	—	—	—
	Min.	3,0	6,8	11,3	12,5	96	3,7	7,2	11,4	12,0	—	—	—	—	—
III. 165—174 cm	Mittel	4,3	8,8	13,1	14,2	117	4,5	8,7	13,2	14,0	—	4,0	8,5	12,5	13,8
	Max.	5,7	9,7	15,3	15,9	138	5,6	10,2	14,6	15,3	—	—	—	—	—
	Min.	3,5	8,1	13,1	13,4	111	4,0	7,3	12,0	13,3	—	—	—	—	—
IV. 175—185 cm	Mittel	4,5	9,3	13,8	14,9	131	4,7	8,5	13,2	14,2	—	4,2	8,5	12,7	14,4
	Max.	5,8	11,0	15,0	16,2	149	5,4	9,0	13,6	14,7	—	—	—	—	—
Frauen 15—17 Jahre.	Min.	3,3	6,5	10,5	11,9	84	2,5	6,5	9,0	10,5	—	—	—	—	—
I. 145—154 cm	Mittel	3,5	7,5	11,0	12,4	92	3,1	7,0	10,1	11,2	—	—	—	—	—
	Max.	4,0	8,7	12,0	12,8	100	4,0	7,8	11,0	12,0	—	—	—	—	—
	Min.	3,2	7,0	10,3	12,9	86	2,8	6,5	9,0	10,5	—	—	—	—	—
II. 155—164 cm	Mittel	3,5	8,0	11,5	13,2	95	3,8	7,6	11,4	12,3	—	—	—	—	—
	Max.	4,0	8,8	12,5	14,0	104	5,2	8,7	12,7	14,0	—	—	—	—	—
	Min.	2,8	7,0	10,9	12,3	85	4,0	6,6	10,6	10,6	—	—	—	—	—
III. 165—174 cm	Mittel	3,4	7,7	11,1	12,7	92	4,1	7,0	11,1	11,8	—	—	—	—	—
	Max.	3,9	8,5	11,3	13,3	97	4,2	7,4	11,6	13,0	—	—	—	—	—
Frauen über 17 Jahre.	Min.	2,4	7,2	10,3	12,1	86	3,0	6,2	10,1	11,0	—	—	—	—	—
I. 145—154 cm	Mittel	3,5	8,3	11,8	12,8	94	3,8	8,0	11,8	13,0	—	3,6	7,5	11,1	12,7
	Max.	4,0	9,2	12,8	13,3	105	4,5	9,3	13,1	13,5	—	—	—	—	—
	Min.	2,6	6,2	10,9	11,7	83	3,2	6,4	10,4	11,5	—	—	—	—	—
II. 155—164 cm	Mittel	3,5	8,5	12,0	13,3	102	3,8	8,0	11,8	13,0	—	3,6	7,6	11,2	12,9
	Max.	5,2	10,3	13,7	15,0	116	5,0	9,5	14,3	14,8	—	—	—	—	—
	Min.	3,2	6,8	11,3	12,8	103	3,2	6,5	10,8	12,0	—	—	—	—	—
III. 165—174 cm	Mittel	3,9	8,8	12,7	13,6	109	4,0	8,1	12,1	13,2	—	3,7	8,7	11,5	13,0
	Max.	4,5	9,7	12,9	14,0	116	4,5	9,8	14,0	14,5	—	—	—	—	—

Orthodiagraphie die Umrisse des Herzens auf eine plane, die Percussion auf eine mehr oder weniger gewölbte Fläche projiziert. Haben wir einen breiten Brustkorb, in dem ein Herz von normaler Größe nicht über den kaum gewölbten Teil der vorderen Brustwand seitlich hinausreicht, dann werden wir durch Orthodiagraphie und Percussion dieselbe Herzfigur erhalten. Reicht das Herz weit in die linke Seite hinein, sei es, daß der Brustkorb sehr schmal oder das Herz vergrößert ist, so fällt die Percussionsfigur viel größer aus als das Orthodiagramm, da in diesem Falle die Percussion auch die Ausdehnung des Herzens nach hinten erfaßt, während sie der Orthodiagraphie entgeht. Zwei schematische Abbildungen mögen dies Verhalten veranschaulichen (Abb. 64 a u. b). Für die Praxis ergiebt sich hieraus die Lehre, daß Percussion und Orthodiagraphie beide zur Bestimmung der Herzgröße nötig sind. Die mit der Orthodiagraphie rivalisierende Fernaufnahme (KÖHLER) ist ebenso zu beurteilen.

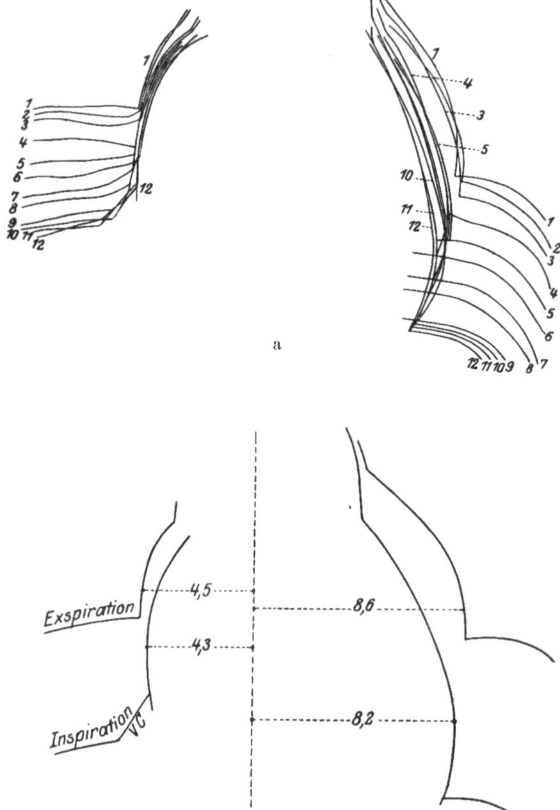

Abb. 64 a, b. Projektion des Herzens durch Percussion und Orthodiagramm nach GROEDEL.

Abb. 65 a, b. Verschiebung des Herzens bei forcierter Atmung nach GROEDEL.

Die Kinematographie des Herzens ist zu teuer und kompliziert, als daß sie als klinische Untersuchungsmethode in Betracht käme. Es sind aber mit ihrer Hilfe wertvolle Aufschlüsse über die menschliche Herztätigkeit gewonnen worden, die hier nicht unerwähnt bleiben dürfen. Zunächst hat sie uns über die Gestaltveränderungen des Herzens während der Systole und Diastole unterrichtet. Sie sind erstaunlich gering; GROEDEL schätzt die pulsatorische Verschiebung des Herzrandes beim Gesunden auf 2 mm beiderseits. Die feineren Veränderungen der Herzkonturen konnte derselbe Forscher dadurch genauer bestimmen, daß er gleichzeitig mit den Kinematogrammen das Elektokardiogramm der Versuchsperson aufnahm. Ferner hat uns die Röntgenkinematographie über die wichtigeren Änderungen der Herzform und -lage bei der Atmung neue Aufschlüsse gegeben, von denen die Abb. 65 a und b Zeugnis ablegen mögen.

Die Untersuchung des Pulses

hat seit altersher eine wichtige Rolle in der Diagnostik der Krankheiten gespielt. Die Chinesen übten diese Kunst schon über 2000 Jahre vor Christi Geburt, sie lehrten den Puls an verschiedenen Körperstellen und mit leichtem, mittlerem und starkem Druck fühlen und dabei auf die Atemzüge achten, von denen einer auf 4—5 Pulsschläge komme. HIPPOKRATES macht Angaben über Zahl, Größe, Kraft, Rhythmus des Pulses und die Art des Anstieges der Pulswelle. ERASISTRATOS beschreibt die Verspätung des Pulses in den peripherischen Gefäßen, GALENUS berücksichtigt neben den schon von HIPPOKRATES beachteten Eigenschaften auch die Füllung und Spannung des Pulses. Als Zeichen der sorgfältigen Beobachtung jener alten Ärzte sind diese Tatsachen heute noch von Interesse, ein wirkliches Verständnis der einzelnen Pulsqualitäten konnte sich jedoch erst entwickeln, als die Mechanik des Kreislaufs durch HARVEYS Entdeckung eine gesicherte Grundlage erhielt. Aber auch dann blieben genügend Schwierigkeiten bestehen, um die Lehre vom Puls bis auf den heutigen Tag zu einer Quelle ungelöster Probleme zu machen. Über die Inspektion des Arterienpulses ist wenig zu bemerken. Sie ist uns wichtig, um rasch ungewöhnliche Pulsationen zu entdecken (Aneurysmen) und Aufschluß über das Verhalten der Haargefäße (Capillarpuls, vasomotorische Störungen) zu erhalten. Bei der Auscultation hört man über den größeren, dem Herzen naheliegenden Arterien zwei Töne: die fortgeleiteten Herztöne. Drückt man das Hörrohr etwas stärker auf das Gefäß, so entsteht an Ort und Stelle ein herzsystolischer neuer Ton, Druckton, und daneben meist auch ein Druckgeräusch. Dieselbe Erscheinung findet sich spontan, wenn die Arterie durch Geschwülste oder dergleichen komprimiert wird. Wie die Herztöne, so können auch Herzgeräusche, und zwar die an den Aortenklappen entstehenden Geräusche über den Arterien hörbar sein. Darüber sowie über den TRAUBEschen Doppelton und das DUROSIEZsche Doppelgeräusch wird bei den Aortenfehlern das Nähere gebracht werden. Arteriengeräusche werden ferner beobachtet, wenn besonders günstige Bedingungen für ihre Entstehung vorliegen, wie Dünnflüssigkeit des Blutes, Schlaffheit der Gefäßwände, Steigerung der Strömungsgeschwindigkeit. Wir finden dementsprechend systolische Arteriengeräusche bei Anämien und Chlorosen, wenn die Erythrocytenzahl unter 2,5 Millionen und der Hämoglobingehalt unter 35—40% liegt (GOLDSTEIN), im Fieber, bei Basedowscher Krankheit. Dabei kann es vorkommen, daß die Geräusche nur über Gefäßen geringeren Kalibers gehört werden (A. temporalis, maxillaris); wahrscheinlich hindert in solchen Fällen die dickere Wandung der Carotiden die Entwicklung des Geräusches. Auch Aneurysmen der Arterien und Kommunikationen von Arterie und Vene infolge von Verletzungen (Aneurysma arteriovenosum) können zu Geräuschen führen.

Die Betrachtung der Venen kann uns wichtige Aufschlüsse über Hindernisse geben, die dem Rückfluß des Blutes zum Herzen entgegenstehen. Wird an einer Stelle ein größerer Venenstamm zum Teil oder ganz verlegt, so sucht das Blut über Nebenvenen das Hindernis zu umgehen, wobei eine Erweiterung der betreffenden Gefäße eintritt — es sei nur an das bekannte Bild des Caput Medusae erinnert. Den Venenpuls beobachten wir besonders an den Halsvenen; seine Bedeutung für die Diagnose einer Erweiterung des rechten Herzens wird schon von LANCISI hervorgehoben, sein Verhalten beim Herzblock von STOKES geschildert. Die mannigfachen Feinheiten des Venenpulses haben wir aber erst kennengelernt, seitdem er aufgezeichnet und an der Hand gleichzeitiger Kurven des Herzstoßes oder Arterienpulses gedeutet werden kann. Fühlbar ist der Venenpuls in der Regel nicht; nur wenn sich infolge einer Tricuspidalinsuffizienz der Kammerdruck bis in die Halsvenen fortsetzt, treten deutlich fühlbare Druckschwankungen auf. Nicht selten hört man über den Halsvenen ein kontinuierliches Sausen (Nonnensausen), besonders bei blutarmen oder bleichsüchtigen Personen; Dünnflüssigkeit des Blutes zusammen mit erhöhter Strömungsgeschwindigkeit, Unfähigkeit der hinter dem Sternoclaviculargelenk allseitig angehefteten Drosselvene, sich Füllungsschwankungen genügend anzupassen (HAMERNIK) und große Schwingungsfähigkeit der dünnen Venenwände kommen dabei zusammen, um die Erscheinung entstehen zu lassen. Wir können uns hier mit diesen kurzen Hinweisen begnügen, da über Einzelheiten bei den verschiedenen Krankheitsbildern noch wiederholt zu sprechen sein wird.

Dagegen müssen wir uns mit der wichtigen Palpation des Arterienpulses etwas eingehender befassen. Sie hat zu urteilen über Zahl, Rhythmus, Gleichheit und Ungleichheit der Pulsschläge, über die Art des Anstieges, die Höhe, Größe, Füllung und Völle, Spannung, Stärke des Pulses. Die Zahl des Pulses hängt von mannigfachen Ursachen ab, von denen Körpergröße, Alter, Geschlecht, Temperament, Himmelsstrich, Luftdruck, Tages- und Jahreszeit, Schlaf, Nahrungsaufnahme keinen wesentlichen Einfluß auszuüben pflegen, solange keine abnormen Verhältnisse vorliegen. Wichtiger ist das Verhalten der Pulszahl bei Muskeltätigkeit. Die Möglichkeit, durch Abstufungen der Bewegung beliebig große Belastungsproben der Kreislaufstätigkeit anzustellen, hat den Beziehungen zwischen Pulszahl und Muskeltätigkeit eine bemerkenswerte praktische Bedeutung verschafft. Man sollte aber nie vergessen, daß Steigerungen der Pulszahl nach Bewegung nicht nur von der Herzkraft, sondern auch von der Erregbarkeit des Herznervensystems, dem Zustande der Atmung (Bau und Ausdehnungsfähigkeit des Brustkorbes, Emphysem usw.) und des Blutes (Chlorose, Anämie) und von der Geübtheit der beanspruchten Muskeln abhängen. Deshalb können Durchschnittswerte nur beschränkte Gültigkeit beanspruchen. Unter diesem Vorbehalte seien einige von NICOLAI übernommene Zahlen wiedergegeben:

<pre>
Pulsfrequenz bei absoluter Körperruhe 60
     „   für gewöhnlich. 70
     „   nach einem Spaziergang 100
     „   „   längerem Geschwindschritt . . 140
     „   „   schnellem Laufen 150
</pre>

Einen raschen Puls (Pulsus frequens) haben wir bei Intoxikationen (Atropin, Coffein, Alkohol, Thyreotoxikosen), bei Steigerung des Stoffwechsels (Fieber), bei Sauerstoffmangel (Anämie, Chlorose, Hochgebirge), bei Drucksenkungen im Gefäßsystem (Kollaps), bei Erkrankungszuständen der großen Herznerven (Vaguslähmung, Acceleransreizung) und des intracardialen Nervensystems, bei Herzschwäche. Einen langsamen Puls (Pulsus rarus) finden wir unter der Wirkung entgegengesetzter Einflüsse, so bei Intoxikationen durch Digitalis, Gallensäuren, beim Myxödem, bei erhöhten Widerständen im großen Kreislauf (Hypertonie, Aortenstenose), bei Vagusreizung. Der Rhythmus des Pulses kann für gewöhnlich als regelmäßig bezeichnet werden, indem man die geringen physiologischen Schwankungen vernachlässigt. Alle stärkeren Störungen der Schlagfolge fallen unter die unregelmäßige Herztätigkeit, die besonders durch die Arbeit der beiden letzten Jahrzehnte zu einem klinisch und therapeutisch so gut abgegrenzten Gebiet geworden ist, daß ihr ein eigener Abschnitt gewidmet werden muß. Daselbst ist alles nähere über den Pulsus regularis und irregularis sowie den damit eng zusammenhängenden Pulsus aequalis und inaequalis zu finden.

Während die bisher besprochenen Eigenschaften des Pulses allein durch die Herztätigkeit maßgebend bestimmt werden, spielt daneben für die übrigen Eigenschaften — Anstieg, Höhe, Füllung und Völle, Spannung, Stärke — das anatomische und funktionelle Verhalten der Arterien eine wichtige Rolle. Über die anatomische Beschaffenheit sucht man in der Weise Aufschluß zu erhalten, daß man bei der Betastung auf Unebenheiten und Starrheit der Wand sowie Schlängelungen im Verlauf achtet. Unebenheiten kommen durch fleckweise auftretende arteriosklerotische Herde, Starrheit durch gleichmäßig ausgedehnte Verdickung der Arterienwand zustande, Schlängelung durch Steigerung der Längsdehnung des Gefäßes infolge Widerstandserhöhungen in den Arteriolen. Die erste und letzte Erscheinung ist leicht festzustellen, dagegen kann die Beurteilung der Starrheit des Arterienrohres Schwierigkeiten machen. Man schätzt den Grad der Starrheit nach dem Widerstand, den das Arterienrohr seiner Zusammendrückung durch den tastenden Finger entgegensetzt. Dabei muß natürlich der Innendruck ausgeschaltet werden. Es wird empfohlen, zu diesem Zweck mit drei Fingern zu palpieren, der erste sperrt den Zufluß vom Herzen, der letzte einen etwa möglichen Zufluß von der Peripherie ab, der mittlere prüft den Widerstand des vom Innendruck befreiten Gefäßes. Es ist aber nicht leicht, mit zwei Fingern einen ziemlich starken Druck auszuüben und gleichzeitig mit dem dritten verhältnismäßig feine Tastunterschiede zu beurteilen. Wie unsicher die Ergebnisse sind, zeigt eine Arbeit von LANDÉ, in der die Palpationsbefunde von ROMBERG anatomisch nachgeprüft wurden; sie stimmten nur in 50% der Fälle. Deshalb scheint es zweckmäßiger zu sein, die Starrheit des Arterienrohres bei der Blutdruckmessung zu untersuchen, wo die Absperrung der Blutzirkulation mechanisch durch die Manschette erfolgt und die ungeteilte Aufmerksamkeit dem Tastbefunde zugewandt werden kann. Mag man so oder so vorgehen, in allen Fällen muß bei der Verwertung des Ergebnisses bedacht werden, einmal, daß die Prüfung eines kleinen Arterienstückes nicht zu Schlüssen auf das Verhalten des ganzen Arteriensystems berechtigt, und zweitens, daß die Arterie nicht ein einfaches elastisches Rohr, sondern ein muskulöses Gebilde mit einem besonderen, in erheblichem Grade wechselndem Tonus ist. Wie man versuchen kann, diesen Tonus zahlenmäßig zu bestimmen, wird bei der Blutdruckmessung geschildert werden, hier genügt es zunächst, die Tatsache festzustellen.

Gehen wir nun zu den oben genannten Eigenschaften des Pulses über.

Nach dem Anstieg oder, anders ausgedrückt, nach der Schnelligkeit, mit der der tastende Finger gehoben wird, unterscheiden wir einen schnellenden und trägen Puls (Pulsus celer und tardus). Will man sich über die Entstehung und die Bedeutung dieser Pulsart klar werden, so muß man zunächst der simpeln Frage nachgehen, was ansteigt, wer hebt. Es ist nicht etwa die systolische Erweiterung des Arterienrohres, die den Finger hebt, es wird nicht der Weg, den die Arterienwand dabei zurücklegt, als Anstieg bezeichnet. Das leuchtet von selbst ein, sobald man sich überlegt, wie denn der Puls geprüft wird. Man setzt nicht die Finger mit so leichtem Druck auf, daß durch die komprimierten Weichteile die Arterienwand gerade fühlbar wird, sondern drückt die Arterie mehr oder weniger zusammen. Der Hauptwiderstand, der hierbei überwunden werden muß, ist der Innendruck der Arterie, und die Haupttastempfindung, die hierbei wahrgenommen wird, sind die Schwankungen des Innendruckes. Die Bezeichnungen schnellend und träg, celer und tardus beziehen sich also vor allem auf den Druckablauf in der Arterie. Und doch ist offenbar die Schnelligkeit des Druckanstiegs allein nicht ausschlaggebend für die Charakterisierung eines schnellenden oder trägen Pulses. Den Typus des schnellenden Pulses liefert die Aorteninsuffizienz. Dieser Klappenfehler bewirkt aber nicht nur einen schnellen Anstieg des arteriellen Druckes, sondern der Anstieg ist außerdem sehr groß. Wir werden deshalb nicht fehlgehen, wenn wir neben der Raschheit auch der Größe des Anstiegs eine wesentliche Bedeutung für die Entstehung des schnellenden Pulses zuschreiben. Sind die Aortenklappen schlußunfähig, so fließt während der Diastole ein großer Teil des Blutes aus den Arterien in die linke Kammer zurück, der Druck in den Arterien sinkt besonders tief. Bei der Systole wird eine sehr große Blutmenge in die Arterien getrieben, ihre Füllung und ihr Innendruck dadurch stark gesteigert, der palpierende Finger, dem Füllungs- und Druckunterschied entsprechend, stark gehoben. Der Weg nun, den der Finger dabei zurücklegt, ist offenbar für die Empfindung des „Schnellens" wichtig. Unser Tastempfinden vermag aber wohl nicht die einzelnen Komponenten des Pulsschlages genügend zu differenzieren, Schnelligkeit und Größe des Anstiegs verschmelzen ihm zu einer Eigenschaft. Ein träger Puls entsteht, wie nach dem soeben Gesagten ohne weiteres einleuchtet, wenn der Druckanstieg langsam erfolgt und gering ist (Aortenstenose, manche Fälle von Arteriosklerose).

Der hohe und niedrige Puls, Pulsus altus und humilis, wird danach beurteilt, ob der tastende Finger durch die Pulswelle stark oder wenig gehoben wird. Die Bedingungen seiner Entstehung fallen zum Teil mit denen des Pulsus celer und tardus zusammen, das zeigen die vorangegangenen Überlegungen und die Tatsache, daß in der Klinik die Verbindung Pulsus celer et altus geradezu als einheitlicher Begriff gebraucht wird. Der Pulsus altus wird hauptsächlich dann beobachtet, wenn ein großer Druckanstieg erfolgt, abgesehen davon hängt aber die Beurteilung der Höhe wesentlich von dem Druck ab, den der Finger auf die Arterie ausübt. Das läßt sich leicht beweisen, wenn man statt des Fingers eine Pelotte unter verschieden starkem Druck auf die Arterie setzt und die Hebung der Pelotte durch einen Hebel aufzeichnet, wie dies bei den üblichen Pulsschreibern geschieht. Mit steigendem Druck steigt die Höhe der durch den Hebel verzeichneten Pulskurve bis zu einem bestimmten optimalen Druck; wird dieser überschritten, so werden die Ausschläge wieder kleiner. Wie groß der Druck der Pelotte sein muß, um größte Ausschläge zu erzielen, hängt vom Blutdruck und von dem Verhalten der Gefäßwand ab. Der Blutdruck erreicht seine größte Höhe in dem Augenblick, wo das Herz seinen Inhalt in die Arterien hineintreibt; durch Abfluß in die Peripherie sinkt dann der Druck und erreicht seinen geringsten Wert unmittelbar vor dem Augenblick, wo die nächste systolische Füllung erfolgt. Man könnte nun glauben, die Pelotte würde die größten Ausschläge geben, wenn der von ihr ausgeübte Druck gleich dem minimalen Blutdruck sei. Das trifft jedoch nicht zu. Die Pelotte würde in diesem Falle lediglich die systolische Erweiterung des Arterienrohres wiedergeben; die ist aber verhältnismäßig gering. Die größte Hebung wird also die Pelotte geben, so sollte man denken, wenn der von ihr ausgeübte Druck die Arterien gerade zum Zusammenklappen bringt; denn durch die systolische Füllung wird ja an der Stelle des Pelottendruckes der Durchmesser des Gefäßes von Null bis zum erreichbaren Maximum gebracht, die der Arterienwand anliegende Pelotte muß also den größten möglichen Weg beschreiben. Aber auch diese Überlegung ist nicht ganz richtig. Der Druck der Pelotte hat nämlich nicht nur den in der Arterie herrschenden Blutdruck, sondern auch den Widerstand zu überwinden, den die Arterienwand als solche ihrer Durchbiegung entgegensetzt, und umgekehrt hängt die Hebung der Pelotte nicht nur vom Blutdruck, sondern auch von der Kraft ab, mit der die Arterienwand ihre normale Röhrenform wieder anstrebt. Wäre die Arterie ein rein elastisches Gebilde, so würde der zum Zusammendrücken nötige Druck (der Deformationsdruck) gleich sein der Kraft, mit der das zusammengedrückte Arterienrohr seine ursprüngliche Form anstrebt (Formationsdruck). Nun besteht aber die Radialis zum großen Teil aus Muskelgewebe und für einen Muskel ist es nicht dasselbe, ob sein Kontraktionszustand (Tonus der Gefäßwand) durch ein Gewicht überwunden wird oder ob er durch Kontraktion dies Gewicht zu heben hat. Physiologisch sind das jedenfalls zwei ganz verschiedene Vorgänge. Wir können uns sehr wohl vorstellen — und experimentelle Untersuchungen sprechen dafür (WILLIAM und MELVIN) —, daß der zur völligen Kompression des Arterienrohres nötige Deformationsdruck größer ist als der Formationsdruck des komprimierten Gefäßes. In dem Augenblick, wo der Finger oder die Pelotte die Arterie völlig zusammendrückt, lastet deshalb auf der Arterie ein mehr oder weniger großer Überdruck, um dessen Betrag die Hebung des Fingers oder der Pelotte verringert wird. Die größte Hebung findet danach statt bei einem äußeren Druck, der zwischen dem minimalen Blutdruck und dem zur völligen Kompression der Arterie erforderlichen Druck liegt, und zwar wird nach WILLIAM und MELVIN die größte Hebung dann erhalten, wenn der äußere Druck die Arterie etwa bis zur Hälfte ihres normalen Durchmessers komprimiert. Sind aber die Arterienwände infolge krankhafter Prozesse starr geworden oder stark gespannt, so findet die größte Hebung dann statt, wenn die Arterie ganz oder fast ganz komprimiert wird. Dazwischen giebt es alle möglichen Übergänge. Für das Verständnis der Pulshöhe ist das wichtig. Man muß wissen, daß wir nur unter Berücksichtigung der gesamten Verhältnisse imstande sind, im einzelnen Falle einen hohen oder niedrigen Puls richtig zu deuten. Wir haben schon gesagt, daß der hohe Puls einen großen systolischen Druckzuwachs anzeigt. In schlaffen Arterien kann ein solcher nur durch einen großen systolischen Füllungszuwachs zustande kommen. In gespannten Arterien genügt ein kleiner Füllungszuwachs. Nun kann aber eine stark gespannte oder starrwandige Arterie wenig oder reichlich gefüllt sein. Ist sie wenig gefüllt, z. B. in manchen Fällen von Arteriosklerose, bei Gefäßkrampf infolge Bleivergiftung oder Schüttelfrost, so wird wohl ein erheblicher systolischer Druckanstieg, aber nur eine geringe Hebung des Fingers (wegen des kleinen Gefäßdurchmessers) stattfinden, trotz großem Druckzuwachs giebt es keinen hohen Puls. Wir haben also dasselbe Verhalten wie beim Pulsus celer: der Druck allein genügt nicht, um das typische Pulsbild hervorzubringen, es muß der Weg hinzukommen. Den Pulsus altus in seiner ausgesprochensten Form haben wir bei der Aorteninsuffizienz. Dem niedrigen Puls begegnen wir bei Herzschwäche, Krampfzuständen der Arterien oder wenn beides vorliegt (Herzinsuffizienz bei Arteriosklerose mit engen Gefäßen und manchen Fällen von Nierenleiden).

Die klinische Bedeutung des hohen und niedrigen Pulses ist nicht sehr groß, da er weder über die Herztätigkeit, noch über das Verhalten der Gefäße unmittelbar etwas aussagt. Er ist vielmehr ein Produkt dieser beiden Faktoren, das einer Zergliederung bedarf, um praktischen Wert zu erhalten. Gleichwohl war seine Besprechung und eine Untersuchung der ihm zugrunde liegenden mechanischen Bedingungen nötig, weil sonst über den klinisch wichtigen

großen und kleinen Puls, den Pulsus magnus und parvus, schwer völlige Klarheit zu gewinnen ist. Wann sprechen wir von einem großen Pulse? Wenn durch den Puls eine sehr starke Vergrößerung des Gefäßdurchmessers stattfindet (HALLER). GERHARDT identifiziert die Größe des Pulses mit seiner Höhe. FR. MÜLLER meint, die Größe des Pulses sei weniger abhängig „von der pulsatorischen Erweiterung des Arterienrohres, als von dem Unterschied zwischen dem Druckzuwachs während der systolischen Füllung und der Druckabnahme während der diastolischen Entleerung des Arterienrohres". Nach CHRISTEN wird mit groß und klein die Volumschwankung bezeichnet, jedoch nicht die physiologische Volumschwankung, d. h. die Differenz zwischen dem systolischen und dem diastolischen Volumen eines begrenzten Arterienstückes, sondern die Volumschwankung, die gegen einen Außendruck von bestimmter Größe (Finger, Pelotte, pneumatische Manschette) geleistet wird. CHRISTEN nennt sie Füllung des Pulses. Um Verwechslungen mit der Völle des Pulses vorzubeugen, ist es aber vielleicht zweckmäßiger, von Füllungszuwachs zu sprechen. Es kann wohl keinem Zweifel unterliegen, daß der unbefangene Beobachter, wenn er von der Größe des Pulses spricht, an die Größe der Blutmenge denkt, die durch das Herz den Arterien durch die Systole zugeführt wird. Auch wir fassen dementsprechend die Bezeichnung großer und kleiner Puls als ein Urteil über den Füllungszuwachs auf. Nachdem so die Bedeutung der Pulsgröße festgelegt ist, haben wir zu überlegen, auf welchen Erscheinungen des Pulses wir unser Urteil über die Pulsgröße aufbauen. Ist es die Vergrößerung des Gefäßdurchmessers, die unser Urteil bestimmt, wie HALLER meint? Da ein geringer Füllungszuwachs in einem engen Gefäß eine verhältnismäßig starke Vergrößerung des Durchmessers und ein großer Füllungszuwachs in einem weiten Gefäß eine verhältnismäßig geringe Vergrößerung des Durchmessers macht, so kann die Vergrößerung des Durchmessers allein kein zuverlässiger Maßstab für die Größe des Füllungszuwachses sein. Ist es die Differenz zwischen dem minimalen und maximalen Blutdruck, die die Größe des Füllungszuwachses angiebt? Da ein großer Füllungszuwachs in einem wenig gefüllten Gefäß eine verhältnismäßig geringe Drucksteigerung und ein kleiner Füllungszuwachs in einem stark gefüllten Gefäß eine verhältnismäßig große Drucksteigerung hervorruft, so kann auch die systolische Drucksteigerung allein kein zuverlässiger Maßstab für die Größe des Füllungszuwachses sein. Auch die Höhe des Pulses scheint mir keine ganz zuverlässige Auskunft über die Größe zu geben. Da in einer stark gefüllten und stark gespannten Arterie ein verhältnismäßig geringer Füllungszuwachs eine große Drucksteigerung hervorbringen und der Finger, dessen größte Hebung infolge der hohen Wandspannung erst bei völliger Kompression des Gefäßes eintritt, wegen des großen Gefäßdurchmessers einen erheblichen Weg zurücklegen wird, so entsteht in diesem Falle ein hoher, aber kein großer Puls: der Puls kann nicht groß genannt werden, weil der Füllungszuwachs nicht groß ist. Es besteht hier zwischen dem hohen und großen Puls etwa derselbe Unterschied, wie zwischen einem hohen und einem großen Haus. Aber die Höhe des Pulses wie des Hauses steht fraglos in engem Zusammenhang mit der Größe, beim Haus ist es die Beziehung der Höhe zur Breite und Tiefe, beim Puls die Beziehung der Höhe zur Weite, Füllung und Spannung der Arterie, die für die Größe maßgebend ist. Die Größe und Kleinheit des Pulses ist also eine Eigenschaft, die von verschiedenen, nicht sicher abschätzbaren Bedingungen abhängt; unser Urteil über die Pulsgröße ist deshalb nicht sehr zuverlässig und es ist zweifellos ein Gewinn, daß in der Sphygmobolometrie und Energometrie Methoden geschaffen worden sind, die eine zahlenmäßige Bestimmung der Pulsgröße anstreben. Wir werden darauf später zurückkommen. In ausgesprochenen Fällen genügt freilich unser Tastempfinden zur Beurteilung. So ist seit langem bekannt und anerkannt, daß der Puls bei der Aorteninsuffizienz, bei körperlichen Anstrengungen und seelischen Erregungen, im Fieber groß ist, während bei Herzschwäche, bei Stenose der Aorta und Mitralis, nach großen Blutverlusten, im Kollaps der Puls klein gefunden wird.

„*Der volle und leere Puls, Pulsus plenus und inanis*, bezieht sich auf den mittleren Füllungszustand der Arterie" (C. GERHARDT). GERHARDT meint, diese Bezeichnung sei ohne weiteres verständlich. Es muß aber doch dagegen bemerkt werden, daß der mittlere Füllungszustand ein wenig scharfer Begriff ist. Welcher Moment im Ablauf einer Pulswelle entspricht dem mittleren Füllungszustand? Es scheint mir, daß GERHARDT vorzugsweise an den Füllungszustand am Ende der Diastole denkt, da er sagt, der große Puls der Aorteninsuffizienz wie der kleine bei der Aortenstenose seien beide nicht sehr voll. Im Interesse scharfer Begriffe wird es deshalb zweckmäßig sein, mit C. GERHARDT unter Füllung oder Völle des Pulses den Füllungszustand am Schluß der Diastole zu verstehen. Damit würde man auch dem gebräuchlichen und klaren Begriff des Füllungszuwachses gerecht werden. Voll ist der Puls im Fieber, in manchen Fällen von Blutdrucksteigerungen (Arteriosklerose, Schrumpfniere, Polycythämie), leer nach schweren Blut- oder Wasserverlusten (Cholera), im Kollaps, bei Herzschwäche usw.

Mit der Bezeichnung *harter und weicher Puls* (*Pulsus durus und mollis*) wird die Spannung des Pulses charakterisiert. Wir schätzen die Spannung nach der Kraft, die der palpierende Finger ausüben muß, um den Puls zu unterdrücken; dabei wird bestimmt der Innendruck zur Zeit seiner größten, durch den systolischen Füllungszuwachs erzeugten Höhe, und der von der Gefäßwand geleistete Widerstand. Welcher Teil der Kraft zur Überwindung des Widerstandes der Gefäßwand, des Wanddruckes, verbraucht wird, bleibt unentschieden. Die palpatorische Bestimmung des minimalen Blutdruckes ist nur äußerst unvollkommen möglich; wir können uns höchstens aus der Höhe und Größe des Pulses ungefähr eine Vorstellung darüber bilden, ob der minimale, d. h. der unmittelbar vor dem Auftreten der systolischen Steigerung bestehende Druck, wenig oder viel unter dem maximalen Druck liegen dürfte. Ist der Puls schwer zu unterdrücken, so nennen wir ihn hart; er findet sich unter anderem bei der Arteriosklerose, Schrumpfniere, Bleivergiftung, manchen Fällen von Polycythämie. Ein leicht unterdrückbarer, weicher Puls wird beobachtet bei Herzschwäche, schlaffen Gefäßen (Asthenie, Fieber, Infektionskrankheiten, ADDISONscher Krankheit). Die sehr wichtige Bestimmung der Pulsspannung ist seit der Einführung der manometrischen Messung exakt möglich. Wir werden in einem der folgenden Abschnitte Genaueres darüber erfahren.

Aus der Größe des Pulses, d. h. der durch die Herzsystole in den untersuchten Teil der Arterie geworfenen Blutmenge, und der Spannung des Pulses, d. h. dem Druck, gegen welchen diese Blutmenge in die Arterie getrieben wird, können wir die in der Pulswelle enthaltene Kraft schätzen, können wir beurteilen, ob ein

Puls stark oder schwach (*fortis oder debilis*) ist. Die Bedingungen und Krankheiten, die zu einem großen und gespannten Puls führen, sind auch der Entstehung eines kräftigen Pulses günstig, die zu einem kleinen und weichen Puls führenden Bedingungen und Krankheiten der Entstehung eines schwachen Pulses.

Die Sphygmographie, die Aufzeichnung des Pulses.

Es sind dafür zahlreiche Apparate ersonnen und empfohlen worden. Für die Praxis kommen heute vor allem in Betracht der Sphygmocardiograph von JAQUET, der Polygraph von MACKENZIE oder JAQUET und die Segmentkapseln von O. FRANK. Alle drei Apparate gestatten die gleichzeitige Aufnahme mehrerer Kurven, was für praktische und klinische Zwecke unbedingt nötig ist (Abb. 66 und 67). Am leistungsfähigsten sind O. FRANKS Segmentkapseln. Leider ist die hierbei erforderliche Gesamteinrichtung ziemlich umfangreich, so daß der Apparat nur für größere Anstalten

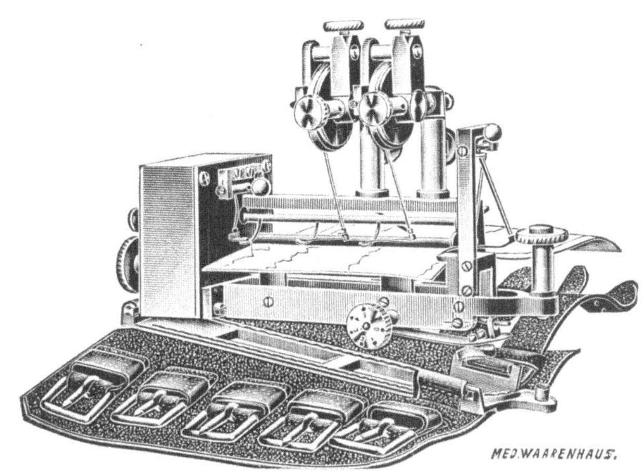

Abb. 66. JAQUETS Sphygmocardiograph.

in Betracht kommt. Andererseits sind die mit FRANKS Methode gewonnenen Pulsbilder ausschlaggebend geworden für die Pulslehre überhaupt. Wir müssen uns deshalb hier näher damit beschäftigen. Es ist ein wesentlicher Unterschied, ob man die Druckschwankungen der herznahen großen Gefäße oder die der herzfernen kleineren Gefäße aufzeichnet.

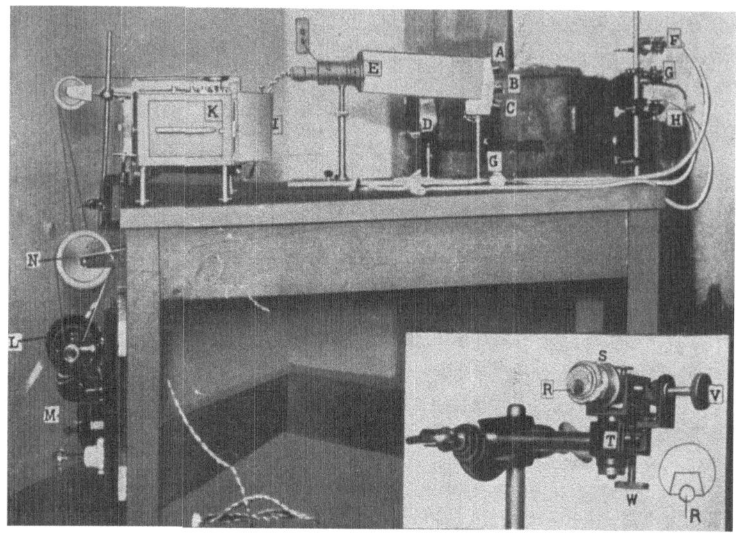

Abb. 67. Vollständige Apparatur für Pulsaufnahmen mit O. FRANKs Segmentkapseln. (Nach WIGGER.) *A B C* Linsen, *D* Zeitschreiber, *E* Lampe, *F G H* Segmentkapseln, *K* photogr. Kymographion, *L M N* Motor zum Kymographion.

Im ersten Falle erhält man den sogenannten centralen Puls (Abb. 68), der alle Druckschwankungen erkennen läßt, die durch die Herztätigkeit unmittelbar im Gefäßsystem erzeugt werden, während im peripherischen Puls durch Reibung und Teilung des Flüssigkeitsstromes, durch Interferenz der centrifugalen Wellenzüge mit reflektierten centripetalen Wellenzügen und endlich durch Eigenschwingungen des elastischen Systems die meisten Einzelheiten des centralen Pulses ausgelöscht werden. Am centralen Puls, wie er beim Menschen von der Subclavia gegeben wird, unterscheiden wir:

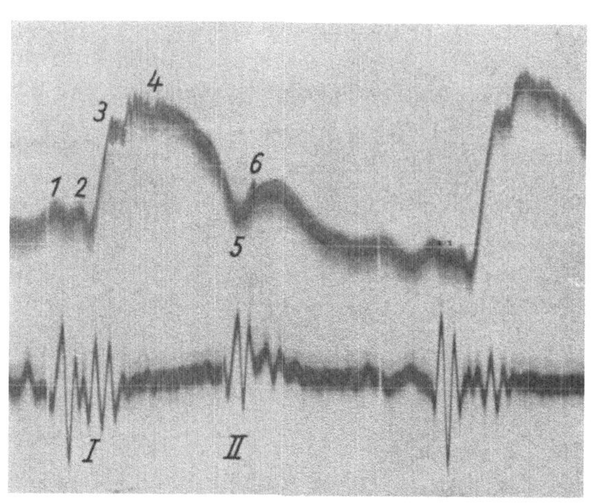

Abb. 68. Zentraler Puls und Herztöne, aufgenommen mit O. FRANKs Segmentkapseln. *1* Vorhofswelle, *2* Vorschwingung, *3* Anfangsschwingung, *4* Systolischer Hauptteil, *5* Incisur, *6* Nachschwingung. *I* 1. Herzton, *II* 2. Herzton.

1. die Vorhofswelle; eine kleine Zacke als Ausdruck der Drucksteigerung, die durch die Vorhofskontraktion — sei es durch Hebung der Aortenklappen infolge der Steigerung des Kammerdruckes, sei es durch äußeren Druck der Vorhöfe auf die Aortenwurzel — hervorgerufen wird.

2. Die Vorschwingung, eine Zacke, die auf eine Hebung der Aortenklappen durch die Steigerung des Kammerdruckes während der Anspannungszeit zurückzuführen ist.

3. Die Anfangsschwingung, eine große steil ansteigende Zacke, die auf der Drucksteigerung durch den systolischen Einstrom des Blutes beruht; die Drucksteigerung ist so groß und rasch, daß die Gefäßwände über die dem neuen Druck entsprechende Gleichgewichtslage zunächst hinausgeschleudert werden, gleich darauf schnellen sie wieder zurück: die kleine Zacke im oberen Drittel des aufsteigenden Schenkels der Pulskurve. Es folgt jetzt

4. der systolische Hauptteil. Bei hohem Widerstand im Gefäßsystem steigt seine Kurve bis zum Ende der Austreibungszeit an, bei niedrigem Widerstand erreicht die Kurve ihre größte Höhe früher und verläuft dann plateauartig oder langsam absteigend bis zu dem starken plötzlichen Abfall, der den Beginn der Kammerdiastole anzeigt. Dieser Abfall endigt

5. in der Incisur. Ihr folgt noch

6. eine kleine Nachschwingung, die auf der Trägheit des schwingenden Systems beruht.

Schon dieser centrale Puls ist nicht frei von Entstellungen durch peripherische Einflüsse; es bilden sich nämlich teils an der Bifurkation, teils am Eintritt der Carotiden in die Schädelbasis Reflexionswellen, die im centralen Puls mit zum Ausdruck kommen und von FRANK in der nebenstehenden Skizze veranschaulicht sind (Abb. 69). Je weiter peripherwärts, um so stärker machen sich im Pulsbild die Folgen geltend, die aus der Interferenz der centrifugalen Pulswelle mit centripetalen Reflexionswellen entstehen:

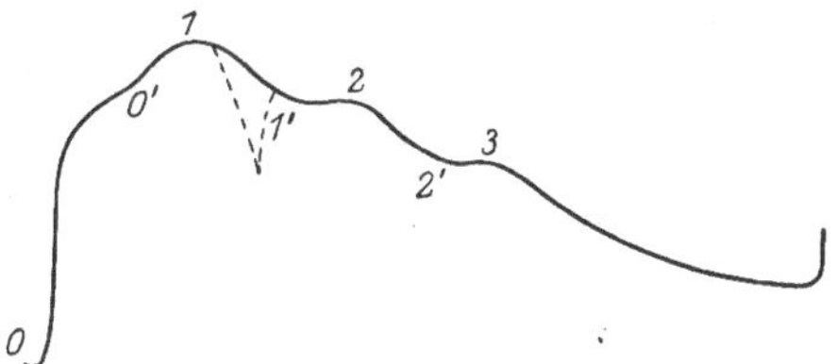

Abb. 69. Reflexionserhebungen im zentralen Puls nach O. FRANK.

Die Differenz zwischen Minimal- und Maximaldruck wird größer als im centralen Puls, die scharfe Incisur wird zu einer stumpfen Einbuchtung gemildert, an die Stelle der spitzen Nachschwingungen tritt eine meist ziemlich stark ausgeprägte, abgerundete Welle (die dikrotische Welle). Die trägen Eigenschwingungen des Arteriensystems tragen dazu bei, die charakteristischen kurzen Schwingungen des centralen Pulses auszulöschen oder zu nivellieren, die Reibung und Teilungen des Blutstromes wirken verkleinernd auf alle Wellenbildungen. So wird schließlich aus dem eckigen unruhigen centralen Puls eine ruhig an- und absteigende, schön geschwungene Kurve, wie dies die Abb. 44 zeigt. Je weicher, nachgiebiger die Arterie ist, um so deutlicher sind diese Veränderungen. sie sind deshalb bei jugendlichen Personen sehr viel stärker ausgesprochen als im Alter. Trotzdem kann der peripherische Puls, als dessen Vertreter wir in der Regel den Radialispuls nehmen, in krankhaften Fällen recht typische Bilder geben. Eine Zusammenstellung der wichtigsten Formen, mit dem FRANK-PETTERschen Sphygmographen aufgenommen, möge das illustrieren (Abb. 70).

Der klinische Wert der Pulsschreibung, darüber läßt sich wohl nicht streiten, beruht heute vor allem in den Aufklärungen, die sie in den Fällen von unregelmäßiger Herztätigkeit zu liefern vermag. Dann genügt aber nicht die Aufnahme des Radialpulses, sondern es muß gleichzeitig der Venenpuls mit aufgezeichnet werden. Da, abgesehen von sehr seltenen Ausnahmen, die Tätigkeit des rechten und linken Herzens synchron ist, so erhalten wir durch die Kurven des Arterien- und Venenpulses Auskunft über die Schlagfolge der Kammern und Vorhöfe überhaupt.

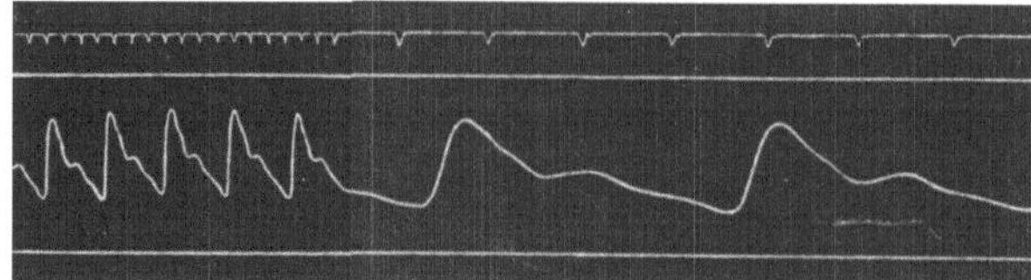

Normaler Puls.

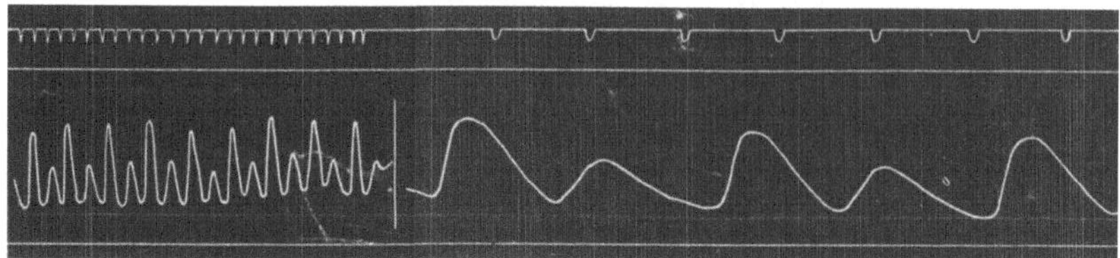

Dikroter Puls.

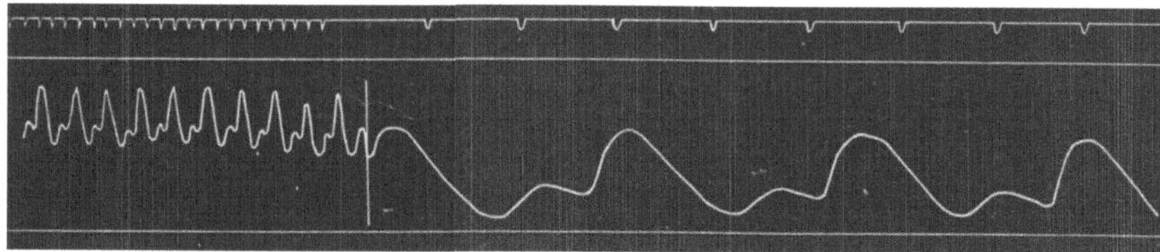

Überdikroter Puls.

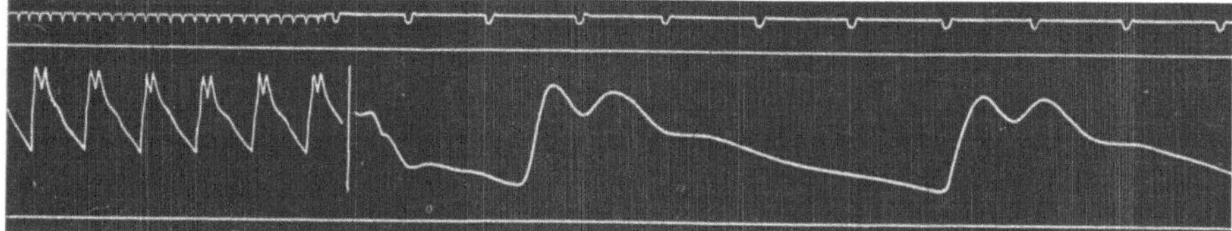

Gespannter Puls.

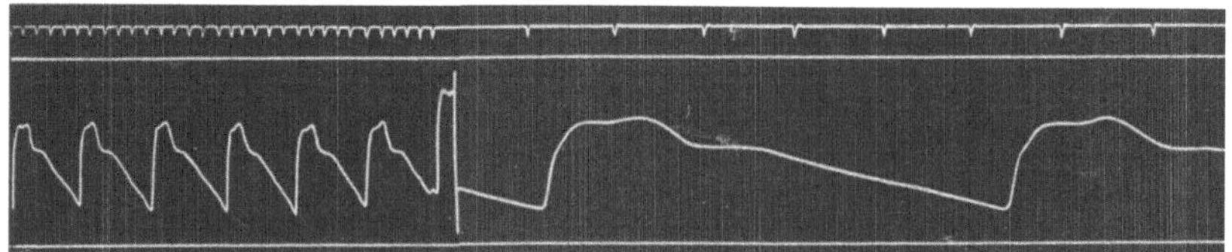

Aortenstenose.

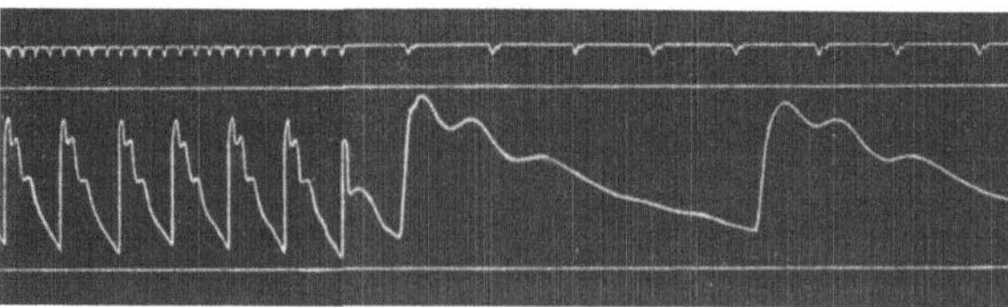

Aorteninsuffizienz.

Abb. 70. Pulskurven, aufgenommen mit dem Apparat von FRANK und PETTER

Der Venenpuls wird meistens in der Weise aufgenommen, daß man bei entspannter Halsmuskulatur in der rechten oberen Schlüsselbeingrube einen Trichter in der Gegend des Bulbus jugularis aufsetzt. Durch einen Gummischlauch werden die hier aufgefangenen Pulsationen einer Schreibkapsel zugeleitet. Man kann statt dessen auch eine etwa 4 mm dicke Sonde, deren Ende eine Gummiblase trägt, in die Speiseröhre einführen und so weit vorschieben, bis die Gummiblase in der Höhe des linken Vorhofs liegt; man erhält so eine Kurve von der Pulsation des linken Vorhofs. Die Schreibung des Jugularispulses ist besonders durch MACKENZIE, die des Vorhofspulses durch RAUTENBERG in Aufnahme gebracht worden. Die besten Kurven geben wiederum O. FRANKS Segmentkapseln. Das Pulsbild der Jugularis zeigt drei Hauptwellen, die a-, c- und v-Welle (Abb. 71). Wenn der rechte Vorhof sich kontrahiert, so preßt er den größten Teil seines Inhalts in die Kammer; ein kleiner Teil fließt wohl in die Hohlvenen zurück und führt dabei zu einer Stauung des in den Venen von der Peripherie zum rechten Vorhof strömenden Blutes. Rückfluß und Stauung während der Vorhofssystole erzeugen die

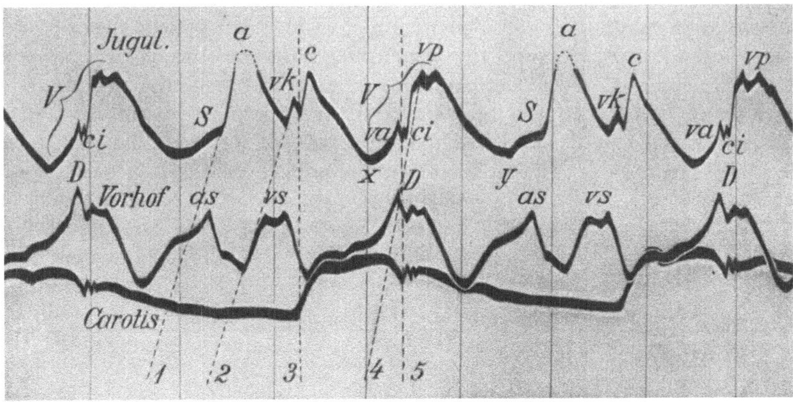

Abb. 71. Kurve der Jugularis, des linken Vorhofs und der Carotis, aufgenommen mit FRANKs Segmentkapseln.

a-Welle des Jugularispulses. Die c-Welle ist eine von der Carotis mitgeteilte Pulsation, ihr Fußpunkt fällt dementsprechend zeitlich mit dem des Carotispulses zusammen, ihre Größe entspricht unter sonst gleichen Bedingungen der Größe des Carotispulses. Das von der Peripherie zuströmende Blut hat inzwischen freien Abfluß in den sich erweiternden rechten Vorhof erhalten. Sobald dieser wieder gefüllt ist, stockt die Strömung in den Halsvenen und es bildet sich eine Stauungswelle, die V-Welle. Diese fällt ab in dem Moment, wo sich die Tricuspidalklappen öffnen und dem Blut den Zugang zur Kammer freigeben. Wenn nach vollständiger Füllung der Kammer nicht gleich die Vorhofssystole einsetzt, so kann eine zweite Stauungswelle, die S-Welle, entstehen. An guten Kurven beobachtet man ferner zwischen der a- und c-Welle eine kleine Zacke, vk-Zacke, sie ist auf Druckschwankungen zurückzuführen, die während der Anspannungszeit im rechten Vorhof durch die Form- und Lageveränderung der Kammern und der Tricuspidalklappen erzeugt werden. Eine weitere kleine Zacke im aufsteigenden Schenkel der v-Welle ist als Fortleitung der Carotisincisur anzusehen, da sie nach Form und Lage dieser genau entspricht; die v-Welle wird dadurch in einen vorderen und hinteren Abschnitt geteilt (va und vp). Es wäre nicht richtig, va als systolischen und vp als diastolischen Teil zu bezeichnen, da die Diastole in der venösen Blutströmung erst später, nämlich durch den Abfall der v-Welle zum Ausdruck kommt. Im Carotispuls macht sich die Diastole früher geltend, da die Fortpflanzungsgeschwindigkeit der Pulswelle in der Carotis 3—4mal größer ist als in der Jugularis. Die erheblichen Schwankungen in der Füllung der Halsvenen führen — wie hier bemerkt sein mag — zu entsprechenden Schwankungen der Spannung und damit der Fort-

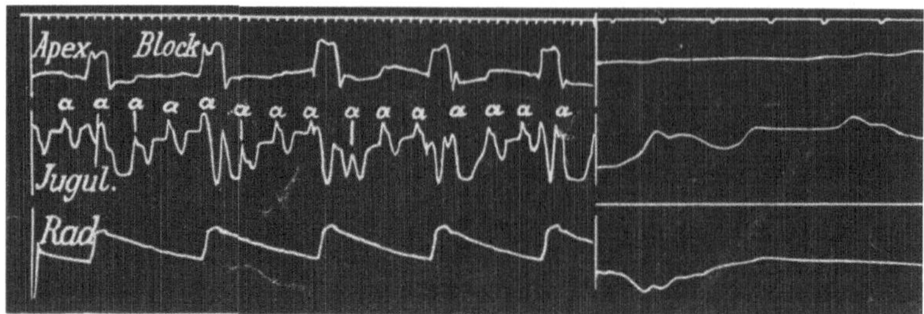

Abb. 72. Jugulariskurve bei Herzblock.

pflanzungsgeschwindigkeit der Venenwände. Die Verspätung, mit der die Bewegungsvorgänge des Herzens im Venenpuls auftreten, wechselt infolgedessen nicht unerheblich. Für die Deutung der Phasen des Venenpulses sind infolgedessen Kurven des Herzstoßes oder der Herztöne nicht zweckmäßig. Die Kurve des Carotispulses ist in dieser Hinsicht viel geeigneter, da sie einmal mit Sicherheit die Zacken erkennen läßt, die von der Carotis fortgeleitet, also nicht venöser Natur sind, und zweitens zwei wichtige Punkte der Herzphasen, den Beginn der Austreibungszeit und der Diastole, auf etwa $^1/_{100}$ Sekunde genau angiebt. Das zwischen a und v liegende Tal wird als x-Senkung bezeichnet; es entsteht durch die Diastole des rechten Vorhofs und die Form- und Lageveränderungen des Herzens

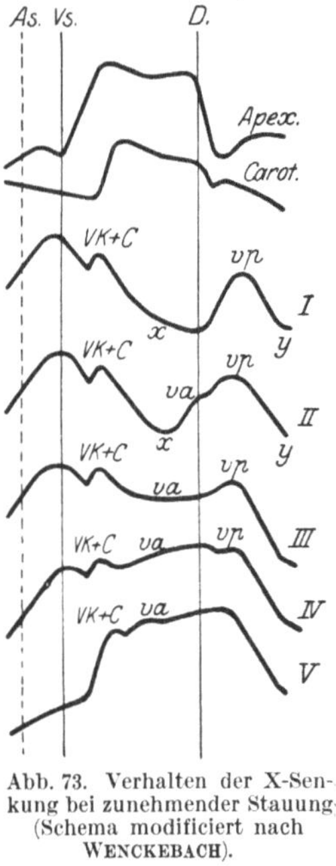

Abb. 73. Verhalten der X-Senkung bei zunehmender Stauung (Schema modificiert nach WENCKEBACH).

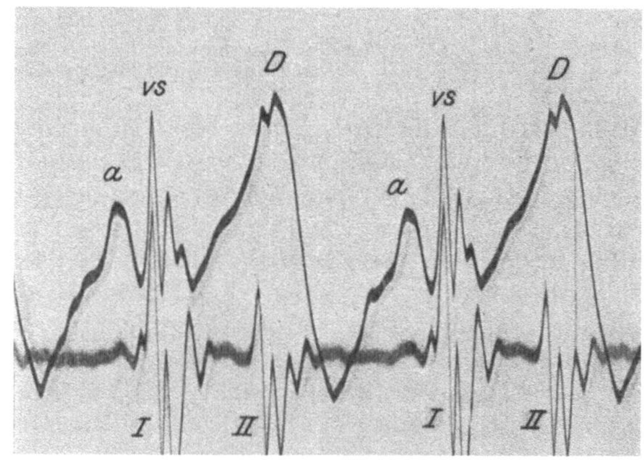

Abb. 74. Puls des linken Vorhofs und Herztöne.

während der Kammersystole. Welchen Anteil diese beiden Vorgänge an der Bildung der x-Senkung haben, erkennt man an Kurven, wo isolierte Vorhofsschläge auftreten (Abb. 72); sie zeigen, daß die Wirkung der Kammersystole überwiegt. Es ist leicht verständlich, daß bei Stauungszuständen die x-Senkung kleiner ausfallen, ja schließlich ganz verschwinden wird, wie dies die Abb. 73 im Schema veranschaulicht. Alle diese Verhältnisse gewinnen an Klarheit durch einen Vergleich mit dem

Pulsbilde, das der linke Vorhof bei der Registrierung von der Speiseröhre aus liefert (Abb. 74). Der Vorhofspuls hat wie der Jugularispuls drei Hauptwellen, die *as*-, *vs*- und *D*-Welle. Die *as*-Welle wird durch die Vorhofssystole hervorgebracht und entspricht der *a*-Welle des Jugularispulses. Die Kammersystole drückt sich in der *vs*-Welle aus, deren Beginn dem Beginn der *vk*-Welle entspricht; die verschiedene Form der Wellen wird zum Teil darauf beruhen, daß die bei der Kammersystole eintretende Form- und Lageveränderung des Herzens aus topographischen Gründen auf den linken Vorhof anders wirkt als den rechten. Bemerkenswert ist der gespaltene Gipfel der *vs*-Welle. Sehr scharf gekennzeichnet ist der Beginn der Kammerdiastole durch die Höhe *D*; auch hier ist der Gipfel gespalten, und zwar in ganz ähnlicher Weise wie der Gipfel der *vs*-Welle, ein Beweis dafür, daß es sich um zwei analoge Punkte handelt. Wie die Spaltung des Gipfels der *vs*- und *D*-Welle und der *v*-Welle wohl zu erklären ist, mag eine andere Aufnahme des Vorhofspulses zeigen, die mit einer empfindlicheren Membran hergestellt ist (Abb. 74). Da sehen wir die *vs*-Welle in drei Zacken aufgesplittert, von denen die erste zusammenfällt mit der ersten großen Zacke der gleichzeitig aufgenommenen Herztonkurve; die zweite Zacke fällt zusammen mit einer gegensinnig gerichteten Zacke der Herztonkurve. Dieselbe Beziehung besteht zwischen den beiden Zakken des *D*-Gipfels und der Kurve des zweiten Tones. Die Spaltung der *vs*- und *D*-Welle hängt also offenbar eng mit den Bewegungsvorgängen zusammen, die sich zur Zeit des ersten und zweiten Tones am Herzen abspielen und die Töne bilden.

Ein von Fr. Kraus, Goldschmidt und Seelig angegebener sogenannter Pulsresonator, der die Rhythmusschwankungen des Pulses besonders übersichtlich wiedergeben soll, hat bis jetzt keine bemerkenswerten Ergebnisse geliefert (Nemet und Boas).

Die Blutdruckmessung, Sphygmomanometrie.

Die verwickelte Frage der Blutdruckmessung kann hier nicht in aller Ausführlichkeit besprochen werden[1]. Es sei nur erwähnt, daß sich die Bestimmung des Druckes, den eine auf die Arterie aufgesetzte Pelotte oder Gewicht ausüben muß, um den Puls zu unterdrücken (Vierordt, Waldenburg, Weisz, Frey und Stillmark), nicht bewährt hat. Auch die Messung des Druckes an kleinen Arterien (v. Basch und Gärtner) ist verlassen worden. Man bedient sich jetzt allgemein des von Riva-Rocci eingeführten Verfahrens, bei dem durch eine um den Oberarm gelegte aufblasbare Hohlmanschette die Armarterie komprimiert wird. Der Hohlraum der Manschette steht mit einem Manometer in Verbindung, an dem der Manschettendruck abgelesen werden kann. Diese Methode hat vor den anderen soeben genannten den Vorzug, daß sie an einer größeren Arterie arbeitet, die Füllungsänderungen und Tonusschwankungen weniger als kleinere Gefäße ausgesetzt sein dürfte, und daß sie nicht nur den maximalen, sondern auch den minimalen Blutdruck mißt. Zur Bestimmung des Augenblickes, in dem der Manschettendruck gleich der Höhe des maximalen oder minimalen Blutdruckes ist, giebt es drei Möglichkeiten. Man beobachtet entweder die Veränderungen, die der Puls durch den Manschettendruck, oder umgekehrt die Veränderungen, die der Manschettendruck durch den Puls erfährt, oder drittens die Pulsempfindungen, die durch den Manschettendruck im Arm hervorgebracht werden.

Betrachten wir zunächst die dritte Methode. Steigert man den Manschettendruck bis zur dauernden völligen Kompression der darunterliegenden Arterie und läßt dann den Druck langsam sinken, so kommt ein Augenblick, wo der durch den systolischen Füllungszuwachs in der Arterie erzeugte Druck größer ist als der

---

[1] Siehe H. Straub: Die Bestimmung des Blutdruckes in Abderhaldens Handb. d. biol. Arbeitsmethoden V. 4, I, 1923.

Manschettendruck und nun mit jeder Systole die zusammengedrückte Arterie entfaltet wird. Der hierbei stattfindende starke und plötzliche Füllungs- und Spannungswechsel des Gefäßes wird als Klopfgefühl wahrgenommen. Dies Klopfgefühl hält so lange an, als der Manschettendruck zunächst ganz, später teilweise die Arterie zusammendrückt und dadurch ihre Volumschwankung vergrößert. Es hört auf, sobald der Manschettendruck gleich dem Minimaldruck ist, da dann durch den Manschettendruck keine Vergrößerung der Volumschwankungen mehr stattfindet. Da diese Art der Blutdruckbestimmung ganz von den oft wenig zuverlässigen Angaben des Kranken abhängt und außerdem die Momente des maximalen oder minimalen Druckes nicht immer mit genügender Schärfe empfunden werden, so hat diese sensatorische Blutdruckmessung nur sehr beschränkten Wert. Andererseits entbehrt sie doch nicht eines gewissen Interesses. Die beschriebenen Volumschwankungen der Arterie bilden nämlich nicht nur die Grundlage des sensatorischen, sondern auch die des viel angewandten oszillatorischen Verfahrens, und da ist es nicht unwichtig zu wissen, daß aus dem Gefühlseindruck die gesuchten Werte des maximalen und minimalen Blutdruckes häufig nicht so sicher gefunden werden, wie man nach der Theorie vielleicht erwarten könnte. Es wird uns dadurch die Frage nahegelegt, ob diese Unsicherheit darauf beruht, daß unser subjektives Gefühl nicht fein genug ist, oder ob die Methode objektiv keine scharfen Werte liefert. Diese Entscheidung ist nicht leicht. Da aber das oscillatorische Verfahren die Volumschwankungen der Gefäße zahlenmäßig und auch graphisch darstellt, so ist die Möglichkeit einer experimentellen Prüfung gegeben.

Sehen wir also zu, was wir durch das oszillatorische Verfahren über den Blutdruck erfahren. Das Prinzip der Methode ist einfach. Die unter der Manschette liegende Arterie überträgt ihre Volumschwankungen auf die Manschette und führt dadurch entsprechende Schwankungen des Manschettendruckes herbei. Diese Schwankungen können an einem empfindlichen Manometer abgelesen oder auch durch eine Schreibeinrichtung aufgezeichnet werden. Wir haben nun gehört, daß große Volumschwankungen auftreten, sobald bei fallendem Manschettendruck dieser unter die Höhe des maximalen Blutdruckes sinkt, und daß diese großen Volumschwankungen aufhören, sobald der Manschettendruck gleich dem minimalen Blutdruck geworden ist. Da die Oscillationen des Manschettendruckes von der Größe der Volumschwankungen abhängen, so können wir auch sagen, daß die großen Oscillationen in dem Augenblick auftreten, wo der fallende Manschettendruck den maximalen, und daß sie aufhören, wo der fallende Manschettendruck den minimalen Blutdruck unterschreitet. So lehrt es wenigstens v. RECKLINGHAUSEN: „Die Druckzone der großen Volumschwankungen erkannten wir am Tonometer durch die großen Oscillationen und erkennen wir sensatorisch durch das den großen Oscillationen parallel gehende Klopfgefühl. Obere und untere Grenze der beiden Phänomene entsprechen dem maximalen (systolischen) und minimalen (diastolischen) Pulsdruck." Man kann den Blutdruck auch bei steigendem Manschettendruck bestimmen und wird dann den minimalen Druck mit dem Wert ansetzen, wo das Klopfgefühl oder die großen Oscillationen beginnen, und den maximalen Druck mit dem Wert, bei dem das Klopfgefühl oder die großen Oscillationen aufhören.

Die Apparate zur oszillatorischen Messung sind teuer und zum Teil auch kompliziert. Eine Untersuchungsmethode, die jeder praktische Arzt täglich anzuwenden hat, muß aber unbedingt so einfach und billig wie möglich sein. Man kommt nun mit einem einfachen Quecksilbermanometer, Gebläse und Manschette völlig aus, wenn man nicht die Veränderungen des Manschettendruckes, die durch den Puls, sondern die Veränderungen des Pulses, die durch den Manschettendruck erzeugt werden, zur Bestimmung des Blutdruckes benutzt. Das palpatorische Verfahren bestimmt bei steigendem Manschettendruck den Wert, bei dem der Radial- oder Cubitalpuls nicht mehr, oder bei sinkendem Manschettendruck den Wert, bei dem der Radial- oder Cubitalpuls wieder gefühlt wird. Das ist der maximale Blutdruck. Der minimale Blutdruck ist bei dem palpatorischen Verfahren mit dem Werte anzusetzen, wo bei steigendem Manschettendruck der Puls anfängt kleiner zu werden oder bei sinkendem Manschettendruck, wo der Puls seine ursprüngliche Höhe wieder erreicht. Beide Punkte lassen sich aber palpatorisch nicht sicher bestimmen.

Diesem Mangel wird durch die auscultatorische Methode abgeholfen. Setzt man das Hörrohr auf die Arteria cubitalis, so hört man bei fallendem Manschettendruck nach ETTLINGER nacheinander folgendes: 1. Einen kurzen systolischen Ton, 2. ein Geräusch, 3. einen harten Ton, 4. einen leisen Ton, 5. keinen Ton mehr. Der erste Ton entsteht durch Anschlagen der in breiter Ausdehnung entfalteten Arterie gegen die Manschettenwand, das Geräusch ist ein Stenosengeräusch am unteren Manschettenrand, der laute Ton entsteht durch die starke und rasche Spannung der schlaffen — weil das Gefäß ungenügend gefüllt ist infolge der Manschettenkompression oberhalb — Arterienwände; der leise Ton entsteht durch Anschlagen der Arterie gegen die Manschette während der systolischen Erweiterung, er setzt ein in dem Augenblick, wo der Manschettendruck gleich dem minimalen Blutdruck ist; der Ton verschwindet, wenn der Manschettendruck noch weiter sinkt und die Arterienpulsation die Manschette nicht mehr genügend kräftig erschüttert, um einen Ton hervorzurufen. Der maximale Blutdruck wird gewöhnlich angesetzt mit dem Auftreten des ersten Tones. Der minimale Blutdruck liegt zwischen dem lauten und leisen Ton und wird angesetzt mit dem Wert, wo der laute Ton plötzlich leise wird. Diese Grenze ist meist recht scharf und bis jetzt wohl das beste Kriterium des minimalen Druckes.

Die sphygmographische Methode — Aufzeichnung des Radialpulses bei steigendem oder fallendem Manschettendruck — hat sich für die Blutdruckmessung nicht bewährt, wir können sie deshalb hier übergehen, ebenso wie das plethysmographische Verfahren von HALLION und COMTE.

Über die von den verschiedenen Verfahren gelieferten Werte gehen die Meinungen auseinander. Es ist deshalb sehr willkommen, daß STAEHELIN, ALOIS MÜLLER und MERKE grundlegende Untersuchungen angestellt haben, die manche strittige Frage klären. Der Manschettendruck, durch den die Pulswelle gerade unterdrückt wird, also der sogenannte maximale oder systolische Blutdruck, ist eine Summe, die gebildet wird durch 1. den maximalen, systolischen Innendruck der ungestauten Arterie, 2. den Wasserstoß, 3. den Druck für die Kompression des Arterienrohres als solchen, den sogenannten Wanddruck. Der Wanddruck dürfte im Mittel 8—10 mm Hg, nur in krankhaften Fällen (JANEWAY und PARK, DE VRIES REILINGH, A. MÜLLER) mehr betragen. Zieht man diesen Wert von dem Wert des sogenannten Maximaldruckes ab, so erhält man den richtigen Wert des *gestauten* Maximaldruckes. Dieser ist um den Betrag des Wasserstoßes höher als der *ungestaute* Maximaldruck, d. h. der Druck, den wir eigentlich messen möchten. Der Wasserstoß ist bisher bei der Blutdruckmessung nicht genügend berücksichtigt worden, und doch kennt ihn jeder als eine alltägliche Erscheinung: schließt man den Hahn einer stark strömenden Wasserleitung mit einem Ruck, so läßt die Wucht des Wasserstrahles mit einem klirrenden Schlag das Rohr erzittern (Wasserhammer). Manschetten in einer Breite von 6—13 cm geben praktisch brauchbare Werte; Schwankungen der Breite in den genannten Grenzen ändern die Druckwerte nur um 2 mm Hg. Die Messung des Blutdruckes mit einer Pelotte, wie es SAHLI empfiehlt, ist unzuverlässig, weil die Werte durch

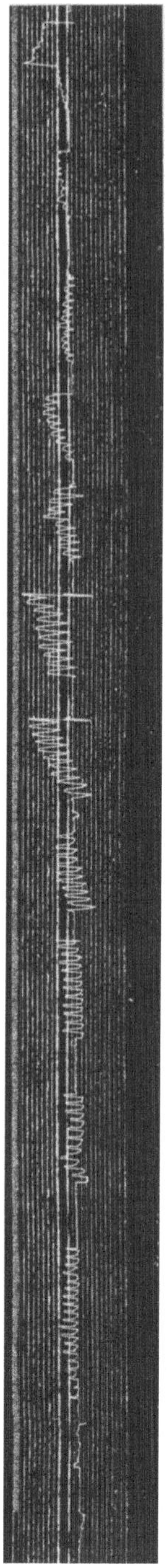

Druck im Oscillogr.	50	60	70	80	90	100	110	120	130	140	150	160
Volumenverdrängung	0,07	0,17	0,28	0,41	0,7	0,98	1,0	0,8	0,64	0,57	0,42	0,03
Energiewert	7	14	27	45	86	133	150	130	113	108	88	6,09

Abb. 75. Oscillogramm der A. brachialis. (Nach MERKE und MÜLLER.)

die Spannung der Umgebung und der Pelottenmembran beeinflußt werden. STAEHELIN und MÜLLER haben nun in Modellversuchen gezeigt, daß mit geeigneter Methode die wichtigsten Druckwerte des Pulses richtig bestimmt werden können. Sie verbanden eine RECKLINGHAUSENsche Manschette mit einem empfindlichen Manometer oder dem SAHLIschen Indexröhrchen und trugen die bei steigendem Manschettendruck erhaltenen zusammengehörenden Druck- und Energiewerte in ein Ordinatensystem ein, so wie es von der CHRISTENschen Energometrie

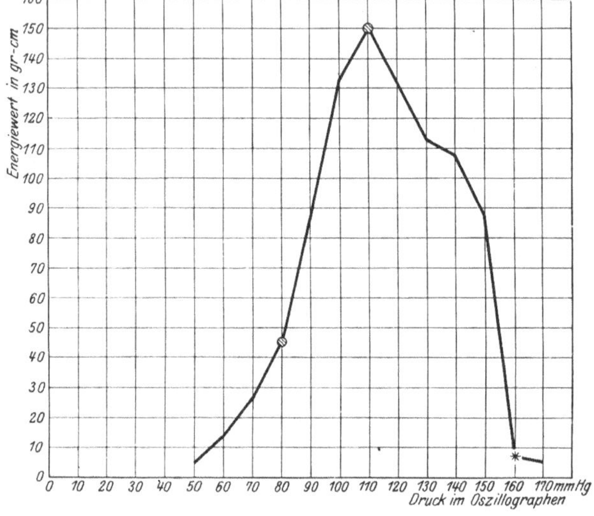

Abb. 76. Kurve des in Arbeitswerte umgerechneten Oscillogramms. (Nach MERKE und MÜLLER.)

her bekannt ist. Man erhält so eine Kurve, bei der ein Knick des aufsteigenden Schenkels den ungestauten Minimaldruck, der Gipfel den ungestauten Maximaldruck und ein Knick des absteigenden Schenkels den gestauten Maximaldruck anzeigt. Der Unterschied des gestauten und ungestauten Maximaldruckes giebt den Wert des Wasserstoßes an. Die wichtige Frage, ob diese Ergebnisse der Modellversuche auf die Praxis übertragen werden dürfen, ist dann durch gleichzeitige unblutige und blutige Messung bei Tieren und Menschen geprüft und bejahend entschieden worden. So ergab bei einer Person die unblutige oszillometrische Messung für den minimalen Druck 74 mm Hg, den ungestauten maximalen Druck 102 mm Hg, den gestauten Maximaldruck 140 mm Hg; bei der nach allen Regeln der Kunst und Theorie ausgeführten blutigen Messung waren die entsprechenden Werte 74, 104, 140 mm Hg. Die Abb. 75 zeigt ein durch gleichzeitige blutige Messung kontrolliertes Oscillogramm des Menschen, Abb. 76 die daraus konstruierte Kurve der Arbeitswerte mit den Punkten des ungestauten minimalen und maximalen und des gestauten Maximaldruckes.

Ergänzende Tierversuche ergaben, daß der palpatorisch und auscultatorisch (mit dem Auftreten des ersten Tones angesetzt) bestimmte maximale Blutdruck zwischen dem Maximaldruck des gestauten und ungestauten Pulses liegt, der auscultatorisch bestimmte minimale Blutdruck (mit dem Verschwinden der Töne angesetzt) unter dem blutig bestimmten.

Mit der üblichen palpatorischen und auscultatorischen Messung finden wir also nicht die Blutdruckwerte, die wir suchen. Wir dürfen aber wohl annehmen, daß die so gefundenen zu den gesuchten Werten in einem bestimmten festen Verhältnis stehen werden, so wie es bei der Anwendung verschiedener, aber an und für sich genügend zuverlässiger Verfahren zu erwarten ist. Genügend zuverlässig für die Beurteilung des Blutdruckes beim gesunden und kranken Menschen, das ist die Forderung, die erfüllt sein muß und nach den Erfahrungen der Praxis durch das palpatorische und das auscultatorische Verfahren erfüllt wird. Denn die Verfahren arbeiten gleichmäßig genug, um brauchbare Vergleichswerte zu liefern; die Fehlerbreite der Messungen kommt nicht in Betracht gegenüber den Druckunterschieden, die nötig sind, um vertrauenswürdige, klinische Schlüsse zu begründen.

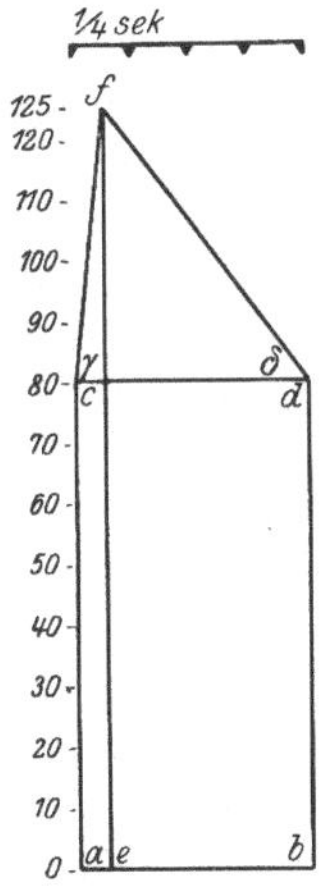

Während die Sphygmomanometrie durch die Bestimmung des maximalen und minimalen Blutdruckes die Größe der Druckschwankungen während eines Pulsschlages kennen lehrt, unterrichtet das Sphygmogramm über den zeitlichen Ablauf der Druckschwankungen.

SAHLI hat die Ergebnisse der beiden Verfahren in einer graphischen Darstellung vereinigt, die er *das absolute Sphygmogramm* nennt. Zu diesem Zweck wird in ein Koordinatensystem, dessen Ordinaten den Druck und dessen Abszissen die Zeit darstellen, das schematische Pulsbild eingezeichnet, wie dies in der Abb. 77 wiedergegeben ist. Der Fußpunkt des Pulses entspricht dem minimalen, der Gipfel dem maximalen Druck, die Winkel γ und δ der Schnelligkeit des Druckanstiegs und -abfalls, die Höhe des Dreiecks der Druckamplitude.

Abb. 77. Absolutes Sphygmogramm nach SAHLI.

Der *Venendruck kann* blutig und unblutig gemessen werden. Bei der blutigen Venendruckmessung wird eine Hohlnadel, die durch einen Gummischlauch mit einem Glasröhrchen verbunden ist, in die Vena mediana eingeführt und dann durch das Glasröhrchen eine sterile Kochsalzlösung oder antiseptische Flüssigkeit infundiert. Es fließt nun nicht die ganze Flüssigkeit in die Vene ab, sondern in der Röhre bleibt eine Flüssigkeitssäule von einigen Zentimetern stehen. Auf Herzhöhe umgerechnet giebt die Höhe der Säule den Venendruck in cm H_2O an (Abb. 78). MORITZ und v. TABORA fanden mit dieser Methode 40—80 mm H_2O als normalen Wert, bei Stauungen wurden Steigerungen bis zu 320 mm beobachtet. v. RECKLINGHAUSEN benutzt einen mit einem Manometer in Verbindung stehenden hohlen Gummiring, auf den eine Glasplatte gedrückt wird (Abb. 79). Der Manometerwert, bei dem die Vene unter steigendem Druck zusammensinkt oder unter fallendem Druck sich entfaltet, giebt den Venendruck an. GAERTNER läßt die Hand erheben, bis die Venen der Hand zusammenfallen, der Höhenunterschied zwischen Hand und Herz ist gleich dem Druck in den Handvenen.

Die Messung des *Capillardruckes* kann mit dem Gummiring von RECKLINGHAUSEN oder mit einer Glasplatte oder Membran vorgenommen werden, die solange belastet wird, bis die Haut erblaßt (v. KRIES, BASCH, LOMBARD, BASLER, KYLIN, RAJKA). Wegen der großen Selbständigkeit der Capillartätigkeit sind alle Werte sehr zurückhaltend zu beurteilen; v. RECKLINGHAUSEN giebt als

Mittel 60—100 cm Wasser, TIGERSTEDT 35 mm Hg an, LOMBRAD 245—950 mm H_2O, KYLIN 110—190, RAJKA 5—20 mm H_2O.

Wir müssen jetzt noch einmal zur oscillatorischen Blutdruckmessung zurückkehren. Die palpatorischen Füllungsänderungen des unter der Manschette liegenden Arterienabschnittes führen zu Schwankungen, Oscillationen, des Manschettendruckes, wie wir gehört haben. Wüßten wir, wie groß das Blutvolumen ist, das die betreffenden Druckschwankungen erzeugt, so ließe sich aus dem Druck und dem Volumen die Kraft des einzelnen Pulsstoßes in dem Arterienabschnitt berechnen.

In der **Sphygmobolometrie** von SAHLI und **Energometrie** von CHRISTEN haben wir nun seit einiger Zeit Methoden, die es gestatten sollen, in einfacher Weise die Größe des Blutvolumens zu bestimmen. Der Hohlraum der Manschette steht bei dem Energometer außer mit dem Manometer noch mit einer graduierten Spritze in Verbindung (Abb. 80). Wird jetzt z. B. der Manschettendruck durch den Pulsstoß

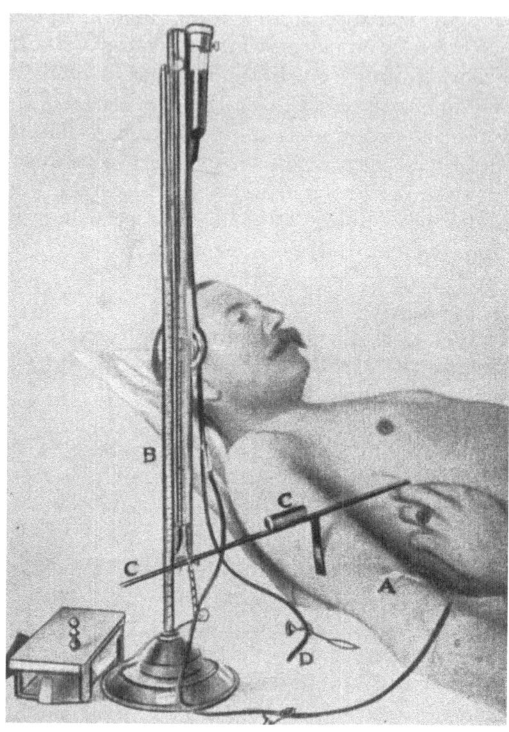

Abb. 78. Venendruckmessung nach MORITZ und V. TABORA.

von 197 auf 203 cm H_2O gesteigert und gefunden, daß dieselbe Steigerung durch Vorschieben des Spritzenstempels um 1,2 ccm hervorgerufen wird, so ist die Energie des Pulsstoßes gleich

$$\frac{197 + 203}{1,2 \text{ g/cm}} = 240,1 \text{ g/cm}.$$

Es ist schon dargestellt worden, daß bei steigendem oder fallendem Manschettendruck die auf die Manschette übertragenen Volumschwankungen der Arterie und die dadurch hervorgerufenen

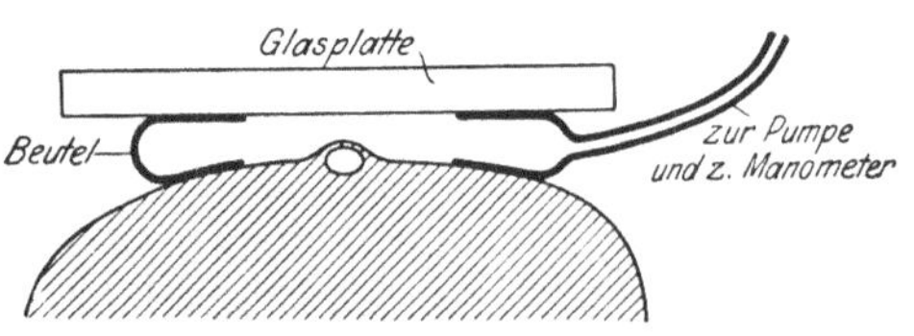

Abb. 79. Venendruckmessung nach V. RECKLINGHAUSEN.

Druckschwankungen der Manschettenluft zunehmen, ihre größte Höhe erreichen und dann wieder abnehmen. Durch die Energometrie werden nun nicht nur die Druckschwankungen, sondern auch die Volumschwankungen bestimmt. Als Beispiel der Werte, wie sie beim gesunden Erwachsenen vorkommen, sei das Resultat einer energometrischen Untersuchung hier eingefügt:

P	V	E	P	V	E
52— 53	0,5	26,25	120—124	1,4	170,8
58— 59	0,5	29,25	130—133	1,2	157,8
64— 66	0,6	39	148—150	1,0	149
70— 72	0,8	56,8	160—162	0,8	128,8
80— 83	1,0	81,5	180—181	0,6	108,3
97—100	1,2	118,2	195—196	0,4	78,2

Im ersten Stab stehen die Druckschwankungen der Manschettenluft, im zweiten die dazugehörigen Blutvolumina, im dritten die aus dem mittleren Druck und dem Volumen berechnete Energie des Pulsstoßes. Ein anschaulicheres Bild erhält man, wenn man die Werte in ein Koordinatensystem einträgt, dessen Abszisse den Druck P und dessen Ordinate das zugehörige Volumen V oder die Energie E darstellt (Abb. 81). Multipliziert man den Energiewert mit der Pulszahl in der Minute,

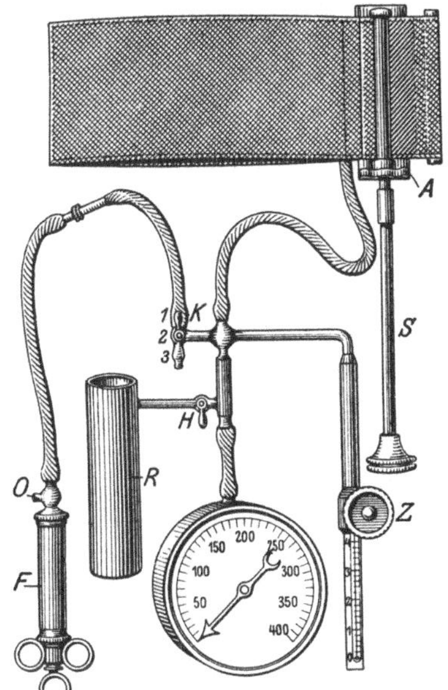

Abb 80. CHRISTENS Energometer.

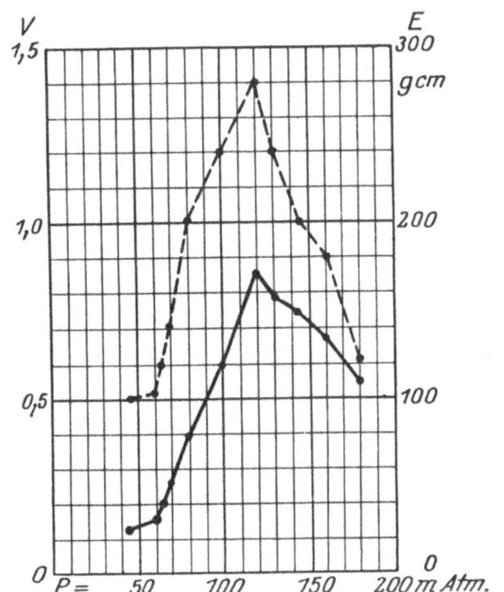

Abb. 81. Dynamisches Pulsdiagramm. (Volumkurve gestrichelt, Arbeitswerte ausgezogen.)

so erhält man die Leistung L. Als Mittelwert werden von DROUWEN für gesunde junge Männer angegeben: $V=1,3$, $E=151$, $L=188$. Denselben Zweck wie die Energometrie verfolgt die Sphygmobolometrie SAHLIS; sie ist der Energometrie vorausgegangen, hat aber im Laufe der Zeit verschiedene Verbesserungen durch ihren Erfinder erfahren und liegt erst seit kurzem, wie es scheint, in ihrer endgültigen Form vor. Anstatt der Manschette benutzt SAHLI eine kleine Gummipelotte, die auf die Radialis aufgelegt wird und mit einem Quecksilbermanometer zum Ablesen des Druckes und einem Indexvolumeter zum Ablesen der Volumschwankungen verbunden ist (Abb. 82). Die Arbeit des Pulses wird berechnet nach der Formel $A = v \cdot P \cdot 13{,}6$, worin A die Arbeit in g/cm, v das größte gefundene Pulsvolumen in ccm, P der Optimaldruck, bei dem das Pulsvolumen bestimmt wurde, im cm Hg und 13,6 das spezifische Gewicht des Quecksilbers ist (SAHLI). Die Sphygmobolometrie und die Energometrie sind von H. STRAUB einer eingehenden Kritik unterzogen worden. Beide Verfahren lassen keinen Schluß zu auf das Schlagvolumen und die Arbeit des Herzens. Selbst wenn sie gestatteten, die kinetische Energie des in den Arterien strömenden Blutes zu bestimmen, so wäre diese Energie doch ein zu kleiner und inkonstanter Teil der Herzarbeit, um ein Urteil

über die Herzarbeit zu begründen. Andererseits haben die Untersuchungen von
STAEHELIN, ALOIS MÜLLER und MERKE gezeigt, daß die Energometrie bei sorg-
fältiger Ausführung die Druck- und wohl auch Volumschwankungen in der
A. brachialis mit genügender Sicherheit beurteilen läßt.

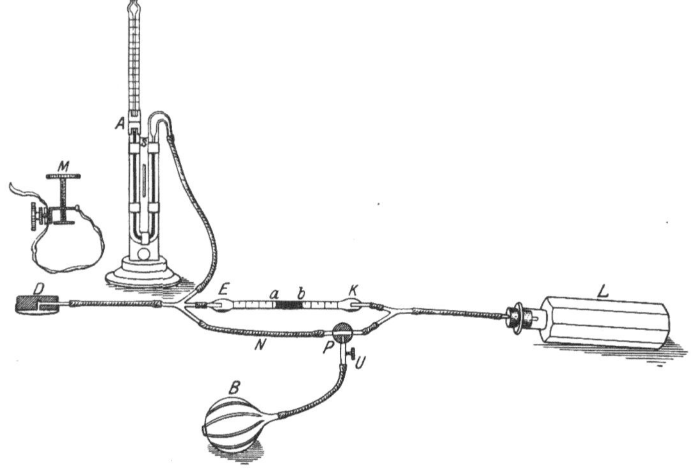

Abb. 82. Sphygmobolometer nach SAHLI.

Komplizierter als die Sphygmobolometrie und Energometrie ist die Volumen-
messung ganzer Körperteile,

die Plethysmographie.

Der zu untersuchende Körperteil, beim Menschen ein Arm oder Bein oder auch
nur die Finger, wird in einen mit Wasser gefüllten Zylinder gebracht, an dem sich
ein Steigröhrchen mit Schwimmer oder eine ähnliche Registriervorrichtung befindet. Mit der Zunahme oder Abnahme des Volumens des untersuchten Körperteiles steigt oder sinkt der Schwimmer im Steigröhrchen. Beim Tier kann man
auch ganze Organe (Nieren, Herz) in den Plethysmographen — in diesem Falle
Onkometer genannt — bringen. Im Plethysmogramm erkennen wir einmal die
durch den einzelnen Puls erzeugten Volumschwankungen — sie sind meist von
untergeordnetem Interesse — und ferner die im Verlauf längerer Zeit durch Atmung, Arbeit, Temperatureinflüsse usw. hervorgerufenen groben Änderungen der
Blutfülle. Die Methode hat in den Händen der Physiologen zu wichtigen Aufschlüssen über die Blutverteilung im Körper unter den verschiedensten normalen
und experimentellen Bedingungen geführt. Unmittelbar für die Praxis sind von
Bedeutung O. MÜLLERS und VEIELS plethysmographische Untersuchungen über
die Wirkung von Bädern und anderen Wasseranwendungen. Ferner ist die Methode von ERNST WEBER zu erwähnen. Sie besteht in der Registrierung der Blutfülle des Armes mit gleichzeitiger Aufnahme der Atmungskurve während schnell
wechselnder Dorsal- und Plantarflexion oder dauernder Dorsalflexion des frei
hängenden Fußes. Bei Gesunden nimmt dabei die arterielle Blutfülle aller äußeren
Körperteile zu (ausgenommen die des Kopfes), die Blutfülle der Bauchorgane ab.
Bei Ermüdung soll die plethysmographische Kurve des Armes sinken, weil die
im Blut zirkulierenden Ermüdungsstoffe die von den motorischen Hirnrindenteilen
dem Gefäßzentrum zugehenden gefäßerweiternden Reize in gefäßverengernde ver-
kehren. Das gleiche ist nach E. WEBER der Fall bei schwerer Chlorose, Diabetes,
gewissen schweren Infektionskrankheiten und auch ungenügender Durchblutung
des Gehirns infolge von Herzschwäche. E. WEBER hat deshalb geglaubt, seine

Arbeitskurve gestatte es nicht nur, die Gefäßtätigkeit, sondern auch die Leistungsfähigkeit des Herzens zu beurteilen. Nachprüfungen haben aber gezeigt, daß die in der Arbeitskurve wiedergegebenen Blutverschiebungen der Gesetzmäßigkeit entbehren, die für sichere, klinisch verwertbare Schlüsse gefordert werden müßte (LIEBESNY und SCHEMINZKY, WEICHARDT und LINDNER, FREY und LÖHR, UHLENBRUCK, KIMURA).

Mit der Plethysmographie verwandt ist die zur Bestimmung der Strömungsgeschwindigkeit des Blutes empfohlene

Tachographie.

v. KRIES schreibt darüber folgendes: „Denken wir uns die Hand und einen Teil des Armes nach Art der plethysmographischen Methode in einen Zylinder eingeschlossen, diesen aber mit Luft gefüllt und durch eine Öffnung mit der äußeren Luft kommunizierend, so muß beiden Volumschwankungen durch diese Öffnung abwechselnd Luft hinausgetrieben und wieder eingesogen werden. Bei hinreichend weiter Öffnung entspricht offenbar die Stärke des Luftstromes der Geschwindigkeit, mit welcher das Volumen des Armes zu- und abnimmt; somit ist auch leicht zu übersehen, daß die Stärke des Luftstromes nichts anderes darstellt als den jeweiligen Überschuß der arteriellen über die venöse Stromstärke; den positiven und negativen Werten dieses Überschusses entsprechen die positiven

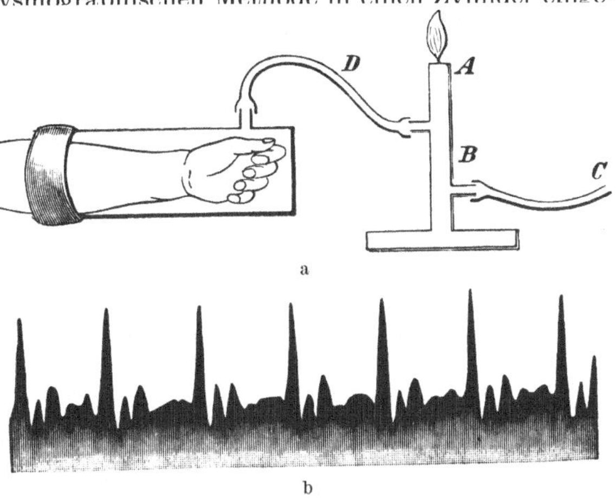

Abb. 83 a, b. Tachograph und Tachogramm nach v. KRIES.

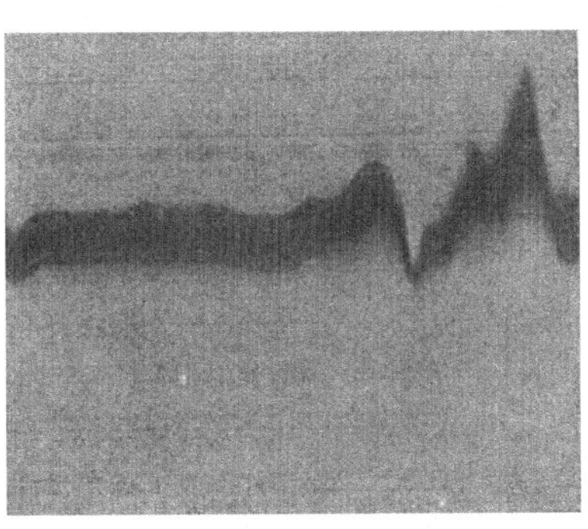

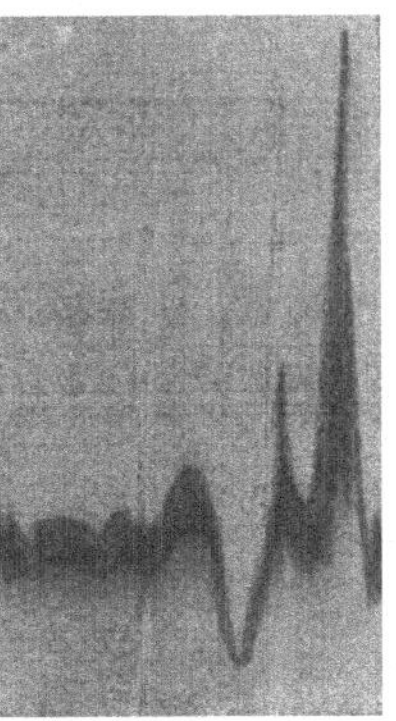

Abb. 84 a, b. Zentrales Tachogramm des Menschen in Ruhe und nach 10 Kniebeugen. Von rechts nach links zu lesen. (Nach O. MÜLLER und VEIEL.)

und negativen Werte der Stärke des Luftstromes, d. h. die Richtung desselben aus dem Zylinder heraus oder in ihn hinein. Druckschwankungen finden hier im Innern des Zylinders, da er mit der atmosphärischen Luft in offener Verbindung steht, nur in minimalem Betrage statt. Dafür entsteht nun die Aufgabe, die Stärke des Luftstromes zur Anschauung zu bringen und aufzuzeichnen. Hierzu eignet sich nun in hervorragender Weise die Gasflamme. Die Höhe einer solchen (und namentlich auch ihres leuchtenden Teiles) hängt nämlich von der Geschwindigkeit des Ausströmens ab" (Abb. 83 a und b). Die Abb. 84 a und b giebt das Tachogramm der Subclavia in Ruhe und nach Arbeit wieder. Bei raschen Änderungen der Stromgeschwindigkeit, die zu entsprechend raschen Volumenänderungen führen, schreibt der Apparat jedoch keine reinen Geschwindigkeitskurven mehr, sondern gemischte Geschwindigkeits- und Volumenkurven (O. FRANK).

Die Differentialsphygmographie von Brömser

gestattet es, gleichzeitig den Druck und die Geschwindigkeit des Blutstromes in den Arterien aufzuzeichnen. Die Abb. 85 gibt den BRÖMSERschen Apparat schematisch wieder. HOCHREIN und RUDOLF MEIER erläutern ihn folgendermaßen:

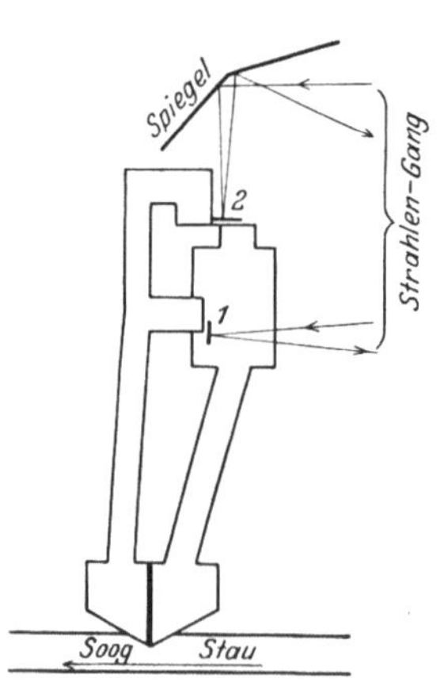

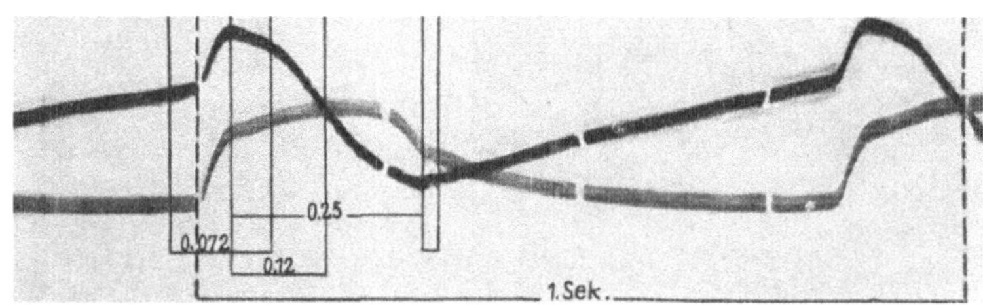

Abb. 85.
BRÖMSERS Differentialsphygmograph.
(Nach HOCHREIN und MEIER.)

Durch einen Keil, der zu beiden Seiten eine Aufnahmekapsel für zwei getrennte Luftsysteme besitzt, wird eine Arterie etwas eingedrückt. Nach bekannten hydrodynamischen Gesetzen entsteht in der Stromrichtung vor dem Keil ein Stau, hinter dem Keil ein Soog. Auf die vordere Kapsel wirken also Arteriendruck + Stau, auf die hintere Kapsel Druck + Soog. Diese beiden Kapseln sind mit einer Subtraktions- bzw. Additionsmembran verbunden. Auf die Subtraktionsmembran, die mit 1 bezeichnet ist, wirken, nachdem die Arteriendruckwerte sich aufheben, lediglich Stau und Soog. Das Verhältnis zwischen diesen beiden Größen zeigt uns den Grad der Stromgeschwindigkeit an. Die Bewegungen der beiden Membranen, die in der Abbildung mit 2 bezeichnet sind, addieren sich. Die Addition von Stau und Soog, der Soog ist eine negative Größe, ergiebt einen minimalen Wert, der vernachlässigt werden kann. Die beiden Membranen verzeichnen, wenn sie durch ein Celluloidplättchen miteinander verbunden werden, schließlich nur den Druckablauf der Arterie. Die Bewegungen

Abb. 86. Geschwindigkeits- und Druckkurve der Bauchaorten. (Nach HOCHREIN.)

der auf den Membranen aufgeklebten Spiegelchen werden optisch auf ein FRANKsches Kymographion übertragen. Die Abb. 86 zeigt eine mit dem Apparat aufgenommene Kurve.

Gasanalytische Untersuchungen zur Bestimmung des Schlagvolumens.

Ein wichtiges Maß der Herzarbeit ist die mit jedem Schlag oder in einer gegebenen Zeit geförderte Blutmenge: Schlagvolumen und Minutenvolumen. Kennt man den Sauerstoffgehalt des arteriellen und venösen Blutes, so sagt uns der Unterschied, wieviel Sauerstoff jeder Kubikzentimeter Blut beim Durchgang durch die Lunge aufnimmt. Umgekehrt sagt uns die in einer Minute verbrauchte Sauerstoffmenge, wieviel Kubikzentimeter Blut in dieser Zeit die Lunge durchströmt haben: Minutenvolumen (FICKsches Verfahren). Das Minutenvolumen geteilt durch die Pulszahl gibt das Schlagvolumen. Man kann auch vom Kohlensäuregehalt ausgehen und sagen, der Unterschied zwischen dem Kohlensäuregehalt des venösen und des arteriellen Blutes giebt an, wieviel Kohlensäure jeder Kubikzentimeter Blut in der Lunge abgiebt, umgekehrt die Kohlensäureabgabe in einer Minute, wieviel Blut in dieser Zeit die Lunge passiert hat. Da beim Menschen allenfalls der O- und CO_2-Gehalt des arteriellen Blutes durch die Arterienpunktion, dagegen der O- und CO_2-Gehalt des venösen Herzblutes überhaupt nicht unmittelbar bestimmt werden kann, so hat man zu mittelbaren Bestimmungen gegriffen und aus der O- und CO_2-Spannung der unter besonderen Bedingungen gewonnenen Atmungsluft die O- und CO_2-Spannung im arteriellen und venösen Blut der Lunge erschlossen (HALDANE und PRIESTLEY; DAVIES und MEAKINS; CHRISTIANSEN, DOUGLAS und HALDANE; PLESCH; EPPINGER, v. PAP und SCHWARZ; BURWELL und ROBINSON und andere.). Einfacher ist das Verfahren von KROGH und LINDHARD. Sie lassen Stickoxydul einatmen und bestimmen aus der während einer Atempause von 15—20 Sekunden aufgenommenen N_2O-Menge unter Berücksichtigung des Absorptionskoeffizienten des Stickoxyduls und seiner Spannung in der Lunge die während der Atempause durch die Lunge strömende Blutmenge. Eine Schwierigkeit des Verfahrens liegt darin, daß der Versuch in etwa 30 Sekunden erledigt sein muß, weil sonst der Stickoxydulgehalt des zur Lunge zurückkehrenden Blutes eine einigermaßen sichere Berechnung unmöglich macht. HAGGARD und HENDERSON glaubten diesen Übelstand vermeiden zu können, indem sie das Stickoxydul ersetzten durch Äthyljodid, das während der Dauer eines Kreislaufs im Blut zerstört werden sollte. Diese Annahme hat sich aber nicht bestätigt (MOORE, HAMILTON und KINSMANN; ROBINSON); nach KAUP und GROSSE wird vielmehr während der Äthyljodidatmung solange und soviel Äthyljodid im Blut angesammelt, bis Spannungsgleichgewicht zwischen dem Äthyljodid und den übrigen Blutgasen eingetreten ist. Bestimmungen des Schlag- und Minutenvolumens aus der Äthyljodidaufnahme geben deshalb zu große Werte, wenn in dem Versuch der Eintritt des Spannungsgleichgewichts nicht abgewartet wird. Im übrigen wird das Verfahren als zuverlässig gelobt (MOBITZ, LAUTER). Zusammenfassend darf man wohl sagen, daß die Bestimmung des Herzschlagvolumens beim Menschen eine Aufgabe ist, an deren Lösung noch gearbeitet wird.

Die Entzündung der Herzklappen. Endocarditis.

Geschichtliches.

Krankhafte Veränderungen der Herzklappen finden wir bei den älteren Schriftstellern häufig erwähnt. Vor allem waren es die Verkalkungen der Klappen, die die Aufmerksamkeit auf sich zogen. MORGAGNI beschreibt verschiedene Fälle und führt eine stattliche Zahl von Forschern an, die ähnliche Beobachtungen gemacht haben (HORST, ZWINGER, BERTIN, RAYGER, VIEUSSENS, REIMANN, MORAND, SENAC, HALLER, PEYER, BELLINI, COWPER, HUNAULD, FANTONI). Aber auch von weichen Auswüchsen wird berichtet (LANCISI, LOWER, SENAC, FORLANI, MORGAGNI, PORTAL, SÖMMERING, BAILLIE). MECKEL und CORVISART hielten sie für syphilitische Kondylome, BAILLIE und mit ihm PORTAL für entzündliche Bildungen. Besonders energisch tritt KREYSIG für die entzündliche Natur vieler Klappenveränderungen ein: „Gewiß ist die Entzündung oft Ursache der Verhärtungen der Klappen." Dafür spreche auch PARRYS Beobachtung, daß als Ursache chronischer Herzübel und Klappenerkrankungen häufig eine „entzündliche Diathese" zu bestehen scheine; „diese habe sich entweder in der Gestalt eines gewöhnlichen akuten Rheumatismus gezeigt oder in der Form jener Art von Rheuma, die eine Folge des üppigen Lebens ist". KREYSIG geht aber noch einen Schritt weiter und meint: „Dann sieht man auch nicht ein, warum weiche Auswüchse nicht ebensogut wie Verknöcherungen als Folge jeder einfachen Entzündung sollten entstehen können? Daß sie sich aus denselben Ursachen erzeugen, woraus Verknöcherungen entstehen, sieht man daraus, daß sie in Verbindung mit Verknöcherungen vorkommen." Die klinische Auswertung dieser Lehre konnte natürlich erst erfolgen, als durch LAENNECS Entdeckung der Auscultation die physikalischen Symptome der Klappenerkrankungen aufgedeckt wurden. Immerhin verging noch eine gewisse Zeit, bis die Entzündung der Herzklappen als eigenes Krankheitsbild erkannt wurde. Die erste Beschreibung lieferte 1835 BOUILLAUD, der auch den Namen Endocarditis prägte und den Zusammenhang der Erkrankung mit dem Gelenkrheumatismus schärfer herausarbeitete. Der Anatomie des Prozesses wandte vor allem ROKITANSKY seine Aufmerksamkeit zu; er faßte die endocarditischen Wucherungen als Produkte des entzündeten Gewebes auf und fand hierin die Zustimmung VIRCHOWS. Die heute bestehende Lehre, daß es sich um thrombotische Niederschläge aus dem Blute handle, für die entzündliche Gewebsveränderungen der Klappen lediglich den Boden liefern, stammt von E. ZIEGLER; um diesen Sachverhalt zum Ausdruck zu bringen, wählte er die Bezeichnung Thromboendocarditis. Die Entstehung der Endocarditis mußte solange dunkel bleiben, als die wichtige Rolle der Bakterien für Krankheitsvorgänge im menschlichen Körper nicht bekannt war. Wohl wird der Zusammenhang der Endocarditis mit Rheumatismus, Pyämie, Masern, Scharlach, Lungenentzündung, Puerperalfieber, Erysipel usw. erwähnt, aber die Art des Zusammenhanges blieb dunkel. Auch Erkältungen, Traumen, toxische Schädigungen — eine Zeitlang wurde die Milchsäure angeschuldigt, z. B. von PROUT, GARROD, WILLIAMS, TODD, RICHARDSON und anderen — wurden in Erwägung gezogen. VIRCHOW war der erste, der bei einer Endocarditis „rundliche oder ovale Zusammenhäufungen kleiner Körnchen", also zweifellos Bakterien fand (1856), von denen er meint: „Wäre es möglich, jene im Blute gefundenen Körper mit der Endocarditis in Zusammenhang zu bringen, so würde sich der Zusammenhang (zwischen den allgemeinen Störungen und den Organerkrankungen im vorliegenden Falle) leichter herstellen lassen. Indes gestehe ich, daß es mir geraten erscheint, hier weitere Untersuchungen abzuwarten." WINGE und HJALMAR HEIBERG gelang es dann (1869), Bakterien in den entzündlichen Wucherungen selbst nachzuweisen. Eine systematische Erforschung der Frage wurde aber erst möglich, als die grundlegenden Arbeiten KOCHS über die Züchtung und Isolierung von Bakterien erschienen.

Anatomie.

„Als Endocarditis bezeichnet man eine entzündliche Erkrankung des Endocards, welche sich unter dem Einfluß eines in die Blutbahn eingedrungenen Entzündungserregers entwickelt. Der häufigste Sitz der Erkrankung sind die Klappen, doch kann sich dieselbe auch an anderen Stellen des Endocards lokalisieren ... Die Wirkung der Bakterien am Orte ihrer Ansiedlung dürfte wohl in allen Fällen eine mehr oder weniger tiefgreifende Degeneration des befallenen Gewebes sein. Dringen die Bakterien von der Oberfläche in die Tiefe des endocardialen Gewebes vor, so kommt es in manchen Fällen zu einer mehr oder minder umfangreichen Nekrose, so daß das von den Bakterien durchsetzte Gewebe seine Kerne verliert. Infolge der Veränderungen, welche die chemisch-physikalische Beschaffenheit des Gewebes durch die Ansiedlung und Verbreitung der Bakterien erleidet, pflegen sich an der Oberfläche der inficierten Stellen sehr bald Thromben niederzuschlagen, und zwar meist feinkörnige Plättchenthromben, welche keine zelligen Elemente einschließen. Zuweilen bleiben an diesen weiterhin Leukocyten und rote Blutkörperchen hängen, und es scheidet sich zugleich auch fädiges Fibrin ab, so daß nunmehr aus verschiedenen Bestandteilen zusammengesetzte Thromben entstehen" (ZIEGLER).

Im weiteren Verlauf findet eine mehr oder weniger vollständige Durchdringung der Thrombenmassen durch Granulationsgewebe statt, das weiterhin eine fibröse Umwandlung eingeht und zur Bildung von narbigen Schrumpfungen führt.

Die nicht organisierten Teile der Thromben erfahren eine hyaline Umwandlung, zu der sich Kalkablagerungen hinzugesellen können. Je nachdem, ob die Nekrotisierung oder Organisierung überwiegt, kann man eine Endocarditis ulcerosa und polyposa unterscheiden. In frischen Fällen findet man den Prozeß besonders an den Schließungsrändern der Klappen ausgebildet, auch die Sehnenfäden können frühzeitig, seltener allein mit kleinen thrombotischen Wärzchen besetzt sein, ausnahmsweise ist nur das Endocard der Kammerwände erkrankt (Wandendocarditis, BÄUMLER). Bei der ulcerösen Endocarditis können durch die Perforation stark nekrotisierter Klappenbezirke plötzlich schwere Kreislaufstörungen entstehen. Die Endocarditis befällt fast ausschließlich die Klappen des linken Herzens, von

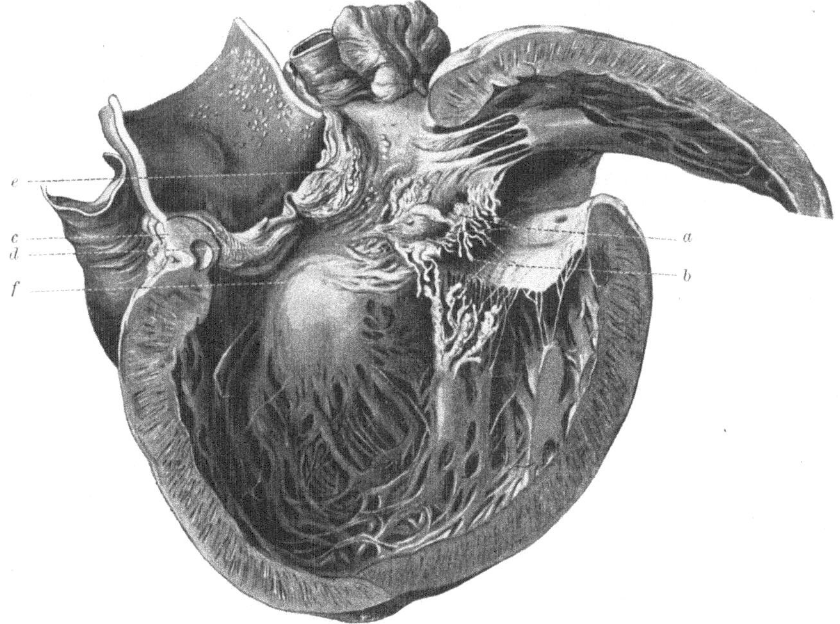

Abb. 87. Endocarditis. *a* Ulcera der Mitralklappe, *b* zerfressene Sehnenfäden, *c* geschrumpfte linke Aortenklappe, *d* rechte Aortenklappe, *e* hintere Aortenklappe mit kleinen warzenförmigen Auflagerungen, *f* Schwielen in der Aortenausflußbahn. (Aus KAEMMERER: Zur Ätiologie der Endocarditis lenta. Münch. med. Wschr. 1914, Nr. 11.)

denen in etwa 60% der Fälle die Mitralis, in etwa 3% die Aortenklappen, in etwa 30% beide Klappen erkrankt gefunden werden (ASCHOFF); im rechten Herzen pflegt die Endocarditis der Tricuspidalis an Häufigkeit die Endocarditis der Pulmonalis zu überwiegen.

Das Bild, das eine Endocarditis dem bloßen Auge darbietet, wird besser als durch viele Worte durch eine Abbildung veranschaulicht, die ich einer Arbeit KÄMMERERS entnehme (Abb. 87). Wir sehen das vordere Segel der Mitralklappe zum Teil mit warzenförmigen Auflagerungen bedeckt, daneben sind kleinere nekrotisierte Stellen durch den Druck des Kammerblutes zu tiefen Gruben ausgebuchtet, von denen eine schon durchgebrochen ist. Die Sehnenfäden sind zum großen Teil zerfressen und gerissen, die an dem Papillarmuskel haftenden Stümpfe durch endocarditische Auflagerungen verdickt. Auch auf der rechten Aortenklappe finden sich zahlreiche kleine entzündliche Wärzchen. Die hintere und die linke Aortenklappe sind infolge einer alten Entzündung breit miteinander verwachsen und verdickt. Die hierdurch erzeugte Insuffizienz der Klappen hat zu einer fibrösen Verdickung des Endocards im Konusabschnitt geführt. Das Präparat vereinigt also in sich die wichtigsten Formen und Stadien endocarditischer Veränderungen und ist dadurch besonders instruktiv. Aber nicht immer führt die Endocarditis zu so ausgeprägten Veränderungen. Es giebt eine Gruppe von Fällen, bei denen nur am Schließungsrand der Klappen bis stecknadelkopfgroße, blaß- gelbliche oder blaßrote Wärzchen gefunden werden, die lediglich aus Blut- plättchen bestehen und höchstens einmal einige Erythrocyten oder Endothelien, aber keine weißen Blutkörperchen, kein Fibrin und keine Bakterien enthalten. Das Klappengewebe ist nur durch die Organisation des Plättchenthrombus an dem Prozeß beteiligt. Endocarditis simplex (KRISCHNER). Zwischen dieser leich- testen Form und den schweren Formen steht die Endocartitis rheumatica. Hier sind die thrombotischen Auflagerungen oft in mehreren Reihen angeordnet und auf den ganzen Klappenumfang und zuweilen darüber hinaus auf das benachbarte Endocard und die Sehnenfäden ausgedehnt und auch wohl von einigen Leuko- cyten und Fibrinfäden durchsetzt, vor allem aber das Klappengewebe in beträcht- lichem Umfange entzündlich verändert durch Einlagerung von Rundzellen, Leu- kocyten, Fibroblasten und hin und wieder auch ASCHOFFsche Knötchen (KÖNI- GER, SCHOTTMÜLLER, ASCHOFF, KRISCHNER). Wir brauchen kaum zu sagen, daß die Natur sich oft nicht an unsere Einteilung hält, sondern Fälle bringt, die ent- weder als Zwischenformen oder als Sonderarten (LIBMANN und SACKS) aufgefaßt werden müssen.

Entstehung.

Die Akten sind noch nicht darüber geschlossen, ob das anatomische Bild der Endocarditis, d. h. eine Schädigung des Endocards mit thrombotischen Auflagerun- gen, nur infolge einer Bakterieneinwirkung entstehen kann, oder ob auch mechani- sche, chemische, toxische Einflüsse diese Veränderungen hervorzurufen vermögen. Der Umstand, daß in manchen Fällen von Endocarditis keine Erreger gefunden werden, beweist für diese Frage nichts, denn viele Fälle heilen ja aus, und dabei müssen die Erreger zugrunde gehen. Ferner giebt es Erreger, die wir noch nicht kennen (Masern, Scharlach, Grippe), und schließlich werden manche wider- sprechende Befunde auf die verschiedene Untersuchungsmethodik der einzelnen Forscher zurückgeführt werden müssen. Auf der anderen Seite muß die Mög- lichkeit zugestanden werden, daß durch eine der oben genannten nicht bakte- riellen Einwirkungen einmal eine Schädigung des Endocards gesetzt werden kann, die zur Bildung blander Thromben am Ort der Schädigung führt. Die bisher bei- gebrachten klinischen Beobachtungen — endocarditische Veränderungen bei Kachexien, Diabetes, Carcinom — können allerdings nicht als beweisend aner- kannt werden, da kaum je die Möglichkeit einer vorausgegangenen leichten und deshalb vom Patienten nicht beobachteten infektiösen Endocarditis wird aus- geschlossen werden können; man denke nur an die Kranken mit Endocarditis lenta, die wochen- und monatelang die Krankheit mit sich herumtragen, bevor sie zum Arzt kommen. Auch das Experiment, soweit es sich auf Versuche gründet, die den Verhältnissen beim Menschen entsprechen, hat bis jetzt keine Entschei- dung gebracht. Während STEFANELLI, PORRINI, DE VECCHI durch Bakterien- toxine und PANICHI und VARNI durch Carcinomextrakte eine Endocarditis er- zeugt haben wollen, konnten FULCI und LÜDKE in Nachuntersuchungen diese Resultate nicht bestätigen. Wichtiger ist die Erfahrung, daß die Krankheit, die im engsten Zusammenhang mit der Endocarditis steht, der Gelenkrheumatismus, nicht nur entstehen kann, wenn krankhafte Bakterienherde im Körper vorhanden und wirksam sind, sondern auch bei reinen Giftwirkungen (Serumkrankheit) vor- kommt. Nehmen wir hinzu, daß beim Gelenkrheumatismus in den ergriffenen Gelenken keine Erreger zu finden sind, so liegt es nahe anzunehmen, daß die rheu- matischen Gelenkentzündungen nicht durch verschleppte Bakterien, sondern durch

Bakteriengifte erzeugt werden, die in den Kreislauf gelangen und vorzugsweise auf die Gelenke entzündungserregend wirken. Der Gedanke, daß in gleicher Weise die Herzklappen geschädigt werden könnten, erhält dadurch eine nicht veräcktliche Stütze. Diese Schädigung könnte ihrerseits wieder die Herzklappen für die Ansiedlung von Krankheitskeimen empfänglicher machen, so, wie DIETRICH das durch Tierversuche wahrscheinlich gemacht hat. Sie wäre insofern den mechanischen Klappenschädigungen vergleichbar, die nach ROSENBACH, ORTH und WYSSOKOWITSCH, WEICHSELBAUM, NETTER, RIBBERT mit großer Sicherheit injizierte Bakterien sich festsetzen lassen. Die so entstehenden Veränderungen der Klappen werden ihrerseits wiederum die Entwicklung neuer endocarditischer Prozesse begünstigen, wie überhaupt die mechanischen Bedingungen eine gewisse Rolle bei der Endocarditis zu spielen scheinen. Wir wissen, daß ganz überwiegend die Klappen des linken Herzens erkranken, also die Klappen, die bei der Herzarbeit mechanisch am meisten beansprucht werden. Vor allem gilt das von den Mitralklappen, die noch dazu besonders kompliziert gebaut sind und in kleinen Winkeln und Fältchen den Bakterien Schlupfwinkel bieten. Vielleicht, daß auch der höhere Sauerstoffgehalt des Blutes im linken Herzen den Bakterien günstigere Lebensbedingungen bietet (ROSENBACH). Auch müssen wir daran denken, daß die zur Endocarditis führenden Keime im Endocard vielleicht einen besonders geeigneten Nährboden finden, denn mit einer spezifischen Affinität zwischen Erregern und Zellen ist doch bei allen Infektionskrankheiten zu rechnen. Oder — um nur ein Beispiel zu nehmen — warum setzen sich die anfangs im Blut kreisenden Typhusbazillen so gut wie nur im Darm fest? Gelegentlich mögen auch außerhalb des gewöhnlichen Geschehens liegende mechanische, chemische, toxische, marantische Einflüsse die Entstehung einer Endocarditis begünstigen. KÖSTERS Annahme, die Endocarditis entstehe durch Bakterienembolien in den Klappengefäßen, mag besonders für Klappen, die infolge früherer Entzündungen reich an neugebildeten Gefäßen sind, gelten, kommt aber auch für gesunde in Betracht, da diese nach den neuesten Untersuchungen ebenfalls genügend Gefäße führen, um die Annahme möglich erscheinen zu lassen (BAYNE-JONES, KERR und METTIER, KUGEL).

Als Erreger der Endocarditis sind bis jetzt gefunden worden vor allem Streptokokken und Staphylokokken, seltener Pneumokokken, Gonokokken, Influenza-, Typhus,- Koli- und Tuberkelbazillen, womit nicht gesagt sein soll, daß nicht ausnahmsweise auch andere Bakterien vorkommen könnten. Eine Übersicht über 66 bakteriologisch untersuchte Fälle von akuter Endocarditis gibt NORRIS.

Diplococcus lanceolatus	10	Gonococcus	1
Staphylococcus pyogenes aureus	10	Meningococcus	1
Bacillus coli communis	9	Bacillus proteus vulgaris	1
Streptococcus pyogenes	10	Ein chromogener Bacillus	1
Pneumococcus	3	Atypischer Streptococcus	1
Bacillus typhosus	2	Nicht identifizierbare Form	1
Micrococcus citreus	1	Sterile Kulturen	7
Mischinfektion	6	Verunreinigung	2

Die Kulturen werden aus dem Herzblut und den Klappenwucherungen gewonnen. Eintrittspforte der Erreger kann jeder Teil des Körpers sein. An erster Stelle stehen die Mandeln, dann kommen die übrigen Teile der Rachenorgane und des Respirationstractus; bei Frauen spielen ferner die Genitalorgane eine wichtige Rolle wegen der puerperalen Infektionen. In vielen Fällen wird die Eintrittspforte nicht nachweisbar sein, sei es, daß die Bakterien ohne stärkere Lokalreaktion in den Körper eindringen, sei es, daß die Endocarditis zu spät entdeckt wird, um einen sicheren Zusammenhang mit früheren Erkrankungen erkennen zu lassen (kryptogene Endocarditis). Verhältnismäßig selten werden die in den Kreislauf gelangenden Krankheitserreger nur oder zuerst das Endocard angreifen (primäre Endocarditis), meistens führen sie zunächst zu anderen Krankheitsherden, und erst im weiteren Verlauf gesellt sich die Endocarditis hinzu (sekundäre Endocarditis). Wenn wir nach der Entstehung einer Herzklappenentzündung fahnden, so läuft deshalb die Frage darauf hinaus, welche Krankheit zu der Herzklappenentzündung geführt hat. Unter 150 Fällen von Endocarditis fand HORDER 72 Fälle (= 48%) von Gelenkrheumatismus, 10 Scharlach, 7 Gonorrhoe, 4 Typhus, 4 Malaria, 2 Syphilis, 2 Influenza, 1 Pneumonie, 1 Basedow, 1 Dysenterie; unter 400 Fällen von Endocarditis beruhten nach Untersuchungen LITTENS 35%, unter 670 Fällen nach ROMBERG 58% auf Gelenkrheumatismus. Fragen wir umgekehrt, wie häufig ein Gelenkrheumatismus zur Endocarditis führt, so werden 10—20% (ROMBERG), 30% (PHILLIPS), 31,5% (MC CRAE), 40% (GIBSON), 54,4% (LATHAM) angegeben.

Die Endocarditis ist die häufigste Ursache der Klappenfehler, neben ihr kommen nur Arteriosklerose, Lues und angeborene Abnormitäten in Betracht, wir erhalten deshalb über die Entstehung der Endocarditis auch aus Statistiken Aufschluß, die sich mit dem Ursprung der Klappenfehler beschäftigen. Allerdings muß hierbei berücksichtigt werden, daß in diesen Zahlen die tödlich verlaufenden akuten Fälle von Endocarditis nicht zur Geltung kommen. Unter dieser Einschränkung sei die folgende Tabelle von FATIANOFF wiedergegeben.

Arteriosklerose . . .	59 = 13,7%		Angina	2 = 0,5%
Gelenkrheumatismus	201 = 46,7%		Diphtherie	2 = 0,5%
Pneumonie	12 = 2,8%		Sepsis	2 = 0,5%
Scharlach	11 = 2,5%		Lues	1 = 0,2%
Chorea	8 = 1,8%		Erysipel	1 = 0,2%
Masern	7 = 1,6%		Malaria	1 = 0,2%
Typhus	6 = 1,4%		Kongenital	1 = 0,2%
Influenza	5 = 1,2%		Gravidität	7 = 1,6%
Gonorrhoe	2 = 0,5%		Ursache unbekannt .	103 = 23,9%

D. GERHARDT weist in einer Erläuterung darauf hin, daß die für Gelenkrheumatismus angegebene Zahl wohl zu niedrig sei, da sie die Fälle nicht umfaßt, die zunächst als Gelenkerkrankungen aufgenommen wurden, im weiteren Verlauf aber die Zeichen von Herzfehlern darboten; rechnet man diese Fälle, und zwar nur die sicheren, hinzu, so erhöht sich die Zahl von 46,7% auf 64%. Hierbei ist aber zu bedenken, daß die herkömmliche Wertschätzung des Gelenkrheumatismus als Ursache einer Endocarditis heute deshalb als einseitig betrachtet werden muß, weil ja schon der Gelenkrheumatismus Folge eines anderswo sitzenden primären Infektionsherdes ist, dessen Erreger oder Gifte unmittelbar zu Erkrankungen der verschiedensten Organe, also auch des Endocards, führen können.

Alle Einteilungen der Herzklappenentzündungen sind unbefriedigend. Das ist kein Wunder, da die Natur bei tieferem Eindringen immer und überall fließende Übergänge und keine scharfen Grenzen darbietet. Immerhin können gewisse Gruppen unterschieden werden, die in reiner Ausbildung genügend scharf ausgeprägte Eigentümlichkeiten aufweisen, zu wichtigen klinischen Schlüssen berechtigen und deshalb praktische Bedeutung haben. Am fruchtbarsten ist für ärztliche Zwecke die Einteilung nach dem klinischen Gesichtspunkt in

Endocarditis mit Neigung zur Ausheilung, sogenannte gutartige Endocarditis,
    a) ohne klinische sichere Erscheinungen: Endocarditis simplex,
    b) mit klinischen Erscheinungen: Endocarditis rheumatica,
Endocarditis ohne Neigung zur Ausheilung, sogenannte bösartige Endocarditis,
    a) mit stürmischem oder raschem Verlauf: Endocarditis septica,
    b) mit schleichendem Verlauf: Endocarditis lenta,
syphilitische Endocarditis,
traumatische Endocarditis.

Häufig werden sich gutartig und bösartig mit den anatomischen Formen verrukös und ulcerös decken; da es aber auch bösartige verruköse Entzündungen und verhältnismäßig gutartige ulceröse Entzündungen giebt, so ist die Entscheidung verrukös und ulcerös für die klinische Bewertung des einzelnen Falles nicht von ausschlaggebender Bedeutung. Abgesehen davon gestatten es unsere Untersuchungsmethoden gar nicht, mit begründeter Sicherheit eine solche Unterscheidung zu treffen, ausgenommen vielleicht seltene Fälle, wo z. B. plötzlich auftretende Geräusche und Insuffizienzerscheinungen den Verdacht auf eine Klappenruptur und damit ulceröse Prozesse wachrufen oder gehäufte Embolien eine mehr verruköse Natur wahrscheinlich machen. Aufgabe der inneren Medizin ist ja auch weniger die Aufdeckung anatomischer Veränderungen, als die Erkennung und Beeinflussung krankhafter Lebensvorgänge. Auch eine Scheidung der Endocarditisformen nach der Art der Entzündungserreger wird den klinischen Bedürfnissen nicht gerecht, da derselbe Entzündungserreger häufig zu ganz verschiedenen Krankheitsbildern führt. Gegen die hier gewählte Einteilung ist allerdings einzuwenden, daß eine Endocarditis mit Neigung zur Ausheilung im Verlaufe der Erkrankung ihren Charakter ändern und in die nicht ausheilende Form übergehen kann. Wir halten das aber nicht für einen Mangel, sondern eher für einen Vorzug, weil uns dadurch zum Bewußtsein gebracht wird, daß eine Infektion kein statisches, sondern ein dynamisches, vom Spiel der angreifenden und verteidigenden Kräfte abhängendes Problem ist.

Die Endocarditis mit Neigung zur Ausheilung

kann in zwei Formen auftreten, die man als *Endocarditis simplex* und *Endocarditis rheumatica* zu unterscheiden pflegt. Die Endocarditis simplex ist bis jetzt nur als pathologisch-anatomisches Krankheitsbild bekannt. Sie ist nach KÖNIGER ausgezeichnet dadurch, daß die nekrotischen und thrombotischen Vorgänge sehr geringfügig sind und daß weder im Blut noch in dem erkrankten Gewebe Bakterien gefunden werden. Nach KRISCHNER fehlen Nekrosen überhaupt. Bei der rheumatischen Endocarditis — so genannt, weil sie hauptsächlich im Verlauf eines Gelenkrheumatismus auftritt — sind die anatomischen Veränderungen, im besonderen die Nekrosen, stärker ausgesprochen und nicht selten Bakterien im entzündeten Gewebe oder auch im Blut nachweisbar.

Bei der

Endocarditis simplex

sind bis jetzt keine Bakterien gefunden worden.

Über die Symptome und die Diagnose der Endocarditis simplex läßt sich nichts Sicheres sagen.

Die Endocarditis rheumatica

umfaßt alle die Formen von Endocarditis mit Neigung zur Ausheilung, die im Zusammenhang mit einem Gelenkrheumatismus auftreten oder nach deren Typus verlaufen, z. B. viele Endocarditiden nach Halsentzündungen, Masern, Scharlach, Diphtherie, Pneumonie, Gonorrhoe, Influenza. Sie machen, wie schon erwähnt, stärkere anatomische Veränderungen als die Endocarditis simplex, so daß nach der Abheilung mehr oder weniger große Verunstaltungen der Klappen zurückbleiben. Welchen Umfang diese Verunstaltungen annehmen können, wissen wir leider nur zu gut, weil fast alle Klappenfehler auf Endocarditiden der genannten Art zurückgehen.

Von den Symptomen der rheumatischen — wie wir der Kürze halber sagen wollen — Endocarditis seien zunächst die subjektiven Herzbeschwerden erwähnt. Sie sind meist gering: Druck auf der Brust, Beklemmungsgefühl, Empfindlich-

keit der Brustbein- oder Herzgegend (HEADsche Zone), Herzklopfen werden an
gegeben. Häufig fehlen alle Erscheinungen, die speziell auf das Herz als Krank
heitssitz hindeuten.

Von *allgemeinen Symptomen* ist vor allem das Fieber zu nennen. Erschwer
wird dessen Beurteilung natürlich durch die Grundkrankheit. Erst wenn dies
abgelaufen und keine Erscheinungen mehr macht, die Temperaturerhöhungen be
gründen könnten, wird man aus dem Fieber mit einiger Wahrscheinlichkeit au
eine Erkrankung des Endocards schließen dürfen. Es ist uns dann ein wichtige
Maßstab für die Schwere der Infektion. Läuft der eigentliche Entzündungsproze
im Herzen gleichzeitig mit der Grundkrankheit ab, so fehlt ein der Endocarditi
allein zukommendes Fieber und wir verlieren damit ein wichtiges Erkennungs
zeichen. Sind Entzündungserreger ohne wesentliche Krankheitserscheinungen i
den Körper und zu den Herzklappen gedrungen, dann kann wohl die erste viel
leicht geringe fieberhafte Periode unbeachtet bleiben. Kommt darauf solch ei
Patient in Beobachtung und infolge einer nicht fieberhaften Erkrankung zu
Sektion, so findet man eine verhältnismäßig frische Endocarditis, die scheinba
ohne Fieber verlaufen ist. Ein Fall, der in diese Kategorie gehören dürfte, wir
von D. GERHARDT berichtet. Es muß allerdings die Möglichkeit zugestanden wer
den, daß eine frische bakterielle Endocarditis auch einmal fieberfrei verläuft, wen
die Infektion zu gering ist, um eine allgemeine Reaktion des Körpers auszulöser
Es wird aber auch über nicht ganz leichte Fälle berichtet, die ohne Fieber einher
gingen (STEINER). Der Verlauf des Fiebers bei der Endocarditis rheumatica ha
nichts Typisches, es kommen kontinuierliche und remittierende Formen vo
Sporadische Schüttelfröste können entstehen, wenn von den endocarditische
Wucherungen ein Bakterienschub in den Kreislauf gelangt. Schweiße, Mattig
keit, Kopfschmerzen, allgemeines Krankheitsgefühl werden bei der Endocarditi
wie bei jeder fieberhaften Krankheit beobachtet. Wichtig sind

die lokalen Symptome, da diese die Hauptgrundlage der Diagnose bilden. Le
der lassen sie uns nicht selten völlig im Stich. Solange nicht der Krankheitspro
zeß den Mechanismus der Klappen stört, wird kein Geräusch den Sitz des Leiden
verraten. Dafür liegen genügend Beweise in der Literatur vor (HEHSCHEN un
andere). Tritt im weiteren Verlauf ein — vielleicht lange erwartetes — Geräusc
über dem Herzen auf, so gilt es zu entscheiden, ob es sich um ein organisches ode
ein accidentelles handelt. Steigerung der Strömungsgeschwindigkeit, Sinken de
Blutdruckes, Anämie, Veränderungen, wie sie durch ein länger dauerndes Fieber e
zeugt werden, können Ursache des Geräusches sein. In früheren Zeiten kam noc
die Blutverarmung durch die besonders in Frankreich und England beliebten gr
ßen Aderlässe hinzu. So wird denn mit Recht hervorgehoben, daß Geräusche er
dann zu einem sicheren Schluß berechtigen, wenn eindeutige Erscheinungen ein
Klappendefekts (Erweiterung bestimmter Herzabschnitte usw.) hinzutrete
(BAMBERGER, FRIEDREICH und andere). Ändert allerdings ein Geräusch währen
der Krankheit in auffälliger Weise seinen Charakter, so darf hieraus mit groß
Wahrscheinlichkeit auf einen organischen Ursprung geschlossen werden, auch wen
noch keine für einen Klappenfehler beweisenden Veränderungen der Tätigkeit un
Dämpfung des Herzens nachweisbar sind (FRIEDREICH). Da die Mitralis bei we
tem am häufigsten erkrankt, so wird bei dem Verdacht auf eine Endocardit
vor allem nach einem Geräusch an der Spitze oder in der Gegend des linken Vo
hofs gefahndet werden müssen. Das Geräusch wird wohl zunächst immer syst
lisch sein. Es ist ja denkbar, daß die Ablagerungen an den Klappen, wenn sie b
sonders groß sind, auch einmal eine Verengerung des Ostiums und damit ein di
stolisches Geräusch erzeugen. Ein solches Verhältnis müsse aber höchst selte
sein, meint BAMBERGER, denn in ziemlich zahlreichen Fällen von Endocardit

habe er nie ein solches diastolisches Geräusch gehört. Sehr viel seltener als die Mitralis sind die Aortenklappen der Sitz einer Entzündung. Auch hier ist ein systolisches Geräusch die Regel, ein diastolisches als große Ausnahme anzusehen (BAMBERGER). Für die akute Endocarditis des rechten Herzens gelten dieselben allgemeinen Regeln, wie für die des linken Herzens.

Eine ganze Reihe von Symptomen, die bei der Endocarditis beobachtet werden können, kommt nicht der eigentlichen Erkrankung des Endocards zu, sondern ist die Folge von Schädigungen, die den Herzmuskel oder die Herznerven betreffen. Das sind z. B. Pulsunregelmäßigkeiten, wie Extrasystolen oder Leitungsstörungen, ferner Herzklopfen, Herzjagen, auffallend kleiner, wechselnder Puls usw. In dem Abschnitt über Myocarditis soll näher darauf eingegangen werden.

Die Fernwirkungen der Endocarditis rheumatica. Ausgedehnte Zerstörungen von Herzklappen können zu einer erheblichen Steigerung der Herzarbeit führen. Man findet in solchen Fällen Zeichen von Herzschwäche (Atemnot, raschen Puls), jedoch pflegt es selten zu schweren Stauungserscheinungen zu kommen, da das Herz durch Hypertrophie den neuen Anforderungen gerecht zu werden weiß. Eine Beteiligung des Myocards und Pericards an dem Entzündungsprozeß des Endocards ist nicht selten, doch wird es sich dabei häufig um eine der Endocarditis gleichgeordnete, d. h. durch dieselbe Schädlichkeit wie diese erzeugte Erkrankung handeln. In anderen Fällen freilich wird die Endocarditis als Ausgangspunkt für die Beteiligung des übrigen Herzens in Betracht kommen. Ähnlich steht es mit den Entzündungserscheinungen der Gelenke, der Haut (Peliosis rheumatica) und der Pleuren; sie alle können Folgen der Endocarditis, sie können aber auch gleichgeordnete Vorgänge, unter Umständen sogar Ausgangspunkt der Endocarderkrankung sein. Die Erfahrung lehrt jedenfalls, daß einmal der Gelenkrheumatismus zuerst und dann die Endocarditis auftritt, ein anderes Mal die Reihenfolge umgekehrt ist. Auch primäre rheumatische Pleuritiden giebt es, wenigstens halte ich es auf Grund eigener Beobachtungen für wahrscheinlich, andererseits ist bekannt, daß im Verlauf von einer Endocarditis zuweilen eine Entzündung der Pleuren hinzutritt. Nicht selten kommt es vor, daß sich thrombotische Massen vom Endocard loslösen und zu Embolien führen. Es kann so zu Infarkten der Milz oder Nieren — um die am häufigsten betroffenen Organe zu nennen — kommen. Stechende und spannende Schmerzen pflegen dies Ereignis zu verkünden; bei der Milz sichert Reiben die Diagnose, bei den Nieren das Auftreten von Blut und Zylindern im Harn. Infarkte der Darmwand sind glücklicherweise selten; sie machen schwere ileusartige Erscheinungen. Gelangt ein Embolus ins Gehirn, so treten entsprechende Ausfallserscheinungen ein. Als Regel darf angesehen werden, daß die Infarkte bei der rheumatischen Endocarditis ohne Eiterung verlaufen (WANDEL, WYSSOKOWITSCH), auch wenn Bakterien im infarzierten Bezirk nachweisbar sind.

Die Diagnose der Endocarditis rheumatica hat ihre Schwierigkeiten, das geht schon aus der Schilderung der Symptome hervor. Auf der einen Seite besteht die Gefahr, daß eine Endocarditis angenommen wird, wo keine vorhanden ist, eine Gefahr, vor der besonders BAMBERGER warnt. Als der enge Zusammenhang zwischen Gelenkrheumatismus und Endocarditis erkannt und bekannt geworden war, bestand offenbar die Neigung, jedes während einer Polyarthritis rheumatica auftretende Geräusch als Zeichen einer Endocarditis aufzufassen und die Möglichkeit einer accidentellen Entstehung der Geräusche zu vernachlässigen. Da zu dieser Zeit, wenigstens in Frankreich und England, die sogenannte antiphlogistische Methode — d. h. wiederholte große Aderlässe, die als solche schon zu anämischen Geräuschen führen mußten — allgemein Brauch war, so wuchs in diesen Ländern die Zahl der fälschlich angenommenen Endocarditiden ins Ungemessene. Heute sind wir kritischer geworden, wir diagnostizieren nicht mehr so leicht eine nicht vorhandene Entzündung des Endocards. Auf der anderen Seite entgehen aber dadurch recht zahlreiche Fälle der Diagnose; so berichtet NORRIS aus dem Pennsylvania Hospital, daß von 107 Fällen akuter Endocarditis, die zur Sektion kamen, nur 24 richtig diagnostiziert waren. Als Erscheinungen, die für die Diagnose einer Endocarditis besonders wichtig sind, seien folgende genannt. Unaufgeklärtes Fieber, besonders im Anschluß an Infektionskrankheiten; erratische Schüttelfröste; Geräusche über dem Herzen, zumal wenn die Bedingungen für eine accidentelle Entstehung fehlen und wechselnder Charakter sowie myocarditische Symptome (siehe oben) eine Erkrankung des Herzens wahrscheinlich machen; Zeichen frisch entstandener Klappenfehler, wie Erweiterung bestimmter Herzteile, Veränderung in der Stärke der Herztöne, Herzschwäche, doch muß man auf der Hut sein, daß man nicht durch schon vorhandene Klappenfehler getäuscht wird; Pericarditis; Embolien. Da die bezeichnenden Symptome, nämlich Geräusche, Klappenfehlerfolgen, Fernwirkungen, zumal in den frühen Krankheitsstadien, vielfach fehlen, so wird man oft die Diagnose auf Endocarditis durch Ausschließung anderer Möglichkeiten stellen müssen. Der Nachweis von Bakterien im Blut, die erwiesenermaßen leicht zur Endocarditis führen, wird eine wichtige Stütze in solchen Fällen sein. Eine ausführliche Besprechung aller Möglichkeiten, die differentialdiagnostisch in Betracht kommen, ist unmöglich.

Der Verlauf und Ausgang einer Endocarditis rheumatica läßt sich nie mit Sicherheit voraussagen. Bis zu einem gewissen Grade kann man ja aus der Höhe des Fiebers auf die Schwere des Prozesses und damit auf die Heilungsaussichten schließen, aber es kommen auch ungünstige Fälle mit geringem Fieber vor, wie später noch auszuführen sein wird. Ferner muß man mit Rückfällen, plötzlichen Verschlimmerungen durch Steigerung der Bakterienvirulenz oder Abnahme des Körperwiderstandes und anderen möglichen, leider unberechenbaren Komplikationen rechnen, von denen die wichtigsten unter Fernwirkungen genannt sind. Jede Endocarditis ist deshalb quoad vitam und quoad restitutionem als gefährliche Erkrankung mit ungewissem Ausgang zu beurteilen. Daß eine Endocarditis ohne Funktionsstörung ausheilen kann, darf nach anatomischen (AMSLER) und klinischen Erfahrungen (LEYDEN, JÜRGENSEN, D. GERHARDT) als sicher betrachtet werden. Wie häufig das eintrifft, läßt sich nicht sagen, doch ist in diesem Zusammenhang die Angabe D. GERHARDTs von Interesse, daß im Würzburger pathologischen Institut fast bei einem Drittel der Sektionen Endocardveränderungen gefunden wurden, die als die Folge entzündlicher Vorgänge aufgefaßt werden mußten. Für die klinisch diagnostizierten Fälle darf als Regel ausgesprochen werden, daß sie eine dauernde Störung des Klappenmechanismus hinterlassen. Bei den Mitralklappen treten gewöhnlich zunächst die Erscheinungen einer Insuffizienz zutage; bei den Aortenklappen pflegt anfangs ein systolisches Geräusch auf eine leichte Stenose zu deuten, später pflegen die Zeichen einer Insuffizienz hervorzutreten. Die bei der Ausheilung stattfindende narbige Schrumpfung kann entweder die Schlußunfähigkeit steigern oder, wenn gleichzeitig Verwachsungen der Klappen untereinander bestehen, zu Verengerungen führen. Hand in Hand damit gehen einschneidende Veränderungen der Druck- und Füllungsverhältnisse in den verschiedenen Herzabschnitten, denen das Herz nur durch besondere Maßnahmen, von denen später die Rede sein wird, gerecht werden kann.

Die Behandlung der Endocarditis rheumatica hat in einer energischen Bekämpfung des Grundleidens zu bestehen. Man kann hoffen, wenn man auf diese Weise den Nachschub infektiösen Materials verhindert, daß der Körper der Erkrankung des Endocards Herr werden wird. Eine unmittelbare Beeinflussung der Endocarditis, sei es durch Medikamente, wie Salicylpräparate und andere Antirheumatica, Chinin, Alkohol, Collargol, Trypaflavin oder durch Seruminjektionen, Vaccination, scheint nicht möglich zu sein, wenigstens habe ich selbst noch nie einen überzeugenden Erfolg davon gesehen. Das Hauptaugenmerk ist deshalb auf die Erhaltung des Kräftezustandes und Fernhaltung von Schädigungen zu richten. Der Patient hat strenge Bettruhe innezuhalten, zur Unterstützung dieser Maßnahme legt man eine Eisblase auf die Herzgegend und sorgt für gute Lagerung des Kranken. In der Ernährung komme man den besonderen Wünschen des Kranken möglichst entgegen, um der bei längerem Fieber drohenden Appetitlosigkeit vorzubeugen; grobe Diätfehler sind natürlich zu vermeiden. Es kann zur Hebung der Eßlust zweckmäßig sein, zeitweilig durch Fiebermittel die Temperatur zu drücken, man beschränke sich aber nicht auf ein Präparat, sondern gebe Mischungen wie Salicyl und Antipyrin, Pyramidon und Lactophenin und ähnliche und wechsle ab; um den Magen zu schonen, wird man die Mittel gegebenenfalls als Klysma verordnen. Die Anwendung von antirheumatischen Mitteln ist außerdem empfehlenswert, um neue Schübe von Rheumatismus und die damit einhergehende Schädigung der gesamten Widerstandskraft zu verhüten.

Wenn wir, wie gesagt, die Endocarditis rheumatica selbst nicht oder so gut wie nicht zu beeinflussen vermögen, so folgt daraus, daß wir auf jede Weise versuchen müssen, die Entstehung einer Endocarditis zu verhindern. Und das scheint wohl mit einiger Aussicht auf Erfolg möglich zu sein. Wir wissen, wie häufig eine Mandelentzündung der Ursprung eines Gelenkrheumatismus oder einer Endocarditis ist. Man behandle deshalb jede Angina von vornherein mit energischen Salicylgaben oder ähnlichen Mitteln. Dadurch wird man einmal den erwähnten Komplikationen vorbeugen und dann auch auf die Angina selbst günstig wirken. Von den zahlreichen Mandel- und Halsentzündungen, die gleich im Beginn erkannt und von mir in dieser Weise behandelt wurden, erinnere ich mich keines Falles, der eine Endocarditis oder ausgesprochene Polyarthritis bekommen hätte. Daß man den Gelenkrheumatismus am erfolgreichsten mit großen, in kurzer Zeit (wenigen Stunden) gegebenen Dosen von Salicyl oder anderen Antirheumatica und nicht mit verläpperten Gaben bekämpft, ist bekannt, wird aber leider häufig nicht genügend beachtet. Wegen der großen Gefahr einer Endocarditis sei deshalb erneut auf diese Regel hingewiesen. Chronisch veränderte Tonsillen, in denen immer wieder Entzündungen aufflackern, bedürfen unbedingt sachverständiger Behandlung, die meistens auf eine Exstirpation hinauslaufen wird. Ebenso sind alle anderen frischen oder chronischen Entzündungsherde (Nebenhöhlen- und Zahnwurzeleiterungen, infizierte äußere Wunden, Entzündungen und Eiterungen der Geschlechtsorgane usw.) nicht nur vom Gesichtspunkt des rein lokalen Befundes, sondern unter Berücksichtigung der möglichen Komplikationen zu behandeln.

Die Endocarditis ohne Neigung zur Ausheilung, sogenannte bösartige Endocarditis, mit stürmischem oder raschem Verlauf

pflegen wir kurz als

Endocarditis septica

(akute bakterielle Endocarditis; LIBMANN)

zu bezeichnen.

Die Anatomie dieser Erkrankung zeigt gegenüber der Endocarditis rheumatica folgende Unterschiede. Die Ausdehnung der entzündlichen Veränderungen ist größer, das Wandendocard, die Papillarmuskeln öfter in Mitleidenschaft gezogen. Die Nekrosen sind tiefer und umfangreicher, doch können thrombotische Auflagerungen dies Verhalten für die oberflächliche Betrachtung verdecken. Zuweilen findet man Fälle, in denen die Ulceration gering ist und die verrukösen Massen

unmittelbar kernarmen Bindegeweben aufsitzen, wie das nebenstehende Präparat
D. Gerhardts beweist (Abb. 88). Die Bösartigkeit des Prozesses kommt aber
gleichwohl zum Ausdruck, und zwar in den dichten Bakterienrasen der Auflagerungen. Dieser Bakterienreichtum ist überhaupt der wichtigste Unterschied zwischen der septischen und rheumatischen Form, denn aus ihm lassen sich die Verschiedenheiten des Verlaufs überzeugend ableiten. Wir dürfen die Menge der
Krankheitserreger unter sonst gleichen Bedingungen wohl ansehen als zuverlässigen Maßstab einerseits für die Virulenz der Bakterien und andererseits für
die Abwehrkraft des Körpers, und werden deshalb nicht fehlgehen, wenn wir aus
der Menge der Bakterien auf die Schwere der Erkrankung schließen. Dementsprechend wird der Nachweis von Bakterien im Blut des Kranken und deren Zahl für
die Beurteilung des Falles allgemein als besonders wichtig anerkannt. Von den
Herzklappen kann die Erkrankung kontinuierlich auf das benachbarte Endocard
übergreifen oder auch durch Anschlagen der Klappen darauf übertragen werden.
Daneben kommen isolierte, also selbständige Erkrankungsherde des Endocards

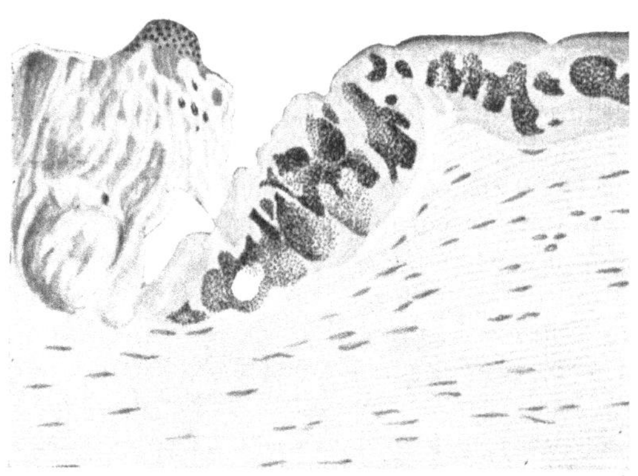

Abb. 88. Endocarditis (mikroskopisch). (Nach Gerhardt.)

vor. In den beiden ersten Fällen
wird nicht selten das unmittelbar
unter dem Endocard und mit
seinem Hauptteil gerade in unmittelbarer Nähe der Klappen
liegende Reizleitungssystem mit
ergriffen oder wenigstens in den
Kollateralbezirk der Entzündung
gezogen. Es kommt dann je nach
dem Grade der Schädigung zu
dauernden oder vorübergehenden
Störungen der Reizleitung zwischen den Vorhöfen und Kammern: Auch Extrasystolen können
wohl auf diese Weise hervor-
gerufen werden. Sind diese Erscheinungen stärker ausgesprochen, dann wird
man auf tiefergreifende Wandveränderungen, also auf eine Myocarditis schließen
müssen. Daneben kann sich eine toxische Myodegeneratio entwickeln und zu
ähnlichen Störungen, vor allem aber zu Insuffizienzerscheinungen führen, die nicht
zum reinen Bild der Endocarditis gehören. Im Gegenteil, die Herzkraft pflegt
auch bei schweren Endocarditiden häufig bis zuletzt kein stärkeres Nachlassen
zu zeigen, als dem Allgemeinzustande entspricht. Als Eigentümlichkeit des septischen, speziell der durch Pneumokokken hervorgerufenen Endocarditis verdient
hervorgehoben zu werden, daß verhältnismäßig häufig die Tricuspidalklappen ergriffen werden.

Die Entstehung der septischen Endocarditis. Im Verlauf jeder allgemeinen
Sepsis kann das Endocard mit ergriffen werden. Solange der allgemeine Prozeß
das Bild beherrscht, wird in diesen meist schweren und mehr oder weniger rasch
zum Tode führenden Fällen die Endocarditis kaum zum Ausdruck kommen, es
sei denn, daß besonders auffällige Herzstörungen eintreten, die dann aber weniger
auf einer Endo-, als Myo- oder Pericarditis beruhen werden. Die Endocarditis ist
also bei einer allgemeinen Sepsis als untergeordnete Teilerscheinung aufzufassen
und wird sich meistens einer sicheren Diagnose entziehen. Wichtiger sind die
Fälle, in denen die Endocarditis das Hauptleiden ist, sei es, daß sie der einzige
erkennbare Krankheitsherd ist, der seinerseits allerdings zu sekundären Herden
(Infarkten, Embolien) führen kann, sei es, daß neben der Endocarditis selbständige
septische Herde, jedoch von untergeordneter Bedeutung, bestehen. Man hat die

erste Form auch als primäre, die zweite als sekundäre Endocarditis bezeichnet, eine Unterscheidung, die anfechtbar ist, denn der Nachweis, daß das Endocard wirklich der erste Sitz der Erkrankung ist, wird häufig nicht sicher zu erbringen sein. Vorsichtiger wäre es, etwa von einer einfachen und komplizierten Form zu sprechen, oder von einer Endocarditis septica ohne selbständige Nebenherde und mit selbständigen Nebenherden. Für eine Sepsis kommen nach der Häufigkeit geordnet folgende Ursachen in Betracht: Puerperium, Halsentzündungen, Hautwunden und -eiterungen, Tripper (LENHARTZ); für die septische Endocarditis tritt auffallenderweise als eine recht häufige Ursache noch hinzu die Pneumonie. Nach einer Zusammenstellung von D. GERHARDT schlossen sich von 100 Endocarditiden mit selbständigen Nebenherden 29 an Puerperalerkrankungen, 10 an eine Pneumonie, 9 an Hautwunden und 7 an einen Tripper an. Von 92 Endocarditiden ohne selbständige Nebenherde entstanden 29 während der Schwangerschaft oder des Puerperiums, ohne daß bei der Sektion ein Befund an den Geschlechtsorganen nachweisbar gewesen wäre. Diese Befunde erinnern uns an die experimentell erwiesene Tatsache (z. B. für den Tuberkelbacillus), daß pathogene Bakterien die Schleimhäute ohne eine nachweisbare Schädigung durchwandern, sich am Orte ihrer Wahl ansiedeln und hier den ersten Krankheitsherd erzeugen können. Als Erreger der Endocarditis septica wurden von LENHARTZ unter 37 Fällen gefunden: 16mal Streptokokken, 10mal Staphylokokken, 10mal Pneumokokken, 1mal Gonokokken. Die Zahlen in der Tabelle von NORRIS weichen wohl etwas von diesen Werten ab — bei dem von statistischem Standpunkt aus kleinen Material kein Wunder —, bestätigen aber doch die überwiegende Bedeutung der Strepto-, Staphylo- und Pneumokokken. Besonders günstige Bedingungen für die Entstehung einer septischen Endocarditis werden offenbar durch alte Klappenveränderungen geschaffen, mögen nun mechanische Verhältnisse oder herabgesetzte Widerstandskraft der veränderten Gewebe oder beides den Boden für die Neuerkrankung bereiten. D. GERHARDT hat festgestellt, daß sich die sogenannte primäre Endocarditis unter 92 Fällen 54mal auf dem Boden einer alten Klappenerkrankung entwickelte. Merkwürdigerweise verhält sich die sekundäre Form anders, von 82 Fällen betrafen nur 18 alte Klappenfehler, die übrigen 64 gesunde Klappen. Allerdings zeigte ein großer Teil der primären Fälle einen schleichenden Verlauf vom Typus der noch zu besprechenden Endocarditis lenta, so daß kein reiner Vergleich mit den wohl meist schwereren sekundären Fällen möglich ist.

Über das Lebensalter der Kranken mit septischer Endocarditis ist zu sagen, daß es sich meist um Personen in den besten Jahren handelt. v. ROMBERG giebt als Durchschnitt 27,4 Jahre an, sein jüngster Fall war 5 Jahre, sein ältester 56 Jahre alt. Wahrscheinlich beruht die Bevorzugung des mittleren Alters nicht darauf, daß dieses stärker disponiert wäre, sondern es ist stärker exponiert — Geburten, Tripper, schwere Arbeit mit Gelegenheit zu Verletzungen (Phlegmonen usw.) und Erkältungen (Pneumonien). Zum Glück ist die septische Endocarditis eine ziemlich seltene Erkrankung, unter 33 539 Kranken mit 243 Fällen von Sepsis zählte v. ROMBERG 42 septische Endocardentzündungen.

Von den Symptomen der septischen Endocarditis sind *die subjektiven Herzbeschwerden*, wenn solche überhaupt geklagt werden, meist gering und wenig charakteristisch, wie bei allen Formen der Endocarditis. Wir verweisen deshalb auf das, was schon bei der rheumatischen Endocarditis darüber gesagt wurde. Treten stärkere Beschwerden auf, so besteht immer Verdacht auf Komplikationen, wie Beteiligung des Myo- oder Pericards, der Kranzgefäße, des Herznervensystems.

Die lokalen Symptome leisten für die Erkennung des Leidens auch meistens nicht soviel, wie man wünschen möchte. Es können sogar in schweren Fällen Wochen und Monate vergehen, bis ein Geräusch auftritt. Da aber bei Fieber und

Anämie — und diese beiden Erscheinungen zeichnen ja die septische Endocarditis aus — ein systolisches Herzgeräusch ebensogut accidentell wie organisch sein kann, so ist damit für die Diagnose nicht viel geholfen. Diastolischen Geräuschen kommt schon größere Bedeutung als Zeichen organischer Klappenveränderungen zu. Sie sind aber einerseits selten bei einer akuten Endocarditis und andererseits als kurze leise Geräusche an der Herzbasis — wahrscheinlich Pulmonalgeräusche — nicht ganz ungewöhnlich in Fällen, wo alles für eine accidentelle Natur des Geräusches spricht. Dagegen deuten auffallende Veränderungen des Geräusches im Laufe der Beobachtung auf eine organische Grundlage. Gesellen sich sekundäre Zeichen eines Klappenfehlers hinzu, wie Erweiterung der in Betracht kommenden Herzabschnitte, Veränderungen in der Stärke der Herztöne, dann kann man mit einiger Sicherheit die Diagnose stellen, vorausgesetzt, daß nicht ein alter Klappenfehler die Sachlage kompliziert. Dumpfe Herztöne allein als Zeichen verminderter Schwingungsfähigkeit der Herzklappen infolge entzündlicher Veränderungen sind ein recht unsicheres Symptom.

Von den allgemeinen Symptomen nimmt zunächst das Fieber unser Interesse in Anspruch. Es bietet ein sehr wechselndes Bild, bald mehr kontinuierlich, bald remittierend, in stürmisch verlaufenden Fällen zuweilen abnorm hoch, in den etwas langsamer verlaufenden niedriger, auch wohl durch Perioden subfebriler Temperaturen oder einzelne hohe Anstiege mit Schüttelfrost unterbrochen. Wenn wir oben die septische Endocarditis in zwei große Gruppen geteilt haben, die stürmisch oder rasch und die schleichend verlaufenden Fälle, so spielt bei dieser Einteilung das Fieber eine wesentliche Rolle und kennzeichnet die beiden gut abgrenzbaren Extreme. Dazwischen flottiert aber das große Heer der Übergangsfälle, die bald mehr nach der einen, bald mehr nach der anderen Seite neigen und außerdem noch während des Krankheitsverlaufs ihren Charakter ändern können. Eine allgemeine Beschreibung aller Zwischenformen, die möglich sind und vorkommen, läßt sich nicht geben, wir können auch um so eher darauf verzichten, als sie nichts grundsätzlich Neues bieten würde. Wenn man will, kann man eine besondere Gruppe für diese Fälle aufstellen: chronische Endocarditis septica. Viel ist damit nicht gewonnen, da auch diese Gruppe weder gegen die stürmischen und raschen noch gegen die schleichenden Fälle scharf abgegrenzt werden kann.

Schweiße sehen wir wie bei anderen fieberhaften Krankheiten auch, sie pflegen nicht besonders ausgesprochen zu sein, dasselbe gilt von der Mattigkeit, Kopfschmerzen, allgemeinem Krankheitsgefühl und Kräfteverfall. Nicht selten tritt stärkere Somnolenz, Unbesinnlichkeit auf, man spricht dann von einer typhösen Form der Endocarditis und stellt sie in Gegensatz zur pyämischen.

Bei dieser treten *die Fernwirkungen* der Endocarditis mehr in den Vordergrund. Das sind zunächst die Embolien, die je nach dem Sitz (Nieren, Milz, Darm, Hirn) ihre besonderen Erscheinungen machen, meist zu blanden Herden führen, aber auch eitrig werden können. Zumal die Nierenerscheinungen können so vordringlich sein, daß das Bild der Herzerkrankung zeitweilig in den Hintergrund zu treten scheint. Ferner ist die Neigung zu Blutungen erwähnenswert, so Hautblutungen, die sich in zahlreichen kleinen oder größeren Fleckchen und Flecken oder auch in ausgedehnten Hämorrhagien äußern, daneben werden alle möglichen Übergänge beobachtet. Die zuweilen auftretenden blutigen Durchfälle sind ebenfalls als Ausdruck der allgemeinen hämorrhagischen Diathese aufzufassen. Auch Netzhautblutungen fehlen nicht und können, wenn sie frühzeitig auftreten, diagnostisch verwertbar sein. Das Blut selbst erfährt je nach der Schwere des Falles eine mehr oder weniger starke Abnahme der Erythrocytenzahl und Blutfarbstoffmenge; manche Kranke werden schließlich so anämisch, daß der Verdacht auf eine perniziöse Anämie entstehen kann, doch ist in der Regel das für sekundäre Anämien kennzeichnende Verhältnis der Erythrocytenzahl zum Blutfarbstoff (Färbeindex < 1) vorhanden. Die Leukocytenzahl schwankt, gewöhnlich findet man eine deutliche oder auch sehr erhebliche Steigerung durch Vermehrung der neutrophilen Polynucleären, doch kommen auch Leukopenien vor.

Von den bindegewebigen Häuten ist am häufigsten der Herzbeutel beteiligt, während eine Pleuritis und noch mehr eine Meningitis oder gar Peritonitis zu den Seltenheiten gehören. Die Myocarditis ist schon als wichtige Komplikation erwähnt worden; sie kann einen entzündlichen oder degenerativen Charakter zeigen, als Ausnahme sind eitrige Prozesse im Herzfleisch zu betrachten. Die durch die Beteiligung des Myocards bewirkten Krankheitserscheinungen werden an späterer Stelle zu schildern sein. Ein sehr regelmäßig auftretendes Phänomen ist eine Beschleunigung der Atemfrequenz, die im Verhältnis stärker ausfällt als die Pulssteigerung, so daß der Quotient $P : R$ meist kleiner als 4,5 wird. JÜRGENSEN bringt eine ganze Reihe von Beobachtungen zum Beleg für diese Regel. Auf der anderen Seite sind auch starke Steigerungen der Pulszahl manchmal zu finden. Nicht selten sind schließlich rheumatische Erscheinungen im Verlauf der septischen Endocarditis; man hat sogar diese Fälle zu einer besonderen Gruppe gestempelt: Endocarditis septica pseudorheumatica. Wir kommen damit zu den Beziehungen zwischen der rheumatischen und septischen Endocarditis. Schmerzhaftigkeit und Schwellung der Gelenke sind bei der septischen Endocarditis merkwürdigerweise gewöhnlich viel geringer als beim typischen Gelenkrheumatismus. Bemerkenswert ist weiterhin, daß bei der septischen Endocarditis häufig die Knochen mitbeteiligt sind. Ferner pflegen die Schweiße geringer und die Wirkung der Salicylpräparate weniger günstig zu sein (JÜRGENSEN). Bei der Beurteilung dieser Verhältnisse darf man aber nicht vergessen, daß es sich nicht um statische, sondern um dynamische Probleme handelt, d. h. die Krankheitserscheinungen sind ein Ausdruck der wechselnden Gefechtslage zwischen dem Angriff durch die Krankheitserreger und der Verteidigung durch die Körperschutzkräfte. So beobachtete ich eine nach einer Fingerverletzung akut einsetzende Streptokokkensepsis, die schon nach drei Tagen zu einer eitrigen Kniegelenksentzündung führte. Im weiteren Verlauf traten noch verschiedene Gelenkmetastasen auf, die aber alle rheumatischen Charakter zeigten, d. h. bei der Punktion keinen Eiter ergaben und spontan zurückgingen, obwohl gleichzeitig an anderen Körperstellen noch eitrige Weichteilabszesse zur Entwicklung gelangten. Umgekehrt kommt es vor, daß Fälle, die unter dem Bilde einer typischen Polyarthritis rheumatica beginnen, später in eine mehr septische Form übergehen (LITTENS infektiöse Endocarditis).

Die Diagnose der septischen Endocarditis kann recht schwierig sein. Bestehen neben der Herzklappenerkrankung noch andere Herde, so kann die Endocarditis nur aus den lokalen Symptomen erschlossen werden: Geräusche über dem Herzen, Veränderung der Herzdämpfung und Herztöne. Diese Erscheinungen fehlen aber häufig, da sie eine Störung des Klappenmechanismus voraussetzen, die erst in späteren Stadien einzutreten pflegt. Es kommt hinzu, daß dann gewöhnlich zunächst nur systolische Geräusche entstehen, die allein wenig beweisen. Bis zur Ausbildung deutlicher, durch die Percussion oder im Röntgenbilde nachweisbarer Klappenfehlerfolgen vergeht auch wieder eine nicht unerhebliche Zeit, so daß der Kranke häufig diesen Zeitpunkt nicht erleben wird. Auch ein diastolisches Geräusch darf nur mit Vorsicht für die Diagnose einer Klappenläsion verwendet werden, da die septische Anämie allein diesen Auscultationsbefund verschulden kann. Etwas günstiger gestaltet sich die Sachlage, wenn spezifische Herzstörungen bemerkbar werden, die freilich nicht der reinen Endocarditis zukommen, sondern auf Schädigungen des Myocards hindeuten, wie Extrasystolen, Leitungsstörungen, Arrhythmia perpetua, Tachycardien. Haben wir dagegen die allgemeinen Zeichen einer Sepsis, ohne daß sonst ein Herd (Appendicitis, Prostatitis, Perimetritis, Pyelitis, Paranephritis, Nebenhöhleneiterungen usw.) auffindbar wäre, dann wird sich der Verdacht auf eine Endocarditis lenken. Sind außerdem Lokalsymptome, wie die soeben genannten vorhanden, um so besser. Aber auch ohne solche wird man häufig zur richtigen Diagnose kommen. Schon die Vorgeschichte (Gravidität, Puerperium, Polyarthritis rheumatica, Angina, Tripper) wird unsere Vermutungen in eine bestimmte Richtung lenken, Hämorrhagien, Anämie, rheumatische Schmerzen, Embolien eine fast sichere Diagnose auf Endocarditis gestatten. Gelingt uns noch der Nachweis von Bakterien in der Blutkultur, dann wird man nach aller Voraussicht mit der Diagnose Endocarditis keinen Fehlgriff tun. Weniger ausgesprochene Fälle können natürlich größere Schwierigkeiten machen. Eine Abgrenzung kommt vor allem in Betracht gegenüber der Miliartuberkulose, Drüsentuberkulose, Typhus und eventuell der perniziösen Anämie. Der Punkt, auf den das Hauptgewicht zu legen ist, ist der Bakteriennachweis im Blut. Gelingt er nicht beim ersten Male und hat sich der Fall nicht inzwischen geklärt, dann muß die Untersuchung wiederholt werden; in manchen Fällen erhält man erst nach wiederholter Blutaussaat einen positiven Befund.

Verlauf und Ausgang. Ein allgemein gültiges Bild läßt sich vom Verlauf nicht geben, dafür ist die Menge der möglichen Komplikationen zu groß. Treten keine zu wesentlichen Komplikationen auf, so erfolgt meist der Tod unter den Zeichen schwerer Anämie und Entkräftung. Ausgesprochene Erscheinungen von Herzschwäche können bis zuletzt fehlen, können aber auch bei Beteiligung des Myocards schon frühzeitig auftreten. Die Art des Erregers scheint ohne wesentlichen Einfluß auf den Verlauf zu sein. Heilungen sind wohl äußerst selten, ROMBERG meint, einen Fall von Endocarditis mit Sepsis gesehen zu haben, der geheilt sei. D. GERHARDT findet unter 143 Fällen aus der Literatur und eigener Beobachtung möglicherweise 13 Heilungen, doch ist er selbst nicht von der Zuverlässigkeit aller Diagnosen und damit der von ihm gefundenen Zahlen überzeugt. Man kann also kaum mehr sagen, als daß ausnahmsweise Heilungen vorzukommen scheinen. Der gewöhnliche Ausgang der Endocarditis septica ist der Tod. Damit ist bereits ausgedrückt, daß

die Behandlung bis jetzt keinen erfolgreichen Weg zur Bekämpfung des Leidens gefunden hat. Da nach der Theorie die wirksame Salicylsäure aus ihrer Natriumverbindung erst bei einer so hohen Kohlensäurespannung frei gemacht wird, wie sie nur in entzündetem Gewebe vorkommt, so ist von ihr keine Wirkung auf die vom kohlensäurearmen Blute des linken Herzens umspülten Bakterienmassen zu erwarten. Aber auch die übrigen Antirheumatica, auf die diese Überlegung nicht zutrifft, lassen im Stich, für die intravenöse Anwendung von Melubrin gilt nach meiner Erfahrung das gleiche. Wir gebrauchen daher diese Mittel mehr nach symptomatischen Gesichtspunkten, zur Linderung von rheumatischen Schmerzen, Kopfweh, zur Milderung des allgemeinen Krankheitsgefühls oder auch, um das Fieber herabzudrücken und dadurch den Appetit zu heben. Auch um der Schlaflosigkeit zu begegnen, die häufig durch das Fieber verursacht ist, sind die Mittel von Wert; man verbindet sie dann zweckmäßig mit einem Schlafpulver, das allein, wenn Fieber besteht, wenig zu helfen pflegt. Bei Kranken, auf die Morphium schlafmachend wirkt — viele reagieren ja mit Erregung —, scheint mir dieses Mittel besonders empfehlenswert zu sein. In welcher Gabe man die Fiebermittel verordnet, hängt wieder vom einzelnen Falle ab; starke Temperaturstürze mit Schweißen sind den Kranken meist unangenehm, man wird in solchen Fällen lieber kleinere Dosen geben. Damit wird man auch der Aufgabe genügen, neuen, vom Endocard ausgehenden rheumatischen Schüben vorzubeugen. Chinin und Alkohol, früher warm befürwortet, haben das in sie gesetzte Vertrauen nicht gerechtfertigt. Collargol (10 ccm einer 1%igen Lösung) intravenös scheint hin und wieder einigen Erfolg zu haben; man kann es auch als Salbe (Unguentum Credé), als Klysma oder per os versuchen. Dagegen ist zu warnen vor subcutanen oder intramuskulären Einspritzungen, die man immer noch hier und da empfohlen sieht; sie setzen sehr unangenehme, schmerzhafte Infiltrate, die nicht resorbiert werden und unter Umständen exzidiert werden müssen. Die Wirkung des Collargols beruht wohl im wesentlichen darauf, daß es zu einem starken Zerfall von Leukocyten führt, wodurch auf einen Schlag große Mengen von bactericiden Stoffen frei werden. Darauf findet eine vermehrte Neubildung von weißen Blutkörperchen statt. Bei wiederholten Injektionen scheint die Möglichkeit einer Überdosierung gegeben zu sein, wenigstens möchte ich so Fälle deuten, in denen nach den ersten Einspritzungen die gewünschte Reaktion — Temperaturanstieg mit folgender, länger dauernder Senkung — eintrat, nach weiteren Einspritzungen aber die erhoffte Senkung ausblieb. Neuerdings wird das Methylenblausilber, Argochrom und das Trypaflavin bevorzugt. Über die Arsenpräparate lauten die Ansichten geteilt. LOREY sah Besserung nach Salvarsan und Arsacetin (bei dem letzten Mittel ist an die Augenwirkung zu denken). Das bei Pneumonien günstig wirkende Optochin hat nach SCHOTTMÜLLER bei der Penumokokkensepsis versagt. Von Serumanwendungen habe ich selbst bis jetzt keinen überzeugenden Erfolg gesehen, eine Erfahrung, die auch SCHOTTMÜLLER in seinem Vortrag über Sepsis auf dem Wiesbadener Kongreß 1914 vertreten hat, ohne Widerspruch zu finden. Die Vaccinationstherapie der Sepsis begegnet dem theoretischen Bedenken, daß bei dieser Krankheit ja dauernd eine Autoinokulation stattfindet; es ist deshalb nicht verständlich, wie eine weitere Zufuhr von Bakterien heilend wirken soll. Überzeugende Beweise für eine günstige Wirkung liegen denn auch bis jetzt nicht vor, dagegen muß mit der Möglichkeit einer schädlichen Wirkung gerechnet werden. Das einzige, was bei der Sepsis, aber nicht der septischen Endocarditis mit Aussicht auf Erfolg getan werden kann, ist die chirurgische Behandlung des Sepsisherdes, z. B. der Mandeln, cariöser Zähne, Hauteiterungen usw.

Unsere Behandlung der septischen Endocarditis ist also auf Resignation gestimmt, was die Beeinflussung des eigentlichen Krankheitsprozesses angeht. Um so sorgfältiger sind die symptomatischen Maßnahmen und die Pflege zu handhaben, um dem Kranken sein Leben möglichst leicht zu machen und zu retten, was zu retten ist.

Endocarditis ohne Neigung zur Ausheilung, sogenannte bösartige Endocarditis, mit schleichendem Verlauf

ist schon länger bekannt. KREYSIG sagt von ihr: „Sie hat im Grunde dieselben Symptome wie die hitzige, nur daß dieselben schwächer ausgedrückt und langsamer, vereinzelt hervortreten." Auch JÜRGENSEN gedenkt ihrer: „Besonderes Gewicht möchte ich auf die . . . schleichend einsetzenden und ebenso verlaufenden Fälle legen. In ihrer ganz überwiegenden Mehrzahl sind sie durch septische Infektion hervorgerufen. Als besondere Form sind diese Fälle dann vor allem durch SCHOTTMÜLLER aus der großen Masse der septischen Endokarditiden herausgehoben und als

Endocarditis lenta

(subakute bakterielle Endocarditis; LIBMANN)

beschrieben worden.

Anatomisch ist bei der Endocarditis lenta bemerkenswert, daß sie häufig verhältnismäßig flache, von den Klappen auf das Endocard weit übergreifende Wucherungen bildet. Die Ulcerationen der Klappen fallen verhältnismäßig wenig in die Augen, weil sich infolge der langen Dauer des Leidens eine starke Überlagerung durch thrombotische Massen auszubilden pflegt. Diese Massen haben oft eine krümelige Beschaffenheit und zuweilen eine grünliche Färbung (GEIPEL).

Die Entstehung der Endocarditis lenta. In der überwiegenden Zahl der Fälle wird als Erreger der Streptococcus viridans gefunden, auch mitior genannt, wegen seiner geringen Virulenz (SCHOTTMÜLLER, REYE); LIBMANN nennt ihn Coccus endocarditidis und unterscheidet einen Typus A und B, von denen der erste Inulin vergärt, der zweite nicht. Über die Abgrenzung des Kokkus von verwandten Strepto- und Pneumokokken sind die Akten noch nicht geschlossen, doch ist dieser Schade nicht sehr groß, weil der Streptococcus viridans wohl der häufigste Erreger der Endocarditis, aber nicht für diese spezifisch ist (STAHL). Die Endocarditis lenta kann unter anderem auch durch den Streptococcus vulgaris (STEINERT, LENHARTZ), Influenzabakterien (HORDER, LIBMANN), Micrococcus flavus (KAEMMERER), Staphylokokken (OSLER) hervorgerufen werden und umgekehrt kann der Streptococcus viridans stürmisch verlaufende Fälle erzeugen. Die meisten Fälle von Endocarditis lenta entwickeln sich auf dem Boden älterer Klappenveränderungen (SCHOTTMÜLLER).

Von den Symptomen der Endocarditis lenta verhalten sich die subjektiven Herzbeschwerden im wesentlichen wie bei den anderen Formen der Endocarditis; wir können deshalb auf das dort Gesagte verweisen. Dasselbe gilt von dem objektiven Befund am Herzen. Die allgemeinen Erscheinungen sind anfangs sehr gering, so daß die Kranken erst zum Arzte kommen, wenn das Leiden weiter vorgeschritten ist. Man erfährt dann aus der Vorgeschichte, daß schon seit einiger Zeit eine gewisse Mattigkeit, auch wohl Frösteln und leichte rheumatische Beschwerden bestanden haben. Im weiteren Verlauf nimmt die Mattigkeit zu, es treten stärkere Temperatursteigerungen auf, die mit Perioden geringeren Fiebers abwechseln können, und es gesellen sich ausgesprochenere Krankheitserscheinungen hinzu. Vor allem eine auffallende Anämie und meist auch Milzschwellung. Die genauere Blutuntersuchung ergibt eine Herabsetzung des Blutfarbstoffgehaltes, die gewöhnlich stärker ist als die Verminderung der Erythrocytenzahl, der Färbeindex ist dementsprechend kleiner als 1. Auch in weit vorgeschrittenen Stadien pflegt dies Verhältnis erhalten zu bleiben; schwere Poikilocytose, Normo- und vor allem Megaloblasten fehlen fast immer, so daß die Unterscheidung von einer perniziösen Anämie nur in Ausnahmefällen nicht sicher möglich sein dürfte. Das Verhalten der Leukocyten schwankt, ihre Zahl kann vermindert, normal und vermehrt sein, eine erhebliche Vermehrung ist selten, doch kommen Werte von 30 000 und mehr vor (LENHARTZ, STEINER). Bemerkenswert ist, daß Embolien und Infarkte ziemlich häufig beobachtet werden, ebenso Hautblutungen. Ferner ist als recht gewöhnliche Komplikation eine hämorrhagische Nephritis zu nennen, die nach LÖHLEIN und BAEHR auf Coccenembolien in den Glomerulusschlingen beruht. Diese Embolien verlaufen, der geringen Virulenz der Bakterien entsprechend, ohne stärkere Entzündungserscheinungen und ohne Eiterungen, ebenso bleiben die Embolien und Infarkte in anderen Organen so gut wie immer bland.

Die Diagnose der Endocarditis lenta kann besonders in den Anfangsstadien sehr unsicher oder kaum möglich sein. Wir haben da einen Kranken vor uns mit gelegentlichen leichten Temperatursteigerungen, der vielleicht über allgemeine Mattigkeit klagt, einen etwas blutarmen Eindruck macht, aber sonst keinen wesentlichen Befund darbietet. Der erste Gedanke wird sein, es handle sich um eine beginnende Tuberkulose; leichte rheumatische Beschwerden sind eine so häufige Erscheinung, besonders bei muskelschwachen Individuen, daß man sich dadurch an der Diagnose einer Tuberkulose zunächst nicht wird irre machen lassen. Sind längere Zeit keine Lungenerscheinungen nachweisbar, so wird man gewöhnlich eine Bronchialdrüsentuberkulose annehmen. Da ungefähr jeder Mensch einmal eine tuberkulöse Infektion durchmacht oder durchgemacht hat, ist von der Tuberkulinprobe keine entscheidende Klärung in solchen Fällen zu erwarten. Im weiteren Verlauf des Leidens kommen aber Bedenken. Die Anämie nimmt stärkere Grade an, als man bei einer Tuberkulose gewohnt ist, die Temperaturen steigen, ohne daß die bei einer Bronchialdrüsentuberkulose meist vorhandenen tiefen Brustschmerzen bemerkbar würden — man richtet seinen Verdacht jetzt vielleicht auf die seltenere Mesenterialdrüsentuberkulose, findet auch wohl eine Druckempfindlichkeit in der Gegend der Radix mesenterii, da bei den meisten Menschen tiefer Druck in dieser Gegend unangenehm empfunden wird. Aber die Bedenken mehren sich, die Temperaturen sind sprunghafter als bei einer Tuberkulose, die rheumatischen Beschwerden sitzen nicht nur in den Muskeln, sondern auch in den Gelenken, den Knochen. Die Blutuntersuchung ergiebt neben einer deutlichen sekundären Anämie eine mehr oder weniger ausgesprochene Vermehrung der Leukocyten mit Überwiegen der polynucleären Neutrophilen. Der Gedanke eines beginnenden Granuloms tiefliegender Drüsen tritt auf und wird vielleicht durch eine gewisse Vergrößerung der Milz gestützt; auch ohne Vermehrung der Leukocyten und ohne Milzvergrößerung kann vorübergehend diese Diagnose in Erwägung gezogen werden. Sie wird aber bald wieder verlassen, da keine stärkeren Drüsenschwellungen auftreten, und die Möglichkeit irgend eines verborgenen Eiterherdes[1], irgend eines septischen Prozesses drängt sich immer mehr in den Kreis der Erwägungen. Jetzt beginnt ein verzweifeltes Suchen nach dem Sitz des Herdes. Nach Ausschließung aller anderen Möglichkeiten entschließt man sich zur Annahme einer Endocarditis. Ergiebt die Blutkultur einen positiven Befund, womöglich den Streptococcus viridans, dann darf man die Diagnose soweit für gesichert ansehen, als die Sachlage es eben zuläßt. Die Differentialdiagnose gegenüber Typhus, subakutem Gelenkrheumatismus, perniziöser Anämie und anderen Erkrankungen wird meist nur vorübergehend Schwierigkeiten machen. Lange Zeit kann das Krankheitsbild in dem geschilderten Stadium bleiben, es kann aber auch vorkommen, daß schon frühzeitig durch Herzgeräusche, Embolien, Erscheinungen von Myocarditis, Pericarditis usw. die Diagnose der Endocarditis lenta gestützt wird.

Verlauf und Ausgang. Der Verlauf der Endocarditis lenta erstreckt sich über Monate oder Jahre. Er kann ein wechselndes Bild zeigen. Einmal beherrscht das Fieber den Gesamteindruck, ein anderes Mal stehen mehr septische Erscheinungen im Vordergrund oder rheumatische Beschwerden oder die Herzinsuffizienz. Allen Verlaufsformen ist die sehr ernste Prognose gemeinsam, die meisten Fälle sterben. Genesung gehört zu den seltensten Ausnahmen. Vielleicht, daß sich diese trübe Prognose bessert, wenn mehr leichte Fälle, die bis jetzt häufig der Diagnose entgehen dürften, erkannt werden (LIBMANN).

Die Behandlung ist dieselbe, wie bei den schon geschilderten septischen und rheumatischen Endocarditiden, und bietet dieselben geringen Aussichten auf Erfolg. Erwähnt mag werden, daß in neuerer Zeit ein besonders auf den Streptococcus viridans eingestelltes Immunserum von MERCK in den Handel gebracht wird. KASTNER sah keine Erfolge von seiner Anwendung.

Die parietale Endocarditis

als eigenes klinisches Krankheitsbild ist zuerst von BÄUMLER aufgestellt worden, nachdem schon vorher von KÖNIGER, LENOBLE und QUELMÉ, HERZFELDER, HEIM, LÉPINE, WEICHSELBAUM und anderen über die Anatomie derartiger Fälle berichtet worden war. Nach BÄUMLER sind charakteristische Zeichen der parietalen Endo-

---

[1] Ich erinnere mich einer Patientin, die unter den Erscheinungen einer fieberhaften schweren Anämie zugrunde ging; bei der Sektion fand sich ein Empyem des Wurmfortsatzes.

carditis eine Abschwächung des ersten Tones und erhebliche Abschwächung odei völliges Fehlen des Herzstoßes; dazu treten oft unter Erweiterung des linken Ventrikels Zeichen von Herzschwäche, die durch geeignete Behandlung (Digitalis usw.) wiederholt beseitigt werden können. In schwereren Fällen kommt es auch wohl zur Ausbildung eines Aneurysmas der Herzwand, nicht selten entstehen kugelige Thromben an der Stelle der Erkrankung, die zu Embolien führen können. Man sieht, die von BÄUMLER angegebenen Symptome beziehen sich nicht auf die Erkrankung des Endocards, sondern auf die begleitenden Veränderungen der Herzmuskulatur, mit anderen Worten, es handelt sich klinisch um das Bild der Myocarditis. Dementsprechend sieht BÄUMLER die Wandendocarditis auch gar nicht als den wesentlichen oder ursprünglichen Prozeß an: „Solche Veränderungen, in Form flächenhaft ausgebreiteter, vom Endocard bis zu einer gewissen Tiefe in die inneren Schichten des Herzmuskels hineingreifender schwieliger Narben, können verschiedenen Vorgängen ihr Entstehen verdanken. Viel häufiger als ihr Ausgang vom Endocard ist jedenfalls der vom Myocard, und hier spielen, worauf WEIGERT, J. COHNHEIM und E. ZIEGLER zuerst die Aufmerksamkeit gelenkt haben, in der Genese der Herderkrankung die Kranzarterien des Herzens eine Hauptrolle." Wir werden in dem Abschnitt über die Erkrankungen des Herzmuskels deshalb noch einmal auf diese Frage zurückkommen müssen und beschränken uns hier darauf, hervorzuheben, daß in seltenen Fällen eine Wandendocarditis ohne Beteiligung der Klappen vorkommt, die in späteren Stadien das von BÄUMLER gezeichnete Krankheitbild darbieten mag. Für die frische Entzündung gelten dieselben Überlegungen, die wir bei der rheumatischen und septischen Endocarditis schon angestellt haben, nur werden bei diesen die Zeichen einer Störung des Klappenmechanismus, bei der Wandendocarditis die Zeichen einer Störung der Herzmuskeltätigkeit den Schlußstein der Diagnose bilden.

Die syphilitische Endocarditis

kennen wir nur als Erkrankung der Aortenklappen, und auch hier sind die Klappen nicht der erste Sitz der Veränderungen, sondern die Aortenwand dicht oberhalb der Klappen. Die von DOEHLE und HELLER gefundene, den Vasa vasorum folgende syphilitische Entzündung der Media, die Mesaortitis, greift häufig auf die Klappen über und macht dann ziemlich charakteristische Erscheinungen: Schmerzhafter Druck unter dem Brustbein, Pulsus altus et celer, klingender zweiter Aortenton (SCHRUMPF). Im weiteren Verlauf kommt es zu einer Schlußunfähigkeit der Aortenklappen, seltener zu Verengerungen. Unter 140 klinischen Aorteninsuffizienzen fand SCHRUMPF 104 = 74,3% syphilitische, HUBERT berechnet für sein Material 67%. Das sind erschreckend hohe Zahlen. Sie zeigen uns die große praktische Bedeutung dieser Erkrankung und machen es verständlich, daß mit allen Mitteln eine möglichst frühzeitige Diagnose anzustreben ist. Denn nur in den Anfangsstadien dürfen wir hoffen, durch eine energische Behandlung die Entwicklung eines Aneurysmas oder eines Aortenklappenfehlers verhindern zu können. Von den genannten Symptomen pflegt der quälende Schmerz hinter dem Brustbein am frühesten aufzutreten. Er sollte stets dazu veranlassen, die WASSERMANNsche Reaktion zu prüfen. In den meisten Fällen wird sie positiv ausfallen. Es kommt aber nicht selten vor, wie besonders betont sei, daß der Wassermann negativ ausfällt und doch die Vorgeschichte und der Erfog der Behandlung keinen Zweifel an der syphilitischen Natur der Beschwerden lassen. Das Klingen des zweiten Aortentones ist ein Zeichen, das sich erst später einstellt. Es wird dementsprechend auf anatomische Veränderungen zurückgeführt, die einem vorgeschritteneren Stadium angehören. Nach v. ROMBERG ist es die Erweiterung der aufsteigenden Aorta, die eine Vergrößerung der Aortenklappen und Annäherung des Gefäßes an die Brustwand bewirkt und dadurch den klingenden Charakter erzeugt. Nach Bittorf, Liebig und Trendelenburg wird der zweite Aortenton klingend, wenn die Aortenwand durch sklerosierende Prozesse an Elastizität einbüßt, infolgedessen der Brustwand näherrückt und die dem Klingen zugrunde liegenden hohen Teilschwingungen des zweiten Tones weniger dämpft wie die gesunde Aorta. Der mit dem klingenden zweiten Aortenton oft verbundene Pulsus altus et celer wird ebenfalls aus einem Elastizitätsverlust der Aorta erklärt (Grau); Schrumpf hat für die betreffenden Änderungen der Pulsqualität in energometrischen Messungen Zahlenwerte aufgestellt. In diesem Stadium des Leidens wird auch das Röntgenbild durch den Nachweis einer Erweiterung der Aorta zur Diagnose wesentlich beitragen. Die Behandlung sei am besten eine kombinierte. Als wirksamstes Mittel hat sich das Neosalvarsan erwiesen; Quecksilber und Jod sollen zur Unterstützung herangezogen werden, reichen aber allein nicht immer aus.

Die traumatische Endocarditis.

In diese Gruppe fallen solche Fälle, in denen durch eine Verletzung des Herzens eine Endocarditis erzeugt wird. Die Verletzung kann eine penetrierende sein (Schuß- oder Stichverletzung) oder in einer stumpfen Gewalteinwirkung bestehen. Da wir die durch eine einmalige Verletzung entstehenden Gewebsveränderungen einschließlich der Heilungsvorgänge nicht als Entzündung zu bezeichnen pflegen, so wird von einer Endocarditis durch penetrierende Verletzungen nur dann gesprochen werden können, wenn mit der Verletzung eine Infektion verbunden ist. Solche infizierte Herzwunden führen wohl immer rasch zum Tode und sind eine rein chirurgische Angelegenheit, sie haben daher für den inneren Mediziner kaum Interesse. Stumpfe Gewalteinwirkungen — Schlag oder Stoß gegen die Brust, Quetschungen — haben hin und wieder Rupturen der Herzklappen und Herzwand zur Folge; auch hier dürfen wir von einer traumatischen Endocarditis nur dann sprechen, wenn sich an der Stelle der Herzverletzung eine Entzündung einstellt. Gelegenheit dazu ist gegeben, wenn gleichzeitig Infektionserreger im Blute kreisen, die sich an dem neu geschaffenen Locus minoris resistentiae ansiedeln. Wenn sich dagegen von der infizierten Wunde irgendeines Körperteiles aus eine Endocarditis entwickelt, so ist das vom klinischen Standpunkte keine traumatische, sondern eine infektiöse Endocarditis. Daß die Infektion durch das Trauma geschaffen und die Endocarditis gesetzlich deshalb als Folge des Traumas, gegebenenfalls also als Unfallsfolge aufzufassen ist, hat damit nichts zu tun. Traumatische Endocarditiden in dem hier festgelegten Sinne sind offenbar sehr selten, vielleicht, daß einige Fälle von Litten, Stern und Jottkowitz hierher zu rechnen sind.

In dem vorstehenden, der Endocarditis gewidmeten Abschnitt haben wir uns nur mit dem Verlauf dieser Erkrankung während und bis zum Ablauf der entzündlichen Erscheinungen beschäftigt. Die Endocarditis als solche ist ja auch tatsächlich auf diesen Zeitraum beschränkt. Aber die durch sie gesetzten Veränderungen wirken fort und können weitgehende Störungen der Herzarbeit und des ganzen Kreislaufes verursachen. Das ist leicht verständlich. Das Herz ist mechanisch betrachtet eine Pumpe, die Herzklappen sind die Ventile, von deren regelrechter Tätigkeit das Ergebnis der Pumparbeit wesentlich mitbestimmt wird. Nun sind der Lieblingssitz der Endocarditis eben diese Ventile, die Herzklappen; durch die Endocarditis wird das normale Gefüge der Herzklappen zerstört, es entstehen die sogenannten Herzklappenfehler. Allerdings beruhen nicht alle Herzklappenfehler auf einer Endocarditis, es kommen außerdem Arteriosklerose, Lues, Mißbildungen, Trauma und Neubildungen in Betracht, aber die Endocarditis überwiegt so sehr, daß es berechtigt ist, die Besprechung der Klappenfehler an die der Endocarditis anzuschließen.

Die Herzklappenfehler.

Geschichtliches.

Die Fehler der Herzklappen haben die Aufmerksamkeit der Forscher auf sich gezogen, seitdem die Öffnung menschlicher Leichen in größerem Umfange der Wissenschaft gestattet war. Mehr als die zahlreichen Beschreibungen der im Herzen zu findenden „Steine" und „Knochen"bildungen, wie die Verkalkungen damals bezeichnet wurden, interessieren uns die Ansichten, die über die Folgen dieser Bildungen auf die Herztätigkeit und ihre Erkennung zu Lebzeiten des Kranken vorgetragen werden. Da ist zu nennen zunächst Lancisis Schilderung der Tricuspidalinsuffizienz. „Ex dilatatione Auriculae, ac ventriculi Cordis dexteri duo praecipua contingunt, maxima consideratione digna, quae potissimum jugularium alternam dilatationem efficiunt. Primum quidem hisce cavis summè dilatatis, atque ampliatis longè major sanguinis copia in iisdem congeritur. Deinde orificium caudicis Venae Cavae amplius quoque fit, quàm ut possit ab appositis valvulis omninò praecludi. Hinc proptereà fit, ut contracto corde sanguis ex dextero Ventriculo non solùm in Pulmones per Venam Pulmonicam impellatur, sed cùm prae nimia copia, tum etiam ob non satis clausum ostium Venae Cavae per illius rimas hiantes rursùm per universum tractum Venae Cavae superiùs repellitùr, ac repercutitur, atque ex ipso rectè in jugulares vehementiùs fertur, quàm in ceteros Cavae ramos, quod illae in directum sitae sint ad lineam hujusce motus. Quamobrem cùm ob auctam sanguinis molem, et cùm ex conflictu sanguinis per easdem jugulares ex capite versùs Cor contrario motu refluentis; ex quo veluti quidam aestus in euripo excitatur, ac fluctuatio, jugulares ex loco necessario distendàntur ac dilatantur à sanguine quaqua versum urgente; quae quidem dilatatio magis conspicua fit in collo, quod ibi praeter communia integumenta, nec musculi, nec aliud quidquam occurrat, quod cum possit vel comprimere vel occultare; Cessante autem Cordis systole sanguis rursus expedite deorsum ex jugularibus refluit in Cavam, unde eaedem detumescunt, atque alterne subsident." Wenn diese Erscheinungen dauernd, auch in der Ruhe, vorhanden und gepaart seien mit häufigem Herzklopfen, Herzangst und Pulsation, dann könne man mit Zuversicht eine Erweiterung des rechten Herzens diagnostizieren. Der lebhafte Venenpuls bei chlorotischen jungen Mädchen trete nur nach stärkerer Bewegung auf und verschwinde wieder in der Ruhe, könne also mit dem infolge einer Erweiterung des rechten Herzens entstehenden Pulsschlag nicht verwechselt werden.

Ich habe diese Stelle so ausführlich wiedergegeben, weil die Erscheinungen einer Tricuspidalinsuffizienz kaum anschaulicher geschildert werden können und weil gleichzeitig die auch heute noch interessierende Frage der relativen Klappeninsuffizienz zum ersten Male aufgerollt wird.

Organische Erkrankung (Verknöcherung) der Mitralklappen führt nach Senac dazu, daß ein Teil des Kammerblutes in den Vorhof zurückflute, die Aorta erhalte dementsprechend weniger Blut und der Radialpuls sei wenig gefüllt (peu dilaté). Die Überfüllung des Vorhofs verursache Herzklopfen. Bei Verknöcherung der Aortenklappen sei der Ausfluß des Blutes behindert, infolgedessen gebe es Herzpalpitationen und einen kleinen Puls. Von Vieussens ist bekannt, daß er zuerst den großen Puls der Aorteninsuffizienz beschrieben hat; er vergleicht ihn mit einer Saite, die mit großer Gewalt in Schwingungen versetzt werde, doch berichtet er nur über einen Fall und bemerkt dazu: „Je n'ai jamais vu pareille affection et j'espère bien n'en jamais revoir." Wichtiger als diese kasuistische Mitteilung ist die für die klinische Diagnostik grundlegende Arbeit über die Aorteninsuffizienz von Corrigan; nach ihm ist auch mit Recht der Pulsus altus et celer als Corriganscher Puls in die Literatur übergegangen. Freilich darf nicht vergessen werden, daß inzwischen die Entdeckung der Percussion und Auscultation die Symptomatologie der Herzkrankheiten auf ein ganz anderes Niveau gebracht hatte. Von den Forschern vor dieser Zeit müssen wir noch Morgagni nennen. Dieser Gelehrte fand bei einem 30jährigen Schneider eine Schrumpfung und Verhärtung der Aortenklappen mit Sklerose der Aorta und sehr starker Erweiterung der linken Kammer. Er legt sich nun die Frage vor, wieso es zu dieser Erweiterung gekommen sei und gelangt zu dem Schluß, daß einmal die sitzende oder vielmehr hockende Lebensweise die Zirkulation behindert, ferner die Verdickung der Aortenwand die Ausdehnungs- und Kontraktionsfähigkeit des Gefäßes geschädigt und damit seine Füllung und die Fortbewegung des Blutes beeinträchtigt habe — man beachte die hierin schon ausgesprochene, erst neuerdings wieder gewürdigte Windkesselwirkung der Aorta. Dann fährt er fort: „Resistare igitur in corde aliqua sanguinis portio debuit, et eo major, quod valvulae neque ob rigiditatem poterant satis se ad arteriae parietes reclinare ut egressum liberum permitterent, neque ob eandem rigiditatem huicque additam strigosam contractionem satis se explicare, ut mox reditum inter cluderent." Morgagni lehrt hier also schon die durch die neuesten Untersuchungen über die Dynamik des Herzens (O. Frank, Moritz, H. Straub) festgestellte Zunahme des Residualblutes bei Steigerung des Widerstandes.

Auch die später oft betonte Tatsache, daß Klappenfehler selten reine Stenosen oder Insuffizienzen, sondern meist Kombinationen beider Veränderungen seien, liegt in der Darstellung MORGAGNIS beschlossen. Das anatomische Bild der Klappenfehler war mithin nach den hier beigebrachten Beispielen — ihre Zahl könnte leicht vermehrt werden — in der Mitte des 18. Jahrhunderts recht gut bekannt. Es war also, als dann durch die Entdeckungen AUENBRUGGERS und LAENNECS die Möglichkeit gegeben wurde, am lebenden Menschen die Störungen der Herzklappentätigkeit in ihrem Verlauf und verschiedenen Formen und Stadien kennen zu lernen, bereits ein reiches Material tatsächlicher Beobachtungen als Grundlage vorhanden, auf der lediglich durch sorgfältige Untersuchung am Krankenbett und Vergleich mit den Befunden auf dem Sektionstisch rasch und ohne große Schwierigkeit ein stattliches Lehrgebäude von den Krankheiten der Herzklappen errichtet werden konnte. An Namen, die hierzu besonders beigetragen haben, sind besonders zu nennen: ANDRAL, BOUILLAUD, PIORRY; CORRIGAN und sein Landsmann STOKES; WILLIAMS, HOPE; TRAUBE, BAMBERGER; für den Ausbau der physikalischen Grundlage TH. WEBER, A. und R. GEIGEL, SKODA und andere. Ein prinzipieller Fortschritt wurde dann durch die auf ADOLF FICKS Arbeit basierenden Untersuchungen von OTTO FRANK über die Dynamik des Herzmuskels geschaffen, die nach klinischen Gesichtspunkten in letzter Zeit ausgebaut worden sind, besonders von MORITZ, WIGGERS, H. STRAUB. Die mit dem Klappenfehler eng zusammenhängende Lehre vom Arterienpuls wurde gefördert durch MAREY, CHAUVEAU, LANDOIS; auf eine wirklich zuverlässige Grundlage gestellt und neu entwickelt wurde sie aber erst in unseren Tagen wiederum durch OTTO FRANK.

Die Anatomie der Klappenfehler

verdankt ihre Klärung vor allem den Forschungen von LUSCHKA, ROKITANSKY, VIRCHOW, ZIEGLER, DOEHLE und HELLER. Es ist schon gesagt worden, daß sich die meisten Klappenfehler aus einer Endocarditis entwickeln, und auch das pathologisch-anatomische Bild der Endocarditis wurde kurz gezeichnet. Während noch frische Prozesse spielen, stellen sich schon teilweise die Heilungsvorgänge ein, die als eine wesentliche Grundlage der endgültigen Klappenveränderungen anzusehen sind. In den beteiligten Abschnitten des Endocards bildet sich junges zellreiches Bindegewebe, das hier zu Verdickungen, dort zu Verschmelzung von sonst getrennten Teilen der Klappen, an anderen Stellen wieder zur Durchwachsung der thrombotischen Massen führt; dazwischen liegen Lücken infolge der völligen ulcerösen Zerstörung des betreffenden Gewebes. Im weiteren Verlauf wandelt sich das Granulationsgewebe unter weitgehender narbiger Schrumpfung in kernarmes Bindegewebe um, daneben kann sich Vascularisation, hyaline Umwandlung, Verfettung, Verkalkung einstellen. Überwiegt die Schrumpfung der einzelnen Klappensegel, so ist Schlußunfähigkeit (Klappeninsuffizienz) die Hauptfolge, kommt es vorwiegend zu einer Verlötung der Segel, zur Verdickung und Versteifung, dann treten Verengerungen (Klappenstenose) in den Vordergrund. Meistens wird es sich um eine Kombination dieser Wirkungen handeln, jedoch pflegt die eine oder die andere das Übergewicht zu erhalten und den Charakter des Klappenfehlers zu bestimmen. Durch Beteiligung der Papillarmuskeln und ihrer Sehnen sowie der Muskulatur des Klappenringes können die ursprünglichen Verhältnisse noch weiter verändert werden. Leichte Entzündungen hinterlassen nur wärzchenförmige Verdickungen oder Sehnenflecke, die den Klappenmechanismus nicht stören. Arteriosklerose und Syphilis als Ursache eines Klappenfehlers kommen praktisch nur in Betracht für die Aorteninsuffizienz. Wenn die arteriosklerotischen oder syphilitischen Prozesse der Aortenwurzel auf die Klappen übergreifen, werden diese verdickt, starrwandig und schließlich durch Schrumpfung verkürzt und schlußunfähig. Die Differentialdiagnose der beiden Formen gründet sich vor allem auf den Befund an der Aorta, es wird darüber eingehend zu handeln sein. Über eine syphilitische Erkrankung anderer Herzklappen ist nichts Sicheres bekannt. Aus Fällen, in denen durch eine spezifische Behandlung Klappenfehlersymptome zum Schwinden gebracht wurden (SPILLMANN und CHEVELLE, LETULLE und LEPINE), glaubt man, auf die Möglichkeit des Vorkommens schließen zu können.

Neben den organischen Klappenfehlern beanspruchen die funktionellen oder relativen Klappeninsuffizienzen unsere Aufmerksamkeit. LANCISI hat, wie erwähnt, die schlagenden Erscheinungen der Tricuspidalinsuffizienz zuerst erkannt und so gedeutet, daß infolge der starken Erweiterung des rechten Herzens die Klappen nicht mehr ausreichten, um das Ostium zu verschließen. Hiergegen hat KÜRSCHNER eingewandt, daß auch bei stärkster künstlicher Dehnung des Klappenringes, so stark, wie dies zu Lebzeiten nie eintreten könne, die Klappenfläche immer noch genüge, um die Öffnung zu decken. An der Beweiskraft dieses Versuches wird auch durch den von KREHL und HESSE erbrachten Nachweis nichts geändert, daß bei der Kammersystole durch die Kontraktion der zirkulären Muskulatur der Klappenostien diese stark verengert würden, und daß dieser Verengerung ein wesentlicher Anteil an der Schließung zuerkannt werden müsse. Andererseits ist an dem Vorkommen relativer Klappeninsuffizienzen nicht zu zweifeln. Eine Lösung dieser Widersprüche scheint mir folgende Überlegung zu gestatten. Man kann an den Klappen eine Haftfläche — die Teile der Segel, die sich bei der Systole aneinanderlegen — und eine freie Fläche unterscheiden. Auf die freie Fläche wirkt der Druck, der die Klappen in den Vorhofsraum durchzudrücken strebt, der auf die Haftflächen wirkende Druck arbeitet dem entgegen. Im Verlauf der Systole steigt der Druck zu ansehnlicher Höhe, so daß der Klappenschluß nur standhält, wenn gleichzeitig die Haftfläche vergrößert wird. Das geschieht durch die muskuläre Verengerung des Klappenostiums. Daneben beteiligen sich auch die Papillarmuskeln an der Aufgabe, ein Durchschlagen der Klappen zu verhüten; in manchen Fällen mag daher auch eine ungenügende Wirkung dieser Muskeln an der relativen Insuffizienz beteiligt sein. Sehr hoch ist aber die Tätigkeit der Papillarmuskeln in dieser Beziehung nicht einzuschätzen, denn man trifft nie eine relative Tricuspidalinsuffizienz ohne schwere Erweiterung des rechten Herzens, und zwar so schwere Erweiterung, daß sie zur Erklärung der Insuffizienz vollauf genügte. Auch das häufig zu beobachtende rasche Verschwinden — innerhalb von Stunden — des Insuffizienzpulses der Venen läßt sich schwer erklären, wenn man annimmt, daß Veränderungen der Papillarmuskeln Grund der Klappeninsuffizienz seien.

Man sieht hieraus, daß es bei der Sektion recht schwierig sein muß, die Schlußfähigkeit einer Klappe zu beurteilen und daß die von FRIEDREICH hierfür angegebene Formel $D = \dfrac{P}{\pi}$ (der Durchmesser der Klappen muß mindestens gleich dem Klappenumfang, dividiert durch die Zahl π sein) keinen Anspruch auf irgendwelche Zuverlässigkeit machen darf. Ob Klappenfehler ausheilen können, ist eine schwierig zu entscheidende Frage. Eine völlige Wiederherstellung der ursprünglichen anatomischen Verhältnisse vermögen wir uns kaum vorzustellen, dagegen beweisen klinische Erfahrungen (LEYDEN, JÜRGENSEN, D. GERHARDT), daß sämtliche krankhafte Erscheinungen zuweilen verschwinden können; in solchen Fällen ist man wohl berechtigt, von einer Heilung zu sprechen, womit dann aber nur die ungestörte Funktion des Klappenapparates gemeint ist.

Über die Entstehung und Häufigkeit der Herzklappenfehler

ist in dem vorstehenden Abschnitt schon einiges vorweggenommen worden. Vor allem die Tatsache, daß die meisten Klappenfehler Folge einer Endocarditis sind; da wir wissen, daß wiederum die meisten Endocarditiden im Laufe eines Gelenkrheumatismus entstehen, so geht daraus hervor, daß die Polyarthritis rheumatica die Hauptrolle in der Entstehung der Klappenfehler spielen muß. Man rechnet, daß etwa die Hälfte aller Klappenfehler rheumatischen Ursprungs ist (es geben an MENGEL für Leipzig 58%, LEUCH für Zürich 65%, SCHNITT für Jena 36,5%, D. GER-

HARDT für Basel 64%). Auf Arteriosklerose werden 12—16% zurückgeführt nach den Statistiken der Universitätskliniken, HAMPELN gibt für das städtische Krankenhaus in Riga 39,8% an. Der Unterschied dürfte zum Teil auf dem andersartigen Material beruhen, in städtischen Krankenhäusern sind mehr alte Leute. Lues soll nach FATIANOFF nur in 0,2% die Ursache von Klappenfehlern sein. Diese letzten Zahlen sind nach neueren Untersuchungen wohl sicher falsch. Arteriosklerose und Lues dürften beide nur Aortenfehler machen. Nun findet SCHRUMPF unter 140 klinischen Aorteninsuffizienzen 104 = 74,3% syphilitische,

Tabelle 2. Ursachen von Klappenfehlern.

	MENZEL 1896 %	FATIANOPF 1910 %	D. GERHARDT 1913 %	ADLMÜHLER 1921 %
Polyarthritis	58,5	46,7	64,3	47,8
Chorea	1,2	1,8	0,3	0,9
Andere Infektionskrankheiten	—	12,9	6,9	5,4
Arteriosklerose	12,3	13,7	9,7	3,7
Lues	—	0,2	4,7	18,0
Kongenital	—	0,2	0,7	—
Trauma	—	—	—	0,2

Tabelle 3.

Beobachter	Zahl der Fälle	Mitralis	Aorta	Pulmonalis	Tricuspidalis	Mitralis u. Tricuspidalis	Mitralis u. Aorta	Mitralis, Tricuspidalis u. Aorta	Aorta u. Tricuspidalis	Unsicher	Andere Kombinationen	Alle Klappen
ASHTON: Med. News 1894, June 30	1024	621	221	—	11	—	171	—	—	—	—	—
CROOK: N. Y. State J. Med. 1897, 821	478	111	65	1	6	—	15	—	—	—	—	—
SATTERTHWAITE: Dis. of Heart and Aorta	65	6	12	0	0	2	31	4	2	—	4	1
CHAMBERS: Med. Times and Gazette 1852	367	96	107	—	10	—	121	10	2	—	6	0
BAMBERGER: Virchows Arch. 9, 525	211	137	45	2	1	12	9	5	—	—	—	—
SCHNITT: Dissert., Jena 1893)	210	121	37	1	2	10	33	5	—	—	—	—
LEUCH: Dissert., Zürich, 1889	241	173	21	4	—	9	34	—	—	—	—	—
HIRSCH: Mitt. med. Klinik Würtzburg 11, 305	203	121	51	7	4	4	8	7	1	—	—	—
KÖSTER: Dissert., Göttingen 1883	116	63	7	—	1	—	30	6	1	8	—	—
LEUCH	67	13	13	—	—	—	—	—	—	—	—	—
GUTTMANN: Dissert., Breslau 1891	1396	934	283	2	29	10	110	1	—	27	—	—
SPERLING (quoted GIBSON)	300	157	40	0	3	9	71	16	—	—	4	1
MIDDLETON: Lancet 1889	—	80	20	1?	3	—	—	—	—	—	—	—
SANSOM	300	255	129	3	29	—	—	—	—	—	—	—
LAMBERT: J. amer. med. Assoc. 1908	283	232	124	0	8	—	—	—	—	—	—	—
OLSEN	—	29	26	1	5	—	—	—	—	—	—	—
Pensylvania Hospital (Autopsien)	274	84	114	1	4	12	58	—	1	0	—	—
	5535	3226	1315	23	116	68	691	54	6	35	14	11
Prozent		58,3	23,7	0,41	2,1	1,2	12,5	0,98	0,11	0,63	0,15	0,2

HUBERT rechnet 67% syphilitische, 17% endocarditische, 5,5% arteriosklerotische. Danach ist anzunehmen, daß ein großer Teil der bisher als arteriosklerotisch aufgefaßten Klappenfehler syphilitischer Natur sein dürfte.

Von Interesse ist ferner die Frage, wieviel der Fälle von akutem Gelenkrheumatismus einen Klappenfehler davontragen. Das ist leider in einem ziemlich hohen Prozentsatz der Fall, so beobachtete D. GERHARDT unter 270 Fällen 104 = 38,5% mit sicherem und 82 = 30% mit zweifelhaftem Klappenfehler bei der Entlassung. Über die Beteiligung der einzelnen Klappen giebt die vorstehende Tabelle 3 von NORRIS Auskunft.

Man sieht, daß die Mitralis mit 58,3% stark überwiegt, auf die Aorta entfallen nur 23,7%, auf kombinierte Fehler dieser beiden Klappen 12,5%. Klappenfehler allein des rechten Herzens zählen wir nur 2,51%. Wie häufig überhaupt die verschiedenen Klappen krankhafte Veränderungen, nicht nur sogenannte Fehler, sondern auch akute Entzündungsprozesse, Blutungen, Anomalitäten usw. zeigen, geht aus einer anderen Zusammenstellung von NORRIS hervor, an der besonders die hohe Beteiligung der Pulmonalklappen auffällt.

Tabelle 4. Statistiken des Pennsylvania- und Philadelphia-Hospitals.
(Nach NORRIS.)

Mitralklappe.	Penns.-H.	Phil.-H.
Akute einfache Endocarditis der Mitralis allein		58
„ vegetative „ „ „ „	47	
„ ulceröse „ „ „ „		17
„ Endocarditis der Mitralis und Aorta	23	33
„ „ „ „ „ Tricuspidalis	2	4
„ „ „ „ „ „ und Aorta	2	0
Aneurysma der Mitralklappe	0	1
Anomalien „ „	0	3
Hämatom „ „	1	1
Verkalkung „ „		112
Stenose „ „		72
Ruptur „ „	0	1
Tricuspidalklappe.		
Akute vegetative Endocarditis der Tricuspidalis allein	3	15
„ ulceröse „ „ „ „		
Subakute „ „ „	2	0
Anomalien der Tricuspidalis	0	1
Überzählige Klappensegel der Tricuspidalis	0	1
Fensterung der Tricuspidalis	0	1
Pulmonalklappen.		
Akute vegetative Endocarditis der Pulmonalis allein	1	7
„ ulceröse „ „ „		
Chronische Endocarditis der Pulmonalis und Sklerose	1	44
Mißbildungen der Pulmonalis	1	4
Fensterung „ „	0	17
Überzählige Klappensegel der Pulmonalis	1	9
Akute Wandendocarditis.		
Vegetative Wandendocarditis	2	5
Ulceröse „		6
Vorhofsthrombosen	28	25
Kammerthrombosen		—
Tuberkulöse Endocarditis	0	2
	53	601

Sehr selten sind traumatische Klappenfehler. Eine Übersicht der älteren Fälle gibt STERN; aus der Literatur der Jahre 1900—1912 konnte FALKENBERG nur 12 Fälle zusammenstellen. Als Folge tritt immer nur eine Insuffizienz auf;

wenn sich eine Stenose entwickelt, so deutet das auf entzündliche Vorgänge, die sich an die Klappenruptur angeschlossen haben. Im Tierversuch kommt es nach Kontusionen des Brustkorbes meist nur zu Blutungen, und zwar des Endo-, Peri- und Myocards und der Klappen; unter 34 Versuchen sah KÜLBS nur eine Klappenruptur. Sehr viel höhere Zahlen berichtet BARIÉ, der an Leichen experimentierte; er benutzte den Kunstgriff, den Aortendruck vorher zu steigern. Die Zahl der Klappenrupturen stieg mit der Drucksteigerung. Diese Beobachtung macht es verständlich, daß bei älteren Leuten mit hohem Blutdruck durch eine starke Anstrengung oder auch Brustkorbquetschung leichter Rupturen der Klappen zustande kommen; sind die Klappen zum Teil arteriosklerotisch verändert, so kann die erkrankte Stelle aus dem Zusammenhang herausgerissen werden (DUROZIEZ, M. B. SCHMIDT, BERBLINGER). Meist stellt sich unmittelbar oder bald nach Klappenrupturen ein Insuffizienzgeräusch ein, später die sämtlichen Folgen eines Klappenfehlers. Die Herzklappenfehler durch Mißbildung werden unter den angeborenen Herzfehlern besprochen werden. Im Vergleich zu den erworbenen Fehlern sind die angeborenen selten, sie betragen unter 1%. In ganz seltenen Fällen können Geschwülste Ursache eines Klappenfehlers sein. Auf sämtliche Krankheiten berechnet finden wir für die Herzklappenfehler eine Häufigkeit von 2 bis 5% (D. GERHARDT). Frauen und Männer werden ungefähr zu gleichen Teilen betroffen. Untersucht man die Häufigkeit in bezug auf das Lebensalter, so ist für die Zeit vom 15.—30. Lebensjahr ein Maximum nachweisbar, das auf das Konto der rheumatischen Fälle zu setzen ist. Die Zahlen vor dem 15. Jahr enthalten verhältnismäßig viel angeborene Herzfehler, die Zahlen nach dem 30. Jahr werden mit dem Alter in steigendem Maße durch die arteriosklerotischen und syphilitischen Fälle hochgehalten. GUTTMANN gibt folgende Zahlen:

0.—10. Jahr 5,2%	30.—40. Jahr 22,5%	60.—70. Jahr 3,7%
10.—20. „ 18,8%	40.—50. „ 17,1%	70.—80. „ 0,6%
20.—30. „ 23,2%	50.—60. „ 8,9%	

Die Folgen der Klappenfehler

lassen sich, wenn wir zunächst nur die unmittelbare Wirkung auf das Herz berücksichtigen, in zwei Worte zusammenfassen: Erweiterung und Massenzunahme, Dilatation und Hypertrophie.

Die Herzerweiterung

ist eine Erscheinung, die zunächst als unausbleibliche Folge eines jeden Klappenfehlers anzusehen ist. Um das zu erklären, müssen wir etwas weiter ausholen. In der Abb. 89 ist ein BLIXsches Myographion dargestellt, das von A. FICK folgendermaßen beschrieben wird:

„SS ist ein Schlitten, welcher sich zwischen den Schienen RR und $R'R'$ hin- und herschieben läßt. Der Schlitten trägt bei a die Achse des Hebels ab und auf einem seitlichen Ansatzstück A den Muskelhalter h. Das andere Ende des Muskels ist bei b mit dem Hebel verknüpft. Die Belastung bildet das Gewicht P, welches mittels des Rähmchens r auf den Hebel drückt. Dies Rähmchen läuft nach oben und unten in die steifen Stäbchen f aus, die durch zwei Paare von Stiften tt und $t't'$ so geführt werden, daß das System frf sich nur auf und ab, nicht aber nach rechts oder links bewegen kann. Ist jetzt der Schlitten so weit wie möglich nach links geschoben, so daß die Achse a gerade im Rähmchen steht — dies ist nämlich durch eine eigentümliche Knickung der Achse ermöglicht —, so ist die Spannung des Muskels offenbar Null, und wenn man jetzt den Schlitten nach rechts zieht, so daß immer weiter entfernte Punkte von a des Hebels den Druck von P aufnehmen, so wächst die Spannung des Muskels stetig an. Bei irgendeiner

Stellung des Schlittens ist die Spannung $= \dfrac{ra}{ba} \cdot P$ und wird also gleich P, wenn $ra = ba$ geworden, d. h. wenn der Anknüpfungspunkt b gerade an das Rähmchen getreten ist. Die an der Verlängerung des Hebels angebrachte Zeichenspitze p zeichnet also auf der mit den Schienen RR und $R'R'$ im Raume festbleibenden Tafel T die Dehnungskurve des Muskels in stetigem Zuge." Wird nun der Muskel zur Kontraktion gereizt, so hebt er bei seiner Zusammenziehung das Gewicht; das Produkt aus der Hubhöhe s und dem Gewicht P gibt die geleistete äußere Arbeit an: $A = sP$. Steigert man das Gewicht, so wird die Hubhöhe, also die Verkürzung des Muskels, geringer, die geleistete Arbeit nimmt aber gleichwohl zu, da die Abnahme der Hubhöhe verhältnismäßig geringer ist als die Gewichtserhöhung. Zu erklären ist dies Verhalten dadurch, daß die Dehnung oder Spannung des Muskels seine Reizbarkeit steigert und daß infolge dessen der von außen zugeführte Reiz eine größere Wirkung hervorbringt (FICK); also mit steigender Belastung nimmt die Muskelverkürzung ab, die Arbeitsleistung zu. Aus diesem Satz können wir gleich eine Nutzanwendung auf die Herztätigkeit ziehen. Dem Gewicht entspricht beim Herzen die Blutmasse in den Herzhöhlen, die Füllung; mit steigender Füllung muß demnach die systolische Verkürzung abnehmen und die geförderte Blutmenge zunehmen. Da der Grad der systolischen Verkürzung maßgebend ist für die Menge des Restblutes, kann man

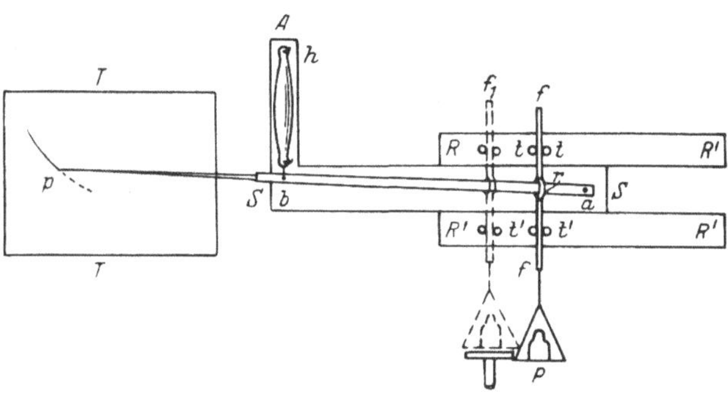

Abb. 89. BLIXsches Myographion. (Nach FICK.)

auch sagen: mit steigender Füllung steigt die Menge des Restblutes und in stärkerem Maße das Schlagvolumen. Praktisch kommt dieser Satz bei allen Klappeninsuffizienzen zur Geltung. Bei der Aorteninsuffizienz z. B. fließt ein Teil des Aortenblutes in die linke Kammer zurück, vom linken Vorhof gesellt sich die normale Füllungsmenge hinzu. Die linke Kammer faßt am Ende der Diastole daher mehr Blut, die Dehnung und Spannung der Muskelfasern ist erhöht und befähigt die Muskulatur der linken Kammer, ein größeres Schlagvolumen zu befördern; der große Puls der Aorteninsuffizienz ist ja bekannt. Bei der Mitralinsuffizienz wird während der Kammersystole die Füllung des linken Vorhofs gesteigert, Schlagvolumen und vielleicht auch Restblut des Vorhofs nehmen zu. Bei der Kammerdiastole erhält der Ventrikel nun eine vermehrte Blutmenge, wieder steigen Restblutmenge und vor allem Schlagvolumen; daß das Schlagvolumen infolge der veränderten Ventilverhältnisse dabei nicht restlos dem großen Kreislauf zukommt, tut zunächst nichts zur Sache. Aus der hier angestellten Überlegung sehen wir einmal, daß die Regel, der stromaufwärts von dem Klappenfehler gelegene Herzabschnitt erfahre eine Erweiterung, unvollständig ist; bei der Mitralinsuffizienz zum Beispiel ist die vermehrte Füllung oder Erweiterung der stromabwärts gelegenen Kammer bei weitem die wichtigste Erscheinung, wie später noch eingehender dargelegt werden wird.

Ferner geht aus der hier gegebenen Darstellung hervor, daß die nächste Folge einer jeden Klappeninsuffizienz eine Erweiterung der betroffenen Herzhöhlen durch vermehrte Füllung sein muß und daß diese Erweiterung keine Schwächeerscheinung ist, sondern vielmehr eine physiologische Anpassung an die durch den Klappenfehler bewirkte Arbeitssteigerung. Die mit der Erweiterung verbundene stärkere Dehnung und Spannung der Muskulatur macht die zur Bewältigung der größeren Arbeit nötigen Spannkräfte des Muskels frei, sie ist eine Quelle der Kraft.

Kehren wir nun zu dem einfachen Beispiel zurück, von dem wir ausgegangen sind. Es bedarf kaum der Erwähnung, daß die Steigerung der Arbeitsleistung durch Erhöhung des Gewichtes nur so lange stattfindet, als das Optimum der Belastung nicht überschritten wird. Machen wir das Gewicht zu schwer, so nimmt die Hubhöhe sehr rasch ab, und zwar verhältnismäßig mehr, als die Belastung steigt; das Produkt aus Hubhöhe und Gewicht, der Ausdruck der Arbeit, wird immer kleiner und schließlich gleich Null, d. h. das Gewicht wird überhaupt nicht mehr gehoben. Schließlich gibt es eine Überdehnung des Muskels, die bis zur Zerreißung führen kann. Die Übertragung auf das Herz ist einfach. Bei übermäßiger Füllung sinkt das Schlagvolumen und der Herzmuskel wird überdehnt, es tritt Herzschwäche und eine Dehnung der Muskulatur ein, die dem entspricht, was der Laie als Herzerweiterung schlechthin kennt und fürchtet.

Wir wollen uns nun vorstellen, daß an dem Hebel des Blixschen Myographions noch ein zweites Gewicht (in der Abbildung punktiert) angebracht ist, das aber nicht frei hängt, sondern auf einer Unterlage ruht, so daß es zu der durch das erste Gewicht bewirkten Dehnung des Muskels nichts beiträgt. Der Einfluß dieses Gewichtes kommt erst in dem Augenblick zur Geltung, wo der Muskel anfängt, sich zu verkürzen. Der Muskel hat also bei seiner Kontraktion außer der Belastung durch das erste Gewicht die Überbelastung durch das zweite zu bewältigen; man nennt die vom Muskel bei dieser Anordnung ausgeführte Kontraktionskurve deshalb eine Überbelastungszuckung. Solange durch die Überbelastung das Optimum der Kraftleistung des Muskels nicht überschritten wird, führt auch die Überbelastung zu einer Steigerung der Arbeitsleistung. Jeder Widerstand, der sich der Kontraktion eines Muskels entgegenstellt, sei es mit oder ohne Steigerung der Anfangsspannung, steigert also die vom Muskel geleistete äußere Arbeit — aber nicht in gleichem Maße, sondern ein Muskel entfaltet um so größere absolute Muskelkraft, je mehr er vor der Kontraktion angespannt war (Feuerstein). Bei Belastungszuckungen ist also unter sonst gleichen Bedingungen die Hubhöhe und die geleistete äußere Arbeit größer als bei Überbelastungszuckungen. Eine kurze Überlegung sagt uns, daß beim Herzen dieselben Verhältnisse bestehen, wie bei der soeben geschilderten Überbelastungszuckung. Die Füllung der Kammern entspricht dem ersten Gewicht, der auf den Semilunarklappen lastende Druck dem zweiten Gewicht, die Semilunarklappen der Unterlage, auf dem das zweite Gewicht ruht. Wird die Überbelastung gesteigert, z. B. durch Erhöhung des Widerstandes in der Aorta oder am Aortenostium, etwa durch eine Aortenstenose, so wird die systolische Muskelverkürzung herabgesetzt, und zwar verhältnismäßig stärker als bei der Aorteninsuffizienz. Die Menge des Restblutes und damit die diastolische Anfangsspannung wird steigen, und es kommt wieder zu einer durch die vermehrte Füllung erzeugten Herzerweiterung, zu einer Herzerweiterung, die das Herz erst zur Leistung der durch die Stenose gesteigerten Arbeit befähigt, die also nötig und nützlich ist. Jeder Klappenfehler und, wie wir gleich hinzufügen wollen, jede Widerstandserhöhung im abführenden Stromgebiet bewirkt demnach eine Erweiterung der betroffenen Herzhöhlen, die als funktionelle Anpassung an die veränderten Arbeitsbedingungen aufzufassen ist.

Ja, wir können noch weiter gehen und sagen: Jede Steigerung des Stromvolumens, täglich und stündlich unzählige Male durch körperliche Bewegung, Nahrungsaufnahme usw. hervorgerufen, wird vom Herzen, soweit sie nicht durch eine Beschleunigung der Schlagfolge gedeckt wird, durch Steigerung des Schlagvolumens unter entsprechender Erweiterung der Herzhöhlen geleistet. Diese Erweiterung mit ihrer Erhöhung der Anfangsfüllung und Anfangsspannung ist also die wesentliche Quelle der sogenannten *Reservekraft des Herzens*; man bezeichnet sie als physiologische, kompensatorische oder diastolische Erweiterung oder Dilatation und stellt ihr eine andere, pathologische, systolische oder Stauungsdilatation gegenüber. Aus dem Versuch am einfachen Muskelpräparat wissen wir bereits, wodurch diese Dilatation gekennzeichnet ist. Sie beginnt in dem Moment, wo die Abnahme der Hubhöhe die Gewichtszulage überwiegt und deshalb das Produkt aus Hubhöhe und Gewicht anfängt abzunehmen. Klinisch ist dieses Stadium beim Herzen charakterisiert durch eine stärkere Erweiterung des Herzens mit gleichzeitigen Erscheinungen von Kreislaufsinsuffizienz: das Herz wird größer, der Puls wird kleiner. Ein grundsätzlicher Unterschied besteht zwischen den beiden Formen der Herzerweiterung nicht, es ist lediglich der Erfolg, wie oft im Leben, der dem Kind den Namen gibt; man wird deshalb vielleicht am besten von einer *kompensierten und dekompensierten Dilatation* sprechen. Für die Beurteilung eines Herzens am Krankenbett ist es zweifellos von größter Bedeutung, eine nachweisbare Erweiterung richtig einzuschätzen. Das haben gute Beobachter schon vor Jahrhunderten erkannt. So schreibt LANCISI: ,,Primo itaque dividemus Aneurysmata[1] in legitima, et spuria. Legitima vocamus ea, quae fiunt à causis proximè debilitantibus Arteriarum vel Cordis texturas, et resistentias: nimirum quae brevi tempore tollunt aut saltem imminuunt firmum, validumque villorum nexum . . . Spuria verò appellamus Aneurysmata, quae ab initio non pendent à debilitata resistentia villorum, ac fibrarum Cor, et Arterias texentium, sed potius ab adaucta vi impetus, vel recti, vel reflexi Sanguinem supranaturalem et ordinarium Arteriarum, et Cordis resistentiam impellentis.'' CORVISART unterscheidet eine aktive Dilatation mit verdickten Herzwänden und gesteigerter Herzkraft und eine passive Dilatation mit dünnen Herzwänden und herabgesetzter Herzkraft. Auf Grund dieser Einteilung findet er oft an einem und demselben Herzen beide Formen, so z. B. in einem Falle von Hypertonie aktive Dilatation des linken Ventrikels, passive Dilatation des übrigen Herzens. Statt der aktiven Dilatation sprach man später (BERTIN) von exzentrischer Hypertrophie. Diese Bezeichnung verführte dazu, auch noch eine konzentrische Hypertrophie anzunehmen, von der niemand recht wußte, was sie eigentlich sei; als vermittelndes Bindeglied trat schließlich die einfache Hypertrophie dazu. Wir brauchen bei diesen früheren Einteilungsversuchen nicht zu verweilen, da sie alle unter der fehlenden Einsicht in die Dynamik des Herzmuskels leiden. Es lag uns nur daran zu zeigen, daß sich die richtige Empfindung, es müsse zwei Arten oder richtiger Stadien von Dilatation geben, eine mit gesteigerter und eine mit herabgesetzter Leistung, schon früh den Forschern aufgedrängt hat, die sich mit dem Studium des Herzens beschäftigten.

Man wird uns vielleicht einwenden, der Begriff Herzerweiterung oder Dilatation sei in dem hier gebrauchten, weitgehenden Sinne nicht üblich, die bei mittleren Anstrengungen eintretende Füllungs- und Volumenzunahme des Herzens sei theoretisch zuzugeben, aber praktisch nicht nachweisbar und daher klinisch ohne Bedeutung. Darauf ist zu antworten, daß die Herzerweiterung durch Arbeit im Röntgenbilde schon nachweisbar sein kann, wie NICOLAI und ZUNTZ in Versuchen auf der Tretbahn festgestellt haben; sie ist allerdings eine ganz vorübergehende Erscheinung, weil sie in die Akkommodationsbreite des Herzmuskels fällt. Wird aber die dem Herzen zugemutete Leistung über ein gewisses Maß, über die Akkommodationsbreite gesteigert, so wird die Erweiterung von längerer Dauer sein, ja, der Kranke kann an seiner Herzerweiterung zugrunde gehen. Das kommt z. B. — und damit kehren wir zu unserem engeren Thema, der Herzerweiterung

---

[1] Im allgemeinen Sinne von Erweiterung gebraucht, die Beschränkung dieses Ausdrucks auf umschriebene Erweiterungen hat sich erst später ausgebildet.

bei Klappenfehlern, zurück — bei traumatischen Herzfehlern vor, wie Fälle von STRASSMANN, DEGANELLO und anderen beweisen. In der Regel ist freilich der Verlauf bei Klappenfehlern ein anderer, und zwar deshalb, weil sich zu der Kraftquelle, die dem Herzen die Bewältigung vorübergehender Arbeitssteigerungen ermöglicht, d. h. zu der Zunahme der Anfangsfüllung und -spannung, eine neue Kraftquelle hinzugesellt:

Die Hypertrophie des Herzmuskels.

Die gegenwärtige Auffassung der Hypertrophie des Herzmuskels gründet sich auf die Lehre CORVISARTS:

„Das Herz ist so, wie alle Muskeln des menschlichen Körpers, geschickt vermittels längerer Dauer, vorzüglich aber vermittels größerer Energie seiner Tätigkeit, auffallender zu wachsen, an Dichtigkeit der Substanz zuzunehmen und stärker zu werden. So wie bei den äußeren Muskeln die Anstrengung, so ist diese und vermehrte Reizung beim Herzen die Ursache, welche diese Organe zum Herde eines tätigeren Ernährungsprozesses macht und ihnen mehr Nahrungsstoff zuführt. Nehmen wir . . . einen übrigens gut organisierten Menschen, dessen Herz die normale Größe und eine der Menge seiner Muskelfibern angemessene Energie, aber Gefäße besitzt, deren Durchmesser verhältnismäßig, d. i. im Verhältnis der sie durchströmenden Säftemasse, zu enge sind, so wird ein solches Herz eine Blutsäule fortzutreiben haben, welche für seine Schlagadern zu groß ist, und diese werden sich beim Eintritt der Blutsäule widersetzen, welche solchergestalt als Reizmittel auf das Herz wirken wird. Hierdurch werden einmal die Fibern des Herzens ausgedehnt und verlängert und zweitens der Aufenthalt des Blutes in den Herzkammern, also auch die Einwirkung dauernder werden und endlich werden die Kranzarterien und Haargefäße des Herzens in diesem Zustande von steter Überfüllung, der fleischigen Substanz desselben mehr ernährenden Stoff zuführen, wodurch eine Vermehrung seiner Lebenskraft wenigstens zum Teil entstehen muß, ferner Erweiterung der Höhlen, Verlängerung der Fibern, Verdickung ihrer Bündel, größere Dicke der Wände und stärkere Aktion des Organs.“

So CORVISART. Vermehrter Widerstand wirkt als Reiz, er führt zu gesteigerter Arbeit und Ernährung des Herzens und dadurch zur Hypertrophie, das ist in nuce der Inhalt der soeben zitierten Sätze.

Nun haben wir ja inzwischen die mechanischen Bedingungen, unter denen der Herzmuskel gesteigerte Arbeit leistet, genauer kennengelernt. Der Vollständigkeit halber sei hinzugefügt, daß eine Steigerung der Leistung natürlich auch durch einfache Erhöhung der Schlagfolge möglich ist (z. B. bei BASEDOWscher Krankheit). In allen Fällen, wo längere Zeit oder wiederholt vermehrte Arbeit vom Herzen verlangt wird, reicht aber zur Bewältigung einer solchen Dauerleistung die normale Reservekraft offenbar nicht aus; es bilden sich dann bestimmte morphologische Änderungen der Muskulatur aus, die das Herz zur Erfüllung seiner neuen Aufgaben befähigen und als Hypertrophie bezeichnet werden. Über die Teilvorgänge, die zwischen der Arbeitssteigerung und der Massenzunahme des Muskels liegen, sei folgendes hier kurz eingefügt. HEIDENHAIN hat nachgewiesen, daß eine vermehrte Tätigkeit des Muskels mit erhöhter Wärmebildung und erhöhtem Stoffwechselumsatz im Muskel einhergeht. Diese wird dadurch gewährleistet, daß bei der Muskeltätigkeit eine stärkere Durchblutung stattfindet (LUDWIG-SOZELKOW, GENERSICH, GASKELL, HERMANN und andere) infolge Erweiterung der Arterien. Sie beruht zum Teil auf einer gleichzeitig mit der Erregung der motorischen Nerven erfolgenden Erregung besonderer gefäßerweiternder Fasern (HERMANN), zum Teil auf unmittelbaren und reflektorischen Gefäßreizen infolge der Muskeltätigkeit (HESS). Wir wissen ferner, daß es eine allgemeine Eigenschaft der lebenden Substanz ist, unter günstigen Bedingungen nicht nur die im Lebensprozeß verbrauchte Substanz zu ersetzen, sondern zugleich noch einen Mehrwert zu liefern. Die lebende Substanz kann daher über ihr ursprüngliches Maß hinauswachsen und immer mehr fremden Stoff in ihren Lebensprozeß hineinziehen (HERTWIG). Eine nachweisbare Hypertrophie findet sich bei der künstlichen Aorteninsuffizienz des Hundes nach 18 Tagen; nach 110 Tagen ist der Höhepunkt der Hypertrophie erreicht (HERMANN).

Über *das anatomische Bild* dieses Wachstums, dieser Hypertrophie beim Muskel und insbesondere beim Herzmuskel, lauten die Angaben verschieden. Ziemlich allgemein ist gefunden worden, daß die Muskelfasern hypertrophischer Herzen einen größeren Querdurchmesser als die normalen Herzen haben, doch bestehen Meinungsdifferenzen darüber, ob die Volumzunahme durch eine Vergrößerung des Sarkoplasmas (ALBRECHT, MORPURGO, KARSNER, SAPHIR und TODD) oder der Fibrillen oder durch eine Vermehrung der Fibrillenzahl (ZIELINKO) stattfindet. ASCHOFF und TAWARA sprechen sich dahin aus, daß die Zahl der Muskelsäulchen in hypertrophischen Fasern wohl etwas geringer sei als in den normalen, daß dafür aber der gesamte Querschnitt der Faser soviel größer als in der Norm sei, daß in dem Querschnitt hypertrophischer Fasern eine gleiche Zahl, wenn nicht mehr Muskelsäulchen vorhanden sein müssen als im Querschnitt der normalen Fasern. Die einzelnen Muskelsäulchen in den hypertrophischen Fasern seien dabei dicker als normal; die fibrilläre Substanz in den Muskelfasern des hypertrophischen Herzens erfahre mindestens die gleiche Zunahme wie das Sarkoplasma. TANGL und STADLER beobachteten wechselndes Verhalten des Sarkoplasmas, d. h. zuweilen normale Menge, zuweilen überwiegende Vermehrung. Ein tiefergehendes Verständnis für die Vorgänge bei der Muskelhypertrophie wird durch SCHIEFFERDECKERs Untersuchungen am Skelettmuskel eröffnet. Die Dickenzunahme der Muskelfasern bei der Aktivitätshypertrophie des Skelettmuskels beruht nach ihm vorzugsweise auf einer stärkeren Ausbildung des Sarkoplasmas, weniger auf Vermehrung der Zahl der Fibrillen, deren Dicke dieselbe bleibt. Das gesamte Bindegewebe nimmt bei der Aktivitätshypertrophie zu, und zwar in einem konstanten Verhältnis zum Muskelgewebe. Es besteht hier offenbar eine feste Korrelation zwischen den Lebensbedingungen dieser beiden Gewebe. Die Zahl der Kerne nimmt bei der Aktivitätshypertrophie nicht nur nicht zu, sondern sogar ab. Die Länge der Kerne bleibt dieselbe, die Dicke nimmt zu, und so wächst allerdings das Kernvolumen, aber im Vergleich zur Fasermasse nur wenig. Infolgedessen erfährt die relative Kernmasse, d. h. das prozentuale Verhältnis der Kernmasse zur Fasermasse eine deutliche Verminderung. Wir sehen, die Hauptvermehrung erfährt der Teil des Muskels, den wir als Nährspeicher der Muskulatur anzusehen pflegen, das Sarkoplasma, eine geringere Zunahme zeigen die contractilen Elemente, die wichtige Kernsubstanz dagegen geht im Verhältnis zurück. Es liegt nahe, anzunehmen, daß die durch den Vorgang der Hypertrophie im Bau des Muskels bewirkten Änderungen in sich die Grenzen für die Ausdehnung des Prozesses tragen. Maßgebend für das erreichbare Optimum dürften Zahl und Größe der ursprünglichen Bausteine des Muskels sein. Die relative Abnahme der Kernmasse macht es wahrscheinlich, daß der Stoffwechsel dieses wichtigen Bestandteiles der Zelle vermindert wird und erklärt so vielleicht, warum die Kraftzunahme des Muskels verhältnismäßig rasch an eine Grenze kommt, die nicht überschritten wird. Die Kernverminderung hindert, so können wir uns vorstellen, daß mehr zugeführte Nahrung für den Aufbau neuer Fibrillen nutzbar gemacht wird.

Dagegen stimmt die in recht weitem Umfange mögliche Steigerung der Ausdauer eines Muskels durch Übung mit der besonders starken Sarkoplasmavermehrung gut zusammen. Hier werden wir an die Befunde TANGLs und STADLERs erinnert, die ein wechselndes Verhalten des Sarkoplasmas beobachteten. Es wird dies davon abhängen, ob der Muskel in einem Stadium untersucht wird, wo je nachdem in erster Linie größere absolute Kraftleistungen oder die Sicherstellung gesteigerter Kraftleistungen als Dauerzustand erstrebt wird. Diese Vermutung wird durch die Beobachtung SCHIEFFERDECKERs gestützt, daß beim gewöhnlichen Wachstum der Muskeln Fibrillen und Sarkoplasma gleichmäßig zunehmen. SCHIEFFERDECKER nimmt deshalb an, daß eventuell ein speziell auf Ausdauer gerichtetes Training zu einem besonderen anatomischen Bilde des hypertrophierenden Muskels führen könne.

Chemisch hat sich in Muskeln, die von der Natur auf Dauerleistungen eingestellt sind, eine größere Menge Restphosphorsäure als in sogenannten raschen Muskeln gefunden (EMBDEN). Schließlich darf nach SCHIEFFERDECKER nicht übersehen werden, daß die gegenseitigen Verschiebungen der Faser- und Kernmassen möglicherweise mit wesentlichen Qualitätsänderungen einhergehen, so daß aus der Masse nicht ohne weiteres auf die Funktion geschlossen werden darf.

Wenn auch bei der Hypertrophie die Veränderungen der Muskulatur die maßgebende Rolle spielen, so darf doch das Verhalten des Bindegewebes nicht ganz außer acht gelassen werden. Allerdings sind die hierüber veröffentlichten Befunde nicht einheitlich. Besonders DEHIO und seine Schüler RADASEWSKY und SACK, dann auch GURWITSCH berichten über ausgedehnte Bindegewebsentwicklung (Myofibrosis cordis), die sich vorzugsweise in den muskelschwachen und deshalb der Dilatation in erster Linie ausgesetzten Vorhöfen fand. Die Verfasser sehen darin ein „kompensierendes Moment", ein Schutzmittel gegen die drohende Überdehnung. Auf Grund seiner Versuche an Kaninchen schließt STADLER sich diesen Befunden und ihrer Deutung an, während HOCHHAUS und REINEKE, v. KREHL und v. ROMBERG, SCHLÜTER entweder die Befunde nicht bestätigen können oder, wo eine Bindegewebswucherung zu finden war, diese als eine chronisch-entzündliche Erscheinung auffassen und nicht als einen Schutz der Herzwand anerkennen wollen. Nach diesen widersprechenden Urteilen muß angenommen werden, daß eine Bindegewebsvermehrung vorkommt, aber nicht als ein stets sicher nachweisbarer Befund bezeichnet werden kann; vielleicht daß Dauer und Stadium der einzelnen Fälle hier mitspielen. JACOBI findet bei der Aorteninsufficienz eine sehr viel stärkere Bindegewebsentwicklung in der linken Kammer als bei der Aortenstenose und führt dies Verhalten auf die stärkere Erweiterung der Kammer bei der Aorteninsufficienz zurück. Wo eine Bindegewebsvermehrung gefunden wird, da wird man dieser kaum eine Schutzwirkung gegen eine Überdehnung absprechen können, seitdem TRIEPEL gezeigt hat, daß der Modul der Zugfestigkeit für quergestreifte Muskulatur 0,16, für elastisches Gewebe 0,13, für kollagenes Bindegewebe aber 5,00 beträgt.

Ob eine Hypertrophie besteht und in welchem Grade, ist im einzelnen Falle nicht immer leicht zu entscheiden. Verschieden große Menschen haben verschieden große Herzen, deshalb sind das absolute Gewicht und Maß kein brauchbarer Maßstab für die Beurteilung der Frage, ob ein Herz von regelrechter Größe ist. Man muß vielmehr das Herz ins Verhältnis setzen zu irgendeiner anderen Größe. So hat man vorgeschlagen, die Verhältniszahl Herz : Körpergewicht zu bestimmen. Besonders BOLLINGER hat aber darauf hingewiesen, daß diese Zahl sehr schwankt, je nach der Lebensweise des Individuums. Er nimmt an, die Arbeit eines Herzens mit gesunden Kreislaufverhältnissen werde vorwiegend durch die allgemeine Muskeltätigkeit bestimmt. Hierfür spricht, daß die muskelstarken wilden Tiere ein relativ größeres Herz haben als die muskelschwachen, aber fetteren zahmen Tiere. Auch RIEDER nimmt einen Zusammenhang zwischen der Erstarkung des Skelettmuskels und Herzmuskels an, glaubt aber, das erstarkte Herz werde weniger quan-

titative als qualitative Abweichungen (molekulare Veränderung) von der Norm
bieten. Dagegen hat HIRSCH beim Menschen das Gewichtsverhältnis des Herzens
zur Gesamtmuskulatur untersucht und kommt zu dem Schluß, daß bei normalen
Kreislaufbedingungen die Herzmasse der Entwicklung der Körpermuskulatur entspricht. Derselben Ansicht ist KREHL. Neuere Beobachtungen stimmen aber nicht
ganz mit dieser Lehre überein. GROBER sah beim Vergleich zahmer und wilder
Kaninchen und Hasen allerdings das relative Herzgewicht erheblich zunehmen
mit der Muskelentwicklung, jedoch war der rechte Ventrikel besonders stark entwickelt, wohl infolge erhöhter Widerstände im kleinen Kreislauf durch Dehnung
der Lunge beim raschen Laufen. KÜLBS hat nachgewiesen an Hunden, die im
Göpel liefen, daß eine Herzmuskelhypertrophie durch Arbeit ohne eine genau entsprechende Hypertrophie der Skelettmuskulatur möglich ist; in seinen Fällen
hatten auch die inneren Organe, besonders die Leber, zugenommen. Kurz und gut,
es ist bei geringeren Graden nicht einmal auf dem Sektionstische möglich, sicher
zu sagen, ob ein Herz hypertrophisch ist oder nicht.

Alle diese Proportionen sind äußerliche Maße. Ein Fortschritt im Vergleich
damit mußte es sein, wenn es gelang, nach dem Vorgang SCHIEFFERDECKERs die
relative Kernmasse des Herzmuskels zu bestimmen. Man konnte hoffen, dadurch
nicht nur einen sicheren Maßstab für die Hypertrophie zu gewinnen, sondern auch
die Atrophie zahlenmäßig festzulegen. Die von SCHIEFFERDECKER angewandte
mikroskopische Untersuchungsmethode kam allerdings wegen der Größe des zu
verarbeitenden Materials nicht in Betracht, aber die chemische Bestimmung des
Verhältnisses von Kernstickstoff zum Gesamtstickstoff des Herzens schien einen
Weg zu bieten. EDENS fand dabei für ausgesprochene Fälle von normalen, hypertrophischen und atrophischen Herzen folgende Zahlen:

Tabelle 5.

Normale Fälle			Fälle von Hypertrophie			Fälle von Atrophie		
Nr.	Herz-gewicht	Purin-N in % des Gesamt-N	Nr.	Herz-gewicht	Purin-N in % des Gesamt-N	Nr.	Herz-gewicht	Purin-N in % des Gesamt-N
6	330	1,21	11	460	1,06	20	270	1,81
18	270	1,83	15	500	1,85	27	250	2,03
21	350	1,81	19	570	1,03			
32	250	1,36	30	620	1			
33	360	1,08						

Die Tabelle zeigt, daß die relative Kernmasse schwankt, und zwar beim normalen Herzen zwischen 1,08%—1,13%, beim hypertrophischen Herzen zwischen
1%—1,85%, beim atrophischen Herzen zwischen 1,81%—2,03%. Die nach SCHIEF-
FERDECKER zu erwartende Verminderung der relativen Kernmasse im hypertrophischen Muskel war also bei dieser Methode nicht nachweisbar, wahrscheinlich
deshalb, weil durch chronisch-entzündliche Prozesse die reinen Verhältnisse verwischt werden. Nun bringen es ja die krankhaften Vorgänge, die zur Hypertrophie
führen, mit sich, daß gewöhnlich nicht das ganze Herz gleichmäßig, sondern nur
bestimmte Abschnitte an Masse zunehmen. Es ist deshalb von Interesse, die
Massenverhältnisse zwischen den einzelnen Herzteilen zu bestimmen. Die ersten
eingehenden Untersuchungen darüber stammen von W. MÜLLER; auf Grund seiner
Befunde gibt KÜLBS folgende Zusammenstellung (Tabelle 6).

Neuerdings hat mit verbesserter Technik WIDEROE die Frage bearbeitet. Für
das Verhältnis des Gewichtes vom rechten zum linken Ventrikel findet er im
Mittel $\frac{RV}{LV} = 0,57$, bei Kindern ist er größer, im Alter kleiner; die Schwankungs-

Tabelle 6.

Jahre	Link. Ventr. %	Recht. Ventr. %	Recht. Vorh. %	Link. Vorh. %
21—30	54,54	30,88	7,07	6,85
31—40	52,36	29,52	12,50	12,17
41—50	55,77	28,21	8,29	7,75
51—60	55,98	27,81	8,34	7,68
61—70	54,9	27,4	8,95	8,71
71—80	53,37	27,4	9,88	9,35
Mittel	54	28,5	9	8,5

breite liegt zwischen 0,47—0,67. Zahlen außerhalb dieser Grenzen sind als krankhaft anzusehen. Die Vorhöfe sind etwa gleichschwer. Um eine Vorstellung von den vorkommenden Werten zu geben, sei schon hier erwähnt, daß WIDEROE im Mittel für Aortenfehler $\frac{RV}{LV} = 0,48$, für Mitralstenosen $\frac{RV}{LV} = 1,09$, in einem besonders ausgeprägten Fall von Schrumpfniere $\frac{RV}{LV} = 0,32$ fand.

Wir haben gehört, daß für die Arbeitsleistung des Herzens vor allem maßgebend sind die mechanischen Bedingungen, unter denen die Kontraktionen des Herzmuskels vor sich gehen: Anfangsfüllung und -spannung und Widerstand. Wenn wir nun die Hypertrophie als eine Kraftquelle bezeichnet haben, die das Herz zur Bewältigung gesteigerter Arbeit befähigt, so entsteht notwendig die Frage, ob und wie sich ein hypertrophischer Muskel gegenüber den mechanischen Bedingungen anders verhält als ein normaler Muskel. Leider ist dies wichtige Problem noch nicht endgültig gelöst. Zwei Möglichkeiten sind gegeben. Entweder der hypertrophische Muskel liefert von derselben Anfangsspannung aus eine größereArbeitsleistung als der normale Muskel, oder die von derselben Anfangsspannung aus gelieferte Arbeitsleistung ist gleich, das Arbeitsmaximum des hypertrophischen Muskels liegt aber höher.

Neben diesen beiden speziell für Klappenfehler von H. STRAUB aufgestellten Möglichkeiten kommt vielleicht noch eine dritte für solche Fälle in Betracht, in denen nicht die durch den einzelnen Herzschlag, sondern die durch Steigerung der Schlagzahl in der Zeiteinheit geleistete Arbeit vermehrt ist (Tachykardien). Hier können wir uns vorstellen, daß eine Hypertrophie im wesentlichen die Ausdauer der Herzarbeit gewährleistet. Es ist möglich, daß nach der Vermutung SCHIEFFERDECKERS solche hypertrophische Herzen ein anderes mikroskopisches Bild bieten würden als die mehr auf Kraftleistung beanspruchten Herzen bei Klappenfehlern und Hypertonien. Jedenfalls ist in diesen Fällen die Massenzunahme geringer, ja es wird bezweifelt, ob überhaupt eine Hypertrophie ohne Vermehrung der Arbeit der einzelnen Kontraktionen allein durch eine größere Arbeitsleistung in der Zeiteinheit vorkommt (v. WEIZSÄCKER).

Wir haben uns nun der Frage zuzuwenden, ob die durch krankhafte Zustände, im besonderen durch Klappenfehler veranlaßte Mehrarbeit durch die Massenzunahme des Herzmuskels so vollständig ausgeglichen werden kann, daß ein stationärer Zustand eintritt. Bei sehr geringfügigen Klappenfehlern scheint das tatsächlich der Fall zu sein. Wenigstens begegnet man dann und wann Klappenfehlern, die viele Jahre hindurch bestehen, ohne daß die Herzform im Laufe der Zeit weitere Veränderungen und die Leistungsfähigkeit eine sicher nachweisbare Verminderung erkennen ließen. Die Kraftquellen des Herzens — Anpassung der Anfangsfüllung und -spannung und Massenzunahme — genügen offenbar in diesen Fällen, um die Wirkungen des Klappenfehlers soweit auszugleichen, zu kompensieren, daß das Herz die Mehrarbeit dauernd bewältigen und zugleich den unausbleiblichen besonderen Anstrengungen, die das Leben mit sich bringt, gerecht werden kann. Eine so weitgehende Kompensation gehört aber leider doch zu den Ausnahmen. Meistens sehen wir, daß ein Klappenfehlerherz mit den Jahren eine fortschreitende Verschlechterung erfährt: die Größe des Herzens nimmt zu, seine Leistungsfähigkeit ab. Daraus müssen wir schließen, daß diese Herzen nie völlig kompensiert waren und daß ihnen zum mindesten für die Bewältigung der außerordentlichen Anstrengungen keine genügende Reservekraft zur Verfügung stand; nur durch eine weitergehende Steigerung der Anfangsfüllung und -spannung, die wir nach der Herzerweiterung bemessen können, war es ihnen deshalb möglich, die an ihre Arbeitskraft gestellten Forderungen zu erfüllen. Eine nun einsetzende weitere Hypertrophie pflegt vorübergehend den Herzen zu Hilfe zu kommen und eine Überdehnung zu verhüten. Aber es geht jetzt dem Herzen wie einem Manne, der das Kapital angreift, weil er mit den Zinsen bei seinen Ansprüchen nicht auskommt.

Damit sind wir zu dem wichtigen Kapitel der Reservekraft, der Kompensation und Dekompensation gelangt.

Der Begriff der *Reservekraft* ist von Rosenbach geschaffen worden. Er sagt: „Die *höchste augenblickliche* Leistung, der Bestand des Betriebes bei *akuten* Reizen, die Erhaltung aller mittleren Spannungen unter Einwirkung stärkster Reize und Auslösungsvorgänge, d. h. mächtigster Wellen von lebendiger Energie, beruht auf dem zum Ausgleich dienenden *Bestande an parater Energie, an latenten Reservekräften* und entspricht der sogenannten temporären Kompensation. Die *dauernde* höchste Leistung, die nur durch Hypertrophie und Aktivierung neuer Elemente (Hyperplasie), d. h. durch Gewebsanbildung und Neubildung, geleistet werden kann ... bezeichnen wir als Akkommodation."

Die komplizierte Fassung mag schuld daran sein, daß in der Literatur die Reservekraft als etwas verschwommener Begriff weitergelebt hat. Selbst Martius giebt keine ganz präzise Fassung, er bezeichnet „die unter den Verhältnissen des normalen Geschehens nicht in Anspruch genommene, aber jederzeit disponible Kraft eines Organs" als Reservekraft und meint, dieser Terminus technicus erweise sich auch als sehr bequem, um den Effekt der Gewöhnung an größere Leistung, z. B. des Trainings (er verweist auf das Bergsteigen), zu bezeichnen. Er gleitet so unbemerkt von der Reservekraft zur Kompensation oder Akkommodation über, die von Rosenbach getrennt gehalten sind.

Reservekraft.

Wir ziehen deshalb folgende Begriffsbestimmung vor: Als *Reservekraft ist die Kraft zu verstehen, die ein Muskel über die zur Zeit bestehende Durchschnittsleistung hinaus auf stärkste Reize momentan zu entwickeln vermag.* Diese klinische Begriffsbestimmung deckt sich im Wesen mit der von Moritz gegebenen dynamischen; danach ist „die Reservekraft für eine bestimmte diastolische Füllung des Ventrikels der Überschuß an potentieller Spannung über das Maß von augenblicklich tatsächlich verlangter Spannung", oder anders ausgedrückt, die Reservekraft entspricht der Mehrarbeit, die über das im Augenblick gegebene Maß durch Steigerung der Anfangsfüllung und -spannung aufgebracht werden kann. Die Größe der Reservekraft läßt sich klinisch bis jetzt nicht zahlenmäßig fassen.

Wir können deshalb auch nicht sagen, wie sich beim Menschen die Reservekraft des normalen Herzens zu der des hypertrophischen Herzens verhält. Gewiß läßt sich in ausgesprochenen Fällen feststellen, ob eine abgemessene Arbeitsleistung ohne oder mit Erscheinungen von Kreislaufschwäche geschafft wird, aber die Verhältnisse liegen im klinischen Versuch doch äußerst kompliziert durch die Beteiligung des Nerveneinflusses auf Herztätigkeit und Gefäße, durch den Zu-

stand der in Anspruch genommenen Muskelgruppen, der Atmungsorgane, des
Blutes usw. Zur Klärung der Frage sind daher Tierversuche, die unter vereinfachten Versuchsbedingungen stattfinden, unerläßlich. HASENFELD und v. ROM-
BERG legten bei Kaninchen Aorteninsuffizienzen an und suchten dann durch Kompression der Aorta zu bestimmen, wie groß die Reservekraft des Herzens sei.

Nehmen wir das Produkt aus Blutdruck und Innenfläche vor der Aorten-
ligatur als Durchschnittsleistung des Herzens, so würde das Produkt aus Druckzuwachs und Innenfläche nach der Abklemmung die Reservekraft des Muskels
darstellen. Die Tabellen zeigen übereinstimmend die Reservekraft bei frischer Insuffizienz größer als bei alter. Ein Unterschied in der diastolischen Erweiterungsfähigkeit der frischen und älteren Aorteninsuffizienzen kann hierfür nicht verantwortlich gemacht werden, da die Verfasser selbst keinen solchen Unterschied feststellen konnten. Für die unter gleichen mechanischen Bedingungen arbeitenden
Fälle von frischer und alter Aorteninsuffizienz müssen wir also schließen, daß die
Reservekraft des hypertrophischen Muskels geringer ist als die des normalen.

Neuerdings hat WOLFER gesunde Kaninchenherzen mit — durch länger dauernde Anämisierung des Tieres — hypertrophisch gemachten Herzen verglichen
und dabei nach Aortenkompression das vom hypertrophischen Herzen erreichte
Druckmaximum gleich, die Ausdauer geringer als beim gesunden Herzen gefunden.
Da aber bei den hypertrophischen Herzen die diastolische Erweiterung geringer
ausfiel, so ergeben auch diese Versuche für die Kraft (=Druck × Innenfläche)
des hypertrophischen Herzens kleinere Werte. Für die geringere Ausdauer der
hypertrophischen Herzen müssen wahrscheinlich Schädigungen des Herzmuskels
durch die künstlich herbeigeführte starke und langdauernde Blutarmut verantwortlich gemacht werden, wenn auch die mikroskopische Untersuchung des Herzens keinen entsprechenden Befund ergab. Es bleibt also wohl bis auf weiteres bei
dem oben von uns aufgestellten Satz von der geringeren Reservekraft des hypertrophischen Herzmuskels. Und doch können wir uns damit nicht ohne weiteres
zufrieden geben, wie folgende Überlegung zeigt.

Die Masse eines jeden Muskels, also auch des Herzmuskels, wird wesentlich
bestimmt durch seine Arbeitsleistung. Infolgedessen nehmen bei einem längere
Zeit in Ruhe befindlichen Kranken die Muskeln ab, das sehen wir täglich bei unseren bettlägerigen Patienten. Mit dem Herzmuskel wird es sich nicht anders verhalten. Dementsprechend beobachten wir bei solchen Kranken schon nach geringen Anstrengungen Erscheinungen von ungenügender Herzkraft, es ist also
die Reservekraft offenbar vermindert. Durch Übung gelingt es nun, nicht nur
das tägliche Durchschnittsmaß der Herzarbeit, sondern auch das ohne Erscheinungen von Herzschwäche überwindbare Maß außerwesentlicher Arbeit zu steigern, d. h. Kraft und Reservekraft des Herzmuskels werden gehoben. Nach den
täglich am Skelettmuskel nachweisbaren Beobachtungen müssen wir annehmen,
daß diese Hebung der Kraft und Reservekraft mit einer Massenzunahme des Herzmuskels einhergeht. Wir sehen also, daß eine Massenzunahme des Herzmuskels
einmal — bei den hypertrophischen Klappenfehlerherzen — mit Herabsetzung,
ein anderes Mal — beim Ruheherzen des bettlägerigen Kranken — mit Erhöhung
der Reservekraft einhergeht. Wann das eine und wann das andere der Fall sein
wird, können wir aus diesen beiden Beispielen leicht erschließen, wenn wir von
der Durchschnittsleistung der betreffenden Herzen ausgehen. Die ist beim Klappenfehlerherzen über das normale Maß gesteigert, beim Ruheherzen unter das
normale Maß herabgesetzt. Von diesen beiden Extremen, dem hypertrophischen
Klappenfehlerherzen und atrophischem Ruheherzen führt offenbar ein gleichmäßiger Weg zum Optimum hinauf und hinab, und zwar ohne scharfe Merk-
zeichen für den Beginn der Atrophie und der Hypertrophie, denn wir haben ja

schon gehört, wie unsicher unsere Maße für die Herzgröße sind. Das gilt für die Beurteilung am Sektionstisch und noch mehr für die am Krankenbett. Nun ist es aber, wie jeder Arzt aus tausendfältiger Erfahrung bestätigen kann, von allergrößter praktischer Bedeutung zu wissen, welches Maß von Arbeit wir dem Herzen unseres Kranken zumuten sollen, um das Optimum von Kraft und Reservekraft zu erzielen, welches Maß wir ihm zumuten dürfen, ohne die Reservekraft zu überschreiten. Das kann natürlich nur von Fall zu Fall entschieden werden. Dabei wird uns, zumal in den schwierigen Grenzfällen, die Herzmasse, soweit wir sie überhaupt aus den klinischen Befunden beurteilen können, als Ausgangspunkt unserer Schätzungen von viel geringerem Werte sein als die aus den Lebensgewohnheiten und der Tätigkeit des Kranken und der Art der Kreislaufstörung zu erschließende Durchschnittsleistung des Herzens. Sie wird auch über die prinzipiell wichtige Frage mit entscheiden, ob Übung oder Schonung angezeigt ist. Je höher die Durchschnittsleistung über dem Mittelmaß liegt, um so vorsichtiger werden wir mit dem Maß außerwesentlicher Arbeit sein, das wir zugestehen können. Dieser Satz mag manchem befremdend klingen, wir wollen deshalb versuchen, ihn näher zu begründen. Aus den oben erwähnten Tierversuchen geht hervor, daß unter sonst gleichen Bedingungen die Reservekraft des hypertrophischen Herzmuskels geringer ist als die des normalen. Schon diese Tatsache würde zur Rechtfertigung unseres Satzes genügen; wir wollen uns aber nicht darauf beschränken, sondern den Gründen dieser Erscheinung nachgehen.

Rechnet man, daß ein erwachsener Mann bei mittlerer Arbeit etwa 3500 Calorien verbraucht, von denen gegen 2000 auf die äußere Arbeit entfallen, so bleiben 1500 Calorien für die Erhaltung der Körperfunktionen (Verdauung, Atmung usw.). Davon braucht das gesunde Herz nach BENNO LEVY fast $^1/_{10}$, nämlich 133 Calorien, die ihm durch das Kranzgefäßsystem zugeführt werden müssen. Ein hypertrophisches Herz, das vermehrte Arbeit leistet, hat einen entsprechend vermehrten Nahrungsbedarf. Bedenken wir, daß das Gewicht eines hypertrophischen Herzens das Zwei- bis Dreifache und mehr betragen kann als das Gewicht eines normalen Herzens, so leuchtet ein, welch gewaltige Steigerung der Nahrungszufuhr der hypertrophische Herzmuskel für sich fordern muß. Und diese Steigerung soll durch die Zirkulation geleistet werden, ohne daß eine entsprechende Vermehrung des Stromvolumens stattfindet — die vermehrte Herzarbeit bei Klappenfehlern reicht wohl meistens gerade aus, um das normale Stromvolumen herzustellen, vielfach wird nicht einmal dies erreicht, wie Dyspnoe, Cyanose usw. beweisen — und ohne daß die Kranzgefäße entsprechend weiter werden (EPPINGER). Fürwahr eine schwere Zumutung. Wird nun gar durch irgendwelche körperliche Anstrengungen von dem Herzen neue vermehrte Arbeit verlangt, so können wir uns nicht wundern, wenn sehr bald die Kraft des Herzens ihre Grenze erreicht, früher erreicht als das gesunde Herz. Man muß immer im Auge behalten, daß das durch den Klappenfehler mit außerwesentlicher Arbeit belastete Herz, das eben wegen dieser außerwesentlichen Arbeit und der dadurch verursachten Massenzunahme eine vermehrte Nahrungszufuhr und Durchblutung braucht, selbst die vermehrte Nahrungszufuhr und Durckblutung besorgen muß, darin aber behindert wird durch eben die Umstände, die dem gesteigerten Nahrungsbedürfnis letzten Endes zugrunde liegen. Dieser Circulus vitiosus ist wohl der Hauptgrund für die verringerte Reservekraft des hypertrophischen Herzens. Er erklärt auch, daß sich die schweren Herzfehler trotz der Ausschaltung aller außerwesentlichen Arbeit und trotz aller Kunsthilfen stetig verschlechtern: Der ungenügend ernährte Herzmuskel kann das nötige Stromvolumen nicht aufrecht erhalten, das Herz entleert sich ungenügend, das Restblut vermehrt sich; dadurch findet eine Steigerung der Anfangsfüllung und -spannung statt, die das Herz zu erhöhter Leistung befähigt, das Herz wird wieder besser durchblutet, es nimmt an Masse zu; aber die bessere Durchblutung genügt nicht, um die durch die erhöhte Leistung und Massenzunahme gestellten Ansprüche zu decken, infolge der ungenügenden Ernährung sinkt wieder die Herzarbeit, sinkt das Stromvolumen, und das verhängnisvolle Spiel beginnt von neuem. Es ist wie ein Wettlauf zweier hintereinander gekoppelter Lokomotiven, die erste kann nie durch die zweite eingeholt werden. Wenn der Klappenfehler nicht so gering ist, daß es zu keiner erheblichen Hypertrophie kommt, wird man deshalb immer wieder den Erfahrungssatz bestätigt finden, daß Klappenfehlerherzen vorzeitig insuffizient werden, daß sie also wohl nie ganz kompensiert waren, oder ganz allgemein, „daß ein hypertrophisches Herz nicht so gut ist wie ein gesundes" (v. KREHL). Neben der ungenügenden Ernährung mag in Betracht kommen, daß der hypertrophische Muskel, wie wir aus den oben erwähnten Untersuchungen SCHIEFFERDECKERS wissen, wichtige Strukturveränderungen erfährt, die sehr wohl die Leistungsfähigkeit und den Stoffumsatz in besonderer vielleicht ungünstiger Weise beeinflussen und dadurch die Reservekraft vermindern können.

Bisher haben wir uns mit der Reservekraft des Herzmuskels beschäftigt, d. h., um es zu wiederholen, mit der Kraft, die der Herzmuskel über die zur Zeit bestehende Durchschnittsleistung hinaus auf stärkste Reize momentan zu entwickeln vermag, und haben dabei besonders den hypertrophischen Muskel berücksichtigt, ohne auf die Ursachen einzugehen, die der Hypertrophie zugrunde liegen können. Nun ist hier nicht der Ort, um die verschiedenen Möglichkeiten der Hypertrophie zu schildern — das wird im speziellen Teil geschehen —, aber mit Rücksicht auf ein volles Verständnis der Reservekraft muß hervorgehoben werden, daß zwei Hauptgruppen zu unterscheiden sind: Herzhypertrophien, die durch freiwillige Übung (Training) erzielt worden sind, und Herzhypertrophien, die sich unter dem Zwang besonderer Kreislaufsverhältnisse gebildet haben (Klappenfehler, erhöhte Widerstände). Bei den „freiwilligen" Herzhypertrophien kann das Herz jederzeit auf eine normale Durchschnittsleistung eingestellt werden. Von diesem Niveau aus berechnet wird das Herz, solange die Hypertrophie vorhält und das Optimum nicht überschritten ist, eine größere Reservekraft haben als das normale Herz. Bei den „unfreiwilligen" Herzhypertrophien arbeitet das Herz unter ungünstigen Bedingungen (die sind ja eben der Grund für die Hypertrophie), die Durchschnittsleistung ist dauernd und irreversibel gesteigert. In diesen Fällen wird, sobald das Optimum überschritten ist, jede weitere Steigerung der Durchschnittsleistung zu einer Verminderung der Reservekraft führen aus den oben dargelegten Gründen.

Nun wollen wir bei unseren Kranken nicht nur wissen, eine wie große momentane Steigerung der Arbeitsleistung, sondern auch, wie lange wir bestimmte Steigerungen der Arbeitsleistung dem Herzen zumuten dürfen, wir wollen nicht nur die Reservekraft, sondern auch *die Ausdauer des Herzens* kennen. Daß diese beiden Eigenschaften nicht gleichbedeutend sind, auch nicht parallel zu gehen brauchen, zeigen die schon erwähnten Experimente von HASENFELD und v. ROMBERG. Sie verglichen Kaninchenherzen, bei denen instrumentell eine frische Aorteninsuffizienz gesetzt wurde, mit solchen, bei denen längere Zeit vorher dieser Klappenfehler angelegt und infolgedessen schon eine Hypertrophie zur Entwicklung gekommen war. Bei einer Kompression der Aorta zeigte sich nun, wie schon erwähnt, daß die Reservekraft der frischen Aorteninsuffizienzen größer war als die der alten. Dafür hielt aber der hypertrophische Muskel der alten Insuffizienzen die Aortenkompression bedeutend länger aus. Wenn nun auch die in Betracht kommenden Zeiten gemäß den extremen Versuchsbedingungen nicht groß sind und deshalb nur mit Zurückhaltung auf die Verhältnisse beim Menschen übertragen werden dürfen, so sind die Befunde von HASENFELD und v. ROMBERG doch nicht ganz ohne Bedeutung. Wir sind um so mehr berechtigt, die im Experiment nachgewiesene gute Ausdauer des hypertrophischen Herzmuskels für unsere Beurteilung der Verhältnisse beim Menschen zu verwerten, als die klinischen Beobachtungen bis zu einem gewissen Grade in dem gleichen Sinne sprechen. Wissen wir doch, daß Klappenfehler Gehen ohne Steigen meist gut vertragen, auch wenn es sich um längere Dauer handelt. Wegen der günstigen Wirkung, die eine vernünftige körperliche Bewegung auf die peripherische Zirkulation ausübt, werden wir deshalb unseren Kranken diese Bewegung nicht nur gestatten dürfen, sondern in geeigneten Fällen sogar empfehlen müssen. Steigen oder andere körperliche Übungen werden wir dagegen nur mit größter Vorsicht zulassen. Die Vorstellung, man tue etwas Gutes, wenn man durch eine Übungstherapie eine stärkere Hypertrophie hervorrufe, als durch den Klappenfehler zur Zeit selbst bewirkt werde, scheint mir nicht stichhaltig zu sein. Jeder Muskel, der durch Arbeit stärker oder durch Training ausdauernder geworden ist, verliert diesen Zuwachs, sobald er nicht dauernd in Anspruch genommen wird. Wir müssen deshalb annehmen, daß die Reservekraft eines Muskels in einem festen Verhältnis steht zu der im Mittel von ihm geleisteten Arbeit. So ist nicht einzusehen, wie eine vorübergehende Übungstherapie einen dauernden Nutzen für die Herzkraft haben soll. Es kommt hinzu, daß mit der Zunahme der Herzmasse die Schwierigkeiten, diese Masse genügend zu ernähren, zunehmen. Dementsprechend sehen wir nach Übungsbehandlungen in manchen Fällen eine Verschlechterung der Herzarbeit auftreten. Wie vorsichtig man in dieser Beziehung sein muß, beweist die Beobachtung von KLEWITZ, der bei Kriegsteilnehmern fand, daß manche schon im Frieden durch Arbeit „erstarkte" Herzen mehr zu krankhafter Vergrößerung neigten als normale.

Wir sind hier in unseren Betrachtungen schon auf therapeutisches Gebiet gelangt und haben damit dem Gang der Darstellung vorgegriffen. Es schien aber wichtig, unmittelbar im Anschluß an die theoretischen Überlegungen über Hypertrophie und Reservekraft wenigstens andeutungsweise zu zeigen, daß klare Vorstellungen auf diesem Gebiet eine unerläßliche Bedingung sind für die Stellung, die wir gerade in den schwierigsten Fragen der Behandlung Herzkranker einzunehmen haben. Es ist kein Kunststück, ein kompliziertes Rezept mit allen möglichen Ingredienzien zu verschreiben, aber es bedarf viel Kunst und Wissen, um die Kraft eines kranken Herzens richtig einzuschätzen und die ganze Lebensführung, das richtige Maß von Ruhe und Bewegung, Schonung und Übung danach zu bestimmen.

Nun werden wir in praxi meist gleichzeitig beides wissen wollen, was einem kranken Herzen an vermehrter Arbeit und für welche Dauer diese vermehrte Arbeit ihm zugemutet werden darf, mit anderen Worten, wir möchten die Ausdauer der Reservekraft bei einer bestimmten Steigerung der Arbeitsleistung kennen. Diese kombinierte Größe entspricht dem, was man wohl am besten als Leistungsfähigkeit des Herzens bezeichnet. Viel ist jedoch mit diesem Begriff nicht gewonnen. Wir werden vielmehr versuchen, im einzelnen Falle seine beiden Komponenten möglichst für sich herauszuschälen, da wir nur so Grad und Dauer der für das Herz zuträglichen Arbeit einigermaßen zuverlässig bemessen können.

Die Eigenschaft des Herzmuskels, „niedere wie höhere Drucke zu überwinden, kleinere und größere Schlagvolumina zu bewältigen und entsprechend auch verschieden große äußere Arbeit zu leisten . . .", wird auch *Akkommodationsfähigkeit* genannt. Der Spielraum, in dem seine Akkommodationsfähigkeit sich bewegt, ist seine *Akkommodationsbreite* (MORITZ). Wird die Akkommodationsfähigkeit längere Zeit über das Durchschnittsmaß beansprucht, so entwickeln sich, wie wir schon gehört haben, eine Hypertrophie und Dilatation des Herzens. Dasselbe ist der Fall, wenn nicht die vom Herzen geforderte Leistung erhöht, sondern die Leistungsfähigkeit des Herzens herabgesetzt ist. Wenn also z. B. durch krankhafte Prozesse (Myocarditis, Myodegeneratio) die Kraft eines Teiles der Herzmuskulatur vermindert wird und nun eine Hypertrophie des gesunden Teiles, gegebenenfalls mit Dilatation, eintritt. Die Summe dieser „ausgleichenden Vorgänge bei abnormer Beanspruchung oder abnormer Schwächung des Herzens" (MORITZ) bezeichnen wir als

Kompensation.

Als kompensiert bezeichnen wir eine Kreislaufsstörung, wenn dank den ausgleichenden Kräften keine Zeichen von Kreislaufsschwäche bestehen. Das ist aber häufig gar nicht leicht oder überhaupt nicht sicher festzustellen. Gewiß, wenn sich bei einem Kranken in der Ruhe Atemnot, Cyanose, Ödeme und andere Stauungserscheinungen finden, werden wir nicht zweifelhaft sein, auch nicht, wenn schon nach geringfügigen Anstrengungen stärkere Kurzatmigkeit, länger dauernde Pulsbeschleunigung auftreten. Wenn sich aber erst nach größeren Leistungen solche Erscheinungen einstellen, dann wird das Urteil darüber äußerst schwierig, ob es sich noch um eine normale oder schon um eine krankhafte Reaktion handelt, ob durch die kompensatorischen Vorgänge tatsächlich die ursprüngliche Leistungsfähigkeit wieder hergestellt, oder ob nicht doch ein Defizit geblieben ist. Bei schwereren Klappenfehlern, die erfahrungsgemäß im Laufe der Zeit zu einer stetigen Abnahme der Leistungsfähigkeit führen, scheint mir aus den früher angegebenen Gründen eine völlige Kompensation überhaupt nicht einzutreten.

Dekompensation.

Von einer *Dekompensation* sprechen wir dann, wenn trotz der ausgleichenden Kräfte deutliche Zeichen von Kreislaufsschwäche bestehen; machen sich diese auch bei völliger Ruhe, also bei geringster Forderung an die Leistungsfähigkeit des Herzens bemerkbar, so bezeichnet man diesen Zustand als absolute Herzinsuffizienz. Angesichts der Tatsache, daß die Dekompensation von allen Krankheitserscheinungen des Herzens wohl diejenige ist, die am häufigsten und dringendsten nach ärztlicher Hilfe ruft und bald die Freude schönster Erfolge, bald den Schmerz völliger Machtlosigkeit bereitet, angesichts der Tatsache, daß das Herz als sichtbarer Quell des pulsierenden Lebens immer die Aufmerksamkeit in besonders hohem Grade auf sich gezogen hat und daß sein Versagen auch dem an das Bild des Todes gewöhnten Arzt stets von neuem ein erschütterndes Erlebnis ist, angesichts dieser Tatsachen kann es uns nicht wundern, daß die Frage nach den Gründen der Herzschwäche ein bevorzugtes Gebiet der Forschung geworden ist.

Von den Ursachen der Dekompensation stehen nach unserer oben begründeten Auffassung an erster Stelle die Wechselbeziehungen zwischen Herzarbeit, Herzhypertrophie und Herzdurchblutung. Durch irgend eine Kreislaufsstörung wird zunächst eine Steigerung der Herzmasse, dadurch wieder eine Steigerung der Herzdurchblutung veranlaßt. Die Steigerung der Durchblutung wiederum ist nur durch eine Steigerung der Herzarbeit möglich usw. Eine Schraube ohne Ende. Wann das Ende eintritt, ist allgemein leicht zu sagen und zu verstehen: dann, wenn die Kompensationsmöglichkeiten erschöpft sind, wenn die Steigerung der Anfangsfüllung und -spannung ihr Optimum und die Hypertrophie ihr Maximum erreicht hat. Daß die Leistung sinkt, sobald der Muskel überdehnt wird, ist schon dargelegt worden und bedarf deshalb hier keiner weiteren Erörterung. Dagegen müssen wir uns mit dem Maximum der Hypertrophie noch kurz befassen. In dem Ausdruck ist schon die Tatsache enthalten, daß die Hypertrophie eine Grenze hat, die nicht überschritten werden kann. Die Gründe dafür sind wohl verschiedene. Zunächst und vor allem: jedes Wachstum ist aus inneren Gründen beschränkt, sonst müßte es ja gelingen, die Leistung eines Muskels durch genügende Übung ins ungemessene zu steigern. Die von SCHIEFFERDECKER aufgedeckten Strukturveränderungen des Muskels bei der Hypertrophie, die Verminderung der relativen Kernmasse und die Verschiebung des Verhältnisses von Sarkoplasma zu Fibrillen gestatten es, sich eine gewisse Vorstellung von den anatomischen Grundlagen zu machen, die für die Grenze der Massenzunahme bestimmend sein dürften. Daneben mag aber auch zuweilen eine Hypertrophie ihr Ende deshalb finden, weil die Nahrungszufuhr versagt, sei es, daß überhaupt die zur Verfügung stehenden Calorien nicht ausreichen, sei es, daß die Versorgung des hypertrophierenden Muskels aus lokalen Gründen nicht genügt. Unter krankhaften Verhältnissen muß man auch daran denken, daß besondere Schädigungen (Giftwirkungen, entzündliche Vorgänge u. dgl.) die Wachstumsfähigkeit des Muskels beschränken oder aufheben. In manchen Fällen mögen solche Schädigungen auch ein schon hypertrophisches Herz treffen, dessen Leistungsfähigkeit beeinträchtigen und dadurch zur Erlahmung führen. So haben manche Forscher die Fragmentierung der Herzfasern, fettige Degeneration oder Infiltration als wesentliche Ursachen der Herzschwäche ansehen wollen. Die Fragmentierung wird aber auch bei Gesunden häufig gefunden. Verfettung ist allerdings in hypertrophischen Herzen, wie LUBARSCH gegenüber v. KREHL und v. ROMBERG betont, in 70—80% der Fälle nachweisbar, doch ist die Bedeutung von Fett in den Muskelfasern überhaupt noch strittig und Grad sowie Ausdehnung der Fettumwandlung oft nicht in Übereinstimmung mit dem klinischen Befund. Beiden Erscheinungen kommt deshalb wohl keine allgemeine Bedeutung zu für die Erlahmung des hypertrophischen Herzmuskels. v. KREHL und v. ROMBERG haben auf Grund umfangreicher histologischer Untersuchungen die Ansicht aufgestellt, daß myocarditische Prozesse, die teils zugleich mit der Hypertrophie, teils im späteren Verlauf auftreten, die wichtigste Ursache für die Erlahmung des hypertrophischen Herzens bildeten. Da aber Untersuchungen von BOLLINGER und neuerdings SCHLÜTER sowie ASCHOFF und TAWARA beweisen, daß in vielen Fällen entzündliche Prozesse im Herzen fehlen oder so gering sind, daß sie nicht mit den klinischen Erscheinungen der Herzschwäche in Parallele gesetzt werden können, so wird die Myocarditis nur als gelegentlicher oder begünstigender Faktor in Betracht kommen.

Eine ganz abweichende Auffassung von der Erlahmung des hypertrophischen Herzmuskels wird von EHRENFRIED ALBRECHT vertreten. Er hat die schon von BELL und KREYSIG vertretene Theorie wieder aufgenommen, die Hypertrophie als solche sei ein parenchymatöser Entzündungsprozeß und trage deshalb schon im innersten Wesen die Bedingungen für eine verringerte Leistungsfähigkeit in sich. Muskelzellen mit vergrößertem Sarkoplasma, gut färbbare nach Zahl und Dicke unveränderte Muskelfibrillen und einfache Leistenkerne seien die Befunde während des ersten Stadiums, Untergang von Fasern, an deren Stelle Bindegewebswucherungen, Kerndegeneration und Fettinfiltration treten, sollen die regressive Phase kennzeichnen. Hiergegen ist einzuwenden, daß SCHIEFFERDECKER eine konstante Vermehrung der Fibrillenzahl bei der Hypertrophie des Skelettmuskels nachgewiesen hat. ASCHOFF und TAWARA fanden im Querschnitt hypertrophischer Herzmuskelfasern eine gleiche Zahl, wenn nicht mehr Muskelsäulchen. Die nicht sicher zu beurteilenden Veränderungen der Kernform gestatten nach der bis jetzt vorliegenden Literatur und nach den Untersuchungen der beiden letzten Autoren und SCHLÜTERS keinen Schluß auf entzündliche Veränderungen; die regressiven Veränderungen fehlen bei reiner Hypertrophie. Die von ALBRECHT aufgestellten Kriterien berechtigen deshalb nicht, die Hypertrophie dem Entzündungsbegriff in seiner zur Zeit gebräuchlichen Fassung — eine durch Gewebsalteration, Austritt von festen und flüssigen Blutbestandteilen in die Gewebe und Gewebswucherung gebildete Kombination krankhafter Vorgänge (LUBARSCH) —

unterzuordnen. Die aus dem entzündlichen Charakter von ALBRECHT abgeleitete Minderwertigkeit des hypertrophischen Herzmuskels kann also nicht als bewiesen angesehen werden.

Dasselbe darf man wohl von SCHLÜTERs Theorie behaupten. Dieser Forscher sieht die Ursache für die Erlahmung des hypertrophischen Herzmuskels mit RICKER in dem Nachlassen der überreizten Energie des Herznervensystems: Während der Herzmuskel stark an Masse zunimmt, vermehrten oder vergrößerten sich die Elemente des Herznervensystems nicht, jedenfalls soweit sie außerhalb des Herzens liegen; der erhöhte Stoffwechsel des hyperplastischen Herzmuskels führe zu einer Überreizung der ihren früheren Umfang bewahrenden Nervensubstanz und damit zum Sinken des neuromuskulären Tonus mit seinen Folgen, wie Verlangsamung der Blutströmung, Austritt von Plasma und Zellen, Fettinfiltration. Dieser hypothetische Erklärungsversuch stützt sich auf Gründe, die selbst wieder Hypothesen sind. Wieweit gesteigerte Arbeit vom Nervensystem durch lebhafteren Stoffwechsel ohne Zunahme an Masse geleistet werden kann, wie weit ein großer Muskel höhere Ansprüche an die zuführenden Nerven stellt als ein kleiner, wie weit eine Neubildung der feinsten Nervenfibrillen im hypertrophierenden Muskel stattfindet — darüber und über noch manche andere Frage, die sich aufdrängt, wissen wir so gut wie nichts.

Unter den Ursachen der Dekompensation spielen praktisch eine besonders wichtige Rolle die Überanstrengung und die Übermüdung. Will man diese beiden Begriffe trennen, so kann man unter Überanstrengung die Überspannung der Herzkraft durch momentane Kraftleistungen, unter Übermüdung die Überspannung der Herzkraft durch Dauerleistungen verstehen; für die Überanstrengung wäre die Überschreitung der Reservekraft, für die Übermüdung die Überschreitung der Ausdauer kennzeichnend oder doch vorherrschend. Daß häufig eine Verschmelzung der beiden Vorgänge bestehen wird, ist selbstverständlich. Es ist jedem vom Skelettmuskel bekannt, daß ein sehr schweres Gewicht nur einmal gestemmt werden kann, schon das zweite Mal gelingt es nur unvollkommen und mit den nächsten Versuchen sinkt die Leistung rapid ab. Genau das gleiche kennen wir vom Herzen. Eine kurze Kraftleistung — wie sie gerade beim Stemmen von Gewichten gegeben ist —, die die Reservekraft des Herzens übersteigt, kann ein plötzliches Versagen der Herzkraft herbeiführen. Ein Unterschied besteht allerdings zwischen dem Skelettmuskel und dem Herzmuskel, der Skelettmuskel hat nach kurzer Zeit seine alte Kraft wiedergewonnen, beim Herzmuskel dauert das längere Zeit oder es bleibt gar eine dauernde Verminderung zurück. Diese Erscheinung beruht wohl darauf, daß der Skelettmuskel nach der Arbeit völlig ruhen und sich erholen kann. Der Herzmuskel muß dauernd weiterarbeiten, ja mehr als das, er muß selbst die eigene, durch die Überanstrengung gesetzte Schädigung wieder ausgleichen. Unter Ausschaltung aller außerwesentlichen Arbeit, d. h. bei völliger Körperruhe, wird das dem Herzen in manchen Fällen gelingen, und zwar um so leichter, je besser die Ernährung und die Durchblutung des Herzens ist. Je schlechter die Ernährung und Durchblutung des Herzens — und wir dürfen wohl aus dem früher angegebenen Grunde schließen, daß sie um so schlechter sein werden, je größer die Masse des Herzens ist —, um so schwieriger wird die Wiederherstellung des früheren Arbeitsniveaus sein. Aus diesen Überlegungen geht hervor, daß bei kompensierten, hypertrophischen Klappenfehlerherzen eine einzige Überanstrengung zu dauernder Dekompensation führen kann, weil die für eine Kompensation nötige Blut- und Nahrungszufuhr nicht wieder hergestellt werden kann. Prinzipiell gleich liegen die Verhältnisse bei der Übermüdung. Wir wissen, daß durch frequente Reizung die Hubhöhe des Skelettmuskels vermindert, wissen, daß durch hohe Schlagzahlen — und zwar besonders durch diese, weniger als durch ungünstige mechanische Bedingungen (WEIZSÄCKER) — die Arbeitsfähigkeit des Herzens herabgesetzt wird. Die Unterschiede der Erholung zwischen Herz- und Skelettmuskel beruhen hier auf denselben Gründen wie bei der Überanstrengung.

Kreislaufschwäche.

Die Dekompensation ist ein besonderer Fall von Kreislaufschwäche, nämlich eine Kreislaufschwäche, die auf ungenügender Herztätigkeit beruht. Ihr steht gegenüber die peripherische, d. h. auf dem Versagen der Gefäßtätigkeit beruhende Kreislaufschwäche. Häufig sind Herz- und Gefäßsystem gleichzeitig beteiligt: gemischte Form der Kreislaufschwäche.

Eine *zentrale Kreislaufschwäche* kann hervorgerufen werden einmal durch die Vorgänge, die wir als Ursachen der Dekompensation schon kennen gelernt haben: Ungenügende Versorgung des Herzmuskels, sei es relativ infolge Massenzunahme des Muskels, sei es absolut infolge Verengerung der Kranzgefäße; Schädigung des Herzmuskels durch Giftwirkungen (Bakterientoxine, Phosphor) oder entzündliche Prozesse (Myocarditis bei Infektionskrankheiten, Lues); Überanstrengung und Übermüdung, sei es durch äußere, außerordentliche Anstrengungen, sei es durch Änderung der mechanischen Arbeitsbedingungen (Klappenfehler, Erhöhung der peripherischen Widerstände bei Arteriosklerose, Nephritis, Polycythämie u. a.); Pulsunregelmäßigkeiten (Vorhofsflimmern, paroxysmale Tachycardie und Extrasystolien, Reizleitungsstörungen). Ferner sind zu nennen Unterernährung des Herzens bei allgemeinem Körperverfall (Kachexie bei zehrenden Krankheiten) und bei Blutarmut; Fettdurchwachsung des Herzens oder Überlastung des Herzens bei Fettleibigkeit; Behinderung der Herztätigkeit infolge besonderer Krankheitsprozesse, wie Herzbeutelverwachsungen, Pneumothorax, Brust- und Bauchfellergüsse, Emphysem, Geschwülste im Brust- und Bauchraum, ungenügende Unterstützung durch die respiratorischen Hilfskräfte (Enteroptose); relative Kleinheit des Herzens bei sonst normalem Körperbau. Alle diese Verhältnisse werden noch eingehender an gegebener Stelle zu behandeln sein. Mag nun die zentrale Kreislaufschwäche diesen oder jenen Grund haben, stets werden wir als charakteristisches Kennzeichen die Verminderung des Stromvolumens, d. h. der in der Zeiteinheit geförderten Blutmenge, finden. Bei einer Schwäche der linken Kammer betrifft die Verminderung in erster Linie den großen Kreislauf; die infolge der Schwäche des linken Ventrikels nicht beförderte Blutmenge staut sich in diesem und rückwärts im linken Vorhof und kleinen Kreislauf. Die Körpervenen und das rechte Herz erhalten zunächst weniger Blut; erst wenn die im kleinen Kreislauf gestaute Blutmenge gewissermaßen in das rechte Herz überläuft, tritt eine Überfüllung des rechten Herzens und der Körpervenen auf. Bei einer Schwäche der rechten Kammer betrifft die Verminderung in erster Linie den kleinen Kreislauf; die infolge der Schwäche des rechten Ventrikels nicht beförderte Blutmenge staut sich in diesem und rückwärts im rechten Vorhof und in den Körpervenen.

Die *peripherische Kreislaufschwäche* hat mit der zentralen gemein die Verminderung des Stromvolumens. Während diese Verminderung aber bei der zentralen Kreislaufschwäche auf einer ungenügenden Triebkraft des Herzens beruht, beruht sie bei der peripherischen Kreislaufschwäche auf einer ungenügenden Füllung des Herzens, ungenügend, weil ein mehr oder weniger großer Teil der Blutmasse infolge einer Erweiterung der Capillaren dort hängen bleibt und bis zu einem gewissen Grade aus der Zirkulation ausscheidet. Um das verständlich zu machen, gebe ich ein Schema des Capillarkreislaufes von NICOLAI hier wieder (Abb. 90). Man sieht daraus, daß nicht die ganze in die Arterie eintretende Blutmenge restlos durch die Vene abzufließen braucht. Wir können uns vielmehr vorstellen, daß nur in den größeren, vorwiegend in der Stromrichtung liegenden Gefäßen eine kontinuierliche Strömung stattfindet, während in den zahlreichen, vielfach miteinander verbundenen Querästen eine Stagnation möglich sein und eintreten wird, sobald durch Erweiterung dieser Teile das Druckgefälle wesentlich herabgesetzt wird. Findet eine solche Erweiterung in größerem Umfange statt, so kann dadurch das Stromvolumen so stark vermindert werden, daß sich das Herz tatsächlich in sein Capillarsystem verblutet; umgekehrt kann man bei starker Überfüllung des Herzens, bei dekompensierter Dilatation, durch künstliche Erweite-

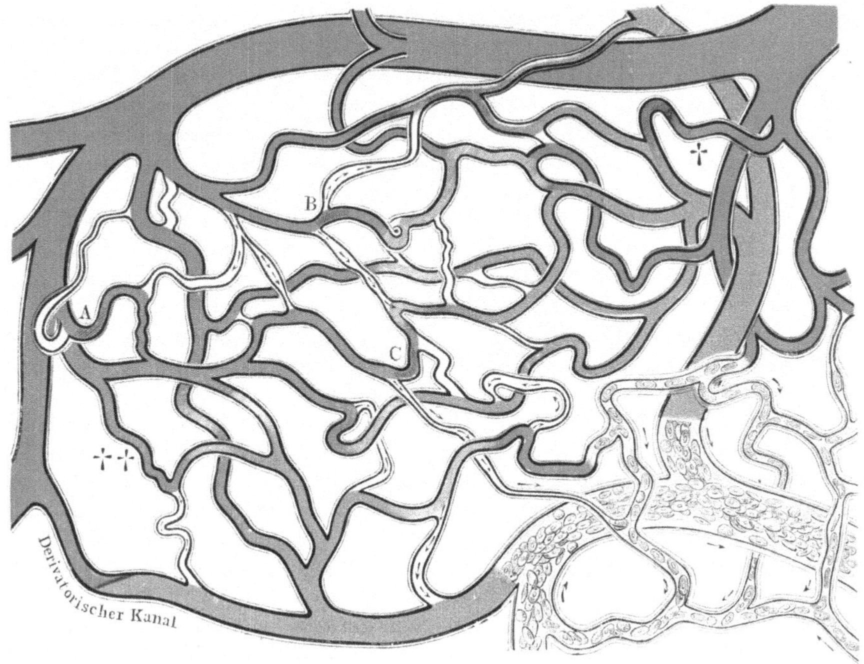

Abb. 90. Capillare Verbindung zwischen einer kleinen Arterie und einer kleinen Vene aus der Schwimmhaut des Frosches. (Vergr. 1 : 100.) In der rechten unteren Ecke sind die Blutkörperchen eingezeichnet, um den Axialstrom in den größeren Gefäßen und das „Durchpressen" und „Verbiegen" in den engsten Capillaren zu zeigen. An der obersten Teilungsstelle ist ein Blutkörperchen eben zerrissen; an den beiden nächsttieferen Teilungsstellen „reitet" je ein Blutkörperchen. An den übrigen Stellen der Figur bezeichnen die farbigen Teile des Gefäßnetzes diejenigen Strömungsbahnen, in denen das Blut meist in derselben Richtung floß (von rot zu blau), während in den weißen Capillaren, in denen sich keine Pfeile befinden, die Strömungsrichtung schnell wechselte. In einem gegebenen Moment waren die mit Pfeilen versehenen Capillaren undurchgängig und unsichtbar; zeitweilig öffneten sich diese Capillaren, und dann wurden zum Teil gewisse farbige Bahnen undurchgängig (besonders durch Kontraktion der schraffiert gezeichneten Stellen A, B, C). Im allgemeinen sind immer mehrere Capillarschlingen hintereinander geschaltet. Eine direktere Verbindung findet sich in dem im Lumen stark wechselnden derivatorischen Kanal sowie an den Capillarschlingen bei † und †† (bei † immer vorhandene, bei †† nur zeitweilig vorhandene Verbindung). (Nach NICOLAI.)

rung (Senfpackungen, Senfbäder) eines größeren Capillarbezirkes lebensrettend wirken, ein Verfahren, das viel zu wenig bekannt ist oder wenigstens viel zu selten geübt wird! Die Verblutung erfolgt meistens ins Splanchnicusgebiet, wie wir aus den Untersuchungen von v. ROMBERG, PAESSLER und ROLLY u. a. wissen. Die genannten Autoren arbeiteten mit Bakterientoxinen (Diphtherie- und Pneumokokkentoxin) am Kaninchen und konnten nachweisen, daß unter der Wirkung dieser Gifte eine starke Blutansammlung in den Gefäßen der Bauchhöhle eintritt. Durch Kompression des Bauches kann ein Teil des Blutes dem Herzen wieder zugeführt und dadurch die Zirkulation gehoben werden. Praktisch ist dieser Befund deshalb von Bedeutung, weil er zeigt, daß die Kreislaufschwäche und der

Kollaps bei Infektionskrankheiten hauptsächlich auf einer Vasomotorenlähmung beruhen, jedoch kann sich eine Herzschwäche infolge toxischer Schädigung des Herzmuskels hinzugesellen. Ähnlich liegen die Verhältnisse beim traumatischen Kollaps, wie THANNHAUSER zeigen konnte. Die Lähmung der Vasomotoren wird hier durch den übergroßen Reiz schwerer ausgedehnter Verletzungen oder die Resorption giftiger Wundstoffe (COENEN) herbeigeführt. Nicht selten geht der Lähmung ein Erregungsstadium voraus, das als Chok bezeichnet wird. Den Zusammenhang dieser beiden Zustände schildert THANNHAUSER folgendermaßen: „Man kann sich vorstellen, daß durch eine Weichteil- oder Knochenverletzung oder bei einer Verletzung der Baucheingeweide, die durch den Splanchnicus besonders reich mit Gefäßnerven versorgt sind, eine solche Menge von Reizen durch die verschiedensten zentripetalen Leitungen plötzlich das Gefäßzentrum trifft, daß dieses momentan in den Zustand der höchsten Erregung versetzt wird. Die peripheren arteriellen Gefäße werden sich blitzartig verengen. Die Haut wird blutleer, blaß und kühl, da aber das Blut noch in den Venen stagniert, werden die sichtbaren Schleimhäute livide verfärbt sein ... Bleibt diese hochgradige Erregung des Gefäßnervensystems bis zur Erschöpfung bestehen, so werden die Gefäße erschlaffen — der Verwundete kollabiert." Das Wesen der peripherischen Kreislaufschwäche wird aber durch die geschilderte Gefäßlähmung nicht erschöpft. Sie begreift nicht nur die Störungen der Blutverteilung und -förderung durch die Gefäße in sich, sondern auch die Störungen des Stoffaustausches im Bereich des Gefäßsystems. Wenn man überlegt, daß die Gefäße dazu da sind, die für die Arbeit der Gewebe nötigen Stoffe zu- und die bei der Arbeit abfallenden Stoffe abzuführen, so ist das selbstverständlich. Wir gleiten so von der Physik in die Chemie des Kreislaufes und zahlen damit der in den letzten Jahrzehnten gewaltig entwickelten biologischen Chemie unseren Tribut. Das neue Grenzgebiet ist besonders von FR. KRAUSS und EPPINGER sowie deren Mitarbeitern in Angriff genommen worden. Hier müssen einige kurze Andeutungen genügen, bei der Besprechung des Capillarkreislaufes kommen wir noch einmal auf die Frage zurück. Nach EPPINGER, KISCH und SCHWARZ giebt in der Ruhe das arterielle Blut ein Viertel bis ein Drittel, bei Muskelarbeit bis zu drei Vierteln seines Sauerstoffgehaltes ab. Es wird das einmal dadurch ermöglicht, daß sich die Gefäße, insbesondere die Capillaren der arbeitenden Muskeln stark erweitern und dadurch die sauerstoffabgebende Fläche vergrößern. Dann steigern aber auch die bei der Muskelarbeit gebildete Milchsäure, Kohlensäure und Wärme die Sauerstoffdissoziation des Oxyhämoglobins. Bei Herzkranken ist schon in der Ruhe, noch mehr aber bei der Arbeit der Sauerstoffverbrauch erhöht, die Ausnutzung des Blutsauerstoffes besonders im Dekompensationsstadium herabgesetzt, das Minutenvolumen vermehrt. Vielleicht hängen diese Erscheinungen damit zusammen, daß bei Kreislaufkranken die durch die Arbeit gebildete Milchsäure ungenügend abgepuffert wird. Die Milchsäurevermehrung erhöht zunächst die Strömungsgeschwindigkeit des Blutes, weiterhin aber auch die Kohlensäureausscheidung, wodurch schließlich die Blutströmung verlangsamt und Stauung erzeugt wird. „So wird die Lehre von der Herzinsuffizienz zu einem Teilgebiet der Stoffwechselpathologie" (EPPINGER, KISCH und SCHWARZ).

Die Erscheinungen der chronischen Herzschwäche.

Herzbeschwerden.

Das Herz gilt seit altersher im Volk und bei den Dichtern als der Sitz des Gefühls, als das Organ, wo Schmerz und Freude wohnen. Davon merken wir aber, wenn das Herz selbst in Not gerät, auffallend wenig. Die einfache Herzschwäche verläuft in manchen Fällen ohne ausgeprägte Herzbeschwerden. In anderen Fällen wird über einen Druck in der Herzgegend geklagt, der mit einem mehr oder weniger starken Angstgefühl verbunden sein kann. Man spricht dann von Oppressionsgefühl, Herz- oder Präkordialangst, von Herzbeklemmung. Von Einfluß darauf ist häufig die Lage des Kranken. Linke Seitenlage wird meist schlecht vertragen, auch in flacher Rückenlage fühlen sich die Patienten meist nicht wohl, vielleicht, weil dabei der rechte Vorhof durch die Masse der Herzkammern gegen die hintere Brustwand gedrückt und zusammengedrückt wird, so daß die Füllung des Herzens behindert ist (BRAUN). Herzschmerzen als Zeichen der Herzschwäche kommen vor, sind aber gewöhnlich nicht sehr heftig; wie sie zu erklären sind, ist noch nicht ausgemacht. Seitdem HARVEY an dem durch einen Unglücksfall freigelegten Herzen des jungen Lord MONTGOMERY nachgewiesen hat, daß Berührungen des Organs vom Kranken nicht empfunden werden, hat die Wissenschaft sich gewöhnt, das Herz als empfindungslos anzusehen. So fand auch ZIEMSSEN bei Catharina Serafin, daß Druck aufs Herz oder die Lungenschlagader nur ein geringfügig unangenehmes Gefühl hervorbrachte; stärkere elektrische Reizung des Herzens mit Induktionsströmen verursachte unter dem Brustbein ein stechendes Gefühl, das auf Stromschleifen zurückgeführt wird. Andererseits ist an der Tatsache nicht zu zweifeln, daß Erkrankungen des Herzens mit schmerzhaften Empfindungen einhergehen können. Da das Herz selbst nicht schmerzempfindlich ist, wie wir nach den angeführten Beobachtungen wohl annehmen müssen, so sind wir gezwungen, die Herzschmerzen in irgendeiner besonderen Weise zu erklären. Am wahrscheinlichsten ist es, daß bei bestimmten Störungen der Herztätigkeit auf die zentripetalen Herznerven ein Reiz ausgeübt wird, der sich beim Eintritt der Nerven ins Rückenmark hier den sensiblen Fasern der betreffenden Segmente mitteilt und so in das Versorgungsgebiet dieser Fasern verlegt wird. Dementsprechend findet man denn auch eine Überempfindlichkeit und spontane Schmerzhaftigkeit bestimmter Hautbezirke der Herzregion (HEADsche Zonen). Ferner ist möglich, daß ein vergrößertes oder infolge Schwäche sich vergrößerndes Herz einen schmerzhaften Druck auf die Nachbarschaft, vor allem das Rippenfell und die Brustwand oder den Herzbeutel ausübt. Schließlich muß man daran denken, daß Berührungen oder sonst als Schmerz wirkende Reize vom Herzen deshalb nicht als solche empfunden werden, weil sie für die Herznerven keine adäquaten Reize sind, daß aber Reize anderer Art, z. B. regelwidrige Kontraktionen (Extrasystolen), Erkrankungen der Kranzgefäßnerven sehr wohl schmerzhafte Empfindungen vermitteln können. Neben den bisher beschriebenen Beschwerden wird bei Herzschwäche auch das Gefühl von Herzklopfen zuweilen angegeben. Jedermann weiß von sich selbst, daß Erregungen oder Reizmittel, wie Kaffee, Alkohol usw., zu einer Steigerung der Herztätigkeit führen können, die als Herzklopfen von uns empfunden wird; vielleicht, daß in manchen Fällen von Herzschwäche, wo das Herz das Letzte hergibt, die damit verbundene Steigerung der Herztätigkeit — mag ihr äußerer Effekt auch unzureichend sein — in entsprechender Weise das Gefühl des Herzklopfens erzeugt. Ja, es bedarf dazu nicht immer eines ausgesprochenen Schwächezustandes, sondern die verstärkte Herztätigkeit, die sich als Kompensationserscheinung von Klappenfehlern oder Widerstandserhöhungen entwickelt, genügt oft, um quälendes Herzklopfen hervorzurufen. Besonders gilt dies für die Aortenfehler. Im ganzen genommen ist es aber auffallend, wie selten bei Schwächezuständen des kranken Herzens und wie häufig bei Erregungszuständen des sonst gesunden Herzens Herzklopfen auftritt.

Befund an Herz und Gefäßen.

Der Herzstoß giebt wenig brauchbare Zeichen zur Beurteilung der Herzkraft. Das ist erklärlich, wenn wir uns daran erinnern, daß neben den Form- und Lageveränderungen des Herzens selbst, Brustkorb, Lungen und Zwerchfell von wesentlichem Einfluß auf die Ausbildung des Herzstoßes sind. Ferner darf nicht vergessen werden, daß die Stärke des Herzstoßes im besten Falle der vom Herzen bei der Systole entwickelten Kraft, nicht aber der durch diese Kraft geleisteten Nutzarbeit entspricht. Auf die letzte kommt es aber an, wenn es sich um die Frage einer Herzschwäche handelt. Bei einem Klappenfehler, einer Aortenstenose etwa, kann z. B. der Herzstoß sehr kräftig und trotzdem die geförderte Blutmenge zu gering sein, also Herzschwäche bestehen. Auch die übrigen Eigenschaften des Herzstoßes — umschrieben oder diffus, verbreitert, hebend, erschütternd — sind nicht an sich, sondern nur im Gesamtbilde verwertbar. Wichtiger sind Veränderungen des Herzstoßes im Verlaufe der Krankheit; findet plötzlich eine Abschwächung statt, so kann das, wenn die übrigen Symptome dazu bestimmen, mit Recht als der Ausdruck einer Herzschwäche gedeutet werden. Die Percussion läßt zuweilen, wenn Herzschwäche eintritt, eine Erweiterung der Herzgrenzen, zumal der von der Stauung hauptsächlich betroffenen Abschnitte, erkennen; die leicht dehnbaren Vorhöfe nehmen in besonders hohem Grade daran teil. Allerdings ist die Percussion eine Methode, der eine gewisse Subjektivität anhaftet. Deshalb ist die Heranziehung der Röntgenstrahlen in zweifelhaften Fällen dringend zu raten und wohl auch immer geübt. Die Auscultation des Herzens liefert auch nur bescheidene Aufschlüsse über die Herzkraft. Von der Stärke der Herztöne gilt mutatis mutandis etwa das gleiche wie von der Stärke des Herzstoßes. Die Lautheit des ersten Tones hängt viel mehr ab von der Schwingungsfähigkeit der Mitralsegel und dem Grade ihrer Spannung zu Beginn der Systole, als von der Kraft des Herzmuskels; die Lautheit des zweiten Tones mehr von den Druckverhältnissen in den großen Schlagadern als von der Herzkraft — bei Drucksteigerungen kann trotz nachlassender Herzkraft der Druck viel höher, der zweite Ton lauter sein als normal. Starken Einfluß hat die Dicke der Brustwand und der übergelagerten Lunge. Auch Fettleibigkeit oder Emphysem können Töne, die an sich von regelrechter Stärke sind, abnorm leise erscheinen lassen.

Neben der Stärke beansprucht die Folge der Töne unsere Aufmerksamkeit: die Spaltungen, Verdoppelungen und der Galopprhythmus. Spaltungen werden vor allem durch ungleichzeitigen Schluß der Cuspidal- und Semilunarklappen des rechten und linken Herzens infolge Druck- und Füllungsänderungen in den Herzhöhlen zustande kommen. So wird bei einer Überfüllung der rechten Kammer (Mitralstenose) der Druck während der Diastole in der rechten Kammer langsamer abfallen, der Schluß der Pulmonalklappen verspätet erfolgen und dadurch eine Spaltung des zweiten Tones entstehen. Wichtiger ist wohl der Galopprhythmus; sinkt der Spannungszustand, der Tonus der Kammermuskulatur, so findet bei der Diastole eine gewissermaßen hemmungslose Erweiterung statt, die mit einem fühl- und hörbaren Ruck endigt: protodiastolischer Galopprhythmus. Bei der Einschätzung dieses als ungünstig bekannten Zeichens darf aber nicht vergessen werden, daß bei erregter Tätigkeit des gesunden Herzens dieselbe Erscheinung beobachtet werden kann; hier müssen wir eine raschere diastolische Umformung des Herzens aus Innervationsgründen annehmen, die mit einer Atonie nichts zu tun hat. Sehr wechselnd ist das Verhalten der Geräusche; organische Geräusche können infolge einer Herzschwäche verschwinden, weil die Strömungsgeschwindigkeit unter das Maaß sinkt, das zur Erregung des Geräusches nötig ist, funktionelle Geräusche können infolge einer Herzschwäche auftreten, weil sich relative Klappeninsuffizienzen ausbilden. Auch der Charakter oder die Phasen der Geräusche können sich ändern. Systolische Geräusche sind unter diesen Umständen diagnostisch kaum verwertbar, auch diastolische nicht selten trügerisch. In einigen Fällen (SEITZ) ist auch pericardiales Reiben beschrieben worden, ohne daß bei der Leichenöffnung am Herzbeutel irgendwelche entzündliche Erscheinungen gefunden worden wären. SEITZ nimmt an, infolge der Vergrößerung des Herzens hätten dessen Verschiebungen gegen den Herzbeutel hörbare Schallerscheinungen erzeugt, JÜRGENSEN denkt an Muskelgeräusche; möglich ist ferner, daß Sehnenflecken schuld an dem Reibegeräusch gewesen sind. Schließlich scheint mir der ketzerische Gedanke nicht ganz unbegründet, daß die Unterscheidung zwischen pericardialem Reiben und endocardialem Geräusch nicht immer sicher möglich ist.

Größere Bedeutung als den bisher besprochenen Symptomen der Herzschwäche kommt den Änderungen der Schlagfolge zu. Unregelmäßigkeiten des Herzschlages können wohl durch Herzschwäche hervorgerufen werden; Extrasystolen bei übergroßen Widerständen, Vorhofflimmern und Leitungsstörungen bei Störungen des Stoffwechselablaufes und Überdehnung der Herzmuskulatur, Alternans bei ungenügender Erholung umschriebener Bezirke der Muskulatur oder einem Mißverhältnis zwischen der Füllung und dem Kontraktionsvermögen des Herzens — aber diese Verhältnisse sind zum Teil noch recht hypothetischer Natur, außerdem so verwickelt, daß sie hier nicht abgehandelt werden können. In dem Abschnitt über die unregelmäßige Herztätigkeit werden wir aber Gelegenheit haben, uns eingehender damit zu befassen. Hier soll nur der Zusammenhang zwischen Herzschwäche und Schlagzahl berücksichtigt werden.

Herzschwäche pflegt mit einer Steigerung der Schlagzahl einherzugehen, und so eng ist dieser Zusammenhang, daß die Schlagzahl bei der Schätzung der Herzkraft eine Hauptrolle spielt. Nur ausnahmsweise sehen wir Herzschwäche mit einer Verlangsamung der Schlagzahl verknüpft. Diese Tatsachen nötigen uns der Frage nachzugehen, einmal, welche Faktoren unter normalen Verhältnissen die Schlagzahl bestimmen, und dann wie, auf welche Weise wohl die Herzkraft einen Einfluß auf die Schlagzahl ausüben kann. Die Schlagzahl des Herzens hängt ab von der Zahl der Kontraktionsreize, die an dem Ursprungsort der Herztätigkeit, dem Sinusknoten, gebildet werden. Maßgebend für die Zahl sind:

1. der Zustand des Sinusknotens selbst;

2. alle auf den Sinusknoten unmittelbar wirkenden Einflüsse (thermische, chemische, mechanische Reize), die entweder den Vorgang der Reizbildung hemmen oder fördern oder die Anspruchsfähigkeit für die gebildeten Reize herabsetzen oder steigern oder selbst als Reize wirken;

3. alle auf den Sinusknoten mittelbar, d. h. durch die großen Herznerven, den Vagus und Accelerans, wirkenden Einflüsse.

Zu 1. Daß der anatomische Zustand eines Organs in engem Zusammenhang mit seiner Tätigkeit steht, ist selbstverständlich; zum Überfluß ist bekannt, daß anatomische Veränderungen die Reizbildung im Sinusknoten zu stören vermögen.

Zu 2. Gelegenheit, diese Einflüsse zu studieren, ist am isolierten Herzen gegeben. Versuche der Art haben gelehrt, daß Wärme die Frequenz erhöht, Kälte sie herabsetzt, daß die Ernährungsflüssigkeit eine bestimmte Zusammensetzung haben (es sind Sauerstoff und verschiedene Salze nötig, wie $NaCl$, $CaCl_2$, KCl, $NaHCO_3$) und womöglich Blutserum enthalten soll. Änderungen der Zusammensetzung ändern u. a. auch die Schlagzahl. Ferner haben Produkte der inneren Sekretion (Adrenalin, Hypophysin, Thyreojodin) recht erheblichen Einfluß auf die Frequenz. Auch Füllungsdruck und Widerstand wirken, wenngleich nicht in konstanter Weise, auf die Zahl der Herzschläge. Wir müssen darauf verzichten, Einzelheiten aus der sehr ausgedehnten Literatur hier anzuführen, aber auch so dürften unsere kurzen Andeutungen zeigen, daß die mit einer Herzschwäche verbundenen Störungen des Blutkreislaufes — Änderungen der Druckverhältnisse in den Herzhöhlen, Herabsetzung der Kranzgefäßdurchblutung mit Verminderung der Sauerstoffzufuhr und der Stoffwechselvorgänge im Herzmuskel usw. — auf die Schlagzahl in mannigfacher, noch nicht übersehbarer Weise wirken können.

Zu 3. Die großen Herznerven werden von ihren im Zentralnervensystem liegenden Zentren aus dauernd in einem gewissen Grade von Spannung, in einem gewissen Tonus gehalten. Dieser Tonus dürfte von den spezifischen Lebens- und Stoffwechselvorgängen der Zentren abhängen, Vorgängen, die ihrerseits wieder beeinflußt werden durch Nervenreize und Blutreize. Nach Erörterung des vorliegenden reichen Untersuchungsmaterials kommt TIGERSTEDT für die Nervenreize zu dem Schluß, „daß die zentrifugalen Herznerven, sowohl die verlangsamenden als die beschleunigenden, von so gut wie allen möglichen zentripetalen Nerven reflektorisch beeinflußt werden". Für den hier besonders interessierenden Zusammenhang zwischen Herzschwäche und Schlagzahl kommen u. a. Wirkungen in Betracht, die von der Lunge (Beschleunigung der Herztätigkeit bei allen intrabronchialen Drucksteigerungen, wie beschleunigter oder angestrengter Atmung, Husten) und dem Herzen selbst (Beschleunigung oder Verlangsamung der Herztätigkeit bei Reizung zentripetaler Herznerven, wie sie durch stärkere Erweiterung der Kammern [TIGERSTEDT] vielleicht bewirkt werden mag) ausgehen. Von der Bedeutung der Blutreize, d. h. der durch das Blut den Herzzentren zugeführten Blutgase, Nährstoffe und Produkte der inneren Sekretion und der durch das Blut von den Herzzentren abgeführten Stoffwechselschlacken, können wir uns nach CYONS Versuchen — Unterbrechung und Wiederherstellung des zentralen Blutkreislaufes — eine gewisse Vorstellung machen, genauere Kenntnisse mangeln leider zur Zeit noch.

Kommen wir nun zu der Frage zurück, in welcher Weise eine Herzschwäche auf die Schlagzahl einwirken wird, so eröffnet sich eine erdrückende Fülle von Möglichkeiten. Greifen wir die wichtigsten heraus, so darf man vielleicht folgendes sagen. Bei Änderungen der Schlagzahl infolge einer Herzschwäche werden hauptsächlich beteiligt sein: chemische (Blutgase, Nährstoffe) und mechanische (Füllungs- und Spannungsänderungen des Herzens) Reize, die unmittelbar auf die intracardialen Nervenzentren wirken, und chemische (Blutreize) und reflektorische (vorwiegend vom Herzen selbst und den Lungen ausgehende) Reize die auf die extracardialen Herzzentren wirken.

Wir haben schon gesagt, daß Herzschwäche mit einer Steigerung der Schla g zahl einherzugehen pflegt. Wenn auch der innere Zusammenhang dieser alltä g lichen Beobachtung bisher nicht genügend geklärt ist, so gewinnen wir doch ein gewisses Verständnis für die Erscheinung durch die Überlegung, daß das größte Stromvolumen des Herzens bei einer bestimmten optimalen Frequenz gefördert wird (O. FRANK) und daß bei langsamerer Schlagzahl trotz des größeren Einzelschlagvolumens das Stromvolumen meist verkleinert ist (R. TIGERSTEDT). Hiernach liegt der Gedanke nicht fern (MORITZ), daß schwache Herzen eine höhere Pulsfrequenz als kompensatorischen Faktor für ein vermindertes Schlagvolumen heranziehen (BERGMANN und PLESCH). Jedoch darf die Schlagzahl nicht ohne Vorbehalt als Maß der Herzkraft betrachtet werden, und zwar u. a. deshalb, weil eine größere Reizbarkeit der beschleunigenden Nerven auch ohne Herzschwäche höhere Schlagzahlen bewirken kann. Erst in den letzten Jahren sind häufiger Fälle beobachtet worden, in denen Herzschwäche mit Pulsverlangsamung verbunden ist (WEISER), ohne daß es bis jetzt gelungen wäre, gesetzmäßige Beziehungen zwischen den beiden Erscheinungen herauszufinden. In manchen Fällen ist wohl an Schädigungen zu denken, die durch die Kriegskost verursacht worden sind.

Der Puls. Die soeben erwähnten Störungen der Schlagfolge und Schlagzahl des Herzens sind natürlich auch am Puls nachweisbar, aber nicht immer giebt der Puls getreue Auskunft über die Vorgänge, die sich am Herzen abspielen. So kann es vorkommen, daß manche Systolen ohne einen an den Arterien fühlbaren Puls verlaufen, weil die Füllung oder die Kraft der linken Kammer ungenügend ist. Beim Delirium cordis — heute Arrhythmia perpetua oder Vorhofsflimmern — ist nach JÜRGENSEN der Unterschied zwischen der Schlagzahl des Herzens und der Pulszahl ein brauchbarer Maßstab für die Beurteilung der Störung, die das Herz in seiner Arbeit erfährt. Da diese Verhältnisse später eine besondere Besprechung erfahren werden, so genügt hier die Erwähnung der Tatsache. Dagegen müssen wir uns etwas näher mit den Veränderungen befassen, die die Eigenschaften des einzelnen Pulsschlages betreffen. Wir prüfen bei der Palpation Anstieg, Höhe, Größe, Füllung und Völle, Spannung, Stärke des Pulses. Alle diese in einem früheren Abschnitt schon besprochenen Qualitäten des Pulses nehmen bei der Herzschwäche ab. Es verhält sich aber damit ähnlich wie beim Herzstoß, die einzelnen Qualitäten geben uns verwertbare Anhaltspunkte für die Herzkraft nur im Rahmen des Gesamtbildes. Bei einer Aorteninsuffizienz oder Hypertonie kann z. B. der Puls trotz Herzschwäche einen rascheren Anstieg, größere Höhe, größere Füllung, Spannung, Stärke zeigen als ein normaler Puls. Aber verglichen mit dem Puls desselben Kranken zur Zeit genügender Herzkraft wird ein Rückgang der gesamten Pulsqualitäten schätzenswerte Aufschlüsse über die Herzkraft geben. Bei anderen Kreislaufstörungen freilich trägt der Puls von vornherein mehr oder weniger deutlich die Zeichen erschwerter oder ungenügender Herzleistung an sich (z. B. bei der Mitral- und Aortenstenose), weil die Art der Kreislaufstörung in demselben Sinne wie eine Herzschwäche auf den Puls wirkt, d. h. eine Verminderung des Schlagvolumens mit sich bringt. In manchen dieser Fälle (Mitralfehler, Aortenstenose) wird auch das bereits von SENAC als ungünstiges Zeichen hervorgehobene Mißverhältnis zwischen der Stärke des Herzstoßes und des Pulses — starker Herzstoß, schwacher Puls — zu finden sein. Wichtig ist ferner das Verhalten des Pulses bei bestimmten Arbeitsleistungen. Häufig haben wir es doch mit Herzen zu tun, die in der Ruhe das erforderliche Stromvolumen schaffen, dagegen bei Bewegung der gesteigerten Forderung nicht genügen können. Das macht sich beim Puls bemerkbar einmal in der Pulszahl, die jedoch, wie schon erwähnt, nicht eindeutig ist, dann aber auch in der Füllung und den damit zusammenhängenden Erscheinungen. Wie weit daraus die Herzkraft beurteilt werden kann, wird in dem Abschnitt über die Funktionsprüfungen des Kreislaufes zu untersuchen sein. Indessen mag schon hier vorausgenommen werden, daß unser Urteil schwierig und unsicher ist. Freilich, bei ausgesprochener Herzschwäche, mag sie schon in der Ruhe bestehen oder erst nach Bewegung auftreten, sind die Veränderungen des Pulses so auffällig — er ist klein, weich, wenig gefüllt, meist mehr oder weniger beschleunigt und auch unregelmäßig, zuweilen nur als ein ungewisses Flattern fühlbar und nicht sicher zählbar, — daß selbst ein Laie sie wahrnehmen und richtig deuten wird. Darüber brauchen wir also hier nicht zu reden. Oder vielleicht doch? Ist solch ein Puls wirklich für Herzschwäche beweisend? Früher hätte man sich wohl nicht gescheut, diese Frage mit Ja zu beantworten; heute wissen wir, daß derselbe Puls bei gut erhaltener Herzkraft durch peripherische Kreislaufstörungen zustande kommen kann. Die Entscheidung, ob das Herz oder die Gefäße schuld sind, wird man im wesentlichen von folgender Überlegung abhängig machen. Bei einer Herzschwäche wird entweder das linke oder rechte Herz in erster Linie versagen, das muß zu Stauungserscheinungen stromaufwärts führen, d. h. bei Schwäche des linken Herzens zu einer Stauung in den Lungen, bei Schwäche des rechten Herzens zu einer Stauung in den Körpervenen. Häufig erstreckt sich allerdings die ursprünglich infolge einer Schwäche des linken Herzens eintretende Stauung über den Lungenkreislauf und das rechte Herz hinaus auch auf die Körpervenen, auf alle Fälle aber kommt es zu einer Überfüllung des Venensystems, mag diese Überfüllung nun im großen oder kleinen Kreislauf überwiegen. Wir haben also u. a. Lungenödem, Cyanose, starke Füllung der Halsvenen zu erwarten. Anders bei einer peripherischen Kreislaufstörung, einer Lähmung der Vasomotoren, wie sie im Kollaps gegeben ist; hier läuft das Venensystem leer, weil das Blut in den erweiterten Capillaren des Splanchnicusgebietes hängen bleibt. Der Kranke ist leichenblaß, die Haut zusammengefallen, kühl, die Venen eng, kaum sichtbar.

Die Differentialdiagnose zwischen Herzschwäche und peripherischen Kreislaufstörungen, das geht aus diesen Erörterungen hervor, hat nicht nur den Arterienpuls, sondern auch das Venensystem zu berücksichtigen. Am einfachsten geschieht das durch die Betrachtung. Sie giebt uns Auskunft über den Füllungszustand der oberflächlichen großen und kleinen Venen bis ins Capillargebiet hinein. Bei Stauungszuständen im großen Kreislauf sehen wir vor allem die Halsvenen als dicke Stränge vor springen, sehen wir diese Stränge bei der Einatmung ab- und bei der Ausatmung anschwellen; sehen wir infolge der Überfüllung und Stagnation in den kleinen Venen und Capillaren Haut und Schleimhäute eine bläuliche, cyanotische Färbung annehmen. Allerdings darf die Cyanose nicht als sicherer Gradmesser der Stauung angesehen werden, denn sie dürfte außer vom Füllungszustand der Venen und der Strömungsgeschwindigkeit des Blutes, auch von der Herabsetzung des Sauerstoffgehaltes im venösen Blut abhängen. Finden wir doch die stärksten Grade von Cyanose gerade bei solchen Zirkulationsstörungen, wo Sauerstoffmangel des Blutes ohne venöse Stauung vorliegt (kongenitale Herzfehler, wie Septumdefekte, Transposition der großen Gefäße), und die dunkle „venöse" Rötung von Stauungsorganen in der Leiche wird sehr rasch heller, sobald der Sauerstoff der Luft Zutritt erhält. Schließlich spielt auch wohl die Transparenz der Haut eine gewisse Rolle[1]. Zahlenmäßige Werte für den Grad der Stauung erhält man durch die Bestimmung des Blutdruckes in den Venen mit einer der früher beschriebenen Methoden. Nach Moritz und v. Tabora schwankt der normale Druck zwischen 40—80 mm H_2O, als höchster Wert bei Stauung wurde von ihnen 320 mm beobachtet. Auch die Form des Venenpulses läßt gewisse Schlüsse auf eine Stauung zu. Die x-Senkung wird immer flacher, wie dies in der Abb. 73 schematisch dargestellt ist. In schweren Fällen pflegt die der Vorhofsystole entsprechende a-Welle zu verschwinden, da die Vorhöfe ins Flimmern geraten, und die gesamten Venenpulszacken verschmelzen zu einer großen plumpen Welle; als letzten Rest der x-Senkung sieht man auf der Höhe dieser Welle häufig eine Einkerbung, die der Welle eine Sattelform verleiht (D. Gerhardt). Im letzten Stadium stellt sich wohl auch noch eine relative Tricuspidalinsuffizienz ein, der ganze Hals schwillt dann polsterartig auf, die Venen zeigen eine gewaltige Pulsation und der aufgelegte Finger fühlt, wie unter erheblichem Druck das Blut in die Vene hineingetrieben wird; der Druck kann so groß sein, daß Gewichte von 300 g gehoben werden (D. Gerhardt). Die Fühlbarkeit des Venenpulses ist wohl das sicherste Zeichen der Tricuspidalinsuffizienz, da für gewöhnlich trotz starker Stauung, auch bei zartestem Zufühlen der Venenpuls nicht palpabel ist.

Atmung und Lunge.

Atmung und Kreislauf stehen in einem engen Abhängigkeitsverhältnis. Das wird besonders klar, wenn wir uns der Entwicklungsgeschichte der beiden Organsysteme erinnern. Beim einzelligen Tiere genügt dessen winzige, wenig differenzierte Masse, um alle lebenswichtigen Funktionen zu versehen: Stoffwechsel, Bewegung, Empfindung, Fortpflanzung. Mit der Ausbildung einer entodermalen

---

[1] Über Cyanose siehe Krehl, Vierordt, Pflüger, Kossler, Minkowski, Marchand.

und ektodermalen Schicht vollzieht sich schon eine Arbeitsteilung, das äußere Keimblatt dient als Körperbedeckung und als Organ der Empfindung und Fortbewegung, das innere Keimblatt besorgt die Nahrungsaufnahme. Durch die Entwicklung des Mesoderms wird die Zellmasse so groß, daß die aufnehmende Fläche in ihrer alten Form nicht mehr genügt, um die Nahrungsversorgung zu leisten, es bilden sich Einstülpungen, die die aufnehmenden und ausscheidenden Flächen vergrößern (Entwicklung des Intestinaltractus und der Lungen), und besondere Transportwege, auf denen die aufgenommenen Stoffe der ganzen Zellmasse zugeführt und die auszuscheidenden Stoffe von dieser Masse abgeführt werden (Entwicklung des Kreislaufsystems). Es besteht also, wenn wir vom Intestinaltractus hier absehen, eine untrennbare Arbeitsgemeinschaft der Lungen und des Kreislaufes: was die Lungen aufnehmen, wird von hier durch den Kreislauf der Körpermasse zugeleitet und was die Lungen auszuscheiden haben, wird ihnen durch den Kreislauf von der Körpermasse zugeführt. Kein Wunder, wenn beim Versagen eines der beiden Organe das andere unmittelbar durch Ausgleichsversuche darauf antwortet. So ist es auch bei der Herzschwäche: Eine der ersten Erscheinungen der Herzschwäche ist eine Steigerung der Lungentätigkeit, eine Beschleunigung und Vertiefung der Atmung, die wir — indem wir die damit verbundenen subjektiven Empfindungen in den Vordergrund stellen — als Atemnot oder Dyspnoe zu bezeichnen pflegen.

Wenn nun auch der ursprüngliche Zusammenhang zwischen Herzschwäche und Atemnot hierdurch geklärt sein dürfte, so bedarf doch die Frage einer näheren Untersuchung, wie im einzelnen die Vorgänge bei dem Wechselspiel zwischen Kreislauf und Atmung verlaufen.

Die Atmung wird von den Atemzentren aus geregelt. Diese Zentren befinden sich in einem rhythmisch wechselnden Erregungszustand bestimmten Grades, der als Ausdruck der Lebensvorgänge aufgefaßt wird, die sich in diesen Zentren auf Grund ihrer physiologischen Eigenart, also unabhängig von äußeren Reizen, abspielen. Die Atemzentren besitzen demnach eine rhythmische Automatie und schicken automatisch Reize zu den Atmungswerkzeugen; Grad und Zahl der Reize hängen von dem Erregungszustand, dem Tonus der Zentren ab. Obwohl die rhythmische Tätigkeit der Atemzentren im Grunde als automatisch angesehen wird, ist sie darum keineswegs unabhängig, sondern sie untersteht in weitgehendem Maße äußeren, hemmenden und fördernden Einflüssen, die ihrerseits wieder bestimmt werden durch die wechselnden Bedürfnisse und Zustände des Gesamtorganismus oder einzelner seiner Teile. Wir kennen von solchen Einflüssen folgende:

1. Nervenreize von Gehirnzentren aus. Die willkürliche Beeinflussung der Atmung ist allgemein bekannt, daneben kommen aber auch wohl unwillkürliche Einwirkungen in Frage (Veränderung der Atmung im Affekt! Automatisch regulierende Einflüsse?).

2. Reflektorische Nervenreize von peripherischen Nerven aus. Am bekanntesten sind die durch den Lungenvagus vermittelten Atemreflexe, die HERING und BREUER den Grund lieferten zu ihrer Theorie von der mechanischen Selbststeuerung der Atmung. Danach werden bei der inspiratorischen Dehnung der Lungen inspirationshemmende zentripetale Vagusfasern gereizt, die dann die Exspiration anbahnen; umgekehrt werden bei der exspiratorischen Entspannung der Lungen exspirationshemmende, centripetale Vagusfasern gereizt und wird dadurch die Inspiration eingeleitet. Im gleichen Sinne wirken wohl Reflexe, die von den Nerven der Ein- und Ausatmungsmuskeln unter dem Einfluß der Steuerbewegung den Atemzentren zugehen. Schließlich ist wahrscheinlich über allen zentripetalen Nervenbahnen, mögen sie von der Haut, den Muskeln, Eingeweiden oder

Sinnesorganen aus zum Zentralorgan ziehen, eine reflektorische Wirkung auf die Atemzentren möglich.

3. Blutreize. Als solche stehen ohne Zweifel die Blutgase, der Sauerstoff- und Kohlensäuregehalt, an erster Stelle. Allerdings ist über die Art ihrer Wirkung noch keine Einigkeit erzielt. Auf Grund der vorliegenden Untersuchungen und Erklärungen kommt MINKOWSKY zu der Auffassung, „daß die Wirksamkeit der in den Nervenzellen der Atemzentren fortwährend entstehenden Stoffwechsel- produkte, von denen die autochthonen Erregungen dieser Zentren ausgehen, und die den Charakter von Säuren tragen, durch eine stärkere Acidität des Blutes gesteigert und durch eine geringere gehemmt würde. Ob nun die Steigerung der Acidität durch eine Zunahme der Kohlensäure im Blute bedingt, oder ob sie durch eine Anhäufung von sauren Produkten des intermediären Stoffumsatzes hervor- gerufen wird, in jedem Falle könnte in ihr die Regulationsvorrichtung gegeben sein, durch welche erreicht wird, daß, wie bei gesteigerter Muskeltätigkeit, so auch bei krankhaft erhöhtem Stoffumsatz oder bei ungenügender Arterialisation des Blutes, eine stärkere Lungenventilation und damit eine Verbesserung der Sauerstoffzufuhr und eine Beschleunigung der Kohlensäureausscheidung zu- stande kommt." Wir werden hiernach nicht fehlgehen, wenn wir die Dyspnoe bei Herzschwäche hauptsächlich auf die ungenügende Sauerstoffzufuhr zu den Atem- zentren zurückführen, ungenügend, nicht weil das Blut zu wenig Sauerstoff ent- hielte, sondern weil durch die Herzschwäche eine Herabsetzung des Strom- volumens und dadurch eine Verminderung der in der Zeiteinheit zugeführten Sauerstoffmenge bewirkt wird.

Wenn die durch den Sauerstoffmangel gereizten Atemzentren nun eine Steige- rung der Atemtätigkeit veranlassen, so wenden sie sich eigentlich an die falsche Adresse. Immerhin könnte man sich auf Grund der geschilderten engen Wechsel- beziehungen zwischen Atmung und Kreislauf wohl vorstellen, daß die Steigerung der Atemtätigkeit als vollwertiger Ausgleich der Minderleistung des Herzens wirken möchte. Für die Auffassung der Atemnot infolge von Herzschwäche, der cardialen Dyspnoe, und für unser ärztliches Handeln in solchen Fällen ist die Frage von so großer Bedeutung, daß wir Stellung dazu nehmen müssen. Bei der cardialen Dyspnoe sind meistens die Atemzüge vertieft und beschleunigt, beides führt zu einer besseren Lungenlüftung, zu einer Vermehrung des Sauerstoff- gehaltes der Alveolarluft. Damit ist aber für die Sauerstoffversorgung des Körpers nichts gewonnen, denn die Sauerstoffaktivität des Hämoglobins ist so stark, daß schon bei verhältnismäßig geringem Sauerstoffgehalt der Alveolarluft das Sauer- stoffbedürfnis des Hämoglobins völlig befriedigt werden kann. Dann wäre aber die Steigerung der Atemtätigkeit bei Herzschwäche nutzlos; ja mehr als das, sie wäre schädlich, weil die vermehrte Arbeit der Atemmuskulatur eine erhebliche neue Belastung des schon überlasteten Herzens sein würde. Nun ist aber die Wir- kung der Atemtätigkeit mit der Arterialisation des Blutes in den Lungen nicht erschöpft, sondern die Atmung übt daneben einen wichtigen Einfluß auf die mechanischen Arbeitsbedingungen des Herzens aus. In den interpleuralen Räu- men der Brusthöhle herrscht ein negativer Druck, der DONDERSsche Druck, der darauf beruht, daß der Raum im Brustkorb größer ist, als die in ihm enthaltenen Eingeweide. Wenn gleichwohl der Brustkorbraum völlig durch die Eingeweide ausgefüllt wird, so ist das nur möglich durch eine Dehnung der inneren Teile, im besonderen der Lunge. Die Höhe des DONDERSschen Druckes entspricht der Kraft, mit der die Lunge ihre natürliche Größe anstrebt. Der Druck wirkt auf alle der Lunge anliegenden festeren Teile; das sind vor allem die Brustwand und das Herz. Von diesen Teilen werden durch den Zug der Lunge diejenigen am stärksten in ihrer Form beeinflußt werden, die am nachgiebigsten sind: die schlaffen großen Venen, die dünnwandigen kleineren Lungengefäße, der rechte Vorhof und in geringem Grade die rechte Kammer. Sie werden durch den DONDERSschen Druck erweitert.

Dadurch nun, daß bei jeder Kammersystole eine bestimmte Blutmenge aus dem Herzen und dem Brustraum ausgetrieben wird, die durch Nachschub aus dem venösen System wieder zugeführt werden muß, findet ein rhythmischer Füllungswechsel der genannten Abschnitte statt; die hierzu nötige Blutumlagerung wird durch die auf die großen Venen und die Vorhöfe ausgeübte Saugwirkung des DONDERSschen Druckes befördert (NICOLAI). Der DONDERSsche Druck begünstigt also vor allem die Füllung des rechten Herzens. Die Wirkung findet wohl dauernd, aber nicht dauernd in dem gleichen Maße statt, sie steigert sich bei der Einatmung, vermindert sich bei der Ausatmung. Im einzelnen gehen dabei folgende Veränderungen des Kreislaufes vor sich.

Im Beginn der Einatmung: Die Steigerung der Füllung des rechten Herzens steht hinter der Erweiterung der Lungengefäße zurück, trotz der Vergrößerung des rechtsseitigen Schlagvolumens erhält das linke Herz deshalb weniger Blut, der Aortendruck sinkt.

Im weiteren Verlauf der Einatmung: Die Steigerung der Füllung des rechten Herzens überwiegt die Erweiterung der Lungengefäße, das linke Herz erhält mehr Blut, der Aortendruck steigt.

Im Beginn der Ausatmung: Die Verminderung der Füllung des rechten Herzens steht hinter der Verengerung (Auspressung der Lungengefäße) zurück, das linke Herz erhält mehr Blut, der Aortendruck steigt.

Im weiteren Verlauf der Ausatmung: Die Verminderung der Füllung des rechten Herzens überwiegt die Verengerung (Auspressung)

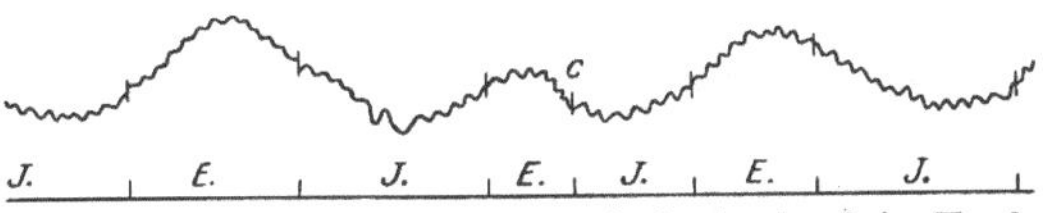

Abb. 91. Atmungsschwankungen des Aortendruckes beim Hunde nach DE JAGER.

der Lungengefäße, das linke Herz erhält weniger Blut, der Aortendruck sinkt (Abb. 91).

Neben diesen wichtigsten Veränderungen ist noch zu bemerken, daß durch die Einatmung die Diastole des Herzens erleichtert, die Systole erschwert wird. Die Ausatmung wirkt umgekehrt. Ferner wird durch die inspiratorische Senkung des Zwerchfells das Blut der darunterliegenden Leber wie aus einem Schwamme ausgepreßt, gleichzeitig aber durch die Drucksteigerung im Abdomen der venöse Abfluß der großen Extremitäten und der Pfortaderwurzeln gehemmt.

Man sieht, der Einfluß der Atmung auf die Füllungsverhältnisse des Herzens ist nicht ganz einfach. Als Hauptwirkung darf wohl die Erleichterung des Lungenkreislaufes und die Füllungssteigerung des rechten, vielleicht auch des linken Herzens angesehen werden. Die bei der Herzschwäche eintretende Steigerung der Atmung wird diese Wirkung erhöhen. Solange eine Steigerung der Füllung und damit der Anfangsspannung eine Vergrößerung des Stromvolumens herbeizuführen vermag, darf deshalb die gesteigerte Atmung als eine Unterstützung der Herztätigkeit angesehen werden. Wenn aber das Herz schon überfüllt, überdehnt ist, wird man an dem Nutzen der Dyspnoe zweifeln dürfen. Nun findet aber bei der dyspnoischen Atmung Herzkranker nicht nur eine Vertiefung der einzelnen Atemzüge statt, sondern auch, wenigstens sehr häufig, eine Steigerung des mittleren Füllungsgrades der Lunge (PLESCH) und damit eine Steigerung des durchschnittlichen DONDERSschen Druckes. Als Folge davon haben wir einerseits die Erleichterung der Herzfüllung und des Lungenkreislaufes; dem steht auf der anderen Seite gegenüber, daß die Atemmuskulatur unter stärkerer Spannung und deshalb mit einem höheren Stoffumsatz und Sauerstoffverbrauch arbeitet, als zur Erzielung

der gleichen Lungenlüftung bei einem normalen Füllungsgrad der Lunge nötig
wäre: an und für sich und im besonderen für einen Körper, der schon an Sauerstoffmangel leidet, eine ungünstige Arbeitsform.

Auch eine Beschleunigung der Atmung, wie sie bei der Dyspnoe Herzkranker
vorkommt, stellt an das Herz erhöhte Forderungen und ist dabei für die Lungenlüftung keine zweckmäßige Atmungsform, denn je höher die Atemzahl, um so geringer die Tiefe der Atemzüge. Je oberflächlicher aber die Atmung, um so größer
ist der Bruchteil der Atemarbeit, der für die Bewegung der im sogenannten schädlichen Raum (die großen Atemwege und Bronchien) befindlichen Luft verloren-
geht. Man sieht, daß die Steigerung der Atemtätigkeit auf den Kreislauf in verschiedener, zum Teil entgegengesetzter Weise einwirkt, so daß man sehr wohl die
Frage aufwerfen darf, ob denn nun am Ende die Steigerung der Atemtätigkeit bei
Herzschwäche eine nützliche, nutzlose oder schädliche Erscheinung ist. Darauf
läßt sich aus den bisher geschilderten, verwickelten Wechselbeziehungen zwischen
Atmung und Kreislauf keine klare Antwort ableiten. Wir müssen vielmehr die
Entscheidung der Beobachtung am Krankenbette überlassen. Die lehrt uns aber,
daß die Herzschwäche in der Regel günstig beeinflußt wird, wenn wir durch Morphium die Steigerung der Atemtätigkeit dämpfen oder beseitigen. Wir möchten
deshalb die cardiale Dyspnoe als einen der Not entspringenden, wenig zweck-
mäßigen Versuch des Körpers ansehen, das Versagen des Herzens durch eine Verstärkung der Lungentätigkeit auszugleichen.

Eine besondere Form der Atemstörung durch Herzschwäche ist von den beiden
irischen Ärzten CHEYNE und STOKES zuerst beschrieben worden und seitdem als
die CHEYNE-STOKESsche Atmung bekannt. „It consists in the occurrence of a
series of inspirations, increasing to a maximum, and then declining in force and
length, until a state of apparent apnoea is established. In this condition the patient may remain for such a length of time as to make his attendants believe that
he is dead, when a low inspiration, followed by one more decided, marks the com-
mencement of a new ascending and then descending series of inspirations . . . The
decline in the length and force of the respirations is as regular and remarkable as
their progressive increase. The inspirations become each one less deep than the
preceding, until they are all but imperceptible, and then the state of apparent
apnoea occurs. This is at last broken by the faintest possible inspiration; the next
effort is a little stronger, until, so to speak, the paroxysm of breathing is at his
height, again to subside by a descending scale."

Die Atemzüge des Kranken werden also immer kürzer und oberflächlicher und
hören schließlich für Bruchteile einer Minute ganz auf; dann setzen wieder ganz
kurze und oberflächliche Atemzüge ein, sie werden länger und tiefer bis zu einem
bestimmten Maximum, werden darauf allmählich wieder immer kürzer und oberflächlicher, bis eine neue völlige Atempause eintritt. Ein anschauliches Bild dieses
Verhaltens geben die nebenstehenden Kurven von D. GERHARDT (Abb. 92 a, b).
STOKES bringt die sonderbare Erscheinung mit der in seinen Fällen bestehenden
Herzschwäche in Verbindung, bleibt uns aber eine nähere Erklärung schuldig. Die
wurde erst durch die scharfsinnigen Untersuchungen TRAUBES angebahnt, der
nachwies, daß der Grund für die CHEYNE-STOKESsche Atmung offenbar in einer
Herabsetzung der Empfindlichkeit des Atemzentrums zu suchen ist. Der physiologische Reiz für das Atemzentrum, die Venosität des Blutes, muß also einen höheren Grad erreichen als in der Norm, um das Zentrum zu erregen. Bei der CHEYNE-
STOKESschen Atmung wird dieser Grad erst am Ende einer längeren Atempause
erreicht. Die zunehmende Tiefe der nun folgenden Atemzüge läßt sich dadurch
erklären, daß die Venosität während der ersten oberflächlichen Atemzüge noch
zunimmt. Sobald durch die tiefere Atmung die Venosität herabgesetzt ist, fällt

der Reiz für das Atemzentrum weg, die Atmung schläft wieder ein. So erklärt Traube die Periodizität der Atmung. Man wird sogleich einwenden, daß nicht einzusehen ist, warum das Atemzentrum eine so hochgradige Venosität immer von neuem entstehen läßt. Dasselbe Atemzentrum zwingt doch sonst die Lungen zu dauernder gleichmäßiger Tätigkeit eben wegen seiner Empfindlichkeit für Schwankungen des Sauerstoff- und Kohlensäuregehaltes im Blute. Diese Lücke im Gedankengang Traubes ist von Filehne aufgedeckt und ausgefüllt worden; er hat gezeigt, daß die mit der Cheyne-Stokesschen Atmung zusammenhängende Zirkulationsstörung eine Erklärung der Periodik dieser Atmung gestatte. Die mangelhafte Lüftung des Blutes während der Atempause führt nach Filehne zu einer Gefäßkontraktion, und zwar auch im Gebiet des Atemzentrums. Die dadurch gesetzte Ischämie dieser Gegend gesellt sich als Reiz zu der Venosität des Blutes; das Atemzentrum tritt in Tätigkeit, die Periode der Atmung beginnt. Die nun einsetzende Lüftung des Blutes beseitigt vor allem die Vasokonstriktion, damit sinkt die Größe des Atemreizes unter die Reizschwelle des Atemzentrums und die Atmung hört wieder auf. Während der Atempause wieder Steigerung der Vasokonstriktion, dadurch Reizung des Atemzentrums usw. Diese Auffassung ist besonders von Mosso bekämpft worden, der annimmt, daß „die Pausen des Atmens durch die Neigung des Zentrums zur Ruhe hervorgebracht seien". Das ist aber, wie man sieht, keine Erklärung, sondern nur eine Umschreibung des tatsächlichen Geschehens. Und von neueren Forschern wie Boruttau wird Filehnes Erklärung durch den Hinweis gestützt, daß „zum Zustandekommen einer Periodik, d. h. zur Aufsetzung eines Rhythmus auf einen anderen schon vorhandenen, ein gewissermaßen steuernder Faktor unbedingt notwendig ist". Es sei bemerkt, daß Filehnes Anschauung in gutem Einklang steht mit den Blutdruckschwankungen, die am Krankenbett bei Cheyne-Stokesscher Atmung beobachtet werden können. In einem besonders ausgesprochenen Falle — es handelt sich um eine schwere Morphiumvergiftung bei einem sonst gesunden Mann — fand ich am Ende der Atemperiode und zu Beginn der Atempause einen maximalen Druck um 40 mm Hg nach Riva Rocci. Während

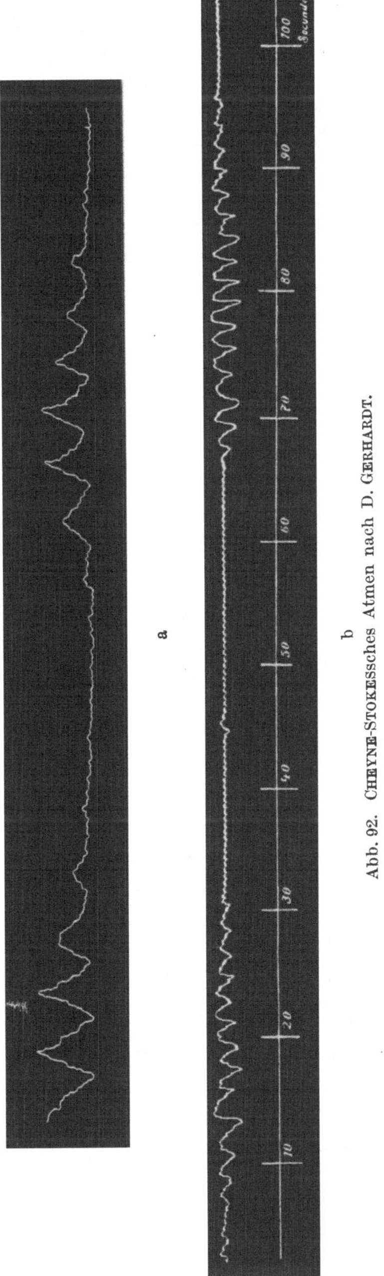

Abb. 92. Cheyne-Stokessches Atmen nach D. Gerhardt.

der Atempause stieg dieser Druck auf 180 mm Hg, um dann bis zum Einsetzen der Atmung langsam wieder auf 40 mm Hg zu sinken. Das sind doch gewaltige Schwankungen, denen man schon einen wichtigen Einfluß auf die Tätigkeit des Kopfmarks zuschreiben darf (Abb. 93).

Ich erkläre mir in solchen Fällen das CHEYNE-STOKESsche Atmen in folgender Weise. Die Erregkarkeit des Atemzentrums ist herabgesetzt. Nur bei starkem Sinken der Sauerstoffversorgung nimmt es seine Tätigkeit auf. Das Sinken der Sauerstoffversorgung während der Atempause führt zunächst zu einer Reizung (Blutdrucksteigerung), dann zu einer Lähmung des Vasomotorenzentrums. Erst die Vasomotorenlähmung setzt die allgemeine und damit auch die Durchblutung des Atemzentrums so weit herab, daß dieses endlich aufwacht. Die nunmehr einsetzende Atmung bessert die Vasomotorenlähmung und Herztätigkeit, das Atemzentrum wird wieder mehr durchblutet und schläft infolgedessen wieder ein usw. Es mag sein, daß die Gefäße des Atemzentrums nicht immer genau dem allgemeinen Verhalten der Gefäße folgen. Unsere Erklärung ist deshalb nur als Grundformel anzusehen. Sie umfaßt die mannigfachen übrigen Erscheinungen beim CHEYNE-STOKESschen Atmen nicht und mag in verwickelten Krankheitsfällen nicht immer rein zum Ausdruck kommen (WASSERMANN). UHLENBRUCK glaubt den von BORUTTAU geforderten steuernden Faktor in einer Verzögerung zu finden, die die Überleitung der Blutreize auf das Atemzentrum erfährt.

Bisher ist die Wirkung der Herzschwäche auf die Atemtätigkeit und die Rückwirkung der Änderungen der Atmung auf die Herztätigkeit erörtert worden. Dabei sind wir stillschweigend von der Voraussetzung ausgegangen, daß die Arbeit der Lungen durch keine krankhaften Vorgänge in dem Organ selbst gestört werde. Das ist aber bei der Atemnot infolge von Herzschwäche nicht der Fall, sondern die den ganzen Körper treffende Kreislaufstörung macht sich auch in den Lungen geltend, und zwar entsteht bei einer Schwäche des linken Herzens eine Überfüllung, bei einer Schwäche des rechten Herzens eine ungenügende Füllung der Lungengefäße. Den zweiten Fall können wir hier unberücksichtigt lassen, denn der Blutmangel im Pulmonalkreislauf hat auf das Gefüge der Lunge keinen Einfluß, durch den der regelrechte Ablauf des Luftwechsels in den Atmungswegen gestört würde. Es kommt hinzu, daß eine auf das rechte Herz beschränkte Schwäche gewöhnlich erst die Folge vorausgegangener Lungenerkrankungen (Emphysem, Asthma, Lungenschrumpfung u. dgl.) ist, die dann das Krankheitsbild bestimmen; oder sie ist die Folge bestimmter angeborener Herzfehler, also ein verhältnismäßig seltenes Ereignis, das zweckmäßig bei der Besprechung dieser Anomalien abgehandelt wird.

Anders bei der Schwäche des linken Herzens. Da bildet sich infolge der Überfüllung eine starke Erweiterung besonders der kleinen und kleinsten Lungengefäße aus. Als dicke Wülste springen sie in die Lichtung der Alveolen und Bronchiolen vor (Abb. 94) und beengen diesen Raum (TRAUBE). v. BASCH hat allerdings gemeint, diese Lungenschwellung gehe mit einer Erweiterung der Lufräume einher. Das ist aber nur im Versuch an der freigelegten, in ihrer Ausdehnung nicht gehinderten Lunge der Fall (D. GERHARDT, ROMANOFF), für die im Brustkorb befindliche Lunge gilt dagegen die alte TRAUBEsche Lehre. Die starke Füllung der Gefäße muß natürlich zu einer erhöhten Spannung ihrer Wand führen, und da das Gefäßsystem im Verhältnis zum Parenchym und Stützgewebe der Lunge außerordentlich stark entwickelt ist, so wird durch die Erhöhung der Gefäßwandspannung die Dehnbarkeit der ganzen Lunge herabgesetzt, es tritt eine Lungenstarre ein (v. BASCH). Die Folge davon ist, daß die Einatmung und die Ausatmung erschwert sind und nur durch eine vermehrte Anstrengung der Atemmuskulatur in dem nötigen Umfange aufrecht erhalten werden können. Allerdings muß auf der

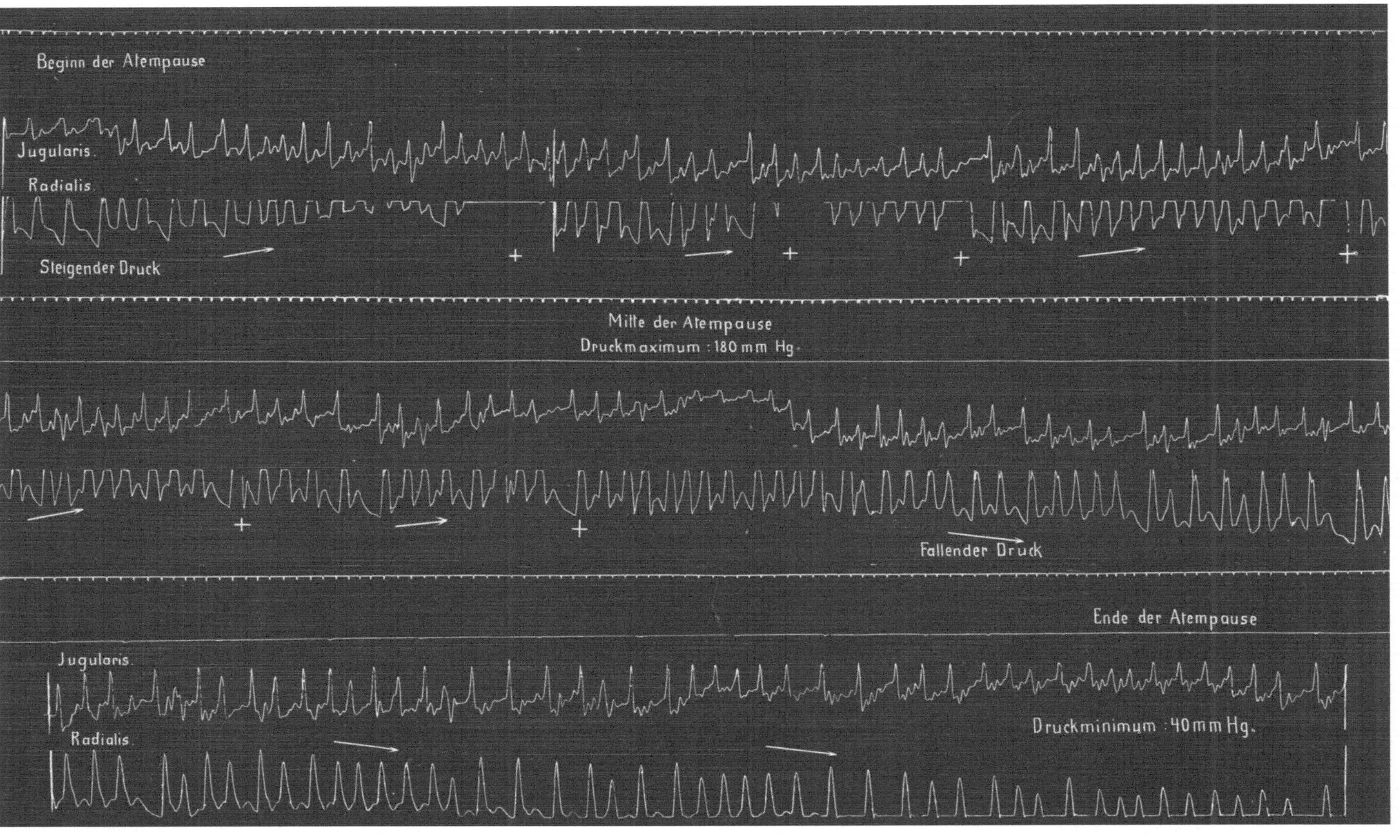

Abb. 93. Radialis- und Jugulariskurve bei CHEYNE-STOKESschem Atmen.

anderen Seite die Möglichkeit zugegeben werden, daß die infolge der Füllungszunahme eintretende Erweiterung der Gefäße eine Vergrößerung der respirierenden Fläche schafft, die es der Lunge gestattet, mit einem kleineren Atemvolumen auszukommen. Dafür dürfte aber wiederum die Verengerung der Bronchiolen in der Stauungslunge eine so starke Behinderung der Luftzufuhr mit sich bringen, daß eine etwa vorhandene günstige Wirkung der Gefäßerweiterung dadurch aufgehoben wird. Wenigstens scheinen in diesem Sinne die als Herzasthma, Asthma cardiale, bekannten Anfälle schwerer Atemnot bei Herzschwäche zu sprechen. Die Kranken werden plötzlich von einem schweren Erstickungsgefühl überfallen, sei es, daß dieses im Anschluß an eine etwa stärkere Anstrengung, sei es, daß es nachts in der Ruhe auftritt und den Schlaf unterbricht: die Venen sind gestaut,

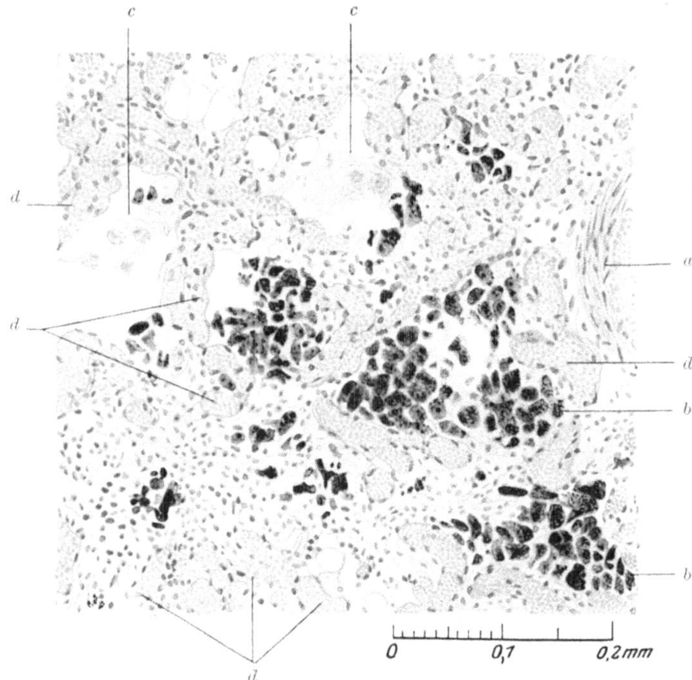

Abb. 94. Stauungslunge. *a* Arterie, *b* Herzfehlerzellen, *c* mit Zellen und Exsudat gefüllte Alveolen, *d* überfüllte Capillaren.

das Gesicht und die Lippen blaurot, kalter Schweiß perlt von der Stirn des Kranken, der durch Aufstützen der Arme den Schultergürtel feststellt, um alle Hilfsmittel für die Atmung anzuspannen; das ängstliche Gesicht, das verzweifelte Ringen nach Luft lassen auch den Unkundigen das Gefühl von Todesangst ahnen, unter dem der Arme leidet. Man hört über der Lunge Giemen, Pfeifen und mit dem Eintritt von Lungenödem auch Knistern. Der Puls verrät die Schwäche der linken Kammer, er ist klein, weich, beschleunigt. Der Anfall kann durch irgendeine größere Anstrengung hervorgerufen werden, er kann aber auch in der Ruhe auftreten. Die Anfälle in der Ruhe sind zum Teil wohl so zu erklären, daß im Liegen der Blutzufluß zum rechten Herzen und damit das Angebot an das linke Herz steigt, das linke Herz aber den Füllungszuwachs nicht zu bewältigen vermag (EPPINGER, V. PAPP und SCHWARZ). Die Stauung in der Lunge nimmt infolgedessen zu, die Bronchiolen verschwellen noch stärker und erschweren den Luftzutritt zu den Alveolen. Das Bild ähnelt dem Bronchialasthma, mit dem es jedoch nur den Namen und die ungenügende Durchgängigkeit der feinen Luftwege gemeinsam hat. Es giebt aber noch ein anderes Herzasthma. Das weckt, wie manche Anfälle von Angina pectoris, den Kranken aus dem besten Schlaf um Mitternacht, findet sich nur bei Kranken mit hohem Blutdruck oder Neigung zu Gefäßkrämpfen und ist gekennzeichnet durch eine qualvolle Atemnot ohne Zeichen von Lungenstauung und Herzschwäche. Ein Kollege, der darunter litt, trank eine starke Tasse Kaffee und ging in Nacht und Nebel spazieren, bis die Atemnot aufhörte. Diese Anfälle sind als Gefäßkrämpfe im Gebiet der Atemzentren zu deuten (L. HESS; H. STRAUB und MEIER) und hängen vielleicht mit einer Steigerung des Vagustonus im Schlaf zusammen. In Fällen von Hochdruck mit Herzschwäche mag es vorkommen, daß sich die beiden Formen mischen.

Besteht eine Lungenstauung längere Zeit, so werden die Gefäße durchlässig, Serum und rote Blutkörperchen dringen durch die Wand in das umgebende Gewebe oder die Alveolen. Die roten Blutkörperchen zerfallen, ihr Pigment wird von Alveolarepithelien und lymphoiden Wanderzellen aufgenommen, die als braune Pünktchen im Auswurf schon mit bloßem Auge erkannt werden können (sog. Herzfehlerzellen); ein anderer Teil des Pigments lagert sich im interstitiellen Gewebe der Lunge ab. Unter dem Einfluß der Stauung findet ferner eine Verdikkung des Bindegewebes statt. Alle diese Veränderungen: die starke Erweiterung der Gefäße, die Füllung der Alveolen mit abgestoßenen, pigmentierten Epithelien und Wanderzellen, die Verdickung des ebenfalls mit Pigment beladenen Stützgewebes geben der Lunge eine derbe Beschaffenheit und eigenartige braunrote Färbung, ein Zustand, der als braune oder rote Induration bekannt ist.

Daß diese Änderungen der anatomischen Verhältnisse der Lunge nicht ohne krankhafte Erscheinungen zu Lebzeiten des Kranken abgehen werden, ist wohl verständlich. Verhältnismäßig gering ist die Wirkung auf den spirometrisch meßbaren Luftgehalt der Lunge. Aus der Vitalkapazität lassen sich deshalb unmittelbar keine klinisch verwertbaren Schlüsse auf den Zustand des Herzens ziehen (PEABODY, SCHMITZ, ZISKIN), es sei denn, daß man die Vitalkapazität lange Zeit bei demselben Kranken verfolgen kann (PRATT). Vielleicht daß Belastungsproben uns weiter bringen werden. Läßt man z. B. die Luft des Spirometers bis zum Eintritt stärkster Kohlensäuredyspnoe atmen, so sinkt die Vitalkapazität Ungeübter und noch früher die zur Dekompensation neigender oder dekompensierter Herzkranker um einige 100 ccm infolge vermehrter Blutfülle der Lunge. Das am Ende der Kohlensäure-dyspnoe gefundene Verhältnis $\dfrac{\text{maximale Atemgröße}}{\text{maximale Frequenz}}$ soll nach ENGELHARD ein brauchbarer Maßstab für die Leistungsfähigkeit Herzkranker mit Lungenstauung sein.

Es wurde schon gesagt, daß eine stärkere Stauung in den Gefäßen zum Durchtritt von Serum und Blutzellen in die Lufträume und zur Abstoßung von Alveolar- und Bronchiolenepithelien führt. Der fremde Inhalt wirkt als Reiz, es tritt Husten auf, durch den die störenden Massen entfernt werden: Auswurf. Wir haben damit den sog. Stauungskatarrh der Lunge. Die Diagnose wird gestellt einmal aus dem zugrunde liegenden Herzleiden zusammen mit dem auscultatorischen Befund über der Lunge, dann aber auch aus der Beschaffenheit des Auswurfs. Er ist schleimig serös mit dunklen Pünktchen (Herzfehlerzellen), bei stärkerem Durchtritt von Blutbestandteilen rötlich gefärbt, etwas schaumig. Der Stauungskatarrh ist als günstiger Boden für die Entwicklung und Ausbreitung von Infektionserregern anzusehen. Wir finden ihn daher oft verbunden mit entzündlichen Katarrhen, die dann dem Auswurf eine mehr schleimig-eitrige Zusammensetzung verleihen. Besonders gefährdet sind dabei die Unterlappen der Lunge. Hier pflegt bei den meist bettlägerigen Kranken die Stauung am stärksten und der Lieblingssitz entzündlicher Prozesse zu sein (hypostatische Pneumonie).

Überschreitet die Stauung ein gewisses Maß, so bleibt es nicht beim Katarrh, sondern es transsudiert so viel Blutserum in die Alveolen, daß diese davon überschwemmt werden, es kommt zum *Lungenödem*. Diese von WELCH und COHNHEIM u. a. vertretene Erklärung des Lungenödems erscheint auf den ersten Blick sehr einleuchtend. Bei näherer Betrachtung ergeben sich aber mancherlei Bedenken. So ist es doch eine auffallende Tatsache, daß bei einer Schwäche des linken Herzens, z. B. bei der Mitralinsuffizienz, die Stauung zunächst nicht in dem Capillarsystem der Lunge, sondern erst in der folgenden Station, dem Capillarsystem des großen Kreislaufes zur Transsudation von Serum, zum Ödem führt. Sogar in den Pleurahöhlen können sich große Ergüsse entwickeln und die Lunge selbst bleibt verschont. Dementsprechend gelingt es auch im Tierversuch nur unter ganz außergewöhnlichen Bedingungen, wie Abklemmung der Aorta an der Wurzel (COHNHEIM, WELCH, FRIEDLÄNDER), Lungenödem zu erzeugen, Bedingungen, wie sie beim Menschen nicht vorkommen. Es wird deshalb angenommen (SAHLI u. a.), daß für die Entstehung des Lungenödems neben der Stauung noch eine gesteigerte Durchlässigkeit der Gefäßwände nötig sei. Dafür lassen sich in der Tat verschiedene Gründe anführen. Einmal hat man im Experiment beobachtet, daß die Lungengefäße sehr leicht durchlässig werden, sobald sie nicht mit frischem Serum, sondern mit älterem Serum, RINGERscher oder physiologischer Kochsalzlösung durchspült werden. Auch eine längere Unterbindung des Gefäße hat zur Folge, daß bei der Wiederherstellung des Blutkreislaufes Ödem auftritt (KLEMENSIEWIEZ). Wir brauchen aber gar nicht so weit zu gehen, sondern die einfache ärztliche Erfahrung liefert uns den gleichen Beweis; man denke nur daran, daß sich besonders leicht Lungenödem, und zwar ohne Herzschwäche, einstellt, wenn ein Brustfellerguß, der längere Zeit die Lungengefäße zusammengedrückt und dadurch ihre Ernährung und Tätigkeit gestört hat, plötzlich entleert wird. Die große Rolle, die die Beschaffenheit der Gefäßwand für die Entstehung von Ödemen überhaupt spielt, ist in neuerer Zeit ja auch durch HEINEKES schöne Untersuchungen über die Uranvergiftung dargetan worden. Wir haben deshalb zu überlegen, was an Schädigungen der Lungengefäße beim Lungenödem wohl in Betracht zu ziehen ist. Da kann man daran denken, daß die lang dauernde Stauung als solche das Gefüge der Gefäßwand schädigen wird. Ferner können die entzündlichen Vorgänge, die sich gern auf dem Boden des Stauungskatarrhs entwickeln, die Gefäße in Mitleidenschaft ziehen. Schließlich dürfte auch der beim Stauungskatarrh stattfindenden Abstoßung der Alveolarepithelien eine gewisse Bedeutung zukommen. Die Alveolarepithelien liegen den Capillarwänden unmittelbar an und dienen dabei einmal gewissermaßen als Schutzdecke der Gefäße, dann aber auch als Schranke für den Durchtritt von Gewebsflüssigkeit in die Alveolen. In besonderen Fällen können Schädigungen eigener Art zur Herzschwäche und ihren Folgen hinzutreten, so Toxinwirkungen, Hydrämie bei Nephritis und Infektionskrankheiten u. a. m. Es ist dann häufig nicht möglich zu entscheiden, wie weit die Stauung, wie weit die Toxinwirkung an dem Ödem schuld ist. Für das manchmal im Verlaufe von Infektionskrankheiten plötzlich auftretende Lungenödem hat TRAUBE die Bezeichnung seröse Pneumonie geprägt. Zuweilen entsteht, wie hier eingefügt werden mag, auch ein Lungenödem, ohne daß eine der bisher genannten Veranlassungen vorliegt, besonders ist das nach Kälteeinwirkungen der Fall; wahrscheinlich handelt es sich dabei um eine vasoneurotische Störung.

Unter Berücksichtigung aller dieser Faktoren bleibt aber doch die geringe Neigung der Lunge zum Ödem bemerkenswert, so daß man nicht umhin kann nach Gründen zu suchen, die eine Sonderstellung der Lungengefäße erklären könnten. Als solche finden wir den Einfluß der Atembewegungen auf den Pulmonalkreislauf und die geringe Kraft des rechten Herzens. Die Atmung mit ihren rhythmisch auf die Lungengefäße wirkenden Druckschwankungen unterstützt als ein accessorisches Herz den Lungenkreislauf und hält dadurch Stauungen hintenan. Die geringe Kraft des rechten Herzens bewirkt, daß der Stauungsdruck in den Lungengefäßen eine bestimmte Höhe nicht überschreiten kann, eine Höhe, die, wie es scheint, für die Entwicklung eines Lungenödems häufig nicht ausreicht, wohl aber auf die Dauer die Kraft des rechten Herzens erschöpft. Sobald dieser Zeitpunkt erreicht ist, muß natürlich eine Stauung in dem stromaufwärts vom rechten Herzen liegenden Gefäßabschnitten der Venen des großen Kreislaufes die Folge sein. Diese Stauung kann höhere Grade als in der Lunge erreichen, da vom linken Herzen her, trotz dessen Insuffizienz durch die Arterien des großen Kreislaufes der rechtläufige Zufluß zum Stauungsgebiet unter stärkerem Druck stattfindet als in der Lunge. Auf diese Weise ließe sich erklären, daß es bei einer Schwäche des linken Herzens zunächst im Gebiet des großen Kreislaufes zur Bildung von Ödemen kommt.

Nach unserer Ansicht spielt aber außerdem noch eine gegenseitige Drosselung der großen Lungenvenen und Lungenarterien im engen Brustraum eine wichtige Rolle. Näheres über diese Frage später.

Klinisch fällt beim Lungenödem zuerst ein äußerst quälender Hustenreiz auf, durch den dauernd ein schaumiges Sputum von weißlicher oder gelbrötlicher Farbe herausgefördert wird. Nimmt das Ödem zu und damit die atmende Lungenfläche ab, so gesellt sich schweres Erstickungsgefühl hinzu, Gesicht und Schleimhäute werden cyanotisch, kalter Schweiß bricht aus und die Kranken mühen sich unter sichtbarer Todesangst ab, die immer von neuem nachströmende Flüssigkeit auszuwerfen und gleichzeitig Luft in die Lungen zu pumpen. Schon auf Entfernung hört man ein Schäumen, Brodeln und Rasseln, das den Kampf zwischen Luft und Flüssigkeit in den großen Luftwegen verrät. Legt man das Ohr an die Brustwand, so vernimmt man daneben das feine in den Alveolen entstehende Knistern. Der Klopfschall ist nicht nachweisbar verändert oder etwas gedämpft mit leichtem Klanggehalt. Der Puls kann im Beginn einen verschiedenen Befund geben. In Fällen starker Blutdruckerhöhung wird er immer noch stärker gespannt sein als ein normaler Puls, besonders dann, wenn eine plötzliche Drucksteigerung, wie ich wiederholt beobachten konnte, dem Ödem vorausgeht und dieses erst auf dem Umwege über eine Erlahmung des linken Herzens hervorruft. Bald wird aber der Puls klein und weich, da das Schlagvolumen infolge der Abnahme von Kraft und Füllung des linken Herzens sinkt. In anderen Fällen, so bei Mitralfehlern und Aortenstenose, ist der Puls von vornherein schwach und klein. Erholt der Kranke sich nicht, dann bildet sich meist eine zunehmende Benommenheit aus, die Atemzüge werden schwächer, der Puls flatternd, kaum fühlbar, bis schließlich Herz und Lunge ihre Tätigkeit ganz einstellen.

Eine ziemlich häufig in der Stauungslunge auftretende Erscheinung ist der *hämorrhagische Infarkt*. Die Kranken klagen in der Regel über plötzlich einsetzendes Stechen an der betreffenden Stelle, bald darauf stellt sich blutig-schleimiger Auswurf ein, der anfangs mehr hellrot, später dunkelrot und schließlich bräunlich aussieht. Ist der erkrankte Bezirk groß genug, so giebt er seinen Sitz durch Dämpfung des Klopfschalles zu erkennen. Beim Horchen werden kleine bis mittelblasige Rasselgeräusche, häufig auch Reiben gefunden. Das Atemgeräusch ist bronchial oder gemischt oder auch abgeschwächt, je nach der Größe des Herdes und der Wegsamkeit des zuführenden Luftröhrenastes. Obwohl der hämorrhagische Infarkt so gut wie nur in Stauungslungen beobachtet wird, ist er doch keine einfache Folge der Stauung, sondern wird durch die embolische Verstopfung von Lungenarterienästen hervorgebracht. Man sollte denken, daß an und für sich eine solche Verstopfung lediglich zu einer Absperrung der Blutzufuhr zu dem Versorgungsgebiet des betreffenden Gefäßes führen würde, zur Ischämie eines Lungenteiles. Bei gesunden Lungen ist das auch tatsächlich der Fall, wie wir aus experimentellen Untersuchungen wissen (VIRCHOW, COHN, PANUM). Aber nur bis zu einem gewissen Grade; obwohl nämlich die Verzweigung der Lungenarterien nach dem Typus der Endarterien erfolgt, also ohne größere arterielle Anastomosen untereinander, ist der Reichtum an weiten Capillaren, die von benachbarten Ästen der Lungenarterien und Bronchialarterien gespeist werden, doch so groß, daß auf diesen Wegen die Gefäße des ischämischen Bezirks hinlänglich, wenn auch unter vermindertem Druck, gefüllt werden können. Der Druck reicht auch aus, um den Kreislauf aufrecht zu erhalten, so lange der Abfluß durch die abführenden Venen nicht gehindert ist. Sobald aber der Abfluß erschwert ist — und das ist in der Stauungslunge ja der Fall — kommt es zur Stase, zum Austritt von Blut, zum hämorrhagischen Infarkt. Neben der Erschwerung des venösen Abflusses spielt die Verlangsamung des ganzen Lungenkreislaufes und eine dadurch vielleicht gesetzte Schädigung der Gefäßwandungen für die Entstehung hämorrhagischer Infarkte in Stauungslungen wohl auch eine gewisse Rolle. Ein weiterer Zusammenhang zwischen Herzschwäche und Lungeninfarkt ist noch insofern gegeben, als die Bildung der zum Infarkt führenden Emboli vielfach durch die infolge der Herzschwäche eintretende Stromverlangsamung veranlaßt wird, mag nun in peripherischen Körpervenen oder im rechten Herzen selbst die Pfropfbildung stattfinden. Ob die beim Stauungskatarrh zuweilen gehäuft auftretenden, geringen Hämoptoen jedesmal auf kleine Infarkte oder auf Blutaustritte aus brüchigen Stellen des Gefäßsystems zu beziehen sind, muß unentschieden gelassen werden.

Über den Zusammenhang einer Stauung in den Lungen mit anderen Erkrankungen ist wenig zu sagen. Daß durch den Stauungskatarrh ein günstiger Boden für die Entwicklung infektiöser Bronchitiden und Bronchopneumonien geschaffen wird, ist schon erwähnt worden. Für die croupöse Pneumonie ist das nicht mit Sicherheit erwiesen. Die Ansicht von ROKITANSKY und TRAUBE, daß Klappenfehler des linken Herzens durch die mit ihnen verbundene Stauung im Lungenkreislauf einen gewissen Schutz gegen eine Lungentuberkulose verleihen, ist immer noch nicht überzeugend belegt worden, obwohl auch die BIERsche Stauungsbehandlung in diesem Sinne sprechen würde (STÖLKER, FROMMOLT, KRYGER, OTTO, MEISENBURG, FRAENKEL, BIRCH-HIRSCHFELD).

Auf dem Leichentisch sehen wir die Stauungslungen groß, saftreich, die Schnittfläche ist blaßgrau oder graurötlich, je nach dem Grade der Blutfüllung, und eigentümlich gallertig. Bei Druck quillt in großer Menge eine weißliche oder gelbrötliche, schaumige Flüssigkeit hervor. Pigmentablagerungen, frische und alte Infarkte, entzündliche Veränderungen und dergleichen können das reine Bild stark verwischen, es würde aber hier zu weit führen, das im einzelnen zu schildern. Mikroskopisch findet man die Lufträume der Lunge mit einer Flüssigkeit angefüllt, die beim Kochen oder einer der üblichen Härtungsmethoden wegen ihres Eiweißgehaltes gerinnt; in der Flüssigkeit schwimmend begegnet man mehr oder weniger zahlreichen roten und weißen Blutkörperchen, abgestoßenen Alveolarund auch Bronchialepithelien sowie Herzfehlerzellen. Auch das Stützgewebe der Lunge ist häufig ödematös gequollen.

Die Blutbeschaffenheit.

Wir haben uns in dem vorhergehenden Abschnitt schon wiederholt mit den Wechselbeziehungen zwischen Herz und Blut befassen müssen, so bei Gelegenheit der sogenannten Blutreize für die Atemzentren, der hämorrhagischen Infarkte und der ihnen zugrunde liegenden Thrombosen. Dabei sind aber bisher nur die Strömungsverhältnisse berücksichtigt worden, dagegen ist die Frage unerörtert gelassen, ob nicht auch Änderungen in der Beschaffenheit des Blutes selbst vorkommen. OERTEL hat seinerzeit die Lehre aufgestellt, die Stauungszustände bei Herzschwäche gingen mit einer Verwässerung des Blutes und einer Vermehrung der Blutmenge, mit einer serösen Plethora einher, und hat darauf seine Behandlungsmethode der Herzkrankheiten gegründet. Um die Blutmenge, und zwar die Menge flüssiger und die Menge fester Bestandteile, zu bestimmen, hat man durch Inhalation oder Injektion bestimmte Mengen eines körperfremden Stoffes (Kohlenoxyd, Dextrin, Tetanusantitoxin, Farbstoffe) in die Blutbahn gebracht und aus dem Prozentgehalt des Blutes an diesen Stoffen die Blutmenge zu berechnen gesucht. Es liegen aber noch nicht genügend Blutmengenbestimmungen bei Herzkranken vor, um etwas Abschließendes sagen zu können (SEYDERHELM und LAMPE, W. SCHMIDT). Um die Konzentration des Blutes zu ermitteln, kann man die Blutkörperzahl oder den Hämoglobingehalt und die Serumkonzentration (refraktometrisch) gleichzeitig bestimmen. Dadurch erhält man eine gegenseitige Kontrolle der beiden Werte, die eine genügende Sicherheit für die Beurteilung der Blutkonzentration bietet. Die geringen Blutmengen, die bei diesen Verfahren nötig sind, gestatten es ferner, häufige Untersuchungen vorzunehmen und so die Änderungen der Blutkonzentration in den verschiedenen Stadien von Stauungszuständen zu verfolgen. Von diesen Überlegungen ausgehende Untersuchungen VEILS haben nun ergeben, daß auch bei schweren Stauungsödemen der Wassergehalt des Blutes gewöhnlich nicht vermehrt ist. Sobald allerdings durch harntreibende Mittel die Wasserausscheidung gesteigert wird, findet von den Geweben ins Blut ein Wassernachschub statt, der zunächst die Ausscheidung übersteigt und dadurch eine hydrämische Plethora schafft. Im weiteren Verlauf dreht sich aber das Verhältnis um, die Ausscheidung übertrifft den Nachschub und das Blut wird eingedickt. OERTELS Lehre ist also in ihrer ursprünglichen Form als Regel nicht zutreffend. Über Änderungen der chemischen Zusammensetzung des Blutes, die unabhängig vom Wassergehalt wären, ist nichts bekannt, in schweren Fällen wird diese Frage wegen der meist vorhandenen Stauungsnephritis nicht sicher beurteilt werden können. Dagegen wissen wir, daß nicht selten eine länger dauernde Stauung zu einer Vermehrung der roten Blutkörperchen führt, offenbar weil die ungenügende Sauerstoffversorgung reizend auf die Stätten der Blutbildung wirkt, ähnlich wie dies von manchen angeborenen Herzfehlern allgemein bekannt ist und wie es beim Aufenthalt in sauerstoffarmer Luft geschieht (Höhenklima). Vom Standpunkt der Zweckmäßigkeit betrachtet ein Vorgang, der wohl geeignet ist, die Folgen der durch die Herzschwäche verursachten Stromverlangsamung auszugleichen oder doch zu mildern. Man könnte ferner versucht sein, die oft verhängnisvolle Thrombosenbildung bei Herzschwäche mit Änderungen der Blutbeschaffenheit, insbesondere der gerinnungsbildenden Substanzen in Verbindung zu bringen, bis jetzt hat sich jedoch kein Zusammenhang zwischen der Höhe des Fibrinogenwertes und der Blutgerinnungszeit auf der einen und der Häufigkeit von Thrombosen auf der anderen Seite nachweisen lassen (KÜSTER). Es scheint vielmehr, daß für die Entstehung von Thrombosen die Veränderung der Blutströmung überwiegend verantwortlich zu machen ist. Bei regelrechter Strömungsgeschwindigkeit nehmen die schweren Erythrocyten die Mitte der Blutsäule ein, während die den Gefäßwänden anliegende Schicht hauptsächlich aus Blutplasma mit einer gewissen Menge darin rollender Leukocyten besteht: plasmatischer Randstrom. Eine Verlangsamung der Blutströmung bewirkt eine Vermehrung der Leukocyten und auch der Blutplättchen in diesem Randstrom (ZAHN) und schafft dadurch günstige Bedingungen für die Bildung von Gerinnseln; es bedarf jetzt nur noch eines geringen Anstoßes, um eine solche tatsächlich eintreten zu lassen: eine Schädigung der Gefäßwand durch einen stärkeren äußeren Druck, durch die Herabsetzung des Gaswechsels, durch Veränderung der physikalischen Bedingungen (Ödembildung) u. ä. Wenn demnach auch für Thrombosenbildungen eine Gefäßwandschädigung unerläßliche Bedingung ist, so spielt doch die Strömungsform des Blutes daneben eine wichtige Rolle.

Die Lymphströmung.

Die Lymphströmung hängt in weitgehendem Maße von der Blutströmung und damit auch von der Herzkraft ab, jedoch sind die gegenseitigen Beziehungen ziemlich verwickelt, so daß wir bei unserer Darstellung etwas weiter ausgreifen müssen. Zwischen Blutgefäßsystem, Geweben und Lymphgefäßsystem findet ein reger Flüssigkeitsaustausch statt. Für die Wanderung der Blutflüssigkeit aus den Blutgefäßen durch die Gewebe in die Lymphbahnen werden verschiedene Bedingungen von maßgebendem Einfluß sein. Einmal die zwischen Blutgefäßsystem, Gewebe und Lymphgefäßsystem bestehende hydrostatische Druckdifferenz, ferner die Unterschiede der Konzentration (osmotische Druckdifferenz), schließlich als eine Teilerscheinung des Gesamtstoffwechsels das anatomische Verhalten und die spezifische Tätigkeit der Gefäß- und Gewebselemente bei den Flüssigkeits- und Ionenverschiebungen. Oder anders ausgedrückt, es handelt sich um einen komplizierten Prozeß, der sich im wesentlichen aus Filtration, Diffusion, Sekretion, Quellung zusammensetzt. Es kann hier nur angedeutet werden, daß die Durchlässigkeit der Capillarwände nicht nur von ihrem Bau, sondern auch von der Beschaffenheit der Gewebsflüssigkeit abhängt und dementsprechend in verschiedenen Organen wechselt (ZANGGER), ja, daß sich in demselben Organ je nach dessen Tätigkeitsstadium die Durchlässigkeit der Capillarwände ändern kann. Verschiebungen der Flüssigkeitsverteilung, das wird nach dem Gesagten einleuchten, im besonderen Ansammlungen außerhalb der Gefäßgebiete, also *Ödeme*, können zustande kommen durch Störungen der hydrostatischen Druckverhältnisse, osmotischen Druckverhältnisse, der Quellungsverhältnisse, des Gefüges und der spezifischen Tätigkeit der Zellen. Wenn wir die Ödem entsprechend einteilen, so dürfen wir allerdings nicht vergessen, daß so reinliche Scheidungen der Wirklichkeit nicht zu entsprechen pflegen. Z. B. wird eine Gefäßwand, die unter höheren Druck gesetzt wird, außer ihrer Spannung auch ihre Diffusions- und vitalen Eigenschaften ändern. Und ein durch Störungen der hydrostatischen Druckverhältnisse entstandenes Ödem wird höchstwahrscheinlich seinerseits wieder die osmotischen und sekretorischen Prozesse in dem betroffenen Gewebe beeinflussen. In unserem Zellenstaat mit seinen innigen Wechselbeziehungen kann eben kein Glied seine Tätigkeit ändern, ohne andere in Mitleidenschaft zu ziehen. Uns haben hier besonders die Ödeme durch Störung der hydrostatischen und hydrodynamischen Druckverhältnisse, mechanische Ödeme, wenn man so will, zu beschäftigen. Wir kennen sie vor allem als eine Erscheinung der sinkenden Herzkraft. Das erlahmende Herz verliert die Fähigkeit, das in seinen Kammern befindliche Blut genügend auszutreiben, infolgedessen sinkt die Blutmenge in den Arterien, und, da die Venen ihr Blut in die ungenügend geleerten Herzkammern nicht entleeren können, steigt die Blutmenge in den Venen. Es tritt venöse Stauung ein. Die Folgen sind vor allem aus COHNHEIMS Untersuchungen an der Zunge des Frosches bekannt. Als erste Erscheinung sehen wir die arteriellen Druckschwankungen in die Capillaren vordringen, den Capillarpuls; dann tritt eine pendelnde Bewegung der Blutsäule in den Arteriolen ein und schließlich in den Venen rückwärts zum Arteriensystem fortschreitend eine Anschoppung der Blutkörperchen in der Gefäßlichtung. Diese Erfüllung der Gefäße mit einem soliden Blutkörperchenpfropf ist eine Folge der Transsudation des Blutplasmas durch die Gefäßwand in das umliegende Gewebe, es bildet sich ein perivasculäres Ödem. Die Transsudation wird zu Beginn des Vorganges im wesentlichen als Filtrationsprozeß verlaufen; sehr bald werden aber infolge der Blutstockung Ernährungsschädigungen der Gefäßwand und dann auch Veränderungen der Permeabilität und der übrigen Tätigkeit der Gefäßwandzellen eintreten.

Die Bedeutung von Kreislaufstörungen im venösen System für die Entstehung von Ödemen wird aber noch klarer, wenn man die wichtige Rolle für die Wasserabfuhr aus den Geweben bedenkt. Versuche über die Resorption von Salzlösungen (LEATHES) und Farbstoffen (STARLING und TUBBY) haben nämlich gezeigt, daß Aufsaugung großer Flüssigkeitsmengen (Rücktranssudation) und der Ausgleich großer osmotischer Druckdifferenzen überwiegend durch die Gefäße und nur in geringem Maße durch die Lymphbahnen geleistet wird. Die Rücktranssudation auf dem Gefäßwege ist so bedeutend, daß am Bein des Hundes nach Abbinden aller Lymphbahnen kein Ödem auftritt.

Die Stauungsödeme finden wir, wie leicht verständlich, zuerst an den abhängigen Körperteilen. So bei Kranken außer Bett an den Fußknöcheln, über dem Schienbein, dann auch an den Händen, bei bettlägerigen Kranken am unteren Teil des Rückens, in der Kreuzbeingegend, an der Beugeseite der Oberschenkel. Später können sich die Wasseransammlungen über die ganze Körperoberfläche bis zum Kopf, von dem besonders der Gesichtsteil ergriffen wird, ausdehnen. Begünstigt wird die Entstehung der Ödeme ferner durch den mit jeder schwereren Erkrankung verbundenen Rückgang der Muskeltätigkeit, die in gesunden Tagen eine wichtige Unterstützung des venösen Rückflusses bildet. Die Haut wird bei Wasseransammlungen kühl, glatt, gespannt, blaß infolge der Kompression der Hautcapillaren, sie fühlt sich teigig an und Fingerdruck hinterläßt eine Delle. Sehr lockere Gewebe, wie Scrotum und Membrum, schwellen besonders leicht und stark an, straffe Gewebe leisten der Entwicklung von Stauungsödemen größeren Widerstand, eine Regel, die für die Lokalisation der Ödeme nicht ohne Bedeutung ist. Für die Rolle, die die Beschaffenheit der Gefäßwand spielen kann, ist von Interesse die Beobachtung, daß bei Handarbeitern die Arme zuerst ödematös werden können (KÜLBS); es stimmt das sehr gut zu der Erfahrung, daß bei Handarbeitern zuweilen auch eine isolierte oder überwiegende Sklerose der Armgefäße gefunden wird. Bei starken wiederholten Ödemen wird die Haut allmählich sehr derb, lederartig und durch den Austritt von roten Blutkörperchen aus den gestauten Venen braunrot. Infolge von Ernährungsstörungen kommt es weiterhin zu hartnäckigen Ekzemen; schließlich kann die Haut der übergroßen Spannung nachgeben, es entstehen Risse, aus denen das Ödem absickert. Häufig entwickelt sich von solchen Stellen aus Wundrotlauf, durch den neue schwere Veränderungen den alten hinzugefügt werden, so daß die Haut einen geradezu erschreckenden Anblick darbieten kann. Neben der Haut oder genauer dem Unterhautzellgewebe sind die Körperhöhlen der bevorzugte Sitz wassersüchtiger Ansammlungen, besonders die Brust- und Bauchhöhle. Häufig werden diese Ergüsse so groß, daß sie durch Kompression der Organe und Gefäße zu bedrohlichen Zuständen führen und dann durch Punktion entfernt werden müssen. Untersucht man die so gewonnenen Flüssigkeitsmengen aus den verschiedenen Körperhöhlen, so ergeben sich gesetzmäßige Unterschiede, die vor allem den Eiweißgehalt betreffen. Nach REUSS beträgt z. B. der Eiweißgehalt von Transsudaten der Pleurahöhle 22,5, der Herzbeutelhöhle 18,3, der Bauchhöhle 11,1, des Unterhautzellgewebes 5,8, der Gehirn- und Rückenmarkshöhle 1,4%. Wir sehen daraus, daß auch hier besondere Bedingungen für den Austritt des Blutserums bestehen müssen. Als solche werden wir annehmen dürfen vor allem die spezifische Tätigkeit der Endothelzellen, die die einzelnen Höhlen auskleiden, und vielleicht auch die Tätigkeit der Gefäßwandzellen in den verschiedenen Regionen. Infundiert man nämlich größere Salzwassermengen, so tritt zunächst Ödem in der Bauchhöhle und den Bauchorganen auf; schädigt man durch Unterbrechung des Blutkreislaufes die Wand bestimmter Gefäße, so zeigen sich die Bauchgefäße empfindlicher, sie werden eher durchlässig als andere Gefäße. Ferner kommt der in den einzelnen Höhlen herrschende Druck in Betracht, doch darf dieser wohl nicht zu hoch angeschlagen werden, weil es z. B. in den Brusthöhlen trotz des negativen Druckes beim Gesunden zu keinem Erguß und trotz eines positiven Druckes bei Kranken zu großen Ergüssen kommt.

Häufig werden diese Verhältnisse noch dadurch kompliziert, daß sich entzündliche Vorgänge zu den Stauungsvorgängen hinzugesellen; dann steigt das spezifische Gewicht des Ergusses und sein Gehalt an Eiweiß, Zellen und Fibrin. Für das spezifische Gewicht werden von REUSS folgende Zahlen angegeben.

Es beträgt bei 15⁰ C gemessen das spezifische Gewicht des Punktates bei

| Hydrothorax | weniger als 1015 | Anasarca | weniger als 1010 |
| Ascites | ,, ,, 1012 | Hydrocephalus | ,, ,, 1008,5 |

Aus dem spezifischen Gewicht S kann man den Eiweißgehalt E berechnen nach folgender Formel (REUSS).

$$E = \frac{3}{8}(S - 1000) - 2{,}8.$$

Ein spezifisches Gewicht über 1018 spricht für einen entzündlichen Charakter des Ergusses.

Die Bedeutung der Stauungstranssudate in den Körperhöhlen beruht vorwiegend auf ihrer mechanischen Wirkung. Pleuraergüsse behindern in gleicher Weise durch Kompression die Lungen- und Herztätigkeit. Die Zusammendrückung der Lunge vermindert die respirierende Oberfläche und damit die Arterialisation des Blutes; sie vermindert ferner die als accessorisches Herz wirkenden respiratorischen Volumenänderungen der Lunge und Verschiebungen des Zwerchfells und engt den Lungenkreislauf ein. Die dadurch erzeugte Erschwerung der Herztätigkeit wird durch den unmittelbar auf das Herz wirkenden Druck des Ergusses gesteigert, und zwar wird besonders die diastolische Erweiterung und damit die Füllung des Herzens herabgesetzt — kein Wunder, daß ein an sich schon geschwächtes Herz unter solchen Bedingungen rasch in seiner Leistungsfähigkeit nachläßt. Punktionen schaffen nur vorübergehend eine Entlastung, wenn es nicht gleichzeitig gelingt, die Herzkraft so weit zu heben, daß eine Erneuerung des Ergusses ausbleibt. Ergüsse in der Bauchhöhle wirken durch Hochdrängung des Zwerchfells in ähnlicher, wenn auch nicht so starker Weise auf die Herz- und Lungentätigkeit und beeinträchtigen durch Druck auf die großen Venen des Bauches die Füllung des rechten Herzens, abgesehen von den Störungen, die die Funktionen der Bauchorgane erleiden. Vermehrung des Liquor cerebrospinalis führt zu Druckerscheinungen von seiten des Zentralnervensystems, auf die wir später zurückkommen werden.

Die soeben gegebene Darstellung der Entstehung von Ödemen infolge einer Herzschwäche enthält das Prinzipielle des Prozesses, im einzelnen bietet aber der Vorgang häufig Erscheinungen, die einer Deutung Schwierigkeiten bereiten können. So haben wir schon die auffallende Tatsache hervorgehoben, daß es bei einer Schwäche des linken Herzens in dem zunächst belasteten Teil des Kreislaufes, dem Gefäßsystem der Lunge, später zum Ödem kommt als im großen Kreislauf. Und haben verschiedene Gründe angegeben, die dies Verhalten erklären sollen. Von den Erklärungen scheint uns nur eine, bisher nicht gegebene, den Tatsachen zu genügen. Sie geht von der Erfahrung aus, daß sich die Ödeme bei einer Schwäche des linken Herzens je nach deren Gründen verschieden verhalten. Bei der Mitralinsuffizienz pflegen frühzeitig starke Ödeme im großen Kreislauf aufzutreten, bei der Aorteninsuffizienz und beim Hochdruck fehlen Ödeme im großen Kreislauf bis zuletzt, dagegen begegnet man hier nicht selten Anfällen von Lungenödem.

Der Unterschied zwischen den beiden Gruppen liegt im Verhalten des linken Vorhofs und seiner Wurzeln. Bei der Mitralinsuffizienz ist der linke Vorhof mit den einmündenden Lungenvenen überfüllt und diese Überfüllung wird bei der Kammersystole durch das aus dem linken Ventrikel zurückfließende Blut noch gesteigert. Der dadurch auf die Lungenarterien ausgeübte Druck erschwert die Entleerung der rechten Kammer und erzeugt so die bekannte Stauung im großen Kreislauf, während der Gegendruck der Lungenarterien auf die Lungenvenen bis zu einem gewissen Grade die Lunge vor Überfüllung schützt. Um es grob zu sagen, *die Mitralinsuffizienz ist zugleich eine Pulmonalstenose.* Der Klappenfehler, der überwiegt, macht die stärkere Stauung. Das ist gewöhnlich die Pulmonalstenose. Treibt unter der Wirkung von Digitalis die linke Kammer mehr Blut rechtläufig und weniger rückläufig, so wird die Pulmonalstenose geringer, das Blut wandert von den Venen in die Arterien des großen Kreislaufes, das Ödem verschwindet. Bei den Aortenfehlern und dem Hochdruck fehlt, wenn sich keine relative Mitralinsuffizienz entwickelt, die Pulmonalstenose; versagt die linke Kammer, so staut sich das Blut in der Lunge und die rechte Kammer, deren Entleerung nicht durch den Druck eines stark erweiterten linken Vorhofs und seiner Wurzeln auf die Lungenarterien gehindert wird, treibt den Druck in den Lungengefäßen bis zum Überlaufen, zum Lungenödem. So wie man es bei Hochdruckkrisen täglich erleben kann. Auch die Mitralstenose fügt sich unserer Deutung. Die reinen Fälle sind gekennzeichnet durch starke Cyanose und Kurzluftigkeit ohne Ödem, sie bieten das ungetrübte Bild der allgemeinen Stromverlangsamung. Das muß so sein. Denn hier kämpft nicht wie bei der Mitralinsuffizienz der durch den linken Vorhof und seine Wurzeln auf die Lungenarterien übertragene Druck der linken mit dem Druck der rechten Kammer, hier wird nicht die Blutverteilung je nach dem Verhältnis der hemmenden und fördernden Kräfte des linken und rechten Herzens innerhalb des großen Kreislaufes verschoben, sondern ein gleichmäßiges Hindernis bestimmt das Stromvolumen, und die Rückwirkungen dieses Hindernisses auf die treibende Kraft — der Druck des linken Vorhofs und seiner Wurzeln auf die Ausflußbahn der rechten Kammer — regeln sich selbsttätig, weil die Arbeit der rechten Kammer den Druck des linken Vorhofs und umgekehrt bestimmt. Die Bedrückung der Lungenarterien durch die Lungenvenen bei Mitralfehlern, wie sie hier geschildert ist, ergiebt sich ohne weiteres aus den topographischen Verhältnissen, läßt sich aber auch durch einschlägige Beobachtungen belegen (REICHE, SCHRAMM).

Die ursprünglich einfachen Verhältnisse des Stauungsödems werden ferner dadurch verwickelt, daß durch die Stauung Veränderungen im Körper gesetzt werden, die im weiteren Verlauf den Charakter selbständiger Erkrankungen annehmen und dann ihrerseits auf die Stauung zurückwirken. Das gilt hauptsächlich für die sog. Stauungsnephritis. Die Stauung in den Nieren beeinträchtigt die Leistungsfähigkeit dieses Organs, es kann die ihm zugeführten Stoffe (Wasser und Salze) nicht mehr in regelrechter Weise ausscheiden, und so „wächst die allgemeine Stauung durch die Stauung in den Nieren" (KREHL). Zur Herzwassersucht tritt Nierenwassersucht. Ferner muß daran gedacht werden, daß sich die Ödemflüssigkeit nicht nur in den Gewebsspalten, sondern auch in den Gewebszellen ansammelt und dadurch den Zellstoffwechsel, insbesondere deren Wasserhaushalt, schädigen kann. Eine besondere Form von Ödem, das dem Stauungsödem nahesteht und zuweilen mit ihm verwechselt wird, findet sich an den abhängigen Teilen bei solchen Kranken, die längere Zeit ruhig liegen müssen. Auch Gliedmaßen, die für eine gewisse Zeitdauer ruhig gestellt worden sind (ein gebrochenes Bein z. B.), zeigen dieselbe Erscheinung, sobald sie in eine tiefere Lage kommen; noch nach Monaten und länger schwillt so ein Bein beim Stehen oder Sitzen an. Verschiedenes

mag bei der Entstehung solcher Anschwellungen mitspielen: eine allgemeine Verlangsamung der Blutströmung durch die erzwungene Bettruhe; eine besondere
Verlangsamung der Blutströmung in dem erkrankten Teil durch die Untätigkeit
von dessen Muskulatur mit Schädigung der Gefäßwand; eine Einstellung der
Gefäßwandzellen auf die geringere hydrostatische Belastung im Liegen und infolgedessen abnorme Durchlässigkeit der Gefäßwand bei Steigerung der Belastung
im Sitzen oder Stehen. Auch die Schwellung der Füße bei langem Sitzen (so z. B.
bei den Militärtransporten während des Krieges) und bei langem Stehen (die ge-
schwollenen Füße der Ladnerinnen) gehört hierher.

Ein lehrreicher Fall aus der Praxis mag kurz erwähnt sein, um diese Verhältnisse
anschaulicher zu machen. Ich wurde von einem Kollegen zu seinem Vater gerufen wegen
Herzschwäche mit Ödemen. Der Kranke, pensionierter Beamter, schwerer Neurastheniker,
hatte aus Angst vor Erkältung seit Jahren ganz ohne genügende Bewegung im Zimmer ge-
hockt. Es war ein auffallend großer, hagerer Mann; das Herz nicht vergrößert, Zahl, Füllung und Spannung des Pulses regelrecht, keine Atemnot, auch sonst keine Insuffizienzerscheinungen, der Urin ohne Zeichen eines Nierenleidens, nur starke wassersüchtige Anschwellung beider Beine ohne nennenswerte Varicen. Es waren bei dem Kranken Digitalis
und alle gangbaren Diuretica in großen Dosen wochenlang gegeben worden ohne den geringsten Erfolg. Was alle Mittel nicht geschafft hatten, brachten einige Tage Bettruhe mit
Hochlagerung der Beine zu Wege. Allerdings war das nur ein vorübergehender Erfolg;
sobald der Kranke aufstand, stellten sich auch die Ödeme der Beine wieder ein. Wickeln
der Beine half nichts, denn die Durchlässigkeit der Beingefäße war so groß geworden, daß
nun am oberen Rand der Bandagierung die Stauung auftrat und dort noch mehr störte als
an den Füßen. Der Kranke starb später bei guter Herzkraft an einer Lungenentzündung.

Zum Schluß mag darauf hingewiesen werden, daß ziemlich erhebliche Wassermengen im Körper zurückbleiben müssen, damit nachweisbare Ödeme entstehen;
man wird deshalb bei Herzkranken der Flüssigkeitsaufnahme, der Flüssigkeits-
ausscheidung durch die Nieren und der Gewichtskurve seine besondere Aufmerksamkeit widmen müssen.

Damit kommen wir zum

Verhalten der Nieren

bei chronischer Herzschwäche. Läßt die Herzkraft nach und staut sich das Blut
in den Venen des großen Kreislaufes, so macht sich das auch an den Nieren bemerkbar. Bei der Sektion — um den anatomischen Befund vorwegzunehmen —
fällt die dunkelblaurote Farbe des Organs auf, die der Cyanose der Haut und der
sichtbaren Schleimhäute entspricht; dabei sind die Nieren infolge des Blutreichtums groß und schwer. Bei der mikroskopischen Betrachtung findet man die Venen und Capillaren strotzend mit Blut gefüllt. Die Schädigung der Gefäßwände
durch die Stauung führt dazu, daß Blutserum und rote Blutkörperchen in den
Kapselraum mancher Glomeruli transsudieren und von hier in die Harnkanälchen
gelangen, wo sich ihnen abgestoßene, zum Teil degenerierte und verfettete Epithelien hinzugesellen. Das eiweißhaltige Transsudat gerinnt in den Harnkanälchen, die Blutkörperchen und die Epithelien backen zusammen, und so sieht man
das Lumen mancher Harnkanälchen mit hyalinen oder auch zelligen und körnigen
Massen erfüllt, die wir im Sediment des Harns als Zylinder (hyaline, gekörnte,
Epithel- oder Erythrocytenzylinder) wiederfinden. Wie jede länger dauernde
Stauung, so führt auch die in den Nieren zu einer Verdickung des Bindegewebes
(Stauungsinduration), daneben geht die Schädigung des Parenchyms weiter, es
verfetten die Zellen mancher Harnkanälchen, besonders in dem gewundenen Abschnitt, und werden abgestoßen, andere beladen sich mit dem Pigment der zugrunde gegangenen roten Blutkörperchen, manche Glomeruli veröden, die zugehörigen Harnkanälchen atrophieren und es bilden sich so Substanzdefekte, die
zu einer unregelmäßigen Körnelung der Niere führen (Stauungsschrumpfniere).
Die Verlangsamung der Blutströmung bewirkt eine Verminderung der Wasser-

ausscheidung in den Harnkanälchen, während die Ausscheidung der übrigen harnfähigen Stoffe durch die Epithelien der Harnkanälchen zunächst weniger geschädigt wird. Die Urinmenge ist daher bei der Stauungsniere herabgesetzt, der Gehalt des Urins an festen Bestandteilen verhältnismäßig groß, seine Farbe dunkel, das spezifische Gewicht hoch. Der Eiweißgehalt wechselt, ist aber meist nicht sehr erheblich, beim Stehen bildet sich oft ein ziemlich erheblicher Bodensatz von harnsauren Salzen (Sedimentum lateritium). Mikroskopisch findet man neben diesen Salzen die schon erwähnten Zylinder- und Zellformen. Wichtig ist das Verhältnis der Tages- zur Nachtmenge des Urins. Beim Gesunden verhalten sie sich nach QUINCKE etwa wie 8 : 2 bis 3 : 2, bei Stauungszuständen kehrt sich das Verhältnis um, die Nachtmenge überwiegt mehr oder weniger stark die Tagesmenge. Diese Erscheinung wird schon von ZEHETMEYER und TRAUBE erwähnt, eingehender behandelt aber erst von QUINCKE und neuerdings von SCHOENEWALD. Nach dem zuletzt genannten Beobachter ist die Nykturie dadurch zu erklären, daß das kranke Herz tagsüber durch außerwesentliche Arbeit reichlich in Anspruch genommen, den nötigen Blutdruck und die erforderliche Stromgeschwindigkeit nicht schaffen kann, dagegen nachts, da alle äußere Leistung fortfällt, seine ganze Energie für den inneren Betrieb aufzuwenden und Blutdruck sowie Stromgeschwindigkeit auf die erforderliche Höhe zu bringen vermag. QUINCKE fügt noch ein Moment hinzu: Die Stoff- und Wasserabgabe seitens der übrigen Organe geht vielleicht wegen der Störung des Blutstromes bei Herzkranken nicht in normaler Periodizität vor sich, sondern wird erst durch die Gleichmäßigkeit des Blutstromes im Schlafe ermöglicht. Bemerkenswert ist in dieser Beziehung noch, daß die Nykturie schon bei leichten Graden von Kreislaufschwäche auftreten und deshalb ein nicht unwichtiges Frühsymptom sein kann. Jedoch darf nicht verschwiegen werden, daß Ausnahmen von der Regel vorkommen, und zwar nach SCHOENEWALD dann, wenn nicht eine Schwäche des linken, sondern des rechten Herzens vorliegt; da Blutdruck und Stromgeschwindigkeit vorwiegend durch die Arbeit der linken Kammer bestimmt würden, so scheint ihm in solchen Fällen das Ausbleiben der Nykturie erklärlich. In Anbetracht des bis jetzt vorliegenden geringen Materials mag die letzte Frage aber als unentschieden offen gelassen werden.

Über die Leistungsfähigkeit der Stauungsniere erhalten wir Auskunft durch die Befunde, die bei bestimmten Belastungsproben erhoben werden können. Beschäftigen wir uns zunächst mit dem einfachsten Versuch und fragen: Wie verhalten sich die Nieren Wasserzulagen gegenüber? Die Antwort lautet: wechselnd. Die Wasserzulage kann prompt wie beim Gesunden, sie kann aber auch verzögert oder gar nicht herausgebracht werden, ohne daß man imstande wäre, aus der durchschnittlichen Harnmenge vor dem Versuch über die Ausscheidung der Zulage etwas vorauszusagen (NONNENBRUCH). Die Gründe hierfür können in der Nierenschädigung oder der Kreislaufschwäche oder dem Wasserhaushalt zur Zeit des Versuches liegen. Aus der Beobachtung, daß eine bestimmte Flüssigkeitsmenge per os gegeben zurückgehalten, intravenös als physiologische NaCl-Lösung gegeben restlos ausgeschieden werden kann, möchte NONNENBRUCH schließen, daß in derartigen Fällen die Niere nicht schuld an der Retention sei; auch Fälle, in denen durch die Bildung eines Ascites die Harnmenge vermindert und die Ausscheidung einer Flüssigkeitszulage verhindert werden, zeigen die Bedeutung, die den außerhalb der Niere liegenden Bedingungen in dieser Beziehung zukommt. Dafür, daß die Störung der Wasserausscheidung bei Stauungsnieren vorwiegend eine Folge der Kreislaufschwäche ist, scheinen ganz allgemein die schon besprochene Nykturie und die Tatsache zu sprechen, daß die Nieren von einem Tag zum anderen die Wasserausscheidung in weitestem Umfange ändern können, sobald sich die Kreislauftätigkeit ändert. Bei echten Störungen der Nierenfunktion kommt so

11*

etwas nicht vor. NONNENBRUCH wird also schon recht haben, wenn er sagt, es komme bei den Stauungsnieren zur Wasserretention nicht, weil die Niere das Wasser nicht ausscheiden könne, sondern weil es der Körper zurückhalte. Gestützt wird diese Annahme durch das Verhalten, das die Ausscheidung der festen harnfähigen Stoffe bietet; sie ist nämlich im Stauungsharn prozentual und absolut groß (JACOB). Über die beiden wichtigsten Stoffe, Kochsalz und Stickstoff, macht NONNENBRUCH folgende Angaben. Bei stärkerer Oligurie ist die Kochsalzausscheidung in Prozenten und absoluten Werten herabgesetzt, Kochsalzzulagen werden fast ganz, jedoch ohne Verminderung der Harnmenge zurückbehalten. Dies Verhalten ist erklärlich, wenn man bedenkt, das zur Zeit der Ödembildung der NaCl-Gehalt des Blutserums „eher zu niedrig als zu hoch ist" infolge des NaCl-Abflusses aus dem Blut in die Ödeme (v. MONAKOW) und daß der NaCl-Gehalt der Punktionsflüssigkeit Herzkranker gering ist, 0,45—0,60% (NONNENBRUCH). Sobald aber die Kreislauftätigkeit gehoben wird, setzt mit der Wasser- auch eine reichliche Kochsalzausscheidung ein, und zwar unter erheblicher Steigerung des Prozentgehaltes. Die Kochsalzausscheidung als solche ist also offenbar bei der Stauungsniere nicht gestört. Auf Stickstoffzulagen — NONNENBRUCH gab nach dem Vorgang v. MONAKOWS 20 g Urea = 9,33 g N — reagiert die Stauungsniere mit starker Konzentration, bis zu 4%; wenn gleichwohl eine Retention stattfindet, so ist diese ebenso wie die Kochsalzretention aufzufassen. Bessert sich die Herztätigkeit, dann wird dementsprechend der Stickstoff einschließlich der zurückgehaltenen Mengen prompt ausgeschieden. Demnach ist die gestörte Wasserausscheidung die Ursache aller weiteren Funktionsstörungen, zu denen die Stauungsniere führt. Kommt die Wasserausscheidung wieder in Gang, so arbeitet die Niere wieder wie eine gesunde; dies ist der wichtigste Punkt, in dem sie sich von der echt nephrotischen Niere unterscheidet (NONNENBRUCH). Ob aber eine voll ausgebildete alte Stauungsniere nicht doch von der Wasserausscheidung unabhängige Störungen aufweist, darüber ist bis jetzt nichts Sicheres bekannt. Zwei Fälle von schweren Stauungsnieren aus dem Material von CONZEN, in denen eine Kochsalzzulage Verminderung der Harnmenge und Vermehrung des Eiweißes im Urin und der Ödeme bewirkte, sprechen für eine solche Annahme; ebenso Beobachtungen von KLEIN.

Die Geschlechtsorgane.

Bei angeborenen und auch wohl früh erworbenen Herzleiden kann sich die geschlechtliche Entwicklung verzögern (BURDACH, NIERGARTH, DEGUISE, BOZANI, SATTI). Später auftretende Zustände von Herzschwäche führen nicht selten zu Störungen der Menstruation — Metrorrhagien, Dysmenorrhoe, Unregelmäßigkeiten — und im weiteren Verlauf zu vorzeitiger Involution (BRAUN). Starke Ödeme des Praeputiums und Scrotums sind häufige, den Kranken sehr störende Erscheinungen. Über die Beziehungen der Schwangerschaft zu Herzkrankheiten wird später zu sprechen sein.

Die Leber.

Zu der Leber führen, wie bekannt, zwei große Gefäße, die Leberarterie und die Pfortader. Die erste spielt eine untergeordnete Rolle, sie versorgt vor allem das zwischen den Leberläppchen liegende Stützgewebe und die darin eingebetteten Äste der Lebervenen, der Pfortader und der Gallengänge. Die wichtigere Pfortader führt das mit Nahrungsstoffen beladene Blut des Darmes der Leber zur Verarbeitung zu. Ihre zwischen den Leberläppchen verlaufenden gröberen Äste, die Venae interlobulares, dringen mit zahlreichen, die Leberzellen umspinnenden feinen Zweigen in die Leberläppchen ein, vereinigen sich in der Achse des Läppchens zu den Zentralvenen, die ihrerseits beim Austritt aus dem Läppchen als Venae sublobulares den Lebervenen zustreben; diese führen das Blut in die untere Hohl-

vene und den unmittelbar benachbarten rechten Vorhof. Der Weg Lebervene,
untere Hohlvene, rechter Vorhof ist kurz und breit, so daß sich die Druckschwankungen des rechten Herzens unmittelbar bis in die Zentralvenen fortsetzen können. Das geht so weit, daß sich zuweilen so gar kleinere Druckschwankungen, wie
sie die Jugularvenen aufweisen, der ganzen Leber mitteilen; man kann in solchen Fällen von der Leber eine Venenpulskurve aufnehmen (Abb.95). Kein Wunder, daß sich die bei Herzschwäche auftretende Stauung in den sublobulären und zentralen Venen mit ihren Verzweigungen

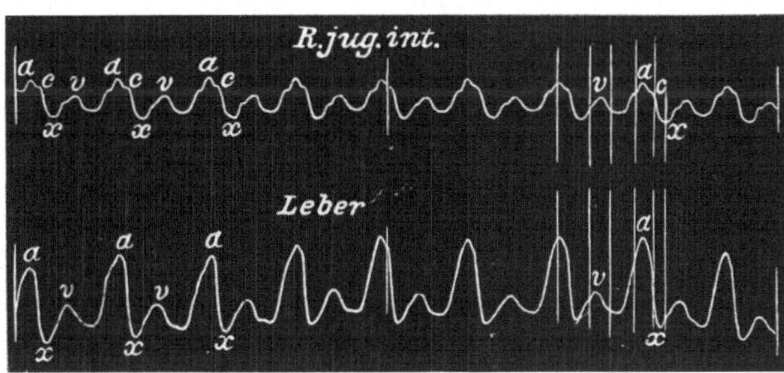

Abb. 95. Leberpuls nach MACKENZIE.

besonders deutlich ausspricht. Wir finden sie stark erweitert, strotzend mit
Blut gefüllt; bei längerer Dauer dieses Zustandes werden die zwischen den Gefäßen liegenden Leberzellbalken erdrückt, die Zellen degenerieren fettig, atrophieren, und zwar werden zunächst die im Zentrum der Leberläppchen liegenden Zellen von diesem Schicksal betroffen, so daß man hier schließlich nur noch ein Netz weitmaschiger Gefäße findet (Abb.96). Die peripherisch liegenden Zellen bleiben mehr oder weniger erhalten, lassen aber häufig durch fettige Degeneration die Wirkung der Zirkulationsstörung erkennen. Auf dem Querschnitt der Leber erkennt man makroskopisch die blutreichen Zentren der Leberläppchen als dunkelrote Herde, die von einem braunen oder gelblichen — je nach dem Grade der Verfettung —Kranz von Lebergewebe umsäumt werden (*Muskatnußleber*).

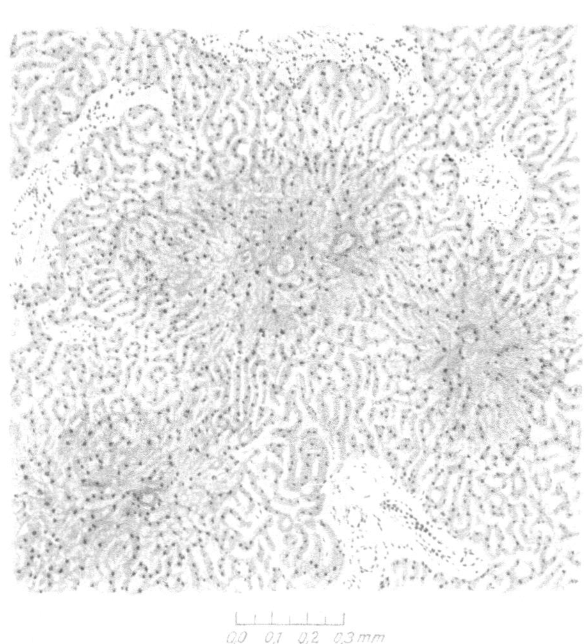

Abb. 96. Stauungsleber.

Hand in Hand mit diesen Veränderungen pflegt eine Verdickung des
Stützgewebes der Leber zu gehen, die zur Verhärtung des Organs führt (Stauungsinduration). Untergang der Leberzellen und Vermehrung des Bindegewebes
können weiterhin eine tiefgreifende Umgestaltung im Bau der Leber bewirken, die
schließlich mit einer schweren Leberschrumpfung endigt. Klinisch macht sich
die Stauungsleber in ihren ersten Stadien bemerkbar durch dumpfe Schmerzen
in der rechten Oberbauchgegend, die auf einer Spannung der Leberkapsel beruhen

dürften. Bald wird die sonst weiche und nicht sicher tastbare Leber härter und palpabel und die Dämpfung rückt unter dem Rippenbogen hervor nach abwärts. Der Druck des vergrößerten Organs auf den benachbarten Magen erzeugt ein Gefühl der Völle, das besonders nach dem Essen quälend empfunden wird und dem Kranken die Eßlust nimmt. Mit Zunahme der Stauung steigern sich diese Erscheinungen. Stellt sich endlich die erwähnte Schrumpfung ein, so werden wohl die Druckbeschwerden geringer, dafür treten aber stärkere Stauungszeichen im Pfortaderkreislauf auf: Transsudation in den Darm und die Bauchhöhle, Durchfälle und Bauchwassersucht, Milzschwellung, Hämorrhoiden.

Daß die geschilderten schweren anatomischen Veränderungen der Leber die Tätigkeit des Organs beeinträchtigen werden, ist leicht verständlich, aber gar nicht so leicht nachzuweisen wie man denken sollte. Befassen wir uns zunächst mit der *Galle, ihrer Bildung und Absonderung.* Die Galle ist bei Stauungszuständen dickflüssiger als die normale und dunkler, d. h. reicher an Farbstoff. Nach v. NOORDEN beruht diese Veränderung darauf, daß der Zerfall von roten Blutkörperchen, den Lieferanten der Gallenfarbstoffe, gesteigert ist. Zur Stütze dieser Annahme läßt sich anführen, daß die Widerstandsfähigkeit der Erythrocyten im Stauungsblut und bei Erstickung herabgesetzt ist (LANDOIS, KRAUS, OTTOLENGHI[1]), daß sich an den verschiedensten Stellen des Körpers Anhäufungen von Blutpigment finden, daß die Bildung der Erythrocyten gesteigert ist. Daneben darf vielleicht daran gedacht werden, daß die absolute Menge der Galle in der Stauungsleber herabgesetzt und dadurch im Verhältnis die Menge der festen Bestandteile erhöht ist. Die in den Darm ergossene Galle wird, wie bekannt, hier zum Teil aufgesogen und der Leber wieder zugeführt; dabei werden das Bilirubin und Biliverdin der in der Leber bereiteten Galle im Darm zu Urobilin und Urobilinogen reduziert (FR. MÜLLER) und als solches durch die Blutbahn in die Leber gebracht, wo eine Umwandlung oder jedenfalls Zurückhaltung des Urobilins stattfindet[2]. Dieser Vorgang scheint nun in der Stauungsleber Not zu leiden (FALK, KIMURA), es bleibt ein größerer Teil des Urobilins und Urobilinogens im Blut, gelangt mit diesem zur Niere und wird dort ausgeschieden. Bei der Stauungsleber ist demzufolge der Gehalt des Harns an *Urobilin* und *Urobilinogen* erhöht; ein Teil mag auch in der Haut abgelagert werden und dort zu der eigentümlichen subikterischen Färbung beitragen, die uns bei Herzkranken so wohl bekannt ist. Wir sagten beitragen, denn die Hauptschuld an dem gelblichen Kolorit dürften die unveränderten Gallenstoffe tragen, die infolge von Störungen des Gallenabflusses in den Kreislauf kommen. Bei einem Verschluß der größeren Gallenwege durch Steine oder katarrhalische Verschwellung ist dies Ereignis ja etwas Alltägliches; v. ROMBERG will dementsprechend den Ikterus bei Stauungszuständen des Kreislaufes auf eine Behinderung des Gallenabflusses zurückführen, die durch die Fortleitung des bei Herzschwäche häufigen Duodenalkatarrhs auf die Papille oder die Gallengänge zustande kommen soll. Untersuchungen von D. GERHARDT haben aber ergeben, daß es sich offenbar um eine Störung am Ursprungsorte der Gallenbereitung handelt; er fand nämlich eine Cholangitis der feinen intravenösen Gallenwege mit ausgesprochener Neigung zur Gerinnselbildung des Inhalts. Infolgedessen tritt Galle aus dem System der Gallenwege in deren Umgebung aus, wird hier in die Lymph- oder Blutgefäße aufgenommen und gelangt so in den Kreislauf.

---

[1] Zitiert nach FALK und SAXL. Handb. d. allg. Path. Diagn. u. Therap. d. Herz- u. Gefäßerkrankungen 1914.

[2] Es handelt sich dabei aber nicht um eine Rückbildung von Blut- oder Gallenfarbstoff aus dem Urobilin, denn eine solche ist nach H. FISCHER aus chemischen Gründen so gut wie ausgeschlossen (Münch. med. Wschr. **1912**, Nr. 47).

Die Harnstoffbildung. Es ist bekannt, daß der Harnstoff das Hauptendprodukt des Eiweißstoffwechsels ist; er wird sicher zum großen Teil in der Leber gebildet, und zwar entweder synthetisch aus den im Darm bei der Eiweißverdauung abgespaltenen Ammoniak oder als Abbauprodukt der in der Leber verarbeiteten Aminosäuren. Die Leber kann aber nicht der einzige Ort der Harnstoffbildung sein, denn bei völlig leistungsunfähiger Leber werden immer noch 60 % des Gesamtstickstoffes als Harnstoff im Urin ausgeschieden (TIGERSTEDT). Es ist daher verständlich, daß aus dem Harnstoffgehalt des Urins, auch unter besonderen Versuchsbedingungen wie bei der Verfütterung von Aminosäuren, kein eindeutiges Urteil über die Leistungsfähigkeit der Leber gewonnen werden kann. Untersuchungen dieser Art bei Stauungslebern haben denn auch keine praktisch verwertbaren Ergebnisse gebracht. Wir verzichten deshalb darauf, hier Einzelheiten zu bringen und verweisen auf die Zusammenstellung von FALK und SAXL. Daß andererseits bei schweren Lebererkrankungen der Eiweißabbau in klinisch nachweisbarer Weise geschädigt sein kann, wissen wir u. a. aus der bekannten Beobachtung von FRERICHS und STÄDELER, die bei akuter gelber Leberatrophie Leucin und Thyrosin im Harn fanden.

Die Glykogenbildung. Zucker, den der Körper nicht verbrennt oder ausscheidet, wird in einer weniger löslichen Form, nämlich als Glykogen, vor allem in der Leber und den Muskeln gespeichert. Das gilt für die Monosaccharide Dextrose, Lävulose und Galaktose ohne Vorbehalt. Rohrzucker, Maltose und Stärke müssen zunächst zu den genannten Monosacchariden umgewandelt werden, bevor sie zur Glykogenbildung verwendet werden können. Leidet die Glykogenbildung in der Leber, so könnte sich das in einer Vermehrung der Zuckerausscheidung im Urin zeigen, sei es, daß schon bei der gewöhnlichen Ernährung, sei es, daß erst nach größeren Zuckergaben Zucker im Harn auftrete. Wir finden aber bei Stauungslebern weder eine alimentäre Glykosurie, noch hat sich mit der üblichen Funktionsprüfung (100 g Traubenzucker oder Fruchtzucker, 20—40 g Galaktose) eine sichere Schädigung der Zuckerverarbeitung feststellen lassen (HOHLWEG, SABATOWSKY, FALK).

Die Entgiftung mancher Stoffe, die für den Körper schädlich sind und die entweder als Produkte des eigenen Stoffwechsels auftreten oder von außen eingeführt sein können, erfolgt durch die Leber oder doch unter Beteiligung der Lebertätigkeit. Die Umwandlung des für den Körper giftigen Ammoniaks in Harnstoff ist schon erwähnt worden. Abgesehen davon kommen u. a. für die Entgiftung in Betracht die aus dem Eiweißstoffwechsel stammende Schwefelsäure und die aus dem Kohlehydratstoffwechsel stammende Glykuronsäure. Sie sind es, die sich mit den bei der Darmfäulnis aus den Aminosäuren entstehenden toxischen Substanzen Phenol, Kresol, Indol, Skatol paaren und dadurch diese unschädlich machen. Von Medikamenten, die durch die Paarung mit Glykuronsäure entgiftet werden, seien genannt Morphium, Chloralhydrat, Campher, Menthol, Terpentinöl, Phenol, Resorcin, Antipyrin, Pyramidon, Acetanilid usw. Systematische Versuche darüber, ob bei der Stauungsleber die entgiftende Tätigkeit gelitten hat, sind bis jetzt nur mit Campher angestellt worden (STEJSKAL und GRÜNWALD, FALK), ohne daß ein sicheres Ergebnis erhalten worden wäre. Es läßt sich deshalb zur Zeit über diese Frage kein Urteil abgeben.

Magen und Darm

bieten bei der chronischen Herzschwäche wenig ausgesprochene Erscheinungen. Die Kranken klagen in manchen Fällen über das Gefühl von Druck und Völle in der Magengegend, über Appetitlosigkeit und Auftreibung des Leibes. Die Salzsäureabsonderung ist gewöhnlich nicht verändert (ADLER, EINHORN, STERN,

FALK). Auch die Motilität des Magens zeigt ein regelrechtes Verhalten (FALK), während der Darm zuweilen Störungen aufweist. So besteht bei sehr schweren Stauungen meist eine Neigung zu Durchfällen, die als Stauungskatarrh bezeichnet wird, jedoch zunächst nur ein Zeichen von Stauungstranssudation sein dürfte, echte katarrhalische Erscheinungen können sich hinzugesellen, brauchen es aber nicht. In anderen Fällen wird Verstopfung beobachtet. Eiweiß und Kohlehydrate werden gut verarbeitet, dagegen ist die Fettresorption vermindert (HUSCHE, GRASSMANN), was von FR. v. MÜLLER auf eine Schädigung der Darmepithelien, von FALK und SAXL auf die Überfüllung der das Fett abführenden Lymphgefäße mit Stauungstranssudat zurückgeführt wird. Der nicht selten anzutreffende Meteorismus soll nach A. SCHMIDT auf ungenügender Gasresorption beruhen (SCHOEN). Er ist praktisch besonders beachtenswert, weil er eine bemerkenswerte Rückwirkung auf die Herztätigkeit ausüben kann, und zwar einmal durch die Hochdrängung des Zwerchfells und die damit verbundene Behinderung der Atmung und Verlagerung des Herzens, dann aber wohl auch auf reflektorischem Wege, wenigstens beobachtet man zuweilen Herzbeklemmungen, Extrasystolen, auch wohl Vorhofsflimmern, die nach der Beseitigung des Meteorismus verschwinden. Embolien und Thrombosen der Gefäße des Darmgekröses sind zum Glück selten. Wenn sie auftreten, führen sie zu schweren ileusartigen Erscheinungen; zuweilen erleichtern blutige oder sehr übelriechende, dünnflüssige Stühle die Differentialdiagnose. Wir werden darauf noch einmal zurückkommen bei der Besprechung der Gefäßkrankheiten. Der quälende Durst, über den manche Kranke klagen, dürfte mit der allgemeinen Störung des Wasserhaushaltes zusammenhängen.

Milz und Bauchspeicheldrüse

pflegen die anatomischen Veränderungen darzubieten, die allgemein als Folgen der Stauung bekannt sind. Sie nehmen infolge der Blutüberfüllung an Größe zu — wobei die Spannung der Milzkapsel Schmerzen bereiten kann — und werden dadurch und durch die Bindegewebsvermehrung und -verdickung derber (Stauungsinduration). Die nicht seltenen Infarkte der Milz pflegen sich durch plötzlich auftretendes Seitenstechen zu verraten. Im Pankreas stellen sich manchmal Blutungen ein, die, wenn sie größeren Umfang annehmen, durchbrechen und dadurch gefährlich werden können. Über Funktionsstörungen dieser Organe als Folge der allgemeinen Stauung ist im übrigen nichts bekannt.

Die Haut.

Die beiden wichtigsten Erscheinungen, die sich bei Herzschwäche an der Haut bemerkbar machen, sind schon besprochen: das Ödem und die Cyanose. Über die Cyanose wurde gesagt, daß sie vom Füllungszustand der Venen, der Strömungsgeschwindigkeit des Blutes und der Verminderung des Sauerstoffgehaltes im venösen Blut abhängt. Wir wollen hier hinzufügen, daß das Bild der Cyanose wechselt, je nach dem ob diese oder jene Veränderung überwiegt. Bei Mitralfehlern haben wir eine schwere allgemeine Cyanose: Gesicht, Arme, Beine, Rumpfhaut zeigen eine mehr oder weniger starke Blaufärbung, die bei längerem Bestehen eine hellbräunliche Beimischung erhält. Zum großen Teil beruht diese Verfärbung offenbar auf der starken Überfüllung der kleinen Hautvenen mit hochvenösem Blut; denn schon bei oberflächlicher Betrachtung erkennt man zahlreiche erweiterte kleine Venen und die großen Venen springen als dicke Stränge besonders an dem Hals und den Armen aufdringlich ins Auge. Ein ganz anderes Bild bietet sich uns bei der dekompensierten Aorteninsuffizienz: nirgendwo ist von Venenerweiterungen etwas zu sehen, nur an den Stellen, wo die über dem Gefäßnetz ausgebreitete Hautschicht besonders dünn ist, an den Lippen, den Ohren, den Fingernägeln, fällt uns anstatt der roten Färbung das kalte krankhafte Blau auf und giebt uns Kunde von der ungenügenden Durchblutung, die sich auch in der quälenden Atemnot verrät. Wir verstehen dies verschiedene Verhalten, sobald wir uns daran erinnern, was über das frühzeitige Auftreten schwerer Ödeme bei Mitralfehlern und das späte Auftreten oder Ausbleiben bei der Aorteninsuffizienz gesagt wurde. Der eben erwähnte bräunliche Ton dürfte darauf beruhen, daß durch die Gefäßwände Erythrocyten durchwandern, zerfallen und dadurch eine Pigmentierung der Haut herbeiführen. Nicht selten findet man größere Blutaustritte, Petechien, Ekchymosen, die umfangreichere, braune Flecke zu hinterlassen pflegen. Bei schweren Stauungszuständen gesellt sich den geschilderten Veränderungen eine mehr oder weniger starke Gelbfärbung hinzu infolge der Störungen des Gallenabflusses, die in Stauungslebern kaum je ausbleiben. Wegen des Ödems der Haut und seiner Folgen sei auf den Abschnitt über die Lymphströmung bei Herzschwäche verwiesen. Die Wärmeregulierung und Schweißsekretion sind meist gestört, die Haut ist kühl und häufig nur schwer zum Schwitzen zu bringen; in anderen Fällen freilich überwiegt die körperliche Anstrengung, die mit der Steigerung der Atemtätigkeit verbunden ist und der Kranke wird durch Schweiße gequält.

Knochen, Weichteile, Muskeln.

Die bei Stauungszuständen eintretende ungenügende Sauerstoffversorgung der Gewebe kommt für die Knochen insofern in Betracht, als dadurch eine Reizung des Knochenmarks und infolgedessen eine Steigerung der Bildung roter Blutkörperchen herbeigeführt werden kann; es wurde das schon bei der Besprechung der Blutbeschaffenheit erwähnt. Die bekannte kolbige Verdickung der Fingerendglieder, die sog. Trommelschlägelfinger, beruht weniger auf einer Veränderung der Knochen als der Weichteile. Die erste Beobachtung dieses Leidens finden wir bei CAELIUS AURELIANUS, der es aber nur als eine Begleiterscheinung von Lungenerkrankungen notiert. Erst PIGEAUX machte darauf aufmerksam, daß Trommelschlägelfinger auch bei Kreislaufstörungen vorkommen. Als Ursachen glaubte man die venöse Stauung ansehen zu dürfen (RÜHLE, GERHARDT, LIEBERMEISTER). Da diese aber nicht selten fehlt, so gewann bald BAMBERGERS Vermutung Anhänger, es möchte sich um eine Wirkung toxischer Einflüsse handeln. Während beim Emphysem, bei Bronchiektasien usw. die Möglichkeit einer solchen Entstehung zugestanden werden muß, kann sie gerade für die Trommelschlägelfinger infolge von Kreislaufstörungen nicht befriedigen. Über die Entstehung der sonderbaren Erkrankung sind wir also noch im Dunkeln. Leider steht es mit unseren Kenntnissen von der Anatomie der Trommelschlägelfinger nicht viel besser. MARIE hat als Osteoarthropathie hypertrophiante pneumique Veränderungen an den Fingern, aber auch den übrigen Knochen beschrieben, die von STERNBERG als ossifizierende Osteoperiostitis aufgeklärt worden sind und nach JANEWAY vielleicht als generalisierte Endstadien der Trommelschlägelbildung aufgefaßt werden dürfen. Andererseits haben die Röntgenaufnahmen bis jetzt ergeben, daß die Verdickung der Endglieder von Trommelschlägelfingern auf einer Zunahme der Weichteile beruht, der Knochen ist kaum verändert oder atrophisch. Zur Veranschaulichung mögen die äußere und Röntgenaufnahme von Trommelschlägelfingern dienen, die einem 7 jährigen Knaben mit Pulmonalstenose angehören. Daß die Bilder von einem Kranken mit angeborenem Herzfehler stammen, ist übrigens kein Zufall, denn von den Kreislaufstörungen sind es vor allem die angeborenen, sehr viel seltener erworbene Herzfehler, die zu Trommelschlägelfingern führen (Abb. 127, 128).

Von den Muskeln

ist zu berichten, daß als Folge chronischer Herzschwäche eine rasche Ermüdbarkeit eintritt. Zur Erklärung wird angenommen, daß infolge der ungenügenden Zirkulation die bei der Muskelarbeit gebildeten Ermüdungsstoffe nicht rasch genug abgeführt und die für die Arbeit nötigen Kraftstoffe nicht in hinreichender Menge zugeführt würden (ATZLER und HERBST). So einleuchtend diese Erklärung klingen mag, kann sie doch bei näherer Überlegung in dieser Fassung nicht genügen. MOSSO hat nachgewiesen, daß der durch willkürliche Arbeit ermüdete Muskel durch elektrische Reizung wieder zu kräftigen Kontraktionen gezwungen werden kann. Die Ermüdung darf deshalb nicht schlechthin als Ausdruck der im Muskel vor sich gehenden Veränderungen des Stoffwechsels aufgefaßt werden, sondern ist wenigstens zum Teil in den Bedingungen zu suchen, die die willkürliche von der erzwungenen Arbeit unterscheiden, d. h. in der Innervation. Wir müssen also wohl annehmen, daß die gesteigerte Ermüdbarkeit der Muskulatur bei chronischer Herzschwäche auf einer ungenügenden Durchblutung aller tätigen Teile, Muskeln und Nerven, beruht. Näher kann hier auf die verwickelte Frage der Ermüdung nicht eingegangen werden. Wer sich darüber unterrichten will, sei besonders auf DURIGS Darstellung verwiesen.

Nervensystem.

Wir sind bei der Besprechung der Muskelermüdung schon auf das Nervengebiet hinübergeglitten. Was dort über die Ermüdung bei körperlicher Arbeit gesagt worden ist, gilt auch, da es sich um allgemeine Gesetze handelt, für die geistige Arbeit. Rasche Ermüdung bei geistiger Arbeit, Mangel an Konzentrationsvermögen, Vergeßlichkeit sind oft gehörte Klagen bei Herzkranken mit Stauungszuständen.

Bei länger dauernden und schweren Stauungszuständen kommt es nicht selten zu Anfällen von Geistesstörung, die meist als ein übles Zeichen anzusehen sind. Reizbarkeit, Verstimmung, schlechter Schlaf werden oft als Vorläufer beobachtet, im weiteren Verlauf treten Erinnerungstäuschungen auf — der Kranke weiß nicht, ob und wie oft er seine Medizin erhalten hat und dergleichen —, Wahnvorstellungen mit Angstgefühlen, der Kranke wird unruhig, will nicht im Bett bleiben, will nach Haus. In anderen Fällen erfolgt plötzlich ein schwerer Erregungsausbruch mit Bedrohung der Umgebung, ohne daß vorher eine wesentliche Änderung des Befindens bemerkt worden wäre. Es sind das recht unangenehme Überraschungen für den Arzt, da eine geeignete Wartung und Unterbringung nicht immer im Augenblick beschafft werden kann. Zeiten der Somnolenz können mit solchen Erregungszuständen abwechseln. Bessert sich der Kreislauf und gehen die Stauungserscheinungen zurück, so pflegen sich auch die psychischen Störungen zu heben. Zuweilen sieht man umgekehrt psychische Veränderungen als Folge einer Besserung des Kreislaufes auftreten, nämlich dann, wenn eine rasche Entwässerung des ödematösen Körpers damit einhergeht. Daß die psychischen Störungen eine Wirkung der zirkulatorischen sind, wird niemand bezweifeln, der häufiger dieses Krankheitsbild gesehen hat; wieweit freilich diese Wirkung durch Besonderheiten des Zentralnervensystems (psychopathische Veranlagung, Schädigung durch Alkohol, Lues) vorbereitet wird, ist eine andere Frage, auf die bis jetzt keine schlüssige Antwort gegeben werden kann.

Besondere Aufmerksamkeit beanspruchen die Wirkungen der Stauung auf die Zentren, die die Atmung und den Kreislauf regeln. Eine ungenügende Durchblutung dieser Teile wird zur Folge haben, daß die sauern Stoffwechselprodukte, die sich bei deren Tätigkeit bilden, nicht so rasch und vollständig weggeschafft werden wie in der Norm. Die Säurung hemmt den Tonus des

Vaguszentrums, steigert Atemvolumen, Minutenvolumen und Blutdruck in den Arterien, während der Druck in den Venen vielleicht infolge der Reizung des Vasomotorenzentrums unverändert bleibt. Stauung ruft also die Atem- und Kreislaufzentren um Regelung der Kreislaufgröße an (GOLLWITZER-MEIER[1]).

Die Prüfung der Leistungsfähigkeit des Herzens und des Kreislaufes

wird in der Weise vorgenommen, daß man beobachtet, wie Belastungsproben verschiedener Art und verschiedener Größe bewältigt werden. Was uns für Verfahren zur Untersuchung des Herzens und Kreislaufes dabei zu Gebote stehen, ist schon geschildert worden. Es ist eine ganze Reihe. Um ein erschöpfendes Bild von den Wirkungen einer Belastungsprobe zu erhalten, müßte man natürlich mit allen Untersuchungsverfahren, soweit sie verschiedene Größen der Kreislaufstätigkeit betreffen und bei der gewählten Art der Belastungsprobe Anwendung finden können, den Zustand der Kreislaufsorgane vor und nach der Belastungsprobe prüfen. Ja mehr als das, man müßte eine solche Prüfung auch während der Belastungsprobe vornehmen. Das ist aber unmöglich, denn einmal lassen sich manche Untersuchungen während der meist in körperlicher Bewegung bestehenden Belastungsprobe gar nicht ausführen; ferner nehmen manche Untersuchungen so viel Zeit in Anspruch, daß die Wirkung der Belastungsprobe mehr oder weniger abgeklungen sein wird, bevor die Untersuchungen sämtlich beendigt sein würden. Wir müssen uns also darauf beschränken, bestimmte, besonders wichtige Kreislaufsfunktionen zu prüfen, und hoffen, daß das Verhalten der übrigen damit in Einklang stehen werde. Wenn die allgemeine Untersuchung schon eine wesentliche Störung der Herz- oder Kreislauftätigkeit aufgedeckt hat, etwa Unregelmäßigkeiten der Schlagfolge, Veränderungen der Pulsqualitäten oder Blutverteilung, dann wird vor allem diese Störung bei der Wahl der Belastungsprobe und des Untersuchungsverfahrens zu berücksichtigen sein. Oder mit anderen Worten, die Prüfung der Leistungsfähigkeit des Herzens und Kreislaufes hat sich nach der Besonderheit des Falles zu richten, eine allein selig machende Methode der Funktionsprüfung giebt es nicht. Das ist ein Satz, der allen nach einem Schema strebenden Seelen gegenüber betont werden muß.

Wir haben früher gesehen, daß bei niederen Tieren die Umtreibung des Blutes durch die Peristaltik des ganzen Gefäßsystems besorgt wird und daß erst auf einer hohen Entwicklungsstufe die treibenden Kräfte durch die Umbildung eines kleinen Teiles des Gefäßsystems in einen besonders kräftigen Motor (das Herz) zentralisiert werden. Die Bedeutung des Gefäßsystems für die Blutzirkulation tritt dadurch zurück. Sie wird aber nicht ausgeschaltet, sondern die Gefäße bewahren sich eine beachtenswerte Selbständigkeit, die in ihrem anatomischen Bau und der Art ihrer Einfügung in das große Räderwerk des Organismus ihren Ausdruck findet: die Gefäße führen reichlich elastische und contractile Gebilde und sind auch reich mit nervösen Elementen ausgestattet, die mit den Zentralorganen unmittelbar in Verbindung stehen. Bei allen Leistungen des Kreislaufes haben wir also mit zwei eng verbundenen und doch bis zu einem gewissen Grade von einander unabhängigen Größen zu rechnen, dem Herzen und den Gefäßen. Prüfungen der Leistungsfähigkeit müssen deshalb bei der Deutung ihrer Befunde die Unabhängigkeit und den Zusammenhang von Herz und Gefäßen berücksichtigen.

Wenn wir gleichwohl diesen Abschnitt an eine besondere Form der Kreislaufschwäche, die chronische Herzschwäche, anschließen, so dürfen wir das damit

---

[1] 40. Kongr. f. inn. Med. Wiesbaden 1928.

rechtfertigen, daß die chronische Herzschwäche — wie sie infolge von Klappenfehlern oder anderen krankhaften Veränderungen auftritt — eben die häufigste und wichtigste Form der Kreislaufschwäche ist.

Der Gedanke, daß die Feststellung der Leistungsfähigkeit und nicht die Feststellung eines anatomischen Zustandes das Hauptziel unserer Diagnostik und die Hauptgrundlage unserer Therapie sein müsse, hat zuerst O. ROSENBACH klar ausgesprochen. „Das Ziel diagnostischer Kunst soll nicht das Krankheitsbild, sondern die Erkennung des Beginnens veränderter Körperarbeit sein; die Therapie soll nicht das beschränkte Ziel der Heilung einer ausgeprägten Krankheit, sondern die Beseitigung der ungünstigen Bedingungen sein, die ein abnormes Verhältnis der Kraftverteilung herbeiführen." Über den Weg zu diesem Ziel sagt ROSENBACH folgendes: „Die wichtigste Prüfungsmethode für alle zweifelhaften Fälle bleibt aber immer die Feststellung des Maßes an außerwesentlicher Arbeit[1], die ein Mensch imstande zu leisten ist, ohne Zeichen von Herzinsuffizienz zu zeigen, und wir müssen, um dieses Postulat zu erfüllen, notwendigerweise jeden, der an Ermüdungszuständen des Herzmuskels zu leiden scheint — seien sie nun durch Klappenfehler, Gefäß- oder Herzmuskelerkrankung selbst bedingt — eine bestimmte Muskelarbeit — gymnastische Übungen, Treppensteigen, Laufen — ausführen lassen". Dabei sind auch subjektive Empfindungen und Beschwerden zu beachten, da diese „den Beginn einer Herzinsuffizienz besser als unsere physikalischen Untersuchungen anzeigen" können. Ferner ist zu berücksichtigen, daß „die beginnende Insuffizienz eines Organs häufig durch das vikariierende Eintreten eines zweiten Organs, welches die Defekte der Arbeitsleistungen des ersten zu kompensieren vermag, scheinbar ganz verdeckt wird. . . Bei Herzkrankheiten kann z. B. ein Teil der Arbeitsleistung des insuffizienten Herzens durch die Lunge übernommen werden, indem durch sehr frequente und tiefe Atmung das Defizit der Herzarbeit bis zu einem gewissen Grade ersetzt wird".

Bevor wir auf die Resultate eingehen, die bisher nach den Prinzipien von ROSENBACH erhalten worden sind, muß noch auf einige allgemeine Gesichtspunkte hingewiesen werden. Versuchen wir die Leistungsfähigkeit des Kreislaufes dadurch zu prüfen, daß wir sein Verhalten bei einer bestimmten körperlichen Arbeit beobachten, so hängt ohne Zweifel das Ergebnis nicht nur von den Kreislauforganen, sondern auch von der Arbeit leistenden Muskulatur ab. Dieselbe momentane Kraftleistung wird je nach der Kraft und Masse des Muskels von einer höheren oder niederen Anfangsspannung aus, mit einem kleineren oder größeren Stoffumsatz und Sauerstoffverbrauch, unter geringerer oder stärkerer Beanspruchung des Kreislaufes geleistet werden. Dieselbe Dauerleistung wird je nach der Ausdauer des Muskels unter geringerer oder größerer Ermüdung und den damit einhergehenden Veränderungen der Dynamik, des Stoffwechsels und der Beanspruchung des Kreislaufes ausgeführt werden. Neben der Muskulatur spielen zum mindesten noch die Atmung und Innervation eine gewisse Rolle. Kurz, das Ergebnis jeder Funktionsprüfung ist eine zusammengesetzte Größe, aus der wir die dem Kreis-

---

[1] ROSENBACH unterscheidet eine innere wesentliche, eine innere außerwesentliche und eine äußere außerwesentliche Arbeit. Als innere wesentliche Arbeit bezeichnet er die nicht sichtbare intramolekulare, auf die Bildung organischer Energie gerichtete Arbeit. Die innere außerwesentliche Arbeit umfaßt den Akt der Verdauung — von der Aufnahme der Speisen in den Mund bis zur Aufnahme in die Blutflüssigkeit — die Herzbewegung, den Puls, die Bildung der meßbaren Körperwärme usw. Zur äußeren außerwesentlichen Arbeit gehört „das Heben von Lasten, die Bewegung des Körpers im Raume, die Wärmeabgabe, die Wärmestrahlung zum Ausgleich von Temperaturdifferenzen, die Aufnahme von Speisen". Bei der Prüfung der Leistungsfähigkeit des Kreislaufes haben wir es nur mit der letzten Form zu tun, doch ist auch die innere außerwesentliche Arbeit nicht gleichgültig für die Arbeitsleistungen des Herzens und der Gefäße (Luxuskonsumption).

lauf zukommende Komponente durch vorsichtige Kalkulation so gut wie möglich erschließen müssen.

Wie weit es gelingt, daraus wiederum ein befriedigendes Urteil über die Tätigkeit der einzelnen Kreislaufskomponenten — Herzmuskel, Gefäße, Herz- und Gefäßnerven — zu gewinnen, hängt von den besonderen Verhältnissen des einzelnen Falles ab.

Die Pulszahl als Grundlage der Funktionsprüfung

ist wiederholt empfohlen worden. Einige Durchschnittszahlen wurden schon früher gegeben. Aus einer neueren Arbeit von KÜLBS entnehme ich noch folgende Angaben. Er fand bei Soldaten als Mittelzahl 80 Pulsschläge in der Minute, Leute mit kleinem neurotischem Herzen hatten im Mittel eine Pulszahl von 100, Thyreotoxikosen 100 bis 120. Bei einem Ausgangswert von 80 Schlägen wurde beobachtet im Mittel

		Der Ausgangswert wurde erreicht nach
beim Übergang vom Liegen zum Stehen eine Steigerung von	15 Schlägen	—
nach 10 Kniebeugen eine Steigerung von	20 Schlägen	—
nach 60 Stufen eine Steigerung von	40—60 Schlägen	3 Minuten
nach 1 Stunde Gepäckmarsch (25 kg) eine Steigerung auf	120—130 Schläge	35—40 Minuten
Thyreotoxikosen zeigten nach 60 Stufen eine Steigerung bis auf	180 Schläge	5—10 Minuten

Das sind Werte, denen als grobem Maßstab für die Leistungsfähigkeit des Herzens oder Kreislaufes ein gewisser Wert nicht abgesprochen werden kann, denn wir wissen, daß die Optimalleistungen des Herzens innerhalb bestimmter Grenzen der Pulsfrequenz liegen. Als brauchbare Werte zur Beurteilung dieser Grenzen dürfen wir wohl die an einem großen Material gewonnenen Zahlen von KÜLBS betrachten. Auch die Zeit, nach der der Ausgangswert wieder erreicht wird, ist ein gewisses Maß für die Leistungsfähigkeit, denn ein Herz, daß nach einer Anstrengung noch längere Zeit in einer erhöhten Frequenz weiter schlägt, arbeitet weniger sparsam als ein Herz, das rasch zur normalen Schlagzahl zurückkehrt. Allerdings darf man nicht zu viel aus diesem Verhalten schließen wollen und behaupten, eine Verzögerung der Rückkehr zum Ausgangswert beweise eine Herzmuskelschwäche. Man darf auch nicht die angegebenen Werte als starre Normen auffassen, sondern muß sie unter billiger Berücksichtigung des Gesamtbefundes verwerten (Entwicklung und Übung der beanspruchten Körpermuskulatur und des Herzens, Körperbau, Lungen- und Zwerchfellverhältnisse, Atmung, Herzklappenfunktion, Nervensystem usw.), wie das nach unseren einleitenden allgemeinen Bemerkungen selbstverständlich und bei jeder Methode der Funktionsprüfung nötig ist. Dann aber ist die Pulszahl kein gar so schlechtes Maß für die Leistungsfähigkeit des Kreislaufes, wie man nach den zahlreichen absprechenden Urteilen annehmen sollte. Die Erfahrung, daß bei der Beurteilung der Felddienstfähigkeit immer wieder auf dies einfache Verfahren zurückgegriffen worden ist, zeugt vielmehr für eine ziemlich allgemein anerkannte Brauchbarkeit. Man sagte sich eben, eine abnorm hohe Schlagzahl beweist eine unzweckmäßige Arbeitsform des Herzens. Mag nun die Schlagzahl hoch sein, weil das Herz schwach ist, oder mag das Herz schwach werden, weil die Schlagzahl — z. B. aus nervösen Gründen — zu hoch ist, das kommt zunächst nicht so sehr in Betracht, wenn die praktische Frage entschieden werden soll, welche Anstrengungen man dem Herzen oder Kreislaufsystem zumuten darf. Allerdings wird man sich nicht damit begnügen, einmal einige Kniebeugen machen oder den Vorderarm beugen zu lassen, sondern man wird in zweifelhaften Fällen die betreffende Person möglichst für längere Zeit in die fraglichen Arbeitsbedingungen versetzen (beim Militär Beobachtung während der Ausbildungszeit).

Einen Vorwurf kann man freilich der Pulszahl nicht ersparen, sie giebt ein recht einseitiges Bild von der Kreislaufstätigkeit, da sie uns nur über die Häufigkeit der Herzschläge, dagegen nicht über die dabei geleistete Arbeit unterrichtet. Man sah sich deshalb nach anderen Größen der Kreislaufstätigkeit um, die ein besseres Urteil über die vom Herzen geleistete Arbeit gestatten sollten. So kam man dazu, den

Blutdruck als Grundlage der Funktionsprüfung

zu nehmen. Wenn man sich überlegt, daß der Blutdruck und seine Schwankungen in erster Linie durch den von den Gefäßen vorgelegten Widerstand bestimmt werden und das Herz nur dann maßgebend mitspricht, wenn es infolge Schwäche entgegen diesem Widerstand die Gefäße nicht genügend füllen kann — ein Zustand, der meist so deutliche Erscheinungen macht, daß zu seiner Erkennung keine Funktionsprüfung nötig ist —, so werden wir wohl erwarten dürfen, mit dieser Methode weniger über das Verhalten des Herzens als über die Reaktion der Gefäße zu erfahren. Da wir uns aber darüber klar geworden sind, daß sich das Ergebnis jeder Funktionsprüfung aus der Tätigkeit des Herzens und der Gefäße zusammensetzt, so kann es uns zur Zerlegung dieses Ergebnisses nur willkommen sein, ein Verfahren zu haben, daß vorwiegend über die eine Hauptkomponente Auskunft gibt. Das Resultat der zahlreichen Blutdruckuntersuchungen ist freilich bescheiden, es besagt, daß bei körperlicher Arbeit der Blutdruck gewöhnlich steigt, und zwar in der Regel um so stärker, je schwerer die Arbeit und je größer die auf sie verwandte Aufmerksamkeit und Willensanstrengung ist. Ins einzelne gehende Schlüsse auf die Herztätigkeit können aus untergeordneten Verschiedenheiten im Verhalten des Blutdruckes (GRÄUPNER) nicht gezogen werden. Nur Personen mit deutlicher Herzschwäche reagieren auf unsere Belastungsproben oft mit einer Blutdrucksenkung; hier beherrscht die Unmöglichkeit des Herzens, den Arbeitssteigerungen gerecht zu werden, das Bild. KATZENSTEIN hat empfohlen, die Aa. iliacae 2—5 Minuten zu komprimieren. Die hierdurch bewirkte Einengung des großen Kreislaufes soll in gesetzmäßiger Weise dazu führen, daß bei Gesunden und bei Personen mit hypertrophischen aber leistungsfähigen Herzen der Blutdruck steigt, der Puls gleich bleibt oder sinkt, bei leistungsunfähigen Herzen der Druck unverändert bleibt oder bei stärkerer Insuffizienz abnimmt, der Puls mit dem Grade der Herzschwäche steigt. Nachprüfungen haben ergeben, daß die Methode nicht als zuverlässig angesehen werden kann. Auch die in verschiedenen Körperlagen zu beobachtenden Blutdruckunterschiede (BRÖKING, VON DEN VELDEN) hängen von so viel Bedingungen verschiedener Art ab, daß sichere Schlüsse daraus nicht gezogen werden können. Als zur Bestimmung des maximalen Blutdruckes die Bestimmung des minimalen hinzutrat, glaubte man, aus dieser Druckdifferenz, der sog. Pulsamplitude, einen weiterreichenden Aufschluß über die Herzarbeit gewinnen zu können. Man sagte sich, je größer die vom Herzen in die Arterien getriebene Blutmenge, um so größer müsse auch die Amplitude sein. Die Amplitude könne deshalb als relatives Maß des Herzschlagvolumens angesehen werden. Dadurch, daß man die Amplitude mit der Schlagzahl multiplizierte, erhielt man dann einen Wert, das Amplitudenfrequenzprodukt, der vergleichsweise der in der Minute geförderten Blutmenge entsprechen sollte. Nun ist es für die Arbeit des Herzens natürlich nicht gleichgültig, gegen welchen Widerstand das Schlagvolumen ausgetrieben wird, es war deshalb nötig, auch noch die absoluten Werte des Blutdruckes zu berücksichtigen. STRASBURGER macht das so, daß er die Amplitude p, von ihm Pulsdruck genannt, durch den systolischen Druck s dividiert. Dieser Blutdruckquotient $\frac{p}{s}$ soll einen annähernd richtigen Proportionalwert für die Größe des Schlagvolumens geben, auch bei erheblichen Abweichungen des Blutdruckes von den normalen Werten, insbesondere bei den Blutdrucksteigerungen älterer Personen und von Leuten mit sklerotischen Aorten.

FÜRST und SOETBEER empfehlen statt des Blutdruckquotienten $\frac{p}{s}$ die Größe $\dfrac{p}{d+\dfrac{p}{2}}$,

in der p den Pulsdruck, d den diastolischen Blutdruck bezeichnet. Beide Formen stützen sich auf Experimente, die an Aorten angestellt wurden und eine Proportionalität zwischen dem Schlagvolumen und den genannten Quotienten ergaben. Eine ähnliche Regel stammt von ERLANGER und HOKER. Wir brauchen aber nicht weiter darauf einzugehen, weil sie ebensowenig wie die Formeln von STRASBURGER, FÜRST und SOETBEER auf die Ergebnisse der klinischen Blutdruckmessung zutrifft und zwar aus folgenden Gründen. Die genannten Experimente wurden an der Aorta, also einem Gefäß von elastischem Typus gemacht, die klinische Blutdruckmessung wird an der Brachialis, einem Gefäß von muskulösem Typus, vorgenommen. Diese hat aber, zum Unterschiede von der Aorta wegen ihrer Muskulatur, die Möglichkeit, Lumen und Wandspannung weitgehend zu ändern. So fühlen wir z. B. im Anfall einer Bleivergiftung die Radialis eng und hart; ein geringes Schlagvolumen wird zu dieser Zeit genügen, um eine unverhältnismäßig große Drucksteigerung, Amplitude, hervorzubringen, da die stark kontrahierte Arterienwand ihrer Ausdehnung einen sehr großen Widerstand entgegensetzt. Umgekehrt wird bei erschlafften Arterien, etwa im Fieber, ein großes Schlagvolumen eine verhältnismäßig kleine Amplitude erzeugen. Diese Unterschiede sind bei demselben Menschen möglich, bei verschiedenen Menschen kommen die angeborenen individuellen Unterschiede in der Weite des Gefäßsystems, der Entwicklung der Muskulatur und dem Verhalten der Gefäßnerven hinzu. Kurz und gut, die unter den vereinfachten Bedingungen des Experiments gewonnenen Ergebnisse können nicht auf die Praxis übertragen werden.

Die Kenntnis des Herzschlagvolumens ist aber für die Beurteilung der Arbeitsleistung des Organs so wichtig, daß immer wieder Versuche gemacht werden, eine zuverlässige Methode zur Bestimmung dieser Größe zu finden. Wir haben schon früher gesagt, daß in dem gasanalytischen Verfahren ein Weg gegeben ist. Die Akten über die Zuverlässigkeit der verschiedenen Methoden, zumal ihre Eignung für Arbeitsversuche, sind aber noch nicht geschlossen. Es soll deshalb auf die bis jetzt vorliegenden Ergebnisse hier nicht eingegangen werden. Auch die von A. MÜLLER ersonnene plethysmographische Bestimmung des Schlagvolumens ist auf Widerspruch gestoßen (CHRISTEN, PLESCH, O. MÜLLER), bis jetzt ohne Nachprüfung und für die Funktionsprüfung unbenutzt geblieben. Das von O. MÜLLER und VEIEL zur Beurteilung des Schlagvolumens empfohlene Tachogramm unterrichtet im besten Falle darüber, nach welcher Richtung sich die Größe des Schlagvolumens ändert, über den Umfang der Änderung sagt es nichts Zuverlässiges aus. Es ist deshalb begreiflich, daß man versuchte, als eine einfache Methode bekannt gegeben wurde, das Schlagvolumen — wenn auch nur in einem bestimmten Bruchteil — zahlenmäßig zu erfassen, diese Methode für die Funktionsprüfung nutzbar zu machen.

Die Sphygmobolometrie und Energometrie als Grundlagen der Funktionsprüfung

stimmen darin überein, daß bei ihnen nicht nur der Blutdruck, sondern auch die Blutmenge gemessen wird, die an dem Ort der Messung durch jeden Herzschlag in die betreffende Arterie gelangt. Der mittlere Blutdruck, gegen den die gefundene

Blutmenge in die Arterie geworfen wird, wird mit der Blutmenge multipliziert. Dies Produkt aus Druck und Volumen entspricht der Energie des Pulsstoßes am Orte der Messung. Ob aber das Volumen einem konstanten Bruchteil des Herzschlagvolumens, der Energiewert, d. h. das Produkt aus Druck und Volumen, einem konstanten Bruchteil der bei jedem Schlag geleisteten Herzarbeit entspricht, das ist eine umstrittene Frage. H. STRAUB lehnt ein festes Verhältnis zwischen den Werten der Sphygmobolometrie und Energometrie einerseits und der Herzarbeit andererseits ab und stützt seinen Standpunkt durch gute Gründe. Was nach STAEHELIN, MÜLLER und MERKE die Energometrie zu geben vermag, das sind praktisch brauchbare Werte für die Druck- und Füllungsschwankungen in der untersuchten Arterie, d. h. feste Formen für das, was wir sonst nur am Puls gefühlsmäßig schätzen.

Die Plethysmographie als Grundlage der Funktionsprüfung

ist von ERNST WEBER in die Praxis eingeführt worden. Sie geht von der Tatsache aus, daß bei jeder Muskelarbeit eine Blutumlagerung stattfindet und zwar eine Zunahme der arteriellen Blutfülle nicht nur des arbeitenden Muskels, sondern aller äußeren Körperteile (ausgenommen die des Kopfes) unter gleichzeitiger Abnahme der Blutfülle der Bauchorgane. Der Vorgang wird nach WEBER bewirkt erstens durch aktive Erweiterung der äußeren Blutgefäße (neben aktiver Verengerung der Bauchgefäße) infolge der während der Muskelarbeit eintretenden Erregung der motorischen Zonen der Hirnrinde, die zum Gefäßzentrum der Medulla weitergeleitet wird, und zweitens durch die während der Muskelarbeit verstärkte Arbeit des Herzens, die das Blut aus den Bauchorganen schöpft und in verstärkter Menge in die erweiterten Blutgefäße der Peripherie wirft. Statt einer Erweiterung kann eine Verengerung eintreten, wenn die betreffenden motorischen Zonen geschädigt sind, sei es durch Ermüdungsstoffe (die wiederum Folge einer allgemein erschöpfenden Arbeit sein können und dann mit dem ganzen Körper auch die Hirnrinde überschwemmen oder Folge einer lokalisierten Arbeit sind und dann nur die zugehörigen Rindenzentren betreffen), sei es durch Toxine (Diabetes, Chlorose, Infektionskrankheiten, Gasvergiftungen), sei es durch Sauerstoffmangel oder Kohlensäureüberladung infolge von Störungen der Lungentätigkeit, sei es schließlich, was uns hier besonders interessiert, durch ungenügende Durchblutung der motorischen Zonen der Großhirnrinde infolge einer Kreislaufsinsuffizienz. WEBERS Methode ist also in der Hauptsache eine Prüfung der nervösen Regulation des Kreislaufes, doch gestattet sie nach WEBER, wenn Ermüdung, Intoxikationen, Atmungs- und vasomotorische Störungen ausgeschlossen werden können, auch die Leistungsfähigkeit des Herzens selbst zu beurteilen. Unter dieser Bedingung soll eine positive Kurve für genügende, eine negative für ungenügende Herzkraft sprechen, eine nachträglich ansteigende für Hypertrophie des Herzens, eine nachträglich abfallende für Versagen des rechten Herzens. Die Methode von WEBER ist nicht unangefochten geblieben. LIBESNY und SCHEMINSKY fanden bei 50 Gesunden und 11 Kranken kein gesetzmäßiges Verhalten. Da das Plethysmogramm in gleicher Weise durch wirkliche Muskelarbeit und Bewegungsvorstellung verändert werden kann, so darf aus seinen Veränderungen kein bindender Schluß auf die Beteiligung des Herzens an der Blutverschiebung gezogen werden. Die Methode ist deshalb zur Funktionsprüfung des Herzens nicht ohne weiteres verwertbar (EWIG, KIMURA, RÖMER und HÖRNICKE), dürfte dagegen für die Prüfung der Labilität und Empfindlichkeit der Vasomotoren wertvoll und auch klinisch von Bedeutung sein (LIBESNY und SCHEMINSKY). In ähnlichem Sinne äußern sich GOLDSCHEIDER und FR. KRAUS.

Die Beobachtung des Capillarkreislaufes als Grundlage der Funktionsprüfung

ist von Weiss empfohlen worden. Er untersucht im auffallenden Licht unter dem Mikroskop die Fingercapillaren und ihre Veränderungen bei sinkendem Druck einer um den Oberarm gelegten Recklinghausenschen Manschette. Solange der Manschettendruck den maximalen Blutdruck übersteigt, findet keine Strömung in den Capillaren statt. Sobald aber der Manschettendruck nur wenige Millimeter unter den Maximaldruck sinkt, kommt beim Gesunden die Strömung in Gang. Der zu dieser Zeit eintretende geringe Zufluß arteriellen Blutes — vielleicht zusammen mit der Kontraktionskraft der Arterien — genügt wohl, um den in den Venen herrschenden Druck zu überwinden und die hier stehende Blutsäule in Bewegung zu setzen. Bei Kreislaufschwäche muß der Manschettendruck tiefer gesenkt werden, um diese Bewegung zu erzeugen, weil zur Überwindung des infolge der Kreislaufschwäche gesteigerten Venendruckes ein größerer arterieller Druck nötig ist. Der Unterschied zwischen dem Maximaldruck und dem Druck, bei dem der Capillarkreislauf wieder einsetzt, soll dem Grade der Insuffizienz entsprechen. Moog und Ehrmann, Jürgensen, E. Müller haben bei Nachprüfungen das Verfahren nicht brauchbar zur allgemeinen Funktionsprüfung des Kreislaufes gefunden, ein Ergebnis, dem Hagens Untersuchungen über die Capillargefäßtätigkeit eine experimentelle Stütze geben.

Die Herzgröße als Grundlage der Funktionsprüfung

konnte mit Rücksicht auf die Lehre von der akuten Herzweiterung nach Überanstrengungen gerechtfertigt erscheinen. Freilich, solange für die Größenbestimmung des Herzens nur die Percussion zur Verfügung stand, war kein sicheres Resultat zu erwarten. Das änderte sich mit der Einführung des sehr viel genaueren und völlig objektiven Röntgenverfahrens. Dieses brachte aber zunächst nicht die erwartete Bestätigung der alten Lehre, sondern zeigte im Gegenteil, daß nach körperlicher Anstrengung die Herzsilhouette kleiner wird (Moritz, Mendel und Selig, Kienböck, Selig und Beck, Dietlen u. a.), eine Erscheinung, die u. a. auf eine Verminderung der diastolischen Füllung infolge der gleichzeitigen Frequenzzunahme zurückgeführt wurde. Weitere Untersuchungen lehrten aber dann doch, daß nach stärkeren Anstrengungen eine Vergrößerung der Herzsilhouette auftreten könne. So beobachtete Lipschitz unter Nicolai an Wettläufern auf der Dresdener Hygieneausstellung 1911, daß von 65 Fällen 19 eine Vergrößerung, also eine Dilatation des Herzens darboten; 43 Fälle zeigten eine Verkleinerung. Ein weiterer Fortschritt war es, als Nicolai und Zuntz während — nicht wie bis dahin nach — der Arbeit Röntgenaufnahmen machten; sie erreichten das, indem sie die Arbeit auf der Tretbahn leisten ließen. Bei dieser Versuchsanordnung stellte sich nun heraus, daß das Herz während der Arbeit ein wenig größer, nach der Arbeit plötzlich kleiner wird, und zwar kleiner als vor Beginn des Versuchs in der Ruhe. Betrachten wir diese Befunde vom Standpunkt einer Funktionsprüfung aus, so beweist die Vergrößerung lediglich eine stärkere Füllung; ob eine Vergrößerung des Schlagvolumens damit verbunden ist, läßt sich aus dem Röntgenbefunde allein nicht feststellen. Die Verkleinerung spricht dafür, daß nach der Arbeit ein gewisser Bruchteil der normalen Restblutmenge ausgetrieben wird. So interessant diese Beobachtungen sind, eignen sie sich doch nicht als Methode einer Funktionsprüfung wegen der Umständlichkeit des Verfahrens, der Größe der Arbeitsleistung — sie muß recht erheblich sein, um deutliche Ergebnisse zu liefern und kann deshalb vielen Kranken nicht zugemutet werden — und der geringen praktischen Ausbeute. Es soll aber im Anschluß an diese Frage auf einen Gesichtspunkt hingewiesen werden, dem bis jetzt bei der Besprechung der Funktionsprüfungen nicht immer genügende Aufmerksamkeit geschenkt worden ist. Das ist die Art der zur Funktionsprüfung gewählten Arbeit. Es ist allgemein üblich, wenn man die Leistungsfähigkeit der Organe prüfen will, Bewegungsarbeiten leisten zu lassen — Gehen, Steigen, Beugen und Strecken der Arme und Beine, Laufen, Schwimmen, Rudern, Radfahren usw. —, bei denen es sich um rhythmische Zusammenziehung und Erschlaffung der betreffenden Muskelgruppen handelt. Da mit jeder Zusammenziehung des Muskels das in seinen Venen enthaltene Blut ausgepreßt und mit jeder Erschlaffung der Zufluß in die Venen befördert wird, so wirkt die Muskeltätigkeit wie ein accessorisches Herz. Unterstützt wird diese Wirkung durch die gleichzeitig infolge der Arbeit eintretende Vertiefung und Beschleunigung der Atmung. Die Arbeit selbst schließt also eine wesentliche Unterstützung der Kreislauftätigkeit in sich. Ganz anders, wenn die Arbeit in einer Dauerkraftleistung besteht, zum Beispiel im Stemmen eines schweren Gewichtes. Der größte Teil der Körpermuskulatur verharrt dabei längere Zeit im Kontraktionszustand. Der Rückfluß des Blutes und damit die Speisung des Herzens wird durch die Kompression der Muskelvenen behindert. Der Brustkorb nimmt Einatmungsstellung ein und wird dann nach Schluß der Glottis durch die Anspannung der Ausatmungsmuskulatur festgestellt, damit die schwer belasteten Arme mit dem Schultergürtel einen festen Stützpunkt am Brustkorb finden. Die hiermit verbundene starke Steigerung des intrathorakalen Druckes wirkt in demselben Sinne wie die Kontraktion der Körpermuskulatur, sie erschwert den Blutzufluß zum rechten Herzen. In dem Augenblick, wo die Kraftleistung abgebrochen wird, erfolgt eine tiefe Einatmung und das in den Venen gestaute Blut — man vergegenwärtige sich die gewaltige Schwellung der Halsvenen, das dunkelrote Gesicht bei solchen Übungen — überflutet das Herz. JOH. MÜLLER, der diese Verhältnisse betont, nimmt deshalb an, bei solchen Kraftleistungen würde, umgekehrt wie bei Bewegungsarbeit, während der Arbeit eine Verkleinerung, nach der Arbeit eine Vergrößerung des Herzens gefunden werden und stellt darauf gerichtete Untersuchungen in Aussicht. Die Verkleinerung des Herzens beim VALSALVAschen Versuch (FR. KRAUS, MORITZ, DIETLEN, BÜRGER) bestätigt diese Annahme. PONGS hat den Druck beim VALSALVAschen Versuch dosiert und empfiehlt dies Verfahren als eine Art Funktionsprüfung. Wie gefährlich starke Preßleistungen für wacklige Herzen sein müssen, kann man sich vorstellen, wenn man überlegt, daß während des Aktes der Pressung, also während schwerster Arbeit, die Blutversorgung des Herzens und Herzmuskels stark behindert ist und daß nach der Pressung ganz plötzlich eine übergroße Blutmenge von dem Herzen bewältigt werden muß. Zum Schluß muß daran erinnert werden, daß das Herz keine einfache selbständige Muskelmaschine, sondern ein Glied in dem verwickelten, empfindlichen, von unberechenbaren Einflüssen abhängigen Kreislaufsmechanismus ist. So wundert es uns nicht, daß BRUNS und ROEMER während körperlicher Arbeit (Heben eines im Knie gebeugten Beines) das Herz bei dem einen größer, bei anderen kleiner, meistens aber zwischen Vergrößerung und Verkleinerung schwankend finden und annehmen, daß, wenigstens bei ihrer Versuchsanordnung, die Psyche stärkeren Einfluß auf die Herzgröße als die Arbeit habe.

Wichtiger als die Frage, welche Veränderungen die Herzgröße unter dem Einfluß von Arbeit erfahren kann, ist das Verhältnis zwischen der angeborenen Größe des Herzens und der Größe der Leistungen, die das Herz auf Grund seiner ursprünglichen Anlage zu vollbringen vermag. Darüber wird näheres bei der Besprechung des kleinen Herzens zu sagen sein.

Die Funktionsprüfung der einzelnen Qualitäten des Herzens.

Die Herztätigkeit beruht auf den uns schon bekannten vier Eigenschaften: Reizbildung, Reizbarkeit, Reizleitung, Contractilität. Es kommt nun vor, daß die eine oder andere dieser Eigenschaften isoliert gestört ist. Da kann es von Interesse sein, die erkrankte Funktion für sich genauer zu prüfen. Freilich, eine Störung der

Contractilität, bei der es sich, soweit wir bis jetzt übersehen können, immer um eine Herabsetzung, also eine Herzschwäche handeln dürfte, wird wohl stets mit einer allgemeinen Kreislaufstörung verbunden sein und deshalb bei jeder Methode der Funktionsprüfung zum Ausdruck kommen. Nun greifen alle bisher geschilderten Methoden, mit Ausnahme des Röntgenverfahrens, irgendwo an der Peripherie an, zum Teil notgedrungen, denn wir können beim Menschen nicht wie im Tierversuch unsere Apparate unmittelbar an und in das Herz bringen. Nur die Herzstoßkurve und das Elektrocardiogramm geben so gut wie unmittelbar Kunde von den Vorgängen, die sich an und in dem Herzen selbst abspielen. Die Herzstoßkurve zusammen mit dem Arterienpuls oder vielleicht auch für sich allein (WEISS) gewährt Auskunft über zwei Größen, die mit der Herzkraft im engsten Zusammenhang stehen, die Anspannungszeit und die Austreibungszeit. Allerdings sind das keine unabhängigen Größen, sie können von Schlag zu Schlag wechseln, je nach der Dauer der vorhergehenden Diastole. Diese ist deshalb von wesentlichem Einfluß, weil sie den Wiederaufbau der bei jeder Systole verbrauchten Contractilität sowie die Füllung des Herzens und dadurch Anfangsspannung, Anspannungszeit, Schlagvolumen, Austreibungszeit mitbestimmt. Für die Beurteilung der Anspannungszeit und Austreibungszeit müssen wir also die Dauer der vorhergehenden Diastole kennen, eine Forderung, deren Erfüllung die Herzstoßkurve zusammen mit dem Arterienpuls gestattet. Die mitbestimmende Wirkung der Diastole kompliziert nun aber wieder die Deutung der für Anspannung und Austreibung gefundenen Werte. Dieser Umstand zusammen mit der etwas umständlichen Technik der Kurvenaufnahme macht es erklärlich, daß die Methode bis jetzt zur Funktionsprüfung nicht herangezogen worden ist.

Tabelle 7.

Oktober 1910				Januar 1911			
	Dauer der				Dauer der		
vorhergehenden Diastole	Anspannungszeit	Austreibungszeit	Systole	vorhergehenden Diastole	Anspannungszeit	Austreibungszeit	Systole
0,22	0,127	0,21	0,337	—	—	—	—
0,30	0,127	0,21	0,367	—	—	—	—
0,33	0,11	0,23	0,34	—	—	—	—
0,50	0,11	0,24	0,35	0,49	0,145	0,23	0,375
0,55	0,11	0,26	0,37	{ 0,53	0,14	0,24	0,37
				0,54	0,13	0,246	0,386
0,62	0,09	0,28	0,37	0,6	0,12	0,25	0,37
—	—	—	—	0,67	0,12	0,246	0,366

Und doch kann man damit zuweilen einen Einblick in die Einzelheiten der Herztätigkeit erhalten, der zum mindestens nicht ohne Interesse ist. Die obenstehende Tabelle mag ein Beispiel dafür sein. Sie stammt von einem 34 jährigen Manne mit dekompensierter Mitralinsuffizienz und Vorhofsflimmern. Die linke Hälfte der Tabelle stammt aus dem Oktober 1910, die rechte Hälfte aus dem Januar 1911; sie umfassen beide eine Reihe aufeinanderfolgender Pulsschläge, die aber der Anschaulichkeit halber nach der Diastolendauer geordnet sind. Zu beiden Zeiten stand der Patient unter Digitalis, und zwar im Januar unter größeren Dosen, woraus der Mangel kürzerer Pulsschläge in der rechten Tabelle zu erklären ist. Im Laufe der drei Monate hatte sich der Zustand offensichtlich verschlechtert, der Kranke war weniger leistungsfähig, litt mehr unter Atemnot, brauchte größere Dosen Digitalis, das Herz war stärker erweitert. Zahlenmäßig und anschaulich giebt über die Verschlechterung, was die Herztätigkeit als solche angeht, die Tabelle Auskunft. Auf eine Diastole von 0,50 Sekunden Dauer folgt Oktober 1910 eine Anspannungszeit von 0,11 Sekunden, nach längeren Diastolen geht sie bis auf 0,09 Sekunden zurück und nähert sich damit schon den normalen Werten, während im Januar die Anspannungszeit nicht unter 0,12 Sekunden sinkt: Zahlen, in denen die Abnahme der Herzkraft, der Contractilität, deutlich zum Ausdruck kommt. Die Dauer der Austreibungszeit und der ganzen Systole (Anspannungs- und Austreibungszeit) entspricht im Oktober 1910 im wesentlichen der Dauer der vorausgehenden Diastole, d. h. der Füllung des Herzens. Im Januar 1911 ist dies Verhalten nicht mehr deutlich ausgesprochen, auch nach langen Diastolen finden wir keine merkbare Verlängerung der Austreibungszeit, das Herz ist offenbar nicht mehr imstande, auf die mit der Füllungssteigerung einhergehende Steigerung der Anfangsspannung entsprechend zu reagieren, sondern bricht die Systole vorzeitig ab, das bedeutet zusammen mit den anderen Zeichen von Schwäche: das Schlagvolumen sinkt, die Restblutmenge steigt.

Um die *Reizleitung* zu prüfen, stehen uns verschiedene Wege zu Gebote. Zunächst werden wir in der Venenpulskurve oder besser im Elektrocardiogramm die Zeit bestimmen, die der Reiz braucht, um vom Vorhof zur Kammer übergeleitet zu werden. Eine Verlängerung dieser Zeitspanne über das gewöhnliche Maß deutet auf Störungen des Reizleitungsvorganges. Wir können ferner die Empfindlichkeit der Reizleitung gegen den Carotisdruck rechts und links oder gegen Druck auf die Bulbi prüfen. Weiterhin ist zu beachten, ob bei Frequenzsteigerungen die häufigere Benutzung der Reizleitungsbahnen, in der Ruhe das Sinken des die Reizleitung begünstigenden Sympathicustonus oder das Steigen des die Reizleitung hemmenden Vagustonus, Erscheinungen machen, die auf ein Versagen der Reizleitung deuten. Schließlich können wir das die Reizleitung fördernde Atropin oder die die Reizleitung hemmende Digitalis versuchsweise anwenden, um Aufschluß über die Reizleitungsverhältnisse des betreffenden Herzens zu erhalten. Schon hier mag aber darauf hingewiesen werden, daß das Problem der Reizleitung noch nicht endgültig geklärt ist und daß man nicht unbedingt erwarten darf, mit den angegebenen verschiedenen Methoden übereinstimmende Ergebnisse zu erhalten. Eingehender wird hierüber in dem Abschnitt über die unregelmäßige Herztätigkeit zu handeln sein.

Reizbildung und Reizbarkeit sind so eng in einander verschränkt, daß eine Trennung dieser beiden Funktionen nicht möglich ist. Sie sind wie zwei aufeinander zustrebende Linien, von denen bald die eine, bald die andere steiler oder flacher verläuft, so daß der von ihnen gebildete Winkel wechselt und der Scheitel des Winkels — der Punkt, wo die beiden Linien sich schneiden, die beiden Funktionen in Kontakt miteinander treten und ihren äußeren Ausdruck in der Kontraktion des Herzmuskels finden — bald vor-, bald zurückrückt. Reizbildung und Reizbarkeit der Sinusgegend sind es, die die Frequenz des normal schlagenden Herzens bestimmen, wobei daran erinnert sei, daß für die Reizbildung und Reizbarkeit mitsprechen 1. die Beschaffenheit des Sinusknotens selbst, 2. alle auf den Sinusknoten unmittelbar wirkenden Reize (Blutgase und -salze, Produkte der inneren Sekretion, Füllungsdruck, Kranzgefäßfunktion), 3. alle auf den Sinusknoten mittelbar wirkenden Reize (Einfluß der großen Herznerven, Reflexe). Alle bisher besprochenen Methoden der Funktionsprüfung, soweit sie die Pulszahl berücksichtigen, schließen also eine Prüfung der Reizbildung und Reizbarkeit in sich, man kann aber die Prüfung vervollständigen durch Maßnahmen, die am Herzen mehr oder weniger isoliert und unmittelbar angreifen: ich meine die Anwendung bestimmter Medikamente, wie Atropin, Suprarenin, Digitalis. Zumal der Einfluß der Digitalis auf die Reizbildung und Reizbarkeit des Sinusknotens bietet großes praktisches Interesse.

Nun kommt es ja vor, daß durch irgendwelche krankhafte Vorgänge die Reizbildung und Reizbarkeit oder, wie wir der Einfachheit halber wohl sagen dürfen, die Reizentstehung in anderen Teilen des Herzens gesteigert wird, so daß vorzeitige Systolen der Vorhöfe oder Kammern zuweilen oder öfters die vom Sinus vorgelegte Schlagfolge unterbrechen, ja unter Umständen ganz überbieten. Um diese Neigung zur Extrasystolie, die auf einer Steigerung der Reizbildung und Reizbarkeit in Herzabschnitten unterhalb des Sinusknotens beruht, genauer auf Grad und Ausdehnung zu prüfen, kann es zweckmäßig sein ihre Reaktion auf eins der genannten Mittel zu prüfen.

Wir geraten damit aber schon so weit auf das Gebiet der unregelmäßigen Herztätigkeit und der Behandlung der Herzkrankheiten, daß wir uns hier mit diesen allgemeinen Hinweisen begnügen müssen.

Die Behandlung der Kreislaufschwäche.

Wir haben in den vorhergehenden Abschnitten die allgemeinen Grundlagen der Kreislaufschwäche kennen gelernt, haben erfahren, welche Erscheinungen sie macht und in welchen Wechselbeziehungen sie zur Tätigkeit der wichtigsten anderen Organe steht, und haben uns schließlich gefragt, welche Methoden zur Beurteilung der Kreislauftätigkeit, der Leistungen und Leistungsfähigkeit des Herzens und der Gefäße in Betracht kommen. Alles das hat sich zwanglos auseinander ergeben, indem wir, von der am besten gekannten Erkrankung des Herzens, den Klappenfehlern, ausgehend, dem Laufe der Dinge gefolgt sind. Vieles haben wir dabei am Wege liegen lassen müssen, vor allem die zahlreichen Krankheitsvorgänge und Krankheitszustände, die ohne eine Beteiligung des Klappenapparates zu Störungen des Kreislaufes führen. Wenn wir uns nun der Behandlung der Kreislaufschwäche zuwenden, so könnte man denken, unsere Versäumnisse möchten sich rächen, denn wie soll man eine Krankheit richtig behandeln, ohne daß man die Möglichkeiten ihrer Entstehung im ganzen Umfange überblickt? Das ist zweifellos richtig und es folgt daraus, daß hier nicht die Behandlung der Kreislaufschwäche erschöpfend dargestellt werden kann; wir wollen uns vielmehr an dieser Stelle nur mit der allgemeinen Behandlung der Kreislaufschwäche beschäftigen. Berechtigt sind wir dazu aus verschiedenen Gründen. Einmal ist die Kreislaufschwäche nicht nur ein Krankheitssymptom, sondern auch ein Krankheitszustand und dadurch selbst wieder eine Ursache wesentlicher Störungen. Ferner verfügen wir über eine Anzahl wirkungsvoller Behandlungsmethoden, die ganz allgemein eine Kreislaufschwäche und damit zuweilen mittelbar auch deren Ursachen zu bessern vermögen. Das wird erklärlich, wenn wir berücksichtigen, daß die Ursachen der Kreislaufschwäche und die Kreislaufschwäche selbst meist einen Circulus vitiosus bilden. Um eine Besserung herbeizuführen, muß dieser Zirkel durchbrochen werden, es tut zunächst nichts zur Sache wo, wenn er nur durchbrochen wird. Schließlich, in vielen Fällen ist es uns gar nicht möglich, die Hauptursache der Kreislaufschwäche irgendwie zu beeinflussen; da sind wir darauf angewiesen, allein durch unsere Einwirkungen auf den Kreislauf das Beste aus der Sache zu machen. Im weiteren Verlauf dieses Buches werden wir noch oft den besonderen Ursachen von Schwächezuständen des Kreislaufes nachzugehen und dabei zu überlegen haben, welche besonderen Behandlungsverfahren Aussicht auf Erfolg versprechen. Wir haben dann den Vorteil, die allgemeine Behandlung zu kennen und können bei den einzelnen Krankheitsformen unsere Aufmerksamkeit ganz der speziellen Behandlung widmen.

Allerdings, so ganz schlechthin mit der Diagnose Kreislaufschwäche können wir uns auch hier nicht zufrieden geben; um die grundsätzlichen Fragen wo und warum kommen wir nicht ganz herum. Wo sitzt die Kreislaufschwäche? Wir kennen als wesentliche Größen des Kreislaufes das Herz, die Gefäße und die accessorischen Herzen. Bei der Wahl unserer Heilmittel müssen wir uns darüber klar sein, wo wir hauptsächlich angreifen wollen, am Herzen, an den Gefäßen oder den accessorischen Herzen, und bei der Besprechung der Behandlungsmethoden werden wir ihre Wirkung auf die genannten Kreislaufsgrößen soweit wie möglich besonders zu betrachten haben. Warum besteht eine Kreislaufschwäche? Der Kreislauf ist letzten Endes auf Muskeltätigkeit zurückzuführen, er kann versagen, weil die in Betracht kommende Muskulatur zu viel gearbeitet hat und deshalb erschöpft ist, oder weil sie zu wenig gearbeitet hat und deshalb nicht genügend entwickelt oder geschwunden ist, oder auch weil sie falsch arbeitet. Diese letzte Form ist freilich keine Kreislaufschwäche im strengen Sinne des Wortes, aber wir führen sie hier mit auf, da ihre Folgen denen einer Kreislaufschwäche gleichen oder doch sehr ähnlich sind. Unsere Behandlung wird je nachdem auf Schonung, auf Übung oder auf Regelung der Kreislaufskräfte gerichtet sein, unsere Betrachtung der Behandlungsmethoden diese verschiedenen Ziele berücksichtigen müssen.

Geschichtliches über die Behandlung der Kreislaufschwäche.

Die ersten grundlegenden Arbeiten über die Behandlung der Krankheiten des Herzens und der Gefäße stammen von IPPOL. FRANCESCO ALBERTINI[1]. Bei Herzanfällen redet er dem Aderlaß das Wort, im übrigen ist er gegen eingreifende Verfahren, so gegen die abführenden und harntreibenden, befürwortet vielmehr eine stärkende Behandlung. Nur für Aneurysmen hat er zusammen mit VALSALVA große Aderlässe und eine 40tägige Hunger-, Durst- und Klistierkur eingeführt, die soweit getrieben werden sollte, bis der Kranke vor Schwäche kaum noch die Hand aus dem Bette strecken konnte: Ut prae imbecillitate vix e lectulo ... manum attolendi facultatem haberet (MORGAGNI: ep. XVIII. 30). MORGAGNI, einer der Schüler ALBERTINIS, empfahl außerdem heiße Fuß- und Handbäder als ableitende Verfahren.

Dazu gesellten sich an wirksamen Mitteln — abgesehen vom Quecksilber, das in manchen Fällen von Lues günstig gewirkt haben wird — das bereits von PARACELSUS als potentissimus hydropis dormitor empfohlene Kalomel und die Meerzwiebel, Scilla maritima.

Die zuletzt genannte Pflanze war schon den Alten bekannt und so geschätzt, daß ihr in Pelusium ein Tempel gesetzt sein soll (MENDEL[2]). Von HIPPOKRATES[3] freilich wird sie, soweit ich sehe, nur flüchtig als Mittel gegen „innerliche Vereiterungen" erwähnt. Größere Beachtung findet sie schon bei den späteren römischen Ärzten des 4.—6. Jahrhunderts (CAELIUS AURELIANUS im 4. Jahrhundert. De morb. Chronic. Lib. III, Cap. 8, 477; AETIUS SERMON X, Cap. 36, 240), ohne jedoch weiterhin die gebührende Schätzung zu erfahren. So wird sie unter den Mitteln gegen Hydrops in der seinerzeit berühmten Materia medica BOERHAAVES nur beiläufig angeführt, erst der größte Schüler BOERHAAVES, VAN SWIETEN, singt der Meerzwiebel ein warmes Loblied (Comment. 1765, IV, § 1243): Cum autem inde minus debilitentur aegri quam a validis purgantibus, hinc scillae usum tentare soleo, antequam instituatur Paracentesis. Damit sind wir aber auch schon der Zeit nahegerückt, die die Kenntnis des mächtigsten Herzmittels bringen sollte. ERASMUS DARWIN veröffentlichte 1780 eine Anzahl wassersüchtiger Fälle, in denen die Digitalis eine wunderbare Wirkung entfaltet hatte, ihm schloß sich WARREN fünf Jahre später an. In dem nächsten Jahre erschien dann die grundlegende Arbeit WITHERINGS, in der zum ersten Male nicht nur die harntreibende, sondern auch die Herzwirkung der Digitalis nachgewiesen wurde. Trotzdem erfolgte die Anerkennung des Mittels nicht so allgemein, wie man hätte erwarten sollen,

---

[1] Animadversiones super quibusdam difficilis respirationis vitiis a laesa cordis et praecordiorum structura pendentibus in den Verhandlungen der Akademie in Bologna 1748.

[2] Ther. Gegenw. 1918, 1.

[3] Περὶ διαίτης ὀξέων. LXIII (FUCHS).

wenigstens finden wir es in dem sonst ausgezeichneten Buche über die Herz- und Gefäßkrankheiten von CORVISART 1811 noch nicht erwähnt. Eine volle Würdigung erfährt der
rote Fingerhut als Herzmittel dagegen in dem wenige Jahre später erschienenen Werke
KREYSIGS, der daneben aber dem altberühmten Aderlaß noch einen weiten Wirkungsbereich
zuweist, viel weiter als CORVISART. Das hängt zusammen mit der verschiedenen Auffassung,
die diese beiden Forscher vom Wesen der Herzkrankheiten, im besonderen der Herzhypertrophie, hatten. CORVISARTS Lehre läßt sich kurz folgendermaßen zusammenfassen. Vermehrter Widerstand wirkt als Reiz, er geht einher mit einer Dehnung der Herzmuskelfasern,
mit einer Verlängerung der durch das Blut auf die Herzmuskulatur ausgeübten Druckwirkung, mit einer Füllungssteigerung des Kranzgefäßsystems und führt so zu einer Steigerung
der Arbeit und Ernährung des Herzens und dadurch zur Hypertrophie. Diese Erklärung
CORVISARTS ist eine Zusammenfassung der wichtigsten mechanischen Vorgänge, die bei der
Entstehung der Herzhypertrophie nachweisbar sind. Damit begnügt er sich, nur lose stellt
er den ursächlichen Zusammenhang zwischen der mechanischen Hauptbedingung, der
Widerstandsvermehrung und der veränderten Lebensform des Herzens, der Hypertrophie,
dadurch her, daß er die Widerstandsvermehrung als „Reizmittel" bezeichnet. KREYSIG
fühlt, daß die Frage des Reizes und der Hypertrophie damit offenbar zu leicht abgetan ist.
Er weist darauf hin, daß als Folge von Reizen auch eine Entzündung eintreten könne und
verstrickt sich nun in diese drei Probleme: des Reizes, der Hypertrophie und der Entzündung, von denen jedes allein auch heute noch dem größten Gelehrten den Kopf heiß machen
kann — ich erinnere nur aus neuester Zeit an ASCHOFFS Bemerkung, über die Entzündung
habe bekanntlich jeder Pathologe sein eigenes Glaubensbekenntnis. Nun, auch KREYSIG
hatte sein Glaubensbekenntnis, er hielt dafür, daß „der Akt der Ernährung und des Lebens-
prozesses mit dem Akte der Entzündung dem Wesen nach und die letztere von der
ersteren nur gradweise verschieden" sei. Dementsprechend erklärt er von der Hypertrophie,
„daß Vermehrung und Verstärkung der Substanz eines Organs ohne Abänderung seiner
Qualität allerdings als ein Produkt eines dem Wesen nach der Entzündung ähnlichen Zustandes angesehen werden kann". Die Auffassung der Herzhypertrophie als eines entzündlichen Vorganges war es, die bei KREYSIG eine gewisse Vorliebe für den Aderlaß erzeugen
mußte; er verwahrt sich freilich dagegen und warnt sogar vor Aderlässen in vorgeschritteneren Stadien, führt aber doch — „um nur zu zeigen, wie diese Kranken Blutentziehungen
zu vertragen vermögen" — einen Fall von KINGLAKE an, der einer an Anfällen von Suffo-
kation und Ohnmachten leidenden Herzkranken binnen 2 Jahren wenigstens 312mal zur
Ader gelassen und jedesmal ungefähr 4 Unzen Blut (= 110 ccm) genommen habe. Uns zeigt
der Fall zwar auch, was ein Mensch aushalten kann, zugleich ist er aber ein anschauliches
Beispiel dafür, auf welche Abwege damals die Aderlaßbewegung geraten war. KREYSIGS
Theorie von der entzündlichen Natur der Hypertrophie, in unserer Zeit von EHRENFRIED
ALBRECHT wieder aufgenommen, ist mit guten Gründen von den Forschern abgelehnt worden,
hat sich aber gleichwohl in einer wichtigen Beziehung als fruchtbringend erwiesen. Indem
KREYSIG seine Theorie zu stützen versuchte, wurde sein Auge geschärft für den Zusammen-
hang entzündlicher Erkrankungen aller Art mit Kreislaufstörungen und -krankheiten; er
nennt u. a. Masern, Scharlach, Wochenbett, Rheumatismus, Erysipel, Skorbut, Gicht,
WERLHOFSCHE Krankheit, Lues, Gonorrhoe, und bei der Besprechung der weichen Auswüchse an den Klappen bemerkt er ganz grundsätzlich: „Dann sieht man auch nicht ein,
warum weiche Auswüchse nicht ebensogut wie Verknöcherungen als Folge jeder einfachen
Entzündung sollten entstehen können." Diese Auffassung konnte natürlich nicht ohne
Einfluß auf die Behandlung bleiben, sondern mußte zu einer weitsichtigen und vorbauenden
Therapie führen. „Die Kenntnis der Kausalverhältnisse der inneren krankhaften Momente
mit organischen Krankheiten des Herzens gebietet nämlich um so dringender, jene Krankheiten und Anlagen nicht nur an sich mit desto ernstlicherer Sorgfalt in jedem Falle zu
behandeln, sondern vorzüglich auch in Beziehung der Folgen, welche sie auf das Herz haben
können. Am allerwichtigsten ist . . . ferner die Behandlung aller sogenannten hitzigen
Fieber, sie mögen mit örtlichen Entzündungen, z. B. der Lungen, verbunden sein oder nicht,
besonders aller epidemischen Fieber." Als einen wesentlichen allgemeinen Grundsatz betont er weiter, „niemals an dem einzelnen zu hängen, sondern den gesamten Krankheitszustand nach allen seinen einzelnen Bestandteilen ins Auge zu fassen". Für das Herz im
besonderen hebt er hervor, „daß relative Schwächung des Herzens und mechanische Einschränkung der Tätigkeit desselben die wesentlichsten und allen organischen Herzfehlern
gemeinsam zukommenden Eigenschaften sind. Aus diesen beiden Eigenschaften fließen die
allgemeinsten Maximen für die Behandlung aller, sowie aus dem Verhältnis der dynamischen
und mechanischen Abweichungen des Herzens zueinander, die allgemeinen Regeln für die
Behandlung der besonderen Arten oder Formen der organischen Fehler dieses Organs." Als
therapeutisches Rüstzeug lernen wir bei KREYSIG kennen: Regelung der Lebensweise, der
geistigen und körperlichen Tätigkeit, der Diät und Flüssigkeitszufuhr, des Stuhlganges und
an speziellen Mitteln u. a. Aderlaß, Punktion, Scarification, Quecksilber, Kalomel, Digitalis,

Scilla, Camphor, Benzol, Moschus, Opium, Salmiak, Senega, Ipecacuanha, Tartarus stibiatus, Abführmittel, heiße Kompressen, Blasenpflaster, Senfteige usw. Wir sehen daraus, daß zu Beginn des vorigen Jahrhunderts eine ganze Anzahl wirklich zweckdienlicher und wirksamer Maßnahmen und Mittel für die Behandlung von Kreislaufstörungen zu Gebote stand. Wenn damit nicht immer die Erfolge erreicht wurden, die hätten erreicht werden können, so lag das an ungenügender Einsicht in das Wesen der Herz- und Gefäßkrankheiten. Bedenken wir, daß eine klinische Diagnose und damit eine verständnisvolle Beobachtung der Herzkrankheiten erst nach der Erfindung der Percussion und Auscultation (1816) möglich war, so nimmt uns das nicht wunder. Je mehr man Einblick in die Störungen der Herztätigkeit, ihre Ursachen und ihren Verlauf gewann, um so mehr trat die Anwendung des Aderlasses zurück. Man sah, daß dieses Mittel wohl im Augenblick Erleichterung verschaffte, aber im Übermaß den Krankheitsverlauf ungünstig beeinflußte. Es ist CORRIGANS, dieses vorzüglichen irischen Arztes, Verdienst besonders nachdrücklich und mit guter Begründung darauf hingewiesen zu haben. Er geht von der Aorteninsuffizienz aus und sagt etwa: Dieser Klappenfehler legt dem Herzen eine vermehrte Arbeit auf, die, wie beim Skelettmuskel, unter Zunahme der Masse des Muskels geleistet wird. Die Hypertrophie ist also eine weise Einrichtung der Natur, die nicht durch Schwächung des Körpers gehemmt, sondern durch Kräftigung des Körpers unterstützt werden solle. CORRIGAN empfiehlt deshalb eine ausreichende Ernährung mit mäßiger Flüssigkeitszufuhr und auch körperliche Bewegung in vernünftigem Maße, er warnt vor Aderlässen, Abführmitteln, Hungerkuren; jedoch läßt er dem Aderlaß sein Recht für Anfälle, in denen eine starke Beschleunigung des kräftigen Pulses mit Herzangst und Atemnot auftritt.

Einen weiteren Schritt vorwärts bedeutete es, als CORRIGANS Landsmann STOKES grundsätzlich körperliche Bewegung, wenn auch nur für bestimmte Fälle, als Heilmittel unter die Behandlungsmethoden der Kreislaufstörungen aufnahm; wenn er allerdings die fettige Degeneration des Herzens als Objekt der Übungsbehandlung in den Vordergrund stellt, so wissen wir heute, daß diese Erkrankung nicht gerade das günstigste Beispiel ist und wundern uns nicht, daß frühzeitig Widerspruch laut wurde (QUAIN u. a.). STOKES ließ sich aber nicht irre machen und berief sich auf seine praktischen Erfolge, bei denen es sich aber wohl nicht um fettige Entartung des Herzens, sondern Herzbeschwerden Fettleibiger gehandelt haben wird. Immerhin führte die Beobachtung, daß körperliche Bewegung günstig auf Herzbeschwerden wirken könne, dazu, das für Herzkranke erlaubte Maß an Muskeltätigkeit zu erweitern und dadurch vielen Patienten größere Bewegungsfreiheit, größeren Anteil an den Gütern dieses Lebens zu geben. Schon vorher war von anderer Seite ein in derselben Richtung laufender Anstoß erfolgt. Der Schwede LING empfahl die von ihm ausgebildete Methode der Gymnastik auch zur Behandlung von Kreislaufstörungen (1813). In geeigneten Fällen mußte das Verfahren, wie zu erwarten, ähnliche günstige Erfolge zeitigen wie einfachere Übungen unter den Händen von STOKES; die schwedische Gymnastik fand denn auch bald in den Nachbarländern Anerkennung, wurde aber weiterhin durch geschäftsmäßige Ausnutzung und laienhafte Übertreibungen um einen Teil ihres guten Rufes gebracht. Eine gewisse Belebung brachte die Einführung besonderer Apparate (ZANDER, HERTZ), die eine meßbare Abstufung der Übungen gestatten, ein wirklicher Aufschwung erfolgte aber erst durch die etwa gleichzeitig einsetzenden ernsthaften Bemühungen, die Wirkungen der Methode wissenschaftlich zu ergründen und begründen. Die Idee der Übungstherapie war damit aber nicht am Ende ihrer Laufbahn angelangt, sondern als ihre Kinder werden noch die Wasser- und Bäderbehandlung sowie OERTELS Terrainkur aus der Taufe gehoben. Allen diesen Sprößlingen ist das gleiche Schicksal beschieden gewesen, jedes einzelne sollte ein Wunderkind werden, und schließlich haben alle mit einem bescheidenen, aber gesicherten Dasein zufrieden sein müssen.

Die Erfolge unserer Behandlung, das muß zusammenfassend vorweg genommen werden, entsprechen leider nicht immer den Erwartungen des Kranken und den Wünschen des Arztes; nach unserem früher abgelegten Geständnis, daß wir die Hauptursachen der Kreislaufschwäche in vielen Fällen nicht beeinflussen können, ist das aber nicht anders zu erwarten. Wenn dem so ist, dann muß offenbar um so größere Sorgfalt darauf verwendet werden, den Erkrankungen vorzubeugen, die den Grund zu der Kreislaufschwäche legen.

Vorbeugung der Kreislaufserkrankungen.

„Die Lehre von Verhütung der Krankheiten ist namentlich bei allen organischen ein wesentlicher Bestandteil ihrer praktischen Behandlung", das betont KREYSIG in seinem Werk über die Krankheiten des Herzens schon zu einer Zeit, als im übrigen die Prophylaxe der Krankheiten noch sehr im argen lag. Die Verhütung hat nach KREYSIG in der Verminderung solcher äußerer Schädlichkeiten und der sorgfältigen Behandlung solcher „innerer krankhafter Momente" zu bestehen, die Ursachen von Herzerkrankungen sein können. Starke Gemütsbewegungen, „unmäßige Anstrengungen der Werkzeuge des Atemholens und des Kreislaufes, z. B. heftiges Tanzen, Laufen, Blasen von Instrumenten, gewaltsame Stellungen und Bewegungen des Körpers, z. B. der Äquilibristen oder beim Ringen und Boxen usw." werden deshalb verboten. Alle hitzigen Fieber, besonders die epidemischen, wie Masern und Scharlach, ferner Gicht, Lustseuche, seien besonders sorgfältig zu behandeln und auch die mechanischen Verhältnisse, in welchen das Herz mit den Lungen, der Leber und Milz stehen, zu berücksichtigen. Das sind sehr beachtenswerte Grundsätze, zumal wenn man bedenkt, daß die Behandlung der organischen Krankheiten des Herzens, wie KREYSIG selbst klagt, „ein noch fast gar nicht angebautes Feld" war, Grundsätze, denen man auch jetzt noch zustimmen kann. Freilich, mit den Grundsätzen allein ist es nicht getan, sondern die Wege zur Durchführung werden für den Erfolg ebenso wichtig sein, und da haben wir im Laufe der 100 Jahre, die seit dem Erscheinen des KREYSIGschen Buches verflossen sind, doch eine wesentlich tiefere Einsicht in die Ursachen der Herzkrankheiten und der Kreislaufschwäche und damit sehr viel klarere Richtlinien für unsere Behandlung erhalten. Ich erinnere nur an die Fortschritte, die durch die bakteriologischen Forschungen, durch die Übertragung der Dynamik des Skelettmuskels auf den Herzmuskel, die Blutdruckmessung und Pulsschreibung, die Blutuntersuchung usw. gewonnen worden sind.

Die allgemeinen Maßregeln zur Verhütung von Kreislaufserkrankungen decken sich mit den Maßregeln, die für die Erhaltung der Gesundheit überhaupt gelten. Sie laufen auf eine vernünftige Lebensweise hinaus, deren Quintessenz sich in dem alten Spruch des TERENZ zusammenfassen läßt: Ne quid nimis.

Die körperliche Tätigkeit soll ein Maß innehalten, das den Körper vor Erschlaffung und Überanstrengung schützt. Ein gewisses Maß körperlicher Bewegung ist zweckmäßig, denn sie verlangt eine Steigerung des Blutumlaufes, die vom Herzen besorgt werden muß, sie übt also den Herzmuskel; sie verlangt eine Umlagerung des Blutes, die von den Gefäßen besorgt werden muß, sie übt also auch die Gefäßmuskulatur. Sie erleichtert andererseits durch die abwechselnde Zusammenziehung und Erschlaffung der Körpermuskulatur (accessorisches Herz) die Blutströmung und erleichtert schließlich die gesamte Kreislaufsarbeit dadurch, daß die mit der Übung einhergehende Erstarkung der Körpermuskulatur größere Aufgaben mit geringerer Anstrengung auszuführen gestattet. Körperliche Bewegung wirkt also gleichzeitig übend und schonend auf die Kreislauforgane, diese doppelte Wirkung erklärt es, warum beides, zuwenig und zuviel Bewegung, ungünstig ist. Zuwenig Bewegung schädigt in erster Linie den peripherischen Kreislauf, weil die Unterstützung der Gefäße durch die Muskeltätigkeit wegfällt (Neigung zu Venenerweiterung und Hämorrhoiden bei sitzender Lebensweise, Beinödeme bei langem Stehen oder Sitzen), zuviel Bewegung schädigt in erster Linie das Zentralorgan, weil eine zu große Steigerung des Stromvolumens zur Überanstrengung des Herzens führt. Welches Maß an Bewegung für den einzelnen das günstigste ist, läßt sich gar nicht immer leicht bestimmen, es hängt wesentlich von der Konstitution, der Anlage und Entwicklungsfähigkeit der Körper- und Herzmuskulatur ab. Muskelschwachen Menschen mit kleinen Herzen darf man nicht zu viel zumuten. Aber auch bei muskelkräftigen Leuten bedarf es einer gewissen Vorsicht, das zeigen die zahlreichen Fälle von Herz- und Kreislaufstörungen bei Sportsleuten, die verhältnismäßig geringe Leistungsfähigkeit des Kreislaufsapparates von manchen Schwerarbeitern während des Feldzuges (KLEWITZ). Besonders wenig leistungsfähig haben sich während des Krieges Leute mit kleinen Herzen und schwerem Beruf gezeigt (KÜLBS). Auf der anderen Seite sprechen Untersuchungen von SPICKSCHEN dafür, daß ein angemessenes Maß von Übung auch kleinen Herzen eine zufriedenstellende Leistungsfähigkeit verleihen kann. Dabei darf man jedoch nicht vergessen, daß eine durch Übung erworbene Erstarkung der Körpermuskulatur und des Herzens nicht ein $K\tau\tilde{\eta}\mu\alpha$ $\dot{\epsilon}\varsigma$ $\dot{\alpha}\epsilon\acute{\iota}$, ein dauernder Besitz ist, sondern nur so lange vorhält, als man sie benutzt. Ungewöhnlich große Anstrengungen können deshalb ohne Schaden nur von Leuten geleistet werden, die in der Übung sind, nicht von solchen, die einmal in der Übung waren. Besonders wichtig ist ein vernünftiges Maß körperlicher Tätigkeit bei Neigung zur Fettleibigkeit oder Schlaffheit der Muskulatur und für Leute, deren Tätigkeit sich überwiegend am Schreibtisch abspielt. Bei der zuletzt genannten Gruppe ist aber darauf zu dringen, daß die körperliche Bewegung nicht zu einer übermäßigen Tätigkeit im Beruf addiert, sondern von dieser subtrahiert wird.

Die geistige Tätigkeit übt freilich nicht so handgreifliche Wirkungen auf den Kreislauf aus, wie die körperliche, sollte aber doch nicht unterschätzt werden. Zunächst kann sie dadurch schädlich wirken, daß sie die nötige körperliche Bewegung verhindert. Ferner ist daran zu denken, daß Anspannung der Aufmerksamkeit mit Blutdrucksteigerung und zuweilen auch mit Reizerscheinungen des Herzens einhergeht; in erhöhtem Grade gilt das von stärkeren Gemütsbewegungen (Herzklopfen infolge Aufregung usw.) und der ganzen Hetzjagd des modernen Lebens. Wird die geistige Tätigkeit, wie so oft, auf Kosten des Schlafes ausgeübt, so stellen sich nicht selten Schwindelanfälle als vasomotorische Ermüdungserscheinungen ein. Ängstliche Gemüter, besonders in etwas vorgerücktem Alter, pflegen darin einen Vorboten der gefürchteten Aderverkalkung zu wittern, ein Urlaub von hinreichender Dauer mit Ruhe, Schlaf und mäßiger körperlicher Bewegung beseitigt aber meist die Erscheinung. Wo ein großes oder zu großes Maß geistiger Arbeit geleistet werden muß, da sorge man deshalb zum mindesten für einen regelmäßigen Urlaub und vor allem für die Einhaltung der Sonntagsruhe, dieser alten Einrichtung, deren tiefe Weisheit immer klarer hervortritt, je rastloser die Arbeit der Werktage wird. Schließlich sei erwähnt, daß bei geistiger Arbeit die Ermüdung und die damit einhergehende, dem Kreislauf ungünstige Umkehr der Gefäßreaktion (ERNST WEBER) vermieden oder hintenan gehalten werden kann durch kleine Pausen, in denen man sich etwas körperliche Bewegung macht — man denke nur an das unwillkürliche Dehnen und Strecken nach längerer Arbeit am Schreibtisch.

Die Ernährung spielt eine wichtige Rolle bei der Verhütung von Kreislaufserkrankungen. Daß eine unzureichende und einseitige Ernährung schwere Störungen hervorrufen kann, haben wir im Kriege erfahren. Es entstehen Ödeme und Pulsverlangsamung, die auf eine genügende und zweckmäßig zusammengesetzte Kost rasch wieder verschwinden, also sicher als Nährschäden aufzufassen sind, wenn auch keine Einigkeit darüber herrscht, welche besonderen Änderungen der Ernährung schuld an diesen Erscheinungen sind. Besser unterrichtet sind wir über die Folgen der Überernährung. Die damit einhergehende Fettleibigkeit bringt eine erhebliche Belastung des Kreislaufes in mehrfacher Hinsicht mit sich. Zunächst stellt die Vermehrung der Nahrungszufuhr und dann auch die daraus entspringende Vergrößerung der Körpermasse erhöhte Ansprüche an den Blutumlauf, ferner die Steigerung der Muskelarbeit, die zur Bewegung des übermäßig schweren Körpers nötig ist. Aber damit nicht genug. Fettige Durchwachsung der Körpermuskulatur kann deren Leistungsfähigkeit herabsetzen und dadurch die Kreislaufsarbeit noch weiter erschweren. Durch die Fettansammlung im Bauche wird die Beweglichkeit des Zwerchfelles und damit die als accessorisches Herz wirkende Lungenatmung behindert, die zunehmende Fettumlagerung des Herzens beengt dieses unmittelbar und wenn gar eine fettige Durchwachsung des Herzens selber eintritt, so kommt es zu den ausgesprochenen Erscheinungen einer Herzschwäche. Was die Zusammensetzung der Kost angeht, so wird die übliche gemischte Form wohl die beste sein, vorausgesetzt, daß nicht Darmstörungen (Neigung zu Eiweißfäulnis oder zu Gärung) besondere Vorschriften erheischen. Daß Fleischgenuß die Arteriosklerose begünstige, wird wohl behauptet, ist aber bis jetzt nicht bewiesen; andererseits haben wir während des Krieges die Erfahrung gemacht, daß doch eine verhältnismäßig große Zahl von Menschen eine vegetarische Kost auf die Dauer nicht verträgt, es stellen sich Gärungskatarrhe ein, die durch Durchfälle den Allgemeinzustand — und damit auch wohl die Kreislaufsorgane — schädigen und durch Auftreibung der Därme nicht selten reflektorische Herz- und Gefäßstörungen herbeiführen. Sobald Nierenkrankheiten ins Spiel kommen, muß eine besondere Regelung der Ernährung erfolgen. Darüber wird später zu reden sein. Dagegen ist hier noch der Genußmittel zu gedenken. Alkohol, Tee, Kaffee und — der Einfachheit halber dürfen wir wohl gleich den treuen Begleiter hinzufügen — Tabak haben alle eine erhebliche Herz- und Gefäßwirkung, kein Wunder, daß ein Übermaß dieser Mittel schwere Kreislaufschädigungen erzeugen kann. Ja, es bedarf gar nicht immer eines Übermaßes, sondern empfindliche Personen zeigen auch schon nach bescheideneren Mengen Störungen. Es kommt eben nicht darauf an, wieviel man trinkt, sondern wieviel man verträgt. Die Erfahrung, daß manche Leute alt werden, obwohl sie viel zechen, beweist natürlich nichts gegen die Schädlichkeit des Alkohols, und weniger widerstandfähige Personen sollten nicht auf den gern vorgebrachten Trostspruch bauen: Es ist niemand jung gestorben, der bis ins hohe Alter getrunken hat. Soweit freilich die genannten Genußmittel das Leben angenehm machen, ohne dem Körper zu schaden und dadurch die Genußfähigkeit zu beeinträchtigen — diese egoistische Maxime wird vielleicht manchem nicht gefallen, erweist sich aber in der Praxis als Erziehungsmittel zur Mäßigkeit zuweilen nützlich — wird man nichts dagegen einwenden können. Bei der Festsetzung der Menge ist nicht nur die körperliche Konstitution, sondern auch der Charakter des Menschen zu berücksichtigen. Haltlosen Individuen gegenüber wird man besonders vorsichtig sein müssen, da bei ihnen die Gefahr des Mißbrauchs größer ist. Vor allem gilt das für den Alkohol, da ein wesentlicher Teil seiner Wirkung in der Beseitigung der natürlichen Hemmungen besteht, und zwar gilt das nicht nur von den Hemmungen dem Alkoholgenusse selbst gegenüber, sondern auch für ein anderes Gebiet der Lebensfreude. Wie sagt doch SCHILLER in seiner Dithyrambe:

Nimmer, das glaubt mir, erscheinen die Götter
Nimmer allein.
Kaum, daß ich Bacchus, den lustigen habe,
Kommt auch schon Amor, der lächelnde Knabe.

Hier nun drohen nicht nur nervöse Herz- und Gefäßstörungen bei der Überschreitung gewisser Grenzen, sondern auch die Gefahr einer Infektion durch Lues oder Gonorrhoe, die neben anderen schwere Erkrankungen der Kreislaufsorgane nach sich ziehen kann.

Ich glaube, mit diesen Hinweisen dürfen wir uns begnügen. Der Arzt wird sie berücksichtigen, wenn er nach den Gründen von Kreislaufstörungen fahndet oder wenn er einen Ratsuchenden davor bewahren will. Der zweite Fall wird allerdings nur selten eintreten, denn „die Gesunden bedürfen des Arztes nicht". Dies Wort gilt, obwohl die Lehren der Hygiene schon in weite Kreise eingedrungen sind, auch heute noch — leider oder Gott sei Dank; leider: denn manche Krankheiten könnten durch eine vernünftige Lebensweise vermieden werden; Gott sei Dank: denn frischer, unbekümmerter Lebensmut ist ein Zeichen von Kraft und Jugend des einzelnen und des Volkes.

Die Abhärtung genießt ein besonderes Ansehen als Mittel zur Stärkung des Körpers und Verhütung von Erkrankungen. Wenn man aber überlegt, daß die Abhärtung mit denselben Einflüssen arbeitet, die auch als Ursachen von Erkältungen gelten, so geht daraus hervor, daß die Abhärtung ein zweischneidiges Schwert sein kann. STICKER betont denn auch mit Recht, daß bei vielen schwächlichen Menschen die beste Abhärtung in der Schonung, der Vermeidung von Erkältungsgelegenheiten besteht, während kräftige oder verweichlichte Naturen in der üblichen Weise mit Luft und Wasser zu behandeln sind. Dieser wichtige Unterschied ist bis jetzt nicht genügend bekannt oder er wird zum mindesten nicht genügend beachtet. Um im Einzelfalle das Richtige zu treffen, bedarf es einer genügenden Kenntnis der durch Kälte beim Menschen hervorgebrachten Wirkungen und einer sorgfältigen Berücksichtigung der Eigenart des betreffenden Menschen. Die Kältewirkung kann sich äußern in lokalen Schädigungen (Erfrierungen), in reflektorischen Fernwirkungen (Änderungen der Blutverteilung und der Sekretion; sie hängen wesentlich von der Reizbarkeit des Sympathicus ab und zeigen dementsprechend nach SCHADE enge Beziehungen zur Adrenalinwirkung), in einer Herabsetzung der immunisatorischen Abwehrkräfte des Körpers. Man hat freilich bis in unsere Zeit die Möglichkeit von Erkältungskrankheiten bestritten, aber es sprechen doch so viel Beobachtungen dafür (STICKER), nicht zum wenigsten die gewaltigen, der Not entsprungenen Massenexperimente des Krieges (SCHADE), daß wir wohl oder übel die Bedeutung der Kältewirkung als Krankheitsursache anerkennen müssen. Die mannigfachen zur Abhärtung empfohlenen Maßnahmen: nicht zu warme Kleidung, Bewegung in frischer Luft bei jedem Wetter, Freiluftliegekur, Schlafen bei offenem Fenster, Luftbäder, Kaltwasserbehandlung in Form von Waschungen, Abklatschungen, Duschen, Wickeln, Bädern usw., werden wir also nach Grad und Dauer der Anwendung weitgehend variieren müssen, um im Einzelfalle das richtige Maß zu treffen. Die ersten Vorschriften werden dabei durch die Vorgeschichte des Falles, Lebensweise (Art und mutmaßliche Veranlassung früherer Krankheiten, im besonderen sog. Erkältungskrankheiten) und den augenblicklichen Untersuchungsbefund, die Fortsetzung der Behandlung durch die Reaktion des Körpers auf die betreffenden Maßnahmen bestimmt werden. Das und die Beteiligung des Kreislaufes dabei wird in dem Abschnitt über die physikalische Behandlung der Kreislaufstörungen eingehender dargestellt werden.

Der Beruf. Einem völlig gesunden Menschen werden wir diesen oder jenen Beruf kaum widerraten können, weil er Gefahren für die Gesundheit oder das Herz und Gefäßsystem in sich birgt, denn schließlich kann jeder Beruf in irgendeiner Hinsicht schädigend wirken. Dagegen wird der Arzt ausgesprochene Mißgriffe zu verhindern suchen, er wird z. B. Leuten mit schmächtigem Körperbau, mit kleinem Herzen oder Leuten mit latenten Klappenfehlern von einer Beschäftigung abraten, die besonders große Ansprüche an die körperliche Leistungsfähigkeit stellt. Die Zahl der Möglichkeiten ist auf diesem Gebiet aber so groß, daß es keinen Zweck hat, weitere Beispiele heranzuziehen. Es genügt, an die Wichtigkeit der Frage erinnert zu haben.

Die Infektionskrankheiten sind eine Quelle vieler Kreislaufstörungen. Sie können aber auch mannigfache andere Schäden mit sich bringen und sind vor allem an sich schon eine schwere Bedrohung der Gesundheit und des Lebens. Deshalb ist man ganz allgemein bestrebt, die Verbreitung von Infektionskrankheiten zu verhindern. Was in dieser Beziehung zu geschehen hat, lehrt uns die Hygiene, wir haben uns deshalb hier nicht näher damit zu befassen. Hat die Infektion aber einmal stattgefunden, dann ist es neben der Behandlung der Grundkrankheit unsere Aufgabe, möglichst allen Komplikationen vorzubeugen: sachgemäße Behandlung von frischen und älteren Entzündungsherden, energische Salicylbehandlung jeder Angina usw., wie dies früher schon geschildert worden ist. Auch die Therapie der Lues und Gonorrhoe sei nicht vergessen. Neben anderen Folgen beugen wir dadurch den Erkrankungen der Kreislauforgane vor, soweit sie durch eine der genannten Krankheiten hervorgerufen werden.

Wenn wir nunmehr

die einzelnen Verfahren zur Behandlung der Kreislaufschwäche

besprechen, so sei zunächst an

die allgemeinen Maßregeln erinnert, die zu beobachten sind. Kommt ein Kranker mit deutlichen Zeichen von Kreislaufschwäche zu uns, so lautet die erste Maßregel: Bettruhe. Die weitere Beobachtung hat dann die Art der Kreislaufschwäche sowie ihre Ursachen klarzustellen und auf Grund der dabei erhobenen Befunde über die Dauer der Bettruhe, den Beginn von Bewegungen und die übrige Behandlung zu entscheiden. Ins Bett gehören alle Kreislaufstörungen, die ihren Hauptgrund in einer Herzmuskelschwäche haben: Dekompensierte Klappenfehler und Hypertonien, akute Überanstrengungen des Herzens, akute Erkrankungen des Herzmuskels nach Typhus, Scharlach, Diphtherie und anderen Infektionskrankheiten, Thrombosen, Embolien usw. Sind wir gezwungen, zunächst den Kranken im Bett zu lassen, so ist für eine sachgemäße Pflege zu sorgen. Schwierigkeiten bereitet oft die Lagerung des Kranken. Da die Leidenden meist nur im Sitzen Luft bekommen, muß man ihnen Keilkissen oder verstellbare Kissengestelle geben, häufig ohne damit den gewünschten Erfolg zu erzielen, denn die schwachen Kranken rutschen immer wieder nach unten und in sich zusammen. Ein Halt für die Füße, eine sog. Stemmkiste, hilft meistens nicht viel, die Kranken haben nicht die Kraft, die Knie gestreckt zu halten, die Knie gehen in die Höhe und schließlich liegen die Kranken ganz zusammengeknickt wie ein Häufchen Elend im Bette. Sehr bald wird auch über Schmerzen an den Sitzknochen und am Steißbein geklagt, da bei der Hochlagerung des Oberkörpers dessen ganze Last auf diesen Teilen ruht; die Gefahr des Druckbrandes stellt sich ein. In allen solchen Fällen sollte deshalb gleich für einen guten Luftring, der ganz mit einem Leinentuch zu überspannen ist, oder ein Wasserkissen gesorgt werden. Das Zusammenknicken und das Durchliegen wird dadurch am besten verhütet. Täglich Abreiben der Druckstellen mit Alkohol, nötigenfalls danach Salbenlappen auf die betreffenden Teile. Häufig Zurechtrücken des Kranken, Ordnen der Kissen. Quälende Rücken- und Kreuzschmerzen beruhen darauf, daß der untere Teil des Rückens nicht genügend gestützt ist; hier ist ein festeres, kleineres Kissen unter die weicheren zu legen. Der Arzt muß unbedingt sehen, auch ohne daß der Kranke es merkt oder sagt, ob dieser gut liegt, muß wissen, wie es besser zu machen ist und muß es nötigenfalls selbst besser machen können. Weiß er es nicht, so soll er dabei sein, wenn erfahrene Schwestern oder Wärter die Kranken betten, um die erprobten Kniffe und Handgriffe kennen zu lernen. Da die Kranken an Atemnot leiden und deshalb mit offenem Munde atmen und schlafen, so ist sorgfältige Mundpflege wichtig; häufiges Pinseln der Lippen und Zunge mit Glycerin hilft am besten gegen das Austrocknen des Mundes. Daneben ist darauf zu achten, daß das Zimmer richtig gelüftet und temperiert ist, daß der Kranke nicht ins Licht sieht, daß er seine Gebrauchsgegenstände bequem zur Hand hat (Bettisch), daß er eine Bettklingel hat und vieles andere mehr, was der Arzt nicht selbst zu tun braucht, was er aber sehen muß, wenn es fehlt oder falsch gemacht wird. Gelingt es nicht, dem Kranken im Bett eine erträgliche Lage zu schaffen, so ist man gezwungen, ihn in einen bequemen Stuhl mit Beinstützen zu setzen; die damit verbundene Erleichterung der Zwerchfellatmung wird meistens sehr wohltätig empfunden, so daß der Kranke es häufig vorzieht, auch die Nacht in seinem Stuhl zuzubringen. Zum Harnlassen soll der Kranke nicht aufstehen, zum Stuhlgang auch nicht, wenn es auf der Bettschüssel ohne zu große Anstrengungen geht. Manche Kranke können sich aber durchaus nicht mit der Bettschüssel befreunden, weil die Bauchpresse und Defäkationsmuskulatur im Liegen versagt; da ist die Benutzung eines Nachtstuhles schonender und deshalb vorzuziehen.

Was dem Kranken an geistiger Tätigkeit gestattet werden darf oder soll, hängt ganz von den Umständen ab und muß von Fall zu Fall, von Tag zu Tag entschieden werden.

Der Schlaf bedarf ganz besonderer Aufmerksamkeit. Die allgemeinen Beschwerden werden am besten durch etwas Morphium gelindert; da aber dies Mittel, viel häufiger als man gewöhnlich annimmt, anregend anstatt einschläfernd wirkt, so ist daneben ein richtiges Schlafmittel zu geben (Veronal, Medinal, Luminal, Trional, Adalin oder andere Brompräparate, Isopral), dem man, wenn nötig, eine kleine Dosis Scopolamin ($^1/_{10}$ mg) hinzufügen kann. Chloralhydrat ist wegen seiner Herzwirkung besser zu vermeiden. Kommt man mit leichteren Mitteln aus, wie Baldrian, Foligan, Valamin, Leibwickeln, dann wird man nicht unnötig schweres Geschütz auffahren.

Ist der Kranke so weit, daß ihm für kurze Zeit das Aufstehen erlaubt werden kann, dann ist es vorteilhaft, wenn ihn der Arzt außerhalb des Bettes sieht. Er erhält dadurch ein besseres Urteil darüber, wie das Aufstehen vertragen wird. Was im weiteren Verlauf an Bewegung gestattet werden darf, wird sich aus dem Abschnitt über Gymnastik ergeben.

In manchen Fällen wird ein Berufswechsel in Frage kommen. Ist das Leiden derart, daß man bei genügender Schonung eine wesentliche Besserung und auch eine gewisse Lebensdauer annehmen darf, so wird man sich bemühen, eine den Kräften des Kranken entsprechende Beschäftigung ausfindig zu machen. Dabei sprechen aber die persönlichen Verhältnisse so mit, daß sich hier keine näheren Angaben machen lassen. Ähnlich steht es mit der Ehe. Schwerkranken, wenn diese selbst keine Krankheitseinsicht haben, wird man in schonender Form abraten. In leichteren Fällen wird man Männern eher zureden, da die Schäden des Junggesellenlebens meistens schwerer wiegen dürften. Kranke mit schwerem Herzleiden, ausgesprochener Angina pectoris oder starker Hypertonie sind vor geschlechtlichem Verkehr zu warnen, da die Rückwirkung auf den Kreislauf zu einem plötzlichen verhängnisvollen stenocardischen oder apoplektischen Anfall führen kann: In veneris actu sibi statim supervenire solere palpitationem quidam mihi fassus est, ob eaque adeo se angi, ut nisi desisteret suffocaretur, quod tandem illi accidit (PLATER zitiert nach SENAC).

Bei Frauen muß man besonders zurückhalten, da

Schwangerschaft

und vor allem Geburt doch recht große Forderungen an die Leistungsfähigkeit der Kreislauforgane stellen. Daß durch eine Schwangerschaft die Arbeit des Herzens vermehrt wird, steht außer Frage, denn jede Zunahme der zu durchblutenden und zu ernährenden Körpermasse bedeutet Arbeit für den Kreislauf. Wie weit diese Mehrarbeit in einer Vergrößerung des Herzens zum Ausdruck kommt, ist noch eine umstrittene Frage. CARL GERHARDT erklärte die Vergrößerung, wie sie durch die Percussion gefunden werde, als eine scheinbare, vorgetäuscht durch die Querlagerung des Herzens infolge des Zwerchfellhochstandes. Die Röntgenuntersuchung deckt aber doch nach W. FREY in $^1/_3$ bis $^1/_2$ der Fälle eine Zunahme des Längsdurchmessers um mehr als 0,7 cm auf. Auf dem Leichentische haben LÖHLEIN und HIRSCH keine, W. MÜLLER und DREYSEL dagegen eine entsprechende Hypertrophie und Dilatation (DREYSEL) gefunden. Wenigstens zu einem Teil soll die Vergrößerung des Herzens durch die Zunahme der Gesamtblutmenge in der Schwangerschaft (KABOTH, W. NEUBAUER, ZUNTZ) zu erklären sein (FREY). Während der Schwangerschaft auftretende Geräusche über dem Herzen sind fast ausnahmslos als accidentell aufzufassen, wahrscheinlich hervorgerufen durch eine Andrängung des Lieblingssitzes der accidentellen Geräusche, des Conus arteriosus und der Pulmonalis, an die vordere Brustwand. Blutdruck und Puls werden nicht wesentlich beeinflußt, vielleicht in einigen Fällen etwas gesteigert. Am wichtigsten dürfte die Hochdrängung des Zwerchfells und Einschränkung seiner Beweglichkeit sein, da hierdurch die Füllung des rechten Herzens beeinträchtigt und auch wohl der Lungenkreislauf erschwert wird. Ein Herz, das bis dahin den unvermeidlichen Anstrengungen des täglichen Lebens gewachsen war, wird aber mit dieser Aufgabe schon fertig werden. Ernster sind die Anforderungen, die eine längere schwere Geburt an Herz und Kreislauf stellt. Da ist es schon möglich, daß Herzen, die sich solange gut gehalten hatten, unter der schweren Belastung der Preßakte plötzlich versagen, überdehnt werden (DEUTSCH und PRIESEL). In zweifelhaften Fällen wird es ratsam sein, wenn Geburtshelfer und innerer Mediziner vorher über die Art der Entbindung beraten. Treten schon während der Schwangerschaft Zeichen von Kreislaufschwäche auf, dann sind diese zunächst nach den üblichen Regeln zu behandeln. Der weitere Verlauf muß zeigen, ob man das natürliche Ende der Schwangerschaft abwarten kann oder unterbrechen muß. Gelingt das erste, dann ist unbedingt dafür zu sorgen, daß die Entbindung möglichst glatt und schonend erfolgt; in welcher Art, muß dem Geburtshelfer überlassen werden. Wird eine Frau mit offenbarer Kreislaufschwäche schwanger, so wird man zu einer Unterbrechung der Schwangerschaft gezwungen sein, es sei denn, daß die Kreislaufschwäche vorher noch nicht behandelt war. In diesem Falle ist es wohl berechtigt, zu versuchen, ob nicht durch eine sachgemäße Therapie der Zustand so weit gebessert werden kann, daß man zunächst von einer Unterbrechung absehen kann. In manchen Fällen erledigt sich die Frage dadurch, daß ein Abort eintritt. — Damit dürften die leitenden Gesichtspunkte besprochen sein. Statistiken bringen uns auf diesem Gebiet nicht weiter, da in jedem Falle der Zustand des Herzens und der Befund des Geburtshelfers gegeneinander abgewogen werden müssen; die Zahl der Möglichkeiten ist dabei so groß, daß stets nur von Fall zu Fall entschieden werden kann. Immerhin mag eine neuere Statistik von MARCELLUS aus der Straßburger Frauenklinik über 10 000 Geburten hier Platz finden. Es fanden sich unter 9895 Geburten in 5,6% Herzerkrankungen.

Von diesen Frauen starben 20,0%
Unterbrechung wegen Dekompensation wurde vorgenommen in . 45,5%
Geburt zu normaler Zeit erfolgte in 37,7%
Spontane Frühgeburt in. 12,5%
Tod während oder kurz nach der Geburt 7,1%
Herzstörungen während der Geburt in 28,6%
Schwere Herzstörungen im Wochenbett in. 20,0%

FROMME findet unter 2130 Beobachtungen von herzkranken Schwangeren 244 Todesfälle = 11,46%. JASCHKE unter 546 Beobachtungen 1 Todesfall = 1,64%. FREY unter 1000 Schwangeren 4,9% Herzfehler mit einer Mortalität von 2%. Die Angaben gehen also weit auseinander. Die sehr hohen Todeszahlen der Herzfehler in den älteren Zusammenstellungen dürften darauf beruhen, daß nur die schweren Herzfehler erkannt und gezählt worden sind (FELLNER).

Was sonst noch über die Lebensweise zu sagen wäre, wird in den folgenden, der physikalischen Behandlung gewidmeten Abschnitten zur Sprache kommen.

Die physikalischen Behandlungsmethoden

umfassen die klimatische Behandlung, Wasseranwendungen, Elektrizität, Gymnastik und Massage.

Die klimatische Behandlung.

Jede Behandlung an einem diesem Zweck besonders gewidmeten Orte pflegt mit mehr oder weniger eingreifenden Änderungen der Lebensweise einherzugehen oder vom Arzt damit verbunden zu werden. Unter Berücksichtigung der Eigenart des Falles wird das durch den Beruf häufig gestörte Gleichgewicht zwischen Ruhe und Bewegung wieder hergestellt, Essen, Trinken, Schlafen geregelt, die vielen kleinen Aufregungen und Ärgernisse des täglichen Lebens möglichst ausgeschaltet, der Aufenthalt in frischer Luft zu Liegekuren, Luft- und Sonnenbädern ausgebaut und dadurch die Hautdurchblutung und der Stoffwechsel gehoben usw. Alles wichtige Maßnahmen für den Erfolg einer Kur, aber nicht an einen bestimmten Ort, an ein bestimmtes Klima gebunden. Darüber hinaus „eine klimatische Therapie der Erkrankungen des Herzens und der Gefäße im Sinne wie z. B. bei Bronchialkatarrhen und Tuberkulose der Lungen gibt es nicht" (NOTHNAGEL). Und doch ist es eine unbestreitbare Tatsache, die auch von NOTHNAGEL selbst hervorgehoben wird, daß sich viele Kranke mit einem Schaden an dem Herzen oder Gefäßsystem unter gewissen klimatischen Bedingungen wohler und unter anderen auffallend schlecht befinden. Sehen wir von Nebensächlichkeiten ab, etwa derart, daß ein heißes, feuchtes Klima, wie es auch vielen Gesunden nicht zusagt, Herzkranken mit Atemnot meist besonders unangenehm ist, oder daß staubige und windige Gegenden ihre Beschwerden steigern können, so spitzt sich die Frage dahin zu, wie der wesentlichste Klimaunterschied unserer Breitengrade, der Unterschied zwischen Tiefland und Höhe auf Herz- und Gefäßleiden wirkt. Zur Beurteilung dieser für die Praxis wichtigen Frage müssen wir uns über die Besonderheiten des Klimas hier und dort klar sein. Als wesentliche Unterschiede des Höhenklimas gegenüber dem Tiefland sind bekannt der niedrigere Luftdruck, der geringere Sauerstoffgehalt der Luft, die stärkere Licht- und Wärmewirkung der Sonnenstrahlen, die niedrigere Lufttemperatur, geringere Abkühlungsgröße, größere Trockenheit und stärkere elektrische Leitfähigkeit der Luft. Es ist nun nicht möglich, die Wirkung dieser klimatischen Besonderheiten auf die Kreislaufstätigkeit zu betrachten, ohne die gleichzeitige Beeinflussung der eng mit der Kreislaufstätigkeit verbundenen Atmung, Blutbildung, Stoffwechselregelung zu berücksichtigen. In der Höhe nimmt die Zahl der Atemzüge zu, die Tiefe der Atemzüge ab, die in der Zeiteinheit geatmete Luftmenge, die Atemgröße, steigt, die bei längerem Aufenthalt eintretende Erweiterung des Brustkorbes spricht für eine Erhöhung der respiratorischen Mittellage; Muskelarbeit bewirkt, im Vergleich zum Tiefland, eine stärkere Steigerung der Atemgröße. Die Atemtätigkeit in der Höhe ist also erheblich vermehrt, sie bleibt es zunächst auch, wenn im Laufe der nächsten Zeit die Beschleunigung der Atmung durch eine Vertiefung ersetzt und durch Übung der Mehraufwand bei der Muskelarbeit vermindert wird. Die Steigerung der Atemtätigkeit ist für den Kreislauf gleichzeitig eine Belastung und Entlastung, ein Entlastung durch die als accessorisches Herz wirkenden Atembewegungen, eine Belastung durch die damit verbundene Muskelarbeit. Zu erklären ist die Steigerung der Atmung in erster Linie durch den geringeren Sauerstoffgehalt der Luft, die Lunge muß deshalb in der Zeiteinheit eine größere Luftmenge einpumpen, um dem Körper die nötige Sauerstoffmenge zuzuführen. Die dabei geleistete Muskelarbeit verlangt natürlich ihrerseits wieder ein Mehr an Sauerstoff, so daß die Lunge wohl bei der Beschaffung der nötigen Sauerstoffmenge in Verlegenheit kommen könnte, wenn nicht andere Organe ihr Hilfe leisten würden. Da ist zunächst das Herz zu nennen, das durch stärkere Arbeit —

die Pulszahl steigt in der Höhe — das Stromvolumen und damit die den Geweben
in der Zeiteinheit zugehende Sauerstoffmenge erhöht; die hierdurch dem Herzen
erwachsende Arbeit darf wohl nicht zu gering eingeschätzt werden, denn die Steigerung der Pulszahl ist oft ziemlich erheblich und steigt auf Werte von 150—175
bei einer außerwesentlichen Arbeit, die im Tiefland nur 110—120 Pulse erzeugt
(LOEWY). Über das Verhalten des Blutdruckes gehen die Angaben auseinander,
gewöhnlich scheint er in der Höhe zu steigen, zumal bei älteren Leuten (LOEWY,
GROSSMANN). Herzklopfen und Beklemmung sind denn auch bei Gesunden Erscheinungen, die in großer Höhe häufig aufzutreten pflegen. Neben dem Herzen
bemüht sich das Blut, den geringeren Sauerstoffgehalt der Luft auszugleichen
durch eine Vermehrung seiner Sauerstoffträger: die Zahl der roten Blutkörperchen nimmt zu und etwas hinterher hinkend auch die Menge des Blutfarbstoffes.
Zunächst geht natürlich auch die Blutneubildung mit einer Steigerung des Stoffwechsels und Sauerstoffbedarfs und damit der Atmung und Herztätigkeit einher,
dann aber sorgt im Laufe der nächsten Wochen die Erhöhung des Sauerstoff-
bindungsvermögens des Blutes für eine zunehmende Entlastung der Lungen und
des Herzens. Bis dahin hat freilich das Herz mehr Arbeit zu leisten, zumal wenn
infolge einer gesteigerten Erregbarkeit des Herznervensystems die Reaktion auf
die Erhöhung der Ansprüche besonders stark ausfällt und die Rückkehr zu den
ursprünglichen Verhältnissen verspätet oder unvollkommen erfolgt. Die für den
Kreislauf wichtigsten Wirkungen der Höhe, die Steigerung von Atmung, Pulszahl, Blutdruck, Blutbildung beruhen nach LOEWY auf dem geringeren Sauerstoffgehalt der Luft. Je nachdem, wie gut die Gefäß- und Blutversorgung und wie
groß die Empfindlichkeit des Knochenmarks und der Zentren für die Atmung,
Schlagzahl, Gefäße ist, wird die Verringerung der Sauerstoffzufuhr zu verschiedenen und verschieden starken Reaktionen führen (LOEWY). Für die Frage, ob wir
jemandem raten oder erlauben dürfen, in eine größere Höhe zu gehen, wird deshalb
vor allem die Vorstellung maßgebend sein, die wir uns von dem Zustand und der
Anpassungsfähigkeit der Gehirngefäße und des Herzens bilden. Kranke mit
Sklerose der Gehirngefäße[1], Kranke mit dauernd erhöhtem Blutdruck oder mit
Neigung zu Blutdrucksteigerungen auf geringe Reize, Herzmuskelerkrankungen
mit Stauungs- oder anderen Schwächeerscheinungen, Klappenfehler oder Blutdrucksteigerungen mit wackliger Kompensation, Coronarsklerose mit Symptomen
von Herzschwäche, kurz alle Fälle, in denen Schonung der leitende Grundsatz der
Behandlung ist, gehören nicht ins Höhenklima. Anders steht es um Herzen, die
noch über ein genügendes Maß von Reservekraft verfügen, Klappenfehler und
Hypertonien ohne aufdringliche Schwächeerscheinungen, kleine, wenig leistungsfähige Herzen, Kreislaufschwäche bei Chlorosen oder während der Genesung. Um
solchen Fällen ein höheres Niveau der Kreislauftätigkeit zu verschaffen, ist ein
Aufenthalt in geeigneter Höhe ohne Frage ein ausgezeichnetes Mittel. Wichtig ist
es, anfangs für eine strenge Liegekur zu sorgen, bis die Blutneubildung so weit
vorgeschritten ist, daß dem Kreislauf aus der Höhe keine zu große Belastung
mehr erwächst, und darauf erst vorsichtig mit Bewegung anzufangen; dann giebt
es aber kaum ein Verfahren, das unter gleichzeitiger Hebung des Gesamtzustandes
schonender und besser zu bemessen wäre und zugleich eine länger dauernde Nachwirkung verbürgte. In etwas schwereren Fällen dürfte es allerdings zweckmäßig
sein, die Dauer der Kur nicht über 8—10 Wochen auszudehnen, ein längerer
Aufenthalt scheint zuweilen nicht günstig zu wirken (STÄUBLI).

---

[1] „Arteriosklerotiker sollen verdünnte trockene Luft meiden, dürfen sich im Hochgebirge
nicht aufhalten, nicht Orte mit einer Höhe über 1000 m aufsuchen" (NOTHNAGEL). „Ganz
entschieden sollen alle solche Leute dem Hochgebirge fernbleiben, welche an ausgesprochener Arteriosklerose leiden" (EICHHORST).

Die Wasser- und Bäderbehandlung.

Wasseranwendungen und Bäder sind altehrwürdige Heilmittel. Wir finden sie schon bei den alten Indern gewürdigt, und aus der Bibel wissen wir, daß Elisa den syrischen Feldhauptmann NAEMAN durch Bäder im Jordan vom Aussatz heilte. Eingehende Vorschriften über den Gebrauch des Wassers bei verschiedenen Krankheiten bringt HIPPOKRATES, er weiß, daß durch Wasser je nach der Temperatur Wärme zugeführt oder entzogen wird, daß nach kalten Bädern Wärmegefühl, und nach warmen Kältegefühl, also eine bestimmte Reaktion des Körpers eintritt, daß kalte Begießungen als Reize bei Ohnmachten günstig wirken, daß warme Bäder die Nerven beruhigen und vieles andere mehr. Bei den Römern wurde das Badewesen in der raffiniertesten Weise ausgebaut — die Trümmer der Thermen aus der Kaiserzeit, das Lob Bajäs bei den alten Schriftstellern sind Zeugen der vergangenen Pracht —, ohne daß damit die wissenschaftlichen Kenntnisse von der Heilwirkung eine wesentliche Förderung erfahren hätten. Jedoch verdient erwähnt zu werden, daß GALEN über Pulsveränderungen im Bade berichtet[1]. Das dürfte wohl die älteste Beobachtung über eine Kreislaufswirkung der Bäder sein. In den nun folgenden Stürmen der Völkerwanderung und dem gewaltigen Kampf der religiösen Ideen brach mit der ganzen antiken Kultur auch die naturwissenschaftliche Forschung zusammen und wir können ohne große Unterlassungssünden ein Jahrtausend in unserer Betrachtung überspringen. Damals im 14.—15. Jahrhundert erfuhr das Badewesen eine gewaltige Ausdehnung, ursprünglich wohl deshalb, weil die Lepra und die Franzosenkrankheit gebieterisch zu einer sorgfältigen Hautpflege drängten. Mit PARACELSUS beginnen die ersten Versuche, tiefer in die Chemie der mineralischen Quellen einzudringen. Versuche, die in der folgenden Zeit, entsprechend den Fortschritten der chemischen Forschung, eifrig ausgebaut wurden.

An Namen, die durch ihre Schriften für die Ausbreitung der Wasser- und Bäderbehandlung wesentlich beigetragen haben, seien noch genannt FLOYER, FRIEDRICH HOFFMANN und JOHANN SIGISMUND HAHN — das ausgezeichnete Buch HAHNs hat später PRIESSNITZ die Richtlinien für seine Behandlung geliefert[2] — sowie RUSSEL und G. v. VOGEL, die Väter der Seebäder[3]. Als Heilmittel von Kreislaufstörungen wurde die Anwendung von Bädern, und zwar der Nauheimer kohlensauren Bäder, zuerst von BENEKE (1859 und 1872) empfohlen, die Grundlagen für eine wissenschaftlich begründete Anwendung der übrigen Wasserprozeduren verdanken wir WINTERNITZ.

Bevor wir auf die verschiedenen Verfahren der Bäder- und Wasseranwendung eingehen, die als Heilmittel bei der Kreislaufschwäche in Betracht kommen, haben wir uns mit der physiologischen Wirkung dieser Maßnahmen zu beschäftigen.

Bei jeder Wasseranwendung handelt es sich in erster Linie um die Einwirkung von Temperaturen, die von der Körpertemperatur mehr oder weniger nach oben oder unten abweichen. Für die Kälte und Wärme bestehen getrennte, in der Haut liegende nervöse Empfindungsorgane, deren Reizung den Grad der Kälte- und Wärmeempfindung bestimmt. Da die tiefer liegenden Gewebe keine Kälte- und Wärmeempfindung haben, so braucht die Stärke des Kälte- und Wärmegefühls

---

[1] PAGEL im Handb. der physikal. Therapie von GOLDSCHEIDER u. JACOB I. 1. 280. 1901.

[2] MUNDE, ein Schüler von PRIESSNITZ, schreibt darüber: „Jemand brachte des alten Schweidnitzer HAHN treffliche Schrift über den heilsamen Gebrauch des kalten Wassers bei Krankheiten mit und nun wurde alles ausprobiert, was im HAHN stand und darin stand viel und viel Gutes ... Mit dem herrlichen Buch des älteren HAHN in der Hand, wußten sie in kurzer Zeit PRIESSNITZ zur Anwendung aller darin angegebenen Hilfsmittel zu bringen, ohne daß er selbst genötigt war (PRIESSNITZ war des Lesens und Schreibens unkundig) das Buch zu studieren." Zitiert nach VAN DER REIS.

[3] Vgl. PAGEL im Handb. der physikal. Therapie. I. 1. 274.

nicht der allgemeinen Abkühlung oder Erwärmung des Körpers zu entsprechen. Obwohl hiernach die Wärme wie die Kälte Reize sind — Reize, die allerdings einen verschiedenen Angriffspunkt haben —, so kann man doch als allgemeine Regel den Satz aufstellen: Kälte regt an, Wärme beruhigt. Besonders gilt das für das Allgemeingefühl, das sich unter der Einwirkung der Kälte oder Wärme einstellt, dann aber auch für den Spannungszustand der Muskulatur, der durch Kälte gesteigert (Muskelzittern in der Kälte), durch Wärme herabgesetzt wird (man denke an die Entspannung im warmen Bade, die für die Untersuchung der Bauchorgane häufig nutzbar gemacht wird). Es giebt aber Beobachtungen, die dieser Regel widersprechen, so die beruhigende Wirkung der Kopfeisblase bei Erregungszuständen, der Herzeisblase bei Herzklopfen. Ferner läßt sich durch die besondere Form der Anwendung, den Grad der Temperatur, die Dauer, die Plötzlichkeit der Einwirkung, die Größe und Lage des Anwendungsbezirkes, die Verbindung mit anderen Reizen mechanischer, chemischer, elektrischer Art, zumal unter Berücksichtigung der individuellen Empfindlichkeit des Kranken, fast jeder Reizerfolg herbeiführen: Anregung, Beruhigung, Umstimmung, Aufhebung der Funktion. Im ganzen darf man wohl sagen, daß große Temperaturunterschiede, kurze Dauer, plötzliche Einwirkung, ausgedehnte Anwendung und Anwendungen an empfindlichen Körperteilen, Verbindung mit anderen Reizen die anregende Wirkung begünstigen. Das gilt für die Wirkungen, die am Orte der Anwendung und für die Wirkungen, die auf reflektorischem Wege als Fernwirkungen im Körper auftreten.

Wenn auch die Wasseranwendungen einen gewissen Einfluß auf alle Tätigkeitsformen des Körpers haben dürften: Stoffwechsel, Wärmehaushalt, Muskelleistung, Blutzusammensetzung, Denkarbeit, Empfindungs- und Gefühlsleben, Atmung, Sekretion und Excretion, so steht doch die Kreislaufwirkung im Vordergrunde, und zwar einmal deshalb, weil sie die am stärksten ausgesprochene Wirkung ist, dann aber auch, weil sie die übrigen Wirkungen zum Teil überhaupt erst möglich macht, zum Teil ihren Ablauf maßgebend bestimmt.

Kälte verengert, Wärme erweitert die Blutgefäße am Orte der Einwirkung. Da sich die Gesamtmenge und das Volumen — Blut ist als Flüssigkeit inkompressibel — des im Gefäßsystem befindlichen Blutes nicht ändert, so muß jede Änderung des Fassungsvermögens eines Gefäßbezirkes mit einer entsprechenden umgekehrten Änderung anderer Bezirke einhergehen. Dabei ist aber noch zu berücksichtigen, daß gleichartige Gefäßgebiete eine gewisse Solidarität besitzen, derzufolge z. B. eine Kälteeinwirkung, die nur einen beschränkten Teil der Körperoberfläche trifft, nicht nur am Orte der Einwirkung, sondern — wenn auch in geringerem Grade — an der ganzen Körperoberfläche, mit Ausnahme des eine Sonderstellung einnehmenden Kopfes, eine Gefäßverengerung bewirkt; sog. konsensuelle Gefäßreaktion. Zum Ausgleich erweitern sich die Gefäße des Körperinneren. Doch erfolgt diese kompensatorische Erweiterung nicht immer zwangsmäßig in der gleichen Weise. In erster Linie kommen allerdings wohl immer die Darmgefäße in Betracht, andere Gefäßprovinzen wie Nieren und Hirn bewahren dagegen eine ziemlich weitgehende Selbständigkeit, so daß es im einzelnen Falle nicht sicher möglich ist, die Blutumlagerung in ihren Einzelheiten voraus zu bestimmen. Diese Unsicherheit haftet auch bis zu einem gewissen Grade der Nachwirkung an, die besonders nach kalten Anwendungen als sog. Reaktion auftritt oder jedenfalls auftreten soll. Diese Reaktion ist die allgemein bekannte Erscheinung, daß der durch Kälte hervorgerufenen Verengerung der äußeren Gefäße eine starke Erweiterung zu folgen pflegt. Jeder hat schon am eigenen Leibe die Rötung der Haut mit dem wohlig prickelnden Spannungsgefühl nach einem kalten Bade empfunden. Jeder weiß aber auch von dem unangenehmen Zustande zu berichten, wenn man vielleicht nach einem unfreiwilligen Bade nicht wieder warm werden kann und nun durch mechanische Reize, wie Reiben, Laufen oder auch mit Nachhilfe von Alkohol, die ausbleibende Reaktion herbeizulocken versucht. Bei einer sachgemäßen Wasseranwendung darf das nicht vorkommen. Die Temperatur des Wassers, die Dauer und Ausdehnung der Einwirkung, die Temperatur des Körpers und seiner Umgebung vor und während der Behandlung, die Anspruchsfähigkeit der Gefäße des betreffenden Kranken, die Größe des mechanischen Reizes (Reiben, Bürsten, Stärke des Wasserstrahls usw.) müssen so gegeneinander abgewogen werden, daß rechtzeitig die normale Reaktion eintritt und gleichzeitig der beabsichtigte Zweck, mag es sich nun um eine ausgiebige Wärmeentziehung oder eine Anregung mit möglichst geringer Wärmeentziehung handeln, erreicht wird. Ob dabei die reaktive Gefäßerweiterung als ein aktiver Vorgang anzusehen ist, im Gegensatz zu der als passiv aufgefaßten Gefäßerweiterung nach Wärmeanwendungen (WINTERNITZ), mag dahingestellt bleiben. Ebenso die Frage, ob die reaktive Erweiterung nach Kälte mit einem erhöhten Tonus, die durch Wärme hervorgerufene Erweiterung mit einer Verminderung des Tonus einhergeht (BUXBAUM).

Besonders für Kreislaufkranke ist es aber mit den soeben geschilderten Umlagerungen des Blutes nicht abgetan, wir haben vielmehr außerdem auf die wichtigen Änderungen des Blutdruckes zu achten, die damit einhergehen. Das Wechselspiel zwischen den äußeren und inneren Gefäßgebieten schafft nämlich bei stärkeren Einwirkungen keinen völligen Ausgleich. So ist es eine regelmäßige Erscheinung, daß im kalten Bade der allgemeine Blutdruck steigt; durch die Zusammenziehung der äußeren Gefäße wird das dort befindliche Blut zum Teil in die inneren Gefäße gepreßt und dadurch deren Wandspannung erhöht. Das Herz findet jetzt in den äußeren und inneren Gefäßen einen erhöhten Widerstand und muß, um die nötige Blutmenge in der Zeiteinheit durch das Gefäßsystem zu befördern, einen höheren Druck aufwenden. Umgekehrt wird im warmen Bade das Blut in die äußeren Gefäße gewissermaßen gesogen und dadurch die Wandspannung der inneren Gefäße herabgesetzt, der Gesamtwiderstand im Kreislauf durch die Erweiterung der äußeren und Entspannung der inneren Gefäße vermindert: der Blutdruck sinkt.

Für den Blutdruck kommt es also nicht nur auf die Kaliberänderungen, sondern auch, und zwar vor allem, auf die Tonusänderungen der antagonistischen Gefäßgebiete an (O. MÜLLER und VEIEL).

Um vollständig zu sein, haben wir noch der Wirkung des heißen Bades zu gedenken. Wenn wir erfahren, daß im heißen Bade der Blutdruck steigt, so können wir das aus den bisher angestellten Überlegungen nicht erklären; wir müssen deshalb nach Kreislaufskräften suchen, die bisher nicht in Erwägung gezogen und geeignet sind, die Erscheinungen verständlich zu machen. Das ist das Herz. Der Blutdruck hängt ja nicht nur von dem Widerstand der Gefäße, sondern auch von der Blutmenge ab, die in der Zeiteinheit vom Herzen in die Gefäße getrieben wird. Die Herzwirkung von Wasseranwendungen ist nun deshalb nicht in ihrem ganzen Umfange ganz sicher zu erfassen, weil bis jetzt gerade der wichtigste Teil der Herzarbeit, die ausgetriebene Blutmenge, einer zuverlässigen Messung Schwierigkeiten bereitet. So schließt OTTFRIED MÜLLER aus Tachogrammen der A. subclavia auf eine Vergrößerung des Schlagvolumens im heißen Bade; BORNSTEIN findet dagegen auf gasanalytischem Wege eine Verkleinerung, das Minutenvolumen zeigte aber eine Vergrößerung infolge einer ziemlich erheblichen Steigerung der Pulszahl. Damit wäre die Blutdrucksteigerung im heißen Bade erklärt: die Vermehrung des Stromvolumens überwiegt die Gefäßerweiterung. Im warmen Bade beweist die Blutdrucksenkung, daß die Gefäßerweiterung die Wirkung der meist nur geringen Pulsbeschleunigung und der damit wohl verbundenen geringen Vermehrung des Stromvolumens überwiegt. Im kalten Bade schließlich ist der Blutdruck gesteigert, die Pulszahl herabgesetzt und, nach dem Tachogramm und der Blutdruckamplitude zu schließen, das Schlagvolumen vermindert. Zur besseren Übersicht mögen die Befunde in einer kleinen Tabelle zusammengestellt werden.

	Temperatur C	Äußere Gefäße	Blutdruck	Pulszahl	Stromvolumen	Herzarbeit
Kaltes Bad . . .	unter 32	verengert	vermehrt	vermindert	gleich oder vermindert	vermehrt
Warmes Bad . .	über 35	erweitert	vermindert	vermehrt	vermehrt?	vermindert
Heißes Bad . . .	über 38	erweitert	vermehrt	vermehrt	vermehrt	vermehrt

Diese Tabelle giebt das grundsätzliche Verhalten des Herzens und Gefäßsystems gegenüber Kälte- und Wärmereizen wieder. Es muß aber dazu bemerkt werden, daß jedes Bad zunächst als mechanischer Reiz wirkt und dementsprechend eine Kontraktion der äußeren Gefäße bewirkt. Dann erst stellt sich die vorübergehende eigentliche Temperaturwirkung des Bades ein, d. h. im warmen und heißen Bad Erweiterung, im kalten Bad Verengerung. Darauf folgt die schon besprochene Reaktion. Diese ist besonders ausgeprägt nach kalten Bädern, fehlt aber auch nach den warmen Bädern nicht, wo sie in einer Verengerung der äußeren Gefäße besteht, die mit einem unangenehmen Gefühl des Fröstelns, selbst in warmen Räumen einhergeht. Deshalb läßt man in der Regel dem warmen Bad eine kurze kühle Waschung oder Dusche folgen. Ferner muß berücksichtigt werden, daß unter krankhaften Verhältnissen Abweichungen von der Regel auftreten können. So sieht man, daß bei ungenügender Herzkraft der Blutdruck im kalten Bade sinkt, weil das Herz dem vermehrten Widerstand nicht gewachsen ist. Ferner ist bei organischen Herzleiden vielfach die Reaktionsfähigkeit der Arterien herabgesetzt oder gar aufgehoben (O. MÜLLER). Bei Herz- und Gefäßneurosen können unberechenbare Abweichungen von dem regelrechten Verhalten kommen.

Man muß auch wissen, daß die günstige Wirkung der einzelnen Anwendungen durch zu häufige Wiederholungen aufgehoben werden kann. Giebt man z. B., wie das HIRSCHFELD, MAX MAIER und andere zur Vergleichung natürlicher mit kohlensauren Bädern getan haben, mehrere Bäder nacheinander, so bleibt schließlich die Gefäßreaktion aus. Durch die schon erwähnten Änderungen der Temperatur, der Dauer, Ausdehnung, Plötzlichkeit einer Anwendung, Vorbehandlung, Nachbehandlung, Verbindung mit anderen Reizen, Art des Leidens und der Reaktionsfähigkeit des Kranken ergiebt sich nun eine solche Fülle von Möglichkeiten, daß ins einzelne gehende Vorschriften gar nicht gemacht werden können. Nur derjenige wird die günstigen Wirkungen ausschöpfen, die ungünstigen vermeiden, der sich auf Grund verständnisvoll sorgfältiger Beobachtungen eine genügende Erfahrung angeeignet hat und sich dann die Mühe nicht verdrießen läßt, im einzelnen Falle die Behandlung zu überwachen.

Wir haben bis jetzt unsere Aufmerksamkeit überwiegend auf die Temperaturreize gerichtet, die durch Wasseranwendungen ausgeübt werden können. In der Praxis wird aber, wie bekannt, zur Behandlung von Kreislaufstörungen fast ausschließlich eine Verbindung der Temperaturreize mit anderen Einwirkungen angewandt, und zwar in Gestalt der kohlensauren Bäder, Sauerstoffbäder, Salzbäder, elektrischen Bäder mit oder ohne nachfolgende Friktionen, Massage, Gymnastik usw. Über eines sind sich alle Untersucher dabei einig: das Verhalten der äußeren Gefäße, Erweiterung wie Verengerung, wird in erster Linie durch die Temperatur des Wassers bestimmt.

Ferner dürfte allen den genannten Einwirkungen das eine gemeinsam sein, daß sie zunächst nach Art eines mechanischen Reizes wirken, d. h. die äußeren Gefäße verengern. Im besonderen ist das für die kohlensauren und elektrischen Bäder nachgewiesen; wenn für die Sauerstoffbäder der Beweis nicht geführt werden konnte, so liegt das an der schwachen Wirkung des Sauerstoffes. Vom Frottieren weiß jedermann, daß dabei anfangs die Haut blaß wird. Sehr bald darauf wird allerdings die Haut rot infolge einer reaktiven Erweiterung der Gefäße. Diese rasche und häufig sehr energische Reaktion (man denke an Dermographismus) auf mechanische Reize ist nun in diesem Zusammenhang recht wichtig. Sie ermöglicht es zum Beispiel, im kalten Bade durch einfaches Reiben eine starke Erweiterung der äußeren Gefäße herbeizuführen. Ähnlich, wenngleich viel milder, wirkt die Kohlensäure, der Sauerstoff, das Salz und wohl auch der elektrische Strom im Bade. Sie alle führen nach einer anfänglichen Verengerung zu einer Erweiterung der äußeren Gefäße, vorausgesetzt, daß sich das Bad nicht zu weit vom Indifferenzpunkte d. h. 32—35⁰ C entfernt. In kalten und heißen Bädern beherrscht die Temperatur das Verhalten der Gefäße. Dagegen bewirkt in Bädern dicht unterhalb des Indifferenzpunktes, also Bädern von 29—30⁰ C, der Kohlensäuregehalt natürlicher Nauheimer Bäder eine Erweiterung der äußeren Gefäße, die im Süßwasserbad eine 2—3⁰C höhere Temperatur erfordern würde, und zwar betrifft die Erweiterung nicht nur die Capillaren, wie O. MÜLLER meint, sondern auch die größeren, äußeren Gefäße (STRASSBURGER, M. MEYER). Ob hiermit der Effekt des kohlensauren Bades erschöpft ist, soll weiter unten erörtert werden.

Nachdem wir jetzt die allgemeinen Gesetze für die Wirkung von Wasseranwendungen kennen gelernt haben, können wir zu den einzelnen Anwendungsformen übergehen.

Von den lokalen Wasseranwendungen wird am häufigsten die Herzeisblase verordnet. Eine gute Wirkung kommt ihr mit Sicherheit zu: die Kranken liegen ruhiger. Nach Untersuchungen von SILVA dürfen wir aber auch annehmen, daß die Kältewirkung bis zum Herzen durchdringt und hier einen ähnlichen Einfluß wie die Digitalis ausübt, d. h. die Schlagzahl herabsetzt und die Muskelleistung steigert. Wie weit die Steigerung der Muskelleistung eine Folge davon ist, daß die krankhaft erhöhte Schlagzahl der für die Herzarbeit günstigsten Zahl genähert wird, wie weit sie auf einer unmittelbaren Erregung der Förderungsnerven beruht, muß dahingestellt bleiben. Der Umstand, daß die Eisblase pulsverlangsamend, also im Sinne einer Vagusreizung wirkt, schließt jedenfalls nicht aus, daß gleichzeitig eine Sympathicusreizung stattfindet. Bei der Digitalis haben wir genau das gleiche Verhältnis, wie später zu zeigen sein wird. Wir wenden also die Herzeisblase an, wenn wir die Herztätigkeit gleichzeitig beruhigen und heben wollen, so bei der Pulsbeschleunigung infolge von Herzschwäche, bei Beklemmungsgefühl, aber auch bei nervöser Pulsbeschleunigung, Herzklopfen, Extrasystolen, bei der Herzunruhe Basedowkranker. Allgemein empfohlen wird die Eisblase auch bei Entzündungsvorgängen am Herzen, Endocarditis, Pericarditis. Die Eisblase soll nicht unmittelbar auf die Haut gelegt werden, um Hautreizungen zu vermeiden. Wird ihr Druck unangenehm empfunden, so muß sie an einer Reifenbahre oder, da diese häufig für den Kranken unbequem ist und leicht die nötige Bedeckung hindert, an einer Schnur befestigt werden, die vom Kopfteil zum Fußteil des Bettes gespannt ist. Statt der Eisblase kann auch eine Kühlschlange verwendet werden oder kalte Kompresse. Am praktischsten ist zweifellos die Eisblase, ihre Kältewirkung kann, wenn nötig, durch Umhüllungen gemildert werden. Außer der Wirkung, die die Herzeisblase unmittelbar auf die darunterliegenden Teile ausübt, muß wohl auch noch mit einer reflektorischen Wirkung auf das Herz gerechnet werden. Freilich wissen wir nichts Sicheres darüber, aber der rasche und günstige Einfluß, den heiße Kompressen auf Krampfzustände der Kranzgefäße, die Angina pectoris, zu haben pflegen und die Beobachtung, daß vorgeschrittene Fälle von Herzschwäche die Eisblase manchmal nicht gut vertragen, sprechen für eine solche reflektorische Wirkung. Da wir die Wirkung der Eisblase oder ähnlicher Anwendungen nicht in allen ihren Konsequenzen berechnen können, so ist in letzter Linie das subjektive Gefühl des Kranken für unsere Anordnungen maßgebend. Das gilt übrigens für alle Wasseranwendungen, ja, ich möchte noch weiter gehen und sagen, für alle unsere Heilmittel und Maßnahmen. Es ist ein Grundsatz, den man nie aus dem Auge lassen sollte. Daß dabei die subjektiven Gefühle und Angaben der Kranken mit der nötigen Kritik verwertet werden müssen, ist selbstverständlich. Heiße Kompressen auf die Herzgegend sind, wie erwähnt, ein gutes Mittel bei der Angina pectoris; es ist wohl die krampflösende Wirkung der Wärme, die hier auf reflektorischem Wege den Kranzgefäßen zugute kommt. Auch heiße Fuß- und Handbäder wirken in ähnlicher Weise.

Vielfach bewährt, ja unentbehrlich und selbst in den schwersten Fällen von Kreislaufschwäche anwendbar sind kühle Teilwaschungen. Mit einem Frottierlappen und Wasser von 15—20° C wird erst der eine, dann der andere Arm abgerieben, dann kommen die Beine an die Reihe und schließlich, wenn der Zustand des Kranken es erlaubt, Brust und Rücken. Ist der Patient kühl und fröstelt, so muß wenig Wasser genommen und stärker frottiert werden, dann gelingt es aber wohl immer, eine Reaktion zu erzielen. Noch besser als Wasser ist Alkohol oder kölnisches Wasser. Abgesehen von der allgemeinen Erfrischung, die die Kranken meist sehr dankbar empfinden, wird auf diese Weise die Durchblutung der Haut gehoben und dadurch Druckgeschwüren vorgebeugt; beim Alkohol kommt die gerbende Wirkung unterstützend hinzu. In leichteren Fällen giebt man eine kühle Ganzwaschung, zu der der Kranke aufsteht, frottiert nach und steckt den Kranken dann wieder in das gewärmte Bett.

Mit Packungen und Umschlägen muß man schon vorsichtiger sein. Die Kranken klagen doch recht häufig darüber, daß sie im Wickel nicht warm würden. Ist solch ein Wickel abends gemacht worden, dann bedeutet das eine schlechte Nacht, außer der ungünstigen Wirkung, die jede Wasseranwendung mit sich bringt, bei der die Reaktion ausbleibt. Vielen Kranken ist auch die Beengung durch den Wickel unangenehm. Hier heißt es also den Besonderheiten jedes einzelnen Falles Rechnung tragen. Wird der Wickel gut vertragen, so kann er besonders als Leibumschlag bei Schlaflosigkeit und Meteorismus gutes leisten.

Ganzpackungen, Abklatschungen, Brausen, Halbbäder, Güsse sind für Kranke mit schwerer Kreislaufschwäche nicht geeignet, dagegen kann man sie Fällen mit genügender Reservekraft ruhig zumuten. Sie sind besonders dann angezeigt, wenn durch Angst vor Erkältungen, Verweichlichung, Mangel an Bewegung die peripherische Gefäßtätigkeit ungenügend geübt und infolgedessen erschlafft ist. Die Wasserbehandlung wird hierbei mit dem Maß körperlicher Übungen verbunden werden, das ohne Überanstrengung des Herzens die Arbeit der peripherischen Herzen wieder flott macht. Darüber später mehr.

Auch schweißtreibende Maßnahmen dürfen bei Kreislaufschwäche nur mit großer Zurückhaltung angewendet werden, zumal da es sich meistens um Fälle mit Wassersucht, also schwere Fälle handelt. Feuchte oder trockene Ganzpakkungen, Ganzdampfbäder kommen nicht in Frage, dagegen kann man Heißluft- oder Lichtbäder, die im Bett vorgenommen werden und auf die Beine beschränkt bleiben, versuchen (QUINCKEscher Heißluftkasten, Reifenbahre mit Glühlampen). Ganzschwitzbäder im Heißluft- oder Glühlichtapparat können nützlich sein bei Blutdrucksteigerungen infolge einer Niereninsuffizienz, vorausgesetzt, daß der Kreislauf der Anstrengung gewachsen ist. Ich habe sie immer nur gegeben bei Kranken, die in der Ruhe keine Zeichen von Kreislaufschwäche boten; es war dann aber überraschend zu sehen, wie gut auch bei hohen Druckwerten diese Bäder vertragen werden. Bei allen Schwitzprozeduren sollte für Kühlung des Kopfes und wenn möglich auch der Herzgegend gesorgt werden.

Sandbäder, Moorbäder, um das gleich hier anzufügen, sind für Kranke mit einem ernsthaften Kreislaufschaden ungeeignet.

Zu warnen ist vor Vielgeschäftigkeit in der Wasserbehandlung. POSPISCHIL empfiehlt etwa folgendes Vorgehen: Morgens Teilwaschung, vormittags eine Stunde Herzkühlschlauch abwechselnd verbunden mit Nackenschlauch oder Dampfbad der unteren Körperhälfte und anschließender kühler Abreibung, nachmittags wieder Herzkühlschlauch mit Teilwaschung oder Stammumschlag, nachts Leib- oder Stammumschlag, gegebenenfalls mit gleichzeitigen Umschlägen um die Beine. Eine solche Behandlung setzt natürlich voraus, daß der Kranke bettlägerig, also schwer leidend ist; nimmt man hinzu, daß der Mann auch noch essen und trinken muß, und zwar häufig kleine Mengen, da die Füllung des Magens mit großen Mengen erfahrungsgemäß ungünstig wirkt, so kann man sich ausrechnen, wieviel Zeit für das häufig sehr ausgesprochene Bedürfnis nach Ruhe und Schonung bleibt. Die Wasseranwendungen bei schweren Kreislaufstörungen sind uns eine willkommene Ergänzung der übrigen Behandlung, sie dürfen aber nicht die wesentlichen Grundlinien des Heilplanes stören. Schwere Kreislaufstörungen brauchen vor allem Ruhe, Vermeidung jeder nicht unbedingt nötigen Anstrengung; ja, wir gehen bei unserer Behandlung so weit, daß wir sogar sehr nötige Anstrengungen künstlich unterdrücken, um die Herzarbeit möglichst gering zu machen: wir setzen durch Morphium die Atemtätigkeit herab und haben gerade damit die schönsten Erfolge. SITTMANN hat sicher für solche Fälle recht, wenn er von POSPISCHILS Regime sagt, er könne sich des Eindruckes nicht erwehren, als ob diese kombinierte Behandlung doch etwas zu große Anforderungen an die Leistungsfähigkeit eines kranken Herzens stelle. Aber auch für leichtere Fälle ist die Behandlung nicht geeignet, weil sie das solchen Kranken gestattete und heilsame Maß von Bewegung und von Teilnahme am Leben der Umgebung zu sehr beschränkt und so Herzneurastheniker züchtet.

Von den Bädern haben wir gehört, daß kalte und heiße die Herzarbeit steigern, warme von 35—37° C nach einer anfänglichen Steigerung die Herzarbeit wohl erleichtern, indifferente Bäder, wie ihr Name sagt, ohne wesentlichen Einfluß auf den Kreislauf sind. Warme und indifferente Bäder würde man deshalb auch Schwerkranken gestatten dürfen, wenn dem nicht die damit verbundene körperliche Anstrengung und Belastung des Kreislaufes durch den Druck des Wassers entgegenstände. Im Vollbade treibt der Druck des Wassers, der auf dem Körper lastet, das Blut aus den Bauch- und Hautgefäßen ins Herz, in die Lungen und in den Kopf. Dabei steigt der Blutdruck. Die Einatmung wird erschwert, die Ausatmung erleichtert. Diese hydrostatische Wirkung des Vollbades kann durch die Temperatur des Bades verstärkt oder gemildert, aber nicht aus der Welt geschafft werden (STIGLER, E. SCHOTT). Wir kommen deshalb zu dem Schluß: Schwer Herzkranke gehören ins Bett und nicht ins Bad, wobei wir unter Schwerkranken solche Personen verstehen, die schon in der Ruhe oder nach leichtesten Anstrengungen Zeichen von Kreislaufschwäche darbieten.

Als Heilmittel für Herzleiden haben die älteren Ärzte, wie schon erwähnt, von Bädern kaum Gebrauch gemacht, wenn auch einzelne Hinweisungen zu finden sind. So rühmt KREYSIG bei der Krampfsucht des Herzens laue Bäder als eins der wohltätigsten Mittel, das die Nerven besänftige und den Kreislauf des Blutes gemeiniglich regelmäßiger und gleichförmiger, gleichsam geregelt mache. HOPE empfiehlt, um das Muskelsystem überhaupt und das des Herzens insbesondere in guter Spannung zu erhalten, das shower-bath, bei dem ein milder Regen durch die durchlöcherte Decke eines Badeschrankes auf den darin Befindlichen niederrieselte; STOKES giebt das Regenbad bei den Herzbeschwerden Fettleibiger. BAMBERGER verordnet bei demselben Leiden Seebäder, Stahl-, Malz- und Fichtennadelbäder zur Kräftigung, gegen nervöses Herzklopfen laue Bäder. Und so ließen sich noch verschiedene Forscher anführen.

Die eigentliche Bäderbehandlung der Herzleiden beginnt aber erst mit BENEKES Empfehlung der *Nauheimer kohlensauern Bäder*. Als Wirkung stellte man sich früher, dem Gedankengang A. SCHOTTS folgend, eine Erstarkung des Herzmuskels durch die Übung vor, die dem Herzen durch das kohlensaure Bad auferlegt werde.

„Das Bad ist eine Turnstunde für das geschwächte Herz- und Gefäßsystem." Wohl selten hat ein Schlagwort in der medizinischen Praxis mehr Verwirrung angerichtet als das Wort von der Turnstunde für das geschwächte Herz. Was von „geschwächten" Herzen nach Nauheim geschickt wurde, waren überwiegend Herzschwächen, Herzschwächen infolge einer Übermüdung des Organs durch übergroße Arbeit: Klappenfehler, Herzmuskelentartungen, Hypertonien mit erschöpfter Reservekraft. Diesen überanstrengten Herzen sollte durch eine neue Anstrengung frische Kraft verliehen werden. Ein absurder Gedanke, der aber gleichwohl in weiten Kreisen Anerkennung fand. Und seine Begründung? Im kohlensauern Bade findet eine Pulsverlangsamung und Blutdrucksteigerung statt, eine Steigerung der Herzarbeit; „man vergesse nicht," schreibt A. SCHOTT, „es handelt sich ja überall um die Forderung einer Mehrarbeit von dem geschwächten Herzen, eine Mehrarbeit, die in bekannter Weise wie im Turnsaal einen überschüssigen Gewinn an Stoffausbildung liefert und dadurch den unmittelbaren Stoffverbrauch überkompensiert." Auch ROMBERG (Lehrbuch der Krankheiten des Herzens 1906) vertrat dieselbe Auffassung: „Die Herzarbeit wird in jedem kühlen Bade, also auch in jedem CO_2-Bade, entsprechend der Drucksteigerung und der Pulsverlangsamung erhöht... Das Herz wird durch die regelmäßig wiederholte Steigerung seiner Leistungen immer kräftiger in derselben Weise, wie ein durch Untätigkeit geschwächter Skelettmuskel durch systematische Übungen zu immer größeren Leistungen befähigt wird." War man von der Stichhaltigkeit dieser Gründe überzeugt, dann konnte man aber nicht die Frage umgehen, warum ein gewöhnliches kaltes Bad, das doch auch Pulsverlangsamung und Blutdrucksteigerung erzeugt, warum die Treppen, die im Haus zu steigen und doch auch eine Übung für die Muskulatur und das Herz sind, nicht dasselbe leisten sollten wie eine Badekur in Nauheim. Dazu gesellte sich die Überlegung, daß dieselben Fälle von Herzschwäche, die in *Nauheim* durch eine Übungsbehandlung gebessert werden sollten, daheim durch Schonung und Bettruhe dies Ziel erreichten. Man sagte sich, daß das unermüdlich Tag und Nacht arbeitende Herz nicht ohne weiteres mit dem Skelettmuskel verglichen werden könne, sagte sich, daß eine Erstarkung des Skelettmuskels durch Übung nur solange vorhält, als das betreffende Maß an Übung innegehalten wird, daß also von einer vorübergehenden Übung des Herzens kein dauernder Erfolg zu erwarten sei; man besann sich auf die tausendfältig bewährte Erfahrung, daß bei Herzschwäche eine Entlastung das beste Stärkungsmittel ist; man machte sich klar, daß doch fast alle Fälle von Herzschwäche Folge einer Überanstrengung seien, sei es daß die Herzarbeit durch Störungen der Klappentätigkeit oder durch Erhöhung des Widerstandes in den Gefäßen über das erträgliche Maß gesteigert wurde, sei es, daß Schädigungen des Herzmuskels diesen der Fähigkeit beraubten, die gewöhnliche Arbeit zu leisten; man überlegte, daß wohl aus einem ungenügend geübten Muskel, aber nie und nimmer aus einem übermüdeten Muskel durch Übung eine Erhöhung der Leistungsfähigkeit herausgeholt werden könne. Also die Übung konnte die günstige Wirkung der kohlensauern Bäder nicht recht erklären, auf der anderen Seite war eine günstige Wirkung in manchen Fällen offenbar vorhanden. Wie mochte die nur zustande kommen? Wenn es die Übung nicht ist, könnte es vielleicht die Schonung sein! Ließe sich wohl eine schonende Wirkung der Nauheimer Bäder aufs Herz begründen? Gewiß. Der Ärzteverein des Bades Nauheim selbst stellt sich in seiner Werbeschrift (1913) auf diesen Standpunkt und schreibt folgendes: „Die Bäder beeinflussen den Füllungszustand der Blut- und Lymphgefäße, sowohl der Haut als auch der tiefer gelegenen Gewebe und tragen dadurch zu einer Beschleunigung des Säftestromes bei, der ja seinerseits die Spannmaterialien für den Aufbau und für die Erhaltung des Körpers mit sich führt. Als wohltätige Folge dieser Doppelwirkung tritt sowohl eine Ausscheidung krankhafter Stoffwechselprodukte, als auch eine Aufsaugung entzündlicher Ausschwitzungen ein, während gleichzeitig die Anregung des Stoffwechsels in einer vermehrten Ausbildung gesunder, kräftiger Gewebssubstanz ihren Ausdruck findet. Diese Änderung und Anregung des Stoffwechsels durch Bad Nauheimer Bäder erfolgt, ohne daß gleichzeitig erhöhte Ansprüche an die Herztätigkeit gestellt werden. Kohlensäurehaltige Soolbäder von 34—29,5°C — und das ist die natürliche Temperatur unserer Quellen — erleichtern vielmehr die Arbeit des Herzens, indem sie eine Pulsverlangsamung bei gleichzeitiger Erweiterung der Hautcapillaren herbeiführen. Es tritt unter besonderer Ausnutzung der Herzmuskelkraft und Abnahme des Reibungswiderstandes in den Hautgefäßen eine *Erholung für das Herz* ein." Diese Anregung des Stoffwechsels mit Pulsverlangsamung bei gleichzeitiger Erweiterung der Hautcapillaren kann man natürlich, wie früher auseinandergesetzt worden ist, in jedem kühlen Bad erzielen, wenn man den Kranken gleichzeitig leicht frottieren läßt. Deshalb brauchte man also nicht nach einem Bade mit kohlensauern Quellen zu fahren. Es muß also mit den kohlensauern Bädern noch eine besondere Bewandtnis haben. Wenden wir uns, um den endgültigen Stand der Frage kennen zu lernen, den neuesten Arbeiten über die Nauheimer Bäder zu. Sie stammen von STRASBURGER, MAX MEYER, TH. SCHOTT, A. SCHOTT, F. M. GROEDEL und anderen. Die kohlensauern Bäder wirken wie jedes Bad durch die Temperatur und den Druck des Wassers. Als Besonderheit der kohlensauern Bäder kommt hinzu die Wirkung des Gases auf die Haut und die Hautgefäße. Die Bläschen, die die Haut bedecken, schützen einen Teil des Körpers vor der Kälte des Wassers. Die Verengerung der Hautgefäße und die Blutdrucksteigerung durch das kalte Bad fällt infolgedessen geringer aus oder wird aufgehoben, je nach der Temperatur und der Empfindlichkeit des Kranken (Gradationskontrastwirkung, F. M. GROEDEL). Um die durch den Kohlensäuregehalt bewirkte Herabsetzung des arteriellen Widerstandes im einfachen Süßwasserbade zu erreichen, muß dies 2—3°C wärmer sein (M. MEYER). Die mechanische Reizung der Haut durch die Gasbläschen steigert die Durchblutung der Haut, erzeugt das Gefühl der Wärme in der Haut und erhöht wie es scheint reflektorisch den allgemeinen Blutdruck (FELLNER, WEISS und KOMMERELL, F. M. GROEDEL).

Die chemische Wirkung des kohlensauern Bades besteht darin, daß es die Hemmung der Kohlensäureabgabe durch die Haut, die schon im einfachen Bade stattfindet, steigert (F. M. GROEDEL). Die Kohlensäurestauung in der Haut führt zu einer Erweiterung, einer vermehrten Durchblutung der Haut (A. SCHOTT) und einer Steigerung der Kohlensäureausscheidung durch die Lungen mit Vertiefung der Atmung (LILJESTRAND und MAGNUS). Die Wirkung des kohlensauern Bades setzt sich also aus verschiedenen zum Teil entgegengesetzten Einflüssen zusammen. Nimmt man hinzu, daß die Empfindlichkeit für Gefäßreize bei den einzelnen Menschen und noch mehr bei kranken Menschen sehr verschieden ist, so wundert es uns nicht, wenn sich für die kohlensauern Bäder keine einheitliche Wirkung auf den Kreislauf feststellen läßt.

Der regelrechte Blutdruck beim Gesunden kann steigen oder sinken, bei Kranken der erhöhte zurückgehen, der niedrige sich erhöhen (SCHOTT). Im ganzen scheint bei Herzkranken der Druck gesteigert zu werden (GROEDEL). Dauernde Senkungen des Druckes bei Hypertonikern und dauernde Erhöhungen bei Hypotonikern kommen unter dem günstigen allgemeinen Einfluß eines Kuraufenthaltes mit und ohne kohlensaure Bäder so oft vor, daß man keine Schlüsse daraus ziehen kann. Temperatur, Pulszahl, Atmungszahl pflegen bei Gesunden und Leichtkranken abzunehmen, bei schwerer Kranken können sie zunehmen (PARADE und A. WEBER). Das Minutenvolumen fanden LILJESTRAND und MAGNUS bei Gesunden etwa in der Hälfte der Versuche um 50 % vermehrt.

Es schien geboten etwas ausführlicher auf die kohlensauern Bäder einzugehen, weil die Frage doch große praktische Bedeutung hat. Seit zwei Menschenaltern — BENEKES Schrift ist 1859 erschienen — hat man kohlensaure Bäder verordnet und angewandt, ohne recht zu wissen, was man tat. Nicht einmal die grundlegende Frage jeder Behandlung war geklärt, ob oder wieweit eine Übung oder Schonung der Kreislaufstätigkeit dadurch gegeben sei. So kamen zahlreiche Kranke in die Bäder, die nicht dorthin gehörten und schlechter zurückkehrten als sie hingegangen waren.

Die Anzeigen und Gegenanzeigen der kohlensauern Bäder kann man nur dann richtig gegen einander abwägen, wenn man berücksichtigt, daß die Verbesserung der Gefäßreaktion und Herztätigkeit durch kohlensaure Bäder auch auf andere Weise erzielt werden kann, z. B. durch geeignete einfache Wasseranwendungen, Massage, Medikamente. Wir werden deshalb diese Mittel anordnen und überhaupt kohlensaure Bäder ablehnen, wenn eine so schwere Herzschwäche, gleichgültig welchen Ursprungs, vorliegt, daß Bäder überhaupt nicht in Betracht kommen oder wenn besondere Verhältnisse bestehen, die vor allem Ruhe erheischen: Embolien, Thrombosen, auf Hirnblutungen oder Endocarditis verdächtige Erscheinungen usw. Wir werden im besonderen eine Kur an einem der zahlreichen Badeorte ablehnen, wenn man dem Kranken die Anstrengungen der Reise nicht ohne Bedenken für seinen körperlichen Zustand und die Ausgaben nicht ohne Bedenken für sein seelisches Gleichgewicht zumuten darf. Wir werden künstliche Kohlensäurebäder ablehnen, wenn nicht die Gewähr einer sachgemäßen Überwachung und Ausführung einschließlich der ganzen Lebensführung gegeben ist. Kreislaufschwächen, die nicht in der Ruhe, wohl aber bei leichter Bewegung Erscheinungen machen, sollen zunächst, abgesehen von sonstigen Mitteln, mit kalten Abreibungen, lauwarmen Halbbädern und folgender kühler Waschung, kühlen Halbbädern behandelt werden, und erst wenn sie diese gut vertragen, gegebenen Falles Kohlensäurebäder erhalten. Alle Vollbäder, auch die kohlensauern, sind eine Belastung für das Herz. Aus dieser Erkenntnis heraus werden jetzt von TURAN und LIEVEN für organisch Herzkranke nur noch kohlensaure Halbbäder empfohlen. Kranke mit ausgesprochener Angina pectoris oder mit Aneurysmen schließt man von kohlensauern Bädern aus. Herzneurosen und Gefäßneurosen sind unberechenbar, bei ihnen werden vorsichtige Versuche über die Anwendung entscheiden müssen.

Das Hauptreich der kohlensauern Bäder bilden die leichten Fälle von Kreislaufschwäche, in denen die Gefäßtätigkeit gestört ist, zumal dann, wenn sich unter Berücksichtigung der Lebensführung des Kranken die mit den Bädern verbundene Ruhe und Entlastung von Geschäften, überhaupt die ganze Regelung des Tageslaufes als wichtige Heilmittel in den Behandlungsplan einfügen. Als Niederschlag der in Nauheim gemachten Erfahrungen giebt F. M. GROEDEL folgende Vorschriften. „Vor dem Bade verhalte sich der Patient ruhig. Körperliche und geistige Anstrengungen sind zu vermeiden. Die günstigste Zeit für die Bäder ist der Vormittag, etwa eine Stunde nach dem ersten Frühstück. Im Bade verhalte sich der Kranke ruhig. Inhalation von Kohlensäure ist auf jeden Fall sorgsam zu vermeiden, bei sehr empfindlichen Patienten ist es ratsam, die Wanne mit einem Laken zu bedecken. Abtrocknen mit gewärmten Tüchern und Ankleiden erfolge eventuell unter Assistenz. Am besten schließt sich eine 1—2 stündige Ruhezeit im leicht angewärmten Bett an. Beengende Kleidungsstücke, körperliche oder geistige Anstrengung, Transpiration, z. B. durch zu schwere Bedeckung im Bett, sind zu vermeiden. Für gute Ventilation des Ruheraumes ist Sorge zu tragen. Ein kleines zweites Frühstück bald nach dem Bade ist zweckmäßig. Beweis, daß alle Momente richtig beachtet sind, ist die für längere Zeit nach dem Bade konstant herabgesetzte Pulsfrequenz, ein gegen die Norm gekräftigter, eventuell regelmäßiger Puls. . . Bei geringen Graden von Herzinsuffizienz, einerlei ob durch Klappenaffektion oder Herzmuskelerkrankung bedingt, geben wir zunächst mehr oder minder stark salzhaltige Bäder, etwas unterhalb des Indifferenzpunktes, von $33^{1}/_{2}$—$32^{1}/_{2}^{0}$ C mit sehr wenig Kohlensäure. Dann fügen wir Kohlensäure in steigenden Mengen zu, setzen die Temperatur halbgradweise herunter, allmählich bis auf 31^{0} C, auch bis auf 30^{0} C. Nur in wenigen Fällen empfiehlt es sich, noch weiter, auf 29 oder gar 28^{0} zu gehen. Die von GROEDEL I eingeführte Methode, kühle Bäder mit Vermeidung jeglichen Choks zu geben, besteht darin, daß man den Patienten in ein wärmeres Bad (z. B. von 32^{0} C) einsteigen läßt und durch ein im Wasser schwimmendes Eisstück allmählich die Temperatur bis zum gewünschten Grad herabsetzt. . . Die Dauer der verschiedenen Bäderarten wird nach und nach von 8 bis zu 12 und 15 Minuten ausgedehnt, nur ausnahmsweise mehr. Zwei, meist drei, ausnahmsweise vier Badetage hintereinander werden von einem freien Tag abgelöst. Eine Kur besteht aus 20 bis 25 Bädern, und erst nach einer mehrmonatigen Pause kann eine neue Kur beginnen." Zur Beurteilung der Bäder bleiben wir also vor allem auf eine sorgfältige Beobachtung des Pulses angewiesen; daneben ist das Verhalten des Herzens bei geringen Anstrengungen und das subjektive Befinden des Kranken zu beachten.

Von *Badeorten* seien genannt die Thermalsolen Nauheim, Oeynhausen, Soden; die kohlensauern Solbäder mit künstlicher Erwärmung Homburg, Kissingen, Orb; die eisenhaltigen Kohlensäurebäder mit künstlicher Erwärmung Alexanderbad, Altheide, Driburg, Elster, Franzensbad, Kudowa, Marienbad, St. Moritz, Peterstal, Pyrmont, Reinerz, Schwalbach, Tarasp. Bei der Wahl des Ortes wird man darauf Rücksicht nehmen, ob neben der Herzerkrankung noch andere der Behandlung bedürftige Leiden bestehen und dementsprechend z. B. bei anämischen Zuständen die eisenhaltigen Quellen vorziehen, bei Magen- und Darmleiden und Fettleibigkeit Homburg, Kissingen oder Marienbad empfehlen. Wichtig ist ferner die Höhenlage. Um die Wahl zu erleichtern, lasse ich die bekanntesten Herzheilbäder mit kurzer Charakteristik in Tabellenform folgen.

Zur *Herstellung künstlicher kohlensaurer Bäder* giebt es verschiedene Verfahren. Apparate zu diesem Zweck kommen wohl nur für Krankenhäuser und größere Anstalten in Frage, wir können sie deshalb übergehen. In kleineren Betrieben und im Hausgebrauch benutzt man jetzt allgemein kohlensaures Natron, aus dem durch Salzsäure, Ameisensäure oder Kaliumbisulfat Kohlensäure freigemacht wird; bekannte Handelsmarken sind die Bäder von Sedlitzky, Sandow, Kopp und Joseph, Lebram, Quaglio, Zucker, Dr. Fischs Aphor und andere.

Sauerstoffbäder wirken auf die äußerlich sichtbare Füllung der Hautgefäße und den Blutdruck wie Kohlensäurebäder, aber sehr viel schwächer. Für die Anwendung der Sauerstoffbäder gelten mutatis mutandis die bei den kohlensauern Bädern angestellten Überlegungen.

Tabelle 8.

Ort	Höhe ü.d.M.	Natürliche Heilmittel	Fr. Kohlens. der Bäder in ccm.	Hauptsächliche Heilanzeigen (außer Kreislaufstörungen)
Alexanderbad i. Fichtelgebirge	590	Stahlquellen, Moorbäder	1214	Blutarmut, Gicht, Rheumatismus, Frauenkrankheiten, Katarrhe der Luftwege.
Altheide in Schlesien	400	Stahlquellen, Moorbäder	1280	Gicht, Rheumatismus, Blutarmut, Frauenkrankheiten.
Driburg im Teutoburger Wald	220	Stahl- und erdige Quellen		Magen-, Darmkatarrhe, Katarrhe der Harnwege.
Elster in Sachsen	491	Stahl- und Glaubersalzquellen, Moorbäder	670—1270	Frauenleiden, Blutarmut, Verdauungsstörungen, Gicht, Rheumatismus, Stoffwechselerkrankungen.
Franzensbad in Böhmen	450	Stahl-, Glaubersalz-, Lithionquelle, Moorbäder	1800—3500	Blut-, Frauenkrankheiten, Gicht, Rheumatismus, Magen-, Darmleiden, Katarrhe der Atemwege.
Homburg, Hessen-Nassau	192	Stahl- und Kochsalzquellen	—	Magen-, Darm-, Stoffwechselstörungen, Neuralgie, Frauenleiden, Rheumatismus.
Kissingen an der fränk. Saale	201	Kochsalz- u. Stahlquellen, Moorbäder, Gradierwerk	815—1400	Gicht, Nervenleiden, Rheumatismus, Frauenleiden, Magen-, Darmleiden, chronische Katarrhe der Atem- Diabetes, Fettsucht.
Kudowa in Schlesien	400	Stahl- und Arsenquellen	1200	Blutarmut, Nervenleiden, Frauenkrankheiten, Gicht, wege, Rheumatismus.
Marienbad in Böhmen	628	Stahl-, Glaubersalz-, erdige Quellen, Moorbäder	1230	Frauenleiden, Fettsucht, Gicht, Rheumatismus, Katarrhe der Verdauungs-, Atmungs- und Harnwege.
St. Moritz in Graubünden	1770	Stahlquellen	um 1700	Blutarmut, Asthma, beginn. Lungenspitzen-Katarrhe, Neurasthenie.
Nauheim in Hessen	144	Kochsalzquellen, Gradierwerk	bis 4450	Gicht, Rheumatismus, Nerven- und Frauenleiden, Katarrhe der Atmungswege.
Oeynhausen in Westfalen	70	Kochsalzquellen, Gradierwerk	600—1033	Frauenkrankheiten, Nervenleiden, Rheumatismus, Katarrhe der Atmungsorgane, Skrophulose.
Orb im Spessart	200	Kochsalzquelle, lithion-, brom- und jodhaltig, Gradierwerk	1440	Katarrhe der Atmungsorgane, Gicht, Rheumatismus, Nervenleiden, Frauenkrankh., Verdauungsstörungen.
Peterstal im Schwarzwald	431	Stahl-, Lithionquelle	um 1200	Blutarmut, Verdauungsstörungen, Gicht, Rheumatismus, Frauenkrankheiten.
Pyrmont	120	Stahl- u. Kochsalzquellen, Moorbäder	1270	Blutarmut, Katarrhe der Atmungswege, Verdauungsstörungen, Frauenkrankheiten.
Reinerz in Schlesien	568	Arsenhaltige Stahlquellen, Moorbäder	bis 1500	Katarrhe der Atmungsorgane und Harnwege, Gicht, Rheumatismus, Frauenleiden.
Schwalbach im Taunus	316	Stahlquellen, Moorbäder	bis 1200	Blutarmut, Verdauungsstörungen, Gicht, Rheumatismus, Frauenkrankheiten.
Soden im Taunus	140	Stahl-, Kochsalz-, Schwefelquelle	1069—1550	Katarrhe der Atmungsorgane, Magen-, Darmleiden, Gicht, Rheumatismus, Frauenleiden.
Tarasp in Graubünden	1185	Stahl-, Salz-, Glaubersalzquelle, Schlammbäder	1283	Verdauungs- und Stoffwechselkrankheiten, Bronchialkatarrhe, Frauenleiden.

Elektrische Bäder giebt es in verschiedener Anordnung. Beim monopolaren Bad befindet sich eine Elektrode im Wasser, die andere wird durch einen mit Leder überzogenen über die Wanne gelegten Metallstab gebildet, den der Kranke anfaßt. Da sich hierbei der Strom in den Händen konzentriert, kommt es leicht zu störenden Zuckungen. Beim bipolaren Bade befinden sich beide Elektroden im Wasser, der Strom geht durchs Wasser und durch den Körper; welche Strommenge dabei dem Körper zukommt, ist unberechenbar. GÄRTNER hat deshalb quer durch die Wanne eine Gummiwand gespannt mit einem großen Loch in der Mitte, durch das der Körper des Kranken gezwängt wird. So hat man ein Bad von zwei Zellen, deren leitende Verbindung durch den Körper dargestellt wird. Gewöhnlich sind in der Wanne mehrere Elektroden angebracht, die von einer Schalttafel aus nach Belieben verbunden werden können. Bequemer als die Ganzbäder sind die aus zwei Arm- und zwei Fußwannen bestehenden Vierzellenbäder von SCHNEE.

Was sich über die Wirkung elektrischer Bäder auf Grund der bisher vorliegenden und eigener Untersuchung sagen läßt, haben O. MÜLLER und VEIEL folgendermaßen zusammengefaßt. „ Bei mittleren Stromstärken, die keine äußerlich nachweisbaren Muskelkontraktionen hervorbringen, wirken galvanische, faradische und Wechselstrombäder geradeso auf den Kreislauf ein, wie andere sensible Reize auch. Sie machen mit wachsender Stromstärke zunehmende periphere Gefäßkontraktion, Schlagvolumensteigerung und Drucksteigerung. Wie sich die Wirkung gestaltet, wenn der Strom stärkere Muskelkontraktionen hervorruft, läßt sich einstweilen nicht absehen, da bei deren Auftreten das plethysmographische (wie auch andere graphische) Verfahren infolge der mechanischen Erschütterung keine eindeutigen Resultate zu liefern vermag. Hervorzuheben ist auch die große subjektive Verschiedenheit der Empfindlichkeit gegenüber dem Strom. Was dem einen noch angenehm oder doch gut ertragbar erscheint, empfindet der andere bereits als Schmerz. Daraus ergibt sich denn auch die Möglichkeit wechselvoller Wirkung gleicher Stromstärken auf das Verhalten des Kreislaufes verschiedener Personen, die namentlich in den zahlreichen Widersprüchen bezüglich des Verhaltens des Blutdruckes bisher zutage getreten ist. Man wird daher, wenn man die theoretisch zu erwartende Wirkung wirklich hervorrufen will, hier besondere Rücksicht auf die Angaben des Patienten bezüglich der ausgelösten sensiblen Reize nehmen müssen."

Praktische Erfolge, die eindeutig und überzeugend gewesen wären, habe ich bis jetzt nicht gesehen. Manche Fälle, die von spezialistischer Seite systematisch mit elektrischen Bädern „erfolgreich" behandelt worden waren, haben mir aber gezeigt, daß auf diesem Gebiet verhängnisvolle Selbsttäuschungen vorkommen.

Mit den elektrischen Bädern sind wir schon in

die elektrische Behandlung

der Kreislaufschwäche hineingeraten. Bevor wir aber in der Schilderung der elektrischen Behandlungsmethoden fortfahren, sei zum besseren Verständnis kurz an die wichtigsten biologischen Wirkungen des elektrischen Stromes erinnert.

Leitet man durch eine Salzlösung einen elektrischen Strom, so vollzieht sich unter Spaltung der Salzmoleküle eine elektriche Ladung der Spaltungsprodukte, die in diesem Zustande Ionen genannt werden; Wasserstoff- und Metallatome erhalten eine positive, die Hydroxylgruppen und Säureradikale eine negative Ladung. Diese Ladung hat zur Folge, daß eine Wanderung der Ionen stattfindet, die positiven wandern zum negativen Pol, zur Kathode als Kationen, die negativen zum positiven Pol, zur Anode als Anionen. Da die Ionen verschieden groß sind und deshalb auf ihrer Wanderung durch die Flüssigkeit eine verschieden große Reibung zu überwinden haben, so werden die einen rascher, die anderen langsamer vorwärts kommen, wie dies in der Abb. 97 nach OSTWALD schematisch dargestellt ist. Nun ist aber die Ausscheidung an den Elektroden gleich groß (dementsprechend beträgt in unserem Schema die Zahl der freigewordenen Ionen an beiden Elektroden je sechs), infolgedessen kommt es an der Elektrode, zu der die rascheren und von der die langsameren Ionen wandern, zu einer Erhöhung der Konzentration der Lösung und umgekehrt. Da z. B. vom Kochsalz die positiven Na-Ionen eine Geschwindigkeit von 42, die negativen Cl-Ionen eine Geschwindigkeit von 63 haben, so muß an der Anode eine Konzentrationserhöhung durch Anhäufung der Cl-Ionen und dadurch eine negative Spannung der Lösung eintreten, während an der Kathode eine Konzentrationsverminderung und durch das Überwiegen der Na-Ionen eine positive Spannung entsteht. Im Körper aber haben wir es nicht nur mit Wasser und Salzen, sondern auch und vor allem mit Kolloiden zu tun, d. h. nicht krystallisierbaren, kaum oder nicht diffundierenden Stoffen mit großen Molekülen und hohem Molekulargewicht (Leim, Eiweiß, Stärke usw.). In alkalischer Lösung, also auch im Organismus, laden sich die Eiweißmoleküle durch Aufnahme von OH-Ionen — womit eine erhöhte Reizbarkeit des Protoplasmas einhergeht — negativ, während das Wasser positive Ladung annimmt; die Kolloide wandern deshalb zur Anode, das Wasser zur Kathode (Elektrokinese). Das läßt sich anschaulich zeigen, wenn man in dem Gefäß, das die kolloidale Lösung enthält, eine Tonscheidewand anbringt; dann steigt das Wasser unter Durchdringung der Scheidewand in dem Teil, in dem sich die Kathode befindet; die nicht diffusibeln Kolloide in diesem Abschnitt quellen, die im anderen Teil schrumpfen. Diffusible elektrolytische Krystalloide werden durch die Scheidewand nach Maßgabe ihrer Ladung in dieser oder jener Richtung durchwandern. Man darf aber dabei die Scheidewand nicht als eine rein mechanische Bedingung ansehen, sondern es findet zwischen ihr und den Wasserteilchen eine Adsorption statt, die für die H- und OH-Ionen verschieden stark ausfällt

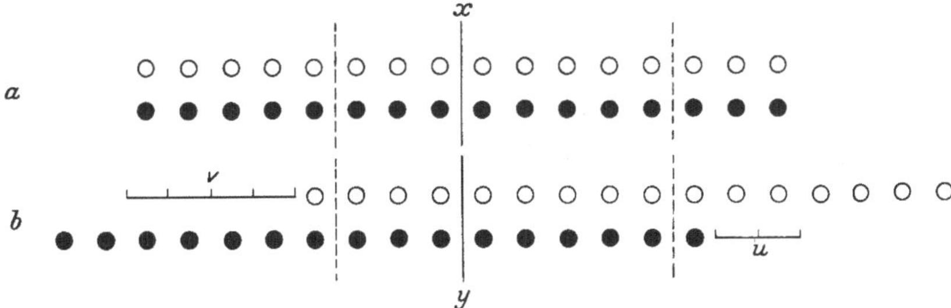

Abb. 97. Elektronenwanderung. (Nach BERNSTEIN.)

und zu einer positiven Ladung des Wassers führt, womit wiederum bei der Durchleitung eines Stromes eine Wanderung der Wasserteilchen zur Kathode verbunden ist (Elektroosmose). Bei der Einwirkung des elektrischen Stromes auf den menschlichen Körper haben wir hiernach eine Verschiebung der Ionen, des Wassers und der Kolloide des Protoplasmas zu erwarten, die durch die Scheidewände (Zellmembranen) reguliert wird und mit Änderungen der Konzentration und Funktion einhergeht. Durch ZWAARDEMAKERS Entdeckung, daß zum regelrechten Ablauf der Muskel- und Gefäßwandtätigkeit die Gegenwart radioaktiver Substanz nötig ist, deren Aufgabe in der Herbeischaffung elektrischer Ladung zu sehen ist, rückt die Bedeutung der Elektrizität für wichtige Lebenserscheinungen in ein neues Licht. Im menschlichen Organismus ist die einzige radioaktive Substanz das B-Strahlen, also negative Elektronen liefernde Kalium. Der elektrische Strom nun wirkt, wie ZWAARDEMAKER festgestellt hat, im Sinne des Kaliums; ein durch Kaliumentziehung stillgestelltes Herz wird durch den elektrischen Strom wieder zum Schlagen gebracht.

Die geschilderten Ionisierungen, Ionenverschiebungen und Konzentrationsänderungen dürften das Wesen der physiologischen Reizwirkung des elektrischen Stromes ausmachen. Überschreitet die Konzentrationsänderung ein gewisses Maß, überschreitet sie die Reizschwelle, so tritt die physiologische Wirkung ein. Wenn wir von der individuell wechselnden Empfindlichkeit des Kranken und dem Orte der Anwendung absehen, so wird der Grad der Wirkung einmal bestimmt durch die Intensität des Stromes. Ferner spielt eine wichtige Rolle die Schnelligkeit der Einwirkung einer gegebenen Intensität. Es hängt das damit zusammen, daß der Hauptreiz im Augenblick der Ein- und Ausschaltung stattfindet; um die größte mögliche Wirkung einer bestimmten Stromintensität zu erhalten, muß diese Intensität deshalb zur Zeit der Ein- und Ausschaltung sofort in vollem Umfange einsetzen. Beim „Einschleichen" fällt dementsprechend die Wirkung geringer aus. Die besonderen Verhältnisse der Öffnungs- und Schließungszuckungen für die Anode und Kathode sowie die Tatsache, daß während der Dauer der Einwirkung an der Kathode eine Steigerung, an der Anode eine Herabsetzung der Erregbarkeit besteht, sind bekannt und können hier übergangen werden. Neben der Intensität des Stromes und der Schnelligkeit seiner Einwirkung ist noch die Häufigkeit der Stromstöße für den Grad der physiologischen Wirkung von Bedeutung. Mit der Zahl der Stromstöße wächst bis zu einem gewissen Grade die Wirkung. In der Praxis verwenden wir, um in kurzer Zeit zahlreiche Stromstöße zu verabfolgen, den faradischen Strom und den sinusoidalen Drehstrom. Beide Ströme können als intermittierender Gleichstrom oder Wechselstrom angewandt werden. Beim faradischen Apparat liefert die primäre Spule den intermittierenden Gleichstrom, die sekundäre Spule den Wechselstrom, bei den einzelnen Stromstößen findet ein rascher und starker Spannungswechsel statt, die Stromstöße haben eine steile Abgleichungskurve. Der faradische Strom hat infolgedessen auch schon bei geringer Intensität eine starke Reizwirkung (Schmerzempfindung, Muskeltetanus). Der Drehstrom wird, wie schon der Name andeutet, dadurch erzeugt, daß ein sich drehender Magnet an den Induktionsspulen vorbeigeführt wird; mit der Annäherung des einen Magnetpoles wird in der Spule ein gleichmäßig ansteigender Strom erzeugt, der mit der Entfernung des Poles ebenso gleichmäßig wieder abnimmt. Durch den nun folgenden anderen Pol des Magneten wird dann ein Strom derselben Art, aber mit umgekehrtem Vorzeichen, in der Spule induziert. Symbolisch dargestellt verläuft der Strom also in der Form einer Sinuskurve. Eine automatische Schaltvorrichtung gestattet es, nach Wunsch die Umkehr des Vorzeichens zu verhindern, wir erhalten dann einen rhythmisch an- und abschwellenden, sinusoidalen Gleichstrom.

Nach den hier geschilderten Eigenschaften und Wirkungen des elektrischen Stromes sollte man sich vorstellen, daß ihm ein wesentlicher Einfluß auf den Ablauf vieler Lebensvorgänge zukomme. Das hat man in der Tat früher angenommen, als dann aber im Laufe der Zeit eine hochgespannte Erwartung nach der anderen enttäuscht wurde, da sank die Schätzung der Elektrizität als eines Heilmittels mehr und mehr. Wie groß oder vielmehr wie gering die uns hier besonders interessierende Kreislaufswirkung der verschiedenen elektrischen Stromarten ist, haben wir schon gehört. In neuerer Zeit sind aber Tatsachen bekannt geworden, die uns stutzig machen müssen und es auch rechtfertigen dürften, daß hier die physiologische Wirkung des elektrischen Stromes etwas ausführlicher behandelt worden ist. Bei der Anwendung des sinusoidalen Wechselstromes ist es nämlich wiederholt (MEINHOLD, FRANK, LEWANDOWSKY, H. E. HERING) zu plötzlichen Todesfällen gekommen, um deren Erklärung sich besonders BORUTTAU verdient gemacht hat. Der von der sekundären Rolle des DU BOIS-REYMONDschen Schlitteninduktoriums gelieferte, altbekannte faradische Wechselstrom zeichnet sich, wie oben erwähnt, durch den außerordentlich steilen und raschen Verlauf der Induktionsschläge aus, die infolgedessen einen so starken Reiz auf die Empfindungsnerven ausüben, daß die dem Körper zugeführte Stromstärke und Stromenergie immer sehr gering bleibt. Anders beim Sinusstrom. Die einzelnen Stromschwankungen haben einen langsam an- und abschwellenden Verlauf und gehen kontinuierlich ineinander über, die Reizwirkung auf die Empfindungsnerven ist infolgedessen gering und es können größere Stromstärken und Stromenergien auf tieferliegende Organe zur Wirkung gelangen, bevor die oberflächliche Schmerzwirkung den Kranken belästigt und warnt.

Die Zahl der Stromwechsel beträgt bei den gebräuchlichen Apparaten etwa 100 in der Sekunde; hält sich also in den Grenzen, die für die Reizwirkungen des elektrischen Stromes bestehen. Gelangen infolge einer unglücklichen Lage der Elektroden — wobei zu bedenken ist, daß die großen Gefäße den geringsten Widerstand bieten und infolgedessen als Stromleiter dienen (CHRISTEN) — stärkere Stromschleifen zum Herzen, so können diese Kammerflimmern und damit den Tod auf der Stelle herbeiführen. Beim Wechselstromvollbad und Vierzellenbad ist die Gefahr geringer als bei der Anwendung von Elektroden, weil wegen der großen Elektrodenflächen in diesen Bädern die das Herz treffende Stromdichte immer gering bleibt (BORUTTAU). Die sinusoidale Faradisation mit Elektroden sollte deshalb überhaupt unterlassen werden. Für Vierzellenbäder empfiehlt BORUTTAU auf Grund seiner Untersuchungen 20 Milliampère Wechselstrom als Maximaldosis anzusetzen; eine Überschreitung dieser Maximaldosis hält er für zulässig nur im Vollbade bei bipolarer Anordnung gut geschützter Elektroden zu

Kopf und Fuß. Bei jeder Wechselstrom-, ja faradischen Anwendung überhaupt ist nach BORUTTAU zu bedenken, daß außergewöhnlich empfindliche Herzen — Myocarditis, Status thymicolymphaticus — schon auf geringe Stromstärken ins Flimmern geraten können. Zusammen mit der sehr zweifelhaften Heilwirkung elektrischer Bäder legt diese Überlegung den Rat nahe, den Sinus- und faradischen Strom für die Behandlung der Kreislaufstörungen aufzugeben.

Wir haben jetzt noch der hochfrequenten Wechselströme zu gedenken. Es wurde vorhin gesagt, die Wirkung der Wechselströme steige mit deren Frequenz. Das ist nur bis zu einem gewissen Grade richtig. Folgen die Reize zu rasch aufeinander, so genügt die Dauer ihrer Einwirkung nicht mehr, um die oben erwähnten molekularen Veränderungen zu erzeugen, die das Wesen des elektrischen Reizes ausmachen. Es geht den Zellen des menschlichen Körpers wie einem Galvanometer, um einen Vergleich von FRANKENHÄUSER zu gebrauchen. Bei langsamen Impulsen schlägt die Nadel entsprechend aus; steigert sich die Zahl der Impulse, so bleiben die Schwingungen der Nadel mehr und mehr hinter den Impulsen zurück und bei sehr frequenten Strömen antwortet die Nadel überhaupt nicht mehr, die Dauer des einzelnen Reizes ist zu kurz, um sie aus dem Gleichgewicht zu bringen. Wenn dementsprechend (unter der Wirkung der Hochfrequenzströme) Empfindung und Muskeltätigkeit unbeeinflußt bleiben, so ist damit noch nicht gesagt, daß gar keine Änderungen der physiologischen Vorgänge im menschlichen Körper erfolgten.

Um das zu verstehen, müssen wir uns mit den verschiedenen

Methoden der Hochfrequenzbehandlung

kurz befassen. Von der sekundären Spule eines RUHMKORFFschen Funkeninduktors R, der in üblicher Weise unter Einschaltung eines Quecksilber- oder WEHNELTschen Unterbrechers durch den Gleichstrom der Zentrale, wie beim Röntgenapparat, geladen wird, leitet man den hochgespannten Strom zu dem inneren Belag zweier Kondensatoren (C_1 und C_2). Die hier angesammelte Elektrizität entladet sich unter sehr hoher Spannung in äußerst raschen Oszillationen (500 000 und mehr in der Sekunde) durch die Funkenstrecke M, während die Entladung der äußeren Beläge mit derselben Frequenz durch eine große Drahtspule, das sog. Solenoid, stattfindet. In dem Solenoid befindet sich der Kranke gleichsam als sekundäre Spule, die nun von induzierten Strömen durchflossen wird

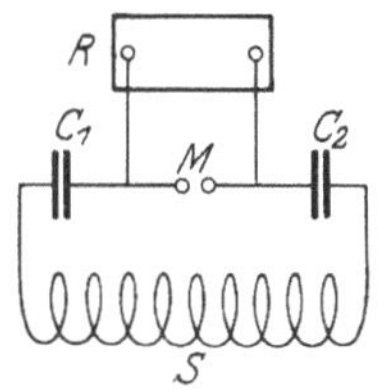

Abb. 98. Schema des D'AR-SONVALschen Apparates. (Nach GOLDSCHEIDER-JACOB.)

(Abb. 98). Der Kranke spürt dabei wenig oder nichts, kann sich aber von dem Vorhandensein des elektrischen Stromes überzeugen, wenn er eine GEISSLERsche Röhre in die Hand nimmt; sie leuchtet auf, ohne daß sie mit der Leitung in Berührung käme. Über die Wirkung dieser *Hochfrequenzbehandlung nach* D'ARSONVAL wird gestritten, französische Untersucher wollen eine starke Capillarerweiterung mit Wärmegefühl der Haut, Herabsetzung des Blutdruckes, Steigerung des Stoffwechsels und der Diurese gefunden haben, während Nachprüfungen von COHN, BOEDEKER, FROMME, LAQUEUR und anderen keine derartigen Wirkungen nachweisen konnten. Mit Hilfe einer besonderen Vorrichtung (OUDINschen Resonator) kann man auch durch eine Elektrode die Hochfrequenz lokal anwenden, sie wirkt dabei nach E. WEBER in demselben Sinne wie die allgemeine Behandlung.

Etwas Ähnliches ist die von RUMPF empfohlene Behandlung mit oszillierenden Strömen. Dabei wird der Strom eines kleineren Induktors benutzt, dessen primärer Strom durch einen Hammer- oder Rotaxunterbrecher unterbrochen wird. Als Elektrode für die beschuhten Füße dient der Boden, wenn der Strom der Wasserleitung zugeführt ist, oder ein zwischen zwei Glasplatten befindlicher Stanniolbelag. Die Hautelektrode wird von einer $1^1/_2$ l-Flasche gebildet, deren Boden mit Silber belegt ist; zu diesem Silberbelag führt eine größere Zahl von gebogenen Messingfäden. Unter der Wirkung des Stromes bildet sich an den Elektroden ein elektrisches Feld, während jeder einzelne Stoß des Induktionsstromes sehr zahlreiche Oszillationen der Glaswand erzeugt, wobei eine Entladung zur äußeren Glaswand stattfindet. Nach der Größe der Flasche ist die Zahl der Unterbrechungen auf etwa 1 Million in der Stunde zu berechnen. Nach RUMPF zeigt, beim Menschen die nach Art der allgemeinen Faradisation ausgeführte Anwendung des Stromes auf die Herz- und Brustgegend nach einigen Minuten 1. eine Vertiefung der Atmung, jedoch ohne Beschleunigung, 2. eine nicht immer, aber häufig deutliche Verlangsamung der Herzaktion, 3. bei bestimmter Anordnung in der Herzgegend eine vorübergehende Erhöhung des systolischen Blutdruckes und 4. bei Durchströmung vom Nacken zu den Füßen eine Temperatursteigerung von von $^4/_{10}$ bis $^5/_{10}$° C. Am Arm konnte eine deutliche Gefäßkontraktion nachgewiesen werden. Nach mehrwöchentlicher Behandlung fand RUMPF in zahlreichen Fällen eine Verkleinerung des krankhaft vergrößerten Herzumfanges. Die Wirkung der oszillierenden Ströme ist als eine tonisierende anzusehen. Sie sind deshalb nicht geeignet für Blutdrucksteigerungen mit Nierenschrumpfung, Coronarsklerose, starke Herzschwäche mit Emboliengefahr, ausgesprochene wassersüchtige Anschwellungen. Neben den hochgespannten Hochfrequenzströmen sind auch Bestrahlungen durch verschiedene elektrische Lampen zur Behandlung von Herzkranken, im besonderen zur Herabsetzung des gesteigerten Blutdruckes empfohlen worden. Die Annahme von KESTNER und seinen Mitarbeitern, die Blutdruckwirkung beruhe bei den verschiedenen Verfahren auf dem Stickoxydul, das sich als Verbrennungprodukt an den Lampen oder Funkenstrecken bilde, hat von GIRNDT und LE BLANC nicht bestätigt werden können.

Eine andere Form der Anwendung von Hochfrequenzströmen ist die *Diathermie*. Man benutzt dazu ziemlich große Elektroden, die an den gewünschten Körperstellen aufgesetzt werden. Bei der Durchdringung der zwischen den Elektroden liegenden Körperteile erzeugt der Hochfrequenzstrom hier eine erhebliche JOULEsche Wärme. Damit ist die Möglichkeit gegeben, auch auf tiefliegende Organe eine energische Wärmewirkung auszuüben; wir machen Gebrauch davon bei Krampfzuständen von Gefäßen, bei der Angina pectoris und wenn wir eine stärkere Durchblutung bestimmter Bezirke herbeiführen wollen. Eine Überhitzung kann zu inneren Verbrennungen führen, äußere Verbrennungen entstehen, wenn die Elektroden nicht mit ihrer ganzen Fläche, sondern nur mit einem kleinen Teile, einer Ecke anliegen.

Körperliche Bewegung als Heilmittel der Kreislaufschwäche.

Die Empfehlung körperlicher Bewegung ging ursprünglich von der am Skelettmuskel tausendfach gemachten Erfahrung aus, daß ein mangelhaft geübter Muskel durch Übung an Kraft und Masse zunimmt und dann Leistungen bewältigen kann, denen er vorher nicht gewachsen war. Diese Überlegung wurde auf das Herz übertragen, ohne genügend zu berücksichtigen, daß die Herzschwäche, von wenigen Ausnahmen abgesehen, nicht auf einem Mangel, sondern auf einem Übermaß an Übung beruht. Es ist nun interessant und lehrreich zu sehen, welche Gründe die Lobredner der Gymnastik anführen, um über diesen Widerspruch hinwegzukommen. A. SCHOTT, der schon die kohlensauern Bäder als Turnstunde für das geschwächte Herz angeraten hatte, verband die Bäder mit Gymnastik unter der Begründung, er kenne „für geschwächte und ermüdete Muskelmassen am Skelett (außer einer geeigneten Massage) kein besseres Wiederherstellungsmittel als eine Anzahl kurzdauernder kräftiger Turnbewegungen". Neben SCHOTT trat besonders OERTEL für die Übungsbehandlung der Herzschwäche ein, und zwar auf Grund folgender Überlegungen. „Wohl fast ausnahmslos werden wir in den vor uns tretenden Fällen von Cirkulationsstörungen, wo es sich um Verrückung des hydrostatischen Gleichgewichts handelt, einen schwachen, schlecht ernährten, atrophischen, zum Teil fettig degenerierten und von Fett durchsetzten Herzmuskel vorfinden, der die Arbeit, die von ihm verlangt wird, nur mehr unvollständig zu leisten imstande ist. In solchen Fällen sind dann auch die früher bestandenen Kompensationen, durch welche vorhandene Störungen und Beschädigungen des Cirkulationsapparates zum Teil ausgeglichen wurden, allmählich wieder verlorengegangen. Wie wird sich nun ein solcher Herzmuskel gegenüber einer Arbeitsleistung, die weitaus größer ist als die, an die er sich gewöhnt hat, verhalten? ... Bei einer Prüfung der hierher bezüglichen, der direkten Beobachtung sich mehr entziehenden Vorgänge müssen wir davon ausgehen:

1. daß wir im Herzen einen Muskel vor uns haben, dessen Ernährungs- und Wachstumsbedingungen die gleichen sind wie die anderer Muskeln, daß also

2. die Ernährungvorgänge in demselben und seine Leistungsfähigkeit einer Beeinflussung zugänglich sind durch Anregung und Erhöhung seiner Tätigkeit, wie ein anderer Muskel durch Übung seiner Kraftäußerung, durch Gymnastik gekräftigt wird und an Volumen zunimmt.

Wenn wir ein Mittel finden würden, die Aktion des Herzmuskels langsam und methodisch zu steigern, so müßten wir dadurch auch seine Leistungsfähigkeit allmählich erhöhen und unter zweckmäßiger Ernährung eine Volumenzunahme desselben herbeiführen. Der Effekt der Tätigkeit eines Muskels beruht aber in der ihm eigentümlichen Kraftäußerung, in der Auslösung mehr oder weniger energisch sich vollziehender Kontraktionen. Wenn wir also imstande sind, kräftig und vollständig ausgeführte Kontraktionen des Herzmuskels genügend lange Zeit hindurch auszulösen, werden wir wie bei einem anderen Muskel eine Übung seiner Kraftäußerung herbeiführen, seine Leistungsfähigkeit erhöhen können, und suchen wir die Erregung solcher Kontraktionen methodisch durchzuführen, so werden wir eine Gymnastik des Herzmuskels uns geschaffen haben ... Die ausgiebigsten und zahlreichsten Kontraktionen des Herzmuskels erreichen wir nun je nach seinem Kräftezustand und seiner pathologischen Erregbarkeit durch das Ersteigen von mehr oder weniger bedeutenden Höhen, im Maximum durch das Bergsteigen."

Wir wollen uns mit der Wiedergabe dieser beiden Ansichten begnügen, da sie von den am meisten genannten Vertretern der Übungstherapie stammen und die wesentlichen Gesichtspunkte enthalten. Prüfen wir nun die angeführten Gründe auf ihre Stichhaltigkeit. A. SCHOTTS Beobachtung, daß für ermüdete Skelettmuskulatur das beste Wiederherstellungsmittel einige kurzdauernde kräftige Turnbewegungen sind, ist zweifellos richtig, aber nur unter der für das Herz nicht zutreffenden Voraussetzung, daß die betreffenden Turnbewegungen von nicht ermüdeten Muskelgruppen ausgeführt werden. Die Erscheinung ist nach ERNST WEBER folgendermaßen zu erklären: Bei der Ermüdung einer Muskelgruppe schicken die zugehörigen ermüdeten motorischen Nervenzentren umgekehrte Impulse zu den Vasomotoren, es findet eine Umkehrung der Gefäßreaktion statt mit allen ihren schädlichen Folgen für die Arbeitsleistung und Kreislauftätigkeit und einem entsprechenden Ermüdungsgefühl. Werden jetzt ein neues nicht ermüdetes motorisches Zentrum und eine nicht ermüdete Muskelgruppe in Tätigkeit gesetzt, so wird die umgekehrte Gefäßreaktion in eine regelrechte umgewandelt, die schädlichen Folgen mitsamt dem Ermüdungsgefühl beseitigt. Da wir aber nur ein Herz haben, so kommt bei dessen Übermüdung dies Hilfsmittel nicht in Betracht. Auch OERTELS Voraussetzung, daß die Herzschwäche auf sekundären Veränderungen des Herzmuskels beruhe, trifft als Regel nicht zu (ASCHOFF und TAWARA). Ebensowenig seine Annahme, die Ernährungs- und Wachstumsbedingungen seien dieselben wie die aller anderen Muskeln. Das Herz nimmt vielmehr dadurch eine Sonderstellung ein, daß es in Sachen der Blutzirkulation und der davon abhängigen Nahrungszufuhr Selbstversorger ist. Die hieraus entspringenden Schwierigkeiten für eine Massenzunahme des Herzens sind früher ausführlich erörtert worden, wir können hier deshalb darauf verweisen.

Nun läßt sich aber nicht bezweifeln, daß manche Formen von Kreislaufschwäche durch eine zweckmäßige Übungsbehandlung gebessert werden. Wenn auch die oben gegebenen Erklärungen dafür nicht richtig sind, mit der Besserung hat es seine Richtigkeit. Um das zu verstehen, muß man sich über die Grundbedingungen klar sein, die die Erscheinungen einer Kreislaufschwäche herbeiführen und beseitigen können. Eine Kreislaufschwäche kann entweder darauf beruhen, daß die treibenden Kräfte zu gering sind, oder darauf, daß die Arbeit zu groß ist, oder darauf, daß beides zusammenkommt. Eine Kreislaufschwäche kann dementsprechend dadurch beseitigt werden, daß man die Arbeit vermindert oder die Kräfte vermehrt oder beides tut.

Man darf dabei aber nicht den Fehler machen, daß man als treibende Kraft nur das Herz, als Arbeit nur die handgreifliche außerwesentliche Arbeit berücksichtigt, daß man auf der einen Seite die wichtigen Triebkräfte der Atem-, Zwerchfell- und Muskeltätigkeit, auf der anderen Seite die starke Belastung durch Fettleibigkeit, Luxuskonsumtion, Störungen der Gefäßtätigkeit vernachlässigt.

Wollen wir uns ein Urteil bilden über die Wirkung körperlicher Bewegung auf die Kreislauftätigkeit, so hat unsere Aufmerksamkeit das ganze verwickelte Räderwerk der fördernden und hemmenden Kräfte zu umfassen. Wir müssen deshalb wohl oder übel daran gehen, den mannigfachen Beziehungen zwischen Körperbewegung und Kreislauf etwas genauer nachzuspüren. Dann werden wir uns aber auch, soweit das nach dem gegenwärtigen Stande der Kenntnisse möglich ist, ein Urteil bilden können über die in jedem einzelnen Falle sich aufdrängende verantwortungsvolle Frage: Übung oder Schonung?

Bei der körperlichen Bewegung müssen wir unterscheiden

die Wirkungen am Orte der Arbeit,

die Fernwirkung auf andere Organe,

die Allgemeinwirkungen.

Jede willkürliche körperliche Bewegung hat eine Erregung der motorischen Zentren im Gehirn zur Voraussetzung. Diese Erregung setzt aber nicht nur die betreffenden Muskeln in Tätigkeit, sondern sorgt auch durch eine gleichzeitige Erweiterung der zugehörigen Gefäße dafür, daß die am Orte der Arbeit, also auch im Gehirn (E. WEBER), stattfindende Steigerung der Lebensvorgänge durch eine entsprechende Steigerung der Zirkulation gedeckt wird. Zumal bei der Tätigkeit zahlreicher großer Muskelgruppen kann die in die Muskulatur strömende Blutmenge recht bedeutend werden. Das ist für den Kreislauf wichtig, weil das in den Muskeln befindliche Blut unter besonderen mechanischen Bedingungen steht: Jede Zusammenziehung preßt das venöse Blut energisch herzwärts und steigert dadurch das Stromgefälle im peripherischen Kreislauf, bei jeder Entspannung findet eine Ansaugung des arteriellen Blutes statt. Eine sehr anschauliche Vorstellung von dem fördernden Einfluß des Zusammenziehens erhält man, wenn man während eines Aderlasses an der V. cubitalis abwechselnd die Hand öffnen und schließen läßt. Die erste unmittelbare Wirkung körperlicher Tätigkeit ist also eine Steigerung und Förderung des peripherischen Kreislaufes.

Wird die Tätigkeit über ein gewisses Maß fortgesetzt, so tritt Ermüdung ein, und zwar Ermüdung des Nervensystems, wenn es sich um Innervationen handelt, die große Aufmerksamkeit beanspruchen (ungewöhnliche Arbeiten, kniffliche Handfertigkeiten, genau abgemessene Bewegungen und dergleichen), Ermüdung der Muskulatur, wenn es sich um mechanische Arbeit (Gehen) handelt. Wird dieselbe körperliche Arbeit öfters wiederholt, so nimmt der Muskel an Masse zu und er gewinnt die Fähigkeit, die betreffende Arbeit mit geringerer Steigerung des Stoffumsatzes und mit größerer Ausdauer zu vollbringen. Ebenso günstig wird die Innervation beeinflußt; durch die Wiederholung der Arbeit wird diese schließlich mehr oder minder mechanisch und kann nun lange Zeit ohne Ermüdung ausgeführt werden, was früher unter aufmerksamer Willensanstrengung nur kurze Zeit geleistet werden konnte. Das sind zwei für den Kreislauf wichtige Tatsachen. Ein leistungsfähiger geübter Muskel kann etwa $^1/_3$ der ihm zugeführten Energiewerte in äußere Arbeit umsetzen, bei Ermüdung oder mangelhafter Übung ist der Nutzeffekt wesentlich geringer. Da die bei jeder Arbeit nötige Zufuhr der Brennwerte und Abfuhr der Schlacken durch den Kreislauf besorgt werden muß, so ist es natürlich eine Erleichterung für die Zirkulation, wenn eine unökonomisch arbeitende Muskelmaschine durch zweckmäßige Behandlung in eine sparsam arbeitende umgewandelt wird und eine Verengerung der Gefäße nicht vorzeitig infolge von Ermüdung und Umkehrung der Gefäßreaktion in den arbeitenden Gebieten und überhaupt den äußeren Körpergefäßen eintritt. Aus dem zuletzt genannten Grunde ist auch die Ausschaltung der nervösen Ermüdung durch die „Mechanisierung" der Arbeit wichtig. Zu der unmittelbaren Wirkung auf den peripherischen Kreislauf können also größere Ausdauer der mechanischen und nervösen Arbeitskräfte, sparsamerer Betrieb der Muskelmaschine als eine weitere günstige Wirkung zweckmäßiger körperlicher Tätigkeit gebucht werden.

Unter den Fernwirkungen nimmt zunächst die Blutumlagerung unsere Aufmerksamkeit in Anspruch. Bei Muskelarbeit erhalten die tätigen Teile und infolge der konsensuellen Gefäßreaktion alle äußeren Gefäße (mit Ausnahme des Kopfes) mehr Blut, die inneren Gefäße müssen sich entsprechend verengern. Bei dieser Blutumlagerung kann der Blutdruck sinken, steigen oder gleichbleiben, je nachdem ob die Entspannung der äußeren oder die Anspannung der inneren Gefäße überwiegt, oder ob Entspannung und Anspannung sich die Wage halten. Es ist nun eine alltägliche Erfahrung, daß alles, was erregend auf das Nervensystem wirkt — Aufregung, Angst, Schmerz, Aufmerksamkeit; Unlustgefühle, zu denen auch das Ermüdungsgefühl gehört —, die Spannung im Gefäßsystem, den Blutdruck, steigert. Wünschen wir die geschilderten günstigen Wirkungen körperlicher Tätigkeit unter geringster Belastung des Herzens und Kreislaufes zu erreichen, so müssen alle Nerveneinflüsse, wie Aufmerksamkeit, Anstrengung, Ermüdung, Unbequemlichkeiten, möglichst ausgeschaltet werden. Den höchsten Grad dieses Zustandes haben wir, wenn der Kranke sich überhaupt nicht selbst bewegt, sondern nur bewegt wird: passive Gymnastik, Massage. Dafür ist aber die Wirkung auch nicht groß.

Dem Herzen braucht durch die Blutumlagerung als solche keine Vermehrung der Arbeit zu erwachsen. Dagegen wird der Umstand, daß jede körperliche Tätigkeit eine Steigerung der Nahrungs- und Sauerstoffzufuhr und der Schlackenabfuhr erfordert, zu einer Erhöhung der in der Zeiteinheit kreisenden Blutmenge, des Stromvolumens, führen. Jede aktive Gymnastik ist insofern mit einer verstärkten Schöpf- und Pumparbeit des Herzens verbunden. Diese Belastung des Herzens wird durch den fördernden Einfluß der Bewegungen auf den peripherischen Kreislauf, die größere Sparsamkeit und Unermüdbarkeit der Bewegungen und eine bessere Sauerstoffausnutzung des Blutes ausgeglichen werden. Die Belastung des

Herzens wird überwiegen, die körperliche Tätigkeit schaden, wenn eine Kreislauf-schwäche infolge Versagens der Herzmuskelkraft vorliegt. Bei einer Kreislauf-schwäche dagegen, die vorwiegend auf einem Versagen der peripherischen Kräfte beruht, wird eine sachgemäß geleitete körperliche Tätigkeit nützen.

Hierbei spricht aber eine wichtige, noch nicht erwähnte Fernwirkung mit: die Atmung. Bei körperlicher Tätigkeit wird mehr Sauerstoff gebraucht, mehr Kohlensäure gebildet; die Umfuhr dieser Stoffe besorgt das Herz, die Ein- und Ausfuhr die Lunge. Beide Organe werden, soweit bekannt, durch die Änderung der Blutzusammensetzung und auf reflektorischen Wegen zum Ausgleich der durch die körperliche Tätigkeit gesetzten Stoffwechselverschiebungen herangezogen. Abgesehen davon hat aber die Atmung als solche, mechanisch, auf die Kreislaufstätigkeit einen beträchtlichen Einfluß, sie wirkt durch die Vergrößerung des DONDERSschen Druckes, durch die Begünstigung des Blutabflusses aus den Bauchorganen, durch die Kaliberänderungen der Lymphgefäße usw. als accessorisches Herz, wie das früher dargestellt worden ist. Auf die Dauer wird auch durch die Übung der beteiligten Muskeln deren Betrieb sparsamer werden. Darüber darf aber nicht vergessen werden, daß die Arbeit der Atemmuskulatur auf der anderen Seite vom Herzen ein größeres Stromvolumen verlangt.

Die Bauchorgane nehmen insofern teil an den günstigen Wirkungen körperlicher Tätigkeit, als dadurch Blutstauung verhindert oder vermindert und so die Funktionen der Organe gehoben werden.

Vom Nervensystem ist die Herabsetzung der Ermüdbarkeit schon besprochen worden. Damit geht eine Besserung des subjektiven Befindens und der Stimmung, Ablenkung von den Beschwerden, Steigerung des Kraftgefühls Hand in Hand.

Der Stoffwechsel, um schließlich auf die Allgemeinwirkung zu kommen, wird absolut gesteigert, bei längerer Übung aber im Verhältnis zur Arbeitsleistung herabgesetzt, da ja geübte Muskeln sparsamer arbeiten. Gleichzeitig findet eine Verschiebung derart statt, daß der Eiweißansatz gefördert, der Fettverbrauch erhöht wird; unter Kräftigung der Muskulatur wird eine Entfettung erzielt, vorausgesetzt daß nicht die Nahrungszufuhr vermehrt wird.

Fassen wir die Fern- und Allgemeinwirkungen mit wenig Worten zusammen, so ergiebt sich Steigerung des Stromvolumens und der Atemtätigkeit, Besserung der Funktionen und Blutverteilung in den Bauchorganen, Hebung der Stimmung, Regulierung des Stoffwechsels.

Das sind gewiß viele erstrebenswerte Gewinne, aber sie werden nur erreicht werden, wenn sie nach der Lage des Falles überhaupt erreichbar sind und wenn das richtige Maß und die richtige Art körperlicher Bewegung angewendet wird.

Die richtige Art. Bisher haben wir von körperlicher Bewegung schlechthin gesprochen. Nun gibt es aber zwei grundsätzlich von einander verschiedene Arten: die Dauerleistungen und die Kraftleistungen, Übergänge dazwischen könnte man als Dauerkraftleistungen bezeichnen. Um einen anschaulicheren Begriff von dem Wesen dieser Leistungen zu geben, seien sie durch Beispiele erläutert. Gehen ist eine Dauerleistung, Gewichtstemmen eine Kraftleistung, Bergsteigen eine Dauerkraftleistung. Den reinen Kraftleistungen ist eines gemeinsam, die Pressung, ein Vorgang, der an die Herzkraft die schwersten Forderungen stellt, wie aus folgender Schilderung von JOHANNES MÜLLER hervorgeht: „Wir wollen das Wesen der Pressung an einer mit beiden Armen ausgeführten schweren Stemmübung betrachten. Um den beiden Armen den für die große Arbeitsleistung nötigen unbeweglichen Ansatz zu geben, wird der Schultergürtel festgestellt; dies hat zur Voraussetzung, daß man auch den Brustkorb durch Anhaltung der Atmung feststellt. Nach einer tiefen Inspiration wird die Glottis geschlossen und nunmehr die Ausatmungsmuskeln kräftig in Tätigkeit gesetzt. Der negative Thoraxdruck

wird nicht nur wie bei jeder Ausatmung verringert, sondern er wird sogar ganz erheblich über den Atmosphärendruck gesteigert; die Folge muß sein, daß das Blut
sich im Venensystem staut, während Lunge und Herz relativ blutleer werden. Es
versteht sich, daß die damit verbundene schlechte Ernährung des Herzens besonders schädlich in diesem kritischen Augenblick sein muß, wo es gegen die großen Widerstände im Venensystem[1] anzupumpen hat. Löst sich nun die Pressung, so wird sofort eine forcierte, tiefe Einatmung gemacht; der Thoraxdruck
wird plötzlich erheblich negativ und das angestaute, unter hohem Druck stehende
Venenblut fließt rasch in gewaltigem Strom in das rechte Herz hinein: das schlecht
ernährte, ermüdete, in seiner Elastizität geschädigte Herz wird überdehnt werden." Ähnlich spielt sich der Vorgang beim Heben und Tragen schwerer Lasten,
beim Ringen, bei erschwerter Stuhlentleerung und bei der Geburt ab. Es sind die
schwersten Leistungen, die man dem Herzen zumuten kann, sie werden auf die
Dauer nicht einmal von gesunden Herzen ohne Schaden ertragen und sind deshalb
für geschwächte Herzen ganz verboten. Das Wesentliche bei diesen Kraftleistungen besteht darin, daß vom Herzen momentan unter ungünstigsten Bedingungen
eine größte Arbeitsleistung verlangt wird. Genau das Umgekehrte ist bei den
Dauerleistungen der Fall: die momentane Arbeitsleistung so gering, die Arbeitsbedingungen (Wirkung der accessorischen Herzen) so günstig wie möglich. Für
unser Beispiel, das Gehen, liegt das auf der Hand. Beim Bergsteigen, mit dem ja
das Heben einer Last, des Körpergewichts, verbunden ist, wird die Arbeitsleistung
schon größer; nach großen Bergtouren sieht man dementsprechend zuweilen Über-
dehnungen des Herzens mit schwerer Kreislaufschwäche.

Nachdem nunmehr klargelegt ist, wie körperliche Bewegung je nach Art und
Dauer belastend und entlastend auf Herz und Kreislauf wirken kann, wollen wir
uns der bewußten Anwendung, der Heilgymnastik zuwenden.

Man kann eine passive, aktive und aktiv-passive Gymnastik unterscheiden. Bei
der passiven Gymnastik bewegt sich der Kranke selbst überhaupt nicht, er wird
bewegt. Bei der aktiven Gymnastik führt der Kranke selbst die Bewegungen
aus, bei der aktiv-passiven Gymnastik werden die vom Kranken ausgeführten Bewegungen durch eine in demselben Sinne wirkende Kraft gefördert.

Passive Bewegungen

werden in der Weise ausgeführt, daß man an den distal gelegenen Gelenken, z. B.
Hand- und Fußgelenken, beginnend und dann zu den größeren zentral gelegenen
Gelenken fortschreitend sämtliche der Funktion des Gelenkes entsprechenden
Bewegungen ausführt. Die hierbei stattfindende Spannung und Entspannung der
Weichteile und Fascien wirkt als leichte Förderung auf den peripherischen Kreislauf. Man kann sich davon überzeugen, wenn man während eines Aderlasses die
schlaff herabhängende Hand im Handgelenk abwechselnd kräftig beugt und
streckt. Ferner ist aus den Untersuchungen von BRAUNE bekannt, daß die Spannung und damit das Fassungsvermögen der Venen je nach der Körper- und Ge-
lenkstellung wechselt; die stärkste Spannung findet statt, wenn man mit ge-
spreizten Beinen stehend die gestreckten Arme nach hinten bewegt, so wie man es
macht, wenn man sich nach der Arbeit am Schreibtisch dehnt und streckt.

Die stärkste Entspannung besteht in der Hock- oder Embryostellung, in der
alle größeren Gelenke gebeugt sind. Bei den passiven Bewegungen ist darauf zu
achten, daß der Körperteil oberhalb des bewegten Gelenkes gut gestützt ist, damit

---

[1] Wohl auch gegen die Widerstände in dem großen Teil des capillaren und präcapillaren Systems, der durch die allgemeine Anspannung der Muskulatur zusammengepreßt wird.

nicht durch aktive Fixierungskontraktionen ungewollte Arbeitsleistungen hinzukommen. Die passiven Bewegungen können mit der Hand oder mit Maschinen ausgeführt werden. Für Kreislaufschwächen kommt fast nur die manuelle Methode in Betracht, denn wenn die Kranken so weit sind, daß sie zu den Apparaten gehen und in ihnen sitzen können, dann sind sie auch weit genug, um leichte aktive Übungen vorzunehmen. Fast immer wird die passive Gymnastik mit einer Massage der Arme und Beine verbunden, worüber später mehr zu sagen sein wird. Die passiven Bewegungen fördern den peripherischen Kreislauf, ohne unmittelbar die Herzarbeit zu steigern, sie sind angezeigt für bettlägerige Kranke mit schwerer Kreislaufschwäche.

Aktive Bewegungen.

Reine, d. h. durch nichts gehinderte aktive Bewegungen, kann man in vorsichtigem Maße schon gestatten, während die Kreislaufschwäche noch Bettruhe erfordert. Man beginnt mit leichten Bewegungen der Finger- und Zehen-, der Hand- und Fußgelenke, darauf folgen die Ellenbogen- und Schulter-, die Knie- und Hüftgelenke. Die ersten Übungen dauern im ganzen 2—3 Minuten, Puls und Atmung dürfen nicht merklich dadurch beeinflußt werden, der Kranke soll ein gewisses Gefühl der Erleichterung, auf jeden Falle keine Ermüdung spüren. Grad und Dauer lassen sich im übrigen nicht allgemein festlegen, sie müssen durch sorgfältige Beobachtung in jedem einzelnen Fall und bei jeder Übung eigens bestimmt werden. Eine Steigerung der Bewegung ergiebt sich von selbst in dem Zeitpunkte, wo man dem Kranken gestatten kann, aufzustehen, im Zimmer umherzugehen, eine Zeitlang im Stuhl zuzubringen, doch ist jetzt besondere Aufmerksamkeit nötig, damit bei diesem verhältnismäßig großen Sprunge keine Überanstrengung stattfindet. Zuweilen kann man allerdings Überraschungen im entgegengesetzten Sinne erleben. So erinnere ich mich eines Kranken mit allen Zeichen schwerer Kreislaufschwäche, Atemnot, Wassersucht usw., bei dem die üblichen Medikamente versagten. Schließlich stand er gegen den Willen des Arztes auf, und siehe da, Ödem und Atemnot gingen zurück, der Zustand besserte sich zusehends, der Kranke war klüger als sein Arzt gewesen. Allmählich darf man, immer unter sorgfältiger Beobachtung, kleine Spaziergänge, leichte Freiübungen (Arm-, Bein-, Rumpfbewegungen) machen lassen und Atemübungen anschließen. Diese bestehen einmal in einer Vertiefung der gewöhnlichen Atmung, wobei man Brust- und Leib-Zwerchfellatmung getrennt üben läßt und die Ausatmung durch Druck auf den Brustkorb oder den Leib verstärken kann. Ferner lassen sich Freiübungen damit verbinden; so werden während der Einatmung die Arme gehoben und rückwärts geführt, bei der Ausatmung gehen sie in die Ruhelage zurück usw. Mehr ins einzelne gehende Vorschriften findet man in den Lehrbüchern der Gymnastik. Für Kreislaufschwächen, die auf ungenügender Füllung des rechten Herzens infolge von Lungenemphysem, Thoraxstarre, Pleuraschwarten usw. beruhen, hat O. BRUNS Atmung in verdünnter Luft empfohlen und einen Apparat für diese Unterdruckatmung konstruiert. Die Methode wird von verschiedenen Seiten gelobt, unter anderen von KREHL. Auch von der KUHNschen Saugmaske, die allerdings nur während der Einatmung durch Erschwerung der Luftzufuhr die Druckverminderung in den Atemwegen steigert, wird Gutes berichtet. Immer muß aber durch genügende Überwachung dafür gesorgt werden, daß nicht zuviel des Guten geschieht. Sobald Puls und Atmung unter dem Gefühl der Anstrengung steigen, sobald sich Müdigkeit oder allgemeine Erschöpfungserscheinungen, wie Schwindel, Schweißausbruch, ankündigen, ist schon die Grenze des Zuträglichen überschritten. Am einfachsten, wenn auch nicht vollkommensten ist es, man läßt den Kranken eine bestimmt vorgeschriebene Zeit spazierengehen mit der Anweisung, alle fünf Minuten stehenzubleiben und mehrmals tief zu atmen. Unmittelbar vor und nach dem Spaziergang wird der Kranke untersucht und danach die weiteren Verordnungen getroffen.

Einen Schritt vorwärts bedeuten die gegen einen Widerstand ausgeführten aktiven Bewegungen, kurz

Widerstandsbewegungen genannt. Wir haben schon gehört, daß eine Kreislauferleichterung durch körperliche Übungen um so vollkommener herbeigeführt wird, je mechanischer die Übungen sind (HASEBROEK). Dazu ist es nötig, daß der Widerstand der Zugkraft des Muskels parallel läuft. Da aber die Zugkraft im Verlaufe einer Bewegung in komplizierter Weise zu- und abnimmt, so ist die Erfüllung dieser Bedingung gar nicht einfach. Aus der Physiologie wissen wir, daß die Zugkraft eines Muskels mit dem Grade seiner Verkürzung stetig abnimmt, wenn die Last in der Längsachse des Muskels wirkt (z. B. beim freihängenden, durch ein Gewicht belasteten Froschmuskel; SCHWANNsches Gesetz). Im Organismus ist aber der Muskel zwischen zwei Knochen wie zwischen den beiden Schenkeln eines Winkels ausgespannt, hier wird die Zugkraft nicht nur durch die Verkürzung des Muskels, sondern auch durch den Winkel bestimmt, unter dem die Zugkraft auf den zu bewegenden Knochen wirkt. Sie ist am größten, wenn die Längsachse des Muskels senkrecht zur Achse des Knochens, senkrecht zu dem zu bewegenden Schenkel des Winkels steht, oder allgemein ausgedrückt, die Zugwirkung eines Muskels ist proportional dem Sinus des Winkels, den die Längsachse des Muskels mit dem bewegten Knochen bildet (Hebelgesetz). Diesen beiden Gesetzen entsprechend hat sich der Widerstand zu ändern, wenn die Muskelbewegung völlig gleichmäßig, d. h. ungestört durch unerwartetes Steigen oder Sinken des Widerstandes rein mechanisch ablaufen soll. Jede Störung des Ablaufes erregt die Aufmerksamkeit des Kranken, steigert Gefäßtonus, Herzarbeit und Ermüdbarkeit. Ein solcher Widerstand kann durch eine geübte Hand oder durch sinnreich gebaute „mediko-mechanische" Apparate (ZANDER, HERZ) ausgeübt werden. Während die reinen aktiven Bewegungen so gut wie allein auf die Erzielung größerer Ausdauer berechnet sind, soll bei den Widerstandsbewegungen gleichzeitig die Kraft gehoben werden.

Die Mitte zwischen den passiven und aktiven halten die aktiv-passiven oder *Förderungsbewegungen*. Die übenden Teile werden mit Pendeln verbunden, die in der Richtung der Bewegung schwingen, sei es, daß man beim Armschwingen eine Hantel in die Hand nehmen läßt, sei es, daß man besonders gebaute Apparate benutzt. Maßgebend für den Charakter der Förderungsbewegungen, soweit die Beanspruchung des Kreislaufes in Frage kommt, ist die aktive Komponente. Die Förderungsbewegungen sind eine schonende Form der aktiven Gymnastik, aber nicht so schonend, wie die schon geschilderten ersten aktiven Bewegungen, die wir bei Bettlägerigen anwenden.

Vergegenwärtigen wir uns jetzt noch einmal die Wirkung aktiver Bewegungen auf den Kreislauf, um einen festen Grund für ihre Anwendung zu erhalten. Die aktiven Bewegungen in ihren verschiedenen Formen

entlasten die Kreislaufsarbeit dadurch, daß sie die accessorischen Herzen stärker nutzbar machen, daß sie die Ermüdbarkeit der mechanischen und nervösen Arbeitskräfte herabsetzen, daß sie den Betrieb der Muskelmaschine sparsamer gestalten, daß sie durch Regelung falscher Blutverteilung den Gesamtwiderstand günstig beeinflussen, daß sie die Fettverbrennung steigern und so den Ballast vermindern, den Eiweißansatz fördern und damit die Muskelkräfte heben,

belasten die Kreislaufsarbeit dadurch, daß sie eine Vermehrung des Stromvolumens erfordern.

Die aktive Gymnastik ist demnach angezeigt bei Kreislaufschwächen, deren

Ursachen ganz oder zum Teil mangelhafte Leistungen des peripherischen Kreislaufes und der Körpermuskulatur sind: Kranke mit schlaffer ungeübter Muskulatur, Kranke, deren Muskulatur, Herz- und Gefäßtätigkeit durch Fettleibigkeit zu stark belastet und behindert ist, Kranke mit abdomineller Plethora, deren peripherischer Kreislauf aus Mangel an Übung keine genügende Anpassungsfähigkeit mehr hat. Ferner Kranke, bei denen die Körper-, Herz- und Gefäßmuskulatur durch lange Ruhe, langes Krankenlager geschwunden und leistungsunfähig geworden ist.

Die aktive Gymnastik ist nicht angezeigt, wenn eine Schwäche des Herzmuskels das Bild beherrscht. Kranke mit regelrechter Muskulatur und regelrechtem Fettpolster, deren Herzkraft unter der Last eines Klappenfehlers, eines übermäßigen arteriellen Widerstandes, einer übergroßen körperlichen Anstrengung oder infolge eines Kranzgefäßleidens zusammengebrochen ist, ferner Kranke mit Herzschwäche infolge allgemeiner Unterernährung sollen also keine aktive Gymnastik treiben. Daß bei Neigung zu Embolien, Infarkten im großen und kleinen Kreislauf, akuten Entzündungsprozessen des Herzens oder Gefäßsystems, Aneurysmen mit Durchbruchsgefahr, apoplektischen Insulten eine aktive Gymnastik nicht am Platze ist, braucht wohl nicht gesagt zu werden.

Schwierigkeiten machen die Fälle von gemischter Kreislaufschwäche. Hier werden nur die sorgfältige Abwägung zwischen der peripherischen und zentralen Leistung und vorsichtigste Versuche den rechten Weg finden können.

Man sieht aus dieser Darstellung, daß wir uns bei Kranken, die bis dahin genügend Bewegung gehabt haben und nicht an Fettleibigkeit leiden, von einer „Kräftigung" des Herzens durch gesteigerte Bewegung nichts versprechen. Das hat seine guten Gründe. Eine durch Übung erzielte Leistungssteigerung geht wieder zurück, sobald die Übung aufhört. Weiter: Herzen, die dauernd vermehrte Arbeit zu leisten haben (Klappenfehler, Blutdrucksteigerungen) versagen alle vorzeitig, auch wenn man die Arbeit nach Möglichkeit einschränkt. Die aktive Gymnastik kann also nicht das verwegene Ziel haben, den überlasteten Herzmuskel durch Übung zu kräftigen, sondern will ihn entlasten durch Heranziehung brachliegender Kreislaufskräfte. Eine Übung des Herzmuskels kommt nur in Betracht, wo seine Leistungsfähigkeit durch lange allgemeine Ruhe gesunken ist.

Die praktische Ausführung der aktiven Gymnastik wird sich meistens schon aus äußeren Gründen auf die einfachen Anwendungen beschränken. Gehen, Steigen, Frei- und Atemübungen. In der Regel wird man damit auch auskommen. Steht ein tüchtiger Gymnast oder ein sorgfältig geleitetes mediko-mechanisches Institut zur Verfügung, so wird man mit Nutzen in geeigneten Fällen davon Gebrauch machen können. Sport jeder Art, wie Rudern, Schwimmen, Fechten, Radfahren, Tennis, Tanzen usw. darf nur mit Vorsicht solchen Kreislaufskranken gestattet werden, die bei diesen Übungen keine stärkeren Erscheinungen haben als Gesunde. Da übertriebene Sportübungen — und was als übertrieben angesehen werden muß, merkt man leider erst hinterher — sogar gesunde Herzen krank machen, so muß der Arzt mit seiner Erlaubnis zurückhalten; sie wird außer von dem objektiven Befund davon abhängen, wie er die seelische Beschaffenheit seines Kranken, die Fähigkeit zu einer gesunden Selbstbeobachtung und Beschränkung, beurteilt.

Zum Schluß haben wir noch der *Selbsthemmungsbewegungen* zu gedenken. Sie bestehen darin, daß man eine bestimmte Bewegung, z. B. die Beugung des Unterarmes, ganz langsam und gleichmäßig ausführen läßt. Das ist, wovon sich jeder ohne weiteres überzeugen kann, nur bei gespannter Aufmerksamkeit möglich und wirkt über Erwarten stark erschöpfend. Während Schott dabei das Hauptgewicht auf das Spiel der Synergisten und Antagonisten legt, sieht Herz wohl mit

Recht in der Spannung der Aufmerksamkeit das Wesentliche dieser Übungen. Sie sollen nach HERZ bei Herzneurosen ungünstig, dagegen bei organischen Herzleiden tonisierend und pulsverlangsamend wirken, ein Satz, der von A. HOFFMANN nicht bestätigt werden konnte. Da solche Übungen nur 2—5 mal ausgeführt werden können, so dürfen wir wohl ihre Kreislaufswirkung nicht zu hoch einschätzen.

Die Massage

ist eine treue Begleiterin der Gymnastik, wird aber häufig auch allein angewandt. Wir kennen verschiedene Formen: Streichen, Reiben, Kneten, Klopfen, Erschüttern, von denen die Streichmassage wohl den stärksten Einfluß auf den Kreislauf hat. Ihre Wirkung ist leicht verständlich. Bei der Streichmassage wird ein größerer Muskelbezirk so umfaßt, daß seine Teile bei der nach dem Herzen zu erfolgenden Verschiebung der Hand nicht seitwärts ausweichen können. Was an flüssigen Massen im Muskel vorhanden und in der Richtung zum Herzen verschieblich ist, d. h. der Inhalt der Venen und Lymphgefäße, erhält so eine mächtige Förderung in der Stromrichtung, gleichzeitig wird dadurch das Stromgefälle zwischen dem arteriellen und venösen System vergrößert und dadurch die arterielle Strömung erleichtert. Mit dieser Steigerung der Zirkulation geht eine Hebung des lokalen und allgemeinen Stoffwechsels einher, und zwar wird über eine Vermehrung der Stickstoffausscheidung und Harnmenge und eine raschere Erholung des Muskels nach Ermüdung berichtet (ZABLUDOWSKI, MAGGIORA). Die zuletzt genannte Erscheinung ist wohl darauf zurückzuführen, daß durch die Massage die Abfuhr der Ermüdungsstoffe unterstützt wird. Schwache und häufige Reize bei der Massage wirken vorwiegend auf die Vasoconstrictoren, stärkere und seltenere vorwiegend auf die Vasodilatatoren; die mechanischen Hautreize haben eine ausgesprochene Neigung, Blutdrucksteigerung zu erzeugen, während Muskelreize im Tierversuch eine rasch vorübergehende Senkung des Druckes hervorrufen. Kneten, Klopfen, Erschüttern führt zu Muskelkontraktionen und ist deshalb aktiver Gymnastik gleichzusetzen. Erschütterungsmassage wirkt blutdrucksteigernd. Ob die Erschütterung der Herzgegend, die Herzmassage, unmittelbar durch die Brustwand das anliegende Herz oder auf reflektorischem Wege das Organ beeinflußt, vielleicht zu kräftigeren Kontraktionen anregt, läßt sich nicht sicher entscheiden; es können natürlich auch beide Wirkungen gegeben sein. Bei Herzangst und Angina pectoris scheint eine sanfte Massage mit der Hand zuweilen Erleichterung zu schaffen.

Anzeigen und Gegenanzeigen der Massage entsprechen denen der Gymnastik. Streichmassage ist angezeigt und sehr empfehlenswert zur Unterstützung der passiven und aktiven Gymnastik, die übrigen Massageformen folgen den für die Gymnastik aufgestellten Richtlinien. Massage des Rückens und der Brust ist wegen der damit verbundenen Anstrengung für den Kranken, Massage des Bauches wegen der damit verbundenen größeren Blutverschiebungen nur in leichten Fällen und mit Vorsicht anwendbar. Auf Einzelheiten der Ausführung kann hier nicht eingegangen werden.

Die Kost

richtet sich danach, ob man es mit einem leichten oder schweren Falle von Kreislaufschwäche zu tun hat, ferner danach, ob der Kranke regelrecht, unter- oder überernährt ist und ob etwa besondere Ernährungsbedingungen, wie Magen- und Darm-, Nieren-, Stoffwechselstörungen, vorliegen. Schon aus diesen kurzen Andeutungen sieht man, daß sich für die Kost bei Kreislaufschwäche nur ganz allgemeine Vorschriften geben lassen. Man kann deshalb ruhig sagen, eine besondere Kostform für Kreislaufskranke giebt es nicht, höchstens einen leitenden Grundsatz kann man aufstellen: Zweckmäßige Ernährung unter möglichst geringer Belastung der Kreislaufsarbeit.

Leichte Kreislaufschwächen in regelrechtem Ernährungszustand und mit sonst gesunden Organen wird man deshalb bei der gewohnten Kost lassen, vorausgesetzt, daß nicht offenkundige Fehler gemacht werden. In praxi wird man sich von dem Kranken über die bisher erfolgte Ernährungsweise berichten und dann nötigenfalls Änderungen eintreten lassen. Dabei sind folgende Gesichtspunkte wichtig: Die Mahlzeiten sollen nicht zu groß sein. Deshalb ist es zweckmäßig, fünf Mahlzeiten anzuordnen und Nahrungsmittel von geringem Nährwert (Kartoffeln, Rüben usw.) zum Teil durch hochwertige zu ersetzen. Die Speisen sollen nicht schwer verdaulich sein, deshalb sind fett durchbackene Sachen (Bratkartoffeln, Schmalzgebackenes, fett durchwachsenes Schweinefleisch und besonders mit schwer schmelzendem Fett zubereitete Bäckereien, wie Plumpudding) zu meiden; Fett ist als Rahm, Butter, Saucen, Fettkäse zu geben. Die Flüssigkeitszufuhr soll sich in den gewöhnlichen Grenzen halten, 1—1$^1/_2$ l täglich, eher weniger[1]. Gemischte Nahrung ist um so mehr zu empfehlen, als wir im Kriege die Wirkung unzweckmäßiger und ungenügender Ernährung auf den Kreislauf genugsam kennengelernt haben; von der Ödemkrankheit im besonderen ist nach JANSEN anzunehmen, daß sie auf einer Eiweißverarmung des Organismus beruht. Deshalb ist auch Fleisch in der üblichen Menge (etwa 250 g Rohgewicht täglich) zu geben, von einer schädlichen Wirkung solcher Eiweißzufuhr ist nichts bekannt, eine Steigerung der Viscosität des Blutes dadurch findet nicht statt (DETERMANN). Langsam essen, gut kauen! Leichter Tee und Kaffee, $^1/_2$ l Bier, 2—3 Glas leichter Wein können gestattet werden, jedoch soll die Gesamtmenge der Flüssigkeit dadurch nicht erhöht werden. Schwere Weine, Sekt, Schnaps sind verboten. 2—3 leichte Zigarren, 5—10 Zigaretten (nicht durch die Lunge) darf man auch wohl ohne Bedenken bewilligen, vorausgesetzt, daß nicht anginöse Beschwerden, wie so oft, danach auftreten. In diesem Falle ist Nicotin in jeder Form verboten. Für regelmäßigen Stuhlgang sorgt man am besten durch Obst, Kompott, Honig, Bewegung in den erlaubten Grenzen.

Besteht eine Kreislaufschwäche infolge von Unterernährung, so muß die Kost schon sorgfältiger überwacht werden. In schwereren Fällen alle 2 Stunden kleine Mengen hochwertiger Nahrungsmittel (Ei, Fleisch, Schinken, Milch, Rahm, Omelette, gehaltreicher Flammerie und dergleichen). Dabei muß man sich aber hüten, den Magen, dessen Funktion meistens auch gelitten hat, zu überlasten; man gebe deshalb nicht nur breiige, durchgetriebene oder gewiegte Sachen, sondern schiebe kleine Mengen fester Speisen ein (geröstetes Brot, Zwieback, Kakes, einen Apfel, weiches Fleisch). Was außerdem in solchen Fällen zu tun ist, wird an späterer Stelle dargestellt werden.

Die Ernährung Fettleibiger richtet sich nach den üblichen Regeln, bei der Schilderung dieses Krankheitsbildes wird auch die Kost eingehender zu behandeln sein, so daß wir hier davon absehen können.

In den Fällen von schwerer Kreislaufschwäche, die meist mit Wassersucht einhergehen werden, hat man mit der Ernährung oft seine liebe Not. Freilich, ist der Zustand des Kranken hoffnungslos, so wird man seine Wünsche so weit wie irgendmöglich erfüllen und höchstens dort ein Veto einlegen, wo die Erfüllung der

---

[1] Ich kann mich des allgemeinen Eindrucks nicht erwehren, daß die „trockenen" Menschen durchschnittlich widerstandsfähiger, zumal gegen Infektionskrankheiten und dergleichen sind, als die „vollsaftigen". Bis zu einem gewissen Grade hängt der Flüssigkeitsbedarf wohl von der gegebenen Körperverfassung ab, bis zu einem gewissen Grade ist er aber auch Gewohnheitssache. Im letzten Falle sollte er jedenfalls im Interesse des allgemeinen Zustandes und der Herztätigkeit geregelt werden.

Wünsche die Beschwerden unmittelbar erhöhen würde. Aber wenn wirklich noch etwas zu retten ist, dann muß auch der Ernährung größte Sorgfalt gewidmet werden. Meist ist der Appetit gering infolge des Stauungskatarrhs und der Magenwirkung vieler unserer Mittel. Man muß deshalb den Neigungen des Kranken entgegenkommen. Im übrigen häufig kleine nahrhafte, aber leicht verdauliche Bissen, viel Abwechslung, schmackhafte Zubereitung und alles gefällig angerichtet. Neben weichen Speisen auch immer etwas zum Kauen. Keine Überfüllung bis zum Erbrechen. Bei der Auswahl der Speisen wird die untenstehende Tabelle von PENZOLDT mit Nutzen zu Rate gezogen werden.

Tabelle der Magenverdaulichkeit nach PENZOLDT.

Es verließen den Magen in:

g 1—2 Stunden einschließlich:

g	
100—200	Wasser rein.
220	Wasser kohlensäurehaltig.
200	Tee.
200	Kaffe ohne Zutat.
200	Kakao.
200	Bier.
200	Leichte Weine.
100—200	Milch gesotten.
200	Fleischbrühe ohne Zutat.
100	Eier weich.

2—3 Stunden:

g	
200	Kaffee mit Sahne.
200	Kakao mit Milch.
200	Malaga.
200	Ofner Wein.
300—500	Wasser.
300—500	Bier.
300—500	Milch gesotten.
100	Eier roh und Rührei, hart oder Omelette.
100	Rindfleischwurst roh.
250	Kalbshirn gesotten.
250	Kalbsbries gesotten.
72	Austern roh.
200	Karpfen gesotten.
200	Hecht gesotten.
200	Schellfisch gesotten.
200	Stockfisch gesotten.

2—3 Stunden einschließlich:

g	
150	Blumenkohl gesotten.
150	Blumenkohl als Salat.
150	Spargel gesotten.
150	Kartoffeln als Salzkartoffeln.
150	Kartoffeln als Brei.
150	Kirschen, Kompott.
150	Kirschen roh.
70	Weißbrot frisch und alt, trocken oder mit Tee.
70	Zwieback frisch und alt, trocken oder mit Tee.
70	Brezel.
50	Albert-Biskuits.

g 3—4 Stunden:

g	
230	Junge Hühner gesotten.
220—230	Junge Hühner gebraten.
230	Rebhühner gebraten.
220—260	Tauben gesotten.
195	Tauben gebraten.
250	Rindfleisch roh, gekocht.
250	Kalbsfüße gesotten.
160	Schinken gekocht.
100	Kalbsbraten warm und kalt.
100	Beefsteak gebraten, kalt oder warm.
100	Beefsteak roh, geschabt.
100	Lendenbraten.
200	Rheinsalm gesotten.
72	Kaviar gesalzen.
200	Neunaugen in Essig, Bücklinge geräuchert.
150	Schwarzbrot.
150	Schrotbrot.
150	Weißbrot.
100—150	Albert-Biskuits.
150	Kartoffeln als Gemüse.
150	Reis gesotten.
150	Kohlrabi gesotten.
150	Möhren gesotten.
150	Spinat gesotten.
150	Gurken als Salat.
150	Radieschen roh.
150	Äpfel.

4—5 Stunden:

g	
210	Tauben gebraten.
210	Rindsfilet gebraten.
250	Beefsteak gebraten.
250	Rindzunge geräuchert.
100	Rauchfleisch in Scheiben.
250	Hase gebraten.
240	Rebhühner gebraten.
250	Gans gebraten.
280	Ente gebraten.
200	Heringe in Salz.
150	Linsen als Brei.
200	Erbsen als Brei.
150	Schnittbohnen gesotten.

Nun hängt die Zuträglichkeit der Speisen ja nicht nur von der Dauer des Aufenthaltes im Magen, sondern auch von ihrem Verhalten im Darm und der Einstellung des ganzen Stoffwechsels ab. Es mögen deshalb noch einige kurze Bemerkungen über die Hauptgruppen der Nahrungsmittel folgen.

Eiweiß: Fleisch soll zart und mager sein, wird gewöhnlich gut vertragen und häufig lieber kalt als warm genommen, Schinken, Rauchwaren, Wurst wird man wegen des Salzgehaltes nur wenig geben können; Fisch gekocht oder in Gelee, Sardinen; Eier gekocht, geschlagen mit Kognak und etwas Zucker, als Rührei, als Omelette. Besteht Neigung zu Darmstörungen infolge Eiweißfäulnis, so kann man MERCKsche Kohle[1] oder Mutaflor versuchen. Hat man damit keinen Erfolg, so geht man zu einer vegetabilischen Kost über.

Fett: am besten als Butter aufs Brot oder geschlagen, zerlassen, gebräunt zu den Speisen; Rahm wegen des pappigen Geschmacks nicht rein, sondern mit Kaffee, Tee, Kakao oder in den Speisen. Rahmkäse. Eine gewisse Vorsicht ist nötig, da zuviel Fett leicht Übelkeit macht. Die Ausnutzung des Fettes ist bei Stauungskatarrhen des Darms etwas herabgesetzt (GRASSMANN und FR. MÜLLER), wirkt aber dadurch als Gleitmittel auf den Stuhlgang günstig.

Kohlehydrate: Hier sind besonders die Gärungsvorgänge zu berücksichtigen, die durch viele Kohlehydrate hervorgerufen werden. Die damit verbundene Auftreibung des Leibes, Hochdrängung des Zwerchfells, Behinderung der Atmung und reflektorische Herzwirkung (Angina pectoris, Extrasystolen und anderes) ist sehr ungünstig für den Kreislauf und muß unbedingt vermieden werden. Ist schon eine Gärungsdyspepsie eingerissen, so sind zunächst alle blähenden Speisen, nötigenfalls auch Zucker und Milch zu entziehen und große Dosen Kohle zu geben. Alle übrigen Mittel, wie Salicyl, Wismut, Pfefferminz lassen im Stich. Wenn die Aufblähung völlig verschwunden ist, läßt man die etwas verstopfende Kohle weg, später giebt man wieder leichte Gemüse. Wie Zucker und Milch vertragen werden, muß in jedem einzelnen Falle ausprobiert werden. Sehr sorgfältig ist auf die Beschaffenheit des Brotes zu achten; man gebe reines, gut ausgebackenes Weißbrot, am besten nicht frisch, sondern durchgeröstet. Auch Zwieback und Cakes sind geeignet. Schwarzes Brot, zumal von schlechter Beschaffenheit, ist unter allen Umständen zu vermeiden. Alle groben Gemüse, Sauerkohl, Rotkohl, Weißkohl, Wirsing, Kraut, auch Rosenkohl, Hülsenfrüchte mit Schalen, Bohnen, Erbsen, Rüben, Kohlrabi, sind gefährlich und je nach der Lage des Falles ganz zu verbieten oder nur in kleinen Mengen zu gestatten. Auch Kartoffeln sind nur in geringer Menge zu geben, schon deswegen, weil sie stark füllen. Zarte Erbsen, Bohnen und Karotten, nötigenfalls durchgetrieben, Spinat, Spargel kann man versuchen. Als Kompott während einer ausgesprochenen Gärungsdyspepsie nur durchgetriebene Heidelbeeren oder Heidelbeersaft. Später sind auch anderes Obst, im eigenen Saft gekocht, und wenig gezuckerte Kompotts gestattet und zur Förderung des Stuhlgangs erwünscht. In den Fällen, wo die Auftreibung des Leibes vorwiegend auf einer ungenügenden Resorption der Gase infolge des Stauungskatarrhes beruht (SCHOEN), wird man des quälenden Zustandes durch gärungswidrige Kost nicht Herr, sondern erreicht den gewünschten Erfolg nur, wenn es gelingt, die Stauung zu beseitigen. Zuweilen sind feuchtwarme Leibumschläge nützlich gegen die Auftreibung. Das nur einige Fingerzeige, die lediglich dazu dienen sollen, auf die große Wichtigkeit dieser Frage hinzuweisen. Wenn man bedenkt, daß einfache Darmstörungen der geschilderten Art schwere Herzanfälle, wie Angina pectoris und Vorhofsflimmern, auslösen und bei geschwächten Herzen dadurch eine unmittelbare Lebensgefahr herbeiführen können, so wird man den Wert, der hier auf die Kost gelegt ist, billigen müssen.

Gewürze jeder Art wird man in vernünftiger Menge zur Anregung des Appetits zugestehen, um so mehr, als man häufig das wichtigste Gewürz, ohne das manche Speisen überhaupt nicht schmackhaft zubereitet werden können, stark beschrän-

---

[1] Kohlegranulat MERCK, anfangs einen gehäuften Eßlöffel nach jeder Mahlzeit, später weniger.

ken muß, das Kochsalz. Das Kochsalz spielt nämlich eine wichtige Rolle bei der Entstehung wassersüchtiger Anschwellungen; Kochsalz und Wasser sind die wesentlichen Bestandteile aller Ödeme. Nun hat die Wassersucht bei Kreislaufschwäche in erster Linie wohl mechanische Gründe, sie ist als Stauungsfolge anzusehen, dadurch wird aber nicht ausgeschlossen, daß durch die Stauung nicht gleichzeitig Änderungen des Wasser- und Salzhaushaltes der Gewebe im Sinne einer Ödembereitschaft herbeigeführt werden, während das Ausscheidungsvermögen der Nieren, soweit wir wissen, keine Schuld an der Zurückhaltung von Wasser und Kochsalz hat. Und noch ein anderer Gedankengang drängt sich auf. In den Hungerjahren des Krieges haben wir erfahren, was übrigens schon vorher bekannt war (Krehl), daß Unterernährung die Neigung des Körpers steigert, Wasser und Kochsalz zurückzuhalten; bei Unterernährten besteht eine Ödembereitschaft, die durch genügende Zufuhr von Wasser und Kochsalz leicht zum äußeren Ausdruck gebracht werden kann (Jansen). Ob da nicht auch bei den schweren Fällen von Kreislaufschwäche oder zum mindesten bei schweren Ödemen infolge der Druckwirkung auf die Gewebe manche Bezirke ungenügend ernährt und deshalb ödembereit sind? Sei dem, wie ihm wolle. Jedenfalls hat die Erfahrung gelehrt, daß bei Herzwassersucht eine Beschränkung der Kochsalzzufuhr zweckmäßig sein und die Entwässerung begünstigen kann. In der Praxis kommt diese Beschränkung im wesentlichen auf eine Milch- und Mehlkost hinaus, da Fleischspeisen ohne Salz kaum mundgerecht zu machen sind. Neben dem Kochsalz spielen, wie leicht erklärlich,

die Getränke, die Flüssigkeitszufuhr, in der Kostordnung Kreislaufskranker eine wichtige Rolle. Bleiben wir zunächst beim Wasser. Die Ansichten darüber, welche Flüssigkeitsmenge Kreislaufskranken gegeben werden solle, haben geschwankt.

Bamberger schreibt: „Die Tätigkeit der Nieren muß durch reichliches Getränk, unter Umständen, besonders bei gleichzeitigem Hydrops, durch Diuretica, vorzüglich Digitalis, gesteigert werden." Oertel, von der Voraussetzung ausgehend, eine wesentliche Ursache der Kreislaufschwäche und der daraus entstehenden Stauungen sei die Zunahme des Wassergehaltes und Abnahme des Eiweißgehaltes des Blutes, wobei das Gesamtvolumen des Blutes eine starke Vermehrung erfahre, empfiehlt in solchen Fällen dringend eine Beschränkung der Flüssigkeitszufuhr: „... eine Eindämmung der Zirkulationsstörungen, soweit sie von der Menge der Flüssigkeit im Körper als solche abhängig sind, zu erreichen und das wiederhergestellte hydrostatische Gleichgewicht mit den früheren Kompensationen zu erhalten, ... die einzige Möglichkeit, diese Resultate zu erhalten, ist allein in der Verminderung der Flüssigkeitsmenge im Körper überhaupt gegeben, ... das einzige Mittel, eine solche Wasserentziehung des Körpers in ausgiebiger Weise auszuführen, besteht in einer energischen Vermehrung der wässerigen Ausscheidungen und einer ebenso großen Verminderung der Aufnahme von Flüssigkeiten in den Körper, so daß der Wasserverlust des Körpers durch Lunge, Haut und Nieren durch die Resorption vom Magen und Darm aus nicht mehr gedeckt wird, und der im Körper aufgestaute Überschuß von Flüssigkeit teils im Gefäßapparat, teils in den Geweben zum normalen Gebrauch herangezogen wird."

Oertels Annahme einer hydrämischen Plethora als wesentlicher Bedingung der Herzwassersucht ist durch die Nachuntersuchungen nicht bestätigt worden, ja, sie war eigentlich von vornherein widerlegt, da sie den durch Tatsachen gut gestützten Kenntnissen von dem Verhalten des Blutes bei Herzwassersucht widersprach. So sagt z. B. Bamberger in seinem Lehrbuch der Herzkrankheiten, das 25 Jahre vor der Oertelschen Darstellung erschienen ist: „Ferner spricht man von einer hydrämischen Blutmischung und mag wohl zu dieser Annahme durch die ausgedehnten hydropischen Ergüsse, die indes zumeist rein mechanischer Natur sind, verleitet worden sein. Denn untersucht man in solchen Fällen das Aderlaßblut oder das Blut an der Leiche, so findet man dasselbe nichts weniger als hydrämisch, sondern im Gegenteil ungewöhnlich dunkel und dickflüssig. Es kommt nun zwar allerdings neben Klappenfehlern wahre Hydrämie vor, allein nach meinen Erfahrungen ziemlich selten und dann fast ausschließlich infolge von Kombinationen, besonders mit Chlorose, Morbus Brightii, mit ausgedehnten Exsudationsprozessen oder Krankheiten der Digestionsschleimhaut, die die Aufnahme blutbildender Bestandteile beeinträchtigen, unter sehr ungünstigen äußeren Lebensverhältnissen usw. . . . . Man darf aber auf diese Untersuchungen keinen allzu großen Wert legen, denn es läßt sich schon von vornherein mit Sicherheit behaupten, daß in den verschiedenen Formen, Graden und Stadien der Klappenfehler so wie bei den so vielfachen Komplikationen und Folgezuständen, die Zusammensetzung des Blutes eine sehr verschiedene sein wird." Obwohl BAMBERGER hierin ohne Zweifel recht hat und obwohl gerade die neuesten Untersuchungen seine letzte Behauptung in einem unerwarteten Umfange bestätigt haben, ist OERTELS Vorschrift der Flüssigkeitsbeschränkung doch allgemein angenommen worden und auch heute noch eine wichtige Regel in der Kostordnung wassersüchtiger Kreislaufskranker. Wie allerdings die fast immer zu beobachtende günstige Wirkung der Flüssigkeitsbeschränkung zu erklären ist, darüber herrscht auch jetzt noch keine Klarheit. Man hat daran gedacht, daß die Umtreibung der großen Flüssigkeitsmengen eine Belastung für das Herz wäre, dem dieses auf die Dauer nicht gewachsen sei, aber die Tatsache, daß Kranke mit Diabetes insipidus viele Jahre lang eine tägliche Wassermenge von 10 l und mehr bewältigen, ohne die geringsten Veränderungen der Herzgröße und Kreislauftätigkeit, spricht dagegen. Auch der Blutbeschaffenheit kommt nicht die Bedeutung zu, die ihr OERTEL beigelegt hat. Wir wissen heute, daß das Blut wassersüchtiger Herzkranker nur geringere Veränderungen zeigt, und zwar kann man sowohl Verdünnungen wie Eindickungen beobachten. Dies widerspruchsvolle Verhalten erklärt sich, wenn man bedenkt, daß das Blut eine Art Durchgangsstation ist, in der Ein- und Ausfuhrgüter einlaufen und von der diese an ihre Bestimmungsorte weiterbefördert werden. Je nach der Einfuhr durch den Magendarmkanal, der Annahme und Abgabe durch die Gewebe und der Ausfuhr durch die Ausscheidungsorgane wechselt die Menge des auf der Durchgangsstation befindlichen Materials. Wird die Einfuhr, z. B. die Kochsalzzufuhr beim Gesunden herabgesetzt, so entziehen die Gewebe dem Blute Kochsalz mit Wasser, das Blut wird eingedickt. Macht man dasselbe bei einem Kranken mit Herzwassersucht, dessen Gewebe Überschuß an Wasser und Kochsalz haben, dann treten diese ins Blut über, es wird verdünnt; gleichzeitig werden die Ausscheidungsorgane in Tätigkeit treten und das Wasser und Kochsalz aus dem Körper herausschaffen. Solange der Nachschub aus den Geweben überwiegt, besteht eine Verdünnung des Blutes, sobald die Ausscheidung überwiegt, tritt eine Eindickung ein (VEIL). Der starke Durst beim Steigen des Ödems spricht dafür, daß zu dieser Zeit die Kochsalz- und Wasseraufnahme der Gewebe das Angebot übersteigt, also das Blut Mangel an diesen Stoffen haben wird.

Will man es unternehmen, sich ein Bild von den Vorgängen zu machen, die für die günstige Wirkung einer Kochsalz- oder Wasserentziehung auf die Wassersucht Herzkranker in Betracht kommen, so hat man sie also nicht in einer unmittelbaren Beeinflussung der Herzarbeit oder Blutzusammensetzung, sondern wohl in den Veränderungen zu suchen, die die Tätigkeit der Gewebe und der Ausscheidungsorgane erfahren. Das bekannteste Verfahren dieser Art ist die KARELLsche Kur. Sie lautet:

5—7 Tage, um 8, 12, 4, 8 Uhr je 200 ccm Milch, dann 2—6 Tage dasselbe, aber dazu steigend: 1 Ei, etwas Zwieback; 2 Eier, etwas Brot; Ei, Brot, Fleisch, Gemüse. Vom 12. Behandlungstage ab volle Kost und 800 ccm Flüssigkeit 2—4 Wochen lang. Die Kur schränkt gleichzeitig die Nahrungs-, Flüssigkeits- und Salzzufuhr auf das Äußerste ein, es ist dehalb sehr wohl verständlich, daß die Ödeme nicht weiter steigen, denn ihnen werden ja die nötigen Bausteine nicht geliefert. Dagegen ist es nicht ohne weiteres klar, wenn unter dieser Kost die Ödeme nicht nur nicht steigen, sondern oft rasch zurückgehen. Vielleicht hängt das mit der ungenügenden Calorienzahl zusammen, die den Körper zwingt, eigene Substanz abzubauen; vielleicht, daß dabei ein ähnlicher Stoffwechselruck stattfindet, wie bei der EPPINGERschen Schilddrüsenbehandlung. Bemerkenswert ist, daß eine Ausschwemmung der Ödeme auch dann erfolgen kann, wenn die Flüssigkeitsmenge größer ist, z. B. 2 l Milch täglich. Da Milch sehr kochsalzarm ist (0,15 bis 0,18%), so vermag der Körper mit der Flüssigkeit nichts anzufangen, vorausgesetzt, daß er nicht überschüssiges Kochsalz beherbergt. Da jede Flüssigkeit, die durch die Nieren ausgeschieden wird, einen Reiz auf das Organ ausübt, diuretisch wirkt, darf man insofern vielleicht gar in der größeren Menge einen Vorteil erblicken; daß ein „Wasserstoß" bei Stauungen die Harnabsonderung in Gang bringen kann, haben wir ja durch die Untersuchungen von NONNENBRUCH und VOLHARD kennengelernt. Bei dieser Gelegenheit sei noch auf einen Punkt hingewiesen, den wir in seiner Bedeutung erst durch A. HEINEKES Untersuchungen richtig kennengelernt haben: die extrarenale Wasserabgabe. HEINEKE hat da nachgewiesen, daß in manchen Fällen die Ausscheidung wassersüchtiger Ansammlungen hauptsächlich durch die Haut und Atmung erfolgt. Es ist deshalb nötig, nicht nur die Flüssigkeitszufuhr und Harnabsonderung, sondern vor allem das Körpergewicht sorgfältig zu verfolgen. Die extrarenale Ausscheidung überwiegt nach HEINEKE dann, wenn besonders schwere Stauungszustände der Nieren vorliegen; in diesen Fällen zeigt sich eine Besserung der Kreislaufsverhältnisse eben nicht wie sonst zuerst in einer Steigerung der Harnmenge, sondern in der Wasserabgabe durch Schweiß und Atmungsluft. Da auch bei sog. kochsalzfreier Kost immer noch 4 bis 6 g Kochsalz zugeführt zu werden pflegen und man nie sicher über eine etwaige Ödembereitschaft des Körpers unterrichtet ist, so ist wohl, trotz der erwähnten günstigen Wirkung des Wasserstoßes, als Regel daran festzuhalten, daß Kreislaufskranke mit Stauungen nicht mehr als 1 bis höchstens $1^1/_2$ l Flüssigkeit zu sich nehmen sollen, zumal solange die Ödeme steigen und der Kranke Durst hat. In dem Augenblick, wo die Ausschwemmung der wassersüchtigen Anschwellungen einsetzt, läßt der Durst nach und die Kranken kommen ohne jede Schwierigkeit mit sehr viel geringeren Mengen aus.

Welche Arten Getränke man verordnet oder verbietet, hängt ganz von der Lage des Falles ab. Bei Fettleibigkeit wird man, wenn es sich nicht um eine Milchkur handelt, mit Milch zurückhalten, Unterernährten wird man sie vorzugsweise empfehlen. Kranken mit erregbarer Herztätigkeit, Herzneurosen, gestattet man Tee, Kaffee, Alkohol am besten überhaupt nicht, Kranken, deren Nervensystem und Herznerven wenig auf Tee und Kaffee reagieren, sollte man diese Genußmittel nicht grundsätzlich vorenthalten. Geben wir doch in unseren Pulvern häufig lange Zeit große Dosen Coffein, Theobromin usw., ohne danach störende Erregungszustände zu beobachten. Leute, die daran gewöhnt sind und daran hängen, wird man auch bei einer bescheidenen Menge Alkohol — $^1/_4$—$^1/_2$ l Bier, oder 2—3 Glas leichten Weins — lassen wollen. Schwere Weine, Schnaps, Sekt sind in geringer Menge als Anregungsmittel bei Schwächezuständen wertvoll, im übrigen aber verboten. Fruchtsäfte sind willkommen, wenn Magen und Darm damit einverstanden sind, Mineralwässer sollten nur abgebraust genossen werden, um eine zu starke Aufblähung des Magens zu vermeiden. Über das auch zu den Tafelfreuden gehörende Rauchen ist schon gesprochen worden. Die Toleranz für Nicotin ist offenbar individuell äußerst verschieden, dementsprechend wird man dem einen das Rauchen erbarmungslos ganz verbieten müssen (Angina pectoris), dem anderen ein etwas größeres Maß gestatten dürfen.

Bestehen neben dem Kreislaufsleiden noch andere Erkrankungen, die eine besondere Ernährung verlangen, wie Gicht, Zuckerharnruhr, Nierensteine, Magengeschwüre und dergleichen, so muß ein Ausgleich gefunden werden, der allen Forderungen möglichst genügt.

Die medikamentöse Behandlung der Kreislaufschwäche.

Wenn man die Geschichte der Behandlung Herzkranker vom Altertum bis in die Gegenwart überblickt, so zerfällt sie in zwei große Abschnitte: in die Zeit bis zur Einführung der

Digitalis

durch WITHERING im Jahre 1786 und in die Zeit nachher. Freilich war schon vor WITHERING der rote Fingerhut gegen Wassersucht empfohlen worden, so von ERASMUS DARWIN, BAKER, SIMMONS, WARREN, und die wesensverwandte Meerzwiebel wohl schon im Altertum als wassertreibendes Mittel bekannt. Aber WITHERING erkannte zuerst den Zusammenhang zwischen Herzschwäche, Wassersucht und Digitalis und hat damit den Grund für die sachgemäße, verständnisvolle Anwendung des Mittels gelegt. Die Regeln, die er für die Anwendung aufstellte, gelten im wesentlichen auch heute noch: „Man lasse das Mittel in den Dosen, die ich oben bestimmt, und in den Zeiträumen, die ich vorgeschrieben habe, brauchen: es auch solange fortsetzen, bis dasselbe entweder auf die Nieren oder auf den Magen oder Puls oder auf die Gedärme seine Wirkung äußert: man lasse es aber, wenn sich nur einer von diesen Umständen melden will, unverzüglich aussetzen." Man muß das kleine Buch WITHERINGS selbst zur Hand nehmen, um zu sehen, wie er durch sorgfältige Beobachtung seiner Kranken die Wirkungen und Nebenwirkungen der Digitalis findet und zu einer sachgemäßen Anwendung gelangt. Freilich, solange kein Tierversuch die Grundwirkungen kennen lehrte, lag um das Mittel ein Schleier der Unklarheit und Unsicherheit, der eine volle Ausnutzung der wertvollen Kräfte des roten Fingerhutes hindern mußte. Das ist anders geworden seit den grundlegenden Versuchen BOEHMS am Froschherzen, denen sich dann zahlreiche Arbeiten am Warmblüterherzen und vergleichende Untersuchungen am Tier und Menschen angeschlossen haben. Die Ergebnisse sind wiederholt zusammengefaßt worden, so von MACKENZIE, CANBY ROBINSON, W. STRAUB, CUSHNY, A. W. MEYER, STENIUS.

Am Froschherzen

entfaltet die Digitalis in nicht toxischen Gaben eine systolische und eine diastolische Wirkung.

I. Systolische Wirkung:

1. Die systolische Spannungszunahme und Verkürzung der Muskelfasern wird beschleunigt.

2. Grad und Kraft der systolischen Verkürzung der Muskelfasern wird erhöht.

II. Diastolische Wirkung:

1. Die diastolische Ausdehnung der Muskelfasern wird gesteigert, die Diastole vertieft,

2. Die Dauer der Diastole wird verlängert.

Die Beschleunigung des systolischen Kontraktionsvorganges durch die Digitalis ist von W. STRAUB als eine Elementarwirkung des Mittels beschrieben worden; sie findet in der Anspannungszeit (Versuch von DE HEER am Säugetierherzen) und in der Austreibungszeit statt. Die Steigerung des Grades der systolischen Verkürzung äußert sich in einer vollkommeneren Austreibung des Inhalts der Herzhöhlen, einer Vergrößerung des Schlagvolumens, die Steigerung der Kraft in einem höheren und rascheren Anstieg des Kammerdruckes. Das Herz zieht sich also unter der Wirkung der Digitalis rascher, vollkommener und kräftiger zusammen. Die Wirkung wird dadurch vermehrt, daß sich das Herz unter der Digitalis während der Diastole weiter ausdehnt, mehr Blut schöpft. Auch das ist eine elementare Wirkung, sie ist nicht an die gleichfalls durch die Digitalis erzeugte Verlängerung der Diastole gebunden. Die längere Dauer der Diastole hat einen doppelten Vorteil: Einmal begünstigt sie die Füllung des Herzens, die damit einhergehende Steigerung der Anfangsfüllung und -spannung befähigt das Herz zu größerer Arbeitsleistung; ferner begünstigt sie die Wiederherstellung der durch die Systole verbrauchten Herzkräfte und befähigt auch hierdurch das Herz zu größerer Arbeitsleistung. Die letzte Wirkung ist besonders dann wichtig, wenn infolge einer Herzschwäche die Schlagzahl sehr erhöht und die Erholungszeit des Herzens dementsprechend stark vermindert ist.

Diese Wirkungen sind alle am isolierten Forschherzen zu beobachten, es müssen also unmittelbare, von dem zentralen Einfluß der großen Herznerven unabhängige Herzwirkungen der Digitalis sein.

Gehen wir nun zur Wirkung der Digitalis auf das

Warmblüterherz

über.

Da sehen wir dieselben Erscheinungen wie beim Froschherzen; die systolische Umformung erfolgt schneller, die systolische Verkürzung stärker, die Diastole wird tiefer und länger. Und doch sind wichtige Unterschiede vorhanden.

1. Die sehr charakteristische Verlängerung der Diastole mit der entsprechenden Pulsverlangsamung tritt in ausgeprägter Form nur dann ein, wenn das Herz durch die Nervi vagi mit dem Zentralnervensystem in Verbindung steht. Sie beruht also auf einer Reizung des Vaguszentrums, während beim Frosch die Digitalis, wie gesagt, ihren Angriffspunkt in der Peripherie hat.

2. Werden die Herzvagi durchschnitten, so führen am isolierten Warmblüterherzen kleine Digitalisgaben durch Reizung des Sinusknotens zu einer Beschleunigung, größere Digitalisgaben zu einer Verlangsamung der Schlagfolge. Dies Verhalten entspricht allerdings dem allgemeinen Satz, daß kleine Dosen reizend, große Dosen lähmend wirken. Betrachten wir es aber mit Rücksicht auf die Innervationsverhältnisse des Herzens, so heißt das, daß kleine Dosen auf den Sinus wie eine Acceleransreizung, größere wie eine Vagusreizung wirken (WEISER). Die durch Digitalis herbeigeführte Verlangsamung der Schlagfolge des isolierten Warmblüterherzens kann zum Unterschied vom Froschherzen durch Atropin beseitigt werden, solange nicht durch zu große Dosen eine Zustandsänderung des Sinusknotens selbst gesetzt worden ist (ROTHBERGER und WINTERBERG).

3. Die systolische Wirkung der Digitalis tritt an dem in situ befindlichen Froschherzen sehr deutlich zutage, der einfache Augenschein überzeugt uns durch das Blaß- und Kleinwerden der Kammer auf der Höhe der Systole von der gewaltigen Steigerung des Kontraktionsvorganges. Bei dem unter physiologischen Bedingungen arbeitenden Säugetierherzen erfolgt die Systole schon so vollständig, daß durch die Digitalis keine so wesentliche, bei der einfachen Betrach-

tung auffallende Steigerung bemerkbar wird. Dagegen wird sie nach Schädigungen des Herzens (z. B. der nervösen Isolierung) deutlich erkennbar.

Man sieht, es ist nicht möglich, die am Froschherzen gewonnenen Ergebnisse ohne erhebliche Einschränkungen und Änderungen auf das Säugetierherz zu übertragen. Wir müssen deshalb die Wirkungen der Digitalis auf das Säugetierherz noch eingehender betrachten. Wir sagten: Die Digitalis steigert den Grad und die Kraft der Zusammenziehung des Herzens. Den Grad: die Zusammenziehung des Herzens wird vollständiger, das Schlagvolumen dadurch größer. Die Kraft: die Steigerung der Kraft bewirkt einen rascheren und höheren Anstieg des Kammerdruckes während der Zusammenziehung, dementsprechend werden Anspannung und Austreibung in kürzerer Zeit geleistet und das Herz kann einen größeren Widerstand überwinden. Diese Steigerung der systolischen Arbeit wird nach BIJLSMA und ROESSINGH von der Digitalis ohne Veränderung der Anfangsfüllung geschafft. Um die praktische Bedeutung dieses Befundes ganz zu verstehen, müssen wir uns die Verhältnisse bei der Hauptindikation der Digitalis — der Erlahmung des Herzens — vergegenwärtigen. Wenn das Herz ein größeres Schlagvolumen fördern oder einen höheren Widerstand überwinden muß, so verschafft es sich die Kraft dazu durch eine Verlängerung seiner Muskelfasern oder, was auf dasselbe herauskommt, durch eine Vermehrung seiner Anfangsfüllung. Das Herz holt weiter aus, so wie wir beim Wurf weiter ausholen, je größere Kraft wir entfalten wollen. Durch die Steigerung der Anfangsfüllung mit ihrer Verlängerung der Muskeln wird die aktive Fläche der Muskelfasern und dadurch die Energie der Umsetzungen gesteigert. Der Kraftzuwachs, den das Herz durch die Verlängerung seiner Muskeln, die Erweiterung seiner Höhlen aufzubringen vermag, ist seine Reservekraft. Die Erweiterung als Kraftquelle hat natürlich ihre Grenze. Wird diese überschritten, das Herz überdehnt, so sinkt die Arbeitsleistung: Insuffizienz, Dekompensation, Erlahmung des Herzens. So betrachtet ist die Erweiterung des Herzens ein Maßstab seiner Kraft. Nun haben wir soeben gehört, daß das Herz unter Digitalis ein größeres Schlagvolumen fördern, einen höheren Widerstand überwinden kann bei gleicher Anfangsfüllung. Kehren wir die Bedingungen um, und das dürfen wir, so ergiebt sich der Satz: Das Herz vermag das gleiche Schlagvolumen und den gleichen Widerstand, kurz die gleiche Arbeitsleistung bei kleinerer Anfangsfüllung zu bewältigen. Ja, wenn wir Versuche des niederländischen Reichsinstituts zugrunde legen, so leistet die Digitalis noch mehr, sie befähigt das Herz, von einer kleineren Anfangsfüllung aus in kürzerer Zeit gegen höheren Widerstand ein größeres Schlagvolumen zu fördern. Auf das klinische Bild einer Herzschwäche übertragen würde das heißen: Die Herzerweiterung geht zurück, die Reservekraft nimmt zu, die gesunkene Füllung und Spannung des Pulses steigen, die Stauungserscheinungen schwinden. Das Bild wird vervollständigt durch die Vaguswirkung der Digitalis: die erhöhte Schlagzahl sinkt, und zwar in den günstigsten Fällen auf normale Werte. Auch das ist ein Gewinn für das Herz, weil bei regelrechten Schlagzahlen das Verhältnis zwischen der Arbeit des Herzens und dem Nutzen dieser Arbeit am günstigsten zu sein pflegt. Eine von der Schlagzahl unabhängige Vertiefung der Diastole der Kammern giebt es nach den Untersuchungen von BIJLSMA und ROESSINGH beim Säugetierherzen nicht. Dieser letzte, schon immer umstrittene (GOTTLIEB und MAGNUS, MAGNUS und SOWTON) und bis dahin nicht sicher entschiedene Punkt (CUSHNY) ist jetzt mit den neuesten und zuverlässigsten Methoden untersucht worden von C. J. WIGGERS und BARBARA STIMSON. Und da hat sich herausgestellt, daß die Digitalis beim Säugetierherzen in genügender Dosis (0,05 g pulv. fol. Digit. oder 0,04 mg Strophanthin pro Kilogramm Körpergewicht) die Anfangsfüllung steigert, und zwar auch dann, wenn Änderungen der Schlagzahl und des Aortendruckes und der Einfluß des Vaguszentrums als Ursachen ausgeschaltet werden. Ist dem so, dann müssen wir Zweifel hegen, ob die soeben gegebene Darstellung der Digitaliswirkung aufrecht erhalten werden kann oder ob nicht die Kraftsteigerung durch das Mittel zu einem Teil auf die größere Anfangsfüllung zurückgeführt werden muß. Die klinische Beobachtung, daß bei einer wirksamen Digitalisbehandlung das Herz kleiner, das Stromvolumen größer wird, drängt freilich dazu, beim kranken Menschenherzen die systolische Wirkung als entscheidend aufzufassen. Wir müssen aber darauf gefaßt sein, daß diese Auffassung vielleicht nicht allen Fällen genügen wird. Bei der Beurteilung der Frage ist zu berücksichtigen, daß nicht jede Steigerung der Anfangsfüllung die Leistung des Herzens steigert. Wir haben z. B. gehört, daß die Leistung sinkt, wenn die Füllung ein bestimmtes Maß überschreitet (Überdehnung). Aber auch ohne mechanische Überdehnung können durch Vagusreizung gleichzeitig die Kammern erweitert und das Stromvolumen herabgesetzt werden (H. STRAUB). Nach MUSKENS, WERTHEIMER und COMBESMALE ist das besonders bei geschädigten Herzen der Fall. Da wir die Digitalis nur bei geschädigten Herzen anwenden, müssen wir damit rechnen, daß die Vagusreizung durch unser Mittel auch einmal so wirkt oder wirken kann.

Das bringt uns auf die schwierige Frage: Wie ist es überhaupt möglich, daß dasselbe Mittel zwei entgegengesetzte Vorgänge begünstigt, daß es die Zusammenziehung des Herzens wie eine Acceleransreizung und die Erschlaffung wie eine Vagusreizung beeinflußt? Man könnte daran denken, daß die Dosis die verschiedene Wirkung erklärt, daß kleine Gaben reizen, große lähmen. So ist es aber nicht, sondern die gleiche Gabe wirkt fördernd und hemmend zugleich. Neuere Untersuchungen haben uns gezeigt, daß eine solche doppelsinnige Wirkung den wichtigsten Herzgiften überhaupt zukommt, dem Adrenalin, Pituitrin, Muscarin, Acetylcholin. Insofern hat also das Verhalten der Digitalis nichts Besonderes. Damit verstehen wir aber noch nicht den Mechanismus des Vorganges. Hier setzt eine Erklärung HANS HORST MEYERS ein. Die dem Herzen vom Accelerans und Vagus zugehenden Einflüsse müssen im Herzen durch eine Wechselschleuse, die abwechselnd nur die fördernden oder die hemmenden Einflüsse durchläßt, eine Wechselschleuse, wie sie von der Atmung als sog. Selbsteuerung wohl bekannt ist. So ansprechend diese Erklärung ist, scheint uns doch, daß die Verhältnisse bei der Digitaliswirkung verwickelter sind. Am ehesten kommen wir hier weiter, wenn wir fragen, wie die Digitalis ihre fördernde und hemmende Wirkung am Vorhof entfaltet, ohne daß sich diese Wirkungen stören. Es ist eine Tatsache, daß dieselbe Gabe die Reizwirkung im Sinusknoten hemmt und die systolische Umformung des Vorhofs fördert, daß also am Sinus die Vagus-, am Vorhof die Sympathicuswirkung herrscht. Noch vor wenigen Jahren standen wir ziemlich ratlos vor diesem Problem. Heute wissen wir, daß der Zustand des Erfolgsorgans die Wirkung einer Nervenreizung bestimmt. Man kann die Wirkung umkehren, wenn man den Zustand des Erfolgsorgans in bestimmter Weise ändert, z. B. durch Verschiebung des Verhältnisess von Kalium zu Calcium in der Nährlösung. So führt am Herzen bei einem Überschuß von Kalium Sympathicusreizung zum diastolischen Stillstand, bei einem Überschuß von Calcium Vagusreizung zum systolischen Stillstand. Kaliumüberschuß begünstigt die Vaguswirkung, Calciumüberschuß begünstigt die Sympathicuswirkung. Man kann auf diese Weise nach Belieben auch die Sympathicus- oder Vaguswirkung der Digitalis steigern und nach Belieben einen systolischen oder diastolischen Stillstand des Herzens erzeugen. Nehmen wir nun an, daß im Sinusknoten Kalium, im Vorhofsgewebe Calcium überwiegt, so können wir uns die entgegengesetzte Wirkung der Digitalis auf Sinus und Vorhof schon erklären. Eine solche Annahme ist auch gar nicht so phantastisch, wie es auf den ersten Blick scheinen könnte, denn zwischen Vorhof und Kammer sind schon Unterschiede des Kalium- und Calciumgehaltes der Gewebe (FR. KRAUS, ZONDEK, ARNOLDI und WOLLHEIM) und auch Unterschiede der Empfindlichkeit gegen Kalium und Calcium nachgewiesen. Die Empfindlichkeit des Sinus für Kalium ist wiederum anders als die des Vorhofs (KOLM und PICK, KISCH). Extrakte des Sinusknotens scheinen eine besondere Zusammensetzung zu haben (HABERLAND, DEMOOR und RYLAND). Auch die Digitaliswirkung auf die Kammern wird in dieser Weise geregelt werden. Es könnte scheinen, als ob wir uns hier zu weit ins theoretische Gebiet verlören, aber gerade hier finden sich wieder Brücken zur Praxis. So sind uns die Fälle nicht mehr rätselhaft, in denen die günstige Wirkung der Digitalis unter einer Steigerung der Schlagzahl auftritt (WEISER), und auch die merkwürdige, bei der Ödemkrankheit beobachtete Erscheinung wird verständlich, daß die Digitalis wie die übrigen Herzmittel, Coffein, Adrenalin, Atropin, völlig wirkungslos sind. Der veränderte Zustand des Erfolgsorgans, im besonderen Veränderungen des Salzgehaltes und damit einhergehende Änderungen der Wasserstoff- und Hydroxylionenkonzentration spielen hier offenbar eine maßgebende Rolle. Veränderungen des Erfolgsorgans sind es auch, die das Rätsel lösen, warum Digitalisgaben, die beim gesunden Tier wirkungslos sind, das kranke Herz des Menschen so mächtig beeinflussen. Veränderungen des Erfolgsorgans sind es, die hier die Brücke zwischen Tierversuch und Krankenbett schlagen.

Die Wirkung der Digitalis beim Menschen.

Die Tatsache, daß beim Tier viel größere Mengen Digitalis erforderlich sind als beim Menschen, um eine nachweisbare Wirkung zu erzielen, läßt sich nicht mit der Erklärung abtun, kranke Organe seien empfindlicher für die Wirkung unserer Mittel, und so auch das kranke Herz für die Digitalis. Es ist vielmehr nötig, zunächst einmal die kleinsten Gaben festzustellen, die beim Tier noch eine Wirkung ausüben, und sie mit den beim Menschen wirksamen Gaben zu vergleichen. Dieser Aufgabe hat sich JOSEPH im GOTTLIEBschen Institut unterzogen.

Um beim Kaninchen eine gerade nachweisbare Pulsverlangsamung zu erzeugen, muß man nach JOSEPH 0,03 mg Strophanthin oder 25 mg Digipurat pro Kilogramm intravenös geben, das wären für einen Menschen von 70 kg 2,1 mg Strophanthin oder 1,75 g Digipurat. Für eine gerade nachweisbare Verstärkung der Systole sind die Gaben beim Kaninchen 0,005 mg Strophanthin oder 10 mg Digipurat, das wären für den Menschen 0,7 g Digipurat oder 0,35 mg Strophanthin. Man sieht, nur die letzte Gabe entspricht der beim kranken Menschen üblichen, die anderen betragen etwa das Zehnfache.

Versuchen wir, diese Ergebnisse des Tierversuchs auf den Menschen zu übertragen, so ergiebt sich eine Schwierigkeit. Die wichtige systolische Wirkung können wir nicht unmittelbar fassen. Wir müssen uns deshalb zunächst an die leicht und sicher zu beurteilende diastolische Wirkung halten, die Pulsverlangsamung, und fragen: Warum genügen beim Menschen soviel kleinere Gaben, um die Schlagzahl herabzusetzen?

Da muß gleich gesagt werden, daß die Frage in dieser Form nicht richtig ist. Der gesunde Mensch zeigt ebensowenig wie das gesunde Tier eine Pulsverlangsamung, und auch von den Herzkranken reagiert nur ein bestimmter Teil mit einer Verlangsamung der Schlagzahl.

Wenn wir nun unsere Herzkranken in die Fälle sondern, deren Schlagzahl durch die Digitalis verlangsamt wird und deren Schlagzahl nicht verlangsamt wird, wenn wir weiter den Zustand der Herzen der einen Gruppe mit dem Zustand der Herzen der anderen Gruppe vergleichen, und wenn schließlich unsere Annahme richtig ist, daß der Zustand des Herzens maßgebend für die Digitaliswirkung ist, dann werden wir auf diese Weise die Bedingungen finden, die erfüllt sein müssen, damit therapeutische Gaben der Digitalis die Schlagzahl herabsetzen können. Und wenn die systolische Digitaliswirkung durch dieselben Bedingungen bestimmt würde — wir werden sehen, daß sich diese Vermutung bestätigt — dann hätten wir die Bedingungen überhaupt, die für die Wirkung therapeutischer Digitalisgaben maßgebend sind. Und mit den Bedingungen auch die Indikationen und damit den Angelpunkt der Digitalisbehandlung. Wir stellen zunächst die Kranken zusammen, die auf Digitalis eine Pulsverlangsamung bekommen, und vergleichen sie mit denen, die auf Digitalis keine Pulsverlangsamung bekommen.

Keine Pulsverlangsamung:	Pulsverlangsamung:
Anatomisch normale Herzen	Dekompensierte Klappenfehler
Hypertrophische, leistungsfähige Herzen	Dekompensierte Hypertonien
Insuffiziente, nicht hypertrophische Herzen.	Dekompensierte, „idiopathische" Herzhypertrophien.

Herzbeschaffenheit:	Herzbeschaffenheit:
Normal oder nur hypertrophisch oder nur insuffizient.	Gleichzeitig hypertrophisch und insuffizient.

Die Digitalis macht also beim Menschen nur dann eine Pulsverlangsamung, wenn gleichzeitig Herzhypertrophie und Herzinsuffizienz vorliegen. Von diesen beiden Bedingungen hat die Insuffizienz Fernwirkungen; unter anderem eine schlechtere Durchblutung des Gehirns. Da beim Säugetier die Pulsverlangsamung durch die Digitalis ganz überwiegend auf einer Reizung des Vaguszentrums beruht, so wäre es denkbar, daß die ungenügende Blutversorgung das Vaguszentrum für die Wirkung der Digitalis empfindlicher machte. Dann müßte aber jede Herzschwäche und jede ungenügende Durchblutung des Gehirns bewirken, daß die Digitalis den Puls verlangsamte. Das ist nicht der Fall. Die andere Bedingung, die Hypertrophie, ist auf das Herz beschränkt, und da sie für die pulsverlangsamende Wirkung der Digitalis nötig ist, so muß eine Sensibilisierung der im Herzen selbst liegenden Angriffspunkte als Ursache der Pulsverlangsamung durch die Digitalis angenommen werden. Wir stellen sie uns in folgender Weise vor. Das hypertrophische Herz hat eine größere Masse und muß dementsprechend stärker durchblutet werden. Bei einer Insuffizienz leidet das hypertrophische Herz eben wegen seiner größeren Masse besonders früh und stark, es wird asphyktisch. Asphyxie wirkt aber auf das Herz wie Vagusreiz. LEWIS und MATTHISON konnten z. B. am Herzen — und zwar auch nach Durchschneidung der Vagi — durch Asphyxie die Schlagzahl herabsetzen und die Leitung zwischen Vorhof und Kammer hemmen. Die Vaguswirkung der Asphyxie und der Digitalis addieren sich. So wird erklärlich, warum unter den angegebenen Bedingungen kleine Digitalisgaben den Puls verlangsamen können.

Nun lehrt die tägliche Erfahrung, daß die Fälle von Hypertrophie mit Insuffizienz auf Digitalis nicht nur Pulsverlangsamung, sondern vor allem die bekannte und erstrebte Besserung aller Insuffizienzerscheinungen zeigen. Ist diese Besserung lediglich als eine Folge der langsameren Schlagfolge aufzufassen oder giebt es irgendwelche Erfahrungen, die dafür sprechen, daß eine Hypertrophie mit Insuffizienz auch die systolische Digitaliswirkung, und zwar unmittelbar begünstigt? Das ist in der Tat der Fall. GOTTLIEB hat gefunden, daß sich die systolische Digitaliswirkung beim Säugetierherzen am schönsten zeigt, wenn das Herz ungenügend durchblutet wird. PIETRKOWSKI sah nach Vorhofsdehnung eine Steigerung der systolischen Digitaliswirkung. KOCH hat allerdings nachgewiesen, daß in den Versuchen PIETRKOWSKIS nicht die Dehnung des Vorhofs, sondern die gleichzeitige Dehnung der Kammer deren Tonisierung bewirkt. Für unsere Frage macht das aber insofern keinen Unterschied, als bei der Herzinsuffizienz gewöhn-

lich eine Erweiterung, eine Dehnung von Vorhof und Kammer vorliegt. NEU-
SCHLOSS hat schließlich festgestellt, daß Säuerung der Nährflüssigkeit oder Säuerung durch Ermüdung den quergestreiften Muskel für die contracturierende Wirkung des Strophanthins sensibilisiert. ROSENCRANTZ, BRUNS und RICHTER fanden
beim Herzen ein entsprechendes Verhalten. Asphyxie infolge ungenügender
Durchblutung, Säuerung infolge Ermüdung, Dehnung des Herzens infolge Stauung sind aber die Vorgänge, die sich beim Zusammenwirken von Hypertrophie
und Insuffizienz im Herzen besonders ausgeprägt entwickeln müssen. Sie steigern
die Empfindlichkeit des Herzens für die systolische und diastolische Wirkung der
Digitalis so weit, daß unsere kleinen therapeutischen Gaben den mächtigen Einfluß gewinnen, der dem Mittel die beherrschende Stellung unter den Herzmitteln
verleiht.

Erinnern wir uns jetzt der früher erwähnten Tatsache, daß beim Tier die
systolische Herzwirkung nach verhältnismäßig kleinen Gaben auftritt, so drängt
uns das zu der weiteren Frage: Ist es möglich, daß die Digitalis beim Menschen,
ohne den Puls zu verlangsamen, die systolische Herzarbeit verbessert? Vor

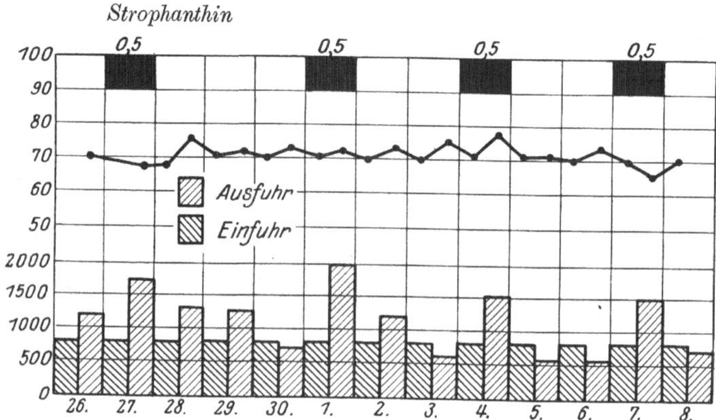

Abb. 99. Strophanthinwirkung ohne Pulsverlangsamung.

einiger Zeit hat sich SUTHERLAND in einem Vortrag vor der Britischen Medizinischen Gesellschaft zu dieser Frage geäußert und die Ansicht vertreten: No slowing
of the ventricular rate — no benefit from digitalis — ohne Pulsverlangsamung keine
Digitaliswirkung. Das ist aber sicher nicht richtig, wie ich schon früher und dann
auch KAUFMANN, H. H. MEYER, CHRISTIAN, LUTEN an einschlägigen Fällen gezeigt haben. Auch ohne Pulsverlangsamung kann eine Herzschwäche durch die
Digitalis gebessert werden (Abb. 99).

Wir haben vorher gesagt: Bedingung für die Wirkung therapeutischer Digitalisgaben ist eine Hypertrophie mit Insuffizienz. Damit ist aber nicht gesagt, daß
nun die Digitalis unter dieser Bedingung immer wirken müßte. Es gibt vielmehr

Ausnahmen von der Regel.

In den letzten Stadien der Insuffizienz hypertrophischer Herzen versagt die
Digitalis, weil sie dem erschöpften Herzmuskel nicht mehr den Kraftzuwachs zu
geben vermag, der zur Bewältigung der Kreislaufsarbeit nötig wäre. Es ist deshalb unsere Aufgabe, dieses hoffnungslose Ende so lange wie möglich hinauszuschieben. Zu diesem Zweck haben wir durch ausreichende Digitalisgaben — die
übrigen anzuwendenden Mittel müssen hier übergangen werden — jeder auch
leichteren Insuffizienz vorzubeugen, denn jede Insuffizienz ist für das Herz eine

Zeit übermäßiger Anstrengung bei ungenügender Ernährung und beschleunigt dementsprechend den Eintritt der endgültigen Erlahmung. Die Ansicht, man müsse mit der Digitalis sparen, weil sich sonst das Herz daran gewöhne und weil dann für die Zeiten der Not kein wirksames Mittel mehr zur Verfügung stehe, ist falsch. Es gibt bis jetzt keine einzige Beobachtung, aus der auf eine Gewöhnung an die Digitalis geschlossen werden könnte, dagegen gibt es zahllose Beobachtungen, die die Wirkungslosigkeit des Mittels in den letzten Stadien der Herzschwäche beweisen. Wie bei der Erschöpfung des Herzens die Digitalis nicht mehr hilft, weil ein hypertrophischer aber sonst gesunder Herzmuskel die Grenzen seiner Leistungsfähigkeit endgültig überschritten hat, so versagt die Digitalis ebenfalls, wenn ausgedehnte krankhafte Vorgänge im Herzen die Masse leistungsfähiger Muskulatur unter das erträgliche Maß herabsetzen, etwa eine Myocarditis oder eine Myodegeneratio. Auch wenn die Herztätigkeit durch mechanische Hindernisse, insbesondere starre Herzbeutelverwachsungen gehemmt wird, haben wir von der Digitalis keinen Erfolg zu erwarten. Das Ausbleiben der Digitaliswirkung in Fällen, wo eine solche nach der Regel erwartet werden durfte, sollte deshalb nicht nur eine unangenehme Enttäuschung, sondern vielmehr eine Anregung sein, die Art des Leidens von neuem zu prüfen. Es wird sich dann manchmal doch noch ein Gewinn für die Diagnose oder Prognose ergeben. Sehen wir von den beiden letzten Ausnahmen ab, so können wir auf Grund der soeben mitgeteilten Erfahrungen für den ungestörten Verlauf einer chronischen Herzschwäche drei Abschnitte aufstellen: die Digitalis wirkt noch nicht, wirkt günstig, wirkt nicht mehr auf die Herztätigkeit. In ähnlicher Weise unterscheidet FRÄNKEL zwei Abschnitte: das noch nicht auf Digitalis ansprechende Stadium als die digitalisrefraktäre Debilitas cordis von dem späteren Stadium der digitalisreaktiven Herzinsuffizienz und empfiehlt diese Unterscheidung als allgemeines Einteilungsprinzip der Herzschwäche. Ich kann diese Einteilung wie überhaupt eine grundsätzliche Einteilung der Herzschwäche nach der Wirksamkeit der Digitalis nicht befürworten. Sie wird der Fülle der Erscheinungen nicht gerecht, denn neben dem Verhältnis von Hypertrophie zu Insuffizienz oder wie FRÄNKEL sagt, dem Grad der „dilativen Schwäche" spielen die Art des Klappenfehlers, die häufig begleitenden Rhythmusstörungen und andere Umstände eine entscheidende Rolle. Wir kommen noch darauf zurück.

Hier sei nur darauf hingewiesen, daß die Wirksamkeit der Digitalis auch von der Art der Darreichung und der Art des Digitaliskörpers abhängt. So kann

die intravenöse Digitalisbehandlung

noch einen vollen Erfolg bringen, wenn das Mittel per os, subcutan, intramuskulär oder rectal versagt. Der intravenösen Anwendung kommt also eine Sonderstellung zu, deren Art sich uns von selbst offenbaren wird, wenn wir den Bedingungen nachgehen, unter denen wir die Digitalis intravenös zu geben pflegen. Das geschieht 1. wenn wir eine möglichst rasche Wirkung erzielen wollen, 2. wenn das Mittel wegen schwerer Stauungen vom Magen, Darm, Unterhautzellgewebe nicht genügend resorbiert wird, 3. wenn das Mittel erbrochen wird. Zu dieser Bedingung seien einige Worte gestattet. Giebt der Magen seinen Inhalt von sich, so pflegen wir das als eine Selbsthilfe der Natur anzusehen: der Magen wehrt sich gegen Stoffe, die ihm nicht bekommen. Enthält ein Mittel gar reizende Stoffe wie die Saponine der Digitalisblätter, so liegt diese Annahme besonders nahe. Und doch ist sie wohl nicht richtig. HATCHER und EGGLESTON haben nämlich nachgewiesen, daß bei der Katze intravenös kleinere Digitalisgaben zum Erbrechen führen als per os. Das Erbrechen nach Digitalis muß hiernach überwiegend als eine zentrale Wirkung des Mittels angesehen werden. Untersuchungen von HATCHER und

WEISS ist es dann gelungen, den Vorgang noch weiter aufzuklären. Es handelt sich um einen vom Herzen über den Sympathicus zum Brechzentrum verlaufenden Reflex. Wird das Ganglion stellatum entfernt oder das Rückenmark oberhalb des Eintritts der sympathischen Herznerven durchtrennt, so tritt kein Erbrechen mehr ein. Unmittelbare Wirkung der Digitaliskörper auf das Brechzentrum ist wirkungslos. Wir dürfen also das Erbrechen nach Digitalis — seltene Fälle von Überempfindlichkeit ausgenommen — nicht mehr auf eine unmittelbare Reizung des Magens zurückführen. Trotzdem ist es richtig, bei Erbrechen die Digitalis intravenös zu geben, weil man bei intravenöser Anwendung mit kleineren Mengen auskommt. Das bedarf einer kurzen Erklärung. Bei intravenöser Anwendung erhält das Herz das Mittel zweifellos in konzentrierterer Form als bei der Zuführung durch den Magen oder Darm oder bei subcutaner Anwendung. Nun ist nach GRÜNWALD die systolische Wirkung von Digitalis- und Strophanthinlösungen um so stärker, je konzentrierter die Lösung. Daraus folgt, daß intravenös geringere Dosen für eine gegebene systolische Wirkung nötig sind. Und mit den geringeren Dosen und der entsprechend geringeren Gesamtmenge, die man braucht, hängt es offenbar zusammen, daß die intravenöse Behandlung oft eine Kreislaufschwäche ohne störende Nebenwirkungen insbesondere ohne Erbrechen beseitigt, wo die Digitalis per os gegeben wegen der Nebenwirkungen nicht zum Ziele führt. Wie diese praktische Erfahrung mit der erwähnten reflektorischen Entstehung des Erbrechens in Einklang zu bringen ist, müssen weitere Untersuchungen lehren. Wir kommen jetzt zu der 4. Bedingung für die intravenöse Digitalisanwendung: Vorgeschrittene, meist durch starke Erweiterung gekennzeichnete Herzschwäche Hier kann die systolische Arbeit nur durch stärkste Reize, also intravenöse Digitalisgaben gehoben werden. Besonders gilt das für Fälle, in denen die Schlagzahl nicht erhöht ist. Die Herabsetzung der Schlagzahl kann man hier als unerwünschte Nebenwirkung *der Digitalis* auffassen, man wird deshalb wie beim Erbrechen trachten, mit möglichst kleinen Gaben eine möglichst große, systolische Wirkung zu erzielen, d. h. das Mittel intravenös geben. Schließlich werden wir 5. die intravenöse Anwendung versuchen, wenn eine Herzschwäche nach der Digitalis ruft, aber die Bedingung für die Wirkung therapeutischer Digitalisgaben, Hypertrophie mit Insuffizienz, nur unvollkommen erfüllt ist. Wir denken hier an die Schwäche, die sonst gesunde oder aus irgendeinem Grunde hypertrophische Herzen befallen kann infolge von Entzündungen oder Entartungen im Herzmuskel oder übergroßen Anstrengungen. Da im Tierversuch, wie erwähnt, Strophanthingaben, die den therapeutischen entsprechen, die systolische Arbeit des gesunden Herzens steigern, so dürfen wir hoffen, daß das Strophanthin auch in den genannten Fällen von Herzschwächen, wenn auch nicht in dem gewohnten Maße, so doch bis zu einem gewissen Grade günstig wirken könnte. Die klinische Erfahrung lehrt allerdings leider, daß wir unsere Erwartungen in dieser Beziehung nicht sehr hoch spannen dürfen.

Die Wirkung der Digitalis auf die Gefäße und den Blutdruck.

Die Digitalis führt bei der Anwendung hinreichender Dosen im Tierversuch zu einer Erhöhung des Blutdruckes. Diese Erhöhung kann auf der Steigerung der Herzarbeit und der dadurch bewirkten stärkeren Füllung der Gefäße oder auf einer Verengerung der Gefäße oder auf beiden Vorgängen beruhen. Es läßt sich nun nachweisen, daß die Digitalis eine Verengerung der Gefäße herbeiführt und zwar in Gaben, die im wesentlichen den wirksamen Herzgaben entsprechen (GOTTLIEB, JOSEPH). Damit dürfte sichergestellt sein, daß die Druckerhöhung im Tierversuch eine Folge der gemeinsamen Herz- und Gefäßwirkung der Digitalis ist. Ferner kann durch Ausschaltung des Zentralnervensystems im Versuch gezeigt werden, daß die Gefäßverengerung vorwiegend durch eine peripherische Einwirkung der Digitaliskörper auf die Gefäßwand hervorgerufen wird (GOTTLIEB und MAGNUS und andere). Bemerkenswert ist, daß die verschiedenen Gefäßgebiete nicht gleichmäßig empfindlich für das Gift sind. Am stärksten fällt die Gefäßverengerung im Splanchnicusgebiet aus; zum Teil wird diese Verengerung ausgeglichen durch eine zum Teil mechanisch, zum Teil reflektorisch erfolgende Erweiterung der Haut-, Hirn- und Muskelgefäße. Grundsätzlich wirkt jedoch die Digitalis auch auf diese Gefäße verengernd, wie durch Ausschaltung des Splanchnicusgebietes dargetan werden kann. Bei allen diesen Versuchen handelt es sich um die Wirkung großer Gaben. Als man an die Prüfung kleiner Gaben ging, fand man — wenigstens was die Nierengefäße betrifft — eine erweiternde Wirkung (JONESCU und LOEWI). An den Darmgefäßen war diese Erweiterung schon weniger ausgesprochen. Digipurat wirkte nach JOSEPH noch einigermaßen dilatierend, von Strophanthin sah er nur eine Verengerung, während FAHRENKAMP auch nach Strophanthin eine Erweiterung, dagegen nach Digitoxin stets eine Verengerung beobachtete. Die Widersprüche zwischen den einzelnen Forschern beruhen wohl darauf, daß die erweiternde Wirkung gering und flüchtig ist, die Widersprüche zwischen den einzelnen Präparaten warnen uns, die Ergebnisse vorschnell zu verallgemeinern.

Besondere Aufmerksamkeit verdient wegen ihrer praktischen Bedeutung die Wirkung der Digitaliskörper auf die Kranzgefäße. Nach großen Gaben findet eine Verengerung statt (BRAUN). Das scheint nach den letzten Versuchen von MORAWITZ und ZAHN auch für das Strophanthin zu gelten, während F. MEYER ihm lediglich einen erweiternden Einfluß zuschreibt; das Digipurat soll nach demselben Forscher noch stärker erweiternd wirken. Damit stimmen allerdings die klinischen Erfahrungen nicht recht überein, wenigstens habe ich nach Digitalis zuweilen eine deutliche Steigerung anginöser Beschwerden beobachtet. Wir dürfen eben nie vergessen, daß der Pharmakologe gesunde, der Arzt kranke Herzen und Gefäße vor sich hat (JARISCH). Um die Frage zu entscheiden, ob der Digitalis eine therapeutische Gefäßwirkung zukomme, hat JOSEPH die kleinsten Dosen bestimmt, die im Versuch noch eine Beeinflussung der Herztätigkeit und der Gefäßweite erzeugen und dabei gefunden, daß eine Erweiterung der Nieren- und Darmgefäße schon bei Mengen nachweisbar ist, die keine erkennbare Herzwirkung haben. WINTERBERG meint auf Grund dieser Feststellung, es sei kaum noch ein Zweifel möglich, daß an dem therapeutischen Gesamteffekt der Digitalis beim Menschen Herz- und Gefäßwirkungen gleichzeitig beteiligt sind. Mir scheint aber dieser Schluß nicht zwingend zu sein, weil beim Menschen — d. h. bei den kranken Menschen, denen wir Digitalis geben — ja eine Sensibilisierung des Herzens für die Digitalis vorliegt, der zufolge das Herz auf sonst unwirksame Gaben reagiert. Nur wenn eine entsprechende Sensibilisierung der Gefäße — von der wir vor der Hand nichts Sicheres wissen — bestände, dürfte eine therapeutische Gefäßwirkung der Digitalis angenommen werden. Es ist denn auch bis jetzt beim Menschen keine sichere Beeinflussung der Gefäßweite durch Digitalis gefunden worden (VOGT, EYCHMÜLLER), nur eine Zunahme der Reflexionswellen des Arterienpulses und eine Abnahme der Pulsverspätung wurde gesehen und als „aktive Tonisierung der Gefäßwand" gedeutet (NÄGELE). Gegen eine therapeutische Gefäßwirkung der Digitaliskörper spricht ferner die Erfahrung, daß der Blutdruck nicht unmittelbar beeinflußt wird; wo Blutdruckänderungen auftreten, können sie immer auf eine Änderung der Herzarbeit durch unsere Mittel zurückgeführt werden. So stellt sich eine Blutdruckerhöhung ein, wenn durch die Steigerung der Herzarbeit die Arterien besser mit Blut gefüllt werden; diese Erhöhung kann wieder zurückgehen, wenn infolge der Hebung des Kreislaufes wassersüchtige Ansammlungen ausgeschwemmt und der Druck dieser Ansammlungen auf die peripherischen Gefäße beseitigt wird. Die Digitalis befähigt eben in den Grenzen des Erreichbaren das Herz, den vom Gefäßsystem vorgelegten Druck zu bewältigen, hat aber auf die Höhe der peripherischen Widerstände unmittelbar keinen klinisch nachweisbaren Einfluß.

Der vorliegende Versuch, die Ergebnisse der pharmakologischen und der klinischen Forschung zu einer einheitlichen Darstellung der Digitaliswirkung zu verschmelzen, mag nicht immer befriedigend gelungen sein. Zu einem Teil liegt das daran, daß in der Digitalisforschung noch eine breite Lücke klafft: der Versuch am kranken Säugetierherzen. Wir brauchen eine systematische Untersuchung der Digitaliswirkung am kranken Herzen im Tierversuch, etwa Versuche am insuffizienten hypertrophischen, z. B. künstlichen Klappenfehlerherzen, um die Richtigkeit der aus unseren klinischen Beobachtungen gezogenen Schlüsse prüfen zu können.

Wenn wir jetzt zu einem neuen Kapitel der Digitaliswirkung übergehen, so muß von vornherein gestanden werden, daß uns hier leider experimentelles Vergleichsmaterial fast ganz mangelt, ich meine

die harntreibende Wirkung der Digitalis.

Seit WITHERING wissen wir, daß die Digitalis bei der Wassersucht Herzkranker zu einer gewaltigen Steigerung der Harnausscheidung führen kann. Erklärt wird diese Wirkung durch die Verbesserung der Herzarbeit. Hat das Herz nicht mehr die Kraft, in der Zeiteinheit die nötige Blutmenge in die Arterien zu pumpen, so muß sich das nicht beförderte Blut vor dem Herzen, d. h. im Venensystem, stauen. Es findet dadurch eine Steigerung des Blutdruckes in den Venen statt, die schließlich dazu führt, daß die Venenwände durchlässig werden und einen Teil des Inhalts in das umgebende Gewebe treten lassen. Wird nun durch die Digitalis die Pumparbeit des Herzens gehoben und damit die bis dahin nicht beförderte, in den Venen gestaute Blutmenge den Arterien zugeführt, so sinkt der Druck in den Venen und diese für die Beförderung der Gewebeflüssigkeit wichtigsten Gefäße können jetzt die Rückbeförderung der Transsudate übernehmen. Die so in den Kreislauf gelangenden Flüssigkeitsmassen werden dann durch die Nieren ausgeschieden.

Es fragt sich nun, ob diese Erklärung die Digitaliswirkung in ihrem ganzen Umfange erschöpft oder ob neben der Vermehrung des Flüssigkeitsangebotes davon unabhängige Wirkungen auf die Nieren angenommen werden müssen oder können.

Es ließe sich z. B. denken, die Verbesserung der Lebensbedingungen aller Gewebe, die durch die allgemeine Hebung des Kreislaufes herbeigeführt wird, könne unmittelbar eine gesteigerte Tätigkeit der Nieren bewirken. Eine gewisse Antwort auf diese Frage giebt die Digitalisbehandlung der Fälle von Herzschwäche ohne Wassersucht, etwa Fälle von Vorhofsflimmern mit Atemnot und Cyanose. Die Besserung des Kreislaufes pflegt da ganz augenscheinlich zu sein, gleichwohl wird keine entsprechende Beeinflussung der Harnmenge beobachtet. Geringe, nicht eindeutige Steigerungen der Diurese würden noch dazu durch die Annahme erklärt werden können, daß unbemerkbare Ödeme bestanden haben. Jedenfalls sprechen solche Beobachtungen gegen eine unmittelbare Steigerung der Nierentätigkeit in dem Sinne, daß die Leistungsfähigkeit der Nierenzellen infolge der Hebung des Kreislaufes wesentlich erhöht würde. Diese Auffassung wird bestätigt durch die Ergebnisse der Funktionsprüfungen der Niere; in dem betreffenden Abschnitt haben wir gesehen, daß die geringe Harnmenge bei Stauungszuständen nicht durch eine Unfähigkeit der Nieren erklärt werden kann.

Es wäre ferner möglich, daß die peripherische Gefäßwirkung der Digitalis, die, wie wir gehört haben, an den Nieren im Tierversuch recht ausgesprochen ist, eine Rolle von Bedeutung für die Harnbereitung spielt. Kleine Dosen erweitern die Nierengefäße und steigern die Harnabsonderung, große Dosen verengern die Nierengefäße und hemmen die Harnabsonderung. Sehen wir von den sehr großen individuellen Schwankungen der Versuchstiere ab, so können nach JOSEPH 5—10 mg Digipurat pro kg als die Gabe angesehen werden, die Erweiterung ohne folgende Verengerung erzeugen, das wären für einen Menschen von 70 kg 0,35 bis 0,7 g Digipurat intravenös, d. h. Mengen, die die üblichen therapeutischen Gaben erheblich überschreiten. Freilich handelt es sich in den Tierversuchen um gesunde Gefäße, während beim Menschen die Möglichkeit besteht, daß die Gefäße krankhaft reizbar sind und deshalb vielleicht auf viel kleinere Mengen reagieren würden. Da ist es zu begrüßen, daß von HEDINGER Versuche an überempfindlichen Chrom- und Urannieren vorliegen. Danach antworten solche Nieren mit starker Gefäßerweiterung und einer Vermehrung der Harnmenge auf Digitalisgaben, die bei den gesunden Kontrolltieren keinen nennenswerten Erfolg hatten. Sehen wir uns die von HEDINGER gegebenen Mengen an, so finden wir 0,022 g Digipurat und 0,13 mg Digalen pro kg, also als intravenöse Einzeldosis für einen Menschen von 70 kg 1,54 g Digipurat oder 9,1 mg Digalen, d. h. therapeutisch unmögliche Gaben. Und diese gewaltigen Mengen brachten eine Harnvermehrung zustande, die im Vergleich mit der durch eine verhältnismäßig viel geringere Dosis von Theophyllin natr. acet. erzeugten keinen Vergleich aushält. Es betrug — wieder auf 70 kg Mensch umgerechnet — die Harnmenge nach 1,54 g Theophyllin natr. acet. etwa das 7 fache der Digipuratdiurese und das 3 fache der Digalendiurese; da die Theophyllindosis etwa das 3 fache, die Digalendosis das 9 fache, die Digipuratdosis das 15fache der üblichen therapeutischen Dosis beträgt, so ergiebt sich eine Überlegenheit des Theophyllins um das 9 fache gegenüber dem Digalen und um das 35 fache gegenüber dem Digipurat. Das sind Zahlen, die eher dagegen als dafür sprechen, daß die Digitalis durch unmittelbare Einwirkung auf die Nierengefäße eine praktisch in Betracht kommende harntreibende Wirkung entfalten dürfte. Man ist aber noch weiter gegangen und hat gesagt: Wir wissen aus dem Tierversuch, daß große Digitalisgaben die Nierengefäße verengern und die Harnabsonderung hemmen, also müssen wir uns beim Menschen davor hüten, durch Überdosierungen eine toxische Digitalisharnsperre zu erzeugen (v. ROMBERG, A. W. MEYER).

Die soeben wiedergegebenen Ergebnisse der Tierversuche rechtfertigen — das braucht nicht weiter ausgeführt zu werden — wohl kaum die Annahme, mit therapeutischen Gaben könne einmal eine solche Harnsperre erzeugt werden, und gewisse klinische Beobachtungen, die auf den ersten Blick Beispiele für eine Hemmung der Diurese durch Digitalis zu sein scheinen, klären sich bei weiterer Prüfung anders auf. So sieht man zuweilen, daß im Verlaufe einer Digitalisbehandlung während der Entwässerung die Harnflut plötzlich stockt oder daß nach der Entwässerung die Harnmenge plötzlich absinkt. Nun sind alle medikamentösen Eingriffe bis zu einem gewissen Grade quantitative Vorgänge, stockt einmal die Harnflut, so ist deshalb der nächstliegende Gedanke, daß der Grad von Entwässerung erreicht worden ist, der auf Grund der Dosis des Mittels und der Reaktionsfähigkeit des Körpers erreichbar ist. In solchen Fällen bringt gerade eine Steigerung der Dosis, unter Umständen in intravenöser Form, die Diurese wieder in Gang. Oder es handelt sich um sog. starre Ödeme, bei denen das Bindegewebe starr und unnachgiebig geworden ist, so daß der horror vacui die Ödemflüssigkeit am Abfluß hindert. Ferner kann die harntreibende Wirkung der Digitalis versagen, weil die Ödeme auf einer Nieren- und nicht auf einer Kreislaufsinsuffizienz beruhen; bei Kranken, die beides, ein Herz- und ein Nierenleiden haben, muß man an diese Möglichkeit denken. Ein Rückgang der Harnmenge nach der Entwässerung ist wahrscheinlich durch Überschießen der Diurese zu erklären, ein Vorgang, der durch Trink-, Kochsalz- und Theocinversuche sichergestellt ist. ALBERT HEINEKE hat darum ohne Zweifel recht, wenn er über die Warnung vor zu großen Dosen sagt: „Klinische Beweise toxischer Harnsperre sind deshalb unbedingt erforderlich, soll man nicht das Gefühl haben, daß die Vorsicht hier ohne eigentliche Tatsachenbasis, und zwar wohl zum Schaden der Herzkranken, zuweit getrieben wird." Ganz von der Hand läßt sich aber doch eine Harnsperre durch therapeutische Digitalisgaben nicht weisen. Schon WITHERING giebt an, daß nach größeren Digitalisgaben die Harnabsonderung stocken kann. Ich selbst habe 1907 einen solchen Fall beschrieben und erklärt durch eine sekretionshemmende Wirkung der Digitalis auf die Gefäße der kranken Nieren. Neuerdings sind von JARISCH und STROOMANN einschlägige Beobachtungen veröffentlicht worden. Immerhin sind solche Fälle nicht häufig und da man Regeln nicht auf die Multiplikation, sondern auf die Division der Erfahrungen gründen soll, so bleibt HEINEKES Warnung zu Recht bestehen, daß man in dieser Beziehung die Vorsicht nicht zu weit treiben dürfe. Ergiebt sich aber gleichwohl einmal auf Grund sorgfältiger Beobachtung ein Fall von toxischer Harnsperre, so bleibt einem die Wahl, es mit kleinen Dosen oder mit Mitteln der Coffeinreihe oder mit intravenösen Strophanthin- oder Digitalisinjektionen — bei denen man unter Umständen mit kleineren Gaben auskommt — zu versuchen.

Zum Schluß haben wir der wichtigen Fälle von Herzwassersucht zu gedenken, bei denen die Ausschwemmung der Ödeme nicht durch oder nicht nur durch den Harn erfolgt, sondern eine

extrarenale Entwässerung durch die Digitalis

bewirkt wird. Es ist HEINEKES Verdienst, die Bedeutung dieser Form der Digitaliswirkung auf Grund sorgfältig durchgearbeiteter Beobachtungen dargetan zu haben. Die Kranken HEINEKES verloren bei der intravenösen Behandlung mit Strophanthin, Digipurat, Digifolin — zum Teil mit, zum Teil aber auch ohne die gleichzeitige Anwendung anderer Diuretica — ihre Ödeme ohne eine entsprechende Steigerung der Harnmenge. Wenn auch in allen Fällen eine gewisse Überdiurese festgestellt werden konnte, so stand diese doch in keinem Verhältnis zu der ganz gewaltigen Wasserausscheidung, die durch die Haut und Atmung stattfand und durch die Bestimmung des Körpergewichts zahlenmäßig nachgewiesen wurde. Es handelt sich in diesen Fällen offenbar um besonders schwere Störungen der Nierenzirkulation, zu deren Beseitigung die Digitaliswirkung nicht ausreicht; andererseits genügt aber die Digitaliswirkung, um die Ödeme zu mobilisieren und in den Kreislauf zu bringen. Die Ausscheidung erfolgt nun auf den Wegen, die gerade gangbar sind, d. h. solange die Nieren nicht leistungsfähig sind, durch den Schweiß und die Atmungsluft. Der Einwand, die Nieren hätten deshalb die Ausscheidung versagt, weil die großen Gaben der Mittel eine Kontraktion der Nierengefäße und damit eine toxische Harnsperre erzeugt hätten, ist hinfällig, denn tatsächlich fand in allen Fällen eine, wenn auch mäßige oder geringe Steigerung der Harnabsonderung statt. Für die Praxis lernen wir daraus, daß das Körpergewicht häufig sehr viel genauer über den Erfolg unserer Behandlung unterrichtet als die Harnmenge. Da die schweren Fälle HEINEKES auf die innerliche Anwendung der Digitalis nicht mehr angesprochen hatten, so werden wir ihm auch zustimmen müssen, wenn er seine Erfolge auf die intravenöse Behandlung mit genügenden Dosen zurückführt.

Digitaliswirkungen ungewöhnlicher Art,

Kumulations- und Intoxikationserscheinungen.

Die in den Kreislauf gelangenden Digitaliskörper werden von den giftempfindlichen Geweben, d. h. dem Herzen und Gefäßen, gebunden und längere Zeit festgehalten; es ist freilich wahrscheinlich (GOTTLIEB), daß bei der Bindung der Digitaliskörper noch andere Gewebe beteiligt sind, die aber nicht giftempfindlich sind, und deshalb kein weiteres Interesse beanspruchen. Die Art der Bindung scheint je nach der Art des Digitaliskörpers zu wechseln und für krystallisierte Glykoside (z. B. bestimmte Strophanthine) sehr viel lockerer zu sein als für nichtkrystallisierende Präparate (Digitannoide, Gitalin), wie W. STRAUB, GOTTLIEB, WEIZSÄCKER und andere nachgewiesen haben. Nach H. FISCHER kumulieren Digitoxin und Strophanthin, weil sie vorwiegend irreversibel gebunden werden, stärker als das reversibel gebundene Bigitaligenin. Die Eigenschaft der Digitaliskörper in größerer Menge gebunden und festgehalten, „gespeichert" zu werden, ist nun von wesentlicher praktischer Bedeutung. Sie ist der Grund, warum einzelne Gaben des Mittels eine länger dauernde Beeinflussung, eine Digitalisierung des Herzens erzeugen, sie ist aber auch der Grund dafür, warum im Verlauf einer Digitalisbehandlung durch Kumulierung unerwartet Vergiftungserscheinungen auftreten können. Mit diesen Kumulationserscheinungen müssen wir uns jetzt näher befassen. Wir legen dabei die von KUSSMAUL gegebene Begriffsbestimmung zugrunde, nach der als kumulative Digitaliswirkung eine unerwartete Digitaliswirkung bezeichnet wird, die durch ihren plötzlichen Eintritt und ihre Heftigkeit zur Größe der letzten Einzelgabe außer Verhältnis zu stehen scheint. Als Symptome werden Störungen in der Tätigkeit des Herzens, des Magens und des Zentralnervensystems genannt und zwar Schwindel, benommenes Gefühl, Seh- und Hörstörungen, Kopfweh, Pupillenerweiterung, Ohnmachten, Appetitlosigkeit, Übelkeit, Erbrechen; starke Pulsverlangsamung, Unregelmäßigkeiten des Pulses, später starke Beschleunigung, Herzklopfen, Kollaps. Diese Schilderung der Lehrbücher ist vorzugsweise nach den experimentellen Erfahrungen und den akuten Vergiftungen mit einmaligen übergroßen Mengen entworfen, dem Bilde, das wir am Krankenbett als Folge einer Kumulation kennen lernen, entspricht es dagegen nicht oder nur unvollkommen. Schwere Erscheinungen, wie kleiner, weicher, unregelmäßiger Puls mit kaltem Schweiß, Benommenheit, Ohnmacht, Kollaps erleben wir höchstens einmal bei einer intravenösen Injektion, sei es als Kumulationswirkung, wenn z. B. eine Strophanthinspritze unvermittelt in eine Digitalisbehandlung hineingesetzt wird, oder nach einer gewöhnlichen Dosis bei nicht unter Digitalis stehenden Kranken als Zeichen einer Überempfindlichkeit gegen das Mittel. Bei der innerlichen Anwendung kommen dagegen so schwere Störungen kaum je vor, hier gilt die Feststellung KUSSMAULS, der sagt, er erinnere sich keines irgend bedenklichen Vorkommnisses dieser Art aus seiner langen klinischen Tätigkeit.

Die Erscheinungen, die uns in der Praxis als Symptome einer Überdosierung entgegentreten, sind Störungen der Magentätigkeit und Störungen der Schlagfolge des Herzens. Appetitlosigkeit, Übelkeit, Erbrechen sind sehr häufig das erste Zeichen dafür, daß der Körper keine Digitalis mehr verträgt. Man weiß nicht, ob man sagen soll zum Glück oder leider. Es klingt ja einleuchtend wenn man sagt, es ist ein Glück, daß der Körper nicht mehr annimmt, als er vertragen kann, daß er wieder von sich giebt, was der Arzt ihm zuviel verordnet. Aber leider tritt bei manchen Kranken nach Digitalis so frühzeitig Übelkeit und Erbrechen auf, daß es nicht gelingt, die häufig lebenswichtige Hebung des Kreislaufes mit der vom Körper zugestandenen Menge des Mittels zu erreichen. In solchen Fällen stellt sich der Arzt am Krankenbett dann wohl auf den Standpunkt, die Magenstörungen seien in solchen Fällen nicht das Zeichen einer kumulativen Digitalisvergiftung, sondern einer Überempfindlichkeit des Magens; dementsprechend wird empfohlen, wenn der Magen das Mittel nicht verträgt, es unter Umgehung des Magens einzuverleiben, etwa als Klysma, in Geloduratkapseln, durch subcutane, intramuskuläre oder intravenöse Injektion. Es ist allerdings eine fromme Täuschung, wenn man erwartet, das Erbrechen würde jetzt aufhören, denn die Brechwirkung der Digitalis beruht ganz überwiegend, wie wir gehört haben, auf einer reflektorischen, vom Herzen ausgehenden Reizung des Brechzentrums, nicht des Magens. Aber es kann bei Umgehung des Magens doch die Dosis zugeführt werden, die zur Überwindung einer lebensgefährlichen Kreislaufschwäche unbedingt erforderlich ist; das Erbrechen muß dabei als sehr unangenehme, Ernährung und Herzkraft beeinträchtigende Nebenwirkung in den Kauf genommen werden. Wenn irgendmöglich wird man in diesen Fällen, nachdem durch einige digitalisfreie Tage die Brechneigung gelindert oder beseitigt ist, zur intravenösen Behandlung übergehen. Da hierbei die während einer bestimmten Zeit erforderliche Gesamtmenge kleiner sein dürfte als bei innerlicher Darreichung, so darf man sogar vielleicht hoffen, dem Kranken im weiteren Verlaufe die für seine Kreislaufstätigkeit nötige Menge ohne Erbrechen beizubringen[1].

Um die durch Digitalis hervorgerufenen Störungen der Schlagfolge des Herzens ganz zu verstehen, muß man die Formen unregelmäßiger Herztätigkeit kennen, die beim Menschen vorkommen. Mit allgemeinen Angaben, wie langsamer, unregelmäßiger, aussetzender oder rascher unregelmäßiger Puls ist uns nicht gedient. Es ist hier nun nicht der Platz, eine ausführliche Darstellung der Arrhythmien zu geben, das soll einem späteren Abschnitt vorbehalten bleiben. Andererseits müssen die Störungen der Schlagfolge, die Folge der Digitalismedikation sein können, scharf gekennzeichnet werden, es läßt sich deshalb nicht vermeiden, schon an dieser Stelle auf einige Fragen der unregelmäßigen Herztätigkeit einzugehen. Wir werden uns aber auf das Nötigste beschränken und verweisen im übrigen auf das spätere Kapitel.

Die einfachste Änderung der Schlagfolge infolge einer Kumulation der Digitalis ist eine abnorm starke Verlangsamung des im übrigen regelrecht ablaufenden Herzschlages. Die Pulszahl sinkt auf 50, 40, vielleicht auch weniger Schläge, bleibt aber regelmäßig. Hochgradige Bradykardiem werden jedoch nur selten beobachtet, weil die Abnahme der Schlagzahl nicht sprunghaft, sondern schrittweise erfolgt; sobald aber die Schlagzahl unter das Optimum der Frequenz hinabsteigt, wird das Mittel allgemein abgesetzt und einem stärkeren Sinken der Pulszahl dadurch vorgebeugt. Bei der Bewertung abnormer Pulsverlangsamungen als Zeichen einer toxischen Kumulativwirkung darf nun nicht vergessen werden, daß die Bradykardie nach unseren früheren Ausführungen über die pulsverlangsamende Wirkung der Digitalis in erster Linie durch den Zustand des Herzens, nicht durch die Menge des Mittels bestimmt wird. So berichtet KRÖNIG von einem Kranken mit älterer, aber nicht dekompensierter Mitralstenose, daß er nach 15 ccm Digalen nur eine Pulsverlangsamung auf 52 zeigte; die Diurese wurde, wie nebenbei bemerkt sein mag, durch diese große Dosis gesteigert. Wir lernen daraus, daß abnorme Pulsverlangsamungen auf therapeutische Digitalisgaben weniger als eine Vergiftungserscheinung, denn als ein Zeichen von Überempfindlichkeit gegen das Mittel anzusehen sind. Das muß um so mehr betont werden, als diese Auffassung auch für die übrigen sog. Kumulations- oder Intoxikationserscheinungen gilt.

---

[1] EDENS: Die Digitalisbehandlung. 1916. S. 30.

Aus den Tierversuchen wissen wir, daß bei der Digitalisvergiftung der Puls nicht nur stark verlangsamt, sondern auch unregelmäßig wird. Diese Unregelmäßigkeit beruht darauf, daß die Digitalis die Überleitung des den Kammern vom Sinus über die Vorhöfe zugehenden Reizes erschwert und, wenn die Vergiftung weiter getrieben wird, zum Teil oder ganz aufhebt. Solange nur einzelne Reize an der Vorhofkammergrenze blockiert werden, fallen einzelne Kammerschläge aus; wird die Leitung unterbrochen, so schlägt die Kammer unabhängig von der Sinus- und Vorhoftätigkeit mit dem ihr zukommenden Grad von Automatie, d. h. in ziemlich langsamem Tempo weiter. Diese Erscheinungen werden auch beim Menschen nicht selten beobachtet. Während aber beim Tier sehr große Dosen nötig sind, bedarf es beim Menschen sehr häufig nur ganz geringer Gaben, so gering, daß von einer Kumulation oder Intoxikation nicht gesprochen werden kann. Eine Menge von 0,3 oder 0,5 Digitalis kann beispielsweise genügen; dementsprechend fehlen auch alle übrigen „Vergiftungserscheinungen" wie Übelkeit, nervöse Störungen, Verlangsamung des Sinusrhythmus usw. Da nicht bekannt ist, daß der Vagus besondere Reizleitungsfasern führt, die vom Zentrum aus isoliert gereizt werden könnten, so kann die elektive Wirkung der Digitalis auf die Reizleitung nur durch eine Veränderung des Reizleitungssystems erklärt werden, eine Veränderung, die die Reizleitung ebenso für die Digitaliswirkung sensibilisiert, wie die gleichzeitige Insuffizienz und Hypertrophie den Sinusknoten. Wir werden also wieder zu der Annahme gedrängt, daß die bei der Behandlung des kranken Menschenherzens auftretenden Digitaliswirkungen an Besonderheiten des peripherischen Angriffspunktes gebunden sind. Reizleitungsstörungen nach Digitalis sind für uns deshalb nicht so sehr das Symptom einer Kumulation oder Intoxikation, als vielmehr ein Zeichen, daß eine Erkrankung der Reizleitungsbahn vorliegt. In einem solchen Falle, der zur Sektion kam, konnte ich denn auch deutliche entzündliche Veränderungen im Gebiet des Reizleitungssystems feststellen.

Auf das Stadium des langsamen unregelmäßigen Pulses, d. h. der Reizleitungsstörung, folgt im Tierversuch das Stadium des raschen unregelmäßigen Pulses. Es beruht darauf, daß durch die Digitalis die Entstehung von Kontraktionsreizen in den Kammern, d. h. die Automatie der Kammern, gesteigert wird. Diese Steigerung kann so hochgradig werden, daß die Kammern sich von der Bevormundung der Vorhöfe frei machen und automatisch rascher schlagen als diese (CUSHNY, TABORA). Bis vor kurzem gab es nur eine Beobachtung von HEWLETT und BARRINGER, die so gedeutet werden könnte. Bei dem betreffenden Herzkranken, der bis zum Tode Digitalis erhielt, betrug die Kammerfrequenz 108 Schläge, während sich die Schlagzahl der Vorhöfe auf 96 belief. Neuerdings sind von SCHWENSEN zwei, von REID fünf Fälle beschrieben worden, in denen sich unter Digitalis eine Kammertachycardie entwickelte, die in sechs von den sieben Fällen zum Tode führte. In den Fällen von REID liegen insofern besondere Verhältnisse vor, als hier in kurzer Zeit sehr große Dosen gegeben waren gemäß der in Amerika herrschenden Ansicht, daß die zur Erreichung der vollkommensten Wirkung nötige Digitalismenge in einem bestimmten Verhältnis zum Körpergewicht stehe (0,0234 g Digitalis auf 1 kg)[1]. Diese Annahme widerspricht unserer Auffassung, daß der Zustand des Herzens die Wirkung und damit die nötige Menge der Digitalis maßgebend bestimmt. REIDS Fälle zeigen die große Gefahr schematischer Digitalisdosierung und stützen unsere Regel, auf Grund sorgfältiger Beobachtung

---

[1] Das hauptsächlich von EGGLESTON ausgearbeitete Dosierungsverfahren wie überhaupt die zahlreichen wichtigen Digitalisarbeiten, die in der letzten Zeit von Amerika ausgegangen sind, findet man ausgezeichnet dargestellt in CANBY ROBINSONS Monographie.

für jeden Fall einzeln die zweckmäßigste Menge festzustellen. Die Tatsache, daß automatische Kammertachykardien (man denke auch an die paroxysmalen Formen) ohne Digitalis auftreten können, macht es wahrscheinlich, daß Kammertachykardien infolge von Digitalis nur dann entstehen werden, wenn schon eine Neigung dazu besteht. Diese Wahrscheinlichkeit wird zur Gewißheit, wenn die Kammertachykardie nach therapeutischen Gaben und ohne die im Experiment vorhergehenden anderen Vergiftungserscheinungen entsteht. Auch hier halten wir also eine Sensibilisierung der im Herzen selbst liegenden Angriffspunkte der Digitalis für nötig, nur daß die Sensibilisierung nicht vorwiegend den Sinusknoten betrifft, wie bei der einfachen Pulsverlangsamung, oder das Reizleitungssystem wie bei den Leitungsstörungen, sondern die in den Kammern liegenden motorischen Zentren.

Welcher Art solche Sensibilisierungen sein können, haben wir schon zum Teil gehört. Für den Sinusknoten sind es die mit gleichzeitiger Insuffizienz und Hypertrophie einhergehenden Störungen der Lebensvorgänge; für die Reizleitung haben wir in einem Falle entzündliche Prozesse festgestellt. Licht auf die bei der Kammerautomatie beteiligten Faktoren können vielleicht die Befunde bei einer anderen, auch als Kumulationserscheinung aufgefaßten Digitaliswirkung werfen, ich meine

die Digitalisbigeminie. Man beobachtet im Laufe einer Digitalisbehandlung nicht selten, daß auf jeden normalen Herzschlag eine ventrikuläre Extrasystole folgt. Dieser Zwillingspuls verschwindet, wenn man das Mittel absetzt, er erscheint wieder, wenn das Mittel von neuem gegeben wird. Nachdem wir gehört haben, daß die Digitalis steigernd auf die Entstehung der Kontraktionsreize in den Kammern wirkt, ist das Auftreten solcher Extrasystolen ja leicht verständlich, sie sind gewissermaßen ein Vorstadium der Kammerautomatie. Fragen wir nach den Bedingungen, unter denen sich die Bigeminie entwickelt, so erhalten wir darüber Auskunft durch Untersuchungen von EDENS und HUBER. Sie fanden die Bigeminie bei Kranken, die schwer insuffiziente hypertrophische Herzen und gleichzeitig einen hohen Kalkgehalt des Blutes hatten. Daß durch die Verbindung einer Hypertrophie mit Insuffizienz eine Sensibilisierung des Herzens für Digitalis geschaffen wird, wissen wir schon; vom Calcium haben ROTHBERGER und WINTERBERG nachgewiesen, daß es die Reizbarkeit und Reizbildung in den motorischen Zentren der Herzkammer erhöht. Kein Wunder, daß diese Zentren vorzeitige Kontraktionen produzieren, wenn die in demselben Sinne wirkende Digitalis hinzutritt. Die durch Digitalis hervorgerufene Bigeminie beruht dementsprechend immer auf ventrikulären Extrasystolen. Warum es dabei gerade zu der Form des Zwillingspulses kommt, können uns vielleicht Untersuchungen von E. FREY erklären. Als Kontraktionsreiz ist für den Muskel das Freiwerden von Milchsäure anzunehmen. Nach der Kontraktion wird die Milchsäure wieder zu ihrer Muttersubstanz aufgebaut. Dieser Aufbau wird durch die Digitalis gehemmt. Ist infolgedessen nach dem Abklingen der refraktären Phase noch freie Milchsäure vorhanden, so kommt es zu einer zweiten schwächeren Kontraktion. Zuweilen findet man, daß dem normalen Hauptschlage nicht eine, sondern mehrere ventrikuläre Extrasystolen folgen; auch das läßt sich in der angegebenen Weise erklären. Es ist bemerkenswert, daß die beim kranken Menschen recht häufige Bigeminie in den Tierexperimenten zurücktritt, wenigstens wird sie nur selten erwähnt; daß sie aber vorkommt, beweisen Beobachtungen von HECHT. Die Digitalisgaben, die beim Menschen zur Bigeminie führen, sind oft auffallend gering; in einem Falle genügten 0,5 g in 3 Tagen gegeben. Wir sehen also auch hier wieder, daß maßgebend für das Auftreten sog. Kumulations- oder Intoxikationserscheinungen der Zustand des Herzens ist, die Höhe der Gaben spielt im Verhältnis dazu eine untergeordnete Rolle. Dasselbe gilt von der letzten hierher gehörigen Erscheinung, dem

Vorhofsflimmern. Die früher Delirium cordis genannte Störung der Herztätigkeit beruht, wie wir heute wissen, auf Vorhofsflimmern. Das Flimmern kann offenbar verschiedene Gründe haben: Anatomische Veränderungen der Sinusgegend, Überdehnung des Vorhofs, Innervationsanomalien und anderes. Im Experiment wird es meistens erzeugt durch kurzdauernde Faradisation des Vorhofs, die gleichzeitige Anwendung von Digitaliskörpern begünstigt die Entstehung (ROTHBERGER und WINTERBERG). Die Digitaliskörper können aber auch allein Vorhofsflimmern bewirken. Erleichtert wird das Auftreten durch Vagusreizung (ROTHBERGER und WINTERBERG), jedoch gelingt es in vielen Fällen nicht, auf diese Weise Vorhofsflimmern zu erzeugen. Die Dosen Digitalis oder Strophanthin, nach denen gegebenenfalls Flimmern auftritt, wechseln, sind aber in einzelnen Versuchen sehr groß, in einem Falle z. B. 0,125 mg Strophanthin pro Kilogramm. Das sind ganz gewaltige Gaben, die beim Menschen nicht in Betracht kommen. Im Gegenteil, beim Menschen genügen oft sehr geringe Dosen (0,5 Digitalis in 3 Tagen). Das nimmt uns nicht wunder, wenn wir erfahren, daß oft ganz kleine äußere Anlässe wie Husten, Magenverstimmung hinreichen, um die Erscheinung hervorzurufen; allerdings nur bei Patienten, deren Herz zum Vorhofsflimmern neigt. Solche Patienten sind es aber auch, bei denen die Digitaliskörper Flimmern bewirken. Anderen Kranken kann man große Mengen des Mittels geben, bis ausgesprochene Symptome einer Überdosierung wie heftiges Erbrechen eintreten, ohne daß sich Vorhofsflimmern einstellt.

Zusammenfassend läßt sich sagen: Je nach der Empfindlichkeit des Kranken können auf kleinere oder größere, aber noch therapeutische und von nicht empfindlichen Personen ohne Störung vertragene Gaben ungewöhnliche Digitaliswirkungen auftreten: Übelkeit und Erbrechen, übermäßige Pulsverlangsamung, Leitungsstörungen, Bigeminie, Vorhofsflimmern und in seltenen Fällen auch Kammerautomatie. Es sind dies ursprüngliche Digitaliswirkungen, d. h. abgesehen von der Brechwirkung solche, auf denen die Beeinflussung der Herztätigkeit überhaupt, also auch die günstige Beeinflussung beruht; sie sind also ein Beweis für die Wirksamkeit des Präparates. Das Auftreten dieser ungewöhnlichen Digitaliswirkungen im Verlauf einer Digitalisbehandlung beruht auf der allen Digitaliskörpern gemeinsamen Eigenschaft, im Herzen eigenartige Bindungen einzugehen, die eine nachhaltige Wirkung und langsame Ausscheidung zur Folge haben, so daß eine Anhäufung (Kumulation) und Überschreitung der Toleranzgrenze des betreffenden Kranken stattfinden kann. Diese Toleranzgrenze, die durch das Auftreten der genannten ungewöhnlichen Digitaliswirkungen markiert wird, ist individuell äußerst schwankend, sie kann so niedrig sein, daß man von Überempfindlichkeit und nicht von Kumulation oder Intoxikation sprechen muß, und kann für jede der genannten ungewöhnlichen Digitalswirkungen verschieden liegen. Die bisher als Kumulations- oder Intoxikationserscheinungen der Digitalis gedeuteten Störungen der Herztätigkeit nach den üblichen Gaben sind also grundsätzlich als Zeichen einer Herzschädigung anzusehen, die unabhängig von der Digitalis ist, in ihrer Wirkung auf die Funktion des Herzens aber durch die Digitalis gesteigert und dadurch manifest wird. Die sog. Kumulationswirkungen der Digitalis sind so betrachtet ein wichtiges diagnostisches Hilfsmittel. Die Vermeidung der ungewöhnlichen Digitaliswirkungen ist häufig unmöglich. Wenn sie möglich ist, so hängt sie ab von einer richtigen Dosierung und richtigen Wahl der Anwendungsform und des Präparates unter fortgesetzter sorgfältiger Beobachtung. Ist das Herz nicht für Digitalis empfindlich, dann pflegen als erste Symptome einer Überdosierung Appetitlosigkeit,

Übelkeit und Erbrechen aufzutreten. Was von den Reklamen zu halten ist, die Digitalispräparate ohne Kumulation, ohne Magenwirkungen usw. empfehlen, braucht nicht gesagt zu werden.

Die Digitalis wirkt aber nicht nur auf Herz und Gefäße, sondern — vermutlich durch Vermittelung des vegetativen Nervensystems — wohl auf alle Organe. VEIL und HEILMEYER haben folgende Nebenwirkungen gefunden. Nieren: Ionenacidität, Kochsalz- und Wasserausscheidung steigen. Magen: Salzsäure und Motilität nehmen zu. Pankreas: Blutzucker sinkt. Gewebe: Alkaliabgabe ins Blut wird vermehrt und kann zu tetanoiden Erscheinungen führen. Atemzentrum wird gereizt und dadurch die Kohlensäurespannung des arteriellen Blutes herabgesetzt. Zu große Gaben können teilweise die Wirkung umkehren, also die Wasserausscheidung hemmen, Durchfälle machen, Blutzucker und Jodspiegel steigern. Die Wirkungen auf die verschiedenen Organe gehen nicht parallel und können bei dekompensierten Herzleiden durch die Störungen des Salz- und Wasserhaushaltes geändert werden. Wie bei der Hauptwirkung so wird es auch bei den Nebenwirkungen darauf ankommen, wie empfindlich das Erfolgsorgan für das Mittel ist. Auf diese Weise mögen hin und wieder ungewöhnliche Erscheinungen auftreten, die wir als Ausdruck der allgemeinen Digitaliswirkung verstehen und gelegentlich auch diagnostisch werden verwerten können.

Die Wahl des Präparates.

Solange nicht bekannt war, daß maßgebend für die Wirkung des Mittels in allererster Linie die Beschaffenheit des Herzens ist, wurde viel Wesens gemacht von den Unterschieden im Wirkungswerte der Digitalisblätter verschiedener Herkunft, von dem Rückgang des Wirkungswertes beim Lagern. Blieb die erwartete Wirkung aus oder trat eine unerwartete Wirkung ein, so war man immer geneigt, der Unzuverlässigkeit des Mittels die Schuld zu geben. Das mußte sich ändern als es gelang, Präparate von konstantem Wirkungswert herzustellen, sei es, daß es sich um krystallisierte Körper (Digitoxin, Strophanthin), sei es, daß es sich um Gemenge handelt, deren Wirksamkeit im Froschversuch festgestellt wird (titrierte Präparate). Trotzdem jetzt genau bekannte Mengen gegeben wurden, blieben aber die unliebsamen Enttäuschungen nicht aus, und es ist keine Übertreibung, wenn wir sagen: Ob krystallisierte, titrierte oder die gewöhnlichen offizinellen Präparate angewendet werden — die ärztliche Überwachung der Wirkung muß ganz die gleiche und stets auf Überraschungen gefaßt sein. Jedoch soll als unbestreitbarer Gewinn gebucht werden, daß wir jetzt nur mit einer mehr oder weniger Unbekannten, der Beschaffenheit des kranken Herzens, zu rechnen haben, während früher die Beschaffenheit des Mittels als zweite mehr oder weniger Unbekannte die Gleichung erschwerte. Man wird deshalb den Präparaten mit genau bekanntem Wirkungswert in der Praxis den Vorzug geben. Es giebt deren heute eine ganze Reihe, wir nennen als bekannte Marken die Folia Digitalis titrata von CAESAR und LORETZ oder Dr. SCHOLLMEYER, Digitalysat BÜRGER, Digipurat, Digifolin, Digipan, Corvult WINKEL, Digalen, Verodigen, Strophanthin. Nun erschöpft aber die Feststellung des sog. Wirkungswertes die Wirkung der Mittel durchaus nicht in ihrem vollen Umfange. Der Wirkungswert wird so bestimmt, daß man die geringste Dosis ermittelt, die, in den Lymphsack einer Rana temporaria gebracht, den Tod herbeiführt oder die geringste Dosis, die innerhalb einer Stunde einen systolischen Herzstillstand erzeugt. Damit ist aber noch nichts darüber gesagt, ob das Präparat rasch oder langsam resorbiert, ob es fest oder locker gebunden wird und ob dementsprechend eine starke oder geringe Neigung zur Kumulierung, eine reversible oder irreversible Wirkung besteht; es ist nichts darüber gesagt, ob die Spannung zwischen toxischer und therapeutischer Dosis groß oder klein ist, ob eine starke Gefäßwirkung und welche dem Präparat zukommt — alles Fragen, die bei der praktischen Anwendung nicht gleichgültig sind. Es ist deshalb ein wichtiger Fortschritt, daß in den letzten Jahren die wichtigsten in den Digitalisblättern enthaltenen Körper isoliert und jeder einzeln auf seine besondere Wirkungsart geprüft werden konnte. Dadurch war auch die Möglichkeit gegeben, die bis dahin mehr oder weniger unbekannte Zusammensetzung der im Handel befindlichen Präparate aufzuklären und ihre Wirkung genauer zu umreißen.

Im Digitalisblatt sind drei wirksame Substanzen, Aktivglykoside zu unterscheiden: Digitoxin (SCHMIEDEBERG), Digitaleïn (SCHMIEDEBERG, KILIANI und WINDAUS), Gitalin (KRAFT, W. STRAUB[1]). Über die wesentlichen Eigenschaften dieser Substanzen giebt die folgende kleine Übersicht Auskunft; der Vollständigkeit halber füge ich gleich das praktisch sehr wichtige K-Strophanthin (BÖHRINGER)

	Chemische Eigenschaften	Menge in 100 g Folia Digitalis titrata	Haftfähigkeit (Kumulation)	Resorbierbarkeit	Gifttiter in F. D. Dosis letalis minima pro g Frosch
Gitalin	Gemenge von selbständiger Fraktion, sehr leicht löslich in Chloroform, schwer löslich in kaltem Wasser (1 : 600), zersetzt sich in heißem Wasser und Alkohol	0,375 g	+ +	+ + +	0,00000585 g
Digitaleïn	Chemisch einheitliche Substanz, noch nicht krystallisiert gewonnen, unlöslich in Chloroform, leicht löslich in Alkohol, sehr leicht löslich in Wasser, in Wasserlösung hitzebeständig, zersetzt sich bei längerem Stehen	0,37 g			0.000005 g
Digitoxin	Krystallisiert, leicht löslich in Chloroform und Alkohol, unlöslich in kaltem Wasser, sehr wenig löslich in heißem Wasser, hitzebeständig	0,24 g	+ + +	+ +	0.00000365 g
K-Strophanthin	Amorphe einheitliche Substanz, leicht löslich in Wasser		+	+	0,00000075 g

hinzu. Wir sehen daraus, daß Gitalin und Digitaleïn je etwa $^3/_8$, Digitoxin etwa $^2/_8$ der wirksamen Substanz ausmachen. Die Kumulation ist am stärksten beim Digitoxin ausgesprochen, weniger beim Gitalin, am wenigsten beim Strophanthin; die Schnelligkeit der Resorption ist am größten beim Gitalin, am geringsten beim Digitoxin, Strophanthin steht in der Mitte. Der Wirkungswert fällt in folgender Reihenfolge: Strophanthin, Gitalin, Digitaleïn, Digitoxin, jedoch besteht ein größerer Unterschied nur zwischen dem Strophanthin einerseits und den Digitalisglykosiden andererseits. Bemerkenswert ist ferner, daß Gitalin sich in heißem Wasser und in Alkohol zersetzt, dieser Körper wird also im Infus und in der Tinktur mehr oder weniger fehlen; das Digitaleïn zersetzt sich in Wasserlösung

---

[1] Siehe W. STRAUB: Münch. med. Wschr. 1917, Nr. 16 und Arch. f. exper. Path. **80**, 72.

beim Stehen, eine Abnahme der Wirkung des Infuses beim Stehen wird also auf Kosten des Digitaleïns zu setzen sein; das Digitoxin ist vor allem in Alkohol löslich, wenig in heißem Wasser, dieser Körper wird also in der Tinktur überwiegen und im Infus zu einem kleinen Teil enthalten sein. Bei der Frage, welcher Substanz man den Vorzug geben soll, sprechen außer den genannten Eigenschaften aber noch andere Überlegungen mit. So die Reizwirkung des Präparates. Da ist es ein Nachteil des Digitoxins, daß seine Reizwirkung besonders groß ist (Conjunctivitis, Enteritis, Dermatitis wurden je nach dem Orte der Anwendung beobachtet von H. MEYER, LHOTAK, HOLSTE, LOEB, LOEWE). Vielleicht darf im Anschluß hieran gleich bemerkt werden, daß von bekannten Handelspräparaten das Digifolin verhältnismäßig wenig reizt und sich deshalb zur subcutanen oder intramuskulären Injektion eignet. Ferner ist es ein Nachteil des Digitoxins, daß die Spannung zwischen therapeutischer und toxischer Dosis verhältnismäßig klein ist (FRÄNKEL). Auf die Gefäßwirkung soll kein zu großes Gewicht gelegt werden, da aus den experimentellen Ergebnissen auf die Klinik wegen der besonderen Verhältnisse beim kranken Menschen keine sicheren Schlüsse gezogen werden können. Aber die soeben ausgeführten Nachteile des Digitoxins, zusammen mit seiner großen Neigung zur Kumulation, erklären es wohl zur Genüge, warum sich diese Substanz als Heilmittel nicht eingebürgert hat. Bei der gewöhnlichen innerlichen Darreichung ist noch zu berücksichtigen, wie sich die verschiedenen Präparate dem Magensaft gegenüber verhalten. Versuche in dieser Richtung haben ergeben (JOHANNESSEN), daß das K-Strophanthin (übrigens auch die Tinctura strophanthi) im Magen zum Teil umgewandelt und dadurch in seiner Wirkung geschwächt wird. Das K-Strophanthin BÖHRINGER ist deshalb als innerliches Mittel nicht geeignet, sondern wird nur intravenös gegeben. Auch das Digitaleïn (Digitalinum verum) büßt nach DEUCHER unter dem Einfluß der Magenverdauung erheblich an seiner Wirksamkeit ein, zur subcutanen Anwendung eignet es sich, wie eigentlich alle Präparate, nicht wegen seiner Reizwirkung; intravenös ist es, soweit mir bekannt, noch nicht versucht worden. Es spielt also unter den praktisch in Betracht kommenden Digitaliskörpern bis jetzt keine Rolle. So bleiben, wenn man reine Körper anwenden will, nur das Gitalin und Strophanthin, von denen das zweite wiederum nur für die intravenöse Behandlung in Betracht kommt. Das Gitalin ist als Verodigen von W. STRAUB und v. KREHL in die Therapie eingeführt worden. v. KREHL sagt von dem Gitalin: „Alles was man mit der Digitalis erreichen kann, wird hier schnell, sicher und in angenehmer Form gewonnen; ich möchte das Präparat nicht mehr entbehren, weil mir der Verdauungskanal ganz besonders wenig zu leiden scheint, vor allem aber, weil die Verwendung außerordentlich ökonomisch ist. Hier kommen die innerlich wirksamen Gaben den sonst intravenös wirkenden doch ganz nahe, d. h. aber: die Resorption im Darm ist ausgezeichnet, die gewöhnliche und die intravenöse Darreichung werden einander, auch nach der Schnelligkeit des Wirkungseintrittes, recht nahe gebracht.“ CLOETTA unterscheidet drei Aktivglykoside: Digitoxin, Gitalin und ein Bigitalin, das aus zwei Molekülen Gitalin bestehen soll. Das Digitaleïn ist ein Gemenge und deshalb aus der Reihe der Aktivglykoside zu streichen. Von jedem der Glykoside leitet sich ein zuckerfreies Genin ab: Digitoxigenin, Gitaligenin, Bigitaligenin. Das Verhältnis des Digitoxins zum Digitoxigenin ist von EMIL LENZ untersucht worden. Die Wirksamkeit des Digitoxins verhält sich zu der des Digitoxigenins wie 6 : 1 (unter Berücksichtigung des Molekulargewichts). Das Dixitoxigenin wirkt rascher, haftet weniger, wird aber in derselben Menge wie Digitoxin gespeichert. Die anderen Genine verhalten sich analog (DE GIACOMI). Interessant ist der Befund von WINDAUS, daß das Genin vier hydroaromatische Ringe enthält und dadurch den Sterinen und Gallensäuren nahe rückt.

Ich lasse jetzt noch eine *Tabelle* W. STRAUBS folgen, die Auskunft über die
Zusammensetzung der bekanntesten Handelspräparate gibt.

Name	Titer F. D. im ccm	Gitalin gefunden %	Digitaleïn berechnet %	Digitoxin	Zustand des „Gitalin"
Digalen.	48,7	54	46	fehlt	unzersetzt
Digipan.	48,7	54	46	fehlt	unzersetzt
Digipurat	95,2	76	24	vorhanden (?)	teilweise zersetzt
Digitalysat	71,0	75	25	vorhanden (?)	teilweise zersetzt
Digifolin	48,4	—	—	vorhanden	teilweise zersetzt
Infus 4%	46,8	62	38	vorhanden	teilweise zersetzt
Kaltextrakt 4% . . .	55,5	46	54	fehlt	unzersetzt

„(?)" soll bedeuten, daß der analytische Nachweis nicht gelang, die Anwesenheit
aber aus anderen Umständen anzunehmen ist.

Dank diesen Untersuchungen sind wir nun in der Lage, uns eine gewisse Vorstellung von den Besonderheiten der Wirkung zu machen, die den einzelnen Präparaten zukommen. Es sind damit aber noch nicht alle Schwierigkeiten beseitigt.
Mag man die Droge oder den daraus gewonnenen reinen Körper nehmen, immer
wird man die Stärke des Präparates im Tierversuch bestimmen, bevor man es
beim Menschen anwendet. Die Stärke des Präparates im Tierversuch bestimmen,
diese Aufgabe ist aber nicht so einfach wie man meinen könnte. Das am häufigsten
benutzte Tier, der Frosch, giebt je nach Herkunft, Gattung, Jahreszeit verschiedene
Werte. Die Fehlerbreite muß deshalb durch genügende Kontrollen eingeengt
werden. Zuverlässiger sind Katzen. Aber auch im Katzenversuch findet man
Abweichungen vom Durchschnittswert bis zu 30%, wenn man die Stärke des
Digitalispräparates auf das Gewicht der Katze berechnet. Etwas geringer wird
die Streuung, wenn man statt des Körpergewichts das Gewicht des Herzens
nimmt (BOND). Immerhin, mit genügender Sorgfalt läßt sich der Giftwert eines
Präparates für ein gegebenes Versuchstier hinreichend sicher feststellen (FOCKE,
HOUGHTON, W. STRAUB, HATCHER und BRODY). Die Erfahrung hat dann weiter
gelehrt (WIECHOWSKI), daß der Wirkungswert eines Präparates nur für die Tierart gilt, an der der Wert bestimmt wird. Der beim Frosch gefundene Wirkungswert eines bestimmten Digitaliskörpers sagt also nichts Sicheres aus über den
Wirkungswert bei der Katze oder beim Menschen. Ferner: Wenn man den Wirkungswert verschiedener Präparate an einer Tierart bestimmt, so ist bei einer
anderen Tierart die Reihenfolge der Wirkungswerte nicht notwendig dieselbe.
So ist nach WIECHOWSKI im Vergleich zum Menschen der Frosch für Strophanthin,
Convallaria und Scilla viel empfindlicher als für Digitalis. Also der Wirkungswert
eines bestimmten Präparates gilt nur für die Tierart, an der die Werte bestimmt
wurden. Was die Auswertung am Tier uns bieten kann, das sind Präparate von
gleichmäßiger Stärke. Der Wirkungswert beim Menschen muß für jedes Präparat
am Menschen selbst festgestellt werden.
Wir wollen die Schwierigkeiten, die sich aus dieser Sachlage ergeben, an
einem praktischen Beispiel ausführen. Die früher mitgeteilten Zahlen von
JOSEPH über die Wirkung von Strophanthin und Digipurat auf die Systole des
Kaninchenherzens ergeben, daß das Strophanthin sehr viel stärker wirkt. Auf
den Menschen von 70 kg umgerechnet finden wir für die intravenöse Anwendung
als gerade wirksame Gabe 0,35 mg Strophanthin und 0,7 g Digipurat. Das heißt,
am Krankenbett könnten wir von der üblichen Strophanthindosis eine Wirkung
erwarten, vom Digipurat müßten wir dagegen das Siebenfache der üblichen Dosis

geben. Wie ist dieser auffallende Befund zu deuten? Ist die Empfindlichkeit des Kaninchenherzens für Strophanthin einerseits und Digipurat andererseits anders als die Empfindlichkeit des menschlichen Herzens? Oder ist die systolische Wirkung des Strophanthins aus irgendeinem Grunde größer als die einer entsprechenden Digipuratgabe, anders ausgedrückt, ist das Strophanthin therapeutisch wirksamer und zugleich weniger giftig als das Digipurat? Oder geben wir in der üblichen Strophanthindosis eine größere Giftmenge, als wir gewöhnlich annehmen? Vergleichende Tierversuche lehren, wie gesagt, daß die Wirksamkeit eines Präparates für verschiedene Tierarten wechseln kann. Es fragt sich nun, ob die verschiedene Wirkung von Strophanthin oder Digipurat beim Kaninchen und beim Menschen dadurch restlos erklärt wird. Um das zu entscheiden, müssen wir die beiden anderen soeben genannten Erklärungsmöglichkeiten zum mindesten prüfen. Hat das Strophanthin eine stärkere systolische Wirkung bei geringerer Giftigkeit als das Digipurat? Das Strophanthin wird rasch, das Digipurat langsam vom Herzen aufgenommen und ausgeschieden. Beim Strophanthin wird die zur Hebung der systolischen Arbeit nötige Giftkonzentration schnell erreicht. Das Strophanthin hat, wenn es gestattet ist, einen physikalischen Begriff zum Vergleich heranzuziehen, eine größere kinetische Energie, größere Wucht. Vielleicht daß die stärkere Wirkung hiermit zusammenhängt. Die geringere Giftwirkung ließe sich mit der rascheren Ausscheidung erklären. Die rasche Ausscheidung wiederum erlaubt den „Kontraktionsstoß" in kurzen Zwischenräumen zu wiederholen und so im ganzen bessere Erfolge zu erzielen. Daß überhaupt die rasche Zuführung eines gegebenen Reizes energischer auf die Zellen wirkt als die langsame Zuführung, wissen wir aus dem Wasserstoß bei Nierenkranken. Und so könnten auch Unterschiede der Resorptionsgeschwindigkeit für die Herzwirkung der Digitaliskörper eine Rolle spielen. Wir kommen jetzt zu der letzten Frage, ob wir in der üblichen Strophanthindosis eine größere Giftmenge geben als wir gewöhnlich annehmen. Es wurde schon wiederholt gesagt, daß man die Wirkungswerte verschiedener Digitaliskörper für den Menschen nur am Menschen selbst bestimmen und vergleichen kann. Selbstverständlich muß dabei die Methode einheitlich sein. Die Wirkung des intravenös gegebenen Strophanthins darf also nur mit der Wirkung anderer Präparate verglichen werden, wenn diese ebenfalls intravenös gegeben werden. Bei der Beurteilung wäre die soeben besprochene Schnelligkeit der Aufnahme und Ausscheidung zu berücksichtigen. Beweisende Versuche derart fehlen bis jetzt aus begreiflichen Gründen. Die Kranken, die Strophanthin oder Digitalis intravenös erhalten, sind meistens so gefährdet, daß man nicht ohne Not das Mittel wechseln wird. Und wenn man wechselt, werden die Schwankungen und Komplikationen des Krankheitsverlaufs das Urteil gewöhnlich so erschweren, daß nur ausnahmsweise sichere Schlüsse möglich sind. Überlegen wir aber einerseits, daß Kottmann pro dosi bis zu 15 ccm Digalen intravenös ohne Schaden angewandt hat, und daß andererseits die übliche Strophanthindosis von $^{1}/_{2}$—$^{1}/_{3}$ mg nur mit Bedenken auf 1 mg gesteigert werden darf, so will es doch scheinen, als ob wir bei der Strophanthinbehandlung mit verhältnismäßig großen Gaben arbeiten. Im Katzenversuch entspricht 0,1 mg Strophanthin 0,1 g pulv. Fol. Digitalis (Strong und Wilmaers, Hatcher, Brody).

Man sieht, der Wirkungswert ist eine zusammengesetzte Größe. Und der Erfolg eines Präparates hängt nicht nur vom Wirkungswert ab, sondern auch von der Art seiner Zusammensetzung.

Alles in allem dürfen wir über die Wahl des Präparates vielleicht folgendes sagen. Man wird ein Präparat von gleichmäßiger Stärke wählen, d. h. ein titriertes Präparat oder einen reinen Körper, aber sich dabei bewußt sein, daß der im Tierversuch bestimmte Wirkungswert nicht bedingungslos auf den Menschen übertragen werden kann. Das ist besonders zu beachten, wenn man mit den Präparaten wechselt. Je nach der Lage des Falles wird man ein Präparat wählen, das rasch oder langsam aufgenommen und ausgeschieden wird. Für die intravenöse Behandlung ist in erster Linie das von FRÄNKEL eingeführte K-Strophanthin BÖHRINGER zu empfehlen und zwar nicht nur, weil dies Mittel die geschilderten Eigenschaften hat, sondern auch, weil wir gerade über das K-Strophanthin die umfangreichsten klinischen und pharmakologischen Erfahrungen haben.

Anzeigen und Gegenanzeigen für die Digitalisanwendung.

In den vorstehenden Abschnitten sind die verwickelten Bedingungen geschildert worden, die die Wirkung der Digitalis beim gesunden und vor allem beim kranken Herzen bestimmen. Wenn wir jetzt die Frage beantworten sollen: Wann ist die Digitalis angezeigt, so ist es leicht verständlich, daß darauf keine bedingungslose Antwort möglich ist. Versucht man gleichwohl für die Anzeigen und Gegenanzeigen der Digitalisanwendung eine möglichst kurze Formel aufzustellen, so darf man vielleicht sagen: Die Digitalis ist in allen Fällen von Herzschwäche angezeigt, solange nicht durch das Auftreten ungünstiger Wirkungen eine Gegenanzeige eintritt. Dieser allgemeinen Regel muß aber sogleich hinzugefügt werden, daß je nach der Art der Herzschwäche die Anwendung und der Erfolg des Mittels in weiten Grenzen wechseln; die verschiedenen Arten der Herzschwäche müssen deshalb besonders besprochen werden. An dieser Stelle ist das aber nur in großen Zügen möglich, die Einzelheiten werden bei der Schilderung der speziellen Krankheitsbilder zu geben sein. Ferner ist zu bemerken, daß in der oben gegebenen Regel die unregelmäßige Herztätigkeit nicht berücksichtigt ist; es giebt manche Arrhythmien, die durch Digitalis beseitigt und deshalb damit behandelt werden, ohne daß eine Herzschwäche vorliegt. In dem Abschnitt über die unregelmäßige Herztätigkeit wird diese nicht ganz einfache Frage erörtert werden. Die ungünstigen Wirkungen schließlich, von denen die Rede ist, kennen wir schon, es sind die sog. Kumulations- oder Intoxikationserscheinungen.

Wenn wir uns den verschiedenen Arten der Herzschwäche zuwenden, können wir zwei Hauptgruppen, zwischen denen es allerdings Übergänge giebt, unterscheiden. Die Herzschwäche infolge Steigerung der Arbeitslast findet sich bei Klappenfehlern, bei Widerstandserhöhungen im arteriellen Gefäßsystem, übermäßiger körperlicher Arbeit, sog. Luxuskonsumtion der Trinker und Schlemmer, Reizzuständen des Herznervensystems. Die Herzschwäche infolge einer Herabsetzung der Arbeitskraft ohne eine Steigerung der Arbeitsleistung findet sich bei infektiösen oder toxischen Schädigungen des Herzens, ungenügender Ernährung des Herzens, wie sie als Folge einer Verengerung der Kranzgefäße oder allgemeiner Ernährungsstörung bekannt ist, mechanischen Behinderungen der Herztätigkeit (Herzbeutelergüssen und -obliteration, Geschwülsten) und angeborener Minderwertigkeit des Organs.

Ganz allgemein werden die Fälle der ersten Gruppe günstiger durch die Digitalis beeinflußt werden, weil bei ihnen meistens die wichtigste Bedingung für die Entfaltung der dynamischen Digitaliswirkung gegeben ist: die gleichzeitige Hypertrophie und Insuffizienz. Wo sie fehlt, z. B. bei der Herzschwäche infolge einer einmaligen Überanstrengung oder gelegentlichen nervösen Tachycardien, da haben wir nicht viel von der Digitalis zu erwarten; da aber aus den Tierversuchen bekannt ist, daß das Strophanthin schon in verhältnismäßig kleinen Gaben die systolische Tätigkeit steigern kann, so wird man die besonders auf die Systole wirkende intravenöse Anwendung, zumal bei drohenden Schwächeerscheinungen, nicht unversucht lassen. Dasselbe gilt für geeignete Fälle der zweiten Gruppe:

infektiöse und toxische Myocarditiden und Myodegenerationen und eventuell mechanische Behinderungen der Herztätigkeit. Bei Herzschwächen infolge einer Verengerung der Kranzgefäße wird man dagegen mit Digitalis und Strophanthin zurückhalten und wenn man es geben muß, mit Mitteln verbinden, die erfahrungsgemäß günstig auf die Kranzgefäße wirken (Nitrite, Coffein, Theobromin, Euphyllin, Kardiazol und andere). Herzschwächen infolge ungenügender oder unzweckmäßiger Ernährung (Kriegsernährung) können günstig auf die Digitalis reagieren, auch wenn eine Pulsverlangsamung besteht; in solchen Fällen ist das Mittel soweit bekannt bisher nur innerlich versucht worden, die günstige Wirkung kann sich dabei unter anderem in einer Erhöhung der Pulszahl zeigen (paradoxe Digitaliswirkung, WEISER). Herzschwäche bei Myxödem scheint von der Digitalis keinen Nutzen zu haben; hier ist Thyreoidin angezeigt (ASSMANN, ZONDEK). Komplikationen können die Anwendung der Digitalis auch in solchen Fällen verbieten, die an und für sich geeignet sind. So wird man bei insuffizienten Klappenfehlern, wenn sich wie so oft eine frische Endocarditis auf dem Boden der alten Veränderungen entwickelt, nach Möglichkeit eine Steigerung der Herztätigkeit durch die Digitalis vermeiden, damit nicht Teile der frischen Wucherungen losgerissen und verschleppt werden. Auch wenn sich Thromben im Herzen gebildet und ihren lockeren Bau schon durch Embolien verraten haben, muß man vorsichtig mit dem Mittel sein. Gewöhnlich wird man nur soviel geben als nötig ist, um die Herzkraft in der Ruhe hochzuhalten; zu geringe Dosen bergen die Gefahr in sich, daß sich infolge der Verlangsamung der Zirkulation neue Thromben bilden, größere Dosen können zur Losreißung lockerer Teile führen: Scylla und Charybdis. Auch Apoplexien mahnen zur Vorsicht.

Wir haben gesagt: die Digitalis ist bei Herzschwäche angezeigt. Herzschwäche — das ist aber ein dehnbarer Begriff. Gewiß, wenn ein Kranker schon in der Ruhe Atemnot, Cyanose und sonstige Stauungserscheinungen hat, dann wird niemand zweifelhaft sein, daß eine Herzschwäche vorliegt, ebensowenig, wenn die Störungen eine Person betreffen, die nicht völlige Ruhe hält, aber einem wenig anstrengenden Lebensberufe nachgeht. Wie steht es aber mit solchen Leuten, die nur nach mehr oder weniger großen Anstrengungen Zeichen einer Herzschwäche, wie Atemnot und Pulsbeschleunigung zeigen? Da ist es häufig sehr schwierig oder auch unmöglich zu entscheiden, was physiologische Reaktion, was krankhafte Schwäche ist; bei der Schilderung der Funktionsprüfungen ist das ja eingehend besprochen worden. Handelt es sich um einen Kranken, bei dem Kreislaufshindernisse schon zu einer Anpassung des Herzens an die veränderten Arbeitsbedingungen, zu einer Herzhypertrophie geführt haben, so spitzt sich die Frage dahin zu, ob die Hypertrophie einen vollkommenen Ausgleich, eine vollständige Compensation des Kreislaufshindernisses geschaffen hat oder nicht, oder schärfer ausgedrückt, ob die Hypertrophie das Herz befähigt, von demselben Niveau durchschnittlicher außerwesentlicher Arbeit aus gerechnet, denselben Zuwachs außerwesentlicher Arbeit zu bewältigen, der vor der Entstehung des Kreislaufshindernisses bewältigt werden konnte. Wir kommen damit zurück auf die schwierige Frage nach der Reservekraft des unfreiwillig hypertrophierten Herzens. Ist dessen Reservekraft gleich der Reservekraft desselben Herzens in gesunden Zeiten oder geringer? v. ROMBERG nimmt die Möglichkeit einer vollständigen Compensation an und giebt auch Verhaltungsmaßregeln für die Anwendung der Digitalis in solchen Fällen. „Auf das Schärfste ist der erfreulicherweise immer mehr abkommenden Gewohnheit entgegenzutreten, auch bei vollständig kompensierten Klappenfehlern Digitalis zur Herzkräftigung zu geben. Der Kraftvorrat des Herzens wird dadurch nicht erhöht und die Herzarbeit hat eine Verbesserung nicht nötig." Ich wage nicht, mich so sicher auszudrücken. Aus den bisher vorliegenden Untersuchungen geht hervor, wie früher ausgeführt worden ist, daß die Reservekraft des unfreiwillig hypertrophierten Herzens verringert ist, d. h. mit anderen Worten, daß eine vollständige Compensation überhaupt nicht eintritt. Dafür spricht auch, daß schwerere Klappenfehler oder stärkere Steigerungen des arteriellen Widerstandes auch bei größter Schonung vorzeitig zu einer Herzschwäche führen. Bei ganz geringfügigen Klappenfehlern und Widerstandserhöhungen läßt sich dagegen in der Regel mit unseren unzulänglichen Messungsmethoden keine Verminderung der Leistungsfähigkeit des Herzens nachweisen. Das gelingt aber auch häufig nicht in den frühen Stadien schwerer Klappenfehler, bei denen der weitere ungünstige Verlauf lehrt, daß kein vollständiger Ausgleich stattgefunden hatte. Darf man nun erwarten, daß dieser ungünstige Verlauf wenn auch nicht abgewendet, so doch verzögert wird, wenn man die Digitalis schon zu einer Zeit giebt, wo noch keine nachweisbaren Zeichen von Herzschwäche bestehen? Da diese Herzen eine normale, also wohl optimale Schlagzahl haben, so wäre von einer Herabsetzung der Schlagzahl durch die Digitalis nichts Gutes zu erwarten. Zum Glück hat aber die Digitalis, wie wir wissen, auf die Schlagzahl solcher Herzen keinen Einfluß, dazu genügt nicht eine schlummernde Herzschwäche — so bezeichnen wir wohl am besten den Zustand des Herzens, von dem hier die Rede ist, — sondern es bedarf einer offenbaren Herzschwäche, einer Insuffizienz im üblichen klinischen Sinne. Die von der Pulszahl unabhängige Vertiefung der Diastole durch die Digitalis ist nach den Erfahrungen im Tierversuch für das Warmblüterherz umstritten. Es bleibt also vor allem die systolische Digitaliswirkung, von der wir hier eine günstige Wirkung erhoffen dürften. Diese tritt aber auch bei geringen Schädigungen des Herzens schon nach verhältnismäßig kleinen Gaben auf. Ich halte es deshalb für durchaus möglich, daß durch eine frühzeitige Digitalisbehandlung der Übergang der schlummernden zur offenbaren Herzschwäche hinausgeschoben werden kann und möchte aus diesem Grunde empfehlen, schwerere Klappenfehler und Hypertonien prophylaktisch mit Digitalis zu behandeln. Wartet man, bis deutliche Schwächeerscheinungen auftreten, so muß man damit rechnen, daß schon eine unerwünschte Schädigung des Herzens stattgefunden hat, denn jede Herzschwäche geht mit einer Herabsetzung des Blutumlaufes einher, die in erster Linie das Herz selbst trifft und ungünstig beeinflußt. Das ist ja früher ausführlich dargelegt worden. Zum mindesten sollten alle ersten leichten Insuffizienzerscheinungen, über das normale Maß hinausgehende Atemnot und Pulsbeschleunigung nach Anstrengungen zu einer Digitalisbehandlung veranlassen, zumal wenn der Kampf um das tägliche Brot die Vermeidung stärkerer Anstrengungen nicht zuläßt. Wir können um so ruhiger eine vorbeugende Digitalisanwendung empfehlen, als uns von einer Gewöhnung des Herzens an das Mittel nichts bekannt und die Empfindlichkeit des verhältnismäßig gesunden Herzens für das Mittel gering ist. Andererseits wissen wir, daß eine einmalige Überanstrengung eine dauernde Schädigung der Herztätigkeit hinterlassen kann; wir haben deshalb jede Insuffizienz mit ihren unmittelbaren schädlichen Folgen auf das Herz (Sinken des Coronarkreislaufes, Sinken der Ernährung des Herzens) zu verhüten. Ich halte die Gefahr für viel größer, daß zu wenig als daß zu viel Digitalis gegeben wird.

Die Art der Darreichung der Digitalis

ist schon in den vorhergehenden Abschnitten besprochen worden, wir können uns deshalb hier kurz fassen. Für welche Zubereitungsform man sich entscheiden will, wird wieder bestimmt durch die Eigenschaften, welche der betreffenden Zubereitungsform zukommen, und den Zweck, den man erreichen will. Wir möchten empfehlen die *Volldroge*, wenn für eine lange Dauer eine gleichmäßige Digitaliswirkung erzielt werden soll (Herabsetzung der Leitung bei der raschen Form der Arrhythmia perpetua, Beseitigung mancher hartnäckigen Extrasystolen; chronische Herzschwäche);

Aktivglykosid, wenn eine deutliche Herzschwäche vorliegt, die eine raschere und stärkere Digitaliswirkung besonders auf die Systole nötig macht.

Im zweiten Falle wird man wieder zu wählen haben zwischen innerlicher und intravenöser Anwendung.

Die innerliche Anwendung verdient den Vorzug bei leichten und mittleren Fällen, da sie bei der meist in Frage kommenden langen Krankheitsdauer leichter durchführbar und für den Kranken angenehmer ist. Man wird solange dabei bleiben, als der gewünschte Erfolg erzielt wird. Gelingt es aber nicht mehr auf diesem Wege die Herzschwäche zu meistern, so tritt

die *intravenöse Behandlung* in ihre Rechte. Sie bietet, wie früher begründet, noch Aussicht auf Erfolg,

wenn störende Erscheinungen von Überdosierung die Zuführung der nötigen Digitalisgaben per os hindern;

wenn das Herz so stark erweitert ist, daß die innerliche Anwendung der Digitalis versagt,

wenn die Bedingung für die Wirkung therapeutischer Digitalisgaben, die gleichzeitige Hypertrophie und Insuffizienz, nur unvollkommen erfüllt ist,

wenn starke Stauungszustände der Bauchorgane die Vermutung nahelegen, daß das innerlich gegebene Mittel nicht genügend resorbiert wird.

In diesen Fällen konkurriert mit der intravenösen die intramuskuläre und die rectale Anwendung. Zumal

die rectale Anwendung kann gute Erfolge bringen (EICHHORST, CLOETTA, HEINEKE, ERICH MEYER, ZINN). Sie sind nach E. MEYER und REINHOLD darauf zurückzuführen, daß das Mittel im Mastdarm gut resorbiert und durch die unteren Hämorrhoidalvenen unmittelbar der unteren Hohlvene zugeführt wird, während bei stärkerer Stauung im Pfortadergebiet das Mittel im gestauten Magen und Darm länger liegen bleibt, dabei teilweise oder ganz zerstört und dann auch noch in der Leber, soweit es überhaupt dahin gelangt, zu einem mehr oder weniger großen Teil abgefangen wird. Nun hat aber ZINN gefunden, das die Digitalis zuweilen rectal noch wirkt, wenn auch die intravenöse Zufuhr versagt. Er nimmt deshalb an, daß gerade der Teil des Mittels, der vom Mastdarm durch die oberen Hämorrhoidalvenen zur Leber kommt, eine wichtige Rolle spielt, vielleicht durch Mobilisierung der auf die Herztätigkeit wirkenden Leberstoffe (ASHER). Auffallend sind die geringen Gaben, die sich als wirksam erwiesen, nämlich Tct. digit. Tct. strophanth. aa 10 bis 15 Tropfen, Theocin 0,1—0,15 einmal täglich als Klysma.

Zum Schlusse sei schon hier die Bemerkung gestattet, daß man sich zumal in schweren Fällen nicht auf die Anwendung der Digitalis beschränken, sondern alle sonst noch zur Verfügung stehenden Herzmittel heranziehen wird (Coffein, Theobromin, Theophyllin, Nitrite, Suprarenin, Kampfer, Morphium, Atropin, Quecksilber, Diät, Drainage usw.), und daß die Entscheidung über die Anwendung der Digitalis wesentlich mit von der Wirkung der anderen Mittel und Maßnahmen abhängen wird. Darüber ist später noch im Zusammenhang zu reden, hier müssen wir uns mit der Festlegung der grundsätzlichen Gesichtspunkte begnügen.

Die Höhe der Gaben und die Dauer der Anwendung der Digitalis

richtet sich ganz nach dem einzelnen Falle. Es giebt kaum ein zweites Mittel, dessen Wirkung so maßgebend und weitgehend durch den Zustand der Erfolgsorgane und verhältnismäßig so wenig durch die Größe der Gaben bestimmt wird, wie die Digitalis. Nach dem, was über die Wirkungsbedingungen therapeutischer Digitalisgaben und über das Auftreten ungewöhnlicher Digitaliswirkungen gesagt worden ist, bedarf dieser Satz wohl keiner weiteren Begründung. Jeder einzelne Kranke hat seine besondere Digitalisdosis, die richtige Bestimmung dieser Dosis ist nur durch eine sorgfältige Beobachtung jedes einzelnen Kranken möglich. Das ist das A und das O der Digitalisdosierung.

In den meisten Fällen von Herzschwäche werden die üblichen Gaben von 3—5 mal täglich 0,1 Digitalissubstanz innerlich meist genügen, um eine Besserung herbeizuführen; sobald die Atemnot und Pulszahl zurückgehen und die Wasserausscheidung steigt, wird man die Gaben zu verringern suchen, um Überdosierungen zu vermeiden. Kleine Dosen (1—3 mal täglich 0,05) kann man gegebenenfalls Wochen und Monate weiter nehmen lassen, doch muß der Kranke dabei unter Beobachtung bleiben. Ein Streit darüber, ob die kurze Anwendung großer Gaben oder die lange Anwendung kleiner Gaben grundsätzlich vorzuziehen sei, ist müßig, da wie gesagt jeder Fall seine besondere Dosierung verlangt. *Grundsätzlich ist nur zu fordern, daß man es möglichst zu keiner Dekompensation wegen der damit verbundenen Schädigung des Herzens kommen läßt.* In schweren Fällen sind oft sehr große Gaben bis zum Erbrechen erforderlich, um eine genügende Digitaliswirkung zu erzielen; und zuweilen gelingt es auch nur unter gleichzeitiger Anwendung anderer unterstützender Mittel wie Coffein, Theobromin usw. Wir müssen annehmen, daß in solchen Fällen die mit der Herzschwäche verbundene Herabsetzung des Kranzgefäßkreislaufes nicht mehr sensibilisierend für die Digitalis, sondern schon lähmend wirkt[1]. Nur durch besonders große Gaben des Mittels unter gleichzeitiger Hebung des Coronarkreislaufes (Xanthinpräparate) erzwingt man noch einmal die gewünschte Reaktion des Herzens, vielleicht auch noch ein zweites und drittes Mal; wenn es mit innerlicher Verabreichung nicht geht, dann intravenös. Schließlich kommt aber doch der Augenblick, wo alle Mittel nichts helfen, und zwar nicht etwa weil das Herz sich an die Digitalis gewöhnt hätte — es giebt bis jetzt keinen einzigen Beweis für eine solche Annahme, die außerdem mit der sicher nachgewiesenen Kumulation des Mittels unvereinbar ist —, sondern weil die Grenze des Möglichen erreicht ist. In anderen Fällen kann die Digitalis deshalb versagen, weil die Vaguswirkung des Mittels zu sehr überwiegt, so daß die vielleicht in dem betreffenden Falle — z. B. bei starker Herzerweiterung — wichtigere systolische Wirkung nicht genügend zur Geltung kommt. Da kann die intravenöse Strophanthinbehandlung noch helfen. Dabei sind die ersten Dosen vorsichtig zu wählen (0,2 mg); werden sie gut vertragen, so darf man wohl die Dosen auf 0,5—0,6 mg steigern, jedoch nie vergessen, daß auch das Strophanthin kumuliert wird. Eine Überschreitung der für den Fall geeigneten Menge kann zu schweren Vergiftungserscheinungen und zum plötzlichen Tod schon während der Einspritzung führen. Auch nicht mit Digitalis vorbehandelte Fälle können hin und wieder schlecht auf intravenöse Injektion reagieren, der Puls wird klein und unregelmäßig, der Kranke wird blaß und kühl, kalter Schweiß bricht aus, kurz und gut, es tritt ein regelrechter Kollaps ein. Wahrscheinlich handelt es sich beim plötzlichen Tod oder Kollaps darum, daß das Strophanthin durch Reizung der tertiären motorischen Zentren des Herzens zu einer ventrikulären Extrasystolie oder in den schlimmsten Fällen zum Kammerflimmern führt. Die Strophanthinbehandlung kann und muß, wo sie angezeigt ist, Wochen, Monate, Jahre lang durchgeführt werden. Zum Schluß müssen wir noch einmal auf die

---

[1] EDENS: Digitalisbehandlung, S. 20.

Wirkungsbedingungen der Digitalis

zurückkommen. Daß und warum eine Hypertrophie mit Insuffizienz die günstigsten Bedingungen für die Wirkung der Digitalis bietet, ist vorher eingehend begründet worden. Man darf darüber aber nicht die besonderen Wirkungsbedingungen des einzelnen Falles unterschätzen.

Die alte Lehre, daß „die Herzkranken je nach der Art ihres Leidens und dem Sitz des Klappenfehlers verschieden auf Digitalis reagieren" (NAUNYN) besteht auch heute noch zu Recht. Und wir können FRÄNKEL und DOLL nicht folgen, wenn sie sie als überlebt ablehnen. Es möge gestattet sein, an dem Beispiel der Klappenfehler die Richtigkeit der alten Lehre zu zeigen.

Bei der Mitralinsuffizienz fließt besonders in der Anspannungszeit, aber auch während der Austreibungszeit ein Teil des Blutes von der linken Kammer rückwärts in den Vorhof und geht dadurch für die Füllung des großen Kreislaufes verloren. Der Arbeitsverlust durch den Klappenfehler liegt also in der Systole. Da die Dauer der einzelnen Systole bei langsamer und rascher Herztätigkeit fast gleich ist, so steigt und fällt der Verlust parallel mit der Schlagzahl. Wir setzen dementsprechend den Verlust auf die Hälfte herab, wenn wir z. B. die Schlagzahl von 120 auf 60 durch die Digitalis drücken. Dieser Gewinn wird noch dadurch vergrößert, daß die Digitalis auch die Dauer der einzelnen Systole verkürzt. So arbeiten diastolische und systolische Wirkung der Digitalis zusammen, um den ungünstigen Einfluß der Mitralinsuffizienz auszugleichen. Ordnet man die Klappenfehler nach dem Erfolg der Digitalis, so steht deshalb die Mitralinsuffizienz an erster Stelle.

Bei der Mitralstenose fließt während der Diastole zu wenig Blut in die linke Kammer. Verlängern wir die Dauer der Diastole durch Digitalis, so sollte das günstig wirken. Nun ist aber das Druckgefälle zwischen Vorhof und Kammer und damit das Stromvolumen im ersten Teil der Diastole, der Diastole im engeren Sinne, am größten und nimmt dann im Verlauf der Diastole während der sog. Diastase ab. Es ist deshalb zweifelhaft, ob wir gut tun, die wenig wirksamen Diastasen zu verlängern und ob es nicht besser ist, die meist erhöhte Schlagzahl unangetastet zu lassen, denn mit der Schlagzahl wächst die Zeit, die in der Minute auf die Diastolen im engeren Sinne entfällt, d. h. die Zeit, in der die Hauptmenge des Vorhofsblutes in die Kammer strömt. Da die systolische Wirkung der Digitalis auf den muskelschwachen und gewöhnlich überdehnten Vorhof auch keinen Nutzen verspricht, so haben wir bei der reinen Mitralstenose nicht viel von der Digitalis zu erwarten. In den Lehrbüchern steht es freilich anders zu lesen. So schreibt GERHARDT: „Seit lange gelten dekompensierte Mitralstenosen ... als eines der besten Objekte für Digitalisbehandlung." Ich selbst habe in reinen Fällen keine wesentlichen Erfolge gesehen und glaube, daß die sog. Paradefälle Insuffizienzen mit Stenose sind. Diese Auffassung wird dadurch gestützt, daß die Mitralstenose bis jetzt der einzige Klappenfehler ist, bei dem man eine Operation für berechtigt hält und, eben weil die Digitalis versagt, auch gewagt hat. Zum Teil mit Erfolg[1].

Bei der Aortenstenose schätzen wir die Verstärkung der Systole durch die Digitalis, während die Verlangsamung eher unerwünscht ist, weil die Schlagzahl bei diesem Klappenfehler nicht erhöht, also optimal zu sein pflegt.

Am meisten umstritten ist die Digitaliswirkung bei der Aorteninsuffizienz. Die gefährliche Zeit, d. h. die Zeit, in der sich der schädliche Einfluß des Klappenfehlers geltend macht, ist die Diastole. Je länger die einzelne Diastole

---

[1] CUTLER, LEWINE und BECK: Arch. Surg. 9. Nr. 3, 1924. SOUTTER: Brit. med. J. **1925**, Nr. 3379.

und die Gesamtdauer der Diastolen in der Minute, um so mehr Blut fließt in die Kammer zurück und geht dem großen Kreislauf verloren. Die bei der Mitralstenose wichtige Unterteilung in Diastole und Diastase verliert hier an Bedeutung, weil der hohe Aortendruck auch während der Diastase eine erhebliche Blutmenge in die Kammer treibt. Wir dürfen es deshalb als eine Selbsthilfe ansehen, wenn der Körper die Dauer der Diastolen verkürzt, die Schlagzahl steigert. Eine Herabsetzung der Schlagzahl durch Digitalis wird dementsprechend eher schaden als nützen (ATTINGER). Aber auch die systolische Wirkung des Mittels kommt nicht recht zur Geltung. Gewiß, es fließt mehr Blut rechtläufig als rückläufig, jede Vergrößerung des Schlagvolumens bringt also dem großen Kreislauf einen Zuschuß. Aber mit dem Schlagvolumen nimmt auch der Druck in der Aorta zu und damit die Kraft, die während der Diastole das Blut nicht nur vorwärts, sondern auch rückwärts treibt. So erklärt sich die alte Erfahrung, daß bei der Dekompensation von Aorteninsuffizienzen die Digitalisbehandlung gewöhnlich nur bescheidene und vorübergehende Erfolge erzielt. Bedenkt man dagegen, wie es bei der Mitralinsuffizienz jahrelang immer wieder gelingt, schwere Dekompensationen zu beseitigen, so wird man, glaube ich, der hier vertretenen Auffassung über die Digitaliswirkung bei der Aorteninsuffizienz zustimmen können.

Diese Beispiele dürften genügen, um zu zeigen, daß bei gleicher Reaktion des Herzens die Herzkranken je nach dem Sitz des Klappenfehlers verschieden auf Digitalis reagieren. Die Herzkranken, denn das ist die alte Lehre und ist am Krankenbett die Frage, um die es geht.

Wir werden bei den einzelnen Klappenfehlern noch einmal auf die Frage zurückkommen. Aber es schien doch geboten, den Abschnitt über die Digitalis nicht abzuschließen, ohne etwas tiefer in die verschlungenen Wirkungsbedingungen hineinzuleuchten, die den Erfolg des Mittels bestimmen.

Von den Ersatzmitteln der Digitalis

stehen die

Strophanthinpräparate

an erster Stelle. Das K-Strophanthin ist schon besprochen worden. Es stammt aus dem Samen des Strophanthus Kombe und ist der wirksame Bestandteil des Kombepfeilgiftes, dessen Kenntnis LIVINGSTONE von seiner Zambesiexpedition zuerst nach Europa brachte. Sein Begleiter Dr. KIRK wurde durch einen Zufall auf die Herzwirkung aufmerksam. Er bewahrte seine Zahnbürste in derselben Tasche auf, in der sich auch das Kombegift befand; die Bürste kam damit in Berührung und beim Gebrauch bemerkte KIRK nun den bitteren Geschmack und ein Sinken der infolge einer Erkältung erhöhten Pulszahl (TSCHIRCH). Die erste ausführliche Bearbeitung des Mittels lieferte FRASER. Im Laufe der nächsten Jahre wurden eine ganze Reihe verschiedener Strophanthusarten entdeckt, von denen Strophanthus Kombe, Strophanthus hispidus und Strophanthus gratus die wichtigsten sind.

Am häufigsten angewandt wird das von A. FRÄNKEL empfohlene K-Strophanthin (Kombe), doch findet auch das g-Strophanthin (gratus, THOMS) Fürsprecher in JOHANNESSOHN und SCHAECHTL; als Dosis des letzten Präparates wird für intravenöse Anwendung 0,5 mg angegeben. Bei innerlicher Darreichung findet durch den Einfluß der Säuren und Alkalien der Verdauungssäfte eine Abschwächung mancher Präparate statt, so durch die OH-Ionen eine Abschwächung des krystallisierten K-Strophanthins, durch die H-Ionen eine Abschwächung des krystallisierten und des amorphen K-Strophanthins und der Tinctura Strophanthi, während das krystallisierte g-Strophanthin nicht verändert wird (F. JOHANNESSOHN). Diese Unsicherheit bei innerlicher Darreichung spricht dafür, die Strophanthuspräparate hauptsächlich zur intravenösen Behandlung heranzuziehen. Da sie dieselben unangenehmen Nebenwirkungen wie die Digitalis haben, so hat es keinen Zweck, zur Beseitigung etwaiger Intoxikationserscheinungen die Digitalis durch innerlich gegebene Strophanthuspräparate zu ersetzen. Wohl aber kann man in solchen Fällen hoffen, durch den Übergang zur intravenösen Behandlung die Kumulationsgefahr zu vermeiden oder zu umgehen, wie früher dargelegt worden ist.

Die Dosis des K-Strophanthins intravenös beträgt 0,1 bis höchstens 1 mg pro dosi et die, gewöhnlich giebt man 0,3—0,4 mg 3—4 Tage lang und macht dann einen Tag Pause. Diese Behandlung kann in den Fällen, die darauf angewiesen sind, Monate und Jahre hindurch angewandt werden. Tinct. Strophanthi innerlich wird 3 mal täglich 5—10 Tropfen gegeben.

Die Meerzwiebel, Scilla maritima

ist, wie schon erwähnt, ein alt bekanntes Heilmittel, das als Bulbus, Acetum, Extractum, Oxymel oder Tinctura Scillae gegeben wurde. Als geschichtliches Dokument sei die Formel der *Pilulae hydragogae* des alten HEIM hier wiedergegeben.

Rp. Fol. herb. digit. purpur.
Radic. Scill. maritim.
Sulfur. aurat. antim.
Gummi gutti
Extract. Pimpinell. āā
gr. XXIV.
M. f. pil. Nr. 60. D. S. Tgl. 6—8 St.

HOPE empfiehlt unter anderem eine Verbindung der Scilla maritima und Digitalis mit den beliebten „blauen Pillen", deren Masse folgende Zusammensetzung hat: Hydrargyr. purif. ʒij, Conserv. Ros. Gall. ʒiij, Rad. glycirrh. cont. ʒj (ʒ = 1 Drachme = 4,0 g). Von dieser Masse gr iii, Pulv. Scillae gr j, Pulv. Digitalis gr β—j, drei- oder viermal täglich (gr = Gran = 0,06 g), also 0,045 g Hg, 0,06 g Scilla und 0,03—0,06 g Digitalis drei- bis viermal täglich oder man gibt diese Dosis nur ein- bis zweimal täglich und außerdem ein Tränkchen aus Tinct. Scillae gutt. XX, Spirit. nitrico-aether., Spirit. juniper. comp. āā ʒβ—1 (¹/₂—1 Drachme) in Decoct. Spartii ʒβ (= ¹/₂ Unze = 240 g). Bisweilen, so fügt HOPE hinzu, versagten aber diese Mittel, bis zwei oder drei Drachmen Digitalis zugesetzt wurden. Während ursprünglich die Meerzwiebel nur als harntreibendes Mittel bekannt und geschätzt war, wurde von HOME[1] auch die Herzwirkung nachgewiesen; er beschrieb nach größeren Gaben Pulsverlangsamung bis auf 40 Schläge in der Minute mit Durchfall und Erbrechen. Trotzdem findet man das Mittel in den bekannten Lehrbüchern der Herzkrankheiten bis heute kaum erwähnt oder ablehnend beurteilt. „Bulbus Scillae wird nur selten gebraucht, weil er in größeren Dosen Erbrechen und Durchfall hervorruft" (ROMBERG). „Die Meerzwiebel hat . . . starke lokale Wirkungen auf Haut und Schleimhäute (Erbrechen, Durchfälle) und verursacht in großen Gaben auch Nierenreizung (Hämaturie)" (PENTZOLDT). Wie es scheint, wird das Mittel heute in England noch etwas häufiger gebraucht als bei uns, aber auch von dort hören wir abfällige Urteile. So bemerkt MACKENZIE von Strophanthus, Scilla, Helleborein: „I found that if digitalis failed to act they also failed." Als Ausnahme berichtet JÜRGENSEN: „Von den in der alten Medizin viel gebrauchten Diureticis habe ich immer noch hin und wieder Gebrauch gemacht — Not lehrt beten und die Not der armen Wassersüchtigen ist groß. Aber ich kann nicht sagen, daß dies Gebet öfter erhört worden ist. Ein einziges Mal sah ich eine wirkliche Harnflut nach der Darreichung dieser Mischung, welche eine solche Menge der gepriesenen Arzneikörper vereinigt, daß jedem Apotheker von ehedem das Herz im Leibe lachen muß, wenn er die Verordnung sieht:

Rp. Acet. Scill. 20,0 g
Liquor. Kalii carbonici q. s. ad perfect. saturation.
Aq. petroselin. 120 g
Succ. juniper. inspissat. 30,0 g
Spirit. aether. nitros. 20,0 g
M. D. S. Zweistündlich einen Eßlöffel voll zu nehmen.

Das war im Jahre 1870; niemals habe ich später wieder von der nicht eben wohlschmekkenden Mixtur irgendeinen Erfolg gehabt." Auch WHITE, BALBONI und VICO äußern sich ungünstig. Auf der anderen Seite erinnere ich mich aus der Klinik CARL GERHARDTS, daß

---

[1] Zitiert nach MENDEL. Es handelt sich um den Edinburgher Kliniker FRANCIS HOME, einen Zeitgenossen WITHERINGS.

dort die Meerzwiebel nicht selten angewandt wurde, allerdings meist in Verbindung mit Digitalis und anderen ausleerenden Mitteln, wie Senna und Wacholder.

In neuester Zeit ist MENDEL sehr warm für die Meerzwiebel eingetreten. Von seinen Beobachtungen ist besonders die erste wichtig, weil hier die Digitalis in jeder Form erbrochen wurde, während Bulbus Scillae blieb und den der Digitalis versagten Erfolg herbeiführte. Die Verordnung lautete:

Rp. Bulbus scillae pulv.   0,3
Codein. phosphor.   0,03
Sacch. alb.   0,5
M. f. pulv.; d. tal. dos. X
S. dreimal täglich ein Pulver.

Übereinstimmend damit finde ich bei D. WINDLE, daß die Scilla bei einer Kranken eine gleich günstige Wirkung hatte wie die Digitalis und Strophanthus, aber dabei nur leichte Übelkeit verursachte, während Digitalis und Strophanthus zu schwerem Erbrechen führte. In solchen Fällen scheint also auch heute noch ein Versuch mit der Meerzwiebel gerechtfertigt zu sein. Es ist die Möglichkeit nicht von der Hand zu weisen, daß zwischen der Brechwirkung der Digitalis und Scilla Unterschiede bestehen, die bisher nicht erkannt und ausgenutzt sind. Sogenannte Kumulationserscheinungen sind im übrigen auch bei der Meerzwiebel zu gewärtigen, MENDEL beschreibt Zwillingspuls, WINDLE Leitungsstörungen.

MENDEL glaubt das Versagen der Digitalis auf ein Überwiegen der systolischen Wirkung zurückführen zu dürfen, wodurch die diastolische Füllung des Herzens beeinträchtigt werde; die Meerzwiebel soll vor allem die Diastole steigern und dadurch so günstig wirken. Eine Verbindung der Meerzwiebel mit den Blättern des roten Fingerhutes sei deshalb unzweckmäßig. Gegen diese Annahme spricht die Erfahrung, daß gerade in den Fällen, die auf die innerliche Darreichung der Digitalis nicht mehr reagieren, die stärker systolisch wirkende intravenöse Anwendung ihre glänzenden Erfolge erzielt. Inzwischen ist es gelungen die wirksamen Körper der Meerzwiebel in dem Scillaren rein darzustellen (STOLL und SUTER) und ihre Wirkung genauer zu studieren. Man hat ein schwächeres Scillaren A und ein stärkeres Scillaren B zu unterscheiden. Die Tabletten und Tropfen enthalten das zwischen A und B stehende Gesamtglykosid, die Ampullen Scillaren B, dessen Wirkungswert für die Katze 0,144 mg pro Kilogramm ist und dem K-Strophanthin mit 0,13—0,17 mg pro Kilogramm entspricht (ROTHLIN). Nach Scillaren tritt am isolierten Froschherzen der maximale Tonus und Kammerstillstand später ein als nach Digitalis, bei der Katze wird in einem verhältnismäßig großen Prozentsatz der Vergiftungsversuche die linke Kammer in einem mehr oder weniger schlaffen Zustande angetroffen. Das Scillaren kumuliert wenig, steigert im Tierversuch den Blutdruck mehr als die Digitaliskörper und scheint unabhängig von der Blutdruckwirkung harntreibend zu wirken (ROTHLIN). Die Frage, in welchen Fällen die Meerzwiebel oder das aus ihr gewonnene Scillaren, Scillikardin, Summasil mehr leisten als die Digitaliskörper, ist trotz der Arbeiten von MARKWALDER, JENNY, MASSINI, BODEN, NEUKIRCH, JUNGMANN, FAHRENKAMP, KRAUS, OKUSHIMA nicht geklärt. In manchen Fällen dürften die Erfolge der Scilla darauf beruhen, daß größere Mengen wirksamer Substanz gegeben werden. So brachte bei einem Kranken GÉRONNES 1 mg Scillaren intravenös noch einen Erfolg, nachdem 0,6 mg Strophanthin versagt hatten. Der Kranke starb dann aber ebenso wie zwei andere Patienten unmittelbar nach einer solchen Spritze. Man darf auf Grund dieser Erfahrung wohl mit GÉRONNE und KÖRNER annehmen, daß Scillaren und Strophanthin für den Menschen die gleichen Wirkungswerte haben, und wird dementsprechend vom Scillaren keine größeren Dosen als vom Strophanthin anwenden wollen. Ob das Scillaren unter dieser Bedingung mehr leistet als das Strophanthin, ist abzuwarten.

Der Besenginster, Spartium (Sarotamnus, Genistus, Cytisus) scoparium

hat immer nur eine bescheidene Rolle als Heilmittel, im besonderen als Herzmittel gespielt. Der Ginster findet sich freilich unter den Arzneipflanzen schon von DIOSCURIDES
aufgeführt, MATHIAS LOBELIUS (16. Jahrhundert) kannte seine brechenerregende Wirkung,
CULLEN führt ihn 1789 in den Arzneischatz ein und aus der vorher wiedergegebenen Vorschrift HOPES sehen wir, daß damals (HOPES Buch ist 1831 erschienen) der Besenginster als
Unterstützungsmittel der Digitalis bekannt und im Gebrauch war. Eine etwas größere Bedeutung erlangte die Pflanze, als STENHOUSE die Alkaloide Scoparin und Spartëin daraus isolierte, MERCK diese in den Handel brachte, und LABORDE, LÉGRIS und SÉE nun 1885 das Spartëinum sulfuricum als Ersatz der Digitalis bei Herzleiden empfahlen. Das Mittel bewirkt
nach PAWLOW beim Hunde Verlangsamung, Regulierung und Verstärkung der Herzkontraktionen unter Steigerung des Blutdruckes; da weder Atropinisierung noch eine vorher
oder nachher erfolgende Vagusdurchtrennung etwas an dieser Wirkung ändern, verlegt er
den Angriffspunkt ins Herz selbst (Nervenmuskelverbindung?).

Die Urteile über den Wert des Spartëins lauten sehr verschieden, wie aus dem
Bericht E. MERCKs hervorgeht und den neueren Arbeiten von v. NOORDEN, DUVIL-
LIERS, COMBEMALE und BULTEAU, MINET, LEGRAND und BULTEAU, SCHWARTZ,
HILDEBRANDT, CRAWFORD. Als höchste Gabe werden angegeben Spartëinum sul-
furicum ad 0,2 g pro dosi, ad 0,6 g pro die.

Die Maiblume, Convallaria majalis.

Ihre Blätter und Blüten sind als Mittel gegen Wassersucht alt, haben aber die Auf-
merksamkeit in höherem Grade erst auf sich gezogen, als WALZ die wirksamen
Körper Convallarin und Convallaramin isolierte und MARMÉ die Herzwirkung des
Convallaramins nachwies. Kleinere Gaben verlangsamen den Puls, erhöhen den
Blutdruck, verlangsamen und vertiefen die Atmung, größere Gaben erzeugen
systolischen Herzstillstand (SÉE und BOCHEFONTAINE; zitiert nach E. MERCK).
Ein Raffinierungsprodukt der Convallaria, das zusammen mit Coffein unter dem
Namen Kardiotonin in den Handel gebracht wird, zeigte im Froschversuch eine
zuverlässige digitalisartige Herzwirkung (BORUTTAU, LEWISON). Klinisch sah
LEUBUSCHER vom Convallaramin, trotz guter Herzwirkung des Präparates im
Tierversuch, keine befriedigenden Erfolge, während MARAGLIANO und LOURIE
sowie NOQUERA günstiges berichten. STRUBELL empfiehlt das Kardiotonin bei
leichteren Herzstörungen.

Die Christwurz, böhmische Nierwurz, Adonis vernalis.

Auch ein altes Mittel, wurde physiologisch und klinisch zuerst genauer geprüft
von BUBNOW. Er fand, daß den Blättern Digitaliswirkung zukommt und zwar
ohne Kumulations- und Gewöhnungserscheinungen. CERVELLO isolierte dann aus
den Blättern ein Glykosid, das Adonidin, in dem nach FUCKELMANN zwei Herzgifte, die Adonidinsäure und das neutrale Adonidin vereinigt sind. Das Adonidin
wurde von HUCHARD, DESPLATS, OLIVERI, STERN klinisch versucht und als Digi-
talisersatz mit guter harntreibender Wirkung empfohlen. SCHTSCHUKIN und
BREITMANN hatten günstige Erfolge mit dem Infus und Fluidextrakt. Nach
CITRON soll die Adonis vorwiegend die Reizleitung hemmen.

Für das Adonidin MERCK wird 0,002—0,03 für die Einzeldosis, 0,1 als höchste
Tagesdosis angegeben. Die Herba Adonidis vernalis wird als Infus 5:150 eßlöffel-
weise gegeben. Bei Überdosierung Übelkeit, Erbrechen, Durchfälle.

Schwarze Nieswurz, Christrose, Helleborus niger,

findet sich bei den alten Griechen und Römern besonders als Abführmittel häufig
erwähnt, doch haben Nachforschungen (SCHROFF) ergeben, daß es sich um eine
andere Helleborusart gehandelt haben muß, da die schwarze Nieswurz in Griechen-
land nicht vorkommt. Das in ihrer Wurzel enthaltene digitalisartig wirkende

Glykosid Helleboreïn wurde 1864 von MARMÉ entdeckt. Bei klinischen Versuchen war seine Wirkung schwankend (LEYDEN, FALKENHEIM, GOERTZ), es hat sich als Heilmittel daher nicht einbürgern können. Als Dosis kann 0,01—0,02 mehrmals täglich innerlich gegeben werden (E. MERCK).

Der indianische Hanf, Apocynum cannabinum,

und zwar die Wurzel, ist schon länger in seiner Heimat Nordamerika als Mittel gegen Wassersucht bekannt (KNAPP 1826). Die daraus gewonnenen Körper Apocynin, Apocyneïn und Cynotoxin (das letzte nach FINNEMORE identisch mit dem aus Apocynum androsaemifolium gewonnene Apocynamarin) zeigten eine digitalisartige Herzwirkung, fanden aber in die Praxis keinen Eingang. Dagegen ist das Fluidextrakt wiederholt versucht und auch als Ersatzmittel der Digitalis empfohlen worden. Neuerdings hat das von IMPENS dargestellte glykosidische Cymarin von sich reden machen. Nach meinen Erfahrungen entspricht 1 mg dieser Substanz in seiner Wirkung etwa 0,1 Fol. Digitalis; irgendwelche Vorzüge des Cymarins lassen sich nicht nachweisen, die bekannten unangenehmen Wirkungen der Digitaliskörper kommen auch dem Cymarin zu (siehe auch HECHT); Übelkeit und Brechneigung sind eher stärker. Interessant ist, daß nach EPPINGER und WAGNER beim Meerschweinchen die Lungengefäße im Gegensatz zum Strophanthin durch Cymarin nicht verengert werden. Weitere Untersuchungen müssen lehren, ob das auch für andere Tiere und für den Menschen zutrifft; gegebenenfalls könnten sich besondere Anzeigen für die Anwendung des Cymarins daraus entwickeln.

Es giebt noch eine ganze Reihe von Körpern mit Digitaliswirkung: Antiarin aus Antiaris toxicaria, Cactin und Cactina aus Cactus grandifloris, Carpaïn aus Carica Papago, Coronillin aus Coronilla varia und scorpooides, Erythrophleïn aus Erythrophleum guineense, verschiedene aus dem Oleander gewonnene Körper (Neriin, Oleandrin), Periplocin aus Periploca graeca und andere mehr. Weiter gehende klinische Bedeutung haben sie nicht erlangt. Eine Zusammenstellung und kritische Besprechung findet sich u. a. in den Jahresberichten von E. MERCK.

Der enge Zusammenhang zwischen der Digitaliswirkung und der

Wirkung des Calciums

ist schon hervorgehoben worden. Wir erinnern daran, daß nach LOEWI eine absolute oder relative (im Verhältnis zum Kalium) Erhöhung des Kalkgehaltes der Nährflüssigkeit die systolische, eine Verminderung die diastolische Wirkung der Digitaliskörper steigert. Es kann auf diese Weise das Herz durch konzentrierte Strophanthinlösungen in diastolischen, durch dünne Lösungen in systolischen Stillstand übergeführt werden. Nach H. FISCHER ist der Angriffspunkt im Herzen für Strophanthin und Calcium verschieden und auch das Verhältnis zwischen Calcium- und Digitaliswirkung für die einzelnen Digitaliskörper verschieden. Auf die umstrittene Theorie dieser Erscheinung soll nicht eingegangen werden. Die naheliegende Idee, am Krankenbett durch Calcium die Digitaliswirkung zu steigern, begegnet einem Bedenken. Im Tierversuch kann man leicht den Kalkgehalt der Nährlösung des isolierten Herzens steigern, das Blut und die Gewebe im Körper lassen sich aber nicht so leicht eine Änderung ihres Kalkgehaltes auf zwingen. W. HEUBNER und RONA konnten bei Katzen nur durch größte, an der tödlichen Grenzdosis liegende Calciumdosen den Kalkspiegel des Blutes vorübergehend erhöhen. Dasselbe gilt für die Gewebe des Körpers. JANSEN berichtet, daß beim Menschen durch die große Gabe von 4,0—8,0 g Calciumbutyrat intravenös der Blutkalkgehalt nur vorübergehend erhöht wird; nach 2 Stunden ist er wieder auf seiner alten Höhe. Gleichwohl meinen HELLMANN und

Kollma, Nathorff, Singer günstige Erfolge von der Verbindung kleiner Calciumgaben mit der Digitalis gesehen zu haben. Wir stoßen hier auf denselben Widerspruch wie bei der Digitalis: geringe Dosen, von denen man sich auf Grund des Tierversuchs keine therapeutischen Wirkungen versprechen kann, bringen beim kranken Menschen Erfolge zustande. Sollten da vielleicht für das Calcium, zum mindesten für seine Herzwirkung, dieselben Wirkungsbedingungen vorliegen wie für die Digitalis? Sollte das Herz durch eine Hypertrophie mit Insuffizienz auch für das Calcium sensibilisiert werden?

Das Barium

hat im Tierversuch eine digitalisartige Herz- und Gefäßwirkung, ist auch als chlorsaures, essigsaures und kohlensaures Salz hin und wieder empfohlen, aber wegen seiner Giftigkeit abgelehnt worden. Neuerdings scheint das Chlorbarium für die Behandlung Adams-Stokesscher Anfälle in Frage zu kommen (Cohn und Levine, Hermann und Ashmann).

Das Atropin

gilt als eine Art Antagonist der Digitalis, ist es doch allgemein bekannt, daß die Digitalis den Puls verlangsamt, das Atropin ihn beschleunigt. Die Pulsverlangsamung infolge von Digitalis kann auch beim Säugetier durch Atropin aufgehoben werden, während das, wie früher erwähnt, beim Froschherzen nicht gelingt. Hier bewährt sich also der Antagonismus schon nicht vollständig. Aber auch wenn wir beim Warmblüter bleiben, stoßen wir auf Unstimmigkeiten, so z. B. bei der Betrachtung des Angriffspunktes der beiden Mittel. Im Tierversuch wirkt das Atropin auf das Herz durch die Lähmung der Vagusendigungen, die Digitalis durch die Reizung des Vaguszentrums. Für die klinische Beurteilung fällt freilich gerade dieser Punkt weniger ins Gewicht, weil nach unserer Ansicht die Heilwirkung der Digitalis beim kranken Herzen ebenfalls vorwiegend an den Endapparaten des Vagus angreift — ob allerdings unmittelbar oder mittelbar über das Vaguszentrum, wissen wir noch nicht. Eine auffallende gleichsinnige Wirkung der Mittel besteht darin, daß beide die Reizerzeugung in den tertiären Zentren des Herzens begünstigen, wenn auch die Digitalis mehr ventrikuläre, das Atropin mehr atrioventrikuläre Extrasystolen entstehen läßt. Störungen der Reizleitung zwischen Vorhof und Kammer, zumal wenn sie durch Digitalis hervorgerufen sind, können durch Atropin in manchen Fällen beseitigt werden, hier wirken also die Mittel in entgegengesetztem Sinne. Betrachten wir die Hauptwirkung des Atropins, die Vaguswirkung, noch etwas näher, so ist zunächst bemerkenswert, daß nach sehr kleinen Gaben oder im Beginn der Wirkung einer größeren Gabe der Puls langsamer anstatt schneller wird (sog. inverse Atropinwirkung von Kaufmann und Donath). Es ist das eine Erscheinung, die wohl als Ausdruck der allgemeinen Regel aufzufassen ist, daß kleine Dosen reizen, große lähmen. Dem Atropin fehlt also die Reizwirkung auf den Vagus nicht ganz. Das ist wichtig, weil eine solche inverse Wirkung einmal klinisch auftreten kann, und zwar nicht wegen der Kleinheit der Dosis, sondern wegen einer geringeren Atropinempfindlichkeit des Vagusapparates. Dabei ist noch zu bedenken, daß der Vagus verschiedene Herzwirkungen hat, daß er z. B. einerseits die Tätigkeit des Sinusknotens, andererseits die Tätigkeit der Reizleitungsbahnen regeln hilft. Diese verschiedenen Tätigkeitsformen des Vagus, die chronotrope und die dromotrope, sind zuweilen für Atropin verschieden empfindlich (Rothberger und Winterberg), was besonders bei krankhaft veränderten Herzen ganz unerwartete Erscheinungen zur Folge haben kann, worüber in dem Abschnitt über unregelmäßige Herztätigkeit noch mehr zu sagen sein wird. Ja es scheint sogar, daß dieselbe Funktion des Vagus, z. B. die Beeinflussung der Reizbildung und Reizbarkeit, in den verschiedenen Abschnitten des Herzens verschieden empfindlich für Atropin sein kann. Die nach Atropin häufig auftretenden atrioventrikulären Extrasystolen erscheinen nämlich zu einer Zeit, wo die anfängliche Senkung der Sinusfrequenz schon wieder ausgeglichen oder einer Steigerung gewichen ist, und sie verschwinden, bevor die Atropinwirkung ihre Höhe erreicht hat. Die letzte Tatsache scheint mir dafür zu sprechen, daß die atrioventrikulären Extrasystolen in solchen Fällen nicht auf einer Reizung der dort liegenden motorischen Zentren, sondern auf einer Ausschaltung des hemmenden Vaguseinflusses auf diese Zentren beruhen. Ob daneben dem Atropin eine direkte Reizwirkung auf die in den Kammern liegenden motorischen, sog. tertiären Zentren zukommt, ist eine umstrittene Frage (HARNACK und HAFEMANN, LANGENDORFF). Wenn ja, dann ist diese Wirkung verhältnismäßig schwach und inkonstant (WINTERBERG). Überblicken wir diese Beispiele, so sehen wir, daß Atropin wie auch Digitalis auf die hemmenden und fördernden Herznerven wirkt. Da beim Atropin die Lähmung des Vagus, bei der Digitalis dessen Reizung überwiegt, so beherrscht die gegensätzliche Wirkung der Mittel das Bild; die gleichsinnige Wirkung tritt dagegen zurück. Man muß sie aber kennen, um einen klaren Einblick in die verwickelten Wechselbeziehungen zu bekommen. Als grobe Regel darf man wohl den Satz aufstellen: Die üblichen größeren Dosen Atropin lähmen die Vagusendapparate, beseitigen den hemmenden Einfluß des Vagus auf die Reizleitung, auf die Contractilität, auf die Reizbildung und Reizbarkeit im Sinus- und darauf auch im atrioventrikulären Gebiet.

Von dieser Wirkung des Atropins machen wir Gebrauch, wenn wir den durch Digitalis oder sonstwie gesteigerten hemmenden Einfluß des Vagus auf die Herztätigkeit, und zwar die Verlängerung der Diastole und die Erschwerung der Reizleitung, mehr oder weniger ausschalten wollen. Auch wenn durch krankhafte Verhältnisse Erscheinungen hervorgerufen werden, wie sie einer Vagusreizung entsprechen würden, etwa Versagen der Reizleitung infolge anatomischer Beeinträchtigung der Reizleitungsbahn, Pulsverlangsamung infolge von Ernährungsstörungen, Vergiftungen, auch dann wird man das Atropin versuchen. Ebenso wenn eine Herzschwäche Digitalis fordert, aber eine gleichzeitige Überempfindlichkeit der Reizleitung für das Mittel uns hindert, die nötigen Mengen zu geben. Zu bedenken ist jedoch in diesen Fällen, daß die Atropinwirkung ziemlich flüchtig, die Digitaliswirkung dagegen sehr nachhaltig ist.

Die Gefäßwirkungen des Atropins sind gering und unsicher, doch machen wir bei vasomotorischen Störungen oft mit Erfolg von dem Mittel Gebrauch. Da die Empfindlichkeit der einzelnen Kranken gegen Atropin sehr verschieden ist, so soll man mit den ersten Gaben vorsichtig sein. Bei längerem Gebrauch ist an die Möglichkeit einer Kumulation zu denken.

Das Physostigmin

spielt in der Behandlung von Herzstörungen bis jetzt eine geringe Rolle, ist aber theoretisch interessant, weil es Licht auf den Angriffspunkt des soeben besprochenen Antagonisten der Digitalis, des Atropins, und noch einiger anderer wichtiger Mittel wirft. Physostigmin, ein Alkaloid aus der im heimatlichen Guinea zu Gottesurteilen benutzten Kalabarbohne, hat mit der Digitalis die Pulsverlangsamung gemeinsam. Während aber bei der Digitalis, wenigstens im Versuch am Säugetier, die Pulsverlangsamung auf einer Reizung des Vaguszentrums beruht und außerdem eine Förderung der systolischen Herztätigkeit stattfindet, ist davon für das Physostigmin nichts bekannt. Dementsprechend fand WINTERBERG, daß während der Physostigminvergiftung nur das Schlagvolumen infolge der Pulsverlangsamung steigt, dagegen Sekundenvolumen und Herzarbeit sinken. Diese Feststellung erklärt uns, warum das Physostigmin nicht als Ersatz der Digitalis dienen kann. Die Hauptwirkung des Physostigmins besteht darin, die Empfindlichkeit der Vagusendapparate für die zentralen Reize zu steigern, mögen es die physiologischen Reize des Vaguszentrums oder künstliche elektrische Reizungen des Vagusstammes sein. Auch sensibilisiert das Physostigmin für das an der Ganglienumschaltungsstelle angreifende Nicotin (WINTERBERG), während die Wirkung des Pilocarpins und Muscarins, die an der Nervenmuskelverbindung, also an der letzten Instanz des Vagusapparates angreifen, nicht beeinflußt wird (LOEWI). Dagegen kann die Atropinlähmung des Vagus durch Physostigmin aufgehoben werden. Daraus ist wohl zu schließen, daß diese beiden Mittel ihren Angriffspunkt zwischen Ganglion und Nervenmuskelverbindung, also an den Endigungen der postganglionären Vagusfasern haben. So ist denn auch bei Atropinvergiftungen Physostigmin mit Erfolg als Gegenmittel gegeben worden (HARNACK und WITKOWSKI). KAUFMANN hat das Physostigmin auf den Vorschlag WINTERBERGS bei solchen Fällen von Herzjagen versucht, die mit einer primären Herabsetzung des Vagustonus verbunden waren, und berichtet über günstige Wirkungen. In einzelnen dieser Fälle wirkte die gleichzeitige Darreichung von Digitalis und Physostigmin wesentlich besser als die Digitalis allein, eine Erfahrung, die ich bestätigen kann. Auf die Reizentstehung in den Vorhöfen wirkt das Physostigmin wie die Digitalis, es begünstigt Vorhofsflimmern (WINTERBERG).

Die Xanthinkörper.

Das Trimethylxanthin Coffein sowie die stereoisomeren Dimethylxanthine Theobromin und Theophyllin nebst ihren Salzen nehmen einen wichtigen Platz unter den Kreislaufsmitteln ein. Die Drogen, aus denen diese Körper stammen, Kaffee, Tee, Kakao, sind alte Genußmittel, aber erst ziemlich spät nach Europa gelangt. Der Kakao wurde 1520 aus seiner Heimat Mexiko von den spanischen Eroberern mitgebracht, der Kaffee kam von Kafa im südlichen Abessinien etwa um dieselbe Zeit nach Konstantinopel und unter Ludwig XIV. nach Frankreich, der Tee wurde im Anfang des 17. Jahrhunderts von den Holländern in Europa eingeführt. Schon im Regimen der salernitanischen Schulen wird vom Kaffee die harntreibende und seine Wirkung gegen Kopfweh erwähnt; den Tee finden wir unter den Arzneipflanzen zuerst von dem Rostocker Professor SIMON PAULI genannt (1639), Succolata (Schokolade) in der hessischen Pharmakopoe von 1656 (SCHELENZ). Aber erst seitdem die wirksame Substanz der Drogen in der Form von Doppelsalzen dem Arzneischatz zugeführt wurde (1882), haben die Mittel die ihnen gebührende Beachtung gefunden.

Wenn auch Unterschiede zwischen der Wirkung der verschiedenen Präparate bestehen, so ist doch die grundsätzliche Wirkungsweise, soweit bekannt, die gleiche und wir können deshalb unserer Darstellung die Erfahrungen zugrunde legen, die bei dem Studium des am eingehendsten untersuchten Coffeins gemacht worden sind.

Das Coffein

hat eine zentrale und peripherische Herz- und Gefäßwirkung. Es reizt die Zentren des Herzvagus und wirkt dadurch verlangsamend, es reizt den neuromuskulären Apparat des Sinusknotens und wirkt dadurch beschleunigend auf den Herzschlag. Im unversehrten Kreislauf tritt nach kleinen Gaben zunächst die zentrale Vagusreizung hervor, Pulsverlangsamung; nach größeren Gaben überwiegt die peripherische Wirkung, Pulsbeschleunigung. Am isolierten Herzen wird nur die Beschleunigung beobachtet, sie wird nicht beeinflußt durch die Durchschneidung des Vagus und des Accelerans und auch nicht durch Atropinisierung, muß also, wie gesagt, unmittelbar am Sinusknoten angreifen. Das Coffein steigert jedoch nicht nur die Reizentstehung im Sinusgebiet, sondern auch in den Vorhöfen und Kammern, es kommt zu Extrasystolen und schließlich zum Flimmern dieser Herzteile (CUSHNY-NATEN, VAN EGMOND und andere). Nun beschränkt sich aber die peripherische Herzwirkung des Coffeins nicht auf die Reizentstehung, sie erstreckt sich auch auf die Muskelarbeit des Herzens, indem sie das Herz befähigt, größere Widerstände zu überwinden; Coffein steigert die absolute Kraft des Herzens. Gleichzeitig wird aber die diastolische Erweiterung, die Schöpfkraft des Herzens, herabgesetzt. Im ganzen konnte aber von SANTESSON, besonders bei ungenügend arbeitenden Herzen, eine Erhöhung der Leistung verzeichnet werden, ein Befund, der allerdings nicht allgemein bestätigt worden ist (CUSHNY und NATEN). Die Übertragung dieser Ergebnisse auf die Klinik begegnet wiederum dem schon bei der Digitalis eindringlich hervorgehobenen Bedenken, daß wir es hier mit kranken Herzen zu tun haben. Wie diese sich aber dem Coffein und seinen Verwandten gegenüber verhalten, darüber wissen wir nichts recht Sicheres. Nur über das eine sind sich wohl alle Ärzte einig, daß bei versagender Kreislaufstätigkeit die Xanthinkörper ausgezeichnet wirken können. Diese Tatsache kann aber nicht allein auf eine unmittelbare Hebung der Herzarbeit bezogen werden, sondern begreift in sich die untrennbar mit der Herzwirkung verbundene Gefäßwirkung der Xanthinkörper. Dieser müssen wir darum jetzt unsere Aufmerksamkeit zuwenden. Die zentrale Coffeinwirkung auf die Gefäße besteht in einer Reizung des Vasomotorenzentrums, der zufolge unter Verengerung der Splanchnicusgefäße eine Steigerung des Blutdruckes eintritt. Überlegt man, daß immer ein geringer Teil des Blutes, und zwar vor allem der in dem reich verzweigten und vielfach anastomosierenden Capillarnetz des Splanchnicusgebietes befindliche Teil (siehe Abb. 90) nicht regelmäßig mit umgetrieben wird — man denke an die Verblutung ins Splanchnicusgebiet im Kollaps —, dann muß bei Verringerung dieses Stagnationsbezirkes das Herz mehr Blut erhalten, muß durch diese Gefäßwirkung des Coffeins die hemmende Wirkung des Mittels auf die Diastole gemildert, ausgeglichen oder überboten werden. Wenn SANTESSON im Versuch eine Steigerung des Minutenvolumens und PÄSSLER bei toxischer Vasomotorenlähmung eine ausgezeichnete Hebung der Kreislauftätigkeit durch Coffein sah, so spricht das dafür, daß praktisch eine Einschränkung der Diastole nicht in Betracht kommt. Wie beim Herzen, so steht auch bei den Gefäßen die peripherische Coffeinwirkung zur zentralen in einem gewissen Gegensatz. Beim Herzen hörten wir: zentrale Pulsverlangsamung, peripherisch Pulsbeschleunigung. Bei den Gefäßen können wir sagen: zentral Verengerung, peripherisch Erweiterung. Wie dieser Widerspruch grundsätzlich zu erklären ist, ob vielleicht die verschiedenen Angriffspunkte gegenüber derselben Gabe verschieden empfindlich sind, mag dahingestellt bleiben. Tatsache ist, daß bestimmte Gefäßgebiete auf Coffein vorwiegend mit einer Erweiterung antworten, und zwar die Hirn-, Kranz- und Nierengefäße. Am deutlichsten ausgesprochen ist die Erscheinung wohl an den Nierengefäßen, aber auch die Hirngefäße zeigen nach WIECHOWSKI und ERNST WEBER eine erhebliche Erweiterung, der allerdings, wie E. WEBER hervorhebt, eine geringe, jedoch länger dauernde Verengerung zu folgen pflegt. Für die Kranzgefäße wird von den meisten Untersuchern (HEDBOHM, BRAUN und MAGER, LOEB) eine Erweiterung angegeben; F. MEYER konnte eine Steigerung der Durchblutung der Kranzgefäße nur für die Fälle bestätigen, in denen das Coffein zu einer allgemeinen Blutdrucksteigerung führte; wurde diese durch Durchschneidung des Rückenmarks ausgeschaltet, so blieb die Verbesserung des Kranzgefäßkreislaufes aus. Theobromin und vor allem Theophyllin und Euphyllin scheinen dem Coffein in der Wirkung auf den Coronarkreislauf überlegen zu sein. Für die Klinik ist hier wiederum wichtig, daß kranke Gefäße viel empfindlicher für die genannten Mittel sein können. Wenn also z. B. die Angaben über eine Erweiterung oder Durchblutungssteigerung der Kranzgefäße im Tierversuch schwanken, so dürfen wir dem die unzweifelhaft günstige klinische Wirkung der Xanthinkörper bei Krampfzuständen dieser Gefäße mit voller Berechtigung entgegenstellen. Im Vertrauen auf diese

Wirkung geben wir die Mittel auch in den Fällen von Kreislaufschwäche, für die eine ungenügende Blutzufuhr durch die Kranzgefäße mit verantwortlich gemacht werden muß, sei es, daß die Masse des Herzens für die Leistungsfähigkeit des Coronarkreislaufes zu groß geworden ist, sei es, daß Verengerungen der Kranzgefäße vorliegen. Bei der ersten Form wird wohl immer gleichzeitig Digitalis vonnöten sein, dessen verengernde Wirkung auf die Kranzgefäße durch die Xanthinkörper in glücklichster Weise ausgeschaltet wird, bei der zweiten kann dank der gleichzeitigen Coffeindarreichung ein vorsichtiger Versuch mit Digitalis gemacht werden. Wenn wir zur Angina pectoris kommen, wird uns die Frage noch einmal beschäftigen, wir können uns deshalb hier mit diesem Hinweis begnügen. Dagegen müssen wir uns mit der „Nierenwirkung" der Xanthinkörper noch etwas näher befassen. Es ist bekannt, daß gerade in den schwersten Fällen von Kreislaufschwäche, wenn schon Wassersucht aufgetreten ist, Coffein, Theobromin und Theophyllin neben der Digitalis unsere wertvollsten Mittel sind. Unter ihrem Einfluß wird die Wasserausscheidung gesteigert, der Kranke von seinen Ödemen befreit. Die Wirkung stellte man sich ursprünglich so vor, daß die sezernierenden Elemente der Niere unmittelbar zu stärkerer Tätigkeit angeregt würden (v. SCHRÖDER). Daneben wird neuerdings eine Steigerung der Durchblutung und Hemmung der Rückresorption in der Niere angenommen. Daß aber die Nierenwirkung der genannten Xanthinkörper doch nicht die entscheidende Rolle für die Entwässerung ödematöser Kranker spielen kann, geht aus unseren klinischen Erfahrungen hervor. Wäre es so, daß die Reizung der harnbereitenden Apparate den Wasserstoffwechsel maßgebend bestimmte, dann müßte der Gesunde bei längerem Gebrauch Durst bekommen und die Wasserzufuhr erhöhen, um die größere Ausfuhr zu decken. Das ist nicht der Fall. Die Mittel steigern, wie schon früher hervorgehoben, an und für sich die durchschnittliche Tagesmenge des Harnes nicht, sie führen zu keiner Entwässerung. Eine Entwässerung tritt vielmehr nur dann ein, wenn ein Wasserüberschuß, wenn Ödeme, und zwar cardiale Ödeme im Körper vorhanden sind. Renale Ödeme reagieren wenig oder nicht, eine Tatsache, die allgemein bekannt, aber noch nicht endgültig aufgeklärt ist; die Niereninsuffizienz kann aber kaum der Grund sein, denn durch Untersuchungen von A. HEINEKE ist der Beweis geliefert, daß die diuretische Wirkung nur ein Teil, ja häufig nur ein nebensächlicher Teil des Heilerfolges der Mittel ist. Nach HEINEKES Beobachtungen erfolgt nämlich die durch Xanthinpräparate bewirkte Entwässerung wassersüchtiger Kranker in vielen Fällen gar nicht auf dem Wege über die Nieren, sondern durch Atmungsluft und Schweiß. Wir haben also zwei klinisch sichergestellte Tatsachen: 1. Coffein, Theobromin und Theophyllin entwässern in der Regel nur den infolge cardialer Stauung wassersüchtigen Körper, 2. die Entwässerung kann ohne Vermehrung der Harnmenge erfolgen. Eine Erklärung der Wirkung der Xanthinpräparate müßte diesen beiden Tatsachen gerecht werden.

Hier setzen Untersuchungen von ELLINGER und seinen Schülern ein. Er konnte nachweisen, daß Coffein entquellend auf die Eiweißsole wirkt, und zwar zunächst auf die des Blutes, dann nach Übertritt in das Gewebe auf dessen Eiweißsole. Zuerst hemmt, dann steigert also das Coffein den Flüssigkeitsstrom vom Gewebe ins Blut. Der verschiedene Quellungsdruck der Gewebe zur Zeit der Anwendung bestimmt die endgültige Wirkung des Mittels. Nimmt man an, daß in den Glomeruli der Niere eine Filtration der nicht kolloiden Bestandteile des Blutes nach Maßgabe der Blutbeschaffenheit stattfindet, in den Tubuli dagegen die Entnahme einer dem Gewebebedarf angepaßten Flüssigkeit aus dem Filtrat durch Rückresorption, so wird demnach Coffein die Filtration begünstigen, die Rückresorption hemmen; d. h. die Ausscheidung von Wasser und Salzen steigern. Versagen die Nieren, dann treten Haut und Lungen als Ausscheidungsorgane in den Vordergrund. A. HEINEKES Befunde einer Entwässerung ohne Vermehrung der Harnmenge würden sich also in dieser Weise zwanglos erklären lassen. Bemerkenswert ist, daß die Purinkörper vor allem die Kochsalzausscheidung steigern. Man kann deshalb erwägen, ob nicht die Kochsalzausschwemmung der Grundvorgang ist, aus den alle übrigen Wirkungen abzuleiten sind (FR. v. MÜLLER, CURTIS, NONNENBRUCH). Schwierig ist auch die Frage, warum Coffein und seine Verwandten bei cardialen Ödemen so gut wie immer wassertreibend wirken, dagegen bei nephrogenen Ödemen oft versagen und sogar die Wasserausscheidung herabsetzen. Nach ELLINGERS Theorie wird man diese Erscheinung mit dem Verhältnis des Quellungsdruckes der Eiweißsole im Blut einerseits und im Gewebe andererseits in Verbindung bringen müssen.

Zusammenfassend darf man wohl sagen, daß für die praktische Anwendung der Xanthinpräparate besonders folgende Wirkungen in Betracht kommen: 1. Verengerung der Splanchnicusgefäße, 2. Erweiterung der Hirn-, Herz- und Nierengefäße, 3. Steigerung der systolischen Herzarbeit, 4. Beeinflussung der Wasser- und Kochsalzverteilung.

Die gebräuchlichen Präparate sind folgende:

Coffein (Trimethylxanthin) 0,5! 1,5! Zu Einspritzungen werden die leicht löslichen Doppelsalze in 20—30%iger Lösung benutzt: Coffeinum natriosalicylicum oder Coffeinum natriobenzoicum 1,0! 3,0! Coffein und seine Salze werden mit Vorliebe als Anregungsmittel bei Herz- und Vasomotorenschwäche allein oder mit Digitalis verwendet. Zur Beseitigung wassersüchtiger Anschwellungen und Erweiterungen der Kranzgefäße zieht man meistens die Theobrominpräparate vor. Vom Theobromin (3,7 Dimethylxanthin) wird am häufigsten verwendet Theobrominum natriosalicylicum (Diuretin) 1,0! 6,0!; nächstdem das ebenfalls recht wirksame Theobrominnatrium-Natriumacetat (Agurin) von dem 0,5—1,0 mehrmals täglich gegeben werden kann. Oder das Acetylsalicyloyltheobromin (Theacylon) 0,5—1,0 2—3 mal täglich. Wenn das eine Präparat versagt, kann trotz der nahen chemischen Verwandtschaft und der grundsätzlich gleichen Wirkung das andere noch Erfolg haben. Besonders das Theacylon verdient in dieser Beziehung Aufmerksamkeit. Der Hauptwert der Mittel liegt in ihrer entwässernden Wirkung. Noch kräftiger als die Theobrominpräparate wirken das

Theophyllin (1-3-Dimethylxanthin) oder Theocin und die Theophyllinverbindungen Theocinum-Natrium aceticum und das Euphyllin (Theophyllin-Äthylendiamin). Das Theophyllin hat die Maximaldosen 0,5! und 1,5!, jedoch überschreitet man nicht gern eine Gabe von 0,3 dreimal bis höchstens viermal täglich, da leicht Übelkeit und Erbrechen, auch wohl Durchfall, Nierenreizungen, Kopfschmerzen und dergleichen auftreten, unangenehme Nebenerscheinungen, die übrigens allen den genannten Mitteln in größerer Dosis zukommen. Das Erbrechen kann man etwas hintanhalten, wenn man die Mittel mit genügend Flüssigkeit nach dem Essen giebt und vorher etwas Menthol nehmen läßt: Menthol 1,0 Tinct. aromat. ad 20,0, davon 20 Tropfen. Oder man verordnet die Mittel in Geloduratkapseln, als Einlauf oder Zäpfchen.

Das Theocinum-Natrium aceticum ist etwas leichter löslich als das Theocin; es enthält etwa 60% Theocin, kann deshalb in einer entsprechend höheren Dosis gegeben werden. Das Euphyllin kommt in Zäpfchen von 0,36, in Tabletten von 0,1 und Ampullen von 0,24 und 0,48 g in den Handel.

Coffeinum natriosalicylicum (0,5:5,0), Euphyllin (0,5:5,0) und Theophyllin-Natrium aceticum (0,5:10,0) können auch intravenös angewandt werden, machen aber so gegeben häufig unangenehme Kongestionen und Herzklopfen. Zuweilen, wohl bei überempfindlichen Nierengefäßen, scheinen kleine Gaben besser zu wirken als große, in anderen Fällen braucht man größte Dosen, um zum Ziel zu

kommen. Lassen alle Xanthinkörper bei der Bekämpfung schwerer Herzwassersucht im Stich, dann kann das

Quecksilber

noch helfen, und zwar in der Form des Kalomels. Diese Verbindung des
Quecksilbers begegnet uns zuerst im 12. Jahrhundert. Als mächtiges harntreibendes Mittel, wie erwähnt, bereits von PARACELSUS gepriesen, hat es in
der späteren Zeit nicht immer die ihm gebührende Schätzung erfahren.
Es ist interessant, daß die Wirkung dieses Mittels, die früher wie die
Wirkung der Xanthinderivate als Ausdruck einer direkten Nierenreizung aufgefaßt wurde, jetzt auf eine Wasserumlagerung im Organismus zurückgeführt
wird. Nach FLECKSEDER[1] lähmt Kalomel die Dünndarmresorption, also auch die
Rückresorption des Dünndarmsekretes und steigert gleichzeitig die Dünndarm-
peristaltik und damit die Beförderung des flüssigen Dünndarminhaltes in den
Dickdarm. So kommen große Flüssigkeitsmassen in den Dickdarm; werden diese
nicht rasch diarrhöisch entleert, sondern aufgesogen, dann hat das eine doppelte
Folge. Zunächst wird dem Blut Flüssigkeit entzogen, die aus den Ödemen nach-
gefüllt wird. Wird nun die große, in den Dickdarm ergossene Flüssigkeitsmenge
aufgesogen, so erzeugt diese doppelte Wasserzufuhr eine Hydrämie. Von seinem
Wasserüberfluß befreit sich dann das Blut durch die ihm zu Gebot stehenden Aus-
fuhrwege und zwar meistens durch die Nieren. Doch giebt es auch Fälle, in denen
wie bei der Digitalis und den Xanthinkörpern die Ausscheidung durch die Lungen
oder die Haut überwiegt. Diese Erklärung FLECKSEDERS kann aber das Wesen
der Quecksilberdiurese nicht richtig wiedergeben. Nach COHNSTEIN steigert
Kalomel intravenös gegeben schon nach 20 Minuten die Harnmenge so gewaltig,
daß der von FLECKSEDER angegebene Weg über den Darm nicht möglich ist.
Auch die von FLECKSEDER angenommene Hydrämie als Ursache der Harnaus-
schwemmung läßt sich nicht bestätigen. Man muß deshalb wohl annehmen, daß
das Kalomel wie die Purinkörper Kochsalz und Wasser vom Gewebe ins Blut
treibt und die Ausscheidung im Harn durch unmittelbare Reizung der Nierenzellen begünstigt.

Die üblichen Gaben sind 0,2 Kalomel 3mal täglich mehrere Tage hindurch bis
zur Wirkung. Im weiteren Verlauf pflegt die Wirkung des Mittels abzunehmen
und man ist gezwungen, beim nächsten Male die Gaben zu erhöhen. So kann
es geschehen, daß man dreimal täglich 0,3 vier bis sechs Tage lang nehmen lassen
muß, um die Entwässerung zu erreichen. Das sind sehr große Mengen, die man
wegen der Gefahr einer stärkeren Nierenreizung nur ungern geben wird. Da es
sich aber meist um das letzte Mittel bei Kranken handelt, denen nur noch wenige
Wochen Lebenszeit beschieden ist, so muß man dieses Risiko in den Kauf nehmen.
Übrigens habe ich wiederholt die angegebenen großen Mengen gegeben, ohne daß
die gefürchtete Nierenreizung eingetreten wäre. Offenbar bestehen hier erhebliche individuelle Verschiedenheiten, denen man nur durch eine sorgfältige tägliche Harnuntersuchung einigermaßen Rechnung tragen kann.

In den letzten Jahren ist das Kalomel abgelöst worden vom Novasurol (die
Doppelverbindung von oxymercuri-o-chlorphenoxylessigsaurem Natrium mit
Diäthylmalonylharnstoff), das in Ampullen von 2 ccm 10%iger Lösung in den
Handel kommt. Seine harntreibende Wirkung ist von SAXL und HEILIG gefunden
und von den verschiedensten Seiten bestätigt worden (BRAUN, GÉRONNE, HAG-
GENEY, G. HABERT, MÜHLING, NONNENBRUCH und anderen). Man gibt $^{1}/_{2}$—1
bis 2 ccm der 10%igen Lösung intramuskulär oder intravenös. Die Wirkung tritt
sehr rasch ein, klingt aber ebenso rasch ab, während beim Kalomel die Wirkung

---

[1] Schmiedebergs Arch. **67** (1912).

langsam eintritt und abschwillt. Die durchs Novasurol ausgeschwemmten Wassermengen sind besonders groß, 4—5 l keine Seltenheit. Da eine zu rasche Entwässerung manchmal Zustände von Aufregung, Verwirrtheit, Kreislaufschwäche mit sich bringt, so beginne man mit kleinen Gaben. Etwas milder und deshalb angenehmer wirkt das Salyrgan, eine komplexe Verbindung von Quecksilber mit salicylallylamidoessigsaurem Natrium. Man giebt es in denselben Dosen wie das Novasurol (Bernheim, Grunke, Petzal, Recht, Rosenberg).

Harnstoff

ist zuerst von G. Klemperer als harntreibendes Mittel bei Herzleiden und Bauchwassersucht infolge Leberschrumpfung empfohlen worden. Er gab 10—20 g täglich in einer 5%igen Lösung. Strauss hat sich dieser Empfehlung angeschlossen und Volhard sie auf die Nephrosen ausgedehnt. Stroomann hat den Harnstoff mit Erfolg zur jahrelangen Behandlung der Herzwassersucht verwandt; er rät eine Woche lang täglich 20—30 g zu geben und dann eine Woche lang auszusetzen und so fort. Wie die Wasserausschwemmung durch den Harnstoff zustande kommt, ist noch nicht ganz geklärt (Becker, Jansen, Scherf, Nonnenbruch). Wahrscheinlich greift das Mittel gleichzeitig im Gewebe (Molitor und G. S. Pick) und an den Nieren an.

Campher.

ˈ|Der Campher, ein Produkt aus dem Öl des in Sumatra, Japan und China heimischen Campherbaumes, war den alten Griechen, Römern und Indern unbekannt[1]. Es sei denn, daß der knidische Arzt Ktesias, ein Zeitgenosse des Hippokrates, der lange Jahre als Leibarzt am Hofe Artaxerxes des Zweiten weilte und ein Werk über Indien hinterlassen hat, den Campher meinte, als er von dem Baume κάρπιον berichtet: aus ihm rännen Öltropfen, die in steinernen Büchsen gesammelt würden . . . Καὶ ἔμπεμψεν ὁ 'Ινδῶν τῷ Περσῶν βασιλεῖ. Als Heilmittel, und zwar gegen Gicht und Rheuma, finden wir den Campher zum ersten Male von Aetios von Amida, dem „Chef des kaiserlichen Gefolges" Justinians, erwähnt, doch war der Campher damals und bis ins spätere Mittelalter eine seltene Kostbarkeit, die, Fürsten als edle Gabe verehrt, in ihren Schatzkammern gehegt und würdig befunden wurde, den Gläubigen das Wasser im Paradies zu würzen (76. Sure). Um das Jahr 1000 begegnen wir bei dem persischen Pharmakologen Abu Mansur einem Hinweis auf die Herzwirkung des Camphers: er stärke das Herz, das infolge von Hitze abgeschwächt sei[2]. Über Veränderungen des Pulses berichtet auf Grund von Selbstversuchen zuerst Alexander 1773, er fand eine vorübergehende Verlangsamung mit Verminderung der Kraft des Herzschlages. Der Campher wurde in der Folgezeit neben Äther und Moschus als starkes Exzitans bei Herzdilatation empfohlen (z. B. von Friedreich). Einen tieferen Einblick gewann man aber erst, als mit O. Heubner die Prüfung des Mittels im Tierversuch einsetzte.|

Eine kritische Zusammenstellung dieser Prüfungen giebt von den Velden. Der natürliche Campher ist rechtsdrehend, nur ganz vereinzelte Ausnahmen drehen links, der künstlich aus Terpentinöl hergestellte, synthetische Campher ist optisch inaktiv. Die als Heilmittel allgemein gebräuchliche Form ist der rechtsdrehende Campher, wir wollen deshalb diesem zunächst unsere Aufmerksamkeit zuwenden. Da muß leider gestanden werden, daß die im Versuch nachweisbaren Wirkungen das Vertrauen nicht rechtfertigen, mit dem das Mittel in der Praxis und gerade in den Fällen größter Not angewandt wird. So kommt von den Velden auf Grund der Literatur und eigener Versuche zu dem Geständnis: „Es ist auffallend, daß gerade der Punkt, der sich dem Kliniker als der — scheinbar — wichtigste bei der erfolgreichen Camphertherapie aufdrängt, experimentell so schwer zu fassen ist: die Herzwirkung. Die meisten Autoren sehen es als eine empirisch vollkommen gesicherte Tatsache an, daß in agonalen Zuständen und

---

[1] Tschirsch: Handbuch der Pharmakognosie, S. 1153.
[2] Lapin: Inaug-Diss., Dorpat 1893.

namentlich bei fieberhaften Erkrankungen durch Campherölinjektion eine günstige Wirkung vornehmlich am Herzen erzielt wird. Wenn uns die experimentellen Prüfungen in dieser Richtung nur sehr bedingte Antworten gegeben haben, so darf man deswegen natürlich nicht die Herzwirkung des Camphers am kranken menschlichen Organismus ganz negieren; andererseits muß man auch WINTERBERG recht geben, daß uns die noch in Diskussion befindlichen interessanten Flimmeraufhebungseffekte nicht das Recht allein geben, den Campher als Herzmittel zu proklamieren". Nach den neueren Untersuchungen von FRÖHLICH und POLLAK ist dem Campher eine fördernde Wirkung auf die Reizerzeugung im Herzen und die Durchblutung der Kranzgefäße zuzubilligen. Die peripherische Kreislaufschwäche bei Infektionskrankheiten, Typhus, Pneumonie usw., soll nach VON DEN VELDEN durch Campher, dem hierbei eine Hebung der Reizbarkeit vasomotorischer Zentren zugeschrieben wird, günstig beeinflußt werden, ein Einfluß, den jedoch WINTERBERG auf Grund seiner Versuche an gesunden Warmblütern nur gering einschätzt. Über die Wirkung des linksdrehenden und synthetischen Camphers gehen die Ansichten noch auseinander, irgendein wesentlicher Vorzug vor dem rechtsdrehenden ist aber bis jetzt von keiner Seite gefunden worden.

In neuester Zeit ist nun eine Arbeit von HERMANN WIELAND erschienen, die geeignet ist, die zahlreichen Widersprüche über die Wirkung des Mittels zu klären. Das mit Desoxycholat vergiftete Herz zeigt dieselben Erscheinungen von Hypodynamie wie das ermüdete: Abnahme der Hubhöhe, oft auch der Frequenz und gelegentlich auch Rhythmusstörungen. WIELAND faßt deshalb die Ermüdung als eine Art Vergiftung auf durch Stoffe, die bei der Herzarbeit gebildet, unter physiologischen Bedingungen aber stets durch das Blut entfernt werden, und überträgt wohl mit Recht die am Desoxycholatherzen gemachten Beobachtungen auf das ermüdete Herz. Es hat sich nun durch seine Versuche ergeben, daß die Schwächeerscheinungen des mit Desoxycholat vergifteten Herzens durch die verschiedensten Mittel wie Serum, Natriumoleat, Äther, Xylol, Tierkohle und Campher beseitigt werden können. Gemeinsam ist diesen Mitteln, daß sie oberflächenaktiv sind und offenbar dadurch wirken, daß sie an die Oberfläche des Herzens adsorbiert werden und ihrerseits das dort gebundene Gift adsorbieren. „Auf dieser Reaktion der ‚adsorptiven Verdrängung' beruht ganz allgemein die therapeutische Herzwirkung des Camphers; der Campher ist also kein spezifisches Herzmittel. Seine scheinbar erregende Wirkung beruht darauf, daß er Hemmungen zu beseitigen vermag." Die Adsorptionswirkung des Camphers ist aber gering, so daß häufig Mengen nötig sind, bei denen schon die eigentliche, lähmende Herzwirkung des Camphers auftritt, ein Befund, der an die ungünstigen klinischen Erfahrungen denken läßt, die HAPPICH bei der Lungenentzündung und kachektischen Zuständen mit Campher gemacht hat. Wir müssen also sagen, daß der Campher ein unsicheres Anregungsmittel für Herz und Gefäße ist, dem man sichere Mittel wie Coffein, Suprarenin, Digitalis, Strophanthin usw. vorziehen wird. Besser begründet als die anregende ist die lähmende Wirkung des Camphers. Er wirkt narkotisch auf das Zentralnervensystem und lähmend auf die glatte Muskulatur, und zwar auch der Arterien (WIECHOWSKI). Dementsprechend ist Campher nützlich bei nervösen Herz- und Gefäßstörungen, zumal bei Neigung zu Spasmen (GROEDEL).

Die Anwendung des Camphers wird sich heute auf die adsorbierende und beruhigende Wirkung gründen müssen. Wählt man seine Fälle nach diesem Gesichtspunkte aus, so darf man auf befriedigende Erfolge rechnen.

Man verordnet den Campher innerlich in Pulvern als

Camphor. tritae 0,1—0,3 ad chartam ceratam, mehrmals täglich 1 Pulver, subcutan Oleum camphorat. fort. (20%) Campherlösung Höchst, Camphogen

Ingelheim mehrmals täglich 1—2 ccm. Oder Cadecholtabletten, 2—3 mal täglich 1—3 Tabletten oder Camphergelatinetten (KNOLL).

In der letzten Zeit sind verschiedene Präparate mit campherähnlicher Wirkung erschienen.

Hexeton

$$
\begin{array}{ccc}
& CH_3 & \\
& | & \\
CH_2\text{---}C\text{---}CO & \\
| \quad CH_3\text{---}C\text{---}CH_3 \quad | & \\
| \qquad | \qquad | & \\
CH_2\text{---}CH\text{---}CH_2 &
\end{array}
\qquad
\begin{array}{ccc}
3 & 2 & 1 \\
CH_3\text{---}C\text{==}CH\text{---}CO \\
|4 \quad |5 \quad |6 \\
CH_2\text{---}CH\text{---}CH_2 \\
| \\
CH_3\text{---}CH\text{---}CH_3
\end{array}
$$

Campher $\qquad\qquad\qquad\qquad$ Hexeton

ist ein 3-Methyl-5-iso propyl-2, 3-cyclohexenon und dem Campher verwandt. Das Hexeton ist wasserlöslich, kommt in blauen Ampullen von 1 ccm mit 0,01 Hexeton für intravenöse Anwendung, in braunen Ampullen von 2 ccm mit 0,02 für intramuskuläre Anwendung in den Handel. Subcutan darf man es nicht geben, da es Nekrosen macht. Hexeton hebt wie Campher die durch Gifte (Chloralhydrat, Chloroform, Morphium, Aqua destillata usw.) geschädigte Tätigkeit des Herzens, regt das Vasomotoren- und Atemzentrum an. Es hat vor dem Campheröl die raschere Wirkung voraus. Man giebt es, um die Reizbildung im Herzen, das Atem- und Vasomotorenzentrum anzuregen. Außerdem bei Vergiftungen mit Opium, Leuchtgas (GOTTLIEB und SCHULEMANN, KREHL und FRANZ, LESCHKE, TASCHENBERG, GUTH, SCHENK, GRUMKE und andere).

Cardiazol

ist Pentamethylentetrazol von der Formel:

$$
\begin{array}{l}
CH_2\text{---}CH_2\text{---}CH_2 \\
| \qquad\qquad\qquad\quad \diagdown \\
| \qquad\qquad\qquad\qquad N\text{---}N \\
CH_2\text{---}CH_2\text{---}C \qquad \| \\
\qquad\qquad\qquad \diagdown N\text{---}N
\end{array}
$$

Es ist leicht wasserlöslich. Kommt in Ampullen von 1 ccm mit 0,1 g Cardiazol für subcutane und intravenöse Anwendung in den Handel. Außerdem als 10%ige wässerige Lösung und Tabletten mit 0,1 g Cardiazol. Als Injektion am wirksamsten. Es hat dieselben Wirkungen und damit auch dieselben Indikationen wie das Hexeton, vor diesem aber den Vorzug, daß es subcutan gegeben werden kann. Bei Angina pectoris und peripherischen Gefäßkrämpfen wirkt es krampflösend (SCHMIDT, HILDEBRANDT und KREHL, RUEF, STROSS, HEMMERLING, LANGE, HEGLER, FAHRENKAMP, PICHLER, HOLM und EGGERS, KAUFMANN und andere).

Coramin

ist das Diäthylamid der Pyridin-β-Carbonsäure

$$
\bigcirc\text{---}CO\text{---}N \diagup^{C_2H_5}_{\diagdown C_2H_5}
$$

Es kommt in Ampullen von 1 ccm mit 0,25 g Coramin und als 25%ige Lösung in den Handel, ist nach HILDEBRANDT 5mal schwächer als Cardiazol, hat sonst dieselben Wirkungen wie dieses (THANNHAUSER und FRITZEL, WUTH, GUTH, GUGGENHEIMER).

Moschus,

das Sekret der Präputialdrüse des in Mittelasien lebenden Moschusrehes, ist ein uraltes Mittel der chinesischen Medizin. Es verdankt diese Ehre wohl seinem auffallenden Geruch, wie denn die Riechstoffe überhaupt in früherer Zeit als Zauber-, Heil- und Genußmittel eine große Rolle spielten. Neben den Gewürzen waren sie ein Hauptgegenstand des Welthandels im Altertum. Vorwiegend ihrer Beförderung dienten die weiten Karawanenstraßen vom Indus bis nach Tyrus und Sidon und dem Schwarzen Meere, die gefahrvolle Schiffahrt von Ceylon nach Arabien, von der phönizischen Küste bis Britannien. Von der Bedeutung des Gewürz- und Spezereihandels im frühen Mittelalter legen die noch gewaltigeren Karawanenstraßen Zeugnis ab, die vom Jang-tse-Kiang und Hoang-ho nach dem Kaspischen und Schwarzen Meere, nach Persien und zur Küste des Arabischen Meeres führten. Die Wertschätzung des Camphers wurde schon erwähnt, ebenso hoch im Ansehen standen die Gaben, die die Weisen aus dem Morgenlande dem Heiland darbrachten: λίβανος καὶ σμύρνα, Weihrauch und Myrrhen. Man denke ferner an Ambra, Sandelholz, Benzoe, Zibet, Castoreum, erinnere sich der vielen Empfehlungen von Räucherungen und Riechmitteln bei HIPPOKRATES, der verschwenderischen Anwendung wohlriechender Salben und Wässer bei den Römern der Kaiserzeit. Ungezählt ist die Zahl der Riechstoffe, die als Heilmittel empfohlen und angewandt werden von den Zeiten der Ägypter an, denen schon die Kunst bekannt war, durch Destillation diese Substanzen in konzentrierter Form zu gewinnen, bis zum Ausgang des Mittelalters. Daß aber auch die Gegenwart noch nicht ganz frei von der jahrtausendealten Überlieferung ist, lehrt uns das Beispiel des Moschus.

Man gibt Moschus in Pulvern zu 0,1 oder von der Tinktur 20 Tropfen mehrmals täglich als Anregungsmittel bei Kollapszuständen. Sicheres über die Wirkung des Mittels wissen wir aber nicht, in den letzten Jahrzehnten ist denn auch die Anwendung des Moschus sehr zurückgegangen. Wenn wir trotzdem den Moschus hier erwähnen, so geschieht es, um zu zeigen, wie sich die Bewertung eines Heilmittels ändern kann, denn bei erfahrenen Klinikern, die unserer Zeit noch nicht gar so fern stehen, wie FRIEDREICH und BAMBERGER, genoß das Mittel noch volles Vertrauen. So schreibt FRIEDREICH von der akuten Herzdilatation: „In schwereren Fällen würden selbst die schwereren Exzitantien, wie die Ammoniumpräparate, Campher, Äther, Moschus und dergleichen, nicht zu entbehren sein." Ähnlich wie dem Moschus ist es dem verwandten Sekretstoff

Castoreum, Bibergeil

ergangen, das noch von BAMBERGER und anderen beim Asthma cardiale empfohlen wird. Die Dosis war dieselbe wie beim Moschus, seine Wirkung ebenso zweifelhaft. Auch das ursprünglich gleichfalls tierischer Ausscheidung, nämlich dem Kamelmist der Oase Jupiter Ammons, entstammende

Ammoniak

hat im Laufe der Zeit seinen guten Ruf als Herzmittel eingebüßt. SCHMIEDEBERG sagt z. B.: „Im Organismus wird das Ammoniak, wenn es nicht an unorganische Säuren gebunden ist, unter Beteiligung von Kohlensäure bei Säugetieren und Fröschen in Harnstoff, bei Vögeln und Schlangen in Harnsäure umgewandelt, und zwar so rasch, daß das Carbonat bei der Resorption vom unversehrten Magen- und Darmkanal sich im Blute nicht in wirksamen Mengen anhäufen kann." Ein Einfluß auf das Nervensystem — zu dem wir ja auch die Herz- und Gefäßnerven rechnen dürfen — erscheint daher beim Menschen nach den üblichen arzneilichen Gaben der Ammoniaksalze „völlig ausgeschlossen" (SCHMIEDEBERG).

Traditionell wird aber noch der Liquor ammonii anisatus zu 10—20 Tropfen mehrmals täglich bei Katarrhen empfohlen, „wenn die Expektoration stockt und die Herzkontraktionen schwach sind" (CLOETTA-FILEHNE).

Äther

ist in Form der vom alten Hallenser Kliniker FRIEDRICH HOFFMANN (1660—1742) empfohlenen Mischung mit Weingeist als Liquor anodynus Hoffmanni, Spiritus aethereus, Hoffmannstropfen, noch immer ein beliebtes Mittel bei Anfällen von Kreislaufschwäche. Für die früher angenommene Hebung der Herzkraft durch den Äther haben allerdings die neueren Untersuchungen keine Anhaltspunkte ergeben (WINTERBERG), dagegen steht fest, daß größere Dosen die Reizerzeugung und Contractilität des Herzens schädigen. Die günstige Wirkung bei subcutaner Anwendung ist auf eine durch den Schmerz der Einspritzung hervorgerufene reflektorische und auf eine unmittelbare Reizung des Großhirns und Vasomotorenzentrums zurückzuführen. Dadurch wird eine Verengerung der Splanchnicusgefäße und eine Erweiterung der Haut-, Hirn- und Kranzgefäße herbeigeführt, wobei der Blutdruck unverändert bleibt oder etwas steigt. Die gegebenenfalls durch Äther stattfindende Herzschädigung ist aber viel geringer als die des Chloroforms, dessen Anwendung außerdem immer mit einer Blutdrucksenkung (Vasomotorenlähmung) verbunden ist. Bei Herz- und Kreislaufschwäche wird man deshalb den Äther als Narkosemittel dem Chloroform vorziehen.

Innerlich oder subcutan geben wir Äther bei Kreislaufschwächen, die auf einem plötzlichen Versagen der Gefäßtätigkeit beruhen. Spiritus aethereus 30 Tropfen und mehr pro dosi auf Zucker oder in Cognak. Aether sulfuric. 1 ccm subcutan, nötigenfalls 2—3mal zu wiederholen; bei der Einspritzung sind größere Nervenstämme zu vermeiden (Lähmungen!).

Chloroform,

im Jahre 1847 von FLUORENS und SIMPSON als Narkosemittel eingeführt, wurde seitdem häufig, wenn auch immer mit Zurückhaltung, für die Behandlung der Angina pectoris im Anfall empfohlen (BAMBERGER, FRIEDREICH, DUSCH, SCHRÖTTER und andere), aber mit Recht wegen seiner Gefährlichkeit nur selten angewandt.

Alkohol

als allgemeines Anregungsmittel und als Anregungsmittel bei Kreislaufschwäche im besonderen ist jedermann bekannt, pflegt fast immer zur Hand zu sein und erfreut sich deshalb großer Beliebtheit und ausgedehnter Anwendung. Die vielfach erprobte Erfahrung, daß durch Alkohol in geeigneten Gaben die willkürliche Muskelarbeit erleichtert, das Kraftgefühl und allgemeine Wohlbefinden gesteigert, die Atmung vertieft und beschleunigt, der Puls rascher und voller, die Hautdurchblutung vermehrt wird, spricht scheinbar eine so eindeutige, auch dem Laien verständliche Sprache, wie man nur wünschen kann. Und doch kommen wir in Verlegenheit, wenn von uns der Beweis verlangt wird, daß tatsächlich diese Wirkungen des Alkohols eine günstige Beeinflussung der Kreislauftätigkeit ausdrücken. Der gute Ruf des Alkohols in dieser Beziehung steht vielmehr in einem überraschenden Gegensatz zu dem, was sich an guten Wirkungen auf den Kreislauf wirklich nachweisen läßt. Gewiß, der Alkohol schiebt die Ermüdung bei willkürlicher Muskelarbeit hinaus und vergrößert dadurch das Maß der Arbeitsleistung. Aber mag das nun durch Erregung der motorischen oder Lähmung der hemmenden Großhirnapparate zu erklären sein, auf jeden Fall spielt das Großhirn die maßgebende Rolle dabei, denn alle anregenden Wirkungen, zu denen auch die Begünstigung der Muskeltätigkeit gehört, fallen im Tierversuch um so geringer aus, je geringer die Entwicklung des Großhirns ist, und fallen ganz aus, wenn das Großhirn entfernt ist (BARATYNSKI). So ist es denn auch nicht verwunderlich, daß die Arbeit der unwillkürlichen Muskulatur durch Alkohol nicht verbessert wird. Ja, sie wird sogar verschlechtert, wie LOMBARD und für das Herz insbesondere WILFRIED FISCHER in einer sorgfältigen Arbeit nachgewiesen haben; FISCHER konnte zeigen, daß das Herz und zwar auch das erschöpfte, unter Alkohol bei der gleichen Leistung mehr Sauerstoff verbraucht, also unökonomischer arbeitet. Für die immer noch ungeklärte Entstehung der sog. idiopathischen Herzhypertrophie der Trinker könnte diese Tatsache vielleicht von Bedeutung sein. Wie der Alkohol auf das Herznervensystem und zwar die außerhalb und innerhalb des Herzens liegenden Teile wirkt, ist noch eine umstrittene Frage, jedenfalls ist die Wirkung gering und begründet keine Empfehlung des Alkohols als eines wirksamen Anregungsmittels der Herztätigkeit. Die — übrigens nicht erhebliche — Pulsbeschleunigung mag teilweise reflektorisch vom Großhirn aus, teilweise durch Reizung der motorischen Apparate in tieferen Hirnabschnitten und im Herzen selbst erfolgen. Sehr viel ausgesprochener als die Herzwirkung ist die Gefäßwirkung des Alkohols. Da wissen wir, daß Haut-,

Hirn- und Kranzgefäße erweitert werden. Weil hierbei nur im Beginn eine leichte Blutdrucksteigerung, dann aber, auch wenn im übrigen das Bild alkoholischer Erregung herrscht, eine Drucksenkung eintritt, so können wir weiter sagen, daß der Alkohol den Vasomotorentonus im ganzen herabsetzt, wobei unentschieden gelassen sei, wie weit das eine zentrale, wie weit eine peripherische Wirkung ist. Auf die Dauer scheinen aber doch drucksteigernde Einflüsse zu überwiegen, denn bei Trinkern pflegt der Druck gewöhnlich mehr oder weniger erhöht zu sein.

Auf Grund dieser Tatsachen darf man wohl folgende Regeln für die Anwendung des Alkohols bei Kreislaufstörungen aufstellen. Wir geben Alkohol, wenn eine stärkere Füllung der Haut-, Hirn- und Herzgefäße erwünscht ist, das heißt bei Krampfzuständen der Hautgefäße nach Kälteeinwirkung oder im Schüttelfrost und wohl auch im Chok, ferner bei Ohnmachten und bei Anfällen von Angina pectoris. Weiter kann man Alkohol versuchen, wenn das Herz im Kampfe gegen übergroße peripherische Widerstände zu erlahmen droht. Daß man im letzten Falle und bei Angina pectoris gleichzeitig andere geeignete Mittel, wie Digitalis, Coffein, Morphin, Nitrite und überhaupt neben dem Alkohol alles anwenden wird, was zur Bekämpfung der betreffenden Störung dienen kann, ist selbstverständlich.

Strychnin.

Die Brechnuß, Strychnos, Nux vomica, findet sich unter den Arzneipflanzen schon im Altertum erwähnt. Zunächst sind die Samen zum Vergiften von Tieren benutzt worden, als Heilmittel werden sie erst im Jahre 1770 empfohlen (zitiert nach FRÖHNER). Die Gewinnung des darin enthaltenen wirksamen Körpers, des Strychnins, gelang im Jahre 1818.

Das Strychnin ist ein Nervengift; seine Hauptwirkung besteht „in der Aufhebung aller bestehenden Hemmungen in den receptorischen und motorischen Neuronen des Reflexapparates" (MEYER-GOTTLIEB), der dadurch in einen Zustand starker Übererregbarkeit gerät. In derselben Weise wirkt das Strychnin auf die constrictorischen Vasomotorenzentren. Es kommt dadurch zu einer Verengerung besonders der Splanchnicusgefäße, während die Haut- und Hirngefäße eine Erweiterung zeigen; diese genügt aber nicht, um die Verengerung der Splanchnicusgefäße auszugleichen, denn der Blutdruck steigt unter dem Einfluß des Strychnins. Als unmittelbare Herzwirkung ist nur eine Lähmung der motorischen Apparate bekannt nach zu großen Gaben, wie sie therapeutisch nicht in Betracht kommen. Damit stimmen die klinischen Erfahrungen überein, daß bei Herzschwäche vom Strychnin kein Nutzen zu sehen ist (PARKINSON und ROWLANDS, NEWBURGH und andere). Dagegen hat das Mittel bei Störungen des peripherischen Kreislaufes mit Blutdrucksenkung seine Berechtigung und ist neuerdings hierfür von NEISSER warm empfohlen worden. Kollapszustände nach Operationen, im Verlauf von Infektionskrankheiten wie Pneumonie, Typhus, bei Vergiftungen durch Chloral, Cocain, Alkohol, während der Morphiumentziehung sind die wichtigsten Gelegenheiten für die Anwendung des Strychnins.

Strychninum nitricum 0,005! 0,01! Man kann nach NEISSER 1—2 mg 3mal täglich als Vorbeugungsmittel gegen Vasomotorenschwäche längere Zeit ohne Bedenken geben. Bei schweren Kollapszuständen braucht man die Maximaldosis nicht zu scheuen.

Adrenalin.

Obwohl ADDISON schon 1855 eine Schilderung der Erscheinungen gegeben hat, die entstehen, wenn die Nebennieren erkranken, d. h. wenn ihre Tätigkeit herabgesetzt ist oder ausfällt, so wurde der große Einfluß des Nebennierensekretes auf den Kreislauf doch erst erkannt, als 1894 OLIVER und SCHÄFER sowie CY-

BULSKI und SCYMONOWICZ im Tierversuch die Wirkung von Nebennierenextrakten untersuchten. Ein wichtiger Fortschritt war es, als dann 1901 die wirksame Substanz chemisch rein dargestellt wurde (TAKAMINE). Das Adrenalin ist ein Derivat des Dioxybenzols, des Brenzkatechins, und zwar Dioxyphenyl-Methylaminäthanol. Das natürliche Adrenalin dreht links,

$$\text{OH·C}\underset{\underset{\text{CH}}{\text{OH·C}}}{\overset{\text{CH}}{\diamond}}\text{CH}\quad \text{C}\!-\!\text{C}\!\!<\!\!\overset{\text{H}}{\underset{\text{OH}}{}}\quad \text{CH}_2\cdot\text{NH}\cdot\text{CH}_3$$

das synthetisch dargestellte ist optisch inaktiv, kann aber in seine rechts- und linksdrehenden Bestandteile zerlegt werden. Das rechtsdrehende Adrenalin wirkt sehr viel schwächer als das linksdrehende auf den Blutdruck und hat dabei die auffallende Eigenschaft, die stärkere drucksteigernde Wirkung der linksdrehenden Form auszuschalten, wenn es vor dieser einverleibt wird (FRÖHLICH). Das allgemein gebräuchliche Suprareninum hydrochloricum Höchst ist linksdrehendes Adrenalin (BIEDL).

In seiner *Herzwirkung* hat das Adrenalin eine gewisse Ähnlichkeit mit der Digitalis insofern, als es sowohl die Hemmungs- als auch die Förderungsapparate beeinflußt. Da aber klinisch die hemmende Wirkung der Digitalis als Pulsverlangsamung und die fördernde Wirkung des Adrenalins als Pulsbeschleunigung in den Vordergrund tritt, so überwiegt der Eindruck einer Gegensätzlichkeit der beiden Körper. Angesichts der Tatsache, daß Digitalis und Suprarenin unsere mächtigsten Herzmittel sind, die beide gerade in den dringendsten Fällen von Kreislaufschwäche angewendet werden und richtig angewandt lebensrettend wirken können, soll hier nicht nur auf die Wirkungen des Adrenalins, sondern daneben auch kurz auf seine Beziehungen zur Digitaliswirkung eingegangen werden. Adrenalin führt im Beginn der Einwirkung zu Hemmungserscheinungen, die sich besonders an den Vorhöfen in einer Verkleinerung der Amplitude und Herabsetzung der Schlagzahl äußern (OLIVER und SCHÄFER). Durchschneidung des Vagus oder Atropinisierung heben diese Wirkung auf, sie muß also auf eine Reizung des Vaguszentrums bezogen werden, die teils als unmittelbare Reizung durch das Mittel, teils als mittelbare Reizung infolge Gehirnanämie und Blutdrucksteigerung anzusehen ist; ob das Adrenalin außerdem die peripherischen Vagusendigungen erregt, ist noch unentschieden (WINTERBERG). Auch bei der Digitalis tritt im Tierversuch die zentrale Vagusreizung ganz in den Vordergrund, wie wir uns jetzt erinnern. Gleichwohl mußte die Pulsverlangsamung bei herzkranken Menschen aus klinischen Gründen auf eine Sensibilisierung der peripherischen Hemmungsapparate für die Digitalis zurückgeführt werden. Diese Sensibilisierung erstreckt sich jedoch nicht auf das Adrenalin, sondern auch in Fällen, in denen die Digitalis pulsverlangsamend wirkt, überwiegt beim Adrenalin die Wirkung auf den Sympathicus, führt Adrenalin zu einer Pulsbeschleunigung. Die Pulsbeschleunigung durch Adrenalin beruht ganz überwiegend wenn nicht allein auf einer Erregung der peripherischen Förderungsapparate, wie am isolierten Herzen überzeugend dargetan werden kann. Da das Adrenalin auch dann noch wirkt, wenn die Nerven durch Durchschneidung zur Degeneration gebracht sind (ELLIOT), andererseits seine Wirkung durch Apocodein, das den Muskel selbst nicht lähmt, aufgehoben wird, so muß das Adrenalin an der Nervmuskelverbindung angreifen (DIXON). Im Herzen wird vor allem die Entstehung der Ursprungsreize des Sinusknotens gesteigert; nach Ausschaltung des Sinus läßt sich eine Steigerung der Reizbildung im Atrioventrikularknoten und nach Ausschaltung auch dieses Zentrums (Durchschneidung des HISschen Bündels) eine Steigerung der Reizbildung in den tertiären motorischen Zentren der Kammern nachweisen. Damit stimmt überein, daß bei kranken Herzen, bei denen atrioventrikuläre oder ventrikuläre Extrasystolen eine erhöhte Tätigkeit der untergeordneten Reizbildungsstätten anzeigen, Adrenalin diese Erscheinung erheblich zu verschlimmern pflegt, während die Digitalis in denselben Fällen, trotzdem sie im Versuch auch die Entstehung ventrikulärer Extrasystolen begünstigt, häufig das einzige Mittel ist, das die krankhaft gesteigerte Reizbildung wirksam herabsetzt, die Extrasystolen beseitigt. Ein merkwürdiger Widerspruch zwischen der Beobachtung am Krankenbett und dem Tierversuch, den wir im Abschnitt über die unregelmäßige Herztätigkeit versuchen wollen aufzuklären. Die fördernde Wirkung des Adrenalins beschränkt sich aber nicht auf die Reizbildung, sondern erstreckt sich auch auf die Reizleitung und Contractilität. Eine Beschleunigung der Reizleitung vom Vorhof zu den Kammern sowie eine Besserung von atrioventrikulären Reizleitungsstörungen durch Adrenalin haben ROTHBERGER und WINTERBERG beobachtet und damit eine Wirkung festgestellt, die der gewöhnlichen Digitaliswirkung entgegengesetzt ist; es wird aber noch zu zeigen sein, daß auch die Digitalis die Reizbildung verbessern kann, daß also auch hier die beiden Mittel einmal gleichartig, einmal entgegengesetzt wirken.

Die Contractilität, das Contraktionsbestreben des Herzens wird durch Adrenalin besonders an geschädigten, aber auch an gesunden Herzen gesteigert, darüber sind sich alle Untersucher einig. Umstritten ist dagegen die Wirkung auf das Schlag- und Stromvolumen. BORUTTAU und JACOBI fanden beim Froschherzen eine Vermehrung, HOLZBACH eine Verminderung. Zu erklären ist dieser Widerspruch wohl dadurch, daß nach stärkeren Adrenalingaben eine Einschränkung der Diastole auftritt, die die Verbesserung der Systole überwiegt.

Die Verteilung der Digitaliswirkung auf die hemmenden und fördernden Kräfte des Herzens ist in dieser Beziehung offenbar günstiger, denn wir wissen, daß durch geeignete Gaben dieses Mittels gleichzeitig die Diastole vertieft und die Systole verstärkt wird. Bei dem im Kreislauf schlagenden Herzen wird aber die überschießende systolische Wirkung des Adrenalins dadurch mehr oder weniger ausgeglichen, daß gleichzeitig der arterielle Widerstand steigt (HOLZBACH), wodurch, wie früher bei der Dynamik der Herztätigkeit ausgeführt worden ist, das Restblut und damit die diastolische Füllung vermehrt wird. Für das volle Verständnis der Adrenalinwirkung auf die Herzarbeit sind besonders wichtig Untersuchungen von ROHDE, in denen dieser verdienstvolle Forscher nachweisen konnte, daß bei geschädigten Herzen Adrenalin nicht bloß die Schlagzahl und Druckleistung, sondern auch die vorher ungenügende Sauerstoffausnutzung wieder herstellt, es wirkt in diesen Fällen wie eine Acceleranswirkung. Dazu mag bemerkt werden, daß nach ROTHBERGER und WINTERBERG auch die Form des Elektrokardiogramms durch Adrenalin und Acceleransreizung in übereinstimmender Weise beeinflußt wird (Vergrößerung von P und T, Verkleinerung von R). Der Blutdrucksteigerung kommt hierfür keine Bedeutung zu, da sie allein die betreffende Veränderung nicht bewirkt.

Von den Gefäßwirkungen des Adrenalins ist die gewaltige Blutdrucksteigerung allgemein bekannt. Sie beruht auf einer Verengerung ausgedehnter Gefäßbezirke durch Einwirkung des Mittels auf die Nervenmuskelverbindung des Sympathicus in der Gefäßwand, und zwar dürfte der Hauptsitz der Verengerung in den Arteriolen zu suchen sein, während die Capillaren eine geringere Rolle zu spielen scheinen. Da das Adrenalin bei der Einwirkung auf seine Erfolgsorgane rasch zerstört wird, so ist die Dauer der Drucksteigerung nur kurz. Bemerkenswert ist dabei die Tatsache, daß die Höhe des Blutdruckes nicht allein von der Menge des zirkulierenden Adrenalins abhängt, denn nach einer einmaligen intravenösen Gabe findet man einen Rückgang des Blutdruckes auf seinen gewöhnlichen Wert schon zu einer Zeit, wo noch ein Überschuß von Adrenalin vorhanden ist, der z. B. dazu genügt, um in einem bis dahin abgesperrten Gefäßbezirk oder bei einem zweiten Tiere eine Blutdrucksteigerung zu erzeugen (WEISS und HARRIS, EHRMANN und MÜLLER). Zur Erklärung dieser merkwürdigen Erscheinung wird von KRETSCH-MER angenommen, für die Adrenalinwirkung sei — wie W. STRAUB dies vorher für die Muscarinwirkung nachgewiesen hat — der Unterschied der Konzentration zwischen Blut und Zellprotoplasma maßgebend. Für die Klinik der Blutdrucksteigerung sprechen aber wohl außerdem konstitutionelle Momente mit, denn wir wissen, daß ein geringer Gefäßtonus und gewisse Produkte der inneren Sekretion, wie das Hypophysin und Schilddrüsensaft, die Adrenalinwirkung begünstigen, und wissen andererseits, daß bei der sog. essentiellen Hypertension keine Vermehrung von Adrenalin im Blut gefunden wird (HÜLSE). Die verengernde Wirkung des Adrenalins betrifft in erster Linie die Splanchnicusgefäße (Darm, Niere, Leber), im geringeren Grade die Haut-, Muskel-, Hirn- und Lungengefäße; daraus folgt, da die Blutmenge, d. h. die gesamte Füllung des Gefäßsystems, wohl ziemlich unverändert bleibt (LAMSON), daß die zuletzt genannten Bezirke eine passive Erweiterung erfahren müssen. Doch hindert das nicht, daß das Adrenalin bei krankhaften Erweiterungen vorzugsweise auf diese sonst vernachlässigten Bezirke wirkt, z. B. bei der auf einer Erweiterung der Lungengefäße beruhenden Form des Bronchialasthmas (ERNST WEBER). Eine Sonderstellung nehmen die Kranzgefäße des Herzens ein, sie werden durch Adrenalin erweitert, doch verliert diese Ausnahme das Überraschende, wenn wir annehmen, daß die erweiternden Nerven der Kranzgefäße aus dem Sympathicus stammen (MASS). Alle diese Angaben über die Gefäßwirkungen des Adrenalins gelten für mittlere und große Gaben, kleinste Gaben wirken umgekehrt. Klinisch äußert sich das besonders bei vagotonischen Patienten in einer Blutdrucksenkung zu Beginn der Wirkung (BILLIGHEIMER, DRESEL). Zum Schluß sei noch auf die interessante Tatsache hingewiesen, daß bei Calciumentziehung auch größere Adrenalingaben erweiternd wirken (CHIARI und FRÖHLICH, PEARCE), eine Erscheinung, die uns an das entsprechende Verhalten des Strophanthins erinnert (LOEWI).

Das Adrenalin ist unser wirksamstes Mittel beim Kollaps; der tief gesunkene Blutdruck wird durch die energische Verengerung der Splanchnicusgefäße gehoben, das Herz wieder mit Blut versorgt und zugleich zu neuer Kraftentfaltung angespornt. Ist die Kreislaufstätigkeit schon soweit gesunken, daß eine subcutane oder intravenöse Einspritzung keinen Erfolg mehr verspricht, dann ist $1/_2$—1 ccm der $1^o/_{oo}$igen Suprareninlösung intracardial zu geben (SCHÄFER, HENSCHEN, FISCHER, GOHRBANDT und andere). Auch beim plötzlichen Herztod, beim Herzstillstand während der Chloroformnarkose hat dies Verfahren Erfolge. Ebenso wird häufig die peritonitische Blutdrucksenkung durch die Injektion von $1/_2$ mg Supranin hydrochloricum in $3/_4$—1 l Kochsalzlösung sehr günstig beeinflußt (HEIDENHAIN); ist jedoch der Capillarkreislauf stark geschädigt, dann bleibt der Erfolg aus (HEINEKE). Adrenalin ist als Anregungsmittel ungeeignet in allen Fällen, wo erhöhte arterielle Widerstände Ursache der Kreislaufschwäche sind und die Gefahr besteht, daß eine Erhöhung des Druckes zum Versagen des geschwächten Herzens oder zum Bersten brüchiger Gefäße führen könnte.

Dem Adrenalin ähnlich, aber nicht nur parenteral sondern auch per os wirksam ist das

Ephedrin.

Das Mittel ist nicht neu. In Rußland seit langem als Volksmittel gegen Rheumatismus, Gicht, Syphilis beliebt, wurde es 1895 genauer untersucht. Ein deutscher Bericht von GRAHE findet sich in den therapeutischen Monatsheften. Es ist dort schon erwähnt, daß Pseudoephedrin MERCK zunächst den Blutdruck steigert, den Herzschlag verlangsamt und verstärkt, weiterhin den Blutdruck senkt und das Herz bis zum diastolischen Stillstand lähmt. Die neuen Untersuchungen von CHEN, MEK, MIDDLETON, KREITMAIR, MILLER, HESS, JANSEN stimmen damit überein. Bemerkenswert ist, daß Adrenalin die Lähmung des Säugetierherzens durch Ephedrin aufhebt. Das Ephedrin und das wesensgleiche Ephetonin werden gewöhnlich in der Dosis 0,05 g als Tabletten innerlich gegeben, um eine milde Adrenalinwirkung zu erzielen. Nach zu großen Gaben treten ähnliche Nebenwirkungen wie nach Adrenalin auf: Zittern, Schweiß, Herzklopfen, Extrasystolen, Hitzegefühl, Frösteln, Übelkeit, Schwindel, Kopfschmerzen (MIDDLETON und CHEN).

Hypophysenpräparate

sind in neuerer Zeit wiederholt bei Kreislaufschwäche versucht worden.

Über den Erfolg gehen die Angaben bis jetzt auseinander. Das ist kein Wunder, wenn man bedenkt, daß auch die Ergebnisse der Tierversuche noch keine rechte Übereinstimmung zeigen. Ein wesentlicher Grund hierfür ist zweifellos die Tatsache, daß in der Hypophyse Stoffe mit entgegengesetzter Wirkung enthalten sind, z. B. blutdrucksteigernde und blutdrucksenkende Körper. Als Anregungsmittel der Herztätigkeit verdienen die Präparate jedenfalls kein großes Vertrauen, da im Tierversuch eine Verminderung der Arbeitsleistung gefunden wurde (BÖRNER). Auch die Gefäßwirkung und ihre Beziehung zur Adrenalinwirkung sind noch umstritten. Es wird deshalb noch weiterer Erfahrung bedürfen, bis man einigermaßen zuverlässige Regeln für die Anwendung der Hypophysenpräparate aufstellen kann. Über den gegenwärtigen Stand der Frage kann man sich unter anderem in den Darstellungen von WINTERBERG, BORCHARDT, BIEDL, MEYER-GOTTLIEB unterrichten.

Schilddrüsenpräparate

können mit Nutzen bei der Kreislaufschwäche Fettleibiger gegeben werden. Ihre günstige Wirkung wird meistens auf die durch die Entfettung bewirkte Erleichterung der Kreislaufsarbeit bezogen, während die unmittelbare Wirkung auf das Herz und Herznervensystem, die Beschleunigung der Schlagfolge, eher als unerwünschte, ja als gefährliche Beigabe betrachtet wird, die eine besonders sorgfältige Überwachung der Anwendung erfordert. Diese für eine gewisse Zahl der Fälle zutreffende Auffassung erleidet aber Ausnahmen, wie in dem Abschnitt über die Kreislaufschwäche Fettleibiger zu zeigen sein wird. Ausgesprochene Zustände von Kreislaufschwäche mit Herzerweiterung finden sich beim Myxödem; sie werden durch das Thyreoidin ausgezeichnet beeinflußt (ASSMANN, ZONDEK), während die übrigen Herzmittel wie Digitalis und Coffein usw. versagen. Auch die wassersüchtigen Anschwellungen Herzkranker werden zuweilen durch Thyreoidin in Fällen beseitigt, die der hergebrachten Behandlung trotzen. EPPINGER gibt dafür folgende Erklärung. Die kolloidalen Körper, das Eiweiß der Ödeme, halten Salze und Wasser fest und sind deshalb ein Hindernis für die Ausschwemmung; nun steigert das Schilddrüsensekret die oxydative Tätigkeit der Organzellen und damit die Ausbildung osmotischer Druckunterschiede. Indem so der Flüssigkeitsaustausch zwischen den interzellulären Wasseransammlungen und dem Blutplasma angeregt und begünstigt wird, gelangen die vorher stagnierenden Ödemmassen in Bewegung, in den Kreislauf und zur Ausscheidung. Es fragt sich aber, ob diese Erklärung nicht nur für Fälle mit ungenügender Schilddrüsentätigkeit zutrifft (ZANDRÉN)[1].

---

[1] Zbl. Herzkrkh. **14**, 183, (1922).

Von den verschiedenen Handelspräparaten erfreuen sich die MERCKschen Thyreoidintabletten wohl der ausgedehntesten Anwendung; sie enthalten 0,1 oder 0,3 g wirksamer Substanz. Die verordnete Menge richtet sich ganz nach der Lage des Falles und schwankt in weiten Grenzen. EPPINGERS Gaben bewegen sich zwischen 0,2 und 1,2 g täglich. Nach ELLINGER wirkt das Thyreoidin wie Coffein auf den Quellungsdruck der Eiweißsole und ist seine entwässernde Wirkung darauf zurückzuführen.

Keimdrüsenpräparate

verdienen in geeigneten Fällen zur Behandlung von Kreislaufschwächen häufiger angewendet zu werden, als es zur Zeit geschieht. Bei Männern und Frauen, die eine Neigung zur Fettleibigkeit und Muskelermüdbarkeit zeigen, scheinen die Keimdrüsen nicht selten eine wichtige Rolle zu spielen, auch wenn die Organuntersuchung keine handgreiflichen Befunde darbietet. Schon der von ZOTH, PREGL und BIEDL erbrachte Nachweis, daß Hodenextrakt bei gleichzeitiger Muskelübung eine wesentliche Zunahme der Muskelleistung herbeiführt, wie sie in vergleichenden Versuchen durch Übung allein nicht erzielt werden konnte, würde eine Besserung der Kreislauftätigkeit durch Hebung des peripherischen Kreislaufes erklären. Darüber hinaus darf angenommen werden, daß auch der Herzmuskel selbst in derselben Art beeinflußt wird. Mag es nun der Einfluß auf den Körper oder die Herzmuskulatur oder beides sein, jedenfalls scheinen mir klinische Erfahrungen mit Spermin, Novarial, Ovaraden usw. für den Nutzen der Präparate zu sprechen. Allerdings muß man seine Fälle auswählen und große Dosen genügend lange Zeit geben.

Genauer wird die Wirkung der Organpräparate später besprochen werden.

Nitrite

kommen zur Behandlung von Kreislaufschwächen insofern in Betracht, als sie durch Blutdrucksenkung eine Herzschwäche beseitigen können, die infolge übergroßer arterieller Widerstände aufgetreten ist, oder durch Erweiterung der Kranzgefäße eine Herzschwäche beseitigen, die sich infolge einer Zusammenziehung dieser Gefäße eingestellt hat. Die gebräuchlichen Präparate sind folgende.

Das Amylnitrit, Amylum nitrosum, Salpetrigsäureamylester, $C_5H_{11} \cdot O\text{-}NO$, 1844 von BALARD entdeckt, 1865 von RICHARDSOHN zur Behandlung von Gefäßkrämpfen empfohlen. Natrium nitrosum, $NaNO_2$. Nitroglycerin, Glycerintrinitrat,

$$\begin{array}{l} CH_2{-}ONO_2 \\ \quad | \\ CH\ {-}ONO_2 \\ \quad | \\ CH_2{-}ONO_2 \end{array}$$

1865 von NOBEL entdeckt, 1879 von MURREL zur Behandlung der Angina pectoris empfohlen. Erythroltetranitrat $C_4H_6(ONO_2)_4$.

Die Wirksamkeit der Nitrate beruht nach HAY darauf, daß sie im Körper zu Nitriten reduziert werden.

Der altehrwürdige Salpetergeist, Spiritus aetheris nitrosi, $C_2H_5\text{-}O\text{-}NO$ hat sich dagegen in der Reihe der Arzneimittel nicht behaupten können und wird wohl nur unfreiwillig aber nicht selten in aromatischen Schnäpsen genossen.

Die Nitritwirkung auf den Kreislauf zeigt sich am augenscheinlichsten bei der Anwendung des Amylnitrits. Wenige Sekunden nach der Einatmung erweitern sich die sichtbaren Gefäße des Kopfes und Rumpfes, der Puls wird weicher und dann auch rascher, mit anderen Worten es tritt eine Dilatation der äußeren Gefäße mit Blutdrucksenkung und Beschleunigung des Pulses ein. Einen tieferen Einblick in das Wesen dieser Erscheinungen erhalten wir durch den Tierversuch. Da läßt sich zunächst feststellen, daß die Erweiterung nicht nur die Haut-, sondern auch die Hirn-, Darm- und Kranzgefäße betrifft. Ferner hat FILEHNE nachgewiesen, daß die Gefäßwirkung ganz überwiegend durch eine Reizung des Vasomotorenzentrums zustande kommt und ausbleibt, wenn durch eine Durchschneidung der betreffenden Nerven die Verbindung zwischen Zentralorgan und dem peripherischen Erfolgsorgan unterbrochen oder wenn durch Abklemmung der Carotiden der Transport des Mittels zum Zentralorgan verhindert wird. Allerdings giebt es auch eine peripherisch angreifende gefäßerweiternde Nitritwirkung, wie aus Durchströmungsversuchen isolierter Organe hervorgeht, aber sie kommt therapeutisch wohl kaum in Betracht. Jedenfalls konnte SCHLOSS zeigen, daß die besonders wichtige Erweiterung der Kranzgefäße vom Vasomotorenzentrum aus nach Inhalation von Mengen stattfindet, die bei der direkten Durchströmung der Gefäße am isolierten Herzen wirkungslos sind. Die erwähnte Pulsbeschleunigung ist eine Folge der Blutdrucksenkung und bleibt aus, wenn der Druck künstlich auf der Höhe gehalten oder die Vagi durchschnitten werden; die Drucksenkung geht dementsprechend der Pulsbeschleunigung voraus. Eine unmittelbare Herzwirkung kommt den Mitteln in den üblichen Gaben wohl nicht zu; zu große Gaben wirken auf das Herz wie auf die allgemeine Muskulatur lähmend.

Wir verwenden wie gesagt die Nitrite bei Herzschwäche infolge von übergroßen peripherischen Widerständen oder Krampfzuständen der Coronargefäße und bei der Angina pectoris, in den beiden letzten Fällen aber nur dann, wenn der Druck erhöht oder zum mindesten normal ist, sonst verdient hier Coffein mit Morphium den Vorzug.

Amylum nitrosum, Amylnitrit, 2—3 Tropfen — meist in Glascapillaren verordnet — aufs Taschentuch zur Inhalation; wirkt nach wenigen Sekunden, doch hält die Wirkung nur einige Minuten an.

Natrium nitrosum 0,3! 1,0! wirkt nach wenigen Minuten, die Wirkung ist nach 2—3 Stunden abgeklungen. Das Mittel ist aber wohl nicht recht zuverlässig. Als Nitroskleran in Ampullen von 0,02 und 0,04 g im Handel.

Nitroglycerin, Glycerinum trinitricum. Von einer 1%igen alkoholischen Lösung 2—4 bis zu 10 Tropfen auf Zucker oder in Wasser wirken nach wenigen Minuten. Dauer der Wirkung 1—3 Stunden. Gelatineperlen mit 0,8 mg Nitroglycerin als Nitrolingnal im Handel.

Erythroltetranitrat, Erythritnitrat, in Tabletten zu 0,03 oder 0,005 mehrmals täglich. Die Wirkung tritt langsamer ein und hält länger, mehrere Stunden, an.

Jod

ist wie die Nitrite als Mittel gegen Blutdrucksteigerungen empfohlen worden, besonders von Frankreich aus, doch haben sorgfältige Untersuchungen (BOEHM und BERG, BUCHHOLTZ, STOCKMANN und CHARTERIS) diese Annahme nicht bestätigen können. Auch eine Herabsetzung der Viscosität des Blutes und darauf zurückzuführende Erleichterung der Kreislauftätigkeit, wie sie einigen Untersuchern vorzuliegen schien, ist nicht sicher erwiesen (DETERMANN). Auf die katalytische und quellende Wirkung des Mittels werden wir später zurückkommen.

Morphium.

Die Muttersubstanz des Morphiums, das aus dem Mohn stammende Opium, war schon den Völkern des Altertums wohlbekannt und vielleicht auch in dem „kummerstillenden Tranke" HOMERS enthalten. Schon früh gab es Gegner — so der große alexandrinische Gelehrte ERASISTRATOS — und Freunde — der ebenfalls berühmte HERAKLIDES von Tarent — des Mittels. In dem Allheilmittel mit dem geheimnisvollen Namen, dem Theriak, war es ein wichtiger Bestandteil, wenn auch nicht in der ursprünglichen Form des Theriaks, dem Antidotum Mithridatis, so doch in der Verbesserung, die ANDROMACHOS, ein Leibarzt

Neros, dem Theriak zuteil werden ließ (Schelenz). Ein Meisterstück aus dem Opium, Magisterium opii, wird zuerst ven dem Gothaer Leibarzt Ludovici in seinem pharmazeutischen Lehrbuch (1687) erwähnt, und Schelenz ist geneigt, darin eine Art Morphium zu sehen. Die Entdeckung des Morphiums verdanken wir dem damaligen Apothekergehilfen Sertüner, der 1804 diese nach dem Schlafgott Morpheus getaufte Substanz fand, als er Opium mit Ammoniak behandelte (Schelenz).

Die unmittelbare Wirkung des Morphiums auf das Herz und die Gefäße ist gering. Am deutlichsten ausgesprochen ist noch eine Erregung des Vaguszentrums, nach größeren Gaben kann es dadurch zu einer Pulsverlangsamung und zu Störungen der Überleitung zwischen Vorhof und Kammer kommen. Durch sehr große toxische Gaben wird die Reizbildung im Herzen herabgesetzt. Das sind aber nebensächliche Wirkungen, die die Erwähnung des Mittels an dieser Stelle nicht rechtfertigen würden. Um so größer ist der Einfluß des Morphiums auf die Atmung und die hierdurch herbeigeführte mittelbare Beeinflussung der Herz- und Kreislauftätigkeit. Die Atemnot bei Herzschwäche, ihre Entstehung und Rückwirkung auf die Zirkulation ist früher ausführlich besprochen worden. Wir sahen, daß eine Steigerung der Atmung günstige und ungünstige Bedingungen für die Kreislauftätigkeit in sich schließt und sagten, daß eine Entscheidung über den Nutzen oder Schaden nur durch die Erfahrung am Krankenbett gewonnen werden könne. Unsere klinische Erfahrung nun lehrt eindeutig, daß eine Zurückführung der infolge einer Herzschwäche gesteigerten Atmung auf das gewöhnliche Maß subjektiv und objektiv günstig zu wirken pflegt. Kein Mittel ist hierfür so geeignet wie das Morphium, das vorzugsweise die Empfindlichkeit des Atemzentrums herabsetzt. Die Atmung wird verlangsamt und vertieft und dadurch die mit der Atemnot verbundene, das Herz stark belastende Muskelarbeit herabgesetzt, ohne daß gleichzeitig das Atemvolumen wesentlich eingeschränkt würde; ja es kann durch die zweckmäßigere Form der Atmung sogar gesteigert werden, man hat deshalb mit Recht das Morphium als die Digitalis der Atmung bezeichnet (Meyer und Gottlieb). Demgegenüber kommt die bei der Atemnot auftretende Steigerung der Mittellage mit ihrem günstigen Einfluß auf die Füllung des rechten Herzens um so weniger in Betracht, als die meist bestehende venöse Stauung durch die damit einhergehende Erhöhung des Druckes im Zuflußgebiet des rechten Herzens schon für eine mehr als genügende Füllung sorgt; im Gegenteil, nicht selten wird es nötig, durch einen Aderlaß das rechte Herz zu entlasten, um über bedrohliche Zustände von Herzschwäche hinwegzukommen. Unterstützt wird die durch die Regelung der Atmung bewirkte Schonung des Herzens durch den allgemein beruhigenden Einfluß des Morphiums, der die außerwesentliche Arbeit noch weiter einschränkt und den oft schwer gestörten Schlaf wieder herstellt. In den gar nicht seltenen Fällen freilich, wo das Morphium seiner Herkunft aus dem Papaver somniferum, dem schlummerbringenden Mohn, keine Ehre macht, sondern durch die ihm gleichzeitig innewohnende anregende Wirkung trotz Beseitigung der körperlichen Unruhe den Schlaf verscheucht, in diesen Fällen ist es zweckmäßig, das Morphium mit einem echten Schlafmittel zu verbinden, z. B. mit Veronal oder einem seiner Abkömmlinge wie Luminal, Medinal, Proponal, Dial oder mit Trional, Isopral, Adalin und dergleichen. Ferner ist stets daran zu denken, daß Morphium auch in den üblichen Dosen von 0,01—0,02 recht häufig Übelkeit und Erbrechen erzeugt. Kranken, die nicht daran gewöhnt sind, sollte man deshalb zunächst nicht mehr als 0,005 geben. Die verstopfende Wirkung des Morphiums muß in den Kauf genommen werden, durch eine geeignete Kost und leichte Abführmittel kann man ihr im übrigen leicht entgegenwirken. Unangenehme Kollapszustände kommen vor, wenn die Lösung aus Unachtsamkeit in eine Vene gespritzt wird. In richtiger Menge und sachgemäß gegeben ist aber das Morphium ein unschätzbares Mittel bei der Behandlung schwerer Herzschwäche und gerade in den schwersten Fällen habe ich nie eine ungünstige Wirkung auf die Herztätigkeit, sondern nur den besten Einfluß gesehen. Es ist unser wertvollstes Schonungs- und insofern auch ein ausgezeichnetes Kräftigungsmittel für das erlahmende Herz. Ist ein Herzleiden so weit vorgeschritten, daß die Lebensdauer nach menschlicher Voraussicht nur noch wenige Jahre zählt, daß dauernd ein leichter Grad von Atemnot besteht und auch schon geringe unvermeidbare Anstrengungen diese Atemnot merklich steigern, dann wird man mit bescheidenen Morphiumgaben, die freilich im Laufe der Zeit erhöht werden müssen, dem Kranken nicht nur sein Leiden lindern, sondern auch das Leben verlängern. In Fällen plötzlicher Herzschwäche mit quälender Atemnot, z. B. nach Überanstrengung, wird man ebenfalls vom Morphium mit Nutzen Gebrauch machen. Bei leichten Kreislaufstörungen sollte man auf der anderen Seite mit dem Mittel möglichst zurückhalten, um keine Morphinisten zu züchten, auch die verwandten Präparate wie Codein, Dionin, Pantopon, Laudanon, Narcophin, Eucodal nicht zu freigebig verordnen.

Eine Sonderstellung nimmt das Papaverin ein. Im Opium finden sich zwei Alkaloidgruppen, die Phenanthrengruppe, der unter anderem das Morphium, Codein, Thebain angehören, und die Isochinolingruppe, mit dem Narcein, Narcotin, Papaverin. PAL hat nun nachgewiesen, daß das Papaverin den Tonus der Darmmuskulatur herabsetzt, während die Körper der Phenanthrengruppe ihn steigern. Weitere Untersuchungen haben ergeben, daß nicht nur der Tonus der Darmmuskulatur, sondern auch der Gefäßmuskeln durch Papaverin — in geringem Grade übrigens auch durch das verwandte Narcotin — herabgesetzt wird. Auf Grund dieser Beobachtung wurde dann das Papaverin von PAL zur Herabsetzung des krankhaft gesteigerten Blutdruckes und zur Bekämpfung der auf Gefäßkrampf beruhenden Anfälle von Angina pectoris und Angina abdominis empfohlen. Bemerkenswert ist, daß nur der erhöhte Gefäßtonus durch Papaverin wesentlich beeinflußt wird, der normale Tonus dagegen, also auch der normale Blutdruck, so gut wie unverändert bleibt.

Man gibt Papaverin am einfachsten in der üblichen Handelsform. Papaverinum-hydrochloricum-Tabletten zu 0,04 innerlich oder Papaverinum-sulfuricum-Ampullen zu 1 ccm = 0,04 subcutan oder intravenös mehrmals täglich. Die Gaben können bis auf 0,24 g täglich gesteigert werden.

Chinin

ist das wichtigste Alkaloid aus der Chinarinde, deren Heilwirkung gegen das Sumpffieber sich im Heimatlande Peru 1630, also gerade ein Jahrhundert nach der Eroberung des alten Inkareiches, bei der Behandlung eines jesuitischen Missionars durch den Kaziken und wenige Jahre später bei der Gemahlin des Vizekönigs von Peru, Gräfin ANA CHINCHON, bewährte. Chinin und Cinchonin wurden als wirksame Bestandteile der Chinarinde 1820 nachgewiesen von PELLETIER und CAVENTON. Zur Behandlung von Herzleiden ist das Chinin systematisch besonders von WENCKEBACH herangezogen worden. Die alte Beobachtung, daß Chinin in großen Gaben lähmend auf das Herz wirkt, hat WENCKEBACH veranlaßt, das Mittel in geeigneten Dosen (0,2 3—4mal täglich) zur Dämpfung erregter Herztätigkeit zu empfehlen; so mildert es das unangenehme Herzklopfen bei hohem Blutdruck und Aorteninsuffizienz und ist ein willkommenes Ergänzungsmittel der Digitalis in solchen Fällen. Die günstige Wirkung des Chinins und besonders des Chinidins auf das Vorhofsflimmern und die Behandlung ventrikulärer Extrasystolen mit Chinin wird später erörtert werden. Nach intravenöser Anwendung sahen HECHT und MATKO Blutdrucksenkung mit Pulsbeschleunigung, zum Teil unter Kollapserscheinungen.

Arzneimischungen

sind bei der Behandlung von Kreislaufstörungen besonders nötig, weil einmal die Herz- und Gefäßtätigkeit auf dem verwickelten Zusammenwirken zahlreicher Kräfte beruht, von denen bald diese, bald jene, meist mehrere gleichzeitig und noch dazu oft in entgegengesetztem Sinne gestört sind, weil ferner gerade krankhafte Veränderungen des Kreislaufes die Arbeit der übrigen Organe des Körpers wesentlich zu beeinflussen pflegen, wodurch behandlungsbedürftige Fernwirkungen in diesen Organen und daraus wieder Rückwirkungen auf die Kreislauftätigkeit entstehen, schließlich weil wir in schwereren Fällen nicht mit einem Mittel zum Ziel kommen, sondern an allen Punkten, die einer günstigen Beeinflussung durch unsere verschiedenen Mittel zugänglich sind, gleichzeitig angreifen müssen. Einige praktische Beispiele mögen das erläutern. Bei einem dekompensierten Klappenfehler mit Wassersucht und Atemnot haben wir die Herzarbeit durch Digitalis zu heben, haben wir durch ein Präparat der Coffeingruppe die systolische Herzwirkung und die entwässernde Wirkung der Digitalis zu unterstützen und die verengernde Wirkung der Digitalis auf die — infolge der Herzhypertrophie ohnehin stark beanspruchten — Kranzgefäße auszuschalten und womöglich darüber hinaus für eine Erweiterung dieser Gefäße zu sorgen, haben wir die Belastung des Kreislaufes durch die Atemnot und Unruhe des Kranken mit Morphium zu bekämpfen. Im Krankenhause wird man die drei Mittel für sich, wenn auch auf einmal geben, und hat dabei den Vorteil, die Dosis des einzelnen Mittels jeder Zeit ändern zu können. In der Praxis stoßen so komplizierte Verordnungen auf Schwierigkeiten, es besteht die Gefahr von Verwechslungen, nicht selten wird eine Abneigung des Kranken oder seiner Umgebung gegen „soviel" Medizin hinzukommen usw. Man wird deshalb gern die Mittel in einer Verordnung zusammenfassen, am einfachsten in der Form von Pillen.

> R. Pulv. folior. Digital. titrat.   0,05 g
> Theocin   0,05 g
> Morphini (Meconii. Laudani) hydrochlorici · 0,005 g
> M; f. l. a. pil. I; D. tal. dos. 30. S. dreimal täglich 1—3 Pillen nach dem Essen.

Je nach der Lage des Falles muß natürlich die Menge der einzelnen Bestandteile anders gewählt werden, unser Rezept ist deshalb nur als ein mögliches Beispiel anzusehen.

Handelt es sich um eine dekompensierte Hypertension mit Wassersucht und Atemnot, so wird man versuchen müssen, nicht nur die Herzarbeit zu heben, sondern gleichzeitig die Ursache der Herzschwäche, den hohen Widerstand im Gefäßsystem, zu beeinflussen. Man würde dann vielleicht die Verordnung folgendermaßen ändern.

> R. Pulv. folior. Digital. titrat.   0,025—0,05 g
> Theocin   0,05 g
> Erythritnitrat   0,005 g
> Papaverini hydrochlorici   0,02 g
> M. f. pil. I.; d. tal. dos. 30; S. dreimal täglich 2 Pillen nach dem Essen.

Meistens bleibt in diesen Fällen die Schlagzahl bis zuletzt ziemlich niedrig, auch wenn schon schwere Stauungszustände bestehen. Da kann man gezwungen sein, die pulsverlangsamende Wirkung der Digitalis durch Atropin oder Bellafolin zu mildern; möglicherweise erreicht man damit gleichzeitig, daß eine unerwünscht starke Erregung des ganzen Hemmungsapparates überhaupt durch die Digitalis vermieden wird und doch die nötige Dosis dieses wichtigen Mittels gegeben werden kann. Zu diesem Zweck kann man eine halbe Stunde vor der Digitalisgabe 0,0003—0,0005 g Atropinum sulfurium oder Bellafolin subcutan oder in Tropfen oder in Pillen nehmen lassen, oder auch die betreffende Atropin-

menge in das angegebene Rezept einfügen. Klagt der Kranke über quälendes
Herzklopfen, dann werden wir nach WENCKEBACHS Empfehlung neben den Pillen
jedesmal 0,1—0,2 g Chininum sulfuricum geben. Zur Not kann man das Mittel
aber auch in den Pillen selbst unterbringen.

> R. Pulv. folior. Digital. titrat.   0,02—0,03 g
> Theocin   0,03 g
> Erythritnitrat   0,002 g
> Papaverin. hydrochloric.   0,01—0,015 g
> Chinin. sulfurici.   0,04 g
> M. f. l. a. pil. I. D. tal. dos. 30. S. dreimal täglich 3 Pillen nach dem Essen.

Auch bei Neigung zu Extrasystolen wird man einen Zusatz von Chinin versuchen dürfen.

Sorgfältige Abwägung der einzelnen Krankheitserscheinungen und des Gesamtzustandes wird es häufig möglich machen, eine zweckmäßige Zusammenstellung zu finden, bei der man den Kranken dann lassen kann, so lange das Befinden zufriedenstellend ist. Das gilt besonders für die Zeit, nachdem die groben
Erscheinungen der Kreislaufstörung beseitigt sind, oder für leichtere, aber doch
auf Mittel angewiesene Fälle. Läßt die Wirkung nach, dann kann man zunächst
durch eine Verstärkung der Dosen helfen, später müssen wir zu intravenösen Anwendungen und all den Maßnahmen übergehen, die uns für die letzte Zeit des
Leidens zur Verfügung stehen.

Die einzelnen Klappenfehler.

Die Aorteninsuffizienz.

Wir finden bei den älteren Schriftstellern wiederholt Bemerkungen über Erkrankungen
der Aortenklappen[1]. Unter ihnen hat sich MORGAGNI schon Gedanken über die Wirkung
gemacht, die die Störung der Klappentätigkeit auf die Füllung und Arbeit des Herzens
haben müsse. VIEUSSENS (1715), SELLE (1783) erwähnen den starken Puls in einem Falle
von Aortenklappenerkrankung, HODGKIN (1829) berichtet über die Krankheit eines Kollegen, des Doktors Cox, bei dem eine retroversion of the aortic valves gefunden wurde und
zu Lebzeiten „the carotids were seen violently beating on both sides. The contractions of
the ventricles were marked by strong impulse and a constant bruit de scie ... double
attending the systole as well as the diastole". HOPE (1832) spricht in seinem Lehrbuch klar
aus, daß bei der Verengerung der Aorten- oder Pulmonalklappen und Schlußunfähigkeit der
Cuspidalklappen ein systolisches, bei der Schlußunfähigkeit der Semilunar- und Verengerung der Cuspidalklappen ein diastolisches Geräusch zu hören sei. Die erste eingehende
Schilderung aber stammt von CORRIGAN, und die Geschichte hat deshalb wohl mit Recht
die Erkrankung mit seinem Namen verknüpft und spricht von CORRIGANscher Krankheit
und CORRIGANschem Puls (TROUSSEAU).

Die *Häufigkeit* der Aorteninsuffizienz ist nicht leicht anzugeben, da reine
Fälle recht selten zu sein scheinen. HENSCHEN, der allerdings nur über ein kleines,
aber sehr sorgfältig klinisch und autoptisch bearbeitetes Material verfügt, findet
unter 193 organischen Klappenfehlern nur 38 = 19,7% reine Aortenfehler, darunter keine ganz reine Insuffizienz; für kombinierte Aorten- und Mitralfehler giebt
er 30%, für Mitralfehler 63,7% an. Die entsprechenden Werte in der Tabelle von
NORRIS (S. 117, Tabelle 3) sind 23,7, 13,6, 58,3%. Aus der Statistik ADLMÜHLERS
berechne ich folgende Zahlen: 21, 16,9, 61%; von 21% Aortenfehlern werden
19,8% (= 91 Fälle von 462) als reine Aorteninsuffizienzen geführt. Der Widerspruch mit HENSCHEN beruht offenbar darauf, daß sich ADLMÜHLER auf klinische
Krankenberichte stützt und der Diagnose Aorteninsuffizienz die das Bild be-
herrschenden Krankheitserscheinungen zugrunde legt. Wenn auch die Zahlen
HENSCHENS genauer, so dürften doch die ADLMÜHLERS für die Klinik wichtiger
sein.

---

[1] Vgl. VIERORDT: Zbl. Herzkrkh. 1, 3 (1911).

Ätiologie. Als Ursachen für die Entstehung einer Aorteninsuffizienz kommen in Betracht: Endocarditis bei akuten Infektionskrankheiten, Arteriosklerose, Syphilis, Erweiterung des Klappenringes, Trauma und angeborene Veränderungen.

Diese Ursachen verteilen sich nach ADLMÜHLER auf die klinischen Aorteninsuffizienzen folgendermaßen: Syphilis 70,3%, Arteriosklerose 2,2%, Polyarthritis 10,9%. Ähnliche Zahlen geben CITRON, DONATH, HUBERT, SCHRUMPF. HARMER rechnet auf die Syphilis 36,6%, auf Polyarthritis 27,2; den Rest unsicher. Im Vordergrunde steht also die Syphilis. Diese Erkenntnis ist verhältnismäßig jung. Werfen wir einen Blick auf unsere kleine Tabelle über die Ursachen der Klappenfehler (S. 117, Tab. 2), so finden sich 1910 und 1913 für die Syphilis noch bescheidene Zahlen. Grundlegend für unsere gegenwärtige Auffassung ist die 1885 von DOEHLE aus HELLERS Institut veröffentlichte Inauguraldissertation „Über Aortenerkrankung bei Syphilitischen und ihre Beziehung zur Aneurysmenbildung"[1]. Auf die Widerstände, die die Lehre von der syphilitischen Aortitis gefunden hat, soll hier nicht eingegangen werden. Es genügt zu sagen, daß 20 Jahre später, nachdem die Frage auf HELLERS Anregung zum Gegenstand eines Referates auf der sechsten Tagung der Deutschen Pathologischen Gesellschaft in Kassel (1904) gemacht worden war, die Berichterstatter CHIARI und BENDA die Befunde von DOEHLE und HELLER bestätigten. Zu voller Anerkennung gelangte die Lehre aber erst, als in großem Umfange die WASSERMANNsche Reaktion zur Lösung der Frage herangezogen wurde; ich verweise in dieser Beziehung auf die sorgfältige Arbeit GEORG B. GRUBERS. Die vom Leichentisch bekannte Tatsache, daß die syphilitische Erkrankung der Aorta häufig auf die Klappen übergreift, führte dazu, systematisch die Komplementbindung bei Aortenklappenfehlern zu prüfen. Dabei ergaben sich Zahlen, aus denen, bei kritischer Verwendung, die oben angegebenen Prozentwerte folgen. In diesem Zusammenhang gewinnt auch die ziemlich häufige Verbindung von Aortenfehlern und Tabes erhöhtes Interesse; sie wurde zuerst von O. BERGER und ROSENBACH (1879) hervorgehoben und später von BABINSKI, STRÜMPELL und anderen bestätigt. Wie weit die schon lang bekannte größere Häufigkeit von Aortenfehlern bei Männern (BAMBERGER) mit der Syphilis, wie weit sie mit stärkerer Belastung der Kreislaufsorgane durch schwere Arbeit (BRAMWELL und andere) zu erklären ist, mag dahingestellt bleiben. Der Umstand, daß bei Traumen, die meist in plötzlicher Steigerung des Thoraxinnendruckes (Pressung) bestehen, wiederholt Zerreißungen gerade der Aortenklappen beschrieben worden sind (HELLER, LACHWITZ, DEGANELLO, STEINITZ), lehrt uns jedenfalls, den Einfluß schwerer Arbeit nicht ganz zu vernachlässigen. Die Fälle, in denen gleichzeitig Aorten- und Mitralfehler vorliegen, dürften überwiegend auf eine Endocarditis nach Infektionen zurückzuführen sein. Zum Schluß ist noch der relativen Aorteninsuffizienzen zu gedenken. Wir betreten damit ein umstrittenes Gebiet. Gute Beobachter wie KÜRSCHNER, BAMBERGER, FRIEDREICH lehnen sie ab; andere Forscher von Ruf wie ROSENSTEIN, BRAMWELL halten sie für bewiesen. Im Laufe der Zeit sind dann soviel Fälle von diastolischen Aortengeräuschen ohne Klappenveränderungen beschrieben worden, daß man an der Möglichkeit einer relativen Aorteninsuffizienz nicht mehr zweifeln kann. Zum Überfluß ist es THAYER und MC. CALLUM beim Hunde gelungen, durch Aderlaß mit folgender Kochsalzinfusion eine relative Aorteninsuffizienz mit diastolischem Geräusch und Insuffizienzpuls zu erzeugen. G. A. GIBSON teilt einen Fall mit, in dem das Geräusch nur nach Blutdruckerhöhung durch Bewegung hörbar war.

---

[1] Arch. klin. Med. **55** (1885).

Anatomie. Die syphilitische Aorteninsuffizienz beruht nach GEORG B. GRUBER auf einer „schwieligen Verdickung der Klappenränder, die von den Ansatzstellen wie von den Sinus Valsalvae her erfolgt. Zumeist sind die freien Klappenränder gewulstet, strangartig verdickt, in weiter fortgeschrittenen Stadien werden die Klappen lederartig, rigide und infolge der starken Veränderungen an ihrem Ansatzrand recht wenig beweglich, manchmal sind sie wie geschrumpft". Die Ansatzstellen rücken tiefer und auseinander, die sonst dicht aneinander liegenden Ansatzstellen sind so durch mehr oder weniger breite Furchen voneinander getrennt (DOEHLE). Eigentliche Stenosenbildungen sind infolgedessen viel seltener als Insuffizienzen. Gefäßeinsprossungen in die stark verdickten Klappen hat GRUBER, auch mikroskopisch, nicht nachweisen können. Bei der arteriosklerotischen Aorteninsuffizienz greift die Degeneration der Aorteninnenfläche mitsamt der Verkalkung von den Sinus Valsalvae und den zwischen den Ansatzstellen der Klappenränder liegenden Teilen der Aortenwand auf die Klappen über und wandelt sie zu starren Kalkgebilden um. Solange die Lunulae weich bleiben, wird sich eine gewisse Schlußfähigkeit erhalten und es werden eher Erscheinungen von Verengerung auftreten. Die fortschreitende Verdickung und Erstarrung der Klappen zusammen mit Schrumpfungsvorgängen führt aber im weiteren Verlauf auch zu einer Schlußunfähigkeit, die schließlich das Bild beherrschen kann. Wir haben also damit zu rechnen, daß die auf Syphilis oder Arteriosklerose beruhenden Aortenfehler eine Mischung von Insuffizienz und Stenose bieten. So teilt BAMBERGER seine Fälle in folgende Gruppen ein: 1. Insuffizienz mit sehr unbedeutender Verengerung, 2. Insuffizienz mit mäßiger Stenose, 3. sehr bedeutende Stenose mit gänzlich fehlender oder unbeträchtlicher Regurgitation. Diese Einteilung gilt übrigens auch für die Aortenfehler nach Endocarditis; die Verbindung von Wucherung, Verwachsung, Einschmelzung und Schrumpfung führt auch hier in der Regel zu Mischungen von Schlußunfähigkeit und Verengerung. Außerdem kommt es infolge der engen Nachbarschaft zwischen linker und hinterer Aortenklappe und vorderem Mitralsegel sehr oft zu einem kombinierten Aorten- und Mitralfehler (Abb. 87). Zerreißungen der Aortenklappen durch stumpfe Gewalt können entweder in einem einfachen Einriß bestehen oder es wird bei geschädigten Klappen der weniger widerstandsfähige Teil durch die krankhafte Drucksteigerung aus der Klappenfläche herausgestanzt. Die linke Kammer ist bei der Aorteninsuffizienz besonders im Aortenteil (BAMBERGER) erweitert, die Wand erheblich verdickt, doch beherrscht die Erweiterung das Bild. Die Papillarmuskeln sind dementsprechend vor allem verlängert, aber auch verdickt. Im Conus arteriosus findet man nicht selten querlaufende schwielige Falten, Brandungslinien des zurückflutenden Aortenstromes (siehe Abb. 87). Die Mitralsegel sind oft gedehnt und zum Teil verdickt, linker Vorhof, rechter Ventrikel und Vorhof in früheren Stadien unverändert, später ebenfalls erweitert und verdickt. Die Aorta ist meist erheblich erweitert, doch dürfte hieran in erster Linie die vom Klappenfehler unabhängige Beschaffenheit der Wand schuld sein (Mesaortitis, Arteriosklerose), die dann allerdings durch die starken Spannungsunterschiede bei der Aorteninsuffizienz ungünstig beeinflußt wird. In den Fällen von frischer endocarditischer Aorteninsuffizienz wird die Aorta normal gefunden.

Dynamik der Aorteninsuffizienz.

Wird im Tierversuch eine Aorteninsuffizienz gesetzt, so strömt bei der Diastole ein kleinerer oder größerer Teil (in H. STRAUBS Versuchen 56% des ursprünglichen Schlagvolumens) des Aortenblutes während der Diastole in die linke Kammer zurück; dazu kommt die normale Füllung vom linken Vorhof aus. Die linke Kammer faßt die vermehrte Blutmenge unmittelbar vermöge ihrer Anpassungsfähigkeit, denn die Anfangsfüllung und Anfangsspannung sind kaum mehr gesteigert, als dem Rückfluß aus der Aorta (dem Pendelblut) entspricht und der Druck im linken Vorhof, ein gewisses Maß für die Anfangsspannung der linken Kammer, ist nur ganz unwesentlich erhöht (KORNFELDT, D. GERHARDT, H. STRAUB), ebenso die Menge des Restblutes der linken Kammer (H. STRAUB). Die abweichende Ansicht LIEBERMEISTERS kann also nicht richtig sein, das in der Aorta unter hohem Druck stehende Blut müsse beim Beginn der Diastole die linke Kammer rasch füllen und nun dem rechtläufig aus dem linken Vorhof und der Lunge kommenden Blut den Platz wegnehmen; erst wenn eine entsprechende Druckerhöhung im Lungenkreislauf eingetreten sei, wäre eine genügende Füllung der linken Kammer gewährleistet. Vielmehr gleicht offenbar die im Verhältnis zum Mitralostium geringe Größe des Aortenostiums — die bei einer Klappeninsuffizienz im übrigen nie ganz zur Wirkung kommen wird — den Druckunterschied zwischen Aorta und linken Vorhof weitgehend aus. Die Reservekraft des Herzens, gemessen an der Erhöhung von Anfangsfüllung und Anfangsspannung (H. STRAUB), wird also bei der Aorteninsuffizienz verhältnismäßig wenig beansprucht[1]. Die bei der Aorteninsuffizienz dem linken Ventrikel zufallende Mehrarbeit — Austreibung eines größeren Schlag- und Zeitvolumens bei gleichbleibendem Widerstand — führt, wie bekannt, zu einer Hypertrophie. Diese Hypertrophie sollte im Verhältnis zur Dilatation ein gewisses Maß nicht überschreiten, da es sich bei der Aorteninsuffizienz mehr um eine Weg- (Volumen) als Kraft- (Druck) leistung handelt; die Hypertrophie eines Muskels hängt aber vorwiegend von der Kraftentwicklung bei der Arbeit ab. Welche Wirkung haben wir nun von der Hypertrophie bei einer Aorteninsuffizienz zu erwarten? Es wäre möglich, daß die Beanspruchung der Reservekraft, d. h. die Erhöhung der Anfangsfüllung und -spannung durch die Hypertrophie ausgeglichen würde und daß die Massenzunahme des Herzmuskels diesen befähigte, die Arbeitsvermehrung auf die Dauer ohne Ermüdung zu leisten. In diesem Falle würden die Folgen der Klappeninsuffizienz durch die Hypertrophie völlig compensiert. Da aber alle Kranken mit einer Schlußunfähigkeit der Aortenklappen vorzeitig an Herzmuskelschwäche zugrunde gehen, so müssen wir annehmen, daß durch die Hypertrophie dies Ziel nie ganz erreicht wird. Ist der langsam aber stetig bergabführende Weg soweit zurückgelegt, daß die vermehrte Arbeit von der linken Kammer nur unter steigender Erhöhung der Anfangsspannung geleistet werden kann, dann steigt auch der Druck im linken Vorhof, Lungenkreislauf, rechten Herzen und in den Venen des großen Kreislaufes, kurz, es kommt zu Stauungserscheinungen. Mit der allgemeinen Vergrößerung der linken Kammer geht eine Vergrößerung und Vorwölbung der Kammerscheidewand einher, derart, daß die rechte Kammer über das Septum gewissermaßen hinübergespannt und dabei ihre Höhle sowie das Tricuspidalostium spaltförmig verengert werden, doch wird bis zu einem gewissen Maße die Raumbeschränkung wohl durch eine Erweiterung des Conus arteriosus ausgeglichen. Wie weit die Dynamik des rechten Herzens durch diese besonderen Verhältnisse beeinflußt wird, läßt sich bis jetzt nicht sagen. Als anatomische Folgen der durch eine Aorteninsuffizienz geschaffenen dynamischen Verhältnisse haben wir also zunächst eine Erweiterung der linken Kammer mit mäßiger Hypertrophie, später infolge der Drucksteigerung in den stromaufwärtsliegenden Gebieten, besonders wenn eine relative Mitralinsuffizienz hinzutritt, Dilatation und Hypertrophie des linken Vorhofs, der rechten Kammer und Vorkammer.

---

[1] ALLAN hält im Gegensatz zu dieser Auffassung die Ansprüche, die eine Aorteninsuffizienz an die Reservekraft des Herzens stellt, für groß; sie werden nur durch eine gleichzeitige Aorten- und Mitralinsuffizienz übertroffen. Er stützt seine Ansicht auf Modellversuche.

Das Krankheitsbild der Aorteninsuffizienz.

Die Betrachtung der Herzgegend zeigt in ausgeprägten Fällen eine deutliche Vorwölbung des Brustkorbes. Die Stelle des Herzstoßes, mehr oder weniger stark nach links unten und außen gerückt, ist kenntlich als ein Bezirk systolischer Vortreibung, der gegenüber der Norm stark vergrößert ist und meist zwei Zwischenrippenräume umfaßt. Nach innen und außen vom Herzstoß sieht man gleichzeitig, also systolisch, eine Einziehung der Zwischenrippenräume als Folge der systolischen Form- und Lageänderung des Herzens; mit Herzbeutelverwachsungen hat die Erscheinung nichts zu tun, wie schon Skoda hervorhebt. Ebenfalls eine systolische Einziehung pflegt in der Magengrube (Pulsatio epigastrica, Lang) gesehen zu werden. Rechts vom Brustbein, in der Höhe des zweiten Zwischenrippenraumes, kann die aufsteigende Aorta ihren Puls abzeichnen.

Bei der Palpation findet man den Herzstoß verbreitert, verstärkt, hebend und manchmal auch erschütternd; häufig ist neben dem systolischen ein diastolischer Stoß fühlbar, wie schon Rosenstein hervorhebt (Abb. 100). Die Pulsationen der

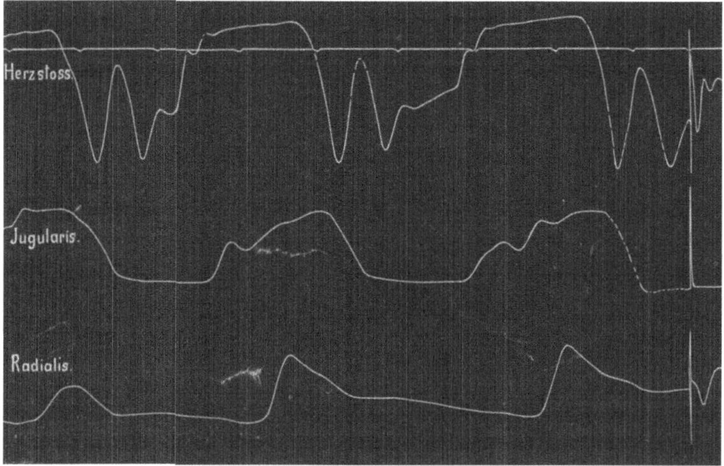

Abb. 100. Herzstoßkurve bei Aorteninsuffizienz.

Herzgegend sind uns wichtig, weil sie Auskunft über die Lage und Größe des Organs geben. Als Maßstab für die Arbeitsleistung des Herzens sind sie dagegen wenig brauchbar. Aus der Ausdehnung und Stärke läßt sich nichts Sicheres für das Verhältnis von Erweiterung zur Hypertrophie schließen und die Stärke allein giebt wohl eine Vorstellung von der Anstrengung des Herzens, seinen Aufgaben nachzukommen, aber nicht von dem Erfolg dieser Anstrengung. Nur selten ist über den Aortenklappen, also an dem dritten linken Rippenknorpel und auf den angrenzenden Teilen des Brustbeins, ein diastolisches Schwirren fühlbar (Bamberger), das in diesem Falle, wenngleich schwächer, auch an der Spitze nachweisbar ist (Rosenstein). Neben dem diastolischen Schwirren oder auch allein kann ein systolisches gefunden werden, ohne daß sonst Zeichen einer Aortenstenose zu bestehen brauchten.

Die Herzdämpfung ist besonders nach links verbreitert und kann bis in den sechsten oder siebenten Zwischenrippenraum nach unten reichen, nach oben und rechts sind die Grenzen nicht oder nur mäßig vorgeschoben. Die Percussion der großen Gefäßstämme ergiebt meist rechts vom Brustbein eine Verbreiterung, im Bereich des Brustbeins und Manubriums selbst eine deutliche Schallverkürzung.

Das Röntgenbild zeigt dementsprechend den Längsdurchmesser und den Abstand des linken Herzrandes von der Mittellinie vergrößert. Infolge der Vergrößerung kommt es bald zu einer Änderung der Lage, zum liegenden Herzen. Der Umriß erinnert nun an einen Schuh, in anderen Fällen mehr an ein Ei. Der linke Herzrand rückt etwas nach oben und bildet mit dem Gefäßschatten einen tiefen Winkel. Die Aorta erscheint verbreitert. Bei der Durchleuchtung fällt die ausgiebige pulsatorische Verschiebung der Grenzen des linken Ventrikels und der Aorta auf (Abb. 101).

Die Auscultation ergiebt über dem Aortenostium ein diastolisches Geräusch von ziemlich konstantem, gießendem Klangcharakter (Abb. 102). Die Stelle, wo dies Geräusch am stärksten zu hören, wird verschieden angegeben. Die Vergrößerung der linken Kammer läßt die Vorhofkammergrenze nach rechts oben wandern, gleichzeitig dreht sich das Herz um seine Längsachse derart, daß ein größerer Teil der linken Kammer nach vorn zu liegen kommt; so ist es zu erklären, daß das Geräusch der Aorteninsuffizienz meist am Sternalende

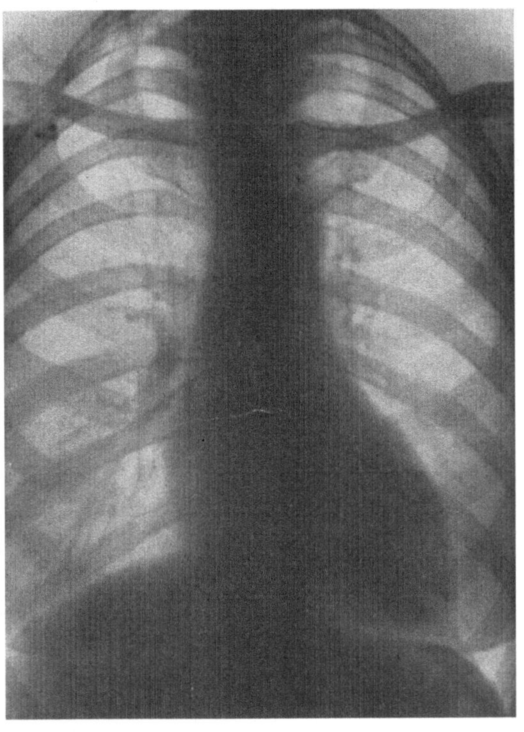

Abb. 101. Röntgenbild einer Aorteninsuffizienz.

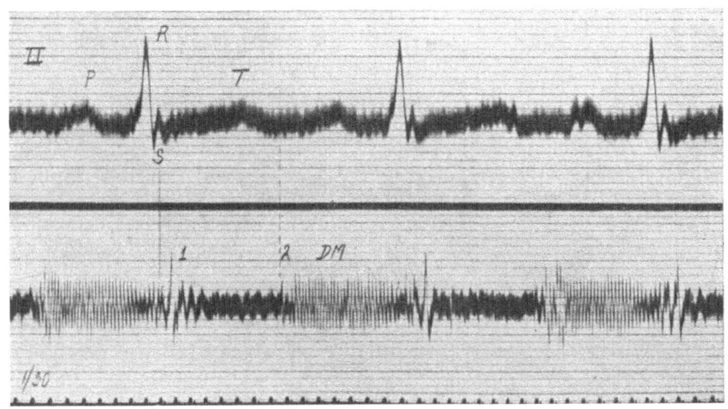

Abb. 102. Geräusch der Aorteninsuffizienz nach TH. LEWIS.

des zweiten rechten Zwischenrippenraumes am lautesten ist (BAMBERGER). Zahlreiche Beobachter finden als Gegend der größten Stärke das Brustbein in der Höhe des zweiten bis vierten Rippenansatzes, wieder andere das Sternalende des zweiten

und dritten linken Zwischenraumes (D. GERHARDT). Diese Widersprüche sind aber
nicht tragisch zu nehmen, denn „alle Diagnosen, die nur von der Höhe, dem
Charakter und Sitz eines Geräusches abhängen, sind mehr oder minder zweifelhaft" (STOKES). Wissen wir doch, daß sichere anatomische Aortenfehler ohne
Geräusche (FORGET, HENSCHEN) und diastolische Geräusche, wie wir sie von der
Aorteninsuffizienz kennen, ohne anatomischen Klappenfehler vorkommen. Auch
ich habe einmal bei einem älteren Manne mit starker Anämie ein deutliches
diastolisches Aorteninsuffizienzgeräusch gehört und aus dem gleichzeitig bestehenden Pulsus altus et celer auf eine organische Klappenveränderung geschlossen, während die Sektion gesunde Klappen ergab. Ob bei einem Aortenfehler ein
Geräusch zu hören ist oder nicht, hängt nicht allein von der Art der Klappenveränderung ab (HENSCHEN), sondern von all den früher genannten Bedingungen,
die bei der Entstehung von Geräuschen mitspielen (S. 47 ff). Damit übereinstimmend lehrt eine alte Regel (HOPE), daß die Stärke eines Geräusches nicht
der Schwere des Klappenfehlers zu entsprechen braucht, ja, daß die Geräusche
am lautesten seien, wenn die Verengerung[1] unbedeutend. Neben dem diastolischen
Geräusch hat der zweite Aortenton Anspruch auf unsere Beachtung. Es liegt auf
der Hand, daß sein Verhalten sehr wechseln muß je nach der Größe und Spannungs-
fähigkeit und -möglichkeit der Klappenreste, Füllung und Druck der Aorta usw.
Man findet dementsprechend Verstärkung (besonders im Beginn sklerotischer Insuffizienzen; BAMBERGER), Abschwächung, Fehlen des zweiten Tones. Als Regel wird
man wohl mit LEYDEN einen deutlich hörbaren zweiten Aortenton als günstiges
Zeichen auffassen dürfen. Nach D. GERHARDT wird der zweite Aortenton wesentlich
durch die mit der Insuffizienz verbundene Stenose bestimmt: in dem Maße, wie die
Stenose zunimmt, nimmt der zweite Aortenton ab. Ist ein Ton vorhanden, so
beginnt das Geräusch gleichzeitig mit dem Ton, während bei der Mitralstenose
das Geräusch etwas verspätet einsetzt, verspätet um die Dauer der sog. Verharrungszeit, d. h. die Zeitdauer, die der Kammerdruck bei der Diastole braucht,
um auf die Höhe des Vorhofsdruckes zu sinken und damit die Öffnung der Mitralklappen zu gestatten. Bei Lagewechsel kann sich die Stärke des Geräusches
ändern, einmal im Liegen, einmal im Sitzen oder Stehen deutlicher sein. Neben
dem diastolischen wird gewöhnlich (unter 99 Fällen 81mal D. GERHARDT) noch
ein systolisches Geräusch gehört und in der ersten Beschreibung der Aorteninsuffizienz durch CORRIGAN ist als charakteristisches Zeichen der Erkrankung
schon dies Geräusch beschrieben: „Bruit de soufflet in the ascending aorta, carotids and subclavians . . . accompanying . . . each diastole of these vessels" (also
Systole des Herzens). Über die Ursachen des systolischen Geräusches sind sich die
Gelehrten nicht einig. Nach der Darstellung, die früher über die physikalischen
Grundlagen der Herzgeräusche gegeben worden ist, kann es sich nur um abnorme
Schwingungen der Aortenklappen oder der Aortenwand handeln, aber mit dieser
Feststellung (ROMBERG) ist noch nichts über die Ursachen der Erscheinung gesagt.
BAMBERGER denkt an Stenose des Ostiums, Rauhigkeiten der Klappen, Elasti-
zitätsverminderung der Aortenwand, FRIEDREICH an gleichzeitige Mitralinsuffi-
zienz, HOPE an krankhaften Zustand der Aorta, SAHLI Rauhigkeiten der Klappen,
Zusammenprall des systolischen und diastolischen Blutstromes, Erhöhung der
Ausflußgeschwindigkeit. Ich selbst möchte glauben, daß die weitgehende Entspannung der Aortenwand infolge der starken Senkung des minimalen Druckes
nicht ohne Bedeutung ist. Von Wert für die Beurteilung der Frage sind die sorgfältigen Untersuchungen HENSCHENS, nach denen in einer Zahl von Fällen, die
anatomisch gleichartige Bilder von Insuffizienz mit Stenose boten, die eine Hälfte

---

[1] Mechanisch betrachtet ist jeder Klappenfehler eine Verengerung, bei der Stenose für
den rechtläufigen, bei der Insuffizienz für den rückläufigen Blutstrom.

ein systolisches Geräusch bei Lebzeiten dargeboten hatte, die andere keins. Der Zustand der Klappen allein genügt also nicht zur Erklärung. Vielleicht, so meint HENSCHEN, war es Herzschwäche, warum das Geräusch in der einen Gruppe fehlte; Pulszahl und Beschaffenheit passen aber nicht immer zu dieser Annahme (Fall 95: Puls regelmäßig, celer, 96, aber fast dikrot; Fall 144: Puls groß, hart, 84, exquisit celer mit großer, selbst doppelter Rückstoßelevation). Wir meinen also, alle für die Entstehung von Herzgeräuschen in Betracht kommenden Bedingungen (siehe S. 47f.) sind zu berücksichtigen, wenn man in einem gegebenen Falle das Bestehen oder Fehlen eines Geräusches erklären will; die Erklärung wird je nach der Lage des Falles verschieden ausfallen. Sobald man einzelne Bedingungen heraushebt und zur Grundlage einer allgemein gültigen Erklärung macht, wird es zu Widersprüchen mit den Tatsachen kommen. Die klinische Wertung wird natürlich dadurch erschwert, aber gerade die wichtige Frage, ob neben der Insuffizienz eine Stenose von Bedeutung vorliegt, läßt sich mit und ohne systolisches Geräusch doch aus den übrigen Symptomen sicher entscheiden.

Zuweilen hört man bei Aorteninsuffizienzen ein präsystolisches Geräusch, so, wie es als charakteristisch für eine Mitralstenose bekannt ist, ohne daß bei der Leichenöffnung eine Verengerung gefunden wird. Nach FLINT, der die Erscheinung zuerst beschrieben hat, werden durch den Rückstrom des Blutes aus der Aorta die Mitralsegel zusammengelegt, so daß die Vorhofssystole eine relative Stenose vorfindet. Es mag sein, daß dabei vorwiegend das Aortensegel der Mitralis ins Klappenostium hineingetrieben wird (GUITERAS, ELIAS, HERRMANN).

Das Elektrocardiogramm der Aorteninsuffizienz und — wie gleich hinzugefügt sei — auch der Aortenstenose zeigt in typischen Fällen die Erscheinungen eines Überwiegens des linken Herzens: *R I* am höchsten, *R III* am niedrigsten, *S III* am tiefsten. Bei dekompensierten Aortenfehlern wird das Bild durch die Beteiligung des rechten Herzens mehr oder weniger gestört, ja es kann sich eine Form des Elektrocardiogramms ausbilden, wie sie beim Überwiegen des rechten Herzens gefunden wird: *R I* am niedrigsten, *S I* am tiefsten, *R III* am höchsten. KAUF hat einen Fall von Aorteninsuffizienz beschrieben, bei dem das Elektrocardiogramm infolge wechselnder Leistungsfähigkeit des linken Herzens zwischen diesen beiden Extremen hin- und herpendelte; solange das linke Herz einigermaßen seine Pflicht tat, fand sich das Bild linksseitigen Überwiegens, zu Zeiten deutlicher Schwäche des linken Herzens rechtsseitige Form.

Die Erscheinungen an den Gefäßen.

„When a patient affected with this disease, is stripped, the arterial trunks of the head, neck and superior extremities immadiately catch the eye by their singular pulsation. At each diastole the subclavian, carotid, temporal, brachial and in some cases even the palmar arteries, are suddenly thrown from their bed, bounding up under the skin . . . Though a moment before unmarked, they are at each pulsation thrown out on the surface in the strongest relief. From its singular and striking appearance, the name of visible pulsation is given to this beating of the arteries.“ So CORRIGAN. Über den mechanischen Zusammenhang der Erscheinung mit der Klappeninsuffizienz äußert er sich dann weiter folgendermaßen: „The ascending aorta and arteries . . . pouring back a portion of their contained blood, become, after each contraction of the ventricle, flacid or lessened in their diameter. While they are in this state, the ventricle again contracts and impels quickly into these vessels a quantity of blood, which suddenly and greatly dilates them. The diastoly of these vessels is thus marked by so sudden and so great an increase of sice as to present the visible pulsation which constitutes one of the signs of the disease. That this visible pulsation of the arteries is owing to the

mechanical cause here assigned is made evident by several circumstances. It is
most distinct in the arteries of the head and neck which empty themselves most
easily into the aorta and of course into the ventricle. In the arteries of the lower
extremities, of even larger sice than those, which present it about the head and
neck, it is not seen to any comparative degree[1] and most generally not at all while
the patient is standing or sitting. It is much more marked in the arteries of the
head and neck in the erect than in the horizontal posture." Sichtbare Pulsation
der Arterien, besonders der oberen Körperhälfte, hervorgerufen durch die plötzliche und starke Füllung der während der Kammerdiastole leer gelaufenen und
erschlafften Gefäße; was das Leerlaufen und Erschlaffen vermindert (bei den Bein-
gefäßen Stehen, den Kopf- und Armgefäßen Liegen), vermindert auch die Pulsation — so kann man den Inhalt wohl kurz zusammenfassen. Zuweilen nehmen
auch der Kopf (MUSSET), Leber und Milz (C. GERHARDT) an der Pulsation teil.
Die starken Füllungsschwankungen der Arterien pflanzen sich bis in die Capillaren
fort und sind an geeigneten Stellen (Nagelfalz, Stirnhaut, nachdem durch Strich
mit dem Fingerknöchel eine hyperämische Zone geschaffen ist) als abwechselndes
Erröten und Erblassen leicht wahrnehmbar (QUINCKES Capillarpuls). WEISS hat
sie mikroskopisch beobachtet. Näheres darüber in dem Abschnitt über die Capillaren. Auch Pulsation der Pupillen (LANDOLFI), Netzhautarterien, Gaumenbogen
(FR. V. MÜLLER) ist beschrieben worden. In sehr ausgesprochenen Fällen kann
sich die arterielle Pulsation bis in die Venen fortpflanzen (QUINCKE). Der Capillarpuls ist aber nicht an eine Schlußunfähigkeit der Aortenklappen gebunden, sondern findet sich, freilich weniger ausgesprochen, auch bei Arteriosklerose (SCHRÖT-
TER, JÜRGENSEN), Anämie (SENATOR).

Bei der Palpation der Radialis fällt die Größe und Raschheit des systolischen
Druck- und Füllungszuwachses auf: Pulsus altus et celer. Dabei ist zunächst der
maximale Druck nicht gesteigert, sondern nur der Unterschied zwischen minimalem
und maximalem Druck, die Druckamplitude. Bei großer Aufmerksamkeit findet
man aber an den zentralen Arterien, also Carotis oder Subclavia, noch eine weitere
Besonderheit des Pulses, eine Art Verdoppelung, von der die nebenstehende Kurve
von C. J. WIGGERS einen guten Eindruck gibt (Abb. 103). Die erste Zacke ist uns
wohlbekannt, es ist nach O. FRANK die Anfangsschwingung des zentralen Pulses;
sie beruht darauf, daß die Arterienwand infolge ihrer Trägheit die durch den plötzlichen Bluteinstrom erforderte neue Einstellung nicht ohne Schleuderung leisten
kann, sie schießt zunächst übers Ziel hinaus. Dann aber ist sie in der Regel auf
weiteres fähig, den von der Kammer vorgelegten Druck- und Füllungsänderungen
getreu zu folgen. Anders bei der Aorteninsuffizienz. Hier ist die Wand abnorm stark
entspannt und ihre Trägheit damit wesentlich gesteigert; dazu sind die ungewöhnlich großen Füllungs- und Druckschwankungen einer Schleuderwirkung besonders
günstig, fordern sie geradezu heraus. Kein Wunder, daß die Arterienwand nach der
ersten Schleuderung noch einmal übers Ziel hinausschießt. Nun wissen wir aber,
wenn gespannte Membranen plötzlich in eine neue Gleichgewichtslage gebracht werden und um diese schwingen, dann entstehen Töne. Wir haben also bei der Aorteninsuffizienz einen Doppelton zu erwarten. Nun, dieser Doppelton ist da und seit
langem wohlbekannt: der TRAUBEsche Doppelton. TRAUBE selbst erklärt seinen
Doppelton freilich anders, er soll durch die raschen Spannungsänderungen entstehen, die die Arterienwand mit der Systole und Diastole des linken Ventrikels
erleidet. Ein Entspannungston ist aber nicht wahrscheinlich, weil bei der Entspannung die Arterienwand den Spannungsgrad verlieren dürfte, der sie erst zu
tongebenden Schwingungen befähigt. Nach meinen eigenen Erfahrungen ist

---

[1] Von FRIEDREICH, BAMBERGER und anderen nicht bestätigt.

außerdem die Zeitspanne zwischen dem ersten und zweiten Ton an der Arterie
deutlich kleiner als die Zeitspanne zwischen dem ersten und zweiten Herzton. Die
Erklärung Traubes kann deshalb nicht stimmen. Der Doppelton wird gewöhnlich an der A. femoralis beobachtet und ist ziemlich selten. Ausnahmsweise kann
ein Doppelton noch auf andere Weise als hier angegeben zustande kommen.
Tritt zu einer Aorteninsuffizienz eine relative Tricuspidalinsuffizienz hinzu, dann
kann der erste Ton durch die plötzliche Spannung der Venenwand bei der Systole
der rechten Kammer entstehen, der arterielle Ton kommt um die Dauer der Anspannungszeit später (Traube). In einem Atem mit dem Traubeschen Doppelton
wird gewöhnlich das Durosiezsche Doppelgeräusch genannt. Schon vor Durosiez[1] hatten verschiedene Ärzte, wie Durosiez selbst erwähnt, ein doppeltes
Cruralgeräusch bei der Aorteninsuffizienz beschrieben, aber keiner hätte es als
konstantes Zeichen dieses Klappenfehlers hingestellt. Allerdings könne es vorübergehend auch bei Typhus, Chlorose, Bleivergiftung vorkommen. Über die
Natur des Doppelgeräusches geben folgende Worte von Durosiez Auskunft: „Le

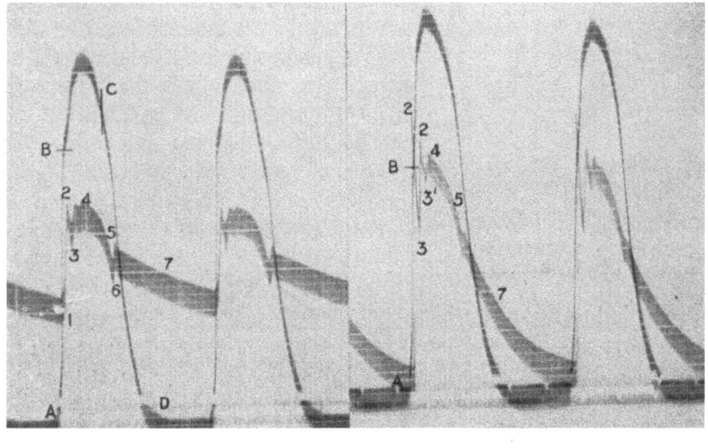

I　　　　　　　　　　　　II

Abb. 103. Kurve des Kammerdrucks und der A. subclavia. Doppelter Pulsgipfel bei Aorteninsuffizienz:
I normal, *II* nach Aorteninsuffizienz. (Nach C. J. Wiggers.)

premier souffle dépend de la contraction du ventricule, d'une force puissante;
tandis que le second souffle est produit par la systole des artères de la jambe, par
une force beaucoup moins grande qui a besoin d'aide et cette aide est la compression de l'artère". Also, der erste Teil des Doppelgeräusches ist ohne Druck, der
zweite nur mit Druck des Hörrohres wahrnehmbar. Traube bemerkt hierzu mit
Recht, bei der Auscultation der Cruralis ohne Druck höre man öfters neben oder
statt des ersten Tones ein Geräusch, das aber immer viel weicher und schwächer
sei als der erste Teil des nur bei Druck wahrnehmbaren Doppelgeräusches. Die
Entstehung des Doppelgeräusches ist heute wohl klar, es ist ein Druckgeräusch zu
den Zeiten der größten Strömungsgeschwindigkeit des Blutes. Wann allerdings diese
Zeiten sind, darüber besteht noch keine Einigkeit. D. Gerhardt meint, daß sie
mit den Zeiten des Doppeltones zusammen-, also in die Kammersystole fallen. Die
ältere Anschauung nimmt als Zeiten der größten Strömungsgeschwindigkeit den
Beginn der Systole und Beginn der Diastole an. Über die Strömung in den Arterien
giebt uns das Tachogramm wenn auch keine ganz eindeutige, so doch hinreichend

---

[1] Siehe Traube: Ges. Beiträge 3, 8. Berlin 1878.

sichere Auskunft. Hält man sich an die untenstehende Aufnahme D. Gerhardts, Abb. 104, dann wird man nicht umhin können, Doppelton und Doppelgeräusch als entsprechende Erscheinungen derselben Pulsphasen zu betrachten. Die hier besprochenen Verhältnisse führen uns zu der Frage, wie weit das typische Merkmal des Aorteninsuffizienzpulses, das „Schnellen" als Wirkung der Systole, wie weit es als Wirkung der Diastole der linken Kammer aufzufassen ist. Der schnellende Puls, dieser deutsche Name ist bezeichnender als der klassische Pulsus altus et celer, weil im Schnellen der rasche Abstieg der Pulswelle mit enthalten ist. „Außer der gesteigerten Größe und Härte des Arterienpulses . . . gestaltet sich aber noch eine andere, charakteristische Eigentümlichkeit desselben. Legt man nämlich die Finger auf eine Arterie, so macht sich eine auffällige Kürze und Raschheit des Anschlages bemerkbar; die Arterie, kaum ausgedehnt, sinkt rasch und schnell wieder zurück, und es erhält damit der Puls einen hüpfenden, schnellenden Charakter" (Friedreich). In demselben Sinne äußert sich Bamberger: „Der Puls bei bloßem atheromatösen Prozeß ist zwar oft sehr ähnlich" . . . allein es „fehlt der eigentümlich schnellende kurze Charakter". Früher war man offenbar geneigt, diese Besonderheit unmittelbar auf das diastolische Leerlaufen der Arterien infolge der Klappeninsuffizienz zu beziehen; so braucht Stokes als gleichbedeutend the jerking pulse und the pulse of unfilled arteries (Hope) und schlägt selbst als besser die Bezeichnung collapsing pulse vor, versteht aber als guter Beobachter vor allem das Gefühl des plötzlichen Verschwindens der Pulswelle darunter.

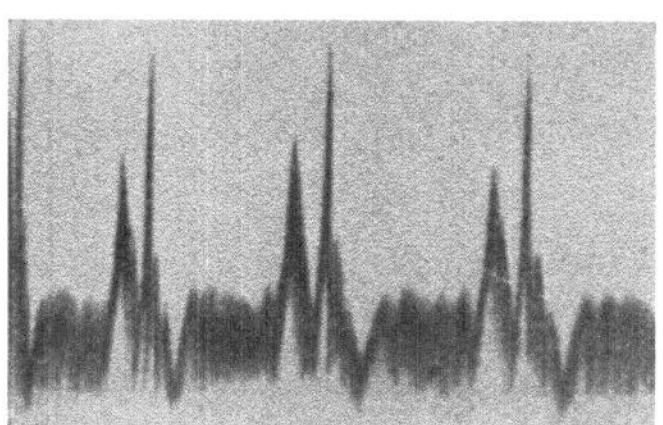
Abb. 104. Tachogramm des Pulses bei Aorteninsuffizienz. (Nach Gerhardt.)

Auch Friedreich denkt so vom hüpfenden schnellenden Charakter (siehe oben): „Es begreift sich diese Qualität des Pulses aus der an den Aortenklappen bestehenden Funktionsstörung. Unter normalen Verhältnissen nämlich wird . . . durch den Widerstand . . . an den geschlossenen Aortenklappen . . . eine allzu rasche Systole der Arterien verhindert . . . Hat sich aber eine Inkontinenz der Aortenklappen entwickelt, so fällt diese Stütze für das Arterienblut während der Ventrikeldiastole hinweg, der antagonistische Widerstand für die Retraktionskraft der Arterienwandungen ist in zentripetaler Richtung vernichtet und damit ein rascheres und vollständigeres Zusammensinken der Arterien ermöglicht." Auf dem entgegengesetzten Standpunkt befindet sich der zu der gleichen Zeit schreibende Bamberger: „Schnellenden oder klopfenden Charakter . . . Diese Erscheinung mag wohl ihren Grund zunächst in einer raschen, kräftigen Kontraktion der hypertrophischen linken Kammer haben, die zu einer entsprechenden Diastole der Arterie führt. — Man könnte glauben, und es wird auch von einigen behauptet, daß die teilweise Regurgitation des Blutes aus dem Aortensystem ins linke Herz sich durch eine besondere Erscheinung während der Arteriensystole kund gebe. Dies ist der sog. Pulsus recurrens, receding pulse, pulse of unfilled arteries, collapsing pulse von Hope, Corrigan, Bellingham und anderen; es ist dies indes eine reine Gefühlstäuschung, die darauf beruht, daß der Unterschied zwischen der großen und starken Diastole der Arterie und ihrem Verschwinden bei der Systole viel auffallender ist als unter gewöhnlichen Umständen." Auf Grund unserer gegenwärtigen Kenntnisse und Kurven können wir heute wohl folgendes sagen. Der schnellende Charakter beruht auf dem ungewöhnlich großen und raschen An- und Abstieg von Druck und Füllung der Arterie. Größe und Raschheit kommen dadurch zustande, daß von einem kräftigen Herzmuskel ein stark vermehrtes Schlagvolumen in die Arterien geworfen wird; das Gefühl der

Größe und Raschheit wird dadurch gesteigert, daß die abnorm entspannte Arterienwand wie ein träger Pulszeichner schleudert. Diese Schleuderung täuscht auch einen ungewöhnlich raschen Abstieg noch während der Kammersystole vor. Die mit der Diastole einsetzende übermäßige Entleerung giebt dem Puls den kollabierenden Charakter, bereitet durch die Entspannung der Arterien und die Bildung des übergroßen Schlagvolumens den schnellenden Charakter vor, dagegen wirkt die diastolische Senkung des arteriellen Druckes an dem steilen Abstieg der Pulskurve, soweit dieser das Schnellen des Pulses begründet, nicht unmittelbar mit. Diese Auffassung scheint gerechtfertigt, wenn man die anschauliche Schilderung FRIEDREICHS liest und überlegt, daß die Austreibungszeit doch nicht gar so kurz ist, nämlich 0,25—0,3 Sekunden; erst nach dem Ablauf dieser Zeit könnte die Wirkung der Kammerdiastole erwartet und wahrgenommen werden; das ist aber zu lange für den von FRIEDREICH durchaus treffend beschriebenen „schnellenden" Gefühlseindruck. Vergleichen wir den Subclaviapuls vor und nach der Anlegung einer Aorteninsuffizienz, so sehen wir sehr schön die beschriebene Schleuderung — die hier nicht dem Apparat zur Last gelegt werden darf — und wenn wir den großen Höhenunterschied zwischen dem Pulsgipfel und der deutlich ausgesprochenen Incisur betrachten, dann erscheint es schon glaubwürdig, daß dieser Teil des Pulses dem eigentlich schnellenden Teil entspricht (Abb. 103). Daß die Incisur mit der Nebenwelle hier der Klappenspannung und nicht etwa einem Zurückprallen des Blutes in der gefüllten Kammer entspricht, wird durch einen Vergleich mit der normalen Kurve bewiesen: der Zeitpunkt der Incisur ist der gleiche.

Wir haben jetzt noch der dikrotischen Welle bei der Aorteninsuffizienz zu gedenken. Es wurde schon gesagt, daß sie eine Trägheitserscheinung der Arterienwand ist und hervorgerufen wird durch die plötzliche Unterbrechung (Aortenklappenschluß) der mit der Kammerdiastole einsetzenden Senkung des arteriellen Druckes. Je rascher und stärker der Druck sinkt, je rascher und vollkommener die Aortenklappen die Drucksenkung unterbrechen, je schlaffer die Arterienwand, um so größer die dikrotische Welle und umgekehrt. An peripherischen Arterien sind die Verhältnisse noch verwickelter, weil die Eigenschwingungen des Gefäßsystems und Reflexwellen in erhöhtem Maße mitspielen. Als eindeutiges Zeichen, etwa einer gleichzeitig bestehenden Mitralinsuffizienz, ist deshalb die dikrotische Welle nicht verwertbar.

Was sonst von Kreislaufserscheinungen erwähnenswert, ist mit wenig Worten gesagt.

Der maximale Blutdruck ist an und für sich normal, d. h. solange keine Störungen der Gefäßtätigkeit oder Herzschwäche besondere Bedingungen schaffen. Da aber ein großer Teil der Aorteninsuffizienzen von Gefäßerkrankungen ausgeht (Syphilis oder Sklerose der Aorta), die ins vorgeschrittene Alter, also in Zeiten steigenden Druckes fallen und auch selbst zu Drucksteigerungen führen können, so sind Erhöhungen des maximalen Blutdruckes bei der Aorteninsuffizienz nichts Seltenes. Der minimale Druck ist infolge der doppelseitigen — in die Peripherie und ins Herz — Entleerung der Arterien stark herabgesetzt, bis auf 20—30 mm Hg bei normalem systolischem Druck. Als Druckdifferenz ergiebt sich daraus ein Wert um 100 mm Hg. Die Zahlen können allerdings sehr wechseln, doch wird eine Amplitude von 100 mm Hg selten wesentlich überschritten; immerhin sind Werte bis 160 mm Hg (v. ROMBERG) angegeben.

Die Pulszahl ist meist erhöht auf etwa 90—110 Schläge und mehr, ohne daß Stauungs- oder andere Zeichen von Kreislaufschwäche bestehen. Die Erhöhung der Schlagzahl und die damit verbundene Verkürzung der Diastole ist bei der Aorteninsuffizienz bis zu einem gewissen Grade als zweckmäßiger Ausgleich der Klappenfehlerwirkung anzusehen, ebenso wie die Verminderung der Schlagzahl bei der Aortenstenose. Allerdings neigen die Kranken zu Herzklopfen, doch beruht dieses weniger auf der Zahl als dem Umfang der einzelnen Herzschläge; dasselbe gilt von den Klagen über das Klopfen und Schlagen im Kopf. Eine allgemeine Störung der Blutverteilung ist gewöhnlich unverkennbar, Rötung, später livide Färbung der Haut, Neigung zu Ohnmachten auf der einen Seite, auf der anderen auffallend starke Leberschwellung (E. GRAWITZ), auch wohl leichte Stauungsbronchitis und doch — „alle jenen venösen Stauungen, von denen bei den Krankheiten der Mitralis und Tricuspidalis fast der ganze Komplex der krankhaften Erscheinungen abzuleiten ist, fehlen hier durch lange Zeit gänzlich" (BAMBERGER).

Nicht selten sind anginöse Beschwerden, sei es, daß die Kranzgefäßmündungen mit in die Erkrankung des Aortenostiums hineingezogen sind, sei es, daß die Durchblutung mit der Hypertrophie und Dilatation des Herzens nicht Schritt hält und bei größeren Forderungen versagt, sei es, daß es sich um Reizerscheinungen der abnorm beanspruchten Aortenwand handelt (SCHMIDT).

Die Fortpflanzungsgeschwindigkeit der Pulswelle wird durch die infolge des Blutrückflusses vermehrte Entspannung der Arterienwand herabgesetzt, durch die häufig vorhandene Hypertonie gesteigert, die Werte schwanken dementsprechend. Eine so große Verspätung des Radialpulses, daß sie bei der einfachen Palpation auffällt (HENDERSON), gehört wohl zu den Ausnahmen. Rhythmisches Auf- und Absteigen des Kehlkopfes (OLIVER-CARDARELLIsches Symptom) wird beobachtet, wenn die Pulse des auf dem linken Bronchus reitenden Aortenbogens ausgiebig genug sind, um sich der Luftröhre und dem Kehlkopf sichtbar mitzuteilen. Im Jugulum fühlt der eingehakte Finger oft sehr deutlich die Pulsationen des Aortenbogens (C. GERHARDT).

Die Diagnose der Aorteninsuffizienz

ist in ausgeprägten Fällen leicht; man wird sie stellen, wenn die drei wesentlichen Merkmale vereinigt sind: Verbreiterung des Herzens nach links unten, diastolisches Geräusch in der Gegend der Aortenklappen, Pulsus altus et celer. Es ist aber gut, daran zu denken, daß alle diese Erscheinungen auch ohne anatomische Veränderungen der Aortenklappen vorkommen und trotz anatomischer Veränderungen fehlen können. Die Verbreiterung des Herzens nach links findet sich bei Hypertensionen, sie fehlt mehr oder weniger bei frischer oder geringfügiger Insuffizienz. Das diastolische Geräusch ist nicht eindeutig, es kann von den benachbarten Mitral- oder Pulmonalklappen stammen, bei oberflächlicher Untersuchung auch wohl durch Nonnensausen (JÜRGENSEN) vorgetäuscht werden. Für die Unterscheidung ist der langgezogene gießende Charakter des Aortengeräusches noch am brauchbarsten, Sitz und Ausbreitung des Geräusches wechseln in den verschiedenen Fällen etwas, wie schon erwähnt, und sind deshalb nur mit Vorsicht zu verwerten. Ferner kann ein Geräusch vermißt werden infolge gleichzeitiger Lungenerkrankung oder schwerer Herzschwäche (FORGET), auch wenn nach dem Sektionsbefunde die Klappen durch anatomische Veränderungen schlußunfähig waren, und es kann ein Geräusch vorhanden sein trotz gesunder Klappen, wenn der Klappenring nachgegeben hat, also eine relative Insuffizienz besteht (JÜRGENSEN). In dem letzten Falle haben wir alle Zeichen der organischen Insuffizienz: Pulsus altus et celer und je nachdem auch die damit zusammenhängenden anderen Pulserscheinungen: Doppelton, Doppelgeräusch, Capillarpuls, große Druckamplitude. In geringerem Grade kann ein hoher schnellender Puls im Fieber, bei Aufregung, Basedow und manchen Fällen von Arteriosklerose gefunden werden. Auf der anderen Seite kann trotz anatomischer Insuffizienz der Aortenklappen dieser Puls ausbleiben, wenn die Insuffizienz gering ist oder die Gefäße eng und sklerosiert. Eine wichtige Hilfe in der Diagnose ist der Röntgenbefund: Schuhform des Herzens, große Pulsschwankungen der linken Kammer und Aorta.

Wenn man die verschiedenen Erscheinungen nicht als eindeutige Krankheitszeichen auffaßt, sondern sie im einzelnen Falle nach Vorgeschichte, Alter der Kranken, Blutdruck, Verhalten der Gefäße, Grad der Compensation oder Decompensation, Pulszahl und nach etwa vorhandenen Komplikationen (Blutarmut, Emphysem usw.) kritisch wertet, dann wird man trotz der angeführten Fehlermöglichkeiten in der Regel doch zu einer richtigen Diagnose gelangen.

Der Verlauf der Aorteninsuffizienz

hängt weitgehend von den Besonderheiten des einzelnen Falles ab. Das gilt natürlich nicht nur für die Aorteninsuffizienz, sondern für jeden Klappenfehler, ja ganz allgemein für jede Krankheit. Es kann sich deshalb hier nur darum handeln, in ganz groben Zügen den Verlauf zu umreißen und dabei auf die wichtigsten Bedingungen des Verlaufs hinzuweisen. Bleiben wir zunächst bei den Bedingungen. Es braucht nicht gesagt zu werden, daß der Verlauf um so ungünstiger sein wird, je größer der Klappendefekt, je muskelschwächer das Herz angelegt ist, je mehr das Herz außer durch den Klappenfehler in Anspruch genommen wird — etwa durch hohe Widerstände im Arteriensystem infolge sklerotischer Veränderungen oder durch starke außerwesentliche Arbeit infolge des Berufs, der Lebensweise —, je schlechter die Ernährung des Herzens — infolge enger oder verengter Kranzgefäße oder minderwertiger Blutbeschaffenheit —, je schwerer der Herzmuskel durch die Grundkrankheit — Rheumatismus, Syphilis — geschädigt ist. Ferner ist von Bedeutung, ob die Anpassungsfähigkeit des Herzens ungeschmälert oder durch Rhythmusstörungen, Lungenemphysem, Fettleibigkeit, um einige wichtige Beispiele herauszugreifen, vermindert ist. Im allgemeinen läßt sich sagen, daß die Aorteninsuffizienz als solche verhältnismäßig lang, unter günstigen Bedingungen ein Menschenalter hindurch, ohne wesentliche Beschwerden ertragen werden kann. Fängt die Herzkraft aber einmal an zu versagen, dann geht es rasch bergab. Atemnot und Cyanose wachsen, es tritt Lungenstauung und schließlich auch Wassersucht ein, doch muß hervorgehoben werden, daß die Ödeme auffallend gering bleiben und nie in der Dauer und Ausdehnung wie bei den Mitralfehlern beobachtet werden. Ich habe die Vermutung ausgesprochen[1], das Ausbleiben der Ödeme bei der Aorteninsuffizienz möchte zum Teil darauf beruhen, daß die ausgiebigen Arterienpulse auf die Strömung in den benachbarten Venen und Lymphgefäßen wie ein peripherisches Herz wirken. Gestützt wird diese Vermutung vielleicht durch das Verhalten der Leber. Es ist bekannt, daß bei der Aorteninsuffizienz als erste und lange Zeit einzige aber konstante Stauungserscheinung eine Leberschwellung zu finden ist. Die Leber unterscheidet sich nun von allen anderen Geweben dadurch, daß die Rolle, die sonst die Arterie spielt, von einer Vene, der Vena portae versehen wird; die Arteria hepatica dagegen ist ein unbedeutendes Gefäß, das nur die Gallenblase, die Gallengänge und interlobuläre Pfortaderäste zu versorgen hat und keine wesentliche hämodynamische Wirkung der genannten Art entfalten kann. So kommen wir zu einer Erklärung der widerspruchsvollen Tatsache, daß in der Leber früh und stark, im übrigen Kreislaufsgebiet spät und nur gering Stauungserscheinungen auftreten. Man würde aber zu weit gehen, wollte man das Fehlen von Wassersucht bei der Aorteninsuffizienz allein auf die Förderung des venösen Rückflusses durch die Arterienpulsationen zurückführen. Wahrscheinlich spielt außerdem das Verhalten des linken Vorhofs eine wichtige Rolle. Dieser ist nämlich im Vergleich zu den früh und stark wassersüchtigen Mitralfehlern nur wenig erweitert, infolgedessen sein Druck auf die Lungenschlagadern und damit die Belastung des rechten Herzens und die Gefahr einer Erlahmung des rechten Herzens — dieser wichtigen Bedingung der Wassersucht — gering. Näheres darüber siehe bei der Mitralinsuffizienz.

Wenn gegen Ende des Leidens die linke Kammer das zur Erhaltung des Lebens nötige Stromvolumen nicht mehr fördern kann, dann wird es schwierig zu entscheiden sein, ob hieran eine ungenügende diastolische Erweiterungsfähigkeit (v. ROMBERG) oder eine ungenügende systolische Zusammenziehung schuld ist. Nimmt im Verlauf der Krankheit der Klappendefekt zu, so kann man sich schon vorstellen, daß die aus der Aorta zurückflutende Blutmenge der vom linken Vorhof kommenden keinen Platz läßt, auch wenn der Vorhof hypertrophierend mit vermehrter Kraft seinen Inhalt in die Kammer zu treiben versucht. Bleibt dagegen der Klappendefekt und damit der Rückfluß aus der Aorta unverändert, so wie wir es bei völlig abgelaufenen rheumatischen und syphilitischen Erkrankungen annehmen dürfen, dann liegt es näher, das mit der Zeit eintretende Versagen des Herzens auf eine unzureichende Kontraktionsfähigkeit zurückzuführen. Aus früher erwähnten Gründen bleibt eben die Hypertrophie hinter dem Maße zurück, das für einen restlosen Ausgleich des Klappenfehlers nötig wäre, infolgedessen siegt schließlich in diesem Kampfe die Wirkung des Klappenfehlers. Die Frage hat neuerdings insofern praktische Bedeutung gewonnen, als MENDEL seine günstigen Erfolge mit Bulbus scillae bei Aorteninsuffizienzen damit erklärt, daß das Mittel stärker auf die Diastole als Digitalis wirke. In diesem Zusammenhange darf darauf hingewiesen werden, daß bei der Aorteninsuffizienz die Hypertrophie im Verhältnis zur Dilatation geringer ist als bei der Aortenstenose. Zum Teil mag das daran liegen, daß bei der Aorteninsuffizienz die Kraftleistung der einzelnen Systole — eine wichtige Bedingung der Hypertrophie — nur mäßig gesteigert ist. Zum Teil mag die besonders ungünstige Versorgung des Coronarkreislaufes daran schuld sein, denn während der Diastole, wo die Füllung der Kranzgefäße durch das über den Aortenklappen unter hohem Druck gestaute Blut stattfinden sollte, sinken bei der Klappeninsuffizienz Füllung und Druck in der Aorta so rasch, daß das Kranzgefäßsystem die zum Ausbau einer maximalen Hypertrophie nötige Blutmenge kaum wird erhalten können. Auch greift nicht selten besonders bei der Arteriosklerose und Syphilis die Erkrankung der Aortenwurzel und der Aortenklappen auf die Kranzgefäße oder zum mindesten ihre Mündungen über, ein Ereignis, das den Verlauf sehr ungünstig beeinflussen muß.

Treten bei einer Aorteninsuffizienz Anfälle von Herzschmerzen mit Angstgefühl und Beklemmungen, also echter Angina pectoris auf, dann müssen wir auf plötzliche Verschlimmerungen, unter Umständen auf eine Katastrophe gefaßt sein. Von anderen nicht ungewöhnlichen Komplikationen seien hervorgehoben Apoplexien, Embolien, Lungeninfarkte, Pneumonien auf dem Boden einer Stauungsbronchitis. Nierenerkrankungen sind als Komplikation wohl nicht so häufig (D. GERHARDT), wie oft angenommen. Wie der Zusammenhang zwischen dem Herz- und Nierenleiden ist, läßt sich nicht sicher sagen. Nach unserer Ansicht dürfte folgende Überlegung den Tatsachen am besten entsprechen. Die überwiegende Zahl der Aorteninsuffizienzen beruht auf Syphilis. Von Syphilitikern wurden bei der Sektion $^1/_3$ bis über $^1/_2$ der Fälle nierenkrank gefunden (SPIESS, KARVONEN), auch klinische Beobachtungen sprechen dafür, daß die Syphilis häufig zu Nierenerkrankungen führt (Lipoidnephrose, FR. MUNK). Es liegt deshalb am nächsten, die Aorteninsuffizienz und Nierenerkrankung auf dieselben Ursachen zurückzuführen. In späteren Stadien kann sich ein Circulus vitiosus ausbilden: Nierenschädigungen infolge der Aorteninsuffizienz (Stauung, Infarkte) und Verschlimmerung des Klappenfehlers infolge der Nierenerkrankung (Blutdrucksteigerung, toxisch wirkende Retention harnfähiger Stoffe).

Mit einigen Worten ist noch des Verlaufs traumatischer Aorteninsuffizienzen zu gedenken. Ist die Schlußunfähigkeit gering, so daß dem Herzmuskel Zeit bleibt, in ausreichendem Maße zu hypertrophieren, dann können Leben und Arbeitsfähigkeit jahrelang erhalten bleiben (STEINITZ). Bei größeren Defekten gelingt es dem Herzen nicht, durch Hypertrophie einigermaßen eine Compensation zu erreichen, sondern es kommt in Wochen, Monaten oder ein bis zwei Jahren zum Tode durch Herzschwäche (DEGANELLO, STRASSMANN, KENNEWEY). Die Fälle sind bemerkenswert, weil sie uns die große Bedeutung der Hypertrophie für den Verlauf des Klappenfehlers erkennen lassen und gleichzeitig eine Vorstellung von den Bedingungen und der Zeit geben, die eine Hypertrophie zur vollen Entwicklung braucht.

Die Behandlung der Aorteninsuffizienz.

Es ist die Hauptaufgabe bei der Aorteninsuffizienz wie bei jedem Klappenfehler, die Herzkraft möglichst lange auf der Höhe zu erhalten, die für eine genügende Durchblutung des Körpers erforderlich ist. Die Behandlung hat deshalb nicht erst zu beginnen, wenn sich Zeichen von Herzschwäche bemerkbar machen, sondern sie hat mit dem Augenblick einzusetzen, wo zum ersten Male der Klappenfehler entdeckt wird. Es ist eine Lebensführung anzustreben, die den unvermeidbaren Forderungen des Lebens und den berechtigten Ansprüchen des Kranken an das Leben Rechnung trägt, aber unnötige außerwesentliche Arbeit und vor allem körperliche Überanstrengung ausschaltet. Darüber ist bei der Vorbeugung der Kreislaufschwäche eingehend gehandelt worden, es sei deshalb auf das dort Gesagte verwiesen. Hier soll nur daran erinnert werden, daß die Aorteninsuffizienz in der Mehrzahl der Fälle als Teilerscheinung einer allgemeinen Krankheit, der Arteriosklerose oder der Syphilis, aufzufassen ist und insoweit einer besonderen Behandlung bedarf. All die Maßnahmen, die empfohlen werden um die Entwicklung oder das Fortschreiten von Blutdrucksteigerungen und Arteriosklerose zu verhindern, gelten dementsprechend auch für die arteriosklerotische Aorteninsuffizienz und sind in dem betreffenden Abschnitt nachzulesen. Doch mag schon jetzt gesagt werden, daß unsere Kenntnisse auf diesem Gebiet noch lückenhaft und die Erfolge unserer Behandlung nur bescheiden sind. Ungleich wichtiger ist die Syphilis. Nicht nur deshalb, weil sie nach Statistiken sehr viel häufiger zu Schädigungen der Aortenklappen führt als die Arteriosklerose, sondern vor allem, weil sie, rechtzeitig erkannt, wirklich mit Erfolg beeinflußt werden kann. Bei jeder Aorteninsuffizienz sollte deshalb mit aller Sorgfalt auf Syphilis gefahndet werden. Zu beachten ist dabei, daß die Aortenlues nicht selten, auch wenn klinisch die Zeichen eines frischen, fortschreitenden Prozesses bestehen, mit negativem Wassermann einhergeht. In der Behandlung ist hier das Neosalvarsan dem Jod und Quecksilber überlegen, doch wird man oft die Salvarsanwirkung durch die beiden anderen Mittel ergänzen wollen. Je frühzeitiger die Behandlung, um so besser die Erfolge. Schon geringe Erscheinungen verdienen deshalb unsere Aufmerksamkeit. So vor allem Klagen über Schmerzen und Druck hinter dem Brustbein, auch wenn die Schmerzen noch nicht, wie dies später oft angegeben wird, in Schulter, Nacken und linken Arm ausstrahlen; ferner Atemnot oder Herzklopfen bei Anstrengungen, Beklemmungsgefühl. Eine Beteiligung der Aortenklappen darf nach SCHOTTMÜLLER dann angenommen werden, wenn das Röntgenbild eine Hypertrophie des linken Herzens zeigt, für die sonst keine Erklärung zu finden ist. Ein Geräusch kann zu dieser Zeit noch fehlen, oder es ist vielleicht nur ein systolisches nachweisbar. Der zweite Aortenton ist meist eigentümlich klingend (SCHRUMPF). Freilich ist zuzugeben, daß die Diagnose in solchen Fällen unsicher ist; wenn aber, wie bei den Kranken SCHOTTMÜLLERS, die Erscheinungen auf eine spezifische Behandlung zurückgehen, dann darf man ex juvantibus auf die Richtigkeit der Deutung schließen und es kann keinem Zweifel unterliegen, daß hier schwere Schäden durch die Behandlung verhütet worden sind. Aber auch bei ausgebildeten Aorteninsuffizienzen sieht man durch eine spezifische Kur zuweilen noch Besserung (SCHOTTMÜLLER).

Treten bei einer Aorteninsuffizienz Zeichen von Herzschwäche auf, dann ist die ärztliche Kunst leider ziemlich machtlos, weil unser bestes Mittel, die Digitalis, mehr oder weniger versagt. Damit ist zugleich das Urteil über die anderen Mittel und Maßnahmen gesprochen, die zur Hebung der sinkenden Kraft eines überarbeiteten Herzens dienen sollen. Läßt uns eine Digitalisbehandlung im Stich, die nach den Regeln der Kunst — d. h. richtig dargereicht und bemessen, sowie unterstützt durch alle in Betracht kommenden Hilfsmittel — durchgeführt ist, dann haben wir von anderen Behandlungsmethoden nicht mehr viel zu hoffen.

Vielleicht ist es etwas zu schroff ausgedrückt, wenn gesagt wurde: die Digitalis versagt. ,,Ist die Herztätigkeit beschleunigt, daß man annehmen kann, es werde hierdurch die normale Füllung und Entleerung der Kammern beeinträchtigt" (BAMBERGER), dann können kleine Gaben zuweilen wohl einen gewissen Nutzen stiften. In keinem Falle kann dieser aber verglichen werden mit den Erfolgen bei den anderen Herzfehlern und der Herzschwäche infolge von Blutdrucksteigerung. Immer aber ist bei der Aorteninsuffizienz die Regel des erfahrenen BAMBERGER zu beachten, daß man mit der Anwendung der Digitalis sehr vorsichtig sein muß. Die beste Schlagzahl für die mechanische Arbeitsleistung eines Herzens mit Aorteninsuffizienz liegt zweifellos über der Norm. So berichtet ALTINGER über einen 21jährigen Kranken, bei dem trotz Besserung der Pulsfüllung Dyspnoe, Ödem und daran anschließend der Tod eintraten, als durch Digitalis die Pulszahl von 120 auf 90 herabgesetzt wurde; offenbar war das Stromvolumen gesunken, die daraus folgende Verschlechterung des Kreislaufes hatte gleichzeitig die Anforderungen an das Herz gesteigert (Erhöhung der Atemtätigkeit, Vermehrung der peripherischen Widerstände durch Ödem), die Ernährung des Herzens herabgesetzt (Sinken der Kranzgefäßdurchblutung) und so eine Schwächung des an der äußersten Grenze seiner Leistungsfähigkeit stehenden Herzens herbeigeführt, die nicht mehr ausgeglichen werden konnte.

Am ehesten darf man noch von einer intravenösen Strophanthinbehandlung einigen Erfolg erwarten.

Was bisher über die Digitalisbehandlung der Aorteninsuffizienz gesagt wurde, gilt für unkomplizierte Fälle. Günstiger dürften die Aussichten sein, wenn neben der Insuffizienz wie so oft eine Stenose der Aortenklappen besteht. Die durch die Stenose gehemmte systolische Austreibung des Blutes kann dann durch Digitalis so gefördert werden, daß trotz Pulsverlangsamung und Insuffizienz das Stromvolumen steigt. Ein Fall derart findet sich bei D. GERHARDT. Dieselbe Überlegung mag auch für manche Fälle von Aorteninsuffizienz mit erhöhtem arteriellem Widerstand zutreffen. Die widersprechenden Urteile über die Digitaliswirkung bei Aorteninsuffizienzen mögen zum Teil darauf beruhen, daß dieser Gesichtspunkt nicht berücksichtigt worden ist. Bei Aorteninsuffizienzen ohne Zeichen einer Stenose oder Blutdruckerhöhung ist also von der Digitalis wenig zu erwarten und nur mit größter Vorsicht Gebrauch zu machen; bei Aorteninsuffizienzen mit Zeichen einer Stenose oder Blutdruckerhöhung kann man die Digitalis mit mehr Aussicht auf Erfolg und deshalb in etwas größeren Dosen geben. Wird die Digitalis nicht vertragen oder bringt sie nicht die erhoffte Wirkung, dann ist ein Versuch mit Bulbus scillae (3mal täglich 0,3) gerechtfertigt. Ob die von MENDEL berichteten guten Erfahrungen mit diesem Mittel auf einer vorwiegend diastolischen Wirkung oder auf der großen Dosis beruhen, muß zunächst unentschieden gelassen werden.

Im übrigen sind die Mittel und Maßnahmen anzuwenden, die wir von der Behandlung der chronischen Kreislaufschwäche her kennen, so Ruhe, Regelung der Kost und des Stuhlganges, Coffein- und Theobrominpräparate, gegebenenfalls Nitrite, Morphium und was sonst durch den Verlauf des Leidens nötig wird.

Die Aortenstenose

als unkomplizierte Folge erworbener Veränderungen der Aortenklappen ist offenbar eine seltene Krankheit. ADLMÜHLER verzeichnet auf Grund der Krankenblätter der v. ROMBERGschen Klinik zu München unter 462 erworbenen Klappenfehlern nur eine reine Aortenstenose; ob die Diagnose durch eine Sektion bestätigt werden konnte, ist nicht gesagt. Nach ROSENBACH gibt es reine Aortenstenosen überhaupt nur angeboren oder auf arteriosklerotischer Grundlage; alle übrigen schlössen sich an eine endocarditische Insuffizienz an oder seien mit ihr kombiniert. Nun haben wir schon gehört, daß in der

Ätiologie der Aortenklappenerkrankungen Syphilis die Hauptrolle spielt, eine Tatsache, die ROSENBACH noch nicht bekannt war. Da aber die Syphilis vorwiegend zur Insuffizienz führt und eine Endocarditis nie von vornherein eine reine Aortenstenose machen dürfte, so besteht ROSENBACHS Satz, reine Aortenstenosen seien angeboren oder arteriosklerotisch, auch heute noch zu recht. Sehen wir von den später zu besprechenden Herzfehlern ab, so wäre nur hinzuzufügen, daß auch die reinen arteriosklerotischen Aortenstenosen eine seltene Erscheinung sind. Drei gute Beobachtungen (die einzigen aus einem Material von 300 sezierten Klappenfehlern, also 1%) bringt HENSCHEN. Der Befund des einen Falles mag im Auszug hier wiedergegeben werden, da er die

Anatomie der arteriosklerotischen Aortenstenose sehr anschaulich schildert. „Lunulae vollständig dünn, nicht geschrumpft (nicht insuffizient), mit Wülsten und losen papillären Excrescenzen, welche ulceriert erscheinen. Der ganze basale Teil der Klappen fest und steif, infiltriert mit festen Kalkdrusen, welche das Lumen verdrängen (Stenose). Aorta groß, 8—8,5 cm weit; die Innenseite mit geringem Atherom. Pulmonalis 8 cm, unverändert. Coronargefäße nicht atheromatös. Herz: Breite 12 cm, die linke Kammer 11 cm, die rechte auch 11 cm. Linke Kammer: deutlich dilatiert; Wand 20—15—10 mm, stark hypertrophisch. Endokard verdickt sehnig. Linker Vorhof: Volumen etwas vermehrt, Wand 1—2 mm, dünn. Rechte Kammer: bedeutend dilatiert, Wand 4 mm, Trabekel etwas dick; Hypertrophie und Dilatation. Rechter Vorhof: proportionell vergrößert; Wand 3 mm, nicht hypertrophisch." Bei der Deutung des Befundes ist zu berücksichtigen, daß es sich um einen 78jährigen Mann handelt, bei dem unter anderen ein Lungenemphysem (der Herzstoß war nicht fühlbar) vorgelegen und das Verhalten des rechten Herzens (die rechte Kammer erweitert und etwas hypertrophisch) beeinflußt haben dürfte. Uns interessieren besonders die Veränderungen des linken Herzens: Starke Hypertrophie, mäßige Dilatation der Kammer, geringe Erweiterung, keine Hypertrophie des Vorhofs. Die beiden anderen Fälle verhielten sich ebenso. Um diese Verhältnisse ganz zu verstehen, müssen wir uns nunmehr der

Dynamik der Aortenstenose zuwenden. Wird im Tierversuch eine Aortenstenose hinreichenden Grades gesetzt, so nimmt die mit der Systole in den großen Kreislauf getriebene Blutmenge ab, der nicht beförderte Teil bleibt in der linken Kammer und gesellt sich dort der Restblutmenge hinzu. Das Restblut kann dabei überraschend stark, so in einem Versuch von H. STRAUB etwa um 86% des ganzen Schlagvolumens vermehrt werden. Soll in die schon zu Beginn der Diastole stark gefüllte linke Kammer vom Vorhof dieselbe Blutmenge wie sonst getrieben werden, so ist hierzu ein höherer Druck nötig: der Druck im linken Vorhof steigt. Zu Anfang der nächsten Systole ist so die linke Kammer stärker und unter höherem

Druck gefüllt: Anfangsfüllung und Anfangsspannung sind gestiegen (H. STRAUB). Dadurch wird aber die Kammer befähigt, wieder das normale Schlagvolumen in die Aorta zu treiben und das Gleichgewicht im Kreislauf wieder herzustellen. Allerdings, die Arbeit der linken Kammer ist und bleibt wesentlich erhöht: sie muß bei der Systole den Druck gewaltig steigern, um in der zu Gebote stehenden Zeit das normale Schlagvolumen durch die Stenose hindurchzupressen und wenn das in schwereren Fällen nicht gelingt, die Austreibungszeit verlängern (DE HEER). Die Anspannungszeit, d. h. die bis zur Öffnung der Aortenklappen verstreichende Zeit bleibt dabei so gut wie unverändert. Die Druckerhöhung im linken Vorhof wird, wie noch hinzugefügt werden soll, im Lungenkreislauf aufgefangen und pflanzt sich im Versuch nicht auf das rechte Herz fort. Vergleichen wir diese Ergebnisse mit denen bei der Aorteninsuffizienz, so finden wir zu unserer Überraschung, daß bei der Aortenstenose Anfangsfüllung und -spannung mehr zunehmen als bei der Insuffizienz, wir hätten demnach bei unseren Kranken mit Aortenstenose eine stärkere, bei den Kranken mit Aorteninsuffizienz eine geringere Herzerweiterung zu erwarten, d. h. das Gegenteil dessen, was von der klinischen Erfahrung gelehrt wird. Ferner sollte bei der Aortenstenose eine deutliche Hypertrophie des linken Vorhofs nachzuweisen sein, entsprechend der im Tierversuch beobachteten Drucksteigerung im Vorhof. In den drei wohlausgeprägten Fällen HENSCHENS fehlt eine solche Hypertrophie. Fragen wir, in welcher Weise wohl diese Widersprüche zwischen Tierversuch und Krankenbett zu erklären sein dürften, so liegt die Erklärung auf der Hand.

Im Experiment wird dem normalen Herzmuskel plötzlich eine gewaltige Mehrarbeit zugemutet, beim kranken Menschen dagegen dem Herzmuskel Zeit gelassen, sich dieser Mehrarbeit anzupassen, zu hypertrophieren. Ist dem so, dann muß sich durch einen Vergleich der verschiedenen Befunde beim Tier und Menschen die wichtige, bis jetzt nicht befriedigend gelöste Frage klären lassen, welche Wirkung die Hypertrophie eines Herzteiles auf seine Dynamik hat. Stellen wir noch einmal die Befunde einander gegenüber: Hier starke Erweiterung der linken Kammer infolge bedeutender Steigerung der Anfangsfüllung und -spannung mit entsprechender Druckerhöhung im Gebiet des linken Vorhofs, dort geringe Erweiterung der linken Kammer und keine Hypertrophie, also auch keine wesentliche Druckerhöhung im linken Vorhof. Da die Erweiterung der Kammer als Maß der Anfangsfüllung, die Hypertrophie des Vorhofs als Maß der Anfangsspannung der Kammer anzusehen ist, so muß die Hypertrophie den Muskel befähigen, dasselbe Stromvolumen gegen erhöhten Widerstand von einer niedrigeren Anfangsfüllung und -spannung aus zu fördern, als dies der normale Muskel fertig bringt. Im Idealfalle würden Anfangsfüllung und -spannung den alten, vor der Klappenerkrankung bestehenden Wert haben; in Wirklichkeit hinkt die Hypertrophie mehr oder weniger den Forderungen des Kreislaufes nach aus Gründen, die früher dargelegt worden sind (S. 130/131). Erst wenn der höchste, auf Grund der ursprünglichen Anlage des Herzens und der Arbeitsbedingungen mögliche Grad von Hypertrophie erreicht ist, führt der Klappenfehler im weiteren Verlauf zu den Folgen, die im Tierversuch sofort auftreten, und darüber hinaus auch zu einer Belastung des rechten Herzens.

Das Krankheitsbild der Aortenstenose.

Die Betrachtung läßt in manchen Fällen wie bei der Aorteninsuffizienz eine Vorwölbung mit ausgedehnter lebhafter Pulsation in der Gegend des Herzstoßes erkennen. Im übrigen ist es schwierig, den Herzstoß von Stenosen und Insuffizienzen zu vergleichen, da meistens die beiden Fehler miteinander verbunden sind. Für die seltenen reinen Fälle ist zu bedenken, daß die Schwere des Klappenfehlers und das Stadium des Leidens das Verhalten des Herzstoßes weitgehend bestimmen.

Und schließlich muß darauf hingewiesen werden, daß bei den arteriosklerotischen Aortenstenosen die Altersveränderungen des Brustkorbes und der Lungen das Bild mehr oder weniger stark verwischen.

Die Betastung leistet in dieser Beziehung vielleicht etwas mehr, da die Stenose dazu neigt, einen erschütternden Herzstoß zu liefern. Das hat seinen guten Grund. Das Gefühl der Erschütterung hängt von der Wucht einer Einwirkung ab, d. h. von der Geschwindigkeit, der Bewegung und der Größe der bewegten Masse. Wir haben nun schon gehört, daß bei der Stenose die Massenzunahme die Erweiterung des Herzens überwiegt und können dem hinzufügen, daß bei der Stenose der Anstieg des systolischen Druckes (DE HEER), also auch die dem Herzstoß zugrunde liegende systolische Umformung beschleunigt ist. Die stärksten Erscheinungen von seiten des Herzstoßes findet man dann, wenn infolge einer Insuffizienz mit mäßiger Stenose gleichzeitig der höchste Grad von Erweiterung und Massenzu-

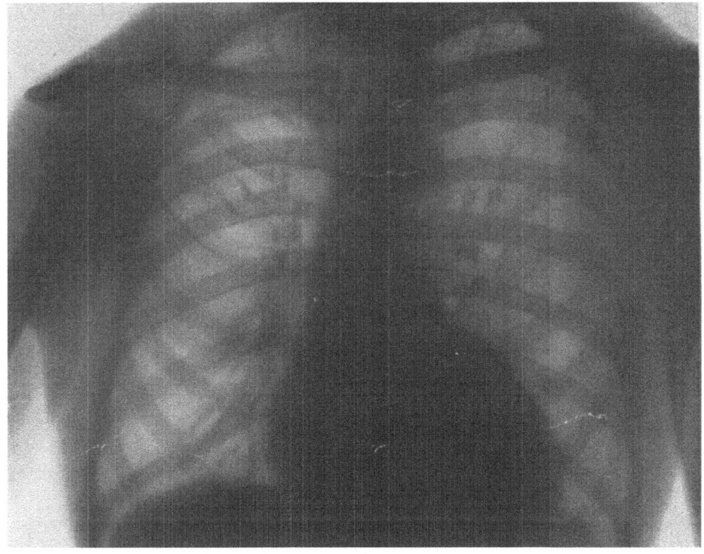

Abb. 105. Röntgenbild einer Aortenstenose.

nahme erreicht wird (BAMBERGER). Über der Aorta, also im zweiten rechten Zwischenrippenraum, neben und auf dem Brustbein ist häufig ein systolisches Schwirren fühlbar.

Die Percussion ergiebt eine dem Stadium des Leidens entsprechende Verbreiterung der Dämpfung nach links, d. h. anfangs kaum nachweisbar, später recht erheblich; HENSCHEN notiert z. B. in einem Falle 2,4 und 5 cm außerhalb der Mammillarlinie. Daß sich mit fortschreitender Decompensation die Dämpfung auch nach oben und rechts verbreitert, braucht nicht ausgeführt zu werden.

Das Röntgenbild ist dem der Aorteninsuffizienz ähnlich, es findet sich vor allem eine Verbreiterung nach links, wenn auch gewöhnlich geringer als bei der Insuffizienz, der linke Randbogen vielleicht etwas stärker gewölbt und der Umriß dadurch mehr walzen- als schuhförmig, die Taille stärker einspringend (Abb. 105), die Aorta normal oder auch verbreitert. In der Regel wird die Verbreiterung als die Folge einer gleichzeitig bestehenden Insuffizienz der Klappen oder einer Arteriosklerose aufzufassen sein. Außerdem kann die Aorta aber auch vielleicht erweitert werden durch die Wirkung des Preßstrahles, der bei der Stenose unter hohem Druck in die ruhende Blutmenge der Aorta getrieben wird, wenigstens erklärt VOLHARD so die Beobachtung, daß auch bei reiner Stenose der Pulmonalklappen die Pulmonalis erweitert gefunden wird. Sicher ist das aber nicht in allen Fällen so (GROEDEL, ASSMANN), wie z. B. das Bild der autoptisch sicher gestellten Pulmonalstenose auf S. 336 beweist.

Die Auscultation ergiebt ein lautes systolisches Geräusch besonders in der Mitte des Brustbeines und im zweiten rechten Zwischenrippenraum neben dem Brustbein, doch ist das Geräusch gewöhnlich über dem ganzen Herzen, ja zuweilen am ganzen Brustkorb und an der Lehne des Stuhles zu hören, auf dem der Kranke sitzt (EBSTEIN). Die am Aortenostium entstehenden Wandschwingungen sind meist so kräftig, daß sie auch an den Carotiden hör- und fühlbar sind. Das Geräusch beginnt kurze Zeit (Anspannungszeit) nach dem ersten Ton (v. NOORDEN) und klingt rauh, sägend, schabend. Der zweite Aortenton ist abgeschwächt oder fehlt (Abb. 106).

Das Elektrocardiogramm der Aortenstenose verhält sich wie bei der Aorteninsuffizienz.

Der Puls ist träg und klein, tardus und parvus. Träg, weil das Herz wegen der Stenose längere Zeit braucht, um seinen Inhalt in die Aorta und ihre Verzweigungen zu treiben; Füllung und Spannung der Arterien erfolgen deshalb langsamer, träger. Man könnte nun meinen, solange der Klappenfehler vollständig compensiert, d. h. solange das regelrechte Stromvolumen er

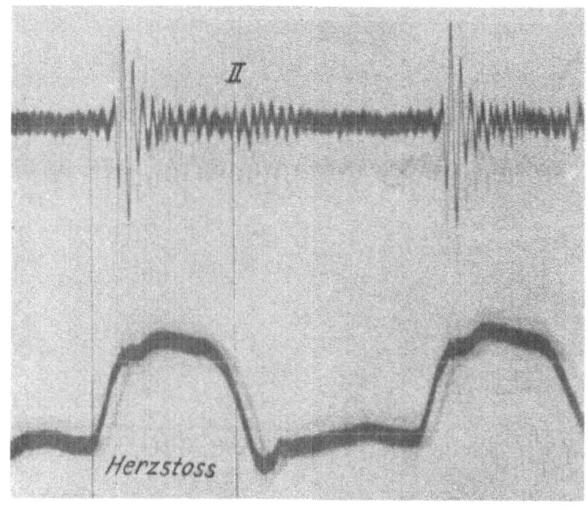

Abb. 106. Systolisches Aortengeräusch.

halten sei, würden Größe, Füllung und Spannung des Pulses ihre normale Größe bewahren. Diese von v. ROMBERG vertretene Ansicht übersieht, daß Größe, Füllung und Spannung des Pulses nicht nur vom Stromvolumen, sondern auch von der Zeit abhängen, innerhalb derer das Schlagvolumen des Herzens in die Arterien gelangt. Ist die Austreibung verlangsamt, so kann während dieser Zeit ein größerer Teil in die Peripherie entweichen, die durch den systolischen Füllungszuwachs erzeugten Änderungen der Füllung und Spannung, d. h. die Pulse werden deshalb nicht nur träger, sondern auch kleiner. Das Sphygmogramm zeigt einen Knick im aufsteigenden Schenkel: Anakrotie. Die Pulszahl ist, offenbar weil die Austreibungszeit verlängert wird, meist auffallend niedrig für einen Klappenfehler, um 60 und darunter.

Der *Blutdruck* hängt im wesentlichen, solange die Herzkraft gut ist, von dem Verhalten der Gefäße ab, er ist bei Jugendlichen infolge der langsamen Gefäßfüllung etwas niedriger als normal, bei Arteriosklerotikern mehr oder weniger gesteigert (D. GERHARDT).

Die Diagnose.

Wenn ein lautes, rauhes Geräusch auf dem Brustbein und daneben im zweiten rechten Zwischenrippenraum zu finden ist, vorwiegend nach rechts oben bis in die Halsschlagadern fortgeleitet, hier und dort von mehr oder weniger deutlichem Schwirren begleitet, wenn das Geräusch erst nach dem ersten Ton beginnt, der zweite Aortenton schwach ist oder fehlt, das Herz nach links verbreitert, der Puls träg und klein, dann wird man berechtigt sein, mit größter Wahrscheinlichkeit eine Aortenstenose anzunehmen. Das Röntgenbild gestattet es, die Diagnose zu sichern und vor allem ein Aneurysma, das noch am ehesten ähnliche Erscheinungen machen kann, auszuschließen. Ausbreitung des Geräusches, auch wohl seine Lage zum ersten Ton, das Verhalten des zweiten Tones über der Aorta und Pulmonalis, Form der Herzdämpfung und des Röntgenbildes werden die Unterscheidung von einer Mitralinsuffizienz wohl immer erlauben. Besteht gleichzeitig eine Aorteninsuffizienz, die in solchen Fällen oft sicherer aus der Pulsform als der Auscultation erschlossen wird, dann ist ein systolisches Geräusch nur mit Vorsicht als Zeichen einer Klappenverengerung zu deuten, wie früher auseinandergesetzt ist. Schwierigkeiten können entstehen, wenn durch Verlagerungen des Herzens infolge von Verwachsungen, Luft- oder Flüssigkeitsansammlungen in den Pleuraräumen, durch Druck von Geschwülsten und Zug von Adhäsionen, die Strömung in der Aorta gestört und dadurch ein systolisches Geräusch erzeugt wird; Conusstenosen, über die bei den angeborenen Herzfehlern zu reden sein wird, dürften kaum mit Sicherheit von Klappenstenosen unterschieden werden können, wenn auch ein deutlicher zweiter Ton für die erste, ein leiser Ton oder gänzliches Fehlen für die zweite Annahme verwertet werden kann. Andere angeborene Fehler, wie Kammerseptumdefekt, Offenbleiben des Ductus arteriosus, Isthmusstenose, wird man auf Grund der Vorgeschichte und des Verhaltens von Geräusch, Herzform, Puls gewöhnlich auszuschließen vermögen. Überhaupt ist die Gefahr ja nicht groß, daß ausgeprägte einfache reine Klappenfehler falsch gedeutet werden, sondern wirkliche Schwierigkeiten entstehen erst dann, wenn die Klappenschädigung nur gering, mehrere Klappen erkrankt, Schlußunfähigkeit und Verengerung gemischt und schließlich durch Herzschwäche auch die Funktionen gesunder Klappen gestört sind. Davon später mehr.

Verlauf der Aortenstenose.

Reine Aortenstenosen sind, wie wir gehört haben, selten und außerdem entweder angeboren oder arteriosklerotisch, fallen also ins früheste oder späteste Lebensalter, d. h. in Zeiten, wo der allgemeine Körperzustand keine genügend gleichmäßigen und vergleichbaren Bedingungen bietet, um den Verlauf einer Kreislaufstörung allgemein gültig zu beurteilen. Es ist deshalb auch nicht möglich, ein fest umrissenes Bild vom Verlauf der Aortenstenose zu zeichnen. Da liegt die Versuchung nahe, die Verhältnisse bei dauernder Blutdruckerhöhung zum Vergleich heranzuziehen. Hat doch hier wie bei der Aortenstenose die linke Kammer ihren Inhalt gegen einen erhöhten Widerstand auszutreiben und sind deshalb die mechanischen Bedingungen als ganz ähnlich anzusehen. Gleichwohl muß ein solcher Vergleich abgelehnt werden, weil die Stellung des wichtigen Coronarkreislaufes verschieden ist: seine Mündung oder richtiger seine Speisungsstelle liegt bei der Aortenstenose stromaufwärts, also hinter, bei der Hypertension stromabwärts, also vor dem Strömungshindernis. Das Herz wird deshalb bei der Hypertension sehr viel besser durchblutet als bei der Aortenstenose, für den Verlauf ein grundlegender Unterschied.

Es bleiben nun noch die Fälle zu besprechen, in denen eine Stenose neben Schlußunfähigkeit der Aortenklappen vorliegt. BAMBERGER sagt darüber sehr treffend, es „wirkt eine gleichzeitige mäßige Stenose compensierend auf die Symptome der Insuffizienz, in dem durch sie sowohl die übermäßige Dilatation der linken Kammer, als auch der Druck im Gefäßsystem beträchtlich vermindert wird, deshalb ist auch die Toleranz des Organismus gegen diese Affektion eine sehr bedeutende und von allen möglichen Klappenaffektionen ist die mit mäßiger Stenose verbundene Insuffizienz der Aortaklappe als die prognostisch günstigste und die längste Lebensdauer versprechende zu betrachten. Stenosen hohen Grades bieten allerdings weniger günstige Verhältnisse, indes werden auch sie, wie ich mich öfters überzeugte, oft lange Zeit sehr gut ertragen". Unter Berücksichtigung dieser Sätze darf also das, was über den Verlauf der Aorteninsuffizienz gesagt worden ist, auf die Stenose übertragen werden. Fängt das Herz an zu versagen, so äußert sich das gewöhnlich zunächst in steigender Atemnot bei Bewegung[1], später auch in der Ruhe. Einige Zahlen von BENNO LEWY mögen helfen diese Tatsache zu erklären und veranschaulichen. Die stündliche Herzarbeit ist zu berechnen

bei normalem Ostium in der Ruhe	auf 813 m/kg
bei muskelstarker Arbeit	auf 3400 m/kg
bei Verengerung auf 0,3 in der Ruhe	auf 991 m/kg
bei muskelstarker Arbeit	auf 8884 m/kg.

Man sieht, wie unverhältnismäßig die Herzarbeit bei einer Stenose durch körperliche Anstrengungen gesteigert wird. Da kann das Herz leicht versagen, die Restblutmenge in der linken Kammer steigt gewaltig an, vor der ungenügend geleerten Kammer staut sich das Blut im linken Vorhof und Lungenkreislauf. Es tritt unter Umständen Überdehnung der Kammer und relative Mitralinsuffizienz hinzu: Dyspnoe, Stauungsbronchitis, Infarkte, Ödem der Lungen.

Die Behandlung der Aortenstenose

ist schon bei der Aorteninsuffizienz im wesentlichen vorweggenommen worden. Es sei nur noch hinzugefügt, daß DE HEER bei künstlichen Aortenstenosen nach Strophanthin Schlag- und Zeitvolumen zunächst infolge überwiegender Verengerung der peripherischen Gefäße sinken, dann aber wieder zur alten Größe steigen und schließlich das Zeitvolumen den Ausgangswert übertreffen sah. Anspannung und Austreibung waren dabei beschleunigt. Wenn beim Menschen die Stenose die Schlußunfähigkeit überwiegt und die Pulszahl die günstigste Schlagzahl überschreitet, darf man wohl noch bessere Erfolge erwarten, da unsere therapeutischen Gaben nur aufs Herz wirken, ohne die Gefäße nachweisbar zu verengern. Aber auch bei normaler oder sogar etwas niedriger Schlagzahl wird ein vorsichtiger Versuch mit Strophanthin gerechtfertigt werden können.

Die Mitralinsuffizienz.

Der anatomische Befund zusammen mit den klinischen Erscheinungen dieses Klappenfehlers ist zum ersten Male klar beschrieben worden von HOPE. Die kurze Krankengeschichte eines seiner Fälle möge zum Belege hier Platz finden: ,,Elisabeth Deumis, ungefähr 50 Jahre alt, abgemagert; am 8. Dezember 1830 unter Dr. CLARKE in das St. Georgs-Krankenhaus aufgenommen.

Alle Symptome einer organischen Herzkrankheit in ihrer schwersten Form. Die Kranke hat Ascites und Anasarka gehabt. Ein das erste Geräusch begleitendes Aftergeräusch in der Gegend der linken Vorkammer, aber nicht in der Gegend der Aortenklappen. Der Herzstoß stark; Puls unregelmäßig, ungleich und außerordentlich schwach, später als die Kammersystole.

Diagnose: Hypertrophie mit Erweiterung. Wenn keine Krankheit der Aortenklappen vorhanden ist, so rührt das Blasebalggeräusch von einer Regurgitation durch die Mitralklappe her. Ist diese in einen Ring umgewandelt?

Leichenbefund. Hypertrophie mit Erweiterung des Herzens. Alle Klappen gesund, außer der Mitralis, deren freier Rand durch Faserknorpel verdickt und deren sehnige Fäden so verkürzt waren, daß die Zipfel der Klappe sich nicht genau aneinanderlegen konnten; dadurch blieb ein Raum, etwa von dem Umfange eines Fingers, frei, welcher eine Regurgitation zuließ.

Bemerkungen. Dieser Fall scheint mir auf das Bestimmteste darzutun, daß eine Regurgitation durch die Klappen zwischen Kammer und Vorkammer ein Aftergeräusch neben dem ersten Geräusch veranlassen könne."

An einer anderen Stelle sagt er zusammenfassend: ,,Symptome der Regurgitation des Blutes beim Durchgange durch die Mitralklappen. Diese Kennzeichen bestehen in einem

---

[1] Vgl. z. B. TRAUBE: Gesammelte Beiträge zur Pathologie und Physiologie 2, 831.

das erste Herzgeräusch begleitenden Aftergeräusch, welches an der Gegend dieser Klappe lauter als an der der Aortenklappen ist, und in einem schwachen — gewöhnlich auch unregelmäßigen — Pulse, bei heftigem Herzstoße.‟

Freilich hatte sich schon LAENNEC mit den Mitralklappenfehlern befaßt, aber seine irrige Annahme, der zweite Herzton beruhe auf der Vorhofsystole, ließ ihn zu keiner klaren Deutung der Erscheinungen kommen, insbesondere ist von einem systolischen Geräusch als Zeichen der Mitralinsuffizienz nirgends die Rede. HOPE bemerkt deshalb mit Recht: „Dieser Umstand war einer von den sehr wenigen, welche LAENNEC übersah. Ich habe die Beobachtung zuerst im Jahre 1825 gemacht und finde sie durch eine große Anzahl von Fällen bestätigt.‟

Die Häufigkeit der Mitralinsuffizienz.

„Sie ist bei weitem die häufigste von allen Klappenkrankheiten‟, aber — „reine Insuffizienz der Mitralklappe ist eine große Seltenheit, indem sie der Natur des anatomischen Vorganges nach beinahe immer von einem höheren oder geringeren Grade von Stenose begleitet ist‟ (BAMBERGER). Sehen wir uns daraufhin die nebenstehende kleine Tabelle an, so finden wir, daß tatsächlich in etwa 75% aller Klappenfehler eine Schlußunfähigkeit der Mitralis im Spiele ist.

Sobald wir aber die Nachprüfung auf dem Leichentische vornehmen, stellt sich heraus, daß nur in 51% anatomische Veränderungen der Klappen selbst an der Schlußunfähigkeit schuld sind, der Rest (31%) entpuppt sich als funktionelle Schlußunfähigkeiten (HENSCHEN). Die sind es auch, die wohl den Hauptteil der reinen Mitralinsuffizienzen ausmachen; reine organische Insuffizienzen sind demgegenüber selten, HENSCHEN rechnet 11% aller Klappenfehler. Die Vereinigung von Insuffizienz mit Stenose ist nicht so groß, sie beträgt 30%. Berücksichtigt man lediglich die durch die Sektion nachgewiesenen organischen Klappenfehler, so werden die Prozentzahlen etwas größer (unterste Reihe der Tabelle). Je nach der Art des Materials weichen die einzelnen Statistiken natürlich voneinander ab. Bei HENSCHEN fallen die etwas geringen Zahlen für Aortenfehler auf, sie werden jedoch erklärt durch die Seltenheit der Lues in Upsala. Es ist das zu beachten, wenn man die Beteiligung der einzelnen Klappen vergleicht. Der Hauptwert von HENSCHENS Statistik liegt auch nicht in dieser Richtung, sondern besteht in den sorgfältigen und gründlichen Untersuchungen über das Verhältnis der klinischen zu den Sektionsbefunden, Untersuchungen, die gerade für unsere Kenntnisse von der Mitralinsuffizienz sehr wertvoll sind. Es wird sich das sogleich in dem folgenden Abschnitt zeigen.

Tabelle 9.

Name	Zahl der Klappenfehler	Fehler mit Mitralinsuffizienz	Reine Mitralinsuffizienzen	Mitralinsuffizienz mit Mitralstenose	Mitralinsuffizienzen mit Aortenfehler	Mitralstenose rein	Einfache Aortenfehler
ADLMÜHLER . . .	462	322 (73%)	166 (36,0%)	82 (17,7%)	74 (16,0%)	34 (7,3%)	97 (21,0%)
D. GERHARDT. . .	300	204 (68%)	50 (16,7%)	90 (30,0%)	64 (21,3%)	19 (6,3%)	48 (16,0%)
	242	198 (82%)	84 (34,0%)		organ. Mi.-Fehler 56 (23,0%)		
HENSCHEN . . . . (alle Fälle seziert)	davon organisch	davon organ. 123 (51%) | funktion. 75 (31%)	davon organ. 26 (11%) | funktion. 58 (24%)	73 (30,0%)	funkt. Mi.-Fehler 17 (7,0%)	22 (9,0%)	38 (15,7%)
	193	123 (63,7%)	26 (13,5%)	73 (37,8%)	56 (30,0%)	22 (11,4%)	38 (19,7%)

Die Ätiologie der Mitralinsuffizienz.

Als Ursache von einfachen und komplizierten Mitralfehlern steht der Gelenkrheumatismus an erster Stelle. Von D. Gerhardts 223 Fällen hatten 164 = 73,5% einen Gelenkrheumatismus gehabt, 9 Fälle (4%) wurden auf Arteriosklerose, 3 Fälle (= 1,3) auf Syphilis zurückgeführt. Henschen findet für seine organischen Mitralfehler ähnliche Zahlen. Ganz anders verhalten sich demgegenüber seine funktionellen Mitralinsuffizienzen. Von 58 Fällen, bei denen sonst kein Klappenfehler vorlag, hatten 5 Gelenkrheumatismus in der Vorgeschichte, davon 3 mit Arteriosklerose; 17 Nephritis, davon 4 mit Arteriosklerose, 6 mit Arteriosklerose und Myodegeneratio oder chronischer Myocarditis, 5 mit Myodegeneratio-Myocarditis; 9 Herzbeutelverwachsungen, davon 6 mit Myodegeneratio-Myocarditis; ferner noch einige Fälle von Krebs, Tuberkulose, akuten Krankheiten. Im ganzen verzeichnen die Sektionsberichte der 58 Fälle 25 mal Myodegeneratio oder Myocarditis allein, 12 mal mit Arteriosklerose und 9 mal Arteriosklerose allein, also in 63,8% Myocardveränderungen, in 36,2% Arteriosklerose. Man wird hierzu mit Recht bemerken, ein solches oder ähnliches Ergebnis sei zu erwarten gewesen, da die funktionelle Mitralinsuffizienz ja gar keine Erkrankung der Klappen, sondern im Gegenteil ein Zeichen ist, daß trotz gesunder Klappen kein genügender Schluß hergestellt werden kann; die funktionelle Klappeninsuffizienz gehöre deshalb überhaupt nicht hierher. Darauf ist zu erwidern: Die klinischen Erscheinungen der organischen und funktionellen Mitralinsuffizienz gleichen einander so sehr, daß man die beiden Formen zu Lebzeiten des Kranken nur ausnahmsweise unterscheiden kann; deshalb müssen uns alle Mittel, um hier größere Sicherheit zu erlangen, willkommen sein. Dazu gehört auch das, was wir an ätiologischen Daten in Erfahrung bringen können. Fehlt in der Vorgeschichte Gelenkrheumatismus oder läßt sich nicht nachweisen, daß das Herzleiden im Anschluß an eine andere Infektionskrankheit (Scharlach, Lungenentzündung, Puerperalfieber u. a.) aufgetreten ist, bestehen auf der anderen Seite ausgesprochene Zeichen einer Herzmuskelschädigung oder Arteriosklerose, dann wird man zögern müssen, eine organische Schlußunfähigkeit der Mitralis anzunehmen. Das ist die wichtige Lehre, die wir aus den hier wiedergegebenen Untersuchungen zu ziehen haben.

Die Anatomie der Mitralinsuffizienz.

Die anatomischen Veränderungen, durch die bei der reinen organischen Mitralinsuffizienz der regelrechte Klappenschluß gestört wird, sind verschieden. Einmal sind vorwiegend die Klappensegel selbst, ein andermal mehr die Sehnenfäden der Klappen geschrumpft und verkürzt, häufig ist gleichzeitig beides der Fall. Die Ränder der kurzen verdickten Klappen werden dann hinunter an die Papillarmuskeln gezogen, verwachsen wohl auch einmal mit der Kammerwand, so daß sie sich bei der Systole nicht in das Ostium und nicht aneinanderlegen können. Verwachsungen der Segel miteinander fehlen oder sind zu gering, um bei der Diastole die Strombahn zwischen Vorhof und Kammer zu verengern. In anderen Fällen ist ein mehr umschriebener Teil der Klappen während des entzündlichen Stadiums zerstört oder so geschädigt, daß er durch den Kammerdruck ganz oder teilweise von seiner Umgebung losgesprengt wird; so entsteht ein Loch, durch das während der Systole Kammerinhalt in den Vorhof zurücktreten kann. Oft findet man auch eine Anzahl von Sehnenfäden zerrissen, so daß der Klappenrand, seiner Zügel beraubt, unsicher flottiert und bei der Systole nach dem Vorhof durchschlägt. Nicht ganz gleichgültig ist es, ob das vordere oder hintere Segel der Mitralis vorwiegend ergriffen ist. Das vordere ist breiter, beweglicher und bildet während der Kammersystole, abgesehen von der Abschließung des Vorhofs, zusammen mit dem Septum eine Art Stromrinne (Oestreich) für das in die Aorta zu treibende Blut. Schädigungen dieses Segels werden deshalb besonders ungünstig wirken. Die linke Kammer ist im Beginn des Leidens und bei geringer Schlußunfähigkeit kaum nachweisbar, später erheblich, besonders im atrioventrikulären Teil erweitert, doch nicht in dem Maße, wie es meist bei der Aorteninsuffizienz gefunden wird. Auch die Hypertrophie pflegt geringer zu sein als bei Aortenfehlern. Das ist interessant, weil wir daraus wohl schließen dürfen, daß der höchste durch Arbeitsvermehrung erreichbare Grad von Erweiterung und Hypertrophie nicht nur davon abhängt, wie groß die ursprüngliche Muskelmasse des Herzens und die dadurch gesteckten Grenzen sind, sondern auch davon, wie die mechanischen Arbeitsbedingungen in dem gegebenen Falle liegen: Bei der Aortenstenose ist es Steigerung des Druckes, bei der Aorteninsuffizienz Steigerung des Schlagvolumens, bei der Mitralinsuffizienz Steigerung der Kontraktionsgeschwindigkeit (siehe unten), die in erster Linie von der Hypertrophie geleistet werden soll.

Der linke Vorhof ist bei der Mitralinsuffizienz mehr oder weniger erweitert, Endocard und Muskulatur verdickt, Veränderungen, die sich auch auf die großen Lungenvenen erstrecken, wie schon mit dem bloßen Auge erkannt werden kann (BAMBERGER). Mikroskopisch ist eine sklerotische Verdickung der Lungenvenen, wenn auch in abnehmendem Maße (LJUNGDAHL) bis in die kleinen Äste (BRÜNING), nachweisbar. Eine stärkere Sklerose und zwar auch stärker als in den großen Lungenvenen findet sich dann wieder in den Lungenarterien (BRÜNING, LJUNGDAHL). In solchen Fällen zeigt auch das rechte Herz entsprechende Veränderungen: Erweiterung und Hypertrophie der Kammer und in vorgeschrittenen Stadien auch des Vorhofs; in der Kammer ist die Erweiterung des Conusabschnittes bemerkenswert, da sie verhältnismäßig früh klinisch festzustellen ist (ASSMANN). Diese starke Beteiligung des rechten Herzens und der Lungenarterien ist auffallend und bis jetzt nicht ganz geklärt. Da die Sklerose der Lungenarterie und ihrer Äste meist viel stärker als die der entsprechenden Lungenvenen und die Sklerose in den kleinen Lungenvenen, wenn überhaupt nachweisbar, sehr gering ist (LJUNGDAHL), so kann die Stauung des linken Herzens nicht einfach durch das Gefäßsystem der Lunge bis in die Arteria pulmonalis und das rechte Herz fortgeleitet sein. Sie kann es auch dann nicht, wenn man hinzunimmt, daß sich unter dem Einfluß der venösen Stauung nicht nur die Gefäßwände, sondern auch das umgebende Gewebe und darüber hinaus infolge von Stauungskatarrhen die Bronchialwände verdicken, denn so stark sind diese als braune Induration der Lunge bekannten Veränderungen nicht. Es muß also noch irgend etwas hinzukommen, was den Druck im Gebiet der Arteria pulmonalis besonders steigert. Vergegenwärtigt man sich die topographischen Verhältnisse, so liegt es nahe eine Kompression der Lungenarterie und ihrer großen Äste durch den erweiterten linken Vorhof anzunehmen. Ein Blick auf die Abb. 107 zeigt, daß durch eine Vergrößerung des linken Vorhofs die beiden Hauptäste der A. pulmonalis gegen den rechten und linken Bronchus nebst Bifurkation und die Höhlung des Aortenbogens gedrückt werden müssen, eine Wirkung, die durch die Vergrößerung der linken Kammer noch weiter gesteigert wird.

Ich glaube deshalb, daß bei Mitralfehlern die anatomischen Veränderungen des rechten Herzens und der Lungenschlagadern zu einem wesentlichen Teil durch den Druck zu erklären sind, der infolge der Erweiterung des linken Vorhofs und seiner Hauptwurzeln von diesen auf die benachbarten Teile der Lungenschlagader ausgeübt wird. Die frühzeitig auftretende Drucksteigerung in der Arteria pulmonalis, kenntlich an der Verstärkung des zweiten Pulmonaltones, stützt diese Annahme. Noch eindringlicher spricht für die Richtigkeit der Annahme folgende Überlegung. Der Druck des erweiterten linken Vorhofs und seiner

großen Wurzeln auf die Umgebung, im besonderen die anliegenden Teile der
Lungenarterie, ist nichts Einseitiges, sondern durch den Gegendruck wird auch
die Erweiterung der Vorhofsteile von einer bestimmten Grenze ab gehemmt. So
betrachtet, führt diese Erweiterung automatisch zu einer gewissen *Drosselung des
Rück- und Zuflusses zu der Lunge.* Sie bewahrt dadurch den kleinen Kreislauf
vor übermäßiger Stauung und die Lunge vor Ödem. Nur so scheint mir zwanglos
die bisher rätselhafte Tatsache erklärt zu werden, daß *als Regel* bei Mitralfehlern
schwere Wassersucht im Gebiet des großen Kreislaufes ohne Lungenödem auftritt.

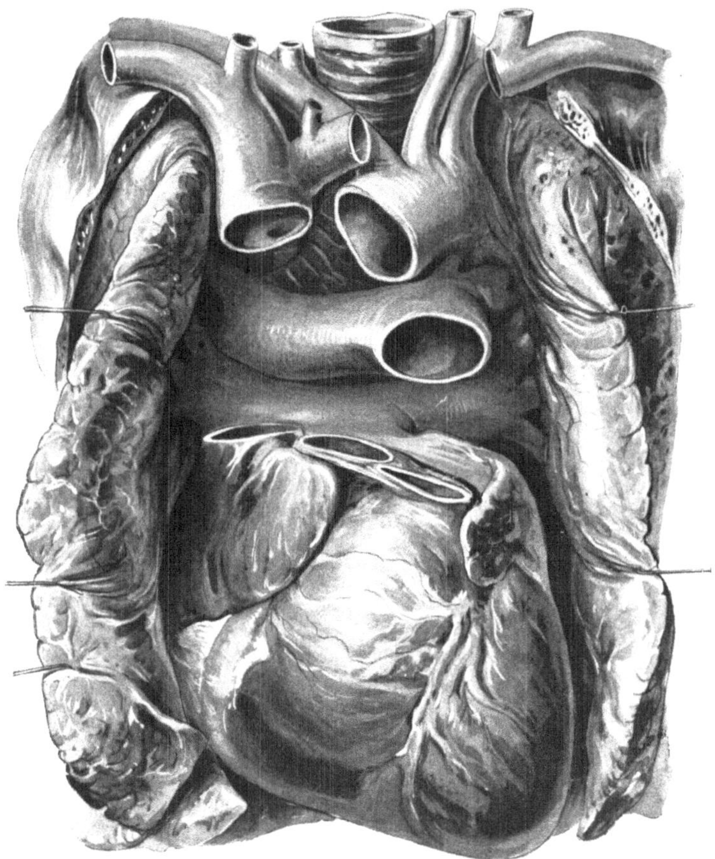

Abb. 107. Lage der großen Herzgefäße. (Nach SPALTEHOLZ.)

Und noch eine Beobachtung läßt sich für unsere Ansicht ins Feld führen. Bei
Hypertensionen tut die linke Kammer häufig bis zuletzt leidlich ihre Pflicht,
dementsprechend bleibt die Stauung im linken Vorhof und damit die Erweiterung
dieses Herzteiles in bescheidenen Grenzen. Tritt jetzt eine Schwäche der linken
Kammer ein, dann kommt es regelmäßig zum Lungenödem, während Ödeme im
Gebiet des großen Kreislaufes fehlen. Nur wenn sich schon vorher eine funktionelle
Mitralinsuffizienz ausgebildet hatte, geht wiederum die allgemeine Wassersucht
voraus (s. S. 160f.).

Wir haben jetzt noch der anatomischen Veränderungen bei den funktionellen Mitralinsuffizienzen zu gedenken. Wird aus irgendwelchen Gründen —
Aortenfehler, Hypertension, Myodegeneratio, Myocarditis — die linke Kammer

und mit ihr das Ostium atrioventriculare so stark erweitert, daß die gesunden
Mitralklappen das Ostium nicht mehr schließen können, so gesellen sich zu den
durch das Grundleiden gesetzten anatomischen Veränderungen die aus der
Schlußunfähigkeit der Mitralklappen entspringenden hinzu. Das giebt natürlich
wechselnde Bilder, die um so schwieriger zu beurteilen sind, als man an der Leiche
sehr oft nicht sicher entscheiden kann, ob die Mitralklappen geschlossen haben
oder nicht. Denn aus der Größe des Ostiums am toten schlaffen Herz können wir
nicht erfahren, welchen Umfang das Ostium im Leben unter dem Einfluß des
Tonus und der systolischen Umformung hatte und ob die Klappen unter diesen
Bedingungen das Ostium zu schließen vermochten. Einen gewissen Anhalt mag
in manchen Fällen das Verhalten der Schließungslinie geben (D. GERHARDT-
KRETZ). Je näher dem freien Klappenrande, um so kleiner die Fläche, mit der
sich die Klappen aneinanderlegten; wo die Schließungslinie über den Klappenrand
gewissermaßen abrutscht, haben sich die Klappen nicht mehr berührt, waren sie
schlußunfähig. Sehr anschaulich giebt das eine Abbildung D. GERHARDTs wieder [1].
Beruht die Schlußunfähigkeit darauf, daß allein oder vorwiegend die Muskulatur
des Atrioventrikulartrichters versagt, dann kann eine charakteristische Vereinigung
von Erweiterung der Kammer mit auffallender Hypertrophie der Papillarmuskeln
gefunden werden (ASCHOFF). Gewöhnlich wird aber die gesamte Muskulatur versagen (D. GERHARDT). Ob und wie weit Schwäche der Papillarmuskeln allein zu
einer Schlußunfähigkeit führen kann, läßt sich wohl nicht sicher ausmachen;
eindeutige Fälle derart sind mir nicht bekannt. Zerreißung eines Papillarmuskels
bewirkt, wie wir sicher wissen, schwere Schlußunfähigkeit der betreffenden
Klappe (CORVISART, STOKES, DUNBAR, DENNIG, WANKEL, FISCHER).

Die Dynamik der Mitralinsuffizienz.

Wird im Tierversuch eine Mitralinsuffizienz gesetzt, so strömt während der
Systole ein Teil des Kammerinhaltes rückwärts in den linken Vorhof; die Menge
richtet sich nach dem Grade der Schlußunfähigkeit und kann recht groß sein, so
in einem Falle von H. STRAUB 52% des Schlagvolumens. Man könnte nun meinen,
sobald die Anfangsfüllung um diese 52% vermehrt wäre, müßte wieder das normale Schlagvolumen in die Aorta getrieben werden und die Mehrarbeit der
linken Kammer mit der Förderung des Pendelblutes erledigt sein. Der Versuch
zeigt aber, daß diese Annahme nicht richtig sein kann, denn im Verlauf der Mitralinsuffizienz steigt die Anfangsfüllung weit über den Wert des Pendelblutes hinaus,
im STRAUBschen Beispiel zu den 52% noch um 78%, also im ganzen um 130% des
ursprünglichen Wertes. Wie ist diese Erscheinung zu erklären? Damit die linke
Kammer ihren Inhalt in die Aorta entleeren kann, muß zunächst der Kammerdruck über den diastolischen Aortendruck getrieben werden, denn dann erst öffnen
sich die Aortenklappen und beginnt die Austreibung: Anspannungszeit. Bei der
Mitralinsuffizienz entweicht nun schon in dieser Zeit Kammerinhalt in den Vorhof, der Anstieg des Kammerdruckes und damit der Beginn der Austreibungszeit
werden verzögert, die für die Austreibung verfügbare Zeit — bei unveränderter
Systolendauer — verkürzt (SCHWARZ). Das gesunde Herz wirft jetzt mit großer
Kraft und rascher Drucksteigerung seinen Inhalt in die Aorta. Bei der Mitral-
insuffizienz wird wiederum die Druckzunahme verzögert und gleichzeitig, da die
Strömungsgeschwindigkeit vom Druck abhängt, die Austreibung verlangsamt.
Soll die Schlagzahl unverändert bleiben, dann müßte jetzt die Diastole entspre-
chend verkürzt werden. Da aber während der Diastole eine stark vermehrte
Blutmenge der linken Kammer zugeführt werden soll, so ist das ohne eine Beein-

---

[1] D. GERHARDT: Herzklappenfehler, S. 74.

trächtigung der Füllung nicht möglich, im Gegenteil, auch die Diastole müßte verlängert werden, um die ihr zufallende vermehrte Füllungsarbeit zu bewältigen. Das bedeutete aber eine Verlangsamung der Schlagfolge, die um so tiefer unterhalb der optimalen Schlagzahl liegen würde, je größer der Klappenfehler. Auf diese Weise kann es also offenbar nicht gelingen, die Wirkung des Klappenfehlers auszugleichen. Die Natur geht deshalb den anderen Weg: sie sucht die regelrechten Werte der Herzphasen, insbesondere der Anspannungs- und Austreibungszeit herzustellen. Dafür ist es nötig, daß der Anstieg des Kammerdruckes und die Austreibung des Blutes in die Aorta so rasch erfolgt wie in der Norm. Die linke Herzkammer löst diese Aufgabe um den hohen Preis einer gewaltigen Steigerung ihrer Anfangsfüllung und -spannung. Die Wirkung auf den linken Vorhof und sein Stromgebiet ist klar: Füllungs- und Drucksteigerung (Abb. 108). Im einzelnen ist noch zu bemerken, daß der Rückfluß ganz überwiegend während der Austreibungszeit und nur zu einem geringen Teil während der Anspannungszeit erfolgt und daß während der Verharrungszeit Füllung und Druck im linken Vorhof — die sich in der Norm nicht wesentlich ändern — noch weiter steigen (WIGGERS und FEIL). Ist die Schlußunfähigkeit kompensiert, d. h. das arterielle Stromvolumen regelrecht, so finden sich dagegen im rechten Herzen und der Arteria pulmonalis keine Zeichen der Kreislaufstörung; Druck und Füllung sind normal.

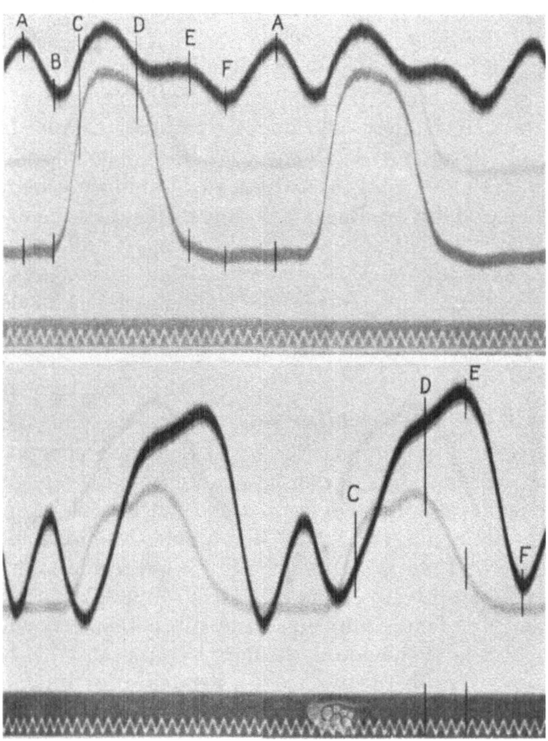

Abb. 108. Volumkurve des linken Vorhofs und Druckkurve der linken Kammer vor und während einer Mitralinsuffizienz. Bei *C* Beginn der Austreibungszeit, *D* Ende der Austreibungszeit, *E* Beginn der Diastole. (Nach C. J. WIGGERS und FEIL.)

Vergleichen wir diese Ergebnisse des Tierversuchs mit den klinischen Befunden, dann stoßen wir auf zwei bemerkenswerte Unterschiede: Beim Tier sehr starke Erweiterung der linken Kammer, keine Beteiligung des rechten Herzens; beim Menschen geringere Erweiterung der linken Kammer, frühzeitig starke Beteiligung des rechten Herzens. Wenn beim Menschen die nötige Steilheit des Druckanstieges hergestellt wird ohne wesentliche Erweiterung der linken Kammer, dann können wir für diese vom Tierversuch abweichende Erscheinung nur die Größe verantwortlich machen, die in der Gleichung Mensch: Tier nachweisbar verschieden ist, das ist die Muskelmasse des Herzens — hier normal, dort hypertrophisch. Die Hypertrophie muß also den Muskel befähigen, von einer niedrigeren Anfangsfüllung und -spannung aus den Kammerdruck rascher zu steigern, als dies der normale Muskel vermag. Fügen wir hierzu den bei der Aortenstenose gefundenen Satz: Die Hypertrophie befähigt den Muskel, ein gegebenes Stromvolumen gegen größere Widerstände von einer niedrigeren Anfangsfüllung und -spannung aus zu fördern, so läßt sich zusammenfassend über die Wirkung der Hypertrophie — vielleicht die wichtigste Frage der Dynamik des kranken Herzens — sagen: *Die Hypertrophie befähigt den Muskel, ein gegebenes Stromvolumen von einer geringeren Anfangsfüllung und -spannung aus gegen höhere Widerstände rascher auszutreiben, als ein nicht hypertrophischer Muskel.*

Der raschere Druckanstieg in der linken Kammer bei der Mitralinsuffizienz ist aber nicht nur dadurch zweckmäßig, daß eine regelrechte Dauer der Anspannungs- und Austreibungszeit geschaffen wird, sondern gleichzeitig wird der Rückfluß in den linken Vorhof vermindert. Das ist leicht einzusehen. Würde nämlich während der Anspannungszeit der Druckanstieg sehr langsam erfolgen, dann würde schließlich der ganze Kammerinhalt in den nachgiebigen linken Vorhof und seine Wurzeln entweichen und der Kammerdruck wohl überhaupt nicht die zur Überwindung des diastolischen Aortendruckes nötige Höhe erreichen.

Und ebenso ist die geringere Anfangsfüllung, von der die linke Kammer infolge ihrer Hypertrophie ausgehen kann, insofern bei der Mitralinsuffizienz günstig, als der Rückfluß durch die schlußunfähigen Klappen um so kleiner ausfällt, je weniger sich die Kammer und mit ihr das Ostium atrioventriculare bei der Diastole erweitern.

Der zweite Unterschied zwischen Mensch und Tier, das verschiedene Verhalten des rechten Herzens, ist schon besprochen worden. Es hängt zusammen mit den Lage- und Raumverhältnissen, wie sie im geschlossenen Brustkorb zwischen dem linken Vorhof mit seinen Wurzeln und den Lungenschlagadern mit ihren Ästen gegeben sind, Verhältnisse, die im Tierversuch weitgehend geändert werden.

Das Krankheitsbild der Mitralinsuffizienz.

Bei der *Betrachtung* eines Kranken mit Mitralinsuffizienz fällt in vorgeschritteneren Stadien eine mehr oder weniger ausgesprochene Cyanose der meist leicht gelblich gefärbten Haut auf: Herzfehlerfarbe. Daneben springt eine vermehrte Füllung der Halsvenen in die Augen. Die Gegend des Herzstoßes ist oft vorgewölbt, die Pulsationen daselbst stärker und in größerer Ausdehnung zu sehen als normal, in vielen Fällen außerdem eine deutliche Pulsatio epigastrica wahrnehmbar. Die Atmung beschleunigt, angestrengt, die Hilfsmuskeln der Atmung in erhöhter Tätigkeit. Der Leib oft gespannt infolge vermehrter Gasbildung (Stauungskatarrh) und Leberschwellung. Ist es bereits zur Wassersucht gekommen, dann werden diese Erscheinungen durch Ergüsse in der Brust- und Bauchhöhle hochgradig gesteigert; im Gesicht spiegelt sich die qualvolle Angst des Erstickungsgefühles wieder, der Mund ist geöffnet, Lippen und Mund trocken, die Augen treten hervor, kalter Schweiß bedeckt die Stirn, die Haut des Rumpfes und noch mehr der Beine ist prall gespannt, bräunlich rot, an den Unterschenkeln bei länger dauernder Stauung eingerissen, teils schuppend, teils von aussickerndem Ödem zerfressen, die Geschlechtsteile unförmig verschwollen, den Kranken leidet es nicht mehr im Bett, er sitzt auf dem Bettrand oder im Stuhl mit aufgestützten Armen — kurz, er bietet das Bild der Herzschwäche mit schwersten Stauungen, wie es gerade bei den Mitralfehlern oft angetroffen wird.

Bei der *Palpation* findet man den Herzstoß nach links gerückt, verbreitert, hebend, erschütternd, in manchen Fällen auch schwirrend; an der Herzbasis kann der Pulmonalklappenschluß fühlbar sein.

Die *Herzdämpfung*, im Beginn des Leidens und bei geringer Schlußunfähigkeit nicht nachweislich verändert, ist später und bei stärkerer Insuffizienz nach links, rechts und oben erweitert.

Im *Röntgenbilde* sieht man dementsprechend den linken Herzrand nach außen gerückt und gewölbt. Dabei verläuft er ziemlich steil; die Erweiterung des Pulmonalbogens trägt dazu bei, diesen Eindruck zu verstärken. Gleichzeitig werden die Herzgrenzen nach oben verschoben. Rechts wird die Grenze nach außen getragen durch die Vergrößerung des rechten Vorhofs. So erhält der Umriß des Herzens eine plumpe, rundliche Form (Abb. 109). In manchen Fällen schiebt sich der vergrößerte linke Vorhof hinter den rechten, dann erscheint der obere Teil des rechten Vorhofschattens dunkler, ja es kann sogar der linke Vorhof hier den rechten überragen, so daß der sog. rechte Vorhofbogen aus zwei sich schneidenden Bogen zusammengesetzt ist (ASSMANN, NEUMANN), von denen der untere dem rechten, der obere dem linken Vorhof angehört.

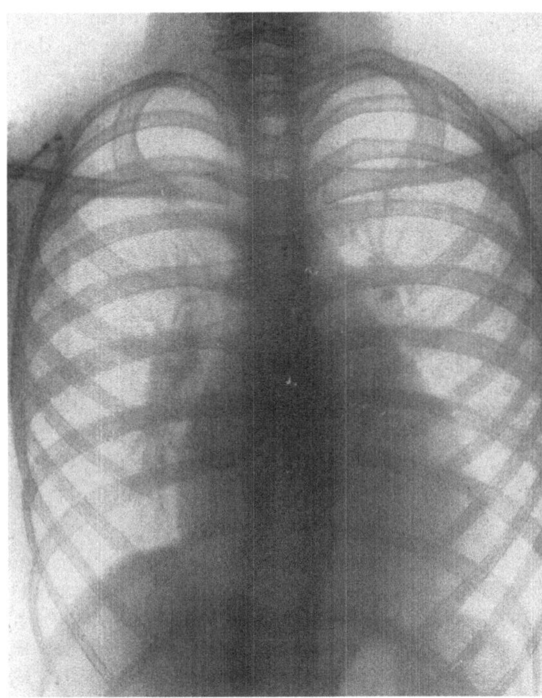

Abb. 109. Röntgenbild einer Mitralinsuffizienz.

Die *Auscultation* ergiebt ein systolisches Geräusch, das über der Herzspitze oder im zweiten linken Zwischenrippenraum neben dem Brustbein am lautesten ist (Abb. 110). Der erste Ton ist oft deutlich neben dem Geräusch zu hören; ist man im Zweifel, so gelingt es zuweilen, durch leisestes Aufsetzen des Höhrrohres — es muß gewissermaßen zwischen Brustwand und Ohr hängen — den Ton aus dem Geräusch herauszuschälen (GENDRIN). In manchen Fällen ist aber auch auf diese Weise kein erster Ton über dem linken Herzen nachweisbar, weil die dem Ton zugrunde liegende Spannung der Herzwände und -klappen während der Anspannungszeit wegen des Rückflusses durch das Mitralostium zu langsam erfolgt, und vor allem, weil die Hauptbildungsstätte des ersten Tones, die Mitralklappen, zu weit zerstört sind.

Ein deutlich vorhandener erster Ton spricht dafür, daß noch ein gewisser funktionstüchtiger Rest der Mitralklappen vorhanden ist und beansprucht deshalb Beachtung. Weniger wichtig ist es, ob das Geräusch gleichzeitig mit dem ersten Ton oder etwas später einsetzt und während der ganzen oder nur während eines Teiles der Systole hörbar ist. Bei den kurzen hier in Betracht kommenden Zeiten ist im übrigen ein sicheres Urteil darüber schwierig und oft nicht möglich. Vorgeschrittene Herzschwäche kann dazu führen, daß trotz einer anatomischen Schlußunfähigkeit der Mitralklappen das Geräusch fehlt, weil keine genügende Stromgeschwindigkeit erreicht wird. Die Frage, warum das Geräusch einmal an der Herzspitze, ein anderes Mal über der Pulmonalis am lautesten gehört wird, ist bis jetzt nicht endgültig geklärt. Am freigelegten Herzen mit Mitralinsuffizienz ist das Geräusch am stärksten über dem linken Vorhof (MAC CALLUM). Der wechselnde Befund beim Menschen muß deshalb auf die besonderen Fortpflanzungsbedingungen des Geräusches im einzelnen Falle zurückgeführt werden, schwächend werden das Lungenpolster zwischen Herz- und Brustwand, fördernd feste Teile wirken. Ob die Lunge durch die Vergrößerung der linken Kammer verdrängt oder zusammengedrückt und dadurch die Herzspitze der Brustwand näher gebracht wird oder ob die Erweiterung des linken Vorhofs und der davor liegenden Pulmonalarterie, in gleicher Weise auf die Lunge wirkend, hier die besten Fortleitungsbedingungen schafft, hängt sowohl vom Zustande der Lunge, wie dem Bau des Brustkorbes und Stand des Zwerchfells, kurz von den ganzen Lageverhältnissen des Herzens ab. Nach NAUNYN soll die Erweiterung des linken Herzohres für die Lautheit des Geräusches an der Basis, nach SANTELLE und GREY die Beteiligung der Papillarmuskeln für die Lautheit des Geräusches an der Spitze eine maßgebende Rolle spielen. Manchmal kommt es wohl auch in der Arteria pulmonalis selbst dadurch zu einem Geräusch, daß das erweiterte Gefäß von hinten durch den linken Vorhof oder vorn durch das Brustbein eingeengt wird. In diesem Falle unterscheidet sich das Geräusch in seinem Charakter wesentlich von dem Klappengeräusch (BAMBERGER).

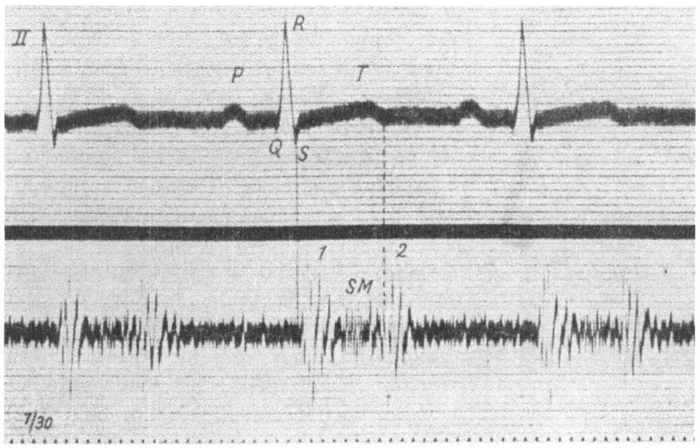

Abb. 110. Geräusch der Mitralinsuffizienz. *SM* systolisches Geräusch, *1,2* Herztöne. (Nach TH. LEWIS.)

Neben dem systolischen Geräusch ist eine Verstärkung des zweiten Pulmonaltones als Zeichen der Mitralinsuffizienz bekannt (SKODA). Da aber, zumal bei jüngeren Menschen, der zweite Pulmonalton schon in der Norm lauter zu sein pflegt als der zum Vergleich dienende zweite Aortenton, so ist nur eine ausgesprochene Verstärkung für die Annahme einer Mitralinsuffizienz verwertbar. Ferner ist zu berücksichtigen, daß der zweite Pulmonalton nur dann verstärkt gefunden werden kann, wenn die vorher besprochenen Bedingungen für eine Drucksteigerung in der Lungenschlagader gegeben sind; im Beginn des Leidens und bei geringfügigem Klappenfehler, d. h. gerade in den Fällen, wo die Diagnose schwierig ist, darf deshalb auf eine überzeugende Verstärkung nicht gerechnet werden. Schließlich kann ein verstärkter zweiter Pulmonalton zurückgehen, wenn infolge einer Schwäche des rechten oder Erholung des linken Herzens der Druck in der Lungenschlagader sinkt. Der Rhythmus des Herzschlages ist oft unregelmäßig, so daß man bereits früh diesen Befund als eine Erscheinung der Mitralinsuffizienz erwähnt findet. Ich nenne nur STOKES; er bringt sogar schon für die Art der Unregelmäßigkeit eine Bezeichnung — the so-called characteristic symptom of permanent irregularity — die ein halbes Jahrhundert später als

Novum auferstanden ist, aber erst 1909 durch ROTHBERGER und WINTERBERG
und fast gleichzeitig LEWIS in ihrem eigentlichen Wesen erkannt wurde: Vorhofsflimmern.

Das Elektrocardiogramm der Mitralinsuffizienz liefert kein typisches Bild,
da sich frühzeitig zur Erweiterung und Hypertrophie des linken die gleichen Veränderungen des rechten Herzens hinzugesellen. Die Abb. 111 ist ein Beispiel;
die Kurve gehört zu dem in Abb. 109 abgebildeten Herzen. Der Puls ist regelrecht
gefüllt und gespannt, solange der Herzfehler kompensiert ist, neigt aber frühzeitig zur Beschleunigung, zum mindesten nach körperlichen Anstrengungen.
Fängt die Herzkraft an zu versagen, dann wird der Puls klein, weich, rasch und
beim Hinzutreten von Vorhofsflimmern ganz unregelmäßig. Die Schlagzahl muß
dann am Herzen selbst bestimmt werden, da sie an der Radialis infolge frustraner
Kontraktionen zu niedrig gefunden wird. Die Halsvenen, mehr oder weniger
gestaut, zeigen anfangs die typische — dem geübten Auge bei einfacher Betrachtung erkennbare — dreiteilige Pulsation, später —
bei Vorhofsflimmern — tritt sog. Kammervenenpuls auf, der anfangs meist undeutlich und dementsprechend schwierig aufzunehmen ist, im weiteren
Verlauf aber, wenn sich eine relative Tricuspidalinsuffizienz einstellt, so stark werden kann, daß er auf
Entfernung sichtbar ist.

Die Diagnose der Mitralinsuffizienz ist nicht immer
leicht. Gewiß, findet man bei einem jüngeren Menschen ein systolisches Geräusch an der Spitze und
Basis des Herzens, womöglich von Schwirren begleitet, den zweiten Pulmonalton verstärkt, die
Herzdämpfung und im Röntgenbild den Umriß des
Organs in der geschilderten Form nach allen Seiten
verbreitert, den Herzstoß stärker als normal und
schließlich in der Vorgeschichte eine Infektionskrankheit, die als Ursache von Klappenfehlern bekannt
ist, dann wird man selten fehlgehen, wenn man eine
Mitralinsuffizienz annimmt. Bestehen außerdem

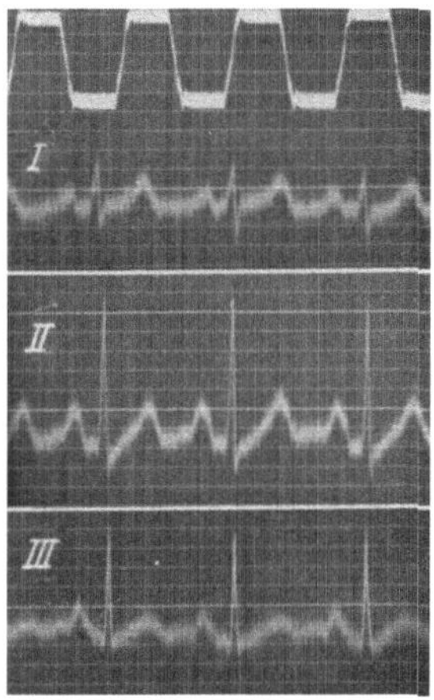

Abb. 111. Elektrocardiogramm einer
Mitralinsuffizienz.

deutliche Stauungserscheinungen, finden sich Herzfehlerzellen im Auswurf, so
darf man schon mit Zuversicht dem Ergebnis einer früher oder später folgenden
Leichenöffnung entgegensehen.

Anders liegt die Sache, wenn es sich um eine beginnende oder leichte Mitralinsuffizienz handelt. Da hört man ein systolisches Geräusch, vielleicht ist auch
der Herzstoß etwas verstärkt, dagegen fehlen die übrigen Erscheinungen. Es ist
nun unsere Aufgabe zu entscheiden, ob eine Mitralinsuffizienz oder ein accidentelles Geräusch vorliegt. Bei der Beurteilung wird man sich vor allem fragen
müssen, ob Bedingungen gegeben sind, die der Entstehung eines accidentellen
Geräusches in der Pulmonalis — denn hier haben wir wohl in der Regel den Sitz
des Geräusches zu suchen — günstig sind: Dünnflüssigkeit und erhöhte Strömungsgeschwindigkeit des Blutes, erregte Herztätigkeit, Zartheit der Gefäßwand, Druck
auf die Pulmonalis bei flachem Brustkorb, Lageveränderungen des Herzens,
Bedingungen, die sich, abgesehen von der letzten, besonders bei jungen, asthenischen Menschen und bleichsüchtigen Mädchen finden dürften. Die Stärke des
Geräusches leistet nach übereinstimmendem Urteil nichts für die Unterscheidung.
Besonders rauhe, musikalische Geräusche machen dagegen einen organischen
Klappenfehler wahrscheinlich. Wenn das Geräusch über der Spitze am lautesten
ist oder ein Geräusch an der Basis in mittlerer Einatmungsstellung nicht ver-

schwindet, spricht das in demselben Sinne. Ein kurzes diastolisches Basisgeräusch in Ausatmungsstellung kommt nach meiner Überzeugung accidentell gar nicht so selten vor und beweist nichts für einen organischen Fehler.

Organische oder funktionelle Mitralinsuffizienz, diese Frage ist oft noch schwieriger zu lösen als die vorhergehende, da alle der organischen zukommenden Zeichen auch bei der funktionellen Schlußunfähigkeit gefunden werden. v. JÜRGENSEN beschreibt ausführlich einen Fall, in dem er sich „wieder einmal rechte Mühe gegeben" und trotzdem „gründlich in der Diagnose geirrt" hatte: Die 58 jährige Kranke hatte vor 7 Jahren einen schweren Gelenkrheumatismus von 21 Wochen Dauer durchgemacht und seitdem Herzklopfen; Herz allseitig verbreitet, systolisches Geräusch, an der Herzspitze am deutlichsten, der zweite Pulmonalton verstärkt, Puls klein, unregelmäßig, keine Sklerose der peripherischen Arterien, allgemeine Stauung. Auf Grund dieser Erscheinungen wurde die Diagnose auf organische Mitralinsuffizienz gestellt und die Leicheneröffnung ergab: gesunde Klappen. „So geht es oft genug; man wagt sich wieder auf den Weg, der unsicher zu dem Sumpfe führt, in den man schon oft hineinfiel." Um sich einigermaßen vor diesem Schicksal zu sichern, hat man jedesmal zu prüfen, ob Veränderungen nachzuweisen sind, die erfahrungsgemäß zu einer funktionellen Schlußunfähigkeit der Mitralklappen führen können, wie Myocarditis, Myodegeneratio, Arteriosklerose, Hypertension. Ist das der Fall, dann wird man die Entscheidung ob organisch oder funktionell gewöhnlich offen lassen müssen.

Herzschwäche infolge einer Erschwerung des Lungenkreislaufes — Emphysem, Arteriosklerose — kann auf den ersten Blick ein ähnliches Bild wie ein Mitralfehler bieten, wird sich dann aber richtig deuten lassen auf Grund des Röntgenbefundes: nur das rechte Herz ist erweitert, linke Kammer und Vorkammer von regelrechter oder gar verringerter Größe.

Verlauf der Mitralinsuffizienz.

Wenn man das Bild einer Krankheit zu schildern versucht, ist man genötigt einzelne besonders wichtige Stadien aus dem Verlauf herauszugreifen und an diesen die charakteristischen Züge darzulegen. Dabei muß manches übergangen werden, um die Darstellung nicht zu sehr mit Einzelheiten zu belasten. Das soll hier nachgeholt werden.

Die Kranken können lange Zeit ohne Beschwerden sein und der Klappenfehler ganz gelegentlich bei einer Untersuchung aus anderen Gründen entdeckt werden. Die ersten Erscheinungen der Herzstörung, die den Kranken zum Arzt führen, sind meistens Atembeschwerden, ungewohnte Kurzluftigkeit bei Anstrengungen, „Neigung zu Verschleimung oder Erkältung". Andere klagen über das Gefühl von Druck und Völle nach dem Essen, wobei neben einer gewissen Atemnot infolge starker Magenfüllung Druckwirkungen der vergrößerten Leber mitspielen dürfte. Bei Leuten, die viel stehen müssen, kann auch Schwellung der Füße der erste Anlaß sein, den Arzt aufzusuchen. Im weiteren Verlauf werden die Erscheinungen schon aufdringlicher, die Kurzluftigkeit meldet sich bei den gewöhnlichen Verrichtungen des Tages, das „Asthma" hindert am flachen Liegen, stört den Schlaf, es treten infolge von Stauungsbronchitis Husten und Auswurf ein; länger dauerndes Herzklopfen, Druck auf dem Herzen nach geringen Anstrengungen, beim Bücken und Heben lenken die Aufmerksamkeit in deutlicher Weise auf das kranke Organ, der Umgebung fällt die bläulich-gelbliche, cyanotisch-subikterische Gesichtsfarbe auf, der Appetit sinkt, der Leib wird aufgetrieben, der Stuhlgang meist träg infolge der Stauung im Gefäßgebiet des Magens und Darms, bei Frauen stellen sich Menorrhagien, bei Männern Hämorrhoidalblutungen ein, die Stiefel werden zu eng infolge der zunehmenden Anschwellungen der Füße und Beine. Zunächst gelingt es der Behandlung, die mannigfachen Störungen zu beseitigen, einmal, mehreremal, dann aber lassen sie sich immer schwieriger und nur unvollkommen vertreiben und schließlich kommt es zum Bilde dauernder schwerer allgemeiner Stauung mit Anfällen von Asthma cardiale, Verwirrtheits- und Aufregungszuständen infolge cerebraler Kreislaufstörungen, Pneumonien, Lungenödem. Nicht selten erschweren auch noch Embolien dem gequälten Kranken sein Leiden: Lungen-, Milz-, Niereninfarkte, Schlaganfälle, zuweilen auch Verstopfung von Extremitätenarterien.

Die Behandlung der Mitralinsuffizienz

hat nach den Regeln und mit all den Mitteln zu erfolgen, die bei der Behandlung der Kreislaufschwäche ausführlich besprochen sind. Es sei nur nochmals betont, daß man mit der Digitalis nicht bis zum Auftreten ausgesprochener Decompensationserscheinungen warten, sondern diesen durch rechtzeitige Anwendung möglichst vorbeugen soll. Ferner ist von Anfang an die ganze Lebensweise sorgfältig zu regeln, nötigenfalls auf Berufswechsel zu dringen, bei Frauen die Frage der Schwangerschaft zu berücksichtigen usw. Über die Behandlung von Vorhofsflimmern lese man den betreffenden Abschnitt in dem Kapitel der unregelmäßigen Herztätigkeit nach. Durch eine sachgemäße Therapie kann es gelingen, wenn die Klappenschädigung nicht zu schwer und der Zustand des Herzmuskels gut ist, den Kranken viele Jahre in einem erträglichen Zustande zu erhalten. FOTHERGILL berichtet über einen Kranken, den schon sein Vater behandelt hatte und der noch nach 41 Jahren leichte Feldarbeit verrichten konnte (ROSENSTEIN, l. c.).

Die Mitralstenose.

Über die *Häufigkeit* der Mitralstenose giebt die Tabelle auf S. 305 Auskunft. Soweit sich diese Zahlen vorwiegend auf den Krankheitsbefund beim Lebenden stützen, sind sie allerdings nur mit Vorsicht zu verwerten. HENSCHEN fand nämlich in 51 Fällen von Mitralstenose mit Mitralinsuffizienz nur in der Hälfte ein auf die Stenose deutendes Geräusch. Wenn nun auch ein diastolisches Geräusch heut nicht mehr die ausschlaggebende Bedeutung für die Diagnose hat wie früher (JÜRGENSEN), so ist es doch gerade bei gemischten Fällen immer noch eins der wichtigsten Merkmale; die betreffenden Zahlen der Tabelle dürften also zu niedrig sein. Betrachten wir die Sektionsergebnisse HENSCHENS, dann finden wir unter 193 organischen Klappenfehlern 22 = 11,4% Mitralstenosen, die so gut wie rein sind; will man ganz streng sein, so sind zwei Fälle abzuziehen, da sie im Leben ein systolisches Geräusch hatten, wir kommen damit auf 20 = 10,4%. Alle Statistiken stimmen darin überein, daß die Mitralstenose häufiger beim weiblichen Geschlecht gefunden wird; ein Grund dafür läßt sich nicht angeben.

Die *Ätiologie* der Mitralstenose deckt sich weitgehend mit der der Mitralinsuffizienz, sind doch die meisten Mitralfehler Mischungen von Verengerung und Schlußunfähigkeit. Nur die kindliche Mitralstenose ist besonders zu erörtern. Sie wird zuweilen familiär gefunden (SACHS, HOFMANN) und hängt da vielleicht mit einer Lues congenita zusammen, wenigstens wird in Frankreich ein solcher Zusammenhang betont (NATHAN, AMBLARD, MERCKLEN), daneben aber auch Beziehungen zur Chlorose und Tuberkulose angenommen. Nun sind aber diese Krankheiten so häufig, daß mindesten mit einer von ihnen schon nach der Wahrscheinlichkeitsrechnung eine gewisse Zahl der Mitralstenosen zusammenfallen muß. Am ehesten werden wir noch der kongenitalen Syphilis eine Rolle zuerkennen dürfen, da wir wissen, daß durch sie auch andere Organe in ihrer Entwicklung gestört werden. Daneben wird eine fetale, nicht durch den Erreger der Syphilis hervorgerufene Endocarditis angeschuldigt. Wir betreten mit dieser Frage ein viel umstrittenes Gebiet. KREYSIG, der zuerst systematisch, zum Teil über das Ziel hinausschießend, die entzündliche Natur vieler Herzerkrankungen betont hat, verhält sich gerade der fetalen Endocarditis gegenüber sehr zurückhaltend. Man sieht nach ihm häufig neben angeborenen auch entzündliche Veränderungen des Herzens, aber selbst wenn sie schon bei neugeborenen Kindern gefunden werden, schließt er daraus nur „daß ein unzweckmäßig gebautes Herz eine große Anlage in sich trage, leicht zu erkranken", eine Auffassung, die heute, also nach 100 Jahren, noch modern ist (B. FISCHER). Die weitergehende Ansicht von DITTRICH und DORSCH, die fetale Entzündungen am Herzen ohne angeborene Fehler als häufig hinstellte, hat sich dagegen nur in einigen wenigen Fällen bestätigen lassen. Immerhin, es kommen solche Fälle vor (THOREL). So ist eine Mitralstenose bei einem Kinde beschrieben worden, dessen Mutter an Rheumatismus litt und am Ende der Schwangerschaft gestorben war; es fanden sich beim Kinde Vegetationen und Schrumpfung der Mitralklappe, bakteriologisch wurden Diplokokken nachgewiesen (POYNTON). Bei älteren Kindern soll man aus zurückgebliebener Entwicklung nicht auf die angeborene Natur einer Mitralstenose schließen, weil auch eine im frühen Kindesalter entstandene Stenose die Entwicklung hemmen kann (LABBÉ).

Die Anatomie der Mitralstenose.

Erkranken die Klappen vorzugsweise in den Winkeln, die von den Rändern des vorderen und hinteren Segels an ihrer Ansatzstelle gebildet werden, so daß es hier zu Verwachsungen kommt, dann wird die Öffnung in einen Schlitz verwandelt: Knopflochform. Ist dagegen gleichzeitig die Fläche der Segel in größerer Ausdehnung verdickt, narbig verändert, zum Teil vielleicht verkalkt, dann bildet sich infolge der hiermit verbundenen, nach allen Seiten wirkenden Schrumpfung eine mehr kreisförmige Öffnung: Trichterform. Wie leicht verständlich, geht diese meist außerdem mit einer gewissen Schlußunfähigkeit der Klappen einher (Abb. 112). Ferner können thrombotische Auflagerungen, Ausbuchtungen der Klappen, in seltenen Fällen Druck eines Aortenaneurysmas (HENSCHEN) zu einer Stenose führen. Die schon bei der Mitralinsuffizienz beschriebenen Veränderungen des linken Vorhofs und rechten Herzens sowie der Lungengefäße finden sich bei der Mitralstenose in verstärktem Maße, ebenso gilt, was dort über die Entstehung dieser Veränderungen gesagt wurde, auch hier. In schweren Fällen kann insbesondere der linke Vorhof einen geradezu unwahrscheinlichen Umfang annehmen, so faßte er in einem von MINKOWSKI beschriebenen Falle statt etwa 50 annähernd 3000 ccm. Infolgedessen bilden sich leicht Thromben, die durch Verlegung der Mitralöffnung plötzlich den Tod herbeiführen können. Die linke Kammer kann bei der Mitralstenose erweitert und verdickt, von regelrechter Größe oder kleiner als normal sein, für alle drei Formen liegen beweisende Beobachtungen vor. Die Größe dürfte von verschiedenen Bedingungen abhängen — einmal davon, ob und wieweit neben der Stenose eine Insuffizienz vorliegt oder vorgelegen hat; ferner davon, welches Maß körperlicher Bewegung und Arbeit der Kranke und wie lange Zeit vor dem Ende er es geleistet hat (D. GERHARDT); schließlich dürften die ursprüngliche Größe des Herzens und auch wohl Ernährungsverhältnisse mitsprechen. Die Lage des Herzens wird durch die Vergrößerung der rechten Hälfte, insbesondere der rechten Kammer in charakteristischer Weise verändert. Die rechte Kammer kann sich nach vorn und unten nicht ausdehnen, da hier Brustwand und Zwerchfell Widerstand leisten, rechts hemmt der durch die untere Hohlvene festgelegte rechte Vorhof; so muß sich die Erweiterung nach links, hinten und oben als der Gegend des geringsten Widerstandes geltend machen. Dabei wird die linke Kammer nach links hinten gedreht (ADAMS, FRIEDREICH.

BAMBERGER), der linke Vorhof in demselben Sinne verlagert und das ganze Herz nach links oben geschoben.

Die Dynamik der Mitralstenose ist einfach. Füllung und Druck im linken Vorhof steigen; nach den bekannten Gesetzen wird dieser darauf mit Erweiterung und Hypertrophie antworten, doch hält sich die Hypertrophie in bescheidenen Grenzen gemäß der geringen Muskelmasse des Vorhofs und geht bei Überdehnung in Atrophie über, so daß der linke Vorhof schließlich zu einem dünnen häutigen Sack werden kann. Im Tierversuch (H. STRAUB) setzt sich die Stauung im linken Vorhof nicht auf das rechte Herz fort — Füllung und Druck bleiben hier unverändert —, sondern wird in den Lungenvenen aufgefangen. Daß und

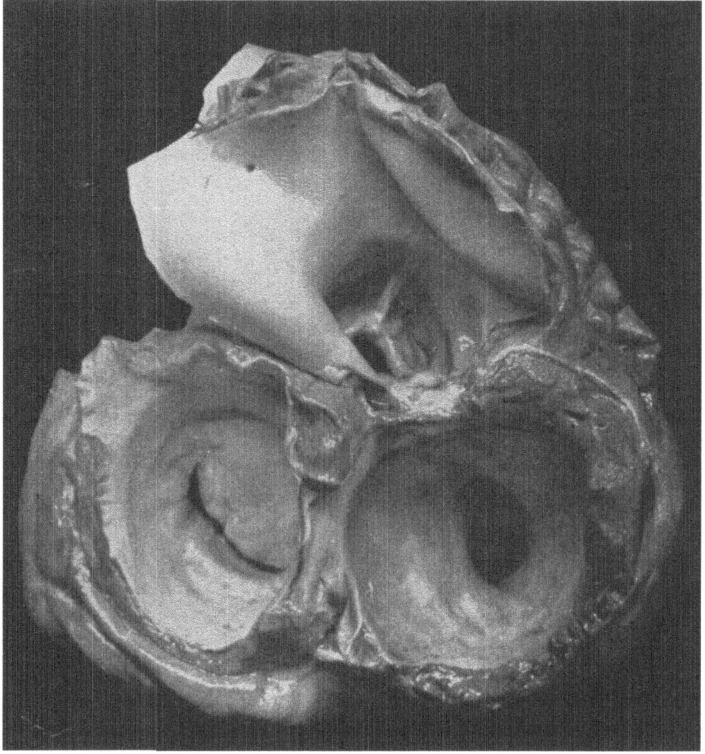

Abb. 112. Mitralstenose. (Nach NORRIS.)

warum dies beim Menschen anders ist, wurde in dem Abschnitt über die Dynamik der Mitralinsuffizienz auseinandergesetzt. Nicht ohne Interesse sind Versuche von HIRSCHFELDER über das Verhältnis zwischen dem Grad der Stenose und der Tätigkeit des linken Vorhofs. Unter regelrechten Bedingungen wird durch die Vorhofsystole etwa $^1/_3$—$^1/_2$[1] der Kammerfüllung gefördert, mit zunehmender Verengerung der Mitralis steigt diese Menge erheblich, fällt dann aber bei Überdehnung bis auf Null. Der Einstrom von Blut in die Kammer zu Beginn und während ihrer Diastole wird mit steigender Verengerung langsamer und geringer. Man hat hieraus theoretisch gefolgert, wie sich die Geräusche bei den verschiedenen Graden einer Stenose verhalten müßten, doch stimmt die Praxis nicht immer damit überein. Wir werden auf diese Frage noch zurückkommen.

---

[1] Dieser Wert schwankt freilich in ziemlich weiten Grenzen, HIRSCHFELDER findet bis zu $^1/_4$, H. STRAUB $^1/_3$—$^2/_3$, WIGGERS und KATZ $^1/_5$—$^3/_5$.

Das Krankheitsbild der Mitralstenose.

Bei der allgemeinen *Betrachtung* unterscheiden sich die Kranken mit einer Mitralstenose von denen mit einer Insuffizienz am ehesten dadurch, daß Cyanose und Atemnot stärker und in früheren Stadien aufzutreten pflegen. Die epigastrische Pulsation ist unter günstigen Bedingungen, also wenn der Brustkorb kurz und der Leib nicht aufgetrieben ist, meist deutlich sichtbar, die Pulsation in der Gegend des Herzstoßes gewöhnlich verbreitert, die systolische Vorwölbung im Verhältnis dazu gering. Die *Palpation* stellt dementsprechend in größerem Umfang eine Erschütterung fest, doch ist der Herzstoß kaum oder doch nicht so verstärkt wie bei der Mitralinsuffizienz. Sehr bezeichnend ist dagegen das schon von CORVISART und LAENNEC betonte Schwirren (fremissement cataire), es findet sich in etwa dreiviertel der Fälle (v. ROMBERG) und pflegt im Vergleich zur Mitralinsuffizienz und Aortenstenose sowie zur Stärke des Herzstoßes besonders ausgeprägt zu sein. Bei genauerer Untersuchung merkt man oft, daß das Schwirren nur in dem am weitesten links liegenden Bezirk des Herzstoßes zu fühlen ist, über dem weiter einwärts liegenden Abschnitt dagegen fehlt. Man kann auf diese Weise entscheiden, wie weit der Herzstoß vom linken und wie weit vom rechten Ventrikel gebildet wird. Ferner ist darauf hinzuweisen, daß der Pulmonalklappenschluß häufig fühlbar ist, jedoch nicht unmittelbar neben dem linken Brustbeinrand, sondern entsprechend der beschriebenen Verlagerung des Herzens ein bis mehrere Zentimeter weiter auswärts. Die *Herzdämpfung* ist vorwiegend durch die Erweiterung des rechten Vorhofs nach rechts, weniger nach links und links oben verbreitert. Man muß sich jedoch hüten, alle diese Verhältnisse als starre Regeln aufzufassen sie wechseln je nach der Schwere und Reinheit des Klappenfehlers, der ursprünglichen Anlage des Herzens, Form des Brustkorbes, Verhalten der Lungen, Zwerchfellstand, Komplikationen usw.

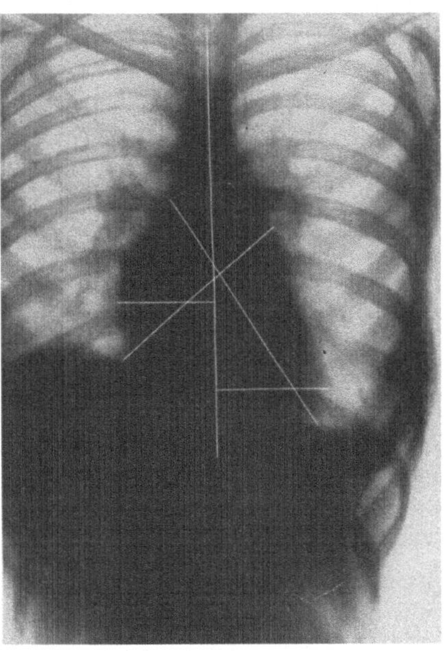

Abb. 113. Röntgenbild der Mitralstenose.

Das *Röntgenbild* ist in ausgeprägten Fällen sehr charakteristisch. Vor allem fällt der stark ausladende rechte Vorhofschatten in die Augen, dessen oberer Teil durch den dahinter liegenden Schatten des erweiterten linken Vorhofs verstärkt ist; zuweilen überragt hier der linke Vorhof den rechten, so daß der Vorhofsbogen rechts in zwei kleinere Bogen geteilt ist (ASSMANN, NEUMANN). Links lenkt besonders der erheblich vorspringende und verbreiterte Pulmonalbogen (2) die Aufmerksamkeit auf sich; nach unten davon fällt der Kammerbogen auffallend steil ab, da die randbildende linke Kammer zum größten Teil nach rückwärts gedreht ist. Ist die rechte Kammer so erweitert, daß sie die linke überragt, so zerfällt der Kammerbogen, ähnlich wie rechts der Vorhofsbogen, in zwei kleinere Bogen, von denen der obere der rechten, der untere der linken Kammer entspricht (ASSMANN). Da an der Drehung des Herzens um seine Längsachse auch die Aorta teilnimmt, stellt sich deren Bogen mehr in die Sagittalebene des Körpers und der Vorhofschatten wird schmal, der vom Bogen gebildete Aortenknopf tritt zurück. Das Herz nimmt im ganzen „stehende Eiform" an (GROEDEL). Die obenstehende Abbildung giebt diese Verhältnisse gut wieder (Abb. 113).

Über die Auscultation der Mitralstenose und die dabei erhobenen Befunde ist viel geschrieben worden, nicht nur in der ersten Zeit nach der Entdeckung der Auscultation, sondern bis auf den heutigen Tag. Wir dürfen daraus schließen, daß die Schallerscheinungen in den verschiedenen Fällen nicht einheitlich sind. Und doch lösen sich die Widersprüche leicht, wenn man sich die Dynamik der Herztätigkeit dabei vor Augen stellt. Durch die Mitralstenose wird der Einstrom des Blutes in die linke Kammer während deren Diastole behindert, es entsteht dadurch ein diastolisches, d. h. zwischen dem Beginn des zweiten und dem Beginn des folgenden ersten Herztones liegendes Geräusch. Dieses Geräusch wird zur Zeit der größten Strömungsgeschwindigkeit am lautesten sein, d. h. in der Regel am Anfang und am Ende der Kammerdiastole — im Anfang infolge der raschen und starken Senkung des Kammerdruckes, am Ende infolge der Steigerung des Vorhofdruckes durch die Vorhofsystole. Zwischen diesen Höhepunkten, dem protodiastolischen und präsystolischen, liegt eine Phase, in der das Geräusch leiser ist oder auch fehlt. Erlahmt der Vorhof oder gerät er ins Flimmern, dann verschwindet das präsystolische Geräusch, soweit es eine Folge der Vorhofsystole ist; umgekehrt darf man auf einen leistungsfähigen Vorhof schließen, solange ein

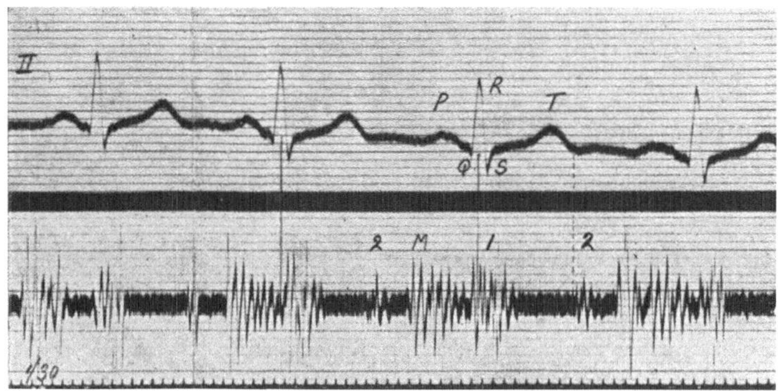

Abb. 114. Mesodiastolisch-präsystolisches Diminuendogeräusch und systolisches Geräusch an der Herzspitze bei Mitralstenose nach TH. LEWIS.

charakteristisches präsystolisches Geräusch zu hören ist. Theoretisch läßt sich denken, daß diese Regeln aber nicht immer stimmen, daß z. B. erst nach vorgeschrittener Erweiterung des Klappenringes die Stenose genügend entfaltet ist, um einen Blutstrom durchzulassen, der zur Bildung eines Geräusches hinreicht. Dann würde das Geräusch vielleicht etwa in der Mitte der Diastole beginnen. Tatsächlich finden sich Kurven, die dieser Überlegung recht geben (Abb. 114). Wir wollen uns aber nicht zu weit auf solche Feinheiten einlassen, da die Gefahr zweifelhafter Folgerungen zu groß und die Aussicht zuverlässiger Förderung unseres Wissens und Könnens zu gering ist. Irgendwelche Schlüsse auf die Leistungsfähigkeit des Herzens wird kaum jemand aus kleinen Unterschieden der Geräusche heute noch ziehen wollen, wo wir sehr viel sicherere Unterlagen haben, um den Zustand des Herzens und Kreislaufes und im besonderen die Tätigkeit der Vorhöfe zu beurteilen. Nur zwei Fragen müssen noch kurz erörtert werden. Einmal der Ablauf der verschiedenen Geräusche. Es wird angegeben, das protodiastolische Geräusch verlaufe decrescendo, das präsystolische crescendo. Daß nach dem Beginn der Kammerdiastole mit dem Steigen von Kammerdruck und -füllung die Strömungsgeschwindigkeit des vom Vorhof einströmenden Blutes und damit die Stärke des Geräusches abnehmen wird, ist wahrscheinlich, daß im Verlauf der Vorhofsystole trotz des Steigens von Kammerdruck und -füllung die Strömungsgeschwindigkeit des vom Vorhof entströmenden Blutes und damit die Stärke des Geräusches zunehmen soll, ist nicht so einleuchtend. D. GERHARDT hat nun einige hübsche Beobachtungen gemacht, die uns mahnen, mit dem Urteil über die Abnahme oder Zunahme der Geräuschstärke vorsichtig zu sein. Von MACKENZIE war darauf hingewiesen worden, daß beim Eintritt von Vorhofsflimmern das präsystolische Geräusch verschwinde, wie ohne weiteres verständlich; gleichwohl höre man auch in solchen Fällen hin und wieder ein typisches präsystolisches Crescendogeräusch, das mit einem Schnapp endige. Bei genauerer Prüfung fand D. GERHARDT nun dies angebliche präsystolische Geräusch jedesmal dann, wenn eine Kammersystole der vorangehenden so rasch folgte, daß der erste Ton der zweiten Systole das ständig vorhandene protodiastolische Decrescendogeräusch abschloß. Dieses erhält dadurch Crescendocharakter. Diese merkwürdige Erscheinung konnte er in einem Falle von Leitungsstörungen noch weiter verfolgen. Hier war jede Vorhofsystole von einem Geräusch begleitet, doch trug dieses nur dann Crescendocharakter, wenn sich der erste Herzton unmittelbar daran anschloß. Zur Erklärung nimmt GERHARDT an, zu Beginn der Kammerkontraktion werde das Mitralostium noch weiter verengert und dadurch die Stärke des Geräusches gesteigert. Mir scheint diese Annahme nicht sehr wahrscheinlich zu sein, denn die Kammersystole setzt doch ruckartig und mit einem Ton ein, in dem eine vielleicht gegebene momentane Steigerung des präsystolischen Geräusches untergehen müßte. Ich möchte vielmehr glauben, daß hier akustische Täuschungen mitspielen; Geräusche, die mit einer lauten Schallerscheinung beginnen, wie die protodiastolischen, scheinen

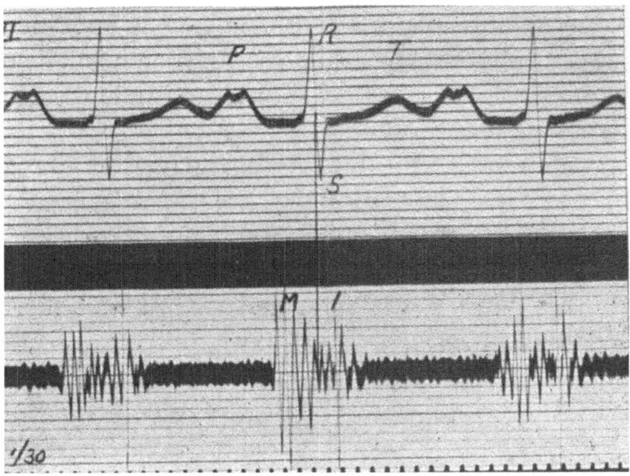

Abb. 115. Präsystolisch-systolisches Geräusch an der Herzspitze bei Mitralstenose nach TH. LEWIS.

uns überhaupt an Stärke abzunehmen, Geräusche, die mit einer lauten Schallerscheinung enden, wie die präsystolischen, scheinen zuzunehmen. Gestützt wird diese Erklärung durch die Schallkurven des präsystolischen Geräusches; sie zeigen, wie die Abb. 114 und 115 beweisen, daß die Stärke des Geräusches sogar ab- und nicht zunimmt. Ich wäre auf diese Frage nicht so weit eingegangen, wenn sie nicht die Grundlage einer Theorie des präsystolischen Mitralstenosengeräusches bildete, die von BROCKBANK aufgestellt worden ist und Verwirrung in die bisher geltenden Anschauungen zu bringen droht. Damit kommen wir zur zweiten Frage, dem Zeitpunkt des Geräusches. BROCKBANK nimmt an, die starren Klappen würden bei der Mitralstenose im Beginn der Kammersystole nur langsam geschlossen; es komme infolgedessen zu einem systolischen Insuffizienzgeräusch, das bisher fälschlich als präsystolisches Stenosengeräusch gedeutet sei, und erst wenn die Klappen völlig geschlossen würden, erfolge der erste Ton. Kurz und gut, es wird die vor 100 Jahren von BRIQUET aufgestellte Lehre, derentwegen so viel Tinte und Papier verschwendet worden ist, wieder aufgewärmt. Heute sind wir dank den Fortschritten, die die Aufzeichnung der Herztätigkeit und ihrer Schallerscheinungen inzwischen gemacht hat, in der Lage, diesen alten Streit endgültig zu entscheiden. Ich verweise auf die Abb. 115, eine Kurve von TH. LEWIS, die keinen Zweifel über die präsystolische Natur des Mitralstenosengeräusches zuläßt.

Bei starker Überfüllung des rechten Herzens kann eine relative Pulmonalinsuffizienz mit diastolischem Geräusch entstehen (GRAHAM STEEL). Daß neben den diastolischen häufig ein systolisches Geräusch gehört wird infolge gleichzeitiger Insuffizienz, braucht wohl kaum erwähnt zu werden. Ein Wort darf noch über das Verhältnis der Geräusche zu dem Grade der Stenose gesagt werden. Schon HOPE hat mehrere Fälle von hochgradiger Stenose beschrieben, die kein Geräusch gemacht hatten, und daran die Bemerkung geknüpft, daß gerade bei den höchsten Graden von Verengerung „das zweite Geräusch mit keinem Aftergeräusch verbunden sei". Späterhin hat noch mancher die Wahrheit dieses Satzes bei der Leichenöffnung erfahren müssen und doch ist er in dieser schroffen Fassung nicht richtig. HENSCHEN findet bei sorgfältiger Prüfung seines Materials unter 41 Fällen von Mitralstenose (zum Teil mit Insuffizienz) 21 mit, 20 ohne diastolisches oder präsystolisches Geräusch; es war vorhanden bei 8 schweren, 8 mittleren, 5 leichten Stenosen, es fehlte bei 5 schweren, 7 mittleren, 8 leichten Stenosen. Dagegen war bei allen zur Sektion gekommenen Mitralinsuffizienzen, abgesehen von solchen mit äußerst schwacher Herztätigkeit, zu Lebzeiten ein Geräusch nachweisbar gewesen. Da wie bekannt ein systolisches Geräusch auch sonst leicht entstehen kann (funktionelle Mitralinsuffizienz, accidentelle Geräusche), so besteht ohne Zweifel die Gefahr, solange man sich allein oder vorwiegend auf den klinischen Befund stützt, zu viel Mitralinsuffizienzen und zu wenig Mitralstenosen zu diagnostizieren.

Wenn wir von den Geräuschen nunmehr zu den Tönen übergehen, so ist zunächst eine eigentümliche Verstärkung des ersten Herztones zu erwähnen, die besonders deutlich an der Herzspitze zu sein pflegt. Gehen wir von der gut begründeten Auffassung aus, daß der erste Herzton vorwiegend ein Klappenton ist, dann werden wir den Grund für diese Verstärkung in dem Verhalten der Mitralklappen suchen müssen. Ich habe früher folgende Erklärung gegeben, die mir auch heute noch die wahrscheinlichste zu sein scheint. Bei der Mitralstenose erhält die linke Kammer während der Diastole zu wenig Blut, auch die Vorhofsystole mag in vorgeschrittenen Fällen nicht genügen, um die Kammer hinreichend zu füllen und die meist starren Mitralsegel zu stellen. Erst bei der Systole werden die Klappen sehr rasch und kräftig zurückgetrieben, „gestellt" und gleichzeitig in zunehmendem Maße gespannt oder richtiger in Schwingungen versetzt. Bei der Mitralstenose stellt und spannt die Kammersystole die Mitralklappen, während sonst die Stellung durch die Vorhofssystole besorgt wird. Obwohl die linke Kammer bei Mitralstenosen häufig nicht hypertrophisch, ja in manchen Fällen atrophisch ist, wird aus den geschilderten Gründen der erste Ton doch verstärkt gefunden. Auch der zweite Pulmonalton ist in ausgeprägten Fällen von Mitralstenose verstärkt; die Gründe dafür sind schon bei der Mitralinsuffizienz auseinandergesetzt und brauchen hier nicht wiederholt zu werden.

Viel Kopfzerbrechen hat den Beobachtern das Auftreten eines überzähligen Herztones bei der Mitralstenose gemacht, und zwar wird bald von einer Spaltung des zweiten Tones, bald von einem Galopprhythmus gesprochen. D. GERHARDT, der sich ausführlich mit dieser Frage auseinandersetzt, ist geneigt, die meisten Fälle von Spaltung des zweiten Tones als Fälle von protodiastolischem Galopprhythmus aufzufassen, wobei der dritte Ton des Galopprhythmus in die Zeit der Cuspidalklappenöffnung verlegt wird. Ich möchte demgegenüber glauben, daß zwischen Spaltung und Galopprhythmus scharf geschieden werden muß, wenn man zu klaren Vorstellungen kommen will. Bleiben wir zunächst beim Galopprhythmus. Es ist bekannt, daß er meistens nicht nur gehört, sondern auch gefühlt wird, gefühlt an einer Erschütterung des Hörrohres durch den sog. diastolischen Rückstoß des Herzens. Dieser Rückstoß ist an guten Herzstoßkurven sichtbar, sein dem dritten Ton und der Erschütterung entsprechender Gipfel fällt in unserer Kurve (Abb. 44) 0,17 Sekunden nach dem ersten Gipfel des zweiten Tones, in der nebenstehenden Herztonaufnahme EINTHOVENS (Abb. 116) beträgt das Intervall 0,15 Sekunden, in der Aufnahme von LEWIS 0,2 Sekunden (Abb. 45). Dagegen ist das Intervall beim gespaltenen zweiten Ton viel kürzer, wie die untenstehende Kurve von LEWIS zeigt; wir messen da 0,1 Sekunde (Abb. 117). Die Erklärung des protodiastolischen Galopprhythmus ist hiernach nicht schwer; er muß auf demselben Vorgang beruhen wie der diastolische Rückstoß, d. h. auf einer krankhaften Steigerung des diastolischen Entspannungsablaufes. Daß ein solcher bei übermäßiger Belastung der dünnwandigen und nur einer beschränkten Hypertro-

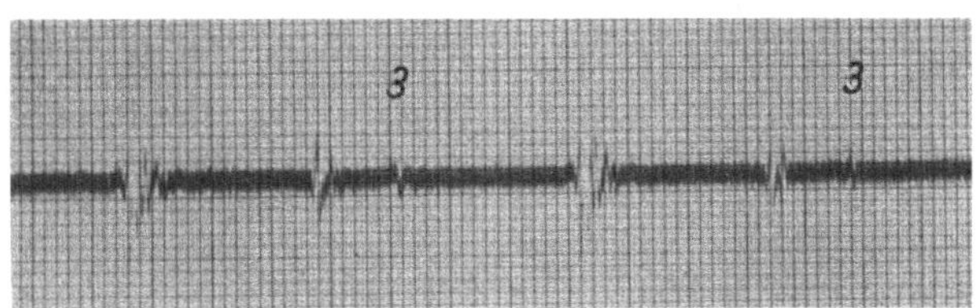

Abb. 116. Dritter Herzton nach EINTHOVEN.

phie fähigen rechten Kammer — und eine derartige Belastung ist ja bei vorgeschrittenen Mitralstenosen die Regel — besonders leicht eintreten wird, ist klar; die Diastole erfolgt in diesem Falle gewissermaßen „hemmungslos“. So ist uns der protodiastolische Galopprhythmus bei der Mitralstenose ein Zeichen, daß die Kraft oder auch der Tonus des rechten Herzens gesunken ist.

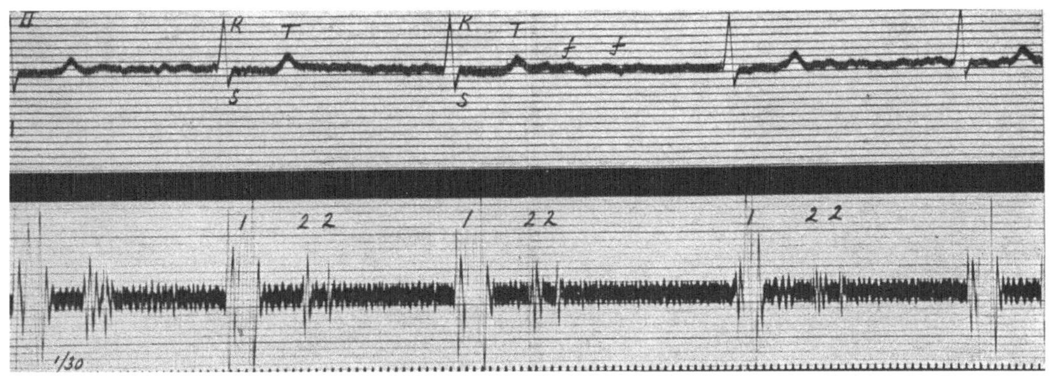

Abb. 117. Verdoppelung des zweiten Herztones an der Herzspitze bei Mitralstenose mit Vorhofsflimmern. (Nach TH. LEWIS.)

Die Spaltung des zweiten Tones ist schon schwieriger zu deuten. Ganz allgemein kann eine Spaltung des zweiten Tones beruhen 1. auf ungleichzeitiger Spannung der Seminularklappen des linken und rechten Herzens, 2. auf ungleichzeitiger Spannung der einzelnen Segel der Semilunarklappen, 3. auf stärkeren Druckschwankungen in den großen Schlagadern infolge von Elastizitätsschwankungen der Wand (Aorteninsuffizienz). Von diesen drei Möglichkeiten kommen hier die dritte überhaupt nicht und die zweite deshalb nicht in Betracht, weil das Intervall von 0,1 Sekunde für eine solche Erklärung zu groß ist. Wie bekannt, kann schon bei tiefer Aus- und Einatmung eine Spaltung des zweiten Tones beobachtet werden (POTAIN). Sie ist wohl so zu erklären, daß die bei der Einatmung eintretende stärkere Füllung des rechten Herzens zu einem langsameren diastolischen Druckabfall in der rechten Kammer und die bei der Einatmung eintretende geringere Füllung des linken Herzens zu einem rascheren Druckabfall in der linken

Kammer führt. Infolgedessen erfolgt die tongebende Spannung der Pulmonalklappen später, die der Aortenklappen früher. Das umgekehrte Verhalten wird bei kräftiger Ausatmung zustande kommen. Bei der Mitralstenose liegen die Bedingungen wie bei der Einatmung, man könnte also daran denken, dort und hier die Spaltung des zweiten Tones durch einen verschieden raschen diastolischen Druckabfall zu erklären. Dem steht jedoch wieder ein wichtiges Bedenken entgegen: ein Intervall von 0,1 Sekunde. Um weiter zu gelangen, wird es unter diesen Umständen zweckmäßig sein, einmal von dem Intervall auszugehen und zu fragen, was denn am Herzen eigentlich 0,1 Sekunde nach dem Beginn des zweiten Herztones vorgeht. Da wissen wir, daß nach Beendigung der Systole zunächst eine kurze diastolische Anfangsphase und dann die sog. Verharrungszeit folgt. Die Dauer dieser Phasen beträgt beim Hunde nach CARL J. WIGGERS 0,022—0,025 und 0,048—0,07 Sekunden, also zusammen 0,07—0,095; der erste Wert gilt für geschlossenen, der zweite für offenen Brustkorb. Beim Menschen müssen wir etwas größere Werte als beim Hunde ansetzen, da die menschliche Herzschlagdauer größer ist, und kommen damit gerade auf unsere 0,1 Sekunde. In diesem Moment ist also die Verharrungszeit zu Ende, der Kammerdruck ist unter den Vorhofsdruck gesunken und es sollte jetzt durch den weit auseinanderweichenden Klappenring und Klappenapparat der zu dieser Zeit fällige rasche und starke Bluteinstrom vom Vorhof in die Kammer erfolgen. Bei der Mitralstenose widersetzen sich die starren, verwachsenen Klappen diesem Vorgang und geraten dabei in tongebende Schwingungen: Claquement de l'ouverture mitrale von POTAIN.

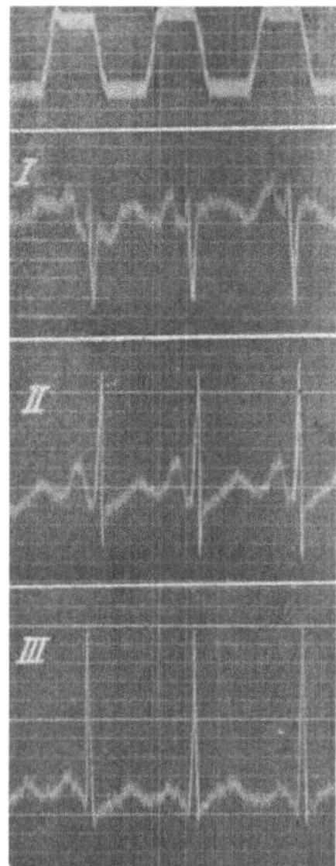

Abb. 118.
Elektrocardiogramm
der Mitralstenose.

Das Elektrocardiogramm bietet in ausgeprägten Fällen die Zeichen eines Überwiegens des rechten Herzens: R I am kleinsten, R III am größten, S I sehr tief, S III klein; außerdem pflegt die Vorhofszacke vergrößert zu sein.

Die hier wiedergegebene Kurve (Abb. 118) gehört zu dem in der Abb. 113 dargestellten Röntgenbild.

Der Puls verhält sich im wesentlichen wie bei der Mitralinsuffizienz. In den späteren Stadien ist er womöglich noch kleiner und weicher, meistens besteht außerdem Vorhofsflimmern: der Radialpuls ist ganz unregelmäßig und bleibt oft hinter der Herzschlagzahl um 10—15 Schläge und mehr zurück. Das war übrigens schon ADAMS bekannt (1827), der gleichzeitig den Halsvenenpuls sehr anschaulich beschreibt. „I have never seen the pulsations in the jugular veins more evident than in this case; and I ascertained that their beats corresponded accurately with every pulse of the heart, and even with those which were not felt in the arteries; moreover, when pressure was made on the exterior jugular veins, two or three inches above the clavicles, the veins became distended beneath this point during their pulsations, even more than when the pressure was omitted." Und sein Landsmann STOKES fügt dem noch einige Merkmale hinzu, die auch heute noch für die relative Tricuspidalinsuffizienz bei Mitralstenose die besten Kennzeichen sind: „A well marked reflux pulse, perceptible to the touch as well as to the eye, and in a few cases attended by a faint murmur, but yet one which corresponds to each beat in the vein."

Mit der *Diagnose* der Mitralstenose geht es wie mit den meisten Diagnosen innerer Erkrankungen, sie kann leicht, schwierig oder nicht möglich sein. Sind die vorher geschilderten Erscheinungen alle oder doch die bezeichnendsten von ihnen vorhanden, dann wird die richtige Erkennung des Leidens kaum je verfehlt werden. Schwieriger ist die Aufgabe schon in beginnenden Fällen, wo der Kranke vielleicht wegen irgendwelcher anderer Beschwerden zum Arzt kommt. Hört man bei der Untersuchung ein diastolisches Geräusch, dann wird natürlich sogleich der Gedanke an einen Klappenfehler auftauchen, doch möchte ich daran erinnern, daß nicht so ganz selten über der Pulmonalgegend, wenn auch gewöhnlich nur vorübergehend und schwach und nur in Ausatmungsstellung, ein diastolisches Geräusch zu hören ist, das nach der Häufigkeit, dem ganzen übrigen Befund und dem Verlauf nicht anders als accidentell aufgefaßt werden kann. Wenn im Beginn des Leidens Herzdämpfung, Herzstoß, Röntgenbild, Puls noch keine eindeutigen Veränderungen zeigen, kann als erstes Zeichen eine leichte Cyanose wichtig sein und zur Entscheidung beitragen. Atemnot nach Bewegung darf als nächste Stütze der Diagnose nur verwandt werden, wenn sich die mannigfachen anderen Ursachen dieser Erscheinung ausschließen lassen. Im weiteren Verlauf wird das Bild einer Kreislaufschwäche immer deutlicher: stärkere Cyanose, kalte Hände und Füße, Kurzluftigkeit nach geringen Anstrengungen, beschleunigter, etwas kleiner Puls. Lassen sich Hindernisse im kleinen Kreislauf ausschließen, wie Asthma, Emphysem, starrer Brustkorb, Zwerchfellhochstand, Ergüsse und Verwachsungen im Brustkorb, handelt es sich auch nicht um einen der seltenen Fälle von toxischer enterogener Cyanose, dann

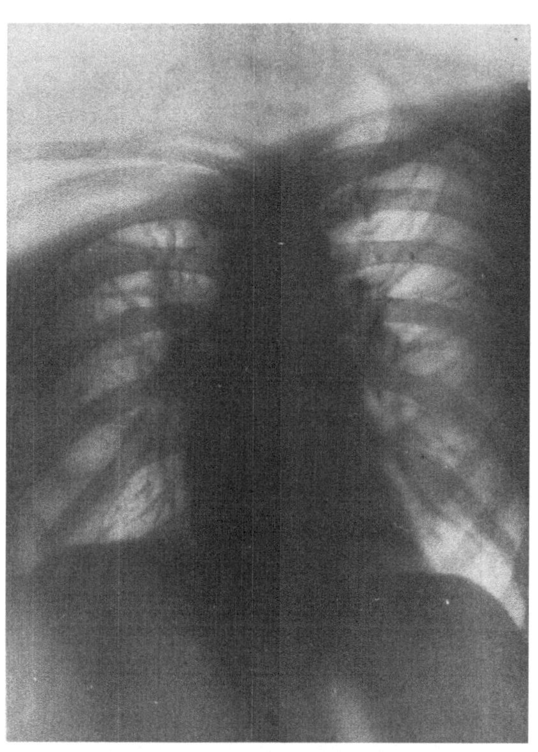

Abb. 119. Röntgenbild einer Mitralstenose. Frontalansicht.

sollte an eine Mitralstenose gedacht und dabei nicht vergessen werden, daß etwa die Hälfte der Fälle ohne charakteristisches Geräusch verläuft. Differentialdiagnostisch ist vor allem eine Sklerose der Lungengefäße (EPPINGER und WAGNER) in Betracht zu ziehen. Entscheidend ist hier das Verhalten des linken Vorhofs, über dessen Größe Durchleuchtung und Aufnahmen in schräger Stellung (Fechterstellung) Aufschluß geben, wie überhaupt in diesem Stadium die Form des Röntgenbildes eine Hauptrolle spielt. Sie wird auch am besten angeborene Mißbildungen ausschließen helfen. Es mögen deshalb noch einige Röntgenaufnahmen der Mitralstenose an dieser Stelle Platz finden. Die Frontalansicht Abb. 119 zeigt wiederum einen vorspringenden Pulmonal- und rechten Vorhofsbogen, während der linke Kammerbogen steil abfällt, doch wird jeder zugeben, der viele Röntgenbilder gesehen hat, daß eine gleiche oder wenigstens sehr ähnliche Form nicht selten bei Leuten zu finden ist, bei denen nicht der

geringste Anhalt für eine Mitralstenose oder einen Klappenfehler überhaupt besteht. Klärend wirkt da das Ergebnis der Diagonalansicht. Bei der Aufnahme im
ersten schrägen Durchmesser (Abb. 120), die rechte Seite der Platte zugekehrt,

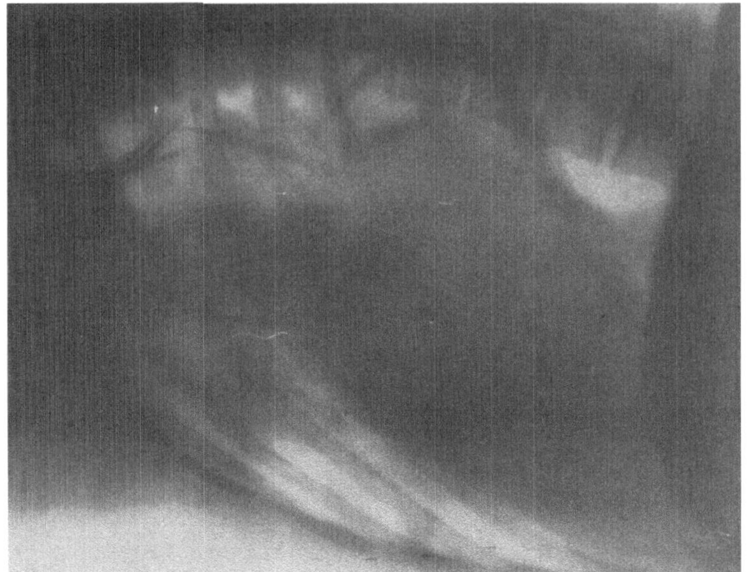

Abb. 121. Röntgenbild einer Mitralstenose. Zweiter schräger Durchmesser.

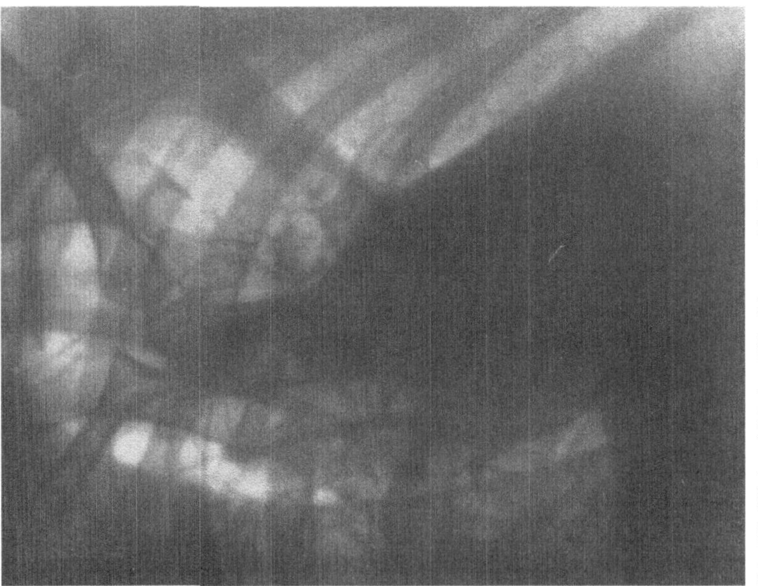

Abb. 120. Röntgenbild einer Mitralstenose. Erster schräger Durchmesser.

sieht man, abgesehen von dem Pulmonalbuckel, deutlich den kugelig vorgewölbten
Schatten des rechten Vorhofs und außerdem einen helleren Schatten, der, etwas
oberhalb der Zwerchfellkuppel beginnend in der Breite von ungefähr zwei Zwischenrippenräumen das hintere Mediastinum verdunkelt und ·noch in den Wirbel-

säulenschatten eintaucht, offenbar der stark erweiterte linke Vorhof. Noch deutlicher wird das Bild bei umgekehrtem Strahlengang, d. h. wenn die linke hintere Seite des Kranken der Platte zugekehrt ist (Abb. 121). Alle drei Aufnahmen stammen von einem 44jährigen Manne mit den klassischen Zeichen der Mitralstenose. Als lehrreiches Beispiel dafür, daß bei typischen Mitralstenosen das Elektrocardiogramm nicht der Regel zu entsprechen braucht, mag auch dieses hier noch Platz finden (Abb. 122). Für die Entscheidung der Frage, ob gleichzeitig eine Insuffizienz vorliegt, ist abgesehen von den charakteristischen Veränderungen der Herzform die Größe des Herzschattens überhaupt wichtig. Kleinheit bei verhältnismäßig starker Cyanose und Atemnot ohne Ödeme spricht für reine Stenose, das umgekehrte Verhalten für eine gleichzeitige Insuffizienz. Daneben sind aber die Ergebnisse unserer einfachen Untersuchungsverfahren — Verstärkung des ersten Tones an der Spitze, Verstärkung, auch wohl Spaltung des zweiten Pulmonaltones — nicht zu vernachlässigen. Pulszahl, Vorhofsflimmern, Galopprhythmus, Form des Elektrocardiogramms sind schon vieldeutiger. Auf Grund der angegebenen Zeichen wird man gewöhnlich zu einer richtigen Diagnose auch dann kommen, wenn ein diastolisches Geräusch irgendwelcher Art fehlt. Aber nur in verhältnismäßig reinen Fällen. Besteht neben der Stenose eine wesentliche Insuffizienz, dann kann die Diagnose einer gleichzeitigen Stenose unmöglich sein, ebenso wenn noch Erkrankungen anderer Klappen vorhanden sind.

Über den Verlauf der Mitralstenose können wir uns kurz fassen, da im wesentlichen das gleiche gilt, was über den Verlauf der Mitralinsuffizienz ge-

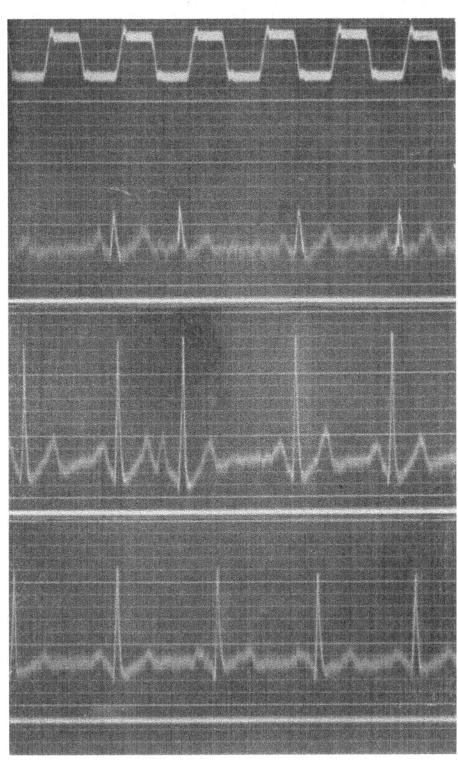

Abb. 122. Elektrocardiogramm der Mitralstenose.

sagt worden ist. Als bemerkenswerter Unterschied ist die geringe Neigung zu wassersüchtigen Anschwellungen bei der Mitralstenose hervorzuheben. Wie wir uns diesen Unterschied erklären, ist früher (S. 161 und 308) auseinandergesetzt worden und braucht hier nicht wiederholt zu werden. Erwähnung verdient ferner die häufige Bildung von Thromben im linken Vorhof. Zuweilen werden sie von ihrem ursprünglichen Sitz an der Wand losgerissen und im Vorhof umhergewirbelt; sie nehmen dabei Kugelform an (Kugelthromben) und können durch Verlegung der engen Mitralöffnung plötzlich zum Tode führen. BRAUN ist es gelungen, einmal einen solchen Kugelthrombus zu Lebzeiten des Patienten daran zu erkennen, daß der Kranke es nur in einer ganz bestimmten Stellung, nämlich sitzend und weit nach vorn übergeneigt, aushalten konnte, während er in jeder anderen Stellung sofort extrem cyanotisch wurde. Kleinere Thromben schlüpfen wohl einmal durch und machen dann Embolien. Lungeninfarkte treten noch öfter und frühzeitiger auf als bei der Mitralinsuffizienz. Die Gefahr, in solchen Fällen eine Lungentuberkulose ânzunehmen, liegt nicht ganz außer dem Bereich der Möglichkeit, zumal da im Röntgenbild eine auffällige Vergrößerung des Herzens fehlen und Stauungszustände tuberkulöse Verdichtungen vortäuschen können; es kommt hinzu, daß infolge der Lungenstauung häufig hier und da Knistern zu hören ist. Die Verwechslung von Mitralstenose mit Lungentuberkulose gehört nach Assmann geradezu zu den typischen Fehldiagnosen. Umgekehrt hat Traubes Ansicht, die Mitralstenose gewähre einen gewissen Schutz gegen eine Lungentuberkulose, nicht bestätigt werden können (Dmitrenko). Nicht ganz selten tritt im Verlauf der Mitralstenose eine linksseitige Recurrenslähmung auf (Ortner), deren Entstehung allerdings bis jetzt nicht ganz geklärt, vielleicht auch nicht immer die gleiche ist; in irgendeiner Weise führt aber offenbar die Erweiterung und Verlagerung des linken Vorhofs und der linken A. und V. pulmonalis zu Zerrungen und Quetschungen des Nerven auf seinem unter dem Aortenbogen verlaufenden Wege. Als häufige Komplikationen werden Nephritis erwähnt, die meistens sekundär (Henschen), in manchen Fällen auch wohl durch dieselbe Schädlichkeit wie die Klappenerkrankung hervorgerufen sein dürfte, ferner Pericarditis (34%, Henschen) und Endocarditis (41%, Henschen). Die Prognose hängt wie bei allen Klappenfehlern weitgehend von dem Grade ab, in dem der Klappenmechanismus gestört ist und das Herz sich der vermehrten Arbeit anpassen kann; im ganzen sind die Aussichten ungünstiger als bei der Mitralinsuffizienz, besonders für schwächlich angelegte Herzen.

Die Behandlung der reinen Mitralstenose ist machtlos. Wir müssen dafür sorgen, daß der allgemeinen Stromverlangsamung, die der Klappenfehler erzeugt, durch Einschränkung der außerwesentlichen Arbeit Rechnung getragen wird. Unsere besten Mittel, Digitalis und Strophanthin versagen. Was sie allenfalls leisten könnten, bei der Erlahmung des rechten Herzens das in den Venen des großen Kreislaufes gestaute Blut in die überfüllte Lunge schaffen, ist kein Gewinn, ja gefährlich. Wir müssen uns also mit einer symptomatischen Behandlung bescheiden. So wundert es uns nicht, daß die Mitralstenose als erster unter den Klappenfehlern chirurgisch angegangen worden ist. Die Zahl der Fälle ist noch gering, die Erfolge schwankend (Cushing und Brauch, Bernheim, Cutler, Levine und Beck, Soutter, Allen und Barker, Senèque).

Die Pulmonalinsuffizienz

ist selten. Norris sah unter 8640 Sektionen einen Fall. Wie häufig die Pulmonalklappen überhaupt erkrankt sind, ersieht man aus den Tabellen auf S. 117 und 118. Auf Grund des klinischen Befundes finden wir unter 5535 Klappenfehlern 23 = 0,41%, dagegen unter 654 Sektionen von Endocarditis und Klappenfehlern 85 = 13%. Barié hat bis zum Jahre 1891 50 Fälle von Pulmonalinsuffizienz gesammelt mit 24 Autopsien. 40% der Fälle werden von ihm als angeboren aufgefaßt, keiner von diesen war rein, die meisten mit einer Stenose verbunden; 16% beruhten wahrscheinlich auf Rheumatismus, daneben kommen andere Infektionskrankheiten wie Kindbettfieber, ferner Arteriosklerose und Lues in Betracht. Auch die Gonorrhöe spielt verhältnismäßig eine wichtige Rolle (Keller).

Das *anatomische Bild* wechselt, je nachdem ob der Klappenfehler auf angeborener Mißbildung, Endocarditis, Arteriosklerose, Klappenaneurysmen, traumatischen Klappenrissen oder nur relativer Schlußunfähigkeit infolge einer Erweiterung der Lungenschlagader oder rechten Kammer beruht.

Die *Dynamik* ist im Prinzip dieselbe wie bei der Aorteninsuffizienz, die Folgen aber wesentlich anders, da die Klappenstörung bei der Pulmonalinsuffizienz das rechte Herz und den kleinen Kreislauf, bei der Aorteninsuffizienz das linke Herz und den großen Kreislauf in vorderster Linie trifft. Das fällt einem schon bei der ersten Betrachtung auf: Ausgesprochene Cyanose, starke Stauung der Halsvenen,

Neigung zu wassersüchtigen Anschwellungen, in manchen Fällen Trommel-schlegelfinger; der Herzstoß verbreitert aber etwas verschwommen, die epigastri-sche Pulsation (bei entsprechender Brustkorbform) besonders stark, im zweiten und dritten linken Zwischenrippenraum bei dünner Brustwand eine deutliche Pulsation sichtbar. Die Atmung ist je nach dem Grad und Stadium des Leidens mehr oder weniger beschleunigt. Bei der Palpation findet man den Herzstoß verbreitert und verstärkt, jedoch in geringerem Maße als bei den Vergrößerungen des linken Herzens; über der Pulmonalis kann Schwirren, oft auch systolisch infolge einer begleitenden Stenose, fühlbar sein.

Die *Percussion* ergiebt die einer Erweiterung des rechten Herzens entsprechende Dämpfungsform, wie sie bei der Mitralstenose geschildert worden ist. Auch das Röntgenbild ähnelt auf den ersten Blick sehr dem der Mitralstenose. Als wichtiger Unterschied findet sich bei genauerer Untersuchung ein normaler linker Vorhof: die Verstärkung oder Zweiteilung des rechten Vorhofschattens in seinem oberen Teil und der stark nach hinten ausladende Schatten des linken Vorhofs bei Aufnahmen in Fechterstellung fehlen. Die Pulsation des erweiterten Pulmonalbogens auf dem Schirm ist besonders stark.

Bei der *Auscultation* hört man im zweiten linken Zwischenrippenraum neben dem Brustbein ein diastolisches und meist auch systolisches Geräusch, das dem Ohr sehr nahe klingt. Der zweite Pulmonalton ist meist abgeschwächt, zumal wenn gleichzeitig eine wesentliche Stenose besteht. Über der Lunge hört man, auch in größerer Entfernung vom Herzen, systolisches Vesiculäratmen und in ausgesprochenen Fällen einen dumpfen Doppelton (D. GERHARDT).

Die *Diagnose* hat zunächst eine Schlußunfähigkeit der Aortenklappen oder Verengerung der Mitralis auszuschließen. Das erste ist leicht: kleiner Puls mit kleiner Amplitude, keine Vergrößerung des linken Herzens, eine das Bild beherrschende venöse Stauung genügen, um den vielleicht durch das diastolische Geräusch vorübergehend geweckten Gedanken an einen Aortenfehler fallen zu lassen. Ein Mitralfehler muß ausscheiden, sobald im Röntgenbild der linke Vorhof von regelrechter Größe gefunden wird, nachdem schon vorher das Fehlen einer Verstärkung des zweiten Pulmonaltones, eines präsystolischen Geräusches, von Herzfehlerzellen im Auswurf Zweifel wach gerufen hatte. Sehr schwierig kann dagegen die Diagnose werden, wenn noch andere Klappen erkrankt sind oder Mißbildungen außerdem bestehen. Darüber später mehr.

Im *Verlauf* der Pulmonalinsuffizienz pflegt es früher oder später zu einer relativen Tricuspidalinsuffizienz zu kommen, kenntlich vor allem an dem starken sicht- und fühlbaren herzsystolischen Halsvenenpuls. Lungenblutungen sind nicht ganz selten. Subjektiv begegnet man denselben Beschwerden wie auch sonst bei Klappenfehlern: Herzklopfen, Druck, Atemnot usw. Die Prognose richtet sich wie in allen Fällen nach dem Grade der Klappenstörung, dem Zustand des Herzmuskels und etwa vorhandenen Komplikationen, doch kann die Lebensdauer verhältnismäßig lang sein (ROSENSTEIN). BARIÉ berichtet über einen Kranken, der 75 Jahre alt wurde.

Bei der *Behandlung* können sich Aderlässe als nützlich erweisen, wenn nicht gleichzeitig vorhandene andere Fehler besondere Bedingungen schaffen. Im übrigen deckt sich die Behandlung mit der der chronischen Kreislaufschwäche. Für die Anwendung der Digitalis kommen die bei der Aorteninsuffizienz angestellten Überlegungen in Betracht.

Die Pulmonalstenose

ist ziemlich häufig. HERXHEIMER zählte 1910 550—580 Fälle von Stenose und 100—120 von Atresie. Männliches und weibliches Geschlecht sind fast gleich betroffen. Ursache des Leidens sind in der ganz überwiegenden Zahl Entwicklungsfehler, und zwar machen nach PEACOCK die Pulmonalstenosen etwa 65% aller Herzmißbildungen aus, SPIELER findet sie dagegen nur in 19,67%. Gehäuftes Vorkommen in einer Familie ist wiederholt beobachtet worden und spricht für eine hereditäre Anlage. Ausnahmsweise mag eine fetale Endocarditis durch Keime, die von der kranken Mutter auf die Frucht übertragen sind, in Betracht kommen, wobei die Möglichkeit im Auge behalten werden muß, daß die Infektion sich auf eine schon vorhandene Mißbildung aufpfropfte. Die Ansichten haben freilich im Laufe der Zeit gewechselt. Anfangs nahm man allgemein Entwicklungsfehler an (SENAC, HUNTER, MECKEL), KREYSIG zog schon eine entzündliche Entstehung in Erwägung, von DITTRICH, DORSCH, MEYER wurde sie in den Vordergrund gerückt, bis dann wieder durch ROKITANSKY, diesmal auf der Basis sorgfältiger embryologischer Untersuchungen, die auch heute noch bestehende Auffassung der Pulmonalstenose als eines Entwicklungsfehlers zur Geltung gebracht wurde. Pulmonalstenosen infolge einer Endocarditis in späteren Jahren sind Ausnahmen; meistens ist die Stenose durch ausgedehnte thrombotische Auflagerungen, selten durch Schrumpfungsprozesse (RINSEMA, ROSENTHAL) hervorgerufen.

Bei der Entscheidung, ob eine angeborene oder erworbene Pulmonalstenose vorliegt, darf nach KUSSMAUL mit um so größerer Wahrscheinlichkeit auf einen fetalen Ursprung geschlossen werden:

„1. je näher der Termin des Ablebens der Geburt liegt,

2. je frühzeitiger die Cyanose und andere Erscheinungen eines Herzfehlers, zumal sog. physikalische Symptome der Stenosis arteriae pulmonalis, nach der Geburt constatiert werden konnten,

3. wenn Foramen ovale und Ductus arteriosus beide gleichzeitig offen bleiben oder doch der letztere,

4. je größer bei allein offen gebliebenem Foramen ovale die Öffnung des Septum atriorum und je mehr sie durch Defekt der Fleischmassen selbst bedingt ist[1],

5. wenn die Klappen der Lungenarterien eine evident congenitale Anomalie der Bildung zeigen,

6. wenn der Lungenarterienstamm verengt und seine Wände zu dünn sind,

7. wenn der rechte Ventrikel verkleinert oder gar verkümmert erscheint.‘‘

Die *Anatomie* der Pulmonalstenose bietet ein sehr wechselndes Bild. Die Verengerungen der Pulmonalklappen infolge einer Endocarditis unterscheiden sich freilich nicht von den schon geschilderten entsprechenden Veränderungen der anderen Klappen. Um so mannigfaltiger sind dagegen die Veränderungen infolge von Entwicklungsfehlern. Da sind zu unterscheiden Stenosen des Konus, des Ostiums und der Lungenarterien, und zwar im einzelnen wiederum

Konusstenose durch

1. allgemeine Verengerung oder Hypoplasie,

2. umschriebene Bindegewebseinschnürung oder abnorme Muskelwülste.

Ostiumstenosen durch

1. Verwachsung der Klappen,

2. Verengerung des Annulus fibrosus.

Lungenarterienstenosen durch Hypoplasie.

Daß Mißbildungen im Gebiet der Lungenschlagader so häufig und in so mannigfaltiger Art auftreten, hängt offenbar mit den verwickelten Umwandlungen zusammen, die in diesem Gebiet vor sich gehen. Wir wissen aus der Stammgeschichte, daß sich noch bei den Reptilien drei Mündungen in der rechten Kammer finden (Abb. 8), durch die erste strömt das Blut des rechten Vorhofs in die Kammer, durch die zweite das Blut der Kammer in die Arteria pulmonalis, durch die dritte

---

[1] Vgl. hierzu weiter unten das über die Stauungstheorie Gesagte.

das Blut der Kammer in die rechte Aorta. Die Stromrichtung ist in der Kammer durch entsprechende Stromrinnen gekennzeichnet, eine Einströmungs- und zwei Ausströmungsrinnen, die durch Muskelleisten, die sog. proximalen Bulbuswülste, von einander getrennt sind, und zwar wird durch die Wülste *A* und *B* und deren Ausläufer der gesamte Ausströmungsteil vom Einströmungsteil geschieden, während durch *C* der Ausströmungsteil in die Rinnen für die Arteria pulmonalis und die rechte Aorta untergeteilt wird (SPITZER). Da außerdem von der linken Kammer die linke Aorta abgeht, so ist hier der Bulbus arteriosus in drei Stämme zerlegt. Beim Warmblüter obliteriert die rechte Aorta; damit bildet sich auch der Bulbuswulst *C* zurück, als letzten Rest von ihm findet man beim Menschen die Crista supraventricularis (SPITZER). Die Wülste *A* und *B* schließen beim Warmblüter zusammen mit dem Endocardkissen die vom Kammerseptum gelassene Lücke, das Foramen Panizzae (Abb. 8). Im Bulbus arteriosus vollzieht sich beim Warmblüter die Teilung in folgender Weise. Es bilden sich vier Muskelleisten aus, die sog. distalen Bulbuswülste 1—4 (Abb. 123), aus deren proximalen verdickten Enden in der Mündung des Bulbus die Pulmonal- und Aortenklappen werden. Oberhalb davon verschmelzen Wulst 1 und 3, so daß der Bulbus in zwei Stämme geteilt wird, Aorta und Pulmonalis, von denen die Aorta Wulst 4 und die Hälfte von 1 und 3, die

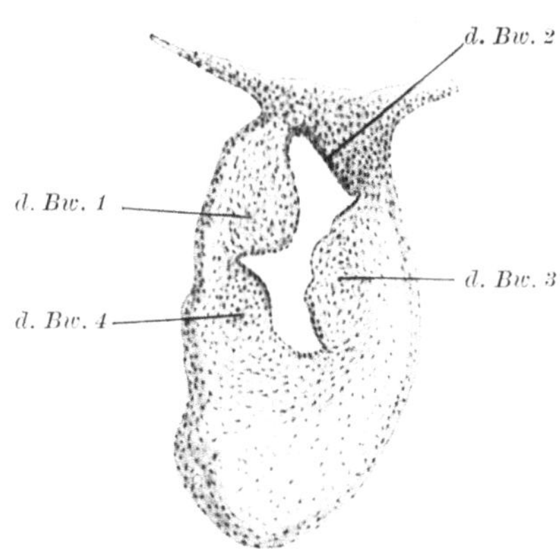

Abb. 123. Schnitt durch den Truncusanteil des Bulbus cordis von dem menschlichen Embryo H_6. Länge 6 mm SS. Vergr. 50:1. Der Schnitt trifft den Bulbus schräg zu dessen Längsachse. Infolgedessen ist auch die Ansatzstelle des Pericards an den Bulbus angeschnitten. *d. Bw. 1—4* distale Bulbuswülste 1—4. (Nach TANDLER.)

Pulmonalis Wulst 2 und die andere Hälfte von 1 und 3 erhalten. Aus jedem Teil der Wülste wird eine Klappe: die drei Semilunarklappen der Aorta und der Pulmonalis. Die endgültige Scheidewand zwischen Aorta und Pulmonalis erfolgt aber nicht durch die Verschmelzung der Wülste 1 und 3, sondern ein zwischen dem 4. und 6. Aortenpaar vorspringender Sporn bildet sich zum Septum aortico-pulmonale aus und durchwächst auf seinem abwärts zu den Klappenwülsten führenden Wege die vom 1. und 3. distalen Bulbuswulst gebildete Brücke (TANDLER). Bei den Reptilien, wo aus dem Bulbus drei Gefäße entstehen, zwei Aorten und eine Pulmonalis, entfallen auf jedes Gefäß einundeinhalber

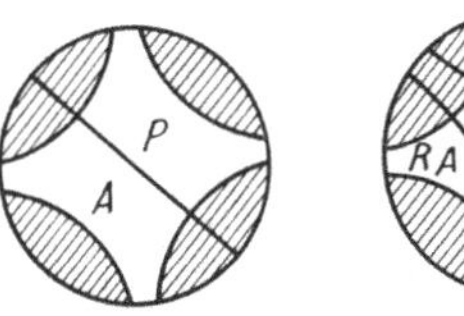

Abb. 124.   Abb. 125.

Abb. 124 und 125. Teilung des Bulbus arteriosus. (Nach SPITZER und MAUTNER.)

Wulst, und, da wiederum aus jedem Teil eine Klappe wird, nur je zwei Klappen statt drei Klappen, wie bei den Warmblütern (Abb. 124 u. 125).

Mißbildungen des Konus werden wir hiernach bei fehlerhafter Rückbildung der proximalen Bulbuswülste erwarten dürfen und uns nicht wundern, wenn gleichzeitig Anomalien des Kammerseptums gefunden werden, da ja die proximalen Bulbuswülste bei der endgültigen Vollendung des Septums beteiligt sind. Abweichungen der Klappen und der Lungenarterie sind auf Fehler in der Entwicklung der distalen Bulbuswülste und des Septums aortico-pulmonale zu beziehen.

Kehren wir nun zu den Befunden zurück, die die Leichenöffnung in den verschiedenen Fällen von Verengerung der Lungenarterienbahn — wie wir einmal allgemein sagen wollen — bietet. Am häufigsten sieht man Konusstenosen, und zwar kann der ganze Konus oder nur ein schmaler ringförmiger Bezirk in seinem Verlauf verengert sein (wahre Herzstenose Dittrichs). Die ringförmigen Stenosen können wiederum an der Spitze oder tiefer sitzen. Handelt es sich um eine tiefsitzende ringförmige Verengerung, dann bezeichnet man den dadurch abgeschnürten Konusteil wohl als dritten Ventrikel. Auch völlige Atresie kommt vor. Eine Stenose oder Atresie des Ostiums entsteht, wenn die Klappen zum Teil oder ganz miteinander verwachsen oder der Annulus fibrosus zu eng ist. Zuweilen fehlen die Klappen überhaupt, sehr oft finden sich nur zwei Klappen, selten überzählige. Schließlich kann die Lungenarterie ganz oder streckenweise verengert oder undurchgängig sein, ein Befund, der oft mit einer Konusstenose verbunden ist. Kammer und Vorhof des rechten Herzens sind je nach dem Grade der Stenose und der Dauer des Leidens mehr oder weniger hypertrophisch und erweitert, Kammer und Vorhof des linken Herzens von regelrechter Stärke und Größe oder atrophisch. Gewöhnlich liegen aber die Verhältnisse nicht so einfach, sondern neben den Veränderungen der Lungenarterienbahn finden sich noch andere Bildungsfehler. Eine Zusammenstellung der häufigsten Kombinationen giebt die nebenstehende kleine Tabelle 10. Man sieht daraus, daß die meisten Pulmonalstenosen von einem Defekt des Kammerseptums begleitet werden. Die Ansichten, wie dieser Zusammenhang zu erklären ist, haben gewechselt, Hunter hielt den Septumdefekt für eine Folge der durch die Pulmonalstenose verursachten Zirkulationsstörung, Meckel nahm umgekehrt an, der Septumdefekt sei zuerst da und führe durch Ablenkung des Blutstromes zu einer Verküm-

Tabelle 10.

	Pulmonalis		Kammerseptum offen	Kammerseptum geschlossen	Foramen ovale offen	Foramen ovale geschlossen	Ductus arteriosus offen	Ductus arteriosus geschlossen od. fehlend	Tricuspidalis mit Stenose	Tricuspidalis ohne Stenose
Vierordt .	Stenose	83	71 = 85%	12 = 15%	—	—	—	—	—	—
	Atresie	24	14 = 58%	10 = 42%	—	—	—	—	—	—
Kussmaul .	Stenose	53	53	—	39 = 74%	14 = 26%	—	—	—	—
	Atresie	15	—	—	13 = 87%	2 = 13%	—	—	—	—
Kussmaul .	Stenose	39	—	—	—	—	9 = 23%	30 = 77%	—	—
	Atresie	17	—	—	—	—	14 = 82%	3 = 18%	—	—
Wagner-Vierordt	Stenose	10	—	10	—	—	—	—	10	—
	Atresie	28	—	28	—	—	—	—	10	18
Herx-heimer[1]	Stenose	550—580	250 = 44%	—	200 = 35%	—	72 = 13%	—	—	—
	Atresie	100—120	65 = 59%	—	62 = 56%	—	61 = 55%	—	—	—

[1] Die Zahlen Herxheimers sind zu klein, da die Angaben in der Literatur häufig unvollständig waren.

merung der Pulmonalis, während Kussmaul wieder dazu neigt, die Stauung in der rechten Kammer bei Pulmonalstenosen für den Septumdefekt verantwortlich zu machen. Schwierig zu verstehen ist jedoch bei dieser Erklärung, warum in manchen Fällen, und zwar besonders bei völligem Verschluß der Pulmonalis, kein Septumdefekt entsteht. Rokitansky geht davon aus, daß der Pulmonalstenose eine ungleichmäßige Teilung des Bulbus arteriosus zugrunde liege; infolgedessen komme die

Aortenmündung besonders weit nach rechts zu liegen und das Kammerseptum erreiche nicht den rechtsseitigen Umfang der Mündung. Der Umstand, daß nicht nur die letzte Verschlußmembran, sondern auch Teile des muskulösen Septums zu fehlen pflegen, spricht aber dafür, daß Pulmonalstenose und Septumdefekt beide gleichgeordnete Störungen von eng miteinander zusammenhängenden Entwicklungsvorgängen sind. Die Entwicklung geht einen in der Stammgeschichte begründeten Weg, der mehr oder weniger vollkommen auf frühere Formen, im besonderen auf das Reptilienherz zurückführt. Die Ähnlichkeit zwischen bestimmten Entwicklungsfehlern und den Herzen niedriger Tierklassen war schon MECKEL aufgefallen und von ihm in diesem Sinne gedeutet worden. Seitdem ist ein Jahrhundert ergebnisreicher Forschung verflossen und damit die Grundlage für ein tieferes Verständnis dieser verwickelten Verhältnisse geschaffen. Bei der Pulmonalstenose sind besonders einleuchtend die Fälle von abnormer Enge der Lungenschlagader. Erinnern wir uns daran, wie oben die Teilung des Bulbus arteriosus geschildert ist, und vergleichen damit unsere Fälle von Pulmonalarterienstenose. Liegt wirklich ein stammgeschichtlicher Rückschlag vor, dann muß hier das für die Reptilien aufgestellte Teilungsschema (Abb. 125) angewendet werden können. Wir hätten anzunehmen, daß die Pulmonalis in der angebenen Weise vom Bulbus abgetrennt, die Unterteilung der Aorten dagegen unterblieben ist; in dem nebenstehenden Schema (Abb. 126) ist dementsprechend das Septum zwischen Aorta und Pulmonalis ausgezogen, das Septum zwischen den beiden Aorten punktiert. Dann müßte aber gefordert werden, daß die Pulmonalis wie beim Krokodil nur zwei Klappen hat. Das ist nun tatsächlich so oft der Fall — HERX-HEIMER zählt 60 derartige Angaben in der Literatur —, daß eine Gesetzmäßigkeit vorliegen muß. Eine Beobachtung aus

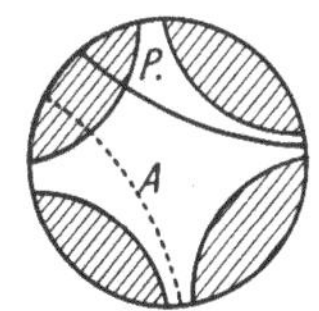

Abb. 126. Teilung des Bulbus arteriosus.

der jüngsten Zeit von MAUTNER, in der die hier wiedergegebene Theorie SPITZERs ausführlich erörtert wird, zeigte ebenfalls dies Verhalten. Auch die fast immer zu findende Rechtslage der Aorta paßt gut zu SPITZERs Erklärung. Die Aortenmündung „reitet" förmlich in vielen Fällen (nach HERXHEIMER ist dies Verhalten in 112 Fällen angegeben) auf dem Septumdefekt und wird dann aus beiden Kammern gespeist, in 26 Fällen war die Aorta soweit verschoben, daß sie aus dem rechten Ventrikel entsprang. Die Pulmonalis kann dann ebenfalls aus dem rechten oder bei echter Transposition der Gefäße aus dem linken Ventrikel abgehen. Ist die Verschiebung geringer, so entspringt die Aorta noch aus der linken Kammer.

Sehr oft findet sich bei den Pulmonalstenosen ein offenes Foramen ovale, sei es, daß es teilweise oder ganz durchgängig ist oder Lücken zeigt, sei es, daß der Defekt darüber hinausreicht oder das Septum völlig fehlt. Soweit es sich nicht um ausgesprochene Hemmungsbildungen, sondern nur um ein Klaffen der regelrecht gebildeten Verschlußstücke handelt, wird hierfür die infolge der Pulmonalstenose eintretende Erhöhung des Druckes im rechten Vorhof angeklagt: sie verhindert, daß wie sonst durch die Erhöhung des linken Vorhofdruckes beim Beginn der Atmung die Valvula foraminis ovalis über die Öffnung gepreßt wird und mit ihrem Rand verwächst.

Der Ductus arteriosus[1] wird besonders oft bei Atresie aber auch bei Stenose der

---

[1] Oft fälschlich als Ductus Botalli bezeichnet. Der Ductus arteriosus wurde von AR-RANZIO entdeckt; BOTALLO beschreibt das schon GALEN bekannte offene Foramen ovale noch einmal und braucht dafür den ungeschickten Ausdruck Ductus; siehe v. TÖPLY im Hdb. d. Geschichte d. Medizin von NEUBURGER und PAGEL 235 und FROMBERG: Zbl. Herzkrkh. 1915 VII, Nr. 4. Nach SENAC ist der Ductus arteriosus ebenfalls schon von GALEN beschrieben, wenn auch noch nicht in seiner Bedeutung richtig erkannt worden, GALEN meinte „C'est par ce canal que les poumons reçoivent de l'aorte le sang le plus spiritueux" (SENAC. l. c. T. I, Liv. I, Cap. 8).

Pulmonalis offen gefunden. Infolge der Veränderungen der Lungenarterienbahn erhält von hier aus die Lunge zu wenig oder kein Blut. Da fällt dem Ductus arteriosus die Aufgabe zu, die für die Versorgung der Lunge nötige Blutmenge von der Aorta aus zuzuführen. Wenn sich trotzdem der Ductus schließt, dann können die Arteriae bronchiales, zuweilen auch durch Anastomosen die Arteriae oesophagae und coronariae anteriores oder anomale Arterien vikariierend eintreten (Rosenstein).

Schließlich haben wir noch der Tricuspidalis zu gedenken. In der Tabelle ist ihr Verhalten bei 38 Fällen von Pulmonalstenose mit geschlossenem Septum angegeben; Stenose und Atresie waren je 10mal mit einer Tricuspidalstenose verbunden. Bemerkenswert ist, daß Tricuspidalstenosen im übrigen sehr selten sind; die verhältnismäßig große Zahl in Begleitung einer Pulmonalstenose muß deshalb auffallen und den Gedanken an einen inneren Zusammenhang nahe legen. Ob dieser freilich so einfach ist, wie Hirschfelder annimmt — bei Atresie der Pulmonalis und geschlossenem Kammerseptum soll eine Inaktivitätsatrophie und Verkümmerung der rechten Kammer einschließlich des Tricuspidalringes mit seinen Klappen eintreten —, erscheint zweifelhaft, da gerade bei der Atresie der Pulmonalis ziemlich oft eine Tricuspidalstenose fehlt. In ausgesprochenen Fällen hängt die rechte Kammer als kleines Anhängsel an der linken, das Blut gelangt durch das offene Foramen ovale in den linken Vorhof und Ventrikel (Cor biatriatum triloculare).

Die Pulmonalstenose kann sich noch mit anderen Mißbildungen des Herzens verbinden, doch soll von diesen selteneren Fällen hier abgesehen werden.

Die *Dynamik* der Pulmonalstenose ist dieselbe wie bei der Aortenstenose, soweit die unmittelbar beteiligten Abschnitte — rechter Ventrikel und Vorhof — in Betracht kommen, wird aber gestört durch die fast stets vorhandenen Mißbildungen[1]. Es ist deshalb auch nicht möglich, ein reines

Krankheitsbild der Pulmonalstenose

aufzustellen. Immerhin bieten die Fälle gewisse gemeinsame Züge, über die nunmehr berichtet werden soll. Die auffallendste Erscheinung ist die ungewöhnlich starke

Cyanose (Morbus caeruleus). Sie ist schon lange als ein der Pulmonalstenose zukommendes Zeichen bekannt, so berichtet Morgagni[2] über ein 16jähriges Mädchen, die „tota cute colore quasi livido infecta erat". Bei der Leichenöffnung fand er die Pulmonalklappen verkalkt und so mit einander verwachsen, daß nur eine linsengroße Öffnung geblieben war. Doch erwähnt Morgagni bereits eine Beobachtung von Vieussens, in der die Blausucht auf einer Mitralstenose — mitralibus valvulis, oseis factis, orificium valde imminuentibus — beruhte, als Beispiel dafür, daß noch andere Herzerkrankungen zu demselben Bilde führen könnten. Und Kreysig führt mehrere Beispiele aus der Literatur an, wo Erkrankungen der Lungen mit ausgedehnten Pleuraverwachsungen die Cyanose hervorgerufen hatten. Auf der anderen Seite kann die Cyanose trotz einer Pulmonalstenose fehlen oder erst in späteren Jahren auftreten. Die Cyanose ist also weder ein eindeutiges, noch ein konstantes Zeichen der Pulmonalstenose und, wie gleich hinzugefügt sein mag, der angeborenen Herzfehler überhaupt. Das nötigt uns, auf die Bedingungen der Cyanose kurz einzugehen. Morgagni meint in der Besprechung seines Falles, alle Erscheinungen, die die Kranke zu Lebzeiten geboten habe, seien leicht aus der Kreislaufstörung zu erklären. Infolge der Verengerung der Lungenarterie gelangt weniger Blut in die Lungen und weiter zum linken Herzen und ganzen Körper,

---

[1] Herxheimer, l. c. S. 404.   [2] Ep. XVII, art. 13.

bliebe mehr Blut im rechten Ventrikel, Vorhof und allen Venen zurück: „Unde totius cutis color quasi lividus et dexteri ventriculi dexteraeque auriculae dilatatio et foraminis ovalis perstans hiatus." Die Cyanose ist also nach MORGAGNI ein Ausdruck der venösen Stauung. HUNTER sieht dagegen die Cyanose als Folge der Mischung venösen und arteriellen Blutes an, eine Erklärung, die natürlich nur soweit Geltung beanspruchen kann, als direkte Verbindungen zwischen rechtem und linkem Herzen bestehen — bei Entwicklungsfehlern allerdings die Regel. Die chemische Untersuchung des Blutes hat jedoch HUNTERS Annahme nicht stützen können. MORITZ fand wohl einen etwas erhöhten Kohlensäuregehalt des aus der Armvene entnommenen Blutes (45—46%), gleichzeitig aber normalen Sauerstoffgehalt (18%); die dunklere Färbung des venösen Blutes hängt aber nach PFLÜGER gerade von den Sauerstoffwerten ab. Auch der bekannte Fall BRESCHETS spricht dagegen, daß die Beimischung venösen Blutes zum arteriellen eine wesentliche Bedingung für die Cyanose ist: Die linke Arteria subclavia ging bei dem Kranken von der Arteria pulmonalis aus und doch war keine Cyanose des Armes vorhanden. Im übrigen giebt das Armvenenblut keine zuverlässige Auskunft über den allgemeinen CO_2-Gehalt des venösen Blutes, da dieser in den Venen der verschiedenen Körperteile je nach deren Tätigkeit erheblich wechselt. Eine Veränderung des Blutes, die man auch zur Erklärung der Blausucht herangezogen hat, ist die zuerst von NAUNYN in diesem Zusammenhang beobachtete Vermehrung der roten Blutkörperchen. Man findet Zahlen bis 10 Millionen und darüber[1], gleichzeitig ist der Blutfarbstoffgehalt meistens mehr oder weniger erhöht. Da es aber Fälle von Blausucht giebt, in denen eine solche Vermehrung fehlt oder erst im weiteren Verlauf auftritt (MOUILLÉ), so ist die Polyglobulie eher als Folge denn als Ursache der Cyanose anzusehen (VIERORDT). Es ist auch daran zu denken, daß bei zunehmender Herzschwäche an den Orten stärkerer Stauung Plasma austritt und auf diese Weise eine lokale Vermehrung der Erythrocyten eintritt. So sah KREHL bei Kompression der Venen eines Armes durch Geschwulstmassen und dadurch hervorgerufene Blaufärbung die Erythrocytenzahl im peripherischen Blut dieses Armes erheblich größer als am gesunden Arm. Diese für die Zahl der Blutkörperchen angestellte Überlegung gilt natürlich auch für die Werte des Gesamtstickstoffes, Trockenrückstandes und der Viscosität des Blutes. Von größerer Bedeutung dürfte die Weite der Hautgefäße sein (GRANCHER), die wiederum wesentlich durch den Grad der Stauung, daneben aber auch individuell durch die Dehnbarkeit der Gefäße und vasomotorische Regelung der Blutverteilung — man denke an die Cutis marmorata — bestimmt wird. Die Erweiterung ist an den Gefäßen der Netzhaut (HOLLOWAY) und den Fingercapillaren (JANZEN, ROMINGER) anschaulich nachweisbar. Nicht zu unterschätzen ist schließlich die Transparenz der Haut; sie bewirkt, daß an den sichtbaren Schleimhäuten, so den Lippen, die blaue Färbung zuerst und besonders deutlich aufzutreten pflegt. Zusammenfassend darf man wohl sagen, daß der Grad der Stauung und Erweiterung der Hautcapillaren die wichtigste, die Venosität und Konzentration des Blutes eine nebengeordnete Rolle spielen.

Vorwölbung der Herzgegend, Voussure, ist meist deutlich ausgesprochen, weil die Pulmonalstenose ja gewöhnlich angeboren ist und der dünne, kindliche Brustkorb dem vergrößerten andrängenden Herzen besonders leicht nachgiebt. Die Vorwölbung entspricht der rechten Kammer und betrifft infolgedessen hauptsächlich die Gegend zwischen linker Brustwarze und Brustbein. In zweifelhaften Fällen kann der Grad der Vorwölbung entscheiden helfen, ob eine Pulmonalstenose angeboren oder später erworben ist. Meist ist auch eine deutliche Pulsatio epi-

---

[1] UMBER berichtet über einen Fall mit 11,9 Millionen Erythrocyten und 120% Hämoglobin.

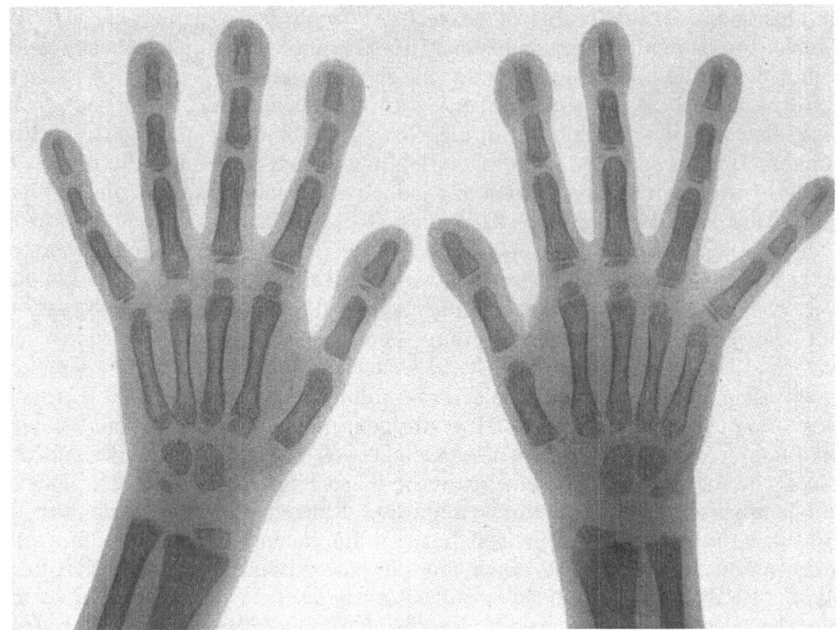

Abb. 127. Trommelschlegelfinger bei Pulmonalstenose.

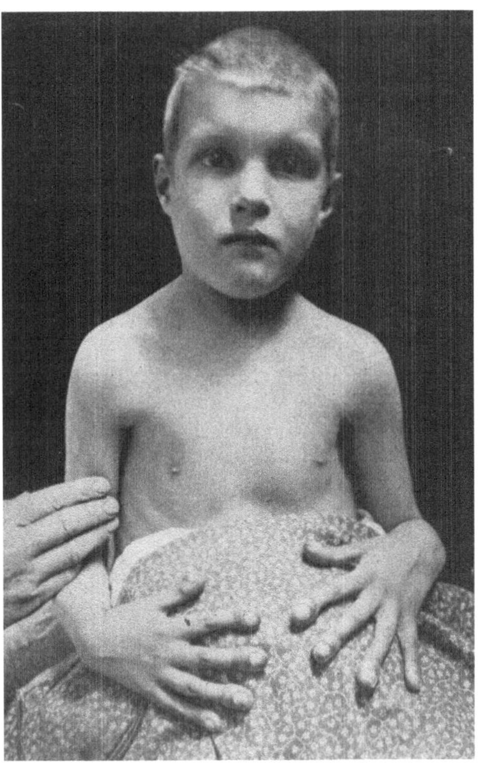

Abb. 128. Kind mit Pulmonalstenose.

gastrica sichtbar. — Ebenso auffallend wie rätselhaft — wenigstens bis jetzt — ist die unter dem Namen *Trommelschlegelfinger* bekannte kolbige Verdickung der Endglieder von Fingern und Zehen. Die leichteste Form dieser Veränderung, eine klauenartige Wölbung der Nägel, wird schon von HIPPOKRATES[1] erwähnt, die Verdickung der ganzen Endglieder zuerst von CAELIUS AURELIANUS beschrieben, von beiden aber nur im Zusammenhang mit eitrigen Prozessen der Lunge angeführt. Erst PIGEAUX hebt hervor, daß Trommelschlegelfinger noch bei anderen Erkrankungen, im besonderen bei Kreislaufstörungen, vorkommen können. Die Verdickung beruht auf einer Auftreibung der Weichteile, die Knochen sind zunächst nicht beteiligt; ob die Osteoarthropathie hypertrophiante pneumique PIERRE MARIES nur ein spätes

---

[1] Koische Prognosen 396. Übersetzt von FUCHS 1895—1900.

Stadium vielleicht auch eine besondere Form der Trommelschlegelfinger oder eine selbständige Erkrankung ist, hat sich noch nicht entscheiden lassen (Abb. 127).

Von den soeben geschilderten Krankheitszeichen der Pulmonalstenose giebt die nebenstehende Aufnahme ein ausdrucksvolles Bild (Abb. 128). Sogar das düstere Kolorit der Haut scheint mir, obwohl die Farben fehlen, zum Ausdruck zu kommen, besonders an den dunklen Lippen, die Vorwölbung der Herzgegend ist nicht zu übersehen und die Trommelschlegelfinger des kleinen Kranken sind so grotesk, daß man unwillkürlich an einen Gecko erinnert wird.

Bei der *Palpation* findet man den Herzstoß verbreitert und, jedoch nicht immer, verstärkt. Über der Pulmonalis, wenn die Stenose nicht zu schwer ist oder gar eine Atresie vorliegt, ein systolisches Schwirren; reicht dieses auffallend weit nach unten, so besteht Verdacht, daß gleichzeitig ein Defekt der Kammerscheidewand vorhanden ist.

Die *Auscultation* ergiebt in typischen Fällen ein der Lage und dem Verlauf der Pulmonalis entsprechendes, dem Ohr besonders nahe klingendes systolisches Geräusch. Der zweite Pulmonalton ist abgeschwächt oder fehlt; ist die Stenose gering und liegt gleichzeitig ein offener Ductus arteriosus vor, so kann der Ton verstärkt sein. Überhaupt muß damit gerechnet werden, da die Pulmonalstenose so gut wie immer mit anderen Bildungsfehlern verbunden ist, daß je nach der Lage des Falles einmal der Pulmonalfehler, ein anderes Mal ein Septumdefekt oder dergleichen das

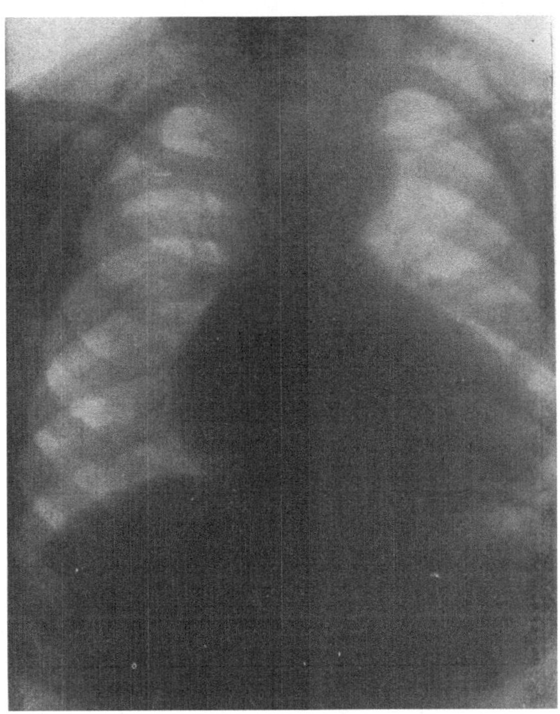

Abb. 129. Röntgenbild einer Pulmonalstenose.

Bild beherrscht. Das gilt für die Befunde, die uns das Hörrohr vermittelt, aber auch für die mit den anderen Untersuchungsverfahren gewonnenen Befunde.

Die *Herzdämpfung* ist in leichten Fällen regelrecht, in schweren zeigt sie die einer Vergrößerung des rechten Herzens entsprechende Form. Im *Röntgenbild* ist daneben das Fehlen des Pulmonalbogens bemerkenswert, der linke Herzrand verläuft infolgedessen nicht so steil wie bei der Mitralstenose (Abb. 129). In anderen Fällen kann die Pulmonalis erweitert sein, so in den Beobachtungen erworbener Pulmonalstenose von Paul und Krannhals. Volhard nimmt an, daß in solchen Fällen der unter hohem Druck durch die Stenose getriebene Preßstrahl in der ruhenden Blutsäule der Pulmonalis eine hydraulische Sprengwirkung entfalte. Wieder in anderen Fällen trifft man eine Erweiterung des Conus arteriosus (Usumoto).

Sehr charakteristisch pflegt das *Elektrocardiogramm* zu sein (Abb. 130). In der ersten Ableitung eine sehr tiefe S-Zacke, die die R-Zacke um ein Mehrfaches an Größe übertrifft, in der dritten Ableitung eine verhältnismäßig tiefe Q- und eine gewaltige *R*-Zacke. Wie weit allerdings diese Form für eine Pulmonalstenose beweisend ist, wie weit sie auch anderen Bildungsfehlern zukommt, darüber müssen noch Erfahrungen gesammelt werden. In unserem Falle, von dem die Abb. 127—129 stammen, entsprach das klinische Bild dem der Pulmonalstenose, bei der Leichenöffnung wurde außerdem ein Defekt der Kammerscheidewand und offener Ductus arteriosus gefunden. „Mißbildung des Pulmonalostiums (höchstgradige, für eine Sonde durchgängige Stenose), keine Ausbildung der Klappen. Großer Septumdefekt der Ventrikel. Persistenz des Ductus *Botalli*. Hochgradige Hypertrophie des rechten Herzens" lautete der wesentliche Sektionsbefund.

Der *Puls* ist meist klein und weich, mäßig beschleunigt, zuweilen aber auch verlangsamt (RAD). Im Venenpuls ist die Vorhofswelle meist groß (LAUBRY und PEZZI), im übrigen keine besondere Abweichung von dem üblichen Verhalten nachzuweisen.

Die Diagnose der Pulmonalstenose
ist nicht immer so leicht, wie es nach den oben geschilderten Symptomen scheinen könnte. In ausgesprochenen Fällen findet man von der Geburt an oder sehr frühzeitig die besprochene starke Blausucht, im zweiten und dritten Zwischenrippenraum und dem benachbarten Bezirk des Brustbeins ein systolisches nach links oben und in den Rücken, jedoch nicht in die Halsgefäße fortgeleitetes Geräusch, an der Stelle des lautesten Geräusches fühlbares Schwirren, den zweiten Pulmonalton schwach oder nicht hörbar, Voussure, epigastrische Pulsation, Verbreiterung des Herzens nach rechts, im Röntgenbild Fehlen des Pulmonalbogens, kleiner weicher Puls, Trommelschlegelfinger, fetaler Typus des Elektrocardiogramms. Sind alle diese Zeichen vereinigt, dann wird man die Diagnose: Pulmonalstenose als gesichert ansehen dürfen, jedoch stets die Möglichkeit offen

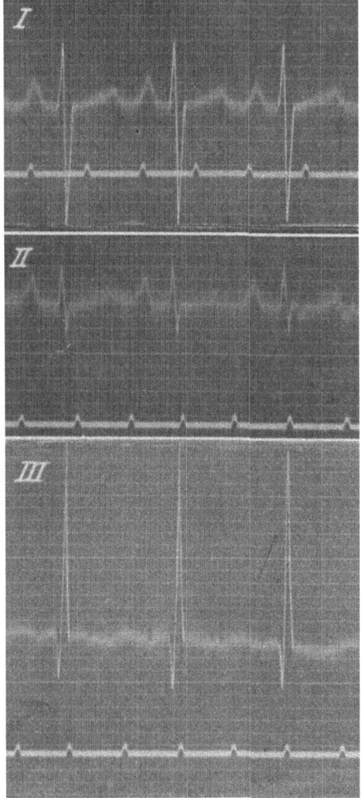

Abb. 130. Elektrocardiogramm einer Pulmonalstenose.

lassen müssen, daß daneben noch andere Bildungsfehler bestehen. Aber auch, wenn wir von dieser Unvollkommenheit der Diagnose absehen, bleiben noch genügend Schwierigkeiten. Die Blausucht, schon an und für sich ein vieldeutiges Zeichen, kann fehlen oder sie tritt nur nach Anstrengungen auf oder erst gegen das Ende des Lebens, wenn das Herz versagt (STÖLKER). Nach VOLHARD findet man sie in reinen Fällen nicht, solange eine ausreichende Herztätigkeit besteht. Nicht besser steht es mit dem Geräusch und Schwirren; VIERORDT zählt eine ganze Reihe von Fällen auf, wo kein Geräusch zu hören war. Zuweilen verschwindet es, wenn die Herzkraft und damit die Strömungsgeschwindigkeit des Blutes sinkt (TOUPET, CARPENTER). Auf der anderen Seite muß ausgeschlossen werden, daß ein funktionelles Geräusch vorliegt, bei leichten Stenosen eine nicht immer sicher zu lösende Aufgabe; schwacher oder fehlender zweiter Pulmonalton deutet auf eine organische Ursache des Geräusches. Auch die Frage, ob ein Pulmonal- oder Mitralgeräusch vorliegt, kann uns in Verlegenheit bringen. Das Pulmonalgeräusch wird vorwiegend nach links oben, das Mitralgeräusch nach links unten fortgeleitet, deutliches Schwirren über der Pulmonalis, Abschwächung oder Fehlen des zweiten Pulmonaltones, eine Verbreiterung nur des rechten Herzens, kleiner linker Vorhof sprechen für Pulmonal-, gegen Mitralfehler. Ist aber der Ductus arteriosus offen geblieben, dann kann linkes Herz und Pulmonalis erweitert, der zweite Pulmonalton verstärkt sein. Ferner findet man eine Vergrößerung des linken Herzens bei manchen Defekten der Kammer- und Vorhofscheidewand. Es wurde schon gesagt, daß man an einen Defekt der Kammerscheidewand, gegebenenfalls neben der Pulmonalstenose, denken muß, wenn Geräusch oder Schwirren auffallend weit nach unten reichen. Denselben Befund hat man aber auch bei tiefsitzender Konusstenose zu erwarten. Ein offener Ductus arteriosus verrät sich oft durch Schwirren und ein herzsystolisches Geräusch in den Halsgefäßen, auch ist dies Geräusch oft auffallend deutlich am Rücken zwischen den Schulterblättern hörbar. Handelt es sich, wie nicht selten, um eine Pulmonalstenose mit Septumdefekt und auf dem Defekt reitender Aorta, dann kann ebenfalls ein systolisches Geräusch über den Halsgefäßen zu hören sein (ASSMANN). Die Regel, daß bei der Pulmonalstenose das Geräusch sich nicht in die Halsgefäße fortpflanzt, wird dadurch natürlich nicht umgestoßen, verliert aber an praktischem Wert. Zur Entscheidung der Frage, ob neben der Pulmonalstenose oder ob überhaupt eine abnorme Verbindung zwischen rechtem und linkem Herzen besteht, kann die Bestimmung des O_2 und CO_2-Gehaltes der Atemluft herangezogen werden. Da jeder Spannung des Sauerstoffes und der Kohlensäure in der Atmungsluft ein bestimmter Gehalt an Sauerstoff und Kohlensäure in dem mit der Luft in Berührung stehenden Blute entspricht, läßt sich auf diese Weise der O_2-Gehalt des Blutes des rechten Herzens bestimmen. Er ist nach PLESCH bei Bildungsfehlern der genannten Art erhöht (13,14 und 16,68% statt 12,9%). Andererseits ist die Sauerstoffsättigung des arteriellen Blutes herabgesetzt (UHLENBRUCK). Diese Beispiele mögen genügen, um die Schwierigkeiten zu beleuchten, mit denen die Diagnose der Pulmonalstenose zu kämpfen hat. Alle Möglichkeiten können nicht durchgesprochen werden, da die Zahl der Kombinationen zu groß ist und doch jeder Fall für sich studiert werden muß.

Der Verlauf der Pulmonalstenose.

Die Verengerung der Lungenarterienbahn kommt, wie wir gehört haben, in so mannigfachen Abstufungen und Formen vor und ist so häufig mit anderen Störungen im Bau des Herzens verbunden, daß hier der Verlauf ganz von den Besonderheiten des Falles abhängt. Sehen wir von den seltenen erworbenen Fällen ab, so finden wir, daß viele der kleinen Kranken schon im ersten Monat ein Opfer der Kreislaufstörung werden, zumal solche mit einer Atresie der Pulmonalis. Viele sterben ferner im ersten oder den ersten Lebensjahren. Auf

Tabelle 11.

Tod	Pulmonal-stenosen	Pulmonal-atresie
Im 1. Monat	38 = 10%	18 = 23%
„ 2.—6. Monat	65 = 15%	22 = 27%
„ 7.—12. „		11 = 14%
„ 1.—10. Jahr	134 = 31%	21 = 27%
nach dem 10. Jahr . . .	107 = 25%	7 = 9%
„ „ 20. „ . . .	82 = 19%	

der anderen Seite können leichte oder günstig gelagerte Formen ein ansehnliches Alter erreichen, Voss berichtet über eine Atresie, die 37 und BERTIN über eine Stenose, die 57 Jahre alt wurde. Die vorstehende kleine von HERXHEIMER entlehnte Tabelle möge eine Übersicht über das Schicksal von 426 Fällen geben.

Soweit der Herzfehler nicht frühzeitig zum Tode führt, pflegt er die allgemeine Entwicklung mehr oder weniger zu hemmen. Als Zeichen, daß die ganze Lebensenergie herabgesetzt ist, darf auch wohl die bekannte niedrige Körpertemperatur der Kranken angesehen werden. Hände und Füße sind meist kalt und die Patienten haben großes Wärmebedürfnis. Auffallend ist, daß trotzdem die Kinderkrankheiten oft gut überstanden werden. Als Hauptbeschwerde beobachtet man gewöhnlich Kurzluftigkeit, die sich bei körperlichen Anstrengungen erheblich steigert. Daneben äußert sich die ungenügende Kreislaufleistung nicht selten in Hirnerscheinungen, als da sind Kopfschmerzen, epileptiforme Anfälle, Verstimmungszustände. In späteren Stadien findet sich starke allgemeine venöse Stauung, die ziemlich oft zu Schleimhautblutungen und auch wohl zu Thrombosen führt. Trotzdem, und das ist sehr bemerkenswert, fehlen Ödeme lange Zeit, wohl aus ähnlichen Gründen wie bei der Mitralstenose.

Zum Schluß ist des Zusammenhanges zwischen Pulmonalstenose und Lungentuberkulose zu gedenken. Während ROKITANSKY meinte, alle mit Cyanose einhergehenden Herz-, Gefäß- und Lungenkrankheiten gewährten einen weitgehenden Schutz gegen die Tuberkulose, hat sich mit zunehmender Erfahrung herausgestellt, daß zum mindesten die Pulmonalstenose auffallend oft mit einer Lungentuberkulose verbunden ist. Nach eingehender Prüfung des einschlägigen Materiales kommt VIERORDT in dieser umstrittenen Frage zu dem Ergebnis: ,,Die Pulmonalstenose weist, verglichen mit den Fehlern an den anderen Herzostien, eine entschieden häufigere Komplikation mit Lungentuberkulose auf; diese wird aber, alles in allem genommen, in ungefähr der gleichen Häufigkeit getroffen, wie sie auch bei anderen, mit tiefgreifenden Ernährungsstörungen einhergehenden Affektionen vorkommt.''

Die Behandlung der Pulmonalstenose richtet sich nach den für die Behandlung der chronischen Kreislaufschwäche geltenden allgemeinen Regeln. Im besonderen ist das Wärmebedürfnis der Kranken zu berücksichtigen, für Regelung der Kost und Stuhlentleerung sowie eine ruhige Lebensführung und Vermeidung unnötiger körperlicher Anstrengung zu sorgen. Aderlässe werden meist nicht gut vertragen.

Die Tricuspidalinsuffizienz.

Schlußunfähigkeit der Tricuspidalklappen infolge anatomischer Veränderungen ist selten. Eine kleine Zahl angeborener Fälle ist von HERXHEIMER zusammengestellt, zum Teil bestanden neben der Insuffizienz noch andere Mißbildungen, wie offener Ductus arteriosus, offenes Foramen ovale, Septumdefekt. Etwas häufiger ist die endocarditische Tricuspidalinsuffizienz, HENSCHEN fand sie unter 168 Klappenfehlern siebenmal, aber stets in Gemeinschaft mit noch anderen, meist weiter vorgeschrittenen Fehlern. In der Statistik von NORRIS (S. 118) sind unter 654 Fällen 20 aufgeführt, in denen eine Endocarditis allein die Tricuspidalis betraf; wie weit damit eine Störung der Klappentätigkeit verbunden war, wird nicht gesagt. Ein reiner, von TODD beobachteter Fall ist von STOKES in sein bekanntes Buch aufgenommen worden. Der 21jährige Mann hatte bei einer Schlägerei einen Stich in die rechte Seite dicht unter der Brustwarze erhalten; im Anschluß daran traten eine Pleuritis, Blutbrechen und blutige Stühle auf. Als der Kranke nach $2\frac{1}{2}$ Jahren unter den Zeichen von Herzschwäche und starker Blutarmut starb, stellte sich heraus, daß die Papillarmuskeln des vorderen Tricuspidalsegels zerrissen und dadurch die Klappen hochgradig schlußunfähig geworden waren.

Im Gegensatz zu der seltenen organischen ist die funktionelle Tricuspidalinsuffizienz eine recht oft beobachtete und schon lange bekannte Erscheinung. Zum Beleg möge die schon früher (S. 114) wiedergegebene anschauliche Beschreibung LANCISIS dienen.

Indem wir soeben von der Häufigkeit der Tricuspidalinsuffizienz gesprochen haben, ist zugleich die Art der Entstehung berührt worden: Mißbildung, Endocarditis, Überdehnung des rechten Herzens. Welche Fehler der Herzentwicklung der angeborenen Tricuspidalinsuffizienz zugrunde liegen, läßt sich nur von Fall zu Fall auf Grund des jeweiligen Befundes vermuten. Für die Endocarditis der Tricuspidalklappen gilt das allgemein über die entzündlichen Erkrankungen der Klappen Gesagte. Eine funktionelle Schlußunfähigkeit kommt zustande, wenn das rechte Herz so erweitert ist, daß die Klappen sich nicht mehr festschließend an einander legen können. Außer schwerem Emphysem, Sklerose der Lungengefäße, Herzmuskelentartung sind es vor allem Mitralfehler, bei denen eine funktionelle Tricuspidalinsuffizienz gefunden wird, während reine Aortenfehler und Drucksteigerungen im großen Kreislauf nur selten dazu führen (D. GERHARDT). Diese Erfahrung paßt gut zu den Ansichten, die früher über den Mechanismus der Stauung im rechten Herzen bei Mitralfehlern entwickelt worden sind.

Die anatomischen Verhältnisse bei Tricuspidalinsuffizienz. Die Veränderungen an den Klappen bei den seltenen angeborenen Fehlern — unvollkommene Ausbildung, völliger Mangel usw. — ebenso wie sie begleitende andere Mißbildungen

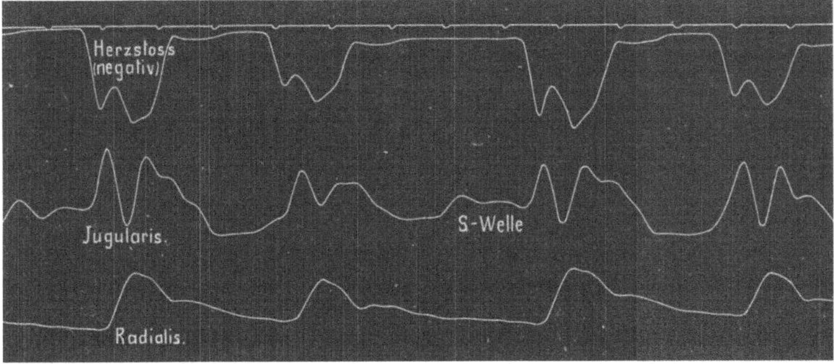

Abb. 131. Jugularispuls bei Tricuspidalinsuffizienz.

können hier übergangen werden. Die Zerstörungen und Schrumpfungen der Segel und Sehnenfäden nach Endocarditis bieten dasselbe Bild, wie wir es von der Mitralis her kennen. Für die anatomische Diagnose der funktionellen Schlußunfähigkeit beansprucht das ebenfalls schon geschilderte Verhalten des Schließungsrandes unsere Aufmerksamkeit. Die rechte Kammer ist erweitert und hypertrophisch, die linke in reinen Fällen (Tierversuche STADLERS) atrophisch. Der rechte Vorhof nimmt stets an der Erweiterung der rechten Kammer, aber nur etwa in der Hälfte der Fälle (HENSCHEN) an der Hypertrophie teil, wahrscheinlich, weil über kurz oder lang Flimmern die regelrechte Muskeltätigkeit des Vorhofs aufhebt. Auch die Hohlvenen und ihre Äste sind erweitert, und zwar bis in ihre feinsten Verzweigungen, wie besonders an den Zentralvenen der Leberläppchen deutlich zu sehen ist (Abb. 131).

Die Dynamik der Tricuspidalinsuffizienz ist prinzipiell ebenso wie bei der Mitralinsuffizienz. Die Wirkung auf die Vorkammern wird allerdings verschieden ausfallen, weil die Wurzeln des linken Vorhofs, die Lungenvenen, enger und durch ihre Lage in ihrer Ausdehnungsmöglichkeit mehr beschränkt sind als die in den rechten Vorhof mündenden großen Hohlvenen. Ferner ist zu bedenken, daß im rechten Vorhof der Schrittmacher der Vorhofstätigkeit liegt und deshalb bei der Tricuspidalinsuffizienz schon frühzeitig mit Vorhofsflimmern zu rechnen ist.

Bei der *Betrachtung* der Herzgegend wird meist eine deutliche Pulsation in der Herzstoßgegend und Regio epigastrica beobachtet; die aufgelegte Hand findet den Herzstoß verstärkt und in manchen Fällen von einem Schwirren begleitet. Die Dämpfung ist vor allem nach rechts verbreitert. Bei der Durchleuchtung fällt die besonders starke Erweiterung des rechten Vorhofs auf; GROEDEL sah ihn ebenso wie die obere Hohlvene stark pulsieren, während DIETLEN und ASSMANN nur eine systolische Schwellung der Hohlvene feststellen konnten. Die Auscultation ergiebt ein systolisches Geräusch über dem Brustbein und etwas weniger laut über der Herzspitze (TODD). Als auffallendste Erscheinung ist schließlich die starke, nicht nur sichtbare, sondern auch fühlbare Pulsation der Halsvenen zu erwähnen, sie erfolgt gleichzeitig oder doch fast gleichzeitig mit der Kammersystole und kann so stark sein, daß auch die Arm- und Beinvenen und die Leber pulsieren. Interessant ist die Bemerkung von ADAMS, daß die Venenpulse auch da genau dem Herzschlag entsprächen, wo dieser an der Arterie nicht zum Ausdruck komme — ein Hinweis auf die bei Vorhofsflimmern nicht seltenen frustranen Kontraktionen. Derselbe Forscher beobachtete auch, wenn man die äußeren Venen 2—3 Zoll oberhalb der Schlüsselbeine zusammendrücke, daß gleichwohl die Venen mit jedem Herzschlag gefüllt würden, und zwar eher stärker als wenn man nicht drücke. Damit war bündig bewiesen, daß dieser Venenpuls wirklich durch einen Rückstrom des Blutes und nicht etwa durch eine plötzliche Unterbrechung (infolge des Tricuspidal-klappenschlusses) der zum Herzen gerichteten venösen Blutströmung zustande kommt. Beachtenswert ist, daß trotzdem der Druck in den mehr peripher ge-legenen Venen nicht erhöht zu sein braucht (D. GERHARDT); der hängt also nicht von der Tricuspidalinsuffizienz als solcher, sondern von dem Grad der allgemeinen venösen Stauung ab. Solange die Klappen des Bulbus jugularis schließen, findet natürlich in den stromaufwärts liegenden Venenstämmen die beschriebene starke herzsystolische Füllungs- und Drucksteigerung nicht statt, man sieht nur eine plötzliche Spannung und Vorwölbung des Bulbus oberhalb der Sternoclavicular-gelenke und hört hier auch einen deutlichen Ton (BAMBERGER), der sogar bestehen bleiben kann, wenn die Klappen schon nicht mehr schließen (A. GEIGEL). Drückt man das Hörrohr etwas stärker gegen die pulsierenden Venen, dann entsteht ein Stenosengeräusch.

Die graphische Aufnahme des Venenpulses leistet bei der Tricuspidalinsuffi-zienz weniger als die einfache Betrachtung und Palpation. Wohl findet man eine mächtige, zweigipfelige Welle, die kurze Zeit nach ihrem Beginn des Herzstoßes einsetzt (Abb. 131), aber diese Welle unterscheidet sich nicht wesentlich von der-jenigen, die bei Vorhofsflimmern ohne Schlußunfähigkeit der Tricuspidalis er-halten wird.

Die *Diagnose* der Tricuspidalinsuffizienz gründet sich hauptsächlich auf das beschriebene Verhalten des Venenpulses. Beweisend scheint mir zu sein, daß der Puls auch gefühlt wird. Dem systolischen Geräusch kommt keine so große Be-deutung zu, weil meistens noch andere Fehler vorliegen, die ebenfalls mit Ge-räuschen einhergehen. Geringe Tricuspidalinsuffizienzen brauchen nach RIHL keinen typischen Venenpuls zu geben. Ob eine organische oder funktionelle Schlußunfähigkeit anzunehmen ist, läßt sich oft nicht sicher entscheiden. Wenn bei einer Besserung der Herztätigkeit die starke Pulsation der Venen plötzlich verschwindet, so spricht das für eine funktionelle Insuffizienz. Daneben ist zu bedenken, daß die funktionelle Insuffizienz recht häufig, die organische sehr selten ist. Man wird organische Klappenveränderungen nur dann annehmen wollen, wenn die Bedingungen für eine funktionelle Schlußunfähigkeit fehlen. Schließlich läßt der Verlauf des Leidens insofern einen Schluß auf die Natur der Schlußun-fähigkeit zu, als bei organischen Fehlern lange Zeit Erscheinungen von Herzschwäche fehlen können (VOLHARD), während bei der funktionellen, auf Überdehnung des rechten Herzens beruhenden Insuffizienz naturgemäß immer eine deutliche Herzschwäche zu finden ist.

Im übrigen spielt sich der Verlauf unter den Erscheinungen venöser Stauung so ab, wie dies bei den Mitralfehlern beschrieben worden ist. Zu erwähnen ist höchstens, daß durch den Eintritt einer Tricuspidalinsuffizienz die infolge linksseitiger Herzschwäche entstandenen Erscheinungen von Lungenstauung vorübergehend gemildert werden können (VOLHARD und TABORA).

Für die *Behandlung* gelten die für die chronische Herzschwäche allgemein und die Mitralinsuffizienz im besonderen aufgestellten Regeln.

Die Tricuspidalstenose

ist rein sehr selten. Die angeborenen Fälle sind in der Regel mit anderen schweren Mißbildungen, besonders Septumdefekten, verbunden, die erworbenen mit Klappenfehlern des linken Herzens, und zwar meist Mitralfehlern. FUTCHER zählte 1911 unter 197 Beobachtungen von Tricuspidalstenosen 14 reine Fälle. Inzwischen ist noch über einen solchen von COTTIN und SALOZ berichtet worden. Bei den angeborenen Verengerungen ist wiederum zu entscheiden, ob sie Folge einer fehlerhaften Entwicklung oder einer fetalen Endocarditis sind. Wir können wegen dieser Frage auf die früher angestellten allgemeinen Erörterungen verweisen. Für die später erworbenen Stenosen konnte HERRICK in einem Drittel Angaben über Rheumatismus in der Vorgeschichte nachweisen.

Bei den angeborenen Stenosen, zumal wenn eine vollkommene Atresie vorliegt, pflegt die rechte Kammer mehr oder weniger verkümmert zu sein, bei den erworbenen wird das Verhalten der rechten Kammer wesentlich durch die meist älteren Veränderungen der anderen Klappen bestimmt. Die rechte Vorkammer ist immer stark erweitert und, solange nicht infolge einer Überdehnung Atrophie und fibröse Umwandlung der Wand eintritt, auch hypertrophisch. Die benachbarten Abschnitte der Hohlvenen sind ebenfalls erweitert, ihre Wand verdickt.

Für die *Dynamik* gelten mutatis mutandis dieselben Regeln wie bei der Mitralstenose.

Bei der *Betrachtung* wird meist eine ausgesprochene Cyanose gefunden, die oft anfallsweise stärker wird; nur selten fehlt sie (SHATTUCK). Die sichtbaren Halsvenen sind stark gestaut und zeigen eine auffallend starke präsystolische Pulsation, solange der rechte Vorhof arbeitstüchtig ist. Die Atemnot kann im Vergleich zur Cyanose gering sein (HERRICK), in späteren Stadien jedoch sehr erheblich werden (COTTIN und SALOZ). Verhältnismäßig häufig wird eine Purpura haemorrhagica erwähnt.

Die *Percussion* und *Durchleuchtung* ergeben eine Vergrößerung des rechten Vorhofs, die *Auscultation* in ausgesprochenen Fällen am Proc. xiphoideus eine Verstärkung des ersten Tones und ein diastolisches Geräusch, und zwar präsystolisch bei regelrecht arbeitendem Vorhof, protodiastolisch bei Vorhofsflimmern. Nicht selten ist das Geräusch auch als Schwirren fühlbar. Im Venenpuls fällt die große Vorhofswelle (*a*-Zacke) auf, sie kann sogar im Leberpuls nachweisbar sein und sich am Bulbus jugularis durch einen kurzen Klappenton bemerkbar machen (MACKENZIE). Beim Eintritt von Vorhofsflimmern verschwinden diese Zeichen des Venenpulses (MACKENZIE).

Für die *Diagnose* ist ein präsystolisches oder überhaupt diastolisches Geräusch wichtig, das am deutlichsten über dem untersten Teil des Brustbeines gehört wird, sowie eine Verstärkung des ersten Tricuspidaltones; ferner eine starke, besonders den rechten Vorhof betreffende Erweiterung und das soeben beschriebene Verhalten des Venenpulses. Wie schon gesagt, ist die Verengerung der Tricuspidalis meist mit anderen Herzfehlern verbunden, dadurch wird ihre Erkennung erschwert und häufig unmöglich gemacht. Von 14 Tricuspidalstenosen, die HENSCHEN bei der Leichenöffnung fand, war denn auch keine bei Lebzeiten erkannt worden.

Die *Behandlung* erfolgt nach den üblichen Regeln; bei schwerer Stauung können Aderlässe günstig wirken.

Zusammengesetzte Klappenfehler.

Wir sprechen von reinen Klappenfehlern, wenn nur eine Funktion einer Klappe gestört ist, also z. B. nur eine Stenose oder nur eine Insuffizienz der Mitralis vorliegt. Wir sprechen von einfachen Klappenfehlern, wenn nur eine Klappe erkrankt ist und unentschieden gelassen werden soll, ob nur eine Schlußunfähigkeit oder Verengerung oder beides vorliegt. Die reinen Klappenfehler sind also ein Sonderfall der einfachen. Wir sprechen schließlich von zusammengesetzten Klappenfehlern, wenn gleichzeitig mehrere Klappen erkrankt sind. Den Ausdruck komplizierte Klappenfehler, so möchte ich vorschlagen, sollte man auf solche Fälle anwenden, wo neben einem erworbenen oder angeborenen Klappenfehler Komplikationen bestehen, die unabhängig von dem Klappenmechanismus den Blutumlauf im Herzen stören: Septumdefekte oder -rupturen, Gefäßtranspositionen usw.

In den vorstehenden Abschnitten sind die verschiedenen reinen Klappenfehler geschildert worden. Es ist nun eine wichtige Frage, wie oft denn solche reine Fälle vorkommen, wie oft mit doppelter Funktionsstörung einer Klappe, wie oft mit der Erkrankung mehrerer Klappen zu rechnen ist. Bis zu einem gewissen Grade giebt darüber die Tabelle auf S. 305 Auskunft, doch brauchen wir für die hier angeschnittene Frage eingehendere und ohne Ausnahme durch die Leichenöffnung gestützte Angaben. Ich habe deshalb aus dem schon mehrfach erwähnten Buche HENSCHENS alle erworbenen organischen Klappenfehler in einer kleinen Tabelle (12) zusammengestellt. Von den 193 Fällen entfallen 119 auf einfache und davon wieder 80 auf reine Fehler. In diesem allerdings kleinen, aber sehr sorgfältig bearbeiteten Material machen also die gewöhnlich als selten bezeichneten reinen Klappenfehler doch einen ansehnlichen Bruchteil, nämlich 41,4% der Gesamtzahl aus, die einfachen betragen 61,7%, die zusammengesetzten 38,3%. Welche und wieviel Klappen in den zusammengesetzten Fällen beteiligt sind, geht unmittelbar aus der Tabelle hervor, wie oft dabei nur eine Funktion der beteiligten Klappen gestört war, ergiebt sich durch Subtraktion der Zahlen der dritten von denen der ersten und zweiten und der Zahlen der sechsten von denen der vierten und fünften Querreihe. Gleichzeitig erhält man einen anschaulichen Begriff davon, auf wieviel Möglichkeiten man gefaßt sein muß, und sieht daraus ohne viel Worte, daß das Bild der vielen zusammengesetzten Fehler nicht im einzelnen ausgeführt werden kann. Nimmt man hinzu, daß die Erscheinungen in weitem Umfange wechseln je nachdem, welche Klappen am schwersten erkrankt sind, so ergiebt sich von selbst, daß die Beurteilung eines zusammengesetzten Klappenfehlers nur von Fall zu Fall durch den Arzt geschaffen werden kann, geschaffen auf der Grundlage unserer Kenntnisse von den reinen und einfachen Fehlern, deren Folgen und Komplikationen. Daß man von dem Klappenfehler ausgeht, der die aufdringlichsten Erscheinungen macht, und sich dann fragt, ob er zur vollständigen zwanglosen Erklärung des ganzen Untersuchungsbefundes ausreicht, braucht kaum gesagt zu werden. Nur an die alte Regel mag erinnert werden, daß man auf der schmalen Säule eines einzelnen Symptoms keine zu große Last weitgehender Schlüsse aufbauen und bei Zweifeln immer zuerst an die häufigsten Klappenstörungen denken soll. Im übrigen gilt CARL GERHARDTS Wort: „Bei allen zusammengesetzten Klappenfehlern macht eingehendes Studium des Einzelfalles alle allgemeinen Regeln darüber wertlos."

Tabelle 12. Reine, einfache und zusammengesetzte organische Klappenfehler.

	Insgesamt	Einfach		Zusammengesetzt			Bemerkungen
Mitralinsuffizienz (Mi)	123	rein 26	mit Ms 32	Mi od. Mis + Af 43	Mis oder Mis + Tf 13	Mi od. Mis + Af + Tf 9	Reine Klappenfehler = Erkrankung *einer* Klappe mit einer Funktionsstörung, also nur Iusuffizienz oder nur Stenose einer Klappe.
Mitralstenose (Ms)	100	22	mit Mi 32	Ms od. Mis + Af 26	Ms od. Mis + Tf 11	Ms od. Mis + Af + Tf 9	
Mitralinsuffizienz mit Stenose (Mis)	73	—	Mis 32	Mis + Af 22	Mis + Tf 11	Mis + Af + Tf 8	Einfache Klappenfehler = Erkrankung einer Klappe mit einer od. doppelter Funktionsstörung.
Aorteninsuffizienz (Ai)	90	29	mit As 7	Ai od. Ais + Mf 45	Ai od. Ais + Tf —	Ai od. Ais + Mf + Tf 9	
Aortenstenose (As)	42	3	mit Ai 7	As od. Ais + Mf 29	As od. Ais + Tf —	As od. Ais + Mf + Tf 3	Zusammengesetzte Klappenfehler = Erkrankung mehrerer Klappen.
Aorteninsuffizienz mit Stenose (Ais)	34	—	Ai 7	Ais + Mf 25	Ai + Tf —	Ais + Mf + Tf 2	
Tricuspidalinsuffizienz (Ti)	7	—	—	Ti + Mf 5	—	Ti + Mf + Af 2	
Tricuspidalstenose (Ts)	14	—	—	Ts + Mf 7	—	Ts + Mf + Af 7	
Tricuspidalinsuffizienz und Stenose (Tis)	4	—	—	—	—	Tis od. Mf + Af 3	
Gesamtzahl der Fälle	193	80 = 41,4%	39 = 20,2%	—	—	—	

119 = 61,7%   74 Fälle = 38,3%

Abkürzungen: Mi = Mitralinsuffizienz; Ms = Mitralstenose; Mis = Mitralinsuffizienz mit Stenose; Ai, As, Ais desgleichen; Ti, Ts, Tis desgleichen; Mf = Mitralfehler; Af, Tf desgleichen.

Die Mißbildungen des Herzens

sind schon zum Teil bei der Darstellung der Klappenfehler des rechten Herzens besprochen worden, während sie bei den Klappenfehlern des linken Herzens wegen ihrer Seltenheit übergangen worden sind. Das soll nunmehr nachgeholt werden.

Die Stenose und Atresie der Aorta hat große Ähnlichkeit mit der entsprechenden Erkrankung der Lungenarterienbahn. So unterscheidet man hier wie dort eine Verengerung des Konus, des Ostiums und des Gefäßes selbst, hier wie dort eine Verengerung infolge von Entwicklungsfehlern und infolge von fetaler Endocarditis.

Verengerungen des Konus zählt VIERORDT etwa 20 in der Literatur; als sicher angeboren davon 8, denen HERXHEIMER noch 5 weitere glaubt anreihen zu dürfen. Von begleitenden Mißbildungen des Herzens werden erwähnt Septumdefekt, offenes Foramen ovale, offener Ductus arteriosus, Pulmonalstenose, zwei Klappen der Aorta. Nach KEITH atrophiert der zwischen primitiver Aorta und Kammer liegende Teil des Bulbus cordis in der Norm vollständig. Bleibt er bestehen, so kann sich die Aorta nicht mit der Kammer vereinigen, sondern wird von ihr durch einen engen Kanal mit fibrös verdicktem Endocard, den nicht zurückgebildeten Bulbus cordis, getrennt: sog. wahre Herzstenose. Verengerung oder Verschluß des Aortenostiums infolge von Entwicklungsstörungen ist in etwa 10 Fällen beschrieben worden (VIERORDT), während als Folge fetaler Endocarditis ungefähr die dreifache Zahl angegeben wird. Die der Stenose zugrunde liegenden anatomischen Veränderungen entsprechen dem schon bei der Pulmonalstenose entworfenen Bilde. Die linke Kammer und oft auch die Vorkammer sind gewöhnlich verkümmert, zumal bei der Atresie, der Ductus arteriosus fast ausnahmslos offen. In den auf Mißbildung beruhenden Fällen von Ostiumstenose ist die Pulmonalis meist weit, das Kammerseptum nicht geschlossen, das Foramen ovale häufig offen. Die Krankheitserscheinungen richten sich nach den Besonderheiten des

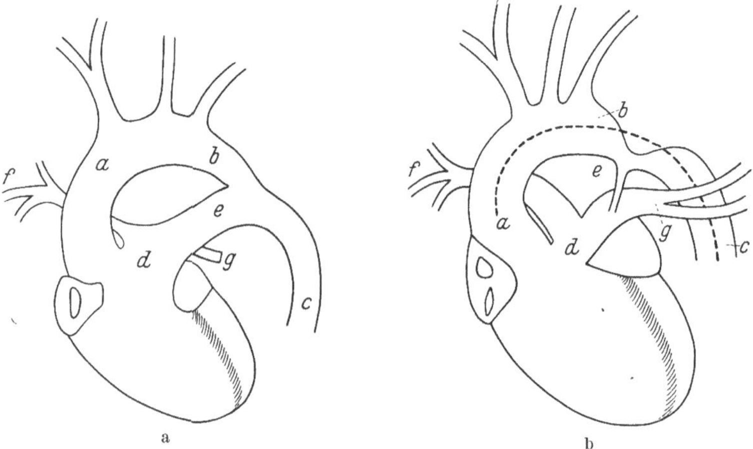

Abb. 132a, b. Isthmusstenose, schematisch. *a* Aorta ascendens, *b* Isthmus aortae, *c* Aorta descendens, *d* Arteria pulmonalis, *e* Ductus arteriosus, *f* und *g* Ramus dexter et sinister arteriae pulmonalis. (Nach VIERORDT.)

Falles; sind die Veränderungen gering, so gleichen sie denen einer erworbenen Aortenstenose (ROLLET). Gewöhnlich handelt es sich aber um schwerere Stenosen, wenn nicht gar völliger Verschluß vorliegt. Die Lebensdauer der Kranken ist dementsprechend kurz.

Bei den Verengerungen der Aorta selbst sind zu unterscheiden: Enge des ganzen Gefäßes und Isthmusstenosen.

Die Isthmusstenosen sitzen oberhalb, in der Höhe oder unterhalb der Einmündung des Ductus arteriosus in die Aorta und zählen zu den häufigeren Mißbildungen (Abb. 132). HERXHEIMER hat 174, MANDE ABBOTT 200 Fälle zusammengerechnet. Man findet meist eine faltige Verdickung der Innenwand, die allmählich oder unvermittelt das Lumen gleichmäßig oder zum Teil verengert, seltener völlig verschließt (Atresie). Zuweilen fehlt der Isthmusabschnitt ganz, die von der Aorta ascendens getrennte Aorta descendens wird dann von der Arteria pulmonalis durch den Ductus arteriosus gespeist. Die aufsteigende Aorta ist bei den Isthmusstenosen gewöhnlich erweitert, kann aber auch eng, hypertrophisch sein (MÖNCKEBERG). In einigen Fällen ist auch die Aorta unterhalb der Stenose aneurysmatisch erweitert gefunden. Das Stromhindernis zwischen Aorta ascendens und descendens wird durch Erweiterung anastomosierender Gefäße ausgeglichen. Als solche sind zu nennen A. mammaria interna, A. thyreoidea inferior, A. transversa scapulae, A. transversa colli, A. cervicalis profunda, A. thoracalis lateralis. In etwa einem Drittel der Fälle bestehen neben der Mißbildung des Isthmus noch andere Entwicklungsanomalien: Nur zwei Aortenklappen, Septumdefekt, offenes Foramen ovale und offener Ductus arteriosus. Von ihnen beansprucht der Ductus arteriosus unsere besondere Aufmerksamkeit, weil sein Verhalten Licht auf die Entstehung der Isthmusstenose wirft. Bildet sich die vorwiegend oberhalb der Ductusmündung liegende physiologische Isthmusstenose des Fetus nicht regelrecht zurück, dann bleibt der Ductus offen und versorgt die absteigende Aorta, wenn die Stenose wesentlich ist; wenn die Stenose dagegen gering ist, schließt sich der Ductus in der üblichen Weise. In diesen Fällen ist also die Isthmusstenose als eine reine Hemmungsbildung aufzufassen. BONNET nennt ihn den Typus der Neugeborenen, da er fast nur bei diesen gefunden wird: Sind die Kinder schwach entwickelt oder die Stenose schwer, so tritt eben sehr bald der Tod ein. Kräftige Kinder mit geringer Stenose bleiben

am Leben und die Verengerung entfaltet sich noch in genügender Weise. Bei Erwachsenen fand BONNET dagegen stets (mit einer Ausnahme) die Stenose genau an der Einmündung des obliterierten Ductus; die Verengerung ist dann keine allmählich zunehmende trichterförmige, sondern setzt unvermittelt „ringförmig" ein und ist dadurch zu erklären, daß die zur Verschließung des Ductus führende Bindegewebsbildung auf die Aorta übergreift, wie SKODA das schon seiner Zeit angenommen hatte (Typus der Erwachsenen). Anderweitige Mißbildungen sind bei diesem Typus selten. Mit wenigen — bei Entwicklungsfehlern nicht verwunderlichen — Ausnahmen fügen sich die bisher beobachteten Fälle der BONNETschen Auffassung.

Die Krankheitserscheinungen der Isthmusstenose decken sich weitgehend mit denen der Aortenstenose. Starke Herzvergrößerung, besonders nach links, Herzstoß nach links unten und außen gerückt, verstärkt, in manchen Fällen

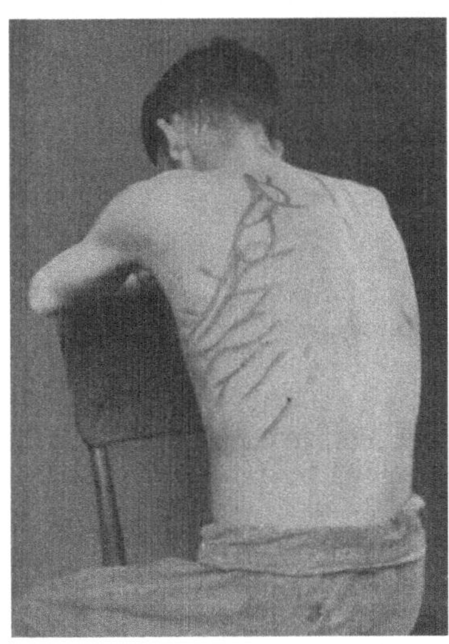

Abb. 133. Erweiterte Kollateralgefäße bei Isthmusstenose. (Nach MARON und EDELMANN.)

schwirrend, ein systolisches Geräusch, besonders an der Herzbasis, in die Halsgefäße fortgeleitet. Die genaue Untersuchung deckt dann aber doch einige Unterschiede auf: Das Geräusch ist auffallend deutlich am Rücken hörbar, der Femoralpuls im Gegensatz zu dem großen Puls der Radialis merkwürdig klein, träg, wenig gefüllt (jedoch nicht verspätet, STURSBERG), im Röntgenbilde fehlt, soweit bisher beobachtet, der Aortenknopf. Schließlich und vor allem findet sich eine starke Erweiterung bestimmter Arterien der Brustwand, der oben erwähnten Anastomosen zwischen dem Gebiet des Aortenbogens und der absteigenden Aorta, und zwar besonders deutlich über dem Nacken und Schulterblatt; die Auscultation der Gefäße ergiebt gewöhnlich ein systolisches Geräusch. Wo diese auffallende Erscheinung besteht, wird man an der richtigen Diagnose kaum vorbeigehen. Leider fehlt sie etwa in der Hälfte der Fälle — offenbar dann, wenn die Stenose gering ist. Es kann auch vorkommen, daß die Erweiterung nur vorübergehend nachweisbar ist wie bei dem Kranken von EDELMANN und MARON. Der betreffende Patient hatte bei der ersten Untersuchung am Arme einen maximalen Blutdruck von 200, am Bein von 50 mm Hg, die Brustwandarterien waren, wie auf der Abbildung sichtbar (Abb. 133), stark erweitert; bei der zweiten Untersuchung war der Blutdruck am Arme auf 150 mm Hg gesunken, der Femoralpuls bedeutend kräftiger geworden, die Erweiterung der kollateralen Arterien verschwunden. Wahrscheinlich hat es sich hier um Krampfzustände im schlecht versorgten Gebiet der absteigenden Aorta gehandelt mit entsprechender Überfüllung im Gebiet des Aortenbogens.

Die Lebensdauer ist, wenn die Kranken nicht im frühesten Alter sterben, verhältnismäßig groß, im Mittel 34 Jahre; TIEDEMANNS Kranker tat seit seinem 15. Jahre Kriegsdienste, machte mehrere Kampagnen mit und starb mit 69 Jahren (VIERORDT), REYNAUDS Schuster wurde gar 92 Jahre alt.

Die allgemeine Enge des Aortensystems wird bei den Gefäßkrankheiten besprochen werden.

Über die angeborenen Mitralfehler

können wir uns kurz fassen. Unkomplizierte Fälle von Atresie und Stenose als Folge von Entwicklungsstörungen sind bis jetzt nicht beobachtet (HERXHEIMER). Mitralstenose als Folge einer fetalen Endocarditis ist in einem Falle von POYNTON beschrieben worden, dürfte aber auch sehr selten sein. Bei der Besprechung dieses Klappenfehlers war schon davon die Rede. Abweichungen in dem Bau und der Zahl der Klappen (ein, drei, vier Segel), Verdoppelung der Mitralöffnung sind ebenfalls seltene Erscheinungen.

Lücken in der Vorhofscheidewand.

Die Entwicklung der Vorhofscheidewand wurde schon geschildert: Gegen Ende der zweiten Woche bildet sich bei dem Embryo (Kaninchen) eine Scheidewand — das Septum primum —, die von dem oberen Teil der vorderen Vorhofswand an der oberen Wand entlang zum unteren Ende der hinteren Wand zieht. Die zwischen dem bogenförmigen freien Rande dieser Scheidewand und dem Ostium atrioventriculare liegende Öffnung ist das Ostium primum. Im weiteren Verlauf rückt der freie Rand nach unten und schließt das Ostium primum, gleichzeitig löst sich aber das Septum von der hinteren oberen Vorhofswand ab, so daß hier eine neue Öffnung entsteht, das Ostium secundum; die untere und vordere Grenze wird durch den neuen freien Rand des Septum primum, die obere und hintere durch die Vorhofswand gebildet. Gleichzeitig schiebt sich ein von der oberen und hinteren Vorhofswand ausgehendes zweites Septum — Septum secundum — kulissenartig von rechts neben das erste Septum und zum Teil vor das Ostium secundum. Die wandständigen Ausläufer der beiden Septen verschmelzen miteinander, während in der Mitte ein ovaler Bezirk bleibt, der von den fleischigen Teilen der beiden Septen wie das Loch einer Irisblende umschlossen und links von dem flottierenden häutigen Teil des Septum primum bedeckt wird: Foramen ovale.

Aus diesem Bildungsgang der Vorhofscheidewand ergiebt sich, daß Lücken entstehen können durch ungenügenden Verschluß des regelrecht gebildeten Foramen ovale, durch ungenügende Entwicklung des Septum primum und ungenügende Entwicklung des Septum secundum. Man findet je nach dem Offenbleiben des Foramen ovale, des Ostium primum oder Ostium secundum.

Offenbleiben des Foramen ovale ist nichts Seltenes; unter 2000 darauf untersuchten Herzen fand es sich in 30% (HERXHEIMER). Vielfach handelt es sich allerdings nur um feine, gerade für eine Sonde durchgängige Spaltbildung, oder um Löcher in der Verschlußmembran, in anderen Fällen fehlt jedoch die sog. Valvula foraminis ovalis zu einem großen Teil oder ganz. Dann liegen aber meistens noch andere Mißbildungen vor. Soweit diese Mißbildungen den Druck im rechten Vorhof steigern, mag die Stauung an dem Offenbleiben schuld oder doch mit schuld sein (Schlußunfähigkeit oder Verengerung der Tricuspidalis und Pulmonalis, Offenbleiben des Ductus arteriosus). In seltenen Fällen kann unter der Wirkung von Klappenfehlern auch wohl einmal der regelrecht gebildete Verschluß gesprengt werden (LITTEN, HAUSER). Offenbleiben des Foramen ovale allein macht gewöhnlich keine klinischen Erscheinungen, hin und wieder kann es zu einem präsystolischen, systolischen oder diastolischen — alle drei Arten sind beobachtet worden

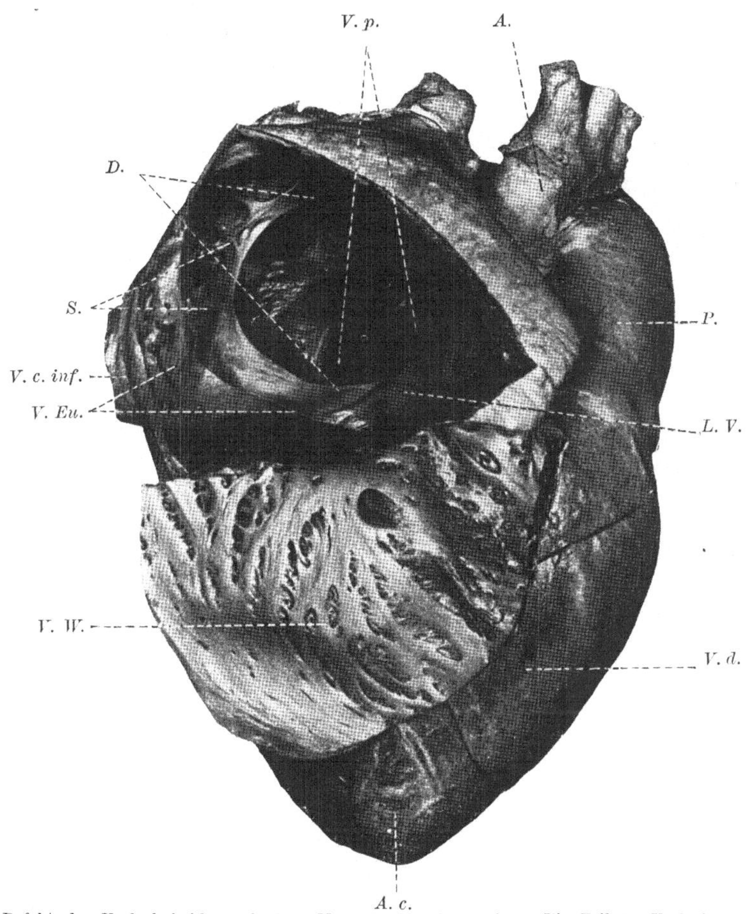

Abb. 134. Defekt der Vorhofscheidewand. Das Herz von rechts gesehen. Ein Teil der Vorhofswand (V. W.) ist heruntergeklappt (etwa ½ nat. Gr.). A. Aorta, P. Pulmonalis, V. d. Ventriculus dext., A. c. Apex cordis vom rechten Ventrikel gebildet, V. c. inf. Vena cava inferior, D. Defekt der Vorhofscheidewand (Rest des Septum primum — Valv. for. ov.), L. V. Rest des Limbus Vieussenii (S. II), V. Eu. Valv. Eustachii durchlöchert, S. mehrfach durchbrochener Rest des Sept. atrior. (Reste vom Sept. spurium und von der Valv. ven. sinist.), V. p. Mündungen der Venae pulm. in den linken Vorhof. (Nach ZEIDLER.)

(VIERORDT) — Geräusch führen. In der Regel wird aber das Offenbleiben erst bei der Leichenöffnung als zufälliger Befund entdeckt. Dasselbe gilt von den unkomplizierten Defekten der Vorhofscheidewand überhaupt. Eine fortlaufende Reihe der hierbei zu findenden Veränderungen stellt ZEIDLER aus dem Leipziger Pathologischen Institut zusammen. Als jüngste Stufe ist der Fall anzusehen, in dem jede Anlage des Septum primum fehlte: Cor triloculare biventriculare (zweiter Fall ZEIDLERS); er ist in die dritte Embryonalwoche zu verlegen. Dann kommt ein Herz, bei dem eine verkümmerte Anlage des Septum primum gefunden wurde; hier liegt die Entwicklungshemmung zwischen dem 20.—25. Tage (dritter Fall

ZEIDLERS). Auf der dritten Stufe besteht noch das Ostium primum, es hat sich aber schon das Ostium secundum gebildet: Das Septum primum spannt sich als Band von vorn oben nach hinten unten zwischen den beiden Vorhöfen aus (erster Fall ZEIDLERS); diese Mißbildung fällt in die Zeit vom 27.—31. Tage. Schließlich werden zwei Fälle beschrieben, in denen das Ostium primum geschlossen, aber infolge einer Entwicklungshemmung Septum primum und secundum nur unvollkommen ausgebildet sind (31.—33. Tag). Ich gebe die Abbildung des einen Falles hier wieder (Abb. 134). Bemerkenswert ist daran die starke Erweiterung der Pulmonalis, ihr Durchmesser beträgt etwa das Doppelte von dem der daneben sichtbaren Aorta.

Dies Zusammentreffen eines Defektes der Vorhofscheidewand mit Enge der Aorta und Weite der Pulmonalis ist schon von ROKITANSKY in seinem bekannten Werke über die Defekte der Scheidewände des Herzens als eine nicht selten vorkommende Erscheinung hervorgehoben worden. Irgendein Zusammenhang zwischen dem Septumdefekt und der ungleichen Teilung des Truncus arteriosus dürfte also bestehen, ob aber zur Erklärung eine Drucksteigerung im linken Vorhof infolge der Aortenenge ausreicht, erscheint zweifelhaft. ROKITANSKY selbst weist darauf hin, daß man den Saum des Defektes stets nach dem linken, nie nach dem rechten Vorhof . geneigt findet; ferner kommen oft solche Defekte ohne Enge der Aorta vor. Da andererseits angeborene Enge der Ausflußbahn der Aorta stets — bei Atresis liegen abweichende Befunde vor (THÉRÉMIN, VERNON) — mit einem Defekt der

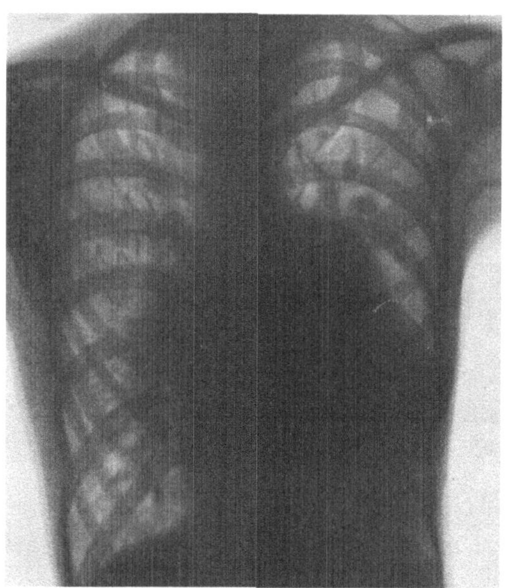

Abb. 135. Röntgenbild eines Herzens mit Defekt der Vorhofscheidewand.

Vorhofscheidewand, zum mindesten Offenbleiben des Foramen ovale einhergeht, so wird man zugeben müssen, daß Stauung im linken Vorhof die Entstehung von Lücken der Vorhofscheidewand begünstigt. Klinisch unterscheiden sich diese Fälle mit Aortenenge wesentlich von den unkomplizierten Defekten der Vorhofscheidewand: Das rechte Herz ist stark dilatiert und zum mindesten die Kammer auch entsprechend hypertrophisch, die Pulmonalis gewaltig erweitert, das linke Herz zeigt ebenfalls, wenn auch in geringerem Grade als das rechte, Dilatation und Hypertrophie. Schon frühzeitig stellen sich Herzbeschwerden ein. Nebenstehend das Röntgenbild eines einschlägigen Falles (Abb. 135). Die betreffende Kranke hatte seit ihrem 4. Lebensjahre Atembeschwerden, seit dem 10. Jahre auch Herzklopfen; die Periode trat erst mit dem 18. Jahre auf. Im Alter von 35 Jahren machte die Patientin eine Endocarditis durch, die zu einer geringfügigen Mitralstenose führte; damals starkes, unregelmäßiges Herzklopfen, schwere Atemnot. Als die Kranke, 45 Jahre alt, in Beobachtung tritt, findet man eine blasse, dürftig genährte, mittelgroße Frau; der erste Ton an der Spitze verstärkt, lautes systolisches Geräusch, besonders im linken dritten Zwischenrippen-

raum, der zweite Pulmonalton verstärkt, Puls um 70, klein, weich, Druck 100:
60 mm Hg nach RIVA ROCCI, häufig Extrasystolen; 65% Haemoglobin, 4,5 Millionen
Erythrocyten. Gleichzeitig mit einer Bronchitis entwickelt sich starke Cyanose,
allgemeine Stauung und Wassersucht, Lungeninfarkt. Tod. In der Vorhofscheidewand ein fünfmarkstückgroßer Defekt, Umfang der Pulmonalis 12,5 cm.
Gewaltige Dilatation und Hypertrophie des rechten Herzens. Geringe Mitralstenose. Chronische Stauungslungen ohne Tuberkulose. Infarkt im linken Unterlappen. Das Bild ist lehrreich, weil es zeigt, welche Veränderungen der Röntgensilhouette durch eine vorwiegende Erweiterung des rechten Herzens herbeigeführt
werden, welchen Umfang der sog. Pulmonalbogen annehmen kann und
schließlich, wie starke Schattenbildung durch Stauung in den Lungen, und zwar
den Lungenwurzeln möglich ist[1].

Auch wenn ein unkomplizierter Defekt der Vorhofscheidewand keine Erscheinungen macht, beansprucht er unsere Aufmerksamkeit deshalb, weil er
Gelegenheit zu überraschenden Embolien bietet. COHNHEIM hat zuerst darauf
hingewiesen, daß so Thromben aus den Körpervenen und dem rechten Herzen
unter Umgehung der Lunge in die Arterien des großen Kreislaufes gelangen
können (paradoxe Embolie, ZAHN). Seitdem ist eine ganze Reihe von derartigen Beobachtungen veröffentlicht worden (SCHEWEN, OHM). Ich selbst sah
eine Nierenembolie nach Massage von Krampfadern durch einen Quacksalber,
sog. Beinspezialisten.

Die Lücken der Kammerscheidewand.

Zunächst darf an die wichtigsten Daten aus der Entwicklungsgeschichte erinnert werden[2]. Kurz nachdem die Teilung der Vorhöfe begonnen hat, bildet sich
am caudalen Ende der Kammerhöhle ein Wulst, der sich zum Septum interventriculare aus- und dem Ostium atrioventriculare entgegenwächst. Die wandständigen Teile erreichen zuerst die Atrioventriculargrenze, und zwar geht hier an der
vorderen Wand das Ende des Septums fließend in den Rest der Bulboaurikular-
leiste über, an der hinteren Wand endet das Septum am rechten Höcker des hinteren atrioventrikulären Endocardkissens. Vom vorderen zum hinteren Ende spannt
sich der freie Rand des Septums als nach oben konkaver Bogen quer durch die
Kammer, die zwischen diesem Rand und dem Endocardkissen liegende Lücke
ist das Foramen interventriculare in seiner ersten Form. Im weiteren Verlauf
bildet sich unterhalb des Septum aortopulmonale und als seine Fortsetzung durch
Verschmelzung der — dem Ventrikelabschnitt des Bulbus cordis angehörenden —
proximalen Bulbuswülste A und B das sog. proximale Bulbusseptum (Septum
interventriculare superius). Seine Ausläufer verschmelzen vorn mit den Aus-
läufern des Septum interventriculare inferius, hinten enden sie wie die Ausläufer
des Septum inferius am rechten Höcker des hinteren Endocardkissens. Die jetzt
noch bestehende Lücke wird durch das nach unten wachsende Bulbusseptum unter
Beteiligung der rechten Enden der Endocardkissen geschlossen (Septum membranaceum). Um die Verhältnisse zu veranschaulichen, gebe ich hier zwei Abbildungen aus TANDLERS Anatomie des Herzens wieder (Abb. 136 und 137). Drei
Stellen sind es also, an denen sich Bildungen verschiedenen Ursprungs zusammen-
finden, um die Scheidung von rechter und linker Kammer zu vollenden, am vorderen Ende, am hinteren Ende der Kammerscheidewand und am Septum membranaceum. Die Defekte der Kammerscheidewand sitzen dementsprechend fast
immer in dieser Gegend also basal, und lassen sich trennen in Defekte des vorderen,
des hinteren Septums und des Septum membranaceum.

---

[1] Siehe auch ASSMANN: Röntgendiagnostik.
[2] Vgl. TANDLER: Anatomie des Herzens.

In den Fällen, wo die Kammerscheidewand ganz oder fast ganz fehlt (Cor
triloculare biatriatum), sind wohl immer noch andere schwere Mißbildungen des
Herzens vorhanden. Eine Übersicht findet man bei HERXHEIMER. Aber auch die
kleineren Septumdefekte sind meist nicht unkompliziert, besonders häufig wird
gleichzeitig eine Pulmonalstenose verzeichnet. Immerhin konnte H. MÜLLER 59
Fälle, darunter 32 mit Leichenöffnung, zusammenstellen und dieser Zahl 9 eigene
Beobachtungen hinzufügen. Die meisten Defekte sitzen subaortal, nur selten betreffen sie das Septum membranaceum selbst oder liegen in unteren Abschnitten
des Septums. Auf die anatomischen Besonderheiten kann hier nicht näher eingegangen werden, es sei deswegen auf die grundlegenden Untersuchungen ROKI-

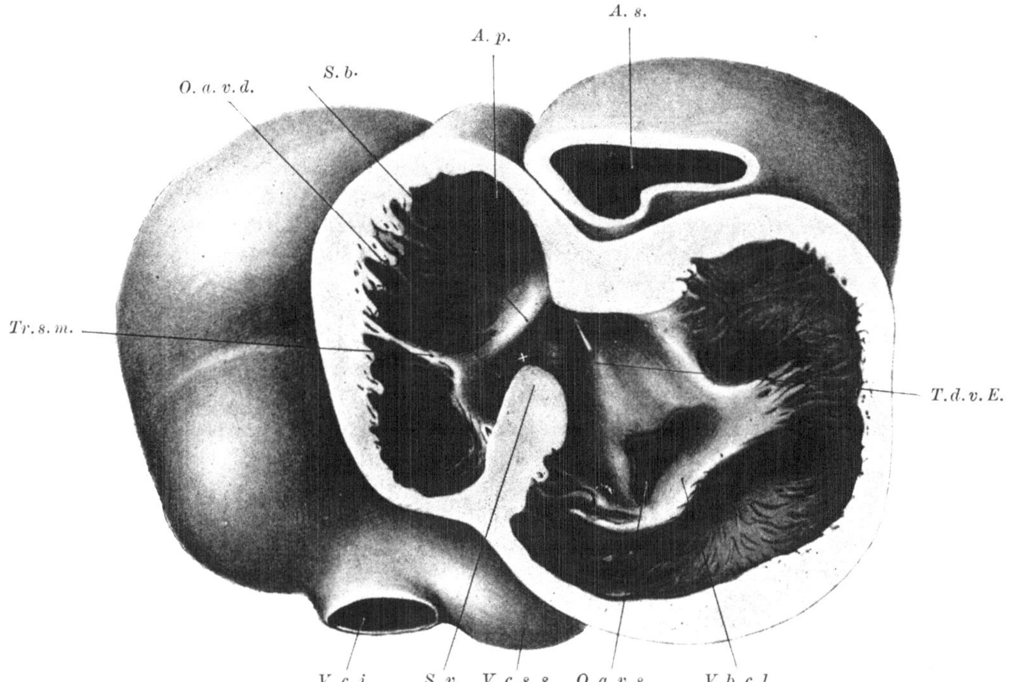

Abb. 136. Modell des Herzens eines menschlichen Embryos von 14,5 mm Länge. (KEIBEL: Normentafel Nr. 58.
Modelliert von J. TANDLER bei 100facher Vergr., $^2/_3$ der Modellgröße.) Der Ventrikelteil des Herzens wurde quer
auf die Längsachse etwa in der Mitte zwischen Coronarfurche und Herzspitze durchgeschnitten. Zur Darstellung
gelangt die obere Hälfte, so daß man von unten her in die Ostia venosa und arteriosa hineinsieht. Der Pfeil
zeigt in die Aorta. Das weiße Kreuz zeigt die Anlagestelle des septalen Zipfels der Tricuspidalis, welcher sich
an dieser Stelle aus dem Endocardkissen entwickelt. *A. p.* Arteria pulmonalis, *A. s.* Atrium sinistrum,
O. a. v. d. Ostium atrioventriculare dextrum, *O. a. v. s.* Ostium atrioventriculare sinistrum, *S. b.* Septum bulbi,
S. v. Septum ventriculorum, *T. d. v. E.* Tuberculum dextrum des vorderen Endocardkissen, *Tr. s. m.* Trabecula
septomarginalis, *V. b. c. l.* Valvula bicuspidalis, cuspis lateralis, *V. c. i.* Vena cava inferior, *V. c. s. s.* Vena
cardinalis superior sinistra. (Aus TANDLER.)

TANSKYS und die bekannten neueren Darstellungen von VIERORDT und HERX-
HEIMER verwiesen. Das Verhalten des Reizleitungssystemes in diesen Fällen ist
besonders von MÖNCKEBERG bearbeitet worden.

Besteht eine Lücke in der Kammerscheidewand, so wird infolge des höheren
Druckes in der linken Kammer während der Anspannungs- und Austreibungszeit
eine gewisse Blutmenge durch die Lücke in die rechte Kammer treten, Druck und
Füllung und damit Weite und Wanddicke der rechten Kammer nehmen zu. In
der linken Kammer müssen aus denselben Gründen wie bei der Mitralinsuffizienz
Anfangsfüllung und -spannung steigen, auch sie wird infolgedessen meist etwas
erweitert und hypertrophisch gefunden.

Die Untersuchung ergiebt als wichtigsten Befund ein auffallend lautes gleichmäßiges Geräusch während der ganzen Systole; das Geräusch ist in der Höhe des dritten und vierten Zwischenrippenraumes links vom Brustbein am lautesten und hier gewöhnlich von einem Schwirren begleitet. Der zweite Pulmonalton kann verstärkt sein. Die Herzdämpfung ist nach rechts und in geringerem Grade auch nach links vergrößert. Starke Erweiterungen ebenso wie Cyanose finden sich nur bei großen Defekten.

Die Diagnose ist in unkomplizierten Fällen hiernach nicht schwierig und öfters richtig gestellt worden (H. MÜLLER). Bestehen allerdings gleichzeitig noch andere Mißbildungen, so kann die Deutung sehr schwierig und unsicher werden.

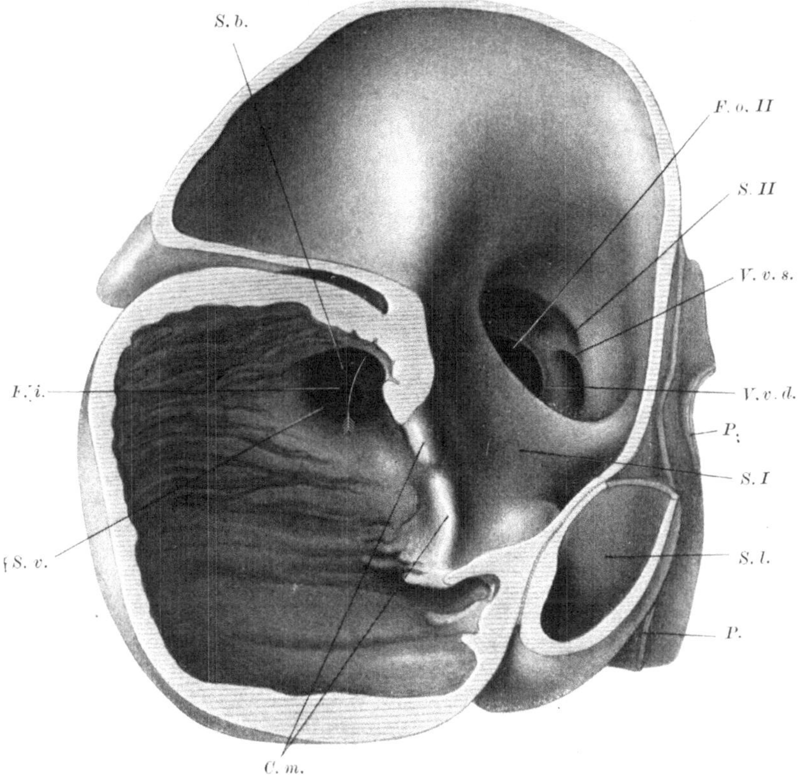

Abb. 137. Modell des Herzens eines menschlichen Embryos von 14,5 mm Länge. (KEIBEL: Normentafel Nr. 58. Modelliert von J. TANDLER bei 100facher Vergr., $^2/_3$ der Modellgröße.) Der linke Vorhof und der linke Ventrikel sind durch Entfernung der Seitenwand eröffnet, so daß das Septum cordis von linksaußen sichtbar ist. Der Pfeil weist in die Aorta. *C. m.* Cuspis medialis, *F. i.* Foramen interventriculare. *F. o. II* Foramen ovale II, *P.* Pericard, *S. I* Septum primum, *S. II* Septum secundum, *S. b.* Septum bulbi. *S. v.* Septum ventriculorum, *S. l.* linkes Sinushorn, *V. v. d.* Valvula venosa dextra, *V. v. s.* Valvula venosa sinistra. (Aus TANDLER.)

Der Verlauf ist insofern günstig, als geringe Defekte überhaupt keine Beschwerden zu machen pflegen, so daß die betreffenden Leute auch zu schwerer Arbeit fähig sind. Bei großen Defekten ist die Leistungsfähigkeit des Kreislaufes dagegen beeinträchtigt, doch sterben die Kranken gewöhnlich nicht an ihrem Herzfehler, sondern an irgendwelchen anderen Leiden (H. MÜLLER).

Defekte des Septum trunci arteriosi

kommen in verschiedenen Formen vor. Das Septum kann in dem erweiterten Anfangsteil (Bulbus) und im ganzen Verlauf des Truncus überhaupt fehlen, die großen Lungen- und Körperarterien gehen dann unmittelbar von dem gemeinsamen Stamme aus. Oder die Scheidewand fehlt nur in einem mehr oder weniger großen Teil des proximalen Abschnittes. Schließlich können in der sonst regelrecht ausgebildeten Scheidewand Lücken und auf diese Weise eine Verbindung zwischen Aorta und Pulmonalis oder dem rechten Herzen bestehen bleiben. Ist das Septum überhaupt nicht oder nur zum Teil entwickelt, dann finden sich immer noch andere Mißbildungen, vor allem Defekte in den Scheidewänden des Herzens selbst. Über die klinischen Erscheinungen läßt sich nichts allgemein Gültiges sagen, da die Zahl der Beobachtungen zu gering ist und die meisten Fälle bald nach der Geburt gestorben sind.

Transposition der großen Gefäße.

Hier sind drei Gruppen zu unterscheiden.

I. Die großen Schlagadern entspringen aus der falschen Kammer, also die Aorta aus der rechten, die Pulmonalis aus der linken Kammer. Die Gruppe zerfällt wiederum in drei Unterabteilungen:

1. Aorta vorn und etwas nach rechts, Pulmonalis hinten und links,
2. Aorta noch weiter nach rechts,
3. die rechte Kammer hat eine zwei-, die linke eine dreizipfelige Atrioventrikularklappe, die Vorhöfe liegen richtig, die Aorta vorn, die Pulmonalis hinten.

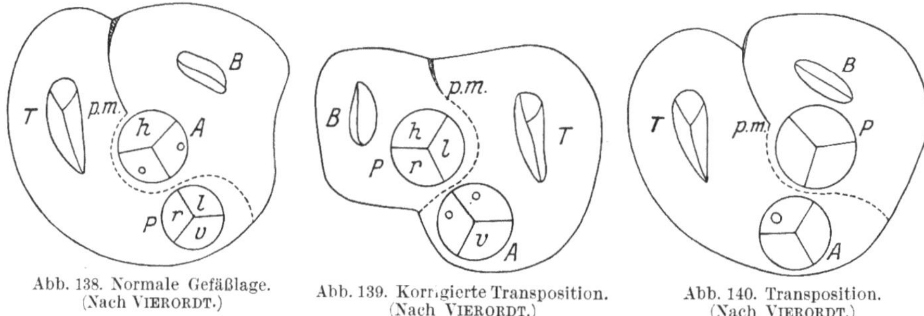

Abb. 138. Normale Gefäßlage. (Nach VIERORDT.) Abb. 139. Korrigierte Transposition. (Nach VIERORDT.) Abb. 140. Transposition. (Nach VIERORDT.)

II. Die großen Schlagadern liegen falsch, entspringen aber infolge gleichzeitiger Transposition der Kammerscheidewand aus der richtigen Kammer.

1. Aorta vorn, Pulmonalis hinten,
2. Pulmonalis vorn, aber nach rechts verlagert,
3. Aorta vorn, Pulmonalis hinten, die rechte Kammer hat eine zwei-, die linke eine dreizipfelige Atrioventrikularklappe. Diese Fälle werden als korrigierte Transpositionen zusammengefaßt. Nebenstehend drei Schemata, die die Verhältnisse anschaulicher machen sollen. Die Abb. 138 zeigt die normalen Verhältnisse, die Abb. 139 ist ein Beispiel für Gruppe I Unterabteilung 1, die Abb. 140 für Gruppe II Unterabteilung 3.

III. Die großen Schlagadern sind verlagert und entspringen aus einer gemeinsamen Kammer.

1. Beide Schlagadern kommen aus der rechten oder der linken Kammer,
2. beide Schlagadern kommen aus derselben, aber durch ein überzähliges Septum untergeteilten Kammer,
3. das Septum interventriculare fehlt.

IV. Gefäßtransposition bei Dextrokardie.

Es ist das große Verdienst ROKITANSKYS, die Gefäßtranspositionen ebenso wie die Septumdefekte in systematischer Weise auf Entwicklungsfehler zurückgeführt zu haben. Seitdem ist ein halbes Jahrhundert verflossen und unser Wissen von der

Entwicklung des Herzens in wichtigen Punkten erweitert, vertieft und auch berichtigt worden. So ist es kein Wunder, daß sich die Deutungen Rokitanskys in manchen Einzelheiten haben Änderungen gefallen lassen müssen. Wir wollen deshalb davon absehen, Rokitanskys Theorie über die Entstehung der Septumanomalien im allgemeinen und der Gefäßtranspositionen im besonderen hier ausführlich wiederzugeben. Aber auch auf eine Darstellung der neueren Anschauungen in dieser Frage müssen wir verzichten. Denn um beurteilen zu können, welche Abweichungen von der normalen Septierung des Herzschlauches den verschiedenen Mißbildungen zugrunde liegen, muß man sehr ins einzelne gehen. Da liegen die Verhältnisse aber sehr verwickelt und sind zum Teil noch nicht genügend geklärt. Um jedoch wenigstens eine Richtlinie zu geben für die Auffassung der geschilderten auffallenden Verlagerungen — bei den Transpositionen würde man zum Teil vielleicht besser von Drehungen sprechen — der Herzsepten, so darf vielleicht darauf hingewiesen werden, daß in der Stammesgeschichte mit dem Auftreten der Lungenatmung eine Rechtsdrehung der arteriellen Schleife eintritt, wobei die großen Truncusäste umeinander gewickelt und die Bulbuswülste im Sinne einer rechts gewundenen Schraube torquiert werden, daß am venösen Ende eine Drehung des Herzschlauches im entgegengesetzten Sinne stattfindet und die Bildung der Herzsepten als eine mechanische Folge dieser Torsion aufgefaßt werden kann. Bei Störungen der Torsion sind dementsprechend Abweichungen in der Ausbildung und Lage der Septen zu erwarten. Ferner darf daran erinnert werden, daß manche Mißbildungen ein Vorbild in der Stammesgeschichte haben. So finden der Kammerseptumdefekt, die Zweizahl der Pulmonalklappen, der gemeinsame Ursprung der Pulmonalis und einer Aorta aus der rechten Kammer ein Vorbild im Krokodilherzen. Bei gewissen Abweichungen der Gefäßanlage — z. B. rechtsseitigem oder doppeltem Aortenbogen — ist uns der Zusammenhang mit der stammesgeschichtlich begründeten Anlage dieses Gefäßabschnittes ja durchaus geläufig. Vielleicht, daß auch beim menschlichen Herzen selbst, wo die Stammesgeschichte in der Entwicklung nicht mehr so deutlich zum Ausdruck kommt wie bei den Aortenbogen, für Mißbildungen doch stammesgeschichtliche Wachstumsanlagen eine größere Rolle spielen als bisher angenommen. Wer sich näher für diese Frage interessiert, sei auf die Arbeiten von Spitzer verwiesen. Es steht mir nicht zu, ein Urteil über die Theorie Spitzers abzugeben, aber die Mißbildungen des menschlichen Herzens werden durch sie zum Teil so überzeugend erklärt, daß jeder Fall darauf geprüft werden sollte, ob er sich der neuen Lehre fügt. Bestätigt sie sich, so würde das für unser Verständnis von den Herzmißbildungen ein wichtiger Fortschritt sein.

Überschlägt man, wie groß die Zahl der möglichen Transpositionen ist, und nimmt hinzu, daß außerdem häufig noch andere Entwicklungsstörungen, vor allem Defekte der Vorhofs- oder Kammerscheidewand vorliegen, so wird man kein einheitliches Krankheitsbild erwarten. Immerhin ist für einfache Fälle Hochsingers Regel nicht ohne Wert: Bei hochgradiger Cyanose mit reinen Tönen und Verstärkung des zweiten Tones an der Basis ist an Gefäßtransposition zu denken; besteht daneben ein Geräusch, das nicht auf eine Klappenstörung bezogen werden kann, dann liegt wahrscheinlich außerdem ein Defekt der Kammerscheidewand vor. Die meisten der Kranken sterben im ersten Lebensjahre.

Offener Ductus arteriosus.

Der Ductus arteriosus war schon Galen[1] bekannt. Ja, Galen erwähnt auch die Obliteration, diesen gleich nach der Geburt beginnenden und nach etwa

---

[1] Siehe Vierordt, l. c. S. 157.

3 Wochen beendigten Vorgang, über dessen Ursachen man sich heute noch nicht klar ist. Freilich werden durch die nach der Geburt einsetzende Lungenatmung die Lage und Füllungsverhältnisse verändert: Der Ductus wird im Laufe der ersten 20 Tage von 4,2 mm beim Mädchen, 5,6 mm beim Knaben auf 7 mm gedehnt, sein Durchmesser von 4,7 mm auf 3 mm herabgesetzt, der Zufluß zum Ductus durch die Entfaltung der Lungengefäße gewaltig vermindert, aber ob diese Veränderung der mechanischen Bedingungen zur Erklärung der Obliteration ausreicht und lediglich Modifikationen der Bedingungen wie Lungenatelektase, abnorme Weite des Ductus den normalen Verschluß hin und wieder verhindern, mag dahingestellt bleiben. Schließlich bleibt die Tatsache, daß aus der Vereinigung von zwei Zellen ein Lebewesen von unergründlich verwickeltem und planvollem Bau entsteht, doch ein großes Wunder. Wir brauchen uns also nicht zu schämen, wenn unsere bei einem späten Stadium einsetzende mechanische Betrachtung den weiteren Verlauf nicht immer restlos zu erklären vermag und dann den allem Werdenden innewohnenden Entwicklungsplan zu Hilfe ruft. Die Obliteration beginnt in der Mitte und schreitet von hier gegen die Aorten- und Pulmonalmündung vor. Daß eine Falte der Aortenwand sich nach Art einer Klappe über die Mündung des Ductus legt und so durch Ausschaltung des Aortendruckes den Verschluß bewirkt oder begünstigt, diese Annahme STRASSMANNS hat sich nicht bestätigen lassen (O. WAGENER). Nicht selten obliteriert nur ein Teil des Ductus; dann ist er, und zwar häufiger von der Pulmonalis als von der Aorta aus, ein Stück weit für eine feine Sonde durchgängig (O. WAGENER).

Der offene Ductus arteriosus kann anatomisch ein zwiefaches Bild bieten, entweder es besteht wirklich ein offener Gang oder Pulmonalis und Aorta liegen Wand an Wand und es findet sich hier eine Lücke. Die rechte Kammer und A. pulmonalis sind erweitert, ihre Wand verdickt, in manchen Fällen wird auch die linke Kammer etwas hypertrophisch gefunden.

Die Häufigkeit des offenen Ductus arteriosus dürfte nicht so groß sein, wie man nach den Veröffentlichungen der Literatur erwarten sollte. MOTZFELD hat neuerdings nur 40 unkomplizierte, durch die Leichenöffnung sichergestellte Fälle sammeln können. Das sollte uns bei der Diagnose vorsichtig machen. Die klinischen Befunde, auf die wir uns bei der Diagnose stützen, sind folgende. Ergebnis der Vorgeschichte, keine oder spät auftretende Cyanose, mäßige Erweiterung der rechten Kammer, deutliche Erweiterung der Lungenschlagader mit entsprechender Dämpfung links vom Brustbein (ZINN, C. GERHARDT) und Vorbuchtung des Pulmonalbogens im Röntgenbilde, systolisches und manchmal auch diastolisches Geräusch über der Pulmonalis, gewöhnlich als Schwirren fühlbar und in die Carotiden fortgeleitet, der zweite Pulmonalton verstärkt, das Elektrocardiogramm ohne charakteristische Zeichen. Von diesen Erscheinungen hat die Erweiterung der Pulmonalis bisher als besonders wichtig gegolten. Mit Recht hat dagegen jetzt ASSMANN betont, daß eine Erweiterung der Pulmonalis mannigfache Gründe haben kann (Aneurysma der Pulmonalarterie, Durchbruch eines Aortenaneurysmas in die A. pulmonalis, Pulmonalinsuffizienz, Narbenzug durch Schrumpfung benachbarter Lungenteile; ungleiche Teilung des Truncus arteriosus communis, Pulmonalstenose, Defekte des Vorhofs- und Kammerseptums, Gefäßtransposition). Ist der Ductus arteriosus durchgängig aber sehr eng, so können alle anatomischen und klinischen Erscheinungen fehlen (WAGENER); auch beim Neugeborenen verursacht, wie bekannt, der offene Ductus kein Geräusch, wahrscheinlich deshalb, weil der Druckunterschied zwischen Aorta und Pulmonalis noch zu gering ist.

Die Prognose dürfte im wesentlichen davon abhängen, bis zu welchem Grade der Ductus durchgängig ist; mehr als die Hälfte der Fälle bringt es über 20 Jahre.

Die Erkrankungen des Herzmuskels.

Unsere Kenntnisse auf diesem Gebiet sind vielfach noch lückenhaft; im besonderen ist bis jetzt ungeklärt, ob nicht oft gleichzeitig die Tätigkeit des Herznervensystems gestört und ein Teil der Erscheinungen darauf zurückzuführen ist (ASKANAZY). Muskeln und Nerven des Herzens stehen in so enger Arbeitsgemeinschaft, daß eine strenge Scheidung nicht möglich ist und auch wohl noch lange nicht möglich sein wird. Der jahrelange Streit um die neurogene und myogene Theorie des Herzschlages ist schließlich doch nur ein Beweis dafür, wie wenig Sicheres wir von diesen Dingen wissen, und die auf Grund pharmakologischer Versuche heute angenommene myoneurale Zwischensubstanz ein Zeichen, daß zwischen den Ergebnissen biologischer und anatomischer Forschung auch noch Lücken klaffen. Weitere Untersuchungen werden sicher unsere Kenntnisse vertiefen und aufdecken, wie grob und unvollkommen die hier gegebene Darstellung ist.

Entzündung und Entartung des Herzmuskels.

Wenn nunmehr über die Entzündung des Herzmuskels, die Myocarditis, gehandelt werden soll, so geraten wir gleich auf ein umstrittenes Gebiet. Der Begriff der Entzündung ist, wie bekannt, ein Schmerzenskind der Pathologie. Wir wollen uns hier nur soweit damit beschäftigen, als es für unser Thema nötig ist. Unter Entzündung ist nach RIBBERT zu verstehen die Summe aller jener Vorgänge, welche, durch gewebeschädigende Ursachen ausgelöst, eine direkte Einwirkung der Zellen und Säfte auf diese Ursachen herbeiführen. Im einzelnen zerfallen die Vorgänge in alterative, exsudative und proliferative, und man unterscheidet dementsprechend eine alterative, exsudative und proliferative Entzündung je nachdem, welcher Vorgang das Bild beherrscht. Da sich die Alteration vorwiegend an den Parenchymzellen des Organs, die Exsudation und Proliferation in der Zwischensubstanz abspielen, so kann man — vorausgesetzt, daß alle drei für den Entzündungsbegriff obligaten Vorgänge nachweisbar sind — auch von parenchymatöser und interstitieller Entzündung sprechen. Dagegen sind die Fälle, in denen nur alterative Vorgänge bestehen, nicht der Myocarditis, sondern der Myodegeneratio zuzurechnen. Theoretisch können also Myocarditis und Myodegeneratio scharf getrennt werden, praktisch hat es aber damit seine Schwierigkeiten. Es ist z. B. möglich, daß als erste Erscheinung einer Entzündung Veränderungen des Parenchyms auftreten, die Ausbildung der interstitiellen Veränderungen aber durch einen frühzeitigen Tod verhindert wird; dann läge anatomisch eine Myodegeneratio, biologisch eine Myocarditis vor. Ist also schon dem Anatomen nicht immer eine sichere Entscheidung möglich, wieviel weniger wird von der klinischen Beobachtung eine saubere Trennung zwischen Entzündung und Entartung des Herzmuskels zu erwarten sein — handelt es sich doch darum, Krankheitsbilder zu deuten und zu zeichnen, denen vielfach das Siegel anatomischer Untersuchung versagt oder sagen wir lieber erspart bleibt. Das muß uns über die Unsicherheit trösten, der unser Urteil am Krankenbett unterliegt, und muß uns auch darüber trösten, daß unsere klinische Diagnostik nicht imstande ist, die von der Anatomie aufgestellten Formen auseinander zu halten. Wir können deshalb auch die oben gegebene anatomische Einteilung nicht übernehmen, sondern müssen wohl oder übel, um eine gewisse Ordnung in die Mannigfaltigkeit der Fälle zu bringen, nach einer anderen Einteilung suchen. Wir unterscheiden eine akute, eine eitrige und eine chronische Myocarditis. Die Schwächen dieser Einteilung liegen auf der Hand, aber zur Zeit ist wohl keine bessere möglich.

Die akute Myocarditis.

Ursachen, Häufigkeit und anatomisches Bild. Unter den Infektionskrankheiten, die zu einer akuten Myocarditis führen können, dürfte an erster Stelle stehen der Gelenkrheumatismus. Es ist schon gesagt worden, daß er die häufigste Ursache der Herzklappenentzündung ist, für die später zu besprechende Entzündung des Herzbeutels gilt dasselbe; in einer mehr oder weniger großen Zahl der Fälle ist aber außerdem der Herzmuskel beteiligt. Wie oft, läßt sich nicht sicher ausmachen, da die Endo- und Pericarditis das Bild beherrschen und die meist nicht sehr ausgeprägten Erscheinungen der Myocarditis überdecken. Seltener wird der Herzmuskel allein ergriffen. Aschoff und Geipel haben gefunden, daß die rheumatische Herzmuskelentzündung durch kleine submiliare Knötchen ausgezeichnet ist, die häufig in der Nähe kleiner Gefäße liegen, hauptsächlich die hinteren und basalen Abschnitte der linken Kammer befallen und die subendocardiale Schicht bevorzugen. Sie bestehen aus großen großkernigen Zellen, die vom Bindegewebe abstammen; daneben findet man eingesprengt Lymphocyten und eosinophile

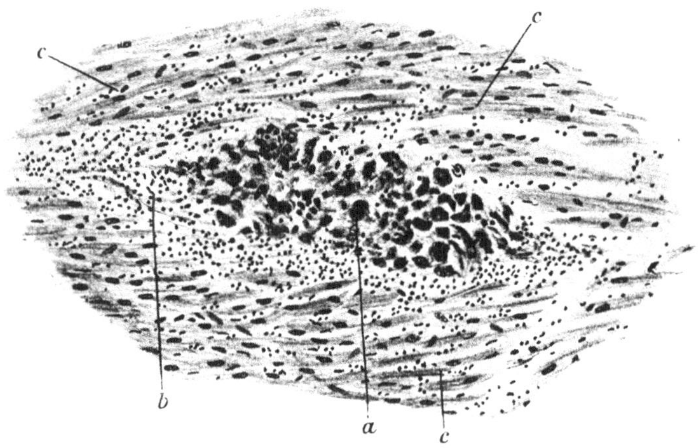

Abb. 141. Rheumatische Myocarditis. *a* Große Zellen des rheumatischen Knötchens, *b* Lymphocyten in der Peripherie des Knötchens, *c* Muskelfasern. (Nach Jores.)

Leukocyten, zumal in den äußeren Schichten des Knötchens, und hin und wieder auch Riesenzellen. Die Mitte der Knötchen ist zuweilen nekrotisch. Es muß jedoch hervorgehoben werden, daß die Knötchen bei rheumatischer Myocarditis fehlen können (Fränkel) und — ausnahmsweise — ohne Gelenkrheumatismus gefunden werden können (Lubarsch). Da sie, wie gesagt, vorzugsweise subendocardial sitzen, so ist es verständlich, daß das ebenfalls hier liegende Reizleitungssystem nicht selten mit ergriffen wird. In anderen Fällen tritt die rheumatische Myocarditis als kleinzellige interstitielle Infiltration von wechselnder Ausdehnung auf. Neben dem Gelenkrheumatismus kommt besonders die

Diphtherie als Ursache einer Myocarditis in Betracht. Man rechnet, daß etwa 10—20% der Diphtheriefälle mit einer Herzmuskelerkrankung einhergehen. Hier stehen die alterativen oder, um den gebräuchlichen Namen zu benutzen, die degenerativen Vorgänge im Vordergrund: körnige, fettige und wachsartige (hyaline) Entartung der Muskelfasern. Am häufigsten und stärksten pflegt die körnige Entartung ausgesprochen zu sein, während Häufigkeit, Stärke und Ausdehnung der fettigen Entartung sehr wechseln. Wo die Muskelfasern zugrunde gehen, entstehen Lücken, in denen entweder keinerlei Vermehrung des Bindegewebes oder nur geringe, selten stärkere auftritt. Bisweilen findet man lange und breite Entartungslücken zwischen alten Fasern völlig mit langen Zügen junger Spindelzellen und Muskelbändern erfüllt, die bei Hämatoxylin-Eosinfärbung, VAN GIESON, Eisenhämatoxylin und Mallorijfärbung völlig die Farbe von Muskelfasern zeigen (A. HELLER) (Abb. 142). Man muß hiernach mit HELLER annehmen, daß zum mindesten ein Teil der untergehenden Muskelfasern durch neugebildete ersetzt wird. Ob hierbei auch Riesenzellen, die von der Muskulatur stammen, sog. Muskelknospen, eine Rolle spielen, muß dahingestellt bleiben; HELLER hält es nicht für wahrscheinlich. Selbständige interstitielle Infiltrationen werden von v. ROMBERG beschrieben, scheinen aber selten zu sein; im Tierversuch hat sie ANITSCHKOW nie gefunden. Über die Veränderungen des Herzmuskels beim

Scharlach läßt sich kaum ein sicheres Urteil abgeben, da immer mit der Möglichkeit gerechnet werden muß, daß die bei der Angina beteiligten fremden Erreger (Streptokokken usw.) mitspielen. Oft finden sich überhaupt keine greifbaren Veränderungen, in anderen Fällen werden trübe Schwellung, körnige und fettige Entartung der Muskelzellen, kleinzellige interstitielle Infiltrationen gefunden. STEGEMANN sieht Veränderungen der Ganglienzellen des Herzens — Verminderung der NISSLschen Körperchen — als Ursache der Kreislaufschwäche beim Scharlach an. Soviel darf aber gesagt werden, daß die im Herzen nachweisbaren Veränderungen in der Regel die Kreislaufschwäche und den Tod nicht erklären. Ähnlich liegen die Verhältnisse beim

Typhus. Auch hier sind parenchymatöse Entartung und interstitielle Infiltrationen beobachtet worden, jedoch halten sie sich gewöhnlich in bescheidenen

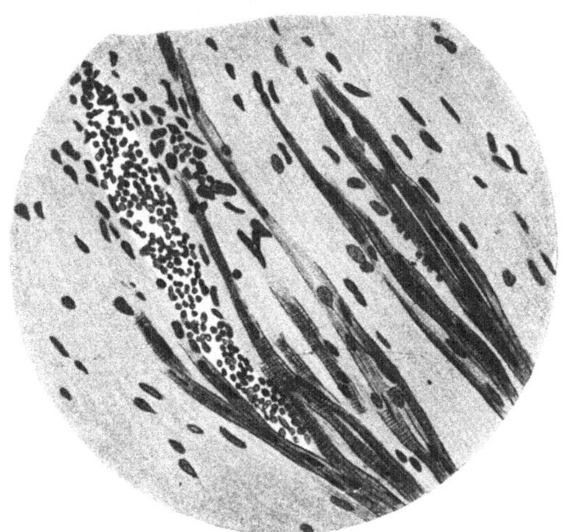

Abb. 142. Herzmuskel bei Diphtherie nach A. HELLER.

Grenzen und sind nicht gerade häufig. Noch geringer sind die Befunde bei der Pneumonie, Masern, Erysipel, Genickstarre, Ruhr, Grippe. Im besonderen die Grippe hat man wohl früher als Ursache von Myocarditiden überschätzt. Die schweren Epidemien der letzten Jahre haben Gelegenheit geboten, die Frage zu klären. Übereinstimmend wird von allen Untersuchern angegeben, daß eine Myocarditis infolge von Grippe selten ist; FAHR sah unter 246 Sektionen einen Fall von Herzmuskelentzündung. Da aber die Grippe im Laufe der Jahre ihren Charakter wiederholt geändert hat, muß mit einem abschließenden Urteil zurückgehalten werden.

Bei Trichinose hat SIMMONDS kleinzellige Infiltration gefunden, die als Toxinwirkung angesehen werden muß, da Trichinellen selbst im Herzmuskel fehlen. Dieselbe Auffassung vertritt G. B. GRUBER in einer neueren zusammenfassenden Arbeit. Bei dieser Gelegenheit mag allgemein gesagt werden, daß auch die schon erwähnten Herzmuskelentzündungen vorwiegend als toxische Erscheinungen aufzufassen sind. Für die Diphtherie ist das sicher, da Einspritzung von Diphtherietoxin allein die typischen Veränderungen herbeiführt (ANITSCHKOW und andere), und bei der zweiten Hauptgruppe, der rheumatischen Myocarditis, ist es bis jetzt nicht gelungen, Erreger nachzuweisen. Und so kann es wohl bei jeder Infektionskrankheit oder Intoxikation einmal zu Herzmuskelschädigungen kommen. Es ist deshalb nicht verwunderlich, daß bei der Fülle der Möglichkeiten eine Zahl von Fällen übrigbleibt, wo wir die Ursache nicht feststellen können:

Myocarditis unbekannten Ursprungs. Ich möchte sie nicht als primäre Myocarditis in Gegensatz zu den Myocarditiden bekannten Ursprungs — wo übrigens auch nicht immer zwischen post und propter sicher entschieden sein dürfte — stellen, sondern nur als ungenügend beobachtete Fälle auffassen.

Zusammenfassend läßt sich sagen, daß eine ausgesprochene akute Myocarditis nur bei der Diphtherie und dem Gelenkrheumatismus häufiger vorkommt. Über den wesentlichen mikroskopischen Befund in diesen Fällen ist schon berichtet worden. Wir haben nur hinzuzufügen, daß je nach dem Alter, der Ausdehnung und Schwere des Prozesses große Unterschiede bestehen können. Die erste oberflächliche Untersuchung wird einmal überhaupt keine Veränderungen, ein anderes Mal ein trübes, in seiner Farbe (blaß, fleckig, gerötet, scheckig), Konsistenz (schlaff, stellenweise erweicht oder verdichtet) und Größe (gleichmäßig oder teilweise erweitert) verändertes Herz finden.

Das Krankheitsbild der akuten Myocarditis ist unbestimmt und mannigfaltig zugleich. Es hängt hauptsächlich davon ab, wie weit durch die Erkrankung die mechanische Leistungsfähigkeit des Herzens und die regelmäßige Schlagfolge gestört sind. Ist der Herzmuskel in einem solchen Umfange erkrankt, daß er das nötige Stromvolumen nicht mehr fördern kann, so haben wir das Bild der Herzschwäche, jedoch meist nicht in reiner Form, da die Grundkrankheit gleichzeitig die Gefäßtätigkeit und außerdem den Gesamtzustand zu beeinträchtigen pflegt. Bei jeder Krankheit (Gelenkrheumatismus, Diphtherie, Typhus, Pneumonie usw.) sieht das Bild deshalb anders aus. Versucht man die der Myocarditis zukommenden Züge daraus zu isolieren, so darf man vielleicht folgendes sagen: Die Kranken sehen verfallen aus, haben oft eine ängstliche Unruhe, bekommen schon bei geringen Anstrengungen, beim Aufsitzen im Bett Atemnot und Schweiß, Schwindel, Schwächeanwandlungen. Die Herzdämpfung ist vergrößert, ein Befund, der durch die Röntgenuntersuchung bestätigt (Dietlen) und dadurch erklärt wird, daß das schwache Herz seine Anfangsfüllung sehr stark steigern muß, wenn das regelrechte Schlagvolumen erhalten bleiben soll (Socin). Die Herztöne können rein und unverändert oder auch dumpf, abgeschwächt sein, zuweilen findet sich Galopprhythmus oder Embryocardie, oft ist auch ein systolisches Geräusch zu hören, das unter anderem auf einer funktionellen Mitralinsuffizienz infolge der Erweiterung der linken Kammer oder einer Erkrankung der Papillarmuskeln beruhen mag. Fieber kann vorhanden sein oder fehlen. Subjektiv kommen Klagen über Herzangst, Engigkeit, Herzklopfen, Schmerzen in der Herzgegend und ähnliche Beschwerden vor. Der Puls ist meist klein, weich und beschleunigt, selten verlangsamt. Die Schlagfolge des Herzens braucht nicht gestört zu sein, auch wenn Erscheinungen schwerer Herzschwäche bestehen, und sie kann andererseits gestört sein, ohne daß sonst Erscheinungen einer Myocarditis nachweisbar sind. Man muß deshalb sehr vorsichtig sein, wenn man eine Arrhythmie für die Beurteilung der Myocarditis verwerten will. Es ist Wenckebachs Verdienst, diesen Grundsatz aufgestellt und durch eine Fülle schöner Beobachtungen gestützt zu haben. „Arrhythmie an sich ist kein Zeichen von schwer geschädigtem Herzmuskel, von Myocarditis" und „da nun mit diesem Dogma Arrhythmie-Myocarditis aufgeräumt werden muß, erwächst der Klinik die Aufgabe, neue Symptome für die Herzschwäche und die Myocarditis zu suchen und festzustellen." Nun ist es aber doch sehr wahrscheinlich, daß bei den eigentlichen, d. h. nicht nur Schwankungen des Sinusrhythmus zeigenden Arrhythmien immer irgendeine Schädigung des Herzens selbst vorliegt. Diese Schädigung kann freilich sehr gering, vielleicht nur ein Herd so *groß* wie ein Stecknadelkopf sein, und doch eine schwere Unregelmäßigkeit des Herzschlages erzeugen, weil gerade eine Stelle betroffen ist, die zur Reizbildung oder nur Reizleitung in enger Beziehung steht. Die Arrhythmie hängt also nicht so sehr davon ab, wie ausgedehnt die krankhaften Vorgänge im Herzen sind und wie weit durch sie die Herzarbeit beeinträchtigt ist, sondern sie wird wesentlich dadurch bestimmt, wo der kranke Herd sitzt. Ein Gradmesser der Mycoarditis ist also die Arrhythmie nicht. Wenn aber während oder unmittelbar nach einer Infektionskrankheit die sonst regelmäßige Herztätigkeit unregelmäßig wird, darf man mit gutem Grund annehmen, daß eine, wenn auch ganz umschriebene Schädigung des Herzens eingetreten ist. Ob man in diesem Falle von einer Myocarditis sprechen will, ist Geschmacksache. Da herkömmlicherweise klinisch unter Herzmuskelentzündung eine Erkrankung verstanden wird, die die Leistungsfähigkeit des Herzens wesentlich beeinträchtigt, so sollte man jedenfalls dem Kranken gegenüber mit dieser Diagnose zurückhalten. Die verschiedenen Formen — Extrasystolen, Leitungshemmungen — der Arrhythmie werden später abgehandelt werden.

Die Diagnose der akuten Myocarditis wird gewöhnlich per exclusionem gestellt werden müssen. Findet man eine Kreislaufschwäche, für die sonst keine Ursache nachzuweisen ist, dann wird man eine Myocarditis annehmen dürfen. Die Hauptschwierigkeit besteht gewöhnlich darin, zu entscheiden, ob die Kreislaufschwäche nicht hinreichend durch eine Störung der Gefäßtätigkeit (Vasomotorenlähmung) erklärt wird. Wissen wir doch durch die Untersuchungen von ROMBERG, PÄSSLER und ROLLY, daß bei den Infektionskrankheiten Herz und Pulsfüllung und damit die Durchblutung des Körpers ungenügend zu werden pflegen, weil der Körper sich in das krankhaft erweiterte Splanchnicusgebiet verblutet. Halten wir daran fest, daß bei ungenügender Blutförderung infolge von Herzschwäche zu wenig Blut in die Arterien kommt und zuviel in den Venen zurückbleibt und das Herz in diesem Falle versucht, durch Erweiterung (Erhöhung von Anfangsfüllung und -spannung) bis an die Grenze des Möglichen das in hinreichender Menge und unter hinreichendem Druck angebotene Blut dem arteriellen Kreislauf zuzuführen, daß dagegen bei der Splanchnicuslähmung Arterien, Venen und Herz zu wenig Blut erhalten, so ist damit grundsätzlich die Möglichkeit gegeben, Herz- und Gefäßschwäche zu unterscheiden. Bei der Herzschwäche Stauungserscheinungen: Cyanose, Atemnot, Ödeme, Herzerweiterung, Unruhe — bei Gefäßschwäche das Bild der Verblutung: Blässe, oberflächliche langsame Atmung, schlaffe Haut, kleines Herz, Somnolenz. Treffen Herz- und Gefäßschwäche zusammen, dann wird man versuchen auf Grund dieser Unterschiede ein Urteil darüber zu gewinnen, wie groß der Anteil des Herzens, wie groß der der Gefäße ist. Unregelmäßigkeiten der Herztätigkeit wird man für die Diagnose mit der gebotenen Vorsicht verwerten, im besonderen dem früher als Zeichen ernster Herzschädigung angesehenen Vorhofsflimmern keine soweit gehende Bedeutung mehr zumessen, und wird auch überlegen, wie weit Erscheinungen von Herzschwäche Folge, nicht Ursache der Arrhythmie sein könnten (WENCKEBACH). Erschwert wird die Deutung des Untersuchungsbefundes auch, wenn sich die Zeichen einer Mitralinsuffizienz finden. Man hat dann zu entscheiden, ob ein organischer Fehler oder eine funktionelle Schlußunfähigkeit der Klappe vorliegt oder, anders ausgedrückt, ob etwa vorhandene Erscheinungen von Herzschwäche eine Folge des Klappenfehlers sind oder ob dieser eine Folge der Herzschwäche, d. h. in unserem besonderen Falle Folge der Myocarditis ist. Besteht gleichzeitig eine Endocarditis, vielleicht auch Pericarditis, so wird unser Urteil über den Zustand des Herzmuskels noch unsicherer werden. Im ganzen ist man früher offenbar mit der Diagnose Myocarditis zu freigebig gewesen und ist es, wie mir scheint, auch heute noch.

Der Verlauf der akuten Myocarditis läßt sich kaum befriedigend schildern, weil die akute Myocarditis nur eine, und zwar gewöhnlich nicht die einzige, oft auch nicht die wichtigste Komplikation dieser oder jener Grundkrankheit ist. Am besten sind wir noch über den Verlauf bei der Diphtherie unterrichtet, da sie die schwersten Fälle liefert; die Erscheinungen sind dementsprechend recht ausgeprägt und verhältnismäßig oft ist es möglich, den klinischen Befund auf dem Leichentisch nachzuprüfen. Schwensen fand unter 568 Diphtheriekranken in 17,2% klinische Zeichen akuter Myocarditis. Die Fälle, bei denen das Herz frühzeitig, durchschnittlich am achten Krankheitstage, erkrankte, hatten schwere Leitungsstörungen und starben alle im akuten Stadium (3,5%). Geringfügige Leitungsstörungen sind nicht selten und können sich ganz zurückbilden (Koppang). Eine späte, in der 4. und 5. Woche auftretende Form (13,7%) geht mit Extrasystolen einher, die betreffenden Kranken Schwensens kamen alle mit dem Leben davon. Bemerkenswert ist, daß bei den Todesfällen mit Leitungsstörungen das Reizleitungssystem nicht etwa vorwiegend, sondern nur in dem Maße wie das übrige Herz erkrankt gefunden wurde. Bei Nachuntersuchungen, die mindestens zwei Jahre später erfolgten, boten über zwei Drittel der Fälle von Myocarditis ausgesprochene Zeichen eines Herzleidens. Solche Kinder — um die handelt es sich ja in der Mehrzahl der Fälle — sind wenig leistungsfähig, keinen körperlichen Anstrengungen gewachsen und bleiben deshalb körperlich hinter ihren Altersgenossen zurück. Bei dem einen „verwächst" sich der Schaden, der andere behält dauernd ein schwaches Herz.

Die rheumatische Myocarditis ist im ganzen gutartiger als die diphtherische, doch kommt es auch bei ihr nicht selten in kurzer Zeit zu starken Erweiterungen des Herzens, ohne daß sonst mechanische Bedingungen dafür verantwortlich gemacht werden könnten oder wesentliche Störungen der Schlagfolge auftreten (Holst). In anderen Fällen beobachtet man wieder Arrhythmien verschiedener Art, wenn auch nicht so häufig wie bei der Diphtherie. Vor allem fehlt das der schweren diphtherischen Myocarditis eigene Gepräge rettungsloser Kraftlosigkeit, ein Unterschied, der damit zusammenhängen dürfte, daß bei der Diphtherie infolge der überwiegenden parenchymatösen Degeneration unmittelbar ein beträchtlicher Teil der Muskulatur zugrunde geht, während beim Rheumatismus interstitielle Prozesse im Vordergrund stehen, die nur mittelbar und in geringerem Grad die Leistungsfähigkeit der Muskulatur herabsetzen. Beim Scharlach treten myocarditische Erscheinungen, wenn überhaupt, so gewöhnlich in der zweiten Krankheitswoche, beim Typhus meist erst nach der Entfieberung auf; sie pflegen sich im Laufe von Wochen oder Monaten ganz zurückzubilden (v. Romberg). Für die seltenen Fälle von Herzmuskelentzündung nach anderen Infektionskrankheiten lassen sich kaum Regeln aufstellen. Allgemein läßt sich sagen, daß auch bei den ausheilenden Fällen zunächst längere Zeit mit einer gewissen Herzschwäche zu rechnen ist: Der Puls ist klein und weich, auch in der Ruhe erhöht, steigt schon nach geringen Anstrengungen unverhältnismäßig stark an und kehrt nur langsam zum Ausgangswert zurück, dabei entsprechende Kurzluftigkeit, Neigung zu Schwächeanwandlungen. Die Schlagfolge kann regelmäßig oder durch Extrasystolen, Leitungshemmungen, Intermissionen gestört sein; Pulsverlangsamungen dürften meistens mit einer der beiden letzten Erscheinungen, vielleicht aber auch einmal mit einer Herabsetzung der normalen Reizbildung zusammenhängen. Das Herz ist erweitert und kann die Zeichen einer Mitralinsuffizienz bieten. Ist diese funktionell, dann ist der wechselnde Herzbefund im weiteren Verlauf bemerkenswert: bald sind die Symptome des Klappenfehlers deutlich — systolisches Geräusch, Verstärkung des zweiten Pulmonaltones und Herzstoßes —, bald fehlen sie. Mit fortschreitender Besserung verschwinden sie endgültig, weil der Herzmuskel wieder die für einen vollständigen Klappenschluß nötigen Bedingungen zu erfüllen vermag. Anatomisch aber bleiben Schwielen als dauernde Erinnerung an die Krankheit nachweisbar.

Die Behandlung der akuten Myocarditis hat zunächst für strenge Bettruhe, dann für eine energische Therapie der Grundkrankheit zu sorgen. Im einzelnen kann das hier nicht ausgeführt werden, doch seien einige Bemerkungen gestattet. Man lasse den Kranken nicht mit Infektionsherden, und seien sie auch klein, herumlaufen, sondern bestehe auf sachgemäßer Behandlung. Schlechte Zähne, Zahnwurzelerkrankungen, Nebenhöhleneiterungen, chronische Mandelentzündungen, Unterleibsleiden und anderes müssen beachtet, jede Angina vorbeugend mit Salicyl oder ähnlichen Mitteln behandelt werden. Stellen sich bei einem Gelenkrheumatismus Zeichen einer Myocarditis ein, so steigere man die Dosis der antirheumatischen Mittel nach Möglichkeit; ich habe wiederholt die Herzstörungen in solchen Fällen erst verschwinden sehen, nachdem große Gaben durchgesetzt waren. Um die Nebenerscheinungen des Salicyls zu mildern, ist gleichzeitig etwa die doppelte Menge doppeltkohlensauern Natrons zu verordnen. Bei schwerer Diphtherie gebe man sofort sehr große (20 000 I.-E.) Antitoxindosen intramuskulär, nötigenfalls intravenös und wiederhole die Dosis nach Bedarf. FRIEDEMANN hat bis zu 90 000 I.-E. gegeben und berichtet über gute Erfolge. Die üblichen Herzmittel, Digitalis an der Spitze, haben keinen überzeugenden Nutzen, doch wird man sie bei bedrohlichen Zuständen nicht unversucht lassen. Am meisten Vertrauen dürfte noch die intravenöse Infusion einer dünnen Suprareninlösung verdienen (FRIEDEMANN). Serum-, Vaccin-, Silberbehandlung haben sich bis jetzt kein Vertrauen erwerben können. Sind die akuten Erscheinungen abgeklungen, so ist ein behutsamer Versuch mit Massage und passiven Bewegungen gestattet. Erst wenn das Herz genügend Zeit — Wochen oder Monate — gehabt hat, den Defekt auszugleichen, beginne man mit ganz vorsichtigen Übungen: anregende Massage, Widerstandsgymnastik im Liegen, Gehen, etwas Stehen. Anfangs muß der Arzt selbst den Kranken dabei überwachen, bis die Leistungsfähigkeit soweit gehoben ist, daß etwas größere Bewegungsfreiheit gestattet werden kann. Durch Liegekur in frischer Luft, kurze kühle Abreibungen ist diese Behandlung zu unterstützen.

Die eitrige Myocarditis

ist ein Sonderfall der akuten Myocarditis und beruht darauf, daß durch die Kranzgefäße Eitererreger in den Herzmuskel gelangen und hier je nachdem zu zahlreichen kleinen (LATHAM) oder auch wohl zu einem großen Absceß führen. Die erste Beobachtung stammt nach MORGAGNI von ANTONIO BENIVENI, der in der zweiten Hälfte des 15. Jahrhunderts in Florenz als Arzt tätig war. Er fand bei einem gehenkten Dieb „abscessum in sinistro cordis ventre pituita redundantem". Im Laufe der Zeit ist dann noch eine ganze Zahl von Herzabscessen gesammelt worden. MORGAGNI widmet den Abscessen und Rupturen des Herzens längere Betrachtungen und hebt hervor, daß keine Intermissionen des Pulses damit verbunden zu sein brauchten.

Die eitrige Myocarditis kann durch Verschleppung der Eitererreger vom Infektionsherd bei jeder eitrigen Erkrankung des Körpers entstehen. Besonders groß ist diese Gefahr bei ulceröser Endocarditis. Lieblingsplätze der Coccenembolie sind der rechte Conus arteriosus und die Papillarmuskeln des linken Herzens. Anfangs findet man kleine gelbe Stippchen mit geröteter Umgebung, später ausgebildete Abscesse, die nach innen oder außen durchbrechen und zum Herzgeschwür führen. Die Ruptur eines solchen Geschwürs in dem Herzbeutel hat plötzlichen Tod zur Folge, kommt aber nur selten vor (HAMMER). Über das

Krankheitsbild läßt sich dem, was bei der akuten Myocarditis gesagt wurde, kaum etwas hinzufügen. Eine Unterscheidung zwischen eitriger und nicht eitriger Myokarditis wird zu Lebzeiten des Kranken nur ausnahmsweise möglich sein, so wenn sich während einer Eiterung, z. B. einem Karbunkel, plötzlich schwere Herzstörungen einstellen und trotz Heilung des ursprünglichen Herdes die Temperatur anhält oder gar steigt. Die Aussichten auf Heilung müssen als ungünstig angesehen werden, eine wirksame Behandlung gibt es nicht.

Die chronische Myocarditis

entsteht auf verschiedene Weise. Sie kann der Ausgang einer akuten Myocarditis sein, sie kann aber auch von vornherein schleichenden Charakter tragen, und zwar wohl besonders dann, wenn die zugrunde liegende Infektion oder Intoxikation so verläuft, also z. B. bei chronischem Gelenkrheumatismus, der Syphilis und Tuberkulose. Und schließlich kann die chronische Myocarditis Folge von Störungen des Coronarkreislaufes, Folge eines früheren Hochdrucks (O'HARE, CALHOUN und ALTNOW), in seltenen Fällen auch wohl Folge von Verletzungen sein. Über die erste Form ist alles Wissenswerte bei der akuten Myocarditis gesagt worden. Warum der Entzündungsvorgang einmal zum Stehen kommt, ein anderes Mal fortschreitet, wissen wir nicht; in einzelnem Falle wird die genaue Untersuchung vielleicht manchmal diese oder jene Vermutung wachrufen. Über die Entstehung der schleichend entstehenden und verlaufenden Fälle von Myocarditis läßt sich, wie leicht verständlich, nichts Bestimmtes angeben. Wem dies Eingeständnis peinlich ist, der mag von einer idiopathischen Myocarditis chronica sprechen. Hin und wieder findet man im Herzen miliare oder auch einen Solitärtuberkel, meist als Nebenerscheinung einer ausgedehnten allgemeinen Tuberkulose; ihre klinische Bedeutung ist gering, da sie kaum je sicher erkannt, nicht verhindert und auch nicht erfolgreich behandelt werden können. Die Tuberkulose des Herzmuskels, soweit sie mit einer Tuberkulose des Herzbeutels verbunden ist, wird später besprochen werden. Dagegen müssen wir uns mit der Syphilis des Herzens näher beschäftigen.

Die Syphilis pflegt mit Vorliebe die Aortenwurzel und die hier abgehenden Kranzgefäße, seltener den Herzmuskel zu befallen. In einer gewissen Zahl der Fälle von Syphilis des Herzmuskels finden sich infolgedessen auch Veränderungen der Aortenwurzel. Doch ist dem nicht immer so und es ist deshalb berechtigt, die Myocarditis syphilitica für sich zu betrachten. Man unterscheidet eine gummöse und eine fibröse Myocarditis syphilitica, und zwar handelt es sich bald um ein oder mehrere große, bald zahlreichere kleine Gummiknoten oder bindegewebige Narben. MARCHIAFAVA, um nur ein Beispiel zu nennen, fand im unteren Septum einen Gummiknoten so groß wie ein kleiner Apfel, und in einem anderen Falle das Muskelgewebe der Kammerscheidewand und der hinteren Wand des linken Ventrikels vollständig durch Bindegewebe mit eingesprengten käsigen Massen ersetzt[1]. Diese beiden Fälle zeigen zugleich, wo die

---

[1] Die fibröse Myocarditis — freilich ohne daß ihr Zusammenhang mit der Syphilis erkannt wurde — hat übrigens schon früh die Aufmerksamkeit auf sich gezogen. So erwähnt MORGAGNI bei einer „femina infimae sortis, impudica, vino dedita columnae (d. h. die Papillarmuskeln des linken Herzens) erant aequo crassiores durioresque, ut multo potius tendineae quam carneae viderentur sive colorem spectares, qui albus erat, sive renixum attenderes, quem secanti scalpello objiciebant. Praeterea in ejusdem ventriculi parietibus hic illic passim quaedam occurrebant loca, in quibus carnea substantia cordis alba aut e rubro alba ita erat, ut a primo glandularum quasi quarundam specie imponerent; sed eodem illo peculiari renixu dissecantibus similem se columnarum ostendit. Vitium hoc carnis cordis in tendineam naturam degenerantis quo magis ab interiore ventriculi facie ad exteriorem pergebat, eo fiebat evidentius" und erinnert an ähnliche Beobachtungen ALBERTINIS: „In quibusdam vidit substantiam cordis a basi ultra medietatem ipsius consistentia et colore quasi tendinem evasisse".

Hauptveränderungen zu sitzen pflegen: es ist die Kammerscheidewand. Unter 84 eigenen und aus der Literatur gesammelten Fällen von PITZNER war in 43 = 51,2% das Septum als erkrankt, und zwar zum großen Teil vorwiegend erkrankt bezeichnet. Da vielfach nur allgemein gesagt war: „Der ganze Ventrikel von Schwielen durchsetzt", oder, „im ganzen Herzfleisch finden sich Schwielen" und ähnliche Wendungen, so ist das Septum sicher noch häufiger beteiligt gewesen. Bemerkenswert ist, daß unter PITZNERS eigenen sicheren Fällen fünfmal die Kranzgefäße nur wenig oder gar nicht verändert gefunden wurden, die Myocarditis syphilitica kann also nicht als eine Folge einer Erkrankung der Kranzgefäße angesehen werden. Diese Auffassung wird gestützt durch die erwähnte starke Beteiligung des Septums. Hier sind nämlich die Anastomosen zwischen den beiden Kranzarterien besonders reich entwickelt, so daß z. B. bei dem arteriosklerotischen Verschluß einer Kranzarterie gerade die Kammerscheidewand am wenigsten leidet. Bei der syphilitischen Endarteriitis ist ein entsprechendes Verhalten zu erwarten und deshalb nach Gründen zu suchen, die unabhängig von der Rolle der Gefäße erklären, warum das Septum so häufig und schwer erkrankt. PITZNER vermutet, daß die starke mechanische Beanspruchung des Septums schuld daran ist, genau so wie aus demselben Grunde die linke Kammer überhaupt häufiger und stärker ergriffen wird als die rechte. Damit stimmt überein, daß bei der Aorta dasselbe Verhalten beobachtet wird: Die Mesaortitis sitzt vorzugsweise im Brustteil und hier wiederum im Anfangsteil der Aorta, also in dem mechanisch am stärksten (Windkesselfunktion) beanspruchten Abschnitt, sie endigt oft wie abgeschnitten beim Durchtritt durchs Zwerchfell. Beachtenswert ist ferner das Alter, in dem die Erkrankung auftritt. Nach der Zusammenstellung PITZNERS erlagen dem Leiden 15 jüngere Kranke (30 Jahre und darunter), also 19,1%; auf angeborener Syphilis beruhten 3,6%; ohne Altersangabe finden wir 15,5%; über 30 Jahre 61,8%. Die Herzerkrankung führte zum Tode einmal noch im floriden Stadium, zweimal 2 Jahre, einmal 3 Jahre, einmal 5 Jahre und einmal „einige Jahre" nach der Infektion, in den übrigen Fällen, soweit angegeben, später. Die wenigsten von den Kranken hatten vor dem Tode wesentliche Herzerscheinungen, etwa die Hälfte starb ganz unvermutet, in der Schenke, auf der Straße, während einer Eisenbahnfahrt, im Tanzlokal, bei einer Festlichkeit, während eines Gesangsvortrages usw. Bei einigen werden wenige Tage und Wochen vorher auftretende Herzbeschwerden, Herzklopfen, Kurzluftigkeit, Schwindel und ähnliches vermerkt, nur ausnahmsweise ging eine ausgesprochene Herzschwäche mit Stauungserscheinungen voraus.

Eine chronische Myocarditis als Folge von Stauung im Coronarkreislauf ist von DEHIO angenommen und als Myofibrosis cordis bezeichnet worden. Bei langdauernden Klappenfehlern und Hypertensionen nimmt nicht nur die Muskulatur, sondern auch das Bindegewebe — allerdings nur in bescheidenem Grad (ASCHOFF) — an Masse zu. Erlahmt das Herz und stellt sich mit der allgemeinen Stauung auch eine solche im Herzmuskel selbst ein, dann soll sich unter ihrem Einfluß die genannte Myofibrosis entwickeln. Wäre diese Annahme DEHIOS richtig, dann müßte in den genannten Fällen gesetzmäßig eine Myofibrosis nachzuweisen sein. Das ist aber nicht der Fall. Vielmehr wird von SCHLÜTER, der diese Verhältnisse sehr sorgfältig untersucht hat, besonders hervorgehoben, daß die Stellen mit vermehrtem Bindegewebe spärlich und klein sind. Findet man also eine starke und ausgedehnte Vermehrung des Bindegewebes, so ist diese als eine Folge entzündlicher Vorgänge oder — und darauf werden wir nachher noch näher eingehen müssen — als eine Folge von Kranzgefäßerkrankungen anzusehen.

Die verschiedenartige Entstehung der chronischen Myocarditis erklärt es, warum das anatomische Bild recht mannigfaltig sein muß. Es kommt hinzu, daß oft die verschiedensten Stadien nebeneinander gefunden werden: Entartung von Muskelfasern in wechselnder Form, zellige Infiltration und Exsudation in der Zwischensubstanz, Wucherung von Bindegewebszellen, Nekrosen, Schwielen, Verkalkungen. Die übrig gebliebenen gesunden Muskelfasern werden, soweit es die krankhaften Veränderungen zulassen, hypertrophieren, um den Ausfall an leistungsfähiger Muskulatur auszugleichen. Der Grund hierfür wurde früher schon einmal angegeben: Wenn das Herz mit verminderter Muskelmasse das regelrechte Schlagvolumen fördern soll, muß es von einer größeren Anfangsfüllung und -spannung ausgehen. Das sind aber die mechanischen Bedingungen für eine Muskelhypertrophie.

Das Krankheitsbild der chronischen Myocarditis ist fast so wechselnd wie der anatomische Befund. In einer gewissen Zahl der Fälle finden wir die allgemeinen Zeichen einer Herzschwäche mit regelmäßiger Schlagfolge oder unregelmäßiger Herztätigkeit in irgendeiner Form und mehr oder weniger ausgesprochenen subjektiven Beschwerden. Andere Fälle fühlen sich offenbar bis zuletzt ziemlich wohl. Scheinbar unvermittelt treten kurz vor dem Tode Beschwerden, Störungen der Herztätigkeit und Zeichen von Herzschwäche auf und führen rasch zum Ende oder die Menschen werden mitten aus der Tätigkeit oder einem Vergnügen ahnungslos durch einen Herzschlag hinweggerafft.

Für die *Diagnose* gelten dieselben Überlegungen wie bei der akuten Myocarditis: Fehlen nachweisbare Ursachen für eine Herzschwäche, als da sind Klappenfehler, Störungen der Gefäßtätigkeit, Erkrankungen des Herzbeutels, der Lungen, Nieren, der inneren Sekretion usw., dann wird man per exclusionem auf ein Herzmuskelleiden schließen. Mit größter Sorgfalt ist in diesem Falle nach der Entstehung zu fahnden und dabei besonders auf die Zeichen einer Syphilis zu achten.

Die Behandlung bestehe zunächst in Bettruhe, bis man sich ein Urteil über die Leistungsfähigkeit des Herzens gebildet hat. Trifft man auf eine Syphilis in der Vorgeschichte oder findet irgendwelche hierfür sprechende Symptome, so ist immer eine entsprechende Behandlung zu versuchen, und zwar vor allem Neosalvarsan, danach Quecksilber und Jod. Ist ein Gelenkrheumatismus vorausgegangen, dann wird man eine Salicylbehandlung einleiten oder auch wohl Melubrin intravenös geben. Im übrigen sind die bei chronischer Herzschwäche üblichen Maßnahmen und Mittel anzuwenden.

Herzmuskelentartung infolge von Störungen des Coronarkreislaufes.

Ursachen und anatomisches Bild. Ein Gewebe, das nicht genügend mit Blut versorgt wird, entartet. So auch der Herzmuskel. Solange freilich die Durchblutung nicht unter ein gewisses Maß sinkt, bleiben sichtbare Zeichen von Entartung aus oder in sehr bescheidenen Grenzen, z. B. bei der Stauung infolge von Klappenfehlern oder Widerstandserhöhungen im großen Kreislauf. Sehr ausgesprochene Erscheinungen treten dagegen auf, wenn Teile des Herzens ungenügend durchblutet werden, weil die betreffenden Kranzarterien nicht oder nicht hinreichend durchgängig sind. Als Ursachen hierfür kommen hauptsächlich in Betracht: Sklerose, Syphilis, Thrombose und Embolie der Gefäße. Die Sklerose kann die eine oder andere Arterie gleichmäßig in größerer Ausdehnung oder nur an einzelnen Stellen verengern, dadurch die Strömungsgeschwindigkeit des Blutes herabsetzen und zu Thrombosen mit Entartung der betroffenen Abschnitte des Herzens führen. Bemerkenswert ist, daß die Veränderungen des Herzmuskels nicht immer mit der Gefäßerkrankung im Einklang stehen, eine Erscheinung, die damit zusammenhängen mag, wie reichlich im einzelnen Falle Anastomosen ausgebildet oder verfügbar sind, wie weit spastische Zustände mitspielen und in welchem Umfang die kleinen Gefäße an der Erkrankung teilnehmen. Gerade über die letzte Frage sind wir bis jetzt nicht genügend unterrichtet. Bei der Syphilis pflegen nur einzelne Stellen im Verlauf der Kranzgefäße ergriffen zu werden; besonders gefährdet sind die Mündungen, da die Aortenwurzel ein Lieblingssitz der Syphilis ist. Embolien beruhen gewöhnlich darauf, daß Teilchen endocarditischer Wucherungen in die Kranzgefäße verschleppt werden. Bei allen diesen Vorgängen ist die linke Kranzarterie häufiger als die rechte beteiligt. Sklerose und Syphilis dürften dies Gebiet bevorzugen, weil es mechanisch stärker beansprucht, deshalb rascher abgenutzt und leichter von Krankheiten ergriffen wird; Embolien der linken Kranzarterien sind öfters zu erwarten, weil ihr Stromgebiet größer als das der rechten ist.

Wird ein Gefäß undurchgängig, dann verrät sich das schon dem bloßen Auge durch eine mattgelbe Verfärbung des betroffenen Gebietes; am Rande findet sich meist eine hämorrhagische Zone. Im weiteren Verlauf erweicht der Herd, man spricht dann von ischämischer Myomalacie. Von der Umgebung dringt nun Granulationsgewebe in den abgestorbenen Bezirk vor und giebt ihm eine graurötliche Färbung; später verdichtet sich das neugebildete Bindegewebe zu einer weißen sehnigen Narbe oder verkalkt[1]. Es kann aber auch vorkommen, daß die erweichten Teile dem Druck des Blutes nachgeben und einreißen: Herzruptur. Auch ein Absceß oder ein erweichter Gummiknoten der Herzwand kann wohl einmal zu einer Ruptur führen, aber in der Regel handelt es sich doch um die Verlegung eines Arterienastes (KRUMBHAAR und CROWELL und andere). Hat sich an der erkrankten Stelle eine Narbe gebildet, so ist zunächst die Gefahr eines Durchbruches abgewendet. Auf die Dauer kann jedoch oft die verdünnte, der lebendigen Muskelkraft beraubte Wand dem Druck des Blutes nicht widerstehen, sie wird langsam mehr und mehr vorgebuchtet und es entsteht ein Aneurysma des Herzens, das wiederum die Gefahr eines Durchbruches in sich birgt. Verfolgt man mikroskopisch die nach dem Verschluß einer Kranzarterie auftretenden Vorgänge, so bietet sich folgendes Bild. In dem betroffenen Gebiet verlieren die Muskelfasern ihre Querstreifung, degenerieren fettig und vakuolär, zerfallen und lösen sich schließlich mitsamt den Kernen auf. Auch das Bindegewebe büßt zum Teil seine Kerne und Struktur ein. Die Wand der abgesperrten Gefäßäste entartet gleichfalls, wird durchlässig und wenn nun in diese Äste durch Anastomosen Blut eindringt, tritt es durch die brüchigen Wände in das umgebende Gewebe und der ursprünglich anämische Infarkt wird mehr oder weniger hämorrhagisch. Für den Verlauf ist bemerkenswert, daß es nicht bei rein degenerativen Erscheinungen bleibt. Schon frühzeitig stellen sich als Reaktion auf die Nekrose die Erscheinungen einer Myocarditis... ein, kenntlich an dem Auftreten von Exsudaten, deren zellige Bestandteile sich in der Muskulatur in die Spalträume des Bindegewebes einlagern (ZIEGLER). Liegt der Herd dicht unter dem Epicard, so treten hier ebenfalls schon in den ersten Tagen fibrinöse Ausschwitzungen auf, zur Myocarditis gesellt sich eine Pericarditis. In gleicher Weise kann es zu einer Endocarditis kommen. Die Überschrift dieses Abschnittes „Herzmuskelentartung infolge von Störungen des Coronarkreislaufes" ist also streng genommen nicht richtig, es finden sich vielmehr daneben Zeichen von Entzündung und wir können unsere Überschrift nur rechtfertigen durch die Regel a potiori fit denominatio. Hin und wieder mag es zu Entartungen des Herzmuskels ohne Vermittlung der Kranzgefäße kommen durch Schädigungen, die den Herzmuskel unmittelbar treffen (Leuchtgasvergiftung, HERZOG; Röntgenstrahlen, SCHWEIZER).

---

[1] Solche Kalkherde können auch einmal im Röntgenbilde nachweisbar sein (SCHOLZ).

Das Krankheitsbild ist sehr verschieden je nach dem Sitz und der Ausdehnung des vom Kreislauf abgeschnittenen Bezirkes. Kleine Gefäßäste ohne nähere Beziehungen zu dem reizbildenden und reizleitenden System können wohl verlegt werden, ohne daß sich greifbare Erscheinungen nachweisen lassen. Werden größere Äste undurchgängig, dann stellen sich als Regel Anfälle von Angina pectoris mit Herzschwäche ein.

Die Herzangst oder Angina pectoris äußert sich, wie der Name sagt, vor allem in einem vom Herzen ausgehenden Angstgefühl; Beklemmung, Schmerzen in der Herzgegend, besonders in die linke Schultergegend ausstrahlend, Unruhe, Vernichtungsgefühl, kalter Schweiß und anderes sind die gewöhnlichen Begleiter des Anfalles. Wenn auch der Zusammenhang zwischen Herzangst und anatomischen Veränderungen der Kranzgefäße noch nicht geklärt ist und Herzangst ohne Gefäßveränderungen sowie Gefäßveränderungen ohne Herzangst vorkommen — wir werden in einem späteren Abschnitt diese Frage eingehender behandeln müssen — so darf doch angenommen werden, daß der plötzliche Verschluß eines

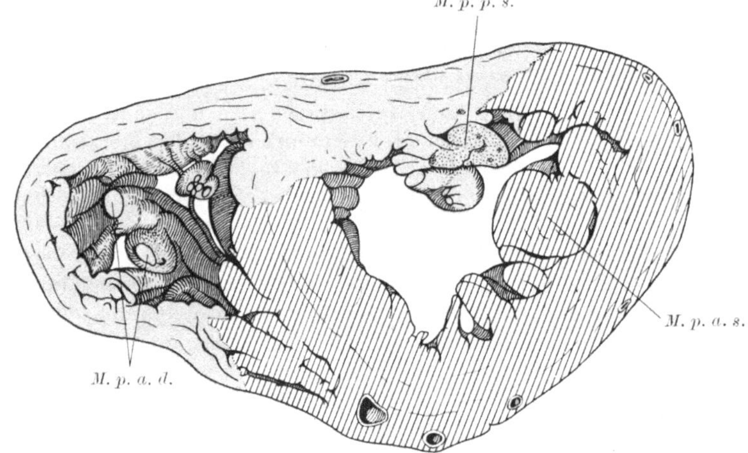

Abb. 143. Stromgebiet der Kranzarterien. ▨ : Gebiet der Arteria coronaria sinistra. Rot: Gebiet der Arteria coronaria dextra. Rot und punktiert: Die beiden Coronararterien gemeinsamen Gebiete. *M. p. a. d.* vorderer rechter Papillarmuskel, *M. p. a. s.* vorderer linker Papillarmuskel, *M. p. p. s.* hinterer linker Papillarmuskel. (Nach TANDLER.)

größeren Astes gewöhnlich mit ängstlichen Empfindungen einhergeht. Wie weit Erscheinungen von Herzschwäche auftreten, dürfte gleichfalls davon abhängen, in welchem Umfang, wo und wie rasch ein Teil des Herzmuskels lahmgelegt wird und wie leistungsfähig die gesunden Abschnitte sind. Sitzt der Infarkt in einem Papillarmuskel und zerreißt dieser, dann tritt plötzlich Schlußunfähigkeit der Atrioventrikularklappe mit schweren Insuffizienzsymptomen auf (WANKEL, DENNIG). Im Tierversuch werden zunächst einzelne, dann gehäufte Extrasystolen, Tachycardie und schließlich Flimmern der Kammern beobachtet (LEWIS, COHN-HEIM und v. SCHULTHESS-RECHBERG, HERING, KAHN). KISCH sah außer zeitweiligem Alternans nach Abklemmung der linken Kranzarterie Störung der Reizleitung zwischen Vorhof und Kammer, nach Abklemmung der rechten Verlangsamung der Sinustätigkeit, Extrasystolen und Flimmern der Vorhöfe und Kammern. Diese Befunde erklären sich aus den Beziehungen der betreffenden Arterie zu den einzelnen Abschnitten des Herzens. Die obenstehende Abbildung mag das veranschaulichen (Abb. 143). Beim Menschen kann Arrhythmie fehlen (OBRASTZOW und STRASHESKO). Verstopfung von Kranzgefäßen durch Lykopodiumsamen bewirkt nach Wassielewski, daß die Systolen kleiner, die Herzhöhlen weiter, der Puls langsamer und der Blutdruck niedriger werden.

Die Herzmuskelentartung infolge von Störungen des Coronarkreislaufes unterscheidet sich von der Myocarditis bis zu einem gewissen Grade dadurch, daß schubweise hin und wieder eine Verschlimmerung erfolgt, die meist mit Erscheinungen von Angina pectoris verbunden ist. Im übrigen sind die Krankheitszeichen unbestimmt. Nur

das Herzaneurysma

kann in manchen Fällen ein charakteristisches Bild bieten und erfordert deshalb eine genauere Schilderung. Ein Aneurysma des Herzens, und zwar des rechten Vorhofs, wird zum ersten Male erwähnt von Olaus Borrich (1676). Die älteste Beobachtung eines Aneurysmas der linken Kammer stammt von Galeati (1757). Und Hodgson (1815) konnte in einem Falle von Herzruptur nachweisen, daß der zur Bruchstelle führende Kranzarterienast verschlossen war. Nun wurde ja schon gesagt, daß ein Herzaneurysma nicht unbedingt auf einem Gefäßverschluß zu beruhen braucht, auch die akute oder chronische Myocarditis, Traumen, angeborene Anomalien können einmal dazu führen. Aber das sind Ausnahmen und mit Recht dürfen wir darum das Herzaneurysma bei der Myomalacie infolge von Coronargefäßverschluß abhandeln. Diese Erkenntnis ist freilich trotz der Beobachtung Hodgsons erst später, etwa um das Jahr 1880 durchgedrungen (Tautin, Lancereaux, Loeb, Ziegler, Cohnheim und Schulthess-Rechberg und andere). Die klinischen Erscheinungen schließlich sind vor einigen Jahren von Sternberg auf Grund fremder und eigener Beobachtungen zu einem wohlausgeprägten Krankheitsbild verarbeitet worden. Die Krankheit beginnt mit einem oder mehreren schweren Anfällen von Angina pectoris und umschriebenem pericarditischen Reiben (Kernig); das Reiben ist oft nur kurze Zeit hörbar und kann infolgedessen leicht übersehen werden. Geringes, bald abklingendes Fieber. Es folgt eine mehrere Wochen dauernde Zeit von Herzschwäche mit unregelmäßiger Herztätigkeit. Gewöhnlich erholt sich darauf der Kranke für eine gewisse Frist (Wochen, Monate, Jahre), erliegt dann aber entweder unter rasch zunehmender Herzschwäche oder plötzlich durch Ruptur des Aneurysmas seinem Leiden. In anderen Fällen tritt der Tod schon während oder bald nach dem ersten schweren Anfall ein. Das Hauptgewicht ist deshalb auf das Zusammentreffen einer schweren Angina pectoris mit pericarditischem Reiben zu legen (Pericarditis epistenocardiaca, Kernig). Daß an der Hand dieser Zeichen tatsächlich eine Kranzgefäßthrombose erkannt und bei genügender Lebensdauer ein Herzaneurysma wahrscheinlich gemacht werden kann, beweisen die Sektionsbefunde (Sternberg, Gorham). Zuweilen mag es auch gelingen, das Herzaneurysma im Röntgenbilde nachzuweisen (F. Kraus, Jaksch von Wartenhorst). Lutenbacher fand in drei Fällen eine ausgesprochene Schmerzhaftigkeit über der Herzspitze und glaubt, daß dieser Befund für die Diagnose verwertbar ist.

Aus der soeben gegebenen Darstellung geht der enge Zusammenhang zwischen Myomalacie, Herzaneurysma und Herzruptur ohne weiteres hervor. Das wenige, was sonst noch über die

Herzruptur

gesagt werden kann, möge deshalb gleich hier Platz finden. Es ist ein Mann berühmten Namens, der die erste Herzruptur beschrieben hat: Harvey. „Vir nobilis, eques auratus, dominus, Robertus Darey . . . cum erat consistente aetate, saepe de dolore quodam pectoris oppressivo conquestus est, praecipue nocturno tempore; ita ut quandoque lipothymiam, quandoque suffocationem, a paroxysmo metuens, vitam inquietam et anxiam degeret . . . Tandem ingravescente morbo, cachecticus et hydropicus fit; et ultimo, in uno paroxysmo vehementer oppressus, obiit. In hujus cadavere . . . ex impedito transitu sanguinis de sinistro ventriculo in arterias, paries ipsius ventriculi sinistri cordis (qui satis crassus et robustus cernitur) disruptus, et amplo hiatu perforatus erat; cum foramen tantae amplitudinis sanguinem effunderet, ut facile aliquem ex meis digitis reciperet." So kurz diese erste Krankengeschichte der Herzruptur ist, sagt sie uns doch fast alles Wissenswerte. Ein älterer Mann mit hohem Blutdruck[1] leidet an häufigen, besonders nachts auftretenden Anfällen von Angina pectoris; im weiteren Verlauf tritt Herzschwäche mit Wassersucht auf und in einem besonders schweren Anfall stirbt der Kranke plötzlich infolge einer Ruptur der linken Kammer. Es kann wohl keinem Zweifel unterliegen, daß bei dem Kranken eine Coronarsklerose bestanden und die Bedingungen für die Herzruptur geschaffen hat. Für die Zerreißung des Herzens gilt in dieser Beziehung das gleiche wie für das Herzaneurysma: es liegt meist eine Erkrankung der Kranzgefäße zugrunde. Die anderen schon beim Herzaneurysma erwähnten Ursachen sind seltene Ausnahmen.

Herzrupturen sind nicht häufig. Aber der Umstand, daß die Zerreißung wie ein Blitz aus heiterem Himmel oft scheinbar gesunde Menschen aus ihrer Umgebung und Tätigkeit reißt, sie einmal auf der Straße, oder im Bade, in aestu venereo (VATER[2]), auf dem Nachtstuhl (GEORG II. von England), bei einer heftigen Erregung (PHILIPP V., als er die Nachricht von der Niederlage bei Piacenza erhielt), kurz, unter ungewöhnlichen Umständen trifft, mag wohl der Grund sein, warum eine verhältnismäßig große Zahl beschrieben worden ist (G. MEYER, KRUMBHAAR und CROWELL, NUZUM und HAGEN).

Ist der Riß groß, so erfolgt der Tod im Augenblick[3], ist er klein, dann können Stunden vergehen, bis das Herz durch die Masse des in den Herzbeutel sickernden Blutes erdrückt wird. Verwachsungen zwischen dem Herzen und Herzbeutel mögen zuweilen den Verlauf noch weiter verzögern. Sitzt der Erweichungsherd in der Kammerscheidewand, so kann diese durchbrechen. Es treten dann plötzlich die früher beschriebenen Erscheinungen eines Septumdefektes auf. Das meist ohnehin geschädigte Herz, insbesondere die muskelschwache rechte Kammer, pflegt die durch die Septumperforation unvermittelt herbeigeführte Belastung nur kurze Zeit zu ertragen (BRUNN).

Die Diagnose einer Myodegeneratio infolge von Kranzgefäßverschluß wird man stellen dürfen bei Herzschwäche nach anginösen Anfällen. Gelingt es dabei, eine Pericarditis epistenocardiaca zu beobachten, so ist das eine wertvolle Stütze der Diagnose. Wesentliche Änderungen des Elektrocardiogramms nach einem Anfall sind geeignet, die Diagnose noch weiter zu sichern und sogar den Sitz des Herdes zu bestimmen.

Die Behandlung kann nicht viel mehr tun als versuchen den verhängnisvollen Lauf der Dinge möglichst aufzuhalten. Zunächst völlige Ruhe, körperlich und geistig; später Vermeidung jeder Anstrengung und Aufregung, kleine Mahlzeiten, leicht verdaulich, Sorge für Stuhlgang. Liegt die Möglichkeit einer Syphilis vor, dann wird man eine vorsichtige darauf gerichtete Behandlung wagen. Von anderen Mitteln kommen Nitrite, Jod, kleine Theobromingaben in Betracht. Näheres findet man in dem Abschnitt über Angina pectoris.

---

[1] Wir begehen hier einen Anachronismus, aber die Beschreibung HARVEYS dürfte diese Deutung rechtfertigen: „Impedito transitu sanguinis de sinistro ventriculo in arterias, ventriculus satis crassus et robustus".

[2] MORGAGNI: De causis et sedibus morb. Epist. XXVI, art. 12.

[3] „Femina, quae palpitatione cordis laborabat, cum prandendi causa in lectulo, in quo jacebat, vix residisset, morior, ait, et quasi illico mortua est." MORGAGNI, l. c. Epist. XXVII, art. 5.

Herz und Körperverfassung.

„Cor animalium fundamentum est vitae, princeps omnium, Microcosmi Sol, a quo omnis vegetatio dependet, vigor omnis et robur emanat" — obwohl wir auch heute noch diesem Satze Harveys zustimmen können, dürfen wir darüber nicht vergessen, daß das Herz selbst wiederum von dem geordneten Zusammenwirken der übrigen Körperkräfte abhängt. Ja, in manchen Fällen sind die Störungen der Herztätigkeit nur mehr oder minder wichtige Teilerscheinungen irgendeines anderen Grundleidens. Wenn wir bis dahin von den Erkrankungen des Herzens ausgegangen sind, um die Fülle der Erscheinungen in bestimmte Gruppen zu ordnen, so war das also eine einseitige Betrachtungsweise. Wir müssen sie jetzt ergänzen, indem wir den Wirkungen nachgehen, die Änderungen der Körperverfassung und der außerhalb des Herzens liegenden Arbeitsbedingungen auf das Herz ausüben.

Herz und Unterernährung.

Im gewöhnlichen Leben finden wir Unterernährung am häufigsten bei langdauernden zehrenden Krankheiten: Tuberkulose, Krebsleiden, Magen- und Darmerkrankungen u. a. Da in solchen Fällen meist frühzeitig die außerwesentliche Arbeit eingeschränkt und später überwiegend Bettruhe beobachtet wird, die Kost zweckmäßig, ja besonders sorgfältig zusammengestellt zu sein pflegt und neben der Unterernährung die verschiedensten anderen Einflüsse mitspielen, wie Fieber, Toxinwirkungen, Medikamente, so ist es nicht möglich, hier die reine Wirkung der Unterernährung auf das Herz herauszuschälen. Die Hungerkuren bei Fettsucht geben uns auch kein klares Bild, weil da ebenfalls verwickelte Verhältnisse vorliegen, die rein äußerlich schon dadurch gekennzeichnet sind, daß oft Herzstörungen auftreten lange bevor ein normales Körpergewicht erreicht ist. Busch hat festgestellt, daß Herzgewicht und Ernährungszustand einander ziemlich parallel gehen. Hungerversuche bei Tieren haben insofern zu keinem Ergebnis geführt, als einmal so gut wie keine (Voit), ein andermal eine erhebliche Abnahme des Herzgewichtes gefunden wurde (Chossat), ein Widerspruch, der wohl dadurch zu erklären ist, daß wir keinen zuverlässigen Maßstab für die Größe des Herzens haben. Ein auf ungenügende Zuckerversorgung des Herzens bezogenes Krankheitsbild, Büdingens Cardiodystrophie, hat bei Nachprüfungen nicht bestätigt werden können (Travers, Andreen-Svendberg, Nonnenbruch und Szyszka). Als aber während des Krieges zahlreiche sonst gesunde Menschen hungern und gleichzeitig mehr arbeiten mußten, war leider Gelegenheit gegeben, die Wirkung des Hungers auf Herz und Kreislauf häufiger zu beobachten. Auch hier litt natürlich der ganze Körper, aber alle Erscheinungen waren gleichgeordnete Folgen der Unterernährung und so ist es möglich, ohne Zwang die Herzstörungen für sich zu betrachten.

Bei der Ödemkrankheit, um die es sich hier handelt, stehen wassersüchtige Anschwellungen, wie schon der Name sagt, im Vordergrunde; sie beruhen aber nicht oder so gut wie nicht auf einer Stauung infolge von Herzschwäche, sondern darauf, daß die Gefäßwände stärker durchlässig und der Wasser- und Salzhaushalt der Gewebe gestört sind. Nun haben Untersuchungen der letzten Jahre (Loewi, Pick, Kolm, F. B. Hofmann, Zwaardemaker und andere) unsere Kenntnisse von der Bedeutung der Salze für den regelrechten Ablauf der Herzarbeit wesentlich vertieft. Da bei manchen Ödemkranken der Kochsalz- und Calciumgehalt des Blutes vermindert gefunden worden ist (Jansen), so scheint dadurch wenigstens für einen Teil der Bedingungen, die den Herzstörungen zugrunde liegen, ein gewisses Verständnis angebahnt zu sein.

Von den Herzerscheinungen nimmt besonders eine starke Pulsverlangsamung unsere Aufmerksamkeit in Anspruch, daneben sind Blutdrucksenkung, Atemnot und Steigerung der nächtlichen Harnmenge zu erwähnen. Greift man die bezeichnendsten Symptome heraus, dann kann man von einer hypotonischen Bradykardie sprechen. Die Schlagzahl des Herzens ist oft auf 30—40 Schläge in der Minute herabgesetzt, die Schlagfolge der einzelnen Abschnitte dabei ungestört; es handelt sich also um eine Sinusbradykardie. Leichte Erregungen können den Puls auf 60—70, geringe Anstrengungen wie Aufsetzen, Stehen auf 70—80 steigern. Dagegen sind alle üblichen Herzmittel wie Digitalis, Atropin, Physostigmin, Coffein, Adrenalin ganz oder fast ganz wirkungslos (HESS). Ein sehr bemerkenswerter Befund von allgemeiner Bedeutung, weil er uns nicht nur zeigt, wie sehr die Wirkung unserer Mittel von der Anspruchsfähigkeit der betreffenden Organe abhängt, sondern zugleich auf die Bedingungen hinweist, die für diese Anspruchsfähigkeit wesentlich sind. Im übrigen ergiebt die Untersuchung des Herzens wenig Charakteristisches. Es kann von regelrechter Größe oder erweitert sein, die Töne sind gewöhnlich rein. Subjektiv wird neben allgemeiner Schwäche, Hinfälligkeit und Atemnot zuweilen über Druck am Herzen, Stechen und ähnliches geklagt. Gegenüber Anstrengungen sind die Kranken sehr empfindlich, rascher, auch unregelmäßiger Puls, Atemnot, Cyanose, Kollaps sind die Folgen (SCHITTENHELM und SCHLECHT). Anatomisch findet man braune Atrophie (JANSEN), meist keine Erweiterung. Praktisch wichtig ist die Beobachtung (SCHIFF, SCHITTENHELM und SCHLECHT), daß Pulsverlangsamung und Blutdrucksenkung nachweisbar sind, bevor die Ödeme auftreten; Untergewicht oder starke Gewichtsabnahme und geringer Eiweißgehalt des Serums gestatten es in diesen Fällen, die Kreislaufserscheinungen richtig zu deuten. Dauern die ungünstigen Ernährungsverhältnisse an, so stellen sich über kurz oder lang die Ödeme ein. Leute mit gesteigertem Blutdruck, bei denen also das Herz vermehrte Arbeit zu leisten hat, können Erscheinungen von Herzschwäche zeigen, während der Druck noch erhöht und auch die Gewichtsabnahme verhältnismäßig gering ist. — Solche Fälle sind schon schwieriger zu erkennen und sind wohl nicht selten übersehen worden. Das Herz als schwächster Teil leidet hier zuerst und bevor sich die erwähnten typischen Symptome ausgebildet haben. Die geringe Wirkung der Digitalis und anderer Mittel, der prompte Erfolg von Bettruhe und guter Ernährung werden dann die auf Grund einer sorgfältigen Vorgeschichte und Untersuchung zu stellende Diagnose bestätigen. Die umstrittene Frage, wie weit die Ödemkrankheit und mit ihr die Herzerscheinungen durch die Unterernährung als solche oder den Mangel bestimmter Stoffe (Eiweiß, Fett, Vitamine) hervorgerufen werden, soll hier nicht erörtert werden. Bei der

Behandlung wird man auf alle Fälle eine gemischte calorienreiche Nahrung mit genügend Vitaminen geben. Außerdem zunächst strenge Bettruhe anordnen, später langsam und vorsichtig Bewegung gestatten; das Herz braucht Monate und länger um sich zu erholen. Herzmittel wird man besonders dann versuchen, wenn es sich um Herzen handelt, die schon vorher nicht normal waren (Hypertensionen, Klappenfehler).

Herz und Lebensalter.

Die fetalen Kreislaufsverhältnisse bringen es mit sich, daß beim Neugeborenen die rechte Herzkammer besonders kräftig entwickelt ist, das Gewichtsverhältnis $\frac{\text{rechte Kammer}}{\text{linke Kammer}}$ beträgt etwa 0,83 (W. MÜLLER). Aber schon im 4. Lebensmonat ist diese Zahl infolge der Zunahme der linken Kammer auf etwa 0,55 gesunken, ein Verhältnis, das sich unter normalen Bedingungen während des ganzen übrigen

Lebens ziemlich unverändert erhält. Das Volumen des Herzens und Kaliber der Gefäße ist im Kindesalter verhältnismäßig groß. Eine wesentliche Änderung tritt mit der Pubertät ein: Beim Körper nimmt die Länge mehr zu als die Masse, bei dem Herzen und den Gefäßen die Wanddicke mehr als das Kaliber und dementsprechend die Pulsspannung mehr als die Füllung. Nach BRUGSCH beträgt das Verhältnis des Körper- zum Herzvolumen[1] am Ende des ersten Jahres 50, während der Pubertät 90, im mittleren Lebensalter um 60. Den Tabellen BENEKES entnehme ich folgende Werte:

Tabelle 13.
Normalmaße der Arterienumfänge in den verschiedenen Lebensaltern
(nach BENEKE).

Alter	Körper-länge cm	Volumen des Herzmuskels		Aorta ascendens		Pulmonalis	
		ccm	auf 100 cm Körperlänge berechnet ccm	1—2 cm oberhalb der Klappen mm	auf 100 cm Körperlänge berechnet mm	1—2 cm oberhalb der Klappen mm	auf 100 cm Körperlänge berechnet mm
Am Schluß des 1. Lebensjahres	68—72	40—45	57—62	32	45 (45,7)	36	50 (51,4)
Am Schluß des 13.—14. Lebensjahres . .	140—150	120—140	83—100	50	38 (34,5)	52	39 (35,8)
Bei vollendeter Entwicklung des Körpers .	167—175	215—290	130—168	61,5	37,5 (36,2)	61	37,2 (35,9)
Im reifen Alter	167—175	200—310	150—190	68	40 (40)	65	38,5 (38,2)

Nun sind die Herzmaße Jugendlicher sehr schwierig zu beurteilen (ein so erfahrener Beobachter wie DIETLEN scheut sich deshalb Normalzahlen aufzustellen) und die von BRUGSCH aus den Maßen des Orthodiagramms errechneten Herzvolumina deshalb mit Zurückhaltung zu verwerten. Ebenso ist BENEKES Vorgehen, die Maße des Herzens und der Gefäße auf die Körperlänge zu beziehen, anfechtbar (SUTER). Wir müssen also mit einer beträchtlichen Fehlerbreite rechnen. Aber auch dann bleibt als sicher begründete Tatsache bestehen, daß der stetige und in Harmonie mit dem übrigen Körper verlaufende Entwicklungsgang der Kreislauforgane bei der Pubertät in charakteristischer Weise gestört wird: Während der zu dieser Zeit erfolgenden zweiten Streckung nimmt das Herz sprunghaft an Muskelmasse zu, bleibt aber gleichwohl an Umfang hinter der allgemeinen Entwicklung zurück. Die Gefäße leisten hierbei dem Herzen treue Gefolgschaft; und auch das dem kindlichen Alter eigene Größenverhältnis zwischen Pulmonalis und Aorta wird noch gewahrt: die Pulmonalis ist weiter als die Aorta.

In anderen Fällen findet sich während der Pubertät ein ungewöhnlich großes Herz (Wachstumshypertrophie von G. SÉE). Es mag sein, daß hier die Entwicklung des Herzens der des übrigen Körpers vorausgeeilt ist, es ist aber auch möglich, daß die Masse und Leistungsfähigkeit des Herzmuskels (wie oft auch die der Körpermuskulatur) in der Entwicklung nachhinkt und das Herz eine Zeitlang nur unter Vergrößerung der Anfangsfüllung und -spannung, d. h. Erweiterung, seine Aufgaben erfüllen kann. Diese Auffassung wird dadurch gestützt, daß die Pulszahl gewöhnlich erhöht und oft auch ein systolisches Geräusch zu hören ist; subjektiv klagen die Patienten über Kurzatmigkeit bei Anstrengung, Herzklopfen, Druckgefühl auf der Brust (KREHL). Die zuweilen beobachtete Ver-

---

[1] Berechnet aus dem Orthodiagramm.

stärkung des Herzstoßes braucht jedenfalls nicht auf einer Hypertrophie zu beruhen, sondern kann zwanglos auf raschere systolische Umformung infolge eines erhöhten Sympathicotonus (BOHNENKAMP) zurückgeführt werden. Die Schlagzahl des Herzens, beim Säugling um 134, sinkt anfangs rasch, so daß für das zweite Lebensjahr 111 Schläge im Mittel angegeben werden, später langsamer und beträgt mit 13 Jahren bei Knaben um 85 Schläge, bei Mädchen etwas mehr. Als normale Erscheinung ist in dieser Zeit eine starke Unbeständigkeit der Pulszahl anzusehen, schon bei kleinen Anstrengungen oder Aufregungen schnellt er rasch in die Höhe, geht allerdings auch rasch wieder zurück. Einatmung beschleunigt, Ausatmung verlangsamt ihn in auffallendem Maße (respiratorische, juvenile Arrhythmie).

Der Blutdruck ist beim Kinde schwierig genau zu bestimmen, da die kleinen Patienten meist unruhig sind und die beim Erwachsenen übliche Manschette zu breit ist. Er wird beim Säugling auf 60—90 mm Hg systolisch geschätzt und steigt bis zum 14. Jahre auf etwa 115 mm Hg. Die Füllung des Pulses zur Zeit der Pubertät ist verhältnismäßig gering (BENJAMIN).

Das Elektrocardiogramm des Säuglings ist gekennzeichnet durch stark ausgebildete S- (besonders in Ableitung I) und niedrige P-, R- und T-Zacken. Später werden die letzten Zacken größer, die S-Zacken kleiner.

Von den Erkrankungen des Herzens im Kindesalter.

Infektiöse Erkrankungen des Herzens — Endo-, Peri-, Myocarditis — verlaufen gewöhnlich schwerer als beim Erwachsenen; überstehen aber die Kinder die akute Krankheit, so werden sie mit den Folgen, im besonderen Klappenfehlern, eher besser fertig. Wie weit das damit zusammenhängt, daß das Herz noch im Wachsen begriffen ist und deshalb die Schäden der Klappen zum Teil reparieren oder ausgleichen kann, oder damit, daß sich die Entwicklung des übrigen Körpers der Minderung der Herzleistung angleicht oder das verhältnismäßig weite Gefäßsystem die Herzarbeit so wenig belastet, mag dahingestellt bleiben.

Ein dunkles Kapitel sind die Fälle von

Hypertrophie des Herzens ohne nachweisbare Ursache. Die Kinder sind matt, hinfällig, kurzluftig; im weiteren Verlauf treten Stauungserscheinungen auf: Meteorismus, Leber- und Milzschwellung, Verminderung der Harnmenge, Wassersucht. LANGSTEIN fand in einem solchen Falle — es handelte sich um ein Kind von $6^1/_2$ Monaten — den Puls deutlich gespannt, den zweiten Herzton an der Basis wesentlich verstärkt. Von einer Blutdruckmessung wird nichts erwähnt; vielleicht daß sie zum mindestens einen Teil der Fälle erklären würde. REYHER beschreibt Herzvergrößerung bei Spasmophilie und sieht sie als Folge einer Avitaminose (Vitamin B) an. Bei der Behandlung bewährte sich Hefe.

Manche Fälle von Hypertrophie hängen mit Rachitis zusammen (SPERLING). Infolge der Knochenveränderungen des Brustkorbes ist die Atmung behindert und die Herzarbeit erschwert; häufige Katarrhe der Luftwege und die Auftreibung des Leibes wirken in demselben Sinne; die oft recht ausgesprochene Anämie nötigt das Herz zu vermehrter Arbeit, wenn anders eine genügende Durchblutung des Körpers aufrecht erhalten werden soll. Dementsprechend findet man eine Hypertrophie des rechten und linken Herzens. Die allgemeine Muskelschwäche dürfte auch das Herz mitbetreffen und neben der Hypertrophie zur Dilatation führen. Im übrigen beobachtet man im Kindesalter Dilatationen des Herzens nach Infektionen oder infolge von Anämie in derselben Weise wie bei Erwachsenen. Herzvergrößerung beim sog. Status thymicolymphaticus (JAFFÉ und WIESBADER) wird später besprochen werden.

Die Behandlung der infektiösen Erkrankungen ist grundsätzlich ebenso wie beim Erwachsenen. Liegt eine Rachitis zugrunde, so ist diese nach den üblichen Regeln zu bekämpfen, mit der Rachitis werden sich auch die Kreislaufstörungen bessern.

Die Herzstörungen während der Pubertät
beruhen zum Teil auf dem geschilderten Mißverhältnis zwischen dem allgemeinen Längenwachstum einerseits und dem Wachstum des Herzens und der Gefäße andererseits. Die von der stetigen Linie abweichenden Wachstumserscheinungen während der Pubertät dürften vorwiegend den Hormonen der Geschlechtsdrüsen zuzuschreiben sein. Daneben und zum Teil abhängig, zum Teil unabhängig von der geschlechtlichen Entwicklung werden noch andere Drüsen mit innerer Sekretion in Betracht kommen (Schilddrüse, Hypophysis, Thymus). Ihre Wirkung ist aber sicher nicht durch die im Wachstum zutage tretenden Veränderungen erschöpft, sondern erstreckt sich unter anderem auch auf das Nervensystem. Unsere Aufmerksamkeit beanspruchen hier besonders die gesteigerte Erregbarkeit der Herz- und Gefäßnerven und die größere Labilität der Psyche. Da nun während der Pubertät die Leistungsbreite des Herzens und Gefäßsystems verringert und da Kreislaufsorgane mit verringerter Leistungsfähigkeit überempfindlich zu sein pflegen, so wird hierdurch die an und für sich gegebene Steigerung der Erregbarkeit von Herz- und Gefäßnerven noch erhöht. Bei Mädchen wird die Kreislaufsarbeit häufig belastet durch eine mit der Periode einsetzende Chlorose. So bietet sich uns folgendes

Krankheitsbild. Langer, schmaler, sog. schmächtiger Körper, kleines Herz, schmale Aorta, enge scheinbar dickwandige Arterien, dünne Venen, blasse Haut, kleiner Puls, wechselnde Pulszahl mit Neigung zur Beschleunigung, respiratorische Arrhythmie, oft funktionelle Herzgeräusche. Die Kinder sind körperlich leicht ermüdbar, da die Skelettmuskulatur noch nicht der Körperlänge entsprechend entwickelt ist; bei größeren Anstrengungen Kurzluftigkeit und Herzklopfen. Geistig regsam, aber sprunghaft und nicht ausdauernd. Die letzte Erscheinung dürfte zum Teil mit ungenügender Durchblutung zusammenhängen, ebenso wie die nicht seltenen Ohnmachtsanfälle — oft fälschlich als Herzschwächen bezeichnet, fälschlich, weil eine fehlerhafte oder versagende peripherische Kreislaufsorganisation schuld an diesen Anfällen ist. Seltener findet man zu große Herzen; wie weit hier das Wachstum des Herzens aus inneren Gründen, wie weit es infolge übertriebener körperlicher Anstrengungen über sein Ziel hinausgeschossen ist, darüber wird man nur von Fall zu Fall urteilen können. Man hat auch für die Herz- und Gefäßstörungen während der Pubertät die in dieser Zeit häufige Masturbation verantwortlich gemacht und ein eigenes Masturbantenherz aufgestellt. Ich glaube, man soll sich hüten, hier wie überhaupt der Onanie zu viel in die Schuhe zu schieben. Wo auf Grund der oben geschilderten Bedingungen Herz und Gefäße übererregbar sind, wird häufige Masturbation diese Erscheinung steigern, auf der anderen Seite giebt es unter Knaben und Mädchen wirklich starke Masturbanten ohne irgendwelche Kreislaufserscheinungen. Durch vernünftige Lebensweise, Überwachung des Lesestoffes und Verkehrs suche man möglichst dem Laster vorzubeugen. Wo es eingerissen ist, weise man auf das gedrückte Gefühl post actum hin als ein Zeichen der Scham darüber, daß Wille und Selbstbeherrschung unterlegen sind oder suche sonst nach Lage des Falles seinen ärztlichen Einfluß geltend zu machen. Aber man dulde nicht, daß durch unberufene oder ungeeignete Berater die Kranken mit den ungeheuerlichsten Vorstellungen moralischer Verworfenheit und gefährlichster Folgen belastet werden, die mehr schaden als nutzen.

Die Behandlung der Kreislaufstörungen während der Pubertät hat die richtige Mitte zwischen Übung und Schonung zu halten, eine schwierige Aufgabe, da alle

möglichen Übergänge von dem Kinde mit harmonischer Entwicklung und ausgezeichneter Leistungsfähigkeit zu dem Kinde mit starkem Mißverhältnis zwischen Körper
und Kreislaufsystem und ständigem Versagen vorkommen. Deshalb kann nur
von Fall zu Fall über das zweckmäßige Maß von Ruhe und Bewegung entschieden
werden. Übertriebene Anstrengungen sind ebenso falsch wie übertriebene Ruhe.
Kurze kühle Ganzwaschungen oder auch Bäder, viel frische Luft, wirklich ausreichender Schlaf und kräftige gemischte Kost werden in allen Fällen empfehlenswert sein. Dem Ehrgeiz der Eltern und Kinder sind vernünftige Grenzen zu stek-
ken. Besser der Junge kommt frisch und gesund mit mäßigen Noten durch die
Schule, denn als Musterschüler kränklich und nervös mit Auszeichnung. Bei
chlorotischen Mädchen wird man Eisen geben[1] und wenn die Periode zu stark ist,
gleichzeitig diese zu mildern suchen; mir hat sich am besten Luteoglandol und
Clauden für diesen Zweck bewährt (je 3mal täglich 2 Tabletten während der
ganzen Zeit des Unwohlseins).

Über das Herz im höheren Alter können wir uns kurz fassen. Es geht an Masse
(braune Atrophie; Ausnahmen durch peripherische Arteriosklerose; BELL und
HARTZELL) und Leistungsfähigkeit zurück wie der ganze übrige Körper. Dagegen ist kein Kraut gewachsen. Gleichzeitig altern auch die Gefäße; da dieser
Vorgang das Bild zu beherrschen pflegt, so werden wir an gegebener Stelle
darauf zurückkommen.

Herz und Körperbau.

Wir haben uns schon in dem vorhergehenden Abschnitt mit dem Verhältnis
des Körperbaues zum Herzen beschäftigt, dabei aber auf die Befunde beschränkt, die in den wichtigsten Entwicklungsstadien, dem frühesten Kindesalter
und der Pubertät, die Aufmerksamkeit des Arztes beanspruchen. Es sind das
Stadien, wo alles noch im Fluß ist und deshalb hauptsächlich die Verschiebungen
interessieren, die zwischen der Entwicklung des Kreislaufsystems und der des
übrigen Körpers vorkommen und die Harmonie der Gesamtfunktion stören.
Aus dem schwierigen Gebiet dieser gleitenden Verhältnisse wollen wir uns jetzt
dem Stadium zuwenden, wo die Entwicklung abgeschlossen ist und sich bleibende
Verhältnisse — soweit man davon reden kann bei Wesen, „die dahin fahren wie
ein Strom und sind wie ein Schlaf" — ausgebildet haben. Wir betreten damit einen
Boden, der mit vielen Messungen, Zahlen, Statistiken gepflastert ist, also, wie man
denken sollte, einen sehr sicheren Boden.

Wir wollen annehmen, daß bei einem gesunden Menschen oder Tier die Leistungsfähigkeit eines Muskels dessen Masse entspricht und auch das Herz dieser
Regel folgen wird. Um in einem gegebenen Falle aus der Masse die Leistungsfähigkeit des Herzens beurteilen zu können, muß man natürlich zuverlässige Durchschnittswerte zum Vergleich haben, muß man wissen: wie groß soll ein normales
Herz sein. Sogleich erhebt sich eine Schwierigkeit; die Menschen sind recht verschieden groß, da wird die Herzgröße entsprechend verschieden sein müssen. Und
noch eine Schwierigkeit: Wie soll man die Körpergröße bestimmen? Nach der
Länge oder nach dem Gewicht? Ein langer Mensch kann dünn oder dick, ein
schwerer lang oder kurz sein, das wird für die Herzarbeit und damit die Herzmasse
nicht gleichgültig sein. Besser dürfte es sein, die Masse des Herzmuskels zur Masse
der Körpermuskulatur in Beziehung zu setzen. Das läßt sich aber beim Menschen
nicht ausführen, vergleichende Untersuchungen beim Tier sind deshalb für uns
nicht verwertbar.

Man hat dann andere, möglichst gleichbleibende Größen als Maßstab vor-

---

[1] Z. B. Ferri reducti 0.2 Extract. cenovis q. s. u. f. pil. I. S. 3mal täglich 2 Pillen nach
dem Essen.

geschlagen, z. B. die Leber, die Nieren, das Gehirn, ohne damit weiter zu kommen, denn es bleiben wieder wichtige andere Größen — Lunge, Gewicht, Muskulatur — dabei unberücksichtigt. Kurz und gut, nicht einmal beim toten Menschen, wo wir das Herz nach Belieben messen und wägen dürfen, vermögen wir ganz sicher zu sagen, ob seine Masse regelrecht ist oder nicht. Beim Lebenden ist das natürlich noch viel schwieriger. Auf eine Bestimmung der Masse müssen wir von vornherein verzichten und uns damit begnügen, die Größe, also einen zusammengesetzten Wert, zu messen oder sagen wir lieber zu schätzen. Wir benutzen dazu das Orthodiagramm, und zwar kann man unter Berücksichtigung des Körpergewichtes, Alters und Geschlechts seine Maße beziehen auf die Körperlänge oder unter Berücksichtigung der Herzlage auf den Durchmesser des Brustkorbes oder man kann nach R. Geigel aus der Fläche das Volumen berechnen und sein Verhältnis zum Körpergewicht feststellen. Die so gewonnenen Werte sind an früherer Stelle gebracht und daselbst auch die Beurteilung dieser Werte besprochen worden. Wir sind dort zu dem Schluß gekommen, daß mit einer gewissen Fehlerbreite gesagt werden kann, ob die Größe des Herzens der Gesamtanlage des Körpers entspricht oder ob das Herz zu groß oder zu klein ist. Mit der Feststellung dieser anatomischen Tatsache ist aber die Sache nicht abgetan. Wir wollen vielmehr wissen, wie die Abweichungen von der Regel zu erklären und ob diese Abweichungen isolierte Störungen des Herzens oder ob sie mit Störungen der Gesamtanlage verbunden sind; wollen wissen, wie sich die Leistungsfähigkeit des Herzens und Kreislaufes in solchen Fällen verhält, ob und was für klinische Erscheinungen vorhanden und wie sie zu erkennen und zu behandeln sind.

Das kleine Herz.

Die Entstehung von Herzen, deren Maße kleiner als normal sind, ist sicher nicht einheitlich. Überlegen wir uns einmal die verschiedenen Möglichkeiten.

Das Herz kann von Anfang an zu klein angelegt sein. Dann muß schon im frühen Kindesalter die Kleinheit nachweisbar sein. Da Beneke über solche Fälle berichtet, so dürfen wir sie wohl als erwiesen ansehen.

Das Herz kann im Kindesalter und besonders während der Pubertät in der Entwicklung zurückgeblieben sein, sei es, daß die hormonalen Wachstumsreize ungenügend waren, sei es, daß die Ausbildung der Muskulatur überhaupt durch Krankheit, Unterernährung und dergleichen gehemmt wurde. Beweisende Beobachtungen fehlen bis jetzt.

Das Herz kann zu klein erscheinen, weil es ungenügend gefüllt ist. Ist das Orthodiagramm im Stehen aufgenommen, so mag besonders bei Schlaffheit (geringem Tonus) der Bauchgefäße und nicht zureichender Bauchfelltätigkeit eine unverhältnismäßig große Blutmenge im Splanchnicusgebiet hängen bleiben, das Herz zu wenig Blut erhalten und deshalb zu kleine Maße geben; im Liegen erhält man in solchen Fällen regelrechte Werte (Moritz, Dietlen). Es kann aber auch sein, daß die gesamte Blutmenge verringert und dadurch die Herzgröße herabgesetzt ist (Erich Meyer).

Das Herz kann zu klein erscheinen, weil infolge ungünstiger Lage des Organs die von ihm im Orthodiagramm wiedergegebene Flächenansicht geringen Umfang zeigt. Das zur Beurteilung der Größe benutzte Orthodiagramm giebt ja nicht die größten Durchmesser des Herzens wieder, sondern Durchmesser unbestimmten Wertes. Die Werte hängen wesentlich von der Lage des Herzens ab. Das in einem schmalen tiefen Brustkorb befindliche Herz des Hundes giebt deshalb ein auffallend schmales Orthodiagramm von geringem Flächeninhalt (Moritz). Beim Menschen können ähnliche Verhältnisse bestehen (Achelis). Groedel ist geneigt, die geringere Größe des Orthodiagramms in aufrechter Haltung vorwiegend auf die

Lage des Herzens zu schieben. Sorgfältige seitliche schräge Aufnahmen des Herzens werden bis zu einem gewissen Grade die Beurteilung erleichtern.

Im gegebenen Falle ist also zu entscheiden, ob das Herz zu klein angelegt, zurückgeblieben, ungenügend gefüllt oder ungünstig projiziert ist. Nur wo die beiden letzten Möglichkeiten sicher ausgeschlossen werden können, darf von einem hypoplastischen (FR. KRAUS), einem zu klein gebildeten Herzen gesprochen werden.

Beziehungen des kleinen Herzens zu anderen Störungen des Körperbaues. In manchen Fällen findet sich neben dem kleinen Herzen eine enge Aorta, während die Pulmonalis oft weiter als gewöhnlich ist (BENEKE). Es soll aber auf die schwierige Frage der engen Aorta hier nicht weiter eingegangen werden, da wir uns später noch einmal genauer damit beschäftigen müssen. Höchstens mag erwähnt werden, daß nach v. HANSEMANN bei der engen Aorta gewöhnlich alle Bestandteile der Wand verringert sind: Elastische Fasern, Muskulatur, Bindegewebe, Vasa vasorum; zuweilen findet man nur die elastischen Fasern weniger ausgebildet. Die Aortenklappen sind meistens außerordentlich zart, durchscheinend, oft gefenstert. Die mikroskopische Untersuchung ergiebt keinen besonderen Befund.

Das kleine Herz, mit oder ohne Veränderungen der großen Gefäße, ist häufig verbunden mit allgemein schmächtigem Körperbau, *Habitus asthenicus.* STILLER, dessen Name mit diesem Habitus verbunden ist, nennt unter anderen folgende Merkmale: „Schlecht genährt, muskelschwach, zarte, in schwereren Fällen übermäßig lange Knochen, Haut dünn und blaß, Hals lang, Brustkorb lang, schmal und seicht, Schlüsselbeine und Schulterblätter vorspringend, Rippen stark abfallend, Zwischenräume weit, obere und untere Brustapertur eng, Costa decima fluctuans, Herzdämpfung klein, Puls niedrig und weich, Zahl erhöht und schwankend, Bauch klein und flach, Magen, Nieren gesunken, Bindegewebe schlaff, Blutbildung und Nervenenergie geschwächt, Lendenlordose seicht, Hände und Füße klein. FR. KRAUS findet das kleine Herz besonders oft bei der „Kümmerform des Hochwuchses (Thorax ‚paralyticus‘)“. Der Brustkorb ist in diesen Fällen verhältnismäßig kurz, wenn auch absolut verlängert, das Centrum tendineum steht verhältnismäßig hoch, die Zwerchfellkuppel ist steil und abnorm tief eingewölbt. Weitere Merkmale des Kümmerns sind „stärkere kyphotische Krümmung der Brustwirbelsäule, starke Rippenneigung nach vorn, starke Einschnürung des knöchernen Thorax in der Mitte, besondere Enge der Rippeninterstitien in dieser Gegend, inspiratorisches Breiterwerden der Interstitien ober- und unterhalb dieser Thoraxpartie, abnormes Nahestehen von Rippenbogen und Crista ilei, starkes Vorspringen der Rippenwirbel nach hinten, Hervortreten der Scapula, Verengerung der oberen Thoraxapertur, Ausbleiben der zweiten HUETERschen Thoraxwachstumsperiode, *persistierendes Tropfenherz,* Kleinheit des oberen Bauchhöhlenraumes, allgemeine Muskelschwäche, gewisse vegetativ-nervöse und psychische Stigmata usw.“ Dieser Habitus ist es, „bei welchem das Tropfenherz weitaus am prägnantesten sich darstellt“ (FR. KRAUS). Ein Vergleich mit den von STILLER für den Habitus asthenicus angegebenen Merkmalen ergiebt ohne weiteres die enge Verwandtschaft der beiden Formen. Auf Einzelheiten ist hier nicht einzugehen, nur ein Punkt darf nicht unerörtert bleiben: das „Tropfenherz“. Ist das nun ein anderer Ausdruck für kleines Herz oder eine besondere Herzform? In seiner bekannten Abhandlung über pathologische Beziehungen zwischen Atmung und Kreislauf beim Menschen schreibt WENCKEBACH über Herzbeschwerden, die durch einen zu tiefen Stand des Zwerchfells hervorgerufen werden; „es handelt sich hier um ein *hängendes* Herz, ein Cor pendulum (Hängeherz), das ‚dropping heart‘ der englischen Autoren. Das Organ nimmt dabei ungefähr die Form an, welche in Deutschland als ‚Tropfenherz‘ beschrieben wird“. Davon, daß diese Herzen gleichzeitig zu klein seien, ist nirgends die Rede. KRAUS weicht offenbar von dieser Ansicht ab, wie die Bezeichnung persistierend erkennen läßt, und versteht unter Tropfenherz, so scheint mir, ein kleines hängendes Herz: „Für den hypoplastischen Charakter des Tropfenherzens ..., also mindestens für *ein* bestimmtes wohlcharak- terisiertes Cor pendulum, berufe ich mich ... auf die pathologische Anatomie.“

Dieser Streit um das Tropfen- und Pendelherz taucht immer wieder in den einschlägigen Arbeiten auf. Eine Einigkeit ist bis jetzt nicht erzielt worden und wird nicht erzielt werden, denn Tropfen- und Pendelherz sind keine scharfen Begriffe, sondern Vergleiche, unter denen sich jeder was anderes vorstellen kann: Es giebt kleine, große, runde, längliche Tropfen und wenn einer von diesen Tropfen auf den Tisch fällt, giebts sogar einen breiten Tropfen. Deshalb sollte man auch das Tropfen- und Pendelherz fallen lassen und klare Bezeichnungen wählen. Das Röntgenbild des Herzens giebt Auskunft über Form, Lage und Größe des Organs. Drei klar bestimmte, von einander unabhängige Eigenschaften, von denen jede für sich näher zu charakterisieren ist: länglich, rundlich; hängend, liegend; groß, klein oder wie es der Befund gerade erfordert. WENCKEBACH selbst hat in der erwähnten ausgezeichneten Arbeit für ein Herz, das dem Zwerchfell nur in geringer Ausdehnung aufliegt, die nicht mißzuverstehende Bezeichnung hängendes Herz geprägt. Warum also nicht dabei bleiben?

Wenn auch kleine Herzen häufig mit engen Gefäßen und schmächtigem Körper verbunden sind, so häufig, daß ein innerer Zusammenhang zwischen diesen Erscheinungen angenommen werden muß, kann doch auf der anderen Seite jede der Erscheinungen für sich auftreten. Es giebt also kleine oder regelrechte oder große Herzen mit engen oder regelrechten oder weiten Gefäßen bei schmächtigem oder regelrechtem oder gedrungenem Körperbau.

Das Krankheitsbild des kleinen Herzens. Handelt es sich um ein kleines Herz bei einem Menschen mit Habitus asthenicus, so ergiebt die Betrachtung das oben geschilderte Bild. Die Herzdämpfung ist klein, die Herztöne rein oder bei der Systole von einem accidentellen Geräusch begleitet, der Puls etwas klein und rasch. Die Röntgenuntersuchung zeigt ein kleines Herz, dessen Form regelrecht, kugelig oder länglich sein kann. Tiefer Stand des Zwerchfells mag die längliche Form begünstigen, ist aber nicht allein maßgebend für die Form. Das Elektrocardiogramm bietet keine charakteristischen Merkmale. Über die Häufigkeit des kleinen Herzens widersprechen sich die Angaben. DIETLEN glaubt, viele der als klein bezeichneten Herzen seien nur hängende Herzen und echte Kleinheit verhältnismäßig selten. In Verlegenheit kommen wir auch, wenn wir uns über

die Leistungsfähigkeit des Herzens äußern sollen, denn alle Verfahren, um sie zu prüfen, treffen gleichzeitig die Tätigkeit der Gefäße, die nervöse Regelung des ganzen Kreislaufapparates, die verwickelten Beziehungen zwischen Atmung und Kreislauf sowie die Ausbildung und Übung der Körpermuskulatur. Nur wenn alle diese Mitarbeiter des Herzens regelrechtes Verhalten zeigen, kann aus dem Ausfall der Prüfungen auf die Leistungsfähigkeit eines kleinen Herzens als solchen geschlossen werden. Übereinstimmend ist von den verschiedensten Forschern gefunden worden, daß Leute mit kleinem Herzen durchaus körperlich leistungsfähig sein können (KÜLBS, R. GEIGEL). Wenn auch genauere Angaben über den übrigen Befund fehlen, so darf doch wohl angenommen werden, daß es sich in diesen Fällen um Menschen handelt, die sonst im wesentlichen harmonisch entwickelt sind.

KÜLBS hat beobachtet, daß ältere Leute mit kleinen Herzen und vor allem solche, die einen schweren Beruf hatten (Schlosser, Maurer, Metzger, Landwirte usw.), den Anstrengungen des Feldzuges weniger gewachsen waren. Diese Feststellung ist wichtig, weil sie zeigt, daß der Erstarkung des Herzens durch Übung Grenzen gesetzt sind, die nicht ungestraft überschritten werden können. Manche kleine Herzen scheinen überhaupt keiner nachweisbaren Hypertrophie und Erweiterung fähig zu sein (TALLQUIST, WEISER). Werden an sie Ansprüche gestellt, die nur durch Erweiterung und Hypertrophie erfüllt werden können, dann versagen sie.

Zusammenfassend darf gesagt werden, daß die Kleinheit eines Herzens nie allein, sondern nur unter Berücksichtigung aller wesentlichen am Kreislauf beteiligten Kräfte einem Urteil über die Leistungsfähigkeit des Herzens zugrunde gelegt werden darf. Und auch dann bleibt es noch eine offene Frage, ob selbst beim gesunden Menschen Muskelmasse mit Leistungsfähigkeit gleichgesetzt werden darf. Die vom Sport her bekannten Typen der Steher und Flieger deuten darauf hin, daß qualitative Unterschiede bestehen können, über die wir bis jetzt nicht unterrichtet sind. Hier darf auch daran erinnert werden, daß SCHIEFFERDECKER erhebliche Unterschiede der Kerngröße in den Muskeln der einzelnen Herzen fand, während die gesamte Kernmasse etwa gleich war; er hält es für möglich, daß die Muskeln mit größeren aber weniger Kernen leichter versagen als die kleinkernigen Muskeln.

Die Behandlung des kleinen Herzens hat vor allem die Tätigkeit der accessorischen Herzen möglichst zu entwickeln und die den Kreislauf regelnden Kräfte zu unterstützen. Wir wissen, daß ungeübte Muskeln weniger sparsam arbeiten und leichter ermüden; beides geht mit einer stärkeren Belastung des Kreislaufes einher. Wir wissen ferner, daß durch Muskeltätigkeit der peripherische Kreislauf, insbesondere der venöse Rückfluß zum Herzen und damit die Herzfüllung gefördert werden. Den günstigen Einfluß der Atmung auf die Zirkulation und die wichtige Rolle des Zwerchfells dabei haben wir früher besprochen, ebenso die Bedeutung der Herz- und Gefäßnerven. Wir werden also für eine gleichmäßige Durchbildung der Körpermuskulatur sorgen, Atemübungen machen lassen, wenn nötig den Zwerchfellstand durch eine Mastkur oder Binde heben, durch Luft, Sonne und Wasser günstig auf die Nerventätigkeit zu wirken suchen und ungesunde Lebensgewohnheiten (Alkohol, Nicotin, Nachtleben, Tee, Kaffee) abstellen oder beschränken. Körperliche und geistige Überanstrengungen sind zu verbieten. Die Beobachtung muß im einzelnen Falle über das richtige Maß von Übung und Ruhe entscheiden. Da bei dieser Behandlung das Herz in zweckmäßiger Weise gleichzeitig entlastet und geübt wird, so darf man hoffen, hierdurch das nach Lage der Dinge mögliche Maß von Leistungsfähigkeit zu erzielen.

Herz und Blutbeschaffenheit.

Es soll hier nicht die Rede sein von den Folgen, die Störungen der Herztätigkeit auf das Blut haben — darüber ist früher berichtet worden —, sondern umgekehrt von den Folgen, die Störungen der Blutbeschaffenheit auf das Herz und den Kreislauf ausüben.

Vermehrung der Blutmenge, Plethora, wurde schon von ERASISTRATOS als die Ursache mannigfacher Krankheitserscheinungen angesehen und, wenn auch mit weiser Beschränkung, durch Aderlaß von ihm bekämpft. Seitdem ist die Frage der Plethora nicht mehr zur Ruhe gekommen, ein Zeichen, daß es offenbar bis jetzt nicht gelungen ist, die gesamte Blutmenge beim Menschen zuverlässig zu bestimmen. So schreibt v. RECKLINGHAUSEN in seinem Handbuch der allgemeinen Pathologie des Kreislaufes, der physiologische Satz, daß die Blutmasse im Normalzustande annähernd $^1/_{13}$ des Körpergewichts betrage, habe kaum mehr wie eine konventionelle Bedeutung. Gleichwohl sprächen bestimmte Tatsachen dafür, daß es eine wahre Plethora gebe. Bei manchen Leichenöffnungen finde man eine immense Blutfüllung der großen Gefäße und Organe neben einer ungewöhnlich starken Herzhypertrophie; diese Hypertrophie müsse auf eine Vermehrung der Blutmenge zurückgeführt werden, weil sonst keine Ursache dafür in diesen Fällen nachweisbar sei. Zu Lebzeiten könne man als Zeichen der Plethora und erhöhten

Herztätigkeit einen vollen, großen, bisweilen gespannten Puls, Neigung zu aktiven Kongestionen, Hyperämien der sichtbaren geröteten Körperstellen feststellen. Wir bezeichnen heute dies Krankheitsbild als Polycythaemia hypertonica und glauben, daß die Erhöhung des arteriellen Widerstandes, nicht die Vermehrung der Blutmenge Ursache der Herzvergrößerung ist, weil in den Fällen von Polycythämie ohne Blutdrucksteigerung die Herzhypertrophie fehlt. Der Name Polycythämie sagt schon, daß die Zellen im Blute, und zwar die roten Blutkörperchen, vermehrt sind, über die Gesamtblutmenge ist damit noch nichts gesagt. Die Gesamtblutmenge sucht man heute in der Weise zu bestimmen, daß aus der Kohlenoxydmenge, die bei der Atmung gebunden wird, die Menge der Erythrocyten (GRÉHANT und QUINQUAUD, HALDANE und SMITH, PLESCH und andere) und aus der Verdünnung einer ins Blut gespritzten Farblösung die Plasmamenge errechnet wird (ROWNTREE, KEITH, GERAGHTY, GRIESBACH, SEYDERHELM und LAMPE). Man hat so gefunden, daß bei der Polycythaemia rubra (VAQUEZ-OSLER) die Erythrocytenmenge stark vermehrt, die Plasmamenge vermindert, die Gesamtblutmenge wesentlich gesteigert ist. Die Polycythaemia hypertonica (GAISBÖCK) und Vollblütigkeit bei chronischer Herzinsuffizienz zeigt eine gleichmäßige Vermehrung der Plasma- und Erythrocytenmenge. Die Wirkung der Vermehrung der Gesamtblutmenge auf das Herz und die Gefäße scheint gering zu sein. Jedenfalls braucht der Blutdruck nicht erhöht und das Herz nicht vergrößert zu sein. Verminderung der gesamten Blutmenge ist in manchen Fällen von Fettsucht (KEITH, GERAGHTY, ROWNTREE, GRIESBACH, HERZFELD, BROWN und KEITH) und Nierenleiden (SEYDERHELM und LAMPE) nachgewiesen worden. Die Wirkung auf den Kreislauf läßt sich hier aus dem Knäuel krankhafter Einflüsse nicht herauslösen. Sicher ist, daß eine Verminderung der gesamten Blutmenge bei Schrumpfnieren die Steigerung des Blutdruckes nicht hindert (SEYDERHELM). Im Tierversuch liegen die Verhältnisse einfacher. So fand SCHIFFER bei einem Hunde nach neuntägiger Hungerzeit die Blutmenge (nach WELCKER) um 50%, die orthodiagraphische Herzfläche um 23% vermindert. ERICH MEYER sah beim Tier auf Röntgenaufnahmen das Herz nach Aderlaß kleiner, nach Normosalinfusionen größer werden und konnte so einen Zusammenhang zwischen Herzgröße und Gefäßfüllung oder Blutmenge nachweisen, der beim Menschen durch das Verhalten der Herzgröße nach Blutungen bestätigt wird und damit praktische Bedeutung erlangt hat. Es darf dabei natürlich nicht vergessen werden, daß die Füllung des Herzens außer von der gesamten Blutmenge auch von der Blutverteilung, d. h. vom Tonus der Gefäße, im besonderen des Splanchnicus abhängt. Bei schweren Anämien kann ferner trotz verminderter Blutmenge eine Herzerweiterung aus Herzmuskelschwäche auftreten (MEYER, BECK und HOLMAN).

Polycythämie geht immer einher mit gesteigerter Viscosität des Blutes. Wir dürfen ihre Bedeutung aber wohl nicht zu hoch einschätzen, weder für die Höhe des Blutdruckes noch die Größe der Herzarbeit, weil es Polycythämien ohne Drucksteigerung und Herzhypertrophie gibt. Wahrscheinlich wird auch das Stromvolumen und damit die Herzarbeit der erhöhten Sauerstoffkapazität des Blutes entsprechend vermindert sein (KOCH).

Das Stromvolumen ist bei *Anämien* und *Chlorosen* vermehrt gefunden worden (v. WEIZSÄCKER, PLESCH, FAHR und RONZONE). Trotzdem muß damit gerechnet werden, daß das Herz an der Schlaffheit der ganzen Muskulatur teilnimmt und infolge ungenügender Ernährung nicht so hypertrophiert, wie es die Vermehrung der Arbeit eigentlich erforderte. Jedenfalls ist nach WOLFER im Tierversuch bei Anämie die Reservekraft, im besonderen die Ausdauer des Herzens herabgesetzt. Mikroskopisch fand er interstitielle fettige Infiltration geringen Grades und unerhebliche fettige Degeneration.

Das klinische Bild ist bekannt. Hier sei nur der Kreislauf berücksichtigt. Die Herztätigkeit beschleunigt; nach Anstrengungen unverhältnismäßig starke Erhöhung der Schlagzahl, Klagen über Herzklopfen, Atemnot. Der Blutdruck niedrig. Bei perniziöser Anämie sah KRAUS unter 47 eigenen Fällen 30mal eine Vergrößerung der Herzdämpfung, die im Röntgenbild das rechte wie das linke Herz betraf und im Verlauf der Krankheit zunahm; unter 82 Fällen der Literatur fand er 32mal Vergrößerung der Herzdämpfung angegeben. Von den 47 Fällen hatten 42 ein systolisches, 8 auch ein diastolisches Geräusch; bei 24 eigenen Leichenöffnungen wurde 22mal, bei 62 Fällen der Literatur 57mal fettige Degeneration des Herzmuskels nachgewiesen. Über Krankheitserscheinungen im peripherischen Kreislauf (Ödeme, Thrombosen) wird später berichtet werden.

Bei *Leukämien* kann auch das Herz der Sitz leukämischer Infiltrate sein. Über dadurch hervorgerufene Störungen ist nichts Genaueres bekannt.

Herz und Schilddrüse.

Wenn wir uns jetzt den Beziehungen zwischen Herz und Schilddrüse zuwenden, so betreten wir schwieriges, umstrittenes Gebiet. Aus der Fülle der oft einander widersprechenden Befunde möchte ich für die hier vorliegende Frage folgende Tatsachen herausheben. Die Strumektomie wirkt bei Basedow (REHN und andere) und bei Kretinismus (HOLZ) günstig. Erscheinungen von BASEDOWscher Krankheit und Myxödem können gleichzeitig bestehen; im weiteren Verlauf solcher Fälle kann die BASEDOWsche Krankheit im Myxödem und umgekehrt das Myxödem in der BASEDOWschen Krankheit aufgehen (KAUFMANN). Basedow wird durch Jod gewöhnlich verschlimmert, Myxödem und Kretinismus gebessert. Bei beiden Krankheiten kann die Beteiligung der verschiedenen Organe im einzelnen Falle verschieden sein. Daraus lassen sich folgende, wie mir scheint einigermaßen berechtigte Schlüsse ziehen.

1. Die BASEDOWsche Krankheit beruht nicht auf einer einfachen Steigerung, Kretinismus und Myxödem nicht auf einer einfachen Herabsetzung der Schilddrüsentätigkeit. Es muß vielmehr angenommen werden, daß in beiden Fällen ein krankhaftes Schilddrüsensekret gebildet wird und auf den Körper wirkt. Das würde auch den günstigen Erfolg der Operation hier wie dort erklären: Die krankhaften Teile werden beseitigt, die gesunden gewinnen die Oberhand. Dabei mag eine durch die Operation ausgelöste Neubildung von gesundem Gewebe mitwirken.

2. Bei der BASEDOWschen Krankheit wird zu viel, beim Kretinismus und Myxödem zu wenig Jod im Körper wirksam.

3. Die Krankheitserscheinungen hängen nicht nur von dem krankhaften Schilddrüsensekret ab, sondern werden zum Teil dadurch bestimmt, wie die einzelnen Organe auf Grund ihrer konstitutionellen Veranlagung und Einstellung zu den übrigen regelnden Einflüssen (innere Sekretion, Nerventonus) auf das krankhafte Sekret reagieren.

Da die Schilddrüse das in den Körper gelangende Jod in eine komplizierte organische Verbindung gewissermaßen einkapselt, so ist diese Verbindung offenbar die Form, in der das Jod ungehindert und ohne unzweckmäßige Nebenwirkungen zu seinen Erfolgsorganen gelangen und dort verwertet werden kann. Abweichungen von dieser Form mögen dazu führen, daß entweder zu viel oder zu wenig Jod, und zwar zum Teil am unrichtigen Orte wirksam wird. Diese von KLOSE vertretene Theorie würde manche, sonst schwer verständliche Befunde zu erklären vermögen. Ich führe folgende an: Der Preßsaft von Basedowschilddrüsen ist für geeignete Versuchstiere giftig, der Preßsaft von gesunden Schilddrüsen nicht. Die Operation wirkt nicht immer so günstig, wie nach der Regel zu erwarten; hier dürften gerade die noch gesunden Teile der Schilddrüse mit entfernt und überwiegend krankes Gewebe zurückgeblieben sein. Kleinste Jodgaben können zuweilen beim Basedow nützen (NEISSER), vielleicht, weil der geringe Reiz die Tätigkeit der Schilddrüse mehr oder weniger auf die normale Bahn zurückführt. Die Fälle, in denen nur einzelne Organe Basedowerscheinungen, andere das entgegengesetzte Verhalten zeigen (hypotonische Bradykardie bei Basedow, HERZ) könnten zum Teil darauf beruhen, daß das regelwidrige Schilddrüsensekret von bestimmten Organen verschieden verarbeitet wird. Mag dem sein wie ihm wolle, jedenfalls werden die üblichen Bezeichnungen Hyperthyreose und Hypothyreose den Tatsachen nicht gerecht und wir müssen uns wohl oder übel entschließen, die alten Namen zu verlassen. Man könnte vielleicht von Dysthyreosen mit überschießender und mit ungenügender Jodwirkung sprechen. Aber um nichts zu präjudizieren und möglichst kurz zu sein, wollen wir lieber eine sympathicotonische und eine vagotonische Thyreose unterscheiden. Daß außerdem eine Mischform zu unterscheiden sein wird, braucht kaum gesagt zu werden. Schließlich sind die Druckwirkungen zu berücksichtigen, die Vergrößerungen der Schilddrüse auf die Herztätigkeit ausüben können.

Bleiben wir gleich bei der letzten Frage stehen.

Mechanische Wirkungen von Schilddrüsenvergrößerung auf die Herztätigkeit.

Nach ROSE kann ein Kropf, der die Luftröhre einengt, durch Erschwerung der Atmung zu einer Vergrößerung des rechten Herzens führen. Bei der Einatmung wird das rechte Herz stärker gefüllt, weil wegen der Luftröhrenverengerung die Saugwirkung der inspiratorischen Kräfte auf die Brustorgane gesteigert ist; zur Überwindung der Stenose muß aber auch der Ausatmungsdruck erhöht werden und damit der Druck in den Lungengefäßen. Die vermehrte Füllung und der vermehrte Widerstand führen zu einer Erweiterung und Hypertrophie des rechten Herzens: pneumatisches Kropfherz ROSES. So einleuchtend diese Theorie auf den ersten Blick erscheint, hat sie doch Nachprüfungen nicht stand gehalten. Schon BLAUEL, OTFRIED MÜLLER und SCHLAYER fanden, daß der Herzbefund in keinem Verhältnis zu dem Grade der Luftröhrenverengerung stand, daß z. B. bei sehr starker Verengerung das Herz ganz regelrecht, bei leichter Verengerung deutlich vergrößert sein konnte. Auch BIGLER und neuerdings STEINER lehnen eine Herzvergrößerung infolge einer Trachealstenose ab. Wo eine Herzvergrößerung in den Fällen STEINERS nachweisbar war, betraf sie vorwiegend das linke Herz und konnte als thyreotoxische Erscheinung aufgeklärt werden. Sehr gründlich haben sich A. W. MEYER und SULGER mit dem Kropfherzen befaßt. Es wurden untersucht 125 aus derselben Gegend (Odenwald) stammende und gleichartig (doppelseitige Resektion mit Unterbindung aller vier Arterien nach ENDERLEN-HOTZ) operierte Fälle. Die Herzgröße wurde an Zeitaufnahmen, die den diastolischen Herzschatten scharf wiedergeben, bestimmt. Die Befunde sind in der nachstehenden Tabelle 14 zusammengestellt. Die Lehre vom pneumatischen Kropfherzen muß hiernach als recht zweifelhaft bezeichnet werden. SCHRANZ hat die Vermutung ausgesprochen, daß ein Kropf durch Druck auf die großen Herznerven eine Lähmung der das Herz versorgenden Gefäße und dadurch eine Hypertrophie und Erweiterung des Organs hervorrufen könne. Beweisende Beobachtungen für diese Annahme fehlen und die Erfahrung der Chirurgen bei ein- oder doppelseitiger Sympathicusresektion sprechen dagegen. Schließlich sind noch die Fälle zu erwähnen, in denen eine vergrößerte Schilddrüse auf die großen Halsgefäße, Venen oder Arterien, drückt und dadurch den Kreislauf stört. Die hierbei auftretenden Erscheinungen wechseln je nach der Lage des Falles und brauchen nicht besonders geschildert zu werden.

Tabelle 14.

	Vor der Operation				Nach der Operation				
	Herz von regelrechter Größe	Herz nach links vergrößert	Herz nach rechts vergrößert	Herz nach links und rechts vergrößert	regelr. große Herzen, die unverändert geblieben	regelr. große Herzen, die größer geworden	vergrößerte Herzen, die unverändert blieben	vergrößerte Herzen, die kleiner geworden	vergrößerte Herzen, die noch größer geworden
Hyperthyreosen	22	7	—	4	8	4	3	3	1
Tracheastenosen . . .	10	10	2	15	2	3	12	2	2
Hyperthyreosen und Tracheastenosen . .	22	4	—	10	—	1	6	—	—
Weder Hyperthyreosen noch Tracheastenosen	4	4	1	9	6	2	6	2	1
	58	25	3	38	16	10	27	7	4
		124				64			

Nach A. W. Meyer und Sulger.

Sympathicotonische Thyreose und Herztätigkeit.

Das Zusammentreffen eines Kropfes mit Herzklopfen ist zuerst von Parry[1] (1786) und Flajani (1780 und 1802) beschrieben worden; Parry lenkte auch schon die Aufmerksamkeit auf das Hervortreten der Augäpfel. Als einheitliches Krankheitsbild wurde diese Trias dann von Graves (1835) und Basedow (1843) eingehend geschildert und von Köben[1] (1855) auf eine Sympathicusreizung zurückgeführt. Seitdem ist die Frage der Basedowschen Krankheit nicht zur Ruhe gekommen, obwohl inzwischen die Kenntnis und das Verständnis der Wechselbeziehungen zwischen den Organen durch die Lehre von der inneren Sekretion in ungeahnter Weise erweitert worden ist.

Die *Entstehung* der sympathicotonischen Thyreosen ist noch nicht geklärt; auf die verschiedenen Theorien kann hier nicht eingegangen werden.

Bei der *Anatomie* müssen wir dem Verhalten der Schilddrüse und dem Verhalten des Herzens unsere Aufmerksamkeit schenken. In ausgesprochenen, d. h. Fällen mit deutlichen Basedowerscheinungen ist die Schilddrüse gewöhnlich mäßig vergrößert, doch entspricht die Größe der Schilddrüse keineswegs immer der Schwere der Krankheitserscheinungen. Infolge ihres Blutreichtums fühlt sie sich verhältnismäßig weich an. Mikroskopisch findet man Vergrößerung und regelmäßige oder unregelmäßige Wucherung der Epithelien; sie sind infolgedessen zum Teil mehrfach geschichtet, zum Teil bilden sie knospenartige Vorsprünge in das Follikellumen, meist geht eine reichliche Abstoßung von Zellen damit Hand in Hand. Die Drüsenfollikel und -läppchen sind vergrößert, die Kolloidsubstanz vermindert und dünner als normal, die Venen erweitert, im Zwischengewebe oft lymphocytäre Wucherungen (Lubarsch, Askanazy, Simmonds, Kocher, Spatz). Das gleiche Bild ergiebt aber die Untersuchung der Schilddrüsen Jugendlicher (Fr. v. Müller) und jugendlicher Kretins: „Kleine Kolloidbläschen mit wenig dünnflüssigem Kolloid, hohes kubisches bis zylindrisches Epithel, Papillenbildung, Lymphocytenherde" (Hotz). Der anatomische und im besonderen der mikroskopische Befund, soweit er hier geschildert ist, läßt also keinen ganz sicheren Schluß auf die Art der Funktionsstörung zu. Ferner muß gesagt werden, daß auch die Kolloidstruma zumal nach Jodgebrauch basedowähnliche Erscheinungen und Herzstörungen machen kann. Hier ist die Menge des Kolloids vermehrt, sodaß

---

[1] Buschan: Basedowsche Krankheit. Wien und Leipzig 1894. Eulenb.: Realenzykl. 1907. Mannheim: Morbus Gravenii. Berlin 1894.

die Follikel stark ausgedehnt und ihre Epithelien abgeplattet sind; oft reißen die Zwischenwände ein und die gesprengten Follikel verschmelzen zu mehr oder weniger großen Cysten. Das Kolloid ist meist dünnflüssig, körnig, schlecht färbbar.

Die *Untersuchung des Herzens* ergiebt nach Fahr in den Fällen, wo ein Kropf zu Erscheinungen gesteigerter Herztätigkeit geführt hatte, mehr oder weniger ausgesprochene Veränderungen. Schon dem bloßen Auge fällt neben einer Hypertrophie und Dilatation das trübe, glasige Aussehen des Herzfleisches auf. Mikroskopisch finden sich Entartung und Untergang von Muskelfasern[1], gleichzeitig entwickeln sich Bindegewebswucherungen, die später in Schwielen übergehen, sowie kleinzellige Infiltrationen im Zwischengewebe und um die Gefäße. Beim Basedow überwiegen die ersten, bei der Kolloidstruma die infiltrativen Vorgänge. Goodpasture, der in zwei Fällen von Hyperthyreoidismus neben älteren Herden frische Muskelnekrosen des Herzens sah, führt diese auf Fieber und Bronchitis der Kranken zurück; er glaubt, daß bei Hyperthyreosen das Herz besonders empfindlich gegen infektiöse und toxische Schädigungen ist. Hashimoto konnte bei Ratten nach Schilddrüsenfütterung in neun Zehntel der Fälle zellige Infiltrate, in einigen Fällen auch Degeneration von Muskelfasern nachweisen; obwohl also auch hier Veränderungen im Herzen gefunden wurden, so wollen sie doch nicht viel besagen, da zwischen der künstlichen Überschwemmung mit gesunder Schilddrüsensubstanz und der Wirkung einer krankhaften Schilddrüsentätigkeit grundsätzliche Unterschiede bestehen dürften. Ausnahmsweise können bei der Basedowschen Krankheit Herzveränderungen fehlen (Hezel). Kröpfe, die klinisch ohne Herzstörungen verlaufen, lassen auch anatomisch das Herz unberührt (Baurmann).

Das *Krankheitsbild* ist hier nur so weit zu schildern, als es das Verhalten der Schilddrüse und des Herzens betrifft. Auf die anderen Erscheinungen wie Abmagerung, Unrast, Verstimmungen, Zittern, Schweiße, Haarausfall, Exophthalmus, die Zeichen von Graefe, Stellwag, Möbius und auch die vasomotorischen Störungen soll nicht eingegangen werden. Die Vergrößerung der Schilddrüse hält sich, wie schon erwähnt, meist in mäßigen Grenzen; wo trotz ausgesprochener Erscheinungen kein sicht- und fühlbarer Kropf zu finden ist, muß an eine Struma substernalis gedacht werden. Die sog. Basedowstruma ist weich durch ihren Blutreichtum (Kocher), die aufgelegte Hand spürt oft ein feines Schwirren, daß dann auch bei der Auscultation nachweisbar ist; bei der Kolloidstruma fehlen diese Zeichen. Der Herzstoß ist verstärkt, erschütternd, stoßend, die Herztöne laut, die Schlagzahl gewöhnlich erhöht oder doch geneigt aus geringfügigen Anlässen unverhältnismäßig zu steigen, kurz die Herztätigkeit erregt oder erregbar. Die Erhöhung der Schlagzahl wird allgemein als thyreotoxische Acceleransreizung aufgefaßt und ist damit hinreichend erklärt. Die Verstärkung der Herztöne und des Herzstoßes ist nicht ganz so einfach zu deuten, weil nach dem Alles- oder Nichts-Gesetz von Bowditsch das Herz eine im Bereich seiner Kraft liegende Arbeit ganz oder gar nicht leistet, d. h. von der Reizstärke unabhängig ist. Die Stoffwechselsteigerung bei den Dysthyreosen mit überschießender Jodwirkung ist aber sicher nicht so groß, als daß durch sie eine Erhöhung der Herzarbeit herbeigeführt würde, die die genannten Erscheinungen erklären könnte. Nun hat schon G. Weber angenommen, daß beim verstärkten Herzstoß die Kontraktion schneller erfolge, ein zwingender Beweis fehlte aber bisher. Diese Lücke ist jetzt ausgefüllt. Bohnenkamp hat nachgewiesen, daß unter Acceleransreizung die Spannung und die Entspannung, also der Anstieg des Kammerdruckes bei der Systole und der Abfall bei der Diastole, in einer steileren Kurve verläuft. Der unscharfe Begriff der „er-

---

[1] In der Aussprache zu dem Vortrage Fahrs bemerkte Ceelen, daß auch er bei Basedowscher Krankheit scharf umschriebene Muskelnekrosen mit zelligen, hauptsächlich aus Fibroplasten bestehenden Reaktionshöfen gefunden habe.

regten Herztätigkeit" ist damit klargestellt: Es handelt sich um eine Beschleunigung der Schlagfolge und des Druckablaufes. Die Dämpfung und das Röntgenbild des Herzens zeigen anfangs regelrechte, später vergrößerte Maße; die Vergrößerung betrifft vorwiegend die linke Kammer. Dieser mit den Erfahrungen am Sektionstisch übereinstimmende Befund ist nicht ohne weitergehendes Interesse. Manche Gründe sprechen nämlich dafür, daß das Herz nur dann an Masse zunimmt, wenn die Arbeit der einzelnen Systolen erhöht ist, während keine Zunahme eintritt, wenn lediglich die Schlagzahl steigt (v. WEIZSÄCKER).

In unseren Fällen scheint für die Hypertrophie und Erweiterung auf den ersten Blick nur eine Zunahme der Schlagzahl in Betracht zu kommen; die müßte also allein genügt haben, um die Hypertrophie zu erzeugen, während ein Sinken der Herzkraft im weiteren Verlauf zur Dilatation geführt hat. Man kann aber auch annehmen, daß der Herzmuskel durch toxische Schädigung an Leistungsfähigkeit eingebüßt und dann Anfangsfüllung und -spannung gesteigert hat, um das Stromvolumen aufrecht erhalten zu können. In diesem Falle wäre die Arbeit der einzelnen Kontraktionen vermehrt und Hypertrophie wie Dilatation zu erklären nach den Regeln der Dynamik, wie sie bei den Klappenfehlern geschildert worden sind. Ob die anatomischen Befunde hinreichen, um diese Frage zu lösen, ist zweifelhaft. WEGELIN hält die entzündlichen und degenerativen Prozesse, die man finden kann, nicht für genügend, um daraus die Hypertrophie und Dilatation zu erklären. Der Leuchtschirm zeigt in ausgesprochenen Fällen eine zappelige, „flatternde" (DIETLEN) Herztätigkeit, d. h. wenig ausgiebige rasche Kontraktionen, und zwar sieht es so aus, als ob nicht nur die Diastole, sondern auch die Systole verkürzt ist (DIETLEN). Die Auscultation ergiebt in manchen Fällen reine Töne, in anderen ein funktionelles systolisches Geräusch. Von der Schlagzahl ist zu erwähnen, daß ihre Erhöhung in etwa $^4/_5$ der Fälle der Steigerung des Grundstoffwechsels entspricht (STURGIS und TOMPKINS). Die Regelmäßigkeit der Schlagfolge wird nicht selten durch Extrasystolen gestört, auch Vorhofsflimmern kommt öfters vor. Der Blutdruck kann niedrig, regelrecht oder erhöht sein.

Die Diagnose, daß Herzstörungen infolge einer sympathicotonischen Thyreose vorliegen, wird leicht sein in ausgesprochenen Fällen, d. h. dann, wenn so deutliche und mannigfaltige Reizerscheinungen des Sympathicus bestehen, daß sich ihnen die Herzstörungen als Teilerscheinungen zwanglos einordnen lassen. Schwieriger ist die Deutung in nicht voll oder nicht gleichmäßig ausgebildeten Fällen. Bevor man hier eine erregte Herztätigkeit als Folge einer sympathicotonischen Thyreose deuten wird, müssen andere Möglichkeiten ausgeschlossen werden, so Herzmuskelschädigungen durch Infektionskrankheiten, Überanstrengung, Alkohol, Nicotin, ferner Anämie, Chlorose, Kleinheit des Herzens, Tiefstand des Zwerchfells; es müssen aber auch außer der erregten Herztätigkeit noch andere Zeichen einer Thyreose nachweisbar sein, wie Vergrößerung der Schilddrüse, Neigung zu Abmagerung und diese oder jene aus dem typischen Krankheitsbilde bekannte Erscheinung. Gelingt dieser Nachweis nicht mit hinreichender Sicherheit, dann wird man bei der Diagnose Herzneurose stehen bleiben müssen. Ist die Schilddrüse nicht oder nicht deutlich vergrößert und bereitet dadurch der Deutung Schwierigkeiten, so ist mit größter Sorgfalt nach Jodanwendungen zu fahnden. An Kropfsalbe, Jodpinselungen bei Schmerzen, Verstauchungen, Zahnerkrankungen, Jodseife, Jodoform, Brunnen- oder Badekuren, Mittel mit unverfänglichem Namen, wie Airol, Isoform, Sanoform, Vioform, Mydrol, Isapogen, Eustenin, ist zu denken. In einem rätselhaften Falle erfuhr ich schließlich, daß der Kranke in einem Zimmer beschäftigt war, wo viel mit Jodkalilösung gearbeitet wurde; die Beschwerden gingen prompt zurück, nachdem er die Tätigkeit gewechselt und einen anderen Arbeitsraum bezogen hatte. Ein Kollege, Chirurg, sehr beschäftigt, bekam unangenehme Herzbeschwerden, die ihn sogar einige Male zwangen, sich während der Operation ablösen zu lassen. Kleine Joddosen, hin und wieder zur Vorbeugung eines Schnupfens genommen, waren die Ursache. Bei empfindlichen Menschen scheint Thymol die gleiche Wirkung haben zu können wie Jod[1].

Über den *Verlauf* läßt sich kaum etwas allgemein Gültiges sagen. Das eine Mal entwickeln sich die Herzerscheinungen ganz allmählich, halten sich dauernd in mäßigen Grenzen und gehen unter Umständen ebenso wie die krankhafte Tätigkeit der Schilddrüse von selbst wieder zurück. Ein andermal entwickelt sich die Krankheit sehr rasch und stürmisch, so daß nach ein oder zwei Jahren der Tod eintritt, wenn es nicht durch rechtzeitige Behandlung gelingt, eine Besserung herbeizuführen. Dann kommt es auch vor, daß eine ganz milde Form plötzlich in eine schwere übergeht, so z. B. während der Schwangerschaft. Durch Ereignisse wie das zuletzt genannte werden wir darauf hingewiesen, daß die Thyreose keine unabhängige Erkrankung der Schilddrüse ist, sondern in naher Beziehung zur Tätigkeit anderer Organe mit innerer Sekretion steht. Die soeben erwähnte, nicht seltene Verschlimmerung durch eine Schwangerschaft lenkt unsere Aufmerksamkeit auf die Geschlechtsorgane. Und tatsächlich giebt es außer dieser bei Schwangerschaft gemachten noch andere Beobachtungen, die für solche Beziehungen sprechen. So bemerkt v. ROMBERG, daß er thyreotische Erscheinungen nach Röntgenbestrahlungen von Myomen beobachtet habe, während F. M. GROEDEL in einem gleichen Falle nicht nur die Struma, sondern auch die damit einhergehende Herzschwäche schwinden sah. Noch inniger scheint der Zusammenhang zwischen der Tätigkeit von Schilddrüse und Thymus zu sein. In manchen Fällen von sympathicotonischer Thyreose hat man gleichzeitig eine Vergrößerung des Thymus gefunden; Entfernung dieses Organs besserte die thyreotischen Erscheinungen (CAPELLE und BAYER). Wir werden auf die Verhältnisse noch einmal zurückkommen, mußten sie hier aber schon erwähnen, um in die verwickelten Bedingungen hineinzuleuchten, die den Verlauf einer Thyreose beeinflussen können.

Die Behandlung hat vor allem zu versuchen, die krankhafte Störung der Schilddrüsentätigkeit zu beseitigen. Damit werden zugleich die Herzerscheinungen gebessert werden nach der alten Regel cessante causa cessat effectus. Unmittelbar können wir das Herz nur wenig beeinflussen. Die Digitalis läßt uns gewöhnlich im Stich, nur wenn schon Zeichen von Herzschwäche vorhanden sind, scheint sie einigen Nutzen zu stiften. Es ist zweckmäßig, sie zusammen mit Physostigmin zu geben, und zwar etwa Pulv. folior. Digitalis 0,05 und Physostigmini salicylici 0,0005 g dreimal täglich. Auch vom Physostigmin allein wird in leichten Fällen, die ohne Herzschwäche einhergehen, gutes berichtet (DE MEYER). Verminderung körperlicher Anstrengungen und seelischer Erregungen, Sorge für nahrhafte aber leichte, nicht zu fleischreiche Kost und für Schlaf, Liegekuren in mittlerer (400 bis 800 m) Höhenlage, Kühlschlange oder Eisblase aufs Herz sind Maßnahmen, die dem Allgemeinzustand und Herzen in gleicher Weise nützen werden. Um auf die Schilddrüse zu wirken, lasse ich gern eine Eisblase von mittlerer Größe auf sie legen und häufiger erneuern; die Eiskravatte ist weniger zweckmäßig, da sie zu schmal ist und zu rasch warm wird. Auch das Antithyreoidin MOEBIUS scheint günstig zu wirken, allerdings nur in leichten Fällen; man muß nicht zu kleine Dosen (3mal täglich 3 Tabletten) und diese lange Zeit, Monate hindurch geben, eine Forderung, die nicht selten an der Kostenfrage scheitert. Von anderen Mitteln und Maßnahmen seien Arsen, Eisen, Rodagen, Chinin, Salicyl, Natrium phosphoricum, Galvanisation des Halssympathicus genannt. Vor Jod wird fast allgemein

---

[1] EDENS: Med. Klin. **1917**, Nr. 30.

eindringlich gewarnt (RILLIET, KREHL, ROEMHELD, OSWALD). Es liegen aber doch
Mitteilungen vor, nach denen kleine Jodgaben bei Basedow günstig wirken können,
und zwar besonders auf das Körpergewicht, die Herzstörungen scheinen weniger
beeinflußt zu werden (OHLEMANN, NEISSER, LOEWY und ZONDEK, HILDEBRANDT).
NEISSER empfiehlt Sol. Kalii jodati 1 : 20, davon anfangs 3mal täglich 3 Tropfen,
dann je nach der Wirkung steigend bis 3mal täglich 20 Tropfen. Es giebt jedoch
Fälle, in denen das Mittel versagt (KOBES). Es scheint, als ob das Jod sich nur als
Vorbereitung für die Operation allgemeine Anerkennung erringen wird (PLUMMER
und BOOTHBY). Im ganzen sind die Erfolge der inneren Behandlung, das muß zugegeben werden, bescheiden und oft nicht befriedigend. Deshalb wird man in
allen schweren Fällen rechtzeitig die Operation oder Bestrahlung zu Hilfe rufen.
Es ist hier nicht der Ort, um diese schwierige Frage eingehend zu behandeln, die
Heilungsaussichten und die Gefahren gegeneinander abzuwiegen, die jedes der
beiden Verfahren bietet. Der innere Mediziner wird in gemeinsamer Beratung mit
dem Chirurgen und Röntgenologen entscheiden müssen, was im gegebenen Falle
zu geschehen hat.

Vagotonische Thyreose und Herztätigkeit.

Wir haben oben der sympathicotonischen Thyreose das Myxödem und den
Kretinismus gegenübergestellt, ohne auf die Frage einzugehen, wie das Verhältnis
des Myxödems zum Kretinismus ist. Sind es verschiedene Erscheinungen oder
verschiedene Entwicklungsstufen derselben Grundkrankheit oder selbst verschiedene Krankheiten? Beide Ansichten werden vertreten. Eins ist sicher, es
muß ein enger Zusammenhang zwischen den beiden Erscheinungen bestehen, denn
beim Kretinismus fehlen kaum je myxödematöse Hautveränderungen und beim
Myxödem auch wohl nie Zeichen geistiger Stumpfheit oder größerer Ermüdbarkeit. Auf der anderen Seite können bei schwerem Kretinismus die Hautveränderungen verhältnismäßig gering sein und von dem typischen Bild des Myxödems
abweichen — das Unterhautzellgewebe ist fettarm, nie mucinreich oder sulzig
(SCHOLZ) — und beim Myxödem die geistigen Fähigkeiten kaum nachweisbar
leiden. Nimmt man das dritte Glied des Krankheitsbildes, den Zwergwuchs, noch
hinzu, so darf man sagen, daß die Hauptsymptome weitgehend voneinander unabhängig sind (DIETERLE). Zum Teil hängt das natürlich damit zusammen, in
welchem Lebensalter die Schilddrüsenerkrankung auftritt, es mag aber auch die
Art der Schilddrüsenstörung nicht immer ganz die gleiche und die Empfindlichkeit
der Organe gegenüber dem krankhaften Schilddrüsensekret im einzelnen Falle
verschieden sein. Kurz und gut, die Verhältnisse sind verwickelt und noch nicht
genügend geklärt. Wir hätten deshalb gern die ganze Frage unberührt gelassen,
wenn nicht auch das Herz an dem wechselvollen Verhalten der Krankheitserscheinungen teilnähme. Bevor wir das näher ausführen, seien einige Bemerkungen über
das Grundleiden, die Schilddrüsenerkrankung, vorausgeschickt.

Von der Entstehung der Myxidiotie wissen wir wohl nur das eine Sichere, daß
ein Jodmangel dabei im Spiele ist. Worauf dieser Jodmangel beruht, ist aber noch
dunkel. Ob KLINGERs Ansicht, daß jodliebende Bakterien im Darm das Jod ab-
fangen und so dem Körper vorenthalten, die bis jetzt vergeblich gesuchte Lösung
des Rätsels bringt, muß die Zukunft lehren.

Der anatomische Befund ist recht mannigfaltig. Angeborener Mangel, angeborene Kleinheit, einfache Atrophie, fibröse, myxomatöse, cystische, kalkige Entartung, alles kommt vor; bei jugendlichen Kretins außerdem Epithelwucherungen,
lymphocytäre Infiltrationen, wie sie als Kennzeichen der Basedowschilddrüse
angegeben werden (HOTZ, HEDINGER). Beim Myxödem der Erwachsenen, das uns
hier beonders interessiert, findet sich gewöhnlich eine fibröse Atrophie.

Das Krankheitsbild. Es sei vorausgeschickt, daß bis jetzt nur beim Myxödem praktisch wichtige Herzstörungen nachgewiesen sind. Die Erscheinungen des Myxödems sind bekannt: Die Haut ist grau, gelblich livid, trocken, rauh, schilfernd, verdickt, das Unterhautzellgewebe sulzig geschwollen (Pseudolipome) und schmerzhaft (Adipositas dolorosa), Schweiß- und Talgsekretion herabgesetzt, der Haarwuchs gelichtet, die Haare struppig, der Stoffwechsel und die Körpertemperatur erniedrigt, die körperliche und geistige Beweglichkeit sowie Geschlechtstätigkeit vermindert; Sterilität, Amenorrhöe, schlechter Appetit bei vermehrtem Körpergewicht, Darmträgheit, geringe Harnausscheidung, Pulsverlangsamung. Beim Kinde kommt Hemmung des Knochenwachstums und der geschlechtlichen Entwicklung hinzu. Es ist Zondeks Verdienst, vor einigen Jahren gezeigt zu haben, daß nicht nur die seit langem bekannte Pulsverlangsamung, sondern auch Zustände schwerer Herzschwäche beim Myxödem vorkommen können. Er fand in solchen Fällen das Herz nach allen Seiten vergrößert, die Schlagzahl zwischen 50 und 60, die Kontraktionen auf dem Leuchtschirm auffallend langsam und träge[1], oft systolische Geräusche, wohl infolge relativer Klappeninsuffizienz. Der Blutdruck war meist normal. Auch bei starker Erweiterung des Herzens pflegen die Kreislaufstörungen gering zu sein: Kurzatmigkeit, besonders nach Anstrengungen, leichte Cyanose, Druckgefühl am Herzen. Stärkere Stauungserscheinungen sind selten. Im Elektrocardiogramm fehlen die Vorhofs- und die Finalschwankung. Die Beobachtungen Zondeks wurden bald von verschiedenen Seiten bestätigt (Assmann, Cory, Meissner, Zandrén, Fahr, Thacher und White). Als wichtigste neue Erkenntnis ist den Arbeiten zu entnehmen, daß sie Herzschwäche die am meisten hervortretende Erscheinung sein kann und im übrigen nur Andeutungen eines Myxödems gefunden zu werden brauchen (Zandrén). In diesen Fällen fehlen auch die Ödeme nicht, sie bilden sich aber weniger in den Körperhöhlen als im Unterhautzellgewebe aus, sind auffallend starr und lassen sich durch Drainage nur unvollkommen beseitigen. Zandrén wird wohl recht haben, wenn er zwei von Eppinger[2] als sog. „Myodegeneratio cordis" geführte Fälle hierher rechnet — sagt doch Eppinger selbst: Man werde bei ihnen an das myxödematöse Krankheitsbild erinnert. Es ist auch nicht nötig, daß man bei solchen Kranken eine Pulsverlangsamung findet, da die Herzschwäche als solche im entgegengesetzten Sinne wirkt. Ebenso braucht der Blutdruck nicht normal zu sein; die Kranken Zandréns z. B. hatten einen erhöhten Druck, angesichts des Lebensalters (60 und 69 Jahre) kein verwunderlicher Befund.

Die Diagnose des Myxödemherzens ist einfach, wenn deutliche Zeichen eines Myxödems bestehen. Wenn aber die Zeichen wenig ausgesprochen sind, dann wird man sie leicht übersehen, die Erweiterung und Schwäche des Herzens als Zeichen einer Myodegeneratio unbekannten Ursprunges auffassen und dementsprechend mit den üblichen Herzmitteln (Digitalis, Strophanthin, Coffein usw.) behandeln. Erst die Erfolglosigkeit dieser

Behandlung ruft Zweifel an der Deutung des Falles wach und bringt einen auf die richtige Fährte. Die überraschende Wirkung einer Thyreoidinbehandlung (etwa 3mal täglich 1—3 Tabletten Thyreoidin Merck zu 0,1 g) wird die Diagnose dann sichern. Die Herzerweiterung und die Herzschwäche bessern sich, gleichzeitig verschwinden die Ödeme, geht die erhöhte Pulszahl herunter, die niedrige in die Höhe, sinkt der — durch den Druck der Ödeme — gesteigerte, steigt der gesunkene[3] Blutdruck, nimmt das Elektrocardiogramm regelrechte Form an.

---

[1] Nach Kramer ist beim Myxödemherzen auch die Kontraktion der Skelettmuskeln in derselben Weise verlangsamt.

[2] Zur Pathologie und Therapie des menschlichen Ödems, Berlin 1917.

[3] Siehe Assmann: Münch. med. Wschr. 1919, Nr. 1.

Weitere Veränderungen der Haut, der Haare, Nägel, Temperatur, Psyche usw.
decken jetzt vielleicht Zeichen eines Myxödems auf, die man vorher wegen ihrer
Geringfügigkeit nicht als beweisend anerkennen konnte.

Mischformen

der sympathicotonischen und vagotonischen Thyreosen, der BASEDOWschen
Krankheit und des Myxödems sind wiederholt beobachtet worden (ULRICH[1], SATT-
LER, KAUFMANN und andere). Wir wollen uns hier nur so weit damit befassen, als
das Herz beteiligt ist. Daß beim Myxödem die Pulszahl erhöht sein kann, wurde
schon gesagt. Aber auch das Gegenteil kommt vor, Pulsverlangsamung bei Kranken mit Basedowerscheinungen. BAUER fand unter den Kropfkranken Tirols häufig
Haarausfall, Schweiße, Tremor, GRAEFEsches und MOEBIUSsches Zeichen verbun-
den mit Kleinheit der Gestalt, Fettsucht, Schwachsinn, Kältegefühlen, Neuralgien.
Das Herz war in diesen Fällen gewöhnlich nach links verbreitert, der Herzstoß
meist abgeschwächt, systolisches Geräusch besonders über der Pulmonalis, der
Puls nicht beschleunigt, aber bei Anstrengungen erheblich steigend, der Blutdruck
etwas niedrig. Neben dieser „torpiden, degenerativen Form des dysthyreotischen
Kropfherzens" trifft man auch eine „erethische Form", d. h. Herzen mit erhöhter
Schlagzahl, verstärktem Herzstoß, subjektiven Herzbeschwerden. Eine besondere
Form von Bradykardie mit Blutdrucksenkung bei BASEDOWscher Krankheit ist
von M. HERZ beschrieben worden. Um die Tatsache auszudrücken, daß bei einer
Schilddrüsenerkrankung die Herzerscheinungen im Vordergrund stehen, kann man
von einem Kropfherzen sprechen (KRAUS, CHVOSTEK).

Herz und Keimdrüsen.

Es ist bekannt, daß die Lehre von der inneren Sekretion und den Wechselbeziehungen der Organe ausgegangen ist von Versuchen mit Keimdrüsenpräparaten. Schon im Jahre 1869 hatte CLAUDE BERNARD die Ansicht vertreten, daß
alle Drüsen des Körpers an das Blut Substanzen abgeben, die für das regelrechte
Zusammenarbeiten der Organe notwendig seien, und sich damit auf den Standpunkt des HIPPOKRATES[2] gestellt, nach dem die Gesundheit des Körpers von der
richtigen Mischung seiner Säfte abhängt. 20 Jahre später berichtete der damals
72jährige Forscher, daß er in Selbstversuchen durch Einspritzung von Hodensaft
eine überraschende Steigerung der körperlichen und geistigen Leistungsfähigkeit
erzielt habe. ZOTH und PREGL konnten dann nachweisen, daß durch Hodenextrakt
bei gleichzeitiger Muskelübung die Muskelleistungen ganz wesentlich gehoben
werden können. Abgesehen von der damit verbundenen Förderung des peripherischen Kreislaufes berechtigt die Beobachtung zu der Vermutung, daß der Herzmuskel in gleicher Weise günstig beeinflußt werden könnte. Und tatsächlich ergaben Versuche von PROSCHANSKY am Katzenherzen eine Vermehrung des Stromvolumens bis zum Dreifachen, wenn er der Durchspülungsflüssigkeit Spermin
Poehl (1 : 20000 bis 1 : 4200) zusetzte. Dabei waren Schlagzahl, Amplitude und
Kranzgefäßdurchblutung erhöht. Das gilt aber nur für das geschwächte Herz;
beim gesunden ist die Wirkung des Spermins gering. Wir werden also beim Menschen eine günstige Wirkung von Keimdrüsenpräparaten auf die Herztätigkeit nur
dann erwarten dürfen, wenn Zeichen einer Herzschwäche bestehen, im besonderen
einer Herzschwäche infolge ungenügender Keimdrüsenarbeit. Darüber wissen wir
aber bis jetzt nichts recht Sicheres. Immerhin begegnet man öfters einem Krankheitsbilde, das, wie mir scheint, mit einer unvollkommenen Hormonwirkung der

---

[1] ULRICH, Ther. Halbmh. **1900**, 293.
[2] *Περὶ φύσιος ἀνθρώπου. Kap. IV.*

Keimdrüsen zusammenhängt. Meist handelt es sich um Frauen mit Neigung zu
einer Fettleibigkeit, die schon frühzeitig, besonders aber in den Entwicklungs-
jahren, nach Geburten und in den Wechseljahren hervortritt; daneben findet
sich eine mehr oder weniger ausgesprochene Muskelschwäche und Schmerzhaftigkeit der Nerven und Nervenstämme. Die Menses setzen gewöhnlich ein oder
mehrere Jahre später ein und sind spärlich, das Herz kann regelrechte, aber
auch etwas kleine oder große Maße zeigen, die Pulszahl in der Ruhe regelrecht,
geht bei geringen Anstrengungen stark in die Höhe; dabei Klagen über Druckgefühl und Herzklopfen, Atemnot und rasche Ermüdbarkeit. Der Blutdruck normal oder etwas niedrig. Wohl immer sind außer den Keimdrüsen noch andere
Organe mit innerer Sekretion, im besonderen Schilddrüse und Hirnanhang beteiligt. Die meist wiederkehrende Angabe, daß die Periode gering ist, darf aber
doch wohl als Hinweis auf eine herabgesetzte Tätigkeit der Ovarien verwertet
werden. Ich habe den Eindruck gewonnen, daß Eierstockpräparate günstig auf
das gesamte Krankheitsbild wirken. Gewöhnlich wurden 3 mal täglich 2 Novarial-
tabletten Merck verordnet. Recht häufig findet man in den Wechseljahren
Kreislaufstörungen. Die „fliegenden Hitzen", Wallungen sind allgemein bekannt. Auch Blutdrucksteigerungen werden oft beobachtet (PELNÁR, JAGIEZ
und SPRENGLER, MEIER), in manchen Fällen scheinen sie durch Ovarienpräparate
gebessert zu werden. Dasselbe gilt von den Herzbeschwerden im Klimakterium:
Herzklopfen, Herzschmerzen. Wie weit es sich dabei um Alters-, wie weit um
Ausfallserscheinungen handelt, wird sich nicht immer entscheiden lassen.

Die Tatsache, daß sich bei Frauen mit Uterusmyomen öfters Herzstörungen
finden, hat dazu geführt, ein eigenes Myomherz anzunehmen. Nun unterliegt es
keinem Zweifel, daß Myome auf mannigfache Weise von Einfluß auf das Herz sein
können. Jahrelang dauernde Blutungen mit Krankenlager oder auch ungenügender Schonung und Gebrauch verschiedener Mittel, Verdrängungen der Bauchorgane, Hochdrängung des Zwerchfells, Hemmung seiner Tätigkeit, Druck auf
die großen Bauchgefäße, Altersveränderungen wie Fettleibigkeit und Arteriosklerose, schließlich auch noch verwickelte Wechselwirkungen zwischen den Geschlechtsorganen und der Schilddrüse — jede dieser Möglichkeiten kann auf ihre
Art das Herz schädigen oder seine Arbeit stören, wie hier nicht weiter dargelegt
zu werden braucht. Daß darüber hinaus ein Myom als solches besondere Wirkungen auf das Herz ausübt, hat sich bis jetzt nicht nachweisen lassen und ist
auch nicht wahrscheinlich (WINTER, KREHL, NEU, KELLY und CULLEN und andere).

Herz und Hirnanhang.

Schon die ersten Versuche mit Hypophysenextrakten ergaben eine Wirkung
auf das Herz und die Gefäße — die Herztätigkeit wird verstärkt, der Puls verlangsamt (OLIVER und SCHÄFER). Weitere Untersuchungen zeigten, daß dieser
Befund wohl die überwiegende, aber nicht die einzige Wirkung auf die Kreislaufsorgane wiedergibt; neben den drucksteigernden sind noch drucksenkende Körper
im Hirnanhang, und zwar finden sich die drucksteigernden im Hinterlappen,
während man über die drucksenkenden noch nicht recht ins klare gekommen ist.
Obwohl nun hierdurch sicher erwiesen ist, daß in dem Hirnanhang Stoffe gebildet
werden, die eine ausgesprochene Kreislaufswirkung haben, ist doch über Kreislaufstörungen infolge von Erkrankungen des Hirnanhanges so gut wie nichts
bekannt. Die Hauptaufmerksamkeit wird in den Krankheitsberichten immer
den bekannten Erscheinungen des Riesenwuchses, der Akromegalie und der
Dystrophia adiposogenitalis gewidmet, das Verhalten des Herzens und der Gefäße,
da es keine auffallenden Abweichungen bietet, kaum oder nicht berücksichtigt,
Nur ZONDEK berichtet, daß er in fünf Fällen von Akromegalie (bei Frauen nach

Entfernung von Uterus und Adnexen) eine Herzhypertrophie und geringe Blutdrucksteigerung gefunden habe; da diese Fälle wegen der Unterleibserkrankung nicht als rein gelten können, so müssen weitere Befunde abgewartet werden. Bei hypophysärem und infantilem Riesenwuchs fehlten in den Fällen ZONDEKS Hypertrophie und Druckerhöhung.

Am Krankenbett sind Hypophysenextrakte, im besonderen Pituitrin, bei Kollapszuständen mit wechselndem Erfolg (POHL) versucht worden, KLOTZ empfiehlt die Anwendung bei peritonitischer Blutdrucksenkung. PORAK sah nach einem Extrakt aus dem Hinterlappen den Blutdruck fallen, die Pulszahl einmal steigen, ein andermal sinken. Bei BASEDOWscher Krankheit wurde die Schlagzahl herabgesetzt, bei Myxödem gesteigert, der gesunkene Druck bei ADDISONscher Krankheit gehoben. Der Erfolg hängt offenbar weitgehend von der Herstellung des Extraktes ab. Größere Sicherheit wird erst durch Versuche mit reinen Körpern gewonnen werden, wie sie von FÜHNER dargestellt worden sind. Und selbst dann werden die Wechselbeziehungen des Hirnanhanges zu anderen Organen mit innerer Sekretion der Deutung noch genügend Schwierigkeiten bereiten.

Herz, Thymus und Lymphapparat.

Der Zusammenhang plötzlicher Todesfälle mit einer Vergrößerung des Thymus ist wohl zuerst von FELIX PLATER[1] erkannt worden. Seine Beobachtung wurde später von verschiedenen anderen Forschern bestätigt und diese Anfälle von Asthma (Stimmritzenkrampf) bei Kindern als Asthma thymicum bezeichnet. Die Art, wie die vergrößerte Thymusdrüse zu den Anfällen führt, suchte besonders KOPP zu klären; er kam dabei zu der Ansicht, daß ein Druck auf den Nervus vagus und recurrens sowie auf das Herz und die großen Gefäße an den Erscheinungen schuld sei. Spätere Untersuchungen haben gezeigt, daß die Luftröhre, und zwar beim Rückwärtsbeugen des Kopfes, zusammengedrückt wird (GRAWITZ). Bald stellte sich jedoch heraus, daß nicht alle Fälle so erklärt werden konnten, weil die Vergrößerung des Thymus vielfach zu gering war. Besonders gilt das für den Thymustod älterer Kinder und Erwachsener. Hier setzen Untersuchungen von PALTAUF ein. Er fand in solchen Fällen nicht nur den Thymus, sondern auch die lymphatischen Apparate vergrößert und faßte die Thymusvergrößerung nur als Teilerscheinung einer allgemeinen Konstitutionsanomalie auf, des Status thymolymphaticus. Die plötzlichen Todesfälle bei Menschen, die diesen Status zeigen, werden folgendermaßen erklärt. „Unter dem Einfluß einer dauernden anomalen Ernährung und infolge von Störungen in der Herzbewegung, den Druckverhältnissen im Blutkreislaufsystem, wie sie wohl in einem abnorm veranlagten Organismus vorhanden sind, können nun in den nervösen, der Herzbewegung vorstehenden Zentren solche Veränderungen gesetzt werden, daß, wie bei einem lange und ohne auffallende Beschwerden getragenen Herzfehler, infolge plötzlicher Alteration der Herzbewegung durch Aufregung, abnorme Reize oder Hemmungen plötzlich Tod an Herzlähmung eintritt." PALTAUF sieht also den Thymustod als Herztod an und kann sich dabei auf den Befund stützen, daß in seinen Fällen die Herzen frische Erweiterung und auch körnige Degeneration zeigten. Aber diese Veränderungen dürften doch zu gering sein, um einen Herztod zu erklären und PALTAUF nimmt denn auch seine Zuflucht zu Veränderungen der nervösen Zentren des Herzens. Über solche Veränderungen ist jedoch bis jetzt nichts bekannt. Die Hypothese PALTAUFS kann deshalb nicht als hinreichend gestützt angesehen werden. Im übrigen ist nicht nur der von PALTAUF angenommene Zusammenhang zwischen Herztod und Status thymolymphaticus, sondern auch der Status thymo-

---

[1] Observ. in homin. affectibus plerisque libri tres. Basil 1614, 172; zit. nach FRIEDREICH.

lymphaticus selbst nicht über allen Zweifel erhaben. BARTEL faßt ihn als Teilerscheinung eines umfassenderen Status hypoplasticus auf, bei dem unter anderem eine ungenügende Ausbildung der Nebennieren oder doch des chromaffinen Systems (WIESEL) und der Gefäße (BRUGSCH) eine wichtige Rolle spielt. Im besonderen die Hypoplasie der Nebennieren ist zur Erklärung des Thymustodes herangezogen worden. Nach STOERCK fällt der Status thymolymphaticus mit dem hypoplasticus zusammen, er braucht dafür die Bezeichnung Lymphatismus. Nun haben aber neuere Untersuchungen ergeben, daß recht häufig bei Menschen ohne Thymus- und Lymphatismuserscheinungen vergrößerte Lymphapparate (GROLL) und ein persistierender Thymus (HAMMAR, JAMANOI) gefunden werden. Die Frage ist also noch nicht endgültig geklärt (JAFFÉ und WIESBADER), — dementsprechend sind unsere Kenntnis von den Beziehungen des Herzens zum Thymus und Lymphapparat nur mangelhaft. Es kommt hinzu, daß offenbar zwischen der Thymus- und Schilddrüsentätigkeit enge Wechselwirkungen bestehen, die die Beurteilung der Verhältnisse noch schwieriger machen als sie ohnehin schon ist. Als Befunde, die uns für die Beziehungen zwischen Thymus, Lymphapparat und Kreislauf hinreichend gesichert scheinen, dürfen wir aus den zahlreichen Untersuchungen vielleicht folgende herausgreifen.

Die Entfernung des Thymus im Tierversuch hat — außer der hier nicht zu behandelnden Hemmung der Knochenbildung, Myasthenie und Spasmen — zur Folge eine Vergrößerung der Schilddrüse (KLOSE und VOGT, MATTI) und der Nebennieren (MATTI). Die Entfernung des Thymus in einem Falle von BASEDOW bewirkte Senkung der Pulszahl auf regelrechte Werte, Aufhören des Herzklopfens, Hebung des Blutdruckes und Hämoglobingehaltes (CAPELLE und BAYER). Die Einspritzung von Thymusextrakt macht Pulsbeschleunigung und Blutdrucksenkung (SVEHLE). Ein vergrößerter Thymus kann durch Druck auf die Luftröhre zu Erstickungsanfällen und zum Tode führen (GRAWITZ), durch Druck auf die Vorhöfe und Gefäße die Herztätigkeit stören (LANGE, DENEKE), mit Hypoplasie der Nebennieren einhergehen und dadurch Kreislaufschwäche verursachen (WIESEL). Bei plötzlichem Tod von Kindern mit Status thymicolymphaticus konnte CEELEN in sechs Fällen lymphocytäre Infiltrate des Herzens als Ursache des Herztodes nachweisen. Man sieht, es liegen verschiedene Befunde vor, die als beweisend für einen Zusammenhang zwischen Erkrankungen des Thymus und des Herzens gelten können. Dieser Zusammenhang ist aber ziemlich verwickelt, teilweise an die Mitwirkung anderer Organe gebunden und deshalb in den einzelnen Fällen nicht immer gleich. Mechanische Druckwirkungen auf Luftröhre, Herz, Gefäße, Fernwirkungen auf Schilddrüse, Nebennieren, Muskel und Nerven, Entzündung und Entartung des Herzmuskels kommen hauptsächlich in Betracht.

Die Behandlung der Thymusvergrößerung hat zu versuchen durch Operation (VEAU und OLLIVIER) oder Bestrahlung (REGAUD und CRÉMIEU) die Vergrößerung zu beseitigen.

Herz und Nebennieren.

Schon ADDISON erwähnt unter den Zeichen der von ihm beschriebenen Erkrankung der Nebennieren neben allgemeiner Hinfälligkeit die Kreislaufschwäche. Daß diese tatsächlich auf den Ausfall der Nebennierentätigkeit zurückzuführen ist, dafür lieferten die Versuche von OLIVER und SCHÄFER mit Einspritzung von Nebennierenextrakten den Beweis: es trat Verlangsamung und Verstärkung der Herztätigkeit sowie Steigerung des Blutdruckes auf. Nachdem dann TAKAMINE als wirksamen Körper der Nebennieren das Adrenalin nachgewiesen hatte, ist die Wirkung dieses Körpers in so zahlreichen Versuchen erprobt worden, daß wir hier nicht darauf einzugehen brauchen, zumal, da in einem früheren Abschnitt seine Bedeutung als Kreislaufsmittel ausführlich gewürdigt worden ist.

In dem Maße, wie die Kenntnisse von der inneren Sekretion wuchsen, verstärkte sich das Streben, tieferen Einblick in die Tätigkeit der Nebennieren und ihre Störungen zu gewinnen. Man versuchte die Kreislaufschwäche bei der Diphtherie auf ein Versagen der Nebennierentätigkeit (LOESCHKE, GOLDZIEHER), die Blutdrucksteigerung bei Schrumpfniere auf eine Hypertrophie der Nebennieren (SCHUR, WIESEL) zurückzuführen, auch Blutdrucksteigerungen ohne Nierenleiden sollten auf einer Erhöhung der Nebennierentätigkeit beruhen und durch Röntgenbestrahlung günstig beeinflußt (ZIMMERN und COTTENOT), Arteriosklerose durch Nebennierengeschwülste hervorgerufen werden (WIESEL, KOLISKO, NEUSSER). Nachprüfungen ergaben dann, daß die Nebennieren bei der Diphtherie und Herzhypertrophie regelrechtes Verhalten zeigen können (INGIER und SCHMORL), daß die zur Erklärung der Nebennierenhypertrophie bei Schrumpfniere herangezogenen Verbindungen zwischen Nieren und Nebennierenarterien sehr wechseln (BEITZKE), Nebennierengeschwülste oft ohne Arteriosklerose verlaufen (BAYER) und Arteriosklerose ohne Nebennierenveränderungen (INGIER und SCHMORL), Nebennierenbestrahlung einseitig den Blutdruck nicht beeinflußt (STEPHAN) — kurz und gut, man hat offenbar in der ersten Begeisterung aus verhältnismäßig spärlichen Beobachtungen zu weitgehende Schlüsse gezogen, hat seine Erfahrungen multipliziert statt sie zu dividieren. Heute sind wir in der Nebennierenfrage zurückhaltender. Wesentlich dazu beigetragen haben die Schwierigkeiten, die sich einer zuverlässigen Messung des Adrenalingehaltes im Blute entgegenstellen. Es fand sich, daß das Adrenalin im Capillargebiet zerstört wird, und zwar nach ELLIOT nur in den Capillaren der großen, nach den neuen Untersuchungen von HÜLSE etwa zur Hälfte schon in den Capillaren des kleinen Kreislaufes. Ferner bilden sich bei der Gerinnung des Blutes Stoffe, die ähnlich wie Adrenalin wirken (O'CONNOR). Man darf also zu Bestimmungen nur arterielles, ungerinnbar gemachtes Blut verwenden. Wir müssen abwarten, was kommende Untersuchungen, die diesen Bedingungen genügen, bringen werden. Schließlich ist daran zu erinnern, daß Rinde und Mark ursprünglich zwei getrennte Organsysteme sind, die sich erst bei höher entwickelten Wirbeltieren vereinigen. In Fällen, wo trotz Zerstörung beider Nebennieren keine typischen Ausfallserscheinungen gefunden werden, ist deshalb mit Entwicklungsfehlern, versprengten Keimen, accessorischen Nebennieren zu rechnen.

Wenn der Leser aus dieser etwas langen Einleitung schließt, daß wir bis jetzt nicht allzu viel über den Einfluß von Nebennierenerkrankungen auf die Tätigkeit des Herzens und, wie gleich hinzugesetzt sei, der Gefäße wissen, so hat er das Richtige getroffen.

Herabsetzung der Nebennierentätigkeit führt zu Herzschwäche und Blutdrucksenkung. Das ist aus den Beobachtungen bei der ADDISONschen Krankheit bekannt. Anfangs können diese Erscheinungen wenig ausgesprochen sein, im weiteren Verlauf der Krankheit werden sie aber wohl nie vermißt. Der Puls ist klein, weich, beschleunigt, schon bei geringen Anstrengungen stellt sich Atemnot ein. Steigernd wirken die meist gleichzeitig vorhandene allgemeine Muskelschwäche und Blutarmut. Bei der Leichenöffnung findet sich in der Regel braune Atrophie des Herzens. Der Befund an der Nebenniere wechselt: einfache Atrophie, Cirrhose, Tuberkulose, seltener Syphilis.

Die Fälle von plötzlicher Ausschaltung der Nebennieren — Blutungen beim Menschen, Herausnahme im Tierversuch — gehen mit so schweren Allgemeinerscheinungen einher, daß die unmittelbare Herz- und Gefäßwirkung nicht sicher beurteilt werden kann.

Über Steigerungen der Nebennierentätigkeit ist noch wenig bekannt. Die Fälle, in denen eine Nebennierengeschwulst mit Hypertrophie des linken Herzens und der Aortenwand (KOLISKO), Drucksteigerung und Hirnblutung in jugendlichem Alter (NEUSSER), Atherosklerose bei einem zweijährigen Kinde (WIESEL) einherging, können wohl so gedeutet werden, es kann aber auch an eine Splanchnicusreizung durch die Geschwulst (LABBÉ, TINEL und DOUMER) gedacht werden. Die neuesten Untersuchungen (HÜLSE) haben bei Hypertension keine Erhöhung des Adrenalinspiegels im Blute nachweisen können, dagegen fand sich, daß das Blutserum von Kranken mit akuter Glomerulonephritis die Adrenalinwirkung steigert (HÜLSE).

Herz und Fettleibigkeit.

Wann ist ein Mensch fettleibig? Der Arzt wird gewöhnlich diese Frage unter Berücksichtigung der Größe, des Knochenbaues und der Muskulatur auf Grund der einfachen Betrachtung entscheiden und bei genügender Erfahrung vielleicht besser entscheiden, als wenn er sich an eine der Formeln hält, die für das Normalgewicht aufgestellt worden sind. Von diesen Formeln ist die BROCAsche am bekanntesten: Körperlänge in Zentimetern — 100 = Gewicht in Kilogramm. Nach BRUGSCH gilt die Regel nur für eine Körperlänge von 155—165 cm; bei einer Länge von 165—175 cm sind 105, bei einer Länge von 175—185 cm 110 abzuziehen. v. NOORDEN giebt als Regel: Körperlänge in Zentimeter $\times$ 430—480 = Gewicht in Gramm.

Von den *Ursachen der Fettleibigkeit.* Wir unterscheiden zwei Formen von Fettleibigkeit, eine exogene und eine endogene, eine infolge zu großer Zufuhr und eine infolge regelwidriger Verwertung der Nahrung. Da aber nach GRAFE, GRAHAM und KOCH überreiche Nahrungszufuhr die Verbrennung steigert und dadurch einem Fettansatz vorbeugt, so fragt es sich, ob nicht auch bei der Fettleibigkeit nach Überfütterung Regelwidrigkeiten der Verwertung mitspielen. Immerhin unterscheidet sich die nach Mästung aufgetretene Fettleibigkeit, abgesehen von der Nahrungsmenge, dadurch von der Fettleibigkeit aus inneren Gründen, daß sie verhältnismäßig rasch und sicher zurückgeht, wenn man die Zufuhr einschränkt und die Ausgaben steigert. Von der Fettleibigkeit aus inneren Gründen haben wir in den vorhergehenden Abschnitten schon gehört, daß sie bei manchen Störungen der inneren Sekretion beobachtet wird. Schilddrüse, Hirnanhang, Keimdrüsen sind hier beteiligt. Wir wollen hinzufügen, daß auch bei Geschwülsten der Zirbeldrüse Fettsucht gefunden worden ist (MARBURG, LOEWENTHAL). Damit ist die Zahl der Möglichkeiten aber nicht erschöpft, sondern nach neueren Untersuchungen ist außerdem der Einfluß trophischer Zentren in der Wand des dritten Ventrikels von großer Bedeutung. Das beweisen vor allem die Fälle, in denen die Fettleibigkeit offenbar den Bahnen trophischer Nerven folgt, z. B. nur die eine Körperseite betrifft (L. R. MÜLLER); auch der nur auf den Oberkörper beschränkte krankhafte Fettschwund gehört hierher. Wie weit diese Zentren, wie weit die Drüsen mit innerer Sekretion, wie weit eine Wechselwirkung zwischen beiden Faktoren im gegebenen Falle für krankhafte Fettpolster verantwortlich zu machen sind, läßt sich zur Zeit noch nicht sagen (LESCHKE, LEWY, TÖNNIESSEN).

Rein äußerlich unterscheidet sich eine Fettleibigkeit nach Mästung von einer auf inneren Gründen beruhenden gewöhnlich dadurch, daß bei der ersten das Fett gleichmäßiger verteilt ist, während bei der zweiten örtliche Fettansammlungen das Bild beherrschen.

Wenn man aber fragt, wie sich im besonderen das Organ verhält, über das hier berichtet werden soll — das Herz — so bereitet die Antwort Schwierigkeiten. *Der anatomische Befund des Herzens bei Fettleibigkeit* ist noch nicht so geklärt, wie es für eine sichere Beurteilung und Behandlung unserer Kranken erwünscht wäre. Das hat verschiedene Gründe. Bei fettiger Durchwachsung des Herzmuskels läßt sich nicht genügend sicher ermessen, in welchem Grade die Muskulatur infolgedessen geschwunden oder in ihrer Tätigkeit gehemmt ist. Ebensowenig wissen wir, wie eine „Verfettung" der Muskeln selbst zu deuten ist. Handelt es sich dabei um eine fettige Entartung der Muskelsubstanz, um eine Einwanderung von Fett in den Muskel, weil dieser geschädigt ist, um eine Fettspeicherung im Muskel infolge vermehrten Angebotes, um eine Umwandlung von lipoiden Stoffen des Muskels? Sehen wir von der heute bestrittenen fettigen Entartung oder Degeneration des Herzmuskels ab, so werden wahrscheinlich die drei anderen Möglichkeiten in den verschiedenen Fällen wechseln. Da bei gesunden Tieren Verfettung der Herzmuskelfasern durch reichliche Fettzufuhr erzeugt werden kann, ohne daß sonst mikroskopische Veränderungen der Muskelsubstanz und Störungen der Herztätigkeit nachweisbar sind, so muß wohl eine Fettspeicherung im gesunden Muskel als möglich zugegeben werden (WEGELIN). Sicher ist auch, daß mitunter Fälle von ungemein schwerer und fast diffus verbreiteter Verfettung der Herzmuskelfasern vorkommen, in denen die klinische Beobachtung bestimmt Zeichen von Herzschwäche bis zum Tode ausschließen konnte (LUBARSCH). Schließlich sind wir nicht genau darüber unterrichtet, wie lange Zeit es dauert, bis sich beim Menschen starke und ausgedehnte Verfettungen der Muskulatur entwickeln (LUBARSCH). Kurz und gut, wir wissen über den Zusammenhang zwischen Herzverfettung und Herzschwäche bis jetzt nichts Sicheres. Es liegt deshalb nahe, für die zweifellos oft zu findenden Erscheinungen von Herzschwäche bei Fettleibigkeit nach anderen Gründen zu suchen. v. KREHL denkt dabei an die Arteriosklerose. Er meint, daß „Fettdurchwachsung und brüchige Muskulatur gewiß nur höchst selten die einzigen Veränderungen eines sog. Fettherzens wenigstens in den Fällen sind, in welchen nicht ein einfaches Mißverhältnis zwischen Masse des Herzmuskels und des Körpers alle Funktionsstörungen erklärt. Ganz gewöhnlich treten vielmehr weitere Erscheinungen hinzu, vor allem Sklerose der Kranzarterien und die davon abhängigen Prozesse". Das trifft für einen großen Teil der Fälle sicher zu. Aber man findet doch nicht selten jüngere Leute, vor allem Mädchen und Frauen, die nicht einmal sehr fettleibig sind und doch ausgesprochene Zeichen ungenügender Herzkraft bieten. Arteriosklerose kommt hier nicht in Frage; auch braucht keine Chlorose oder Anämie vorzuliegen, die Menses sind im Gegenteil meist spärlich. Dagegen fällt die geringe körperliche Leistungsfähigkeit auf; Kraft und Ausdauer bei Muskelarbeit sind gering und lassen sich durch Übung auch bei gutem Willen nur wenig heben. Man hat den Eindruck, daß hier die ganze Muskulatur und mit ihr das Herz minderwertig ist. Solche Fälle deuten darauf hin, daß die Leistungs- und Übungsfähigkeit der Körpermuskulatur für unser Urteil über den Zustand des Herzens bei Fettleibigkeit wichtig ist und größere Beachtung verdient als man ihr oft widmet. Anatomisch werden diese Verhältnisse allerdings schwer zu fassen sein. Die pathologische Anatomie hat eben ihr Ziel, die Krankheitserscheinungen auf morphologische Veränderungen zurückzuführen, noch nicht erreicht und wird es wohl nie ganz erreichen, weil die Voraussetzung, daß den funktionellen Störungen stets für unser (auch bewaffnetes) Auge wahrnehmbare strukturelle Störungen entsprechen müssen, nicht haltbar ist (LUBARSCH).

Die Ursachen der Herzbeschwerden bei Fettleibigkeit können vorwiegend liegen im Herzen selbst oder im Verhältnis der Herzkraft zu der durch die Fettleibigkeit gegebenen Belastung des Herzens oder im Verhalten des peripherischen Kreislaufes.

Vom Herzen selbst haben wir gerade gehört, daß der Grad der Verfettung oder Fettdurchwachsung nichts Zuverlässiges darüber aussagt, ob und wieweit die

Leistungsfähigkeit des Organs gelitten hat. Die oft erwähnte brüchige und schlaffe Beschaffenheit der Muskulatur läßt auch keine Schlüsse zu, so lange nicht alle hierfür in Betracht kommenden Ursachen genügend berücksichtigt sind: Alkohol, Lues, Kranzgefäßerkrankungen, Blutdruck, Störungen der inneren Sekretion. Je sorgfältiger nach diesen Schädigungen geforscht und je vollständiger sie in die Rechnung eingestellt werden, um so sicherer wird das Urteil über die Rolle sein, die dem Herzen als solchem in dem verwickelten Zusammenspiel zukommt. Über manches wird die Beobachtung am Krankenbett, über manches die Leichenöffnung besser Auskunft geben, beide müssen deshalb zusammenwirken, um unseren Kenntnissen auf diesem Gebiet und damit auch der Behandlung eine möglichst feste Grundlage zu geben. Wichtig wird dabei im einzelnen Falle sein, welche Auffassung man sich von der Anlage des Herzens bildet. Klein angelegte Herzen, deren Masse und Kraft nur in bescheidenem Maße zunehmen können, werden durch Fettleibigkeit besonders gefährdet sein und frühzeitig versagen. Die Größe des Herzens ist bei Fettleibigen deshalb stets durch die Orthodiagraphie oder Fernaufnahme festzustellen und dabei nicht nur der vom Laien gefürchteten Herzerweiterung, sondern ebenso sehr dem zu kleinen Herzen die gebührende Aufmerksamkeit zu widmen.

Das Herz wird durch Fettleibigkeit in verschiedener Weise belastet: Das zu durchblutende Gefäßnetz ist vergrößert, die bei Bewegung zu leistende Arbeit der Körper- und mit ihr der Herzmuskulatur vermehrt, die Begünstigung der Herzarbeit durch die Atmung wegen der Hochdrängung des Zwerchfells vermindert, die Tätigkeit des Herzens durch die Raumbeengung und durch Fettumwachsung auch unmittelbar beeinträchtigt, und schließlich Lunge und Herz durch die Neigung zu Bronchialkatarrhen bedroht. So wird die Arbeit des Herzens durch Fettleibigkeit gleichzeitig erhöht und gehindert. Besteht außerdem allgemeine Muskelschwäche, so wird die rasch eintretende Ermüdung die Herzarbeit noch weiter steigern, weil bei Ermüdung die Muskeln weniger sparsam arbeiten und der Widerstand im arteriellen Kreislauf durch Umkehr der Gefäßreaktion zunimmt. In ähnlicher Weise kann eine die Fettleibigkeit begleitende Anämie die Herzarbeit erschweren. Hier kommt zu der leichteren Ermüdbarkeit noch die erschwerte Sauerstoffversorgung der Gewebe hinzu. Aber damit nicht genug. Auch die Arbeit der Gefäße wird durch die unwillkommene Bürde erschwert. Die Fettmassen im Bauch hemmen den großen Gleichrichter der Blutverteilung und des Blutdruckes, das Splanchnicusgebiet, und drücken das Blut in die Gegenden geringeren Widerstandes. Am augenfälligsten zeigt das oft der Kopf: Gesicht und Ohren rot und heiß, färben sich beim Bücken violett, die Schleimhäute gerötet und geschwollen. Verstärkt wird dies Verhalten dadurch, daß die Kranken meist bequem, in manchen Fällen auch muskelschwach sind und sich deshalb wenig körperliche Bewegung machen. So wird nicht genügend Blut vom Kopf und Bauch in die Körpermuskulatur gezogen, wird die Blutströmung in den peripherischen Gefäßen nicht genügend durch Muskeltätigkeit unterstützt. Beides, die Ungleichmäßigkeit der Blutverteilung und mangelhafte Förderung des Blutumlaufes schaffen ungünstige Bedingungen für die Zirkulation, erhöhen den Widerstand im Gefäßsystem und damit die Arbeit des Herzens. Endlich wirken vielfach noch andere Schädlichkeiten steigernd: Luxuskonsumption, Alkohol, Nicotin, und kommen besondere Krankheitsanlagen hinzu: Gicht, Nierenleiden, Diabetes — alles Dinge, die Herz und Gefäße ungünstig beeinflussen und erklären dürften, warum oft neben der Fettleibigkeit Blutdrucksteigerung und Arteriosklerose gefunden werden.

Das Krankheitsbild. Wie die Fettleibigkeit verschiedene Ursachen haben kann, so ist auch das Krankheitsbild nicht einheitlich. Rein äußerlich spricht sich das schon in den beiden Typen der Fettleibigkeit aus, dem vollblütigen und dem blutarmen; der erste findet sich hauptsächlich bei Männern und kräftigen, der zweite bei Frauen und schlaffen Naturen (IMMERMANN). Man darf sich aber bei dieser Unterscheidung nicht nur durch rote oder blasse Hautfarbe leiten lassen, da eine dicke, wenig durchscheinende Epidermis trotz regelrechter Blutbeschaffenheit die Haut blaß erscheinen läßt und dadurch Blutarmut oder Bleichsucht vortäuschen kann und umgekehrt — man denke nur an die blühend aussehenden Chlorosen. Auch die Beschaffenheit und Verteilung des Fettpolsters wechseln sehr. Einmal ist das Fett weich, schmiegsam, ein andermal fest, starr, talgig. Vielleicht, daß hierbei zum Teil der Wassergehalt mitspielt; wissen wir doch, daß der Wassergehalt des Fettes sehr schwanken kann (BOZENRAAD) und bei der Fettleibigkeit oft der Körper auch wasserreicher wird (v. KREHL). Von der Verteilung des Fettes war schon die Rede. Im ganzen scheint bei mehr gleichmäßiger Verteilung und jugendlichen Kranken das Fett weicher zu sein; besonders starr sind oft die Fettpolster an den Hüften, Schultern, Oberschenkeln bei Patienten mit Störungen der inneren Sekretion, wie mangelhafter Tätigkeit der Schilddrüse und Eierstöcke.

Eine der Hauptbeschwerden aller Fettleibigen ist die Kurzluftigkeit bei körperlicher Bewegung, zumal beim Bücken, daneben das bei solchen Gelegenheiten auftretende Herzklopfen und Gefühl von Beengung oder Druck am Herzen. Das Herz kann zu klein, regelrecht oder zu groß sein, je nach der Anlage und dem Zustand des Herzmuskels, dem Maß an körperlicher Bewegung und dem Verhalten des Gefäßsystems. Infolge der Hochdrängung des Zwerchfells liegt das Herz diesem breiter als gewöhnlich auf und bereitet dadurch einer Bestimmung seiner Größe oft erhebliche Schwierigkeiten. Aus diesem Grunde sagt auch die Lage des Herzstoßes, wenn er überhaupt fühlbar ist, nichts Zuverlässiges über die Größe des Herzens aus. Die Stärke des Herzstoßes, im Rahmen des ganzen Befundes von einem gewissen Wert für die Beurteilung der Herztätigkeit, läßt uns ebenfalls wegen der Fettüberlagerung oft im Stich. Die Herztöne sind gewöhnlich leise und dumpf. Der Puls kann recht verschieden sein: langsam oder doch verhältnismäßig langsam bei Fettsucht mit ungenügender Schilddrüsentätigkeit, in den anderen Fällen meist beschleunigt; oft klein und weich, oft kräftig und gespannt, je nach der Herzkraft und dem Widerstand im Gefäßsystem; der Blutdruck dementsprechend niedrig oder erhöht. Besonders die Kranken mit niedrigem Druck neigen zu Schwächeanwandlungen und Ohnmachten; aber auch bei hohem Druck sind Schwindelanfälle nichts Seltenes und als Vorboten eines Gehirnschlages gefürchtet. Im weiteren Verlauf treten die Erscheinungen der Herzschwäche mehr in den Vordergrund: Atemnot und Herzklopfen bei Bewegung sowie Pulszahl nehmen zu, es treten Stauungen und wassersüchtige Anschwellungen auf, der Kranke wird bettlägerig — doch wird hieran kaum je die Fettleibigkeit allein, sondern wohl immer das Zusammenwirken verschiedener Schädlichkeiten schuld sein, wie sie vorher erwähnt sind.

Die Behandlung hat sich zu richten nach den Ursachen, die der Fettleibigkeit sowie der Herz- und Kreislaufschwäche zugrunde liegen, und dem Grade, den die Störungen erreicht haben.

Bestehen ausgesprochene Erscheinungen einer Herzschwäche, so ist zunächst diese nach den üblichen Regeln zu behandeln: Bettruhe, Digitalis, wenn nötig außerdem Nitrite, Coffein, Morphium, Aderlaß — je nach der Lage des Falles. Gleichzeitig wird man versuchen den Kreislauf zu entlasten, indem man das im Körper vorhandene, überschüssige Wasser entfernt, gleichgültig, ob es noch in den Zellen sitzt oder sich schon in dem Zwischengewebe und den Körperhöhlen angesammelt hat. Von den für diesen Zweck empfohlenen Kostvorschriften ist am bekanntesten die KARELLsche Milchkur (siehe S. 224). Zu berücksichtigen ist bei dieser Kur, daß die gestattete Milchmenge nicht nur wenig Calorien, Flüssigkeit und Kochsalz, sondern auch wenig Eiweiß enthält. Bei älteren und schlaffen Leuten wird man deshalb zweckmäßig schon am 2. oder 3. Tag ein Ei zulegen und auch sonst die Kur mildern. MORITZ empfiehlt täglich 25 ccm Milch auf 1 kg des Sollgewichts, nicht des tatsächlichen Gewichts des Kranken, zu geben und diese Menge ($1^1/_2$—2 l im Mittel) auf fünf Mahlzeiten zu verteilen. Auch diese Verordnung ist nur unter Bettruhe, sorgfältiger Beobachtung und nicht zu lange durchzuführen (3—4 Tage), Einschränkung der Flüssigkeits- und Kochsalzzufuhr jedoch noch längere Zeit fortzusetzen. Der in den ersten Tagen eintretende, oft recht ansehnliche Rückgang des Körpergewichts beruht überwiegend auf Wasserverlust. Nach dem Abschluß dieser Periode ist zu überlegen, ob man das Körpergewicht durch ausreichende Ernährung zunächst unverändert halten und versuchen soll, durch Ruhe und die üblichen Mittel die Herzkraft zu heben oder ob man eine vorsichtige Entfettung wagen darf. Auf alle Fälle gehört der Kranke, solange ausgesprochene Erscheinungen von Herzschwäche bestehen, ins Bett; wird Massage gut vertragen, dann wird man sie zur Besserung der Zirkulation heranziehen. Bei der Regelung der Kost wird man auf genügende Eiweißzufuhr (120—150 g) bedacht sein; dazu etwa 35 g Fett und 120—150 g Kohlehydrate geben, so daß man auf eine tägliche Calorienmenge von rund 1300 kommt (v. NOORDEN). Fünf Mahlzeiten täglich. Flüssigkeit sind 1—$1^1/_2$ l täglich zu gestatten; zu den Hauptmahlzeiten sollte nichts getrunken werden, um eine lästige Überfüllung des Magens zu vermeiden. Sobald es der Zustand erlaubt, ist vorsichtig mit Bewegung anzufangen. Dabei steigt gewöhnlich das Gewicht zunächst wieder an, wohl durch Wasserretention in der Muskulatur.

Anders gestaltet sich die Behandlung, wenn das Herz so gut imstande ist, daß von vornherein körperliche Bewegung zur Entfettung herangezogen werden kann. Man fängt tastend an, vielleicht mit 3 mal täglich $^1/_2$ Stunde Gehen, steigert täglich um 3 mal 5 Minuten, so daß nach einer Woche 3 mal täglich eine Stunde zu gehen ist. Dann werden Steigungen, Berge oder Treppen, eingelegt, immer unter täglicher Prüfung des Herzens und Gewichts. Später kommen Leibesübungen an die Reihe: Turnen, Schwimmen, Rudern, Reiten, Tennis. Wann und in welchem Umfang läßt sich nur von Fall zu Fall entscheiden. Alle körperliche Bewegung hat vor den reinen Hungerkuren den Vorteil, daß Körper- und Herzmuskeln geübt werden und dabei an Masse zunehmen, es wird also Eiweißansatz erzielt. Ferner wird das Blut aus dem beengten Splanchnicusgebiet und vom Kopf mehr in die Muskulatur verlagert, also die Blutverteilung geregelt, es wird durch die Muskeltätigkeit der peripherische Kreislauf gefördert, es werden Atmung und Zwerchfellbewegung gesteigert und dadurch die Arbeit des Herzens begünstigt, die oft träge Darmtätigkeit angeregt, durch den Aufenthalt im Freien die Wärmeabgabe und damit der Stoffwechsel erhöht. Man wird darum aber nicht auf eine sachgemäße Regelung der Kost in der Art wie oben angegeben verzichten, doch muß dann die Calorienzahl in ein vernünftiges Verhältnis zum Maß der Bewegung gesetzt werden. Gewiß, der Kranke soll abnehmen, aber gleichzeitig frischer und leistungsfähiger werden. Erfolgt die Entfettung zu rasch und stark, dann wird der Patient schlapp und das Herz schlechter statt besser, ja es kann zu bedrohlichen Herzschwächen kommen. Neben sorgfältiger Überwachung der Herztätigkeit ist deshalb die Waage nicht zu entbehren. Anfangs wird eine Gewichtsabnahme von 2—3 kg, im weiteren Verlauf von $^1/_2$—1 kg in der Woche als richtiges Maß gelten dürfen. Eiweiß ist in der schon genannten Menge von etwa 150 g zu geben, mit Fett zu sparen, zur Sättigung füllende Kohlehydrate (Kartoffeln, Gemüse) und Obst empfehlenswert. Trinken während des Essens ist zu verbieten;

wenn die Speisen nur durch Kauen und Einspeichelung ohne künstliche Anfeuchtung des Mundes schluckfähig gemacht werden müssen, ist die Gefahr geringer, daß zu viel gegessen wird. Die bekannten abführenden Brunnenkuren wirken außer der im Regime vorgesehenen Verminderung der Nahrungsmenge und Steigerung der körperlichen Tätigkeit dadurch, daß sie den Durchgang der Speisen durch den Darm beschleunigen und die Ausnutzung herabsetzen. Wegen Einzelheiten muß auf die Werke über Stoffwechsel und Stoffwechselkrankheiten verwiesen werden.

Je mehr die Fettleibigkeit auf Überfütterung, je weniger sie auf inneren Störungen des Stoffwechsels beruht, um so besser werden die Erfolge sein, die man mit den angegebenen Maßnahmen erzielt. Leider läßt aber der Erfolg doch recht häufig zu wünschen übrig. Dann ist der Verdacht berechtigt, daß innere Gründe für die Fettsucht überwiegen oder allein verantwortlich sind. Hat man sich überzeugt, daß der Patient wirklich nicht zu viel ißt — man muß in diesem Punkte mißtrauisch sein —, so wird man jetzt zu Organpräparaten greifen. Schilddrüsen-, Hirnanhang- und Eierstockpräparate kommen in Betracht. Wegen der innigen zwischen ihnen bestehenden Wechselwirkungen, die bis jetzt nicht mit genügender Sicherheit beurteilt werden können, wird man verschiedene Substanzen gleichzeitig versuchen. Am vorsichtigsten muß man mit dem wirksamsten sein, dem Thyreoidin, zumal wenn keine faßbaren Erscheinungen myxödematöser Art nachweisbar sind. Fehlen die, so darf man mit großen Thyreoidingaben keine Entfettung erzwingen wollen, sondern sollte die obenbeschriebenen Entfettungsmaßnahmen höchstens durch kleine Gaben (0,1—0,2 g täglich oder einen Tag um den anderen) zu unterstützen suchen. Sorgfältige Beobachtung ist aber auch dann nötig. Hypophysispräparate machen zuweilen Herzklopfen, Eierstockpräparate bei Frauen mit Neigung zu Migräne Häufung der Anfälle. Allgemein ist zu sagen, daß die Organpräparate eine wichtige Ergänzung unserer Mittel zur Bekämpfung von Fettleibigkeit sind; sie sollten jedoch nicht allein verwendet, sondern dem allgemeinen Behandlungsplan eingepaßt werden. Leider muß gesagt werden, daß in manchen Fällen von Fettsucht, die zweifellos nicht auf Überfütterung, sondern auf inneren Gründen beruhen und deshalb für eine Behandlung mit Organpräparaten geeignet scheinen, kein Erfolg mit diesen Präparaten erzielt wird. Im übrigen sei wegen der Organtherapie auf die vorhergehenden Abschnitte verwiesen.

Herz und mechanische Arbeitsbedingungen.

Im Tierversuch kann man die mechanischen Bedingungen der Herzarbeit allein ändern. Auf diese Weise, durch Untersuchungen am isolierten Herzpräparat, haben besonders O. FRANK, H. STRAUB und C. J. WIGGERS unsere Kenntnisse von der Dynamik des Herzens auf sicheren Boden gestellt. Solange aber das Herz in das verwickelte Getriebe des Organismus voll eingeschaltet ist, werden alle Änderungen seiner mechanischen Arbeitsbedingungen gleichzeitig den Betrieb anderer Organe und so des ganzen Körpers treffen müssen. Wenn gleichwohl in dem vorliegenden Abschnitt bestimmte Herzstörungen als Folge von Änderungen der mechanischen Arbeitsbedingungen dargestellt werden sollen, so ist damit nur der übergeordnete Gesichtspunkt ausgedrückt. Die zahlreichen Fäden zu dem Betrieb des übrigen Körpers werden dabei so weit zu berücksichtigen sein, als nötig ist, um ein abgerundetes und in sich hinreichend geklärtes Krankheitsbild zu entwerfen.

Kreislauf und Muskeltätigkeit.

In Muskeln, die Arbeit leisten, ist der Stoffumsatz bis zum 20fachen, die Durchblutung bis zum 10fachen gesteigert (ZUNTZ). Dabei sind die Gefäße des

Muskels erweitert. Zum Teil beruht diese Erweiterung der Gefäße auf Reizen, die ihnen vom Zentralnervensystem zugehen, denn schon die Vorstellung einer Muskeltätigkeit genügt nach ERNST WEBER, um eine entsprechende Gefäßerweiterung herbeizuführen. Zum Teil dürften aber auch die Stoffwechselprodukte und -änderungen, die bei der Tätigkeit des Muskels in diesem entstehen, unmittelbar oder durch Vermittlung der regelnden Nerven erweiternd auf seine Gefäße wirken (LATSCHENBERGER und DE AHNA, ZUNTZ, HESS). Dazu kommen die Druck- und Saugwirkungen, die der Muskel bei seiner Zusammenziehung und Erschlaffung auf die Gefäße ausübt. Im besonderen dürfte diese Pumparbeit dem Blutstrom in den Venen zugute kommen; man kann sich ja beim Aderlaß leicht davon überzeugen, wie jede Muskelkontraktion den vorher gleichmäßigen Blutstrahl gewaltig verstärkt. Der Wassergehalt des Muskels nimmt während der Tätigkeit zu, der des Blutes ab (ZUNTZ und SCHUMBURG). Übung erhöht die Maximalleistung und Ausdauer des Muskels, setzt den Sauerstoffverbrauch herab (GRUBER, SCHNYDER), schiebt die Ermüdung mit ihren ungünstigen Folgen hinaus.

Wenn wir von den örtlichen zu den Fernwirkungen der Muskelarbeit übergehen, so ist leicht verständlich, daß die Steigerung des Sauerstoffbedarfes und der Kohlensäureproduktion bei der Muskelarbeit mit einer vermehrten Atemtätigkeit, die Steigerung der Durchblutung mit einem vermehrten Stromvolumen des Herzens einhergeht. Der Blutdruck verhält sich verschieden. Brauchen die Muskeln bei der Arbeit mehr Blut, so müssen andere Teile des Körpers weniger erhalten; wir wissen, daß dieser Ausgleich ganz überwiegend durch den großen Blutspeicher des Körpers, das Splanchnicusgebiet, besorgt wird. Da das Blut als inkompressibel und seine Menge praktisch als gleichbleibend angesehen werden darf, so hängt der Blutdruck außer von der Umlagerung einer bestimmten Blutmenge von den Venen in die Arterien davon ab, ob der Tonus der Bauchgefäße in demselben Maße, weniger oder mehr steigt, als der Tonus der Muskelgefäße sinkt. Im ersten Falle bleibt der Druck unverändert, im zweiten sinkt, im dritten steigt er. Willensanstrengungen, Aufmerksamkeit, Ermüdung begünstigen Steigerungen des Druckes, Übung vermindert die Steigerung oder läßt den Druck gleichbleiben, ja sinken. Als Regel ist gefunden, daß während der Arbeit der Druck steigt, und zwar um so mehr, je intensiver die Anstrengung und je schneller die Bewegung (GREBNER und GRÜNBAUM, MASING, MORITZ, KORNFELD und KIESSLING, M. CURDY und andere). Der Einfluß der Übung auf den Blutdruck ist vorwiegend durch Messungen nach der Arbeit dargetan worden. So berichtet DE LA CAMP, daß bei den Schneeschuhwettläufern am Feldberg die besten Läufer nur eine geringe Zunahme oder Abnahme ihrer systolischen und diastolischen Blutdruckwerte zeigten. Voraussetzung hierbei ist natürlich, daß die Herzkraft ausreicht, um die durch die Muskelarbeit von ihr geforderten Leistungen zu erfüllen. Bei ausgesprochener Herzschwäche wird durch Anstrengungen der Druck herabgesetzt (MORITZ).

Damit sind wir schon auf die Beziehungen zwischen Muskelarbeit und Herz übergeglitten. Die Wechselbeziehungen zwischen Blutdruck und Herztätigkeit sind eben zu innig, als daß man sie scharf trennen könnte. Dasselbe gilt von der Atmung. Ihre bereits erwähnte Verstärkung bei der Muskelarbeit darf deshalb in diesem Zusammenhang nicht übergangen werden; doch braucht hier nur darauf hingewiesen zu werden, weil diese Verhältnisse früher eingehend geschildert worden sind. Dagegen haben wir uns etwas näher mit dem Stromvolumen des Herzens zu befassen. Es wurde schon gesagt, daß es durch Muskelarbeit erhöht wird. Das Herz hat drei Wege, um die in der Zeiteinheit geförderte Blutmenge zu steigern, es kann die Schlagzahl vermehren oder das Schlagvolumen vergrößern oder gleichzeitig beides tun. Die Vermehrung der Schlagzahl bei Muskelarbeit ist schon lange bekannt, jedoch bis heute nicht ganz geklärt. Folgende Möglichkeiten kommen nach JOHANNSSON in Betracht: Miterregung der Herznervenzentren, reflektorische Erregung durch sensible Reize, Einwirkungen durch Stoffwechselprodukte aus den arbeitenden Muskeln, Änderungen der Kreislaufsverhältnisse durch die Tätigkeit der Vasomotoren und der Atmung. Wir müssen darauf verzichten, diese schwierige Frage im einzelnen zu erörtern und begnügen uns damit wiederzugeben, was R. TIGERSTEDT in seiner klassischen Physiologie des Kreislaufes sagt: „Die Stoffwechselprodukte scheinen, zum Teil wenigstens, das Herz direkt zu beeinflussen. In welchem Umfange sie möglicherweise auch auf die Herznervenzentren einwirken, darüber läßt sich zur Zeit nichts Sicheres sagen. Übrigens geht aus dem Verhalten der Pulsfrequenz nach Schluß der Arbeit hervor, daß die Einwirkung der Stoffwechselprodukte nicht sehr bedeutend sein kann, denn sonst ließe sich doch nicht das steile Herabfallen der Pulsfrequenz während der allerersten Augenblicke der Ruhe erklären. Die starke Steigerung der Pulsfrequenz während der Arbeit und der starke Abfall der Pulsfrequenz nach derselben sind daher mit großer Wahrscheinlichkeit auf die Leistungen der Herznerven zu beziehen. Dagegen scheint die mehr oder weniger andauernde, plateauähnliche Nachwirkung kaum in direkter Beziehung zu den Herznerven gebracht werden zu können, denn alles, was über diese uns bekannt ist, spricht gegen die Ansicht, daß lediglich eine Nachwirkung der Acceleransreizung vorliege. Es liegt viel näher anzunehmen, daß gerade hier die Stoffwechselprodukte die wirkende Ursache darstellen, und aus diesem Gesichtspunkte läßt es sich leicht verstehen, daß die Nachwirkung nach einer anstrengenden Arbeit so lange dauert.“ Klinische Beobachtungen lehren, daß die Zunahme der Schlagzahl bei den einzelnen Menschen unter vergleichbaren Bedingungen sehr verschieden sein kann; Übung setzt weniger die anfängliche Steigerung als die Zeit herab, in der die Schlagzahl wieder absinkt (STAEHELIN). Bei Rekonvaleszenten steigt die Schlagzahl stärker und sinkt nach der Arbeit langsamer (STAEHELIN). Atmungszahl und Atmungsgröße stehen in keinem festen Verhältnis zur Schlagzahl des Herzens (KOBY), und auch zwischen dem Verhalten des Blutdruckes und der Schlagzahl sind keine gesetzmäßigen Beziehungen nachweisbar (JAQUET).

Über das Strom- und Schlagvolumen bei Muskelarbeit, gemessen durch gasanalytische Methoden, liegen Mitteilungen vor von PLESCH und v. BERGMANN, LOEWY und LEWANDOWSKY, KROGH und LINDHARDT, KAHN und STEUBER, BORNSTEIN, DOUGLAS und HALDANE; HILL, LONG und LUPTON; EPPINGER, KISCH und SCHWARZ; MOBITZ, JARISCH und LILJESTRAND, KAUP und GROSSE. Durchweg wird angegeben, daß das Schlagvolumen bei der Arbeit vergrößert ist. Es kann aber auch gleichbleiben (DOUGLAS und HALDANE) oder infolge unverhältnismäßig starker Pulsbeschleunigung sinken (v. BERGMANN und PLESCH). Das Stromvolumen steigt, wird aber nicht nur durch die Größe der Arbeitsleistungen bestimmt, sondern auch durch den Grad der Ausnutzung des Blutsauerstoffes. Die Ausnutzung kann, unter anderem durch die Erweiterung der Capillaren des arbeitenden Muskels, wesentlich gesteigert sein; das Herz braucht dann das Stromvolumen entsprechend weniger zu vermehren (DOUGLAS und HALDANE; EPPINGER KISCH und SCHWARZ). Die Sauerstoffausnutzung bei der Arbeit kann aber auch unverändert bleiben oder sinken (KAUP und GROSSE). Neben den treibenden Kräften des Herzens und der Gefäße spielt hierbei der Chemismus der Muskeltätigkeit eine wichtige Rolle. So puffern Kranke mit Kreislaufschwäche die bei der Arbeit gebildete Milchsäure ungenügend ab; gleichzeitig sinkt die Sauerstoffausnutzung (EPPINGER, KISCH und SCHWARZ).

Über die Fehlerbreite der Methoden sind die Akten noch nicht geschlossen, sie scheint zum Teil ziemlich groß zu sein (JAQUET). Es ist daher wünschenswert, noch andere Untersuchungsverfahren zur Beantwortung der Frage heranzuziehen. Man könnte denken, die Größe des Herzens, wie sie im Orthodiagramm oder in der Fernaufnahme gefunden wird, sollte einen Schluß auf das Schlagvolumen gestatten. MORITZ und DIETLEN fanden während der Arbeit (Halten von Gewichten, Hochhalten beider Beine in Rückenlage) gewöhnlich eine Verkleinerung, seltener eine Vergrößerung, ZUNTZ bei Versuchen auf der Tretbahn grundsätzlich Vergrößerung während, Verkleinerung nach der Arbeit, BRUHNS und ROEMER beim Heben eines Beines im Stehen einmal Vergrößerung, einmal Verkleinerung, in vielen Fällen Wechsel von Vergrößerung und Verkleinerung während des Versuchs. Nach der Arbeit ist das Herz in der Regel kleiner (DE LA CAMP, MORITZ und DIETLEN und andere). Die Befunde sind also nicht einheitlich. Dabei ist zu bedenken, daß Änderungen der Herzform, die von Einfluß auf das Schlagvolumen sein können, wie Aufwärtsrücken der Vorhofkammergrenze und Zunahme des Tiefendurchmessers, im Orthodiagramm nicht zum Ausdruck kommen; auch Drehung des Herzens kann die Schattengröße in unberechenbarer Weise verändern (BRUHNS und ROEMER). Die Blutdruckamplitude als Maßstab des Schlagvolumens (MASING, JANEWAY, SAHLI, STRASBURGER) ist auch nicht zuverlässig. Aus den mit der Bolometrie oder Energometrie gewonnenen Werten lassen sich ebensowenig vertrauenswürdige Schlüsse auf das Schlag- und Stromvolumen des Herzens ziehen.

Zusammenfassend darf man wohl sagen: Die Verfahren zur Messung des Stromvolumens beim Menschen sind noch umstritten. Wenn aber bei angestrengter Muskelarbeit der Puls nur wenig steigt, so muß die durch die Arbeit nötig werdende Steigerung des Blutumlaufes wohl vorwiegend durch Vergrößerung des Schlagvolumen geleistet werden. Wahrscheinlich werden meistens Erhöhung der Schlagzahl und des Schlagvolumens zusammenwirken, wenn ein größeres Stromvolumen gefördert werden muß. Bei allen Untersuchungen ist im übrigen ein Punkt noch nicht genügend berücksichtigt worden, die Art der Arbeit. Die Arbeit wird bestimmt durch die Größen: Last, Hubhöhe, Zeit. Menschen mit langen, dünnen Muskeln werden Wegleistungen, Menschen mit kurzen, dicken Muskeln Kraftleistungen besser erledigen, weil die betreffende Arbeitsform dem Bau ihrer Muskeln mehr entspricht. Kraftleistungen stellen wegen der damit verbundenen Preßwirkung besonders große Ansprüche an die Leistungsfähigkeit des Herzens — während der Arbeit hindert der erhöhte Druck im Brustkorb die Füllung und Durchblutung des Herzens, nach der Arbeit wird das erschöpfte Herz durch das in den großen Venen gestaute Blut plötzlich überfüllt (J. MÜLLER).

Nachdem wir uns so die wichtigsten allgemeinen Beziehungen zwischen Kreislauf und Muskeltätigkeit ins Gedächtnis zurückgerufen haben, wollen wir uns den besonderen Fragen zuwenden, die am Krankenbett unsere Aufmerksamkeit beanspruchen.

Herz und Übungsmangel.

Durch Muskeltätigkeit wird das Herz gleichzeitig entlastet und belastet, geschont und geübt.

Muskeltätigkeit entlastet das Herz:

Sie setzt bei krankhafter Blutverteilung die Widerstände im großen Kreislauf herab oder verhindert unnötige Steigerungen,

weil sie für Gleichmäßigkeit der Blutverteilung sorgt, indem ein Teil des Blutes aus dem Splanchnicusgebiet in die peripherischen Gefäße gezogen wird;

weil sie durch Übung die Einstellung des vasomotorischen Gleichgewichtes zwischen den verschiedenen Gefäßbezirken begünstigt;

weil sie durch Übung absolute Kraft und Ausdauer erhöht und dadurch die Ermüdung mit ihrer Drucksteigerung und Umkehr der Gefäßreaktion hinausschiebt;

weil sie durch Übung das für die Bewegung nötige Maß von Aufmerksamkeit und Willensanstrengung herabsetzt;

weil sie durch Übung, wahrscheinlich wie bei den Vasomotoren, die Einstellung des Gleichgewichts zwischen der Schlagzahl und der Füllung des Herzens begünstigt. Schließlich entlastet Muskeltätigkeit das Herz,

weil sie durch Übung den Stoffumsatz bei der Arbeit vermindert;

weil sie die Herzarbeit durch Anregung der Atemtätigkeit erleichtert.

Muskeltätigkeit belastet das Herz,

soweit sie mit einer Vermehrung der Pulszahl, des Schlagvolumens und der peripherischen Widerstände im großen Kreislauf einhergeht.

Nun ist das Herz selbst ja auch ein Muskel, wir dürfen deshalb annehmen, daß die Belastung durch Übung dieselben günstigen Wirkungen auf den Herz- wie auf den Skelettmuskel haben wird: absolute Kraft und Ausdauer werden gesteigert, die Ermüdung hinausgeschoben, der Stoffverbrauch sparsamer, vorausgesetzt, daß die Kraft des Herzens durch die Belastung nicht überlastet wird.

Aus den angeführten Sätzen ergiebt sich ohne weiteres, in welcher Weise Mangel an körperlicher Übung die Leistungsfähigkeit des Kreislaufes und Herzens beeinträchtigen muß: die genannten günstigen Wirkungen der Muskeltätigkeit fallen weg und das Herz findet entsprechend ungünstige Arbeitsbedingungen, wenn einmal größere Anstrengungen gefordert werden.

Es ist Sache des Arztes zu beurteilen, ob im einzelnen Falle Erscheinungen von Kreislaufschwäche auf ungenügende Übung oder auf eine nur durch Schonung zu hebende Herzschwäche zurückzuführen sind. Bei dekompensierten Klappenfehlern oder Hypertensionen wird die Entscheidung meist leicht sein; da ist wohl immer eine Herzschwäche als Grundübel anzunehmen und möglichste Schonung durch Bettruhe usw. zu erstreben. Man kann sich allerdings hier auch einmal täuschen. So schwanden bei einem meiner Kranken die Stauungen erst, als er gegen das ärztliche Gebot aufstand und sich im Zimmer Bewegung machte. Schwieriger ist die Beurteilung, wenn der Kranke längere Zeit wegen einer Infektionskrankheit das Bett gehütet hat. In solchen Fällen lassen sich unmittelbare Schädigungen des Herzens und der Gefäße nicht immer sicher von der allgemeinen Herabsetzung der Leistungsfähigkeit trennen und es muß ein vorsichtiger Versuch entscheiden, ob Übung oder Schonung am Platze ist. Bei verzärtelten Kindern, Stubenhockern, verstaubten Schreibstubenmenschen mit Herz- und Kreislaufsbeschwerden ohne einen ausgesprochenen krankhaften Befund sollte man immer an Übungsmangel denken, bevor man etwa eine Neurose, Herzmuskelschwäche oder ähnliches diagnostiziert.

Über das Krankheitsbild ist wenig zu sagen. Die körperliche Leistungsfähigkeit ist herabgesetzt, schon bei geringen Anstrengungen treten Herzklopfen, Pulsbeschleunigungen, Kurzluftigkeit auf; Neigung zu Schwindel, Herzdruck und Ohnmachten, kalte Hände und Füße, Kopfweh, schlechter Schlaf, Stuhlträgheit — das sind so die Hauptbeschwerden, die den Kranken zum Arzt führen. Vorgeschichte, mangelhafte Ausbildung der Muskulatur vielleicht mit Fettleibigkeit verbunden, das Fehlen organischer Veränderungen werden meist eine sichere Diagnose gestatten, der gute Erfolg von Massage, Luft und Wasseranwendungen, systematisch gesteigerter Übung sie bestätigen.

Wenn wir jetzt übergehen zur Wirkung von Überanstrengung auf das Herz, so können wir unterscheiden zwischen Überanstrengung durch körperliche Arbeit und Überanstrengung durch Kreislauferschwerung.

Herz und Überanstrengung durch körperliche Arbeit.

Bei körperlicher Tätigkeit sind, wie wir gesehen haben, in der Regel Schlagzahl, Schlagvolumen und Blutdruck gesteigert. Die Arbeit des Skelettmuskels ist gleich Kraft mal Weg, die eines Hohlmuskels, wie es das Herz ist, gleich Druck mal Volumen. Längere und häufigere Steigerung dieser Arbeit führt beim Herz- wie beim Skelettmuskel zur Hypertrophie. Die Hypertrophie der Muskeln ist eine der Grundlagen, auf denen die günstige Wirkung der Übung auf den Kreislauf beruht.

Sie befähigt den Muskel, ohne Überanstrengung eine größere Arbeit längere Zeit zu leisten als ein nicht hypertrophischer Muskel. Leute, die schwere Arbeit leisten, haben entsprechend größere Herzen (SCHIEFFER). Nach genügend langer Ruhe nimmt die Herzmasse wieder ab. Für die Entwicklung einer Hypertrophie ist weniger die in einer bestimmten Zeit als die bei jeder Kontraktion geleistete Arbeit maßgebend. Die Vermehrung der Belastung und Dehnung der tätigen Muskelfaser ist es, die den Wachsreiz abgiebt (v. WEIZSÄCKER). Die Zahl der Kontraktionen spielt dagegen keine sicher nachweisbare Rolle.

Bei dieser Gelegenheit sei eine allgemeine Bemerkung über die Hypertrophie des Herzens bei körperlicher Arbeit gestattet. Es ist nicht zweckmäßig, die sog. Arbeitshypertrophie des Herzens durch das Verhältnis der Herzmasse zur Masse der Körpermuskulatur zu bestimmen, d. h. als Arbeitshypertrophie des Herzens nur solche Hypertrophie gelten zu lassen, bei der die Herzmasse stärker zugenommen hat als die Masse der Körpermuskulatur (v. ROMBERG). Beständе zwischen den beiden Größen eine so strenge Gesetzmäßigkeit, dann sollte von einer Arbeitshypertrophie der Körpermuskulatur auch nur dann gesprochen werden, wenn sie im Verhältnis die Zunahme der Herzmuskulatur überträfe. Das ist nicht üblich und wäre wohl auch nicht richtig. Die Beziehungen zwischen Kraft-, Schnelligkeits- und Dauerleistungen einerseits und Schlagzahl, Schlagvolumen und Blutdruck andererseits sind so verwickelt und wechselnd, daß die hauptsächlich die Hypertrophie begründenden Spannungsleistungen der Körpermuskulatur und der Herzmuskulatur in keinem festen Verhältnis zueinander stehen können. Dementsprechend kann auch kein gesetzmäßiges allgemein gültiges Verhältnis der Körper- zur Herzmuskulatur und umgekehrt erwartet werden. Unter besonderen Bedingungen — Dauerleistungen im Tierversuch — kann das Herzgewicht verhältnismäßig stärker zunehmen als die Körpermuskulatur, wie besonders Versuche von KÜLBS zeigen.

So günstig Übung auf den Muskel wirkt, wenn seine Leistungsfähigkeit nicht überschritten wird, so ungünstig wirkt sie, wenn die Übung zu einer Überanstrengung führt. Damit werden wir vor die wichtigste Frage gestellt:

Wann tritt eine Überanstrengung des Muskels ein?

Man muß hier zwei Möglichkeiten unterscheiden. Einmal darf man wohl sagen, eine Überanstrengung des Muskels tritt dann ein, wenn trotz sinkender Arbeitsleistung versucht wird die Arbeit unverändert weiter fortzusetzen. Da nun Sinken der Arbeitsleistung als Ermüdung bezeichnet wird, so muß ein enger Zusammenhang zwischen Überanstrengung und Ermüdung bestehen. Bis zu einem gewissen Grade sind offenbar die beiden Erscheinungen als verschiedene Stadien desselben Vorgangs aufzufassen und als Überanstrengung eine Ermüdung anzusehen, nach der die Erholung nicht vollständig oder nicht in der üblichen Zeit erfolgt. Die andere Art von Überanstrengung fällt dagegen nicht eigentlich unter den Begriff der Ermüdung: das Versagen des Muskels nach oder bei ganz kurzen übergroßen Kraftleistungen.

Als *äußere Ursachen für Muskelüberanstrengungen* kommen in Betracht:

Die Höhe der Belastung. Der Muskel ermüdet um so eher, je größer Belastung und Überbelastung sind. Ist das Gewicht so schwer, daß es überhaupt nicht gehoben wird (isometrische Zuckung), so tritt die Ermüdung rascher ein, als wenn eine Hebung stattfindet. Diese Regel erklärt, wie hier eingeflochten sein mag, die schädliche Wirkung frustraner Kontraktionen. Bei der isometrischen Zuckung tritt die Ermüdung rascher auf, wenn der Muskel nicht nur während der Zusammenziehung, sondern auch während der Entspannung belastet ist. Auf den Herzmuskel angewandt bedeuten diese Sätze, daß um so eher mit einer Überanstrengung gerechnet werden muß, je größer die Füllung und vor allem je höher der Widerstand ist.

Die Kontraktionsfrequenz. Der Muskel ermüdet bei gleicher Belastung um so eher, je rascher die Kontraktionsfolge ist. Bei langsamer Folge kann der Muskel praktisch unermüdbar sein, weil er sich in den Pausen vollständig erholt. So ist es bei der Atemmuskulatur und beim Herzen. Wenn das Herz rasch schlägt, so wird infolge unvollkommener Diastole die Füllung oder Belastung allerdings geringer und dadurch der Ermüdung in einem gewissen Grade vorgebeugt. Bei der Pulsbeschleunigung während körperlicher Arbeit wird dieser Einfluß aber durch das Steigen des Widerstandes (Blutdruck) gewöhnlich überstimmt werden.

Die Dauer der Arbeit. Es ist allgemein bekannt, daß Arbeit, die an und für sich ganz im Bereich der Leistungsfähigkeit liegt, zur Ermüdung und Überanstrengung führt, wenn sie zu lange fortgesetzt wird. Im Versuche zeigt ein Herz, auch wenn es mit optimalem Füllungsdruck arbeitet, d. h. einem Füllungsdruck, bei dem das größte Schlagvolumen gefördert wird, nach längerer Dauer der Arbeit Zeichen von Überanstrengung (BRUNS).

Ernährung und Sauerstoffversorgung. Ungenügende Zufuhr von Nahrung und Sauerstoff beschleunigt den Eintritt der Ermüdung. Mangelnde Weite und Erweiterungsfähigkeit der Gefäße des tätigen Muskels (beim Herzen also der Kranzgefäße), Unterernährung, Fasten, Blutarmut, Bleichsucht, Einschränkungen der Atemtätigkeit sind in dieser Hinsicht von Bedeutung.

Mangelhafte Anlage des Muskels. Es giebt Muskeln, die so dürftig angelegt sind, daß ihre Leistungsfähigkeit auch bei sachgemäßer Übung gering bleibt. So nehmen manche kleine Herzen trotz vermehrter Arbeit nicht oder nur unwesentlich an Masse zu (TALLQUIST, WEISER). Und aus dem täglichen Leben wissen wir, daß Menschen mit schwach angelegten Muskeln es nie über ein bescheidenes Maß der Leistungsfähigkeit bringen. Menschen mit solchen Körpermuskeln und Herzen laufen Gefahr, daß schon bei mittleren Leistungen eine Überanstrengung stattfindet. Das Herz wird im besonderen gefährdet sein, wenn es im Verhältnis zur Körpermuskulatur zu schwach ist (kleine Herzen).

Innere Ursachen der Muskelüberanstrengung.

Darunter fallen einmal die Umsetzungen, die sich bei der Arbeit im Muskel bilden und bei der Überschreitung einer gewissen Grenze zu den als Ermüdung bezeichneten Erscheinungen führen. Solche Ermüdungsstoffe sind, wie die Physiologie lehrt, die Milchsäure und Phosphorsäure. Ein Teil der Stoffe wird ausgeschwemmt; so fand SPIRO nach Tetanisierung von Muskeln erhebliche Mengen Milchsäure im Blut und auch die Phosphorsäureausscheidung im Urin ist nach körperlicher Arbeit vermehrt (ENGELMANN). Ein anderer Teil wird — wahrscheinlich unter Oxydation — in den Kontraktionspausen zur Muttersubstanz des der Muskelkontraktion zugrunde liegenden Körpers, des Lactacidogens, wieder aufgebaut (EMBDEN). Bei ungenügender Sauerstoffzufuhr wird dieser Aufbau beeinträchtigt; es kommt zu einer Anhäufung von Ermüdungsstoffen und schließlich auch zu einem Zerfall der Muskelsubstanz (FRÄNKEL). Der Muskel kann dadurch dauernd in seiner Leistungsfähigkeit geschädigt werden. Nun ist aber die Ermüdung und damit auch die Überanstrengung der Muskeln ein Vorgang, der nicht nur in diesen selbst, sondern auch in den zugeordneten Nervenzentren Veränderungen macht. Wenn ein Muskel Arbeit leistet, so erweitern sich seine Arterien, weil mit den motorischen die begleitenden gefäßerweiternden Nerven erregt werden. Gleichzeitig erweitern sich aber die Arterien aller äußeren Körperteile (mit Ausnahme des Kopfes) überhaupt, ein Vorgang, der nach E. WEBER darauf beruht, daß die Erregung der motorischen Zonen der Hirnrinde zum Gefäßzentrum im verlängerten Mark weiter geleitet wird. Bei der Ermüdung verengern sich gewöhnlich die Arterien des Muskels und mit ihnen die Arterien der übrigen äußeren Körperteile, weil die ermüdeten motorischen Zentren umgekehrte Impulse zum Gefäßzentrum schicken (Muskel- oder Gefäßreaktion, E. WEBER). Damit geht einher eine allgemeine Blutdrucksteigerung. Der tätige Muskel erhält weniger Blut und das Herz hat gegen erhöhte Widerstände anzukämpfen. Der Körper wehrt sich gewissermaßen gegen eine Fortsetzung der Arbeit, indem er dem Körper und dem Herzmuskel die Tätigkeit erschwert. Er sucht so einer Überanstrengung vorzubeugen[1].

Die Zeichen der Überanstrengung. Das erste Zeichen drohender Überanstrengung ist die Ermüdung, das Sinken der Arbeitsleistung. Im einzelnen äußert sich das Sinken darin, daß die Kontraktionen kleiner werden und träger verlaufen. Ferner wird die Latenzzeit für die Kontraktionsreize größer, die Reizleitungszeit länger, die Anspruchsfähigkeit geringer. Trotz geringerer Leistungen steigt der Sauerstoffverbrauch; für das Herz im besonderen wurde das von E. ROHDE nachgewiesen. Während in der ersten Zeit der Ermüdung der Muskel bei der Entspannung nicht ganz zu der Länge zurückkehrt, die er beim Beginn des Versuchs hatte (Verkürzungsrückstand), wird im weiteren Verlauf die Anfangslänge überschritten, zumal, wenn die Belastung nicht zu gering ist. BRUNS hat das an Versuchen bei Froschherzen gezeigt.

Da diese Verhältnisse von praktischer Bedeutung sind, wollen wir darauf noch etwas näher eingehen. Wird die Schlagzahl des Herzens gesteigert, so wird die Diastole verringert und das Herz weniger gefüllt; der Verkürzungsrückstand wird größer, das Herz kleiner. Das ist der Befund, der gewöhnlich nach körperlichen Übungen gefunden wird (MORITZ und andere). Wenn aber bei gleichbleibender hoher Schlagzahl der Füllungsdruck genügend erhöht wird, so erweitert sich das Herz, es wird größer. Ließ BRUNS das Herz von vornherein unter optimalem Füllungsdruck arbeiten, so wurden mit zunehmender Ermüdung die Schlagvolumina immer kleiner und das Herz immer größer. Überoptimale Füllungsdrucke beschleunigen und verstärken die Dehnung des Herzens. Je nach dem Grade der Ermüdung und der Höhe des Füllungsdruckes kann die Dehnung, die Dilatation des Herzens eine Herabsetzung des Füllungsdruckes mehr oder weniger stark überdauern (Nachdehnung). Dieser Versuch führt zu folgenden Schlüssen. Herzverkleinerung nach körperlicher Arbeit spricht gegen, Herzvergrößerung für Überanstrengung. Der dem Füllungsdruck des Versuchs vergleichbare Blutdruck spielt dabei eine wichtige Rolle. Eine Anstrengung kann zu länger dauernder

---

[1] Der Gehalt an Lactacidogen, einer Hexosephosphorsäureverbindung, wechselt in den verschiedenen Muskeln. Bezeichnet man als Restphosphorsäure den Unterschied zwischen Gesamt- und Lactacidogenphosphorsäure, so enthalten rasche (weiße) Muskeln viel Lactacidogen und wenig Restphosphorsäure. Langsame (rote) Muskeln verhalten sich umgekehrt. Der Herzmuskel hat besonders viel Restphosphorsäure. EMBDEN vermutet, daß die Fähigkeit zu Dauerleistungen mit dem Gehalt des Muskels an Restphosphorsäure zusammenhängt.

Herzerweiterung führen. Im übrigen wollen wir die klinischen Erscheinungen im Zusammenhang mit den nunmehr zu besprechenden Beobachtungen von Überanstrengung betrachten.

Klinische Beobachtungen von Überanstrengung des Herzens bei körperlicher Arbeit.

Überanstrengungen des Herzens infolge von Kraftleistungen.

Bei dem durchsichtigsten Beispiel einer Kraftleistung, dem Stemmen und Halten schwerer Gewichte, wird der Brustkorb in Einatmungsstellung nach Schluß der Stimmbänder durch Anspannung der Atmungsmuskel festgestellt und dadurch der Druck im Brustkorb gewaltig gesteigert. Die Wirkung auf das Herz, wenn auch im abgeschwächten Maße, zeigt der VALSALVAsche Versuch. Das Herz pumpt sich leer, da durch die Erhöhung des intrathorakalen Druckes das dünnwandige rechte Herz und die ebenfalls dünnwandigen Hohlvenen zusammengepreßt werden (BÜRGER). Dementsprechend sieht man bei der Durchleuchtung, wie sich zuerst der rechte Vorhof, dann auch die Kammern verkleinern (FR. KRAUS). Bei Kraftleistungen kommt eine sehr starke Blutdrucksteigerung hinzu, so stark, daß zuweilen die Aortenklappen, ja sogar die Aortenwand (A. HELLER) einreißen. Zwei der wichtigsten Ursachen für eine Überanstrengung des Herzens treffen hier zusammen: Vermehrung der Überbelastung, Verminderung der Blut- und Sauerstoffzufuhr. Kein Wunder, daß eine ganze Zahl von Fällen beschrieben worden ist, wo während oder unmittelbar nach einer schweren Anstrengung Zeichen von Herzschwäche aufgetreten sind, so Fall 9, 10, 23, 24, 27, 28, 29, 31, 32 in der Sammlung von ALBUTT. Auch LEYDEN berichtet über ähnliche Beobachtungen. Häufiger ist es, daß bei Schwerarbeitern allmählich die Herzkraft nachläßt; auch dafür findet man genügend Beispiele bei ALBUTT. Das Herz pflegt da besonders nach links vergrößert zu sein, der Herzstoß verstärkt, Geräusche über dem Herzen, Schlagzahl erhöht, zuweilen unregelmäßig, Klagen über Druck oder Schmerzen am Herzen und über Atemnot zumal nach Anstrengungen, im weiteren Verlauf auch wohl mehr oder weniger ausgesprochene Stauungserscheinungen. Unter Ruhe, Digitalis, können die Erscheinungen zurückgehen, können aber auch zunehmen, je nachdem wie der Zustand des Herzens ist und was für Nebenumstände mitsprechen: Alkoholismus, Syphilis, Arteriosklerose, Verhalten der Kranzgefäße usw. Eine Frage, die sich hier besonders aufdrängt, aber nicht sicher beantwortet werden kann, ist die, wie oft schwere Arbeit zu einer dauernden Blutdrucksteigerung führt. Für die Beurteilung der Fälle, in denen bei Schwerarbeitern eine Herzschwäche auftritt, die sich trotz Schonung nicht zurückbildet, ist das Verhalten des Blutdruckes natürlich wichtig. KÜLBS fand unter 2000 Soldaten 140 mit Erhöhung des Blutdruckes und Herzbeschwerden; es waren Leute über 37 Jahre, die fast alle einen schweren Beruf hatten.

Überanstrengung des Herzens infolge von Schnelligkeitsleistungen.

An einem größeren Material ist diese Frage von LIPSCHITZ studiert worden auf der Sportabteilung, die der internationalen Hygieneausstellung in Dresden 1911 angeschlossen war. Untersucht wurde das Verhalten des Herzens und Kreislaufes vor allem nach Wettrennen. Die Pulszahl wurde nach der Übung mehr oder weniger erhöht gefunden; meistens handelt es sich um 30—50 Schläge, jedoch finden sich auch Steigerungen von 60, 70, 80 bis zu 120 Schlägen. Ausnahmsweise wurde der Puls langsamer; es waren das Leute, bei denen die Pulszahl vor dem Rennen auffallend hoch, also wohl infolge der Aufregung vermehrt war. Unter 36 darauf untersuchten Leuten zeigten 30 nach dem Rennen eine Erhöhung des systolischen, davon 27 auch des diastolischen Blutdruckes. Bei 65 Leuten wurden vor und nach der Übung Fernaufnahmen gemacht; sie ergaben in 43 Fällen eine Verkleinerung, in 19 eine Vergrößerung des Herzschattens. Wenn man auch gegen Fernaufnahmen in Einatmungsstellung als Grundlage für die Beurteilung der Herzgröße Bedenken haben kann, so dürften sie doch in dieser Frage, wo es sich um einen Vergleich desselben Herzens vor und nach der Arbeit handelt, Vertrauen verdienen. Das Verhältnis der Pulszahl zur Herzgröße ist — soweit aus den Tabellen ersichtlich — meistens derartig, daß Herzverkleinerung mit Pulssteigerung einhergeht; in einigen Fällen findet man auch Herzverkleinerung mit Pulssenkung und Herzvergrößerung mit Pulssenkung, dagegen keinen ausgesprochenen Fall von Herzvergrößerung mit Pulssteigerung. Überzeugende Befunde für eine Überanstrengung des Herzens durch kurzdauernde Schnelligkeitsleistungen sind aus diesen Zahlen also nicht zu gewinnen. Es muß aber berücksichtigt werden, daß es sich hier um gesunde, kräftige und geübte Leute handelt. Bei Menschen, die ein schwaches oder geschädigtes Herz haben oder ungeübt sind, können vielleicht doch solche kurzdauernde Schnelligkeitsleistungen zu einer Überanstrengung führen.

Schnelligkeitsleistungen, längere Zeit fortgesetzt, leiten in die Dauerleistungen über. Es wird oft kaum zu entscheiden sein, wo die eine aufhört und die andere anfängt, und manchen Leistungen wird man nur gerecht werden, wenn man sie als das bezeichnet, was sie tatsächlich sind, nämlich Mischformen. Das bekannteste Beispiel ist der Läufer von Marathon, der nach einem schnellen Dauerlauf auf dem Marktplatz von Athen mit dem Jubelruf *νενικήκαμεν* tot zusammenstürzte. ABERCROMBIE fand nach HIRSCHFELDER bei Amateuren vor einem längeren Rennen (20 englische Meilen, also etwa 30 km) im Durchschnitt einen Blutdruck von 75—80 minimal, 120—130 mm Hg maximal und einen Puls von 80. Nach dem Rennen waren bei den meisten Puls und Herztöne zu schwach, um gezählt werden zu können. Etwa eine halbe Stunde später lag der Puls um 120 Schläge und der maximale Blutdruck um 75—100 mm Hg. In verschiedenen Fällen blieb eine Herzschwäche zurück.

Überanstrengung des Herzens infolge von Dauerleistungen.

SCHIEFFER sowie DIETLEN und MORITZ haben bei Radfahrern im Orthodiagramm als Regel eine Vergrößerung des Herzens gefunden, die auffallend oft mit Veränderungen der Herztöne einherging (systolisches Geräusch, unreiner Ton an der Spitze, verstärkte zweite Töne). Dieser Befund macht es wahrscheinlich, daß in solchen Fällen die obere Grenze der Herzerstarkung überschritten und eine Herzerweiterung eingetreten ist (DIETLEN). Dasselbe Verhalten ist als Folge der militärischen Ausbildung (SCHIEFFER) und des Kriegsdienstes (KAUFMANN) festgestellt worden. Auf der anderen Seite berichtet KAUFMANN über Soldaten, die nach einem anstrengenden Frontdienst von Jahren mit regelrecht großen Herzen und ohne irgendwelche Zeichen einer Herzschädigung zurückkehrten. Eine genauere Prüfung ergab, daß von den Leuten, die schon während der Ausbildungszeit eine Herzerweiterung bekamen, etwa die Hälfte laut Vorgeschichte Infektionskrankheiten, zwei Drittel schon vor der Übung einen von der Regel abweichenden Befund des Röntgenbildes oder der Auscultation gehabt hatten und fast alle ungeübt waren (KAUFMANN). Wichtig sind in dieser Beziehung ferner 20 Fälle von Herzerweiterung bei Frontsoldaten. Die Erweiterung ging unter sachgemäßer Behandlung und Ruhe zurück, darf deshalb als Folge des Frontdienstes angesehen werden. Bei 18 von den 20 Fällen ließen sich entweder Infektionskrankheiten in der Vorgeschichte oder abnorme Herzstellung oder Mangel an Übung nachweisen. Unter weiteren 50 Fällen von Herzerweiterungen, die nicht zurückgingen, waren 6 Männer, die in zu frühem Alter einen schweren Beruf aufgenommen hatten, und bei den meisten anderen bestanden Anhaltspunkte dafür, daß die Herzen schon vor dem Kriegsdienst nicht ganz leistungsfähig gewesen waren. So kommt KAUFMANN zu dem Schluß, daß die körperlichen Anstrengungen des Kriegsdienstes bei wirklich „vollwertigen" Herzen zu keiner Erweiterung führten. Gestützt wird diese Annahme durch den Nachweis, daß Herzen von regelrechter Größe (11—13 cm Herzdiagonale) im Durchschnitt den Frontdienst viel länger aushielten als kleinere oder größere Herzen. Die Untersuchungen KAUFMANNS bestätigen die von v. SCHRÖTTER aufgestellte Regel: „Bei keinem Organ kommt es so sehr auf einen normalen kräftigen Bau und auf seinen intakten Zustand zur Zeit der ersten höheren Anforderung an, wie gerade beim Herzen." Man sollte jedoch in dieser Frage über dem Herzen das Verhalten der Körpermuskeln nicht außer acht lassen. Sind die schwach angelegt oder für die geforderte Arbeitsform ungeeignet, so werden sie leicht ermüden und dadurch eine stärkere Belastung des Herzens bewirken, als nach Maßgabe der Arbeitsgröße an und für sich nötig wäre. Nicht nur das Herz, sondern die ganze Körpermuskulatur muß den betreffenden Anstrengungen gewachsen sein. Auch wenn das Herz vollwertig ist, das heißt gesund und in Übereinstimmung mit der ganzen Anlage eines gesunden Körpers, wird es demnach bei Forderungen versagen, die die allgemeine Leistungsfähigkeit übersteigen. So dürfte z. B. die erwähnte Herzerweiterung bei Radfahrern zu erklären sein.

Besonders gefährdet scheint das Herz bei Gebirgstouren zu sein, wie eine ganze Reihe von einschlägigen Beobachtungen zeigt (ALBUTT, STAEHELIN, BECK und JAQUET). Auch die Schneeschuhläufer HENSCHENs gehören vielleicht zum Teil hierher, wenigstens findet man bei Skiläufern häufig stärkere Herzvergrößerungen (HERXHEIMER, DEUTSCH und KAUF). Offenbar spielt hier die Herabsetzung des Sauerstoffgehaltes der Luft eine gewisse Rolle; wir wissen nämlich, daß unter diesen Verhältnissen die Schlagzahl des Herzens erheblich steigt und außerdem durch Muskelarbeit sehr viel stärker beschleunigt wird als in der Ebene (VERAGUTH, MOSSO und KRONECKER).

Das Krankheitsbild einer Überanstrengung des Herzens infolge von Hochtouren wird anschaulich geschildert von ALBUTT:

„Ich war ziemlich plötzlich ergriffen von einem sonderbaren und eigentümlichen Bedürfnis zu atmen, das von einem höchst unangenehmen Gefühl von Ausdehnung und Pulsation im Epigastrium begleitet war. Als ich meine Hand auf mein Herz legte, fühlte ich einen angestrengten, diffusen Anschlag über dem ganzen Epigastrium. Ich öffnete sogleich mein Hemd und vergewisserte mich durch die Percussion, daß der rechte Ventrikel sehr bedeutend dilatiert war. Ich warf mich deshalb in voller Länge auf das Gras, meine Schultern aufgerichtet, und hatte die Befriedigung, in wenigen Minuten die Ausweitung des Herzens, die Oppression und die Herzdämpfung im Rückgang zu finden. Ich war dann imstande mich zu erheben und niederzusitzen, oder selbst auf ebener Fläche mich zu bewegen. Aber sonderbar, sobald ich wieder zu steigen begann, kehrten die Erscheinungen wieder. Ich war deshalb genötigt, K. voraus zu schicken und mit großer Vorsicht allein vorwärts zu gehen. Als ich hinauf kam bis zur Höhe des Gasthauses und nur eine oder zwei Meilen auf der Ebene der Wasserscheide gehen mußte, hörte ich auf zu leiden, da ich nicht im geringsten allgemeine Ermüdung fühlte und war imstande, bei meiner Ankunft gehörig zu dinieren. In der Nacht, etwa um drei Uhr morgens, wurde ich plötzlich geweckt durch ein heftiges und qualvolles Herzklopfen im Epigastrium mit großer Dyspnoe; es war aber die Ausdehnung der Dämpfung über das Sternum nicht mehr vorhanden wie am Morgen. Ich ging ans Fenster und schöpfte ein paar tiefe Atemzüge, welche mir Ruhe verschafften und meine Beschwerden verloren sich ganz und gar. Ohne Zweifel hatte bei der Rückenlage der Druck des vollen Abdomens gegen das Zwerchfell den überladenen rechten Ventrikel wiederum in Unordnung gebracht. CHRISTIAN ALMER, welchem ich meine Ereignisse schilderte, sagte, daß das gleiche ihm und anderen Führern gelegentlich zugestoßen sei, als sie eine Anzahl Stufen an steilen Abhängen einhauen mußten."

DA COSTA beschreibt für seine Fälle von „Überreizung des Herzens", die meist junge Soldaten betrafen, folgende Symptome: Anfälle von Herzklopfen, fast immer Herzschmerzen, zuweilen in die linke Schulter und in den linken Arm ausstrahlend,

Puls meistens zwischen 100 und 140 und stark in der Zahl wechselnd, oft unregelmäßig, Atemnot bei Anstrengungen, Kopfweh, Schwindel, unruhiger Schlaf, der Herzstoß verbreitert, schnellend, die Töne oft dumpf, manchmal von einem Geräusch begleitet.

Über die Krankheitserscheinungen nach übergroßen Kraft- und Schnelligkeitsleistungen ist schon das Wichtigste gesagt. Ein allgemeingültiges Krankheitsbild der Überanstrengung des Herzens ist schwer zu geben. Nur ganz grob lassen sich zwei große Gruppen unterscheiden: Plötzlich einsetzende Herzschwäche nach einer kurzen großen (ersten oder letzten) Überanstrengung und schleichend einsetzende Herzschwäche während dauernder Überanstrengung. Die Zeichen ungenügender Leistungsfähigkeit des Herzens mit Atemnot beherrschen hier wie dort das Bild.

Die Diagnose einer Überanstrengung des Herzens
wird keine Schwierigkeit machen, wenn während oder unmittelbar nach einer großen Kraft- oder längeren Schnelligkeitsleistung Erscheinungen von Herzschwäche auftreten. Findet man dagegen ein Herz weniger leistungsfähig und leichter erregbar nach einer Zeit, in der an Körper, Geist und Seele beträchtliche Anforderungen verschiedenster Art gestellt wurden, dann wird man oft nicht sicher entscheiden können, ob und wie weit eine Überanstrengung oder eine „Überreizung", ein Versagen des Herzmuskels oder eine reizbare Schwäche der Herznerven vorliegt. Ist das Herz vergrößert, tritt schon bei leichtere Anstrengungen deutliche Atemnot auf, wird die Schlagzahl mehr durch Bewegung als durch Erregungen beeinflußt, so wird man in erster Linie an den Herzmuskel denken. Regelrechte Herzgröße und Atmung, sprunghafte Änderungen der Schlagzahl, Pulsbeschleunigungen, die bei leichter gleichmäßiger Bewegung eher zurückgehen, Labilität der Gefäßnerven, reizbare Schwäche anderer Nervenfunktionen werden die Herznerven verdächtig erscheinen lassen. Sehr oft wird beides zusammentreffen, da nervöse Herzen leichter überanstrengt und überanstrengte Herzen leichter nervös werden. Daneben wird zu erwägen sein, ob das betreffende Herz vor der Überanstrengung ganz gesund war oder schon einen Schaden hatte, ob also die Diagnose Überanstrengung oder Überreizung wenn nicht unrichtig, so doch unvollständig ist. Oft dürfte die Vorgeschichte für die Entscheidung dieser schwierigen Fragen mehr ergeben als die Untersuchung selbst; es kann deshalb nicht dringend genug geraten werden, die Vorgeschichte so gründlich und sorgfältig aufzunehmen wie möglich.

Die Behandlung der Überanstrengung des Herzens
hat vor allem für körperliche und geistige Ruhe zu sorgen: Bettruhe, Herzeisblase, bescheidene Morphiumgaben, abends ein leichtes Schlafmittel (Adalin, Bromural, 0,1 g Luminal). Digitalis wird man, wenn es sich nicht um einen der selteneren Fälle mit langsamem Puls handelt, stets versuchen wollen, und zwar 0,2—0,3 g pulv. folior Digitalis täglich (KAUFMANN und H. MEYER). In dringenden Fällen ist Strophanthin intravenös zu geben. Im übrigen gelten die für die Behandlung der Herzschwäche früher ausführlich besprochenen Regeln.

Herz und Steigerungen des Widerstandes im großen Kreislauf.

Findet man bei der üblichen Messung des arteriellen Druckes erhöhte Werte, so spricht man von Blutdruckerhöhung und überläßt der weiteren Untersuchung zu entscheiden, ob die Erhöhung durch Steigerung der Herztätigkeit oder des arteriellen Widerstandes verursacht ist. Beides ist theoretisch möglich. Setzt man ein Herz, nachdem die Widerstandsänderungen des großen Kreislaufes ausgeschaltet sind (Herz-Lungenkreislauf) unter Digitalis, so steigt der Druck, weil die vom Herzen in der Zeiteinheit geförderte Blutmenge vermehrt ist. Klemmt man die Aorta ab, ohne das Herz sonst zu beeinflussen, so steigt der Druck, weil der Widerstand vermehrt ist. In beiden Fällen ist die Arbeit des Herzens gesteigert, aber das eine Mal ist die Steigerung Ursache, das andere Mal Folge der veränderten Druckverhältnisse. Im unversehrten Körper läßt sich nun die innige Arbeitsgemeinschaft zwischen Herz und Gefäßen nicht wie im Versuch trennen und deshalb bei Blutdrucksteigerungen nicht so sicher entscheiden, was dem Herzen und was den Gefäßen zuzuschreiben ist. Nach allem, was wir aus Tierversuchen und Erfahrungen am Krankenbett über das Verhältnis von Stromvolumen, Blutmenge, Viscosität und Gefäßtätigkeit wissen, ist aber die Ansicht gut begründet, daß von den genannten Größen — Stromvolumen, absolute Blutmenge, Viscosität und Widerstand der Gefäße — bei ausreichender Herzkraft und Herzfüllung der Widerstand der Gefäße so gut wie allein maßgebend für die Höhe des Blutdruckes ist. In manchen Fällen mögen aber dieselben Ursachen, die zu einer Steigerung des Widerstandes in den Arterien führen, gleichzeitig steigernd auf die Herztätigkeit wirken. Wenn in den folgenden Abschnitten die Wirkung betrachtet werden soll, die Steigerungen des Widerstandes im großen Kreislauf auf das Herz haben, so wollen wir uns also daran erinnern, daß vielleicht auch die Herztätigkeit einmal über das durch die Widerstandserhöhung geforderte Maß gesteigert und so unmittelbar an der Blutdruckerhöhung beteiligt sein kann. Der klinische Sprachgebrauch trägt dieser Möglichkeit Rechnung, indem er von Blutdruck- und nicht von Widerstandserhöhungen spricht.

Die einfache Blutdruckerhöhung.

Latente Arteriosklerose — v. BASCH; Präsklerose — HUCHLARD; Hyperpiesis — ALBUTT; Hypertension — POTAIN; permanente Hypertonie — PAL; gutartige Nephrosklerose — VOLHARD, FAHR; hypertensive cardiovascular disease — JANEWAY; essentielle Hypertension — NORRIS; Sclerosis arteriolocapillaris — MÜNZER; primäre essentielle, genuine Hypertonie — E. FRANK und MUNK.

Schon diese zahlreichen verschiedenen Beziehungen für die einfache Blutdruckerhöhung, oder wie man neuerdings sagt, Hochdruck, lassen vermuten, daß man noch nicht genau weiß, wie diese Erscheinung zu deuten ist. Es wird daher gut sein, bevor wir auf Einzelheiten eingehen, festzulegen, was wir unter einfacher Blutdruckerhöhung verstehen. Wir bezeichnen so die durch selbständige Störungen der Gefäßtätigkeit hervorgerufene Erhöhung des Blutdruckes. Als selbständig gelten solche Störungen, die nicht nachweisbar durch Erkrankung anderer Organe hervorgerufen sind, sondern von dem Zustande der Gefäße an sich und der ihre Tätigkeit physiologisch regelnden Kräfte abhängen. Wenn wir so

Störungen der Gefäßtätigkeit als Grund der einfachen Blutdruckerhöhung

betrachten, dann drängt sich sofort die Frage auf, welcher Art diese Störungen sind. Das wird sich im einzelnen Falle nicht immer sicher feststellen lassen. Aber wir müssen wenigstens versuchen, uns die verschiedenen Möglichkeiten klar zu machen. Die Blutdruckerhöhung kann beruhen auf einer

1. Hypertension der Gefäße: Verminderung der elastischen Dehnbarkeit der Gefäßwände;

2. Hyperkinese der Gefäße: Krampfzustände der Gefäßmuskulatur;

3. Hypertonie der Gefäße: Höhere Einstellung der peripherischen oder zentralen Tonusapparate;

4. mangelhaften Zusammenarbeit der verschiedenen Gefäßbezirke: Falsche Blutverteilung.

Die Hypertension.

Die linke Kammer treibt bei der Systole mit großer Kraft in kurzer Zeit ihren Inhalt in die Aorta. Dank ihrer Elastizität fängt diese unter entsprechender Erweiterung die Blutmenge auf und preßt sie dann, während der Ventrikel sich wieder füllt, in ihre Äste. Nimmt mit dem Alter die elastische Dehnbarkeit ab, so daß die Aorta nicht mehr in dem Umfange wie früher das ihr vom linken Ventrikel zuströmende Blut aufnehmen und während der Diastole der Kammer in die Peripherie weiter befördern kann, so muß das Herz eine größere Kraft, einen höheren Druck aufwenden, um in der gegebenen Dauer der Systole seinen Inhalt auszutreiben. Beim Gesunden wird ja das in die Aorta wie in einen Windkessel geworfene Schlagvolumen von hier ohne Zutun des Ventrikels während dessen Füllungszeit man könnte sagen gemächlich weiter geschoben. Hat dagegen die Aorta ihre Elastizität mehr oder weniger verloren, dann muß ein entsprechender Teil des Schlagvolumens schon während der Systole bis weit in die Peripherie getrieben, muß während der Systole die Strömungsgeschwindigkeit sowie der Druck in den großen Gefäßen und damit die Spannung der Gefäßwände gesteigert werden: Hypertension. Dadurch werden die betreffenden Gefäße gedehnt, und zwar im Durchmesser und in der Länge, sie werden weiter und geschlängelt. Gleichzeitig werden die Gefäßwände versuchen, sich durch Neubildung von elastischen und Bindegewebe und Hypertrophie der Muskulatur den veränderten Arbeitsbedingungen anzupassen. Wo dies nicht oder nicht mehr in zureichendem Maße gelingt, kommt es zu Entartungserscheinungen (schleimige, hyaline, fettige Degenerationen, Verkalkung). Alle Vorgänge zusammen führen schließlich zum Bilde der Arteriosklerose. Man kann sich nun wohl vorstellen, daß anfangs die Abnahme der Elastizität ohne nachweisbaren anatomischen Befund erfolgt. Sie wird sich dann nur durch die Blutdruckerhöhung äußern. Da die Elastizitätsabnahme für kürzere Zeiträume als ein gleichbleibender dauernder Zustand zu betrachten ist, so wird eine entsprechend gleichbleibende dauernde Blutdrucksteigerung die Folge sein. v. BASCH bezeichnet daher die Blutdrucksteigerung direkt als latente Arteriosklerose.

Obwohl dieser Gedankengang auf den ersten Blick ganz einleuchtend erscheinen mag, wird er doch durch die Erfahrung nicht bestätigt.

Es giebt nämlich, wie bekannt, zahlreiche Fälle von Arteriosklerose der großen Gefäße ohne Blutdrucksteigerung. Eine Elastizitätsabnahme der großen Gefäße kann also keinen wesentlichen Einfluß auf die Höhe des Blutdruckes haben und nie die starken Erhöhungen erklären, denen wir täglich begegnen.

Nun findet sich der Hauptdruckabfall oder, was auf dasselbe herauskommt, der Hauptwiderstand im Arteriensystem beim Übergang der kleinen Arterien (Arteriolen) in die Capillaren. Eine hier eintretende geringe Verengerung muß zu starker Steigerung des Blutdruckes führen. Es liegt deshalb nahe, den Sitz der Arteriosklerose, soweit sie als Ursache einer Blutdrucksteigerung angenommen wird, hierher zu verlegen (Arteriocapillary fibrosis, GULL und SUTTON; Sclerosis arteriolocapillaris von MÜNZER) und im besonderen wiederum in die Arteriolen des Splanchnicusgebietes. Da hat sich aber gezeigt (FR. v. MÜLLER), daß bei hohem Druck wohl eine Hyperplasie der Muskulatur, vor allem an den Arterien des Mesenteriums, dagegen keineswegs immer Veränderungen der Intima gefunden werden. Wo solche sich ausgebildet haben, wird man sie eher als Folge denn als Ursache der Blutdrucksteigerung auffassen müssen (HERXHEIMER, RÜHL). Gesetzmäßige Beziehungen zwischen Druck und sklerotischen Veränderungen der Mesenterialarterien lassen sich nicht nachweisen (BROGSITTER). Da die meisten Kranken mit einfachem Hochdruck starke Schwankungen der Blutdruckwerte zeigen, so kann eine anatomische Verengerung der Gefäße in diesen häufigsten Fällen jedenfalls nicht die wesentliche Ursache der Drucksteigerung sein. Im übrigen wird die Arteriosklerose bei den Erkrankungen der Gefäße ausführlicher dargestellt werden.

Die Hyperkinese.

Krampfzustände der Gefäßmuskulatur dürften nur selten und dann wohl nur vorübergehend Ursache einer allgemeinen Blutdruckerhöhung sein. Zu denken ist hier an die Drucksteigerung im Schüttelfrost und bei der Bleikolik; nach Fr. v. Müller ist zudem die Steigerung im Schüttelfrost gering, um 5—20 mm Hg, während bei der Bleikolik höhere Werte beobachtet werden. Über Krampfzustände einzelner Gefäße und kleiner Gefäßgebiete wird später zu reden sein.

Die Hypertonie.

Das erste brauchbare Verfahren zur Messung des Blutdruckes beim Menschen stammt von v. Basch. Ihm fiel schon auf, daß bei manchen Kranken der Druck so gut wie unverändert blieb, bei anderen stark wechselte. Für die Fälle mit gleichbleibenden hohen Druckwerten nahm er eine dauernde Änderung der Gefäßwände, und zwar eine Verminderung der Dehnbarkeit an, für die Fälle mit wechselnden Werten einen zeitweilig auftretenden Elastizitätszuwachs „durch einen starken Tonus oder durch eine Kontraktion der Gefäßmuskulatur". Nun haben wir gerade gehört, daß die anatomischen Befunde bis jetzt nicht gestatten, alle Fälle dauernden Hochdruckes auf eine Gefäßsklerose zurückzuführen, von der anatomisch nicht nachweisbaren Vorstufe verminderter Dehnbarkeit zu schweigen. Wir müssen deshalb überlegen, ob nicht dauernder Hochdruck auf einer Hypertonie beruhen kann, wobei wir zunächst mit v. Basch einen dauernden Hochdruck annehmen wollen, „wenn man durch Messungen, die man im Verlaufe von Tagen und Wochen fortsetzt, sich überzeugt, daß der Blutdruck sich, von kleinen Unterschieden abgesehen, im ganzen und großen konstant hoch erhält". Der Gefäßtonus, d. h. die Ruhespannung der druckregelnden Gefäßmuskulatur kann rasch und in weiten Grenzen wechseln. Die Blutdrucksteigerung bei Erregung, Gefäßkrisen (Pal), im Chok (Tannhauser), die Senkung bei Infektionskrankheiten, Peritonitis, im Kollaps sind bekannte Beispiele. O. Müller berichtet über einen Druck von 280 mm Hg, der nach der Beichte auf 130 sank und blieb. Kämmerer und Molitor fanden bei Frontsoldaten im Alter von 18—35 Jahren um so höhere Durchschnittswerte für den Blutdruck und Puls, je jünger die Leute waren, ein Verhalten, das wohl mit Recht auf die leichtere Erregbarkeit der Herz- und Gefäßnerven in der Jugend geschoben werden darf; eine große Zahl der Fälle, die bei der ersten Untersuchung erhöhten Druck darbot, hatte später regelrechte Werte. Fahrenkamp konnte durch systematische Messungen bei manchen Hypertonien erhebliche, mehr oder weniger regelmäßige Schwankungen im Laufe des Tages nachweisen. Hahn berichtet über starke Schwankungen im Verlauf einer Minute. Wenn auch diese Beobachtungen — sie könnten leicht vermehrt werden — zeigen, daß bei Hypertonien die Höhe des Druckes sehr oft wechselt, so beweist das zunächst nur, daß es so sein kann, nicht, daß es so sein muß. Der normale Gefäßtonus ist doch innerhalb des Spielraumes, der durch die Mannigfaltigkeit der Kreislaufsaufgaben gegeben ist, eine recht gleichmäßige Größe. Warum sollte da ein gesteigerter Tonus nicht ebenso gleichmäßig sein können? Tatsächlich finden sich Beobachtungen, die diese Annahme genügend zu stützen vermögen. In seiner Arbeit über Blutdrucksteigerung und Niere erzählt P. v. Monakow von einem 19jährigen Mädchen, das gewöhnlich einen Blutdruck von 190—160 mm Hg und einen Puls von 70 Schlägen hatte. Hin und wieder traten besonders nach Erregungen Anfälle von „Herzkrampf" auf, in denen der Druck auf 280—300, der Puls auf 150 Schläge stieg. In den folgenden Monaten stieg der Druck über 200 mm Hg und hielt sich dann auf dieser Höhe, während gleichzeitig die Zahl der Anfälle zurückging. Bei einer anderen Kranken betrug der Druck 125—135 mm Hg; auch sie hatte Anfälle von Pulsbeschleunigungen (130) und Drucksteigerung

(180 mm Hg). Im Laufe der nächsten Zeit stieg der Druck und blieb schließlich dauernd um 180 mm Hg. Da trotz sorgfältiger Untersuchung sonst kein Grund für den hohen Druck gefunden werden konnte, so muß angenommen werden, daß in diesen Fällen tatsächlich eine dauernde Druckerhöhung infolge einer Steigerung des Gefäßtonus entstanden ist. Die Tatsache, daß manche Fälle von hohem Druck auffallend große, andere nur geringe Schwankungen zeigen, kann also nicht, wie soeben dargelegt, durch die einfache Formel entschieden werden: Hier Hypertonie, hier Hypertension, sondern die Verhältnisse liegen offenbar verwickelter. Eigentlich ist das selbstverständlich. Wir brauchen nur zu fragen, was ist denn Tonus? was Hypertonie? um zu erkennen, das ist kein einfacher Zustand, sondern eine Erscheinung, die auf dem fein abgestimmten Zusammenwirken einer ganzen Kette von Vorgängen beruht. An dieser Kette kann hier oder dort ein Schaden eintreten, und daraus je nach dem Sitz bald diese, bald jene Störung folgen. Betrachten wir daraufhin zunächst die dem Gefäßtonus dienende anatomische Bahn. Da haben wir die große Tonuszentrale in der Gegend des Streifenhügels, ferner die Zentren im verlängerten Mark, die zahlreichen zu den Zentren führenden Reflexbahnen, die Umschaltganglien und die Ganglien in der Gefäßwand. Auf die Tätigkeit der nervösen Apparate wirken autochthone, mit der Blutbahn zugeführte (Blutgase, Hormone, Gifte usw.) und reflektorische Reize. Eine Hypertonie kann dementsprechend auf die verschiedenste Weise entstehen: Erregung oder Steigerung der Erregbarkeit der zentralen oder peripherischen Tonusapparate durch die in ihnen selbst auftretenden Reize oder durch chemische Wirkungen oder durch Druck und anderes oder durch Blutreize oder reflektorisch durch gesteigerte Dauerreize (Durig).

Klinisch kann man drei Gruppen unterscheiden.

Fälle, deren Druck sich nicht wesentlich ändert, Fälle, deren Druck früher oder später erheblich sinkt, Fälle, deren Druck auffallend große Schwankungen zeigt.

Wir wissen bis jetzt nicht, worauf diese Unterschiede beruhen, dürfen aber vielleicht auf Grund der Erfahrungen am Krankenbett einige Vermutungen aussprechen. Da bei den Fällen mit gleichbleibendem Druck weder Änderungen der Blutzusammensetzung (Aderlaß, Durchspülung, Eiweiß- und Salzbeschränkung) noch Änderungen der Blutverteilung (Abführen, Bewegung, Nitrite) oder der Reflextätigkeit (Ruhe, Beruhigungsmittel) wirken, so liegt es nahe, die Ursache des hohen Druckes, soweit keine entsprechende Gefäßsklerose gefunden wird, auf organische Veränderungen der Tonuszentrale selbst zurückzuführen.

Der hohe Druck bei manchen Gehirnkrankheiten (z. B. Monakows Fall 4) dürfte vielleicht so erklärt werden können. Man könnte sie vergleichen mit den Fällen krankhafter Fettleibigkeit, bei denen alle Entfettungsmaßnahmen versagen. Die Fälle mit früher oder später sinkendem Druck betreffen meist verhältnismäßige ruhige und beherrschte Menschen, die ein arbeitsreiches Leben führen mit viel Erregungen, Hetzjagd, ungenügendem Schlaf und schädlichen Angewohnheiten (Kaffee, Tee, Alkohol, Nicotin, Überfütterung, ungenügender körperlicher Bewegung). Wird die Lebensweise geregelt, so geht der Druck so weit zurück, als er Folge der äußeren Schädlichkeiten ist. Die Fälle mit starken Schwankungen des Druckes sind meist temperamentvolle Menschen mit lebhaften Gefäßreflexen: Vasomotoriker. Zu berücksichtigen ist bei der Beurteilung, daß anatomisch kranke, im besonderen sklerotische Gefäße gegenüber tonussteigernden Einflüssen stärker empfindlich sein können als gesunde (Anitschkow). Ein aussichtsreiches Verfahren, um bis zu einem gewissen Grade zu schätzen, wie weit im einzelnen Falle ein hoher Druck auf Steigerung des Tonus beruht, ist die Druckmessung im Schlafe (Blume, Katsch, Pansdorf und Müller). Die Fälle von hohem Druck lassen sich danach in zwei Gruppen scheiden: Fälle mit stärkerer und Fälle mit geringerer Senkung wie beim Gesunden. Die Hauptsenkung scheint in die beiden ersten Stunden des Schlafes zu fallen; als Mittel des tiefsten Standes findet MÜLLER für gesunde Männer 94, für Frauen 88 mm Hg. Bei Hypertonien kann der Druckabfall 85—95, ja 115 mm Hg betragen. Die Frage, ob man dabei Schlafmittel geben soll oder darf, wird verschieden beantwortet; vergleichende Untersuchungen mit und ohne Anwendungen solcher Mittel dürften nicht nur die Frage lösen, sondern auch Einblicke in die Wirkung der verschiedenen Mittel auf den Gefäßtonus versprechen. Eine andere Gelegenheit, um sich über die Beteiligung des Tonus an Drucksteigerungen ein Urteil zu bilden, ist das Fieber (PAL). Im Fieber sinkt der Druck. Der weiche Puls im Fieber ist ja schon lange bekannt. Es dürfte sich lohnen, dieser Erfahrung beim Studium der Hypertonie vermehrte Aufmerksamkeit zu widmen.

Mangelhafte Zusammenarbeit der verschiedenen Gefäßbezirke.

Man muß sich hier daran erinnern, daß durchaus nicht die ganze Blutmenge gleichmäßig am Kreislauf teilnimmt. Wir wissen z. B., daß ein großer Teil in den Capillaren stagnieren und dadurch für die Füllung des Herzens und der großen Gefäße ausscheiden kann. Auch die Armarterien, an denen wir den Druck messen, werden dann weniger gefüllt sein. Steigt ihr Tonus nicht in dem Maße wie die Füllung infolge der Capillarerweiterung abnimmt, so sinkt der Druck. Man denke nur an die lebensgefährlichen Drucksenkungen infolge Erweiterung der Splanchnicusgefäße bei der Peritonitis. Umgekehrt kann es zu einer Blutdrucksteigerung kommen, wenn das Fassungsvermögen der Splanchnicusgefäße eingeschränkt ist. Es scheint, daß mit dieser Möglichkeit unter anderem bei sehr fettreichen Baucheingeweiden gerechnet werden muß. Auf Entfettung und Ausräumung des Darmes und Erweiterung der peripherischen Kreislaufgebiete durch Bewegung pflegt in solchen Fällen die Blutdrucksteigerung zurückzugehen.

Die soeben besprochenen Störungen der Gefäßtätigkeit sind nun keineswegs untereinander gleichwertig, sondern für die zahlreichen Fälle von Hochdruck, die uns im Leben begegnen, haben offenbar die Hyperkinese und fehlerhafte Blutverteilung nur untergeordnete Bedeutung. Denn wohl immer werden Drucksteigerungen infolge Hyperkinese nur eine flüchtige Erscheinung sein, Drucksteigerungen infolge fehlerhafter Blutverteilung in bescheidenen Grenzen und auf besondere Fälle beschränkt bleiben. Es handelt sich deshalb vorwiegend um die Hypertension und Hypertonie, wenn wir uns nunmehr den

Ursachen der zum einfachen Hochdruck führenden Gefäßstörungen

zuwenden. Da Hypertonie und Hypertension verschiedene Dinge sind, so ist es wahrscheinlich, daß auch ihre Ursachen verschieden sein werden. Es wäre dann folgerichtig, die Ursachen dieser beiden Hochdruckformen gesondert zu betrachten. Das stößt aber auf Schwierigkeiten, weil sich die Scheidung, so schön sie theoretisch ist, praktisch nicht durchführen läßt. Denn einmal wissen wir ja überhaupt noch nicht sicher, wie weit anatomische, wie weit funktionelle Gründe für den Hochdruck verantwortlich sind. Ferner ist daran zu denken, daß anatomische Veränderungen den Tonus steigern und Steigerungen des Tonus anatomische Veränderungen machen können. Angesichts dieser Sachlage müssen wir wohl oder übel bei der Frage nach den Ursachen auf eine scharfe Trennung verzichten.

Erbliche Belastung. Jeder Arzt weiß von Familien zu erzählen, in denen „Herzleiden und Schlaganfall" zu Hause sind. Die Angehörigen sind sich dieses unheimlichen Erbgutes oft schmerzlich bewußt und betrachten es als ein unentrinnbares Verhängnis. Mein Vater ist an einem Schlaganfall gestorben und war noch gar nicht so alt, von meinen Geschwistern haben auch mehrere mit dem Herzen zu tun, ein Bruder ist daran gestorben, mir wird es wohl ebenso gehen; es liegt eben in der Familie — wie häufig hört man nicht solche oder ähnliche Angaben, wenn man die Vorgeschichte aufnimmt. Forscht man genauer nach, dann stellt sich gewöhnlich mit mehr oder minder großer Sicherheit heraus, daß es sich um Erscheinungen und Folgen von Hochdruck handelt. So legen Ärzte mit reicher Erfahrung wie OSLER und BARKER besonderes Gewicht auf die erbliche Anlage des Gefäßsystems als Ursache hohen Blutdruckes: ,,We must keep ever in mind the kind of tubing that a man starts with.'' Je länger ich mich mit der Frage beschäftige, um so mehr hat sich auch bei mir die Überzeugung befestigt: Es kommt alles darauf an, was für Gefäße man auf den Lebensweg mitbringt. Das ärztliche Urteil darüber wird sich gründen müssen auf 1. das Vorkommen von Hochdruck bei Eltern, Geschwistern und Kindern, 2. das Fehlen äußerer Ursachen, 3. den Untersuchungsbefund. Beschäftigen wir uns zunächst mit dem ersten Punkt. Es ist das Verdienst von WEITZ, wenn wir hier mit wertvollen zahlenmäßigen Unterlagen aufwarten können. Aus seinen Untersuchungen geht hervor, daß bei den Eltern von Kranken mit Hochdruckbeschwerden sich Tod an Herzleiden, Wassersucht oder Gehirnschlag häufiger und früher findet als bei den Eltern beliebiger Kranker, einschließlich solcher mit erhöhtem Blutdruck aber ohne Beschwerden. Oder umgekehrt, Kinder von Eltern, die frühzeitig an Herzleiden, Wassersucht oder Gehirnschlag gestorben sind, erkranken besonders häufig an Hochdruckbeschwerden. Ich habe die betreffenden Zahlen in einer Tabelle zusammengestellt (Tabelle 15).

Tabelle 15.

	Zahl	An Herzleiden, Schlag, Wassersucht gestorbene Eltern		Todesalter der an Herzleiden, Schlag, Wassersucht gestorbenen Eltern. Prozente bezogen auf die Zahl der Todesfälle.				Todesalter der an Herzleiden, Schlag, Wassersucht gestorbenen Eltern. Prozente bezogen auf die Zahl der Kranken			
				bis 50. Jahr	51.—60. Jahr	61.—70. Jahr	über 70. Jahr	bis 50. Jahr	51.—60. Jahr	61.—70. Jahr	über 70. Jahr
Hochdruckkranke mit Beschwerden	82	♂ u. ♀ 9	♂ od. ♀ 54 76,8 %	15%	21,7%	50%	13,3%	11%	15,9%	36,6%	9,8%
Beliebige Kranke (einschl. Hochdruck ohne Beschwerden)	267	10	71 30,3 %	8,6%	18,3%	42%	30,9%	2,6%	5,6%	12,7%	9,4%

Eine zweite Zusammenstellung zeigt, daß bei den Eltern von Kranken mit Hochdruckbeschwerden Tod an Herzleiden, Wassersucht oder Hirnschlag um so frühzeitiger gefunden wird, je jünger der Kranke ist, oder schärfer ausgedrückt: Die Kinder erkranken um so früher an Hochdruckbeschwerden, je früher die Eltern an Folgen der Hochdruckbeschwerden sterben (Tabelle 16). Gewisse Ungleichheit

Tabelle 16.

Zahl	Alter	Todesalter ihrer Eltern			
		bis 50. Jahr †	51.—60. Jahr †	61.—70. Jahr †	über 70. Jahr †
16	bis 50 Jahre	25 %	25 %	37,5%	12,5%
33	51—60 Jahre	9 %	15,2%	60,6%	15,2%
11	über 60 Jahre	18,2%	27,3%	45,5%	9,1%

der Zahlen dürften sich bei größerem Material ausgleichen. Schließlich ergiebt sich aus den Untersuchungen von WEITZ, daß unter den Geschwistern der Kranken mit Hochdruckbeschwerden häufiger Blutdrucksteigerung gefunden wird als unter den Geschwistern beliebiger Kranker (Tabelle 17). Auch das häufige Zusammen-

Tabelle 17. Blutdruckwerte der Geschwister von Hochdruckkranken mit Beschwerden und der Geschwister beliebiger Kranker (einschl. Hochdruckkranker ohne Beschwerden).

Im Alter von 45—50 Jahren		Im Alter von 51—55 Jahren		Im Alter von 56–60 Jahren		Im Alter von 61—65 Jahren	
unter 140 mm Hg	über 140 mm Hg	unter 150 mm Hg	über 150 mm Hg	unter 160 mm Hg	über 160 mm Hg	unter 160 mm Hg	über 160 mm Hg

Geschwister von beliebigen Kranken.
„   „   Hochdruckkranken mit Beschwerden.

treffen von Hochdruck mit anderen erblichen Krankheiten, wie Migräne, Diabetes und harnsaurer Diathese spricht dafür, daß Vererbung beim Hochdruck eine wichtige Rolle spielt. Im besonderen scheint zwischen Gicht und Hypertonie ein enger Zusammenhang zu bestehen (FR. V. MÜLLER), denn in einer großen Zahl von Hypertonien ist der Gehalt des Blutes an Harnsäure vermehrt (KRAUSS). E. NEUBAUER hat gefunden, daß beim Hochdruck häufig eine Erhöhung des Blutzuckerspiegels nachweisbar ist; im höheren Lebensalter ist der einfache Hochdruck oft mit ausgesprochener Zuckerharnruhr verbunden (HITZENBERGER, RICHTER und QUITTNER, KYLIN).

Da alle Funktionen des Körpers in engster Wechselwirkung stehen und im besonderen der Kreislauf weitgehend durch die Tätigkeit anderer Organe beeinflußt wird, so liegt ganz allgemein die Frage nahe, ob zwischen Hochdruck und Körperverfassung als der Summe des Erbgutes gesetzmäßige Beziehungen bestehen. Wem fiele da nicht gleich der apoplektische Habitus ein? Nun, die Beobachtungsgabe der alten Meister in Ehren, aber seitdem wir den Blutdruck messen können, finden wir die wichtigste Ursache der Hirnblutung, den Hochdruck, so häufig auch bei schmächtigen mageren Menschen, daß der Habitus apoplecticus seine Stellung hat räumen müssen. Endgültig. Erschüttert war sie schon lange. So schreibt z. B. WUNDERLICH: „Kein Körperbau und keine Konstitution schützt vor Apoplexie." Man wird hier sagen, der Habitus ist nur der äußere Ausdruck der Körperverfassung und deshalb von untergeordneter Bedeutung; worauf es bei diesen Problemen ankommt, das sind die inneren Grundlagen der Körperverfassung. Nun gehört ja auch die Verfassung des Kreislaufsapparates zu den inneren Grundlagen und ist insofern selbst ein Teil der Körperverfassung. Der Sinn unserer Frage kann deshalb nur der sein, ob zwischen dem Hochdruck und der übrigen, vom Verhalten des Kreislaufes nicht unmittelbar bestimmten Körperverfassung gesetzmäßige Beziehungen nachweisbar sind. Bei der Beantwortung der Frage dürfen wir uns auf eine Prüfung der Größen beschränken, von denen ein wesentlicher Einfluß auf den Kreislauf bekannt ist.

Das Nervensystem. Daß besonders bei lebhaften Menschen der Blutdruck stark wechseln und schon durch geringfügige Erregungen vorübergehend erheblich gesteigert werden kann, ist eine oft beobachtete Tatsache. Aber darum bekommen noch nicht alle lebhaften Menschen einen dauernden Hochdruck. Da das Temperament keine Krankheit und oft schwierig einzuschätzen ist, so verfügen wir allerdings über keine Zahlen. Wir brauchen sie auch nicht angesichts der vielen Menschen, die trotz eines lebhaften Temperaments ein hohes Alter erreichen. Sogar in Fällen, wo eine krankhafte Reizbarkeit und krankhafte Erregungszustände vorliegen, braucht der Druck nicht erhöht zu sein. Unter 334 Geisteskranken mit langdauernden seelischen Erregungen und Depressionen fand WEITZ wohl häufiger höhere Druckwerte. Rechnet man aber die Fälle ab, bei denen Arteriosklerose des Gehirns als Ursache der seelischen Störung anzunehmen oder die Druckmessung gerade während eines Erregungsstadiums vorgenommen war, so stellen sich die Werte nicht höher als die beliebiger Personen desselben Alters. Ebensowenig liefern die Neurastheniker als die Typen des reizbaren Menschen häufiger Fälle von Hochdruck; im Gegenteil, der größere Teil von ihnen hat eher einen zu niedrigen Druck. Ein Unterschied besteht allerdings zwischen Neurasthenikern und Gesunden. Es finden sich bei den Neurasthenikern öfters Werte, die vom Durchschnitt nach oben oder unten abweichen, wie die untenstehende kleine Tabelle 18 von DE VRIES REILINGH zeigt. KOCH, MIES und NORDMANN

T abelle 18.

	Druck < Norm − 10 mm Hg	Druck = Norm ± 10 mm Hg	Druck > Norm + 10 mm Hg
Gesunde	12%	76%	12%
Neurastheniker	41%	32%	29%

Nach DE VRIES REILINGH.

konnten beim Kaninchen eine dauernde Drucksteigerung dadurch erzeugen, daß sie die drucksenkenden Nerven (nn. depressor) und Carotissinusnerven ausschalteten.

Die innere Sekretion. Die Beziehungen zwischen innerer Sekretion und Kreislauf sind schon besprochen worden, wir können uns deshalb kurz fassen. Als sichere Folge einer Störung der inneren Sekretion darf die Drucksenkung bei ungenügender Tätigkeit des Nebennierensystems angesehen werden. Das Gegenteil, Drucksteigerung infolge überschießender Tätigkeit ist dagegen bis jetzt nicht bewiesen. Beim Hochdruck ist der Adrenalinspiegel des Blutes nicht erhöht (HÜLSE). Bei BASEDOWscher Krankheit kann der Druck gesteigert, beim Myxödem herabgesetzt, er kann aber auch hier wie dort regelrecht sein; wohl immer findet man ihn aber bei sympathicotonischen Thyreosen ziemlich unbeständig. Bei den zur Akromegalie führenden Krankheiten des Hirnanhanges hat ZONDEK geringe Steigerungen des Blutdruckes gefunden, doch sind seine Fälle nicht ganz eindeutig. Fettleibigkeit kann mit niedrigem, regelrechtem und erhöhtem Druck einhergehen.

Umstritten ist bis jetzt die Frage, wie die in den Wechseljahren häufig zu beobachtenden Blutdrucksteigerungen zu deuten sind. Wie weit handelt es sich dabei um allgemeine Alters-, wie weit um besondere Ausfallserscheinungen? Die mannigfachen Kreislaufstörungen, die mit den Wechseljahren einsetzen und vergehen, die Wallungen, Anfälle von Herzklopfen usw. und das Auftreten derselben Erscheinungen nach einer Entfernung der Eierstöcke in früherem Alter sprechen eindeutig dafür, daß der Eierstocktätigkeit ein wichtiger Einfluß auf das Herz und die Gefäße zukommt. Es ist deshalb wohl berechtigt, die Blutdrucksteigerung in den Wechseljahren zu einem guten Teil auf den Ausfall der Eierstöcke zu beziehen.

Damit stimmt die Erfahrung überein, daß Eierstockpräparate oft günstig zu wirken scheinen (MEIER), ebenso die Beobachtung, daß vor der Periode der Druck zu steigen, nach dem Einsetzen zu fallen pflegt (AMOS). Bei den gesunden Frauen sind allerdings die Schwankungen gering (CULLIS, OPPENHEIMER und ROSS-JOHNSON), bei Hypertonien können sie dagegen überraschend groß sein; ich sah in einem Falle eine Senkung von 225 auf 145 mm Hg, ohne daß die Blutung besonders stark oder andere Gründe nachweisbar gewesen wären.

Die Anlage des Herzens und der Gefäße steht insofern in keinem festen Zusammenhang mit dem Hochdruck, als dieser bei kleinen und großen Herzen, engen und weiten Gefäßen beobachtet wird.

Blutmenge und Blutbeschaffenheit. Vollblütige Menschen mit einer Vermehrung der Erythrocytenzahl und Gesamtblutmenge können einen regelrechten oder einen erhöhten Blutdruck haben. GAISBÖCKs Polycythämia hypertonica ist deshalb als ein besonderes Krankheitsbild anzusehen, aus dem keine allgemeingültigen Beziehungen zwischen Blutmenge und Blutdruck abgeleitet werden können. Mit der Zahl der roten Blutkörperchen ist auch die Viscosität des Blutes entsprechend gesteigert; auch dieser Erscheinung kommt also keine Bedeutung für den Hochdruck zu.

Von den äußeren Ursachen der Blutdruckerhöhung soll der

Kampf ums Dasein an erster Stelle genannt werden. Man findet den Hochdruck so häufig bei Leuten, die ein besonders aufreibendes, aufregendes Leben führen, findet die ersten Hochdruckbeschwerden so häufig nach Zeiten, in denen die körperlichen und geistigen Kräfte über Gebühr angestrengt wurden, daß an einem Zusammenhang nicht gezweifelt werden kann. Geradezu beweisend sind die Fälle, wo nur zu Zeiten großer innerer und äußerer Spannung ein erhöhter, dagegen nach völliger Entspannung ein regelrechter Druck gefunden wird. Oft handelt es sich da um auch sonst leicht erregbare Menschen, bei denen jede kleine Aufregung den Druck ungewöhnlich stark in die Höhe schnellen läßt. Da aber viele Menschen trotz eines vollgerüttelten Maßes an Arbeit und Erregungen keinen und andere trotz eines ruhigen und vernünftigen Lebens einen sehr erheblichen Hochdruck bekommen, so müssen wir schließen, daß der Kampf ums Dasein die Entstehung eines Hochdruckes wohl begünstigen, aber nicht allein bewirken kann. Den Ausschlag giebt vielmehr die Art, wie sich das Gefäßsystem und die seine Tätigkeit regelnden Kräfte mit den Forderungen des täglichen Lebens abfinden.

Ernährung. Es ist besonders HUCHARD, der für den Hochdruck oder wie er sagt die Präsklerose eine falsche Ernährung verantwortlich gemacht hat. „Dans les cardiopathies artérielles le rôle de l'intoxication est primordial ... Cette intoxication qui domine toute l'évolution morbide des cardiopathies artérielles, est d'origine alimentaire et de nature vasoconstrictive." HUCHARD stützt seine Hypothese unter anderem darauf, daß der Harn von Kranken mit Präsklerose und arteriosklerotischen Herzstörungen intravenös gegeben weniger giftiger sei, als der Harn gesunder Menschen; es müßten also bei den Sklerotikern giftige Stoffe im Körper zurückbleiben. Ferner führt er die günstige Wirkung einer Milch- und Gemüse- oder reinen Milchkur mit Verminderung der Kochsalzzufuhr für seine Anschauungen ins Feld. Die Frage, ob und wodurch der Harn von Kranken mit hohem Druck oder Urämie besonders giftig wirkt, ist inzwischen genau bearbeitet worden, ohne daß bis jetzt ein sicheres Ergebnis gewonnen wäre. Die Giftigkeit, „der urotoxische Coefficient" des Harns ist eine sehr verwickelte Erscheinung und muß schon noch weiter geklärt werden, bevor man irgendwelche Schlüsse daraus wird ziehen dürfen. Daß Milch- und Gemüsetage mit Kochsalzbeschränkung bei Kreislaufstörungen glänzende Erfolge zeitigen können, wissen wir seit KARELL. Daß die damit verbundene Entlastung des Splanchnicusgebietes, zumal mit gleichzeitiger Bettruhe bei geeigneten Kranken, auch einen erhöhten Druck herabsetzen kann, ist leicht begreiflich. Daß aber die Blutdruckerhöhung und ihre Folgen auf einer Vergiftung des Körpers durch Abbauprodukte des Eiweißes, im besonderen des Fleisches, beruhen, wird dadurch nicht bewiesen. Ersetzt man bei mageren, mäßig lebenden Kranken mit hohem Blutdruck die gemischte durch eine eiweißarme Milch- und Gemüsekost, so kann man erleben, daß wohl der Kranke herunterkommt, aber nicht der Blutdruck. Auch DE VRIES REILINGH findet, daß beim ausgebildeten Hochdruck Milch- und Gemüsekost keinen oder nur geringen vorübergehenden Erfolg hat; im übrigen sei die Hypothese der alimentären Autointoxikation deshalb schwierig zu prüfen, „omdat men iemand bezwaarlyk zonder voedsel kan laten leven". LOOFT und VOGELSANG sahen von vegetarischer Kost keine Herabsetzung, STROUSE und KELMAN von eiweißreicher Kost keine Steigerung, O'HARE und WALKER von Kochsalzbelastung und -entziehung keine Änderung des gesteigerten Blutdruckes, SCHILL und PATAI, TOLUBEJEWA und PAWLOWSKAJA auf den Wasserstoß nach vorübergehender Erhöhung länger dauernde Senkung des gesteigerten Druckes, ALLEN und SHERILL, CALVEST und LANE Drucksenkung nach Kochsalzentziehung.

Von den Genußmitteln sind besonders Tabak, Kaffee, Tee und Alkohol als Ursachen des Hochdruckes verdächtigt worden.

Daß durch Tabak Gefäßkrämpfe (Angina pectoris, Angina abdominis, Migräne, intermittierendes Hinken) hervorgerufen werden können, scheint nach den Erfahrungen der Praxis sicher zu sein. Die Wirkung auf den Blutdruck ist beim Menschen gering und deshalb nicht so sicher zu beurteilen. HESSE berichtet über Steigerung, JOHN über Steigerung des diastolischen und wechselndes Verhalten des systolischen Druckes. DE VRIES REILINGH bestimmte den Blutdruck, während die Versuchspersonen rauchten und dann einige Wochen das Rauchen unterließen; der Druck war in der Rauchperiode niedriger und in der Zeit der Enthaltung höher und sank, nachdem einige Zeit wieder geraucht war. Schließlich ist zu bedenken, daß es viele Männer und noch viel mehr Frauen mit hohem Druck giebt, die nie geraucht haben. Es ist also noch nicht geklärt, welche Rolle der Tabak beim Hochdruck spielt, zu schweigen von der Streitfrage, ob Zigarren oder Zigaretten in dieser Beziehung gefährlicher sind.

Ähnlich steht es mit den nächsten Angeklagten: Kaffee und Tee. Hier ist zu bedenken, daß sich — übrigens wie beim Tabak — viele Menschen diese Genußmittel übertrieben gestatten, weil sie von Haus aus nervös sind und zum Teil infolgedessen zu Blutdrucksteigerung neigen. Wieder andere brauchen die Mittel, um die sinkende Leistungsfähigkeit künstlich hochzuschrauben. Wie weit in solchen Fällen Nervensystem und Lebensführung, wie weit Kaffee und Tee an sich schuld sind an einem Hochdruck, läßt sich dann nicht entscheiden. Jedenfalls sinkt der Druck nicht, wenn der Kranke keinen Tee oder Kaffee mehr trinkt (DE VRIES REILINGH).

Auch der Alkohol ist beschuldigt worden. Aber wie viele Menschen haben einen Hochdruck, obwohl sie nie einen Tropfen Alkohol getrunken, und wie viele haben keinen, obwohl sie ihn auf Grund ihres Alkoholverbrauches redlich verdient hätten. WEITZ konnte denn auch keinen eindeutigen Einfluß des Alkohols auf das Vorkommen hohen Blutdruckes feststellen. Daß der Blutdruck nach Alkoholgenuß schon während des Erregungsstadiums sinkt, wurde früher erwähnt. Trotzdem dürfte der Alkohol nicht so ganz unschuldig sein, weil er durch Lähmung der Urteils- und Willenskraft in besonders hohem Grade ungesunde Gewohnheiten begünstigt: Die Nacht wird oft zum Tage gemacht, der Schlaf verkürzt, am nächsten Tage muß trotz Müdigkeit die Arbeit geschafft werden — alles Dinge, denen zweifellos eine ungünstige Wirkung auf die Kreislauftätigkeit zukommt.

Nur ein Gift kann als solches einen hohen Blutdruck erzeugen; das Blei. Es kommt aber natürlich nur für eine ganz beschränkte Zahl von Fällen in Betracht und ist da immer mit noch anderen Zeichen der Bleivergiftung verbunden.

Von den Infektionskrankheiten mag die Syphilis hin und wieder unmittelbar oder mittelbar zu einer Blutdruckerhöhung führen. Auch hier giebt es aber soviel Fälle von Hochdruck ohne Syphilis und von Syphilis ohne Hochdruck, daß kein allgemeiner Zusammenhang zwischen den beiden Krankheiten bestehen kann.

Überlegen wir auf Grund der bis jetzt gebrachten Daten, was für Möglichkeiten als Ursachen für den einfachen Hochdruck in Betracht kommen, so scheint folgender Schluß gerechtfertigt. Hauptursache des einfachen Hochdruckes ist die in der erblichen Anlage begründete krankhafte Reaktion der Gefäße und Gefäßnerven auf die ihre Tätigkeit treffenden physiologischen und nicht physiologischen inneren und äußeren Reize. Wir begründen diese Auffassung durch die Tatsache, daß erstens eine familiäre Neigung zum Hochdruck erwiesen ist und zweitens in vielen Fällen andere Gründe für den Hochdruck fehlen. Die Auffassung steht im Widerspruch mit der von v. ROMBERG[1] aufgestellten Lehre, daß jede dauernde Blutdrucksteigerung durch eine Erkrankung der Nieren verursacht ist: „Ich halte eine dauernde Hypertonie mit Erhöhung des maximalen Druckes auf 160 und mehr mit gleichzeitiger Steigerung des Mitteldruckes und meist auch des Minimaldruckes stets für die Folge einer Nierenerkrankung, wenn sie sich nicht durch eine Isthmusstenose der Aorta oder dergleichen erklärt." Wir haben deshalb nunmehr die Beziehungen zwischen

Hochdruck und Nierenleiden

zu untersuchen.

Als allgemein anerkannte Tatsache stellen wir zunächst fest: *Nierenleiden* können Blutdrucksteigerung machen, sie brauchen es aber nicht. Im Tierversuch fanden Blutdrucksteigerungen PÄSSLER und HEINEKE nach der Entfernung größerer Teile der Nieren, JANEWAY nach der Unterbindung von Nierenarterienästen am Hilus, RAUTENBERG nach der Unterbindung der Harnleiter. v. MONAKOW und MAYER beobachteten klinisch bei Harnstauung infolge von Prostatavergrößerung Blutdrucksteigerungen, die nach der Katheterisierung zurückgingen. Von den eigentlichen Nierenleiden gehen mit Drucksteigerung einher die chronische diffuse Glomerulonephritis, besonders in ihrem letzten Stadium als nephritische (sekundäre) Schrumpfniere, sowie die bösartige arteriosklerotische Nierensklerose, und zwar auch wiederum in ihrem letzten Stadium als arteriosklerotische (genuine) Schrumpfniere. Ohne Drucksteigerungen verlaufen die Nephrosen, d. h. die degenerativen Nierenleiden, früher als parenchymatöse Nephritis bezeichnet; ferner die herdförmigen Nephritiden, mag es sich dabei um eine herdförmige Glomerulonephritis, um eine septisch interstitielle oder embolische Nephritis handeln. Die Fälle, in denen der Hochdruck als Folge eines sicher primären Nierenleidens anzusehen ist, gehören nicht zur einfachen Blutdruckerhöhung, sie scheiden deshalb hier für uns aus.

Es bleiben dann noch zwei bisher nicht erwähnte Gruppen, in denen der Zusammenhang zwischen Nierenleiden und Blutdrucksteigerung verschieden beurteilt wird: die akute Glumerulonephritis und die sog. gutartige Nierensklerose.

Aus zahlreichen Beobachtungen wissen wir, daß bei *akuter Glomerulonephritis* der Blutdruck oft erhöht ist und mit dem Fortschreiten der Nephritis steigen kann. Es wäre aber verfehlt hieraus zu schließen, daß die Blutdruckerhöhung eine reine Folge der Nephritis sei, und zwar aus folgenden Gründen.

---

[1] Krankheiten des Herzens 1921, 717.

1. Es giebt Fälle von chronischer fortschreitender Glomerulonephritis ohne Blutdrucksteigerung (TOENNIESSEN, BANSI, KLEIN, BRANCH und LINDER).

2. Es giebt Fälle, in denen trotz chronischer fortschreitender Glomerulonephritis der gesteigerte Blutdruck ohne Herzschwäche auf regelrechte Werte zurückgeht (TOENNIESSEN).

3. Es giebt Fälle von Ödemen und Blutdrucksteigerung, in denen Nierenerscheinungen fehlen oder erst spät im geringen Grade auftreten (GOLDSCHEIDER, GUGGENHEIMER, FR. V. MÜLLER, NONNENBRUCH).

4. Die Ödeme bei der Glomerulonephritis können nicht aus den anatomischen Nierenveränderungen abgeleitet werden (TOENNIESSEN).

Diese Tatsachen lassen sich zwanglos nur erklären, wenn man annimmt, daß bei der akuten Glomerulonephritis eine von den Nieren unabhängige Schädigung des Gefäßsystems stattfindet, die die Durchlässigkeit und den Tonus steigert. Das schließt natürlich nicht aus, daß im Verlauf der Erkrankung das Nierenleiden auch seinerseits den Druck steigert. Darüber später mehr. Hier interessiert uns vor allem, daß eine akute, das Gefäßsystem treffende Erkrankung Ursache einer dauernden Blutdruckerhöhung sein kann. Wir wissen ja leider noch nichts Sicheres über das Wesen dieser Erkrankung und die Art, wie ihre Gefäßwirkung zustande kommt. Mit aller Vorsicht darf man vielleicht sagen, daß es sich um eine infektiös-toxische Schädigung handelt. Ist dem so, dann müssen wir gestehen, daß es vielleicht außer den oben besprochenen Ursachen des Hochdruckes noch infektiöse oder toxische Ursachen geben kann, die uns bis jetzt nicht genauer bekannt sind. Wird nun dadurch unsere Annahme erschüttert, daß die Hauptursache des einfachen Hochdruckes eine in der erblichen Anlage begründete krankhafte Reaktion des Gefäßsystems auf innere oder äußere Reize ist? Ich glaube nicht, denn gerade bei Infektionskrankheiten und Toxinwirkungen (Tabes, Diphtherie) spielt doch die Disposition des Menschen eine maßgebende Rolle und diese Disposition dürfen wir wohl zu einem guten Teil als Ausdruck der ererbten Körperverfassung ansehen. Daß daneben die im Leben auf den Körper wirkenden Einflüsse und überhaupt die ganze Konstellation im Augenblick der Erkrankung mitsprechen, ist selbstverständlich, weil eine für alle Krankheiten geltende Regel. Anatomisch hat man bis jetzt die allgemeine Gefäßschädigung bei der akuten Glomerulonephritis nicht fassen können (HERXHEIMER).

Wir kommen jetzt zu der letzten und wichtigsten Gruppe, der *gutartigen Nierensklerose*. Es sind das Fälle von hohem Druck, die nur geringfügige oder keine Nierenerscheinungen haben. Keine Nierenerscheinungen? Gewiß, VOLHARD, der die Bezeichnung gutartige Nierensklerose geprägt hat, schreibt selbst: ,,Menge und Farbe des Harns können jahrelang ganz normal bleiben — die Zusammensetzung des Harns wie beim Normalen bei wechselnder Beanspruchung entsprechend verschieden — Eiweißbeimengung zum Harn kann lange Zeit, viele Jahre lang, vollständig fehlen — der Wasserversuch fällt in der großen Mehrzahl der Fälle normal aus —, die Niere ist bei Trockendiät rasch imstande, einen konzentrierten Harn abzusondern — die Kochsalzausscheidung ist durchaus normal — die prozentische und absolute N-Ausscheidung in der Regel ungestört, — eine Rest-N-Erhöhung kommt nicht vor.'' Auch der Kreatiningehalt des Blutes und der Ausfall der Phenolsulfophthaleinprobe wurden normal gefunden (WILLIAMS). ,,Der Verlauf wird bestimmt von dem Zustande von Herz und Gefäßen'' (VOLHARD). Aber nicht nur die Tätigkeit der Nieren, auch ihr anatomisches Gefüge kann völlig intakt sein; so wird über Fälle von dauerndem Hochdruck berichtet, in denen ,,keine Sklerose und vor allem keine Verengerungen der Nierengefäße'' (v. MONAKOW) zu finden waren (F. MUNK). Ein Krankheitsbild, das allein vom Verhalten des Herzens und der Gefäße beherrscht wird und keine krankhaften Veränderungen der Tätigkeit und des anatomischen Bildes der Nieren zeigt, als Nierenleiden, gutartige Nierensklerose, zu bezeichnen, geht aber nicht wohl an. Schon die alten Lateiner hatten gegen eine solche Namengebung Bedenken, wie die Erörterung des QUINTILIAN über die Antiphrase lucus a non lucendo lehrt[1].

Fälle von Hochdruck, die klinisch und anatomisch keine Zeichen eines Nierenleidens bieten, sollten deshalb grundsätzlich von den Nierenkrankheiten getrennt werden. Diese Forderung ist so selbstverständlich, daß kein Mensch ihr widersprechen wird. Wenn es trotzdem abweichende Ansichten giebt, dann muß irgendwo ein Haken sitzen. Dieser Haken ist die Deutung der anatomischen Befunde. Während z. B. v. MONAKOW, MUNK, PAL, WALLGREN über Fälle von Hochdruck berichten, bei denen die Nieren anatomisch gesund gefunden werden, schreibt v. ROMBERG: „Mir ist bisher kein nach den heutigen Anforderungen ausreichend untersuchter Fall von dauernder Hypertonie ohne Nierenerkrankung bekannt." Auch HERXHEIMER[2] hat immer Nierenveränderungen gefunden. Nun handelt es sich aber nicht um die Frage, ob beim dauernden Hochdruck Nierenveränderungen zu finden sind oder nicht, sondern darum, ob *der Hochdruck Ursache oder Folge der Nierenveränderungen ist.* Ob sich im weiteren Verlauf ein Circulus vitiosus zwischen den beiden Leiden ausbildet, tut zunächst nichts zur Sache.

Was für Tatsachen stehen uns zur Verfügung, um die Streitfrage zu lösen?

1. Wenn der Hochdruck Folge der Nierenveränderungen sein soll, muß gefordert werden, daß dem Hochdruck Störungen der Nierentätigkeit vorausgehen. Es ist aber umgekehrt. Erst kommt der Hochdruck, dann die Störungen der Nierentätigkeit, falls solche nicht überhaupt ausbleiben. HARPUDER denkt deshalb daran, daß der Eintritt der Blutdrucksteigerung überhaupt unabhängig ist von der Beeinträchtigung der Harnbereitung in den Nieren.

2. Wenn der Hochdruck Folge der Nierenveränderung sein soll, muß gefordert werden, daß zwischen der Stärke und Ausdehnung der Nierenveränderungen und der Höhe des Blutdruckes gesetzmäßige Beziehungen bestehen. Das ist nicht der Fall (JORES). Die Nierenveränderungen sind vielmehr trotz hohem Druck oft so gering, daß sie nur bei eingehender mikroskopischer Untersuchung verschiedener Abschnitte gefunden werden (HARPUDER).

3. Trotz deutlicher Sklerose der Nierenarteriolen (und gut erhaltener Herzkraft) kann der Blutdruck normal sein (v. MONAKOW, KLEIN).

4. Die Gefäßveränderungen der Niere sollen deshalb Ursache des Hochdruckes sein, weil sie immer gefunden werden; wären sie Folge des Hochdruckes, so müßten auch immer die Arteriolen des übrigen Körpers ebenso erkrankt sein (VOLHARD und FAHR). Dieser Schluß scheint nicht stichhaltig, weil die Vasa afferentia, um die es sich vor allem handelt, eine besondere Stellung im Kreislauf einnehmen. Es sind die einzigen Arteriolen, bei denen das anschließende Capillargebiet (die Glomerulusschlingen) eingekapselt ist und sich deshalb nicht nach Belieben erweitern und dem gesteigerten Druck anpassen kann. Im ganzen übrigen Körper kann ohne eine solche Einschränkung durch eine Erweiterung des Capillarnetzes das Druckgefälle von Arteriolen zu Capillaren und damit die Belastung der Arteriolen vermindert werden.

5. Die Elastica der Nierengefäße ist nur in der frühen Kindheit einschichtig, später wird sie mehrschichtig (OPPENHEIM). Mehrfache Schichtung der Elastica

---

[1] Der Kritik wird hier Gelegenheit gegeben einzusetzen. Lucus kommt wirklich a lucendo: „Es heißt eigentlich eine Lichtung, dann, weil die Lichtung des Waldes oft mit religiösen Zeremonien verbunden war, ein heiliger Hain" (R. KLEINPAUL, Rätsel der Sprache).

[2] Diskussionsbemerkung im Kongreßzbl. inn. Med., Wien 1923.

in den Nierengefäßen darf deshalb nicht als sklerotische Erscheinung aufgefaßt werden. Ihre stärkere Ausbildung bei hohem Druck ist ein Anpassungsvorgang, eine Sklerose der Nierengefäße ist nur dann als gegeben anzusehen, wenn noch andere zur Sklerose gehörigen Veränderungen nachweisbar sind (v. MONAKOW). In den Fällen v. MONAKOWS fehlten solche Veränderungen. Mit Recht wird darum von ihm festgestellt, daß eine Arteriolosklerose der Nieren fehlte.

6. Sehr oft werden beim Hochdruck an den Arteriolen anderer Organe dieselben Veränderungen wie in den Nieren gefunden und als Folgen des Hochdruckes gedeutet. Es ist nicht folgerichtig, nur für die Nieren das umgekehrte Verhalten anzunehmen.

Fassen wir noch einmal die wichtigsten Punkte zusammen: Die Nierentätigkeit ist oft trotz hohem Druck nicht gestört; wo Nierenstörungen auftreten, geht ihnen oft ein hoher Druck lange Zeit voraus; trotz hohem Druck können anatomische Nierenveränderungen fehlen oder so geringfügig sein, daß sie nur bei eingehender mikroskopischer Untersuchung verschiedener Abschnitte gefunden werden; trotz deutlicher Arteriosklerose der Nieren kann der Blutdruck normal sein. — Diese Tatsachen gestatten zwanglos nur einen Schluß: der einfache Hochdruck kann nicht Folge einer Nierenerkrankung sein.

Wie steht es nun mit der anderen Möglichkeit: der Hochdruck die Ursache der Nierenveränderungen? Wenn man versucht, auf diese Frage eine Antwort zu geben, darf nicht übersehen werden, daß es verschiedene Arten von Hochdruck giebt. Ernstlich kommen allerdings nur zwei in Betracht, die Hypertension und Hypertonie. Die Hypertension beruht auf einer Ermüdung des Gefäßmaterials, die Hypertonie auf einem Reizzustand der Gefäßinnervation. Leider können wir diese beiden Formen nicht reinlich trennen, da Ermüdung mit gesteigerter Reizbarkeit einhergeht, und übermäßige Reizung zur Ermüdung führt. Andererseits ist bei einem Hochdruck infolge von Ermüdung des Gefäßmaterials ein anderes anatomisches Bild der Gefäße zu erwarten, als bei einem Hochdruck infolge eines Reizzustandes der Gefäßinnervation. Im ersten Falle haben wir Zeichen von Entartung, arteriosklerotische Veränderungen zu erwarten. Im zweiten werden sie fehlen, wenigstens im Beginn des Leidens, denn der Tonus ist ein durch Unermüdbarkeit gekennzeichneter Zustand ohne Stoffverbrauch. Wenn allerdings der Gefäßtonus längere Zeit erhöht ist, dann werden sich die betroffenen Gebilde den veränderten Druck- und Spannungsverhältnissen anpassen müssen, ein Vorgang, der in einer Zunahme seinen äußeren Ausdruck findet. Wir erhalten Bilder, wie sie v. MONAKOW geschildert hat. Es ist kein Grund vorhanden, warum diese Gefäßveränderungen die Tätigkeit der von ihnen versorgten Gewebe beeinträchtigen sollten. Dementsprechend ist die Nierentätigkeit, wie allgemein anerkannt, in solchen Fällen völlig regelrecht und bleibt es oft bis zum Lebensende. Anders, wenn eine Ermüdung des Gefäßwandmaterials dem Hochdruck zugrunde liegt oder im Verlauf einer Hypertonie eintritt. Dann kommt es zu krankhaften Veränderungen (Arteriosklerose) der Gefäße mit allen schädlichen Folgen für die Gewebe, die von den erkrankten Gefäßen versorgt werden. Warum die Nieren und überhaupt die Arteriolen des Splanchnicusgebietes (RÜHL) in erster Linie dabei leiden, wissen wir nicht; vielleicht, daß die Einkapselung der Glomerulusschlingen für die Nieren besondere mechanische Bedingungen schafft. Es dürfte unter anderem von der Höhe des Druckes und dem Zustand der Gefäße abhängen, wie rasch und in welchem Umfange die Nierentätigkeit gestört wird. Alle Übergänge vom Hochdruck ohne oder mit unwesentlichen Nierenerscheinungen bis zur bösartigen arteriosklerotischen Schrumpfniere sind möglich. Sobald die Nierenarbeit leidet, kann hierdurch rückwirkend der Druck gesteigert und durch die Drucksteigerung wiederum die Gefäßschädigung verschlimmert werden. Der verhängnisvolle Zirkel ist geschlossen. Untersucht man solche Fälle im vorgeschrittenen Stadium, dann ist es unmöglich zu unterscheiden, ob die Gefäße oder die Nieren angefangen haben. Verfolgt man aber die Entstehungsgeschichte, so wird es klar, daß der Ursprung des Leidens in den Gefäßen liegt. Der einfache Hochdruck als Ursache der Nierenveränderungen scheint uns damit so gut gesichert zu sein, wie das bei einem Indizienbeweis überhaupt möglich ist.

Über die Häufigkeit der einfachen Blutdruckerhöhung. JANEWAY fand unter 7872 Privatpatienten bei 870 = 11,1% einen Druck über 165 mm Hg, und zwar bei 412 vorübergehend, bei 458 = 5,82% dauernd; über 80% der Fälle war älter als 40 Jahre. Unter 2000 Soldaten über 37 Jahre traf KÜLBS 140 = 7% mit einem Druck, der unter Berücksichtigung des Alters als zu hoch betrachtet werden mußte. Bei der Untersuchung von 3210 gesunden über 20 Jahre alten Arbeitern wurde von WEISS ein Druck von 140—160 mm Hg in 1,78%, ein Druck über 160 in 1,96% ermittelt; von den 1,78% mit einem Druck von 140 bis 160 mm Hg waren 1,38%, von den 1,96% mit einem Druck über 100 mm Hg 1,93% älter als 40 Jahre. Männer scheinen etwas häufiger von dem Leiden befallen zu werden als Frauen (JANEWAY, VOLHARD). Über meine eigenen Zahlen giebt folgende Tabelle Auskunft.

Tabelle 19. **Unter 2814 über 20 Jahre alten Kranken fanden sich:**

Altersstufe Jahre	Zahl der Kranken mit zu hohem Blutdruck[1]	Zahl der Kranken, in deren Vorgeschichte sich Angaben über zu hohen Blutdruck oder vorzeitige Todesfälle durch Gehirnschlag bei Blutsverwandten finden	Zahl der Kranken mit Eiweiß und Zylindern im Harn
♂ 20—30	19	3 = 15,8%	0
♂ 30—40	20	6 = 30,0%	4 = 20,0%
♂ 40—50	59	18 = 30,5%	11 = 18,6%
♂ 50—60	73	21 = 28,7%	14 = 19,2%
♂ über 60	58	20 = 34,4%	7 = 12,0%
Zusammen	229	56 = 24,4%	36 = 15,7%
♀ 20—30	6	0 0	1 = 16,7%
♀ 30—40	13	1 = 7,7%	2 = 15,4%
♀ 40—50	46	7 = 15,2%	3 = 6,5%
♀ 50—60	64	15 = 23,4%	10 = 15,6%
♀ über 60	52	18 = 34,6%	5 = 9,6%
Zusammen	181	41 = 22,6%	21 = 11,6%
♂♀ 20—30	25	3 = 12,0%	1 = 4,0%
♂♀ 30—40	33	7 = 21,5%	6 = 18,1%
♂♀ 40—50	105	25 = 23,8%	14 = 13,3%
♂♀ 50—60	137	36 = 28,2%	24 = 17,5%
♂♀ über 60	110	38 = 34,5%	12 = 10,9%
Zusammen	410	97 = 23,6%	57 = 13,8%

Bild der einfachen Blutdruckerhöhung.

Man kann die Kranken mit hohem Blutdruck in zwei Hauptgruppen teilen. Die Fälle der ersten Gruppe tragen ihren hohen Druck lange Zeit ohne wesentliche Beschwerden. Erst wenn die Herzkraft nachläßt, kommen sie zum Arzt; Atemnot bei Anstrengungen ist ihre wichtigste Klage, vielleicht auch ein gewisser Druck auf der Brust, Völle nach dem Essen, Herzklopfen. Die Fälle der anderen Gruppe werden schon früh durch mancherlei Beschwerden geplagt: Klopfen oder

---

[1] Blutdruck > 100 + Zahl der Lebensjahre, jedenfalls > 140 mm Hg.

Druckgefühl in den Halsgefäßen, den Schläfen, im Kopf, Hitze im Kopf, Schwindel, Ohrensausen, Herzklopfen, Stechen oder Enge am Herzen, unruhiger Schlaf, Reizbarkeit, eine gewisse Ängstlichkeit, Abnahme des Gedächtnisses, des Konzentrationsvermögens und dergleichen. Zwischen diesen beiden Hauptgruppen, der Herzschwäche und den Gefäßstörungen, giebt es dann alle möglichen Übergänge.

Gehen wir auf die Gefäßstörungen näher ein, so lassen sich wiederum je nach dem Sitz verschiedene Gruppen unterscheiden. Die Störungen können vorwiegend die Gefäße des Hirns, des Herzens, des Bauches, der Peripherie betreffen. Als peripherische Störungen sind zu nennen kalte oder brennende Hände und Füße, intermittierendes Hinken, schmerzhaftes Ziehen in den Gliedern, rotes Gesicht, heiße Ohren, Dermographismus; alle diese Erscheinungen kommen freilich auch ohne hohen Druck vor, sie sind eben Zeichen einer Vasoneurose, wie die Hypertonie und Hyperkinese auch. Dasselbe gilt für einen großen Teil der gleich zu nennenden cerebralen, cardialen, abdominellen Erscheinungen. Bei dem engen Zusammenhang zwischen Neurasthenie und Vasoneurosen ist es deshalb verständlich, daß man früher die Beschwerden als neurasthenisch abtat. Seitdem wir den Blutdruck messen, sind wir vorsichtiger mit dieser Diagnose geworden und versuchen die echten Herz- und Gefäßstörungen möglichst reinlich von den Beschwerden zu trennen, die der neurasthenischen Psyche zur Last fallen.

Als abdominelle und cardiale Erscheinungen sind die auf einen Gefäßkrampf zurückzuführenden Anfälle von Angina abdominis und Angina pectoris bekannt. Sie können beim Hochdruck vorkommen, sind aber nicht so häufig, daß sie zum eigentlichen Krankheitsbilde gehörten. Wo Zeichen von Angina pectoris bestehen, sind sie aber wichtig, weil Krampfzustände der Kranzarterien — wir glauben, daß wenigstens ein Teil der Fälle von Angina pectoris damit zusammenhängt — die Leistungsfähigkeit des Herzens schädigen und die Erlahmung des durch den hohen arteriellen Widerstand belasteten Herzens beschleunigen dürften. Schließlich sind Klagen über Unruhe am Herzen, Druck und Stiche in der Herzgegend, Herzklopfen und ähnliches nicht selten.

Von den Hirnbeschwerden sind außer den oben schon erwähnten Verwirrtheitszustände und asthmatische Anfälle erwähnenswert.

In einem solchen Falle — es handelte sich um einen geistig sehr angestrengten Mann in verantwortungsvoller Stellung; Blutdruck um 200 mm Hg systolisch, keine Herzschwäche — traten zunächst Sehstörungen auf. Der Kranke klagte, er sehe so merkwürdige Fäden, die herabfielen und Palmblätter, die ineinandergingen, und namentlich gegen Abend, wenn er aus einem hellen in ein dunkles Zimmer oder umgekehrt ginge, hätte er so unangenehme Flecken vor den Augen. In der Nacht hörte er Stimmen von Leuten und wurde erregt. Vorübergehend war er wieder klarer, ließ sich überzeugen, daß es sich um Einbildungen gehandelt habe. Dann wurden die Sinnestäuschungen stärker und der Kranke so aufgeregt, daß er nur mit Mühe im Bett gehalten werden konnte. Nach einem Verwirrtheitszustand von 3 Tagen wurde er dann plötzlich abends dauernd ganz klar. Wir werden nicht fehlgehen, wenn wir annehmen, daß hier ein Krampf von Hirngefäßen vorgelegen hat, so wie es von der Migränepsychose bekannt ist.

In einem anderen Falle — 60jähriger Mann mit einem maximalen Blutdruck um 230 mm Hg — traten in den ersten Stunden der Nacht starke Anfälle von Atemnot auf; der Puls war dabei wie gewöhnlich, die Herztätigkeit ruhig, keine Geräusche über den Lungen, kein Angstgefühl, kein Herzschmerz. Der Kranke pflegte dann aufzustehen, eine Tasse heißen Kaffee zu trinken und eine Scheibe Brot zu essen; wenn das nicht half, ging er spazieren. Mit der flotten Bewegung verschwand die Atemnot. Nach dem ganzen Verlauf der Anfälle muß es sich um einen Gefäßkrampf im Gebiet des Atemzentrums gehandelt haben. Daß er vorzugsweise in den Stunden des tiefsten Schlafes auftrat, ist durch die Vorherrschaft des Vagustonus in dieser Zeit zu erklären.

Betrifft der konstriktorische Zustand nicht eng begrenzte, sondern ausgedehnte Bezirke des Gefäßsystems, dann kommt es zu *Hochspannungskrisen* (PAL). Sie verlaufen unter dem Bilde einer plötzlichen Schwäche des linken Herzens: Herzklopfen, Pulsbeschleunigung, Cyanose, kalter Schweiß, Atemnot, Lungenödem.

Bei manchen Kranken häufen sich solche Anfälle; und es ist dann leicht eine Blutdrucksteigerung als Ursache nachzuweisen.

Die mit den Anfällen einhergehende schwere Atemnot scheint in einem Teil der Fälle auf einer Steigerung des cerebrospinalen Druckes zu beruhen, der hier bei der Lumbalpunktion erhöht gefunden wird; die Atemnot geht dementsprechend nach der Punktion zurück, während der Blutdruck zunächst unverändert bleibt (Pal). Nicht selten finden sich nach solchen Anfällen vorübergehend Eiweiß und Zylinder im Harn.

Die Untersuchung des Herzens bei der einfachen Blutdruckerhöhung ergiebt die Zeichen einer linksseitigen Herzhypertrophie, in späteren Zeiten mit mehr oder weniger ausgesprochener Erweiterung; der Herzstoß ist verstärkt und verbreitert, rückt nach unten und außen, die Schlagzahl nicht oder nur wenig erhöht, der zweite Aortenton deutlich lauter als der zweite Pulmonalton, oft klingend, die Aorta im Röntgenbild erweitert, im Elektrocardiogramm gewöhnlich die Vorschwankung in der ersten Ableitung am größten, in der dritten am kleinsten. Als frühzeitig auftretende Erscheinung von Herzschwäche ist eine Zunahme der nächtlichen Harnmenge beachtenswert (Nykturie, Quincke, Schönewald) und insofern besonders interessant, als sie mit einem Sinken des Blutdruckes einhergehen kann (C. Müller). Die mikroskopische Untersuchung der Hautcapillaren zeigt die Schlingen verlängert, die Strömung jagend; der Druck ist regelrecht, solange das Herz seiner Aufgabe gewachsen ist (O. Müller, Kylin). Bei stärkerer Herzschwäche können relative Schlußunfähigkeit der Klappen mit entsprechenden Geräuschen, protodiastolischer Galopprhythmus, Pulsus alternans, allgemeine Stauung beobachtet werden. Im weiteren

Verlauf bilden sich immer mehr die Erscheinungen einer chronischen Herzschwäche aus. Dabei stehen Atemnot, Herzdruck, Leberschwellung im Vordergrund; stärkere wassersüchtige Anschwellungen lassen meist lange auf sich warten. Der Harnbefund entspricht im wesentlichen dem Grade der Stauung, abgesehen von den „Kombinationsformen", in denen sich schwere Störungen der Nierentätigkeit im Verlauf des Leidens einstellen. Ziemlich oft erleben die Kranken das qualvolle Ende einer Herz- und Niereninsuffizienz nicht, weil sie vorher einer Hirnblutung erliegen. Janeway giebt folgende Ziffern.

Todesursache	Männer	Frauen	Summe
Herzschwäche......	48	12	60 = 28,3 %
Urämie.........	31	15	46 = 23,02 %
Apoplexie	20	9	29 = 13,68 %
Angina pectoris	10	0	10 = 4,73 %
Lungenödem	6	1	7 = 3,3 %
Andere Krankheiten..	22	10	32 = 15,1 %
Unbekannt......	25	3	28 = 13,28 %
Summe	162	50	212

Hierzu muß bemerkt werden, daß die Aufstellung alle Fälle von Hochdruck enthält, auch solche, in denen ein Nierenleiden als Ursache, nicht als Folge des Hochdruckes anzusehen war und in denen sich ausgesprochene Zeichen von Arteriosklerose fanden. Betrachtet man die Fälle von einfachem Hochdruck gesondert, wie Volhard dies bei seinen Kranken getan hat, so ändern sich die Zahlen. Von 86 Kranken starben

51 an Herzschwäche, darunter 10 mit Bronchopneumonie,

18 an Hirnarteriensklerose,

10 an Lungenentzündungen,

7 an anderen Krankheiten.

Als mittlere Lebensdauer, von Beginn der ersten Hochdruckerscheinung gerechnet, findet Janeway für Männer 4, für Frauen 5 Jahre. Die Hälfte der Todesfälle fiel in die ersten 5 Jahre, ein Viertel starb 5—10 Jahre nach dem Auftreten der ersten Hochdruckerscheinungen, ein Viertel lebte länger als 10 Jahre. Die Lebensdauer stand in keinem festen Verhältnis zur Höhe des Blutdruckes; so hatte von den Kranken, die länger als 5 Jahre lebten, keiner einen Druck unter 200 mm Hg. Ehrström rechnet als mittlere Lebensdauer vom Beginn des Leidens 20, vom Einsetzen deutlicher Erscheinungen 10 Jahre.

Die Behandlung hat vor allem die äußeren Schädlichkeiten auszuschalten, die die Entwicklung des Hochdruckes begünstigen. Erregungen, zu denen auch die häufige Blutdruckmessung gehört, sind möglichst auszuschalten. Zu verbieten sind geistige und körperliche Überanstrengungen. Der Sonntag soll ein Tag der Entspannung sein und nicht dazu benutzt werden, um ein ungenügendes Maß körperlicher Bewegung für die ganze Woche durch übertrieben große Wanderungen oder dergleichen auszugleichen. Mehrmals im Jahr ein ausgiebiger Urlaub ohne anstrengende Kuren ist außerdem nötig. Ferner ist unter allen Umständen auf ausreichenden Schlaf zu dringen, wenn nötig mit Hilfe von Schlafmitteln. Man gebe aber vorsichtige Dosen, die die Leistungsfähigkeit am nächsten Tage nicht beeinträchtigen. Besonders Kopfarbeitern ist dringend zu raten, sich täglich ein bis zwei Stunden ruhige körperliche Bewegung zu machen, sie sollen ins Geschäft, aufs Amt gehen, ruhig gehen, nicht fahren. Jedoch darf dieser Rat nicht so ausgelegt werden, daß der Mann, um die zwei Stunden herauszuschinden, zwei Stunden länger arbeitet. Die Zeit für die Bewegung soll von der Arbeitszeit subtrahiert, nicht dazu addiert werden. Reizmittel wie Kaffee und Tee dürfen in bescheidenem Maße morgens und nachmittags gestattet, aber nie dazu mißbraucht werden, um die sinkende Leistungsfähigkeit hoch zu schrauben. Alkohol sollte als regelmäßiges Getränk am besten ganz verboten werden, weil es die Ermüdung begünstigt; höchstens ist ein Glas Bier als Schlaftrunk zu erlauben. Mit dem Rauchen ist es eine eigene Sache. Viele Raucher behaupten, durch ihre Zigarre oder Zigarette angeregt zu werden. Mir scheint die Sache so zu liegen, daß der Raucher etwas entbehrt, wenn er nicht die gewohnte Zigarre oder Zigarette hat, er ist unzufrieden, unlustig, gehemmt. In dem Augenblick, wo sein Sehnen gestillt ist, die Zigarette brennt, kann er sich ungehemmt der Arbeit widmen. So oft ich mich mit kritischen Kranken über diesen Punkt unterhalten habe, ist mir dieser Eindruck bestätigt worden. Es kann wohl kaum anders sein, weil dieselbe Zigarre, die den müden Mann anregt, den aufgeregten Mann beruhigt. Sieht man von der Wirkung des Rauchens auf die Stimmung ab, so scheint eine allgemeine Müdigkeit als Folge festzustehen. Mit diesem beruhigenden Einfluß mag es auch zusammenhängen, daß die Kranken von de Vries Reilingh einen höheren Druck hatten während sie nicht rauchten. Unmittelbar wird der Blutdruck durch Rauchen nicht wesentlich beeinflußt (Nikolai und Staehelin). Bei empfindlichen Menschen kann aber das Rauchen zu Gefäßkrämpfen führen, z. B. zu Angina pectoris, Angina abdominis, intermittierendem Hinken. Hier ist das Rauchen bedingungslos zu verbieten. Glaubt man es sonst bei hohem Druck gestatten zu dürfen, dann in bescheidenem Maße.

Aber nicht nur der Gebrauch der Genußmittel, sondern die ganze Lebensführung ist zu regeln. Morgens kühle Ganzwaschung, einmal in der Woche ein warmes Bad von etwa 35° C. Heiße und kalte Bäder, tägliches Baden, Duschen sind zu verbieten. Fünf Mahlzeiten täglich, in Ruhe einzunehmen. An Eiweiß etwa 120 g, Speisen fettarm zubereitet, Milch und leichte Mehlspeisen, Obst und Kompott sind zu bevorzugen; blähende Gemüse sind zu meiden, wie überhaupt darauf zu achten ist, daß nicht durch überreiche Kohlehydratzufuhr eine Gärungsdyspepsie erzeugt oder begünstigt wird. Langsam essen, gut kauen, während des Essens nichts trinken; diese banale, von den Kranken meist überhörte Regel ist ihnen besonders ans Herz zu legen. Als tägliche Flüssigkeitsmenge sind etwa $1^1/_2$ l gestattet. Bei „vollsaftigen" Menschen wird man sparsamer sein und 1 l festsetzen. Bei dürren, mageren Leuten habe ich von einer Trockenkost keinen überzeugenden Nutzen gesehen. Oft wird nach der einmaligen Zufuhr einer größeren Flüssigkeitsmenge, wie dies beim Wasserversuch geschieht, nach einer vorübergehenden geringen Erhöhung eine auffallende Senkung des Druckes beobachtet. Alle Speisen sollen mild zubereitet sein. Eine Beschränkung der üblichen Kochsalzmenge von etwa 15 g wird teils empfohlen (FALTA, DEPISCH, HÖGLER), teils für unnötig gehalten (LÖWENSTEIN, MUNK) oder auf die Fälle beschränkt, wo das Kochsalz nicht genügend ausgeschieden wird und durch die intravasculäre Wasserretention den Blutdruck steigert (VOLHARD). Im letzten Falle wird die Kochsalzbeschränkung heute ja allgemein geübt, es handelt sich aber dann nicht mehr um einfache Blutdruckerhöhung in reiner Form, sondern um eine Verbindung von Hochdruck und Nephrose[1]. Durch die angegebene Verteilung der Nahrung auf fünf Mahlzeiten wird einer Überfüllung der Bauchorgane und damit einhergehender unnötiger Blutdrucksteigerung vorgebeugt, sie ist zu unterstützen durch Sorge für ausreichende Entleerung. Zumal bei Fettleibigen besteht das alte purgare, iterum purgare in den heute gezogenen engeren Grenzen nach wie vor zu Recht (DE VRIES REILINGH, SINGER) neben der in diesem Falle anzustrebenden Entfettung. Kurz und gut, unsere Kranken mit Hochdruck sollen ein geregeltes, mäßiges Leben mit richtiger Verteilung von Ruhe und Bewegung führen; Ausschweifungen jeder Art sind zu vermeiden.

Medikamente zur Herabsetzung des hohen Blutdruckes giebt es eine ganze Reihe, wohl ein Zeichen, daß bis jetzt keines allen Ansprüchen genügt. Dementsprechend sind alle Mittel nur als Unterstützung der soeben angesehenen Maßregeln zu betrachten. Von den Nitriten kommt für eine Dauerbehandlung nur das Erythroltetranitrat in Betracht, da es langsam aufgenommen und ausgeschieden wird. Man giebt 3mal täglich 0,005—0,03 g. Von Kranken, die über heißen Kopf und Kopfwallungen klagen, insbesondere Frauen in den Wechseljahren, wird es zuweilen nicht gut vertragen; auch sonst kann es in den größeren Gaben Kopfschmerzen machen. Das von PAL empfohlene Papaverin wird von manchen Kranken als angenehm beruhigend empfunden. Man gebe 3mal täglich 0,04—0,06—0,08 Papaverinum hydrochloricum. Nachdem als wirksames Prinzip die Benzylgruppe des Papaverins gefunden ist, wird neuerdings das Benzylbenzoat gegeben, und zwar 3—4mal täglich 20—30 Tropfen einer 20%igen alkoholischen Lösung, in Milch oder Wasser (MACHT) oder das wasserlösliche Natrium- oder Calciumsalz des Phthalsäuremonobenzylamids, genannt Akineton (PAL), 3mal täglich 0,5—2 g. Bestehen Zeichen, die auf Kranzgefäßspasmen deuten, so werden die angegebenen Mittel durch Hebung des Coronarkreislaufes günstig wirken und nicht zu entbehren sein. Als drucksenkende Mittel werden weiter empfohlen Neurokardin (aus Piper methysticum), Vasotonin (Yohimbin und Urethan) Guipsine und Viscysat (Mistelextrakt), Depressin (Albumose aus avirulenten Bact. coli.), Hypotonin

---

[1] Eine meiner Kranken (47 Jahre alt) hatte wegen eines einfachen Hochdrucks von angeblich 180 mm Hg fünf Jahre fleischlos und salzarm gelebt. Beim Beginn meiner Beobachtung 240 mm Hg. Unter leichter Liegekur, abends 0,1 Luminal, $3 \times$ täglich 2 Novarial und gewöhnlicher gemischter Kost Druck nach 6 Tagen 210, nach 10 Tagen 170, nach 18 Tagen 160 mm Hg. Eine strenge Kost von 5 Jahren hat also nicht gehindert, daß der Druck ohne besondere Gründe auf 240 mm Hg gestiegen, und eine gemischte Kost hat nicht gehindert, daß dieser Druck in $2^1/_2$ Wochen bis auf 160 mm Hg gesunken ist.

(Verbindung einer Diaminogruppe mit der Isovaleriansäure), Rhodanverbindungen, Desencin (Jod-Benzylkörper), die aus Arterien hergestellten Organpräparate Animasa und Telatuten, Injektionen von Sulfur depuratum in öliger Lösung (RUSZNYAK). Die Jodpräparate zur Behandlung des Hochdruckes werden heute zurückhaltender beurteilt als früher, obwohl neuerdings GUGGENHEIMER und FISCHER eine Gefäßerweiterung durch kleine Jodgaben nachgewiesen haben. Chinin kann, wie HECHT und MATKO als Nebenbefund erwähnen, nach intravenöser Anwendung Drucksenkung machen. Schließlich ist von genügenden Dosen aller Beruhigungs- und Schlafmittel eine sichere Wirkung auf die Drucksteigerungen zu erwarten, denen eine Erregung der Vasoconstrictoren zugrunde liegt. Gegen die Gefäßstörungen und Druckerhöhungen im Klimakterium wirken oft Eierstockpräparate günstig (MEIER und andere).

Ganz allgemein muß gesagt werden, daß die Wirkung unserer Mittel auf den Blutdruck deshalb schwierig zu beurteilen ist, weil seine Höhe als eine zusammengesetzte Größe aus wechselnden, zum Teil unbekannten Werten anzusehen ist. Schon die Einflüsse des täglichen Lebens beeinflussen diese Größe in unberechenbarer Weise und machen dadurch unser Urteil über alle Mittel und Maßnahmen unsicher. Ferner ist anzunehmen, daß beim Hochdruck je nach seinen Ursachen die Wirkung unserer Mittel verschieden ausfallen wird. Da wir aber die Ursachen noch nicht genügend kennen, so ist auch keine wirklich zielsichere Behandlung möglich. Wir müssen deshalb versuchen, über die Ursachen des Hochdruckes im einzelnen Falle so gut wie möglich ins klare zu kommen und auf diesem Grunde eine vorsichtig tastende Behandlung aufzubauen.

Bei stärkeren Beschwerden kann ein Aderlaß so günstig wirken, daß die Kranken nach einer gewissen Zeit, vielleicht zwei, drei Monate, von selbst eine Wiederholung verlangen. Um plötzliche Drucksteigerungen (Gefäßkrisen) und die damit häufig verbundene lebensgefährliche Belastung des Herzens zu bekämpfen, ist es unser wirksamstes Mittel; daneben kommen Senfwickel, Nitroglycerin, Morphium in Betracht. Chronische Herzschwäche bei Hochdruck ist nach den üblichen Regeln zu behandeln; im besonderen sei bemerkt, daß der hohe Druck nicht die Anwendung der Digitalis verbietet.

Die nephritische Blutdruckerhöhung.

Wir haben gehört, daß bei der akuten Glomerulonephritis die krankmachende Ursache nicht nur die Gefäße der Niere, sondern das ganze peripherische Gefäßsystem zu treffen pflegt. Es läßt sich infolgedessen nicht entscheiden, wie weit die begleitende Blutdrucksteigerung eine Folge der Nierenerkrankung, wie weit sie eine Folge der allgemeinen Gefäßschädigung ist. Das gilt nicht nur für das akute, sondern auch für das chronische Stadium, denn wir müssen die Möglichkeit zugeben, daß ebenso wie die Nierengefäße, so auch die übrigen Gefäße einen dauernden Schaden davontragen. Auf der anderen Seite ist durch die früher erwähnten Versuche am Tier und Beobachtungen am Menschen erwiesen, daß eine Störung, die zunächst nur die Nierentätigkeit betrifft, den Blutdruck steigern kann. Diese wichtige Tatsache führt zu der Frage, welche Störung der Nierentätigkeit es denn ist, die zur Blutdrucksteigerung führt. Die Antwort ist verschieden ausgefallen; man hat eine mechanische, eine nervöse und eine chemische Erklärung gegeben.

Die mechanische Erklärung der Blutdrucksteigerung bei Nierenleiden geht auf TRAUBE[1] zurück. „Daß mit der Schrumpfung des Nierenparenchyms die Zahl der es durchziehenden kleinen Blutgefäße abnimmt, bedarf keines Beweises . . .

---

[1] Gesammelte Beiträge zur Pathologie und Physiologie 2 I, 334. Berlin 1871.

Die Schrumpfung des Nierenparenchyms wird also zweierlei Folge haben. Sie wird einmal vermindernd auf die Blutmenge wirken, welche in einer gegebenen Zeit aus dem Aortensystem ins Venensystem abfließt. Sie wird zweitens verkleinernd auf die Flüssigkeitsmenge wirken, welche in derselben Zeit dem Aortensystem zur Bildung des Harnsekrets entzogen wird. Durch beide Umstände, namentlich durch den zweitgenannten, muß, wie aus dem früher Gesagten erhellt, die mittlere Spannung des Aortensystems wachsen.“ Es ist bemerkenswert, daß bei diesem ersten Versuch, den Zusammenhang zwischen Nierenleiden und Blutdrucksteigerung zu erklären, schon ein Teil der Nieren als schuldig hingestellt wird: die kleinen Nierengefäße. Ihre Abnahme soll zu einer Überfüllung des großen Kreislaufes und dadurch zur Blutdrucksteigerung führen. Was müßte das aber für eine Überfüllung sein, die den Blutdruck auf das Doppelte und mehr erhöht. Eine solche Überfüllung gibt es nicht. Man braucht nur die enge, wenig gefüllte Radialis mancher Nephritiker mit hohem Druck anzufühlen, um davon überzeugt zu sein. Überhaupt nach allem, was wir heute über das Verhältnis zwischen Füllung und Druck im Gefäßsystem wissen, muß TRAUBES mechanische Erklärung als unannehmbar betrachtet werden. Dagegen ist TRAUBES Vermutung, daß gerade die kleinen Nierengefäße wichtig für die Blutdruckerhöhung seien, durch die weitere Forschung bestätigt worden. Die Glomerulonephritis und die arterielle sklerotische Nierensklerose in allen ihren Stadien bis zur Schrumpfniere sind ja die Formen von Nierenerkrankungen, bei denen wir eine Drucksteigerung haben.

Die nervöse Erklärung nimmt an, daß durch die Glomerulusveränderungen der Druck in den Vasa afferentia erhöht und hierdurch reflektorisch die allgemeine Blutdrucksteigerung erzeugt werde (LOEB). Von JORES ist gegen die Annahme eingewandt worden, daß nicht alle Glomeruluserkrankungen, so z. B. bei der Amyloidniere, Drucksteigerungen bewirken, und MORITZ weist darauf hin, daß durch Unterbindung der Nierenvenen, trotz der damit verbundenen Erhöhung des Druckes in den Vasa afferentia der allgemeine Blutdruck nicht gesteigert wird. Die mechanische und nervöse Erklärung stoßen also auf Schwierigkeiten. So kommt es, daß die meisten Forscher einer

chemischen Erklärung der Blutdrucksteigerung bei Nierenleiden zuneigen. Die Nierenerkrankung soll dazu führen, daß im Blut Stoffe auftreten oder sich anhäufen, die steigernd auf den Blutdruck wirken. Als solche Stoffe sind verdächtigt worden Urobilin, Cholestearin, Nephrolysin (HERZEN), Renin (TIGERSTEDT, BAUMANN). Nachprüfungen haben aber ergeben, daß sie nicht schuld sein können. Nicht besser ist es dem Adrenalin gegangen. SCHUR und WIESEL hatten seinerzeit geglaubt, beim nephritischen Hochdruck einen höheren Gehalt des Blutes an Adrenalin feststellen zu können. Als in der Folge die Untersuchungsverfahren verbessert und ihre Fehlerquellen beseitigt wurden, konnte dieser Befund nicht bestätigt werden. Auch in den letzten Untersuchungen von HÜLSE ließ sich beim nephritischen Hochdruck keine Vermehrung des Adrenalins im Blute nachweisen, dagegen fanden sich Substanzen, die sensibilisierend für Adrenalin wirken und als Peptone, also Abbauprodukte des Eiweiß gedeutet werden. Sehen wir zunächst von der genauen Bestimmung der Substanz ab, so läuft der Befund HÜLSES auf die von verschiedenen Seiten vertretene Ansicht hinaus, daß die nephritische Blutdrucksteigerung irgendwie mit dem Eiweißstoffwechsel zusammenhängt. Es gehen nämlich vor allem *die* Nierenleiden mit Blutdrucksteigerung einher, bei denen die Stickstoffausscheidung gestört ist.

Man prüft gewöhnlich die Stickstoffausscheidung in der Weise, daß man bei gleichbleibender Kost den Stickstoffgehalt des Harns und den Reststickstoffgehalt, d. h. den nicht in der Form von koagulabelm Eiweiß gebundenen Stickstoff des Blutes bestimmt und nun die Wirkung einer Stickstoffzulage, als Harnstoff gegeben, beobachtet. Da sich der Reststickstoffgehalt des normalen Blutes unter vergleichbaren Bedingungen in bekannten, ziemlich engen Grenzen bewegt, so könnte seine Steigerung als bequemer Maßstab der Stickstoffreaktion dienen, wenn er zuverlässig wäre. Leider ist das nicht der Fall. Es kann eine erhebliche Stickstoffretention ohne entsprechende Erhöhung des Reststickstoffes bestehen, weil der Stickstoff nicht im Blut, sondern in den Geweben zurückgehalten wird (v. MONAKOW). Dementsprechend finden sich auch keine festen Beziehungen zwischen Reststickstoff und Höhe des Blutdruckes. Selbst eine starke Anhäufung von Reststickstoff im Blut (LICHTWITZ) oder im Körper (BECKER) braucht nicht mit Blutdrucksteigerung einherzugehen, und umgekehrt schließt ein regelrechter Gehalt von Reststickstoff im Blut nicht aus, daß eine Blutdrucksteigerung durch Stickstoffretention hervorgerufen ist. Zu dieser Schwierigkeit kommt noch eine zweite hinzu. Die Hauptmenge des Reststickstoffes, beim gesunden nüchternen Menschen etwa die Hälfte, wird vom Harnstoff geliefert. Schwankungen des Reststickstoffgehaltes beruhen infolgedessen zum großen Teil auf Schwankungen des Harnstoffgehaltes; der Harnstoffgehalt des Blutes hat aber keinen Einfluß auf die Höhe des Blutdruckes (v. MONAKOW). Der übrige Teil des Reststickstoffes, die sog. Aminosäurenfraktion, enthält unter anderem Harnsäure, Kreatin, Kreatinin und Aminosäuren, deren Zusammensetzung im einzelnen noch nicht erforscht ist. Dieser Teil des Reststickstoffes ist bei den Nierenleiden mit hohem Druck vermehrt und es ist sehr wohl möglich, daß gerade in dieser Aminosäurenfraktion blutdrucksteigernde Körper enthalten sind. Wenigstens ist es BACKMANN im Tierversuch gelungen, durch Einspritzungen eines Gemisches von physiologischen Eiweißabbauprodukten starke, lang anhaltende Blutdrucksteigerungen zu erzeugen. Auch der Umstand, daß bei der Harnstauung gleichzeitig Blutdruck und Reststickstoff erhöht sind und nach Beseitigung der Harnstauung einträchtig zurückgehen (v. MONAKOW und MAYER) spricht für einen Zusammenhang zwischen Blutdruckerhöhung und Stickstoffretention.

Die Art, wie bestimmte Nierenerkrankungen zu einer Blutdrucksteigerung führen, ist also bis jetzt nicht geklärt. An der Tatsache kann jedoch nicht gezweifelt werden.

Überblicken wir jetzt noch einmal die verschiedenen Formen von Hochdruck, so finden wir folgendes. Es giebt einen

Hochdruck, der ohne oder doch ohne wesentliche Nierenveränderungen verläuft — einfacher Hochdruck;

Hochdruck, der im Laufe der Zeit zu einer Nierensklerose führt — Übergangsform;

Hochdruck, der Folge einer Nierenerkrankung ist — nephritischer Hochdruck;

Hochdruck, der Folge einer gleichzeitigen Gefäß- und Nierenerkrankung ist — Mischform (manche Fälle von Glomerulonephritis).

Auf die Entstehung und Anatomie der dem Hochdruck zugrunde liegenden Nephritis ist hier nicht einzugehen; auch das Krankheitsbild kann nicht eingehend geschildert werden, da dieser Abschnitt sonst eine Abhandlung über die Nephritis werden würde. Nur einige Punkte mögen herausgegriffen werden.

Bei der *akuten Glomerulonephritis* ist der Blutdruck gewöhnlich erhöht, vor allem im Beginn, ja oft schon vor dem Eintritt der Nierenerscheinungen (KYLIN). Sieht man den Kranken erst später, so kann die Drucksteigerung schon abgeklungen und der Druck regelrecht geworden sein, auch wenn noch deutliche Störungen der Nierentätigkeit gefunden werden. Das Verhältnis des Blutdruckes zum Ödem ist verschieden, in manchen Fällen sinkt der Druck mit der Entwässerung, in anderen steigt er zunächst und geht nach der Entwässerung auf regelrechte und geringe Werte zurück. Im weiteren Verlauf kann er wieder steigen. Die

Druckwerte halten sich meistens unter 180 mm Hg und sind recht wechselnd. Immerhin ist die Drucksteigerung, weil sie rasch einsetzt und deshalb das Herz unvorbereitet trifft, für dieses eine starke, zum Teil gefährliche Belastung. Das gilt vor allem für die Fälle, in denen das nicht ausgeschiedene Wasser in den Gefäßen zurückbleibt und nicht in die Gewebe übertritt (hydrämische Nephritis ohne Hydrops; THANNHAUSER). Um eine Herzschwäche zu verhüten oder zu bekämpfen ist hier neben Bettruhe das gegebene Mittel Hunger und Durst (VOLHARD): die Harnmenge steigt, der Blutdruck sinkt, das Herz wird entlastet. Bestehen schon ausgesprochene Erscheinungen von Herzschwäche, starke Atemnot, Husten infolge beginnenden Lungenödems, Cyanose, Stauung der Venen, Herzerweiterung, Leberschwellung, so ist mit einem Aderlaß nicht zu zögern und Strophanthin intravenös zu geben. Auch dann kann der Zustand bedrohlich bleiben, weil die Harnausscheidung trotz der angegebenen Mittel stockt. Gestattet die Herzkraft heiße Bäder oder einen Wasserstoß, so sind diese zu versuchen, sonst die Dekapsulation der Nieren vorzunehmen. „Ein Todesfall an akuter Nephritis kann und muß unbedingt vermieden werden" (VOLHARD). In der folgenden Zeit wird v. NOORDENs Schonungskost gegeben, das Herz durch Strophanthin oder Digitalis unterstützt. Die weitere Behandlung richtet sich nach den für die Glomerulonephritis geltenden Regeln.

Die chronische Glomerulonephritis ist gekennzeichnet durch hohen Blutdruck ohne große Störungen der Nierentätigkeit, im besonderen ohne Polyurie. Die Höhe des Blutdruckes ist in den einzelnen Fällen verschieden, oft nur mäßig gesteigert und kann große Schwankungen zeigen. Der letzte Umstand sollte uns davor warnen, nephritischen Hochdruck einseitig als eine zweckmäßige Ausgleichserscheinung aufzufassen. Wenn auch der Nutzen eines höheren Druckes für die Durchblutung der kranken Nieren nicht geleugnet werden soll, so muß auf der anderen Seite doch damit gerechnet werden, daß die Blutdrucksteigerung oft über das Ziel hinausschießt. Die Frage, ob man den nephritischen Hochdruck herabsetzen soll oder nicht, ist deshalb nicht allgemein gültig zu entscheiden. Sie ist aber auch nicht sehr wichtig, weil wir den Druck gar nicht nach Belieben senken können. Soweit wir das Ziel zu erreichen suchen durch eine Regelung der Lebensweise, wie früher beim einfachen Hochdruck geschildert, wird dies unbedingt empfehlenswert sein. Im besonderen haben wir der Ernährung unsere Aufmerksamkeit zu schenken. Die Speisen sollen milde zubereitet sein, der Eiweißgehalt das Erhaltungsmaß von 100—120 g nicht überschreiten, die Flüssigkeitszufuhr dem tatsächlichen Bedürfnis entsprechen, nicht gewaltsam vermindert oder vermehrt werden. Da die Krankheit jahrelang dauert, müssen im übrigen die Lebensgewohnheiten und -bedingungen, die Magen- und Darmverhältnisse usw. gebührend berücksichtigt werden. Wir werden dem Kranken Mäßigkeit in allen Dingen empfehlen, aber nicht durch übertriebene strenge Vorschriften die Freude am Leben nehmen. Je nachdem, ob man einen leichtsinnigen oder ängstlichen Menschen vor sich hat, ist das Hauptgewicht auf das Verbieten oder Erlauben zu legen. Die Behandlung deckt sich also mit der des einfachen Hochdruckes. In manchen Fällen wird das reine Bild durch Nierenwassersucht getrübt. VOLHARD unterscheidet dementsprechend zwei Formen; die eine ist durch Herz- und Gefäßstörungen, die andere durch Nierenerscheinungen gekennzeichnet. Wird das Leiden nicht schon in diesem Stadium durch Herzschwäche, Hirnblutungen oder eine hinzutretende Nephrose beendigt, so kommt es zum Endstadium,

der *nephritischen Schrumpfniere*. Auch hier kann man eine cardiovasculäre und eine renale Form unterscheiden. Bei der ersten stehen die Erscheinungen der Kreislaufschwäche im Vordergrund: Herzerweiterung, Stauungen und Atemnot, doch weist das blasse anämische Aussehen der Kranken auf das zugrunde liegende Nierenleiden hin. Bei der renalen Form überwiegen urämische Erscheinungen: Die Kranken werden müde, arbeitsunlustig, klagen über Schwere im Kopf, Mangel an Konzentrationsfähigkeit, Nachlassen des Gedächtnisses, Appetitlosigkeit, Widerwillen gegen Fleischspeisen, schlechten Schlaf, Hautjucken; die Müdigkeit geht schließlich in Somnolenz über, es treten Muskelzuckungen, Wadenkrämpfe, Durchfälle, Erbrechen und Retinitis auf. Selten setzt die Urämie plötzlich mit eklamptischen Anfällen ein. Bei der Behandlung des nephritischen Hochdruckes in den Endstadien sind die Wechselbeziehungen zwischen Niereninsuffizienz und Herzschwäche zu berücksichtigen. Die Niere hat die Fähigkeit verloren zu konzentrieren und kann infolgedessen die harnfähigen Stoffe nur mit Hilfe größerer Wassermengen ausscheiden. Man wird deshalb eine größere Flüssigkeitszufuhr gestatten müssen. Nun hängt der Flüssigkeitsbedarf nicht nur davon ab, wie weit die Niere konzentrieren kann, sondern auch davon, wie groß die Menge harnfähiger Stoffe ist. Diese sind also möglichst einzuschränken durch Verordnung einer salzarmen, vegetarischen Kost; Eiweiß und Salz auf das Nötigste herabzusetzen. Tritt schließlich Herzschwäche ein, sinkt die Harnmenge und wird der Körper mit Stoffwechselschlacken und cardialen Ödemen überschwemmt, dann müssen Tage eingeschoben werden, an denen nur Obst oder vegetarische Trockenkost gegeben oder eine KARELLsche Kur durchgeführt wird. Gleichzeitig ist die Herzschwäche mit den üblichen Mitteln zu bekämpfen. Um in dieser schwierigen Zeit die Kost genau regeln zu können, muß der Stickstoff- und Salzwechsel überwacht werden; solche Patienten sind deshalb am besten im Krankenhause aufgehoben. Auf Einzelheiten kann hier nicht eingegangen werden. Es sei deshalb auf die einschlägigen Werke über Nierenkrankheiten verwiesen.

Die Frage der *arteriosklerotischen Blutdruckerhöhung* ist zum Teil bei der Hypertension besprochen worden und wird uns bei der Arteriosklerose noch einmal beschäftigen. Wir können sie darum hier unerörtert lassen.

Herz und Steigerungen des Widerstandes im kleinen Kreislauf.

Die für den Hochdruck im großen Kreislauf aufgestellten Gruppen: Hypertension, Hyperkinese, Hypertonie und Hochdruck infolge falscher Blutverteilung lassen sich auf den kleinen Kreislauf nicht übertragen. Das hat verschiedene Gründe. Der Druck im kleinen Kreislauf ist viel niedriger. Die Aufgabe seiner Gefäße eine besondere: sie besteht vorzugsweise in dem Austausch der Blutgase gegen die Gase der Außenwelt, während die innere Atmung verhältnismäßig gering ist. Die Mechanik der Gefäßtätigkeit ist im hohen Grade von der Tätigkeit des Organs, den Atembewegungen, abhängig. Sehr auffällig zeigt sich ferner die Sonderstellung der Lungengefäße in ihrem Verhalten gegenüber Gefäßmitteln; Körper, die im großen Kreislauf durch Gefäßerweiterung den Blutdruck senken, wie Pepton und Histamin, wirken verengernd (PICK, BAEHR und MAUTNER) auf die kleinen Lungenarterien.

Die Fälle von Steigerung des Widerstandes im kleinen Kreislauf teilt man am zweckmäßigsten in zwei Hauptgruppen. Wir unterscheiden:

Steigerung des Widerstandes durch Stromhindernisse, die von den Gefäßen ausgehen, und Steigerung des Widerstandes durch Stromhindernisse, die von dem Lungengewebe ausgehen. Die von den Gefäßen ausgehenden Hindernisse können anatomischer oder funktioneller Art sein. Wir gehen zunächst auf die anatomischen Hindernisse ein. Im großen Kreislaufe führt, wie früher dargelegt, eine auf die großen Arterien beschränkte Sklerose zu keiner wesentlichen, d. h. klinisch sicher nachweisbaren Steigerung des Blutdruckes. Beim kleinen Kreislauf ist es ebenso.

Hier können wir den Druck allerdings nicht messen, aber die Größe und Masse des rechten Herzens giebt uns hinreichend zuverlässig Auskunft darüber, ob seine Arbeit vermehrt war. Und da läßt sich sagen, daß Hypertrophie und Dilatation des rechten Herzens bei Sklerosen der Lungenarterie nur gefunden wird, wenn die kleinen und kleinsten Arterien ergriffen sind. Während wir die Erkrankungen der Lungengefäße im übrigen dem Abschnitt über die Gefäßkrankheiten vorbehalten, soll

die anatomische Verengung der kleinen Lungenarterien

(Sklerose der Lungenarteriolen)

wegen der damit verbundenen schweren Herzerscheinungen schon hier besprochen werden.

Die Häufigkeit dieser Erkrankung ist nicht groß. Über die bisher beschriebenen reinen Fälle unterrichten die erschöpfenden Zusammenstellungen von POSSELT. Daneben giebt es eine Anzahl von Fällen, in denen Komplikationen, wie Klappenfehler, Pleuraverwachsungen, Emphysem, Tuberkulose, die Deutung unsicher machen. Auch die sind von POSSELT gesammelt und gesichtet worden.

Der anatomische Befund wird von THORHORST folgendermaßen geschildert: „In den kleinen und kleineren Lungenarterienästen finden sich ebenfalls Verdickungen der Intima, die an sehr zahlreichen Ästen gefunden werden und gleichmäßig über alle Lungenabschnitte verteilt sind. Die Verdickung umgreift teils kreisförmig den ganzen Umfang, teils tritt sie als herdförmige, halbmondförmige Vorwölbung der Intima auf. Sie besteht in den meisten Ästen aus einem feinfaserigen Bindegewebe, dessen Fasern parallel mit dem Gefäßquerschnitt verlaufen. Zwischen den Fasern liegen meist nur ganz spärliche, spindelförmige Zellen, die mitunter feinste Fetttröpfchen in ihrem Protoplasma erkennen lassen und ganz vereinzelte Lymphozyten. Neben den Bindegewebsfasern trifft man in den Verdickungen auch feinste elastische Fäserchen, die meist parallel mit den Bindegewebsfasern verlaufen. Nach den Lungen zu wird die Verdickung durch eine Lage Endothelien, die ebenfalls mitunter Fetttröpfchen enthalten, abgeschlossen. An anderen kleinsten Ästen ist die Intimawucherung zellreicher; neben den schon erwähnten spindelförmigen Zellen, die in größerer Menge vorhanden sind, finden sich in dem feinfaserigen, keine elastischen Fäserchen einschließenden Bindegewebe zahlreiche Lymphocyten. Einlagerung von Fetttröpfchen in die Zellen ist hier nicht zu finden. Derartige zellreiche Verdickungen sind nicht allzu häufig, gleichfalls selten werden Verdickungen gefunden, die aus hyalinem, kernarmem Bindegewebe bestehen, in dem sich etwas zahlreichere elastische Fäserchen nachweisen ließen. Die Verengung, welche die Lichtung der kleineren und kleinsten Gefäßästchen durch die Intimaverdickung erfahren hatte, war je nach der Dicke der letzten verschieden groß. An den Ästchen, an denen die Verdickung hyalinen Charakter zeigte, war die Lichtung häufig nur noch ganz eng, mitunter ganz verschwunden, an den anderen Ästchen etwa auf ein Drittel bis auf die Hälfte beschränkt." Es handelt sich demnach um eine Endarteriitis obliterans, die durch die nebenstehende, der Arbeit von EPPINGER und WAGNER entnommene Abbildung 144 veranschaulicht werden mag. Dem bloßen Auge fällt in solchen Fällen die Blutarmut der Lungen auf. Der Stamm der Lungenschlagader ist in den meisten Fällen stark erweitert, braucht aber keine sklerotischen Veränderungen zu zeigen. Die Lungenvenen können von regelrechter Weite (MÖNCKEBERG, GAMNA, KRUTSCH, MOBITZ) oder enger als gewöhnlich sein (v. ROMBERG, AUST, HART, LJUNGDAHL). Das rechte Herz ist oft so hypertrophisch und erweitert, daß das linke fast wie ein Anhängsel aussieht. Die übrigen Organe bieten mehr oder weniger stark ausgesprochene Stauungserscheinungen.

Über die Ursachen der Sklerose der Lungenarteriolen wissen wir bis jetzt nichts. Da in vielen Fällen keine äußeren Schädlichkeiten und keine Syphilis nachgewiesen werden konnten, so liegt es nahe einen Fehler der Gefäßanlage anzunehmen.

Das Krankheitsbild. Auf den ersten Blick fällt die starke Cyanose der Kranken ins Auge. Sie fehlte nur in den Fällen von LJUNGDAHL und SCHUHMACHER. Bei LJUNGDAHLS Kranken saß die Sklerose aber in den Hauptästen und den Mündungen der von hier abgehenden Gefäße, die kleineren und kleinsten Arterien waren frei. In SCHUHMACHERS Fall bestanden beiderseits Pleuraschwarten und chronische Stauung im Lungengewebe. Beide Fälle sind also nicht rein. V. ROMBERG, dem wir die erste klinische Würdigung des Leidens verdanken, nimmt an, daß infolge von Gefäßverengerung die zur Erhaltung des nötigen Zeitvolumens erforderliche Strömungsgeschwindigkeit zu groß wird, um eine genügende Kohlensäureabgabe des Blutes in der Lunge zu gestatten. Neben der Cyanose ist eine meist recht ausgesprochene Wassersucht bemerkenswert. Im Gegensatz zu diesen beiden Erscheinungen ist die Atemnot auffallend gering, eine für die Erkennung der Krankheit wichtige Tatsache. Trommelschlegelfinger fehlen nach den bisher vorliegenden Angaben. Der Herzstoß ist verbreitert, kann bis zum Brustbein reichen, die Pulsatio epigastrica ist dann gewöhnlich sehr ausgeprägt. Der zweite Pulmonalton ist verstärkt, im übrigen die Herztöne meist rein; ein diastolisches Geräusch deutet auf Schlußunfähigkeit der Pulmonalklappen (V. ROMBERG). Auch systolische Geräusche können vorkommen (LJUNDAHL). Die Herzdämpfung ist nach rechts verbreitert. Im Röntgenbilde findet man außerdem eine Vorwölbung des Pulmonal-

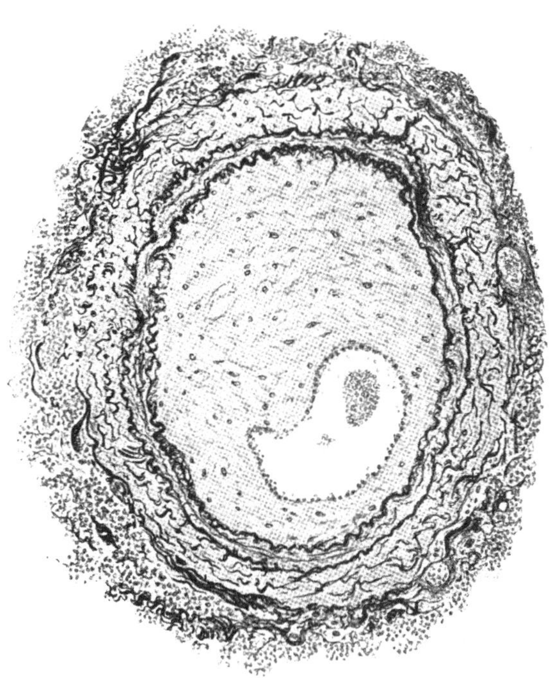

Abb. 144. Endarteriitis obliterans der Lungengefäße.
(Nach EPPINGER und WAGNER.)

bogens, wie sie, wenn auch weniger stark, von der Mitralstenose bekannt ist. Um zwischen diesen beiden Möglichkeiten zu entscheiden, muß das Verhalten des linken Vorhofs untersucht werden. Durchleuchtung im umgekehrten ersten schrägen Durchmesser zeigt ihn bei Mitralstenose erweitert. Die Lungenfelder sind — wegen der geringen Blutfüllung — auffallend hell (EPPINGER und WAGNER), gleichzeitig kann die Gefäßzeichnung durch die Erweiterung der großen Lungenschlagaderäste verstärkt sein (MOBITZ). Stand und Beweglichkeit des Zwerchfells sind regelrecht, solange nicht Ergüsse in der Brust oder Bauchhöhle die Verhältnisse stören. Der Puls pflegt mäßig beschleunigt, etwas klein und weich, regelmäßig zu sein. Über den Lungen findet man reines Vesiculäratmen, Bronchitis gehört nicht zum Krankheitsbilde. Wenn sich einmal Aus-

wurf einstellt, enthält er keine Herzfehlerzellen. Hin und wieder kommen Lungenblutungen vor, die meist auf thrombotischen Infarkten beruhen dürften.

Die Krankheit betrifft meist jüngere Menschen, Männer und Frauen etwa
gleich oft. Wenn die Kranken zum Arzt kommen, sind die Erscheinungen schon
immer deutlich ausgebildet. Sie steigern sich dann rasch und führen im Laufe von
Monaten oder 1—2 Jahren zum Tode. Da sich die Entwicklung der Sklerose über
längere Zeit erstrecken dürfte, so ist bis jetzt offenbar die erste Zeit des Leidens
der Beobachtung entgangen. Vielleicht, daß zwei Fälle von EPPINGER und
WAGNER, auf die wir später einzugehen haben, solche frühe Stadien gewesen sind.

Die *Diagnose* der primären Sklerose der Lungenarteriolen hat vor allem angeborene Herzleiden, Mitralstenose und Emphysem auszuschließen. Das Bild der
angeborenen Herzleiden ist so mannigfaltig, daß einzelne Unterscheidungsmerk-
male nicht angegeben werden können. Vorgeschrittene Mitralstenosen werden
Stauungsbronchitis, Auswurf mit Herzfehlerzellen und vor allem Erweiterung
des linken Vorhofs nie vermissen lassen und auf Grund dieser Befunde ausgeschlossen oder nachgewiesen werden können.

Emphysem, das so schwere Kreislaufstörungen macht, wie sie hier geschildert
werden, kann einer sorgfältigen Untersuchung auch nicht entgehen, doch muß
zugegeben werden, daß besonders bei älteren Leuten ein Emphysem mit Myodegeneratio sehr ähnliche Erscheinungen machen kann.

Die Behandlung wird versuchen, durch Herzmittel das Versagen des rechten
Herzens hinauszuschieben. Im übrigen muß sie sich darauf beschränken, die Beschwerden der Kranken zu lindern.

Funktionelle Verengerung der kleinen Lungenarterien.

EPPINGER und WAGNER haben zwei Fälle beschrieben, in denen Zeichen von
Herzschwäche bestanden. Das Herz war nach rechts und links verbreitert, die
Herztöne im ersten Falle rein, im zweiten hörte man ein leises systolisches Geräusch über der Aorta, der zweite Pulmonalton war in beiden Fällen verstärkt, der
Puls beschleunigt, der Blutdruck betrug 105 und 120 mm Hg. Unter Digitalis
sank die Pulszahl auf regelrechten Wert, doch traten bis dahin nicht bestehende
Stauungserscheinungen mit entsprechender Verschlechterung des gesamten Zustandes auf. Im Orthodiagramm wurde die Vergrößerung des linken Herzens geringer, die des rechten stärker. Auf Diuretin rasche Besserung. Die Verfasser
nehmen an, daß hier die Digitalis verengernd auf die Lungenarteriolen gewirkt hat.
Versuche am Meerschweinchen, die sie unternahmen, um ihre Vermutung zu
stützen, ergaben auch wirklich nach Strophanthin und Digitoxin eine Verengerung,
nach Coffein eine Erweiterung der Lungengefäße. Es muß hiernach als möglich
angenommen werden, daß Kontraktionszustände in den Lungenarterien Ursache
einer rechtsseitigen Herzschwäche sein können. Vielleicht, daß in den beiden
Fällen die Lungenarteriolen schon krank und deshalb überempfindlich für die
Digitalis waren; möglicherweise hat es sich um eine beginnende Sklerose der
Lungenarteriolen gehandelt.

Von den Erkrankungen der Lunge, die den Widerstand im kleinen Kreislauf
steigern können, sei zunächst das

Emphysem

besprochen. Die Veränderungen der Lunge und Atmung beim Emphysem sind
bekannt. Verliert die Lunge infolge einer Erlahmung ihrer elastischen Kräfte die
Fähigkeit, sich bei der Ausatmung genügend zusammenzuziehen, so nimmt ihr
Umfang zu, der Brustkorb geht mehr oder weniger in Einatmungsstellung über,
das Zwerchfell verliert seine Wölbung und tritt tiefer. Besonders an den Stellen,
wo die Elastizität am stärksten beansprucht wird — den unteren und vorderen

Lungenrändern sowie den Lungenspitzen bei Husten, Bläsern usw. —, erweitern sich die Alveolen, ihre Wände mit den darin verlaufenden Gefäßen werden aufs äußerste gedehnt, wandeln sich zu schmalen soliden Strängen um und zerreißen schließlich. Die Atmung wird oberflächlich, weil Brustkorb und Lunge bei der Ausatmung nicht mehr auf die ursprüngliche Ausgangsstellung zurückgehen. Diese Veränderungen bleiben nicht ohne Einfluß auf den Kreislauf in der Lunge; er wird erschwert. Über diese Tatsache besteht kein Zweifel, wird sie uns doch täglich am Krankenbett vor Augen geführt: Cyanose, Schwellung der Halsvenen, Pulsbeschleunigung, Erweiterung des rechten Herzens, Stauungszeichen im großen Kreislauf. Dagegen begegnen wir Schwierigkeiten, wenn wir sagen sollen, wie die Erschwerung des Kreislaufes zustande kommt. Es lag nahe anzunehmen, durch den Untergang der Capillaren in den überdehnten Alveolarwänden würde die Kreislaufsbahn eingeengt und dadurch der Widerstand gesteigert. Nachdem aber LICHTHEIM nachgewiesen hatte, daß sich der Druck im rechten Herzen so gut wie nicht ändert, wenn eine Lungenarterie abgeklemmt, also etwa die Hälfte der Strombahn ausgeschaltet wird, konnte diese Annahme nicht aufrecht erhalten werden. TENDELOO hat nun gezeigt, daß bei der Dehnung der Lunge die kleinen und kleinsten Gefäße zunächst gestreckt werden, so daß die Strömung erleichtert ist, dann aber werden die Gefäße gedehnt und verengert und dadurch die Strömung erschwert. Die Frage spitzt sich also dahin zu, bei welchem Ausdehnungsgrad der Lunge der Widerstand am geringsten ist. Hier setzen Versuche von CLOETTA ein. Er fand, daß höchstens im Beginn der Einatmung der Strömungswiderstand vermindert ist, im weiteren Verlauf steigt der Widerstand durch Verengerung der Capillaren. Der Widerstand soll am geringsten sein, wenn die kollabierte Lunge nur mit einem Druck von etwa 3 mm Hg aufgeblasen wird. Aus diesem Grunde und weil sich beim Emphysem der erweiternd auf die Gefäße wirkende negative Druck im Pleuraraum vermindern muß, sobald der Brustkorb nicht in dem Maße wie die Lunge — infolge ihres Elastizitätsverlustes — an Rauminhalt zunimmt, kann die oberflächliche Atmung beim Emphysem nur als günstig betrachtet werden. Dagegen wird die Minderung der für die Füllung des rechten Herzens wichtigen Zwerchfelltätigkeit (WENCKEBACH) so lange zur Kreislaufstörung beitragen können, als das rechte Herz dem Angebote gewachsen wäre. Auch die von BEITZKE nachgewiesene Herabsetzung der Luftströmung in den Alveolen der emphysematösen Lunge wird durch ungenügende Arterialisierung des Lungenblutes den Kreislauf belasten. Schließlich mögen katarrhalische Schwellungszustände der Brochialschleimhaut durch Steigerung des intraalveolären Druckes die Durchblutung erschweren. Ähnlich liegen die Verhältnisse beim starren Brustkorb. In reinen Fällen wird hier aber der DONDERSsche Druck gesteigert und dadurch ein gewisser Ausgleich gegenüber der gleichzeitigen Dehnung der Lungengefäße gegeben sein.

Über das Krankheitsbild können wir uns kurz fassen. Die aus der Erschwerung des Lungenkreislaufes folgenden Zirkulationsstörungen wurden schon erwähnt. Die absolute Herzdämpfung wird kleiner, weil die vergrößerte Lunge das Herz weiter überdeckt, die Bestimmung der relativen Dämpfung und des Herzstoßes schwieriger, weil die überlagernde Lungenschicht dicker wird, das Herabrücken des Zwerchfells bringt das Herz in eine steilere Stellung — Veränderungen, die es schwierig machen, die Herzgröße zuverlässig zu bestimmen. Man wird deshalb gern das Röntgenbild zu diesem Zwecke heranziehen. Die Überlagerung des Herzens durch Lunge führt ferner zu einer Abschwächung der Herztöne und erschwert den Vergleich der zweiten Töne an der Basis. Über die Lungenerscheinungen, die von dem Emphysem und der meist begleitenden Bronchitis abhängen, ist hier nicht zu reden. Nur das eine darf bemerkt werden, daß bei der

Behandlung die engen Wechselbeziehungen zwischen den Lungen- und Herzstörungen sorgfältig berücksichtigt werden müssen. So helfen gegen die Bronchitis
der Emphysematiker Digitalis und andere Herzmittel oft viel besser als alle Ex-
pektorantien. Doch wird man andererseits nicht darauf verzichten, eine Bronchitis
unmittelbar durch geeignete Mittel und, wenn möglich, Aufenthalt im günstigen
Klima zu beeinflussen. Bei starrem Brustkorb sind oft Atemübungen nützlich.

In manchen Fällen scheinen auch ausgedehntere

Schrumpfungen der Lunge,

wie sie nach chronischen Entzündungen infolge von Tuberkulose und wohl auch
Grippe vorkommen können, den Widerstand im kleinen Kreislauf zu erhöhen und
so durch Überlastung des rechten Herzens Insuffizienzerscheinungen zu machen.

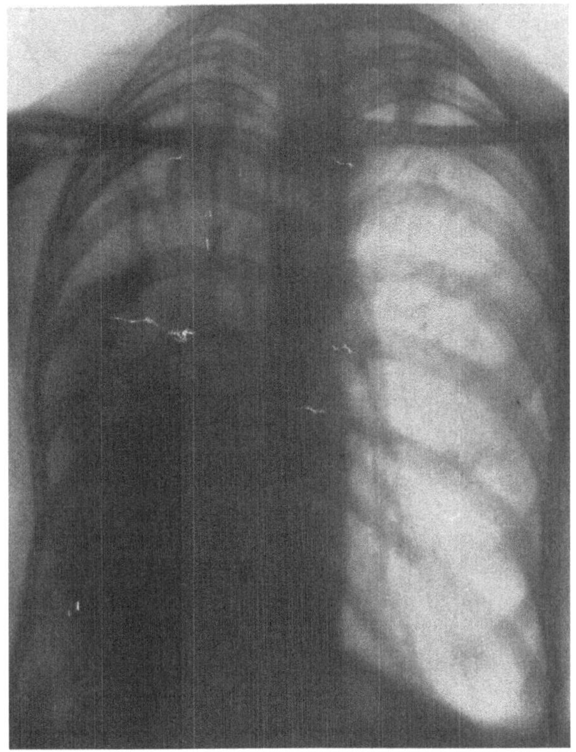

Abb. 145. Röntgenbild eines nach rechts verlagerten Herzens.

Behinderung der Herzarbeit durch Verlagerungen.

Das Herz kann verlagert werden durch Luft- oder Flüssigkeitsansammlungen
im Brustkorb, Verwachsungen, Geschwülste, Veränderungen des Brustkorbes und
Zwerchfellstandes. Nach LICHTHEIM darf, wie wir gehört haben, die Hälfte des
kleinen Kreislaufes ausgeschaltet werden, ohne daß der Druck im rechten Herzen
nennenswert steigt, und nach CLOETTA erfolgt die Durchblutung der Lunge am
leichtesten in einem mäßig kollabierten Zustande. Wenn auch die Befunde
CLOETTAS nicht allgemein anerkannt sind (BRUNS, BEGTRUP-HANSEN, BRAUER),
so beweist doch die klinische Erfahrung, daß keine wesentlichen Herzerscheinungen
auftreten, wenn eine Lunge völlig zusammengedrückt wird. Man nimmt daher
an, daß

Flüssigkeitsergüsse im Brustfellraum

weniger deshalb die Herztätigkeit beeinträchtigen, weil sie die Strombahn des kleinen Kreislaufes einengten (TRAUBE), als weil sie auf die großen Gefäße drücken (D. GERHARDT) oder sie zerren, drehen (TROUSSEAU), abknicken (BARTELS, LEICHTENSTERN, ROSENBACH). Plötzliche Todesfälle, zumal bei rechtsseitigen Ergüssen, werden von BARTELS auf eine Abknickung der unteren Hohlvene am Foramen quadrilaterum des Zwerchfells zurückgeführt. Mögen auch die anatomischen Verhältnisse in den einzelnen Fällen oft recht verschieden liegen, so darf doch wohl als Regel angenommen werden, daß bei Pleuraergüssen nicht so sehr die Entleerung wie die Füllung des Herzens Not leidet. Auch für die Fälle, wo das Herz und die großen Gefäße durch

Verwachsungen

verlagert sind, dürfte die Auffassung gewöhnlich zutreffen. Die verschiedenen Möglichkeiten können hier nicht erörtert werden, ihre Zahl wäre zu groß und schließlich hat jeder Fall wieder seine Besonderheiten. Im ganzen muß man sich immer darüber wundern, wie wenig selbst starke Verlagerungen den Kreislauf stören. Auch das Elektrocardiogramm zeigt auffallend geringe, praktisch nicht verwertbare Veränderungen. Nach BAETGE spricht das Auftreten einer Q-Zacke in Ableitung I für Rechtslage, das Auftreten einer S-Zacke für Linkslage des Herzens. Ich habe diese Frage in einer Zahl von Fällen nachgeprüft und lasse hier einige Röntgenbilder mit den zugehörigen Elektrocardiogrammen folgen. Die Abb. 145 und 145a, 146 und 146a, 147 und 147a bringen eine starke Verlagerung nach rechts, von einer Q-Zacke in Ableitung I ist aber nichts zu sehen. Beachtung verdient der zweite Fall, weil hier Röntgenbild und Elektrocardiogramm während und nach dem Rückgang der Verlagerung miteinander verglichen werden können. Man sieht da, daß in Ableitung I die S-Zacke des regelrecht liegenden Herzens tiefer geworden und die bei Rechtslage eben angedeutete Q-Zacke verschwunden ist; in Ableitung II und III verhalten sich die S-Zacken umgekehrt. Aber die Unterschiede sind im Vergleich zu den gewaltigen Lageveränderungen des Herzens verhältnismäßig unbedeutend. Die Abb. 148, 148a und 149, 149a zeigen Verlagerungen nach links. Alle diese Kranken hatten keine ausgesprochenen Kreislaufstörungen. Daß Verlagerungen des Herzens durch Störungen des Blutstromes leicht zu Geräuschen führen können, ist klar und schon länger bekannt (v. SCHROETTER). Man muß sich hüten, aus solchen Geräuschen voreilig auf Klappenfehler zu schließen.

Über die Verwachsungen der Herzbeutelblätter unter einander und mit ihrer Umgebung soll später berichtet werden.

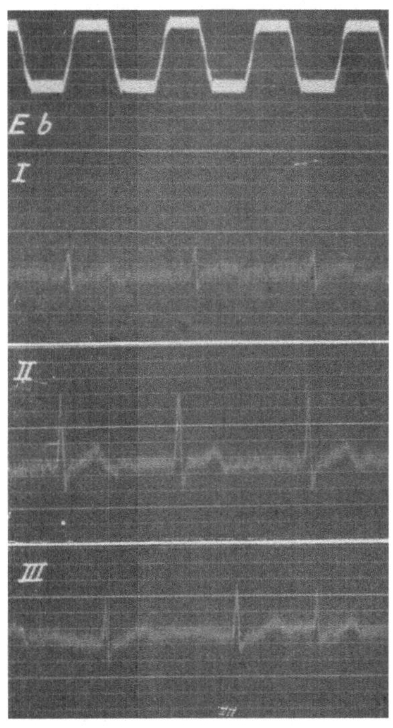

Abb. 145a. Das dazugehörige Elektrocardiogramm.

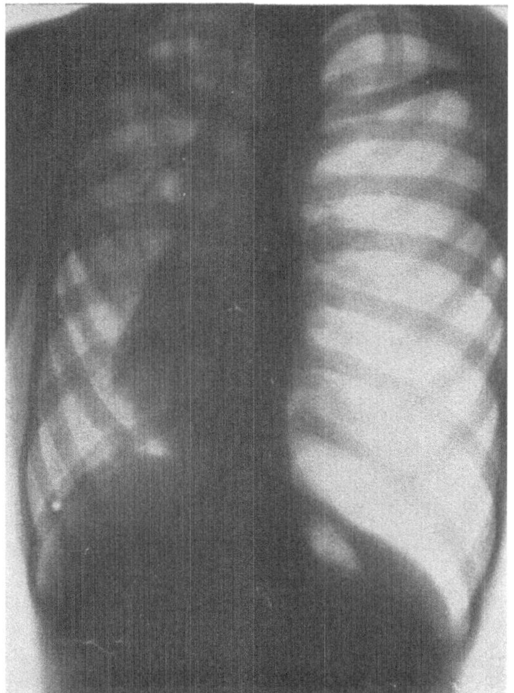

Abb. 146. Röntgenbild eines nach rechts verlagerten Herzens.

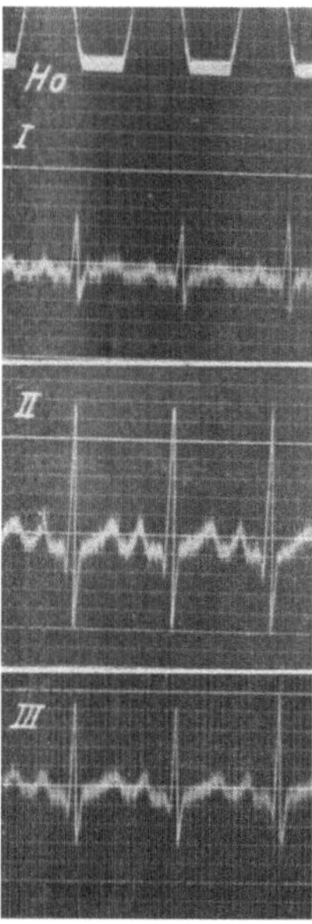

Abb. 146a. Das dazugehörige
Elektrocardiogramm.

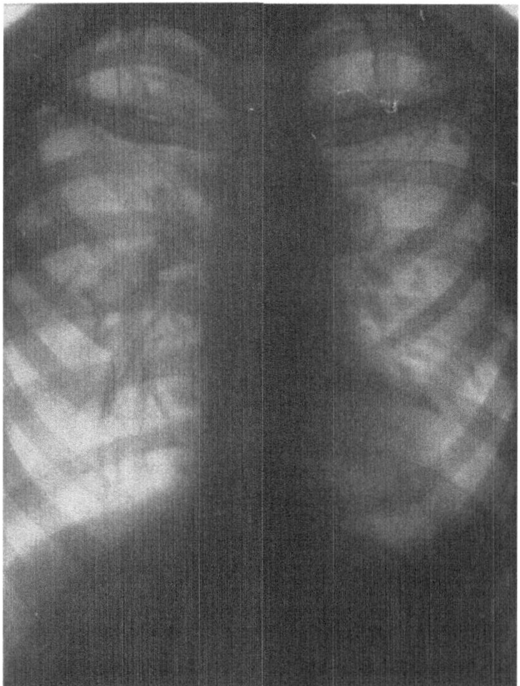

Abb. 147. Röntgenbild desselben Falles. Herz wieder in regelrechter
Lage.

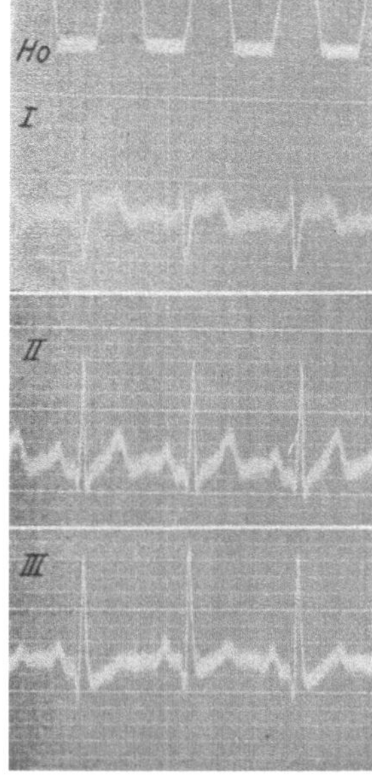

Abb. 147a. Das dazugehörige
Elektrocardiogramm.

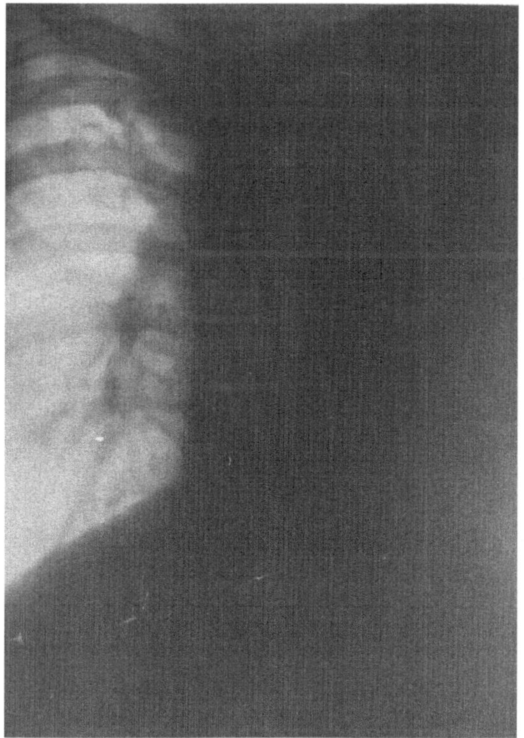

Abb. 148. Verlagerung des Herzens nach links.

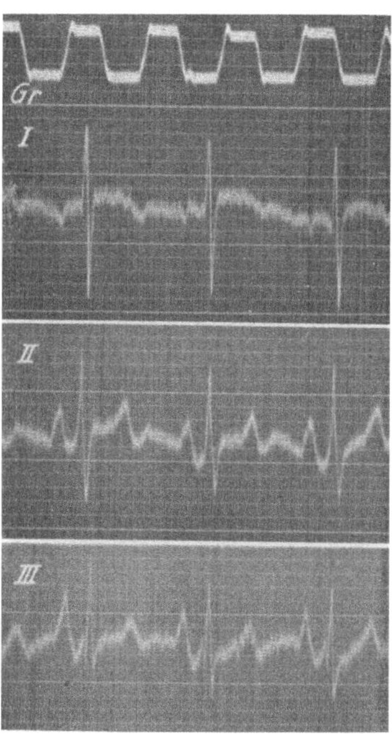

Abb. 148a. Das dazugehörige
Elektrocardiogramm.

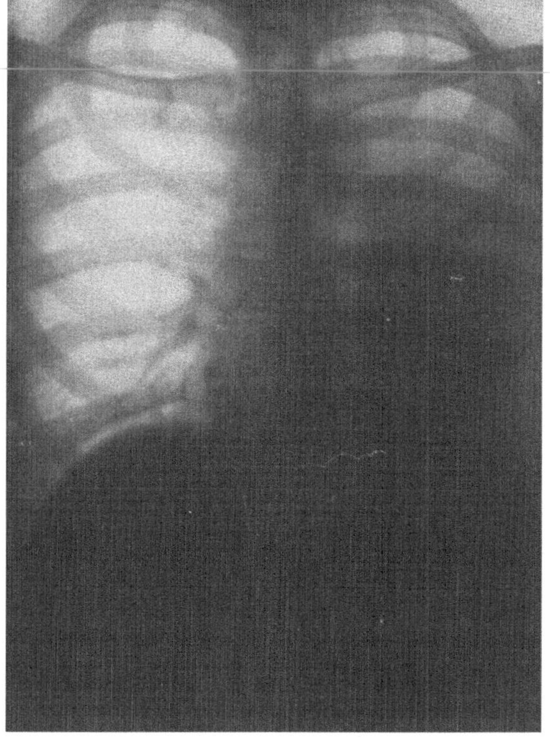

Abb. 149. Verlagerung des Herzens nach links.

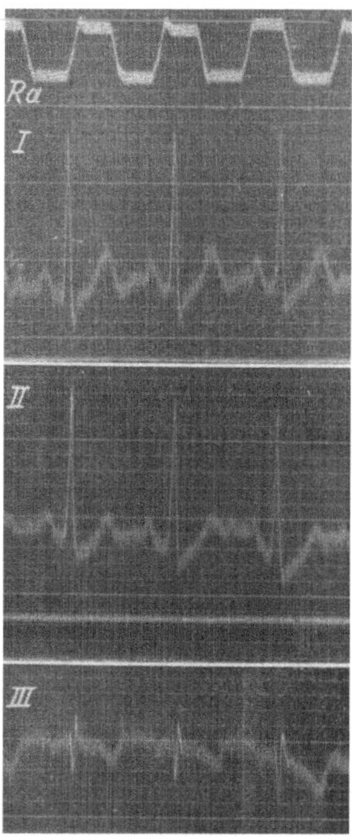

Abb. 149a. Das dazugehörige
Elektrocardiogramm.

Pneumothorax.

Herz und Mittelfell werden beim Pneumothorax in die gesunde Seite gedrängt (siehe Abb. 146). Während der Einatmung rücken Herz und Mittelfell nach der kranken Seite (HOLZKNECHT). Wird künstlich ein Pneumothorax angelegt, so pflegen nur anfangs leichtes Herzklopfen und mäßige Kurzluftigkeit einzutreten. Beides geht bald zurück, so daß die Belastung des rechten Herzens durch den Eingriff nicht groß sein kann. Dementsprechend sieht man sogar bei der Ausschaltung einer Lunge durch extrapleurale Thorakoplastik die Pulszahl lediglich dem Fieber und allgemeinen Zustand folgen (SAUERBRUCH und ELVING). Die Sektionsberichte von Kranken mit länger dauerndem Pneumothorax geben zum Teil keine Veränderung, zum Teil eine Hypertrophie der rechten Kammer an (CARLSTROEM). BRUNS fand im Versuch besonders dann eine Hypertrophie nach Pneumothorax, wenn die Tiere Arbeit verrichten mußten.

Regelwidriger Stand des Zwerchfells

kann zu erheblichen Kreislaufstörungen führen. Besonders WENCKEBACH hat das so anschaulich geschildert und überzeugend begründet, daß man nur raten kann, die Arbeit WENCKEBACHS[1] selbst zur Hand zu nehmen. Ich stütze mich hier hauptsächlich auf seine Darstellung. Von den Amphibien an bis zu den Säugetieren hat das Zwerchfell oder die ihm entsprechende Muskelgruppe die Aufgabe, den oberen Abschnitt der Leibeshöhle zusammenzudrücken und die Pericardialhöhle caudalwärts anzuziehen und zu vergrößern. Dadurch wird das Blut der Lebervenen gleichzeitig aus der Leibeshöhle getrieben und in das rechte Herz gelockt (KEITH). Diese Wirkung ist beim Menschen wegen der aufrechten Haltung womöglich noch wichtiger als beim Tier. Nach HILL verbluten sich Aale und Nattern in den unteren Teil des Körpers, wenn man sie ausgestreckt auf einem Brett befestigt und so aufrecht stellt; das Herz läuft leer und hört auf zu schlagen. Auch Vierfüßler sterben, in aufrechte Stellung gebracht, an arterieller Blutleere. Das Zwerchfell drückt nach WENCKEBACH bei der Einatmung die Leber aus wie die Hand einen Schwamm, gleichzeitig wird der rechte Vorhof abwärts und gewissermaßen über die von der Leber kommende Blutsäule gezogen; zugleich hemmt die Steigerung des abdominellen Druckes die Strömung im peripherischen Teil der unteren Hohlvene und in der Pfortader. Umgekehrt wirkt die Ausatmung. Im einzelnen spielen sich die Vorgänge nach HASSE[2] folgendermaßen ab:

I. Außer der Diastole des Herzens beeinflußt die Atmung das Abströmen des venösen Blutes in das Herz, jedoch macht sich der Einfluß bei der Aus- und Einatmung in verschiedener Weise geltend, immer jedoch so, daß ähnlich wie bei einer Druck- und Saugpumpe ein gleichmäßiges Abströmen in das Herz stattfindet.

II. Die Einatmung bewirkt ein erhöhtes Zuströmen des Blutes aus dem Gebiet der oberen Hohlader in das Herz. Sie bewirkt aber zugleich eine Rückstauung des Blutes im Gebiete des peripheren, hypophrenischen Abschnittes der Vena cava inferior, sowie im Gebiete der Pfortader.

III. Die Ausatmung bewirkt ein vermindertes Zuströmen, eine Rückstauung des Blutes im Gebiete der oberen Hohlader, dagegen ein vermehrtes Zuströmen

---

[1] Siehe WENCKEBACH: Über pathologische Beziehungen zwischen Atmung und Kreislauf in Slg. klin. Vorträge Nr. 465/66. Leipzig 1907.

[2] HASSE läßt die Lebervenen oberhalb des Zwerchfells in die untere Hohlvene münden und dementsprechend Einatmung die Entleerung der Lebervenen fördern, Ausatmung sie hemmen. Nach HITZENBERGER, ELIAS und FELLER münden die Lebervenen unterhalb des Zwerchfells in die untere Hohlvene und werden deshalb durch die Atmung umgekehrt beeinflußt, wie HASSE annimmt. In den vorstehenden Sätzen HASSES sind seine Angaben über die Lebervenen weggelassen und dadurch in Übereinstimmung mit den neueren Untersuchungen gebracht.

aus dem Gebiete der hypophrenischen Venen und aus dem Gebiete der Pfortader in die Leber hinein.

IV. Das Maß des Zuströmens richtet sich in den verschiedenen Gebieten nach der Art der Atmung, ob Brust-, Bauch- oder gemischte Atmung.

V. Bei der gemischten Atmung zeigt sich das Maximum des Zuflusses und der Stauung des venösen Blutes in allen Gebieten der oberen, der unteren Hohlader und der Lebergefäße.

VI. Bei der reinen Brustatmung überwiegt der Zufluß und die Stauung im Gebiete der oberen Hohlader.

VII. Bei der reinen Bauchatmung überwiegt der Zufluß und die Stauung im Gebiete der unteren Hohlader und in den Lebergefäßen.

Nachdem wir so die allgemeinen Verhältnisse kennen gelernt haben, können wir uns den

Kreislaufstörungen durch Tiefstand des Zwerchfells

zuwenden. Es müssen da zwei Gruppen unterschieden werden: Tiefstand des Zwerchfells mit Enteroptose und Tiefstand des Zwerchfells ohne Enteroptose.

Beim Tiefstand des Zwerchfells mit Enteroptose fehlt der Widerstand, den die Baucheingeweide sonst dem Zwerchfell während der Einatmung leisten. Solange der Widerstand vorhanden ist, kann sich das Zwerchfell bei der Zusammenziehung nicht ungehemmt senken und muß dementsprechend seine tiefer liegenden Ansatzstellen an der Brustwand gegen die Kuppel des Centrum tendineum hinaufziehen, d. h. den Rippenbogen heben. Damit geht Hand in Hand unter dem gleichzeitigen Einfluß der übrigen Einatmungsmuskeln eine Erweiterung des unteren Brustkorbes und entsprechende Ausdehnung und Lüftung der basalen Lungenteile. Ganz anders beim Tiefstand des Zwerchfells mit Enteroptose. Die geschilderte Mechanik der Zwerchfelltätigkeit kann sich nicht entfalten, weil der Widerstand der Bauchorgane fehlt, der untere Teil des Brustkorbes erweitert sich nicht. Zum Ausgleich wird die costale Atmung herangezogen und dadurch im Laufe der Zeit der obere Brustkorb stark ausgedehnt: Der Thorax nimmt die Form einer Birne an, deren verjüngtes Ende nach unten sieht: Thorax piriformis (WENCKEBACH, Abb. 150). Läßt man solch einen Kranken atmen, so wird in ausgesprochenen Fällen bei der Einatmung der Bauch nicht wie sonst vorgewölbt, sondern eingezogen und auf dem Leuchtschirm sieht man das Zwerchfell aufwärts statt

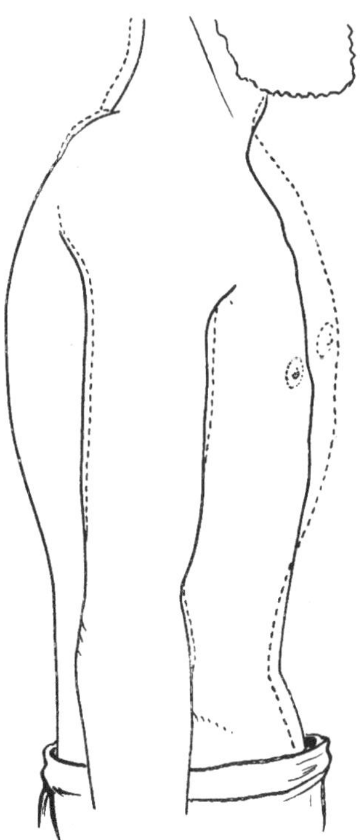

Abb. 150. Thorax piriformis nach WENCKEBACH.

abwärts wandern. Der günstige Einfluß der Zwerchfelltätigkeit auf die Füllung des Herzens ist aufgehoben. Damit sind aber die ungünstigen Wirkungen eines zu tiefen Zwerchfellstandes nicht erschöpft. Dem Herzen ist vielmehr sozusagen der Boden entzogen, es hängt an seinen großen Gefäßen und durch sie an der Luftröhre und den festen Teilen der oberen Brustapertur. Bei der Systole zieht es sich daran empor, wie ein Gymnastiker am Trapez, Trachea und Kehlkopf erfahren dabei einen merkbaren Ruck nach unten (OLIVER-CARDARELLIsches Sym-

ptom), die Herzspitze rückt nicht nach innen, sondern mehr nach oben. WENCKE-
BACH nimmt an, daß durch diese ungünstige Lage die Tätigkeit des Herzens nicht
unbedeutend erschwert wird. In welcher Weise das vielleicht unter anderem geschieht, lehrt eine Beobachtung, die WENCKEBACH bei derartigen Kranken an den
Halsvenen machen konnte: Sie schwellen bei der Einatmung an statt wie sonst zu-
sammenzufallen. Es muß also durch die Einatmung die Entleerung der oberen
Hohlvene in das rechte Herz nicht wie bei regelrechter Lage des Herzens und
seiner Gefäße gefördert, sondern irgendwie (Knickung von Gefäßen?) gehemmt
werden. Zum Schluß noch eine Bemerkung darüber, wie der Stand des Zwerchfells am besten bestimmt wird. Alle Richtpunkte der vorderen Brustwand einschließlich der Xiphisternallinie — die durch den Übergang vom Sternum zum
Processus xiphoideus um den Brustkorb laufende Horizontale — sind unzuverlässig. WENCKEBACH hat deshalb orthodiagraphisch den Stand der Zwerchfellkuppe an der Wirbelsäule abgelesen und so gefunden, daß die rechte Zwerchfellkuppe nach ruhiger Ausatmung bei normalen Personen im Stehen dem Ansatz der
zehnten Rippe an der Wirbelsäule entspricht; die zehnte Rippe selbst bleibt unter
diesem Niveau.

Das diesen Kreislaufstörungen entspringende Krankheitsbild schildert
WENCKEBACH folgendermaßen:

„Am augenfälligsten sind die Symptome arterieller Anämie. Baldige Ermü-
dung, Schwindelgefühl, sich bisweilen zur wirklichen Lipothymie steigernd, eine
schlaffe, turgorlose Haut, fahle Augen, bleiches Antlitz, aber ohne jede Spur von
Kachexie, ein kleiner, frequenter, nicht immer weicher Puls, kalte Extremitäten.
Offenbar wird vom Herzen zu wenig Blut in das arterielle System hineingebracht.
Die Herztöne sind aber normal, das Blut ist auch nicht von schlechter Qualität.
Wenn aber keine Herzkrankheit vorliegt und wenn keine Anämie vorhanden ist,
wo befindet sich dann das Blut, welches zu wenig in den Arterien ist? Zuweilen
... sieht man allgemeine Überfüllung der Venen, zuweilen leichte Ödeme und
Cyanose, oft aber auch nicht. Man wird dann gezwungen anzunehmen, daß ein
Zuviel an Blut sich in den geräumigen Bauchgefäßen angehäuft hat.“

So der typische Befund. Dabei ist aber folgendes zu bedenken. Tiefstand des
Zwerchfells ist ein Fehler des Körperbaues. Da solche Fehler selten allein auftreten, sondern gewöhnlich mit anderen Fehlern verbunden sind, so muß in allen
Fällen die gesamte Körperverfassung berücksichtigt werden. Man wird überlegen,
ob nicht neben dem Tiefstand eine Atonie des Zwerchfells vorliegt (DIETLEN) und
dabei die übrige Körpermuskulatur zum Vergleich heranziehen. Man wird sich
ferner fragen, ob Herz und Gefäßsystem regelrecht angelegt und entwickelt sind,
oder ob vielleicht das Herz zu klein, die Gefäßmuskulatur schlaff ist und ob ungenügende körperliche Übung daran schuld sein kann. Nur so wird man verstehen, warum ein Tiefstand des Zwerchfells einmal mit geringen, ein andermal
mit großen Beschwerden einhergeht.

Die *Behandlung* hat zu versuchen, den Zwerchfellstand und die Enteroptose
zu heben. Sind die Bauchdecken schlaff, aber vorgewölbt, dann genügt oft eine
straffe Leibbinde, um die Beschwerden zu beseitigen. Ist der Leib flach, so muß
zwischen Binde und Leib ein Kissen eingeschoben werden. Außerdem ist die Muskulatur der Bauchdecken durch Turnübungen zu stärken, die Zwerchfelltätigkeit
mit Atemgymnastik möglichst zu fördern und gleichzeitig durch Mastkuren Fettansatz anzustreben. Bei straffen Bauchdecken muß man seine Hoffnung im
wesentlichen auf das letzte Verfahren setzen: Füllung der Fettdepots im Bauche.

Beim Tiefstand des Zwerchfells ohne Enteroptose sind die Bewegungen des
Zwerchfells bei der Atmung regelrecht und ihre Pumpwirkung auf die Bauchgefäße erhalten. Hier muß also die oben geschilderte ungünstige Lage des Herzens,

in manchen Fällen vielleicht zusammen mit Kleinheit des Organs, schuld an den Kreislaufstörungen sein.

Die Behandlung vermag in diesen Fällen wenig zu helfen. Die bei Enteroptose zweckmäßige Hebung der Bauchorgane kommt nicht in Betracht. WENCKEBACH denkt an Turn- und Atemübungen, ohne jedoch besondere Hoffnung darauf zu setzen.

Kreislaufstörungen durch Hochstand des Zwerchfells.

Hochstand des Zwerchfells ist nur in einer gewissen Zahl der Fälle als selbständige, im Körperbau begründete Erscheinung aufzufassen und als solche kaum je Ursache wesentlicher Kreislaufstörungen. Soweit Hochstand des Zwerchfells den Arzt beschäftigt, ist er wohl immer die Folge anderer krankhafter Verhältnisse. In der Regel wird es sich darum handeln, daß der Inhalt des Bauches vermehrt ist und dadurch das Zwerchfell in die Höhe gedrängt wird: Meteorismus, Ascites, Fettleibigkeit, Schwangerschaft, Geschwülste. Die mechanische Wirkung ist klar. Das ausgespannte Zwerchfell kann nicht wie sonst die Leber umfassen und auspressen und den rechten Vorhof dem Blutstrom aus der unteren Hohlvene entgegenführen. Der Raum im Brustkorb wird verkleinert, die Lunge entspannt, die respirierende Oberfläche und die für die Füllung des rechten Herzens wichtige Saugwirkung der Lungen herabgesetzt, kurz es wird die Unterstützung der Herztätigkeit durch die Pump- und Saugwirkung der Atmung vermindert, die Herzarbeit durch Verkleinerung der Respirationsfläche vermehrt. Der erhöhte Druck im Bauche dürfte ferner den regelnden Einfluß des Splanchnicusgebietes auf die Blutverteilung beeinträchtigen, wie dies bei der Fettleibigkeit schon geschildert worden ist.

Der Hochstand des Zwerchfells und die ihm zugrunde liegenden Ursachen können die Tätigkeit des Herzens und Kreislaufes aber nicht nur durch mechanische, sondern auch durch reflektorische oder chemisch-toxische Einflüsse stören. Daß von den Baucheingeweiden ausgehende Reflexe auf die Herztätigkeit wirken können ist bekannt; wir brauchen nur an den GOLTZschen Klopfversuch zu erinnern. Seitdem sind noch zahlreiche Versuche über die Frage angestellt worden, aus denen hervorgeht, daß die Reflexe den Vagus wie den Sympathicus betreffen. Bis jetzt ist aber aus den Tierversuchen wenig für das Verständnis der klinischen Erscheinungen zu holen, weil beim Menschen krankhafte Verhältnisse der Bauch- oder Kreislaufsorgane bestimmend mitwirken, verwickelte, zum Teil ungenügend bekannte Verhältnisse, die sich im Tierversuch nicht oder nicht genügend nachahmen lassen. Das gilt unter anderem für die Rhythmusstörungen des Herzschlages, die so leicht faßbar und doch nicht hinreichend aufgeklärt sind. Über den Zusammenhang zwischen unregelmäßiger Herztätigkeit und Krankheiten des Leibes wissen wir eigentlich nicht mehr als die Tatsache, daß Extrasystolen, paroxysmale Tachycardie, Vorhofsflimmern bei Verdauungsstörungen, wie Verstopfung, Meteorismus, Überladung des Magens, großer Magenblase, auch Gallenblasenkoliken auftreten und mit deren Beseitigung verschwinden können. Da besonders Luftansammlungen so wirken und oft unmittelbar nach dem Abgang von Blähungen oder Aufstoßen von Luft die Herzerscheinungen aufhören, so liegt es nahe anzunehmen, daß diese durch die starke Spannung der Magen- oder Darmwand reflektorisch hervorgerufen werden. Im Tierversuch verlangsamt Aufblasen des Magens die Herztätigkeit durch reflektorische Vagusreizung (MAYER und PRIBRAM). Wie weit toxische Stoffe, die infolge von Störungen der Magen- oder Darmverdauung in den Kreislauf gelangen, ohne gleichzeitige Auftreibung des Leibes ungünstig auf die Tätigkeit von Herz und Gefäßen zu wirken vermögen, ist schwer zu sagen. Vielleicht, daß die enterogene Cyanose hierher gehört. In Fällen, wo

„ein verdorbener Magen" mit vasomotorischen Störungen (Schwindel, schwerem Kopf, Empfindlichkeit gegen rasche Bewegungen) einherging, habe ich zuweilen das Urobilinogen im Harn vermehrt gefunden. Mit der Besserung der Beschwerden ging auch die positive Urobilinogenreaktion zurück. Wenn auch diese Dinge streng genommen nicht hierher gehören, wo es sich um den Hochstand des Zwerchfells handelt, so sind sie doch so oft mit Auftreibung und Gärung verbunden, daß sie schon erwähnt werden durften. Einen besonders innigen Zusammenhang zwischen bestimmten Störungen des Magens und der Herztätigkeit nimmt ROEMHELD an (gastrocardialer Symptomenkomplex).

Das *Krankheitsbild* wechselt je nach den Ursachen des Zwerchfellhochstandes. Immerhin giebt es eine Anzahl von Erscheinungen, die ziemlich regelmäßig zu finden sind. Gerötetes, zuweilen etwas cyanotisches Gesicht, Halsvenen oft stärker gefüllt. Die Atmung beschleunigt, vorwiegend costal, angestrengt, besonders bei Anstrengungen. Die Lungengrenzen stehen hoch und verschieben sich bei der Atmung nur mäßig, doch kann man, z. B. bei muskelkräftigen Fettleibigen, auch regelrechte Verschieblichkeit finden. Die Herzdämpfung ist nach links und in geringerem Maße nach rechts verbreitert, der Herzstoß nach oben verlagert. Im Röntgenbilde findet man ein liegendes Herz, die großen Gefäße gestaucht, ihr Schatten dadurch mehr oder weniger verbreitert, Verhältnisse, die es schwierig machen, die wirkliche Größe des Herzens und der Aorta zu beurteilen. Die Herztöne rein oder von einem systolischen Geräusch begleitet, die Schlagfolge zuweilen durch Extrasystolen gestört. Der Blutdruck oft etwas gesteigert. Die Kranken klagen über Kurzluftigkeit, zumal beim Bücken, Steigen, Heben usw., enges Gefühl auf der Brust, Herzklopfen, Stiche in der Herzgegend, besonders nach größeren Mahlzeiten. Auch Arrhythmien kommen vor, wie schon erwähnt.

Im übrigen gilt für den Hochstand des Zwerchfells dasselbe wie für den Tiefstand. Die Beschwerden hängen nicht nur von dem Stande des Zwerchfells ab, sondern auch von der Leistungsfähigkeit seiner Muskulatur und dem Verhalten des übrigen Körpers.

Die Behandlung wird mit den Mitteln, die nach der Lage des Falles angezeigt sind, versuchen die Ursachen des falschen Zwerchfellstandes zu beseitigen.

Eventratio diaphragmatica und Brüche des Zwerchfells.

Ein übertrieben hoher Stand des linken Zwerchfells wird als Eventratio diaphragmatica bezeichnet. Über die Ursachen dieses Leidens ist man sich noch nicht einig. Gewöhnlich wird eine Entwicklungshemmung angenommen, derart, daß sich wohl die Membranae pleuroperitoneales ausgebildet und den Ductus pleuroperitonealis geschlossen haben, dagegen die Muskulatur unentwickelt geblieben ist. A. HOFFMANN denkt an eine Phrenicuslähmung während der Geburt. Ausgehend von der Tatsache, daß die Eventratio diaphragmatica immer links liegt, zieht BAETGE die Druckunterschiede in der Bauch- und Brusthöhle zur Erklärung heran: Der negative Druck im Brustkorb entsteht dadurch, daß die Brustwand rascher wächst als die Lungen; bleiben die Lungen etwas stärker als der Regel entspricht im Wachstum zurück, dann führt das zu einem Hochstand des linken Zwerchfells, weil hier der positive Bauchdruck — im besonderen vielleicht die Magenblase — ungehindert das Zwerchfell in die Brusthöhle treiben kann, während das rechte Zwerchfell durch die angeheftete schwere Leber zurückgehalten wird.

Das Herz ist bei der Eventratio diaphragmatica nach rechts gedrängt. Wesentliche Beschwerden brauchen dadurch nicht aufzutreten. In anderen Fällen wird über Spannungsgefühl in der linken Seite, Engigkeit, besonders nach dem Essen, Kurzluftigkeit bei Anstrengungen geklagt. Zum Teil dürften die Beschwerden darauf beruhen, daß die in der hochstehenden Magenblase angesammelten Gase nicht durch die Speiseröhre entweichen können.

Bei Zwerchfellbrüchen pflegen die Verdrängung des Herzens und damit auch die Kreislaufstörungen, soweit solche vorhanden sind, geringer zu sein. Es ist nicht immer leicht, einfachen Hochstand, Eventration und Hernie des Zwerchfells zu unterscheiden. Ich verweise zur näheren Orientierung auf die kürzlich erschienenen Arbeiten von ELIAS und HITZENBERGER sowie REICH. In den Arbeiten von REICH und HITZENBERGER findet man außerdem die umfangreiche Literatur zusammengestellt.

Pleuraverwachsungen

finden sich vorwiegend im unteren Abschnitt des Brustkorbes. Das Zwerchfell verklebt hier mit der Brustwand. Seine Beweglichkeit und damit auch deren günstige Wirkung auf den Kreislauf wird herabgesetzt oder aufgehoben. Die Folgen brauchen hier nicht genauer geschildert zu werden, sie ergeben sich ohne weiteres aus der soeben gegebenen Darstellung der Zwerchfelltätigkeit. Saug- und Pumpwirkung des Zwerchfells sowie Vitalkapazität der Lungen sind vermindert. Da in manchen Fällen von ausgedehnten Pleuraverwachsungen eine Hypertrophie des rechten Herzens gefunden wird, so hat man angenommen, die Verwachsungen würden die Arbeit des rechten Herzens steigern (HIRSCH, v. ROMBERG, BRUNS). Es scheint aber, daß es nicht die Verwachsungen an sich sind, sondern mit ihnen einhergehende Veränderungen der Lunge, wie Emphysem und Schrumpfungen (EINHORN, THOREL), weil sich oft trotz ausgedehnter Schwarten keine Hypertrophie entwickelt.

Krankhafte Brustkorbformen.

Von krankhaften Formen des Brustkorbes, die zu Kreislaufstörungen führen können, ist an erster Stelle die

Kyphoskoliose

zu nennen. Ihre augenfälligste Wirkung ist die Verkürzung des Längsdurchmessers des Brustkorbes. Man stelle sich vor, wie lang der umstehend abgebildete Brustkorb wäre, wenn man die Krümmung der Wirbelsäule ausgleichen würde (Abb. 151). Durch die kompensatorische Krümmung der unteren Brust- und Lendenwirbelsäule wird gleichzeitig die Bauchhöhle zusammengedrückt. So kommt es von beiden Seiten, von oben und unten zu einem Hochstand des Zwerchfells mit den früher geschilderten Folgen, nur daß die Querlage des Herzens noch ausgesprochener, die Stauchung der großen Gefäße noch stärker ist. Zuweilen mag es sogar zu Knickungen der Gefäße kommen. Außerdem wird das Herz seitlich verlagert und dabei in manchen Fällen wohl auch durch ungünstige Raumverhältnisse in seiner Tätigkeit gehemmt. Die Lüftung und die Durchblutung der Lunge leiden, weil durch die anatomischen Veränderungen die Brustkorb- und Zwerchfellbewegungen beeinträchtigt, einzelne Abschnitte der Lunge zusammengepreßt, andere überdehnt (Emphysem) werden. Dadurch wird wiederum der Boden für Erkrankungen der Lungen wie Bronchitiden und Bronchopneumonien bereitet, die Lungen und Herz in gleicher Weise schädigen. Schließlich muß darauf hingewiesen werden, daß die Kyphoskoliose vorwiegend Menschen zu betreffen pflegt, die wir als Astheniker zu bezeichnen pflegen, blutarme Menschen mit schwachen Muskeln und Bändern, bei denen oft auch Herz- und Gefäßmuskeln von Haus aus dürftig angelegt sein dürften. Man sieht, es ist eine ganze Reihe von Schädlichkeiten, die eine Kyphoskoliose für den Kreislauf mit sich bringt.

Anatomisch zeigt sich das in einer Massenzunahme und Erweiterung der betreffenden Herzteile. BACHMANN hat das in 50% für die rechte, in 17% für die linke und 26% für beide Kammern auf dem Leichentische nachweisen können.

Klinisch bietet sich uns vor allem das Bild einer rechtsseitigen Herzschwäche. Herzform und -größe sind auch im Röntgenbilde wegen der Verlagerung schwierig und nicht sicher zu beurteilen. Geräusche über dem Herzen sind ziemlich oft zu hören und wohl auf Störungen der Blutströmung in den großen Gefäßen infolge von Stauchungen und Knickungen zurückzuführen.

Die *Behandlung* hat beim Auftreten von Kreislaufschwäche diese mit den üblichen Mitteln zu bekämpfen und Lungenerkrankungen möglichst vorzubeugen. Stützkorsetts scheinen nach BRÖSAMLEN ungünstig wirken zu können.

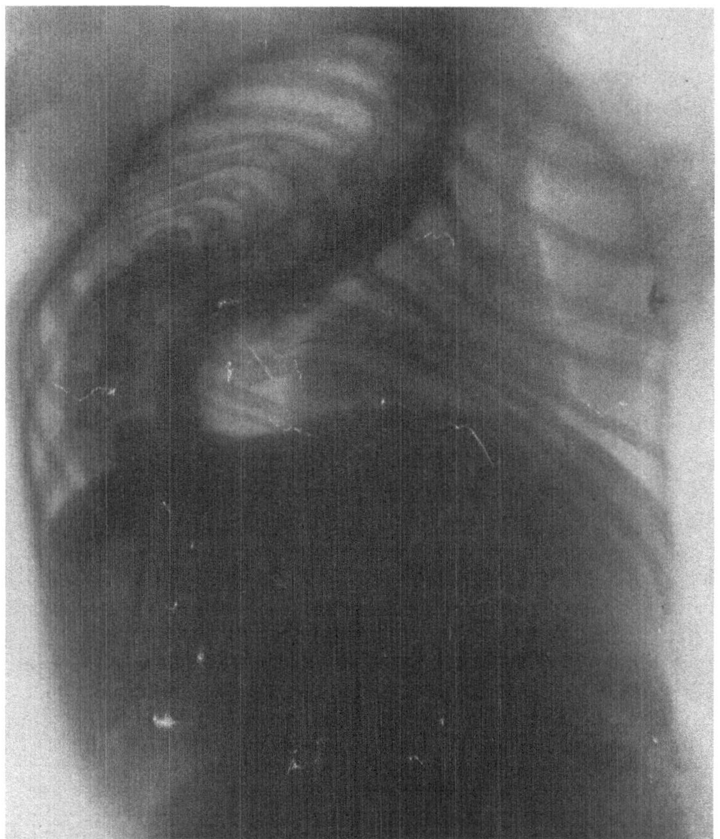

Abb. 151. Röntgenbild eines kyphoskoliotischen Brustkorbes.

Die Trichterbrust verringert die Tiefe des Brustkorbes und zwingt das Herz entweder flacher und dabei entsprechend breiter zu werden oder nach links (GROEDEL, DIETLEN), seltener nach rechts auszuweichen.

Flache Brust kann ebenfalls das Herz flach und breit werden lassen, der Herzschatten ist dann bei der Durchleuchtung auffallend blaß (ACHELIS). Solche Herzen, „die zu wenig Platz haben" (HERZ), sind in der Systole und der Diastole gehemmt. In leichten Fällen finden sich unbestimmte Beschwerden, wie enges Gefühl auf der Brust, Herzklopfen, in schwereren Fällen oder wenn das Herz außerdem durch irgendwelche Erkrankungen oder schwere Arbeit geschädigt wird, können sich ausgesprochene Zeichen von Kreislaufschwäche einstellen. Neben den üblichen Herzmitteln kann man versuchen, durch lange fortgesetzte Atemübungen auf den Zustand einzuwirken.

Tuberkulose, Aktinomykose des Herzens.

Die Tuberkulose kann sich im Herzen als Miliartuberkeln, tuberkulös erkrankte Herzthromben oder tuberkulöse Endocarditis äußern. Die Miliartuberkeln beruhen auf einer Verschleppung von Tuberkelbazillen durch das Kranzgefäßsystem ins Herz, sie finden sich dementsprechend im Muskel verstreut und unter dem Endocard. Seltener ist es, daß sich mit dem Blutstrom in die Herzhöhlen gelangte Tuberkelbazillen unmittelbar auf dem Endocard ansiedeln: Endocardtuberkel (REINHARD, BONOME, HÜBSCHMANN). Auch einzelne größere Konglomerattuberkel kommen vor, allerdings nicht häufig (STERNBERG, SCHMORL, MC KEAND und REID, SENGLER). In einzelnen Fällen ist ausgedehnte Verkäsung des Herzmuskels beschrieben worden (ASCHWANDEN, REY, BEIFELD, BAHR und LOW). Ob es sich dabei um eine reine tuberkulöse oder — wenigstens manchmal — um eine Mischung von tuberkulöser mit nicht tuberkulöser Myocarditis handelt, ist schwierig zu entscheiden. Positive Impfversuche LIEBERMEISTERS lassen es möglich erscheinen, daß eine entzündliche Myocarditis ohne Verkäsung und Miliartuberkeln auch einmal durch Tuberkelbazillen hervorgerufen werden kann.

Aktinomykose des Herzens ist unter anderen von v. SCHRÖTTER und LUTZ beschrieben worden.

Parasiten des Herzens.

Am häufigsten findet sich der Echinokokkus. Er kann durch das Blut ins Herz verschleppt werden oder von der Umgebung auf dieses übergreifen. Platzt eine Echinokokkenblase in eine Herzhöhle, so kommt es zu Embolien.

Außer dem Echinokokkus sind noch die Cystizerken der Taenia solium und Pentastomum denticulatum als seltene Gäste des Herzens zu nennen.

Geschwülste des Herzens.

Unter den vom Herzen selbst ausgehenden Geschwülsten haben die Rhabdomyome besonders die Aufmerksamkeit auf sich gezogen. Es sind Muskelgeschwülste, deren Elemente den PURKINJEschen Fasern ähnlich sind. Sie können als einzelne oder zahlreiche Knötchen oder als diffuse Wucherungen auftreten und beruhen offenbar auf einer Entwicklungsstörung. Dazu würde stimmen, daß oft gleichzeitig noch in anderen Organen Veränderungen gefunden werden, so Cysten in den Nieren, tuberöse Hirnsklerose (RIBBERT). Diffuse Rhabdomyombildung kann zum Bilde der Herzhypertrophie führen (SCHMINKE). Über die Myxome und Fibrome sind die Akten noch nicht geschlossen. Die Myxome werden als organisierte, ödematös entartete Thromben (THOREL) oder weiche ödematöse Fibrome (JAFFÉ) aufgefaßt. THOREL nimmt an, daß auch die Fibrome auf Thromben zurückgehen. Ferner sind Lipome, Angiome, Endotheliome, leukämische Infiltrate und die nicht so seltenen Sarkome zu erwähnen. Schließlich kann das Herz der Sitz von Metastasen bösartiger Geschwülste sein, die von irgendeinem anderen Organ ausgegangen sind (MORRIS).

Tuberkulose, Aktinomykose, Parasiten und Geschwülste des Herzens haben nur geringes klinisches Interesse, da sie selten und keiner Behandlung zugänglich sind. Die Erscheinungen hängen ganz von dem Sitz und der Ausdehnung der kranken Herde ab und entsprechen im wesentlichen den Erscheinungen der Myocarditis oder Myodegeneratio. Eine Diagnose dürfte kaum je möglich sein, im besten Falle wird es bei einem mehr oder weniger begründeten Verdacht bleiben. In manchen Fällen wird die Erkrankung auf den Herzbeutel übergreifen und dadurch je nachdem das Bild klären oder verwirren.

Verletzungen des Herzens

haben schon im Altertum die Ärzte beschäftigt (HIPPOKRATES[1]). GALEN[2] lehrt, daß der Mensch sofort sterben müsse, wenn die Wunde bis in die Herzkammer dringe; sei die Wand nicht durchbohrt, so könne der Verwundete noch bis zur nächsten Nacht leben. CELSUS[3] schreibt: „Servari non potest cui ... cor ... percussum est." Auch die Zeichen einer Verwundung des Herzens werden angegeben: „Corde percusso, sanguis multus fertur, venae languescunt, color pallidissimus, sudores frigidi malique odoris tanquam in aegroto corpore oriuntur: extremisque partibus frigidis matura mors sequitur." MORGAGNI[4] beschäftigt sich ziemlich eingehend mit den Wunden des Herzens und führt auch Beispiele an, wo das Leben noch tage-, ja wochenlang erhalten geblieben war. Eine große Gefahr bilde das Hinzutreten einer Entzündung oder Eiterung. Auch die Tamponade des Herzens durch den Bluterguß in den Herzbeutel wird erwähnt. Der erste, der über eine geheilte — vernarbte — Herzwunde berichtet, ist J. WOLFF 1842[5]. SENAC betont ebenfalls, daß Herzwunden an sich nicht tödlich zu sein brauchten. Eine gute Zusammenstellung der Literatur bis zum Jahre 1868 gibt FISCHER.

Die Verletzungen des Herzens gehen hauptsächlich den Chirurgen an. Aber jeder Arzt muß wissen, was die Chirurgie in solchen Fällen zu leisten vermag, deshalb mögen einige Hinweise hier gestattet sein. Am häufigsten sind Schußverletzungen. Man kann sie in folgende Gruppen einteilen: Anschüsse (Kugel in den Herzbeutelblättern oder der Herzbeutelhöhle), Einschüsse (Kugel in der zuerst getroffenen Wand des Herzens), unvollkommene Durchschüsse (Kugel in einer Herzhöhle oder Herzwand), vollkommene Durchschüsse (die Kugel hat das ganze Herz durchbohrt).

GIERCKE hat 91 solche Fälle zusammengestellt. Unter 54 Anschüssen finden sich 8 Todesfälle, 46 Heilungen, davon 39 ohne Beschwerden; 10 Fälle wurden operiert, 2 davon starben. Unter 12 Steckschüssen kein Todesfall, 8 heilten ohne Beschwerden, 3 wurden operiert. Unter 6 Einschüssen 3 Todesfälle, 3 Heilungen, davon 1 mit Operation. Unter 19 Durchschüssen 9 Todesfälle, 10 Heilungen; 7 wurden operiert, davon starben 3. Als Beschwerden werden verzeichnet Neigung zu Pulsbeschleunigung, Tachycardie, Stechen in der Herzgegend, Zeichen von Klappenfehlern, Bluthusten. Eine Anzahl der Todesfälle sind auf Infektionen oder vom Herzen unabhängige Komplikationen zurückzuführen. Es wäre falsch, aus diesen Zahlen weitergehende Schlüsse zu ziehen, denn das aus dem Kriege stammende Material ist natürlich einseitig zugunsten der geheilten Fälle. Auch über die Aussichten der Operation erfahren wir wenig durch solche Zahlen; bedenkt man aber, daß die Operation oft gemacht wurde, weil der Zustand gefahrdrohend war oder wurde, so wird man mit den Erfolgen zufrieden sein dürfen, denn auf 21 Operationen treffen nur 5 Todesfälle. Unter 40 Stichverletzungen finden sich 21 Todesfälle, 17 Heilungen; 38 wurden operiert, davon starben 19. Wichtig für den Verlauf ist die Herzphase, in die der Stich fällt. Verletzungen während der Diastole sind günstiger, da weniger Gewebe zerstört sind (BODE).

Von den Schußverletzungen sind offenbar am wenigsten gefährlich die Anschüsse und Steckschüsse. Im übrigen sind Schußverletzungen der Kammern nicht so ungünstig wie solche der Vorhöfe (BODE). Matte Kugeln können die Herzwand durchschlagen ohne den Herzbeutel zu zerreißen (HEYDENREICH). Auch

---

[1] De morbis, Lib. I, Abschnitt 3.
[2] De loc. aff. Lib. V. cap. 2, zit. nach MORGAGNI: De sed. et caus. morb. Ep. 53, art. 4.
[3] De mediciana libri octo, Lib. V, cap. 26.
[4] MORGAGNI l. c. Ep. 53, art. 3, 4 (1927).
[5] Zitiert nach v. SCHRÖTTER.

hier spielt aber die Herzphase im Augenblick der Verwundung wohl mit. Nah-schüsse gehen meist mit stärkeren Zertrümmerungen einher und geben darum schlechtere Aussichten. Der Tod ist in vielen Fällen auf den Druck zurückzu-führen, den das in die Herzbeutelhöhle dringende Blut auf das Herz ausübt (Herz-tamponade).

Herzverletzungen durch Verschüttung, Quetschung, Absturz waren in allen Fällen GIERCKES tödlich. Bemerkenswert ist, daß bei Quetschungen Herzbeutel und äußere Herzwände unversehrt bleiben können, während im Inneren Papillar-muskeln und Klappen im großen Umfange zerrissen und zertrümmert sind. Es hängt das zweifellos mit den Druckverhältnissen in den Herzhöhlen zusammen. Geringere Quetschungen des Brustkorbes können zu Blutungen ins Herzfleisch und Klappenzerreißungen führen, die nicht tödlich ausgehen. Doch können Thromben, die sich an der geschädigten Stelle bilden und im weiteren Verlauf losgerissen werden, noch spät einen bis dahin günstigen Verlauf trüben. Auch ohne gröbere Gewalteinwirkungen finden sich zuweilen Blutungen unter das Endo-card (BERBLINGER, SCUBINSKI). Nach MÖNCKEBERG folgen sie mit Vorliebe dem Verlauf des HISSchen Bündels. ROTHBERGER sah solche Blutungen regelmäßig nach starker Vagusreizung auftreten. Bei den Fliegerabstürzen findet man teil-weise das Bild der Quetschung, in anderen Fällen ist das Herz von seinen großen Gefäßen abgerissen, oder die Klappen oder Papillarmuskeln zerrissen.

v. HOFMANN hat 121 primär operierte Herzverletzungen zusammengestellt, von denen 58,9% gerettet wurden. Da nach FISCHER und LOISON Herzverletzungen in 10—15% spontan heilen, so ist die Operation, wenn sie frühzeitig gemacht werden kann, vorzuziehen. Wenn die Kugel frei in der Herzhöhle liegt, soll man nicht versuchen, sie herauszuholen. Spätoperationen werden nur empfohlen, wenn eine schwere Verschlimmerung des Zustandes eintritt. Zuweilen kommt es vor, daß Geschosse aus den großen Gefäßen ins Herz oder aus dem Herzen in große Gefäße verschleppt werden. Über die Operation ist nach Lage des Falles zu unterscheiden. Nachdem REHN 1896 die erste erfolgreiche Naht einer Herzwunde ausgeführt und BODE das Problem im Tierversuch bearbeitet hatte, ist die Scheu der Chirurgen vor dem Herzen rasch geschwunden. Schon im Jahre 1901 konnte OSKAR WAGENER 39 Fälle sammeln, von denen 14 geheilt wurden, und SIMON 1912 über 241 Fälle berichten.

Die Fälle, wo infolge eines Unglücksfalles oder Unachtsamkeit Fremdkörper durch die Brustwand oder von der Speiseröhre aus ins Herz gelangen, sind selten. Sie finden sich bis zum Jahre 1912 in einer Arbeit von MARIQUE zusammengestellt.

Für den Ausgang aller Verletzungen ist es wichtig, ob sich Eiterungen an sie anschließen oder nicht. Das braucht nicht weiter ausgeführt zu werden.

Die unregelmäßige Herztätigkeit und ihre Behandlung.

Geschichtliches.

Bei der großen Aufmerksamkeit, die von den Alten dem Pulse gewidmet wurde, ist es nicht zu verwundern, daß wir schon frühzeitig Angaben über Störungen der regelmäßigen Schlagfolge des Pulses finden. Wenn dabei nicht direkt von einer unregelmäßigen Herz-arbeit gesprochen wird, so liegt es daran, daß damals der Puls die einzige Kreislaufser-scheinung war, der Beachtung geschenkt wurde. Der Herzstoß hatte noch nicht die ihm gebührende Würdigung gefunden und die Behorchung des Herzens bei seiner Arbeit blieb einer sehr viel späteren Zeit vorbehalten. Der Zusammenhang zwischen Herz- und Puls-schlag war aber zum mindesten in der alexandrinischen Periode klar erkannt (ERASISTRA-TOS, HEROPHILOS). Wir dürfen deshalb wohl die Kenntnis von der unregelmäßigen Herz-tätigkeit mit dieser Zeit ansetzen. HIPPOKRATES äußert sich noch nicht deutlich über das Verhältnis der von ihm im Tierversuch beobachteten Pulsationen des Herzens zum Arterienpuls, erwähnt aber unter anderen bereits einen aussetzenden ($\dot{\epsilon}\lambda\lambda\epsilon\dot{\iota}\pi\omega\nu$) Puls.

GALEN spricht von Ordnung und Unordnung, Äqualität und Inäqualität des Pulses, vom Pulsus myurus[1], Myurus recurrens, Myurus deficiens, Myurus deficiens recurrens, intermittens, intercurrens.

Die nächsten erwähnenswerten Angaben finden wir erst wieder bei MORGAGNI, dem wir die erste gute Beschreibung des Herzblockes verdanken. Das Aussetzen des Pulses wird sehr anschaulich von ALBRECHT V. HALLER beschrieben: „Mihi aliquot per annos obscura de causa pulsus vehementer intermisit, ut integris diebus tertius quisque deficeret. Eum statum aegre ferebam, ut frigori et animi deliquio proximus essem, potissimum cum alter quisque pulsus me destitueret. Id tamen tantum malum sponte evanuit, neque nunc aliquot per annos quidquam sensi in pulsu alienum. Cum intermittente pulsu collecti sanguinis sensum cum aliquo dolore percipiebam." Wir gehen wohl nicht fehl, wenn wir heute die Intermissionen, die den großen Gelehrten der Ohnmacht nahe brachten und mit einem schmerzhaften Gefühl der Blutstauung verbunden waren, als Extrasystolen deuten. HALLER führt auch noch verschiedene andere Beobachtungen über Unregelmäßigkeiten des Pulses aus der Literatur an. So erwähnt er JOSEPH LIEUTAUD, der eine Pulsverlangsamung bis auf 20 Schläge beschreibt, berichtet von den Chinesen, die es als Zeichen des nahenden Todes ansehen, wenn unter sieben Pulsen einer aussetzt und führt FRANCISCUS SOLANO an, der den Pulsus inciduus schildert, bei dem jeder folgende Puls stärker ist, so wie im Meere der ersten Welle mächtigere zu folgen pflegten.

Sehr viel eingehender beschäftigt sich SENAC mit dem unregelmäßigen Herz- und Pulsschlag. Ihn bedrückt schon die große Mannigfaltigkeit der Unregelmäßigkeiten und ihrer Ursachen, ein Gefühl, daß heute eher größer als geringer geworden ist. Besonders überrascht ihn, daß bei Intermissionen und Ungleichheit des Pulses, die doch vor allem bei Erkrankungen des Herzens vorkämen, die Herztätigkeit oft regelmäßig gefunden würde — wohl der erste Hinweis auf die frustranen Kontraktionen. Erwähnung verdient ferner die von TRAUBE geschaffene Unterscheidung zwischen dem Pulsus bigeminus und Pulsus alternans. Tieferes Verständnis vermittelten ENGELMANNs Arbeiten über die Extrasystole, sowie die Untersuchungen von GASKELL und HIS über die Reizleitung. Der Gewinn für die Klinik war gleichwohl gering, wie eine aus dem Jahre 1898 stammende Darstellung FRANZ RIEGELS zeigt, die als Quintessenz der damals vorliegenden Ergebnisse nicht über den Satz hinauskommt, „daß jede Irregularität ein Mißverhältnis zwischen Herzkraft und der zu leistenden Arbeit bedeutet." Aber schon war die Zeit herangerückt, wo ENGELMANNs Schüler K. F. WENCKEBACH durch seine scharfsinnigen Zergliederungen des Radialpulses, MACKENZIE durch die gleichzeitige Aufnahme des Arterien- und Venenpulses und EINTHOVEN durch die Einführung der Elektrocardiographie eine ganz ungeahnte Vertiefung und Erweiterung unserer Kenntnisse von der unregelmäßigen Herztätigkeit bringen sollten. Damit sind wir zu dem gegenwärtigen Stande unserer Kenntnisse von der unregelmäßigen Herztätigkeit gelangt.

Die Regelmäßigkeit der Herzarbeit, d. h. die Regelmäßigkeit der Schlagfolge des ganzen Herzens und der einzelnen Herzteile untereinander, sowie die Regelmäßigkeit der einzelnen Zusammenziehungen nach Form und Stärke beruht auf dem geordneten Zusammenwirken der dem Herzen innewohnenden Kräfte: Reizbildung, Reizbarkeit, Contractilität und Reizleitung. Jede Unregelmäßigkeit läßt sich darauf zurückführen, daß das Verhalten einer oder mehrerer dieser Kräfte von der Regel abweicht. Den besten Einblick in die Entstehung und die Bedingungen der unregelmäßigen Herztätigkeit werden wir deshalb durch eine Betrachtung erhalten, die von den genannten Grundlagen der regelmäßigen Herztätigkeit ausgeht. Wir teilen demnach die Unregelmäßigkeiten der Herzarbeit in folgende Gruppen ein:

Unregelmäßige Herztätigkeit durch

I. *Störungen der Reizbildung und Reizbarkeit*
   1. im Sinusgebiet.
      a) Steigerung der Reizbildung und Reizbarkeit (vorzeitige Systolen, Tachycardie).
      b) Herabsetzung der Reizbildung und Reizbarkeit (Bradycardie).
      c) Schwankungen der Reizbildung und Reizbarkeit (schwankender Rhythmus, respiratorische Arrhythmie). Anhang. Pulsus paradoxus.

---

[1] Mäuseschwanzpuls, bei dem die Pulse an Größe abnehmen, wie die Wirbel eines Mäuseschwanzes (EHRHARDT: De pulsibus).

  2. Der Vorhöfe.
- a) Steigerung der Reizbildung und Reizbarkeit (Extrasystolie, paroxysmale Tachycardie, Vorhofsflattern, Vorhofsflimmern).
- b) Herabsetzung der Reizbildung und Reizbarkeit (Intermissionen).

  3. Des Vorhofkammerknotens.
- a) Steigerung der Reizbildung und Reizbarkeit (Extrasystolen, Tachycardie).
- b) Atrioventrikuläre Automatie durch Ausfall der normalen Leitungsreize.
- c) Herabsetzung der Reizbildung und Reizbarkeit.

  4. Der Kammern.
- a) Steigerung der Reizbildung und Reizbarkeit (Extrasystolen, Tachycardie).
- b) Kammerautomatie durch Ausfall der normalen Leitungsreize.
- c) Herabsetzung der Reizbarkeit der Kammern (Intermissionen).

II. *Störungen der Contractilität (Alternans).*
- a) Steigerung.
- b) Störungen des Kontraktionsablaufes durch besondere Arbeitsbedingungen.
- c) Herabsetzung.

III. *Störungen der Reizleitung.*
- a) Steigerung.
- b) Hemmung (Periodenbildung, Block).

Störungen der Reizbildung und Reizbarkeit im Sinusgebiet.

Bevor wir auf die Unregelmäßigkeiten der Herzarbeit näher eingehen, die auf Störungen der Reizbildung und Reizbarkeit zurückgeführt werden, müssen wir uns mit dem Wesen der Reizbildung und Reizbarkeit etwas näher befassen. Das von seinen Verbindungen gelöste, aus der Brust herausgenommene Herz schlägt unter geeigneten Bedingungen regelrecht weiter, regelrecht auch in der Schlagfolge seiner einzelnen Teile: Sinus, Vorhof, Kammer. Daß dabei der Sinus der Schrittmacher ist, läßt sich aus der einfachen Betrachtung, aus den Kontraktionskurven und der Verzeichnung des Aktionsstromes der verschiedenen Abschnitte nachweisen. Immer geht die Tätigkeit des Sinus, sowohl der elektrische Erregungsvorgang wie die mechanische Zusammenziehung, der Tätigkeit der anderen Herzteile voraus. Es muß also im Sinus eine autochthone Reizbildung stattfinden, die diese Gegend zum Herrscher über die Schlagzahl und Schlagfolge des ganzen Herzens macht.

Worin besteht dieser Reiz? Auf diese Frage können wir leider keine klare Antwort geben. Eine Anzahl von Bedingungen, die für die regelrechte Reizbildung nötig sind, haben wir ja schon in den Abschnitten über die Physiologie der Herztätigkeit kennengelernt. Eine wichtige Rolle scheinen das Kalium (KISCH) und vielleicht auch die Milchsäure (E. FREY) zu spielen. Darüber hinaus kann man wohl nur allgemein mit LANGENDORFF[1] sagen, es handelt sich um Vorgänge, „die durch den Stoffwechsel des Gewebselementes . . . an Ort und Stelle als Produkt seiner vitalen Dissimilationen entstehen". So ist letzten Endes „das Lebensprodukt der Zelle ihr Erreger".

Wie ist der Mechanismus des Sinusreizes? Auch diese Frage ist noch nicht geklärt. Zwei Ansichten stehen sich gegenüber. Nach der einen haben wir uns den Sinusreiz als einen Dauerreiz vorzustellen, der durch besondere Eigenschaften

---

[1] Erg. Physiol. I **2**, 324.

der gereizten Teile als rhythmische Tätigkeit erscheint. Nach der anderen Ansicht ist der Sinusreiz selbst eine rhythmisch wechselnde Größe. Auf den ersten .
Blick muß die Vorstellung, die rhythmische Tätigkeit des Herzens werde durch
einen Dauerreiz hervorgerufen, befremden. Erinnern wir uns aber daran, daß der
Herzmuskel kurz vor, während und eine gewisse Zeit nach der Kontraktion für
Kontraktionsreize unempfänglich, refraktär ist, daß demzufolge auch ein elektrischer Dauerreiz zu einer rhythmischen Herztätigkeit führt, dann müssen wir
auch die Möglichkeit eines physiologischen Dauerreizes als Ursache der rhythmischen Herztätigkeit zugeben. Als Beweis wird folgende Beobachtung angeführt.
Fügt man in die regelmäßige Schlagfolge des Sinus künstlich eine Extrasystole,
so ist der Abstand, die Pause, zwischen der Extrasystole und der folgenden spontanen Systole genau so groß wie der Abstand zwischen den spontanen Systolen.

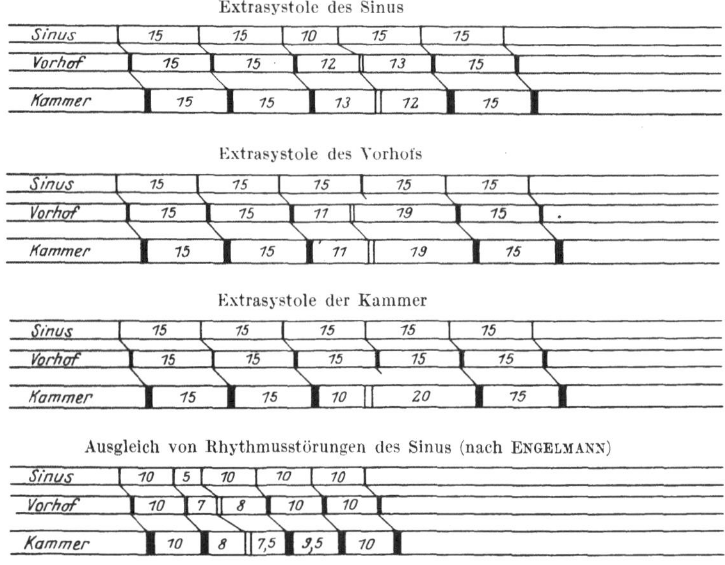

Abb. 152. Schemata der Extrasystolen.

Anders bei Extrasystolen des Vorhofs und der Kammer, da folgt der Extrasystole
eine längere Pause, so lang, daß der Abstand zwischen der spontanen Systole
vor und der spontanen Systole nach der Extrasystole gleich dem Abstand von
zwei spontanen Systolen ist, oder anders ausgedrückt, die Zeit, die durch das vorzeitige Auftreten der Extrasystole von der vorhergehenden Periode abgezwickt
wird, wird an die Periode der Extrasystole selbst wieder angestückt. Ein paar
Schemata mögen das veranschaulichen (Abb. 152). Der Grund für die Verlängerung der Extrasystolenperiode, oder wie man sagt, für die kompensatorische
Pause nach Extrasystolen ist klar. Vorhöfe und Kammern erhalten in regelmäßigen Abständen vom Sinus ihren Kontraktionsreiz; wenn einmal durch einen
Extrareiz einer dieser physiologischen Kontraktionsreize unwirksam gemacht wird,
unwirksam dadurch, daß der physiologische Reiz in die refraktäre Phase der
Extrasystole fällt, dann kommt der nächste physiologische Reiz doch wieder zu
seiner Zeit und stellt die ursprüngliche Reizperiode wieder her. Über Abweichungen von dieser Regel wird später zu sprechen sein.

Bei dieser Gelegenheit muß aber betont werden, daß das Verhalten der kompensatorischen Pause, so, wie es hier geschildert worden ist, nicht als starres Gesetz angesehen werden
darf. Es ist ja, genau betrachtet, eine merkwürdige Erscheinung, daß nach Extrasystolen

des Sinus oder automatisch schlagenden Ventrikels der nächste, spontane Schlag ohne Verspätung eintrifft. Man sollte doch denken, wenn der regelmäßige Aufbau der einem Kontraktionsreiz zugrunde liegenden Bedingungen vorzeitig unterbrochen wird, daß damit eine Schädigung verbunden sei, die den Wiederaufbau verzögern müßte; genau so wie dies für die Contractilität, die Arbeitsleistung des Herzens der Fall ist (Wenckebach, H. Straub[1]). Licht auf diese Fragen werfen Untersuchungen von F. B. Hofmann[2], in denen nachgewiesen wird, daß je nach Belieben an der automatisch schlagenden Kammer Extrasystolen mit und ohne kompensatorische Pause erzeugt werden können durch Änderungen des Kochsalzgehaltes der Speisungsflüssigkeit. Sobald der Kochsalzgehalt genügend unter das Optimum herabgesetzt wird, treten kompensatorische Pausen auf; nach gehäuften Extrasystolen überschreiten die Pausen sogar erheblich die Dauer vollständig kompensierender. Dasselbe kann durch eine Erhöhung des Kaligehaltes erreicht werden. Wir dürfen hiernach wohl annehmen, daß unter normalen Verhältnissen die Entstehung der Kontraktionsreize mit einem genügend großen Sicherheitskoeffizienten arbeitet, um leichte Störungen völlig auszugleichen. Unter ungünstigen Verhältnissen, wozu klinisch auch wohl manche krankhafte Veränderungen des Kreislaufes und Herzens zu rechnen sind, können dagegen mehr oder weniger vollständige kompensatorische Pausen auch dort auftreten, wo sie nach der Regel fehlen müßten. So erwähnt auch schon Engelmann, daß nach sehr frühzeitigen Extrasystolen des Sinus die folgende Pause verlängert sein kann. Ferner hängt das Auftreten und die Dauer einer kompensatorischen Pause davon ab, ob der Extrareiz rückläufig den herrschenden Schrittmacher erregt oder nicht. Darüber wird später noch ein Wort zu sagen sein. Man sieht also, bei rhythmischer Reizung folgt einer Extrasystole eine kompensatorische Pause; da nun einer Extrasystole des Sinus keine kompensatorische Pause folgt, so können wir umgekehrt schließen, daß der Sinusreiz kein rhythmischer, sondern ein dauernder ist. Die Pause nach einer Extrasystole des Sinus dauert eben nur so lange, bis die Reizbarkeit der reizempfangenden Teile soweit wieder hergestellt ist, daß der dauernd bestehende Sinusreiz wirksam werden kann. Ist dieser Schluß zwingend? Wohl nicht. Es besteht nämlich ein grundsätzlicher Unterschied zwischen Extrasystolen des Sinus einerseits und Extrasystolen der Vorhöfe und Kammern andererseits. Bei den Extrasystolen der Vorhöfe und Kammern bleibt die Bildungsstätte und Bildung des herrschenden Reizes zunächst unberührt. Bei Extrasystolen, die im Gebiet des herrschenden Reizes selbst entstehen, ist das nicht der Fall. Da nun drei von den Grundeigenschaften des Herzens: Reizbarkeit, Reizleitung und Contractilität durch jede Systole verbraucht werden, wie wir aus zahlreichen Versuchen wissen — sollte es da mit der Reizbildung anders sein? Ist es nicht wahrscheinlicher anzunehmen, daß bei dem Wirksamwerden jedes Reizes eine Reizentladung stattfindet und daß dann der Reiz ebenso wie die anderen verbrauchten Kräfte wieder aufgebaut wird?

Wollen wir für die Frage eine Antwort finden, so gut es der gegenwärtige Stand unserer Kenntnisse gestattet, dann müssen wir uns vor allem darüber klar sein, daß der sog. Sinusreiz kein einheitlicher, sondern ein zusammengesetzter Vorgang ist, zusammengesetzt aus der Bildung einer Reizsubstanz und dem Reiz, der diese Substanz in Freiheit setzt. Die Physiologie nimmt heute an, daß die zur Muskelkontraktion führende Reizsubstanz die Milchsäure ist. Sie führt am Ort ihrer Bildung, im Innern der Muskelfaser, zur Aufnahme von Wasser, das den peripherischen Bezirken entzogen wird; das Faserinnere quillt, die Oberfläche schrumpft — der Muskel kontrahiert sich. Unter Sauerstoffaufnahme wird dann die Muttersubstanz der Milchsäure wieder aufgebaut, und zwar durch einen Kreisprozeß, bei dem folgende Glieder durchlaufen werden: Glykogen, Traubenzucker, Hexosephosphorsäure, Milchsäure, Traubenzucker, Glykogen. Die Bildung der Reizsubstanz ist also ein periodischer Vorgang. Dann spitzt sich aber die Frage dahin zu, ob der Reiz, der die Reizsubstanz in Freiheit setzt, ein dauernder oder rhythmischer ist. Während es beim willkürlichen Skelettmuskel eines nervösen Impulses bedarf, um die Milchsäure frei zu machen und eine Kontraktion herbeizuführen, erfolgt am Herzen dieser Vorgang automatisch. Wie ist dieser Unterschied zu erklären? E. Frey vermutet auf Grund der Beobachtungen bei der Veratrin-, Muscarin- und Kalkvergiftung des Muskels, daß hier die Steilheit der Aufbaukurve der Milchsäuremuttersubstanz eine Rolle spielt. Findet der Aufbau sehr rasch statt, so daß der Hauptaufbau in die refraktäre Phase des Muskels fällt und hinterher nur noch ein langsamer Anstieg folgt, dann kommt es zu einem Gleichgewichtszustand des Quellungsvermögens, zur Muskelruhe; für eine Kontraktion ist ein äußerer Impuls nötig: der willkürliche Skelettmuskel. Findet der Aufbau anfangs langsamer statt, und verläuft er deshalb nach dem Ablauf der refraktären Phase noch in einem ziemlich steilen Anstieg, so wirken die Veränderungen des Quellungszustandes selbst als Reiz oder als Reizauslösung: das automatisch schlagende Herz. Man könnte beim automatisch tätigen Muskel

---

[1] Dtsch. Arch. klin. Med. **122**, 2/3.
[2] Z. Biol. **66**, H. 6/7 (1915).

aber auch an einen ständig vorhandenen Innervationszustand denken, der die Milchsäure in Freiheit setzt, sobald die Bildung der Milchsäuremuttersubstanz ein gewisses Maß erreicht hat. In beiden Fällen landet man aber schließlich doch bei der allgemeinen Eigenschaft der lebenden Zelle, auf bestimmte Änderungen der Bedingungen mit Änderungen der Lebenserscheinungen zu antworten. Ob man das Gewicht auf den Wechsel der Bedingungen oder auf die Dauereigenschaft der Reaktion legt, ist lediglich Sache des Standpunktes, von dem aus man den Vorgang betrachtet, und beweist nur die Relativität auch dieser Erscheinungen.

Für unsere klinischen Zwecke wollen wir uns an das Schema von WENCKEBACH halten, in dem allgemein die Reizerscheinung als Funktion der Größenänderungen von Reizbildung und Reizbarkeit dargestellt ist. Der Rhythmus der Reizerscheinungen ist danach der Ausdruck des abwechselnden Verbrauches und Ersatzes der bei dem Vorgang wirksamen Spannkräfte. Die Zahl der Reizerscheinungen hängt davon ab, in welchem Grade und mit welcher Schnelligkeit sich Reizbildung und Reizbarkeit nach dem jedesmaligen Verbrauch wieder ersetzen.

Steigerung der Reizbildung und Reizbarkeit im Sinusgebiet.

Als *Ursachen* kommen in Betracht entweder Veränderungen des Sinusgebietes selbst oder außerhalb des Sinus liegende Faktoren, die auf irgendeinem Wege die der Reizbildung und Reizbarkeit zugrunde liegenden Vorgänge steigern. Eine auf das Sinusgebiet selbst beschränkte Einwirkung ist z. B. die im Tierversuch häufig geübte Erwärmung der Gegend, die, wie bekannt, die Zahl der Sinusreize erhöht; die Steigerung der Schlagzahl im Fieber mag zum Teil damit zusammenhängen. Beim Menschen müssen wir ferner an Entzündungsvorgänge, Verwachsungen mit Zug oder Druck von der Nachbarschaft aus denken. Sehr viel zahlreicher und schwieriger zu beurteilen sind die außerhalb des Sinus liegenden, zum Teil mittelbar, zum Teil unmittelbar auf seine Tätigkeit steigernd wirkenden Einflüsse. Von den allgemeinen Bedingungen, die auf die Schlagzahl wirken, wie Alter, Körpergröße, Geschlecht, Tageszeit, Schlaf, Nahrungsaufnahme, Außentemperatur, Luftdruck, Psyche, Arbeit können wir hier absehen. Dagegen müssen wir uns mit der Zunahme der Schlagzahl befassen, die bei einer Herabsetzung der Leistungsfähigkeit des Herzens gefunden wird. Zunächst haben wir des raschen Herzschlages bei Kleinheit des Organs zu gedenken. Zum Teil mag die Beschleunigung darauf beruhen, daß die betreffenden Menschen (Astheniker) leicht erregbare Gefäß- und Herznerven haben. Wichtiger dürfte der Umstand sein, daß kleine Herzen ihr geringeres Schlagvolumen durch eine größere Schlagzahl ausgleichen müssen, wenn das nötige Stromvolumen gewährleistet werden soll. Als Hauptwächter des Stromvolumens sind die Herznervenzentren anzusehen, da diese für eine ungenügende Versorgung besonders empfindlich sind. Sie sind jedoch nicht allein maßgebend, wie auffallende Unterschiede der Schlagzahl bei den verschiedenen Formen der Herzschwäche zeigen. Die Herzschwäche hat ja mit dem kleinen Herzen das gemein, daß das Schlagvolumen ungenügend ist, beim kleinen Herzen ungenügend, weil die diastolische Füllung nicht ausreicht, beim schwachen Herzen ungenügend, weil die systolische Austreibung versagt. Während aber das kleine Herz die Kleinheit des Schlagvolumens überwiegend durch eine Erhöhung der Schlagzahl wettmacht, pflegt das schwache Herz das erforderliche Stromvolumen sowohl durch eine Steigerung der diastolischen Füllung, als auch durch eine Steigerung der Schlagzahl oder durch eine Steigerung beider Größen herzustellen. Welchen Weg das Herz einschlägt, hängt offenbar weitgehend von den mechanischen Verhältnissen ab, unter denen das Herz arbeitet. So gehen Mitralfehler und Aorteninsuffizienzen mit erheblichen, meist der Herzschwäche entsprechenden Zunahmen der Schlagzahl einher, sobald eine Dekompensation eintritt, während bei

Aortenstenosen der Puls gewöhnlich auch dann noch langsam bleibt, wenn starke Atemnot und das Auftreten von Stauungserscheinungen schon eine starke Herzschwäche anzeigen. Wie Aortenstenosen verhalten sich auch die Hypertensionen. Beiden Fällen gemeinsam ist der große Widerstand, der der systolischen Entleerung der linken Kammer entgegensteht. Dieser Widerstand darf also wohl als ein wesentlicher Grund für das Ausbleiben der Pulsbeschleunigung angesehen werden. Von den Giften, die die Sinusschlagzahl steigern, ist am bekanntesten das Atropin, es wirkt durch Lähmung des Hemmungsnerven, des Vagus; Antagonisten des Atropins sind bis zum gewissen Grade Digitalis und Physostigmin. Ferner ist wohl die Erhöhung der Sinusfrequenz bei zahlreichen Infektionskrankheiten wenigstens zum Teil auf eine Giftwirkung zu beziehen, so bei Scharlach, Tuberkulose, manchen pyämischen und septischen Prozessen. Dafür spricht einmal die Erfahrung, daß die Schlagzahl im Verhältnis zum Fieber in solchen Fällen zu hoch liegt und weiter der Umstand, daß andere Infektionskrankheiten offenbar durch die Besonderheit ihrer Toxine zu Schlagzahlen führen, die im Verhältnis zu niedrig sind (Typhus). Von körpereigenen Stoffen verdienen das Sekret der Schilddrüse und der Nebennieren unsere Aufmerksamkeit. Die Erhöhung der Schlagzahl des Herzens bei den Hyperthyreosen und BASEDOWscher Krankheit ist bekannt. Von einer entsprechenden übermäßigen Tätigkeit der Nebenniere wissen wir freilich nichts, aber die Einspritzung von Suprarenin hat eine Beschleunigung der Sinusfrequenz zur Folge. Hohe Schlagzahlen finden wir weiter bei Anämien und Chlorosen als Ausdruck der Anstrengungen des Herzens, durch vermehrte Tätigkeit den verminderten Sauerstoffgehalt des Blutes auszugleichen. Nach schweren Blutungen sind neben der Sauerstoffarmut Drucksenkungen im Gefäßsystem für den raschen Puls verantwortlich zu machen, wie überhaupt eine ungenügende Füllung des Herzens, sei es, daß die zu Gebote stehende Blutmenge zu klein oder das Fassungsvermögen der Gefäße zu groß ist (Vasomotorenlähmung im Kollaps), für das Herz ein Ansporn zu gesteigerter und beschleunigter Tätigkeit ist. Schließlich kann eine Lähmung des Vaguszentrums Ursache beschleunigter Herztätigkeit sein (Tachycardie nach vorhergehender Bradycardie bei gesteigertem Hirndruck).

Eine Steigerung der Reizbildung und Reizbarkeit des Sinus kann eine gleichmäßige oder sprungweise Beschleunigung oder eine Vermehrung der Schlagzahl durch überzählige Schläge herbeiführen. Überschreitet die Schlagzahl ein gewisses Maß, etwa 180 Schläge in der Minute, so spricht man von Herzjagen, tritt eine solche Beschleunigung in Anfällen ohne besonderen Grund auf, dann rückt damit der Fall ins Gebiet der sog. *paroxysmalen Tachycardie*. Von manchen Forschern wird freilich angenommen, die Anfälle paroxysmaler Tachycardie gingen nie vom Sinus, sondern immer von einem untergeordneten motorischen Zentrum aus (LEWIS, HERING). Es ist aber nicht einzusehen, warum nicht der Herzteil mit der höchsten Rhythmizität auch einmal der Ausgangspunkt eines Anfalles von paroxysmaler Tachycardie sein soll. Für eine solche Annahme spricht nach WENCKEBACH einmal der Umstand, daß ziemlich häufig die Anfälle abgeschnitten werden können durch reflektorische Reizung des Vagus, der doch seinen Hauptangriffspunkt am Sinusknoten hat. Ferner beobachtet man nicht selten, daß die Schlagzahl allmählich zu der im Anfall herrschenden ansteigt und allmählich wieder zurückgeht, ein Verhalten, daß nur bei Sinustachycardien verständlich ist (WENCKEBACH). Jedoch ist damit nicht gesagt, daß jede Sinustachycardie so anfangen oder enden müßte, sie kann vielmehr auch ganz unvermittelt mit der hohen Schlagzahl einsetzen und ebenso unvermittelt auf die alte Schlagzahl zurückspringen. Der dieser Erscheinung zugrundeliegende Vorgang kann, wie es scheint, von doppelter Art sein. Entweder es übernimmt im Sinusgebiet ein

Punkt von abnorm hoher Rhythmizität die Führung, so wie bei den Tachycardien aurikulären oder ventrikulären Ursprungs ein dort gelegener Herd. Oder es treten Verhältnisse ein, die plötzlich zu einer Verdoppelung der Schlagzahl führen; entsprechende Fälle, wo unter dem Finger der Puls von 90 auf 180 und vielleicht bald danach wieder auf 90 springt, kommen hin und wieder vor. Zum Verständnis dieser Erscheinung vermag, wie mir scheint, ein Versuch DE BOERS beizutragen. Wenn das Froschherz nach Veratrinvergiftung im Halbrhythmus schlägt, dann kann durch einen Induktionsschlag in der zweiten Hälfte der Diastole die normale Schlagzahl wieder hergestellt, die Frequenz also verdoppelt werden. Dieser überraschende Vorgang wird verständlich, wenn wir bedenken, daß bei langsamer Schlagzahl die refraktäre Phase verlängert ist, und zwar so weit, daß jeder zweite Kontraktionsreiz wirkungslos bleibt. Wird nun zur Zeit des unwirksamen Vorhofsreizes durch den stärkeren Reiz des Induktionsschlages eine Systole erzwungen, so fällt diese kleiner aus als diejenigen des Halbrhythmus und hat dementsprechend eine kürzere refraktäre Phase. Aber auch die nächste spontane Systole ist kleiner und hat eine kürzere refraktäre Phase, kurz und gut, es sind jetzt die Bedingungen geschaffen, damit jeder Kontraktionsreiz wirksam werden kann. Umgekehrt wird .der höhere Rhythmus halbiert, wenn er durch eine Extrasystole unterbrochen wird; die kompensatorische Pause nach der Extrasystole führt zu einer vermehrten Füllung, größeren Systole, längeren refraktären Phase der folgenden, normalen Systole und die Bedingung für einen Halbrhythmus ist daher wieder hergestellt. So kann eine Extrasystole unter geeigneten Bedingungen den Übergang zu einer Verdoppelung oder Halbierung schaffen. Maßgebend ist dabei die Dauer der relativen refraktären Phase, d. h. nach DE BOER das Verhältnis $\dfrac{\text{Dauer der refraktären Phase}}{\text{Dauer der Reizperiode}}$, wobei neben der refraktären Phase der Reizbarkeit auch an die refraktäre Phase der Reizleitung zu denken ist.

Eine Steigerung der Schlagzahl des Sinus durch überzählige Schläge wird dann auftreten, wenn sich im Gebiet des Sinus neben dem eigentlichen Schrittmacher eine zweite Reizbildungsstätte auftut. Diese kann zu einzelnen vorzeitigen Sinusschlägen führen, denen natürlich die kompensatorische Pause fehlt, oder sie kann in einen dauernden Wettbewerb mit dem legitimen Herrscher treten. Eine solche Interferenz zweier Sinusrhythmen ist von WENCKEBACH beschrieben worden. Bemerkenswert ist, daß sich Störungen des Sinusrhythmus durch Extrasystolen nicht unverändert auf die Schlagfolge der Vorhöfe und Kammern übertragen, sondern infolge der Unterschiede, die für die Erholung der Reizleitung und wohl auch der Anspruchsfähigkeit in den verschiedenen Abschnitten des Herzens bestehen, findet im Vorhof und in der Kammer ein gewisser Ausgleich der vom Sinus ausgehenden Rhythmusstörungen statt, in der Art, wie das die Abb. 152 zeigt.

Die *Diagnose einer Beschleunigung des Sinusrhythmus* wird häufig aus der Vorgeschichte, den übrigen Krankheitserscheinungen, der Wirkung des Carotisdruckes, Atemversuchs und auch wohl unserer Mittel mit genügender Sicherheit gestellt werden können. In zweifelhaften Fällen ist die Aufzeichnung der Herztätigkeit unerläßlich. Bedienen wir uns dazu der Pulsschreibung, so brauchen wir gleichzeitig Kurven des Arterien- und Venenpulses. Das Verhältnis der a-Wellen des Jugularispulses zum Carotispuls, der Vorhofs- zu den Kammerschlägen klärt uns darüber auf, ob eine regelrechte, ungestörte Schlagfolge dieser beiden Abschnitte besteht. Bei stärkerer Beschleunigung der Herztätigkeit können allerdings die Wellen des Jugularispulses so zusammenfließen, daß eine Entwirrung unmöglich ist; besonders gilt das für die paroxysmalen Tachycardien. Hier tritt das Elektrocardiogramm in seine Rechte.

Einmal fließen hier die einzelnen Wellen nicht so leicht in einander wie im Jugularispuls, dann haben wir drei Ableitungen, die sich ergänzen und dadurch in manchen Fällen die Deutung erleichtern, und schließlich verrät die Form der Zacken, ob wir es mit regelrecht ausgelösten oder mit Systolen abnormen Ursprungs zu tun haben. Das ist für die Auflösung verzwickter Unregelmäßigkeiten eine wertvolle Hilfe gegenüber den Pulskurven, in denen jede Vorhofs- und Kammersystole dasselbe Bild liefert.

Da wir mit unseren gegenwärtigen Untersuchungsverfahren die Tätigkeit des Sinus beim Menschen nicht unmittelbar nachweisen und daher nur schwer beurteilen können, so soll die verwickelte Frage der Extrasystolen und paroxysmalen Tachycardie eingehender erst bei den Störungen der Vorhofstätigkeit besprochen werden. Dabei haben wir zugleich den Gewinn, daß in größerem Maße entsprechende Tierversuche zum Vergleich herangezogen werden können.

Die Folgen einer Beschleunigung des Sinusrhythmus sind die einer Beschleunigung der Herztätigkeit überhaupt. Für das Verhältnis von Füllung zur Entleerung der Herzhöhlen und für die Entfaltung der Kontraktionskraft bietet eine mittlere Schlagzahl die günstigsten Bedingungen. Wird die Schlagzahl über ein gewisses Maß gesteigert, so geschieht das vorwiegend auf Kosten der Diastole. Die Füllungs- und Erholungszeit des Herzens wird mehr und mehr verkürzt, während die Dauer der Systole, d. h. der Anspannungs- und Austreibungszeit, sehr viel später und weniger verkürzt wird. Zunächst wird die größere Zahl der Pumpenschläge das geringere Schlagvolumen ausgleichen und darüber hinaus die im ganzen geförderte Blutmenge steigern, allmählich aber überwiegt die Verminderung der Füllung und das Minutenvolumen sinkt (BARCROFT, BOCK und ROUGTHON). Klinisch erkennen wir das an einer zunehmenden Verschiebung der Blutmasse vom arteriellen ins venöse Gebiet, die Kranken werden kühl und blaß, die Venen schwellen an, zur Blässe gesellt sich ein bläulicher, livider Schimmer und schließlich kommt es zu ausgesprochenen Stauungserscheinungen.

Wenn bei hohen Schlagzahlen der Kontraktionsreiz unmittelbar nach dem Ende der refraktären Phase einfällt, dann antwortet zuweilen das Herz nicht mehr mit einer vollen Kontraktion — sei es, daß sich die ganze Herzmuskulatur unvollständig, sei es, daß sich ein weniger erholter Teil der Muskulatur unvollständig oder überhaupt nicht zusammenzieht. Das betreffende Schlagvolumen wird dann kleiner, gleichzeitig aber auch die Systole kürzer. Während der dadurch bewirkten längeren Diastole erholt sich das Herz wieder genügend, um jetzt eine volle Systole ausführen zu können. Aber schon der nächste Schlag fällt wieder kleiner aus und so folgt abwechselnd ein kleiner und großer Puls: Pulsus alternans. Noch ein Schritt weiter und jeder zweite Schlag fällt aus, der Alternans geht in den Halbrhythmus über (DE BOER[1]). Während der Alternans bei Schädigungen des Herzmuskels nicht selten schon bei geringeren Schlagzahlen auftritt, begegnen wir der Halbierung so gut wie nur bei hohen Schlagzahlen, also besonders wie schon erwähnt bei der paroxysmalen Tachycardie.

Zu hohe Schlagzahlen führen aber nicht nur in der bisher geschilderten Weise zu ungünstigen, mechanischen Bedingungen für die Arbeitsleistung des Herzens. Der Systole der Kammern geht die Systole der Vorhöfe, wie wir wissen, etwa um 0,15 Sekunden voraus, eine Zeitspanne, die bei hohen Schlagzahlen wegen der starken Beanspruchung des Reizleitungsvermögens mehr oder weniger verlängert ist. Schlagen nun die Kammern 200mal in der Minute, so kommen auf jeden Schlag 0,3 Sekunden und davon wiederum vielleicht 0,2 auf die Systole und 0,1 auf die Diastole. Eine Vorhofsystole, die 0,15—0,2 Sekunden vor der Kammer-

---

[1] Zbl. Physiol. **30**, 149 (1915).

systole einsetzt, muß also mit der vorhergehenden Kammersystole zusammenfallen, es tritt eine sog. Vorhofspfropfung ein (WENCKEBACH). Im Venenpuls sehen wir dann abnorm hohe Vorhofswellen als Zeichen, daß die Vorhöfe bei ihrer Systole das Blut nicht mehr in die Kammer, sondern rückwärts in die zuführenden Venen werfen (Abb. 153). Dadurch werden für die wichtige Kammerfüllung ungünstige Verhältnisse geschaffen. Um das zu verstehen, brauchen wir uns nur der Aufgabe zu erinnern, die der Vorhofsystole für die Mechanik der Herzarbeit zukommt. Durch die Vorhofsystole wird einmal eine ansehnliche Blutmenge unter einem gewissen Druck in die Kammern gepreßt und dadurch deren Anfangsfüllung und Anfangsspannung gesteigert; über die Bedeutung dieses Vorganges brauchen wir hier nicht weiter zu reden, sie ist früher hinreichend begründet worden. Ferner werden durch die Vorhofsystole die Atrioventrikularklappen gestellt, so daß beim Eintritt der Kammersystole kein Blut rückwärts entweichen kann; auch diese günstige Wirkung fällt bei der Vorhofspfropfung weg. Überlegen wir weiter, daß die Sauerstoff- und Nahrungszufuhr zum Herzen selbst von den Kranzgefäßen vorwiegend während der Diastole besorgt, bei der Pulsbeschleunigung aber gerade die Diastole verkürzt wird, dann begreifen wir nach allem,

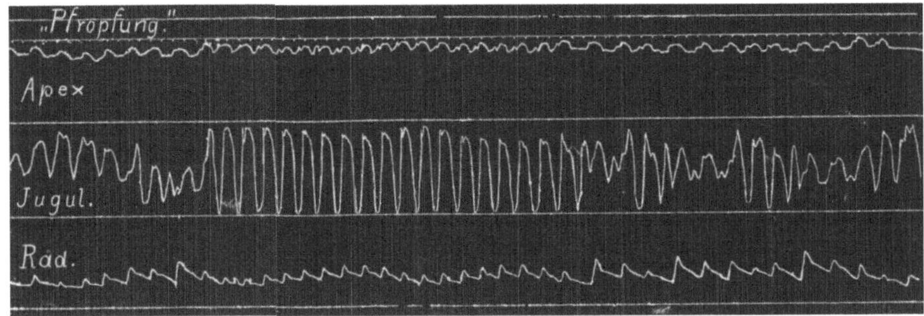

Abb. 153. Vorhofspfropfung.

welch eine gewaltige Belastung jede starke Beschleunigung der Schlagzahl für das Herz ist. Zu Beginn des Anfalles und solange der Herzmuskel nicht versagt, findet man wohl das Herz etwas kleiner als sonst, da die Kammern keine Zeit finden, sich in der Diastole völlig auszudehnen. Schließlich aber läßt das Kontraktionsvermögen nach und es tritt Überdehnung ein, wie O. BRUNS im Tierversuch gezeigt hat. Unter diesen Umständen wundern wir uns nicht, wenn starke Beschleunigungen der Schlagzahl bei längerer Dauer zu einer Herzschwäche, schwerer Erweiterung und zuweilen auch zum völligen Versagen, zum Tode führen.

Die Behandlung einer Beschleunigung des Sinusrhythmus hat Ursachen, Form und Folgen der Tachycardie zu berücksichtigen.

Nervöse Tachycardien.

Wohl jedem Menschen schlägt bei seelischen Erregungen das Herz rascher, das ist etwas Natürliches und bedarf keiner Behandlung. Bei manchen Menschen tritt eine Beschleunigung des Herzschlages aber nach so geringen Anlässen und in so starkem Maße auf, daß eine Bekämpfung dieser Erscheinung wünschenswert oder nötig wird. So erinnere ich mich eines Geistlichen, dem es trotz größter Willensanstrengung und trotz des Druckes seiner Oberen unmöglich war, vor Herzklopfen zu predigen; es handelte sich um einen schweren Neurastheniker, an dessen Herz- und Gefäßsystem in der Ruhe nichts Krankhaftes nachzuweisen war. Bei einem anderen Kranken bestand eine ähnliche Neigung zur Pulsbeschleunigung seit einem jahrelang zurückliegenden Schrecken. Als Grundlage jeder Behandlung solcher Fälle hat eine eingehende Aufnahme der Vorgeschichte und gründliche Untersuchung des ganzen Menschen zu dienen. Können wir dann dem Kranken die Angst vor einem organischen Leiden mit Sicherheit nehmen und sonst etwa aufgedeckte Störungen des seelischen Gleichgewichts mildern oder beseitigen, so ist oft schon viel gewonnen. Häufig wird es zweckmäßig sein, dem Kranken ein Pulver in die Hand zu geben, das er bei starken Erregungen, aber auch nur dann, nehmen darf. Das Gefühl der Sicherheit, das wir dem Patienten damit verleihen wollen, sollte man aber nicht dadurch aufheben, daß man irgendein harmloses Mittel verschreibt. Unsere Verordnung sei vielmehr derart, daß wir selbst Vertrauen dazu haben könnten. Zum Beispiel:

```
R. Luminal                 0,05  —0,1
   Physostigmini salicylici 0,0003—0,0006
   Chinin. sulfurici        0,3   —0,5
M. f. pulv. 1, d. tal. dos. ad. caps. amyl. 3.
   S. bei Bedarf ein Pulver.
```

Gegen leichtere Anfälle sind die üblichen Hausmittel anzuwenden: Tief atmen, langsam auf und ab gehen, kalte Kompresse aufs Herz, Baldrian, Brausepulver und dergleichen. Wichtiger, als die Beschwerden im gegebenen Augenblick zu lindern, ist es die übergroße Reizbarkeit des Herznervensystems dauernd zu beseitigen. Je nachdem, ob es sich um eine Reizbarkeit infolge von Hetzarbeit und Überarbeitung oder übertriebener Schonung und Ängstlichkeit handelt, wird man verschieden, im ersten Falle vorwiegend schonend, im zweiten übend vorgehen; richtiger Wechsel von Ruhe und Bewegung, Luft- und Wasseranwendung, Massage und Gymnastik in sachgemäßer Form. Völlige Entspannung einerseits oder Einspannung in eine geregelte Tätigkeit andererseits. Zweifellos schädliche Gewohnheiten sind abzustellen, wie Übertreibungen in baccho et venere, Kaffee, Tee, Nicotin; für ausreichenden Schlaf zu sorgen. Im übrigen giebt es kein Schema, bei jedem Kranken muß man sich über seine Lebensgewohnheiten unterrichten und dann von Fall zu Fall den Behandlungsplan festlegen. Dabei denke man, daß das hier geschilderte Krankheitsbild, das nervöse Herz, meist Teilerscheinung einer allgemeinen Nervosität, einer allgemeinen reizbaren Schwäche ist, d. h. es handelt sich um Herzen, bei denen die auf physiologische Reize auftretenden Reaktionen verstärkt sind (R. GEIGEL). Es ist deshalb in erster Linie der Gesamtzustand zu heben und der Kreislaufstörung kein zu großes Gewicht beizulegen; besonders hüte man sich, dem Kranken eine Herzneurose anzuhängen, die von dem Kranken leicht wie ein Schatz gehätschelt und von einem Arzt, von einem Sanatorium oder Bad zum anderen getragen wird. Die Diagnose Herzneurose behalte man den Fällen vor, wo bei Gesunden oder Nervösen ohne Grund zuweilen in völliger Ruhe, ja im Schlafe, Pulsbeschleunigungen — meist mit dem Gefühl des Herzklopfens, Herzdruckes, Angst und Gefäßerscheinungen auftreten oder wo eine dauernde Pulsbeschleunigung besteht, die nicht durch den allgemeinen Zustand oder anatomische Veränderungen des Herzens erklärt werden kann. Als ein Hauptvertreter der ersten Form kann die paroxysmale Tachycardie, als Beispiel der zweiten die nach schweren Erregungen (Granatschreck) zurückbleibende Tachycardie gelten.

Bei Anfällen von paroxysmaler Tachycardie kann man versuchen, durch Druck auf den Sinus caroticus den Anfall abzubrechen. In manchen Fällen scheint der über den Trigeminus aufs Vaguszentrum wirkende Bulbusdruck erfolgreicher zu sein (JENNY). Auch durch Kitzeln des Schlundes hervorgerufenes Würgen oder Erbrechen (BASS) oder der VALSALVAsche Versuch führen zuweilen zum Ziel.

Trotzt die Tachycardie diesen Maßnahmen, so wird man zunächst Chinidin probieren und davon innerlich 3 mal 0,4 g in Abständen von 1—2 Stunden geben (BODEN); zwischendurch versuchen, durch den Carotis- oder Bulbusdruck den Anfall abzubrechen. Bei schweren Anfällen mit hoher Schlagzahl tritt die rascher wirkende intravenöse Chininanwendung in ihre Rechte. Man giebt 0,2—0,5—0,7 g Chininum bihydrochloricum carbamidatum Merck (HECHT und ZWEIG, WINTERBERG und SINGER). Nach 3—4 Stunden kann nötigenfalls die Spritze wiederholt werden, wenn die erste Dosis keine bedenklichen Nebenerscheinungen gemacht hat (Schwindel, Übelkeit, Kollaps). Von anderen Mitteln kommen Digitalis, Physostigmin, Morphium, Brom, Chloralhydrat in Betracht. Außerdem ist für allgemeine Ruhe zu sorgen, die durch eine Eisblase aufs Herz unterstützt werden kann. Ferner sind Reize zu beseitigen, die Schuld am Anfall sein können, Verstopfung, Blähungen, Magenüberfüllung, schmerzhafte Einwirkungen, Aufregungen durch die Umgebung usw. Die Tachycardie nach Granatschrecken ist wohl auf eine Senkung des Reflextonus für das vegetative Nervensystem zurückzuführen (O. BRUNS); dafür spricht der Kollapszustand, der als erste Wirkung des Schreckens eintritt. Hier muß es unser Bestreben sein den Tonus, besonders der Hemmungsapparate, wieder zu heben: Anregende Massage, Herzeisblase oder Kühlschlauch, kurze, kühle allgemeine Wasseranwendungen, vorsichtige, aber systematisch gesteigerte körperliche Übungen, dauernde kleine Gaben von Physostigmin und Chinin eventuell zusammen mit mittleren Digitalisdosen.

Zu den nervösen Tachycardien gehört auch die Pulsbeschleunigung bei thyreotoxischen Zuständen. In leichten Fällen wird man versuchen mit den Mitteln, die uns die innere Medizin zu bieten vermag, Einfluß auf die Krankheit zu gewinnen. Körperliche und geistige Ruhe, Luft, reichliche, überwiegend lacto-vegetabile Ernährung, Kühlschlange oder Eisblase auf die Schilddrüse und das Herz. Galvanisation des Halssympathicus. Aufenthalt in größerer Höhenlage (800—1500 m und höher) wirkt häufig günstig, doch werden die Kranken anfangs meist stark von Akklimatisationsbeschwerden geplagt, besonders der Schlaf läßt zu wünschen übrig; kurze Kuren sind deshalb zu widerraten, aber auch bei längeren darf man die Erwartungen nicht zu hoch spannen. An Medikamenten stehen uns Antithyreoidin Moebius, Rodagen, Chinin, Arsen, Natrium phosphoricum, Salicyl zur Verfügung. In schwereren Fällen Röntgenbehandlung oder Operation. Zu warnen ist vor Jod und wahrscheinlich auch Thymol. Digitalis stiftet nur bei Decompensationszuständen einigen Nutzen.

Pulsbeschleunigungen aus mechanischen Gründen

haben wir beim kleinen und hängenden Herzen. Durch sachgemäße Übung kann man wohl erreichen, daß kleine Herzen die Neigung zu abnorm rascher Herztätigkeit auf geringe Anstrengungen bis zu einem gewissen Grade verlieren (SPICKSCHEN), doch soll dahingestellt bleiben, wie weit hieran die Übung des Herzens selbst, wie weit die Übung des peripherischen Kreislaufes und das Training der Körpermuskulatur beteiligt sind. Beim hängenden Herzen steht das Zwerchfell abnorm tief und infolge dieses Tiefstandes leidet die Füllung des rechten Herzens Not, soweit sie durch die Zwerchfelltätigkeit besorgt wird. Der Mechanismus kann dabei verschieden sein. Das regelrecht stehende Zwerchfell preßt bei seiner Zusammenziehung den Inhalt der Bauchgefäße und saugt den Inhalt der Halsgefäße ins rechte Herz und erweitert dieses gleichzeitig. Steht das Zwerchfell tief, so fällt nach WENCKEBACH die Saugwirkung auf die Halsgefäße häufig aus, sei es, daß während der Inspiration und des tiefen Absinkens des Zwerchfells die großen Venen und sogar die Aorta mehr geknickt werden, wie WENCKEBACH vermutet, oder daß die Längsdehnung des Herzens die Erweiterung überwiegt. Kenntlich ist dieser unerwünschte Erfolg der Einatmung an einer inspiratorischen Schwellung der Halsvenen. Die Wirkung des Zwerchfelltiefstandes auf die Entleerung der Bauchgefäße hängt davon ab, ob eine abnorme Länge des Brustkorbes oder eine Senkung der Baucheingeweide den tiefen Stand verursacht. Handelt es sich um eine Senkung mit schlaffen Bauchdecken, so können durch eine gutsitzende Leibbinde die Eingeweide und mit ihnen das Zwerchfell gehoben und die regelrechte, günstige Wirkung der Zwerchfellatmung auf Hals- und Bauchgefäße wenigstens zum Teil wieder hergestellt werden. Das Herz wird besser gefüllt, arbeitet mit einem größeren Schlagvolumen und dementsprechend langsamer. Bei Senkungen mit straffen Bauchdecken muß schon zwischen Leibbinde und Bauchwand ein Luftkissen eingeschaltet werden, um eine Wirkung zu erzielen. In beiden Fällen ist durch Mastkuren eine Zunahme des intraabdominalen Fettpolsters und dadurch Besserung der Kreislaufsbedingungen anzustreben. Beruht dagegen der tiefe Stand des Zwerchfells auf übergroßer Länge des Brustkorbes, so ist mit diesen Maßnahmen nichts zu erreichen. Man muß dann versuchen durch Atemgymnastik die ungünstigen Verhältnisse zu bessern.

Beschleunigung des Sinusrhythmus infolge von Herzschwäche

finden wir bei der Erlahmung hypertrophischer Herzen, bei Myocarditis und Myodegeneratio, nach Überanstrengungen des Organs. Wir müssen danach streben, in diesen Fällen die Pulszahl zu drücken, weil wir wissen, daß die günstigsten Arbeitsbedingungen des Herzens bei einer mittleren Schlagzahl, bei etwa 70 liegen. Welche Mittel wir zu diesem Zweck anwenden, hängt von der Lage des Falles ab, das Nötige darüber ist in dem Abschnitt über die Behandlung der Kreislaufschwäche gesagt worden und wird im einzelnen bei der Besprechung der betreffenden Krankheitsformen zu sagen sein. Wir können uns deshalb hier mit einigen kurzen Hinweisen begnügen.

Das erste Gebot ist die Ausschaltung aller vermeidbaren außerwesentlichen Arbeit, also Bettruhe, Beruhigung des Herzens durch Eisblase, Sorge für Schlaf, Bekämpfung der Dyspnoe. Ferner gegebenenfalls Entlastung des Kreislaufes: Diuretica, Drainage, Punktionen, Aderlaß, Senfpackung, Alkoholwickel, drucksenkende Mittel, Regelung der Nahrungsaufnahme und des Stuhlganges, Massage. Schließlich Hebung der Herzkraft: Digitalis, Strophanthin, Campher, Coffein usw. Daß unser bestes Mittel, die Digitalis, nur bei der Erlahmung hypertrophischer Herzen zur vollen Wirkung gelangt, ist früher dargelegt worden, doch sei hier nochmals darauf hingewiesen.

Beschleunigung des Sinusrhythmus infolge von Gefäßschwächen.

Kollaps, Schwächeanfälle bei asthenischen, anämischen, chlorotischen, genesenden, erschöpften Personen. Hier sind die Gefäßreizmittel am Platz: Suprarenin, Coffein, Strychnin, Äther, Alkohol. Hautreize. Flache Lagerung. Näheres darüber in dem Abschnitt über die Störungen des peripherischen Kreislaufes. Auch der rasche Puls mit den Zeichen der Kreislaufschwäche bei Infektionskrankheiten gehört hierher, doch liegen in diesem Falle die Verhältnisse verwickelter. Art und Sitz der Erkrankung, Aufregung, Schmerzen, Schädigungen des Herzens selbst, Fieber, Medikamente usw. sprechen mit. Die Beschleunigung der Herztätigkeit ist hier noch mehr wie in den vorher besprochenen Fällen lediglich ein Symptom, das nur im Zusammenhang mit den übrigen Störungen richtig bewertet und behandelt werden kann.

Herabsetzung der Reizbildung und Reizbarkeit im Sinusgebiet (Sinusbradycardie).

Als *Ursachen* kommen in Betracht wie bei der Steigerung entweder Veränderungen des Sinusgebietes selbst oder außerhalb des Sinus liegende Einflüsse, die auf irgendeinem Wege die der Reizbildung und Reizbarkeit zugrunde liegenden Lebensvorgänge herabsetzen. Eine auf das Sinusgebiet selbst beschränkte Einwirkung ist z. B. die im Tierversuch häufig geübte Abkühlung der Gegend, die, wie bekannt, die Zahl der Sinusreize herabsetzt. Beim Menschen könnten wir an Narben, Schrumpfungen der Gegend nach Entzündungen denken, vielleicht mit Beteiligung der Blutgefäße und dadurch bewirkte Atrophie der reizbildenden und reizempfangenden Gewebe, obwohl hierdurch wahrscheinlicher Unregelmäßigkeiten des Sinusrhythmus und nicht eine einfache Herabsetzung der Schlagzahl herbeigeführt werden dürfte. Wichtiger scheint die Beobachtung F. B. HOFMANNS zu sein, daß das Optimum des Salzgehaltes und der Salzmischung in der Durchströmungsflüssigkeit für die verschiedenen Herzzentren verschieden ist, daß z. B. durch eine Herabsetzung des Kochsalzgehaltes, unter Wahrung der Isotonie der Lösung durch Zuckerzusatz, der Sinusrhythmus vermindert und sogar aufgehoben werden kann. Auch für das Calcium besteht ein Optimum der Konzentration, dessen Überschreitung die Schlagzahl des Sinus herabsetzt (RUTKEWITSCH). Anreicherung des Herzgewebes an Kalium hemmt neben den anderen Funktionen auch die Reizbildung, während eine Steigerung des Konzentrationsgefälles von der Umgebung zum Inneren der Reizbildungsstellen die Reizbildung erhöht (KISCH). Neben dem Salzgehalt spielen noch andere Einflüsse — im Versuch Temperatur, Durchströmungsdruck — und vor allem wohl der jeweilige Zustand des Herzens (F. B. HOFMANN) mit. Klinisch vergleichbar ist die Ödemkrankheit mit Bradycardie. Neben der Pulsverlangsamung finden wir hier eine allgemeine Herabsetzung der Vitalität der Gewebe, die sich unter anderem in der Wasserdurchtränkung der Gewebe, der Blutdrucksenkung, Untertemperaturen und vor allem darin äußert, daß die Reaktion auf unsere stärksten Kreislaufsmittel wie Digitalis, Suprarenin, Coffein, Atropin zum größten Teil oder ganz geschwunden ist. Die Wirkungslosigkeit aller Herz- und Gefäßmittel bei der Ödemkrankheit legt die Vermutung nahe, daß hier Änderungen von grundsätzlicher Bedeutung vorliegen, deren nähere Erforschung wohl noch wichtige Ergebnisse bringen dürfte. Das Herz zeigt in solchen Fällen braune Atrophie oder auch eine mürbe, brüchige Beschaffenheit (SCHITTENHELM und SCHLECHT, HESS).

In anderen Fällen, wo Nährschäden fehlen, beruht die Bradycardie offenbar auf einer konstitionellen Anomalie, die zuweilen familiär auftritt (WENCKEBACH). Die Herzen können dabei völlig leistungsfähig sein, wie WENCKEBACH berichtet; ich selbst kannte einen Kollegen mit einem dauernden Puls zwischen 45—50, der besonders ausdauernd in körperlichen Leistungen war. Die Vaguserregbarkeit braucht dabei nicht gesteigert zu sein (WENCKEBACH), auch bei gut trainierten Sportsleuten findet man oft einen langsamen Puls, wohl als Ausdruck der größeren Muskelmasse und des größeren Fassungsvermögens, die durch die Übung erworben sind (HERXHEIMER). Da es sich also um gesunde, leistungsfähige Menschen handelt, so müssen wir annehmen, daß Schlagzahlen bis 45 oder gar 40 noch in die physiologische Variationsbreite fallen können. Das ist aber nicht immer so. Man findet gar nicht selten Frauen mit etwas niedrigen Pulszahlen (55—60—65) und Klagen über anfallsweise auftretende Schwächezustände bei langsamem Puls, geringe körperliche Leistungsfähigkeit, Atemnot beim Steigen. Dabei besteht eine gewisse Neigung zu Fettleibigkeit — die jedoch nicht genügt, um die Beschwerden zu erklären und bei den jüngeren kaum über den Begriff runder Formen hinausgeht —, schwache Muskulatur, oft kleine Schilddrüse, spärliche

Menses und gesteigerte Druckempfindlichkeit der Nervenstämme, häufig auch ausgesprochene Neuralgien, also Andeutungen von Adipositas dolorosa. Das Herz ist meist von normaler Größe, der Blutdruck normal oder etwas erniedrigt, im Elektrocardiogramm kein greifbarer, charakteristischer Befund, der Vagus auf Carotisdruck nicht abnorm reizbar, eine besonders starke Pulsverlangsamung beim Atmungsversuch fehlt. Das ganze Bild spricht für eine pluriglanduläre Insuffizienz, deren Erkennung und Abgrenzung von einer alimentären Fettsucht gewöhnlich nicht schwer ist. In anderen Fällen treten die Zeichen eines Myxödems stärker hervor (ZONDEK, ASSMANN, MEISSNER, ZANDRÉN).

In seltenen Fällen ist die Verlangsamung der Herztätigkeit auf Vagusreizung zurückzuführen. ESMEIN berichtet über einen Kranken mit einem Puls von 48 Schlägen, bei dem Vagusreizung durch einen Mediastinaltumor anzunehmen war. WENCKEBACH und LASLETT beschreiben Anfälle von Sinusbradycardie, die wohl als Ausdruck einer Vagusneurose gedeutet werden müssen. E. SCHOTT sah Pulsverlangsamungen nach Verletzung des Halsmarks und konnte im Tierversuch durch entsprechende Eingriffe eine Reizung des Vaguszentrums als Ursache wahrscheinlich machen. Der sog. Druckpuls bei Meningitis und Hirntumoren dürfte auch hierher zu rechnen sein. Ebenso ist der langsame Puls beim Typhus als Vaguswirkung anzusehen, wie WENCKEBACH aus einem interessanten Vergleich mit dem langsamen Pulse bei der Gelbsucht schließt. Aus Tierversuchen, in denen die Vagusbeteiligung durch Durchschneidung oder Atropinisierung geprüft wurde, wissen wir, daß die gallensauern Salze das Zentrum (LOEWIT) und die peripherischen Endigungen des Herzvagus (BRANDENBURG) und außerdem Hemmungsapparate im Herzen reizen, die jedenfalls nicht den durch Atropin ausschaltbaren entsprechen (NOBEL). Da BRANDENBURG außerdem eine Herabsetzung der Contractilität, Reizleitung und Anspruchsfähigkeit für künstliche Reize festzustellen vermochte, so muß es sich um eine recht allgemeine Schädigung des Herzens handeln. Klinisch ließ sich die Beteiligung des peripherischen Herzvagus dadurch nachweisen, daß durch Atropin die Pulsverlangsamung aufgehoben werden konnte (WEINTRAUD, LIAN ET LYON-CAEN), doch ist nach FRANZ MÜLLER die Wirkung nicht regelmäßig. WENCKEBACH hat nun gefunden, daß die Pulsperioden bei „vagalen" Pulsverlangsamungen (*Meningitis, Typhus*) sehr viel größere Schwankungen zeigen als bei der Ikterusbradycardie und bezeichnet deshalb die letzte als „cardial". Es muß aber wohl unentschieden bleiben, wie weit es sich hier um einen Unterschied zwischen zentraler und peripherischer Vaguswirkung, wie weit um eine ganz außerhalb des Vagus liegende Herzwirkung handelt; es können nämlich auch bei der Ikterusbradycardie recht erhebliche Schwankungen der Pulslängen (respiratorische Arrhythmie) vorkommen (NOBEL).

Schließlich ist noch der Pulsverlangsamung während der Genesung nach fieberhaften Krankheiten zu gedenken (DEHIO), die man vielleicht als eine Art reaktiver Erscheinung nach der vorausgegangenen Pulsbeschleunigung auffassen darf.

Das Bild der Sinusbradycardie. Eine Verlangsamung des Sinusrhythmus mit regelmäßiger Schlagfolge können wir finden als Zustand von bestimmter, meist längerer Dauer oder als Anfälle von unbestimmter, meist kurzer Dauer. Eine Sinusbradycardie durch Ausfall einzelner Schläge wird meistens auf Leitungsstörungen zwischen Sinus und Vorhof beruhen und soll deshalb hier unberücksichtigt bleiben. Zur sicheren Erkennung sind Aufnahmen des Arterien- und Venenpulses oder des Elektrocardiogrammes nötig. Mit ihrer Hilfe ist die

Diagnose der Sinusbradycardie meistens leicht. Die regelrechte Folge von Vorhofs- und Kammersystolen, die Beeinflussung des Rhythmus durch Atmung, Vagusdruck, Arbeit, Atropin, Digitalis wird wohl immer einen sicheren Schluß gestatten. Eine Verlangsamung der Kammertätigkeit durch atrioventrikuläre Leitungsstörungen ist ohne weiteres aus dem Unterschied zwischen der Vorhofs- und Kammerschlagzahl nachweisbar. Einige Schwierigkeiten kann die Abgrenzung der Sinusbradycardie von einer sinuaurikulären Leitungsstörung machen, nämlich dann, wenn der Vorhof nicht in den für Leitungsstörungen charakteristischen Perioden, sondern regelmäßig schlägt, d. h. wenn regelmäßig jeder zweite, oder jeder zweite und dritte Sinusreiz unbeantwortet bleibt, also ein 2:1 oder 3:1 Rhythmus besteht. Hier muß geprüft werden, ob unter den soeben genannten Bedingungen (Atmung, Vagusdruck usw.) eine auf Leitungsstörung deutende Periodenbildung des Pulses eintritt oder nicht. Schließlich vermag eine vom oberen, dem sog. Coronarteil des Atrioventrikularknotens ausgehende Automatie eine Sinusbradycardie vorzutäuschen. Die Form der P-Zacke im Elektrocardiogramm, die Veränderung des P-R-Abstandes und des Rhythmus bei der Funktionsprüfung werden in der Regel die Entscheidung ermöglichen. Näheres darüber später.

Die Folgen einer Herabsetzung der Reizbildung und Reizbarkeit im Sinusgebiet müssen gering angeschlagen werden, solange es bei einer Verlangsamung des Sinusrhythmus bleibt, da die Sinusbradycardie bescheiden zu sein pflegt und wir wissen, daß sehr viel stärkere Verlangsamungen, so beim Herzblock, viele Jahre ohne erhebliche Störungen der Kreislaufsleistung ertragen werden können. Gleichwohl haben wir uns mit der

Behandlung der Sinusbradycardie zu befassen, denn die Sinusbradycardie ist häufig die Teilerscheinung einer allgemeinen Kreislaufschwäche, einer Kreislaufschwäche, die behandelt werden muß. Dabei müssen wir aber wissen, wie unsere Mittel auf die krankhafte Verlangsamung der Herztätigkeit wirken. Zugleich geht aus dieser Überlegung hervor, daß unsere Behandlung in erster Linie den Ursachen der Bradycardie zu gelten hat. So erfordert die Pulsverlangsamung samt der begleitenden Störung der Gefäßtätigkeit bei der Ödemkrankheit vor allem eine Ernährung, in der alle für die Erhaltung des Körpers nötigen Stoffe (Eiweiß, Fett, Gemüse, Vitamine, Kohlehydrate) in hinreichender Menge und zweckmäßiger Zusammensetzung vorhanden sind. Beschränkung der Wasserund Kochsalzzufuhr ist dabei geboten. Da über die Bedeutung der einzelnen Nährstoffe noch nicht das letzte Wort gesprochen ist, so ist zu berücksichtigen, in welchen Richtungen die bisher erfolgte Ernährung einseitig war. Ferner soll der Kranke Bettruhe beobachten; angesichts der Tatsache, daß die Ödemkrankheit, abgesehen von der einseitigen Kost, auf Unterernährung beruht, eine selbstverständliche Forderung. Schon kleinste Anstrengung, z. B. Aufstehen, steigern die Pulszahl auf das Doppelte, sagen wir von 30—40 auf 70—80 unter gleichzeitiger Zunahme der Schwächeerscheinungen (Atemnot, Cyanose). Das ist insofern interessant, als sonst das Optimum der Herzleistung gerade bei einer Schlagzahl von 60—80 zu liegen pflegt. Ob hier eine andere Einstellung des Herzens gegenüber den mechanischen Arbeitsbedingungen vorliegt, oder ob die Pulssteigerung im Stehen nebst den Insuffizienzerscheinungen lediglich auf ungenügender Füllung des Herzens beruht (Verblutung in das erschlaffte Capillargebiet), läßt sich nicht sicher sagen. Es ist begreiflich, daß man versucht hat die Kreislaufschwäche bei der Ödemkrankheit außer durch Kostregelung und Ruhe auch medikamentös zu beeinflussen. Da wird ziemlich übereinstimmend angegeben, daß in ausgesprochenen Fällen alle gebräuchlichen Mittel wirkungslos zu sein pflegen: Atropin, Adrenalin, Coffein, Digitalis, Physostigmin. Auch der Vagusdruck hat keine Wirkung.

Recht verwickelt liegen die Verhältnisse auch bei der Sinusbradycardie aus unbekannter Ursache, will sagen ohne gleichzeitige Ödemkrankheit. Solange keine Zeichen von Kreislaufschwäche bestehen, wird man die langsame Herztätigkeit sich selbst überlassen dürfen. Treten jedoch Insuffizienzerscheinungen auf, dann muß man handeln. Bettruhe, Coffein, Campher, in schweren Fällen auch Kalomel, KARELLsche Kur werden Mittel sein, an die man zunächst denkt. Aber bald wird der Augenblick kommen, wo man Verlangen nach unserem wertvollsten Kreislaufmittel, der Digitalis, trägt. Freilich, der langsame Puls macht uns bedenklich, drücken wir durch die Digitalis die Schlagzahl noch weiter herunter, so ist nichts Gutes zu erwarten. Immerhin besteht die Möglichkeit, daß die Hebung der systolischen Herzarbeit die Herabsetzung der Pulszahl überwiegt — kurz und gut, man entschließt sich zu einem vorsichtigen Versuch. So berichtet HECHT von einem Kranken mit dekompensierter Mitralinsuffizienz und einem Puls von 45 Schlägen, bei dem nach 0,6 mg Strophanthin intravenös der Puls unter zweifelloser Besserung der Spannung auf 40 fiel. Der Kranke erhielt jetzt weiter Digitalis mit Diuretin, „es entwickelte sich eine enorme Diurese, die Kompensation stellte sich wieder her. Dabei stieg die Pulszahl innerhalb weniger Tage auf 80“. Ein überraschendes Ergebnis der Digitalisbehandlung, das gar nicht zu der üblichen Behandlung stimmt — und der Fall steht nicht vereinzelt da. WEISER bringt drei Beobachtungen von wassersüchtigen Herzkranken (im 3. Falle lag daneben eine Nephritis vor) mit Bradycardie, bei denen durch Digitalis der Puls einmal von 52 auf 72, einmal von 58 auf 74 und im letzten Falle von 36 auf 78 Schläge unter Ausschwemmung der Ödeme und Besserung der Kreislaufsschwäche gehoben wurde. SCHITTENHELM und SCHLECHT (l. c.) berichten — leider ohne nähere Angaben über die übrige Behandlung, wie Koständerung usw. — über einen Fall von Ödemkrankheit, bei dem während der Digitalisbehandlung der Puls von 32 bis auf 70 Schläge stieg.

Bei den beschriebenen Sinusbradycardien infolge pluriglandulärer Insuffizienz müssen wir zu Organpräparaten greifen. Je nach Lage des Falles vielleicht 1—3—6mal täglich Thyreoidin Merck 0,1, 3mal täglich 2 Novarial- oder 1 Ovoglandoltablette. Gegen eine gleichzeitig bestehende Hypotonie kann Strychnin zweckmäßig sein, vielleicht 3mal täglich 0,2 mg in Pillen, doch muß beachtet werden, daß Strychnin im übrigen erregend auf das Vaguszentrum wirkt. Die weitere Beobachtung muß entscheiden, ob man die Dosen ändern, das eine oder andere Präparat weglassen, ob man Pausen einschieben soll usw. Ich habe den Eindruck, daß die Kranken am besten fahren bei einer dauernden Behandlung mit gerade hinreichenden Dosen. Unter sorgfältiger Kontrolle kann man dann auch das Thyreoidin monate- und jahrelang geben. Dabei ist aber nicht auf eine Entfettung entscheidendes Gewicht zu legen, maßgebend sei vielmehr das allgemeine Wohlbefinden und die Leistungsfähigkeit der Kranken. Es giebt eben Menschen, die nur bei einer gewissen Körperfülle wohl und leistungsfähig sind. Hält man sich das vor Augen und unterrichtet sich öfters über die Herztätigkeit in der Ruhe und nach Bewegung, dann wird man nicht nur eine Überdosierung vermeiden, sondern die günstige Wirkung des Thyreoidins auf Herz und Kreislauf voll zur Geltung bringen können. Denn daß das Thyreoidin am richtigen Fleck als Herztonicum wirkt, wissen wir vom Myxödem, wo Pulsverlangsamung, Herzerweiterung, Blutdrucksenkung und Kreislaufschwäche auf Thyreoidin zurückgehen, während die anderen Herz- und Kreislaufmittel versagen (ZONDEK, ASSMANN, MEISSNER, ZANDRÉN und andere). Die Kreislaufswirkung der Keimdrüsenpräparate ist bis jetzt nicht eingehend untersucht worden, doch sah PROSHANSKY nach Spermin Zunahme der Schlagzahl, der Amplitude und der Kranzgefäßdurchblutung und ZOTH und PREGL fanden, daß Hodenextrakt die allgemeine Muskelleistung und damit den peripherischen Kreislauf hebt. Man könnte auch an die Darreichung von Hypophysenpräparaten denken, aber die

Akten über deren Wirkung sind noch nicht geschlossen. Es wird unter anderem über Blutdrucksteigerung, Pulsverlangsamung und dämpfende Wirkung auf Schilddrüse und Eierstöcke (PARISOT, RÉNON-DELILLE, THUMIM), Hebung der allgemeinen Muskeltätigkeit (LEVI und ROTHSCHILD) und Entfettung berichtet. Von diesen Wirkungen wären in unserem Falle nur die erste und die beiden letzten willkommen. Da einerseits in der Hypophyse Körper von entgegengesetzter Wirkung enthalten sind, z. B. blutdrucksteigernde und -senkende, andererseits im einzelnen Falle von uns nicht sicher entschieden werden kann, welche Funktion der Hypophyse gerade Not gelitten hat, so wird in praxi ein vorsichtiger Versuch entscheiden müssen.

Gegen Sinusbradycardie durch Vagusreizung wird man, wenn nötig, Atropin versuchen.

Schwankungen der Reizbildung und Reizbarkeit im Sinusgebiet,

d. h. stärkere Beschleunigung und Verlangsamung der Schlagzahl ohne äußere Veranlassung oder auf geringfügige Veranlassungen, sind nichts Seltenes.

Als *Ursache* müssen wir eine besondere Labilität der Vorgänge annehmen, die der Reizbildung und Reizbarkeit zugrunde liegen. Die Gründe für diese Labilität können verschiedener Art sein, einmal vielleicht im Sinusgebiet selbst, häufiger wohl in der Tätigkeit der langen Herznerven, des Vagus und Accelerans liegen. Am bekanntesten ist der Einfluß des Alters. Bei Kindern und Jugendlichen sind die Schwankungen der Pulszahl meist so ausgesprochen, daß man

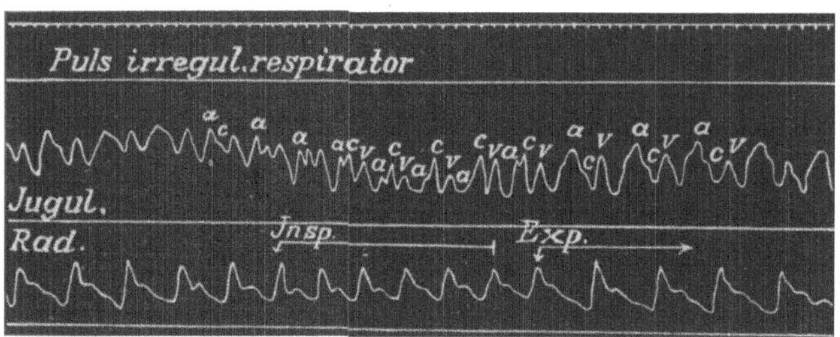

Abb. 154. Respiratorische Arrhythmie.

von einer juvenilen Arrhythmie spricht und damit das Gebiet des schwankenden Rhythmus in der Hauptsache für erschöpft hält. Nun besteht aber die sog. juvenile Arrhythmie nicht in einem ganz unbegründeten Wechsel rascher und langsamerer Schläge, sondern dieser Wechsel zeigt sich vor allem bei Bewegung und noch auffallender unter dem Einfluß der Atmung. Daß der Puls in der Ruhe langsamer, nach Bewegung rascher ist, weiß jedermann, ebenso, daß bei den einzelnen Menschen große Unterschiede vorkommen; da ist es nichts Überraschendes, wenn bei dem noch wachsenden, unausgeglichenen Körper größere Unterschiede die Regel sind als bei Erwachsenen. Findet man jedoch, daß bei einem jugendlichen Kranken in der Ruhe der Puls eine Anzahl recht rascher und darauf ganz unvermittelt einige ganz langsame Schläge macht, so ist das schon etwas Überraschendes. Die genauere Beobachtung zeigt dann, daß auch bei oberflächlicher Atmung die rascheren Schläge der Einatmung, die langsameren der Ausatmung entsprechen; man spricht deshalb in dem Falle von einer respiratorischen Arrhythmie (Abb. 154). Da sie aber, wie gesagt, vorzugsweise bei Kindern und Jugendlichen vorkommt, so fallen juvenile und respiratorische Arrhythmien bis zu einem gewissen Grade zusammen. Bewahrt sich jemand die jugendliche Unbeständigkeit des Herzens gegenüber äußeren Reizen bis in spätere Lebensjahre, so spricht man von einem schwankenden Rhythmus im allgemeinen. Nun ist es bekanntlich schwer, jemanden ins Herz zu schauen und wir können deshalb auch nicht sicher sagen, wie der schwankende Rhythmus zu erklären ist. Beschränken wir uns zunächst auf die respiratorische Arrhythmie. Da kommen nach WENCKE-BACH folgende Möglichkeiten in Betracht: Autochthone Änderungen im Herzen; Steigen des Acceleranstonus in der Einatmung oder Sinken in der Ausatmung oder beides; Sinken des Vagustonus in der Einatmung oder Steigen in der Ausatmung oder beides; verschiedene Kombinationen von Acceleratoren- und Vagusein-flüssen. Die zuweilen recht starke Pulsbeschleunigung auf 110 Schläge und mehr bei der Einatmung macht nach WENCKEBACH in dieser Phase ein gleichzeitiges Steigen des Acceleranstonus und Sinken des Vagustonus, die oft recht starke Pulsverlangsamung bei der Ausatmung ein gleichzeitiges Sinken des Accelerans- und Steigen des Vagustonus wahrscheinlich. Der große Einfluß des Vagustonus geht auch daraus hervor, daß durch Atropin die respiratorische Arrhythmie auf-gehoben wird. Es ist das aber auch der Fall bei stärkeren Pulsbeschleunigungen infolge von Acceleransreizung (bei Erregungen z. B.). Ferner genügt in manchen Fällen während ruhiger Atmung eine etwas längere Atempause, um eine deutliche Pulsverlangsamung herbeizuführen (WENCKEBACH). Andererseits fällt die respi-ratorische Arrhythmie auch gering aus, wenn ein hoher Vagustonus besteht, z. B. bei der Bradycardie infolge von gesteigertem Hirndruck (WENCKEBACH). Eine stark ausgesprochene respiratorische Arrhythmie, wie ein stark schwankender Rhythmus überhaupt, zeigen demnach an, daß sich die beschleunigend und ver-langsamend auf den Herzschlag wirkenden Kräfte nicht im stabilen, sondern im labilen Gleichgewicht befinden. Alles was einseitig die beschleunigenden oder die verlangsamenden Kräfte hemmt oder steigert, verschiebt das Gleichgewicht nach der stabilen Seite, vermindert die respiratorische Arrhythmie, den schwankenden Rhythmus. Dazu genügt schon die geringe Erholung des Acceleranstonus, die bei vermehrter Aufmerksamkeit des Patienten eintritt; der Puls wird schneller, die respiratorische Arrhythmie geringer (WIERSMA). Diese Beobachtung zeigt zugleich, daß dem Zentralnervensystem eine wichtige Rolle bei der Entstehung der respiratorischen Arrhythmie zukommt. Wie weit daneben die verwickelten mechanischen Wirkungen der Atmung auf die Herzarbeit mitspielen, läßt sich nicht sicher entscheiden und wird vermutlich je nach der Lage des Falles in ziem-lich weiten Grenzen schwanken. Abgesehen von dem Einfluß des Zentralnerven-systems und der Atmung scheint der Zustand des Herzens selbst von wesentlicher Bedeutung zu sein. So entsinne ich mich eines Kranken, bei dem sich unter den Anstrengungen und Aufregungen des Krieges eine starke reizbare Schwäche der Vasomotoren mit Blutdrucksteigerung entwickelt hatte, die mehrmals zu plötz-lichen Hochspannungsanfällen, zum Teil mit Lungenödem führte. Danach blieb eine große Labilität des Pulses zurück: er betrug in der Ruhe um 55, schnellte aber bei geringer Erregung auf 100 und mehr in die Höhe und stieg auch nach kleinen körperlichen Anstrengungen unverhältnismäßig an, so beim Rasieren auf 90, beim Anziehen auf 110; dabei Atembeschwerden. Nun sind stärkere Puls-steigerungen nach kleinen Anstrengungen ja eine bekannte Erscheinung bei Herz-schwäche, z. B. bei der Myocarditis nach Infektionskrankheiten, aber hier pflegt die Pulszahl auch in der Ruhe mehr oder weniger erhöht zu sein. Es giebt jedoch auch Herzen mit herabgesetzter Leistungsfähigkeit, wie soeben geschildert, die in der Ruhe abnorm niedrige Pulszahlen haben. Bei ihnen sind Rhythmus-schwankungen besonders ausgesprochen. Mit der Besserung der Herzkraft werden die Schwankungen geringer.

Es kommen schließlich noch merkwürdige Rhythmusschwankungen vor, die unabhängig von Atmung und Bewegung sind und an die LUCIANIschen Perioden erinnern, d. h. rhythmische Schwankungen der automatischen Fähigkeit des Schrittmachers des Herzens. WENCKEBACH beschreibt einen solchen Fall in seinem Buche über die unregelmäßige Herztätigkeit. Ein ähnlicher Fall konnte

neuerdings von WINTERBERG auf eine Interferenz zwischen Sinus- und Vorhofsrhythmus zurückgeführt werden.

Das Bild des schwankenden Rhythmus und der respiratorischen Arrhythmie.

Bei den Atmungsversuchen kann man fünf Abschnitte unterscheiden: 1. Aktive Einatmung, 2. erste Phase des Dauerinspiriums, unmittelbar der aktiven
Einatmung folgend, 3. zweite Phase des Dauerinspiriums bis zum Ende der Dauer-
stellung, 4. aktive Ausatmung, 5. erste Phase des Dauerexspiriums, wie oben,
6. zweite Phase des Dauerexspiriums, wie oben, 7. Nachwirkungsperiode (PUTZIG).
Werden diese Abschnitte in einem durchlaufenden Versuch geprüft, so findet man
als Durchschnittsregel nach PUTZIG folgendes: 1. Beschleunigung um 14,6 Pulse
für die Minute, 2. Verlangsamung um 12 Pulse für die Minute, 3. Rückkehr zum
Ausgangswert, 4. Beschleunigung um 9 Pulse für die Minute, 6. Rückkehr zum
Ausgangswert, 7. Beharren beim Ausgangswert. Es kommen aber so große Abweichungen vor, daß man sich mit zwei Hauptgruppen begnügen muß: Fälle, in
denen die Verlangsamung und Fälle, in denen die Beschleunigung überwiegt. Besonders eingehend hat PONGS den Einfluß der Atmung auf die Herztätigkeit untersucht. Die Beziehungen sind recht verwickelt und können hier nicht im einzelnen
erörtert werden. Von der Pulsbeschleunigung nach Arbeit wäre zu erwähnen, daß
nach MOSLER der Rückgang nicht allmählich, sondern in Absätzen erfolgt, im
übrigen giebt es auch hier starke individuelle Unterschiede.

Die Diagnose des schwankenden Rhythmus und der respiratorischen Arrhythmie
kann meist ohne besondere Hilfsmittel gestellt werden. Bei sehr starken Schwankungen hat man aber doch eine sphygmographische Aufnahme oder ein Elektrocardiogramm zur Sicherung der Diagnose zuweilen nötig.

Folgen von Rhythmusschwankungen. Starke respiratorische Verlangsamungen
sah WENCKEBACH mit leichten Ohnmachts- und Schwindelanwandlungen einhergehen. Erheblichere Beschleunigungen können mit dem Gefühl des Herzklopfens
verbunden sein. In beiden Fällen ist eine vorsichtige, aber zielbewußte Übung
des Herzens und Gefäßsystems angebracht, schon um den Kranken von seinen
Beschwerden abzulenken und neurasthenischen Vorstellungen entgegenzuarbeiten.

Der Pulsus paradoxus

besteht in einer auffallenden Abnahme der Pulsgröße bis zum völligen Verschwinden infolge der Einatmung und ist von KUSSMAUL 1873 als Zeichen einer schwieligen Mediastinopericarditis beschrieben worden. Da hierbei das Hauptgewicht
auf die Verkleinerung und nicht auf die Beschleunigung des Pulses bei der Einatmung gelegt wird, so gehört der paradoxe Puls streng genommen nicht ins Gebiet der unregelmäßigen Herztätigkeit. Er hängt aber doch so eng mit der respiratorischen Arrhythmie zusammen, daß wir ihn wohl an dieser Stelle besprechen
dürfen. Sehen wir davon ab, daß eine starke Hebung der ersten Rippe bei der Einatmung, wie schon HOPPE 1845 nachgewiesen hat, die A. subclavia zusammendrücken und so einen Pulsus paradoxus vortäuschen kann (RIEGEL), dann bleiben
immer noch zwei Formen des paradoxen Pulses, die voneinander unterschieden
werden müssen: der dynamisch verursachte und der mechanisch verursachte Pulsus paradoxus (WENCKEBACH). Der dynamisch verursachte Pulsus paradoxus beruht darauf, daß sich der gewöhnliche Einfluß der Atmung auf die Füllung des
Herzens und der Gefäße infolge besonderer Bedingungen in erhöhtem Maße geltend
macht. Von dem Einfluß der Atmung haben wir ja schon gesprochen. Für die
Entstehung des Pulsus paradoxus kommt im besonderen die Einatmung in Betracht mit ihrer Erweiterung der nachgiebigen Teile des Herzens und der im Brustkorb befindlichen Gefäße. Dadurch werden die zum Brustkorbinnern führenden

Venen stärker entleert, die aus dem Brustkorbinnern führenden Arterien weniger gefüllt. Als besondere Bedingungen, die die Wirkung der Einatmung steigern und so das Auftreten des Pulsus paradoxus begünstigen, nennt WENCKEBACH folgende: Sehr tiefe und rasche Einatmung, Steigerung der inspiratorischen Saugwirkung infolge Verengerungen der Luftwege oder Einengung der Atmungsfläche; Atonie, Muskelschwäche und geringe Füllung des Herzens und der Aorta; größere Füllung des Lungenkreislaufes bei tiefer Einatmung. Beim dynamischen Pulsus paradoxus ist der Puls während der Einatmung am kleinsten, während der Ausatmung am größten, während der Atempause von mittlerer Größe (Abb. 155). Anders der mechanische, echte KUSS-MAULsche Pulsus paradoxus; bei dem ist allerdings der Puls auch während der Einatmung am kleinsten, dagegen ist er am größten in der Atempause und während der Ausatmung von mittlerer Größe (Abb. 156). Dieser von WENCKEBACH zuerst festgestellte Unterschied zwischen den beiden Formen wird verständlich, wenn wir uns erinnern, daß der KUSSMAULsche Pulsus paradoxus als Zeichen einer schwieligen Mediastinopericarditis anzusehen ist.

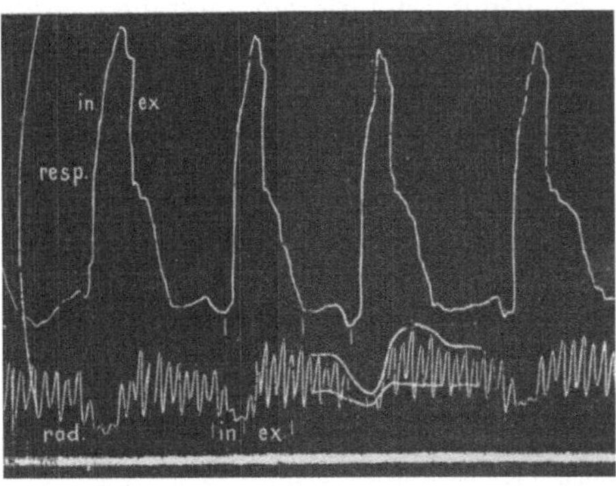

Abb. 155. Dynamisch hervorgerufener Pulsus paradoxus bei exsudativer Pericarditis; bei ruhiger Atmung und bei angestrengter Atmung. Die höchsten Pulswellen fallen ins Exspirium. (Nach WENCKEBACH.)

In solchen Fällen wird das mit der vorderen Brustwand verwachsene Herz bei der Einatmung durch die Hebung des Brustkorbes nach oben und die Senkung des Zwerchfells nach unten gezogen, gestreckt. Dadurch wird das Fassungsvermögen des rechten und linken Herzens vermindert, der venöse Zufluß gehemmt (Anschwellung der Halsvenen bei der Einatmung) und die Füllung des Arteriensystems vermindert (Verkleinerung der Pulswellen). Je mehr Brustkorb und Zwerch-fell sich der Ausatmungsstellung nähern, um so größer das Fassungsvermögen des Herzens und die Höhe der Pulswellen, bis in der Atempause die günstigsten Bedingungen hergestellt sind (WENCKEBACH). In manchen

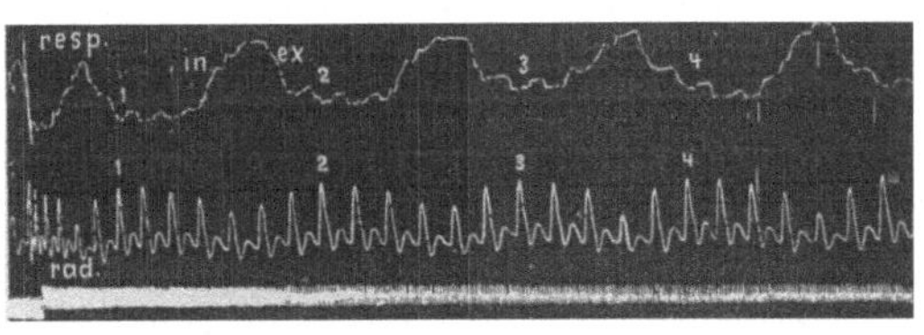

Abb. 156. Mechanisch erzeugter Pulsus paradoxus (Pulsus Kuß-maul) bei adhäsiver Pericarditis. Die größten Wellen fallen in die Atempausen. (Nach WENCKEBACH.)

Fällen mag auch eine Verengerung der großen Gefäße durch strangförmige Verwachsungen mitspielen (GRIESINGER[1], TRAUBE). Einfache Verwachsung der Herzbeutelblätter ohne Beteiligung des Mediastinums braucht die Erscheinung nicht zu geben, dagegen können Pleuraverwachsungen der rechten Lunge durch Druck auf die Hohlvenen und den rechten Vorhof einen mechanischen Pulsus paradoxus erzeugen (WENCKEBACH). Schließlich kann auch starker Tiefstand des Zwerch-fells ohne Verwachsungen durch Streckung des Herzens die Erscheinung des mechanischen paradoxen Pulses bewirken (WENCKEBACH). Eine lesenswerte Darstellung des Pulsus paradoxus und der mit ihm zusammenhängenden Fragen giebt VAN DER MANDELE.

---

[1] Siehe VIERORDT: Die Lehre vom Arterienpuls. Braunschweig 1855.

Steigerung der Reizbildung und Reizbarkeit in den Vorhöfen

führt zu aurikulären **Extrasystolen,** d. h. „vorzeitigen, vom Grundrhythmus unabhängigen Systolen" der Vorhöfe.

Als *Ursachen* von Extrasystolen kennen wir aus dem Tierversuch elektrische, mechanische, thermische, chemische, toxische, nervöse Reize. Beim Menschen haben wir mit der Möglichkeit mechanischer, chemischer, toxischer, nervöser Reize und mit Reizzuständen zu rechnen, die durch Krankheitserreger oder Kreislaufstörungen im Herzfleisch entstehen. Mechanische Reize könnten sein z. B.: Überdehnung der Wand infolge zu großer Widerstände in dem stromaufwärts liegenden Kreislaufsgebiet oder sonst Überanstrengungen des Herzens mit ihren Folgen, ferner Verwachsungen, Zerrungen, Druck, Verlagerungen und dergleichen. Chemische Reize: Abnorme Stoffwechselvorgänge wie Veränderungen infolge einseitiger Ernährung oder fehlerhafter Ausscheidung, Hyperthyreoidismus. Toxische Reize: Nicotin, Digitalis, Strophanthin, Coffein. Nervöse Reize: Erregungszustände und Reflexe im Vagus- oder Acceleransgebiet. Myocarditische Reize: Rheumatische, bakterielle, syphilitische Herde, Störungen des Coronarkreislaufes, Neubildungen. Außerdem haben wir noch vikariierende Extrasystolen, d.h. Extrasystolen, die als Nothelfer einspringen, wenn durch die Ausschaltung von Zentren höherer motorischer Ordnung Herzstillstand droht, wie z. B. bei Leitungsstörungen. Leider ist es bei unseren Kranken selten möglich, die Ursachen der Extrasystolen festzustellen, der Möglichkeiten sind zu viele, die Konstellation zu verwickelt, häufig beim besten Willen keine unmittelbare Veranlassung nachweisbar. Dazu mag im einzelnen bemerkt werden, daß wir über mechanisch ausgelöste Extrasystolen beim Menschen bis jetzt nichts Sicheres wissen. Die Extrasystolen nach Abklemmung der Aorta können nicht wohl zum Vergleich herangezogen werden, abgesehen davon, daß Kranke mit hohem Blutdruck nicht abnorm häufig Extrasystolen haben. Unter den Stoffwechselstörungen leiden Kranke mit Hyperthyreoidismus so häufig an Extrasystolen, daß ein Zusammenhang wahrscheinlich ist. Wie weit freilich hier eine unmittelbare Herzwirkung, wie weit eine mittelbare durch Acceleransbeeinflussung vorliegt, muß unentschieden bleiben. Ferner scheint unter besonderen Bedingungen ein hoher Kalksalzspiegel des Blutes die Entstehung von Extrasystolen zu begünstigen (EDENS und HUBER). Adrenalin, das im Versuch sehr leicht Extrasystolen erzeugt, dürfte unter physiologischen Verhältnissen kaum in Betracht kommen, da selbst in Fällen, wo noch am ersten eine Vermehrung des Adrenalins im Blut erwartet werden dürfte, eine solche nicht festzustellen war (BRÖKING und TRENDELENBURG). Doch sind hier noch weitere Untersuchungen nötig (TRENDELENBURG). Daß nach Nicotin, Digitaliskörpern und zuweilen auch nach starkem Kaffee Extrasystolen auftreten, ist bekannt. Calcium, Adrenalin und Digitalis unterstützen, soweit bekannt, nur die Entstehung ventrikulärer und atrioventrikulärer Extrasystolen, dagegen mag vielleicht das Nicotin auch an manchen aurikulären Extrasystolen schuld sein. Alle die genannten Ursachen treten aber an Bedeutung zurück gegenüber dem Einfluß des Nervensystems. Freilich organische Nervenleiden spielen da keine Rolle, „die Neurologie weiß auffallend wenig von Extrasystolen" (WENCKEBACH). Eher kann man schon reflektorische Vorgänge verantwortlich machen, so sah WENCKEBACH Extrasystolen verschwinden nach Behandlung des Nasenrachenraumes[1], nach der Entfernung einer kranken Gallenblase. Das Auftreten von Extrasystolen bei über-

---

[1] Die Versuche KOBLANKS und v. ROEDERS durch mechanische Reizung der Nasenscheidewand Extrasystolen zu erzeugen, scheinen mir nicht beweisend zu sein; man kann aus den Kurven wohl nicht mehr als eine leichte Vagusreizung herauslesen.

mäßiger Magenfüllung, Luftansammlungen im Leibe, Kotstauungen und das Vergehen der Extrasystolen nach der Beseitigung dieser Störungen wird so oft beobachtet, daß irgendein Zusammenhang bestehen muß. Doch ist WENCKEBACH
zuzugeben, daß dieser Zusammenhang auch mechanischer oder toxischer Art sein
kann. Dagegen muß in zahlreichen Fällen, wo infolge von Schrecken, Erregung,
Angst, Aufregungen im Beruf usw. Extrasystolen auftreten, wohl eine reine
Reflexwirkung angenommen werden. WENCKEBACH selbst bringt verschiedene
hübsche Beispiele und KEN KURÉ berichtet von einer kleinen Schülerin, die bei
ihren Rechenaufgaben eine paroxysmale Tachycardie bekam. Wichtig ist bei den
nervösen Extrasystolen offenbar die Gesamtverfassung des Körpers: Asthenie,
Neurasthenie, Enteroptose, Überarbeitung, Erschöpfungszustände, reizbare
Schwäche usw. Wir müssen uns die Entstehung von Extrasystolen infolge psychischer Vorgänge wohl ebenso vorstellen, wie manche andere Erscheinungen im Gebiet des vegetativen Nervensystems, z. B. das Erblassen, die Gänsehaut beim
Schreck, Angstschweiß, Erröten bei Scham oder Ärger, Stuhl- und Urindrang bei
Aufregungen und dergleichen. Es handelt sich da um „regelrechte Reflexe, um Erregungen, die vom cerebrospinalen System auf das vegetative überspringen, um
nervöse Vorgänge, die unserem Willen entzogen sind" (L. R. MÜLLER). Allerdings
muß man nicht denken, daß die Erregung des Accelerans unmittelbar Extrasystolen hervorbrächte. Vielmehr zeigt der Tierversuch, daß nur „unter gewissen
Bedingungen auf nervösem Wege Extrasystolen und extrasystolische Tachycardie
hervorgerufen werden können, wobei aber der Nervenreiz nur mehr die nebensächliche Rolle eines auslösenden Momentes spielt" (ROTHBERGER und WINTERBERG).
Ist dem so, dann müssen wir uns doch fragen, warum dieser oder jener psychische
Eindruck, der sich für gewöhnlich auf allgemeine, man könnte sagen eingefahrene
Reflexerscheinungen im Kreislaufsgebiet beschränkt, wie Erröten, Erblassen, einfache Beschleunigung des Sinusrhythmus, warum der plötzlich Extrasystolen
macht, und zwar meistens Extrasystolen bestimmten Ursprungs, also entweder
aurikuläre oder atrioventrikuläre oder ventrikuläre? Da muß doch, wie im Tierversuch, noch irgend etwas im Herzen selbst dazu kommen, um die Erscheinung
zu erklären. Was kann das sein? Nun, zunächst einmal alle die soeben besprochenen Bedingungen mechanischer, chemischer, toxischer Art. Dann muß man aber
auch daran denken, daß irgendein winziger krankhafter Herd im Herzen einen
besonders günstigen Angriffspunkt für die das Herz treffenden, nervösen Einflüsse
schafft. Aus dem Versuch wissen wir, wenn ein Tropfen Sublimat- oder Höllen-
steinlösung in die Herzwand, zumal in die Gegend des Reizleitungssystems gespritzt wird, dann kann diese Stelle zum Ausgangspunkt von Extrasystolen werden. Wir wissen ferner, daß bei manchen Krankheiten, wie Gelenkrheumatismus,
Diphtherie, Typhus, Influenza, Scharlach kleine krankhafte Herde im Herzen und
Extrasystolen nicht selten sind. Da liegt es doch nahe, in diesen Fällen die Extrasystolen mit den Schädigungen des Herzens — mögen sie nun bakteriell oder
toxisch oder sonstwie entstanden sein — in Zusammenhang zu bringen. Um das
Kind beim richtigen Namen zu nennen, wir glauben, daß Extrasystolen in solchen
Fällen Ausdruck einer Myocarditis oder Myodegeneratio sind. Beileibe aber nicht
einer Myocarditis oder Myodegeneratio im alten Sinne des Wortes, wo diese Diagnose den Kranken zu einem lebendig Begrabenen machte. Nein, da ist vielleicht
das ganze Herz gesund und ganz leistungsfähig, auch schweren Anstrengungen gewachsen, nur in irgendeiner Ecke sitzt eine Infiltration so groß wie ein Stecknadel-
knopf, oder ein paar degenerierte Ganglienzellen oder Muskelfasern, denen wir
unter Umständen am besten beikommen, wenn durch ausgiebige körperliche Bewegung die Durchblutung des Organs und damit die Beseitigung der krankhaften
Veränderungen beschleunigt wird. Da die Kranken an ihren Extrasystolen nicht

sterben, so wird freilich der Zusammenhang zwischen anatomischer Herzschädigung und Extrasystolen nur selten zu beweisen sein. Immerhin sprechen für unsere Annahme Befunde von Mackenzie, Vaquez und Esmein, Falconer und Dunkan. Butterfield und Hunt konnten in drei Fällen von paroxysmaler Tachycardie myocarditische Herde nachweisen, und zwar in den Herzabschnitten, die Ausgang der krankhaften Reizbildung waren. So wichtig solche positiven Befunde auch sind, so ist auf der anderen Seite doch zu betonen, daß nicht unbedingt mit den üblichen, trotz aller Fortschritte immer noch groben Untersuchungsmethoden Veränderungen gefunden werden müssen. Dann, so wird man sagen, dann ist aber jede Möglichkeit eines sicheren Beweises ausgeschlossen. Das ist zuzugeben, aber immer noch besser, als wenn jemand glaubte, die von Wenckebach glücklich beseitigte Lehre, die Arrhythmie sei Zeichen einer Myocarditis im alten Sinne des Wortes, sollte hier wieder zu neuem Leben erweckt werden. Immerhin, ohne Beispiel wäre die Annahme nicht, daß ein für unsere Untersuchungsmethoden gesundes Herzgewebe der Ausgangspunkt von Extrasystolen ist. Wird nämlich eine Stelle des Herzens elektrisch gereizt, dann treten Extrasystolen auf, die den Reiz lange überdauern können und häufig lange überdauern. Das ist wohl kaum anders zu erklären, als daß die elektrische Reizung im Gewebe „zu einer lokalen, sie überdauernden physicochemischen Änderung geführt hat, die ihrerseits als langsam abklingender Dauerreiz eine Erregung der irritablen Gebilde hervorruft" (F. B. Hofmann). In klinischen Fällen könnte man an toxische Veränderungen des Gewebes, zumal der Nervenapparate denken, die sich dem sicheren mikroskopischen Nachweis entziehen.

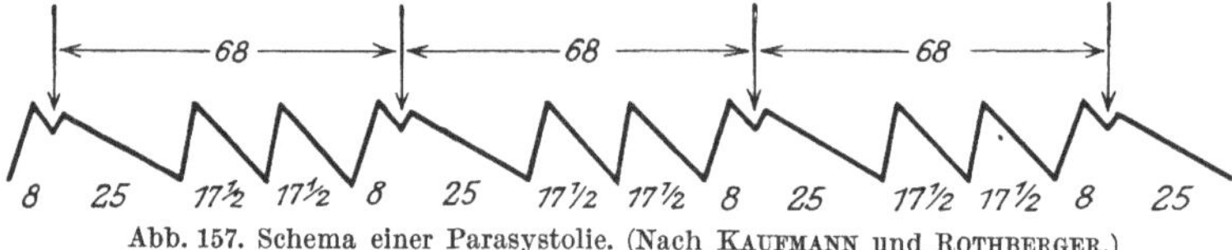

Abb. 157. Schema einer Parasystolie. (Nach Kaufmann und Rothberger.)

Noch eins scheint darauf hinzudeuten, daß bei Extrasystolen ein schwacher Punkt im Herzen selbst zu suchen ist, das ist die nunmehr zu besprechende Regelmäßigkeit vieler Extrasystolen, regelmäßig nach Art und Zahl.

Um das zu verstehen, müssen wir auf neuere Untersuchungen von Kaufmann und Rothberger über die Entstehung der Extrasystolie eingehen. Man kann ganz allgemein zwei Arten von Extrasystolen unterscheiden, solche, die einen festen, unveränderlichen Abstand (Kuppelung) von der vorhergehenden, normalen Systole haben und solche, die eine Kuppelung von wechselnder Länge zeigen. Von der ersten Art nimmt man an, daß bei ihr die Extrasystolen in irgendeiner Weise durch die normale Systole erzeugt oder ausgelöst werden. Auf die zweite Art, die man bisher als zufällige Erscheinungen aufgefaßt hat, werfen Untersuchungen von Kaufmann und Rothberger ein neues Licht. Wird der Vorhof eines regelmäßig schlagenden Herzens in beliebigen, aber regelmäßigen Abständen künstlich gereizt, so entsteht eine regelmäßige — wenn auch nach dem Verhältnis der normalen Periode zur künstlichen Reizperiode verschieden ausfallende — Extrasystolie, und zwar je nachdem eine Bigeminie, Tri-, Quadri-, Quingeminie usw. (Abb. 157). Ändert sich der Grundrhythmus, sagen wir z. B. unter dem Einfluß der Atmung, so kann es vorkommen, daß ein oder mehrere der künstlichen Reize in die refraktäre Phase der Herztätigkeit fallen und unwirksam bleiben. Die bis dahin in regelmäßigen Abständen einander folgenden Extrasystolen werden dann stellenweise größere Abstände zeigen, aber stets müssen diese Abstände, da ja der künstliche Reiz in regelmäßigen Abständen erfolgt, ein einfaches Vielfaches, also das 2-, 3-, 4fache usw. der künstlichen Reizperiode sein. Es fragt sich nun, ob nicht viele der spontanen, scheinbar unregelmäßigen Extrasystolen unter Berücksichtigung solcher Störungen, wie unter anderen einer Verschiebung des Grundrhythmus, doch auf eine regelmäßige Extrareizbildung zurückgeführt werden könnten. Besonders geeignet für die Entscheidung sind die Fälle von paroxysmaler Tachycardie. Da sieht man nämlich häufig vor dem Einsetzen des Anfalles hier und da vereinzelte Extrasystolen auftauchen. Tritt jetzt die Tachycardie ein, so giebt der Abstand der einzelnen tachycardischen Schläge — unter Berücksichtigung gewisser, gesetzmäßiger Schwankungen[1] — die Periode des Extrareizes an. Es läßt sich so tatsächlich in manchen Fällen nachweisen, daß die Abstände der vorher beobachteten vereinzelten Extrasystolen ein einfaches Vielfaches der Extrareizperiode sind. Diese Verhältnisse sind theoretisch so überraschend einfach, daß man sich verwundert fragen wird, warum sie nicht schon längst entdeckt worden sind. Das liegt nun nicht etwa allein daran, daß man bei der Betrachtung der Pulskurven Zirkel und Zentimetermaß zu sehr geschont hat, mit denen ja WENCKEBACH schon vor der Nutzbarmachung des Venenpulses seine ebenso scharfsinnigen wie ergebnisreichen Puls-untersuchungen ausgeführt hat, sondern es bestehen praktisch — wie in der Fußnote bereits zum Teil angedeutet — allerlei Schwierigkeiten, scheinbare Unstimmigkeiten, die nur an der Hand eines größeren Kurvenmaterials als gesetzmäßige Erscheinungen aufgeklärt werden konnten.

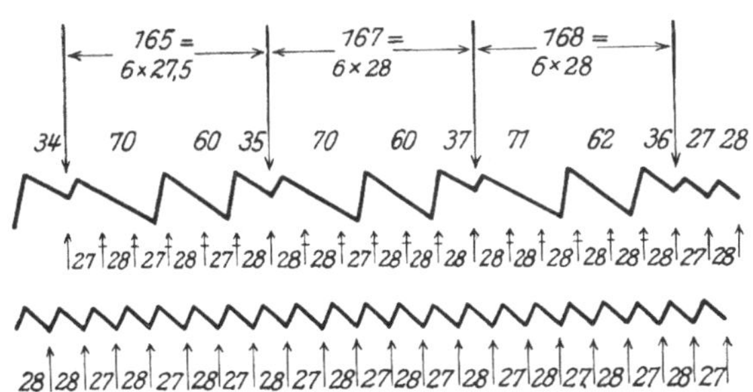

Abb. 158. Übergang einer Parasystolie in eine paroxysmale Tachycardie. (Nach KAUFMANN und ROTHBERGER.)

Trägt man nämlich von Beginn der tachycardischen Pulse aus die Extrareizperiode rückwärtsschreitend in die Normalperioden ein, dann trifft man allerdings jedesmal genau oder ziemlich genau auf eine der vereinzelten Extrasystolen, dazwischen giebt es aber mehr oder weniger Extrareize, die in die Diastole außerhalb der refraktären Phase der normalen Schläge fallen und doch zu keinen Extrasystolen geführt haben (Abb. 158). Das sind also Ausnahmen, die irgendwie erklärt werden müssen. Die Erklärung liegt freilich nicht fern. Man braucht sich nur der Tatsache zu erinnern, daß bei Störungen der atrioventrikulären Reizleitung so und so oft Vorhofsreize auf die Kammern nicht übergeleitet werden. Ebenso verhält es sich offenbar mit den wirkungslosen Extrareizen; die werden infolge von Störungen der Reizleitung zwischen der Ursprungsstelle der Extrareize und ihrer Umgebung nicht übergeleitet, es besteht, wie KAUFMANN und ROTHBERGER es nennen, eine Austrittsblockierung. Ist diese vollständig, so treten überhaupt keine Extrasystolen auf, ist sie unvollständig, so treten vereinzelte Extrasystolen auf, ist sie unwirksam, so kommt es zur dauernden Tachycardie. Aber noch ein zweites Bedenken ist zu überwinden. Es wird gelehrt, daß durch jede Systole das Reizmaterial in dem ganzen sich kontrahierenden Herzteil vernichtet wird. Herrscht nun der normale Rhythmus, warum wird nicht die in einem verborgenen Winkel des Herzens

---

[1] Die Schwankungen sind dadurch zu erklären, daß der Übertritt der Reize in das Myocard nicht immer gleich rasch erfolgt, sondern nach den allgemeinen Regeln der Reizleitung wechselt, daß Vagus und Accelerans die Reizleitung und das Tempo der Extrareizbildung beeinflussen, daß Extrareize die Reizbildung unter Umständen verzögern (A. SCHOTT).

dauernd stattfindende Bildung der Extrareize mit vernichtet? Die Erklärung
dieser Erscheinung haben wir eigentlich schon vorweg genommen. Besteht nämlich in der Umgebung des Extrareizherdes eine Reizleitungsstörung, die den regelmäßigen Austritt des Extrareizes hindert, so wird dieselbe Reizleitungsstörung
den normalen Reiz auch am Eintritt hindern müssen, es besteht eine sog. Schutzblockierung. Die Austritts- und Schutzblockierung könnten als eine gezwungene
Annahme erscheinen, wenn nicht die hohe Frequenz der Extrareizherde eine solche
Blockierung geradezu forderten. Scherf hat im Tierversuch Extrasystolenreihen
der Kammer hervorgerufen mit einer Schlagzahl von 300 in der Minute; diese
Extrasystolie läßt sich nur an frischen nicht vergifteten Herzen erzeugen und hat
die Neigung, in Kammerflimmern überzugehen. Giebt man vorher Chinin, so liegt
die Frequenz um 150, d. h. ein 2 : 1-Rhythmus. Da der Reizherd sich fast dauernd
infolge seiner hohen Frequenz in der refraktären Phase befindet, so kann er durch
den Grundrhythmus nur schwer ausgelöscht werden (Schutzblockierung). Das
Verhältnis der. Stärke des Extrareizes zur Anspruchsfähigkeit der Umgebung
bestimmt die Zahl der wirksam werdenden Reize und erklärt den sporadischen oder
regelmäßigen Ausfall von Reizen (Austrittsblockierung). Schließlich sind noch
gewisse Schwankungen im Verhalten der normalen zu den Extrareizen zu erklären.
Treten die Extrasystolen bald spärlich, bald häufig auf, so läßt sich das oft auf
den Einfluß der langen Herznerven zurückführen. Wenn der Vagus den Sinusrhythmus verlangsamt, gewährt er den Extrasystolen einen größeren Spielraum
zur Entwicklung, wenn er die Stärke des Extrareizes und dessen Überleitung auf
die Umgebung herabsetzt, hemmt er die Entwicklung der Extrasystolen. Merkwürdig ist, daß die paroxysmale Tachycardie in einen Grundrhythmus mit gleichmäßig gekuppelten Extrasystolen übergehen kann (Winterberg, Kaufmann und
Rothberger). Zwischen den Extrasystolen, die von einem unabhängigen Reizherd entspringen, und den Extrasystolen, die durch die regelrechten Herzschläge
ausgelöst werden, muß also irgendeine Verbindung bestehen. Nach Wenckebach
kann man sie sich folgendermaßen vorstellen. Die Größe der Systole bestimmt die
Zeit, die die Funktionen des Herzmuskels, also auch die Reizbildung, zur Erholung
brauchen. Zieht sich ein vom regelrechten Leitungsreiz erregter Muskel nur
schwach zusammen, so erholt sich seine Reizbildung sehr rasch und führt entweder
zu einer zweiten Kontraktion: gleichmäßig gekuppelte Extrasystole oder auf
Grund der dem Herzmuskel überhaupt innewohnenden Automatie zu einer Folge
vom Grundrhythmus unabhängiger Extrasystolen, also Extrasystolen mit wechselnder Kuppelung, gegebenenfalls einer paroxysmalen Tachykardie. Fälle, in
denen sich das Bestehen eines dauernden rhythmischen Extrareizes nachweisen
läßt, bezeichnen Kaufmann und Rothberger als parasystolische Arrhythmien,
um damit auszudrücken, daß die Arrhythmie auf Systolen beruht, die abseits, ·
παρά, vom gewöhnlichen Wege des Erregungsvorganges liegen. Selbst einzelne
Extrasystolen können hiernach der Ausdruck sein einer länger dauernden, in einem
mehr oder weniger gesicherten Winkel des Herzens sitzenden Nebenregierung, die
bei günstiger Gelegenheit die Leitung an sich reißt, im tachycardischen Anfall
eine Revolution der gesamten Herztätigkeit herbeiführt und entweder in dieser
Revolution, das Herz zu Tode jagend, das eigene Haus zerstört oder sei es allmählich, sei es plötzlich durch die alte Regierung unterdrückt und unschädlich
gemacht wird. Sind in eine Kurve sehr zahlreiche Extrasystolen eingestreut, so
darf man mit ziemlich großer Wahrscheinlichkeit den kürzesten Abstand zwischen
einer normalen und der folgenden Extrasystole, d. h. die kürzeste Kuppelung als
refraktäre Phase der normalen Schläge ansehen. Damit ist dann ein Wert gewonnen, der bei der Deutung der Kurve wichtige Dienste leisten kann (Singer
und Winterberg).

Je nachdem ob einzelne oder Gruppen aurikulärer Extrasystolen eingestreut sind, ob eine ununterbrochene rasche Vorhofstätigkeit zwischen etwa 170—200 oder zwischen 200—400 Schlägen herrscht oder ob der Vorhof über diese Zahl hinaus Kontraktionen ausführt, spricht man von Vorhofsextrasystolie, Vorhofstachycardie, Vorhofsflattern, Vorhofsflimmern. Das scheinen auf den ersten Blick nur Unterschiede des Grades zu sein, aber das klinische Bild jeder einzelnen der drei Formen ist so wohlausgebildet, daß wir sie getrennt betrachten müssen.

Diagnose. Findet man in der Pulskurve eine vorzeitige Systole, die im Jugularispuls eine a-Welle als Ausdruck der Vorhofskontraktion vor der Carotiswelle zeigt und von einer mehr oder weniger kompensierenden Pause gefolgt ist, dann darf man eine aurikuläre Extrasystole annehmen. Dasselbe gilt für die entsprechenden Erscheinungen des Elektrocardiogramms. Eine einfache Regel, nach der die Erkennung einer aurikulären Extrasystole nicht schwer fallen sollte. Und doch kann uns die Regel nicht ganz gefallen: Eine mehr oder weniger kompensierende Pause, was soll das heißen? Hier müssen wir gestehen, daß die Regel für das Auftreten einer kompensierenden Pause nicht so einfach ist, wie sie oben von uns dargestellt worden ist. Systematische Versuche im Tierexperiment haben nämlich ergeben (LEWIS), daß es Extrasystolen des Vorhofs ohne, mit unvollständiger und mit vollständig kompensierender Pause giebt, und zwar nähert sich in den Versuchen die Pause um so mehr einer vollständig kompensierenden, je mehr sich der Sitz der künstlich gesetzten Extrasystole vom Sinus entfernt. Maßgebend für die Pause, die einer Extrasystole des Vorhofs folgt, ist danach offenbar der Umstand, ob der Extrareiz auf den Sinus übergreift und gegebenenfalls zu welcher Zeit der Extrareiz die Reizbildung des Sinus stört[1]. Eine Extrasystole des Vorhofs, die in der Nähe des Sinus entsteht, wird demnach kaum von einer längeren Pause als eine Extrasystole des Sinus selbst gefolgt sein, an der Pause können wir also solche Vorhofsextrasystolen von Sinusextrasystolen nicht sicher unterscheiden. Auch wenn Extrasystolen in Gruppen auftreten, kann unsere Diagnose auf Schwierigkeiten stoßen. Die Sinustätigkeit ist ja unsichtbar, wie sollen wir unterscheiden, ob eine Reihe regelrecht aufeinander folgender Systolen der Vorhöfe und Kammern vom Sinus oder Vorhof ausgehen? In solchen zweifelhaften Fällen giebt es zwei Wege, um zu einer Entscheidung zu kommen: Entweder man untersucht die P-Zacken des Elektrocardiogramms darauf, ob irgendwelche Abweichungen einen ungewöhnlichen Ursprung verraten oder man untersucht, ob bei den üblichen Prüfungen der Herztätigkeit (Carotisdruck, Atropin, Digitalis, Arbeitsversuch usw.) Anhaltspunkte für den Ursprung der Herzschläge zu finden sind.

Über die Form der P-Zacke läßt sich als allgemeine Regel etwa folgendes sagen: Die obere Zone der Vorhöfe liefert vorwiegend positive, die untere Zone vorwiegend negative P-Zacken, die mittlere Zone gewissermaßen als algebraische Summe eine mehr oder weniger horizontale (isoelektrische) Kurve. Extrasystolen, die vom linken Herzohr ausgehen, können unter anderen positive, diphasische und isoelektrische P-Zacken zeigen (LEWIS). Extrasystolen aus der Nähe des Sinus haben eine P-Zacke, die der normalen völlig gleichen kann. Also gerade die Extrasystolen aus der Nachbarschaft des Sinus, die am schwierigsten zu erkennen sind, weil die ihnen folgende Pause nicht verlängert, sondern regelrecht ist, haben auch regelrechte P-Zacken. Bei Extrasystolen aus anderen Gegenden des Vorhofs sollte dagegen, nach dem Tierversuch zu schließen, eine Diagnose entweder aus der Pause oder aus der Form der P-Zacke in der Regel möglich sein.

Die im Tierversuch gemachten Beobachtungen dürfen aber nicht ohne weiteres

---

[1] Bei Amphibien und Reptilien, wo eine scharfe Grenze zwischen Sinus und Vorhöfen besteht, geht der Vorhofsreiz nicht so leicht auf den Sinus über.

auf das Elektrocardiogramm des Menschen übertragen werden. Die von der
elektromotorischen Kraft des Aktionsstromes abhängende Anstiegs- und Abstiegs-
zeit der Zacken wird bei der klinischen indirekten Ableitung dadurch stark verändert, daß beide Elektroden die Ströme ein und desselben Muskelbezirkes auffangen und so der Ausbreitungszeit der Erregung einen bestimmenden Einfluß
gewähren; auf die Richtung der Elektrocardiogrammzacken wirken die Elektroden
durch das Verhältnis ihrer Lage zur Richtung der Potentialdifferenz im Herzen
(SCHELLONG). Den letzten Umstand hat SCHELLONG dazu benutzt, um durch eine
besondere Anordnung der Elektroden den Ausgangspunkt von Vorhofssystolen
zu bestimmen. Einige Kurven mögen zeigen, welches Bild die Extrasystolen der
Vorhöfe beim Menschen geben.

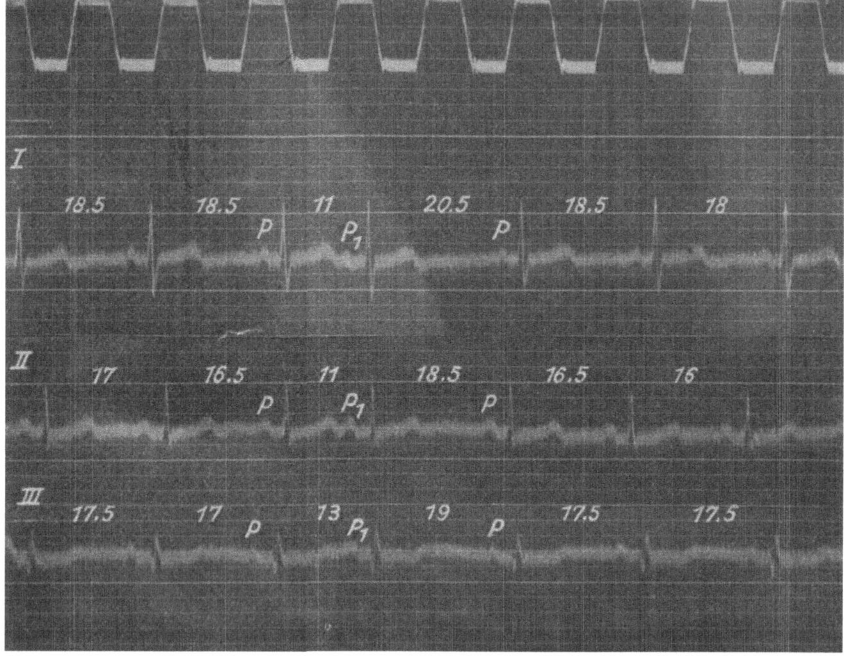

Abb. 159. Extrasystolen des Vorhofs.

Die Abb. 159 zeigt nach dem dritten Puls der Kurve eine aurikuläre Extrasystole (P_1) mit positiver P-Zacke in allen drei Ableitungen; das folgende Intervall
ist etwas verlängert als Zeichen, daß die Extrasystole des Vorhofs nach kurzer
Zeit rückläufig einen Sinusreiz ausgelöst hat (unvollständig kompensierende
Pause). Die nächste Kurve bietet dasselbe Bild, nur ist hier *P* in I positiv, in II
und III negativ (Abb. 160). In der dritten Kurve schließlich haben die aurikulären Extrasystolen in der Ableitung I eine positive, in Ableitung II eine gespaltene
isoelektrische und in III eine negative P-Zacke. Die Andeutung der kompensatorischen Pause fehlt nur nach der vorletzten Extrasystole in Ableitung II, da hier
die folgende Systole wieder durch eine Extrasystole eingeleitet wird (Abb. 161).

Die Folgen von Vorhofsextrasystolen. Jede Extrasystole stört den regelrechten
Ablauf der Herztätigkeit und verringert dadurch den Nutzeffekt der Herzarbeit.
Wir haben schon gehört, welche Bedeutung das rechtzeitige Einsetzen der Vorhofsystole für die Anfangsfüllung und -spannung der Kammern und den Mechanismus der Atrioventrikularklappen hat. Nun ist das Herz, obwohl es immer

wieder mit einem Pumpwerk verglichen wird, keine tote Maschine, die auf veränderte Arbeitsbedingungen lediglich so lange mit veränderten Arbeitsleistungen

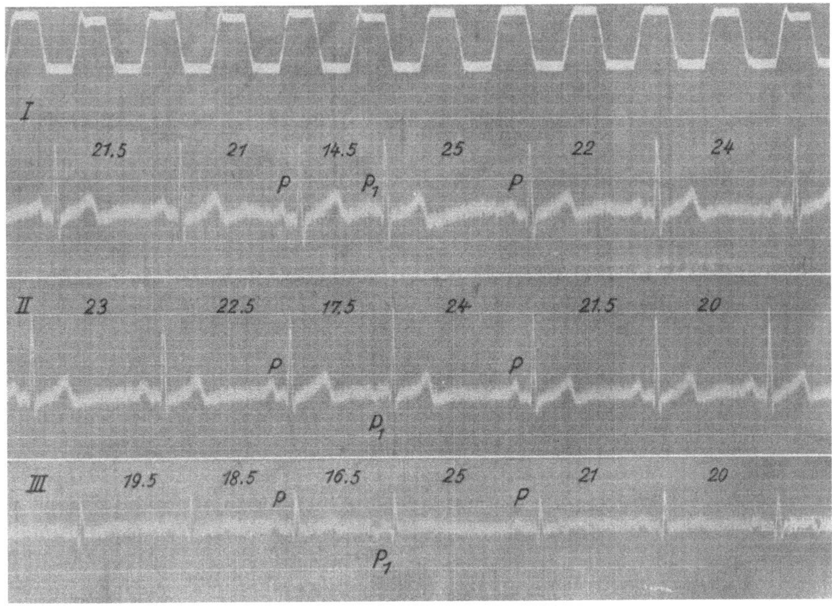

Abb. 160. Extrasystolen des Vorhofs.

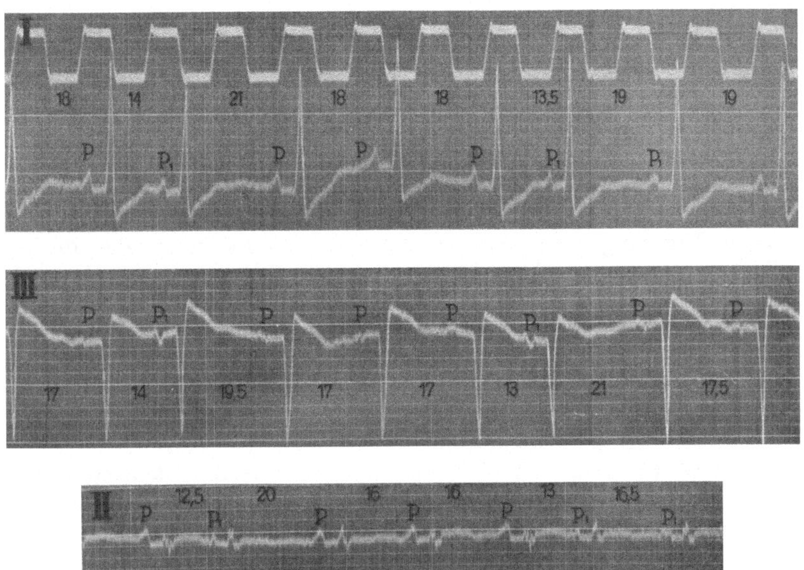

Abb. 161. Extrasystolen des Vorhofs.

antwortet, als die Veränderung der Bedingungen währt. Sondern die extrasystolische Beanspruchung der Herzkräfte — Reizbildung, Reizbarkeit, Reizleitung und Contractilität — zu einer Zeit, wo sie sich von der letzten spontanen Systole noch nicht wieder erholt haben, wirkt über die Dauer der Extrasystole oder Extrasystolen hinaus schädigend auf das ganze verwickelte Getriebe des Herzens. Die Schädigung der Reizbildung und Reizbarkeit ist oft daran zu erkennen, daß die nächste Systole verspätet auftritt infolge der sog. Hemmungswirkung der Extrasystole (F. B. HOFMANN, ROTHBERGER und WINTERBERG), die Reizübertragung kann verlängert sein (H. STRAUB) und vor allem zeigt sich die Contractilität noch längere Zeit herabgesetzt (H. STRAUB und andere). Solange sich die Zahl der Extrasystolen in bescheidenen Grenzen hält, ist allerdings der Schaden wohl nicht zu hoch anzuschlagen, häufen sich aber die Extrasystolen stark, dann wird man doch auf ihre Unterdrückung Wert legen müssen. Es kommt hinzu, daß Extrasystolen häufig das Wohlbehagen und die Stimmung des Kranken empfindlich stören und dadurch zu einer allgemeinen Nervosität führen, die ihrerseits wieder die Entstehung von Extrasystolen begünstigt. Die subjektiven Empfindungen bei Extrasystolen sind freilich sehr verschieden, viele Kranke spüren überhaupt nichts davon, andere empfinden die Extrasystole als Stolpern des Herzschlages oder auch als unangenehmen, zuweilen schmerzhaften inneren Stoß, wieder andere haben ein schwer zu beschreibendes ängstliches Gefühl in der Herzgegend oder merken nur die der Extrasystole folgende Pause als Aussetzen des Pulses.

Die Behandlung der Extrasystolen des Vorhofs hat, wie die Behandlung von Extrasystolen überhaupt, zu versuchen, die Ursachen zu beseitigen. Dazu bedarf es vor allem einer sachverständigen Anamnese, die alle früher besprochenen Entstehungsmöglichkeiten sorgfältig berücksichigt. Es ist dabei festzuhalten, daß alle Erregungen der langen Herznerven, mögen sie diesen vom Zentralnervensystem oder anderen Körperregionen als Reflexe zugehen oder in einer unmittelbaren Reizung bestehen, Extrasystolen nicht erzeugen, sondern nur auslösen. Man soll sich deshalb nicht gleich mit der Diagnose „nervös" zufrieden geben, sondern nach den im oder am Herzen selbst wirkenden Vorgängen fahnden, die dieses sensibilisieren für die von den langen Herznerven zugeleiteten Einflüsse oder allein die Ursache der Extrasystolen sind. Als grobe Regel darf man für diese Orientierung wohl sagen: Extrasystolen, die dauernd und dauernd in ziemlich gleicher Form und Zahl bestehen, haben ihre Hauptursache im Herzen selbst; Extrasystolen, die anfallsweise und in wechselnder Form und Zahl auftreten, sind überwiegend auf Einflüsse zurückzuführen, die an das Herz durch die extracardialen Nerven herantreten. Bleiben wir gleich bei der zweiten Gruppe, so wird es Ziel der Behandlung sein müssen, die den langen Herznerven zufließenden krankhaften Erregungen zu beseitigen. Da wir gehört haben, daß die meisten dieser Erregungen von der Psyche ausgehen, so haben wir vor allem für Beruhigung zu sorgen. Selbst unbegabten Kranken kann man mit wenig Worten klar machen, daß es sich um dieselbe harmlose Erscheinung handele, wenn im Ärger infolge einer Reizung der Gefäßnerven „das Blut zu Kopf steigt" oder infolge einer Reizung der Herznerven das Herz ein paar Sprünge macht; Aufregung nütze der Sache nie und schade einem selbst. Nun stehen die Kranken oft — mit wieviel Recht, wollen wir dahingestellt sein lassen — allen beruhigenden Versicherungen des Arztes mißtrauisch gegenüber, man muß deshalb dem Zweifler außerdem schon etwas Handgreifliches bieten. „Oft gelang mir die Beruhigung erst, als ich dem Geängstigten ein paar Zigarren erlaubte oder ihm ein günstiges Gutachten für eine Lebensversicherung, die Erlaubnis zu heiraten, oder in die Tropen oder in die Berge zu reisen gab. Es ist überraschend zu sehen, wie oft dann die Extrasystolie ohne weiteres schwindet! Solchen Personen soll man auch ausgiebige Körperbewegung nicht nur erlauben, sondern verordnen", diese Worte WENCKEBACHS wird jeder bestätigen, der häufiger mit Extrasystolikern zu tun hat. Je nach der Persönlichkeit wird man seine Mittelchen verschieden wählen; das Richtige zu treffen ist ein Stückchen von der Kunst des Arztes und kann nicht gelehrt werden. Darüber darf aber eine gewissenhafte Prüfung aller in Betracht kommenden Verhältnisse nicht vernachlässigt werden. Wirklich unzweckmäßige Lebensgewohnheiten müssen abgestellt werden, nötigenfalls durch Urlaub, Reise, Badekur oder sonst geeignete Maßnahmen. Organische Störungen, die vielleicht mit der Extrasystolie zusammenhängen, sind in der üblichen Weise zu behandeln: Herzinsuffizienz, hoher Blutdruck, Hyperthyreoidismus, Infektionskrankheiten, Fettsucht, Unterernährung, Enteroptose, Chlorose, Verstopfung, Meteorismus, schmerzhafte Leiden, Schlaflosigkeit usw. Gelangt man auf diese Weise nicht zum Ziel, dann muß man sich an die im Herzen selbst anzunehmenden sensibilisierenden Bedingungen halten. Damit kommen wir zur Behandlung der anderen Gruppe von Extrasystolen, der Extrasystolen, deren Hauptursache im Herzen selbst liegt. Am besten bewährt sich da immer noch die Digitalis in mittleren Dosen (1—3mal täglich 0,05). Geht man von der Vorstellung aus, daß dies Mittel vorwiegend durch Vagusreizung wirkt, dann ist die Erklärung des günstigen Einflusses nicht ganz leicht, denn bei höheren Graden der Extrasystolie, dem Vorhofsflattern und -flimmern wird in der Regel der Grad der Extrasystolie gesteigert, wie wir noch sehen werden. Da nun Extrasystolen des Vorhofs und des Sinus schwierig auseinanderzuhalten sind und deshalb die Möglichkeit besteht, daß manche durch Digitalis beseitigte Vorhofsextrasystolen keine Vorhofs-, sondern Sinusextrasystolen waren, so sei die Empfehlung der Digitalis hier unter Vorbehalt gegeben. Weitere Untersuchungen sind nötig. — Noch überraschender ist das zweite Mittel, das sich bei Extrasystolen manchmal bewährt: das Strychnin. WENCKEBACH, der diese Tatsache festgestellt hat, spricht freilich nur von Extrasystolen im allgemeinen oder ventrikulären Extrasystolen, so daß über die Wirkung des Strychnins auf Vorhofsextrasystolen nichts Sicheres gesagt werden kann; auch hier müssen also unsere Kenntnisse noch vervollständigt werden. Wie die günstige Wirkung des Strychnins zu erklären sein mag, ist eine schwierige Frage. Als unmittelbare Herzwirkung kennen wir von Strychnin nur eine Lähmung der motorischen Apparate nach übergroßen Gaben. Vielleicht, daß die Herde krankhaft gesteigerter Reizbildung schon auf unsere kleinen therapeutischen Gaben mit Lähmung reagieren. Es mag aber auch sein, daß das Strychnin mittelbar durch Erregung des Vaguszentrums die Extrasystolen beseitigt.

Von anderen Mitteln verdient Physostigmin Beachtung, weil dessen vagusreizende Wirkung nicht wie bei der Digitalis mit einer gleichzeitigen Erregung des Accelerans verbunden ist (HECHT, WINTERBERG); auch Chinin, das die Reizbarkeit herabgesetzt, oder das stärker wirkende Chinidin wird man versuchen können (WENCKEBACH, FREY). Hat man den Verdacht, daß die Extrasystolen zusammenhängen mit Krampfzuständen der Kranzgefäße, dann gibt man Papaverin mit Diuretin oder Nitrite. Ist eine rheumatische Erkrankung vorausgegangen, so hat wohl ein Versuch mit Salicyl oder ähnlichen Mitteln seine Berechtigung. Findet sich Syphilis in der Vorgeschichte oder ein positiver Wassermann, dann ist daraufhin zu behandeln. Immer aber hat man sich davor zu hüten, auf der einen Seite wegen einiger harmloser Extrasystolen eine unverhältnismäßig eingreifende Behandlung einzuleiten und dadurch unter Umständen mehr zu schaden als zu nützen, auf der anderen Seite durch zu große Zurückhaltung den richtigen Augenblick einer erfolgreichen Behandlung zu verpassen.

Einen schmerzlichen Punkt der Behandlung bilden oft noch die sog. Annehmlichkeiten des Lebens. Alkohol hat wohl auf die Entstehung von Extrasystolen keinen großen Einfluß, doch wird man die Gelegenheit benutzen, um übertriebenen Alkoholgenuß zum mindesten auf ein vernünftiges Maß zurückzuführen. Schwierig ist die Frage der Zigarre und Zigarette. Es unterliegt keinem Zweifel, daß bei empfindlichen Personen schon geringe Mengen Nicotin, ein bis zwei Zigarren oder fünf bis sechs Zigaretten, genügen um Extrasystolen, häufig mit anginösen Beschwerden zu erzeugen. Da verbietet man am besten das Rauchen ganz. Ist die Zigarrenkiste oder Zigarettenschachtel zur Hand, dann wird trotz der besten Vorsätze aus der Mäßigkeit meistens nichts. Auf der anderen Seite hat wohl mancher Raucher Extrasystolen, die gar nicht vom Rauchen kommen, da würde ein Verbot unnötig, vielleicht sogar unberechtigt sein. Zur Entscheidung etwaiger Zweifel einigt man sich mit dem Kranken auf eine Karenzzeit, deren Ausfall über die Beurteilung des Rauchens entscheidet.

Auriculäre paroxysmale Tachycardie.

Seitdem COTTON 1867 den ersten Fall von paroxysmaler Tachycardie beschrieben und BOUVERET 1889 diese Störung der Herztätigkeit als eine einheitliche Krankheitsform aufgestellt hat, ist eine große Zahl von Arbeiten erschienen, die Licht in dies dunkle Gebiet zu tragen versuchten. Ein Fortschritt muß in den Befunden AUGUST HOFMANNs erblickt werden, daß häufig Extrasystolen dem Anfall vorausgehen. Die Bedeutung der Extrasystolen als wirklicher Vorläufer des Anfalles wurde noch klarer, als durch die Aufzeichnung der Herztätigkeit, Sphygmogramm und Elektrocardiogramm, nachgewiesen werden konnte, daß die Extrasystolen dieselbe Form und denselben Ursprung wie die Herzschläge im tachycardischen Anfall haben. Den Schlußstein brachten die Untersuchungen von KAUFMANN und ROTHBERGER, nach denen nicht nur Form und Ursprung, sondern auch der Rhythmus der Extrasystolen mit dem Rhythmus der Tachycardie übereinstimmt, d. h. die Abstände, in denen sich die scheinbar regellos auftretenden Extrasystolen folgen, betragen ein einfaches Vielfaches der Abstände zwischen den tachycardischen Schlägen, wie dies schon ausgeführt worden ist.

Die Ursachen der paroxysmalen Tachycardie. Wie bei den Extrasystolen überhaupt, so halten wir es auch bei der auf Extrasystolen beruhenden paroxysmalen Tachycardie für das Wahrscheinlichste, daß eine wunde Stelle im Herzen selbst die Grundlage für die Erscheinungen bildet. Außer durch die schon angeführten anatomischen Befunde wird diese Annahme gestützt durch Versuche von LEWIS, in denen die Unterbindung einer Kranzarterie trotz Durchschneidung der langen Herznerven zur paroxysmalen Tachycardie führte. Im Einklang damit lehrt die klinische Erfahrung, daß bei Störungen des Coronarkreislaufes paroxysmale Tachycardien nicht selten sind. Die mannigfachsten äußeren Anlässe können dann die Entstehung extrasystolischer Anfälle begünstigen oder auslösen, wie das bereits geschildert worden ist. Die vordringliche Rolle, die das Zentralnervensystem hierbei spielt, zusammen mit der oft langen Dauer der Anfälle hat frühzeitig zu der Vermutung geführt, die wesentliche Bedingung möchte in krankhaften Veränderungen des Zentralnervensystems oder der langen Herznerven zu suchen sein. So nahm BOUVERET eine Vagusneurose, DEBOVE eine bulbäre Neurose an. Überlegt man aber, daß Acceleransreizung im Tierversuch die ursprüngliche Schlagzahl nur um 7—70% (TIGERSTEDT) steigert, wobei die höchsten Prozentzahlen lediglich bei niedriger Ausgangsfrequenz vorkommen, daß Vagusausschaltung auch nur eine mäßige[1] Beschleunigung macht (MARTIUS), daß in beiden Fällen nur die Sinustätigkeit betroffen wird, während wir es bei der paroxysmalen Tachycardie ganz überwiegend mit einer Steigerung der auriculären, atrioventrikulären oder ventrikulären Reizbildung zu tun haben, dann wird man die entscheidende Bedingung für die Entstehung der extrasystolischen

---

[1] KAPPLER sah während einer Operation unmittelbar nach der Durchschneidung des rechten Vagus den Puls auf 120 Schläge steigen; nach 8 Tagen betrug die Schlagzahl aber nur noch 85 (zitiert nach VAQUEZ).

paroxysmalen Tachycardien nicht in den extracardialen Herznervenapparat verlegen wollen. Wie weit dieses für die Entstehung von Tachycardien in Betracht kommt, die auf eine Multiplikation der wirksamen Ursprungsreize zu beziehen sind, läßt sich auf Grund des bisher vorliegenden Materials nicht entscheiden. Unsere Kenntnisse bedürfen hier noch der Erweiterung. Dann werden wir vielleicht auch verstehen lernen, warum der eine von Kindesbeinen an bis ins hohe Alter nur hin und wieder, zuweilen in jahrelangen Zwischenräumen seine Anfälle hat, warum sich bei anderen die Anfälle in dichter Reihenfolge häufen, warum sich schließlich beim dritten eine dauernde Tachycardie (A. HOFMANN, MACKENZIE) entwickelt. Zum Schluß sei auf die Beobachtung LEVINES hingewiesen, der unter neun Kranken mit Herzzufällen bei Operationen dreimal eine paroxysmale, auriculäre Tachycardie sah. Vier zeigten, wie vorweggenommen sein mag, Vorhofsflimmern, zwei Vorhofsflattern.

Das Bild der paroxysmalen Tachycardie und ihrer Folgen ist recht verschieden. Bei manchen Kranken sind die Erscheinungen ganz gering, sie kommen mit ihrem Anfall in die Sprechstunde und gehen wieder oder halten auch wohl Sprechstunde, ohne daß äußerlich viel davon zu merken ist. Der Kranke selbst empfindet die rasche Herztätigkeit nur als lästiges Klopfen, vielleicht verbunden mit einem gewissen Druckgefühl und leichter Kurzatmigkeit. Andere wieder haben schwer zu leiden: Quälendes Angst- und Beklemmungsgefühl mit Atemnot und Herzschmerzen, Hinfälligkeit, kalter Schweiß auf der livide verfärbten Stirn. Auch Schwindel, Ohnmachten, Sehstörungen und ähnliche Hirnerscheinungen kommen vor (BARNES). Diese Unterschiede sind nicht immer leicht zu erklären. Freilich, wenn die paroxysmale Tachycardie ein schon anderweitig krankes Herz befällt, und das ist etwa in einem Drittel der Fälle so (A. HOFMANN), dann ist die unheilvolle Wirkung der überstürzten Herztätigkeit verständlich. Aber bei sonst gesunden Herzen müssen individuelle Verschiedenheiten angenommen werden, die sich in der anfallsfreien Zeit dem Nachweis entziehen. Neben Unterschieden in der Frequenz und neben der seelischen Einstellung des Kranken ist da vielleicht an das Kranzgefäßsystem zu denken. Wissen wir doch, daß Störungen des Coronarkreislaufes mit besonders schweren subjektiven und objektiven Krankheitserscheinungen einhergehen können und daß bei starken Pulsbeschleunigungen die Durchblutung der Kranzgefäße mehr oder weniger herabgesetzt ist (MORAWITZ und ZAHN, MILLER, SMITH und GRABER). Möglich, daß die Weite der Kranzgefäße im Verhältnis zur Herzmasse und die Empfindlichkeit des Herzens gegenüber einer Herabsetzung der Durchblutung individuellen Schwankungen unterliegen, die an dem verschiedenen Bilde des tachycardischen Anfalles mit Schuld tragen mögen. Auch die widersprechenden objektiven Befunde würden sich zum Teil auf die Weise etwas klären. Bei dem einen wird das Herz klein gefunden, wie das leistungfähige Sportherz bei größeren Anstrengungen: verminderte, diastolische Füllung, hinreichende systolische Entleerung, genügendes Stromvolumen. Bei dem anderen tritt Herzerweiterung mit Zeichen von Kreislaufsinsuffizienz auf: vermehrte, diastolische Füllung, unzureichende systolische Entleerung, ungenügendes Stromvolumen; die Atemnot steigt, die Harnmenge sinkt, es treten Ödeme auf (LEVINE und GOLDEN). Im ersten Falle sind unmittelbar nach dem Anfall alle Beschwerden verschwunden, der Kreislauf voll leistungsfähig, im zweiten gehen Beschwerden und Kreislaufschwäche nur allmählich zurück und es bleibt noch eine Zeitlang eine gewisse Anfälligkeit zurück. Eine wichtige Rolle spielt dabei natürlich auch die Dauer des Anfalles; er kann Stunden, Tage oder Wochen dauern. Je größer die Dauer, je höher die Schlagzahl, um so schwerer die Folgen. Wenn auch ein günstiger Ausgang als Regel gelten darf, so ist doch andererseits der Tod im Anfall nichts Ungewöhnliches. Die physikalische Untersuchung ergiebt außer den er-

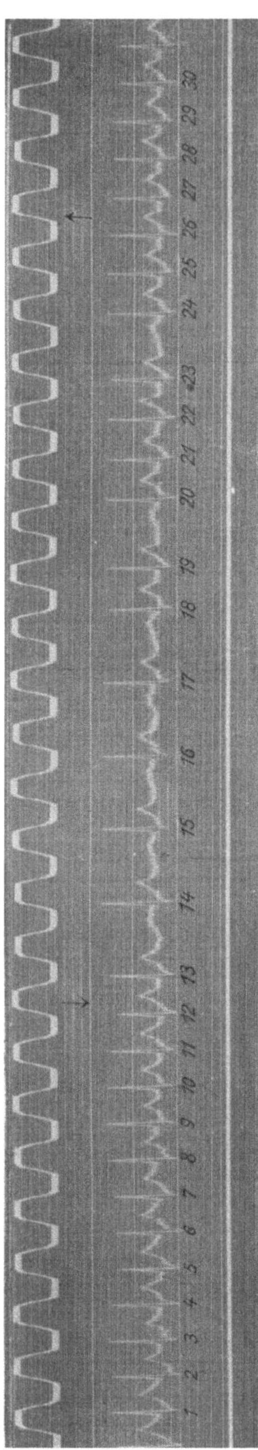

Abb. 162. Paroxysmale supraventrikuläre Tachycardie mit Halbierung der Kammerschlagzahl durch Carotisdruck.

wähnten Änderungen der Herzgröße einen kleinen, raschen Puls, meist eine geringe Blutdrucksenkung und Pendelrhythmus der Herztöne. Vorher vorhandene Geräusche können verstärkt werden oder verschwinden, es können aber auch Geräusche auftreten, wo sie vorher fehlten. So wie der Anfall mit einem Schlage einsetzt, pflegt er auch zu enden; nicht selten erhalten sich aber noch einige Zeit verstreute Extrasystolen als Nachzügler, ein Gegenstück zu den Extrasystolen, die zuweilen als Vorläufer den Anfall ankündigen.

Die Diagnose der paroxysmalen Tachycardie ist leicht und schwierig zu gleicher Zeit. Der plötzliche Beginn, die aus der Vorgeschichte zu entnehmende Neigung zu solchen Anfällen, die über eine gewöhnliche Pulsbeschleunigung hinausgehende Schlagzahl gestatten eine Diagnose auf den ersten Blick. Meist wird der Puls auch regelmäßig sein. Doch kommen Ausnahmen vor (Polygeminien, WENCKEBACH). Dann ist aber eine Verwechslung mit Anfällen von Vorhofsflimmern, bei denen die Pulszahl bis 150—160 betragen kann, leicht möglich. Gleichzeitige Aufnahmen des Arterien- und Venenpulses können uns da helfen; in den meisten Fällen fließen aber bei so hohen Schlagzahlen die trägen Schwankungen des Venenpulses zu groben unauflösbaren Wellen zusammen und man muß zum Elektrocardiogramm seine Zuflucht nehmen. Mit seiner Hilfe wird die Trennung zwischen Anfällen von Vorhofsflimmern und paroxysmaler Tachycardie wohl immer gelingen, dagegen kann auch das Elektrocardiogramm versagen, wenn es sich darum handelt, die Form, den Ausgangspunkt der paroxysmalen Tachycardie zu bestimmen. Besonders gilt das für die Unterscheidung von paroxysmaler Tachycardie des Sinus und des Vorhofs (Abb. 162). In beiden Fällen sehen wir die regelrechte Schlagfolge: Vorhof-Kammer, a-c-Welle im Venenpuls, P-R-Zacke im Elektrocardiogramm gewahrt. Allerdings, die P-Zacke kann eine anomale Form zeigen, braucht es aber nicht und ist zudem schwierig zu beurteilen, da sie mehr oder weniger mit der Nachschwankung verschmilzt. Eine allmählich eintretende Steigerung und allmählicher Rückgang der Schlagzahl würde für Sinustachycardie sprechen, womit aber nicht gesagt sein soll, daß jede Sinustachycardie so anfangen oder enden müßte (WENCKEBACH). Auch ein prompter Erfolg des Vagusdruckes würde auf den Sinus hinweisen, doch muß hier daneben der Atrioventrikularknoten in Betracht gezogen werden.

So kommt es, daß wir über die Form der paroxysmalen Tachycardie, von der an dieser Stelle im besonderen gehandelt werden sollte, nämlich über die *auriculäre paroxysmale Tachycardie*, so wenig sicheres berichten können.

Die Behandlung der paroxysmalen Tachycardie. Die allgemein empfehlenswerten Maßnahmen sind schon geschildert worden, es sei deswegen auf die Abschnitte über die Behandlung von Extrasystolen und des tachycardischen Anfalles verwiesen. Von den Digitaliskörpern wissen wir, daß sie Extrasystolen des Vorhofs beseitigen können, ein Versuch damit wird also gestattet sein (LEVINE und BLOTNER). Da andererseits bei einer besonderen Form der Vorhofstachycardie, dem Vorhofsflattern, durch die Digitalis die Reizbildung bis zum Flimmern gesteigert wird, so muß die Art der Tachycardie vor der Anwendung des Mittels geklärt sein.

Vorhofsflattern.

Die Bezeichnung Vorhofsflattern stammt von JOLLY und RITCHIE und wird von ihnen gebraucht für hochgradige Vorhofstachykardie mit 230—350 Schlägen in der Minute. A. HOFMANN hat analoge Fälle unter dem Namen Vorhofstachyrhythmie in seiner Elektrographie beschrieben. Am eingehendsten hat sich LEWIS mit der Erscheinung beschäftigt. Er findet für den Menschen Schlagzahlen von 200—350 und nimmt an, daß einzelne Extrasystolen, Extrasystolengruppen, paroxysmale von einem Herd ausgehende Tachycardien, Vorhofsflattern, paroxysmale von mehreren Herden ausgehende Tachycardien, sowie schließlich Vorhofsflimmern im Wesen gleich und nur verschiedene Grade desselben krankhaften Vorganges seien.

Bevor wir näher auf die interessante Frage eingehen, mag ein kurzes Wort über die hier gebrachten Werte für die verschiedenen Schlagzahlen gestattet sein. Es ist schwierig zu sagen, welche Schlagzahlen für die normale, welche für die krankhaft gesteigerte Sinustätigkeit, welche für die paroxysmalen Tachycardien, welche für Vorhofsflattern und welche für Vorhofsflimmern angesetzt werden sollen. WENCKEBACH giebt folgende Zahlen:

Gewöhnliche Schlagzahlen des Sinus . . . . 50—90
Krankhaft gesteigerte Schlagzahlen des Sinus 90—170
Paroxysmale Tachycardien (jeden Ursprungs) 170—240
Vorhofsflattern . . . . 240—400 (200—350)
Vorhofsflimmern . . . . 400—600 (über 350)

LEWIS nimmt, wie gesagt, für das Vorhofsflattern beim Menschen 200—350 an und vom Flimmern wissen wir, daß es hohe Werte (beim Hund über 1000; ROTHBERGER und WINTERBERG) erreichen kann, deren Festlegung beim Menschen nicht sicher möglich ist. Da diese Abweichungen von den Zahlen WENCKEBACHS genügend gestützt sind, so füge ich sie in Klammern bei. Dann ergiebt sich aber, daß sich die Zahlen für paroxysmale Tachycardie und Vorhofsflattern zum Teil decken. Wir sind deshalb gezwungen, uns näher mit dem

Mechanismus des Vorhofsflatterns zu befassen. Sehen wir uns daraufhin zunächst einmal eine Aufnahme des Vorhofsflatterns an. (Abb. 163)

Die Kurve des Venenpulses läßt uns da im Stich; nicht nur, daß sie kein Zeichen der stürmischen Vorhoftätigkeit erkennen läßt, sondern sie wirkt geradezu irreführend. Wir finden nämlich vor der c-Welle eine deutliche a-Welle und an den Stellen, wo der Kammerschlag etwas verfrüht einzusetzen scheint, fallen a und c zusammen. Man würde also den Fall deuten als wenig vorzeitige Kammerextrasystolen bei sonst regelrechter Herztätigkeit; oder wer würde sich getrauen mit Sicherheit zu behaupten, daß in den v-Wellen noch eine zweite a-Welle verborgen ist? Und nun das Elektrocardiogramm (Abb. 164). Ableitung I macht die Sache nur noch dunkler: Die normale P-Zacke fehlt, statt dessen finden sich einige rudimentäre Zacken über die Kurve verstreut und der Kammerrhythmus ist nicht ganz regelmäßig, wie schon die Aufnahme des Radialpulses gezeigt hatte.

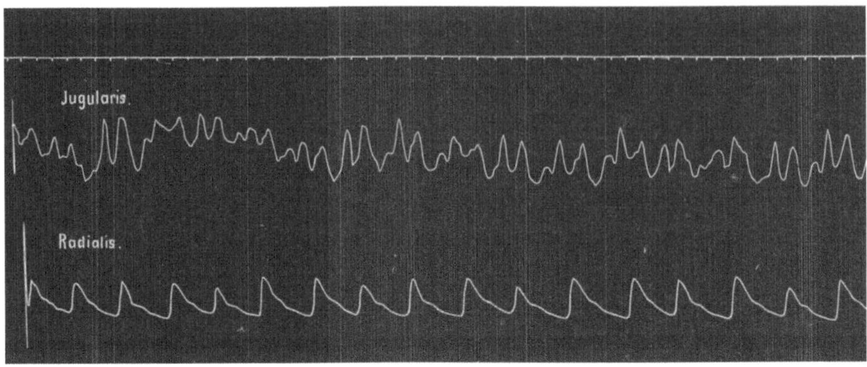

Abb. 163. Vorhofsflattern. Jugularis- und Radialiskurve.

Das Bild sieht fast nach Vorhofsflimmern aus, in das einige stärker ausgebildete Vorhofskomplexe eingestreut sind; die regelmäßige a-Welle des Venenpulses ist dadurch auf einmal zweifelhaft geworden, vielleicht ist es eine zweite Stauungs-

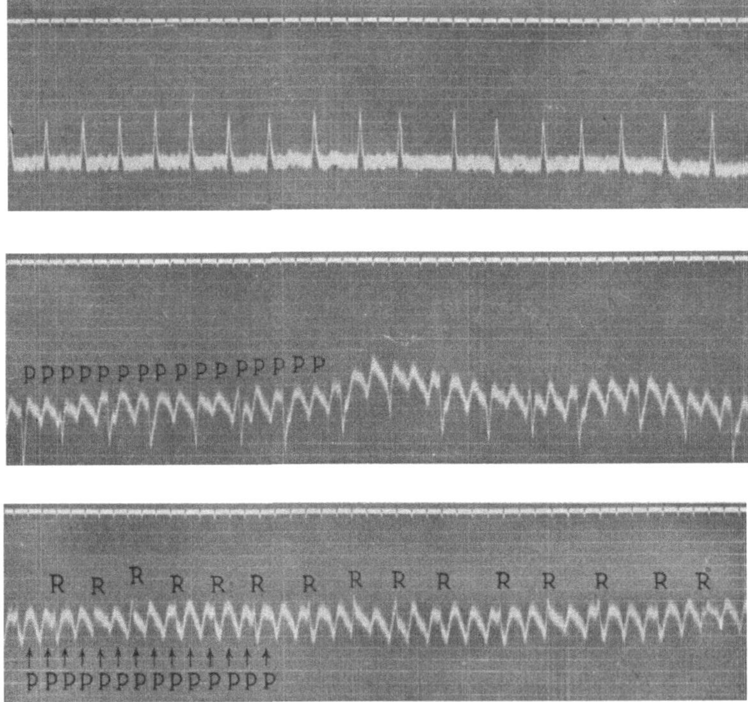

Abb. 164. Vorhofsflattern.

welle, eine S-Welle, die hin und wieder mit a-Wellen verwechselt werden kann. Lösung aller Zweifel bringen Ableitung II und III des Elektrocardiogramms[1].

---

[1] Zuweilen ist auch in Abteilung I die Vorhoftätigkeit charakteristisch ausgeprägt.

Da sehen wir eine regelmäßige, 270 Schläge in der Minute betragende Vorhofstätigkeit. Auch die geringe Unregelmäßigkeit der Kammerpulse wird erklärt: Die Überleitung ist den zahlreichen Vorhofsreizen, obwohl als Regel nur jeder zweite Schlag durchgeht, nicht ganz gewachsen. In manchen Fällen ist die Unregelmäßigkeit noch viel stärker ausgesprochen, in anderen schlägt die Kammer völlig regelmäßig. Etwas bleibt aber doch auffallend an dem Bilde: die große Form der P-Zacken. Solche P-Zacken kommen sonst bei auriculären Extrasystolen nicht vor. Das ist also wohl keine einfache auriculäre Tachycardie oder Extrasystolie, es muß noch etwas anderes dahinter stecken. Was das sein kann, ist durch Arbeiten von LEWIS und seinen Mitarbeitern FEIL und STROUD aufgedeckt worden. Reizt man den Vorhof des Hundeherzens rhythmisch 350 bis 3000mal in der Minute, so erhält man minutenlang die Reizung überdauerndes Flattern. Durch gleichzeitige allgemeine Ableitung (Ableitung II) und unmittelbare Ableitung von verschiedenen Punkten des Vorhofs ließ sich nun nachweisen, daß unabhängig von der Reizstelle das überdauernde Flattern von einer Erregungswelle ausgeht, die, einem natürlichen Muskelring folgend, um die obere oder untere Hohlvene läuft. Von dieser zentralen Welle gehen dann die Erregungen in zentrifugalen Wellen auf die übrigen Teile des Vorhofs über. Zuweilen kann auch langsame rhythmische Reizung oder ein normaler Herzschlag Flattern auslösen; dann kommt es zu kurzen Strecken von Flattern. Die Struktur des rechten Vorhofs an den Mündungsstellen der großen Hohlvenen bietet nun offenbar besonders günstige Bedingungen für die Ausbildung und Erhaltung eines solchen Reizringes, denn das Vorhofsflattern ist keine so seltene Erscheinung und kann sich Jahre hindurch unverändert erhalten. Überschreitet freilich die Frequenz einen gewissen Wert, so wird die Regelmäßigkeit des Flatterns gestört. Der Reiz findet die gewohnte Bahn gesperrt und begiebt sich auf Seitenwege: es tritt unreines Schlagen auf. Steigt die Schlagzahl noch weiter, so gerät der zentrale Kreislauf des Reizes ganz in Unordnung und es kommt zum Vorhofsflimmern. Es darf allerdings nicht verschwiegen werden, daß die von LEWIS und seinen Mitarbeitern aufgestellte Theorie über das Flattern und Flimmern gewissen Bedenken begegnet. So ist nicht einzusehen, warum die zentrale Welle zum Ausgangspunkt zurückkehrt, da die Muskelzüge um die Hohlvenen keinen geschlossenen Ring bilden (ROTHBERGER). Ferner wird das Flattern durch Ligaturen der Strecke, die als Bahn der Reizwelle gilt, nicht unterbrochen (SCHERF). Andererseits erklärt die Annahme von THOMAS LEWIS die mannigfachen Eigenarten des Flatterns so gut, daß sie zum mindesten als Arbeitshypothese ihren unbestrittenen Wert hat.

Über die Ursachen des Vorhofsflatterns wissen wir bis jetzt nichts Sicheres. Den Anstoß mag zuweilen eine Extrasystole (DE BOER) geben. Ob darüber hinaus das Flattern als Dauerzustand, denn um einen solchen handelt es sich häufig, auf einem dauernden krankhaften Reiz beruht oder nur eine schlechte Angewohnheit des Herzens ist (LEWIS), soll dahingestellt bleiben.

Das *Bild des Vorhofsflatterns* wird wesentlich bestimmt durch das Verhalten der Reizleitung zwischen Vorhof und Kammer. Besteht ein regelmäßiger 4:1-Rhythmus, dann kann die Störung bei der Untersuchung leicht übersehen werden. Läßt man freilich einige körperliche Bewegungen machen, so kommt es entweder infolge der leicht beeinflußbaren Leistung des Reizleitungssystems zu auffallenden Rhythmusschwankungen oder zu einer Verdoppelung der Schlagzahl (LEWIS), Erscheinungen, die zu weiterer Untersuchung und Entdeckung des Leidens führen müssen. Man wird dann dem Kranken auch glauben, daß ihm sein Herz bei Anstrengungen Beschwerden macht. Die Beschwerden werden natürlich um so größer, je besser die Leitung zwischen Vorhof und Kammer ist. Schon beim 2:1-

Rhythmus sind die Kranken durch ihre Kammerschlagzahl von 100—150 merklich in ihrer Leistungsfähigkeit behindert. So erklärte mir ein Pfarrer — er hatte bei einem 2:1-Rhythmus 135 Radialpulse — er könne nicht mehr so eindrucksvoll predigen wie sonst; allerdings predige er recht lebhaft. Sehr schlecht ging es dem armen Kranken MACKENZIES[1], der unter Anfällen von 1:1-Rhythmus, d. h. einer Schlagzahl von 290—300 in der Minute, zu leiden hatte. Sprunghafter Wechsel in der Überleitung führt zu starker Unregelmäßigkeit des Pulses. Vorhofsflattern, wenn es sich einmal eingenistet hat, pflegt meistens von Dauer zu sein, doch kommt es auch anfallsweise vor (LEWIS). Der allgemeine Zustand hängt davon ab, ob das Herz sonst gesund, oder infolge anderer Erkrankungen in seiner Leistungsfähigkeit geschädigt ist, ob das Vorhofsflattern vorübergehend oder dauernd auftritt und wie hoch die Kammerschlagzahl ist. Bewegung steigert die Schlagzahl der Kammern; Ruhe setzt sie herab, ebenso Vagusdruck. Das Flattern selbst wird durch diese Maßnahmen nicht beeinflußt.

Die *Diagnose des Vorhofsflatterns* wird sich heute wohl immer auf das Elektrocardiogramm stützen und bietet dann keine Schwierigkeiten.

Die *Behandlung des Vorhofsflatterns* ist eine interessante und häufig auch dankbare Aufgabe. THOMAS LEWIS hat gefunden, daß das Vorhofsflattern nach genügend großen Gaben Digitalis oft in Flimmern und, wenn man dann das Mittel absetzt, in einem Teil der Fälle in den regelrechten Sinusrhythmus übergeht. Die Digitalis entfaltet dabei eine doppelte Wirkung. Sie verkürzt durch Vagusreizung die refraktäre Phase und Reizleitungsdauer im Vorhof, sie wirkt durch ihren unmittelbaren Einfluß auf die Muskulatur umgekehrt. Überwiegt die erste Wirkung, so wird dadurch der Übergang von Vorhofsflattern in Flimmern begünstigt. Überwiegt die zweite Wirkung, so wird Flimmern in Flattern umgewandelt. Es kann auch einmal Vorhofsflattern unmittelbar in einen Sinusrhythmus übergeführt werden (LEWINE und FROTHINGHAM). Am Krankenbett ist überhaupt damit zu rechnen, daß die Wirkung des Mittels auf die Herzarbeit und Kranzgefäßdurchblutung die geschilderte reine Wirkung verändert oder übertönt. Die Verhältnisse werden dadurch verwickelt und so wundert es uns nicht, daß die Digitalis nicht immer programmäßig wirkt. Einmal kommt es vor, daß nach dem Abklingen der Digitaliswirkung das alte Flattern wieder erscheint. Ferner gelingt es zuweilen nicht, dem Kranken die nötige Digitalismenge beizubringen, sei es, daß Erbrechen auftritt, sei es, daß eine bedrohliche Herabsetzung der atrioventrikulären Reizleitung und Kammerschlagzahl die Fortsetzung der Kur verbietet. Mißlingt die Beseitigung des Flatterns, so bleibt die Digitalis aber doch wertvoll, um die Ventrikelfrequenz auf normale Werte herabzudrücken.

Neben der Digitalis sind das Chinin und das Chinidin die wirksamsten Mittel zur Bekämpfung des Vorhofsflatterns. Das Chinin setzt die Reizbildung, Contractilität, Erregbarkeit herab, verlangsamt die Reizleitung und verlängert die refraktäre Phase. Lassen wir die noch nicht ganz geklärte Theorie der Wirkung beiseite, so lehrt die Erfahrung, daß in den erfolgreichen Fällen das Flattern zunächst langsamer und schließlich vom regelrechten Sinusrhythmus abgelöst wird. In dem Maße, wie die Schlagzahl des Vorhofs sinkt, rückt der Augenblick näher, wo die atrioventrikuläre Leitung der Vorhofsfrequenz folgen und alle Vorhofsreize auf die Kammern überleiten kann. Gegen Ende des Anfalles tritt infolgedessen nicht selten eine Steigerung der Schlagzahl auf. Man giebt vom Chinidinum sulfuricum zunächst 0,2 g, um zu sehen, ob das Mittel vertragen wird. Ist das der Fall, so läßt man gewöhnlich 3—4 mal täglich 0,4 g nehmen, bis das Flattern aufhört. Es scheint zweckmäßig zu sein, dann noch längere Zeit 0,2—0,3 g täglich

---

[1] Heart 2, 379 (1911); siehe auch WILSON: Ebenda 8, Nr. 4. Mc MILLAN und SWEENCY l. c.

zu reichen, um Rückfällen vorzubeugen. Eine Schattenseite des Mittels ist die Herabsetzung der Contractilität. Bei schwachen, wackligen Herzen ist deshalb zunächst Digitalis oder das weniger kumulierende Scillaren zu geben und erst wenn die Herzkraft wieder hergestellt ist, ein Versuch mit Chinidin gestattet. Ist die Herzschwäche Ursache des Flatterns, dann kann diese schon unter der Digitalisbehandlung verschwinden. Die Wirkung der Arzneimittel ist stets durch Bettruhe, Herzeisblase, leichte Kost zu unterstützen.

Vorhofsflimmern. Die regellose Herztätigkeit. Flimmerarrhythmie.

Die Lösung des Rätsels „Vorhofsflimmern" — denn ein Rätsel, an dem sich zahlreiche, darunter sehr scharfsinnige Köpfe versucht haben, war es tatsächlich und mußte es bleiben, so lange die Untersuchungsmethoden zur Auflösung der verwickelten Vorgänge nicht ausreichten — die Lösung dieses Rätsels, sage ich, haben wir bei der Besprechung des Vorhofsflatterns schon vorweg genommen. Trotzdem dürfte ein kurzer Rückblick auf die Entwicklungsgeschichte des Problems eines gewissen Interesses wert sein, schon um zu „schauen, wie vor uns ein weiser Mann gedacht und wie wirs dann zuletzt so herrlich weit gebracht", daneben vielleicht auch, um aus den Fehlern zu lernen, die gemacht worden sind.

Wir finden bei den Alten ja eine ganze Reihe von Pulsunregelmäßigkeiten beschrieben und nach gewissen Kennzeichen geordnet, nur um die eine Pulsform, deren Kennzeichen eine völlige, jeder Beschreibung spottende Regellosigkeit ist, geht man scheu herum. So war es schon ein Fortschritt, als BOUILLAUD im Delirium cordis eine Sammelstätte für alle Unregelmäßigkeiten schuf, die anderweitig nicht unterzubringen waren. Nach unseren gegenwärtigen Kenntnissen müssen wir freilich annehmen, daß das Delirium cordis eine große Rumpelkammer war, in der die verschiedensten Formen beieinander wohnten. Auch als WENCKEBACH 1903 mit dem ganzen physiologischen und klinischen Rüstzeug der Zeit an eine systematische Gliederung der Arrhythmien ging, blieb als Schmerzenskind die *Gruppe der regellosen Herztätigkeit*, die *immerfort einen unregelmäßigen Puls* hat. WENCKEBACH, der nur mit Radialispulskurven gearbeitet hatte, nahm damals als Grund eine starke Unregelmäßigkeit des ursprünglichen Rhythmus des Herzens an. Diese Annahme war aber unhaltbar, noch ehe sie aufgestellt wurde. Denn kurze Zeit vor WENCKEBACHS Buch waren die Pulsstudien MACKENZIES erschienen, in denen durch gleichzeitige Venen- und Arterienaufnahmen nachgewiesen wurde, daß der Vorhofspuls bei der regellosen Herztätigkeit fehlte. Das war mit der Annahme einer unregelmäßigen Sinustätigkeit nicht vereinbar. MACKENZIE schloß auf eine Vorhofslähmung, ohne sich weiter mit der Entstehung der Unregelmäßigkeit auseinanderzusetzen. Um diese Zeit erschien auch eine Mitteilung H. E. HERINGS über den immerfort unregelmäßigen Puls, oder wie er ihn nennt, den Pulsus irregularis perpetuus, in der die Vermutung ausgesprochen wird, es handele sich um „eine Irregularität myogenen Ursprungs, hervorgerufen durch Extrareize", die an den oberhalb der Ventrikel liegenden Herzabteilungen angreifen und sekundär die normale Reizbildung des Sinus stören. Diese den Tatsachen verhältnismäßig nahe kommende Vermutung wird aber später durch eine nähere Interpretation von H. E. HERING selbst wieder verwässert; er kommt da 1908 auf Grund von 80 Fällen, trotz elektrocardiographischer Aufnahmen, zu der Erklärung, „daß es sich beim Pulsus irregularis perpetuus um eine durch Extrasystolen komplizierte Störung in der Bildung der Ursprungsreize handelt". Inzwischen hatten sich WENCKEBACH und MACKENZIE weiter mit dem Problem beschäftigt. Beiden macht die Frage zu schaffen: Warum fehlt im Venenpuls die dem Carotispuls vorangehende a-Welle, warum die der Kammersystole vorangehende Vorhofsystole? WENCKEBACH entschließt sich für eine Ausschaltung der Sinustätigkeit infolge von Überleitungsstörungen, MACKENZIE scheidet zwischen Fällen mit Vorhofslähmung infolge einer Blockierung der Sinusreize und solchen mit gleichzeitiger Vorhofs- und Kammersystole infolge eines Reizzustandes des Atrioventrikularknotens (Nodal rhythm.). Später ließ MACKENZIE die erste Annahme fallen und nur noch den Nodal rhythm. gelten. Da die Venenpulskurven, auch die von der Speiseröhre aufgenommenen Kurven des linken Vorhofs nichts Sicheres darüber aussagten, ob sich der Vorhof überhaupt nicht oder gleichzeitig mit der Kammer kontrahierte, so war man an einem toten Punkt angelangt. Zu dieser Zeit steckten also in der „Regellosen Herztätigkeit", Arrhythmia perpetua (D. GERHARDT), Pulsus irregularis perpetuus, gleichzeitig die heute scharf getrennten Arrhythmien: atrioventrikuläre Automatie und Vorhofsflimmern, manche Fälle von Vorhofsflattern und schließlich die klinisch bis jetzt nicht sicher erwiesene Möglichkeit der Vorhofslähmung.

Da kamen die Veröffentlichungen von ROTHBERGER und WINTERBERG und von LEWIS, in denen nachgewiesen wurde, daß die im Tierversuch beim Vorhofsflimmern zu beobachtende Unregelmäßigkeit der Herztätigkeit und charakteristische Aufsplitterung der elektrocardiographischen Kurve genau übereinstimmten mit dem Befunde bei der regellosen Herztätigkeit des Menschen. Anfangs sträubte man sich wohl gegen die Vorstellung, ein Flimmern des Vorhofs, das man bisher im Tierversuch als Episode angesehen hatte, solle beim Menschen ein viele Jahre dauernder Zustand sein können. Aber bald mußten alle Zweifel vor der Fülle des reichlich strömenden Beweismaterials verstummen.

Der Mechanismus des Vorhofsflimmerns. Es handelt sich beim Vorhofsflimmern nach THOMAS LEWIS um eine Reizwelle, die um die Mündung der oberen oder unteren Hohlvene kreist und von hier strahlenförmig Kontraktionsreize über die Vorhöfe aussendet. Dadurch, daß sowohl die zentrale Welle wie die von ihr ausgehenden Reizstrahlen auf Leitungsschwierigkeiten stoßen, ist der Reiz gezwungen Umwege und Seitenwege einzuschlagen. Die Folge ist, daß der ganze Vorhof je nachdem in eine wühlende, wogende oder bei höchsten Graden flimmernde Bewegung gerät und keine mechanisch wirksamen Systolen mehr ausführen kann, da diese auf dem geordneten Zusammenwirken der Muskulatur beruhen. Dementsprechend ist auch die Kurve des Aktionsstromes in dauernder Unruhe und in unregelmäßige grobe, feinere und feinste Zacken aufgesplittert. Bei punktförmiger Ableitung (mit GARTENS Differentialelektrode) unmittelbar vom Vorhof stellt sich allerdings heraus, daß der Erscheinung ein regelmäßiger Reiz von sehr hoher Frequenz zugrunde liegen kann (ROTHBERGER und WINTERBERG). Man muß deshalb überlegen, ob sich das Vorhofsflimmern noch auf andere Weise klären läßt. Das ist nach WENCKEBACH der Fall. Er geht davon aus, 1. daß sehr rasche künstliche Reizung, z. B. Faradisieren, bei geringer Stromstärke ein auf die Umgebung der Reizstelle beschränktes, bei größerer Stromstärke die ganze gereizte Herzabteilung betreffendes feinschlägiges Flimmern verursachen kann und 2. daß Vagusreizung die Refraktärperiode der Vorhofsmuskulatur verkürzen und die stärkste Beschleunigung der Oszillationsfrequenz des Vorhofsflimmerns hervorrufen kann. Auf Grund der Annahme,

daß die Größe des Energieverbrauchs der einzelnen Systole die Dauer der Erholungszeit aller Funktionen — mit anderen Worten die Länge der Refraktärperiode des Herzmuskels mit — in besonderen Fällen maßgebend bestimmt,

daß deshalb Erregbarkeit, Reizleitung und automatische Reizbildung um so rascher ihre Tätigkeit wieder entfalten können, je schwächer die Systole,

daß jede Stelle des Herzmuskels, welche sich auf einen künstlichen oder natürlichen Reiz nur ganz schwach kontrahiert, eben darum kraft ihrer Automatie in

kürzester Zeit wieder einen Schwellenreiz bilden und unter günstigen Bedingungen ihn auch auf ihre Umgebung übertragen und so zur Ursprungsstelle eines
eigenen frequenten Rhythmus werden kann,

auf Grund dieser Annahmen ist das selbständige Flimmern und Flattern zu
verstehen als ein „Zustand kleinster systolischer Funktion (Mikrosystolie) welcher eo ipso, infolge des äußerst geringen Energieverbrauchs der einzelnen minimalen Kontraktionen und ihrer aufs äußerste verkürzten Refraktärphase die
höchsten Reizfrequenzen aus sich selbst heraus ermöglicht". Diese Theorie läßt
eine und mehrere Ursprungsstellen des Flimmerns und auch eine Kreisbewegung
des Reizes zu.

DE BOERS Etappentheorie des Flimmerns hat mit der Mikrosystolie und Kreisbewegung verschiedene Berührungspunkte. Es würde aber zu weit führen, sie
mit allem Für und Wider hier zu erörtern. Wir müssen deswegen auf die Originalarbeiten und die eingehende Kritik von WENCKEBACH und WINTERBERG verweisen. Bei geringen Graden von Flimmern mag es vorkommen, daß hin und

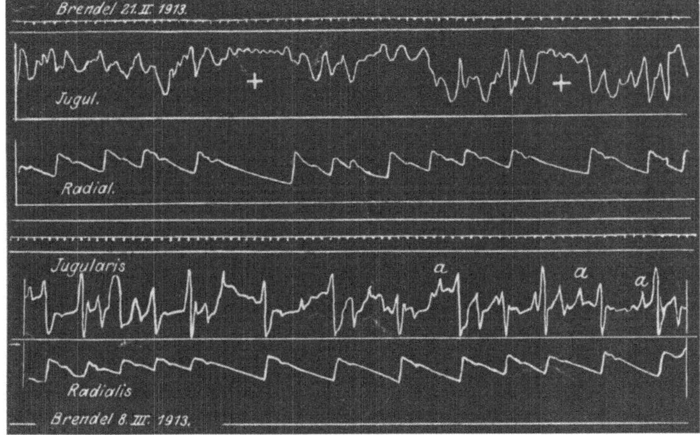

Abb. 165. Vorhofsflimmern.

wieder eine mehr oder weniger ausgiebige Systole zustande kommt. Dann sieht
man im Venenpuls eine unerwartete a-Welle, im Elektrocardiogramm eine P-Zacke
von atypischer Form auftauchen.

Wir wollen uns das an einigen Kurven veranschaulichen. Die Abb. 165 giebt
die gleichzeitige Aufnahme des Halsvenen- und Radialpulses wieder. Da finden
wir, daß im Jugularispulse die der Vorhofsystole entsprechende a-Welle, die dem
Arterienpulse unmittelbar vorausgehen müßte, fehlt. Statt dessen zeigt die
Venenkurve kleine schwächliche Wellen (+) als Ausdruck der raschen, unvollkommenen Vorhoftätigkeit. Die darunterstehende Kurve bietet grundsätzlich dasselbe Bild, nur erkennt man an den bezeichneten Stellen einige unvermittelt auftretende a-Wellen. Das Elektrocardiogramm (Abb. 166) ergänzt diese Befunde in
ausgezeichneter Weise: Die Strecken zwischen den R-Zacken, die sonst durch die
T- und P-Zacke eine ruhige, völlig regelmäßige Gliederung erfahren, sind geradezu
zerrissen durch regellose kleinere und größere Erhebungen; die Nachschwankungen
werden dadurch verunstaltet und die wechselnde Größe der R- und S-Zacken verraten, daß auch diese in ihrer regelmäßigen Ausbildung gestört werden. In anderen
Fällen trifft man eine ganz feine, scheinbar gleichmäßige Aufsplitterung; erst bei
Aufnahmen mit rascherem Gang des Films wird deutlich, daß auch hier starke

Unregelmäßigkeiten bestehen (Abb. 167). In der Regel wird das Flimmern auf die Sinusgegend übergreifen, wenigstens konnte WENCKEBACH wiederholt die Muskulatur der Vena cava superior mitflimmern sehen. Bei kurzen Anfällen ließ sich andererseits feststellen, daß der Sinusrhythmus nicht gestört zu werden braucht (WINTERBERG, HABERLANDT, SEMERAU). Fragen wir uns zum Schluß, warum die Vorhöfe so leicht ins Flimmern geraten — das Vorhofsflimmern macht ungefähr 35—40% der Arrhythmien aus (SEMERAU) — während die Kammern

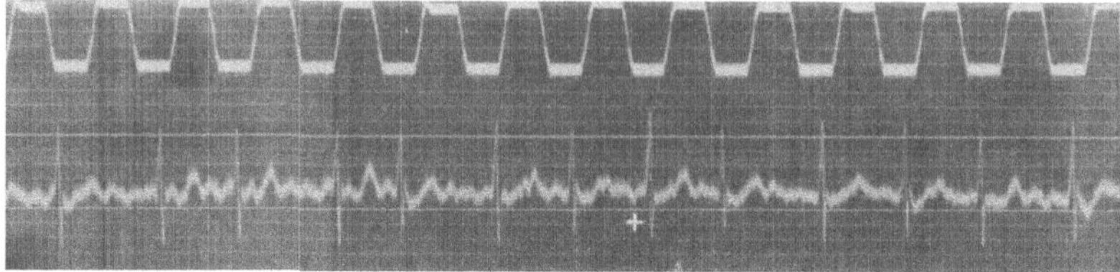

Abb. 166. Vorhofsflimmern.

sehr wenig zum Flimmern neigen, dann müssen wir das wohl mit der Ausbildung des Reizleitungssystems in Zusammenhang bringen: In den Kammern ein hoch entwickeltes, deutlich differenziertes, also isoliertes Netz, in den Vorhöfen keine anatomisch erkennbaren Bahnen. Es geht dem Herzen wie auch sonst im Leben: Je besser ausgebildet und je straffer die Organisation, um so größer der Schutz vor Unruhen.

Die *Ursachen des Vorhofsflimmerns* werden uns in ihren wesentlichen Grundlagen am besten aus dem Tierversuch klar werden. Faradisierung des Vorhofs

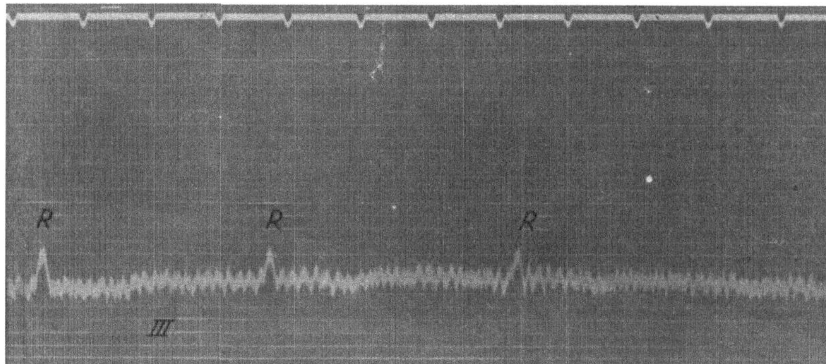

Abb. 167. Vorhofsflimmern.

genügt für sich nicht, es muß Vagusreizung in irgendeiner Form hinzukommen (ROTHBERGER und WINTERBERG und andere), auch gleichzeitige Accelerans- und Vagusreizung erweist sich der Entstehung des Flimmerns günstig. Auf die Klinik übertragen heißt das, alle die früher besprochenen Ursachen von Extrasystolen kommen in Betracht, bedürfen aber der Ergänzung durch Vagusreize; diese dürften meistens reflektorisch sein, da über organische Vaguserkrankungen beim Vorhofsflimmern nichts bekannt ist. Nach dem, was wir über die Ursachen der Extrasystolen früher gehört haben, wundert es uns nicht, daß sichere anatomische Veränderungen im Sinusgebiet nur etwa in der Hälfte der Fälle (SEMERAU) oder noch seltener (FROTHINGHAM, COOMBS und HORAPATH) gefunden werden. Daß aber doch Schädigungen des Herzens eine wichtige Rolle spielen, zeigen die beiden folgenden Tabellen 20 a und b von SEMERAU. Aus der ersten geht hervor, daß

Tabelle 20 a. Verteilung der Flimmerarrhythmie nach allgemeinen
ätiologischen Momenten.

Name der Autoren	Überanstrengung %	Gelenkrheumatismus %	Kongenitale Vitien %	Lues %	Infektionskrankheiten %	Atherosklerose %	Nierenleiden %	Lungenleiden %	Basedow %	Stoffwechselstörungen %	Nervöse Störungen %	Rest %
	1	2	3	4	5	6	7	8	9	10	11	12
Lewis . . .	—	66,3	—	0,7	0,7	17,7	8,5	1,4	—	—	—	4,7
(152)		(101)		(1)	(1)	(27)	(13)	(2)				(7)
Frey. . . .	—	31	—	—	4	32	9	—	5	2	1	16
(100)		(31)			(4)	(32)	(9)		(5)	(2)	(1)	(16)
Semerau . .	6,3	26,1	6,3	6,3	3,6	36,1	4,5	1,8	0,9	1,8	4,5	5,4
(111)	(7)	(29)	(7)	(7)	(4)	(40)	(5)	(2)	(1)	(2)	(5)	(6)

Tabelle 20 b.
Zusammenhang der Flimmerarrhythmie mit speziellen Herzveränderungen.

Name der Autoren	Kongenitale Herzveränderungen %	Endocardveränderungen					Myocardveränderungen					
		Mitralinsuffizienz %	Mitralstenose %	Aorteninsuffizienz %	Aortenstenose %	Tricuspidalinsuffizienz %	Akute Entzündungen %	Chronische Entzündungen %	Myomalacie %	Reizzustände %	Pericardveränderungen %	Unbestimmte Veränderungen %
Theopold .	—	55,7		—	—	—	44,3				—	—
(52)		(29)				(1)	(22)					
Fahrenkamp	—	52,3		4,8	2,4	—	33,3				—	7,2
		(22)		(2)	(1)		(14)					(3)
Jarisch . .	—	2,2	4,2	6,7	2,2	—	—	17,7	8,8	11,1	8,9	—
		(2)	(19)	(3)	(1)			(8)	(4)	(5)	(4)	
Hoffmann .	—	32,5		1,2	—	—	56,2					10,1
(89)		(29)		(1)			(50)					(9)
Lewis . . .	—	—	51,9	5,9	—	—	—	13,2	13,2	—	2	13,8
(152)			(79)	(9?)				(20?)	(20)		(3)	(21)
Semerau .	1,8	10,8	24,4	1,8	—	—	0,9	29,7	9	6,3	1,8	13,5
(111)	(2)	(12)	(27)	(2)			(1)	(32)	(10)	(7)	(2)	(15)

Gelenkrheumatismus (einschließlich der Herzfehler) und Arteriosklerose, also
organische Kreislaufserkrankungen in 70% der Fälle von Vorhofsflimmern vorliegen; die zweite lehrt, daß unter den organischen Herzerkrankungen die Mitralfehler an erster Stelle stehen. Es muß aber mit örtlichen Unterschieden gerechnet
werden. So ergeben die Aufzeichnungen, die ich mir seiner Zeit auf Grund des
stationären Materials im Münchener Krankenhaus über 136 Fälle gemacht habe,
als interessante Abweichungen eine hohe Zahl von Säuferherzen und Kropfkranken (Tab. 21). Bei einem gleichmäßig aus stationären und ambulanten Kranken
und Kranken der verschiedenen Berufe und Klassen zusammengesetzten Material
würden die Zahlen gewiß anders ausfallen, vor allem sich zugunsten der letzten
Spalte verschieben. Aber der enge Zusammenhang zwischen organischen Herzveränderungen und Vorhofsflimmern bleibt doch unverkennbar, zumal da die

Tabelle 21.

Mitral-fehler	Aorten-fehler	Kombi-nierte Klappen-fehler	Säufer-herzen	Herzin-suffizienz aus andern Gründen	Arterio-sklerose	Kropf	Nach Infektions-krank-heiten	Lues	Rest
22,8% (31)	9,56% (13)	6% (8)	18,4% (25)	9% (12)	11% (15)	8,1% (11) davon 7 nach Jodbe-handlg.	1,4% (2)	2,2% (3)	11,8% (16) davon 8 anfalls-weise = 5,9%
38,36%			27,4%						
			38,4%						

Arteriosklerosen wie die übrigen Fälle durchweg Erscheinungen von Herzschwäche boten; wir finden dann 76,8% organische Herzleiden unter 100 Fällen Vorhofsflimmern. Das ist nicht verwunderlich, wenn wir überlegen, daß eine Herzinsuffizienz beiden Bedingungen des Vorhofsflimmerns entgegenkommt: Die Kreislaufschwäche betrifft auch die Durchblutung des Herzens selbst und von ungenügender Durchblutung wissen wir, daß sie krankhafte, mit gesteigerter Reizbarkeit verbundene Veränderungen setzen kann und gleichzeitig als Vagusreiz wirkt. Daneben spielt eine Überdehnung der Vorhofswand bei Stauungen wahrscheinlich eine wichtige Rolle (D. GERHARDT, PIETRKOWSKI).

Besonderes Interesse dürfen die Fälle beanspruchen, in denen das Vorhofsflimmern anfallsweise auftritt; sie bieten Gelegenheit den Ursachen nachzuspüren, die im einzelnen Falle den Stein ins Rollen bringen können. So wissen manche Kranke aus Erfahrung, daß die Anfälle durch Magenüberladung hervorgerufen werden. Bei einem meiner Patienten pflegte der Anfall nach Erbrechen aufzuhören. Ein Kranker hatte den ersten Anfall nach einem Granatschrecken bekommen, war seitdem gegen Erregungen empfindlich. Bei einem anderen trat der Anfall jeden Morgen zwischen 8 und 9 Uhr auf; der Mann hatte eine alte Bronchitis und die Anstrengung morgens beim Abhusten löste für eine halbe bis eine Stunde Vorhofsflimmern aus. Ähnliche Fälle sind von NOTHNAGEL, D. GERHARDT, WENCKEBACH, A. HOFMANN, FAHRENKAMP, SEMERAU, FELBERBAUM und FINESILVER beschrieben worden; Magenüberfüllung, Erregungen, Nervenchok spielen eine wichtige Rolle. Bemerkenswert ist, daß in einigen Beobachtungen vor und nach dem Anfall Extrasystolen festgestellt wurden (LASLETT-HEWLETT, FAHRENKAMP, SEMERAU). Zuweilen treten die Anfälle in so regelmäßigen Abständen auf, daß Vorgänge von einer bestimmten Periodik den Anfällen zugrunde liegen könnten. Auch eine Polyurie, ähnlich wie bei der Migräne, begleitet manchmal den Anfall. Über den Zusammenhang zwischen Vorhofsflimmern und Schilddrüse, auf den unsere kleine Zusammenstellung hinweist, wissen auch D. GERHARDT, FR. v. MÜLLER, A. HOFMANN, BENJAMIN, ANDERSON zu berichten. GERHARDT und HOFMANN sahen nach der Operation das Flimmern verschwinden, das gleiche konnte ich in einem Falle beobachten. FR. v. MÜLLER hingegen sah nach der Operation einen mehrere Tage dauernden Anfall auftreten. Beachtung verdient, daß in sieben meiner Fälle das Flimmern mit einer ungeeigneten Jodbehandlung in Zusammenhang zu bringen ist. Zum Schluß sei an das Vorhofsflimmern als Ursache von Herzzufällen bei Operationen erinnert (LEVINE).

Das Bild der Flimmerarrhythmie wird weniger bestimmt durch das Vorhofsflimmern als solches, als durch seine Wirkung auf die Kammertätigkeit. Die Aufgabe des Vorhofs besteht ja einmal darin, wenn die Kammerdiastole einsetzt, die zur prompten Füllung der Kammern nötige Blutmenge bereit zu halten. Ferner hat am Schluß der Kammerdiastole der Vorhof durch seine Systole die Füllung und damit Anfangsspannung und Leistungsfähigkeit der Kammern zu steigern und gleichzeitig die Atrioventrikularklappen zu stellen, um einen Blutrückfluß in die Vorhöfe beim Einsetzen der Kammersystole zu verhindern. Flimmert der Vorhof, so kann er die beiden letzten Aufgaben nicht erfüllen und beeinträchtigt dadurch die Leistung der Kammerarbeit. Dieser Schaden ist aber gering im Verhältnis zu dem, der durch das Vorhofsflimmern in der Schlagfolge der Kammern angerichtet wird und dem Kind ursprünglich den Namen gegeben hat: Delirium cordis, die regellose Herztätigkeit, Arrhythmia perpetua, Pulsus irregularis perpetuus (perpetue), Flimmerarrhythmie. Der flimmernde Vorhof schickt den Kammern eine übergroße Zahl von Kontraktionsreizen zu. Allerdings wohl nicht so viel, wie man Oszillationen in der elektrocardiographischen Kurve zählen kann, denn viele dieser Oszillationen dürften örtlich beschränkten Erregungsvorgängen entsprechen und nie bis an das atrioventrikuläre Reizleitungssystem gelangen. Aber immerhin bleibt die Zahl groß genug, um eine rasche Kammertätigkeit bis zu 160 Schlägen auszulösen. Als Beispiel für diese

rasche Form der regellosen Herztätigkeit mögen die beiden folgenden Kurven dienen (Abb. 168 und 169).

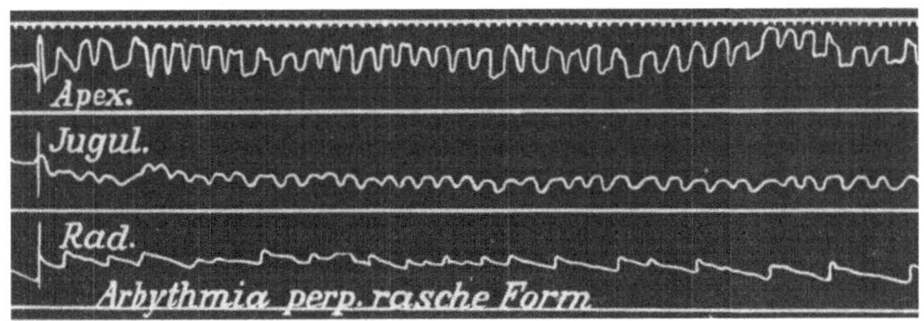

Abb. 168. Vorhofsflimmern.

Die Wirkung auf die mechanische Arbeitsleistung der Kammern lassen die Pulskurven noch besser ermessen als das Elektrocardiogramm. Wie aus der Herzstoßkurve hervorgeht, folgen sich die einzelnen Systolen so rasch, daß für die Ausbildung einer wirksamen Diastole oft keine Zeit bleibt. Viele Systolen können

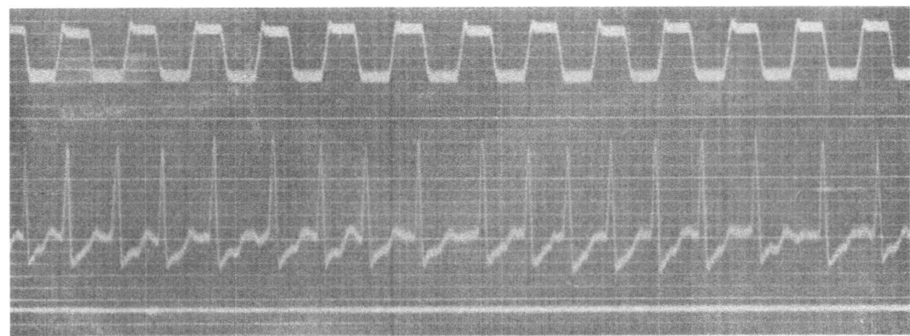

Abb. 169. Rasches Vorhofsflimmern.

deshalb überhaupt kein Blut in die Aorta treiben. Zählt man in unserer Kurve die Pulse am Herzstoß und der Radialis, so ergiebt sich ein Verhältnis von 39:23 oder auf die Minute umgerechnet von 146:86, d. h. ein Pulsdefizit von 60 Schlägen. Eine gewaltige Kraftvergeudung, bei der zwei Fünftel der Herzarbeit nicht nur für den Kreislauf, sondern auch für die Versorgung des Herzens verloren gehen. Kein Wunder, wenn sich solche Herzen selbst aufreiben, auch wenn sie anatomisch völlig gesund sind. Es unterliegt keinem Zweifel, daß in derartigen Fällen die Unregelmäßigkeit Ursache der Herzschwäche und nicht Herzschwäche Ursache der Unregelmäßigkeit ist. WENCKEBACHS großes Verdienst ist es, dieses früher verkannte Verhältnis zwischen Ursache und Wirkung aufgedeckt zu haben. Solche Kranke bieten dementsprechend das ausgesprochene Bild der Herzschwäche: sie sind cyanotisch, unfähig zu irgendeiner Anstrengung, leiden unter Atemnot und Stauungserscheinungen. Der ungünstige Einfluß der starken Beschleunigung und Unregelmäßigkeit des Herzschlages auf die Füllung und Entleerung der Kammern trägt hieran gewiß die Hauptschuld. Es kommt hinzu, daß sich diese Herzen wechselnden Anforderungen nicht genügend anpassen können. Ob viel oder wenig von ihnen verlangt wird, sie arbeiten so ziemlich in dem gleichen unzweckmäßigen Tempo, der gleichen unzweckmäßigen Form. So glauben wir gern, daß Flimmern den Nutzwert der Herzarbeit um 35% verringern kann (EYSTER, SWARTHOUT, BLUMGART, BARRINGER und andere). Dementsprechend pflegt beim Flimmern auch der Blutdruck zu sinken. Gelingt es das Flimmern zu beseitigen, so schwinden zuweilen alle Insuffizienzerscheinungen, ohne daß man dem Herzen sonst noch zu Hilfe zu kommen braucht (v. BERGMANN). Betrifft das Flimmern ein schwaches Herz, dann sind die Kreislaufstörungen entsprechend schwerer und müssen wir nicht nur die Arrhythmie, sondern auch die Herzschwäche behandeln, um Erfolg zu haben.

Bevor wir die rasche Form der regellosen Herztätigkeit verlassen, müssen wir noch einmal der Schlagzahl und der Unregelmäßigkeit unsere Aufmerksamkeit zuwenden. Die Schlagzahl übersteigt kaum je 160 in der Minute, kann aber auch sehr viel niedrigere, bis zu normalen Werten zeigen. Das ist auffallend, wenn man bedenkt, daß das Herz bei den paroxysmalen Tachycardien viel rascher schlägt, obwohl dabei die Zahl der das atrioventrikuläre Leitungssystem erreichenden Vorhofsreize geringer sein dürfte als beim Flimmern. Wahrscheinlich hängt diese Erscheinung damit zusammen, daß beim Vorhofsflimmern die Reize zum Teil zu schwach sind, um überhaupt in die Leitung Eintritt zu finden (unterschwellige Reize), zum Teil mögen sie gerade noch geleitet werden, aber nicht für den im Augenblick gegebenen Grad der Anspruchsfähigkeit der Kammern genügen und deshalb wirkungslos bleiben. Bei sehr schwachen, gerade um die Schwelle der Leitungsmöglichkeit oder Anspruchsfähigkeit schwankenden Reizen wird deshalb die Zahl der Kontraktionen unter der Reizzahl bleiben müssen, und zwar wegen der großen Labilität der Verhältnisse in ganz unberechenbarer Weise, d. h. die Kontraktionen werden in regellosen Abständen erfolgen, so wie wir es eben beim Vorhofsflimmern zu sehen gewohnt sind (TRENDELENBURG). Eine gewisse Regel könnte höchstens darin gesehen werden, daß etwa zu Zeiten eines steigenden Acceleranseinflusses (etwa bei der Einatmung) Leitung und Anspruchsfähigkeit besser werden und daß infolgedessen eine Reihe rascherer Schläge salvenartig auftritt. Von der raschen Form führen gleitende Übergänge durch normale Schlagzahlenwerte zur

langsamen Form der regellosen Herztätigkeit. Da wir wissen, daß die Zahl der vom Vorhof auf die Kammern übergeleiteten Reize maßgebend durch die Leistungsfähigkeit der atrioventrikulären Reizleitungsbahnen bestimmt wird, so lag es nahe, die langsame Form auf Schädigungen dieser Bahn zurückzuführen. Anatomische Untersuchungen von FREUND, ROMEIS, JARISCH haben diese Annahme bestätigt. Hin und wieder kann die langsame Schlagzahl fast regelmäßig gefunden werden (Pseudoeurhythmie, D. GERHARDT, MOSLER und Sachs, LEVY, DOCK und LEVINE), ohne daß eine völlige Blockierung der Reizleitung vorläge; in manchen Fällen scheint die Anspruchsfähigkeit der Kammern dabei mitzusprechen (D. GERHARDT). Obwohl auch bei den langsamen Formen der regellosen Herztätigkeit die Anpassungsfähigkeit an wechselnde Arbeitsbedingungen vermindert ist, sind sie doch recht leistungsfähig, so lange nicht andere Erkrankungen des Herzens vorliegen. Das ist aber gerade bei den langsamen Formen ziemlich oft der Fall — natürlich, denn die Herabsetzung der Reizleitung, so günstig sie einerseits beim Vorhofsflimmern ist, muß doch einen Grund haben und dieser Grund ist in der Regel eine anatomische Schädigung der Bahn. Handelt es sich dabei nur um einen begrenzten Herd, so ist das natürlich günstiger, als wenn die Erkrankung der Leitungsbahn Teilerscheinung umfangreicher Veränderungen ist. Bedenklich bleibt die langsame Form aber unter allen Umständen, da sie uns in der Anwendung unseres besten Herzmittels, der Digitalis, einschränkt. Dasselbe gilt für die Fälle von Vorhofsflimmern mit vollständigem Block, ein Zusammentreffen, das in dem Abschnitt über Leitungsstörungen besprochen werden wird, da die Leitungsstörung hier das Bild beherrscht.

Daß es Vorhofsflimmern giebt, das anfallsweise auftritt, wurde schon gesagt, und daß scheinbar dauerndes Flimmern zuweilen beseitigt werden kann, wird noch bei der Behandlung zu sagen sein.

Von anderen Rhythmusstörungen, die zum Vorhofsflimmern hinzutreten und das gewohnte Bild stören können, sind Extrasystolen, paroxysmale Tachycardien atrioventrikulären oder ventrikulären Ursprungs und Kammerflimmern zu erwähnen. Es wird darauf am gegebenen Orte näher einzugehen sein.

Die Diagnose der Flimmerarrhythmie wird man häufig mit den einfachsten Mitteln stellen wollen und müssen. Eine völlig regellose Herztätigkeit, an der höchstens einmal eine kurze Reihe rascherer Schläge oder hin und wieder einige unerwartet langsame Pulse auffallen, meist ein schwacher, mit dem Carotisschlag zusammenfallender Venenpuls, ein unveränderter Befund bei wiederholten Untersuchungen: das sind die Merkmale, die uns zur Diagnose genügen müssen. Eine Verwechslung mit Vorhofsflattern ist möglich, doch ist hierbei gewöhnlich die Unregelmäßigkeit geringer und entbehrt selten einer gewissen Gliederung; ähnlich steht es mit Extrasystolien. Diese Regeln gelten besonders für die Fälle mit langsamer oder doch nicht zu hoher Pulszahl. Übersteigt die Schlagzahl 110—120 in der Minute, dann wird unsere Diagnose schon unsicherer und man muß Pulskurven oder Elektrocardiogramm zu Hilfe rufen. Es ist schon gesagt worden, daß im Venenpuls die a-Welle vor der Carotiszacke c fehlt. Bei der raschen Form ist uns aber wenig mit diesem Satz gedient, da die trägen Venenwellen zusammenfließen (Abb. 168) und keine einigermaßen sichere Entwirrung gestatten. Anders bei der langsamen Form, da genügt ein Blick, um den Sachverhalt festzustellen (Abb. 170). Bedenken könnten höchstens entstehen, wenn

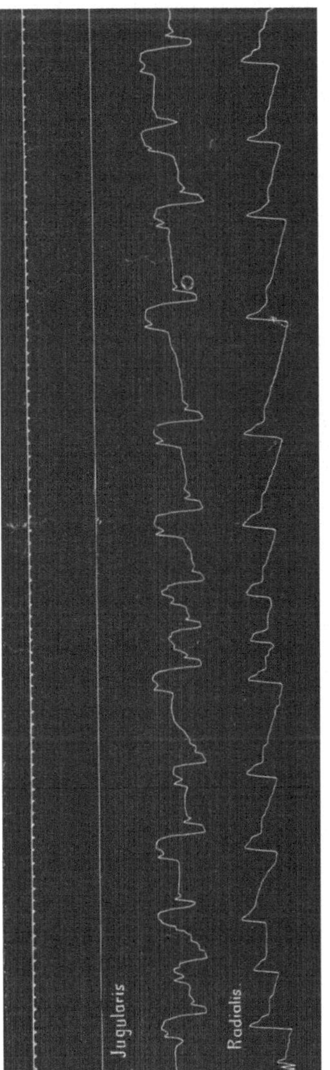

Abb. 170. Vorhofsflimmern.

die Kurve des Venenpulses durch einen tieferen Einschnitt in zwei große Wellen
gespalten wird (Abb. 171) und die Unregelmäßigkeit nicht sehr groß ist. Da muß
man mit der Möglichkeit rechnen, daß Vorhof- und Kammersystole teilweise zusammengefallen sind, daß ein nodal rhythm vorliegt. Betrachtet man unsere
Abb. 171, bei der Vorhofsflimmern durch das gleichzeitig aufgenommene Elektrokardiogramm festgestellt wurde, so wird man verstehen, daß MACKENZIE seinerzeit in vielen Fällen von Vorhofsflimmern einen nodal rhythm annehmen und
verfechten konnte. Heute ist dank dem Saitengalvanometer diese Frage gelöst
und man zerbricht sich nur noch den Kopf darüber, wie diese merkwürdige Form
des Venenpulses zustande kommt. D. GERHARDT giebt folgende Erklärung: „Je
rascher die einzelne Systole auf die vorangehende folgt, je kleiner und schwächer
demgemäß der zugehörige Arterienpuls ist, um so mehr pflegt das systolische
Anschwellen der Vene ausgesprochen zu sein; je länger die vorangehende Pause,
je kräftiger der Arterienpuls, um so mehr macht sich der systolische Kollaps geltend... Als Andeutung des systolischen Kollapses ist wahrscheinlich die Sattel-

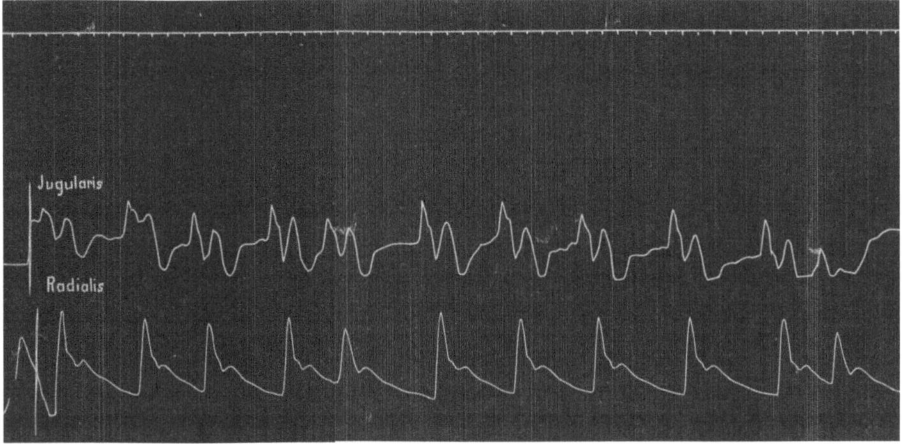

Abb. 171. Vorhofsflimmern.

form der Venenkurve aufzufassen." Zu einer ähnlichen Auffassung kommt auch
A. WEBER. Im Elektrocardiogramm ist die Diagnose auf Grund der früher angegebenen Merkmale leicht. Der Carotisdruck dagegen leistet für die Erkennung
des Vorhofsflimmerns nicht gerade viel. Das Flimmern selbst wird meist nicht
wesentlich beeinflußt, höchstens daß das Flimmern feiner wird (FAHRENKAMP),
in seltenen Fällen wird das Flimmern durch Vagusdruck aufgehoben (EDENS,
FAHRENKAMP). Die Kammerschlagzahl kann je nach der Empfindlichkeit der
atrioventrikulären Leitung durch den Carotisdruck mehr oder weniger verlangsamt werden. Auch die Auscultation des Herzens läßt uns im Stich. Nur bei
gleichzeitiger Mitralstenose glaubte man aus dem Bestehen oder Fehlen des typischen präsystolischen Geräusches darauf schließen zu dürfen, ob eine Vorhofsystole erfolgte oder nicht. Für die langsamen Formen der regellosen Herztätigkeit trifft das auch zu; höchstens bei unreinem Flimmern mag es sporadisch zu
einem präsystolischen Geräusch kommen (WEISER). Schlägt die Kammer aber
rasch, so kann sich der erste Ton an ein diastolisches Stenosengeräusch unmittelbar anschließen und diesem dadurch den Crescendocharakter verleihen. Der Eindruck des Crescendo beruht dabei auf einer Gehörstäuschung, hervorgerufen
durch den Umstand, daß der laute Ton das Ende des Geräusches gewissermaßen

unterstreicht. D. GERHARDT hat das an einer hübschen Beobachtung nachweisen können. In einem Falle von Mitralstenose mit Leitungsstörung und erhaltener Vorhofstätigkeit verlor das durch die Vorhofsystole erzeugte Geräusch jedesmal seinen Crescendocharakter, wenn die Überleitungszeit so lang wurde, daß sich der erste Ton nicht unmittelbar an das Geräusch anschloß.

Die Behandlung der Flimmerarrhythmie.

Vorhofsflimmern kann die Ursache einer Herzschwäche, es kann aber auch Herzschwäche eine Ursache von Vorhofsflimmern sein. Da jede Behandlung vornehmlich die Beseitigung der krankmachenden Ursachen anzustreben hat, so ist begreiflich, daß es keine einheitliche Behandlung des Vorhofsflimmerns geben kann. Es ist nun im gegebenen Falle nicht immer leicht zu entscheiden, ob die Flimmerarrhythmie Ursache oder Folge einer gleichzeitigen Herzschwäche ist. Aber in allen Fällen, wo die Insuffizienzerscheinungen gering sind oder mindestens nicht zu einer möglichst raschen Beseitigung drängen, wird man versuchen dürfen, das Vorhofsflimmern wegzubringen. WENCKEBACH hat als erster gefunden, daß Chinin bei manchen Kranken das Vorhofsflimmern aufzuheben vermag. Immerhin versagte das Mittel so oft, auch bei intravenöser Anwendung (WINTERBERG), daß man sich nach einem wirksameren Präparat umsah. Ein solches wurde von W. FREY im Chinidin (rechtsdrehende Stereoisomere des Chinins) gefunden. Nachprüfungen haben die Befunde FREYS durchweg bestätigt, vorausgesetzt, daß genügend große Dosen gegeben werden. Man hält sich jetzt meistens an die Vorschrift v. BERGMANNS: Am ersten Tag abends 0,2 g; wenn diese gut vertragen worden sind, in den nächsten Tagen 3 mal täglich 0,4 g bis zum Eintritt der regelmäßigen Herztätigkeit, die meist nach 3—4 Tagen eintritt (BENJAMIN und KAPF); dann in einer Woche Abbau der Chinidinbehandlung. Das Chinidin ist aber kein ganz ungefährliches Mittel, da es die Contractilität herabsetzt; FREY

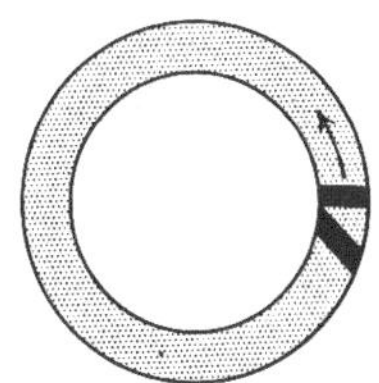

Abb. 172. Schema der Kreisbewegung.

selbst sah in zwei Fällen bedrohliche Erscheinungen von Herzlähmung. Es ist seitdem allgemeine Regel geschwächte Herzen, wenn überhaupt, dann erst mit Chinidin zu behandeln, nachdem die Herzschwäche durch Digitalis oder Scillaren beseitigt ist. Dadurch vermeiden wir gefährliche Schädigungen der Herzkraft, aber nicht eine zweite Gefahr, die bei der Chinidinbehandlung lauert: die Gefahr einer Embolie. Die mit dem Flimmern verbundene Blutstockung in den Vorhöfen begünstigt die Bildung von Thromben, die leicht losgerissen werden können, wenn mit der regelrechten Tätigkeit wieder kräftige Systolen der Vorhöfe einsetzen. Unter 265 Fällen, die mit Chinidin behandelt wurden, zählt HAY 17 Todesfälle mit 7 Embolien. Für die Chinidinbehandlung kommen deshalb in erster Linie die kurzen Anfälle und frischen Fälle von Vorhofsflimmern in Frage, bei denen die Gefahr von Embolien verhältnismäßig gering und eine längere oder dauernde Beseitigung des Flimmerns wahrscheinlich ist. Die Wirkung des Chinidins darf man sich vielleicht folgendermaßen vorstellen. Beruht das Flimmern auf dem Kreisen eines Reizes, so wird dieser an der Innenseite der Bahn eher seinen Ausgangspunkt erreichen als an der Außenseite (Abb. 172). Wird nun durch Chinidin die refraktäre Phase verlängert, dann findet nur an der Außenseite der laufende, später eintreffende Reiz seinen Ausgangspunkt erregbar. Der Reiz rückt weiter nach außen, der Kreis wird größer, der Umlauf des Reizes dauert länger und die dadurch bestimmte Vorhofsfrequenz sinkt. Wenn das Chinidin noch weiter die refraktäre Phase verlängert und die Reizbarkeit herabsetzt, kommt ein Augenblick, wo der Reiz auf seinem Kreislauf den ganzen Ausgangsbezirk unerregbar antrifft. Die Kreisbewegung erlischt. Umgekehrt wenn ein Mittel, wie die Digitalis durch Vagusreizung, die refraktäre Phase verkürzt. Der Reiz rückt dann nach innen, der Kreis wird enger, die Vorhofsfrequenz höher. Nun verlängert Chinidin wohl die refraktäre Phase und setzt die Erregbarkeit herab, gleichzeitig verlangsamt es aber auch die Leitung und giebt dadurch die Möglichkeit, daß der Reiz trotz der Verlängerung der refraktären Phase seinen Ausgangsort wieder erregbar vorfindet. In diesem Falle würde Chinidin die Frequenz des Vorhofs herabsetzen, gegebenenfalls Flimmern in Flattern verwandeln, jedoch nicht die Kreisbewegung ersticken. Auch die Digitalis verlangsamt die Leitung. Wenn diese Wirkung des Mittels überwiegt, sinkt trotz der Verkürzung der refraktären Phase die Vorhofsfrequenz, das Flimmern wird langsamer, geht unter Umständen in Flattern über (LEWIS, DRURY, ILIESCU und WEDD, F. B. HOFMANN, W. FREY, BODEN und NEUKIRCH, HECHT und ROTHBERGER, BOEKELMANN, HIRSCHFELDER und CERVENKA).

Stehen die Erscheinungen der Kreislaufsschwäche im Vordergrund, so wird man von einer Chinidinbehandlung absehen und lieber Digitalis geben. Die Digitalis kann wie gesagt auf das Vorhofsflimmern in doppelter Weise wirken, kann Dauer und Frequenz steigern, kann aber auch das Flimmern beseitigen (WENCKEBACH, EDENS). In den meisten Fällen wird die erste Wirkung überwiegen, wird die Digitalis das Flimmern steigern und befestigen. Ja, die Digitalis kann bei empfänglichen Herzen schon in kleinen Gaben Flimmern erzeugen, wenn es bis dahin nicht bestand (EDENS). Behandelt man also eine Flimmerarrhythmie mit diesem Mittel, so muß man sich darüber klar sein, daß man sich den Weg zur Beseitigung des Flimmerns zunächst verbaut. Dieser Nachteil wird aber reichlich aufgewogen durch die günstige Wirkung auf die für die Kreislaufsleistung maßgebende Kammertätigkeit. Das gilt vor allem für die rasche Form der regellosen Herztätigkeit. Die Digitalis pflegt rasch und sicher die hohe Schlagzahl zu senken und zuweilen auch die Schlagfolge einigermaßen zu regeln (Pseudoeurhythmie).

Wie haben wir uns diese Wirkung, vor allem die Herabsetzung der Kammerschlagzahl zu erklären? Wir wissen und werden es in dem Abschnitt über die Reizleitungsstörungen noch genauer erfahren, daß die Digitalis die Reizleitung herabsetzt. Was liegt näher, als die Verminderung der Kammerschlagzahl bei der regellosen Herztätigkeit auf diese Wirkung der Digitalis zu beziehen? So einleuchtend der Gedanke ist, stößt er doch auf einige Schwierigkeiten. Eine Herabsetzung der Reizleitung nach kleinen und mittleren Gaben, wie sie meistens bei der regellosen Herztätigkeit genügen, finden wir sonst nur dann, wenn die Reizleitung geschädigt ist, ja die Digitaliswirkung ist uns geradezu ein Beweis dafür. Bei gesunder Reizleitung kann man Digitalis bis zum Erbrechen geben, ohne daß die Reizleitung dadurch beeinflußt würde. Wir müssen uns also noch nach anderen Gründen für die starke Reizleitungshemmung der Digitalis bei der regellosen Herztätigkeit umsehen. Eine Schädigung der Leitung in fast allen Fällen von Flimmerarrhythmie vorauszusetzen, geht nicht wohl an. Vielleicht könnte man sagen, die hohe Zahl der Leitungsreize schwäche die Leitung und mache sie empfindlicher für die Digitalis. Obwohl die höhere Zahl bei supraventrikulären Tachycardien leider keinen solchen Einfluß hat, ist diese Begründung doch nicht ganz abzulehnen. Übersteigt nämlich die Reizzahl ein gewisses Maß, wie z. B. beim Vorläufer des Flimmerns, dem Vorhofsflattern, dann tritt tatsächlich eine an dem Ausfall von Systolen kenntliche Abnahme der Reizleitung ein, die mit der Zahl der Leitungsreize zunimmt (ERLANGER und HIRSCHFELDER). Nun wissen wir aber gar nicht, wieviel der beim Flimmern gebildeten Reize das Leitungssystem erreichen. Überlegen wir, daß bei raschem Vorhofsflattern fast nie ein 2:1-Rhythmus, d. h. eine Pulszahl von 140—170 überschritten wird und nicht selten ein 4:1-Rhythmus, d. h. eine Pulszahl von 70—90 vorkommt, dann werden wir die

Zahl der Leitungsreize beim Flimmern nicht sehr hoch ansetzen wollen, da anderenfalls die Überlastung des Bündels zu viel niedrigeren Kammerschlagzahlen führen müßte, als tatsächlich gefunden werden. Alles das drängt zu der Annahme, dieselbe Ursache, die wir schon für die verhältnismäßig niedrige Kammerschlagzahl und die Regellosigkeit der Kammerschlagfolge verantwortlich gemacht haben, möge auch der auffallenden Leitungshemmung durch die Digitalis zugrunde liegen: die Schwäche der Leitungsreize. Alle Reize, die unter gewöhnlichen Bedingungen gerade über der Schwelle der Wirksamkeit liegen, werden unwirksam, sobald die Leitung oder Anspruchsfähigkeit auch nur ein klein wenig durch die Digitalis herabgesetzt wird. Es mag hinzukommen, daß die Digitalis die Zahl der Flimmerreize steigert und dadurch die Stärke des einzelnen Reizes noch mehr herabsetzt.

Die Gaben, die man braucht, sind sehr verschieden. Man wird gewöhnlich mit 3 mal täglich 0,1 g Digitalis auskommen und nach dem Eintritt normaler Schlagzahlen auf etwas geringere Gaben zurückgehen. Hat man festgestellt, wieviel Digitalis der Kranke nehmen muß, um eine Pulszahl von 60—70 zu erzielen, dann läßt man ihn unter ständiger, anfangs häufigerer, später seltenerer Nachprüfung dauernd bei dieser Menge, sagen wir von 0,05—0,2 g. Setzt man das Mittel aus, so schnellt der Puls meistens rasch wieder in die Höhe mit allen Zeichen zunehmender Kreislaufschwäche. Das muß aber vermieden werden, denn bei kranken Herzen kann jede Überanstrengung — und eine solche ist die rasche Form der Flimmerarrhythmie, — eine bis dahin erreichte Kompensation dauernd vernichten, d. h. zu rettungsloser Herzschwäche führen. Hin und wieder braucht man größere Dosen, so mußte ich einem Kranken eine Woche lang 0,6 g Digipurat intramuskulär geben, bis die Schlagzahl von 160 auf 60 gesunken war. (Die Abb. 169 zeigt das Elektrocardiogramm des Patienten vor der Behandlung.) Durch gleichzeitige Anwendung von Physostigmin (3 mal täglich $^1/_2$ mg), das für solche Fälle empfohlen sei, gelang es dann mit 0,1—0,2 g Digitalis auszukommen. Hat man besonderes Glück, dann mag die dauernde Herstellung der Kompensation mit ihren günstigen Folgen für das Herz selbst dazu führen, daß der Kranke eines Tages mit regelmäßiger Herztätigkeit aufwacht. Man kann, wenn der allgemeine Herzbefund günstig ist, jetzt auch noch einmal Chinidin versuchen. Die Aussichten für die Zukunft hängen aber weniger davon ab, ob die regellose Herztätigkeit endgültig beseitigt wird oder nicht, als von dem übrigen Zustand des Herzens und Kreislaufes: Herzerweiterung, Klappenfehler, Herzmuskelbeschaffenheit, Blutdruckhöhe usw.

Während bei der raschen Form der regellosen Herztätigkeit die Erfolge der Digitalisbehandlung meistens recht gut, zum Teil glänzend sind, ist das bei der langsamen Form nicht so der Fall. Der Grund ist klar. Bei der raschen Form ist die hohe Schlagzahl wesentlich mit an der Kreislaufschwäche schuld. Beseitigen wir diese hohe Schlagzahl durch genügende Digitalisgaben, so ist allein dadurch schon viel gewonnen. Der tatsächliche Gewinn fällt aber wesentlich größer aus, weil die Digitalisgaben meistens genügend groß sind, um eine kräftige Wirkung unmittelbar auf die Arbeit der Kammern zu entfalten. Bei der langsamen Form können wir durch eine Herabsetzung der Schlagzahl höchstens schaden und dürften deshalb die pulsverlangsamende Digitalis überhaupt nicht anwenden. Treten aber schwere Erscheinungen von Kreislaufschwäche ein und versagen die übrigen Mittel, dann wird man in der Not schließlich doch einen Versuch wagen wollen. Es muß dann unser Bestreben sein, die hemmende, pulsverlangsamende, diastolische Vaguswirkung der Digitalis möglichst zu umgehen, die fördernde systolische Sympathicuswirkung möglichst herauszuarbeiten. Der beste Weg hierfür ist die intravenöse Anwendung des am wenigsten kumulierenden Mittels:

Strophanthin. Intravenös — weil die fördernde Wirkung um so größer, je höher die Konzentration des Mittels; Strophanthin — weil diese fördernde Wirkung um so häufiger wiederholt werden kann, je geringer die Haftfähigkeit des Mittels. Ich sehe zu meiner Freude, daß diese von mir aufgestellte Indikation inzwischen von anderen Seiten hat bestätigt werden können (SEMERAU, CAESAR). Ein kleines Hilfsmittel ist noch das Atropin; durch Lähmung des Vagus kann es im Augenblick die fördernde Strophanthinwirkung unterstützen, ihr gewissermaßen den Weg bahnen (ERNST WEBER und SPERLING). Eine dauernde Verbindung beider Mittel stößt auf Schwierigkeiten, da die Wirkung des Atropins ebenso flüchtig, wie die der Digitalis nachhaltig ist. Sehr gerne wird man dagegen die Digitalis mit Coffein, Theocin oder einem der anderen Xanthinpräparate zusammen geben, um den Kranzgefäßkreislauf und die systolische Herzarbeit zu heben. Ob noch andere Mittel und Maßnahmen nötig sind, richtet sich ganz nach der Lage des Falles. Alles was an früherer Stelle über die Behandlung der Kreislaufschwäche gesagt ist, gilt sinngemäß auch hier. Unangenehme Störungen des Behandlungsplanes entstehen, wenn ungewollte Digitaliswirkungen auftreten: Erbrechen, Bigeminie. Handelt es sich darum, vor allem die rasche Kammerschlagzahl zu drücken, so kann das besonders stark auf die Leitung wirkende Physostigmin (VAN EGMOND) Digitalis sparen und dadurch die ungewollten Wirkungen vermeiden helfen. Steht bei langsamen Formen die Hebung der Herzarbeit im Vordergrunde, dann treten, wie soeben erwähnt, die Regeln für die allgemeine Behandlung der Herz- und Kreislaufschwäche in Kraft.

Störungen der Reizbildung und Reizbarkeit im Atrioventrikularknoten.

Der Vorhofskammerknoten ist bei regelrechter Herztätigkeit lediglich ein Teil des Leitungssystems, das der ordnungsmäßigen Fortpflanzung des vom Vorhof kommenden Kontraktionsreizes auf die Kammern dient, und zwar besteht nach den Untersuchungen H. E. HERINGS die Aufgabe des Knotens darin, den Reiz gewissermaßen aufzufangen und erst nach einer gewissen Frist an die Kammern weiterzuleiten. Diese Frist ist nötig, damit der Vorhof seine Systole bis zu Ende durchführen und so die Anfangsfüllung und -spannung der Kammern möglichst steigern und die Atrioventrikularklappen stellen kann. Der Vorhofskammerknoten hat also wie die Umschaltestelle in einem Telephonnetz eine gewisse Selbständigkeit. Da ist es kein Wunder, um das Bild noch etwas weiter auszumalen, daß diese Umschaltestelle hin und wieder ihre Selbständigkeit zum Ausdruck bringt, sei es, daß sie nur die Weiterleitung unterläßt, sei es, daß sie handelnd in den Betrieb eingreift. Wenn wir zum Herzen zurückkehren heißt das, der Knoten hat neben der Regelung der Reizleitung auch die Fähigkeit zu selbständigem Handeln, zur Automatie. Gehen wir zunächst auf diesen Teil seiner Tätigkeit ein: die

Steigerungen der Reizbildung und Reizbarkeit des Atrioventrikularknotens.

Die Ursachen dafür sind dieselben, die wir schon bei der Besprechung der Sinus- und Vorhofstätigkeit kennen gelernt haben. Alles, was wir da über die Ursachen von Extrasystolen und Extrasystolien gesagt haben, gilt auch hier.

Immerhin können noch einige interessante Einzelheiten nachgetragen werden. So der Befund von ROTHBERGER und WINTERBERG, daß beim Hunde in 30% der Fälle der Knoten zum Schrittmacher des Herzens gemacht werden kann durch Reizung des linken Accelerans. Diese Erscheinung ist dadurch zu erklären, daß die Fasern des linken Accelerans in den betreffenden Fällen vorwiegend zum Knoten führen und diesen positiv chronotrop beeinflussen. Ein kleinerer Teil der Fasern geht zum Sinus. Verschiebt sich die Verteilung zugunsten des Sinus, dann kommt es nicht zum Knotenrhythmus (70%). Bei gleichzeitiger Reizung beider Accelerantes giebt es deshalb immer nur eine Beschleunigung des Sinusrhythmus. Ferner verdient erwähnt zu werden, daß nach ECKL Atropin in 36,5% der Fälle beim Menschen einen atrioventrikulären Rhythmus erzeugt, und zwar nicht im Beginn der Atropinwirkung, wo die Sinusschlagzahl durch das Atropin noch verlangsamt ist, sondern zu einer Zeit, wo die Sinusschlagzahl ihre ursprüngliche Höhe schon wieder erreicht oder überschritten hat. Das Atropin muß also unmittelbar die Reizbildung in dem Vorhofskammerknoten fördern. Der Vergleich der Zahlen ECKLS mit denen von ROTHBERGER und WINTERBERG läßt daran denken, daß die Verteilung der Accelerans- und Vagusfasern auf den Sinus einerseits und Knoten andererseits dabei mitspielt. Auch Suprarenin begünstigt die Entstehung atrioventrikulärer Systolen (BREMER). Hin und wieder sieht man solche ebenfalls nach Digitalis auftreten, wie die nebenstehende Kurve (Abb. 173) eines schon früher von mir beschriebenen Falles belegen mag. Das scheint aber nur einzutreten, wenn bereits eine krankhafte Neigung zur Bildung von atrioventrikulären Reizen besteht; dementsprechend fanden ROTHBERGER und WINTERBERG im Tierversuch, daß bei

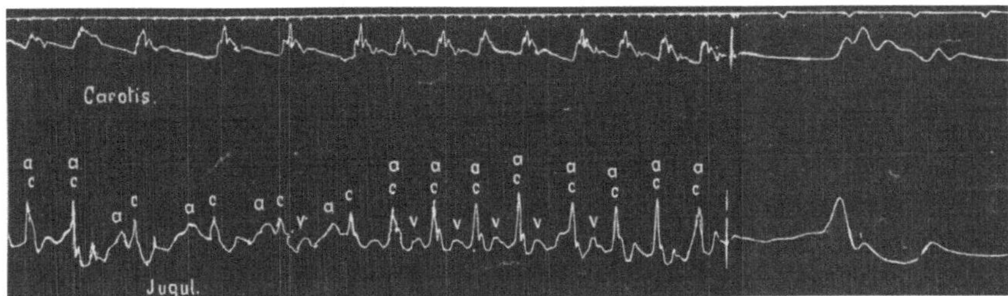

Abb. 173. Atrioventrikuläre Extrasystolen nach Digitalis.

Strophanthinvergiftung im sog. therapeutischen Stadium fast immer der Sinusknoten dominiert und nach stärkerer Vergiftung die Führung gewöhnlich unmittelbar auf die tertiären Zentren in den Kammern übergeht. Ja, selbst dann, wenn schon eine atrioventrikuläre Extrasystolie vorhanden ist, darf man eher auf eine Hemmung durch Digitalis rechnen. Doch darüber später mehr. Der hohe Grad von Automatie, der dem Vorhofskammerknoten eigen ist, macht es verständlich, daß sich leicht ein Knotenrhythmus einstellt, sobald die Sinusreize ausfallen. Da aber diese Art von atrioventrikulärer Automatie nicht beruht auf einer Steigerung der Reizentstehung im Vorhofskammerknoten — und davon soll hier ja gehandelt werden — so wird darauf in einem Anhang zu diesem Abschnitt eingegangen werden.

Das allgemeine Bild atrioventrikulärer Extrasystolen und Tachycardien unterscheidet sich nicht von dem Bilde, das Extrasystolen und Tachycardien überhaupt hervorrufen. Höchstens, daß die gleichzeitige Kontraktion von Vorhöfen und Kammern besonders unangenehm oder als wirklich schmerzhafter Stoß empfunden wird, denn es ist dem Vorhof ja nicht nur unmöglich, sich zu entleeren, sondern während er sich darum bemüht und kontrahiert, wird durch die Vortreibung der Atrioventrikularklappen gegen den Vorhofsraum der Druck in diesem plötzlich noch mehr gesteigert und dadurch die Spannung der Vorhofswände unverhältnismäßig erhöht. Auch was über die Folgen von Extrasystolen früher gesagt wurde, behält für die atrioventrikulären Formen seine Geltung und braucht hier nicht wiederholt zu werden.

Die Diagnose atrioventrikulärer Extrasystolen und Tachycardien ist nicht immer leicht. Halten wir uns zunächst an die Arterien- und Venenpulsaufnahmen. Bei der zu regelrechter Zeit erfolgenden Vorhofsystole wird der Hauptteil des Vorhofsinhaltes in die Kammern und nur ein geringer Teil durch die nicht völlig schließenden Hohlvenenmündungen rückwärts ins Venensystem, also auch in die Halsvenen getrieben (RIHL, O. FRANK und ALWENS). Ziehen sich Vorhöfe und Kammern gleichzeitig zusammen, so muß der ganze Vorhofsinhalt in die Venen zurückfluten und wir finden im Jugularispuls auffallend große, zeitlich mit dem Carotispuls zusammenfallende Wellen (siehe Abb. 173). Ebensolche Wellen ent-

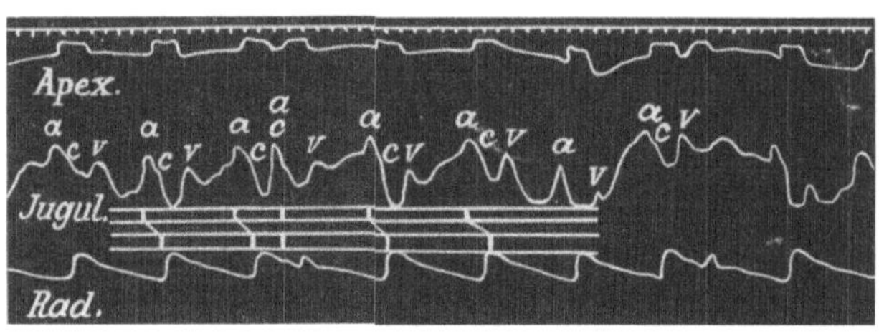

Abb. 174. Atrioventrikuläre Extrasystole.

stehen aber auch bei ventrikulären Extrasystolen, wenn diese nur wenig vorzeitig sind und infolgedessen mit der rechtzeitigen Vorhofsystole zusammenfallen. Es muß also gefordert werden, daß bei der Diagnose: atrioventrikuläre Extrasystole auch die Vorhofsystole als vorzeitig nachgewiesen wird, so wie dies die Ausmessung der Intervalle in der vorstehenden Kurve (Abb. 174) ergiebt. Das geht leicht, so lange die Schlagzahl niedrig ist, es wird schwierig oder unmöglich, wenn die Schlagzahl steigt, weil die Venenwellen dann ineinanderfließen und es jetzt nicht mehr gelingt, die der Vorhofsystole entsprechende Erhebung herauszuschälen und ihren Zeitpunkt festzulegen. Auch die Dauer der auf die Extrasystole folgenden Pause sagt nichts Bestimmtes aus. Wird durch die vom Knoten ausgehende Vorhofskontraktion die Bildung des Sinusreizes unterbrochen, so kommt es zu einer mehr oder weniger unvollständig kompensierenden Pause.

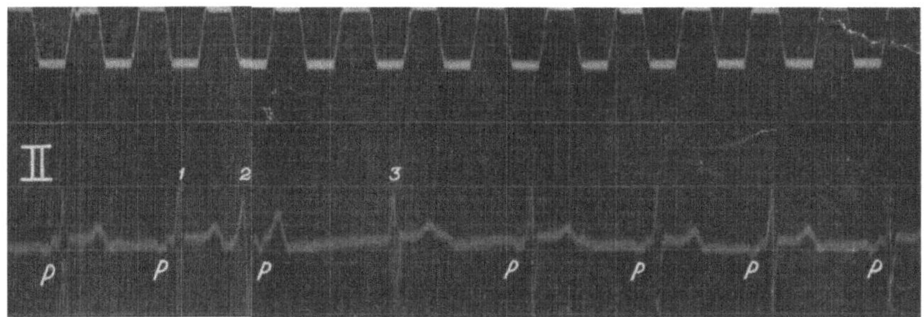

Abb. 175. Atrioventrikuläre Extrasystole.

Wird die Reizbildung im Sinus nicht gestört, so giebt es eine vollständig kompensierende Pause. Schließlich kann sich die Extrasystole zwischen zwei normale Systolen ohne jede Störung des Grundrhythmus einschieben: interpolierte Extrasystole. Leistungsfähiger als Pulskurven ist das Elektrocardiogramm, und zwar einmal weil die den einzelnen Phasen der Herztätigkeit entsprechenden Zacken kürzer sind und deshalb bei rascher Schlagfolge nicht so leicht ineinander geschachtelt werden, dann aber auch, weil die verschiedenen Zacken stark von einander abweichende, charakteristische und dabei sehr konstante Formen und unter krankhaften Verhältnissen ebensolche Formabweichungen zeigen. Ein Beispiel mag davon überzeugen (Abb. 175). Da sehen wir eine atrioventrikuläre Automatie, in der bei 1 die P-Zacke, negativ, der R-Zacke dicht vorausgeht, bei 2 folgt, während bei 3 die P- und R-Zacke zusammenfallen. Geht die P-Zacke der R-Zacke voraus, so muß der Ursprung der Extrasystole dem Vorhof näher, d. h. im oberen Knoten liegen; folgt die P-Zacke der R-Zacke, im unteren Knoten; fallen P- und R-Zacke zusammen, im mittleren Knoten. Der obere Teil des Knotens, auch Coronarteil genannt, weil er dem Sinus coronarius anliegt, nimmt insofern eine Sonderstellung ein, als er nicht eine Station an der Hauptleitungsbahn ist,

sondern eine durch eine Zweigbahn verbundene Nebenstation. Dafür sprechen verschiedene Beobachtungen. Hat man einen Coronarrhythmus durch Ausschaltung des Sinusknotens herbeigeführt und schaltet man durch Kühlung auch den Coronarteil aus, dann übernimmt der mittlere Knoten die Führung, Kammer und Vorhof kontrahieren sich gleichzeitig. Läge der Coronar

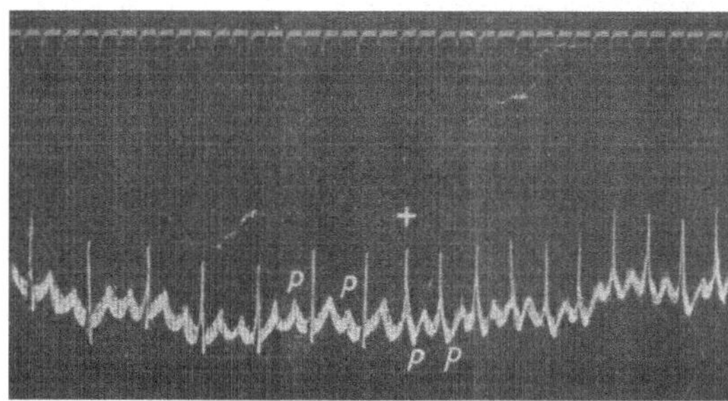

Abb. 176. Atrioventrikuläre Tachycardie. Beginn.

teil in der Hauptleitungsbahn, dann müßten die vom mittleren Knoten rückwärts zum Vorhof gehenden Reize blockiert werden (GANTER). Ferner wird die Schlagzahl des Coronarrhythmus durch Vagusreizung nicht beeinflußt, auch wenn Ausfall von Kammersystolen anzeigt, daß die Vagusreizung Einfluß auf das atrioventrikuläre Leitungssystem gewonnen hat (GANTER). Diese Verhältnisse werden noch klarer, wenn man einen Blick auf das Modell des atrioventrikulären Systems von DE WITT wirft und sieht, daß der Knoten aus zwei Schenkeln besteht (Abb. 32).

Nachdem wir so die verschiedenen Typen der atrioventrikulären Extrasystolen kennen gelernt haben, fällt uns die Diagnose einer paroxysmalen atrioventrikulären Tachycardie, wie sie Abb. 176 zeigt, nicht schwer. An der angekreuzten

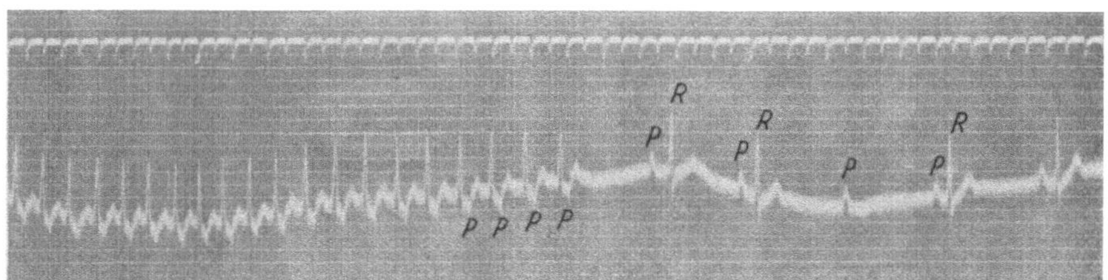

Abb. 177. Atrioventrikuläre Tachycardie. Ende.

Stelle sehen wir eine vorzeitige Kammersystole, an die sich unmittelbar eine negative P-Zacke anschließt: Beginn einer paroxysmalen Tachycardie, die vom unteren Knoten ausgeht. Die nächste Abb. 177 zeigt das Ende des Anfalles bei demselben Kranken; man beachte, daß schon kurz vor dem Ende die Schlagzahl etwas langsamer wird und daß nach dem zweiten normalen Schlag eine Vorhofsystole nicht übergeleitet wird. Beides ist wohl als Wirkung des Carotisdruckes anzusehen, durch den der Anfall abgeschnitten wurde.

Hin und wieder werden Anfälle von atrioventrikulärer Automatie beobachtet, die langsamer als der Sinusrhythmus sind. So hatte eine meiner Patientinnen, die sonst keinen krankhaften Herzbefund darbot, für gewöhnlich einen Puls von 70

(Abb. 178). Nach Anstrengungen trat aber eine atrioventrikuläre Bigeminie auf, deren Grundrhythmus 40 Schläge in der Minute betrug, durch die angehängte Extrasystole wurde freilich die Schlagzahl auf 80 gesteigert, das Intervall zwischen der Extrasystole und dem folgenden Schlage des Grundrhythmus betrug aber immer noch fast um die Hälfte mehr als das Pulsintervall in der anfallsfreien Zeit (Abb. 179). Vermutlich war die Reizbildung oder die Reizleitung der Sinusgegend den Anforderungen nicht gewachsen, die die stärkere körperliche Bewegung mit sich brachte.

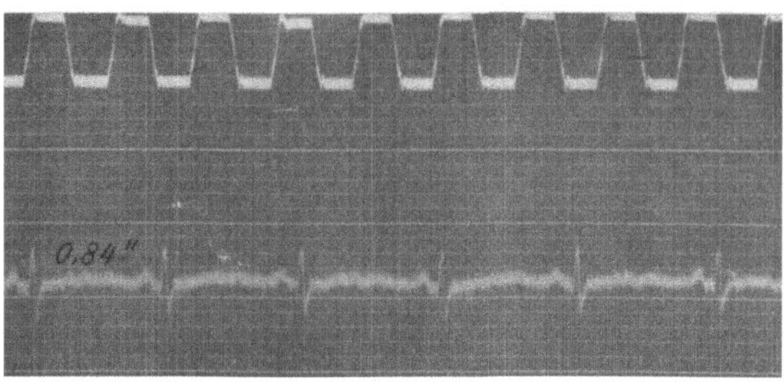

Abb. 178.

Als Nothelfer sprang dann der Knotenrhythmus ein, und zwar in der besonderen Form des Bigeminus, wie das nicht ganz selten ist (WENCKEBACH).

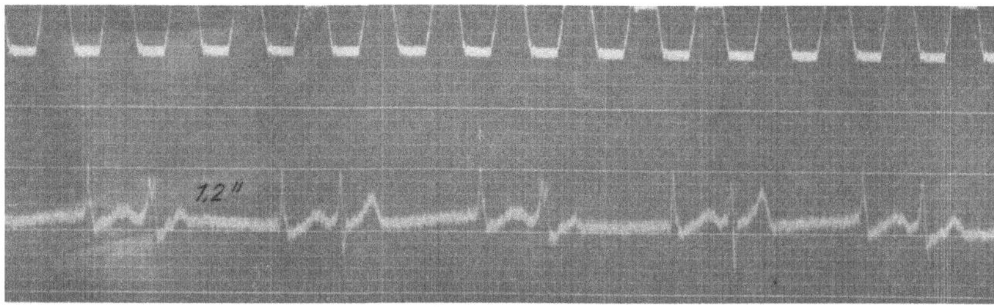

Abb. 179. Atrioventrikuläre Automatie mit Bigeminie.

An die bisher behandelte Form: Atrioventrikularrhythmus durch Steigerung der atrioventrikulären Reizbildung wollen wir gleich die zweite anfügen:

Atrioventrikularrhythmus durch Ausfall der normalen Sinusreize.

Über die Ursachen dieser Form können wir uns kurz fassen. Unter normalen Verhältnissen ist die Frequenz der Reizbildung im Sinus höher als im Vorhofskammerknoten; die letzte tritt deshalb überhaupt nicht in Erscheinung. Nach CUSHNY hat man sich vorzustellen, daß die automatische Reizbildung der tieferen motorischen Zentren des Herzens durch die raschere vom übergeordneten Zentrum ausgehende Reizfolge in einem dauernden Zustande der Ermüdung gehalten wird. Setzt die übergeordnete Reizung aus, dann springt das nächsttiefere Zentrum ein, sobald der Ermüdungszustand überwunden ist und schlägt nun in seinem eigenen Rhythmus weiter. Im Tierversuch wird die Sinustätigkeit durch Formolpinselung (LOHMANN), Verschorfung, Abklemmung oder Kühlung der Sinusgegend ausgeschaltet. Beim Menschen haben wir mit dauernder Ausschaltung zu rechnen, wenn der Sinusknoten selbst oder die Überleitung zwischen Sinus und Vorhof durch krankhafte Prozesse völlig zerstört ist, oder mit vorübergehender Ausschaltung, wenn leichtere Prozesse, Überdehnung der Vorhofswand, toxische Schädigungen und dergleichen vorliegen. Besteht z. B. eine Leitungsstörung zwischen Sinus und Vorhof, dann greift die atrioventrikuläre Automatie rettend ein, sobald eine längere Pause in der Reizlieferung vom Sinus, sei es spontan, sei es auf Vagusdruck, eintritt (Abb. 180). Die Automatie kann dabei vom oberen, mittleren oder unteren Knoten ausgehen. Lehrreicher sind die Fälle von dauerndem Knoten-rhythmus, weil hier die Wirkung unserer Maßnahmen nicht durch die Sinustätig-keit gestört wird. Von einem solchen Falle stammt unsere Abb. 181. Auf den ersten Blick könnte man denken, der Vorhof spiele überhaupt nicht mit, sei ge-lähmt: eine langsame Folge von Vorschwankungen (40 in der Minute) mit der üblichen Nachschwankung ohne irgendein Zeichen der Vorhofstätigkeit. Vagus-druck änderte daran nichts, Atropin steigerte die Schlagzahl auf 70, ließ aber im übrigen das Bild unverändert. Nach einigen Kniebeugen stieg der Puls sogar auf 80 und jetzt war nach R eine kleine vielleicht zweifelhafte P-Zacke erkennbar. Über-zeugend wirkte erst Suprarenin, das den Sitz der Automatie in den oberen Knoten verlegt; wir sehen nunmehr eine deutliche negative P-Zacke dem R vorausgehen (Abb. 175). Der Vorhof war also nicht gelähmt. Wir bringen jetzt noch eine Kurve als Beispiel dafür, wie Sinus- und Knotentätigkeit in einander greifen können. In der Abb. 182 sehen wir einen Kammerrhythmus, der von einem oberhalb der Kammer liegenden Schrittmacher ausgehen muß, da die Vorschwankungen keine Extrasystolen-form (in allen drei Ableitungen, wie hinzugefügt werden darf) zeigen; die Schlagzahl beträgt 70 in der Minute. Ganz unabhängig davon und etwas langsamer, aber regelmäßig schlägt der Vorhof, die P-Zacken sind in I und II positiv, in III negativ. Beim zweiten Buchstaben P in der Mitte der Kurve wird der Kammerrhythmus dadurch gestört, daß der Vorhofsreiz ausnahmsweise übergeleitet wird. Wir haben hier also Trennung der beiden Rhythmen mit gelegentlicher Bindung (Dissoziation mit Inter-ferenz, MOBITZ). Zum Schlusse sei noch eine besondere Erscheinung beim atrioventrikulären Rhythmus erwähnt: „die Umkehrextrasystole" (SCHERF und SHOOKHOFF). Erzeugt man, während das Herz im atrioventrikulären Rhythmus schlägt, künstlich einige Kammerextrasystolen, so schließt sich, wenn die letzte Extrasystole rückläufig den Vorhof erregt, an die Vorhofsystole häufig eine Kammersystole mit verkürztem P-R-Intervall an. Da einerseits die Form dieser Kammersystole einen supraventrikulären Ursprung des sie auslösenden Reizes beweist, andererseits die vorausgehende Vor-hofsystole wegen der Verkürzung der Überleitungs-zeit den auslösenden Reiz nicht liefern kann, so

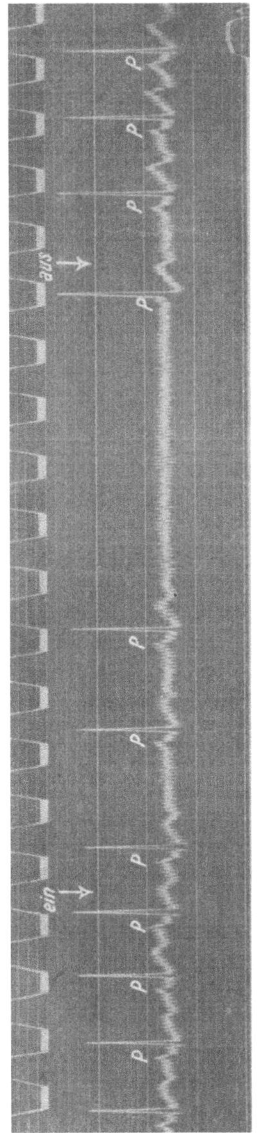

Abb. 180. Einspringen des Knotens bei Pulsverlangsamung durch Carotisdruck.

muß angenommen werden, daß die von der Kammer zum Vorhof rückläufig eilende Erregungswelle der letzten Kammerextrasystole unterwegs erregbare, rechtläufig leitende Bahnen trifft und in Tätigkeit setzt. Etwa, wie wenn auf einer zwei-gleisigen Bahnstrecke ein Zug mit zwei Lokomotiven auf einer Zwischenstation die eine Lokomotive abstößt und auf dem zweiten Gleise nach dem Ausgangspunkt zurückschickt, während die andere Lokomotive nach dem Endziel weiterfährt.

Herabsetzung der Reizbildung und Reizbarkeit des Atrioventrikularknotens käme nur in Betracht, wenn der Knoten bei einem Ausfall der Sinustätigkeit die Leitung zu übernehmen hätte. Versagt der Knoten in diesem Falle, dann würde eben die nächste Instanz einspringen, die Kammerautomatie. In Wirklichkeit wird es wohl immer so sein, daß Prozesse, die die Reizbildung und Reizbarkeit des Knotens stören, auch die dem Knoten obliegende Aufgabe der Reizleitung schädigen, so daß praktisch Herabsetzung der atrioventrikulären Automatie und der Reizleitung zusammenfallen.

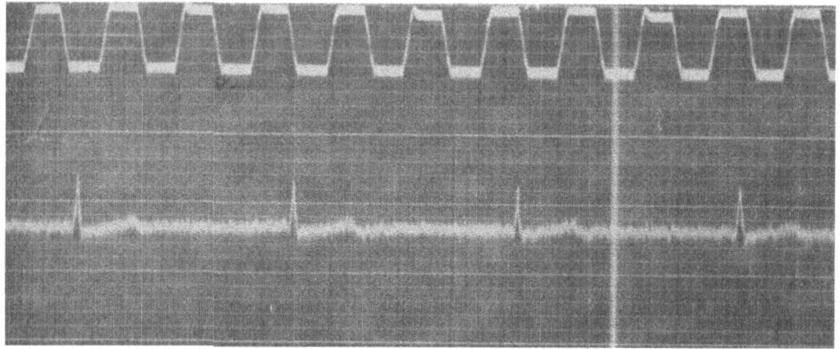

Abb. 181. Langsame atrioventrikuläre Automatie.

Die Behandlung des Atrioventrikularrhythmus.

Extrasystolen und paroxysmale Tachycardien des Knotens sind nach den allgemeinen, oben wiedergegebenen Regeln zu behandeln. Zu vermeiden ist die von VAQUEZ sonst gegen Extrasystolen und paroxysmale Tachycardien empfohlene Belladonna und Atropin. Wenn VAQUEZ schreibt, in einem besonders demonstrativen Falle habe er nach 20—30 Minuten die Extrasystolen schwinden sehen, in dem Maße wie die Schlagzahl des Herzens zugenommen habe, so wurde wahrscheinlich in diesem Falle durch das Atropin eine regelmäßige atrioventrikuläre Extrasystolie geschaffen und zum Schrittmacher des Herzens gemacht. Daß auch Suprarenin wie bei allen Extrasystolen und Extrasystolien zu vermeiden ist, braucht wohl kaum gesagt zu werden. Schwierig ist die Frage zu beantworten, ob man Digitalis geben soll. BRANDENBURG hat zwar gefunden, daß mäßige Digitalisgaben die Reizbildung in dem Vorhofskammerknoten steigern können, hat aber offenbar diese Wirkung überschätzt, weil damals noch nicht auf eine scharfe Trennung atrioventrikulärer und ventrikulärer Reize geachtet wurde. ROTHBERGER und WINTERBERG haben dann bei Nachprüfungen gefunden, daß die Reizbildung des Atrioventrikularknotens durch Strophanthiu höchstens in untergeordneter Weise gehoben wird. Eigene Beobachtungen am Menschen lehren, daß die Digitalis nur in kleinen Dosen und dann auch nur in geringem Maße die Schlagzahl bei atrioventrikulärer Automatie steigert, schon mäßige Dosen können die Schlagzahl herabsetzen. Das gilt zunächst für die Tätigkeit des gesunden Vorhofskammerknotens, der wegen Ausfalles der Sinusreize in Funktion tritt und so auf seine Reaktion gegenüber Digitalis geprüft werden kann. Überlegen wir aber, daß ventrikuläre Extrasystolen auf Digitalis meist zu schwinden pflegen, obwohl die Reizbildung der Kammer in sehr viel stärkerem Maße durch das Mittel erhöht wird als die atrioventrikuläre Reizbildung (ROTHBERGER und WINTERBERG), dann wird man bei Steigerungen der atrioventrikulären Reizbildung Digitalis in nicht zu kleiner Dosis für angezeigt halten müssen. Dementsprechend konnte STAUB durch intravenöse Strophanthinanwendung einen Kranken von seinen Anfällen atrioventrikulärer Tachycardie befreien. Man wird hier einwenden, daß wenige Seiten vorher eine Kurve gebracht worden ist mit atrioventrikulären Extrasystolen, die durch Digitalis hervorgerufen sein sollten. Das ist aber nur scheinbar ein Widerspruch. Die Wirkung der Digitalis wird, wie wiederholt betont, maßgebend bestimmt durch den Zustand des Herzens. Die Digitalis kann Extrasystolen beseitigen, unbeeinflußt lassen, erzeugen. An uns ist es deshalb zu wissen, unter welchen Bedingungen die eine, unter welchen die andere Wirkung eintritt. Es wurde versucht, für die am häufigsten nach Digitalis auftretende Form von Extrasystolen, die Bigeminie durch ventrikuläre Extrasystolen, die Bedingungen aufzudecken, unter denen Digitalis Extrasystolen erzeugt, und gefunden, daß zunächst dieselben Bedingungen vorliegen müssen, die allgemein das Herz für die Digitaliswirkung sensibilisieren: gleichzeitige Hypertrophie und Insuffizienz des Herzens. Als besondere Bedingung für Extrasystolen der Kammern durch Digitalis wurde ein hoher Kalkspiegel des Blutes wahrscheinlich gemacht. Es ist natürlich möglich, daß noch andere besondere Bedingungen, lokale Veränderungen zum Beispiel, in demselben Sinne wirken. Solche Veränderungen mögen auch dazu führen, daß die Digitalis einmal atrioventrikuläre Extrasystolen hervorruft. Für die Praxis darf auf Grund der praktischen Erfahrung folgende Regel aufgestellt werden: Spontane Extrasystolen und Extrasystolien sämtlicher Abschnitte des Herzens, also auch atrioventrikuläre Extrasystolen, werden meist auf Digitalis günstig reagieren. Ein Versuch mit dem Mittel ist deshalb immer gestattet und sogar angezeigt. Das gilt auch für insuffiziente hypertrophische Herzen, da mit der Möglichkeit zu rechnen ist, daß die Digitalis durch die Förderung der Herzarbeit zum Teil die Bedingungen selbst aufhebt, die die Erzeugung von Extrasystolen durch die Digitalis begünstigen. Bei gleichzeitiger Hypertrophie und Insuffizienz ist aber eine besonders sorgfältige Beobachtung nötig, um zu entscheiden, ob die Besserung der Herzarbeit oder die toxische Extrasystolenwirkung der Digitalis überwiegt.

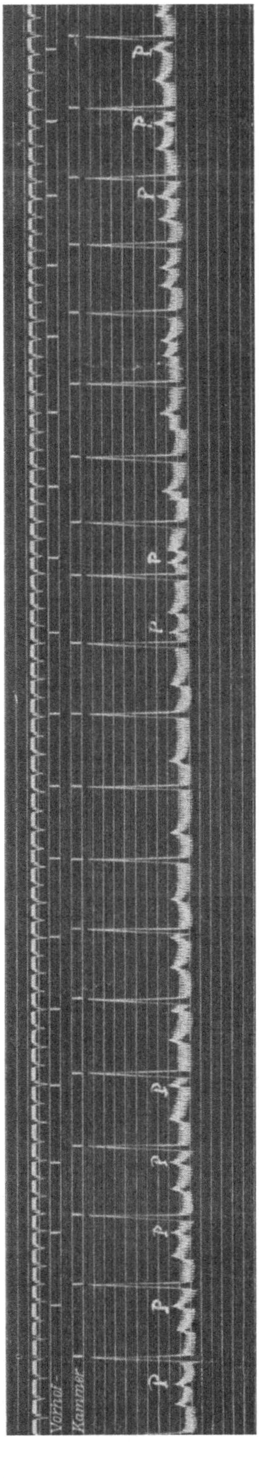

Störungen der Reizbildung und Reizbarkeit der Kammern.

Steigerung der Reizbildung und Reizbarkeit

führt zu Extrasystolen, Extrasystolien und Tachycardien. Da gerade für die Kammern besonders eingehende Versuche über die Ursachen vorliegen, die Extrareize hervorrufen oder begünstigen können, so

Abb. 182. Dissoziation mit Interferenz.

seien die bis jetzt gefundenen Tatsachen noch einmal kurz zusammengestellt und zugleich die klinische Nutzanwendung als Arbeitshypothese hinzugefügt.

Begünstigende Bedingungen sind für

nervöse, ventrikuläre Extrasystolen: *Experimentell*: Acceleransreizung[1]. Schmerz, Erregung und Anstrengung[2]. *Klinisch*: Acceleransreizung durch Verwachsungen[3], hoher Acceleranstonus (Basedow), reflektorische Acceleransreizung.

toxische ventrikuläre Extrasystolen: *Experimentell*: Barium, Calcium, Digitalis, Strophanthin, Nicotin, Adrenalin, Chloroform. *Klinisch*: Ebenso.

myocarditische ventrikuläre Extrasystolen: *Experimentell:* Einspritzungen von Sublimat oder Höllenstein in die Herzwand[4], Unterbindung von Kranzgefäßen[5]. *Klinisch:* Rheumatische, bakterielle, syphilitische Herde, Zirkulationsstörungen oder Neubildungen in der Herzwand.

mechanische ventrikuläre Extrasystolen: *Experimentell:* Nadelstich, Aortenkompression. *Klinisch:* Verletzung, Verwachsung, Überdehnung.

elektrische ventrikuläre Extrasystolen: *Experimentell:* Reizung durch Induktionsschläge. *Klinisch:* Sinusstrom, Starkstrom.

vikariierende ventrikuläre Extrasystolen: *Experimentell:* Ausschaltung höherer, rhythmischer Zentren durch lokale Operation oder Vagusreizung. *Klinisch:* Entsprechend lokalisierte Erkrankungsherde, direkte (Verwachsungen, Tumoren, Verletzungen) oder reflektorische Vagusreizung.

Im einzelnen sei dazu folgendes bemerkt: Wenn durch Vagusreizung die Sinustätigkeit gehemmt wird, lassen sich nach ROTHBERGER und WINTERBERG durch Reizung des rechten Accelerans rechtsseitige, durch Reizung des linken Accelerans linksseitige automatische Kammerschläge erzeugen, zumal wenn durch Chlorcalcium oder Chlorbarium die Erregbarkeit der Kammern gesteigert wird. Erhöht man die Konzentration der Calcium- oder Bariumlösung, so genügt einfache Acceleransreizung ohne gleichzeitige Vagusreizung. Noch stärkere Lösungen führen zu spontaner Kammerautomatie. Die faradische Acceleransreizung kann auch durch toxische ersetzt werden (Adrenalin, Nicotin). Wie Calcium und Barium, aber viel schwächer wirkt Strophanthin.

Die geringe Wirkung des Strophanthins im Tierversuch darf uns aber nicht zu der Annahme verleiten, daß die sehr viel kleineren Gaben, die wir beim Menschen geben, für die Bildung von automatischen Kammerreizen nicht in Betracht kämen, denn beim Tier haben wir es mit gesunden, beim Menschen mit kranken Herzen zu tun. Aus zahlreichen Beobachtungen wissen wir denn auch, daß tatsächlich schon ganz geringe Digitalisdosen zu ventrikulären Extrasystolen führen können. Da die Frage von großer praktischer Bedeutung ist, müssen wir uns schon etwas näher damit befassen. Die ventrikuläre Digitalisextrasystolie (EDENS und HUBER, EDENS, GOLD und OTTO) in ihrer typischen Form bietet das Bild des Zwillingspulses, und zwar derart, daß auf jeden regelrechten Schlag eine ventrikuläre Extrasystole folgt. Die Extrasystole kann rechtsseitigen oder linksseitigen Typus zeigen, selten kommen gleichzeitig beide Typen in regellosem Wechsel vor. Bei höheren Graden kann sich auch eine Polygeminie entwickeln (Abb. 183 und 184), immer aber ist der Abstand zwischen den betreffenden Extrasystolen und dem vorhergehenden Schlag des Grundrhythmus im einzelnen Falle der gleiche, auch wenn der Grundrhythmus starke Schwankungen zeigt (Abb. 185). Wir müssen deshalb die Extrasystolen als abhängige auffassen, d. h. durch die Systolen des Grundrhythmus in irgendeiner Weise erzeugt. Schon BÖHM hat sie bei seinen grundlegenden Untersuchungen am Froschherzen beobachtet und als Zeichen einer vorgeschrittenen Digitalis-

---

[1] ROTHBERGER und WINTERBERG.   [2] GOODMAN LEVY.   [3] PAL.
[4] EPPINGER und ROTHBERGER.   [5] LEWIS.

wirkung beschrieben. Das Kontraktionsbestreben der Kammer, so sagt Böhm, wird von einem bestimmten Zeitpunkt der Digitaliswirkung ab durch das Mittel so gesteigert, daß die Diastole in ihrem ersten Teil durch eine neue Systole, eine Extrasystole, unterbrochen wird. Die Digitalisbigeminie beim Menschen weicht

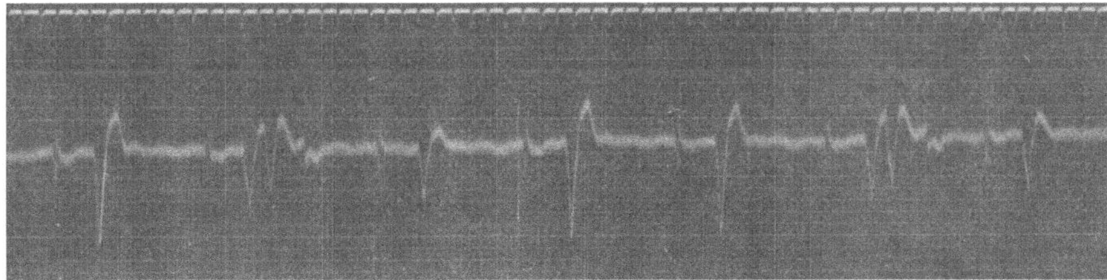

Abb. 183. Digitalisbigeminie und Quadrigeminie.

hiervon insofern ab, als sie oft schon nach ganz geringen Gaben auftritt (0,15 bis 0,5 g Digitalis). Ferner tritt sie nur bei insuffizienten hypertrophischen Herzen, und zwar besonders bei schweren Insuffizienzen auf, sie ist deshalb ein ungünstiges Zeichen; von 29 Fällen starben im Laufe von zwei Jahren 23 (Edens und Huber).

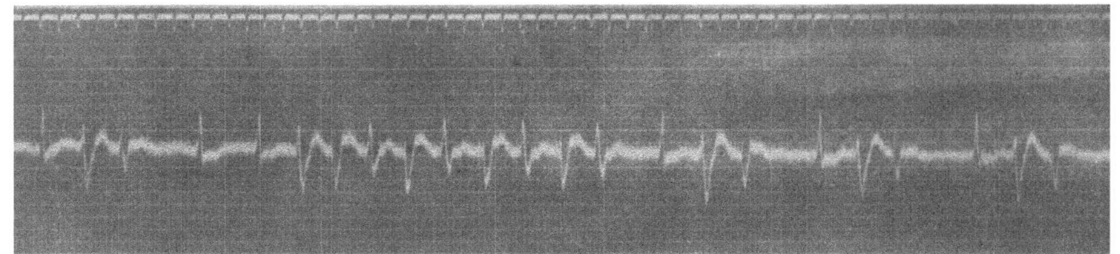

Abb. 184. Digitalispolygeminie.

Wenn nun auch gleichzeitige Insuffizienz und Hypertrophie eine wichtige, vielleicht die wichtigste Bedingung der ventrikulären Digitalisextrasystolen ist, so ist sie doch nicht die einzige, denn man trifft insuffiziente hypertrophische Herzen, die erst nach großen Gaben oder überhaupt nicht mit Bigeminie auf die Digitalis-

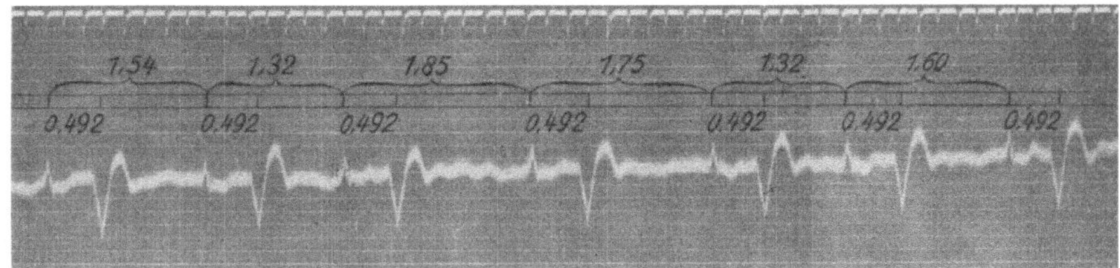

Abb. 185. Digitalisbigeminie.

anwendung antworten. Es muß also noch etwas hinzukommen. Das ist nach den Untersuchungen von Edens und Huber ein hoher Kalksalzspiegel des Blutes. Die Verfasser kamen auf den Gedanken, gerade dem Kalkgehalt nachzuspüren, weil nach Versuchen von Rothberger und Winterberg das Calcium die Erregbarkeit und in größeren Dosen wohl auch die Reizbildung der in den Kammern liegenden motorischen Zentren steigert und dadurch die Entstehung ventrikulärer Extrasystolen fördert, so wie dies auch durch Strophanthin, wenn auch in geringem Grade, geschieht. Der von Edens und Huber angenommene Zusammenhang zwischen Digitalisbigeminie und Kalkgehalt des Blutes erhielt eine Stütze durch LOEWIS Untersuchungen, in denen unter anderem festgestellt wurde, daß eine Erhöhung des Calciumgehaltes der Durchströmungsflüssigkeit die systolische Digitaliswirkung begünstigt.

Es wurde schon gesagt, daß die Digitalis besonders in den Fällen schwerer Herzschwäche zur Bigeminie führt. Die Bigeminie ist aber eine unzweckmäßige Arbeitsform, weil jeder zweite Herzschlag für den Kreislauf nutzlos verpufft. Wir müssen deshalb bei dem Eintritt einer Bigeminie die Digitalis absetzen. Was das für ein in größter Not befindliches Herz bedeutet, ist klar: es ist der Anfang vom Ende. Es gilt deshalb an der Aufgabe zu arbeiten, die Digitalisbigeminie zu vermeiden ohne auf die günstige Wirkung des Mittels zu verzichten. Bis zu einem gewissen Grade kann das, wie schon erwähnt, durch die intravenöse Strophanthinbehandlung erreicht werden. In seltenen Fällen mag auch einmal infolge einer Besserung der Herzarbeit durch die Digitalis die für die Entstehung der Bigeminie nötige Asphyxie des Herzens und damit die Bigeminie beseitigt werden. Als Grundsatz bei der Digitalisbigeminie ist daran festzuhalten, mit möglichst geringen Dosen des Mittels möglichst viel zu erreichen. Deshalb sind auch neben der intravenösen Anwendung alle in Betracht kommenden unterstützenden Mittel möglichst frühzeitig und ausgiebig heranzuziehen. Schließlich ist noch die Frage zu erörtern, ob eine abnorm beschleunigte automatische Kammertätigkeit beim Menschen durch die Digitalis hervorgerufen werden kann, so, wie sie im Tierversuch nach größeren Gaben beschrieben wird. Das toxische Stadium der Digitaliswirkung ist charakterisiert durch Arrhythmie und durch den Umschwung der Pulsverlangsamung in Pulsbeschleunigung; die Pulsbeschleunigung beruht darauf, daß die Kammern unabhängig von den sonst führenden Orten der Reizbildung in Sinus und Vorhöfen schlagen (MEYER-GOTTLIEB[1]). Unsere Abb. 184 zeigt den Beginn einer toxischen Kammertachycardie. SCHWENSEN und REID berichten über mehrere Fälle mit tödlichem Verlauf.

Klinisch wichtig ist, daß nach LEVY auch Chloroform in schwacher Dosis, also oberflächlicher Narkose die Entstehung ventrikulärer Extrasystolen sehr begünstigt; steigernd wirken in diesem Stadium schmerzhafte Eingriffe, die Anstrengungen im Excitationsstadium, ferner ungleichmäßige Chloroformdarreichung. Unter 24 Todesfällen in der Narkose, die von der Narkosekommission der British medical Association (1900, Juli) referiert werden, erfolgten 18 im Beginn oder nach Beendigung der Narkose, zwei zu Anfang der Operation, als nach einer Pause Chloroform nachgeschüttet wurde, einer beim ersten Messerschnitt. Von 41 Todesfällen, die LEONARD HILL[2] gesammelt, traten 39 im Beginn der Narkose ein. Nach den Versuchen von GOODMAN LEVY müssen alle diese Fälle auf Kammerflimmern, also den höchsten Grad ventrikulärer Extrasystolie zurückgeführt werden. Mit Sicherheit wurde im Tierversuch Kammerflimmern, auch während tieferer Chloroformnarkose, erzeugt durch Adrenalin. LEVY erklärt so den folgenden Todesfall. Bei einem 26jährigen gesunden Manne wird zur Operation einer Spina septi der Nase Chloroformnarkose eingeleitet und dann Adrenalin an der Operationsstelle eingespritzt. Eine Minute später wird der vorher gute Puls unfühlbar, der Kranke blaß, Pupillen weit, drei tiefe Atemzüge, Tod. Auch Atropin, Bariumchlorid, Nicotin, Acceleransreizung wirken in demselben Sinne, während Erweiterung des Herzens durch Asphyxie, Glykolsäure, Vagusreizung, tiefe Narkose im Tierversuch dem Kammerflimmern entgegenwirken.

Die Entstehung ventrikulärer Extrasystolen durch die Unterbindung von Kranzgefäßen oder Kranzgefäßästen ist besonders von LEWIS untersucht worden.

---

[1] Experim. Pharmakologie. 1920. S. 297.
[2] Brit. med. J. 1897, 17. April.

Nach Unterbindung des absteigenden Astes der linken Kranzarterie treten zunächst einzelne ventrikuläre Extrasystolen auf, dann verdichten sie sich zu Gruppen und schließlich entwickelt sich eine Tachycardie bis zum Flimmern; nach Unterbindung der rechten Kranzarterie zeigen Vorhöfe oder Vorhofskammerknoten dieselbe Erscheinung. Beim Menschen scheint es nicht immer so weit zu kommen, so sahen OBRASTZOW und STRAHESKO unter drei, durch die Sektion bestätigten Fällen nur einmal unregelmäßige Tachycardie, zweimal regelmäßigen, nicht beschleunigten Puls. Überhaupt, es ist erstaunlich, was das menschliche Herz ertragen kann, wenn nicht gerade funktionell wichtige Teile getroffen werden; in dieser Beziehung besteht eine große Ähnlichkeit zwischen den beiden Zentralorganen Herz und Hirn. So erinnere ich mich eines Falles, wo eine Revolverkugel die Herzkammern ganz durchbohrt hatte. Glücklicherweise war sogleich chirurgische Hilfe zur Hand. Bei der Operation mußte der Operateur, um die Blutung für den Augenblick zu stillen, seinen Finger durch den Schußkanal stecken. Dann wurde mit weit umgreifenden Nähten die hintere und vordere Wunde geschlossen. Das nach zwei Wochen aufgenommene Elektrocardiogramm zeigte vollkommen normale Form, von Extrasystolie keine Spur. Eine Anzahl Steckschüsse, die ich während des Krieges untersuchen konnte, verhielten sich ebenso.

Die Beeinflussung der Herztätigkeit durch elektrische Reizung, lange Zeit nur eine besonders brauchbare Untersuchungsmethode im Tierversuch, hat unerwartet praktische Bedeutung gewonnen durch die Todesfälle, die leider nicht nur als Unfall nach Starkstromschlägen, sondern auch bei der ärztlichen Behandlung mit dem elektrischen Strom bekannt geworden sind. Es handelt sich dabei immer um sog. Sinusströme, bei denen der Stromwechsel in einer allmählich steigenden und fallenden Kurve und nicht in steilem An- und Abstieg wie bei der Faradisation mit dem Schlitteninduktorium von DU BOIS-REYMOND erfolgt. Die Art des Stromwechsels beim Sinusstrom bringt es mit sich, daß dieser von den oberflächlichen Empfindungsnerven viel weniger schmerzhaft als die gewöhnliche Faradisation empfunden wird; er kann deshalb in wirksamer Stärke zu tiefliegenden Organen gelangen, ohne daß die Schmerzempfindung hindernd eingriffe. Besonders gefährlich und deshalb ganz verboten ist die Anwendung von Elektroden, da hierbei die Stromdichte sehr groß ist. Es kommt hinzu, daß gerade die großen Gefäße dem elektrischen Strom den geringsten Widerstand bieten, also geradezu als Stromleiter zum Herzen dienen und hier das verhängnisvolle Kammerflimmern entstehen lassen. Wer sich genauer über diese Frage unterrichten will, sei auf die Veröffentlichungen von BORUTTAU und H. E. HERING verwiesen.

Das Bild ventrikulärer Extrasystolen und Extrasystolien. Ventrikuläre Extrasystolen können, wie Extrasystolen überhaupt, vereinzelt, in festen oder wechselnden Gruppen und in ununterbrochener Folge als Automatie oder Tachycardie auftreten. Im Verhältnis zum Grundrhythmus haben wir zu unterscheiden zwischen interpolierten Extrasystolen (Abb. 186 und 187) und Extrasystolen mit kompensierender Pause (Abb. 187). Daß eine ventrikuläre Extrasystole rückläufig eine Vorhofskontraktion auslöst, und daß diese wiederum früh genug erfolgt, um vorzeitig die Sinusreizbildung zu stören und so eine unvollständig kompensierende Pause herbeiführen, dürfte kaum vorkommen. Ferner ist zu scheiden zwischen abhängigen und unabhängigen Extrasystolen. Alle diese Verhältnisse lassen sich sicher nur an der Hand von Kurven beurteilen und klären sich erst, wenn man mit den heute zu Gebote stehenden Mitteln an eine eingehende Diagnose geht. Frühzeitige ventrikuläre Extrasystolen bleiben häufig frustran, sind deshalb, wenn interpoliert, am Radialpuls überhaupt nicht, sonst nur als Aussetzen bemerkbar. Die gleichzeitige Auscultation des Herzens klärt aber rasch über den Sachverhalt auf. Das gilt auch für den langsamen Puls bei der Bigeminie des Herzschlages durch frühzeitige ventrikuläre Extrasystolen. Der Herzstoß verhält sich sehr verschieden, einmal entspricht der Extrasystole ein kleines, verkümmertes, ein andermal ein auffallend großes Cardiogramm. Ebenso wechselt der Auscultationsbefund, einmal hört man nur einen undeutlichen, in anderen Fällen einen lauten, paukenden Herzton; der zweite Ton ist meist nur leise, bei

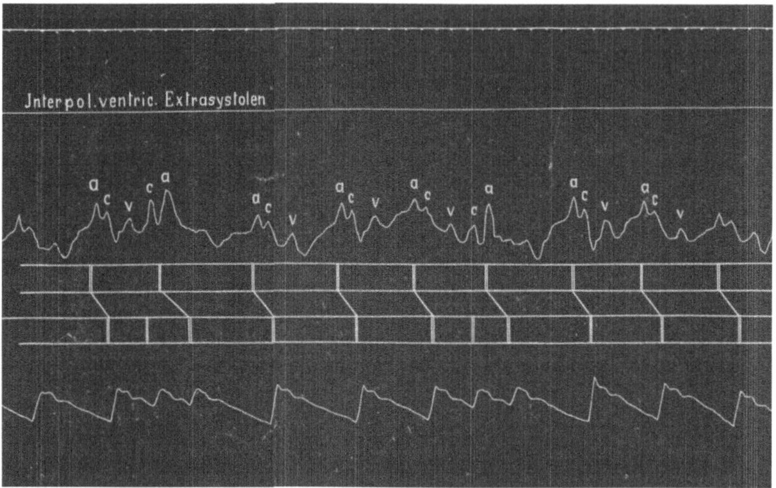

Abb. 186. Interpolierte ventrikuläre Extrasystole.

frustranen Kontraktionen fehlt er oft ganz. Die Empfindungen des Kranken bei ventrikulären Extrasystolen verhalten sich so, wie dieses schon früher allgemein geschildert worden ist.

Das Bild des Kammerflimmerns kennen wir aus der Registrierung sterbender Herzen (ROBINSON, HALSEY, HOESSLIN, SCHELLONG). Kurze Anfälle können von dem Kranken überlebt werden (KERR und BENDER). Gewöhnlich pflegt der Tod in wenigen Sekunden einzutreten (H. E. HERING): das Herz setzt aus, einige krampfhafte Atemzüge und alles ist vorüber.

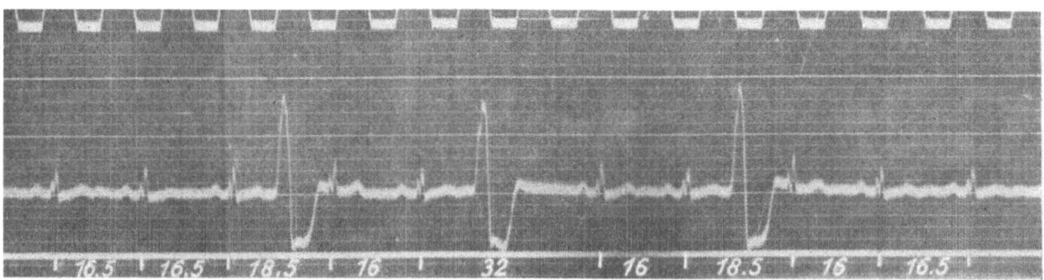

Abb. 187. Interpolierte ventrikuläre Extrasystole und ventrikuläre Extrasystole mit kompensierender Pause.

Die Diagnose ventrikulärer Extrasystolen und Extrasystolien läßt sich aus den gleichzeitigen Aufnahmen des Arterien- und Venenpulses stellen. In der Venenpulskurve muß bei der Extrasystole die ventrikuläre vk- und c-Welle der Vorhofswelle a vorausgehen. Fällt die a-Welle mit vk oder c oder mit der sich anschließenden v-Welle ganz oder teilweise zusammen oder geht sie in der vorwiegend der Ventrikelsystole entspringenden x-Senkung unter, dann ist kein sicheres Urteil möglich. Besonders die Trennung atrioventrikulärer und ventrikulärer Extrasystolen ist häufig schwierig oder unmöglich. Sehr viel leichter ist die Dia-

gnose im Elektrocardio-
gramm. Während nämlich
im Venenpuls so gut wie alles
auf das Zeitverhältnis zwischen venösen und arteriellen
Wellen ankommt, springt im
Elektrocardiogramm, noch
bevor man an eine Prüfung
der Zeitverhältnisse denkt,
jede ventrikuläre Extrasystole
durch ihre auffallende Form
sofort in die Augen. Wir
haben früher gehört, daß das
gewöhnliche Elektrocardiogramm die algebraische
Summe der Aktionsströme ist,
die durch die Erregung von
Basis und Spitze sowie
rechtem und linkem Herzen
geliefert werden. Läuft der
Erregungsvorgang in der
rechten und linken Kammer
gleichzeitig ab, so muß natürlich die Resultante aus den
beiden entgegengesetzt verlaufenden Aktionsstromkurven ganz anders aussehen,
als wenn der Erregungsvorgang in der einen Kammer
wesentlich später als in der
anderen einsetzt und infolgedessen zunächst der Aktionsstrom der einen oder
anderen Kammer allein zum Ausdruck
kommt. Das ist aber bei allen Extrareizen der Fall, die nicht oberhalb der
Kammern entspringen und vor der
Teilung des Reizleitungssystems in
dieses Eingang finden. Ein Reiz, der
z. B. irgendwo in der rechten Kammer
entspringt, wird sich zunächst in dieser
ausbreiten und erst nach geraumer Zeit
seinen Weg auch zur linken Kammer
finden. Auf die Weise entstehen sehr
ausgesprochene Veränderungen der gewohnten Form des Elektrocardiogramms, wie die Abb. 188 und 189
zeigen. Dieselben Veränderungen kommen natürlich zustande, wenn einer
der beiden Reizleitungsschenkel unterbrochen ist, denn dann gerät ja auch
die eine Kammer wesentlich früher als
die andere in Erregung. Nach einer

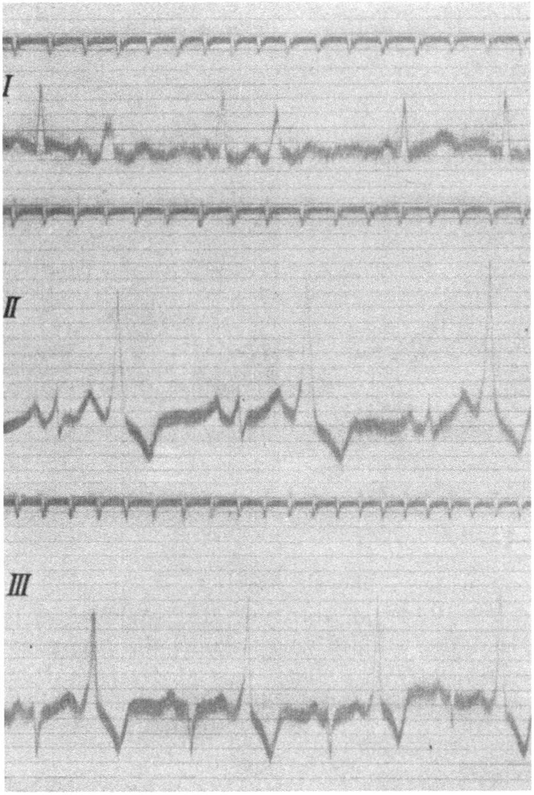

Abb. 188. Ventrikuläre Extrasystolen.

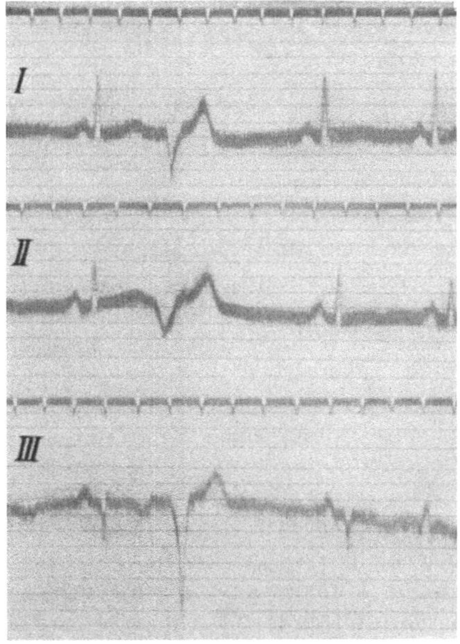

Abb. 189. Ventrikuläre Extrasystolen.

Edens, Herzkrankheiten.

33 b

Unterbrechung des linken Schenkels bietet dementsprechend das Elektrocardiogramm das Bild einer rechtsseitigen, nach einer Unterbrechung des rechten Schenkels das Bild einer linksseitigen Kammerextrasystole. Die beiden folgenden Abbildungen aus einer Arbeit von EPPINGER und ROTHBERGER mögen das belegen (Abb. 190 und 191). Etwas verwickelt werden die soeben geschilderten Verhältnisse nun dadurch, daß das gewohnte Elektrocardiogramm gleichzeitig die Resultante des Aktionsstromes von rechter und linker Kammer sowie Basis und Spitze ist. So kann es kommen, daß die Form des atypischen Elektrocardiogramms in verschiedenen Ableitungen einmal gleichsinnig, einmal entgegengesetzt ausfällt. In der nebenstehenden Abb. 192 von ROTHBERGER und WINTERBERG sieht man in der ersten

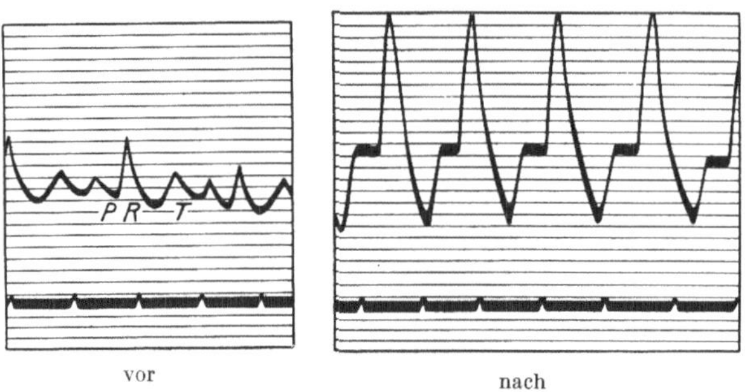

Abb. 190. Elektrocardiogramm vor und nach Unterbrechung des linken Reizleitungsschenkels. (Nach EPPINGER und ROTHBERGER.)

senkrechten Reihe die Elektrocardiogramme in Ableitung I, in der zweiten senkrechten Reihe in Ableitung III; daneben rot bezeichnet die Teile der Herzoberfläche, deren künstliche Reizung die betreffenden Elektrocardiogramme liefert. In der obersten Reihe sieht man die Teile der rechten Kammeroberfläche, die in beiden Ableitungen ein typisches rechtsseitiges Kammerelektrocardiogramm, in der untersten die Teile der linken Kammeroberfläche, die in beiden Ableitungen ein typisches linksseitiges geben. In der zweiten und dritten wagerechten Reihe die Bezirke mit entgegengesetzten Elektrocardiogrammen. Diese Befunde gelten aber nur für die Oberfläche

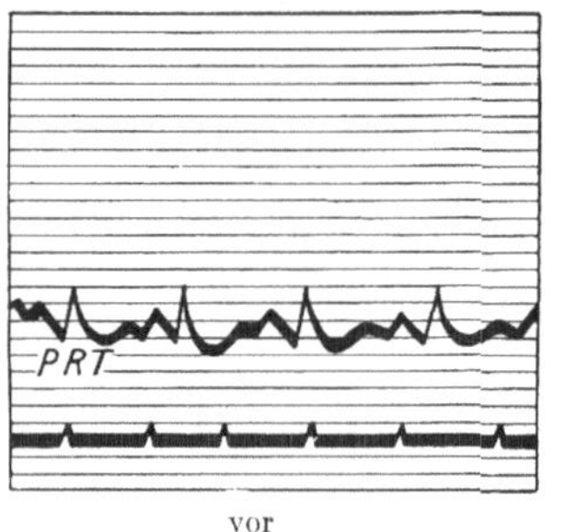

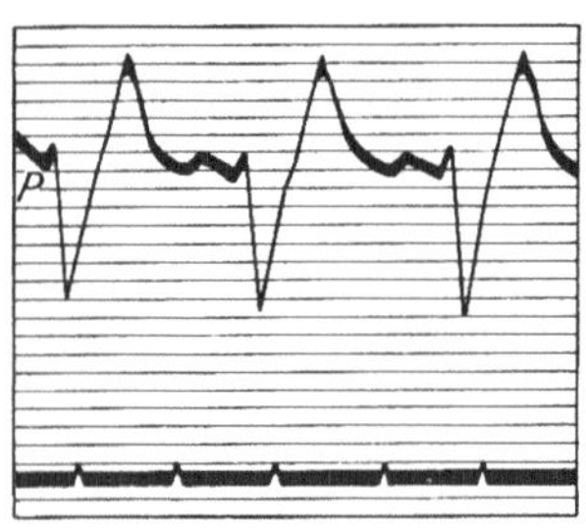

Abb. 191. Elektrocardiogramm vor und nach Unterbrechung des rechten Schenkels. (Nach EPPINGER und ROTHBERGER.)

des Herzens, über die Innenwand und Innenfläche sind wir nicht unterrichtet. Wir lernen hieraus, daß man in der Klinik vorsichtig sein muß, wenn man aus der Form des Elektrocardiogramms den Ursprungsort der Erregung erschließen will. Zwischen rechtsseitigen und linksseitigen, basalen und apikalen Extrasystolen giebt es natürlich noch ein Mittelding, etwa Systolen, die von der Kammerscheidewand ausgehen. Im Tierversuch erhielten EPPINGER und ROTHBERGER solche Systolen nach Durchschneidung beider Reizleitungsschenkel (Abb. 193). Klinisch fanden COHN und LEWIS dasselbe Bild infolge der Zerstörung des oberen Endes beider Reizleitungsschenkel durch Narbenbildung (Abb. 194).

Nachdem wir so die Formveränderungen des Elektrocardiogramms kennengelernt haben, die uns für die Diagnose ventrikulärer Extrasystolen zu Gebote stehen, können wir uns dem Verhalten der automatischen Kammertätigkeit zum Grundrhythmus zuwenden. Die Abb. 187 zeigt uns nebeneinander zwei interpolierte und eine Extrasystole mit kompensierender Pause. Betrachten wir die

Pulslängen genauer, so finden wir, daß der spontane Schlag mit Extrasystole und kompensierender Pause genau zwei gewöhnlichen Pulslängen entspricht, daß aber der Abstand zweier Schläge, zwischen die eine Extrasystole interpoliert ist, größer ist als die normale Pulslänge. Hier ist offenbar durch die Extrasystole die Reaktionsfähigkeit der Kammer herabgesetzt worden, so daß sie auf den nächsten Vorhofsreiz etwas zögernder antwortet als bei ungestörter Schlagfolge. Wir werden auf diese Erscheinung, die sog. Hemmungswirkung, von Extrasystolen noch ein-

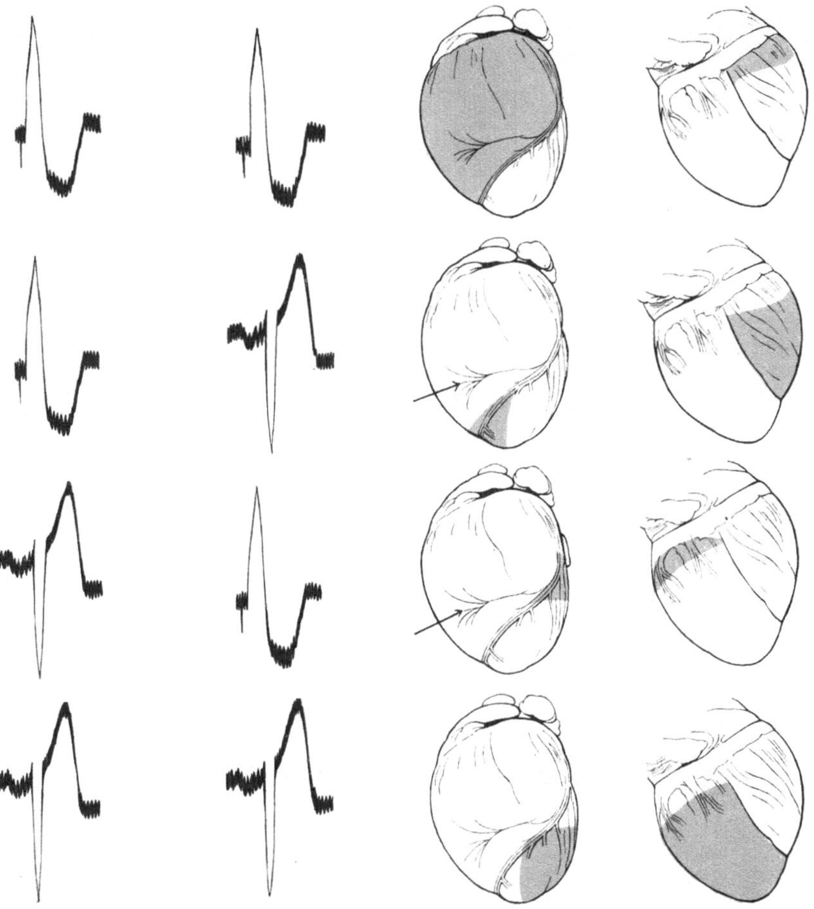

Abb. 192. (Nach Rothberger und Winterberg.)

mal zurückkommen müssen, wollten hier aber schon darauf hinweisen. Schließen sich zwei Extrasystolen an einander, dann giebts einen Drilling, Trigeminus. Längere Folgen ventrikulärer Extrasystolen leiten zur ventrikulären paroxysmalen Tachycardie über; die Abb. 195 zeigt einen rudimentären Anfall, der einem länger dauernden kurz vorausging. Die Diagnose kann aus dem Elektrocardiogramm ohne weiteres abgelesen werden. Neben Tachycardien, die wie die vorliegende von einem Punkte ausgehen, findet man seltene Fälle, in denen zwei ineinandergeschachtelte Ursprungsreize die Tachycardie bewirken; die Diagnose stützt sich auf den regelmäßigen Wechsel zweier Kammerzacken von verschiedener Form.

Wir haben jetzt noch des Kammerflimmerns zu gedenken. Für eine Diagnose zu Lebzeiten des Kranken wird gewöhnlich die nach Sekunden zählende Zeit zwischen Leben und Tod nicht reichen. Aber man ist berechtigt, auf einen Tod

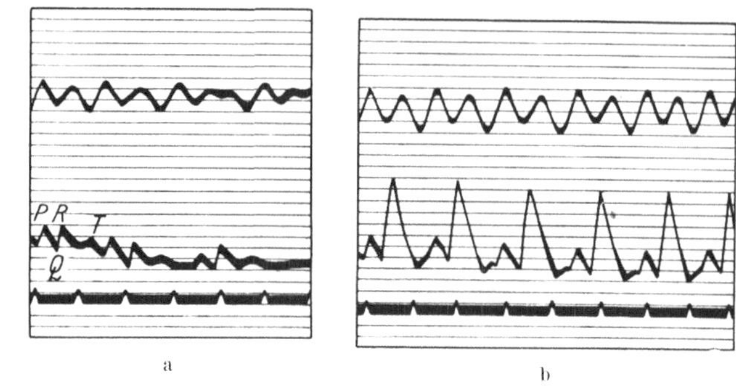

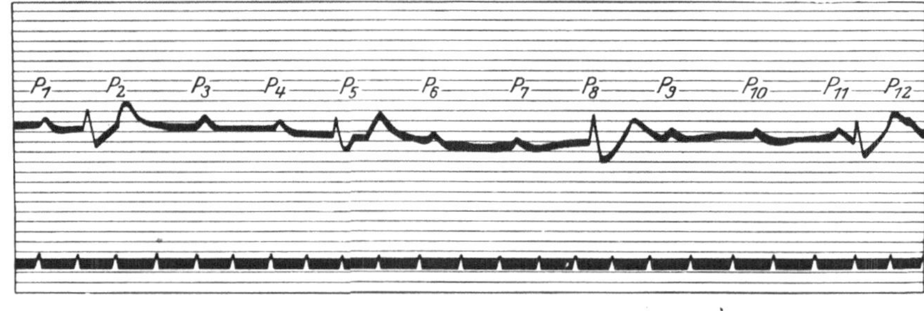

Abb. 193. Elektrocardiogramm bei Unterbrechung der Reizleitungsschenkel. a Vor der Durchschneidung, b nach der Durchschneidung des linken Schenkels. c nach der Durchschneidung beider Schenkel. (Nach Eppinger und Rothberger.)

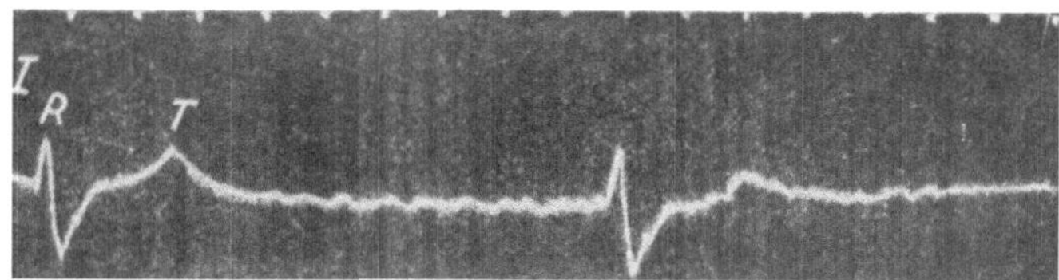

Abb. 194. Elektrocardiogramm bei Unterbrechung beider Reizleitungsschenkel. (Nach Th. Lewis.)

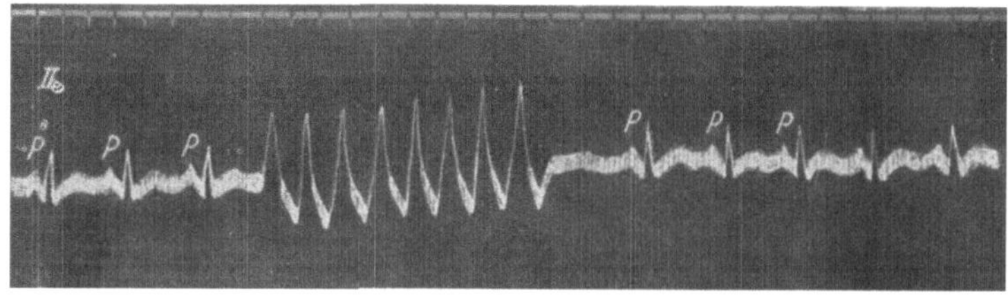

Abb. 195. Rudimentärer Anfall einer proxysmalen ventrikulären Tachycardie.

durch Kammerflimmern zu schließen und verpflichtet, die später zu besprechenden Rettungsversuche zu unternehmen, wenn folgende Erscheinungen zusammentreffen: Plötzliches Aussetzen des Herzschlages, Überdauern der Atmung, Tod innerhalb von Sekunden (Hering). Wichtiger sind noch die Umstände, unter denen der Tod erfolgt: Starkstromunfall, Sinusstromanwendung, Narkose und Adrenalininjektion, vorausgehende Herzerscheinungen wie Herzschwäche und starke Unregelmäßigkeiten, Angina pectoris.

Wie beim Vorhofskammerknoten, so haben wir auch bei den Kammern zu unterscheiden zwischen automatischer Tätigkeit infolge einer Steigerung der Reizbildung und Reizbarkeit einerseits und automatischer Tätigkeit infolge eines Ausfalls der übergeordneten Leitungsreize andererseits. Im zweiten Falle wird die Reizbildung in den Kammern, wie schon gesagt, insofern gestört, als der sonst durch die raschere übergeordnete Reizung unterhaltene Ermüdungszustand wegfällt.

Die Kammerautomatie durch Ausfall der normalen Leitungsreize.

Gewisse Beobachtungen über die Vagusreizung bei atrioventrikulärem Rhythmus deuten darauf, daß die nervöse Regelung der Überleitung vom Vorhof zur Kammer zwischen dem oberen und mittleren Knoten angreift. Wird die Leitung an dieser Stelle durch Vagusreizung, etwa Digitalisanwendung oder Asphyxie im Tierversuch, unterbrochen, dann schlagen die Kammern selbständig, automatisch, weiter. Diese Kammerautomatie geht aber vom mittleren oder unteren Vorhofskammerknoten aus und wäre deshalb streng genommen als atrioventrikuläre Automatie, nicht als ventrikuläre oder Kammerautomatie zu bezeichnen. Nun beruhen wohl die allermeisten klinischen sog. Kammerautomatien auf einer Unterbrechung der Leitungsbahn durch anatomische Veränderungen, die sich nicht auf den schmalen Angriffspunkt der leitungsregelnden Nerven beschränken, sondern darüber hinaus den mittleren und unteren Knoten und häufig auch das Hissche Bündel umfassen. Da die Automatie der unterhalb des Knotens liegenden Teile in der Regel geringer ist als die des Knotens selbst, so zeigen die eigentlichen Kammerautomatien eine viel niedrigere Schlagzahl, etwa um 30 Schläge in der Minute. Will man reinlich scheiden, so sollte man als ventrikulär nur solche Automatien bezeichnen, deren Ursprungsreiz in den Kammern selbst liegt, und Automatien, deren Ursprungsreiz noch im Bündel sitzt, als Bündelrhythmus. Die Unterscheidung müßte sich auf die Form und Frequenz der Kammerzacken stützen. Solange der Ursprungsreiz oberhalb der Teilung des Hisschen Bündels sitzt, so daß er gleichzeitig und auf der regelrechten Bahn zu beiden Kammern gelangt, wird die Vorschwankung die gewöhnliche Form zeigen, d. h. dieselbe Form, wie sie nach allen supraventrikulären Reizen auftritt, mögen diese vom Sinus, Vorhofsknoten oder Bündel ausgehen. Sitzt dagegen der Ursprungsreiz unterhalb der Teilungsstelle, so wird die Gleichmäßigkeit der Reizleitung zu den beiden Kammern Not leiden und dadurch eine Vorschwankung von ungewöhnlicher Form entstehen. Welcher Art diese Form ist, haben wir schon gesehen in den Abb. 190 und 191. Man könnte nun denken, da die Automatie vom eigentlichen Schrittmacher des Herzens, dem Sinusknoten zum oberen, mittleren und unteren Vorhofskammerknoten in der Regel stetig abnimmt, daß schon aus der Schlagzahl hervorgehen müßte, ob der Ursprungsreiz noch im Bündel oder schon in den Kammern liegt. Diese Vermutung trifft jedoch nicht zu. So finden wir in der Abb. 196 eine Vorschwankung gewöhnlicher Form, also supraventrikulären Ursprungs bei einer Schlagzahl von 25 in der Minute, und in der folgenden Abb. 196a bei einer Schlagzahl von 35 eine Vorschwankung von der Form, wie wir sie als Folge einer Unterbrechung beider Reizleitungsschenkel (EPPINGER und ROTHBERGER, COHN und LEWIS) kennengelernt haben. Beim kranken Menschenherzen liegen eben die Dinge verwickelter als im Tierversuch. Frequenz und Form der Kammerzacken werden hier nicht nur durch den Sitz des Reizes, sondern auch den Zustand des Herzens bestimmt. Von ihm dürfte auch vorwiegend eine besondere Form der intraventrikulären Leitungsstörung abhängen, der sog. Astblock. Dabei sind die Anfangsschwankungen verbreitert und gesplittert, die Nachschwankungen vergrößert und in der Ableitung I und III der Anfangsschwankung entgegengesetzt gerichtet (OPPENHEIMER und ROTSCHILD, DANIELS, SCHERF, WILLIUS und andere).

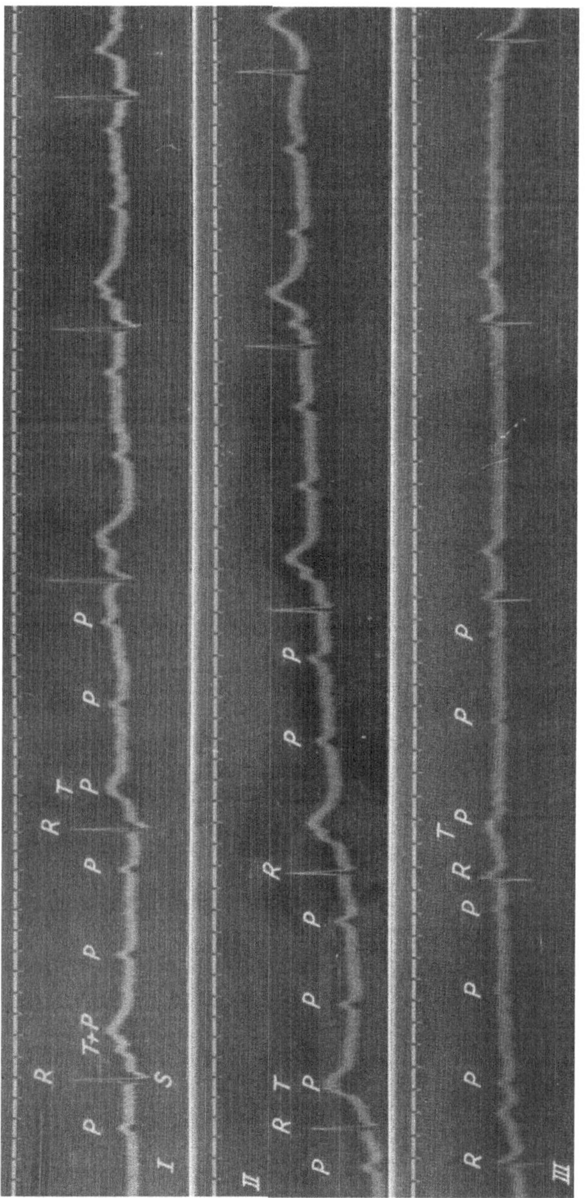

Abb. 196. Herzblock.

Der *Mechanismus der Kammerautomatie.* Werden die vom Vorhof kommenden frequenten Reize plötzlich durch Unterbrechung der Leitung ausgeschaltet (ERLANGER und HIRSCHFELDER) oder wird eine künstliche frequente Reizung der schon isolierten Kammer plötzlich abgebrochen (CUSHNY), dann vergeht zunächst eine längere Zeitspanne, bis die Kammer zu schlagen anfängt. Und zwar wird die Zeitspanne um so größer, je größer die vorgehende Reizfrequenz und -dauer ist. Sind Frequenz und Dauer der Reizung groß, so schlägt ferner die Kammer nach dem ersten automatischen Schlage nicht sogleich mit der höchsten ihr zukommenden Schlagzahl weiter, sondern die ersten Schläge folgen einander langsamer und erst allmählich entwickelt sich die höchstmögliche Frequenz. In geschädigten Herzen sind die Erscheinungen besonders stark ausgesprochen. Wird die Kammer während der langen Pause nach starker Reizung noch einmal künstlich gereizt, so erfolgt prompt eine besonders kräftige Kontraktion, d. h. Anspruchsfähigkeit und Contractilität der Kammer sind gut erhalten, die Pause kann also nur auf einer Hemmung der Reizbildung beruhen (CUSHNY). Die Erklärung dieser Befunde wurde schon gegeben. Es handelt sich offenbar um einen Ermüdungszustand der automatischen Reizbildung durch die häufigen Leitungs- oder künstlichen Reize. Für das Verhalten der Kammertätigkeit, wie wir es häufig bei Störungen der Reizleitung am Krankenbett beobachten können, ist die Kenntnis dieser Dinge wichtig.

Nicht selten sind bei der automatischen Kammertätigkeit Extrasystolen. Diese können sich verschieden verhalten. Liegt der Extrareiz in der Nähe des Ursprungsreizes, so kann er dessen Entwicklung unterbrechen und es entsteht keine oder nur eine unvollständig kompensierende Pause. Liegt der Extrareiz entfernt vom Ursprungsreiz und dieser verhältnismäßig geschützt — etwa im Hisschen Bündel, das nur schwer rückläufig leitet —, so kann es zu einer vollständig kompensierenden Pause kommen, wenn der zu regelrechter Zeit eintreffende automatische Ursprungsreiz in die refraktäre Phase der Extrasystole fällt. Ist die refraktäre Phase schon abgelaufen, dann giebt es eine interpolierte Extrasystole. Näheres über diese Frage findet man unter anderen bei Rothberger und Winterberg, Wenckebach und Winterberg, sowie F. B. Hofmann.

Die Neigung der automatischen Kammertätigkeit zu Zwillingsschlägen wurde schon erwähnt. Ob darin ein zweckmäßiger Regulationsmechanismus zu sehen ist (Nicolai und Plesch) oder ein Zeichen ungenügender Organisation in der Leitung der Herztätigkeit oder nur ein besonderer krankhafter Reizzustand, mag dahingestellt bleiben. Aber nicht nur Extrasystolen, sondern auch das Gegenteil, Ausfall einzelner Kammerschläge bei sonst regelmäßiger Schlagfolge ist beobachtet (W. Frey); vielleicht beruhen sie auf Störungen der Reizbarkeit oder Reizleitung. Schließlich sind rhythmische Schwankungen nach Art der Lucianischen Perioden beschrieben worden (W. Frey).

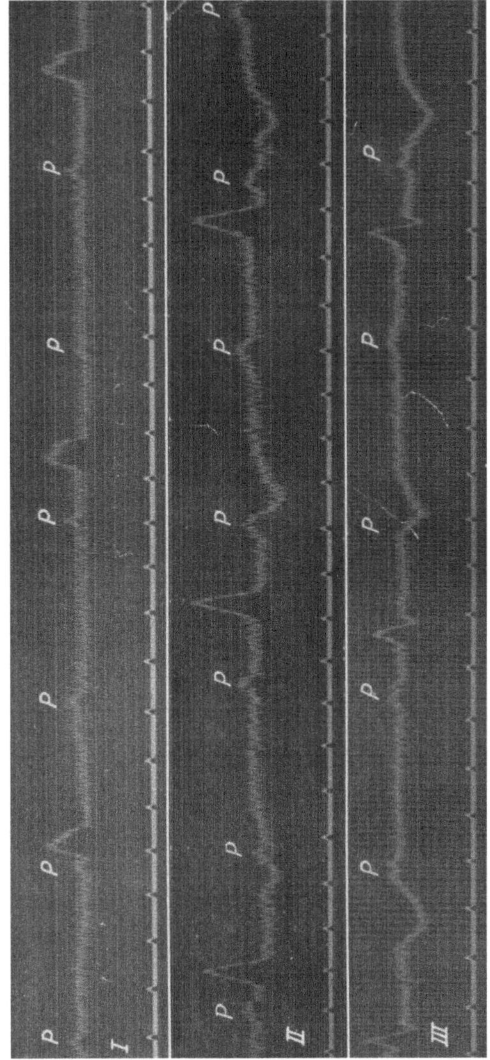

Abb. 196a. Herzblock.

Die Behandlung ventrikulärer Extrasystolen, Extrasystolien und Tachycardien hat nach den allgemeinen Regeln zu erfolgen, wie sie früher dargestellt worden sind. Dabei sind die besprochenen Entstehungsmöglichkeiten besonders zu berücksichtigen, d. h. nervöse Reizzustände, Giftwirkungen, rheumatische und syphilitische Prozesse, Kranzgefäßstörungen, Verwachsungen, Verdrängungen, Geschwülste sind nach der Lage des Falles zu behandeln. Einer speziellen Besprechung bedarf die Digitalisanwendung. Da ergeben sich Schwierigkeiten, die verständlich werden, wenn wir uns einige der wichtigsten Wirkungen des Mittels ins Gedächtnis zurückrufen. Die Digitalis reizt zu gleicher Zeit die fördernden und hemmenden Apparate des Herzens. Die fördernde und hemmende Wirkung ist in den einzelnen Abschnitten des Herzens verschieden. Außerdem hängt die fördernde und hemmende Wirkung von sekundären Bedingungen ab, so unter anderem beim kranken Menschen vom Zustande des Herzens, im Tierversuch vom Kalkgehalt der Speisungsflüssigkeit — man denke nur an die Sensibilisierung durch gleichzeitige Hypertrophie und Insuffizienz, die Wirkungslosigkeit bei der Ödemkrankheit, die Verkehrung großer systolischer Strophanthingaben in diastolische durch Kalkmangel und umgekehrt. Die Digitalis trägt eben einen Januskopf und zeigt uns bald das eine, bald das andere Gesicht. Das zeigt sich besonders deutlich an der Wirkung der Digitalis auf die Kammertätigkeit. Nicht nur, daß die mechanische Arbeit gleichzeitig in entgegengesetztem Sinne beeinflußt, d. h. die Ausdehnung und die Zusammenziehung gesteigert wird, sondern auch die Entstehung von Kontraktionsreizen kann gefördert oder gehemmt werden. Es wurde schon gesagt, daß ventrikuläre Extrasystolen häufig durch die Digitalis beseitigt, aber auch häufig hervorgerufen werden. Unter welchen Bedingungen die Digitalis Extrasystolen der Kammer erzeugt, wurde auch schon dargelegt. Weniger gut sind wir darüber unterrichtet, wann und wie die Digitalis Extrasystolen der Kammern zum Verschwinden bringt. Man könnte denken, die Digitalis würde Extrasystolen dann zum Verschwinden bringen, wenn sie die Folge einer Herzschwäche seien und diese durch das Mittel beseitigt würde. Das mag in manchen Fällen so sein, aber als Hauptregel darf es doch nicht betrachtet werden, denn man sieht nach Digitalis ventrikuläre Extrasystolen leistungsfähiger Herzen vergehen und leistungsunfähiger Herzen bleiben. Ob die Art der Extrasystolen eine Rolle spielt, abhängige oder unabhängige Extrasystolen, läßt sich zur Zeit auch nicht sagen. Bis jetzt wurde auf diesen Punkt nur in einer Arbeit von BREMER geachtet; in dem betreffenden Falle lagen abhängige Kammersystolen bei einem leistungsfähigen Herzen vor, sie wurden durch die Digitalis beseitigt. So läßt sich nur sagen, es kommt auf den Versuch an. Das gilt nicht nur für einzelne Extrasystolen, sondern auch für Extrasystolien und im besonderen die paroxysmale ventrikuläre Tachycardie. Wenn z. B. HECHT und ZWEIG bei einem Kranken mit starker Herzerweiterung und Anfällen von paroxysmaler ventrikulärer Tachycardie — die Vorschwankungen zeigten im Anfall die Form linksseitiger Extrasystolen — nach Physostigmin mit Strophanthus Bigeminie und Trigeminie auftreten sahen, so ist es nicht zu verwundern, daß Strophanthin intravenös zu einem tachycardischen Anfall führte. Das schließt aber eine günstige Wirkung des Mittels in anderen geeigneten Fällen nicht aus. Leider verfügen wir noch nicht über genügend Erfahrungen in dieser Frage, es sind deshalb weitere Beobachtungen abzuwarten, bis einigermaßen sichere Richtlinien gegeben werden können.

Die Behandlung von Kammerautomatien infolge Ausfalles der Leitungsreize.

Hier haben wir nur die Kammerautomatien als solche, nicht die Leitungsstörung zu berücksichtigen. Da die Kammerautomatie gering, d. h. die Schlagzahl niedrig ist, so wird es sich meist um die Aufgabe handeln, die Schlagzahl zu heben. Nun wissen wir aus Erfahrung, daß bei körperlicher Schonung eine Kammertätigkeit, sagen wir von 30—40 Schlägen viele Jahre hindurch die Kreislaufsarbeit genügend aufrecht erhalten kann. Werden aber größere Leistungen vom Kreislauf, etwa bei fieberhaften Erkrankungen, verlangt, dann kann eine Steigerung der Schlagzahl erwünscht sein. Ferner ist zu bedenken, daß die Bildung von Kontraktionsreizen für die tieferen Herzzentren eine ungewohnte Aufgabe ist, sie wird deshalb auch nicht immer so gleichmäßig und zuverlässig besorgt, wie dies nötig ist, sondern in manchen Fällen kommt es hin und wieder zu kürzeren oder längeren Kammerstillständen, zum Teil mit bedrohlichen Hirnerscheinungen, wie Krämpfen, Bewußtseinsverlust (ADAMS-STOKESsche Anfälle). Es ist wichtig, durch eine Hebung der Kammerautomatie solche Anfälle möglichst abzukürzen oder zu verhindern. Das beste und sicherste Mittel, um die Schlagzahl der automatisch tätigen Kammer zu erhöhen, ist das Suprarenin (GERHARDT, KURÉ, W. FREY, EDENS). Wie solche Wirkung zustande kommen kann, mögen die folgenden Kurven zeigen (Abb. 197a, b). Da sehen wir in der oberen Kurve eine „Kammerautomatie" von 34 Schlägen; nach dem dritten

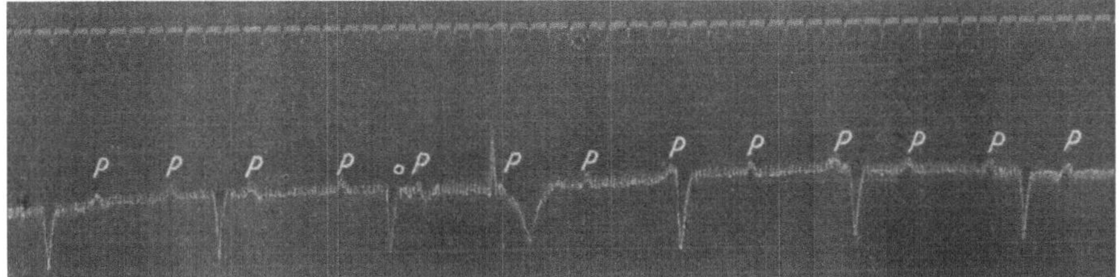

a

b

Abb. 197a, b. Suprareninwirkung bei Herzblock.

eine Extrasystole von basalem Typus mit unvollständig kompensierender Pause. 20 Minuten nach 1 ccm 1°/₀₀ igem Suprarenin subcutan beträgt die Schlagzahl 41, die Systolen zeigen sämtlich basalen Typus, nur zu Beginn findet sich eine Extrasystole von apikalem Typus, und zwar ohne kompensierende Pause. Das Suprarenin hat also nicht einfach die Schlagzahl des ursprünglichen Schrittmachers gesteigert, sondern einen neuen Schrittmacher zum Herrscher der Kammertätigkeit erhoben. Ein Nachteil des Suprarenins ist die Flüchtigkeit seiner Wirkung. Dasselbe gilt von Atropin, das zuweilen wohl in ähnlicher Weise wie das Suprarenin günstig wirkt. Es liegt deshalb nahe, nach einem Mittel zu fragen, das vielleicht geeignet wäre für längere Zeit oder dauernd die Schlagzahl zu heben. Als solch ein Mittel wird die Digitalis empfohlen. Nun wurde ja schon wiederholt hervorgehoben, daß der Digitalis eine hemmende und fördernde Wirkung auf die Herzkammern zukommt. Man wird deshalb, auch wenn im Tierversuch nachgewiesen ist, daß gerade die Entstehung von Kontraktionsreizen in den Kammern durch Digitaliskörper begünstigt wird, dem Mittel mit einem gewissen Mißtrauen in dieser Hinsicht begegnen, denn einmal können erfahrungsgemäß krankhafte

Verhältnisse, mit denen wir es beim Menschen ja zu tun haben, die Wirkung in unberechenbarer Weise beeinflussen und andererseits sind die im Tierversuch wirksamen Gaben so große, wie wir sie beim Menschen nicht anwenden können. Die Beobachtungen am Krankenbett geben dementsprechend auch kein einheitliches Bild: A. W. MEYER und BACHMANN sahen Steigerung, NEUSSER bedrohliche Verlangsamung der Schlagzahl, HEWLETT und BARRINGER keine, EMANUEL und W. FREY eine ungünstige Wirkung, EDENS und ROMEIS einen Todesfall. Man wird unter diesen Umständen besonders mit der intravenösen Anwendung zurückhalten und innerlich zunächst nur tastende Gaben versuchen. Wenn einmal ein größeres Beobachtungsmaterial gesammelt und nach den besonderen Verhältnissen der Herzen — Sitz des Kontraktionsreizes, Hypertrophie, Insuffizienz und anderes — gesichtet sein wird, kann es vielleicht gelingen, genauere Regeln aufzustellen. Statt der Digitalis kann man Bariumchlorid geben, um eine zu niedrige Frequenz der automatisch schlagenden Kammern zu steigern und ADAMS-STOKES-schen Anfällen vorzubeugen: 3—6 mal 0,02—0,03 g in 24 Stunden (LEVINE und MATTON, HERRMANN und ASHMANN). In manchen Fällen mag eine bedrohliche Verlangsamung der automatischen Kammertätigkeit mit ungenügender Durchblutung des Herzens zusammenhängen. Hier ist der allgemeine Kreislauf mit den nach der Lage des Falles gebotenen Mitteln und vor allem der Coronarkreislauf zu heben (Coffein, Nitrite).

Herabsetzung der Reizbarkeit der Kammern als Ursache von Rhythmusstörungen ist ein umstrittenes Problem. Wir wissen aus Tierversuchen, daß die Reizbarkeit des Herzens beim Absterben oder unter dem Einfluß mancher Gifte (Chinin, Chinidin und andere) abnimmt. Die Beurteilung dieser Verhältnisse ist aber unsicher, denn die Reizbarkeit ist schwierig zu messen, weil sie wesentlich von der Art des Reizes abhängt. So haben WIENER und RIHL gefunden, daß Herzen unter dem Einfluß von Digitalis, Atropin, Adrenalin, Nicotin, Muscarin, also verschiedenartigen Giften zum Teil ihre Reizbarkeit gegen Induktionsreize ganz anders als gegen galvanische Reize ändern.

Beim Menschen ist eine Herabsetzung der Reizbarkeit der Kammern von WENCKEBACH da angenommen worden, wo bei sonst völlig regelmäßiger Schlagfolge hin und wieder oder periodisch Kammersystolen ausfallen; im besonderen muß verlangt werden, daß die Reizleitung ein regelrechtes Verhalten, d. h. eine gleichmäßige und richtige Dauer der Überleitungszeit zeigt.

Störungen der Contractilität.

Steigerung der Contractilität kennen wir aus dem Tierversuch als Folge einer Digitalisvergiftung: systolischer Herzstillstand. Daß es sich hierbei um eine Tonuserscheinung und nicht um einen Tetanus handelt, haben neuere Versuche von DE BOER und FRÖHLICH gezeigt. WEISER glaubt auf Grund zweier Fälle, daß beim Menschen auch spontan eine Tonussteigerung vorkommen und durch Einschränkung der diastolischen Erweiterung zu einer Kreislaufschwäche führen könne.

Eine Steigerung der Contractilität braucht die Gleichmäßigkeit der Schlagfolge nicht zu stören, sie kann es aber und kann dadurch zum Bilde des

Alternans

führen. Das wissen wir aus Versuchen mit der Digitalis und digitalisähnlichen Körpern. Den Mechanismus haben wir uns dabei nach W. STRAUB und H. STRAUB folgendermaßen vorzustellen. Die genannten Mittel haben eine kontraktionsfördernde Wirkung, dementsprechend wird in bestimmten Vergiftungsstadien der Anstieg des Kammerdruckes beschleunigt und, was für die Entstehung des Alternans wichtig ist, der Druckabfall, die diastolische Erschlaffung verlangsamt. Bei hoher Schlagzahl, zumal wenn außerdem durch einen hohen arteriellen Widerstand die Kurve des Druckablaufes verbreitert wird, ist deshalb Gelegenheit gegeben, daß der Kontraktionsreiz vor der Beendigung der Diastole d. h. vor einer genügenden Füllung der Kammern einsetzt. Unter diesen Bedingungen steigt nach H. STRAUB die Druckkurve langsamer und zu einem geringeren, aber früher erreichten Maximum an (kleiner Puls); auch der Druckabfall vollzieht sich langsamer, steigt aber zu tieferen Werten hinab, weil er von einem niedrigeren und früher liegenden Maximum aus erfolgt. Die diastolische Füllung der Kammer finden wir nunmehr dementsprechend größer, den Druckanstieg rascher, das Druckmaximum höher (großer Puls), aber später, den Druckabfall steiler, aber weniger tief. Der neue Kontraktionsreiz trifft also die Kammer wieder in einem Zustande ungenügender Füllung, es erfolgt wieder ein kleiner Puls und so fort. Es kann aber ein Herzalternans noch auf andere Weise entstehen, wie wir gleich sehen werden.

Störungen des Kontraktionsablaufes durch besondere Arbeitsbedingungen.

Nicht selten kommen Fälle vor, in denen hohe Schlagzahlen bei hohem Blutdruck auch ohne Digitalis mit einem Alternans einhergehen, wie WENCKEBACH zuerst nachgewiesen hat. Hier sind wir natürlich nicht berechtigt, eine Steigerung der Contractilität anzunehmen, sondern die hohe Schlagzahl zusammen mit dem hohen Blutdruck genügen, um eine wechselnde Größe des Schlagvolumens und Pulses hervorzurufen. Hoher Widerstand führt, wie gesagt, zu einer Verbreiterung der Druckkurve, im besonderen zu einer Verspätung der diastolischen Erschlaffung. Bei hoher Schlagzahl kommt es infolge dessen dazu, daß der Kontraktionsreiz vor einer genügenden Füllung der Kammern eintrifft und dadurch zu einem kleineren Schlagvolumen führt als es das vorhergehende war. Die kleinere Systole hat wieder einen früheren Beginn und eine Vertiefung der Diastole zur Folge und bewirkt dadurch, daß der nächste Schlag größer ausfällt usw. (H. STRAUB). Häufig wird der Alternans durch eine vorzeitige, also vor dem Ende der Diastole einfallende Systole, eine Extrasystole ausgelöst (WENCKEBACH). Es ist leicht verständlich, daß die damit verbundene Störung der Herzarbeit unter den genannten Bedingungen (hoher Widerstand und hohe Schlagzahl) nun längere Zeit als Pulsus alternans bestehen bleiben kann.

Aus unserer Darstellung geht hervor, daß eine Verbreiterung der Druckkurve, im besonderen ein späteres Einsetzen der diastolischen Erschlaffung eine wesentliche Bedingung für die Entstehung des Alternans ist. Unter diesen Umständen wundert es uns nicht, wenn wir den Alternans nicht selten auch als Folge einer *Herabsetzung der Contractilität* auftreten sehen, denn bei einer Herabsetzung der Contractilität, einer Herzschwäche, finden sich entsprechende Verhältnisse. Erholt sich bei dem schwachen Herzen einmal nach einer Systole das Kontraktionsvermögen nicht genügend, so folgt eine kleinere Systole mit den oben beschriebenen Eigentümlichkeiten des Druckablaufes, die ihrerseits wieder die Bedingungen in sich tragen, daß die nächste Systole größer ausfällt (F. B. HOFMANN, WENCKEBACH, H. STRAUB). Nun braucht aber die Schwäche nicht den Herzmuskel in seiner Gesamtheit zu betreffen, sondern kann sich auf einzelne Bezirke beschränken. Auch dann wird es zu einem Alternans kommen, vorausgesetzt, daß der schwache Teil groß genug ist, um einen nachweisbaren Einfluß auf das Schlagvolumen auszuüben. Diese Frage ist von H. E. HERING und seinen Schülern besonders ausführlich und neuerdings in einem umfangreichen Referat von KISCH dargestellt worden. Bevor wir auf den Alternans näher eingehen, sei noch eine allgemeine Bemerkung gestattet. Die Herabsetzung der Contractilität hat uns in diesem Zusammenhang so weit zu beschäftigen, als sie Grundlage einer unregelmäßigen Herztätigkeit ist. Da nun der Alternans die einzige Arrhythmie ist, die praktisch in Betracht kommt, so fallen hier

die Ursachen einer Herabsetzung der Contractilität und des Alternans für uns zusammen. Hohe Schlagzahl, hohen Blutdruck, Schwäche des Herzmuskels, wozu auch die Ermüdung zu rechnen ist, Digitaliseinfluß und die Begünstigung durch Extrasystolen haben wir schon kennengelernt. Im Tierversuch kann durch anodische Reizung (GOTTSCHALK) oder Kühlung (E. KOCH, DE BOER und andere) eines Teiles der Kammern dessen Contractilität herabgesetzt und dadurch ein Alternans erzeugt werden; ebenso wirkt die Abklemmung eines Kranzgefäßes.

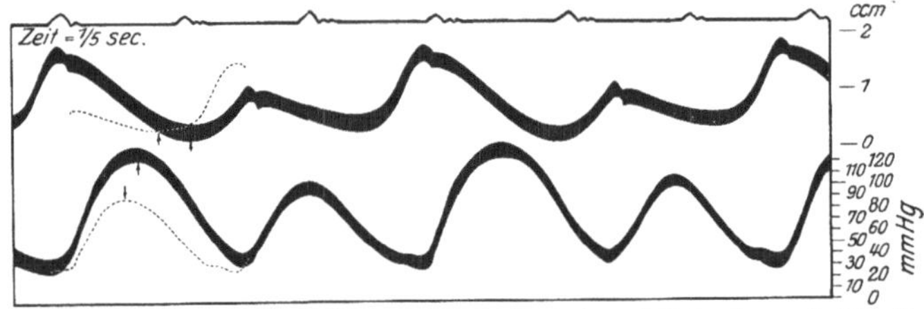

Abb. 198a. $^1/_2$ nat. Gr. Druckkurve des linken Ventrikels (unten) und Volumkurve beider Ventrikel (oben). Herz-Lungenpräparat. Katze. Spontan entstandener Alternans bei muskulärer Insuffizienz. Punktierte Kurven: Verlauf der entsprechenden Kurven der schwachen Kontraktion. Die Pfeile bezeichnen das Maximum der Druck-, das Minimum der Volumkurve. (Nach STRAUB.)

Beim Menschen kommen dementsprechend lokale Schädigungen des Herzmuskels durch entzündliche oder degenerative Vorgänge und Verschluß von Kranzgefäßästen in Betracht.

Das Bild des Alternans. Bis jetzt haben wir nur vom Alternieren des Druckablaufes und Schlagvolumens der Kammern gesprochen — mit Recht, denn es ist die wichtigste Form des Alternans. Die obenstehende Druck- und Volumkurve aus der Arbeit von H. STRAUB über die Dynamik des Alternans mag sie veranschaulichen (Abb. 198a). Beim Menschen können wir sie aber nicht unmittelbar

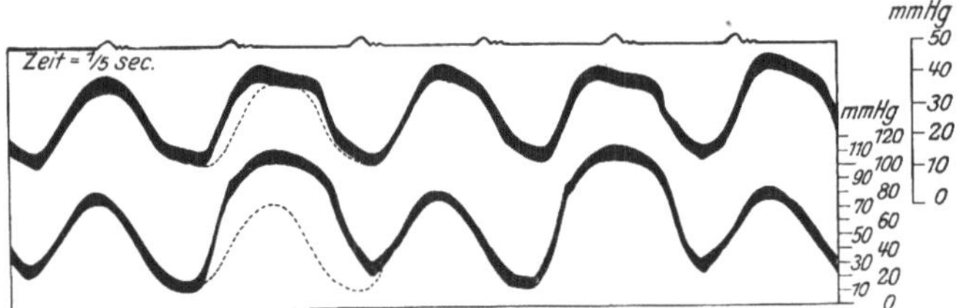

Abb. 198b. $^1/_2$ nat. Gr. Druckkurve des linken Ventrikels (unten) und des rechten Ventrikels (oben). Erklärung sonst wie Abb. 198a.

beobachten, sondern müssen sie aus dem Wechsel der Pulsgröße erschließen. Dabei ist aber zu bedenken, daß der Arterienpuls uns nur Aufschluß über das Verhalten der linken Kammer giebt und auch das nur bis zu einem gewissen Grade. Reibung und Teilung des Blutstromes in den Arterien, Interferenz der zentrifugalen Wellenzüge mit reflektierten zentripetalen Wellen, Eigenschwingungen der Arterienwände verwischen die Feinheiten des Aortenpulses und so kann es kommen, daß Größenunterschiede, die hier noch gut ausgeprägt sind, im Radialpuls verschwinden. Ein Alternans der linken Kammer wird sich deshalb im Radialpuls nur dann deutlich wiederfinden, wenn die Unterschiede des Schlagvolumens nicht zu gering sind. Das veranlaßt uns nach anderen, vielleicht sichereren Zeichen des Herzalternans zu suchen. Dem Kliniker liegt da der Herzstoß am nächsten.

Leider ist auch der nicht so zuverlässig wie man wünschen möchte. Freilich, ein
Wechsel der Form des Cardiogramms wird sich meistens nachweisen lassen,
aber der Herzstoß kann gleich- oder gegensinnig mit dem Arterienpuls alternieren, gleichzeitige Kurven des Herzstoßes von verschiedenen Zwischenrippenräumen gegensinnig ausfallen, ja der Herzstoß an derselben Stelle während einer
Aufnahme von einem gleichsinnigen in einen gegensinnigen umschlagen (H. E.
HERING). Dies widerspruchsvolle Verhalten wird verständlich, wenn man sich
erinnert, einmal, daß der Herzstoß ein Ausdruck der Form- und Lageveränderungen ist, die ein verhältnismäßig kleiner umschriebener Teil der linken Kammer,
der sog. systolische Herzbuckel, erfährt und ferner, daß der Alternans nicht immer
die ganze Kammer, sondern oft nur einen oder mehrere, möglicherweise auch
einmal verschiedene Teile der Kammerwand betrifft. Schließlich darf nicht vergessen werden, daß die Atmung die Form der Herzstoßkurve stark beeinflußt
und dadurch die Beurteilung erschwert. Betrachten wir daraufhin die nebenstehende Kurve. Da sehen wir, daß tatsächlich die Herzstoßkurve keine charak-

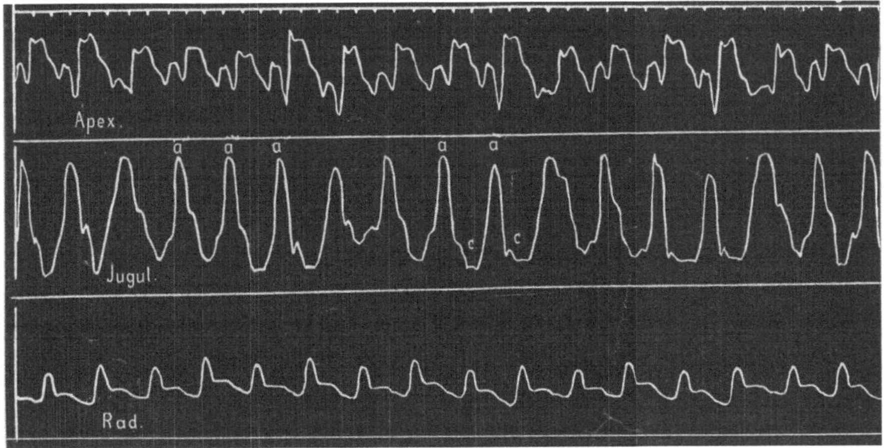

Abb. 199. Alternans.

teristischen Alternansmerkmale erkennen läßt, obwohl der Radialpuls einen sehr
ausgesprochenen Wechsel der Pulsgröße zeigt (Abb. 199). Neben dem Herzstoß
und neben dem Arterienpuls ist uns beim Menschen noch der Venenpuls zugänglich. Die Kurve gibt auch über dessen Verhalten Auskunft: In dem betreffenden
Falle ist im Jugularispuls kein Alternans nachweisbar. Das ist aber nicht immer
so, sondern oft alterniert auch der Venenpuls, und zwar gleich- oder gegensinnig mit der Kammerdruckkurve, dem Herzstoß oder Arterienpuls (H. E.
HERING, KISCH). Dieser wechselvolle Befund drängt uns zu der Frage, wie
sich denn beim Herzalternans die verschiedenen Abschnitte des Organs verhalten.
H. STRAUB macht darüber folgende Angaben: Liegen dynamische Verhältnisse
— wie oben geschildert — vor, die nur einen Alternans der linken Kammer begründen, so zwingt sich die längere Dauer der großen Systole des linken Ventrikels
dem rechten auf, während der Druckablauf im rechten Ventrikel nur unwesentlich
geändert wird (Abb. 198 b). Daß die Tätigkeit des linken Vorhofs durch einen Alternans der linken Kammer beeinflußt werden muß, liegt auf der Hand. Der normale Kontraktionsreiz und damit auch die Vorhofskontraktion treffen nämlich
nach der großen Kammersystole in eine frühere Phase der Diastole als die der
kleinen Kammersystole folgende Vorhofskontraktion. Nach der großen Kammer-

systole ist die linke Kammer noch stark gefüllt zur Zeit der Vorhofsystole, der Vorhof kann also nur einen geringen Teil seines Inhaltes in die Kammer entleeren. Die nach der kleinen Kammersystole folgende Vorhofsystole findet eine weniger gefüllte Kammer und dadurch bessere Entleerungsbedingungen. Entsprechende dynamische Bedingungen werden für den rechten Vorhof eintreten, wenn die rechte Kammer in Kontraktionsdauer und Druckablauf alternierenden Typus aufweist. Es muß freilich damit gerechnet werden, daß besondere Erkrankungen des einen oder anderen Herzabschnittes dies gesetzmäßige Verhalten stören können. Damit dürfte es auch zusammenhängen, daß der Herzalternans im Elektrocardiogramm einmal gar nicht, ein andermal gleich- oder gegensinnig erscheint; ist er vorhanden, so betrifft er meist die R- und T-Zacken.

Die Auscultation kann alternierend einen reinen ersten Ton und systolisches Geräusch (beim kleinen Schlag) oder alternierende Stärke der Töne oder Geräusche ergeben. Die Bedeutung des Alternans wechselt, denn der Alternans ist, wie wir gesehen haben, eine Erscheinung, die sowohl bei einem leistungsfähigen wie einem leistungsunfähigen Herzen auftreten kann. Sie muß deshalb in jedem Falle besonders gewertet werden. Ein Alternans bei hohem Puls und hohem Blutdruck wird auf einen ernsten Krankheitszustand hinweisen, weil er anzeigt, daß das durch Schlagzahl und Druck stark belastete Herz nicht mehr die volle Verfügung über seine Ausgleichsmöglichkeit hat. Dagegen hat ein Alternans während der paroxysmalen Tachycardie eines kräftigen Herzens, weil lediglich eine Folge der abnorm hohen Schlagzahl, nichts zu bedeuten. Bei langsamer Herztätigkeit und Schwächeerscheinungen ist der Alternans ein bedenkliches Zeichen, doch ist auch hier wieder zu unterscheiden, ob er infolge von akuten Krankheiten oder Herzschädigungen auftritt, die in absehbarer Zeit abklingen dürften, oder im Verlaufe einer schon länger dauernden, fortschreitenden Kreislaufschwäche als Äußerung zunehmender Herzinsuffizienz. Im übrigen bedeutet der Alternans als solcher eine Verschlechterung der Herzarbeit, denn nach H. Straub wird die geringere Leistung der kleinen Systole nicht durch die große ausgeglichen.

Die Diagnose des Alternans ist nicht ganz so einfach wie es auf den ersten Blick erscheinen möchte. Traube, der zuerst den Pulsus alternans beschrieben hat, giebt folgende Charakterisierung: „Es handelt sich um eine Aufeinanderfolge hoher und niedriger Pulse, die in der Art vor sich geht, daß regelmäßig auf einen hohen ein niedriger Puls folgt und daß dieser niedrige Puls von dem nächstfolgenden hohen durch eine kürzere Pause geschieden ist, als von dem hohen Puls, der ihm vorhergeht." Nun ist es aber sehr wohl möglich, daß ein solcher Puls erzeugt wird durch Extrasystolen der Kammer. Das ist leicht zu verstehen. Bei der kleinen Extrasystole steigt der Kammerdruck, wie wir gehört haben, langsamer an, wird also später die zur Überwindung des hohen Druckes nötige Höhe erreichen, als bei der großen Systole, und zwar um so mehr, als durch die große Systole eine stärkere Füllung, ein höherer Druck in der Aorta erzeugt wird. Oder kurz ausgedrückt, die Anspannungszeit der kleinen Systole ist verlängert, der kleine Puls erleidet dadurch, vom Beginn der Kammersystole aus gemessen, eine Extraverspätung (H. E. Hering). Als Alternans im strengen Sinne des Wortes sind aber nur solche Fälle zu betrachten, in denen der Wechsel des Schlagvolumens auf den geschilderten dynamischen Bedingungen beruht. Ein Wechsel des Schlagvolumens, der dadurch entsteht, daß die kleine Systole vorzeitig einsetzt, ist als Bigeminie durch Extrasystolen aufzufassen, auch dann, wenn der Puls den von Traube aufgestellten Forderungen genügt (Pseudoalternans, Volhard). Zur sicheren Diagnose ist also die Herzstoßkurve nötig. Hin und wieder mag auch eine Leitungsstörung zwischen Vorhof und Kammer (3:2-Rhythmus) zu einer wechselnden Füllung der Kammern und dadurch zu einem Alternans führen (Edens).

Die *Behandlung des Alternans* richtet sich nicht gegen die Pulsunregelmäßigkeit, sondern wird durch den allgemeinen Zustand des Kreislaufes und des Herzens bestimmt. Erheischt eine Kreislaufschwäche Digitalis und tritt infolge des Mittels ein Alternans auf, dann ist das kein Grund, die Behandlung abzubrechen, solange der allgemeine Erfolg befriedigend ist. Der Alternans bei Herzschwäche pflegt durch die Digitalis günstig beeinflußt, d. h. häufig beseitigt zu werden. Daneben kommen alle anderen Mittel und Maßnahmen in Betracht, die nach der Lage des Falles erforderlich sind. Handelt es sich um einen Alternans bei hoher Schlagzahl mit Blutdrucksteigerung, dann dürfte in der Regel die Hauptaufgabe in der Herabsetzung des Blutdruckes bestehen; die Pulszahl wird man außerdem durch Digitalis zu drücken versuchen. Paroxysmale Tachycardien mit Alternans werden unbekümmert um den Alternans so behandelt, wie es für die betreffende Form angezeigt ist.

Störungen der Reizleitung.

Steigerungen der Reizleitung zwischen Vorhof und Kammer können dadurch vorgetäuscht werden, daß die Kammern automatisch in rascherem Tempo als die Vorhöfe schlagen; dann rückt natürlich die Kammersystole dichter an die vorhergehende Vorhofsystole heran. Das ist in Versuchen von ROTHBERGER und WINTERBERG nachgewiesen worden. Ein klinisches Beispiel bietet Anfang und Ende der in der Abb. 182 wiedergegebenen Kurve. Ebenfalls nur scheinbar ist die Verkürzung der Reizleitungsdauer bei der atrioventrikulären Automatie.

Hemmungen der Reizleitung.

Bei der regelrechten Herztätigkeit bildet sich der führende Kontraktionsreiz an der Übergangsstelle der oberen Hohlvene in den rechten Vorhof, der sog. Sinusgegend; sie entspricht dem bei niederen Wirbeltieren (Fischen, Amphibien) noch als gesonderter Abschnitt der Hohlvene ausgebildeten Sinus venosus. Der Kontraktionsreiz geht von hier auf die Vorhöfe und von diesen auf die Kammern über, und zwar derart, daß die Kontraktionen der drei Abschnitte mit einem gewissen Zeitabschnitt einander folgen. „Primum venae cavae . . . constringuntur atque auriculas replent . . .; auricula dextra et sinistra . . . secundo tempore una inaniuntur et sanguinem suum in cor emittunt . . . Post auricularum constrictionem celerrime in calido et sano animale, aliquanto lentius in frigido et languente . . . sequitur ventriculorum contractio" (ALBRECHT V. HALLER). Die Kontraktion jedes Abschnittes ist danach ein Vorgang für sich. Der Schluß freilich, daß deshalb auch die Überleitung der Kontraktion auf die folgenden Abschnitte als selbständiger Vorgang aufzufassen sei, und vor allem die Begründung dieser Auffassung blieb einer späteren Zeit vorbehalten (GASKELL, ENGELMANN). Über die Bahn, auf der die Überleitung des Sinusreizes zu den Vorhöfen erfolgt, wissen wir allerdings bis zum heutigen Tage nichts Sicheres, dagegen ist uns die Reizleitungsbahn zwischen Vorhof und Kammer dank den früher erwähnten Untersuchungen (HIS, ASCHOFF und TAWARA, MÖNCKEBERG, KÜLBS und andere) jetzt wohlbekannt. Versagt die Reizleitung aus irgendeinem Grunde, so wird die regelrechte Schlagfolge der einzelnen Abschnitte des Herzens gestört. Das konnte natürlich erst klar erkannt und ganz verstanden werden, nachdem die Reizleitung als eine eigene Funktion des Herzens entdeckt und die ihr dienenden anatomischen Gebilde festgestellt waren. Die Störungen als solche sind aber schon viel früher beobachtet und so anschaulich beschrieben worden, daß wir uns nicht versagen können, einige dieser alten Berichte hier wiederzugeben.

Hören wir zunächst, was uns NIELS STENSEN über die Störungen der Schlagfolge zwischen Sinus und Vorhof zu sagen hat[1]. „In cuniculo Faemina mense Augusto dissecta varia praesertim Auricularum et Cavae motum spectantia fuere observata: Parcius et lentius micante dextera Auricula, patuit tandem motus Cavae et in dextro et in sinistro ramo, ubi post binas, tresve Cavae pulsationes semel movebatur Auricula. . . Ligatis deinde tribus Cavae ramis et omni. . . . sanguine educto . . . simul omnis cessavit motus . . . qui tamen, cum remota vincula liberum sanguini ad Cor concessissent refluxum, et Cavae et Auriculis restitutus est integer.

Über die Störungen der Schlagfolge zwischen Vorhöfen und Kammern mag die folgende Stelle aus HALLERS Elementa physiologiae unterrichten.

„In moribundo equidem animale ordo et successio in actione auricularum et ventriculorum turbatur. Saepe dextram auriculam videas mira celeritate palpitare, dum cor immutatum quiescit et denique saepius et quinquies et sexies, imo sexagies et centies pulsare prius, quam semel cordis contractio sequatur.“

Als Gewährsmann für die Beobachtungen nennt er unter anderen wiederum STENSEN.

Die bei völliger Unterbrechung der Reizleitung zwischen Vorhöfen und Kammern entstehenden auffallenden Krankheitserscheinungen finden wir zuerst geschildert in MORGAGNIS bekanntem Werke De sedibus et causis morborum (Ep. LXIV, Art. 5).

Es war Anfang Juni des Jahres 1747, daß JO. BAPT. MORGAGNI zu einem 64jährigen Kaufmann aus Padua gerufen wurde. Der Kranke, ein untersetzter und etwas fettleibiger Mann, war im August des vorhergehenden Jahres nach einer heftigen Aufregung von einem Schwindelanfall ergriffen worden. „Postridie autem motibus convulsivis cum insultu epileptici simili vexari coepit. Is erat brevis, sed frequens, et ructibus foetidis erumpentibus solvebatur, subsequente faciei interdum rubore, interdum pallore, sensu autem augustiae faucium et ventriculo perpetua gravis. Erant pulsus eo tempore validi quidem, sed duri et rari.

Der Zustand besserte sich vorübergehend, dann aber kehrten die Anfälle im Dezember wieder, nachdem der Kranke einen kurzen Gang gemacht hatte und Treppen gestiegen war, und hielten bis zu der Zeit an, wo MORGAGNI zusammen mit dem behandelnden Arzt JAKOBUS PLACENTINUS den Kranken sah. Der Gelehrte erzählt darüber folgendes: „Raritas praecipue pulsuum illa tanta[2], ut eorum numerus duabus circiter tertiis partibus minor esset, quam oporterét, tum inculcabatur, tum a me quoque reperiabatur. Ea autem perpetua a pluribus jam mensibus raritas, quotiescunque insultus imminebant, vel multo major percipiebatur; ut ex hoc ejus incremento nunquam fallerentur medici, si instantem praedicerent insultum: quo durante pulsus no modo ex raro frequens, sed ita frequens fiebat, ut in aegris frequentem vocamus. Haec cum accepissem, et cetera omnia perpendissem, respondi, implicitum mihi videri morbum, et qui propterea non omni ex parte sine erroris periculo diagnosci posset. Hinc temere nihil audendum, sed iis, quae levaminis aliquid offerre hactenus consuessent, innoxiis remediis utendum. Attamen cum et vetus ille morbus et praesentis causa, initium et symptomata pleraque nervos affici aut certe in consensum trahi significarent; ad convulsiva horum irritamenta saltem mitiganda tentari posse opii pauxillulum, et si forte hic aliquid praestaret, ut in meo illo cive non ita absimilibus affectionibus laborante multum praestiterat, cautum ejus et opportunum usum non deserendum. Et sane cl. JACOBUS PLACENTINUS, quocum eam consultationem habueram, mihi postea retulit, id non sine aegri utilitate a se fuisse tentatum. Sed morbus tamen ea aestate perstitit.“

Der in diesem Bericht erwähnte Mitbürger war der 68jährige Priester Anastasius Poggio, bei dem im Anschluß an einen vom rechten Hypochondrium ausgehenden Schmerzanfall mit galligen Stühlen die erste Attacke auftrat und sich Opium als einziges nützliches Mittel erwiesen hatte: Unum fuit quod constanter prodesset, opium, datum sub noctis initium pondere dimidiati grani (0,03 g).“ Im weiteren Verlauf wurden dann die Anfälle immer seltener und hatten schließlich zu der Zeit, wo MORGAGNI zur Veröffentlichung schritt, ganz aufgehört. Aus der Literatur zitiert MORGAGNI (IX, 7) außerdem einen Fall von MARCUS GERBEZIUS, bei dem die Pulszahl etwa ein Drittel der gewöhnlichen Frequenz betrug, und einen von RUMLER (XXIV, 33) mit noch geringerer Schlagzahl. Das sind die ersten Berichte über die schwerste Form der Reizleitungsstörung zwischen Vorhof und Kammer, die wir heute als Herzblock zu bezeichnen pflegen. Schwindel, Aufstoßen, Erbrechen, Herzangst, Wechsel der Gesichtsfarbe, epileptiforme Krämpfe, Steigerung der Pulsverlangsamung sind nach MORGAGNI die Erscheinungen, die die bei dieser Erkrankung häufig vorkommenden Anfälle begleiten. Als der zuerst genannte Kranke starb, fand sich bei der Leichenöffnung eine starke Erweiterung des Herzens und der Aorta. MORGAGNI führt sie auf eine Reizung der Herz- und Gefäßnerven durch die starken Erregungszustände

---

[1] Zit. nach LANCISI: De motu cordis etc. Lib. II, cap. 1, propos 56.

[2] An einer anderen Stelle schreibt MORGAGNI noch genauer: „Ut intra sexagesimam horae partem pulsationes sint tantum viginti duae.“

zurück und meint, daß dadurch auch die anfangs nicht starke Pulsverlangsamung zu erklären sei. Jedoch dürfe, so fügt er vorsichtig hinzu, auch die Erweiterung des Herzens und der Aorta, zumal nachdem sie zugenommen habe, zu der Pulsverlangsamung beigetragen haben; freilich, in vielen ähnlichen Fällen von Erweiterung fehle die Pulsverlangsamung, es müsse also noch etwas anderes hinzukommen. Ob dies andere ein geistiger oder nervöser Schaden sei, lasse sich nicht sicher sagen (LXIV, 6).

Der nächste Fall von Herzblock mit Anfällen von Bewußtlosigkeit, den wir aufgezeichnet finden, ist von dem Dubliner Kliniker ADAMS 1819 beobachtet und 1827 veröffentlicht worden. Es handelte sich um einen 68 jährigen Zollbeamten, der nach Aussage des behandelnden Arztes, Dr. DUGGAN, in den letzten sieben Jahren mindestens 20 Schlaganfälle (apoplectic attacks) gehabt habe, ohne daß irgend eine Lähmung zurückgeblieben sei. Der Puls betrug 30 Schläge in der Minute und wurde während der Anfälle noch langsamer; in einem solchen Anfall blieb der Kranke. Bei der Leichenöffnung wurde eine starke Verfettung des atrophischen Herzmuskels gefunden. Keine Krankheitsherde im Gehirn. — Ein Landsmann und Nachfolger von ADAMS war es, STOKES, der durch zwei weitere Beobachtungen das Krankheitsbild so weit vervollständigte, daß es unter dem Namen MORGAGNI-ADAMS-STOKESsche Krankheit Eingang in die Literatur gefunden hat. STOKES erhob den wichtigen Befund, daß die Zahl der Jugularispulse über doppelt so hoch war, wie die Zahl der Kammerkontraktionen und daß etwa jeder dritte Venenpuls besonders stark und steil war, so daß er schon von weitem auffiel. Die Anfälle von Bewußtlosigkeit bezeichnet er als pseudoapoplektische Attacken; er ist geneigt sie auf Hirnanämie zurückzuführen und kann diese Annahme dadurch stützen, daß der eine Kranke seine Anfälle zu unterdrücken vermochte, wenn er sich auf die Knie und Hände legte und den Kopf hinunterhängen ließ. Die starke Pulsverlangsamung erklärt STOKES durch die in den Fällen gefundene fettige Degeneration des Herzens und meint, sie komme dann zustande, wenn die Verfettung weit vorgeschritten sei oder doch das ganze Herz gleichmäßig befallen habe.

Bei dem damaligen Stand der Kenntnisse von der Anatomie und Physiologie des Herzens war für STOKES keine andere zwanglose Deutung möglich und gerade die neueste Forschung hat ja gelehrt, daß etwas Derartiges vorkommen kann: ich meine die Pulsverlangsamung infolge ungenügender Anspruchsfähigkeit der Kammern, über die in einem der vorhergehenden Abschnitte berichtet worden ist. Allerdings haben wir gleichzeitig gelernt, daß es sich dabei um seltene Ausnahmen handelt. In der überwiegenden Mehrzahl der Fälle beruht die starke Verlangsamung der Kammertätigkeit auf einer Schädigung der Reizleitungsbahn. Erst nachdem GASKELL 1883 am Herzen der Schildkröte einen Muskelzug zwischen Vorhof und Kammern gefunden und HIS nachgewiesen hatte, daß ein solches Bündel bei den Säugetieren überhaupt und so auch beim Menschen existiert (1893) und seine Durchtrennung den Zusammenhang zwischen Vorhofs- und Kammertätigkeit aufhebt[1], war die Bahn frei zu der Erkenntnis, daß den von MORGAGNI, ADAMS und STOKES beschriebenen Fällen langsamster Kammertätigkeit eine Erkrankung der Vorhofskammerverbindung zugrunde liegen müsse. Dieser letzte Schritt erfolgte 1899 durch die bekannte Arbeit von HIS: Ein Fall von ADAMS-STOKESscher Krankheit mit ungleichzeitigem Schlagen der Vorhöfe und Herzkammern. Inzwischen waren durch ENGELMANN im Tierversuch auch die verwickelten Veränderungen der Schlagfolge klargelegt worden, die bei geringeren Schädigungen der Reizleitung entstehen, und im Jahre 1898 durch WENCKEBACH die entsprechenden Störungen beim Menschen zum ersten Male nachgewiesen und in scharfsinniger Weise ihre Diagnose entwickelt. Bevor wir uns diesen Verhältnissen zuwenden, wollen wir den

Ursachen der Reizleitungshemmung nachgehen. Da kommen zunächst anatomische Schädigungen der Reizleitungsbahn in Betracht. Beim Tiere wird durch Quetschung des HISschen Bündels eine mit dem angewandten Druck zunehmende Erschwerung der Reizleitung — kenntlich an der steigenden Zahl ausfallender Kammersystolen — bis zur völligen Unterbrechung der Überleitung erzeugt (ERLANGER). Beim Menschen können Infektionskrankheiten, wie Gelenkrheumatismus, Diphtherie, Typhus, Scharlach, Endo- und Myocarditis, ferner Syphilis, Arteriosklerose, Verletzungen, Blutungen, Geschwülste, Mißbildungen das Gefüge der Bahn schädigen, so, daß alle Grade von Leitungsstörungen, vom Ausfall spärlicher Systolen bis zur Blockierung sämtlicher Systolen, auftreten. Man darf aber nicht annehmen, daß die Ausdehnung der anatomischen Veränderungen allein den Grad der Leitungsstörung bestimmten, es kommen vielmehr noch andere Bedingungen in Betracht. Bei der Besprechung des Vorhofsflimmerns und -flatterns

---

[1] Physiologenkongreß in Bern 1896.

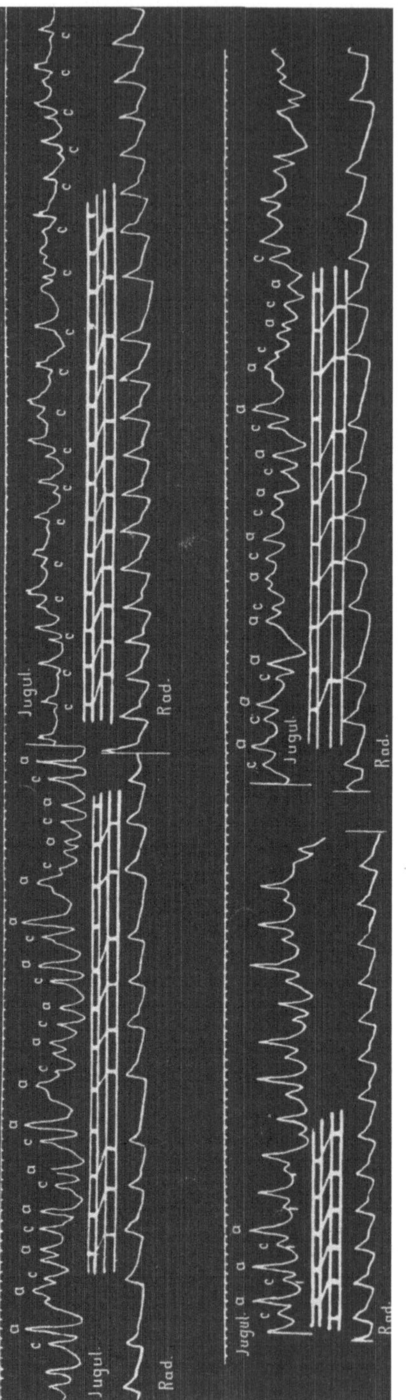

Abb. 200. Einfluß von Ruhe und Bewegung auf die Überleitung. Besserung durch Bewegung, Verschlechterung durch Ruhe. Obere Kurve links: in Ruhe 72 as : 60 vs (2 Uhr 22 Minuten). Obere Kurve rechts: nach zweimaligem Aufsetzen 77 as : 73 vs. Untere Kurve links: nach drei Treppen 78 as : 78 vs (2 Uhr 30 Minuten). Untere Kurve rechts: nach Ruhe und Herzeisblase 75 as : 62 vs (2 Uhr 45 Minuten).

haben wir schon gehört, daß die Zahl der geleiteten Reize in dem Maße sinkt, wie die Zahl der vom Vorhof ausgehenden Kontraktionsreize steigt, und zwar wohl hauptsächlich deshalb, weil bei so hohen Zahlen die Stärke des Reizes abnimmt; daneben mag auch eine Überlastung des Reizleitungsvermögens mitspielen. Bei Schädigungen der Reizleitung ist diese Erscheinung noch ausgesprochener. So führen bei der Quetschung des Bündels schon geringe Steigerungen der Vorhofschlagzahl zu einem deutlichen Rückgang der auf die Kammer übergeleiteten Reize (ERLANGER und HIRSCHFELDER) und bei unseren Kranken kann bereits der Übergang vom Liegen zum Sitzen oder Stehen diese Wirkung haben. Ein Kranker von VOLHARD hatte z. B. im Liegen einen Vorhofs- und Kammerpuls von 64 Schlägen, im Sitzen stieg der Vorhofspuls auf 75, sank der Kammerpuls auf 44 und im Stehen stieg der Vorhofspuls auf 86, sank der Kammerpuls auf 22 Schläge in der Minute. Auf der anderen Seite kann man erleben, daß z. B. bei Bewegung mit der Zahl der Vorhofspulse auch die Zahl der Kammerpulse steigt, wohl deshalb, weil durch die hierbei eintretende Zunahme des Acceleranstonus die Reizleitungsverhältnisse stärker begünstigt als sie durch die Zunahme der Reizzahl beeinträchtigt werden. Die nebenstehenden Kurven mögen zum Beleg dienen (Abb. 200). Die Erhöhung des Vagustonus in der Ruhe wirkt dementsprechend in solchen Fällen hemmend auf die Leitung. Dieser Vaguseinfluß läßt sich häufig auch durch reflektorische Reizung des Nerven, Druck auf die Carotis oder die Bulbi, nachweisen. Als Regel hat dabei zu gelten, daß eine solche Hemmung der Überleitung durch Vagusreizung nur dann eintritt wenn schon eine besondere Empfindlichkeit der Leitung infolge irgendwelcher Schädigungen vorliegt, sonst überwiegt die Vaguswirkung auf die Sinustätigkeit und es tritt lediglich eine allgemeine Verlangsamung der Herztätigkeit ein. Von Interesse ist in dieser Beziehung ein Fall D. GERHARDTs, in dem ein Krebs der linken Kieferngegend durch Vagusreizung zu Anfällen von Herzstillstand führte — ob dabei das ganze Herz oder nur die Kammern aussetzten, ließ sich leider nicht feststellen. CHAUVEAU berichtet über die Blockierung der Vorhofskammerleitung allein durch Vagusreizung. SCHOTT sah nach Reizung des Vaguszentrums durch Druck einfache Verlangsamung des Herzschlages, Überleitungsstörungen mit Ventrikelsystolenausfall und völligen Herzstillstand mit folgender Kammerautomatie. Besonders wichtig für das Verständnis der Leitungsstörungen ist die Tatsache, daß Erstickung die Reizleitung herabsetzt (LFWIS und seine Mitarbeiter); bei erhaltenen Vagi pflegt im Versuch allgemeiner Herzstillstand einzutreten, dagegen nach Durchschneidung der Vagi eine Herabsetzung der Vorhofskammerleitung bis zum Block; Steigerung der Vorhofsschlagzahl verstärkt die Leitungsstörung und eine ventrikuläre Extrasystole kann die Anspruchsfähigkeit der Kammern für drei und mehr Kontraktionsreize aufheben. Atropin erweist sich beim asphyktischen Herzblock als wirkungslos. Diese Beobachtungen zeigen, daß die Durchblutung des Herzens für die Reizleitung eine wichtige Rolle spielen muß und legen die Vermutung nahe, daß Störungen der Kranzgefäßzirkulation im Bereich der Leitungsbahnen die Reizleitung erschweren oder unterbrechen können. Damit wären manche Schwankungen der Überleitung, Besserungen und plötzlich einsetzende Verschlechterungen unserem Verständnis näher gerückt. Zum Beispiel der Fall von D. GERHARDT, bei dem sich im Anschluß an eine Magenblutung ein Herzblock einstellte, der im weiteren Verlauf zurückging, obwohl nach dem Tode eine deutliche anatomische Schädigung der Leitungsbahn gefunden wurde. Ferner die Beobachtung von KRUMBHAAR, bei der es sich um einen Herzblock handelte mit völlig gesundem Reizleitungssystem, aber schwerer Verkalkung der Kranzgefäße. Auch die verhängnisvolle Wirkung, die eine Extrasystole beim asphyktischen Herzen haben kann, erheischt unsere Aufmerksamkeit; vielleicht, daß die plötzlichen Herzstillstände bei manchen Fällen von Herzblock mit Extrasystolen zusammenhängen. Wahrscheinlich ist es aber nicht nur die Asphyxie, die die geschilderte ungünstige Wirkung auf Reizleitung und Automatie hat, sondern auch die damit verbundene Schädigung des ganzen Stoffwechsels im Herzen, denn der Eintritt und die Dauer des Herzstillstandes nach plötzlicher Unterbrechung der Leitungsreize durch die sog. STANNIUSsche Ligatur wird maßgebend bestimmt durch die Güte der Nährflüssigkeit und Durchströmung (F. B. HOFMANN). Ein schlecht genährtes und durchblutetes, vielleicht noch außerdem durch krankhafte Veränderungen, Giftwirkungen oder Ermüdung geschädigtes Herz wird also sehr viel mehr zu längerem Stillstand neigen als ein gesundes. Von Giften, die hemmend auf die Reizleitung wirken können, ist am bekanntesten die Digitalis. Beim Tiere sind dazu freilich so große Gaben nötig, wie sie beim Menschen nicht in Betracht kommen. Wenn wir gleichwohl am Krankenbett nach kleinen Gaben nicht selten Leitungsstörungen auftreten sehen, so folgt daraus, daß in diesen Fällen eine besondere Empfindlichkeit gerade des Leitungssystems bestehen muß, d. h. das Leitungssystem ist schon in irgendeiner Weise geschädigt und das Mittel greift an diesem locus minoris resistentiae zuerst und besonders stark an. Neben der Digitalis kommt noch das Physostigmin in Betracht (VAN EGMOND). Interessant ist in diesem Zusammenhang, daß schon die leichte Berührung des Bündels mit einem Kupferdraht die Überleitung schädigt; VAN EGMOND, der diese Beobachtung gemacht hat, glaubt kleinste in Lösung gehende Mengen des Metalls dafür verant-

wortlich machen zu dürfen. Die vorübergehenden Leitungsstörungen bei Infektionskrankheiten machen es wahrscheinlich, daß auch Bakterientoxine schädlich
auf die Reizleitung wirken können. Neuhof beschreibt eine Leitungsstörung
zwischen Sinus und Vorhof nach Tabakmißbrauch. Fassen wir zusammen, so
sehen wir, daß folgende Faktoren die Reizleitung beeinflussen können: Anatomische Veränderungen der Reizleitung, Reizzahl, Reizstärke, Vagus- und Acceleranstonus, peripherische und zentrale Vagusreizung, Durchblutung, Ernährung
und Ermüdung des Herzens, Gift- und Toxinwirkungen.

Kürzere und längere Kammerstillstände mit Ohnmachtsanwandlungen, Bewußtlosigkeit, Krämpfen, wie sie nicht selten beim Herzblock vorkommen, gehören
streng genommen nicht hierher, sondern ins Kapitel der ventrikulären Automatie,
denn sie beruhen nicht auf einer Herabsetzung der Reizleitung, sondern der automatischen Reizbildung in den Kammern. Auf der anderen Seite besteht aber doch
eine unleugbare Verbindung mit den Reizleitungsstörungen, denn die meisten Anfälle betreffen nun einmal Kranke mit Herzblock und die Entwicklung des Herzblockes geht wohl regelmäßig mit Anfällen der geschilderten Art einher. Die zweite
Tatsache finden wir ja schon in der einen Krankengeschichte von Morgagni
verzeichnet. Auch eine Erklärung dafür haben wir bereits kennen gelernt: Der
Ermüdungszustand, in dem die automatische Reizbildung der tieferen motorischen
Zentren durch die häufigeren Reize der höheren Zentren gehalten wird, führt
dazu, daß nach dem Ausfall der Leitungsreize die Automatie der tieferen Zentren
erst nach einer gewissen, vom Zustande des Herzens abhängenden Zeitspanne in
Tätigkeit treten kann. Die Kammerstillstände beim ausgebildeten Herzblock
sind im Prinzip auf dieselben Bedingungen zurückzuführen: Ermüdung der Automatie durch Extrasystolen oder, wohl sehr viel häufiger, Herabsetzung der Automatie durch Verschlechterung der Durchblutung und Ernährung des Herzens
(Kranzgefäßspasmen, oft wohl vom Magen-Darmkanal ausgelöst wie in Morgagnis
erstem Falle; ferner ist an Blutverluste, Unterernährung, Lungenkomplikationen
zu denken).

Faßt man alle Fälle von Pulsverlangsamung mit Bewußtseinsstörungen ohne
Rücksicht auf das Verhalten der Reizbildung als Morgagni-Adams-Stokessche
Krankheit zusammen, so kann man folgende Formen unterscheiden (Nagayo):

Cardiale Form, durch Schädigung der Leitungsbahn[1], durch Versagen der
Anspruchsfähigkeit[2],

nervöse Form, durch zentrale Vagusreizung[3], durch peripherische Vagusreizung[4].

Das Bild der Reizleitungshemmung.

Als Überleitungszeit bezeichnet man die Zeit vom Beginn der Vorhofsystole
bis zum Beginn der Kammersystole. Dies Intervall, das P-R-Intervall des Elektrocardiogramms, beträgt im Mittel 0,15 Sekunden. Streng genommen ist die Bezeichnung Überleitungszeit für dies Intervall falsch, da die Dauer der Vorhofsystole mit darin enthalten ist. Diese muß also abgezogen werden, d. h. die Zeit
vom Ende der Vorhofsystole bis zum Beginn der Kammersystole giebt die eigentliche Überleitungszeit an; sie beträgt nach Th. Groedel im Mittel 0,07 Sek. Aber
auch so sind nicht alle Bedenken beseitigt, denn die P-Zacke ist ja der Ausdruck
des elektrischen und nicht des mechanischen Geschehens und außerdem schließt
die Zeitspanne vom Ende der P-Zacke bis zum Beginn der R-Zacke nicht nur die

---

[1] Bei weitem am häufigsten.

[2] Bis jetzt nicht sicher nachgewiesen, aber auf Grund von Wenckebachs Beobachtung
(Die unregelmäßige Herztätigkeit S. 97) als möglich anzusehen.

[3] Schott: Dtsch. Arch. klin. Med., **122.**

[4] D. Gerhardt: Daselbst **106.**

Überleitungszeit, sondern auch die Latenzzeit der Kammern in sich. Bei der Messung am Venenpuls nennt man das a-c-Intervall die Überleitungszeit, d. h. die Zeit von Beginn der Vorhofszacke bis zum Beginn des Carotispulses. Sie beträgt im Mittel 0,2 Sekunden. Auch diese Zahl ist nicht einwandfrei, sondern zu den beim Elektrocardiogramm erwähnten Ungenauigkeiten treten noch neue hinzu. Die Fortpflanzung der Pulswellen erfolgt nämlich wegen der Schlaffheit der Wände im Venensystem langsamer als in den Arterien. Der Beginn der a-Welle ist also im Verhältnis zum Beginn der c-Welle verspätet, das Intervall wird dadurch verkleinert, auf der anderen Seite tritt der Carotispuls erst nach dem Ablauf der Anspannungszeit, also etwa 0,06—0,07 Sekunden nach dem Beginn der Kammersystole auf, das Intervall wird dadurch vergrößert. Für die Praxis kann man aber von diesen Feinheiten absehen und daran festhalten, daß die „Überleitungszeit" im Elektrocardiogramm, als P-R-Intervall gemessen, um 0,15 Sekunden und im Venenpuls, als a- c-Intervall gemessen, um 0,2 Sekunden beträgt.

Ist die Leitungsbahn geschädigt, so pflegt die Überleitungszeit verlängert zu sein und außerdem von Schlag zu Schlag zu wachsen, bis schließlich ein Reiz überhaupt nicht mehr geleitet wird, eine Systole ausfällt und dann wieder eine neue Periode beginnt. In der Regel wird die Leitung schon durch den ersten geleiteten Reiz so stark herabgesetzt, daß sie beim zweiten Reiz ganz erheblich, und zwar im Verhältnis zur Norm am stärksten verlängert erscheint; von hier ab nimmt dann der Wertzuwachs der Überleitungszeit von Schlag zu Schlag ab. Dementsprechend ist der Abstand zwischen der ersten und zweiten übergeleiteten Systole am größten und vermindert sich weiterhin langsam, aber stetig (WENCKEBACHsche Perioden). Auf Grund dieses Gesetzes ist es möglich, allein aus dem Rhythmus des Radialpulses eine Leitungshemmung zwischen Vorhof und Kammer (Abb. 201 und 202) und entsprechend aus dem Rhythmus des Vorhofspulses eine Leitungshemmung zwischen Sinus und Vorhof zu erschließen.

In seltenen Fällen kommt es vor, daß die Überleitungszeit nicht nur absolut, sondern auch relativ zunimmt, dann wachsen die Abstände der übergeleiteten Systolen von Schlag zu Schlag. Oft wird das typische Bild dadurch verwischt, daß die Schlagzahl ziemlich hoch ist. Dann können sich die Zeitverhältnisse so verschieben, daß am Radialpuls die Systolenausfälle so gut wir gar nicht zum Ausdruck kommen. Wird regelmäßig jeder zweite oder zweite und dritte oder zweite, dritte und vierte Leitungsreiz blockiert, dann ergiebt sich eine regelmäßige, mehr oder weniger verlangsamte Kammertätigkeit, deren Entstehung aus einer Leitungshemmung nur durch das Verhältnis zu der rascheren Vorhofstätigkeit bewiesen wird. Schwankungen der Vorhofschlagzahl sowie des Vagus- oder Acceleranstonus bewirken in solchen Fällen nicht selten, daß einmal nur ein, ein andermal zwei oder drei Leitungsreize unwirksam bleiben und der Radialpuls Pausen von wechselnder Länge zeigt. Diese Verhältnisse findet man in der Abb. 202 recht anschaulich wiedergegeben. Die Leitungshemmungen mit zunehmender Länge der Überleitungszeit unterscheidet man als WENCKEBACHsche Perioden oder Typus I von den Leitungshemmungen ohne Verlängerung der Überleitungszeit (Typus II). Es sind die seltenen Fälle von Systolenausfall, die WENCKEBACH auf ein Versagen der Anspruchsfähigkeit zurückgeführt hat. Die Frage ist inzwischen von MOBITZ, SCHERF, WENCKEBACH und WINTERBERG weiter bearbeitet worden, ohne daß man zu einer sicheren Lösung des Problems gekommen wäre.

Die Verhältnisse werden einfacher, wenn die Leitung völlig unterbrochen ist. Beim Sinusvorhofsblock tritt dann eine atrioventrikuläre Automatie ein und Vorhof und Kammer schlagen unabhängig voneinander, aber, wenn nicht besondere Komplikationen vorliegen, in demselben Takt, da sie denselben Schrittmacher haben. Beim Vorhofskammerblock arbeiten Vorhöfe und Kammern ebenfalls unabhängig voneinander, aber in einem ganz verschiedenen Rhythmus, denn die Vorhöfe werden vom Sinus, die Kammern von einem mehr oder weniger tief gelegenen Teil des Atrioventrikularsystems oder einem in den Kammern selbst liegenden Zentrum aus regiert. Das dadurch entstehende Bild ist so ausdrucksvoll, daß es ohne besondere Hilfsmittel leicht erkannt werden kann, wie die

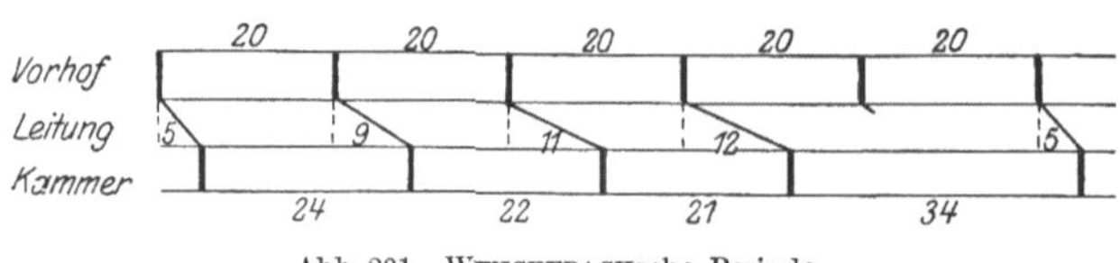

Abb. 201. WENCKEBACHsche Periode.

Beschreibung von STOKES zeigt. Auch die auffallend hohen Venenpulswellen, die auftreten können, wenn die Vorhofsystole mit der Kammersystole zusammenfällt, sind dort schon erwähnt. In unserer Abb. 203 sind sie ebenfalls gut zu erkennen.

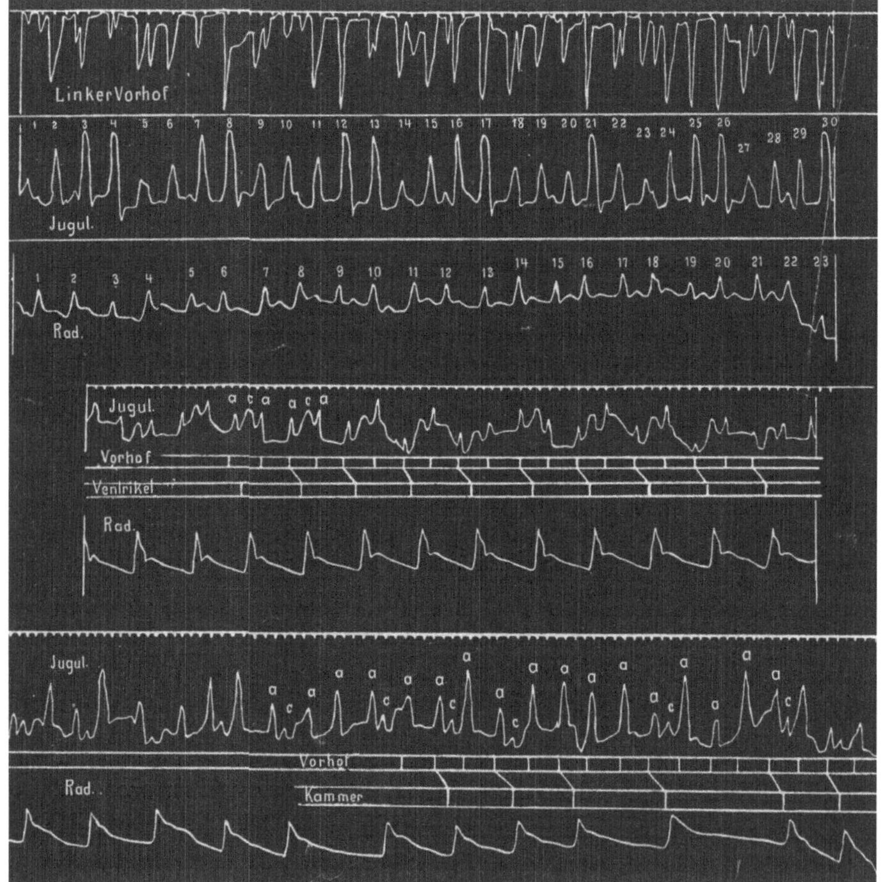

Abb. 202. Leitungshemmung durch Digitalis. Obere Kurve: 20. II., seit 3. II. 0,2 g Digitalis täglich, 5:4-Rhythmus. Mittlere Kurve: 2. III., seit 3. II. 0,2 g Digitalis täglich, 2:1-Rhythmus; 3. III., 2:1- bis 4:1-Rhythmus.

Setzt die Kammertätigkeit infolge der vorher genannten Gründe aus (Abb. 204), so kommt es wegen der ungenügenden Durchblutung des Gehirns je nach der Dauer des Stillstandes zu mehr oder weniger schweren Hirnerscheinungen. Als allgemeine Regel kann man nach LEWIS folgendes darüber sagen: Kammerstillstände von nur 2 bis $2^1/_2$ Sekunden führen zu keinen oder nur ganz geringen Erscheinungen, Stillstände von 3—5 Sekunden zu momentaner Ohnmachtsanwandlung, bei Stillständen von 15—20 Sekunden setzen epileptiforme Erscheinungen ein, nach Stillständen von 90—120 Sekunden wird nur selten eine Erholung gesehen. Die Vorhöfe schlagen unverändert weiter, wenn nicht bei lange

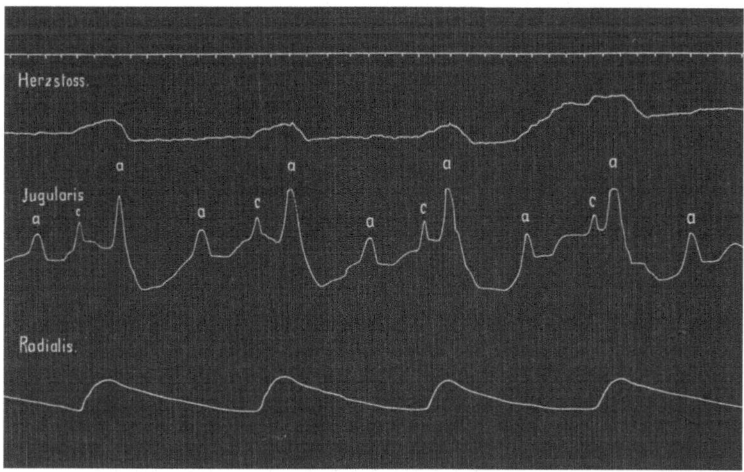

Abb. 203. Herzblock.

dauernden Anfällen schließlich völliger Herzstillstand eintritt. Ausnahmsweise kann es zu einem Anfall durch eine plötzlich auftretende paroxysmale Tachycardie der Kammern kommen.

Die Auscultation ergiebt bei Leitungshemmungen den blockierten Leitungsreizen entsprechende Ausfälle der Herztöne. Fallen infolge der Phasenverschiebung einmal Vorhofs- und Kammersystole zusammen, so ist das oft an einer Ver-

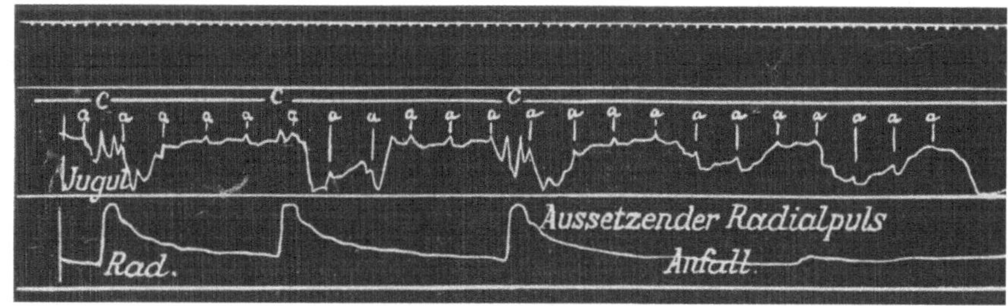

Abb. 204. ADAMS-STOKESscher Anfall.

stärkung des Herzstoßes und der Herztöne kenntlich. Beim Herzblock sind nicht selten zwischen den Kammerschlägen die Vorhofsystolen als leise, dumpfe Töne zu hören. Geräusche zu Beginn der Kammersystole werden in manchen Fällen darauf beruhen, daß die Atrioventrikularklappen nicht durch eine rechtzeitige Vorhofsystole gestellt werden.

Mit jeder stärkeren Leitungshemmung pflegt eine mehr oder weniger ausgesprochene Kreislaufschwäche, wenn nicht in der Ruhe, so doch bei körperlichen Anstrengungen verbunden zu sein. Das ist leicht verständlich. Beim gesunden Herzen werden durch einen verwickelten Mechanismus Schlagzahl und Schlagvolumen den verschiedenen Leistungen, die vom Kreislauf verlangt werden, auf das beste angepaßt. Diese Anpassung wird durch die Leitungshemmungen empfindlich gestört. So setzt in vielen Fällen Arbeit die Kammerschlagzahl herab statt sie zu steigern, weil das geschwächte Leitungsvermögen der infolge der Arbeit auftretenden Erhöhung der Vorhofsfrequenz nicht gewachsen ist. Nur beim Herzblock ist die Schlagzahl so gut wie unveränderlich, sie wird maßgebend bestimmt durch den Grad von Automatie, die dem führenden Zentrum zukommt.

Den Mechanismus der Reizleitungshemmung haben wir uns nach WENCKEBACH folgendermaßen vorzustellen: „Ist die Reizleitung herabgesetzt, so entwickelt sie sich in der Diastole nicht so schnell wieder und nicht zu dem Optimum des normalen Zustandes. Reiz und Kontraktion durchlaufen dadurch das Herz langsamer und diese Verlangsamung macht sich erfahrungsgemäß zuerst im Verbindungsbündel zwischen A und V bemerkbar. Wir finden somit als erstes Zeichen gestörter Leitung eine Verlängerung des Intervalls As—Vs ... Eine neue Erscheinung tritt dann ein, wenn die Leitung noch stärker gestört wird: Nach einigen Systolen ist sie gänzlich erschöpft. Der Reiz wird nicht (vielleicht auch in nicht genügender Intensität) weiter geleitet, und es bleibt eine Systole ... aus.“ Das Wesen der Reizleitungshemmung ist also nach WENCKEBACH darin zu sehen, daß in einem geschädigten Leitungssystem der Reiz langsamer geleitet wird, und zwar nimmt bei stärkeren Schädigungen die Verlangsamung mit jedem Leitungsreiz zu, bis schließlich ein Reiz überhaupt nicht mehr durchgeht. In der so entstehenden Pause „findet das Leitungsvermögen entsprechend Zeit zur Wiederherstellung und bei der nächsten Systole wird der Reiz wieder ordentlich geleitet“. In der folgenden Zeit hat man versucht, in das Wesen der Reizleitung weiter einzudringen (ERLANGER, HERING, LEWIS, STRAUB, MOBITZ, SCHELLONG und andere) und es ist dabei gegangen wie auch sonst: je tiefer man schürfte, um so größer die Schwierigkeiten. Man stieß auf Neuland, noch im Fluß befindliche Probleme der physikalischen Chemie, im besonderen die Permeabilität und Membrantheorie gewann so eine Grundlage, „von der aus der ganze Vorgang der Erregung und ihrer Fortpflanzung in neuem Licht erscheint. Die ENGELMANNsche Lehre von der relativen Unabhängigkeit der vier Grundqualitäten des Herzmuskels ist durch diese Theorie sowie durch die Aufdeckung des direkten Zusammenhanges von Erregbarkeit, Erregung und Leitung in ihren Grundfesten erschüttert“ (WENCKEBACH und WINTERBERG). Es kann das hier nicht im einzelnen ausgeführt werden und sei deswegen auf das Buch der Bücher über die unregelmäßige Herztätigkeit von WENCKEBACH und WINTERBERG verwiesen.

Die Diagnose der Reizleitungshemmungen.

Die ersten Fälle von Reizleitungshemmung beim Menschen wurden 1898 von WENCKEBACH aus Radialiskurven auf Grund der geschilderten Periodizität des Pulses erschlossen. Wir haben aber gesehen, daß die Periodizität Abweichungen zeigen und durch automatische Schläge gestört sein kann. Es war deshalb ein großer Fortschritt, als man durch die gleichzeitige Aufzeichnung der Vorhofs- und Kammertätigkeit, sei es in Pulskurven oder im Elektrocardiogramm, die Möglichkeit gewann, auch verwickelteren Reizleitungsstörungen auf den Grund zu kommen. Ja, gerade die einfachste Form der Reizleitungshemmung, die Verlängerung der Überleitungsdauer, ist nur auf diese Weise festzustellen. Es sei aber bei dieser Gelegenheit darauf hingewiesen, daß eine Verlängerung der Überleitungsdauer nichts Sicheres aussagt über die Empfindlichkeit der Leitung gegenüber anderen hemmenden Einflüssen, z. B. Digitalis. Herzblock mit langsamer Kammerschlagzahl ist leicht ohne besondere Hilfsmittel festzustellen, wenn ein deutlicher Venenpuls besteht. Ist das nicht der Fall, dann ist die Unterscheidung zwischen Block und totaler Bradycardie ohne Kurven nicht sicher möglich. Das Zusmmentreffen von Vorhofsflimmern mit Kammerautomatie haben wir auch erst durch das Elektrocardiogramm kennen gelernt.

Die Behandlung der Reizleitungshemmungen.

Wenn auch die vollständige Leitungshemmung, der Block, nur dem Grad nach von den unvollständigen Leitungshemmungen verschieden ist, so besteht in den ausgeprägten Fällen für die Behandlung doch ein grundsätzlicher Unterschied. Bei der unvollständigen Leitungshemmung werden wir versuchen, die Leitungsstörung selbst zu beeinflussen, beim Block können wir nur auf die Folge der Leitungsstörung, die Automatie, wirken. Dazwischen liegen die Fälle von anfallsweise auftretendem Block.

Beschäftigen wir uns zunächst mit den unvollständigen Leitungshemmungen. Wir haben gehört, daß eine gewisse Zahl von Leitungshemmungen die Folge von Infektionskrankheiten ist: Gelenkrheumatismus, Scharlach, Diphtherie, Typhus, Syphilis — um die wichtigsten zu nennen. Die beste Behandlung ist hier eine energische frühzeitige Bekämpfung des Grundleidens nach den bekannten Regeln der Kunst. Die Schädigung des Leitungssystems im besonderen kann man zu bessern versuchen durch möglichste Schonung (allgemeine Ruhe und Beruhigung einer abnorm erregten Herztätigkeit, Linderung von Schmerzen und Schlaflosigkeit) und durch Hebung der Kranzgefäßdurchblutung (Coffein, in geeigneten Fällen auch Nitrite). Wieweit in diesen Fällen anatomische Veränderungen durch infektiöse Herde im Herzen selbst, wieweit toxische Schädigungen mit oder ohne nachweisbare Veränderungen vorliegen, ist mehr eine theoretische Frage. Anders liegt die Sache, wenn nur Giftwirkungen in Betracht kommen, wie Alkohol, Tabak, Digitalis. Da ist vor allem die weitere Zufuhr des Giftes abzustellen. Diese allgemeine Regel erleidet für die Digitalis allerdings eine Ausnahme, wenn der übrige Nutzen des Mittels die Hemmung der Reizbildung überwiegt oder die Hemmung selbst als zweckmäßig erstrebt wird. Das letzte kann der Fall sein bei hohen Schlagzahlen; gelingt es da nicht, durch Digitalis die Sinusfrequenz zu drücken, tritt aber infolge einer besonderen Empfindlichkeit des Leitungssystems eine Hemmung der Überleitung auf, dann wird man diese willkommen heißen, solange dabei eine normale Kammerschlagzahl erhalten wird. Ein Beispiel der Art bietet die Abb. 202. Auch beim Vorhofsflattern und Vorhofsflimmern machen wir mit Bewußtsein von der leitungshemmenden Wirkung der Digitalis Gebrauch. Daß die Herabsetzung der Kammerschlagzahl hierbei nicht allein auf eine Leitungshemmung zu beziehen ist, wurde früher ausgeführt. Wieder anders liegen die Verhältnisse, wenn gleichzeitig eine hohe, aber durch Digitalis gut beeinflußbare Sinusschlagzahl und eine Leitungshemmung oder zum mindesten die Neigung dazu vorliegen. Dann hängt es von der Empfindlichkeit der Sinustätigkeit einerseits und der Empfindlichkeit der Leitung andererseits ab, ob die Schonung der Leitung überwiegt, die durch die Herabsetzung der Sinusfrequenz herbeigeführt wird, oder die Hemmung der Leitung durch unser Mittel. Die Praxis hat hier die Aufgabe, durch die Wahl geeigneter Gaben die Kammerschlagzahl möglichst in den Grenzen der Norm zu halten. Dabei spricht aber noch eine andere Überlegung mit. Rasch schlagende Herzen, die durch Digitalis verlangsamt werden, dürften immer insuffiziente, hypertrophische Herzen sein. Wird nun durch die Digitalis die gewöhnliche Schlagzahl wieder hergestellt, so ist es nicht nur die damit verbundene geringere Beanspruchung der Reizleitung, die günstig auf diese wirkt, sondern vor allem die gleichzeitige Hebung des ganzen Kreislaufes. Die allgemeine Besserung des Kreislaufes kommt wiederum dem eigenen Kreislauf des Herzens zugute, die Asphyxie und mit ihr eine wichtige Bedingung der Leitungshemmung geht zurück. So ist es nichts Ungewöhnliches, daß eine Leitungshemmung durch Digitalis beseitigt wird, obwohl die Digitalis selbst hemmend wirkt. Schließlich muß darauf hingewiesen werden, daß Leitungshemmungen durch Digitalis nicht zum gewöhnlichen Bilde der Wirkung gehören, sondern eine besondere Empfindlichkeit der Leitung, sei es infolge einer Asphyxie oder anderer Schädigungen, voraussetzen. So betrachtet, gestattet uns die Wirkung der Digitalis auf die Reizleitung folgende Schlüsse. Tritt auf Digitalis eine Reizleitungshemmung bei Herzen ein, die nicht asphyktisch sind infolge einer gleichzeitigen Hypertrophie und Insuffizienz oder vielleicht auch einer Coronarsklerose, so spricht das für eine besondere Schädigung des Reizleitungssystems. Wird durch die Digitalis eine Reizleitungshemmung beseitigt, so spricht das für eine asphyktische Schädigung des im übrigen gesunden Leitungssystems. Da die Digitalis die Kranzgefäße verengert, so ist die gleichzeitige Anwendung erweiternder Mittel, wie überhaupt, so bei Leitungshemmungen im besonderen, zweckmäßig, und zwar Coffein, Diuretin, Theocin, Euphyllin bei regelrechtem oder niedrigem, Nitrite bei erhöhtem Blutdruck. Auch Papaverin und das schon von MORGAGNI erprobte Opium oder einer seiner Abkömmlinge können nützlich sein. Zur Beseitigung der Ermüdungsstoffe ist Campher zu empfehlen.

Über die am Leitungssystem selbst vor sich gehenden Veränderungen darf der Einfluß der großen Herznerven nicht vergessen werden. Der Accelerans hemmt mittelbar durch Steigerung der Reizzahl, fördert unmittelbar durch Erleichterung des Leitungsvorganges die Überleitung, der Vagus wirkt umgekehrt. Je nachdem, ob die unmittelbare oder mittelbare Wirkung überwiegt, sieht man beim Steigen des Accceleranstonus, also bei Bewegung usw., eine Zunahme oder Abnahme der geleiteten Reize und umgekehrt beim Steigen des Vagustonus also in der Ruhe eine Abnahme oder Zunahme.

Diese Verhältnisse müssen berücksichtigt werden, wenn wir uns ein Urteil über die Wirkung dieses oder jenes Medikamentes bilden wollen. Darüber hinaus sind sie von untergeordneter Bedeutung, solange nicht die Leitungshemmung die Arbeitsleistung des Herzens wesentlich stört. Das wird gewöhnlich nicht der Fall sein und deshalb ist bei unvollständigen Leitungshemmungen das Hauptziel die Beseitigung der ihnen zugrunde liegenden krankhaften Prozesse, weniger die Beseitigung der Leitungsstörung als solche. Die Aufgabe der Behandlung verschiebt sich aber mit dem Augenblick, wo *Anfälle von Herzblock* auftreten. Handelt es sich doch dabei nicht nur um die plötzliche Senkung der Schlagzahl auf ungewöhnlich niedrige, weit unter dem Optimum liegende Werte, sondern meistens zunächst um einen Kammerstillstand, dessen Dauer von dem unberechenbaren Erwachen der Kammerautomatie und von dessen Dauer das Leben des Kranken abhängt. Besteht Grund zu der Annahme, daß eine ungenügende Kranzgefäßdurchblutung an den Anfällen beteiligt ist, so ist für deren Hebung in der soeben angegebenen Weise zu sorgen. Gleichzeitig werden wir aber versuchen, von den großen Herznerven ausgehende ungünstige Einflüsse auszuschalten. Am ehesten ist unserer Beeinflussung noch zugänglich die unmittelbare Vagushemmung, denn hier haben wir in der Belladonna ein Mittel, durch das wir die Neigung zu gefahrdrohenden bradykardischen Anfällen häufig mit Erfolg bekämpfen können. Und zwar dürfte es am zweckmäßigsten sein, während kritischer Perioden den Kranken dauernd unter einer hinreichenden Wirkung des Mittels zu halten, dagegen ist die Atropinspritze im Anfall ein zweischneidiges Schwert. Nach allgemeinem Gesetz wirken bekanntlich kleine Gaben reizend, große lähmend; aus diesem Grunde hat man auch bei großen Gaben im Beginn, so lange noch keine genügende Menge resorbiert ist, mit einer Reizwirkung zu rechnen. Man sieht daher bei Leitungshemmungen als erste Atropinwirkung eine Verschlechterung infolge der Vagusreizung (Abb. 205).

Handelt es sich darum, einen Herzblock nach Möglichkeit abzukürzen, da hier Sekunden über die Erholung des Herzens und Leben und Tod entscheiden, so kann die hemmende Anfangswirkung des Atropins verhängnisvoll werden. Man wird in solchen Fällen deshalb lieber versuchen, durch Suprarenin die Automatie der Kammer zu heben. Die günstige Wirkung des Bariumchlorids in der Dosis von 3—4 mal täglich 0,02—0,03 g zur Vorbeugung ADAMS-STOKESscher Anfälle und Hebung der Kammerschlagzahl wurde schon erwähnt. Wenn eine Vagusreizung infolge von Neubildungen, Verwachsungen und dergleichen vorliegt, wird man versuchen müssen, operativ Abhilfe zu schaffen. Drückende Kleidungsstücke, enge Kragen sind zu verbieten, da erfahrungsgemäß oft ein ganz geringer Druck auf die Carotis genügt, um schwere Leitungshemmungen herbeizuführen. Anfälle von Herzblock infolge einer Reizung des Vaguszentrums (Tumoren, Verletzungen, Blutergüsse, vielleicht auch Gefäßkrämpfe in dem betreffenden Gebiet) sind nach Lage des Falles zu behandeln. Gegen Spasmen der Medullargefäße kann man heiße Nackenkompressen und Nitrite versuchen. Leitungshemmungen infolge von Neubildungen und Blutungen im Gebiet des Reizleitungssystems sind unserer Behandlung unzugänglich.

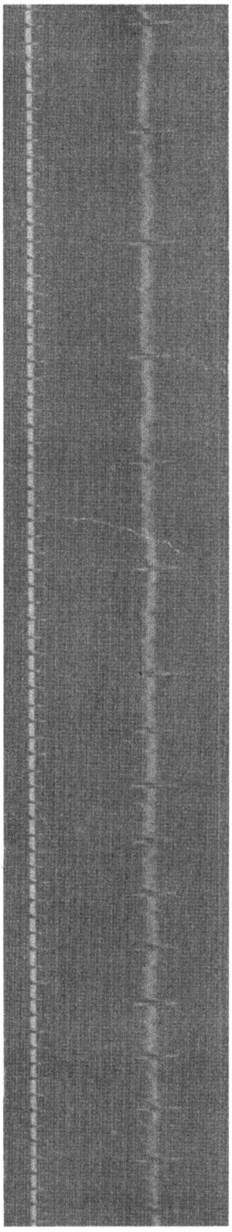

Dauernder Herzblock. Besteht der Zustand noch nicht lange Zeit, so wird man nach den Ursachen desselben — wie bei den unvollständigen Leitungshemmungen und Anfällen von Herzblock — fahnden und versuchen, ob durch eine entsprechende Behandlung eine Besserung erzielt wird. Gelingt das nicht, dann bedarf ein dauernder Herzblock keiner besonderen Behandlung, solange keine Zeichen von Kreislaufschwäche eintreten. Daß die körperliche Arbeit so weit zu beschränken ist, wie es die herabgesetzte Leistungsfähigkeit des Herzens erfordert, ist selbstverständlich. Treten Zeichen von Kreislaufschwäche ein, so haben wir einmal jede unnötige außerwesentliche Arbeit, wie dies früher in den Abschnitten über die allgemeine Behandlung der Kreislaufschwäche ausführlich geschildert worden ist, auszuschalten und zweitens unmittelbar die gesunkene Herz- und Gefäßtätigkeit zu heben. Was zu diesem Zweck getan werden kann, insbesondere die Anwendung von Adrenalin, Coffein, Nitriten, wurde schon bei der Behandlung der Kammerautomatie infolge Ausfalles von Leitungsreizen besprochen. Wir können deshalb auf das dort Gesagte verweisen. Hier sei nur noch einmal betont, daß die Anwendung der Digitalis nicht ungefährlich ist.

Wir haben gesehen, daß unsere Mittel und Maßnahmen zum Teil verschieden, ja entgegengesetzt auf die Leitung wirken können, je nach den besonderen Bedingungen des einzelnen Falles. Da solche Widersprüche die Sicherheit der Behandlung stören, so hat man sich bemüht, gesetzmäßige Beziehungen zwischen dem Krankheitsbefund und der Wirkung unserer Mittel und Maßnahmen nachzuweisen. Am nächsten lag der Gedanke, die Dauer der Überleitungszeit möchte

Abb. 205. Verschlechterung einer Leitungshemmung unter Atropin.

ein verläßlicher Maßstab für die Empfindlichkeit der Leitung gegenüber hemmenden Einflüssen sein. Das kann wohl, muß aber nicht so sein. Ich habe z. B. Fälle von Herzinsuffizienz gesehen mit einer deutlichen Verlängerung der Überleitungsdauer, bei denen die mit wirkungsvollen Gaben durchgeführte Digitalisbehandlung nicht die befürchtete Reizleitungshemmung brachte. In einem anderen Falle war bei einem a-c-Intervall von 0,3 Sekunden der Carotisdruck wirkungslos. Diese letzte Beobachtung läßt daran denken, den Carotisdruck zum Prüfstein der Empfindlichkeit des Reizleitungsvermögens zu machen. Oft wird man dadurch tatsächlich ein zutreffendes Urteil erhalten, es kommen aber auch Versager vor, z. B. derart, daß der Carotisdruck keine Leitungshemmung erzeugt, wo Digitalis eine solche bewirkt und umgekehrt. Auch die Reaktion auf Ruhe und Bewegung sagt nichts Allgemeines darüber aus, wie die Leitung sich gegenüber hemmenden Einflüssen — praktisch am wichtigsten ist die Digitalis — verhalten wird. Einer meiner Kranken, der in der Ruhe sofort Ausfälle von Kammersystolen bekam, reagierte auf Digitalis nur mit einer ganz geringen Verlängerung der Überleitungszeit. Bei demselben Kranken bestand eine ausgesprochene respiratorische Vaguswirkung: Leitungshemmung bei der Ausatmung. Also auch der Ausfall des Atmungsversuchs darf nicht verallgemeinert werden. Von besonderem Interesse ist das Verhalten der Atropin- zur Digitaliswirkung. Will man die Hauptwirkung der beiden Mittel am kranken Herzen und mit Bezug auf die Reizleitung möglichst kurz präzisieren, so darf man sagen: Atropin lähmt, Digitalis reizt die peripherischen Vagusendigungen. Danach sollte man erwarten, daß Leitungshemmungen, die durch Digitalis hervorgerufen sind, durch Atropin beseitigt werden. Das ist auch tatsächlich oft der Fall und wiederholt beschrieben worden.

Zusammenfassend darf man vielleicht sagen: Wie die Reizübertragung selbst, so ist auch die Wirkung unserer Mittel ein verwickelter Vorgang. Es hieße dem Arzt am Krankenbett einen schlechten Dienst erweisen, wollte man die Sachlage gewaltsam vereinfachen und ihn unvorbereitet vor die unausbleiblichen Ausnahmen vom Schema stellen.

In dem vorstehenden Abschnitt über die Reizleitungshemmungen und ihre Behandlung haben wir uns überwiegend mit der Leitungshemmung zwischen Vorhöfen und Kammern befaßt und die Leitungshemmung zwischen Sinus und Vorhof nur in den allgemeinen Betrachtungen berücksichtigt. Es entspricht das der klinischen Bedeutung der beiden Formen. Denn Hemmungen der Vorhofskammerleitung sind sehr viel häufiger und haben vor allem sehr viel schwerere Folgen für den ganzen Kreislauf, als Hemmungen der Sinusvorhofsleitung, da die hohe Automatie der oberen Teile des Atrioventrikularsystems verhindert, daß Hemmungen der Sinusvorhofsleitung die Kammerschlagzahl und damit die Arbeitsleistung des Herzens nennenswert beeinträchtigen. Im übrigen ist alles Wesentliche hierüber bei der Besprechung der atrioventrikulären Automatie gesagt worden.

Die Erkrankungen des Herzbeutels.

Über den Herzbeutel sowie den Zweck des Herzbeutels und der Herzbeutelflüssigkeit hat schon HIPPOKRATES[1] Überlegungen angestellt.

„Das Herz ist von einer Hülle umgeben, in der sich etwas Flüssigkeit wie Harn befindet, so daß man sagen könnte, das Herz bewege sich in einer Blase. Das ist deshalb so, damit das Herz in Sicherheit kräftig schlägt (ὅκως πάλληται ῥωσκομένως ἐν φυλακῇ).“

An diese Stelle denkt offenbar HALLER[2], wenn er sagt: „Pericardii utilitas dici nequit nisi aquam ejus sacci exposueris. Antiquissima res est, dicto HIPPOCRATICO auctori libri de alimento.“ Über den Zweck des Herzbeutels könne man nur reden, wenn man die Herzbeutel-

---

[1] HIPPOKRATES: περὶ καρδίης. I.

[2] HALLER: Elem. physiolog. T. II, Lib. IV. § 19 u. ff. (1778); MORGAGNI: De sed. et caus. morb. Ep. 24, Art. 4.

flüssigkeit berücksichtige, das sei eine alte, schon dem HIPPOKRATES bekannte Sache. Die zahlreichen früheren Beobachtungen, in denen überhaupt keine Flüssigkeit im Herzbeutel gefunden sei, werden von HALLER abgelehnt. Auch an die Geschichte des PLINIUS[1] von den behaarten Herzen kühner Männer — so des messenischen Helden Aristomenes — glaubt er nicht. Vielleicht dürfen wir aber dem PLINIUS doch so weit trauen, daß wir annehmen, irgendeine tatsächliche Beobachtung müsse seiner Erzählung zugrunde liegen. Etwa wie die Sagen vom Riesengeschlecht in den Funden gigantischer fossiler Tierknochen, die Sagen von fabelhaften Randbewohnern der Erde mit einem Auge oder einem Bein und dergleichen in dem Vorkommen solcher Mißgeburten ihre Begründung oder doch eine Stütze gefunden haben dürften. HALLER wird wohl recht haben, wenn er die behaarten Herzen auf krankhafte Vorgänge im Herzbeutel zurückführt: „Quando liquor pericardii in fila laminasque abit et cordi adhaerescit, ut omnino pilosum videatur. Neque enim quidquam hi pili sunt, nisi liquor sacci cor complexi, qui in fibras praeter naturam fingitur."

Aber als Erscheinung ist das Cor villosum PLINIUS und den Alten offenbar schon bekannt gewesen, jedoch in seiner Bedeutung nicht verstanden. Eine andere wiederholt berichtete Merkwürdigkeit, das Fehlen des Herzbeutels, wird von LANCISI[2] durch Verklebung der Herzbeutelblätter erklärt. Ob die betreffenden Menschen allerdings gesund gewesen seien, wie zuweilen bemerkt, scheint dem kritischen HALLER zweifelhaft, weil durch solche Verwachsungen die Freiheit der Herzbewegung sehr stark gehemmt und die Atmung erschwert werde (quod omnino cordis necessaria libertas ab eo coalitu plurimum patiatur . . . et spiritum aegrius trahi necesse est).

Bemerkenswert ist ferner die Angabe LANCISIS, daß häufig nicht nur der Herzbeutel, sondern auch die inneren Teile des Herzens erkrankt gefunden würden, weil dieselbe Schädlichkeit, die das Herz von außen angreife, auch die Intima der Arterien, der Venen und des Herzens selbst zerfressen könne. Frühere Berichte über Entzündungen des Herzbeutels und „Vereiterung der Herzoberfläche" finden sich bei DIVERSUS, FORESTUS MARCHETTI, FABRICIUS VON HILDEN und anderen. In MORGAGNIS bekanntem Werke De sedibus et causis morborum ist eine ganze Fülle von Beobachtungen niedergelegt über krankhafte, bei der Leichenöffnung gefundene Veränderungen am Herzbeutel. Gleichzeitig sehen wir die alten Meister bemüht, Krankheitszeichen aufzudecken, die es gestatten sollten, das Leiden schon bei Lebzeiten zu erkennen. Es ist lehrreich zu verfolgen, wie hier die Ansichten auseinandergehen. GRAETZ, REIMANN, MOLINARIUS und andere dii minores gentium stellen eine Zahl mehr oder weniger allgemeiner Krankheitserscheinungen als bezeichnend für einen Herzbeutelerguß auf, von denen heute vielleicht nur DIEMERBROECKS Angabe bemerkenswert erscheint, daß beim Hydrops pericardii nie ullam omnio cordis palpitationem fuisse. Obwohl die Leichenschau ALBERTINI in einem Falle recht gab, wo er aus solchen allgemeinen Zeichen[3] auf einen Herzbeutelerguß schloß, so meint doch MORGAGNI[4], bis jetzt sei die ärztliche Kunst nicht genügend vorgeschritten, um ganz sicher einen Herzbeutelerguß zu erkennen. Deshalb müsse man wohl noch längere Zeit warten, bis man die von RIOLAN empfohlene Punktion des Herzbeutels[5] wagen dürfe. Die Verwachsung der Herzbeutelblätter, auch heute noch ein Schmerzenskind der Diagnostik, bereitet MORGAGNI und seinen Zeitgenossen natürlich noch größere Schwierigkeiten. So schreibt ALBERTINI: „Haec pericardii vitia si quas gerunt notas, gerunt cum notis et signis vitiorum aliarum partium plurium ita communes et aequivocas, ut in judicio de singulis ferendo magis suspensus haereat qui in cadaverum sectionibus exercitatior est"—ihre Zeichen seien so vieldeutig, daß man in der Diagnose um so zurückhaltender werde, je mehr Fälle man auf dem Leichentisch gesehen habe. Die ersten brauchbaren Kennzeichen des Herzbeutelergusses erhalten wir, wie zu erwarten, mit der Entdeckung der Percussion durch AUENBRUGGER[6]: „Sonitus ubi cor locatum est obtusior deprehensus, ita suffocatus est, ac si frustum carnis percussisses. Scrobiculum cordis tumor occupat, quem renitentia sua distingues facile a ventriculo flatibus turgente." Das pericarditische Reibegeräusch wurde zuerst von COLLIN beschrieben (1824). Seitdem ist noch eine ganze Reihe von Zeichen gefunden worden, die bei Ergüssen oder Verwachsungen des Herzbeutels vorkommen können. Wir werden sie am gegebenen Orte kennen lernen. Den letzten großen Fortschritt auf diesem Gebiet verdanken wir den Röntgenstrahlen.

---

[1] HALLER: Ebenda; MORGAGNI: Ebenda.

[2] LANCISI: De motu cordis et aneurysmatibus Prop. 23. 1738.

[3] Die Kranke fühlte ihr Herz so schwer wie einen Stein, wurde bei Bewegung unter Ohnmachtsanwandlungen von Herzoppressionen gequält, die in der Ruhe verschwanden, und hatte einen schwachen Puls. MORGAGNI l. c. Ep. XVI, art. 43.

[4] L. c. XVI, art. 48.

[5] Terebratio sterni et pericardii perforatio a RIOLANO in Anthropographia et alibi indicatae. MORGAGNI l. c. XVI, art. 48.

[6] Invent. nov. Observ. XII, 46.

Mißbildungen des Herzbeutels.

Der Herzbeutel kann ganz oder zum Teil fehlen. Fehlt er ganz, so findet man das Herz bei sonst normaler Lage in den Pleurasack eingestülpt; Herz und Lunge liegen in einem gemeinsamen serösen Sack. Nur in einem Falle von LAWSON TAIT befand sich das Herz zwischen den beiden Pleurablättern. Fehlt nur die linke Seite des Herzbeutels, so kann durch die Lücke die Lunge in die Herzbeutelhöhle oder das Herz in die Pleurahöhle treten. Über krankhafte Erscheinungen infolge des Herzbeutelfehlers ist nichts Sicheres bekannt. In einigen Fällen sind Herzklopfen, Beklemmungen, Hypertrophie und Dilatation beschrieben worden, jedoch ohne daß etwas Bestimmtes darüber gesagt werden könnte, ob und wie weit der Mangel des Herzbeutels als Ursache dieser Erscheinungen angesehen werden darf. FABER und ERICH EBSTEIN vermuten, daß beim Herzbeutelmangel ein ungewöhnlich bewegliches Herz zu finden sein müßte, weil die Bänder wegfallen, die sonst den Herzbeutel und mit ihm das Herz in ihrer Lage festhalten.

Gewöhnlich ist der Mangel des Herzbeutels mit regelwidriger Lage des Herzens verbunden, und zwar mit einer der Formen von Ektopie. Je nach dem, ob das Herz durch eine Lücke des Brustbeines nach außen oder durch eine Lücke des Zwerchfells in die Bauchhöhle tritt oder sich am Halse findet, spricht man von Ectopia pectoralis, diaphragmatica oder cephalica seu cervicalis.

Divertikel des Herzbeutels sind ebenso wie Herzbeuteldefekte selten und ohne größeres klinisches Interesse.

Die Herzbeutelentzündung — Pericarditis.

Die Formen der Herzbeutelentzündung. Die alte beliebte Einteilung der Herzbeutelentzündungen in primäre und sekundäre vermag uns nicht recht zu befriedigen. Übersetzen wir die Fremdwörter primär und sekundär in klares Deutsch, so sagen sie nichts anderes als „ohne und mit bekannter Ursache". Unkenntnis ist aber keine empfehlenswerte Grundlage für eine Einteilung. Nach den hervorstechenden Krankheitszeichen können wir eine trockene und eine exsudative Herzbeutelentzündung und hier wiederum eine mit und eine ohne Herzmuskelbeteiligung unterscheiden. Vom anatomischen Standpunkte aus trennen wir in fibrinöse, seröse, serofibrinöse, chronisch fibröse, eitrige, hämorrhagische, tuberkulöse Herzbeutelentzündung, wobei aber zugegeben werden muß, daß die einzelnen Formen nicht scharf von einander zu trennen sind. Kein Wunder, denn die Entzündung ist letzten Endes ein einheitlicher Vorgang, bei dem nur je nach den verschiedenen Bedingungen und Ursachen einmal jener, einmal dieser Teilvorgang überwiegt. Also fließende Übergänge hier wie überall in der Natur. Wir verzichten deshalb darauf, weitere anfechtbare Einteilungen aufzustellen und gehen auf

die pathologische Anatomie der Herzbeutelentzündung

über. Im Beginn der Krankheit finden wir die sonst spiegelnde Oberfläche der Serosa, besonders wenn man mit dem Messer darüber streicht, glanzlos, matt, trocken, etwas gerötet. Den Grund dieser Veränderung deckt die mikroskopische Untersuchung auf: Die Deckzellen sind gequollen, zwischen und auf ihnen liegen feine Fibrinfäden, die sich aus dem Plasma ausgeschieden haben, das die entzündlich erweiterten Blutgefäße verlassen hat. Macht die Entzündung in diesem Stadium halt, so können sich die Veränderungen zurückbilden ohne erkennbare Spuren zu hinterlassen. Anderenfalls vergrößern sich die Fibrinablagerungen, es mischen sich ihnen abgestoßene Epithelien, weiße und auch wohl rote Blutkörperchen bei und die Serosa bedeckt sich an den kranken Stellen mit weichen graugelblichen oder graurötlichen Auflagerungen. Durch die Verschiebungen, die zwischen dem visceralen und parietalen Herzbeutelblatt bei der Tätigkeit des Herzens stattfinden, werden diese Auflagerungen längs und quer gepflügt, auseinandergezogen und zusammengepreßt, ähnlich wie wenn man zwei mit Butter bestrichene und auf einander gelegte Brotschnitten aus einander reißt. Gleichzeitig wird sich wohl immer ein Teil des entzündlichen Exsudates mit seinen zelligen Bestandteilen der Herzbeutelflüssigkeit beimischen und diese vermehren und trüben: serofibrinöse Perikarditis. Beherrschen die fibrinösen oder serösen Ausschwitzungen das Bild, so spricht man kurzer Hand nur von fibrinöser oder seröser Pericarditis. Im weiteren Verlaufe tritt hyaline Umwandlung und Quellung in den Fibrinmassen auf, gefäßreiches Granulationsgewebe dringt durch die elastische Grenzschicht in die Fibrinlager vor, durchwächst und ersetzt sie unter Auflösung des Fibrins. Schließlich wandelt sich das Granulationsgewebe in bekannter Weise zu festem Bindegewebe um. Sind die Fibrinausscheidungen sehr massig, so bilden sich einmal Verklebungen zwischen Epi- und Pericard, die später je nachdem zu festen Spangen oder flächenhaften Verwachsungen führen; ein anderer Teil der Fibrinmassen, der nicht durch Bindegewebe ersetzt wird, entartet und verkalkt. Ausgedehnte fibröse Veränderungen stellen sich besonders dann ein, wenn sich die entzündlichen Veränderungen über längere Zeit hinziehen oder wenn sie wiederholt aufflackern: chronische fibröse Pericarditis. Ist die mit der Entzündung einhergehende Leukocytenauswanderung so stark, daß dadurch die Ein- und Auflagerungen sowie die Herzbeutelflüssigkeit gelbgrün gefärbt und undurchsichtig werden, so spricht man von eitriger Pericarditis. Reichliche Beimischung von roten Blutkörperchen führt zur hämorrhagischen Form. Sowohl die eitrige wie die hämorrhagische Herzbeutelentzündung sind als schwerere Formen anzusehen. Die Tuberkulose des Herzbeutels ist anatomisch durch Knötchen mit Riesenzellen und Verkäsung gekennzeichnet. Sie können sich allein als Miliartuberkeln auf den Herzbeutelblättern finden oder mit einer der genannten Entzündungsformen einhergehen; in manchen Fällen bildet sich eine dicke käsige Schicht aus, in der häufig Kalkablagerungen gefunden werden. Über die Häufigkeit der verschiedenen Formen unterrichtet die untenstehende Tabelle 22 von NORRIS.

Tabelle 22.

	BREITUNG (Charité Berlin)	NORRIS (Philadelphia-Hospital)	NORRIS (Pennsylvania-Hospital)	
Serofibrinös	108	132	44	284 = 29,0%
Eitrig	24	23	39	86 = 8,8%
Hämorrhagisch . .	30	18	3	51 = 5,2%
Tuberkulös	26	22	9	57 = 5,8%
Chronischfibrös . .	111	304	24	439 = 45,0%
Obliterierend . . .	23	16	6	45 = 4,6%
Verkalkung	2	7	1	10 = 1,0%
Summe:	324	529	126	979

Über die Häufigkeit der Herzbeutelentzündung

überhaupt lauten die Angaben sehr verschieden. Es hängt damit zusammen, wie man die sog. Sehnenflecke deuten will. Sie finden sich vorwiegend aber nicht ausschließlich an der vorderen Fläche der rechten Kammer, also an einer Stelle, wo das Herz nicht von Lunge bedeckt der Brustwand dicht anliegt, und bestehen aus derben Bindegewebsschwielen, über denen das Epithel atrophisch oder verdickt sein kann (TSUNODA). Die einen lassen die Sehnenflecke mechanisch durch das pulsatorische Anschlagen des Herzens an die harte Brustwand entstehen, die anderen sehen sie als Folge umschriebener Entzündungen an.

35*

548 Die Erkrankungen des Herzbeutels.

Tabelle 23.

	Gelenk-rheumatismus	Herzleiden, im besondern Endo- und Myocarditis	Lungentuberkulose	Pleuritis	Pneumonie	Nephritis	Sepsis	Andere Ursachen	Unbekannte Ursachen
Ducheck . . .	16%	34,4%	14,3%	51,2%	—	14,3%	1,8%	—	—
v. Romberg . .	31 = 36,5%	11 = 13 %	10 = 11,8%	6 = 7,06%	2 = 2,35%	3 = 3,5%	4 = 4,7%	7 = 8,23%	10 = 11,8%
Hirschfelder. .	31 = 13,5%	61 = 26,5%	25 = 10,9%	17 = 7,4 %	39 = 17 %	33 = 14,3%	—	8 = 3,5 %	—

Corvisart erwägt beide Möglichkeiten, findet sie aber beide unwahrscheinlich, ohne eine andere Erklärung geben zu können. Auch Laennec wagt sich nicht zu entscheiden. Rokitansky, Ducheck und andere treten für die entzündliche, Friedreich für die mechanische Entstehung ein. Auch heute sind wir noch nicht weiter. Höchstens wäre zu erwähnen, daß es gelungen ist, durch Fremdkörper, die man steril zwischen Brustbein und Herz einführte (Tsunoda), durch äußeren Druck (Gipskorsett, Ishisaki) Sehnenflecke zu erzeugen. Die Möglichkeit einer mechanischen Entstehung, wenn man so will, ist daher sichergestellt. Es ist aber wohl überhaupt nicht ganz richtig, wie es bisher geschehen, mechanisch und entzündlich als scharfe Gegensätze einander gegenüberzustellen, denn es giebt doch auch eine mechanische Entzündung. Und wenn bei den Sehnenflecken keine frischen Entzündungserscheinungen, sondern nur die Bilder einer abgelaufenen Entzündung gefunden werden, so läßt sich das genügend erklären durch die Geringfügigkeit der mechanischen Einwirkung und das Stadium, in dem der Prozeß gewöhnlich zur Untersuchung kommt. Mechanisch oder infektiös, das ist die Frage, die den Arzt beschäftigt, wenn er sich über die Häufigkeit der Krankheit Pericarditis ins klare kommen will.

Nach Tsunoda trifft man Sehnenflecke unter dem 10. Lebensjahre in 8,5%, vom 10.—20. Jahre in 10%, vom 20.—30. Jahre in 23%, vom 30.—40. Jahre in 28%, vom 50.—60. Jahre in 54%, über dem 60. Jahre in 65%, nach Hirschfelder eine klinische Pericarditis in 1% aller Kranken. Der Arzt, der die Sehnenflecke nicht als mechanisch entstanden ansehen will, müßte also zugeben, daß von etwa 40 Herzbeutelentzündungen nur eine erkannt wird. Ich glaube, so schlecht werden nicht einmal die Vertreter der pathologischen Anatomie von den Jüngern der inneren Medizin denken. Es genügt, daß auf dem Leichentisch Zeichen von Herzbeutelentzündungen in 3,5% (Sicard) bis 7,5% (Leudet) der Fälle gefunden werden; schon dabei schneiden die Kliniker nicht sehr gut ab.

Von den Ursachen der Herzbeutelentzündungen

stellen die meisten Forscher den Gelenkrheumatismus an die erste Stelle. Der Zusammenhang der beiden Erkrankungen ist zuerst von Pitcairn (1788), dann Dundas (1809) und Wells (1812) erwähnt, seine volle Bedeutung aber erst von Latham und Elliotson erkannt worden (Flint). Wie oft freilich der Gelenkrheumatismus nur Ursache einer Herzbeutelentzündung ist, darüber gehen die Angaben weit auseinander. Sie schwanken von 3—77% (Norris). Zinn fand unter 1000 Fällen von Polyarthritis rheumatica eine Pericarditis in 10%; von 130 Fällen von Pericarditis waren 100 = 77% auf Gelenkrheumatismus zurückzuführen. Bei der rheumatischen Herzbeutelentzündung können nach

COOMBS in den Auflagerungen dieselben Knötchen gefunden werden, wie bei der rheumatischen Myocarditis. Sehr häufig ist eine Endocarditis oder Myocarditis mit der Pericarditis verbunden. NORRIS sah in 75 Fällen von Endocarditis der Aortenklappen 20mal, in 75 Fällen von Endocarditis der Mitralklappen 18mal, in 10 Fällen von Endocarditis der Tricuspidalklappen 5mal eine Pericarditis. Interessant sind Angaben BOUILLAUDS über den Zusammenhang der Pericarditis mit Pneumonie; unter 439 Sektionen von Pneumonie fanden sich 289 = 11,8% Herzbeutelentzündungen, unter 40773 klinisch beobachteten Pneumonien 499 = 1,2%. LANCE-KANTHACK [1] sahen unter 170 Sektionen von Pneumonien 37 = 20,2% Herzbeutelentzündungen. Von anderen Krankheiten kommen besonders Lungentuberkulose, Pleuritis und Nephritis in Betracht. DUCHECK, v. ROMBERG, HIRSCHFELDER geben darüber Zahlen, die hier in einer kleinen Zusammenstellung Platz finden mögen (Tabelle 23). Es können aber fast alle Infektionskrankheiten einmal zu einer Herzbeutelentzündung führen, so Scharlach, Masern, Typhus, Pocken, Cholera, Ruhr, Meningitis, Erysipel, Angina, Gonorrhöe. LALOR (1852) berichtet über Herzbeutelentzündungen bei Grippe. Der Skorbut, von dem wir aus früheren Veröffentlichungen wissen, daß er gern zu hämorrhagischen Herzbeutelentzündungen führt (KYBER, KARAWAJEFF, SEIDLITZ), hat heute nur noch geschichtliches Interesse. Schließlich ist der Entzündungen zu gedenken, die dadurch entstehen, daß krankhafte Prozesse der Brustorgane — Lungenabsceß, Speiseröhren- oder Bronchialkrebs, Mediastinalgeschwülste — auf den Herzbeutel übergreifen.

Die bakteriologische Untersuchung von 54 Fällen ergab NORRIS folgendes Ergebnis:

Mikrococcus lanceolatus	14	Bacillus proteus vulgaris	1
Pneumococcus	10	Mikrococcus zymogenes	1
Steril	10	Mischinfektionen	4
Nicht identifiziert	6	Tuberkelbacillus	1
Streptococcus pyogenes	5	Streptococcus mucosus	1
Bacillus coli communis	3	Verunreinigung	2
Bacillus lactis aerogenes	2		

Die Reihe ist sicher nicht vollständig; so fehlt der hin und wieder als Erreger festgestellte Actinomyces. Aber die Untersuchungen von NORRIS unterrichten uns doch in willkommener Weise darüber, welche Erreger häufiger vorkommen. Die Herzbeutelentzündungen bei Nephritis werden auf die ungenügende Ausscheidung reizender Stoffwechselprodukte zurückgeführt (BANTI, SINGER). Verletzungen können, wenn sie die Körperwand nicht durchdringen, durch Fortleitung der Gewalteinwirkung rein mechanisch die Zeichen einer Herzbeutelentzündung erzeugen, ebenso durchdringende Verletzungen, die keimfrei ablaufen. Der Schrotschuß, von dem STOKES so anschaulich erzählt, dürfte z. B. hierher gehören. Gehen durchdringende Verletzungen mit Eiterung einher, so werden die Aussichten auf Heilung sehr ungünstig; die Behandlung ist hier vorwiegend Sache des Chirurgen.

Das Krankheitsbild der Herzbeutelentzündung

setzt sich zusammen aus den besonderen Erscheinungen der Grundkrankheit, den allgemeinen Erscheinungen einer Infektionskrankheit und den Erscheinungen gestörter Herztätigkeit. Bevor die Percussion und Auscultation erfunden waren, kamen nur die schweren Fälle in ärztliche Beobachtung. Die Schilderung beschränkte sich, dem damaligen Stand der Wissenschaft entsprechend, auf die subjektiven Beschwerden und allgemeinen Erscheinungen und fällt sehr grell aus, weil nur die schwersten Fälle als Unterlage dienten. Heute wissen wir, daß viele

---

[1] NORRIS l. c., S. 112.

Herzbeutelentzündungen vom Kranken und Arzt unbemerkt verlaufen, denn sonst könnte man ihre Zeichen auf dem Leichentisch nicht so häufig, zu Lebzeiten, in der Vorgeschichte und bei der Untersuchung so selten finden. Druck, Beklemmungen, Schmerzen in der Herzgegend und ähnliche Beschwerden, die den Kranken zum Arzt führen könnten, fehlen oft, das Fieber kann gering sein und nicht beachtet werden, wesentliche Herzstörungen brauchen nicht vorhanden zu sein. Von den Schmerzen im besonderen sagt BAMBERGER, wo die Kranken über sehr heftige Schmerzen klagten, habe er fast immer die benachbarte Pleura entzündet gefunden. So mag manche Herzbeutelentzündung überhaupt nicht in ärztliche Beobachtung kommen, manche nicht erkannt werden, weil das Herz nicht täglich untersucht wurde oder werden konnte und so vorübergehendes Reiben und ein mäßiger Erguß unbemerkt blieben. Sind die Erscheinungen einer leichten Pericarditis zu farblos und spärlich, so sind in schweren Fällen oft die Erscheinungen zu reich und mannigfaltig um ein charakteristisches Krankheitsbild zu geben. Es wurde schon gesagt, daß die Herzbeutelentzündung so gut wie immer Nebenerscheinung und Folge einer Grundkrankheit ist, und es wurde eine ganze Zahl solcher Krankheiten genannt. Die meisten von ihnen machen an und für sich sehr ausgeprägte Erscheinungen — so die Pneumonie, Pleuritis, Tuberkulose, Nephritis, die Endocarditis und Myocarditis, Scharlach, Typhus — und beherrschen dadurch das Krankheitsbild. Aber auch eine reine Pericarditis, selbst wenn sie eitrig ist, braucht nur das Bild einer schweren Infektion ohne weitere charakteristische Zeichen zu bieten.

So erinnere ich mich einer Kranken, die beim Essen plötzlich einen Schmerz in der Brust verspürte. Es bestand die Möglichkeit, daß sie einen Knochensplitter verschluckt hatte, und man brachte sie deshalb ins Krankenhaus. Hier wurde, wie ich nachträglich erfuhr, an einem Tage Reiben über dem Herzen gehört. Als aber die Röntgenuntersuchung keinen Fremdkörper erkennen ließ und auch sonst keine besonderen Beschwerden auftraten, wurde die Patientin nach etwa 10 Tagen entlassen. In der nächsten Zeit war die schon immer schwächliche Kranke hinfällig, verrichtete aber doch leichte Hausarbeit. Dann aber verschlimmerte sich das Befinden. Als ich damals die Kranke sah, fand sich Fieber und eine Dämpfung mit schwachem Bronchialatmen über dem linken Unterlappen. Die Herztöne waren rein, der Puls beschleunigt, um 120. Keine wesentliche Verbreiterung der Herzdämpfung, kein Reiben. Am nächsten Tage starb die Kranke. Bei der Sektion fand sich in der Speiseröhre ein Knochensplitter, dessen Spitze bis in den Herzbeutel vorgedrungen war und eine eitrige Pericarditis erzeugt hatte. Der Lungenbefund war auf eine Kompression des linken Unterlappens durch den vorwiegend hinten liegenden Herzbeutelerguß hervorgerufen. Dieser Fall bringt uns auf die Art der Herzbeutelentzündung.

Es ist klar, daß eine eitrige Herzbeutelentzündung andere Erscheinungen bieten wird als eine seröse, eine seröse andere als eine fibröse, eine rheumatische andere als eine tuberkulöse. Jede hat mehr oder weniger ausgesprochen ihre Besonderheiten. BAMBERGER hat deshalb zweifellos recht, wenn er in dieser Hinsicht meint: „Eigentlich muß man von vornherein bemerken, daß es gar kein bestimmtes Krankheitsbild der Pericarditis giebt." Was gewöhnlich geschildert wird ist denn auch nicht „die" Herzbeutelentzündung, sondern die Erscheinungen des entzündlichen Herzbeutelergusses in seinen verschiedenen Stadien. Das ist aber bis zu einem gewissen Grade ein einheitlicher Vorgang, von dem sich schon ein in sich geschlossenes Bild entwerfen läßt. Auch wir wollen in dieser Weise vorgehen, allerdings nicht ohne zu versuchen, das Bild so zu ergänzen, daß es einigermaßen der Fülle der Erscheinungen gerecht wird.

Die *Betrachtung* kann bei großen Herzbeutelergüssen die Zwischenrippenräume in der Gegend des Herzstoßes verstrichen finden, auch werden die Zwischenräume bei der Atmung nicht in der gewohnten Weise eingezogen und vorgewölbt. Eine Vorbuchtung der ganzen Herzgegend mag bei kleinen Kindern mit sehr biegsamem Brustkorb vorkommen. Die von AUENBRUGGER beschriebene epigastrische Vorwölbung darf nur bei kurzem Thorax mit breitem epigastrischem Winkel erwartet werden. Cyanose und vermehrte Füllung der Halsvenen zeigen, daß der Abfluß ins rechte Herz erschwert ist.

Die *Percussion* ergiebt so lange keinen bemerkenswerten Befund, als der Erguß nicht eine gewisse Größe erreicht hat. Sobald das der Fall ist, verändert sich die Herzdämpfung, indem sie der Ausdehnung des Ergusses folgt und diese folgt wiederum dem Gesetz des kleinsten Widerstandes (CURSCHMANN). Der Widerstand wird bestimmt durch die Nachgiebig-

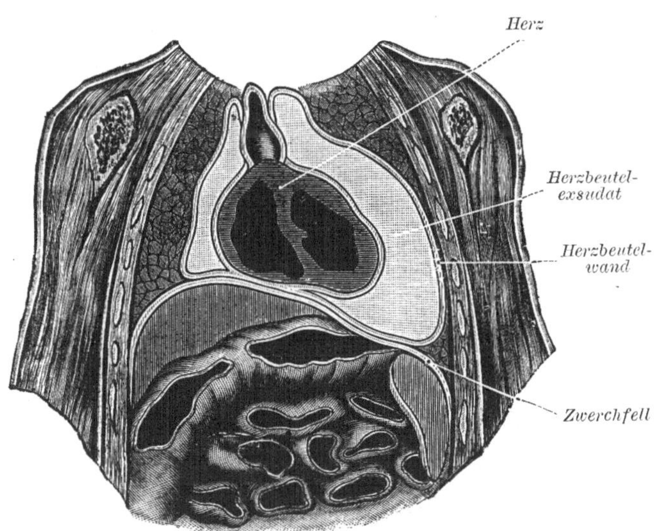

Abb. 206. Herzbeutelerguß nach CURSCHMANN.

keit des äußeren Herzbeutelblattes und der ihm anliegenden Teile. Sehr anschaulich zeigen dies die beiden Abbildungen CURSCHMANNs. Wir sehen, wie sich der Erguß nach rechts und noch stärker nach links ausbreitet, wie er nach links oben vordringt, dann seitlich steil abfällt und unten die nachgiebige linke Zwerchfellkuppel niederdrückt (Abb. 206). Die diesem Zustand entsprechende Herzdämpfung fällt auf durch die von EBSTEIN hervorgehobene Abstumpfung des Herzleberwinkels (c), den wagerechten Verlauf der oberen Dämpfungslinie, von der die seitliche fast rechtwinklig nach unten abbiegt. Die Dämpfung (Abbild. 207) gleicht so je nach dem Grad der Verbreiterung einem Viereck oder liegenden

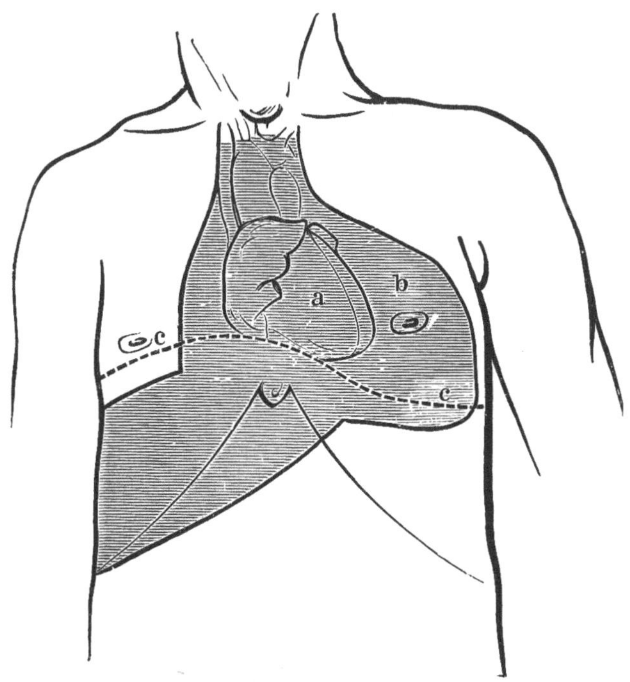

Abb. 207. Herzbeutelerguß nach CURSCHMANN.

Rechteck mit einem kurzen breiten Schornstein — der durch den Erguß verbreiterten Gefäßdämpfung. CURSCHMANN macht darauf aufmerksam, daß man in solchen Fällen häufig den Stand des linken Zwerchfells genau feststellen kann. „Hauptbedingung ist, daß die Leber nicht wesentlich vergrößert ist und namentlich die durch den linken Lappen bedingte Dämpfung nicht weiter als gewöhnlich die Mittellinie überschreitet. Die durch den Herzbeutelerguß bedingte Dämpfung erstreckt sich dann mehr oder weniger über die äußerste Grenze der Leberdämpfung hinaus nach links und man kann ihre untere (Zwerchfell-)Grenze leicht dadurch feststellen, daß die durch den Erguß bedingte Dämpfung gegen den tympanitischen Schall der Baucheingeweide klar sich absetzt." Diese Verhältnisse sind wichtig, wenn eine Punktion des Herzbeutels nötig wird und man sich über den Ort der Punktion schlüssig werden muß. Während die Abb. 206 lehrt, in welcher Weise sich der Erguß zu beiden Seiten sowie oberhalb und unterhalb des Herzens verteilt, unterrichtet die Abb. 208 über die Ausdehnung des Ergusses nach beiden Seiten

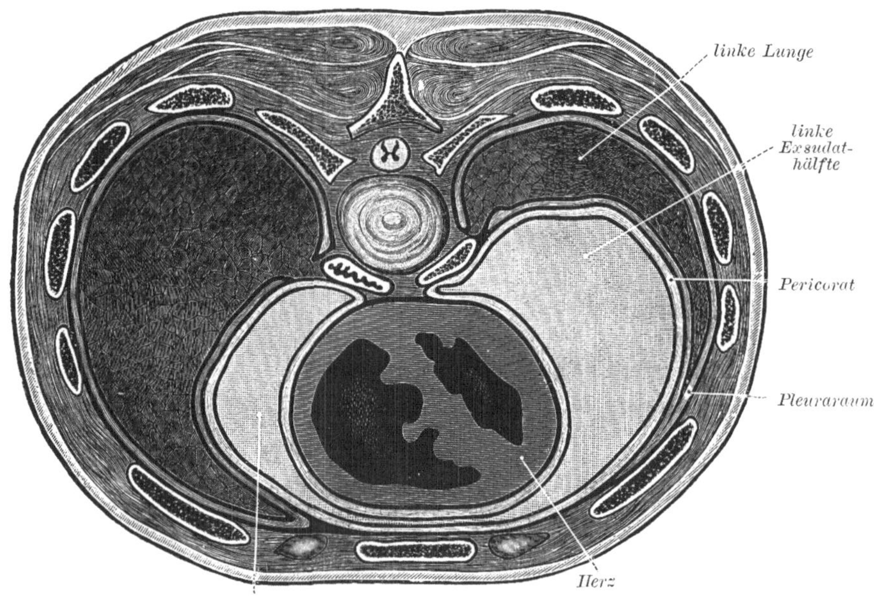

Abb. 208. Herzbeutelerguß nach CURSCHMANN.

und den Rücken. Sie erklärt ohne weiteres, warum größere Herzbeutelergüsse über dem linken Unterlappen eine Dämpfung mit mehr oder weniger ausgesprochenem Bronchialatmen bewirken (OPPOLZER). Die Lage des Herzens selbst wird durch den Erguß nicht wesentlich verändert. Im besonderen kann das Herz nicht erheblich nach hinten gedrängt werden, da hier die naheliegende Wirbelsäule Widerstand leistet, nur der beweglichere Spitzenteil des Herzens pflegt nach hinten oder oben auszuweichen. Stärkere seitliche Verschiebungen werden durch die Befestigung des Herzens an seinen großen Gefäßen verhindert, solange nicht das Mediastinum mit verschoben wird; dafür liegt beim Herzbeutelerguß aber kein Grund vor. Die absolute Herzdämpfung bleibt also beim Herzbeutelerguß bestehen, um sie herum und untrennbar von ihr legt sich die durch den Erguß bewirkte Dämpfung. Die absolute und relative Dämpfung über dem Herzen rücken nun dicht an einander und umranden mit einer gleichmäßigen Doppelkontur die oben beschriebene Dämpfungsfigur des Ergusses. Der Herzstoß kann innerhalb der Dämpfungsfigur an regelrechter Stelle — wenn das Herz vergrößert ist entsprechend weiter nach außen — nachweisbar oder auch etwas nach oben verlagert sein; gewöhnlich ist er abgeschwächt, oft nur in vornübergebeugter Haltung, in manchen Fällen überhaupt nicht zu fühlen. Bei Herzbeutelergüssen soll der Umfang der Dämpfung, wenn der Kranke sich aus der Rückenlage aufrichtet und besonders, wenn er sich nach vorn beugt, stärker zunehmen, als wenn die Dämpfung auf einer Vergrößerung des Herzens selbst beruht (C. GERHARDT). Ebenso soll sich die rechte Grenze der Dämpfung eines Ergusses bei rechter Seitenlage weiter nach außen verschieben als die Grenzlinie eines vergrößerten Herzens (BAUER).

Alle die soeben für die Dämpfungsverhältnisse von Herzbeutelergüssen aufgestellten Regeln gelten nur für reine Fälle. Verwachsungen der Pleurablätter oder der Herzbeutelblätter untereinander oder Verwachsungen des Herzbeutels und seiner äußeren Umgebung können ebenso wie gleichzeitige Pleuraergüsse zu mannigfachen Abweichungen von der Regel führen und die Diagnose erschweren. Im einzelnen lassen sich hier die zahlreichen Möglichkeiten nicht schildern, es muß vielmehr der Sorgfalt des Untersuchers überlassen bleiben, von Fall zu Fall auseinanderstrebende Erscheinungen zu einem widerspruchslosen Gesamtbild zusammenzufassen. Eine große Hilfe sind hierbei die Röntgenstrahlen. Sie liefern uns sehr viel früher als die Percussion brauchbare Zeichen für die Erkennung eines Herzbeutelergusses: die charakteristische Gliederung und die sonst deutlichen mit der Herztätigkeit einhergehenden Form- und Lageveränderungen der Ränder des Herzschattens verschwinden und der Herzschatten nimmt mehr und mehr eine auffallend runde Form an, so wie

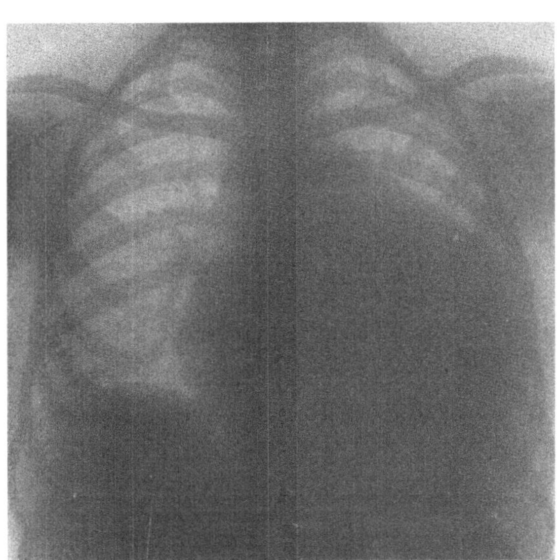

Abb. 209. Herzbeutelerguß nach CURSCHMANN.

ein gespannter Beutel, der in der Gegend des Gefäßstammes zusammengeschnürt ist (Abb. 209). Im Stehen geben nach DIETLEN die basalen Teile des Herzbeutels dem Druck der Flüssigkeit mehr nach und die größte Breite des Schattens rückt dadurch näher an das Zwerchfell. Ob das Herz als dunklerer Kern im Schatten des Ergusses nachweisbar sein kann (SCHULZE, KLATSCH, DIETLEN), ist umstritten (SCHMIDT).

Die *Auscultation* liefert die frühesten und sichersten Zeichen der Herzbeutelentzündung. Es wurde schon gesagt, daß ein eigenes der Pericarditis zukommendes Geräusch zuerst von COLLIN beschrieben und mit dem Knarren von Leder verglichen wurde (bruit de cuir neuf[1]); er führte es auf eine abnorme Trockenheit der Herzbeutelblätter zurück. Diese irrige Erklärung wurde von STOKES in seiner 1833 erschienenen Arbeit über die Diagnose der Pericarditis berichtigt, das

---

[1] Der Ausdruck bruit de cuir war schon von BOUILLAUD für das von verdickten starren Klappen herrührende Geräusch vergeben. Deshalb nannte (nach LATHAM) COLLIN sein Geräusch das neue Ledergeräusch. Siehe EBSTEIN: Zur Entstehungsgeschichte der Reibegeräusche am Herzbeutel. Zbl. Herzkrkh. **11**, H. 9 (1919).

Geräusch als Folge der durch die entzündlichen Ausschwitzungen erzeugten Rauigkeiten erklärt und eine Reihe neuer Kennzeichen hinzugefügt: Das Reiben ist in manchen Fällen nicht nur hörbar, sondern auch fühlbar und um so deutlicher, je rauher die Flächen sind, es begleitet beide Töne, ist aber bei der Systole am stärksten, sein Charakter kann wechseln, zuweilen den Geräuschen bei ausgedehnten Klappenfehlern ähneln; man hört es am deutlichsten, solange die Herzdämpfung unverändert ist, doch braucht ein Erguß es nicht unbedingt zum Verschwinden zu bringen; nach der Resorption eines Ergusses oder bei frischen Schüben der Entzündung kann es wieder auftreten. Zu der gleichen Zeit wie STOKES beschäftigte sich auch BOUILLAUD eingehend mit den Zeichen der Herzbeutelentzündung. Als Niederschlag seiner Erfahrungen darf man wohl die von RACIBORSKI in seinem Handbuch der Auscultation und Percussion 1835 aufgestellten Regeln ansehen: Bei Ergüssen werden die Herztöne leiser, das Ohr fühlt keinen Stoß mehr, mitunter tritt ein blasendes Geräusch auf infolge der Kompression des Herzens und seiner Mündungen durch den Erguß; Geräusche, die oberflächlich ertönen und unmittelbar unter dem Ohre zu erfolgen scheinen, sprechen für Pericarditis; Klappengeräusche hört man gewöhnlich in einer größeren Verbreiterung und vorzugsweise über den Herzmündungen; Geräusche, die in der Rückenlage oder im Sitzen hörbar sind aber verschwinden, wenn sich der Kranke auf die rechte Seite legt, sind als pericardiale Reibegeräusche aufzufassen. Ein weiteres brauchbares Kennzeichen lehrt SKODA (1839): „Das Reibegeräusch im Herzbeutel zeigt sich von den Herzbewegungen abhängig, zugleich aber mit den Herzbewegungen nicht übereinstimmend, so daß es mit dem Stoß und mit den Tönen der Zeit nach nicht vollständig kongruiert. Dadurch unterscheidet sich das Reibegeräusch im Pericardium von den Geräuschen, die innerhalb des Herzens und der Arterien entstehen." Um den weiteren Ausbau unserer Kenntnisse hat sich dann wieder STOKES[1] verdient gemacht: Mit Ausnahme des COLLINschen Lederknarrens und einiger sehr lauter raspelnder Geräusche ist das Reiben gewöhnlich umschrieben und wird zuweilen nicht mehr gehört, wenn man das Hörrohr nur um einen Zoll verschiebt; Druck mit dem Hörrohr kann das Reiben verstärken, besonders bei nachgiebigem Brustkorb; Reiben, das in der Rückenlage hörbar ist, kann beim Aufsitzen verschwinden; das Reiben kann an der Herzbasis erhalten bleiben, wenn sich schon lange ein großer Erguß im Herzbeutel gebildet hat; bei Luft im Herzbeutel und Magen können die Geräusche metallisch und oft auf die Entfernung hörbar werden; bei gleichzeitiger Pleuritis entstehen Geräusche durch das Reiben der Herzbeutelblätter aneinander, das Reiben der Pleurablätter aneinander und das Reiben des Herzbeutels an der Pleura; zwischen dem Einsetzen der Entzündung und dem Auftreten von Reiben vergehen etwa 6—36 Stunden. Wichtig sind ferner die Beobachtungen TRAUBES über das Verhältnis des Reibens zu den Phasen der Herztätigkeit: Systole und Diastole der Vorhöfe und Kammern können je ein Geräusch machen; am häufigsten ist das Reiben präsystolisch-systolisch-diastolisch (Lokomotivrhythmus) und, wie schon SKODA betont hat, nicht genau synchron mit den Herztönen; pericardiales Reiben wird bei der Einatmung oft lauter, Klappengeräusche gewöhnlich leiser. Fügen wir schließlich hinzu, daß pericardiales Reiben ausnahmsweise beim Exspirium lauter wird (LEWINSKY, RIEGEL) und sich der Sitz des Reibens bei Lagewechsel ändern kann (v. SCHROETTER), dann ist alles Wesentliche gesagt. Man sieht, die Sorgfalt der alten Beobachter hat schon bald nach der Erfindung der Auscultation alle bemerkenswerten, durch das Hörrohr vermittelten Zeichen aufgedeckt und so gründlich bearbeitet, daß

---

[1] Diseases of the heart and aorta (1854).

die neue Zeit dem nichts hinzuzufügen hat. Es ist recht lehrreich für den Arzt
von heute, der, von der wachsenden Fülle des Wissensstoffes überflutet, den
klassischen Untersuchungsverfahren nur noch ein bescheidenes Maß von Zeit und
Aufmerksamkeit widmen kann, die liebevollen Schilderungen der älteren Forscher
einmal zur Hand zu nehmen und zu sehen, was sich mit den einfachsten Mitteln
erreichen läßt. Jeder von uns ist doch hin und wieder gezwungen, ohne die letzten
Hilfsmittel der Wissenschaft und Technik folgenschwere Entscheidungen zu
treffen. Da können ihm die alten Meister helfen.

Der Puls verhält sich bei der Herzbeutelentzündung sehr verschieden. In
leichten Fällen bietet er überhaupt keine, in schweren dagegen eine ganze Reihe
wichtiger Befunde, die uns wertvoll für die Beurteilung des Krankheitszustandes
sind. Allerdings will jedesmal überlegt sein, wie die betreffenden Befunde zu
deuten sind. Wir müssen uns deshalb vergegenwärtigen, was die Herzbeutelentzündung an besonderen Bedingungen für den Puls mit sich bringt. Die Eigenschaften des Pulses werden letzten Endes bestimmt durch die Arbeit des Herzens
und der Gefäße. Bei der Herzbeutelentzündung wirken auf die Herzarbeit Änderungen der mechanischen Bedingungen (Druck des Herzbeutelergusses) und
Änderungen der Substanz des Herzens (Entzündungs- und Entartungsvorgänge);
auf die Arbeit der Gefäße wirken infektiös-toxische Schädigungen und krankhafte reflektorische Einflüsse. Daß daneben Wechselwirkungen zwischen den
Störungen der Herz- und Gefäßarbeit mitspielen, ist selbstverständlich. Wir
wollen nunmehr die einzelnen Störungen genauer betrachten. Der Herzbeutelerguß drückt besonders auf die nachgiebigen Teile des Herzens, also auf die Vorhöfe und die in sie mündenden großen Venen. Dadurch ist zunächst die Füllung
des rechten Herzens erschwert, mit ihm erhält aber das ganze Herz zu wenig
Blut; der Druck auf den linken Vorhof kommt hinzu, um die Füllung des linken
Herzens besonders ungünstig zu beeinflussen. Das Blut staut sich dementsprechend vor allem in den Venen des größeren Kreislaufes, die Füllung seiner Schlagadern nimmt ab. Gleichzeitig wird aber auch die Diastole der Herzkammern
gehemmt und so die Stauung in den Venen sowie die ungenügende Füllung der
Schlagadern gesteigert. STARLING hat diese Verhältnisse im Tierversuch untersucht, indem er den Herzbeutel mit Öl füllte. Über das Ergebnis giebt die folgende
Tabelle 24 Auskunft.

Tabelle 24.

Eingeführte Ölmenge ccm	Arterieller Druck mm Hg	Druck in der Pfortader mm MgSO$_4$	Druck in der unteren Hohlvene mm MgSO$_4$
—	90	128	36
20	90	128	36
40	90	128	40
60	geringer Fall	128	58
70	90	134	76
90	56	160	124
100	26	180	170
Herzstillstand	15	215	215
Entfernung der einge- führten Flüssigkeit bis auf 0	146	322	36
Zehn Minuten später	84	148	36

(Nach STARLING.)

Man sieht, wie von einer gewissen Grenze ab mit zunehmender Füllung der
arterielle Druck sinkt und der Druck in der Pfortader und unteren Hohlvene
steigt, bis schließlich die wie eine Tamponade wirkende Füllung des Herzbeutels

zum Herzstillstand führt. Wird nun der Herzbeutel entleert, dann stellen sich nicht etwa gleich wieder die ursprünglichen Verhältnisse wieder her, sondern der Druck in der Pfortader steigt noch weiter an und der tief gesunkene arterielle Druck schnellt weit über seinen Ausgangswert in die Höhe; nur der Druck in der unteren Hohlvene kehrt sofort zu seinem Ausgangspunkt zurück. Nach 10 Minuten dagegen finden sich wieder annähernd dieselben Druckwerte wie zu Beginn des Versuchs. Bei der plötzlichen Entlastung des Herzens kommt es also offenbar zu einer reflektorischen Verengerung der Gefäße im großen arteriellen Kreislauf und Splanchniscusgebiet, ein Vorgang, der uns warnen muß, in der Praxis Herzbeutelergüsse zu rasch zu entleeren. Den theoretischen Ergebnissen und Überlegungen des Tierversuchs entsprechend ist der Puls bei größeren Herzbeutelergüssen klein und weich, außerdem mehr oder weniger beschleunigt. In den Fällen, wo der Krankheitsprozeß nicht auf den Herzbeutel beschränkt bleibt, sondern auch den Herzmuskel ergreift, gesellen sich die der Myocarditis zukommenden und dort geschilderten Veränderungen der Herztätigkeit und des Pulses hinzu. Die infektiös-toxischen Gefäßschädigungen bei der Pericarditis bestehen in der bekannten Lähmung der Vasomotoren. Diese betrifft vorwiegend das Splanchnicusgebiet; sie setzt die Stauung in den peripherischen Körpervenen, aber gleichzeitig auch die Füllung der Arterien herab. Der Puls wird womöglich noch kleiner, weicher und rascher, als er schon ohnehin infolge der Beeinträchtigung der Herzarbeit ist. Die reflektorischen Veränderungen der Gefäßtätigkeit gehen zum Teil aus dem STARLINGschen Versuch hervor. Durch KNOLL wissen wir außerdem, daß Druck aufs Herz durch Einblasen von Luft in den Herzbeutel oder Auflegen von Gewichten den Herzschlag beschleunigt. Mechanische Reizung des parietalen Herzbeutelblattes steigert nach BOCHEFONTAINE und BOURCERET den arteriellen Blutdruck. In manchen Fällen von Herzbeutelergüssen begegnet man dem Pulsus paradoxus, und zwar der dynamischen Form: „Die Pulswelle ist während der Inspiration am kleinsten, während der Exspiration am größten, in der Atempause von mittlerer Größe" (WENCKEBACH).

Die Atmung ist bei großen Herzbeutelergüssen stets erschwert. Die Kranken „bekommen im Liegen nicht mehr genügend Luft". Man findet sie deshalb meist aufrecht sitzend; dabei stellen sie durch Aufstützen der Arme den Schultergürtel fest, um alle Hilfsmittel der Atmung heranzuziehen. Ein Kranker von ZEHETMAYER[1] vermochte nur auf Hände und Füße gestützt zu atmen. Auch MERKLEN und HIRTZ berichten über Knieellenbogenlage bei Kranken mit großen Herzbeutelergüssen. Die Atemnot beruht sicher zum großen Teil darauf, daß die Herzarbeit durch den Erguß in der geschilderten Weise beeinträchtigt wird, daneben dürfte aber der hydrostatische Druck des Ergusses auf die Lunge und das Zwerchfell mitspielen. In der Knieellenbogenlage wird das Gewicht des Ergusses von den Lungen und dem Zwerchfell auf die Innenseite der vorderen Brustwand verlagert und dadurch gleichzeitig die inspiratorische Hebung des Brustkorbes, die Entfaltung der Lungen und die Atemwirkung des Zwerchfells begünstigt. Außerdem hängt die Atemnot bis zu einem gewissen Grade davon ab, wie rasch sich der Erguß entwickelt; je rascher, um so stärker unter sonst gleichen Bedingungen die Dyspnoe.

Ausnahmsweise mag auch der Druck des Ergusses einmal Schluckbeschwerden (TESTA) oder Stimmbandlähmungen (BÄUMLER, RIEGEL) verursachen, doch ist bei der letzten Erscheinung auch an die Möglichkeit zu denken, daß die Entzündung auf den Nerv. reccurrens übergegriffen und ihn dadurch gelähmt hat (ZINN). Entzündliche Reizung des dem Pericard anliegenden Nervus phrenicus kann zu Zwerchfellkrampf führen (ZINN).

---

[1] Siehe BAUER in ZIEMSSENS Handbuch l. c.

Die Diagnose der Herzbeutelentzündung.

Wird durch entzündliche Ausschwitzungen die Oberfläche der Herzbeutelblätter rauh, so entsteht ein Geräusch, wenn sich die rauhen Stellen mit einer gewissen Geschwindigkeit gegeneinander verschieben. Dies Geräusch nennen wir Reiben. Der Gehörseindruck, den wir mit dem Begriff des Reibens verbinden, ist so charakteristisch, daß wir nur selten im Zweifel sein werden, ob wir ein Geräusch als Reiben bezeichnen sollen oder nicht. Im besonderen wird man bei einiger Erfahrung ohne viel Schwanken die praktisch wichtige Frage entscheiden können, ob im gegebenen Falle pericardiales Reiben oder endocardiale Strömungsgeräusche vorliegen. Gelingt es unserem Gehör, diesem wunderbaren Analysator, einmal nicht, eine sichere Entscheidung zu treffen, so muß man die übrigen erwähnten Merkmale zu Hilfe nehmen. Das Reiben ist scharf umschrieben, wird nicht oder nur wenig über den Ort seiner Entstehung fortgeleitet, seine Lage entspricht oft nicht den Stellen, wo wir das Spiel der Klappen abzuhorchen pflegen, es nimmt nicht so gleichmäßig an Stärke ab oder zu, wie die Klappengeräusche oft tun, ist auch nicht so eng wie diese an die Zeiten der Herztöne gebunden, hat oft einen charakteristischen dreiteiligen Rhythmus, wird durch die Einatmung häufig verstärkt, während endocardiale Geräusche abgeschwächt werden, ändert zuweilen seinen Sitz bei Lagewechsel des Kranken, erscheint oder verschwindet beim Aufsitzen oder Niederlegen häufiger als endocardiale Geräusche, wird in manchen Fällen durch Druck mit dem Hörrohr verstärkt, kann sehr rasch innerhalb von Stunden oder Tagen aufhören oder auftreten, in reinen Fällen fehlen die übrigen bekannten Zeichen eines Klappenfehlers.

Die Unterscheidung des pericardialen vom pleuralen Reiben ist gewöhnlich leicht. Das pleurale Reiben sitzt selten im Bereich der Herzdämpfung und ist nur bei der Atmung als ein Geräusch hörbar, das mit der Verschiebung der Pleurablätter gegeneinander kommt und geht. Auch das Reiben zwischen Pericard und Pleura hängt von der Atmung ab. Man hört an den Herzrändern während der Atmung oder bestimmter Atemphasen ein mit der Herztätigkeit rhythmisch verstärktes Reibegeräusch. In dieser Verquickung des Einflusses von Herz- und Atemtätigkeit auf den Verlauf des Geräusches gleicht es dem sog. systolischen Vesiculäratmen.

Überschreitet der mit den fibrinösen Ausschwitzungen einhergehende Erguß ein gewisses Maß, so gesellen sich zu den Zeichen der trockenen die Zeichen der feuchten Herzbeutelentzündung. Erste Kunde von dem Auftreten eines Ergusses kann das plötzliche Verschwinden von Reiben an abhängigen Teilen des Herzens sein. Der Verdacht wird bestärkt, wenn die Herzdämpfung größer wird und die Grenze der absoluten Dämpfung dichter an die Grenze der relativen heranrückt, wenn ferner die Stärke des Herzstoßes abnimmt und die Dämpfung über den Herzstoß hinaus nach außen wächst, die Herztöne an der Spitze leiser werden, im Röntgenbild die Gliederung der Herzränder zerfließt und ihre pulsatorischen Schwankungen undeutlich werden und verschwinden. Nimmt der Erguß noch weiter zu, so kommt es zu den früher geschilderten ausgeprägten Erscheinungen. In reinen Fällen wird dann die Diagnose keine Schwierigkeiten machen. Starkes Emphysem kann durch Überlagerung, Schrumpfung der Lungen und Rippenfellverwachsungen durch Entblößung des Herzens vorübergehend das Bild verwischen. Abgekapselte Pleuraexsudate, zumal wenn sie seitlich vom Herzen zwischen diesem und der Lunge liegen, und frühzeitige oder frühere Verklebungen der Herzbeutelblätter, durch die der Erguß auf die Rückseite des Herzens beschränkt wird, können dagegen recht schwierig zu deutende Verhältnisse schaffen. Wertvollste Hilfe leisten hier sorgfältige Röntgenuntersuchungen in den verschiedenen Durchmessern (KLOIBER und HOCHSCHILD). Die Entscheidung, ob ein Herz vergrößert erscheint, weil es erweitert ist oder weil ein Herzbeutelerguß vorliegt, wird durch den Nachweis eines Klappenfehlers oder hohen Blutdruckes beeinflußt werden. Klappenfehler und hoher Druck sprechen zunächst für Herzerweiterung, andererseits ist daran zu denken, daß Klappenerkrankungen und hypertonische Nephritis oft mit Pericarditis verbunden sind.

Über die Art des Ergusses giebt uns die Punktion sichere Auskunft. Doch gestatten schon Entstehung und Verlauf des Ergusses bestimmte Vermutungen. Bei rheumatischen Grundleiden wie Polyarthritis, Endocarditis und Myocarditis rheumatica findet man gewöhnlich serofibrinöse Ergüsse. Bei Tuberkulose kann der Erguß serös, hämorrhagisch oder eitrig sein, bei Pyämie, Sepsis, Kindbettfieber ist ein eitriger Erguß wahrscheinlich. Die Herzbeutelergüsse in den letzten Stadien schwerer Schrumpfnieren sind meist serofibrinös oder hämorrhagisch. Zuweilen greifen Krankheitsprozesse von der Umgebung auf den Herzbeutel über, wie Lungenabszesse, Empyeme, bösartige Neubildungen, und führen zu einer entsprechenden Krankheit des Pericards. Sind jauchige Vorgänge damit verbunden, dann entsteht oft ein Pyopneumopericard. Die Erkennung der Herzbeutelbeteiligung wird dabei je nach der Lage des Falles einfach oder schwieriger, ihre Verkennung je nach der Art, Schwere und Ausdehnung des Grundleidens bedeutungslos oder verhängnisvoll sein.

Die Diagnose der Herzbeutelentzündung gründet sich also unter Berücksichtigung des Grundleidens auf den lokalen Befund, die allgemeinen Krankheitszeichen sind zu vieldeutig, um verläßliche Auskunft geben zu können.

Der Verlauf der Herzbeutelentzündungen
ist ebenso verschieden wie der Verlauf der ihnen zugrunde liegenden Krankheiten. Abgesehen von dem Grundleiden und den unberechenbaren Komplikationen hängt der Verlauf einer Herzbeutelentzündung hauptsächlich ab von der Ausdehnung des Entzündungsprozesses, der Art und Menge des Ergusses, der Schnelligkeit seiner Entwicklung, der Beteiligung des Herzmuskels. Am günstigsten pflegen die von einem Gelenkrheumatismus ausgehenden Herzbeutelentzündungen zu verlaufen. In leichten Fällen hört man da eines Tages etwas Reiben über dem Herzen, ohne daß sich ein nachweisbarer Erguß oder sonst krankhafte Erscheinungen einstellen; nach kurzer Zeit verschwindet das Reiben wieder und die ganze Episode ist vorbei. In anderen Fällen bildet sich ein Erguß, der auf der Höhe seiner Entwicklung die Herztätigkeit schon in recht aufdringlicher Weise beeinträchtigt; einige Tage lang bleibt das Bild unverändert, dann aber beginnt das meist mäßige Fieber zu sinken, Cyanose und Atemnot nehmen ab, der Puls wird langsamer und kräftiger, die Herzdämpfung geht zurück — die Gefahr ist überwunden. Bei günstigem Verlauf tritt dieser Wendepunkt ein in der Mitte oder gegen Ende der zweiten Woche nach dem Beginn der Entzündung. Wieder in anderen Fällen werden die Zeichen von Herzschwäche so bedrohlich, daß man das Herz durch Ablassen des Ergusses entlasten muß. Auch wenn der Druck des Ergusses nicht allein schuld an der Herzschwäche ist, sondern eine Schädigung des Herzmuskels mitspielt, wird der Eingriff günstig wirken. Zuweilen kommt es vor, daß die allgemeinen Zeichen der Infektion zurückgehen, der Erguß aber unverändert bleibt, weil vielleicht die mechanische Beeinträchtigung der Herzarbeit die Resorption hintanhält. Dann kann eine etwas ausgiebigere Probepunktion genügen, um die Aufsaugung anzuregen (ZINN). Bei Herzbeutelentzündungen infolge von Pneumonien hängt zunächst fast alles von dem Verlauf der Lungenerkrankung ab, weiterhin aber kommt doch der Art des Ergusses eine nicht zu unterschätzende Bedeutung zu. Nach SCOTT ist hier nämlich der Erguß in 44,7% eitrig und damit der Verlauf ent-

sprechend schwer; in 52% der Fälle ist der Erguß serofibrinös. Recht häufig
besteht neben der Pericarditis eine Pleuritis, wobei die Entzündung vom Herzbeutel ausgehend auf die Pleura übergegriffen haben kann oder umgekehrt.
Die als Folge zurückbleibenden extrapericardialen Verwachsungen machen oft
sehr ausgeprägte Erscheinungen. Wir werden später noch einmal darauf zu sprechen kommen. Gesellt sich zu einer Endocarditis oder Myocarditis eine Herzbeutelentzündung, so wird sich gewöhnlich der Verlauf der Herzbeutelentzündung
kaum von dem Verlauf des Grundleidens trennen lassen, ohne den Tatsachen
Gewalt anzutun. Ihr Charakter wird durch den Charakter der Endocarditis oder
Myocarditis bestimmt, also je nachdem rheumatisch oder septisch sein. Eine
besondere Stellung nimmt die Pericarditis nach Verschluß von Ästen der Kranzarterien ein; sie hat als solche nur diagnostisches Interesse.

Auch der Verlauf der tuberkulösen Herzbeutelentzündung ist sehr wechselnd.
Unter 82 Fällen, von denen 32 als sicher, die übrigen als wahrscheinlich anzunehmen waren, sah NORRIS folgende Formen:

Tabelle 25.

Chronische fibroplastische Formen.		Akute Formen.	
Vollständig obliterierend	24	Serofibrinös	12
Zum Teil „	19	Fibrinös-eitrig	7
Nicht „	3	Fibrinös-plastisch	3
		Hämorrhagisch	4
		Miliare Tuberkulose	10

(Nach NORRIS.)

In 5 Fällen fand sich außerdem eine Tuberkulose des Herzmuskels. Ein Blick auf
die Zahlen von NORRIS zeigt uns, daß offenbar die meisten Fälle zu einem chronischen Verlauf neigen; außer den nur im chronischen Stadium gefundenen Fällen
dürfen wir nämlich auch die serofibrinösen und fibrinös-plastischen hierher rechnen. Die Ergüsse sind oft sehr groß, so daß wiederholte Punktionen nötig werden
können. Die Aussicht, daß die Entzündung schließlich ausheilt, sind nicht ungünstig; unter den 82 Fällen von NORRIS war, wie schon gesagt, in 50 keine aktive
Tuberkulose mehr nachweisbar. Allerdings kann man gegen die Zahlen Bedenken haben, weil die tuberkulöse Natur in der Mehrzahl der Fälle nicht sicher
festzustellen war. Aber wenn ein so sorgfältiger Beobachter wie NORRIS nach
genauer Untersuchung keine andere Ursache finden konnte, so darf man sich wohl
seiner Auffassung anschließen[1].

Über den Verlauf von Herzbeutelentzündungen im Gefolge von Pyämie,
Sepsis, Lungenabscessen, bösartigen Neubildungen, Verletzungen läßt sich nichts
Allgemeingültiges sagen.

Die Flüssigkeitsmenge, die sich im Verlauf einer Entzündung des Herzbeutels in diesem ansammeln kann, ist sehr verschieden. CURSCHMANN hat in
einem durch die Leichenöffnung gesicherten Falle 2800 ccm aus dem Herzbeutel entleert. So große Mengen sind aber Ausnahmen. Daß sie möglich
sind, ohne das Herz zu erdrücken, muß zunächst überraschen. Die Tatsache
steht aber fest und läßt sich nur so erklären, daß der Herzbeutel durch die Entzündung in seinem Gefüge gelockert und dadurch abnorm nachgiebig gemacht
wird. Die Bahnen, über die bei der Resorption die Ergüsse weggeschafft werden,

---

[1] „A careful study of the records failed to disclose the evidence of an etiology other than
tuberculosis. While there were in the majority of instances no data as to the microscopic
appearance of the tissues, it seems reasonable to credit the existence of these lesions to a
tuberculous process; for it is well known that the majority of pleural scars and adhesions,
so frequently found at autopsies arise in this manner, although even the microscope fails
to reveal either the tubercle bacillus or its characteristic changes." NORRIS l. c., S. 113.

kennen wir aus Untersuchungen von GORINSTEIN; es sind die vom Epicard und Pericard durch das vordere und hintere Mediastinum führenden Lymphgefäße.

Wie viele Fälle von Herzbeutelentzündungen schließlich von selbst ausheilen, läßt sich nicht sicher angeben. Wenn WILLIGK 73%, DUCHECK 48,2% der Fälle heilen sahen, wobei die Sehnenflecke mitgezählt wurden, so können wir mit diesen Zahlen wenig anfangen, weil bei der Herzbeutelentzündung — wie übrigens bei allen Krankheiten — die Fälle nicht nur gezählt, sondern vor allem gewogen werden müssen. Deshalb ist uns die Angabe BAMBERGERs viel wertvoller, daß er von 63 Herzbeutelentzündungen 26 sterben sah, davon 24 mit unheilbarer Grundkrankheit: „Von 34 Fällen, wo die Pericarditis teils selbständig, teils von akutem Rheumatismus, Pneumonie und Pleuritis abhängig war," starben nur 2; der eine Todesfall betraf eine ausgedehnte Pneumonie bei Typhus, der andere eine doppelseitige Pneumonie bei einer 86 jährigen Frau. Von 16 tuberkulösen Herzbeutelentzündungen v. ROMBERGS starben 4, von 10 idiopathischen ebenfalls 4, von 31 rheumatischen 5, und zwar durchweg an Komplikationen. Allgemein läßt sich sagen, daß die Aussichten auf Heilung für seröse, fibrinöse und serofibrinöse Herzbeutelentzündungen bei heilbarer Grundkrankheit günstig sind. Bedenklicher sind schon die hämorrhagischen Entzündungen und die eitrigen heilen in der Regel nur mit Hilfe chirurgischer Eingriffe. Außer den ganz leichten dürften die meisten Herzbeutelentzündungen, die heilen, mehr oder weniger ausgedehnte Verwachsungen zwischen den Herzbeutelblättern und zuweilen auch zwischen dem Herzbeutel und seiner Umgebung hinterlassen. Darüber im nächsten Abschnitt mehr. Zuvor wollen wir uns noch mit der

Behandlung der Herzbeutelentzündung

beschäftigen. Bettruhe, Sorge für gute Lagerung, nötigenfalls mit Keilkissen, leichte aber nahrhafte Kost, häufig in kleinen Mengen gereicht, Förderung des Stuhlganges durch Obst oder Kompott, Abführmittel, Einläufe sind selbstverständliche Regeln. Zumal auf den Stuhlgang ist zu achten, damit nicht durch starkes Pressen das schon ohnehin belastete Herz gefährdet wird. Ferner ist die Atemnot und meist vorhandene Schlaflosigkeit zu lindern. Man wird deshalb gern kleine Morphiumgaben gestatten, dabei aber bedenken, daß manche Menschen sehr leicht Übelkeit und Erbrechen danach bekommen. Erbrechen sollte aber, wegen der damit verbundenen starken Preßbewegungen, besonders bei größeren Ergüssen vermieden werden. Bei Kranken, die noch kein Morphium oder Morphiumderivat erhalten haben, müssen deshalb zunächst tastende Mengen gegeben werden ($^1/_3$—$^1/_2$ cg Morphium). Auch sollte man sich daran erinnern, daß manche Menschen auf Morphium nicht schlafen, man verordnet dann für die Nacht eine kleine Morphiumgabe mit einem eigentlichen Schlafmittel (Adalin 0,5; Luminal 0,1). Schließlich ist die verstopfende Wirkung des Morphiums und seiner Abkömmlinge, auch des Kodeins nicht zu vergessen. Die älteren Ärzte (BAMBERGER) legten warme Kataplasmen auf die Herzgegend, heute wird ziemlich allgemein eine Eisblase empfohlen. Wenn aber bei einer rheumatischen Herzbeutelentzündung noch frische Gelenkerscheinungen mit Neigung zu Schweißen bestehen, wird die Eisblase oft unangenehm empfunden und besser weggelassen. In solchen Fällen wird man versuchen, durch Salicyl und verwandte Mittel nicht nur auf die Entzündungen der Gelenke, sondern auch auf die des Herzbeutels Einfluß zu gewinnen. Außerdem ist neben der Pericarditis auch immer die Grundkrankheit nach den geltenden Regeln zu behandeln. Gewöhnlich wird zur Hebung der Herztätigkeit Digitalis verschrieben. In den üblichen Gaben wird sie einem sonst gesunden Herzen sicher nie schaden, einem kranken für die Digitalisanwendung geeigneten Herzen aber viel nutzen können. Daneben sind bei Herz-

oder Vasomotorenschwäche die üblichen Anregungsmittel (Coffein, Strychnin, Cardiazol usw.) zu geben. Von schweiß- und harntreibenden Mitteln darf man wohl kaum eine Wirkung auf Herzbeutelergüsse erwarten; erfahrungsgemäß gleichen die auch sonst den Wasserhaushalt regelnden Kräfte derartige Flüssigkeitsabgaben aus, ohne abgeschlossene entzündliche Ergüsse dabei heranzuziehen. Wenn in wirklich schweren Fällen das Herz vom Druck des Ergusses befreit werden muß, ist man stets gezwungen, zu dem mechanischen Mittel der Punktion zu greifen.

Die Punktion des Herzbeutels ist, wie erwähnt, zuerst von RIOLAN zur Beseitigung großer Ergüsse erwogen, aber nicht ausgeführt worden. DESAULT und LARREY haben dann den Versuch gewagt, aber wohl Pleuraergüsse vor sich gehabt. Dagegen sind die von ROMERO berichteten Fälle von Entleerung pericardialer Ergüsse durch Incision anzuerkennen (1819). Ein wichtiger Fortschritt war es, als SKODA und SCHUH (1840) statt der Incision den Troikart einführten und die Bedingungen festlegten, unter denen die Punktion von Herzbeutelergüssen angezeigt sei:

1. Wenn ein großes Exsudat bei längerer Beobachtungsdauer und trotz zweckmäßiger innerer Behandlung keine Tendenz zur Resorption zeigt und der Kranke durch das Leiden mehr und mehr herabkommt. 2. Die Indicatio vitalis, wenn der Kranke der hochgradigen Dyspnoe zu erliegen droht. Diese Bedingungen bestehen heute noch zu Recht. Im Jahre 1847 veröffentlichte KYBER seine Erfahrungen über die Punktion von Herzbeutelergüssen bei Skorbut; unter 30 operierten Fällen wurden 7 geheilt. In Frankreich wurde das Verfahren von ARAN und TROUSSEAU (1854) geübt und empfohlen, in England zuerst von WHEELHOUSE (1866) ausgeführt, im ganzen aber mit großer Zurückhaltung aufgenommen. So konnte HINDENLANG 1879 nur 65 Fälle von Eröffnung des Herzbeutels, darunter 50 Punktionen sammeln, v. SCHRÖTTER (1894) 100 Fälle zusammenstellen. Ein besonderes Verdienst hat sich H. CURSCHMANN um den Ausbau und die Einführung der Herzbeutelpunktion erworben. Er hat vom Jahre 1875 bis zum Erscheinen seiner bekannten Arbeit in der Deutschen Klinik (1907) 63 Punktionen ausgeführt und die ganze Frage soweit abgeschlossen, daß die von ihm aufgestellten Regeln heute noch unverändert gelten.

Bevor wir auf die Punktion der Herzbeutelergüsse, ihre Indikationen und Technik genauer eingehen, muß vorausgeschickt werden, daß nur die serösen, serofibrinösen und hämorrhagischen Formen für die Punktion in Betracht kommen. Die eitrigen und jauchigen Ergüsse scheiden aus. ,,Ganz wie beim Pleuraempyem liegt hier die Heilungsmöglichkeit ausschließlich in der ausgiebigen Herzbeuteleröffnung durch Schnitt. Jede Verschiebung der Operation, jeder vermeintlich mildere Eingriff schädigt und gefährdet den Patienten" — dieser Standpunkt CURSCHMANNS wird durch die neuesten Erfahrungen bestätigt, nach denen bei eitrigen Herzbeutelergüssen wiederholte Punktionen in 10,4%, Intercostalschnitt in 37%, ausgiebige Freilegung in 57,7% Heilung brachten (KLOSE-STRAUSS).

Über den Punkt, von dem aus die Herzbeutelergüsse am besten eröffnet und entleert werden, gehen die Ansichten auseinander. Leitender Gesichtspunkt war zunächst, eine Verletzung der Pleura und Arteria mammaria interna zu vermeiden. Solange für die Eröffnung des Herzbeutels nur der Schnitt in Betracht gezogen wurde, war das auch richtig. Als man aber zu der Punktion mit dem Troikart (SKODA und SCHUH) überging, trat als neue Forderung hinzu, bei der Arbeit im Dunkeln eine Verletzung des Herzens zu vermeiden. Zugleich erschien es zweckmäßig an der Stelle einzugehen, wo sich die Hauptmenge des Ergusses ansammelt, um auch dann Erfolg zu haben, wenn durch einzelne Verwachsungen der Herzbeutelblätter der Erguß teilweise abgekapselt wäre. Diese Forderungen wurden zunächst nicht klar erkannt. Man lavierte nach wie vor zwischen dem linken Brustbeinrand und der Pleuragrenze um die — $1/_2$ cm nach außen vom Rande des Brustbeins verlaufende — Art. mammaria herum; die einen rieten nach innen, die anderen nach außen von der Arterie zu punktieren: intra- und extramammäre Methode. Erst DIEULAFOY (1873) ließ die Rücksicht auf die Pleuragrenze fallen und empfahl, im 4. oder 5. Rippenzwischenraum etwa 6 cm vom linken Brustbeinrande entfernt einzugehen. An dieser Stelle wird der Pleuraraum schon getroffen, aber der vordere Rand der linken Lunge — regelrechte Verhältnisse vorausgesetzt — noch nicht erreicht. Mit Recht weist aber CURSCHMANN daraufhin, daß man einerseits immer noch Gefahr läuft, das Herz zu verletzen, wenn man nur 6 cm seitlich vom Brustbeinrand punktiert, und daß andererseits so große Ergüsse, wie sie allein für eine Punktion in Frage kommen, den vorderen Rand der linken Lunge weit nach außen zu verdrängen pflegen. Man braucht und soll sich deshalb nicht an die 6 cm halten, sondern soll noch weiter nach außen gehen, wenn der Untersuchungsbefund dazu berechtigt. Der Untersuchungsbefund bestimmt also den Ort der Punktion. Man sticht ein etwas nach innen von der linken Grenze der absoluten Herzdämpfung, nach außen vom Herzstoß und von der äußersten Grenze des pericardialen Reibens — wenn Herzstoß oder Reiben nachweisbar sind — und je nach dem Zwerchfellstand im 5. oder 6. Rippenzwischenraum. Betrachtet man die Lage des Herzbeutelergusses in den Abb. 206 und 208, so sieht man, daß bei diesem Vorgehen die Aussicht am größten ist, ohne Verletzung des Herzens die Hauptmasse des Ergusses zu treffen. Bestehen Verwachsungen der Herzbeutelblätter über dem linken Herzen oder eine starke Vergrößerung des linken Herzens, etwa infolge eines Aortenfehlers, oder krankhafte Veränderungen der über dem linken Herzen liegenden Lunge mit Pleuraverwachsungen, so kann man wiederum unter Berücksichtigung des Untersuchungsbefundes rechts vom rechten Sternalrand, vielleicht in der Parasternallinie eingehen (SCHAPOSCHNIKOFF, A. FRAENKEL, ZINN). In einigen besonderen Fällen sind Herzbeutelergüsse auch vom Rücken aus mit Erfolg punktiert worden (HEINRICH CURSCHMANN, HANS CURSCHMANN, MOOG, KÜLBS und andere). Einmal war eine starke Vergrößerung des linken Herzens bei schmalem Brustkorb der Anlaß, links hinten unten an einer Stelle mit ausgesprochener Dämpfung zu punktieren, ein anderes Mal war die Punktion vorn links und rechts vom Herzen erfolglos geblieben, wieder in anderen Fällen bestand gleichzeitig eine linksseitige Pleuritis und der Herzbeutelerguß wurde durch die Punktion von hinten in den Pleuraerguß gewissermaßen drainiert (KÜLBS). Tritt sehr frühzeitig bei einer Herzbeutelentzündung eine Dämpfung über dem linken Unterlappen unter Verschwinden des Atemgeräusches auf, so ist anzunehmen, daß sich entweder infolge besonderer Verhältnisse der Herzbeutelerguß überwiegend nach hinten ausgedehnt hat oder daß gleichzeitig ein Pleuraerguß besteht. Liegt beides vor, so kann sich die Art des Punktats plötzlich ändern, wenn die vordringende Nadel in den Herzbeutel tritt. Im übrigen sprechen rhythmische mit dem Herzschlag übereinstimmende Schwankungen des aus der Kanüle tretenden Flüssigkeitsstrahles für Herzbeutelerguß, mit der Atmung einhergehende Schwankungen für Pleuraerguß. Findet man gleichzeitig im Herzbeutel und Brustfellraum einen Erguß, so ist nach dem Vorschlag ZINNS zunächst der Pleuraerguß abzulassen und der Erfolg dieses Eingriffes abzuwarten. Entschließt man sich, einen Herzbeutelerguß vom Rücken aus — es wurde meist in der hinteren Achsellinie oder Scapularlinie punktiert — zu entleeren, dann muß man darauf gefaßt sein, daß die Lunge verletzt und ein Pneumothorax erzeugt wird (MOOG).

Es wurde schon gesagt, daß eitrige und jauchige Herzbeutelergüsse am besten breit geöffnet, nicht punktiert werden. In manchen Fällen wird aber erst eine

Probepunktion Aufschluß über die Art des Ergusses geben. Da man bei eitrigen Ergüssen nicht einmal eine Probepunktion durch eine bis dahin gesunde Pleurahöhle gern ausführen wird, so müssen wir noch einmal zu dem alten Problem zurückkehren und fragen, ob man nicht ohne Pleura, Arteria mammaria und Herz zu verletzen an einer Stelle in den Herzbeutel gelangen kann, wo man hoffen darf in der Regel auf den Erguß zu treffen. Es bietet sich da wohl nur ein Weg, die schon von Deseault empfohlene Punktion in dem Winkel zwischen Schwertfortsatz und linkem Rippenbogen. In neuester Zeit befürworteten sie Klose und Strauss für eitrige Ergüsse. Marfan geht in der Mittellinie hinter dem Schwertfortsatz ein und wendet dies Verfahren allgemein, also auch zur Entleerung nichteitriger Ergüsse an.

Will man einen Herzbeutelerguß durch den Troikart entleeren, so ist stets eine Probepunktion vorauszuschicken. Man schiebe die Nadel langsam vor; der Kolben der Spritze soll zurückgezogen werden, damit sich die Spritze sofort füllen kann, wenn der Erguß erreicht ist. Sorgfältig ist darauf zu achten, ob sich der Nadel pulsatorische vom Herzen stammende Bewegungen mitteilen. Ist die Probepunktion glatt und erfolgreich verlaufen, so läßt man die Punktion mit dem Troikart folgen. Zweckmäßig wird vorher die derbe Oberhaut einige Millimeter breit mit dem Messer gespalten und dadurch dem Troikart der Weg bereitet. Man wählt einen Troikart von mittlerer Stärke oder das von Curschmann angegebene sehr zweckmäßige flache Instrument. Der Erguß soll langsam abgelassen werden, da sonst bedrohliche Fälle von Herzschwäche und Gefäßstörungen auftreten können, auf deren Art die erwähnten Tierversuche Starlings bis zu einem gewissen Grade Licht werfen. Stärkeres Ansaugen ist deshalb verboten. Am besten verbindet man mit der Kanüle einen sorgfältig sterilisierten Heberschlauch, den man in ein tiefer stehendes Gefäß eintauchen läßt. Durch Abdrücken des Schlauches kann man die Entleerung beliebig unterbrechen und verzögern. Stockt der Abfluß und bestehen Zeichen, daß noch ein großer Teil des Ergusses zurückgeblieben ist, dann ist wahrscheinlich die Öffnung der Kanüle durch ein Gerinnsel verlegt. Man ändert dann behutsam die Lage der Kanüle, „melkt" vorsichtig am Schlauch oder spritzt, wenn das nichts hilft, einige Kubikzentimeter Kochsalzlösung in die Kanüle. Kleine Reste des Ergusses lasse man ruhig zurück.

Während man früher möglichst vermied bei der Punktion Luft in den Herzbeutel dringen zu lassen, hat Wenckebach empfohlen, etwa die Hälfte des abgelassenen Exsudates durch Luft zu ersetzen, die zur Verhütung von Infektionen durch sterilisierte Watte wie bei den bekannten Pneumothoraxapparaten geleitet wird. Wenn durch die Luft die entzündeten Teile der Herzbeutelblätter auseinandergedrängt und auf die Weise verhindert werden sich aneinander zu reiben, so kann man sich mit Wenckebach wohl vorstellen, daß dadurch die Heilung begünstigt und die Folgen der Entzündung, wie Verwachsungen und Schädigungen des Herzmuskels, gemildert werden. Ist gleichzeitig die Lunge beteiligt, so mag auch diese durch das einem abgekapselten Pneumothorax vergleichbare Pneumopericard günstig beeinflußt werden. Laewen hat bei hartnäckig wiederkehrenden Ergüssen empfohlen, statt wiederholter Punktionen ein Fenster im Herzbeutel anzulegen und dadurch den Erguß in die Pleurahöhle abzuleiten. Da diese hartnäckigen Ergüsse aber gewöhnlich tuberkulös sind, so ist dieser Vorschlag nicht unbedenklich. Wenn ein Erguß sehr faserstoffreich oder infolge von Verwachsungen verkapselt ist, kann die Punktion ohne den gewünschten Erfolg bleiben. Dann ist der Herzbeutel durch Schnitt zu öffnen (Pericardiotomie; Walzel, Chavigny und Sencert).

Die Anzeichen für eine Entleerung von Herzbeutelergüssen **wurden** schon genannt: lebensgefährliche Bedrängungserscheinungen des Herzens und Ausbleiben der

Resorption großer Ergüsse. Im letzten Falle ist an zwei Möglichkeiten zu denken. Der Erguß geht nicht zurück, weil entweder die Herzarbeit zu sehr durch ihn beeinträchtigt ist (Ergüsse infolge einer akuten Entzündung) oder weil die Entzündung an sich chronisch ist (Tuberkulose, Krebs). Handelt es sich um einen Erguß infolge einer akuten Entzündung, meist eines Gelenkrheumatismus, so darf man hoffen durch die Punktion einen dauernden Erfolg zu erzielen, ja es kann dann schon eine Probepunktion genügen, um die Aufsaugung in Gang zu bringen (ZINN). Aber auch an die Punktion tuberkulöser Ergüsse wird man heute leichter herangehen, wenn man nach WENCKEBACH den Herzbeutel hinterher mit Luft füllt. Wenigstens stützt sich WENCKEBACHS Vorschlag auf die Erfahrungen bei einer tuberkulösen Perikarditis.

Die günstige Wirkung der Entlastung des Herzens zeigt sich schon während des Eingriffes. Die Atemnot, Cyanose, Stauung der Halsvenen werden geringer, der Puls langsamer und voller; weiterhin gehen auch die übrigen Stauungserscheinungen zurück, die Harnmenge steigt.

Luft im Herzbeutel (Pneumopericard) ·

kann gefunden werden nach Verletzungen, Durchbruch von Eiterungen der Umgebung in den Herzbeutel, Entzündung des Herzbeutels durch gasbildende Bakterien. Wohl immer wird neben der Luft noch ein Erguß, serös oder eitrig, vorhanden sein (Seropneumopericard, Pyopneumopericard). Pneumopericard nach Verletzungen ist unter anderen beschrieben von FEINE, BODENHEIMER, TOMPSEN und WALSHE, LAVALLÉE). Durchbruch eines Leberabscesses und einer Kaverne in den Herzbeutel mit Luftansammlung wird von STOKES erwähnt. Eine eigene Beobachtung von ihm darf vielleicht als Pneumopericard durch gasbildende Erreger gedeutet werden, ebenso die Fälle von BRICHETEAU, FRIEDREICH, DUCHEK und anderen. MICHOLLS fand nach HIRSCHFELDER in einem solchen Falle als Erreger den Bacillus aerogenes capsulatus WELCH.

Luft im Herzbeutel macht so auffallende Erscheinungen, daß dieser Zustand trotz seiner Seltenheit nicht verkannt werden kann. Schon LAENNEC giebt folgende brauchbare Zeichen an: Heller Klopfschall über dem unteren Brustbein, mit den Herzschlägen einhergehendes Plätschergeräusch, auf Entfernung hörbare Herztöne. In dem Maße, wie sich die Zahl der Beobachtungen mehrte, ist das Bild dann weiter ausgebaut worden. Wenn der Kranke auf dem Rücken liegt, findet man auf der Stelle der Herzdämpfung lauten klanghaltigen Schall, zum Teil mit bruit de pot fêlé (STOKES); der Herzstoß ist nicht zu fühlen. Setzt der Kranke sich auf und beugt sich vielleicht etwas nach vorn, dann kommt der Herzstoß wieder zum Vorschein und der vorher klanghaltige Bezirk ist in seinem unteren Teil gedämpft durch den Herzbeutelerguß, der so gut wie immer die Luftansammlung begleitet, sich beim Aufrichten zum Teil der vorderen Brustwand anlagert und eine oben wagerecht verlaufende Dämpfung erzeugt. Diese Dämpfung ist bei Lagewechsel verschieblich, ihre obere Grenze bleibt dabei wagerecht. Herztöne und auch Reiben, soweit vorhanden, klingen metallisch. Ferner ist das Geräusch des fallenden Tropfens beobachtet worden (GRAVES[1]), und metallisches Plätschern bei jedem Herzschlag (BRICHETEAU; bruit de roue hydraulique, bruit de moulin). Zuweilen entsteht so eine verwirrende Fülle von Geräuschen (STOKES), FRIEDREICH spricht sogar von einem Glockenspiel. Dies Glockenspiel kann so laut sein, daß es auf Entfernung zu hören ist und in dem Falle von STOKES nicht nur den Kranken, sondern auch seine in demselben Zimmer[2] befindliche Ehefrau am Schlafen

---

[1] Siehe STOKES: Diseases of the heart, 1854, 23.
[2] EICHHORST übertreibt, wenn er die Frau im Nebenzimmer schlafen und durch das Geräusch gestört werden läßt.

hinderte. Ausnahmsweise wird eine Abschwächung der Herztöne angegeben (McDowel bei Stokes l. c.). In einigen Fällen bestand Succussio Hippocratis. Im Röntgenbild sieht man den Herzbeutel als dunkeln Bogen das Herz umsäumen, von diesem durch eine helle Zone getrennt (Abb. 210).

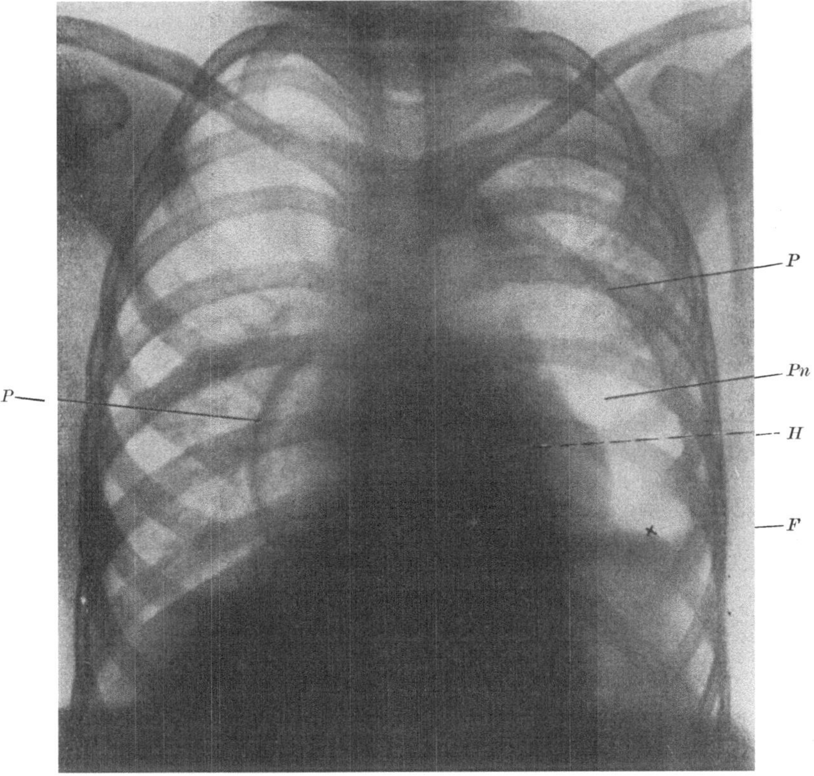

Abb. 210. Künstliches Pneumopericard. *P* verdicktes Pericard, *H* Herz, *Pn* Luft im Herzbeutel, *F* Flüssigkeitsspiegel. (Nach Wenckebach.)

Was sonst über das Pneumopericard zu sagen wäre, findet sich bei der Herzbeutelentzündung ausgeführt, von der das Pneumopericard ja nur eine besondere Form ist. Eine Übersicht über die bisher vorliegenden Beobachtungen gibt Rigler.

Herzbeutelwassersucht (Hydropericard, Hydrops pericardii).

Früher bezeichnete man als Hydrops pericardii jeden Herzbeutelerguß und sah unter der Herrschaft des anatomischen Gedankens als Krankheit an, was wir heute nur als Krankheitszeichen auffassen. Daß dabei sehr verschiedenartige Vorgänge zusammengepreßt wurden, war schon Morgagni klar: „Hydrops pericardii et origine et qualitate et copia aquae plurimum variare potest." Als Ursachen giebt er an Hinderung des Abflusses oder Steigerung des Zuflusses des Säftestromes und zwar könne dabei die Serummenge des Blutes überfließen oder dessen präcordialer Kreislauf verzögert sein[1]. Stauung, Kongestion, Hydrämie würden wir heute sagen, wenn wir die scharf umrissenen Begriffe unserer Zeit den primitiven Anschauungen Morgagnis unterlegen. Der Kliniker Laennec unterscheidet ein als Teilerscheinung allgemeiner Wassersucht auftretendes Hydropericard und ein essentielles, allein auf den Herzbeutel beschränktes Hydropericard. Er knüpft die treffende Be-

---

[1] Morgagni: De sedibus et causis morborum, 16 44. „Causa ... sivea in impedito humoris refluxu sive in aucto affluxu consistat, hic vero aut a seri copia sit in sanguine reduntandis aut ab hujus circa praecordia retardato diutius motu."

merkung daran, der Herzbeutel gehöre zu den Höhlen, in denen bei allgemeinem Hydrops der Erguß am geringsten sei, und die Fälle von essentiellem Hydropericard wären außerordentlich selten. Auch heute können wir nicht viel mehr über die Herzbeutelwassersucht, den „von Entzündungen unabhängigen" Hydrops pericardii (FRIEDREICH) sagen.

Der Herzbeutel kann an einer allgemeinen Wassersucht teilnehmen, sei es, daß diese durch Stauungen infolge von Herzschwäche oder durch vermehrte Durchlässigkeit der Gefäße infolge irgendwelcher Gifteinwirkungen, Ernährungsstörungen, Blutveränderungen hervorgerufen ist. Das Bild wird hier von der Grundkrankheit beherrscht. Die Vermehrung der Herzbeutelflüssigkeit ist eine nebensächliche Erscheinung, die in bescheidenen Grenzen bleibt und nicht besonders behandelt werden kann und braucht.

Über die allein den Herzbeutel betreffende Wassersucht wissen wir nichts recht Sicheres. In manchen Fällen mag sie Folge einer Entzündung sein; die frischen Erscheinungen bilden sich zurück, aber es bleiben Veränderungen in den Herzbeutelblättern zurück, die eine Aufsaugung des Ergusses hindern. Diese Form gehört aber eigentlich zu den Ausgängen der Pericarditis (BAMBERGER) und dürfte kaum getrennt werden können von den mehr chronischen Ernährungsstörungen, die auf der Grenze zwischen Hydrops und Entzündung stehen (BAMBERGER). Bei der Atrophie des Herzens soll ein Hydrops ex vacuo vorkommen. Man muß aber wohl GÜNSBURG, FRIEDREICH, DUCHEK recht geben, wenn sie diese einseitig mechanische Erklärung ablehnen, denn eine Atrophie des Herzens giebt es soweit wir wissen, nur bei allgemeinem Verfall des Körpers mit entsprechenden Ernährungsstörungen und Blutveränderungen, also Bedingungen, die an sich zu wassersüchtigen Anschwellungen führen können. Ferner sind pleurale und mediastinale Verwachsungen sowie Geschwülste im Brustkorb angeschuldigt worden. Soweit sie die Venen des äußeren Herzbeutelblattes (Venae pericardiacophrenicae, ins Mediastinum ziehende Äste) drücken, zerren, knicken oder zusammendrücken, mögen sie die Entstehung eines Hydropericards begünstigen, vorausgesetzt, daß das Epicard nicht das Transsudat aufsaugt. Was über die Atheromatose der Kranzarterien und Stauung in den Kranzvenen als Ursache der Herzbeutelwassersucht hin und wieder gesagt wird, scheint mehr auf theoretischen Überlegungen als tatsächlichen Erfahrungen zu beruhen.

Die Verwachsungen des Herzbeutels.

Die Entstehung von Verwachsungen des Herzbeutels dürfte so gut wie immer auf entzündliche Vorgänge, also auf eine Pericarditis zurückzuführen sein, wie dies unter anderem schon von SENAC angenommen wird: „L'inflammation, les abscès, les ulcères durcissent les membranes." Die Verwachsungen können sich recht bald nach dem Auftreten der ersten Entzündungserscheinungen einstellen. Acht (BAUER), neun (CERF), vierzehn (v. ROMBERG) Tage werden angegeben; BOUILLAUD fand nach 24 Tagen bei der Leichenöffnung schwer trennbare Adhäsionen. Nur ausnahmsweise mögen einmal Neubildungen oder ein Bluterguß in den Herzbeutel ohne Entzündung Verwachsungen erzeugen. Zuweilen bestehen neben Verwachsungen der Herzbeutelblätter gleichzeitig Verwachsungen der Pleuren und des Bauchfells; die Serosa der Leber und auch wohl der Milz kann dabei sehr stark verdickt sein, die Organe wie mit einem Zuckerguß überzogen aussehen. In früheren Stadien, bevor sich die Verwachsungen ausgebildet haben, können seröse Ergüsse in der Herzbeutel-, Brust- und Bauchhöhle gefunden werden. Wie diese Pluriserositis entsteht, worauf sie beruht, wie die Erkrankungen der Serosa in den verschiedenen Höhlen zusammenhängen, wissen wir nicht recht. PICK stellt die Herzbeutelverwachsungen in den Mittelpunkt und leitet die anderen Erscheinungen daraus ab (pericarditische Pseudolebercirrhose), HEIDEMANN und RIEDEL nehmen an, daß eine einheitliche Krankheitsursache der Entzündung der verschiedenen serösen Häute zugrunde liege. HAMBOURSIN läßt die Herzbeutelverwachsung von der Perihepatitis ausgehen. Es mag sein, daß es sich bei der Pluriserositis um eine atypische Tuberkulose handelt, bei der es nicht zu der charakteristischen Reaktion der Gewebe — Tuberkel, Riesenzellen — kommt. Diese von manchen Forschern vertretene Annahme wird durch eine Beobachtung FROMBERGS gestützt, in der bei einer fibrinös exsudativen Pericarditis histologisch erst nach langem Suchen eine einzige Riesenzelle und eine einzige tuberkelähnliche Bildung, dagegen im Abstrich von der fibrinösen Oberfläche Tuberkelbazillen in Reinkultur gefunden wurden.

Die Häufigkeit von Herzbeutelverwachsungen. Unter 1002 Leichenöffnungen sah LEUDET in 5% Verwachsungen der Herzbeutelblätter; in der Hälfte der Fälle waren die Verwachsungen ausgedehnt. Das Ergebnis von 2000 Leichenöffnungen gibt die nebenstehende, nach Angaben von NORRIS zusammengestellte Tabelle wieder. Bemerkenswert ist darin die geringe Zahl von Verwachsungen des Herzbeutels mit der Umgebung.

Tabelle 26.

Zahl der Sektionen	Zahl der Herzbeutelverwachsungen	Ausgedehnt	Leicht	Mediastinopericardverwachsung	Die Herzbeutelverwachsungen waren verbunden mit					
					Endocarditis	Aortensklerose	Coronarsklerose	Aneurysma	Nephritis	Tuberkulose
2000	77	45	32	1	33	4	15	4	33	9
Prozentzahl d. Sektionen	3,5	2,25	1,6	0,05	1,65	0,2	0,75	0,2	1,65	0,45
Prozentzahl d. Verwachsungen . .	—	58,4	41,6	1,3	42,8	5,2	9,4	5,2	42,8	12,9

(Nach NORRIS.)

Das anatomische Bild der Herzbeutelverwachsungen ist sehr verschieden. Einmal findet man nur einzelne Spangen oder Stränge, ein andermal flächenhafte, den Herzbeutel zu einem großen Teil oder völlig obliteriende Verwachsungen. Am häufigsten sitzen die Verwachsungen über der rechten Kammer, dann über den Vorhöfen, seltener über der linken Kammer. Für die Wirkung ist es wichtig, ob die Verwachsungen dünn und schmiegsam oder dick, starr, schwartig sind. Im letzten Falle können zwischen den bindegewebigen Adhäsionen mörtelartige, kreidige oder auch verkalkte Massen liegen, die sich an der Stelle größerer nicht organisierter Fibrinablagerungen zu bilden pflegen. Zuweilen entstehen so ganze Kalkschalen, die meist einen netzförmigen Bau zeigen (KLASON). Aus früherer und neuerer Zeit ist eine ganze Menge solcher Panzerherzen bekannt, die seit der Einführung der Röntgenstrahlen schon zu Lebzeiten des Kranken nachweisbar sind (RIEDER, ZEHLE, FRIEDLÄNDER, STONE, HEIMBERGER und andere). Zu den innen, zwischen den Herzbeutelblättern liegenden Verwachsungen treten oft äußere, zwischen dem parietalen Herzbeutelblatt und der Umgebung befindliche Verwachsungen hinzu. Im einzelnen können wir wiederum unterscheiden vordere Verwachsungen zwischen Herzbeutel und Brustwand, hintere Verwachsungen zwischen Herzbeutel und Wirbelsäule, seitliche zwischen Herzbeutel und Pleura mediastinalis, untere zwischen Herzbeutel und Zwerchfell, obere im Bereich der großen Gefäße zwischen Herzbeutel und Umgebung. Es besteht also eine Fülle von Möglichkeiten. Das muß deshalb hervorgehoben werden, weil die praktische Bedeutung der Herzbeutelverwachsungen wesentlich davon abhängt, in welcher Weise sie mechanisch auf die Tätigkeit des Herzens wirken. Für die mechanische

Wirkung hemmender Kräfte — als solche sind die Herzbeutelverwachsungen im ganzen anzusehen — sind Ausdehnung, Stärke und Angriffspunkt maßgebend. Die Erkennung und Bewertung von Herzbeutelverwachsungen ist so betrachtet ein mechanisches Problem, das in jedem Falle besonders geprüft werden muß. Bevor wir näher darauf eingehen, mag noch ein Wort über die alte Streitfrage gestattet sein, ob bei Herzbeutelverwachsungen das Herz vergrößert (HOPE) oder verkleinert sei (CHEVERS, BARLOW). Beides kommt offenbar vor. Ein verhältnismäßig kleines Herz wird man finden, wenn starre Verwachsungen die Diastole und damit die für eine Hypertrophie wichtige Steigerung von Anfangsfüllung und -spannung hindern. Solche Verwachsungen, wenn in jungen Jahren entstanden, müssen die Entwicklung des Herzens hemmen. Andererseits können wohl Verwachsungen, die die Lungenschlagader oder Aorta einengen, zu einer Erweiterung und Hypertrophie der betreffenden Kammer führen, wenn diese durch die Verwachsungen nicht gehindert ist, sich der vermehrten Arbeit anzupassen. Im übrigen müssen aber alle sonst in Betracht kommenden Bedingungen berücksichtigt werden, wie Füllung des Herzens (sie kann Not leiden durch Verwachsungen des Zwerchfells, Knickung der unteren Hohlvene), Widerstand im kleinen oder großen Kreislauf, Klappenfehler, Erkrankungen des Herzmuskels.

Die Zeichen der Herzbeutelverwachsungen.

Wir unterscheiden, wie gesagt, innere und äußere, schmiegsame und starre, bei den äußeren wiederum vordere und hintere, untere und obere und seitliche Verwachsungen. Wenn wir uns nunmehr den Zeichen der Herzbeutelverwachsung zuwenden, werden wir auf diese Einteilung zurückgreifen und überlegen müssen, welche Art von Verwachsungen den einzelnen Zeichen zugrunde liegen dürften.

Das Verhalten des Herzstoßes

hat schon frühzeitig die Aufmerksamkeit der Ärzte auf sich gezogen. So wird *Abschwächung des Herzstoßes* von ALBERTINI angegeben; er meint, es könnten durch Verwachsungen „motus cordis a pericardio tunc cohiberi per se quidem ac reprimi, ut a nobis minime percipiantur et si nonnunquam pericipiantur, ab alio esse vitio, ut puta auctae simul magnitudinis cordis". Von späteren Forschern legen Wert auf dies Zeichen BOUILLAUD, SKODA, DUSCH und andere. Nach DUSCH ist das Fehlen des Herzstoßes „zum Teil die Folge davon, daß das Herz in Fällen dieser Art gehindert ist, bei der Systole die ihm eigentümliche normale Gestaltsveränderung zu erfahren, welche als die vorzüglichste Ursache des Herzstoßes betrachtet werden muß, zum Teil aber auch davon, daß der in seiner Ernährung gestörte Herzmuskel keine genügenden Kontraktionen ausführen kann". Rufen wir uns einmal ins Gedächtnis zurück, wie nach unseren gegenwärtigen Kenntnissen der Herzstoß entsteht: Das Herz strebt bei der Systole aus einer Eiform Kugelgestalt an, der Tiefendurchmesser nimmt zu und damit die Neigung des Herzens, sich dichter an die vordere Brustwand zu legen; die Herzspitze hebt sich vom Zwerchfell ab und rückt dabei nach oben (LUDWIGS Hebelbewegung); durch die Zusammenziehung der von der Herzspitze fächerartig zur Kammerscheidewand ausstrahlenden, oberflächlichen Muskelschicht werden alle Teile der äußeren vorderen Wand des linken Ventrikels unter Bildung des sog. systolischen Herzbuckels nach rechts und oben gezogen (Rotationsbewegung). Der Herzstoß wird vom systolischen Herzbuckel gebildet. Der Herzstoß wird also erzeugt durch die um die Querachse des Herzens erfolgende aufwärts gerichtete Hebelbewegung der Längsachse des Herzens, die in der Herzwand ablaufende Rotationsbewegung und die Zunahme des Tiefendurchmessers des Herzens. Innere untere Herzbeutelverwachsungen werden die Hebelbewegung beeinträchtigen, Verwachsungen, die

sich von der vorderen über die hintere Wand der linken Kammer bis zum Zwerch-
fellansatz des Herzbeutels erstrecken, werden die Rotationsbewegungen hemmen.
Beide Wirkungen werden sich besonders bei gespanntem Zwerchfell, also bei der
Einatmung geltend machen. Äußere Verwachsungen sind hiernach nicht nötig,
damit der Herzstoß abgeschwächt oder unfühlbar wird, doch können wohl äußere
hintere Verwachsungen dazu beitragen oder auch einmal die Hauptschuld tragen.
Leider können wir mit dem Zeichen in der Praxis nicht viel anfangen, da schon
bei Gesunden der Herzstoß oft schwach ist oder fehlt und außerdem Form des
Brustkorbes, Fettpolster, Lungenemphysem usw. mitsprechen.

Wird von einem muskelkräftigen Herzen gegen den Widerstand der Verwachsungen, gegebenenfalls unter Spannung von Teilen des Zwerchfells, die
Systole durchgeführt, dann müssen dieselben Kräfte die Zusammenziehung des
Herzens hemmen, die die Ausdehnung des Herzens, die Diastole, fördern. So kann
es zu einem doppelten, systolisch-diastolischen Herzstoß kommen, wie er zuerst
von HOPE erwähnt wird. Nach HOPE ist

der diastolische Herzstoß von SIBSON, SKODA, CEJKA, FRIEDREICH, POTAIN, DUSCH
und zuletzt von BRAUER als ein Zeichen von Herzbeutelverwachsung beschrieben
worden. Da in den meisten Fällen eine systolische Einziehung der Gegend des
Herzstoßes dem diastolischen Vorschleudern vorausging, so faßte man dieses als
Zurückfedern der Brustwand auf. BRAUER fand dann, daß das Vorschleudern
und der damit verbundene überzählige Herzton (protodiastolischer Galopprhythmus) unverändert bestehen blieben, wenn die Rippen über dem Herzen breit
entfernt, d. h. die sog. Cardiolyse gemacht wurde. Er erklärt deshalb den diastolischen Stoß und Ton als „Funktion der eigentlichen Diastole". Ich möchte demgegenüber annehmen, daß die Verwachsungen unter Beteiligung des mitan-
gespannten Zwerchfells das systolisch kontrahierte, rotierte und aufgestellte Herz
in die diastolische Lage und Form so kräftig zurückreißen, daß ein Stoß und Ton
entstehen. Selbstverständlich kann ein diastolischer Herzstoß mit überzähligem
protodiastolischem Ton auch auf andere Weise zustande kommen, z. B. durch
Erlahmung eines hypertrophischen dilatierten linken Herzens bei hohem Druck,
Klappenfehlern usw. Aber gerade weil diese Bedingungen beim diastolischen
Schnapp infolge von Herzbeutelverwachsungen fehlen, muß er andere Gründe
haben als die gleiche Erscheinung in den genannten Fällen von Herzschwäche.

FRIEDREICH sah gleichzeitig mit dem diastolischen Zurückspringen der Brustwand die Hohlvenen deutlich zusammenfallen. Man kann diese Beobachtung
wohl nicht damit abtun, daß man sagt, auch der normale Venenpuls zeige eine
der Kammerdiastole entsprechende Senkung, denn diese Senkung ist zwar dem
geübten Auge erkennbar, fällt aber nicht besonders in die Augen. Es liegt deshalb
nahe, FRIEDREICHS diastolischen Venenkollaps auf die oben beschriebene Beschleunigung der diastolischen Umformung zurückzuführen. Vielleicht, daß auch
die Elastizität der Brustwand dabei beteiligt ist.

Verstärkung des Herzstoßes bei der Einatmung ist von RIEGEL in zwei Fällen
beobachtet worden, wo Verwachsungen zwischen Herzbeutel und dem vorderen
Lungenrand bestanden. In einem Falle von SACCONAGHI fanden sich eine vollständig innere Verwachsung der Herzbeutelblätter und äußere Verwachsungen
vorn, links seitlich und links unten.

Systolische Einziehung der Herzgegend.

Seitdem WILLIAMS 1840 angegeben hatte, daß bei Herzbeutelverwachsungen,
und zwar bei innerer mit vorderer äußerer Verwachsung, die Zwischenrippenräume mit jeder Systole eingezogen würden, hat dies Zeichen bis jetzt die Aufmerksamkeit gefesselt. Zunächst entstand die von WILLIAMS nicht genauer er-

örterte Frage, wo die Zwischenrippenräume eingezogen werden. Skoda sah in einem Falle mit den genannten Verwachsungen eine

Einziehung in der Gegend des sog. Spitzenstoßes und legt Wert darauf daß gleichzeitig ein systolischer Spitzenstoß fehlte. Diese Bedingung ist wichtig, weil bei jedem Spitzenstoß seitlich von der Vorwölbung die Zwischenrippenräume einsinken. Nimmt man den Herzstoß mit Hilfe eines Trichters graphisch auf, so erhält man eine negative Herzstoßkurve, wenn der Trichter neben dem Orte der systolischen Vorwölbung aufgesetzt wird. Es dürfte das damit zusammenhängen, daß bei der systolischen Umformung der Herzform und -lage die Umgebung des systolischen Herzbuckels im Verhältnis zu diesem zurücktritt. Trifft der systolische Herzbuckel auf eine Rippe, so kann also ein systolischer Herzstoß scheinbar fehlen und nur die Einziehung der angrenzenden Zwischenrippenräume bemerkbar werden. Obwohl Skodas Bedingungen erfüllt wären — Fehlen des Spitzenstoßes, systolische Einziehung an seiner Stelle — würde dann die Diagnose Herzbeutelverwachsung falsch sein. Man muß also mit dem „negativen Herzstoß" vorsichtig sein. Nach Wenckebach spricht eine

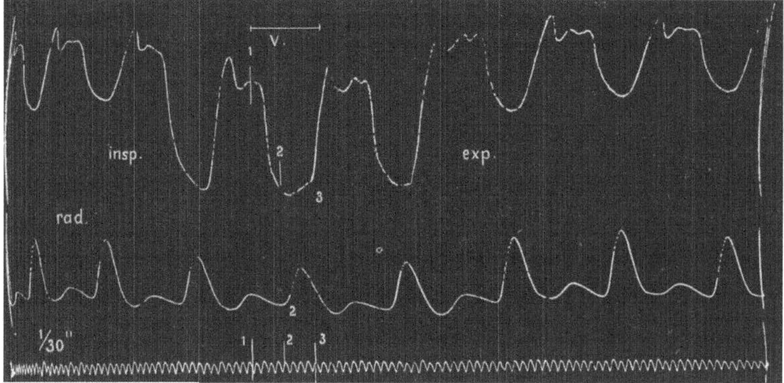

Abb. 211. Negativer Herzstoß. Das negative Cardiogramm wird tiefer bei der Einatmung. Zu gleicher Zeit werden die Pulswellen kleiner. (Nach Wenckebach.)

systolische Einziehung in der Gegend des Herzstoßes für Verwachsungen, „1. wenn nicht nur die Intercostalräume, sondern auch die Rippen mit eingezogen werden; 2. wenn sich im registrierten Cardiogramm nicht nur das Spiegelbild des positiven Spitzenstoßes nachweisen läßt, sondern wenn eine deutliche spitze Einziehung sich darin abzeichnet; 3. wenn bei der Atmung das negative Cardiogramm sich deutlich vertieft, als Beweis davon, daß bei der Inspiration die Verwachsungen das Herz herunterziehen" (Abb. 211). Wenn die Rippen in der Gegend des Herzstoßes mit eingezogen werden, bestehen wohl immer neben inneren auch äußere, insbesondere vordere und hintere Verwachsungen. Deutliche spitze Einziehungen können vielleicht durch innere Verwachsungen allein hervorgerufen werden (Traube). Nun wird aber berichtet, daß systolische Einziehungen nicht nur in der Gegend des Herzstoßes, sondern auch innerhalb davon in dem ganzen Bereich der vorderen Herzfläche bei Herzbeutelverwachsungen vorkommen können. Auch hier ist natürlich wieder zu unterscheiden zwischen Einziehung der Zwischenrippenräume und der ganzen Brustwand mit ihren knöchernen Bestandteilen. Nur das letzte Zeichen darf als zuverlässig angesehen werden.

Systolische Einziehungen im Bereich der vorderen Herzfläche bei Herzbeutelverwachsungen, und zwar mit Beteiligung der Rippen und des Brustbeines sind zuerst von Sibson beschrieben worden. Weitere Fälle wurden von Skoda, Cejka, Friedreich und anderen veröffentlicht. Skodas Ansicht, daß hierbei stets vordere, hintere und äußere Verwachsungen bestehen müßten, wurde zuerst von Friedreich geteilt, dann aber auf Grund widersprechender Sektionsbefunde abgelehnt. Auch Sacconaghi beschreibt zwei Fälle, in denen Rippen und Brustbein über dem Herzen bei der Systole eingezogen, bei der Leichenöffnung aber nur innere Verwachsungen der Herzbeutelblätter gefunden wurden. Man darf eben nicht vergessen, daß schon beim Gesunden ziemlich feste Verwachsungen zwischen dem Herzbeutel und der vorderen Brustwand bestehen (Luschka). Der Widerstand des Zwerchfells, mit dem der Herzbeutel ja ebenfalls breit verbunden ist, mag in solchen Fällen genügen, damit die vordere Brustwand eingezogen werden kann. Nach Sacconaghi spielt außerdem das Verhalten der Lunge mit. Ist diese in ihren unteren Abschnitten durch Verdichtungen und Verwachsungen unnachgiebig und dadurch unfähig geworden, der systolischen Verkleinerung des Herzens zu folgen, so muß eben die Brustwand nachgeben. Neben dieser Einziehung kann der Spitzenstoß als systolische Vorwölbung erhalten sein, zumal bei vergrößerten Herzen (Sibson).

Systolische Einziehungen im Epigastrium sind eine häufige Erscheinung, die nichts mit Herzbeutelverwachsungen zu tun haben. Wenn gleichwohl der alte Heim[1] eine solche Einziehung als Zeichen von Herzbeutelverwachsung angiebt, so muß es schon eine besondere Art von Einziehung gewesen sein. Diese Vermutung wird bestätigt, wenn wir die betreffende Stelle bei Kreysig nachlesen. Er schreibt: „Man bemerkt . . . . allemal eine Vertiefung unter den Rippen der linken Seite entstehen, gleichsam ein Loch hineinfallen". Daß wirklich dies Zeichen bei einer Herzbeutelverwachsung vorkommen kann, lehrt eine Beobachtung Sacconaghis; die Leichenöffnung ergab vollständige innere Verwachsung der Herzbeutelblätter und äußere Verwachsungen von links seitlich und links unten[2].

Systolische Einziehungen am Rücken sind von Broadbent auf Grund klinischer Beobachtungen als Zeichen von Herzbeutelverwachsungen gedeutet worden. Die Einziehungen sollen besonders die Gegend der 11. und 12. Rippe links hinten seitlich betreffen. Paterson und Ortner haben die Zeichen auch ohne Herzbeutelverwachsungen gesehen.

Mangelhafte Verschieblichkeit des Herzens

gehört zu den Zeichen der Herzbeutelverwachsung, seitdem Williams (1840) darauf hingewiesen hat, daß die Herzdämpfung durch Lagewechsel nicht in dem üblichen Maße verschoben wird. Statt der Dämpfungsgrenzen nehmen manche Forscher den Herzstoß. Man prüft die Verschieblichkeit der Dämpfungsgrenzen und des Herzstoßes, indem man den Kranken sich von dem Rücken auf die linke oder rechte Seite legen oder aufstehen läßt. Es wechselt aber die Verschieblichkeit beim Gesunden innerhalb so weiter Grenzen, daß sich keine verwertbaren Durchschnittswerte aufstellen lassen. Schon dadurch verliert die mangelhafte Verschieblichkeit als Zeichen einer Herzbeutelverwachsung sehr an Bedeutung. Ferner ist anzunehmen, daß Pleuraverwachsungen allein die Beweglichkeit des Herzens beeinträchtigen können, ebenso wie sie die Lunge hindern können, sich bei der Einatmung vor das Herz zu schieben und dadurch die absolute Herzdämpfung zu verkleinern — ein Befund, der daher für Herzbeutelverwachsungen nichts beweist, obwohl man versucht hat, ihn in dieser Beziehung zu verwerten (Williams, Sibson, Skoda und an-

---

[1] Siehe Kreysig: Die Krankheiten des Herzens 1816, 623.
[2] Es ist derselbe Fall, der oben bei der Verstärkung des Herzstoßes während der Einatmung erwähnt ist.

dere). Schließlich beweist eine Verschiebung des Spitzenstoßes keineswegs, daß sich das ganze Herz verschoben hat. UMBER gibt dafür in der Deutschen Klinik ein lehrreiches Beispiel. Will man in dieser Frage weiter kommen, so ist das nur mit Untersuchungsverfahren möglich, die zuverlässiger sind als die Palpation und Percussion. Ein solches Verfahren haben wir heute in der Röntgenuntersuchung.

Die Verschieblichkeit des Herzens bei Herzbeutelverwachsungen im Röntgenbilde.

Nach DIETLEN kann sich in rechter Seitenlage der rechte Herzrand um 3, der linke um 5 cm verschieben, in linker Seitenlage erhält man noch größere Zahlen, etwa 5 und 8 cm. Wie weit sich diese Verhältnisse bei Herzbeutelverwachsungen ändern, ist bis jetzt nicht untersucht worden. VAQUEZ und BORDET haben in aufrechter Haltung den Umriß des Herzens orthodiagraphisch auf die Brustwand übertragen, dann den Kranken sich nach rechts oder links beugen lassen und ein zweites Orthodiagramm in derselben Weise aufgenommen. Liegen die Markierungspunkte der Herzspitze dicht beieinander, so ist ihre Beweglichkeit wahrscheinlich durch Verwachsungen gehemmt. Sehr viel eingehender ist die Verschieblichkeit des Herzens beim Übergang vom Liegen zum Stehen studiert worden. Das Herz senkt sich beim Gesunden im Stehen um 2—4,5 cm (MORITZ). ACHELIS hat nun bei 17 Kranken, die eine Herzbeutelentzündung durchgemacht hatten und im Röntgenbilde keine Zeichen von äußeren Herzbeutelverwach-

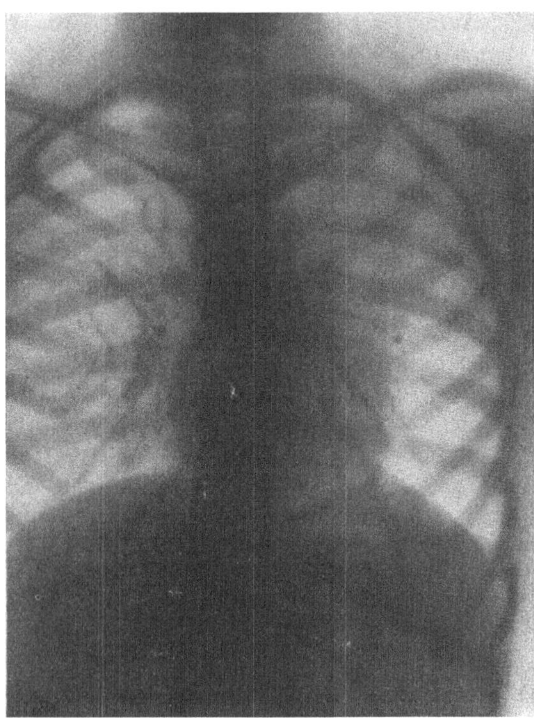

Abb. 212. Herzbeutelschwarte mit Hochziehung des linken Zwerchfells.

sungen erkennen ließen, nur dreimal das Herz deutlich im ganzen tiefer treten sehen. Auf Grund dieses Befundes hält er es für ein brauchbares Merkmal innerer Herzbeutelverwachsungen, wenn sich das Herz beim Übergang vom Liegen zum Stehen nicht senkt. Seitliche Pleuraverwachsungen sollen diese Wirkung nicht haben. Da äußere Verwachsungen für die Röntgenuntersuchung nicht nachweisbar zu sein brauchen und keine Leichenöffnungen vorliegen, so müssen weitere Beobachtungen abgewartet werden.

Wichtiger als das Zeichen von ACHELIS ist die Beobachtung WENCKEBACHS[1], daß durch Herzbeutelverwachsungen — in seinem Falle handelte es sich wohl um innere und äußere — die Senkung der Zwerchfellkuppe bei der Einatmung verhindert werden kann. ACHELIS beschreibt diese Erscheinung folgendermaßen:

---

[1] Brit. med. J. 1917, 12. Januar.

„Statt des normalen gleichmäßigen Tieferrückens, wodurch der sich abflachende Zwerchfellbogen inspiratorisch am Herzen abwärts gleitet, sah man nur in den lateralen Teilen eine ausgiebige Bewegung, die aber medialwärts immer mehr abnahm. Auf der Höhe der Inspiration bildete dann das Zwerchfell beiderseits einen sehr flachen, seitwärts stark abfallenden Bogen, so daß man ohne weiteres den Eindruck einer Bewegungshemmung in den medialen Abschnitten gewann. Der Übergang erfolgte meist allmählich und ohne die Rundung des Zwerchfells merklich zu unterbrechen; gelegentlich hörte aber die Bewegung auch mit dem Beginn des Herzschattens plötzlich wie abgesetzt auf.“ Je nach der Ausdehnung der Verwachsungen kann dies Verhalten auf beiden oder nur auf der einen Seite des Herzens zu finden sein. Ich gebe hier das Röntgenbild einer zwölfjährigen Kranken wieder, auf dem man deutlich erkennt, wie das Zwerchfell links durch den sichtbar verdickten Herzbeutel festgehalten wird (Abb. 212). Dadurch, daß sich die Zwerchfellkuppe infolge der Verwachsungen nicht senken kann, bleibt die auch sonst bei der Einatmung erfolgende Streckung und Senkung des Herzens aus.

Bei seitlicher Durchleuchtung sieht man deshalb das Herz nicht wie beim Gesunden bei der Einatmung abwärtsgleiten, sondern stehen bleiben; bestehen vordere Verwachsungen, so kann sogar das Herz von dem Brustbein mit nach vorn und oben gezogen werden (ACHELIS).

Der Herzschatten bei Herzbeutelverwachsungen

braucht nichts Regelwidriges zu zeigen. In manchen Fällen findet man aber doch den gleichmäßigen Verlauf des Randschattens durch auffallende zackige oder kantige Vorsprünge oder vielleicht besser Ausziehungen unterbrochen, die oft schon in der Ruhe, ein andermal erst bei der Atmung oder Bewegung oder Lagewechsel zutage treten. Bevor man sie als Zeichen äußerer Verwachsungen des Herzbeutels deutet, muß ausgeschlossen werden, daß sie der Lunge angehören. Wenn im übrigen der Herzschatten deutlich von den Lungenfeldern abgesetzt und deren Zeichnung klar ist, so kann die Entscheidung leicht sein. Ist aber die Grenze zwischen Herz und Lunge nicht scharf, so wird man Zacken und Spitzen nur dann dem Herzbeutel zuschreiben, wenn bei Bewegungen, Lagewechsel oder Atmung die Beweglichkeit des Herzens an der betreffenden Stelle gehemmt ist (ASSMANN). Verwachsungen zwischen dem Herzbeutel und dem Brustbein oder der Wirbelsäule wird man nur selten mit hinreichender Sicherheit erkennen können. Nach DIETLEN ist es als ziemlich vertrauenswürdiges Zeichen von Verwachsungen anzusehen, wenn bei der Einatmung der linke Herzrand gradlinig gestreckt wird. Die Pulsationen des Herzschattens brauchen nicht gestört zu sein, können aber verwischt, gehemmt oder sonstwie verunstaltet erscheinen. DIETLEN und ACHELIS haben wiederholt auf der Höhe der Einatmung systolisches Zucken des Zwerchfells gesehen; diese Erscheinung muß aber schon deutlich ausgesprochen sein, wenn man daraus auf Herzbeutelverwachsungen schließen will, da leichte Pulsationserscheinungen des Zwerchfells auch sonst vorkommen (HITZENBERGER). Gehen die Herzbeutelverwachsungen mit starker Verdickung oder Kalkeinlagerung einher, so können sie unmittelbar bei der Durchleuchtung oder auf der Platte erkennbar sein.

Störungen des Kreislaufes und der Atmung als Zeichen
von Herzbeutelverwachsungen.

Wenn auch die Störungen des Kreislaufes und der Atmung infolge von Herzbeutelverwachsungen in der Hauptsache darauf hinauslaufen, daß letzten Endes die Arbeitsleistung des Herzens oder der Lunge beeinträchtigt ist, so deckt doch eine genaue Untersuchung oft besondere Züge auf, die nicht nur eine Unterscheidung der Insuffizienz des Kreislaufes und der Atmung aus anderen Gründen gestatten, sondern uns auch diese Wirkung der Herzbeutelverwachsungen verstehen lehren und uns Mittel zu ihrer Bekämpfung in die Hand geben.

Das Wesentliche der Wirkung von Herzbeutelverwachsungen hat schon MORGAGNI erkannt und in meisterhafter Anschaulichkeit und Kürze geschildert: „Cordis universi ad pericardium adhaesio, qua factum putes, ut illud intra hoc constrictum minus expandere se posset, quam ad justam sanguinis copiam excipiendam et, quod consequitur, in arterias extrudendam requiritur ... Nonne ob hanc (adhaesionem) pericardium contractius factum annexum sibi a natura diaphragma sursum retractum servat ejusque, cum spiritus ducitur, depressionem minus facilem reddit, idque eo magis, quo pericardium ipsum durius est? Nonne descendens tamen tunc diaphragma pericardium secum rapiendo efficit, ut tunc magis a pericardio cor constringatur et sic multo difficilius hujus caveorum expansio fiat, unde oppressio, pulsus intermissio et palpitatio consequantur? Nimmt man an, daß bei völliger Verwachsung des Herzens mit dem Herzbeutel das eingeschnürte Herz sich nicht genügend erweitern kann, um die regelrechte Blutmenge aufzunehmen und, was daraus folgt, in die Arterien zu treiben ... Ob nicht wegen der Verwachsungen der geschrumpfte Herzbeutel das ihm von Natur angeheftete Zwerchfell aufwärts gezogen hält und sich bei der Einatmung weniger senken läßt, und zwar um so mehr, je fester der Herzbeutel selbst ist? Ob nicht, wenn das Zwerchfell den Herzbeutel dann doch mit sich nach unten zieht, das Herz noch mehr vom Herzbeutel zusammengeschnürt und so die Ausdehnung seiner Höhlen sehr viel schwieriger wird und nicht davon die Oppression, das Aussetzen des Pulses und das Herzklopfen kommen?" Nach MORGAGNI können also Herzbeutelverwachsungen die Füllung und das Schlagvolumen des Herzens vermindern und durch einen verhängnisvollen Zirkel zu einer wechselseitigen Beeinträchtigung der Herztätigkeit und Atmung führen. Als Zeichen hierfür werden angegeben Atemnot, Beklemmung, Herzklopfen, Aussetzung des Pulses bei der Atmung, kleiner, schwacher Puls; in den Fällen, wo der Puls kräftig gefunden wäre, sei zu bedenken, daß nach SENAC die Eigenschaften des Pulses nicht nur durch die Herzkraft und Blutmenge, sondern auch durch den Widerstand der Gefäße bestimmt würden. Wir wollen nun sehen, was wir seit MORGAGNI zugelernt haben.

Die Wirkung innerer Herzbeutelverwachsungen auf die Herzarbeit.

„Je pense que l'adhérence totale du péricard au cœur est nésessairement accompagnée d'un déréglement tel dans les fonctions de cet organe, que la mort en est la suite inévitable, plus prompte ou plus tardive" — dieser Satz CORVISARTS ist wenige Jahre, nachdem er aufgestellt war, von derselben Stätte aus durch einen noch größeren Meister in sein Gegenteil verkehrt worden. LAENNEC schreibt: „Je suis très porté a croir, d'après le nombre de cas de ce genre que j'ai rencontré, que l'adhérence du cœur au péricarde ne trouble souvent en rien l'exercise de ses fonctions". Die Erfahrung hat LAENNEC recht gegeben. Wir wissen heute, daß sogar vollständige Verwachsungen des Herzens mit dem Herzbeutel keine krankhaften Erscheinungen zu machen brauchen. Wir wissen aber auch, daß sie schwere Erscheinungen machen können, nämlich dann, wenn es dicke starre Verwachsungen sind. In diesem Falle tritt die von MORGAGNI geschilderte Wirkung ein. Bei der Diastole schöpft das Herz zu wenig Blut und bei der Systole wirft es dementsprechend zu wenig aus. Je nachdem wird außerdem die Systole durch Verwachsungen und durch Schädigungen des Herzmuskels noch unmittelbar beeinträchtigt. Je schwächer die Muskulatur der Herzwand, um so stärker wird unter sonst gleichen Bedingungen die hemmende Wirkung der Verwachsungen sein, die Vorhöfe werden mehr als die Kammern, die rechte Kammer mehr als die linke leiden.

Systolische Venenschwellung. Die ungenügende Erweiterung des rechten Vorhofs kann sich in einer vorzeitigen Füllung der Halsvenen äußern. Man findet dann vor der v-Welle eine Stauungswelle, die in der nebenstehenden Kurve WENCKEBACHS mit i bezeichnet ist (Abb. 213a). Eine entsprechende Welle kann auch in dem von der Speiseröhre aus aufgenommenen Puls des linken Vorhofs nachweisbar sein (EDENS und v. FORSTER; in der Abb. 213b mit + bezeichnet).

Da aber jede Überfüllung der Vorhöfe mit einer solchen Stauungswelle einhergehen kann, so ist dies Zeichen nicht eindeutig.

Abschwächung der Herztöne. ARAN hat schon 1844 bei Herzbeutelverwachsungen die zweiten Herztöne abgeschwächt gefunden und zur Erklärung angenommen, daß die Diastole durch die Verwachsungen gehemmt würde. BACCELLI erkennt die Tatsache an, führt sie aber auf verminderte Füllung der großen Schlagadern infolge einer Hemmung der Systole zurück. Da die Stärke des zweiten unter anderem abhängt erstens von der Raschheit, mit der der Kammerdruck bei der Systole abfällt und zweitens von dem Druckunterschied, der zu Beginn der Diastole oberhalb und unterhalb der Seminularklappen herrscht, so haben beide recht. Auch die Stärke der ersten Töne mag zuweilen durch die Verwachsungen herabgesetzt werden. Wenn auf diese Weise die ersten und zweiten Töne etwa gleich laut werden, spricht man von halbem Pendelrhythmus (ORTNER).

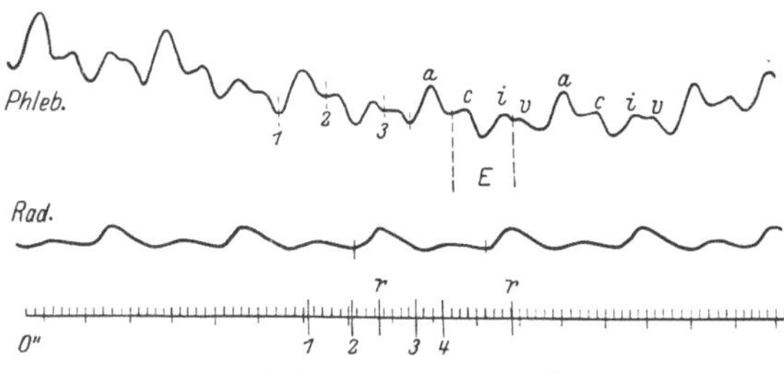

Abb. 213a. Jugulariskurve bei Herzbeutelverwachsung.
(Nach WENCKEBACH.)

Stauung unter dem Bilde rechtsseitiger Herzschwäche. Wenn durch die Verwachsungen Füllung und Schlagvolumen vermindert werden, kann das Herz versuchen durch Steigerung der Schlagzahl das nötige Stromvolumen aufrecht zu erhalten: rascher, kleiner, weicher Puls. Gelingt der Versuch nicht, so tritt Stauung im großen Kreislauf ein; im Lungenkreislauf fehlen dagegen Stauungszeichen (BROADBENT). Dies Verhalten ist leicht verständlich. Der Lungenkreislauf ist ja zwischen zwei

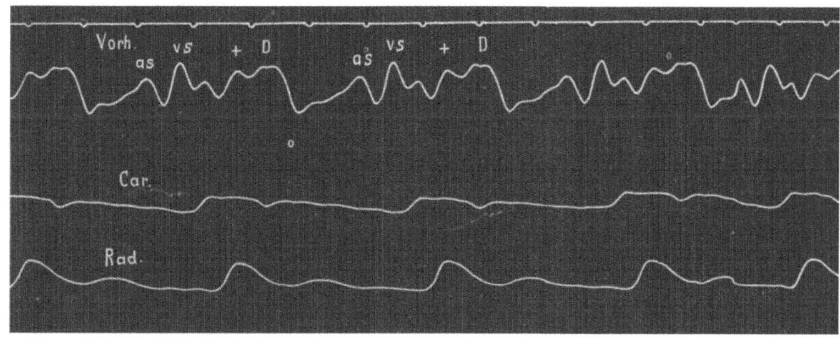

Abb. 213b. Kurve des linken Vorhofs bei Herzbeutelverwachsung. (Nach EDENS und v. FORSTER.)

Pumpen eingeschaltet, von denen die zuführende — die rechte Kammer — die schwächere, die abführende — die linke Kammer — die stärkere ist. Eine auf beide Pumpen gleich stark wirkende Bremse kann also nur zu ungenügender, nie zu übermäßiger Füllung des Lungenkreislaufes führen. Ungleichmäßige Verwachsungen mögen hin und wieder Ausnahmen von der Regel verursachen.

Relative Kleinheit des Herzens. Im Verhältnis zur Stauung wird das Herz oft klein gefunden. Das ist, wie oben erwähnt, schon lange bekannt (CHEVERS, BARLOW) und neuerdings wieder besonders von BRAUER und VOLHARD betont worden. Daß im besonderen das rechte Herz weder Hypertrophie noch Erweiterung zeigt, hat GALVAGNI zuerst hervorgehoben. Dies Mißverhältnis zwischen Größe des Herzens und Schwere der Stauung ist für die Diagnose der Herzbeutelverwachsung wichtig, muß aber kritisch verwertet werden. Wenn das Herz schon vor der Herzbeutelverwachsung infolge von Blutdruckerhöhung, Klappenfehlern, Überanstrengung usw. vergrößert war, trifft unsere Regel nur insoweit zu, als die Vergrößerung des Herzens im Verhältnis zu ihrer Ursache gering gefunden wird. Ob wir das in einem gegebenen Falle annehmen dürfen, wird aber oft nicht sicher zu entscheiden sein. Ferner ist zu bedenken, daß zu klein angelegte Herzen unter Stauungserscheinungen ohne wesentliche Vergrößerung versagen können.

Wirkungslosigkeit der Digitalis. In manchen Fällen von Herzschwäche wird eine ungenügende Wirkung der Digitalis den Verdacht auf Herzbeutelverwachsungen lenken (EDENS), doch darf hierbei nicht vergessen werden, daß unter anderem Myocarditis oder Myodegeneratio ebenso wirken können.

Wenn wir jetzt zur

Wirkung äußerer Herzbeutelverwachsungen auf die Herzarbeit und Atmung

übergehen, so soll damit nicht gesagt sein, daß es sich um reine Fälle äußerer Herzbeutelverwachsungen handle; fast immer werden außerdem innere Verwachsungen vorhanden sein. Aber die nunmehr zu schildernden Zeichen sind nach der geltenden, wohlbegründeten Auffassung vorwiegend Folgen äußerer Verwachsungen und dürfen deshalb unter diesem Gesichtspunkt zusammengefaßt werden.

Verminderte Beweglichkeit der Zwerchfellkuppe. Ist der Herzbeutel durch äußere Verwachsungen mit der Wirbelsäule und dem Brustbein fest verbunden, so wird sich die Zwerchfellkuppe bei der Einatmung nur so weit senken können, als es die Dehnbarkeit des Herzbeutels zuläßt. Ist gleichzeitig das Herz mit dem Herzbeutel, wie wohl in den meisten Fällen, verwachsen, dann ist die Zwerchfellkuppe so gut wie unbeweglich verankert. Das hat verschiedene Folgen.

Pulsus paradoxus von KUSSMAUL. Bei der Einatmung strebt die Zwerchfellkuppe nach unten. Ein im Herzbeutel vermauertes Herz wird dabei gewaltsam gestreckt, seine systolische und diastolische Umformung durch die Spannung der Wände aufs äußerste erschwert und beschränkt, es kommt kein Blut mehr ins Herz hinein und deshalb auch keins mehr heraus. Man sieht dementsprechend mit der Einatmung die Halsvenen anschwellen und den Radialpuls verschwinden; die Schlagfolge des Herzens ändert sich dabei nicht mehr als auch sonst bei der Atmung, während der Puls rasch kleiner und auch unfühlbar wird: ein paradoxer Befund. Ob die obere Hohlvene und Aorta, wie KUSSMAUL annahm, durch hochsitzende mediastinale Verwachsungen zusammengeschnürt werden müssen, damit diese Erscheinungen auftreten, ist zweifelhaft. WENCKEBACH hält es nicht für nötig. Verzeichnet man Puls und Atmung gleichzeitig, so findet man entsprechend der oben gegebenen Erklärung den Puls auf der Höhe der Einatmung am kleinsten, während der Ausatmung am größten (Abb. 156). Die Verkleinerung des Radialpulses bei der Einatmung wird übrigens schon vor KUSSMAUL von HOPPE und GRIESINGER-WIEDEMANNN erwähnt, doch ist ihnen die gleichzeitige Schwellung der Halsvenen entgangen. Im übrigen sei daran erinnert, daß ein Pulsus paradoxus mit Halsvenenschwellung auch bei Tiefstand des Zwerchfells oder Pleuraverwachsungen vorkommen kann (WENCKEBACH).

Stauung im Gebiet der oberen Hohlvene wird von GALVAGNI, TÜRK, TORNAY angegeben. Sie tritt auf, wenn die obere Hohlvene durch Verwachsungen eingeengt ist, und äußert sich in Cyanose, Venenschwellung und zuweilen auch Ödem der oberen Körperhälfte. Bei Ergüssen in der Brusthöhle ist zu überlegen, ob sie nicht der Herzbeutelerkrankung gleichgeordnet, d. h. entzündlich sind (Pluriserositis). Geschwülste im Mittelfellraum oder Aneurysmen, die die obere Hohlvene zusammendrücken und so Stauung in ihrem Zuflußgebiet erzeugen, sind durch eingehende Untersuchung auszuschließen. Häufiger als eine aufs Gebiet der oberen Hohlvene beschränkte Stauung ist die

Stauung im Gebiet der unteren Hohlvene. Zuerst ist von HUTINEL und PICK auf das Zusammentreffen von Herzbeutelverwachsungen mit Stauung und Verhärtung der Leber und Bauchwassersucht hingewiesen worden. Wahrscheinlich sind aber die verschiedenen Fälle mit diesen Erscheinungen nicht einheitlich zu erklären. Als besondere Gruppe dürften die Fälle anzusehen sein, bei denen aus unbekannter Ursache die serösen Häute der Brust- und Bauchorgane gleichartig und, wie es scheint auch gleichzeitig, entzündlich erkranken (Pluriserositis). In einer verwandten Gruppe überwiegt die Erkrankung in der Bauchhöhle (REIMER) oder Brusthöhle (PICK) und scheint von hier auf die serösen Häute der benachbarten Höhlen überzugreifen. In einer dritten Gruppe, die uns hier beschäftigen soll, sind die Herzbeutelverwachsungen durch ihre mechanische Wirkung Ausgangspunkt der Stauungserscheinungen. Es ist bekannt, daß die Gegend des rechten Vorhofs und die untere Fläche des Herzens vorzugsweise von Herzbeutelverwachsungen ergriffen werden. Nun, an der unteren Fläche des rechten Vorhofs geht die untere Hohlvene ab, um unmittelbar darauf durch den Herzbeutel und das Zwerchfell in die Bauchhöhle einzutreten. Auf diesem Wege kann die Hohlvene durch den schrumpfenden Herzbeutel selbst, durch äußere Verwachsungsspangen oder die Kontraktion des rechten Zwerchfellschenkels geknickt oder zusammengepreßt werden. Klinische (IMERWOL) und experimentelle (REHN) Erfahrungen lehren, daß die Hohlvene hier tatsächlich hin und wieder durch Verwachsungen verengert wird. Aber die Regel ist das nicht; so fand ORTNER in fünf einschlägigen Fällen keine Verengerung der Hohlvene und auch nicht der Lebervenen, obwohl besonders danach gefahndet wurde. Wir nehmen deshalb mit WENCKEBACH an, daß die Stauung im Gebiet der unteren Hohlvene, im besonderen die zuerst und hauptsächlich auftretende Leberstauung auf die mit der Herzbeutelverwachsung zusammenhängende Störung der Zwerchfelltätigkeit zurückzuführen ist. ,,Die weite dünnwandige Vena cava inferior steigt hinter der Leber tatsächlich in einer Rinne von Lebersubstanz auf . . . Hinter der aufsteigenden Vena cava inferior befindet sich das kräftige Crus dextrum des Zwerchfells, welches von der Wirbelsäule entspringend emporsteigt und beim Übergang in die Aponeurosis die Vena cava umgreift . . . Man kann sich vorstellen, daß bei der nach unten und vorn gerichteten Bewegung des Zwerchfells die Vena cava zwischen Crus und Leber gedrückt wird und ihrer Entleerung zum Herzen hin durch diesen Druck in die Hand gewirkt wird'' (WENCKEBACH). Wird die Zwerchfellkuppe durch Herzbeutelverwachsungen festgehalten, so straffen sich die von der Wirbelsäule zu ihr ziehenden Muskelbänder des rechten Zwerchfellschenkels bei der Einatmung und verengern die von ihnen umschlossene Durchtrittsstelle der unteren Hohlvene. Gleichzeitig wird durch die Kontraktion der Zwerchfell - muskeln, die der unteren Hohlvene hinten anliegen, dies Gefäß zusammen- und ein mehr oder weniger großer Teil seines Inhalts in die Lebervenen gepreßt. Gesteigert wird die Wirkung noch dadurch, daß das Zwerchfell nicht wie sonst bei der Einatmung die Leber umgreifen und ausdrücken kann. Daß diese Erklärung WENCKEBACHS das Richtige trifft, beweist der günstige Erfolg der Cardiolyse. Sobald durch Entfernung der vor dem Herzen liegenden Rippen dem Herzen und Zwerchfell eine gewisse Beweglichkeit zurückgegeben ist, schwillt die Leber rasch ab (WENCKEBACH). In vorgeschrittenen Fällen beschränkt sich die Stauung natürlich nicht auf die Leber, sondern ergreift auch die Gebiete der peripherischen Venen und der Pfortader: Anasarka, Ascites, Magendarmkatarrh, Milzvergrößerung, Hämorrhoiden usw. (ELIAS und FELLER).

Gekreuztes Profil bei der Atmung. Bei der regelrechten Atmung hebt und erweitert sich der Brustkorb, während das Zwerchfell unter entsprechender Vorwölbung der Bauchwand nach unten tritt. Sibson hat nun bei Herzbeutelverwachsungen beobachtet, daß das Brustbein mit seiner Umgebung und im geringeren Grade auch die vordere Bauchwand bei der Einatmung zurückbleiben oder sogar eingezogen werden. Da der obere Brustkorb mit dem Brustbein in regelrechter, wenn auch verminderter Weise vorwärts treten, so kreuzt sich das inspiratorische Profil der vorderen Leibwand mit dem exspiratorischen in der Höhe des unteren Brustbeines. Er giebt dafür folgende Erklärung. Bei straffen Verwachsungen des Herzbeutels mit der vorderen Brustwand und dem Zwerchfell muß dieses, wenn es bei der Einatmung abwärts steigt, das Brustbein in der Gegend der Verwachsungen, also im unteren Teil einziehen; infolge der ungenügenden Senkung des Zwerchfells tritt gleichzeitig die Bauchwand nicht wie sonst nach vorn. Unabhängig von Sibson hat in neuerer Zeit Wenckebach diese Frage eingehend untersucht. Besser als Worte belehren uns seine genau nach Photographien hergestellten Profilzeichnungen über die Verhältnisse (Abb. 214). Man sieht da an der ersten Zeichnung folgendes: „1. Der ganze Brustkorb wird gehoben, die Schultern mit den Armen werden in die Höhe gezogen. 2. Die untere Partie des Sternums wird etwas eingezogen und gar nicht nach vorn gebracht. 3. Der Bauch wird nicht vorgewölbt, sondern eher etwas flacher.“ Ähnliche Erscheinungen sind bei ausgedehnten Pleuraverwachsungen möglich, sie werden aber aus dem übrigen Befund leicht nach-

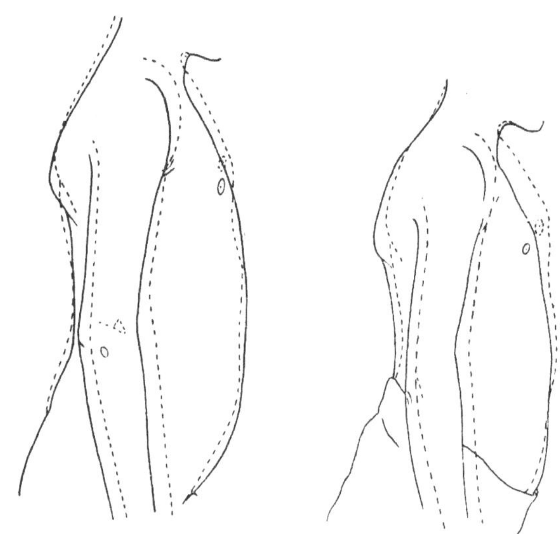

Abb. 214. Gekreuztes Profil der vorderen Brustwand bei der Atmung infolge Herzbeutelverwachsung. (Nach Wenckebach.)

zuweisen oder auszuschließen sein. Bestehen neben den vorderen äußeren noch hintere äußere Verwachsungen, so dürfte die Einziehung besonders deutlich ausfallen. Vordere Verwachsungen ohne straffe Verbindung mit der Zwerchfellkuppe brauchen wohl keine deutlichen Einziehungen der Brust- und Bauchwand hervorzurufen; man wird dabei den Abstand zwischen Herz und Wirbelsäule im Röntgenbilde vergrößert finden und von der Speiseröhre aus den Puls des linken Vorhofs, wenn überhaupt, dann klein oder nur mit Hilfe eines zweiten Ballons erhalten (Edens und v. Forster).

Die Atemnot bei Herzbeutelverwachsungen wird zum Teil durch die geschilderte Behinderung der Herzarbeit, zum Teil durch die Hemmung der Brustkorb- und Zwerchfelltätigkeit erklärt. Nur ein Punkt, der bisher nicht besonders erwähnt worden ist, sei noch kurz besprochen. Bewegt sich die Zwerchfellkuppe bei der Atmung nicht, so fällt auch die respiratorische Hebung und Senkung des auf der Kuppe ruhenden Herzens weg. Diese Hebung und Senkung wirkt aber wie eine Druck- oder Saugpumpe auf die dem Herzen anliegenden Lungenteile, d. h. die zentralen Lungenbezirke, die durch die Brustkorb- und Zwerchfellbewegung unmittelbar nicht genügend gelüftet werden können. Es sei daran erinnert, daß wir schon Morgagni auf diesem Gedankengang begegnet sind. Wiederum ist es aber

WENCKEBACHS Verdienst, auf Grund eigener Beobachtungen die betreffenden Verhältnisse neu erkannt und in ihrer Bedeutung gewürdigt zu haben. Er sah auch, daß sich während der Cardiolyse als erstes Zeichen des Erfolges die Dyspnoe besserte und erblickt darin einen Beweis für den unmittelbaren Schaden, den die Atmung durch Herzbeutelverwachsungen erleiden kann.

Zur Diagnose der Herzbeutelverwachsungen ist hier, nachdem alle seine Zeichen besprochen worden sind, höchstens noch das eine zu sagen: Man muß daran denken.

Die Behandlung der Herzbeutelverwachsungen war bis vor kurzem eine trostlose Aufgabe. Das wurde anders, als BRAUER 1902 empfahl, die Rippen vor dem Herzen zu entfernen und dadurch dem Organ wenigstens einen Teil seiner Beweglichkeit wieder zu geben. Die Cardiolyse ist dann bis jetzt in etwa 40 Fällen von äußeren Herzbeutelverwachsungen ausgeführt worden, und zwar durchweg mit ausgezeichnetem Erfolg. Sie ist stets zu versuchen, wenn das Herz infolge innerer und äußerer Herzbeutelverwachsungen mit der Umgebung, insbesondere der Wirbelsäule und vorderer Brustwand, seine Systole nur unvollkommen ausführen kann und die dadurch entstehende Kreislaufschwäche auf die üblichen Mittel und Behandlungsverfahren der inneren Medizin nicht reagiert. Auch wenn bei Verlagerungen des Herzens durch Pleuraschwarten der Verdacht begründet ist, daß begleitende schwere Kreislaufstörungen auf Knickungen der großen Gefäße, zumal der Hohlvene oder einer Behinderung der Systole beruhen, wird man an eine der Lage des Falles entsprechende Rippenresektion denken dürfen (VON DEN VELDEN). Wenn das Herz durch innere Verwachsungen umklammert und dadurch vorwiegend in seiner Diastole gehemmt ist, bietet die Cardiolyse keine Aussicht auf Erfolg. Für solche Fälle haben WEILL, DELORME und BECK empfohlen, die Verwachsungen zu lösen, ohne jedoch diesen Vorschlag selbst auszuführen. Erst REHN hat den Versuch gewagt: „In allen Fällen war der primäre Erfolg der Operation ein geradezu verblüffender." Bei zwei Kranken mit schwerer Tuberkulose des Herzbeutels war die Besserung allerdings nicht von Dauer, zwei andere Kranke verloren ihre schweren Stauungserscheinungen, starben aber leider beide ein Jahr später an einer akuten Krankheit. In zwei von SCHMIEDEN operierten Fällen VOLHARDS wurde ein dauernder voller Erfolg erzielt. Inzwischen sind die Erfahrungen gewachsen und berechtigen zu weiteren Versuchen (GULEKE, KOENNECKE). Nach Freilegung des Herzens wird ein mehr oder weniger großer Teil desselben wie eine Orange abgehäutet (SCHMIEDEN), die abgelöste Schwarte reseziert und, wenn es der Zustand des Kranken erlaubt, durch einen Fettlappen ersetzt (REHN, KLOSE, SCHMIEDEN). Steht ein Ascites im Vordergrund der Erscheinungen, so wird man die von TALMA empfohlene Operation — Einnähen des Netzes in die Bauchwand — versuchen dürfen.

Blutergüsse in den Herzbeutel, Verletzungen des Herzbeutels sind Nebenerscheinungen von Erkrankungen oder Verletzungen des Herzens oder der Wurzeln seiner großen Gefäße und dort abgehandelt. Die Pericarditis epistenocardiaca ist beim Herzaneurysma besprochen worden und wird uns bei der Angina pectoris noch einmal beschäftigen.

Geschwülste des Herzbeutels.

Von primären Geschwülsten sind Fibrolipome, Sarkome, Carcinome, Angiome beschrieben. Sie sind sehr selten. Häufiger ist es, daß Geschwülste von der Nachbarschaft auf den Herzbeutel übergreifen oder daß sich Metastasen bösartiger Geschwülste anderen Ursprungs in ihm ansiedeln. Die klinischen Erscheinungen sind die der Entzündung oder des Ergusses.

Die Krankheiten der Gefäße.

Die Krankheiten der Arterien.

Von den Entwicklungsfehlern der Arterien

sind die an Mißbildungen des Herzens gebundenen schon besprochen worden.
Regelwidrigkeiten im herzferneren Verlauf sind nicht selten, aber ohne besondere
praktische Bedeutung, da sie gewöhnlich keine Beschwerden machen. Erwähnt
sei hier der rechte Aortenbogen, wie er einem als seltener Befund einmal im Röntgenbild begegnen kann. Auch ein doppelter Aortenbogen kommt vor. Die A. subclavia dextra kann stromabwärts von der A. subclavia sin. aus der Aorta entspringen und hinter Luftröhre und Speiseröhre zur rechten Achsel ziehen (Eppinger). Schrötter sah die A. anonyma unmittelbar neben der linken Carotis
von dem Aortenbogen abgehen; ihr Puls war im Jugulum deutlich fühlbar und
ließ an eine Erweiterung der Aorta denken. Ferner sind Abgang der A. subclavia
aus der A. pulmonaris oder Aorta descendens, Ursprung der linken Kranzarterie
aus der A. pulmonaris und noch manche andere Abweichungen von der Regel beschrieben worden (Henle, Herxheimer, Corning). Sie sind dadurch zu erklären,
daß die Umbildung der ursprünglichen in die endgültigen Gefäßanlagen zu einem
bestimmten Zeitpunkt irgendwie gestört wurde. Corning erläutert das in seinem
Lehrbuch an mehreren Beispielen sehr anschaulich. Auch die bekannten Regelwidrigkeiten im Verlauf der A. radialis werden dort erklärt; sie hängen damit zusammen, daß die A. brachialis und ihre Fortsetzung ursprünglich als Gefäßnetze
angelegt sind. „Das einfache Arterienrohr, so wie es beim Erwachsenen zu finden
ist, ist vom morphologischen Gesichtspunkte aus weder ein primärer noch ein
sekundärer Ast eines Baumes, sondern ein stärker entwickelter Teil eines von Anfang netzförmig zusammenhängendem Kanalsystems. Es ist der Hauptfluß, der
aus einer Deltabildung hervorgegangen ist" (E. Müller). Wichtiger als diese
Anomalien des Verlaufes ist für uns die

Enge der Arterien im großen Kreislauf. Die Gestalt der Blutgefäße ist zum Teil
durch Vererbung, zum Teil durch funktionelle Anpassung bestimmt, und zwar
„paßt sich die Blutgefäßwandung in ihrer Länge normalerweise an die Länge der
Unterlage der verbundenen Teile, in ihrer mittleren, d. h. morphologischen Wan-
dungsdicke an die mittlere Höhe der Blutspannung, in dem Umfang der Wandung
(also in der Weite ihrer Lichtung) an die mittlere durchströmende Blutmenge an"
(Roux). Finden wir bei einem Menschen eine enge dünnwandige Aorta, so kann
also dieser Befund unmittelbar auf einer Minderwertigkeit der vererbten Gefäßanlage beruhen oder auf einem im Verhältnis zum Wachstum der Aorta über-
schießenden Längenwachstum der Wirbelsäule oder auf einer abnorm geringen
Füllung und Spannung der Aorta infolge ungenügender Herzkraft und Blutmenge
oder schließlich auf dem Zusammenwirken verschiedener der angegebenen Ursachen. Nehmen wir hinzu, daß auf die Entwicklung der Gefäße des Herzens,
Skelettes und Blutes außerdem die Organe mit innerer Sekretion und die mannigfachsten äußeren Lebensbedingungen einen wichtigen Einfluß haben, so ergiebt
sich eine unübersehbare Fülle von Möglichkeiten. Es wäre falsch, diese oder jene

Möglichkeit herauszugreifen und die Enge der Aorta darauf zurückzuführen. Auf Grund klinischer Beobachtungen und bestätigender Ergebnisse der Leichenöffnung und einzelner Fälle hat man die Aorta zu verschiedenen Konstitutionanomalien in Beziehung gebracht. Chlorose (Virchow), Kleinheit des Herzens (Bauer), der Geschlechtsorgane (Virchow, Elias), Nebennieren (Wiesel), Habitus degenerativus (Bauer, Bartels), Status thymolymphaticus (v. Neusser, Hart, Bauer, Paltauf), Engbrüstigkeit (F. Kraus).

Die Frage ist durch sorgfältige Messungen an einem größeren Sektionsmaterial bis jetzt nur von L. Kaufmann nachgeprüft worden.

Hier das Ergebnis:

„1. An der Leiche gefundene Enge der Aorta kommt vor

a) bei Individuen, die vorher gesund waren und so kräftig, daß sie den Strapazen eines Feldzuges ohne weiteres gewachsen waren, bis sie einer mehr oder weniger schweren akut verlaufenden Verletzung oder einer chronischen durch sie hervorgerufenen Infektion erlagen.

b) bei Fällen von Phthise,

c) bei den verschiedensten Krankheiten.

2. Eine Gesetzmäßigkeit im Verhalten des Herzens dabei giebt es aber nicht. In keinem Falle ist eine durch sie hervorgerufene Hypertrophie bewiesen.

3. Hypoplasie der Genitalien — gemessen allerdings nur am Hodengewicht — kommt dabei vor, ist aber durchaus nicht die Regel.

4. Das Verhalten der Nebennieren schwankt in den weitesten Grenzen.

5. Hypoplastische Konstitution ist nur in einem ganz geringen Prozentsatz festgestellt worden.

6. Beim sog. Status thymicolymphaticus kommen weit mehr normale als enge Aorten vor.

7. Aorta angusta kommt in allen untersuchten Altersklassen vor.

8. Abnorm weite Aorten sind nicht viel seltener als abnorm enge."

Ein bestimmender Einfluß der Körpergröße auf den Aortenumfang wurde nicht gefunden. Ein gesetzmäßiger Zusammenhang der Aorta mit anderen Fehlern der Körperverfassung besteht hiernach nicht.

Die in den einschlägigen Arbeiten zu findenden Widersprüche über das Vorkommen und die Häufigkeit der engen Aorta dürften zum Teil auf einer verschiedenen Bewertung der Maße beruhen. Es mögen deshalb die von Kaufmann für Männer gefundenen Grenzwerte der Norm und die daraus abgeleiteten Mittelwerte hier wiedergegegeben werden.

Tabelle 27. Untere und obere Grenzwerte der Norm und Mittelwerte des Aortenumfangs. (Nach Luise Kaufmann.)

Alter	Wurzel der Aorta		Brustaorta		Bauchaorta	
18—19 Jahre	52,9 60,5	56,7	36,7 44,3	40,5	28,0 34,4	31,2
20—24　„	53,6 61,2	57,4	38,3 45,9	42,1	29,3 35,7	32,5
25—29　„	57,2 64,8	61,0	40,4 48,0	44,2	30,5 36,9	33,7
30—34　„	59,6 67,2	63,4	42,2 49,8	46,0	32,0 38,4	35,2
35—39　„	62,3 70,1	66,3	44,7 52,3	48,5	33,1 39,5	36,3
40—44　„	63,6 71,2	67,4	45,8 53,4	49,6	34,4 40,8	37,6
45—50　„	66,2 73,8	70,0	46,6 54,2	50,4	35,6 42,0	38,8

Bei diesen Zahlen ist zu berücksichtigen, daß sich jugendliche Gefäße, wenn sie von ihrer Umgebung gelöst werden, stärker zusammenziehen als ältere[1] (HILLER, SUTER). Wenn nach BAUER auf dem Leichentisch eine enge Aorta vorwiegend bei 20—30jährigen Leuten gefunden wird, so mag das doch wohl zum Teil mit der stärkeren Kontraktion zusammenhängen und braucht nicht nur darauf zu beruhen, daß sich in diesen Jahren die Folgen des Leidens hauptsächlich geltend machen, d. h. zum frühzeitigen Tode führen. In ausgesprochenen Fällen von enger Aorta pflegt die Wand des Gefäßes dünner zu sein, als der Regel entsprechen würde. Nach v. HANSEMANN können alle Schichten der Wand oder nur die Intima schwächer ausgebildet sein; nicht selten findet man als Zeichen der verminderten Widerstandsfähigkeit dellenförmige Ausbuchtungen der hinteren Wand. Auch die Aortenklappen sind oft dünn, durchscheinend und gefenstert. Im allgemeinen wird angenommen, daß die dünne Wand enger Aorten nachgiebiger ist; nur STRASBURGER findet sie weniger dehnbar, ein Widerspruch, der noch aufzuklären ist.

Ist es schon nicht immer leicht zu entscheiden, ob eine Aorta noch als regelrecht oder schon als eng bezeichnet werden soll, so gilt das noch mehr von den kleineren Arterien. Freilich, eine ungewöhnliche Enge einzelner Äste, z. B. der Milz- oder Nebennierenarterie (v. HANSEMANN) läßt sich ohne Schwierigkeit feststellen, aber eine allgemeine Enge des Arteriensystems dürfte zahlenmäßig kaum je sicher nachzuweisen sein. So ist es nicht zu verwundern, daß wir in Verlegenheit kommen, wenn wir nun

das Krankheitsbild der arteriellen Enge im großen Kreislauf schildern sollen. BAUER giebt folgende Kennzeichen an für die mit Herzschwäche verbundenen Fälle. Meist jugendliche, blasse, schmächtige Leute, oft mit Zeichen mangelhafter Entwicklung (kleine Geschlechtsorgane, dürftige Behaarung, offene Bruchpforten usw.), Neigung zu Kurzatmigkeit, Herzklopfen, Schwächezuständen, Ohnmachten, Puls beschleunigt, die Radialarterie oft auffallend eng und rigid, „hart wie Stricke", kühle, cyanotische Hände und Füße, häufig Tropfenherz, Vorspringen des Pulmonalbogens, accidentelles systolisches Geräusch, zweiter Pulmonalton verstärkt, schmaler Aortenbogen, labile Herztätigkeit. Bei kräftigen Leuten mit ungenügend entwickeltem Gefäßsystem besteht die Gefahr, daß die Aorta oder ein anderes Gefäß während größerer Kraftleistungen reißt (BRUBERGER, VIRCHOW, HEINEMANN). Auch Aneurysmen kommen vor, ferner Neigung zu Purpura hämorrhagica, Herzthromben. Die Widerstandskraft gegenüber Infektionskrankheiten, insbesondere Tuberkulose, soll herabgesetzt sein. Nach BRUGSCH neigen enge Aorten zu zentraler Sklerose.

Das ist, wie man sieht, ein recht buntes und nichts weniger als einheitliches Bild. Nehmen wir die erste Gruppe, für die allein kennzeichnende klinische Merkmale aufgestellt werden, unter die Lupe, so muß es zunächst als bedenklich bezeichnet werden, daß die Merkmale nicht für die Enge des großen arteriellen Kreislaufes an sich, sondern für eine Enge mit ungenügender Herztätigkeit gelten sollen. Ferner sieht man auf den ersten Blick, daß manche Merkmale ins Gebiet der allgemeinen Asthenie oder der Innervationsstörungen von Herz und Gefäßen fallen. Da feststeht, daß eine Enge des Aortensystems vorkommt bei Menschen, die im übrigen normal entwickelt und gesund sind, so ist von diesen reinen Formen auszugehen, wenn man ein Krankheitsbild des Leidens entwerfen will. Und was man da sagen kann, ist herzlich wenig. Nach KAUFMANN hat in einer Reihe von Fällen eine enge Aorta nicht gehindert, daß die Betreffenden den Anstrengungen des Krieges an der Front gewachsen waren, bis eine Kugel sie abrief. Einige Be-

---

[1] Von RITOOK bestritten.

obachtungen scheinen dafür zu sprechen, daß bei größeren Kraftleistungen die sog. engen Gefäße leichter reißen. Das Herz kann klein, regelrecht oder vergrößert sein; wir müssen daraus schließen, daß in der Regel die Wirkung der Gefäßenge auf die Herzarbeit gering ist, zu gering, um gesetzmäßige Veränderungen des Herzens herbeizuführen. Eine besondere Neigung der engen Aorta zur Sklerose konnte von KAUFMANN nicht festgestellt werden.

Die Diagnose einer Enge der Arterien im großen Kreislauf ist, wie wir gehört haben, sogar an der Leiche nicht immer sicher zu stellen. Am Lebenden ist sie natürlich noch unsicherer. Die Weite peripherischer Arterien läßt sich weder durch das Gefühl, noch durch Apparate zuverlässig bestimmen. Sie hängt zu sehr davon ab, wie unter dem wechselnden Einfluß der verwickelten kreislaufregelnden Kräfte Füllung und Kontraktionszustand des Gefäßes an der untersuchten Stelle sind. Die Aorta als Gefäß von elastischem Typus unterliegt freilich solchen Schwankungen nicht, bereitet aber durch ihre Lage der Messung Schwierigkeiten. Die gewöhnliche Durchleuchtung von hinten nach vorn sagt über die Breite der Aorta — abgesehen von der Verzeichnung, die alle Teile bei dem üblichen Röhrenabstand erfahren — deshalb nichts Zuverlässiges aus, weil der Winkel, den die durch den Aortenbogen gelegte Ebene mit der Ebene des Schirmes bildet, von Fall zu Fall wechselt. Durchleuchtet man aber im ersten schrägen Durchmesser und gelingt es dabei, den Schatten der aufsteigenden mit dem der absteigenden Aorta zur Deckung zu bringen und von dem Schatten der anliegenden Teile (A. pulmonalis, linker Vorhof) abzugrenzen, so kann orthodiagraphisch der Durchmesser der aufsteigenden Aorta bestimmt werden (siehe Abb. 60). Er beträgt nach VAQUEZ und BORDET im Stehen bei Männern von 16—20 Jahren 1,5—2 cm, 20—30 Jahren 2 cm, 30—40 Jahren 2—2,5 cm, 40—50 Jahren 2,5—2,8 cm, 50—60 Jahren 2,5 bis 3,0 cm, über 60 Jahre 3 cm. LIPPMANN und QUIRING geben auf Grund von Fernaufnahmen 2,5—3,8, im Mittel 3 cm an. Fälle von enger Aorta, die auf diese Weise erkannt und durch die Leichenöffnung bestätigt wären, liegen bis jetzt nicht vor.

KAUFMANN hat fast ebenso häufig wie die Enge eine *ungewöhnliche Weite der Aorta* gefunden. Irgendwelche damit verbundenen Störungen sind nicht bekannt. BRUGSCH nimmt theoretisch an, daß Weite der Aorta eine Sklerose der peripherischen Gefäße begünstige.

Die Enge der Lungenschlagader ist bei der Pulmonalstenose besprochen worden.

Ungewöhnliche Weite der Lungenschlagader. Die beiden Lungenarterien des Fetus hat WIENER auf Veranlassung von ROUX gemessen und so weit gefunden, „wie die Arterien an vier- bis sechsmal so schweren Organen desselben Embryos. Das bedeutet wohl, daß diese Gefäße schon im voraus auf den späteren Gebrauch hin wachsen". Es ist nun bemerkenswert, daß diese selbständig vererbte, also nicht durch funktionelle Anpassung maßgebend bestimmte Ausbildung der Lungenarterien in manchen Fällen über das Ziel hinauszuschießen scheint. Wir haben auf S. 373 eine Tabelle nach BENEKE gebracht, aus der hervorgeht, daß die A. pulmonalis am Ende des ersten Lebensjahres deutlich weiter als die Aorta ist; während der Entwicklungsjahre ist der Unterschied schon viel geringer und nach dem Abschluß der Entwicklung ausgeglichen. Man findet nun gar nicht selten bei jungen, aber vollentwickelten Menschen im Röntgenbilde dem Stamm der A. pulmonalis entsprechend eine ungewöhnlich starke Vorwölbung des mittleren linken Herzbogens, und zwar ohne daß Zeichen eines Klappenfehlers bestehen. Obwohl bis jetzt über solche Fälle keine Sektionsergebnisse bekannt sind, darf man doch wohl annehmen, daß hier weite Lungenschlagadern vorliegen. Der Aortenschatten kann dabei schmal sein, braucht es aber nicht. Ein anschauliches Bild dieser Verhältnisse giebt die umstehende Röntgenaufnahme von einem

20jährigen Mädchen (Abb. 215). Fälle, in denen die Lungenschlagader nicht absolut, sondern lediglich im Verhältnis zur Aorta zu weit ist, dürften mit BAUER und HELM als eine „Persistenz jugendlicher Verhältnisse" aufzufassen sein; auch

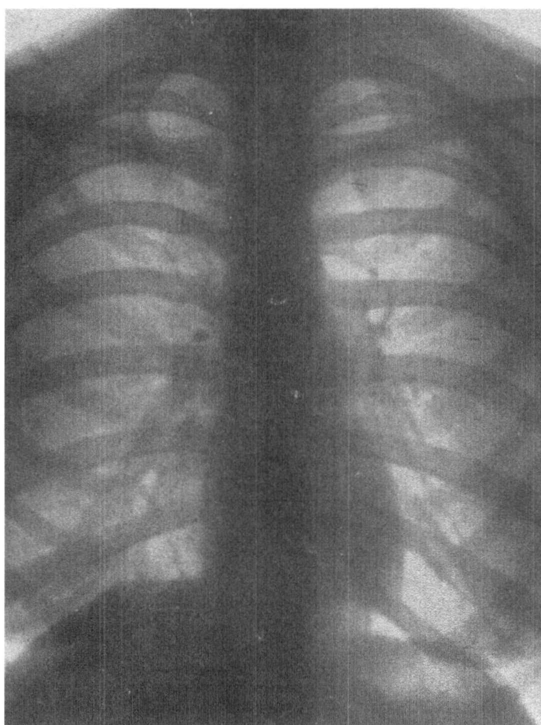

Abb. 215. Jugendliches Herz.

BRUGSCH vertritt diese Ansicht, indem er „die relative Prominenz der Pulmonalis als Stigma eines kindlichen Herzens" bezeichnet. Außerdem ist an die früher besprochene ungleichmäßige Teilung des Bulbus arteriosus zu denken. Mehr läßt sich zur Zeit über diese Frage nicht sagen. Sektionen einschlägiger Fälle müssen weitere Klärung bringen.

Die Arteriosklerose

ist eine alte Krankheit. RUFFER[1] hat die Arterien von Mumien aus den Jahren 1850 bis 500 vor Christi Geburt untersucht und dieselben Veränderungen gefunden, wie wir sie heute noch sehen. Für die Frage, wie dieses Leiden wohl entstehen mag, ist diese Tatsache nicht ohne Interesse: Tabak gab es bei den alten Ägyptern noch nicht, Alkohol dürfte eine gewisse Rolle gespielt haben[2], Fleisch gehörte zu den Luxusgerichten, da es sich aber um Mumien von Priestern handelte, läßt sich über diesen Punkt nichts Sicheres sagen, andererseits können in diesem Falle besonders große körperliche Anstrengungen wohl ausgeschlossen werden; über Syphilis im alten Ägypten ist nichts bekannt.

Gehen wir in spätere Zeiten, wo in größerem Umfange Leichenöffnungen gemacht wurden, so findet man häufig bemerkt, daß die Aorta und andere große Gefäße verhärtet, verknöchert und ihre Oberfläche entzündet oder zerfressen gewesen seien. Man braucht nur einen Blick in MORGAGNIs bekanntes Werk zu tun, um sich davon zu überzeugen. Auch über die Entstehung des Leidens hat man sich damals wie heute noch den Kopf zerbrochen und Theorien aufgestellt, die in ihren Grundzügen mit den neuesten wissenschaftlichen Ansichten so schön übereinstimmen, wie man es billigerweise nur wünschen kann. Hören wir z. B. was LANCISI sagt: Man muß eine wahre und eine falsche Erweiterung der Arterien unterscheiden. Die falsche beruht darauf, daß die Menge oder der Druck des Blutes das gewöhnliche Fassungs- oder Widerstandsvermögen der Arterien überschreiten. Die Gefäße werden dadurch enerviert, erweitert, ihre Fasern zerrissen, gewissermaßen als Folge der vermehrten Blutmenge und des Druckes der Blutwelle. Wenn auch die falschen Erweiterungen häufig eine Schicht der Arterienwand so gedehnt zeigen, daß sie in ihrem Zusammenhang erschüttert ist, pflegt es doch nicht zur Zerreißung zu kommen. Werden die Fasern, die die Arterien umspinnen, nicht nur gedehnt, sondern zerrissen, so spricht man von einer wahren Erweiterung, einem wahren Aneurysma[3].

---

[1] J. of Path. 1911, April.

[2] RUFFER fand aber bei 800 Sektionen mohammedanischer Pilger, die nie Alkohol genossen hatten, ebenso häufig Arteriosklerose wie sonst.

[3] „Secundum divisionem superius Propositione IV traditam post legitima sequuntur illigitima Aneurysmata, quae pendent ab aucta mole vel impetu sanguinis supra capacita-

Unter den wahren Aneurysmen sind die auf Syphilis beruhenden von den anderen zu trennen[1]. Die Entstehung der nicht syphilitischen hat man sich in folgender Weise vorzustellen. Durch krankhafte, im Leib oder Uterus stagnierende Fermente bilden sich zersetzende feine Substanzen, die dort, wo sie sich im Körper festsetzen, krankhafte Veränderungen erzeugen, zumal in dem Herzen und den Arterien. Herz und Arterien sind nämlich dauernd, Tag und Nacht, tätig; ihre verbrauchten Teile müssen deshalb ununterbrochen ersetzt werden. Das besorgen die durch die Gewebe und Gefäße[2] der Arterien und Nerven strömenden Säfte.

Mischen sich diesen durch die Tätigkeit der Gefäße oder einen kleinen Fehler in deren Struktur die erwähnten scharfen Substanzen bei, so kann es leicht zu einer Erosion und infolge Zerreißung des festen Gewebes zu einem Aneurysma kommen[3].

Auch die Ursachen der Aderverkalkung begünstigen Aneurysmen und Erweiterung der Gefäße. Es handelt sich dabei um eine Ernährungsstörung, einen Mangel an alkalischen Säften, der die Gewebe gleichzeitig verhärtet und zerstört[4].

Plötzliche große Anstrengungen, Zusammenpressen und Krümmen der Glieder oder angeborene krankhafte Schwäche der Arterien können auch bei mittlerer Blutfülle viel zur Erweiterung der Gefäße beitragen und nicht selten ein Aneurysma erzeugen[5].

Überblicken wir diese Angaben, so können die in der Zeit — Lancisi lebte 1654 bis 1720 — begründeten Unvollkommenheiten nicht verborgen bleiben. Das Wort Arteriosklerose kommt bei Lancisi noch nicht vor, es wurde erst 100 Jahre später von Lobstein geprägt; auch ist es einseitig, wenn Lancisi sein Augenmerk nur richtet auf die Erweiterung und die, wie wir heute wissen, seltenen Aneurysmen bei Arteriosklerose, dagegen die

---

tem et resistentiam ordinariam ipsarum Arteriarum ita ut enervatio, dilatatio ac discissio villorum ac fibrarum posterior ommino sit, ac veluti effectus adauctae molis vel impetus projecti sanguinis. Hic tamen advertendum, spuria Aneurysmata saepe exhibere signa dilatatae ad usque villorum discussionem alicujus tunicae Arteriae, licet nondum diruptae; pulsant enim ac turgent quemadmodum vera. Unde spuria apellabimus Aneurysmata pulsationem extraordinariam alicujus Arteriae cum distractione supra consuetam orbitam tunicarum; ac spurium migrasse in legitimum dicemus, cum distractio transivit in discissionem fibrarum Arterias complectentium." Lancisi: De motu cordis et aneurysmatibus prop. 35, caput 4. Neapel 1738.

[1] „Non una dumtaxat species occurrit, sed duo potissimum ex distinctis principiis subnascuntur: nimirum una quae a crassiori eaque ex pleniori et subarido acri victus oriens cachexiam plerumque adjunctam habet: alia ex syphillide derivatur." l. c. prop. 29.

[2] „Humor — sensim intra Arteriae vasa ac villos urgetur ac suprepit." l. c.

[3] In corporibus enunciatis culpa pravorum fermentorum tum in hypochondris, tum in utero stagnantium ichores quidam mordacissimi pariter ac subtilissime colliguntur, qui juxta diversa nostri corporis loca, in quibus decumbunt ac subsistunt, diversa pariunt morborum discrimina, quae a Practicis sedulo labore suas ad classes rediguntur. Inter haec autem praecipuum certe locum tenent, quamquam obiter dumtaxat animadversa, Cordis atque Arteriarum vitia, quae modo sub forma motus inaequalitatis, modo palpitationis incipiunt ac tandem in Aneurysmata cordis aut insignis alicujus Arteriae manifestantur ac desinunt. Modum autem quo hujus modi Aneurysmata eveniunt, probabiliter censemus morbosam nutritionem alicujus sectionis Arteriae: cum enim nullae sint partes in Animalium corporibus, quae diu noctuque citra Animantis arbitrium perpetuo moveantur, praeter Cor et Arterias, ac proinde quia villi ac fibrae istorum organorum ob perpetuum distractionis et contractionis motum semper particulares aliquas nimium attritas percursi meatus emittant, necessum est, ut perenniter nova consimilium particularum appositione resarciantur; quod quidem praestant liquida per Arterias et Nervos intra praedictam villosam texturam confluentia. Quod si igitur eveniat, ut vel actu vel minimo structurae vitio particulae acres stygiae aquae similes nutrienti humori misceantur, tunc facili negotio post levem Arteriae convulsionem paulatim erosio succedet, nimirum scisso forinsecus valido fibroso illius rete incipiet dilatari." l. c. prop. 30.

[4] „Secundum quae causa membranas ac tendines ossea duritie cogit, eandem ad Aneurysmata inferenda conspirare. Etenim praedictae partes osseae evadunt inopia humoris alkici, quo delinitae atque emollitae fabricae laxae minus compactae ac flexiles in statu naturali conservantur; destitutae autem arescunt, rigidae ac durae fiunt. Ob eandem partium temperatarum lenium atque oleacearum inopiam eodem tempore, quo solida obdurescunt, humores acriores fiunt; salium enim particulae in ipsis innatantes simul coeunt, coacervantur ac figuntur; quae quidem salia vasorum ac cordis fibras lacerant atque exedant, unde eorundem dilatatio atque Aneurysmata." l. c. prop. 53.

[5] „Cum plenitudo mediocris juncta magnis extemporaneis conatibus vel membrorum compressionibus et curvaturis aut vitio insitae gracilitatis Arteriam multum faciat ad vasorum dilatationes et causa esse possit non infrequens Aneurysmatis . . ." l. c. prop. 41.

ihm schon bekannte Verfettung der Intima nicht berücksichtigt. Auf der anderen Seite wird bereits unterschieden zwischen den auf Syphilis beruhenden und den davon unabhängigen Erkrankungen, eine Erkenntnis, die später verloren ging und erst in unserer Zeit durch HELLER und DOEHLE neu begründet worden ist. Recht bemerkenswert ist auch, daß LANCISI die Schädigung der Arterien in den äußeren Wandschichten auf dem Wege über die Ernährungsbahnen und Vasa vasorum[1] beginnen läßt. Für die Syphilis ist die wichtige Rolle der Vasa vasorum von HELLER und DOEHLE bestätigt worden, während KÖSTERs Annahme, daß auch die Arteriosklerose davon ausgehe, heute abgelehnt wird.

Plethora, Blutdruck, Giftwirkung, Ernährungsstörungen, körperliche Überanstrengung, Minderwertigkeit der Gefäßanlage, Vererbung, diese von LANCISI als Ursachen der Gefäßerweiterungen angeführten Einflüsse genießen heute noch dieselbe Wertschätzung und bilden die Grundlagen der gegenwärtigen, mechanischen, chemischen und hereditären Theorien. Bevor wir näher hierauf eingehen, wollen wir

das anatomische Bild der Arteriosklerose

betrachten. Es ist recht bunt und deshalb nicht leicht zu schildern. Um die Übersicht zu erleichtern, sollen zunächst zwei große Gruppen unterschieden werden: Die Arteriosklerose der überwiegend elastischen Gefäße und die Arteriosklerose der überwiegend muskulären Gefäße. Gefäße, in denen die elastischen Teile vorwiegen, sind die großen Herzschlagadern, Aorta und Pulmonalis und ihre größten Zweige; Gefäße, in denen die Muskulatur den Hauptplatz einnimmt, die Arterien der Extremitäten. Der verschiedene Bau ist schon bei Embryonen vom dritten Monat deutlich nachweisbar (A. ASCHOFF). In den elastischen Gefäßen folgt auf das Endothel stellenweise nach einer dünnen Bindegewebslage die Elastica interna, darauf die breite, von zahlreichen zirkulären elastischen Fasern durchzogene Media und schließlich die rein bindegewebige Adventitia. In den muskulären Gefäßen finden wir ebenfalls zunächst eine Endothelschicht und Elastica interna; daran schließt sich eine schmalere Media mit zahlreichen Muskel- und spärlichen zirkulären elastischen Fasern, und als Grenze der Media gegen die Adventitia eine Elastica externa; die jetzt folgende Adventitia zerfällt in zwei Schichten, von denen die innere zahlreiche longitudinale elastische Fasern führt, die äußere wiederum rein bindegewebig ist (siehe die Abb. 216 und 217). Nach der Geburt wird an den elastischen Gefäßen vor allem die Intima weiter ausgebaut; sie zeigt nach vollständiger Entwicklung folgende Schichten: Endothel, Bindegewebsschicht, Schicht zirkulärer elastischer Fasern, Schicht longitutinaler elastischer Fasern, Elastica interna (Abb. 218); in der Media nehmen vor allem die elastischen Fasern zu. An den muskulären Gefäßen bildet sich zwischen Endothel und Elastica interna nur eine dünne Schicht zirkulärer elastischer Fasern, ferner wird die Muskulatur der Media und die Schicht longitudinaler elastischer Fasern in der inneren Adventitia verstärkt. Es werden also die Teile der Gefäße ausgebaut, die nach unserer Auffassung dazu bestimmt sind, die mechanischen Leistungen der Gefäßwand zu besorgen: aufsteigende Periode des Lebens der Gefäße (L. ASCHOFF). Wenn diese Gewebe mit zunehmendem Alter die Kraft verlieren zu wachsen und die geforderte Arbeit zu leisten, so springt das Bindegewebe als Nothelfer ein: Schwund und Dehnung der elastischen und muskulären Teile, Ersatz durch das starrere Bindegewebe (absteigende Periode). Am deutlichsten ist das in den elastischen Gefäßen ausgesprochen; die unter dem Endothel liegende Bindegewebsschicht verbreitert sich, indem sie sich einerseits in das Lumen vorbuckelt, andererseits die elastischen Schichten der Intima durchsetzt. Im übrigen verdickt sich aber auch das Bindegewebe allgemein. So werden die Arterien dickwandiger, starrer, weniger dehnbar und infolge des Sinkens ihrer

---

[1] Sie werden von LANCISI in Propositio VI geschildert: „Intra filia (scil. primae membranae arteriorum) implicantur exillima vascula tum saguinea tum nervea.“

contractilen Kräfte weiter (senile Ektasie). Es ist das unentrinnbare Schicksal der Schlagadern jedes Körpers, der das entsprechende Alter erreicht. Solange

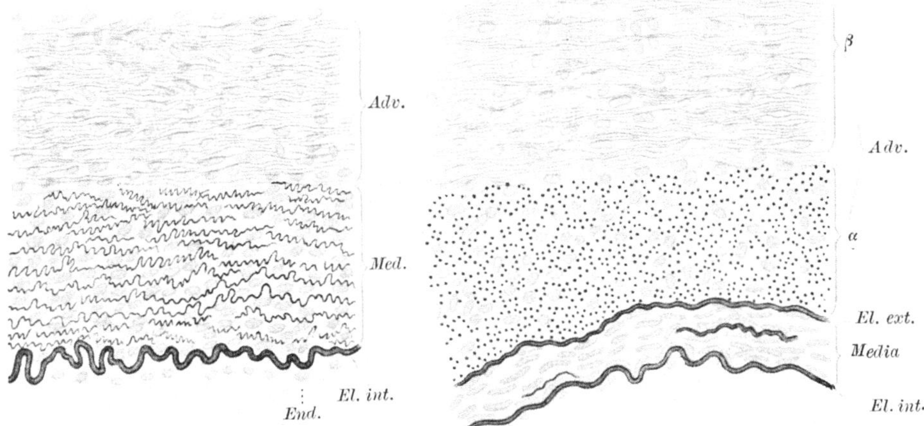

Abb. 216. Querschnitt der Aorta eines Embryos aus der Mitte des embryonalen Lebens. In der Media zahlreiche elastische Membranen, unregelmäßige Muskelkerne. In der Adventitia keinerlei elastische Elemente. (Nach ALBERT ASCHOFF.)

Abb. 217. Querschnitt der Brachialis eines Embryos aus der Mitte des embryonalen Lebens. In der Media spärliche elastische Fasern, langgestreckte Muskelkerne, deutliche Elastica externa, In der Adventitia zwei Schichten α und β, in der inneren quergetroffene elastische Längsfasern. (Nach ALBERT ASCHOFF.)

diese natürlichen Alterserscheinungen nicht früher oder stärker auftreten als der Regel entspricht, sind sie nicht als krankhaft, nicht als Aderverhärtung oder Arteriosklerose im Sinne einer Krankheit aufzufassen.

Nun werden die geschilderten Erscheinungen wohl nie so rein gefunden, wie es hier dargestellt ist, sondern der Umbau und die Dehnung der Gefäßwand und die damit verbundene Lockerung der Grundsubstanz ändern die Strömung und auch wohl die Zusammensetzung der in der Gefäßwand kreisenden Säfte. Dadurch kommt es zu Ablagerungen von Fett, Kalk, Hyalin, die oft schon mit dem bloßen·Auge, jedenfalls aber mikroskopisch erkennbar sind (HUECK) und in den elastischen Gefäßen die Intima, in den muskulösen die Media bevorzugen. Dieser verschiedene Sitz ist wichtig, weil er uns zeigt, daß die arteriosklerotischen Veränderungen von dem Bau und der Tätigkeit der Gefäße abhängen. Wieweit es sich dabei um einfache Folgen des Alters, wieweit es sich um krankhafte Veränderungen handelt, wird sich oft nicht sicher entscheiden lassen, da die Grenzen fließend in einander übergehen.

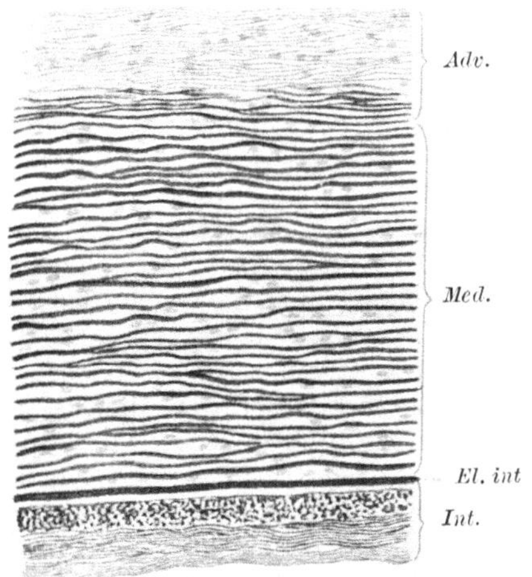

Abb. 218. Querschnitt der Aorta eines dreijährigen Kindes. An der Intima drei Schichten: als äußerste die quergetroffene, elastisch muskulöse Längsschicht, als mittlere die elastisch hypertrophische Schicht, als unterste die zarte Bindegewebslage (normale Wachstumsperiode). (Nach ALBERT ASCHOFF.)

Wenn wir auf die einzelnen anatomischen Zeichen der Arteriosklerose eingehen, können wir drei Vorgänge unterscheiden, die sich neben einander an den Geweben abspielen: Zunahme, Schwund und Entartung.

Die *Zunahme* des Bindegewebes als Alterserscheinung wurde schon erwähnt. Es kann aber auch vorkommen, daß zunächst das elastische Gewebe und die Muskulatur zunehmen, und zwar dann, wenn größere Leistungen von ihnen gefordert werden, wie z. B. bei Blutdrucksteigerungen. Wiederum überwiegt dann an den großen Gefäßen die Vermehrung des elastischen Gewebes, an den mittleren Gefäßen die der Muskulatur. Obwohl hierbei die Arterien härter und fester werden, also sklerosieren, betrachten wir diesen Vorgang doch nur als eine Anpassungserscheinung und sprechen nicht von Arteriosklerose, da wir mit diesem Begriff die Vorstellung von etwas Krankhaftem verbinden. Allerdings, je mehr ein Organ zu leisten hat, um so größer ist die Gefahr der Überanstrengung mit ihren Folgen: Schwund und Entartung der überlasteten Gewebe, reaktive Bindegewebswucherungen, fettige, kalkige, hyaline, schleimige Degeneration. So nimmt es uns nicht wunder, wenn nach einer bestimmten Zeit zu den Zeichen der Anpassung die Zeichen der Überanstrengung hinzutreten und nunmehr eine krankhafte Arteriosklerose entsteht. Aber nicht immer sind die arteriosklerotischen Veränderungen so einfach mechanisch zu erklären. Es kann z. B. vorkommen, daß an den Arterien der Arme und Beine, und zwar nur an diesen, die Intima durch Bindegewebswucherungen stark verdickt gefunden wird, während die sonst zuerst erkrankende Media gesund bleibt (HEINEKE). Ein andermal trifft die bindegewebige Intimaverdickung, wie dies früher eingehend geschildert worden ist, allein oder vorwiegend die Arterien der Lunge, wobei allerdings nicht verschwiegen werden soll, daß manche Forscher diese als Endarteriitis obliterans auftretende Pulmonalsklerose von der Arteriosklerose trennen.

Der *Schwund* von elastischen und Muskelfasern ist schwierig zu beurteilen, weil in manchen Fällen eine Zunahme dieser Teile vorausgeht. Bei der senilen Ektasie, wo die Verhältnisse am reinsten liegen, hält sich die Atrophie in mäßigen Grenzen (FOSTER). Daß dort, wo schwere Zerstörungen eintreten, auch elastisches Gewebe und Muskulatur zugrunde gehen, ist selbstverständlich.

Von den *Entartungszeichen* sei zunächst

die Verfettung besprochen. Sie betrifft hauptsächlich die Intima der elastischen Gefäße und beginnt damit, daß man im Mikroskop die Grundsubstanz und Bindegewebszellen mit feinsten Fetteilchen bestäubt findet; weiterhin bilden sich kleine Tropfen, die teils im Protoplasma, teils in den Saftspalten liegen (HUECK). Zu den Fettropfen, die durch die Umwandlung der Zellsubstanz entstehen, mögen sich andere gesellen, die aus der zuströmenden Nährflüssigkeit ausfallen (RIBBERT und ASCHOFF). Beide Vorgänge scheinen durch starke mechanische Beanspruchung der Gefäßwand begünstigt zu werden. Wenigstens verfetten hauptsächlich solche Stellen, die nicht in der Stromrichtung liegen; da der Strömungsdruck Biegungen und Knickungen der Bahn möglichst auszugleichen, d. h. in seine Richtung zu zwingen sucht, werden hier die Form und das Gefüge der Wand stärker belastet und in ihrem Gleichgewicht gestört. Solche Stellen sind Aortenbogen, Abgangsstellen der Gefäße, Herzklappen. Bemerkenswert ist, daß schon bei Kindern in der Aorta Flecke und Streifen fettiger Infiltration zu finden sind (SIMNITZKY, ZINSERLING, JORES). Davon zu unterscheiden sind ebenfalls frühzeitig auftretende Herde von fettig infiltriertem verdicktem Bindegewebe, die nach RIBBERT Entwicklungsanomalien sind und den ersten Anfang der Arteriosklerose darstellen, während die einfachen Verfettungen unverändert bleiben können. Die Fettablagerungen finden sich gewöhnlich zuerst in den oberflächlichen Schichten der Intima und werden später durch Verdickung des darüberliegenden Bindegewebes scheinbar in die Tiefe gedrängt (BENDA), aber auch in der Media der Aorta und der mittleren Gefäße fehlen sie nicht (FABER). Chemisch handelt es sich um Cholesterinfettsäureverbindungen (ASCHOFF). Im

weiteren Verlauf kann an den Stellen stärkerer Verfettung das Gewebe zugrunde
gehen und sich eine von Fetttröpfchen, Cholesterinkrystallen und Detritus gefüllte
Höhle bilden. Bricht diese nach innen durch, so entsteht ein atheromatöses Geschwür, in dessen Umgebung man oft zellige Infiltrate sieht. Solche Geschwüre
werden zuweilen der Ausgangspunkt von Aneurysmen und Thromben.

Die Verkalkung ist ein Vorgang, der von einer ganzen Zahl verwickelter, in
ihrem Wesen noch nicht hinreichend geklärter Bedingungen abhängt. So hat der
Kalk eine ganz bestimmte Vorliebe für bestimmte Abkömmlinge des Mesenchyms,
zumal für das Bindegewebe und da wieder vor allem für das aus den mesenchy-
malen Osteoblasten hervorgehende Gewebe. Die Verkalkung des von den Osteoblasten gebildeten Bindegewebes ist ein physiologischer Vorgang, der die normale
Knochenbildung begründet, und es ist krankhaft, wenn die Verkalkung infolge
mangelnder Gegenliebe des Gewebes ausbleibt (Rachitis). Ferner neigen zur Verkalkung geschädigte absterbende Gewebe: Epithelien der Sublimatniere, durch
Verletzungen geschädigte Ganglienzellen des Gehirns, erweichte tuberkulöse
Drüsen, nicht organisierte Fibrinablagerungen, gequetschte Bezirke (Exerzier-
knochen) und, was hier besonders interessiert, degenerierte Teile der Gefäßwand.
Wichtig scheint auch die Alkalscenz der Gewebe zu sein. Wenn z. B. bei Knochen-
tuberkulose gleichzeitig Kalksalze und Bakteriengifte frei werden und es infolgedessen zu Verkalkungen kommt, werden ganz bestimmte Körperteile bevorzugt:
der Salzsäure ausscheidende Abschnitt der Magenschleimhaut, Lungen, Nieren
und die arterielles Blut führenden Gefäße. Dabei sind die Nieren so oft beteiligt,
daß für manche Fälle eine ungenügende Ausscheidung der Kalksalze durch den
Harn mit in Betracht gezogen werden muß. Schließlich ist im Tierversuch gezeigt
worden, daß durch übermäßige Kalkzufuhr Verkalkungen erzeugt werden können.
Alle diese Dinge müssen auch bei der Aderverkalkung berücksichtigt werden,
wenn man zu einem richtigen Verständnis gelangen will. Es ist hiernach leicht
erklärlich, wenn an Stellen, wo stärkere Fettniederschläge eine Schädigung des
Gewebes anzeigen, sehr oft gleichzeitig Kalkniederschläge gefunden werden. Zuweilen bilden sich ganze Kalkplatten, die meist nach dem Lumen zu eine glatte
Oberfläche, auf ihrer äußeren Seite eine zackige Form zeigen und vorzugsweise in
der Aorta auftreten. Im ganzen überwiegt aber in den großen Gefäßen die Verfettung, und zwar, wie schon gesagt, der Intima, während das eigentliche Reich
der Verkalkung die Media der mittleren Gefäße ist. Hier trifft man ohne nachweisbare Schädigungen des Gewebes häufig schon bei gesunden jungen Menschen,
die eines plötzlichen Todes gestorben sind, feine Kalkkörnchen in der Grundsubstanz der Media sowie Kalkbröckelchen in der Elastica interna, und zwar am
frühesten in den Arterien der Gelenkbeugen. Auch in der Aorta sind frühzeitig
feinste Kalkkörnchen in der Media nachweisbar, dagegen bleibt hier die Elastica
interna verschont und der ganze Prozeß in bescheidenen Grenzen. Das verschiedene Verhalten der elastischen und muskulären Gefäße, hier Verkalkung der
Elastica interna, dort Hyperplasie und Verfettung der Intima beruht nach HUECK
darauf, daß die elastischen Gefäße vorwiegend Schwankungen des Blutdruckes,
die muskulären mehr Schwankungen der Längsspannung ausgesetzt sind. Warum
allerdings Schwankungen des Druckes die Verfettung, Schwankungen der Längsspannung die Verkalkungen begünstigen, wissen wir nicht. Aber es darf in diesem
Zusammenhang darauf hingewiesen werden, daß bei den Selachiern der Verkalkung des Knorpels auch eine Zugwirkung vorausgeht; sie erscheint hier „als
zweckmäßiges Mittel, dessen sich die Knorpelzellen bedienen, um die in der Zug-
richtung verminderte Widerstandsfähigkeit der Intercellularsubstanz zu steigern"
(LUBOSCH). Die Kalkablagerungen in der Media muskulärer Gefäße schließen
sich im weiteren Verlauf zu Platten, Spangen und Ringen zusammen, die durch

weniger erkrankte und daher nachgiebigere Bezirke getrennt sind, so daß das Gefäß sich wie eine Gänsegurgel anfühlt. Besonders die in den Gelenkbeugen liegenden Abschnitte bleiben oft, obwohl geringe Kalkniederschläge dort frühzeitig gefunden werden können, lange Zeit vor schweren Veränderungen bewahrt: „Bewegung und Verschiebung des Gefäßrohres scheint die Gefäßwand vor stärkerer Atherosklerose zu schützen" (OBERNDORFER). In manchen Fällen bereiten Lockerung und Quellung der Grundsubstanz wie der Verfettung so auch der Verkalkung den Weg. Die Muskulatur muß an den erkrankten Stellen der Kalkeinlagerung weichen, sie entartet und geht zugrunde. Von der Hauptregel, daß bei der Arteriosklerose an den elastischen Gefäßen Verdickung und Verfettung der Intima, an den muskulären Gefäßen Verkalkung der Media das Bild beherrschen, giebt es nun häufig Ausnahmen. KÜTTNER fand z. B. bei einer Wirbelcaries die großen Gefäße frei, dagegen die im übrigen unveränderte Intima der mittleren und kleinen Arterien stark verkalkt. HUBER berichtet in einem Falle von Lues und Tuberkulose über schwere Verkalkung der Intima an den Arterien des Unterleibes und der Extremitäten bei unveränderten großen Gefäßen. HEINEKE sah bei Nierenwassersucht nur in den großen und mittleren Extremitätenarterien die Intima durch neugebildete elastische und bindegewebige Fasern außerordentlich verdickt und stark verfettet. In Fällen, wo im Leben nach dem Tastbefund an der Radialis eine Arteriosklerose festgestellt war, deckte die Untersuchung einmal eine reine muskuläre und elastisch-bindegewebige Hyperplasie des Gefäßes auf, ein andermal eine reine Mediaverkalkung und wieder ein anderes Mal eine Atherosklerose der Intima mit starker Verkalkung der nekrotischen Fettherde ohne nenneswerte Mediaverkalkung (HUECK). Auch an die merkwürdige auf die Hirngefäße beschränkte Verkalkung darf hier erinnert werden. Diese Beispiele mögen genügen, um zu zeigen, wie vielgestaltig das Bild sein kann. Die chemische Zusammensetzung der krankhaften Kalkherde entspricht der Zusammensetzung der Knochenasche, sie enthält 85—90% Calciumphosphat, 10—15% Calciumcarbonat und 1—1,75% Magnesiumphosphat (WELLS).

Die hyaline Entartung beginnt wie die Verfettung und Verkalkung schon in jungen Jahren (HERXHEIMER). Sie betrifft die Arteriolen und zeigt sich am frühesten in der Milz. Nach HUECK lockert sich zunächst das feste Gefüge der innersten Gefäßwandschicht, wobei auch die Endothelien auseinanderrücken. Gleich unter dem Endothel tritt dann in der Grundsubstanz, den Saftspalten und Zellen eine homogene Masse auf, die an geronnenes Eiweiß erinnert und als Hyalin bezeichnet wird, ohne daß wir genauer sagen könnten, was es eigentlich für ein Körper ist. Die hyaline Entartung dringt allmählich weiter nach außen und damit auch in die Media ein. HUECK nimmt an, daß bei der Entstehung des Hyalins, ebenso wie bei der Verfettung eine Saftstauung oder Saftstauchung mitspiele. Deshalb erkranken auch die Pulpa- oder Zentralarterien der Milz zuerst; denn diese Gefäßabschnitte sind besonders großen Druck- und Füllungsschwankungen ausgesetzt, weil zwischen den starren Trabekeln und den stärkstem Füllungswechsel unterworfenen Venensinus eingeschaltet. So ist es auch zu erklären, daß länger dauernde Blutdrucksteigerungen regelmäßig zu einer allgemeinen hyalinen Entartung der Arteriolen führen. Diese Entartung ist aber, wie HUECK ausdrücklich betont, als Folge, nicht als Ursache der Blutdruckerhöhung anzusehen. In manchen Fällen können die hyalinen Massen nachträglich verfetten, und zwar dann, wenn überhaupt die Bedingungen für eine Verfettung im Gefäßsystem gegeben sind (HUECK).

Die schleimartige Entartung. Wenn sich das feste Gefüge der Gefäßwand lockert und dabei die Grundsubstanz quillt und in eine fädige oder körnige Masse übergeht, so färben sich diese Massen schleimähnlich. Daher der Name schleimige oder vielleicht besser schleimartige Entartung, denn über die Chemie der Substanz wissen wir noch nichts. Wir dürfen aber wohl aus der veränderten Färbbarkeit schließen, daß außer der Form auch die Zusammensetzung der Grundsubstanz krankhaft verändert ist bei diesem Vorgang, der in vielen, ja wohl in den meisten Fällen der fettigen, kalkigen und hyalinen Entartung vorausgeht und den Boden bereitet. Da nun die schleimartige Entartung mit ihren Folgen nicht auf die Grundsubstanz der Gefäßwand beschränkt, sondern allgemein zu finden ist, so schließt ASCHOFF, „daß die Atherosklerose der Gefäße nur ein Beispiel ist aus diesem bis jetzt noch wenig studierten Kapitel der Pathologie der Kittsubstanz". Die mechanischen Gründe der schleimartigen Entartung sieht man darin, daß infolge irgendwelcher Schädigungen das Gewebe seine gewöhnliche Elastizität verliert. Dadurch wird das Gefüge gelockert, die Saftströmung verlangsamt und es kommt zu den geschilderten Veränderungen.

Je nachdem ob Schwund, Zunahme oder Entartung der Gewebe überwiegt, können wir eine atrophische, hypertrophische und dystrophische Form der Arteriosklerose unterscheiden, doch giebt es, wie erwähnt, viele Abweichungen von der Regel und Übergangsfälle, die sich nicht zwangslos in einer dieser Gruppen unterbringen lassen: ungewöhnliche und gemischte Formen. Ferner muß erwähnt werden, daß die Arteriosklerose gleichmäßig oder ungleichmäßig in den betroffenen Gefäßen verteilt sein kann: diffuse und nodöse Form. In den großen elastischen Gefäßen überwiegt die ungleichmäßige, in den muskulären Gefäßen die gleichmäßige Ausbreitung. Wie sich die Formen im einzelnen auf die Gefäße verteilen und wie häufig die verschiedenen Gefäße überhaupt erkranken, zeigen die folgenden beiden Kurven, die nach Zahlen von BREGMANN konstruiert sind. Es mag hinzugefügt werden, daß die Hautgefäße wenig zur Arteriosklerose neigen (WATANABE).

Tabelle 28.

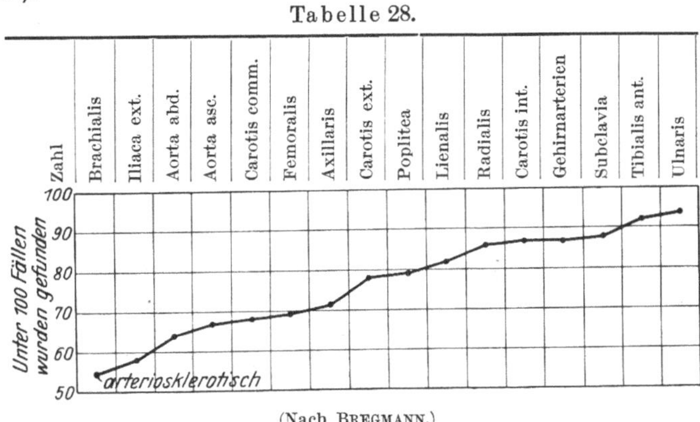

(Nach BREGMANN.)

In allen Fällen nimmt bei der Arteriosklerose die Elastizität der Gefäßwand ab; infolgedessen wachsen, soweit nicht Wucherungsvorgänge und Verkalkung das hindern, Umfang und Länge der Arterien: sie werden dicker und geschlängelt.

Eine besondere Stellung nehmen die Lungenschlagadern ein. Sie unterscheiden sich von den Arterien des großen Kreislaufes zunächst einmal durch ihren Bau. Stamm und Äste der Arteria pulmonalis sind nicht so deutlich in Intima, Media und Adventitia geschichtet, bis zu den kleineren Ästen überwiegt das elastische Gewebe, die in den kleinen Arterien zu findende Muskulatur ist dürftig und verliert sich wieder in den kleinsten Arterien. Mit zunehmendem Alter treten in der Lungenschlagader und ihren Ästen dieselben Veränderungen auf wie in der Aorta, jedoch in sehr viel geringerem Grade. Daß stets gleichzeitig stärkere

Tabelle 29.

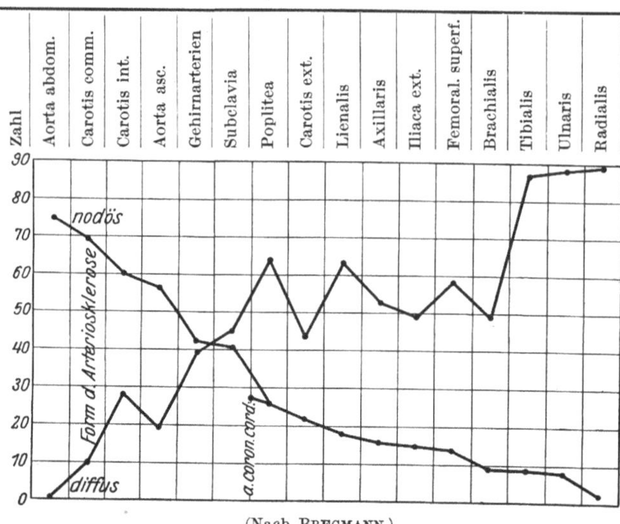

(Nach Bregmann.)

Aortenveränderungen vorhanden sind (Ljungdahl), trifft nach Posselt nicht zu. Die Mediaverkalkung der mittleren Gefäße des großen Kreislaufes fehlt in den Lungenarterien. Stauungen im Lungenkreislauf, z. B. bei Mitralfehlern, begünstigen die Arteriosklerose der Lungenschlagadern; es überwiegt dabei die bindegewebige Intimaverdickung mit Verfettung, auch die elastischen Fasern können sich stark vermehren, zu einer eigentlichen Ateromatose kommt es aber nur ausnahmsweise. Niedriger Blutdruck, Bau der Wand und Venosität des Blutes dürften unter anderem an dem abweichenden Verhalten der Lungenschlagadern schuld sein.

Schließlich ist zu erwähnen, daß an den Arterien der weiblichen Geschlechtsorgane eigenartige sklerotische Vorgänge gefunden werden. Besonders in der Media und Adventitia der kleinen Gefäße lagert sich eine homogene, elastinartige Masse ab (Sohma, Pankow). Sie entsteht nach Hueck dadurch, daß bei Schrumpfung der Organe nach einer Geburt oder im Alter die Gefäße entspannt werden. Es legen sich dann die alten elastischen Teile dichter zusammen, das Bindegewebe quillt infolge verlangsamter Saftströmung und wird mit minderwertigem, zu Zerfall in Schollen und Klumpen neigendem Elastin imprägniert: hyalin-elastoide Entartung. Daneben sieht man Gefäße, in denen ein neues Gefäßrohr eingebaut ist, ähnlich wie es bei der Heilung von Gefäßwunden beobachtet werden kann. Man nimmt an, daß es sich um einen Reparationsvorgang an überdehnten, zum Teil eingerissenen Gefäßen handelt (Sohma).

Die Entstehung der Arteriosklerose.

Lancisi nennt, wie wir gesehen haben, eine ganze Reihe von Schädlichkeiten, die nach seiner Ansicht zur Erweiterung und Verkalkung der Arterien führen können. Es war kein Fortschritt, wenn in der folgenden Zeit bald diese, bald jene Schädlichkeit einseitig in den Vordergrund gestellt wurde. Zunächst legte man der Arteriosklerose eine Entzündung unter, indem man die blutige Imbibition der Gefäßwand nach dem Tode so deutete (Morgagni, Frank, Bouillaud). Lobstein, der den Namen Arteriosklerose prägte, faßte das Leiden als „eine Ernährungsanomalie der Gefäße auf, in die wir uns allmählich hinein leben".

Rokitansky nimmt an, „daß es durch besondere lokale oder durch allgemeine mechanische Momente angeregte und unterhaltene funktionelle Anstrengungen der Arterie sein mögen, welche die innere Gefäßhaut zur Wucherung veranlassen." Virchow trat dann wieder für die entzündliche Entstehung ein und prägte die Bezeichnung Endarteritis chronica deformans. Köster, der auch eine Entzündung annimmt, sie aber von den Vasa vasorum ausgehen läßt, dürfte syphilitische Gefäße vor sich gehabt haben. Traube führt die Arteriosklerose zurück auf einen gesteigerten Tonus der Arterienmuskeln und die dadurch hervorgerufene Steigerung des Blutdruckes und Verlangsamung des Blutstromes. Huchard glaubt die Arteriosklerose werde erzeugt durch giftige, aus falscher Ernährung entspringende Stoffe. Marchand und v. Romberg betrachten die Arteriosklerose als „eine Ernährungsstörung der Gefäßwand infolge von Abnutzung". Man sieht, je nach dem Standpunkte der Forscher wird von ihnen der Schlüssel zur Entstehung der Arteriosklerose einmal im Wesen der anatomischen Veränderungen, ein andermal in deren mechanischen Gründen oder in der Wirkung allgemeiner Schädlichkeiten gesucht; der eine möchte über die Pathogenese, der andere über die Ätiologie zum Verständnis des Krankheitsprozesses gelangen.

Eine entzündliche Entstehung der Arteriosklerose wird heute ziemlich allgemein abgelehnt. Und in der Tat, wenn man den anatomischen Befund betrachtet, so drängt das frühzeitige und ausgedehnte Auftreten von Entartungserscheinungen dazu, als Wesen des Leidens einen rückschrittlichen Vorgang anzunehmen und die begleitenden Wucherungen als Ausgleichsversuche zu erklären. Es hieße aber doch den Tatsachen Gewalt antun, wollte man behaupten, daß sich alle Fälle willig dieser Auffassung fügten. Wenn unter der Wirkung schädlicher Einflüsse in einem beschränkten Bezirke verhältnismäßig rasch eine „ganz enorme" Wucherung des Intimagewebes eintritt, wie z. B. bei den erwähnten Kranken Heinekes, so hat man doch den Eindruck eines Reizzustandes, der der chronischen Entzündung zum mindesten sehr nahe steht. Dasselbe gilt von der als Endarteriitis obliterans verlaufenden Pulmonalsklerose. Es scheint hiernach, als ob doch zuweilen die Arteriosklerose mit Erscheinungen beginnen kann, die als Reizung bezeichnet werden dürfen. Wir möchten deshalb Benda beipflichten, der sagt: „Die Frage, ob Entzündung, ob Degeneration ist noch keineswegs spruchreif, obgleich zur Zeit die zweite Ansicht allgemeine Geltung besitzt."

Die Arteriosklerose eine Abnutzungskrankheit. Wenn im Alter die Gefäße weiter und starrer werden, weil die Gewebe, die in früheren Jahren die mechanischen Leistungen vorwiegend besorgt haben, zurückgehen und durch Bindegewebe ersetzt werden, so kann man das nicht als Krankheit, sondern höchstens als Abnutzungserscheinung bezeichnen. Aber auch dieser Ausdruck hat etwas Schiefes. Bei dem Worte Abnutzung denken wir an einen Materialverschleiß durch mechanische Arbeit. Sinkt dagegen die Elastizität eines Körpers infolge längerer Beanspruchung, dann spricht man gewöhnlich von Materialermüdung; deshalb könnte diese Bezeichnung passender als Abnutzung erscheinen. Bei einer lebenden Kraft, wie es die elastischen Fasern und Muskeln sind, treffen aber beide Ausdrücke nicht ganz zu. Denn hier hängt die Leistungsfähigkeit nicht nur von der mechanischen Beanspruchung ab, sondern ist eng mit den Leistungen des ganzen übrigen Körpers verbunden. Nehmen diese im Alter ab, so teilen die Gefäße das allgemeine Schicksal: sie werden alt. Dies mit reicherem Inhalt gefüllte Wort durch einen engeren Begriff wie Abnutzung zu ersetzen, scheint nicht berechtigt, weil einseitig. So wenig man das Altern der Arterien als Abnutzungserscheinung, ebensowenig sollte man es als Abnutzungskrankheit bezeichnen, wenn die Alterserscheinungen früher oder stärker auftreten als der Regel entspricht, denn man begegnet nicht selten Fällen von Arteriosklerose, in denen die Ansprüche an das

Gefäßsystem nicht nachweisbar gesteigert, also auch nicht die eigentliche Krankheitsursache waren.

Die Arteriosklerose eine Ernährungsstörung (LOBSTEIN, MARCHAND). Ähnliche Bedenken wie für die Abnutzung gelten auch für die Ernährungsstörung. Wenn wir eine Krankheit als Ernährungsstörung bezeichnen, so stellen wir uns vor, daß die Ernährungsstörung das zugrunde liegende Übel ist und nicht ein Krankheitszeichen neben anderen. Bei jeder Krankheit eines Gewebes wird die Ernährung oder noch allgemeiner der Stoffwechsel gestört sein und oft wird auch diese Störung morphologisch zum Ausdruck kommen. Mechanisch überanstrengte, alternde oder vergiftete Gewebe können z. B. Entartungserscheinungen zeigen, weil ihr Stoffwechsel krankhaft verändert ist. Wollen wir aber die Entstehung der Entartungserscheinungen begreifen, dann machen wir nicht bei der Ernährungsstörung halt, sondern suchen nach der letzten faßbaren Ursache, der Überanstrengung, dem Alter usw. Man hat nun Ernährungsstörung und Abnutzung zusammengefaßt und

die Arteriosklerose eine Ernährungsstörung der Gefäßwand infolge von Abnutzung (V. ROMBERG) genannt. Bei dieser Fassung werden toxische Ernährungsstörungen und auch die oben erwähnten Reizzustände von der Arteriosklerose ausgeschlossen, ohne daß man sie bei einer anderen Krankheitsform unterbringen könnte. Uns scheint deshalb auch diese Auffassung der Arteriosklerose zu eng zu sein.

Diese Hinweise dürften genügen, um zu zeigen, daß die Entstehung der Arteriosklerose nicht auf eine kurze Formel gebracht, sondern durch eine eingehende Prüfung aller in Betracht kommenden Einflüsse geklärt werden will. Dieser Aufgabe wollen wir uns nunmehr zuwenden.

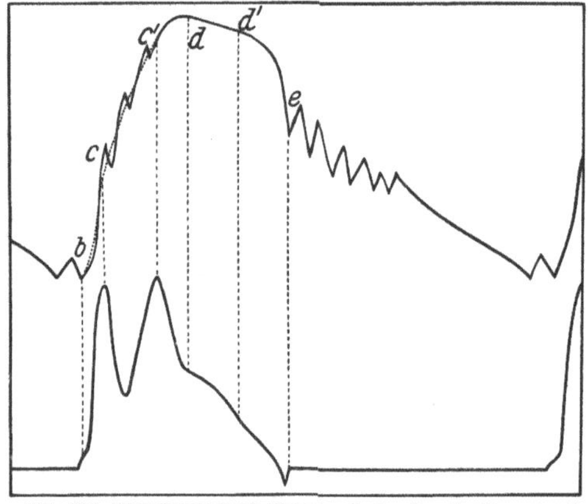

Abb. 219. Druckpuls und Strompuls in der Aortenwurzel. (Nach H. STRAUB.)

Mechanische Einflüsse. Die mechanische Aufgabe der elastischen und muskulären Gefäße ist verschieden. Die elastischen Gefäße, im besonderen die Aorta, arbeiten als reine Windkessel, d. h. sie haben eine stoßweise erfolgende Bewegung in eine gleichförmige umzuwandeln. Durch jede Kammersystole wird eine ansehnliche Blutmenge in die Aorta geworfen und dadurch unter starker Spannung der Aortenwand Füllung und Druck in dem Gefäß rasch erheblich gesteigert. Die Aortenwand hat sich einerseits der Füllung- und Druckänderung prompt anzupassen und andererseits die — in der Wandspannung — gespeicherte Energie möglichst vollkommen und gleichmäßig durch Förderung des Blutstromes in Arbeit umzusetzen. Wie sie sich dieser Aufgabe entledigt, können wir aus der Druck- und Stromkurve entnehmen. Beide Kurven steigen zunächst steil an, bis plötzlich, kenntlich an einem scharfen Knick, die Stetigkeit des Verlaufs unterbrochen und Druckanstieg wie Stromgeschwindigkeit verlangsamt werden. Nach einem zweiten Anstieg der Stromgeschwindigkeit sinken dann beide Werte ab, und zwar die Stromgeschwindigkeit etwas eher als der Druck (Abb. 219). Nun ist beim gesunden 20jährigen Menschen die Aorta um 30% über ihre natürliche Länge — d. h. die Länge der von ihrer Umgebung gelösten Arterie — gedehnt (HILLER). Bei dieser Dehnung sind die kollagenen Bindegewebsfasern noch etwas geschlängelt, während die elastischen Fasern schon leicht gespannt sind (TRIEPEL). Wird die Füllung vermehrt und so das Gefäß weiter gedehnt, dann kommt bald der Augenblick, wo auch die kollagenen Bindegewebsfasern gestreckt werden und, weil sehr wenig dehnbar, den Widerstand der Gefäßwand plötzlich stark erhöhen. Die auf einen geringeren Widerstand eingestellte Kontraktionskraft der Kammer vermag sich nicht gleich mit der Widerstandserhöhung abzufinden: die Stromgeschwindigkeit sinkt. Dann aber drückt die Kammer mit vermehrter Kraft nach; mit dem Steigen des Druckes hebt sich auch die Stromgeschwindigkeit wieder, doch wird dadurch die Füllung der stark gespannten Aorta kaum mehr gesteigert, sondern der Inhalt schon in die größeren Äste gepreßt. *So betrachtet, hat das Bindegewebe der Aorta die Aufgabe, die elastischen Fasern vor einer Überdehnung zu schützen und einen Teil der Kammersystole für die Füllung der Aortenäste unmittelbar nutzbar zu machen.* Der Augenblick, wo die Tätigkeit des Bindegewebes einsetzt, verrät sich in der Druck- und Stromkurve der Aorta durch eine plötzliche Verlangsamung der Stromgeschwindigkeit und des Druckanstieges, d. h. den oben erwähnten Knick.

Wenn mit dem Körper und den körperlichen Leistungen Füllung und Druck wachsen, nehmen auch die Gewebe der Gefäßwand zu. Solange alle Gewebe lebenskräftig sind, geschieht das gleichmäßig; läßt im Alter die Lebenskraft der elastischen Fasern nach, so tritt die Vermehrung des Bindegewebes in den Vordergrund. Diese hat also zwei Gründe, einen äußeren: die mechanischen Ansprüche an die Gefäßwand, und einen inneren, für das Alter allgemein geltenden: das frühere Sinken der Lebenskraft des spezifischen Gewebes. Nun wissen wir alle, der eine Körper altert früh, der andere spät. Was aber für den ganzen Körper, das wird auch für seine Gefäße gelten. Deshalb giebt es kein festes Verhältnis zwischen den Veränderungen, im besonderen den Entartungsvorgängen der Gefäßwand und den mechanischen Leistungen. Treten krankhafte Erscheinungen auf, so beginnen sie bei den elastischen Gefäßen in der am meisten belasteten Schicht, der Intima.

Eine abweichende Erklärung gibt THOMA. Nach ihm soll zuerst die Leistungsfähigkeit der Media zurückgehen, sei es infolge von Ernährungsstörung oder aus Gründen, die in ihr selbst liegen: Angiomalacie. Das Gefäß wird weiter, die Strömung entsprechend langsamer. Durch bindegewebige Verdickung der Intima sucht dann die Natur die ursprüngliche Weite und Stromgeschwindigkeit wieder herzustellen. Wäre diese Erklärung richtig, dann müßte die syphilitische Mesaortitis das reinste Beispiel der Arteriosklerose bieten. Das ist aber, wie bekannt, gerade nicht der Fall. Ferner ist nicht einzusehen, warum in der als elastisches Rohr gebauten Aorta die Teile, die am weitesten vom Schuß sind, zuerst leiden sollen. Schließlich müßte man die frühesten und stärksten Krankheitserscheinungen in der Media erwarten; sie sitzen aber in der Intima (JORES).

Auch die muskulären Gefäße haben noch, wie aus der soeben gegebenen Darstellung hervorgeht, eine gewisse Windkesselwirkung; sie erlischt nach HÜRTHLE erst bei einem Durchmesser von $^1/_4$ mm. Aber den Hauptstoß fängt doch die Aorta auf, weil sie dem Herzen am nächsten liegt und weiter ist als die Summe ihrer Astabgänge (THOMÉ, HÜRTHLE). Den muskulären Gefäßen fällt dagegen die Aufgabe zu, und zwar je weiter nach der Peripherie, in um so höherem Grade, die mittlere Weite des Gefäßes auf den wechselnden Blutbedarf seines Versorgungsgebietes einzustellen. Das geschieht durch die Muskulatur des Gefäßes und ist nicht möglich, ohne daß diese gleichzeitig einen großen oder den größten Teil des Druckes und der Druckschwankungen trägt. Zum Ausgleich der Längsspannungen ist hier eine entsprechende Schicht longitutinaler elastischer Fasern beigegeben, die aber nach außen von der Muskelschicht liegt und dadurch vor unmittelbaren Druckwirkungen geschützt wird. So weit mechanische Einflüsse zu arteriosklerotischen Veränderungen führen, sind diese in der am stärksten belasteten Muscularis und ihren elastischen Gebilden zu erwarten. Tatsächlich beginnt, wie wir gehört haben, die sog. Mediaverkalkung, diese für muskuläre Gefäße kennzeichnende Form der Arteriosklerose, in der Elastica interna oder den elastischen Fasern und dem Stützgewebe der Media und breitet sich dann weiterhin über die Muskelfasern aus. Die an den elastischen Gefäßen so stark hervortretende Bindegewebsvermehrung dürfte zum Teil darauf beruhen, daß hier von vornherein eine Bindegewebsschicht unter dem Endothel angelegt ist, also wohl besondere, der Bindegewebsentwicklung günstige Bedingungen bestehen, die an den muskulären Gefäßen fehlen.

Warum von den Entartungserscheinungen an den elastischen Gefäßen die Verfettung, an den muskulären die Verkalkung überwiegt, läßt sich mechanisch nicht erklären. Hier spricht offenbar der Stoffwechsel der Gewebe das entscheidende Wort[1].

Dagegen kann die bekannte Tatsache, daß die Arteriosklerose an den elastischen Gefäßen ungleichmäßig, nodös, an den muskulären Gefäßen gleichmäßig, diffus aufzutreten pflegt, wohl mechanisch begründet werden. In den elastischen Gefäßen ist die Stoßwirkung des in Absätzen rasch und mit großer Gewalt einströmenden Blutes viel stärker als bei der gleichmäßigeren Strömung in den muskulären Gefäßen. Der Blutdruck hat nach dem Trägheitsgesetz das Bestreben, sich geradlinig fortzupflanzen. Jeder Winkel, jeder Vorsprung der Strombahn, erfährt infolgedessen einen Stoß, der um so stärker ist, je einhr der Strom aus seiner Richtung abgelenkt wird;

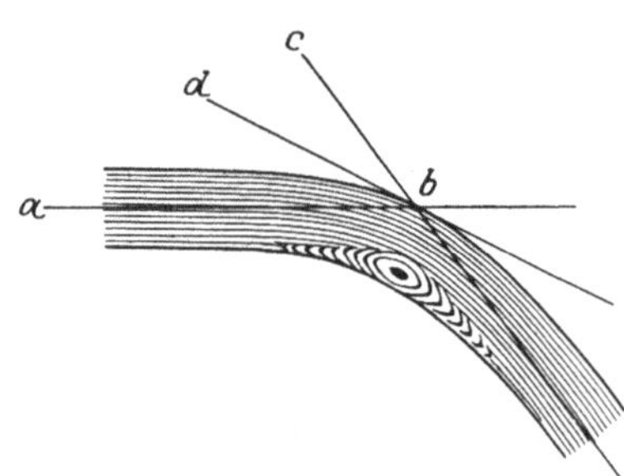
Abb. 220. Schema der Blutströmung nach ROLLET.

er besteht in der beigegebenen Abb. 220 in einem bestimmten Verhältnis zum Winkel $abd = cbd$[2].

Es ist also verständlich, daß im Aortenbogen, an den Abgangsstellen von Gefäßen, über vorspringenden Wirbelkörpern (WESTENHOEFFER) stärkere Veränderungen der Gefäßwand gefunden werden. In einem gewissen Gegensatz hierzu steht OBERNDORFERS Beobachtung, daß die Arterien in den Gelenkbeugen mehr oder weniger verschont bleiben; es wird dies wohl daran liegen, daß die ausgiebigen Bewegungen des Gefäßes und seiner Umgebung für eine lebhaftere Saftströmung sorgen, die Entartungen des Gewebes entgegenwirkt. Man darf deshalb bei den mechanischen Einflüssen nicht nur danach fragen, wieweit sie als solche besondere Arbeitsleistungen und dadurch Abnutzung begründen, sondern es muß außerdem berücksichtigt werden, wie sie auf das Gefüge der betreffenden Teile (Lockerung, Zerrung, Druck) und die Kreislaufsverhältnisse in ihnen (Stauung, Beschleunigung) wirken, — Gesichtspunkte, die unter anderem bei den schweren Sklerosen der Aorta oberhalb von Isthmusstenosen unsere Aufmerksamkeit verdienen. Auch ein örtlich verschiedener Bau der Gefäße muß in Betracht gezogen werden; so nimmt RÖSSLE an, daß aus diesem Grunde die Arterien in den Gelenkbeugen weniger erkranken.

---

[1] Während diese Erklärung annimmt, daß die Veränderungen der elastischen und muskulären Gefäße gleiche oder verwandte Ursachen haben, aber je nach der Eigenart des Gewebes und seiner Funktion verschiedene Bilder bieten, schließt MÖNCKEBERG umgekehrt aus der Verschiedenheit der Bilder, daß die Ursachen andere sein müßten.

[2] Vgl. MÜLLER: Z. exper. Med. **39**, 184.

An und für sich noch keine Arteriosklerose, aber doch eng mit ihr verbunden ist die Schlängelung der Arterien. Man hat sie sich nach R. GEIGEL folgendermaßen zu erklären. An der Wand der Gefäße ist die Geschwindigkeit des Blutes gleich Null, nicht aber das Druckgefälle. Indem das strömende Blut die ruhende Wandschicht mit sich fortzunehmen versucht, erzeugt es durch Schubspannungen an der Gefäßwand eine Längsdehnung. Wird die Längsdehnung bleibend, weil die Elastizität der Gefäßwand erlahmt ist, so schlängeln sich die Gefäße in dem Maße, wie ihre Länge die Länge der benachbarten festen Teile übersteigt.

Von der Bedeutung, die mechanische Einflüsse auf die Entstehung der Arteriosklerose haben können, legen ferner Zeugnis ab die Fälle, wo bei Schwerarbeitern starke Veränderungen in den Arterien der vorzugsweise angestrengten Körperteile gefunden worden sind. Auch die größere Häufigkeit der Arteriosklerose beim männlichen Geschlecht ließe sich hier anführen (BÄUMLER, REMLINGER, FRIEDREICH, BOVERI). In demselben Sinne spricht ferner MARCHANDS Fall, in dem bei einer 35jährigen Frau mit einer seit dem zweiten Lebensjahr bestehenden rechtsseitigen spinalen Kinderlähmung eine vorgeschrittene Mediaverkalkung in den Gefäßen des überanstrengten linken Beines festgestellt wurde. Weniger durchsichtig ist der Zusammenhang zwischen der Arteriosklerose und seelischen Erregungen, geistigen Überanstrengungen, Hetzjagd und dergleichen. Man stellt sich vor, daß die damit verbundenen Druckschwankungen die Entstehung der Arteriosklerose begünstigen. In dieser vorsichtigen Fassung darf man der Annahme wohl zustimmen. Aber es wurde ja schon beim Hochdruck, der als ein wichtiges Bindeglied zwischen den genannten Schädlichkeiten und der Arteriosklerose anzusehen ist, nachdrücklich darauf hingewiesen, daß hier die Anlage des Gefäß- und Nervensystems maßgebend mitspricht. Wir verweisen deswegen auf das früher Gesagte und möchten nur hinzufügen, daß neben den Nerveneinflüssen, die mechanisch durch Blutdruckschwankungen auf die Gefäße wirken, möglicherweise trophische Nerven der Gefäße eine Rolle spielen. Sicheres wissen wir aber nicht darüber, wie ja die ganze Frage der trophischen Nerven noch umstritten ist.

Die Wirkung dauernder Blutdrucksteigerungen auf die Gefäßwand wurde ebenfalls beim Hochdruck besprochen; sie können wohl eine Arteriosklerose erzeugen, brauchen es aber nicht. Nach den oben erwähnten Erfahrungen bei der sog. Kalkgicht mag das Zurückbleiben harnfähiger Stoffe im Körper infolge eines gleichzeitigen Nierenleidens dazu beitragen, vielleicht auch manchmal erst die Bedingungen dafür schaffen, daß die mechanische Belastung der Gefäße durch den Hochdruck zur Arteriosklerose führt. Man darf aber die von SENHOUSE-KIRKES und TRAUBE in den Vordergrund gestellte Bedeutung des Hochdruckes für die Entstehung der Arteriosklerose nicht überschätzen, da in vielen Fällen ausgesprochener Arteriosklerose der Blutdruck nicht erhöht ist. In diesem Zusammenhang verdient auch erwähnt zu werden, daß die großen Druckamplituden bei der Aorteninsuffizienz keinen sicher nachweisbaren Einfluß auf die Entstehung der Arteriosklerose haben (INADA). Zur Vorsicht bei der Bewertung mechanischer Einflüsse mahnen auch die schon in frühester Jugend zu findenden Wucherungen und Verfettungen in der Aorta, ferner die Fälle von ungewöhnlicher Form und ungewöhnlichem Sitz der Arteriosklerose, wie die erwähnte Sklerose der Lungen-, Uterus- und Adnexarterien und die ebenfalls erwähnten Fälle von KUTTNER, HUBER, HEINEKE, HUECK. Zusammenfassend dürfen wir deshalb wohl sagen, daß mechanische Einflüsse zweifellos für die Entstehung, im besonderen den Sitz und die Ausdehnung der Arteriosklerose wichtig, aber nicht allein maßgebend sind.

Chemische Einflüsse. Von diesen seien zuerst die bakteriellen Gifte besprochen.

Da die Fälle von Arteriosklerose bei Jugendlichen, an die wir gerade erinnert haben, nicht wohl auf Abnutzung zurückgeführt werden können — es sei denn, daß man abnutzen gleich leben setzt —, so hat man nach anderen Gründen gesucht. Es lag nahe dabei an die Schädlichkeit zu denken, die in erster Linie die Gesundheit des jungen Körpers zu bedrohen pflegt: die Infektionskrankheiten. Tatsächlich ist eine Anzahl von Fällen beschrieben worden, in denen sich für sklerotische Veränderungen kein anderer Grund finden ließ als vorausgegangene Infektionskrankheiten (SEITZ, SIMNITZKI, FREMONT-SMITH, WIESEL, WIESNER), so Gelenkrheumatismus (ROCH-BURNAND), Grippe (MARMORSTEIN, MAIER), Typhus (ZINSERLING, THAYER, KLOTZ-MANNING), Masern (HOFBAUER), Scharlach (WIESEL), Diphtherie (WIESEL, SCHARPFF und andere). Nach WIESEL, der sich besonders eingehend mit der Frage beschäftigt hat, treten zunächst ödematöse Herde in der Media auf, weiterhin zerfallen an diesen Stellen die elastischen und Muskelfasern, und Verfettung sowie Verkalkung stellen sich ein. Im ganzen leiden die elastischen Fasern am stärksten (SCHARPFF, RODLER), nur bei Sepsis und Scharlach überwiegt der Schwund der Muskelfasern (WIESEL). Ist der Herd größer, so erkrankt auch die benachbarte Intima. Es handelt sich also um einen Vorgang, bei dem Entartungserscheinungen das Bild beherrschen, und es ist deshalb berechtigt anzunehmen, daß hier die Gifte der Krankheitserreger selbst wirksam sind. Welchen Wert man auf Grund dieser Befunde bakteriellen Giften als Ursachen der Arteriosklerose zuerkennen will, hängt einmal von dem Vertrauen ab, das man einem Indizienbeweis entgegenbringt. Je weiter die Ereignisse, die Infektionskrankheit und die Feststellung der Arteriosklerose, auseinanderliegen, um so vorsichtiger wird man sein wollen. Ferner muß betont werden, daß viele Menschen Infektionskrankheiten durchmachen, ohne eine Arteriosklerose zu bekommen. So fand MÖNCKEBERG unter jüngeren Soldaten wohl in 44,6% arteriosklerotische Veränderungen und in 69% dieser Fälle Zeichen früherer Infektionskrankheiten, aber er fand auch Zeichen früherer Infektionskrankheiten ohne Arteriosklerose. Schließlich darf nicht übersehen werden, daß die von WIESEL und den meisten anderen Forschern beobachteten Herde in der Media von Arterien des verschiedensten Kalibers saßen, also der Arteriosklerose muskulärer Gefäße und nicht den bekannten „atherosklerotischen" Intimaveränderungen der Aorta entsprechen.

Die zur Klärung der Frage unternommenen Tierversuche sind zum größten Teil an Kaninchen ausgeführt. Die Aorta dieses Tieres entspricht aber nach ihrem Bau weniger der Aorta als den muskulären Gefäßen des Menschen, denn die Intima besteht nur aus einer Endothelschicht, die durch eine dünne Bindegewebslage mit der Elastica interna verbunden ist, und die Media führt recht zahlreiche Muskelfasern. Suchen wir nun durch Experimente am Kaninchen darüber Auskunft zu erhalten, ob eine bestimmte Schädlichkeit beim Menschen wohl zu einer Arteriosklerose führen könne, so läßt sich aus dem Verhalten der Kaninchenaorta nicht sicher auf die menschliche Aorta schließen, weil der Bau verschieden ist, und nicht sicher auf die muskulären Gefäße des Menschen schließen, weil die Tätigkeit verschieden ist — abgesehen davon, daß der Mensch kein Kaninchen ist. Wir werden deshalb aus diesen Tierversuchen nur Antwort auf die Frage erwarten dürfen, ob grundsätzlich diese oder jene Wirkung bestimmter Schädlichkeiten möglich ist. So vorsichtig verwertet, vermag aber der Tierversuch unsere klinischen Erfahrungen in wertvoller Weise zu ergänzen. Zunächst seien Versuche von KLOTZ erwähnt, aus denen hervorgeht, daß die Art des Bakteriengiftes nicht gleichgültig ist. Diphtherietoxin verursacht verkalkende Medianekrosen und dadurch kleine Aneurysmen der Aortenwand, während nach der Einspritzung von Typhus- und Streptokokkenkulturen Verfettung und bindegewebige Verdickung der Intima auftreten. Auch SALTYKOW ist es dann in etwas größerem Umfang gelungen, durch abgetötete Staphylokokkenkulturen Veränderungen der Aortenintima zu erzeugen, die mit den frühen Stadien menschlicher Aortensklerose größte Ähnlichkeit haben; einzelne Fälle zeigten außerdem Wucherungsvorgänge in der Media mit der Herden dieses Sitzes eigenen Neigung zur Verkalkung. SALTYKOWS Befunde sind indes nicht ganz beweisend, weil die Kaninchen vorwiegend mit Milch ernährt wurden (siehe unten).

Die Erfahrungen am Menschen und Tier sprechen aber doch wohl dafür, daß bakterielle Gifte der Arteriosklerose den Boden bereiten können, und zwar sowohl der Intimaverdickung mit Verfettung (Atherosklerose) wie auch der Mediaverkalkung. Während man sich jedoch bei der zweiten Form damit begnügt anzunehmen, daß die Gifte die betreffenden Gewebe schädigen und dadurch zur Verkalkung geneigt machen, glaubt man, daß bei der Intimaverfettung neben der Schädigung der Gefäßwand eine Wirkung der Bakteriengifte auf den Cholesterinhaushalt des Körpers mitspielt (ZINSERLING). Bei Infektionskrankheiten soll — vielleicht um die Bakteriengifte zu binden — Cholesterinester besonders aus den hieran reichenden Nebennieren frei gemacht werden. Infolgedessen steige der Cholesteringehalt des Blutes und damit das Cholesterinangebot an die Gewebe, die davon Gebrauch machen, soweit die Bedingungen für eine Aufnahme und Ablagerung von Cholesterin gegeben sind. Nach den bisher vorliegenden Untersuchungen ist der Cholesteringehalt des Blutes und der Nebennieren erhöht bei Nephrosen[1], Diabetes, körperlicher Überanstrengung (BACMEISTER, CHAUFFARD, LAROCHE und GRIGAUT, GROSS, STRAUSS und SCHUBARTH, HUECK und WACKER), herabgesetzt bei Infektionskrankheiten, wie Sepsis, Typhus, Pneumonie sowie Kachexien, Krebs, Tuberkulose (dieselben Forscher, ferner WELTMANN und andere). Bei einer Verlangsamung des Stoffwechsels ist der Cholesterinspiegel im Blut erhöht (CHALATOW), so im Alter (PARHON), beim Myxödem und in der Menopause (EPSTEIN und LANDE), auch bei Schwangerschaft (CHAUFFARD), während Steigerung mit herabgesetztem Cholesteringehalt des Blutes einhergeht (Basedow; EPSTEIN und LANDE). In Fällen frischer Arteriosklerose soll der Cholesterinspiegel des Blutes erhöht sein (BACMEISTER, HENES), ältere Fälle zeigen eine normale Menge im Blut, vermehrte Menge in den Nebennieren (CHAUFFARD). Wir wollen uns darauf beschränken, diese Angaben hier wiederzugeben, ohne weitere Schlüsse aus ihnen zu ziehen, da die Verhältnisse noch nicht genügend durchsichtig sind.

Durch das Cholesterin sind wir schon zu der Frage übergeglitten, ob Stoffwechselprodukte oder Nährschäden für die Entstehung der Arteriosklerose eine Rolle spielen. Bleiben wir gleich beim Cholesterin. Das Cholesterin wird dem Körper durch die Nahrung zugeführt; ein Teil wird im Körper gestapelt, ein Teil durch Stuhl, Harn, Galle, Speichel ausgeschieden. Füttert man Kaninchen ausschließlich mit cholesterinreichen tierischen Nahrungsstoffen — z. B. Leber- und Nebennierenpulver; STEINBISS —, so sterben die Tiere nach kurzer Zeit; man findet dann ausgedehnte Einschmelzung der Knochen, Medianekrosen mit schwerer Verkalkung und auch Kalkablagerungen in anderen Organen. Bei Zugabe von Salat oder Mohrrüben bleiben die Tiere am Leben und zeigen nun bei der Leichenöffnung Wucherung und Verfettung der Aortenintima, also eine Atherosklerose. Dasselbe Ergebnis wird erhalten, wenn man der gewöhnlichen Kost genügend Cholesterin zusetzt: Atherosklerose mit Erhöhung des Cholesterinspiegels im Blut (ANITSCHKOW und CHALATOW, WACKER und HUECK, SALTYKOW). Das sind Befunde, die auf den ersten Blick dafür zu sprechen scheinen, daß dem Cholesterin-

---

[1] Die Nierensklerosen verhalten sich anders (STEPP).

gehalt des Blutes ein bestimmender Einfluß auf die Entstehung der Atherosklerose zukommt. Bei näherer Prüfung ergeben sich aber doch wichtige Bedenken.
Es gelingt wohl, beim pflanzenfressenden Kaninchen durch eine den Bedürfnissen
des Körpers widersprechende Nahrung eine Atherosklerose zu erzeugen, ob aber
der Cholesteringehalt dabei den Ausschlag gibt, ist noch zweifelhaft. NEWBURGH
und CLARKSON machen auf Grund ausgedehnter Versuche den Eiweißgehalt der
Kost verantwortlich. Bei Katzen hat ANITSCHKOW gefunden, daß Cholesterinfütterung nicht oder nur nach sehr großen Gaben eine Atherosklerose hervorbringt. Ferner sind aber die Gaben beim Kaninchen so groß, daß sie auf den
Menschen nicht übertragen werden können, und zwar auch deshalb nicht, weil beim
Kaninchen nicht nur die Gefäße, sondern auch andere Organe ergriffen werden
(Leber- und Nierenschrumpfung). Wieweit die hierdurch bewirkten Störungen
des ganzen Stoffwechsels an der Atherosklerose beteiligt sind, läßt sich bis jetzt
nicht absehen. Nach SCHMIDTMANN kommt eine Atherosklerose durch Cholesterinfütterung nur dann zustande, wenn gleichzeitig der Blutdruck gesteigert
ist, während THÖLLDTE in lange dauernden Versuchen auch ohne Blutdrucksteigerung eine Atherosklerose erzeugen konnte. Man sieht, die Rolle des Cholesterins
bei der Entstehung der Atherosklerose ist noch nicht geklärt. Um weiter zu
kommen, wird man von den allgemeinen Aufgaben ausgehen müssen, die die
Lipoide im Körper haben. THANNHAUSER äußert sich darüber folgendermaßen:
„Lipoide sind Glyceride, ein- und mehrwertige Alkohole, die mit langgliedrigen
Fettsäureradikalen Ester bilden. Da in allen Organen sowohl Lipoide als auch
fettsäureesterspaltende und esterbildende Fermente (Lipase, Esterase) vorhanden sind, ist mit Hilfe solcher Ester und den entsprechenden Fermenten die
Möglichkeit gegeben, durch einfache reversible Fermentreaktion Stoffe von ganz
differenten physikalischen Eigenschaften an den Grenzflächen zu erzeugen und
hierdurch Bewegungserscheinungen hervorzurufen. Für derartige physikalische
Vorgänge an Grenzflächen dürfte das Gleichgewicht Cholesterin-Cholesterin-
ester eine wesentliche Rolle spielen und darin die Bedeutung des Cholesterin-
moleküls für den Zellstoffwechsel begründet sein."
     Es wurde gesagt, daß NEWBURGH und CLARKSON die Arteriosklerose der
Kaninchen mit dem Eiweißgehalt des Futters — es wurde Fleischmehl neben
Brotmehl, Kleie, Backpulver und Kochsalz gegeben — in Verbindung bringen.
In welcher Weise das Eiweiß hier wirkt, ist schwierig zu sagen, doch soll nicht
unerwähnt bleiben, daß die Eiweißzufuhr den Cholesterinhaushalt beeinflußt.
Beim Hunde steigt unter eiweißreicher Ernährung der Cholesteringehalt der Galle
an, und zwar nimmt besonders das freie Cholesterin zu, so daß es die Menge der
bei gemischter Kost überwiegenden Cholesterinester übersteigt; reine Kohle-
hydratkost läßt den Cholesteringehalt etwas sinken und verschiebt ebenfalls die
Zusammensetzung zugunsten des freien Cholesterins; nach Butter und Milch
steigen freies Cholesterin und Cholesterinester gleichmäßig an (HAVERS). Wenn
nun behauptet wird, daß auch beim Menschen reichlicher Fleischgenuß die Entstehung einer Arteriosklerose begünstigt, so können Kaninchenversuche und die
zweifelhafte Cholesterintheorie wohl kaum zur Stütze herangezogen werden; der
Beweis wird sich vielmehr auf die Erfahrungen der Praxis gründen müssen. Da
aber die Arteriosklerose eine Krankheit ist, die sich über Jahre und Jahrzehnte
erstreckt und von allen möglichen Bedingungen abhängen dürfte, so ist es ganz
unmöglich zu entscheiden, ob und wie hoch diese oder jene allgemeine Schädlichkeit, wie z. B. der Fleischgenuß, einzuschätzen ist. HUCHARDS Lehre, daß bei
Fleischnahrung Ptomaine entständen und eine die Arteriosklerose begünstigende
Autointoxikation hervorriefen, kann trotz des zum Beweise angeführten „uro-
toxischen Koeffizienten" nicht als genügend begründet gelten (vgl. S. 420); Fütte-

rungen mit fauliger Fleischbrühe sind ergebnislos geblieben (Boveri). Die Tatsache,
daß Pflanzenfresser (Pferde, Hirsche, Kaninchen; Lyding) besonders zur Arteriosklerose neigen, und vorwiegend vegetarisch lebende Völkerstämme wie die Ja-
paner ebenso häufig von dem Leiden betroffen werden wie Völker, die reichlich
Fleisch essen, spricht auch gegen eine ausschlaggebende Bedeutung des Fleisches.
Ja, im Tierversuch erzielt man Ausfall von Kalksalzen, und zwar auch in den
Gefäßwänden, indem man bei gleichzeitiger Kalkzufuhr durch reichlich Gemüse
das Blut entsäuert (Rabl). Da das Fleisch ein teures Nahrungsmittel und deshalb
eine Speise der Wohlhabenden ist, so mögen öfters Luxuskonsumtion und
Schlemmerei mit den obligaten ungesunden Lebensgewohnheiten hinzukommen;
es liegt dann eine Summe von Schädlichkeiten vor, aus der man nicht einseitig
eine besonders mißliebige hervorheben sollte.

Was früher über die Beziehungen von Stoffwechselkrankheiten, Genußmitteln,
Blei und innerer Sekretion zum arteriellen Hochdruck gesagt worden ist (S. 419 ff.),
gilt mutatis mutandis auch für die Arteriosklerose. Nur einiges mag hier nachgetragen werden. Versuche beim Tier, durch Alkohol eine Arteriosklerose zu erzeugen, hatten keinen (Jores und Finkelnburg) oder höchsten einen zweifelhaften Erfolg (Saltykow). Dasselbe ist vom Nicotin zu berichten (Josué, Ollendorf, Schmiedl); wo doch Gefäßveränderungen eintreten, sind diese nicht beweisend, weil so große Gaben nötig sind, daß gleichzeitig der Allgemeinzustand
schwer geschädigt wird (Adler und Hensel, Loeper und Boveri, Müller
und andere). Nach Bleivergiftungen im Versuch sahen Jores und seine Schüler
keine Gefäßveränderungen, während Maier umschriebene Erweiterungen der
kleinen Arterien mit Rundzelleninfiltraten in der Adventitia und Media sowie
fettiger Entartung beschreibt. Harnsäureeinspritzungen führten in Versuchen
von Sicart und Brissaut sowie Amato nur zu Medianekrosen, zum Teil mit Verkalkungen. Nach Schilddrüsenexstirpation hat man, besonders wenn man die
Tiere durch Thyreoidintabletten längere Zeit am Leben erhält, ausgedehnte
Mediaverkalkungen beobachtet (Eiselsberg, Pick und Pineles). Sehr eingehend
ist die Wirkung des Adrenalins untersucht worden. Josué und nach ihm W. Erb
d. J., Fischer, Scheidemandel sowie zahlreiche andere Forscher haben gefunden,
daß wiederholte intravenöse Adrenalineinspritzungen beim Kaninchen eine eigenartige Erkrankung der Aorta zur Folge haben. Zunächst entstehen kleine, weiße,
durch die Intima durchscheinende Fleckchen, die bald grübchenartig einfallen
und so kleine Aneurysmen bilden, deren Wand von Kalkplatten durchsetzt ist.
Beobachtet man mikroskopisch den Verlauf, so sieht man, wie im Beginn an
diesen Stellen die Muskelfasern hyalin entarten, dann zerfallen und schließlich
durch Kalkherde ersetzt werden; mit den Muskelfasern gehen auch die elastischen
Fasern zugrunde. In der Umgebung kann es zu zelliger Infiltration und Bindegewebswucherungen kommen und zuweilen gesellen sich noch Intimaverände-
rungen hinzu. Man ist sich darin einig, daß dieser in der Media einsetzende Vorgang durchaus von der Atherosklerose der menschlichen Aorta verschieden ist,
aber Ähnlichkeit mit der Mediaverkalkung der muskulären Gefäße des Menschen
hat. Bei älteren Kaninchen bilden sich diese Medianekrosen leichter als bei
jüngeren (Tarantini), bei Hunden treten sie nicht ein. In welcher Weise die
Adrenalinwirkung zu erklären ist, steht noch dahin; das Mittel mag unmittelbar
die Muskelfasern oder die Nerven in der Gefäßwand schädigen oder dies mittelbar
tun durch Krampf der Vasa vasorum oder mechanisch durch Steigerung des
Blutdruckes. Ähnliche Wirkungen wie das Adrenalin hat noch eine ganze Reihe
verschiedenartiger Gifte; wir brauchen sie hier nicht einzeln aufzuführen, da
unsere Kenntnisse von der Entstehung der Arteriosklerose dadurch bis jetzt nicht
wesentlich gefördert worden sind.

Erbliche Belastung dürfte wie beim Hochdruck so auch bei der Arteriosklerose eine wichtige Rolle spielen. Zahlenmäßig können wir das allerdings nicht belegen. Die von WEITZ für den Hochdruck aufgestellten Zahlen lassen sich nicht ohne weiteres auf die Arteriosklerose übertragen, da es Hochdruck ohne Arteriosklerose und Arteriosklerose ohne Erhöhung des Blutdruckes gibt. Aber die Erfahrung, daß nicht selten ohne faßbare Gründe eine schwere Arteriosklerose und trotz reichlicher Gründe keine Arteriosklerose entsteht, spricht doch dafür, daß die Anlage des Gefäßsystems von maßgebender Bedeutung ist. Ebenso die Häufigkeit der Arteriosklerose in manchen Familien (G. B. GRUBER). Versuche, aus dem Vorkommen der Arteriosklerose bei verschiedenen Völkern oder Rassen — die Arteriosklerose soll bei den Juden häufiger sein als bei den nordischen Völkern —, in Stadt und Land, in Ebene und Gebirge, in den einzelnen Berufen etwas über die Entstehung des Leidens zu erfahren, scheitern ebenfalls an dem Mangel verläßlicher Zahlen.

Alles in allem darf man wohl sagen, daß zahlreiche verschiedenartige Einflüsse bei der Entstehung der Arteriosklerose zusammen wirken können und wohl immer zusammen wirken. Dementsprechend wechseln Sitz, Ausbildung und Verbreitung der arteriosklerotischen Veränderungen, wie die für ihre Entstehung in Betracht kommenden Einflüsse von Fall zu Fall. Jeder Mensch hat seine eigene Arteriosklerose, jede Arteriosklerose ihre eigenen Gründe.

Nachdem wir so das anatomische Bild, das Werden und die Ursachen der Arteriosklerose kennengelernt haben, können wir versuchen, eine im Einklang damit stehende

Begriffsbestimmung der Arteriosklerose zu geben. Folgende Fassung scheint annehmbar zu sein:

Die Arteriosklerose ist eine fortschreitende Störung des regelrechten Ablaufs der Lebensvorgänge in der Gefäßwand, bei der durch Schwund-, Wucherungs- und Entartungsvorgänge in wechselndem Verhältnis die Gefäßwand verhärtet und ihre Leistungsfähigkeit herabgesetzt wird.

In dieser Fassung haben die drei Hauptformen der Aderverhärtung Raum: Atherosklerose, Mediaverkalkung und Endarteriitis obliterans. Wieweit verwandtschaftliche Beziehungen zwischen diesen Formen bestehen, bleibt dabei unentschieden.

Über das *Vorkommen und die Häufigkeit* der Arteriosklerose haben wir, wie soeben gesagt, keine verläßlichen Zahlen. Das hat seine guten Gründe. Veränderungen der Gefäßwand, wie sie der Arteriosklerose zukommen, finden sich bereits in ganz jungen Jahren; sie sind zum Teil schon dem bloßen Auge, zum Teil nur mikroskopisch erkennbar, und werden um so häufiger entdeckt, je größere Abschnitte des Gefäßsystems man untersucht. Es ist aber diesen geringfügigen Veränderungen nicht anzusehen, ob sie fortschreiten und nachweisbar die Gefäßwand verhärten und ihre Leistungsfähigkeit herabsetzen werden, so wie es zum Begriff der Arteriosklerose gehört. Und wo soll bei diesem vielleicht durch das ganze Leben schleichenden und ungleichmäßig verteilten Vorgang die Grenze gezogen werden zwischen belanglosen, so gut wie allgemein vorkommenden und krankhaften Befunden? Jede Grenze, man mag sie ziehen wo und wie man will, muß willkürlich und deshalb unbefriedigend sein. Dem Kliniker geht es womöglich noch schlechter als dem Anatomen. Wonach soll er sich bei der Feststellung einer Arteriosklerose richten? Blutdruck und Pulsamplitude sind unzuverlässig, der Röntgenbefund der Aorta und Störungen in der Tätigkeit dieses oder jenes Gefäßbezirkes oder Organs vieldeutig, die Betrachtung und Betastung der Arterien nur an spärlichen Stellen möglich und deshalb wie alle Stichproben trügerisch, zumal wenn man aus dem lokalen Befund auf den allgemeinen Zustand schließen würde. Die klinischen Zeichen sind also viel unsicherer als die anatomischen und dementsprechend die Abgrenzung der Befunde noch schwieriger. Wir wollen uns deshalb damit begnügen, allgemein festzustellen, daß die Arteriosklerose bei Männern häufiger ist als bei Frauen und daß die Häufigkeit etwa vom 40. Lebensjahre ab rasch zunimmt.

Das Krankheitsbild der Arteriosklerose.

Von den Krankheitszeichen, die an den Arterien selbst nachweisbar sein können, war gerade die Rede. Wir müssen aber noch etwas näher darauf eingehen. Unserem Auge oder Gefühl ist nur eine beschränkte Zahl von Arterien unmittelbar zugänglich; die Aa. temporalis, carotis, brachialis, radialis, femoralis, poplitea, pediaea sind die wichtigsten, bei mageren Menschen kommen die Aorta abdominalis und Aa. iliacae hinzu. Sind diese Gefäße arteriosklerotisch, so finden wir sie in ausgesprochenen Fällen geschlängelt, weiter und härter als regelrecht, bei ungleichmäßiger Verteilung der Arteriosklerose außerdem uneben (Gänsegurgelarterie). Da das Leiden oft nur einzelne Gefäßabschnitte befällt, so soll man möglichst zahlreiche Stellen untersuchen, und zwar eben so sehr, um keine Arteriosklerose zu übersehen, als auch um falsche Verallgemeinerungen zu vermeiden. Und auch dann noch müssen wir vorsichtig mit unseren Schlüssen sein. Man könnte denken, die tastbare Verdickung der Arterien, dies mit Händen zu fassende Zeichen, sei unbedingt vertrauenswürdig. Leider ist das nicht der Fall. LANDÉ hat in einer sorgfältigen Arbeit nachgewiesen, daß Arterien, die v. ROMBERG selbst geprüft und als starrwandig bezeichnet hatte, in der Hälfte der Fälle keinen entsprechenden anatomischen Befund boten. Es mahnt das besonders zur Vorsicht gegenüber der jugendlichen Arteriosklerose, soweit diese aus dem Tastbefund erschlossen wird. Die anatomische Kontrolle solcher Fälle hat denn auch nichts Krankhaftes ergeben (FISCHER und SCHLAYER). Die Tatsache, daß die verdickte starre Wand plötzlich dünn und weich werden kann, sei es im Fieber oder ohne äußeren Grund (v. ROMBERG, HAMBURGER, RITTENHOUSE) läßt an Tonusschwankungen der Gefäßmuskulatur als Ursache der Erscheinung denken. Der Puls bei der Arteriosklerose wird einmal als klein, träg mit abgerundetem Gipfel der Kurve, ein andermal als groß und schnellend geschildert. Beides kommt vor. Sklerose der peripherischen Arterien setzt dem systolischen Füllungszuwachs einen vermehrten Widerstand entgegen und verlangsamt ihn: Pulsus parvus et tardus; Sklerose der Aorta vermindert die Windkesselwirkung der Aorta, so daß von vornherein ein größerer Teil des von der linken Kammer ausgetriebenen Blutes in die peripherischen Arterien gelangt: Pulsus celer et altus. Zentrale und peripherische Sklerose wirken in dieser Beziehung einander entgegen. So ist es zu erklären, daß eine sicher sklerotische Arterie ein normales Pulsbild liefern kann (LANDÉ). Ist ein symmetrisch angelegtes Gefäß oder sein Ursprung auf der einen Seite stärker erkrankt als auf der anderen, dann wird der Puls — z. B. an den beiden Aa. radiales — verschieden: Pulsus differens. Die Fortpflanzungsgeschwindigkeit der Pulswelle ist in sklerotischen Arterien erhöht, doch findet sich dies Verhalten bei gesteigertem Blutdruck auch in nichtsklerotischen Gefäßen (WEITZ und HARTMANN, BRAMWELL, CRIGHTON und HILL). Die Reaktion auf Kälte und Wärme (VEIEL, LANGE) sowie Adrenalin und Coffein (ANITSCHKOW) ist herabgesetzt, in schweren Fällen aufgehoben; in beginnenden Fällen besteht Neigung zu Spasmen (ANITSCHKOW). Bei der Röntgenuntersuchung können verkalkte Gefäße als dunkle Stränge nachweisbar sein. Die Capillaren sind bei peripherischer Arteriosklerose ohne Blutdrucksteigerung oft stark gewunden, bilden reichliche Anastomosen und zeigen verlangsamte körnige Strömung (E. WEISS, JÜRGENSEN).

Auch die Aorta wird wie die übrigen Gefäße länger und weiter, wenn sie an

Arteriosklerose erkrankt. Man kann zuweilen den Aortenbogen in der Drossel-
grube fühlen und die Erweiterung der aufsteigenden Aorta an einer Dämpfung
neben dem rechten Brustbeinrande erkennen. Gleichzeitig bewirkt diese Erweiterung, daß die Töne der Aortenwand besser an die Brustwand fortgeleitet werden:
der zweite Aortenton ist verstärkt. Greift die Arteriosklerose auf die Klappen
über, so kann sich das durch ein systolisches oder seltener diastolisches Geräusch
und im weiteren Verlauf durch die übrigen bekannten Zeichen eines Aortenklappenfehlers verraten. Ob Rauhigkeiten der Aortenwand Geräusche verursachen können, ist nach Untersuchungen von REID wohl zweifelhaft. Daß eine
Sklerose der Aorta zu einem Pulsus celer et altus führen kann, wurde schon gesagt.
Die Pulsdruckamplitude und die mit dem Energometer gemessenen Werte des
Pulsvolumens (SCHRUMPFF) sind dann vergrößert. Im Röntgenbilde ist die sklerotische Aorta auffallend dunkel und läßt bei geeigneter Technik schon bei der
Durchleuchtung in manchen Fällen Kalkeinlagerungen erkennen (BODEN). Ist die
Aorta nachweisbar länger geworden, so springt der Schatten der aufsteigenden
Aorta weiter nach rechts, der Schatten des Bogens (Aortenknopf) weiter nach
links vor, und der Aortenscheitel liegt höher. Jedoch sprechen diese Zeichen nur
dann für eine Verlängerung der Aorta, wenn kein Zwerchfellhochstand besteht;
die Lage des Aortenscheitels im besonderen ist nur im Stehen verwendbar (DIET-
LEN). Über die Weite der aufsteigenden Aorta unterrichtet die Durchleuchtung im
ersten, über die Weite des Bogens die Durchleuchtung im zweiten schrägen
Durchmesser. Die absteigende Aorta untersucht man im umgekehrten ersten
schrägen Durchmesser (DIETLEN) oder im Vorderbild (HITZENBERGER und ELIAS);
ist sie erweitert, so giebt sich das außer durch das Röntgenbild durch eine Dämpfung kund, die in der Höhe des 3.—6. Brustwirbeldornes links neben der Wirbelsäule liegt (HITZENBERGER und ELIAS). Die sklerotische Erweiterung der Aorta
ist gleichmäßig (VAQUEZ und BORDET) und unterscheidet sich dadurch von den
spindel- oder sackförmigen syphilitischen Erweiterungen.

Als allgemeine Folge der Arteriosklerose sehen wir, daß die Blutzufuhr zu den
Gebieten der erkrankten Gefäße Not leidet. Das äußert sich zunächst darin, daß
die Organe, deren Arterien erkrankt sind, gesteigerten Ansprüchen nicht mehr
gerecht werden können. Jedes Organ will bei Arbeit stärker durchblutet sein.
Dazu genügt aber nicht, daß sich die Arterien des Organs erweitern, sondern es
müssen auch die Stammgefäße erweitert, die günstigste Querschnittverteilung
zwischen Stamm, Ästen und Zweigen hergestellt, die Erweiterung des tätigen
Gebietes durch Verengerung anderer Gebiete ausgeglichen und dabei die Dringlichkeit des Blutbedarfes der verschiedenen Organe berücksichtigt sowie schließlich das Herz nötigenfalls zu gesteigerter Tätigkeit angeregt werden (HESS). Ein
sehr verwickelter Vorgang, der nur dann vollkommen gelingen wird, wenn die
zahlreichen in einander greifenden und auf einander abgestimmten Regulations-
mechanismen regelrecht arbeiten. Nun haben wir schon gehört, daß sklerotische
Gefäße anfangs zu Krampfzuständen neigen, später auf verengernde oder erweiternde Reize nur unvollkommen oder überhaupt nicht antworten. Wenn die
von solchen Gefäßen versorgten Organe einmal mehr arbeiten und deshalb reichlicher durchblutet werden sollen, so vermögen die falsch oder ungenügend rea-
gierenden Gefäße die geschilderte verwickelte Blutumlagerung nicht durchzuführen
(LANGE). In welcher Weise dadurch die Tätigkeit der einzelnen Organe gestört
wird, wollen wir sogleich betrachten. Zuvor nur noch ein kurzes Wort über die
Folgen übermäßiger Intimaverdickung bei der Arteriosklerose. Verdickt sich die
Intima stärker als nötig ist, um die infolge des Elastizitätsverlustes eintretende
Erweiterung der Gefäße auszugleichen, oder entwickelt sich eine Intimaverdickung
nach Art der Endarteriitis, so wird in dem betroffenen Gebiet die Strombahn ver-

engt und das Stromvolumen entsprechend herabgesetzt. Im weiteren Verlauf
können durch die Intimawucherung oder hinzutretende Thrombosen einzelne
Äste ganz verschlossen werden. Wenn nicht genügend oder nicht genügend
leistungsfähige Kollateralen vorhanden sind, verfällt das gesperrte Gebiet der
ischämischen Nekrose.

Das Herz wird durch eine Sklerose der peripherischen Arterien so lange nicht
nachweisbar belastet, als nicht eine Verengerung ausgedehnter Bezirke den Blutdruck steigert. Ähnlich steht es mit der Sklerose der Aorta und ihrer großen
Äste, wie bei der Hypertension (S. 413) dargelegt worden ist. Was über das Herz
bei Arteriosklerosen mit erhöhtem Blutdruck zu sagen wäre, ist ebenfalls in dem
Abschnitt über Hochdruck zu finden. Die Sklerose der Kranzgefäße haben wir
bei den Herzmuskelerkrankungen (S. 366) besprochen und bei der Angina pectoris
werden wir noch einmal darauf zurückkommen. Es kann deshalb hier auf die
betreffenden Abschnitte verwiesen werden.

Arteriosklerose im Gebiet des Zentralnervensystems.

Von den Störungen im Nervensystem, die durch die Arteriosklerose hervorgerufen werden können, sind die des Gehirns am wichtigsten. Nach dem anatomischen Befund kann man unterscheiden Fälle ohne und Fälle mit nachweisbaren Veränderungen der Hirnsubstanz. Die zweite Gruppe umfaßt die das
ganze Organ gleichmäßig erfassende progressive arteriosklerotische Hirndegener-
ation (BINSWANGER, ALZHEIMER), die Encephalitis subcorticalis chronica (BINS-
WANGER), sowie die senile Rindenverödung und perivasculäre Gliose (ALZHEIMER).
Klinisch lassen sich die einzelnen Gruppen nicht sicher trennen, doch scheidet man
nach den Krankheitszeichen die Fälle in solche mit allgemeinen psychischen Veränderungen und solche mit Herdsymptomen. Es kommen aber, wie hinzugefügt
werden muß, so viel Übergangsfälle vor, daß die „Verbindung mehr oder weniger
stark ausgeprägter psychischer Veränderungen mit umschriebenen cerebralen
Ausfallserscheinungen" geradezu als charakteristisch für die Arteriosklerose des
Gehirns anzusehen ist (KRAEPELIN).

Eines der ersten Zeichen einer Arteriosklerose des Gehirns pflegt das Sinken
der Leistungsfähigkeit zu sein. Der Kranke kann seine Gedanken nicht mehr so
straff zusammenfassen und dringt in verwickelten Fragen nicht mehr oder nicht
mehr so rasch und sicher zum Kern der Dinge vor, er begreift langsamer, vermag
schnell wechselnden Eindrücken nicht mehr genügend zu folgen und ermüdet
deshalb bald. Das Gedächtnis läßt nach und noch mehr die Merkfähigkeit für
neue Tatsachen; das Notizbüchlein, dies Kennzeichen des alternden Menschen,
ist ein kümmerlicher unzuverlässiger Notbehelf. Mehr und mehr zieht sich der
Kranke von den jagenden Problemen der Gegenwart in die Erinnerung an frühere
Zeiten zurück, er wird zum laudator temporis acti; der gelenkige Geist wird
starrer, der Horizont enger, die Kraft zu schöpferischer Tätigkeit sinkt. Der allgemeine Rückgang bleibt dem Kranken nicht verborgen. Je nach seinem Charakter findet er sich in verschiedener Weise damit ab. Der eine wird reizbar, verdrieß-
lich, nörgelig, möchte den Rückgang der Leistungen auf die Umgebung abwälzen,
der andere überträgt die Ordnung und Übersicht, die er im großen nicht mehr
leisten kann, auf geringe und geringste Dinge, er wird pedantisch, kleinlich,
Feder, Bleistift, Gummi müssen auf ihrem abgezirkelten Platz liegen usw. Wieder
ein anderer gönnt seinen Mitmenschen nicht das Gute, von dem er voraussichtlich
eher scheiden muß als sie, er wird boshaft, geizig und wenn sein Herz sehr am
Mammon hängt, auch geizig für seine eigene Person, er verhungert zwischen
seinen Schätzen. Auch das Umgekehrte kommt vor. Der Kranke sucht mit-
zunehmen was er kann, er wird verschwenderisch, kauft überflüssiges Zeug oder

verjubelt vielleicht als bespöttelter Lustgreis sein Geld in zweifelhafter Gesellschaft. Manche werden durch das Gefühl der sinkenden Leistungsfähigkeit
niedergedrückt, schlaff, haltlos, vernachlässigen sich; andere, harte Naturen
werden weicher, nachsichtiger, liebenswürdiger. Zu diesen Veränderungen des
Charakters, die sich aus dessen Anlage und als Folgen der sinkenden Leistungsfähigkeit erklären lassen, können echte, durch die Arteriosklerose begründete
Geistesstörungen hinzutreten: schwere Depressions- oder Erregungszustände,
Wahnvorstellungen und schließlich Verblödung. Die arteriosklerotischen Psychosen sind dadurch gekennzeichnet, daß der Befund stark wechselt, schwere
Störungen von einem Tag zum anderen einem Zustande Platz machen, der kaum
etwas Krankhaftes bietet; Krankheitseinsicht oder doch Krankheitsgefühl sind
lange vorhanden, die Kranken dementsprechend zugänglich und hilfsbedürftig;
die geistigen Störungen zeigen insofern eine gewisse Abgrenzung, als sie „den Kern
der Persönlichkeit" bis in späte Stadien ziemlich unberührt lassen.

Von körperlichen Erscheinungen treten frühzeitig auf Kopfdruck, Kopfschmerzen, Schwindel beim Bücken und raschen Bewegungen, Unregelmäßigkeiten der Herztätigkeit, Schlaflosigkeit, Ohrensausen oder ähnliche Störungen,
Schwanken bei geschlossenen Augen, Zittern; es gesellen sich hinzu Enge, auch
wohl Ungleichheit der Pupillen, Schwäche in einem Facialis oder Arm oder Bein,
Spasmen — Zeichen herdförmiger Schädigungen. Nicht selten wird das ganze
Heer cerebraler Erscheinungen durch einen Schlaganfall eingeleitet; KRAEPELIN
sah nahezu in der Hälfte der Fälle das Leiden mit einem Schlaganfall beginnen,
ohne daß stärkere psychische Veränderungen vorausgegangen wären. Je nach der
Größe und dem Sitz der Blutung ist das Bild sehr verschieden; wir brauchen auf
diese bekannten Dinge hier nicht weiter einzugehen.

Für die Diagnose der Arteriosklerose des Gehirns sind wichtig der Nachweis
anderweitiger arteriosklerotischer Veränderungen, das Bestehen von Herdzeichen
neben den allgemeinen Erscheinungen, der Verlauf in Schüben mit raschem Wechsel des Krankheitsbildes, das Auftreten von Schlaganfällen, das meist deutlich
ausgesprochene Krankheitsgefühl.

Auch im verlängerten und Rückenmark kommen zuweilen infolge einer
Sklerose der Arterien Erweichungen und Blutungen vor (HOMBURGER). Die Erscheinungen sind sehr verschieden, unter anderem Pseudobulbärparalyse, neuro-
gener Adams-Stokes?, spastische Paresen. Näheres ist in den einschlägigen
Werken über Nervenkrankheiten einzusehen.

Arteriosklerose der Bauchorgane.

Hier nimmt vor allem *die Sklerose der Nierengefäße* unsere Aufmerksamkeit in
Anspruch. Eine Sklerose der größeren Arterien kann zum Verschluß einzelner
Äste und dadurch zu Infarkten führen, an deren Stelle später Narben treten:
arteriosklerotische Narbenniere[1]. Als klinische Erscheinungen sind im akuten
Stadium Schmerzen, sowie Blut und Eiweiß im Harn zu erwarten. Die Fälle,
wo die Sklerose die kleinen und kleinsten Arterien betrifft, lassen sich in drei Gruppen teilen.

1. Nach langjährigem Hochdruck gesellen sich allmählich zu den das Bild be-
herrschenden Herz- und Gefäßerscheinungen geringe Zeichen eines Nierenleidens.

2. Zu einem kürzer oder länger dauernden Hochdruck mit entsprechenden
Herz- und Gefäßerscheinungen treten verhältnismäßig rasch die Zeichen eines
fortschreitenden Nierenleidens.

3. Die Zeichen des Nierenleidens stehen von Anfang an im Vordergrund.

---

[1] Diese von LICHTWITZ vorgeschlagene Bezeichnung dürfte besser sein als arteriosklerotische Schrumpfniere (ZIEGLER).

Die erste Gruppe entspricht dem einfachen Hochdruck. Die zweite bildet die Übergangsform zwischen einfachem Hochdruck und arteriosklerotischer Schrumpfniere; die Zeichen des Nierenleidens setzen nach VOLHARD dann ein, wenn infolge der sklerotischen Verengerung der Gefäße die Niere in größerem Umfange ungenügend durchblutet wird. Den raschen Eintritt und das schnelle Fortschreiten des Nierenleidens könnte man sich ähnlich wie bei der Bronchiolitis obliterans[1] vorstellen: Solange die Verengerung ein gewisses Maß nicht überschritten hat, sind die Störungen verhältnismäßig gering, dann braucht die Verengerung aber nur noch wenig zuzunehmen, um rasch unerträgliche Verhältnisse zu schaffen. Die Frage, wie man sich in den Fällen der ersten und zweiten Gruppe das Verhältnis der Blutdrucksteigerung zur Nierenerkrankung vorstellen soll, ist beim Hochdruck eingehend erörtert worden; wir verweisen deshalb auf den betreffenden Abschnitt. Die Fälle der dritten Gruppe betreffen gewöhnlich Menschen im mittleren Alter. Da keine lange Zeit eines Hochdruckes mit seinen Herz- und Gefäßerscheinungen vorausgeht, darf man annehmen, daß hier eine Arteriosklerose der Nierengefäße vorliegt, deren Ursachen nicht so eng mit den Ursachen des Hochdruckes zusammenhängen, wie man dies in den Fällen der ersten und zweiten Gruppe vielleicht annehmen darf. Überlegt man sich, wie mannigfaltig die Ursachen und wie verschieden der Sitz einer Arteriosklerose sein können, dann ist es auch durchaus wahrscheinlich, daß nicht jedes arteriosklerotische Nierenleiden lediglich ein Stadium des Hochdruckes sein wird. Genaueres läßt sich „bei unserer gänzlichen Unkenntnis über den Beginn der bösartigen Nierensklerose" (VOLHARD) über diesen Punkt nicht sagen. Anatomisch zeigt bei der Arteriosklerose der Nieren das Organ in frühen Stadien regelrechte Größe und glatte oder eine etwas unebene Oberfläche, später ist es verkleinert und die Oberfläche gekörnt. Im Mikroskop sieht man die Intima der Arteriolen verdickt, die elastischen Fasern vermehrt, das Lumen stark verengert, zum Teil verschlossen; in den Glomeruli, Tubuli und im Zwischengewebe Degenerations- und Wucherungsvorgänge. Wieweit und in welchem Umfange diese Veränderungen vorhanden sein müssen, damit der Blutdruck gesteigert und die Tätigkeit der Nieren nachweisbar gestört werden, läßt sich schwer festlegen. Jedenfalls kann trotz deutlicher Sklerose der Nierenarteriolen der Blutdruck regelrecht sein (v. MONAKOW).

Die klinischen Erscheinungen der arteriosklerotischen Schrumpfniere sind bekannt: Der Harn ist dünn und reichlich, weil die Niere die harnfähigen Stoffe nicht konzentrieren kann, der Eiweißgehalt meist gering, die Stickstoffausscheidung herabgesetzt, in späteren Stadien auch die Wasser- und Kochsalzausscheidung verzögert; der Blutdruck ist gesteigert und zeigt gewöhnlich keine größeren Schwankungen. Wenn keine anderen Krankheiten dazwischen kommen, endigt das Leiden in Urämie. Die Abgrenzung der arteriosklerotischen und nephritischen Schrumpfniere ist häufig nicht oder nicht sicher möglich und läßt sich nicht mit wenig Worten abtun. Es sei nur erwähnt, daß man sich oft mit einem aus der Vorgeschichte abzuleitenden Indizienbeweis begnügen muß. Über Einzelheiten unterrichten die bekannten Lehr- und Handbücher der Nierenkrankheiten.

Über die Arteriosklerose des Pankreas wissen wir nichts Sicheres. FLEINER und HOPPE-SEYLER nehmen an, daß manche Fälle von Diabetes damit zusammenhängen. Auch die Nekrosen und Blutungen im Pankreas mögen zum Teil auf einer Sklerose der Arterien beruhen (ZIEGLER).

Die Sklerose der Arterien des Magens, Darms und Gekröses kann zu Anfällen schwerer Magen- und Darmkoliken, Blutungen und beim Verschluß von Arterienästen zur Gangrän des versorgten Gebietes führen. Magenkrämpfe bei Sklerose

---

[1] EDENS: Dtsch. Arch. klin. Med. **84**, 599.

der A. coron. ventriculi sind unter anderen von MARCKWALDER und SCHWYZER, Blutungen von LEWIN und BUDAY beschrieben worden. Besonders eingehend hat sich ORTNER mit den Erscheinungen beschäftigt, die bei der Sklerose der Mesenterialarterien auftreten können. Die von ihm als Dyspragia intestinalis arteriosclerotica intermittens bezeichneten Anfälle stellen sich gewöhnlich einige Stunden nach reichlichen Mahlzeiten ein. Die Kranken werden von einem heftigen krampfartigen Schmerz befallen, der je nachdem einmal mehr im Epigastrium oder mehr um den Nabel sitzt, oft in die Brust oder den Rücken ausstrahlt, dann große Ähnlichkeit mit einer Angina pectoris hat; die Kranken werden auch wohl blaß, sehen verfallen aus, doch ist gewöhnlich die Angst und Beklemmung nicht so arg wie bei Anfällen von Angina pectoris. Der Leib pflegt aufgetrieben zu sein und eine ohne Steifung und Peristaltik einhergehende Blähung von Darmschlingen zu zeigen. Das Zwerchfell wird entsprechend in die Höhe gedrängt. Über die Frage, wie die Schmerzen bei der Angina abdominis zu erklären sind, gehen die Ansichten auseinander. NOTHNAGEL und WEBER und andere nehmen an, die Schmerzen entständen in dem die kranken Arterien umspinnenden Nervengeflecht und übertrügen sich auf die entsprechenden spinalen Segmente, ERB und ORTNER beschuldigen die durch den Gefäßkrampf hervorgerufene Ischämie, BUSCH und BRÜNING denken an den Lendensympathicus mit seinem großen Plexus. Als sicher darf gelten, daß Sympathicusfasern, mag der Ursprung der Schmerzen nun sein wie er will, die Schmerzempfindung vermitteln. Reizung der Nn. splanchnici verursacht Schmerzen, Betäubung des Splanchnicus gestattet es, Operationen am Magen und Darm schmerzlos auszuführen (Splanchnicusanästhesie von KAPPIS). ROSSI hat nachgewiesen, daß Sympathicusfasern aus dem Grenzstrang durch Rami communicantes in die Spinalganglien ziehen, hier durch Ganglienzellen unterbrochen werden und dann weiter durch die hinteren Wurzeln ins Rückenmark treten. Nach diesem Verlauf müssen solche Fasern als sensible Bahnen aufgefaßt werden.

Für die Diagnose ist außer den geschilderten Krankheitszeichen der Nachweis einer anderweitigen Arteriosklerose, die Höhe des Blutdruckes und der Erfolg krampflösender Mittel wichtig.

Die Sklerose der peripherischen Arterien.

Ungenügende Durchblutung der Haut infolge sklerotischer Verengerung der Arterien äußert sich darin, daß die Haut der betreffenden Bezirke kühl und blaß wird. Diese heben sich dadurch von den besser durchbluteten Bezirken ab und geben, wenn es sich um kleine Bezirke handelt, der Haut ein marmoriertes Aussehen. Das wird besonders deutlich, wenn die Einwirkung äußerer Kälte eine starke Durchblutung fordert; auch die besser versorgten Gebiete pflegen dem nicht genügen zu können und färben sich dann livid statt kräftig rot. Oft sind damit unangenehme Empfindungen verbunden, wie Kribbeln, taubes Gefühl, Brennen, Schmerzen; auch unabhängig von den Hauterscheinungen kommen sie vor als Ausdruck einer Reizung oder Schädigung der Gefühlsnerven durch die ungenügende Blutversorgung. Wir dürfen uns jedoch nicht vorstellen, daß nur die geringere Weite der Arterien an diesen Erscheinungen schuld ist. Ebenso wichtig, wenn nicht wichtiger ist der Umstand, daß die kranken Gefäße sich leichter und stärker verengern und länger kontrahiert bleiben als gesunde. Es ist bekannt, daß nach Durchkältung die kühle, blasse oder livide Haut lange Zeit nicht warm werden will; zuweilen bedarf es heißer Bäder oder dergleichen, um den Arterienkrampf zu lösen. Hier handelt es sich also nicht mehr um reine Zeichen der Arteriosklerose, sondern es spielt eine krankhafte Tätigkeit der Gefäßnerven mit, eine Angioneurose. Das gilt im übrigen nicht nur für die Haut- und

Gefühlserscheinungen, sondern auch für die vorher geschilderten Magen- und Darmstörungen und für die nunmehr zu schildernden Störungen der Muskeltätigkeit; wir werden diesen Dingen deshalb noch einmal bei den Gefäßneurosen begegnen. Zuerst hat BOULAY an Pferden beobachtet, daß Tiere, die in der Ruhe und langsamer Gangart gesund und arbeitsfähig schienen, bei stärkerer Anstrengung oder rascherer Gangart unter Schweißausbruch und den Zeichen von Angst plötzlich mit den Hinterbeinen zusammensanken. In der Ruhe erholten sich die Tiere, versagten aber wieder in der gleichen Weise bei einer neuen Anstrengung. Als Ursache fand BOULAY einmal eine Thrombose, ein andermal eine Aneurysma dissecans der Extremitätenarterien. Beim Menschen hat 25 Jahre später ähnliches CHARCOT gefunden und als Claudicatio intermittens angiosclerotica beschrieben. Und wieder geraume Zeit danach hat dann ERB die Frage eingehend bearbeitet. Die an intermittierendem Hinken leidenden Kranken befinden sich in der Ruhe oder bei ganz geringer Bewegung vollkommen wohl, sobald sie aber länger und rascher gehen, stellen sich in den Muskeln des Unterschenkels Schmerzen und Krämpfe ein, die schließlich das Gehen unmöglich machen und erst wieder in der Ruhe verschwinden. Dieselbe Störung kann bei Bewegung der Arme in diesen auftreten (NOTHNAGEL, HELLER), auch an der Zunge ist sie beobachtet worden (KATZ). Soweit in solchen Fällen Thrombosen, Arteriosklerosen oder Endarteriitis obliterans der betreffenden Arterien gefunden worden sind, dürfen wir wohl annehmen, daß die Blutversorgung der Muskeln in der Ruhe genügte, bei Bewegung aber ungenügend wurde und dadurch die geschilderte Störung hervorrief. In manchen Fällen fehlen aber derartige anatomische Grundlagen, so daß Innervationsstörungen angenommen werden müssen. Wir wollen deshalb die Frage des intermittierenden Hinkens im Zusammenhang mit den Gefäßneurosen betrachten und uns hier mit den gegebenen kurzen Hinweisen begnügen.

Die Diagnose der Arteriosklerose

ergiebt sich aus den vorstehend besprochenen Krankheitszeichen. Zugleich ergiebt sich aber auch daraus, daß die Arteriosklerose ein launisches Ding ist, das nach Form, Sitz, Grad und Ausdehnung außerordentlich wechseln kann. Es handelt sich deshalb in der Regel nicht darum nachzuweisen, daß dies oder jenes Gefäß oder dieser oder jener Teil des Gefäßsystems sklerotisch ist, sondern darum die Frage zu beantworten, ob bestimmte Störungen der Tätigkeit des einen oder anderen Organs auf einer Sklerose der versorgenden Arterien beruhen. Das ist aber eine Aufgabe, die so weit über das Gebiet der Gefäßkrankheiten in die Pathologie der einzelnen Organe greift, daß sie nur in den über die betreffenden Organe handelnden Sonderwerken befriedigend gelöst werden kann. Es sei deshalb auf diese Werke verwiesen. Für den Verlauf der Arteriosklerose gilt dasselbe.

Die Behandlung der Arteriosklerose.

Am besten ist immer die Behandlung, die das Leiden an der Wurzel packt, d. h. seine Ursachen beseitigt. Das hat aber bei der Arteriosklerose seine Schwierigkeiten, weil einmal die Ursachen noch nicht sicher geklärt sind und ferner von den Ursachen die, welche wahrscheinlich die Hauptrolle spielen — erbliche Anlage des Gefäßsystems und Alter —, als solche nicht behandelt werden können. Soweit sich die Behandlung gegen die Ursachen der Arteriosklerose richtet, muß sie sich also damit begnügen, die zugänglichen äußeren und inneren Schädlichkeiten zu bekämpfen, die nach der gegenwärtigen Ansicht die Entwicklung der Arteriosklerose begünstigen können: mechanische Überanstrengungen, unzweckmäßige Lebensweise und Ernährung, Giftwirkungen infolge Mißbrauchs von Genußmitteln, Infektionskrankheiten, Stoffwechselstörungen, wie Fettsucht, Gicht, Diabetes, und schließlich die mit dem Alter einhergehenden Veränderungen der inneren Sekretion. Nun ist aber die Arteriosklerose ja nicht die einzige Krankheit, an der man stirbt; viele erleben überhaupt nicht diese Möglichkeit. Wir können deshalb nicht das ganze Leben auf die Verhütung dieser Möglichkeit einstellen. Sonst müßten wir „um vorzubeugen" die Kinder aus arteriosklerotischen Familien vom ersten Schritt an zu behutsamen Greisen machen, müßten Ehen zwischen Abkömmlingen arteriosklerotischer Eltern widerraten, vor körperlich und geistig anstrengenden Berufen warnen, kurz neurasthenische Schwächlinge züchten, anstatt die Quelle zu stärken, aus der Völkern und Männern die Kraft zu großem Wollen und Vollbringen quillt, das Gefühl: das Leben ist der Güter höchstes nicht. Abgesehen davon dürften wir tauben Ohren predigen, denn es ist das Vorrecht der Jugend, sich unbekümmert um Zeiten, die in weiter Ferne liegen oder doch zu liegen scheinen, das Leben nach ihrem Herzen zu bauen. Tatsächlich findet denn auch der Arzt gewöhnlich erst dann Gelegenheit, gegen die „Aderverkalkung" etwas zu tun, wenn die Leute in die Jahre kommen und allerlei Unbequemlichkeiten spüren. Sehr oft deckt die Untersuchung als erstes greifbares Zeichen eine Blutdrucksteigerung auf. Während die Kranken eine solche, wenn sie sich überhaupt etwas dabei denken, der Aderverkalkung gleichsetzen, wissen wir heute, daß der Zusammenhang zwischen Blutdruckerhöhung und Arteriosklerose noch keineswegs geklärt ist. Man darf darum in den meisten Fällen mit gutem Recht sagen, daß es sich nicht um eine Aderverkalkung, sondern um eine Überregbarkeit der Gefäße handle, die bei geeignetem Verhalten und zweckmäßiger Behandlung zurückgehen werde. Was da zu tun ist, wurde schon bei der Behandlung des Hochdruckes besprochen. Wir können deshalb hier darauf verweisen und brauchen nur einige für die Arteriosklerose im besonderen geltende Ergänzungen hinzuzufügen. Zunächst ist zu beobachten, daß die Psyche des Arteriosklerotikers besonders empfindlich zu sein pflegt. Handelt es sich doch um Menschen, die die Höhe des Lebens überschritten haben und zum Tal des Todes hinabsteigen. Dies Gefühl ist für jeden bedrückend, sei es weil ihm die Angst um sein eigenes Leben oder die Sorge um seine Familie oder sein Werk quält. Die „Aderverkalkung" gilt aber als Anfang vom Ende. Man sollte deshalb dies Wort den Kranken gegenüber überhaupt nicht in den Mund nehmen. Es muß gelingen, auch ohne das die Maßnahmen durchzusetzen, die wir als Ärzte für nötig halten, um das Fortschreiten des Leidens zu hemmen. Dabei sind nicht wahllos alle Schädlichkeiten auszuschalten, von denen man glaubt, sie könnten an der Arteriosklerose schuld sein, sondern man soll bei der Vorgeschichte nach den einzelnen Möglichkeiten forschen und danach die Lebensführung so regeln, daß wirklich schädliche Gewohnheiten abgestellt oder eingeschränkt werden, andererseits das Leben noch lebenswert bleibt. Der Arzt muß sich in das Denken und Fühlen des Kranken und seine ganze Lage hineinversetzen, und ihm dann das raten, was er selbst an seiner Stelle tun würde. Im einzelnen wird man ein zweckmäßiges Maß von Ruhe und Bewegung anstreben, da Stagnation und Überanstrengung beide ungünstig wirken; der Kranke soll sich von übermäßiger und vor allem unnötiger Arbeit entlasten, ausreichenden Schlaf, genügende Erholungszeiten und genügend frische Luft gönnen. Gestatten es die Verhältnisse, daß er sich für einige Zeit aus seiner Umgebung frei macht, so ist ein Aufenthalt auf dem Lande oder im Mittelgebirge empfehlenswert, wobei je nach der Lage des Falles auf möglichst große Ruhe oder eine gewisse Ablenkung und Unterhaltung zu sehen ist. Größere Höhen, über 800 m, und das Meer werden oft nicht gut vertragen, doch ist bei der Wahl des Ortes den Erfahrungen und Neigungen des Kranken Rechnung zu tragen. Bestehen neben der Gefäßerkrankung noch andere Leiden, die eine besondere Kur wünschenswert machen, dann werden wir das berücksichtigen müssen. Kranke mit chronischer Bronchitis gehen zweckmäßig nach Reichenhall, Wiesbaden, Ems, Fettleibige nach Kissingen oder Marienbad, Zuckerkranke nach Neuenahr, Karlsbad usw. Wichtig ist, daß die Kranken dort nicht auf eigene Faust Gewaltkuren machen, sondern unter der sorgfältigen Obhut eines Arztes stehen, der die Wirkung der Heilmittel genau kennt, ihre Anwendung regelt und überwacht. Unter dieser Bedingung kann man geeignete, d. h. leichtere Fälle auch in ein sog. Herzheilbad schicken. Kunstgerecht ausgeführte Massage und Gymnastik können in vorsichtiger Weise zur Unterstützung herangezogen werden. Steht die allgemeine Erschöpfung im Vordergrund, dann ist mit allen diesen Kuren zurückzuhalten und überhaupt jede Polypragmasie zu vermeiden.

Als allgemeine Regel für die Diät hat folgendes zu gelten: Kleine Mahlzeiten; leicht d. h. nicht fett zubereitete gemischte Kost, bei der Milchspeisen und Gemüse vorwiegen. Dabei ist stets darauf zu achten, ob diese Kost gut vertragen wird; vermehrte Gasbildung und unbequeme Blähungen müssen unbedingt vermieden werden, denn ihre ungünstige Wirkung auf die Herz- und Gefäßtätigkeit sowie den Schlaf ist mehr zu fürchten als der schädliche Einfluß, den vielleicht ein etwas reichlicherer Fleischgenuß auf die Arteriosklerose haben könnte. Obst bekommt meist gut und ist reichlich zur Förderung des Stuhlganges zu geben. Die von Rumpf empfohlene kalkarme Kost hat keine Anhänger gefunden; die Verkalkung in den Gefäßen dürfte doch wohl darauf beruhen, daß an erkrankten Stellen die stets vorhandenen Kalksalze ausfallen. Ist aber die Erkrankung der Gewebe die Ursache der Verkalkung, dann haben wir von einer Verminderung der Kalkzufuhr nichts zu erwarten oder höchstens eine Störung des für den Körper nötigen Gleichgewichts seiner Salze. Wie wenig wir im übrigen von den Beziehungen der Arteriosklerose zu diesen Dingen wissen, erhellt schon daraus, daß andere Autoren eine vermehrte Kalkzufuhr nicht scheuen (v. d. Velden, Emmerich und Loew). An Flüssigkeit giebt man die übliche Menge von $1\,^1/_2$ l täglich, bei cerebraler Arteriosklerose eher mehr, etwa 2 l (v. Romberg). Die eng mit der Kost zusammenhängende Regelung des Stuhlganges ist möglichst durch eine geeignete Auswahl der Speisen zu bewirken. Wenn nötig muß man durch leichte Abführmittel nachhelfen. Gebrannte Magnesia, abends 1—3 Teelöfel in Wasser, Magnesiumperhydroltabletten (Hertzka), Brustpulver, Glaubersalz oder Bittersalz allein oder in Verbindung mit anderen geeigneten Salzen oder als Bitterwasser, Karlsbaderbrunnen, Sagradatabletten usw. Oft ist es zweckmäßig, die Mittel zu wechseln.

Von den Arzneimitteln sei zunächst das Jod genannt, obwohl wir bis jetzt nicht sicher wissen, wie es wirkt. Früher nahm man an, es erweitere die Gefäße und begünstige dadurch die Durchblutung (Huchard, Sée und Lapicque). Auf Grund der widersprechenden Befunde von Böhm und Berg, Stockmann und Charteris hat man diese Annahme dann fallen lassen. Versuche von Guggenheimer und Fischer aus letzter Zeit sprechen wieder dafür, daß eine Erweiterung stattfindet. Müller und Inada, in neuerer Zeit Deutsch und Frowein fanden, daß Jod die Viscosität des Blutes herabsetzt. Da die Erythrozytenzahl und der Eiweißgehalt des Serums dabei nicht verändert werden, so bleibt es allerdings bis auf weiteres dunkel, wie diese Herabsetzung der Viscosität zustande kommt; bei manchen Versuchspersonen tritt sie außerdem nicht ein. Determann und Bröcking sowie Quadri und Fortunato bestreiten demnach eine gesetzmäßige Herabsetzung der Viscosität. Nach Holler und Singer wird das Jod von erkrankten Geweben gespeichert; es soll hier die Leistung der Gewebe steigern und dabei gelegentlich zu Herdreaktionen führen, also ähnlich wie Proteinkörper

wirken. SCHADE nimmt an, daß das Jod das Quellungsvermögen des Bindegewebes steigert und dadurch dessen Sklerosierung entgegenwirkt. Eine weitere
unentschiedene Frage ist es, wieweit das Jod als solches, wieweit es durch seinen
Einfluß auf die Tätigkeit der Schilddrüse wirkt. Daher nimmt es uns nicht wunder, wenn auch Thyreoidin zur Behandlung der Arteriosklerose (STARR) empfohlen wird. Wie über die Art der Wirkung, gehen auch über die Anwendung des
Jods die Ansichten auseinander. So schreibt v. SCHROETTER: „Ich kann nur
ROSENBACH vollkommen beipflichten, wenn er sich gegen den Nutzen dieser
Medikation ausspricht", während GEIGEL sagt: „Das Jodkalium ist ein köst-
liches und man darf sagen eigentlich auch das einzige wirklich wirksame Mittel
gegen Sklerose und Atherom überhaupt." v. ROMBERGS Ansicht: „Man sieht
von Jodkalium sehr guten Nutzen bei den neurasthenieartigen Anfangssymptomen
der cerebralen Arteriosklerose — sie sind die vornehmste Domäne des Mittels —
bei leichter und mittelschwerer Angina pectoris, bei mäßiger Herzschwäche mit
auffallender Dyspnoe nach Bewegungen infolge von Coronarsklerose, ab und zu
auch bei cardialem Asthma und bei Claudicatio intermittens . . . Ausgebildete
anatomische Läsionen vermag es aber nicht zu beseitigen. . . . Das Jod ist kein
Heilmittel der Arteriosklerose. Seine regelmäßige Verordnung bei jeder arteriosklerotischen Erkrankung ist völlig zwecklos." MACKENZIE: „Jodide of potassium
is now generally recognized as of service in the relief of many of the milder symptoms associated with arterial degeneration. . . . I am not at all sure that the
good results attributed to the jodide may not have been due to the accompanying
change in the food and mode of life." Wenn man bedenkt, daß man vor 20 Jahren
noch allgemein die Aneurysmen als Folge der Arteriosklerose aufgefaßt und sich
seit dieser Zeit erst allmählich zu DOEHLES und HELLERS Lehre von der syphilitischen Natur der Aneurysmen bekehrt hat, so unterliegt es wohl keinem Zweifel,
daß viele der durch Jod günstig beeinflußten Fälle keine Arteriosklerose, sondern
eine Syphilis der Gefäße gewesen sind. Die Einführung der WASSERMANNschen
Reaktion hat inzwischen ja die Möglichkeit geschaffen, die beiden Erkrankungen
frühzeitig und auch ziemlich sicher voneinander zu unterscheiden, aber gerade
bei der Syphilis der Gefäße, im besonderen der Aorta, fällt die WASSERMANNsche
Reaktion nicht selten negativ aus. Die Berichte über günstige Wirkung des Jods
bei der Arteriosklerose müssen deshalb vorsichtig beurteilt werden. Im ganzen
steht man heute wohl der Jodbehandlung der Arteriosklerose etwas zurückhaltender gegenüber als vor 20, 30 Jahren. Zweifellos hat dazu beigetragen, daß
mit den wachsenden Kenntnissen der inneren Sekretion die schädlichen Wirkungen
des Jods größere Beachtung gefunden haben. Wir wissen, daß das Mittel unerwünschte thyreotoxische Erscheinungen machen kann, auch wenn kein Kropf
und keine Erscheinungen von Basedow vorliegen. Ferner pflegt bei vorgeschrittener Hirnarteriosklerose mit Kopfdruck das Jod die Krankheitserscheinungen —
vielleicht durch erhöhte Transsudation in den Liquor, CURSCHMANN — und das
Allgemeinbefinden zu verschlechtern. Dasselbe gilt für Nierensklerose mit ver-
zögerter Jodausscheidung. Schließlich ist an die bekannten Schleimhautreizungen
zu denken, die bei manchen Menschen schon nach kleinen Dosen auftreten. Das
Jod ist also kein harmloses Mittel (KREHL, EMMERICH, KRAUS) und sollte nur
unter ständiger Aufsicht des Arztes genommen werden. Unter dieser Bedingung
darf man vorsichtige Gaben versuchen, etwa 3 mal täglich 0,1—0,2 g Kalium oder
Natrium jodatum in Milch oder eins der zahllosen anderen Präparate, wie die
Calciumsalze des Jods Sajodin, Jodfortan oder Fettverbindungen wie Jodival,
Jodipin oder auch Jodkali in Geloduratkapseln. Nur wo Zeichen einer ungenügenden Schilddrüsentätigkeit bestehen, sind größere Gaben oder noch besser Thyreoidin zu geben. In neuerer Zeit werden intravenöse Einspritzungen von Kiesel-

säure empfohlen: 2—3 mal täglich 1—2 ccm einer 1%igen Lösung von Natrium silicicum purissimum Merck (Kühn, Scheffler, Satory und Pellissier). Das subjektive Befinden soll sich danach bessern, der Blutdruck in manchen Fällen sinken. Älter und schon fast vergessen ist das Truneceksche Serum. Es hat folgende Zusammensetzung: Natr. chlorat. 4,92, Natr. phosph. 0,15, Natr. carbonic. 0,21, Cal. sulfuric. 0,4, Natr. sulf. 0,44, Aqu. dest ad 100 und soll subcutan gegeben werden.

Trunecek ging von der Annahme aus, daß bei der Arteriosklerose das Blut an den Alkalisalzen Mangel hätte, die den Kalk in Lösung halten. Sein Serum enthält dementsprechend die im Blutserum vorkommenden Alkalisalze in derselben Zusammensetzung und im selben Verhältnis, aber in fünffacher Konzentration. Goldschmidt hat die Zusammensetzung geändert und läßt es als Antisklerosin-Tabletten innerlich nehmen: Natr. chlor. 80%, Calc. glycerinophosph., Natr. phosphor aa 3,5%. Senator hat Versuche damit gemacht und äußert sich folgendermaßen: „Über die Wirkung kann ich aus eigener Erfahrung nur sagen, daß, wenn man sie unter Berücksichtigung des Verdauungszustandes nehmen läßt, d. h. je nachdem sie vertragen werden, langsam mit den Gaben steigt, auch einmal 1 oder 2 Tage aussetzt, mit einem Wort bei vorsichtiger Anwendung, die Tabletten lange Zeit gut vertragen werden. Ob sie irgendeine spezifische Wirkung auf die Arteriosklerose ausüben, vermag ich nicht zu beurteilen." Im übrigen gilt für die Behandlung der Arteriosklerose mit sog. Blutsalzen dasselbe, was bei der kalkarmen Ernährung gesagt wurde: Die Verkalkung gilt uns als Folge, nicht als Ursache der krankhaften Gefäßveränderungen, die der Arteriosklerose zugrunde liegen.

Gegen die Ursache richtet sich eine von Heilner erdachte Behandlung. Ich sagte Ursache, denn nach Heilner beruht die Arteriosklerose auf einer einzigen, allerdings durch die verschiedensten Schädigungen auslösbaren Ursache, nämlich dem „Versagen des lokalen Gewebsschutzes der Gefäßwand gegen normale stets im Stoffwechsel erzeugte Produkte, welche mit einer spezifischen Reaktionsfähigkeit (Affinität) zu den Gefäßwänden ausgestattet sind". Dieser lokale Gewebsschutz soll den kranken Gefäßen wieder verliehen werden durch ein Telatuten genanntes Präparat, das aus der Intima, Media und Adventitia gesunder Gefäße gewonnen ist. Als Regel ist 2mal wöchentlich 1 Ampulle (1,1 ccm) intravenös zu geben. Ihrem Wesen nach wird man die Telatutenbehandlung der Proteinkörpertherapie zurechnen dürfen. Über ihre Wirkung, im besonderen spezifische Wirkung wird man erst urteilen können, wenn Erfahrungen an größerem Material vorliegen. Ebenfalls aus den Bestandteilen der Gefäßwand hergestellt, aber innerlich anzuwenden ist ein Präparat, das unter dem Namen Animasa in den Handel kommt. Die Urteile darüber gehen noch auseinander (Griesbach, Müller, Blumenfeldt und Cohn, Stadler). Ein Impfstoff zur Behandlung stammt von Cilimbaris. Er nimmt an, daß Gifte bestimmter Darmbakterien die Gefäßwand schädigen; dabei soll es zu einem Zerfall von Bindegewebe mit Abscheidung von Kalk und Cholesterin kommen. Aus rein gezüchteten Darmbakterien, deren Gifte aus dem Nährboden Kalk und Cholesterin abspalten, stellte er nun ein Vaccin her, das jeden 2. Tag in steigender Dosis — Anfangsdosis 0,2—0,3 ccm — bis zum Eintritt einer Reaktion subcutan injiziert werden soll. Es wird von Wollner empfohlen.

In den Arbeiten, die über die bis jetzt genannten Arzneimittel handeln, wird neben den subjektiven Angaben hauptsächlich das Verhalten des Blutdruckes als Maßstab der Wirkung genommen. Das ist aber sehr anfechtbar, weil der Zusammenhang zwischen Blutdrucksteigerung und Arteriosklerose noch keineswegs geklärt und jedenfalls nicht so eng ist, daß aus Änderungen des Druckes irgend etwas Sicheres auf die Arteriosklerose geschlossen werden könnte. Es kommt hinzu, daß die scheinbar mit exakten Zahlen arbeitende Blutdruckmessung in Wirklichkeit sehr unzuverlässig ist, weil der Blutdruck von allen möglichen, noch lange nicht hinreichend bekannten Bedingungen abhängt. Jeder, der häufig und sorgfältig den Druck bei seinen Kranken mißt, weiß ein Lied von den großen Schwankungen zu singen, die man oft ohne nachweisbaren Grund findet. Aus diesen Gründen können wir das Verhalten des Blutdruckes nicht als Wertmesser für die Wirkung eines Mittels gegen die Arteriosklerose anerkennen.

Etwas anderes ist es mit den Mitteln, die nur die Krampfzustände lösen sollen, zu denen arteriosklerotische Gefäße erfahrungsgemäß neigen: die verschiedenen Nitrite, Diuretin, Papaverin, Benzylbenzoat, Morphium. Darüber wurde schon beim Hochdruck gesprochen und wird bei den Gefäßneurosen noch einmal zu sprechen sein. Wir können uns deshalb hier damit begnügen, auf die betreffenden Abschnitte zu verweisen.

Gegen den mit der Arteriosklerose häufig einhergehenden allgemeinen Kräfteverfall können Eisen und in kleinen Dosen Arsen (KLEMPERER) und Chinin nützlich sein. Auch die neuen Phosphorpräparate, wie z. B. das Candiolin, sind zu empfehlen.

Schlaflosigkeit bei cerebraler Arteriosklerose ist außer durch Regelung der Lebensweise mit leichten Beruhigungsmitteln zu bekämpfen: Abasin, Adalin, Baldrian, kleine Luminalgaben (0,1 g). Schwere cerebrale Störungen erfordern besondere Maßnahmen, wie hier nicht im einzelnen auszuführen ist; nötigenfalls muß der Kranke in eine geeignete Anstalt gebracht werden.

Treten bei einem Arteriosklerotiker Zeichen von Herzschwäche auf, so ist diese nach den geltenden allgemeinen Regeln zu behandeln. Dabei ist zu berücksichtigen, ob die Herzschwäche auf einer Steigerung der Widerstände im großen Kreislauf oder ungenügender Durchblutung des Herzens selbst infolge einer Sklerose der Kranzgefäße beruht. Im zweiten Falle muß man mit drucksenkenden Mitteln vorsichtig sein.

Überhaupt muß gesagt werden, daß wir nicht die Arteriosklerose, sondern nur Arteriosklerotiker behandeln können. Dementsprechend sind vorstehend nur die wichtigsten allgemeinen Richtlinien gegeben worden. Auch die eingehendsten Vorschriften würden versagen gegenüber der Mannigfaltigkeit von Krankheitserscheinungen, die gerade die Arteriosklerose auszeichnet.

Die Endarteriitis obliterans

fassen wir, soweit sie nicht auf Syphilis oder unmittelbaren Schädigungen der Gefäße durch Verletzungen, Eiterungen, Embolien oder Thrombosen beruht, als eine Unterart der Arteriosklerose auf. Da sie aber unabhängig von einer allgemeinen Arteriosklerose auftreten kann und oft auftritt, so ist es berechtigt, ihr einen besonderen Abschnitt zu widmen. Anatomisch findet man dabei in den kleinen und mittleren Arterien — in manchen Fällen auch den Venen — eine von der Gefäßwand ausgehende zellreiche Bindegewebswucherung, die die Lichtung des Gefäßes mehr und mehr einengt und schließlich ganz ausfüllt. Es wurde das schon bei der Endarteriitis obliterans der Lungen geschildert. Wir können deshalb hier darauf verweisen und die Endarteriitis obliterans der Lungen übergehen. Was uns hier kurz beschäftigen soll, ist die Endarteriitis obliterans an den Beinen und Armen. Sie findet sich oft schon in jungen, d. h. den zwanziger, dreißiger Jahren, geht einher mit ziehenden Schmerzen, Kälte, livider Färbung, Taubheitsgefühl in den befallenen Gliedmaßen (v. WINIWARTER, WEISS, BORCHARD, GOLDFLAM, SCHÜMANN, MICHELS, NIEMEYER und andere). Gewöhnlich werden die Beschwerden bei Bewegung schlimmer, eine Erscheinung, die die engen

Beziehungen des Leidens zum intermittierenden Hinken zeigt. Beim intermittierenden Hinken kann eine anatomische Verengerung der Gefäße oder nur ein Gefäßkrampf oder beides vorliegen. Das letzte dürfte der Fall sein bei der Endarteriitis obliterans. So berichtet GOLDFLAM von einem Kranken, das Bein sei beim Herunterhängen livide gewesen, und weiß geworden, wenn man in unveränderter Stellung Bewegungen damit machen ließ. Auch SCHÜMANN und MICHELS sahen vorüberhehend weiße Flecke an dem lividen Fuß und Bein auftreten. Die allgemeine Erfahrung, daß kranke Gefäße zu Krampfzuständen neigen, sehen wir also auch bei der Endarteriitis obliterans bestätigt. Der Puls in den kranken Gliedmaßen fehlt dementsprechend anfangs zeitweilig, später, wenn das betreffende Gefäß ganz obliteriert ist, dauernd. Damit kommt es dann zu schweren Ernährungsstörungen des Gewebes, zur Gangrän. Von der REYNAUD-schen Gangrän unterscheidet sich die Gangrän infolge einer Endarteriitis obliterans dadurch, daß sie sich langsam entwickelt, zum Fortschreiten neigt und nicht so symmetrisch auftritt. Über die Ursachen der Endarteriitis obliterans wissen wir nichts Sicheres. Tabak und Kälteeinwirkungen werden in erster Linie beschuldigt, jedoch setzen sich soviel Menschen diesen Schädlichkeiten aus, ohne eine Endarteriitis obliterans zu bekommen, daß eine krankhafte Veranlagung der Gefäße offenbar die Hauptrolle spielt.

Die Behandlung wird schädliche äußere Einwirkungen, wie Überanstrengungen und Kälte, ausschalten, durch Wärme die Durchblutung zu heben und die Krampfzustände zu mildern streben. Im Anfall ist die subcutane Injektion von Natrium nitrosum (1—2 ccm einer 2%igen Lösung) zu empfehlen. Die WIETINGsche Operation — Überpflanzung der A. femoralis in die Vena femoralis — führt leicht zu Thrombosen und kann deshalb trotz vereinzelter günstiger Erfolge (GOOD-MANN) nicht befürwortet werden. Beim intermittierenden Hinken kommen wir noch einmal ausführlich auf die Frage zurück.

Entzündungen der Arterien

galten als häufig, solange die blutige Imbibition der Intima als ein Zeichen von Entzündungen gedeutet wurde (ARETAEUS, MONRO, PETER FRANK, BOUILLAUD, BROUSSAIS, BERTIN). Nachdem LAENNEC, RIGOT und TROUSSEAU diesen Irrtum aufgeklärt hatten, wurden zum mindesten die akuten Entzündungen, von denen hier zunächst die Rede sein soll, auf einmal recht selten.

Die akute eitrige Entzündung der Arterien

kommt ganz vereinzelt vor als verhängnisvolle einzige Folge irgendeiner begrenzten, scheinbar gutartigen Infektion. Mehrere solche Fälle, die zu einem Absceß der Aortenwand führten, sind von STUMPF gesammelt worden (COOPER, KORITSCHONER, LUZZATTO und andere). Einige neue Fälle haben DÜNTZER, GRUBER, STÜBLER beschrieben. Eitrige Entzündungen der Aorta können ferner dadurch entstehen, daß Eiterungen der äußeren Umgebung (KORNITZER, ROESNER, SCHLAGENHAUFER) oder der Herzklappen (GLASS, SCHWARZ, NEUBER) auf das Gefäß übergreifen. Wir werden bei den Aneurysmen noch einmal darauf zu sprechen kommen. Die mittleren und kleinen Arterien sind besonders durch Eiterungen der Nachbarschaft und septische Embolien bedroht. Bei den schweren Grippepneumonien des Jahres 1918 wurden nicht selten die Lungenarterien in die eitrige Entzündung hineingezogen (OBERNDORFER, BORST).

Da alle diese Beobachtungen vorwiegend den Pathologen und günstigen Falles den Chirurgen interessieren, so mögen diese kurzen Hinweise genügen.

Die akuten nichteitrigen Entzündungen der Arterien.

Nach französischen Berichten sollen im Verlauf mancher Infektionskrankheiten, wie Pneumonie, Typhus, Rheumatismus, Grippe, nicht ganz selten akute Entzündungen besonders der Aorta aber auch peripherischer Gefäße auftreten (Martin, Landouzy und Siredey, Thérèse, Amtonelli, Roch und Burnand Barié). Das bis jetzt vorliegende Material ist aber nicht recht überzeugend. Im besonderen kann man über die Abgrenzung der beschriebenen Veränderungen von der Arteriosklerose streiten. Soweit nur klinische Beobachtungen vorliegen, erscheint die Unterscheidung gegenüber Embolien nicht genügend sicher. Wiesel hat bei Infektionskrankheiten an den Arterien vorwiegend Entartungsvorgänge gefunden, denen sich Reparationserscheinungen beigesellen können (Stoerk und Epstein), also keine Entzündungen. Ein Teil der Befunde mag noch dazu auf agonalen und postmortalen Vorgängen beruhen (Segre und Kellner). Im ganzen sind die Veränderungen so spärlich und unbedeutend, daß man ihnen keine große Bedeutung zuerkennen kann (Scharpff, Lemke).

Eine kleine Zahl sicherer infektiöser Entzündungen der Arterien giebt es aber doch. Die in Eiterung ausgehenden wurden schon erwähnt. Die meisten anderen entspringen von einer Endocarditis, betreffen hauptsächlich die Aorta und zeigen die von den Klappen her bekannten verrukösen und ulcerösen Formen. Die Erkrankung der Klappen kann dabei einfach auf die großen Gefäße übergreifen, es können aber auch die kranken Stellen durch gesunde Strecken voneinander getrennt sein. Ein Lieblingssitz allein stehender Entzündungen scheint die Mündungsstelle des Ductus arteriosus zu sein (O. Wagener, Hart, Hochhaus und andere). Zu erwähnen ist ferner die rheumatische Entzündung der Arterien des Herzens bei rheumatischer Myocarditis (Geipel, Wätjen).

Von allen diesen mehr oder weniger zufälligen Befunden unterscheidet sich die Entzündung der Arterien beim Fleckfieber dadurch, daß sie regelmäßig und in typischer Weise auftritt (E. Fraenkel). Die Erkrankung befällt in der Haut die feineren Arterien, in den Organen vorwiegend die Präcapillaren. Sie beginnt mit hyaliner Degeneration, Quellung und Nekrose der inneren Wandschichten, doch gesellt sich sehr bald eine zellige Infiltration und Zellneubildung besonders in den äußeren Schichten hinzu; so kommt es an den erkrankten Stellen zur Bildung von Knötchen, die wochenlang nachweisbar bleiben können (Fraenkel). Die Krankheitserscheinungen der verschiedenen Organe dürften zu einem großen, wenn nicht größten Teil mit diesen Gefäßveränderungen zusammenhängen. Dementsprechend wird das Fleckfieber überhaupt von Brauer im wesentlichen als eine rein anatomische Gefäßerkrankung aufgefaßt.

Die Periarteriitis nodosa.

Im Jahre 1866 erschien eine Arbeit von Kussmaul und R. Maier „Über eine bisher nicht beschriebene eigentümliche Arterienerkrankung (Periarteriitis nodosa), die mit Morbus Brightii und rapid fortschreitender allgemeiner Muskellähmung einhergeht." Der erste Fall betrifft einen 27 jährigen Schneidergesellen, der mit Fieber, Durchfällen, Koliken, Erbrechen, Taubheit der rechten Hand erkrankt war; im weiteren Verlauf fortschreitende Lähmung und heftige Schmerzen in der Körpermuskulatur, große Schwächen, Anämie („chlorotischer Marasmus"), Pulsbeschleunigung, im Harn Blut, Eiweiß, Zylinder, an Brust und Bauch waren erbsengroße Knötchen unter der Haut zu fühlen, Tod nach 5 Wochen. Bei der Sektion fanden sich an den mittleren und kleineren Arterien zahllose Knötchen, die auf zelligen Infiltraten der Adventitia und Media beruhten; die Muskulatur zum Teil fettig entartet, atrophiert, die Intima je nach dem Stadium unverändert, verdickt, verdünnt, stellenweise aneurysmatisch ausgebuchtet. Nekrotisierende Entzündung der Darmschleimhaut, Nephritis, körnige und wachsige Degeneration der Muskelfasern, fettige Degeneration von Nervenfasern, Anämie. In demselben Zimmer lag noch ein Kranker, der das Leiden seines Nachbars mit Interesse verfolgte; er konnte dabei „die Krankheitserscheinungen des anderen Patienten mit denen vergleichen, unter welchen er selbst 9 Monate früher ganz schnell in einen furchtbaren Zustand hilfsloser Unbeweglichkeit geraten war; das Ergebnis seiner Vergleichungen war die Überzeugung, an derselben Krankheit gelitten zu haben.‟ Ein aus der Wade entnommenes Stückchen Muskel und Arterie zeigte wirklich die soeben geschilderten Veränderungen. Das war der erste zu Lebzeiten erkannte Fall von Periarteriis nodosa.

Seitdem sind noch etwa 80 Fälle bekannt, aber nur vier oder fünf intra vitam diagnostiziert worden. Die Krankheit befällt Männer etwas häufiger als Frauen und kann in jedem Lebensalter vorkommen. Auch bei Tieren ist die Periarteriitis nodosa gefunden worden, so beim Axiswild (LÜPKE, JOEGER), Schwein (JOEST) und Kalb (GULDNER, B. G. GRUBER).

Über die Ursache der Periarteriitis nodosa wissen wir bis jetzt nichts Sicheres. Man nimmt an, daß es sich um eine Infektionskrankheit handelt, doch sehen nach BENDA die anatomischen Veränderungen der Gefäße weniger nach einer infektiösen, als nach einer toxischen Schädigung aus, die allerdings bakteriellen Ursprungs sein könne. In der Vorgeschichte ist eine ganze Reihe von Infektionskrankheiten vertreten, wie Scharlach, Angina, Grippe, Diphtherie, Erysipel, Rheumatismus, Typhus, Pocken, Tripper, Syphilis, so daß manche Forscher vermuten, die Periarteriitis nodosa könne, sofern eine Neigung zu dem Leiden vorhanden sei, durch verschiedene Erreger hervorgerufen werden. Andere glauben, es sei ein einheitlicher bisher unbekannter Erreger, und stützten sich dabei auf Impfversuche von v. HANN und HARRIS und FRIEDREICH, in denen es gelungen ist, die Erkrankung durch Organteile auf Meerschweinchen und Kaninchen und von den geimpften Tieren auf die gleiche Tierart weiter zu übertragen. Diesen Fällen stehen andere gegenüber, in denen es nicht glückte, die Erkrankung zu überimpfen (LEMKE, MANGES und BAEHR, SACKI). Die zeitweilig verdächtigte Syphilis kann für eine ganze Zahl der Fälle mit Sicherheit ausgeschlossen werden.

Das anatomische Bild. Die Periarteriitis nodosa beschränkt sich auf die mittleren, etwa von der Größe der Leberarterie, und kleineren Arterien, und kann in diesem Bereich im ganzen Körper vorkommen. Der Prozeß ergreift gewöhnlich zuerst nur einen Sektor des Gefäßumfanges. Hauptsächlich an der Grenze von Adventitia und Media findet sich eine mit Fibrinausschwitzung einhergehende zellige Infiltration, an der sich außer neutrophilen Leukocyten auch eosinophile und einkernige Rundzellen beteiligen; gleichzeitig treten in der Media Quellung, Degenerationsvorgänge und Nekrosen auf. Die Erkrankung zieht dann auch die innere Gefäßwand mit in ihren Kreis, die Elastica zerbröckelt, die Intima verdickt sich oder wird abgeschoben und nicht selten aneurysmatisch ausgebuchtet. Die erkrankte Stelle bricht zuweilen durch, ein andermal wird sie zum Ausgangspunkt von Thrombosen. Mittlerweile pflegt von der Adventitia aus neu gebildetes Bindegewebe die zerstörten Teile zu ersetzen. In der Media überwiegen also Entartungsvorgänge, und man streitet sich noch darüber, ob diese oder ob die geschilderten entzündlichen Vorgänge als Anfang der Erkrankung zu betrachten sind. Vielleicht darf man die widersprechenden Angaben so deuten, daß beides vorkommt und die Erkrankung nicht immer streng gesetzmäßig in derselben Weise verläuft. Dafür spricht auch die Beobachtung, daß zuweilen größere Abschnitte der Arterien gleichmäßig, nicht knötchenförmig ergriffen werden (WOHLWILL, JOEST, KUSSMAUL, MAIER), daß die Größe der Knötchen nicht nur nach ihrem Alter, sondern auch von Fall zu Fall stark schwankt, — sie sind zuweilen nur mikroskopisch erkennbar — daß die Degenerationen der Media dem Grad der Entzündung oft nicht entsprechen (JORES), kurz daß der Befund oft erheblich wechselt (HARBITZ).

Das Krankheitsbild der Periarteriitis nodosa ist sehr verschieden, so verschieden wie die Verteilung des Krankheitsprozesses auf die einzelnen Gefäßbezirke und die von diesen versorgten Organe. Eine Übersicht über die Beteiligung der verschiedenen Organe giebt die untenstehende, 108 Fälle umfassende Zusammenstellung von B. G. GRUBER.

Nieren	80 (83?)	Haut und Unterhaut	14 (17)
Herz	71 (73?)	Bronchien	9
Leber	66	Gehirn (bzw. Meningen)	9 (10)
Magen-Darm (einschl. Speiseröhre)	50	Lungen	4
Mesenterium, Peritoneum und Milz	41	Lymphdrüsen	3
Muskulatur	32 (36)	Harnblase und Urethra	5
Pankreas	26	Rückenmark	2
Genitalien	21 (22)	Glanduläre Thyreoidea	2
Periphere Nerven	20 (24)	Mediastinum (einschließl. Thymus)	2
Milz	15 (17)	Pleura	2
Nebennieren	15	Sympathisches Nervensystem	1
Gallenblase	13	Synovialhaut der Gelenke	1

Auf Grund des klinischen Befundes gibt KROETZ folgende Zahlen. Es boten krankhafte Erscheinungen Nieren in $^2/_3$, Magen und Darm und Muskeln in $^1/_2$, Nerven in $^1/_3$, Haut in $^1/_3$ (Petechien und fühlbare Knötchen zu gleichen Teilen), Gelenke in $^1/_7$ der Fälle; Geräusche zeigten in $^1/_5$, Atemnot ebenfalls in $^1/_5$, subjektive Beschwerden kaum in $^1/_9$ der Fälle eine Beteiligung des Herzens an; Gehirn und Atmungsorgane boten beide nur in $^1/_{20}$ der Fälle Störungen dar. Als allgemeine Erscheinungen kommen in fast allen Fällen die schon von KUSSMAUL und R. MAIER beobachtete Hinfälligkeit und Blutarmut hinzu. Aus dieser Zusammenstellung ergiebt sich, daß im Krankheitsbild Nieren-, Nerven-, Muskeln-, sowie Magen- und Darmstörungen neben der Anämie die Hauptrolle spielen müssen, es ergiebt sich aber gleichzeitig daraus, daß in manchen Fällen das eine oder andere der vorzugsweise erkrankenden Organe verschont bleibt. Wir wollen uns daran erinnern, wenn wir auf die Diagnose zu sprechen kommen.

Das Leiden beginnt unter allgemeinem Krankheitsgefühl mit Fieber, das keinen bestimmten Typus aufweist und je nach der Schwere des Falles ziemlich hoch oder nur gering ist. Zuweilen treten gleichzeitig ein nicht charakteristisches Exanthem oder kleine Hautblutungen auf; wo Blutungen fehlen, können sie unter Umständen durch Anlegen einer Stauungsbinde hervorgerufen werden (MERTENS). Knötchen im Unterhautzellengewebe sind selten und bilden sich wenn überhaupt erst im weiteren Verlauf der Krankheit aus. Häufig und frühzeitig sieht man Reizerscheinungen der Muskeln und Nerven — heftig ziehende, reißende Schmerzen, Muskelkrämpfe, Hyperästhesien —, die weiterhin oft Lähmungserscheinungen Platz machen: Lähmung und Atrophie der befallenen Muskeln, Hypotonie, Schwinden der Sehnenreflexe, Auftreten von Bezirken herabgesetzter oder aufgehobener Sensibilität. Soweit gleicht das Bild oft einer Polymyositis mit Polyneuritis, später wohl auch einer LANDRYSchen Paralyse (GERLACH). Anatomisch finden sich abgesehen von den geschilderten Veränderungen der Arterien Entartungsvorgänge in den Muskeln und Nerven. SCHMINKE, der das Verhalten der Nerven genauer untersucht hat, sah fleckige Aufhellung, Ballenbildung und scholligen Zerfall der Markscheiden, Auftreibung und körnigen Zerfall der Achsencylinder, Vermehrung der Kerne der SCHWANNschen Scheide und Neubildung von Achsencylindern. Diese rein degenerativen Nervenveränderungen sind wohl in einem Teil der Fälle Folge einer Periarteriitis nodosa der versorgenden Gefäße, sie können aber auch unabhängig von einer solchen als selbständige Erkrankung auftreten (WOHLWILL). Das Gehirn ist nur selten beteiligt; BALO sah einen unter dem Bilde der Encephalomalacie verlaufenden Fall, bei dem schließlich eins der periarteriitischen Aneurysmen barst und dadurch zu einer Hirnblutung führte. TEUSCHERT beschreibt bulbäre Erscheinungen und Facialislähmung. Gelenkschwellungen und Herzstörungen kommen vor, sind aber gewöhnlich nicht sehr ausgesprochen; die Kranken klagen vielleicht über Herzklopfen, Herzschmerzen, ausnahmsweise über Beschwerden von der Art einer Angina pectoris (MANGES, BAEHR), zuweilen hört man ein Klappengeräusch, der Puls ist, wie bei Infektionskrankheiten häufig, beschleunigt, weich, bei leichten Anstrengungen tritt Atemnot auf — alles vieldeutige Zeichen, die gut zu einer rheumatischen Erkrankung wie Polymyositis und Polyneuritis passen und keinen Grund zu Zweifeln an der Diagnose bieten. Das wird aber anders, wenn man den Erscheinungen der Bauchorgane die gebührende Aufmerksamkeit schenkt. Die Bauchorgane erkranken, wie gesagt, am häufigsten bei der Periarteriitis nodosa. Heftige Darmkoliken und Durchfälle, zum Teil blutig, Erbrechen, Bauchfellreizungen lenken die Aufmerksamkeit auf den Magen und Darm, und zwar oft so sehr, daß die übrigen Krankheitssymptome darüber vernachlässigt werden; besonders gilt das für die Fälle, wo Blutungen ins Nierenlager, Bauchfell, Pankreas oder in den Magen oder Darm (MERTENS, LÖWENBERG) stürmische Erscheinungen machen, die zu raschem, entschlossenem Handeln zwingen. So kann es schon vorkommen, daß ein Kranker wegen akuter Pankreatitis mit Erfolg operiert wird und wenige Tage später einer anderen Äußerung seiner Periarteriitis nodosa erliegt (MERTENS). Die im Verlauf der Periarteriitis nodosa auftretenden Nierenerkrankungen können sich äußern als tubuläre Nephritis, die unabhängig von dem Gefäßleiden ist, aber vielleicht als Folge einer gemeinsamen (toxischen?) Ursache gelten darf, ferner als Glomerulonephritis und als Infarktniere. In manchen Fällen steigt während der Krankheit der Blutdruck infolge der Nierenstörung, einzelne Kranke sterben unter dem Zeichen der Urämie. — Was sonst noch vom Krankheitsbild zu sagen ist, läßt sich mit wenigen Worten abtun. Im Blut sind Blutfarbstoff und rote Blutkörperchen meist gleichmäßig herabgesetzt, während die Zahl der weißen Blutkörperchen durch Vermehrung der neutrophilen Polynucleären mehr oder weniger (bis 50 000) gesteigert ist. Lungen und Pleura sind nur selten nachweisbar beteiligt, Leber und Milz nicht wesentlich vergrößert.

Die Diagnose der Periarteriitis nodosa wird sich in der Regel stützen auf das Zusammentreffen entzündlicher Erscheinungen 1. der Muskeln und Nerven, 2. des Magens und Darms, 3. der Nieren, 4. einer Anämie mit Leukocytose. Man darf aber die Diagnose nicht gewaltsam auf den Nachweis dieser vier Hauptsymptome einstellen, denn abgesehen von der Anämie sagen die genannten Symptome doch nur, daß die betreffenden Organe Lieblingssitze der Erkrankung sind. Das kann so, muß aber nicht so sein. Sehr viel wichtiger scheint es, daß man bei Krankheitserscheinungen, die sich einer einheitlichen Erklärung nicht fügen wollen, überhaupt an die Diagnose Periarteriitis nodosa denkt.

Der Verlauf der Periarteriitis nodosa richtet sich danach, ob die Erkrankung von vornherein sehr stürmisch oder mehr schleichend einsetzt, in welchem Grade und Umfang sie auftritt und welche Organe sie hauptsächlich ergreift. In manchen Fällen führt sie in wenigen Tagen, in anderen in Wochen und Monaten, zum Teil unter vorübergehenden Besserungen und Verschlimmerungen zum Tode. In etwa $^1/_{12}$ der Fälle heilt sie aus.

Die Behandlung muß sich mit sorgfältiger allgemeiner Pflege und Linderung der Beschwerden begnügen. Ein wirksames Mittel gegen die Erkrankung giebt es bis jetzt nicht.

Tuberkulose der Arterien.

Wenn ein tuberkulöser Herd in der Nähe einer Arterie sitzt, kann er auf sie übergreifen, die Wandschichten von außen nach innen durchfressen, bis schließlich die tuberkulösen Massen ins Gefäß oder das Blut durch die kranke Stelle nach außen durchbrechen. Besonders für die Aorta sind verschiedene solcher Fälle beschrieben worden, und zwar handelt es sich meistens um tuberkulöse Lymphdrüsen oder auch einmal um eine Wirbelcaries (DIETRICH, KAMEN, BAUER, RIBBERT und andere). Daß kleinere Arterien von einem benachbarten tuberkulösen Herd aus zerfressen werden, ist ja bei der Lungenschwindsucht nichts Ungewöhnliches: Lungenblutung.

In anderen Fällen siedeln sich die Tuberkelbazillen, die irgendwie in die Blutbahn gelangt sind, in der Intima von Arterien an und bilden hier je nachdem ein vereinzeltes oder eine ganze Zahl tuberkulöser Knötchen, die ihrerseits wieder beim Zerfall den Körper mit Tuberkelbazillen überschwemmen und so eine Miliartuberkulose erzeugen können (WEIGERT, STROEBE, TOYOSUMI, BENDA, ASCHOFF, GEIPEL, WOOLEY, PISTOCCHI und andere). Zuweilen kommt es auch, wenn kleinere Arterien durch eine Tuberkulose unwegsam gemacht werden, zur Bildung von Infarkten.

Syphilis der Arterien.

Von den syphilitischen Erkrankungen der Arterien steht an erster Stelle die Erkrankung der Aorta, die Aortitis syphilitica. Wir wissen heute, daß sie die wichtigste Ursache der Aortenaneurysmen ist, und so erklärt es sich, warum die ersten brauchbaren Angaben über die Syphilis der Arterien überhaupt in Werken über die Aneurysmen[1] zu finden sind. Es wurde schon bei der Arteriosklerose erwähnt, daß LANCISI je nach ihrer Entstehung zwei Arten von Aneurysmen unterscheidet, die eine führt er auf verkehrte Lebensweise, die andere auf Syphilis zurück. Von der letzten Art sagt er unter anderem folgendes: „Fieri interdum solet, ut lympha gallicis salibus scatens postquam congestionem in ossibus et ligamentis primo tentaverit . . . . et intra substantiam externam Arteriae depluens illam exedere incipiat indeque in Aneurysma distendat . . . . Cognoscitur autem Aneurysma gallicum non solum ex impuro, quod praecessit contagio, atque ex indiciis luis venereae in alias quoque partes jam propagatae, sed potissimum ex modo, quo determinatus locus Aneurysmate afficitur. Non enim subito Arteriae pulsatio sentitur, sed primo praecurrunt dolores praesertim nocturni alicujus ligamenti vel ossis." Genauere Untersuchungen über die Veränderungen, die die Syphilis in der Aortenwand macht, haben dann lange auf sich warten lassen. Nach kleineren Mitteilungen von HEIBERG, LAVERAN, SNOW, VERDIÉ-LEBRETON hat erst im Jahre 1885 DOEHLE in seiner unter HELLER verfaßten Inauguraldissertation die charakteristischen Züge der Aortensyphilis so klar herausgearbeitet, daß diese nun eine scharf abgrenzbare Erkrankung darstellte. Weitere Arbeiten aus A. HELLERS Schule (PHILIPS, BROCKHAUS, MOLL, ISENBURG) bauten die Lehre der Mesaortitis syphilitica aus und halfen sie gegen die abweichenden Ansichten verschiedener Forscher (BAUMGARTEN, CHIARI, v. HANSEMANN, MARCHAND, PONFICK und andere) durchsetzen. Die bestätigenden Berichte von BENDA und CHIARI auf der Tagung der Deutschen Pathologischen Gesellschaft in Kassel 1904, der Nachweis von Spirochäten in der Wand syphilitisch erkrankter Aorten (REUTER, SCHMORL, WRIGHT und RICHARDSON), die Übereinstimmung zwischen dem anatomischen Befund und den Ergebnissen der WASSERMANNschen

---

[1] Der Begriff des Aneurysmas war damals weiter als heutzutage. Man verstand darunter jede Erweiterung der Gefäße und des Herzens, also auch die Fälle, die wir jetzt als Dilatation bezeichnen.

Reaktion (G. B. GRUBER und andere) beseitigten dann die letzten Zweifel. Die Syphilis der kleinen Arterien ist besonders durch die Untersuchungen HEUBNERs (1870—1874) geklärt worden. Sie findet sich hauptsächlich an den Hirnarterien und ist gekennzeichnet durch eine entzündliche Infiltration der Adventitia und der anliegenden Arachnoidea, sowie eine bindegewebige Verdickung der Intima, die den Veränderungen der Adventitia nicht immer parallel geht; die Media kann sich lange Zeit unversehrt erhalten. Ein ganz ähnliches Bild bieten bei der Mesaortitis die Vasa nutritia, so daß sich der Gedanke aufdrängt, ob hier nicht der Kreis zwischen der Syphilis der kleinsten, kleinen und großen Gefäße geschlossen wird.

Die Syphilis der kleinen Arterien

findet sich, wie soeben gesagt, ausschließlich im Gehirn. Manche Beobachtungen, nach denen auch andere Gefäßbezirke betroffen waren, mögen auf Verwechslung mit der Periarteriitis nodosa beruhen. Auch der von KANDERS beschriebene Fall ausgedehnter syphilitischer Arteriitis ist nach JORES zweifelhaft. Die syphilitische Arteriitis der Hirngefäße ist dadurch gekennzeichnet, daß die Gefäße auffallend dick und starr sind, nach Abfluß des Blutes nicht zusammenfallen; sie sehen ferner grau oder gelblichweiß und etwas durchscheinend aus, also nicht so trüb wie arteriosklerotische Gefäße und unterscheiden sich von diesen außerdem dadurch, daß sie infolge der periarteriellen Entzündung mit der Arachnoidea mehr oder weniger fest verklebt sind. Mikroskopisch sieht man, daß die Entzündung der Adventitia auf einer vorwiegend lymphocytären Infiltration beruht, die stellenweise nekrotische Herde und Riesenzellen enthalten kann. Im weiteren Verlauf greifen die entzündlichen und gummösen Veränderungen oft auch auf die Media über. Die Verdickung der Intima, von der die Erkrankung ursprünglich ihren Namen erhalten hat — Endarteriitis obliterans — erweist sich als eine an Fibroblasten reiche Bindegewebswucherung, die offenbar von der Periarteriitis ziemlich unabhängig ist (HEUBNER), denn sie kann ohne Periarteriitis auftreten und trotz starker Periarteriitis fehlen (DÜRCK). Auch in den endarteriitischen Wucherungen kommen Riesenzellen vor. Die Intimaverdickung engt das Lumen des Gefäßes mehr und mehr ein und kann es oft unter Mitwirkung einer Thrombose ganz verschließen. Zuweilen wird nachträglich das Gefäß wieder kanalisiert (WENDELER) (Abb. 221).

Klinisch äußert sich die Arteriitis syphilitica des Gehirns meistens zunächst in leichten Störungen der Bewegung und Empfindung: Parästhesien, vorübergehenden Lähmungserscheinungen, Schwindel, apoplektiformen Anfällen, bis gewöhnlich eines Tages eine ausgesprochene Hemiplegie auftritt. Aber auch diese pflegt nicht so stürmisch und plötzlich wie die Hemiplegien durch Hirnblutungen infolge Arteriosklerose einzusetzen, sondern kommt mehr schleichend und schrittweise etwa derart, daß im Laufe von 1—2 Tagen erst das Bein, dann der Arm und Facialis ergriffen werden (OPPENHEIM). Weitere Einzelheiten fallen ins Gebiet der Nervenkrankheiten und dürfen darum hier übergangen werden. Aufgabe der Behandlung ist es, möglich frühzeitig mit den gegebenen Mitteln (Jod, Quecksilber, in vorsichtigen Gaben auch Neosalvarsan) einzugreifen.

Die schon erwähnte Syphilis der Vasa vasorum wollen wir nicht für sich, sondern im Zusammenhang mit der nunmehr darzustellenden

Syphilis der Aorta

besprechen.

Von *der Häufigkeit der* Aortensyphilis mögen folgende Zahlen eine Vorstellung geben: HELLER sah unter 11000 Sektionen in 3% eine Mesaortitis, in 1,6% Tod infolge dieses Leidens. Unter 4280 Kranken der GOLDSCHEIDERschen Poliklinik fand SCHRUMPF 992 Fälle mit Leiden des Kreislaufes, darunter — nach dem Untersuchungsbefund und Erfolg der Behandlung zu schließen — 180 Fälle mit Aortensyphilis; es betrugen also die Kreislaufsleiden 32,7% aller Erkrankungen, die Aortensyphilis 18% aller Kreislaufsleiden und 4,2% aller Erkrankungen —

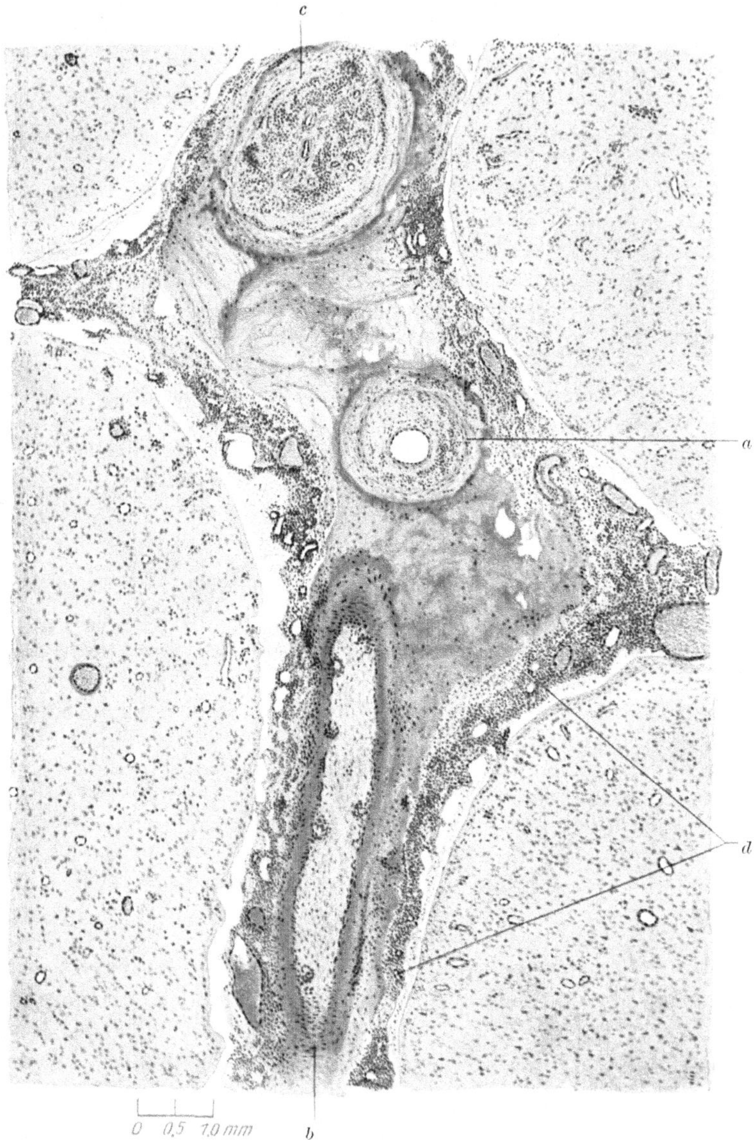

Abb. 221. HEUBNERsche Endarteriitis. *a* Obliterierende Arterie, *b* Längsschnitt einer Arterie mit Riesenzellen, *c* Kanalisierte Arterie, *d* Periarterielle Infiltration.

eine hohe Zahl, die nicht ohne weiteres verallgemeinert, sondern höchstens als gewisser Maßstab für die Verhältnisse in großen Städten angesehen werden darf. Das gilt auch für die Zahlen von SCHOTTMÜLLER und KORCZYNSKI. SCHOTTMÜLLER hat unter seinen Herzkranken in 40%, KORCZYNSKI in 21% eine Aortensyphilis gesehen. Unter allen Syphilitikern macht die Aortensyphilis aus nach BACKHAUS

27%, CHIARI 59%, G. B. GRUBER 57%, ROSENBERGER 17%, STEIN 52%, JÜRGEN-
SEN 50%, STADLER 82%, HUBERT 14,6—15,5%. SCHRUMPF fand unter seinen
4280 Kranken 10% syphilitisch, 6% hatten einen positiven Wassermann, 5,5%
Syphilis der Kreislaufsorgane, und zwar 4,2% eine Aortensyphilis. Das ergiebt
auf die Gesamtzahl der Syphilitiker berechnet 42% Aortensyphilis. Man sieht, die
Zahlen gehen teilweise auseinander. Es hängt das einmal damit zusammen, was
man unter Syphilitikern versteht, ob Menschen, die einmal syphilitisch angesteckt
worden sind oder Menschen, die nachweisbare Zeichen der Ansteckung darbieten;
zum Teil aber auch damit, daß die Zeichen oft unsicher, zweideutig sind. Vorgeschichte, Untersuchung, WASSERMANNsche Reaktion, Sektionsbefund werden
ganz verschiedene Zahlen liefern. Je mehr Kriterien man heranzieht, um so größer
wird die Zahl der Syphilitiker, um so kleiner der Prozentsatz der Aortensyphilis
sein. Von den Kranken, die SCHRUMPF auf Grund der Vorgeschichte, Untersuchungsbefund und Behandlungserfolg als Syphilitiker rechnet, hatten 57,5%
in der Vorgeschichte eine Ansteckung, aber nur 43,4% dieser Fälle, also weniger
als die Hälfte, einen positiven Wassermann. Umgekehrt hatten von den 42,5% der
Kranken, die nichts von einer Ansteckung wußten oder wissen wollten, 78% einen
positiven Wassermann. Nach dem Ausfall der WASSERMANNschen Probe durften
also nur 58%, nach dem Ausfall der Probe und der Vorgeschichte aber 90% der
Syphilitiker als sichere Fälle angesehen werden.

Die Aortensyphilis ist bei Männern etwa 4—5mal so häufig wie bei Frauen
(STRAUB, LIPPMANN, FUKUSHI, G. B. GRUBER, HELLER).

Die Ursache der Aortensyphilis. Es muß befremden, wenn in diesem Abschnitt
die Beweise angeführt werden sollen, die dafür sprechen, daß die Aortensyphilis
auf Syphilis beruht. Wir alle wissen aber, daß den krankhaften Veränderungen,
die sich im Körper finden, nicht auf die Stirn geschrieben ist, was sie für eine
Ursache haben. Bei Veränderungen, die durch einen bestimmten Erreger hervorgerufen werden, gilt wohl allgemein die Ursache als sicher festgestellt, wenn man
an den betreffenden Stellen den Erreger findet. Wo man aber den Verbrecher
nicht auf frischer Tat ertappt, in unserem Falle die Spirochaeta pallida in der
Aortenwand, da ist man auf Wahrscheinlichkeitsgründe angewiesen. Das war der
Fall, als DOEHLE bestimmte Veränderungen der Aorta als eine besondere Krankheitsform aufstellte und als Folge der Syphilis erklärte. Der Erreger der Syphilis
war damals noch nicht bekannt. Die Frage spitzte sich infolgedessen dahin zu,
ob und wie weit die betreffenden Veränderungen der Aorta den Veränderungen
entsprechen, die sonst als Zeichen der Syphilis anerkannt sind, und welche Beziehungen sich zwischen der Aortenerkrankung und anderen, als sicher syphilitisch angesehenen Erkrankungen des Körpers nachweisen lassen. Den ersten Teil
der Frage, die Anatomie der Aortensyphilis wollen wir im nächsten Abschnitt
prüfen und hier nur den zweiten Teil erörtern: die Beziehungen der DOEHLE-
HELLERschen *Aortitis* zu anderen syphilitischen Erscheinungen. Wir können uns
dabei kurz fassen und die Zahlen für sich sprechen lassen. Wie häufig die genannte
Aortitis bei Syphilitikern vorkommt, wurde schon gesagt. Paralytiker haben eine
DOEHLE-HELLERsche Aortitis in 66—88% der Fälle (CHIARI, LUCACZ, STRAUB,
ALZHEIMER, G. B. GRUBER, WEYGANDT) und umgekehrt konnte DENEKE in 40%
der Aortitis gleichzeitig eine Nervensyphilis nachweisen. WIESNER und RACH
fanden die Aortitis in 67,4%, REBAUDI in 76,5% der Neugeborenen mit kongeni-
taler Syphilis. Die letzten Bedenken zerstreute schließlich die WASSERMANNsche
Probe. Sie ist bei der DOEHLE-HELLERschen Aortitis positiv in 76—95% der
Fälle (SCHÜTZE, EICH, BENARY, DENEKE, G. B. GRUBER, OBERNDORFER, SCHMIDT,
HUBERT und andere). SCHRUMPF findet 66%, jedoch hatte der Rest von 34% eine
Syphilis in der Vorgeschichte. Spirochäten wurden in der kranken Aortenwand

nachgewiesen von Reuter, Schaudinn, Schmorl, Wright, Richardson, Fukushi Bruhns, Rebaudi, und zwar von dem letzten Forscher bei syphilitischen Neugeborenen in 30% der Fälle.

Die Anatomie der Aortensyphilis. Die Erkrankung befällt vorzugsweise die Brustaorta, und zwar vor allem den Anfangsteil. Sie beginnt hier an oder dicht über den Klappen und erstreckt sich bald nur auf einen Teil der aufsteigenden Aorta, bald bis zum Bogen und über den Bogen hinaus auf einen kleineren oder größeren Abschnitt der absteigenden Aorta. Häufig endet sie wie abgeschnitten am Durchtritt durchs Zwerchfell, seltener reicht sie bis zum Abgang der Nierenarterien oder noch weiter. Aber fast immer setzt sich der kranke Teil mit einer scharfen Grenze von dem angrenzenden gesunden ab, ein Verhalten, das auch an den Abgangsstellen größerer oder kleinerer Äste beobachtet werden kann. Die Mündung der Gefäße mag noch durch die Veränderungen der Aortenwand verengert sein, der anschließende Teil zeigt schon eine gesunde Wand. Da sich die Aortensyphilis, wie gesagt, mit Vorliebe im Anfangsteil des Gefäßes ausbreitet, so werden häufig die Mündungen der Kranzgefäße und auch die Klappen mit ergriffen. Die Sklerose der Aorta beginnt meist höher, an der Stelle, wo der Blutstrom an der Krümmung des Gefäßrohres brandet, zeigt keine scharfen Grenzen und greift gern auf die peripherischen Gefäße über, bevorzugt überhaupt die dem Herzen ferneren Abschnitte des Aortensystems. Zu diesen schon für den flüchtigen Blick erkennbaren Unterschieden zwischen Syphilis und Sklerose der Aorta gesellen sich bei genauerer Betrachtung weitere charakteristische Merkmale. Bei der Syphilis findet man die Fläche der Aorta durch Rillen und Furchen zerrissen, die unregelmäßig verlaufen und, wo sie zusammen-

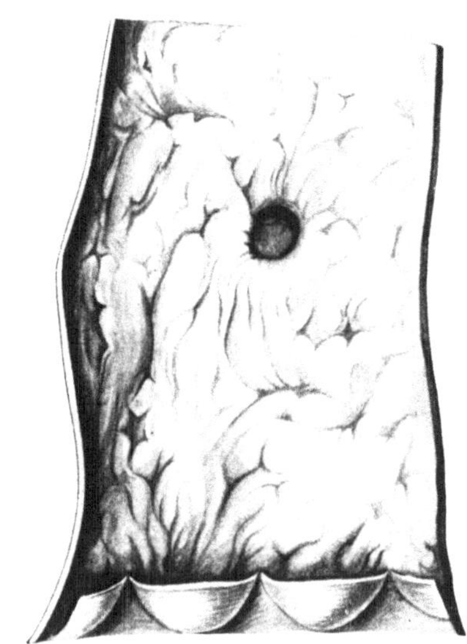

Abb. 222. Mesaortitis syphilitica nach Doehle.

strahlen, oft Trichter und Gruben bilden. Die Wand ist hier verdünnt, durchscheinend und in vorgeschritteneren Fällen aneurysmatisch ausgebuchtet (Abb. 222). Die Felder zwischen den Gräben und Gruben können im Beginn des Leidens frei von wesentlichen krankhaften Veränderungen sein, so in Doehles erstem Falle. Gewöhnlich sind sie aber verdickt durch Wucherungen der Intima und springen als derbe Buckel vor; ihre Oberfläche ist entweder glatt oder atheromatös entartet. Wo sich Gefäße abzweigen, ist ihre Mündung zuweilen durch die Intimaverdickung eingeengt und zum Teil überdacht. Über die Veränderungen der Klappen äußert sich Doehle wie folgt: „Bei der syphilitischen Erkrankung der Klappen, die zur Schrumpfung führt, greift die Entzündung von der Aorta auf die Klappenränder zunächst von ihren Ansatzstellen aus über und führt zu Verdickungen dieser, kriecht dann mehr oder weniger weit auf die freien Ränder über, wobei es dann zu den bekannten Verdickungen und Schrumpfungen kommt, wodurch dieselben verkürzt und häufig straff gespannt erscheinen. Die Ansatzstellen selbst sind aber nicht zerstört und sie sind auch tatsächlich nicht durch den Zug der verschrumpfenden Klappen auseinandergewichen, was wohl auch nicht gut möglich wäre, so daß von einer wirklichen Lückenbildung nicht die Rede sein kann. Sie ist vorgetäuscht durch die Verdickung der Ansatzstellen einmal selbst, wodurch sie nicht mehr als dünne

Stränge dicht nebeneinander an der Aorta ansetzen, sondern als mehr oder weniger dicke Wülste neben einander liegen und vielleicht auch dadurch, daß sich von der Aortenwand her eine geringe Menge gewucherten Gewebes polsterartig dazwischen schiebt, wodurch wiederum ein scheinbares Auseinanderwuchern bedingt ist. Für die makroskopische Betrachtung treten diese Veränderungen aber immer als eine Lücke zwischen den Ansätzen bei der syphilitischen Schrumpfung der Aortenklappen auf und können deshalb bei ihrem Vorhandensein für die Diagnose Verwertung finden." Betrachtet man die Aorta von außen, so findet man die Adventitia verdickt, stellenweise auch wohl narbig verändert, die adventitiellen Gefäße vermehrt. Im Bereich der Erkrankung ist die Aorta zunächst im ganzen erweitert, später werden besonders nachgiebige Stellen als Aneurysmen ausgebuchtet. Von der Sklerose unterscheidet sich die Aortensyphilis vor allem durch die mit Verdünnung der Wand einhergehenden Einziehungen und Gruben, die besondere Art der Klappenerkrankung und die Veränderungen der Adventitia. Die beschriebenen Intimawucherungen werden nicht als unmittelbar durch die Syphilis hervorgerufen angesehen, sondern dürften unspezifische Folgen der Vorgänge sein, die sich in den tieferen Schichten der Gefäßwand abspielen. In manchen Fällen mischen sich offenbar Syphilis und Sklerose der Aorta — da fast jeder Mensch etwas Atherosklerose in dem Alter hat, wo die Aortensyphilis auftritt, so ist das auch gar nicht anders zu erwarten.

Mikroskopisch findet man bei der Aortensyphilis in der Adventitia entzündliche Infiltrationen, die vorwiegend aus Lymphocyten bestehen, daneben aber auch polynucleäre Leukocyten, Plasmazellen und Fibroblasten enthalten. An manchen Stellen dringen diese Infiltrate in die Media vor, wobei sie meist den Vasa vasorum oder neugebildeten in die Media einsprossenden Gefäßen folgen. Sie bilden hier unregelmäßig verästelte Herde, in denen hier und da nekrotische Stellen und Riesenzellen nachweisbar sein können.

Solche als miliare Gummata aufgefaßte Knötchen buckeln oft die Intima etwas vor und sind dann als strohgelbe Höckerchen schon dem bloßen Auge erkennbar (BENDA). Die Muskulatur und elastischen Fasern der Media sind an den betreffenden Stellen zersprengt, die freien Enden der elastischen Fasern häufig knäuelartig eingerollt. Aber auch unabhängig von diesen Infiltrationen trifft man untergehende Bezirke der Media. Die Muskeln haben hier ihre Struktur verloren und bilden eine homogene schlecht färbbare Masse. Den Grund für die Nekrose findet man, wenn man die in der Adventitia verlaufenden Stämme der Vasa nutritia der Media untersucht: sie zeigen zum großen Teil das Bild der Endarteriitis obliterans. Da auch die Infiltrate, wie soeben gesagt, vorwiegend den Vasa nutritia folgen, haben wir in der Aortenwand dasselbe Verhalten, wie wir es im Gehirn kennen gelernt haben. So betrachtet offenbaren sich also die beiden wichtigsten Erscheinungen der Gefäßsyphilis als einheitlicher Vorgang (Abb. 223). Die zerfallenden Teile der Media werden im weiteren Verlauf durch Granulationsgewebe ersetzt, das von der Adventitia aus vordringt und sich später in derbes Bindegewebe umwandelt. Es bildet sich eine Narbe. Damit ist der Prozeß zunächst abgeschlossen (Abb. 224). Aber das an die Stelle der Muskeln und elastischen Fasern tretende Narbengewebe hat andere physikalische Eigenschaften als die Gefäßwand; es hält die Last der Blutdruckschwankungen auf die Dauer nicht aus, sondern wird gedehnt und ausgebuchtet; es entsteht ein Aneurysma. Darüber später mehr. Die Intima schließlich zeigt, soweit sie erkrankt, die von der Arteriosklerose her bekannten Veränderungen: Wucherung des Bindegewebes, Verbreiterung der Schicht der elastischen Fasern und als Entartungserscheinungen Niederschläge von Cholesterin, Kalk, sowie hyaline Degeneration. Hier und da können auch Infiltrate der Media in die Intima eindringen.

Das Krankheitsbild der Aortensyphilis. Die Syphilis der Aorta ist eine Erkrankung des mittleren und späteren Lebensalters; am häufigsten findet sie sich vom 40.—60. Jahre, wie eine *Tabelle* von Hubert zeigt (Abb. 225). Die wenigen Fälle von Aortensyphilis in jungen Jahren beruhen auf einer angeborenen Lues

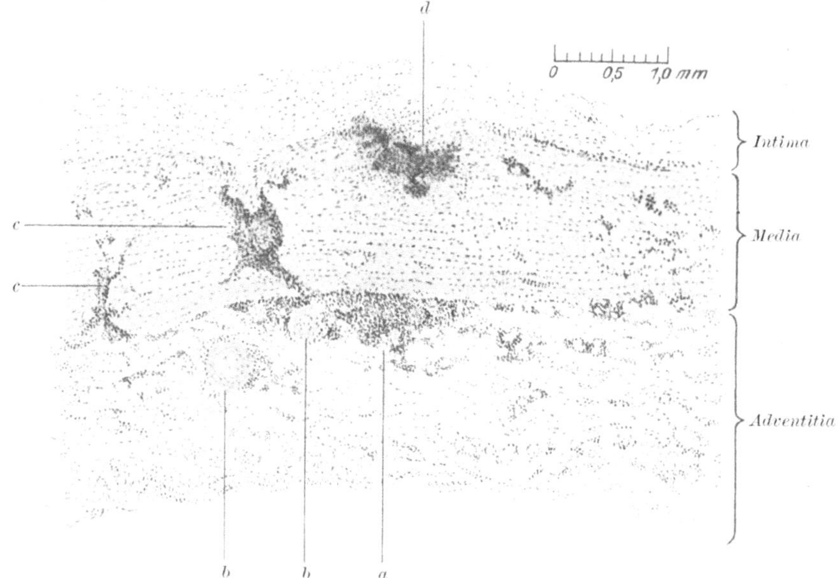

Abb. 223. Mesaortitis syphilitica. *a* Zellinfiltrat in der Adventitia, *b* Obliterierte Vasa vasorum, *c* Infiltrat in der Media, *d* Infiltrat in der Media mit Nekrosen.

(Lippmann, Stadler, Biermann). Die Häufigkeit im höheren Lebensalter hängt damit zusammen, daß die Aortensyphilis ebenso wie die Tabes eine der späten Folgen der Syphilis ist; im Mittel vergehen von der Zeit der Ansteckung 20 Jahre, bis nachweisbare Zeichen der Aortensyphilis auftreten, doch kann die Zeit auch

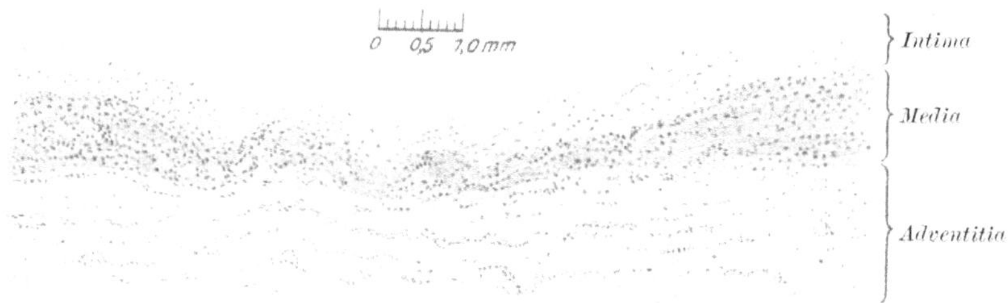

Abb. 224. Schwund der Media nach Mesaortitis syphilitica.

viel länger oder kürzer sein (Hubert l. c., Abb. 226). Ich selbst habe einen Fall beobachtet, in dem trotz rechtzeitiger sachgemäßer Behandlung schon nach anderthalb Jahren quälende Schmerzen unter dem Brustbein eine Aortitis verrieten; Jod und Quecksilber hatten keinen rechten Erfolg, dagegen wirkte Neosalvarsan so prompt und nachhaltig, daß die Diagnose wohl als sicher gelten darf. Die Zahlen, die für den Zwischenraum von Ansteckung und Erkrankung der Aorta angegeben werden, leiden darunter, daß der Beginn der Erkrankung kaum je festzustellen ist.

Als erstes Zeichen melden sich oft die erwähnten Schmerzen unter dem Brustbein. Sie werden verschieden geschildert, bald als beklemmender Druck, bald als Schneiden oder Brennen, sitzen gewöhnlich unter dem oberen Brustbein in der Höhe der 2. und 3. Rippe, und können in die Umgebung, Hals, Schultern, Arme ausstrahlen. Nach Anstrengungen und nach dem Essen werden sie häufig stärker und zeigen hierin eine gewisse Ähnlichkeit mit der Angina pectoris; im ganzen sind sie aber anhaltender und gehen nicht mit der Angst einher, die die Angina pectoris zu begleiten pflegt. Wenn allerdings die Erkrankung von vornherein die Mündungen der Kranzgefäße mit erfaßt, werden die Erscheinungen der Aortitis und Kranzgefäßverengerung zusammenfließen, wie überhaupt Ort und Art der Schmerzen vom Sitz der Aortitis abhängen dürften. So können nach SCHRUMPF schmerzhafte Schluckbeschwerden, Krampfzustände des Pharynx, Oesophagus und der Glottis sowie Stimmbandlähmungen vorkommen, wenn die Aortitis im Aortenbogen sitzt und auf den hier verlaufenden Teil des Nervus recurrens übergreift, Da diese Beschwerden in Fällen zu finden sind, wo sich noch kein Aneurysma ausgebildet hat, so geben sie uns einen Fingerzeig, wie die Schmerzen bei der

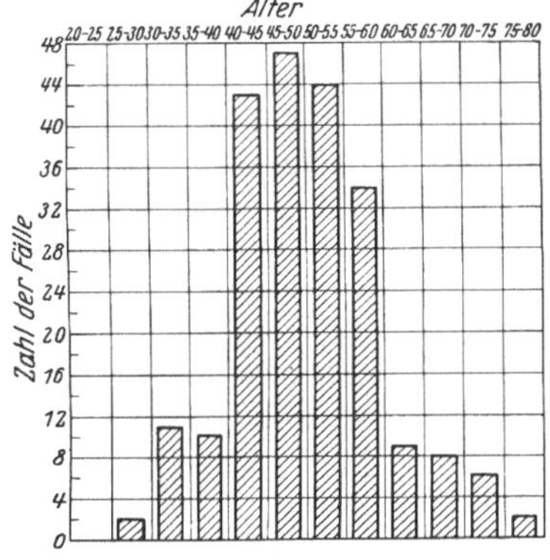

Abb. 225. Häufigkeit der Aortensyphilis in den verschiedenen Lebensaltern.
(Nach HUBERT.)

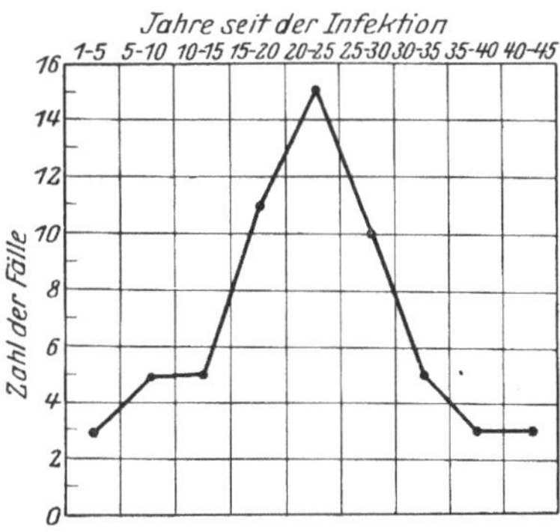

Abb. 226. Häufigkeit der Aortensyphilis in den verschiedenen Intervallen nach der Infektion.
(Nach HUBERT.)

Aortensyphilis wohl entstehen mögen: wahrscheinlich werden die in der Adventitia der Aorta verlaufenden Nerven durch die sich hier abspielende Entzündung gereizt (HUCHARD, HUBERT). Schmerzen und Beschwerden der geschilderten Art trifft man etwa in zwei Drittel der Fälle von Aortensyphilis, und zwar oft wie gesagt als frühestes Zeichen. Sie verdienen deshalb unsere besondere Aufmerksamkeit. Daran ändert auch der Umstand nichts, daß sie in einem Drittel der Fälle fehlen, zuweilen sogar trotz vorgeschrittener Veränderungen der Aorta (STADLER).

Ein anderes frühes Zeichen, das aber schon schwerere und ausgedehntere Veränderungen voraussetzt, ist die Verstärkung des zweiten Aortentones. v. ROMBERG vermutet, die Erscheinung trete ein, wenn das Gefäß infolge der Lues erweitert, die betreffenden Klappen vergrößert und die Schallquelle durch die Erweiterung des Gefäßes der Brustwand genähert sei. Für die Fälle, wo die Aorta nicht nachweisbar erweitert ist, könnte man mit BITTORF an eine veränderte Resonanz der Aortenwand oder mit SCHRUMPF an eine Infiltration der Klappen denken und dadurch auch den klingenden Charakter erklären, der von manchen Beobachtern hervorgehoben wird. Vielleicht ist aber noch eine andere Deutung möglich. Die zu einem mehr oder weniger großen Teil entzündlich infiltrierte und verdickte Aortenwand büßt an Elastizität ein. Ihre elastischen Umformungen werden träger und unvollkommener; infolgedessen zieht sie sich nach der Füllung durch die Kammersystole nicht so rasch zusammen und der Aortendruck sinkt langsamer. Er ist deshalb im Beginn der Kammerdiastole, d. h. in dem Augenblick, wo sich die Aortenklappen spannen und den zweiten Ton erzeugen, höher als gewöhnlich und die tongebende Spannung der Aortenklappen dementsprechend vermehrt.

Mit dem Sinken der Aortenelastizität hängt es auch zusammen, daß ziemlich oft der Unterschied zwischen dem maximalen und minimalen Blutdruck vergrößert ist; so findet HUBERT ihn in zwei Drittel der Fälle über 50 mm Hg.

Dies Verhalten ist in derselben Weise zu erklären wie bei der Sklerose der Aorta. Da die Aorta weniger nachgiebig ist und darum weniger Blut fassen kann, muß die linke Kammer schon während der Systole eine größere Menge ihres Inhalts in die peripherischen Arterien treiben; der maximale Blutdruck steigt. Gleichzeitig mag der minimale Druck etwas sinken, weil sich die kranke Aorta nicht so vollkommen zusammenzieht und deshalb weniger Blut nachschiebt. Bei der Untersuchung mit dem CHRISTENschen Energometer findet man demgemäß die Volumwerte größer und auch die des Stauungsdruckes etwas erhöht (SCHRUMPF). Wenn man den Puls fühlt, ist sein Anstieg rascher und höher, jedoch ohne daß ein ausgesprochener Pulsus celer et altus entstände.

In etwa drei Viertel der Fälle (v. ROMBERG) hört man ferner über der Aorta ein systolisches Geräusch. Da oft daneben der zweite Ton verstärkt ist und der Puls eher groß als klein, so scheint es sich hier nicht um eine Aortenstenose, wenigstens nicht um eine mechanisch wirksame zu handeln. HUBERT vermutet, daß lokale Schädigungen der Aortenwand die Ursache seien. Nach REIDS Untersuchungen über die Entstehung von Herz-, und Gefäßgeräuschen ist diese Vermutung aber wenig wahrscheinlich. Viel eher ist anzunehmen, daß eine Erweiterung des Anfangsteils der Aorta schuld an dem Geräusch ist (A. HOFFMANN). Zuweilen mag eine gewisse Starrheit der Aortenklappen hinzukommen (HOFFMANN). Die Stärke des Geräusches ist verschieden, oft ist es recht leis und nur im Liegen hörbar, in anderen Fällen ist es lauter, aber nie so scharf und rauh wie bei der Aortenstenose.

Im Röntgenbild sprechen umschriebene Ausbuchtungen der Aortenkontur, die beim Einstrom des Blutes rascher und stärker vorgewölbt werden als ihre Nachbarschaft, mit großer Sicherheit für eine Aortensyphilis, ebenso eine wesentliche Erweiterung des Aortenbulbus sei es ohne oder mit gleichzeitiger Aorteninsuffizienz, da nur die syphilitische Aorteninsuffizienz mit einer solchen Erweiterung des Bulbus einhergeht (DIETLEN). Kleine, zweifelhafte Veränderungen des Aortenschattens können bei fortlaufender Beobachtung eine Entwicklung zeigen, die sichere Schlüsse zuläßt. Mit Recht legt deshalb DIETLEN Wert darauf, daß die Untersuchung in Abständen wiederholt wird. Wenn der Aortenschatten länger, weiter und dunkler ist als der Regel entspricht, so läßt sich dies Verhalten nur im Rahmen des gesamten Befundes verwerten, da es auch bei der Arteriosklerose gefunden wird. Ausgesprochene Aneurysmen beruhen fast immer auf einer weit vorgeschrittenen Aortensyphilis; sie sollen in einem besonderen Abschnitt dargestellt werden.

Von allgemeinen Zeichen kommen in Betracht verminderte Leistungsfähigkeit überhaupt und des Herzens im besonderen — Herzklopfen und Atemnot bei Anstrengungen — sowie die manchen Syphilitikern eigene lederartige graue Haut (v. ROMBERG).

Die von JÜRGENSEN beschriebenen Windungen der Capillaren, Hochstand der Aa. subclaviae (FAUX), Erweiterung von Venen (STADLER) und Capillaren (ZACK) auf dem oberen Brustbein können wohl keine besondere Bedeutung beanspruchen. Wichtiger aber selten sind die Unterschiede der Pulsgröße von symmetrisch angelegten Gefäßen (Pulsus differens der A. carotis, radialis).

In einem Falle von HUBERT war über der Aorta systolisch und diastolisch Reiben hörbar, das vom Verfasser auf eine syphilitische Periaortitis zurückgeführt wird.

Die syphilitischen Erkrankungen der Aortenklappen und Kranzarterien wurden schon früher besprochen. Auf die Syphilis der Kranzarterien werden wir bei der Angina pectoris zurückkommen.

Die Diagnose der Aortensyphilis, soweit es sich um die wichtigen frühen Stadien handelt, ergiebt sich aus den soeben geschilderten Krankheitszeichen. Bevor irgend etwas Objektives nachweisbar ist, können schon so charakteristische Schmerzen auftreten, daß man daraufhin die Diagnose stellen und die nötige Behandlung einleiten darf, zumal wenn die WASSERMANNsche Reaktion, die Vorgeschichte oder die Untersuchung der übrigen Organe in demselben Sinne sprechen. Die Verstärkung des zweiten Aortentones, die Vergrößerung der Pulsdruckamplitude, das systolische Geräusch — von der Aorteninsuffizienz zu schweigen — setzen voraus, daß die Syphilis schon gröbere Veränderungen gemacht hat. Dasselbe gilt für greifbare Ergebnisse der Röntgenuntersuchung. „Eine wirkliche Frühdiagnose der Aortitis, d. h. in einem Stadium, bevor diese zu nicht mehr rückgängig zu machenden Schädigungen der Gefäßwand geführt hat, ermöglicht die Röntgenuntersuchung nicht" (DIETLEN).

Die Abgrenzung der Aortensyphilis von Arteriosklerose, Herz- und Gefäßneurosen, Intercostalneuralgien, neurasthenischen Beschwerden usw. wird sich nie auf einzelne Symptome, sondern stets auf eine sorgfältige allgemeine Untersuchung stützen. Wichtig ist es nur, daß man an die Möglichkeit einer Syphilis denkt.

Der Verlauf der Aortensyphilis ist sehr verschieden. Er hängt einmal vom Sitz der Erkrankung ab. Je nachdem ob diese hauptsächlich die Gegend der Klappen, der Kranzgefäße oder oberhalb davon angreift, verläuft sie unter den Erscheinungen der Aorteninsuffizienz, der Coronarsklerose oder des Aneurysmas. Ferner ist von maßgebender Bedeutung, ob das Leiden frühzeitig erkannt und behandelt wird. Abgesehen davon spielt der wechselvolle Verlauf, der die Syphilis allgemein auszeichnet, auch hier eine Rolle. Wir wissen bis heute nicht, warum die Krankheit einmal stürmisch auftritt, nur wenig durch unsere Mittel beeinflußt wird und schon nach kurzer Zeit Veränderungen macht, die sonst Jahrzehnte auf sich warten lassen, und warum sie ein andermal schleichend daherkommt und nur langsam fortschreitet. Schwere der Infektion, Widerstandsfähigkeit des Körpers, Lebensweise und manches andere, was wir noch nicht genügend kennen und abzuschätzen vermögen, dürften dabei mitsprechen. So ist demnach die Dauer des Leidens verschieden; wenn als Mittel von STADLER und STERZING zwei Jahre angegeben werden, darf diese Regel nicht verallgemeinert werden. Je mehr wir lernen so oft an die Aortensyphilis zu denken, wie ihre Häufigkeit es verlangt, und je häufiger wir sie dementsprechend rechtzeitig erkennen und behandeln, um so mehr wird sich die erschreckend kurze Lebensfrist von zwei Jahren verlängern. Der Ausgang der Aortensyphilis ist nach dem von HUBERT bearbeiteten Material der v. ROMBERGschen Klinik Herzschwäche in $1/3$, Angina pectoris in $1/6$, Ruptur in $1/6$ der Fälle; die übrigen sterben an einer anderen Krankheit.

Die Behandlung der Aortensyphilis. Sobald die Diagnose gestellt ist, sollte zunächst für eine vorsichtige Lebensweise gesorgt, im besonderen alle Einflüsse ausgeschaltet werden, die zu einer Steigerung des Blutdruckes führen können, wie körperliche Anstrengungen jeder Art, Aufregungen, üppige Mahlzeiten, Stuhlverstopfung, Alkohol, starker Kaffee usw. Gleichzeitig wird man mit der Behandlung des Grundleidens beginnen. Das beste und schonendste Mittel hierfür ist das Salvarsan. Als EHRLICH das Salvarsan in die Welt hinausschickte, gab er den Rat: „Von der Behandlung auszuschließen sind Leute, die ein erregbares Herznervensystem oder gar einen Herzfehler aufweisen, ferner Personen mit Gefäßdegenerationen, Aneurysma, vorhergehenden Hirnblutungen, Nephritis, Diabetes, Magengeschwür und alte Leute." Dieser Rat gründete sich aber nicht auf ungünstige Erfahrungen bei den genannten Krankheiten oder darauf hinweisende Tierversuche, sondern war lediglich eine Vorsichtsmaßregel; es sollten mit dem neuen Mittel zunächst nur solche Fälle behandelt werden, bei denen die Gefahr unerwünschter Nebenwirkungen möglichst ausgeschlossen schien. Die Erfahrung lehrte aber bald, daß hier die Vorsicht zu weit getrieben war. Für die Syphilis des Herzens und der Gefäße wies WEINTRAUD als erster an einer größeren Zahl von Fällen nach, daß das Salvarsan nicht nur ohne Schaden, sondern mit gutem Erfolge geben werden kann. Ausgedehnte Nachprüfungen haben dies Urteil bestätigt und darüber hinaus bewiesen, daß gerade bei der Aortensyphilis das Salvarsan dem Jod und Quecksilber überlegen ist, nur daß wir heute das leichter lösliche Neosalvarsan geben. Man beginnt mit 0,15 g Neosalvarsan; wenn diese Gabe gut vertragen wird, giebt man nach 3 Tagen 0,3 g 2mal wöchentlich bis zu einer Gesamtmenge von 4—5 g. Man kann nun nach einem Vierteljahr eine neue Kur beginnen oder wie SCHOTTMÜLLER monatlich 0,45—0,6 g Neosalvarsan weitergeben, bis man glaubt annehmen zu dürfen, daß eine Heilung erzielt ist. Leider giebt es keine sicheren Zeichen dafür, wann dieses Ziel erreicht ist. SCHOTTMÜLLER rechnet damit, daß man die angegebene Dauerbehandlung unter Umständen jahrelang durchführen müsse. Bei schwererer Angina pectoris empfiehlt v. ROMBERG 2—3 Wochen, bei Herzinsuffizienz $1\,1/_2$—2 Wochen nach den allgemeinen Regeln zu behandeln und dann erst mit Salvarsannatrium zu beginnen. Man läuft dabei jedoch Gefahr, kostbare Zeit zu verlieren; ich ziehe es deshalb vor neben der üblichen Behandlung die meistens schon kürzere oder längere Zeit versucht sein wird, gleich mit Neosalvarsan in kleiner Dosis (0,15 g) anzufangen. Auch über die Frage, ob man sich auf das Salvarsan beschränken oder außerdem Jod oder Quecksilber geben soll, gehen die Meinungen auseinander. v. ROMBERG erschienen die Erfolge bei reiner Salvarsanbehandlung besser. SCHOTTMÜLLER giebt gleichzeitig 2 mal wöchentlich 0,05—0,1 Quecksilber als Kalomel oder Hydrargyrum salicylicum intramuskulär oder auch eine Schmierkur. KLEMPERER empfiehlt warm die intravenöse Anwendung von Jodnatrium, und zwar 5—10 g in 10%iger Lösung mehrmals wöchentlich. Die Infusion kann unmittelbar an die Salvarsaninjektion angeschlossen werden. Man muß sich jedoch vorher sorgfältig über den Zustand der Schilddrüse unterrichten und in Kropfgegenden besonders vorsichtig sein.

Die günstige Wirkung der Behandlung äußert sich gewöhnlich zunächst darin, daß sich das allgemeine Befinden bessert, die Leistungsfähigkeit steigt, bei abgemagerten Kranken nimmt das Körpergewicht zu, die Schmerzen schwinden, die Anfälle von Angina pectoris werden seltener und bleiben auch wohl für längere Zeit ganz aus. In weniger glücklichen Fällen können die anginösen Beschwerden bald wieder auftreten und stärker als zuvor werden, vielleicht durch Schrumpfung der heilenden Herde — ein Verlauf, der ohne Behandlung, wenn auch aus anderen anatomischen Gründen, dem Kranken voraussichtlich doch beschieden gewesen wäre und lediglich beweist, daß unsere Behandlung zu spät gekommen ist. Umgekehrt hat man zuweilen die Freude, daß sogar die Zeichen organischer Veränderungen zurückgehen, so die Erscheinungen des Aortenklappenfehlers (v. ROMBERG) oder die Größe des Aneurysmas (SCHOTTMÜLLER). Im ganzen ist das aber selten. Gewöhnlich muß man damit zufrieden sein, wenn sich das allgemeine Befinden und die Beschwerden bessern. Dieser Erfolg wird aber doch oft in einem Maße erreicht, der unsere Erwartungen übertrifft. In anderen Fällen ist allerdings die Besserung nur vorübergehend, nach einer Frist von Monaten oder vielleicht ein bis zwei Jahren melden dann diese oder jene Krankheitszeichen, daß die geschädigten Gewebe den Forderungen des Betriebes nicht auf die Dauer gewachsen sind.

Syphilis anderer Arterien

ist selten. Hin und wieder wird die A. pulmonalis befallen (POSSELT, BARTH und andere) und zeigt dann dieselben Veränderungen wie die Aorta (G. B. GRUBER). Ähnlich verhält sich auch die A. femoralis, wie HASSELBACH in zwei Fällen von angeborener Syphilis nachweisen konnte. Weitere Beobachtungen von Syphilis mittlerer Arterien hat HERXHEIMER zusammengestellt. Danach sind noch Fälle von LEWIN, GAUCHER, MERK, RASCH und WIESNER und anderen veröffentlicht worden. Über die Syphilis der Hautgefäße hat EHRMANN berichtet.

Die Krankheitserscheinungen hängen vom Sitz und vom Grad der Erkrankung ab, und können hier im einzelnen nicht geschildert werden. Die Behandlung ist dieselbe wie bei der Aortitis syphilitica. Unter Umständen, so bei Gangrän von Gliedmaßen, muß chirurgisch eingegriffen werden.

Die Aneurysmen.

Aneurysma, von ἀνευρύνω ich erweitere, ist ursprünglich die Bezeichnung für jede Erweiterung. An den Arterien unterschied schon GALENS Zeitgenosse ANTYLLUS zwei Arten: die einfach umschriebene Erweiterung einer Arterie und den durch Blutung einer zerrissenen Arterie um diese entstandenen pulsierenden Blutsack. Die beiden Arten wurden später als Aneurysma verum und spurium bezeichnet und ihnen als dritte Art das Aneurysma mixtum hinzugestellt (LANCISI, MORGAGNI und andere). Im Laufe der Zeit wurden dann die Aneurysmen nach ihrer Entstehung und Form in eine ganze Reihe von Arten untergeteilt. So unterscheidet THOMA Aneurysma congenitum, arterioscleroticum, traumaticum, embolicum, per arrosionem, cirsoideum und zerlegt verschiedene dieser Aneurysmen noch in mehrere Unterarten: per dilatationem, per rupturam, circumscript, diffus, spindelförmig, sackförmig, varicosum usw. Die Klinik kann dieser weitgehenden anatomischen Gliederung nicht folgen und muß sich damit begnügen, die ein einheitliches Krankheitsbild bietenden Arten zusammenzufassen und zu schildern. Die uns hier in erster Linie interessierenden Aneurysmen der großen Arterien des Körperinneren werden von den alten Schriftstellern noch nicht erwähnt. Zum erstenmal ist von ihnen die Rede bei JEAN FERNAL[1] (1497—1558): Fit et nonnunquam aneurysma in interioribus arteriis, maxime sub pectore circa lienem et mesenterium, ubi vehemens saepe pulsatio animadvertitur. Ob FERNAL in seinen Fällen wirklich Aneurysmen vor sich gehabt hat, ist allerdings sehr zweifelhaft. So fügt schon der kritische MORGAGNI[2] zu dieser Bemerkung FERNALs hinzu: „Poterat enim haec tradidisse ex conjectura; nec certe omnis pulsatio, quantumvis vehemens, ab aneurysmate est, ut e nostris quoque observationibus alibi ostendetur." Der Ruhm, als erster am Lebenden ein Aneurysma einer inneren Arterie, und zwar der Aorta, erkannt zu haben, gebührt deshalb ANDREAS VESALIUS[3]. Er fand im Jahre 1557 bei einem Kranken eine pulsierende Geschwulst am Rücken und erklärte sie für ein Aneurysma der Aorta. Die Leichenöffnung gab ihm recht. Das Aneurysma war fast so groß wie ein Straußenei und hatte die anliegenden Rippen und Wirbel zermürbt. Erst nach dieser Beobachtung des VESALIUS wurden bald andere Fälle von Aneurysmen der Aorta und auch der Pulmonalis (PARÉ)[4] beschrieben. Bemerkenswert ist, wie für manche Fälle ein Zusammenhang zwischen Syphilis und Aneurysma fast als selbstverständlich angesehen wird. LANCISIS Ansichten über diese Frage wurden schon erwähnt. Ein von MATANUS[5] beobachteter Fall wird von MORGAGNI mit den lakonischen Worten angeführt: „In juvene, cui ex inveterata lue venerea thoracis et ventris caveam aneurysma occubapat." Auch eine Bemerkung des PLANCUS[6] spricht in demselben Sinne. Bei der Gelegenheit, wo er sich mit den Veränderungen der Innenfläche der Aorta beschäftigt, sagt er: „Quod saepe observavi in aliis cadaveribus eorum praesertim, qui syphilide laborarunt, et ad aneurysma aortae vel ad pectoris hydropem sunt dispositi." Wie nahe zu jener Zeit die Begriffe Syphilis und Aneurysma bei einander wohnten, erhellt aus der Stelle, wo MORGAGNI die Frage erörtert, ob es schon bei den Alten Aneurysmen der inneren Gefäße gegeben habe: „Quamvis ex eorum historiis librisque

---

[1] Patholog. Lib. VII. cap. 3, zitiert nach MORGAGNI: De sed. et caus. morb. XVII, art. 3.
[2] MORGAGNI l. c.
[3] A. VESALIUS: Hist. anat. hum. corp. Lib. IV, sect. 2 obs. 21, § 7.
[4] PARÉ, Opera. Lib. VI, cap. 32.
[5] MORGAGNI l. c., LXIV, art. 14. [6] MORGAGNI l. c., XXVII, 30.

minime constet se lue venerea infecisse, quae, postquam ab America tandem in alias regiones allata fuit, una ex tot causis ipsa quoque est vitiorum cordis et arteriarum illius modi... Seine eigene Ansicht faßt MORGAGNI schließlich folgendermaßen zusammen: „Nullus tamen dubito quin erodentia corpuscula eorum humores, qui lue venerea infecti sunt, inquinantia... in arteriarum quoque tunicis ... haud raro subsistant, quas hic illic corrodendo infirmant eoque dilatationibus obnoxias reddent[1]“. Es besteht für MORGAGNI kein Zweifel, daß sich das syphilitische Gift nicht selten in den Gefäßwänden festsetzt, sie hier und dort zernagt und schwächt und dadurch zu Erweiterungen geneigt macht. Um so mehr fällt es auf, wenn in der folgenden Zeit die Syphilis unter den Ursachen des Aneurysmas kaum oder überhaupt nicht genannt wird, so in den bekannten Werken von VAN SWIETEN, KREYSIG, CORVISART, LAENNEC, FRANK, HOPE, FORGET, WUNDERLICH, STOKES, LEBERT, ROKITANSKY, BAMBERGER, DUSCHECK, OPPOLZER, FLINT, QUINCKE in ZIEMSSENS Handbuch usw. Von den genannten Forschern erwähnen nur CORVISART und FRANK die Syphilis. Der erste mißt ihr aber offenbar keine große Bedeutung bei, denn der sagt, die eigentliche Ursache der Aneurysmen sei „un âcre quelquonque que nous ne connaîtrons probablement jamais“. Und FRANK nennt unter Dutzenden fragwürdiger Ursachen, wie Schreien, Singen, Niesen, Lachen, Schlaffheit, Atonie, Lähmung der Gewebe, Opium, Alkohol, Quecksilber, Schmerz, Freude, Liebe und so fort, schließlich auch die Syphilis. Als wichtigste Ursache, die allerdings nicht allein, sondern meist zusammen mit anderen zum Aneurysma führe, wird gewöhnlich die Atheromatose angesehen. Am konsequentesten vertrat SCARPA diesen Standpunkt. In seiner Arbeit über das Aneurysma (1809) führt er aus, daß durch die langsame, ulceröse, steatomatöse Ausartung der inneren Arterienhaut diese Risse bekomme, durch die das Blut hindurchsickere; weiterhin dringe es auch durch die Muskulatur in die äußeren Schichten und erzeuge hier das als Aneurysma bekannte Gebilde. Sachförmige Aneurysmen seien nie wahre, d. h. Aneurysmen, deren Wand von sämtlichen Schichten der Gefäßwand gebildet würden. Nachprüfungen ergaben bald, daß die Lehre SCARPAS den Tatsachen nicht entsprach und die Atheromatose jedenfalls nicht in dieser Art dem Aneurysma den Weg bereitet. So kam man weniger dazu, die Atheromatose an sich, d. h. die Endarteriitis chronica deformans, als die mit ihr einhergehenden Veränderungen der Media und Adventitia für die Entstehung der Aneurysmen verantwortlich zu machen: „Die pseudomembranöse Massenzunahme der inneren Gefäßhaut samt der consecutiven Erkrankung der Media und Adventitia“ begründet das gewöhnliche spontane Aneurysma (ROKITANSKY); Aneurysmen durch Zerreißung der atheromatösen Intima und Media kommen vor, sind aber außerordentlich selten (ROKITANSKY). Mit dieser vagen Angabe war natürlich nichts gewonnen. Einen Schritt weiter führten die Untersuchungen KÖSTERS und seiner Schüler KRAFT, TROMPETTER, VERSTRAETEN. Nach ihnen sollten Entzündungsherde, die der Atherosklerose eigen seien und häufig den Vasa vasorum folgten, die Media zerstören; das später an die Stelle tretende Narbengewebe gebe nach und so komme es zum Aneurysma. Die Theorie KÖSTERS vermochte sich aber nicht durchzusetzen, weil man die geschilderten Befunde bei der Atherosklerose nicht bestätigen konnte — kein Wunder, denn sie haben mit der Atherosklerose nichts zu tun, sondern sind syphilitischer Natur, wie später von DOEHLE und HELLER nachgewiesen wurde. Vorher hatte aber die Schwierigkeit, einen ursächlichen Zusammenhang zwischen Atherosklerose und Aneurysma herzustellen, noch zu anderen Erklärungsversuchen geführt. RECKLINGHAUSEN geht davon aus, daß bei den miliaren Aneurysmen der Hirngefäße oft als einzige nachweisbare Veränderung des Gewebes Risse in der Media zu finden seien, die nach seiner Ansicht auf Zerreißungen der Muskulatur und Blutdrucksteigerungen beruhen. In derselben Weise läßt er dann durch seine Schüler HELMSTÄDTER und MANCHOT auch die Entstehung der Aortenaneurysmen erklären. Die Atherosklerose spielt hiernach keine Rolle bei dem Vorgang. Anders THOMA. Nach dessen Ansicht werden Atherosklerose und Aneurysma beide eingeleitet durch eine Schwäche der Media. Wenn mit beginnendem Alter die Muskelkraft im allgemeinen und die der Media im besonderen sinkt (Angiomalacie), sollen die Gefäßwände dem Blutdruck nachgeben und dadurch je nachdem allgemeine und umschriebene Erweiterungen der Gefäße entstehen. Da im weiteren Verlauf die Verdickung der Intima dem entgegenwirke, so erkläre sich hieraus, daß sich Aneurysmen verhältnismäßig selten und wenn schon, dann vorwiegend um das 40. Lebensjahr bildeten. Bedenken gegen alle diese Theorien mußten wach werden, als WELSCH im Jahre 1876 eine Statistik veröffentlichte, nach der für 66% der Aneurysmen im englischen Heere als Ursache eine Syphilis wahrscheinlich gemacht werden konnte. Einige Zeit später folgten MALMSTEN mit 80% und HELLER mit 85%. Inzwischen waren auch eine wenig beachtete Arbeit von HEIBERG und die bekannten Untersuchungen von DOEHLE über die Aortitis syphilitica erschienen, über die im vorhergehenden Abschnitt schon berichtet worden ist. Auf dieser Grundlage entwickelte sich dann die heute geltende Lehre, daß die Syphilis die wichtigste Ursache der Aortenaneurysmen ist.

---

[1] MORGAGNI l. c., XVIII, 27.

Über die Häufigkeit und den Sitz der Aneurysmen

lassen sich schon deshalb keine allgemein gültigen Angaben machen, weil der Begriff des Aneurysmas verschieden weit gefaßt wird. Wir bezeichnen im folgenden mit BENDA als Aneurysma jede krankhafte, auf Veränderungen der Wand beruhende Erweiterung des Arterienlumens. Da ein großer Teil der Aneurysmen auf Syphilis beruht, so besteht zwischen der Häufigkeit der beiden Erkrankungen ein gewisser Zusammenhang. Wie die Syphilis, so ist auch das Aneurysma in Städten häufiger als auf dem Lande und wiederum in großen Städten häufiger als in kleinen. Zwischen den großen Städten giebt es auch wieder Unterschiede je nach den Lebensverhältnissen und der Art der Bevölkerung. Nach GIBBONS und RICHTER[1] machten in San Franzisko während der Jahre 1866—1870 die Aneurysmen 1,35% aller Todesfälle aus und übertrafen mit dieser Zahl alle übrigen Städte der Vereinigten Staaten; besonders waren es die „stevedores“, die mit dem Verladen von Gepäck und von Gütern beschäftigten Arbeiter, also wohl vorzugsweise sog. Hafenarbeiter, die oft an Aneurysmen starben. In dem Maße wie der Strom abenteuernder Einwanderer und damit die Zahl solcher Arbeiter zurückging, sank auch die Zahl der Todesfälle an Aneurysmen; in den Jahren 1900—1904 betrug sie nur noch 0,33%. RICHTER und ARNSPERGER geben 0,6% an, BRODIER 1,2%, MÜLLER 1,49%. SCHROETTER, EPPINGER, JUDA fanden in 1—2% aller Sektionen ein Aneurysma, BOSDORF unter HELLER, wenn man die Toten unter 20 Jahr und die umstrittenen Miliaraneurysmen abrechnet, in 1,86%. Nach MYERS (1869) hatten in dem britischen Heere von herzkranken Leuten 43% ein Aneurysma, nach LAWSON (1866) war unter den Mannschaften der Kolonialtruppen das Aneurysma 11mal häufiger als unter der männlichen Bevölkerung Londons. BOYD berichtet, daß in den amerikanischen Sektionsstatistiken die Aneurysmen der Brustaorta 0,1—0,9%, im Mittel 0,3% ausmachen.

Die Aneurysmen sind bei Männern häufiger als bei Frauen. Das Verhältnis wird allerdings sehr verschieden angegeben: LEBERT 3,3:1, COMINOTTI 5:1, CRISP und HODGSEN 9:1, AGNEW 10:1, LISFRANC 11,5:1, RICHTER 12:1. Soweit in diesen Statistiken alle Arten von Aneurysmen zusammengefaßt sind, sagen uns ihre Zahlen eigentlich gar nichts. In der bekannten Zusammenstellung von CRISP findet sich z. B. eine unverhältnismäßig große Zahl von Aneurysmen der Arm- und Beingefäße. Mag dies nun damit zusammenhängen, daß die Zusammenstellung vorwiegend eine chirurgische ist, oder damit, daß der in England mehr als anderswo getriebene Sport gerade diese Aneurysmen begünstigt, jedenfalls lassen sich diese aus ganz verschiedenartigen Summanden zusammengesetzten Summen nicht mit anders zusammengesetzten Summen vergleichen. Aus diesem Grunde ist es richtiger, wenn man das Verhältnis der Geschlechter beurteilen will, nur bestimmte Arten von Aneurysmen zu berücksichtigen. Und da gibt uns die aus 4000 Fällen von Aneurysmen der Brustaorta gewonnene Verhältniszahl $\male : \female = 5{,}6:1$ (BOYD) doch einen anschaulichen Beweis davon, daß die zu diesen Aneurysmen führenden Schädlichkeiten, unter der die Syphilis an erster Stelle stehen dürfte, beim Manne stark überwiegen.

Über das Alter, in dem die Aneurysmen der großen inneren Gefäße auftreten, ist man sich ziemlich einig; die Hauptzahl fällt zwischen das 40. und 60. Lebensjahr. LEBERT fand in diesem Zeitraum die Hälfte, COMINOTTI und WOLPERT zwei Drittel der Fälle. Die Zahlen von BOYD für die Aneurysmen der Brustaorta weichen etwas ab. Da sie sich auf das größte bisher verarbeitete Material stützen und deshalb besonders wichtig sind, lasse ich sie hier in Tabellenform folgen (Tabelle 30).

---

[1] Zitiert nach HIRSCHFELDER: Diseases of the heart and oarta. 1910.

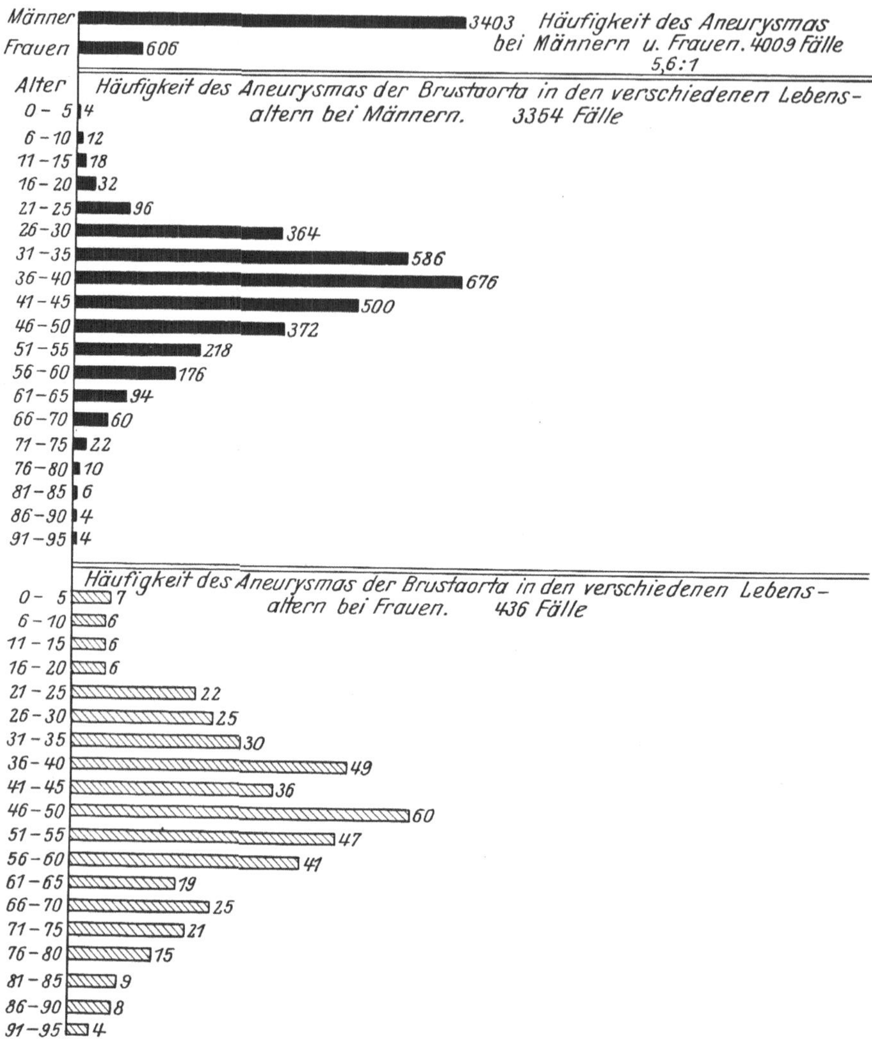

Über den Sitz der Aneurysmen unterrichtet die erwähnte Zusammenstellung von CRISP. Es wurde ja schon gesagt, daß diese Statistik, die sich vorwiegend auf klinische, vielfach chirurgische Beobachtungen stützt, nicht verallgemeinert werden darf. Ich stelle deshalb daneben die Zahlen, die BOSDORF aus 3018 Sektionsberichten Erwachsener über 20 Jahre im Kieler Institut gewonnen hat; die Miliaraneurysmen der Hirnarterien sind wiederum darin nicht enthalten (Tabelle 31). Bemerkenswert sind die bei der Sektion gefundenen Zahlen für Aneurysmen der Kopfarterien und der

Tabelle 31.

Sitz	CRISP	BORSDORF
Brustaorta	31,0%	34,3%
Bauchaorta und ihre Äste . . .	10,7%	25,4%
Anonyma, Subclavia, Carotis . .	12,2%	7,5%
Beinarterien	39,6%	3,1%
Armarterien.	43,0%	
Kopfarterien	20 %	25,4%
Art. pulmonalis	0,3%	1,5%

Äste der Brustaorta; unter den ersten ist die A. fossae Sylviae, unter den letzten die A. lienalis am häufigsten betroffen. Die Verteilung der Aneurysmen auf die verschiedenen Abschnitte der Brustaorta zeigt die nebenstehende Tabelle von Boyd; man sieht daraus, daß auf die Aorta ascendens fast die Hälfte der Fälle trifft (Tabelle 32). Das Verhältnis der Aneurysmen der Brustaorta zu denen der Bauchaorta finden Lucke und Rea auf Grund von 263 Fällen wie 5,7 : 1.

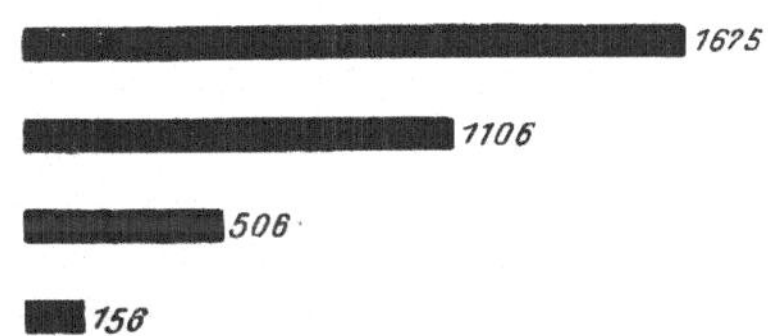

Tabelle 32. Sitz der Aneurysmen der Brustaorten nach Boyd. 3443 Fälle.

Aorta asc.: Arcus: Aorta desc. oberer Teil: Aorta descend. unterer Teil = 10 : 7 : 3 : 1.

Die Ursachen der Aneurysmen

sind mannigfach. Soweit sie klar zutage liegen, wie bei den Aneurysmen durch äußere Verletzungen, Eiterungen oder Einschmelzungen anliegender Teile, werden wir sie kurz abtun können. Anders liegt die Sache bei den sog. spontanen Aneurysmen, für die Vorgeschichte, Untersuchung und Leichenöffnung keine unmittelbare Erklärung liefern. Das sind die Aneurysmen, über deren Ursache man soviel geschrieben und gestritten hat. Da sie ganz überwiegend die Aorta betreffen, so spitzte sich praktisch die Frage zu einem Streit um die Ursachen des Aortenaneurysmas zu. Es wurde schon gesagt, daß heute allgemein *die syphilitische Aortitis* als wichtigste Ursache angesehen wird. Eine wesentliche Stütze dieser Auffassung ist die Statistik. In 80—90% der Fälle konnte von Heller, Malmsten, Arnsperger, Rasch, Pansini eine syphilitische Infektion nachgewiesen werden. Manche Forscher geben allerdings niedrigere Zahlen an, so Drummond 70%, Leedermann 67%, Gerhardt 53%, Lichtenstein (unter Benda) 39%, v. Hansemann 18,7%. Aber diesen Zahlen dürfte dasselbe Schicksal beschieden sein, das den Zahlen der Syphilis als Ursache der Tabes beschieden war. Die anatomische Untersuchung alter großer Aneurysmen leistet für die Entscheidung der Frage nichts, dagegen führen die außerhalb des Aneurysmas häufig nachweisbaren syphilitischen Entzündungen der Aortenwand und die beginnenden Aneurysmen bei frischer syphilitischer Aortitis eine beredte Sprache. Es kommt hinzu, daß die charakteristische Eigenschaft der syphilitischen Aortitis, die Zerstörung der Media eine zwanglose Erklärung der Aneurysmen gestattet: die Media ist die Schicht der Aortenwand, die in erster Linie dem Blutdruck Widerstand leistet; wo sie zugrunde geht, ist die Wand dem Blutdruck oder doch Blutdrucksteigerungen nicht mehr gewachsen. Kein Wunder also, daß in einem Fünftel der Fälle von syphilitischer Aortitis ein Aneurysma gefunden wird (Erich, Grau, Gruber, Stadler). Allerdings lehrt diese Zahl gleichzeitig, daß die syphilitische Aortitis keineswegs immer zu einem Aneurysma führt. Bedenkt man, daß jedes Aneurysma das Ergebnis von Druck und Widerstand, also zwei Kräften ist, die sich im einzelnen Falle sehr verschieden verhalten können, so ist das eigentlich selbstverständlich. Der Widerstand hängt in weiten Grenzen davon ab, wieweit und wie schnell die Gefäßwand, im besonderen die Media, einerseits durch die Entzündung zerstört, andererseits durch Narbengewebe ersetzt wird. Je rascher die Zerstörung, um so größer die Gefahr eines Aneurysmas. So kann es kommen, daß sich schon im Beginn der Aortitis ein Aneurysma bildet (Benda, Winternitz), ja, daß die Wand durchbrochen wird und ein sog. Aneurysma spurium entsteht. (Steinmeier). Wird an verschiedenen weiter von einander entfernten Stellen die Wand in der angegebenen Weise geschädigt, so giebt es mehrere Aneurysmen. Es ist das gar nicht so selten, nach Malmsten in 10%, nach DAHLEN in 15% der Fälle zu beobachten. Einzelne Beispiele sind unter anderen von ASCHENHEIM, BORNSTEIN, BROUSOLLE und ROUDOWSKA, KUHK, LAMY, WIDEROE, ZYPKIN beschrieben worden. Neben dem hauptsächlich durch das Verhältnis von Verlust zu Ersatz bestimmten Widerstand dürfte der Blutdruck eine wichtige Rolle spielen. Sowohl vorübergehende wie auch dauernde Drucksteigerungen werden die Entstehung von Aneurysmen begünstigen. Schwere körperliche Arbeit, anstrengender Sport, arterieller Hochdruck kommen hier in Betracht. Die mittleren Gefäße werden, wie schon erwähnt, seltener von der Syphilis befallen. Dementsprechend sind bei ihnen auch syphilitische Aneurysmen rar. Immerhin giebt es genügend Beispiele, so Aneurysmen der A. anonyma (ESCHENBACH, LEPEHNE), A. basilaris (KRABBE und BACKER, SAATHOFF), A. axillaris (KOEPPEL) usw. Über Aneurysmen der A. pulmonalis berichten unter anderen POSSELT, QUIATKOWSKI, WILDHAGEN, HENSCHEN.

Die Arteriosklerose und Atherosklerose als Ursache von Aneurysmen sind in der letzten Zeit mehr und mehr vor der Syphilis zurückgetreten. Für die Aortenaneurysmen hat BENDA folgende Hypothese aufgestellt. Die sklerotischen Abschnitte seien weniger nachgiebig, infolgedessen würden die zwischen ihnen liegenden gesunden Teile durch das einströmende Blut gedehnt und gegebenenfalls zu Aneurysmen ausgebuchtet. Zur Stütze führt er einen Fall von starker Atherosklerose der absteigenden Aorta an, bei dem nach einer mäßigen Anstrengung ein Aneurysma dissecans der gesunden aufsteigenden Aorta auftrat. Abgesehen davon, daß die aufsteigende Aorta der Lieblingssitz von Rupturen ist, müßten Aortenaneurysmen bei Atherosklerose etwas Alltägliches sein, wenn BENDAS Ansicht als allgemeine Regel zuträfe. Denn wie häufig ist die Atherosklerose und wie häufig haben Menschen mit Atherosklerose noch dazu schwere körperliche Arbeit oder einen hohen Blutdruck und wie äußerst selten sind demgegenüber Aortenaneurysmen ohne Syphilis. Nur für die Entstehung des Aneurysmas dissecans dürfte die Atherosklerose eine gewisse Rolle spielen (TANAKA, P. FRAENKEL, ROESSLE, HART). An den mittleren Gefäßen führt die Arteriosklerose nach JORES nur zu diffuser Erweiterung, während sie an den kleinen Arterien im Stadium der Verfettung fast die einzige Ursache der Aneurysmen ist (BENDA); für die Hirnarterien im besonderen ist das auch von BERGER nachgewiesen worden.

Mechanische Einwirkungen als Ursache von Aneurysmen. Die Bedeutung des Blutdruckes und der Blutdrucksteigerungen für die Entstehung von Aneurysmen bei syphilitischer Erkrankung der Aortenwand wurde schon erwähnt. In seltenen Fällen kann aber auch eine Blutdrucksteigerung zu einem Aneurysma der gesunden Aortenwand führen, wie die Beobachtung von HELLER zeigt: Ein 37jähriger Mann spürt beim Tragen einer schweren Last plötzlich einen starken Schmerz in der Brust; Tod nach 11 Monaten an Aorteninsuffizienz und Herzschwäche. Die Sektion ergab neben einer Zerreißung der Aortenklappen in der sonst gesunden aufsteigenden Aorta ein sackförmiges Aneurysma, an dessen oberem Rand ein gestielter Lappen noch von der Sprengung der Aortenwand zeugte. Auch die Aneurysmen vor Stenosen wären hier anzuführen (BERGER, BLECHMANN und PAULIN). Wo ein Aneurysma der Brustaorta wie in HELLERS Beobachtung durch einen Unfall verursacht wird, dürfte es meistens schwierig oder unmöglich sein zu bestimmen, was den besonderen Verhältnissen des Unfalls und was einer etwa damit verbundenen Blutdrucksteigerung zuzuschreiben ist. Man wird sich deshalb gewöhnlich mit der Diagnose traumatisches Aneurysma zufrieden geben. In den seltenen Fällen, wo auf diese Weise ein sackförmiges Aneurysma entsteht (HOFMANN, CHIARI, BENEKE) wird ein Aortenriß zunächst geheilt sein und dann die Narbe nachgegeben haben (CHIARI, ASAHI) oder es ist die Narbenbildung durch ein Hämatom gestört worden (BENDA). Häufiger kommt es zu einem dissezierenden Aneurysma (Fraenkel, Chiari, Busse). Manche Aortenrisse heilen auch, ohne daß sich ein Aneurysma bildet (Benda, Eppinger, Ernst usw.). Das haben zu ihrer Enttäuschung die Forscher erfahren müssen, die im Tierversuch Aneurysmen erzeugen wollten (Quincke, Schulz, Zahn, d'Anna, Malkoff). Nur nach ziemlich tiefgreifenden Verätzungen der Innenwand sah Fabris Aneurysmen auftreten. Man sollte denken, die Verhältnisse müßten klarer liegen, wenn die Gefäße unmittelbar verletzt und nicht wie in den bis jetzt betrachteten Fällen mittelbar durch Druck- und Zugwirkungen zerrissen werden. Aber auch hier gehen die Meinungen aus einander, wie sich die zum Aneurysma führenden Vorgänge im einzelnen abspielen. Da diese Frage jedoch vorwiegend pathologisch-anatomisches und chirurgisches Interesse hat, braucht sie uns hier nicht näher zu beschäftigen. Es mag genügen darauf hinzuweisen, daß Verletzungen durch Schuß, Hieb, Stich, Quetschung, Dehnung, Frakturen und dauernde berufliche Schädigungen in Betracht kommen. Über eine besondere Art, das Aneurysma arteriovenosum, wird später für sich berichtet werden.

Akute Infektionskrankheiten führen, abgesehen von der Endocarditis, selten zu einem Aneurysma. Ich nenne aus der Kasuistik Ruge, Aneurysma der linken Kranzarterie bei Osteomyelitis des Oberschenkels, Edenhuizen, Aneurysma der Aorta bei Panaritium, Beatti und Hall, Aneurysmen der Lungenarterie bei Venenentzündung des Beines. Ferner den bekannten Fall von Geipel, in dem bei rheumatischer Myocarditis rheumatische Knötchen die Wand mittlerer und kleinerer Kranzgefäße zerstört hatten, so daß sich kleine Aneurysmen bildeten. In den übrigen Fällen, wo Aneurysmen infolge eines Gelenkrheumatismus entstanden sein sollen, handelte es sich gewöhnlich um septische Formen der Erkrankung (Bernert). Ob die Malaria, wie Lancéreaux annimmt, zu Aneurysmen führen kann, ist zweifelhaft (Arnsperger). Die Aneurysmen bei Endocarditis entstehen dadurch, daß Bakterien oder bakterienhaltige Thromben von den Klappen in die Gefäße verschleppt werden, sich hier ansiedeln und die Wand so weit zerstören, daß sie dem Blutdruck nachgiebt. Die Kenntnis dieser Verhältnisse verdanken wir vor allem Eppinger (embolisch-mykotisches Aneurysma). Schon vorher hatte Ponfick die Ansicht ausgesprochen, daß manche Aneurysmen durch Embolien entständen. Seine Erklärung aber, daß verschleppte Kalkbröckel die Intima aufrissen oder der auf einen Embolus wirkende Blutdruck eine Art decubitaler Nekrose erzeuge und daß so die Bedingungen für ein Aneurysma geschaffen würden, erscheint uns heute als allgemeine Regel nicht mehr annehmbar. Zuweilen mag es vorkommen, daß die Bakterien in Vasa vasorum gelangen und dann wie die Syphilis von außen her die Gefäßwand zerstören (Gambaroff). Wieder in anderen Fällen wird die Erkrankung der Klappen unmittelbar durch Berührung auf die benachbarten Abschnitte der Aorta übertragen (Glass, Schwarz, Henke). So verschieden wie der Sitz von Embolien, so verschieden ist auch der Sitz der durch sie hervorgerufenen Aneurysmen: Aorta (Mac Crae, Edenhuizen, Gambaroff), Kranzarterien (Henke), Hirnarterien (Ponfick, Simmonds, Wilke, Berger), Leberarterie (Lorey, Högler, Dean und Falconer), Milzarterie (Lindbom), A. mesenterica superior (Wieland, Struthers, Dürck, Kolin), A. iliaca (Lindbom), periphersche Arterien (Ziesche, de Wayne) mögen als einige Beispiele aus der reichen Kasuistik genannt werden. Nicht selten sind mehrere Arterien ergriffen, so in dem Falle Hamburgers die Aa. coron. cordis, mesent. sup., fossae Sylvii. Von der Periarteriitis nodosa als Ursache von Aneurysmen war schon die Rede.

Arrosionsaneurysmen entstehen, wenn zerstörende Prozesse in der Umgebung von Gefäßen auf diese übergreifen und die Wand soweit einschmelzen, daß sie dem Blutdruck nachgiebt. Am häufigsten findet sich dies Ereignis bei der Lungenschwindsucht. Sobald der tuberkulöse Zerfall einer Gefäßwand bis zur Elastica interna vorgedrungen ist (BENDA, MEYER), bildet sich ein Aneurysma, das im weiteren Verlauf häufig durchbricht und sich dann in einer Hämoptoe kundgiebt. Zum Glück handelt es sich meistens um kleine Gefäße. Selten ist es, daß die Aorta selbst, gewöhnlich von verkästen Bronchialdrüsen (HELLER, HANAU, WEINBERGER, LIEFMANN, BENDA), hin und wieder auch von cariösen Wirbeln aus (HAYTHORN, RIBBERT) ergriffen wird. REICHE beschreibt ein Aneurysma der A. pulmonalis, das durch aktinomykotische Granulationen entstanden war. In einigen Fällen sind Aneurysmen der Leberarterie gefunden worden, hervorgerufen durch Übergreifen tuberkulöser (BICKERT und SCHÜMANN), eitriger (BABES und MIRONESCU) oder entzündlicher, von der Gallenblase ausgehender (CHIARI, REICH-MANN, SCHMIDT, SCHULTZE) Prozesse. Auf den Durchbruch von Arrosionsaneurysmen sind auch die Blutungen beim Magengeschwür zurückzuführen (HIRSCH-FELD, HERCZEL). Wenn es das Unglück will, kann schließlich jede Arterie Sitz eines Arrosionsaneurysmas werden, wenn sie in einen Zerfallprozeß hineingezogen wird (JASTRAM, A. carotis externa infolge eines Mandelabscesses, BENEKE, A. renal. sin. ebenfalls infolge eines benachbarten Abscesses).

Bildungsfehler der Arterien sind als Ursache von Aneurysmen wiederholt beschuldigt worden, doch wissen wir bis jetzt nichts Sicheres darüber. Als verdächtig sind die Fälle symmetrischer Aneurysmen anzusehen (EPPINGER, A. cerebri post., STERNBERG, A. iliae, THOREL, A. fossae Sylvii). PHAENOMENOWS Aneurysma der Bauchaorta bei einem Neugeborenen ist schwierig zu beurteilen, da entzündliche Veränderungen der Aortenwand bestanden. Man wird in solchen Fällen am ehesten an eine angeborene Syphilis der Aorta denken. Andererseits lehrt das Beispiel des Aneurysma racemosum seu cirsoideum, daß aneurysmatische Bildungen der Arterien ohne nachweisbare Ursache vorkommen können. Die Aneurysmen bei Kindern und Jugendlichen sprechen nicht ohne weiteres für Bildungsfehler als deren Ursache, weil viele dieser Aneurysmen durch die Wirkung von Bakterien entstehen (v. ROOS). Dagegen sollen nach BUNE für die Aneurysmen der Hirnarterien Jugendlicher Entwicklungsanomalien eine gewisse Rolle spielen.

In seltenen Fällen mögen noch andere als die hier genannten Ursachen in Betracht kommen. Die im Tierversuch nach Einspritzungen von Diphtherietoxin und Adrenalin beobachteten Medianekrosen scheinen für die Möglichkeit zu sprechen.

Der Bau der Aneurysmen.

Wenn ein verhältnißmäßig kleiner Bezirk der Gefäßwand zu einem großen Hohlraum — die Verschiedenheiten von dessen Gestalt mögen hier unberücksichtigt bleiben — ausgebuchtet wird, so ist es selbstverständlich, daß die Wand dieses Hohlraumes nicht durch einfache Dehnung zustande kommen kann, da sie sonst papierdünn sein müßte. Das ist aber, wie bekannt, nicht der Fall. Im einzelnen findet sich, daß die Innenfläche des Aneurysmas durch eine Intima gebildet wird, die am Rande der Ausbuchtung in die gleiche Schicht des nicht erweiterten Teils der Arterien übergeht, mit Endothel bekleidet, und so dick oder dicker wie die normale Intima ist. Sie besteht aus neu gebildetem Bindegewebe und neugebildeten elastischen Fasern und ist gewöhnlich durch entzündliche Infiltrationen, hyaline und fettige Entartung, Kalkniederschläge stark verändert. Die Elastica interna und Media des Gefäßes setzen sich nicht in die Wand des Aneurysmas fort, an ihre Stelle tritt neugebildetes Bindegewebe, in dem hier und da versprengte Mediareste gefunden werden können. Die Adventitia des Aneurysmas geht ohne scharfe Grenze in die des übrigen Gefäßes über und zeigt wie die ganze Wand häufig entzündliche Zellanhäufung und neugebildete Gefäße; die alten Vasa vasorum sind oft obliteriert. Die Bildung der

Aneurysmenwand wird von Manz und Benda mit den Vorgängen verglichen, die sich bei der Heilung von Knochenbrüchen abspielen, und als Gefäßcallus bezeichnet. Amenomiya weicht von dieser Auffassung insofern ab, als er die ursprüngliche Intima des Gefäßes in größerem Umfange an der Wand des Aneurysmas teilnehmen läßt. Das Innere ist oft mehr oder weniger durch Thromben ausgefüllt. Die wandständigen Schichten sind dann derber, grau, gelblich oder rötlich, im wechselnden Maße durch einsprossendes Bindegewebe und Gefäße organisiert, die inneren Schichten weicher, röter gefärbt. Zwischen und in den Thrombenmassen hier und da Blut, Detritus, Kalkniederschläge.

Das Aneurysma dissecans.

Wenn durch eine Atheromatose die Intima zerstört (Tanake, P. Fraenkel, Roessle, Hart) oder durch eine Mesarteriitis (Krukenberg) oder toxische Schädigung (Kindbettfieber, Cholera, Tschechowskaja; Streptokokkenabsceß, Babes und Mironesko) oder äußere Gewalt und plötzliche Blutdrucksteigerung (Fraenkel, Chiari, Busse, Heller und andere) das Gefüge der Gefäßwand so geschädigt wird, daß Blut zwischen Media und Intima eindringen kann, dann sprengt dieses die beiden Schichten in kleinerer und größerer Ausdehnung auseinander und es entsteht ein Aneurysma dissecans[1]. Es giebt Fälle, wo auf diese Weise die Aorta von der Wurzel bis zum Zwerchfell (Jakobson-Heller, Sieber), ja bis zur Bifurkation (Busse, Schede, Hart) gewissermaßen verdoppelt worden ist. Kleinere Seitenäste, Aa. intercostales, lumbales, können dabei abgerissen werden. Über die Hälfte der Fälle geht an einer Perforation des Aneurysmas zugrunde. Seltener öffnet sich das Aneurysma wieder an einer oder mehreren Stellen in sein Stammgefäß (Bostroem, Börger, Musse, Hart, Heller). Dann mag das Leben längere Zeit, jahrelang erhalten bleiben und das Aneurysma mit einer Intima ausgekleidet werden, die ihrerseits wiederum die Leiden des Körpers teilen und an Atherosklerose erkranken kann (Schede, Geisler, Schreckenbach). Auch Thrombenbildung kommt vor (Hart).

Die Aneurysmen der Sinus Valsavae

bilden insofern eine Gruppe für sich, als bei ihnen die normalen anatomischen Verhältnisse einen bestimmenden Einfluß zu haben scheinen. Von den drei Sinus wird nämlich vorwiegend der befallen, dessen Wand am schwächsten ist: der rechte Sinus. Während sein vorderer oberer Teil durch die elastische Wandplatte der Aorta sowie das intermediäre Bindegewebe gebildet und außerdem gestützt wird durch eine Muskelleiste des rechten Ventrikels, die von oben hinten nach vorn unten zwischen Septum membranaceum und Ostium pulmonale zur Kammerscheidewand zieht, geht der untere hintere Teil schon in das Septum membranaceum über und liegt hier ohne muskulöse, nur mit geringer bindegewebiger Zwischensubstanz unmittelbar der Endocardplatte der rechten Kammer an (v. Krczywicki). Je nach der Ausdehnung des membranösen Septums erstreckt sich dieses zuweilen auch noch auf den angrenzenden Teil des hinteren Sinus, der im übrigen ebenso wie der linke Sinus von der Aortenwand gebildet und durch die anliegende Muskulatur der Vorhöfe, im unteren Abschnitt auch noch durch das Trigonum fibrosum verstärkt wird (Noack). Für die Bedeutung dieser Verhältnisse spricht auch der Umstand, daß nicht selten neben einem Aneurysma der Sinus Valsalvae Mißbildungen der Vorhofscheidewand (Kraus, Hart, Beck, Devic und Savy) oder der Aortenklappen (Bristowe, Peacock, Babes, Walcher,

---

[1] Der erste Bericht über ein Aneurysma dissecans stammt von Ambroise Laennec, einem Vetter des Erfinders der Auscultation (Traité de l'auscultation 3. Aufl., 1834, 615).

Déteindre) gefunden werden. Daneben können dieselben Wandschädigungen mitspielen, die auch sonst zu Aneurysmen führen, so die Syphilis (Durand, Roubier und Bouget, Noack), Arteriosklerose (Meyer), Endocarditis (Glass, Ribbert, Mouisset und Chalier), Blutdrucksteigerungen. Die Aneurysmen des rechten Sinus dringen gewöhnlich in die rechte Kammer, Kammerscheidewand oder Lungenschlagader vor, die Aneurysmen des hinteren und linken Sinus meist in den linken Vorhof. Zuweilen bricht ein Aneurysma in den Herzbeutel durch, wie das — nach der ganzen Schilderung offenbar auf einer Syphilis beruhende — Aneurysma der 28jährigen Meretricula Morgagnis[1]. Im ganzen sind bis jetzt über 100 Fälle beschrieben worden (Heymann, Devic und Savy, Noack). Meistens sind die Aneurysmen klein, etwa von der Größe einer Hasel- oder Walnuß, nur ausnahmsweise erreichen sie den Umfang eines Hühnereies. Die durch sie erzeugten Erscheinungen sind nicht charakteristisch, so daß bis jetzt kein Aneurysma eines Sinus Valsalvae zu Lebzeiten des Kranken erkannt worden ist.

Krankheitsbild und Diagnose der Aneurysmen.

Die durch Aneurysmen hervorgerufenen Krankheitserscheinungen sind zum größten Teil Folgen des Druckes, den das Aneurysma auf die benachbarten Organe ausübt, und nur zum geringen Teil Folgen der Veränderungen, die die Strombahn des Blutes unmittelbar durch das Aneurysma erfährt. Es folgt hieraus ohne weiteres, daß Sitz, Größe, Form und Nachbarschaft des Aneurysmas das Krankheitsbild maßgebend bestimmen müssen. Wir haben deshalb die Aneurysmen der verschiedenen Gefäßabschnitte gesondert zu betrachten.

Die Aneurysmen der aufsteigenden Aorta.

Bis zur Einführung der Röntgenstrahlen galt das alte Wort Hopes: „Es giebt nur ein unleugbares und sicheres Kennzeichen des Aneurysma der Aorta thoracia, und das ist eine sich äußerlich zeigende Geschwulst, die durch eine mit der Bewegung des Herzens gleichzeitige Pulsation ausgedehnt und gehoben wird." Bei Aneurysmen der aufsteigenden Aorta sitzt diese Geschwulst gewöhnlich an der rechten Seite des Brustbeines in der Höhe des 3.—1. Zwischenrippenraumes. Es giebt aber Beispiele, daß sich solche Aneurysmen vorzugsweise nach der Seite und hinten oder nach vorn und unten über die rechte Kammer oder nach links ausdehnen[2]. Die Richtung, in der sich ein Aneurysma entwickelt, wird also nicht nur durch die Gegend des geringsten äußeren Widerstandes und den Blutstrom bestimmt, sondern es muß außerdem der Beschaffenheit der Wand des Aneurysmas und wohl auch Verwachsungen ein gewisser Einfluß zugestanden werden. Wo eine pulsierende Geschwulst ein Aneurysma verrät, darf also nur mit Vorsicht aus dem Sitz der Geschwulst auf ihren Ausgangspunkt geschlossen werden. So lange die knöchernen Teile der Brustwand erhalten sind, wird ein andrängendes Aneurysma den betreffenden Bezirk im ganzen heben; er sinkt bei der Ausatmung weniger zurück, seine Zwischenrippenräume sind verstrichen. Die aufgelegte Hand spürt einen systolischen und oft — nicht immer, His — auch einen diastolischen Stoß (Schrötter, Broadbent, Bamberger). Wir dürfen wohl annehmen, daß der diastolische Stoß hervorgerufen wird durch die plötzliche Drucksenkung, die im Beginn der Kammerdiastole stattfindet und auch die tongebende Spannung der Aortenklappen erzeugt; je nach der Größe der Drucksenkung und der damit zusammenhängenden Höhe des Blutdruckes wird der diastolische Stoß stark oder schwach ausfallen oder fehlen. Vom Herzstoß kennen wir ja dieselbe Erscheinung

---

[1] Morgagni: De sedibus et causis morb. Ep. 26, art. 13.
[2] Von Schroetter in Nothnagels Handbuch, 15. Bd., Seite 204, 206 und 230; ferner H. Curschmann, v. Romberg.

der systolischen und diastolischen Erschütterung als protodiastolischen Galopprhythmus, nur daß hier der diastolische Stoß weniger von der Größe als von der
Schnelligkeit der Drucksenkung abhängen dürfte. Es besteht also eine weitgehende Ähnlichkeit zwischen dem Herzstoß und der Pulsation des Aneurysmas,
so daß der Kranke und der Arzt schon den Eindruck haben können, als schlügen
zwei Herzen in der Brust — „the appearance of two hearts beating in the chest"
(STOKES). Eine genauere Untersuchung ergiebt freilich, daß die Pulsation des
Aneurysmas um eine meßbare Zeit — die Dauer der Anspannungszeit — später
erfolgt als der Herzstoß. DRAPER fand in einem Falle 0,07, in einem anderen
Falle 0,09 Sekunden. Neben der Pulsation ist über dem Aneurysma gewöhnlich
ein systolisches Schwirren fühlbar. Der Klopfschall ist gedämpft. Bei der Auscultation hört man zwei — infolge der günstigen Schalleitungsbedingungen —
laute Töne und dem Schwirren entsprechend ein systolisches Geräusch. Reicht
die Erweiterung der Aorta bis zum Klappenring, so daß die Segel nicht schließen
oder sind diese selbst mit erkrankt und dadurch schlußunfähig, dann ist auch ein
diastolisches Geräusch wahrnehmbar. Zuweilen fehlen jedoch Geräusche (LAEN-
NEC) und in seltenen Fällen sogar die Pulsation, besonders wohl dann, wenn die
Öffnung des Aneurysmas eng und die Wand durch thrombotische Auflagerungen
stark verdickt ist. Kleinere Aneurysmen, die nicht die Brustwand erreichen,
lassen natürlich Pulsation und Schwirren vermissen, der Klopfschall ist, soweit
die Lunge durch das Aneurysma zusammen gedrückt wird, vertieft und klang-
haltig. Bei Aneurysmen, die die knöcherne Brustwand durchbrechen, ist außer
den vorher geschilderten Zeichen noch eine besonders wichtige Erscheinung zu
erwähnen, die allseitige Pulsation. Da sich der Druck in Flüssigkeiten nach allen
Seiten gleichmäßig fortpflanzt, so wird durch den systolischen Druckzuwachs im
Arteriensystem auch das Aneurysma nach allen Seiten ausgedehnt. Wenn dagegen
eine Geschwulst der Aorta anliegt, so wird sie durch die Pulsation nur nach einer
Seite und zwar in der Richtung des geringsten Widerstandes rhythmisch vorge-
trieben. Man hat also zu prüfen, ob die tastenden Finger unserer Hand nur gehoben oder bei seitlichem Anlegen an die Geschwulst auch von einander entfernt
werden. Im ersten Falle handelt es sich um eine durch irgend welche Geschwulst
vermittelte Fortleitung des arteriellen Pulses, im anderen um ein Aneurysma. In
praxi ist diese scheinbar einfache Unterscheidung aber gar nicht immer so leicht.
Wird eine rundliche Geschwulst durch die Pulsation eines großen Gefäßes vorwärtsgetrieben, so tritt dabei ein größerer Durchmesser zwischen unsere Finger
und erweckt dadurch den Eindruck einer allseitigen Pulsation; besonders bei
Cysten — wie sie gerade in der Brust nicht selten vorkommen — ist dies Gefühl
so täuschend (SCHRÖTTER), daß man oft nicht ins klare kommt. Andererseits
kann die Wand eines Aneurysmas durch aufgelagerte Thrombenschichten so hart
und starr geworden sein, daß sie dem Blutdruck nicht fühlbar nachgiebt, nicht
pulsiert.

Neben dem Auftreten einer pulsierenden Geschwulst sind als Zeichen eines
Aneurysmas bestimmte Veränderungen des Pulses seit langem bekannt. Schon
HARVEY wußte, daß in den Gefäßabschnitten stromabwärts des Aneurysmas der
Puls ungewöhnlich klein gefunden wird: „Inferiores arterias trans hoc tale aneurysma, pulsare valde exiliter sentias." MAREY wies später im Modellversuch nach,
daß die Verkleinerung des Pulses je nach der Wandbeschaffenheit des Aneurysmas
verschieden ausfällt, stärker, wenn die Wand dehnbar (extensible), geringer,
wenn die Wand starr (inextensible) ist (Abb. 227). FRANK konnte schließlich
zeigen, daß durch ein Aneurysma die Fortpflanzung der Pulswelle verzögert und
der Anstieg der Pulskurve verlangsamt wird. Das alles ist leicht erklärlich.
Die durch den Einstrom des Blutes in die Aorta entstehenden Druckschwan-

kungen, der zentrale Puls, werden auf ihrem Wege in die peripherischen Gefäße
verändert durch 1. Reibung und Teilung des Flüssigkeitsstromes, 2. Interferenz
der zentrifugalen Wellenzüge mit reflektierten zentripetalen Wellenzügen, 3. Eigenschwingungen des elastischen Systems. Wir dürfen wohl als sicher annehmen,
daß die Wand des Aneurysmas wenigstens zum Teil trägere Eigenschwingungen
und geringere elastische Kraft hat als die gesunde Gefäßwand. Befindet sich nun
ein Aneurysma in der Strombahn, so ist dadurch einmal in das schwingende System
eine Strecke eingeschaltet, deren Eigenschwingungen träger sind als die des gesunden Gefäßes; die Schwingungen des zentralen Pulses werden deshalb nur unvollkommen und langsam weitergeleitet. Das Aneurysma wirkt also wie ein träges
Manometer. Ferner wird durch die Erweiterung der Strombahn der systolische
Druckzuwachs und die damit zusammenhängende Höhe der Pulswelle herabgesetzt; ist die elastische Kraft (Widerstand) der Aneurysmenwand geringer als
die des gesunden Gefäßes, so wird der Druckverlust noch größer und gleichzeitig
der Druckanstieg langsamer.

Als Folge ergiebt sich für den Puls in den stromabwärts des Aneurysmas liegenden Abschnitten: er wird kleiner, trifft verspätet ein, steigt langsamer an, der
systolische Druck ist geringer, in der Pulskurve fehlen die sonst nachweisbaren
Reste des zentralen Pulses. Diese Veränderungen des Pulses sind natürlich viel
augenscheinlicher, wenn von zwei symmetrisch angelegten Stromläufen nur der

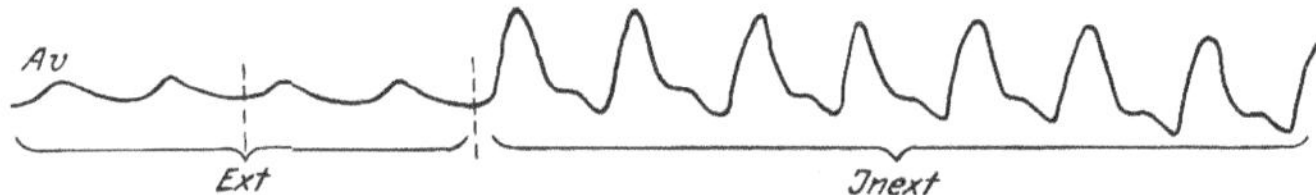

Abb. 227. Puls stromabwärts von einem künstlichen Aneurysma mit dehnbarer und starrer Wand.
(Nach MAREY.)

eine von dem Aneurysma betroffen ist, also z. B. ein Aneurysma der A. anonyma
den Puls der rechten Radialis in der angegebenen Weise verändert, so daß durch
einen Vergleich die Wirkung des Aneurysmas zahlenmäßig festgestellt werden
kann (Pulsus differens). Das ist bei den Aneurysmen der aufsteigenden Aorta
nicht der Fall. Wenn gleichwohl zuweilen der Puls der rechten Radialis kleiner,
träger und verspätet gefunden wird, so muß man annehmen, daß hier die
A. anonyma geknickt oder ihre in die Aorta führende Öffnung irgendwie verengert ist. Schon hieraus geht hervor, daß die genannten Veränderungen des Pulses
nicht beweisend für ein Aneurysma sind. Verwachsungen oder Druck von Geschwülsten könnten ebenso wirken. Das gilt auch für die nunmehr zu besprechenden Druckwirkungen der Aneurysmen der aufsteigenden Aorta. Wird ein größerer
Teil der Lunge durch das Aneurysma zusammengepreßt, so stellt sich Atemnot ein.
Anfälle stärkerer Dyspnoe sind vielleicht als reflektorisch ausgelöstes Asthma zu
deuten. Kompressionen und Verdrängung der Luftröhre mit Schwellungen der
Schleimhäute und Sekretstauungen dürften außerdem mitsprechen. Druck auf
die obere Hohlvene führt zu nicht pulsierender Stauung in den Kopf-, Hals-,
Brust- und Armvenen. CORVISART berichtet von einem Kranken, der infolge-
dessen unter apoplektiformen Erscheinungen zugrunde ging. In einem Falle
SCHRÖTTERS war die Hohlvene unter der Wirkung des dauernden Druckes obliteriert. Weitere Fälle sind beschrieben worden von D'ABREU und MC BRIDE,
BARCZA, BORST, COMINOTTI, DRSKA, HÖDLMOSER, KLEIN, REINHOLD, RICHARD,
STEINBERG, WALZ usw. Kompression der Lungenschlagader kann die Erscheinungen eines Fehlers der Pulmonal- und Tricuspidalklappen hervorrufen; so bot
ein Fall von RINDFLEISCH und OBERMEIER das Bild einer Pulmonalstenose mit
relativer Tricuspidalinsuffizienz, ein ähnlicher Fall SCHRÖTTERS das Bild einer

Pulmonalinsuffizienz. Weitere Beobachtungen liegen vor von Geipel, Hödlmoser, Hensen, Kappis, Kauffmann, Mc Nabb, Payen und Zeink, Smith,
Streng und anderen. Druck auf die Speiseröhre äußert sich in Schluckbeschwerden. Das Herz wird häufig nach links unten verdrängt, daneben kann gleichzeitig der rechte Vorhof zusammengedrückt und dadurch auch die rechte Herzgrenze nach außen verschoben werden. Umgekehrt wird die A. subclavia oft
gehoben, so daß sie über dem Schlüsselbein sicht- und fühlbar ist.

Gewöhnlich verursacht die Ausdehnung des Aneurysmas auch dem Kranken
selbst ein quälendes, beengendes und beängstigendes Druckgefühl, das sich oft
zu heftigen Schmerzen steigert. Doch stehen die Beschwerden nicht immer im
Verhältnis zur Größe des Aneurysmas. Wahrscheinlich sprechen entzündliche
Vorgänge dabei mit. Mit ihnen mögen auch die Anfälle von Angina pectoris, an

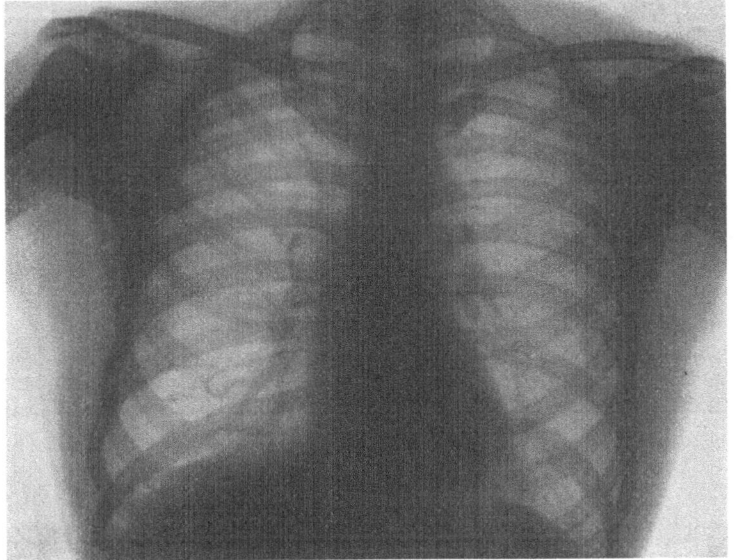

Abb. 228. Beginnendes Aneurysma der aufsteigenden Aorta.

denen manche Kranke leiden, zusammenhängen; in anderen Fällen dürften sie
auf einer Beteiligung der Kranzgefäßmündungen oder der Kranzgefäße selbst
beruhen.

Als Zeichen einer begleitenden Entzündung kann sich dann, wenn das Aneu-
rysma innerhalb des Herzbeutels beginnt, auch eine Pericarditis melden. —
Auf die Massenverhältnisse des Herzens hat das Aneurysma unmittelbar keinen
Einfluß. Mittelbar kann es durch Druck die Füllung oder Entleerung einzelner
Abschnitte erschweren und dadurch zu Erweiterungen, Hypertrophien und wohl
auch Atrophien führen.

Was bis jetzt über das Krankheitsbild des Aneurysmas der aufsteigenden
Aorta gesagt worden ist, giebt im wesentlichen das wieder, was man davon bis
zur Einführung der Röntgenstrahlen wußte. Als Maßstab dieser Kenntnisse
darf der Grad von Sicherheit gelten, mit dem das Leiden erkannt werden konnte.
Da ist denn das Ergebnis recht bescheiden: „Die Diagnose der inneren Aneurysmen ist schwierig, so schwierig, daß sie wohl in der Mehrzahl der Fälle erst nach
dem Tode gestellt wird" (Quincke). Das ist nun anders geworden. Die Aneurysmen können heute mit großer Sicherheit, und zwar schon im frühen Stadium

erkannt werden (LEVY-DORN, HOLZKNECHT). Wenn man eine ungewöhnliche Ausbuchtung oder Auftreibung eines deutlich abgrenzbaren Teiles der Aorta oder einen
scharf umschriebenen, glattrandigen, meist gleichmäßigen Schatten mit runden
Grenzen findet, der wenigstens zum Teil an der Stelle eines normalen Aorten-
teiles liegt, dann ist begründeter Verdacht auf ein Aneurysma gegeben (Abb. 228).
Zeigt der betreffende Schatten allseitige Pulsation, so darf man die Diagnose als
gesichert betrachten; pulsiert der Schatten nur einseitig oder nicht nachweisbar,
so ist dadurch ein Aneurysma nicht ausgeschlossen, doch muß man dann mit allen
zu Gebote stehenden Mitteln zu entscheiden suchen, ob ein Aneurysma oder eine
Geschwulst anderer Art vorliegt (DIETLEN). Vor allem ist die Lage des schatten-
gebenden Körpers und sein Zusammenhang mit der Aorta durch Aufnahmen oder
Durchleuchtungen in den verschiedenen Durchmessern zu prüfen, dabei hat man
wiederum die Beschaffenheit der Konturen und die Art der Pulsation zu betrachten. Nur bei spindelförmigen Aneurysmen darf allseitige Pulsation als Regel
erwartet werden, bei sackförmigen werden durch thrombotische Auflagerungen
stark verdickte Abschnitte keine deutliche oder nur einseitige Pulsation zeigen.
Da solche Abschnitte gleichzeitig einen tieferen Schatten liefern, so kann die
Unterscheidung von einer Neubildung schwierig sein. Zuweilen sieht man deshalb
keine Pulsation, weil das Aneurysma ungünstig liegt, so z. B. in einem Falle von
LETULLE, der allerdings den Aortenbogen betraf. Manchmal werden in gewissen
Abständen wiederholte Untersuchungen Veränderungen des Befundes ergeben, die
eine sichere Diagnose gestatten. Dabei sind immer auch die früher angegebenen
Zeichen nachzuprüfen. Sehr deutlich pflegen im Röntgenbild die erwähnten
Verlagerungen des Herzens und der Luftröhre zutage zu treten. Schließlich ist zu
bedenken, daß Verwachsungen die Verhältnisse verwirren können. Die Unter-
scheidung eines Aneurysmas von Neubildungen, wie Lymphomen, Sarkomen,
Carcinomen, Cysten ergiebt sich zum Teil aus den genannten Kennzeichen der
Aneurysmen. Ungelöste Zweifel muß man durch die allgemeine Untersuchung
(Blut, Auswurf, Metastasen), gegebenenfalls Bestrahlungsversuche usw. zu ent-
scheiden suchen.

Birst das Aneurysma, so kann es je nach den Verhältnissen in die verschiedensten Teile durchbrechen: Herzbeutel, obere Hohlvene, Lungenschlagader, rechten
oder linken Vorhof, rechte Kammer, Luftröhre, linke oder rechte Pleurahöhle
oder Lunge, Speiseröhre, Brustwand. Für alle diese Möglichkeiten lassen sich
Beispiele anführen. Wir müssen uns aber versagen, auf Einzelheiten einzugehen,
wie denn überhaupt das Krankheitsbild der Aneurysmen nur in großen Zügen
geschildert werden kann. Der einzelne Fall wird immer Besonderheiten bieten,
die sich in einer allgemeinen Darstellung nicht erschöpfen lassen.

Die Aneurysmen des Aortenbogens,

soweit sie von der Konvexität ausgehen und eine entsprechende Größe erreichen,
führen zu einer Dämpfung des Manubrium sterni und der seitlich und oberhalb
davon liegenden Bezirke. Wächst das Aneurysma weiter, so können die angrenzenden Rippen sowie der Handgriff des Brustbeines durchbrochen und seine Ge-
lenkverbindung mit den Schlüsselbeinen gesprengt werden. An diesen Stellen ist
dann auch eine pulsierende Geschwulst zu fühlen. In der Regel werden sich
Aneurysmen des aufsteigenden Bogens mehr nach rechts, Aneurysmen des absteigenden Bogens mehr nach links ausdehnen. Oft werden die vom Bogen
abgehenden großen Gefäße, die Aa. anonyma, carotis communis sinistra und
subclavia sinistra mit in das Aneurysma hineingezogen, so daß frühzeitig eine
Differenz der Carotis- oder Radialpulse entsteht. Bei Aneurysmen des aufsteigenden Bogens werden die Pulse der rechten Gefäße kleiner und verspätet

sein, bei Aneurysmen des absteigenden Bogens die Pulse der linken Gefäße. Da
die Abgänge der Gefäße verhältnismäßig dicht beieinander liegen, so sind nicht
selten beide Seiten beteiligt. Mit der Vergrößerung des Bogens rücken ferner die
Gefäße in die Höhe und können dann über dem Schlüsselbein fühlbar und sichtbar
werden.

Als Druckwirkungen machen sich oft frühzeitig Innervationsstörungen des
Kehlkopfes bemerkbar. Zunächst treten Parästhesien auf: Drücken, Brennen,
Stechen, Trockenheit, Kitzel im Hals und Hustenreiz; sie sind nach GERBER
zurückzuführen auf eine Reizung der sensiblen Fasern, die dem Nervus recurrens
vom Nervus laryngeus superior durch die Ansa galeni und vielleicht auch vom
Vagus zugehen. Weiterhin können sich motorische Reizerscheinungen, wie Laryn-
gospasmen und Glottiskrämpfe hinzugesellen. Schließlich kommt es zur Lähmung des Nervus recurrens mit Kadaverstellung des betroffenen Stimmbandes
(TRAUBE). Die Aneurysmen des aufsteigenden Bogens mit der A. anonyma
werden den rechten, die Aneurysmen des übrigen Bogens den linken Recurrens
treffen. Wichtig, weil ebenfalls frühzeitig auftretend, sind die Druckwirkungen
des Bogenaneurysmas auf die Luftröhre und den linken Bronchus: erschwerte,
pfeifende Atmung, stoßweise, mit der Entspannung des Aneurysmas während der
Diastole des Herzens, zusammenfallende Ausatmung (v. HOESSLIN, HOFFMANN,
ORTNER), zuweilen ein am Munde als „tscheck" hörbares systolisches Atemgeräusch (v. SCHRÖTTER) und bei Kompression des linken Bronchus gehemmte
Atmung der linken Brustseite, im Röntgenbilde durch Wandern des Mittel-
schattens nach links und verminderte Beweglichkeit, auch wohl Steigen des linken
Zwerchfells bei der Einatmung gekennzeichnet. Die Luftröhre ist meist nach
rechts verdrängt, und zuweilen wie eine Säbelscheide platt gedrückt, der linke
Bronchus kann völlig obliterieren (MEYER, zitiert bei QUINCKE). Die vom
Aneurysma auf die Luftröhre und besonders deren linken Ast übertragenen Pul-
sationen machen sich oft in einem entsprechenden Auf- und Absteigen des Kehlkopfes bemerkbar; es wird deutlicher, wenn man den Kopf rückwärts beugen
läßt und den Kehlkopf leicht nach oben zieht (OLIVER-CARDARELLIsches Zeichen).
Luftröhre, linker Bronchus und linker N. recurrens sind besonders gefährdet bei
Aneurysmen der Konkavität des Aortenbogens, die auch nicht selten in die Luftwege
bersten; zuweilen kündigt blutiger Auswurf schon einige Zeit vorher die drohende
Katastrophe an. Da diese Aneurysmen wegen ihrer versteckten Lage im Röntgenbild schwierig nachweisbar sein können, so haben die geschilderten altbekannten
Zeichen auch heute noch ihre Bedeutung. Druck auf den Plexus brachialis kann
zu quälenden Neuralgien, Druck auf den Sympathicus zu Reizungs- und Lähmungserscheinungen (OGLE, MENDES, ANDRÉ, THOMAS), Druck auf die Vv. anonymae zu Stauungen wie bei Kompression der oberen Hohlvene, im besonderen zu
Glottisödem und Trommelschlegelfinger (EBSTEIN, HANNS, HATIGAN), Druck auf
die Speiseröhre zu Schluckbeschwerden führen.

Die Aneurysmen der absteigenden Brustaorta

geben, wenn sie die Lunge zusammenpressen oder verdrängen, im Raume zwischen Wirbelsäule und linkem Schulterblatt eine Dämpfung, über der die Herztöne und zuweilen — gewöhnlich fehlt es, HEWLETT und CLARE — ein Geräusch
hörbar, auch wohl eine Pulsation fühlbar sein können. Werden die Rippen durchbrochen, so bildet sich an der Stelle eine pulsierende Geschwulst wie in der bekannten Beobachtung von VESALIUS (siehe auch SACHS, PIERROZ). Schon vorher
pflegt aber der Kranke durch den Druck des Aneurysmas auf die Zwischenrippen-
nerven arg von Schmerzen geplagt zu werden, von 120 Fällen, die MILANOFF zusammengestellt hatte, klagten 77 darüber. Nicht immer werden die Schmerzen

an der Stelle des Aneurysmas am stärksten empfunden, sondern in den Leib, die Nieren- oder Lebergegend verlegt, so daß auf Nierenkoliken behandelt (MILANOFF) oder vergeblich wegen Gallensteinen operiert wird (BAETGER). Lagewechsel kann die Schmerzen steigern oder lindern; die geplagten Kranken suchen sich dann eine Stellung, in der sie am wenigsten leiden. Die Empfindung für feine Berührung kann in dem betroffenen Bezirk herabgesetzt sein, daneben werden Krämpfe und später Lähmungen der Rückenmuskulatur beobachtet (HEWLETT und CLARC).

Der Druck des Aneurysmas auf die Atmungsorgane äußert sich, wie bei den Aneurysmen überhaupt in Stenosenerscheinungen und Atemnot. Das Herz wird nach rechts und nach vorn gedrängt. Wo es der Brustwand anliegt, fühlt man oft einen doppelten Stoß; der erste entspricht nach der alten heute noch geltenden Auffassung POPHAMS der Kammersystole, der zweite dem durch das Herz fortgeleiteten Puls des Aneurysmas. Druck auf die Vv. azygos, hemiazygos und intercostales führt gegebenenfalls zur Erweiterung kollateraler Venen der Brustwand. Wird der Nervus phrenicus durch Druck oder Entzündungen gelähmt, so findet man — besonders deutlich im Röntgenbilde — das linke Zwerchfell hochstehend und unbeweglich. Auch der Ductus thoracicus kann durch das Aneurysma zusammengepreßt werden; die zuführenden Lymphbahnen sind dann dementsprechend erweitert, wie dies schon VALSALVA und SANTORINI[1] beschrieben haben. Weitere Fälle haben CORVISART, LEROUX und BOGER[2], sowie TURNER[3] und BENNOT[3] veröffentlicht. Ziemlich oft finden sich Schluckbeschwerden, weil das Aneurysma auf die Speiseröhre drückt. Läßt man in solchen Fällen vor dem Röntgenschirm eine Bariumlösung trinken, so kann man wichtige Aufschlüsse über den Grad und Sitz des Hindernisses erhalten (OPPLER und SIELMANN). Druckusuren der Wirbelsäule werden am besten bei Durchleuchtung oder Aufnahme von der Seite (Strahlengang von der linken nach der rechten Seite) erkannt (HAENISCH). Hin und wieder kommt es nach Zermürbung der Wirbel zu einer Kompression des Rückenmarks, und wenn das Aneurysma in den Wirbelkanal birst, zu schlagartiger Lähmung der Beine. LAENNEC[4] weiß nur über einen einzigen Fall der Art zu berichten. Inzwischen hat GOLDSCHMIDT-HAAS 40 Fälle gesammelt; 8 boten keine Rückenmarkserscheinungen, obwohl der Wirbelkanal eröffnet war, 22 langsam fortschreitende Kompressionszeichen und 10 plötzliche Querschnittslähmung. Das Aneurysma selbst kann oft bei Verwendung harter Röntgenstrahlen in Dorsoventral-Durchleuchtungen und Aufnahmen durch den Herzschatten hindurch erkannt werden, doch darf man sich hierauf nicht verlassen, sondern muß immer auch in den verschiedenen schrägen Durchmessern untersuchen.

Faßt man die Aneurysmen der Brustaorta zusammen, so findet man als erstes und hauptsächliches Zeichen nach BOYD in 31% Dyspnoe, 29% Schmerzen, 19% Husten, 5% Dysphonie, 5% Herzklopfen, 2,9% blutigen Auswurf, 2,5% Dysphagie (1011 Fälle). Über die Krankheitsdauer giebt folgende Zusammenstellung Auskunft (830 Fälle):

0—3 Monate	312		6—7 Jahre	6
4—12 ,,	234		7—8 ,,	6
1—2 Jahre	128		8—9 ,,	6
2—3 ,,	70		9—10 ,,	4
3—4 ,,	22		10—20 ,,	18
4—5 ,,	8		10—30 ,,	2
5—6 ,,	14			

---

[1] Siehe MORGAGNI: De sedibus et causis morbor. Ep. XVII, art. 15.
[2] LAENNEC: Traité de l'auscultation 3. Aufl. 1834, 623.
[3] DUCHEK: Krankheiten des Herzens 1862, 244.
[4] LAENNEC: l. c.

Diese Zahlen sind jedoch mit Zurückhaltung aufzunehmen, da sie sich zum Teil auf ältere Statistiken stützen. Heute, wo wir durch die Röntgenstrahlen die Aneurysmen viel früher erkennen, werden die Aussichten für die Krankheitsdauer wesentlich anders, günstiger gestellt werden müssen. Der Tod erfolgte in 52% von 2300 Fällen durch Ruptur (BOYD). Besonders gefährdet sind in dieser Beziehung die dissezierenden Aneurysmen, die in 82 % der Fälle meist schon nach kürzerer Zeit bersten (BOSTROEM).

Die Aneurysmen der Bauchaorta.

Auch hier ist die allseitig pulsierende Geschwulst das wichtigste und sicherste Zeichen. Auf Grund dieses Befundes hat schon VALLISNIERI ein Aneurysma der Bauchaorta diagnostiziert. Es handelte sich um einen 30jährigen syphilitischen jungen Mann, der über heftige Rücken- und Kreuzschmerzen klagte; daneben bestand Ödem der Kreuzbeingegend und der Schenkel. Ein unerfahrener Chirurg wagte anderer Ansicht als VALLISNIERI zu sein und schnitt am Rücken ein; der Kranke verblutete sich in einer Viertelstunde[1]. Es fand sich ein Aneurysma, das vom Zwerchfell bis zum Becken reichte und die unteren Brust- sowie oberen Lendenwirbel stark usuriert hatte. In einem anderen, von MORGAGNI[2] erwähnten Falle hatte ein alter Mann, der früher an Syphilis gelitten, über alles mögliche, nur nicht über Beschwerden geklagt, die auf ein Aneurysma deuteten. Eines Tages starb er plötzlich. Die Leichenöffnung zeigte dicht unterhalb des Zwerchfells ein Aneurysma der Aorta, das in die linke Brusthöhle durchgebrochen war. Aus diesen beiden alten Fällen ergibt sich die auch heute noch gültige Lehre, daß die Aneurysmen der Bauchaorta, die als pulsierende Geschwulst gefühlt werden können, leicht erkennbar sind; wo aber dies Zeichen fehlt, da bleibt das Aneurysma oft unerkannt. Lehrreich ist in dieser Beziehung auch BEATTYS Beobachtung. Ein 33jähriger Anwalt klagte über heftige Rückenschmerzen, die in Rückenlage am schlimmsten, im Stehen und besonders in Bauchlage leichter waren, schwere Kolikanfälle, Muskelkrämpfe in den Beinen, hin und wieder dazwischen schmerzfreie Zeiten; die Leber schien vergrößert zu sein, kein Fieber, jede Behandlung erfolglos. Die berühmtesten Ärzte untersuchten den Kranken, so GRAVES, CHEYNE, BRODIE, COLLES, TOWNSEND, WILSON, PHILIP, ANDRAL, ohne daß sie die Ursache des Leidens aufzuklären vermochten. Bei der Leichenöffnung fand sich zwischen den Zwerchfellmuskeln ein großes Aneurysma der Aorta, das die Leber verdrängt, sich tief in die drei letzten Brustwirbel eingegraben und schließlich in die linke Brusthöhle geöffnet hatte. STOKES hat gewiß recht, wenn er aus diesem Falle schließt, daß man bis dahin die Erscheinungen des Aneurysmas der Bauchaorta nicht genügend gekannt habe, und wir werden ihm auch zugeben, daß die genannten, von BEATTY als wesentlich angesehenen Zeichen ein schätzenswerter Fortschritt sind. Daß sie aber nicht als starre Regel gelten, beweist der Fall MORGAGNIS, und daß sie nicht erschöpfend sind, werden wir noch sehen.

Wir sagten, daß eine allseitig pulsierende Geschwulst das wichtigste und sicherste Zeichen des Aneurysmas der Bauchaorta sei. Der bei den Aneurysmen der aufsteigenden Aorta erwähnte doppelte Stoß fehlt (BAMBERGER, DUCHECK), weil sich der bei der Kammerdiastole eintretende Druckunterschied ober- und unterhalb der Aortenklappen und die damit zusammenhängende Erschütterung der Aortenwurzel nicht bis in die Bauchaorta fortpflanzen. Ausnahmsweise kann das Herz dem anliegenden Aneurysma unmittelbar eine diastolische Erschütterung mitteilen. Neben dem Stoß kann ein Schwirren fühlbar sein, das beim Abhorchen als systolisches Geräusch erscheint. Der Femoralpuls ist unverändert

---

[1] MORGAGNI: l. c., Ep. 40, art. 26.   [2] L. c., art. 29.

oder kleiner und träger als normal und verspätet. Ist eine pulsierende Geschwulst nachweisbar, so muß man mit großer Sorgfalt prüfen, ob die Pulsation wirklich nach allen Richtungen stattfindet. Es wurde schon gesagt, daß es nicht unbedingt gegen ein Aneurysma spricht, wenn dies Zeichen fehlt. Ferner ist zu beachten, daß Aneurysmen meist nicht verschieblich sind, doch ist dasselbe oft bei den Geschwülsten der Fall, die für die Entscheidung hauptsächlich in Betracht kommen, den bösartigen Geschwülsten. Gleichzeitiger allgemeiner Verfall und Ascites sprechen mehr für bösartige Neubildungen. Eine große Schwierigkeit liegt darin, daß die Aneurysmen der Bauchaorta mit Vorliebe an der verstecktesten Stelle sitzen, nämlich in der Gegend des Tripus Halleri, und deshalb erst getastet werden können, wenn sie sehr groß geworden sind. Schon lange vorher bestehen aber oft Störungen infolge des Druckes, den das Aneurysma auf die Umgebung ausübt. Die neuralgischen, von der Lage des Kranken abhängigen Rückenschmerzen wurden bereits erwähnt. Ebenso die Darmkoliken, von denen WEITZ annimmt, sie könnten vielleicht auf einer Kompression der Mesenterialarterien beruhen, also Anfälle von Angina abdominis sein. Wenn das Aneurysma auf Kardia, Duodenum, Hohlvene, Pfortader, Ductus hepaticus, Milz- und Nierengefäße drückt, kommt es je nachdem zu Schluckbeschwerden, Störungen der Magenentleerung, Ödem der Beine und Erweiterung kollateraler Venen, Stauung in den Darmvenen mit Durchfällen, Gallenstauung mit Gelbsucht, Milz- und Nierenschwellung. Größere Aneurysmen drängen die Leber nach vorn; sie erscheint dann nicht nur vergrößert, sondern zeigt auch wohl fortgeleitete Pulsation. Die Nieren müssen ebenfalls zuweilen dem Druck des Aneurysmas weichen und nach unten wandern; FRAENKEL erwähnt einen Fall von Thrombose der A. renalis mit Atrophie der Niere. Verwachsungen können das unklare verwickelte Bild noch weiter verdunkeln. Da muß man denn alles zu Hilfe nehmen, was vielleicht Licht in das Dunkel werfen könnte: WASSERMANNsche Reaktion, auf Syphilis verdächtige Störungen im Nervensystem, Erweiterungen der aufsteigenden Aorta — in manchen Fällen neben dem Aneurysma der Bauchaorta vorhanden — und vor allem Röntgendurchleuchtungen, nötigenfalls mit Luftfüllung der Bauchhöhle (BÖTTNER).

Die Aneurysmen mittlerer und kleinerer Arterien.

Aneurysmen der Leberarterie. HÖGLER hat 47 Fälle zusammengestellt. Nur 4 mal saßen sie innerhalb der Leber, 2 betrafen den Hauptstamm, 19 die A. hepatica, 10 ihren rechten, 3 ihren linken, 3 ihren rechten und linken Ast, 2 die A. cystica. Männer waren 3mal häufiger betroffen als Frauen. In der Hälfte der Fälle handelte es sich um mykotische Aneurysmen. Nach HÖGLER lassen sich die in die Gallenwege durchbrechenden Aneurysmen der Leberarterie diagnostizieren, wenn folgende Zeichen vorhanden sind: 1. Kolikartige Schmerzen in der Lebergegend, die in die Schamgegend oder in das Kreuz — also anders wie Gallenblasenkoliken — ausstrahlen und spontan oder nach geringen Anstrengungen auftreten; 2. Blutbrechen oder Blutstühle, die sich fast regelmäßig an die Schmerzanfälle anschließen; 3. dauernd oder nur zur Zeit der Blutungen hörbare herzsystolische Geräusche in der Gallenblasengegend. Diese Geräusche gaben in HÖGLERS Fall den Ausschlag bei der Diagnose. Aneurysmen, die in die Bauchhöhle, den Magen oder Darm durchbrechen, werden kaum je zu Lebezeiten des Kranken erkannt werden können, da die Aneurysmen der Leberarterie gewöhnlich klein, etwa von der Größe einer Walnuß sind. Nur 3mal sind sie als pulsierende Geschwulst gefühlt worden (TUFFIER, BICKHARDT und SCHUMANN). Ziemlich häufig führen Aneurysmen der Leberarterie durch Druck auf die Gallenwege zu Ikterus, so daß dies Zeichen neben einer pulsierenden Geschwulst, Koliken, Blutungen und systolischem Geräusch für die Diagnose wichtig ist. KEHR hat ein zufällig bei der Operation gefundenes Aneurysma der Leberarterie mit Erfolg operiert.

Aneurysmen der Milzarterie. HÖGLER hat 16 Fälle in der Literatur gefunden, doch dürfte diese Zahl eine falsche Vorstellung von der Häufigkeit geben, da nur solche Fälle veröffentlicht worden sind, die klinisch Erscheinungen gemacht hatten. So wird allein in der verhältnismäßig kleinen Zusammenstellung Bos-DORFFS 6mal ein Aneurysma der Milzarterie als zufälliger Sektionsbefund erwähnt. In einem Drittel der von HÖGLER gesammelten Fälle war eine septische Endo-carditis Ursache des Aneurysmas. Für die Diagnose sind folgende Zeichen von Bedeutung: 1. Anfälle kolikartiger Schmerzen in der linken oberen Bauchgegend und Rücken, die beim Liegen auf der rechten Seite geringer werden können; 2. allseitig pulsierende Geschwulst in der linken oberen Bauchgegend; 3. herz-systolisches Geräusch über der Geschwulst; 4. Milzschwellung infolge von Druck auf die Milzvene; 5. Röntgenbefund; in HÖGLERs Fall pulsierender Schatten, der die kleine Kurvatur des Magens eindellte; 6. Zeichen innerer Blutung. Die Aneu-rysmen waren haselnuß- bis höchstens apfelgroß, nur in 3 Fällen sind sie gefühlt (HEPPNER, WINKLER, HÖGLER) und nur von HÖGLER richtig gedeutet worden. Über die glückliche Operation je eines Aneurysmas wird von SELTER und WINKLER berichtet.

Aneurysmen der Nierenarterien sind selten. SKILLERIN konnte 1906 24 Fälle sammeln. Die wichtigsten, wenn auch nicht immer vorhandenen Zeichen sind eine allseitig pulsierende Geschwulst, ein systolisches Geräusch über dieser Ge-schwulst (MORRIES), Schmerzen, Blut im Urin. Drei erfolgreich operierte Fälle sind von HAHN, HOCHENEGG, KEEN veröffentlicht worden. Die Hauptursache des Aneurysmas der Nierenarterien scheinen Verletzungen zu sein (ZIEGLER).

Aneurysmen der A. coeliaca (ARONSOHN, BEITZKE, KOLISKO, NATORP) und *mesen-terica superior* (GABRIEL, GIFFORD, JACOBSOHN, KOLIN, STERN, THIELE, WIELAND, ZERI) machen dieselben Erscheinungen wie die Aneurysmen der Bauchaorta. Theoretisch besteht der Unterschied, daß sie den Femoralpuls nicht verändern, doch ist bei Aneurysmen der Bauchaorta der Femoralpuls nicht immer nachweis-bar verkleinert oder vergrößert, und umgekehrt können Aneurysmen der A. coe-liaca oder mesenterica durch Druck oder Verwachsungen wohl einmal diese Ver-änderung machen.

Aneurysmen kleinerer Mesenterialarterien sind von LANG und SCHULZE be-schrieben worden. Auf die seltenen Aneurysmen der A. pancreatica (BABINGTON), A. coronaria ventriculi (HERCZEL), A. uterina (KÜSTNER), A. ovarica (REINHARDT), Aa. iliacae (STERNBERG, RAPHAEL, MAC LAREN) kann nicht näher eingegangen werden.

Aneurysmen der A. anonyma sind häufig mit Aneurysmen des Aortenbogens verbunden und wurden dort schon erwähnt. Sie beruhen wie diese zu einem großen Teil auf Syphilis (ESCHENBACH). Man findet bei ihnen eine pulsierende Geschwulst in der Gegend des rechten Sternoclaviculargelenks, das samt seiner Umgebung durchbrochen werden kann. Über der Geschwulst Schwirren und ein systolisches Geräusch. Der Puls der rechten A. carotis und radialis ist gegen links verkleinert und verspätet, die A. carotis communis dextra nach rechts und außen, die Luftröhre nach links verdrängt. Der Druck auf den Plexus brachialis führt zu Neuralgien, auf die anliegenden Venen zu Stauungen des rechten Armes und Kopfes, auf den N. recurrens zu rechtsseitiger Stimmbandlähmung, auf den Symphaticus zu Reizungs- oder Lähmungserscheinungen. In einigen Fällen sind Trommelschlegelfinger rechts beobachtet (EBSTEIN, HANNS, HATIGAN). Die durch Schuß- und Stichverletzungen entstehenden Aneurysmen der A. anonyma haben vorwiegend chirurgisches Interesse.

Aneurysmen der A. subclavia (PRANGE), *A. axillaris* (KOEPPEL) *A. carotis* (BEYKOWSKI, DEUS, JASTRAM, KEPPLER, MENDES, MOSER), *A. vertebralis* (GROSS, HEDINGER, PUTZ) sind selten, aber nicht unwichtig wegen der Nervenerscheinungen, die sie machen können. Bei Aneurysmen der A. carotis interna sind Störungen des Sehnerven, der Augenmuskelnerven, des Olfactorius und des ersten Trigeminusastes beobachtet. Die Aneurysmen der A. vertebralis drücken oft auf die Brücke, das verlängerte Mark und die hier austretenden Nerven und führen dann zu Bulbärerscheinungen.

Aneurysmen der Hirnarterien. Unter ihnen steht das Aneurysma der A. basilaris an erster Stelle. SAATHOFF hat eine ganze Zahl zusammengestellt und selbst mehrere Fälle beigebracht, nach denen als wichtigste Ursache die Syphiils anzusehen ist. Einige neuere Veröffentlichungen sprechen in demselben Sinne (WIESNER, SEMON, KRABBE und BACKER). Das Bersten eines solchen Aneurysmas oder vielleicht auch einer infolge Arteriosklerose brüchigen Arteria basilaris kann dadurch begünstigt werden, daß das Gehirn bei einem Sturz oder ähnlichen Unfall die Arterie gegen die knöcherne Unterlage preßt (SAATHOFF, HEDINGER). In besonders unglücklichen Fällen genügt schon eine geringe Blutdrucksteigerung; so platzte ein von SCHREINER beschriebenes Aneurysma der Arteria basilaris beim Niesen, ein Aneurysma der Arteria fossae Sylvii bei einem plötzlichen Schreck (QUAST). Klinisch äußert sich das Aneurysma der Arteria basilaris meistens in Kopfschmerzen, Schwindel, Erbrechen, Benommenheit; zuweilen ist ein pulsierendes Geräusch bei der Auscultation nachweisbar. Im übrigen findet man die Zeichen einer Erkrankung der Brücke und Medulla oblongata. Neben der Syphilis und gelegentlichen Unfällen sind für die Aneurysmen der Hirnarterien Arteriosklerose, bakterielle Embolien und angeborene Schwäche der Arterien verantwortlich gemacht worden (RINDFLEISCH, v. JAKSCH, WICHERN). Nach BERGER ist die Ursache in 65% Arteriosklerose, 15% Embolien, 10% Hypoplasie, 10% Syphilis. Eine Gruppe für sich bilden die sog. miliaren Aneurysmen der Hirnarterien (CHARCOT, BOUCHARD). Nur zum kleinsten Teil dürfte es sich dabei um wirkliche Gefäßerweiterungen handeln, gewöhnlich sind es kleine Blutungen in oder um die Arterienwand (LOEWENFELD, PICK, ELLIS, UNGER).

Aneurysmen der Kranzarterien sind nur wenig bekannt. Die ältere Literatur findet sich bei QUINCKE. Aus neuerer Zeit nennen wir die Fälle von GEIPEL, FRAENKEL, LUBLIN, HENKE, RUGE, SOMMER, TREVOR, WINKLER. Ihre Größe schwankt zwischen der eines Stecknadelknopfes und einer Kirsche. Sie sind fast stets auf bakterielle Embolien zurückzuführen.

Aneurysmen der Lungenschlagader. Schon MORGAGNI[1] erwähnt eine stattliche Zahl von Fällen (PARÉ, HILDANUS, VIEUSSENS, RIVA, KERCKRING, EGERDES, CAESALPINUS). HENSCHEN hat 40 Fälle gesammelt, dazu kommen aus neuerer Zeit die Beobachtungen von REICHE, BARTH, BEATTIE und HALL, LETULLE und JACQUELIN, WILDHAGEN, BLECHMANN und PAULIN. Von 38 Fällen waren 21 männlichen, 17 weiblichen Geschlechts. Unter 31 Fällen, von denen das Alter bekannt ist, waren 17 = 44,5% Männer und 14 = 42,9% Frauen unter 30 Jahre alt. Neben dem Aneurysma fand sich ein offener Ductus arteriosus in 7, eine enge Aorta in 6, ein angeborener Pulmonalklappenfehler in 5, Verengerungen und Sklerose der Pulmonalarterienäste in 10 (davon hatten zwei gleichzeitig einen offenen Ductus arteriosus), sichere oder wahrscheinliche Syphilis in 10 (besonders ältere Männer) und eine bakterielle Ursache des Aneurysmas in 4 Fällen. Dies häufige Zusammentreffen eines Aneurysmas der Pulmonalarterie mit angeborenen Herzfehlern spricht dafür, daß in einem Teil der Fälle eine fehlerhafte Anlage des

---

[1] MORGAGNI: De sed. et caus. morb. Ep. 24, art. 36.

Gefäßes mitspielen dürfte. In 5 Fällen ergab die Leichenöffnung eine relative Schlußunfähigkeit der Pulmonalklappen. Das Aneurysma der Lungenschlagader ist nicht leicht richtig zu erkennen. In reinen Fällen darf man ein solches annehmen, wenn folgende Zeichen gleichzeitig vorhanden sind (HENSCHEN):

1. Schwere Stauungserscheinungen, Cyanose, Engbrüstigkeit (und blutiger Auswurf); bisweilen Sternalschmerz;

2. wenn eine Vorwölbung des 2. (und 3.) Rippenknorpels oder des 2. Intercostalraumes links vom Brustbein und hier auch eine ausgesprochene Dämpfung besteht, sowie ein Schatten im Röntgenbild;

3. wenn eine ausgeprägte Pulsation in Verbindung mit deutlichem Schwirren im 2. linken Intercostalraum besteht;

4. wenn hier ein sägendes oder lautes oberflächliches systolisches Geräusch gehört wird;

5. wenn die rechte Herzhälfte hypertrophisch und dilatiert ist,

6. die linke dagegen kaum oder wenig (Herzspitzenstoß schwach, undeutlich), und wenn die Dämpfung die Mammilarlinie nicht überschreitet; und

7. wenn die gewöhnlichen Zeichen eines Aortenneurysmas wie Dämpfung nach rechts, Pulsus differens, Recurrenslähmung usw. fehlen.

Die Unterscheidung des Aneurysmas der Lungenschlagader von Aneurysmen der aufsteigenden Aorta, zumal wenn diese auf die Lungenschlagader drücken, und von angeborenen Herzfehlern, im besonderen offenem Ductus arteriosus kann schwierig und nicht immer sicher möglich sein.

Zum Schluß mag kurz auf einen Vorgang hingewiesen werden, der allgemein beim Verlauf der Aneurysmen mitspricht: die Thrombosierung. Besonders sackförmige Aneurysmen mit kleiner Öffnung können ganz durch Thrombenmassen ausgefüllt werden und durch Organisation dieser Massen auch wohl einmal ausheilen. In anderen Fällen bleibt ein schmaler Kanal für die Blutströmung im Thrombus erhalten (v. SCHRÖTTER), so daß die Gefahr der Ruptur abgewendet und gleichzeitig leidliche Strömungsbedingungen geschaffen sind. In dem Maße, wie die Thrombenmassen organisiert und in festes Bindegewebe umgewandelt werden, kann auch die Größe des Aneurysmas zurückgehen. Leider sind solche günstigen Ausgänge selten. Ja, es kommt umgekehrt vor, daß sich der Blutstrom durch ungenügend organisierte Thrombenmassen zu den äußeren Wandschichten durchwühlt und so rasche Vergrößerungen und Gestaltveränderungen des Aneurysmas herbeiführt. Oft setzen sich die Thromben des Aneurysmas auf abgehende Gefäße fort und wirken verderblich durch die Sperrung lebenswichtiger Stromgebiete. In derselben Weise wirken Thrombenteile, die vom Blutstrom losgerissen und verschleppt werden (Embolien).

Kurz und gut die Thromben in den Aneurysmen spielen eine große Rolle im Verlauf des Leidens. Da ist es kein Wunder, daß man versucht hat, ihre günstige Wirkung, wo die Natur sie nicht selbst geschafft, künstlich heranzuziehen und für die Behandlung der Aneurysmen nutzbar zu machen.

Die Behandlung der Aneurysmen.

Bei HIPPOKRATES[1] findet sich im ersten Buch „Über die Krankheiten" Kapitel 10 eine Anweisung zur Behandlung von Blutungen, die entstehen, wenn sich Gefäße in der Lunge oder seitlich an der Oberfläche erweitern oder bersten; die Kranken spucken dann Blut und zuweilen erbrechen sie es auch. Kann man gleich im Beginn des Leidens behandeln, so soll man zur Ader lassen und eine Kost geben, die so trocken und blutarm wie möglich macht. Nun waren die Vor-

---

[1] Hippocratis opera von J. A. VAN DER LINDEN. Leyden 1666.

stellungen des Hippokrates vom Blutkreislauf ja noch recht unvollkommen und von inneren Aneurysmen scheint er so wenig wie das spätere Altertum gewußt zu haben. Wir können deshalb die dunkeln unbestimmten Angaben des Vaters der Heilkunde nicht als Anfang der Aneurysmenbehandlung deuten. Gleichwohl sind sie nicht ganz ohne Interesse, weil der erste Versuch einer Behandlung des Aneurysmas mit den Mitteln der inneren Medizin vielleicht auf die Vorschriften des Hippokrates zurückgeht. Wenigstens bemerkt Morgagni[1] bei der Besprechung des in Aderlässen, Hunger und Durst bestehenden Verfahrens von Valsalva und Albertini, wohl niemand habe die alten Vorschriften des Hippokrates für die Behandlung von Erweiterungen innerer Gefäße so streng durchgeführt wie die genannten Ärzte. Das Verfahren wurde später von Bellingham und Tufnell gemildert, von Hope durch Abführmittel ergänzt. Auch heute noch wird man auf eine leichte, nicht zu reichliche Kost mit mäßiger Flüssigkeitszufuhr, Regelung des Stuhlganges und besonders bei erhöhtem Blutdruck auf Aderlässe nicht verzichten wollen (Davison, Schober, Schmidt, Bäumler).

Ein ehrwürdiges Alter hat auch die chirurgische Behandlung der Aneurysmen. Sie wurde schon von Galens Zeitgenossen Antyllus geübt: Er unterband die Arterien zu beiden Seiten des Sackes und öffnete diesen durch einen Schnitt. Für die Antyllus allein bekannten Aneurysmen peripherischer Arterien ist die Operation ja bis in unsere Tage die gegebene Behandlung geblieben, darüber hinaus hat sie sich aber auch an die zentralen Gefäße gewagt. Man unterbindet in diesen Fällen die Arterien stromabwärts des Aneurysmas und hofft dadurch die Thrombosierung des Aneurysmas zu fördern. Die erste erfolgreiche Unterbindung der Carotis wegen eines Aneurysmas dieser Arterie hat Wardrop veröffentlicht. Auf den Vorschlag Brasdors hat man dann auch die von Aneurysmen abgehenden Gefäße unterbunden. Hauptsächlich ist dies Verfahren bei Aneurysmen der A. anonyma, aber auch des Aortenbogens angewandt worden. Nach einer Zusammenstellung Jacobsthals sind von 25 Fällen dieser Art 5 im Anschluß an die Operation gestorben. Unter 114 Fällen distaler Ligaturen überhaupt fand sich eine Mortalität von 21,9%. Von 23 neueren Fällen wurden 13 gebessert, 10 hatten keinen Erfolg. Das Verfahren darf nur versucht werden, wenn das Aneurysma nicht zu groß und seine Wand nicht zu dünn und zu brüchig erscheint. Unterbindungen der Aorta selbst hat man bei Aneurysmen der Bauchaorta wiederholt gewagt. Ein Kranker Keens, bei dem die Aorta dicht unterhalb des Zwerchfells unterbunden war, lebte noch 48 Tage, die anderen starben unmittelbar nach der Operation (Mansell). Etwas mehr Glück hat man mit zeitweiliger Kompression der Bauchaorta oberhalb des Aneurysmas gehabt (Murray, Moxon und Durham); Kompression unterhalb des Aneurysmas führte in einem Falle Bryants zum Tode durch Peritonitis. Mit größerer Zuversicht wird man die Kompression bei Aneurysmen peripherischer Arterien anwenden dürfen.

Man hat ferner versucht, durch Ergotineinspritzungen in die Umgebung des Aneurysmas dieses zu verkleinern, durch Einspritzung von Eisenchlorid in das Aneurysma oder durch subcutane Gelatineinjektionen oder Chlorcalcium die Thrombosierung des Aneurysmas herbeizuführen, aber heute diese Verfahren wohl allgemein als gefährlich oder unwirksam aufgegeben. Ebenso hat der zu Anfang des vorigen Jahrhunderts sehr beliebte Bleizucker das Feld räumen müssen. Dagegen ist die schon von Galen erprobte Anwendung von Kälte[2] auch heute noch in Gebrauch, wenn auch nur als schmerzstillendes Mittel.

Die Acupunctur ist zuerst von E. Home (1796) bei einem Aneurysma der

---

[1] Morgagni, De sed. et caus. morb. Ep. 17, art. 30.
[2] Siehe Helfreich und Neuburger in Pagels Handbuch der Geschichte der Medizin 3, 93.

A. iliaca angewandt worden. Er führte in das Aneurysma Nadeln ein, die von außen erhitzt wurden. VELPEAU nahm das Verfahren wieder auf. MAC EWEN empfahl mit der Spitze der Nadel die innere Wand des Aneurysmas zu ritzen, um die Bildung wandständiger Thromben zu fördern[1]. PRAVAZ (1831) verband die Nadel mit dem elektrischen Strom und PÉTREQUIN (1845) heilte mit diesem Verfahren ein kleines Aneurysma der A. temporalis[2]. Diese Methode der Galvanopunktur ist bis in die Gegenwart das wirksamste, wenn auch wegen der Gefahr von Embolien nicht ungefährliches Mittel geblieben. Oft bringt man gleichzeitig in das Aneurysma einen dünnen Draht, den man an die Anode anschließt. Wenn man sich schon zu einem derartigen Eingriff entschließt, wird er jedenfalls in dieser Form mehr Erfolg versprechen, als wenn man nur Fremdkörper ohne Anwendung des elektrischen Stromes einführt. Die verschiedenen Versuche dieser Art sind ja bekannt: MOORE brachte 26 Ellen Eisendraht, LEVI 24 Fuß Pferdehaare, BACCELLI Uhrfedern, v. SCHRÖTTER Seidenfäden, RANSOHOFF Silberdraht in das Aneurysma. CORRODI war es, der dann die beiden Verfahren miteinander verband. Durch eine feine Hohlnadel werden 1—3 m dünner Silberdraht oder Golddraht in das Aneurysma eingeführt, der Draht mit der Anode (kenntlich daran, daß sie eine mit Jodkali versetzte Stärkelösung bläut) des galvanischen Stromes verbunden, eine große Plattenelektrode an die Kathode angeschlossen und auf die Brust oder den Leib gesetzt, und jetzt langsam der Strom eingeschaltet. Man wendet 10—40 Milliampere an und läßt den Strom bis zu einer Stunde einwirken. Dann schaltet man den Strom langsam aus, entfernt die Hohlnadel und legt einen Verband über die Punktionsstelle. Bettruhe. HUNNER berichtet, daß von 14 nach MOORE behandelten Fällen zwei Aneurysmen der Bauchaorta, und von 23 nach CORRODI behandelten Fällen drei Aneurysmen der Brust- und ein Aneurysma der Bauchaorta geheilt wurden. ROSENSTIRNS Fall war noch 20 Jahre nach dem Eingriff gesund und wohl (zitiert nach HIRSCHFELDER). Das Verfahren ist nur für sackförmige Aneurysmen geeignet.

Schon bevor die Erkenntnis durchgedrungen war, daß die meisten Aneurysmen der großen inneren Arterien auf Syphilis beruhen, hatten lediglich auf Grund günstiger Erfahrungen BOUILLAUD, CHUCKERBUTTY und BALFOUR Jodkalium und Jodnatrium in großen Gaben empfohlen. Heute wird man sich nicht auf dies Mittel beschränken, sondern außerdem nach den Regeln der Kunst Quecksilber, Wismut und vor allem Neosalvarsan anwenden, so wie dies schon bei der Aortensyphilis ausgeführt ist.

Die durch das Aneurysma hervorgerufenen Beschwerden sind durch die üblichen Mittel soweit wie möglich zu lindern. Die Schmerzen können bei vorspringenden Aneurysmen zuweilen durch eine passende Binde oder weich gepolsterte Pelotte günstig beeinflußt werden.

Das Aneurysma arterio-venosum.

Eine offene Verbindung zwischen Arterie und der sie begleitenden Vene heißt Aneurysma arterio-venosum. Ein Aneurysma der Arterie, das in die Vene durchbricht, wird als Aneurysma arterio-venosum im engeren Sinne bezeichnet. Wird die Verbindung zwischen Arterie und Vene durch einen, meist aus einem periarteriellen Hämatom entstehenden aneurysmatischen Sack gebildet, so liegt ein Aneurysma varicosum vor. Trifft eine Verletzung gleichzeitig Arterie und Vene und führt dadurch zu einer unmittelbaren Verbindung, so spricht man von einem Varix aneurysmaticus. Wir werden im folgenden diese anatomischen Unter-

---

[1] HOME und VELPEAU, zitiert nach BÄUMLER, l. c.; MAC EWEN, zitiert nach SCHRÖTTER l. c.   [2] Zitiert nach HIS, l. c.

schiede unberücksichtigt lassen, auch auf die chirurgische Seite der Frage nicht eingehen, sondern uns nur mit dem Einfluß beschäftigen, den das Aneurysma arterio-venosum auf die Tätigkeit des Herzens und der Gefäße hat. An der Stelle des Aneurysmas ist die Vene gewöhnlich erweitert; neben der Pulsation fühlt man hier ein Schwirren, das beim Abhorchen als Geräusch erscheint, weit fortgeleitet werden kann, und deshalb bei tiefliegenden nicht fühlbaren Aneurysmen nur mit Vorsicht für die Bestimmung des Sitzes der Erkrankung zu verwerten ist (KUETTNER). Der zum Aneurysma führende Ast der Arterie ist, von seltenen Ausnahmen abgesehen (SCHOPPERT), unverändert, der abführende Ast weniger gefüllt, sein Puls verkleinert. Die betroffene Vene findet man im Gegensatz dazu oft bis in ihre feineren Verzweigungen erweitert, pulsierend; die Haut des von ihr versorgten Gebietes cyanotisch, auch wohl ödematös oder elephantiastisch verdickt. Neben diesen leicht verständlichen örtlichen Erscheinungen beobachtet man solche allgemeinerer Art: Kompression des Aneurysmas verlangsamt den Puls und steigert den Blutdruck (WIGDOROWITSCH, HOTZ, v. BONIN, FIBICH, FREY, GERLACH und HARKE, HOOVER und BEAMS). A. WEBER fand außerdem, daß während der Kompression ein vorher hörbares präsystolisches Geräusch am Herzen und eine Spaltung des zweiten Tones verschwanden und die rechte Grenze des Herzens im Orthodiagramm 1 cm medianwärts rückte. Nach WEBER führt das arterio-venöse Aneurysma zu einem Druckverlust im arteriellen Kreislauf, der durch Steigerung der Herzarbeit ausgeglichen werden muß. Die genannten Erscheinungen sind aus dieser Störung der Kreislaufsarbeit zu erklären. Gestützt wird diese Ansicht durch die Fälle, in denen Herzerweiterungen und Zeichen von Herzschwäche im Gefolge eines Aneurysma arterio-venosum auftreten und durch die Operation des Aneurysmas beseitigt werden (CAZAMIAN, LERICHE, NANU, ALEXANDRESCU-DERSCA und LAZEANU). Umgekehrt sah MÜLLER einen Kranken zugrunde gehen an einer Herzschwäche, für die als einzige Erklärung ein arterio-venöses Aneurysma der Femoralgefäße in Betracht kam, und REID konnte im Tierversuch durch ein künstliches Aneurysma arterio-venosum Herzerweiterung erzeugen. In neuester Zeit ist die Frage von LEWIS und DRURY bearbeitet worden. Sie kommen zu folgenden Ergebnissen. Das Aneurysma arterio-venosum hat eine gewisse Ähnlichkeit mit der Aorteninsuffizienz insofern, als in beiden Fällen ein Teil des in den großen Kreislauf geworfenen Blutes für dessen Füllung durch ein Leck verloren geht. Daraus wird eine Reihe ähnlicher Symptome verständlich. So die Pulsform. Hier wie dort findet man einen Pulsus celer et altus und die ihm zugrunde liegenden Besonderheiten des Blutdruckes: abnorm tiefen diastolischen Druck, abnorm große Differenz zwischen diastolischem und systolischem Druck. Kompression des Aneurysmas steigert den systolischen Druck etwas, den diastolischen und damit zugleich den mittleren Druck sehr erheblich; diese Wirkung ist unabhängig von der Pulszahl und dem Vagustonus, da sie auch nach Atropinisierung eintritt. Gleichzeitig mit dem Druck ändert sich auch die Pulsform: Anstieg und Abfall der Kurve werden weniger steil und der vorher bestehende Capillarpuls verschwindet. Die Pulswellengeschwindigkeit wird nicht nachweisbar beeinflußt, dagegen die Anspannungszeit des Herzens durch die Kompression des Aneurysmas gesteigert, weil das Herz länger braucht, um entgegen dem erhöhten diastolischen Druck die Seminularklappen zu öffnen. Die Pulszahl ist beim Aneurysma arterio-venosum — wie meist auch bei der Aorteninsuffizienz — vermehrt, und wird durch Kompression des Aneurysmas deutlich (z. B. um 20—30 Schläge) herabgesetzt. Da Atropin die Herabsetzung verhindert, so ist anzunehmen, daß diese auf einer Reizung des Vagus durch die Steigerung des mittleren Blutdruckes beruht. Der venöse Druck wird durch das Aneurysma arterio-venosum nicht wesentlich verändert, dementsprechend auch die Füllung des Herzens, soweit sie auf dem Röntgenschirm aus dem Verhalten des rechten Vorhofs beurteilt werden kann, nicht vermehrt, doch wird nach Kompression des Aneurysmas die systolische Verkleinerung des rechten Vorhofs deutlicher. Die plethysmographische Kurve des Armes steigt nach Kompression des Aneurysmas. Wenn man oberhalb des Plethysmographen den venösen Rückfluß durch eine Manschette hindert und die Schnelligkeit des dadurch hervorgerufenen Anstiegs der Kurve vor und nach der Kompression des Aneurysmas vergleicht, so ergiebt sich nach der Kompression eine Beschleunigung bis um 100%. Um soviel muß also die Strömungsgeschwindigkeit des Blutes durch das Aneurysma herabgesetzt sein. Da der venöse Druck, wie gesagt, durch die Kompression nicht nachweisbar erhöht, also die Füllung und das davon abhängende Schlagvolumen des Herzens nicht vermehrt werden, so muß die höhere Stromgeschwindigkeit im großen Kreislauf während der Kompression des Aneurysmas mit der Steigerung des mittleren arteriellen Druckes zusammenhängen. Der Kohlensäuregehalt der Alveolarluft ist herabgesetzt und steigt nach Kompression des Aneurysmas. Diese am Menschen erhobenen Befunde werden durch den Tierversuch bestätigt und erweitert. Der Druck im rechten Vorhof und das Plethysmogramm der Herzkammern ändern sich durch ein Aneurysma arterio-venosum nicht — von unwesentlichen Einzelheiten abgesehen —, dagegen vermindert sich die Strömungsgeschwindigkeit des Blutes, gemessen mit der LUDWIGschen Stromuhr in der Carotis bis um 50%. Um annähernd den Verlust zu bestimmen, den der große Kreislauf durch das Aneurysma erleidet, ließen LEWIS und DRURY die Femoralis für eine bestimmte Zahl Pulsschläge in ein Gefäß bluten; der Verlust betrug für jeden Schlag etwa $^1/_4$—$^1/_2$ des Schlagvolumens der linken Kammer, doch wird beim Aneurysma arterio-venosum aus verschiedenen naheliegenden Gründen ein bedeutend kleinerer Wert angenommen werden müssen. Nun ist in manchen Fällen, wie schon anfangs bemerkt, eine Hypertrophie und Erweiterung des Herzens gefunden worden. Wie ist das zu erklären, wenn Füllung und Schlagvolumen nicht beeinflußt werden? Auch auf diese Frage geben die Versuche von LEWIS und DRURY Anwort. In den Tierversuchen wurde nur dann eine Erweiterung des Herzens beobachtet, wenn Zeichen von Herzschwäche auftraten (unvollkommene Systolen, Extrasystolen, Alternans). Nach den geschilderten Befunden kann diese Erweiterung, die bei längerem Bestand zur Hypertrophie führen würde, nur darauf beruhen, daß infolge der Senkung des mittleren arteriellen Blutdruckes der Conorarkreislauf Not leidet: die Kraft des Herzmuskels sinkt, die Restblutmenge nimmt zu. Anfangsfüllung und -spannuhg werden gesteigert, um den Kreislauf auf der Höhe zu halten und so fort, bis der verhängnisvolle Zirkel mit der Erschöpfung des Herzens endet. So betrachtet ist das Aneurysma arteriovenosum nicht mehr wie früher ein Vorkommnis, das hauptsächlich für den Chirurgen Interesse hat, sondern eine Kreislaufstörung von grundsätzlicher Bedeutung.

Thrombose und Embolie.

Ὄξος δὲ ... παραπλήσιον θαλάσσῃ ... θρόμβοισιν — Essig wirkt bei Thrombose ähnlich wie Meerwasser. Diese Bemerkung des HIPPOKRATES[1] ist, so weit bekannt, die älteste Kunde von der Thrombose. Praktische Bedeutung gewann sie aber erst sehr viel später, nämlich zu Beginn der neueren Zeit, als häufiger Leichenöffnungen gemacht und die Blut- und Speckgerinnsel bekannt wurden (COITER, SEVERINUS[2]). Man nahm zunächst an, daß sie zu Lebzeiten der Kranken entständen, stellte sie also den Thromben von heute gleich und schrieb ihnen eine ganze Reihe Krankheitserscheinungen zu, wie Asthma, Palpitationen, Pulsunregelmäßigkeiten. Als Polypen — die Bezeichnung geht auf BARTOLETTI zurück — spielten sie dann längere Zeit eine große Rolle. Kritische Forscher, wie PASTA, MORGAGNI, SENAC, HALLER und andere, erkannten aber

---

[1] περὶ ὑγρῶν χρήσιος VIII. ED. VAN DER LINDEN 1665. [2] Zitiert nach VIRCHOW.

bald, daß man zwei Arten von Polypen unterscheiden müsse, wahre, die zu Lebzeiten und falsche, die während des Todeskampfes oder nach dem Tode entständen. Die wahren Polypen sind blaß, trocken, derb, lassen sich nicht zwischen den Fingern zerdrücken und haften fest an der Unterlage; sitzen sie in den Venen, so können sie zu Ödem und Erweiterung kollateraler Gefäße führen (PASTA, SCHULZ, HELLER[1]). Wahre Polypen oder, wie wir heute sagen würden, Thromben entstehen dann, wenn Form, Durchmesser oder Peristaltik der Blutgefäße krankhaft verändert und dadurch Strömung und Durchmischung des Blutes so herabgesetzt sind, daß sich die flüssigen Teile von den festen trennen (LANCISI[2]). Diese verständigen Ansichten wurden in der folgenden Zeit angefochten von HUNTER, KREYSIG, HASSE, CRUVEILHIER. Sie nahmen an, die Thromben würden gebildet durch entzündliche Ausschwitzungen der Gefäßwand, ähnlich wie die fibrinösen Niederschläge bei der Entzündung seröser Häute. So war der Stand der Dinge, bis VIRCHOWS Arbeiten die Grundlage der heute geltenden Lehre schufen.

Wird ein Thrombus ganz oder zum Teil losgerissen oder sonst ein in den Kreislauf gelangender Fremdkörper in einen anderen Teil des Gefäßsystems hineingeworfen, so spricht man von Embolie. Auch dieser Vorgang ist zuerst von VIRCHOW klargelegt und planmäßig untersucht worden, wenn auch einzelne Beobachtungen darüber schon aus früherer Zeit vorliegen. So nimmt NYMMANN an, daß Thromben des Herzens losgerissen, ins Gehirn verschleppt werden und so zum Gehirnschlag führen könnten[3]. Und WEPFER, REDIUS, ANTON VAN DER HEYDE haben schon an Hunden Versuche über Luftembolie gemacht[4].

Entstehung und Bau der Thromben. Unter Thromben versteht man während des Lebens innerhalb von Blutgefäßen aus Blutbestandteilen an dem Fundorte entstandene feste Gebilde (LUBARSCH). Die Entstehung wird begünstigt durch Störungen der Blutströmung, Veränderungen der inneren Gefäßwand und Veränderungen des Blutes. Eine in einer Röhre strömende Flüssigkeit hat in der Achse ihre größte Geschwindigkeit, je nach der Reibung der Flüssigkeitsteilchen unter einander und an der Röhrenwand nimmt die Geschwindigkeit von der Achse zur Peripherie ab. Beim Blut wird der Achsenstrom durch die Blutkörperchen eingenommen, der Raum zwischen Achsenstrom und Gefäßwand durch einen Plasmasaum ausgefüllt. Wird die Strömung langsamer, dann verlassen zunächst die leichteren weißen Blutkörperchen und Blutplättchen den Achsenstrom und sammeln sich in dem plasmatischen Randstrom an (EBERTH und SCHIMMELBUSCH). Da die Blutplättchen dazu neigen zusammen zu backen, zu agglutinieren, so muß ihre Ansammlung im Randstrom die Entstehung von Gerinnseln begünstigen. Ähnlich wie eine allgemeine Herabsetzung der Stromgeschwindigkeit wirken örtliche Herabsetzungen durch Veränderungen der Strombahn. So fördert jede Erweiterung die Bildung von Thromben. Dabei spielen neben der Stromverlangsamung oft Wirbel eine wichtige Rolle. Besteht z. B. eine sackförmige Ausstülpung des Gefäßes, so bildet sich in dieser ein vorwiegend aus Plasma, Leukocyten und Blutplättchen bestehender See, der an seinem Rande von dem vorbeiziehenden Achsenstrom erfaßt und dadurch wie ein Kreisel gedreht wird. In ähnlicher Weise entstehen solche Wirbel unmittelbar hinter, d. h. stromabwärts von umschriebenen Verengerungen (ZAHN, ASCHOFF). Entsprechend diesen theoretischen Überlegungen finden sich Thrombosen besonders bei Stauungen, Herzschwäche, Aneurysmen, in den durch die langsame Strömung ausgezeichneten Venen und hier wiederum mit Vorliebe in Varicen. Die Stromverlangsamung allein genügt aber nicht, damit sich ein Thrombus bildet, denn in Gefäßen, die schonend doppelseitig unterbunden sind, gerinnt das Blut nicht (V. BAUMGARTEN). Sobald aber gleichzeitig das Endothel verletzt wird, tritt Gerinnung ein (BRÜCKE, JAKOBSTHAL, STICH und ZOEPPRITZ). Wie diese Erscheinung zu erklären ist, wissen wir bis jetzt nicht sicher, wir wollen uns deshalb mit der Tatsache begnügen und nur darauf hinweisen, daß nicht nur offensichtliche Veränderungen der Intima wie bei der Arteriosklerose, sondern vielleicht

---

[1] Zitiert nach MORGAGNI: Ep. 24, art. 30.   [2] De motu cordis. Prop. 61.
[3] Zitiert nach MORGAGNI: De sed. et caus. mort. IV, 23.   [4] Daselbst V, 21.

auch Ernährungsstörungen, wie sie bei Stauungen vorkommen mögen, genügen
dürften, um Thrombosen den Boden zu bereiten. Auf der anderen Seite findet
man oft schwere Endothelschädigungen ohne Pfropfbildungen. Es müssen also
schon Blutströmung und Endothel gleichzeitig beeinträchtigt sein, damit sich
Thromben bilden können. In vielen Fällen kommen noch Veränderungen des
Blutes hinzu. So wissen wir, daß bei manchen Infektionskrankheiten, die mit
einer Vermehrung der Leukocyten einhergehen, das Blut leichter gerinnt (z. B.
Lungenentzündungen, Sepsis, Leukämie). Vielleicht hängen auch die maran-
tischen, postoperativen, puerperalen, chlorotischen Thromben mit irgend welchen
Blutveränderungen zusammen, doch läßt sich trotz der zahlreichen einschlägigen
Versuche noch nichts Bestimmtes darüber sagen. Nach dem Bau unterscheidet
man 1. Plättchenthromben. Sie finden sich nur in Capillaren und kleineren
Gefäßen, ebenso wie 2. die hyalinen, aus Fibrin bestehenden Thromben, die als
zarter Hauch nach BENDA allerdings auch in großen Gefäßen über Endothel-
lücken vorkommen. Häufig sind Plättchen und Fibrinthromben zu geschichteten
Gebilden verbunden und leiten damit schon über zu 3. den gemischten Thromben.
Von ihnen enthalten die roten Thromben vorwiegend Erythrocyten; sie bilden
sich nur in unterbundenen Gefäßen oder als Fortsetzungen von obturierenden
Thromben. Je mehr Plättchen, weiße Blutkörperchen und Fibrin ihnen bei-
gemengt sind, um so mehr nähern sie sich den gemischten Thromben im engeren
Sinne und lassen die verwickelte Schichtung schon bei der Betrachtung mit
bloßem Auge erkennen. Als weiße Thromben enthalten sie von vornherein nur
wenig rote Blutkörperchen oder entstehen dadurch, daß sich die roten Schichten
entfärben. Thromben, die die Lichtung des Gefäßes nur zum Teil ausfüllen,
unterscheidet man als wandständige von den ganz ausfüllenden obturierenden
Thromben.

Schicksale und Folgen der Thromben. Nur kleine Thromben können aufgelöst
und resorbiert werden. In größeren, besonders Herzthromben verflüssigt sich
zuweilen durch Autolyse das Zentrum (sog. Eiterbälge). Gewöhnlich werden die
Thromben von der Gefäßwand aus durch einsprossende Granulationen und Gefäße
organisiert, wobei schließlich der Thrombus von Endothel überzogen werden
kann. Bilden sich größere Spalten und Gefäße im Thrombus, so spricht man von
Kanalisation. Manche Thromben verkalken, zumal in den Venen (Phlebolithen).
Wird ein ganzer Thrombus oder ein Teil von ihm losgerissen, so kann er an einer
Gefäßgabelung als reitender oder in einem für ihn nicht mehr durchgängigen
Gefäß als obturierender Embolus hängen bleiben.

Reitende Thromben oder Emboli, die den Blutstrom stark einengen, führen
zur Atrophie, obturierende Thromben oder Emboli zum Untergang des betroffenen Gebietes, wenn nicht kollaterale Gefäße die Durchblutung übernehmen. Die
Folgen einer Thrombose oder Embolie hängen insofern von den anatomischen
Verhältnissen des gesperrten Gefäßgebietes ab. Arterien, deren Anastomosen nur
in Capillaren bestehen (Endarterien COHNHEIMS) oder, obwohl von Arterien
gebildet, für den Kollateralkreislauf nicht genügen (funktionelle Endarterien
LITTENS) geben entsprechend ungünstige Aussichten. Das abgesperrte Gebiet
wird blutleer, blaß, die Parenchymzellen und später auch das Stützgewebe entarten, sterben ab, zerfallen: anämischer Infarkt. Am Rande des Herdes bildet
sich ein gelblicher Wall aus Leukocyten, die wahrscheinlich die zerfallenden
Massen fortschaffen sollen, denn sie enthalten Fetttröpfchen und Glykogen. Nach
außen von diesem Schuttwall findet sich schließlich ein mehr oder weniger breiter
Saum von stark erweiterten Gefäßen: anastomosierende Capillaren des gesperrten
Gefäßgebietes (BIER, KROGH). In Organen, deren Gefäße durch Stauung, Entzündung oder sonstwie geschädigt sind, blutet es aus den Gefäßen oft in den

gesperrten Bezirk hinein: hämorrhagischer Infarkt. Das Ende des Infarkts ist entweder ein Erweiterungsherd (so besonders im Gehirn) oder eine Narbe.

Embolien von Arterien des großen Kreislaufes stammen meistens aus dem linken Herzen, und zwar entweder von Thromben, die sich hier infolge einer Herzschwäche gebildet haben, oder von endocarditischen Auflagerungen. Seltener gehen die Embolien von den Thromben eines Aneurysmas aus. Ausnahmsweise gelangen Thromben aus den Venen des großen Kreislaufes oder dem rechten Herzen durch ein offenes Foramen ovale, einen Septumdefekt oder offenen Ductus arteriosus in die Körperarterien (paradoxe Embolien). Ich erinnere mich eines solchen Falles, in dem ein Spezialist für Beinleiden Krampfadern massiert hatte; der Patient brach auf dem Heimweg zusammen und wurde ins Krankenhaus gebracht, wo Blut im Urin gefunden wurde. Die durch die Massage gelösten Thromben waren durch ein offenes Foramen ovale in den großen Kreislauf geraten, hatten die Nierenarterien verlegt und so zum Tode geführt. Am häufigsten werden die Lungenarterien von Embolien betroffen; gewöhnlich sind Venenthromben der Ausgangspunkt.

Die klinischen Folgen der Thromben und Embolien hängen hauptsächlich von dem betroffenen Organ ab und sollen deshalb gesondert betrachtet werden. Infizierte Thromben und Emboli führen zu Entzündungen oder Eiterungen mit entsprechenden örtlichen und allgemeinen Erscheinungen. Das Fieber bei keimfreien Thrombosen wird auf Resorption von zerfallendem Eiweiß und Fibrinferment zurückgeführt (MAHLER, EDELBERG).

Thrombosen und Embolien der Lungenschlagader.

Wenn man die spärlichen Fälle der umstrittenen Endarteriitis obliterans pulmonis unberücksichtigt läßt, so scheinen Thrombosen der Lungenschlagader selten zu sein (POSSELT). Allerdings läßt sich im gegebenen Falle gewöhnlich nicht sicher entscheiden, ob ein Thrombus an Ort und Stelle entstanden oder aus einem Embolus hervorgegangen ist. Die Meinungen gehen infolgedessen auseinander. So nimmt RIBBERT an, daß Thromben verhältnismäßig häufig, Embolien selten seien, doch haben die Untersuchungen von MÖLLER diese Auffassung nicht bestätigen können. Nur bei chronischen Erkrankungen der Lunge, im besonderen schrumpfenden Tuberkulosen dürfte eine — übrigens bedeutungslose — Thrombose kleinerer Arterienäste öfters vorkommen. Von den Embolien der Lungenschlagadern beruhen die meisten auf Verschleppung der Thromben, die sich im Anschluß an Operationen gebildet haben; vielleicht ist ihre Zahl noch größer als man annimmt, da der Verdacht nicht unbegründet ist, daß manche der sog. Lungenentzündungen nach Operationen mit Embolien zusammenhängen. Wir können hier auf die zahlreichen Arbeiten über die Thrombosen und Embolien nach Operationen und die mannigfachen Meinungsverschiedenheiten in dieser Frage nicht eingehen; es sei deshalb auf die einschlägigen Veröffentlichungen verwiesen (FEHLING, FRIEDMANN, HANSER, MOLLER, PETRÉN, RUNGE, RUPP, THOREL usw.). Die Embolien betreffen die rechte Lunge häufiger als die linke, und hier wiederum die Unterlappen häufiger als die Oberlappen. KRETZ vermutet, daß je nachdem, ob die Arme oder Beine den Embolus liefern, die Strömungsverhältnisse im rechten Herzen diesen oder jenen Sitz der Embolie begünstigen, doch sind Nachprüfungen dieser Annahme nicht günstig gewesen (RUPP, MOELLER). Die Embolien der Lungenarterien führen nur in einer beschränkten Zahl der Fälle zu einem Infarkt, so unter 347 Fällen von LUBARSCH 95 mal = 27,7%. Etwa in einem Drittel der Infarkte bestand starke braune oder rote Induration der Lungen, in einem Viertel Emphysem mit oder ohne chronische Bronchitis oder chronische Bronchitis mit oder ohne Atelektasen oder Ödem, bei dem Rest fanden sich

Tuberkulose oder chronische Pneumonien oder Geschwulstmetastasen. Alle Infarkte waren hämorrhagisch. Es müssen also in der Lunge besondere Bedingungen gegeben sein, damit kleinere Embolien einen Infarkt hervorrufen. Wie sich große Embolien in dieser Beziehung verhalten, muß dahingestellt bleiben, weil der Tod so rasch eintritt, daß sich die betreffenden anatomischen Veränderungen nicht ausbilden können. Allerdings wissen wir aus mehreren Beobachtungen (ITTAMEIER, NEDERSON, RICHTER, STADELMANN), daß sogar Hauptäste der Lungenschlagader ohne wesentliche Folgen für den betroffenen Bezirk verschlossen werden können. Aber das ist nur zu erwarten, wenn die Lungen gesund sind und der Verschluß allmählich erfolgt, so daß sich ein genügender Kollateralkreislauf ausbilden kann. Die meisten Lungeninfarkte heilen unter Narbenbildung, ausnahmsweise entsteht eine mit Blut gefüllte Cyste (C. GERHARDT). Infizierte Infarkte vereitern. Wie die anatomischen Folgen, so hängen auch

die *Zeichen eines Verschlusses von Lungenarterien* davon ab, ob das Gefäß nur zum Teil oder ganz verschlossen wird und ob dies plötzlich oder allmählich geschieht. So können zahlreiche kleinere Äste obliterieren oder thrombosieren, ohne daß lange Zeit wesentliche Krankheitserscheinungen auftreten, wie die Fälle von sog. Endarteriitis obliterans beweisen. Als seltene Ausnahme muß die von SAUERBRUCH erwähnte symptomlose Verlegung der linken Lungenarterie durch einen Embolus bezeichnet werden. Gewöhnlich machen etwas größere Lungenembolien sehr·bedrohliche Erscheinungen. LAENNEC ist wohl der erste, der sie treffend geschildert hat: Schweres Beklemmungsgefühl, Reizhusten, manchmal heftige Schmerzen in der Brust, blutiger Auswurf, rascher, anfangs großer, später weicher und schwacher Puls, selten wirkliches Fieber, über dem Herzen oft ein deutliches Geräusch. Wir haben hinzuzufügen, daß nicht selten der Anfall in der Form des Kollapses auftritt: Die Kranken haben Ohnmachtsgefühl oder werden bewußtlos, der Puls klein, weich, unfühlbar, das Gesicht leichenblaß, die Atmung setzt aus, Tod auf der Stelle. Dieser ungünstige Ausgang kommt nun nicht nur bei großen, sondern auch bei so kleinen Embolien vor, daß die mechanische Wirkung der Embolie den Tod nicht erklären kann. Wahrscheinlich handelt es sich in solchen Fällen um eine reflektorische Vagusreizung. Wir wissen aus dem Tierversuch, daß schon ganz schwache Reizung der Lungenäste des Vagus eine bedeutende Abnahme der Schlagzahl des Herzens und des Blutdruckes bewirkt (TIGERSTEDT), und BRODIE konnte auf diesem Wege durch intravenöse Einspritzung von Blutserum bei Katzen Herzstillstand erzeugen. Übereinstimmend damit sah STRUEFF als erstes Zeichen künstlicher Embolien eine Abnahme der Pulszahl, der Atemfrequenz und des Blutdruckes; im weiteren Verlauf kann sich diese Erscheinung — vielleicht infolge von Verschiebungen des Embolus — wiederholen oder es kann die Wirkung der Embolie auf die Blutströmung oder den Gaswechsel überwiegen. MÖLLER giebt an, daß der Tod an Lungenembolie in der Regel ohne Erstickungserscheinungen erfolgt, dagegen starben seine drei Fälle von Lungenarterienthrombose — mag diese nun an Ort und Stelle oder im Anschluß an eine Embolie entstanden sein — unter steigender Atemnot. Die Steigerung des Widerstandes im kleinen Kreislauf durch eine Embolie oder Thrombose wird sich besonders dann geltend machen, wenn das rechte Herz nicht leistungsfähig ist; C. GERHARDT hat in mehreren solchen Fällen eine entsprechende Vergrößerung der Herzdämpfung gefunden. Bemerkenswert ist, daß hin und wieder die Embolien mit Lungenödem einhergehen; wir müssen wohl annehmen, daß hier infolge des Verschlusses die Gefäße ungenügend ernährt und deshalb durchlässig werden. Bei der Untersuchung der Brust findet sich, wie schon LAENNEC hervorhebt, eine Verkürzung des Klopfschalles nur über größeren Infarkten. Kleinere können sich durch Abschwächung oder Aufhebung des Atemgeräusches und Krepitieren verraten; später treten großblasige, feuchte Rasselgeräusche auf. Das von LAENNEC beschriebene Geräusch über dem Herzen wird weiterhin nur von LITTEN und DRASCHE erwähnt und als Gefäßgeräusch gedeutet.

Die Diagnose des Verschlusses einer Lungenarterie ergiebt sich aus den soeben geschilderten Zeichen. Für die Embolie sind plötzlicher Schmerz in der Brust, blutiger Auswurf und die Erscheinungen einer Vagusreizung die wichtigsten Symptome; fehlen die — und das ist nicht so selten der Fall — dann wird eine Embolie kaum sicher erkannt werden können.

Die Behandlung wird versuchen, die bedrohliche Vagusreizung durch Atropin zu bekämpfen. Ist der erste Anfall glücklich überwunden, so können doch in den nächsten Tagen — allerdings meist leichtere — Wiederholungen auftreten, die zuweilen durch Pressen beim Stuhlgang, Auftreibung des Darms, unvorsichtige Bewegungen ausgelöst zu werden scheinen. Diesen Dingen ist deshalb besondere Aufmerksamkeit zu widmen. Steht die Herzschwäche im Vordergrund, so muß diese mit den üblichen Mitteln behandelt werden. Gegen quälenden Hustenreiz giebt man vorsichtig Codein oder Narkophin. Da schon kleine Gaben bei empfind-lichen Leuten nicht selten zu Erbrechen führen, so sei man besonders mit den ersten Dosen vorsichtig und füge etwas Atropin (etwa $1/_{10}$ mg pro dosi) hinzu. Im übrigen ist strengste körperliche und geistige Ruhe geboten. Findet man die Quelle der Embolie in einer Thrombose des Armes oder Beines, dann ist für sach-gemäße bequeme Lagerung und Ruhigstellung zu sorgen; selbst die beliebten feuchten Umschläge unterbleiben besser. Flüssige Kost. Stuhlgang soll zunächst möglichst vermieden werden. Bei diesen strengen Vorschriften bleibt es mindestens eine Woche, dann kann man kleine Milderungen eintreten lassen. — Die chirur-gische Behandlung der Lungenembolie (TRENDELENBURG, SAUERBRUCH) hat bis jetzt nur ausnahmsweise Glück gehabt (KIRSCHNER, A. W. MEYER[1]).

Thrombose des Ductus arteriosus.

Daß bei einer Endocarditis Keime in oder an den offenen Ductus arteriosus verschleppt und Ausgangspunkt von Thrombosen werden können, ist durch eine ganze Reihe von Beobachtungen festgestellt (O. WAGENER). Ursprüngliche Throm-bosen des Ductus arteriosus sind bisher nur bei Kindern im ersten Lebensjahre ge-funden und wiederholt durch embolischen oder thrombotischen Verschluß größerer Arterien verhängnisvoll geworden. So wird berichtet über Embolie von Pulmonal-arterien (RAUCHFUSS, WAGENER), A. mesent. sup. (KLOB), A. coeliaca (GRUNER), Aa. renalis (KOWALSKI) und über Thrombose der Aorta (BOCHDALEK, LÜTTICH).

Thrombose und Embolie der Aorta

sind selten. HESSE hat 1921 im ganzen 73 Fälle sammeln können. Männer werden häufiger betroffen als Frauen. In $9/_{10}$ der Fälle war der Verlauf tödlich. Die Entstehung der Thrombosen entspricht den allgemeinen Regeln, wie im folgenden kurz dargelegt werden mag. Die Thromben sitzen gewöhnlich in der Bauchaorta. Da dieser Teil der Aorta auch von der Atherosklerose vorwiegend befallen wird, so spricht das für den angenommenen Zusammenhang zwischen Intimaverände-rungen und Pfropfbildung. Ferner ist die Strömungsgeschwindigkeit des Blutes — diese für die Entstehung von Thrombosen wichtige Größe — in der Bauch-aorta geringer als in der Brustaorta, da der Gesamtquerschnitt der Blutbahn durch die abzweigenden Gefäße vergrößert ist. Besonders muß das der Fall sein in dem Teil der Bauchaorta stromabwärts von den großen Eingeweidearterien, der A. coeliaca, mesenterica superior und den Aa. renales. Tatsächlich findet sich denn auch die Mehrzahl der Thrombosen in diesem Abschnitt. Schließlich hat die Erfahrung gelehrt, daß alle Umstände begünstigend wirken, die allgemein

---

[1] Medic. Klinik **24** Nr. 37. 1928.

(Herzschwäche, Klappenfehler, Kachexie) oder örtlich (Druck von Geschwülsten, Aneurysmen) die Strömungsgeschwindigkeit herabsetzen; zuweilen kann sogar ein vorübergehender Druck, wie er durch den MOMBURGschen Schlauch ausgeübt wird (SEURIG) genügen, um eine Thrombose entstehen zu lassen. Daß im Alter trotz häufiger und stärkerer Atherosklerose die Neigung zu Aortenthrombosen nicht steigt (HESSE), hängt wohl damit zusammen, daß gewöhnlich auch der Blutdruck und damit die Strömungsgeschwindigkeit erhöht ist. Die Embolien sitzen gewöhnlich an der Bifurkation, sie gehen meistens von Thromben des linken Herzens aus und finden sich am häufigsten bei Mitralfehlern (HESSE).

Die Folgen und Zeichen des Aortenverschlusses richten sich nach dessen Sitz und Schnelligkeit, Ausdehnung und Grad. Ein Verschluß der aufsteigenden Aorta führt immer rasch zum Tode (COHN). Dagegen kann die absteigende, im besonderen die Bauchaorta in weiter Ausdehnung verlegt werden, ohne daß irgendwelche bedrohliche Folgen auftreten, wenn die Verlegung langsam erfolgt, das Herz kräftig und das Gefäßsystem so weit gesund ist, daß sich ein ausreichender Kollateralkreislauf zu bilden vermag. So war in dem Falle von HASLER die Aorta oberhalb des Zwerchfells durch einen 25 cm langen alten Thrombus und in dem Falle von RÖSSLE die untere Bauchaorta ebenfalls durch einen alten Thrombus völlig verschlossen, ohne daß klinische Erscheinungen auf diese schwere Veränderung gedeutet hätten. Den Kollateralkreislauf bestreiten in solchen Fällen hauptsächlich die Aa. mammariae internae auf der einen Seite und die Äste der Aa. iliacae externae (A. epigastrica inferior, A. circumflexa ilium profunda) und Aa. hypogastrica (A. iliolumbalis, Aa. glutaeae) auf der anderen Seite. Wird die untere Bauchaorta rasch verschlossen, sei es durch Vergrößerung eines wandständigen Thrombus oder einen Embolus, so werden die Beine gelähmt, blaß, kalt, die Pulse der Beinarterien unfühlbar; meist treten auch Ischuria paradoxa und Fieber ein. Heftige Schmerzen im Beginn sprechen für Embolie. Die Lähmung und Taubheit der Beine beruhen wahrscheinlich auf der Schädigung ihrer Muskeln und Nerven durch die Sperrung der Blutzufuhr und nicht auf Ernährungsstörungen des Rückenmarks (OFFERGELD). Im weiteren Verlauf werden die Beine ödematös und sterben schließlich ab. Werden die großen Eingeweidearterien mit verlegt, so treten Erscheinungen auf, die für sich betrachtet werden sollen.

Die Behandlung des Aortenverschlusses ist wenig aussichtsreich. Bei Embolien wird man versuchen, den Pfropf operativ zu entfernen (BAUER, KONJETZNY). Ist eine Operation aus äußeren Gründen nicht möglich und glaubt man den Sitz der Embolie zu erkennen, so kann man daran denken, den Pfropf durch vorsichtige Massage zu zerteilen (CLAISSE). Bei Thrombosen wird man es dem Chirurgen überlassen, ob im gegebenen Falle eine hohe Amputation der Beine vorgeschlagen werden darf. Im übrigen müssen wir uns darauf beschränken, die Leiden des Kranken zu lindern.

Thrombose und Embolie der A. coeliaca und ihrer Äste.

Vollständiger Verschluß der A. coeliaca scheint bis jetzt nur von CHIENE beobachtet worden zu sein: Thrombose, von einem Aneurysma der Bauchaorta ausgehend. Die A. phrenica sin., Aa. intercostales sin., A. colica, Aa. renales und suprarenales, A. haemorrhoidalis int. und Aa. iliacae int. hatten in dem Falle für genügenden Kollateralkreislauf gesorgt. Nach Unterbindung der A. coeliaca finden sich im Magen und Zwölffingerdarm kleine Blutungen und zuweilen Nekrosen; in der Leber ebenfalls Zerfallserscheinungen (COHN, LITTEN).

Thrombose und Embolie der Leberarterien.

Im Tierversuch kann eine Unterbindung der A. hepatica communis von der A. gastrica dextra ausgeglichen werden durch die Blutmenge, die der A. gastrica

dextra zufließt. Unterbindungen der A. hepatica stromabwärts von der A. gastrica dextra und Unterbindung von Hauptästen der Leberarterie führen zur
Nekrose des betroffenen Gebietes (COHNHEIM und LITTEN, NARATH). Die Thrombosen beim Menschen sehen wir dementsprechend einmal ohne (MERKEL, LEDIEN),
ein andermal mit Nekrose und auch Cystenbildung (CHIARI und REICHMANN) der
Leber einhergehen. Ein strenger Vergleich mit dem Tierversuch ist nicht möglich,
weil der langsame Verschluß bei Thrombosen besondere Verhältnisse schafft.
Verschluß kleinerer Äste hat keine nachweisbaren Folgen.

Thrombose und Embolie der Magenarterien

dürften gewöhnlich infolge der reichen Gefäßversorgung des Magens rasch ausgeglichen werden und deshalb in der Regel unerkannt bleiben. Versagt der Kollateralkreislauf einmal, so kommt es zu hämorrhagischen Infarkten, wie in CHIARIS
Fall von Embolie der A. gastroepiploica. Als Ursachen von Magengeschwüren
scheinen Verstopfungen der Magenarterien keine Rolle zu spielen (ASCHOFF).
Die wenigen bekannten Fälle von Verschluß einer größeren Magenarterie findet
man bei QUINCKE.

Thrombose und Embolie der Milzarterie.

Verschluß kleinerer Äste durch Embolie ist häufig — GÜNSBURG fand ihn fast
in einem Zehntel aller Herzleidenden — und führt meistens zu einem anämischen,
seltener zu einem hämorrhagischen Infarkt. Wird der Hauptstamm verschlossen,
so stirbt die Milz ab, schrumpft und verkalkt auch wohl; am häufigsten kommt
dies bei der Stieldrehung von Wandermilzen vor. Infarkte der Milz können ohne
aufdringliche Erscheinungen verlaufen oder mit Fieber sowie Schmerzen und
Reiben über dem Herd einhergehen.

Thrombose und Embolie der Arteriae mesentericae

sind bis jetzt etwa in 200 Fällen beobachtet worden (TROTTER). Die meisten
Fälle betreffen die Arteria mesenterica superior. Verschluß der A. mesenterica
inferior ist von C. GERHARDT, HEGAR, ADENOT, der A. mes. sup. und inf. von
SCHNITZLER und STEPHAN beschrieben worden. Dabei ist zu berücksichtigen, daß
die Verlegung der A. mes. inf. nach den Tierversuchen zu urteilen nicht tödlich ist
und deshalb vielleicht nicht immer erkannt wird. Die Thrombosen der oberen
Mesenterialarterie werden teils mit einer Atherosklerose (BREITHAUPT, MERKEL,
RUPP), teils mit einer Syphilis des Gefäßes (STIEDA, INGEBRIGTSEN) in Zusammenhang gebracht.

Die Folgen eines Verschlusses der Mesenterialarterien hängen vor allem davon
ab, ob sich ein genügender Kollateralkreislauf ausbilden kann. Nach den Unter-
bindungsversuchen von REICH entsteht ein hämorrhagischer Infarkt des Darms
und Gekröses, wenn von der Arteria mesenterica superior 1. der Hauptstamm,
2. eine größere Zahl aufeinanderfolgender Nebenäste, 3. ein Nebenast bis in seine
peripherischen Ausläufer einschließlich der mesenteriellen Kollateralen verlegt
wird. Unterbindung kleinster Arterien in der Höhe des Darmansatzes und in der
Darmwand kann kleine Infarkte erzeugen, muß es aber nicht. Unterbindung eines
größeren Astes der oberen Mesenterialarterie und Unterbindung der Arteria
mesenterica inferior machen keinen Infarkt. Unter 367 Fällen von Verschluß
der Mesenterialgefäße (also auch der Venen) fand sich in 63% ein hämorrhagischer, in 27% ein anämischer Infarkt, unabhängig davon, ob die Arterie, die
Vene oder beide verlegt waren (TROTTER). Die Infarkte umfassen meist einen
mehr oder weniger großen Teil des Dünndarms, können sich aber bis auf den
oberen Dickdarm ausdehnen. Langsamer Verschluß der oberen Mesenterial-

arterie kann völlig ausgeglichen und erst bei der Leichenöffnung zufällig entdeckt werden (INGEBRIGTSEN, VIRCHOW, MOOS, TIEDEMANN).

Die Zeichen eines Verschlusses der Mesenterialarterien werden im wesentlichen den anatomischen Folgen entsprechen. Gewöhnlich beginnt die Erkrankung mit heftigen, kolikartigen Schmerzen in der Nabelgegend. Im weiteren Verlauf treten je nachdem Erscheinungen von Darmlähmung, Ileus, Peritonitis, innerer Blutung oder Durchfälle in den Vordergrund. Das wird verständlich, wenn man sich die Wirkung des Gefäßverschlusses überlegt. Es entsteht ein Infarkt, der einmal den betroffenen Bezirk lähmt und dadurch zu Auftreibung und paralytischem Ileus führt. Dann werden die geschädigten Gefäße durchlässig, Serum und Blut ergießen sich in den Darm und werden entweder erbrochen oder mit dem Stuhlgang entleert. Aus dem Darminhalt dringen Eiter und Fäulniserreger in die absterbende Darmwand und durch sie hindurch ins Bauchfell. Sitzt der Infarkt hoch, so wird frühzeitig Erbrechen bräunlicher Blutmassen auftreten, die später faulig oder kotig werden. Sitzt der Infarkt tief, dann gehen dieselben Massen mit dem Stuhl ab und verleihen ihm einen widerwärtigen fauligen Geruch. Infarkte des mittleren Dünndarms machen zunächst mehr den Eindruck einer Bauchfellentzündung. Schließlich mischen sich in das Bild reflektorische Herz- und Gefäßstörungen: Blutdrucksenkung, Pulsbeschleunigung, Kollaps. Da, wie erwähnt, auch anämische Infarkte vorkommen, so kann Blut im Erbrochenen und Stuhlgang fehlen. Auch bei kleinen hämorrhagischen Infarkten, besonders des mittleren Dünndarms, dürfte das der Fall sein; andererseits können solche kleine Infarkte genügen, um den Darm unwegsam zu machen (DECKERT) und einen Ileus mit anschließender Peritonitis zu erzeugen.

Die Diagnose muß, wenn sie Wert haben soll, frühzeitig gestellt werden. Mit Sicherheit wird das nur selten möglich sein; am ehesten noch dann, wenn ein Herzleiden als Quelle einer Embolie nachweisbar ist. In den späteren Stadien wird die Diagnose leichter, dafür schrumpfen aber die Aussichten einer erfolgreichen Behandlung auf einen hoffnungslosen Rest zusammen. Ein Verschluß von Mesenterialvenen geht mit denselben Folgen und Erscheinungen einher wie ein Arterienverschluß; sie lassen sich deshalb klinisch nicht von einander unterscheiden. Es ist dies im übrigen ohne praktische Bedeutung, denn in beiden Fällen ist

die Behandlung Sache des Chirurgen. Es muß allerdings damit gerechnet werden, daß einmal eine Verlegung kleinerer Mesenterialgefäße, die sich wieder ausgeglichen hätte, durch bedrohliche Anfangserscheinungen zu einer nicht unbedingt nötigen Operation führt. Da andererseits Fälle, die ohne Operation verloren gewesen wären, durch Resektion des infarcierten Darms gerettet werden konnten (PFEIFFER, RAYNER), so wird man lieber einmal einen Eingriff empfehlen wollen, der vielleicht vermeidbar gewesen wäre, als den rechten Zeitpunkt eines nötigen Eingriffes verpassen.

Thrombose und Embolie der Nierenarterien.

Thrombosen der Nierenarterien sind sehr selten (v. RECKLINGHAUSEN, HAUKE). Embolien einzelner Äste fand GÜNZBURG in 24,8% seiner Herzkranken. Die Folge einer Embolie ist in der Regel ein anämischer, ausnahmsweise, bei Verlegung kleinerer Äste, ein hämorrhagischer Infarkt. Über Einzelheiten unterrichten die verschiedenen Unterbindungsversuche. Schon nach zweistündiger Abbindung sind die Zellen so weit geschädigt, daß sie trotz Wiederherstellung der Zirkulation nachträglich Veränderungen zeigen. Nach achtstündiger Abklemmung lassen sich Entartungserscheinungen mikroskopisch nachweisen (Quellung, Verfettung). Die gewundenen Harnkanälchen gehen zuerst zugrunde, dann die geraden Kanälchen und schließlich die Glomeruli (LITTEN, WIESZENIESWKI,

HIRSCH, TÜRK). Der betroffene Bezirk verfällt der Koagulationsnekrose, an seine Stelle tritt später eine Narbe. Die Zeichen eines Niereninfarktes hängen von der Größe des gesperrten Bezirkes ab. Kleine Infarkte verlaufen unbemerkt. Größere können heftige Schmerzen in der Nierengegend machen, die in den Oberschenkel ausstrahlen (TRAUBE) oder örtlich beschränkt bleiben (SCHMIDT, RIEBOLD, LEUBE); daneben reflektorische Reizerscheinungen: Erbrechen, Pulsbeschleunigung, Meteorismus, Oligurie oder Anurie, Kollaps. Im Harn Blut und meistens auch Eiweiß. Für die Diagnose sind Fehler des linken Herzens als Quelle der Embolie wichtig.

Thrombose und Embolie der Arteriae iliacae.

Unterbindung beider Arteriae iliacae communes wirkt wie ein Verschluß der unteren Bauchaorta. Die Tiere sterben an Herzschwäche. Unterbindung einer Arteria iliaca communis oder iliaca interna oder iliaca externa wird ausgeglichen, ebenso Unterbindung beider Arteriae hypogastricae (OFFERGELD). Wie alle Tierversuche dürften auch diese nur mit Vorbehalt auf den Menschen übertragen werden. Ausdehnung und Schnelligkeit des Verschlusses, Beschaffenheit der Gefäße und des Kollateralkreislaufes werden von Fall zu Fall das Bild ändern.

Thrombose und Embolie der Beinarterie.

Als Ursachen von Thrombosen kommen in Betracht Atherosklerose, Druck, Erfrierung (NÄGELSBACH), Infektionskrankheiten (SCHÜTT, ODERMATT), Kohlenoxydvergiftung (RIEDEL), Verwundungen, Entzündungen. Die Embolien werden wiederum meistens durch Thromben des linken Herzens verursacht, die losgerissen und in die Beinarterien verschleppt sind. Wie oft kleine Äste verletzt werden, ohne daß bemerkenswerte Erscheinungen auftreten, wissen wir nicht. Verlegung der Hauptäste führt gewöhnlich zur Gangrän, so besonders der A. femoralis (OFFERGELD), aber auch der A. poplitea (SCHÜTT, SCHMINCKE), A. tibial. ant. (RICHEL), A. tibiae postic. (PARTSCH). Wie überhaupt, so spricht auch hier mit, ob der Verschluß rasch oder langsam erfolgt, vollkommen ist und ob die für den Ausgleich in Betracht kommenden Gefäße gesund sind. Jeder rasche Verschluß verrät sich durch heftige Schmerzen. Es ist kein Puls mehr fühlbar. Die Haut kann anfangs überempfindlich sein; bald aber stellt sich Kribbeln, taubes Gefühl, Empfindungslosigkeit ein, die Haut wird kühl, blaß, ödematös, an einzelnen Stellen bilden sich Blutaustritte. Das Bein wird schwer, weiterhin völlig gelähmt, die Sehnenreflexe erlöschen. Schließlich stirbt der vom Kreislauf abgesperrte Teil ab, wobei oft an der Grenze der Gangrän Entzündungserscheinungen auftreten. Bei Embolien hat eine frühzeitige, innerhalb von 10 Stunden erfolgende Entfernung des Pfropfes wiederholt Heilung gebracht (KEY, MATTI, MOSNY und DUMONT, SUNDBERG). CLAISSE konnte bei einer jungen Frau mit Mitralfehler einen Embolus der A. femoralis durch gleich vorgenommene Massage so zerteilen, daß es zu keinen Störungen kam. Thrombosen bieten keine günstigen Aussichten für eine Operation, da hier die Gefäße krank zu sein pflegen (LEJARS). GLÁSSTEIN konnte einen Fall dadurch retten, daß er die Arteria und Vena femoralis durchtrennte und das zentrale Ende der Arterie mit dem distalen Ende der Vene und umgekehrt verband.

Thrombose und Embolie der Armarterien

sind sehr viel seltener als Thrombose und Embolie der Beinarterien und weniger gefährlich, weil die Bedingungen für eine genügende Blutzufuhr durch kollaterale Gefäße günstiger liegen. Immerhin kommen Fälle von Gangrän vor (KAUFFMANN und BESNARD, Thrombose der A. brachialis). Über Heilung durch operative Entfernung des Embolus berichten unter anderen DOBERANER, LUND-MARK, NICOLAYSEN, SENCERT und Blum, während sich ein Thrombus der A. brachialis, der von LECÈNE einen Monat nach dem Auftreten der ersten Erscheinungen entfernt wurde, neu bildete. Die Krankheitszeichen sind grundsätzlich ebenso wie beim Verschluß der Beinarterien.

Thrombose und Embolie von Kopfarterien.

Unterbindung der Arteria carotis communis führt in einem Viertel der Fälle zu schweren Erscheinungen, in einem Zehntel zum Tode (PILZ, ZIMMERMANN, KRAHNEPUHL). Dementsprechend finden wir auch beim spontanen Verschluß einmal keine oder vorübergehende (HAFFNER, CAMAGGIO, ENSIN), ein andermal schwere oder tödliche (WISSMANN, ERB, HUNT und andere) Gehirnstörungen. Sie beruhen auf ischämischer Nekrose — roter, gelber oder weißer Erweichung, je nach dem Blutgehalt — des betroffenen Bezirkes. Ursachen der Embolien sind gewöhnlich aus dem linken Herzen verschleppte Thrombenmassen, Ursache der Thrombosen Atherosklerose oder syphilitische Endarterütis (MARCHAND, HEUBNER). Der Verschluß einzelner Hirnarterien kann verwickelte Ausfallserscheinungen machen (GRÜNWALD, LÜDIN, MAGNUS, SALMON und andere), über die die einschlägigen Werke der Nervenkrankheiten unterrichten.

Thrombose und Embolie der Kranzarterien des Herzens
siehe S. 734.

Fremdkörperembolien.

Die Fettembolie.

Seitdem ZENKER in einem Falle von Magenzerreißung mit Erguß des fett-reichen Mageninhalts in die Bauchhöhle und WAGNER nach Knochenver-letzungen die Verstopfung von Lungencapillaren durch Fett nachgewiesen haben, ist eine ganze Reihe von Beobachtungen über Fettembolie erschienen. Sie lassen sich nach LUBARSCH in drei Gruppen teilen: 1. Fettembolie nach traumatischen oder sonstigen Zerstörungen des Knochenmarks, des Unter-hautfettgewebes oder anderer größerer Fettlager des Körpers; 2. Fettembolie nach starken Erschütterungen des Knochensystems oder des ganzen Körpers; 3. Fett-embolie nach Resorption großer Fettmassen aus den Lymphräumen. In die erste Gruppe fallen die Fettembolien bei Knochenbrüchen (WAGNER, V. RECKLING-HAUSEN), Osteomyelitis (WAGNER und BUSCH), Verletzungen und Operation im Fettgewebe (V. BERGMANN, SCHMORL), Fettembolie bei der Geburt, die Fett-embolie bei der Eklampsie (VIRCHOW) insoweit, als hier eine Hyperämie und Quellung des Knochenmarks (LUBARSCH) begünstigend wirken. Die Erschütte-rung bei den eklamptischen Krämpfen leitet schon zur zweiten Gruppe über, die außerdem die Erschütterung von Knochen im besonderen umfaßt (RIBBERT, LUBARSCH, BUSSE, BEITZKE). Ein Beispiel der dritten Gruppe ist der erwähnte Fall ZENKERS, auch die Fettembolie der Lungengangrän von HEITZMANN könnte man hier unterbringen, während die Fettembolie bei Lipämie (EBSTEIN), Diabetes (KUSSMAUL), Phosphorvergiftung (PAPPE) auf Gerinnung des Fettes nach dem Tode beruhen dürfte (LUBARSCH). Wie vorsichtig man in dieser Beziehung sein muß, geht daraus hervor, daß KATASE durch Fett verlegte Lungencapillaren gar nicht selten in Fällen gefunden hat, wo keine der eben genannten und auch sonst keine Ursachen nachzuweisen waren.

Über den Weg, den das Fett nimmt, gehen die Meinungen auseinander. Bei Knochenbrüchen und gröberen Verletzungen des Fettgewebes dürften haupt-sächlich offene Venen (BUSCH), bei einfachen Erschütterungen und der Resorption von Fettmassen außerdem die Lymphbahnen (FRITSCHE, WEBER) das Fett aufnehmen und dem rechten Herzen zuführen. Von hier gelangt es nun nicht nur in die Gefäße der Lunge, sondern auch in die Arterien des großen Kreislaufes. Das ist wiederum auf zwei Wegen möglich. Entweder das Fett geht durch das bei einem Drittel der Menschen nur schlitzförmig geschlossene Foramen ovale, wobei die Fettembolien der Lungenarterien den Widerstand im kleinen Kreislauf steigern und dadurch den rechten Vorhof mitsamt dem Schlitz des Foramen ovale dehnen mögen (FROMBERG, NICOLAI, BÜRGER) oder ein Teil der Fettmassen wird durch die Lungencapillaren ins linke Herz gepreßt. Daß Öl die Capillaren passieren kann, zeigen FISCHERs und REUTERs Einspritzungen von Olivenöl in die Carotis. Es fand sich danach auch in den Lungengefäßen Öl, und zwar nicht in Spuren, sondern auffallend reichlich, was mit dem geringen Druck im Lungenkreislauf und der besonders großen Erweiterungsfähigkeit der Lungencapillaren erklärt wird. Das Olivenöl ist aber sehr dünnflüssig, wird es mit Ruß oder Quecksilber vermengt (FISCHER) oder wird Ricinusöl genommen (LEPEHNE), dann gelangt so gut wie nichts in den großen Kreislauf[1]. Die Frage, wie es bei Menschen zu den Fettembolien im großen Kreislauf kommt, ist also noch nicht endgültig entschieden.

Die Zeichen der Fettembolie hängen von ihrem Umfang und Sitz ab. Die Fettembolie der Lunge kann zu raschem Kollaps und Tod oder zu steigender Atemnot mit Husten und schließlich Lungenödem führen oder sie kann ohne wesentliche Störungen verlaufen (GRÖNDAHL). Es muß wohl ein ziemlich großes Gebiet verlegt werden, damit Atembeschwerden eintreten (JENTSCH). In den günstig verlaufenden Fällen wird das Fett zum Teil verseift, zum Teil von den Leukocyten oder Gewebszellen und zum Teil durch die Nieren weggeschafft (BENEKE, LUBARSCH). Neben der Ausdehnung ist bei der Fettembolie der Lunge die Leistungsfähigkeit des rechten Herzens wichtig. Besonders gefürchtet ist die Fettembolie der Hirnarterien. Einige Stunden, seltener Tage nach dem Unfall (sog. freies Intervall) werden die Kranken zunächst unruhig, ängstlich, dann schwer besinnlich, verwirrt, benommen (soporöses Stadium). Die Benommenheit nimmt weiterhin zu, die Reflexe erlöschen, häufig treten tonische oder klonische Krämpfe und auch Lähmungen auf (komatöses Stadium) und leiten in das Ende über; in den nicht tödlichen Fällen kommt es gewöhnlich nur zu soporösen Erscheinungen (GRÖNDAHL, WEBER, BÜRGER). Die erste Fettembolie des Gehirns hat v. RECKLINGHAUSEN beschrieben. Sie kann schon mit bloßem Auge an punktförmigen Blutungen erkennbar sein (Hirnpurpura, M. B. SCHMIDT), wird jedoch immer durch den mikroskopischen Nachweis eines durch Fett verstopften Gefäßes mit Blutaustritt in der Umgebung gesichert werden müssen. Diese kleinen Blutungen sitzen hauptsächlich in der gefäßreichen Rinde, während Fettembolien in den gefäßärmeren Ganglien meist als anämische Nekrosen verlaufen. (NICOLAI, BÜRGER). Wie im Hirn, so können Fettembolien auch im Herzen, in den Nieren oder Haut und Schleimhaut und am Augenhintergrund kleine Blutungen hervorrufen, von denen die Blutungen der Haut, Schleimhaut und des Augenhintergrundes die oft schwierige Diagnose stützen werden (BENESTADT, BÜRGER, WILKE). Die Behandlung wird für Ruhe, besonders der verletzten Teile sorgen, Erschütterungen (Transport) vermeiden und die Herzkraft zu heben versuchen. Über die Aussichten einer Drainage des Ductus thoracicus (WILMS) wird der Chirurg entscheiden müssen, wie überhaupt die Behandlung der Fettembolie gewöhnlich in seinen Händen liegen wird.

---

[1] Diese Versuche lehren, nebenbei bemerkt, daß die intravenöse Anwendung von Campheröl nicht ungefährlich ist. Da wir heute ebenso wirksame nicht ölige Präparate haben, so ist die intravenöse Injektion von Oleum camphoratum nicht mehr zu rechtfertigen.

Die Luftembolie

hat schon die älteren Forscher beschäftigt. MORGAGNI stellt eine stattliche Zahl von Beobachtungen und Versuchen zusammen, aus denen hervorgeht, daß damals nicht nur die Luftembolie des kleinen, sondern auch des großen Kreislaufes bekannt war. Auch das auf Entfernung hörbare Geräusch, das auftritt, wenn sich Blut und Luft im rechten Herzen mischen, wird erwähnt (BRUNNER[1]). Als bruit de moulin oder bruit de roue hydraulique (BRICHETEAU) ist es dann um die Mitte des vorigen Jahrhunderts in Frankreich neu aufgetaucht. Der Tod bei der Luftembolie des kleinen Kreislaufes wird darauf zurückgeführt, daß das rechte Herz seinen Inhalt nicht mehr austreiben kann (prohibitum cordis officium); kleinere Luftmengen brauchen nicht zum Tode zu führen. Die Erfahrungen der Tierversuche wurden aber nicht für die Erklärung der Luftembolie beim Menschen genutzt. Diese wird vielmehr auf das Freiwerden von Blutgasen zurückgeführt — eine Erklärung, die, obwohl falsch, durch die Gasembolie später bis zu einem gewissen Grade gerechtfertigt worden ist.

Die Luftembolie entsteht, wie wir heute wissen, gewöhnlich dadurch, daß in eine geöffnete Vene Luft eintritt. Verletzungen, aber auch Operationen, Aderlässe, intravenöse Injektionen bieten Gelegenheit dazu, in früheren Zeiten wegen der unvollkommenen Technik[2] allerdings mehr als heutzutage. Aber trotz aller Vorsicht und Erfahrung kommen immer noch Fälle vor. So wird berichtet über Luftembolien von den Venen der schwangeren oder puerperalen Gebärmutter aus, und zwar nach Spritzen oder Spülungen (OLSHAUSEN), Pulvereinblasungen (HAMM), Placenta praevia (ESCH), Abtreibungsversuchen (RICHTER und NEIDHARDT; Tierversuche von PHOTAKIS), ferner auch Lufteinblasungen in die Oberkieferhöhle (NEUGEBAUER), in die Harnblase (MARION), schließlich nach der Einspritzung von Sauerstoff und Wasserstoffsuperoxyd in das Unterhautzellgewebe beim Gasbrand (AUERSPERG, BORCHERS, FRANKENTHAL, GÄRTNER, SIMMONDS) usw. Diese Beispiele lassen zugleich erkennen, daß es gar nicht immer große Venen sind, in die die Luft eindringt. Weitere Versuche haben gelehrt, daß es auch ohne die Eröffnung von Venen oder Gefäßen zu Luftembolien kommen kann. Zuerst hat BICHAT, nach ihm MARCHAND, EWALD und KOBERT, BENEKE Luftembolien im großen Kreislauf beobachtet, wenn der Druck der Atmungsluft erhöht wurde; als Nebenerscheinung und Zeichen für die Luftdurchlässigkeit der Lunge bei gesteigertem Druck kann ein Pneumothorax auftreten (EWALD und KOBERT, MARCHAND). Beim Menschen dürften heftiger, krampfartiger Husten und die Glottiskrämpfe bei Kindern entsprechende Bedingungen schaffen (FUKS). Auch MORGAGNIS Äthiopier, der beim Tubablasen plötzlich umsank und bei der zwölf Stunden später vorgenommenen Leichenöffnung eine Luftembolie der Hirnarterie aufwies, dürfte hierher gehören. Dagegen sind die Luftembolien des großen Kreislaufes nach Lungenoperation und Anlegung eines Pneumothorax (BRAUER, BENEKE, JESSEN, SILLIG) wohl darauf zurückzuführen, daß Luft in verletzte Lungenvenen gelangte. Wie bei der Fettembolie das Fett, so kann bei der Luftembolie die Luft vom rechten Herzen — sei es durch die Lunge oder den Schlitz des Foramen ovale — in den großen Kreislauf übertreten und hier seine verhängnisvolle Wirkung entfalten. Dementsprechend sah NEIDHARDT nach Luftembolie vom Uterus aus in einigen Fällen zunächst Lungen- und dann Gehirnerscheinungen auftreten. Das gleiche Verhalten wurde von VAN DE KAMP beobachtet.

Die Zeichen der Luftembolie des kleinen Kreislaufes entsprechen im wesentlichen dem einer Schwäche des rechten Herzens und beruhen darauf, daß sich die mit Luft oder schaumigem Blut gefüllte rechte Kammer nicht regelrecht füllen und entleeren kann. Punktion der rechten Kammer wirkt in solchen Fällen nach den Tierversuchen von JAHN und NAEGELI lebensrettend. Beim Menschen hat

---

[1] MORGAGNI: De sed. et caus. morb. V, art. 21.

[2] Es darf daran erinnert werden, daß man früher an den verschiedensten Stellen zur Ader ließ, so auch an der Achselvene (VESAL), und schon in der zweiten Hälfte des 17. Jahrhunderts sowohl Bluttransfusionen wie auch intravenöse Einspritzungen von Arzneimitteln (E. EBSTEIN: Ther. Mh. 29. April 1925) machte.

BINGEL die Punktion mit günstigem Erfolg ausgeführt. Das zuerst von BRUNNER (l. c.), später von SÉGALAS, REYNIER und anderen beobachtete Mühlengeräusch beruht auf dem Quirlen von Blut mit Flüssigkeit. Es kann infolgedessen auch auftreten, wenn gleichzeitig Luft und Flüssigkeit im Herzbeutel vorhanden sind und die Bezeichnung bruit de moulin oder bruit de roue hydraulique bezieht sich ursprünglich auf dieses pericardiale Geräusch (BRICHETEAU). Ist diese Entstehung auszuschließen, so darf das Mühlengeräusch als sicheres Zeichen einer Luftembolie des rechten Herzens angesehen werden (STAHL, ENZIAN, GUNDERMANN, HÖRNICKE und andere). Von den Luftembolien des großen Kreislaufes haben nur die Embolien der Hirngefäße praktische Bedeutung. Sie äußern sich je nachdem in einem kurzen Schwindel- oder Ohnmachtsanfall, plötzlichen Lähmungserscheinungen, die nach kurzer oder längerer Zeit zurückzugehen pflegen, oder schließlich in schlagartigem Aussetzen von Puls und Atmung und Tod. Luftembolie der Hautgefäße können charakteristische wandernde anämische und cyanotische Flecke machen (BRAUER), die in zweifelhaften Fällen die Diagnose auf die richtige Spur zu leiten vermögen.

Die Gasembolie
ist eine besondere Art der Luftembolie. Bei Arbeitern, die ihre Tätigkeit unter einem Druck von 2—4 Atmosphären ausführen, so bei Tauchern, Brückenarbeitern, wird von dem Blut, der Lymphe und den Geweben eine entsprechend vermehrte Gasmenge aufgenommen. Erfolgt nun der Übergang in den gewöhnlichen Atmosphärendruck zu rasch, so wird das Gas, im besonderen Stickstoff frei (HOPPE, SEYLER, BERT) und führt zu den Erscheinungen der Luftembolie (HELLER, MAGER und SCHRÖTTER und andere). Gewöhnlich beherrschen Lähmungen das Bild, die durch Sperrung der betreffenden Bezirke des Hirns oder Rückenmarks mit folgender ischämischer Nekrose zu erklären sind. In noch schwereren Fällen wird das ganze, zumal das unter geringem Druck stehende Blut der Venen mit Luft überschwemmt und treten zu den nervösen Erscheinungen die Zeichen einer Luftembolie des rechten Herzens hinzu (Caissonkrankheit, Taucherkrankheit).

Die Embolien durch verschleppte Zellen (Zellen der Leber, Placenta, des Knochenmarks), Gewebe (Leber, Knochenmark, Placentarzotten, Geschwülste) oder Bakterien machen nur selten bemerkenswerte Kreislaufstörungen und dürfen deshalb übergangen werden. Über Embolien durch wandernde Geschosse berichten DOMINICUS, KIDERLIN, HENES, RUBÉSCH, SPECHT, JAFFE, HIRSCH.

Von den Verletzungen der Arterien,
soweit sie nicht in chirurgisches Gebiet fallen, war schon in dem Abschnitt über die Aneurysmen die Rede.

Neubildungen der Arterien.
Hin und wieder entwickelt sich aus einer Arterie durch Neubildung von Ästen ein rankenartig verschlungenes Gebilde: Angioma arteriale. Besonders häufig findet es sich an dem Kopf und Gesicht und leider auch zuweilen an den Hirnarterien (SCHÜCK). Vom Aneurysma cirsoideum unterscheidet es sich dadurch, daß bei diesem lediglich vorhandene Gefäße erweitert, dagegen keine Gefäße neu gebildet sind (SIMMONDS). Von primären Geschwülsten scheinen außerdem nur Sarkome vorzukommen (AUFFERMANN).

Parasiten der Arterien.
Beim Menschen ist der Echinokokkus (MORIANI) und der Cysticercus cellulosae (ASKANAZY) ganz vereinzelt in den Arterien gefunden worden. Als Ursache von Aneurysmen kommt bei Pferden Strongylus armatus vor (BOLLINGER, EPPINGER).

Die Krankheiten der Venen.

Von den Entwicklungsfehlern der Venen

dürfen hier die mit Mißbildungen des Herzens verbundenen übergangen werden. Unter den übrigen Bildungsfehlern ist die Persistenz der linken oberen Hohlvene neben oder an Stelle der rechten oberen Hohlvene ein häufiger Befund (BAUER). Im ersten Falle fehlt gewöhnlich die Anastomose zwischen den beiden Hohlvenen, die Vena anonyma sinistra; in einem Falle von SCHÜTZ war sie jedoch vorhanden, so daß ihr Fehlen nicht als Ursache oder wenigstens nicht als einzige Ursache für das Bestehenbleiben einer linken oberen Hohlvene angesehen werden kann. Ist die linke obere Hohlvene erhalten, so wird dadurch immer auch der Sinus coronarius verändert. Er liegt nicht mehr bescheiden in der Kranzfurche, sondern wölbt sich über die hintere Wand des Herzens vor und verliert oft dadurch die Fühlung mit einem Teil der übrigen Herzvenen, die nun für sich in den rechten oder auch linken Vorhof münden. Ähnliche Verhältnisse wie im Gebiet der oberen finden sich auch im Gebiet der unteren Hohlvene. Bilden sich die Venae cardinales nicht in der üblichen Weise zurück, so können sich verschiedene Abweichungen von der regelrechten Gefäßverteilung finden. Statt der rechten bleibt die linke Vena cardinalis erhalten; sie übernimmt die Aufgabe der unteren Hohlvene, tritt gewöhnlich in der Höhe der Nierenvenen nach rechts und geht hier in den Cavastamm über. Oder die rechte untere Hohlvene ist richtig gebildet und eine erhaltene linke Kardinalvene täuscht eine Verdoppelung der Hohlvene vor. Oder der Cavastamm, der nach der Regel den unteren Abschnitt der rechten Kardinalvene aufnimmt, entwickelt sich nicht; dann werden die eine oder beide Kardinalvenen entsprechend ausgebaut. In diesem Falle tritt die falsche — einfache oder doppelte — untere Hohlvene aber nicht durch das Foramen quadrilaterum, sondern durch eine besondere Öffnung oder den Hiatus aorticus zum Herzen und überläßt das Foramen quadrilaterum den Lebervenen, die sich erst unmittelbar vor dem rechten Vorhof mit der unteren Hohlvene vereinigen oder von ihr gesondert ins Herz münden. Ziemlich oft wird auch über Regelwidrigkeiten der Lungenvenen berichtet. So kommt es vor, daß eine oder mehrere in den falschen Vorhof oder auch in eine Körpervene, wie die obere oder untere Hohlvene oder die Vena anonyma münden. Diese und ähnliche Entwicklungsfehler der Venen, mag damit eine Mißbildung des Herzens verbunden sein oder nicht, haben aber nur geringes klinisches Interesse, so daß wir uns mit diesen kurzen Hinweisen begnügen dürfen.

Die Phlebosklerose.

Eine Verhärtung der Venenwand durch Zunahme des Bindegewebes findet sich nach LACK, BREGMANN, MEHNERT, KAYA besonders bei älteren Leuten nicht selten. Meist handelt es sich um herdförmige Verdickungen der Intima in den Venen der Beine und Arme; auch die Pfortader ist häufiger ergriffen. Nur ausnahmsweise finden sich daneben Zeichen hyaliner oder fettiger Entartung (BENDA, HEINEKE), hin und wieder Kalkniederschläge (ROKITANSKY), eine wirkliche Atheromatose fast nie (VIRCHOW).

Über die Ursachen der Phlebosklerose wissen wir nichts Sicheres. Da die oberflächlichen Venen der Arme und Beine bevorzugt werden und zuweilen auffallend stark erkranken (BROOKS, BITOT und MAURIAC, STAHL und ZEH), so spielen wohl mechanische Gründe mit. Die Erfahrung, daß Stauungen die Phlebosklerose begünstigen (VIRCHOW), scheint in demselben Sinne zu sprechen, doch ist es sehr wohl möglich, daß weniger die mechanischen Wirkungen der Stauung als die damit einhergehenden Ernährungsstörungen Schuld an der Phlebosklerose sind. In manchen Fällen mögen auch Giftwirkungen hinzukommen, wie vielleicht bei HEINEKES Kranken, die an einer Urämie mit Herzschwäche zugrunde gingen.

Die Zunahme des Bindegewebes in der Venenwand im Alter darf wohl als ein Ausgleichsvorgang aufgefaßt werden, der sich bei Überanstrengung der Gefäße auch schon früher einstellen kann. Entzündungen, im besonderen syphilitischer Art, sind nur dann als Ursache einer Phlebosklerose anzunehmen, wenn die Adventitia beteiligt ist (BENDA). Zwischen der einfachen und entzündlichen Phlebosklerose dürfte die Endophlebitis obliterans stehen, von der wir nichts weiter wissen, als daß sie in einigen Fällen von Endarteriitis obliterans neben der Erkrankung der Arterien gefunden worden ist.

Die Entzündung der Venen.
Die akute eitrige Phlebitis
wird hervorgerufen durch Eiterungen, die entweder von der Umgebung oder vom Inneren der Venen aus in ihre Wand eindringen. Da, abgesehen von Verletzungen, ins Innere der Vene Eitererreger gewöhnlich von einem außerhalb des Gefäßes gelegenen Eiterherd gelangen dürften, so ist im gegebenen Falle nur zu entscheiden, ob die Erreger am Ort der Erkrankung selbst eingedrungen oder von einer anderen Einbruchsstelle dorthin auf dem Blutwege verschleppt sind. So leicht diese Entscheidung meist sein wird, ist sie doch nicht unwichtig, weil die Beurteilung des Falles davon abhängt. Denn die Embolien, sei es von Eitererregern allein oder von eitrigen Thromben, sind die große Gefahr, die bei der eitrigen Venenentzündung droht. Sobald man eine durch Embolie entstandene eitrige Phlebitis findet, muß man deshalb auf einen schwereren Verlauf der Krankheit gefaßt sein und versuchen, den Ausgangspunkt der Embolien zu fassen und wenn möglich zu entfernen. Wichtig sind in dieser Beziehung unter anderem die Uterus- und Beckenvenen als Ausgangspunkt puerperaler Erkrankungen (*Pyämie, Phlegmasia alba dolens*), ferner die Hämorrhoidalvenen und Prostatavenen bei eitrigen Erkrankungen dieser Gegend. Die örtlichen und allgemeinen Erscheinungen der eitrigen Phlebitis sind dieselben wie bei den eitrigen Entzündungen überhaupt und brauchen hier im einzelnen nicht geschildert zu werden. Die Behandlung ist Sache des Chirurgen.
Die akute nichteitrige Phlebitis
ist eine Erscheinung die im Verlaufe von Infektionskrankheiten, wie Scharlach, Diphtherie, Ruhr, Grippe, Lungenentzündung, Gelenkrheumatismus oder scheinbar selbständig (BUSCHKA) auftreten kann. So wie es Übergänge zwischen eitrigen und rheumatischen Gelenkerkrankungen, dürfte es auch Übergänge zwischen der eitrigen und nichteitrigen Venenentzündung geben. Auch wird sich oft nicht entscheiden lassen, ob die kaum je fehlende Thrombose Folge oder Ursache der Gefäßerkrankung ist. Daß bei der Periarteriitis nodosa auch die Venen in derselben Weise wie die Arterien ergriffen sein können (WALTHER), wurde schon früher gesagt.
Die chronische Phlebitis
kann sich aus einer akuten entwickeln oder von vornherein schleichend beginnen. Wie weit sie in der letzten Form an den Wandveränderungen varicöser Venen beteiligt ist, läßt sich schwer abgrenzen, ebenso wie die Beziehungen zur Sklerose und Syphilis der Venen.
Tuberkulose der Venen.
Wie bei der eitrigen, so können wir auch bei der tuberkulösen Venenentzündung eine von der Umgebung und eine vom Inneren des Gefäßes ausgehende Form unterscheiden. Die tuberkulöse Periphlebitis entsteht, wenn ein tuber-

kulöser Herd auf die Venenwand übergreift. Sobald die Intima in den Prozeß hineingezogen wird, bildet sich in kleineren Venen an der betreffenden Stelle ein Thrombus; das Gefäß wird verschlossen und geht schließlich in den tuberkulösen Herd auf. Bei größeren Venen braucht kein Thrombus zu entstehen; die tuberkulöse Wucherung durchbricht dann die Intima und entleert ihre verkästen Teile in die Blutbahn (WEIGERT). Gelangt auf diese Weise eine größere Menge Tuberkelbazillen in den Kreislauf, so kann es zur akuten Miliartuberkulose kommen. Kleine Schübe von Bazillen führen dagegen, wo sie stecken bleiben, zu einer örtlichen Erkrankung der inneren Venenwand. Es bilden sich Intimatuberkel, die je nachdem von der Größe eines Hirsekorns oder etwas kleiner oder größer sind, oder umfangreichere Herde von Thromben, die wandständig (polypöse Intimatuberkel WEIGERTS) sein oder das Gefäß verschließen können. Solche Tuberkel mögen dann ihrerseits wieder die Quelle neuer Aussaaten werden.

Syphilis der Venen.

Bei Venen, die im Bereich eines Primäraffektes liegen, wird die Wand durch lymphocytäre Zellanhäufungen und Granulationengewebe zerstört, das Lumen durch Wucherungen des Endothels und Thromben verschlossen. Wichtiger sind die Veränderungen der Venen im Sekundärstadium der Syphilis. Sie können nach E. HOFFMANN auftreten als strangförmige oder als knotige Phlebitis oder als Erythema nodosum. Die strangförmige Phlebitis befällt am häufigsten die Vena saphena magna und ist ein frühes Symptom der sekundären Syphilis. Äußerlich findet man die der Phlebitis überhaupt zukommenden Zeichen: Rötung, Schwellung, Ödem, Schmerzhaftigkeit. Mikroskopisch sieht man in der Adventitia entzündliche Infiltrate um die Vasa vasorum, in der Media Wucherung ihrer Zellen, kleinzellige Infiltrationen und Plasmazellen, in der Intima schließlich entzündliche Wucherungen und Infiltrate, die meist auf eine Seite beschränkt und der Ausgangspunkt von Thromben sind, die durch Nekrose und Riesenzellen den Gummiknoten nahestehen (HOFFMANN, MARCUS, BENDA). VETSÉ beschreibt einen Fall, bei dem 7 Monate nach der Ansteckung die Arachnoidealvenen des Gehirns und Rückenmarks zum Teil durch entzündliche Infiltrate mit Nekrosen so weit zerstört waren, daß sich „Venenaneurysmen" gebildet hatten, zum Teil durch starke Intimawucherung verschlossen waren. Die knotige Syphilis der Venen betrifft besonders Varicen und besteht in einer entzündlichen Infiltration der Venenwand mit Riesenzellen, Endothelwucherung der Vasa vasorum und Thrombose. Im tertiären Stadium findet man für sich oder vereinigt Wucherungen der Intima und der äußeren Schichten. Ob die zahlreichen auf Syphilis zurückgeführten Sklerosen der Pfortader wirklich hierher gehören, ist noch zweifelhaft. Es sei wegen dieser Frage, wie überhaupt wegen der Venensyphilis, auf die kritische Darstellung BENDAS in dem Handbuch der speziellen pathologischen Anatomie von HENKE und LUBARSCH verwiesen.

Erweiterungen der Venen.

Nach BENDA sind drei Gruppen zu unterscheiden: Phlebektasien, Varicositäten und Angiome.

Die Angiome sind geschwulstartige Bildungen, die vorwiegend den pathologischen Anatomen und Chirurgen interessieren; wir brauchen uns deshalb hier nicht näher damit zu beschäftigen.

Phlebektasien sind zylindrische geschlängelte oder rankenförmige Erweiterungen, wie sie sich beim Verschluß größerer Stämme als Kollateralen ausbilden. Die Wand der Venen zeigt außer einer Hyperthrophie keine krankhaften Veränderungen.

Die Varicen sind mehr oder weniger ausgedehnte ungleichmäßige Erweiterungen, die meist mit umschriebenen Aussackungen einhergehen. Als ebenso häufige wie wichtige Kreislaufstörung sollen sie eingehender besprochen werden. Die Varicen betreffen meistens die Beine und hier wiederum besonders die oberflächlichen Venen; stark erweiterte Abschnitte wechseln oft merkwürdigerweise mit weniger veränderten Strecken. Den mikroskopischen Befund faßt Benda in dem kurzen Satz zusammen: Es finden sich so ziemlich alle krankhaften Veränderungen, die überhaupt auch sonst an den Venen vorkommen. Also bindegewebige Intimaverdickungen, thrombotische Auflagerungen, bindegewebige Wucherungen in der Media mit Schwund der Muskeln und Verwerfungen der Elastica, entzündliche Vorgänge. Fragen wir aber weiter, in welchem Verhältnis diese Veränderungen zu der varicösen Erweiterung stehen, so betreten wir umstrittenes Gebiet. Nach der einen Ansicht sind sie die Ursache der Varicen; dabei wird von den einen die Erkrankung der Intima (Janni, Nobl), von den anderen die der Media (Epstein, Hodara, Sack, Scagliosi, Soboroff) als Ausgangspunkt angesehen und das Hauptgewicht bald auf die Entartungsvorgänge, bald auf die Entzündung gelegt (B. Fischer, Chalier und Crémien, Salomon, Zesas). Nach der anderen Ansicht sind es Störungen der Blutströmung, die zur Bildung der Varicen führen, und die Wandveränderungen unmittelbare oder mittelbare Folgen dieser Störungen. So soll Schlußunfähigkeit der Venenklappen zu einer Überlastung und dadurch Erweiterung der betreffenden Gefäße führen, im besonderen sollen die Klappen, die einen Übertritt von Blut aus der Vena poplitea in die Vene saphena parva und aus der Vena femoralis in die Vena saphena magna, also aus den tiefen in die oberflächlichen Venen hindern, hierbei eine wichtige Rolle spielen (Verneuil, Morro). Der Nachweis, daß sich an ihrem proximalen Ende abgesperrte Varicen beim Gehen in die tiefen Venen entleeren (Ledderhose, Perthes), spricht aber gegen diese Annahme. Ziemlich allgemein wird den Stauungen ein wichtiger Einfluß auf die Entstehung von Krampfadern zugeschrieben, und zwar sowohl allgemeinen Stauungen infolge von Herzschwäche, als auch örtlichen Stauungen infolge von Stromhindernissen wie Geschwülsten, Thrombosen, Narben. Da aber Venen, die in Arterien überpflanzt oder mit ihnen durch eine Anastomose verbunden sind, trotz des hohen Druckes nicht varicös werden, so kann es der Druck allein nicht sein (Fischer und Schmieden). Wahrscheinlich sind daneben von Bedeutung die besonderen Strömungsverhältnisse in den Varicen, wie sie aus dem Freudenbergschen Versuch bekannt sind: Streicht man beim liegenden Kranken eine Krampfader des Beines leer, drückt sie am proximalen Ende zu und läßt den Kranken aufstehen, so bleibt die Vene leer. Erst wenn man die Sperre aufhebt, füllt sie sich wieder, und zwar von oben nach unten, also entgegen der Stromrichtung. Man muß hieraus schließen, daß beim stehenden Menschen der Blutstrom in den Varicen des Beines vom Herzen nach der Peripherie geht. Neuere Untersuchungen von Magnus mit Volkmanns Hämodromometer haben diesen Schluß bestätigt: Wo der Freudenbegrsche Versuch positiv ausfällt, ist die Blutströmung in den Varicen des wagerecht liegenden Beines rechtläufig, sie wird rückläufig im Stehen oder auch schon bei einer Hebung des Beines von 45°. Die mikroskopische Untersuchung ergiebt, daß die Umkehr des Blutstromes in den Capillaren erfolgt. Nun ist für die Beschaffenheit des Blutes in den Varicen die rückläufige Strömung natürlich sehr ungünstig, und man darf wohl annehmen, daß die ungenügende Erneuerung des Blutes an den Wandveränderungen die Hauptschuld trägt. Als auffallenden Nebenbefund sah Magnus in seinen Untersuchungen, daß die geschlängelte Krampfader stets von einer gerade verlaufenden gesunden Kollateralen begleitet wurde. Dieser Befund spricht wie die erwähnten Versuche von Fischer und Schmieden gegen eine überwiegende Bedeutung der Druckverhältnisse für die Entstehung der Varicen und für einen maßgebenden Einfluß der Wandbeschaffenheit. Vielleicht handelt es sich dabei zum Teil um eine angeborene Minderwertigkeit der betreffenden Venen, eine Vermutung, die dadurch gestützt wird, daß 30—50% der Kranken mit Varicen erblich belastet gefunden worden sind (BENNET, MEGRETTI, GAIJOT, MORO). Genaueres läßt sich hierüber trotz der Untersuchungen von BACHMANN und LOEWENSTEIN nicht sagen.

Außer an den oberflächlichen Beinvenen finden sich häufiger Varicen im Plexus haemorrhoidalis, uterinus, seltener prostaticus, bei Hindernissen im Pfortaderkreislauf (Lebercirrhose und anderen). Auch an den Venen des Darms, Magens, Speiseröhre. Für die Entstehung gilt im wesentlichen dasselbe, was soeben über die Varicen der Beine gesagt worden ist.

Die Krankheitserscheinungen der Varicen richten sich nach deren Sitz. Viele verlaufen ohne irgendwelche Störungen, andere, wie besonders die Varicen der Beine, Hämorrhoiden und Varicocelen machen oft viel Beschwerden. Hier sei nur kurz auf die Hämorrhoiden und Beinvaricen eingegangen.

Die als Hämorrhoiden bekannten Erweiterungen der Venen der Mastdarmschleimhaut werden je nach ihrer Lage zur Afteröffnung als äußere und innere Hämorrhoiden unterschieden. Man fühlt und sieht sie als Knötchen und Knoten von Erbsen- bis Kirschgröße und darüber vorspringen, die tiefer sitzenden liegen der Unterlage breit auf, oberflächliche können als gestielte Polypen in den Darm oder vor dem After hängen. Je nach der Füllung sind sie schlaff und weich oder prall gespannt. Thrombotische Varicen erkennt man an ihrer festen harten Beschaffenheit. Die Wand der Varicen und des benachbarten Darms bietet gewöhnlich alle möglichen Zeichen frischer und älterer Entzündung. Zuweilen kommt es zu unangenehmen Eiterungen. Bersten Varicen, so äußert sich das in den bekannten Hämorrhoidalblutungen. Oft beschränken sich die Varicen nicht auf die Mastdarmschleimhaut, sondern erstrecken sich auf die Venengeflechte in der Umgebung des Rectums.

Während die inneren Hämorrhoiden, abgesehen von Blutungen, meist keine Störungen verursachen, machen die äußeren gewöhnlich zahlreiche Beschwerden: Brennen, Jucken, Hautreizungen, Schleimhautrisse, heftige Schmerzen bei der Einklemmung von Hämorrhoidalknoten usw. Die Behandlung hat für ausgiebige körperliche Bewegung und lockeren Stuhlgang zu sorgen. Örtlich wendet man Stuhlzäpfchen mit desinfizierenden, adstringierenden und schmerzstillenden Mitteln an. Kleine, mit Suprarenin getränkte Kompressen, Sitzbäder. In schwereren Fällen ist chirurgische Hilfe nötig.

Die Varicen der Beine bilden dicke, mehr oder weniger geschlängelte, stellenweise kolbig aufgetriebene Stränge im Gebiet der Vena saphena magna und parva. Die Veränderungen, die sich in der Wand der Varicen ausbilden können, wurden schon erwähnt. Besonders gefürchtet sind die Thrombosen, obwohl sie nur selten zu Embolien führen, jedenfalls nie bei aufrechter Körperstellung infolge der rückläufigen Blutströmung, während bei längerer Bettruhe die Gefahr schon größer ist (MAGNUS). Wie die Hämorrhoiden, so gehen auch die Varicen der Beine mit mehr oder minder schweren Veränderungen der Umgebung einher: die Beine werden kühl, cyanotisch, ödematös, die Haut teils atrophisch, teils durch entzündliche Vorgänge verdickt, ekzematös. Die Kranken klagen über schweres Gefühl, Spannung in den Beinen, die Haut fängt an zu brennen und zu jucken, durch Kratzen kommt es zu Wunden, Eiterungen, schwer heilenden Geschwüren, Blutungen. Die Behandlung hat dafür zu sorgen, daß rechtzeitig durch elastische Binden oder Gummistrümpfe schweren Veränderungen vorgebeugt wird; dafür sind die immer ungleichmäßig komprimierenden Binden weniger geeignet als die

Gummistrümpfe, von denen die auch in der Längsrichtung elastischen Strümpfe Dr. LEHRICHS[1] nach unserer Erfahrung die besten sind. Ein richtiges Maß von Ruhe und Bewegung, Vermeiden längeren Stehens ist anzustreben, wird aber gewöhnlich an den Forderungen des Berufes scheitern. Etwaige Ekzeme, Beingeschwüre sind nach den üblichen Regeln, nötigenfalls chirurgisch zu behandeln.

Thrombose und Embolie der Venen.

Entstehung, Bau und Schicksale der Thrombose sind im allgemeinen schon geschildert worden. Die den Venenthrombosen insbesondere zukommenden Krankheitszeichen: Schmerz und Verhärtung an der Stelle der Erkrankung, Ödem des betroffenen Gebietes, Erweiterung kollateraler Venen, Fieber, werden vereint nur bei raschem Verschluß größerer, der Beobachtung leicht zugänglicher Venen nachweisbar sein. Die übrigen Krankheitserscheinungen und Folgen hängen hauptsächlich von dem Sitz der Thrombose ab. Es ist deshalb wichtig zu wissen, wie oft die verschiedenen Venen von Thrombosen heimgesucht werden. Unter 584 Fällen von Venenthrombosen waren 786 Blutadern befallen, und zwar in folgender Häufigkeit (LUBARSCH):

Tabelle 33.

Beckenvenen (davon hauptsächlich Plexus prostaticus, uterinus, vaginalis, haemorrhoidalis)	283
Vena femoralis (mit und ohne ihre Verzweigungen)	241
Rechtes Herzohr und Vorhof	53
Rechte Herzkammer	42
Vena saphena	29
„ iliaca interna	16
Sinus longitudinalis	16[2]
„ transversus, cavernosus usw.	15
Vena cava inferior	13
„ lienalis	12
„ jugularis	10
„ renalis	9
„ portarum	7
Mesenterialvenen	6
Vena suprarenalis	5
Darmvenen und Speiseröhrenvenen je	4
Pialvenen, Vena poplitea, hepatica, Cava superior, subclavia je	3
Magenvenen, Vena brachialis, cephalica, pulmonalis, spermatica interna, thyreoidea je	1

Etwa drei Fünftel der Venenthrombosen betrafen Leute, die älter als 50 Jahre waren, der Rest beruhte zum größten Teil auf Infektionskrankheiten.

Die Thrombosen der Beinvenen

sind meistens sog. marantische Thrombosen und finden sich dementsprechend vorwiegend bei Kranken, die durch langwierige Leiden in der Bewegung gehemmt und ans Zimmer oder Bett gefesselt sind. Daneben spielen Varicen, Entzündungen und Verletzungen als Ursache der Thrombose eine wichtige Rolle. Am häufigsten wird die Vena femoralis ergriffen, und zwar mit Vorliebe in der Schenkelbeuge, dicht unterhalb des POUPARTschen Bandes. Das Blut des gesperrten Gebietes wird dann durch die Venae glutaeae und Vena obturatoria in die Vena hypogastrica geleitet. In schweren Fällen kann sich die Thrombose in die Vena iliaca

---

[1] Sie werden in verschiedenen Farben hergestellt und können deshalb über den gewöhnlichen Strümpfen getragen und so leichter sauber gehalten werden. Hersteller Wilhelm Böttger jun. in Apolda.

[2] Die geringe Zahl ist z. T. dadurch zu erklären, daß aus äußeren Rücksichten die Eröffnung der Schädelhöhle erheblich öfter unterbleibt wie die der anderen Körperhöhlen.

und sogar die untere Hohlvene fortsetzen. Das Bein ist meist bleich und kühl, geschwollen, schmerzhaft (Phlegmasia alba dolens), zuweilen cyanotisch, die sichtbaren Venen zum Teil erweitert. Hin und wieder stellt sich eine bleibende elephantiastische Verdickung des Beines ein (BLOCH).

Die Thrombosen der Armvenen

sind sehr viel seltener als die Thrombosen der Beinvenen und meist die Folge von Anstrengungen oder Verletzungen (BAUM, HEINEKE, MOULET und andere), die zu Rissen in der Intima oder Absprengung kleinerer Venenäste und dadurch zur Bildung von Blutpfröpfchen führen. Liegt der Kreislauf danieder, so können schon öfter wiederholte Blutdruckmessungen genügen (MOHR). Neben der Vena brachialis und axillaris kann auch die Vena subclavia betroffen werden (ROSENTHAL, UNGER). Thrombosen bei Grippe sind von JAKOB, ODERMATT und anderen beobachtet.

Die Thrombosen der Beckenvenen

können, wie schon erwähnt, von der Vena femoralis fortgeleitet werden, sie können aber auch von den Venengeflechten des Mastdarms, der Blase oder Gebärmutter ausgehen oder durch Entzündungen oder Geschwülste der Beckenorgane oder schließlich als Folge von Operationen in dieser Gegend entstehen.

Wie an den Beinen, so sind auch in den Venengeflechten des Beckens oft Erweiterungen der Venen der Ausgangspunkt von Thrombosen. Besonders häufig sind Thrombosen im Puerperium, wo die physiologische Thrombose der Gebärmuttervenen, an der nach HECKNER trotz der abweichenden Ansicht HINSELMANNS festzuhalten ist, begünstigend wirkt, zumal wenn die Gebärmutter sich nicht in regelrechter Weise zurückbildet oder Eitererreger die Thromben infizieren. Der Verlauf hängt einmal davon ab, ob die Thromben keimfrei oder infiziert sind, und ferner davon, ob sie beschränkt bleiben oder sich in die untere Hohlvene fortsetzen.

Die Thrombose der unteren Hohlvene,

zu der wir damit gekommen sind, ist immer ein ernstes Ereignis. Über die Entstehung macht KRAUSS auf Grund von 103 Fällen folgende Angaben: 40 Einbruch bösartiger Geschwülste in die Vene, 11 marantisch, 8 durch Kompression, 8 puerperal, 8 traumatisch, 7 sekundär, 7 Phlebitis, in 7 Fällen war der Thrombus organisiert, in 5 bestand eine Kompression ohne Thrombose. Die meisten Kranken gingen 1—2 Monate nach dem Verschluß zugrunde. Der Verlauf und Ausgang wird außer durch das Grundleiden durch den Sitz der Thrombose bestimmt. Verhältnismäßig günstig ist ein Verschluß im unteren Drittel. Es gibt Fälle, in denen er jahrelang ohne wesentliche Störungen (BETZ, KRAUSS, SCHONDORF), ja ohne klinisch nachweisbare Ausbildung von Kollateralen und Krankheitserscheinungen (QUINCKE) ertragen worden ist. Ein Verschluß des mittleren Drittels mit Beteiligung der Nierenvenen führt gewöhnlich rasch zum Tode, nur ausnahmsweise und wohl nur bei sehr langsam eintretender Verlegung dürfte das Leben erhalten bleiben (CHALIER und LONGY). Dasselbe gilt für die Verschlüsse im oberen Drittel mit Sperrung der Lebervenen. In den beiden letzten Fällen haben, soweit es überhaupt zur Ausbildung eines Kollateralkreislaufes kommt, die Venen der Nieren und Leberkapsel einen wichtigen Anteil an dem Ausgleich der Zirkulationsstörung. Als Regel sind bei einem Verschluß des unteren Drittels die Beine ödematös und die Venen der Leistengegend und des unteren Leibes erweitert, bei einem Verschluß des mittleren Drittels erstreckt sich das Ödem bis zum Nabel und die Erweiterung der Venen bis auf den Brustkorb, die Beteiligung der Nieren verrät sich durch Eiweiß, Blut und Zylinder im Harn, Verminderung der Harnmenge, Schmerzen in der Nierengegend (REESE, BUCHWALD und LITTEN). Bei einem Verschluß im oberen Drittel kommt es außerdem zu den Zeichen einer Stauung im Leberkreislauf: Leber- und Milzschwellung, Ikterus, Durchfälle, Bauchwassersucht. Daneben finden sich allgemeine Krankheitserscheinungen wie Fieber, Schüttelfrost, Erbrechen. Die für den Kollateralkreislauf in Betracht kommenden Venen ergeben sich aus der normalen Anatomie des Venensystems. KRAUSS fand in 31 Fällen folgende abnehmende Reihenfolge der Häufigkeit: Vv. epigastriac, azygos, mammaria, lumbalis, renalis, hemiazyos, diaphragmaticae, umbilicalis, intercostales, spermaticae, circumflexa ilei, thoracica longa, hepaticae, spinales, mesentericae, capsulae renis, iliaca.

Die Thrombose der oberen Hohlvene.

Sie beruhte unter 100 von KRAUSS gesammelten Fällen in 32% auf Geschwülsten des Mittelfells, 29% Aneurysmen, 14% Lungenkrebs, 9% Geschwulstmetastasen in der Vene, 3% Narben, 5% Phlebitis. Am Kollateralkreislauf waren mit abnehmender Häufigkeit folgende Venen beteiligt: mammaria, epigastrica, azygos, jugularis, cava inferior, hemiazygos, intercostales, thoracica, diaphragmaticae, lumbales, spinales, hepaticae, renales, mesentericae. Von Krankheitszeichen werden erwähnt Husten im Beginn, zum Teil mit blutigem Auswurf, Erstickungsanfälle, Kopfschmerzen, Schwindel, Ohrensausen, Funkensehen, Ohnmachten, Cyanose des Gesichts; Ödem des Kopfes, Nackens, der Arme und der Brust, während die untere Körperhälfte meist davon verschont bleibt oder erst in vorgeschrittenem Stadium mit ergriffen wird; Hirnödem, Ergüsse in die Brusthöhle, den Herzbeutel und die Bauchhöhle. Daneben die Erscheinungen des Grundleidens, vor allem Druckwirkungen von Geschwülsten auf die Speiseröhre, Luftröhre, den Vagus, Sympathicus. Der Verschluß der oberen Hohlvene verläuft meist in kurzer Zeit tödlich.

Die Thrombosen im Pfortadergebiet.

Die Thrombose der Pfortader selbst ist, obwohl nicht selten, ein Ereignis, über dessen Entstehungen die Meinungen noch auseinandergehen. Von 68 Fällen LISSAUERS beruhten 36% auf Erkrankungen der portalen Lymphdrüsen, 28% auf Milzabsceß, 24% auf Pankreaskrebs, 11% auf primärem Leberkrebs, 5% auf Perityphlitis. WEBSTER fand in 21 Fällen bei 7 eine Lebercirrhose, 6 Krebs, 4 Cholangitis, je 1 Amyloidose, Ulcus ventriculi, BANTISche Krankheit und Phlebitis. In den meisten dieser Fälle besteht gewiß ein klarer Zusammenhang zwischen Pfortaderthrombose und den für die Thrombose verantwortlich gemachten krankhaften Veränderungen. Nur die zuletzt angeführten Beobachtungen von WEBSTER: Amyloidose, BANTISche Krankheit und Phlebitis sind nicht über jeden Zweifel erhaben. Solche nicht eindeutige Fälle giebt es nun in der Literatur eine ganze Reihe. Manche von ihnen sind mit mehr oder minder großer Wahrscheinlichkeit auf Gewalteinwirkungen zurückzuführen (HELLER, POELCHEN, ENDERLEN, LARKIN), andere auf eine Pylephlebitis, die gewöhnlich von einem der häufigen Entzündungsprozesse im Leibe, wie Perityphlitis (ROTHFELD, MARTENS, SCHREDL, MEYER, SCHÜSSLER, SCHULTZ, SCHOTTMÜLLER), Cholelystitis (HEINRICHSDORF), Pankreatitis (WURM), Ulcus ventriculi oder duodeni (REICHE) stammen. Wie oft eine Sklerose der Pfortader den Boden für die Thrombose bildet (BORRMANN, HENKE), ist zweifelhaft (SAXER), wie oft die Thrombose auf einer Syphilis beruht (SIMMONDS, EWALD) ebenso wenig entschieden (BENDA). Ziemlich oft liegt eine Lebercirrhose zugrunde (WINKLER). Die Thrombose kann im Stamm selbst entstehen oder von den Wurzeln (Mesenterialvenen, Milzvene) zum Stamm aufsteigen oder von den Leberverzweigungen zum Stamm absteigen: trunkuläre, radikuläre und terminale Pfortaderthrombose (JOSSELIN DE JONG, REICH).

Über die Milzvenenthrombose im besonderen berichten Oppolzer, Bonne, Oppenheim, Edens, Lindbom van der Weth, Rischbiether, über die Thrombose der Mesenterialvenen und andere Gobiet, Kanis, Burgess, Reich, Trotter, Geppert und Siegfried, Falkenberg. Der Verschluß der Pfortader kann durch die Erweiterung kollateraler Venen weitgehend ausgeglichen werden. Zuweilen wird der Thrombus kanalisiert und dadurch wieder durchgängig (Köbrich, Risel, Versé, Emmerich, G. B. Gruber); Beitzke und Hart führen ihre Fälle von kavernöser Umwandlung der Pfortader auf angeborene Mißbildungen zurück. Zusammenfassend müssen wir sagen, daß die Pfortaderthrombose verschiedene Gründe haben kann. In manchen Fällen ist die Entstehung noch dunkel. Wie die Gründe, so sind auch die Folgen der Pfortaderthrombose verschieden. Die Leber ist entweder nicht nachweisbar verändert oder im ganzen verkleinert; im zweiten Falle kann man eine einfache oder eine braune oder eine indurative cirrhotische Atrophie finden. Im ganzen sind die Veränderungen auffallend gering, vielleicht weil die Leberarterie genügt, um den Kreislauf in ausreichender Form aufrecht zu erhalten. Von den Kollateralen nehmen besonders die Magen- und Speiseröhrenvenen unsere Aufmerksamkeit in Anspruch; sie sind oft stark erweitert und der Ausgangspunkt schwerer Blutungen. Die Kranken werden dadurch sehr blutarm und ihre Gefäße infolge der schlechten Ernährung durchlässiger; es kommt dann zu wassersüchtigen Anschwellungen, im besonderen, wenn nicht schon infolge der Pfortaderthrombose an sich vorhanden, zur Bauchwassersucht. Die Sperrung der Pfortader führt ferner zu Stauungen in den Venen des Darms und der Milz. Die Milz erreicht oft eine ansehnliche Größe, besonders dann, wenn auch die Milzvene thrombosiert. Mikroskopisch bietet die Milz das Bild der Stauungsinduration. Verschluß von etwas größeren Mesenterialvenen hat Infarkte der Darmwand zur Folge und macht dementsprechend dieselben Erscheinungen, wie sie für den Verschluß der Darmarterien früher geschildert worden sind. Die Pfortaderthrombose läßt sich von der Lebercirrhose und Bantischen Krankheiten zu Lebzeiten des Kranken nicht immer sicher unterscheiden. Als Behandlung kommt in geeigneten Fällen wohl nur die Talmasche Operation in Frage (Kretz). Im übrigen muß man sich damit begnügen, die einzelnen Krankheitserscheinungen zu bekämpfen. Die akute eitrige Pylephlebitis gehört dem Chirurgen, dessen Kunst allerdings gegen die schwere Erkrankung gewöhnlich nichts ausrichten kann. — Die Pfortader und ihre Verzweigungen in der Leber sind neben den Lungenvenen das Gebiet des Venensystems, in dem Embolien möglich sind. Infizierte Emboli werden zu Leberabscessen führen, keimfreie klinisch ohne charakteristische Erscheinungen verlaufen. Über retrograde Embolien der Mesenterialvenen im Tierversuch berichtet Payr.

Die Thrombose der Lebervenen

kann ebenso wie die Pfortaderthrombose verschiedene Gründe haben. Theis, der die bis zum Jahre 1917 veröffentlichten Fälle gesammelt hat, unterscheidet drei Gruppen: Thrombose durch 1. mechanische Einwirkungen, 2. Entzündungen, die entweder von der Umgebung auf die Venen übergreifen, oder in den Venen selbst als sog. Endophlebitis obliterans auftreten, 3. Veränderungen des Blutes, die Gefäßschädigungen und Thrombosen herbeiführen. Die mechanische Entstehung stellt sich Kretz so vor, daß infolge von Zerrungen, etwa beim Husten, in den Lebervenen an ihrem Abgang von der Hohlvene Risse entstehen, die unter besonderen Bedingungen, insbesondere bei Infektionskrankheiten, mit verstärkter Bindegewebsbildung heilen. Die Thrombose der Lebervenen durch fortgeleitete Entzündungen betrifft durchweg Fälle von chronischer Peritonitis oder Polyserositis (Budd, Frerichs, Rosenblatt, Eppinger, Heinski, Thran). Über

Thrombose durch obliterierende, meist auf Syphilis zurückgeführte Endophlebitis berichten LANGE, CHIARI, LICHTENSTERN, PEUKERT, MEYSTRE, HASS, HÜBSCHMANN, SCHMINCKE, MEYER. In die dritte Gruppe werden die Fälle von SCHÜPPEL, UMBREIT, STERNBERG und die eigene Beobachtung von THEIS eingereiht. Das Krankheitsbild ähnelt sehr dem der Lebercirrhose: Leber- und Milzvergrößerung, Stauung im Pfortaderkreislauf. Fehlen in der Vorgeschichte Gründe für eine Cirrhose, handelt es sich um jüngere Kranke, tritt der Ascites rasch auf und bildet sich nach Entleerung auffallend schnell wieder, bestehen neben dem Ascites ausgebreitete Ödeme, so spricht das nach THEIS für eine Thrombose der Lebervenen oder auch der Pfortader. Die Thrombose der Lebervenen und der Pfortader wird man zu Lebzeiten des Kranken kaum je unterscheiden können, zumal da hin und wieder beides zusammen vorkommt (HESS, UMBREIT, MEYER).

Die Thrombose der Hirnsinus

wird dadurch begünstigt, daß die Hirnblutleiter mehr oder weniger fest an die Knochenteile des Schädels angeheftet sind und dadurch in winklige, eckige Formen gezwungen werden; sie können sich deshalb nicht so wie die anderen Venen den Füllungsschwankungen anpassen, sind außerdem einerseits im Verhältnis zu den zuführenden Venen weit, auf der anderen Seite häufig durch PACCHIONIsche Granulationen oder Bindegewebsspangen eingeengt. So scheint es verständlich, warum sich bei allgemeiner Neigung zur Thrombose — z. B. bei Stromverlangsamung in erschöpfenden Krankheiten oder Veränderungen der Blutbeschaffenheit (Chlorose) — gerade in den Hirnblutleitern hin und wieder Blutpfröpfe bilden (LEICHTENSTERN). Nach neueren Ansichten sind solche marantische Thrombosen aber sehr selten, in den meisten Fällen sollen entzündliche Vorgänge (BONDY, HAYMANN), im besonderen kleine Hirn- und Piablutungen (VORPAHL, KATZENSTEIN) den Anstoß geben. Die einschlägigen Arbeiten sind von THOREL und HANSER vor einigen Jahren besprochen worden. Wir können hier um so eher auf ihre Berichte verweisen, als die Sinusthrombosen vorwiegend den Chirurgen, Ohrenarzt oder Neurologen interessieren.

Die Behandlung der Thrombosen

kann nicht viel mehr tun, als den befallenen Körperteil ruhig stellen, um Embolien vorzubeugen. Es ist von vornherein für gute Lagerung zu sorgen, nötigenfalls durch Wasserkissen, Luftring, Sandsäcke, Schienen. Abführmittel regeln, soweit erforderlich, den Stuhlgang. Der Kranke soll dabei das Becken benutzen, das untergeschoben wird, während man den Kranken vorsichtig anhebt. Schmerzen versucht man durch feuchte Aufschläge (nicht Umschläge) zu mildern. Gegen die Ödeme wendet man später Schlauchbinden an, die aber sorgfältig gelegt werden müssen, damit nicht durch ungleichmäßigen Druck Stockungen hervorgerufen werden. Besser sind Gummistrümpfe. Infizierte Thrombosen können chirurgische Hilfe nötig machen. Die Behandlung der Thrombose läuft also, abgesehen von der Operation, darauf hinaus, Schädlichkeiten fernzuhalten. Es ist deshalb verständlich, daß man versucht, nach Möglichkeit Thrombosen vorzubeugen. Was man in dieser Beziehung tun kann, ergiebt sich ohne weiteres, wenn man sich der Bedingungen erinnert, die Thrombosen begünstigen: Man hat allgemeine oder örtliche Stauungen und Schädigungen der Gefäße, bestimmte Veränderungen des Blutes nach den gültigen Regeln zu behandeln. Gegen die Thrombosen nach Operation hat man empfohlen, die Kranken möglichst bald wieder aufstehen zu lassen, doch sind die Ansichten über den Nutzen dieser Maßregel geteilt.

Verletzungen der Venen

können ohne Thrombose heilen. Das ist seit langer Zeit aus den Erfahrungen beim Aderlaß bekannt, und durch die Erfahrungen der Chirurgie bei Nähten der Venen bestätigt worden (YAMANOŨCHI, SCHMIEDEN). Die Verletzungen können in der Form äußerer Einwirkungen, wie Stich, Schuß, Quetschung, die Venen unmittelbar treffen, es können aber auch starke Muskelspannungen und Preßleistungen die dünne Wand der Venen ein- oder zerreißen. Besonders gefährdet dürften die Stellen sein, wo sich von einem größeren Stamm Äste abzweigen (KRETZ). Eiterungen und sonst zerfallende Herde werden Venen, die in ihren Bereich fallen, leichter zerstören als die widerstandsfähigeren Arterien. Die bei Venenverletzungen zu fürchtenden Luftembolien und die arteriovenösen Aneurysmen sind früher besprochen worden.

Die Geschwülste der Venen.

In sehr seltenen Fällen können von der Wand der Venen Myome (NIEDERLE, SCHNYDER und andere), Endotheliome (BORMANN, OBERNDORFER, UNRUH), Sarkome (PERL, BORCHARD), Angiome (KÖRTE und andere) ausgehen. Ziemlich häufig greifen bösartige Neubildungen auf Venen über; da das Gefäß gewöhnlich thrombosiert, bevor die Geschwulst die Wand völlig durchbricht, sind Geschwulstmetastasen auf diesem Wege verhältnismäßig selten (KAUFMANN, BENDA). Zuweilen wuchert die Geschwulst im Lumen der Vene weiter und dringt dabei in die großen Venenstämme vor; hauptsächlich ist das bei Nebennierengeschwülsten der Fall.

Die Capillaren und der Capillarkreislauf.

Im Gebiet der Haargefäße erfolgt zwischen Blut und Gewebe der Stoffaustausch, der für die Tätigkeit der Zellen und Organe und damit für den regelrechten Ablauf der Lebensvorgänge im Organismus überhaupt nötig ist. Von hier geht die Entwicklung des Gefäßsystems aus, hier findet sein Zweck die Erfüllung. So betrachtet liegt im Capillarsystem das A und O des Kreislaufes. Diese Auffassung ist nicht neu. Sie findet sich vielmehr schon bei zahlreichen bedeutenden Forschern aus dem Beginn des verflossenen Jahrhunderts (STEGEMANN, PRIBRAM).

So findet WILSON PHILIP (1804): „Das Herz und die größeren Arterien haben keinen Einfluß auf die Zirkulation des Blutes in den Haargefäßen. Diese sind selbst aktiv, ohne Pulsation zu zeigen; daher wird die Zirkulation in ihnen durch angebrachte Reizmittel tätiger, träger hingegen durch betäubende Mittel." Ähnlich die Zeitgenossen THOMSON, HASTINGS, KOCH, SCHULZ, WEDEMEYER und (nach PRIBRAM) auch VAN DEN BOSCH.

Die Aufsehen erregende Lehre BICHATS (1818), daß sich nur ein Teil der Capillaren dem Blutstrom öffne, wurde von WEDEMEYER durch mikroskopische Beobachtungen bestätigt. BAUMGÄRTNER suchte den Einfluß der Nerven auf die Capillartätigkeit zu beweisen. Nach SCHULTZ beruht die Stromrichtung im Capillarsystem auf der „lebendigen inneren Lebensbewegung des Plasma und deren Wechselwirkung mit den Gefäßen. ... Die wahre Ursache der peripherischen Blutbewegung ist also ein organischer Erregungsprozeß der Gefäßwände durch das Blutplasma, durch den zugleich der Bildungsprozeß vermittelt wird." ... „Die Vitalitätsänderung der Weichteile dokumentiert sich auch durch die Verengerung und danach die Erweiterung der Haargefäße"; „Einwirkung der Weichteile auf die Blutbewegung ... eine actio in distantia".

Bau der Capillaren.

Die Capillaren entstehen aus soliden Zellsträngen, die wenigstens im postembryonalen Leben von schon vorhandenen Gefäßen als sog. Gefäßsprossen ausgehen. Die Sprossen werden weiterhin hohl. Die Wand besteht dann aus einer einfachen Lage von Endothelzellen, deren Form einer beiderseits zugespitzten Stahlfeder ähnelt (Ph. STÖR). Die Zellen sind miteinander verbunden durch eine Kittsubstanz, die hier und da Lücken aufweisen kann

(SCHAFFER, SCYMONOWICZ). Verfolgt man den Verlauf der Capillaren, so sieht man, daß sich ihre Endothelien in die Intima der anschließenden Arteriolen fortsetzen; gleichzeitig wird die Wand durch eine bindegewebige Adventitia verstärkt sowie durch spärliche Ringmuskelfasern, die allmählich dichter werden und weiter stromaufwärts zu einer geschlossenen Muskelschicht zusammentreten. In ähnlicher Weise gehen die Capillaren in die ableitenden Venen über, indem sich zu der einfachen Endothellage die den Bau der Venen kennzeichnenden Gewebe hinzugesellen. Dem Endothelrohr der Capillaren sitzen hier und da verästelte Zellen auf, die von ROUGET und MAYER beschriebenen Pericyten. Sie zeigen

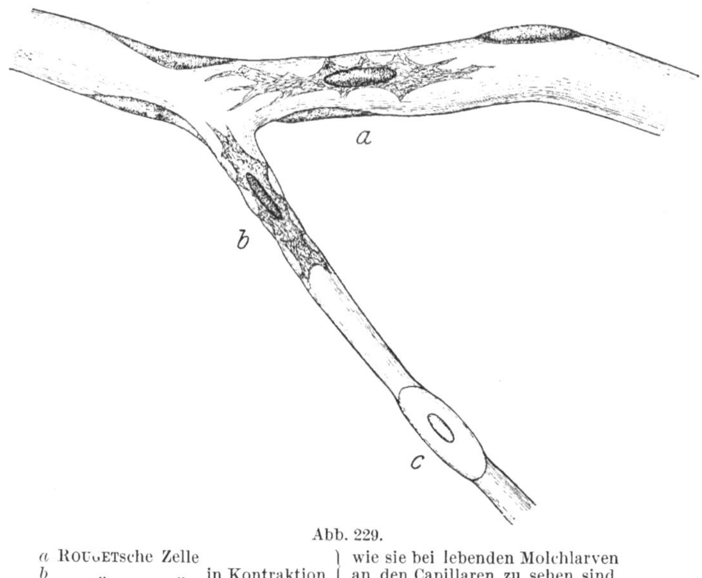

Abb. 229.
a ROUGETsche Zelle   ⎫ wie sie bei lebenden Molchlarven
b   „   „   in Kontraktion ⎭ an den Capillaren zu sehen sind.
c rotes Blutkörperchen. (Nach VIMTRUP.)

fließende Übergänge zu den spindelförmigen Muskelzellen der Arteriolen und werden als letzte Ausläufer der muskulären Schicht der Arterien aufgefaßt. Ihre Kerne unterscheiden sich nach VIMTRUP wenig aber hinreichend deutlich von den Kernen der Endothelzellen und sind an zusammengezogenen Capillaren dichter und dicker, eine Veränderung, die sich auch am frischen Präparat bei der Kontraktion erkennen läßt (Abb. 229). Im übrigen wechselt die Form dieser Pericyten je nach dem untersuchten Organ und Tier. Beim Menschen sind sie von ZIMMERMANN und VIMTRUP, und zwar von dem letzten Forscher auch in den Hautgefäßen nachgewiesen worden.

Die Innervation der Capillaren.

Die Capillaren werden von zwei marklosen, durch Anastomosen miteinander verbundenen Nervenfasern begleitet, die hier und da kleine Anschwellungen zeigen (BEALE, BREMER, GLASER) (Abb. 230). Auch an den Capillaren der weichen Hirnhäute finden sich meistens zwei oder drei feinste Nervenfasern, die gelegentlich in Spiralen um das Gefäß ziehen und ihnen mit kleinen knopfförmigen Enden aufliegen (STÖHR). An den innerhalb der Hirnsubstanz gelegenen Capillaren konnten begleitende Nerven bis jetzt nicht gefunden werden.

Reizt man den Grenzstrang des Sympathicus, so verengern sich nicht nur die von dem gereizten Abschnitt versorgten größeren Arterien, sondern unabhängig davon (DOI) auch die zugehörigen Capillaren, wie von STEINACH und KAHN an der

Nickhaut des Frosches, von KROGH, HARROP und REHBERG am Hinterbein des Frosches, von STOLLER am Katzenohr nachgewiesen worden ist. Durchschneidet man den Sympathicus, so erweitern sich in der Regel die entsprechenden Arterien und Capillaren für eine beschränkte Zeit. Außer Durchschneidung des Sympa-

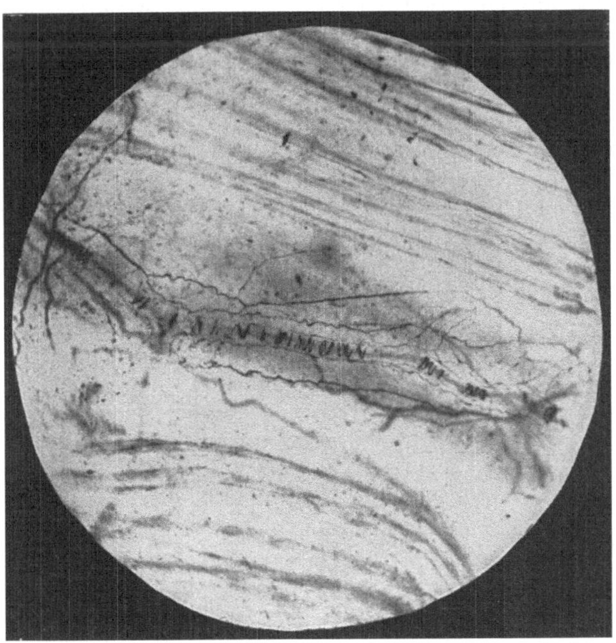

Abb. 230. Nerven der Capillaren. Dünne Nerven verlaufen dicht neben der Capillare. Außerdem wird die Capillare von einem etwas dickeren Nerven spiralförmig umschlungen. (Nach GLASER.)

thicus führt auch Reizung der hinteren Wurzel zu einer Erweiterung der Capillaren des versorgten Gebietes nach Versuchen am Frosch von DOI sowie KROGH, HARROP und REHBERG. Die Erweiterung der Hautcapillaren beim Herpes zoster scheint dafür zu sprechen, daß auch beim Menschen in den hinteren Wurzeln gefäßerweiternde Fasern verlaufen.

Von den Verfahren zur Untersuchung des Capillarkreislaufes

ist das einfachste die Betrachtung mit dem bloßen Auge. Seit langer Zeit unterrichtet sich so der Arzt aus der Färbung der Haut und Schleimhaut über den Zustand des Capillarkreislaufes. Unter sonst gleichen Bedingungen zeigt Blässe der Haut an, daß die kleinsten Arterien und Haargefäße wenig oder kein Blut führen, also zusammengezogen sind, lebhafte Röte, daß in erweiterten Gefäßen eine flotte Strömung arteriellen Blutes stattfindet, blaurote Färbung, daß die Gefäße mit kohlensaurem Blut überfüllt sind, rote und weiße Flecke, daß ungleichmäßig gefüllte Bezirke neben einander bestehen. Seit langer Zeit beurteilt man so auch die Wirkung der verschiedensten Einflüsse auf die Hautgefäße, die Wirkung von Wärme, Kälte, Licht, Druck, Verletzungen, Entzündungen, Giften usw. Und QUINCKE hat so den nach ihm genannten Puls der Capillaren entdeckt. Da Haut und Schleimhäute beim Menschen die einzigen jederzeit zugänglichen und zu Prüfungen geeigneten Capillargebiete sind und uns deshalb noch wiederholt beschäftigen werden, mag kurz daran erinnert werden, wie hier die Haargefäße angeordnet sind. Die gefäßlose Oberhaut ist mit der darunterliegenden Lederhaut verbunden durch Bindegewebszapfen, Papillen, die von der Lederhaut in die Oberhaut gewissermaßen hineingetrieben sind und in Doppelreihen stehen. Jeder Doppelreihe entspricht eine Leiste der Oberhaut. Unmittelbar unter den Papillen, in der Tunica propria der Lederhaut befindet sich ein Geflecht kleinster Arterien und Venen, von dem aus längs jeder Papillenreihe eine Arteriole und eine Venula geschickt wird. Die Arteriolen schicken wiederum in jede Papille ein Haargefäß, das als arterieller Capillarschenkel aufsteigt, in der Kuppe der Papille umbiegt (Schaltstück), als venöser Schenkel absteigt und in eine Venula mündet. Außer diesen Capillarschlingen giebt es noch unmittelbare Verbindungen zwischen den Arteriolen und Venulae, die sog. HOYERschen Kanäle (Abb. 231).

Diese Verhältnisse sind an der unversehrten Schleimhaut des Menschen zu erkennen, wenn man sie bei starkem auffallendem Licht mit dem Mikroskop untersucht (HUETER). An der übrigen Haut muß man die wellenförmige, unregel-

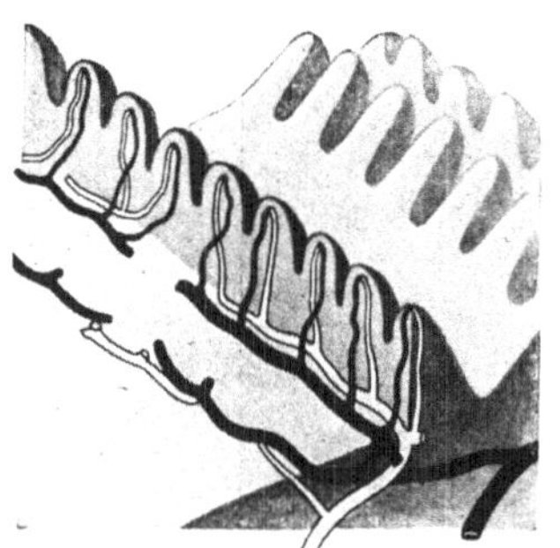

Abb. 231. Schema der Hautcapillaren nach SPALTEHOLZ.

mäßig reflektierende Oberfläche der Haut vorher durch einen Tropfen Cedernöl optisch ebnen (SIEDENTOPF). Mit diesem Kunstgriff hat LOMBARD die Capillaren am Nagelpfalz sichtbar gemacht und auch den in ihnen herrschenden Druck sichtbar gemessen, indem er bestimmte, mit welchem Druck eine durchsichtige Membran auf die Haut gepreßt werden muß, um die Capillaren zusammenzudrücken. O. MÜLLER und seine Schüler haben dann auf die Weise systematisch nicht nur den Druck, sondern das Verhalten der Capillaren überhaupt beim Gesunden und Kranken untersucht (Capillarmikroskopie) und heute das Verfahren in die Klinik eingeführt, nachdem von den Physiologen im durchfallenden Licht beim Tier der Capillarkreislauf schon seit MALPIGHI, also etwa zweiundeinhalb Jahrhunderten studiert worden ist.

Der Blutdruck in den Capillaren ist zuerst von v. KRIES gemessen worden, nach ihm von LOMBARD, BASLER, ROY und BROWN, v. RECKLINGHAUSEN, KYLIN und anderen. Obwohl stets dasselbe Verfahren angewandt wurde — Bestimmung des Druckes einer durchsichtigen Membran auf die Capillaren — gehen die Werte doch weit auseinander, sie schwanken zwischen 5 und 50 mm Hg. Nach L. HILL giebt der Wert, bei dem die Capillaren zusammengedrückt werden, nicht den Druck in den Capillaren, sondern in den speisenden Arterien an. Nimmt man den Wert, bei dem sich die Stromgeschwindigkeit in den Capillaren gerade vermindert, als Capillardruck, so erhält man in den Capillaren des Frosches und der Flughaut der Fledermaus 2—3 mm Hg. Die neuesten Untersuchungen beim Menschen von RAJKA haben den gleichen Wert ergeben. Nun können sich einerseits Füllung, Strömung und damit wohl auch der Druck der Capillaren weitgehend selbständig ändern, andererseits hängen sie von der Zufuhr und Abfuhr durch die Arterien und Venen des Rete subpapillare und cutaneum ab, die wegen ihrer tiefen Lage großenteils der Beobachtung nicht zugänglich sind und wahrscheinlich wie die Capillaren ziemlich selbständig sein dürften. So wundert es uns nicht, daß der Capillardruck weder zum arteriellen, noch zum venösen Druck feste Beziehungen (KLINGMÜLLER) und überhaupt stark wechselnde Werte zeigt. Es kommt hinzu, daß die Messungsverfahren bis jetzt offenbar nicht fehlerfrei arbeiten. Die Ergebnisse der Capillardruckmessung dürfen deshalb vorerst nur mit großer Vorsicht verwertet werden.

Die Einordnung des Capillarkreislaufes in den Betrieb des Organismus.

Ein seinen Aufgaben gewachsener, suffizienter Capillarkreislauf soll den wechselnden Forderungen des einzelnen Organs genügen, den unterschiedlichen Forderungen der verschiedenen Organe genügen und sich gleichzeitig in die Dynamik des allgemeinen Kreislaufes harmonisch einfügen. Betrachten wir zunächst die Einordnung des Capillarkreislaufes in die Dynamik des allgemeinen Kreislaufes bei wechselnden Forderungen der Organe. Nach KROGH beträgt die Zahl der Capillaren im ruhenden Muskel in 1 qmm 31—270, die Oberfläche der Capillaren in 1 ccm 3—32 qcm, im maximal durchbluteten Muskel die Zahl 3000, die Oberfläche 750 qcm. Die Haut ist im Vergleich dazu dürftig versorgt, auf 1 qcm kommen 1—2 qcm Capillaroberfläche, während im Darm (Duodenum) auf 1 qmm Oberfläche 6—10 Zotten mit 17,6 qmm Epitheloberfläche und 19,2 qmm Capillaroberfläche entfallen. Wenn auch für die Haut und den Darm Angaben über das Verhalten bei Ruhe und Arbeit fehlen, so kann man sich doch nach den für den Muskel gefundenen Werten ungefähr vorstellen, welchen Einfluß Veränderungen der Haut- oder Darmcapillaren auf den allgemeinen Kreislauf haben werden. So viel ist jedenfalls klar, daß im Körper bei der Arbeit eines größeren Gebietes, im besonderen der Muskulatur oder des Darms, gewaltige Blutverschiebungen geleistet werden müssen. Die Erfahrung lehrt nun, daß das von den arbeitenden Teilen beanspruchte Mehr an Blut nicht wahllos, sondern offenbar in sorgfältig geregelter, zweckmäßigster Weise dem übrigen Körper entzogen wird. Die einer gleichmäßigen Durchblutung bedürfenden Organe wie Hirn und Herz werden geschont und das Blut aus weniger empfindlichen Gebieten genommen. Dabei werden nötigenfalls hydrostatische Widerstände überwunden und wohl auch der Inhalt der Venen herangezogen werden müssen. Die Blutverschiebungen dürfen sich auch nicht auf die Capillargebiete beschränken. Damit sich bei der Umlagerung die Widerstände im Kreislauf und damit die Herzarbeit nicht unnötig vermehren, müssen vielmehr auch die zu den blutspendenden Gebieten führenden größeren Arterien enger, die zu den empfangenden Gebieten führenden weiter werden, in ähnlicher Weise, wie bei geordneten Muskelbewegungen die Agisten und Antagonisten Hand in Hand arbeiten. Und damit nicht genug. Auch die zahlreichen Äste und Ästchen der betreffenden Arterien müssen ihre Weite so einstellen, daß der Widerstand möglichst gering wird (HESS). Daß sich tatsächlich der Körper bemüht, in der angegebenen Weise die treibenden Kräfte des Kreislaufes zu schonen, zeigt das Verhalten des Blutdruckes bei der Muskelarbeit; der Druck steigt um so weniger, je sorgfältiger trainiert die Versuchspersonen, d. h. je besser die Gefäße eingearbeitet sind (GREBNER und GRÜNBAUM). Bei größeren Blutumlagerungen pflegen trotzdem, wenigstens anfangs, die Widerstände vermehrt zu sein. Es muß deshalb irgendwie dafür gesorgt sein, daß auch das Herz von vornherein mitmacht. Man sieht also, daß bei Blutverschiebungen im Capillargebiet, wenigstens sobald sie einen größeren Umfang annehmen, der ganze Kreislauf mitzuarbeiten hat, um den Vorgang so zweckmäßig ablaufen zu lassen, wie wir es gewohnt sind und als selbstverständlich hinnehmen[1]. Bei näherer Überlegung ist allerdings eine glatte Lösung der Aufgaben, die hier dem Körper gestellt werden, gar nicht so selbstverständlich. Im Gegenteil, man wird fast beklommen fragen, welche Mittel und Wege denn der Körper hat, um mit hinreichender Sicherheit den geschilderten Forderungen zu genügen. Ein solches Mittel ist zunächst die sog. Mitinnervation, d. h. die spezifischen Zellen der Organe und ihre Gefäße werden bei der Arbeit gleichzeitig erregt. Diese Annahme wird

---

[1] Vgl. HESS, W. R.: Die Regulierung der peripherischen Blutkreislaufds. Erg. inn. Med. 23 (1923).

durch folgende Beobachtungen gestützt. Stellt man sich eine bestimmte Muskelarbeit eindringlich vor ohne sie auszuführen, so genügt das, um die Blutzufuhr zu dem betreffenden Gebiet zu steigern (E. WEBER). Auf Reizung eines Muskelnerven erweitern sich die versorgenden Gefäße, auch wenn der Muskel durch Curare gelähmt ist (GASKELL). Und auf Reizung der Chorda tympani erweitern sich die Gefäße der Submaxillardrüse, auch wenn die Sekretion der Drüse durch Atropin verhindert wird (ASHER). Die bei vermehrter Durchblutung eines peripherischen Bezirks zu fordernde Erweiterung der zuführenden größeren Arterien kommt vielleicht in der Weise zustande, daß die in den hinteren Wurzeln verlaufenden gefäßerweiternden Fasern (LANGLEY), soweit sie sich dem Verlauf der größeren Arterien anschließen, diese gleichzeitig mit den kleineren peripherischen Gefäßen innervieren (HESS). Die feinere Querschnittseinstellung der verschiedenen Äste und ihrer Zweige läßt sich allerdings nicht so erklären, sondern ist wohl auf innervatorische Wechselwirkungen zwischen den zusammenarbeitenden Gefäßabschnitten auf „Eigenreflexe" zurückzuführen (HESS), die durch Dehnungszuwachs ausgelöst und geregelt werden dürften. Ein bekanntes Beispiel für die Wirkung des Dehnungszuwachses ist der von der Aortenwurzel ausgehende Depressorreflex. Nach HEGER, DELEZENNE, PAGANO, ODERMATT kann aber ein Dehnungszuwachs auch von kleineren Arterien aus Drucksenkungen herbeiführen. Auf die Art, wie gleichzeitig ein Gefäßgebiet erweitert und zum Ausgleich ein anderes verengert wird, können wir aus einem Versuch LOVÉNS schließen: Wird das zentrale Ende des durchschnittenen N. cruralis gereizt, so erweitern sich die Gefäße des gleichen und verengern sich die Gefäße des anderen Beines. Hier handelt es sich um einen von der Peripherie kommenden Reflex, der wohl in gleicher Weise durch Muskeltätigkeit der Beine ausgelöst werden dürfte. Auch die nach Erwärmung auftretende Gefäßerweiterung mit ausgleichender Gefäßverengerung anderer Gebiete (DASTRE-MORAT) wird zum Teil auf einen solchen Reflex zurückzuführen sein. Eine auf reflektorischem Wege erfolgende, aber durch Stoffwechselprodukte erzeugte Erregung der gefäßverengernden Zentren ist in den Versuchen von LATSCHENBERGER und DE AHNA anzunehmen, in denen beim Hund nach der Abklemmung einer A. femoralis der Blutdruck stieg, wenn die Nervenverbindungen des betreffenden Beines erhalten waren.

Um zu verstehen, wie bei Blutumlagerungen die Dringlichkeit der Durchblutung der verschiedenen Organe zu ihrem Rechte kommt, können uns die Erfahrungen über die Wirkung des Adrenalins helfen. Das Mittel verengert in erster Linie die Gefäße der Baucheingeweide, in zweiter die Muskel- und Hautgefäße, nur wenig die Lungen- und Hirngefäße und erweitert[1] die Kranzgefäße (OLIVER und SCHAEFER, SPINA, BIEDL und REINER, WIGGERS, GERHARDT, PLUMIER, PETITJEAN, MORAWITZ und ZAHN und andere). Dies Verhalten der Gefäße entspricht im ganzen den Beobachtungen, die wir auch sonst bei Blutumlagerungen machen. Wir dürfen deshalb wohl annehmen, daß der Adrenalinversuch genügend zuverlässig angiebt, wie weit die Gefäße der verschiedenen Organe überhaupt fähig und bereit sind, bei Blutverschiebungen mitzuwirken, und daß die im Adrenalinversuch zutage tretenden Unterschiede der Fähigkeit und Bereitschaft zur Gefäßverengerung in den verschiedenen Organen auch die Dringlichkeit der Durchblutung regeln. Im Wettstreit verschiedener und verschieden dringlicher Blutforderungen, die reflektorisch gemeldet werden, wird das Gefäßnervenzentrum die mit einer gerechten Regelung betraute Stelle sein.

Fragen wir schließlich, wie die Zusammenarbeit zwischen Peripherie und Herz hergestellt wird, so finden wir, daß dabei wiederum Reflexwirkungen eine Rolle

---

[1] DRURY, SMITH und SUMBAL finden bei der Schildkröte eine Verengerung. Heart 11, 71 und 267.

spielen. Durchspült man den bis auf die Nervenverbindungen abgetrennten Hinterkörper des Frosches mit saurer Lösung, so werden die Amplitude des Herzschlages und die Schnelligkeit der systolischen Zusammenziehung größer (HESS). Daneben wird, wenigstens bei der Muskelarbeit, eine gleichzeitige Innervation der arbeitenden Teile und des Herzens angenommen (BOWEN und TIGERSTEDT) und eine Steigerung der Herztätigkeit durch Stoffwechselprodukte, die sich bei der Arbeit bilden (JOHANNSSON, SHIMIDZU).

Der Stoffaustausch im Capillarkreislauf.

Die Capillaren sollen im Magen und Darm die Spaltprodukte der Kohlehydrate und des Eiweißes aufnehmen, in der Leber zur Glykogenbildung Kohlehydrate, in der Niere die harnfähigen Stoffe abgeben, in der Lunge Kohlensäure abgeben, Sauerstoff aufnehmen, in arbeitenden Organen das Umgekehrte leisten, um nur einige der bekanntesten Beispiele für die unterschiedlichen Forderungen der verschiedenen Organe zu nennen. Stellt man sich auf den durch die Erfahrung gegebenen Standpunkt, daß als Regel die Art der Zelltätigkeit ihren äußeren Ausdruck in Besonderheiten des Baues, der Form und Anordnung der Zellen findet, und überlegt man andererseits, daß gerade die Capillarwände recht gleichförmig gebaut und die Capillarendothelien wenig differenzierte Zellen sind — sie können Farbstoffe speichern und sich, wenigstens teilweise, in Histiocyten umwandeln — so wird man den Capillaren nicht die Fähigkeit zutrauen wollen, kraft einer unfaßbaren vitalen Eigenschaft die je nach der Eigenart des durchströmten Organs abzugebenden und aufzunehmenden Stoffe so wunderbar auszuwählen, wie es tatsächlich im Organismus geschieht. Wir werden deshalb untersuchen müssen, ob und wie weit uns bekannte physikalische und chemische Kräfte den verwickelten Stoffaustausch zwischen Blut und den verschiedenen Geweben zu erklären vermögen, und nur, wo diese Kräfte zur Erklärung nicht ausreichen, eine besondere an die lebende Zelle gebundene physiologische Tätigkeit der Capillaren annehmen dürfen.

Da sind zunächst verschiedene mechanische Kräfte und Bedingungen, die in Betracht kommen. So die Stromgeschwindigkeit. Rasche Strömung ist vorwiegend für den Austausch von Gasen geeignet, langsame begünstigt den Austausch schwerer durchtretender Stoffe, während die rhythmischen Druckschwankungen in den Gefäßen den Durchtritt von Stoffen durch die Gefäßwand überhaupt fördern (BECHHOLD). Die Stromgeschwindigkeit wird unter sonst gleichen Bedingungen durch das Verhalten der Arterien und Arteriolen bestimmt, die Blutmenge des Gewebes durch das Verhalten der Capillaren: in der warmen blassen Haut ist die Stromgeschwindigkeit in den Arterien, in der kühlen roten Haut die Blutmenge in den Capillaren vermehrt (EBBECKE). Mit der Blutmenge in den Capillaren hängt unmittelbar ihre Weite und damit ihre Durchlässigkeit zusammen. Je weiter die Capillare, um so dünner und durchlässiger ihre Wand. Durch Erweiterung können Capillaren, die sonst Kolloide, Eiweiß nicht durchlassen, dafür durchgängig werden und sich so dem Bedarf des durchströmten Gebietes anpassen (KROGH). Ja man hat sogar daran gedacht, es könnten in stark erweiterten Haargefäßen feinste Teilchen wie Tuschepartikelchen durch Lücken der Wand ihren Weg nach außen finden. Versuche von KROGH und HARROP haben aber ergeben, daß diese Vermutung nicht zutrifft. Überhaupt sind die Beziehungen zwischen Weite und Durchlässigkeit der Capillaren nicht so einfach, wie es auf den ersten Blick scheinen könnte. Die Erweiterung der Gefäße ist ein Erregungsvorgang, der durch Nervenreiz oder einen elektrischen, mechanischen, chemischen, thermischen Reiz hervorgerufen werden kann. Von den genannten äußeren Reizen hat nun EBBECKE gezeigt, daß sie das Gleichgewicht der elektrischen Doppelschicht stören, die an Zellmembranen wie an den im Modellversuch benutzten Metalloberflächen anzunehmen ist, d. h. die verschiedenen Reize setzen sich in eine Ionenverschiebung um, die chemisch betrachtet als eine Änderung des kolloidalen Zustandes der Membran, im besonderen eine Auflockerung auf der Seite des einsteigenden Stromes erscheint. „Das gereizte Organ bekommt . . . ein Loch" (GILDEMEISTER und ELLINGHAUS). Auf die Capillaren angewandt heißt das, bei einer Erweiterung wird die Wand nicht nur deshalb durchlässiger, weil sie dünner wird, sondern auch, weil sich ihr kolloidales Gefüge lockert. Da die durch verschiedene äußere Reize erzeugte Ionenverschiebung, die wir bei der Zelle als Erregung bezeichnen, auch im Modell nachweisbar ist, so ergiebt sich hier eine nahe Beziehung zwischen belebter und unbelebter Natur. Als ein wichtiger Unterschied drängt sich natürlich sofort auf, daß die Zustandsänderung der lebenden Zellmembran auch durch einen Nervenreiz erzeugt und dadurch zweckmäßig in den verwickelten Betrieb des ganzen Organismus eingepaßt werden kann. Bevor wir aber auf die soeben angeschnittenen Fragen der physikalischen Chemie weiter eingehen, sei noch einer mechanischen Kraft gedacht, die an dem Stoffaustausch zwischen Blut und Gewebe im Capillargebiet beteiligt ist: des Blutdruckes in den Capillaren. Es ist bekannt, daß der Durchtritt von Wasser durch eine Membran, die sog. Filtration, von dem Druck abhängt, unter dem das Wasser steht. Diese Regel gilt auch für die Capillaren und wird unter anderem bestätigt durch die statischen Ödeme, z. B. die Anschwellung der Beine bei längerem ruhigem Stehen und die bekannten Stauungsödeme. Nun wurde schon gesagt, daß die bisher gefundenen Werte des Capillardruckes zum Teil recht auseinandergehen. Genauere Angaben über das Verhältnis des Capillardruckes zum Wasseraustausch mit den Geweben und dessen Störungen lassen sich deshalb nicht geben. Sie lassen sich um so weniger geben, als neben dem hydrostastischen Druck in den Capillaren, wie schon erwähnt, die Weite der Capillaren und das kolloidale Gefüge ihrer Wand mitspielen und, wie jetzt hinzugefügt werden muß, auch der osmotische Druck.

Damit sind wir zu den ins Gebiet der physikalischen Chemie fallenden Kräften gekommen. Als Osmose bezeichnet man die Verschiebung von Wasser und gelösten Stoffen, die zwischen zwei durch eine poröse Scheidewand getrennten Lösungen verschiedener Konzentration stattfindet. Wenn sich der Konzentrationsunterschied ausgeglichen hat, d. h. beide Lösungen in der Raumeinheit dieselbe Zahl gelöster Moleküle enthalten, besteht osmotisches Gleichgewicht, Isotonie. Der Druck, mit dem die Verschiebung, erfolgt oder anders ausgedrückt die Kraft, mit der die gelösten Stoffe das Lösungsmittel an sich ziehen, ist der osmotische Druck. Er läßt sich bestimmen, indem man den mechanischen Druck mißt, der die Verschiebung hindert. Daraus ergiebt sich ohne weiteres, daß zwischen Capillardruck und osmotischem Druck enge Beziehungen bestehen müssen. Nun werden im Capillarkreislauf die Verhältnisse dadurch kompliziert, daß die Capillarwände nur für einen Teil der im Blut gelösten Stoffe durchgängig, für einen anderen Teil, die Kolloide, nicht oder nur stellenweise, z. B. in der Leber, durchgängig sind. Es ist klar, daß der osmotische Druck der nicht durchgehenden Kolloide einen wichtigen Einfluß auf den Flüssigkeitsaustausch zwischen Blut und Gewebe haben muß, so zwar, daß sein Verhältnis zum hydrostatischen Druck die Richtung und Geschwindigkeit des Flüssigkeitsaustausches bestimmt. Ist der Capillardruck größer als der osmotische Druck, so wird z. B. zu der durch Osmose in die Gewebe abgeführten Flüssigkeit durch Filtration ein Überschuß an Wasser abgegeben und dadurch Ödem erzeugt. Umgekehrt wird ein Flüssigkeitsüberschuß der Gewebe ins Blut treten, wenn der hydrostatische Druck geringer als der osmotische ist (KROGH). Derselbe Capillardruck hat also für den Flüssigkeitsaustausch zwischen Blut und Gewebe einen ganz verschiedenen Wert, je nach dem an Ort und Stelle gegebenen Zustand der Gefäßwand und dem osmotischen Druck der Blutkolloide.

Man sieht schon hier, daß mechanische, physikalische und chemische Kräfte vorhanden sind, deren in einander verflochtene Wirkungen bis zu einem gewissen Grade die unterschiedlichen Leistungen des Capillarkreislaufes verständlich machen können. Dabei haben wir bis jetzt ziemlich einseitig die Verhältnisse innerhalb der Gefäße betrachtet. Jeder Stoffaustausch durch eine Membran ist aber ein Vorgang, der ganz auf Gegenseitigkeit aufgebaut ist, auf dem Verhalten der Größen diesseits und jenseits der Membran zueinander und zur Membran. Da von den am Stoffaustausch beteiligten Geweben die jenseits, außerhalb der Gefäßwand liegenden ebenso mannigfaltig wie im einzelnen charakteristisch gebaut sind, drängt schon diese Tatsache gebieterisch zu der Annahme, daß sie es sind, die den Stoffaustausch in erster Linie bestimmen. In demselben Sinne spricht der im ganzen gleichartige Bau der Capillaren und, wie nunmehr auszuführen ist, auch die gleichmäßige Zusammensetzung des Blutes. Für die vorliegende Betrachtung dürfen wir die Schwankungen der morphologischen Bestandteile des Blutes unberücksichtigt lassen und uns auf das Blutplasma beschränken.

Dieses enthält Eiweißkörper (Globulin und Albumin) und verschiedene andere organische Stoffe, von denen hier nur Traubenzucker, Harnsäure, Harnstoff, Aminosäuren, Kreatin, Cholesterin genannt seien; eine Reihe von anorganischen Salzen, deren Menge und gegenseitiges Verhältnis recht gleichmäßig und aus der RINGERschen Lösung bekannt sind; endlich die größtenteils chemisch gebundenen Blutgase. Kehren wir jetzt noch einmal zu dem osmotischen Druck zurück, dessen Bedeutung für den Stoffaustausch schon erwähnt wurde, so wissen wir, daß seine Höhe durch die Zahl der in der Raumeinheit gelösten Moleküle bestimmt wird. Obwohl die organischen Bestandteile im Blutplasma überwiegen, ist ihr Einfluß auf den osmotischen Druck wegen der Größe der Moleküle nur gering. Der osmotische Druck hängt vielmehr hauptsächlich von der Molekülzahl der anorganischen Bestandteile ab. Da der Gefrierpunkt einer Lösung um so tiefer liegt, je größer die Summe der in ihr gelösten Teile, und da die Summe der gelösten Teile den osmotischen Druck bestimmt, so kann man aus dem Gefrierpunkt des Blutes den osmotischen Druck erschließen. Die Gefrierpunktserniedrigung des Blutes verglichen mit Wasser beträgt $\triangle = -0{,}55$ bis $-0{,}58^{\circ}$ C, d. h. etwa 7,5 bis 8 Atmosphären. Dieser Wert wird mit großer Zähigkeit festgehalten. Er sichert Größe, Form, Wasser- und Salzgehalt der Zellen (SCHADE).

Wenn soeben gesagt wurde, der osmotische Druck entspreche der Zahl der in der Raumeinheit gelösten Moleküle, so müssen wir diesen Satz jetzt korrigieren. Verdünnt man Lösungen verschiedener Stoffe, so findet man bei bestimmten Stoffen, z. B. Alkoholen, Aldehyden, daß die Änderung des osmotischen Druckes oder Gefrierpunktes der Verdünnung entspricht, bei anderen Stoffen wie bei anorganischen Säuren, Basen, Salzen ist dagegen der osmotische Druck nahezu um das Doppelte oder Vielfache höher, als er nach der Verdünnung sein sollte. Im zweiten Falle muß sich also die Zahl der gelösten Teile entsprechend vermehrt haben, vermehrt durch eine Spaltung der Moleküle. Lösungen solcher Stoffe leiten den elektrischen Strom gut, man bezeichnet deshalb die betreffenden Stoffe als Elektrolyte. Die bei ihrer Lösung abgespaltenen Molekülteile nennt man Ionen; es sind elektrisch geladene Atome oder Atomgruppen. In den Lösungen von Elektrolyten entspricht der osmotische Druck hiernach der Summe der gelösten Moleküle und Ionen. Die Ionen zerfallen in Kationen (H-Ionen und Metallionen wie Na, K, Ca) und Anionen (OH-Ionen und Säurerestionen wie Cl, PO_4,

CO_3). Da im Blut wie in den Geweben Elektrolyte gelöst, also Ionen vorhanden sind, so dürfen wir aus der Konstanz des osmotischen Druckes schließen, daß auch die Ionisation nicht stark schwanken wird. Genauere Auskunft giebt darüber die Messung der elektrischen Leitfähigkeit des Serums. Wichtiger als die Summe der Ionen ist die Konzentration der einzelnen Ionenarten. Im besonderen gilt das von den H- und OH-Ionen, weil deren Konzentration die Reaktion des Blutes beherrscht; die Reaktion der Lösungen spielt aber beim Stoffaustausch durch Membranen eine maßgebende Rolle (BETHE und andere). Im Blut ist die Konzentration der OH-Ionen ein wenig größer, dementsprechend die Reaktion des Blutes ganz schwach alkalisch. Im Wasser ist die Reaktion neutral, wenn sowohl die Konzentration der H- wie OH-Ionen bei 18^0 gleich $0,8 \cdot 10^{-7}$ ist. Im Blut ist bei 18^0 die Konzentration der H-Ionen (CH) etwa $0,45 \cdot 10^{-7}$. Die Reaktion des Blutes wird gefährdet durch die sauern Stoffe, die bei der Zelltätigkeit entstehen, z. B. Kohlensäure, Schwefelsäure, Phosphorsäure, Acetessigsäure. Das Blut entledigt sich ihrer zum Teil durch die Lungen und Nieren, zum Teil fängt es sie auf durch seine Puffersubstanzen. Die Wirkung der Puffersubstanzen mag kurz erklärt werden. Die Stärke einer Säure bemißt sich nach der Zahl der H-Ionen, die Stärke einer Base nach der Zahl der OH-Ionen, die abgespalten ist. Im Blut befinden sich nun an Natrium gebunden schwache Säuren: Hämoglobin, Eiweiß, Kohlensäure, Phosphorsäure. Treten stärkere Säuren in das Blut, so werden sie durch das sich abspaltende Natrium gebunden, wobei die schwächeren, d. h. wenig dissoziierenden Säuren der Puffersubstanzen frei und dann durch Lungen, Nieren, Darm ausgeschieden werden (SPIRO, HENDERSON). Neben dem Gleichgewicht der H- und OH-Ionen ist das Gleichgewicht der Kationen Na-K-Ca besonders wichtig. Ihr molekulares Mischungsverhältnis im Serum ist etwa $100:2:2$. Für den Stoffaustausch durch Membranen ist das Verhältnis von Bedeutung, weil die Na- und K-Ionen die Durchlässigkeit durch Lockerung der Kolloide steigern, die Ca-Ionen die Durchlässigkeit durch Festigung der Kolloide herabsetzen. In der Praxis wird das Calcium ja zur Dichtung der Gefäße bei krankhaften Ausschwitzungen (Urticaria usw.) gern angewandt. Wie das Calcium diese Dichtung zustande bringt, ist dabei eine Frage für sich. Man könnte daran denken, daß es unmittelbar die Dispersität der Membrankolloide vermindert, es kann aber auch — und dieser Ansicht neigt K. SPIRO zu — durch Bindung der Nebenvalenzen oder Bildung komplexer Moleküle das Verhältnis der H- und OH-Ionen und damit die Reaktion ändern. Eine solche Änderung findet nun beim Zusatz von Neutralsalzen zu Aminosäuren in der Tat statt, und zwar verschiebt Calcium die Reaktion nach der sauern, Kalium nach der basischen Seite. Die entgegengesetzte Wirkung von Calcium und Kalium ist hier also auf die entgegengesetzte Verschiebung des Verhältnisses der H- und OH-Ionen zurückzuführen. Gestützt wird diese Auffassung dadurch, daß Calcium nicht nur dem Kalium, sondern auch den Hydroxylionen entgegenwirkt, und zwar gerade ihrer Membranwirkung (SPIRO). Wie überhaupt diese Erklärung im Einklang steht mit der Erfahrung, daß im allgemeinen H-Ionen die Kolloiddispersität herabsetzen, OH-Ionen sie steigern. Während die Konzentration der Kationen im Serum sehr gleichmäßig ist, schwankt die Konzentration der Anionen, im besonderen der Cl-, H_2PO_4- und HCO_3-Ionen, in weiteren Grenzen (SCHADE). Es entspricht das dem aus der Säurebildung des Stoffwechsels entspringenden stärkeren Wechsel im Angebot von Säureanionen; als Schutz gegen diese Schwankungen hält der Körper seine Kolloide in einer schwach basischen Lösung, in der nach allgemeinem Gesetz die Empfindlichkeit der Eiweißkolloide gegen Säureanionen gering, gegen Kationen dagegen groß ist (SCHADE).

Zu der Gleichmäßigkeit des osmotischen Druckes und des Ionengehaltes gesellt sich schließlich noch die Gleichmäßigkeit der Temperatur, deren Bedeutung für die verschiedensten physikalischen und chemischen Vorgänge ja bekannt ist. Die Isotonie, Isoionie und Isothermie des Blutes nimmt uns übrigens nicht wunder, wenn wir bedenken, daß im Blut wichtigste kolloidale Gebilde, die Blutkörperchen und Blutplättchen, leben und wirken sollen. Dazu bedarf es aber gleichmäßiger Wirkungsbedingungen, denn ohne Isotonie kein Gleichbleiben von Größe, Form, Wasser- und Salzgehalt der Zellen, ohne Isoionie keine hinreichende Aufrechterhaltung der kolloidalen Zustandsform des Protoplasmas, ohne Isothermie keine Unabhängigkeit von der atmosphärischen Temperatur (SCHADE). Das allgemeine Niveau, der Spiegel der drei Größen, wird geregelt durch das Nervensystem. So steigert beim Kaninchen Stich in die Zwischenhirnbasis den Kochsalzgehalt des Blutes (LESCHKE), während Stich in den Boden des 4. Ventrikels ihn senkt (VEIL, DRESEL und LEVY, LESCHKE). Sympathicusreizung durch Adrenalin (BILLIGHEIMER) und Vagusreizung durch Cholin (DRESEL und KATZ) lassen Calcium und Kalium, Vaguslähmung durch Atropin Kalium aus dem Blut abwandern. Dem Sympathicus wie dem Vagus ist deshalb ein wichtiger Einfluß auf die Verteilung des Kaliums und Calciums im Organismus zuzuschreiben (KRAUS, ZONDEK, ARNOLDI, WOLLHEIM). ASHER konnte schließlich nachweisen, daß beim Kaninchen nach der Entfernung des Ganglion cervicale sup. auf der entsprechenden Seite das vordere Kammerwasser des Auges weniger Eiweiß enthält und intravenös eingespritztes Fluorescin später aufnimmt, daß also die der Innervation entzogenen Gefäße weniger durchlässig sind.

Nachdem wir so die „Isochemie" des Blutes und die ihrer Wahrung dienenden Mittel kennen gelernt haben, kommen wir auf die Frage zurück, wie trotzdem die wechselnden und unterschiedlichen Forderungen der Organe erfüllt werden. Der Stoffaustausch zwischen Blut und Gefäßwand und anliegenden Geweben beruht auf den physikalischen und chemischen Beziehungen der durchtretenden Stoffe zu den beteiligten Protoplasmagebilden des Körpers. Der charakteristische Bestandteil des Protoplasmas sind aber die Kolloide, d. h. jene Stoffe, die wie der Leim (colla) im Wasser quellen und dabei einen festflüssigen Aggregatzustand annehmen, der einerseits die Bildung ausgeprägter Formen und Strukturen, andererseits Änderungen der Form und chemische Reaktionen nach der Art von Lösungen gestattet. Wir werden deshalb nicht fehlgehen, wenn wir den Kolloiden für den Stoffaustausch im Capillargebiet eine maßgebende Rolle zuschreiben. Einige Andeutungen darüber wurden ja schon gemacht. Wir müssen das Bild jetzt abrunden. Die Moleküle der Kolloide sind verhältnismäßig groß. Die im Blut gelösten oder suspendierten Kolloide (Eiweiß, Lipoide) diffundieren infolgedessen durch die Gefäßwand nur unter besonderen, schon erwähnten Bedingungen, und auch dann nur langsam. Die Größe der Moleküle bringt es ferner mit sich, daß ihre Zahl in der Raumeinheit und damit ihr osmotischer Druck gering ist. Er kann aber trotzdem, wie auch schon gesagt wurde, für den Wasseraustausch bestimmend werden, und zwar dann, wenn sonst keine wesentlichen osmotischen oder mechanischen Druckunterschiede bestehen (SCHADE). Eine besonders wichtige Eigenschaft der Kolloide sind ihre Oberflächenenergien. Da ist einmal die Oberflächenspannung. Sie beruht auf dem Verhältnis der Oberfläche zur Masse. Ein Würfel von 1 cm Seitenfläche hat eine Oberfläche von 6 qcm; teilt man diesen Würfel in kleine Würfel von 0,01 Mikren (1 Mikron = 0,001 mm) Seitenlänge — diese Seitenlänge entspricht etwa dem Durchmesser der Kolloidteilchen mittlerer Größe — so ergiebt sich eine Oberfläche von 600 qcm. Diese starke Vergrößerung der Oberfläche muß mit einer entsprechenden Steigerung der Spannung der Oberfläche einhergehen. Die Spannung strebt ihrerseits nach Entspannung, d. h. nach einer Vereinigung der Kolloidteilchen zu größeren Gebilden mit entsprechend

geringerer Oberflächenspannung: Fällung. In Suspensionen, deren Kolloidteilchen bekanntlich eine geringe Affinität zu dem Lösungsmittel haben, lyophob
sind, kann die Neigung zu einer Fällung durch einen Zusatz leicht löslicher, sog.
lyophiler Kolloide gehemmt werden. Das lyophile Kolloid wird von den suspendierten Kolloiden adsorbiert und umgibt diese mit einer schützenden Hülle:
Schutzkolloid. Damit sind wir zu einer anderen wichtigen Oberflächenwirkung
gekommen, der Adsorption.

Nach einer allgemeinen Regel wandern Stoffe, die eine vorhandene Oberflächenspannung erniedrigen, in die Oberfläche und reichern sich hier an.
Und so wandern auch in Lösung befindliche Ionen, Moleküle, größere Komplexe, Wasser aus dem Lösungsmittel an die Oberfläche der Kolloidteilchen.
Dadurch werden innerhalb der Lösung die ursprünglich gleichmäßig verteilten
Stoffe in verwickelter Weise verschoben und, wie wir sehen werden, gleichzeitig
auch die Eigenschaften der Kolloide verändert. Die Adsorption ist aber nicht als
ein wahlloser oder rein physikalischer Vorgang aufzufassen. Es spielen vielmehr
dabei die chemischen Beziehungen zwischen den adsorbierenden Körpern und
zu adsorbierenden Stoffen eine wichtige, zum Teil vielleicht maßgebende Rolle.
Nicht nur die Adsorption von Elektrolyten, sondern auch die von Nahrungsstoffen
und Giften, ihre Auswahl und Anreicherung in verschiedenen Organen schlagen
in dies Gebiet. Hier mag es genügen, kurz auf das Verhalten der Eiweißkolloide
zu den Ionen und Elektrolyten einzugehen. Die Adsorption von H- und OH-
Ionen ist es, die wahrscheinlich den Kolloidteilchen des Eiweißes ihre elektrische
Ladung erteilt. In neutraler Lösung ist auch das Eiweiß neutral, das heißt beim
Durchleiten eines konstanten Stromes wandern die Teilchen weder zum positiven
noch zum negativen Pol oder wenn schon, dann gleichmäßig zu beiden Polen. Die
Teilchen befinden sich im isoelektrischen Zustande. In sauern Lösungen adsorbieren die Teilchen mehr H-Ionen und wandern dementsprechend überwiegend
zum negativen Pol, in alkalischen Lösungen adsorbieren sie mehr OH-Ionen und
wandern hauptsächlich zum positiven Pol. Durch Änderung der Reaktion der
Lösung können die Teilchen entladen und umgeladen werden. Mit der elektrischen
Ladung oder Entladung gehen verschiedene andere Änderungen des Eiweißes
einher. Die elektrische Ladung steigert Wasserbindung, kolloide Löslichkeit,
Viscosität, Leitfähigkeit, osmotischen Druck der Teilchen, sie vermindert die
Koagulierung durch Hitze, Fällung durch Alkohol, Oberflächenspannung. Das
positive geladene Eiweiß ist gegen Abweichungen vom Neutralpunkt wenig,
gegen Salzanionen sehr empfindlich. Das negativ geladene verhält sich umgekehrt
und hängt im hohen Grade von den Salzkationen ab (SCHADE). Die Wirkung der
verschiedenen Anionen und Kationen hat eine bestimmte Reihenfolge (HOF
MEISTERsche Reihe). Für Eiweiß in alkalischer Lösung lautet sie folgendermaßen:

$$\text{Zitrat} < \text{Tartrat} < SO_4 < HPO_4 < CH_3COO < Cl < NO_3 < Br < I < SCN$$
$$Li < Na < K < Rb < Cs < Mg < Ca.$$

In diesen Reihen steigt das Fällungsvermögen von links nach rechts oder,
wenn man so will, die Begünstigung der Kolloidlöslichkeit von rechts nach links.
Für Eiweiß in saurer Lösung ist die Reihenfolge umgekehrt. Aus der Praxis ist
ja bekannt, daß Zitrat die Blutgewinnung hemmt, Calcium sie fördert. Ebenso
wie das Fällungsvermögen steigt auch die Adsorbierbarkeit der Ionen von links
nach rechts, wenigstens im Versuch mit Tierkohle. In diesem Zusammenhange
ist des Einflusses zu gedenken, den Eiweiß in saurer oder alkalischer Lösung auf
das osmotische Gleichgewicht hat. Das Eiweiß ist hier ein Kolloidelektrolyt, d. h.
ein Elektrolyt, dessen eines Ion kolloidalen Charakter hat. Wird die Lösung eines
solchen Kolloidelektrolyten durch eine Membran von der Lösung eines gewöhnlichen Elektrolyten getrennt, so stellt sich nicht wie sonst auf beiden Seiten der

Membran die gleiche Konzentration der diffusiblen Ionen ein. Es werden vielmehr, wenn z. B. das kolloidale nicht diffusible Ion des Kolloidelektrolyten Kation ist, die diffusiblen Kationen abgestoßen, die diffusibeln Anionen angezogen. So kommt es zu einem Konzentrationsunterschied der beweglichen Ionen, derart, daß sich die Konzentration der beweglichen Kationen diesseits und jenseits der Membran umgekehrt verhält wie die Konzentration der beweglichen Anionen (DONNANsches Gleichgewicht). Die Wirkung der einzelnen Ionenarten und Elektrolyte soll hier nicht erörtert werden, sondern nur gesagt werden, daß alle im Organismus vorhandenen Elektrolyte ihre besonderen Aufgaben haben und keiner ohne weiteres durch einen anderen ersetzt werden kann (SPIRO). So wie sie sich in den einzelnen Organen und Zellarten finden, sind sie nötig für die regelrechte Tätigkeit dieser Teile und deren Teilchen. Wir dürfen hier nämlich nicht bei der Zelle halt machen. Die durch den festflüssigen Aggregatzustand gegebene Formselbständigkeit der Kolloidteilchen, die durch die Adsorption mannigfacher Stoffe stattfindende Beeinflussung der einzelnen Teilchen und ihrer Umgebung, die elektrische Ladung stempeln vielmehr auch die Kolloidteilchen zu physikalischen Einheiten. Ihre Lösungen und die aus ihnen aufgebauten Gebilde sind infolgedessen — und damit kommen wir zu einem neuen Punkt — inhomogene Systeme, die in ihnen ablaufenden physikalischen und chemischen Vorgänge dementsprechend zum Teil verschieden gerichtet und sehr verwickelt. Ihren sinnfälligen Ausdruck findet diese Inhomogenität in dem Bau der elementaren Lebensform, der Zelle. „Neben den Kernen mit saurer Affinität zeigt das Protoplasma vorwiegend Verwandtschaft zu basischen Stoffen und enthält seinerseits wieder Granula der verschiedensten Art. Reduktionsorte und Oxydationsorte der Zelle werden unterschieden, ja eine allgemeine ‚intrazelluläre‘ Topographie der Fermentleistungen ist im Beginn der Entwicklung" (SCHADE). Hier sind auch die Binnensalze der Zellen zu erwähnen. Es giebt da gegenüber den Salzen der umspülenden Lösung Unterschiede, die nach HÖBER den Quellungszustand der inneren Kolloide auf einen bestimmten Grad einstellen und ihnen eine artspezifische Konsistenz verleihen können.

Für den Stoffwechsel der Zellen und damit auch den Stoffaustausch im Capillargebiet spielt noch eine wichtige Rolle die Katalyse. Als Katalysatoren bezeichnet man anorganische oder organische (Fermente, Enzyme) Stoffe, die oft schon in geringster Menge die Geschwindigkeit einer Reaktion vergrößern, ohne daß sie selbst verändert werden und in die Endprodukte der Reaktion eintreten. Die Fermente sind deshalb besonders interessant, weil sie Leistungen, die man früher nur der lebenden Zelle zutraute, nämlich den Abbau und Aufbau mannigfacher chemischer Körper, außerhalb der Zelle fertig bringen. Beim Menschen dürften sie unter anderem für einen raschen Ausgleich von Konzentrationsunterschieden der Kohlehydrate im Blut und Gewebe sorgen, wie dies SCHADE ausführt, und in entsprechender Weise auch den Umsatz der Fette und Eiweiße regeln helfen.

Es wurde schon gesagt, daß der Stoffaustausch im Capillargebiet beruht auf den Beziehungen der mechanischen, chemischen und physikalischen Größen diesseits und jenseits der Gefäßwand zu einander und zur Gefäßwand. Dabei darf man nach SCHADE nicht vergessen, daß die Zellen der Organe der Gefäßwand nicht unmittelbar anliegen, sondern durch eine mehr oder weniger breite Bindegewebsschicht von ihr getrennt sind. Welche Rolle spielt nun diese Schicht beim Stoffaustausch? Das Bindegewebe quillt und entquillt unter der Einwirkung von Neutralsalzen entsprechend der HOFMEISTERschen Reihe. Innerhalb des Bindegewebes selbst besteht aber ein bemerkenswerter Unterschied. Die kollagenen Fasern verhalten sich wie die übrigen Zellen des Körpers, d. h. sie quellen in saurer Lösung. Die interfibrilläre Grundsubstanz quillt umgekehrt in alkalischer

Lösung und quillt, auch wiederum umgekehrt wie die Zellen sonst, in einem hypertonischen Milieu. Das Bindegewebe hat ferner die Fähigkeit, unabhängig von der Wasseraufnahme Kochsalz, vielleicht auch Kohlehydrate und Eiweißstoffe zu speichern und auf geringe Änderungen des mechanischen Druckes seine Wasseraufnahme erheblich zu ändern. Diese Eigenschaften machen das Bindegewebe zu einem wirksamen Puffer gegen die Störungen des physikalischen und chemischen Gleichgewichts, die dem Blut von den Geweben oder umgekehrt drohen. Wenn z. B. die Zellen der Gewebe bei ihrer Tätigkeit in größerem Maße saure Stoffe dem Blut zuschicken, so werden diese Stoffe einmal durch die Puffersalze und das Eiweiß des Bindegewebes neutralisiert, sie werden ferner von den kollagenen Fasern unter Quellung und vermehrter Bindung besonders von Cl-Ionen sowie Loslösung von Na-Ionen aufgenommen und dann langsam an das Blut weiter gegeben. Bei einer Hypertonie des Blutes stellt die im hypertonischen Milieu entquellende Grundsubstanz salzarmes Quellungswasser zur Verfügung. Das entgegengesetzte Quellungsverhalten der kollagenen Fasern und der Grundsubstanz gestattet es also Wasserverschiebungen vorzunehmen, ohne das Blut und die Organzellen zu beanspruchen.

Schließlich ist der mannigfaltigen Verhältnisse zu gedenken, die die Durchlässigkeit der Zellmembranen beeinflussen. So hat Bethe nachgewiesen, daß saure Farbstoffe rascher in saurer, basische leichter in basischer Lösung diffundieren und daß unter dieser Bedingung die Anreicherung im Zellinnern von dessen H-Ionenkonzentration, nicht von der Durchlässigkeit der Plasmahaut bestimmt wird. Vom Hunde werden intravenös gegebene saure Farbstoffe im Harn reichlicher ausgeschieden bei gleichzeitigen Säuregaben, basische reichlicher bei gleichzeitigen Alkaligaben (Pohle). Hamburger hat merkwürdige Unterschiede in der Durchlässigkeit der Glomeruli für verschiedene Zucker aufgedeckt. Traubenzucker in einer Salzlösung mit bestimmtem Ca- und $NaHCO_3$-Gehalt diffundiert nicht, während isomere und stereoisomere Zucker durchgehen. Ein Gemisch von Dextrose und Lävulose kann im Durchspülungsversuch quantitativ getrennt werden. Die Permeabilitätsrichtung der Froschhaut für Salze und Farbstoffe läßt sich durch Änderung der Reaktion der Lösungen umkehren (Wertheimer). Durchströmt man die Schenkel eines Frosches mit Ringerlösung, die statt Kalium Rubidium oder Caesium enthält, und reizt dabei den einen Schenkel, so nimmt nur dieser Rubidium oder Caesium auf (Mitchell, Wilson und Stanton). Hoffmann, Magnus-Alsleben und Gabbe konnten zeigen, daß beim Frosch nach Sympathicusdurchschneidung die vitale Färbung des Muskels infolge erhöhter Gefäßdurchlässigkeit zunimmt. Asher, Abelin und Scheinfinkel fanden nach einseitiger Sympathicusdurchschneidung Abweichungen des NaCl-Gehaltes des Sekretes der Submaxillardrüse.

Dies etwa in den allergröbsten Umrissen ein Bild von den nervösen, mechanischen, physikalischen und chemischen Kräften, die an der Bewältigung der dem Capillarkreislauf gestellten Aufgaben beteiligt sind. Beklommen und ehrfürchtig stehen wir vor der Fülle der Erscheinungen. Und wie es so ist, wenn man sich in ein Problem vertieft und dabei zu immer neuen und weiter abliegenden Problemen gelangt, so können wir auch hier fragen, ob diese Dinge überhaupt noch zum Kreislauf gehören. Friedrich Kraus hat durch seine bekannte Darstellung der Kreislaufsinsuffizienz diese Frage bejaht und zumal der physikalischen Chemie im Capillarkreislauf eine sehr viel eingehendere Bearbeitung gewidmet, als es hier geschehen ist. Aber schließlich ist ja jede Grenze, die wir in der Natur ziehen, gewaltsam und so mag vielleicht auch unsere Abgrenzung eine gewisse Berechtigung haben. Uns lag daran, einen allgemeinen Überblick zu geben über die Vorgänge, die sich im und am Capillarkreislauf bei dessen Tätigkeit abspielen. Daß dabei über der Theorie der Zusammenhang mit der Praxis nicht verloren gegangen ist, mag ein Beispiel zeigen. In manchen Fällen ungenügender Schilddrüsentätigkeit kommt es zu Wasseransammlungen im Gewebe, die durch keins der üblichen harntreibenden Mittel, wohl aber durch Thyreoidin beseitigt werden können. Diese bisher ziemlich rätselhaften Ödeme werden verständlich, wenn wir uns an die von SCHADE hervorgehobene Bedeutung des Bindegewebes für den Wasseraustausch einerseits und an die Wirkung der Katalysatoren andererseits erinnern. Offenbar ist es in den genannten Fällen so, daß die vom Myxödem her bekannte krankhafte Neigung des Bindegewebes zur Quellung durch das spezifisch eingestellte, als Katalysator wirkende Thyreoidin beseitigt wird.

Von den auf die Capillaren wirkenden Reizen

haben wir in den vorhergehenden Abschnitten schon verschiedenes gehört. Letzten Endes gehören dazu auch alle beim Stoffaustausch beteiligten physikalischen und chemischen Kräfte, die die Tätigkeit der Capillarwand beeinflussen. Von diesem Standpunkt aus hat KROGH gewiß recht, wenn er sagt: „Der Versuch, die Faktoren, welche die contractilen Elemente der Capillarwand beeinflussen, in rationeller Ordnung zu gruppieren, ist, mindestens gegenwärtig, ein hoffnungsloses Unternehmen." Trotz dieser Hoffnungslosigkeit hat aber KROGH eine Einteilung der Reize gegeben, die so zweckmäßig ist, das wir ihr hier, wenn auch mit kleinen Abweichungen, folgen wollen.

Von den nervösen Reizen sind der Einfluß des Sympathicus und der hinteren Wurzeln, die Mitinnervation, die verschiedenen Reflexe, die regelnde Arbeit des Gefäßnervenzentrums und die auf Dehnung zurückführenden Eigenreflexe schon besprochen worden, auch von dem Wesen der Erregung war die Rede. Die Wirkung einer Vorstellung bestimmter Bewegungen wurde kurz erwähnt und mag dadurch ergänzt werden, daß wir an die bekannten Gefäßerscheinungen bei seelischen Vorgängen, wie Freude, Schreck, Angst, Scham erinnern: Erröten, Erblassen, Heiß- und Kaltwerden — Erscheinungen, die auf ein Steigen und Sinken des Sympathicustonus der kleinen Hautgefäße zurückgeführt werden (KROGH). Verschiedene Einzelheiten werden uns noch begegnen, wenn wir nunmehr die Wirkung der übrigen Reize betrachten.

Die Wirkung mechanischer Reize. Stellt man beim Menschen eine Capillare im Mikroskop ein, so sieht man, daß sich die Capillare bei feinem Stich oder leichtem kurzem Druck auf die unmittelbar benachbarte Haut vorübergehend erweitert, beim Stich mit gröberer Nadel oder stärkerem, längerem Druck nach kurzer Erweiterung eine gewisse Zeit verengert. Ein Stich in die Capillare selbst bewirkt eine umschriebene, periodisch sich bildende und lösende Zusammenziehung des Gefäßes (HEIMBERGER).

Am Kaninchenohr fanden KROGH und REHBERG, daß leichte Reizung einer Capillare mit einer Nadel oder einem Haar zunächst die gereizte Capillare weiter werden läßt, nach einigen Sekunden aber auch die benachbarten Capillaren und schließlich sogar die versorgende Arteriole. Dies Verhalten ändert sich nicht, wenn die Nerven des Ohres durchschnitten werden, beruht also auf einem örtlichen nervösen Vorgang (Axonreflex). Streicht man mit dem Stiel des Percussionshammers leicht über die Haut, so entsteht nach einigen Sekunden ein weißer Streifen, streicht man stärker, so entsteht ein roter Streifen, der oft von einem weißen Saum eingefaßt ist (L. R. MÜLLER). Der weiße Streifen ist auf geröteter, der rote auf blasser Haut besonders deutlich zu sehen. Die beiden Reaktionen treten auch auf, wenn die Blutzufuhr, zum Beispiel am Arm durch Umschnürung, gesperrt ist, beruhen also auf Verengerung oder Erweiterung der von der Sperre nicht unmittelbar betroffenen Gefäße, d. h. der Capillaren und kleinsten Venen

(COTTON, SLADE und LEWIS). Da Nachblassen und Nachröten erhalten bleibt, wenn das entsprechende Rückenmarksegment (L. R. MÜLLER) oder der versorgende peripherische Nerv (EBBECKE) zerstört oder die Nerventätigkeit durch Lokalanästhesie (EBBECKE, CARRIER) ausgeschaltet ist, so muß es sich um einen örtlichen Vorgang handeln, der von der Verbindung mit dem Zentralnervensystem und von peripherischen, über die sensiblen Fasern gehenden Reflexen unabhängig ist. EBBECKE konnte Nachröten auch an der Oberfläche der Leber, Milz und Niere beobachten. Wie das Nachröten und Nachlassen so ist auch die Bildung von Quaddeln nach mechanischer Reizung (Urticaria factitia) von den versorgenden Nerven unabhängig (EBBECKE) und steht in keiner festen Beziehung zur Empfindlichkeit der Capillaren für chemische Reize. Der bei der Quaddelbildung entwickelte Druck ist recht hoch, die austretende Flüssigkeit kann einen Druck von 30—50 mm Hg überwinden. Die Flüssigkeit gerinnt beim Stehen, ihr Eiweißgehalt beträgt 67—84% des Eiweißgehaltes des Blutserums. LEWIS und GRANT vermuten, daß bei der mechanischen Reizung Stoffe im Gewebe frei würden, die an Ort und Stelle zu einer Erweiterung der Capillaren, Arteriolen und kleinsten Venen, reflektorisch zu einer Erweiterung benachbarter Arteriolen und außerdem zu einer erhöhten Durchlässigkeit der Gefäßwände führten. Dieselben Stoffe sollen auch die nach künstlicher Stauung und Einspritzung bestimmter Gifte (Histamin und andere) auftretende Gefäßerweiterung erzeugen und vielleicht die Regelung des Gefäßtonus überhaupt besorgen. Im Gegensatz zu den bisher genannten Erscheinungen ist die auf Stich oder Strich mit einer Nadel über den Reizort hinausgreifende Hautrötung, das irritative Reflexerythem L. R. MÜLLERS ein richtiger Reflex, der von den sensiblen Apparaten der Haut über die hinteren Wurzeln zum Rückenmark und durch die sympathischen Fasern zur Haut und deren Gefäßen zurückführt. Die hellrote Farbe des Erythems zeigt an, daß dabei auch die Arteriolen beteiligt sind.

Licht. Setzt man die Haut dem Licht der Sonne oder einer Quecksilberlampe aus, so tritt eine über Tage, ja Wochen anhaltende Erweiterung der Capillaren in den Hautpapillen, der Gefäße des subpapillären Plexus und — wie die rote Färbung des Untergrundes zeigt — auch der Gefäße des tiefen Plexus ein; bei stärkerer Bestrahlung werden außerdem die Umrisse der Hautleisten und Gefäße verschwommen durch ausschwitzende Flüssigkeit: Ödem (NIEKAU). Später bräunt sich die Haut durch die Ablagerung von Pigment in den Basalzellen des Stratum germinativum. Die Gefäßerweiterung stellt sich geraume Zeit nach der Belichtung ein und hat mit der durch Wärme erzeugten rasch auftretenden und verschwindenden Erweiterung nichts zu tun. Daß das Lichterythem vor allem durch die chemisch wirksamen ultravioletten Strahlen hervorgerufen wird, haben schon FOUCAULT und CHARCOT vermutet, aber erst WIDMARK und FINSEN bewiesen, indem sie durch fließendes Wasser, farbloses oder gefärbtes Glas die ultravioletten Strahlen mehr oder weniger abfingen und dadurch das Erythem verhinderten. Bemerkenswert ist, daß sich noch monatelang nach dem Verschwinden der Lichtwirkung Capillaren der bestrahlten Bezirke auf mechanische Reize stärker erweitern (FINSEN). Durchschneidung der versorgenden Sympathicusfasern beschleunigt und verstärkt die Lichtwirkung (DREYER und JANSEN), deren Ausbreitung im übrigen von Reflexen und Nervenbahnen unabhängig, also ein örtlicher Vorgang ist (KROGH).

Kälte und Wärme. Nach BRUNS und KÖNIG ziehen sich unter Kälte die Capillaren sowie die Arteriolen und Venchen der menschlichen Haut zunächst zusammen. Nach einer gewissen Zeit erweitern sie sich dann, wobei in den Capillaren die Strömung beschleunigt und vollkörnig ist. Die Zusammenziehung beruht zum Teil auf einer unmittelbaren Reizung der Gefäße, denn sie entsteht auch, wenn der betreffende Bezirk infolge einer Durchschneidung und Degeneration der versorgenden Nerven völlig empfindungslos geworden ist. Daneben spielen aber reflektorische Einflüsse mit (WERNOE, ZAK). Auf Wärme tritt sofort eine Erweiterung ein, und zwar wiederum zum Teil als Folge unmittelbarer, zum Teil als Folge reflektorischer Einflüsse (KROGH). Bei Einwirkung schmerzhafter Wärmegrade kommt es vorügergehend zu Verengerungen der Capillaren und Stockungen der Blutströmung (BRUNS und KÖNIG). Diese Angaben gelten zunächst nur für die Gefäße der menschlichen Haut. Andere Gefäße können sich abweichend verhalten. So sah NATUS am Pankreas des Kaninchens nach hohen Temperaturen (42—56° C) die Capillaren stets weiter werden, während die Arterien Neigung zur Kontraktion zeigen.

In diesem Zusammenhang ist auch die Tätigkeit der Hautgefäße bei der Regelung der Körpertemperatur zu erwähnen. Ziemlich unabhängig von der Außentemperatur werden bei erhöhter Körpertemperatur die Arterien und Arteriolen der Haut weiter, bei niedriger Körpertemperatur enger. Die Capillaren beteiligen sich, wie auch mikroskopisch nachweisbar ist, an dieser Regelung nur unwesentlich. Dementsprechend ändert sich wohl die von der Strömungsgeschwindigkeit des Blutes in den kleinen Hautgefäßen abhängende Temperatur der Haut, nicht aber die von der Füllung der Capillaren abhängende Hautfarbe (KROGH). Die Einstellung der Gefäße erfolgt vom Zentralnervensystem aus über den Sympathicus. Auf die übrigen Wege, die der Körper bei der Regelung seiner Temperatur benutzt, ist hier nicht einzugehen.

Die körpereigenen chemischen und physikalisch-chemischen Reize. Wir möchten hier dem, was darüber oben gesagt wurde, noch ein paar Einzelheiten hinzufügen. Nach BIER kommt den Capillaren ein Blutgefühl zu. Hautcapillaren, die vom Zentralnervensystem getrennt und durch Kompression oder Sperrung der Blutzufuhr blutleer gemacht worden sind, füllen sich bei Freigabe der Blutzufuhr zunächst in vermehrtem Maße. Die Vermehrung weicht einer Verminderung, die Rötung der Blässe, wenn das Blut durch Erstickung venös gemacht wird. Die Capillaren öffnen sich also arteriellem, verschließen sich venösem Blut. KROGH hat diese Frage nachgeprüft und ist dabei zu einem etwas abweichenden Ergebnis gekommen. Er hat nämlich gefunden, daß auch venöses Blut die Capillaren zunächst weiter werden läßt. Wenn aber die Erstickung und damit die Venosität einen bestimmten Grad überschreitet, dann ziehen sich die Capillaren plötzlich zusammen, zum Teil unter dem Einfluß der Sympathicusinnervation. Eine Erweiterung der Gefäße wird im Tierversuch ferner beobachtet, wenn man die H-Ionenkonzentration der Durchspülungsflüssigkeit steigert (FLEISCH). Das Verhältnis der Säuerung durch Zunahme der H-Ionen zu der Erweiterung ist aber nicht derart, daß die vermehrte Durchblutung tätiger Organe ausschließlich oder hauptsächlich durch die sauren Eigenschaften der Stoffwechselprodukte erklärt werden könnte, wahrscheinlich spricht hier der Sauerstoffgehalt mit (KROGH). Damit soll aber nicht gesagt sein, daß bestimmte Stoffwechselprodukte nicht doch auf die Gefäße in irgendeiner Form zu wirken vermöchten, etwa als Vorspann für dieses oder jenes Hormon. So sprechen Untersuchungen von ABDERHALDEN und GELLHORN sowie HÜLSE und STRAUSS dafür, daß höhere Spaltprodukte des Eiweißes (Peptone) die Gefäße für Adrenalin sensibilisieren. Das Adrenalin, zu dem wir hiermit gekommen sind, ist bekannt als vasokonstriktorisches Mittel. Für die Capillaren des Menschen ist diese Wirkung wiederholt nachgewiesen worden. Es finden sich aber nicht selten, besonders bei Vasoneurosen, Ausnahmen von der Regel (COTTON, SLADE und LEWIS, BRIEGER, HESS, CARRIER, HEIMBERGER). Auch Hypophysispräparate wie Pituitrin, Pituglandol verengern die Gefäße (KROGH, HEIMBERGER). Ob allerdings das Inkret der

Hypophysis für den Capillartonus die maßgebende Rolle spielt, die ihm KROGH zugestehen möchte, ist zweifelhaft (LEWIS und GRANT). *Ovoglandol und Thyroxin* zeigen bei Einspritzungen keine unmittelbare Wirkung auf die Capillaren, doch ist an einem Einfluß der Schilddrüse und der Eierstöcke auf die Capillaren nach den klinischen Beobachtungen wohl nicht zu zweifeln.

Körperfremde chemische Reize. Die auf die Capillaren wirkenden körperfremden Stoffe kann man mit HEUBNER einteilen in allgemeine Zellgifte und vorzugsweise die Haargefäße treffende Capillargifte. Daneben dürfte es aber noch Gifte geben, die bei dieser Einteilung nicht erfaßt werden. Als Beispiel der allgemeinen, in geeigneter Gabe entzündungserregenden Gifte seien genannt Jod, Senföl, Abrin. Sie wirken reizend auf alle Gewebsteile und — zum Teil nach vorübergehender Verengerung — erweiternd auf die kleinen Gefäße und Capillaren. Bemerkenswert ist, daß sich die Wirkung wie die des Lichtes langsam entwickelt und lange nachhält, ohne daß wir bis jetzt wissen, was für Veränderungen des Gewebes der Erscheinung zugrunde liegen (RICKER und REGENDANZ). Nur so viel läßt sich sagen, daß die sensibeln Nerven an der Reaktion beteiligt sind. Unter den Capillargiften finden sich organische Verbindungen, wie Histamin, Sepsin, Colchicin, Emetin, Typhus- und Dysenterietoxin und als anorganische Verbindungen eine Reihe von Metallsalzen: Arsen-, Antimon-, Bor-, Gold-, Silber-, Quecksilber-, Eisen-, Mangansalze und andere. Besonders eingehend ist das Histamin untersucht worden. Es erweitert an der Schwimmhaut des Frosches die Capillaren, läßt aber die zuführenden Arterien unbeeinflußt, während umgekehrt Acetylcholin die Arterien erweitert, ohne auf die Capillaren zu wirken; Reizung der hinteren Wurzeln schließlich erweitert Capillaren und Arterien (DOI). Versuche an Warmblütern haben ergeben, daß hier das Histamin nur bei Fleischfressern als Capillargift wirkt, und auch da zum Teil nur unter bestimmten Versuchsbedingungen (DALE und RICHARDS), wie überhaupt die Wirkung der Capillargifte durch die Selbständigkeit der Capillaren nicht selten hier oder dort durchkreuzt wird. Die allgemeine Wirkung bei intravenöser Anwendung ist eine Senkung des arteriellen und venösen Blutdruckes und eine Verminderung des Schlag- und Stromvolumens des Herzens: das Blut bleibt in den stark erweiterten Capillaren, besonders der Baucheingeweide und der Muskulatur liegen. Bei schweren Vergiftungen finden sich ausgedehnte Blutungen in den Capillargebieten der verschiedenen Organe (HEUBNER). Die Wirkung des Histamins auf die Capillaren der menschlichen Haut ist unter anderen von CARRIER, LEWIS und GRANT untersucht worden; die Capillaren werden erweitert und durchlässig, so daß an der Stelle der Einspritzung eine Quaddel entsteht. Außer den genannten wirken noch manche andere häufig gebrauchte Mittel auf die Capillaren, so Digitalis, Coffein, Diuretin, Pilocarpin, Campher, Strychnin. Da die Mittel zum Teil gleichzeitig zentral und peripherisch mit entgegengesetzter Wirkung angreifen, der Erfolg vielfach von den besonderen Bedingungen des einzelnen Falles abhängen dürfte und bis jetzt nur spärliche Beobachtungen vorliegen (O. MÜLLER), so muß zunächst dieser Hinweis genügen.

Von den Störungen des Capillarkreislaufes

ist der

Capillarpuls

seit langem bekannt. Er ist zuerst von QUINCKE bei der Aorteninsuffizienz beschrieben worden als eine mit jedem Herzschlag erfolgende Rötung der Fingernägel. Später fand QUINCKE, „daß dieser durch Verdickung und Undurchsichtigkeit oft ungünstigen Beobachtungsstelle eine durch leichtes Reiben gerötete Stelle der Stirnhaut weit vorzuziehen sei". Über die Entstehung des Capillarpulses äußert sich QUINCKE wie folgt: Der Capillarpuls beruht darauf, daß sich der systolische Füllungszuwachs im großen Kreislauf bis in die Capillaren fortpflanzt. Wesentlich dafür ist ein möglichst großer Unterschied zwischen dem systolischen und dem diastolischen Blutdruck, wie er sich in der schnellenden Beschaffenheit des Pulses kundgibt. Deshalb ist der Capillarpuls besonders deutlich bei der Aorteninsuffizienz, aber auch sonst in Fällen zu finden, wo ein schnellender Puls besteht, z. B. bei Anämischen und Chlorotischen. Andererseits kann er bei der Aorteninsuffizienz fehlen, wenn infolge einer Erlahmung des Herzens das Schlagvolumen abnimmt. Obwohl eine große Pulsamplitude die hauptsächliche Bedingung des Capillarpulses ist, so ist sie doch nicht die einzige. Es muß vielmehr außerdem eine umschriebene Capillarhyperämie, eine paralytische Erweiterung der kleinsten Arterien und Capillaren, mag diese von vornherein vorhanden oder künstlich, etwa durch Reiben der Haut erzeugt sein, die Fortpflanzung der Pulswelle bis in die Capillaren begünstigen. Die Erscheinung des Capillarpulses wird ferner begünstigt, wie RUAULT gefunden hat und QUINCKE bestätigt, durch einen bestimmten, dem diastolischen Innendruck entsprechenden äußeren Druck. Eine bevorzugte Stelle des Capillarpulses ist deshalb das Nagelbett. „Hier kann er unter günstigen Verhältnissen zeitweise sogar bei vielen Gesunden beobachtet werden. Künstlich kann man ähnliche Bedingungen durch Andrücken einer Glasplatte gegen die Fingerbeere oder durch Anspannung der nach außen gekehrten Unterlippe herbeiführen" (QUINCKE). Ist dem so, dann gerät aber QUICNKES Annahme ins Wanken, daß eine große Pulsamplitude die hauptsächliche Bedingung des Capillarpulses sei. Neuere Unternehmungen von HEIMBERGER und LEWIS haben denn auch ergeben, daß die Pulsamplitude wohl eine bescheidenere Rolle spielt. Beobachtet man die Capillaren des gesunden Menschen durchs Mikroskop, so sieht man nach HEIMBERGER die gleichförmige Strömung in eine mit dem Herzschlag übereinstimmende, pulsierende Strömung übergehen, wenn der Abfluß aus der Capillarschlinge durch Verengerung des abführenden Schenkels gehemmt oder der Zufluß zur Schlinge durch Erweiterung des zuführenden Schenkels befördert wird. Im zweiten Falle wird die Strömung wieder gleichförmig, sobald sich auch der abführende Schenkel erweitert. Es ist hiernach anzunehmen, daß schon beim Gesunden eine rhythmische Blutströmung in den Capillaren, ein Capillarpuls besteht. Solange Zufluß und Abfluß im richtigen Verhältnis zueinander stehen, sind aber die pulsatorischen Form- und Füllungsänderungen der Capillaren zu gering, um deutlich erkennbar zu sein. Ein sichtbarer Capillarpuls tritt vielmehr erst dann auf, wenn der Zufluß erleichtert oder der Abfluß erschwert ist. Daneben bestehen bemerkenswerte Beziehungen zwischen dem Capillarpuls und der Hauttemperatur. TH. LEWIS hat gefunden, daß ein leichter Capillarpuls beobachtet wird an Stellen mit einer Temperatur von 28—30° C, deutlicher Capillarpuls bei 31—33, sehr deutlicher bei 33—35° C. Nun wurde schon gesagt, daß die Temperatur der Haut im wesentlichen von der Stromgeschwindigkeit des Blutes in den Arteriolen abhängt (EBBECKE). Dementsprechend legt LEWIS das Hauptgewicht auf das Verhalten der Arteriolen: Der Capillarpuls ist eine physiologische Erscheinung der Haut und Schleimhaut; er tritt auf bei genügender Erweiterung der Arteriolen, vorausgesetzt, daß der Pulsdruck regelrecht und der Tonus der Capillaren und kleinsten Venen nicht erhöht ist. Auch bei der Aorteninsuffizienz hängt der Capillarpuls mehr von der Weite der kleinsten Gefäße ab als von dem Blutdruck und der Pulsamplitude. Erhöhter Druck und die große Pulsamplitude begünstigen allerdings bei der Aorteninsuffizienz den Capillarpuls, sind aber nicht seine eigentlichen Ursachen; wenn man nämlich durch eine um den Oberarm gelegte Binde Druck und Amplitude vermindert, verschwindet bei genügend weiten Arteriolen der Capillarpuls der Finger nicht. Der Hauptgrund, warum der

Capillarpuls bei der Aorteninsuffizienz so häufig und deutlich ist, liegt in der mit
einer Erweiterung der Arteriolen und Capillaren einhergehenden stärkeren Hautdurchblutung: die Haut ist gewöhnlich wärmer und röter als bei Gesunden. Die
oft erwähnte Blässe der Aorteninsuffizienzen trifft nur für die Fälle mit schleichen-
der Endocarditis zu (TH. LEWIS). Blutdruck, Pulsamplitude, Tonus der Capillaren, das Verhältnis von Zufluß und Abfluß, der Einfluß des bei der Beobachtung
ausgeübten Druckes auf dies Verhältnis, die nach Körperregionen wechselnde
Durchblutung der Arteriolen — das sind die für den Capillarpuls maßgebenden
Größen. Es ist zu erwarten, daß diese Größen nicht immer gleich sein und dementsprechend die Befunde der einzelnen Untersucher verschieden ausfallen werden.
So kommt nach Beobachtungen von JÜRGENSEN an den Capillaren des Nagel-
falzes der Capillarpuls bei der Aorteninsuffizienz nicht oder nur zum kleinen
Teil durch Pulsieren der Capillaren selbst zustande, sondern wird dadurch vorgetäuscht, daß infolge der systolischen Volumzunahme der auf dem Objekttisch
liegenden Fingerbeere die Capillarschlingen im Gesichtsfeld vorgeschoben werden
und dabei breiter erscheinen. Der Capillarpuls in Fällen von hohem Druck ohne
Aorteninsuffizienz besteht in einer ruckweisen horizontalen Verschiebung des
ganzen Capillarfeldes, die von den tiefen Gefäßlagern fortgeleitet ist. BOAS führt
ebenfalls den Capillarpuls auf die pulsatorischen Füllungsänderungen der subpapillären Gefäßnetze zurück, und zwar bewirken nach ihm diese Füllungsänderungen unmittelbar den Farbwechsel, der den mit bloßem Auge erkennbaren
Capillarpuls ausmacht. Pulsation der Capillaren selbst sei so selten und geringfügig, daß der klinische Capillarpuls nicht darauf beruhen könne. Auf der anderen
Seite sah SUMBAL in 8 Fällen von Aorteninsuffizienz an der Lippe stets überzeugende Pulsation der Capillaren und TH. LEWIS vermißte nie eine Pulsation
der Capillaren selbst, wo das bloße Auge einen Capillarpuls wahrnahm. Wenn
auch diese widersprechenden Befunde zum Teil auf Unterschieden der Untersuchungsmethoden beruhen mögen, so stützen sie doch andererseits die Annahme,
daß die dem Capillarpuls zugrunde liegenden Kreislaufstörungen nicht immer ganz
gleich sind. Der Capillarpuls ist also kein eindeutiges Zeichen, sondern in jedem
Falle ein kleines Problem für sich. So mag der Capillarpuls auch einmal auf eine
Erschlaffung der Präcapillaren zurückzuführen und der Vorbote eines Kollapses
sein (HUBERT).

Erschlaffung und Lähmung der Capillaren

kommen in mannigfacher Art und aus mannigfachen Ursachen vor. Hier sollen
uns die Erschlaffung und Lähmung der Haargefäße nur soweit beschäftigen, wie
sie die Grundlage allgemeiner Kreislaufstörungen bilden, als da sind peripherische
Kreislaufschwäche, Collaps, Choc. Als peripherisch bezeichnen wir eine Kreislaufschwäche, die nicht auf einem Versagen des Herzens, sondern einem Versagen
der Gefäßtätigkeit beruht. Schon RIEGEL hat aus seinen Pulskurven bei fieberhaften Erkrankungen, Schwächezuständen, Anämien, Collaps eine Herabsetzung
der Gefäßspannung abgeleitet und eine entsprechende Beschleunigung des Herzschlages festgestellt. Und NAUNYN und DABCZANSKI haben aus der Ähnlichkeit
der Erscheinungen sicherer Gefäßlähmungen mit den Erscheinungen der Kreislaufschwäche bei Infektionskrankheiten geschlossen, daß diese Kreislaufschwäche
weniger auf einer Erlahmung des Herzens als einer Lähmung der Gefäße beruhe.
Aber erst v. ROMBERG und seine Mitarbeiter PÄSSLER und ROLLY haben hierfür
durch Tierversuche, die besonders dieser Frage gewidmet waren, den überzeugenden Beweis erbracht. Sie spritzten Kaninchen Kulturen von Pyocyaneusbacillen,
Diphtheriebakterien oder Pneumokokken ein und sahen danach Kreislaufsschwäche mit einer Senkung des arteriellen Blutdruckes eintreten. Bauchmassage
steigerte durch bessere Füllung des Herzens, Chlorbarium durch seine die Gefäß-

muskeln unmittelbar erregende Wirkung den Blutdruck. Der Versuch, den Blutdruck durch Erregung des Vasomotorenzentrums mittels sensibler Reize oder Erstickung zu heben, hatte dagegen keinen oder nur geringen Erfolg, so daß als Ursache der Kreislaufschwäche bei den genannten Infektionen eine Lähmung des Vasomotorenzentrums angenommen werden konnte. HEINEKES Ansicht, daß in derselben Weise auch die Kreislaufschwäche bei Bauchfellentzündungen zu erklären sei, ist durch neuere Untersuchungen von OLIVECRONA erschüttert worden. Dieser Forscher fand als erste Folge der Peritonitis eine starke Verminderung des Blut- und Plasmavolumens mit entsprechender Blutdrucksenkung durch peripherische Lähmung der Splanchnicusgefäße. Die Lähmung des Vasomotorenzentrums trat erst später ein und wird als Folge, nicht als Ursache der Kreislaufschwäche aufgefaßt. Daß bei der peritonitischen Blutdrucksenkung auch die Lähmung der Darmtätigkeit die Blutstauung in den Bauchgefäßen begünstigt, hat USADEL nachgewiesen. Aber nicht nur bei Bauchfellentzündungen, sondern auch bei manchen Infektionskrankheiten muß wohl neben der Lähmung des Vasomotorenzentrums eine peripherisch angreifende Lähmung der Gefäße in Betracht gezogen werden, weil bestimmte Bakterientoxine (z. B. Typhus, Ruhr) richtige Capillargifte sind (KRUSE und SELTER).

Wir haben bis jetzt allgemein von Gefäßlähmung gesprochen und dabei offengelassen, wieweit die Kreislaufschwäche bei Infektionen und Infektionskrankheiten auf einer Lähmung der Capillaren im engeren Sinne, wieweit auf einer Lähmung der den Capillaren angegliederten kleinen Gefäße beruht. Da die beiden Gebiete gleitend in einander übergehen und dementsprechend bei ihrer Tätigkeit in engster Wechselwirkung stehen, so wird gewöhnlich keine scharfe Trennung möglich sein. Was in diesen Abschnitten als Störungen des Capillarkreislaufes bezeichnet wird, darf deshalb nicht streng auf die Capillaren im engeren anatomischen Sinne bezogen werden. Soweit es unsere gegenwärtigen Kenntnisse gestatten, wird aber versucht werden, die Störungen der einzelnen Abschnitte auseinander zu halten. Für die Unterscheidung einer Lähmung der Capillaren von einer Lähmung der Arteriolen liefern Untersuchungen von DALE und LAIDLAW gewisse Anhaltspunkte. Nach Infusion von Histamin, das wohl die Capillaren, aber nicht die Arteriolen lähmt, sinken arterieller und venöser Druck und das Schlagvolumen so weit, daß die Venen so gut wie leer sind und der arterielle Puls schließlich fast erlischt. Mikroskopisch läßt sich nachweisen, daß das Blut in den gewaltig erweiterten Capillaren und kleinsten Venen der Baucheingeweide und der Muskulatur hängen bleibt. Nach der Infusion von Acetylcholin, daß die Arteriolen, aber nicht die Capillaren lähmt, sinken Druck und Schlagvolumen auch, doch bleibt das Schlagvolumen ausreichend, die Füllung der Venen genügend. Diese Versuche sind besonders lehrreich, weil sie die verschiedene Bedeutung der Capillaren und der Arteriolen für den Kreislauf klar hervortreten lassen. Es soll nicht unerwähnt bleiben, daß der Histamin- und Peptonchok von MAUTNER und PICK anders erklärt wird. Sie nehmen einen Krampf der Leber- und Lungenvenen an, der die Füllung des rechten Herzens und die Blutzufuhr vom rechten zum linken Herzen in gleicher Weise hemme und so die starke Senkung des arteriellen Blutdruckes herbeiführe, eine Deutung, die von DALE sowie MANWARING und seinen Mitarbeitern angegriffen worden ist. In manchen Fällen kann die mikroskopische Beobachtung der Hautcapillaren die Beurteilung fördern. So sah JÜRGENSEN bei Kopfgrippe anfangs die Hautcapillaren stark verengert auf weißem Grund; mit dem Eintritt von Kreislaufschwäche erweiterten sich dann die Capillaren und rötete sich der Grund, es trat also eine Lähmung der Capillaren selbst und der Gefäße des subpapillären Plexus ein. Bei septischen Erkrankungen blieben die Hautcapillaren eng, wahrscheinlich zum Ausgleich der überwiegenden

Lähmung im Splanchnicusgebiet. Außer bei Infektionen beobachten wir natürlich auch eine peripherische Kreislaufschwäche nach genügenden Mengen der früher genannten Capillargifte.

Besondere, klinisch wichtige Formen der peripherischen Kreislaufschwäche sind der *Collaps* und der *Choc*. Unter Collaps versteht man zwar einen Zusammenbruch der Lebensfunktionen schlechthin, aber der Zusammenbruch der Kreislaufsarbeit gilt dabei als charakteristisches Zeichen. Nun kann aber ein solcher in kurzer Zeit erfolgender Zusammenbruch verschiedene Gründe haben: das Herz selbst kann versagen, die Füllung des Gefäßsystems durch Blutverluste, der Druck durch Lähmung eines ausgedehnten Gefäßgebietes unter das erträgliche Maß sinken. Hier soll uns nur die letzte Art beschäftigen. Sie ist ohne Zweifel ein schwerer Grad der peripherischen Kreislaufschwäche, alles, was über diese gesagt worden ist, gilt deshalb auch für den vasomotorischen Collaps. Als eine Unterart des Gefäßcollapses ist der Choc aufzufassen. Er ist eine plötzlich eintretende, durch starke Nervenreize ausgelöste reflektorische Lähmung des ganzen Gefäßsystems oder eines so großen Stromgebietes, daß die Zirkulation und damit der Lebensprozeß gefährdet wird (SCHNEIDER, COENEN). Man sieht ihn vor allem nach Einwirkungen auf das Splanchnicusgebiet (Schlag oder Stoß auf den Leib, GOLTZschem Klopfversuch, Durchbruch von Magen- oder Darmgeschwüren und anderes) oder nach ausgedehnten schweren Verletzungen. Der Lähmung kann eine Reizung, ein Krampf der Gefäße vorausgehen. Nach THANNHAUSER sollte man nur dies Krampfstadium als Choc, das Lähmungsstadium dagegen als Collaps bezeichnen. COENEN sieht das Charakteristische des Chocs in seiner Entstehung durch Nervenreiz und seinem plötzlichen Eintritt. Der auf die Resorption von Zellgiften aus großen Wunden zurückgeführte traumatische Choc wird von ihm als Vergiftungscollaps aufgefaßt. Man könnte meinen, diese Unterscheidungen seien ein Streit um Worte. Das ist aber deshalb nicht der Fall, weil Collaps und Choc verschieden zu behandeln sind. Beim echten Wundchoc nach COENEN, also bei frischen Verletzungen mit schwerem Allgemeinzustand, wo noch keine Giftresorption oder Infektion in Frage kommt, wird man mit einer Operation warten, um nicht durch ein neues Trauma den Choc zu steigern, für Wärme gegen die Abkühlung, für Ruhe und durch Morphium für Beruhigung sorgen, den Blutdruck durch Adrenalin, Pituitrin, Normosalinfusion zu heben versuchen. Beim traumatischen Collaps ist dagegen vor allem dessen Quelle so weit wie möglich zu beseitigen, durch die nach der Lage des Falles angezeigten operativen Eingriffe, und außerdem die Blutdrucksenkung durch die schon genannten Mittel sowie Coffein, Strychnin, Cardiazol zu bekämpfen. Da Choc und Collaps bei Verwundungen ins Gebiet der Chirurgie fallen, mögen diese kurzen Hinweise genügen. Für die Behandlung des Collapses und der peripherischen Kreislaufschwäche bei Infektionskrankheiten und Infektionen gilt sinngemäß das gleiche wie für die Behandlung dieser Kreislaufstörungen bei Verwundungen.

Eine besondere umschriebene Form der Gefäßlähmung ist die *Erythromelalgie*. Das Leiden äußert sich nach H. CURSCHMANN in heftigen Schmerzanfällen in den distalen Abschnitten der Extremitäten (besonders den Füßen) meist mit rasch folgender umschriebener Rötung, Hitze und Schwellung der betroffenen Stelle und verläuft entweder paroxysmal oder — häufiger — chronisch remittierend und exacerbierend. In ausgesprochenen Fällen findet man eine Erweiterung des arteriellen und venösen Capillarschenkels und des subpapillären Plexus(O.MÜLLER).

Krampf der Capillaren.

Wie in dem vorhergehenden so fassen wir auch in diesem und den folgenden Abschnitten unter Capillaren die kleinsten und kleinen Blutgefäße zusammen und trennen sie nur so weit, als es die bis jetzt vorliegenden Beobachtungen gestatten. Auf einen Gefäßkrampf, und zwar wohl vorwiegend einen Krampf der kleinen Hirngefäße, pflegen wir die infolge starker seelischer Reize eintretenden Ohnmachten zurückzuführen. Das Bild dieser Ohnmacht ist bekannt: allgemeines Schwächegefühl, Flimmern vor den Augen, Schwindel, Ohrensausen, Schwinden des Bewußtseins, die Haut wird blaß, kühl, feucht, der Puls klein, weich, die Atmung unregelmäßig. Wahrscheinlich handelt es sich dabei um eine Blutleere des Hirnstammes und der dort liegenden vegetativen Zentren (COENEN). Auch den verschiedenen Formen der Migräne dürften Gefäßkrämpfe zugrunde liegen (OPPENHEIM). Vielleicht, daß sogar die Hirnblutungen auf Spasmen der Arterien des betroffenen Gebietes zurückzuführen sind (WESTPHAL und BÄR). Schließlich mögen Ernährungsstörungen durch Gefäßkrämpfe auch für die Entstehung des Magens- und Zwölffingerdarmgeschwüres eine Rolle spielen (V. BERGMANN). Bei der Angina pectoris, Angina abdominis und dem intermittierenden Hinken steht wohl ein Krampf der Arterienstämme im Vordergrund, wir wollen sie deshalb hier übergehen. Während wir die Krämpfe der bisher genannten tief liegenden Gefäßbezirke nur vermuten, können wir die Krämpfe der Hautgefäße unmittelbar beobachten. Farbe und Temperatur sind seit langer Zeit bekannt als Zeichen, die über die Durchblutung der Haut Aufschluß geben. Dazu gesellt sich nun die mikroskopische Untersuchung, die uns über das Verhalten der Gefäße im einzelnen unterrichtet. Bei dem schon von REIL beschriebenen Absterben der Finger werden diese besonders auf Kälte oder Druck, aber auch Erregungen kalt und weiß: *Totenfinger*. Im Mikroskop sieht man nach WEISS die arteriellen Capillarschenkel sich zum Teil so stark zusammenziehen, daß sie blutleer werden. Diese ziemlich häufige und harmlose Erscheinung kann in schweren Fällen zu einer Asphyxie der betroffenen Teile führen, sie werden dann livid und schließlich brandig. Mikroskopisch findet man im asphyktischen Stadium neben stark zusammengezogenen erweiterte gelähmte, sowie regelrecht gefüllte Gefäße, und zwar beschränken sich die Störungen nicht auf die Capillaren, sondern betreffen auch die Venen und Arteriolen und sogar die zuführenden größeren Arterien (PARRISIUS, LERICHE und POLICARD, MAGNUS, HALPERT, O. MÜLLER). Weiterhin kann es in besonderen Fällen zu anatomischen Veränderungen der Blutgefäße kommen und endlich zu schweren Ernährungsstörungen des Gewebes, zur RAYNAUDschen *Gangrän*. Zu den Gefäßspasmen, die die Krankheit einleiten, gesellen sich also in ausgeprägten Fällen später Lähmungen der Gefäße, doch mag der Entwicklungsgang des Leidens die Erwähnung an dieser Stelle rechtfertigen. Über Einzelheiten des umstrittenen Krankheitsbildes und die Behandlung befrage man die einschlägigen Werke der Nervenkrankheiten, insbesondere CASSIRERS bekannte Arbeit. Dort findet man auch Näheres über die vielleicht hierher gehörende *neurotische Hautgangrän*. Wichtiger als die bisher besprochenen sind die Gefäßkrämpfe bei Nierenleiden, weil sie für die Auffassung bestimmter Nierenerkrankungen und der hierbei vorkommenden Blutdrucksteigerungen, also für ein breites Gebiet der inneren Krankheiten wesentlich sind. Nach VOLHARD finden sich Krampfzustände der Hautgefäße bei der akuten diffusen Nephritis, bei der chronischen diffusen Nephritis im Stadium der Niereninsuffizienz und bei der genuinen, dem ischämischen Stadium der Sklerose entsprechenden Schrumpfniere, also bei den auf eine Ischämie der Nieren zurückzuführenden, mit Blutdrucksteigerung einhergehenden Formen. Im Mikroskop sieht man die Capillaren stark geschlängelt, Knäuel und Schlingen bildend, häufig den arteriellen Schenkel eng, den venösen stark erweitert, die Strömung stockend, die Blutsäule manchmal unterbrochen (WEISS, HAHN, O. MÜLLER, VOLHARD und andere). Dieselben Erscheinungen kann man bei Schwangeren mit Nierenstörungen und Eklampsie beobachten (HINSELMANN, HAUPT, NETTEKOVEN, NEVERMANN). Das Bild ist zu erklären durch Krampfzustände der zuführenden und abführenden Gefäße im subpapillären Plexus, denen sich Spasmen der arteriellen Capillarschenkel zugesellen. Zu dieser Annahme stimmt gut das Verhalten des Blutdruckes, der um so höher ist, je ausgesprochener und häufiger die Stockungen der Blutströmung (HINSELMANN). Im übrigen verrät die Blässe der Haut bei den genannten Nierenentzündungen und der Eklampsie schon dem bloßen Auge die ungenügende Durchblutung, ein Merkmal, das VOLHARD, wie früher erwähnt, zur Unterscheidung des nephritischen vom essentiellen Hochdruck benutzt hat: blasser und roter Hochdruck. Neben dem Verhalten der Hautgefäße dürfte aber das Verhalten des Blutes die Hautfarbe mitbestimmen: beim blassen Hochdruck Anämie, beim roten Plethora (HÜLSE, SEYDERHELM). Daß die eklamptischen Krämpfe von manchen Forschern (PAL, ROSENSTEIN, VAQUEZ) auf Spasmen der Gehirngefäße und dadurch hervorgerufene Ischämie des Organs zurückgeführt werden, ist bekannt. Nach den Untersuchungen von ZANGEMEISTER muß aber doch wohl angenommen werden, daß eine Steigerung des Hirndruckes den Boden für die Krampfanfälle bereitet, und nur die Auslösung der Anfälle durch Spasmen der Hirngefäße erfolgt. So verschieden wie das Aussehen der Kranken mit weißem und rotem Hochdruck ist auch das Bild der Capillartätigkeit im Mikroskop. Wohl sind auch beim roten Hochdruck häufig die Papillarschlingen verlängert, der arterielle Schenkel eng, aber der venöse Schenkel ist nicht erweitert, sein Abfluß nicht gehemmt, die Blutströmung infolgedessen nicht wie beim weißen Hochdruck vielfach stockend, sondern dauernd jagend. Jagend, weil in den verengten aber doch hinreichend durchgängigen Arteriolen und arteriellen Capillarschenkeln das Blut rascher fließen muß, wenn die Menge des durchströmenden Blutes gleich bleiben soll. Das Bild ändert sich allerdings, sobald die Herzkraft nachläßt und nun der arterielle Druck sinkt, der venöse steigt: die Strömung wird dann körnig, der venöse Capillarschenkel weiter (O. MÜLLER).

Krampf und Lähmung der Capillaren

nebeneinander ist ein Befund, den wir bei der *Acroasphyxia chronica* CASSIRERS antreffen. Wir wollen hier nicht auf die verschiedenen Formen des Leidens und ihre Abgrenzung von den Akroparästhesien, der RAYNAUDschen Gangrän und Akromegalie eingehen. Es mag vielmehr genügen zu sagen, daß ERBEN bei der Akrocyanose eine Atonie der intracutanen und einen Spasmus der subcutanen Venen annimmt. Die mikroskopische Untersuchung hat diese Annahme bestätigt und einen Spasmus des arteriellen Capillarschenkels hinzugefügt. ,,Man sieht den subpapillären Plexus enorm erweitert. Diese Erweiterung reicht bis in die venösen Schenkel der Papillarcapillaren, deren arterieller Schenkel außerordentlich eng ist. Strömung ist überhaupt nicht wahrnehmbar. Das stagnierende Blut nimmt die bekannte bläuliche Farbe an. Man kann es durch Druck mit dem Hautmikroskop hin- und her pendeln lassen. Diese Schlaffheit des subpapillären Venenplexus bei gleichzeitigem Spasmus der arteriellen Schenkel der Capillaren und der tiefer liegenden Subcutanvenen erklärt ein schon makroskopisch sichtbares, von PARRISIUS beobachtetes Phänomen. Macht man durch Fingerdruck in der cyanotischen Partie eine Stelle blutleer und nimmt den Finger fort, so hat man zunächst eine weiße Hautpartie inmitten der blauen Umgebung vor sich. Ganz langsam nimmt diese Anämie vom Rande her ab, wie sich eine Irisblende zuschiebt. Die Mitte bleibt am längsten weiß. Die Farbe dieser Hautpartie ist sofort wieder so blau wie die der Umgebung. Das Blut ist in dem stark anastomosierenden, völlig schlaffen subpapillären Netz seitwärts ausgewichen und fließt nun in die durch den Druck blutleer gemachten schlaffen Säcke wieder zurück. Man kann diesen Vorgang beschleunigen, wenn man von der Randpartie her gegen den anämisch gemachten Fleck einen Druck ausübt" (O. MÜLLER).

Störungen des Flüssigkeitsaustausches im Capillargebiet

beherrschen das Bild beim *akuten umschriebenen Ödem.* QUINCKE schildert es in seiner grundlegenden Arbeit aus dem Jahre 1882 folgendermaßen: „In der Haut und im Unterhautzellgewebe treten an umschriebenen Stellen ödematöse Schwellungen von 2—10 cm Durchmesser auf; am häufigsten werden die Extremitäten befallen, besonders in der Umgebung der Gelenke, aber auch Rumpf und Gesicht sind beteiligt; die Schwellungen scheinen nicht scharf abgegrenzt zu sein, die normale Hautfarbe ist nicht wesentlich verändert, bisweilen etwas blässer, ein andermal röter als normal. Es besteht etwas Spannung und Jucken. Auch die Schleimhäute können gleichzeitig befallen sein, die Lippen, das Gaumensegel, der Pharynx und Larynx, die Darm- und Magenschleimhaut. Die Schwellungen entstehen und vergehen rasch, im Verlauf von Stunden, höchstens Tagen, aber rezidivieren sehr oft. Das Allgemeinbefinden pflegt wenig oder gar nicht gestört zu sein. Das Leiden zeigt nahe Beziehungen und Übergänge zur Urticaria." Die Erscheinungen sind so auffallend, daß man ohne weiteres annehmen darf, die gut beobachtenden älteren Ärzte müßten sie schon früher beobachtet haben. Das ist in der Tat der Fall (GRAVES, MILTON, CUNTZ, LEVIN, GOLTZ, LAUDON und andere), aber es bleibt QUINCKES Verdienst, durch seine eingehende Bearbeitung die allgemeine Kenntnis des gar nicht so seltenen Leidens begründet zu haben. Inzwischen sind zahlreiche, neue Beobachtungen erschienen, die das von QUINCKE entworfene Bild bestätigen und erweitern. So hat man gefunden, daß das Ödem auch die Gelenke, Muskeln, Sehnenscheiden (SCHLESINGER), Periost, Speicheldrüsen, Lungen (JAMIESON), Hirnhäute befallen kann und so unter anderem in Beziehung steht zur Myalgie, Meningitis serosa, Asthma. Auf der Suche nach den Ursachen des Ödems hat man ferner festgestellt, daß für manche, wenn auch nicht alle Fälle Vererbung eine wichtige Rolle spielt (OSLER, SCHLESINGER, RICOCHON, RAPIN, WHITING). Besonders verhängnisvoll ist in dieser Beziehung das Glottisödem. Unter 80 aus drei Generationen stammenden Familienmitgliedern mit 33 Fällen von akutem umschriebenem Ödem starben 12 an Glottisödem (ENSOR). Über ähnliche Erfahrungen berichten FRITZ, WHITING, MENDEL. Von Krankheiten und Einflüssen, die in manchen Fällen irgendwie mit dem akuten umschriebenen Ödem zusammenzuhängen scheinen, seien genannt die in den vorhergehenden Absätzen erwähnten Kreislaufstörungen (Migräne, Raynaud, Akroasphyxie, Erythromelalgie), ferner Psychosen, Neurasthenie, Basedow, Menses, Klimakterium, Gicht, Rheumatismus, Purpura, Malaria, Anaphylaxie für bestimmte Stoffe, Urticaria, Asthma, Verstopfung, Alkohol, Nicotin, Tabakrauch, Kälte, Verletzungen. Also Dinge, denen wir auf die sog. Angioneurosen im allgemeinen einen Einfluß zuzuschreiben pflegen. So kann es uns nicht überraschen, wenn in einem Falle ASSMANNS neben einander QUINCKEsches Hautödem mit und ohne Blutungen, periodische Gelenkergüsse, umschriebene Hautgangrän, Symptome der RAYNAUDschen Krankheit, Migräne, arterielle Spasmen, Erweiterungen der Capillaren zu finden waren. Und doch müssen wir wohl QUINCKE recht geben, wenn er sagt: „Es scheint mir die früher auch von mir gegebene Deutung, daß die akuten umschriebenen Ödeme angioneurotischen Ursprungs seien, zu eng begrenzt und vorgreifend zu sein. Die Gefäßwandungen und ihre Nerven sind allzu lange als die Alleinherrscher in pathologischen Vorgängen angesehen worden." Die Schädlichkeiten könnten, so meint QUINCKE, an den Capillarwänden angreifen und durch veränderte Transsudation zu dem Ödem führen, sie könnten aber auch auf das Gewebe um die Capillaren wirken, so, daß mehr Flüssigkeit aus den Gefäßen abgesaugt werde. Diese doppelte Möglichkeit bleibt auch bestehen, wenn wir uns der Annahme von Thomas Lewis und seinen Mitarbeitern anschließen, daß sich an den Orten der krankhaften Capillartätigkeit wie Histamin wirkende Stoffe bilden, die zu Erweiterungen der Capillaren und Ausschwitzungen führen. So viel scheint jedenfalls nach den vorliegenden Erfahrungen festzustehen, daß die an der Bildung des Ödems beteiligten örtlichen Vorgänge mannigfache Gründe haben können. Die Krankheitserscheinungen beim akuten, umschriebenen Ödem richten sich hauptsächlich nach dessen Sitz und sind hier im einzelnen nicht zu schildern. Die Behandlung wird versuchen Schädlichkeiten, die vielleicht die Anfälle auslösen, zu beseitigen und dabei Lebensweise, Kost, Stuhl, Hautpflege berücksichtigen und nötigenfalls regeln. Von Medikamenten sind unter anderem Chinin, Salicyl, Kalk, Atropin, Arsen, Thyreoidin, ferner Desensibilisierung, Eigenserum empfohlen worden. Die Wirkung ist unsicher, ja man muß darauf gefaßt sein, daß dies oder jenes Mittel auch einmal das Leiden verschlimmert.

Bedenkt man, daß die Gefäße, ja Gefäße und Herz trotz der weitgehenden besonderen Ausbildung der einzelnen Teile eine Einheit sind, so nimmt es nicht wunder, wenn sich Störungen der Tätigkeit kaum je ohne Zwang an bestimmte Bezirke binden und damit als örtliche Erkrankungen abgrenzen lassen. Soweit die ärztliche Beobachtung trotzdem hinreichend abgegrenzte Störungen herausgeschält hat, sind sie soeben von uns geschildert worden. Es bleiben aber noch Gefäßstörungen, die nicht oder nicht sicher auf anatomische Veränderungen zurückgeführt werden können, gleichzeitig in verschiedenen und verschiedenartigen Bezirken auftreten und deshalb als eine allgemeine Betriebstörung aufzufassen sind, auch wenn einzelne Gebiete vorwiegend befallen sind:

Die allgemeine Neurose der kleinen Gefäße.

Es mag dahingestellt bleiben, ob wirklich alle unter diesem Namen vereinigten Kreislaufstörungen auf Fehlern der Innervation beruhen oder ob nicht vielmehr in manchen Fällen krankhafte Änderungen des Erfolgsorgans zu einer regelwidrigen Wirkung normaler Reize führen. Da das Herz letzten Endes auch ein, wenngleich weitgehend umgebautes Gefäß ist, so dürfen wir es wohl als Beispiel anführen und daran erinnern, daß geschädigte Herzen oft auf eine Vagusreizung durch Carotisdruck auffallend stark reagieren (Wenckebach), daß im Tierversuch Vagusreizung bei ermüdeten Herzen Kraft und Tonus der Kammern herabsetzen kann, bei frischen Herzen nicht (Muskens, Heidenhain). Wer will entscheiden, ob hier die Endapparate der Nerven oder die Empfangsorgane der nervösen Erregung in den Muskeln verändert sind. Wer will entscheiden, ob diese oder jene anatomische Veränderung oder ob unserem Auge nicht erkennbare Verschiebungen des Gefüges und Stoffwechsels der Zellen der abweichenden Nervenwirkung zugrunde liegen. Man hat früher die den Kreislauf regelnden Nerven zu einseitig in fördernde und hemmende geschieden, hat nicht gewußt, daß durch Änderungen des Salzgehaltes, durch bestimmte Gifte und körpereigene Stoffe die Wirkung der Nerven auf das Herz und die Gefäße weitgehend verändert, ja umgekehrt werden kann. Der Schwerpunkt der Wirkung ist heute durch diese Befunde vom Zentralnervensystem und seinen Bahnen nach dem Erfolgsorgan verschoben, von den Spendern der Reize zu den Empfängern. Und es mag sein, daß manche Erscheinung, die wir heute noch als Ausdruck einer regelwidrigen Nerventätigkeit, als Neurose auffassen, morgen durch Veränderungen der gereizten Zellen erklärt wird. Bis dahin werden wir uns aber an die übliche Abgrenzung der Herz- und Gefäßneurosen halten und damit trösten müssen, daß der Name wenig zur Sache tut, wenn man sich der Bedenken bewußt bleibt, die ihm anhaften. Damit wird auch die Erkenntnis, daß dem Zustande des Erfolgsorgans ein maßgebender Einfluß auf die Nervenwirkung zukommt, nicht unfruchtbar bleiben, sondern uns helfen scheinbar widersprechende Erscheinungen zu verstehen und gegebenenfalls in einer einheitlichen Auffassung und Behandlung des Leidens aufgehen zu lassen.

Die allgemeine Neurose der kleinen Gefäße ist wie die Gefäßneurosen überhaupt dadurch charakterisiert, daß die dem gesunden Körper eigene ausgeglichene Einfügung der Gefäßarbeit in den Betrieb des Organismus gestört ist. Im einzelnen finden sich Abweichungen der Füllung, der Strömung und der Durchlässigkeit.

Die wechselnde Gesichtsfarbe, in der Erregung fleckig gerötet bis zum Hals und zur Brust, dann wieder blaß, die Ohrmuschel glühend, vielleicht auf der anderen Seite kühl, feuchte, kalte oder heiße Hände verraten dem Arzt oft die Störung der Gefäßtätigkeit, bevor der Kranke noch mit der Schilderung seiner mannigfachen Beschwerden begonnen hat. Die weitere Untersuchung ergiebt gewöhnlich, daß auch der übrige Körper an der Störung teil hat. Erythema pudicitiae, Dermographismus beim Aufzeichnen der Organgrenzen und bei der Prüfung der Hautreflexe, die Brüste kühl, cyanotisch, schmerzhaft, Cutis marmorata besonders an den Armen, blaue Flecke an den verschiedensten Stellen, ohne daß ein Stoß oder Schlag vorausgegangen wäre, kalte feuchte Füße, Schleimhäute der Nase und des Rachens gerötet, locker, geschwollen, aber ohne eitriges Sekret, beim Atmen während der Lungenuntersuchung wird dem Kranken schwindlig. Die Angaben des Kranken ergänzen das Bild. Neigung zu Schwindel bei ungewohnten Bewegungen oder Anstrengungen, Ohnmachtsanfälle, Platzangst, allerlei flüchtige Empfindungsstörungen, Ohrensausen, Migräne oder allgemeine Kopfschmerzen, Verschwellung der Nase und nervöser Schnupfen, Halsweh und Schluckbeschwerden mit Schwellung der Schleimhaut, besonders vor der Periode, die meist schmerzhaft und unregelmäßig ist, vikariierende Blutungen, nervöse, besonders bei Erregung auftretende Durchfälle, Idiosynkrasien verschiedener Art, Klopfen der Gefäße; Stiche, Druck, Aussetzen, Klopfen des Herzens. Unausgeglichen wie die Gefäßtätigkeit ist häufig auch der ganze Mensch. Fett und schwammig oder mager und dürr, in beiden Fällen oft schlaff, muskelschwach. Die Stimmung ist schwankend, das Seelenleben bietet hysterische, neurasthenische Züge, vielleicht sogar mehr oder weniger ausgesprochene Zeichen einer echten Psychose. Die mikroskopische Untersuchung der kleinen Haut- und Schleimhautgefäße zeigt einen bunten Wechsel erweiterter und verengerter, atonischer und spastischer Gefäße, die Strömung hier jagend, dort stockend, die Füllung ist, je nachdem vermehrt oder vermindert und erklärt so das verschiedene Verhalten der Hautfarbe: Röte, Blässe, Cyanose. Auch die Form der Capillaren ist auffallend unregelmäßig, verschlungene Knäuel, lange dünne und kurze dicke Schlingen nebeneinander. Hier und da Blutungen (O. MÜLLER). Solche Veränderungen kommen allerdings nicht nur bei der Vasoneurose vor, sie finden sich auch bei Syringomyelie, Nephritis, Scharlach, nach Bestrahlungen, sind demnach als Ausdruck einer Störung der Capillartätigkeit überhaupt zu werten (O. MÜLLER) und wie jedes Krankheitszeichen nur ein Stein im Brett der ärztlichen Diagnose. Beachtenswert für die Auffassung der Erscheinungen ist der Nachweis, daß trotz allem Wechsel eine bestimmte Regelmäßigkeit vorhanden sein kann. So ist nach LEWIS die Anordnung der Flecke bei der Cutis marmorata recht beständig für stunden-, ja tagelange Beobachtung. Die Fleckung beruht auf örtlichen Unterschieden des Tonus der kleinen Gefäße und hängt vielleicht mit einer Unterteilung der Haut in verschiedene anatomische Bezirke zusammen.

Fragt man nach den Ursachen der beschriebenen Gefäßstörungen, so spricht ihre Häufung in manchen Familien dafür, daß ebenso wie bei dem wesensverwandten QUINCKEschen Ödem eine erbliche krankhafte Veranlagung des Gefäßsystems die eigentliche Wurzel des Übels ist. Sie kann allein genügen für die Entstehung dieser oder jener Störungen der Gefäßtätigkeit; wenigstens werden wir zu dieser Annahme gedrängt, wenn der Mensch im übrigen gesund ist und keinen besonderen äußeren Schädlichkeiten ausgesetzt war. In anderen Fällen mag die krankhafte Gefäßtätigkeit die Entwicklung und Arbeit anderer Organe ungünstig beeinflussen, die ihrerseits dann wieder die Gefäßstörung steigern, oder es mögen von vornherein die Gefäße und bestimmte Organe regelwidrig, minderwertig angelegt sein und weiterhin wechselseitig ungünstig aufeinanderwirken. So oder so, jedenfalls kennen wir das unheilvolle Zusammenspiel von Störungen des Seelenlebens (Hysterie, Neurasthenie, Cyclothymie, Schizothymie), der inneren Sekretion (Thyreosen, Anomalien der Keimdrüsenfunktion, Schwangerschaft), des Stoffwechsels (Gicht, Diabetes, Fettleibigkeit) mit Störungen der Gefäßtätigkeit aus vielfacher Erfahrung und suchen in den Zusammenhang je nach der Lage des Falles einmal mehr von dieser, ein andermal mehr von jener Seite regelnd einzugreifen.

Zu den in der Körperverfassung gegebenen Grundlagen der krankhaften Gefäßtätigkeit gesellen sich ungünstige innere und äußere Einflüsse. Der Eintritt der Geschlechtsreife versetzt Seele und Körper, auch den Kreislauf in Unruhe. Jede Periode erschüttert das Gleichgewicht von neuem und führt beim Erlöschen in den Wechseljahren zu schwersten Umwälzungen. Geringe Unregelmäßigkeiten der Magen- und Darmtätigkeit erzeugen reflektorisch mannigfache Störungen. Die unausbleiblichen Erregungen des täglichen Lebens, Ärger, Sorge, Zweifel, Angst bringen immer wieder Spannungen in die Gefäßarbeit. Unter schweren Belastungen wie lange dauernden Krankheiten, zumal infektiöser und toxischer Art, ernsten Unfällen, großen Schicksalsschlägen, körperlicher oder geistiger Überarbeitung, ungenügendem Schlaf, Mißbrauch von Reiz- und Beruhigungsmitteln als da sind Kaffee, Thee, Alkohol, Nicotin, Morphium, Cocain, Veronal usw. kann schließlich auch ein leistungsfähiges Gefäßsystem in Unordnung geraten.

Die Behandlung hat vor allem zu versuchen, die Ursachen der Gefäßstörungen soweit wie möglich zu beseitigen. Für die Aufdeckung der Ursachen leistet die Vorgeschichte oft mehr als die Untersuchung. Die Vorgeschichte mit allen Einzelheiten, Krankheiten und Art der Eltern und Geschwister, eigenen Krankheiten, körperlichen und seelischen Beschwerden, Lebenslauf, Lebensgewohnheiten, den bis dahin versuchten Maßnahmen und Mitteln und deren Erfolg, kann gar nicht sorgfältig genug aufgenommen werden. Daß eine ebenso sorgfältige und umsichtige Untersuchung zu folgen hat, braucht nicht gesagt zu werden. Nur so wird es gelingen eine Behandlung zu finden, die den Besonderheiten des Falles gerecht wird. Und auch dann noch wird man im weiteren Verlauf häufig gezwungen sein, diese oder jene Vorschrift zu ändern. Es ist unmöglich, das im einzelnen auszuführen. Wir müssen uns deshalb darauf beschränken, einige beachtenswerte Punkte herauszugreifen. Das Wesen der allgemeinen Vasoneurose wird wohl immer noch am besten durch den alten Begriff der reizbaren Schwäche ausgedrückt. Die Reizbarkeit der Gefäße ist gesteigert, ihre Fähigkeit, die Reize in der für den Organismus zweckmäßigsten Form zu beantworten, herabgesetzt. Für die Behandlung ergiebt sich hieraus eine doppelte Aufgabe. Sie muß die Reizbarkeit herabsetzen, indem sie die Gefäßreize, im besonderen ungeeignete oder krankhafte Reize, einschränkt oder ausschaltet. Sie muß die Fähigkeit der Gefäße zu geregelter Tätigkeit durch geeignete Reize steigern. Die Behandlung muß also die Gefäße gleichzeitig schonen und üben. Immer wieder wird man dabei auf die Vorgeschichte zurückgreifen müssen, um an der richtigen Stelle schonend und übend einzugreifen. So, wenn es gilt das Verhältnis von geistiger Arbeit, körperlicher Arbeit und Ruhe zu bestimmen. Bei Kopfarbeitern mit verantwortungsreicher, aufregender, gehetzter Tätigkeit kommen körperliche Bewegung und Schlaf fast immer zu kurz. Schwindel, Kopfdruck, Ohrensausen, Wallungen, kalte Hände und Füße sind die bekannten Folgen. Der Arzt wird die geistige Arbeit einschränken oder zeitweilig unterbrechen lassen, wenn möglich durch einen ruhigen Aufenthalt auf dem Lande oder im Mittelgebirge mit Liegekuren im Freien für eine allgemeine Entspannung und damit für Schlaf sorgen, wobei anfangs mit leichten Schlafmitteln oder feuchten Packungen nachgeholfen werden kann. Morgens eine kühle Ganzwaschung. Im Laufe des Tages wiederholt kurze Spaziergänge ohne Anstrengung. Bessern sich die Beschwerden, dann steigert man das Maß der Bewegung, an die Stelle der Waschung dürfen Duschen oder kurze, kühle Bäder treten, die man weiterhin durch Luft- und Sonnenbäder ergänzt. Wird der Schlaf dabei wieder schlechter, die Gefäßerscheinungen stärker, so hat man dem Kranken zuviel zugemutet und muß bremsen. Jedes Zuviel und vor allem jede ärztliche Vielgeschäftigkeit ist hier wie überhaupt vom Übel und um so mehr zu fürchten, als die Kranken häufig, „um so rasch wie möglich gesund zu werden", auf eine energische Behandlung drängen. Alkohol, Tabak, Thee, Kaffee sind, soweit Mißbrauch damit getrieben wurde, zu entziehen oder auf ein vernünftiges Maß zu beschränken. — Auch körperliche Überanstrengungen, meist mit seelischen Spannungen, zuweilen außerdem mit ungenügendem Schlaf verbunden, können zu allgemeinen Gefäßstörungen führen. Sie sind wiederum zunächst mit Ruhe und Entspannung, weiterhin in der soeben geschilderten Weise zu behandeln. Ferner ist stets auf eine bekömmliche Kost zu achten; kleine häufige Mahlzeiten, mager zubereitet, die Fettzufuhr nötigenfalls durch Butter, Sahne zu ergänzen, blähende Speisen wie Kohl, frisches Schwarzbrot zu vermeiden. Im übrigen richtet sich die Kost nach den besonderen Bedingungen des betreffenden Falles. Es ist nicht richtig als Regel wenig Fleisch, reichlich Gemüse, Obst, Milch und Mehlspeisen zu empfehlen. Die allgemeine Gefäßneurose betrifft vorwiegend Menschen der sog. intellektuellen Kreise. Bei denen ist aber die Gärungsdyspepsie ein weitverbreitetes Übel. Es ist deshalb viel häufiger nötig, die Kohlehydrate als die Eiweißzufuhr einzuschränken. Bei unterernährten Kranken ist Gewichtszunahme, bei Fettleibigen Gewichtsabnahme zu erstreben, jedoch unter Berücksichtigung des Maßes an Ruhe und Bewegung, das für die Gefäße nötig ist. So dürfen bei schlaffen Fettleibigen Entfettung und Bewegung nicht zu rasch gesteigert werden, da sonst die Gefäßstörungen zunehmen und schließlich zu einer Ruhekur zwingen, nach der dann der Kranke so weit ist wie zuvor. Andererseits muß man wissen, daß die Störungen sich auch steigern können, wenn man nach einer längeren Ruhekur mit den nötigen Bewegungen anfängt; das ist dann aber eine Übergangszeit, die überwunden werden muß. — Bei Gichtikern mit allgemeiner Gefäßneurose kann diese zu einem größeren oder kleineren Teil auf der Gicht beruhen; die ist dann nach den üblichen Regeln zu behandeln. Die Möglichkeit einer Idiosynkrasie für bestimmte Nahrungs- oder Genußmittel ist zu erwägen und gegebenenfalls zu berücksichtigen. Störungen der inneren Sekretion sind so gut wie möglich durch Organpräparate auszugleichen. Dabei ist zu bemerken, daß die Störungen oft gering sind und erst durch den Erfolg der betreffenden Präparate aufgedeckt werden. So bringt zuweilen bei der mit der allgemeinen Gefäßneurose eng verwandten Migräne Luteoglandol, längere Zeit in genügenden Dosen (3mal täglich 3 Tabletten) gegeben, gute Erfolge, ohne daß sonst Zeichen einer Störung der Eierstocktätigkeit nachweisbar wären. Geringe Steigerungen der Schilddrüsen-, Herabsetzungen der Eierstocktätigkeit bleiben leicht unerkannt; der ohnehin schwierigen Behandlung entgeht dadurch eine vielleicht wirksame Handhabe. Sehr wichtig ist die seelische

Behandlung. Die Entfernung des Kranken aus seiner Umgebung, der Hetzjagd des täglichen Lebens mit seinen Erregungen wirkt oft allein schon Wunder. Ärztliche Kunst hat diese günstige Bedingung zu nutzen und die Wirkung auszubauen. Mit Arzneimitteln sei man zurückhaltend und versuche mit leichten Präparaten auszukommen, wie Baldrian, Brom, Pyramidon, Calcium. Stärkere Mittel, wie Theobromin, Chinin, Belladonna, Bellafolin, Strychnin, Veronal und seine Abkömmlinge, Opium gebe man in möglichst vorsichtigen Dosen. In geeigneten Fällen können Arsen, Eisen, Phosphor nützlich sein. Bei allen Anwendungen ist damit zu rechnen, daß die Gefäße einmal regelwidrig reagieren. Nach kalten Waschungen bleibt die Reaktion aus, bleibt die Haut blaß und kühl, auch Reiben und Frottieren bringt nicht die gewünschte Wärme und Röte zustande. Ebenso geht es mit Massage, Elektrisieren. Beruhigende Arzneien wirken erregend und was dergleichen Überraschungen mehr sind. Diese kurzen Hinweise mögen genügen. Wer sich über die Grundlagen der krankhaften Überempfindlichkeit — zu der auch die allgemeine Gefäßneurose gehört — und deren Behandlung genauer unterrichten will, sei besonders auf die lesenswerte Abhandlung GOLDSCHEIDERS verwiesen.

Der niedrige Blutdruck.

Wenn der arterielle Blutdruck bei einem Menschen tiefer liegt als der Regel entspricht, kann das theoretisch verschiedene Gründe haben. So sinkt bei großen Blutverlusten der Druck infolge der ungenügenden Füllung des Gefäßsystems. Die Abnahme der Blutmenge muß aber schon sehr beträchtlich sein, um eine Senkung des Blutdruckes zu erzeugen (MUNK). Wo eine solche offenkundige Abnahme ausgeschlossen werden kann, kommt also eine Verringerung der Blutmenge als Grund eines niedrigen Druckes nicht in Betracht. Auch eine Verminderung der Viscosität des Blutes kann keine maßgebende Rolle spielen, denn wir kennen Erhöhung der Viskosität ohne Steigerung des Blutdruckes und Herabsetzung ohne Senkung (DU BOIS-REYMOND, BRODIE und MÜLLER, VEIL, KLEBERGER). FOSSIERS Ansicht, eine enge Aorta könne den Druck in den peripherischen Arterien wesentlich erniedrigen, ist gleichfalls abzulehnen (MARTINI und PIERACH). Dagegen wissen wir, daß eine Schwäche des Herzens zur Senkung des arteriellen Druckes infolge ungenügender Füllung des Aortensystems führen kann. Je nach der Höhe des Druckes vor dem Einsetzen der Herzschwäche sinkt dabei der Druck auf Werte, die unter oder noch über der Norm liegen. Die Blutdrucksenkung infolge einer Herzschwäche ist dadurch gekennzeichnet, daß der Kreislauf stromabwärts des erlahmenden Herzens weniger, stromaufwärts mehr gefüllt ist: Stauung. Als letzter wichtigster Grund von Senkungen des arteriellen Blutdruckes ist die Erweiterung großer Gefäßgebiete, insbesondere des Splanchnicusgebietes zu nennen. Die verhängnisvolle Wirkung einer solchen Erweiterung im Collaps, bei akuten Infektionskrankheiten, Bauchfellentzündungen haben wir schon kennen gelernt. In geringerem Grade finden wir sie ferner bei schweren Anämien und Erschöpfungszuständen, bei Tuberkulose, ADDISONscher Krankheit und Myxödem.

Zuweilen begegnet man auch Blutdruckerniedrigungen, die sich auf keine der zuletzt genannten Ursachen zurückführen lassen. Sie sind es, mit denen wir uns hier näher beschäftigen wollen.

Das Krankheitsbild des niedrigen Blutdruckes im engeren Sinne, der sog. Hypotonie oder Hypotension. Ein niedriger Blutdruck ist anzunehmen, wenn ein Mann unter 35 Jahren weniger als 100, ein Mann über 35 Jahren weniger als 115 mm Hg hat; für die Frau sind die entsprechenden Werte 95 und 105 mm Hg. So gut wie immer finden sich neben dem niedrigen arteriellen Druck und zum

Teil wohl als seine Folgen noch andere Störungen der Gefäßtätigkeit und Störungen der vegetativen Tätigkeit überhaupt. Wechsel des Blutgehaltes der Haut, kalte oder brennende Hände und Füße, Neigung oder Unfähigkeit zu Schwitzen, Trockenheit des Mundes oder Speichelfluß, spastische Obstipation und nervöse Durchfälle, Appetitmangel, Achylie oder Superacidität, Phosphaturie, gelegentlich Polyurie, Verstimmungszustände, Kopfdruck, Leere im Kopf, Schwindel, Ohnmachten, Atemsperre und ähnliche Erscheinungen, wie wir sie bei der allgemeinen Gefäßneurose kennen gelernt haben. Es besteht also offenbar ein enger Zusammenhang zwischen dem niedrigen Blutdruck und der allgemeinen Gefäßneurose, ein Zusammenhang, der auch der Grund ist, warum hier der niedrige Blutdruck im Anschluß an die allgemeine Gefäßneurose besprochen wird. Der Zusammenhang zeigt sich auch darin, daß der niedrige Blutdruck wie die allgemeine Gefäßneurose vor allem schwächlich angelegte Menschen betrifft, Menschen mit dünnen Knochen, schlaffen Muskeln, schwachen Bändern, zarter Haut, körperlich und geistig leicht ermüdbar, empfindsam, reizbar, oft auch mit einer Schwäche der Keimdrüsen wie schwachen Menses, schwacher Potenz.

Die Gründe des niedrigen Blutdruckes im engeren Sinne können liegen in einem Versagen der treibenden Kräfte des Herzens oder einem Versagen der regelnden Kräfte der Gefäße. Das Herz ist meist klein (MARTINI und PIERACH), seltener erweitert (ZONDEK). Die Schlagzahl etwa in der Hälfte der Fälle herabgesetzt, schwankt oft in weiten Grenzen und kann bei Anstrengung erheblich steigen. Die Fälle mit erweitertem Herzen scheinen gewöhnlich eine langsame Schlagzahl zu haben und dürfen wohl als besonders ausgesprochene Vagotonie des Herzens aufgefaßt werden. Das verschiedene Verhalten des Herzens beim niedrigen Blutdruck — meist klein, zuweilen groß — wundert uns nicht, wenn wir überlegen, daß der niedrige Druck letzten Endes der Ausdruck eines Mangels an Gleichmaß der Kreislaufskräfte ist. Dies Gleichmaß braucht nicht in allen Teilen gleichartig gestört zu sein, sondern kann je nach dem Zustande des Erfolgsorgans nach dieser oder jener Seite verschoben sein. Als Ausdruck einer kümmerlichen allgemeinen Gefäßanlage wird ein kleines, als Ausdruck eines überwiegenden Vaguseinflusses ein großes Herz verständlich sein und auch mit niedrigem Blutdruck vereinbar erscheinen. Der niedrige Blutdruck, d. h. ein geringer Widerstand im arteriellen Gebiet, bedeutet für das Herz: geringere Arbeitsleistung; das Herz bleibt klein. Es kann aber auch ein niedriger Blutdruck durch ungenügende Füllung der Kranzgefäße zur Erweiterung des Herzens führen, wie das Aneurysma arteriovenosum lehrt. Umgekehrt könnte sowohl ein kleines, wie auch ein großes aber schlaffes Herz durch ungenügende Förderarbeit den Blutdruck senken. Bei dieser engen Wechselwirkung zwischen Blutdruck und Herztätigkeit wird man im gegebenen Falle nicht sicher entscheiden können, was man den Gefäßen, was man dem Herzen zuschreiben soll. Gegen eine Herzschwäche als die Wurzel des niedrigen Blutdruckes spricht aber doch wohl der Umstand, daß deutliche Stauungserscheinungen im Krankheitsbild fehlen. Die Beobachtung, daß der Enddruck im arteriellen System, der Capillardruck, erniedrigt (MARTINI und PIERACH) und gleichzeitig der Blutdruck in den Venen erhöht ist (HÉLOUIN, MARTINI und PIERACH), beweist allerdings doch eine gewisse Stauung, aber die ihr zugrunde liegende Herzschwäche braucht deshalb noch nicht eine Ursache, sie kann auch eine Folge des niedrigen Druckes sein, wie in den Fällen von Aneurysma arteriovenosum. Wir werden so zu der Annahme gedrängt, daß der Hauptgrund des niedrigen Blutdruckes eine krankhaft gesteigerte Nachgiebigkeit der Arterienwände ist. Dafür spricht der enge Zusammenhang des Leidens mit der allgemeinen Gefäßneurose und die Analogie zu den Drucksenkungen infolge einer Gefäßlähmung bei Infektionen, Intoxikationen, Collaps, die Analogie zu den Drucksteigerungen infolge vermehrter Gefäßwandspannung. Der geringe Unterschied zwischen dem maximalen und minimalen Druck bei der Hypotension und die in zwei Drittel der Fälle von MARTINI und PIERACH nachgewiesene Unfähigkeit der Arterien, auf Wärme oder Kälte regelrecht zu reagieren, stützen diese Auffassung. Ebenso die interessanten Fälle von BRADBURY und EGGLESTON. Es handelte sich da um 3 Kranke im Alter von 39, 50 und 67 Jahren, deren Blutdruck im Liegen um 105/60, 158/108, 84/60 mm Hg betrug, im Stehen bis 40/28, 52/40, 40/25 mm Hg sank. Der Puls lag um 60, er wurde durch Lage- und Blutdruckwechsel und Atropin nicht wesentlich beeinflußt. Epinephrin steigerte die Pulszahl und den maximalen Druck, dagegen nicht den minimalen, der Einfluß des Lagewechsels wurde durch das Mittel nur unvollkommen ausgeglichen. Bei einem 63jährigen Manne, den ich selbst beobachtete, schwankte unter dem Einfluß des Lagewechsels während fortlaufender Messungen der Blutdruck zwischen 50 und 160 mm Hg, der Puls zwischen 70 und 100 (siehe Abb. 232).

Die Ursachen der Störung der Kreislaufskräfte, die dem niedrigen Blutdruck zugrunde liegt, sind noch nicht geklärt. Die Prüfung der inneren Sekretion hat keine eindeutigen Ergebnisse gebracht. Der Blutzucker hält sich bei den meisten Fällen innerhalb regelrechter Grenzen, ebenso die Kohlehydrattoleranz; der Grundumsatz ist trotz manchen Zeichen gesteigerter Schilddrüsentätigkeit (Glanzauge, Schweiße, Tremor, Abmagerung) gewöhnlich erniedrigt, die Werte des Blutkalks und Blutkaliums meist normal (MARTINI und PIERACH). Die Kleinheit des Türkensattels in manchen Fällen könnte den Verdacht erwecken, daß hier eine ungenügende Tätigkeit der Hypophyse mitspielt (MARTINI und PIERACH). Adrenalin erzeugt in der Regel nur geringe Drucksteigerungen, oft nach vorhergehender Senkung. Mag auch der Angriffspunkt des Adrenalins noch umstritten sein, seine Wirkung auf die gefäßverengernden Kräfte der Gefäßwand ist sicher. Wenn nun diese Wirkung auffallend gering ist, so dürfen wir daraus schließen, daß die Anspruchs-

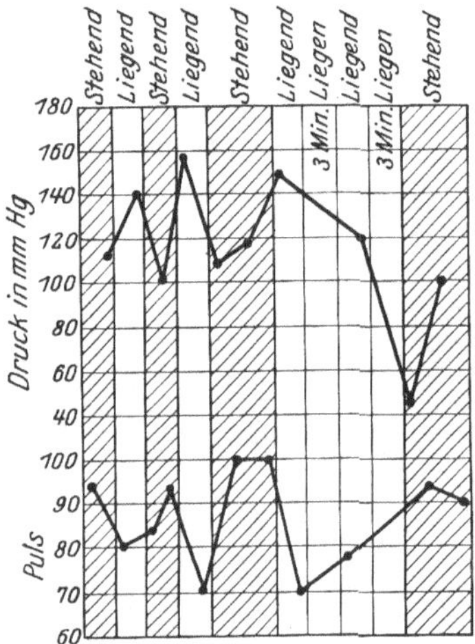

Abb. 232. Schwankungen des systolischen Druckes durch Stehen und Liegen.

fähigkeit der Gefäßwand auf den wirksamsten gefäßverengernden körpereigenen Stoff herabgesetzt ist. Dieser Befund macht es aber sehr wahrscheinlich, daß eine krankhafte Gefäßtätigkeit für die Entstehung des niedrigen Blutdruckes von maßgebender Bedeutung ist. Bei so gearteten Gefäßen können reflektorische Reize, etwa Vorgänge und Eingriffe in der Bauchhöhle, die den Blutdruck zu senken pflegen (SIMON und FONTAINE), besonders stark wirken und dadurch zur Ursache eines niedrigen Blutdruckes werden. MARTINI und PIERACH berichten über einen Kranken, bei dem Darmverwachsungen mit einer Blutdrucksenkung einhergingen; nach der Lösung der Verwachsungen verschwand die Drucksenkung. In den meisten Fällen dürften aber niedriger Blutdruck und die häufig begleitenden Magen- und Darmstörungen gleichgeordnete Erscheinungen sein. Ob giftige Produkte des Stoffwechsels, wie Albumosen, Peptone, Histamin, Cholin in den Fällen von niedrigem Blutdruck eine Rolle spielen, wissen wir bis jetzt nicht. Zusammenfassend müssen wir gestehen, daß es bis jetzt nicht gelungen ist, sichere für alle Fälle gültige Ursachen des niedrigen Blutdruckes nachzuweisen, jedoch berechtigt uns die enge Verbindung des Leidens mit anderen vegetativen Störungen als gemeinsame Grundlage Fehler des regelnden Nervensystems anzunehmen und damit den niedrigen Blutdruck den Gefäßneurosen — in der früher gegebenen vorsichtigen Auffassung dieses Begriffes — einzugliedern. Die Lebensdauer der Menschen mit niedrigem Blutdruck ist nach den Erfahrungen amerikanischer Lebensversicherungen als günstig anzusehen. FISCHER findet 35% der erwarteten Mortalität gegenüber 80% beim Durchschnitt und MÜHLBERG bezeichnet den niedrigen Blutdruck bei Menschen über 50 Jahren als gutes Zeichen.

Die Behandlung wird davon ausgehen, daß der niedrige Blutdruck verschiedene Ursachen haben kann. Sie wird nach Infektionen, Intoxikationen, Blutarmut, Bleichsucht, Magen- und Darmleiden, Störungen der inneren Sekretion oder des Gleichgewichtes im vegetativen Nervensystem fahnden und, wo sich eine entsprechende Handhabe ergiebt, eingreifen. Von Mitteln, die besonders in Betracht kommen, seien genannt Ephedrin, Schilddrüsen-, Hirnanhang-, Keimdrüsenpräparate, Calcium, Bellafolin, Coffein, Theobromin. Außerdem Regelung der Lebensweise, Sorge für genügenden Schlaf, allgemeine Reiz- und Kräftigungsmittel: Massage, leichte Gymnastik, Luft- und Sonnenbäder, kurze kühle Wasseranwendungen.

Das intermittierende Hinken.

wurde schon in den Abschnitten über die Arteriosklerose und die obliterierende Endarteriitis erwähnt und soll nunmehr eingehender besprochen werden.

Das Leiden ist zuerst 1831 von BOULEY beim Pferde beobachtet worden. In der Ruhe und beim langsamen Schritt zeigt das Tier nichts Auffallendes. Wird aber eine raschere Gangart verlangt, so beginnt das Tier nach einer gewissen Zeit auf einem Hinterfuß zu hinken, es wird unruhig, ängstlich, muß schnaufen, schwitzt, bis schließlich das kranke Bein versagt und das Tier zusammenbricht. Fühlt man nun das kranke Bein an, dann ist es kalt und pulslos. Einige Zeit, und das Pferd kann wieder in ruhigem Schritt gehen, als wenn nichts geschehen. Die Beobachtung BOULEYs wurde bald von verschiedenen Seiten bestätigt (RADEMACHER, GOUBAUX, VÖTSCH, SOMMER). In den Fällen, wo beide Hinterfüße beteiligt waren, fand sich als Grund der Erscheinung eine thrombotische Verlegung der hinteren Bauchaorta; wo nur ein Hinterfuß ergriffen war, eine Verlegung der entsprechenden A. iliaca oder femoralis. BOULEY selbst hat zwanzig Jahre nach seiner ersten Beobachtung eine zweite veröffentlicht, bei der ein Aneurysma dissecans zum intermittierenden Hinken geführt hatte. Nicht lange darauf konnte CHARCOT über dasselbe Leiden beim Menschen berichten. Es handelte sich um einen Mann, bei dem infolge einer Schußverletzung ein Aneurysma arteriovenosum der rechten Arteria iliaca und im Anschluß daran eine Thrombosierung der Arterie entstanden war. Weitere Beobachtungen (GOLDFLAM, BOURGEOIS, DUTIL und LAMY, GRASSMANN) zeigten dann, daß durchaus nicht immer so grobe anatomische Veränderungen vorhanden sein müssen, daß das Leiden vielmehr eng mit der Arteriosklerose und Endarteriitis obliterans zusammenhängt und außerdem unter Nerveneinfluß steht. Aber erst die eingehende Arbeit ERBs 1898 lehrte die Bedeutung und Häufigkeit der Krankheit in ihrem vollen Umfange kennen und verschaffte ihr die gebührende allgemeine Aufmerksamkeit.

Das Krankheitsbild des intermittierenden Hinkens. Wie das Pferd, so hat auch der Mensch in der Ruhe und beim langsamen Gehen kurzer Strecken keine Beschwerden. Geht er länger und vor allem rascher oder angestrengt — auf schlechten Wegen, Treppen, Steigungen, mit Gepäck — so stellen sich spannende krampfartige Schmerzen in den Waden ein, die ihn zwingen stehen zu bleiben. Nach einer genügenden Ruhepause kann er dann seinen Weg fortsetzen bis die Schmerzen wieder von neuem einsetzen. Seltener kommt es vor, daß die Schmerzen zu Beginn der Bewegung auftreten und bei weiterem langsamen, vorsichtigen Gehen verschwinden. In manchen Fällen können allerlei Vorläufer dem Eintritt des ausgesprochenen Leidens vorausgehen: Kribbeln, abwechselnd heiße brennende Füße oder kalte Füße mit blasser oder cyanotischer oder marmorierter Haut. Ist das Leiden weiter vorgeschritten, dann sind derartige vasomotorische Störungen oft dauernd vorhanden. Auf der kranken oder kränkeren Seite sind Fuß und auch wohl der Unterschenkel gewöhnlich kälter und blasser oder stärker cyanotisch als auf der gesunden, die Haut trocken, welk, die Nägel spröde. Die Gefäße reagieren krankhaft auf die verschiedenen Reize, auf Kälteeinwirkungen erfolgt eine anhaltende Gefäßverengerung, die reaktive Hyperämie bleibt aus (MOSKOWICZ, SCHLESINGER), ebenso wirken mechanische Reize, wie Massage, Frottieren. Strychnin erweitert die Gefäße des kranken Beines (SCHLESINGER). Läßt man den Kranken gehen und betrachtet dann rasch die Fußsohle, so ist sie leichenblaß (OPPENHEIM). Hebt man das Bein hoch, so werden Fuß und Unterschenkel auffallend blaß (GOLDFLAM, OEHLER). Das Bein, beim Herunterhängen livide, zeigt bei Bewegungen blasse Flecke. Ob die Fälle, bei denen hauptsächlich im Liegen Schmerzen auftreten (CURSCHMANN), hierher gehören, ist zweifelhaft. Ich selbst fand bei einer solchen Kranken deutliche Fußpulse und konnte über die Natur der Schmerzen nicht ins reine kommen.

Das intermittierende Hinken ist nicht auf die Beine beschränkt. Verhältnismäßig häufig findet es sich auch in den Armen. Merkwürdig ist, daß die älteste Beobachtung (NOTHNAGEL 1867) wie seiner Zeit CHARCOTS erster Fall einen ungewöhnlichen Grund hatte, nämlich eine Thrombose der Axillaris. Die späteren Fälle sind wie bei den Beinen meist auf Veränderungen der peripherischen Arterien zurückzuführen (WWEDENSKY, ERB, BING, DETERMANN, ELZHOLZ, MASSAUT, HOEPFNER, KRONENBERG, OEHLER, MARGOLIN und andere). Intermittierendes Hinken (Dyspraxia intermittens) des Darms ist von ORTNER, GAZA, MEYER, FRIEDMANN beschrieben worden, des Gehirns von OPPENHEIM, KATZ, der Zunge von DETERMANN, KATZ, die Ähnlichkeit des Vorganges und sein Zusammentreffen mit der Angina pectoris von BRETSCHNEIDER, HEITZ und anderen, die Beziehungen zu den Gefäßkrisen überhaupt von PAL.

Ein wichtiger Zug im Bilde des intermittierenden Hinkens ist das Verhalten des Pulses. Unter 30 Fällen intermittierenden Hinkens beiderseits fand ERB, daß bei sechzehn alle 4 Fußpulse fehlten, bei zweien 3, bei sieben 2, bei einem 1 der Fußpulse. Unter 13 einseitigen Fällen fehlten die beiden Fußpulse bei allen Kranken. Soweit die Beingefäße von Kranken mit intermittierendem Hinken anatomisch untersucht werden konnten (CHARCOT, DUTIL und LAMY, LAVERAN, ERB, BENDA, SCHÜMANN, BÜRGER), zeigten sie schwere Veränderungen — Thrombosen, Endarteriitis obliterans, Arteriosklerose. Also Befunde, die das häufige Fehlen der Fußpulse wohl verstehen lassen. Zugleich sind diese Befunde wichtig für die Erklärung des intermittierenden Hinkens, denn sie beweisen, daß eine ungenügende Durchblutung von maßgebender Bedeutung für das Leiden sein muß. Aber der Grad der Durchblutung, beurteilt nach der Fühlbarkeit des Pulses der Fußarterien, ist trotzdem nicht allein bestimmend für das intermittierende Hinken, weil trotz Pulslosigkeit Beschwerden fehlen (ERB, SÄNGER, HEYMANN) und trotz Fühlbarkeit des Pulses (ERB, GOLDFLAM, OPPENHEIM, WINTERNITZ) Beschwerden vorhanden sein können. Die Krankheitserscheinungen dürfen also nicht nur auf die in den verschiedenen Fällen gefundene Sklerose oder obliterierende Endarteriitis zurückgeführt werden. Wir müssen vielmehr annehmen, daß neben den anatomischen Veränderungen vasomotorische Störungen, insbesondere Krampfzustände mitwirken. Drängen die genannten Widersprüche zwischen dem

Verhalten des Pulses und den Beschwerden des Kranken zu dieser Annahme, so wird sie gestützt durch die Fälle, in denen sich verschwundene Fußpulse nach einer erfolgreichen Behandlung wieder einstellten (WESTPHAL, CURSCHMANN), wird gestützt durch die oben geschilderten vasomotorischen Störungen an den oberflächlichen Gefäßen des Beines, durch viele Jahre dauerndes intermittierendes Hinken ohne Zeichen eines Gefäßverschlusses (OPPENHEIM) und ohne anatomische Veränderungen der Gefäße (HIGIER). Schon ERB hat die Vermutung ausgesprochen, die kranken Gefäße möchten sich nicht wie gesunde bei der Muskeltätigkeit erweitern oder vielleicht sogar verengern. Die später von v. ROMBERG, O. MÜLLER, VEIEL und anderen nachgewiesenen Regelwidrigkeiten der Reaktion sklerotischer Gefäße auf verschiedene Reize geben dieser Vermutung eine erwünschte Unterlage. In anschaulicher Weise hat neuerdings ZAK den Einfluß ungenügender Blutzufuhr auf Gefäße und Muskulatur bei Bewegung nachgewiesen. Drückt man die A. brachialis zusammen und läßt nun kräftig die Faust ballen und öffnen, so werden die Bewegungen zuerst mühsam, dann krampfig und zuletzt treten Schmerzen in der Hand auf, die die weitere Bewegung hindern. Gleichzeitig werden die Finger kühl und blaß, manchmal bis zum Handrücken. Giebt man die Blutzufuhr frei, so färben sich Hand und Unterarm unmittelbar, die Finger nach einigen Sekunden hellrot, doch können an den Fingern blasse Flecke noch länger bestehen bleiben als Reste des Gefäßkrampfes. Ferner sah ZAK, daß bei dem Versuch während der Blutsperre der sonst nach schmerzhaften Reizen auftretende „rote Hof‘‘, das irritative Reflexerythem, ausblieb. In entsprechenden Tierversuchen ließ sich zeigen, daß sich nicht nur die Haut-, sondern auch die Muskelgefäße zusammenkrampfen. Bewegung während ungenügender Blutzufuhr erzeugt also auch beim Gesunden genau dieselben Erscheinungen, wie wir sie beim intermittierenden Hinken beobachten. ZAK nimmt an, daß die Muskelarbeit während einer Blutsperre den Gehalt der Gewebe an Sauerstoff stark vermindert, den Gehalt an Kohlensäure und anderen sauren Stoffen vermehrt und dadurch zu der Gefäßverengerung führt. Er beruft sich dabei auf Versuche von FLEISCH, nach denen Sauerstoffmangel und höhere Kohlensäurekonzentrationen eine Gefäßkontraktion bewirken. In diesem Zusammenhang ist noch die Beobachtung NEUDAS zu erwähnen, daß im Anfall von intermittierendem Hinken das Venenblut des befallenen Beines hellrot ist, und zwar, wie NEUDA annimmt, weil eine Erkrankung des Gewebes die Sauerstoffausnutzung des Blutes hindere. Wir möchten die Erscheinung so erklären, daß infolge eines Krampfes der kleinsten Gefäße das Blut überhaupt nicht oder nur in beschränktem Maße zu den Geweben gelangt, sondern zum größten Teil durch die kurzschließenden Verbindungen zwischen arteriellem und venösem System an den Geweben vorbeifließt. Wenn auch aus den Versuchen ZAKS hervorgeht, daß beim Gesunden eine künstliche Blutsperre bei gleichzeitiger Bewegung genügt, um das Bild des intermittierenden Hinkens zu erzeugen, so schließt das nicht aus, daß beim Kranken noch andere Bedingungen hinzukommen können. So legt CURSCHMANNs Beobachtung, daß bei einer Neuritis der Puls vorübergehend verschwand, die Möglichkeit einer Nervenbeteiligung nahe. Im Tierversuch sind auch gewisse Gefäßveränderungen nach Nervendurchschneidung festgestellt worden (BERVOETS, FRÄNKEL, v. CZYHLARZ und HELBING). Die Nervenveränderungen, die man beim Menschen gefunden hat, sind aber so spärlich und gering (DUTIL und LAMY, LAPINSKY, ERB), daß man sie als Folgen, nicht als Ursachen der Gefäßstörungen auffassen muß (BING). Auch für die Entstehung der Schmerzen können sie deshalb nicht wesentlich sein. Die Schmerzen sind wohl vielmehr auf eine Reizung der sensibeln, zum Teil periarteriellen Nerven (HIRSCH) durch die krankhaften Stoffe zu beziehen, die sich durch die Muskelarbeit bei ungenügender Blutzufuhr bilden. Auch eine ungenügende Blutabfuhr mag vielleicht einmal dieselbe Wirkung haben. Wenigstens glaube ich einen derartigen Fall beobachtet zu haben: Der 60 jährige Kranke hatte eine Venenentzündung am linken Bein gehabt. Nachdem diese abgelaufen war und der Kranke anfing wieder zu gehen, traten nach kurzen Wegen krampfartige Schmerzen in der linken Wade auf, die sich weiterhin auch nachts einstellten. Als ich $1\frac{1}{2}$ Jahre später den Kranken sah, klagte er immer noch über krampfhafte Schmerzen in den Waden nach kurzem Gehen. Der linke Fuß und Unterschenkel waren kühl, cyanotisch und zeigten zahlreiche kleine erweiterte Venen und stellenweise auch Blutaustritte. Sämtliche Fußpulse beiderseits schwach, aber fühlbar. Blutdruck 110 mm Hg. Das Verhalten der Venen deutete auf eine Verlegung der tiefen Venen. Die Röntgenaufnahme bestätigte diese Annahme, sie deckte einen verkalkten Thrombus in der Vena femoropoplitea auf (Abb. 233).

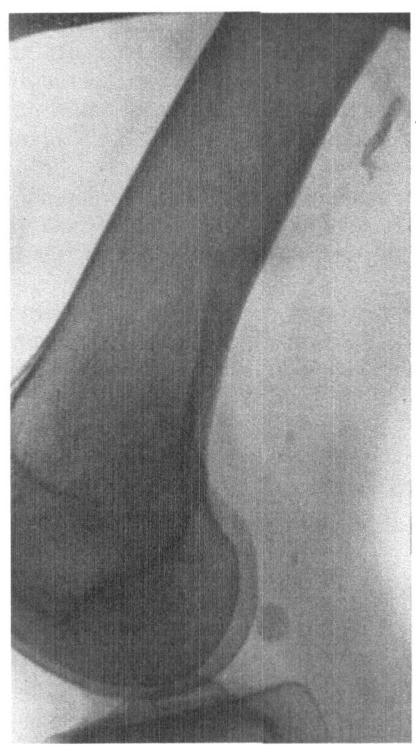

Abb. 233. Phlebolith.

Die Ursachen des Leidens sind nicht einheitlich. Das ist nicht verwunderlich, wenn man bedenkt, daß auch die Gründe des intermittierenden Hinkens verschieden sind: Endarteriitis obliterans, Arteriosklerose, Spasmen. Von dem offenbar sehr seltenen intermittierenden Hinken infolge von Kreislaufstörungen im Rückenmark (DEJERINES claudication intermittante de la moelle) sei hier abgesehen. Da weitaus die meisten Fälle intermittierenden Hinkens auf eine obliterierende Endarteriitis zurückgehen, so fällt die Frage nach den Ursachen des intermittierenden Hinkens im wesentlichen mit der Frage nach den Ursachen der Endarteriitis obliterans zusammen. Obwohl schon darüber berichtet worden ist, seien die für das intermittierende Hinken im besonderen festgestellten Ergebnisse hier noch einmal zusammengefaßt. Wesentlich scheint eine von den Vorfahren überkommene Schwäche des Gefäßsystems zu sein. Sie dürfte der großen Häufigkeit des intermittierenden Hinkens bei den Juden zugrunde liegen (HIGIER, GOLDFLAM, IDELSOHN). Ferner kommen Schädigungen durch Überanstrengung in Betracht, die Störung betrifft dann die übermäßig beanspruchten Gliedmaßen (Wäscherinnen, Landarbeiter, Kesselschmiede usw., WANDEL, HOEPFNER). Auch Kälteeinwirkungen dürften von Einfluß sein (ERB). Von Giften scheint das Nicotin besonders gefährlich zu sein (ERB). Wenn in kurzen Tierversuchen durch Nicotin nicht die für die meisten Fälle intermittierenden Hinkens verantwortliche Endarteriitis obliterans erzeugt wird (ADLER, HENSEL, BOVERI, BAYLAC, GOUGET), so beweist das nichts gegen eine abweichende Wirkung des jahrelangen Mißbrauchs beim Menschen. Alkohol und Syphilis spielen keine Rolle. Als eine Alterserscheinung kann man das intermittierende Hinken trotz des vorgeschrittenen Alters mancher Kranken (ERB) nicht auffassen, weil die obliterierende Endarteriitis keine eigentliche Alterskrankheit ist und dementsprechend das intermittierende Hinken ebenso häufig bei jüngeren Leuten gefunden wird (HIGIER, IDELSOHN, KOYANO). SIGLER führt die Endarteriitis auf bestimmte Bakterien zurück, die RABINOWITSCH aus dem Blut der Kranken gezüchtet hat.

Der Verlauf bringt als Regel eine langsam, selten rasch (DEUTSCH) fortschreitende Verschlimmerung des Leidens bis zur Gangrän der kranken Gliedmaßen. Die Fälle, in denen Krampfzustände der Gefäße die anatomischen Veränderungen überwiegen oder die verlegten Gefäße durch Nebenbahnen einigermaßen ersetzt werden, sind günstiger zu beurteilen.

Die *Behandlung* wird zunächst die als Ursachen in Betracht kommenden Schädlichkeiten soweit wie möglich ausschalten: Überanstrengungen, Kälteeinwirkungen, Nicotin. Auch unzweckmäßige Behandlungsversuche: Kalte und heiße Fußbäder, Gymnastik, falsche Massage, Wickelungen, Gummistrümpfe. Die Bewegung ist nach Dauer, Tempo, Anstrengung auf das Maß zurückzuführen, das ohne Beschwerden geleistet werden kann. Warme Strümpfe, weites Schuhzeug, warme Fußbäder, deren Temperatur im Verlauf der Sitzung langsam bis etwa 43° C gesteigert wird, Galvanisation, vorsichtige einschleichende Diathermie, milde ableitende Massage oberhalb des erkrankten Abschnittes sind zu empfehlen. Von Arzneimitteln, die die Neigung der Gefäße zu Krampfzuständen mildern oder beseitigen dürften, seien genannt Nitrite, Belladonna, Papaverin, Chinin. Es scheint, daß ihre gleichzeitige Anwendung zuweilen besser wirkt als das einzelne Mittel. Zum Beispiel nach folgender Formel: Erythroltetranitrat 0.005—0,01, Papaverin hydrochl. 0,04—0,08, Bellafolin 0,0002—0,0003, Chinin hydrochloric. 0,1; pil I; 3 mal täglich 1 Pille. Subcutane Einspritzungen von 1—2 ccm einer 2%igen Natrium nitrosum-Lösung oder 1—2 ccm Nitroskleran, dessen wirksamer Bestandteil Natrium nitrosum ist, geben oft Erleichterung. Auch Strychnin-Injektionen darf man versuchen (SCHLESINGER, ZAK). Ferner Jodpräparate; sei es, daß eine frühere Syphilis dazu auffordert, sei es, daß man sich von der Wirkung auf die kolloidchemischen Grundlagen der Gefäßsklerose oder auf die Viscosität des Blutes Erfolg verspricht. KOYANO, der eine Erhöhung der Viscosität in seinen Fällen von obliterierender Endarteriitis gefunden, rät zu intravenösen Einspritzungen von RINGERscher Lösung. Auch Einspritzungen von Natrium citricum werden empfohlen. PHILIPS und TUNICK sahen von Röntgenbestrahlungen ermutigende Erfolge. Gegen die Schmerzen können Linderungsmittel nützlich und nötig sein: Aspirin, Antipyrin, Pyramidon, Atophan und dergleichen, unter Umständen auch Morphiumpräparate. Wenn alle diese Mittel versagen und eine Gangrän droht oder eintritt, dann wird man die periarterielle Sympathektomie oder vielleicht auch die Überpflanzung der Arterie in die Vene (WIETING) vorschlagen müssen. So lange noch keine Zeichen einer Gangrän bestehen, sind die Erfolge meist gut (CASSIRER, HIGIER, NORDMANN, SCHLESINGER, BRÜNING und STAHL), doch kommen auch dann Fehlschläge vor (LERICHE-MENEAU, ELVING). Zuweilen kann die periarterielle Sympathektomie noch günstig wirken, wenn schon gangränöse Prozesse eingetreten sind (BRÜNING und STAHL).

Die Angina pectoris.

Dolor . . . „quo pectus adeo angitur, ut non immerito angina pectoris appelari possit. Qui hoc morbo tenentur, occupari solent inter ambulandum (tum maxime si per acclivem locum ambulent, et statim post cibum) ingratissimo pectoris angore, vitae extinctionem intentante, siquidem augeretur vel perseveraret. Quamprimum autem gradus sistatur, totus angor momento conquiescit. Initio hujus aegritudinis cetera omnia homines valent, et seorsim nulla tenentur spirandi difficultate, a qua hic pectoris angor prorsus est diversus. Dolor saepissime pertinet a pectore usque ad cubitum laevum. Mares praecipue tentantur hoc morbo, qui annum quinquagesimum excesserunt. Sedes ejus est modo suprema pars, modo media, modo ima ossis sterni, non raro tamen inclinatior ad sinistrum quam ad dextrum latus. Arteriae eorum, qui in hoc dolore sunt, naturaliter prorsus moventur." Exitus hujus affectus est perquam memorabilis. Qui enim eo tenentur, siquidem, nullo casu interveniente, angina pectoris ad ἀκμὴν pervenerit, omnes repente corruunt, et fere momento pereunt. „Angina pectoris, quantum adhuc illius naturam intellixi, ad distensionem[1], non autem ad inflammationem videtur pertinere." So die Schilderung HEBERDENS, des Mannes der die Angina pectoris als eigenes Krankheitsbild erkannt und abgegrenzt und den Namen Angina pectoris geprägt hat.

Was sich bei älteren Forschern über Herzschmerz und Herzangst findet, ist nicht so wesentlich, daß wir es hier wiederzugeben brauchten. Wer sich über die Frage unterrichten will, sei auf die gründlichen Arbeiten HANS KOHNS verwiesen. Der Aufstellung des klinischen Krankheitsbildes durch HEBERDEN schloß sich als zweiter Markstein in der Geschichte der Angina pectoris an die Erkennung des Zusammenhanges der Krankheitserscheinungen mit Verkalkungen der Kranzarterien durch EDWARD JENNER und die Bestätigung dieses Zusammenhanges durch die Untersuchungen PARRYS (1799). Von abweichenden Deutungen sei hier nur BLACKALLS Annahme erwähnt, daß krankhafte, insbesondere entzündliche Veränderungen des Anfangsteiles der Aorta Ursache der Angina pectoris seien (1814).

Der Begriff Angina pectoris.

Nach den grundlegenden Arbeiten HEBERDENS haben wir auch heute noch unter Angina pectoris zu verstehen Anfälle von Beklemmung und von Schmerzen in der Herzgegend und bestimmten zugeordneten Gebieten von Schultern Armen, Hals, Kopf, Rücken, Leib — Anfälle, die besonders beim Gehen oder Steigen, nach den Mahlzeiten, kleinen Anstrengungen, Erregungen, aber auch nachts im ersten Schlaf auftreten, die sich bis zum Vernichtungsgefühl steigern, den Kranken viele Jahre hindurch quälen oder rasch im Anfall dahinraffen können, im übrigen ohne bestimmte Krankheitserscheinungen, zumal ohne Atemnot einhergehen. Man wird mit Recht sagen, das ist eine Beschreibung, aber keine Begriffsbestimmung. Aber solange das Wesen des Leidens nicht geklärt ist, müssen wir uns an die genannten äußeren Merkmale halten. Um so sorgfältiger sind natürlich die Besonderheiten des einzelnen Falles zu prüfen, da wie überhaupt, so auch bei der Angina pectoris gleiche Merkmale verschiedene Ursachen haben können, Ursachen, die wiederum die Beurteilung des Leidens, Voraussage und Behandlung maßgebend bestimmen. Alles, was zur Klärung der Frage beitragen kann, hat deshalb Anspruch auf unsere Aufmerksamkeit. Einige Anhaltspunkte ergeben sich schon aus dem

Vorkommen der Angina pectoris.

WHITE findet unter 1500 Herzkranken 188 mit Angina pectoris, darunter 141 Männer, 47 Frauen. Scheidet er die Kranken in solche ohne und solche mit organischen Herzveränderungen, so enthält die erste Gruppe 48 Kranke im durchschnittlichen Alter von 54 Jahren, die zweite 140 Kranke im durchschnittlichen Alter von 63 Jahren. Unter 309 Fällen von Angina pectoris zählt HAY 243 Män-

---

[1] Distensio schließt den Begriff des Spasmus in sich. So führt ein Kapitel in HEBERDENS Werken den Titel: De Spasmo sive distensione nervorum. In demselben Sinne schon bei CELSUS: Nervorum distensio σπασμος Graece nominatur. De medicina libri octo Lib. II, cap. 1.

ner, 66 Frauen; von 60 Todesfällen betrug das durchschnittliche Alter 60,8 Jahre.
In einer Zusammenstellung von 418 Kranken mit Angina pectoris findet GALLA-
VARDIN unter 40 Jahren 6%, zwischen 40 und 60 Jahren 70%. Von 3400 über
20 Jahre alten Kranken meiner eigenen Beobachtung hatten 187 so ausgesprochene
Zeichen einer Angina pectoris, daß man die Diagnose als sicher ansehen darf.
140 waren Männer, 47 Frauen, das durchschnittliche Alter 55,8 Jahre. Zwischen
40 und 70 Jahren waren 165 Kranke. Wir sehen hieraus, daß die Angina pectoris
eine Krankheit des höheren Alters ist und Männer 3 mal so häufig befällt wie
Frauen. Sie muß also eng zusammenhängen mit den Veränderungen, die das
Alter, und den Schädlichkeiten, die das Leben besonders für die Männer mit sich
bringt. Rechnen wir, daß etwa 38% aller Menschen nennenswerte Veränderungen
des Herzens oder des Gefäßsystems haben (CABOT), so würde nach WHITES oben
angegebenen Zahlen die Häufigkeit der Angina pectoris überhaupt auf 4,7% zu
schätzen sein. Aus meinem Material ergeben sich für alle Menschen über 20 Jahre
5,5%. Diese Zahlen dürfen aber nicht verallgemeinert werden. Sie gelten vielmehr nur für die Kranken der Privatpraxis, und zwar einer Privatpraxis, die bis
zu einem gewissen Grade eine einseitige Auslese von Herz- und Gefäßleiden darstellen dürfte. CABOTS Zahl von 138 Kranken mit Angina pectoris unter 4000 Sektionen des Massachusetts-Hospitals gleich 3,45% wird der Wirklichkeit schon
besser entsprechen. Wie vorsichtig man solche Zahlen beurteilen muß, zeigt die
Beobachtung von CZYHLARZ, daß in der Wiener Universitätsklinik die Angina
pectoris viel häufiger ist als im Franz Joseph-Spital. Er führt diesen Unterschied
darauf zurück, daß die Klinik vorzugsweise von der mittellosen Intelligenz und
verwandten Kreisen, wie Handelsangestellten, Agenten usw., das Franz Joseph-
Spital fast ausschließlich von Fabrik- und Landarbeitern aufgesucht wird. Menschen mit erregbarem Nervensystem neigen, so schließt er hieraus, mehr zur
Angina pectoris als solche mit trägen Nerven. Ähnlich LIBMANN. Die größere
Häufigkeit in der Privatpraxis und vielleicht auch eine verhältnismäßig hohe
Beteiligung der jüdischen Rasse (unter meinen 187 Fällen waren 65 Juden,
siehe auch OSLER) würden gut zu dieser Auffassung passen. Zusammenfassend
dürften wir hiernach wohl sagen, daß als

Ursachen der Angina pectoris

eine gewisse Rolle spielen die mit dem Alter auftretenden Veränderungen der
Kreislauforgane, Schädlichkeiten des Lebens, denen besonders Männer ausgesetzt
sind, und die Erregbarkeit des Nervensystems. Versuchen wir über diese allgemeine Feststellung hinaus etwas näher in Einzelheiten einzudringen, so liegt es
nahe, die Veränderungen der Kreislauforgane mit vererbten Eigentümlichkeiten
in Zusammenhang zu bringen. Wir haben ja schon beim Hochdruck und der
Arteriosklerose die Bedeutung erblicher Belastung hervorgehoben. Von 166
meiner Kranken mit Angina pectoris gaben 79 = 47,6% an, daß der Vater oder
die Mutter oder beide an einem Gefäßleiden gestorben seien, allerdings sind viele
darunter, die erst im hohen Alter ihrer Arteriosklerose, und zwar meist einem
Gehirnschlag erlagen. HAY berichtet über 4 Brüder mit Angina pectoris; NEU-
BÜRGER über 19 Fälle bei Blutsverwandten, im ganzen 43 Personen umfassend.
Etwa die Hälfte meiner Fälle hatte erhöhten Blutdruck, d. h. einen Wert größer
als 100 plus Zahl der Lebensjahre, jedenfalls über 140 mm Hg. HAY findet unter
265 Kranken mit Angina pectoris 182 = 68,5% mit einem Druck über 150 mm Hg.
Ich zähle unter meinen 186 Kranken 121 = 65%. Ein gewisser Zusammenhang
zwischen Blutdrucksteigerung und Angina pectoris darf hiernach wohl als wahrscheinlich angenommen werden. Andererseits ist unter den Kranken mit Blutdrucksteigerung eine Angina pectoris nicht übermäßig häufig, in meinem Material

unter 595 Hypertonien 95 Fälle = 16%. Paullin, Bowcock und Wood geben
8,4% an. Fehler oder zum mindestens Geräusche an den Aortenklappen werden
von Hay unter 309 Fällen 35 mal = 11,39%, von mir unter 179 Fällen 36 mal =
20% verzeichnet, sie sind als Zeichen einer Erkrankung der Aortenwurzel wichtig
und deuten auf Beziehungen dieser Gegend zur Angina pectoris. White und
Mudd berichten über 8 jugendliche — unter 30 Jahr alte — Kranke mit Angina
pectoris, denen allen eine rheumatische Aortenklappeninsuffizienz gemeinsam
war. Mitralfehler gehen nur selten mit einer Angina pectoris einher (Nothnagel,
Sternberg). Eine syphilitische Infektion ließ sich unter meinen Kranken in
17 Fällen = 9% feststellen, doch ist hierbei die Unzuverlässigkeit der Vorgeschichte
und der Wassermannschen Reaktion zu berücksichtigen. Starke Raucher waren
10 Kranke. Beachtenswert ist die große Zahl Fettleibiger unter den Kranken mit
Angina pectoris, von 161 meiner Patienten 101 = 62,7%, wobei zu bemerken ist,
daß es sich meist um eine Wohlbeleibtheit im engeren Sinne des Wortes handelt,
einen Bürgermeisterbauch oder Matronenbauch. Diesen am Krankenbette
gewonnenen Befunden gesellen wir nunmehr die Befunde der Leichenöffnung
hinzu. Es wurde schon gesagt, daß Jenner und Parry bei ihren Kranken mit
Angina pectoris eine Verkalkung der Kranzarterien fanden. Dieser Befund ist
bis in unsere Zeit in vielen Fällen bestätigt worden (Neubürger, Ehrnrooth,
Osler, Gallavardin, Nathansohn und andere). Aber schon Parry weiß über
ältere und eigene Beobachtungen von Verkalkungen der Kranzarterien ohne
Angina pectoris zu berichten. Es hat jedoch keinen großen Zweck, diese alten
Fälle auf ihre Zuverlässigkeit durchzuprüfen, und es ist auch nicht nötig, denn es
liegen genügend Befunde aus den letzten Jahren vor, um die Frage zu entscheiden.
So hat Kretz unter 106 Sektionen bei 63 Veränderungen, und zwar bei 52 eine
Sklerose der Kranzarterien gefunden, die in 16 Fällen zu einer stärkeren Ver-
engerung geführt hatte. Zu Lebzeiten hatten aber nur 4 von den 106 klinisch
beobachteten Kranken Angina pectoris gehabt; die Kranzarterien zeigten in
diesen Fällen je einmal keine, geringe, mäßige, stärkere Sklerose. Von 68 bei der
Leichenöffnung festgestellten Coronarsklerosen, die Willius und Brown gesammelt, hatten nur 60% an Angina pectoris gelitten, von 37 Coronarsklerosen
Kaufmanns 62%, von 91 Fällen von Morawitz und Hochrein 17,5%. Unter 138
Fällen Cabots waren 94 Coronarstenosen ohne und 33 mit, unter 10 Thrombosen
der Coronararterie 3 ohne, 7 mit einer Angina pectoris zu Lebzeiten des Kranken
einhergegangen. Andererseits zählte er 11 Fälle von Angina pectoris ohne Coronarsklerose, 6 dieser Fälle zeigten, wie gleich hinzugefügt sei, auch keine krankhaften Veränderungen der Aorta. Unter 12 Fällen von syphilitischer Mesaortitis
mit Verengerung von Kranzarterien hatten 10 eine Angina pectoris gehabt. Es
giebt also Coronarsklerosen mit und ohne Angina pectoris und Angina pectoris mit
und ohne Coronarsklerose. Wir greifen jetzt auf die schon erwähnte, neuerdings
besonders von Allbutt aufgenommene Annahme Blackalls zurück, daß die
Angina pectoris auf einer Erkrankung der Aorta beruhe und fragen, was die
Leichenbefunde dazu sagen. Cabot hat, wie soeben bemerkt wurde, 6 Fälle von
Angina pectoris gesehen, bei denen eine sorgfältige Untersuchung mit dem bloßen
Auge keine Veränderungen der Aorta entdecken konnte. Damit stimmen überein die Beobachtungen von Tiedemann, Osler, Gallavardin, Herrick. Das
umgekehrte Verhalten, schwere Aortenveränderungen ohne Angina pectoris, ist
etwas Alltägliches. Es ist hier wie bei den Kranzarterien. Man findet Aortensklerose mit und ohne Angina pectoris und Angina pectoris mit und ohne Aortensklerose. Nun nehmen wir ja heute an, daß die an Gefäßen auftretenden Schmerzen von der Adventitia ausgehen. Clifford Allbutt legt deshalb bei der Angina
pectoris hauptsächlich Wert auf die Außenseite der Aorta. Da bis jetzt besondere

hierauf gerichtete Untersuchungen fehlen, läßt sich über diese Frage nichts Sicheres sagen. Wir kennen aber eine Krankheit, die wohl immer mit entzündlichen Vorgängen in der Adventitia der Aorta einhergeht, die Syphilis der Aorta. Und da ist es eine bekannte Tatsache, die nicht weiter belegt zu werden braucht, daß es viele Fälle von Aortensyphilis ohne Angina pectoris und umgekehrt von Angina pectoris ohne Aortensyphilis gibt. Der Herzmuskel, dem wir nunmehr unsere Aufmerksamkeit zuwenden, verhält sich bei der Angina pectoris verschieden. Er kann ganz gesund sein, kann aber auch Herde mit Entartungs- und Entzündungszeichen, Narben und Schwielen aufweisen. In schweren Fällen von Angina pectoris ist das die Regel. Unbedingt geltende Beziehungen zwischen dem Zustand des Herzmuskels und dem Verlauf der Angina pectoris bestehen aber nicht (OBERNDORFER). Die spärlichen Untersuchungen des Herznervensystems haben auch keine übereinstimmenden Ergebnisse gebracht. PETER, LANCEREAUX, BENENATI, GROCCO und FUSARI, STAEMMLER, ORMOS beschreiben Veränderungen im Plexus cardiacus oder in den zugehörigen Spinalganglien, HÉRARD, HUCHARD konnten keine nachweisen.

Wenn wir aus der Häufigkeit, mit der bestimmte klinische oder anatomische Befunde und eine Angina pectoris zusammentreffen, auf einen ursächlichen Zusammenhang schließen, so ergeben sich nach dem bisher beigebrachten Material Beziehungen der Angina pectoris zu den Veränderungen der Kreislauforgane, die im höheren Alter zum Teil auf Grund der ererbten Anlage, zum Teil infolge der Schädlichkeiten des Lebens besonders beim Manne auftreten und durch Arteriosklerose, Blutdrucksteigerung, Aortenfehler klinisch gekennzeichnet sind; ferner Beziehungen zur Fettleibigkeit, Nicotinvergiftung, Erregbarkeit des Nervensystems, schließlich Beziehungen zur Sklerose und Syphilis der Kranzarterien und der Aortenwurzel, und zu bestimmten Herzmuskelveränderungen. Man sieht, die klinischen und anatomischen Befunde, denen wir auf Grund unserer Erfahrung ursächliche Beziehungen zur Angina pectoris zuschreiben, sind mannigfaltig und wechselnd. Ein in allen Fällen vorhandener charakteristischer klinischer oder anatomischer Befund als Ursache der Angina pectoris läßt sich aus dem vorliegenden Material nicht herausschälen.

Damit ist die Frage aber nicht erledigt. Weder für den Arzt, der die krankhaften Erscheinungen, die er behandeln soll, verstehen will, noch für den Forscher, der weiß, daß Störungen der Funktion ohne nachweisbare anatomische Veränderungen des betreffenden Organs möglich sind. Ich glaube, folgender Gedankengang kann hier weiter helfen. Wenn auch, wie gesagt, für die Angina pectoris keine allgemein gültige Ursache handgreiflich nachweisbar ist, so ist doch eine Tatsache durch zahlreiche Beobachtungen gesichert: die Angina pectoris kann durch eine Störung des Kranzarterienkreislaufes hervorgerufen werden. Beweis sind die typischen schweren Fälle von Angina pectoris, die im Anfall bleiben und bei der Leichenöffnung als einzige greifbare Ursache eine Thrombose oder Embolie der Kranzarterien zeigen. Hier und nur hier haben wir festen Boden unter den Füßen. Von dieser Grundlage müssen wir deshalb ausgehen, wenn wir eine Erklärung der Angina pectoris überhaupt suchen wollen. Diese Erklärung müßte mit den geschilderten klinischen und anatomischen Befunden im Einklang stehen, sie müßte aber auch den verschiedenen Spielarten des Krankheitsbildes gerecht werden. Wir haben das Krankheitsbild später noch eingehend zu betrachten. In diesem Zusammenhang interessieren uns nur die Züge, die als wesentlich von einer befriedigenden Erklärung der Angina pectoris zu umfassen wären, als da sind: Schmerz und Beklemmung; Auslösung durch Bewegung, Erregung, Kälte, Überfüllung und Auftreibung des Leibes, im Schlaf; verschiedene Dauer des Anfalles (Minuten, Stunden, Tage) und des Leidens (Tage, Monate, wenige und

viele Jahre); verschiedene Wirkung auf die Herztätigkeit (keine Störung, Herzschwäche, Herztod); verschiedener Einfluß krampflösender, gefäßerweiternder
Mittel wie der Nitrite, Purinkörper, Opiate (Abschneiden des Anfalles, Linderung,
Erfolglosigkeit). Von den verschiedenen Erklärungen kann sich, wie gesagt, nur
eine auf sichere Tatsachen stützen: die Erklärung der Angina pectoris aus einer
Störung des Kranzarterienkreislaufes. Fragen wir nun, was für eine Störung den
verschiedenen Befunden und Erscheinungen bei der Angina pectoris am ehesten
gerecht wird, so hat, abgesehen von dem Fällen mit anatomischem Verschluß,
ein Krampf der Kranzarterien gegenwärtig die meisten Anhänger.

Ein *Krampf der Kranzarterien als unmittelbare Ursache der Angina pectoris*
ist zuerst von NOTHNAGEL angenommen und später besonders von PAL vertreten
worden.

Was sagen unsere Erfahrungen zu dieser Annahme?

Daß es einen Gefäßkrampf giebt, lehrt der Augenschein beim segmentären Gefäßkrampf (KROH) und ist seit der ersten Beobachtung durch die Erfahrung bei der
periarteriellen Sympathektomie vielfach bestätigt worden (LERICHE, BRÜNING
und andere). Ein Krampf der Kranzarterien im besonderen läßt sich aus dem
Falle von G. B. GRUBER und LANZ erschließen. Bei einem Epileptiker, der 4 Tage
vor seinem im epileptischen Anfalle erfolgenden Tode über Druck auf der Brust
und Beklemmung klagte, fand sich eine ischämische Nekrose in der Herzkammer-
scheidewand und Vorderwand des linken Ventrikels; die Kranzgefäße waren zart,
nirgends verlegt, die Aorta ebenfalls zartwandig und glatt.

Die Arterien können der Sitz heftiger Schmerzen sein; die Schmerzen beruhen
auf einer Reizung der in der Adventitia verlaufenden Nerven (ODERMATT, HELL-
WIG, R. SINGER, GLASER). Im Tierversuch erzeugt sowohl die intraarterielle Einspritzung des gefäßerweiternden Novocains als auch die des gefäßverengernden
Vuzins Schmerz. In diesem Falle ist deshalb der Schmerz nicht auf den Gefäßkrampf, sondern auf die Reizung der adventitiellen Nerven durch das die Gefäßwand durchdringende Mittel zurückzuführen (ODERMATT). Auch die Beobachtung von FRÖHLICH und H. H. MEYER, daß im Tierversuch ein Arterienkrampf
durch Adrenalin schmerzlos, durch Chlorbarium schmerzhaft ist, muß, wie mir
scheint, in entsprechender Weise erklärt werden; der Schmerz hängt nicht davon
ab, ob die Arterie sich zusammenkrampft, sondern davon, ob das Mittel die Nerven
der Adventitia schmerzhaft reizt. Der Gefäßkrampf als solcher ist nicht schmerzhaft. Ist dem so, dann muß die Angina pectoris, falls sie durch einen Krampf
der Kranzarterien hervorgerufen wird, nicht unbedingt mit Schmerzen verbunden
sein. Übereinstimmend mit diesem Schluß lehren die Erfahrungen namhafter
Forscher (HEBERDEN GAIRDNER BALFOUR), daß es tatsächlich eine Angina
pectoris sine dolore gibt. Auch der oben erwähnte Fall von GRUBER und LANZ
ist ein lehrreiches Beispiel dafür. Ob ein Gefäßkrampf, insbesondere ein Krampf
der Kranzarterien mit oder ohne örtliche Schmerzen verläuft, wird hiernach
durch die Beteiligung der adventitiellen Nerven mitbestimmt werden, eine Beteiligung, die ihrerseits wiederum von dem anatomischen Zustand und der Reizbarkeit der adventitiellen Nerven abhängen dürfte. Beruht aber der Schmerz bei
der Angina pectoris auf einer Reizung der Nerven in der Kranzarterienadventitia,
dann wird unter entsprechenden Bedingungen jede Reizung den Schmerz erzeugen müssen, also nicht nur Zerrung der Nerven durch einen Krampf der Arterie, sondern auch Gefäßwandveränderungen, sowie Druck durch einen Blut-
pfropf oder Dehnung durch den Anprall der Blutsäule in einem teilweise verstopften oder zusammengekrampften Gefäß[1]. Umgekehrt können wir verstehen,

---

[1] Ein hierher gehörendes Beispiel liefert LAUDER BRUNTON. Er litt an Migräne und
fühlte im Anfall seine Schläfenarterie schmerzend und drahtartig zusammengezogen. Unter-

daß bei gesunden, wenig reizbaren Nerven sogar Thrombosen der Kranzarterien einmal schmerzlos verlaufen (A. G. GIBSON, CABOT, PARKINSON und BEDFORD und andere). Zu trennen von dem Herzschmerz sind die Schmerzen in den herzfernen Gebieten. Sie sind als eine reflektorische Reizerscheinung aufzufassen (MACKENZIE), die durch die krankhaften Vorgänge am Herzen ausgelöst wird, auf die Art dieser Vorgänge aber keinen unmittelbaren Schluß gestattet. Das früher erwähnte, häufige Zusammentreffen der Angina pectoris mit einer allgemeinen Erregbarkeit des Nervensystems und einer Blutdrucksteigerung paßt gut zu der Annahme eines Gefäßkrampfes und den Schmerzen bei der Angina pectoris. Leute mit leicht erregbarem Nervensystem neigen oft wie wir wissen zu Krampfzuständen der Gefäße. Sie sind außerdem schmerzempfindlicher, sei es weil ihre Schmerznerven schon auf geringere Reize reagieren, sei es weil die Schmerzen lebhafter empfunden werden, sei es daß beides zusammenkommt. Die Blutdruckerhöhung zeigt unmittelbar die Neigung der Gefäße zur Kontraktion an und mag steigernd auf die Gefäßschmerzen wirken.

Gefäßkrämpfe sind nicht an anatomisch nachweisbare Veränderungen gebunden, können aber durch sie begünstigt werden. Als Beleg für den ersten Teil des Satzes können die Fälle von Nekrose dienen, in denen die versorgenden Gefäße keine entsprechenden Veränderungen aufwiesen (WIETING, KOLISCH, HEYER). Eine die Kranzarterien im besonderen betreffende Beobachtung von GRUBER und LANZ wurde schon erwähnt. Daß eine beginnende Sklerose die Neigung der Gefäße zu Spasmen steigert, eine vorgeschrittene Sklerose herabsetzt, hat ANITSCHKOW am überlebenden Präparat gezeigt, klinisch ist die Herabsetzung schon durch v. ROMBERG und O. MÜLLER nachgewiesen worden, während auf der anderen Seite mannigfache Erfahrungen am Krankenbett auch eine Neigung zu Krampfzuständen aufgedeckt haben. Diese Tatsachen, auf die Angina pectoris als Folge eines Kranzarterienkrampfes bezogen, würden erklären, warum bei der Angina pectoris eine Sklerose einmal fehlt, ein andermal vorhanden ist, warum trotz einer Sklerose die Angina pectoris ausbleiben und schließlich eine Angina pectoris, wie man das hin und wieder beobachtet (MACKENZIE und andere) mit den Jahren besser, statt schlechter werden kann. Schließlich würden auch die Fälle verständlich, in denen die Kranken über dauernde Herzschmerzen neben eigentlichen Anfällen klagen: Dauernde Reizung der adventitiellen Nerven durch anatomische Veränderungen, Anfälle durch Krampfzustände des Gefäßes. Soweit die Angina pectoris mit einer Sklerose der Kranzarterien einhergeht, ist es ferner verständlich, daß sie entsprechende Beziehungen zur Arteriosklerose und deren Ursachen überhaupt zeigt, d. h. daß sie wie oben dargetan überwiegend Menschen in vorgerücktem Alter, zumal die den Schädlichkeiten des Lebens mehr ausgesetzten Männer, und erblich belastete Leute (G. B. GRUBER) betrifft. Es brauchen natürlich nicht immer sklerotische Veränderungen zu sein, auch eine Syphilis (PARKINSON und BEDFORD und andere) kann die Kranzarterien schädigen und zuweilen mag auch eine rheumatische Endokarditis der Aortenklappen (WHITE und MUDD) die Kranzgefäße, zumal deren Mündungen in Mitleidenschaft ziehen. Mitralfehler gehen nur selten mit einer Angina pectoris einher (NOTHNAGEL, KREHL). In einem solchen Falle STERNBERGS war die zartwandige linke Kranzarterie bei ihrem Durchtritt zwischen dem linken Vorhof und der Lungenschlagader durch die Erweiterung dieser beiden Teile zusammengedrückt; es ist wahrscheinlich, daß dadurch die Anfälle von Angina pectoris bei der Kranken hervorgerufen wurden. Ich selbst habe eine Angina pectoris bei einer 38 jährigen Frau beobachtet, die

---

brechung des Blutstromes durch Druck auf die Carotis beseitigte den Schmerz. Sobald er die Blutströmung freigab, stellten sich sofort wieder der Schmerz und die Kontraktion der Schläfenarterien ein.

an einer dekompensierten Stenose und Insuffizienz der Mitralklappen litt. Sobald die Stauung durch Strophanthin gebessert war, schwanden die anginösen Schmerzen, so daß auch hier an einen Druck auf die Kranzgefäße gedacht werden darf. Ob außerdem ein Krampf der Kranzarterien mitspielt, läßt sich nicht sagen. Im ganzen sind die seltenen Fälle von Mitralfehlern mit anginösen Schmerzen als eine besondere Form des Leidens anzusehen, die aus dem Rahmen der Angina pectoris, so wie er eingangs abgegrenzt ist, herausfällt.

Gefäßkrämpfe können nach Stärke, Ausdehnung und Dauer sehr verschieden sein. Diese allgemein bekannte und anerkannte Erfahrung braucht nicht weiter gestützt zu werden. Bei den Kranzarterien erklärt diese Eigenschaft der Gefäßkrämpfe zusammen mit der Mannigfaltigkeit der anatomischen Kranzgefäßveränderungen die verschiedenen Spielarten der Angina pectoris. Für die Dauer der Anfälle das näher auszuführen, ist unnötig. Dagegen muß über die Dauer des Leidens wohl ein kurzes Wort gesagt werden. Daß Krämpfe der Kranzarterien viele Jahre hindurch ohne bedrohliche Störungen der Herztätigkeit Anfälle erzeugen können, dürfen wir vergleichen mit der Migräne. Die Migräne führen wir ja auch auf Gefäßkrämpfe zurück und können uns dabei auf die Ausfallserscheinungen berufen, die bei schweren Anfällen auftreten. Diese Gefäßkrämpfe ziehen sich auch über Jahrzehnte hin und hinterlassen trotzdem kaum je bleibende Schädigungen des Gehirns, obwohl dieses für Sperrungen der Blutzufuhr noch empfindlicher ist als das Herz. Daß es bei den Kranzgefäßen ebenso sein kann, beweisen Beobachtungen von FEIL u. SIEGEL[1]. Es trat während des Anfalls in drei von vier Fällen eine Senkung der Strecke ST unter die Nullinie ein, die nach dem Anfall wieder verschwand und künstlich nicht hervorgerufen werden konnte. Diese Beobachtungen sind zugleich eine sehr wichtige Stütze für die Annahme, daß die Anfälle von Angina pectoris auf einer Störung, im besondern einem Krampf der Kranzgefäße beruhen. Andererseits ist es verständlich, daß Krämpfe bei sklerotischen oder brüchigen Arterien sehr viel ernstere Folgen haben, leicht zu Thrombosen oder Blutaustritten und so rasch zu schweren Schädigungen des Organs, d. h. bei der Angina pectoris zu Herzstörungen, Herzschwäche und zum Herztod führen. Neben der Beschaffenheit der Arterien werden Sitz und Ausdehnung des Krampfes dabei ein gewichtiges Wort mitsprechen. So ist es zu erklären, warum der Kranke einmal zahlreiche Anfälle gut übersteht, ein andermal vielleicht schon dem ersten Anfalle erliegt. Das Verhältnis von Stärke, Ausdehnung, Sitz und Dauer des Krampfes zu der anatomischen Beschaffenheit der Arterie läßt Raum für alle Verschiedenheiten der Dauer des Leidens, oder was eng damit zusammenhängt, für die Verschiedenheit der Folgen eines Anfalles. Als greifbarer Ausdruck der Verschiedenheit der Folgen sind die wechselnden Befunde anzusehen, die der Herzmuskel bei der Angina pectoris bietet. Der Herzmuskel kann kaum oder nicht verändert sein, er kann aber auch, und das in der Regel, Herde mit Entartungsvorgängen, anämische oder hämorrhagische Infarkte, Schwielen, Aneurysmen zeigen, so wie dies oben erwähnt worden ist. Daß dabei auch das Maß ausgleichender Kollateralen und das Tempo mitspielt, in dem sich die Hemmungen der Kranzgefäßdurchblutung entwickeln, kann hier nur angedeutet werden.

Ein Krampf der Kranzarterien als Ursache der Angina pectoris wird ferner wahrscheinlich gemacht durch die Einwirkungen, die die Anfälle auszulösen pflegen, denn diese Einwirkungen sind bekannte Vasomotorenreize. Daß die Reize zum Teil regelwidrig wirken, ist eine Erscheinung, die uns von den Vasoneurosen her schon bekannt ist und deshalb die vasomotorische Natur der Angina

---

[1] Americ. Journ. of the med. science. **175**. Nr. 2. 1928.

pectoris nur stützen kann. Das gilt vor allem von der Bewegung. Bewegung geht mit einer vermehrten Durchblutung und entsprechenden Erweiterung der Gefäße in den tätigen Teilen einher. Sobald Ermüdung eintritt, verengern sich nicht selten die Gefäße. Bei kranken Gefäßen — ein handgreifliches Beispiel ist das intermittierende Hinken — setzt die Verengerung sehr rasch ein und kann durch plötzlich einsetzende, stärkere Bewegung wohl von vornherein ausgelöst werden. Daß Erregungen — „vor Schreck erbleichen" — und Kälte die Gefäße verengern können, ist bekannt. Regelwidrig scheint dagegen wiederum die Wirkung des Schlafes zu sein. Im Schlaf pflegen die Gefäße zu erschlaffen. Die Angina pectoris tritt dagegen nicht selten gerade im Schlaf auf, und zwar um Mitternacht, also zu der Zeit, wo der Schlaf gewöhnlich am tiefsten ist. Wahrscheinlich handelt es sich in diesen Fällen, wie ich schon früher ausgesprochen habe[1], um eine Äußerung des im Schlaf gesteigerten Vagustonus. Auf einen durch reflektorische Vagusreizung hervorgerufenen Krampf der Kranzgefäße führen wir die Angina pectoris nach Überfüllung des Magens oder Darms, Auftreibung des Leibes und zum Teil auch bei Fettleibigkeit zurück.

Ein Krampf der Kranzarterien als Ursache der Angina pectoris entspricht endlich und vor allem den Erfahrungen, die wir bei der Behandlung des Leidens machen, entspricht im besonderen den Vorstellungen, die uns bei der Wahl unserer Mittel leiten, und den Erfolgen, die uns die so gewählten Mittel bringen. Die Nitrite, Purinkörper, Opiate, Belladonnapräparate sind Mittel, die erweiternd auf die Kranzgefäße oder allgemein krampflösend wirken. Umgekehrt erzeugt das Nicotin, das bei empfindlichen Menschen zweifellos die Neigung zur Angina pectoris steigert, durch Erregung der Zwischenstation der Vasoconstrictoren Gefäßkrämpfe (MEYER und GOTTLIEB). Wo unsere Mittel wirkungslos bleiben, müssen wir unbeeinflußbare anatomische Vorgänge als Ursache der Angina pectoris annehmen.

Fassen wir das hier vorgelegte Material zusammen, so scheinen mir folgende Schlüsse im Einklang mit den Tatsachen und hinreichend begründet zu sein:

Die Angina pectoris mit Herzschmerzen beruht auf einer Reizung der Nerven in der Adventitia der Kranzarterien. Die häufigste Ursache ist ein Krampf in den Kranzarterien. Anatomische Veränderungen der Gefäßwand können den Krampf begünstigen, und auch selbst Ursache der Reizung sein. Als weitere Ursache kommen Thrombose, Embolie und auch wohl Kompression der Kranzarterien in Betracht, ob mit oder ohne Krampf des Gefäßes, muß unentschieden bleiben. Die Angina pectoris ohne Herzschmerzen und die Angina pectoris mit Schmerzen nur in herzfernen Gebieten lassen sich auf dieselben Ursachen zurückführen, doch fehlt bei ihnen die Reizung der Nerven in der Adventitia der Kranzarterien.

Es wäre einseitig, wollten wir hiermit die Frage nach der Entstehung und den Ursachen der Angina pectoris abschließen und die Vertreter abweichender Ansichten nicht zu Wort kommen lassen.

Die alte Lehre, die der Angina pectoris eine *Neuralgie oder Neuritis* des Plexus cardiacus oder bestimmter Nerven, wie Vagus, Sympathicus, Phrenicus, der Intercostalnerven zugrunde legt (DESPORTES, JURINE, LAENNEC, JOLLY, LARTIGUE, PIORRY, TROUSSEAU, M. H. ROMBERG, DUCHEK), hat in dieser unbestimmten Form nur noch geschichtliches Interesse. Immerhin ist bemerkenswert, daß unter ihren Anhängern verschiedene von Anfang an die Fälle ohne anatomischen Befund als reine Neuralgien von den Fällen mit organischen Veränderungen des Herzens und der Kranzarterien als symptomatischen Neuralgien trennen (HOPE, BOUILLAUD, FRIEDREICH, DUSCH,

---

[1] Die Digitalisbehandlung 1916, 126.

EULENBERG und andere). Wenn wir heute mit guten Gründen die Herzschmerzen in die Nerven der Gefäße des Herzens verlegen, die herzfernen Schmerzen auf eine reflektorische Reizung zurückführen, so dürfen wir uns über den Fortschritt gegenüber den verschwommenen alten Vorstellungen gewiß freuen, aber nicht ganz vergessen, daß wir auch heute noch zur Erklärung eine gesteigerte Schmerzempfindlichkeit, eine latente Hyperästhesie (GOLDSCHNEIDER) heranziehen, ohne über anatomische Unterlagen für diese Annahme zu verfügen.

Krankhafte Vorgänge im Herzmuskel als Ursache der Angina pectoris werden von verschiedenen Forschern angenommen. Je nach der Art des vermuteten Vorganges lassen sich drei Gruppen unterscheiden: Drucküberlastung, Dehnung des Herzmuskels; Krampf, veränderte Kontraktion des Herzmuskels; Reizung der Herznerven durch krankhafte Stoffwechselvorgänge im Herzmuskel. Drucküberlastung oder Dehnung wird vertreten unter anderen durch PARRY, EICHWALD, TIEDEMANN, STOKES, TRAUBE, LAUDER BRUNTON, POWELL, OREL, BROADBENT, OSLER und mit Beschränkung auf eine besondere Form des Leidens auch HUCHARD. Dabei mag die Steigerung der Belastung (EICHWALD), es mag aber auch eine Schwächung des Herzmuskels, die die gewöhnliche Belastung zu einer Überbelastung machen kann (OSLER), im Vordergrund stehen. Durchweg wird angenommen, daß die beiden Faktoren zusammenkommen, und die Sklerose der Kranzarterien als Ursache der Herzschwäche mehr oder weniger in Rechnung gestellt. So kann nach OSLER ungenügende Durchblutung eines beschränkten Bezirkes infolge einer Erkrankung des versorgenden Gefäßes zu einer örtlich begrenzten Dehnung der Herzwand und dadurch Angina pectoris führen. Gegen die Annahme, eine Überbelastung oder Dehnung des Herzmuskels liege der Angina pectoris, im besonderen den damit einhergehenden Schmerzen, zugrunde, spricht zunächst die Tatsache, daß bis jetzt keine Schmerzempfindlichkeit des Herzmuskels hat nachgewiesen werden können (R. SINGER). Zumal eine Empfindlichkeit für mechanische Reize, zu denen wir auch eine Dehnung rechnen müssen, fehlt dem Herzen (L. R. MÜLLER). Ferner spricht gegen die erwähnte Annahme die alltägliche Erfahrung, daß gerade die Zustände stärkster Dehnung des Herzens mit ungenügender Durchblutung, wie wir sie bei der Erlahmung des Herzens in den vorgeschrittenen Fällen von Klappenfehlern und Hochdruck sehen, nichts mit der Angina pectoris zu tun haben. Das Krankheitsbild wird hier von der Atemnot und Stauung beherrscht, Beklemmung und zuweilen auch dumpfe Schmerzen in der Herzgegend können daneben vorhanden sein, treten aber hinter den aufdringlichen Erscheinungen der Herzschwäche ganz zurück. Umgekehrt bei der Angina pectoris. Die setzt mit Schmerz und Beklemmung ein. Atemnot, Stauung, überhaupt Zeichen von Herzschwäche fehlen oder stellen sich erst als Folgen eines besonders schweren Anfalles ein. Weiter: Herzen an der Grenze der Kompensation, die schon in der Ruhe kaum oder nicht voll ihre Aufgabe, also auch ihre eigene Blutversorgung erfüllen können, antworten auf Bewegung kaum je mit einem Anfall von Angina pectoris. Um bei den in der Ruhe leistungsfähigen Herzen der Kranken mit Angina pectoris einen Anfall hervorzurufen, der auf Dehnung und Überlastung des Herzmuskels zurückgeführt werden könnte, müßte eine besonders starke Steigerung der äußeren Arbeit oder der Widerstände im großen Kreislauf als Einleitung des Anfalles erwartet werden, eine Steigerung, die durch die bekannten Anlässe, wie Gehen, Erregung, Kälte usw. nicht zwanglos erklärt werden kann, und auch sonst bis jetzt nicht nachgewiesen ist. Die häufige (LAUDER BRUNTON), aber nicht gesetzmäßige Steigerung des Blutdruckes während des Anfalles (MORISON) läßt sich als Folge der Schmerzen und der Angst ausreichend begründen. In den meisten Fällen zeigen aber Herz und Puls überhaupt keine greifbaren Veränderungen während des Anfalles. MACKENZIE, dessen reiche

Erfahrung auf diesem Gebiete unbestritten ist, schreibt: „In the vast majority of cases I could detect no change in the heart or arteries, and there never was the slightest enlargement of the heart coming on during the attack. Schließlich: wäre die Belastung des Herzens die Ursache der Angina pectoris, dann müßte die Digitalis das wirksamste Mittel dagegen sein. Das ist nicht der Fall. Auch die günstige Wirkung der Purinkörper wäre nur schwer zu verstehen, da sie durch Reizung des Vasoconstrictorenzentrums trotz gleichzeitiger Erweiterung bestimmter peripherischer Gefäßgebiete den allgemeinen Blutdruck eher steigern. Kurz und gut, gegen die Annahme, die Angina pectoris sei eine Antwort des Herzmuskels auf zu große Belastung, sprechen so gewichtige Gründe, das diese Annahme uns nicht haltbar erscheint.

Wir erwähnten soeben, daß MACKENZIE als Regel in den Anfällen von Angina pectoris keine Veränderungen der Herz- und Gefäßtätigkeit nachweisen konnte. Es ist zweifellos ein Widerspruch, wenn trotzdem derselbe Forscher die Angina pectoris auf ein Versagen des Herzmuskels in ähnlicher Weise zurückführen will, wie dies gerade besprochen worden ist. Wird der Herzmuskel, so meint MACKENZIE, ungenügend durchblutet infolge einer Erkrankung der Kranzarterien oder ungenügend ernährt infolge allgemeiner Ernährungsstörungen oder die Arbeit der linken Kammer erschwert durch einen Fehler der Aortenklappen oder durch eine Arteriosklerose, dann versagt die Kontraktionskraft des Herzmuskels, sobald etwas größere Aufgaben zu erfüllen sind. In diesem Zustande sei das Herz einem willkürlichen Muskel vergleichbar, der, durch unterschwellige Reize getroffen, diese Reize summiert und schließlich mit tetanischen Zuckungen beantwortet. In ähnlicher Weise kontrahiere sich der erschöpfte, überlastete Herzmuskel nach der Regel von der Summation der Reize und erzeuge dadurch den anginösen Schmerz. Die Gründe, die wir gegen die Überlastung und Dehnung des Herzmuskels als Ursache der Angina pectoris vorgebracht haben gelten auch für diese Theorie MACKENZIES. Es kommt hinzu, daß die von MACKENZIE angenommene Veränderung des Kontraktionsvorganges bei der Angina pectoris nicht nachgewiesen ist, obwohl das Elektrokardiogramm die Möglichkeit dazu bieten dürfte. In weniger bestimmter Form als MACKENZIE hatte schon LATHAM eine krankhafte Form der Kontraktion des Herzens, „als eine den Haupterscheinungen der Angina pectoris genügende Erklärung" angenommen: A spasm of the heart. Der Spasmus könne zusammenhängen mit der Schwäche und Degeneration des Herzmuskels, Klappenfehlern besonders des linken Herzens sowie Erkrankungen der Aorta mit und ohne Erkrankung der Kranzarterien, er könne aber auch wohl ohne anatomische Veränderungen des Herzens und der herznahen Gefäße vorkommen. Nach LATHAM sind noch BAUMES, BAMBERGER (klonischer Krampf des Herzens mit Hyperästhesie), v. DUSCH (krampfhafter Zustand des Herzens), MAC VAIL, RAW, SÉE, BOCHEFONTAINE und ROUSSY für einen Spasmus des Herzens oder doch Störungen des Kontraktionsablaufes als Ursache der Angina pectoris eingetreten.

Ein *Krampf des Herzens*, ohne daß im Anfall Störungen der Herztätigkeit, des Blutdruckes und Pulses — und die fehlen nun einmal in der Mehrzahl der Fälle — nachweisbar wären, ist unvereinbar mit allem, was wir vom Kreislauf wissen, und in dieser allgemeinen Fassung eine veraltete Theorie, die nicht widerlegt zu werden braucht. Etwas anders steht es schon um die Ansicht, die die Angina pectoris als schmerzhafte Reaktion des Herzmuskels auf eine örtlich beschränkte Hemmung der Blutzufuhr betrachtet. Schon ALLAN BURNS hatte den Gedanken ausgesprochen, wenn die Kranzarterien verengert und deshalb nicht fähig seien, dem Herzmuskel die zu seiner Arbeit nötige Blutmenge zuzuführen, dann komme es in ähnlicher Weise zu schmerzhaften Störungen des Herzens, wie bei der Umschnürung einer Extremität. Eine Stütze erhielt diese Lehre, als das Krankheitsbild des intermittierenden Hinkens entdeckt wurde. Es lag nahe, was man bei diesem Leiden mit Augen sehen und mit Händen fassen konnte, auf das Herz zu übertragen und die Angina pectoris als intermittierendes Hinken des Herzens zu deuten (BRODIE, POTAIN, HUCHARD, MAC WILLIAM, A. FRAENKEL). Zuletzt und besonders eingehend ist diese Frage von HANS KOHN behandelt worden. Er nimmt an, daß die durch eine Verlegung oder einen Krampf der Kranzarterien entstehende Ischämie in dem unmittelbar betroffenen Teil des Herzmuskels einen Krampf erzeuge, „der die oder wenigstens eine Ursache des ischämischen Herzschmerzes" sei. Als Gründe, die diese Auffassung stützen können, führt KOHN folgendes an. Daß Ischämie im tätigen Muskel Schmerz erzeugt, scheint durch die Erfahrung gesichert. Das Wie ist allerdings noch nicht geklärt, aber wir können den Krampf als Schmerzerreger sehen und mit Händen greifen. Voraussetzung ist, daß Tätigkeit und Ischämie lange genug dauern. Experimentell kann man krampfhafte, selbst tetanusartige Kontraktionen des Herzmuskels erzeugen. Nach OHM und PERITZ kann Ischämie im Herzmuskel krampfhafte Kontraktionen mit Schmerzen erzeugen. Die Bedenken gegen einen Krampf im ganzen Herzen gelten nicht gegen den Teilkrampf. Wir wollen jetzt sehen, ob sich diese Auffassung KOHNs den einschlägigen Beobachtungen fügt. Daß der Krampf eines Muskels die im Muskel befindlichen schmerzempfindlichen Nervengebilde durch Druck oder Zerrung reizen kann, beweist jeder Wadenkrampf, der Schmerz setzt unmittelbar mit dem Krampf ein und hört mit ihm auf. Wie weit dabei die Schmerznerven der Gefäße, wieweit sonst im Muskel vorhandene Schmerznerven die Empfindung vermitteln, wissen wir nicht. Anders beim intermittierenden Hinken. Da tritt der Schmerz in dem Augenblick ein, wo der Fuß blaß wird, d. h. gleichzeitig mit dem Gefäßkrampf (R. SINGER) und lange, bevor sich ein Krampfzustand entwickelt hätte, der auch nur annähernd mit der brettharten Spannung des gewöhnlichen Wadenkrampfes verglichen werden könnte. Beim intermittierenden Hinken muß deshalb der Gefäßkrampf der erste und wesentliche Grund des Schmerzes sein. Der Schmerz mag weiterhin gesteigert werden durch den Muskelkrampf, der sich bei einer erzwungenen Fortsetzung der Tätigkeit ausbildet. Übertragen wir diese Überlegung auf den Herzmuskel, so erhebt sich sogleich die Frage, können die dem ischämischen Herzmuskel zufließenden Kontraktionsreize diesen zu einer Fortsetzung seiner Tätigkeit bis zum Krampf zwingen, so wie unser Wille den Skelettmuskel? Das ist offenbar nicht der Fall, wie Beobachtungen von THOMAS LEWIS über die Unterbindung von Kranzarterien zeigen: „When the ligature is tightened an immediate change in the colour of the implicated muscle is seen as a result of the obstruction to its blood supply. From a slight cyanotic tinge the colour passes rapidly to a lividity, which maintained during the remainder of the experiment (the accompanying veins are usually included in the ligature). Within a few minutes the damaged ventricular muscle dilates and is ballooned. With each systole of the heart it becomes more swollen, until eventually no visible contraction is pressent. . . . When, at the end of an experiment, fibrillation ensues, the damaged ventricular muscle fails to participate in the fibrillation." Der Herzmuskel antwortet also auf eine Ischämie mit Lähmung, nicht mit Krampf. Fügen wir hinzu, daß die Unterbindung einer Kranzarterie im Elektrokardiogramm zunächst einzelne, dann gehäufte Extrasystolen, weiterhin eine paroxysmale Kammertachykardie hervorruft und schließlich mit Kammerflimmern oder Rückkehr zu einer langsamen Schlagzahl endigt, dagegen nichts von einer tetanischen Muskeltätigkeit zeigt, und fügen wir weiter hinzu, daß nach R. SINGERS sorgfältigen Untersuchungen die durch Unterbindung einer Kranzarterie erzeugte

Ischämie des Herzmuskels schmerzlos ist, so dürfte genügend begründet sein, warum auch ein begrenzter Krampf der Herzmuskulatur bei der Angina pectoris unwahrscheinlich ist.

Krankhafte Stoffwechselvorgänge im Herzmuskel sind schon von COHNHEIM und von SCHULTHESS-RECHBERG als Ursache der Störungen vermutet worden, die die Herztätigkeit nach Unterbindung der Kranzarterien erfährt. Dieses „hypothetische Herzgift" wird von ihnen auch für den plötzlichen Herztod von Kranken mit Embolie, Thrombose und Sklerose der Kranzarterien verantwortlich gemacht. GOLDSCHNEIDER denkt daran, daß bei Veränderungen der Kranzarterien die ungenügende Durchblutung Dissimilierungsprodukte (Säuren) im Herzen entstehen lasse, die bei erhöhter Tätigkeit des Organs das gewöhnliche Maß übersteigen und durch Reizspeicherung eine zentrale Überempfindlichkeit vielleicht nicht sensibler, sondern auch motorischer Natur (Vasamotoren, Herzmuskel selbst) auslösen. Durch weitere Reize könne diese Überempfindlichkeit dann plötzlich über die Schwelle gehoben werden. Da sich derselbe Gedankengang auf jede Herzschwäche ohne Angina pectoris anwenden läßt, so darf diesen Dissimilierungsstoffen nur eine begünstigende, keine entscheidende Rolle für die Angina pectoris zugewiesen werden. GOLDSCHEIDER selbst legt denn auch das Hauptgewicht auf das Verhalten der Kranzarterien, daneben läßt er von der Aorta ausgehende anginöse Beschwerden gelten. Für DANIELOPOLU dagegen sind krankhafte Stoffwechselvorgänge im Herzen die eigentliche Grundlage der Angina pectoris: Bei übergroßer Arbeitslast oder ungenügender Durchblutung des Herzens bilden sich in diesem giftige Ermüdungsstoffe, die durch Reizung der sensibeln und motorischen Nerven des Herzmuskels pressorische Reflexe auslösen, als da sind Blutdrucksteigerung, Pulsbeschleunigung, Verstärkung der Herzkontraktion und Verengerung der Kranzgefäße; diese Reflexe steigern ihrerseits wieder die Bildung der Ermüdungsstoffe im Herzen und so komme es zum Anfall von Angina pectoris. Was gegen diesen Erklärungsversuch einzuwenden ist, ergiebt sich aus unserer Bemerkung zu GOLDSCHEIDERS Dissimilierungsstoffen. Überlastung und ungenügende Durchblutung haben wir bei jeder Herzschwäche, Überlastung und ungenügende Durchblutung der linken Kammer im besonderen bei dekompensierten Aortenfehlern, Mitralinsuffizienzen und Hochdruckherzen. Es müßte also zwischen diesen Zuständen und der Angina pectoris ein gesetzmäßiger Zusammenhang bestehen, wenn DANIELOPOLUS Erklärung zuträfe. Das ist nicht der Fall.

Krankhafte Veränderungen der Aorta als Ursache der Angina pectoris sind, wie erwähnt, zuerst von BLACKALL angenommen worden. Die Fälle, auf die BLACKALL sich stützt, halten aber, wie bei HANS KOHN nachgelesen werden mag, zum Teil der Kritik nicht stand. Die Auffassung BLACKALLS ist denn auch ziemlich unbeachtet geblieben, bis CLIFFORD ALLBUTT, WENCKEBACH und R. SCHMIDT sie in unserer Zeit zu neuem Leben erweckten und mit neuem Inhalt füllten. ALLBUTT faßt seinen auf reiche Erfahrung gegründeten Standpunkt in drei kurzen Sätzen zusammen: „In the very large majority of cases — say 90 per cent — angina pectoris is due to disease of the thoracic aorta, especially of its outer investment. Death in angina pectoris is due ordinarity to vagus inhibition; that is, to the shock of the pain. The conorary arteries and the myocardium have nothing to do with the pain of angina, but much to do with its mortality." Zum richtigen Verständnis sei hinzugefügt, daß ALLBUTT unter Angina pectoris eine Krankheit (disease) versteht, d. h. no so called „entity" but a mental concept of a series of symptoms recurring with a fair uniformity. ALLBUTT begründet seine Theorie unter anderem damit, der einzige anatomische Befund, der bei keiner Angina pectoris fehle, seien Veränderungen der Aortenwurzel; ausnahmsweise könne bei nervösen Menschen auch einmal eine gesunde Aorta unter dem Einfluß gesteigerter Herzarbeit schmerzen. Da wir wissen, daß nur die Adventitia der Aorta schmerzempfindlich ist (R. SINGER), so könnten allein krankhafte Veränderungen der Adventitia sichere Stützen für die Lehre ALLBUTTS abgeben. Bis jetzt sind solche Veränderungen als konstanter Befund bei der Angina pectoris nicht nachgewiesen und somit die Aorta als Ausgangspunkt der Angina pectoris nicht besser begründet als die Kranzarterien. Daß in manchen Fällen von Angina pectoris keine mit dem bloßen Auge erkennbare Erkrankung der Aorta gefunden wird (CABOT), haben wir bereits gesagt. Ich selbst habe einen 3 Jahre an Angina pectoris leidenden Kranken von 69 Jahren im Anfall verloren. Die Aorta war trotz hohem Alter bis auf zwei kleine gelbliche Flecke der Intima ganz zart und glatt, die Außenfläche im besonderen ohne irgendwelche Veränderungen, dagegen die beiden Äste der linken Kranzarterie in starre Rohre verwandelt. Eine frische Thrombose im absteigenden Ast mußte als Todesursache angesehen werden. Auch ALLBUTT erkennt einen Tod durch Verlegung der Kranzarterien an, in der Regel soll aber das Ende auf einer durch den Schmerz ausgelösten, über den Vagus verlaufenden Hemmung beruhen. Die Herzreflexe sind nun so verwickelte Vorgänge, daß man über ALLBUTTS Vagusinhibition nur auf Grund von Versuchen urteilen kann, die sich möglichst eng an die Verhältnisse beim Menschen anschließen. Solche Versuche scheinen mir die von R. SINGER zu sein. SINGER hat beim Tier durch mechanische Reizung der Aortenadventitia heftigste Schmerzen ausgelöst, ohne daß Herzstillstand eingetreten oder eine auffallende Vaguswirkung vermerkt oder aus den Kurven ersichtlich wäre, während die Unterbindung der Kranzarterien in bekannter Weise zu Kammerflimmern und dadurch öfters zum Tode führte. SINGERS Versuche stützen also ALLBUTTS Vagusinhibition nicht. Die Schmerzen bei Verstopfung der Kranzarterien führt ALLBUTT darauf zurück, daß das Epicard über dem Infarkt gedehnt oder gereizt werde und die Reizung sich unter Umständen bis zur Außenfläche der Aorta fortpflanze. Da inzwischen nachgewiesen ist, daß die Adventitia überhaupt und die der Kranzarterien im besonderen (R. SINGER) der Sitz heftigster Schmerzen sein kann, so würde ALLBUTT heute gewiß nicht zögern, die Kranzarterien in dieser Beziehung der Aorta gleichzustellen und den Schmerz bei einer Thrombose oder Embolie der Kranzarterien in diese selbst zu verlegen. Sein Standpunkt würde sich dann dem Standpunkte WENCKEBACHS nähern, der eine durch den Verschluß der Kranzarterien hervorgerufene und von ihnen ausgehende akute Angina pectoris von einer auf Aortenveränderungen beruhenden chronischen Angina pectoris unterscheidet. Die oft lange Dauer der chronischen Angina pectoris beweist nach WENCKEBACH, daß in dieser Zeit keine schlechte Blutversorgung des Herzens vorhanden sein könne. Eine schlechte Blutversorgung müßte zur Herzschwäche führen. Der Anginaanfall sei aber nicht ein Anfall von Herzschwäche; im Gegenteil, im Anfall wehre sich der Herzmuskel mit der größten Energie gegen die ihm erwachsenden schädlichen Einflüsse und Widerstände. Komme es im weiteren Verlauf zu einer Herzschwäche, so hörten die Anfälle meistens auf. Sterbe der Kranke schließlich, so sei es kein Wunder, wenn man eine Coronarsklerose finde. Die sei aber nicht Ursache der Anfälle, sondern der Herzschwäche gewesen, falls diese nicht in anderer Weise zustande gekommen sei. Alles, was das Schlagvolumen vergrößere, den Widerstand in der Aorta erhöhe (körperliche Anstrengung, Kälte, Magenfüllung, Erregung), rufe durch größere Füllung und Dehnung der Aortenwand den Anfall hervor. Wir wollen von dem schon erwähnten Einwand absehen, daß die Annahme einer Aortenerkrankung als Ursache einer Angina pectoris anatomisch nicht besser gestützt ist als die Annahme einer Erkrankung der Kranzarterien. Dann bleibt aber immer noch das schwere Bedenken, daß gerade die Erkrankung, die mit entzündlichen

Vorgängen in der Adventitia der Aorta einhergeht, nur selten und wie es scheint, nur unter besonderen Bedingungen (Beteiligung der Kranzarterien?) von einer Angina pectoris begleitet wird: die Aortenlues. Die Aortenlues beginnt mit Zellinfiltrationen, die in der Adventitia und Media sitzen und durchweg den Vasa vasorum folgen; sie befällt vorwiegend die Aortenwurzel einschließlich der Aortenklappen, also gerade die Schichten und die Gegend der Aorta, deren Erkrankung von ALLBUTT und WENCKEBACH der Angina pectoris zugrunde gelegt wird. Sie macht besonders zu Beginn auch Schmerzen unter dem Brustbein, aber nicht in der für Angina pectoris bezeichnenden Form, d. h. keine Anfälle von Schmerzen und Beklemmung auf Anstrengung und Erregung usw. Diese Tatsache findet sich bei ALLBUTT und WENCKEBACH auch angedeutet, jedoch nicht genügend gewürdigt. Wenn irgendwo, dann heißt es aber hier: hic Rhodus, hic salta. Im Vergleich zu dieser Probe aufs Exempel wiegen verschiedene andere Bedenken weniger schwer, sind aber doch nicht zu vernachlässigen. So scheinen uns die auslösenden Reize bei der Angina pectoris durchweg zu gering, um den Druck oder das Schlagvolumen so zu steigern, daß eine schmerzhafte Dehnung der Aorta dadurch erklärt werden könnte. Dementsprechend sind Herztätigkeit, Schlagzahl, Druck und Füllung des Pulses im Anfall oft nicht nachweisbar verändert. Auch die Anfälle im Schlaf lassen sich nicht zwanglos auf eine Steigerung der Aortenbelastung zurückführen. Umgekehrt wissen wir, daß schon geringe Reize und Verschiebungen im Gleichgewicht des vegetativen Nervensystems genügen, um kranke, überempfindliche Gefäße und so auch wohl die Kranzarterien in einen Krampf zu versetzen. WENCKEBACHS Annahme, daß bei der chronischen Angina pectoris frühzeitig eine Herzschwäche auftreten müsse, wenn Störungen der Kranzarteriendurchblutung Ursache der Angina pectoris seien, werden durch die Erfahrungen am Leichentisch widerlegt. Da findet man doch häufig alte Narben und Schwielen im Herzfleisch, die zum mindesten in einer gewissen Zahl der Fälle auf Störungen der Durchblutung zurückgeführt werden können, ohne daß Stauungserscheinungen auf eine Herzschwäche deuteten. Der Herzmuskel wird hier wie auch sonst zum Teil durch Hypertrophie seiner leistungsfähigen Bezirke, zum Teil durch Ausbau der Kollateralbahnen den ursprünglichen Schaden ausgeglichen haben. Von 90 Fällen fibröser Myocarditis CABOTS hatten 86 eine Herzhypertrophie, 51 Stauungserscheinungen, von 20 Infarkten des Herzmuskels ungefähr die Hälfte Stauungserscheinungen. Bei sehr langsamem Verschluß können sogar Hauptäste der Kranzarterien ersetzt werden (THOREL, FUJINAMI, CROOKE, MERKEL, REDWITZ, GROSS, SITSEN). Ja MILLER und MATTHEWS sahen beim Hunde nur 8,7% nach der Unterbindung des Ramus circumflexus sinister, und keinen nach der Unterbindung des Ramus descendens distal von der Mündung des Septumastes sterben. Ein Verschluß, zumal Krampf kleinerer Äste der Kranzarterien wird hiernach keine und jedenfalls keine bleibende Schwäche des Herzens hinterlassen müssen, andererseits wird er sehr wohl ausgesprochene, wenn auch nicht schwerste Anfälle von Angina pectoris machen können (CURSCHMANN, HUCHARD, OSLER, PARKINSON und BEDFORD), da gern die kleineren und kleinsten Arterien in bevorzugter Weise Ausgangspunkt von Schmerzen sind (ODERMATT). Schließlich scheint uns die Erfahrung, daß auch bei der chronischen Angina pectoris der Tod häufig im Anfall und ohne vorhergehende Herzschwäche erfolgt, besser mit dem Tierversuch im Einklang und deshalb leichter verständlich zu sein, wenn man die Angina pectoris von den Kranzarterien und nicht von der Aorta herleitet.

Zusammenfassend darf man wohl folgendes sagen: Die Aorta kann der Sitz und Ausgangspunkt von Schmerzen sein. Das beweist die Aortenlues. Vielleicht, daß auch Stoffwechselstörungen, wie Gicht und „arthritische Diathese“, Reizungen der Aortennerven und dadurch Schmerzen, wenn man so will, eine Lumbago der Aorta (R. SCHMIDT) erzeugen können. Ja, es mögen sogar diese Schmerzen durch stärkere körperliche Anstrengungen oder Erregungen gesteigert oder über die Schwelle der Schmerzempfindung gehoben werden. Dann fragt es sich aber immer noch, ob wir diese Schmerzen als Angina pectoris bezeichnen dürfen. Begriffe sind wie Münzen. Sie haben einen festen Inhalt, der bei der Ausgabe bestimmt wird und für den Gebrauch bindend ist. Der Begriff Angina pectoris ist von HEBERDEN geprägt worden, wir müssen uns deshalb an die wesentlichen Bestimmungsmerkmale halten, die er aufgestellt hat. Danach sind kennzeichnend für die Angina pectoris Anfälle von Beklemmung und Schmerzen in der Herzgegend und bestimmten Ausstrahlungsgebieten, Anfälle, die meist durch geringe Anstrengungen oder Reize ausgelöst werden, aber auch im Schlaf auftreten können, ohne Steigerung der Pulsqualitäten einhergehen und sich durch krampflösende Mittel günstig beeinflussen lassen. Im Beginn des Leidens befinden sich die Kranken sonst ganz wohl und haben im besonderen keine Atemnot. Schon HEBERDEN unterscheidet von der Angina pectoris leichtere Brustschmerzen, die sich oft über Jahre erstrecken, zuweilen eine gewisse Periodizität zeigen und mit Arthritis, Rheumatismus oder Krampfzuständen in Zusammenhang gebracht werden. Halten wir uns an die Fassung HEBERDENS, so kann offenbar die Angina pectoris weder auf eine Herzschwäche, noch auf eine Erkrankung der Aorta zurückgeführt werden. Die Gründe, die nach unserer Ansicht zu diesem Schluß berechtigen, ergeben sich aus der vorstehenden Darstellung und brauchen deshalb hier nicht wiederholt zu werden. Wieweit nicht charakteristische Brustschmerzen als Vorläufer oder unvollkommene Formen einer Angina pectoris, wieweit sie anders zu deuten sind, wird man von Fall zu Fall entscheiden müssen. Darüber mehr bei der Diagnose der Angina pectoris.

Das Krankheitsbild der Angina pectoris
zeigt als wesentlichen Zug Anfälle von Schmerzen in der Herzgegend und bestimmten zugeordneten Bezirken mit Angst- und Beklemmungsgefühl.

Die Schmerzen werden verschieden geschildert, als brennend, drückend, bohrend, ziehend, krampfartig, Bezeichnungen, die das vorstechende Merkmal so gut wie möglich wiedergeben, aber die Eigenart des Schmerzes nicht erschöpfen und deshalb von untergeordneter Bedeutung sind. Wichtiger ist der Sitz der Schmerzen. Sie werden oft unter dem Brustbein gefühlt, bald vorwiegend unter dessen oberen Teil, bald weiter unten, häufig aber auch links („nordöstlich" WENCKEBACH) vom Brustbein in der Höhe der zweiten und dritten Rippe, seltener rechts in derselben Gegend oder über dem Herzen oder der Herzspitze selbst. Von ihrem Sitz in der Brust können die Schmerzen nach den verschiedensten Gebieten ausstrahlen. Bevorzugt sind die vom 1.—4. linken Dorsalnerven versorgten Bezirke des Brustkorbes und Armes (Ulnarseite), doch gesellen sich oft die Bezirke des 6.—8. Cervicalnerven (Radialseite und Mitte des Armes) hinzu. Seltener ist gleichzeitig die rechte Seite und nur in einer kleinen Zahl der Fälle die rechte Seite allein ergriffen. Die Häufigkeit von links : links + rechts : rechts verhält sich nach BRAMWELL wie 5:2:1. Der Sitz der Schmerzen sagt nichts Sicheres über dessen Ausgangspunkt aus. Bei einem meiner Kranken, der nur über Schmerzen in der rechten oberen Brust und Schulter klagte, waren ausschließlich die Kranzarterien des linken Herzens, und zwar schwer verändert. Über die soeben angegebenen Segmente des Rückenmarks kann sich der Schmerz nach unten bis in das Epigastrium (D 7—8), ja in das Bein (L 1—S 1) und den Hoden (S 3) erstrecken, nach oben in die Schultern, den Nacken und das Hinterhaupt (C 5—1) oder durch den Plexus caroticus in das Ganglion Gasseri (Schmerzen in

der Tiefe des Halses, dem Unter- und Oberkiefer). Die Haut, aber auch die
tiefer liegenden Teile der betroffenen Gebiete sind oft dauernd überempfindlich
für Schmerzreize (HEADsche Zonen), die Haut auch zuweilen trophisch verändert,
welk (EICHHORST, G. A. GIBSON). Die Ausstrahlungen des Schmerzes sind nach
MACKENZIE als viscero-sensorische Reflexe aufzufassen und folgendermaßen zu
erklären: Wenn von den Eingeweiden ausgehende Erregungen, die ihrer Art nach
Schmerzen erzeugen können, ins Rückenmark gelangen und hier von den ihnen
zugeordneten Zellen auf benachbarte sensorische Zellen übergreifen, so entsteht
eine Schmerzempfindung, die vom Gehirn in die den betreffenden Zellen zugeordneten Gebiete verlegt wird. Da die Schmerzempfindung der Körperdecken, insbesondere der Haut, stärker ausgebildet ist als die der Eingeweide, so kommt es
vor, daß der im Rückenmark übertragene Schmerz die vom kranken Organ ausgehende Erregung überwiegt und eine bis zu einem gewissen Grade selbständige
Erscheinung wird. Bei der Angina pectoris sitzt dann der Schmerz nur irgendwo
fern vom Herzen, etwa im linken Arm,
wie das schon HEBERDEN beschreibt.
Oder der Schmerz beginnt im Arm oder
Leib oder Hals und zieht sich während
des Anfalles in die Brust und Herzgegend (MACKENZIE, OSLER, ORTNER
und andere), ja, Reizung der überempfindlichen Gegend, z. B. Bewegung
des linken Armes, kann einen Anfall
auslösen (MACKENZIE). Die Haupt-
reflexbahn läuft im Nerv. cardiac. inf.
zum Ganglion stellatum und von hier
teils unmittelbar, teils über den Grenzstrang durch die Rami communicantes
zu den verschiedenen Rückenmarks-
wurzeln und medullären Zentren. Daneben giebt es eine über den Vagus und
Cervicalstrang ziehende Bahn, die das
Ganglion stellatum nicht durchkreuzt,
und schließlich Fasern, die unmittelbar
das Herz- und Aortengeflecht mit den
fünf oberen Brustsegmenten des Grenz-

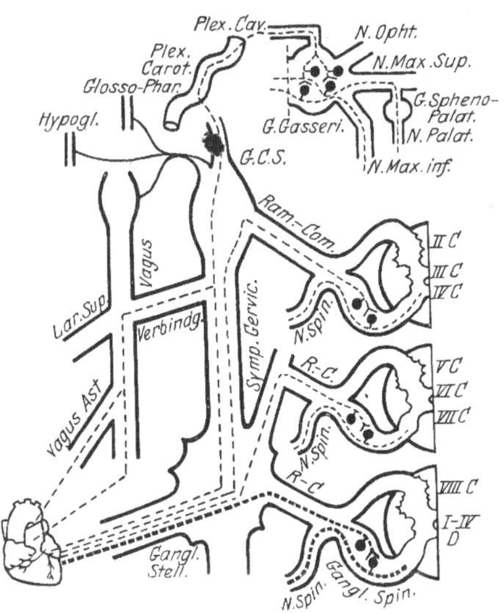

Abb. 234. Sensible Bahnen des Herzens.
(Nach DANIELOPOLU.)

stranges verbinden (BRÄUCKER). Das vorstehende Schema DANIELOPOLUS mag
die Verhältnisse anschaulicher machen (Abb. 234). Das Schema wird außer durch
die Tierversuche durch einige Beobachtungen am Menschen gestützt. So erzeugt
Reizung des oberen Poles des Ganglion stellatum Schmerzen im linken Arm
Reizung des unteren Poles Schmerzen in der Herzgegend, Reizung des Ganglion
cervicale sup. Schmerzen hinter dem Ohre und in den Zähnen des Unterkiefers
(LERICHE), Reizung des oberen Endes eines durchtrennten Nerv. cardiacus einmal Schmerzen oberhalb der Mammilla, ein andermal Schmerzen in der Achsel
(JONNESCO und JONESCU).

Das Angstgefühl im Anfall wird verschieden bewertet. WENCKEBACH stellt
den Schmerz in den Vordergrund und darf sich darauf berufen, daß auch in
schweren, mit stärksten Schmerzen einhergehenden Anfällen das Angstgefühl
zurücktreten und das ihm wohl nah verwandte Vernichtungsgefühl fehlen kann.
Umgekehrt giebt es Fälle, wo schweres Oppressions- und Angstgefühl das Bild
beherrscht und der Schmerz fast fehlt (NEUSSER). Aus diesem Grunde kann auch
die Angst nicht schlechthin aus dem Schmerz erklärt werden (M. HERZ). Das

Angstgefühl ist vielmehr nach BRAUN eine im Herzen entstehende oder doch unmittelbar von ihm ausgehende, für das Herz spezifische Empfindung, unlösbar mit der Angina pectoris verbunden, ein notwendiges Kriterium des Begriffs Angina pectoris. Uns will scheinen, als ob es sich mit dem Angstgefühl bei der Angina pectoris ähnlich verhält wie mit dem Gefühl bei Extrasystolen. Den einen umschleicht plötzlich ein sonderbar ängstliches Gefühl am Herzen und wenn er rasch zum Puls greift oder den nächsten kleinen Anfall abpaßt, dann findet er als Ursache einige Extrasystolen. Ein anderer hat viel mehr Extrasystolen und weiß und merkt nichts davon. Wo aber das Angstgefühl bei Extrasystolen vorhanden ist, tritt es so unerwartet auf und ist so auf das Herz beschränkt, daß man es nicht aus seelischen Vorgängen herleiten kann. Wir müssen vielmehr zugeben, daß eine Störung der Herztätigkeit ein am Herz empfundenes Gefühl auslösen kann, das uns als Angst zum Bewußtsein kommt. Daß andererseits bei der Angina pectoris die mit dem Anfall verbundene seelische Erschütterung die Angst oft steigern mag, ist verständlich und wahrscheinlich. Eine wichtige Rolle dürfte dabei

das Beklemmungsgefühl spielen. Es wird von den Kranken sehr anschaulich geschildert, wenn sie sagen: „Es ist, als ob eine Bergeslast auf der Brust aufgetürmt wäre" (M. ARNOLD), „es ist, als ob die Brust in der Herzgegend von einer gepanzerten Faust umklammert wäre, aus deren Fingerspitzen die unsäglichsten Qualen in das Herz hineinzucken" (BALFOUR). Und wenn wir von Beklemmung sprechen, so ist ja das Gefühl der Angst schon darin enthalten. In den abgeleiteten Ausdrücken beklommen und Beklommenheit ist das noch deutlicher. Beklemmung und Angst sind also eng miteinander verbunden, ja sie decken sich bis zu einem gewissen Grade und dürfen insofern als Ausdruck desselben Vorganges aufgefaßt werden. Es kommt aber wohl hinzu, daß bei der Angina pectoris nicht nur sensorische, wie das oben geschildert, sondern auch motorische Bahnen reflektorisch erregt werden. Soweit dadurch eine défense musculaire, eine Steigerung des Spannungszustandes der Brustkorbmuskeln entsteht, wird das auch das Gefühl der Beklemmung steigern (viscero-motorischer Reflex, MACKENZIE). Nur ausnahmsweise ist die reflektorische Erregung so stark, daß ausgesprochene Krämpfe auftreten. OSLER beschreibt einen solchen Fall von heftiger Angina pectoris mit Krämpfen in den Fingern, denen sich zeitweilig eine allgemeine Rigidität zugesellte. Jeder, der häufiger Kranke mit Angina pectoris sieht, kann über ähnliche Beobachtungen berichten.

Als Organreflexe fassen wir verschiedene in den Anfällen von Angina pectoris vorkommende Erscheinungen zusammen, denen wir jetzt unsere Aufmerksamkeit zuwenden wollen. Da sind zu nennen Übelkeit, seltener Erbrechen, Speichelfluß und Sekretion der Bronchialschleimhaut (Asthma humidum), Stuhldrang, Harndrang, Abscheiden eines reichlichen dünnen Harns (Urina spastica), kalter Schweiß, Das Aufstoßen großer Mengen Luft ist dagegen wohl so zu erklären, daß die Kranken mehr oder weniger unbewußt Luft schlucken, um sich das mit dem Aufstoßen verbundene Gefühl der Erleichterung zu verschaffen, und womöglich dadurch den Anfall zu beendigen. Störungen des Atemtypus nach der Art des CHEYNE-STOKESschen Atmens sind von WINDLE, OSLER und WASSERMANN beobachtet worden. Die Erscheinung kann den Anfall begleiten, aber auch unabhängig davon auftreten, ähnlich wie dies bei den Schmerzen und als Zeichen eines die Auslösung überdauernden Reizzustandes bei der Angina pectoris überhaupt vorkommt. Im ganzen wird aber die Atmung willkürlich durch den Kranken so geregelt, wie es seine Beschwerden gebieten, d. h. er atmet sparsam, oberflächlich, hält auch zeitweilig den Atem an. Atemnot tritt nur ein, wenn durch die dem Anfall zugrunde liegenden Vorgänge die Herzkraft so herabgesetzt wird, daß der allgemeine Kreislauf Not leidet. Osler weist darauf hin, daß in den Fällen von Angina pectoris mit hohem Druck nicht selten, zumal nachts plötzliche Anfälle von Atemnot auftreten. Wir möchten sie auf Gefäßkrämpfe im Gebiet des Atemzentrums zurückführen, und als eine Teilerscheinung der allgemeinen Neigung zu Gefäßspasmen des Kranken auffassen, also dem Krampf der Kranzarterien gleichstellen. Wenn irgend ein Reiz beide Gefäßgebiete gleichzeitig in krankhafte Erregung versetzt, werden sich Angina pectoris und Asthma cerebrale mischen; möglich, daß auch einmal die Erregung des einen Gebietes das andere mitreißt. In ähnlicher Weise dürfte auch der Zusammenhang von Schwindel, Ohnmachten, Verwirrtheitszuständen, vorübergehenden Lähmungen mit der Angina pectoris zu deuten sein. Gestützt wird diese Auffassung durch die Beobachtungen, die wir an den unserer Beobachtung unmittelbar zugänglichen Gefäßen machen können. Nicht selten beginnt ein Anfall mit Gefäßkrämpfen in den Körperdecken oder die Krämpfe bilden sich im Anfall aus: das Gesicht wird blaß, verfallen, Hände und Füße kalt, die Radialis, meist im linken Arm, zieht sich zusammen (Osler, Ortner, Huchard), ja es kann ein Krampf in den Fingergefäßen den Anfall überdauern, der Finger längere Zeit weiß und taub bleiben (Worton). Zuweilen sieht man das umgekehrte Verhalten: das Gesicht gerötet, Hände und Füße heiß, Spannung im Kopf und Nacken, der Kranke hat ein Gefühl, „wie ein Ballon vorm Platzen" (Osler). Mag nun das Blut nach dem Körperinnern oder nach der Körperoberfläche verschoben sein, in beiden Fällen haben wir eine umfangreiche Störung der Gefäßtätigkeit. Da wundert es uns nicht, wenn auch der Blutdruck oft Änderungen zeigt. Und zwar hat man ihn im Anfall sowohl erhöht (L. Brunton) als auch erniedrigt (Morison), in manchen Fällen freilich auch unverändert gefunden. Dieses wechselnde Verhalten sollte uns davor warnen, den Blutdruckänderungen einen bestimmenden Einfluß auf die Entstehung der Anfälle zuzuschreiben. Wir fassen sie vielmehr zum Teil als Ausdruck einer allgemeinen Übererregbarkeit des Gefäßsystems auf, einer Übererregbarkeit, die in vielen Fällen die Angina pectoris mitbegründen dürfte. Zu einem anderen Teil ist uns der Blutdruck ein Ausdruck der Leistungsfähigkeit des Herzens. Wir betrachten es deshalb als ein bedenkliches Zeichen, wenn der Druck im Anfall unter seinen durchschnittlichen Wert sinkt, zumal wenn noch andere Zeichen von Herzschwäche, wie Pulsbeschleunigung, Atemnot, Lungenödem hinzutreten. Eine Gruppe für sich bilden die seltenen Fälle, in denen der Blutdruck plötzlich ganz ungewöhnlich hoch steigt und dadurch die Erscheinungen einer Angina pectoris hervorruft. So z. B. die Fälle von Schwarz: junge Leute zwischen 16 und 20 Jahren mit Klappenfehlern und Anfällen von Blutdrucksteigerung über 275 mm Hg (Hochdruckkrisen).

Das Verhalten von Herz und Puls im Anfall ist verschieden. Das ergiebt sich schon aus dem soeben Gesagten, soll aber noch näher ausgeführt werden. Die Herztätigkeit und damit die von ihr abhängenden Eigenschaften des Pulses können gesteigert, unverändert, herabgesetzt sein. Der Herzstoß wird verstärkt, die Töne lauter, die Schlagzahl vermehrt, der Puls voller und gespannter sein, wenn die erregenden Einflüsse die Schnelligkeit der Herzkontraktion, den arteriellen Widerstand, das Schlagvotum erhöhen und das Herz dieser Steigerung seiner Arbeit gewachsen ist. Verläuft der Anfall ohne solche Erregung, dann ist die Herztätigkeit, wieder Leistungsfähigkeit des Herzens vorausgesetzt, nicht nachweisbar verändert. Eine Herabsetzung der Herztätigkeit im Anfall äußert sich einmal in den allgemeinen Zeichen der Herzschwäche: der Herzstoß wird undeutlich, die Töne leise, dumpf, der Puls klein und weich, die Atmung dyspnoisch; je nachdem, ob das linke oder rechte Herz versagt, tritt Lungenödem oder Stauung im großen Kreislauf und Erweiterung der erlahmenden Herzteile ein. Dazu gesellen sich aber häufig Erscheinungen, die auf mehr oder weniger umschriebene Schädigungen des Herzens und damit auf bestimmte Störungen des Coronarkreislaufes deuten: Extrasystolen, Tachycardie (ROBINSON und HERRMANN), Verlangsamung und Aussetzung des Herzschlages infolge von Leitungsstörungen (GALLAVARDIN), Alternans (WINDLE, MACKENZIE, KISCH). Je länger der Anfall, je schwerer die Zeichen der Herzschädigung, je geringer die Wirkung unserer krampflösenden Mittel, um so größer die Wahrscheinlichkeit, daß sich eine Kranzarterie oder einer ihrer Äste dauernd verschlossen, daß sich ein Herzinfarkt gebildet hat. In diesem Falle sind die Leukocyten unter Umständen schon nach 2 Stunden vermehrt; LIBMANN gibt Werte von 9000—34000 an, im Mittel 15—20000, davon etwa 80% polynucleäre Neutrophile. Weiterhin tritt Fieber ein (STERNBERG, KERNIG, GORDINIER, LOEWENBERG, HANSER, PARKINSON und BEDFORD und andere) und meistens auch pericarditisches Reiben (Pericarditis epistenocardiaca, STERNBERG). Übersteht der Kranke den Anfall, so bleibt eine Herzschwäche zurück, die sehr langsam und oft nur unvollkommen ausgeglichen wird. Wenn der Infarkt größere Teile der Herzwand zerstört hat, kann sich an der kranken Stelle ein Aneurysma entwickeln und noch nach Jahren dadurch zum Tode führen, daß thrombotische Massen aus dem Aneurysma in lebenswichtige Gefäße verschleppt werden oder daß die Wand des Aneurysmas birst (STERNBERG, HANSER, MORRIS, JEGOROW und andere). Aber nicht immer verläuft der Verschluß einer Kranzarterie so unglücklich oder so verhältnismäßig glücklich, wie soeben geschildert. Es kann Tod auf der Stelle durch Kammerflimmern oder im Choc auftreten. Es kann aber auch das von der Blutzufuhr abgesperrte Gebiet durch Nebenbahnen so ausgiebig versorgt werden, daß keine wesentlichen Herzstörungen auftreten. Das Schicksal dürfte hauptsächlich davon abhängen, ob der Stamm oder ein Ast und wie rasch oder langsam er verschlossen wird und wie weit leistungs- oder entwicklungsfähige Nebenbahnen vorhanden sind. Einige Fälle von Kranzarterienverschlüssen, die ohne wesentliche Beschwerde ertragen wurden, sind früher erwähnt. Die Beurteilung dieser Dinge hat zweifellos an Sicherheit gewonnen, seitdem

das Elektrocardiogramm bei der Angina pectoris zur Untersuchung herangezogen ist. PARDEE hat unter je 50 Fällen von Kranzarterienverschluß in 68%, von chronischer fibröser Myocarditis in 82%, von Klappenfehlern in 26% die Nachschwankung oder Vorschwankung oder beide verändert gefunden, WILLIUS und BARNES in 9 eigenen Fällen von Myocardinfarkt bei 8 eine regelwidrige, meistens negative Nachschwankung mit Einrechnung der in der Literatur niedergelegten Beobachtungen unter 31 Fällen bei 26 eine regelwidrige Nachschwankung. WILLIUS fand bei einem Kranken während des ersten, schweren Anfalls ein regelrechtes Electrokardiogramm, am 2. Tage ventrikuläre Extrasystolen, am 3. rechtsseitigen Schenkelblock und die Nachschwankung in erster Ableitung T I negativ, am 5.—7. T I positiv, T II und III negativ, kein Schenkelblock, am 23. T I negativ. Bei einem zweiten Kranken Elektrocardiogramm regelrecht, in den nächsten Tagen wurden die Nachschwankungen kleiner, vom 5. Tage in allen 3 Ableitungen negativ. PORTER sah bei einem Kranken mit Angina pectoris, wie in dem vorher regelrechten Elektrocardiogramm nach einem schweren Anfall Vorschwankungen und Nachschwankungen klein und kümmerlich wurden; außerdem Alternans der Vorschwankungen, paroxysmale ventrikuläre Tachycardie. Weitere Beispiele bringen PARKINSON und BEDFORD. Unter 130 Kranken mit Angina pectoris, die ich selbst beobachtete — zum größten Teil sogenannte chronische Fälle — hatten 72 ein regelrechtes, 58 ein regelwidriges Elektrocardiogramm, wie aus der nebenstehenden Aufstellung hervorgeht (Tabelle 34). Die Abweichungen des Elektrocardiogramms können sich im Laufe von Wochen, Monaten,

Tabelle 34.

Alter	Zahl der Fälle	Lues	Druck		AS oder Herzleiden der Eltern	Fettleibigkeit		Töne rein	Systol. Ger.	Aort. Ger.	Mitralfehler	Ekg. o. B.	Ekg. krankhaft	R gesplittert	T I—	T II—	Astblock
			+	normal		+	—										
♂ 20—30	1	0	0	1	0	0	1	1	0	0	—	0	0	0	0	0	0
30—40	6	0	3	3	3	5	0	4	1	0	—	5	0	0	0	0	0
40—50	37	10	16	21	13	24	9	24	6	4	—	13	13	3	9	3	3
50—60	54	4	26	27	23	35	12	26	14	12	—	18	22	5	16	5	3
60—70	34	5	17	17	16	19	11	25	3	5	—	12	12	5	10	5	1
über 70	8	0	4	4	1	4	3	3	3	2	—	3	2	1	2	1	0
	140	19	66	73	56	87	36	83	27	23	—	51	49	14	37	14	7
♀ 20—30	0	0	0	0	0	0	0	0	0	0	0	0	0	0	0	0	0
30—40	3	0	3	0	2	0	3	1	1	0	1	1	1	0	0	0	0
40—50	9	1	5	4	4	3	4	6	1	1	0	4	1	0	1	0	0
50—60	15	0	8	7	7	7	6	6	1	7	2	8	5	1	2	1	2
60—70	16	1	9	7	8	3	8	10	2	4	0	5	2	2	0	0	0
über 70	4	0	4	0	2	1	3	1	1	1	0	3	0	0	0	0	0
	47	2	29	18	23	14	24	24	6	13	3	21	9	3	3	1	2
♂ ♀ 20—30	1	0	0	1	0	0	1	1	0	0	0	0	0	0	0	0	0
30—40	9	0	6	3	5	5	3	5	2	0	1	6	1	0	0	0	0
40—50	46	11	21	25	17	27	13	30	7	5	0	17	14	3	10	3	3
50—60	69	4	34	34	30	42	18	32	15	19	2	26	27	6	18	6	5
61—70	50	6	26	24	24	22	19	35	5	9	0	17	14	7	10	5	1
über 70	12	0	8	4	3	5	6	4	4	3	0	6	2	1	2	1	0
	187	21	95	91	79	101	60	107	33	36	3	72	58	17	40	15	9

Jahren ausgleichen (Abb. 235—238). Ein regelrechtes Elektrocardiogramm beweist deshalb keine gesunden Kranzarterien. Umgekehrt dürfen wir negative Nachschwankungen in der I. und II. Ableitung, breite gesplitterte Vorschwankungen und einen Astblock als vertrauenswürdige Zeichen von Zerstörungsherden im Herzmuskel ansehen und mit größter Wahrscheinlichkeit auf eine Er-

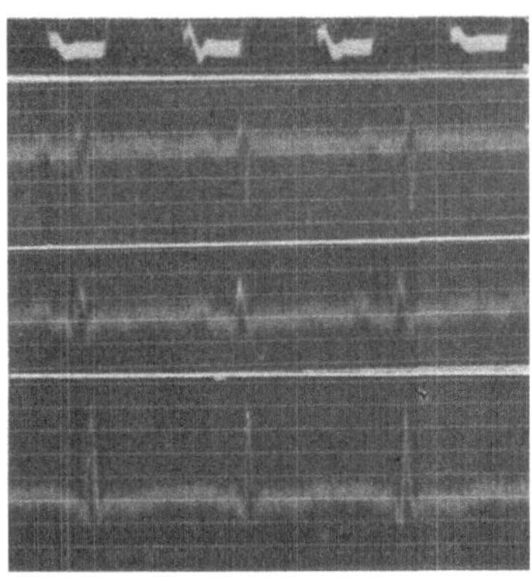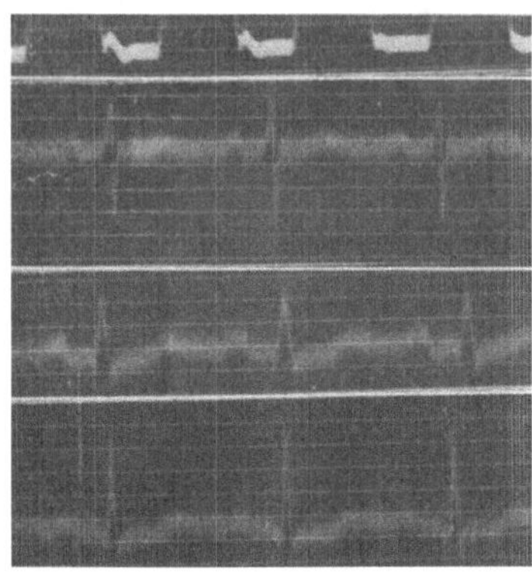

29. VII. 1927.   16. IX. 1927.

Abb. 235. 55 j. ♂ M. Anfall 4. VI. 1927.

krankung der Kranzarterien beziehen, wenn Erscheinungen von Angina pectoris bestehen und ein auf Gelenkrheumatismus oder andere Infektionskrankheiten verdächtiges Herzleiden oder eine stärkere Hypertrophie (WILLIUS)[1] ausgeschlossen werden kann. Wir dürfen das um so mehr, als nach den sorgfältigen Untersuchungen CLAWSONS rheumatische Infektionen, Überanstrengungen des Herzens mit und ohne Blutdrucksteigerung nur ausnahmsweise bleibende Herde

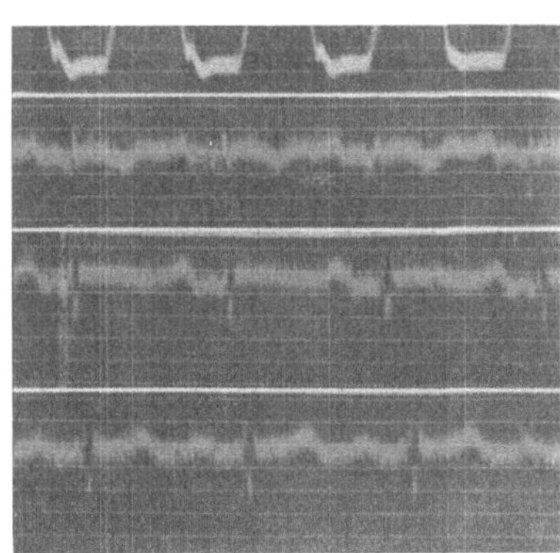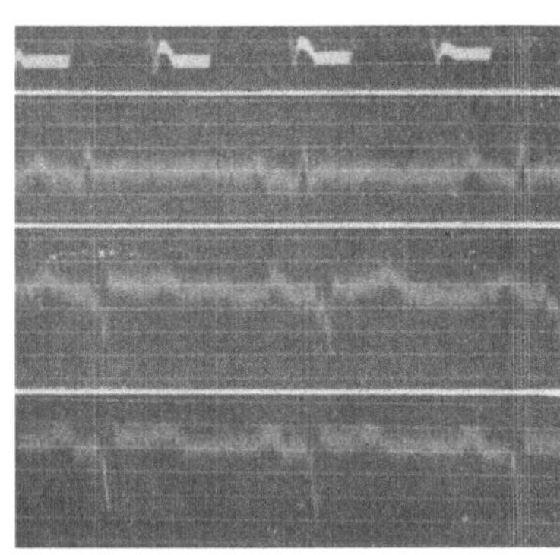

15. I. 1927.   19. IX. 1927.

Abb. 236. 59 j. ♂ R. Anfall 26. XII. 1926.

im Herzmuskel setzen, echte chronische Entzündungen und Syphilis des Herzens selten sind, dagegen in allen Fällen ausgesprochener fibröser Veränderungen des Herzmuskels eine entsprechende Coronarsklerose zu finden ist. So betrachtet sind die hier angegebenen Zahlen krankhafter Elektrocardiogramme eine wesentliche Stütze für die Ansicht, daß die häufigste und wichtigste Ursache der Angina pectoris Störungen im Kranzgefäßkreislauf sind.

[1] Americ. Journ. of the med. science. **175**. Nr. 5. 1928.

Die Auslösung der Anfälle erfolgt oft durch recht geringfügige Reize. Bei sehr empfindlichen Kranken genügt schon das einfache Gehen, bei etwas weniger empfindlichen leichtes Steigen, so daß die Kranken schließlich fast jede körperliche Bewegung vermeiden. Auf der anderen Seite kann man beobachten, daß

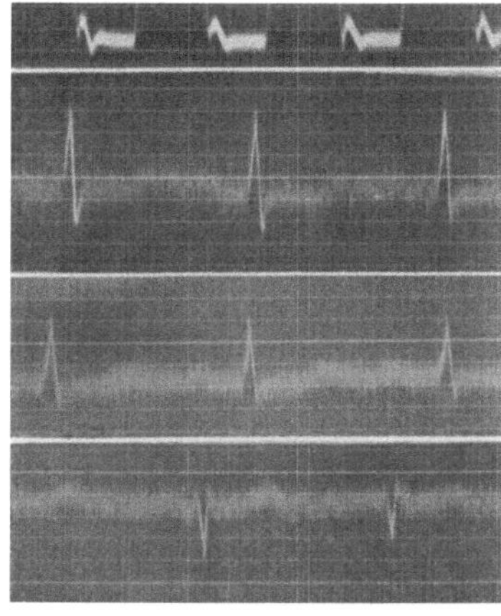
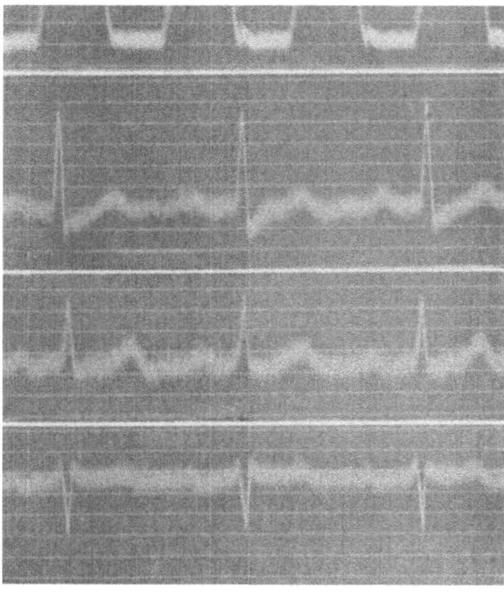

1. VII. 1926.　　　　　　　　　　　　　12. IV. 1927.

Abb. 237. 60j. ♂ P. Anfall 19. VI. 1926.

die Beschwerden hauptsächlich im Beginn der Bewegung auftreten, dann aber, nach einigen Ruhepausen, bei vorsichtiger Fortsetzung der Bewegung verschwinden. Der Ruck beim Anlassen des Motors ist es, der offenbar besonders zu fürch-

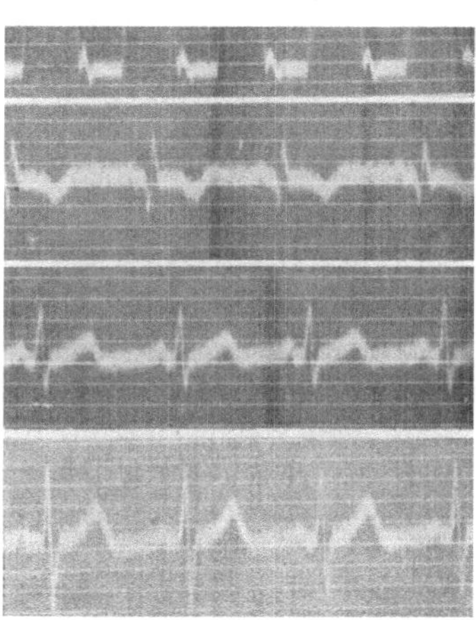
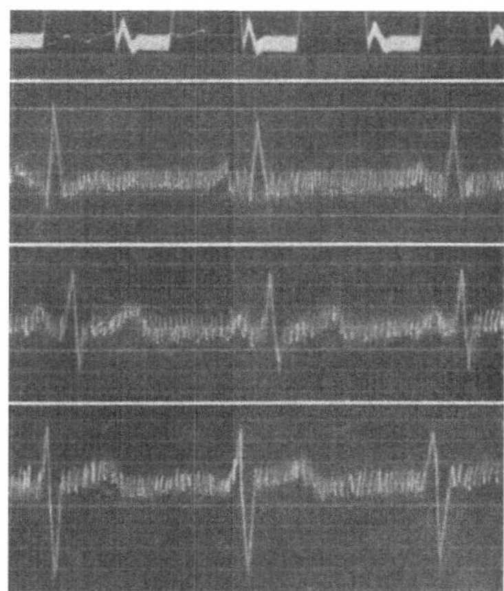

4. X. 1924.　　　　　　　　　　　　　8. IV. 1926.

Abb. 238. 47j. ♂ L. Anfall 23. VIII. 1924.

ten ist. Zur Erklärung darf man vielleicht Beobachtungen heranziehen, die wir von den Wasserbehandlungen her kennen. Hier ist die Erregung der Gefäße um so stärker, je rascher die Temperatur sich ändert. Hitze, die sonst die Gefäße erweitert, führt bei plötzlicher Einwirkung zunächst zu einer Verengerung. Und ähnlich scheint es mit den Bewegungsreizen bei der Angina pectoris zu sein, nur daß hier infolge der Überempfindlichkeit der Gefäße die zu einer Verengerung führenden Reize sehr klein sind. Dämpft man durch geeignete Maßnahmen und Mittel die Übererregbarkeit und schleicht sich dann vorsichtig mit der Bewegung ein, so gelingt es nicht selten, das ohne Beschwerden erreichbare Maß der Bewegung wesentlich zu steigern. Umgekehrt können übergroße Anstrengungen auch bei gesunden Herzen und Gefäßsystem zu einer Angina pectoris führen (MACKENZIE, DANIELOPOLU). Während man geneigt ist (OSLER, HUCHARD), die Anfälle nach Bewegung als Zeichen organischer Veränderungen der Kranzgefäße anzusehen, räumt man bei Anfällen nach Erregung dem Nerveneinfluß einen größeren Raum ein. Manche Kranke sind gegen eine stärkere Magenfüllung sehr empfindlich, auch wenn sie sich danach ruhig verhalten; ja Gehen oder Stehen nach dem Essen ist ihnen zuweilen angenehmer. Andere bekommen ihre Anfälle so gut wie sicher, wenn sie mit vollen Magen gehen. Die verwickelten Beziehungen zwischen organischen Gefäßveränderungen, Vagus- und Sympathicuseinfluß schaffen hier Verhältnisse, die nicht immer durchsichtig sind. In dieser Beziehung erinnert die Angina pectoris zuweilen an das ebenfalls launische Bronchialasthma, mit dem sie die Auslösung durch ungünstiges Wetter (Föhn, kalte Luft), von gewissen Reflexpunkten aus — MIX beschreibt einen Fall, in dem eine Angina pectoris auf Darmverwachsungen beruhte oder doch durch die Lösung dieser Verwachsungen beseitigt wurde — gemeinsam hat. Auch das nächtliche Auftreten der Angina pectoris hat in den nächtlichen Anfällen des Bronchialasthmas ein Gegenstück, nur daß beim Bronchialasthma dies Verhalten noch stärker ausgeprägt ist. Diese Ähnlichkeit legt es nahe, die Auslösung der nächtlichen Anfälle hier wie dort in ähnlicher Weise zu erklären. Als zwanglose Annahme bietet sich die Steigerung des Vagustonus im Schlaf. Wieweit außerdem nur für die Angina pectoris geltende Einflüsse in Betracht kommen, etwa Senkung des Blutdruckes und der Kranzgefäßdurchblutung, muß unentschieden gelassen werden. Die Wirkungen des vegetativen Nervensystems sind ja so vielseitig und verwickelt, daß alle möglichen Mittelglieder zwischen Erregung und Erfolg denkbar sind. Der wichtigste Fortschritt, den wir auf diesem Gebiete gemacht haben, ist vielleicht die Erkenntnis, daß der Zustand des Erfolgsorgans die Wirkung der nervösen Reize weitgehend bestimmt. Diese Erkenntnis hilft uns gemeinsame Grundlagen verschiedener Leiden erkennen und Verschiedenheiten von Leiden mit gemeinsamer Grundlage besser verstehen. Betrachten wir so die mannigfachen Reize, die einen Anfall von Angina pectoris auslösen können, dann wird uns das vor einer zu starren anatomischen Auffassung bewahren und unser Verständnis des wechselvollen Krankheitsbildes erleichtern.

Der Verlauf der Anfälle ist sehr verschieden. Es giebt alle möglichen Übergänge von leichten Anfällen, die durch geringen Schmerz oder unerhebliche Beklemmung oder beides gekennzeichnet sind und den auslösenden Reiz kaum überdauern, also z. B. verschwinden, sobald der Kranke im Gehen innehält oder durch Aufstoßen die Spannung der Magenblase vermindert, von solchen leichten kurzen Anfällen zu schweren länger dauernden, die Minuten, Bruchteile einer Stunde anhalten, mit mehr oder minder schweren allgemeinen und Herzerscheinungen einhergehen, wie vorher geschildert, und Anwendung von Mitteln nötig machen, und wiederum von diesen Anfällen zu schwersten, die stunden-, ja tagelang unter ärgsten Schmerzen und Qualen währen und oft durch die Entwicklung einer Herzschwäche verschlimmert werden, oder zu Anfällen, die in wenigen Minuten, ja Sekunden, ja auf der Stelle zum Tode führen. Die Anfälle können sich so ausdehnen oder häufen, daß man von einem Status anginosus sprechen darf, sie können Pausen von Stunden, Tagen, Monaten, Jahren machen, ja überhaupt ausbleiben. Selbst Anfälle, in denen sich, nach den Erscheinungen zu urteilen, ein Kranzgefäß verstopft hatte, mögen von Jahren völligen Wohlbefindens gefolgt werden (RINDFLEISCH, PARDEE). Gewöhnlich bleibt aber doch, wenigstens nach meinen Erfahrungen, die Neigung zu Anfällen bestehen, wenn auch in milder Form.

Die Diagnose der Angina pectoris

kann nicht immer so sicher gestellt werden, wie es für den Kranken und seinen
Arzt wünschenswert wäre. HUCHARD meint allerdings: „Il n'y a pas des angines
de poitrine, il n'y en a qu'une seule: l'angine coronarienne toutes les autres étant
fausses. Et si l'on ne savait pas faire la distinction entre les unes et les autres,
je me demande a quoi servirait la medicine." OSLER ist weniger zuversichtlich:
„A cocksure diagnosis . . . . may express the assurance of ignorance." Freilich
einen schweren Anfall, zumal eine Thrombose oder Embolie der Kranzarterien,
wird man sicher feststellen können. Doch mag auch hier die Deutung anfangs
schwanken, wenn der arterielle Druck im Anfall sehr hoch ist, also bei sog.
Hochdruckkrisen. Rasch einsetzende, fortschreitende Herzschwäche mit Extrasystolen oder Leitungsstörungen, Vermehrung der Leukocyten, Fieber, später pericarditisches Reiben, Anhalten der Schmerzen und Beklemmung nach Rückgang
des Druckes sprechen für eine Störung im Coronarkreislauf; der weitere Verlauf,
insbesondere das Elektrocardiogramm wird neben Vorgeschichte und Alter die
Deutung sichern. Auch einen Lungeninfarkt oder eine gastrische Krise wird man
auf Grund dieser Untersuchungsmerkmale und des übrigen Befundes ausschließen
können. Zu beachten ist dabei, daß die gastrischen Krisen nach PAL durch eine
Steigerung des arteriellen Druckes eingeleitet und durch Amylnitrit günstig
beeinflußt werden, also wenigstens zum Teil auch Gefäßkrisen sind. Das macht
natürlich eine Unterscheidung von der Angina abdominis, die ihrerseits wieder
mit der Angina pectoris zusammenhängen, zuweilen mit ihr abwechseln kann
(OSLER), schwierig oder vielmehr unmöglich. Wenn sich die Auffassung PALS
bestätigt, wäre die gastrische Krise eben eine Angina abdominis. Dürfte die Verlegung eines Stammes oder größeren Astes der Kranzarterien durchweg mit
genügender Sicherheit zu erkennen sein, so wird es dagegen nicht immer gelingen,
einen schweren Krampf von der Verlegung eines kleinen Astes zu unterscheiden.
Bedenkt man, wie häufig wir zahlreiche Schwielen im Herzmuskel bei Coronarsklerose finden und wie selten wir eine Kranzaderthrombose diagnostizieren, so
muß man wohl zugeben, daß zahlreichere kleine Thrombosen unerkannt bleiben
(PARKINSON und BEDFORD). Man muß das zugeben, auch wenn man die Fälle ab-
zieht, in denen einmal ein Krampf anatomisch gesunder Kranzadern einen Infarkt
(GRUBER und LANZ) oder Infektionskrankheiten (Diphtherie, Grippe) narbig aus-
geheilte Herde hinterlassen, denn die Zahl dieser Fälle ist zu gering im Vergleich
zu der Zahl von Herzen, in denen Schwielen als Folge einer Coronarsklerose gefunden werden (FUJINAMI, CLAWSON). Ob nun im einzelnen Falle Krampf oder
Verlegung der Kranzarterien vorliegt, die Diagnose Angina pectoris ist bei diesen
schweren Fällen kaum zu verfehlen und eine Störung des Coronarkreislaufes als
ihre Ursache so gut wie allgemein angenommen. Anders steht es mit den schleichenden Fällen, in denen über Brust- und Herzschmerzen, mehr oder weniger
charakteristisch ausstrahlend, und Beklemmungsgefühle sowie Steigerung dieser
Beschwerden nach Bewegung und Erregung oder durch Füllung des Magens,
Auftreibung des Leibes geklagt wird. Hier gilt es zu nächst zu entscheiden, ob
irgend ein klares Leiden als Ursache der Beschwerden nachweisbar ist. Pericarditis, Pleuropericarditis, Pleuritis, Mediastinitis, Myocarditis, Geschwülste im
Brustraum, Aneurysma. Wir können nicht im einzelnen ausführen, welche Wege
Untersuchung und Überlegung im gegebenen Falle zu gehen haben. Nur eine
Bemerkung sei gestattet. Mag die Angina pectoris beruhen auf einer Reizung der
Nerven in der Wand der Aorta oder der Kranzarterien, wie, über welche Bahnen
die Reizung erfolgt, wissen wir nicht sicher. Wir müssen deshalb damit rechnen,
daß vielleicht einmal dieser oder jener der soeben genannten krankhaften Vorgänge
nicht unmittelbar, sondern mittelbar durch eine Angina pectoris Schmerz und

Beklemmung erzeugt. Ein Fall ORTNERS ist möglicherweise so aufzufassen. Bei einer 40jährigen Frau mit ausgebreiteter Lungentuberkulose traten plötzlich, sich von Zeit zu Zeit wiederholend heftigste Schmerzen in der Herzgegend und hinter dem Brustbein auf, mit schwerem Angstgefühl, Ausstrahlung des Schmerzes in den linken Arm, Pulsverlangsamung, extrasystolischer Arrhythmie, Kurzatmigkeit. Dauer der Anfälle bis zu mehreren Stunden. Erythroltetranitrat unterdrückte die Schmerzanfälle zeitweilig ganz und linderte erheblich die Atemnot. In den letzten 4 Monaten Rückgang der Schmerzanfälle. Bei der Sektion fand sich vollständige Degeneration des linken mediastinalen Nervus vagus infolge Kompression und Einscheidung durch eine retrobronchiale tuberkulöse Lymphdrüse. Herz, Aorta, Herzgefäße vollkommen gesund. Über die Kranzgefäßinnervation gehen ja allerdings die Ansichten noch auseinander. Nach PORTER, MAAS, WIGGERS und den neuesten Untersuchungen von ANREP und SEGALL verlaufen aber im Vagus Nerven, die die Kranzgefäße verengern, so daß in dieser Beziehung unsere Annahme keinen Schwierigkeiten begegnet. Andererseits ist es denkbar, daß auch einmal eine erkrankte Bronchialdrüse — um eine häufig vorkommende Erkrankung zu nehmen — durch unmittelbare Reizung eines Nervus cardiacus, so wie dies JONNESCO und JONESCU im Versuch getan haben, oder daß irgendeine krankhafte Veränderung am Ganglion stellatum (STÄMMLER, ORMOS) Schmerzen nach Art einer Angina pectoris auslösen. Man könnte auch theoretisch Unterschiede konstruieren, die zu finden sein müßten, je nachdem ob der Schmerz von den Kranzarterien, der Aorta, dem Vagus oder einer distal vom Herzen liegenden Stelle der zentripetalen Herznerven ausgeht. Über die Feststellung hinaus, daß greifbare Störungen der Herztätigkeit, Symptome verminderter Leistungsfähigkeit, bezeichnende Veränderungen des Elektrocardiogramms auf Herz- und Kranzgefäße deuten, werden jedoch kaum genügend begründete Regeln möglich sein. Es brauchen aber nicht einmal immer krankhafte Vorgänge im Brustraum zu sein, die der Angina pectoris ähnliche Erscheinungen machen. Magen- oder Darmgeschwüre, Gallenblasen-, Nierenbecken-, Darmkoliken, Bauchfellentzündung, Verschluß eines Mesenterialgefäßes, die schon erwähnten gastrischen Krisen mögen, wenn auch nur vorübergehend, an eine vorzugsweise in den Leib ausstrahlende Angina pectoris denken lassen. Einer meiner Kranken mit einem unklaren Anfall von Schmerzen in der Vorgeschichte hatte eine Druckempfindlichkeit der Gallenblase. Eine Entfettungs- und Terrainkur wurde ohne Beschwerde vertragen und wirkte ausgezeichnet. Kurze Zeit darauf starb der Kranke plötzlich. Es fand sich eine schwere Coronarsklerose; die Gallenblase war gesund. Auch die Unterscheidung einer Angina pectoris von Neuralgien, besonders der Zwischenrippen-, Arm- und Gesichtsnerven kann zuweilen schwierig sein. Es wurde ja schon gesagt, daß in manchen Fällen von Angina pectoris die Schmerzen in den Ausstrahlungsgebieten das Bild beherrschen. Rasch vorübergehende Steigerungen der Schmerzen durch die für die Angina pectoris kennzeichnenden Anlässe, günstige Wirkung der Nitrite und Xanthinkörper, gründliche Untersuchung des Herzens und der Gefäße werden helfen, die Natur des Leidens zu klären. Herzschmerzen durch Überdehnung infolge plötzlicher Überanstrengung oder infolge fortschreitender Erweiterung bei Klappenfehlern, Hochdruck oder sonstwie entstandener Herzschwäche sind leicht als solche zu erkennen, solange es sich um jüngere Kranke handelt. Bei älteren Kranken ist eine Mischung mit Angina pectoris nicht selten. Zuweilen verschwindet die Angina pectoris, wenn das Herz insuffizient wird (WENCKEBACH), in anderen Fällen verschmilzt sie mit dem Asthma cardiale zu unlösbaren Wechselwirkungen. Man sieht, es giebt eine ganze Zahl Leiden, die zu ähnlichen Erscheinungen führen können, wie sie die Angina pectoris kennzeichnen. Schalten

wir diese Fälle aus, so bleibt noch eine große Gruppe von Kranken, die ohne
einen eindeutigen Organbefund zu haben über anginöse Beschwerden klagen. Im
einzelnen Falle giebt es mancherlei Verschiedenheiten. Die einen haben nur
Schmerzen ohne Angst- und Beklemmungsgefühl, Schmerzen, wie sie nach Art
und Sitz beschrieben wurden. Aber nicht immer werden sie durch Bewegung
ausgelöst oder verschlimmert, zuweilen sogar gebessert, dafür treten sie vielleicht
bei gebücktem Sitzen am Schreibtisch auf, halten länger an, verschwinden
weniger leicht in der Ruhe. Andere klagen mehr über Beklemmungsanfälle,
keine eigentliche Atemnot beim Gehen, Steigen, nach den Mahlzeiten. Kurz es
giebt eine Reihe von Abarten, die nicht alle geschildert werden können. Bei
manchen Kranken, die einen Fall von Angina pectoris in der Familie gehabt oder
gepflegt haben, ist es schwierig zu entscheiden, wieviel von den Beschwerden echt,
wieviel durch Angst und Aufmerksamkeit gesteigert, wieviel eingebildet ist.
OSLER weist auf die ungewöhnliche und unerklärliche Ansteckung hin, die der
wiederholte Anblick eines Anfalles dem Beobachter bringen kann. Ein Stückchen
Erwartungsneurose steckt fast in jeder Angina pectoris. Die von OSLER heran-
gezogene Epidemie auf der französischen Korvette Embuséade ist allerdings nicht
hierher zu rechnen, sondern als Bleivergiftung zu deuten (HANS KOHN). Alle diese
mehr oder weniger ausgesprochenen Fälle faßt man wohl als Angina pectoris minor
zusammen. Da „Angina pectoris" ursprünglich und auch heute noch die Bezeichnung eines Krankheitsbildes ist, so liegt kein Bedenken vor, die praktisch
brauchbare, um nicht zu sagen unentbehrliche Bezeichnung Angina pectoris minor
auf die geschilderten leichten Fälle und Spielarten anzuwenden. Das hindert nicht,
im einzelnen Falle nach den besonderen Entstehungsbedingungen zu forschen,
danach den umfassenden Begriff der Angina pectoris minor in sicher abgrenzbare
Unterarten — zu denen auch die Aortalgie zählen könnte — zu zerlegen und so
unsere Kenntnis dieses Gebietes zu vertiefen. Die Zeit wird kommen, aber sie ist
noch nicht da.

Die Prognose der Angina pectoris

ist unsicher. Scheinbar ungünstige Fälle können sich über Erwarten gut halten,
scheinbar günstige über Nacht zugrunde gehen. Selbst große Erfahrung schützt
hier nicht immer vor Fehlschlüssen. „It takes courage to make a prognosis.
Fullness of knowledge does not allways bring confidence; the more one knows
the more timidity may grow" (OSLER). Am zuverlässigsten sind noch die Anhaltspunkte, die uns die Untersuchung des Herzens liefert. Die Größe des Herzens,
sonst für die Beurteilung besonders wichtig, verliert hier freilich an Bedeutung.
Einmal haben die Herzen, wenn die Angina pectoris als Krankheit des Alters
kommt, oft schon verschiedene Schicksale hinter sich und dementsprechend ein
verschiedenes Gesicht. Klappenfehler, Hochdruckherzen und Herzen ohne wesentliche Veränderungen kommen in der Angina pectoris zusammen. Die Angina
pectoris selbst veranlaßt den Kranken zuweilen frühzeitig das Maß außerwesentlicher Arbeit stark einzuschränken und wirkt dadurch einer Erweiterung des
Herzens entgegen. Kurz und gut, die Herzgröße hängt bei der Angina pectoris
von zuviel Einflüssen ab, als daß ein einigermaßen festes Verhältnis zu der Schwere
der Angina möglich wäre. Schwacher Herzstoß, leise Herztöne sind auch vieldeutig, können aber Zeichen einer schwachen Herztätigkeit sein. Ein langsamer
unregelmäßiger Puls deutet auf Leitungsstörungen, wird oft eine Begleiterscheinung ausgedehnterer Zerstörungsherde im Herzmuskel sein und deshalb noch ungünstiger angesehen als ein beschleunigter Puls. Besonders bedenklich ist ein
Pulsus alternans. Ein abwechselnd größeres und kleineres Schlagvolum und
dadurch ein Pulsus alternans tritt nach HERING ein, wenn ein geschädigter Bezirk des Herzmuskels nur jeden zweiten Kontraktionsreiz mit einer Zusammen-

ziehung beantwortet. Damit dieser Wechsel am Puls fühlbar wird, müssen die Unterschiede des Schlagvolums, also auch der abwechselnd tätige und untätige Bezirk des Hermuskels eine bestimmte Größe haben. Der Herzalternans deutet also auf eine mehr oder weniger ausgedehnte Schädigung des Herzmuskels. WINDLES 17 Fälle von Angina pectoris mit Alternans starben alle innerhalb von 17 Monaten, von 12 Fällen HAYS 10 nach durchschnittlich 10 Monaten. Ungünstig sind ferner Thrombosen der Kranzarterien, die so ausgesprochene Erscheinungen machen, daß sie bei Lebzeiten sicher erkannt werden können. Von 62 solchen Fällen sah WHITE 32 nach einer durchschnittlichen Krankheitsdauer von $15\,^1/_2$ Monaten sterben. Der enge Zusammenhang der einerseits zwischen der Form des Elektrocardiogramms und dem Zustand des Herzmuskels, andererseits zwischen dem Zustand des Herzmuskels und dem Verhalten der Kranzarterien besteht, legt es nahe, die Beziehungen zwischen dem Elektrocardiogramm und dem Verlauf der Angina pectoris zu prüfen. WILLIUS giebt an, daß ihm unter 65 Fällen von Angina pectoris mit Regelwidrigkeiten der Nach- oder Vorschwankungen oder beider Zacken 66%, unter 65 vergleichbaren Fällen von Angina pectoris ohne solche Regelwidrigkeiten 27% innerhalb von $5\,^1/_2$ Jahren starben. Unter 44 Fällen von Angina pectoris, die HAY beobachtet hat, war die Todesziffer für die Kranken mit regelwidrigem Elektrocardiogramm 61%, für die mit regelrechtem Elektrocardiogramm 34,6%. 15 Fälle von Angina pectoris mit Astblock starben alle im Laufe eines Jahres (Mc ILWAINE). Lockerer sind die Beziehungen zwischen dem Blutdruck und dem Verlauf der Angina pectoris. Unter 60 Fällen HAYS starben 26 mit einem Druck über 180 mm Hg nach einer durchschnittlichen Krankheitsdauer von $4\,^1/_2$ Jahren in einem durchschnittlichen Alter von 60,8 Jahren, 34 mit einem Druck unter 180 mm Hg nach $3\,^1/_2$ Jahren im Alter von 59,5 Jahren. Die Kranken mit höherem Druck schneiden also etwas günstiger ab, wahrscheinlich, weil die allgemeine Widerstandssteigerung die Durchblutung der an der Quelle des großen Kreislaufes liegenden Kranzarterien begünstigt (ANREP und SEGALL). Daß eine allgemeine Arteriosklerose ebenso wie vorgeschrittenes Alter die Voraussage trüben, brauchen wir nicht zu sagen. Mit Vorsicht wird man auch aus der Schwere, Dauer und Häufigkeit der Anfälle auf den mutmaßlichen Verlauf des Leidens schließen dürfen. Anfälle, die nach Bewegung auftreten, werden im ganzen ernster aufgefaßt als nur oder vorwiegend durch Erregung ausgelöste Anfälle, offenbar, weil man sich vorstellt, daß im ersten Falle die organischen, im zweiten die funktionellen Störungen der Kranzarterien überwiegen. Verhältnismäßig günstig, wenn rechtzeitig erkannt und behandelt, ist die auf einer Syphilis beruhende Angina pectoris zu beurteilen.

Zusammenfassend möchten wir folgendes sagen. Die Fälle von Angina pectoris mit deutlicher Herzschwäche oder sicheren Zeichen ausgedehnter Herzmuskelveränderungen sind sehr ernst zu beurteilen. Ist das Herz leistungsfähig, so kann trotzdem ein schwerer Anfall die Lage völlig verändern, es kann aber auch eine Zeit erheblicher Beschwerden glücklich überwunden und von Jahren, im günstigen Falle vielen Jahren eines kaum oder nicht getrübten Wohlbefindens gefolgt werden, es können sich schließlich leichte Beschwerden mit gelegentlichen Steigerungen oder verschieden langen Pausen über Jahre erstrecken und dann zu einer schweren Angina pectoris verdichten oder erlöschen. Das Urteil des Arztes über den Verlauf im Einzelfalle wird außer von den soeben besprochenen Gesichtspunkten abhängen von dem Erfolg der Behandlung.

Die Behandlung der Angina pectoris.

Der alte Satz, daß die Behandlung die beste ist, die das Übel an der Wurzel packt, gilt auch für die Angina pectoris. Da aber die Angina pectoris, mag man sie sonst auffassen wie man will, ein Leiden des Alters und da gegen das Altern bis jetzt kein wirksames Mittel gefunden ist, so müssen wir auf das höchste Ziel der Behandlung: Heilung durch Beseitigung der Ursachen von vornherein verzichten. Es sei denn, daß eine Angina pectoris allein auf Syphilis oder Tabakmißbrauch beruht und so rechtzeitig in Behandlung kommt, daß eine völlige Heilung möglich ist. Für die Behandlung der Syphilis gelten dieselben Regeln wie für die Aortensyphilis; das wirksamste Mittel ist wiederum das Salvarsan, man wird sich aber vorsichtig mit kleinsten Dosen einschleichen wollen, um zu starke Reaktionen zu vermeiden. Rauchen ist bei der Angina pectoris ganz zu verbieten und nach Möglichkeit auch der Aufenthalt in rauchigen Räumen. Aber auch wenn Syphilis und Tabak keine Schuld an der Angina pectoris haben, bietet sich uns noch eine wirksame Handhabe zur Bekämpfung des Leidens. Wir erinnern uns daran, daß die Angina pectoris nicht nur eine Krankheit des Alters, sondern ebenso sehr eine Krankheit der Menschen mit leicht erregbaren und überreizten Gefäßnerven ist. Hier können wir einsetzen, die Erregbarkeit dämpfen, die Überreizung beseitigen. Das ist die Grundlage, auf der sich die weitere Behandlung aufzubauen hat. CLIFFORD ALLBUTT giebt die kurze Regel „treat the case as if it were one of aneurysm-namely by absolute rest of a duration proportionate to the severity and the stubborness of the case." Wir dürfen diesem Rat um so mehr trauen, als ALLBUTT selbst anginöse Zustände hatte „when in past times I was foolish enough to run". Die Sorge für Ruhe nötigt uns offensichtliche Schädlichkeiten aus dem Leben unserer Kranken möglichst auszuschalten. Schon die Entfernung aus der gewohnten Umgebung mit deren mannigfachen größeren und kleinen Erregungen, Spannungen, Pflichten, Verführungen wirkt oft Wunder. Man muß nur dafür sorgen, daß die gute Wirkung nicht durch allerlei Unternehmungen, Ausflüge, anstrengende Badekuren usw. gefährdet wird. Wenn der Kranke wieder in seine Tätigkeit zurückkehrt, soll man Überlastungen, Hetzjagd so gut es geht vorbeugen. Ferner muß man versuchen, die dem Kranken selbst meist wohlbekannten auslösenden Reize fern zu halten: wie körperliche Anstrengungen, Gepäcktragen, rasches Steigen, Laufen, ferner aufregende Verhandlungen, ermüdende Reisen, starke Kälteeinwirkungen, kalte und heiße Bäder und Duschen usw. Große Aufmerksamkeit ist der Magen- und Darmtätigkeit zu widmen: kleine Mahlzeiten, fettarm zubereitet, keine blähenden Speisen, nötigenfalls zeitweilig kein frisches Brot, kein Gemüse, keine Süßspeisen, keine Getränke beim Mittag- und Abendessen, für Stuhlgang durch Obst und Kompott sorgen. Fettleibigkeit muß energisch bekämpft werden; soweit keine genügende körperliche Bewegung möglich ist, durch geeignete Kost bei Bettruhe; gegebenenfalls Milch- oder Obsttage, Thyreoidinpräparate. Bei alledem ist es sehr wichtig, den Kranken nicht zu ängstlich zu machen, ihn nicht mit dem Druck einer täglich oder stündlich möglichen Katastrophe zu belasten. Eine solche ängstlich gespannte Grundstimmung ist nach meiner Erfahrung für Gefäßstörungen und damit für Angina pectoris viel schädlicher, als gelegentliche Überschreitungen der von ärztlicher Vorsicht gezogenen Grenzen.

Im Anfall wenden wir Mittel an, die krampflösend wirken: warme Kompressen, warme Hand- und Armbäder. Ferner das schon von HEBERDEN empfohlene Opium in irgendeiner Form: Morphium, Pantopon, Eukodal, Narkophin. Da manche Kranke schon auf kleine Gaben erbrechen, sollte man 0,01 Morphium oder eine entsprechende Dosis der anderen Präparate das erste Mal nicht überschreiten, die Wirkung aber durch Zusatz von 0,5 mg Atropin oder 0,3 mg Skopolamin verstärken und durch ein Analepticum, wie z. B. Cardiazol, gleichzeitig ergänzen. Bei manchen Kranken wirkt Morphium und ganz selten Skopolamin erregend, dann kann es nötig werden außerdem Chloralhydrat, Brom, Veronal,

Dial (löslich als Spritze eine Originalampulle zu 2 ccm = 0,2 g Dial[1]) zu geben. Die soeben genannten stark wirkenden Mittel sind das Rüstzeug des Arztes im schweren Anfall. Bevor man dazu greift, wird man mit leichten Mitteln versuchen, die Anfälle im Beginn abzuschneiden oder ihnen vorzubeugen, Mitteln, die man den Kranken zu raschem Gebrauch in die Hand geben kann. Ein Gläschen Kognak oder Süßwein als erster Notbehelf, 2—3 Tropfen des von BRUNTON empfohlenen Amylnitrits aufs Taschentuch zum Einatmen, am besten in Glasröhrchen mit der angegebenen Tropfenzahl zu verordnen. Oder wirksamer, 3—5 Tropfen einer 1%igen alkoholischen Nitroglycerinlösung (MURREL). In Gelatinekapseln mit 0,8 mg Nitroglycerin für die Tasche als Nitrolingualkapseln Pohl zu empfehlen (GROEDEL); 1—4 Kapseln zur Zeit zerbeißen, die Schale ausspucken. Weniger zuverlässig 2—4 Nitroglycerintabletten zu 0,0005 g. Das Natrium nitrosum (M. HAY) hat sich nicht so eingebürgert, wird aber neuerdings in Dosen von 0,02 und 0,04 g pro Ampulle zusammen mit anderen Salzen als Nitroskleran zur subcutanen und auch intravenösen Anwendung empfohlen. Die Wirkung des Erythroltetranitrats (ZINN und LIEPELT) tritt langsamer ein, hält aber länger an. Es kommt in Kompretten zu 0,005 und 0,03 g in den Handel. Man beginnt mit der kleinen Dosis, die große macht leicht drückende Kopfschmerzen, und lasse die Tabletten langsam im Munde zergehen. Bei niedrigem Blutdruck wird man mit den Nitriten in allen Fällen zurückhalten, wo man eine Angina pectoris auf eine ungenügende Durchblutung der Kranzgefäße zurückführt, weil hier die Gefahr besteht, daß das Gute, was das Mittel durch Erweiterung der Kranzgefäße stiftet, durch allgemeine Blutdrucksenkung aufgehoben oder überboten wird. Die Erfahrung bestätigt diese aus der theoretischen Auffassung abgeleitete Regel insofern, als bei niedrigem Blutdruck die Nitrite oft nicht so prompt helfen, ja sogar ungünstig zu wirken scheinen. Hier sind die Xanthinpräparate — Coffein, Theobromin — vorzuziehen, da sie die Kranzgefäße erweitern, gleichzeitig aber durch Reizung des Gefäßzentrums den allgemeinen Druck zu steigern streben. Besonders das Diuretin (Theobromin natr. salicyl.) hat sich seit der Empfehlung durch ASKANAZY einen geachteten Platz unter den Mitteln zur Bekämpfung der Angina pectoris erworben. Durch einen Zusatz von Luminal wird die gute Wirkung noch erhöht. Das Handelspräparat Theominal enthält in jeder Tablette 0,3 g Theobrominum natr. salic. und 0,03 g Luminal; man giebt davon täglich 3 mal 1—2 Tabletten. Noch wirksamer als das Diuretin ist das neuere Euphyllin (Theophyllin-Äthylendiamin); Tabletten mit 0,1 g, Ampullen mit 0,24 und 0,48 g, Zäpfchen mit 0,36 g Euphyllin im Handel. Bei schweren Anfällen intravenös eins unserer besten Mittel und (GUGGENHEIMER und SASSA) dem von PAL empfohlenen Papaverin überlegen. Neben den Xanthinkörpern stehen noch die campherähnlich wirkenden Präparate zur Verfügung: Cardiazol, Hexeton, Coramin, Perichol. Günstig wirkt oft auch die intravenöse Einspritzung des von BÜDINGEN empfohlenen Traubenzuckers, jedoch in der von ERICH MEYER angegebenen vorsichtigen Menge: 10 ccm der 25%igen Lösung (MERCKsche Ampullen). Der Traubenzucker wirkt hier wahrscheinlich durch Beeinflussung der Blutkolloide umstimmend auf das vegetative Nervensystem, insbesondere spasmolytisch (ERICH MEYER und HANDOVSKY). Noch besser hat sich mir das Afenil bewährt. Man gibt 10 ccm der 10%igen MERCKschen handelsfertigen Lösung intravenös und sieht oft gerade nach einer ganzen Reihe täglicher Einspritzungen überraschende Erfolge. Traubenzucker oder Afenil können auch mit Euphyllin gemischt gegeben werden. Zuweilen lindern Aspirin, Pyramidon und verwandte Mittel die Beschwerden und Schmerzen überraschend gut. Jod ist bei Verdacht auf Syphilis nach den

---

[1] Bei häufigeren Injektionen können einschmelzende Infiltrate entstehen.

üblichen Regeln anzuwenden, aber auch sonst eines Versuches wert. Bei Herz-schwäche ist neben den genannten Mitteln die Digitalis nicht zu entbehren. In zahlreichen Fällen hatte ich recht befriedigende Erfolge, wenn ich die wirk-samsten Mittel, je nach dem Befund des einzelnen Falles, mischte und lange Zeit, Wochen und Monate nehmen ließ.

Zum Beispiel:

Erythroltetranitrat 0,0025—0,01
Papaverin. hydrochlorici 0,02 —0,04
Bellafolin 0,0001
Euphyllin 0,05
Luminal 0,015
   (Verodigen 0,0001—0,00015,
   Extracti aloes 0,005—0,015).
  M. f. l. a. pil. 1 mollis; Dent. tal.
  dos. 60; S 3 mal täglich 2 Pillen.

Gelingt es mit allen diesen Mitteln und Maßnahmen nicht, dem Kranken ein lebenswertes oder auch nur erträgliches Dasein zu schaffen, so ist eine der Operationen zu erwägen, die heute bei der Angina pectoris empfohlen werden. Es war FR. FRANK, der, angeregt durch seine physiologischen Unter-suchungen über die von der Aorta ausgehenden empfindungsleiten-den Bahnen, zuerst den Gedanken aussprach: „Cette notion nouvelle de la sensibilité aortique transmise par le sympathique cervicothoraci-que suggerera peut-être l'idee de practiquer sa résection dans l'angine de poitrine." JONNESCO hat den Gedanken in die Tat umgesetzt und im Jahre 1920 darüber berichtet. In den wenigen Jahren, die seitdem verstrichen sind, ist eine stattliche Reihe von Arbeiten über die Frage erschienen, jedoch ohne bis jetzt allgemein anerkannte Richtlinien zu bringen. Um das Verständnis zu erleichtern, bringen wir neben-stehend ein Schema von JONNESCO und JONESCU (Abb. 239).

Die vom Herzen nach der Aorta

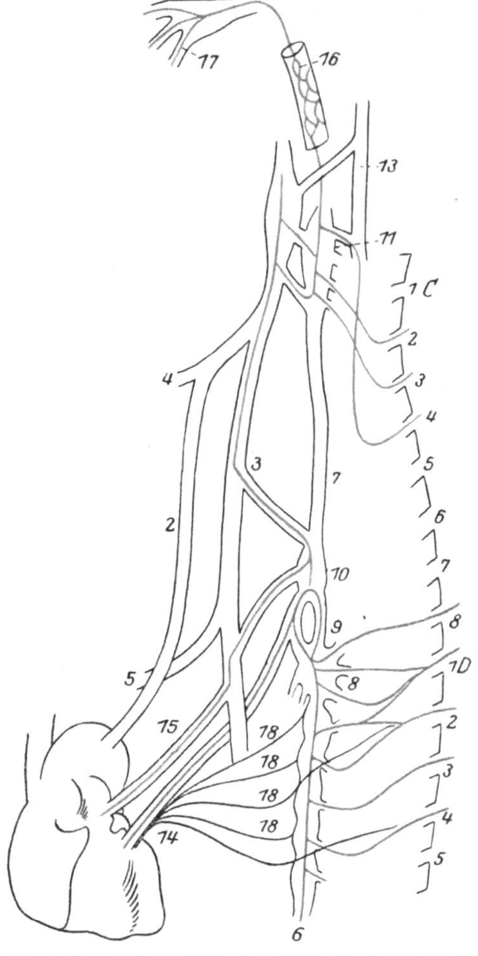

Abb. 239. Sensible Bahnen des Herzens (nach JONNESCO und JONESCU); rot untere, blau obere Bahn.
2 N. depressor. 3 N. vagus. 4 N. laryng. sup. 5 N. recurrens. 6 Sympathic. thorac. 7 Sympath. cervic. 8 Gangl. stellatum. 9 Ansa Vieussenii. 10 Gangl. cervic. inf. 11 Gangl. cerv. sup. 12 Gangl. nodos. 13 N. hypoglossus. 14 N. cardiac. inf. 15 Ram. cardiac. inf. vasi. 16 Plexus caroticus. 17 Gangl. Gasseri. 18 BRÄUCKERsche Fasern.

ausgehenden Empfindungen werden danach auf zwei Bahnen geleitet. Eine untere, die Hauptbahn, verläuft durch den Nervus cardiacus inferior, Ganglion stellatum, Thorakalganglion, Rami communicantes C 8—D 4 zum Zentralorgan, eine obere Bahn durch den Nervus cardiacus inferior vagi, Nervus vagus, zum Ganglion cervicale superius, und von dort durch die Rami communicantes C 2—4 zum Rückenmark, durch den Plexus caroticus zum Ganglion Gasseri. Außerdem verbinden Rami mediastinales D 1—6 das Herz- und Aortengeflecht mit dem Grenzstrang und den Rami communicantes oder Spinalnerven. JONNESCO und

JONESCU haben den Cervicalstrang des Sympathicus mit dem Ganglion stellatum und Ganglion thoracale entfernt, BRÜNING empfiehlt außerdem die periarterielle Sympathektomie der A. carotis communis und A. vertebralis zu machen. Die Operation wird dem gewöhnlichen Sitz der Schmerzen entsprechend zunächst nur links ausgeführt; in einigen wenigen Fällen später auch noch rechts. Diese Operation schaltet offenbar alle oder doch fast alle reflektorischen Reize aus, die dem Zentralnervensystem von dem Herzen und der Aorta zugehen können, beseitigt also bei der Angina pectoris die reflektorisch erregten Schmerzen und die reflektorischen Kreislaufstörungen, als da sind: Steigerung des Blutdruckes durch Verengerung des Splanchnicusgebietes (FRANK), Steigerung der Schlagzahl, der Contractilität des Herzmuskels (DANIELOPOLU) und vielleicht auch Verengerung der Kranzgefäße (DANIELOPOLU). Man macht andererseits der Operation zum Vorwurf, daß sie wichtige fördernde Bahnen, die von D 2—4 über das Ganglion stellatum zum Herzen und zur Lunge ziehen, unterbricht, Bahnen, die für die Erhaltung der Herzkraft wesentlich seien (ROTHBERGER und WINTERBERG, BRANDSBURG, DANIELOPOLU, LAMBERT). DANIELOPOLU schlägt deshalb vor, nur die sensibeln Bahnen zu durchtrennen, die motorischen aber zu schonen. Er durchschneidet dementsprechend die Nerv. cardiac. sup. und med., Depressor, Rami communic. C 6—D 1, Nervus vertebralis, den Grenzstrang kopfwärts vom Ganglion cervicale inferior. Wenn nötig, kann später der Grenzstrang mit dem Ganglion cerv. sup. reseziert werden; das untere Cervicalganglion bleibt dabei unberührt. BROWN und COFFEY haben den Nervus cardiac. sup. unterhalb des Gangl. cervic. sup. durchschnitten oder das Gangl. cervic. sup. entfernt und damit gute Erfolge gehabt, vielleicht, wie sie meinen, durch Ausschaltung vasoconstrictorischer, im Nerv. cardiac. sup. verlaufender Nerven. LERICHE und FONTAINE halten eine Durchtrennung des Grenzstranges zwischen dem oberen und unteren Ganglion, des Nerv. vertebralis und der Rami communicantes des unteren und mittleren Ganglions für das zweckmäßigste Verfahren. Der Vorschlag von EPPINGER und HOFER, den Nerv. depressor zu durchschneiden, stößt auf die Schwierigkeit, daß es beim Menschen keinen durch Lage und Verlauf fest bestimmten Nervus depressor giebt. R. SINGER empfiehlt auf Grund seiner Tierversuche, die Rami communicantes C 8—D 3 zu durchtrennen. Ein so operierter Kranker verlor die Schmerzen auf der operierten linken Seite. MANDL

Tabelle 35. Verwertungsstatistik der bisher operierten Fälle von Angina pectoris (nach R. SINGER).

Gruppe	Operationsmethode	Gesamtzahl der operierten Fälle	Für die Statistik verwendbare Fälle	Einwirkung der Operation auf die anginösen Schmerzen			Postoperative Nebenwirkungen trophoneurotischer Natur	Herz- und Gefäßschädigungen	Todesfälle
				sehr gut	gebessert	negativ			
I	Operation am Halssympathicus	28	22	6 (27,3 %)	6 (27,3 %)	6 (27,3 %)	3 (17,7 %)	4 (18,2 %)	5 (22,8 %)
II	Operation am Ganglion stellatum	27	22	11 (50 %)	7 (31,8 %)	1 (4,54 %)	6 (27,3 %)	5 (22,8 %)	7 (36,3 %)
III	Operation am Ganglion cervicale superior	29	21	4 (19 %)	3 (14,3 %)	9 (43 %)	8 (38 %)	4 (19 %)	4 (19 %)
IV	Operation am N. depressor	17	15	2 (13,3 %)	2 (13,3 %)	10 (66 %)	1 (6,65 %)	4 (26,6 %)	7 (46,6 %)

schließlich unterbricht den Reflexbogen durch paravertebrale Einspritzung einer
$^1/_2$%igen Novocainlösung, SWETLOW und SCHWARTZ einer 85%igen Alkohollösung
in die betreffenden Segmente. Nach BRÄUCKER werden dabei die Rami communicantes oder die Spinalnerven selbst oder der Grenzstrang, hin und wieder
vielleicht alle drei Nervenabschnitte getroffen. Über die Gefahren und Erfolge
der verschiedenen Verfahren giebt eine Zusammenstellung R. SINGERS Auskunft
(Tabelle 35). Da die Zahlen bis jetzt klein sind, kann man aus ihnen keine weitgehenden Schlüsse ziehen. Immerhin dürfen wir aus ihnen so viel entnehmen,
daß einerseits gewisse Erfolge möglich, andererseits die Gefahren der Operation
noch recht groß sind. Daraus ergiebt sich als Richtlinie, nur dann zu operieren,
wenn alle anderen Mittel, auch die paravertebrale Injektion, erfolglos geblieben
sind, und nur solche Kranke zu operieren, bei denen Alter, Allgemeinzustand und
Herzbefund (keine ausgesprochene Herzschwäche, keine Zeichen schwerer Herzmuskelveränderungen) nach menschlicher Voraussicht die Gewähr bieten, daß
der Kranke die Operation überstehen und einen, wenn auch bescheidenen Gewinn
davon haben wird (KAPPIS, MC CULLOCH, CUTLER). Zum Schluß sei noch eine
Überlegung gestattet. Schaltet man die reflektorisch hervorgerufenen Schmerzen
bei der Angina pectoris aus, beraubt man da nicht den Körper einer Schutz-
vorrichtung? (MACKENZIE, KAUFFMANN.) Bis zu einem gewissen Grade trifft
das wohl zu, aber man liest doch recht häufig in den Operationsberichten, daß
sich Beklemmungsgefühl, Enge unter dem Sternum, zumal nach Anstrengungen,
als warnende Stimme in der Brust erhielten. In einem Falle DANIELOPOLUS, den
LAMBERT hervorhebt, wurden die Schmerzen völlig beseitigt, die Empfindung
von Extrasystolen und das Angstgefühl mit Todesahnung blieben aber zurück,
eine Beobachtung, die uns daran erinnert, daß wir früher den Ursprung dieser
Gefühle ins Herz selbst verlegt haben.

Man kann eine Darstellung der Angina pectoris nicht abschließen, ohne der

Angina abdominis

zu gedenken. Es kommt vor, daß bei einer Kranzgefäßsklerose heftigste Schmerzen im Epigastrium auftreten und das Bild beherrschen. Der Leib ist dabei gewöhnlich gespannt, eingezogen, der Blutdruck wie bei der Angina pectoris in
manchen Fällen erhöht, die Pulsation der Bauchaorta zuweilen verstärkt (PAL).
Diese Anfälle von Angina pectoris pseudogastralgique (HUCHARD) gehen ebenso
wie die gastrischen Krisen und Bleikoliken ohne Meteorismus einher und unterscheiden sich dadurch von der Angina abdominis. Die Angina abdominis in ihrer
typischen Form ist gekennzeichnet durch Anfälle von Leibschmerzen mit „totem
Meteorismus", d. h. Auftreibung ohne Peristaltik bestimmter Darmabschnitte
(ORTNER); der Blutdruck kann dabei erhöht sein (FREY). Der Anfall wird auf
den Krampf einer Mesenterialarterie zurückgeführt: Die Sperrung der Blutzufuhr
bewirkt nach vorübergehender Erregung eine Lähmung des betroffenen Darmabschnittes mit entsprechender Auftreibung; die Schmerzen sind wohl ebenso
wie bei der Angina pectoris zu erklären. Nun wissen wir ja alle, wie schwierig und
unsicher die Deutung von „Leibschmerzen" sein kann. Für die Diagnose Angina
pectoris müssen wir uns deshalb neben den genannten Zeichen auf den Erfolg der
Behandlung stützen: es muß eine rasche günstige Wirkung von Nitroglycerin
gefordert werden. Fehlt diese Wirkung, so werden wir es nicht wagen, auf der
Annahme eines Gefäßkrampfes als Ursache der Erscheinungen zu beharren.
Bleiben wir in unserer Denkrichtung, so wird sich als nächste Vermutung ein
Gefäßverschluß aufdrängen, denn Angina obdominis und Mesenterialarterien-
thrombose hängen so eng miteinander zusammen wie Angina pectoris und Kranz-
arterienthrombose. Das Krankheitsbild, daß sich uns bei dem Verschluß eines

Mesenterialgefäßes bietet, ist schon früher geschildert worden. Wir brauchen hier deshalb nicht darauf einzugehen. Viel häufiger und deshalb wichtiger als die großen Anfälle von Angina abdominis ist — ebenso wie bei der Angina pectoris — die Angina abdominis minor. Leibschmerzen, die zu bestimmter Zeit, d. h. bei der Stuhlpassage eines bestimmten Darmabschnittes auftreten, Auftreibung des Darms, stockender Stuhlgang sind bei älteren Leuten wohl häufiger Zeichen einer Sklerose der Darmarterien als man gemeiniglich annimmt. Die Behandlung hat den Magen und Darm vor Überladungen zu schützen, Reizungen durch zu schlackenreiche oder gärende Kost zu vermeiden, durch Gleitmittel, milde Wärme, Spasmolytica wie bei der spastischen Opstipation den Stuhlgang zu erleichtern; daneben pflegen Nitrite — am zweckmäßigsten Erythroltetranitrat — günstig zu wirken.

Übersicht über die Herz- und Gefäßneurosen.

Die Arbeit des Herzens und die Arbeit der Gefäße wird durch die Tätigkeit der Nerven einander und den Bedürfnissen des Körpers angepaßt. Dadurch ist diese Tätigkeit so eng mit allen Lebensvorgängen und allen Störungen der Lebensvorgänge im Organismus verflochten, daß wir überall da, wo im Laufe der Darstellung die Beziehungen zwischen den Kreislaufskrankheiten und dem Betrieb des Organismus behandelt wurden, auch auf den Einfluß der Herz- und Gefäßnerven eingehen mußten. So haben sich unmerklich die Herz- und Gefäßneurosen gewissermaßen in ihre Bestandteile aufgelöst. Wir wollen jetzt versuchen, die versprengten Teile in einer kurzen Übersicht zu vereinigen. Die an gegebener Stelle geschilderten Einzelheiten dürfen wir dabei kurz abtun.

Als Herzstörungen, die durch krankhaften Nerveneinfluß hervorgerufen werden können, haben wir bestimmte Änderungen der Schlagfolge kennen gelernt: der Herzschlag — Sinusrhythmus — wird meistens beschleunigt, seltener verlangsamt, zuweilen ein Spielball zwischen diesen beiden Extremen (schwankender Rhythmus, labile Herztätigkeit), oft durch vorzeitige Systolen des Vorhofs, Vorhofkammerknotens, Ventrikels gestört, in manchen Fällen durch extrasystolische Tachycardien eines der genannten Abschnitte für kürzere oder längere Zeit ausgeschaltet. Wenn auch die Bedeutung des Nerveneinflusses für diese Störungen durch die Befunde am Krankenbett und im Tierversuch genügend gesichert ist, so sprechen doch die Versuche von KAUFFMANN und ROTHBERGER sowie SCHERF dafür, daß außerdem der Zustand des Herzens selbst für die Entwicklung extrasystolischer Herde wichtig ist. Das gilt auch für die paroxysmalen Tachycardien. Es scheint uns deshalb zweifelhaft, ob man, wie es oft geschieht, aus der großen Gruppe der Extrasystolien die paroxysmale Tachycardie herausnehmen und als Herzneurose gesondert aufstellen darf. Wir haben es vorgezogen, sie im Zusammenhang mit den übrigen Formen unregelmäßiger Herztätigkeit zu lassen. Was soeben für die Extrasystolen nur schüchtern angedeutet wurde, nämlich daß örtliche, vielleicht ganz geringfügige Veränderungen des Herzens der krankhaften Nervenwirkung den Boden bereiten dürften, kann für die Erregungsleitung schon sicherer ausgesprochen werden: nervöse Leitungsstörungen bei sonst regelrechter Tätigkeit und Beschaffenheit des Herzens sind bis jetzt nicht nachgewiesen. Die als neurogen gedeuteten Fälle ADAMS-STOKESscher Krankheit sind nicht überzeugend (WENCKEBACH und WINTERBERG).

Auch die auf nervöse Störungen zurückgeführten Änderungen der Contractilität des Herzens sind nicht durchsichtig. Im Tierversuch kann, besonders bei geschädigten Herzen, Vagusreizung den Tonus der Kammern herabsetzen HEIDENHAIN, MUSKENS), so daß trotz steigender Füllung und Erweiterung des Herzens

Schlagvolumen und Kammerdruck sinken (H. STRAUB). Ob aber auch beim Menschen eine Steigerung des Vagustonus so wirken und dadurch eine „nervöse Herzschwäche" erzeugen kann, ist noch zweifelhaft. Die Entscheidung der Frage wird dadurch erschwert, daß die Erhöhung des Vaguseinflusses, abgesehen von den verschiedensten die vorliegende Frage nicht unmittelbar berührenden Wirkungen, nicht nur den Tonus des Herzens, sondern auch den der Gefäße treffen und dementsprechend den arteriellen Widerstand herabsetzen wird. Senkung des Widerstandes im großen Kreislauf mag aber wie beim Aneurysma arteriovenosum durch die Verringerung des Druckes, unter dem die Kranzgefäße gefüllt werden, die Ernährung des Herzens schädigen und zu einer Erweiterung führen. Die klinische Erfahrung lehrt allerdings, daß ein niedriger Blutdruck nur ausnahmsweise mit einer Herzerweiterung einhergeht, und zwar, wie es scheint, besonders da, wo auch die Schlagzahl deutlich herabgesetzt ist, also der Tonus des Herzvagus erhöht ist. Solche Fälle von Herzschwäche mit Herzerweiterung, langsamem Puls und niedrigem Blutdruck dürften also vielleicht als nervöse Herzschwäche bezeichnet werden. Neben den Herz- und Gefäßstörungen wird man freilich oft eine ungenügende Schilddrüsentätigkeit finden (ASSMANN, ZONDEK, ZANDRÉN), und damit erhebt sich sogleich der Zweifel, ob man berechtigt ist, in diesen Fällen noch von einer nervösen Störung zu sprechen. Unbestritten als Neurose dürften die Kreislaufstörungen nach heftigem Schreck, z. B. Granatexplosionen in unmittelbarer Nähe, sein: Puls flatternd, kaum fühlbar, Gesicht blaß, mit kaltem Schweiß bedeckt, Haut feucht, kühl, Atmung jagend, Beklemmung, Herzangst, Schwindel, das Herz nicht selten dilatiert, Spitzenstoß verbreitert, Herzschlag unregelmäßig und ungleich, systolische Geräusche, Blutdruck weit unter 100 mm Hg gesunken. Noch nach Wochen und Monaten erzeugen oft selbst mäßige körperliche Anstrengungen Herzschmerzen, Herzklopfen, Schwindel, Unregelmäßigkeiten und Beschleunigung des Pulses (BRUNS). Hier hat also eine das Nervensystem treffende schwere Erschütterung einen Zustand der Herz- und Gefäßnerven hinterlassen, den man ohne Vorbehalt als Neurose bezeichnen und als nervöse Kreislaufschwäche charakterisieren darf. Über das Verhalten der Herzgröße im Verlauf des Leidens habe ich keine speziellen Angaben gefunden. Im allgemeinen ist die Größe des „irritable heart", das die Herzen nach Granatschrecken mit umfaßt, etwas unter dem Durchschnitt (MEAKINS und GUNSON). The irritable heart, zu dem wir damit gekommen sind, ist zuerst von DA COSTA bei Soldaten beobachtet worden, die den amerikanischen Bürgerkrieg mitmachten. Er nennt als Kennzeichen Anfälle von Herzklopfen, besonders nach Anstrengungen, aber auch nachts in der Ruhe. Anfälle von Herzschmerz, der in der Zwischenzeit oft als dauerndes Unbehagen empfunden wird, Anfälle von Pulsbeschleunigung nach geringen Anstrengungen, zuweilen auch in der Ruhe, auffallende Schwankungen der Pulszahl und schließlich Anfälle von Atemnot, Kopfweh, Schwindel, sowie vasomotorische Störungen an Haut und Schleimhäuten. Die Erweiterungen sind nach DA COSTA dadurch zu erklären, „daß das Herz überreizt wurde durch seine Überarbeitung und häufige Aufregung und daß die außer Ordnung gebrachte Innervation es in diesem Zustand erhält". Nach den Erfahrungen des letzten Krieges steigen auf eine gegebene Anstrengung beim überreizten Herzen Pulszahl und Blutdruck höher und für längere Zeit als bei gesunden Herzen; Herzschmerzen scheinen weniger durch einfache Überanstrengung als durch Infektionskrankheiten und Granatschreck hervorgerufen zu werden. Sitz und Auslösung der Schmerzen verhalten sich wie bei der Angina pectoris; von den Fällen mit Schmerzen konnten vier Fünftel nicht mehr als die einfachsten Übungen leisten (MEAKINS und GUNSON, COTTON, RAPPORT und TH. LEWIS). Da beim überreizten Herzen klinisch nachweisbare anatomische

Veränderungen fehlen und sich auch später nicht entwickeln (GRANT), so muß man wohl zugeben, daß nach Überanstrengung und schweren, besonders schreckhaften Erregungen eine gesteigerte Reizbarkeit des Herzens auftreten kann, die als Neurose gedeutet werden darf. Eine scharfe Grenze gegen die Fälle, in denen die Überanstrengung außerdem Veränderungen des Herzens geschaffen, z. B. eine Dilatation oder Hypertrophie, die mit unserem gegenwärtigen Untersuchungsverfahren erfaßt werden können, läßt sich nicht ziehen. Sie läßt sich um so weniger ziehen, als Ursache und Wirkung hier in einander fließen. Angenommen, daß Anstrengungen zunächst Masse und Fassungsvermögen des Herzens, dann durch ein Übermaß auch die Reizbarkeit der Herz- und Gefäßnerven gesteigert haben, so wird nunmehr die Überempfindlichkeit der Herz- und Gefäßnerven durch überschießende Steigerung des arteriellen Widerstandes und der Schlagzahl (siehe oben) bei den Anstrengungen die Arbeit des Herzens vermehren und dadurch eine Hypertrophie und Dilatation begünstigen. Das Herzklopfen, diese häufige Erscheinung bei überreizten Herzen und Herzneurosen, darf aber nicht ohne weiteres auf solche anatomische Änderungen des Herzens bezogen werden. Dafür giebt es zuviel Herzen mit Hypertrophie und Dilatation und hohem Blutdruck ohne Herzklopfen und umgekehrt. Das Herzklopfen ist vielmehr ein Ding für sich. In einem Teil der Fälle läßt es sich auf Extrasystolien zurückführen. In einem anderen Teil wird es offenbar dadurch hervorgerufen, daß sich der Herzmuskel schneller zusammenzieht (FR. v. MÜLLER); der aufsteigende Schenkel der Herzstoßkurve ist dann steiler und höher, so wie BOHNENKAMP dies im Tierversuch nach Acceleransreizung beschreibt. Diese Verstärkung der Herzkontraktion kann bei empfindlichen Menschen die Aufmerksamkeit auf die Herztätigkeit so steigern, daß auch die regelrechte Zusammenziehung als Herzklopfen empfunden wird. Umgekehrt kann die Bahnung der Empfindung dazu führen, daß der Gedanke an Herzklopfen wirkliches Herzklopfen erzeugt (GOLDSCHEIDER, OPPENHEIM).

Ähnlich liegen die Dinge in manchen Fällen von Herzschmerzen. Auch da können Aufmerksamkeit und Einbildung die Beschwerden verschlimmern oder auslösen. Bei der Angina pectoris ist die Entstehung der Herzschmerzen ja ausführlich besprochen worden. Hier soll nur noch die Tatsache hervorgehoben werden, daß ein Granatschreck, also eine rein nervöse Einwirkung, die Schmerzen und Krankheitserscheinungen einer Angina pectoris erzeugen kann. Diese Fälle von Angina pectoris fallen demnach unter die Neurosen. Ihnen schließen sich die Fälle an, und damit kommen wir auf den

Zusammenhang zwischen Herz- und Gefäßneurosen,

in denen Gefäßstörungen überwiegen und die Anfälle einleiten: Angina pectoris vasomotorica. Anfallsweise werden Füße und Beine, Hände und Arme blaß und kalt oder rot und heiß, es kann sich auch Schwere, Unruhe, Zittern in ihrer Muskulatur hinzugesellen. Zuweilen tritt außerdem Schwindel, Blässe des Gesichts, Übelkeit, Würgen, Erbrechen auf. Gelingt es nicht, zu dieser Zeit den Anfall zu unterbrechen, so zieht sich wohl der Gefäßkrampf bis zum Herzen und führt zur Angina pectoris mit Angst und Beklemmung und Schmerzen (vagovasale Anfälle; v. NOORDEN, GOWERS, BOLTEN). Dieser Verlauf, ebenso wie das umgekehrte Verhalten, bei dem der Anfall mit Herzbeschwerden beginnt und reflektorisch zu Gefäßerscheinungen führt, sind sprechende Beispiele für die enge Verknüpfung der nervösen Störungen des Herzens und der Gefäße. Weitere Belege liefern die Fälle, in denen der Blutdruck infolge regelwidriger Gefäßtätigkeit krankhaft verändert ist. Besonders in den Abschnitten dieses Buches, die über die Blutdruckerhöhung handeln, ist eingehend dargelegt worden, welch großen Einfluß die Nerven auf die den Blutdruck regelnde Arbeit der Gefäße haben. Und es ist dort auch schon der begleitenden Herzstörungen gedacht worden. Erinnern wir uns nun daran, daß einerseits das Herz letzten Endes nur ein Abschnitt des Gefäßsystems, andererseits die Innervation der einzelnen Abschnitte mehr oder weniger selbständig ist, so wundert es uns nicht, wenn nervöse Herzerscheinungen, als da sind Rhythmusstörungen, Herzklopfen, Schmerzen häufig Blutdrucksteigerungen begleiten, aber doch von Fall zu Fall wechseln und auch hin und wieder fehlen. Ebenso ist es in den Fällen von stark schwankendem und niedrigem Blutdruck und den Fällen mit durchweg regelrechtem Druck, aber einer sonst unausgeglichenen Gefäßtätigkeit, wie sie in den Abschnitten über Krampf und Lähmung und Neurosen der kleinen Gefäße beschrieben ist. Eine Fülle von Möglichkeiten breitet sich da vor uns aus. Die Mannigfaltigkeit der Krankheitsbilder ist denn auch so groß, daß jeder Versuch sie zu schildern scheitern müßte. Es wird deshalb unsere Aufgabe sein, im einzelnen Falle aus den allgemeinen Gesetzen, nach denen die nervöse Regelung der Herz- und Gefäßtätigkeit erfolgt, die Entstehung und den Zusammenhang der krankhaften Herz- und Gefäßerscheinungen abzuleiten. Um zu einem vollen Verständnis und dadurch einem umsichtigen, gut begründeten Behandlungsplan zu gelangen, muß man aber dabei die früher betonte innige Verflechtung der Herz- und Gefäßinnervation mit der Verfassung des übrigen Körpers berücksichtigen. Man wird danach forschen, ob vielleicht von den Vorfahren eine reizbare Schwäche des Herzens und Gefäßsystems überkommen und durch schädliche Einflüsse, körperliche oder geistige Überanstrengung, Krankheiten gesteigert worden ist. Oder Herz und Gefäße nehmen teil an einer allgemeinen Muskelschwäche, so in manchen Fällen von Habitus asthenicus; oft wird gleichzeitig durch Tiefstand des Zwerchfells die Beweglichkeit des Herzens vermehrt (RUMPF, DETERMANN), seine Arbeit beeinträchtigt sein (WENCHEBACH). Unharmonische Entwickelung des Körpers (Kümmerformen, F. KRAUS), die Umwälzungen beim Erwachen und Erlöschen der Keimdrüsentätigkeit, der Ausfall der Eierstockfunktion während einer Schwangerschaft sind häufig Quellen von nervösen Herz- und Gefäßstörungen. In diesem Zusammenhang ist auch der Eklampsie zu gedenken, deren unheilvoller Einfluß auf Herz und Gefäße jahrelang, wenn nicht dauernd nachwirken kann. Als Zeichen ungestillten Geschlechtsdranges giebt HERZ Atemsperre durch Zwerchfellkrampf, Herzschmerzen und Herzklopfen an (Phrenocardie), doch reicht diese Vereinigung allgemeiner Erscheinungen einer Herzneurose wohl nicht aus, um eine besondere Form der Herzneurose aufzustellen (KREHL). Auf empfindliche Herzen und Gefäße dürfte auch die Onanie ungünstig wirken. Die mannigfachen oft quälenden und zuweilen bedrohlich erscheinenden Anfälle von Zirkulationsstörungen und Kreislaufschwäche bei der Adipositas dolorosa sind uns Zeichen einer Herz- und Gefäßneurose, die in Mängeln der inneren Sekretion von Eierstöcken und Schilddrüse wurzelt. Auch die ADDISONsche Krankheit ist hier einzureihen. Ein bemerkenswertes klinisches Beispiel dafür, wie sehr die regelrechte Tätigkeit der Herz- und Gefäßnerven von dem im Organismus herrschenden Chemismus abhängt, ist die Unwirksamkeit unserer Herz- und Gefäßmittel bei der Ödemkrankheit. Ein auffallender Befund, der uns aber nicht mehr so unerklärlich deucht, seitdem wir die Bedeutung des Ionengleichgewichts, insbesondere des Verhältnisses von Kalium und Calcium für die Tätigkeit der vegetativen Nerven kennen gelernt haben (LOEWI, FR. KRAUS, ZONDEK, KOLM und PICK). Daß krankhafte Vorgänge im Leibe wie Auftreibung, Verstopfung, Verwachsungen, Krämpfe irgendwelcher Art auf reflektorischem Wege die Herz- und Gefäßnerven stören können, ist eine alte Erfahrung, von der wir nicht weiter zu reden brauchen. Ich möchte nur besonders hervorheben, daß chronische Entzündungsherde schwere Herzund Gefäßkrisen verursachen können, die erst nach der Beseitigung des Herdes verschwinden (z. B. Gallenblasen- oder chronische Mandelentzündungen). ANTHONY BASSLER berichtet über Anfälle von *Angina pectoris*, die durch Entfernung des kranken Wurmfortsatzes dauernd geheilt wurden. Es darf auch daran erinnert werden, daß die auslösenden Reize zuweilen sehr geringfügig sein, ja in physiologischen Vorgängen bestehen können: Auslösung von Tachycardie durch den Schluckakt (SAKAI und MORI). Besondere Aufmerksamkeit beansprucht bei den Herz- und Gefäßneurosen das Verhalten des übrigen Nervensystems. Eine sorgfältige Untersuchung wird gewöhnlich ergeben, daß sich die Störung des Gleichgewichts der vegetativen Nerven nicht auf den Kreislauf beschränkt, sondern in wechselnder Weise die Tätigkeit noch anderer Organe betrifft. Die Herz- und Gefäßneurose wird dann zur Teilerscheinung einer vegetativen Neurose, deren Bild je nachdem, wie sich die Anspruchsfähigkeit der verschiedenen Organe und Lebensvorgänge für die Reize des Sympathicus oder Parasympathicus verhält, außerordentlich wechseln kann. Äußere Einflüsse, Lebensführung, Tabak, Kaffee, Thee tun das ihrige, um das Bild noch bunter zu machen. Von dem vegetativen Nervensystem wendet sich unser Blick zur seelischen Verfassung des Kranken. Der große Einfluß von Empfindungen und Vorstellungen auf Herz und Gefäße ist bekannt. Kein Wunder, wenn krankhafte Zustände des Seelenlebens wie Hysterie, Neurasthenie, Cyclothymie oft mit nervösen Kreislaufstörungen einhergehen. Umgekehrt mögen solche Kreislaufstörungen in manchen Fällen die Seele mit Angst, Zweifel, Sorge, Unruhe füllen und in eine sog. hysterische oder neurasthenische Stimmungslage bringen. Schließlich scheint es, als ob zuweilen seelische und vegetative Störung gleichgeordnete Krankheitserscheinungen sein können. Auf der anderen Seite begegnen wir nicht selten nervösen Herz- oder Gefäßstörungen bei Menschen, deren geistige und seelische Verfassung nichts Krankhaftes erkennen läßt. Nicht immer ist es leicht zu entscheiden, ob eine Neurose oder nur eine Nervosität des Herzens und der Gefäße vorliegt (R. GEIGEL). Wenn Herz und Gefäße auf die auch sonst wirksamen Reize leichter und stärker als üblich aber in regelrechter Weise ansprechen und dies Verhalten nicht durch organische Veränderungen erklärt werden kann, so reden wir von einem nervösen Herzen und nervösen Gefäßen; meistens ist außerdem die Erregbarkeit des Nervensystems im ganzen gesteigert. Wenn dagegen, wiederum ohne nachweisbare organische Gründe, durch unverhältnismäßig geringe, sonst unwirksame oder ungewöhnliche Reize oder auch ohne erkennbare Ursache die harmonische Einfügung der Herz- und Gefäßtätigkeit in den Betrieb des Organismus gestört wird, so bezeichnen wir das als Herzneurose, Gefäßneurose. Die allgemeine Erregbarkeit des Nervensystems kann dabei gesteigert, kann aber auch unverändert sein. Es soll nicht verschwiegen werden, daß der Begriff der Neurose verschieden gefaßt wird (MATTHES) und auch die hier gegebene Definition ihre Bedenken hat. Aber mag man den Begriff so oder so abgrenzen, jedenfalls ist die Unterscheidung von verwandten Erscheinungen mehr als ein Spiel um Worte. Denn sie umschließt die Aufgabe, das Verhältnis der Herz- und Gefäßstörungen zu dem allgemeinen Zustand des Nervensystems zu klären, eine Aufgabe, die nur unter Berücksichtigung der ganzen Körperverfassung und des ganzen Menschen überhaupt gelöst werden kann. Die daraus entspringende Auffassung wird uns dann auch verläßliche Richtlinien für eine umfassende Behandlung liefern, eine Behandlung, die dem Kranken berechtigtes Vertrauen in die Tüchtigkeit des Arztes geben und durch dies Vertrauen zur Gesundung helfen wird, so, wie es HIPPOKRATES[1] schon gelehrt hat.

---

[1] Παραγγελίαι. V.

Literaturverzeichnis.

Allgemeine und zusammenfassende Arbeiten.

ABDERHALDEN: Handbuch der biologischen Arbeitsmethoden, Funktionen des Kreis-
lauf- und Atmungsapparates. I. Bearbeitet von BORUTTAU, GERHARTZ, KLEMENSIEWICZ,
LOEWY, MANGOLD, FRANZ MÜLLER, STARLING, E. WEISS, WINTERSTEIN. Berlin-Wien 1923.
— ABDERHALDEN: Handbuch der biologischen Arbeitsmethoden. Funktionen des Kreis-
lauf- und Atmungsapparates. II. Bearbeitet von ALBRECHT, BASLER, DU BOIS-REYMOND,
BORUTTAU, GERHARTZ, GOLDSCHMIDT, HILDEBRAND, HOFFMANN, V. HOESSLIN, FR. KRAUS,
LINDHARD, LÖHR, LONDON, ROHRER, SAHLI, SELIG, STIGLER, THOMA, V. WEIZSÄCKER,
ZWAARDEMAKER. Berlin-Wien 1927. — ABELMANN: Diagnose und Prognose der angebore-
nen Herzfehler. Erg. inn. Med. **12** (1913). — ANITZSCHKOW: Das Wesen und die Entstehung
der Atherosklerose. Erg. inn. Med. **28** (1925). — ASSMANN: Die Röntgendiagnostik der
inneren Krankheiten (1924).

BÄUMLER: Behandlung der Blutgefäßkrankheiten. In PENZOLD-STINTZINGS Handbuch
der ges. Therapie (1910). — BÄUMLER: Behandlung der Erkrankungen des Herzbeutels. In
PENZOLD-STINTZINGS Handbuch der ges. Therapie (1910). — BAMBERGER: Die Krankheiten
des Herzens (1857). — BAUER: Die Krankheiten des Herzbeutels. In V. ZIEMSSENS Han-
buch der spez. Pathologie und Therapie **6** (1879). — BAUER: Die konstitutionelle Disposition
zu inneren Krankheiten (1924). — BELLINGHAM: A treatise on diseases of the heart. Dublin
1853. — BENDA: Das Arterien-Aneurysma. Erg. d. allg. Path. und pathol. Anatomie des
Menschen u. der Tiere von LUBARSCH-OSTERTAG **8** (1902). Wiesbaden 1904. — BERTIN:
Traité des maladies du cœur. (Redigé par BOUILLAUD.) Paris 1824. — BETHE, V. BERGMANN,
EMBDEN, ELLINGER: Handbuch der normalen u. pathol. Physiologie. 7. Bd.: Blutcircula-
tion. I. Herz, von ASHER, BETHE, DIETLEN, FREY, GANTER, GOLDSCHMIDT, GÖPPERT,
HESSE, KISCH, MÖNCKEBERG, MORITZ, RIHL, ROTHBERGER, SCHOTT, STRAUB, WEIZSÄCKER,
WINTERBERG. — BETHE, V. BERGMANN, EMBDEN, ELLINGER: Handbuch der normalen und
pathol. Physiologie. 7. Bd.: II. Blutgefäße und Kreislauf von ATZLER, BRAUER, FISCHER-
WASELS, H. FISCHER, FLEISCH, FREY, GOLDSCHMIDT, HESS, HÜRTLE, JAFFÉ, KAUFFMANN,
KISCH, LEHMANN, NÖRR, RIGLER, ROTHBERGER, SCHMIEDEN, TANNENBERG. — BEAU:
Traité expérimental et clinique d'auscultation appliquée à l'étude des maladies du poumon
et du cœur. Paris 1856. — BIJLSMA, HIJMANS V. D. BERGH, MAGNUS, MEULENHOFF, ROES-
SINGH: Die Digitalis und ihre therapeutische Anwendung (1923). — BILLING: Practical
observations on diseases of the heart. London 1852. — BLECHMANN: Les pericardites aiguës
(1922). — BLUMENFELDT: Die angeborenen Herz- und Gefäßkrankheiten. In: KRAUS-
BRUGSCH spez. Pathol. und Therapie inn. Krankheiten **4** (1923). — DE BOER: Die physiologische Grundlage und Klinik des unregelmäßigen Herzschlages. Erg. inn. Med. **29** (1926).
— BOUILLAUD: Traité clinique des maladies du cœur (1841). — BRAMWELL: Diseases of
the heart and thoracic aorta (1884). — BRAUN: Diagnose und Therapie der Herzkrankheiten (1913). — BROADBENT: Heart diseases. 3. edit. London 1900; deutsch 1902. —
BRÜNING und STAHL: Die Chirurgie des vegetativen Nervensystems (1924). — BRUGSCH:
Allgemeine Prognostik (1918). — BRUGSCH-SCHITTENHELM: Lehrbuch klinischer Diagnostik
und Untersuchungsmethodik (1923). — BRUGSCH: Arrhythmien des Herzens. In: Erg. Med.
11 (1928). — BURNS, ALLAN: Observations on some of the most frequent and important
diseases of the heart, on aneurysm of the thoracic aorta, on praeternatural pulsation in the
epigastric region and on the origin and distribution of some of the large arteries of the
human body. Illustrated by cases. Edinburgh 1809. Deutsch von NASSE. Lemgo 1813. —
BUCQUOY, L.: Leçons cliniques sur les maladies du cœur. 4ième édit. Paris 1879. —
BURWINKEL: Krankheiten des Herzens und der Gefäße (1920). —

CABOT: Differential diagnose (1922). — CABOT: Facts on the heart (1926). — CASSIRER:
Die vasomotorisch-trophischen Neurosen (1912). — CHEVERS: Treatise on diseases of the
heart. Calcutta 1853. — CHARCOT, I. M.: Oeuvres complètes. Tome V: Maladies des poumons et du système vasculaire. Paris 1888. — CLARUS, I.: Die physikalische Untersuchung
des Herzens. Leipzig 1845. — CLERC: Les arrhythmies en clinique (1925). — COHNHEIM:
Vorlesungen über allgemeine Pathologie (1882). — CORVISART: Essai sur les maladies et les
lésions organiques du cœur et des gros vaisseaux. Paris 1818. — DA COSTA, ALVARENGA:

Leçons cliniques sur les maladies du cœur. Traduit du portugais par E. BERTHERAND. Lissbonne (1878). — CRAMER: Die Krankheiten des Herzens, nach dem Standpunkt der bisherigen Erfahrung, für den Gebrauch praktischer Ärzte bearbeitet. 2. Aufl. (1839). — CUSHNY: The action and uses in medicine of Digitalis and its allies (1925).

DIETLEN: Herz und Gefäße im Röntgenbild (1923). — DUCHEK: Die Krankheiten des Herzens, des Herzbeutels und der Gefäße (1862). — v. DUSCH: Lehrbuch der Herzkrankheiten (1868).

EDENS: Lehrbuch der Perkussion und Auskultation (1920).

FLINT: Diseases of the heart (1870). — FORGET: Grundriß der Krankheiten des Herzens, der Gefäße und des Blutes (1852). — FRAENKEL: Digitalistherapie. Erg. inn. Med. 1 (1908). — FRAENTZEL: Vorlesungen über Herz- und Gefäßkrankheiten (1889). — FRANK, O.: Hämodynamik. Leipzig 1911. — FRIEDLÄNDER: Hypotension (1927). — FRIEDREICH: Krankheiten des Herzens. In: VIRCHOWS Handbuch der spez. Pathol. u. Therapie 5 (1854).

GEIGEL, R.: Lehrbuch der Herzkrankheiten (1920). — GEIGEL, R.: Klinische Bedeutung von Herzgröße und Blutdruck. Erg. inn. Med. 20 (1921). — GERHARDT, C.: Lehrbuch der Auskultation und Perkussion. Tübingen 1900. — GERHARDT, D.: Die Unregelmäßigkeiten des Herzschlages. Erg. inn. Med. 1 (1908). — GERHARDT, D.: Die Herzklappenfehler. Wien u. Leipzig 1913. — GERHARDT, D.: Die Endocarditis (1914). — GIBSON, G. A.: Die nervösen Erkrankungen des Herzens (1910). — GENDRIN: Leçons sur les maladies du cœur (1841). — GROBER: Herzmasse und Arbeit. Erg. inn. Med. 3 (1909). — GROEDEL: Röntgendiagnostik der Herz- und Gefäßerkrankungen (1912). — GROEDEL, FR. M.: Die physikalische Behandlung der Erkrankungen des Circulationsapparates. Erg. inn. Med. 9 (1912).

HABERLANDT: Über das Wesen des Herzschlages. Erg. inn. Med. 26 (1924). — HAESER: Krankheiten des Herzens. In: Lehrbuch d. Geschichte der Medizin (1881). — HALLER: Elementa physiol. (1778). — HALLER: Scriptor. latinorum de aneurysmatibus collectio (1785). — HANSER: Thrombose und Embolie. In Erg. d. allg. Path. u. pathol. Anatomie von LUBARSCH-OSTERTAG XIX, 2 (1921). — HARVEY: De motu cordis et sanguinis (1628). — HENSCHEN: Erfahrungen über Diagnostik und Klinik der Herzklappenfehler. Berlin 1916. — HERING, H. E.: Pathologische Physiologie (1921). — HERXHEIMER: Mißbildungen des Herzens und der großen Gefäße. In SCHWALBES Morphologie der Mißbildungen III, 2 (1910). — HESS: Untersuchungen der Bewegungen des normalen und pathol. Herzens, sowie der zentralen Gefäße mit dem FRANKschen Apparat. Erg. inn. Med. 14 (1915). — HESS: Der periphere Blutkreislauf und seine Regulierung. Erg. inn. Med. 23 (1923). — HIRSCHFELDER: Diseases of the heart and Aorta (1910). — HOCHHAUS-LIEBERMEISTER: Die Krankheiten des Herzens und der Gefäße (1922). — HOFFMANN, A.: Die Elektrographie als Untersuchungsmethode des Herzens und ihre Ergebnisse (1914). — HOFFMANN, A.: Lehrbuch der funktionellen Diagnostik und Therapie der Erkrankungen des Herzens und der Gefäße (1920). — HOFFMANN, A.: Differentialdiagnose der Krankheiten der Brustorgane und des Kreislaufs (1927). — HOFMANN, F. B.: Allgemeine Pathologie des Herzens. In: NAGELS Handbuch der Physiologie des Menschen (1905). — HOFMANN, F. B.: Innervation des Herzens. In NAGELS Handbuch der Physiologie des Menschen (1905). — HOPE: Von den Krankheiten des Herzens und der großen Gefäße (1833). — HUCHARD: Maladies du cœur et de l'aorte. Paris 1899/1902.

JAGICZ: Handbuch der allg. Pathologie, Diagnostik und Therapie der Herz- und Gefäßkrankheiten. Herausgegeben 1914. — JORES: Arterien. In: Handbuch der spez. pathol-Anatomie und Histologie von HENKE u. LUBARSCH (1924). — JÜRGENSEN: Erkrankungen der Kreislauforgane (Endocarditis, Klappenfehler, Herzschwäche). In NOTHNAGELS Handbuch der spez. Pathol. und Therapie (1899—1903).

KAHLER: Entstehung und Mechanismus der Blutdrucksteigerung. Erg. inn. Med. 25 (1924). — KISCH: Herzalternans. Erg. inn. Med. 19 (1921). — KISCH: Gefäßbedingte Störungen der Herztätigkeit. Erg. inn. Med. 25 (1924). — KISCH: Pathologie des Herzens. In: Erg. d. allg. Pathol. u. pathol. Anatomie von LUBARSCH u. OSTERTAG XXII, 1 (1927). — KOHN, HANS: Angina pectoris. Erg. Med. 9, H. 1/2 (1926). — KRAUS, FR.: Insuffizienz des Kreislaufapparates. In: KRAUS-BRUGSCH, Spez. Pathologie u. Therapie inn. Krankheiten 4 (1923). — v. KREHL: Die Erkrankungen des Herzmuskels. In NOTHNAGELS Handbuch der spez. Pathol. u. Therapie (1913). — v. KREHL: Pathologische Physiologie (1923). — KREYSIG: Die Krankheiten des Herzens, systematisch bearbeitet und durch eigene Beobachtungen erläutert (1814/17). — KROGH: Anatomie und Physiologie der Capillaren (1924). — KÜLBS: Herz und Krieg. Erg. inn. Med. 17 (1919). — KÜLBS: Erkrankungen der Zirkulationsorgane. In MOHR-STAEHELINS Handbuch der inn. Medizin 2 (1914).

LAENNEC: Traité de l'auscultation médiate. Paris 1834. — LANCISI: De subitaneis mortibus libri. II. Romae 1707. — LANCISI: De motu cordis et aneurysmatibus (1738). — LATHAM: Lectures on subjects connected with clinical medicine comprising diseases of the heart. Vol. I. London 1845; vol. II (1846). — LAUBRY et PEZZI: Traité des maladies congenitales du cœur (1921). — LAUBRY et PEZZI: Les rhythmes de galop (1926). — LEBERT: Die Krank-

heiten der Arterien. In Virchows Handbuch der spez. Pathol. u. Therapie 5 (1854).
— Lebert-Schroetter: Die angebornen Herzkrankheiten. In v. Ziemssens Handbuch
der spez. Pathol. u. Therapie 6 (1879). — Lewis, Th.: The mechanism and graphic registration of the heart. beat. (1925). — Lewis, Th.: Die Blutgefäße der menschlichen Haut und
ihr Verhalten gegen Reize (1928). — Liebermeister: Vorlesungen über Krankheiten der
Brustorgane (1891). — Lutembacher: Les troubles fonctionels du cœur (1924).
Mackenzie: The study of the pulse (1902). — Mackenzie: Diseases of the heart (1913).
— Markham: Diseases of the heart. Their pathology, diagnosis and treatment. 2d édit.
London 1860. — Marey: Circulation du sang. Paris 1881. — Matthes: Die Differentialdiagnose innerer Krankheiten (1928). — Meyer, A. W.: Die Digitalistherapie, ihre Indikationen und Kontraindikationen (1912). — Mönckeberg: Das specifische Muskelsystem
im menschlichen Herzen. Erg. der allg. Pathol. und pathol. Anatomie von Lubarsch-
Ostertag XIX, 2 (1921). — Morgagni: De sedibus et causis morborum (1761). — Moritz
und v. Tabora: Die allgemeine Pathologie des Herzens und der Gefäße. In Krehl-Marchands Handbuch der allg. Pathologie II, 2 (1923). — Müller, L. R.: Die Lebensnerven
(1924). — Müller, O.: Der arterielle Blutdruck und seine Messung beim Menschen. Erg.
inn. Med. 2 (1908). — Müller, O.: Die Kapillaren der menschlichen Körperoberfläche in
gesunden und kranken Tagen (1922). — Munk: Über Arteriosklerose, Arteriolosklerose und
genuine Hypertonie. Erg. inn. Med. 22 (1922).
Nicolai: Mechanik des Kreislaufs. In Nagels Handbuch der Physiol. des Menschen
(1905). — Niekau: Capillarbeobachtungen an der Körperoberfläche des Menschen und
ihre Ergebnisse. Erg. inn. Med. 22 (1922). — Niemeyer: Handbuch der Percussion und
Auskultation (1870). — Nonnenbruch: Über Diurese. Erg. inn. Med. 26 (1924). — Norris,
G. W.: Studies in cardiac pathology (1911). — Norris, G. W., Bazett and McMillan:
Blood pressure, its clinical applications (1928).
Oehme: Grundzüge der Ödempathogenese mit besonderer Berücksichtigung der neueren
Arbeiten. Erg. inn. Med. 30 (1926). — Oertel: Allgemeine Therapie der Kreislaufstörun-
gen. In: v. Ziemssens Handbuch der allg. Pathol. u. Therapie 4 (1891). — Oppolzer: Vor-
lesungen über die Krankheiten des Herzens und der Gefäße (1867). — Ortner: Symptoma-
tologie innerer Krankheiten (1923—1927). — Ozanam: La Circulation et le pouls, histoire,
physiologie, séméiotique, indications therapeutiques. Paris 1886.
Peter, M.: Traité clinique et pratique des maladies du cœur et de la crosse de l'aorte.
Paris 1883. — Philipp, P. T.: Die Lehre von der Erkenntnis und Behandlung der Lungen-
und Herzkrankheiten. 2. Aufl. Berlin 1838. — Philipp, P. T.: Die Kenntnis von den
Krankheiten des Herzens im 18. Jahrhundert (1856). — Pigeaux: Traité pratique des
maladies du coeur et des maladies des vaisseaux. Paris 1839/1843. — Pletnew: Herz-
Gefäßneurosen. Erg. inn. Med. 19 (1920).
Quincke: Krankheiten der Gefäße. In v. Ziemssens Handbuch der spez. Pathol. und
Therapie 6 (1879).
Rauchfuss: Die angeborenen Herzkrankheiten. In Gerhardts Handbuch der Kinder-
krankheiten 4 (1878). — Rautmann: Die Wirkungen muskulärer Arbeit beim Turnen und
Sport auf die Organe des Kreislaufs. Erg. Med. 10, H. 1/2 (1927). — v. Recklinghausen:
Handbuch der allgem. Pathol. des Kreislaufs (1883). — Robinson, G. C.: The therapeutic
use of Digitalis (1923). — Rollet: Physiologie des Blutes und der Blutbewegung. In:
Handbuch d. Physiologie von Herrmann (1880). — v. Romberg: Die Krankheiten des
Herzens und der Blutgefäße (1925). — Rosenbach: Die Krankheiten des Herzens. Wien
und Leipzig (1897). — Rosenow: Die Plethysmographie und ihre Anwendung als klinische
Methode. Erg. inn. Med. 17 (1919). — Rosenstein: Die Krankheiten des Herzens. In
v. Ziemssens Handbuch der spez. Pathol. u. Therapie 6 (1879).
Sacconaghi: Die klinische Diagnose der Herzbeutelverwachsung (1923). — Sahli:
Der Blutdruck und seine Messung beim Menschen. Erg. inn. Med. 24 (1923). — Sahli: Die
Sphygmobolometrie oder dynamische Blutuntersuchung. Erg. inn. Med. 27 (1925). —
Sahli: Lehrbuch der klinischen Untersuchungsmethoden (1928). — Sansom: The Diagnosis
of the diseases of the heart and aorta. London 1892. — Sauerbruch: Chirurgie der Brust-
organe (1920/25). — Schade: Über Quellungsphysiologie und Ödementstehung. Erg. inn.
Med. 32 (1927). — Schellong: Allorhythmien infolge Störungen der Reizbildung und Reiz-
übertragung. Erg. inn. Med. 25 (1924). — Schilf: Das autonome Nervensystem (1926). —
v. Schroetter: Erkrankungen des Herzbeutels. In Nothnagels Handbuch der spez.
Pathol. u. Therapie (1894). — v. Schroetter: Erkrankungen der Gefäße. In Nothnagels
Handbuch der spez. Pathol. u. Therapie 17 (1901). — Schlesinger, H.: Syphilis und innere
Medizin. III. Die Syphilis des Zirkulations- und Respirationsapparates (1928). — Schultz:
Pathologie der Gefäße. In: Erg. d. allg. Pathol. und pathol. Anatomie von Lubarsch-
Ostertag XXII (1927). — Sée, G.: Traité des Maladies du cœur. Paris 1889. — Senac:
Traité de la structure du cœur et de son action et de ses maladies. Paris 1749. — Semerau:
Die Flimmerarrhythmie. Erg. inn. Med. 19 (1921). — Siebert: Entstehung der diphtheri-

schen Circulationsstörungen. Erg. inn. Med. **13** (1914). — STADLER: Die Mechanik der Herzklappenfehler. Erg. inn. Med. **5** (1910). — STAHL: Die schleichende Herzentzündung. Erg. inn. Med. **25** (1924). — STOKES: The diseases of the heart and the aorta (1854).

TANDLER: Anatomie des Herzens. Jena 1913. — TESTA: Über die Krankheiten des Herzens (1815). — THOREL: Pathologie der Kreislauforgane. In: Bd. IX, 1 (1903); XI, 2 (1907); XIV (1910); XVII, 2 (1915); XVIII, 1 (1915) der Erg. der allgem. Pathologie und pathol. Anatomie von LUBARSCH-OSTERTAG. — TIGERSTEDT: Die Physiologie des Kreislaufs (1921/23). — TRAUBE: Die Symptome der Krankheiten des Respirations- und Zirkulationsapparates (1867).

VAQUEZ: Les arrhythmies (1911). — VAQUEZ und LIAN: Traité de pathologie médicale et de thérapeutique appliquée Appareil circulatoire. Paris 1926.— VEIL, W. H.: Der gegenwärtige Stand der Aderlaßfrage. Erg. inn. Med. **15** (1917). — VEIL, W. H.: Die Physiologie und Pathologie des Wasserhaushaltes. Erg. inn. Med. **23** (1923). — VEIL, P. und CODINA-ALTES: Traité d'electrocardiographie clinique. Paris 1928. — VIERORDT: Die angebornen Herzkrankheiten. In NOTHNAGELS Handbuch der spez. Pathol. u. Therapie 15 (1898). — VIERORDT: Geschichte der Herzkrankheiten. In: NEUBURGER und PAGEL, Handbuch der Geschichte der Medizin (1903). — VIEUSSENS: Traité nouveau de la structure et des causes du mouvement naturel du coeur. Toulouse 1715.

WALSHE: A practical treatise on the diseases of the lungs and heart. London 1851. — WEBER, A.: Elektrocardiographie (1926). — WEITZ: Studien über Herzphysiologie und -pathologie auf Grund cardiographischer Untersuchungen. Erg. inn. Med. **22** (1922). — v. WEIZSÄCKER: Entstehung der Herzhypertrophie. Erg. inn. Med. 9 (1912). — WENCKE-BACH und WINTERBERG: Die unregelmäßige Herztätigkeit. Leipzig 1927. — WIGGERS, C. I.: Modern aspects of the circulation in health and disease (1915). — WUNDERLICH: Handbuch der Pathologie und Therapie (1856).

Entwicklungsgeschichte der Kreislaufsorgane.

ASCHOFF, A.: Beiträge zur Entwicklungsgeschichte der Arterien beim menschlichen Embryo. Morphol. Arb. **2** (1892).

BORN, G.: Beiträge zur Entwicklungsgeschichte des Säugetierherzens. Arch. mikrosk. Anat. u. Entw.mechan. **33**.

CORNING: Lehrbuch der Entwicklungsgeschichte des Menschen (1921).
FRÉDÉRIC, JAKOB: Beiträge zur Anatomie und Entwicklungsgeschichte der Äste der Aorta descendens beim Menschen. Diss. Straßburg 1898.

GEGENBAUR: Vergleichende Anatomie der Wirbeltiere. Leipzig 1898. — GREIL, ALFR.: Beiträge zur vergleichenden Anatomie und Entwicklungsgeschichte des Herzens und des Truncus arteriosus der Wirbeltiere. Gegenbaurs Jb. **31** (1903). — GIBSON: Sur le Tissu muscul. primit. du cœur humain. (Brit. med. J. **16**, 1 (1909).) Arch. Méd. **2**, 481.

HERTWIG: Lehrbuch der Entwicklungsgeschichte (1915). — HIS, W.: Mitteilungen zur Embryologie der Säugetiere und des Menschen. Arch. Anat. u. Physiol. **1881**. — HOCHSTETTER, F.: Entwicklung des Venensystems der Wirbeltiere. Erg. Anat. **3**, 482 (1893). — HOCHSTETTER, F.: Die Entwicklung des Blutgefäßsystems. Handb. Entwickl.lehre **3** (1920).

KOLLMANN: Handatlas der Entwicklungsgeschichte des Menschen (1907).

MALL, F. P.: On the development of the human heart. Amer. J. Anat. **13**, Nr. 3 (1912). — MÖNCKEBERG, J. G.: Untersuchungen über das Atrioventrikularbündel im menschlichen Herzen. Jena 1908. — MÖNCKEBERG, J. G.: Zur Entwicklungsgeschichte des Atrioventrikularsystems. Verh. dtsch. path. Ges. **1913**.

QUÉNNU, E.: Développement du cœur et du pericarde. Paris 1883.

RÖSE, C.: Beiträge zur Entwicklungsgeschichte des Herzens. Heidelberg 1888. — RÖSE, C.: Zur Entwicklungsgeschichte des Säugetierherzens. Gegenbaurs Jb. **15** (1889). — RÖSE, C.: Beiträge zur vergleichenden Anatomie des Herzens der Wirbeltiere. Gegenbaurs Jb. **16**. — ROKITANSKY: Defekt der Scheidewände. Wien 1875.

SCHWALBE: Die Morphologie der Mißbildungen des Menschen und der Tiere (1910). — SPITZER, A.: Über die Ursachen und den Mechanismus der Zweiteilung der Wirbeltierherzen. Arch. Entw.mechan. **45**, H. 4 (1919). — SPITZER, A.: Über den Bauplan des normalen und mißbildeten Herzens. Virchows Arch. **243**, 81 (1923). — STÖHR: Experimentelle Studien an embryonalen Amphibienherzen. Arch. mikrosk. Anat. u. Entw.mechan. **102**, 1/3 (1924).

TANDLER: Die Entwicklungsgeschichte des Herzens. In KEIBEL-MALLS Handbuch der Entwicklungsgeschichte des Menschen. Leipzig 1911. — TANDLER: Die Anatomie des Herzens (1913).

Anatomie und Physiologie des Herzens und der Gefäße.

ADAM: Experimentelle Untersuchungen über den Ausgangspunkt der anatomischen Herzreize beim Warmblüter. Pflügers Arch. 111, 618. — ALBRECHT, E.: Der Herzmuskel. Berlin 1903. — ALGINA: Über die Ursache des Herzschlages. Inaug.-Diss. Bern 1908. — AMSLER: Über inverse Adrenalinwirkung. Pflügers Arch. 185 (1920). — ANREP und STARLING: Central and reflex regulation of the circulation. Proc. roy. Soc. Lond. 97 (1925). — ANREP und SEGALL: The central and reflex regulation of the heart rate. J. of Physiol. 61 (1925). — ASHER: Unregelmäßigkeiten des Herzschlages. Bern 1920. — ASHER: Über die chemischen Vorgänge bei der antagonistischen Nervenwirkung. Pflügers Arch. 193, H. 1 (1921). — ASHER: Prüfung der angeblichen humoralen Übertragbarkeit der Herznervenwirkung. Z. Biol. 76, 5/6 (1923). — ASHER: Über chemische Regulation des Herzens durch die Leber. Klin. Wschr. 1923, Nr 50. — ASHER-TAKAHASHI: Die chemische Regulation des Herzens durch die Leber. Biochem. Z. 149, 5/6 (1924). — ASHER: The influence of the liver on the chemical regulation of the heart. Proc. Soc. exper. Biol. a. Med. 21, Nr 4 (1924). — ASHER: Studien über antagonistische Nerven. Pflügers Arch. 205, 1/2 (1924). — ASHER-RICHARDET: Chemische Regulation des Herzschlags durch die Leber. Biochem. Z. 166, 4/6 (1925). — ASHER: Über die chemischen Wirkungen der Herznervenreizung. Pflügers Arch. 209, 4 (1925). — ASHER und SCHEINFINKEL: Fortgesetzte Prüfung der Frage der humoralen Übertragung der Herznervenwirkung. Pflügers Arch. 217, 2 (1927). — ASCHOFF: Über die neueren anatomischen Befunde am Herzen und ihre Beziehungen zur Herzpathologie. Med. Klin. 1909 und Verh. dtsch. path. Ges. Erlangen 1910. — ASHMANN: Conductivity in compressed cardiac muscle. Amer. J. Physiol. 74, 121 (1920). — ASTRUCK: Über psychische Beeinflussung der Herztätigkeit und Atmung in der Hypnose. Münch. med. Wschr. 69, Nr 50 (1922). — ATZLER und MÜLLER: Über humorale Übertragbarkeit der Herznervenwirkung. Pflügers Arch. 207, 1 (1925).

BACHMANN: The distribution of the vagus nerves to the sino-auricular function of the mammalian heart. Amer. J. Physiol. 63, Nr 2 (1923). — BARD: De la tonicité des muscles à l'état de repos. J. Physiol. et Path. gén. 22, Nr 3 (1924). — BASCH, S. v.: Allgemeine Physiologie u. Pathologie des Kreislaufs. A. Hölder, Wien 1892. — BAUMGARTEN: Commentatio de mechanismo quo vavulae venosae cordis clauduntur. Inaug.-Diss. Marburg 1843. — BAXT: Arbeiten d. physiolog. Anstalten Leipzig 10, 179 (1875). — BAYLISS und STARLING: On some points in the innervation of the mammalian heart. J. of Physiol. 13, 407 (1892). — BETHE: Allgemeine Anatomie und Physiologie des Nervensystems. Leipzig 1903. — BETHE: Die Dauerverkürzung des Muskels. Pflügers Arch. 142, 191 (1911). — BLUMGART, WEISS und YENS: Studies on the velocity of blood flow. J. clin. Invest. 4, 1/3 (1927). — BOEHM: Untersuchungen über den N. accel. cordis der Katze. Schmiedebg. Arch. 4, 278 (1875). — DE BOER und FRÖHLICH: Die elektrischen Erscheinungen während der Kontraktur des Froschherzens. Schmiedebg. Arch. 89, 4/5 (1918). — BOESCH: Die Beziehungen zwischen Sauerstoffmangel und refraktärer Phase des Herzens. Z. Biol. 70, 371 (1919). — BOHNENKAMP: Die Herznerven und die Stromkurve des Herzens. Pflügers Arch. 201, 1/2 (1923). — BOHNENKAMP: Über das Zusammenwirken von Organen durch humorale Übertragung. Klin. Wschr. 1924, Nr 2. — BOHNENKAMP: Energieumwandlung in der Arbeitsphase des Herzmuskels. 37. Kongr. d. Dtsch. Ges. inn. Med. 1925, 378. — BOHNENKAMP: Die Wirkung der Herzgifte vom thermodynamischen Standpunkt aus. Münch. med. Wschr. 1927, Nr 5. — BOHNENKAMP und EICHLER: Weitere Untersuchungen über die Herznerven. Pflügers Arch. 212, 5/6 (1926). — BOHR: Die funktionellen Änderungen in der Mittellage und Vitalkapazität der Lungen. Normales u. patholog. Emphysem. Dtsch. Arch. klin. Med. 88 (1907). — BONDI und MÜLLER: Über Schlagvolumen und Herzarbeit des Menschen. Dtsch. Arch. klin. Med. 97, 569 (1909). — BONDI und MÜLLER: Experimentelle Trikuspidalinsuffizienz. Wien. klin. Wschr. 1911, Nr 28. — BORNSTEIN: Herzschlagvolumen im Bade. Z. exper. Path. u. Ther. 9 (1911). — BORUTTAU: In Nagels Handbuch der Physiologie (1906). — BOWDITCH: Eigentümlichkeiten der Reizbarkeit. Ber. sächs. Ges. d. Wissensch. 23 (1871). (Mathem.-physikal. Klasse.) — BRÄUNIG: Über muskulöse Verbindungen zwischen Vorkammer und Kammer bei verschiedenen Wirbeltierherzen. Inaug.-Diss. Berlin 1904. — BRINKMANN und DAM: Die chemische Übertragbarkeit der Nervenreizwirkung. Pflügers Arch. 196, 1 (1922). — BRINKMANN und V. D. VELDE: Humorale Übertragung der Vaguswirkung beim Kaninchen. Pflügers Arch. 207, 4 (1925). — BRÜNING: Muskeltonus der quergestreiften Muskulatur und vegetatives Nervensystem. Klin. Wschr. 4, Nr 16 (1925). — BUDDE: Chirurgische Erfahrungen über den Carotisdruckversuch. Z. exper. Med. 50, 1/2 (1926). — BURRIDGE: Observations on antagonism of exitability. Arch. internat. Pharmaco-Dynamie 27, 3/4 (1922). — BURROW: Rhythmische Contraktionen der isolierten Herzmuskelzelle außerhalb des Organs. Münch. med. Wschr. 59, 1473 (1912). — BURTON-OPITZ: The venous supply of the heart. Amer. J. Physiol. 58, Nr 2 (1921).

CALLUM, MC.: On the muscular architecture and growth of the ventricles of the heart. Hopkins Hosp. Rep. 9 (1900). — CANNON und RAPPORT: The reflex center for adrenal secretion and its response to excitatory and inhibitory influences. Amer. J. Physiol. 58, Nr 2 (1921). — CANNON und RAPPORT: Further observations on the denervated heart in relation to adrenal secretion. Amer. J. Physiol. 58, Nr 2 (1921). — CARLSON: The nervous origine of the heart beat in Limulus. Amer. J. Physiol. 12, 67 (1905). — CARTER und DIEUAIDE: The influence of changes in the hydrogen ion concentration upon the refractory period of the perfused mammalian heart. Bull. Hopkins Hosp. 39, Nr 2 (1926). — CERADINI: Ann. Univers. di Med. Milano 1870, 221. — CHAUVEAU, A. et MAREY: Appareils et expériences cardiographiques. Mém. de l'académie de méd. 26 (1863). — CHIBA: Über den Nachweis der Vagusstoffbildung während der Vagusreizung. Pflügers Arch. 212, 1 (1926). — CLARK, W. H. and ABEL: Further observations upon the isolated apex preparation in the frogs heart. Heart 4, Nr 3 (1913). — CLARK: The action of potassium and uranium on the frogs heart. Proc. physiol. Soc.; J. of Physiol. 54, 1/2 (1920). — CLOETTA, M.: Eine neue Methode zur Untersuchung der Lungenzirkulation. Arch. f. exper. Path. 63 (1910). — COHN, A.: Observations on injection spezimes of the conduction system in ox hearts. Heart 4, Nr 3 (1913). — COLIN: Mémoire sur les mouvements pulsatiles du sinus de la veine cave supérieure chez les mammifères. Ann. des Sci. natur. 19, Zool. 259. — CORNING: Lehrbuch der topographischen Anatomie (1917). — COWAN and RITCHIE: The duration of ventricular systole. Lancet 199, Nr 15 (1920). — CUSHNY and MATTHEWS: On the effects of electrical stimulation of the mammalian heart. J. of Physiol. 21, 212 (1897). — CYON: L'influence de l'acide carbonique et de l'oxygène sur le cœur. C. r. Acad. Sci. Paris 1867. — CYON: Die Nerven des Herzens. Berlin 1907.

DALE und MINES: J. of Physiol. 46, 319 (1913). — DEMOOR et RYLANT: Propriétés des substances actives de l'oreillette droite du cœur. C. r. Soc. Biol. 93, Nr 28 (1925). — DEMOOR et RYLANT: Le réglage humoral du travail ventriculaire du cœur. Les substances actives du tissu sous-endocardique. C. r. Soc. Biol. 95, Nr 22 (1926). — DEMOOR et RYLANT: Contributions à la physiologic générale du cœur. Le méchanisme du travail des ventricules. Bull. Acad. Méd. belg. 6 (1926). — DEMOOR: Le travail des ventricules. Importance du réglage humoral dans le cœur. Bull. Acad. Méd. belg. 6, Nr 8 (1926). — DITTLER und MÜLLER: Erfahrungen über die Wirksamkeit d. Herzvagus nach dopp. Exstirpation des Ganglion stellatum. Z. exper. Med. 50, 1/2 (1926). — DOGIEL: Die sensiblen Nervenendigungen im Herzen und in den Blutgefäßen der Säugetiere. Arch. mikrosk. Anat. u. Entw.mechan. 52. — DOGIEL und ARCHANGELSKY: Der bewegungshemmende und der motorische Nervenapparat des Herzens. Plügers Arch. 113 (1906). — DOGIEL: Die Anordnung und Funktion der Nervenzellen des Herzens des Menschen und der Tiere und ihre Verbindungen mit dem sympathischen, den cerebralen und spinalen Nerven. Pflügers Arch. 155, 351 (1914). — DONDERS: Über den Mechanismus des Atemholens und des Blutumlaufs im gesunden und kranken Zustand. Schmidts Jb. 68, 285 (1850). — DONDERS: Physiologie des Menschen. Deutsche Originalausgabe. F. W. Theile. 1. Bd. 1859. 2. Bd. Aufl. Leipzig. — DOUGLAS and HALDANE: The regulation of the general circulation rate in man. J. of Physiol. 56, Nr 1/2 (1922). — DRURY: The influence of vagal stimulation upon the force of contraction and the refractory period of ventricular muscle in the dog's heart. Heart 10, 405 (1923). — DUBOIS: Sur le tonus du centre modérateur cardiaque. Arch. intern. Physiol. 18, 180 (1921). — DUSCHL: Über die humorale Beeinflussung der Herzaktion im Warmblüterorganismus nach Versuchen am Einzeltier. Z. exper. Med. 38, 4/6 (1923).

EBSTEIN, E.: Die Diastole des Herzens. Erg. Physiol. v. ASHER-SPIRO 1904 III, 2. — ECKARD: Zur Theorie der Ursachen der Herzbewegung. Beitr. Anat. u. Phys. 1 (1885). — EDENS: Pulsstudien. Dtsch. Arch. klin. Med. 100 u. 103. — EDENS: Die Innervation des Herzens und ihre Störungen in dem „vegetativen Nervensystem" von L. R. MÜLLER. Berlin 1924. — EDENS: Über das Wesen der Reizleitungsstörung. Dtsch. Arch. klin. Med. 137, 1/2 (1921). — EINTHOVEN: Die galvanometrische Registrierung des menschlichen Elektrocardiogramms. Pflügers Arch. 99 (1903). — EINTHOVEN: Ein neues Galvanometer. Ann. Physik 12 (1903). — EMBDEN: Über die Bedeutung der Phosphorsäure für die Muskeltätigkeit und Leistungsfähigkeit. Med. Klin. 1921, Nr 30. — ENDERLEN und BOHNENKAMP: Über das Fehlen der Übertragbarkeit der Herznervenwirkung bei Gefäßparabiose an Hunden. Z. exper. Med. 41, 4/6 (1924). — ENDERLEN und BOHNENKAMP: Über die Denervierung von Herzen und ihre Folgen nach Experimenten an Hunden. Dtsch. Z. Chir. 200 (1927). — ENGEL: Histologie des A.-V.-Bündels. Zieglers Beitr. 48 (1910). — ENGELMANN: Über die peristaltischen Bewegungen, insbesondere des Darmes. Pflügers Arch. 4, 33 (1871). — ENGELMANN: Der Bulbus aortae des Froschherzens. Pflügers Arch. 29 (1882). — ENGELMANN: Die Unabhängigkeit der inotropen Nervenwirkungen von der Leistungsfähigkeit des Herzens für motorische Reize. Engelmanns Arch. 1902. — ENGELMANN: Weitere Beiträge zur näheren Kenntnis d. inotropen Wirkungen d. Herznerven.

Engelmanns Arch. **1902**, 443. — Engelmann: Das Herz u. seine Tätigkeit im Lichte neuerer Forschung. Leipzig 1903. — Engelmann: Myogene Theorie und Innervation des Herzens. Dtsch. Klinik am Eingang des 20. Jahrhundert **6**, 215 (1903). — Engelmann: Über den myogenen Ursprung der Herztätigkeit und über anatomische Erregbarkeit als normale Eigenschaft peripherischer Herzfasern. Pflügers Arch. **65**, 535. — Engelmann: Über die bathmotropen Wirkungen der Herznerven. Engelmanns Arch. **1907**, Suppl. — Eversbusch: Anatomische und histologische Untersuchungen über die Beziehungen der Vorhofsganglien zu dem Reizleitungssystem des Katzenherzens. Dtsch. Arch. klin. Med. **120**, 367 (1916).
Fahr: Zur Frage der Ganglienzellen im menschlichen Herzen. Zbl. Herzkrkh. **1910**, 155. — Fahr: Zur Frage der extrakardialen Blutbewegung. Zbl. Herzkrkh. **1918**, Nr 3. — Fick, A.: Mechanische Arbeit und Wärmeentwicklung bei der Muskeltätigkeit. Leipzig 1882. — Field-Brücke: Erregbarkeit und Chronaxie des Herzens während der Vaguswirkung. Pflügers Arch. **213**, 5/6 (1926). — Fisher: Über thermoelektrische Messungen am Herzen. Pflügers Arch. **216**, 1/2 (1927). — Flack, M.: The auriculo-ventricular bundle of the human heart. Lancet **171** (1906). — Flack, M.: An investigation of the sino-auricular node of the mammalian heart. J. of Physiol. **41** (1910). — Fleisch: Der Einfluß rhythmischer Druckschwankungen auf die Widerstandsverhältnisse im Gefäßsystem. Pflügers Arch. **178** (1920). — Fleisch: Enthält der Arterienpuls eine aktive Komponente? Pflügers Arch. **180**, 138 (1920). — Fleisch: Die Beziehungen zwischen Stamm und Astquerschnitt im Arteriensystem. Z. Anat. **64** (1922). — Frank, O.: Zur Dynamik des Herzmuskels. Z. Biol. **32** (1895). — Frank, O.: Gibt es einen Herztetanus? Z. Biol. **38** (1899). — Frank, O.: Isometrie und Isotonie des Herzmuskels. Z. Biol. **41** (1901). — Frank, O.: Der Puls in den Arterien. Z. Biol. **46** (1905). — Frank, O.: Hämodynamik. Leipzig 1911. — Frank, O.: Die Bewegung des Herzens. Sitzgsber. Ges. Morph. u. Physiol. Münch. **32** (1923). — Freund: Klinische und pathologisch-anatomische Untersuchungen über Arrhythmia perpetua. Dtsch. Arch. klin. Med. **106** (1912). — Freund und König: Herzarbeit ohne Sauerstoff. Klin. Wschr. **1927**, Nr 1. — Frey, E.: Ein Versuch, den Verlauf der Kontraktion am Herzen und Muskel auf Stoffwechselvorgänge zurückzuführen. Pflügers Arch. **184** (1920). — Frey, E.: Ein Versuch, den Verlauf der Kontraktion am Herzmuskel auf Stoffwechselvorgänge zurückzuführen. Plügers Arch. **189**, 1/3 (1921). — Frey, E.: Versuche über die Art des Herzschlages und die Herznervenwirkung. Dtsch. Z. Chir. **186**, 3/4 (1924). — Frey: Das Vagusherz. Klin. Wschr. **1926**, Nr 7. — Friedmann: Über Spontankontraktionen überlebender Arterien. Pflügers Arch. **181** (1920). — Fröhlich: Die Wirkung der Radiumemanation auf das Herz von Frosch und Ratte. Z. exper. Med. **35**, 1/3 (1923).
Ganter, G. und Zahn, A.: Über Reizbildung und Reizleitung im Säugetierherzen in ihrer Beziehung zum spezifischen Muskelgewebe. Zbl. Physiol. **25** (1911). — Ganter und Zahn: Über die Beziehungen der Nervi vagi zu Sinusknoten und Atrioventrikularknoten. Pflügers Arch. **154** (1913). — Garrey: The temperature Coefficient of the neurogenic rhythm of the Heart of Limulus. J. gen. Physiol. **3** (1920). — Garten: Beiträge zur Lehre vom Kreislauf. Z. Biol. **66** (1915). — Garten und Weber, A.: Die Druckkurve des rechten Vorhofs in ihrem zeitlichen Verhältnis zum Elektrokardiogramm. Z. Biol. **66**, 83 (1915). — Gaskell: On the innervation of the heart with sepecial reference to the tortoise. J. of Physiol. **4**, 43 (1883). — Gaskell: Résumé de recherches sur le rhythme et la physiologie des nerfs du cœur etc. Arch. Physiol. normale et Pathol. **1** (1888). — Gaskell: The contraction of cardiac muscle. In: Textbook of physiologie von Schäfer **2** (1900). — Gegenbaur: Vergleichende Anatomie der Wirbeltiere. Leipzig 1898. — Geigel, R.: Der Kanon des jungen Soldaten. Münch. med. Wschr. **1920**. — Geigel, R.: Der Rückstoß des Herzens. Münch. med. Wschr. **68**, 1079 (1921). — Gibson, G. A.: Die nervösen Erkrankungen des Herzens. Wiesbaden 1910. — Gigon und Ludwig: Der Einfluß des Depressors auf den Herzmuskel. Arch. f. exper. Path. **69**, 268. — Gilbert, E.: Ein Beitrag zur Frage der Sensibilität des Herzens. Pflügers Arch. **129**, 6/7 (1909). — Glaser: Der intramurale Nervenapparat des Herzens. Dtsch. Arch. klin. Med. **117**, 26 (1914). — Gleser: Reizperzeption und zentripetale Reizleitung im Herzen. Zbl. Herzkrkh. **1921**, Nr 1 u. 2. — Grützner: Dtsch. Arch. klin. Med. **89**, 148 (1907).
Haberlandt: Die Physiologie der Atrioventrikularverbindung des Kaltblüterherzens. Leipzig 1917. — Haberlandt: Über Trennung der intrakardialen Vagusfunktion von der motorischen Leistung des Froschherzens. Z. Biol. **73**, H. 10/12 (1921). — Haberlandt: Über Vagusausschaltung im Froschherzen und ihre Bedeutung für die Lehre vom Herzschlag. Med. Klin. **1921**, 958. — Haberlandt: Über das Wesen des Herzschlages. Dtsch. med. Wschr. **1923**, Nr 13. — Haberlandt: Ein direkter Nachweis der myogenen Reizbildung im Wirbeltierherzen. Z. Biol. **79**, 307 (1923). — Haberlandt: Versuche mit langer Überlebensdauer nach Abklemmung der Froschherzspitze. Z. Biol. **82**, H. 2 (1924). — Haberlandt: Weitere Untersuchungen über ein Sinushormon des Froschherzens. Z. Biol.

83, H. 1 (1925). — HABERLANDT: Reizbildung und Erregungsleitung im Wirbeltierherzen. München 1926. — HABERLANDT: Das Hormon der Herzbewegung. Berlin-Wien 1927. — HALL: A study of the pulmonary circulation by the transillumination. Proc. Soc. exper. Biol. a. Med. **20**, Nr 8 (1923). — HALLER: Elementa physiolog. Bern-Lausanne 1778. — HAMBURGER: Die Zwaardemakersche biologische Radioaktivität. Biochem. Z. **139**, 4/6 (1923). — HANSEN, KARL: Beobachtungen über die Wirkung des Calciumentzugs am überlebenden Froschherzen. Z. Biol. **73**, 8/9 (1921). — HARVEY: Exercitatio de motu cordis. 4. Kapitel. 1628. — HASEBROEK: Selbständigkeit der Peripherie des Kreislaufs. Dtsch. Arch. klin. Med. **102** (1911). — HASEBROEK: Über den extracardialen Kreislauf des Blutes. Jena 1914. — HASEBROEK: Über extracardiale Kreislauftriebkräfte und ihre Beziehung zu Adrenalin. Berl. klin. Wschr. **1915**, Nr 10. — HASENFELD, A. und ROMBERG, E.: Über die Reservekraft des hypertrophischen Herzmuskels und die Bedeutung der diastolischen Erweiterungsfähigkeit des Herzens nebst Bemerkungen über die Herzhypertrophie bei Insuffizienz der Aortenklappen. Arch. f. exper. Path. **39** (1927). — DE HEER, J. L.: Die Dynamik des Säugetierherzens im Kreislauf in der Norm, bei Aortenstenose und nach Strophantin. Pflügers Arch. **148** (1912). — HEIDENHAIN: Pflügers Arch. **27** (1882). — HEINZ, R.: Neurogene und myogene Theorie der Herztätigkeit. In seinem Handbuch der experimentellen Pathol. u. Pharm. 1/2 (1905). Fischer, Jena. — HELLER, A.: Über die Fortbewegung der Lymphe in den Lymphgefäßen. Zbl. Physiol. **25**, Nr 10. — HENDERSON, Y.: The volume curve of the ventricles of the mammalian heart, and the significance of this curve in respect to the mechanics of the heart beat and the filling of the ventricles. Amer. J. Physiol. **16** (1906). — HENDERSON, Y. and F. ELMER JOHNSON: Two modes of closure of the heart valves. Heart **4**, 69/82 (1912). — HENLE: Handbuch der systematischen Anatomie des Menschen. Braunschweig 1866. — HERING, H. E.: Über die Wirksamkeit des Accelerans auf die von den Vorhöfen abgetrennten Kammern isolierter Säugetierherzen. Zbl. Physiol. **27** (1903). — HERING, H. E.: Über die unmittelbare Wirkung des Accelerans und Vagus auf automatisch schlagende Abschnitte des Säugetierherzens. Pflügers Arch. **107/108** (1905). — HERING, H. E.: Die Unregelmäßigkeiten des Herzens. Verh. d. Kongr. f. inn. Med. **1906**. — HERING, H. E.: Die Herzstörungen in ihren Beziehungen zu den spezifischen Muskelsystemen des Herzens. Verh. dtsch. path. Ges. **1910**. — HERING, H. E.: Nachweis, daß die Verzögerung der Erregungsüberleitung zwischen Vorhof und Kammer des Säugetierherzens im Tawaraschen Knoten erfolgt. Pflügers Arch. **131** (1910). — HERING, H. E.: Die neuromyogene Herztätigkeit. Zbl. Herzkrkh. **4**, 75/80 (1912). — HERING, H. E.: Die Reizbildungsstellen der supraventrikulären Abschnitte des Säugetierherzens und des menschlichen Herzens. Pflügers Arch. **148**, 169/188 (1912). — HERING, H. E.: Pathologische Physiologie. Ein Lehrbuch für Studierende und Ärzte. I. Abteilung. Die Funktionsstörungen des Herzens, der Gefäße und des Blutes. Leipzig 1921. — HERING, H. E.: Über neurogene Hemmung heterotoper Reizbildung im Herzen. 34. Kongr. d. dtsch. med. Ges. f. inn. Med. **1922**. — HERING, H. E.: Der Carotisdruckversuch. Münch. med. Wschr. **1923**, Nr 42. — HERING, H. E.: Werden beim Vagusdruckversuch die herzhemmenden Vagusfasern direkt oder indirekt erregt? 35. Kongr. d. Dtsch. Ges. f. inn. Med. Wien **1923**. — HERING, H. E.: Relativ schwache Reizung des undurchschnittenen Halsvagus bewirkt bei Säugetieren eine Zunahme der Herzschlagzahl. Pflügers Arch. **203**, 5/6 (1924). — HERING, H. E.: Die Änderung der Herzschlagzahl durch Änderung des arteriellen Blutdrucks erfolgt auf reflektorischem Wege. Pflügers Arch. **206**, 6 (1924). — HERING, H. E.: Über das angebliche Vorkommen von Acceleransfasern im Halsvagus der Säugetiere. Pflügers Arch. **203** (1924). — HERING, H. E.: Der Sinus caroticus an der Ursprungsstelle der Carotis interna als Ausgangsort eines hemmenden Herzreflexes und eines depressorischen Gefäßreflexes. Münch. med. Wschr. **70**, Nr 22 (1924). — HERING, H. E.: Die reflektorische Selbsteuerung des Blutdruckes vermittelst der Blutdruckzügler. Z. Kreislaufforschg. **19**, Nr 12 (1927). — HERING, H. E.: Die klinische Bedeutung der Carotis-Sinusreflexe. Med. Klin. **1927**, Nr 5. — HERING, H. E.: Über die Blutdruckregulierung bei Änderung der Körperstellung vermittelst der Blutdruckzügler und das Zustandekommen der Ohnmacht beim plötzlichen Übergang vom Liegen zum Stehen. Münch. med. Wschr. **74**, Nr 38 (1927). — HERING, H. E.: Die Carotis-Sinusreflexe auf Herz und Gefäße. Dresden u. Leipzig 1927. — HERMANN: Experimental heart disease. I. Methods of dividing hearts with sectional and proportional weights and ratios for two hundred normal dogs hearts. Amer. J. **1**, Nr 2 (1925). — HESS: Die Arterienmuskulatur als peripheres Herz. Pflügers Arch. **163**, 555 (1916). — HESS: Über die periphere Regulierung der Blutzirkulation. Pflügers Arch. **168**, 439 (1917). — HESS: Über die Funktion der Crista terminalis. Med. Klin. **1923**, Nr 13. — HESSE: Beiträge zur Mechanik der Herzbewegung. Arch. f. Anat. von HIS und BRAUNE 1880. — HESSE: Das Herzgewicht der Tiere. Zool. Jb. **38**, H. 3 (1921). — HEYMANS: A propos du mécanisme humoral de l'action cardiaque du pneumogastrique. C. r. Soc. Biol. **94**, Nr 2 (1926). — HINES, KATZ and LONG: Lactic acid in mammalian cardic muscle. Proc. roy. Soc. Ser. B **99**, 20 (1925). — HIS: Die Tätigkeit des embryonalen Herzens und deren Bedeutung für die Lehre von der Herzbewegung beim Erwachsenen. Arb. med. Klin. Leipzig 1 (1893). — His: Ein Fall von Adams-Stokesscher Krankheit. Dtsch. Arch. klin. Med. 64 (1899). — His: Die Entwicklung des Herznervensystems bei Wirbeltieren. Physik. Klasse d. königl. sächs. Akad. d. Wissensch. 18. — Hochrein: Untersuchungen am venösen Teil des Kreislaufs. Naunyn-Schmiedebergs Arch. 124, 5/6 (1927). — Hochrein: Der Mechanismus der Semilunarklappen des Herzens. Dtsch. Arch. klin. Med. 154, 2/3 (1927). — Hofmann, F. B.: Beiträge zur Lehre von der Herzinnervation. Pflügers Arch. 72 (1898). — Hofmann, F. B.: Die neurogene und myogene Theorie der Herztätigkeit und die Funktion der inneren Herznerven. Schmidts Jb. 281 (1904). — Hofmann, F. B.: Allgemeine Physiologie des Herzens. In Nagels Handbuch d. Physiologie des Menschen 1 (1909). — Hofmann, F. B.: Die Wirkung einiger anorganischer Salze und des Chinins auf die Tätigkeit des Säugetierherzens. Z. Biol. 66 (1917). — Hofmann, F. B.: Die prä- und postganglionären Fasern der regulatorischen Herznerven und die Bedeutung der Herzganglien. Z. Biol. 67 (1917). — Hofmann, F. B.: Zur Kenntnis der Funktion des intrakardialen Nervensystems. Z. Biol. 67 (1917). — Hofmann, F. B.: Die Ursache des Stillstandes nach der ersten Stanniusschen Ligatur. Z. Biol. 72 (1920). — Hofmann, F. B.: Über Ionenwirkung am Herzen. Biochem. Z. 156, H. 1/4 (1925). — Hofmann, F. B.: Aktionsstrom und Mechanogramm bei Änderung der Schlagfrequenz des Herzens bei Vagusreizung. Z. exper. Med. 50, 2/1 (1926). — Holtmeier: Elektrokardiographische Untersuchungen über den Carotisdruckversuch am Menschen nach H. E. Hering. Münch. med. Wschr. 74, Nr 16 (1927). — Holzlöhner: Zur Frage des Herzmuskeltonus. Med. Klin. 21, Nr 31 (1925). — Hoshino: Über die myogene Automatie des Limulusherzens. Pflügers Arch. 208, 2 (1925). — Howell and Duke: Amer. J. Physiol. 21 (1908). — Hühne: Zur Frage einer Förderung des Blutstromes durch pulsatorische Tätigkeit der Blutgefäße. Pflügers Arch. 165 (1916). — Hürthle, K.: Beiträge zur Hämodynamik. Pflügers Arch. 49 (1891). — Hürthle, K.: Die Arbeit der Gefäßmuskeln. Dtsch. med. Wschr. 1914, Nr. 1. — Hürthle, K.: Untersuchungen über die Frage einer Förderung des Blutstromes durch die Arterien. Pflügers Arch. 162 (1915). — Hürthle, K.: Über den Einfluß der Gefäßnerven auf den Blutstrom. Dtsch. med. Wschr. 43, 97 (1917). — Hürthle, K.: Untersuchungen über die Geschwindigkeit des Blutstromes in den capillaren Gefäßen mit Hilfe der Stromlinienmethode. Pflügers Arch. 200, 1/2 (1923). — Hürthle: Vergleich der Druck- und Durchmesserschwankungen der Arterien. Pflügers Arch. 200, 1/2 (1923).

Ishihama: Über den plötzlichen und allmählichen Wärmestillstand d. einz. Abt. d. Froschherzens. Pflügers Arch. 211, 1/2 (1926). — Ishihama and Nomura: On the contraction of the branches and terminal ramifications of the auriculo-ventricular bundle in the heart. Heart 10, Nr 4 (1923).

De Jager: Über die Saugkraft des Herzens. Pflügers Arch. 30 (1883). — Jenny: Der Herzmechanismus während des Bulbusdruckes. Z. exper. Med. 25 (1921). — Johansson, J. E. und Tigerstedt, R.: Über die gegenseitigen Beziehungen des Herzens und der Gefäße. I. Skand. Arch. Physiol (Berl. u. Lpz.) 1, 331 (1889). — Johnstone, Wakefield and Currey: On the comparative vascularity of the heart muscle and of the Purkinje fibres. Anat. Rec. 24, Nr 2 (1922). — Joseph, L.: Über die Ringe und Klappen des menschlichen Herzens. Virchows Arch. 14, 244 (1855).

Kahn, R. H.: Über die humorale Übertragbarkeit der Herznervenwirkung. Pflügers Arch. 214, 4 (1926). — Kahn, R. H.: Über humorale Übertragung der Herznervenwirkung. Klin. Wschr. 1926, Nr 35. — Katz: The asynchronism of the onset and end of right and left ventricular contraction. Amer. J. Physiol. 72, Nr 3 (1925). — Katz: Observations on the dynamics of ventricular contraction in the heart-lung preparation. Amer. J. Physiol. 80, Nr 2 (1927). — Katz and Feil: Clinical observations on the dynamics of ventricular systole. Arch. int. Med. 32, Nr 5 (1923). — Katz and Long: Lactic acid in mammalian cardiac muscles. Proc. roy. Soc. Ser. B 99, Nr B (1925). — Keith: The anatomy of the valvular mechanism round the venous orifices. J. of Anat. a. Physiol. 37. — Keith: The auriculo-ventricular bundle of His. Lancet 170 (1906). — Keith and Flack: The auriculoventricular bundle of the human heart. Lancet 1906, 359, August. — Keith and Flack: The form and nature of the muscular connections between the primary division of the vertebrate heart. J. of Anat. a. Physiol. 41 (1907), April. — Kenth, A. F. Stanley: Researches on the structure and function of the mammalian heart. J. of Physiol. 14, 233 (1893). — Kiesel: Die Beziehungen zwischen Schlagvolumen, systolischem Rückstand und diastolischem Kammerinhalt und ihrer Abhängigkeit vom venösen und arteriellen Druck. Pflügers Arch. 199, 1/2 (1923). — Kisch, Br.: Zur Frage nach dem Zustandekommen der motorischen Acceleration und der Erwärmungsacceleration beim Säugetierherzen. Pflügers Arch. 198, 1 (1923). — Kisch, Br.: Der Einfluß von Kalisalzen auf die Herzreizbildung. Z. Kreislaufforschg. 19, Nr 20 (1927). — Kleinknecht: Eine scheinbare Abweichung vom Allesodernichtsgesetz am Froschherzen. Z. Biol. 75, 5/6 (1922). — Knowlton, F. P. and Starling: The influence of variations in temperature and bloodpressure on the performans of the isolated mammalian heart. J. of Physiol. **44** (1912). — KOCH, W.: Über das ultimum moriens des menschlichen Herzens. Inaug.-Diss. 1907. — KOCH, W.: Weitere Mitteilungen über den Sinusknoten des Herzens. Verh. dtsch. path. Ges. Leipzig 1909. — KOCH, W.: Über die Struktur des oberen Cavatrichters und seine Beziehungen zum Puls irreg. perp. Dtsch. med. Wschr. **1909**, Nr 10. — KOCH, W.: Über die Blutversorgung des Sinusknotens und etwaige Beziehungen des letzteren zum Atrioventrikularknoten. Münch. med. Wschr. **1909**, Nr 46. — KOCH, W.: Weitere Mitteilungen über den Sinusknoten des Herzens. Verh. dtsch. path. Ges. Leipzig 1909. — KOCH, W.: Zur Anatomie und Physiologie der intracardialen motorischen Zentren des Herzens. Med. Klin. **1912**, Nr 3. — KOCH, W.: Über die Bedeutung der Reizbildungsstellen des rechten Vorhofs beim Säugetierherzen. Pflügers Arch. **1913**. — KOCH, W.: Die Orte der Reizbildung und Reizleitung im menschlichen Herzen. Z. exper. Path. u. Ther. **16**, H. 1 (1914). — KOCH, E.: Die Stromgeschwindigkeit des Blutes. Dtsch. Arch. klin. Med. **140**, 1/2 (1922). — KOCH, E.: Klinische Beobachtungen zum Carotisdruckversuch. Münch. med. Wschr. **70**, Nr 4 (1923). — KOCH, E.: Über den angeblichen Einfluß supraventrikulärer Herzteile auf den Ventrikeltonus des Froschherzens. Pflügers Arch. **207**, 5/6 (1925). — KOCHMANN: Ist das Vaguszentrum durch Blutdrucksteigerung direkt erregbar? Zbl. Physiol. **20**, 518 (1906). — KOCHMANN und DE VEER: Über den Einfluß sich gleichmäßig ändernden Innendrucks auf die Volumkurve des isolierten Froschherzens. Z. exper. Med. **33**, 3/6 (1922). — KOLM und PICK, E. P.: Über Änderung der Adrenalinwirkung nach Erregung der vagalen Endapparate. Pflügers Arch. **184** (1920). — KOLM und PICK, E. P.: Über die Bedeutung des Kaliums für die Selbsteuerung des Herzens. Pflügers Arch. **185**, 4/6 (1920). — KOLM und PICK, E. P.: Über die Bedeutung des Calciums für die Erregbarkeit der sympathischen Herznervenendigungen. Pflügers Arch. **189**, 1/3 (1921). — KOLM und PICK, E. P.: Über inverse Herzwirkungen parasympathischer Gifte. Pflügers Arch. **190**, 1/3 (1921). — KRAUS und NICOLAI: Das Elektrokardiogramm des gesunden und kranken Menschen. Leipzig 1910. — KRÄUPEL: Über eine Reizung des Förderungsnerven am Froschherzen. Pflügers Arch. **217**, 3/4 (1927). — KREHL-ROMBERG: Über die Bedeutung des Herzmuskels und der Herzganglien für die Herztätigkeit des Säugetiers. Arch. f. exper. Path. **30** (1892). — KÜLBS: Über das Reizleitungssystem bei Amphibien, Reptilien und Vögeln. Z. f. exper. Path. **11** (1912). — KÜLBS: Das Reizleitungssystem im Herzen. Berlin 1913. — KUPELWIESER: Das Refraktärstadium der Herzkammer nach elektrischer Reizung verschiedener Intensität. Pflügers Arch. **208**, 3/4 (1925).

LANCISI: De motu cordis et aneurysmatibus (1738). — LANGE, W.: Die anatomischen Grundlagen für eine myogene Theorie des Herzschlages. Inaug.-Diss. Berlin 1912. — LANGENDORF, P.: Herzmuskel und intracardiale Innervation. In: ASHER-SPIRO 2 (1902). — LANGLEY: Das autonome Nervensystem. Berlin: Julius Springer 1922. — LANGLOIS et DESBOUIS: Sur la durée de la circulation pulmonaire. C. r. Acad. Sci. **155**, 1107 (1912). — LASLETT: The relative effects of right and left vagus nerves on the human heart. Heart **7** (1920). — LAURENS: Die atrioventrikuläre Erregungsleitung im Reptilienherzen und ihre Störungen. Pflügers Arch. **150** (1913). — LEONTOWITSCH: Zur Frage über die Kontraktionswelle im Herzen. Pflügers Arch. **128**, 115. — LEWIS, TH.: The mechanism of the heart-beat. London 1911; 1925. — LEWIS, TH.: The effect of Vagal Stimulation upon atrio-ventricular rhythm. Heart **5**, 3 (1914). — LEWIS, DRURY and BULGER: Observations upon flutter and fibrillation. Heart **8**, 83 (1912). — LEWIS and MASTER: Observations upon conduction in the mammalian heart. Heart **12**, 234 (1925). — LEWIS and ROTSCHILD: The exitatory process in the dogs heart. Phil. Trans. roy. soc. B **206**, 181 (1915). — LEWY, B.: Die Arbeit des gesunden und des kranken Herzens. Z. klin. Med. **31** (1897). — LOEWI, O.: Über den Zusammenhang zwischen Digitalis- und Calciumwirkung. Naunyn-Schmiedebergs Arch. **82** (1917); **83** (1918). — LOEWI, O.: Über humorale Übertragbarkeit der Herznervenwirkung. Pflügers Arch. **189** (1921); **193** (1921). — LOEWI, O.: Weiteres über humorale Übertragbarkeit der Herznervenwirkung. Klin. Wschr. **3**, Nr 16 (1924). — LOEWI, O.: Über humorale Übertragbarkeit der Herznervenwirkung. Pflügers Arch. **203**, 14 (1924). — LOEWI, O.: Über humorale Übertragbarkeit der negativ chronotropen und negativ dromotropen Vaguswirkung. Klin. Wschr. **3**, 24 (1924). — LOEWI und NAVRATIL: Über humorale Übertragbarkeit der Herznervenwirkung. VI. Der Angriffspunkt des Atropins. Pflügers Arch. **206**, 1 (1924). — LOEWI und NAVRATIL: Schicksale des Vagusstoffes und des Acetylcholins im Herzen. Klin. Wschr. **5**, Nr 20 (1926). — LOEWI: Kritische Bemerkungen zu L. ASHERS Mitteilungen. Pflügers Arch. **212**, 5/6 (1926). — LOHMANN, A.: Über den Sitz der automatischen Erregungen im Herzen. Pflügers Arch. **120** (1907). — LOHMANN, A.: Über die Funktion der Brückenfasern an Stelle der großen Venen die Führung der Herztätigkeit beim Säugetier zu übernehmen. Arch. f. Physiol. **123** (1908). — LUCIANI: Physiologie des Menschen. 1. Jena 1905. — LUDWIG: Lehrbuch der Physiologie des Menschen. **2**, 2. Aufl. Leipzig und Heidelberg 1861. — LUSCHKA, H.: Die Brustorgane des Menschen in ihrer Lage. Tübingen 1857. — LUSCHKA, H.: Anatomie des Menschen. Tübingen 1862.

MacWilliam: On the structure and rhythm of the heart in fishes, with especial reference to the heart of the eel. J. of Physiol. 6 (1886). — Mackenzie: The study of the pulse. London 1902. — Mackenzie: Diseases of the heart. London 1910. — Machiela: Studien am isolierten Herzstreifen (Loewe). Z. exper. Med. 14, 5/6 (1921). — Mandelstamm: Über die Wirkung des Calcium auf die Erregbarkeit des Vagus am vollständig isolierten Warmblüterherzen. Z. exper. Med. 56, 5/6 (1927). — Mangold, E.: Die neurogene und myogene Theorie des Herzschlages. Münch. med. Wschr. 1906, Nr 10/11. — Mangold, E.: Eie Erregungsleitung im Wirbeltierherzen. Jena 1914. — Mansfeld: Über die Ursache des Herzschlages. Wien. klin. Wschr. 33, Nr 14 (1920). — Marès: Der allgemeine Blutstrom und die Förderung der Blutdurchströmung der Organe durch die Tätigkeit ihres Gefäßsystems. Pflügers Arch. 165 (1916). — Maresch: Über Gipsausgüsse einiger menschlicher Herzen. Pflügers Arch. 200, 3/4 (1923. — Marey: Trav. du Laborat. de Marey 2 (1876). — Marey: Circulation du sang (1881). — Meiklejohn, Jean: On the innervation of the nodal tissue of the mammalian heart. J. of Anat. a. Physiol. 48, Nr 1 (1913). — Meyer, Hans Horst: Über Herz- und Gefäßmittel. Wien. med. Wschr. 1921, Nr 17. — Meyer, Hans Horst: Versuche über Blutdruckzügler beim Frosch. Pflügers Arch. 215, 4/5 (1926). — Mönckeberg: Untersuchungen über das Atrioventrikularbündel im menschlichen Herzen. Jena 1908. — Mönckeberg: Zur Frage der besonderen muskulösen Verbindung zwischen Sinus- und Atrioventrikularknoten im Herzen. Zbl. Herzkrkh. 1910 II. — Mönckeberg: Das spezifische Muskelsystem im menschlichen Herzen. Erg. Path. 19 (1921). — Moissejeff: Zur Kenntnis des Carotissinusreflexes. Z. exper. Med. 53, 5/6 (1927). — Mollard: Les nerfs du cœur. Paris 1908. — Morison: On the innervation of the sino-auricular node and the auriculo-ventricular bundle. J. of Anat. a. Physiol. 46, 319 (1912). — Moritz, F.: Über ein Kreislaufsmodell als Hilfsmittel für Studium und Unterricht. Dtsch. Arch. klin. Med. 66 (1899). — Moritz, F.: Die allgemeine Pathologie des Herzens und der Gefäße. In: Krehl-Marchand, Handb. d. allgem. Pathol. II. 2. Leipzig 1913. — Müller, Franz: Z. Baln. 4, Nr 14/15 u. Sitzung d. Berl. physiol. Ges. 24. X. 1913. — Müller, L. R.: Beiträge zur Anatomie, Histologie und Physiologie des Nervus vagus. Dtsch. Arch. klin. Med. 101, 421 (1910). — Müller, L. R.: Das vegetative Nervensystem. Berlin 1920. — Müller, W.: Die Massenverhältnisse des menschlichen Herzens. Hamburg u. Leipzig 1883. — Muskens: An analysis of the action of the vagus nerve on the heart. Amer. J. Physiol. 1, 486 (1898).

Nakayama, Fortgesetzte Prüfung der Frage der hormonalen Übertragung der Herznervenwirkung. Z. Biol. 82, H. 6 (1925). — Navratil: Über humorale Übertragbarkeit der Herznervenwirkung. Pflügers Arch. 210, 4/5 (1925). — Neuschlosz: Über die Bedeutung der K-Ionen für den Tonus des quergestreiften Skeletmuskels. Pflügers Arch. 399, 4/5 (1923). — Neuschlosz: Untersuchungen über die Kaliumbindung in der Kammermuskulatur und ihre Bedeutung für die Herzfunktion. Pflügers Arch. 213, 1/2 (1926). — Nicolai: In Nagels Handbuch der Physiologie des Menschen. 1 (1909). — Nicolai: Die tatsächlichen Grundlagen einer myogenen Theorie des Herzschlages. Arch. f. Anat. u. Physiol. 1910. — Norris and Fetterolf: The Topography of the cardiac Valves as revealed by the X-rays. Amer. J. med. Sci. 145, 225 (1913). — Nukada: Das automotorische Nervensystem des Limulusherzens. Pflügers Arch. 209, 1 (1925).

Ozanam: De la circulation veineuse. C. r. Acad. Sci. 93, 92 (1881). — Ohmori: On the relation of the vagus nerve to the action of sinus venosus and on the nature inhibitory action of heart beat. Jap. med. World 2, Nr 3 (1922). — Ortner: Vagus- oder Carotisdruckversuch. Med. Klin. 22, Nr 15 (1926).

Pick, E. P.: Über das primum und ultimum moriens im Herzen. Klin. Wschr. 3, Nr. 16 (1924). — Pietrkowski: Einfluß experimenteller Vorhofsdehnung auf den Tonus der Ventrikelmuskulatur. Naunyn-Schmiedebergs Arch. 81 (1917). — Piper, H.: Der Verlauf der Druckschwankungen in den Hohlräumen des Herzens und in den großen Gefäßen. Zbl. Physiol. 26 (1912). — Piper, H.: Über die Aorten- und Kammerdruckkurve. Arch. f. Anat. u. Physiol. 1913. — Piper, H.: Der Verlauf und die wechselseitigen Beziehungen der Druckschwankungen im linken Vorhof, linker Kammer und Aorta. Arch. f. Anat. u. Physiol. 1913. — Plattner: Der Nachweis des Vagusstoffes beim Säugetier. Pflügers Arch. 214, 1/2 (1926). — Plesch: Hämodynamische Studien. Berlin 1909. — Pütter: Studien über physiologische Ähnlichkeit. V. Ähnliche Herzgrößen. Pflügers Arch. 172, 367 (1918).

Recht: Dyspnoe beim Vagusdruckversuch. Klin. Wschr. 3, Nr 21 (1924). — Regelsberger: Über den Tonus des Kaltblüterherzens. Z. Biol. 75, 205 (1922). — Rehfisch: Über Beziehungen zwischen Donderschem, venösem und arteriellem Druck. Z. exper. Med. 50, 3/4 (1926). — Renquist: Über die von der Herztätigkeit verursachten Druckveränderungen in der Brusthöhle. Skand. Arch. Physiol. (Berl. u. Lpz.) 45, 1/2 (1924). — Retzer: Über die muskuläre Verbindung zwischen Vorhof und Ventrikel des Säugetierherzens. Engelmanns Arch. 1904, 1. — Riesser: Die physiologischen Grundbedingungen und die

Beeinflußbarkeit der Muskelleistung in ihrer Bedeutung für die Therapie. Ther. Halbmh. **1920**, Nr 21. — ROBINSON und DRAPER: Über die Anspannungszeit des Herzens. Dtsch. Arch. klin. Med. **100** (1910). — RÖSSLER: Über die Ungültigkeit des Allesodernichtsgesetzes für das narkotisierte Herz. Z. Biol. **81**, 5/6 (1924). — ROHDE: Über die Einwirkung des Chloralhydrates auf die charakteristischen Merkmale der Herzbewegung. Naunyn-Schmiedebergs Arch. **45**, 104 (1905). — ROHDE: Einfluß der mechanischen Bedingungen auf Tätigkeit und Sauerstoffverbrauch der Warmblüterherzen. Arch. f. exper. Path. u. Ther. **68** (1912). — ROHDE und OGAWA: Gaswechsel und Tätigkeit des Herzens unter dem Einfluß von Giften und Nervenreizung. Naunyn-Schmiedebergs Arch. **69** (1912). — ROMEIS: Beiträge zur Arrhythmia perpetua. Dtsch. Arch. klin. Med. **114** (1914). — ROTHBERGER, C. F. und WINTERBERG, H.: Über die Beziehungen der Herznerven zur a.v. Automatie (nodal rhythm). Pflügers Arch. **135** (1910). — ROTHBERGER, C. F. und WINTERBERG, H.: Über die experimentelle Erzeugung extrasystolischer ventric. Tachykardie durch Acceleransreizung. Pflügers Arch. **142** (1911). — ROTHBERGER, C. F. und WINTERBERG, H.: Über den Einfluß von Strophanthin auf die Reizbildungsfähigkeit der anatom. Zentren des Herzens. Pflügers Arch. **150** (1913). — ROTHBERGER: Physiologie des Kreislaufs. In: Handb. d. Herz- u. Gefäßkrkh. Leipzig-Wien 1913. — ROTHBERGER: Die nervöse Regulation der Herztätigkeit. Klin. Wschr. **4**, Nr 37 (1925). — ROY und ADAMI: Philos. Transact. **183**, 239 (1892).

SANO: Zur Frage von der Sensibilität des Herzens und anderer innerer Organe. Pflügers Arch. **129**, H. 3/5 (1909). — SASAKI: Analytische Studien über die Grundeigenschaften des Herzmuskels mit besonderer Berücksichtigung des Herztetanus. Mitt. med. Fak. Kynshuhuiv Fukuoka 6. I. 1928. — SCHÄFER: Textbook of physiology (1899/1900). — SCHÄFFER: Untersuchungen über den bioelektrischen Tonus des Herzens. Pflügers Arch. **216**, 4. IV. 1927. — SCHEINFINKEL: Nachweis der chemischen Zustandsänderung des Herzens infolge der Vagusreizung. Klin. Wschr. **3**, Nr 39 (1924). — SCHEINFINKEL: Nachweis der Mobilisierung von Calcium im Herzen durch Reizung des Nervus vagus. Z. Biol. **82**, H. 3 (1924). — SCHELLONG: Über das Wesen der „Latenz" des Herzmuskelelementes. Klin. Wschr. **3**, Nr 32 (1924). — SCHELLONG: Untersuchungen über die Grundeigenschaften des Herzmuskels und ihre Beziehungen zueinander. Z. Biol. **82**, H. 5 (1925). — SCHELLONG: Erregbarkeit, Reiz, Fortpflanzung der Erregung im Herzmuskel und Membrantheorie der Erregung. Dtsch. med. Wschr. **52**, Nr 21 (1926). — SCHELLONG und TIEMANN: Untersuchungen über die Grundeigenschaften des Herzmuskels und ihre Beziehungen zueinander. Z. exper. Med. **46**, 5/6 (1925). — SCHIEFFERDECKER: Untersuchung des menschlichen Herzens in verschiedenen Lebensaltern in bezug auf die Größenverhältnisse der Fasern und Kerne. Pflügers Arch. **165** (1916). — SCHILF: Vagus und Sympathikus. Klin. Wschr. **3**, Nr 11 (1924). — SCHILF: Das autonome Nervensystem. Leipzig 1926. — SCHÖNBERG: Über Veränderungen im Sinusgebiet des Herzens bei chronischer Arrhythmie. Frankf. Z. Path. **1904 II**. — SCHÖNBERG: Weitere Untersuchungen des Herzens bei chron. Arrhythmie. Frankf. Z. Path. **1908 II**. — SCHROEDER: Untersuchungen über den Carotisdruck. Klin. Wschr. **1927**, Nr 3. — SEGRE, RICCARDO: Ricerche sulla porzione senoatriale del sistema di conduzione nel cuore umano. Arch. Pat. e. Clin. med. **4**, H. 3 (1925). — SENAC: Structure du cœur. Paris 1749. — SHIMIDSU: Die Bildung von vegetativen Reizstoffen im tätigen Muskel. Pflügers Arch. **211**, 3/5 (1926). — SIEWERT: Über aktive Diastolen. Z. exper. Med. **28**, 5/6 (1922). — SNYDER: The heat liberated by the beating heart. The oscillation of temperature during the cardiac cycle or the thermo cardiogramm of the terrapin. Amer. J. Physiol. **59**, Nr 1 (1922). — v. SOCHA-BOCZESTOWSKI: Hat der Herzbeutel Beziehungen zur Saugwirkung des Herzens. Fortschr. Med. **45**, 6 (1927). — SPALTEHOLZ: Handatlas der Anatomie des Menschen. — SPALTEHOLZ: Die Arterien der Herzwand. Anatomische Untersuchungen an Menschen- und Tierherzen. Nebst Erörterung der Voraussetzungen für die Herstellung eines Kollateralkreislaufes. Leipzig: Hirzel 1924. — STANNIUS: Zwei Reihen physiologischer Versuche. Arch. f. Anat. u. Physiol. 1852. — STARLING: Das Gesetz der Herzarbeit. Bern-Leipzig 1920. — STRAUB, H.: The diastolic filling of the mammalian heart. J. of Physiol. **40** (1910). — STRAUB, H.: Der Druckablauf in den Herzhöhlen. Der Mechanismus der Herztätigkeit. Pflügers Arch. **143** (1911). — STRAUB, H.: Dynamik des Säugetierherzens. I. Arch. klin. Med. **116** (1914). — STRAUB, H.: Dynamik des Säugetierherzens. II. Dynamik des rechten Herzens. Arch. klin. Med. **116** (1914). — STRAUB, H.: Das Tachogramm der Herzkammerbasis. Arch. klin. Med. **118** (1915). — SRAUB, H.: Über den kleinen Kreislauf. I. Arch. klin. Med. **121** (1917). — STRAUB, H.: Der Einfluß des Vagus auf Rhythmik und Dynamik des Säugetierherzens. Z. exper. Med. **53**, 1/2 (1926). — SWANN and JANVRIN: A study of the ventricular Systole-Subclavian Interval. Arch. int. Med. **12**, 117 (1913). — v. SZENT-GYÖRGYI: Über Herzmuskeltonus. Pflügers Arch. **184**, 265 (1920).

TAKAHASHI: Die chemische Regulation des Herzschlages durch die Leber. Biochem. Z. **149**, 5/6 (1924). — TANDLER: Anatomie des Herzens. Jena 1913. — TAWARA: Das Reizleitungssystem des Säugetierherzens. Jena 1906. — THOREL, CH.: Vorläufige Mitteilung über eine besondere Muskelverbindung zwischen Cava sup. und dem Hisschen Bündel.

Münch. med. Wschr. **56**, 2159 (1909). — THOREL, CH.: Verh. dtsch. path. Ges. Erlangen 1910. — TIGERSTEDT: Lehrbuch der Physiologie des Kreislaufs. 1893; 2. Aufl. 1921. — TIGERSTEDT: Der kleine Kreislauf. In: ASHER-SPIRO **2**, II (1903). — TIGERSTEDT: Physiologie des Menschen (1909). — TIGERSTEDT: Die Strömung des Blutes in den Capillaren und Venen. Erg. Physiol. **18** (1920). — TRENDELENBURG und COHN: Untersuchungen zur Physiologie des Übergangsbündels am Säugetierherzen. Pflügers Arch. **131**, H. 1/4 (1910). — TRENDELENBURG und COHN: Zur Lehre von den bulbären und spinalen Atmungs- und Gefäßzentren. Pflügers Arch. **135**, 469 (1910). — TOURNADE: Des mécanismes nerveux régulateurs de la pression artérielle. La régulation réflexe: sa mise en jeu par l'hypotension aortique. C. r. Soc. Biol. **84**, Nr 14 (1921). — TULGAN: Cardiac acceleration in the absence of the inhibitory center. Amer. J. Physiol. **68**, Nr. 1 (1924).

UCKO: Einfluß des Nervensystems auf den Wasser- und Stoffwechsel. Z. exper. Med. **36**, 1/3 (1923). — v. UEXKYLL: Ergebnisse der Physiologie von ASHER-SPIRO III. — UHLENBRUCK: Vergleich der Wirkung der konstanten und rhythmisch unterbrochenen Durchströmung beim Froschgefäßsystem. Pflügers Arch. **199**, 4/5 (1923).

VERWORN: Allgemeine Physiologie (1915). — VERZAR und PETER: Der tonische Erregungsvorgang im N. vagus. Pflügers Arch. **212**, 1 (1926).

WALTHER: Zur Lehre vom Tetanus des Herzens. Pflügers Arch. **78** (1899). — WEBER: Zur Frage der elastischen Diastole. Münch. med. Wschr. **68**, 508 (1921). — WEISS: Über Spontankontraktionen überlebender Arterien. Pflügers Arch. **181** (1920). — v. WEIZSÄCKER: Über die mechanischen Bedingungen der Herzarbeit. Pflügers Arch. **140** (1911). — v. WEIZSÄCKER: Arbeit und Gaswechsel am Froschherzen. Pflügers Arch. **148**, 535 (1912). — v. WEIZSÄCKER: Die Entstehung der Herzhypertrophie. Erg. inn. Med. **19** (1921). — WENCKEBACH: Die Arrhythmie als Ausdruck bestimmter Funktionsstörungen. Leipzig 1903. — WENCKEBACH: Die unregelmäßige Herztätigkeit und ihre klinische Bedeutung. Leipzig 1914. — WENCKEBACH: Verh. dtsch. Ges. inn. Med. **35**. Kongr. Wien 1923. — WIELAND, H.: Entgiftung durch adsorptive Verdrängung. Naunyn-Schmiedebergs Arch. **89** (1921). — WIENER und RIHL: Die Änderungen der Anspruchsfähigkeit der Kammer des Froschherzens für verschiedenartige elektrische Reize unter dem Einfluß von Giften. Z. exper. Path. u. Ther. **14**, 496 (1913). — WIERSMA: La contractilité du faisceau musculaire de His-Tawara et les fibres de Purkinje. Arch. néerl. Physiol. **7**, 543 (1922). — WIGGERS: Modern aspects of the circulation in health and disease. Philadelphia und New York 1915. — WIGGERS: Studies on the consecutive phases of the cardiac cycle. Amer. J. Physiol. **56** (1921). — WINTERSTEIN und HIRSCHBERGER: Allesodernichtsgesetz und Stoffwechsel. Pflügers Arch. **216**, 1/2 (1927). — WINTERSTEIN: Die Reaktionstheorie der Atmungsregulation im Lichte neuerer Untersuchungen. Klin. Wschr. **7** Nr 6 (1928). — WITANOWSKI: Über humorale Übertragbarkeit der Herznervenwirkung. Pflügers Arch. **208**, 5/6 (1925). — WITANOWSKI: Natrium und Herzautomatie. Pflügers Arch. **212**, 5/6 (1926). — DE WITT, LYDIA: Observations on the sino-ventricular connecting system of the mammalian heart. Ant. Record **3**, Nr 4. — WOROBIEW: Über die Nerven des Herzens. Med. Klin. **22**, Nr 24 (1926). — v. WULFF: Nonnulla de cordis pondere ac dimensionibus imprimis ostiorum et valvularum ratione habita. Diss. inaug Dorpati 1856.

YASUTAKE: Nachweis der Mobilisierung von Calcium im Herzen durch Reizung des Nervus accelerans. Z. Biol. **82**, H. 6 (1925).

ZAHN: Experimentelle Untersuchungen über Reizbildung und Reizleitung im Atrioventrikularknoten. Pflügers Arch. **151**, 247 (1913). — ZONDEK, S. G.: Calcium und Radioaktivität. Biochem. Z. **121**, 1/4 (1921). — ZONDEK, S. G.: Das Ionengleichgewicht der Zellen. Gleichzeitig ein Beitrag zur Physiologie des Natriums. Biochem. Z. **121**, 1/4 (1921). — ZONDEK: Kaliumwirkung. Biochem. Z. **131**, 76 (1919). — ZOTH: In welcher Zeit fließt ein Kubikmillimeter Blut durch eine Blutkapillare? Pflügers Arch. **199**, H. 6 (1923). — ZWAARDEMAKER: Kalium und physiologische Radioaktivität. Klin. Wschr. **1922**, Nr 11/12 u. Pflügers Arch. **173** (1918). — ZWAARDEMAKER: The replacement of potassium by uranium in perfusion of the heart. J. of Physiol. **55**, Nr 1/2 (1921). — ZWAARDEMAKER: Über das Erwachen des durch Kaliumentziehung zur Ruhe gekommenen Herzens durch die Betastrahlung des Radiums. Pflügers Arch. **215** 4/5 (1926). — ZWAARDEMAKER: Die Bestrahlungsschwelle, bew. die innere Schwelle des Ursprungsreizes im Herzen. Pflügers Arch. **217**, 1 (1927). — ZWAARDEMAKER: Über die Strahlungsstoffe im Herzen. Pflügers Arch. **218**, 3/4 (1927).

Betrachtung und Palpation.

ANDRAL: Zusätze zu LAENNECS Werk. 3. Aufl. 1837. — ARAN, A.: Manuel pratique des maladies du cœur et des gros vaisseaux, ouvrage destiné à faciliter et à propager l'etude de ces maladies. Paris 1842. — ARNOLD: Lehrbuch der Physiologie des Menschen. Zürich 1842.

BACHMANN: Die Veränderungen der inneren Organe bei hochgradigen Skoliosen und Kyphoskoliosen. Stuttgart 1899. — Bahr: Zur Erklärung des Herzspitzenstoßes. Virchows

Arch. **23**, H. 5 (1862). — BAMBERGER und KÖLLICKER: Beiträge zur Physiologie und Pathologie des Herzens. Virchows Arch. **9**, 5. 338. — BAMBERGER: Lehrbuch der Krankheiten des Herzens. Wien 1857. — BAUMGÄRTNER: Grundzüge der Physiologie (1842, 2. Aufl). — BEAU: Traité experimental et clinique d'auscultation appliquée à l'etude des maladies du poumon et du cœur. Paris 1856. — BERNER: Physiologische experimentelle Beiträge zur Lehre von der Herzbewegung. Erlangen 1859. — BOUILLAUD: Die Krankheiten des Herzens. Übersetzung von BECKER. Leipzig 1836. Traité clinique des maladies du cœur, précédé de recherches nouvelles sur l'anatomie et la physiologie de cet organe. Paris 1836 u. 1841. — BRAUER: Kurze Diagnostik der Herzbeutelverwachsungen. Fortbildungskurs an der med. Klinik zu Marburg a. d. L. S.-A. — BRAUN: Über die Untersuchung des Herzens in linker Seitenlage. Zbl. inn. Med. **28**, H. 1 (1907). — BRAUN: Über Herzbewegung und Herzstoß. Jena 1898. — BURDACH: Über den Schlag und Schall des Herzens. Vortrag auf der Naturforscher-Versammlung Wien 1832.

CARTWRIGHT: Observations on the impulse of the heart. Lancet Dez. 1851; Okt. 1852. — CHAUVEAU: La pulsation cardiaque extérieure et ses rapports avec les autres phénomènes du mécanisme du cœur. J. de Physiol. **1**, 785 (1899). — CHAUVEAU et FAIVRE: Recherches expérimentales sur les mouvements et les bruits du cœur envisagés au point de vue physiologique. Compt. rendus 1855, Nr 11, Sept.; Gaz. méd. **1855**, Nr 38. — CHAUVEAU et FAIVRE: Nouvelles recherches sur la physiologie du cœur. Gaz. méd. **1856**, Nr 24, 27, 30. — CHEVENIN-CONQUERET: Du choc du cœur. Thèse de Paris **1857**. — COHEN: Die Myodynamik des Herzens und der Gefäße. Berlin 1859.

DETERMANN: Die Beweglichkeit des Herzen bei Lageveränderungen des Körpers. Z. klin. Med. **40**, H. 1 (1900). — DOLL: Weiteres zur Lehre vom doppelten Herzstoß. Berl. klin. Wschr. **1905**, Nr 46. — DONDERS: Physiologie des Menschen. Leipzig 1859. — DONDERS: Die Bewegungen der Lunge und des Herzens bei der Respiration. Henles u. Pfeuffers Zeitschr. neue Folge **3**, 39 (1852). — DUSCH: Lehrbuch der Herzkrankheiten. Leipzig 1868.

EBSTEIN, W.: Leitfaden der ärztlichen Untersuchung mittels der Inspektion, Palpation, der Schall- und Tastperkussion sowie der Auskultation. Stuttgart 1907. — EDENS und v. FORSTER: Zur Diagnose der Herzbeutelverwachsungen. Dtsch. Arch. klin. Med. **115**, 290 (1914). — EICHHORST: Lehrbuch der physikalischen Untersuchungsmethoden innerer Krankheiten (1889). — EPPINGER: Zwerchfell. In: NOTHNAGELS Handbuch (1912). — D'ESPINE: De la fissure congénitale du sternum. Neufchâtel 1857.

FICK, L.: Kompendium der Physiologie. Wien 1860. — FILHOS: Recherches sur la mouvement du cœur. Thèse de Paris **1833**, Nr 132. — FLINT, A.: A practical treatise on the diagnosis, pathology and treatment of diseases of the heart (1866). — FLINT, A.: Manual of Auscultation and Percussion (1890). — FORGET: Etudes cliniques sur les maladies de cœur. Paris 1844. — FRANK, F.: Traveaux du labor. de Marey **1877**, 225. — v. FREY: Einige Bemerkungen über den Herzstoß. Münch. med. Wschr. **1893**, Nr 46. — FRIEDREICH, N.: Krankheiten des Herzens. (Virchows Handb. V, 2.) 2. Aufl. Erlangen 1867. — FRIEDREICH, N.: Zur Diagnose der Herzbeutelverwachsungen. Virchows Arch. **29**, 3/4 (1864).

GEIGEL, A.: Beitrag zur physikalischen Diagnostik mit besonderer Rücksicht auf Form und Bewegung der Brust. Würzburg 1855. — GEIGEL, A.: Lage und Bewegung des Herzens. Würzburg. Ztschr. **3**, 178 (1862). — GEIGEL, R. und VOIT, F.: Lehrbuch der klinischen Untersuchungsmethoden (1895). — GENDRIN: Diagnostik der an den größeren Arterienstämmen vorkommenden Aneurysmen. Z. Ges. Wiener Ärzte **1845**. — GENDRIN: Leçons sur les maladies du cœur et des grosses artères faites à l'hospital de la pitié pendant les annés 1840—1841, receuillies et publiées sous ses yeux par Mme. E. COLSON et DUBREUIL-HELION T. I. Paris 1841/1842. Übersetz. v. KRUPP. Leipzig 1842. — GEORGOPULOS: Über die Verschieblichkeit des Herzens und über die Verstärkung des Herzspitzenstoßes in linker Seitenlage. Z. klin. Med. **74**, 355 (1912). — GERHARDT, C.: Die Herzbewegung. Würzburg. Verh. **9** (1859). — GERHARDT, C.: Der Stand des Diaphragmas. Phys.-diagnost. Abh. Tübingen 1860. — GERHARDT, C.: Lehrbuch der Auscultation und Perkussion mit besonderer Berücksichtigung der Inspection, Betastung und Messung der Brust und des Unterleibes zu diagnostischen Zwecken. Tübingen 1866; 1871; 1890; 1900. — GERMAIN: Recherches sur les mouvements du cœur. Compt. rend. **53**, 471 (1860). — GULEKE: Über die Häufigkeit eines fühl- und sichtbaren Herzstoßes beim Menschen. Inaug.-Diss. Dorpat 1812. — GUTTMANN: Historische Mitteilung zur Lehre von der Ursache des Spitzenstoßes. Virchows Arch. **76**, 534 (1869).

HALLER: Elementa physiologiae (1778). — HAMERNJK: Die Grundzüge der Physiologie und Pathologie des Herzbeutels. Prag 1864. — HAMERNJK: Das Herz und seine Bewegung. Beiträge zur Anatomie, Physiologie und Pathologie des Herzens, des Herzbeutels und des Brustfelles. Prag 1858. — HARVEY: Exercitatio anatomica de motu cordis et sanguinis in animalibus (1628). — HAYCRAFT: The mouvements of the heart within the chest cavity and the cardiogramm. J. of Physiol. 12, 438 (1891). — Heigl: August Wittmanns freigelegtes Herz. Dtsch. Arch. klin. Med. 45 (1889). — Helsingius: Ein seltener Fall von Verdoppelung des Herzspitzenstoßes. Fortschr. Med. 1905, Nr 15 und Dtsch. med. Wschr. 1906. — Hermann: Allgemeine Muskelphysik. In: Handb. der Physiologie (1879). — Hesse: Beiträge zur Mechanik der Herzbewegung. Arch. f. Anat. von His u. Braune 1880. — Heubner: Lehrbuch der Kinderheilkunde (1906). — Hiffelsheim: Le cœur bat parce qu'il recule ou recherches théoriques et expérimentales sur la cause de la locomotion du cœur. Thèse de Paris (1853). — Hilbert: Über die Ursache des normalen und krankhaft verstärkten Herzspitzenstoßes. Z. klin. Med. 22 (1893). — Hope: Treatise on diseases of the heart of the heart and great vessels and on the affections which may be mistaken for them. London 1831; 1842; 1848.

Kirchner: William Harveys Verdienst um die Entdeckung des Blutkreislaufes. Inaug.-Diss. Berlin 1878. — v. Kiwisch: Eine neue Theorie des Herzstoßes. Prager Vjschr. 9 (1846). — Körner: Über die Herzbewegung. Wien. Wbl. 19, 22 (1863). — Kornitzer: Anatomisch-physiologische Bemerkungen zur Theorie des Herzschlages. Denkschr. k. k. Akademie. Wien 1853. — v. Krehl: Beiträge zur Kenntnis der Füllung und Entleerung des Herzens. Abh. d. math.-physik. Klasse d. k. sächs. Ges. d. Wissensch. 17, Nr 5. — Kürschner: Über den Herzstoß. Müllers Arch. 1841, 103. — Kürschner: Artikel „Herz und Herzbewegung" in R. Wagners Handwörterbuch 2, 102.

Laennec: Traité de l'auscultation médiate et des maladies des poumons et du cœur. Paris 1834. — Lang: Über einige durch die Herzaktion verursachte Bewegungen der Brustwand und des Epigastriums. Dtsch. Arch. klin. Med. 108, 35 (1912). — Levié: Versuch einer neuen Erläuterung des Herzstoßes im gesunden und kranken Zustande. Arch. Heilk. 8, 420 (1849). — v. Leyden: Zwei neue Fälle von ungleichzeitiger Kontraktion beider Herzkammern. Virchows Arch. 65, 153 (1875). — v. Leyden: Ungleichzeitige Kontraktion beider Ventrikel. Virchows Arch. 44 (1868). — v. Leyden: Hemistolie. Dtsch. med. Wschr. 1908, Nr. 4. — v. Leyden und Bassenge: Über ungleichzeitige Kontraktion beider Herzventrikel (Hemisystolie). Z. klin. Med. 64, 1/2 (1907). — Ludwig: Über den Bau und die Bewegungen der Herzventrikel. Z. ration. Med. 7 (1849). — Ludwig: Lehrbuch der Physiologie des Menschen. 2. Bd., 2. Aufl. Leipzig u. Heidelberg 1861.

Mackenzie: The study of the pulse. Edinburgh and London 1902. — Martius: Der Herzstoß des gesunden und des kranken Menschen. Volkmanns Samml. klin. Vortr. 1894, Nr 113. — Martius: Epikritische Beiträge zur Lehre von der Herzbewegung. Z. klin. Med. 19, 109 (1891). — Martius: Die diagnostische Verwertung des Herzstoßes. Berl. klin. Wschr. 1891, Nr 42. — Monneret: Traité sur l'ondulation pectorale à l'etat physiologique et moribide. Rev. Méd.-Chir. de Paris 1848. — Müller, Fr. v.: Einige Beobachtungen aus dem Perkussionskurs. Berl. klin. Wschr. 32, 783 (1895).

Nega: Beiträge zur Kenntnis der Funktion der Atrioventrikularklappen des Herzens, der Entstehung der Töne und Geräusche in demselben und deren Bedeutung. Habil.-Schrift. Breslau 1852. — Niemeyer, P.: Handbuch der theoretischen und klinischen Perkussion und Auskultation vom historischen und kritischen Standpunkt. Erlangen 1868. — Niemeyer, P.: Physikalische Diagnostik (1874).

Ortner: Über Concretio et accretio cordis, Mediastinitis fibrosa partialis und die Entstehung echter systolischer Herzeinziehungen. Med. Klin. 3, Nr 37 (1907). — Ortner: Zur Genese und Bedeutung echter systolischer Spitzenstoßeinziehungen und eines abnormen Hochstandes des Aortenbogens in der Incisura sterni. Dtsch. med. Wschr. 34, Nr 15 (1908).

Pick: Über das bewegliche Herz (Cor mobile). Wien. klin. Wschr. 1889, Nr. 34, 40. — Pigeaux: Traité pratique des maladies du cœur et des maladies des vaisseaux. Paris 1839—1843.

Rautenberg: Die an der äußeren Brustwand sichtbaren Pulsationen der Vorhöfe. Berl. klin. Wschr. 1907, Nr. 46. — Riegel: Die Diagnose der Pericardialverwachsungen. Volkmanns klin. Vortr. 1879, Nr. 177. — Rivé: De sphygmograph on de sphygmographic courve. Utrecht 1866. — Rollet: Über den Einfluß der Körperlage auf die Ergebnisse der Brustuntersuchung. Dtsch. Arch. klin. Med. 19, 284 (1877). — Rumpf: Wanderherz. Verh. d. 7. Kongr. dtsch. Ges. inn. Med. 1888, 221.

Sahli: Lehrbuch der klin. Untersuchungsmethoden (1928). — Senac: Traité de la structure du cœur, de son action et de ses maladies. Paris 1749. — Schmidt: Über Herzstoß und Pulskurven. Wien. med. Presse 1889, Nr 39/40. — Skoda: Über die Erscheinungen der Verwachsung des Herzens mit dem Herzbeutel. Z. Wien. Ärzte 1852, April. Sitzgsber. ksl. Akad. Wiss. 1852, Nov. — Skoda und Polletschka: Über Pericarditis in pathologischer und diagnostischer Beziehung. Österr. med. Jahrb. 28, 419. Wien 1839. — Stern: The diseases of the heart and the aorta. Philadelphia 1854.

Traube: Praktische Bemerkungen über den Spitzenstoß des Herzens. Wien. klin. Wschr. 12 (1852). — Traube: Symptome der Krankheiten des Respirations- und Zirkulationsapparates. Berlin 1867. — TRAUTWEIN: Mechanismus des Herzstoßes. Virchows Arch. **209** (1912).

UNVERRICHT: Über abwechselnde Zusammenziehung der beiden Herzhälften. Berl. klin. Wschr. **1890**, Nr 26.

VOLKMANN: Die Hämodynamik nach Versuchen. Leipzig 1850. — VOLKMANN: Über Herztöne und Herzbewegung. Z. rat. Med. **3** (1845).

WALSHE, W. H.: A practical treatise on the diseases of the lungs and heart, including the principles of physical diagnosis. London 1851; 1854. — WEBER, G.: Theorie und Methodik der physikalischen Untersuchungsmethoden. Nordhausen 1849. — WENCKE-BACH: Exudative und adhäsive Pericarditis. Z. klin. Med. **71** (1911). — WENCKEBACH: Über pathologische Beziehungen zwischen Atmung und Kreislauf. Volkmanns Slg klin. Vortr. Nr 465/466. — WILLIAMS: Lectures on the physiology and diseases of the chest, including the principles of physical and general diagnosis and their application on the practice. London 1838. — WILKENS: Über die Rotationsbewegungen des Herzens nach einer direkten Beobachtung am lebenden Menschen. Dtsch. Arch. **12**, 233 (1873). — WINTRICH: In Virchows Handbuch der spez. Pathol. u. Therapie (1854).

ZEEHUISEN: Bijdrage tot de kennis van den invloed von liggende of staande houding op het physisch onderzoek van het hart. Nederl. Tijdschr. Geneesk. **1889**, H. 23. — ZEHET-MAYER: Lehrbuch der Perkussion und Auskultation und ihrer Anwendung auf die Diagnostik der Brustfell- u. Lungenkrankheiten als Leitfaden zum Selbstunterricht für Ärzte. Wien 1842; 1845; 3. Aufl. mit einem Vorwort von OPPOLZE 1854. — ZIEMSSEN: Studien über die normalen Vorgänge am menschlichen Herzen, sowie über die mechanische und elektrische Erregbarkeit des Herzens und des Nervus phrenicus angestellt an dem freiliegenden Herzen der Catarina Serafin. Dtsch. Arch. klin. Med. **30** (1881). — ZIEMSSEN und MAXIMOWITSCH: Studien über die Bewegungsvorgänge am menschlichen Herzen, angestellt an dem freiliegenden Herzen des August Wittmann. Dtsch. Arch. klin. Med. **45** (1889).

Percussion.

ABRAMS: A new physical sign in dislocation of the heart. Med. rec. **1900**, Sept. 8. — ABRAMS: Cardioptosis. Med. News **1903**, 8. — ALBERS: Die Erkenntnis der Krankheiten der Brustorgane aus physikalischen Zeichen oder Auskultation, Perkussion und Spirometrie. Bonn 1850. — ANDRAL: Beobachtungen über die Krankheiten der Brust. Nach der 2. Ausgabe bearbeitet von FR. BALLING. Landshut 1832. — ANDRY: Handbuch der Perkussion und Auskultation. Deutsch v. EHRENBERG. Leipzig 1845. — ARAN: Manuel pratique des maladies du cœur et des gros vaissaux. Paris 1842. — ARAVANTINOS: Die Perkussion in der Bestimmung der Herzgrenzen. Berlin 1907. — AUENBRUGGER: Inventum novum ex percussione thoracis humani ut signo abstrusos interni pectoris morbos detegendi. Vindobonae 1761. — AUENBRUGGER: Méthode pour connaître les maladies de poitrine par la percussion. Trad. et commenté par J. W. CORVISART. Paris 1808.

BAAS: Phonometrische Untersuchungen der Brust und des Unterleibes im gesunden und kranken Zustand. Dtsch. Arch. klin. Med. **11**, 9 (1872). — BAAS: Zur Perkussion, Auskultation und Phonometrie. Stuttgart 1877. — BAAS: Versuch einer Erklärung und Einteilung der perkutorischen Wahrnehmungen nach dem akustischen Prinzip der Resonanz und der auskultatorischen nach dem der Modifikation des Schalles durch Fortpflanzung nach besonderen Schallräumen. Dtsch. Arch. klin. Med. **19**, H. 1, 130—144. — BÄLZ: Beiträge zur physikalischen Diagnostik. Berl. klin. Wschr. **1898**, Nr 48, 1059. — BÄUMLER: Über den Einfluß von Anomalien des Brustskeletts auf den Perkussionsschall der Lunge und auf die Lage des Herzens. Münch. med. Wschr. **1904**, 1329. — BALFOUR: Clinical lectures on diseases of the heart. Edinburgh med. J. **19**, part II, (1874). — BAMBERGER: Lehrbuch der Krankheiten des Herzens. Wien 1857. — BAMBERGER: Über einige kontroverse Punkte der Lehre von den Herzkrankheiten. Würzb. med. Z. **2**, 480—492 (1861). — BANTI: Studio sulla percussione del cuore. Firenze 1886. — BARIÉ: Traité pratique des maladies du cœur et de l'aorte. 2. éd. Paris 1901. — BARTH et ROGER: Traité pratique d'auscultation suivi d'un précis de percussion. 13. Aufl. Paris 1898. — BELLINGHAM: Tabellarische Übersicht der Diagnostik der Herzkrankheiten durch die Auskultations- und Perkussionserscheinungen. Berlin 1842. — BELLINGHAM: A treatise on diseases of the lung and heart. Dublin 1853. — BENCZUR und JONAS, A.: Über Thermopalpation. Dtsch. Arch. klin. Med. **46**, 19—34 (1890). — BIANCHI: Ascoltazione stetocopica della percussione. Ricerche sperimentali intorno alle modificazioni dei suvi resultati per influenza dei liquidi e dei gaz nei viventi et cadaveri. Sperimentale **1888**, Settembre. — BIERNACKI, E.: Zur Revision einiger Kapitel der physikalischen Diagnostik der Brustorgane. Samml. klin. Vortr., N. F. Nr. 154—155. Leipzig 1896. — BILLING: Practical Observations on diseases of the heart. London 1862. — BOCHDALEK: Über das Verhalten des Mediastinums zur vorderen Brustwand, zu den Lungen, zum Herzen und zum Herzbeutel. Prag. Vjschr.

1, 1—54; **4**, 79—134 (1860). — Botkin: Zur Diagnostik, Entwicklungsgeschichte und Therapie der Herzkrankheiten. Med. Klinik H. 1. Berlin 1867. — Bouillaud: Traité clinique des maladies du cœur. Paris 1835. — Bramwell: Diseases of the heart and thoracic aorta. Edinburgh 1884. — Braun: Das bewegliche Herz. Wien. med. Presse **1901**, Nr. 23—24. — Braun: Über die Untersuchung des Herzens in linker Seitenlage. Zbl. inn. Med. 1907, Nr. 1, S. 1. — Broadbent: Heart diseases. 3. ed. London 1900. — Bucquoy: Leçons cliniques sur les maladies du cœur. 4. éd. Paris 1899. — Busse: Über die Bestimmung der Herzresistenz beim männlichen Geschlecht. Inaug.-Diss. Göttingen 1888.

de la Camp: Zur Kritik der sogenannten modernen Methoden der Herzgrößenbestimmung. Ther. Gegenw. **1903**, Aug., 343—350. — de la Camp: Zur Methodik der Herzgrößenbestimmung. Verh. dtsch. Ges. inn. Med. 1904. — de la Camp: Experimentelle Studien über akute Herzdilatation. Z. klin. Med. **51**, 1 u. 2, 1—79 (1904). — Cannstatt, C.: Quid physicalis aegrotorum thoracis organorum exploratio praxi attulerit. Erlangen 1844. — Charcot: Oevres complètes. **5.** Maladies des poumons et du système vasculaire. Paris 1888. — Clarus: Die physikalische Untersuchung des Herzens. Leipzig 1845. — Collin: Die Untersuchung der Brust zur Erkenntnis der Brustkrankheiten. Aus dem Französ. v. F. J. Bourel. Köln a. Rhein 1828. — Corvisart: Essai sur les maladies et les lésions organiques du cœur et des vaisseaux. **3.** éd. Paris 1818. — da Costa, Alvarenga: Leçons cliniques sur les maladies du cœur. Traduit du portugais par E. Bertherand. Lissabonne 1878. — Cramer: Die Krankheiten des Herzens. Kassel 1837. — v. Criegern: Ergebnisse der Untersuchung menschlicher Herzen mittels fluoreszierenden Schirmes. Verh. dtsch. Ges. inn. Med. zu Karlsbad 1899. — Curschmann: Zur Beurteilung und operativen Behandlung großer Herzbeutelergüsse. Dtsch. Klinik 4 (1907). — Curschmann, H. und Schlayer: Über die Goldscheidersche Methode der Herzperkussion (Orthoperkussion). Dtsch. med. Wschr. **1905**, Nr 51—52.

Davies, Th.: Vorlesungen über die Krankheiten der Lungen und des Herzens. Aus dem Englischen von G. Hartmann und W. Kirschhoff. Hannover 1836. — Determann: Demonstration der Verschiebung des Herzens bei Lageveränderungen des Körpers mittels des Röntgenverfahrens. Verh. dtsch. Ges. inn. Med. zu Karlsbad 1899. — Dietlen: Über Lage und Größe des normalen Herzens und ihre Abhängigkeit von physiologischen Bedingungen. Dtsch. Arch. klin. Med. 88 (1906). — Dietlen: Die Perkussion der wahren Herzgrenzen. Dtsch. Arch. klin. Med. 88 (1906). — Dietlen: Über Größe und Lage des Herzens und ihre Abhängigkeit von physiologischen Bedingungen. Verh. dtsch. Ges. inn. Med. **1906**, 267—278. — Drescher: Über die Perkussion des Herzens in vorgebeugter Körperhaltung. Inaug.-Diss. Gießen 1869. — Duchek: Die Krankheiten des Herzens, des Herzbeutels und der Arterien. Erlangen 1862. — v. Dusch: Lehrbuch der Herzkrankheiten. Leipzig 1868.

Ebstein, W.: Zur Lehre von der Herzperkussion. Berl. klin. Wschr. **1876**, Nr 35, 601.— Ebstein, W.: Über die Bestimmung der Herzresistenz beim Menschen. Atti XI. Congr. med. internat. **3**, 179—190. Roma 1894. — Ebstein, W.: Die Tastperkussion. Stuttgart 1901. — Edlefsen: Diagnostik der inneren Krankheiten. Wien 1899. — Eichhorst: Lehrbuch der physikalischen Untersuchungsmethoden innerer Krankheiten. 3. Aufl. Berlin 1879. — Elias: Die Perkussion der normalen und pathologischen Aorta. Klin. Wschr. 4, Nr 50 (1925). — Engel: Über die Bestimmung der linken Herzgrenze. Münch. med. Wschr. **1903**, Nr 35, 1502. — Epinay: Une nouvelle méthode de cardiométrie clinique. Atti XI. Congr. med. internat. **3**, 160—166. Roma 1894. — Ewald: Über einige praktische Kunstgriffe zur Bestimmung der relativen Herz- und Leberdämpfung. Charité-Ann. 11, 191—196. Berlin 1877. — Ewald: Über Bestimmung der rechten Herzgrenze durch auskultatorische Perkussion. Dtsch. med. Wschr. **1902**, Nr 20, 353.

Ferber: Die physikalischen Symptome der Pleuritis exsudativa. H. S. Marburg 1875. — Forget: Grundriß der Krankheiten des Herzens, der Gefäße und des Blutes. Gießen 1852. — Fothergill: The heart and its diseases with their treatment. London 1879. — Franke: Die Orthodiagraphie. München 1906. — Fräntzel: Vorlesungen über die Krankheiten des Herzens (1889—1893). — Friedreich, N.: Die Krankheiten des Herzens. In: Virchows Handb. d. spez. Pathol. u. Therapie **5**, Abt. 2. Erlangen 1861. — Fritz: Über Thermopalpation und ihre praktische Verwertbarkeit. Inaug.-Diss. Würzburg 1891. — Fuller: Die Krankheiten des Herzens und der großen Gefäße. Übersetzt von Schultzen. Berlin 1864.

v. Gaal: Das Nötigste über Auskultation und Perkussion usw. Wien 1842. — Gass: Über die Perkussionsverhältnisse am normalen Herzen. Inaug.-Diss. Bonn 1893. — Geigel, A.: Lage und Bewegung des Herzens. Würzb. med. Z. **3**, 178—192 (1862). — Geigel, R. und Voit: Lehrbuch der klinischen Untersuchungsmethoden. Bibliothek des Arztes. Stuttgart 1895. — Geigel, R.: Die Stärke des Perkussionsschlages. Münch. med. Wschr. **1907**, Nr. 10, 459. — Gendrin: Leçons sur les maladies du cœur et des grosses artères. Paris 1841—42. — Gerhard: Lectures on the diagnosis, pathology and treatment of the diseases of the chest. Philadelphia 1842. — GERHARDT, C.: Untersuchungen über die Herzdämpfung und die Verschiebung ihrer Grenzen bei Gesunden. Arch. f. physiol. Heilk. 1858, 489—526. — GERHARDT, C.: Der Stand des Diaphragmas. Tübingen 1860. — GERHARDT, C.: Über einige Formen der Herzdämpfung. Prag. Vjschr. 4, 113—125 (1864).— GERHARDT, C.: Lehrbuch der Auskultation und Perkussion. Tübingen 1866, 1871, 1876, 1883, 1900. — GIERKE: Über Lage und Größe des Herzens im Kindesalter. Jb. Kinderheilk., N. F. 2, 391 (1869). — GOLDSCHEIDER: Über Herzperkussion. Dtsch. med. Wschr. 1905, Nr. 9 u. 10. — GORDON, W.: Posture in examination of the heart. Lancet 2, 1643 (1905). — GRANCHER: Technique de la palpation et de la percussion. Paris 1882. — GRASSET: Nouvelles recherches sur l'examen phonométrique de la poitrine. Montpellier méd. 1874, Mars, 267. — GROTE: Das Phonendoskop und die Friktionsmethode. Münch. med. Wschr. 1897, Nr 10, 247. — GROTE: Wie orientieren wir uns am besten über die wahren Herzgrenzen. Dtsch. med. Wschr. 1902, Nr 13, 321. — GRUNMACH und WIEDEMANN, A.: Über die aktinoskopische Methode zur exakten Bestimmung der Herzgrenzen. Dtsch. med. Wschr. 1902, Nr 34, 601. — GRUNMACH: Über die Leistungen der X-Strahlen zur Bestimmung und Lage der Grenzen. Dtsch. med. Wschr. 1904, Nr 13, 459. — GUMPRECHT: Über Perkussion des Herzens bei vornübergebeugter Körperhaltung. Verh. Ges. dtsch. Naturforsch. in Lübeck. Dtsch. med. Wschr., Vereinsbeil. 1895, Nr 25, 166. — GUMPRECHT: Über Herzperkussion in vornübergebeugter Körperhaltung. Dtsch. Arch. klin. Med. 56, H. 5/6 (1896). — GÜNZBURG: Perkussion und Auskultation des Herzens. Wien 1844. — GUTTMANN: Bemerkungen über Herzperkussion. Berl. klin. Wschr. 1877, Nr 6, 72. — GUTTMANN: Lehrbuch der klinischen Untersuchungsmethoden (1878 u. 1904).

HAMBURGER: Über die Oberflächenwirkung des Perkussionsstoßes. Münch. med. Wschr. 1906, Nr. 47, 2283. — HAMERNJK: Das Herz und seine Bewegung. Prag 1858. — HANDWERCK: Über die Bestimmung des Herzumrisses (nach MORITZ) und deren Bedeutung für den praktischen Arzt. Münch. med. Wschr. 1902, Nr 6, 230. — HAPKE: Über die Bestimmung der Herzresistenz bei Kindern. Inaug.-Diss. Göttingen 1893. — HAXALL: Dissertation on the importance of physical signs in the various diseases of the abdomen and thorax. Boston 1836. — HEIN: Über die beim Perkutieren wahrnehmbaren Tasteindrücke. Sitzgsber. Wien. Ärzte 1877, Nr. 4. — HEIN: Über die Bestimmung der Herzgröße mittels Palpation. Allg. Wien. med. Ztg 1878, Nr. 22, 214; Nr. 23, 227; Nr. 24, 236. — HEITLER: Die Perkussionsverhältnisse am normalen Herzen. Wien. klin. Wschr. 1890, Nr 41, 787; Nr 42, 815. — HERZ: Eine neue Methode der Thermopalpation. Wien. med. Presse 1897, Nr 7, 197. — HERZ und HIEBEL, T.: Über Thermopalpation. Wien. med. Presse 1897, Nr 7, 200; Nr 8, 223. — HERZ: Über den Nachweis der dem Sternum anliegenden Herzteile. Wien. klin. Wschr. 1905, Nr 38, 990. — HESSE: Über die jüngsten Fortschritte auf dem Gebiete der physikalischen Diagnostik des Herzens. Fortschr. Med. 1902. — HOFFMANN, F. A.: Über Herzuntersuchung. Dtsch. med. Wschr. 1904, Nr 17, 612. — HOLZKNECHT: Die röntgenologische Diagnostik der Erkrankungen der Brusteingeweide. Hamburg 1901. — HOPE: Von den Krankheiten des Herzens und der großen Gefäße. Übers. aus dem Englischen von F. W. BECKER. Berlin 1883. — HOPPE: Perkussion und Auskultation in diagnostischer Hinsicht. Berlin 1865. — HUCHARD: Traité clinique des maladies du cœur et de l'aorte. Paris 1899—1905. — HUGHES: The clinical introduction to practice of auscultation and other modes of physical diagnosis. London 1854. — HUGHES: Allgemeine Perkussionslehre. Wiesbaden 1894.

JÜRGENSEN: Erkrankungen der Kreislauforgane. Insuffizienz, Schwäche des Herzens. In: NOTHNAGELS Pathol. 15 I, Abt. 1 (1899). — JÜRGENSEN: Erkrankungen der Kreislauforgane. Endocarditis. In: NOTHNAGELS Pathol. 15 I, Abt. 3. (1900). — JÜRGENSFN: Erkrankungen der Kreislauforgane. Klappenfehler. In: NOTHNAGELS Pathol. 15 I, Abt. 4 (1903).

KARFUNKEL: Bestimmungen der wahren Lage und Größe des Herzens und der großen Gefäße durch Röntgenstrahlen. Z. klin. Med. 43 (1901). — KATZENSTEIN: Über eine neue Prüfung des Herzens. Dtsch. med. Wschr. 1904, Nr 22 u. 23. — KIRCHNER: Wie ist bei Untersuchungen, besonders bei Gutachten, die Herzspitze topographisch zu bestimmen. Dtsch. med. Wschr. 1905, Nr. 21, 819. — KOBELT: Beiträge zur Lehre von der Herzdämpfung. Inaug.-Diss. Gießen 1862. — KOBELT: Über Form und Dimensionen der Herzdämpfung. Arch. Heilk. (Wagners Arch.). Leipzig 1863. 310—321. — v. KREHL: Die Erkrankungen des Herzmuskels und die nervösen Herzkrankheiten. In: NOTHNAGELS Pathol. 15 I, Abt. 5 (1913). — KREYSIG: Die Krankheiten des Herzens. Berlin 1814—17. — KRÖNIG: Die klinische Anatomie der Herz- und Lungenränder. Verh. dtsch. Ges. inn. Med. Wiesbaden 1891. 409/15. — KRÖNIG: Zur klinischen Anatomie der Lungen-Herz-, Lungen-Leber-, Lungen-Magengrenzen bei Vergrößerung einzelner Herzabschnitte. Berl. klin. Wschr. 1899, Nr 13, 274. — KÜRT: Über eine indirekte Palpationsmethode des Herzstoßes. Wien. med. Wschr. 1904, Nr 24. — KÜRT: Die Grenzbestimmung des Herzens und seiner Abschnitte mittels indirekter Palpation des Impulses. Wien. klin. Wschr. 1905, Nr 14, 349.

Laache: Om Perkussion af Hjertet. Festskr. for Prof. Heiberg. Kristiania 1895. — Laennec: Traité de l'auscultation médiate et des maladies du poumon et du cœur. Paris 1819, 1826, 1834, 1837. — Lebert: Klinik der Brustkrankheiten. Tübingen 1873. — Leichsenring: Die physikalische Exploration der Brusthöhle. 2. Aufl. Leipzig 1853. — Levy-Dorn: Zur Untersuchung des Herzens mittels Röntgenstrahlen. Verh. dtsch. Ges. inn. Med. zu Karlsbad 1899. Wiesbaden 1899. 294—297. — Locher: Zur Lehre vom Herzen. Erlangen 1860. — Lüning: Über die Perkussion des Herzens. Inaug.-Diss. Göttingen 1876.

Mailott: Traité pratique de percussion. Paris 1843. — Matterstock: Beiträge zur Lehre der Perkussion des Herzens. Festschr. z. 3. Säkularfeier der Alma Julia Maximiliana, gewidm. v. d. med. Fakultät Würzburg 2, 247—284. Leipzig 1882. — Martius: Methodologie als Einleitung in die Lehre von den Herzkrankheiten. Dtsch. med. Klinik 4, Abt. 2, 1—22 (1907). — Mayer und Milcher: Über die topographische Perkussion des kindlichen Herzens. Berl. klin. Wschr. 1906, Nr 40 u. 41. — Mazonn: Die Theorie der Perkussion der Brust auf Grundlage direkter Versuche und zahlreicher Beobachtungen. Prag. Vjschr. 1852, 1—59. — Meissner: Über Thermopalpation mit besonderer Berücksichtigung der Herzgrenzen. Inaug.-Diss. Göttingen 1893. (Virch. Arch. 131, H. 3, 468 (1893).) — Meyer: Über die Lage der einzelnen Herzabschnitte zur Thoraxwand und über die Bedeutung dieses Verhältnisses für die Auscultation des Herzens. Virchows Arch. 3 (1851). — Meyer: Über die Größe und den Grad der normalen Dämpfung in der Präkordialgegend. Virchows Arch. 3, H. 2, 399—424 (1851). — Meyer: Zur Perkussion des Brustbeins, des Herzens und perikardialer Ergüsse. Charité-Ann. 2, 385 (1875). Berlin 1877. — Moritz: Eine Methode, um beim Röntgenverfahren aus dem Schattenbilde eines Gegenstandes dessen wahre Grenze zu ermitteln (Orthodiagraphie) und die exakte Bestimmung der Herzgröße nach diesem Verfahren. Münch. med. Wschr. 1900, Nr. 29, 292. — Moritz: Über orthodiagraphische Untersuchungen am Herzen. Münch. med. Wschr. 1902, Nr 1, 1. — Moritz: Methodisches und Technisches zur Orthodiagraphie. Dtsch. Arch. klin. Med. 81 (1904). — Moritz: Veränderungen in der Größe, Lage und Form des Herzens beim Übergang aus horizontaler in vertikale Körperstellung. Zugleich ein 2. Beitrag zur Methodik der Orthodiagraphie, insbesondere zu der Frage, wie die Orthodiagramme auszumessen seien, und welche Körperstellung für die Orthodiagraphie zu wählen sei. Dtsch. Arch. klin. Med. 82, H. 1 u. 2 (1905). — Moritz: Über die Bestimmung der sogenannten wahren Herzgröße mittels Röntgenstrahlen. Z. klin. Med. 59 D, 111—132 (1906). — Moritz: Einige Bemerkungen zu der Frage der perkutorischen Darstellung der gesamten Vorderfläche des Herzens. Dtsch. Arch. klin. Med. 88, H. 1—3 (1906). — Moritz: Methoden der Herzuntersuchung. Dtsch. Klinik 4, 453—532 (1907). — Moritz und Röhl: Experimentelles zur Lehre von der Perkussion der Brustorgane. Dtsch. Klinik 1909, 457. — Müller: Die Massenverhältnisse des menschlichen Herzens. Hamburg u. Leipzig 1883.

Niemeyer: Kritisches zur Technik der mittelbaren Perkussion. Dtsch. Klinik 25, Nr. 44, 405. Berlin 1873. — Niemeyer: Physikalische Diagnostik. Erlangen 1874.

Oestreich: Zur Perkussion des Herzens. Virchows Arch. 160, 475 (1900). — Oestreich und de la Camp: Anatomie und physikalische Untersuchungsmethoden. Berlin 1905. — Ott: Über Perkussion des Herzens. Prag. med. Wschr. 1899, Nr. 34, 439; Nr. 35, 453. — Ott: Über Perkussion des Herzens. In: Beitr. z. inn. Med. Herausg. von R. v. Jacksch und J. Hernheiser. Wien 1900. 105—116.

Paul: Diagnostic et traitement des maladies du cœur. Paris 1883. — Penzoldt: Untersuchungen über mehrere Erscheinungen am Zirkulations- und Respirationsapparate (Herzbewegung in der Aorta und Radialis, Stimmfremitus, Vesikuläratmen usw.), angestellt an einer Fissura sterni congenita. Dtsch. Arch. klin. Med. 24, 513 (1879). — Peter: Traité clinique et pratique des maladies du cœur de la crosse de l'aorte. Paris 1883. — Peterson: Kliniska studier beträffande de perkussoriska förhallandena öfver hjertat. Upsala läkareförenings förhandlingar 1889/90, 1891/92. — Philipp: Zur Diagnostik der Lungen- und Herzkrankheiten. 2. Aufl. Berlin 1836. — Philipp: Die Lehre von der Erkenntnis und Behandlung der Lungen- und Herzkrankheiten. 2. Aufl. Berlin 1838. — Philipp: Die Kenntnis von den Krankheiten des Herzens im 18. Jahrh. Berlin 1856. — Piorry: De la Percussion médiate etc. Paris 1828. — Piorry: Du procédé opératoire suivre dans l'exploration des organes par la percussion médiate etc. Paris 1831. — Piorry: Traité de plessimétrisme et d'organographisme. Paris 1866. — Piorry: Über die Krankheiten des Herzens und der großen Gefäße. Aus dem Franzöš. von G. Krupp. Leipzig 1844. — Plesch: Über ein verbessertes Verfahren der Perkussion. Münch. med. Wschr. 1902, Nr. 15, 620. — Potain: Clinique médial de la Charité. Paris 1894.

Raciborski: Ein neues vollständiges Handbuch der Auskultation und Perkussion. Deutsch bearbeitet von Dr. H. A. Hacker. Leipzig 1836. — Rauchfuss: Zur physikalischen Untersuchung des Herzens im Kindesalter. Gerhardts Handbuch der Kinderkrankh. 4. Tübingen 1878. — Reichmann: Zur Größenbestimmung innerer Organe.

Dtsch. med. Wschr. **1901**, Nr 46, 799. — Riess: Beiträge zur physikalischen Untersuchung innerer Organe. Z. klin. Med. **14** (1888). — Ritter: Über Schalleitung und Schallbildung bei der Perkussion des Thorax. Dtsch. Arch. klin. Med. **23**, 400—413 (1879). — Rosenbach: Beitrag zur Lehre vom Perkussionsschall des Thorax. Dtsch. Arch. klin. Med. **17**, 609—626 (1876). — Rozkowski, Ch.: De la percussion de la poignée du sternum dans les dilatations fusiformes de la crosse de l'aorte. Arch. Mal. Cœur **20**, Nr 5, 299—304 (1927). — Rummo: Sulla plessimetria cardiaca. Atti XI. Congr. med. internat. **3**, 190. Roma 1894.

Sahli: Die topographische Perkussion im Kindesalter. Bern 1882. — Sansom: Lecture on a method of graphic on the physical signs in the investigation of diseases of the heart. Lancet **1889**, 109, Jan. 19. — Sansom: The diagnosis of diseases of the heart and aorta. London 1892. — Schaposchnikow: Zur Frage über Perikarditis. Mitt. Grenzgeb. Med. u. inn. Med. **1897 II**. — Schläfke: Beiträge zur Perkussion des Herzens. Inaug.-Diss. Göttingen 1877. — Schott, A.: Beiträge zur physikalischen Diagnostik des Herzens. Zbl. med. Wiss. **1881**, Nr 23, 24, 25, 26. — Schott, Th.: Zur akuten Überanstrengung des Herzens. Wiesbaden 1898. — Schreiber: Beitrag zur physikalischen Diagnostik der Herzkrankheiten. Dtsch. Arch. klin. Med. **20**, H. 3 u. 4 (1877). — v. Schrötter: Erkrankungen des Herzbeutels. In: Nothnagels Handbuch **15 II**. Wien 1904. — Schüle: Die Orthodiagraphie und Perkussion des Herzens. Münch. med. Wschr. **1904**, Nr 25, 1109. — Sée: Klinik der Herzkrankheiten. Deutsch von M. Salomon. Hamburg u. Leipzig 1890. — Seitz: Die Auskultation und Perkussion der Respirationsorgane. Nebst einer theoretisch-physikalischen Einleitung von Fr. Zamminer (1860). — Siebert: Technik der medizinischen Diagnostik. Erlangen 1844—55. — Simons: Die Schwellenwertperkussion des Herzens an der Leiche. Dtsch. Arch. klin. Med. **88**, H. 1—3 (1906). — Sinnhuber: Die Erkrankungen des Herzbeutels und ihre Behandlung. Berlin 1911. — Skoda: Abhandlung über Perkussion und Auskultation. Wien 1839. 2. Aufl. 1842. 3. Aufl. 1844. 6. Aufl. 1864. — Smith: Über einige neue Methoden zur Bestimmung der Herzgrenzen. Verh. dtsch. Ges. inn. Med. zu Wiesbaden. Wiesbaden 1900. 364—373. — Smith: Die Funktionsprüfung des Herzens und sich daraus ergebende neue Gesichtspunkte. Verh. dtsch. Ges. inn. Med. zu Berlin. Wiesbaden 1901. 167—176. — Steffen: Beiträge zur Lehre von den Herzkrankheiten. Jb. Kinderheilk., N. F. **3**, 393 (1870). — Steffen: Diagnostik der Brustkrankheiten usw. Wien 1877. — Sticker: Artikel Perkussion in Eulenburgs Realenzyklopädie. 3. Aufl. Berlin, Wien 1898. — v. Stoffella: Zur Bestimmung der Größenverhältnisse der linken Herzkammer. Internat. klin. Rundschau **7**, Nr 18, 667 (1893). — Strempel: Beiträge zur physikalischen Diagnostik. Habilitationsschrift Rostock 1852.

Talma, S.: Beiträge zur Perkussionslehre. Z. klin. Med. **3** (1881). — Testa: Über Krankheiten des Herzens. Ein Auszug aus dem Italienischen mit Anmerkung von Kurt Sprengel. Halle 1813. — Traube, L.: Die Symptome der Krankheiten des Respirations- und Zirkulationsapparates. Berlin 1867. — Traube, L.: Gesammelte Beiträge zur Pathologie und Physiologie **1871/78**. — Treupel, G. und Engels, W.: Orthoperkussion, Orthodiagraphie und relative Herzdämpfung. Z. klin. Med. **59** (1906). — Troitzki, J. W.: Die normalen Grenzen der großen und kleinen Herzdämpfung im Kindesalter. In: Festschrift in honor of Abraham Jacobi. New York 1900. 127—137.

Verriess: Communication sur la percussion directe. Bull. Acad. roy. Méd. belg., IV. s. **8**, Nr 10, 71 (1894). — Vierordt, H.: Kurzer Abriß der Perkussion und Auskultation. Tübingen 1884. — Vierordt, H.: Die angebornen Herzkrankheiten. In: Nothnagels Handbuch **15 I**, Abt. 2. Wien 1898. — Vierordt: Perkussion des Herzens. In: Lehrbuch der klinischen Untersuchungsmethoden von Eulenburg, Kolle und Weintraud **1**, 644 ff. Berlin 1904. — Vierordt: Diagnostik der innern Krankheiten **7**. Leipzig 1905.

Walshe, W. H.: A practical treatise on the diseases of the lungs, including the principles of physical diagnosis. 3. Aufl. London 1860. — Weber, G.: Theorie und Methodik der physikalischen Untersuchungsmethoden bei den Krankheiten der Atmungs- und Kreislauforgane. Nordhausen 1849. — Weil, A.: Handbuch und Atlas der topographischen Perkussion. 2. Aufl. Leipzig 1880. — Wesener: Medizinisch-klinische Diagnostik. 2. Aufl. 1907. — Williams: Vorlesungen über die Krankheiten der Brust. Deutsch von Fr. Behrend. Leipzig 1841.

Zehetmayer: Lehrbuch der Perkussion und Auskultation. 3. Aufl. Wien 1854. — Zehetmayer: Die Herzkrankheiten. Wien 1845.

Auscultation.

Andry: Manuel de diagnostic des maladies du cœur précédé de recherches cliniques pour servir à l'étude de ces affections. Paris 1843. — Aran, A.: Sur les signes et le diagnostic de l'insuffisance des valvules aortiques. Arch. génér. Nov. 1842. — Aran: Recherches sur le murmur continu vasculaire simple et composé. Arch. génér. Févr. 1843. — Azoulay: Des attitudes du corps et principalement des attitudes relevées par l'examen, le diagnostic et le prognostic des maladies du cœur. Gaz. Hôp. **1892**, Nr 126.

BALFOUR: Note on the position and mechanism of the hacniz murmur. Reply to the paper by Dr. RUSSEL OF CARLISLE. Edinburgh med. J. 1882, Sept., 193. — BARD: Du bruit de galop de l'hypertrophie du cœur gauche; son mécanisme et sa signification clinique. Semaine méd. 26, 229 (1906). — BARD: De la multiplicité anormale des bruits du cœur. 28, 3 (1908). — BARD: Des modalités du bruit de galop en rapport avec les différences de son synchronisme. Arch. Mal. Cœur 1922, Nr 7. — BARIÉ: Sur la pathogénie du bruit de galop. Progrès méd. 1880, 595. — BAYER, O.: Über die Entstehung des ersten Herztones nach Beobachtungen an Menschen unter physiologischen und pathologischen Verhältnissen. Arch. Heilk. 10, 1 (1869). — BAYER, O.: Weitere Beiträge zur Frage über die Entstehung des 1. Herztones. Arch. Heilk. 11, 157 (1870). — BECHER: Beitrag zur Kenntnis der accidentellen diastolischen Herzgeräusche. Dtsch. Arch. klin. Med. 121 (1916). — BIACH und CHILAIDITI: Herzgeräusche und Herzgröße. Wien. klin. Wschr. 1911, Nr 9. — BITTORF, LIEBIG und TRENDELENBURG: Über den klingenden zweiten Aortenton. Zschr. Kreislaufforschg. 19, Nr. 21 (1927). — BLACHER: Der Galopprhythmus bei der Diphtherie-Myocarditis. 1. Altruss. Kongr. d. Kinderärzte in St. Petersburg 1912, 27.—31. Dez. — BOCK: Die Messung der Stärke der Herztöne ein diagnostisches Hilfsmittel. Berlin. klin. Wschr. 1900, Nr 23. — BOCK: Über die Verwendbarkeit des Differentialstethoskops nach Dr. BOCK. Berlin. klin. Wschr. 1909, Nr 12. — BOENHEIM: Untersuchungen über akzidentelle Herzgeräusche bei jugendlichen Gesunden. Dtsch. Arch. klin. Med. 124, 118 (1917). — BONDET: Étude sur la cause et le mécanisme du bruit de souffle cardiaque etc. Gaz. méd. Lyon 1866, 8. — BONDET: Etude d'anatomie et de physiologie pathologique sur la cause et le mécanisme des bruits de souffle cardiaques de nature anémique. Gaz. Hôp. 1866, Nr. 135. — BONDI: Herzhinterwand und ösophageale Auskultation. Wien 1927. — BOUILLAUD: Traité clinique des maladies du cœur. Paris 1836. 1841. — BRAKYN: On the mecanism of the sounds of the heart. Lancet 1849, Nov. 24. — BRAUER: Untersuchungen am Herzen. Verh. dtsch. Ges. inn. Med. 1904, 187. — BRELET: De l'auscultation dorsale du cœur. Gaz. Hôp. 1912, 85. — BRIDGMAN: Notes on a normal presystolic sound. Arch. int. Med. 1914, Okt., 475. — BRIEGER: Über metallisch klingende Herztöne. Charité-Ann. 1812, 237. — BROADBENT: An unpublished physical sign. Lancet 1895, 200. — BROCKBANK: Causation of the double first cardiac sound. Brit. J. 1896, Sept. — BROCKBANK: The causation and rhythm of the mitral stenosis. Edinburgh med. J. 3, 286 (1899). — BROCKBANK: The murmurs of mitral disease. Edinburgh u. London 1899. — BROCKBANK: Brit. med. J. 1909, Aug. 28. — BRYAN: Über die Herztöne. Lancet 1833, Jan.; 1834, Febr. (nach HALFORD). — BUCHNER: Über das Verschwinden der Herzgeräusche und die Entstehung des 1. Herztones. Dtsch. Klinik 1855, Nr. 4. — BURDACH: Über den Schlag und Schall des Herzens. Vortr. auf der Naturforschervers. in Wien 1832. — BURNEY: On the production of a remarcable endocardial murmur accompanied with unusual slowness of the pulse. Lancet 1872, Dec. 28. —

CARSWELL, R.: Entstehung des zweiten Herztones. Arch. génér. 26 (1831). — CHARCELAY: Mémoire sur plusieurs cas remarquables de défaut de synchronisme des battements et des bruits des ventricules du cœur. Arch. génér. 1838, Dez. — CLARUS, J.: Die physikalische Untersuchung des Herzens im gesunden und kranken Zustande. Leipzig 1845. — COCKLE, J.: On reduplication of the sounds of the heart. Andrews assoc. med. J. 1856, Nr 177/78, Mai. — CONCATO: Sulle partizione de Tuoni cardiaci. Riv. clin. Bologna 1837, 8. 9. — CORRIGAN: On the motion and sounds of the heart. Dublin med. Trans., N. s. 1, 151 (1830). — CORRIGAN: On the mecanism of the bruit de souffle. Dublin J. Med. 1836, Nr 29, Nov. — COSTA, DA: Mémoire sur l'insuffisance des valvules aortiques et considérations générales sur les maladies du cœur, traduit du portugais par GARNIER. Paris 1856. — COSTA, DA: On functional valvular disorders of the heart. Amer. J. med. Sci. 1869, July. — COWAN: On the presystolic murmur. Glasgow med. J. 1898, June 3. — CREIGHTON: The relative intensity of the seconds sounds at the base of the heart. Med. Rec. 1900, Jan. 13. — CUFFER et BARBILLION: Nouvelles recherches sur le bruit de galop cardiaque. Arch. génér. Méd. 1887, Febr. u. März. — CURSCHMANN: Über eigentümliche Lokalisation des systolischen Geräusches, besonders bei frischen Mitralfehlern. Arb. med. Klin. Leipzig.

DEHIO: Die Entstehung und Bedeutung des gespaltenen zweiten Herztones. Petersb. Wschr. 1891, Nr 32. — DOGIEL, J. und LUDWIG, C.: Ein neuer Versuch über den ersten Herzton. Ber. sächs. Ges. Wiss., Math.-physik. Kl. 1868, 59. — DRASCHE: Über Verdoppelung und Spaltung der Herztöne. Wien. med. Wschr. 1855, Nr. 30/31. — DUBLINER: Comité. Ber. Dublin J. 8, 154. — DUSCHEK: Die Krankheiten des Herzens, des Herzbeutels und der Arterien. Erlangen 1862. — DULINCQ: Recherches chronologiques ou rhythmiques sur la série des bruits et des silences normaux du cœur. Thèse de Paris 1845. — DUMONTPALLIER: Sur le mécanisme des bruits du cœur d'après les expériences de Mr. CHAUVEAU. Gaz. Hôp. 1860, Nr 125. — DUROZIEZ et GARNIER: Du rhythme pathognomique du rétrécissement mitrale. Gaz. Hôp. 1862, 118. Union 1863, 34. 44. 46.

EBSTEIN, W.: Über die auf größere Entfernung vom Kranken hörbaren Töne und Geräusche des Herzens und der Brustaorta. Dtsch. Arch. klin. Med. 22. — EICHHORST:

Physikalische Untersuchungsmethoden (1889). — EINTHOVEN: Ein dritter Herzton. Pflügers Arch. **120**, 31 (1907). — ELLIOTSON: On the recent improvements in the art of distinguishing the various diseases of the heart. London 1830. — EWART: Clinical lecture on heart sounds and on accurazy in cardiac auscultation. Lancet **1893**, Nr 27.

FAUVEL, M.: Mémoire sur les signes stéthoscopiques du rétrécissement de l'orifice auriculo-ventriculaire gauche du cœur. Arch. génér. **1843**, Jan. — FINLAYSON: On the occurrence of a diastolic murmur of aortic origin apart from aortic incompetency or aneurysm. Brit. med. J. **1885**, April. — FISCHER: Medizinische Physik. Leipzig 1913. — FLECKSEDER: Von Herztönen und Herzgeräuschen. Beobachtg a. d. Praxis. Wien. klin. Wschr. **36**, Nr 14/15 (1923). — FERTMANN: Über accidentelle Geräusche am Herzen. Med. Klinik **13**, 531 (1917). — FRAENTZEL: Über Galoppryhthmus am Herzen. Z. klin. Med. **3**, 491 (1881). — FRAENTZEL: Vorlesungen über die Krankheiten des Herzens. Berlin 1889. — FRIEDREICH: Krankheiten des Herzens. Erlangen 1867.

GAIRDNER: Cardiac murmurs without valvular deformity. Andrews med. J. **1854**, April. Monthly J. **1854**, 76, July. — GAIRDNER: On cardiac murmurs. Edinburgh med. J. **7**, 435 (1861). — GEIGEL, AL.: Der gespaltene Herzton. Verh. Würzb. Ges., N. F. **1**, 50 (1868). — GEIGEL, R.: Die Entstehung der Geräusche in Herz und Gefäßen. Virchows Arch. **140**, 385 (1895). — GEIGEL, R.: Die Entstehung und Zahl der normalen Herztöne. Virchows Arch. **141**, H. 1 (1895). — GEIGEL, R.: Beitrag zur physikalischen Erklärung funktioneller Herzgeräusche. Münch. med. Wschr. **1896**. — GEIGEL, R.: Leitfaden der diagnostischen Akustik. Stuttgart 1908. — GENDRIN: Leçons sur les maladies du cœur (1841). — GERHARDT, C.: Lehrbuch der Auskultation und Perkussion (1900). — GERHARDT, D.: Über das Crescendogeräusch der Mitralstenose. Münch. med. Wschr. **1912**, Nr. 50. — GERHARDT, D.: Über die Entstehung und diagnostische Bedeutung der Herztöne. Volkmanns Samml. klin. Vortr., N. F. **1898**, Nr 214. — GIBSON, A. G.: The significance of a hitherto undescribed wave in the jugular pulse. Lancet **1907**, 1380, Nov. 16. — GIESE: Versuche über die Entstehung der Herztöne. Dtsch. klin. Wschr. **1871**, Nr 44. — GRABAU: Der Schlag und die Töne des Herzens und der Arterien im gesunden und kranken Zustand. Jena 1846. — GUBERGRITZ: Zur Frage nach der Entstehung des Herzgalopps. Dtsch. Arch. klin. Med. **116**, 538 (1914). — GUBERGRITZ: Vom 3. normalen Herzton. Z. klin. Med. **102**, H. 1 (1925). — GUTTMANN: Über den gespaltenen diastolischen Herzton bei Stenosen des Ostium atrioventriculare sinistrum. Virchows Arch. **46**, 105 (1869).

HAENISCH und QUERNER: Über das accidentelle Geräusch an der Pulmonalis und dessen Erklärung auf Grund von Röntgenbeobachtungen. Münch. med. Wschr. **64**, 721 (1917). — HALFORD: Experiments on the action and sounds of the Heart. Lancet **1857**, Nr 1, Jan. — HALFORD: On the time and manner of closure of the auriculo-ventricular valves. Med. Times **1861**, May. — HAMERNJK: Beobachtungen über das Vorkommen von Geräuschen in der Herzgegend und ihre wahrnehmbaren Bedingungen. Z. Wien. Ärzte, Okt. u. Nov. Österr. Wschr. **1844**, Nr 2. — HAMERNJK: Physiologisch-pathologische Untersuchungen über den Mechanismus, nach welchem die venösen und arteriösen Klappen des Herzens geschlossen werden und nach welchem die Töne in der Herzgegend entstehen. Prag. Vjschr. **16**, 146 (1847). — HAMERNJK: Nachträgliche Bemerkungen über den Mechanismus, nach welchem die Klappen des Herzens geschlossen werden. Prag. Vjschr. **20**, 105 (1848). — HASEBROEK: Über die Bedeutung der Aorta für die Entstehung von protodiastolischem Vorschleudern der Herzspitze, Galopprhythmus und Venenpuls. Zbl. Herzkrkh. **6**, 259 (1914). — HECHT: Zur Semiotik des zweiten Pulmonaltones. Klinische Studie mit BETTELHEIM und GÄRTNERS Stethophonometer. Wien. klin. Wschr. **1900**. — HECHT: Über die physiologischen Herzschallverhältnisse im Kindesalter. Mitt. Ges. inn. Med. Wien **12**, 2 (1913). — HEITLER: Zur Klinik der akzidentellen Herzgeräusche. Verschiedenes Verhalten des Mitral-Trikuspidalostiums bei Herzschwäche. Wien. klin. Wschr. **38**, 24 (1915). — HEITLER: Stärke der Herztöne. Wien. klin. Wschr. **1894**, Nr 50; **1911**, Nr 24, 25. — HELMHOLTZ: Über den Muskelton. Verh. naturhist. Ver. Heidelb. **5**, 88 (1866). — HÉRARD: Des signes stéthoscopiques du rétrécissement de l'orifice auriculo-ventriculaire du cœur et spécialement du bruit de souffle au second temps. Arch. génér. **1863**, Nov. — HOCHREIN: Zur Frage des 2. Herztons. Dtsch. Arch. klin. Med. **155**, 1/2 (1927). — HOCHSINGER: Über bedeutungslose Geräusche in der Präkordialgegend von Kindern und Jugendlichen. Mitt. Ges. inn. Med. **1913**, 27, Febr. — HUCHARD: Embryocardie. Semaine méd. **1888**, Mai 9.

JACOBSON: Über Herzgeräusche. Berl. klin. Wschr. **1872**, Nr 1. — JAKSCH: Einige Betrachtungen über Insuffizienz der Herzklappen ohne krankhafte Beschaffenheit derselben. Österr. Wschr. **1843**, 27. 28. — JAQUEMIER: Du bruit de souffle dans la grossesse. Thèse de Paris 1837. — JENNER: On the influence of pressure on the production and modification of palpable vibrations and murmurs, perceptible over the heart and great vessels, larynx and lungs. Med. Tim. a. Gaz. **1856**, March. — JOHNSON: A clinical lecture on triple pericardial sound and on redublication of the first sound of the heart. Lancet **1876**, May 13.

— JOSEPH, G.: De causis sonorum cordis. Diss. hist.-physiol. Vratislaviae 1851. — JOSEPH: Geschichte der Herztöne vor und nach LAENNEC bis 1852. Janus 2 (1852).

KATSCH: Über systolisches und diastolisches Herzklopfen. Münch. med. Wschr. 70, Nr 39 (1923). — KAUFMANN: Über das Vibrieren erkrankter Herzen. Klin. Wschr. 4, Nr 38 (1925). — v. KIWISCH: Neue Forschungen über die Schallerzeugung in den Kreislauforganen. Verh. physik.-med. Ges. Würzburg 1, 6 (1850). — v. KREHL: Über den Herzmuskelton. Arch. Anat. u. Physiol. 1889, 253. — v. KREHL: Die Erkrankungen des Herzmuskels (1913). — KRIEGE und SCHMALL: Über den Galopprhythmus des Herzens. Z. klin. Med. 18 (1890). — KÜCHENMEISTER: Das mittels des Hörrohrs an umschriebener Stelle des Herzens wahrnehmbare metallische Klingen, ein Effekt der in einem gewissen Grade der Durchfeuchtung befindlichen Sehnen der Papillarmuskeln, ein auf Experimente an trocknen und feuchten Seiten begründeter Beitrag zur Lehre von der Auskultation des Herzens. Dtsch. Klinik 18 (1851). — KÜCHENMEISTER: Einige Beiträge zur Lehre von den Herztönen. a) Musikalische Bestimmung, b) Fortleitung derselben und von den Nonnengeräuschen nebst einigen Bemerkungen zu und gegen VALENTINERS neueste Mitteilung über Bleichsucht. Dtsch. Klinik 1861. — KÜHNEL: Klinische Untersuchungen über accidentelle Herzgeräusche. Inaug.-Diss. Würzburg 1913. — KÜLBS: Nebengeräusche über der Aorta. Z. klin. Med. 80, 476 (1914). — KÜRT: Über Lokalisation der Herzgeräusche am Rücken. Berl. klin. Wschr. 1912, 482. — KÜRT: Zur dorsalen Auskultation des Herzens und der Gefäße. Wien. klin. Wschr. 26, 89 (1913). — KUSSMAUL: Angeborne Enge und Verschluß der Lungenarterienbahn. Henle u. Pfeiffers Z. 26, 12. 99. — KYLIN: Accidentelle Geräusche und Ausdauer bei körperlichen Anstrengungen. Dtsch. Arch. klin. Med. 124 (1917).

LAENNEC: Traité de l'auscultation médiate etc. (1834). — LATHAM: Vorlesungen über Herzkrankheiten. Deutsch. v. KRUPP. Leipzig 1847. — LAUBRY et MOUGEOT: Pathogénie et signification des bruits de galop mésodiastolique et protodiastolique. Bull. Soc. méd. Hôp. Paris 37, Nr 36 (1921). — LAUBRY et PEZZI: Les rhythmes de galop. Paris 1926. — LEARED: The sounds of the heart in their relation to pathology. Med. Tim. a. Gaz. 1867, 141, Aug. 31. — LEARD: On the sounds caused by the circulation of the blood. London 1861. — LEMAIRE: Quatre cas de souffle au second temps à la pointe du cœur, coincidant avec un triple bruit. Union 41 (1854, April). — LÉPINE: Du bruit de galop en général et en particulier dans la néphrite aigue. Lyon méd. 1882, Nr 34. — LEUBE: Zur Diagnose der systolischen Herzgeräusche. Dtsch. Arch. klin. Med. 57, 262 (1897). — LEWIS, TH.: Die zeitlichen Beziehungen der Herztöne und Geräusche mit besonderer Berücksichtigung der akustischen Phänomene der Mitralstenose. Heart 6, 241 (1913). — LEWIS, TH.: The time relations of heart sounds. Quart. J. Med. 1913. — LITTEN: Über accidentelle diastolische Herzgeräusche. Dtsch. med. Wschr. 6 (1887). — LÖFFLER: Über die Entstehung des zweiten Ventrikeltones. Wbl. Ges. Wien. Ärzte 8, 16/17 (1862). — LONDON: Vorübergehende Klappeninsuffizienz. Österr. Z. prakt. Heilk. 9, 42 (1863). — LUDWIG und DOGIEL: Ein neuer Versuch über den ersten Herzton. Arb. physiol. Anst. Leipzig 1868, 78. — LÜTHJE: in SCHMIDT und LÜTHJE, Klinische Diagnostik (1910).

MARKHAM: Diseases of the heart. Their pathology, diagnosis and treatment. London 1860. — MARKHAM: Remarcs concerning the diastolic murmur. Monthly J. 1854, Jan. — MARTIUS, F.: Der Herzstoß des gesunden und kranken Menschen. Volkmanns Saml. klin. Vortr. 1894, Nr 113. — MARTINI: Die accidentellen Herzgeräusche. Klin. Wschr. 5, Nr 21 (1926). — MASING: Lassen sich die an der Rückenfläche des Thorax hörbaren Herztöne und Herzgeräusche für die Diagnose verwerten? St. Petersb. med. Wschr. 1903, Nr 19. — MEYER, J.: Über die Lage der einzelnen Herzabschnitte zur Thoraxwand und über die Bedeutung dieser Verhältnisse für die Auskultation des Herzens. Virchows Arch. 3 (1850).— MOELI: Zur Messung der Intensität der Herztöne. Dtsch. Z. prakt. Med. 1878, Nr 47. — MOHAMED, MIRZA: De la valeur diagnostique du bruit de piaulement dans l'endocardite aigue. Thèse de Paris (1879). — MONNERET: Etudes sur les bruits vasculaires et cardiaques. Union 1849, 499. Rev. méd.-chir. 1850, 129, Mars/Avr. — MORITZ: Über ein accidentelles Herzgeräusch. St. Petersb. med. Wschr. 1893, Nr 19. — MORITZ: Methoden der Herzuntersuchung. Dtsch. Klinik 4, 529 (1907). — v. MÜLLER, FR.: Über Galopprhythmus des Herzens. Münch. med. Wschr. 1906, Nr. 17. — MÜLLER, H.: Der Küngelrhythmus der Herztöne, die Kyniklokardie. Volkmanns Samml. klin. Vortr. 1911, 197/198. — MÜLLER jr., HERMANN: Herztonerscheinungen bei schweren Infektionskrankheiten. (Das erregte und das depressive Herz.) Münch. med. Wschr. 72, Nr 9, 350 (1925).

NAUNYN: Über die Gründe, weshalb hin und wieder das systolische Geräusch bei der Mitralinsuffizienz am lautesten in der Gegend der Pulmonalklappen zu vernehmen ist. Berl. klin. Wschr. 1868, Nr 17. — NEGA, O. F.: Beiträge zur Kenntnis der Funktion der Atrioventrikularklappen des Herzens, der Entstehung der Töne und Geräusche in demselben und deren Bedeutung. Habilitationsschr. Breslau 1852. — NIEMEYER: Entwurf einer einheitlichen Theorie der Herzgefäß- und Lungengeräusche. Dtsch. Arch. klin. Med.

7, 136 (1870). — NIEMEYER: Handbuch der theoretischen und klinischen Perkussion und Auskultation. Erlangen 1868/1870. — NOLET: Zur Lehre der Gefäßgeräusche. Arch. Heilk. 1871. — NONNENBRUCH: Kasuistischer Beitrag zur Kenntnis der Entstehung des präsystolischen Galopprhythmus. Zbl. Herzkrkh. 15, Nr 11 (1923).

OFFENBACHER: Experimentelle Beiträge zur verstärkten Vorhofstätigkeit mit besonderer Berücksichtigung des Galopprhythmus. Arch. exper. Path. 77, 1 (1914).

PARROT: Etudes sur le siège et le mécanisme des bruits du cœur dits anémiques. Arch. génér. 1866, 129, Août. — PARROT: Sept observations d'asystolie avec bruit de souffle au premier temps et à la pointe. Arch. génér. 1865, Avr. — PARMENTER: Occurrence and significance of systolic murmurs in healthy individuals. J. amer. med. Assoc. 78, 1680 (1922). — PAWINSKI: Die Entstehung und klinische Bedeutung des Galopprhythmus des Herzens. Z. klin. Med. 64, 70 (1907). — PERLIS: Kasuistischer Beitrag zur Kenntnis der anorganischen präsystolischen Geräusche an der Herzspitze. Inaug.-Diss. II. med. Klinik. Berlin 1907. — PERLS: Über Weite und Schlußfähigkeit der Herzmündungen und ihrer Klappen. Dtsch. Arch. klin. Med. 6, H. 3/4, 381 (1869). — PEZZI: Entstehung der Herztöne. Z. klin. Med. 75 (1912). — PEZZI und LUTEMBACHER: Sur le mécanisme du rhythme à trois temps de la stenose mitrale. Arch. Mal. Cœur 5, 329 (1912). — PIÉDAGNEL: Piorrys Herztöne. Arch. génér. 1834, 245, Juni. — PLEISCHL: Perikardiales Reiben bei Cholerakranken. Prag. Vjschr. 1, 105 (1851). — POTAIN: Du bruit de galop. Gaz. Hôp. Nr 67, June 10. — POTAIN: Du rhythme cardiaque appelé bruit de galop. Union méd. 1875, Nr 33; 1876, Nr 30. — POTAIN: Clinique méd. de la Charité. Paris 1894. — PRUSIK: Verschiedene Formen des galoppierenden Rhythmus, ihr Ursprung und ihre klinische Bedeutung. Festschr. f. Prof. THOMAYER. Zit. Zbl. Herzkrkh. 5, 422 (1913).

QUINCKE: Beiträge zur Entstehung der Herztöne und Herzgeräusche. 1. Über accidentelle Geräusche in den Pulsarterien. 2. Zur Entstehung des ersten Herztones. Berl. klin. Wschr. 1870, Nr 21/22.

RAMBAUD: Mémoire sur le diagnostic différentiel des maladies organiques des orifices du cœur. J. Méd. Lyon 1845, Août. — RAPP: Beiträge zur Diagnostik der Klappenaffektionen des Herzens, mit Rücksicht auf die Ansicht von Prof. CANNSTADT, sowie auf die SKODAsche Lehre von den Herztönen usw. Habilitationsschr. Würzburg 1849. — REID: The production of heart murmurs. Amer. J. med. Sci. 165, Nr 3, 328 (1923). — RINGER: On physical examination of the heart. Edinburgh J. 1860, 249, Sept.; 1861, 689, Febr. — ROBINSON, CANBY: Galloprhythm of the heart. Amer. J. med. Sci. 1908, May. — v. ROMBERG, E.: Krankheiten des Herzens (1924).

SAHLI: Über diastolische accidentelle Herzgeräusche. Korresp.bl. Schweiz. Ärzte 1895, Nr 2. — SAHLI: Lehrbuch der klinischen Untersuchungsmethoden (1928). — SCHÄFER: Über die Auscultation der normalen Herztöne. Inaug.-Diss. Gießen 1860. — SCHLIEPS: Über pseudocardiale und cardiale Geräusche im Kindesalter ohne pathologische Bedeutung. Jb. Kinderheilk. 76, H. 3 (1912). — SCHMIDT: Waarneming van een volgens den stand des lichaams afwisselend blaasgeluid van het linker haart. Neederl. Weekbl. Geneesk. 1855, Febr. — SEWALL: The clinical significance of reduplication of the heart sounds (1898, Jan. a. July). — SIEVEKING: On the diagnostic value of murmurs in the pulmonary artery. Lancet 1860, Febr. — SKODA: Über den Herzstoß und die durch die Herzbewegung verursachten Töne. Österr. med. Jb. 13 (1838). — SKODA: Über unerklärliche Herzgeräusche. Alg. Wien. Ztg 1863, Nr 34. — SMITH: The use of the differential stethoscope in the study of cardiac murmurs. Med. Rec. 1895, July 27. — SPITTAL: Über die Localität der Herzgeräusche. Edinburgh med. J. 1835, 138. — STOKES: Diseases of the heart and aorta. Philadelphia 1854.

TALMA: Experimentell erzeugte anorganische Herzgeräusche. Berl. klin. Wschr. 1898, Nr 47. — TALMA: Beiträge zur Theorie der Herz- und Arterientöne. Dtsch. Arch. klin. Med. 15, 77 (1874). — THAYER: Observations on the frequency and diagnosis of the Flint murmur in aortic insufficiency. Amer. J. med. Sci. 1901, Nov. — THAYER: On the early diastolic heart sound (the so-called third heart sound). Boston med. J. 1908, 713—726. — THAYER: Reflections on the interpretation of systolic cardiac murmurs. Amer. J. med. Sci. 169, Nr 3 (1925). — THAYER and MC. CALLUM: Experimental studies of cardiac murmurs. Amer. J. med. Sci. 1907, Febr. — TRAUTWEIN: Galopprhythmus und Hemisystole. Virchows Arch. 189, 22. — TREUPEL: Über systolische funktionelle Herzgeräusche. Dtsch. med. Wschr. 1915, Nr 51, 1511.

WALDENBURG: Zur Lehre von den Herzgeräuschen. Charité-Ann. 4, 319 (1877). — WARBURTON: On the diagnostic value of an accentuated cardiac second sound. Edinburgh med. J. 1863, June. — WEBER, TH.: Über die Anwendung der Wellenlehre auf die Lehre vom Kreislauf des Blutes, insbesondere auf die Pulslehre. Müllers Arch. 8, 497 (1851). — WEBER, TH.: Physikalische und physiologische Experimente über die Entstehung der Geräusche in den Blutgefäßen. Arch. Heilk. 14 (1855). — WEBER: De causis strepitum in vasis sanguiferis observatorum. D. J. Lipsia 1854. — WEISS: Zur Kenntnis der diastolischen Herzgeräusche. Wien. med. Wschr. 1882, Nr. 21. — WEIZSÄCKER: Beitrag zur Frage der Blutgeschwindigkeit bei Anämie. Inaug.-Diss. Heidelberg 1910. — WIEDEMANN: Zur Frage des mesosystolischen Galopprhythmus. Z. exper. Med. **2**, 296 (1914). — WILLIAMS, CH.: The pathology and diagnosis of diseases of the chest; illustrated especially by a rational exposition of their physical signs with new researches on the sounds of the heart. London 1835. — WILSON: On the diastolic heart sound, which causes spurious reduplication of the second sound at the apex and is sometimes called the third sound of the heart. Clin. trans. 1901, 10. — WINKLER: Beobachtungen über die Carotis-Auskultation bei Aortenerkrankungen. Wien. klin. Wschr. **40**, Nr 10, 313—314 (1927). — WINTRICH: Fragmente zur physikalischen Diagnostik. 1. Über Cannstatts neue Theorie bez. der Diagnose der organischen Fehler an der Val. biscupidalis des Herzens. Arch. Heilk. **8**, 10 (1849). 2. Über den semiotischen Wert der Geräusche am linken Herzventrikel. Arch. Heilk. **8**, 399 (1849). — WISSEL: Über den zweiten Herzton. Dtsch. Arch. klin. Med. **102** (1911).

Aufzeichnung von Herzstoß und Herztönen.

BARRET, W. F.: The effect of inaudible vibrations upon sensitive flames. Nature **16**, 12 (1877). — BLAKE, E. W.: A method of recording articulate vibrations by means of photography. Nature **18**, 338—340 (1878). — BOCK, H.: Universalregistrierapparat, Modell BOCK-THOMA. Münch. med. Wschr. **57**, 526—528 (1910). — BOLTZMANN, L. und TOEPLER, A.: Über eine neue optische Methode, die Schwingungen tönender Luftsäulen zu analysieren. Wiss. Abh. v. L. BOLTZMANN **2**, 168 (1908/09). — BURMESTER, H.: Erläuterung des Universal-Registrierapparates, Modell BOCK-THOMA zur Registrierung der Herzbewegungen, des Pulses und der Herztöne, sowie des Electrocardiogrammes. München 1911. (Prospekt.) — BRAMWELL and MILNE MURREY, K.: A method of graphically recording the exact time relation of cardiac sounds and murmurs. Brit. med. J. **1888**, 7. Jan. — CERADINI: Heidelberger Jb. der Literatur **1869**, Nr 589, 12—917. — CERADINI: Ann. univ. Med. **211**, 587—644 (1870). Milano. — CERADINI: Der Mechanismus der halbmondförmigen Klappen. Leipzig 1872. — CHAUVEAU, A. et MAREY, J.: Détermination graphique des rapports du choc du cœur avec les mouvements des oreillettes et des ventricules. C. r. Acad. Sci. **32**, 32—35 (1862). — CHAUVEAU: La pulsation cardiaque extérieur et ses rapports avec les autres phénomènes du mécanisme du cœur. J. Physiol. et Path. gén. **1**, 785—805 (1899). — CREMER und MATTHES: Verh. dtsch. Ges. inn. Med. 1910.

DONDERS, F. C.: Zur Klangfarbe der Vokale. Vorläufige Notiz. Ann. Physiol. u. Chem. **123**, 527—528 (1864). — DONDERS: On the rhythm of the sounds of the heart. Dublin quart. J. med. Sci. **45**, 225—242 (1868). — DUDDELL: J. Inst. electr. Eng. **39**, 545 (1907). Zit. EDW. EDSER: The analysis of sounds speech. Nature **81**, 533.

EDELMANN, M.: Mitt. Nr. 6 a. d. physik.-mechan. Inst. v. Edelmann u. Sohn, München. — EDENS, E.: Pulsstudien. Dtsch. Arch. klin. Med. **100**, 221—286 (1910). — EDENS und v. FORSTER: Zur Diagnose der Herzbeutelverwachsungen. Dtsch. Arch. klin. Med. **115**, 290 (1914). — EDGREN: Kardiographische und sphygmographische Studien. Skand. Arch. Physiol. (Berl. u. Lpz.) **1**, 91 (1889). — EINTHOVEN: Ein neues Galvanometer. Ann. Physik, IV. F. **12**, 1059, 1072 (1903). — EINTHOVEN: Über einige Anwendungen des Saitengalvanometers. Ann. Physik, IV. F. **14**, 182—192 (1904). — EINTHOVEN: Die Registrierung der menschlichen Herztöne vermittelst des Saitengalvanometers. Pflügers Arch. **117**, 461—472 (1907). — EINTHOVEN: Ein dritter Herzton. Pflügers Arch. **120**, 33—35 (1907). — EINTHOVEN: Weiteres über das Elektrocardiogramm. Pflügers Arch. **122**, 517—585 (1908). — EINTHOVEN, FLOHIT und BATTAERD: Registrierung der menschlichen Herztöne. Nederl. Tijdschr. Geneesk. **1906**, Nr. 12. — EINTHOWEN, W. und GELUK, M. A. J.: Die Registrierung der Herztöne. Pflügers Arch. **57**, 717—739 (1894). — D'ESPINE: Essai de cardiographie clinique. Rev. Méd. 1882. — D'ESPINE: Essai de cardiographie de clinique etc. Rev. Méd. **1889**, 2, 19. — EWALD, J. RICH.: Zur Physiologie des Labyrinths. 6. Mitt. a. Pflügers Arch. **76**, 164—169 (1899); **93**, 485—500 (1903).

FAHR: On simultaneous records of the heart sounds and the electrocardiogram. Heart **1912**, 147. — FILEHNE und PENZOLDT: Über den Spitzenstoß. Zbl. med. Wiss. **1879**, Nr 27. — FORCHHAMMER, J. G.: Das Phonoskop. Tidskr. Phys. og Chem. **8**, 97—103 (1887). — FRANK, O.: Die unmittelbare Registrierung der Herztöne. Münch. med. Wschr. **51**, 953—954 (1904). — FRANK, O.: Der Puls in den Arterien. Z. Biol. **46**, 441—553 (1905). — FRANK, O.: Über die „kritischen Randglossen" von CLEMENS SCHÄFER zu meinen theoretischen Untersuchungen. Z. Biol. **55**, 537—547 (1911). — FRANK, O.: Zur Lehre von der erzwungenen Schwingung. Z. Biol. **56**, 398—400 (1911). — FRANK, O.: Zu den Angriffen K. HÜRTHLES auf meine „Kritik" der elastischen Manometer. Z. Biol. **55**, 547—561 (1911). — FRANK, O.: Der Hebel des O. WEISSschen Phonoskops. Z. Biol. **55**, 530 (1911). — FRANK, O.: Hämodynamik. Leipzig 1911. — FRANK, O. und HESS, O.: Über das Cardiogramm und den ersten Herzton. Verh. dtsch. Ges. inn. Med. **25**, 285—291 (1908). —

Frédériq: La pulsation du cœur chez le chien. Trav. Laborat. **2**, 37—162 (1887—1888). — Frédériq: Über das Cardiogramm und den Klappenschluß am Anfang der Aorta. Zbl. Physiol. 1888, Nr 1. — Frédériq: Die Deutung des menschlichen Elektrocardiogramms und des Sphygmogramms. Zbl. Physiol. 1891, 582. — Frédériq: Herzstoßkurven und endocardiale Druckkurve des Hundes. Zbl. Physiol. **6**, 260 (1892). — Frédériq: Sur la signification du tracé du choc du cœur. Bull. Acad. Méd. belg. **8**, 34 (1894). — Frédériq: Vergleich der Stoß- und Druckkurven der rechten Herzkammer des Hundes. Zbl. Physiol. 1890, 764—770. — Frédériq: Exploration des battements du cœur par la sonde oesophagienne. Arch. de Biol. **7**. — v. Frey: Physiologische Bemerkungen über die Hypertrophie und Dilatation des Herzens. Dtsch. Arch. klin. Med. **46** (1890). — v. Frey: Über die Beziehungen zwischen Pulsform und Klappenschluß. Verh. dtsch. Ges. inn. Med. **9**, 346 (1890). — v. Frey: Einige Bemerkungen über den Herzstoß. Münch. med. Wschr. **40**, 865 (1893). — v. Frey und v. Krehl: Arch. Anat. u. Physiol. 1890.

Garrod: On some points connected with the circulation of the blood etc. Proc. roy. Soc. **22**, 291—293. — Garten, S.: Über ein neues Verfahren zur Verzeichnung von Bewegungsvorgängen und seine Anwendung auf den Volumenpuls. Pflügers Arch. **104**, 351 (1904). — Garten: Das Saitengalvanometer. In: R. Tigerstedts Handbuch d. physiol. Methodik **2**, Abt. 3, 428—437. Leipzig 1908. — Garten: Über die Verwendung der Seifenmembran zur Schallregistrierung. Z. Biol. **56**, 41—74 (1911). — Gerhardt, C.: Über die Verwendung der empfindlichen Flamme zu diognostischen Zwecken. Dtsch. Arch. klin. Med. **16**, 1—11 (1875). — Gerhartz, H.: Die Aufzeichnung von Schallerscheinungen, insbesondere die des Herzschalles. Z. exper. Path. u. Ther. **5**, 11 u. 13—18 (1908). — Gibson: Cardiogram. J. Anat. a. Physiol. **14**, 234. — Grützner: Einige neuere Arbeiten, betr. die Physiologie der Herztätigkeit und des Kreislaufs. Dtsch. med. Wschr. 1890, 695. — Grützner: Beobachtungen am Herzen einer Frau, welches infolge einer Operation der direkten Untersuchung zugänglich war. Bresl. ärztl. Z. 1879, Nr 21. — Grunmach: Über die Pulsgeschwindigkeit usw. Virchows Arch. **102** (1885).

Henschen, S. E.: Die Deutung des Cardiogramms. Mitt. med. Klinik Upsala **2**. Jena 1899. — Hensen, V.: Über die Schrift von Schallbewegungen. Z. Biol. **23**, 291—302 (1887). — Hermann: Jber. Anat. u. Physiol. **17** (1889). — Hermann, E.: Registrierung von Streichinstrumentsklängen mit dem Phonoskop. Z. biol. Techn. u. Method. **1**, 59 (1908/09). — Hermann, L.: Phonophotographische Untersuchungen. I. Pflügers Arch. **45**, 582—292 (1889); **47**, 44, 53 (1890). — v. Holowinski, A.: Die physikalischen Methoden und Apparate zur Untersuchung physiologischer Wellen. Ann. Warschauer Ges. Ärzte (poln.) 1891. — v. Holowinski: Physiologische und klinische Anwendungen eines neuen Mikrophons usw. Z. klin. Med. **23**, 363 (1893). — de Holowinski, A.: Sur la photographie des bruits du cœur. Arch. Physiol. norm. et path. **5**, 893—897 (1896). — Holz: Über Herztonregistrierung nach der Methode von W. R. Hess im Säuglings-Kindesalter. Jb. Kinderheilk. **102**, 337 (1923). — Hürthle, K.: Über den Semilunarklappenschluß. Verh. dtsch. Ges. inn. Med. 1890, 490. — Hürthle: Mitteilungen auf dem Physiol. Kongreß zu Lüttich. (Zbl.) Physiol. **6**, 398 (1892). — Hürthle: Über die Erklärung des Kardiogramms mit Hilfe der Herztonmarkierung und über eine Methode zur mechanischen Registrierung der Töne. Dtsch. med. Wschr. **19**, 77, 81 (1893). — Hürthle: Beiträge zur Hämodynamik. 10. Abh. Über mechanische Registrierung der Herztöne. Pflügers Arch. **60**, 263—291 (1895). — Hürthle: Über die Verbesserung der Methode zur mechanischen Registrierung der Herztöne und ihre Ergebnisse. 73. Jber. schles. Ges. vaterl. Kultur **1895** (Med. Abt.), 81. Breslau 1896. — Hürthle: Zur unmittelbaren Registrierung der Herztöne. Zbl. Physiol. **18**, 617—619 (1904). — Hürthle: Die Prüfung der Manometer mit Druckschwankungen von bekannter Form. Pflügers Arch. **137**, 225—240 (1911). — Hürthle: Experimentalkritik der Frankschen Theorie der elastischen Manometer. Pflügers Arch. **137**, 153—225 (1911). — Hürthle: Betrachtungen über die theoretischen und praktischen Bestrebungen, Instrumente zur Registrierung der im Kreislauf auftretenden Druckschwankungen herzustellen. Pflügers Arch. **137**, 145—153 (1911). — Hürthle: Erwiderung an O. Frank. Pflügers Arch. **141**, 389, 410 (1911). — Husten: Anatomische und histologische Untersuchungen über Weite und Wand der Hohlvenen unter physiologischen und pathologischen Kreislaufbedingungen. Z. Kreislaufforschg **19**, Nr 15 (1927).

Jacobsohn: Hörbarmachung der Herztöne im Raum durch Kathodenröhre. Med. Klinik 1923, Nr 9. — Joachim, G.: Über die Anwendung der Weissschen Registriermethode in der Klinik. Z. biol. Techn. u. Method. **1**, 58 (1908/09). — Joachim, G. und Weiss, O.: Registrierungen von Herztönen und Herzgeräuschen beim Menschen. Dtsch. Arch. klin. Med. **98**, 513—540 (1910). — Joachim und Weiss: Die Beziehungen der Herztöne und Herzgeräusche zum Elektrocardiogramm. Dtsch. med. Wschr. **36**, 2187—89 (1910).

Kahn, R. H.: Die Lage der Herztöne im Elektrocardiogramm. Pflügers Arch. **133**, 597—610 (1910). — Kahn: Studien am Phonocardiogramm. Pflügers Arch. **140**, 471 bis

491 (1911). — KEY: Sphygmography and Cardiography. New York u. London 1887. — KLEWITZ: Die Cardiopneumatische Kurve. Dtsch. Arch. klin. Med. **124**, 460 (1918). — KÖNIG, RUD.: Die manometrischen Flammen. Ann. Physik u. Chem. **146**, 161 (1872). — KNOLL: Über Inkongruenz in der Tätigkeit beider Herzhälften. Sitzgsber. Akad. Wiss. Wien, Math.-naturwiss. Kl. **99**, Abt. 3, 31. — v. KREHL: Über den Druckablauf in den Herzhöhlen und Arterien. Verh. dtsch. Ges. inn. Med. **8**, 327 (1889). — KRIEGE, H. und SCHMALL: Über den Galopprhythmus des Herzens. Z. klin. Med. **18**, 261 ff. (1890). LANDOIS: Zbl. med. Wiss. **1886**, Nr 12. — LANDOIS: Die Lehre vom Arterienpuls. Berlin 1872. — LANDOIS: Graphische Untersuchungen über den Herzschlag (1876). — LANDOIS: Herzstoßkurven. In: EULENBERGs Real-Enzyklopädie XX. (1887). — LANDOIS: Lehrbuch der Physiologie des Menschen. 7. Aufl. 1890. — LANG: Über einige durch die Herzaktion verursachte Bewegungen der Brustwand und des Epigastriums. Dtsch. Arch. klin. Med. **108**, 35 (1912). — LANGENDORF: Spitzenstoß. Bresl. ärztl. Z. **1880**. — LEBEDEW: Ein Apparat zur Projektion von Schallschwingungen. J. russ. phys.-chem. Ges. **26**, 290 bis 293 (1894). — LEBEDEW: Phonometer. J. russ. phys.-chem. Ges. **41**, physik. Abt., 370 (1909). — LEWIS: The time relations of the heart sounds and murmurs with special reference to the acoustic signs in mitral stenosis. Heart **4**, 241 (1912) and Quart. J. Med. **1913**. — LOMBARD and COPE: The duration of the systole of the left ventricle of man. Amer. J. Physiol. **77**, Nr 2 (1926).

MACKENZIE: The study of the pulse. Edinburgh a. London 1902. — MALBRANC: Dtsch. Arch. klin. Med. **20**. Herzstoß. — MARBE, K.: Objektive Bestimmung der Schwingungszahlen KOENIGscher Flammen ohne Photographie. Physik. Z. **7**, 543—546 (1906). — MARBE: Erzeugung schwingender Flammen mittels Luftübertragung. Physik. Z. **8**, 92—93 (1907). — MARBE: Registrierung der Herztöne mittels rußender Flammen. Pflügers Arch. **120**, 205—209 (1907). — MARBE, K. und DÉGUISNE: Analogie zwischen Wechselströmen und Schallschwingungen. Physik. Z. **8**, 200—204 (1907). — MAREY, M.: Physiologie médicale de la Circulation du sang. Paris 1863. — MAREY: Mémoire sur la pulsation du cœur. Trav. Laborat. Marey **1**, 19 (1875). — MAREY: La méthode graphique. Trav. Laborat. Paris 1880. — MAREY: La circulation du sang â l'état physiologique et dans les maladies. Paris 1881. — MARTENS, F. F.: Demonstration von Schallschwingungen. Verh. dtsch. physik. Ges. **9**, 116—119 (1907). — MARTENS: Optische Untersuchung schneller und FOURIERsche Analyse periodischer Druckschwankungen. Verh. dtsch. physik. Ges. **11**, 63 (1909). — MARTENS: Objektive Darstellung von Schallkurven (MARTENS-LEPPINsche Schallkurve). Ber. über Apparate u. Anlagen v. Leppin u. Masche **7**, H. 1—5 (1910). — MARTENS: Über das Verhalten von Vokalen und Diphthongen in gesprochenen Worten. Untersuchung mit dem Sprechzeichner. Z. Biol. **25**, 289 (1889). (Apparat v. HENSEN.) — MARTIUS: Über normale und pathologische Herzformen. Dtsch. med. Wschr. **1888**, 241 bis 245, 359. — MARTIUS: Graphische Untersuchungen über die Herzbewegung. I. Z. klin. Med. **13**, 327—350 (1888). — MARTIUS: Über normale und pathologische Herzstoßformen. Dtsch. med. Wschr. **1888**, Nr 13. Dazu Diskussion über den Vortrag des Herrn MARTIUS. Dtsch. med. Wschr. **1888**, Nr 18. — MARTIUS: Die diagnostische Verwertung des Herzstoßes. Berl. klin. Wschr. **1889**, Nr 42. — MARTIUS: Weitere Untersuchungen zur Lehre von der Herzbewegung. I. Über Herztonregistrierung. Z. klin. Med. **15**, 536—560 (1889). — MARTIUS: Insuffizienz der Aortenklappen ohne Herzstoß. Dtsch. med. Wschr. **1889**, Nr 50. — MARTIUS: Epikritische Beiträge zur Lehre von der Herzbewegung. Z. klin. Med. **19**, 109 (1891). — MARTIUS: Kardiogramm und Herzstoßproblem. Dtsch. med. Wschr. **19**, 685—686 (1893). — MARTIUS: Der Herzstoß des gesunden und kranken Menschen. Volkmanns Samml. klin. Vortr. **1894**, Nr. 113. — MAURER: Über Herzstoßkurven und Pulskurven. Dtsch. Arch. klin. Med. **24**. — MAY, R. und LINDEMANN, L.: Graphische Darstellung des Percussionsschalles. Münch. med. Wschr. **53**, 810—811 (1906). — MAY und LINDEMANN: Graphische Studien über den tympanitischen und den nichttympanitischen Percussionsschall. Dtsch. Arch. klin. Med. **93**, 500 (1908). — Mosso: Die Diagnostik des Pulses usw. Leipzig 1879. 42. — MÜLLER, AD.: Über Flüssigkeitsmembranen. Philos. Inaug.-Diss. Rostock 1904. — MÜLLER, FR. v.: Einige Beobachtungen aus dem Percussionskurs. Berl. klin. Wschr. **32**, 783 (1895).

OHM, R.: Eine Einrichtung für photographische Pulsregistrierung. Münch. med. Wschr. **57**, 1836—37 (1910). — OHM: Ein Apparat zur photographischen Herztonregistrierung. Dtsch. med. Wschr. **37**, 1432—33 (1911). — OTT und HAAS: Kardiogramm. Prag. Vjschr. **1877**.

PRINGSHEIM, E.: Versuche mit einem Phonautographen. Verh. dtsch. physik. Ges. **8**, 43—46 (1889).

RAUTENBERG: Die an der äußeren Brustwand sichtbare Pulsation der Vorhöfe. Berl. klin. Wschr. **1907**, 1478, Nr 46. — RIVE: De Sphygmograaf en de sphygmogr. Curve. Utrecht 1866. — ROBINSON, G. C. and DRAPER, G.: A study of the presphygmic period of the heart. Arch. int. Med. **5**, 168—217 (1910). — ROBINSON und DRAPER: Über die

Anspannungszeit des Herzens. Dtsch. Arch. klin. Med. 100, 347—369 (1910). — ROOS, E.: Über objective Aufzeichnung der Schallerscheinungen des Herzens. Verh. dtsch. Ges. inn. Med. 25, 643—652 (1908). Dtsch. Arch. klin. Med. 92, 314—336 (1908). — ROSENSTEIN: Herzstoßkurve. Dtsch. Arch. klin. Med. 23, 84 (1878). — ROY and ADAMI: Heart-beat and pulse wave. Practitioner 1890, Febr. to July. — RUHMER, E.: Bekannte Verfahren von photographischer Fixierung von Schallwellen. Berlin 1903. (Nicht im Buchhandel.)

SAMOJLOFF, A.: Graphische Darstellung der Vokale. Physiologiste russ. 2, 62—69 (1900). — SAMOJLOFF: Zur Vokalfrage. Pflügers Arch. 1899, 1—26. — SCHÄFER, CL.: Kritische Randglossen zu den theoretischen Untersuchungen von O. FRANK über Manometer. Pflügers Arch. 137, 250—269 (1911). — SCHÄFER: Erwiderung an O. FRANK. Pflügers Arch. 141, 410—432 (1911). — SCHEIBER: Zur Lehre von der Herzbewegung. Bemerkungen zu HEIGES Aufsatz: AUGUST WITTMANNS freigelegtes Herz. Dtsch. Arch. klin. Med. 47 (1891). — SCHEMINSKY: Verstärkung und graphische Registrierung von Schallerscheinungen über Herz und Lunge mittels Elektronenröhre. Z. exper. Med. 57, 3/4 (1927). — SHARPE, B. F.: An advance in measuring and photographing sounds. U. S. Departm. agric. Weather Bur. 1899, Nr 202. Zit. Fortschr. Physik 55 1, 667 (1899). — SWANN and JANVRIN: A study of the ventricular Systole Subclavian Interval with a discussion of the presphygmic period. Arch. int. Med. 12, 199 (1913).

THACHER: The pulse-wave velocity and ventricular close-time in health. Trans. of Assoc. amer. Physic. 1888, 12, Sept. — TOEPLER, A.: Optische Studien nach der Schlierenbeobachtung. Ann. Physik u. Chem. 131, 33—55, 180—215 (1867). — TOEPLER und BOLZMANN: Über eine neue optische Methode, die Schwingungen tönender Luftsäulen zu analysieren. Ann. Physik u. Chem. 141, 321—352 (1870).

VEITH und LOSSEN: Über Druckschwankungen im Lungenraume infolge der Herzbewegungen. Z. Biol. 1, 207 (1865).

WEISS, O.: Die Registrierung der menschlichen Herztöne durch Seifenhäutchen. Arch. f. Psychol. 9, 463—467 (1907). — WEISS, O.: Schriften d. physik.-ökon. Ges. Königsberg 48, 246 (1907). — WEISS, O.: Das Phonoskop, eine Vorrichtung zur Analyse und Registrierung schwacher Schallqualitäten. Med.-naturwiss. Arch. 1, 437—445 (1908). — WEISS, O.: Die photographische Registrierung der geflüsterten Vokale und Konsonanten Sch. und S. Zbl. Physiol. 21, 619—620 (1908). — WEISS, O.: Zwei Apparate zur Reproduktion von Herzgeräuschen. Z. biol. Techn. u. Method. 1, 120—125 (1908). — WEISS, O.: Über einige Einwände gegen die Verwendung von Flüssigkeitslamellen zur Schallregistrierung. Pflügers Arch. 127, 74—77 (1909). — WEISS, O.: Phonokardiogramme. Samml. anat. u. physiol. Vortr. u. Aufs. H. 7, 20 ff. Jena 1909. — WEISS, O.: Erwiderung an O. FRANK. Pflügers Arch. 132, 539—544 (1910). — WEISS, O.: Nochmalige Erwiderung an O. FRANK. Pflügers Arch. 141, 423—427 (1911). — WEISS, O. und JOACHIM, G.: Registrierung und Reproduction menschlicher Herztöne und Herzgeräusche. Pflügers Arch. 123, 341—386 (1908). — WEISS, O. und JOACHIM, G.: Registrierung und Synthese menschlicher Herztöne und Geräusche. Verh. dtsch. Ges. inn. Med. 25, 285—291 (1908). — WEISS, O. und JOACHIM, G.: Die Seifenlamelle als schallregistrierende Membran im Phonoskop. Z. biol. Techn. u. Method. 1, 49—57 (1908—1910). — WEISS, O. und JOACHIM, G.: Die Beziehungen der Herztöne und Herzgeräusche zum Elektrocardiogramm. Dtsch. med. Wschr. 36, 2187—2189 (1910). — WEISS, O. und JOACHIM, G.: Registrierungen von Herztönen und Herzgeräuschen beim Menschen. Dtsch. Arch. klin. Med. 98, 513—519 (1910). — WEITZ: Über die Kardiographie am gesunden und pathologischen Herzen mit dem FRANKschen Apparat. Zugleich ein Beitrag zur Erklärung des Crescendogeräusches bei Mitralstenose. Dtsch. Arch. klin. Med. 124 (1917). — WEITZ: Studien zur Herzphysiologie und Pathologie auf Grund kardiographischer Untersuchungen. Erg. inn. Med. 22 (1922). — WENCKEBACH: Beiträge zur Kenntnis der menschlichen Herztätigkeit. Arch. Anat. u. Physiol. 1906, 297; 1907, 1; 1908, Buppl.-Bd., 53. — WENCKEBACH: Die unregelmäßige Herztätigkeit und ihre klinische Bedeutung. Leipzig-Berlin 1914. — v. WYSS: Aufzeichnungen von Herztönen mit dem EINTHOVENschen Saitengalvanometer, und Untersuchungen über Galopprhythmus. Dtsch. Arch. klin. Med. 101, 1 (1910).

v. ZIEMSSEN: Studien über die normalen Bewegungsvorgänge am Herzen, sowie über die mechanische und elektrische Erregbarkeit des Herzens und des Nervus phrenicus, angestellt an dem freiliegenden Herzen der Katharina Serafin. Dtsch. Arch. klin. Med. 30 (1881). — v. ZIEMSSEN und MAXIMOWITSCH: Studien über die Bewegungsvorgänge am Herzen, angestellt am freiliegenden Herzen des August Wittmann. Dtsch. Arch. klin. Med. 45 (1889).

Elektrocardiographie.

BARKER: Electrocardiography and phonocardiography. Bull. Hopkins Hosp. 21, 237 (1910). — BARTOS and BURSTEIN: Can variations in ventricular systole be determined from electrocardiogram deflections? J. Labor. a. clin. Med. 9, Nr 4 (1924). — BAUR:

Die diphasische Vorhofsschwankung des gesunden und kranken Menschen bei Ableitung von der Speiseröhre. Dtsch. Arch. klin. Med. 145, 3/4 (1925). — BAYLISS and STARLING: On the Electromotive Phenomena of the Mammalian Heart. Proc. roy. Soc. Lond. 150, 211 (1892). — BISHOP: A key to the electrocardiogram (1923). — BOCK: Universal-Registrierapparat. Münch. med. Wschr. 1910, Nr 10, 57, 526. — BODEN und NEUKIRCH: Electrocardiographische Studien am isolierten Säugetierherzen bei direkter und indirekter Ableitung. Pflügers Arch. 171, H. 1 (1918). — DE BOER: The electrocardiogram of the Ventricle. Amer. J. Physiol. 74, Nr 1 (1925). — BORUTTAU (1909): Im Handb. d. ges. med. f Anwend. d. Electricität. 348. Leipzig. — BURGER: Die Hypertrophie der Herzkammern und das Electrocardiogramm. Z. klin. Med. 102, 4/5 (1925). — BURGH DALY: The influence of mechanical conditions of the circulations of the electrocardiogram. Proc. roy. Soc. Lond. 95, Nr B 667 (1923). — BURMESTER: Erläuterung des Universal-Registrierapparates Modell BOCK-THOMA. München 1910.

CLEMENT, ERNST: Über eine neue Methode zur Untersuchung der Fortleitung des Erregungsvorganges im Herzens. Z. Biol. 58, 110—161 (1912). — COHN und RAISBECK: The relation of the position of the normal and the enlarged heart to the electrocardiogram. Proc. Soc. exper. Biol. a. Med. 20, Nr 1 (1922). — CREMER: Das Saitengalvanometer von EINTHOVEN und seine Leistungen. Sitzgsber. Ges. Morph. u. Physiol. München 7 II (1905). — CREMER: Demonstration der Aktionsströme des menschlichen Herzens. Verh. dtsch. Ges. inn. Med. München 1906. — CREMER: Über die direkte Ableitung der Aktionsströme des menschlichen Herzens vom Oesophagus und über das Electrocardiogramm des Fötus. Münch. med. Wschr. 1906, Nr 17. Verh. dtsch. Ges. inn. Med. 1906. — CREMER: Über das Saitengalvanometer und seine Anwendung in der Elektro-Physiologie. Münch. med. Wschr. 1907, Nr 11. — CREMER: Über die Registrierung mechanischer Vorgänge auf elektrischem Wege, speziell mit Hilfe des Saitengalvanometers. Münch. med. Wschr. 1907, Nr 33. — CREMER: Über die direkte Ableitung der Aktionsströme des menschlichen Herzens vom Oesophagus. Münch. med. Wschr. 1906, Nr 17.

DOXIADES: Elektrokardiogramm des eben Geborenen. Klin. Wschr. 5, Nr 8 (1926).

EDELMANN jr.: Saitengalvanometer. Mitt. Nr 6 a. d. physik.-mech. Inst. v. Prof. EDELMANN u. Sohn, München. — EGAN: Über den Einfluß der Herzlage auf die Größe der Elektrokardiogramm-Zacken. Z. klin. Med. 79, 544 (1914). — EINTHOVEN: LIPPMANNs Kapilarelektrometer zur Messung schnellwechselnder Potentialunterschiede. Pflügers Arch. 56, 528 (1894). — EINTHOVEN: Über die Form des menschlichen Elektrokardiogramms. Pflügers Arch. 60, 101 (1895). — EINTHOVEN: Ein neues Galvanometer. Ann. Physik, IV. F. 12, 1059 (1903). — EINTHOVEN: Über einige Anwendungen des Saitengalvanometers. Ann. Physik, IV. F. 14, 182 (1904). — EINTHOVEN: Weitere Mitteilungen über das Saitengalvanometer. Analyse der Saitengalvanometerkurven. Masse und Spannung des Quarzfadens und Widerstand gegen die Fadenbewegung. Ann. Physik, IV. F. 21, 483, 665 (1906). — EINTHOVEN: Le télécardiogram. Arch. int. Physik 4 (1906). — EINTHOVEN: Saitengalvanometer. Pflügers Arch. 117, 461 (1907). — EINTHOVEN: Weiteres über das Elektrokardiogramm. Pflügers Arch. 122, 517 (1908). — EINTHOVEN: Neuere Ergebnisse auf dem Gebiete der tierischen Elektrizität. Samml. wiss. Vortr. H. 2. Leipzig 1911. — EINTHOVEN: Über die Richtung und manifeste Größe der Potentialschwankungen im menschlichen Herzen und über den Einfluß der Herzlage auf die Form des Elektrokardiogramms. Pflügers Arch. 150, 275 (1913). — EINTHOVEN und HOOGERWERF: Der Saitenphonograph. Pflügers Arch. 204, 2/3 (1924). — EINTHOVEN und DE LINT: Über das normale menschliche Elektrokardiogramm und über die kapillarelektrometrischen Untersuchungen einiger Herzkranken. Pflügers Arch. 80, 139 (1900). — EINTHOVEN, BERGANSIUS und BYTEL: Die gleichzeitige Registrierung elektrischer Erscheinungen mittels zwei oder mehr Galvanometern und ihre Anwendung auf die Elektrokardiographie. Pflügers Arch. 164, 167 (1910). — EPPINGER und ROTHBERGER: Über die Folgen der Durchschneidung der TAWARAschen Schenkel des Reizleitungssystems. Z. klin. Med. 70, H. 1 (1909). — EPPINGER und STÖRCK: Zur Klinik des Elektrocardiogramms. Z. klin. Med. 71, 157 (1910).

FAHR, G. und WEBER, A.: Über die Ortsbestimmung der Erregung im menschlichen Herzen mit Hilfe der Elektrokardiographie. Dtsch. Arch. klin. Med. 117, 361 (1915). — FREY und QUINCKE: Beitrag zum Studium des S—T-Intervalles im Elektrokardiogramm. Z. exper. Med. 49, 4/6 (1926). — FUNARO und NICOLAI: Das Elektrokardiogramm der Säuglinge. Zbl. Physiol. 1908, Nr 2.

GANTER: Zur Analyse des Elektrokardiogramms. Dtsch. Arch. klin. Med. 112, 5/6, 599 (1913). — GARTEN: Elektrophysiologie. In: Handb. d. physiol. Methodik 2, Abt. 3, 317. — GARTEN und SULZE: Ein Beitrag zur Deutung der T-Zacke des Elektrokardiogramms. Z. Biol. 66, 433 (1916). — GEBERT und GROBER: Das Electrocardiogramm des Menschen bei verstärkter Ein- und Ausatmung und beim VALSALVAschen Versuch. Zbl. Herzkrkh. 17, Nr. 12 (1925). — GILDEMEISTER: Theoretisches und Praktisches aus der neueren Elektrophysiologie. Münch. med. Wschr. 1911, Nr 21. — GOTCH, F.: The succession of events in the contracting ventricle as shown by electrometer records (Tortoise and rabbit). Heart 1, 235—261 (1909—10). — GRAU: Über den Einfluß der Herzlage auf die Form des Elektrocardiogramms. Z. klin. Med. 69, 281 (1910). — GROEDEL und MAYER-LIERHEIM: Vergleich des Saitengalvanometers und des Oszillographen-Elektrokardiogramms. Berl. klin. Wschr. 1911, Nr 24.

HERING, H. E.: Klinische Verwertung des Elektrokardiogramms. Dtsch. med. Wschr. 1912, Nr 46. — HERING, H. E.: Experimentelle Studien an Säugetieren über das Elektrocardiogramm. Z. exper. Path. u. Ther. 7, 363 (1909). — HERRMANN und WILSON: Ventricular hypertrophy. A comparison of electrocardiographic and postmortem observations. Heart 9, 2/3 (1922). — HEUBNER: Das Elektrokardiogramm der Säuglinge und Kinder. Mschr. Kinderheilk. 1908, Nr 1. — HOFFMANN, AUG.: Die Kritik des Elektrokardiogramms. Verh. dtsch. Ges. inn. Med. 1909, 614. — HOFFMANN, AUG.: Funktionelle Diagnostik und Therapie der Erkrankungen des Herzens und der Gefäße. Wiesbaden 1911. — HOFFMANN, AUG.: Über die gleichzeitige Aufnahme des Elektrokardiogramms in mehreren Ableitungen. Zbl. Herzkrkh. 4, 7:6 (1912). — HOFFMANN, AUG.: Die klinische Bedeutung des typischen Kammerelektrokardiogramms. Dtsch. med. Wschr. 38, 1531 (1912). — HOFMANN, F. B.: Aktionsstrom und Mechanogramm bei Änderung der Schlagfrequenz des Herzens und bei Vagusreizung. Z. exper. Med. 50, 1/2 (1926). — HOFMANN, F. B.: Zur Deutung des Ventrikel-Elektrokardiogramms. Dtsch. med. Wschr. 52, Nr 1 (1926). — HOKE: Über das Elektrokardiogramm eines Falles von Situs viscerum inversus. Münch. med. Wschr. 1911, Nr 15.

JAMES and WILLIAMS: The Electrocardiogram in clinical medicin. Amer. J. med. Sci. 1910, Nov. — DE JONGH: Zeitverhältnisse zwischen Elektro- und Mechanokardiogramm. Pflügers Arch. 213, 1/2 (1926).

KAHN, H. R.: Über das Elektrokardiogramm künstlich ausgelöster Herzkammerschläge. Zbl. Physiol. 23, Nr 14. — KAHN, H. R.: Beiträge zur Kenntnis des Elektrokardiogramms. Pflügers Arch. 126, 129 (1909). — KAHN, H. R.: Zeitmessende Versuche am Elektrokardiogramm. Pflügers Arch. 132, 209 (1910). — KAUF: Über Änderungen des Kammerelektrokardiogramms in den letzten Lebenstagen. Z. Herzkrkh. 1922, Nr 1. — KRAUS, NICOLAI und MEYER: Prinzipielles und Experimentelles über das Elektrokardiogramm. Pflügers Arch. 155, 2—5, 97 (1913). — KRAUS und NICOLAI: Über das Elektrokardiogramm unter normalen und pathologischen Verhältnissen. Berl. klin. Wschr. 1907, Nr 25 u. 26. — KRAUS und NICOLAI: Über funktionelle Solidarität der beiden Herzhälften. Dtsch. med. Wschr. 1908, Nr 1. — KRAUS und NICOLAI: Das Elektrokardiogramm des gesunden und kranken Menschen (1910). — KUPF: Die Verwendbarkeit der Nadelelektrodenableitung des Elektrokardiogramms. Wien. Arch. inn. Med. 12, 3 (1926).

LEWIS, TH.: The electrographic Method and its Relationship to clinical Medicin. Proc. roy. Soc. Med. 1911, April. — LEWIS, TH.: The human electrocardiogram. Philos. Trans. roy. Soc. Lond., Ser. B. 202, 351. — LEWIS, TH.: Clinical Electrocardiography. London 1913. — LEWIS, TH.: Interpretations of the initial phases of the electrocardiogram with special reference to the theory of limited potential differences. Arch. int. Med. 30, 3 (1922). — LEWIS, TH.: The mechanism and graphic registration of the heart beat. London 1925. — LINETZKY: Beziehungen des Electrocardiogramms zum Lebensalter, Blutdruck und Herzgröße. Z. exper. Path. u. Ther. 9 (1911).

MANGOLD: Elektrographische Untersuchung des Erregungsablaufes im Vogelherzen. Pflügers Arch. 175, 3/6 (1919). — MASTER and PARDEE: The effect of the heart muscle disease on the electrocardiogram. Arch. of int. Med. 37, Nr 1 (1926). — MEEK and WILSON: The effect of changes in position of the heart on the Q-R-S complex of the electrocardiogram. Arch. int. Med. 36, Nr 5 (1926). — MIKI: Experimentelle und klinische Untersuchungen über die Dauer des Elektrokardiogramms. Z. exper. Med. 27, H. 5/6 (1922). — MOSLER und GAARZ: Zur exakten Registrierung des Elektrokardiogramms. Klin. Wschr. 6, Nr 12 (1927). — MOSLER und SACHS: Die Veränderung der Initialschwankung im Elektrokardiogramm und ihre klinische Bedeutung. Klin. Wschr. 1, Nr 22 (1922).

NICOLAI: Elektrokardiogramm bei Dextrokardie und Lageveränderungen. Berl. klin. Wschr. 1911, 2. — NICOLAI: Zur Lehre von der Extrasystole. Verh. dtsch. Ges. inn. Med. 28. Wiesbaden 1911. — NICOLAI: Der Elektrokardiograph als Hilfsmittel für die Diagnostik des praktischen Arztes. Dtsch. med. Wschr. 1912, Nr 4/5. — NICOLAI: Über die Ursprungsorte der Extrasystolen. Zbl. Physiol. 26, Nr 2, S.-A. — NICOLAI und REHFISCH: Über das Elektrokardiogramm des Hundeherzens bei Reizung des rechten und linken Ventrikels. Sitzgsber. physiol. Ges. Berlin und Zbl. Physiol. 22, Nr 2. — NICOLAI und SIMONS: Zur Klinik des Elektrokardiogramms. Med. Klinik 1909, Nr 5. — NICOLAI und VÖGELMANN: Die Beziehungen der Form der Initialgruppe des Elektrokardiogramms zu den beiden Herzventrikeln. Z. exper. Path. u. Ther. 17 (1915). — NORRIS: Modern instruments of precision in the study of cardiovascular disease. Internat. Clin. 4, XXI. s.

OPPENHEIMER, ERNST: Elektrokardiographische Studien an kleinen Warmblütern. Z. exper. Med. **28**, 1/4 (1922).

PARDEE and MASTER: Electrocardiograms and heart muscle disease. J. amer. med. Assoc. **80**, Nr 2 (1923). — PRIBRAM und KAHN: Pathologische Elektrokardiogramme. Dtsch. Arch. klin. Med. **99**, 494 (1910).

RAUTENBERG: Elektrokardiogramme und Herzbewegung. Berl. klin. Wschr. **1910**, Nr 48. — REINHOLD: Zur Nadelelektrodenableitung nach W. STRAUB unter besonderer Berücksichtigung der Ableitung über dem Herzen. Klin. Wschr. **3**, Nr 27 (1924). — ROSCHER: Vergleichende elektrokardiographische Studien über Wannen- und Nadelelektroden-Ableitung beim Menschen und über deren klinische Bedeutung. Z. exper. Med. **39** (1924). — ROTHBERGER: Diagnostik und Therapie der Herz- und Gefäßkrankheiten. In: Handb. d. allg. Path. 2. Leipzig 1913. — ROTHBERGER und WINTERBERG: Vorhofflimmern und Arrhythmia perpetua. Wien. klin. Wschr. **22**, Nr. 24 (1909). — ROTHBERGER und WINTERBERG: Zur Diagnose der einseitigen Blockierung der Reizleitung in den TAWARASchen Schenkeln. Z. Herzkrkh. **5** (1913). — ROTHBERGER und WINTERBERG: Über das Elektrokardiogramm künstlich ausgelöster Ventrikelextrasystolen. Zbl. Herzkrkh. **4**, 183 (1912). — ROTHBERGER und WINTERBERG: Über die experimentelle Erzeugung extrasystolischer ventrikulärer Tachykardie durch Acceleransreizung. Pflügers Arch. **142** (1911). — ROTHBERGER und WINTERBERG: Studien über die Beobachtung des Ausgangspunktes ventrikulärer Extrasystolen mit Hilfe des Elektrokardiogramms. Pflügers Arch. **154**, 571 (1913). — ROTHBERGER und WINTERBERG: Experimentelle Beiträge zur Kenntnis der Reizleitungsstörungen in den Kammern des Säugetierherzens. Z. exper. Med. **5**, H. 4/6 (1917). — RYSER: Das menschliche Elektrokardiogramm beeinflußt durch CO_2-Reizung und Atmung. Schweiz. med. Wschr. **53**, Nr 52 (1923).

SAMOJLOFF: Elektrokardiogramme. Fischer, Jena 1909. — SAMOJLOFF: Elektrokardiogramme bei Situs viscerum inversus. Zbl. Herzkrkh. **6**, 201 (1914). — SAMOJLOFF und STESCHINSKI: Über die Vorhofserhebung des Elektrokardiogramms. Münch. med. Wschr. **1909**, Nr. 38. — SANDS: Simultaneous cardiographic and electrocardiographic records in man. Amer. J. Physiol. **67**, Nr 1 (1923). — SCHELLONG: Untersuchungen über die Ableitung der Aktionsströme des Herzens vom Thorax. Z. exper. Med. **27**, 1/2 (1922). — SCHELLONG: Registrierung des menschlichen Elektrokardiogramms. Klin. Wschr. **5**, Nr 13 (1926). — SCHELLONG: Die physikalischen Grundlagen der Elektrokardiographie. Z. exper. Med. **50**, 3/4 (1926). — SCHELLONG und TIEMANN: Ein Versuch, die Dauer des Erregungsanstiegs bei der Erregung des einzelnen Herzmuskelelementes zu bestimmen. Pflügers Arch. **212**, 3/4 (1926). — SCHLIEPHAKE: Ein Beitrag zur Kenntnis der Vaguswirkung auf die Erregungsleitung im Säugetierherzen. Z. Biol. **82**, H. 2 (1924). — SCHNEIDERS: Ein Beitrag zur Kenntnis der Fortleitung des Erregungsvorganges im künstlich durchbluteten Säugetierherzen. Z. Biol. **65**, 465 (1915). — SCHRUMPF und ZÖLLICH: Saiten- und Spulengalvanometer zur Aufzeichnung der Herzströme. Pflügers Arch. **170** (1918). — SPRAGUE and WHITE: The significance of electrocardiograms of low voltage. J. clin. Invest. **3**, Nr 1 (1926). — STAHL: Zur Ableitung menschlicher Elektrokardiogramme mittels Nadelelektroden nach STRAUB. Klin. Wschr. **1923**, Nr 11. — STERIOPULO: Das Elektrokardiogramm bei Herzfehlern. Z. exper. Path. u. Ther. **7**. — STRAUB, H.: Aktionsströme der Gefäße im Saitengalvanometer. Z. Biol. **53** (1909). — STRAUB, W.: Über einen vereinfachten Weg der Ableitung von Elektrocardiogrammen. Klin. Wschr. **1922**, Nr 33. — STRUBELL: Zur Klinik des Elektrokardiogramms. Zbl. Herzkrkh. **1912**, Nr 5. — SULZE: Über die Bedeutung der Nachschwankung (T-Zacke) der Elektrokardiogramme. Z. exper. Med. **50**, 1/2 (1926).

VÖGELMANN: Der Einfluß des Lebensalters auf die relative Größe der J- und Jp-Zacke. Z. exper. Path. u. Ther. **17**, 11 (1914).

WAGNER: Physikalische Untersuchungen zum Dreieckschema nach EINTHOVEN. Zbl. Herzkrkh. **16**, Nr 1 (1924). — WALLER, A.: A demonstration on man of electromotive changes accompanying the heart-beat. J. Physiol. **8**, 229. — WALLER, A.: On the electromotive changes connected with the beat of the mammalian heart and of the human heart in particular. Philos. Trans. roy. Soc. Lond. **180**, 169. — WALLER und REID, E. H.: On the action of the excised mammalian heart. Philos. Trans. roy. Soc. Lond. **178**, 215. — WEBER, A.: Über die Deutung des Elektrokardiogramms. Klin. Wschr. **3**, Nr 23 (1924). — WEBER, A.: Nadelelektroden bei Aufnahme der Herzaktionsströme. Klin. Wschr. **4**, Nr 52 (1925). — WEBER, A.: Die Elektrokardiographie und andere graphische Methoden in der Kreislaufdiagnostik. Berlin 1926. — WEDD and STROUD: The spread of the excitation wave related to the standard electrocardiogram in the dog's heart. Heart **9**, Nr 1 (1921). — WHITE and BURWELL: The effects of mitral stenosis, pulmonic stenosis, aortic-regurgitation and hypertension on the electrocardiogram. Arch. int. Med. **34**, Nr 4 (1924). — WIGGERS: The independence of electrical and mechanical reactions in the mammalian heart. Amer. Heart J. **1**, Nr 2 (1925). — WILLIAMS: On the cause of the phase difference frequently observed between homonymous peaks of the electrocardiograms. Amer. J. Physiol. **35**, 292 (1914). — WILSON and FINCH: The effect of drinking iced-water upon the form of the T-deflection of the electrocardiogram. Heart **10**, Nr 4 (1923). — WILSON, WISHART and HERRMANN: Factors influencing distribution of potential differences, produced by heart beat at surface of body. Proc. Soc. exper. Biol. a. Med. **23**, Nr 4 (1928). — v. WYSS: Beiträge zur Klinik des Elektrokardiogramms. Dtsch. Arch. klin. Med. **103**, 505 (1911).

Röntgenuntersuchung.

ACHELIS: Über adhäsive Perikarditis. Über den Verlust der beim Übergang aus der horizontalen in aufrechte Körperhaltung normalerweise eintretenden Vertikalverschiebung des Herzens. Dtsch. Arch. klin. Med. **115**, 419 (1914). — ACHELIS: Herz der Tuberkulösen. Dtsch. Arch. klin. Med. **104** (1911). — ALBERS-SCHÖNBERG: Die Bestimmung der Herzgröße mit besonderer Berücksichtigung der Orthophotographie (Distanzaufnahme), Teleröntgenographie. Fortschr. Röntgenstr. **12**, H. 1. — ALBERS-SCHÖNBERG: Über das Röntgenverfahren in der inneren Medizin mit besonderer Berücksichtigung des Herzmeßverfahrens nach MORITZ. Ärztl. Ver. Hamburg **1902**, 21. Oktbr. — ALEXANDER: Ein Fall von Rekurrenzlähmung bei Mitralstenose. Berl. klin. Wschr. **1904**, Nr 41. — ARNHEIM: Persistenz des Ductus Botalli. Berl. klin. Wschr. **1903**, Nr 27. — ARNHEIM: Ein Fall von angeborener Pulmonalstenose, sowie Bemerkungen über die Diagnose des offenen Ductus Botalli. Berl. klin. Wschr. **1905**, Nr 8. — ARNSPERGER: Die Röntgenuntersuchung der Brustorgane. Leipzig 1909. — ASSMANN: Die Röntgendiagnostik der inneren Erkrankungen. Leipzig 1924. — ATTINGER: Die Interpretation des hinteren Herzrandes in frontaler und schräger Durchleuchtung. Fortschr. Röntgenstr. **31**, H. 1 (1923).

BARDEN: Estimation of cardiac volume by roentgenology. Amer. J. Roentgenol. **9**, Nr 12 (1922). — BAUER und HELM: Röntgenbefunde bei Kropfherz. Dtsch. Arch. klin. Med. **109** (1912). — BECKER: Die Analyse des Elektrocardiogramms mittels der Röntgenkymographie. Dtsch. Arch. klin. Med. **113** (1914). — BITTORF: Ein Fall von offenem Ductus Botalli. Münch. med. Wschr. **1903**, Nr 41. — BONNAMOUR und BEAUPÈRE: L'aorte thoracique radiologique. J. de Radiol. **10**, Nr 2 (1926). — BORDET et GIRAUX: Rapport des accroissements de l'ombre du cœur aux augmentations réelles de son volume. Arch. Mal. Cœur **17**, Nr 8 (1924). — BROOKS: Intra-arterial injection of sodium jodid. J. amer. med. Assoc. **82**, Nr 13 (1924).

CAMP, DE LA: Kongenitale Herzleiden. Die deutsche Klinik am Eingange des 20. Jahrhunderts. — COWL: Diagnostik und Untersuchungsmethoden mittels Röntgenstrahlen. Berlin: Urban und Schwarzenberg 1903.

DELHERME, L. et CHAPERON: Les contours de l'ombre médiane cardiovasculaire radiologique vus de face. Presse méd. **30**, Nr 33, 358—360 (1922). — DELHERME, L. et CHAPERON: Etude anatomoradiologique de l'ombre médiane cardiovasculaire vue de face. J. de Radiol. **7**, Nr 1 (1923). — DENEKE: Die Aorta im Röntgenbilde. Dtsch. med. Wschr. **50**, Nr 10 (1924). — DETERMANN: Beweglichkeit des Herzens in toto bei Lageveränderungen des Körpers. 17. Kongr. f. inn. Med. 1899 (Kardioptose). Z. inn. Med. **122** (1900). — DIETLEN: Über Herzdilatation bei Diphtherie. Münch. med. Wschr. **1905**, Nr 15. — DIETLEN: Die Perkussion der wahren Herzgrenzen. Dtsch. Arch. klin. Med. **88**, 299 (1906). — DIETLEN: Über Größe und Lage des normalen Herzens. 23. Kongr. f. inn. Med. (1906). — DIETLEN: Über Größe und Lage des normalen Herzens und ihre Abhängigkeit von physiologischen Bedingungen. Dtsch. Arch. klin. Med. **88**, 55 (1907). — DIETLEN: Orthodiagraphische Beobachtungen über Herzlagerung bei pathol. Zuständen. Münch. med. Wschr. **1907**, Nr 1. — DIETLEN: Orthodiagraphische Untersuchungen über pathologische Herzformen und das Verhalten des Herzens bei Emphysem und Asthma. Münch. med. Wschr. **1908**, Nr 34. — DIETLEN: Über die klinische Bedeutung der Veränderungen am Zirkulationsapparat, insbesondere der wechselnden Herzgröße bei verschiedener Körperhaltung (Liegen und Stehen). Dtsch. Arch. klin. Med. **97**, 32 (1909). — DIETLEN: Ergebnisse des medizinischen Röntgenverfahrens für die Physiologie. Erg. Physiol. **10** (1910). — DIETLEN: die Röntgenuntersuchung von Herz- und Gefäßen und Pericard. In: RIEDER-ROSENTHAL, Lehrbuch der Röntgenkunde. I. Leipzig: A. Barth 1913. — DIETLEN: Orthodiagraphie und Teleröntgenographie als Methode der Herzmessung. Münch. med. Wschr. **1913**, Nr 32. — DIETLEN: Herz und Gefäße im Röntgenbild. Leipzig 1923. — DÜNNER und CALM: Die Röntgenologie der Gefäße, insbesondere Lungengefäße am lebenden Menschen. Fortschr. Röntgenstr. **31**, 5/6 (1924).

EBERT und STUERTZ: Abnorme Gestalt des linken mittleren Herzschattenbogens bei Herzgesunden. Dtsch. Arch. klin. Med. **107** (1912). — v. ELISCHER: Über Moment-Röntgenbilder des gesunden und kranken Herzens in verschiedenen Phasen seiner Tätigkeit. Z. klin. Med. **75**, 45 (1912).

FRICK: Die normale Aorta im Röntgenbild. Fortschr. Röntgenstr. **33** (1925). — FRICK: Zur Deutung des Röntgenbildes im ersten schrägen Durchmesser. Fortschr. Röntgenstr. **29**, H. 6 (1922).

GÄBERT: Der hintere Herzrand im Röntgenbild. Fortschr. Röntgenstr. **32**, H. 1 (1924). — GÖTT und ROSENTHAL: Über ein Verfahren zur Darstellung der Herzbewegung mittels Röntgenstrahlen (Röntgenmykographie). Münch. med. Wschr. **1912**, Nr 38. — GROEDEL: Anonyma und Subklavia im Röntgenbild. Fortschr. Röntgenstr. **18**, H. 3. — GROEDEL: Ist die sogenannte absolute Herzdämpfung mit Hilfe der Röntgenstrahlen nachweisbar. Fortschr. Röntgenstr. **19**, S. A. 437. — GROEDEL: Zur Ausgestaltung der Orthodiagraphie Münch. med. Wschr. **1906**, Nr 17. — GROEDEL: Orthoröntgenographie. Arch. Roentgen. Ray **1907**, Nr 88/89. — GROEDEL: Die Orthoröntgenographie. München: J. F. Lehmann 1908. — GROEDEL: Die Röntgendiagnostik der Herz- und Gefäßkrankheiten. Berlin: H. Mensser 1912. — GROEDEL: Die röntgenanatomische Situsuntersuchung des Herzens und der großen Gefäße, Zweck und Bedeutung und seitherige Leistungen dieses Verfahrens. Dtsch. Arch. klin. Med. **111**, 1/2 (1913). — GROEDEL: Das normale Thoraxbild in Groedels Grundriß und Atlas der Röntgendiagnostik in der innern Medizin (1914). — GROEDEL: Röntgenkinematographische Studien über Herzgröße und Herzlage. Z. klin. Med. **72** (1911). — GROEDLE, THEO und GROEDEL, F. M.: Studien über den Ablauf der Herzbewegung mittels kombinierter röntgenkinematographischer und elektrokardiographischer Aufnahmen. 84. Versammlung d. Naturforsch. u. Ärzte (1912) und Dtsch. Arch. klin. Med. **109** (1912). — GROEDEL, THEO und GROEDEL, F. M.: Die Technik der Röntgenkinematographie. Dtsch. med. Wschr. **1913**, Nr 17. — GROEDEL, THEO und GROEDEL, F. M.: Herzsilhouette bei angeborenen Herzkrankheiten. Dtsch. Arch. klin. Med. **103** (1911). — GROEDEL, F. M.: Was leistet das Röntgenverfahren für die Funktionsprüfung des Herzens. Dtsch. Arch. klin. Med. **138**, H. 3/4, 144—153 (1922). — GRUNMACH: Über die Leistungen der X-Strahlen zur Bestimmung der Lage und Grenzen des Herzens. Dtsch. med. Wschr. **1904**, Nr 13.

HEGLER: Über postmortale Elektrokardiogramme. Biol. Verein Hamburg, Sitzung 15. 10. 1912. — HIRSCH: Die peripheren Blutgefäße im Röntgenbild. Frankfurt 1924. — HOFFMANN: Ein Apparat zur gleichzeitigen Bestimmung der Herzgrenzen in Verbindung mit den Orientierungspunkten und Linien der Körperoberfläche. Zbl. inn. Med. **1902**, Nr 19. — HOFFMEISTER, W.: Orthodiagraphische Untersuchungen über den unmittelbaren Einfluß von Narkose und Operation auf die Herzgröße. Fortschr. Röntgenstr. **36**, H. 1, 22 (1927). — HOLZKNECHT: Die röntgenologische Diagnostik der Erkrankungen der Brusteingeweide. Hamburg 1901. — HOLZKNECHT: Orthodiagramme mit Tiefenknoten. Münch. med. Wschr. **1921**, 485. — HUISMANNS: Der Telekardiograph, ein Ersatz des Orthodiagraphen. Münch. med. Wschr. **1913**, Nr 43.

KARFUNKEL: Bestimmung der wahren Lage und Grenzen des Herzens und der großen Gefäße mittels Röntgenstrahlen. Z. klin. Med. (1901). — KARFUNKEL: Über orthodiagraphische Untersuchungen am Herzen. Münch. med. Wschr. **1902**, Nr. 5. — KLASON: New methods of radiological investigation of the heart. Acta med. scand. (Stockh.), Suppl. **7**, 239 (1924). — KREUZFUCHS, S.: Die Lage des Herzens im Röntgenbilde. Z. Herz- u. Gefäßkrankh. **4** (1912). — KREUZFUCHS, S.: Ein neues Verfahren der Herzmessung. Münch. med. Wschr. **1912**, Nr 19.

LIPPMANN und QUIRING: Röntgenuntersuchung der Arterienerkrankungen. Fortschr. Röntgenstr. **29**, H. 4.

MOOG: Über die Dreiecksform des Herzens im Röntgenbilde. Fortschr. Röntgenstr. **32**, H. 1/2 (1924). — MORITZ: Methodisches und Technisches zur Orthodiagraphie. Dtsch. Arch. klin. Med. **81**. — MORITZ: Methoden der Herzuntersuchung. Dtsch. Klin. 4, Abt. 2. — MORITZ: Über die Bestimmung der sogenannten wahren Herzgröße mittels Röntgenstrahlen. Z. klin. Med. **59**, H. 1. — MORITZ: Über Tiefenbestimmungen des Orthodiagraphen und deren Verwendung, um etwaige Verkürzungen bei Orthodiagraphie des Herzens zu ermitteln. Fortschr. Röntgenstr. 7. — MORITZ: Röntgenuntersuchung des Herzens. 19. Kongreß f. inn. Med. (1901). — MORITZ: Über Orthodiagraphische Untersuchungen am Herzen. Münch. med. Wschr. **1902**, Nr 1. — MORITZ: Über die Bestimmung der Herzgrenzen nach SMITH mittels des Phonendoskopes. Münch. med. Wschr. **1903**, Nr 31. — MORITZ: Über Veränderungen in der Form, Größe und Lage des Herzens bei Übergang aus horizontaler in vertikale Körperstellung, zugleich ein zweiter Beitrag zur Methodik der Orthodiagraphie, insbesondere zu der Frage, wie die Orthodiagramme auszumessen seien, und welche Körperstellung für die Orthodiagraphie zu wählen sei. Dtsch. Arch. klin. Med. **82** (1905). — MORITZ: Einige Bemerkungen zu der Frage der perkutorischen Darstellung der gesamten Vorderfläche des Herzens. Dtsch. Arch. klin. Med. **88** (1906). — MORITZ: Zur Frage der Perkussion des rechten Herzrandes. Dtsch. med. Wschr. **1908**, Nr 9.

NÉMETLY: Zur Kenntnis der Mitralform gesunder Herzen. Klin. Wschr. **2**, Nr 8 (1923).

OTTEN: Die Bedeutung der Orthodiagraphie für Erkennung der beginnenden Herzerweiterung. Dtsch. Arch. klin. Med. **105** (1912).

Reich: Das Röntgenbild und die orthodiagraphische Messung der Aorta im 2. schrägen Durchmesser. Fortschr. Röntgenstr. **34**, H. 3 (1926). — Rieder: Die Untersuchung der Brust mit Röntgenstrahlen in verschiedenen Durchleuchtungsrichtungen. Fortschr. Röntgenstr. **6**, H. 3. — Rieder und Rosenthal: Lehrbuch der Röntgenkunde (1913). — Rumpf: Orthodiagraphie des Herzens und Thoraxverschiebung. 26. Kongreß f. inn. Med. (1909). Schieffer: Über den Einfluß des Militärdienstes auf die Herzgröße. Dtsch. Arch. klin. Med. **92**, H. 5/6. — Schwarz: Die Röntgenuntersuchung des Herzens und der großen Gefäße. Wien und Leipzig: F. Deuticke 1911.

Vaquez et Bordez: Le cœur et l'aorte, etudes de radiologie clinique. Paris 1913.

Zinn: Zur Diagnose der Persistenz des Ductus arteriosus Botalli. Berl. klin. Wschr. **1898**, Nr 20.

Inspektion und Palpation des Arterienpulses.

Allix: Etude sur la physiologie de la première enfance (1867).

Baerwind: De physiologia pulsus. Inaug.-Diss. Frankfurt 1844. — Binz: Geschichtliches über das Zählen des Pulses. Dtsch. med. Wschr. **1898**, 640. — Bryan, Robinson: Treatise of the animal Economy **1734**, 180.

Christ, H.: Über den Einfluß der Muskelarbeit auf die Herztätigkeit. Dtsch. Arch. klin. Med. **53**, 102. — Christen: Die dynamische Pulsuntersuchung. Leipzig 1914. — Colrat: Recherches sur la circulation artérielle. Lyon méd. **1891**, Nr 51, 179. — Corrigan: Puls bei Aorteninsuffizienz. Edinburgh med. J. **1832**, April. — Corvisart: Essay sur les maladies et les lésions organiques du cœur et des gros vaissaux publié sous ses yeux par C. H. Horeau. Paris 1806, 2. édit. (v. Callein) 1813, 3. édit. — Czernecki: Nach Landois Lehre vom Arterienpuls (1872). — Czerny: Jb. Kinderheilk. **33**, 1.

Dalquen: Die Schwankungen der Pulsfrequenz im gesunden Zustande. Inaug.-Diss. Gießen 1888. — Duchek: Untersuchungen über den Arterienpuls. Z. k. k. Ges. Ärzte Wien (1862).

Ehrhardt, Jodocus: De pulsibus. Inaug.-Diss. Jena 1761. — Edens: Die Digitalisbehandlung (1916).

Fischer und Schlayer: Arteriosklerose und Fühlbarkeit der Arterienwand. Dtsch. Arch. klin. Med. **98** (1909). — Floyer, J.: The physic. pulsewatch. — Frey: Aus der Praxis. Virchows Arch. **1**, 219 (1887). — Fürst und Soetbeer: Experimentelle Untersuchungen über die Beziehungen zwischen Füllung und Druck der Aorta. Dtsch. Arch. med. Klin. **90** (1907).

Geigel: Die Pulsfrequenz im Stehen und Liegen. Dtsch. Arch. klin. Med. **99**, 31 (1910). — Gerhardt, C.: Pulsus paradoxus einer Seite. Ungleiche Pulszahl der Armarterien. Berl. klin. Wschr. **1897**, Nr 1. — Glaesner: Klinische Untersuchungen über den Kapillarpuls. Dtsch. Arch. klin. Med. **97**, 83 (1909). — Grützmann: De pulsuum in hominibus sanis secundum varias dies partes variis mutationibus. Inaug.-Diss. Halle 1831. — Guy, W.: On the effects produced upon the pulse by Change of Posture. Guys Hosp. Rep. **3**, 92 (1838). — Guy, W.: Artikel „Pulse" in Todds Encyklopaedia **4**, 184 (1852).

Haller: Elementa physiologiae. Bern et Lausanne 1778. — Hamernjk: Physiologische pathologische Untersuchungen über die Erscheinungen an den Arterien und Venen und die quantitativen Verhältnisse des Blutes im Verlaufe verschiedener Krankheiten. Prag 1847. — Hauenschild: De Pulsu duro et molli. Inaug.-Diss. Jena 1782. — Harvey: Exercitatio anatomica de motu cordis et sanguinis in animalibus (1628). — Heilbut: Über Pulsdifferenz. Diss. Tübingen 1850. — Heller, R., Mager, W. und Schrötter, R. v.: Über das physiologische Verhalten des Pulses bei Veränderungen des Blutdrucks. Z. klin. Med. **33**, 341—380 (1897); **34**, 129—165. — Herringham und Womach: The resistance of arteries to external pressure. Brit. med. J. **2**, 1614 (1908). — Hürthle: Beziehungen zwischen Druck und Geschwindigkeit des Blutes im Arteriensystem. Berl. klin. Wschr. **1912**, 773. — Hürthle: Über Förderung des Blutstroms durch den Arterienpuls. Dtsch. med. Wschr. **39**, 588 (1913).

Jakoby, C.: Zur Frage der mechanischen Wirkungen der Luftdruckerniedrigung auf den Organismus. Dtsch. med. Wschr. **1907**, Nr 1, 17. — Janeway: An experimental study of the resistance to compression of the arterial wall. Arch. int. Med. **6**, 586 (1910). — Jürgensen: Beobachtungen über Kapillarpuls. Z. klin. Med. **81**, 36 (1914).

Kepler: Astronomie. III. — Kiewitz: Der Puls im Schlaf. Dtsch. Arch. klin. Med. **112**, H. 1/2, 38 (1913). — v. Kövösy: Studien über Puls und Atmungsfrequenz. Dtsch. Arch. klin. Med. **101**, 267 (1910).

Landé: Über die Palpabilität der Arterien. Dtsch. Arch. klin. Med. **116**, 295 (1914). — Langewog: Über den Einfluß der Körperlage auf die Frequenz der Herzkontraktionen. Dtsch. Arch. klin. Med. **58**, 268 (1900). — Lichtenfels und Fröhlich: Beobachtungen über die Gesetze des Ganges der Pulsfrequenz und der Körperwärme. Denkschr. k. k. Akad. Wiss. Wien (1852). — Lissauer: Über den Puls während des Fastens. Arch. gemeinsch.

Arbeit (1863). — Loewy, A.: Untersuchungen über die Respiration und Zirkulation bei Änderung des Druckes usw. Berlin 1895. — Loewy und Zuntz, L.: Über den Einfluß der verdünnten Luft und des Höhenklima auf den Menschen. Arch. ges. Physiol. 66, 477 (1897). — Lorain: Le pouls, ses Variations et ses formes diverses, dans les maladies. Paris 1870.

Mercier: Influence du séjour dans les grandes altitudes sur le nombre de pulsations cardiaques. C. r. Soc. Biol. (1894). — Meyer, Artur: Rückläufiger Radialpuls. Münch. med. Wschr. 1902, Nr 16. — Müller, Fr.: In: Seifert-Müllers Taschenbuch der med.-klin. Diagnostik (1928).

Naunburger: Arterienrigidität im Kindesalter. Münch. med. Wschr. 1911, 5. — Nick: Über die Bedingungen der Häufigkeit des Pulses. Tübingen 1826. — Nicolai: In: Nagels Handburh der Physiologie des Menschen (1909). — Nitzsch: De ratione inter pulsus frequentiam et corporis altidudinem habita. Diss. Halae 1849.

Parry: Experimentaluntersuchungen über die Natur, Ursache und Verschiedenheit des arteriösen Pulses. Hannover 1817. — Preger: Spezielle Physiologie des Embryos. Leipzig 1855. — Putzig: Änderung der Pulsfrequenz durch die Atmung. Z. exper. Path. u. Ther. 11 (1912).

Quetelet: Sur l'homme et le développement de ses facultés (1836). — Quincke: Über Kapillarkuls und zentralen Venenpuls. Berl. klin. Wschr. 1899, Nr 12.

Reichmann: Die inspiratorische Verkleinerung des Pulses. Z. klin. Med. 53, 112 (1904). — Riegel: Über die respiratorischen Änderungen des Pulses. Berl. klin. Wschr. 1876, Nr 26. — Riegel: Über die Arrhythmie des Herzens. Volkmanns Sammlung klin. Vorträge 227 (1898). — Rameaux: Les lois suivant lesquelles les dimensions du corps déterminent la capacité et les mouvements fonctionals des poumons et du cœur. Bruxelles 1857. — Rochler: De pulso magno et parvo. Inaug.-Diss. Jena 1749.

Semerau: Beiträge zur Lehre vom Pulsus paradoxus. Dtsch. klin. Med. 115, 608 (1914). — Senac: Traité de la structure du cœur. Paris 1749. — Schapiro: Klinische Untersuchungen über den Einfluß der Körperstellung und Kompression peripherer Arterien auf die Herztätigkeit. Wratsch 2, Nr 10, 11, 13 u. 30 (1881) (russ.). — Schlesinger: Die Bewegungsphenomene in der Mund- und Rachenhöhle bei Insuffizienzen der Aortenklappen. Wien. klin. Wschr. 1900, Nr 40. — Schulthess: Modellversuche über die Bedingungen der Pulshöhe. Zbl. Herzkrkh. 4, Nr 10 (1912). — Stäubli: Über den physiologischen Einfluß des Höhenklimas auf den Menschen. Oberengadiner med. Festschr. (1900). — Strassburger: Über den Einfluß der Aortenelastizität auf das Verhältnis zwischen Pulsdruck und Schlagvolumen des Herzens. Dtsch. Arch. klin. Med. 91 (1907). — Struth, J.: Sphygmica ars super 1200 annos perdita. Basil 1555. — van Swieten: Comment. in H. Boerhavii aphorismos de cognoscendis et curandis. morbis. 1, 680.

Vierordt: Anatomische und physiologische Daten und Tabellen (1906). — Vivenot: Über den Einfluß des verstärkten und verminderten Luftdrucks usw. Med. Jb. k. k. Ges. Ärzte Wien 207 (1865) und Virchows Arch. 34. — Vogel: Lehrbuch der Kinderkrankheiten (1867). — Volkmann: Hämodynamik nach Versuchen (1850), 427 ff.

William and Melvin: The estimation of diastolic blood pressure in man. Heart (1914). — Wolff, O. J. B.: Charakteristik des Arterienpulses. Leipzig 1865.

Ziemssen: Über den Pulsus differens und seine Bedeutung bei Erkrankungen des Aortenbogens. Dtsch. Arch. klin. Med. 46 (1890). — Zuntz, N., Loewy, A., Müller, Fr. und Caspari, W.: Höhenklima und Bergwanderungen in ihrer Wirkung auf den Menschen. Berlin und Leipzig 1906. — Zuntz und Schumburg: Studien zu einer Physiologie des Marsches. Berlin 1901.

Auscultation der Arterien.

Alvarenga: Du double souffle crural dans l'insuffisance aortique. Union. médical. 1863, Nr 76/77. — Andral: Essai d'hématologie pathologique (1843).

Bamberger: Über Doppelton und Doppelgeräusch in der Cruralarterie. Dtsch. Arch. klin. Med. 19 (1877); 21 (1878). — Bock, C. E.: Vortrag über Puls und Gefäßgeräusche. Schmidts Jb. (1830). — Borsutzky: Über das Vorkommen eines Cruralarterien-Doppeltones bei Nichtherzkranken. Inaug.-Diss. Würzburg. — Bouillaud: Traité clinique des maladies du cœur, précédé de recherches nouvelles sur l'anatomie et la physiologie de cet organe. Paris 1836, 2. édit. 1841.

Chauveau: Etudes pratiques sur les murmures vasculaires ou bruits de souffle et sur leur valeur seméilogique. Gaz. de Paris 1858, Nr 16, 17, 18, 20, 22, 23, 31, 37, 38. — Conrad (Seitz): Zur Lehre über die Auscultation der Gefäße. Inaug.-Diss. 1860.

Depaul: Traité théorique et pratique d'auscultation obstétricale. Paris 1840. — Duroziez: Du double souffle intermittent crural comme signe de l'insuffisance aortique. Arch. génér. de méd. 1861, 417 und 588.

Eichhorst: Lehrbuch der physikalischen Untersuchungsmethoden (1889).

FISCHER, J. D.: Observations on cerebral auscultation. J. of med. Sci. **22**, 277, Aug. 1838 (Gaz. méd. S. 22, 1834; erste vorläufige Mitteilung nach the Medical Magazine S. 15, 1833). — FISCHL: Zur Auscultation der Cruralgefäße. Prager med. Wschr. **1881**, Nr 45/46. — FRIEDREICH: Über den Doppelton an der Cruralarterie. Dtsch. Arch. klin. Med. **21**. — FRIEDREICH: Über pathologische Erscheinungen am Gefäßapparat. Dtsch. Z. pract. Med. **1874**, Nr 50. — FRIEDREICH: Beiträge zur physikalischen Untersuchung der Blutgefäße. Dtsch. Arch. klin. Med. **29** (1881).

GEIGEL, R.: Leitfaden der diagnostischen Akustik (1908). — GERHARDT, C.: Lehrbuch der Perkussion und Auskultation (1900). — GOLDSTEIN: Zur Entstehung der Gefäßgeräusche, insbesondere derjenigen des Schädels. Z. klin. Med. **1/2** (1917).

HAMERNJK: Physiologisch-pathologische Untersuchungen. Prager Vjschr. **1847**. — HAMPELN: Über den Volarton. Dtsch. med. Wschr. **1904**, Nr 49. — HARPE, DE LA: Nouvelles recherches sur le bruit de souffle et des artères. Arch. gén. III. Mars. (1838). — HENNIG, C.: Über die bei Kindern am Kopfe und am oberen Teil des Rückens wahrnehmbaren Geräusche. Arch. Heilk. 411 (1856). — HENOCH: Kopfgeräusche in Beiträgen zur Kinderheilk. Berlin 1861, 170. — HEYNSIUS: Bydrage tot eene physische Verklaring van de abnormale Geruischen in het vaatstelsel. Nederland. Lancet 3. s., **55**, 20. — HOCHREIN: Über Pulsation im Epigastrium. Dtsch. Arch. klin. Med. **155**, H. 3/4 (1927).

IMMERMANN: Strictur beider Hauptäste der Lungenarterie in ihren ersten Verzweigungen infolge chronischer interstitieller Pneumonie. Dtsch. Arch. klin. Med. **5**, 235 (1868).

KAHLER: Zur Entstehung der Subclaviargeräusche. Prager Vjschr. prakt. Heilk. **1877**. — KIRKES: On arterial murmurs in incipient phthisis. Med. Times a. Gaz. **1862**, 17. Mai. — KIWISCH: Neue Forschungen über die Schallerzeugung in den Kreislauforganen. Verh. Würzburg. med. Ges. **1850**.

LAENNEC, R. T. H.: Traité de l'auscultation médiate des maladies des poumons et du cœur. III. Aufl. Paris 1834. — LANDOIS: Die Lehre vom Arterienpuls (1872). — LOEWIT: Zur Entstehung des Cruralarteriendoppeltones. Prag. med. Wschr. **1879**.

MATTERSTOCK: Die auskultatorischen Erscheinungen der Arterien mit besonderer Berücksichtigung der Herzkrankheiten. Dtsch. Arch. klin. Med. **22** (1878). — MOENS: Die Pulskurve. Leiden 1878.

NIEMEYER: Handburch der theoretischen und klinischen Percussion und Auscultation vom historischen kritischen Standpunkt. Erlangen 1868/1870. — NOLET: Zur Lehre der Gefäßgeräusche. Arch. Heilk. **1871**, H. 1, 24.

PALMER: On subclaviar murmur. Lancet **1864** I, 14 (Schmidts Jb. **123**, 40). — PARROT: Etudes sur le siège, le mécanisme et la valeur séméilogique des murmurs vasculaires inorganiques de la region du cou. Arch. génér. **1867**, 649. Juin. — PICK, ERNST: Über die Pulsation der Bauchaorta. Wiener klin. Wschr. **39**, 303—304 (1926). — PIGEAUX: Traité pratique des maladies du cœur et des maladies des vaisseaux. Paris 1839—1843. —PREUSSENDÖRFER: Zur Genese des Cruralarterien-Doppeltones. Berl. klin. Wschr. **1879**. —PRZIBRAM: Beitrag zur Lehre vom Cruraldoppelton. Prager Z. Heilk. **5/6** (1890).

RACIBORSKY, A.: Précis pratique et raisonné de Diagnostic, contenant l'inspection, la mensuration, la palpation, la dépression, la percussion, l'auscultation, l'odoration cte. Paris 1837. — ROSENSTEIN: Krankheiten des Herzens. In ZIEMSSENS Handburch der speziellen Pathologie und Therapie. **6**, 71 (1879).

SAHLI: Lehrbuch der klinischen Untersuchungsmethoden (1928). —SCHREIBER: Die Entstehung und Bedeutung der Doppeltöne im peripheren Gefäßsystem. Dtsch. Arch. klin. **28**, 243 (1881). —SEELYE: An undescribed arterial murmur. N. Y. Record **5**, 11 (1887). — SENATOR: Zur Kenntnis der Schallerscheinungen an den peripheren Arterien. Berl. klin. Wschr. **1878**. — SKODA: Abhandlung über Percussion und Auscultation (1864). — SOLIER: Du fremissement artériel. Gaz. de Lyon **1867**. — STEFFEN: Über Kopfgeräusche. J. Kinderkrankh. **1862**, 263.

TALMA: Beiträge zur Theorie der Herz- und Arterientöne. Dtsch. Arch. klin. Med. **15** (1874). — TRAUBE und FRAENTZEL: Über zwei eigentümliche Phänomene bei Insuffizienz der Aortenklappen. Berl. klin. Wschr. **1867**, Nr 44. — TRAUBE: Gesammelte Beiträge zur Pathologie und Physiologie III, 1, 81 (1878). — TRIPIER: Recherches cliniques sur le soufle céphalique chez les artères. Rev. méd. **1881**, 109, 192, Febr., März.

VERNOIS: Etudes physiologiques et cliniques pour servir à l'histoire des bruits des artères. Th. de Paris **1837**. — VIERORDT: Die Lehre vom Arterienpuls in gesunden und krankhaften Zuständen (1855).

WEIL: Die Auscultation der Arterien und Venen. Leipzig 1875. — WINTERNITZ: Über Doppelton und Doppelgeräusch in der Arteria cruralis. Dtsch. Arch. klin. Med. **21** (1878). — WINTRICH: In VIRCHOWS Handburch der speziellen Pathologie und Therapie (1854). — WOLFF: Charakteristik des Arterienpulses. Leipzig 1865.

Auscultation der Venen.

APOLANT: Über das Nonnengeräusch. Inaug.-Diss. Berlin 1870.

BAMBERGER: Beobachtungen über den Venenpuls. Würzburg. med. Z. 4, 232 (1863).
— BERGEON: Des causes et du mécanisme du bruit de souffle. Paris 1868. — BERTIN:
Traité des maladies du cœur. Paris 1824. — BOCK: Vortrag über Puls und Gefäßgeräusche.
SCHMIDTS Jb. 1850, Juli. — BOUILLAUD: Traité clinique des maladies du cœur. Paris 1836,
1841.

CANSTATT, C.: Klinische Rückblicke und Abhandlungen. Erlangen 1848. — CEJKA:
Beobachtungen über das Nonnengeräusch. Prag. Vjschr. 26, Ergänzgsbd. (1850). — CHAU-
VEAU: Etudes pratiques sur les murmures vasculaires ou bruits de souffle et sur leur
valeur seméilogique. Gaz. méd. 1858. — CORRIGAN: On the mecanisme of the bruit de
souffle. Dublin. J. med. Sci. 1836, Nr 29, Nov.

ELLIOTSON: On the recent improvements in the art of distinguisching the various
diseases of the heart. London 1830.

GEIGEL, A.: Über den Venenpuls. Würzburg. med. Z. 4, 332 (1863). — GENDRIN, M.
A. N.: Leçons sur les maladies du cœur et des grosses artères, faites à l'hospital de la pitié
pendant les années 1840, 1841. Receuillées et publiées sous ses yeur par Mm. E. COLSON
et VUBREUIL-HELION. T. I. Paris 1841—1842 (Unvollendet). Übersetzt von KRUPP.
Leipzig 1842.

HAMERNJK: Physiologische Untersuchungen über die Erscheinungen an den Arterien
und die quantitativen Verhältnisse des Blutes im Verlaufe verschiedener Krankheiten.
Prag 1847. — HEYNSIUS: Bydrage tot eene physische Verklaring van de abnormale Geruischen in het vaatstelsel. Nederland. Lancet Me. Ser. 4, 20. — HOMBERG: Adnexa
historiae Academia scientiarum Parisiensis. 1704, 159. — HOPE: Treatise on diseases of
the heart and great vessels and on the affections, which may be mistaken for then.
London 1831, 2d edit. 1842; 4th edit. 1848.

KIWISCH: Neue Forschungen über die Schallerzeugung in den Kreislauforganen. Verh.
physiol.-med. Ges. Würzburg 1, 6 (1850). — KÜCHENMEISTER: Über das Nonnengeräusch
in der Jugularis interna und seinen Wert bei Rekrutierungen, über sein Vorkommen in der
Cruralvene bei Männern und in einigen äußeren Halsvenen bei einer Struma sowie im Anfang des Emphysema pulmon. vesic. Zittau 1850. — KÜCHENMEISTER: Nachtrag zur Lehre
vom Nonnengeräusch. Dtsch. Klin. 1867.

LAENNEC: Traité de l'auscultation mediate. (1819, 1826, 1834). — LIMAN: Sendschreiben über das Nonnengeräusch. Dtsch. Klin. 1860, 20.

MAREY: Physiologie médicale du sang. Paris 1863. — MONNERET: Sur les bruits
veineux continus du cœur. Gaz. méd. Paris 1867, Nr 35, 36.

NIEMEYER: Handbuch der Percussion und Auscultation (1868/1870).

OPPOLZERS Vorlesungen über spezielle Pathologie und Therapie. Bearbeitet und herausgegeben von STOFFELLA. Erlangen 1867.

PARROT: Etudes sur les sièges, le mécanisme et la valeur séméiologique des murmures
vasculaires inorganiques de la region du cœur. Arch. gén. méd. 1867, 649. — PARROT:
Etude clinique sur le siège et le mécanisme des bruits cardiaques dits anémiques. Gaz. des
hôp. 1866, Nr 102. — PIGEAUX: Traité pratique des maladies du cœur et des maladies
des vaisseaux. Paris 1839—1843. — POTAIN: Des mouvements et des bruits qui se passent
dans les veines jugulaires. C. r. Gaz. des hôp. 1867, 252, 28. Mai.

RICHTER: Blutarmut und Bleichsucht (1854). — RICHTER: Über Nonnengeräusche.
SCHMIDTS Jb. 2d. 67, 243.

SCHEELE: Über einige seltene Nonnengeräusche. Festschr. für LEYDEN. VIRCHOW-
HIRSCH 2, 132 (1902). — SKODA, J.: Abhandlung über Percussion und Auscultation.
1. Aufl. Wien 1839; 6. Aufl. 1864. — SPITTAL: A treatise on auscultation illustrated by
cases. Edinburgh 1830.

WILLIAMS, V.: On the sounds produced by the action of the heart. Edinburgh med. J.
26, 477. (Oktbr. 1829). — WINTRICH: Sendschreiben usw. über das Nonnengeräusch. Dtsch.
Klin. 20 (1850).

Arterienpulsschreibung.

ANSTIE: The sphygmograph in english medical practice. Lancet 1866, 671. 1867, 485.

BAKER: A new form of sphygmograph. Brit. med. J. 1867, 604. — BAYOL: Le pouls
vu au sphygmographe. Thèse de Montpellier (1869). — BAZZETT und DREYER: Measurements of pulse wave velocity. Amer. J. Physiol. 63, Nr. 1, 94 (1922). — BERNSTEIN:
Sphygmophotographische Versuche. Fortschr. Med. 1890, Nr 4, 130. — BERNSTEIN: Über
die sekundären Wellen der Pulskurve. Sitzgsber. Naturf. Ges. zu Halle 1887. — DU BOIS
REYMOND: Ein neuer Sphygmograph. Berl. klin. Wschr. 1910, Nr 25. — BORDIER: De
l'emploi du sphygmographe dans l'étude des agents thérapeutiques. Bull. thérap. 64, 105
(1868). — BRAMWELL und HILL: Velocity of transmission of the pulse wave and elasticity

of arteries. Lancet **202**, 18 (1922). — BRAMWELL, HILL und SWINEY: The velocity of the pulse wave in man in relation to age as measured by the hot-wire sphygmograph. Heart **10**, Nr 3 (1923). — BROCA: Emploi du sphygmographe dans l'étude de tumeurs aneurysmales. Gaz. Hôp. **1861**. — BRÖNDGEEST: Beiträge zur Kenntnis des Arterienpulses. Arch. holl. Beitr. **3**, 110 (1861). — BRONDGEEST: Waarnemingen van gebreken van het hart en de slagadern in verband met de anwending van den sphygmograph. Nederl. Arch. Genees. Naturk. **1**, 39 (1865). — BRÖSAMLEN: Die Bedeutung der Pulsuntersuchung für die Bemessung des Herzschlagvolumens. Dtsch. Arch. klin. Med. **119**, 492 (1916). — BUISSON: Quelques recherches sur la circulation du sang à l'aide des apareils enregistreurs. Gaz. méd. Paris **1861**, Nr. 20. — BURDON-SANDERSON: Lecture on the characters of the arterial pulse. Brit. med. J. **2** (1867). — BURDON-SANDERSON: Handbook of the Sphygmography. London 1867. — BURDON-SANDERSON: On the arterial pulse. Med. Times Gaz. **1867**, 6. April. — BURDON-SANDERSON: On the characters of the arterial pulse. Brit. med. J. **1867**, 13., 20., 27. Juli. — BURDON-SANDERSON und ANSTIE: On the application of the physical methods to the exploration of the mouvements of the heart and pulse disease. Lancet **1866**, 517. **1867**, 170.

CHRISTEN: Die Füllung des Pulses und das Pulsvolumen. Dtsch. Arch. klin. Med. **117**, 111 (1915). — COUSIN: Essai sur le sphygmographe. Thèse de Strassburg 1864. — CZERMAK: Sphygmische Bemerkungen. Wien. med. Sitzgsber., Math.-naturwiss. Kl., 2. Abh. **47**, 348 (1863).

DIVERS: The causes of the events in arterial pulsation. Brit. med. J. **2**, 96 (1867). — DUCHEK: Untersuchungen über den Arterienpuls. Z. k. k. Ges. Ärzte Wien **1862**.

EDENS: Pulsstudien. Dtsch. Arch. klin. Med. **100** (1910). — EDENS: Pulsstudien (2. Mitt.). Dtsch. Arch. klin. Med. **104** (1911). — EDGREN: Kardiographische-sphygmographische Studien. Scand. Arch. **1**, 91 (1889). — EULENBURG: Sphygmographische Untersuchungen über den Karotidenpuls im gesunden und kranken Zustand. Virchows Arch. **45**. — EULENBURG: Sphygmographische Untersuchungsergebnisse bei Krankheiten der Nervenzentra. Berl. klin. Wschr. **1868**, Nr 28.

FICK: Über die Form der Blutwelle in den Arterien. Zbl. med. Wschr. **50** (1864). — FICK: Ein neuer Blutwellenzeichner. Arch. Anat. u. Physiol. **1864**, 583. — FICK: Die Geschwindigkeitskurve in der Arterie des lebenden Menschen. Unters. a. d. phys. Lab. zu Zürich 1869. — FICK: Über den Dikrotismus des Pulses. Pflügers Arch. **49**, 105 (1891). — FRANK, O.: Der Puls in den Arterien. Z. Biol. **46**, 441 (1905). — FRANK, O.: Die Registrierung des Pulses durch einen Spiegelsphygmographen. Münch. med. Wschr. **1903**, Nr 42. — FRANK, O.: Hämodynamik. Leipzig 1911. — FRANK, O.: Das Altern der Arterien. Sitzgsber. Ges. Morph. u. Physiol. Münch. **37**, 23 (1927). — FRANK, O. und PETTER: Ein neuer Sphygmograph. Z. Biol. **49**, 70 (1907). — FRASER: The effects of rowing in the circulation as shown by examination with the sphygmograph. J. Anat. Physiol. **3** (1869). — FREY: Die Untersuchung des Pulses und ihre Ergebnisse in gesunden und kranken Zuständen. Berlin 1891. — FRIBERGER: Über die Pulswellengeschwindigkeit bei Arterien mit fühlbarer Wandverdickung. Dtsch. Arch. klin. Med. **107**, 280—295 (1912). — FRIBERGER und VEIEL: Über die Pulsform in elastischen Arterien. Dtsch. Arch. klin. Med. **107**, 268 bis 279 (1912).

GOLDSCHEIDER: Über Dikrotie bei Aorteninsuffizienz. Z. klin. Med. **59** (1906). — GOLDSCHEIDER: Arrhythmie und Pulsresonator. Med. Klin. **23**, Nr 24 (1927). — GRUNMACH: Über den Polygraphen. Berl. klin. Wschr. **1876**, Nr 33.

HARTSBORN: On a new method of sphygmographic observation. Amer. J. med. Sci. **1868**, 287. — HASEBROEK: Über die Dikrotie des Arterienpulses nach Versuchen mit ihrer künstlichen Erzeugung in elastischen Röhren. Pflügers Arch. **146**, 417 (1912). — HAWSKLEY: The sphygmograph. Lancet **1867**. — HAYNES-WALTON: Examination by the sphygmograph in a case of axillary aneurysma. Lancet **1867**, 176. — HEDIGER: Die isotonische Registrierung des Pulses als Grundlage einer Analyse der Kreislaufdynamik. Schweiz. med Wschr. **52**, Nr 43 (1922). — HEWLETT: Reflexionen der primären Pulswelle im menschlichen Arm. Dtsch. Arch. klin. Med. **116**, H. 3—4 (1914). — HOORWEG: Über die Blutbewegung in den menschlichen Arterien. Pflügers Arch. **46**, 115 (1889). — HOORWEG: Periphere Reflexion des Blutes. Arch. Physiol. **1905**, 598. — HWILIWITZKAJA: Über Elastizität und Volumen der menschlichen Leichenaorta. Virchows Arch. **261**, 543 (1926).

JAQUET: Der Sphygmokardiograph. Verh. 19. Kongr. dtsch. inn. Med. Wiesbaden 1901. — JAQUET: Zur Technik der graphischen Pulsregistrierung. Münch. med. Wschr. **1902**, Nr 2. — JAQUET: Zur Technik der Pulsregistrierung. Korresp.bl. Schweiz. Ärzte **1910**, Nr 3.

KOSCHLAKOFF: Untersuchungen über den Puls mit Hilfe des MAREYschen Sphygmographen. Virchows Arch. **30**, 149 (1864). — KEYTH: Sphygmography and Cardiography. New York and London 1887. — KRAUS, FR., GOLDSCHMIDT und SEELIG: Analyse des Pulsrhythmus mit dem Pulsresonator. Z. exper. Med. **53**, 242 (1926). — KRAUS, F. und SEELIG, S.: Der R. GOLDSCHMIDTsche Pulsresonator. Med. Klin. **23**, Nr 18, 670 (1927).

LANDOIS: Die normale Gestalt der Pulskurve. Reichert u. du Bois. Arch. **1864**, 77. — LANDOIS: Über die normale Gestalt der Pulskurven und einige charakteristische Veränderungen derselben bei Krankheiten der Gefässe und des Herzens. Berl. klin. Wschr. **1864**, Nr 35. — LANDOIS: Anakrotie und Katakrotie der Pulskurven. Zbl. med. Wiss. **1865**, Nr 30. — LANDOIS: Zwei verschiedene Ursachen der katakroten Erhebungen an den Pulskurven. Zbl. med. Wiss. **1869**, Nr 48. — LANDOIS: Das Gas-Sphygmoskop. Zbl. med. Wiss. **1870**, Nr 28. — LANDOIS: Beiträge] zur Pulslehre. Pflügers Arch. **1**, 509 (1902). — LAUBRY, MOUGEOT und GIROUX: La citesse de propagation de l'onde pulsatile artérielle. Arch. Mal Cœur. **14**, 49 (1921). — LEWY: Über die Bedeutung des dikroten Pulses nach Versuchen mit Amylnitrit. Z. klin. Med. **1910**, 429. — LONGUET: Nouveau sphymographe. Bull. Acad. Méd. **33**, 962 (1868). — LORAIN: Etudes de médicine clinique faites avec l'aide de la méthode graphique, et des apareils enregistreurs. Le pouls, ses variations et ses formes diverses dans les maladies. Paris 1870. — LÜDIN: Über den anakroten Puls an der Arteria carotis und Arteria subclavia bei Aorteninsuffizienz. Z. klin. Med. **80**, 488 (1914).

MARAGLIANO: Il dicrotismos ed il policrotismo. Riv. Clin. Bológna **1875**, Nr 6. — MAREY: Recherches sur le pouls au moyen d'un nouvel appareil enregistrateur, le Sphygmographe. Paris 1860. — MAREY: Circulation du sang. 1881. — MOENS: Der erste Wellengipfel in dem absteigenden Gipfel der Pulskurve. Pflügers Arch. **20** (1879). — MOISSEJEFF: Untersuchungen über die elastischen Eigenschaften der Aortenwand. Z. exper. Med. **51**, 1/2 (1926). — MÜLLER, O. und WEISS: Über die Topographie, die Entstehung und Bedeutung des menschlichen Sphygmogramms. Dtsch. Arch. klin. Med. **105**, 320 (1912). — MÜLLER, O. und BLANCHE FORSTER: Zur Frage des Herzschlagvolumens. Z. exper. Path. u. Ther. **12** (1913). — MÜLLER, O. und OESTERLEN, TH.: Zur Frage des Herzschlagvolumens. Z. exper. Path. u. Ther. **12**, H. 3 (1913). — MÜLLER, O. und VÖCHTING: Zur Frage des Herzschlagvolumens. Dtsch. Arch. klin. Med. **100**, 389 (1913).

NAUMANN: Beiträge zur Lehre vom Puls. Z. ration. Med. **18**, 193 (1863). — NEMET und BOAS: Pulse rate studies with the pulse resonator. Amer. Heart J. **3**, H. 3 (1928). — v. NOORDEN: Über Beziehungen zwischen Pulsbildern und Herzklappenfehler. Char. Ann. **15** (1890).

OCKEL: Der Ablauf des Aortenpulses bei kleinen Tieren. Inaug.-Diss. München 1913.

PETTER: Die Leistungen des Sphygmographen. Z. Biol. **51**, 335, 354 (1908). — PIPER: Der Verlauf und die wechselseitigen Beziehungen der Druckschwankungen im linken Vorhof, linker Kammer und Aorta. Arch. Anat. u. Physiol. **1913**. — PIPER: Über Aorten und Kammerdruckkurven. Arch. Anat. u. Physiol. **1913**.

RHEINBOLD: Über ein Sphygmoskop. Berl. klin. Wschr. **1907**, Nr 6. — RIVÉ: De Sphygmograph on de sphygmographiecourve. Utrecht 1866.

SANDS: Studies in pulse wave velocity. Amer. J. Physiol. **71**, Nr 3 (1925). — SAWYER: On the application of MAREYS Sphygmograph to the radial artery of the wrist. Med. Tim. Gaz. **2**, 2 (1868). — SCHMIDT: Über Herzstoß und Pulskurve. Wien. med. Presse **1889**, Nr 39, 40. — SCHAMMER: Vergleichende Prüfung der Pulswellenzeichner von LUDWIG u. a. A. FICK, Inaug.-Diss. Dorpat 1867. — SCOTT, ALISON: A description of a new sphygmoskop. Philosophic. Mag. and J. Sci. **12**, Nr 80. — SCOTT: The application of the Sphygmoskop or Cardioskope in estimating the pulsation and mouvement of the heart and arteries, with reference to the cardiac sounds in cases of diseases and health. Lancet **1856** Nov. — STRAUB, H.: Methoden zur Aufnahme von Pulskurven in ABDERHALDENS Handbuch der biologischen Arbeitsmethoden. **5**, 4, 1 (1923). — STRAUSS und FLEISCHER: Über die klinische Bedeutung des turgosphygmographischen Pulsbildes. Berl. klin. Wschr. **1908**, Nr 23. — STURSBERG: Sphygmographische Befunde bei Verengerung der Aorta am Isthmus. Dtsch. Arch. klin. Med. **106** (1912).

TACHAU: Experimentelle Kritik eines neuen von A. FICK konstruierten Pulswellenzeichners. Inaug.-Diss. Zürich 1864.

USKOFF: Der Sphygmograph. Z. klin. Med. **66**, H. 1/2, 90 (1908).

VASCHIDE et LABY: La technique sphygmographique. Rev. méd. **24** (1904). — VEIEL: Über die Bedeutung der Pulsform. Untersuchungen mit dem O. FRANKschen Spiegelsphygmographen an gesunden und kranken Menschen. Dtsch. Arch. klin. Med. **106**, 249 bis 319 (1912). — VEIEL: Die Vorzüge des O. FRANKschen Spiegelsphygmographen für die Aufzeichnung der Pulsform. Münch. med. Wschr. **1910**, Nr 15. — VEIEL: Zur Technik der Kombination von Elektrocardiographie und Sphygmographie. Dtsch. med. Wschr. **40**, Nr 13, 638 (1914). — VIERORDT: Die Lehre vom Arterienpuls im gesunden und kranken Zustande, gegründet auf eine neue Methode der bildlichen Darstellung des Pulses. Braunschweig 1855. — VIERORDT: Die Anforderungen an den Sphygmographen. Arch. Heilk. **4**, 513 (1863). — VIERORDT: Die Pulskurven des Hämodynamometers und des Sphygmographen. Arch. physiol. Heilk. N. F. **1**, 552 (1857). — VIERORDT: Die Erscheinungen und Gesetze der Stromgeschwindigkeit des Blutes. Frankfurt 1858.

WEBER: Dikrotie des Pulses. Dtsch. Arch. klin. Med. 108 (1912). — WIGGERS: Modern aspects of the circulation in the health and disease. Lea and Febiger. Philadelphia and New York 1915. — WITTICH: Zur Prüfung des MAREYschen Sphygmographen. Amtl. Ber. Naturf. Vers. zu Hannover 1865. — WOLFF: Über fehlerhaftes Pulszeichnen. Prag. Vjschr. 1871. — WOLFF: Charakteristik des Arterienpulses. (1865). — WUNDERLICH: Über den Sphygmograph von MAREY. Arch. Heilk. 1861, 94.

Venenpulsschreibung.

ARNOLDI und KINDERMANN: Experimentell erzeugte Erscheinungen von Herzkrampf und Herzatonie beim Menschen. Klin. Wschr. 3, Nr 45 (1924).

BARD: L'intersystole et les chevauchements pathologiques des systoles. Lyon méd. 1900, Nr 20 et 21. — BARD: Les charactères du pouls veineux dans les hypertrophies du cœur gauche. Semaine méd. 1908, Juni. — BARD: De l'origine et de la signification de l'onde protosystolique du pouls veineux des jugulaires. Arch. Mal Cœur. 1, Nr 6 (1908). — BARD: De l'engistrement graphique du pouls veineux des jugulaires chez l'homme. J. de Physiol. 8, 454 (1907). — BECHMANN: The interpretation of the venous Pulse. Amer. J. med. Sci. 1908, Nov.

CHAUVEAU et MAREY: Appareils et expériences cardiographiques. Mem. Acad. Méd. 26, 268 (1863). — CUSHNY, A. R.: On the interpretation of pulse tracings. J. of Physiol. 21 (1899). J. of exper. Med. 2 (1897). — CUSHNY and GROSH: The veinous pulse. J. amer. med. Assoc. 1907, 1254, Okt.

EDENS: Pulsstudien. Dtsch. Arch. klin. Med. 100 (1910); 103 (1911). — EDENS und WARTENSLEBEN: Die S-Welle im Jugularispuls. Dtsch. Arch. klin. Med. 104 (1911).

FRANCK, FR.: Mouvements des veines du cou en rapport avec l'action de la respiration et du cœur. Gaz. hebdom. méd. chir. 2, ser. 19 (1882). — FRANCK: Variations de la vitesse du sang dans les veines sous l'influence de la systole de l'oreillette droite. Arch. physiol. norm. et pathol. 1890, 347. — FRÉDÉRIQ: Recherches sur la respiration et la circulation. Arch. de Biol. 7 (1887). Zbl. Physiol. 1908, Nr 10, 298. Arch. Mal. Cœur. 11, 165. — FRÉDÉRIQ: La seconde ondulation positive du pouls veineux. Arch. internat. Physiol. 1907, 15. 6. — FRÉDÉRIQ: L'onde de contraction systolique des oreillettes du cœur du chien. Arch. internat. Physiol. 1913, 13. 2. — v. FREY und v. KREHL: Untersuchungen über den Puls. Arch. Anat. u. Physiol. 1890, 31. — FRIEDREICH: Über den Venenpuls. Dtsch. Arch. klin. Med. 1, 241 (1865).

GAISBÖCK, F.: Klinische Untersuchungen über das Aussetzen des Pulses bei tiefer Atmung und forcierter Muskelaktion. Dtsch. klin. Med. 110 (1913). — GERHARDT, D.: Klinische Untersuchungen über den Venenpuls. Arch. exper. Path. u. Ther. 34 (1894). — GERHARDT, D.: Über die diagnostische Bedeutung des diastolischen Venenkollapses. Z. klin. Med. 1898, 3/4. — GERHARDT, D.: Einige Beobachtungen am Venenpuls. Arch. exper. Path. u. Ther. 47, 250 (1902). — GERHARDT, D.: Verh. dtsch. Kongr. inn. Med. 1912. — GIBSON, A. G.: The significance of a hitherto undescribed wave in the jugularpulse. Lancet 1907, Nr 16, 1380. — GOTTWALD: Der normale Venenpuls. Pflügers Arch. 25 (1880).

HAY: Graphic methods in heart disease. London 1909. — HERING, H. E.: Über die vordiastolische Welle a d, eine neue Welle des Venenpulses. Pflügers Arch. 149, 594 (1913). — HIRSCHFELDER: Graphic methods in the study of cardiac diseases. Amer. J. med. Sci. 1906. — HIRSCHFELDER: Some Variations in the form of the venous pulse. Johns Hopkins Hosp. Bull. 1907, Nr 18, 195.

JANOWSKI: Das Oesophagokardiogramm, seine Erklärung und Bedeutung. Z. klin. Med. 70, H. 3/4, A. S.

KEITH: The anatomy of the valvular mechanism round the venous orifices of the right and left auricles. Proc. Anatom. Soc. J. of Anat. 37 (1902). — KEITH: An account of the structures concerned in the production of the jugularpulse. J. of Anat. Physiol. 42, Okt. (1907). — KERR und WARREN: Peripheral pulsations in the veins, congestive failure of the heart, associated with pulsation of the liver and tricuspid regurgitation. Arch. internat. Med. 36, Nr 5 (1925). — KNOLL: Beiträge zur Lehre von der Blutbewegung in der Vene. Pflügers Arch. 62 und 63 (1898).

MACKENZIE, J.: The study of the pulse. Edinburgh and London 1902. — MACKENZIE: Diseases of the heart. Third. edition. London 1913. — MAREY: La circulation du sang à l'état physiologique et dans les maladies. Masson, Paris 1881. — MINKOWSKI: Die Registrierung der Herzbewegungen am linken Vorhof. Dtsch. med. Wschr. 32, Nr 31, 1248 (1906).

OHM: Venenpuls und Herzschallregistrierung als Grundlage für die Beurteilung der mechanischen Arbeitsleistung des Herzens. Berlin 1914. — OHM: Der Aktionstonus des Herzens und seine klinische Bedeutung. Klin. Wschr. Nr 46, 2269—2271 (1922). — OHM:

Die Gestaltung der Stromkurve des Jugularvenenpulses durch Arbeit und Füllung des Herzens unter normalen und pathologischen Verhältnissen. Z. inn. Med. 94, 1/3 (1922).

PIERSOL: An observation on the jugular pulse of man. Amer. J. med. Sci. 1908, June. — PIPER, H.: Über den Venenpuls und über die Beziehungen zwischen venösem Blutdruck und intrathoracalem Druck. Arch. Anat. u. Physiol. 1913, H. 3/4, 380. — PLETNEW: Le soulèvement a du phlébogramme. Berl. klin. Wschr. 1908, 11. — POTAIN: Mémoires de la Soc. méd. hôp. 1868.

RAUTENBERG: Neue Methode der Registrierung der Vorhofspulsation vom Oesophagus aus. Dtsch. med. Wschr. 1907, Nr 9. — RAUTENBERG: Die Registrierung des Vorhofspulses von der Speiseröhre aus. Dtsch. Arch. klin. Med. 91 (1907). — RAUTENBERG: Die Pulsation des linken Vorhofs und ihre Deutung. Berl. klin. Wschr. 1907, Nr 21. — RAUTENBERG: Die Wirkung der Digitalis auf den Vorhof. Dtsch. med. Wschr. 1907, Nr 39. — RAUTENBERG: Die an der äußeren Brustwand sichtbare Pulsation des Vorhofes. Berl. klin. Wschr. 1907, Nr 46. — RAUTENBERG: Die Analyse der Extrasystole im Bilde des Vorhofspulses. Münch. med. Wschr. 1907, Nr 50. — RAUTENBERG: Die Vorhofpulsation beim Menschen, ihre Registrierung und die bisherigen Resultate ihrer Erforschung. Volkmanns Slg. klin. Vortr. 1909, Nr 557. — RIEGEL: Über die diagnostische Bedeutung des Venenpulses. Slg. klin. Vortr. 1883, Nr 227. — RIEGEL: Über Arrhythmie des Herzens. Volkmanns Slg. klin. Vortr. 1898, Nr 227. — RIHL: Über das Verhalten des Venenpulses unter normalen und pathologischen Bedingungen. Z. exper. Path. u. Ther. 6 (1909). — RIHL: Experimentelle Untersuchungen über den Ausdruck des Flimmerns der Vorhöfe im Venenpuls. Z. exper. Path. u. Ther. 8 (1910).

SAROLEA: La pulsation cardiooesophagienne chez l'homme. Bull. Acad. Méd. belg. 1889. — SCHMIDT-NIELSEN: Le prétendu synchronisme de la systole des deux oreillettes. Arch. internat. Physiol. 4, 417 (1907).

VEIEL und KAPF: Studien über den Venenpuls. Dtsch. Arch. klin. Med. 113, 5/6, 494 (1914).

WENCKEBACH, K. F.: Zur Analyse des unregelmäßigen Pulses. Über den Pulsus alternans. Z. klin. Med. 44 (1901). — WENCKEBACH, K. F.: Die Arrhythmie als Ausdruck bestimmter Funktionsstörungen des Herzens. Leipzig 1903. — WENCKEBACH, K. F.: Beiträge zur Kenntnis der menschlichen Herztätigkeit. Arch. Anat. u. Physiol. 1906, 1907, 1908. — WENCKEBACH, K. F.: Über pathologische Beziehungen zwischen Atmung und Kreislauf. Volkmanns Slg. klin. Vortr. XVI. S., 1907, Nr 461. — WENCKEBACH, K. F.: Beobachtungen bei exsudativer und adhäsiver Perikarditis. Z. klin. Med. 71 (1910). — WENCKEBACH, K. F.: Über eine kritische Frequenz des Herzens bei paroxysmaler Tachykardie. Dtsch. Arch. klin. Med. 101 (1910).

YOUNG and HEWLETT: The normal pulsation within the oesophagus. J. of Med. Rech. 16, 3 (1907).

ZWALUWENBURG and AGNEV: Some details of the auricular pressure curves of the dog. Heart 3, 343 (1912).

Blutdruckmessung.

v. BASCH: Über die Messung des Blutdrucks beim Menschen. Z. klin. Med. 2 (1880). — v. BASCH: Ein Metall-Sphygmomanometer. Wien. med. Wschr. 1883, Nr 22. — v. BASCH: Der Sphygmomanometer und seine Verwendung in der Praxis. Berl. Klin. 1887. — v. BASCH: Neue sehr vereinfachte Form des Sphygmomanometers. Wien. med. Presse 1895, Nr. 4. — v. BASCH: Fünfzehn Jahre Blutdruckmessung. Wien. med. Wschr. 1896, Nr 15. — v. BASCH: Experimentelle und klinische Untersuchungen über den Kapillardruck. Virchows Arch. 1902, 124. — BASLER: Untersuchungen über den Druck in den kleinsten Blutgefässen der menschlichen Haut. Pflügers Arch. 147, 393 (1912); 157, 345 (1914); 173, 389 (1918); 190, 212 (1921). — BETCHOV: Les phénomènes de L. HILL dans l'insuffisance aortique et de J. TEISSIER dans l'aortite abdominale; leur interprétation. Arch. Anal. Cœur 18, Nr 3 (1925). — BING: Ein Apparat zur Messung des Blutdrucks beim Menschen. Berl. klin. Wschr. 1907, 22. — BOGOMOLEZ: Blutdruck in den kleinen Arterien. Pflügers Arch. 141 (1911). — BRAMWELL and HICKSON: The relation of pulse form to sound production in the arteries. Heart 13, H. 1/2 (1926). — BRIEGEL: Über die Messung des diastolischen Blutdrucks beim Menschen. Münch. med. Wschr. 53, Nr 26, 1246 (1906). — BRÖCKING: Funktionsprüfung der Arterien. Z. exper. Path. u. Ther. 4, 222.

CHRISTALLER: Über Blutdruckmessungen von Menschen unter pathologischen Verhältnissen. Inaug.-Diss., Berlin 1881.

EHRET: Über eine einfache Bestimmungsmethode des diastolischen Blutdrucks. Münch. med. Wschr. 1909, Nr 12. — EHRET: Palpation des diastolischen Blutdrucks. Münch. med. Wschr. 1911, Nr 5. — ERLANGER, J.: A new Instrument for determining the maximum and the minimum bloodpressure in man. Hopkins Hosp. Rep. 12 (1904). — ETTINGER: Die auskultatorische Methode der Blutdruckmessung und ihr praktischer Wert. Wien. klin.

Wschr. 1907, Nr 33. — EWALD: Zur Methode der Messung des peripherischen Widerstandes in einer Arterie. Arch. Anat. u. Physiol. 1899, 245.
FANTUS und STÄHELIN: Blutdruck während der Erholung von Muskelarbeit. Z. klin. Med. 70 (1910). — FELLNER: Neuerung zur Messung des systolischen und diastolischen Druckes. Verh. dtsch. Ges. inn. Med. 1907, 404. — FELLNER: Pulsdruckmessung bei Herz- und Nierenkranken. Dtsch. Arch. klin. Med. 88, Nr 1 (1907). — FELLNER und RUDINGER: Tierexperimentelle Studien über Blutdruckmessungen. Z. klin. Med. 57, H. 1/2 (1905). — FÉRÉ, FRANCILLON et PAPIN: Note sur les modifications de la pression artérielle sous l'influence des conditions capables d'interrompre la manifestation de la fatigue. C. r. Soc. Biol. 53, 823 (1901). — FICK: Über den Druck der Kapillaren. Pflügers Arch. 42, 482 (1888). — FISCHER: Die auskultatorische Blutdruckmessung im Vergleich mit der oszillatorischen v. RECKLINGHAUSENs und ihr durch die Phasenbestimmung bedingter Wert. Dtsch. med. Wschr. 1908, Nr 26. — FLEISCHER: Turgotonographische Pulsdruckbestimmungen. Berl. klin. Wschr. 1907, Nr 35, 1109. — FRANK: Blutdruckmessung nach USKOFF. Z. exper. Path. u. Ther. 1911, 9. — FREY: Eine einfache Methode, den Blutdruck am Menschen zu messen. Chir. Beitr., S. 79. Leipzig 1896. — FREY, V.: Die Untersuchung des Pulses. Berlin 1892. — FÜRST und SOETBEER: Experimentelle Untersuchungen über die Beziehungen zwischen Füllung und Druck in der Aorta. Dtsch. Arch. klin. Med. 90, H. 1/2 (1907).
GAERTNER: Über das Tonometer. Münch. med. Wschr. 1904, Nr 12 und 13. — GÄRTNER: Über einen neuen Blutdruckmesser (Tonometer). Wien. med. Presse 1899, Nr 26. — GAISBÖCK: Die Bedeutung der Blutdruckmessung für die Praxis. Dtsch. Arch. klin. Med. 83, H. 3 und 4 (1905). — GLAESSNER: Klinische Untersuchungen über den Kapillarpuls. Dtsch. Arch. klin. Med. 97, 84 (1909). — GOEBEL: Über die Schwankungen im Kapillardruck. Klin. Wschr. 1923, Nr 50. — GRÄUPNER und SIEGEL: Über funktionelle Untersuchung der Herzarbeit. Z. exper. Path. u. Ther. 3 (1906). — GROEDEL, THEO und KISCH, FRANZ: Über den Wert der Blutdruckmessung mittels des Sphygmomanometers von RIVA-ROCCI und seine Combination mit Kontrollapparaten. Münch. med. Wschr. 1904, H. 16.
HARLÉ: Présentation d'un appareil „le pressiophone", pour l'étude auscultatoire des tensions artérielles. C. r. Soc. Biol. 92, Nr. 17, 1377 (1925). — HAYASHI: Vergleichende Blutdruckmessungen von Gesunden und Kranken mit den Apparaten von GÄRTNER, RIVA-ROCCI und FREY. Inaug.-Diss., Erlangen 1903. — HENSEN: Physiologie und Pathologie des Blutdrucks. Dtsch. Arch. klin. Med. 67, 436 (1900). — HERZ: Das neue Modell meines Blutdruckmessers. Wien. klin. Wschr. 1911, Nr 37. — HILL: Arterial pressure in man while sleeping, resting, working, bathing. J. of Physiol. 22, 26 (1898). — HILL and FLACK: The accurazy of the obliteration method of measuring arterial pressure in man. J. of Physiol. 38, Proc. 1909. — HIRSCH: Vergleichende Blutdruckmessungen mit dem Sphygmomanometer von BASCH und dem Tonometer von GAERTNER. Dtsch. Arch. klin. Med. 70, H. 3/4 (1901). — HOEPFNER: Das Sekundenvolumen des Herzens bei gesunden und kranken Menschen. Dtsch. Arch. klin. Med. 1907, H. 5/6. — HORNER: Der Blutdruck des Menschen. P. Perles, Wien-Leipzig 1913. — HORNER: Blutdruckmessung mit dem Sphygmoskop Pal. Dtsch. med. Wschr. 33, 753 (1907). — HÜRTHLE: Beiträge zur Haemodynamik. Pflügers Arch. 49, 29 (1891). — HÜRTHLE: Über eine Methode zur Registrierung des arteriellen Blutdrucks beim Menschen. Dtsch. med. Wschr. 1996, Nr 574.
JAFFE: Beobachtungen mit der Pulsuhr von L. WALDENBURG. Virchows Arch. 90, 33 (1882). — JANEWAY: The clinical study of the bloodpressure. New York and London 1904. — JANEWAY: Some Observations on the Estimation of blood-pressure in man. N. Y. Bull. Med. Sci. 1, 105 (1901). — JANEWAY: A new portable sphygmomanometer. Med. 1904, 27. Aug. — JANEWAY and PARK: An experimental study of the resistance to compression of the arterial wall. Arch. int. Med. 6, 586 (1910). — JAQUET: Zur graphischen Registrierung des Blutdrucks beim Menschen. Münch. med. Wschr. 55, 445 (1908). — JELLINEK: Über den Blutdruck des gesunden Menschen. Z. klin. Med. 39, H. 5/6, 447 (1900). — JOHN bei VOLHARD: Über die Technik und klinische Bedeutung der Messung des systolischen und diastolischen Blutdrucks. Dtsch. Arch. klin. Med. 1908, H. 5/6.
KLEBERGER: Über die Beziehungen des erhöhten Blutdrucks zu physikalischen Zustandsänderungen des Blutes. Z. exper. Path. u. Ther. 18, 251 (1916). — KLEMPERER, F.: Über Methodik und Bedeutung der Blutdruckmessung. Münch. med. Wschr. 1907, April. — KLINGMÜLLER: Capillarstudien. Z. exper. Med. 47, H. 1/2 (1925). — KOLB: Ein neuer Blutdruckmesser und seine Anwendung am Krankenbett. Münch. med. Wschr. 1912, Nr 43. — KOROTKOW: Ber. militärärztl. Akad. Petersburg 1905, 395; 1906, 284. — v. KRIES: Über die Bestimmung des Mitteldrucks durch das Quecksilbermanometer. Arch. Anat. u. Physiol. 1877, 418. — KROETZ: Die Koefficienten des klinisch meßbaren Venendrucks. Dtsch. Arch. klin. Med. 139, H. 5/6 (1922). — KRONE: Das Verhalten des Blutdrucks bei Muskelarbeit. Münch. med. Wschr. 1908, Nr 2. — KRYLOW: Ber. militärärztl. Akad. Petersburg 1906, Nr 2/4. — KÜLBS: Pathologie des Blutdrucks. Dtsch. Arch. klin. Med.

89, 547 (1907). — Külbs und Brustmann: Untersuchungen an Sportsleuten. Z. klin. Med. **77**, H. 5/6, 438 (1913). — Kylin: Klinische und experimentelle Studien über die Hypertoniekrankheiten. Stockholm 1923.

Labougle: Remarques sur l'appréciation de la valeur fonctionelle du cœur à propos de quelques travaux récents. Arch. Méd. mil. **76**, Nr 1 (1922). — Landerer: Zur Frage des Kapillardrucks. Z. klin. Med. **78**, H. 1/2 (1913). — Legrand et Auguste: Séparateur double pour la mesure de la tension artérielle à l'aide de l'oscillomètre du professeur Pachon muni du double brassard. Presse méd. **29**, Nr 72 (1921). — Lian et Welti, H.: Les bruits artérielles supra-maximaux dans la méthode sphygmomanométrique auscultatoire. C. r. Soc. Biol. **85**, Nr 33 (1921). — Loeper: La tension artérielle pendent la digestion. Arch. Mal. Cœur **5**, 225 (1912). — Lombard: Der Blutdruck in den Capillaren. Zbl. Physiol. **25**, 157 (1911).

Mac William, Kesson, J. A. E. and Spencer G. Melvin: The conduction of the pulswave and its relation to the estimation of systolic blood-pressure. (Physiol. Lab. iuniv. aberdeen.) Heart **4**, Nr 4, 393—408 (1913). — Mac William, J. A. and Spencer G., Melvin: The estimation of diastolic blood-pressure in man. (Physiol. labor. Aberdeen.) Heart **5**, Nr. 2, 153 (1914). — Magnus, R.: Über die Messung des Blutdrucks mit dem Sphygmographen. Z. Biol. **15**, 178 (1896). — Marey: Moyen de mesurer le valeur manométrique de la pression du sang chez l'homme. C. r. Acad. Sci. **87**, Nr 21 (1878). — Marey: La circulation du sang à l'etat physiologique et dans les maladies. Paris 1881. — Merke und Müller: Experimentelles zur Hydromechanik und Haemodynamik. Z. exper. Med. **46**, H. 3/4 (1925). — Moritz: Blutdruck bei Körperarbeit gesunder und kranker Individuen. Dtsch. Arch. klin. Med. **77**, 399 (1903). — Morris: Observation on the blood-pressure in disease. Med. News **1905**, Jan. 14. — Mortensen, M. A.: Blood-pressure reactions to passive postural changes an index to myocardial efficiency. Amer. J. med. Sci. **165**, Nr 5, 667 (1923). — Müller, A.: Über die klinische Bestimmung der Arterienwandspannung und ihre Bedeutung. Dtsch. Arch. klin. Med. **146**, H. 1/2 (1925). — Müller, O.: Die unblutige Druckmessung und ihre Bedeutung für die praktische Medizin. Med. Klin. **1908**, H. 2—4. — Müller, O. und Blauel: Zur Kritik des Riva-Roccischen und Gärtnerschen Sphygmomanometers. Dtsch. Arch. klin. Med. **91**, 517 (1907). — Münzer: Apparat zur graphischen Blutdruckbestimmung und Pulsaufnahme (Sphygmotonograph). Zbl. Herzkrkh. **1910**, Nr. 9. — Münzer: Apparat zur objektiven Blutdruckmessung; gleichzeitig auch ein Beitrag zur Sphygmo-turgographie. Münch. med. Wschr. **1907**, Nr 37. — Münzer: Über Blutdruckmessung und ihre Bedeutung nebst Beiträgen zur funktionellen Herzdiagnostik. Z. exper. Path. u. Ther. **4**, 134 (1907). — Münzer: Zur graphischen Blutdruckbestimmung und Sphygmobolometrie nebst Beiträgen zur klinischen Bewertung dieser Untersuchungsmethode. Med. Klin. **1908**, Nr 14. 15. 16. — Münzer: Objective Blutdruckmessung. Münch. med. Wschr. **54**, Nr 37, 1809 (1907). — Münzer: Apparat zur objectiven Blutdruckmessung. Münch. med. Wschr. **1907**, Nr 37. — Mussler und Rückle: Die Beziehungen der Blutdruckkomponenten untereinander. Z. Kreislaufforschg **19**, Nr. 19 (1927).

Neu: Experimentelle und klinische Blutdruckuntersuchungen mit Gärtners Tonometer. Verh. naturhistor. med. Ver., N. F. **7**, 2, 211 (1902). — Norris, Bazett and Mac Millan: Bloodpressure, its clinical application (1928).

Pal: Ein Sphygmoskop zur Bestimmung des Pulsdruckes. Zbl. inn. Med. **1906**, Nr 5. — Peller: Zur Theorie des arteriellen Minimaldruckes und dessen Bestimmung. Wien. Arch. inn. Med. **2**, 249 (1921). — Peller: Zur Kritik des arteriellen Minimaldruckes. Wien. Arch. inn. Med. **5** (1923).

Raff: Blutdruckmessungen bei Alkoholikern und funktionellen Neurosen unter Ausschluß von Kreislaufstörungen. Dtsch. Arch. klin. Med. **112**, H. 3/4, 209 (1913). — Rajka: Über das Messen des Kapillardruckes an der menschlichen Haut mit dem Torok-Rajka-Wesselyschen Kapillartonometer. Z. exper. Med. **48**, H. 3/5 (1925). — Read: A clinical interpretation of pulse pressure. Heart **2**, Nr 5 (1927). — v. Recklinghausen: Unblutige Blutdruckmessung. Naunyn-Schmiedebergs Arch. **55** (1906). — v. Recklinghausen: Praktische Anleitung zu einer Messung des arteriellen Blutdrucks beim Menschen. Med. Klin. **1910**, Beih. 8. — v. Recklinghausen: Was wir durch die Pulsdruckkurve und die Pulsdruckamplitude über den großen Kreislauf erfahren. Naunyn-Schmiedebergs Arch. **56** (1906). — v. Recklinghausen: Eine neue Pumpe zur Blutdruckmessung beim Menschen. Arch. f. exper. Path. u. Ther. **46**, 78 (1901). — Riva-Rocci: Su di un metodo per misurare nell' uomo la diminuzione di pressione sanguigna dalle grandi alle piccolo arterie. Clin. med. ital. **1900**, 652. — Riva-Rocci: La tecnica della sfigmomanometrica. Gazz. med. Torino **1887**. — Riva-Rocci: Un nuovo sfigmomanometro. Torino 1896. — Rolleston, H. D.: On the systolic blood-pressure in the arm and leg in aortic incompetence. Heart **4**, 83—86 (1912). — Rosen: Über die Verwendbarkeit des v. Baschschen Sphygmomanometers zu Blutdruckmessungen an Tieren. Inaug.-Diss., Dorpat 1891. — Rumpf: Blutdruck und Schmerz. Münch. med. Wschr. **54**, Nr 4, 153 (1907).

SAHLI: Über das absolute Sphygmogramm. Dtsch. Arch. klin. Med. 81 (1904). — SAHLI: Über kompendiöse leicht transportable Taschenquecksilbermanometer zu klinischen Zwecken, speziell zur Sphygmomanometrie, nebst Bemerkungen über eine Verbesserung der RIVA-ROCCIschen Manschette. Dtsch. med. Wschr. 1904, Nr 48. — SAHLI: Zur Kritik der Bestimmung des arteriellen Minimaldruckes. Wien. Arch. inn. Med. 6, 3 (1923). — SAHLI: Über die Messung des arteriellen Blutdrucks beim Menschen. Erg. inn. Med. 24 (1923). — SALAGHI: Sphygmomanometrie. Arch. génér. méd. 1906, Nr 40. Biol. Zbl. 1907, Nr 537. — SCHILLING: Über Blutdruckmessungen. Münch. med. Wschr. 1906, Nr 23. — SCHREIBER: Über den Einfluß der Atmung auf den Blutkreislauf. Naunyn-Schmiedebergs Arch. 10. — SCHRUMPF und ZABEL: Psychogene Labilität des Blutdrucks. Münch. med. Wschr. 1911, Nr 37. — SCHULTHESS: Eine neue Sphygmophotographie zur Blutdruckmessung und Herzprüfung, kontrolliert durch Modellversuche. Zbl. Herzkrkh. 7, 197 (1915). — SCHULTHESS: Das Sphygmometer, ein neuer Apparat zur Prüfung der Herzfunktion. Korresp.bl. Schweiz. Ärzte 1911, Nr 14. — SEELIG und HELLER: Das Pulsvolumen und dessen Beeinflussung. Zbl. Herzkrkh. 15, Nr 15 (1923). — STAEHELIN und MÜLLER: Experimentelles zur Hydromechanik und Hämodynamik. Z. exper. Med. 39, 41 (1924); 46, H. 3/4 (1925). — STERZING: Vergleichende Blutdruckmessungen mittels der palpatorischen und auskultatorischen Methode. Dtsch. med. Wschr. 1909, Nr 43. — STILLMARK: Ein neuer Blutdruckmesser. Berl. klin. Wschr. 44, 692 (1907). — STÖVESAND, WERNER: Die Arterienwandspannung. Zbl. Herzkrkh. 18, Nr 19, 373 (1926); 18, Nr 20, 401 (1926). — STRASSBURGER: Messung des diastolischen Blutdrucks. Z. klin. Med. 54 (1904). — STRASSBURGER: Blutdruck und Gefäßtonus bei Wasserbädern. Dtsch. Arch. klin. Med. 82 (1904). — STRASSBURGER: Über den Einfluß der Aortenelastizität auf das Verhältnis zwischen Pulsdruck und Schlagvolumen des Herzens. Dtsch. Arch. klin. Med. 91 (1907). — STRASSBURGER: Weitere Untersuchungen über Messung des diastolischen Blutdrucks beim Menschen. Dtsch. med. Wschr. 34, Nr 2 und 3 (1908). — STRAUB, H.: Bestimmung des Blutdrucks in ABDERHALDENS Handb. d. biol. Arbeitsmethode. Abt. V. I. 4., H. 2 (1922). — STURSBERG: Über das Verhalten des systolischen und diastolischen Blutdrucks nach Körperarbeit. Dtsch. Arch. klin. Med. 90 (1907). — STURSBERG: Ein Apparat zur graphischen Blutdruckbestimmung. Münch. med. Wschr. 1909, Nr. 11, 562.

TIGERSTEDT: Der arterielle Blutdruck. Erg. Physiol. von ASHER-SPIRO 6 (1907). — TIGERSTEDT: Physiologie des Kreislaufs. Leipzig 1921.

VASHIDE et LAHY: La technique de la mesure de la pression sanguine particulairement chez l'homme. Arch. génér. méd. 8 (1902). — DE VRIES REILINGH: Zur Blutdruckmessung. Z. klin. Med. 77 (1913). — DE VRIES REILINGH: Die Bestimmung des Widerstandes der Arterienwand als klinische Untersuchungsmethode. Z. klin. Med. 83, 251 (1916).

WALDENBURG: Die Pulsuhr, ein Instrument zum Messen der Spannung, Füllung und Größe des menschlichen Pulses. Berl. klin. Wschr. 1877, Nr 14. 17. 18. — WHITE, H. L., BARKER, S. and ALLEN, S.: Venous pressure responses to exercise in patients with heart disease. Heart 1, Nr 2, 160—164 (1925).

Bolometrie und Energometrie.

BRÖSAMLEN: Die Bedeutung der Pulsuntersuchung für die Bemessung des Herzschlagvolumens. Dtsch. Arch. klin. Med. 119, 492 (1916).

CHRISTEN: Die Pulsdiagnostik auf mathematisch-physikalischer Grundlage. Z. exper. Pathol. u. Ther. 6. — CHRISTEN: Über die Anwendung zweier physikalischer Gesetze auf den Blutkreislauf. Z. exper. Path. u. Ther. 7, 783. — CHRISTEN: Neue Wege in der Pulsdiagnostik. Z. klin. Med. 71, H. 3/6, S.-A. — CHRISTEN: Tachogramm, Pulsvolumen und Schlagvolumen. Z. exper. Path. u. Ther. 9 (1911), S.-A. — CHRISTEN: Das logarithmische Differentialmanometer. Dtsch. med. Wschr. 1911, Nr 14. — CHRISTEN: Über die Verwendung des Sphygmographen für Energiemessungen am Puls. Schweiz. Rundschau Med. 1911, Nr 48. — CHRISTEN: Die neue Methode der dynamischen Pulsdiagnostik, ohne Mathematik dargestellt. Münch. med. Wschr. 1911, Nr 15. — CHRISTEN: Dynamische Pulsdiagnostik auf dem Sterbelager. Zbl. Herzkrkh. 4, H. 12 (1912). — CHRISTEN: Neue Untersuchungen über Pulsmechanik. Wien. med. Wschr. 1912, Nr 15. — CHRISTEN: Die neue Methode der dynamischen Pulsdiagnostik. Z. klin. Med. 73, H. 1/2 (1911). — CHRISTEN: Zur Kritik der Energometrie und der Sphygmobolometrie. Z. klin. Med. 74 H. 5/6 (1912). — CHRISTEN: Eine Vereinfachung der dynamischen Pulsdiagnostik. Münch. med. Wschr. 1913, Nr 25. — CHRISTEN: Neue Experimente zur dynamischen Pulsdiagnostik Dtsch. Arch. klin. Med. 110, 382 (1913). — CHRISTEN: Wort und Sache in der dynamischen Pulsdiagnostik. Dtsch. Arch. klin. Med. 114, 5/6 (1914). — CHRISTEN: Die dynamische Pulsuntersuchung. Leipzig 1914.

DA CUNHA, D. JOSÉ und LAZARRAGA, IGNATIO V.: Untersuchungen über die Zirkulation mittels des SAHLISchen Volumbolometers bei an Grippe und Encephalitis lethargica Erkrankten. Schweiz. med. Wschr. 56, Nr 22 (1926). — DROUVEN: Untersuchungen mit dem Christenschen Energometer. Dtsch. Arch. klin. Med. 112, 157 (1913). — Dubois: Sphygmobolometrische Untersuchungen bei Gesunden und Kranken. Dtsch. Arch. klin. Med. 120, 79 (1916). — Dunkan: Untersuchungen mit dem Energometer von Christen. Dtsch. Arch. klin. Med. 112, 183 (1913). — Dyes: Dynamische Pulsuntersuchungen nach Christen. Z. exper. Med. 43, 1/2 (1924).

Hapke: Experimentelle und klinische Untersuchungen über Kreislaufdiagnostik mit dem Energometer. Münch. med. Wschr. 60, Nr 27, 1473 (1913). — Hartmann: Untersuchungen mit dem neuen Sphygmobolometer nach Sahli. Dtsch. Arch. f. klin. Med. 117, 86 (1915). — Hotz: Energometrische Untersuchungen über die Wirkung des Adrenalins auf den Kreislauf nebst Bemerkungen über den Wanddruck der Arterien. Dtsch. Arch. klin. Med. 138, 5/6 (1922). — Hotz: Energometrische Untersuchungen über die Wirkungen des Adrenalins. Dtsch. Arch. klin. Med. 138, 5/6 (1922). — Hotz: Die pulsdynamischen Untersuchungsmethoden und ihre klinische Anwendung. Z. klin. Med. 37, 3/6 (1923).

Katzenstein: Energometrische Betrachtungen bei verschiedenen inneren Krankheiten. Zbl. Herzkrkh. 8, Nr 13 (1916).

Lipowetzki: Sphygmobolometrische Untersuchungen am Gesunden und Kranken mittels des Sahlischen sphygmobolometrischen Verfahrens. Dtsch. Arch. klin. Med. 109, 498 (1913).

Müller und Brösamlen: Über die Eignung der Sphygmobolometrie resp. Sphymovolumetrie zur Bemessung der Systolengröße resp. des Minutenvolumens. Dtsch. Arch. klin. Med. 124 (1917). — Münzer: Die dynamische Pulsuntersuchung. Wien. Arch. inn. Med. 5, H. 1 (1922).

Reinhardt: Über die Eignung der Sphygmovolumetrie zur Bemessung der Systolengröße. Dtsch. Arch. klin. Med. 127, 3/4 (1918).

Sahli: Die Sphygmobolometrie, eine neue Untersuchungsmethode der Zirkulation. Dtsch. med. Wschr. 1907, Nr 17/16. — Sahli: Über den weiteren Ausbau der Sphygmobolometrie oder energetischen Pulsdiagnostik. Dtsch. med. Wschr. 1910, Nr 47. — Sahli: Der weitere Ausbau der Sphymobolometrie. Z. klin. Med. 72, 1 (1910). — Sahli: Über die Verwendung moderner Sphygmographen, speziell des Jaquetschen zu sphygmobolometrischen Untersuchungen. Korresp.bl. Schweiz. Ärzte 1911, Nr 16. — Sahli: Weitere Beiträge zur Kritik der Sphygmobolometrie und zur Verbesserung ihrer Methodik. Z. klin. Med. 74, H. 3/4 (1912). — Sahli: Verbessertes und vereinfachtes klinisches Sphygmobolometer, zugleich ein Taschenphygmobolometer. Dtsch. Arch. klin. Med. 107, H. 1 (1912). — Sahli: Weitere Vereinfachungen und Verbesserungen der pneumatischen Sphygmobolometrie, Verkleinerung der Energieverluste und Umgehung der jedesmaligen Eichung, nebst Beiträgen zur Kritik der dynamischen Pulsuntersuchung. Dtsch. Arch. klin. Med. 112, 1/2 (1913). — Sahli: Über die Volummessung des menschlichen Radialpulses. Dtsch. Arch. klin. Med. 115, 124 (1914). — Sahli: Über die richtige Beurteilung der Volumbolometrie und die Art ihrer klinischen Verwendung. Dtsch. Arch. klin. Med. 122, 11 (1917). — Sahli: Über die objektiv-sphygmographische Äußerung des Arterienlumens (sphygmographische Arteriometrie) als Hilfsmethode und Schlußstein der dynamischen Pulsuntersuchung. Schweiz. med. Wschr. 52, Nr 6 (1922). — Sahli: Über die Sphygmobolographie unter Verwendung der graphischen Arteriometrie und über Volumbolographie. Schweiz. med. Wschr. 52, Nr 18 (1922). — Sahli: Die Sphygmobolometrie oder dynamische Pulsuntersuchung. Erg. inn. Med. 27, 1—76 (1925). — Sahli: Zur Klärung der Prinzipien der dynamischen Pulsuntersuchungen. Klin. Wschr. 1928, Nr 6. — Sahli: Lehrbuch d. klin. Untersuchungsmethoden (1928). — Schulthess: Sphygmobolometrische Untersuchungen. Dtsch. med. Wschr. 34, Nr. 22—23 (1908). — Schrumpf: Blutdruckuntersuchungen und Energometerstudien im Hochgebirge bei Herz- und Kreislaufstörungen. Dtsch. Arch. klin. Med. 122, 11 (1914). — Schrumpf: Pulsdynamische Studien bei Veränderungen der Aorta, mit besonderer Berücksichtigung der Frühdiagnose der Präsklerose. Z. klin. Med. 85, 1/2 (1918). — Straub, H.: Die dynamische Pulsuntersuchung. In: Abderhaldens Handb. d. biol. Arbeitsmethoden V, 4, I (1923). — Straub, H.: Die Grundlagen der dynamischen Pulsuntersuchungen. Klin. Wschr. 6, Nr 12 (1927). — Wehner: Über die peripherische Blutzirkulation während der reaktiven Hyperämie nach Blutleere. Klin. Wschr. 4, Nr. 42 (1925).

Plethysmographie.

Atzler und Herbst: Die Schwankungen des Fußvolumens und deren Beeinflussung. Z. klin. Med. 38, 1/3 (1923).

Buisson: Thèse inaugurale. Paris 1862.

Chelius: Vjschr. prakt. Heilk. med. Fak. in Prag 25 (1850). — Christen: Kritik des Albert Müllerschen Schlagvolumens. Dtsch. Arch. klin. Med. 97, 190 (1909).

DANIÉLOPOLU und ASLAN: Recherches sur la circulation périphérique chez l'homme. J. Physiol. et Path. gén. 23, Nr 2 (1925). — DESSECKER und STEINHAUSEN: Über die Anwendung des Armplethysmographen zur Prüfung des Einflusses der Atmung auf den Kreislauf. Pflügers Arch. 202, 1/2 (1924). — DÜNNER: Plethysmographische Untersuchungen. Z. klin. Med. 85, 1/2 (1918). — DÜNNER: Plethysmographische Untersuchungen. Volumschwankungen des Armes im Verlauf von künstlicher Blutsperre bei gesundem und krankem Kreislauf. Z. exper. Med. 49, 4/6 (1926).

EWIG: Untersuchungen über die plethysmographische Arbeitskurve. Z. klin. Med. 100, 3/4 (1925). — EWIG: Untersuchungen über die plethysmographische Arbeitskurve an gesunden Kranken. Z. klin. Med. 101 (1925).

v. FREY: Die Funktionsprüfung des Herzens mittels der plethysmographischen Arbeitskurve. Münch. med. Wschr. 71, Nr 30 (1924). — FICK: Die Geschwindigkeitskurve in der Arterie des lebenden Menschen. Unters. physiol. Laborat. Züricher Hochschule 1, 51. Wien 1869. — FLEISCHER: Fingerplethysmographie. Berl. klin. Wschr. 1908, Nr 44. — FRANCK, FR.: Le Volume des organes dans ses rapports avec la circulation du sang. Trav. Labor. Marey 2, 15 (1876). — FRANCK, FR.: Etude du pouls total des extrémités au moyen d'un sphygmographe volumétrique. Arch. de Physiol. norm. et path. 1890, 118.

GEISLER und ZYBELL: Plethysmographische Untersuchungen bei körperlicher Arbeit. Münch. med. Wschr. 1910, 1537.

HELLENDALL: Funktionsprüfung der Arterien. Z. klin. Med. 74 (1912). — HEWLETT and v. ZWALENBURG: Amer. J. Physiol. 14, 287 (1905).

KIMURA: Ermüdungsstudien bei genau bemessener körperlicher Arbeit. Z. Hyg. 98 (1922).

LIEBESNY und SCHEMINSKY: Die Funktionsprüfung des Herzens mittels der plethysmographischen Arbeitsmethode. Wien. Arch. inn. Med. 4, 11 (1922).

MAREY: Circulation du sang (1881). — MOSSO: Diagnostik des Pulses. Leipzig 1879. — MÜLLER: Über Schlagvolumen und Herzarbeit. Dtsch. Arch. klin. Med. 96, 1—2 (1909). — MÜLLER, O.: Funktionsprüfung der Arterien. Dtsch. med. Wschr. 1906, Nr 32, 1531—1597. — MÜLLER, O. und VEIEL: Beiträge zur Kreislaufphysiologie des Menschen, besonders zur Lehre von der Blutverteilung. Volkmanns Samml. klin. Vortr. 606/608, 630/632. Leipzig 1910 n. 1911.

PFEFFER und REHBERG: Die plethysmographische Kurve bei latentem Ödem. Z. klin. Med. 95, 1—3 (1922). — PIÉGU: C. r. Acad. Sci. 22, 682 (1846).

ROEMER und HOERNICKE: Grundsätzliche Kritik der plethysmographischen Methodik. Z. exper. Med. 45, 1/2 (1925). — v. ROMBERG und MÜLLER, O.: Über Bedeutung und Technik der plethysmographischen Funktionsprüfung gesunder und kranker Arterien. Z. klin. Med. 75, 93 (1912).

STRAUB, H.: Methoden zur Bestimmung von Volumschwankungen (Plethysmographie). In: ABDERHALDEN, Handbuch d. biol. Arbeitsmethoden V, 4, 1 (1923).

TUR und LANG: Plethysmographische Untersuchungen an Gefäß- und Herzkranken. Dtsch. Arch. klin. Med. 146 (1925).

UHLENBRUCK: Plethysmographische Untersuchungen am Menschen. Z. Biol. 80 (1924). — UHLENBRUCK: Zur Kritik der Plethysmographie. Münch. med. Wschr. 72, Nr 9 (1925).

WEBER, E.: Plethysmographische Untersuchungen bei körperlicher Arbeit. Münch. med. Wschr. 57, 1891 (1910). — WEBER, E.: Der Einfluß psychischer Vorgänge auf den Körper. Berlin 1910. — WEBER, E.: Über eine neue Untersuchungsmethode bei Herzkrankheiten. Z. exper. Path. u. Ther. 18 (1916). — WEBER, E.: Der praktische Wert der plethysmographischen Funktionsprüfung des Herzens. Ver. inn. Med. Berlin 1922, 1. Mai.— WEICHARDT und LINDNER: Arbeitshygienische Untersuchungen. Arch. Hyg. 56.

Tachographie. Differentialsphygmographie.

ABELE: Zur Methode der Flammentachographie. Arch. Anat. u. Physiol. 1892, 22.

BRÖMSER: Die Blutgeschwindigkeit in den Arterien. Dtsch. Physiol.-Kongr. Frankfurt a. M. 1927.

CHRISTEN: Tachogramm, Pulsvolumen und Schlagvolumen. Z. exper. Path. u. Ther. 9 (1911).

FELLNER: Das Pulsometer. Dtsch. med. Wschr. 1909, Nr 5. — FICK: Die Geschwindigkeitskurve in den Arterien des lebenden Menschen. Unters. physiol. Labor. Zürich. Hochschule 1869, 51. — FRANK, O.: Hämodynamik. Leipzig 1911. — FRIEDRICH: Untersuchungen über die Brauchbarkeit des Flammenkardiographen. Z. exper. Med. 44, 5/6 (1925).

GARTEN: Über ein neues Verfahren zur Verzeichnung von Bewegungsvorgängen und seine Anwendung auf den Volumenpuls. Pflügers Arch. 104, 351 (1904). — GOLLWITZER-

MEIER: Periodische Änderungen der Zirkulationsgeschwindigkeit. Klin. Wschr. 6, Nr 44 (1927).

HEWLETT and ZWALUWENBURG: The rate of Blood flow in the Arm. Heart 1, 22 (1909). — HOCHREIN und MEIER: Über neuere Methoden zur Bestimmung der arteriellen Blutgeschwindigkeit. Münch. med. Wschr. 74, Nr 47 (1927). — HOCHREIN: Die Blutgeschwindigkeit in den Arterien. Dtsch. Arch. klin. Med. 158, 3/4 (1928).

KOCH: Die Stromgeschwindigkeit des Blutes. Dtsch. Arch. klin. Med. 140, 1/2 (1922). — v. KRIES: Über ein neues Verfahren zur Beobachtung der Wellenbewegung des Blutes. Arch. Anat. u. Physiol. 1887. — v. KRIES: Ein Verfahren zur quantitativen Auswertung der Pulswelle. Berl. klin. Wschr. 1887, Nr 32. — v. KRIES: Studien zur Pulslehre. Freiburg 1892. — v. KRIES: Über die Methode zur Beobachtung der arteriellen Blutströmung beim Menschen. Z. exper. Path. u. Ther. 9 (1911).

LANDOIS: Das Gassphygmoskop. Zbl. med. Wiss. 1870, Nr 28. — LAUBER: Über die Blutgeschwindigkeit in den Arterien. Die Differential-Sphygmographie und ihre klinische Anwendungsmöglichkeit. Z. exper. Med. 58, 3/5 (1927).

MÜLLER, A.: Die graphischen Methoden. In: Handbuch d. allg. Pathol., Diagnostik u. Therapie d. Herz- u. Gefäßerkrankungen. Leipzig-Wien 1912. — MÜLLER, O. und VEIEL: Beiträge zur Kreislaufphysiologie des Menschen. Volkmanns Samml. klin. Vortr. 606—608, 632—633 (1911).

PLETNEW: Arbeit und normales Tachogramm. Z. exper. Path. u. Ther. 6 (1909).

TIGERSTEDT: Die Geschwindigkeit des Blutes in den Arterien. ASHER-SPIROS Ergebnisse 4 (1905).

Bestimmung des Schlagvolumens.

BORNSTEIN: Eine Methode zur vergleichenden Messung des Herzschlagvolumen beim Menschen. Pflügers Arch. 132, 307 (1910). — BORNSTEIN: Das Herzschlagvolumen im Bade. Z. exper. Path. u. Ther. 9 (1911). — BORNSTEIN: Weitere Untersuchungen über das Herzschlagvolumen. Z. exper. Path. u. Ther. 14, 135 (1913). — BORNSTEIN: Bemerkungen über die Messung des Herzschlagvolumen. Dtsch. Arch. klin. Med. 106, 205 (1912). — BRUGSCH und SCHITTENHELM: Technik der speziellen klinischen Untersuchungsmethoden. Berlin-Wien 1914. — BURWELL and ROBINSON: J. clin. Invest. 1, 47 (1924).

CHRISTIANSEN, DOUGLAS and HALDANE: J. of Physiol. 48, 265 (1914). — COLLET and LILJESTRAND: The minute volume of the heart. Skand. Arch. Physiol. (Berl. u. Lpz.) 45, 1/2 (1924).

DAVIES and GILCHRIST: Observations upon the circulation rate in man by the ethyliodide method. Quart. J. Med. 20, 245 (1927). — DAVIES and MEAKINS: The respir. function in disease. Heart 9, 191 (1922).

EPPINGER, v. PAPP und SCHWARZ: Über das Asthma cardiale (1924).

GROSS und MITTERMAIER: Untersuchungen über das Minutenvolumen des Herzens. Pflügers Arch. 212, H. 1 (1926).

HALDANE and PRIESTLEY: J. of Physiol. 32, 225 (1905). — HENDERSEN and HOGGARD: The circulation and its measurement. Amer. J. Physiol. 73, Nr 1 (1925).

IWAI und SCHWARZ: Zur experimentellen Pathologie des Minutenvolumens. Wien. klin. Wschr. 37, Nr 24 (1924).

KAUP und GROSSE: Kreislauf, Sauerstoffausnützung und Erholungsquotient menschlicher Arbeit nach teilweiser neuer Methodik. Münch. med. Wschr. 1926, Nr 45. — KAUP und GROSSE: Ausbau der Äthyljodidmethode zur Bestimmung des Herzschlagvolumens und Minutenvolumens. Münch. med. Wschr. 74, Nr 18 (1927). — KAUP und GROSSE: Energieaufwand, Herzleistung und Erholungsquotient im Training. Münch. med. Wschr. 74, Nr 32 (1927). — KELLER: Über Gipsausgüsse einiger Säugetierherzen; zugleich ein Beitrag zur Schlagvolumensfrage. Pflügers Arch. 197, H. 5/6 (1923). — KISCH und SCHWARZ: Das Herzschlagvolumen und die Methodik seiner Bestimmung. Ergeb. inn. Med. 27 (1925). — KROGH und LINDHARD: Pflügers Arch. 161 (1915). ABDERHALDENS Handbuch d. biochem. Arbeitsmethoden (1914).

LAUTER und BAUMANN: Calcium und Schlagvolumen. Dtsch. Arch. klin. Med. 155, H. 3/4 (1927). — LILJESTRAND und STENSTRÖM: Versuche über den Gaswechsel und das Minutenvolumen des Herzens bei Massage und passiven Bewegungen. Biochem. Z. 127, H. 1/6 (1922). — LILJESTRAND und STENSTRÖM: Clinical studies on the work of the heart during rest. Acta med. scand. (Stockh.) 63 (1925). — LINDHARD: Über das Minutenvolumen des Herzens bei Ruhe und bei Muskelarbeit. Pflügers Arch. 161, 233 (1915). — LUNDSGAARD: Untersuchungen über das Minutenvolumen des Herzens beim Menschen. Dtsch. Arch. klin. Med. 118, 361 (1916); 120, 481 (1917). — LOEWY und v. SCHROETTER: Untersuchungen über die Blutcirculation beim Menschen. Z. exper. Path. u. Ther. 1 (1905).

MEAKINS and DAVIES: A Method of estimating the circulation rate in man. Heart 9, H. 2/3 (1922). — MOBITZ: Über Kreislaufregulation. Klin. Wschr. 3, Nr 45 (1924). — MOBITZ:

Die Ermittelung des Herzschlagvolumens des Menschen durch Einatmen von Äthyljodid. Klin. Wschr. 5, Nr 22 (1926). — MOBITZ: Ergebnisse von 200 Herzschlagvolumbestimmungen beim Menschen. 38. Kongr. dtsch. Ges. inn. Med. 1926. — MOBITZ und GROSSE: Die Ermittelung des Herzschlagvolumens des Menschen durch Einatmen von Äthyljodiddampf. Schmiedebergs Arch. 118, H. 3/4 (1926). — MOBITZ: Die Ermittelung des Herzschlagvolumens des Menschen durch Einatmung von Äthyljodiddampf. Klinisch kompensierte Veränderungen des Herzens und der Gefäße und beginnende Kreislaufkompensation ohne Lungenveränderungen. Dtsch. Arch. klin. Med. 157, H. 5/6 (1927). — MOBITZ und HINSBERG: Die Ermittelung des Herzschlagvolumens des Menschen durch Einatmung von Äthyljodiddampf. Schmiedebergs Arch. 123, H. 5/6 (1927). — MOBITZ: Die Ermittelung des Herzschlagvolumens des Menschen durch Einatmung von Äthyljodiddampf. Z. Kreislaufforschg 19, Nr 14 (1927). — MOORE, HAMILTON and KINSMAN: Ethyl jodide method for determining the circulation as a functional test of the heart. J. Amer. med. Assoc. 87, Nr 11 (1926).

PLESCH: Hämodynamische Studien. Z. exper. Path. u. Ther. 6, 139 (1909).

RABINOWITSCH: The output of the heart per beat in heart disease. Arch. int. Med. 36, Nr 2 (1926). — RINGER: Experim. with the HENDERSON and HAGGARD method of measuring the circulation. Amer. Heart J. 2, Nr 3 (1927). — ROBINSON: The respiratory system with special reference to the heart and the internal respiration. Trans. Assoc. Amer. Physicians 39, 44 (1924). — ROBINSON: The measurement of the cardiac output in man and its variations. J. Amer. Assoc. 87, Nr 5 (1926). — ROSEN and WHITE: The relation of pulse pressure to stroke volume. Amer. J. Physiol. 78, Nr 1 (1926).

STEWART: The pulmonary circulation time, the quality of blood in the lungs and the output of the heart. Amer. J. Physiol. 58 (1921).

TIGERSTEDT: Herzfrequenz und Minutenvolumen. Acta med. scand. (Stockh.) 56, 4 (1922).

WEISS: Über die Bestimmung des Herzminutenvolumens beim Menschen. Klin. Wschr. 6, Nr 21 (1927).

ZUNTZ, MARKHOFF und MÜLLER, FRANZ: Z. Balneol. 4, Nr 14/15.

Endocarditis.

ABBOT: On the incidence of bacterial inflammatory processes in cardio-vascular defects and on malformed semilunar cusps. Ann. clin. Med. 4, 3 (1925). — ACHARD et FOIX: De l'endocardite maligne à forme anémique. Arch. Mal. Cœur 5, 289 (1914). — ACHARD, CH. et ROUILLARD, J.: Deux cas d'endocardite maligne à forme lente. Bull. Soc. méd. Hôp. Paris 36, Nr 23, 910 (1920). — ADLMÜHLER: Über die Ätiologie der erworbenen Herzklappenfehler. Dtsch. Arch. klin. Med. 132 (1920). — ÄRZTLICHE OBERGUTACHTEN aus der Unfallversicherungspraxis. Berlin 1906. — AMSLER: Zur Frage der ohne Funktionsstörung im Sinne eines Herzfehlers verlaufenden chronischen und recidivierenden Endocarditis der Mitralis und Aortenklappen. Korresp.bl. Schweiz. Ärzte 1912, Nr 11. — ASCHOFF: Lehrbuch der pathol. Anatomie (1923). — ASCHOFF und TAWARA: Die heutige Lehre von den pathologisch-anatomischen Grundlagen der Herzschwäche (1906). — AUERBACH: Zur Diagnose der septischen Endocarditis. Allg. Ärztevers. Cöln. Zbl. Herzkrkh. 1921, 45.

BABES: Sur les endocardites. Ann. de l'Inst. Path. Bucarest 1 (1890). — BABES und MANOLESCU: Über einen in endokarditischen Excrescenzen gefundenen pseudodiphtherischen Bacillus. Romania med. 1908, ref. Berl. klin. Wschr. 1909, 67. — BABONNEIX et BARON: Endocardite végétante de l'orifice aortique avec abcès du myocarde. Gaz. Hôp. 4, 43 (1912). — BABONNEIX et VOISIN: Tuberculose de l'endocarde. Soc. anat. Paris 22 I (1908). — BAEHR, G.: Glomerular lesions of subacute bacterial endocarditis. J. exper. Med. Nr 27 (1912). — BÄUMLER: Das Krankheitsbild der reinen chronischen sog. Wandendocarditis. Dtsch. Arch. klin. Med. 103 (1911). — BAILLIE: Über den krankhaften Bau von einigen Teilen des menschlichen Körpers. Berlin 1794. — BAMBERGER: Lehrbuch der Krankheiten des Herzens. Wien 1867. — BAMBERGER: Beiträge zur Physiologie und Pathologie des Herzens. Virchows Arch. 9, 523 (1856). — BARBIER: Endocardite tuberculeuse. Bull. Soc. Pédiatr. Paris 1908, 58. — BARCLEY: Statistical reports upon cases of disease of the heart etc. Edinburgh med. J. 1853, July. — BARDENHEUER: Die physiologische Erklärung des hohen Blutdruckes bei plötzlichen Anstrengungen. Festschr. z. Eröffn. d. Akad. f. prakt. Med. zu Köln (1904). — BARIÉ, E. et DU CASTEL: Endocardite ulcéreuse d'origine puerpérale, oblitération de l'aorte et des iliaques par un caillot embolique, Paraplégie consécutive. Progrès méd. 1878, 1001. — BARJOU et FLORENCE: Endocardite grave d'origine rhumatismale avec suppuration d'un caillot de l'auricule gauche. Lyon méd. 1910, 26. juin. — BARR, BELL und DOUGLAS: Vaccine-Behandlung der infectiösen Endocarditis. Lancet 1907, 23. Febr. — BARTH, H.: Un cas d'endocardite avec éruption cutanée simulant un erythème papuleux. France méd. 361. — BASTIAN:

Case of ulcerative (or rather suppurative) endocarditis in which sudden death occurred in manner difficult of explanation. Path. Soc. 1868, 152. — BAYNE-JONES: Amer. J. Anat. 21, 449 (1917). — BEAU: Considérations générales sur les maladies du cœur. Arch. gén. Méd. 1853, Jan., Febr. — BECHER: Über Kriegsendocarditis. Münch. med. Wschr. 1921, 261. — BEIN: Zur Pathogenese, Symptomatologie und Behandlung der Endocarditis lenta. Zbl. Herzkrkh. 15, Nr 15 (1923). — BEITZKE, H.: Zur Einteilung der Endocarditis. Berl. klin. Wschr. 1920, 1233. — BELLINI, L.: Opusc. pract. de urina, pulsu nec non capitis pectorisque morbis. Frankfurt 1417. — BILLINGS: Chronic. infectious endocarditis. Arch. int. Med. 1909, 409. — BINGOLD: Die Kreislaufschwäche bei akuten Infectionskrankheiten und ihre Therapie. Ther. Halbmh. 1921, 617. — BIONDI: Endocarditis bei Tuberculose. Zbl. path. Anat. 6 (1895). — BIRCH-HIRSCHFELD: Tuberculose im Herzen. Zbl. Path. 2 (1891). — BITTORF, LIEBIG und TRENDELENBURG: Über den klingenden zweiten Aortenton. Z. Kreislaufforschg 19, Nr 21 (1927). — BLUM: Zbl. Bakter. 1899. — BLUMER, G.: The digital manifestations of subacute bacterial endocarditis. Amer. Heart J. 1, Nr 3 (1926). — BOAS und SCHWARTZ: Some modes of infection in rheumatic fever. Amer. Heart J. 2, Nr 4 (1927). — BOECK, C.: Rheumatismus acutus og Erythema nodosum som Elfters Ygdomme efter Svaelbetaendelse. Tijdschr. prakt. Med. 1882, 124 f. — BOIDIN: Endocardite végétante à diplocoques. Ramollissement cérébral par embolie septique. Liquide céphalorachidien puriforme. Presse méd. 1916, 64. — BONOME: Tuberculose de l'endocarde et endocarditis chez les sujets tuberculeux. Policlinico 48, 1525 (1911). — BOSCH: Zwei Präparate von Endocarditis tuberculosa. Demonstration im Hamburger Verein. Berl. klin. Wschr. 1910, 608. — BOUCHARA: Contribution à l'étude de l'endocardite tuberculeuse. Inaug.-Diss. Alger 1912. — BOUILLAUD: Nouv. recherches sur le rhumatisme aigu en général et spécial sur la loi de coincidence de la péricardite et de l'endocardite avec cette maladie. Paris 1836. — BOUILLAUD: Traité clinique du rhumatisme articulaire et de la loi de coincidence des inflammations du cœur avec cette maladie. Paris 1840. 2. éd. 2. Paris 1841. — BRAMWELL, B.: Lecture on a case of ulcerative endocarditis. Clin. Studies 1903, 79. — BRAXTON HICKS: An unusual organism in case of malignant endocarditis. Proc. roy. Soc. Med. 5. — BREITMANN: Syphilitische Herzerkrankung und Salvarsanbehandlung. Berl. klin. Wschr. 1911, 39. — BRISSAUD: Endocardite et stomatite ulcéreuse. Progrès méd. 1855, Nr 16. — BROOKS, B.: A study of the myocardial changes in 287 cases of endocarditis. Amer. J. med. Sci. 1911, Dez. — BROSSART et DULCHÉ: Endocardite ulcéreuse, abcès dans un pilier du cœur. Gaz. méd. Paris 1855, Nr 30. — BURROWS: De carditide acuta. Edinburgh 1816. — BYCZKOWSKI: 3 Fälle von Endocarditis lenta. Inaug.-Diss. Greifswald 1912.

CALLUM Mc. and HASTINGS: J. exper. Med. 1899, 521. — CANTHLEY: A case of recovery from acute infectious endocarditis. Lancet 1891, juin 20. — CAPES: Malignant endocarditis lasting over 6 months without bruit. Brit. med. J. 1907. — CAPPS: The arsenical treatment of chronic infectious endocarditis. Trans. Assoc. Amer. Physicians 37, 315 (1922). — CAZANEUVE: Sur l'endocardite. Gaz. méd. Paris 1836, Nr 26—27. — CHARRIN: Endocardite staphylocique d'origine amygdaléenne des valvules de l'artère pulmonaire. Semaine méd. 1896, 105. — CHURCH (bei NORRIS): Häufigkeit der Endocarditis bei Kindern. St. Barthol. Hosp. Rep. 23. — CEELEN: Zur Kenntnis der Endocarditis lenta. Med. Klinik 22, Nr. 22 (1926). — CITRON: Über Aorteninsuffizienz und Lues. Berl. klin. Wschr. 1908. — CLAWSON and BELL: A comparison of acute rheumatic and subacute bacterial endocarditis. Arch. int. med. 37, Nr 1 (1926). — CLEMENTS: Lancet 1909, Oct. — COHN: Endocarditisprobleme in Amerika. Klin. Wschr. Nr. 5 u. 27 (1926). — COLEMANN: The pseudomalarial infective endocarditis. Ref. Schmidts Jb. 290, 226. — CORVISART, J. N.: Les maladies et les lésions organiques du cœur et des gros vaisseaux. Paris 1806. — COTTON, THOMAS F.: Observations on subacute infective endocarditis. Brit. med. J. 1920, Nr 3127, 85. — COURMONT, P. et CREMIEN: Endocardite infectieuse suraigue. Lyon méd. 1910, Sept. — COWAN: Heart block and nodal rhythme in the acute infections. Lancet 1912. — COWAN, KENNEDY, PATERSON and TEACHER: Two cases of acute Endocarditis. Quart. J. Med. 4, 13 (1910). — COWAN and RENNIE, J. K.: Syphilis of the heart. Brit. med. J. 1921, Nr 3162, 184—186. — CUNTZ, W.: Über sogenannte parasyphilitische Affektionen innerer Organe. Inaug.-Diss. Heidelberg 1912. — CURSCHMANN: Med. Ges. zu Leipzig 25. II. 1902. Münch. med. Wschr. 1902, Nr 15. — CURSCHMANN: Über Endocarditis lenta. Münch. med. Wschr. 69, Nr 12 (1922). Klin. Wschr. 1922, 1120.

DAVASSE: Beziehungen der Chorea zu Rheumatismus und Herzkrankheiten. Gaz. Hôp. 1850, Nr. 147, 153; 1851, Nr 3. — DAVIES: Über die Herzentzündung. Halle 1816. — DAVIES, H.: Clinical lectures and reports of London Hosp. (1864). — DEAN: Ulcerat. endocarditis in a child aged 3 Years. Proc. roy. Soc. 1912. — DEBRÉ: L'endocardite maligne à évolution lente. Rev. Méd. 1919, Nr 5. — DECASTELLO: Gonokokkensepsis und Endocarditis. Ärzteges. Innsbruck 1910. — DENNIG: Beiträge zur Lehre von den septischen Erkrankungen. Dtsch. Arch. klin. Med. 54, 367. — DESPONT: Endocardite à tetragène. Lyon méd. 1910. — Dietrich: Der erste Beginn der Thrombenbildung. Verh. dtsch. path. Ges. Jena 1921. 239. — Dietrich: Versuche über Herzklappenentzündung. Z. exper. Med. 50, H. 1/2 (1926). — Doehle: Ein Fall von eigentümlicher Aortenerkrankung bei einem Syphilitischen. Inaug.-Diss. Kiel 1885. — Doehle: Über Aortenerkrankung bei Syphilitischen und deren Beziehung zur Aneurysmenbildung. Dtsch. Arch. klin. Med. 55 (1895). — Doehle: Über das Charakteristische der syphilitischen Erkrankung der Aortenklappen. Kiel. med. Ges. 30. VI. 1921. Dtsch. med. Wschr. 1921, 1312. — Donath: Über die Wa-R. bei Aortenerkrankungen und die Bedeutung der provokatorischen Hg-Behandlung für die serologische Diagnose der Lues. Berl. klin. Wschr. 1909. — Dressler: Zur Kenntnis der Tb. der Herzklappen. Frankf. Z. Path. 26, 401 (1922). — Dreyfuss: Zur Histopathologie der Endocarditis. Frankf. Z. Path. 27, 527 (1922). — Duchek: Die Krankheiten des Herzens. Erlangen 1862. — Dürck: Demonstrationen. Ref. Münch. med. Wschr. 1910, 1567. — Dürr, O.: Eine Statistik von Endokarditis im Puerperium. Inaug.-Diss. Berlin 1877. — Dufourt, André: Le tétragène en pathologie; endocardite infectieuse à tétragène. Lyon méd. 1910, 19. juin. — Dupérié: Sur un cas d'endocardite infectieuse à évolution prolongée chez un enfant de 8 ans. Gaz. Sci. méd. Bordeaux 52 (1911). — Dupont, A.: Endocardite infectieuse à tétragène. Lyon méd. 1910.

Eberth: Diphtheritische Endocarditis. Virchows Arch. 57 (1875). — Eberth: Mykot. Endocarditis. Virchows Arch. 72 (1878). — Eisenlohr, K.: Ein Fall von Endocarditis ulcerosa mit Mikrokokken-Embolien. Berl. klin. Wschr. 1874, 389. — Eppinger: Pathogenese der Aneurysmen. Arch. Chir. 1887. — Etienne: Des endocardites dans la tuberculose. Arch. Méd. expér. 1898.

Falkenberg: Über traumatische Herzklappenerkrankungen. Inaug.-Diss. Greifswald 1913. — Fantoni, J. B.: Oss. anatomico-medicae 1713. — Faulkner, J. M. and White, P. D.: The incidence of rheumatic fever, chorea and rheumatic heart disease with especial reference to its occurrence in families. J. Amer. med. Assoc. 83, Nr 6 (1924). — Felsenreich und Wiesner: Über eigenartige Degenerationsbilder an Herzklappen bei chronischer Endocarditis. Virchows Arch. 222, H. 1/2 (1916). — Fette: Zur Vakzinebehandlung der infectiösen Endokarditis. Med. Klinik 1909. — Fiessinger et Rudowska: De la myocardite parcellaire par homogénéisation terminale au cours de la fièvre typhoïde. Soc. Biol. 1910, Juli. — Finger, Ghon und Schlagenhaufer: Ein weiterer Beitrag zur Biologie des Gonokokkus und zur pathologischen Anatomie des gonorrhoischen Prozesses (über Endocarditis usw.). Arch. f. Dermat. 33, 141, 323 (1895). — Finkelstein: Statistische Untersuchungen über Endocarditis und Herzklappenfehler. Med. Klinik 19, Nr 22 (1923). — Finley and Rhea: Case of Meningococc. endocarditis. Trans. Assoc. amer. Physicians 27 (1912). — Fischer, B.: Fötale Endocarditis. Frankf. Z. Path. 7. — Förster: Übersicht von 639 in den Jahren 1849—1856 verrichteten Sektionen. Schmidts Jb. 97, 96 (1858). — Forell: Über gehäuftes Auftreten von Endokarditis bei Kindern. Münch. Ges. Kinderheilk. 1911, 20. Okt. — Forell: Akute Herzerkrankungen im Kindesalter. Münch. med. Wschr. 1912, 3. — Forlani: Observ. rariores med. pract. (1769). — Forrsner, G.: Nachuntersuchungen nach 15—20 Jahren in 28 Fällen von Chorea minor. Berl. klin. Wschr. 1910, 550. — Fox: Beiträge zum Studium der experimentellen Endocarditis. Zbl. Path. 24. — Fraenkel, A.: Handbuch der Lungenkrankheiten (1890, 1904). — Fraenkel und Saenger: Untersuchungen über die Ätiologie der Endocarditis. Virchows Arch. 108 (1887). — Fränkel: Über menschenpathogene Streptokokken. Münch. med. Wschr. 1905, Nr 12. — Fraentzel: Vorlesungen über die Krankheiten des Herzens (1889). — Freund und Berger: Über Befunde von Streptokokken im Blut. Dtsch. med. Wschr. 1924, Nr 20. — Freyer: Endocarditis lenta. Inaug.-Diss. Leipzig 1913. — Fröhlich, Th.: Bitrag til Studier av Chorea minors Aetiologi. Norsk Mag. Laegevidensk. 1900, 901. — Fürbringer, J.: Verhalten des Herzens bei Lungentuberkulose. Brauers Beitr. Klinik Tuberkulose 19, 353. — Fürbringer: Geheilte Aorten-Insuffizenz. Dtsch. med. Wschr. 5, 13 (1888). — Fulci: Beitr. path. Anat. 44, 349, 390.

Galli: Ätiologie und Verlauf der septischen Endokarditis. Budapesti Orvosiujsag. Ref. Zbl. inn. Med. 3, 495. — Ganter, G.: Über die ätiologische Bedeutung der Lues für die Aortenklappeninsuffizienz. Med. Klinik 16, Nr 32, 821—823 (1920). — Gengenbach: Über rheumatische Pankarditis. Zbl. Path. 36 (1925). — Gerhardt, C.: Die Rheumatoiderkrankung der Bronchiektatiker. Dtsch. Arch. klin. Med. 15, 1 (1875). — Gerhardt, D.: Die Endokarditis 1914, 24. — Gessler: Über Endocarditis lenta. Med. Klinik 17, Nr 49, 1476—78. — Gessler: Der Grundumsatz bei der afebrilen Endocarditis lenta. Dtsch. Arch. klin. Med. 144, H. 4/5 (1924). — Gibson, Alexander G.: Syphilitic aortitis. Brit. med. J. 1921, Nr 3162, 188—189. — Ginsburg, F.: Über Embolien bei Herzkrankheiten. Dtsch. Arch. klin. Med. 69 (1901). — Girandeau: Endocardite aigue chez les cachectiques 48 (1898). — Goldscheider, J.: Ein Fall von Endocarditis ulcerosa mit Embolie der Basilararterie und Schlafsucht. Dtsch. med. Wschr. 1891, 916. Diskussion S. 1095. — Goldzieher: Über amyloide Endokarditis. Beitr. path. Anat. 47, 525. — Gräffner:

Klappengumma. Dtsch. Arch. klin. Med. 20 (1877). — GRAU: Luetische Aortenerkrankung. Z. klin. Med. 72 (1911). — GROBER: Die Behandlung bedrohlicher Zustände, Endo-, Myo- und Pericarditis. Dtsch. med. Wschr. 1914, 1602. — GRUBER, GEORG B.: Über die DOEHLE-HELLERsche Aortitis. Jena: Fischer 1914. — GRUBER, GEORG B.: Zum Kapitel der luetischen Aortenerkrankungen und des plötzlich eingetretenen Todes. Zbl. Herzkrkh. 1919, Nr 15. — GUINON: Endocardite tuberculeuse. Soc. thér. 1908, 17. nov. — GUNN, WILLIAM: Intravenous injections of gentian violet in the treatment of rheumatic carditis. Lancet 212, Nr 3 (1927). — GUTTMANN, K.: Ätiologie der Endocarditis. Inaug.-Diss. Göttingen 1896.

HAHN: Herz- und Gefäßstörungen bei Lues congenita und luetischer Keimschädigung. Die angeborne Mitralstenose. Zbl. inn. Med. 1921, Nr. 42. — HALLER: Opuscula pathologica (1768). — HAMBURGER, J.: Über akute Endokarditis und ihre Beziehung zu Bakterien. Inaug.-Diss. Berlin 1880. — HAMPELN: Über Sklerose und entzündliche Schrumpfung der Herzklappen. Z. klin. Med. 11, 487 (1886). — HANOT, V.: L'endocardite aigue (1884). — HANOT, V.: Endocardite tuberculeuse. Arch. gén. Méd. 1893. — HARBITZ: Studien über Endokarditis. Dtsch. med. Wschr. 1899, Nr 8. — HASSE: Anatomische Beschreibung der Krankheiten der Circulations- und Respirationsorgane. Leipzig 1841. 157. — HAUSHALTER: Endocardite à pneumocoques. Rev. Méd. 8 (1888). — HEIBERG: Endocarditis ulcerosa mit Pilzbildung im Herzen. Virchows Arch. 56 (1852). — HEIBERG: Die pyämischen und puerperalen Prozesse. Leipzig 1873. — HEILBORN: Ist eine Beeinflussung der Endocarditis ulcerosa bzw. Sepsis durch Milzexstirpation möglich? Med. Klinik 22, Nr 14 (1926). — HEIM: Über zwei Fälle von Endocarditis parietalis. Inaug.-Diss. Zürich 1897. — HELLER, A.: Luetische Aortitis. Münch. med. Wschr. 1899. — HELLER, A.: Aorten-Aneurysma und Syphilis. Virchows Arch. 171 (1903). — HELLER, A.: Über ein traumatisches Aortenaneurysma und traumatische Insuffizienz der Aortenklappen. Dtsch. Arch. klin. Med. 79 (1904). — HEMSTED: Recovery from infective endocarditis. Lancet 184, 10—14. — HENKE, F.: Zur Endocarditis pneumonica. Virchows Arch. 163, 141 (1901). — HENSCHEN, S. E.: Bidrag till den ulceRösa endokarditens klinik, dess botligher och smittosamhet. Arb. Akad. Sjukhuset Upsala 1899—1900, Nr 62. — HERRINGHAM: Chorea as a cause rather than a result of endocarditis. St. Barthol. rep. 24 (1868). — HERTEL: Das Verhalten des Endocards bei parietaler Endocarditis und bei allgemeiner Blutdrucksteigerung. Frankf. Z. Path. 24, 1 (1920). — HERXHEIMER: Rekurrierende Endokarditis. Berl. klin. Wschr. 1912, 623. — HERZ, M.: Kann die Endocarditis acuta epidemisch auftreten? Wien. klin. Wschr. 1911, Nr 12. — HESS: Zur Herkunft der im strömenden Blut bei Endocarditis lenta vorkommenden Endothelien. Dtsch. Arch. klin. Med. 138, H. 5/6 (1922). — HESS: Über Endocarditis lenta. Münch. med. Wschr. 72, Nr 6 (1925). — HEUBNER: Langdauernde Fieberzustände unklaren Ursprungs. Dtsch. Arch. klin. Med. 64, 33 (1891). — HILLER: Endocarditis bacteritica. Virchows Arch. 62 (1875). — HIRSCH: In PENZOLDT-STINZINGS Handbuch 3 (1914/18). — HIRSCH: Über Herzstörungen beim Scharlach. Med. Klinik 1922, Nr 4. — HIRSCHFELDER: Rapid formation of endocarditic vegetations. Bull. Hopkins Hosp. 18 (1907). — HIS: Über Herzkrankheiten bei Gonorrhöe. Berl. klin. Wschr. 1892, Nr 40. — HOFFMANN, AUG.: Herz- und Gefäßkrankheiten und Unfall. Med. Klinik 1912, Nr 39. — HOFFMANN, AUG.: Zur Lehre von der Endocarditis. Inaug.-Diss. Kiel 1913. — HOPMANN: Familiäres Vorkommen reiner Mitralstenose nach Endokarditis. Berl. klin. Wschr. 1921, Nr 45. — HORDER: Infectious Endocarditis. Quart. J. Med. 1909. — HORDER: Lumleian lectures on endocarditis. LANCET 210, Nr 14 u. 15 (1926). — HOWARD: Ulc. Endocarditis due to the bac. diphtheriae. Bull. Hopkins Hosp. 1893. — HUBERT, GG.: Über die klinischen Grundlagen der latenten und occulten Syphilis. Münch. med. Wschr. 1919, Nr 13. — HUBERT, GG.: Aortenveränderungen und ihre verschiedene klinische Bedeutung. Münch. med. Wschr. 1919, Nr 50. — HUBERT, GG.: Zur Klinik und Behandlung der Aortensyphilis. Dtsch. Arch. klin. Med. 128, H. 5/6 (1919). — HUCHARD: Maladies du cœur et des vaisseaux. Paris 1893. — HUCHARD: Le traitement de l'endocardite infectieuse simple rhumatismale. J. Praticiens 1902, 64. — HÜTTNER, H.: Zur Entstehung von Herzklappenfehlern durch Trauma. Diss. Erlangen 1913. — HUNT: Ulcerative Endocarditis with BRIGHT's disease, where ulceration through the aorta took place. Lancet 1883 II, 185.

JACOBAEUS: Syphilitische Herz- und Gefäßkrankheiten. Dtsch. Arch. klin. Med. 102 (1911). — JAGIC und SCHIFFNER: Über gonorrhoische Herzerkrankungen. Med. Klinik 1920, Nr 38. — JAKSCH: Über die spontane Heilung der Herzklappenkrankheiten. Prag. Vjschr. 67, 135 (1860). — JASCHKE: Erkrankungen der weiblichen Genitalien in Beziehung zur inneren Medizin. In: v. FRANKL-HOCHWART, v. NOORDEN, STRÜMPELL 1. Suppl. VI zu NOTHNAGELS Handbuch. — JOCHMANN: Zur Kenntnis der Influenza. Dtsch. Arch. klin. Med. 84. — JOCHMANN: Kap. Sepsis im MOHR-STAEHELINschen Handbuch 1. — JOCHMANN: Über Endocarditis septica. Berl. klin. Wschr. 1912, 436. — JOCHMANN: Lehrbuch der Infektionskrankheiten (1914). — JOTTKOWITZ: Akute traumatische Endokarditis. Ärztl. Sachverst.ztg 1910. — v. JÜRGENSEN, TH.: Ein Fall von Endocarditis ulcerosa.

Dtsch. Klinik 1872, 146. — v. Jürgensen, Th.: Sepsis. Dtsch. Klinik 1902 II, 593. — v. Jürgensen, Th.: Erkrankungen der Kreislaufsorgane. Endocarditis. Nothnagels Pathol. 15 II, Abt. 3. Wien 1900. — v. Jürgensen, Th.: Klappenfehler. Nothnagels Handbuch. 1. Aufl. 15 I, Abt. 4 (1903). — Jungmann: Zur Klinik und Pathogenese der Streptokokkenendocarditis. Berl. klin. Wschr. 58, 864 (1921).
Kaemmerer u. Wegner: Zur Ätiologie der Endocarditis lenta. Micrococcus flavus als Erreger. Münch. med. Wschr. 1914, Nr 11. — Kastner: Über Endocarditis lenta. Dtsch. Arch. klin. Med. 126, H. 5/6 (1918). — Kaufmann: Lehrbuch der pathologischen Anatomie (1911). — Keating, J. M.: Ulcerative endocarditis with pyaemia, death from perforation of the heart. Med. u. surg. Rep. 1878, 206. — Keller, R.: Ein Fall von maligner Endocarditis an den Klappen der Art. pulmon. nach Gonorrhöe. Dtsch. Arch. klin. Med. 57, 386 (1896). — Kenneweg: Zur Frage der traumatischen Herzklappenruptur. Virchows Arch. 232, 440 (1921). — Kerschensteiner: Münch. med. Wschr. 1897. — Kerr und Mettier: The circulation of the heart valves. Notes on the embolic basis for endocarditis. Amer. Heart J. 1, Nr 1 (1925). — Kirkes: Ulcerative inflammation of the valves of the heart as a cause of pyaemia. Brit. med. J. 1863 II, 497. — Kiwisch: Klin. Vortr. 1, 651. — v. Koch: Über Endocarditis lenta mit kasuistischem Beitrag. Inaug.-Diss. München 1914. — Koch, K.: Zur Kenntnis der Pneumokokken und Streptokokken. Virchows Arch. 227, 39 (1920). — Koechlin, E.: Primäre Tumoren und papilläre Excrescenzen der Herzklappen. Frankf. Z. Path. 2. — Koeniger: Histologische Untersuchungen über Endokarditis. Arb. path. Inst. Leipzig H. 2 (1903). — Köster, K.: Embolische Endokarditis. Virchows Arch. 72, 257 (1878). — Koopmann: Die pathologische Anatomie der Influenza 1918/19. Virchows Arch. 228, 319 (1920). — Kothny und Müller Deham: Neosalvarsantherapie bei luetischen Erkrankungen des Herzens und der Aorta. Wien. klin. Wschr. 1920, Nr 4. — Kotlar: Herzthrombentuberkulose. Prag. med. Wschr. 1894. — Krefting, R.: Aortainsufficienz og Wassermanns Luesreaktion. Norsk Mag. Laegevidensk. 1910, 157. — Krehl: Erkrankungen des Herzmuskels. 2. Aufl. Nothnagels Handbuch (1913). — Kretz: Angina und septische Infection. Z. Heilk. 28 (1907). — Kreysig: Die Krankheiten des Herzens. Berlin 1815. — Krischner, H.: Beiträge zur Einteilung der verschiedenen Formen der Herzklappenentzündungen. Virchows Arch. 265, H. 3 (1927). — Kuczynski, M. und Wolff, E.: Untersuchungen über experimentelle Streptokokkeninfection der Maus. Berl. klin. Wschr. 57, Nr 33 (1920); 57, Nr 29 (1921). Verh. dtsch. path. Ges., 18. Tag. 1921. — Kugel und Wolff: Blood vessels in valves of the human heart. Amer. Heart J. 1, Nr 3 (1926). — Kugel: Anatomical studies on the coronary arteries and their branches. Amer. Heart J. 3, H. 3 (1928). — Külbs: Endocarditis gonorrhoica. Wien. klin. Wschr. 1907. — Kundrat: Endocarditis ulcerosa bei Carcinom und Tuberkulose. Wien. med. Blätter 1885. — Kusnezow: Über die Veränderungen der Herzganglien bei akuter und subakuter Endocarditis. Virch. Arch. 132 (1893).
Laache, S.: Om St. Veitsdans og beslaegtede Tilstande. Norsk. Arch. Laegevidensk. M. L. 1901, 97. — Lachwitz: Zur Kasuistik der traumatischen Herzfehler. Diss. Göttingen 1912. — Laennec: Traité de l'auscultation. Paris 1826. — Lamb and Paton: A case of vegetative endocarditis caused by a hitherto undescribed spirillum. Arch. int. Med. 12, 257 (1913). — Lambl: Papilläre Excrescenzen an den Semilunarklappen der Aorta. Wien. med. Wschr. 1866, Nr 16. — v. Lamezan: Über Endocarditis lenta. Zbl. Herzkrkh. 13, Nr 19, 287 (1921). — Lämpe: Über Endocarditis lenta. Dtsch. Arch. klin. Med. 141, H. 3/4 (1922). — Lanceraux, E.: Accès fébriles périodiques, végétations fibrineuses sur deux valvules aortiques, collection sanguine et purulente au contact et au dessous de ces valvules. C. r. Soc. Biol. 1860 II, 50. — Lancisi: De mortibus subitaneis 1707, Obs. IV, 121. — Lancisi: De motu cordis et aneurysmatibus. Rom 1728. — Landouzy, L. et Gougerot, H.: Endocardites bacillaires infantiles (endocardites secondaires, endocardites primitives, septicémiques non folliculaires). Presse méd. 1908, 7. Nov. — v. Langer: Über die Blutgefäße in den Herzklappen bei Endocarditis. Virch. Arch. 109, 465 (1887). — Latham: In: Med. Trans. Coll. Physic. Lond. 4. — Latour: Les endocardites malignes à évolution prolongée. Thèse de Paris 1912. — Laufer: Zur Kasuistik der Endocarditis septica (lenta). Zbl. Herzkrkh. 16, Nr 2 (1924). — Lebreton, M.: L'endocardite grippale. Thèse de Paris 1912. Trib. méd. 1912, Juin. — Leclerc, Lessieur et Mouriquaud: Lyon méd. 1906, Nr 51. — Ledford: An analysis of 250 ward cases of acute endocarditis in children. Amer. J. Dis. Childr. 21, Nr 2 (1921). — Ledoux et Lebard: Pathogenie de l'endocardite ulcereuse. Arch. gén. Méd. 1886. — Leede, W.: Ein Fall von Endocarditis ulcerosa mit krankhaft entarteten Leucozyten im Blute. Mitt. Hamb. Staatskrk.anst. 1911. — Lehmann: Klinische und bacteriologische Erfahrungen bei Endocarditis lenta. Klin. Wschr. 1926, Nr 5 u. 30. — Lehmann, W. L. und van Deventer, J.: Ein Fall von Endocarditis ulcerosa an den Pulmonalklappen. Berl. klin. Wschr. 1875, 657. — Lenhartz: Über das Verhalten der linken Herzkammer bei Mitralstenose. Münch. med. Wschr. 1890. — Lenhartz: Über die septische Endokarditis. Münch. med. Wschr. 1901, Nr 28 u. 29. — Lenhartz: Die septischen Er-

krankungen. NOTHNAGELS Handb. 3 IV, 1 (1904). — LENOBLE et QUELMÉ: Endocardite infect. pariétale. Arch. Mal. Cœur 1912, 314. — LEREBOULLET, P. et MOUZON, J.: Forme méningitique de l'endocardite maligne à évolution lente. Bull. Soc. méd. Hôp. Paris 36, Nr 23, 894—903. — LESCHKE: Sepsis. KRAUS und BRUGSCHS Spez Path. u. Ther. inn. Krkh. 2, 2. Berlin u. Wien 1918. — LESNÉ et GÉRARD: Streptococcémie et endocardite végétante à streptocoques dans l'erysipèle de la Face. Presse méd. 20. — LETULLE et LÉPINE: Endopéricardite aiguë syphilitique: aortite chronique. Bull. Soc. anat. 1913, Oct. — LEUBE: Zur Diagnose der „spontanen" Septikopyämie. Dtsch. Arch. klin. Med. 22, 235 (1879). — LEUBE: Beiträge zur Pathogenese und Symptomatologie der Chorea und zur Beurteilung des Verhaltens derselben zur Athetose. Dtsch. Arch. klin. Med. 25, 242 (1880). — LEUBE: Specielle Diagnose der innern Krankheiten (1895). — LEUBE: Zur Diagnose der systolischen Herzgeräusche. Dtsch. Arch. klin. Med. 57, 252 (1896). — LÉVY, CHALIER et NOVÉ-JOSSERAND: Endocardite infectieuse et méningite cérébrospinale à pneumocoques. Lyon méd. 7, 375 (1912). — LEWINSKI: Ein Beitrag zur Endocarditis lenta an der Hand von 3 Fällen. Berl. klin. Wschr. 50, 443 (1913). — LEWIS and GRANT: Observations relating to subacute infective Endocarditis. Heart 10, H. 1/2 (1923). — LEYDEN, E.: Über intermittierendes Fieber und Endocarditis. Z. klin. Med. 4, 321 (1882). — LEYDEN, E.: Über die Prognose von Herzkrankheiten. Dtsch. med. Wschr. 1889. — LEYDEN: Über Endocarditis gonorrhoica. Dtsch. med. Wschr. 1893, Nr 38. — LEYDEN: Über ulzeröse Endocarditis in Verbindung mit fibröser Myocarditis im Zusammenhang mit akutem Gelenkrheumatismus. Dtsch. med. Wschr. 1894, 913. — LIBMAN, E.: A study of the endocardial lesions of subacute bacterial endocarditis. Amer. J. med. Sci. 1912, Sept., Nr 3. — LIBMAN, E.: Bacterial endocarditis that has spontaneously become bacteria-free. Zbl. inn. Med. 1914, 650. — LIBMAN, E.: Characterisation of various forms of endocarditis. Trans. Assoc. amer. physicians 37, 232—247 (1922). — LIBMAN, E.: Les infections microbiennes généralisées. Presse méd. 1924, Nr 90. — LIBMAN, E.: A Consideration of the prognosis in subacute bacterial endocarditis. Amer. Heart J. 1, Nr 1 (1925). — LIBMAN, E. and CHELLER, H. L.: The etiology of subacute infectious endocarditis. Amer. J. med. Sci. 1910, Oct. — LIBMAN and SACKS: A hitherto undescribed form of valvular and mural Endocarditis. Arch. int. Med. 33, 701 (1924). — LIBORIUS, P.: Beiträge zur Kenntnis des Sauerstoffbedürfnisses der Bacterien. Z. Hyg. 1886 I, 172. — LINDBOM: Om emboliska aneurysmer saarom Komplikationer till acut endocardit. Hygiea (Stockh.) 1914, 76, 12. — LION: Essay sur la nature des endocardites infectieuses. Paris 1890. — LION et LEVY-BRUHL: Un cas d'endocardite infectieuse gonococcique. Arch. Mal. Cœur 15, Nr 5 (1922). — LISSAUER: Beiträge zur Frage der experimentellen Endocarditis. Zbl. allg. Path. 23 (1912). — LITTEN, M.: Über akute maligne Endocarditis und die dabei vorhandenen Retinalblutungen. Charité-Ann. 3, 137 (1879). — LITTEN, M.: Über die maligne, nicht septische Form der rheumatischen Endocarditis. Berl. klin. Wschr. 1899, 607. — LITTEN, M.: Die Endocarditis und ihre Beziehungen zu andern Krankheiten. Verh. dtsch. Ges. inn. Med. 1900. — LITTEN, M.: Über Endocarditis. Dtsch. med. Wschr. 1902. — LOEHLEIN: Hämorrhagische Nierenaffection bei chronischer ulceröser Endocarditis. Med. Klinik 1910, Nr 10. — LOENING: Zur Kenntnis chronischer, durch Streptoc. virid. verursachte Sepsisfälle. Dtsch. med. Wschr. 1908, 1078. — LONGCOPE, W.: Syphilitic Aortitis; its diagnosis and treatment. Arch. int. Med. 11, 1 (1903). — LOREY, A.: Endocarditis lenta und akute durch Streptococcus viridans hervorgerufene Endocarditis. Münch. med. Wschr. 1912, 971. — LORTAT, J. et SABAREANU, J.: Endocardite tuberculeuse chronique fibrocalcaire avec bacilles de Koch. Presse méd. 1908, 3. Oct. — LOSSEN: Über Endocarditis septica lenta. Med. Klinik 1913, 40. — LOSSEN: Zum Krankheitsbild und zur Ätiologie der Endocarditis lenta. Med. Klinik 1926, Nr 17. — LOWER: Tract. de corde (1728). — LUSCHKA: Das Endocardium und die Endocarditis. Virchows Arch. 4 (1852). — LUSCHKA: Über zottenförmige Bildungen an den Semilunarklappen der Aorta. Dtsch. Klinik 1856, Nr 7. — LUSCHKA: Die Blutergüsse im Gewebe der Herzklappen. Virchows Arch. 11, 144 (1857). — LUSCHKA: Die Blutgefäße der Klappen des menschlichen Herzens. Sitzgsber. ksl. Akad. Wiss. Wien 36, 367 (1859). — LUTENBACHER: Endocardite pariétale. Arch. Mal. Cœur 13, 491 (1920). — LUYS, J.: Endocardite ulcéreuse et ictère. C. r. Soc. Biol. 1864 I, 1.

MACKENZIE: Ulcerative endocarditis (non valvular) perforating the left ventricle. Path. Soc. 33, 61 (1881/82). — MAGNUS-ALSLEBEN: Vorübergehende Überleitungsstörungen des Herzens. Z. klin. Med. 69. — MAIER, R.: Endocarditis diphtheritica. Virchows Arch. 62, 145 (1875). — MALVOZ: Endocardite tricuspidienne parasitaire. Rev. Méd. 8 (1888). — MAIXNER: Endocarditis maligna ulcer. Z. klin. Med. 75 (1912). — MALCAIGNE et GIRARD: Endocardite ulcéro-végétante développée sur un orifice aortique de deux valvules sigmoides. Bull. Soc. anat. 1912, juin. — MARFAN et SAINT-GIRONS: Endomyocardite aiguë de cause inconnue chez un nourrisson. Nourisson 1913, Sept. — MAYER: Endocarditis d. Pulmonalis. Dtsch. Arch. klin. Med. 24 (1879). — MEEK: (Zwei Fälle von tuberkulöser Endokarditis bei Miliartuberkulose.) Roy. Soc. Med. 1908. — MECKEL: Observ. sur les maladies du cœur. Mém. Acad. roy. Sci. 12, 49. Berlin 1756. — MECKEL: De cordis conditionibus abnormibus (1801). — MECKEL: Handbuch d. pathol. Anatomie. Leipzig 1813. — MEYER, F.: Zur Bakteriologie der experimentellen Endokarditis. LEYDEN-Festschr. 2 (1902). — MEYER, HUGO: Akute Endokarditis und Meningitis als Komplikation der croupösen Pneumonie. Dtsch. Arch. klin. Med. 41, 433 (1887). — MEYER, R.: Über die Endocarditis ulcerosa. Habil.schr. Zürich 1870. — MEYER-RÜEGG: In WINCKELS Handb. d. Geburtshilfe 2 e, 2302. — MICHAELIS, M.: Endocarditis gonorrhoica. Z. klin. Med. 29 (1896). — MILJAEFF: Gonorrhoische Endokarditis. Diss. Berlin. — MÖLLER: Die Milchsäuretheorie des Rheumatismus. Königsb. med. Jb. 2, H. 2, 277 (1860). — MOHAMMED, MIRZA: De la valeur diagnostique du bruit de piaulement dans l'endocardite aiguë. Thèse de Paris 1879. — MORAND: Mém. Acad. Sci. Paris 1729. — MORAWITZ: Klinische Beobachtungen bei Endocarditis lenta. Münch. med. Wschr. 1921, Nr 46. — MORGAGNI: De sedibus et causis morborum (1762). — MORGENROTH: 2 Fälle chronischer ulzeröser Endokarditis. Berl. med. Ges. Berl. klin. Wschr. 1916, Nr 46. — MORGENROTH und TUGENDREICH: Die Desinfektionswirkung von Chinaalkaloiden auf Streptokokken. Berl. klin. Wschr. 1916, Nr 29. — MÜNZER, E.: Über langdauernde Fieberzustände unklaren Ursprungs. Prag. med. Wschr. 1900, Nr 25. — MÜNZER, E.: Endocarditis septica sive Endocarditis lenta. Zbl. inn. Med. 41, Nr 16 (1920). — MYGIND, H.: Et Tilfaelde af Endocarditis ulcerosa. Hosp.tid. (dän.) 1874, 101.

NAGAYO: Normale und pathologische Histologie der Endocarditis parietalis. Beitr. path Anat. 45. — NAUWERCK, C.: Über Wandendocarditis und ihr Verhältnis zur spontanen Herzermattung. Dtsch. Arch. klin. Med. 33, 210 (1883). — NETTER: De l'endocardite végétante ulcéreuse d'origine pneumonique. Arch. de Physio. 8 (1886). — NETTER et MARTHA: De l'endocardite végétante ulcéreuse dans les affections des voies biliaires. Arch. de Physiol. 1886, Juillet. — NOBÉCOURT: L'insuffisance aortique d'origine rhumatismale chez les enfants. Arch. Méd. Enf. 24, Nr 7 (1921). — NOBÉCOURT et PEYRE: Endocardites et péricardites aigues chez les soldats du front. Presse méd. 1916, 71. — NONNENBRUCH: Beobachtungen über chronische Nierenerkrankungen bei Endocarditis lenta. Klin. Wschr. 1, Nr 45 (1922).

OIGAARD: Die Behandlung syphilitischer Herz- und Gefäßerkrankungen. Z. klin. Med. 73 (1911). — OIGAARD: Syphilitische Herzkrankheiten und Wassermann-Reaktion. Z. klin. Med. 82, 375 (1916). — ORLANDI: Das Verhalten des elastischen Gewebes in den Aortenklappen bei Blutdrucksteigerung. Virchows Arch. 233 (1921). — ORTH: Zwei Fälle chronischer ulceröser Endocarditis. Berl. klin. Wschr. 46 (1916). — ORTH: Über die Ätiologie der experimentellen mykotischen Endokarditis. Virchows Arch. 103. — OSLER, W.: Maligne Endocarditis. Brit. med. J. 1885. — OTTEN: Beiträge zur Kenntnis der Staphylomykosen. Dtsch. Arch. klin. Med. 90. — OTTEN: Klinische Beobachtungen bei croupösen Pneumonien der Kinder. Jb. Kinderheilk. 69.

PANICHI und VARNI: Wirkungen von Extrakten bösartiger Geschwülste auf das Endocard. Virchows Arch. 201. — PARKES-WEBER: OSLER's sign and certain cutaneous phenomena associated with heart disease. Quart. J. Med. 6, 384 (1913). — PARRY, C. H.: Unters. der Symptome und Ursachen der Syncope anginosa, gewöhnlich Angina pectoris genannt. Breslau 1801. — PARTHEY, J.: Endocarditis ulcerosa nach akutem Gelenkrheumatismus. Inaug.-Diss. Berlin 1885. — PAULSEN, J. P.: Et Tilfaelde af Endocarditis med let alt Udfald. Hosp.tid. (dän.) 1872, 5. — PAYNE und POYNTON: Neue Untersuchungen über die rheumatische Endocarditis. Internat. med. Kongr. London Arch. 1913. — PELLEGRINI: Ref. Arch. Chir. 12, 271. — PERETZ: Dtsch. Z. Chir. 63, 66. — PESKOW: Ein Fall von blitzartiger septischer Endocarditis. Prakt. Wratsch. 1913, 46. — PETIT, E.: Méningite suppurée dans l'endocardite ulcéreuse. Thèse de Paris 1878. — PHILIPP: Two cases of ulcerative endocarditis with BRIGHT's disease. Lancet 1888 II, 115. — PICK: Berl. klin. Wschr. 1910, 325. — PINELES: Aortenlues und Endocarditis lenta. Med. Klinik 22, Nr 12 (1926). — PLEISCHL: Endocarditis bei Chorea minor. Österr. Z. prakt. Heilk. 2, 26 (1856). — POLAK, DANIELES and ELDERS: Over Endocarditis lenta. Nederl. Tijdschr. Geneesk. 1916 II, 19. — PONFICK: Herzgeschwüre. Virchows Arch. 58 (1873). — PORTAL: Cours d'anatomie médicale. (1782). — POTAIN, P.: Endocardite rhumatismale aiguë 1893, 537. — POYNTON and PAYNE: Quart. J. Med. 5 (1912). — PRIBRAM, A.: Der akute Gelenkrheumatismus (1899). — PRIOR, J.: Über den Zusammenhang zwischen Chorea minor mit Gelenkrheumatismus und Endocarditis. Berl. klin. Wschr. 1886, 17.

RAUCH: Über den Einfluß der Milchsäure auf das Endocard. Inaug.-Diss. Dorpat 1860. — RAVENNA: Lesione endocardiche nella tripanosomiasi sperim. Arch. Sci. med. 37. — REINHARD: Ein Fall von endocardialem Abklatschtuberkel. Virchows Arch. 210, 248 (1913). — REYE: Beiträge zur septischen Endocarditis. Hamburg. Staatskrk.anst. 10 (1905/06). — REYE: Zur Ätiologie der Endocarditis verrucosa. Münch. med. Wschr. 1914, Nr 51, 52. — REYE: Zur Frage der Endocarditis verrucosa. Münch. med. Wschr. 1923, Nr 14. — REYHER, G.: Zur Frage der Erzeugung der Endocarditis durch Milchsäureinjektionen in die Peritonealhöhle von Tieren. Virchows Arch. 21, 85 (1861). — RIBBERT: Beitrag zur Lokalisation der Infektionskrankheiten. Dtsch. med. Wschr. 1885, 717. — RIBBERT: Über experimentelle Myo- und Endocarditis. Fortschr. Med. 1886. — RICHARDSON: The cause of the coagulation of blood. London 1858. — RICHTER: Über die Beteiligung der Aorta an endokarditischen Prozessen. Diss. Kiel 1891. — RIECKER: Gonococcic bacteremia with gonococcic endocarditis and aortitis. Amer. Heart J. 1, Nr 2 (1927). — RIST, LÉON-KINDBERG et CAIN: Bacillémie tuberc. massive terminale avec endocardite végétante. Arch. méd. expér. et Anat. path. 25. — RÖMER, C.: Über Bakteriämie bei Aborten und ihre Bedeutung. Beitr. Klin. Inf.krkh. 1. — RÖSLER: Vier seltene Herzbefunde. Ein Beiträg zur Herzdiagnostik. Zbl. Herzkrkh. 16, Nr 17, 261 (1924). — RÖSNER: Klappenendocarditis oder Herzklappenthrombose. Klin. Wschr. 3, Nr 21 (1924). — ROKITANSKY: Handb. d. spez. path. Anat. Wien 1844. — ROKITANSKY: Über das Anwachsen der Bindegewebssubstanzen. Sitzgsber. ksl. Akad. Wiss., Math.-naturwiss. Kl. 13, 122 (1854). — ROLLY: Zur Klinik der durch den FRIEDLÄNDERschen Bazillus erzeugten Sepsis. Münch. med. Wschr. 1911, Nr 1. — ROLLY und BLUMSTEIN, M.: Klinische Beobachtungen bei croupöser Lungenentzündung. Fortschr. Med. 1911. — v. ROMBERG, E.: Über die Bedeutung des Herzmuskels für die Symptome und den Verlauf der akuten Endokarditis usw. Dtsch. Arch. klin. Med. 53, 141. — v. ROMBERG, E.: Krankheiten der Kreislauforgane. EBSTEIN-SCHWALBES Handb. d. prakt. Med. 1, 981. Stuttgart 1899. — v. ROMBERG, E.: Lehrbuch der Herzkrankheiten (1925). — ROQUETAILLADE, J. DE: Sur la coexistance de l'endocardite et de l'ictère. Thèse de Paris 1874. — ROSENBACH, O.: Über artifizielle Aorteninsuffizienz. Arch. exper. Path. 9, 26 (1878). — ROSENBACH, O.: Über artificielle Klappenfehler. Arch. exper. Path. 9, 1 (1878) und Münch. med. Wschr. 1901. — ROSENBACH, O.: Bemerkungen zur Lehre von der Endokarditis. Dtsch. med. Wschr. 1887. — ROSENBUSCH: Über mechanische Endocardveränderungen. Frankf. Z. Path. 14, 2 (1913). — ROSENSTEIN: Die Krankheiten des Endokardiums. v. ZIEMSSEN, Handb. d. spez. Path. u. Ther. 2, 676 (1879). — ROTH, M.: Endocarditis rheumatica beim Schwein. Virchows Arch. 54 (1872). — ROTSCHILD, SACKS und LIBMANN: The disturbances of the cardiac mechanism in subacute bacterial endocarditis and rheumatic fever. Amer. Heart J. 2, Nr 4 (1927). — ROUBIER et LACASSAGNE: Endocardite chronique metapneumonique. Province méd. 1910, 26. Nov.

SAHLI, H.: Die Ätiologie des akuten Gelenkrheumatismus. Dtsch. Arch. klin. Med. 51, 451 (1893). — SALTYKOW: Beiträge zur Kenntnis der experimentellen Endokarditis. Virchows Arch. 209. — SALUS: Streptococcus viridans bei Endocarditis lenta. Med. Klinik 16, Nr 43 (1920). — SANDIFORT: Observat. anatomic. pathol. (1777). — SATTERTHWAITE: Endocarditis maligna in New-York. Med. Rec. 1911. — SAWITZ: Endocarditis und Meningitis durch Streptococcus viridans. Dtsch. med. Wschr. 47, 288 (1921). — SCHEDLER: Zur Kasuistik der Herzaffektionen nach Tripper. Diss. Berlin 1880. — SCHEIDEMANDEL: Endocarditis lenta. Ärztl. Ver. Nürnberg. Münch. med. Wschr. 1910, Nr 36. — SCHIELE und DÖRBECK: Endocarditis gonorrh. mit Gonokokkenserum behandelt. Petersb. med. Wschr. 1910. — SCHILLER: Ein Fall von Endocarditis ulcerosa nach Abortus. Inaug.-Diss. Tübingen 1892. — SCHILLING, F.: Über hochgradige Monozytose mit Makrophagen bei Endocarditis ulcerosa und über die Herkunft der gr. Mononukleären. Z. klin. Med. 88, 377 (1919). — SCHLIREK: Case of ulc. endoc. Arch. of Pediatr. 1909. Berl. klin. Wschr. 1909, 1226. — SCHMIDT, M. B.: Traumatische Herzklappen- und Aortenzerreißung. Münch. med. Wschr. 1902. — SCHMIDT: Der derzeitige Stand der Rheumatismusfrage. Beitr. ärztl. Fortbildg 5, Nr 16 (1927). — SCHÖNE, CHR.: Endocarditis lenta. Dtsch. med. Wschr. 1912, 579. — SCHOLZ: Herz und Trauma. Zbl. Herzkrkh. 6, 12 (1914). — SCHOTTMÜLLER: Artunterscheidung der pathogenen Streptokokken. Münch. med. Wschr. 1903. — SCHOTTMÜLLER: Endocarditis lenta. Münch. med. Wschr. 1909, Nr 22 u. 23; 1910, Nr 12 u. 13. — SCHOTTMÜLLER: Zur Pathogenese des septischen Aborts. Münch. med. Wschr. 1910, Nr 35. — SCHOTTMÜLLER: Streptokokkenaborte und ihre Behandlung. (Allgemeine Bemerkungen über Streptokokkeninfectionen.) Münch. med. Wschr. 1911, 2053. — SCHOTTMÜLLER: Das Problem der Sepsis. Festschr. d. Eppendorfer Krankenhauses z. 25jähr. Bestehen. Leipzig u. Hamburg 1914. 149. — SCHOTTMÜLLER: Wesen und Behandlung der Sepsis. Verh. dtsch. Ges. inn. Med. 1914, 247. — SCHOTTMÜLLER: Zur Behandlung der Spätlues, insbesondere der Aortitis luetica. Med. Klinik 1919, Nr 7. — SCHOTTMÜLLER: Die Bedeutung der focalen Infection vom Standpunkt der inneren Medizin. Münch. med. Wschr. 74, Nr 36 (1927). — SCHRUMPF: Die Syphilis des Herzens und der Gefäße. (Häufigkeit, Diagnose und Behandlung.) Z. physik. u. diät. Ther. 22, H. 8/9 (1918). — SCHRUMPF: Die Häufigkeit der syphilitischen Erkrankungen in der inneren Medizin. Dtsch. med. Wschr. 1918, Nr 28. — SCHÜRER, J.: Über septische Rheumatoide. Münch. med. Wschr. 1912, 2440. — SCHULTZE, W. H.: Endocarditis tuberculosa parietalis. Dtsch. med. Wschr. 1906, 812. — SCHULTZ: Ein Fall von Wandendocarditis. Dtsch. Arch. klin. Med. 35, 458 (1884). — SCHWALBE, J.: Zur Pathologie der Pulmonalarterienklappen. Virchows Arch.

119, 272. — Scott, Alison: De l'emploi de ferrigineux dans le traitement des affections organiques du cœur. Bull. gén. Thér. **1851**, 30. Juli. — Sée: Über Chorea und den Zusammenhang des Rheumatismus und der Herzkrankheiten mit Nerven- und Krampfleiden. Mém. Acad. Méd. **15** (1850). — Senac, J.: Traité de la structure du cœur (1749). — Senhouse-Kirkes: Über die Verbindung der Chorea mit Rheumatismus und Herzkrankheiten. London Gaz. **1850**, Dec. — Sinclair: Malignant endocarditis following a slight injury to knee. Lancet **1885**, June 27. — Sioli: Ulceröse Endocarditis mit psychischen Erscheinungen. Arch. f. Psychiatr. **10**, 261 (1880). — Smith, F. J.: The influenza bacillus as a cause of fatal endocarditis after 8 Years. Lancet **1908**, 4417. — Sömmering: De morbis vasorum absorbentium. Frf. 1795. — Spiegl: Histologische Untersuchungen über Endocarditis beim Hunde. Virchows Arch. **231**, 224 (1921). — Spillmann, P. et Perrin, M.: Lésions cardiaques et vasculaires chez les tabétiques. Province méd. **1909**, 27. Nov. — Spillmann et Chevelle: Un cas d'endocardite aiguë syphilitique. 13. franz. Kongr. inn. Med. Paris 1912, Okt. — Sperling, P.: Über Embolien bei Endokarditis. Inaug.-Diss. Berlin 1872. — Stadler, E.: Klinik der syphilitischen Aortenerkrankung. Jena 1912. — Stadler, E.: Endocarditis lenta. Med. Klinik **1914**, 529. — Stadler: Zur Erkennung und Behandlung der syphilitischen Aortenerkrankung. Zbl. Herzkrkh. **1920**, Nr 7. — Stahl: Über die schleichende Herzentzündung (Endocarditis lenta). Erg. inn. Med. **25** (1924). — Stahl: Zur Diagnose der schleichenden Herzentzündung (Endocarditis lenta). Ther. Gegenw. **66**, 56 (1925). — Stäubli, C.: Ein Fall von Doppelsepsis. Münch. med. Wschr. **1905**, Nr 45. — Stefanelli: Etiol. e sintomat. delle Endocard. ac. e subacute 1908. Berl. klin. Wschr. **1909**, 1585. — Steinert: Akute und chronische Streptokokkensepsis und ihre Beziehung zum akuten Gelenkrheumatismus. Münch. med. Wschr. **1910**. — Steinitz, E.: Traumatische Zerreißung der Aortenklappen. Dtsch. Arch. klin. Med. **99**. — Stempelin, O.: Zur Differentialdiagnose der perniciösen Anämie. Diss. Zürich 1910. — Stern, R.: Über traumatische Entstehung innerer Krankheiten 1, 9 (1896). — Stern, R.: Zur Klinik der Endocarditis, a) isolierte Endocarditis pulmonalis, b) multiple arterielle Aneurysmen bei Endocarditis lenta. Klin. Wschr. **1924**, Nr 4. — Stokes: Diseases of the heart and aorta (1854).

Tafel: Bau und Entstehung der endocarditischen Efflorescenzen. Inaug.-Diss. Tübingen 1888. — Thalheimer: The mechanism of the development of non-bacterial chronic cardiovalvular disease. Arch. int. Med. **30**, Nr 3 (1922). — Thayer: On the cardiac complications of gonorrhoea. Bull. Hopkins Hosp. **33**, Nr 380. — Thayer: Notes on acute rheumatic disease of the heart. Bull. Hopkins Hosp. **36**, Nr 2 (1925). — Thayer: On the cardiac complications of gonorrhoea. Trans. Assoc. amer. Physicians **37**, 248 (1922). — Thayer: Gonorrhoeal septicaemia and endocarditis. Amer. J. med. Sci. **1905**, Nov. — Thayer: An analysis of 808 cases of chorea. J. amer. Assoc. **47**, 1352 (1906, 27. Okt.). — Thayer and Lazear: A second case of gonorrhoeal septicaemia, ulcerative endocarditis with observations upon the cardiac complications of gonorrhoea. J. exper. Med. **4**, Nr 1 (1899). — Theissier: Lésions de l'endocarde dans la méningite cérébr. spin. Acad. Méd. **1911**, 6/6. — Thue, Kr.: Akute und chronische Formen maligner Endocarditis. Nord. med. Ark. (schwed.) **4**, Nr 21 (1901). — Traube: Über den Zusammenhang zwischen. Herz- und Nierenkrankheiten. Berlin 1856. — Traube: Zur Lehre von der Endokarditis. Gesamm. Abh. **3**, 270. — Tripier: Endocardite tuberculeuse. Arch. Méd. expér. **2** (1890). — Turner: The incidence of previous tonsillectomy in subacute bacterial endocarditis. Amer. Heart J. **1**, Nr 6 (1927).

de Vecchi: Experimentelle Studien über Endokarditis. Zbl. Bakter. **36**, 550. — Veraguth: Normale und enzündete Herzklappen. Virchows Arch. **139** (1895). — Vieussens: Nouv. Découvert. sur le Cœur. Paris 1706. — Virchow: Gesamm. Abh. **1856**, 711. — Virchow: Über die Natur der constitutionell syphilitischen Affectionen. Virchows Arch. **15**, 288 (1858). — Virchow: Über Chlorose und damit zusammenhängende Anomalien des Gefäßapparates, besonders über Endocarditis puerperalis. Berlin 1872. — Virchow: Endocarditis mit besonderer Berücksichtigung der ulzerösen und thrombotischen Form. Charité-Ann. **1879**, 793.

Wandel, O.: Über Pneumokokkenlokalisationen. Dtsch. Arch. klin. Med. **78**, 1 (1903). — Weckerle: Über akute ulzeröse Endokarditis der Pulmonalklappen. Münch. med. Wschr. **1886**, Nr 32 f. — Weichselbaum: Zur Ätiologie der akuten Endokarditis. Zbl. Bakter. **1887** II, Nr 8, 209. — Weichselbaum: Beiträge zur Ätiologie und pathologischen Anatomie der Endokarditis. Beitr. path. Anat. **4** (1888). — Weichselbaum und Ghon: Wien. klin. Wschr. **1905**. — Weintraud: Salvarsanbehandlung syphilitischer Herz- und Gefäßerkrankungen. Ther. Gegenw. **1911**. — Weintraud: Über die Pathogenese des akuten Gelenkrheumatismus. Berl. klin. Wschr. **1913**, 1381. — Welander, E.: Ein Fall von Gonorrhöe mit Endocarditis und cutanen Manifestationen kompliziert. Nord. med. Ark. (schwed.) **1894**, Nr 13. — Weltmann: Über Endocarditis bei Pneumobazillenseptikämie. Zbl. Bakter. **54**. — Wenckebach, K. F.: Eine

wirksame Behandlung der septischen Endocarditis. Ther. Gegenw. **1902**, 65. — WEST-
PHAL, C.: Endocarditis ulcerosa im Puerperium unter dem Schein von Puerperalmanie
auftretend. Virchows Arch. **20**, 542 (1861). — WILKE, A.: Veränderungen am Endokard der Pars aortica bei Insuffizienz und Stenose des Aortenostiums. Dtsch. Arch.
klin. Med. **99** (1910) — WILMS: Zur Endocarditis gonorrhoica. Münch. med. Wschr.
1893, Nr 40. — WINGE und HEIBERG: Ejendommelig form af Endocard. Forh. med.
Selsk. **1869**, 76. — WOROBIEFF: Über die Ätiologie der Klappenfehler. Dtsch. Arch.
klin. Med. **69**. — WURDACK, E.: Kasuistischer Beitrag zur Kenntnis der Endocarditis
ulcerosa. Z. Heilk. **25**, H. 2. — WYSSOKOWITSCH, W. und ORTH: Beiträge zur Lehre
von der Endokarditis. Virchows Arch. **108** (1887).

    ZIEGLER: Über den Bau und die Entstehung der endocarditischen Effloreszenzen.
Verh. dtsch. Ges. inn. Med. **7**, 339 (1888). — ZINN: Zur Symptomatologie und Punktion der
Exsudate des Herzbeutels. Ther. Gegenw. **1909**, Sept. — ZÖPPRITZ: Über Streptokokken-
versuche. Med. Klinik **1909**, Nr 30.

Geschichte, Anatomie, Entstehung und Folgen der Klappenfehler (Dilatation, Hypertrophie, Reservekraft, Kompensation, Dekompensation).

    ADLMÜHLER: Über die Ätiologie der erworbenen Herzklappenfehler. Dtsch. Arch.
klin. Med. **132** (1920). — ALBRECHT, E.: Der Herzmuskel. Berlin 1903. — ANDRAL:
Clinique médicale. Paris 1839. — ANREP, CRUICKSHANK, DOWNING, RAU: The coronary
circulation in relation to the cardiac cycle. Heart 14, Nr 2 (1927). — ARNOLD: Über feinere
Strukturen und die Anordnung des Glykogens in den Muskelfaserarten des Warmblüterherzens. Sitzgsber. Heidelb. Akad. Wiss., Math.-naturwiss. Kl. **1901**, 1. — ASCH: Über
Hypertrophie der quergestreiften Muskeln. Berlin: Julius Springer 1906. — ASCHOFF und
TAWARA: Die heutige Lehre von den pathologisch-anatomischen Grundlagen der Herzschwäche. Jena 1906. — ASCHOFF: Über die neueren anatomischen Befunde an Herzen
und ihre Beziehungen zur Herzpathologie. Med. Klinik **1909**, Nr 8 u. 9.

    BALINT: Dtsch. med. Wschr. **1898**, Nr 1, 2. — BAMBERGER, H.: Lehrbuch der Krank-
heiten des Herzens. Wien 1857. — BARIÉ, E.: Traité pratique des maladies du cœur et
de l'aorte. 2. éd. Paris 1901. — v. BASCH, S.: Allgemeine Physiologie und Pathologie des
Kreislaufs. Wien: Hölder 1892. — BENCE: Die Verteilung des N im hypertrophischen
Herzmuskel. Z. klin. Med. **66**, 441 (1909). — BERBLINGER: Über traumatische incomplete Herzruptur und Mitralsegelzerreißung. Dtsch. med. Wschr. **1911**. — BERTIN: Traité
des maladies du cœur. Paris 1824. — BITTORF, LIEBIG und TRENDELENBURG: Über den
klingenden, zweiten Aortenton. Z. Kreislaufforschg 19, Nr 21 (1927). — BOLLINGER:
Über die Größenverhältnisse des Herzens bei Vögeln. Münch. med. Wschr. **1894**, 201. —
BOLLINGER und BAUER: Die idiopathische Herzvergrößerung. Festschr. f. PETTENKOFER
(1894). — BOUILLAUD: Traité clinique du rhumatisme articulaire et de la loi de coincidance
des inflammations du cœur avec cette maladie. Paris 1840. — BOUILLAUD: Traité clinique
des maladies du cœur. Paris 1836 u. 1842. — BRAMWELL BYROM: Diseases of the heart
and thoracic aorta. Edinburgh 1884. — BRUNO: Der Aufbau der Herzmuskelfaser bei
Herzhypertrophie. Arch. Sci. med. **1920**, 48.

    CHAUVEAU et MAREY: Appareils et expériences cardiographiques. Mém. Acad. Méd.
26, 268 (1863). — COHN, A. S.: Heart disease from the points of view of the public health.
Amer. Heart J. 2, Nr 4 (1927). — COOMBS: The aetiology of cardiac disease. Bristol med.-
chir. J. **43**, Nr 159 (1926). — CORRIGAN: Inquiries into a new disease of the heart. Edinburgh J. 111 (1836). (Gaz. med. **103**, 1839. Im Auszuge bei STOKES 2, 177.) — CORVISART:
Essai sur les maladies et les lésions organiques du cœur et des gros vaisseaux. 3. éd. Paris
1818.

    DEGANELLO: Traumatische Aorteninsuffizienz. Dtsch. med. Wschr. 1908, 708. —
DEHIO: Über die bindegewebige Induration des Herzfleisches. Dtsch. med. Wschr. **1900**,
Nr 47. — DEHIO: Myofibrosis cordis. Dtsch. Arch. klin. Med. **62**. — DEHIO: Die diffuse
Vermehrung des Bindegewebes im Herzfleisch. Verh. dtsch. Ges. inn. Med., 13. Kongr. —
DIETRICH: Die Elemente des Herzmuskels. Jena 1910. — DOEHLE: Ein Fall von eigentüm-
licher Aortenerkrankung bei einem Syphilitischen. Inaug.-Diss. Kiel 1885. — DOEHLE:
Über das Charakteristische der syphilitischen Erkrankung der Aortenklappen. Dtsch.
med. Wschr. **1921**, 1312. — DUBLIN: Statistical aspects of the problem of organic heart
disease. Amer. Heart J. 1, Nr 3 (1926). — DUCHEK: Die Krankheiten des Herzens, des
Herzbeutels und der Arterien. Erlangen 1862. — DUROSIEZ: Union méd. 1880. — v. DUSCH:
Lehrbuch der Herzkrankheiten. Leipzig 1868. — v. DUSCH: Über die Folgen der Herz-
klappenfehler für den Kreislauf und deren Kompensation. Dtsch. med. Wschr. **1888**,
Nr 34.

    EDENS: Über Herzhypertrophie. Dtsch. Arch. klin. Med. 111 (1913). — ELIAS und
FELLER: Über verschiedene Stauungstypen. Wien. klin. Wschr. 38, Nr 26 (1925). (Klin.

Wschr. 4, 2409.) — ELIAS und FELLNER: Stauungstypen bei Kreislaufstörungen. Wien u. Berlin: Julius Springer 1926. — EMBDEN: Über die Bedeutung der Phosphorsäure für Muskeltätigkeit und Leistungsfähigkeit. Med. Klinik 1919, Nr 30. — EPPINGER und v. KNAFFL: Über Herzinsuffizienz. Z. exper. Path. u. Ther. 5 (1908). — EPPINGER, KISCH und SCHWARZ: Das Versagen des Kreislaufes, dynamische und energetische Ursachen. Berlin 1927.

FAHR: Das elastische Gewebe des Herzens. Virchows Arch. 138, 29 (1906). — FALKENBERG: Über traumatische Herzklappenerkrankungen. Inaug.-Diss. Greifswald 1913. — FATIANOFF: Zur Statistik und Ätiologie der Herzklappenfehler. Inaug.-Diss. Basel 1910. — FEUERSTEIN: Pflügers Arch. 43, 347 (1888). — FICK: Mechanische Arbeit und Wärmeentwicklung bei der Muskeltätigkeit. Leipzig 1882. — FICK: Die medizinische Physik. Braunschweig 1885. — FLINT: A practical treatise on the diagnosis, pathology and treatment of diseases of the heart (1866). — FORGET: Précis théorique et pratique des maladies du cœur, des vaisseaux et du sang. Straßburg 1851. — FOTHERGILL: The heart and its diseases with their treatment. 2. Aufl. London 1879. — FRAENTZEL: Vorlesungen über die Krankheiten des Herzens. 1 (1889); 2 (1891); 3 (1892). — FRANK, O.: Zur Dynamik des Herzmuskels. Z. Biol. 32 (1895). — FRANK, O.: Isometrie und Isotonie des Herzmuskels. Z. Biol. 41 (1901). — FRANK, O.: Der Puls in den Arterien. Z. Biol. 46, 4 (1904). — FRANK, O.: Hämodynamik. Leipzig 1911. — v. FREY: Physiologische Bemerkungen über die Hypertrophie und Dilatation des Herzens. Dtsch. Arch. klin. Med. 46 (1890). — v. FREY: Die Untersuchung des Pulses. Berlin 1892. — FRIEDRICH: Krankheiten des Herzens. In VIRCHOWS Handbuch d. spez. Pathol. u. Therapie 5 II. Erlangen 1861 u. 1867. — FULLER: On diseases of the heart and great vessels: their pathology, physical diagnosis, symptoms and treatment. London 1863. Übers. v. SCHULTZEN. Berlin 1864.

GEIGEL, R.: Leitfaden der diagnostischen Akustik. Stuttgart 1908. — GERHARDT, D.: Herzklappenfehler. Wien u. Leipzig 1913. — GERHARDT, D.: Endocarditis. Wien-Leipzig 1914. — GERHARDT, D.: Zur Lehre von der Dilatation des Herzens. Verh. dtsch. Ges. inn. Med. Wiesbaden 1913. — GOLDENBERG: Über Atrophie und Hypertrophie der Muskelfasern des Herzens. Virchows Arch. 103. — GRAWITZ und ISRAEL: Experimentelle Untersuchungen über den Zusammenhang zwischen Nierenerkrankung und Herzhypertrophie. Virchows Arch. 77, 315 (1879). — GROBER: Über die Beziehungen zwischen Körperarbeit und Masse des Herzens und seiner Teile. Schmiedebergs Arch. 59, 424 (1908). — GROBER: Untersuchungen zur Arbeitshypertrophie des Herzens. Dtsch. Arch. klin. Med. 91, 502 (1907). — GROBER: Herzmasse und Arbeit. Erg. inn. Med. 3, 34 (1909). — GURWITSCH: Myofibrosis cordis. Inaug.-Diss. Dorpat 1896. — GUTTMANN: Zur Statistik der Herzklappenfehler. Inaug.-Diss. Breslau 1891.

HAMMERSCHLAG: Über die konstitutionelle Disposition zum akuten Gelenkrheumatismus. Wien. Arch. inn. Med. 13, 2 (1926). — HAMPELN: Über Sklerose und entzündliche Schrumpfung der Herzklappen.. Z. klin. Med. 11. — HASENFELD: Über die Herzhypertrophie bei Arteriosklerose. Dtsch. Arch. klin. Med. 59, 193 (1897). — HASENFELD, A. und ROMBERG, E.: Über die Reservekraft des hypertrophischen Herzmuskels und die Bedeutung der diastolischen Erweiterungsfähigkeit des Herzens nebst Bemerkungen über die Herzhypertrophie bei Insuffizienz der Aortenklappen. Arch. exper. Path. 39, 333 (1899). — HAUCK: Untersuchungen zur normalen und pathologischen Histologie der quergestreiften Muskulatur. Dtsch. Z. Nervenheilk. 17, 57 (1900). — DE HEER: Die Dynamik des Säugetierherzens im Kreislauf in der Norm, bei Aortenstenose und nach Strophantin. Pflügers Arch. 148, 1 (1912). — HELLER: Luetische Aortitis. Münch. med. Wschr. 1899. — HERMANN: Allgemeine Muskelphysiologie. In: Handbuch d. Physiol. (1879). — HERRMANN: Experimen. heart disease. Amer. Heart J. 1 (1926). — HERTWIG, O.: Allgemeine Biologie. Jena 1906. — HESS: Die Regulierung des peripheren Blutkreislaufes. Erg. inn. Med. 23 (1923). — HESSE: Über den Mechanismus des Klappenschlusses. Arch. Anat. 1880. — HIRSCH: Über die Beziehungen zwischen dem Herzen und der Körpermuskulatur und über sein Verhalten bei Herzhypertrophie. Dtsch. Arch. klin. Med. 64, 597 (1897); 68, 55 (1900). — HOCHHAUS und REINECKE: Über chronische Degeneration des Herzmuskels. Dtsch. med. Wschr. 1889, Nr 46. — HOCHREIN: Untersuchungen am venösen Teil des Kreislaufs. Naunyn-Schmiedebergs Arch. 124, H. 5/6 (1927). — HOPE: Treatise on diseases of the heart and great vessels and on the affections, which may bee mistaken for them. London 1832. 2. ed. 1842. 4. ed. 1848. Übers. aus dem Englischen von F. W. BECKER. Berlin 1833. — HORWATH: Über die Hypertrophie des Herzens. Wien-Leipzig 1897. — HUBERT: Zur Klinik und Behandlung der Aortensyphilis. Dtsch. Arch. klin. Med. 128 (1919). — HUCHARD, H.: Traité clinique des maladies du cœur et de l'aorte. Paris 1899—1905.

JACOBI: Histologische Untersuchungen an Herzmuskeln von Kaninchen mit experimentell gesetzten Aorteninsuffizienzen und Aortenstenosen. Z. Kreislaufforschg. 20, Nr 13 (1928). — JACOBSON: Beiträge zur Hämodynamik. Reichert u. Dubois' Arch. 1862,

683. — Jnaoka: Über die primäre Dilatation des Herzens. Pflügers Arch. **200**, H. 1/2 (1923). — v. Jürgensen, Th.: Erkrankungen der Kreislauforgane. Insuffizienz (Schwäche) des Herzens. In Nothnagels Pathol. **15**, I. 1. Wien 1899. — v. Jürgensen, Th.: Klappenfehler. In Nothnagels Handbuch **15** II, 4 (1903).

Karsner, Saphir and Todd: The state of the cardiac muscle in hypertrophy and atrophy. Trans. Assoc. amer. Physicians **40** (1925). Amer. J. Path. **1**, Nr 4 (1925). — Klewitz: Berufsarbeit und Herzvergrößerung bei Frontsoldaten. Münch. med. Wschr. **101** i, Nr 34. — Kirch: Der Einfluß der linksseitigen Herzhypertrophie auf das rechte Herz. Beitr. path. Anat. **73**, 1 (1924). — Kirch: Untersuchungen über tonogene Herzdilatation. Z. allg. Path. u. path. Anat. **37**, Erg.-H. (1926). — Kochmann und de Veer: Über den Einfluß sich gleichmäßig ändernden Innendrucks auf die Volumkurve des isolierten Froschherzens. Z. exper. Med. **33**, H. 3/6 (1922). — Köster: Beitrag zur Statistik der Herzklappenfehler. Göttingen 1883. — v. Krehl: Beitrag zur Pathologie der Herzklappenfehler. Dtsch. Arch. klin. Med. **46** (1890). — v. Krehl: Beitrag zur Kenntnis der idiopathischen Herzmuskelerkrankungen. Dtsch. Arch. klin. Med. **48**. Leipzig 1893. — v. Krehl: Beiträge zur Kenntnis der Füllung und Entleerung des Herzens. Abh. math.-physik. Kl. kgl. sächs. Ges. Wiss. **17**, Nr 5, 341. — v. Krehl: Die Erkrankungen des Herzmuskels. Nothnagels Pathol. **15** (1901 u. 1913). — v. Krehl: Pathologische Physiologie (1907 u. 1918). — v. Krehl und v. Romberg: Über die Bedeutung des Herzmuskels und der Herzganglien für die Herztätigkeit des Säugetiers. Naunyn-Schmiedebergs Arch. **30**. — Kreysig: Die Krankheiten des Herzens. Berlin 1814—17. — Külbs: Experimentelles über Herzmuskel und Arbeit. Arch. exper. Path. **55** (1906). — Külbs: Experimentelle Untersuchungen über Herz und Trauma. Mitt. Grenzgeb. Chir. u. inn. Med. **19**, H. 4 (1909). — Külbs: Weitere Beiträge zur Frage Arbeitsleistung und Organentwicklung. Münch. med. Wschr. **1915**, Nr 43. — Kürschner, zit. nach Duchek: Die Krankheiten des Herzens, des Herzbeutels und der Arterien. Erlangen 1862.

Lancisi: De motu cordis et aneurysmatibus. Neapel 1738. — Landois: Die Lehre vom Arterienpuls. Berlin 1872. — Lange-(Roux): Über funktionelle Anpassung, ihre Grenzen, ihre Gesetze in ihrer Bedeutung für die Heilkunde. Berlin 1917. — Letulle et Lépine: Endopéricardite aiguë syphilitique. Bull. Soc. anat. **1913**, Okt. — Leuch: Statistisch-klinische Mitteilungen über Herzklappenfehler. Inaug.-Diss. Zürich 1889. — Lewy: Über die Arbeit des gesunden und kranken Herzens. Z. klin. Med. **31**. — Lewy: Über den Mechanismus der Aorteninsuffizienz. Z. klin. Med. **32**. — v. Leyden: Über die Prognose von Herzkrankheiten. Dtsch. med. Wschr. **1889**. — Lissauer: Histologische Untersuchungen des hypertrophischen und insuffizienten Herzmuskels. Münch. med. Wschr. **1909**, Nr 36. — Lubarsch: Jkurse ärztl. Fortbildg **1911**, H. 1. — Luschka: Das Endocardium und die Endocarditis. Virchows Arch. **4** (1852). — Luschka: Über zottenförmige Bildungen an den Semilunarklappen der Aorta. Dtsch. Klinik **1856**, 7. — Luschka: Die Blutergüsse im Gewebe der Herzklappen. Virchows Arch. **11** (1857). — Lutembacher: Les troubles fonctionales du cœur. Paris 1924.

Marey: Circulation du sang. Paris 1863, 1881. — Markwalder und Starling, E. H.: On the constancy of the systolic output under varying conditions. J. of Physiol. **48**, 348 (1914). — Martius: Methodologie als Einleitung in die Lehre von den Herzkrankheiten. Dtsch. Klinik **4** II, 1—22 (1907). — Martius: Allgemeine Pathologie des Kreislaufes. Lubarsch-Ostertag **1895** I. — Mautner-Pick: Über die durch „Schockgifte" erzeugten Circulationsstörungen. Münch. med. Wschr. **1915**. — Mengel, zit. nach v. Romberg: Die Krankheiten des Herzens (1921). — Miller, Smith and Graber: The influence of changes in the cardiac rate and irregular action of the heart on the coronary circulation. Amer. Heart J. **2**, Nr 5 (1927). — Morgagni: De sedibus et causis morborum (1761). — Moritz: Über ein Kreislaufmodell als Hilfsmittel für Studium und Unterricht. Dtsch. Arch. klin. Med. **66**, 348 (1899). — Moritz: Die allgemeine Pathologie des Herzens und der Gefäße. In: Marchand-Krehl: Handbuch d. allg. Pathol. **2** (1913). — Moritz: Zur Frage des diastolischen Fassungsvermögens der Herzkammern. Münch. med. Wschr. **75**, Nr 1 (1928). — Morpurgo: Über die Aktivitätshypertrophie der willkürlichen Muskeln. Virchows Arch. **150** (1897). — Morris and Hamburger: Basal metabolism in organic heart disease. Amer. Heart J. **1**, Nr 2 (1925). — Müller, W.: Die Massenverhältnisse des menschlichen Herzens. Hamburg u. Leipzig 1883.

Neuber: Die Gitterfasern des Herzens. Beitr. path. Anat. **54** (1912). — Nicolai: In Nagels Handbuch d. Physiol. d. Menschen **1** (1909). — Nicolai und Zuntz: Füllung und Entleerung des Herzens bei Ruhe und Arbeit. Berl. klin. Wschr. **1914**, Nr 18. — Norris: Studies in cardiac pathology. Philadelphia u. London 1911.

Paessler: Sitzgsber. Ges. Natur- u. Heilk. Dresden 1908. 11. I. Dtsch. med. Wschr. **1918**, 446. — Paessler: Experimentelle Untersuchungen über die allgemeine Therapie der Kreislaufstörungen bei akuten Infektionskrankheiten. Dtsch. Arch. klin. Med. **64**, 715 (1899). — Paessler und Rolly: Experimentelle Untersuchungen über Kreislaufstörungen bei akuten Infektionskrankheiten. Dtsch. Arch. klin. Med. **77**, 94, 1 (1903). — PAESSLER und ROLLY: Experimentelle Untersuchungen über die Natur der Kreislaufstörung im Collaps bei akuten Infektionskrankheiten. Münch. med. Wschr. **49**, Nr 42 (1902). — PARKINSON and CLARK-KENNEDY: Heart failure with normal rhythm. Quart. J. Med. **19**, Nr 74 (1926). — PHILIPP: Die Kenntnis von den Krankheiten des Herzens im achtzehnten Jahrhundert. Berlin 1856. — PIORRY: Über die Krankheiten des Herzens und der großen Gefäße. Aus dem Französischen von G. KRUPP. Leipzig 1844. — PÜTTER: Studien über physiologische Ähnlichkeit. Ähnliche Herzgrößen. Pflügers Arch. **172**, 367 (1918).

RADASEWSKY: Über die Muskelerkrankung der Vorhöfe des Herzens. Z. klin. Med. **1895**. — RECKLINGHAUSEN: Handbuch der allgemeinen Pathologie des Kreislaufes und der Ernährung. Stuttgart 1883. — RICKER: Entwurf einer Relationspathologie. Jena 1905. — RIEDER: Zur Kenntnis der Dilatation und Hypertrophie des Herzens. Dtsch. Arch. klin. Med. **55** (1895). — ROHDE: Einfluß der mechanischen Bedingungen auf Tätigkeit und Sauerstoffverbrauch des Wirbeltierherzens. Arch. exper. Path. u. Ther. **1912**, 68. — ROHDE und USUI: Beiträge zur Dynamik des Froschherzens. Z. Biol. **64** (1914). — ROKITANSKY: Handbuch d. spec. pathol. Anatomie (1844). — v. ROMBERG: Über die Bedeutung des Herzmuskels für die Symptome und den Verlauf der akuten Endocarditis und der chronischen Klappenfehler. Dtsch. Arch. klin. Med. **53** (1894). — v. ROMBERG und PAESSLER, BRUHNS, MÜLLER, W., HASENFELD und HALLWACHS: Untersuchungen über die allgemeine Pathologie und Therapie der Kreislaufstörung bei acuten Infektionskrankheiten. Dtsch. Arch. klin. Med. **64**, 652 (1899). — ROSENBACH, O.: Über artificielle Klappenfehler. Arch. exper. Path. **9**, 1 (1878). — ROSENBACH, O.: Die Krankheiten des Herzens und ihre Behandlung. Wien u. Leipzig 1897. — ROSENBACH, O.: Grundriß der Pathologie und Therapie der Herzkrankheiten (1899). — v. RZENTKOWSKI: Über chemische Veränderungen des Herzmuskels bei Herzkrankheiten. Z. klin. Med. **70**, 337 (1910).

SACK: Über diffuse fibröse Degeneration der Vorhöfe des Herzens. Dorpat 1894. — SAMWAYS, D. W.: Dilatation of the heart. Brit. med. J. **1921**, Nr 3136, 188—189. — SCHABERT, A.: Die Schließprobe an der Mitralis. Zbl. Path. **1907**, H. 2. — SCHABERT, A.: Die pathologisch-anatomische Diagnose der Mitralklappenfehler auf Grund der Schließprobe usw. Dtsch. Arch. klin. Med. **96**, 42 (1909). — SCHIEFFER: Über den Einfluß der Berufsarbeit und des Militärdienstes auf die Herzgröße. Dtsch. Arch. klin. Med. **89**, 604 (1907). — SCHIEFFERDECKER: Muskeln und Muskelkerne. Leipzig 1909. — SCHIEFFERDECKER: Untersuchungen über den feineren Bau und die Kernverhältnisse des Zwerchfelles in Beziehung zu seiner Funktion, sowie über das Bindegewebe der Muskeln. Pflügers Arch. **139**, 337 (1911). — SCHIEFFERDECKER: Untersuchungen des menschlichen Herzens in verschiedenen Lebensaltern in Bezug auf die Größenverhältnisse der Fasern und Kerne. Pflügers Arch. **165** (1916). — SCHIEFFERDECKER und SCHULTZE: Beiträge zur Kenntnis der Myotonia congenita usw. zur Kenntnis der Activitätshypertrophie des normalen Muskelbaues. Dtsch. Z. Nervenheilk. **25**, 1 (1903). — SCHLÜTER: Die Erlahmung des hypertrophischen Herzmuskels. Leipzig-Wien 1906. — SCHMIDT: Über traumatische Herzklappen- und Aortenzerreißung. Münch. med. Wschr. **1902**, Nr 38. — SCHNITT: Statistische Mitteilung über Herzklappenfehler. Inaug.-Diss. Jena 1893. — SCHOLZ: Herz und Trauma. Zbl. Herzkrkh. **6**, Nr 12 (1914). — SCHRAM, P. W.: De Dynamica van het zoog-dierenhart bij aortainsufficientie. Proefschrift Utrecht 1914. — SCHRUMPF: Die Syphilis des Herzens und der Gefäße. Z. physik. u. diät. Ther. **22**, H. 8/9 (1918). — SCHWARZ E.: Zur Dynamik der Mitralinsuffizienz. Wien. klin. Wschr. **1905**, Nr 24, 632. — SCHWEIZER und UJIIE: Zur makroskopischen Anatomie des Herzmuskels. Schweiz. med. Wschr. **53**, Nr 4 (1923). — SEGALL and ANREP: The isometric contraction of the frog's ventricle. Heart **13**, 1 (1926). — SENAC: Traité de la structure du cœur, de son action et de ses maladies. Paris 1749. — SOCIN: Experimentelle Untersuchungen über akute Herzschwäche. Pflügers Arch. **160**, 132 (1914). — SONNE: Kardiale Dyspnöe. Hosp.tid. **66**, Nr 46—48. (1923). — SPICKSCHEN: Funktionsprüfung des Kreislaufes bei Kriegsteilnehmern. Z. Herzkrkh. **11**, H. 23 u. 24 (1919); **12**, H. 1 (1920). — SPIKMANN et CHEVELLE: Un cas d'endocardite aiguë syphilitique. 18. franz. Kongr. inn. Med. Paris, Okt. 1912. — STADLER, E.: Über die Massenverhältnisse des Kaninchenherzens bei experimentell erzeugter Tricuspidalinsuffizienz. Dtsch. Arch. klin. Med. **83** (1905). — STADLER, E.: Experimentelle und histologische Beiträge zur Herzhypertrophie. Dtsch. Arch. klin. Med. **91**, 98 (1907). — STADLER, E.: Mechanik der Klappenfehler. Erg. inn. Med. **5** (1910). — STARLING and VISCHER: The regulation of the energy output of the heart. J. of Physiol. **62**, Nr 3 (1927). — STEINITZ, E.: Traumatische Zerreißung der Aortenklappen. Dtsch. Arch. klin. Med. **99** (1909). — STERN: Über traumatische Entstehung innerer Krankheiten. Jena 1896—1900. — STEWART: An experimental contribution to the study of cardiac hypertrophy. J. exper. Med. **13**, 187 (1911). — STOKES: The diseases of the heart and the aorta. Philadelphia 1854. — STRASSMANN: Traumatische Zerreißung der Aortenklappen. Münch. med. Wschr.

1903, Nr 48. — Straub, H.: The diastolic filling of the mammalian heart. J. Physiol. 40, Nr 5 (1910. — Straub, H.: Druckablauf in den Herzhöhlen. Pflügers Arch. 143 (1911). — Straub, H.: Dynamik des rechten Herzens und kleinen Kreislaufes. Verh. dtsch. physiol. Ges. Juni 1914. Zbl. Physiol. 28, Nr 12 (1914). — Straub, H.: Dynamik des Säugetierherzens. I. Dtsch. Arch. klin. Med. 115, 532 (1914). — Straub, H.: Dynamik des Säugetierherzens. II. Dynamik des rechten Herzens. Dtsch. Arch. klin. Med. 116, 409 (1914). — Straub, H.: Über den kleinen Kreislauf. I. Dtsch. Arch. klin. Med. 121, 394 (1917). — Straub, H.: Über den kleinen Kreislauf. Dtsch. Arch. klin. Med. 121, H. 4/6 (1917). — Straub, H.: Zur Dynamik der Klappenfehler des linken Herzens. Dtsch. Arch. klin. Med. 122, H. 2/3 (1917). — Straub, H.: Über Herzerweiterung. Dtsch. med. Wschr. 1919, Nr 25. — Straub, H.: Die klinische und praktische Bedeutung der neueren Anschauungen über Dilatation und Hypertrophie des Herzmuskels. Zbl. Herzkrkh. 1921, Nr 13, 193.

Tangl: Virchows Arch. 116 (1889). — Thannhauser: Traumatische Gefäßkrisen. Münch. med. Wschr. 1916, Nr 16. — Thorel: Erg. Path. 9 I (1903; 11 II (1907; 14 II (1910). — Traube: Gesammelte Beitr. Path. u. Physiol. 1—3 (1871—78). — Triepel: Einführung in die physikalische Anatomie. Wiesbaden 1902.

Vieussens: Traité nouveau de la structure et des causes du mouvement du cœur. Toulouse 1715. — Virchow: Gesammelte Abhandlungen zur wissenschaftlichen Medizin. Frankfurt a. M. 1856. — Volkmann: Die Hämodynamik nach Versuchen. Leipzig 1850.

Wassermann: Neue klinische Gesichtspunkte zur Lehre vom Asthma cardiale. Berlin-Wien 1926. — Weber, G.: Theorie und Methodik der physikalischen Untersuchungsmethoden bei den Krankheiten der Atmungs- und Kreislaufs-Organe. Nordhausen 1849. — Weiser: Klinische Beobachtungen über Herzerweiterung. Wien. Arch. inn. Med. 5 (1923). — Weitz: Über Herzdilatation. Dtsch. Arch. klin. Med. 131, H. 1/2 (1919). — v. Weizsäcker: Über die mechanischen Bedingungen der Herzarbeit. Pflügers Arch. 140 (1911). — v. Weizsäcker: Die Entstehung der Herzhypertrophie. Erg. inn. Med. 19 (1921). — Wenckebach: Die unregelmäßige Herztätigkeit. Leipzig-Berlin 1914. — Wenckebach: Über die verschiedenen Formen der venösen Kreislaufstörung. Med. Klinik 24, Nr 1 (1928). — Wideroe: Die Massenverhältnisse des Herzens unter pathologischen Zuständen Christiania 1911. — Wiggers: Modern aspects of the circulation in health and disease. Philadelphia u. New York 1915. — Wiggers: The influence of venous return and arterial resistance on the pressures with in the right and left ventricles. Proc. Soc. exper. Biol. a. Med. 18, Nr 5 (1921). — Williams, Ch.: Lectures on the physiology and diseases of the chest, including the priciples of physical and general diagnosis and their application to the practice. London 1838. — Wolfer: Experimentelle Studien zur Reservekraft des hypertrophischen Herzens. Arch. exper. Path. 68, 435 (1912). — Wolfer: Das Verhalten des Herzens bei experimenteller Anämie. Z. exper. Med. 4, 313 (1915). — Worobieff: Über die Ätiologie der Klappenfehler. Dtsch. Arch. klin. Med. 69. — Wyckhoff und Lingg: Statistical studies bearing on problems in the classification of heart diseases. Amer. Heart J. 1, Nr 4 (1926). — Wyckhoff und Lingg: Etiology in origine heart disease. Amer. Heart J. 1, Nr 4 (1926).

Zehetmayer, F.: Die Herzkrankheiten. Wien 1845. — Ziegler: Über den Bau und die Entstehung der endocarditischen Efflorescenzen. Verh. dtsch. Ges. inn. Med. 7, 339 (1888). — Zielonko: Pathologisch-anatomische und experimentelle Studien über Hypertrophie des Herzens. Virchows Arch. 62 (1875).

Erscheinungen der chronischen Kreislaufschwäche.

Adler und Stern: Über die Magenverdauung bei Herzfehlern. Berl. klin. Wschr. 1889, 1060. — Atzler und Herbst: Die Bedeutung der Blutversorgung für die Leistungsfähigkeit des Muskels. Biochem. Z. 131, 20 (1922).

Bamberger: Lehrbuch der Herzkrankheiten. 1857. — Bamberger, E.: Über Knochenveränderungen bei chronischen Lungen- und Herzkrankheiten. Z. klin. Med. 18, 193. — Baranoff, K.: Beiträge zur Theorie der Flüssigkeitsentziehung in der Behandlung der Zirkulationsstörungen. Inaug.-Diss. Bern 1895. — Barantschik: Über die Ausscheidung des Kochsalzes bei Herzkranken. Dtsch. Arch. klin. Med. 114, 107 (1914). — Barcroft, Bock und Roughton: Observations on the circulation and respiration in a case of paroxysmal tachycardia. Heart 9, 7 (1921). — Basch: Physiologie und Pathologie des Kreislaufes. Wien 1892. — Beck und Holmann: The effect of varations in total blood volume. J. of exper. Med. 42, Nr. 5 (1925). — v. Bergmann und Plesch: 26. Kongr. Dtsch. Ges. inn. Med. 1909. — Bettelheim und Kauders: Experimentelle Untersuchungen über die künstlich erzeugte Mitralinsuffizienz und ihren Einfluß auf den Kreislauf und die Lunge. Z. klin. Med. 17, 74. — Birch-Hirschfeld: Vers. Naturforsch. u. Ärzte. Bremen 1890. — Bittorf und Forschbach: Untersuchungen über die Lungenfüllung bei Krankheiten. Z. klin. Med. 70, 474. — Bohr: Die funktionellen Änderungen in der Mittellage und die

Vitalkapizität der Lunge. Dtsch. Arch. klin. Med. 88, H. 4/6 (1906). — BOLTON: The absorpion of fluid in cardiac dropsy. Heart 11, Nr. 4 (1924). — BONHOEFFER: Die symptomatischen Psychosen im Gefolge akuter Infektionen und innerer Erkrankungen. Leipzig-Wien 1910. — BOOTHBY und WILLIUS: The basal metabolic rate in cases of primary cardiac disease. Med. Clin. N. Amer. 8, Nr. 4 (1925). — BOZANIS: Ein Fall angeborner Pulmonalstenose. Inaug.-Diss. Würzburg 1876. — BRAUN: Diagnose und Therapie der Herzkrankheiten. 1913. — BRAUN: Herz und Psyche in ihren Wirkungen aufeinander. Leipzig u. Wien 1920. — BRAUN: Chronische Posticuslähmung und Herzinsuffizienz. Wien. med. Wschr. 72, Nr 48 (1922). — BUHL: Über Ektasien der Lungenkapillaren. Virchows Arch. 16, 559. — BURDACH: Observationes de morbosi cordis structura. Regensburg 1892. — BURTON-OPITZ: The vital capacity of „cardiacs". J. amer. med. Assoc. 78, Nr 22 (1922). — BURTON-OPITZ: The functional capacity of the heart during haemorrhage. J. amer. med. Assoc. 78, Nr 18 (1922).

CHEYNE: Dublin. Hospital. Reports 2, 21 (1816). — CLOETTA: In welcher Respirationsphase ist die Lunge am besten durchblutet? Schmiedebergs Arch. 70, 407 (1912). — CLOETTA: Über die Genese der Eiweißkörper bei der Albuminurie. Arch. f. exper. Path. 42, 464. — CLOETTA: Untersuchungen über die Elastizität der Lunge und deren Bedeutung für die Zirkulation. Pflügers Arch. 152, H. 7/10 (1913). — COBET: Experimentelle Untersuchungen über die Beziehungen zwischen Blutdrucksteigerung und Dyspnöe. Dtsch. Arch. klin. Med. 143, 4 (1923). — COHN: Klinik der embolischen Gefäßkrankheiten. Berlin 1860. — COHNHEIM: Vorlesungen über Pathologie. Berlin 1882. — CONZEN: Über Nierenfunktionsprüfung. Dtsch. Arch. klin. Med. 108, H. 3/4 (1912). — CURSCHMANN, Hans: Hysterische Tachypnöe bei organischen Herzerkrankungen. Münch. med. Wschr. 1903, Nr 7.

DALE und EVANS: Effects on the circulation of changes in the carbon-dioxide contents of the blood. J. of Physiol. 50, H. 3/4 (1922). — DAUTREBANDE, DAVIES und MEAKINS: The influence of circulatory changes on the gaseous exchanges of the blood. Heart 10, H. 1/2 (1923). — DEGUISE: De la cyanose cardiaque. Thèse de Paris 1843. — DETERMANN: 24. Kongr. f. inn. Med. Wiesbaden 1907, 553. — DONDERS: Über den Mechanismus des Atemholens und des Blutumlaufs im gesunden und kranken Zustand. Schmidts Jb. 68, 285 (1850). — DONDERS: Die Bewegung der Lunge und des Herzens bei der Respiration. Henles u. Pfeuffers Z. neue Folge 3, 39 (1852). — DURIG: Die Theorie der Ermüdung in ATZLERS Handbuch der Arbeitsphysiologie. Körper und Arbeit. 1927. — v. DUSCH, TH.: Über die Folgen der Herzklappenfehler für den Kreislauf und deren Kompensation. Dtsch. med. Wschr. 1888, Nr 34.

EBSTEIN: Zur klinischen Geschichte und Bedeutung der Trommelschlegelfinger. Dtsch. Arch. klin. Med. 89, 67 (1906). — EDENS: Die Digitalisbehandlung. Berlin u. Wien 1916. — EINHORN: Das Verhalten des Magens in bezug auf Salzsäureproduktion bei Herzfehlern. Berl. klin. Wschr. 1889, Nr 48. — ENGELHARDT: Der Wert der Spirometrie für die Klinik der Herzkrankheiten. Dtsch. Arch. klin. Med. 156, H. 1/2 (1927).— EPPINGER: Allgemeine und spezielle Pathologie des Zwerchfelles. Wien u. Leipzig 1911. — EPPINGER und SCHILLER: Zur Pathologie der Lunge. Wien. Arch. inn. Med. 2, 3 (1921). — EPPINGER: Zur Pathologie und Therapie des menschlichen Ödems. Berlin 1917. — EPPINGER, v. PAPP und SCHWARZ: Über das Asthma cardiale. Berlin 1924. — ESENBECK: Das CHEYNE-STOKESSCHE Respirationsphänomen. Bayer. ärztl. Intelligenzbl. 1870, 20.

FAHR: Zur Frage der chronischen Stauungsleber. Zbl. Herzkrkh. 4, Nr 11 (1912). — FALK und SAXL: Über Leberfunktionsprüfung. Z. klin. Med. 73. — FALTA und QUITTNER: Über den Chemismus verschiedener Ödemformen. Wien. klin. Wschr. 1917, 38. — FILEHNE: Das CHEYNE-STOKESSCHE Atmungsphänomen. Berl. klin. Wschr. 1874, Nr. 13. — FISCHER: Über Psychosen bei Herzkrankheiten. Allg. Z. Psychiatr. 54. — FRAENKEL: Spezielle Pathologie und Therapie der Lungenkrankheiten. Berlin u. Wien 1904. — FRÄNZEL: Das CHEYNE-STOKESSCHE Respirationsphänomen. Berl. klin. Wschr. 1879, Nr 27. — FRANK, O.: Zur Dynamik des Herzmuskels. Z. Biol. 32 (1895); 41 (1901). — FRERICHS: Klinik der Leberkrankheiten. (1858). — FREY: Die Dyspnöe bei kardialer Lungenstauung. Klin. Wschr. Nr 15, 672 (1923). — FRIEDLÄNDER: Untersuchungen über die Lungenentzündung. Berlin 1873. — FROMME: Die Beziehungen der Erkrankungen des Herzens zur Schwangerschaft, Geburt und Wochenbett. Verh. dtsch. Ges. Gynäk. (1913). — FROMMOLT: Über das gleichzeitige Vorkommen von Herzklappenfehlern und Lungenschwindsucht. Arch. Heilk. 16, 238 (1875).

GAIRDNER: Edinburgh med. J. 1859. 904, April. — GALLAVARDIN, L.: De l'oedème pulmonaire aigu dans les cardiopathies valvulaires endocardiques en dehors de la gravidité. Insuffisance ventriculaire et insuffisance auriculaire gauches. Arch. Mal. Cœur 14, Nr 6, 262/273 (1921). — GATTI: Casi di congenita stenosi gravissima dell' arteria pulmonale. Ann. univ. med. e chir. 1876 April. — GAUPP: Die Depressionszustände des höheren Lebensalters Münch. med. Wschr. 1905, Nr 32. — GERHARDT, D.: Pleuraergüsse bei Herzkranken. Dtsch. Ärztetag 1901, H. 1.— GERHARDT, D.: Über Leberveränderungen nach Gallengangsunterbindung. Virchows Arch. **57**. — GERHARDT, D.: Über die Kompensation von Mitralfehlern. Arch. f. exper. Path. **45**, 186. — GERHARDT, D.: 29. Kongr. d. Dtsch. Ges. inn. Med. **1912**. — GERHARDT, D.: Einige Beobachtungen über die Wasserbilanz bei Herzkranken. Sitzsber. physik.-med. Ges. Würzburg. S. A. — GERHARDT, D.: Über Ikterus bei Herzkranken. Zbl. Herzkrkh. **10**, 79 (1918). — GERHARDT, D.: Über gegenseitige Beeinflussung von Atmungs- und Kreislaufsstörungen. Vers. Naturf. Ges. Basel **1921**. — v. GOENCZY: Über die Atmung als Indikator der Leistungsfähigkeit des Herzens. Z. exper. Med. **52**, H. 3/4 (1926). — GOVAERTS: Recherches récentes sur la pathogénie des oedèmes. Ann. Soc. roy. Sci. méd. et natur. Brux. **1925**, Nr 6/7. — GRÄFE: Gaswechseluntersuchungen bei fortgeschrittenen Erkrankungen der Lungen und Zirkulationsorgane. Dtsch. Arch. klin. Med. **95**, 543. — GRASSMANN: Über die Resorption der Nahrung bei Herzkrankheiten. Z. klin. Med. **15**. — GRASSMANN: Bemerkungen zum Verhalten der Kreislauforgane bei Influenzapneumonien. Münch. med. Wschr. **1919**, Nr 20. — GRAWITZ: Über die Veränderungen der Blutmischung infolge von Zirkulationsstörungen. Dtsch. Arch. klin. Med. **54**, 588. — GROSSMANN: Das Muscarinlungenödem. Ein Beitrag zur Lehre von der Entstehung des akuten allgemeinen Lungenödems. Z. klin. Med. **12**, 550. — GUTTMANN, PAUL: Über die Ursachen der Kurzatmigkeit bei Herzfehlern in Stadien der Kompensation. Berl. klin. Wschr. **1867**, Nr 42/44. — HALDANE bei WASSERMANN. Der CHEYNE-STOKESsche Symptomkomplex. Wien. Arch. inn. Med. **6**, 2 (1923). — HAMBURGER: Osmotischer Druck und Ionenlehre. (1902). — HAMBURGER: Stauungshydrops und Resorption. Virchows Arch. **141**, 398. — HAMBURGER: Weitere Untersuchungen über die Permeabilität der Glomerulusmembran für stereoisomere Zucker. Klin. Wschr. **1922**, Nr 9. — HART: Untersuchungen über die chronische Stauungsleber. Zieglers Beitr. Path. u. path. Anat. **35**, 303. — HASEBROEK: Über die Bedeutung der Arterienpulsationen für die Strömung in den Venen. Pflügers Arch. **163**, 191 (1916). — HEAD: Die Sensibilitätsstörungen der Haut bei Visceralerkrankungen. Deutsch von SEIFFER. Berlin 1898. — HEINEKE und MEYERSTEIN: Experimentelle Untersuchungen über den Hydrops bei Nierenkrankheiten. Dtsch. Arch. klin. Med. **90**, 131 (1907). — HEINEKE: Theoretisches und Klinisches zur extrarenalen Ausscheidung kardialer Ödeme. Dtsch. Arch. klin. Med. **130**, H. 1/2 (1919). — HELLER: Luetische Aortitis. Münch. med. Wschr. (1899). — HERING und BREUER: Sitzsber. Akad. Wiss. Wien, Math.-naturwiss. Kl. **58**, 909 (1868). — HERING, H. E.: Beziehungen der kardialen Lungenhyperämie zur Atmung. Verh. dtsch. Ges. inn. Med. **1901**, 603. — HESS, O.: Stauung und chronische Entzündung in der Leber und den serösen Höhlen. Habilitationsschrift. Marburg 1902. — HESS: Über die Beeinflussung des Flüssigkeitsaustausches zwischen Blut und Geweben durch Schwankungen des Blutdruckes. Dtsch. Arch. klin. Med. **79**, 128. — HESS und MÜLLER: Beiträge zur Pathologie des Ödems. Z. exper. Path. u. Ther. **17**, 59 (1914). — HESS: Zur Pathologie dyspnoischer Zustände. Wien. Arch. klin. Med. II. 477 (485) (1921). — HESS: Über das Asthma cardiale und seine Beziehungen zum Lungenödem. Wien. Arch. inn. Med. **3**, Nr 1/3 (1922). — HESS und ROSENBAUM: Über CHEYNE-STOKESsche Atmung und ihrem Zusammenhang mit pathologischen Muskel- u. Gefäßbewegungen. Wien. Arch. inn. Med. **5** (1922). — HESS und POLLACK: Über cerebrale Atemstörungen. Wien. Arch. inn. Med. **12**, 3 (1926). — HOFBAUER: Störungen der äußeren Atmung. Erg. inn. Med. **4**, 1 (1904). — HOFBAUER: Zur Pathogenese des Emphysems. Dtsch. med. Wschr. **38**, 1534 (1919). — HOFBAUER: Kardiale Atemstörungen. Wien. klin. Wschr. **1909**, Nr 46. — HOFBAUER: Die Atmung als Hilfskraft des Kreislaufes. Med. Klin. **1913**, Nr 28. — HOFBAUER: Die zirkulatorische Funktion des „Thoraxdruckes". Berl. klin. Wschr. **1913**, Nr 49. — HOFBAUER: Ursachen der Orthopnöe. II. Die kardiale Orthopnöe. Z. klin. Med. **79**, 128. — HOFBAUER: Physiologie der Atmung im Handb. d. norm. u. pathol. Physiologie. **2**. Berlin 1927. — HOFBAUER und HOLZKNECHT: Zur Physiologie und Pathologie der Atmung. Mitt. a. d. Labor. f. radiol. Diagnostik u. Ther. im k. k. allgem. Krkhs. in Wien. (1907). — HOFFMANN, F. A.: Die Bedeutung der Herzfehlerzellen. Dtsch. Arch. klin. Med. **45**, 252. — HOHLWEG: Zur funktionellen Leberdiagnostik. Dtsch. Arch. klin. Med. **97**. — HUSCHE: Über die N-Bilanz in den verschiedenen Stadien der Herzkrankheiten. Z. klin. Med. **26**, 44.

JACOB: Über die Bedeutung der Karellkur. Münch. med. Wschr. **1908**, Nr 16/17. — JAMIN: Zwerchfell und Atmung. In Grödels Grundriß u. Atlas d. Röntgendiagn. in d. inn. Med. (1914). — JAQUET, A.: Über nervöse und psychische Störungen bei Herzkranken. Schweiz. med. Wschr. **52**, Nr 10, 245/249 (1922). — JONASS: EHRLICHsche Aldehydreaktion bei Kreislaufstörungen. Wien. klin. Wschr. **1912**, Nr 10. — JORNS: Über das Verhalten der Magensekretion bei Herzkranken. Inaug.-Diss. Würzburg 1893. — JÜRGENSEN: Insuffizienz des Herzens. In Nothnagels spez. Path. u. Ther. **15**, 1 (1899). — JÜRGENSEN, TH. v.: Klappenfehler in NOTHNAGELs Handb. (1903).

KAEMMERER und WALDMANN: Blutmengenbestimmungen nach v. BEHRING. Dtsch. Arch. klin. Med. **109** (1913). — KAISER: Atmungsmechanismus und Blutzirkulation. (1912).

— Kauffmann: Zur Diagnose des latenten Ödems. Untersuchungen über die Resorption aus dem Unterhautzellgewebe und den diuretischen Effekt der Quinckeschen Lagerung bei Herzkranken. Dtsch. Arch. klin. Med. 137, 69 (1921). — Keil: Physiologie und Pathologie des Wasserhaushaltes. Erg. inn. Med. 23 (1923). — Keith, Rowntree und Geraghty. Blutmengenbestimmung. Arch. int. Med. 16, 547 (1915). — Kimura: Untersuchungen der menschlichen Blasengalle. Dtsch. Arch. klin. Med. 79. — Kisch: Über den Gesamtstoffwechsel bei Kreislaufstörungen. Med. 20, Nr 28 (1924). — Kisch: Kalium und Kalziumgehalt des Gesamtblutes Kreislaufkranker. Klin. Wschr. 1926, Nr 34. — Klein: Zur Kenntnis der Funktion der Stauungsniere. Wien. Arch. inn. Med. 7, 2 (1923). — Klemensiewicz: Die Pathologie der Lymphströmung in Krehl-Marchands Handb. d. allg. Path. II. 1 (1912). — Klieneberger: Urine und Urinsedimente bei Stauungen. Münch. med. Wschr. 1905, Nr 25/27. — Kockel: Über entzündliches Lungenödem. Naturf.-Vers. Frankfurt 1896. — Kordes und Stoerk: Über das Verhalten des Ösophagus bei Herzvergrößerung. Wien. klin. Wschr. 1910, Nr 42. — Kornfeld: Über Dyspnöe bei Nierenkranken und Hypertonikern. Klin. Wschr. 2, Nr 37/38, 1739 (1923). — Kornfeld: Über Blutgase und Blutreaktion bei dyspnoischen Zuständen. Z. exper. Med. 88, Nr 4/6 (1923). — Kossler, zitiert bei Biernacki: Beiträge zur Pneumatologie des pathologischen Menschenblutes. Z. klin. Med. 31, Nr 1 (1897). — Krauss, Kossler und Scholz: Über die Sauerstoffkapazität des menschlichen Blutes in Krankheiten. Schmiedebergs Arch. 42. — Kraus, Fr.: Die Ermüdung als Maß der Konstitution. Bibl. med. 1897. — Kraus, Fr.: Über die diätetische Beeinflussung des Wasserhaushaltes bei der Behandlung Herzkranker. Ther. Gegenw. 1903, Juli. — Krefting: Aorteninsuffizienz und Wassermannsche Reaktion. Berl. klin. Wschr. 1910. — v. Krehl: Ein Fall von Stenose der Lungenarterie. Dtsch. Arch. klin. Med. 44, 426 (1889). — v. Krehl: Pathologische Physiologie. (1918). — Krüger: Über Osteoarthropathie hypertrophiante pneumique. Dtsch. med. Wschr. 1905, Nr 39. — Kryger: Über das gleichzeitige Vorkommen von Lungentuberkulose und Klappenfehlern des linken Herzens. Inaug.-Diss. 1889.— Külbs: Erkrankungen der Zirkulationsorgane. In Mohr-Staehelins Handb. d. inn. Med. (1914). — Küster: Die Störungen der Blutgerinnung. Habil.-Schrift. Breslau 1911. Münch. med. Wschr. 1911, Nr. 46. — Kylin: Der Gehalt des Blutes an Kalzium und Kalium. Stockholm 1927. — Kylin: Über Blut- und Ödemkalkgehalt bei Herzinsuffizienz. Z. exper. Med. 43, Nr 3/4 (1924).

Laquer: Untersuchungen der Gesamtblutmenge im Hochgebirge mit der Griesbachschen Kongorotmethode. Klin. Wschr. 3, Nr 1. — Leathes: J. Physiol. 18 (1895). — Leo und Hamburger: Basal metabolism in organic heart disease. Amer. Heart J. 1, Nr 2 (1925). — Leubuscher: Über den Zusammenhang von Erkrankungen des Zirkulationsapparates mit Erkrankungen des Nervensystems bei Kindern. Verh. d. Kongr. inn. Med. 1896, 470. — Lewis, Ryffel, Wolf, Cotton und Barcroft: Observations relating to dyspnoea in cardiac and renal patients. Heart 5, Nr 1 (1913). — Lichtheim: Die Störungen des Lungenkreislaufes und ihr Einfluß auf den Blutdruck. Berlin 1876. Hirschwald. — Lichtwitz: Die Praxis der Nierenkrankheiten. (1921). — Lilienstein: Psychoneurosen bei Herzkrankheiten. Arch. f. Psychiatr. 52, H. 3 (1914). — Lippmann: Über einen interessanten Röntgenbefund bei Trommelschlegelfingern. Fortschr. Röntgenstr. 20, 402. — Loeb: Über den Einfluß von Änderungen der Blutzirkulation in der Niere auf die Urinzusammensetzung. Dtsch. Arch. klin. Med. 84, 579. — Loewit: Entstehung des Lungenödems. Zieglers Beitr. 14 (1893). — Lundsgaard: Determination and interpretation of changes in lung volumes in certain heart lesions. J. amer. med. Assoc. 80, Nr 3 (1923). — Lundsgaard und Schierbeck: Untersuchungen über das Volumen der Lungen. Acta tbc. scand. 58 (1923).

Marchand: In Krehl-Marchands Handbuch der allg. Pathol. 2, 1 (1912). — Marie, Pierre: De l'osteoarthropathie hypertrophiante pneumique. Rev. méd. 10 (1890). — Matthes: Die Erkrankungen der Atmungs- und Kreislauforgane. V. Noordens Handbuch d. Pathol. d. Stoffwechselstörungen. 72. — Mauthner und Pick: Über die durch Schockgifte erzeugten Zirkulationsstörungen. Münch. med. Wschr. (1915). — Meakins: The influence of circulatory disturbances on the gaseous exchange of the blood. I. The oxygen saturation of the arterial blood in tachycardia. Heart 9, Nr 2/3, 185/189 (1922). — Meek und Eyster: The effect of plethora and variations in venous pressure on diastolic sice and output of the heart. Amer. J. Physiol. 61, Nr 1 (1922). — Meisenburg: Über das gleichzeitige Vorkommen von Herzklappenfehlern und Lungenschwindsucht. Z. Tbk. 3, 381 (1902). — Mettenheimer: Über pericardiale Reibungsgeräusche ohne Perikarditis. Arch. wiss. Heilk. 2, Nr 17 (1866). — Meyer, E.: Einige Gesichtspunkte zur Therapie der Blutkrankheiten. Ther. Mh. 22 (1908). — Meyer, Erich: Über Herzgröße und Blutgefäßfüllung. Klin. Wschr. 1, Nr 1 (1922). — Minkowski und Bittorf: Die Pathologie der Atmung in Krehl-Marchands Handbuch d. allg. Pathol. 2, Nr 1 (1912). — v. Monakow, P.: Beitrag zur Kenntnis der Nephropathien, I. II. III. Dtsch. Arch. klin. Med.

115 (1914); **116** (1914). — v. Monakow, P.: Untersuchungen über die Funktion der Niere unter gesunden und krankhaften Verhältnissen. Dtsch. Arch. klin. Med. **122** (1917). — Monheim: Menstruation bei Herzfehlern. Inaug.-Diss. München 1911. — Moritz und v. Tabora: Über eine Methode beim Menschen den Druck in oberflächlichen Venen exakt zu bestimmen. Dtsch. Arch. klin. Med. **98** (1910). — Moritz und v. Tabora: Die allgemeine Pathologie des Herzens und der Gefäße in Krehl-Marchands Handbuch d. allg. Pathol. **2**, Nr 2 (1913). — Mosso: Die Ermüdung. Leipzig 1892. — v. Müller, Fr.: Untersuchungen über Ikterus. Z. klin. Med. **12**, Nr 45 (1887). — v. Müller, Fr.: Kongr. f. inn. Med. (1892). — v. Müller, Fr.: Über Ikterus. Jber. schles. Ges. f. vaterl. Kultur. **1892**. — v. Müller, Fr.: Verh. dtsch. path. Ges. Meran. **1905**. — v. Müller, Fr.: Die Erkrankungen der Bronchien. Dtsch. Klinik **4**, (1907).

Naunyn: Über Ikterus. Mitt. Grenzgeb. **1919**, 43. — v. Neusser: Dyspnöe und Zyanose. Ausgew. Kapitel aus der klinischen Symptomatologie und Diagnostik. Wien 1907. — Niergarth: Stenose d. ost. art. dextr. Inaug.-Diss. München 1888/89. — Nonnenbruch: Zur Kenntnis der Funktion der Stauungsniere. Dtsch. Arch. klin. Med. **110**, 163 (1913). — Nonnenbruch: Untersuchungen über die Blutkonzentration. Schmiedebergs Arch. **91**, Nr 3/6 (1921). — v. Noorden: Lehrbuch der Pathologie des Stoffwechsels. (1893).

Oehme: Grundzüge der Ödempathogenese. Erg. inn. Med. **30** (1926). — Oertel: Allgemeine Therapie der Kreislaufstörungen. (1891). — Oertel, H.: Über die bei schwerer venöser Stauung auftretenden nicht entzündlichen Lebernekrosen mit Ikterus. Berl. klin. Wschr. **1912**, Nr 43. — Orth: Zur Kenntnis der braunen Induration der Lunge. Virchows Arch. **58**, 126. — Otto: Ausschließungsverhältnis zwischen Herzklappenfehler und Lungenschwindsucht. Virchows Arch. **144**, 159. — Ozanam: De la circulation veineuse par influence. C. r. (1881).

Panum: Experimenteller Beitrag zur Lehre von der Embolie. Virchows Arch. **25** (1862). — Peabody: Clinical studies of the respiration. Arch. int. Med. **16** (1915); **20** (1917). — Peabody und Sturgis: Clinical studies of the respiration. Arch. int. Med. **28** (1921); **29** (1922). — Peabody und Sturgis: The effect of exercise on the metabolism, heart rate and pulmonary ventilation of normal subjects and patients with heart diseases. Arch. int. Med. **29**, Nr 3 (1922). — Peters und Barr: Studies of the respiratory mechanism in cardiac dyspnea. Amer. J. Physiol. **54**, Nr 2 (1920). — Pflüger: Zyanose. Pflügers Arch. **1**, 102. — Plesch: Hämodynamische Studien. Z. exper. Path. u. Ther. **6** (1909). — Plesch: Die pathologische Physiologie des Lungenvolumens und seine Beziehung zum Kreislauf. Z. exper. Path. u. Ther. **13**. — Porges, Leimdörfer und Marcovici: Über die Kohlensäurespannung des Blutes in pathologischen Zuständen. Z. klin. Med. **73**, 389. — Pratt: Long-continued observations on the vital capacity in health and heart diseases. Amer. J. med. Sci. **164**, Nr 6 (1922) und Trans. Assoc. amer. Physicians **37**, 182 (1922).

Quincke: Über Tag- und Nachtharn. Arch. exper. Path. **32**, 211 (1893).

Read: Correlation of basal metabolic rate with pulse rate and pulse pressure. J. Amer. med. Assoc. **78**, Nr 24, 1887. — v. Recklinghausen: Handbuch d. allg. Pathologie des Kreislaufs. (1883). — Reiche: Über linksseitige Recurrenslähmung bei Mitralstenose. Med. Klin. **1926**. — Reid: The heart in pernicious anaemia. J. amer. med. Assoc. **80**, Nr 8 (1923). — Reinhardt: Über die Atmung bei Herzkranken. Dtsch. Arch. klin. Med. **111**, H. 5/6, 465 (1913). — Reinhold, G.: Über organische und funktionelle Herzleiden bei Geisteskranken. Münch. med. Wschr. **1894**, Nr 16. — Reuss: Verhältnis des spezifischen Gewichtes zum Eiweißgehalt in serösen Flüssigkeiten. Dtsch. Arch. klin. Med. **24** u. **28**. — Rokitansky: Handbuch d. allg. pathol. Anatomie. (1864). — Romanoff: Beziehungen zwischen Atmung und Kreislauf. Arch. f. exper. Path. u. Ther. **64** (1911). — v. Romberg: Lehrbuch der Herzkrankheiten. (1924). — Rosenbach, O.: Zur Lehre vom Cheyne-Stokesschen Atmungsphänomen. Z. klin. Med. **1**, 583. — Rosenstein: Die Pathologie und Therapie der Nierenkrankheiten. Berlin 1894. — Rosin: Epilepsie bei Herzkrankheiten. Naturf.-Vers. Nürnberg 1893. — Rubow: Untersuchungen über die Atmung bei Herzkrankheiten. Dtsch. Arch. klin. Med. **92**, 315 (1908). — Rubow: Die kardiale Dyspnöe. Erg. inn. Med. **3** (1909). — Rumpf: Zwerchfellatmung bei Herzschwäche. Dtsch. med. Wschr. **1910**, Nr 14. — Rusznyak: Untersuchungen zur Frage der Gesamtblutmenge des Menschen. Dtsch. Arch. klin. Med. **158**, H. 1/2 (1927).

Saathoff: Herzkrankheit und Psychose. Münch. med. Wschr. **1909**, Nr 10. — Sabatowsky: Über alimentäre Laevulosurie. Wien. klin. Wschr. (1908). — Sahli: Zur Pathologie und Therapie des Lungenödems. Schmiedebergs Arch. **19**, 433 (1885). — Sahli: Zur Pathologie des Lungenödems. Z. klin. Med. **13**, 482. — Saloesen: Blutmengenbestimmung. J. of biol. Chem. **40**, 109 (1919). — Schade: Untersuchungen zur Organfunktion des Bindegewebes. Z. exper. Path. u. Ther. **11**, 369 (1912). — Schade: Über die Quellungsphysiologie und Ödementstehung. Erg. inn. Med. **32** (1927). — Schlayer und Takayasu: Untersuchungen über Funktion kranker Nieren. **98**, Nr 17 (1910). —

SCHLAYER: Stauungsniere, essentielle Nierenschädigung und Novasurolanwendung. Med. Klin. 18, 45, (1922). — SCHMAUS und HORN: Über den Ausgang der zyanotischen Induration der Niere in Granularatrophie. Wiesbaden 1893. — SCHMIDT, A.: Über die Wechselbeziehungen zwischen Herz und Magenleiden. Berl. klin. Wschr. 1906, Nr 14. — SCHMIDT, W.: Blutmengenbestimmung bei Nieren- und Herzkrankheiten. Z. exper. Med. 58, H. 1/2 (1927). — SCHNEIDER und TRUESDALE: The circulatory response of man to a sudden and extreme anoxemis. Amer. J. Physiol. 65, Nr 2 (1923). — SCHOENEWALD: Über Nykturie. Z. Herzkrkh. 14, Nr 6 (1922). — SCHOEN: Experimentelle Untersuchungen über Meteorismus. Dtsch. Arch. klin. Med. 147 u. 148 (1925). — SCHOTT, A.: Zur allgemeinen Pathologie der Herzkrankheiten. Z. klin. Med. 12, 306. — SCHRAMM: Beitrag zur Ätiologie der Thrombose der Arteria pulmonalis. Z. Kreislaufforschg 19, Nr 22 (1927). — SCHREIBER: Über den Einfluß der Atmung auf den Blutkreislauf. Schmiedebergs Arch. 12. — SEITZ: Zur Lehre von der Überanstrengung des Herzens. Berlin 1875. — SENAC: Traité de la structure du cœur. Paris 1749. — SEYDERHELM und LAMPE: Die Blutmengenbestimmung und ihre klinische Bedeutung. Erg. inn. Med. 27 (1925). — SIEBECK: Über die Beeinflussung der Atemmechanik durch krankhafte Zustände des Respirations- und Kreislaufsapparates. Dtsch. Arch. klin. Med. 100, 204. — SIEBECK: Zur spirometrischen Methodik. Dtsch. Arch. klin. Med. 100 u. 101. — SIEBECK: Die funktionelle Bedeutung der Atemmechanik und die Lungenventilation bei kardialer Dyspnöe. Dtsch. Arch. klin. Med. 107, 258 (1912). — SIEBECK: Die Wasserausscheidung durch die Nieren und der Wasserhaushalt des Organismus. Dtsch. Arch. klin. Med. 128, 173. — SINGER, R.: Der CHEYNE-STOKESsche Symptomkomplex, eine peripherische Kreislaufstörung im Bereiche des Atemzentrums. Wien. Arch. klin. Med. 2, Nr 3 (1925). — SONNE: Kardiale Dyspnöe. Hosp.tid. (dän.) 66, Nr 46/48 (1923). — SPIEGEL und ENGHOFF: Zur Lokalisation zentraler Atemstörungen. Z. exper. Med. 47, H. 1/2 (1925). — STADELMANN: Einige experimentelle Untersuchungen über CHEYNE-STOKESsches Atmen. Z. klin. Med. 26, 267. — STADLER und HIRSCH: Meteorismus und Kreislauf. Mitt. Grenzgeb. Med. u. Chir. 15, 448. — STARLING und TUBBY: On absorption from and secretion into serous cavities. J. of Physiol. 16, Nr 30 (1909). — STEJSKAL und GRÜNWALD: Wien. klin. Wschr. (1908). — STERN: Über das CHEYNE-STOKESsche Atmen und andere periodische Änderungen der Atmung. Verh. d. Kongr. inn. Med. 1896, 431. — STEWARD und ROGOFF: The action of drugs on the output of epinephrin from the adrenals. J. of Pharmacol. 13 (1919). — STÖLKER: Über die angeborene Stenose der Arteria pulmonalis. Inaug.-Diss. Bern 1864. — STOKES: The diseases of the heart and the aorta. Philadelphia 1854. — STRASSER: Über Spätfolgen der Kreislaufstörungen. Die Polyglobulie der Herzkranken und ihre Behandlung. Z. physik. Ther. 27, H. 1/2 (1923). — STRAUB, H.: Störungen der physikalisch-chemischen Atmungsregulation. Erg. inn. Med. 25, 186 (1924). — STRAUB, H.: Die Atmungsregulation und ihre Störungen. Münch. med. Wschr. 73, Nr 29 (1926). — STRAUB, H. und K. L. MEIER: Die Wasserstoffzahl des Blutes bei kardialer und anämischer Dyspnöe. Dtsch. Arch. klin. Med. 125, 477. — STRAUSS, H.: Zur Frage der Kochsalz- und Flüssigkeitszufuhr bei Herz- und Nierenkranken. Ther. Gegenw. 1903, Oktober. — STRAUSS, H.: Über Erythrocytenbefunde im Urin bei Minimalläsionen der Nieren. Z. klin. Med. 87, 1.

TELEMANN: Toxämische Delirien bei Herzkranken. Dtsch. med. Wschr. 1899, Nr 19. — TENDELOO: Lungendehnung und Emphysem. Erg. inn. Med. 4 (1910). — THACHER: Über den Einfluß kardialer Stauung auf die Blutverteilung in den Organen. Dtsch. Arch. klin. Med. 97 (1909). — THANNHAUSER: Traumatische Gefäßkrisen. Münch. med. Wschr. 1916, Nr 16. — THAYER: On the cardiac complications of gonorrhoca. Trans. Assoc. amer. Physicans 37, 248 (1922); Hopkins Hosp. Bull. 33, Nr 380. — THAYER: Notes on acute rheumatic disease of the heart. Bull. Hopkins Hosp. 36, Nr 2 (1925). — TIGERSTEDT: Die Physiologie des Kreislaufes. 1. Aufl. 1893; 2. Aufl. 1921/23. — TRAUBE: Symptome der Krankheiten des Respirations- und Zirkulationsapparates. Berlin 1867. — TRAUBE: Gesammelte Beiträge. Berlin 1871.

UHLENBRUCK: Das CHEYNE-STOKESsche Atmen. Z. exper. Med. 59, Nr 5/6 (1928).

VEIL: Über die klinische Bedeutung der Blutkonzentrationsbestimmung. Dtsch. Arch. klin. Med. 113 (1914). — VIERORDT: Die angeborenen Herzkrankheiten. In: NOTHNAGELS Handbuch d. spez. Pathol. u. Ther. 15, 2 (1901). — VIRCHOW: Handbuch der speziellen Pathologie. 1 (1854). — VIRCHOW: Gesammelte Abhandlungen. Frankfurt 1856. — VOLHARDT: Die doppelseitigen hämatogenen Nierenerkrankungen. Handbuch der inn. Med. v. MOHR-STAEHELIN 3, 2 (1918).

WASSERMANN: Über psychische Störungen in Verbindung mit dem CHEYNE-STOKESschen Phänomen bei gewissen Herzkranken. (Die CHEYNE-STOKESsche Psychose.) Ein Beitrag zur Kenntnis der Zirkulationspsychosen. Med. Klin. 17, Nr 27 (1921). — WASSERMANN: Der CHEYNE-STOKESsche Symptomkomplex. Wien. Arch. inn. Med. 4, 5, 6 (1922/23). — WASSERMANN: Neue klinische Gesichtspunkte zur Lehre vom Asthma cardiale. Wien.

Arch. inn. Med. **12**, Nr 1 (1926). — WEBER, E.: Neue Untersuchungen über experimentelles Asthma und die Innervation der Bronchialmuskeln. Arch. Anat. u. Physiol. (1914).— WEINTRAUD: Die Leber. In v. NOORDENS Handbuch des Stoffwechsels. **1** (1906). — WEISER: Über paradoxe Digitaliswirkung. Med. Klin. **1919**, Nr 16. — WEISMAYR: Herz und Lunge in ihren pathologischen Stoffwechselbeziehungen. Volkmanns Beitr. Nr 230. — WELCH: Zur Pathologie des Lungenödems. Virchows Arch. **72**, 433 (1878). — WENCKEBACH: Über pathologische Beziehungen zwischen Atmung und Kreislauf beim Menschen. Volkmanns Beitr. Nr 465/466. — WENCKEBACH: Über die verschiedenen Formen der venösen Kreislaufstörung. Med. Klin. **24**, Nr 1 (1928). — WINTERSTEIN: Die Reaktionstheorie der Atmungsregulation im Lichte neuerer Untersuchungen. Klin. Wschr. **7**, Nr 6 (1928). — v. WYSS: Über den negativen Druck im Thorax. Dtsch. Arch. **109**, H. 5/6 (1913). ZAHN: Thrombose. Virchows Arch. **42** (1875). — ZANGGER: Über Membranen. Vjschr. naturforsch. Ges. Zürich. (1906/07). — ZEHETMAYER: Die Herzkrankheiten. Wien 1845. — ZIEMSSEN: Studien über die normalen Bewegungsvorgänge am menschlichen Herzen. Dtsch. Arch. klin. Med. **30** (1881). — ZISKIN: Vital capacity as a functional test in heart disease. Arch. int. Med. **35**, Nr 2 (1925).

Prüfung der Leistungsfähigkeit des Herzens und Kreislaufs[1].

ADOLE, F.: Zur Beurteilung der Kriegsverwendungsfähigkeit unserer Herzkranken. Münch. med. Wschr. **1915**, Nr 43. Feldärztl. Beilage. — DE AGOSTINI: Orthodiagraphische Untersuchungen über die Größenänderungen des Herzens in bezug auf Anstrengungen. Z. exper. Path. u. Ther. **7**, 159 (1910). — ALBRECHT, E.: Die Atmungsreaktion des Herzens. Jena 1910. — ALBU: Die Wirkungen körperlicher Anstrengung bei Radfahren. Berl. klin. Wschr. **1897**, 202. — ALBU und CASPARI: Beobachtungen an Dauergehern. Dtsch. med. Wschr. **1903**, Nr 29. — ATHANASIU et CARVALLO: Travail musculaire et rhythme du cœur. Arch. de Physiol. Serie VTX. 347 (1898). — AULO: Muskelarbeit und Pulsfrequenz. Scand. Arch. Physiol. **21**, 146 (1909). — AULO: Weiteres über die Ursache der Herzbeschleunigung bei Muskelarbeit. Scand. Arch. Physiol. **25**, 347 (1911).

v. BERGMANN und PLESCH: Anpassung des Schlagvolumens des Herzens an funktionelle Ansprüche. Verh. d. 26. Kongr. Ges. inn. Med. **1909**, 307. — BERNOULLI: Einfluß der Digitalis auf die Erholung des Herzens nach Muskelarbeit. Münch. med. Wschr. **60**, Nr 18 (1903). — BORNSTEIN, A.: Methode zur vergleichenden Messung des Herzschlagvolumens beim Menschen. Pflügers Arch. **132**, 307 (1910). — BOWEN, W. P.: A study of the pulse rate in man, as modified by muscular work. Contributions to medic. research. Univers. of Michigan. Ann. Arbor. **1903**, 462 u. 479. — BRÖKING: Funktionsprüfung der Arterien. Z. exper. Path. **4**, Nr 1, 220. — BRÖSAMLEN: Die Bedeutung der Pulsuntersuchung für die Bemessung des Herzschlagvolumens. Dtsch. Arch. klin. Med. **119**, 492 (1916). — BRUNS, O.: Experimentelle Untersuchungen über die Phänomene der Herzschwäche infolge von Überanstrengung. Dtsch Arch. klin. Med. **113**, 179 (1913). — BRUNS: Experimentelle Untersuchungen über Herzerweiterung und Herzüberanstrengung. 30. Kongr. Ges. inn. Med. **1913**, 246. — BRUNS: Die Herzen und Herzkrankheiten unserer Soldaten. Med. Klin. **1917**, Nr 51. — BRUNS: Welche Faktoren bestimmen die Herzgröße? Münch. med. Wschr. **1909**, Nr 20. — BRUNS und GENNER: Depressor und Herzarbeit. Dtsch. med. Wschr. **1910**, Nr 37. — BRUCK: Über den Blutdruck bei plötzlichen starken Anstrengungen. Dtsch. Arch. klin. Med. **91**, 171 (1907). — BRUGSCH und BLUMENFELDT: Die Leistungszeit des Herzens und ihre klinisch-diagnostische Bedeutung. Berl. klin. Wschr. **56**, 937 (1919). — BÜRGER: Über die klinische Bedeutung des VALSALVAschen Versuches. Münch. med. Wschr. **1921**, 1066. — BUTTERMANN: Das Verhalten des Blutdruckes bei Kranken. Dtsch. Arch. klin. Med. **74**, 1 (1902).

CRIST, H.: Über den Einfluß der Muskelarbeit auf die Herztätigkeit. Dtsch. Arch. klin. Med. **53**, 102. — CHRISTEN: Die dynamische Pulsuntersuchung. Leipzig 1914. — COOK und PEMBREY: Observ. on the effects of muscular exercise upon man. J. of Physiol. **45**, 429 (1913). — CRAMPTON, C. W.: The gravity resisting ability of the circulations; its measurements and significance (blood ptosis). Amer. J. med. Sci. **160**, Nr 5, 721, 737 (1920). — CURDY, J. H. Mc.: Effect of maximum muscular effort on blood pressure. Amer. J. of Physiol. **5**, 95 (1901).

DEDICHEN: Der Einfluß körperlicher Anstrengungen auf das Herz. Norsk Mag. Laegevidensk. **81**, Nr 5 (1920). — DIBBELT: Die Beeinflussung des Herzgewichts durch körperliche Arbeit. Dtsch. med. Wschr. **1917**, Nr 1. — DIETLEN: Über Größe und Lage des Herzens und ihre Abhängigkeit von physiologischen Bedingungen. Verh. 23. Kongr. Ges. inn. Med. **1906**, 267, 278. — DIETLEN: Über Größe und Lage des normalen Herzens. Dtsch. Arch. klin. Med. **88**, 55 (1907). — DIETLEN: Die Perkussion der wahren Herz-

---

[1] Siehe auch Röntgenuntersuchung, Puls, Blutdruck, Sphygmobolometrie und Energometrie, Plethysmographie, Tachographie, gasanalytische Untersuchungen.

820   Literaturverzeichnis.

grenze. Dtsch. Arch. klin. Med. 88, 286 (1907). — DIETLEN: Erg. Physiol. 10, 609 (1910). — DIETLEN: Die Röntgenuntersuchung von Herz und Gefäßen. Leipzig 1913. — DIETLEN: Zur Frage der akuten Herzerweiterung bei Kriegsteilnehmern. Münch. med. Wschr. 1916, 248. — DIETLEN: Über die klinische Bedeutung der Veränderungen am Zirkulationsapparate; insbesondere der wechselnden Herzgröße, bei verschiedener Körperstellung. Dtsch. Arch. klin. Med. 97, H. 1/2. — DIETLEN und MORITZ: Über das Verhalten des Herzens nach langdauerndem und anstrengendem Radfahren. Münch. med. Wschr. 1908, Nr 10, 489. — DROUVEN: Untersuchungen mit dem CHRISTENschen Energometer. Dtsch. Arch. klin. Med. 112, 157 (1913).

EMMERICH: Über Funktionsprüfung des Herzens nach KATZENSTEIN. Dtsch. Z. Chir. 192, H. 1/2 (1925). — ENGELEN, PAUL: Über die Funktionsdiagnostik des Zirkulationssystems nach A. MARTINET. Zbl. inn. Med. 45, Nr 27, 529—533 (1924). — EPPINGER, KISCH und SCHWARZ: Das Versagen des Kreislaufs. (1927). — ERLANGER und HOOKER: An experimental study of blood pressure. Hopkins Hosp. Rep. 72 (1904). — EWIG: Untersuchungen über die plethysmographische Arbeitskurve an Gesunden und Kranken. Z. klin. Med. 100, H. 3/4 (1925).

FANTUS und STÄHELIN: Verhalten des Blutdrucks beim Menschen während der Erholung von Muskelarbeit. Z. klin. Med. 70, H. 5/6 (1910). — FREY und LÖHR: Die Funktionsprüfung des Herzens mittels der plethysmographischen Arbeitskurve (E. WEBER). Münch. med. Wschr. 71, Nr 30 (1924). — FELLNER und RÜDINGER: Beitrag zur Funktionsprüfung des Herzens. Berl. klin. Wschr. 1907, Nr 15/16. — FÜRST und SOETBEER: Experimentelle Untersuchungen über die Beziehung zwischen Füllung und Druck in der Aorta. Dtsch. Arch. klin. Med. 90, H. 1/2 (1907).

GASSER und MEEK: A study of the mechanism by which muscular exercises produces acceleration of the heart. Amer. J. of Physiol. 34, 48 (1914). — GEIGEL, R.: Herzgröße und Wehrkraft. Münch. med. Wschr. 1916, Nr 26, 953. — GEISBÖCK: Bedeutung der Blutdruckmessung für die Praxis. Dtsch. Arch. klin. Med. 83, 363. — GEISSLER und ZYBELL: Plethysmographische Untersuchungen bei körperlicher Arbeit. Münch. med. Wschr. 1910, 1537. — GELLHORN und LEWIN: Verhalten des Blutdrucks bei Muskelarbeit im normalen und ermüdeten Zustande. Arch. f. Physiol. 1915, 28. — v. GÖNCZY: Die am Tage auftretende Schwankung des Körpergewichts in der funktionellen Diagnostik des Herzens. Z. exper. Med. 44, H. 3/4 (1925). — GOVAERTS: L'épreuve de la réplétition veineuse. Presse méd. 32, Nr 15 (1924). — GRAUPNER und SIEGEL: Funktionelle Untersuchung der Herzarbeit mittels dosierbarer Muskeltätigkeit. Z. exper. Path. u. Ther. 3, 109 (1906). — GREBNER und GRÜNBAUM: Beziehungen der Muskelarbeit zum Blutdruck. Wien. med. Presse 1899, Nr 49. — GROBER: Leistung und Masse. Naturwiss. Wschr. 1908, Nr 28. — GROEDEL, F. M.: Die Röntgendiagnostik der Herz- und Gefäßkrankheiten. (1912). — GRÜNBAUM und AMSON: Beziehung der Muskelarbeit zur Pulsfrequenz. Dtsch. Arch. klin. Med. 71, 539 (1901).

HARTMANN: Untersuchungen mit dem neuen Sphygmobolometer nach SAHLI. Dtsch. Arch. klin. Med. 117, 86 (1915). — HASEBROEK: Über die Arbeitshypertrophie des Herzens. Dtsch. Arch. klin. Med. 131, H. 1/2 (1920). — HASEBROEK: Über Muskelarbeit und Muskelermüdung. Mitt. a. d. Mitt. a. d. medico-mechan. „Zander-Institut", H. 1. — HEDIGER: Die direkte Messung des Minutenvolumens. Med. Klin. 1921, 502. — HEILBRONNER: Untersuchungen des Kreislaufs nach der Methode von FR. KAUFMANN. Dtsch. med. Wschr. 1924, Nr 50, 18. — HELLENDAHL: Funktionsprüfung der Arterien. Z. klin. Med. 74 (1912). — HENSCHEN: Skilauf und Skiwettlauf. Mitt. med. Klin. Upsala 2, 3 (1899). — HERING, E.: Über eine reflektorische Beziehung zwischen Lunge und Herz. Sitzgsber. ksl. Akad. Wiss. Math.-naturwiss. Kl. 64, Abt. 2, 333 (1871). — HERING, H. E.: Beziehungen der extrakardialen Nerven zur Steigerung der Herzschlagzahl bei Muskeltätigkeit. Pflügers Arch. 60, 429 (1895). — HESS: Künstliche Plethora und Herzarbeit. Dtsch. Arch. klin. Med. 95, 482 (1909). — HOFFMANN, AUG.: Gibt es eine akute schnellvorübergehende Erweiterung des normalen Herzens? Verh. 20. Kongr. Ges. f. inn. Med. 1902, 308. — HOKE und MENDE: Über die KATZENSTEINsche Methode zur Prüfung der Herzkraft. Berl. klin. Wschr. 1907, Nr 11. — HOOKER, D. R.: Efects of exercise upon the venous blood pressure. Amer. J. of Physiol. 28, 235 (1911).

JAQUET: Zur Diagnostik der funktionellen Kreislaufstörungen. Korresp.bl. Schweiz. Ärzte 1894, Nr 8. — JAQUET: Muskelarbeit und Herztätigkeit. Basel 1920. — JOHANSSON, J. E.: Einwirkung der Muskeltätigkeit auf die Atmung und Herztätigkeit. Skand. Arch. Physiol. (Berl. u. Lpz.) 5, 20 (1895). — JÜRGENSEN: Mikrokapillarbeobachtungen. Dtsch. Arch. klin. Med. 132, H. 3/4 (1920).

KAHN: Zur Funktionsprüfung des Herzens. Dtsch. Arch. klin. Med. 113, 289 (1914). — KARRENSTEIN: Blutdruck und Körperarbeit. Z. klin. Med. 50, 322 (1903). — KATZENSTEIN, M.: Über eine neue Prüfung des Herzens. Dtsch. med. Wschr. 1904, Nr 22, 807; Nr 23, 845. — KATZENSTEIN: Über Funktionsprüfung des Herzens. Med. Klin. 1906,

Nr 40. — KAUFMANN, M.: Recherches expérimentales sur la circulation dans les muscles en activité physiologique. Arch. de Physiol. Ser. V. T. 4, 279 (1892). — KAUFMANN, R. und KROCAL, P.: Über Laufen und Stiegenlaufen als Prüfung der Leistungsfähigkeit des Herzens. Med. Klin. 1916, Nr 24. — KAUFFMANN: Über den Diureseversuch unter Hochlagerung der Beine und seine diagnostische Bedeutung. Berl. klin. Wschr. 1921, Nr 42. — KIENBÖCK, SELIG und BECK: Untersuchungen an Schwimmern. Münch. med. Wschr. 1907, Nr 29, 30. — KIMURA: Ermüdungsstudien. Z. Hyg. 98 (1922). — KLEEN: Einfluß mechanischer Muskel- und Hautreizung auf den art. Blutdruck. Skand. Arch. Physiol. (Berl. u. Lpz.) 1, 247 (1889). — KLEMPERER: Blutdruck- und Pulsdruckuntersuchungen bei Gesunden und Kranken. Verh. 24. Kongr. Ges. inn. Med. 397 (1907). — KLEWITZ: Berufsarbeit und Herzvergrößerung bei Frontsoldaten. Münch. med. Wschr. 1918, Nr 34. — KORNFELD: Über den Einfluß psychischer und physischer Arbeit auf den Blutdruck. Wien. med. Bl. 1899, 30—33. — KRÄHENBÜHL: Einfluß einer anstrengenden körperlichen Arbeit auf die Herztätigkeit. Inaug.-Diss. Basel 1918. — KRAUS, FR.: Einiges über funktionelle Herzdiagnostik. Dtsch. med. Wschr. 1905. — KROGH, A. und LINDHARD, J.: Measurements of the blood flow through the lungs of man. Skand. Arch. Physiol. (Berl. u. Lpz.) 27, 100 (1912). — KRONE: Verhalten des Blutdruckes bei Muskelarbeit. Münch. med. Wschr. 1908, Nr 2, 89. — KÜLBS und BRUSTMANN: Untersuchungen an Sportsleuten. Z. klin. Med. 77, H. 5/6, 438 (1913). — KÜLBS: Herz und Krieg. Erg. inn. Med. 17 (1919). — KYLIN: Accidentelle Herzgeräusche und Ausdauer bei körperlichen Anstrengungen. Dtsch. Arch. klin. Med. 124, H. 1/2 (1917). — KYLIN: Weitere Untersuchungen über accidentelle Herzgeräusche und Ausdauer bei körperlichen Anstrengungen. Dtsch. Arch. klin. Med. 127, H. 5/6 (1918). — KYLIN: Eine Modifikation meines Kapillardruckmessers sowie Referat der SECHERschen Nachuntersuchungen mit diesem Messer. Zbl. inn. Med. 40, Nr 40, 785 (1921).

LENHOF und LEVI-DORN: Untersuchungen an Ringkämpfern. Dtsch. med. Wschr. 1912, Nr 22. — LEWY, B.: Die Arbeit des gesunden und kranken Herzens. Zbl. klin. Med. 31, 320 (1896). — LILJESTRAND und STENSTRÖM: Blutdruck und Pulsfrequenz beim Gehen und Laufen auf horizontaler Bahn. Skand. Arch. Physiol. (Berl. u. Lpz.) 39 (1920). — LILJESTRAND und COLLET: The minute volume of the heart in man during some different types of exercise. Skand. Arch. Physiol. (Berl. u. Lpz.) 45, Nr 29 (1924). — LINDHARD, J.: Minutenvolumen des Herzens bei Ruhe und Muskelarbeit. Pflügers Arch. 161, 239 (1915); J. of Physiol. 47, 30 (1913/14, June. — LIPSCHITZ: Das Verhalten des Herzens bei sportlichen Maximalleistungen. Inaug.-Diss. Berlin 1912. — LOEWY und LEWANDOWSKY: Untersuchungen über die Blutzirkulation gesunder und herzleidender Menschen bei Ruhe und Muskelarbeit. Z. exper. Med. 5, 321 (1917). — LOWSLEY, O.: Effects of various forms of exercise on systolic, diastolic and pulse pressure. Amer. J. Physiol. 27, 446 (1910). — LUNDSGAARD: Untersuchungen über das Minutenvolumen des Herzens bei Menschen. Dtsch. Arch. klin. Med 118, 361 (1916); 120, 481 (1917).

MAASE und ZONDEK: Herzbefunde bei Kriegsteilnehmern. Z. klin. Med. 81, 391 (1918). — MAHNERT und LUNDWALL: Weitere Untersuchungen mit dem von MORAWITZ und DENECKE angegebenen Verfahren zur Prüfung der Gefäßfunktion bei Schwangeren. Klin. Wschr. 1922, Nr 18. — MARTIN und GRÜBER: On the influence of muscular exercise on the activity of bulbar centres. Amer. J. Physiol. 32, 315 (1913). — MASING: Verhalten des Blutdruckes des jungen und bejahrten Menschen bei Muskelarbeit. Dtsch. Arch. klin. Med. 74, 253 (1902). — MENDEL und SELIG: Zur Frage der akuten Herzdilatation. Med. Klin. 1907, Nr 6. — MEYER, FEL.: Beziehungen des Plethysmogramms und der Blutdruckkurve bei Muskelarbeit zur Qualität des Herzens. Arch. f. Physiol. 1915, 295. MINASSIAN: Untersuchungen über den Einfluß der Körperlage auf die Herztätigkeit. Inaug.-Diss. Basel 1895. — MOOG und EHRMANN: Venendruckmessung und Kapillarbeobachtung bei insuffizientem Kreislauf. Berl. klin. Wschr. 1920, Nr 35, 829. — MORITZ: Orthodiagraphische Untersuchungen am Herzen. Münch. med. Wschr. 1902, Nr 1. — MORITZ: Blutdruck bei Körperarbeit gesunder und herzkranker Individuen. Dtsch. Arch. klin. Med. 77, 339 (1903). — Moritz: Über Veränderungen des Herzvolumens unter normalen und pathologischen Verhältnissen. Naturwiss.-med. Verein Straßburg, 1908, Jan. 24. — MORITZ: Zur Frage von der akuten Dilatation des Herzens durch Überanstrengung. Münch. med. Wschr. 1908, Nr 25. — MORITZ: Über funktionelle Verkleinerung des Herzens. Münch. med. Wschr. 1908, Nr 14. — MORITZ und v. TABORA: Die allgemeine Pathologie des Herzens und der Gefäße in KREHL-MARCHAND: Handbuch der allgem. Pathol. 2 (1913). — MOSLER und KRETZSCHMER: Über den Tonus des kindlichen Herzmuskels. Klin. Wschr. 3, Nr 46 (1924). — MOSLER und BURG: Über den Herzrhythmus beim VALSALVAschen Versuch. Klin. Wschr. 1925, Nr 47. — MÜLLER, A.: Die graphischen Methoden im Handbuch der allgem. Pathologie, Diagnostik und Therapie der Herz- und Gefäßerkrankungen. Leipzig u. Wien 1912. — MÜLLER, E.: Zur Frage der Funktionsprüfung des Kreislaufs durch mikroskopische Beobachtung der Hautkapillaren. Zbl. Herzkrkh. 1921, Nr 17. — MÜLLER, FRANZ: Die Stickstoffoxydulmethode zur Bestimmung des Herzschlagvolumens beim Menschen. Berl. physiol. Ges. **1913**, Okt. 24. — MÜLLER, JOHANN: Muskelarbeit und Herztätigkeit. Zbl. f. Herzkrkh. **7**, Nr 21/22 (1915). — MÜLLER, O. und VEIEL, O.: Beiträge zur Kreislaufsphysiologie des Menschen. Volkmanns klin. Vortr. 606/608; 630/632. NICOLAI und ZUNTZ: Füllung und Entleerung des Herzens bei Ruhe und Arbeit. Berl. klin. Wschr. **1914**, 821.

OHM: Venenpuls und Herzschallregistrierung als Grundlage für die Beurteilung der mechanischen Arbeitsleistung des Herzens nach eigenen Methoden. Berlin 1914. — OHM: Funktionsprüfung des Herzens mit Hilfe des Venenpulses. Z. exper. Path. u. Ther. **19**, H. 1 (1917).

PEDER, H.: Neue Versuche über Bedeutung der Übung für die Leistungsfähigkeit der Muskeln. Skand. Arch. Physiol. (Berl. u. Lpz.) **27**, 315—340 (1912). — PLESCH: Hämodynamische Studien. Z. exper. Path. u. Ther. **5** (1909). — PLESCH: Sauerstoffversorgung und Zirkulation in ihren kompensatorischen Wechselbeziehungen. Verh. d. 26. Kongr. Ges. inn. Med. **1909**, 299. — PLETNEW: Arbeit und normales Tachogramm. Z. exper. Path. u. Ther. (1909). — PONGS: Das straffe und schlaffe Herz. Röntgentaschenbuch 8 (1918). — PONGS: Atmungsreaktionen bei gesunden und kranken Menschen. Med. Klin. **1914**, Nr 24. — PONGS: Der Einfluß tiefer Atmung auf den Herzrhythmus (Sinusrhythmus) und seine klinische Verwendung. Berlin: Julius Springer, 1923.

REID HUNT: Direct and reflex acceleration of the mamalian heart etc. Amer. J. Physiol. **2**, 395 (1899). — REINHART: Über die Eignung der Sphygmovolumetrie zur Bemessung der Systolengröße. Dtsch. Arch. klin. Med. **127**, H. 3/4 (1918). — ROSENBACH: Grundlagen, Aufgaben und Grenzen der Therapie. Wien u. Leipzig 1891. — ROSENBACH: Krankheiten des Herzens. (1897). — ROTHKY und KLEIN: Studien über Venendruck und Kreislaufsinsuffizienzprüfung nach E. WEISS, nebst einem Beitrag über die Ursachen der Steigerung des Venendrucks bei Hypertonikern. Med. Klin. **1923**, Nr 47/48.

SAHLI: Die Sphygmobolometrie, eine neue Untersuchungsmethode der Zirkulation. Dtsch. med. Wschr. **1907**, Nr 16/17. — SAHLI: Lehrbuch der klinischen Untersuchungsmethoden. 6. Auflage. **1**, 1913, 212; **2**, 1920, 1250. — SCHIEFFER: Orthodiagraphische Untersuchungen an Radfahrern. Med. Ges. Gießen, 1906, Nov. 27. — SCHIEFFER: Über Herzvergrößerung infolge Radfahrens. Dtsch. Arch. klin. Med. **89**, 614(1907). — SCHIEFFER: Über. den Einfluß des Militärdienstes auf die Herzgröße. Dtsch. Arch. klin. Med. **92**, H. 5/6 (1908). — SCHIEFFER: Über den Einfluß der Berufsarbeit auf die Herzgröße. Dtsch. Arch. klin. Med. **92** (1908). — SCHOTT: Akute Herzüberanstrengung. Münch. med. Wschr. **1910**, Nr 19. — SCHOTT: Herzüberanstrengung im Kriege. Berl. klin. Wschr. **1920**, 1209. — SCHUR: Haut und Hautkapillaren im mikroskopischen Bilde Z. angew. Anat. **5**, H. 4/6 (1920). — SCHWARZMANN, J. S.: Ein Beitrag zur Erkennung des Zustandes des Herzmuskels. Münch. med. Wschr. **74**, Nr 1, 19 (1927). — SECHER, E.: WEISS' Methode zur Untersuchung des Funktionsvermögens der Kreislauforgane. Berl. klin. Wschr. **58**, Nr 11 (1921. — SMITH, A.: Die Funktionsprüfung des Herzens und sich daraus ergebende neue Gesichtspunkte. Verh. d. 19. Kongr. Ges. inn. Med. Berlin, 167—176. Wiesbaden 1901. — SPICKSCHEN: Funktionsprüfung des Kreislaufes bei Kriegsteilnehmern. Zbl. f. Herzkrkh. **11**, Nr 23/24 (1919); **12**, Nr 1 (1920). — STAEHELIN, A.: Einfluß der Muskelarbeit auf die Herztätigkeit. Inaug.-Diss. Basel 1897. — STAEHELIN: Einfluß der Muskelarbeit auf die Herztätigkeit. II. Mitt.: Untersuchungen an Rekonvaleszenten. Dtsch. Arch. klin. Med. **67**, 161. — STRAUB, H.: Das Arbeitsdiagramm des Säugetierherzens. Pflügers Arch. **169** (1917). — STRAUB, H.: Die dynamische Pulsuntersuchung in ABDERHALDENs Handbuch d. biol. Arbeitsmethoden. **5**, 4, I (1923). — STRAUB, H.: Methoden zur Bestimmung von Volumschwankungen (Plethysmographie) in ABDERHALDENs Handbuch d. biol. Arbeitsmethoden **5**, 4, I (1923). — STRAUB, H.: Methoden zur Aufnahme von Pulskurven in ABDERHALDENs Handbuch d. biol. Arbeitsmethoden, **5**, 4, I (1923). — STRASSBURGER: Über den Einfluß der Aortenelastizität auf das Verhältnis zwischen Pulsdruck und Schlagvolumen des Herzens. Dtsch. Arch. klin. Med. **91** (1907). — STROUD, W. D.: The importance and the most satisfactory clinical method of estimating the myocardial reserve. Amer. Heart J. **1**, Nr 3 (1926). — STURSBERG: Das Verhalten des systolischen und diastolischen Blutdrucks nach Körperarbeit. Dtsch. Arch. klin. Med. **90**, 548 (1907).

TANGL und ZUNTZ: Über die Einwirkung der Muskelarbeit auf den Blutdruck. Pflügers Arch. **70**, 54 (1898). — TIEDEMANN und LUND: Funktionsprüfung des Herzens nach v. RECKLINGHAUSEN. Dtsch. Arch. klin. Med. **91**, Nr 3/4 (1907). — v. TORDAY, A.: Der Wert der KAUFMANNschen Wasserprobe bei Herzfehlern. Wien. klin. Wschr. **38**, Nr 34. — TORNAI: Beiträge zur Funktionsprüfung des Herzens. Z. klin. Med. **70**, 237. — TREUPEL: Die Beurteilung des Herzens und seiner Störungen zu Kriegszwecken. Dtsch. med. Wschr. **1917**, Nr 22.

UHLENBRUCK: Über experimentelle Kohlensäuredyspnöe bei Herzkranken. Z. klin. Med. **105**, H. 3/5 (1927).

v. d. Velden: Koordinationsstörungen des Kreislaufs. Marburg 1907. — Volmer: Zur Beurteilung von Herzschwäche an der Front. Münch. med. Wschr. 1915, Nr 24. — le Wald und Tarrell: The aviators heart. Roentgen ray studies under conditions simulating high altitude. Amer. J. Roentgenol. 7, Nr 2 (1920). — Weber, A.: Über die Diagnose der Herzfunktion. Z. ärztl. Fortbildg. 19, Nr 19 (1922). — Weber, E.: Plethysmograph. Untersuchungen bei körperlicher Arbeit. Münch med. Wschr. 1910, Nr 57, 1891. — Weber, E.: Der Einfluß psychischer Vorgänge auf den Körper. Berlin 1910. — Weber, E.: Der Einfluß der durch Muskelarbeit herbeigeführten zentralen Ermüdung durch die Veränderung der bei Muskelarbeit eintretenden Blutverschiebung. Arch. f. Anat. 1914, 290. — Weber, E.: Über eine neue Untersuchungsmethode bei Herzkrankheiten. Z. exper. Pathol. 18, H. 3 (1916). — Weiss, E.: Eine neue Methode zur Insuffizienzprüfung des Kreislaufs. Z. exper. Path. u. Ther. 19, H. 3 (1918). — Weiss und Dieter: Die Strömung in den Capillaren und ihre Beziehungen zur Gefäßfunktion. Zbl. Herzkrkh. 1920, Nr 23. — Weltmann und Schipper: Über eine Methode zur Prüfung der Vornierenfunktion. Wien. Arch. inn. Med. 6, Nr 3 (1923). — Wenckebach: Über Herzkonstatierung im Kriege. Med. Klin. 1916, Nr 18. — White, P. D.: Observations on some tests of physical fitness. Amer. J. med. Sci. 159, Nr 6 (1920).

Zadeck: Messung des Blutdrucks am Menschen. Z. klin. Med. 2, 509 (1881). — Zondek: Zur Frage des Ermüdungsherzens bei Kriegsteilnehmern. Zbl. Herzkrkh. 8, Nr 11/12 (1916). — Zuntz, Müller und Markoff: Eine Stickoxydulmethode zur Bestimmung der umlaufenden Blutmenge im lebenden Körper. Z. Baln. 4, H. 14/15 (1911).

Allgemeines und Geschichtliches über die Behandlung der Kreislaufsschwäche.

Benthin: Herzkrankheit und Schwangerschaft. Berl. klin. Wschr. 56, 403 (1919). — Blacker: Heart disease in relation to pregnancy and labor. Brit. med. J. 1907, 1225. — Brandenburg: Schwangerschaft und Herzklappenfehler. Med. Klin. 18, Nr 44 (1922). — Brühschwein: Über Komplikationen der Schwangerschaft mit Herzkrankheiten. Inaug.-Diss. Erlangen 1912. — Brüning und Stahl: Die Chirurgie des vegetativen Nervensystems. Berlin 1924. — Brunn: Beitrag zur Frage der Genese und Therapie des Asthma cardiale. Med. Klin. 22, Nr 29 (1926).

Deutsch und Priesel: Herzuntersuchungen bei Schwangeren und Gebärenden. Med. Klin. 1922, Nr 6. — Dreysel: Über die Herzhypertrophie bei Schwangeren und Wöchnerinnen. Inaug.-Diss. München 1891.

Eckstein-Noeggerath: Durchschneidung der Arteria radialis statt Venae sectio bei Pneumonie und Lungenödem. Münch. med. Wschr. 1921, Nr 46. — Eisenbach: Über Herzerkrankung und Schwangerschaft. Hegars Beitr. Geburtsh. 19, Nr 1 (1913). — Engel: Über Venenblutstauung als Ersatz für Herzheilmittel und Herzkurorte. Klin. Wschr. 1, Nr 24, 1239 (1922). — Eyster: Venous pressure in cardiac decompensation. J. Amer. med. Assoc. 89, Nr 6 (1927). — Eyster und Middleton: Cardio-vascular reactions to hemorrhage and transfusion in man. Amer. J. Physiol. 68, Nr 3 (1924).

Fellner: Herz und Schwangerschaft. Mschr. Geburtsh. 14 (1901); 37 (1913). — Fellner: Die Beziehungen innerer Krankheiten zu Schwangerschaft, Geburt und Wochenbett. (1903). Leipzig 1913. — Fellner: Herzkrankheiten und Schwangerschaft. Gynäk. Rundsch. 8, H. 21/22. — Freund: Herzfehler und Schwangerschaft. Gynäk. Rundsch. 1915, H. 5; Frauenarzt 1915, H. 9. — Frey, W.: Herz und Schwangerschaft. Leipzig 1923. — Frey, W.: Herzgefäßsystem in der Gravidität. Klin. Wschr. 4, Nr 13 (1926). — Fromme: Die Beziehungen der Erkrankungen des Herzens zu Schwangerschaft, Geburt und Wochenbett. Verh. Dtsch. Ges. Gynäk. 1913.

Gang: Punktion des Herzens als therapeutischer Eingriff. Med. Klin. 1923, Nr 47. — Grant: Changes in the blood oxygen following therapeutic bleeding in cardiac patients. J. Labor. a. clin. Med. 9, Nr 3 (1923). — Graumann: Zur Behandlung von Asthma cardiale und Lungenödem. Münch. med. Wschr. 1924, Nr 2.

Harrar: The management of cardiac disease with broken compensation during pregnancy and labour. Bull. Lying Hosp. New York 1908, Nr 2. — Heynemann: Herz und Zwerchfellstand in der Schwangerschaft. 15. Verh. Dtsch. Ges. Gynäk. Halle 1913. Z. Geburtsh. 74, Nr 2/3 (1913). — Hilgers: Komplikation von Herzfehlern und Schwangerschaft. Inaug.-Diss. Straßburg 1914. — Hirsch: Über die Beziehungen zwischen dem Herzmuskel und der Körpermuskulatur und über sein Verhalten bei Herzhypertrophie. Dtsch. Arch. klin. Med. 64 (1899); 68 (1900). — Hoffmeister: Orthodiagraphische Untersuchungen über den unmittelbaren Einfluß von Narkose und Operation auf die Herzgröße. Fortschr. Röntgenstr. 36, H. 1 (1927). — Hüssy: Das spätere Schicksal Herz-, Lungen- und Nervenkranker. Korresp.bl. Schweiz. Ärzte 1919, Nr 31.

Jaschke: Prognose von Schwangerschaft, Geburt und Wochenbett bei Herzfehlern.

Arch. Gynäk. **92**, H. 2. — JASCHKE: Suppl. zu NOTHNAGELS Handbuch. (1912). — JASCHKE: Kreislauf und Schwangerschaft. Med. Klin. **1912**. — JASCHKE: Kurs für Frauen- und Herzkrankheiten in Franzensbad 21.—24. IX. 1922. In: Ther. Gegenw. **1922**, Nr 11, 418. — JASCHKE: Die geburtshilfliche Bedeutung der akuten und chronischen Herzinsuffizienz. Z. Geburtsh. **80**, 654 (1918). — JASCHKE: Die Frage der Ehe bei herzkranken Mädchen. Naturf.vers. Königsberg 1910, 229. — JASCHKE: Blutdruck und Herzarbeit in der Schwangerschaft, bei der Geburt und im Wochenbett. Arch. Gynäk. **94**, Nr 3.

KABOTH: Blutmenge in der Schwangerschaft. Z. Geburtsh. **1923**, Nr 13. — KIESIN': Todesfälle und Herzerkrankungen unter der Geburt. Klin. Wschr. **1912**, Nr 24. — KLAGES: Tod in der Schwangerschaft infolge Erkrankung des Herzens. Münch. med. Wschr. **59**, 1324 (1912). — KLEWITZ: Berufsarbeit und Herzvergrößerung bei Frontsoldaten. Münch. med. Wschr. **1918**, Nr 34. — KREISS: Herzfehler und Schwangerschaft. 15. Verh. d. Dtsch. Kongr. f. Gynäk., Halle 1913. Z. Gynäk. **1913**, Nr 50. — KREYSIG: Die Krankheiten des Herzens. Berlin 1814—17. — KÜLBS: Herz und Krieg. Erg. inn. Med. **17**,(1919).

LERICHE und FONTAINE: Recherches expérimentales sur l'innervation vasomotrice; les reflexes vasculaires des membres. Presse méd. **35**, Nr 54 (1927). — LEVEY: X-ray treatment of aortic aneurysms. Arch. physic. Ther. **7**, Nr 4 (1926). — LEYDEN: Über die Komplikation der Schwangerschaft mit chronischen Herzkrankheiten. Z. klin. Med. **35**. — LÖHLEIN: Z. Geburtsh. (1876).

MACKENZIE: The relation of the heart disease and pregnancy. Lancet **200**, Nr 23—26 (1921). — MAHNERT: Über das Blutvolumen in der Schwangerschaft. Arch. Gynäk. **114**, 168 (1920). — MARCELLUS: Herz und Generationsvorgänge. Inaug.-Diss. Straßburg 1915. — MEYER-RUEGG: Die Wechselbeziehungen zwischen Schwangerschaft, Geburt, Wochenbett und den Erkrankungen der Kreislauforgane. v. WINCKELS Handbuch der Geburtsh. 2/3, 2295. — MÜLLER-JASCHKE: Die Herzgröße in der Schwangerschaft. Münch. med. Wschr. **1911**, Nr 42. — MÜLLER: Die Größenveränderungen des Herzens vor und nach der Entbindung. Dtsch. med. Wschr. **38**, Nr 42 (1912).

NEUBAUER, W.: Blutmengenbestimmung vor, während und nach der Geburt. Dtsch. med. Wschr. **1923**, Nr 16. — NONNENBRUCH: Über den Aderlaß. Münch. med. Wschr. **73**, 2004 (1926). — NUZUM, SEGALL, GARLAND und OSBORNE: Arteriosclerosis and increased blood pressure. Arch. int. Med. **37**, 733 (1926).

PANKOW: Häufigkeit und Bewertung der Herzfehler in graviditate. 15. Verh. Dtsch. Ges. Gynäk. Halle 1913.

QUAIN: Fatty disease of the heart. Med.-chir. Trans. **33**, 140.

ROSENTHAL: Herzfehler und Schwangerschaft. Berl. klin. Wschr. **1911**, Nr 49. — ROSTHORN und LENHARTZ: Die Beziehungen der weiblichen Geschlechtsorgane zu inneren Erkrankungen. Verh. d. Kongr. Ges inn. Med. Wiesbaden **25** (1908). — REHN: Herzfunktion und Operationstrauma. Dtsch. Z. Chir. 203/204 (1927). — RÜPPEL: Über physikalische Behandlung der Kreislaufstörungen. Zbl. Herzkrkh. **15**, Nr 7 (1923).

SACHS: Über das Elektrokardiogramm der Schwangeren. Berl. klin. Wschr. **57**, 803 (1920). — SCHMIDT: Herzleiden und Schwangerschaft. 15. Verh. Dtsch. Ges. Gynäk. Halle 1913. — SCHMIDT: Zur Bewertung der Herzfehler in der Schwangerschaft. Mschr. Geburtsh. **64**, Nr 5/6 (1923). — SCHADE: Beiträge zur Umgrenzung und Klärung einer Lehre von der Erkältung. Z. exper. Med. **7**, 275. — SCHIEFFER: Über den Einfluß der Berufsarbeit auf die Herzgröße. Dtsch. Arch. klin. Med. **92**, H. 5/6 (1908). — SCHIEFFER: Über den Einfluß des Militärdienstes auf die Herzgröße. Dtsch. Arch. klin. Med. **92** (1908). — SCHIEFFER: Über den Einfluß des Ernährungszustandes auf die Herzgröße. Dtsch. Arch. klin. Med. **92**, Nr 54 (1908). — SPICKSCHEN: Funktionsprüfung des Kreislaufes bei Kriegsteilnehmern. Zbl. Herzkrkh. **11**, Nr 23/24, 20; **12**, Nr 1. — STENGEL und STANTON: Heart and Circulation in pregnancy and the puerperium. Trans. amer. Assoc. Physiol. **29**, 520 (1904). — STIEGLITZ: Hypertension in pregnancy; relation of the calcium content of the blood to the etiology. Arch. int. Med. **39**, Nr 4 (1927). — STICKER: Erkältungskrankheiten und Kälteschäden. (1915). — STOKES: The diseases of the heart and the aorta. (1854). — STRISOWER: Insulin und Blutdruck. Wien. Arch. inn. Med. **14**, Nr 3 (1927).

TER-NICHANIANTZ: Einige Betrachtungen über die Unterbrechung der Schwangerschaft bei herzkranken Frauen. Berl. klin. Wschr. **1910**, 1847. — TRAUGOTT und KAUTSKY: Zur Frage der Herzfehler und Schwangerschaft. Zbl. Gynäk. **1916**, Nr 37, 745.

WAGNER: Herztod bei Schwangeren und Gebärenden. Med. Klin. **21**, Nr 30 (1925). — WALTHARD: Die Beziehungen der Erkrankungen des Herzens zu Schwangerschaft, Geburt und Wochenbett. 15. Verh. Dtsch. Ges. Gynäk. Halle 1913. — WEBER, E.: Einfluß psychischer Vorgänge auf den Körper. (1909). — WEISS: Über die Mehrleistung des Herzens während der Schwangerschaft. Klin. Wschr. **3**, Nr 3 (1924). — WERNER und STIEGLBAUER: Herzfehler und Schwangerschaft. Arch. Gynäk. **115**, H. 1 (1921). — WESSNER: Schwangerschaft und Herzleiden. Inaug.-Diss. Bern 1884. — WIESEL: Gravidität und Zirkulationsapparat. Wien. med. Wschr. **1920**, Nr 51/52.

Zuntz, L.: Physikalische Therapie in Goldscheider-Jakobs Handbuch d. phys. Ther. 2, T. 1, 185. — Zuntz: Untersuchungen über die Gesamtblutmenge in der Gravidität und im Wochenbett. Zbl. Gynäk. 39, 1365 (1911).

Klimatische Behandlung.

Adolph: The effects of exposure to high temperatures upon the circulation in man. Amer. J. Physiol. 67, Nr 3 (1924).

Bartlett, Fred. H.: On the variations of blood-pressure during the breathing of rarefied air. Amer. J. Physiol. 10 (1903). — Bircher: Beziehungen zwischen Viskosität des Blutes usw. Pflügers Arch. 182 (1920).

Determann: Die Veränderungen der Blutviskosität im Höhenklima. Med. Klin. 1908, Nr 22, 837). — Determann: Klimatotherapie bei Herz- und Gefäßkrankheiten. Z. physik. u. diät. Ther. 8 (1902). — Doppler: Über den Wert postoperativer Kohlensäureinhalation. Med. Klin. 1925, Nr 11. — Dorno: Klimatologie des Hochgebirges. Med. Klin. 21, 1754 (1925). — Durig, A., Kolmer, W. W., Rainer, R. R., Reichel, H., Caspari, W.: Physiologische Ergebnisse der im Jahre 1906 durchgeführten Monte Rosa-Expedition. Denkschr. d. Math.-naturwiss. Kl. ksl. Akad. Wiss. Wien 86 (1909).

Eichhorst: Ärztliche Efahrungen über Höhenlufttherapie im Handbuch d. physik. Ther. v. Goldscheider u. Jakob. (1901). — Erb, W.: Winterkuren im Hochgebirge. Volkmanns Sammlg. klin. Vortr. Nr 271 (1909).

Felix, Fl.: Herzkranke im Gebirge. Korresp.bl. Schweiz. Ärzte 39, Nr 4, 124 (1909). — Fraenkel, A. und Geppert, T.: Wirkungen der verdünnten Luft auf den Organismus. Berlin 1883. — Frenkel-Tissot: Die biochemischen und biophysikalischen Beziehungen zwischen dem Erythrocyten- und dem Eiweißsystem des Blutes Gesunder im Hochgebirge. Schweiz. med. Wschr. 1922, Nr 24.

Galli: Einwirkung des Klimas der Riviera auf organ. und funkt. Herz- und Gefäßkranke. Münch. med. Wschr. 1911, 2008. — Gerhardt, D.: Über gegenseitige Beeinflussung von Atmung und Kreislaufstörungen. Verh. Ges. dtsch. Naturforsch. in Basel. 21. — Grober: Untersuchungen über den Einfluß der Höhenlage auf den Blutdruck. Z. physik. Ther. 32, H. 3 (1926/27). — Grossmann: Über den Blutdruck im Hochgebirge. Z. klin. Med. 102, H. 1 (1925). — Guillemard, H. und Moog, A.: Influence de climat d'altitude sur la deshyetratation de l'Organisme. C. r. Acad. Sci 145, 823 (1907). — Guillemard und Moog: Influence des hautes altitudes sur la nutrition générale. J. Physiol. et Path. gén. 8, 593 (1906).

Hecht: Über den Einfluß mittlerer Höhenlage auf Kreislauf und Atmungsorgane bei raschem Höhenwechsel. Wien. med. Wschr. 77, Nr 32 (1927). — Hediger: Höhenklima und Gefäßtonus. In: Verh. d. Klimatol.-Tagung zu Davos. (1925). — Helwig, O. und Fr. Müller: Wirkung des Ostseeklimas in physiologischer Hinsicht. Zentralstat. f. Baln. H. 11.

Jaquet, A. und Staehelin, R.: Stoffwechselversuche im Hochgebirge. Arch. exper. Pathol. u. Pharmak. 46 (1901). — Jaquet, A.: Über die physiologische Wirkung des Höhenklimas. Programm d. Rektoratsfeier d. Univ. Basel. (1904). — Jakoby, C.: Zur Frage der mechanischen Wirkungen der Luftdruckerniedrigung auf den Organismus. Dtsch. med. Wschr. 1907, Nr 1, 17. — Jakoby, C.: Zur näheren Begründung des mechanischen Einflusses der Luftdruckerniedrigung im Höhenklima und der aus demselben sich ergebenden theoretischen und praktischen Folgerungen. Arch. f. exper. Path. 76 (1914).

Kestner: Die Ursache der Schwüle. Klin. Wschr. 2, Nr 41, 1874 (1923). — Kestner, Dannmeyer, Peemöller, Liebschütz, Plaut: Die Heilwirkung des Höhenklimas. Klin. Wschr. 4, Nr 19 (1925). — Kronecker, H.: Die Bergkrankheit. Dtsch. Klin. Berlin u. Wien 1903.

Laquer: Wirkungen des Hochgebirges usw. Klin. Wschr. 1922, Nr 4. — Laquer: Untersuchungen der Gesamtblutmenge im Hochgebirge mit der Griesbachschen Kongorotmethode. Klin. Wschr. 3, Nr 1. — Loewy, A.: Untersuchungen über die Respiration und Zirkulation bei Änderung des Druckes usw. Berlin 1895. — Loewy: Höhenlufttherapie im Handbuch d. physik. Ther. v. Goldscheider u. Jakob (1901). — Loewy: Beiträge zur Physiologie des Höhenklimas. Pflügers Arch. 207, H. 5/6 (1925). — Loewy: Neuere Untersuchungen zur Physiologie und Pathologie im Höhenklima. Z. physik. Ther. 29, H. 18, 39. — Loewy, Müller, Cronheim, Bornstein: Einfluß des Seeklimas und der Seebäder auf den Menschen. Z. exper. Pathol. 7, 627 (1910). — Loewy, T. und Zuntz, L.: Über den Einfluß der verdünnten Luft und des Höhenklimas auf den Menschen. Arch. f. Physiol. 66, 477 (1897). — Lüscher: Über den Kreislauf auf der Station Jungfraujoch (3400 m über dem Meer). Schweiz. med. Wschr. 53, Nr 21 (1923).

Masing, E. und Morawitz, P.: Höhenklima und Blutbildung. Dtsch. Arch. klin. Med. 98, 301 (1910). — Meyer, L.: Über den Einfluß des Höhenklimas usw. Münch. med.

Wschr. (1920). — MICHAUD: Klima und Herzkrankheiten. In: Verh. d. Klimatol. Tagung in Davos. (1925). — MOSSO, ANGELO: Der Mensch auf den Hochalpen. Leipzig 1899. NAEGELI, O.: Blutkrankheiten und Blutdiagnostik. 3. Aufl. Berlin u. Leipzig 1919. — NICK, HEINRICH: Ein Beitrag zur Frage der mechanischen Beeinflussung der Blutzirkulation durch die Luftdruckerniedrigung im Höhenklima. Arch. f. exper. Path. 76, 401 (1914). — NOTHNAGEL: Ärztliche Erfahrungen über Klima und klimatische Kurorte im Handbuch d. physik. Ther. v. GOLDSCHEIDER u. JAKOB (1901).

VAN OORDT: Physik. Therapie innerer Krankheiten. Berlin 1920.

PHILIPPI, H.: Über Indikationen und Kontraindikationen des Hochgebirges. Davos 1908.

REGNARD, P.: La cure d'altitude. Paris 1898. — ROMANOFF, M.: Experimente über Beziehungen zwischen Atmung und Kreislauf. Arch. f. exper. Path. 64 (1910).

SITTMANN: Physikalische Therapie der Erkrankung des Herzens und der Gefäße. Stuttgart 1907. — SCHADE, H.: Die physikalische Chemie der inneren Medizin. Dresden u. Leipzig 1920. — SCHIEFFER: Ärztliche Erfahrungen über Ägypten. Verh. d. Kongr. Ges. inn. Med. 1911, 597. — SCHRÖTTER: Zur Physiologie des Alpinismus. Die engl.-amer. Peruexpedition. (1922). — SCHRUMPF: Blutdruckuntersuchungen und Energometerstudien im Hochgebirge bei Herz- und Kreislaufstörungen. Dtsch. Arch. klin. Med. 113, H. 5 (1915). — STÄUBLI: Über das Verhalten des Kreislaufsystems im Hochgebirge. Ann. schweiz. Ges. Baln. 13. — STÄUBLI: I. Über den physiologischen Einfluß des Höhenklimas auf den Menschen. II. Kasuistische Beiträge zur Kenntnis der Wirkung des Hochgebirgsklimas. Oberengadiner Med. Festschr. 1910. S. A. — STÄUBLI: Beiträge zur Kenntnis des Einflusses des Hochgebirgsklimas. 27. Kongr. Dtsch. Ges. inn. Med. Wiesbaden 1910. — STÄUBLI: Das Höhenklima als therapeutischer Faktor. Erg. inn. Med. 11, 72 (1913).

ZUNTZ-LOEWY, A., MÜLLER, FR., CASPARY, W.: Höhenklima und Bergwanderungen in ihrer Wirkung auf den Menschen. Berlin u. Leipzig 1906.

Wasser-, Bäder- und elektrische Behandlung.

AFANASSIEW: Experimentelle Untersuchungen über die Einwirkung mechanischer und thermischer Hautreize. Petersburg. med. Wschr. (1892). — ARNOLDI: Neue Untersuchungen und Anschauungen über die Wirkung der Kohlensäurebäder. Münch. med. Wschr. 1922, Nr 29. — D'ARSONVAL: Ann. d'electrobiologie. 1898, H. 1.

BALLI, E.: Über den Einfluß lokaler und allgemeiner Erwärmung und Abkühlung der Haut auf das menschliche Flammentachogramm. Inaug.-Diss. Bern 1896. — BAUR: Bad Nauheim in seiner Bedeutung für die Behandlung der chronischen Herzkrankheiten. Darmstadt 1897. — BAUR: Zur Verbesserung und Vervollkommnung der Kurmittel und der Herzkrankenbehandlung in Bad Nauheim. Friedberg 1908. — BECK und DEHAN: Über Veränderungen der Herzgröße im heißen und kalten Bade. Münch. med. Wschr. 1909, Nr 4, 171. — BENEKE: Über Nauheims Solthermen und deren Wirkungen auf den gesunden und kranken menschlichen Organismus. Marburg 1859. — BENEKE: Zur Therapie des Gelenkrheumatismus und der mit ihm verbundenen Herzkrankheiten. Berlin 1872. — BENEKE: Über die CO_2-haltigen Bäder in Nauheim. Berl. klin. Wschr. 1877, Nr 22. — LE BLANC und GIRNDT: Wirkt Stickstoffoxydul blutdrucksenkend. Versuche an Menschen. Pflügers Arch. 205, H. 3/4 (1924). — BORNSTEIN: Das Herzschlagvolumen im Bade. Z. exper. Path. u. Ther. 9 (1911). — BORUTTAU: Über Wiederbelebung bei Herzkammerflimmern usw. Dtsch. med. Wschr. 1918, Nr 31. — BORUTTAU: Über Herzkammerflimmern usw. Z. exper. Path. u. Ther. 20, H. 1 (1919). — BRANDENBURG, K. und LAQUEUR, A.: Über die Änderungen des Elektrokardiogramms von Herzkranken durch Kohlensäurebäder. Z. exper. Path. u. Ther. 16, H. 2, 193/216 (1914). — BRANDENBURG und FISCHER: Über den Einfluß der verschiedenen Arten der Hochfrequenzbehandlung auf das kardiovaskuläre System. Z. physik. u. diät. Ther. 16. — BRUNS: Über den Einfluß der Sitzbäder auf die Blutverteilung im menschlichen Körper. Z. klin. Med. 64 (1907). — BRUNS und ROEMER: Der Einfluß angestrengter körperlicher Arbeit auf radiographische Herzgröße, Blutdruck und Puls. Z. klin. Med. 94, Nr 1/3 (1922). — BRUNS und SCHMIDT: Wie wirken die verschiedenen maschinellen Wiederbelebungsmethoden auf den Kreislauf und die Lungen? Med. Klin. 1921, 1136. — BÜDINGEN und GEISSLER: Die Einwirkungen der Wechselstrombäder auf das Herz. Münch. med. Wschr. 1904, Nr 8. — BUXBAUM: Die hydriatische Behandlung der akuten und chronischen Endokarditis. Bl. klin. Hydrother. 1899, Nr 12.

CERNINA: Über die Wirkung von Dampfbädern auf den Blutdruck. Dtsch. Medizinalztg. (1896). — CHRISTEN: Schädigungen durch Sinusstrom. Dtsch. med. Wschr. 1917, Nr 49. — CREDNER: Die kohlensäurereichen Thermalsolquellen in Bad Nauheim. 2. Aufl. (1907).

DETERMANN: Über Gefäß- und Herzneurosen. Volkmanns klin. Vortr. N. F. Nr 96/97 (1897). — DINKELACKER, G.: Über die spezifische Wirkung gashaltiger Bäder auf den Kreislauf. Z. exper. Path. u. Ther. 8, 150 (1910). — DUNKAN: Untersuchungen mit dem Energometer von CHRISTEN. Dtsch. Arch. klin. Med. 112 (1913).
EKGREN: Zum Einfluß der Sauerstoffbäder auf Pulsfrequenz und Gefäßtonus. Z. klin. Med. 67, 401.
FISCHER: Nauheimer Erfahrungen. Z. physik. u. diät. Ther. 25, H. 6 (1921). — FISCHER: Herzübung und Kreislaufregulierung. Z. physik. Ther. 27, H. 1/2 (1923). — FLOYER, JOHN: Inquisito in usum et abusum calidorum, frigidorum et temperatorum balneorum. (1698). — FLOYER, JOHN: Psychrolusia, or the history of cold bathing, both ancient and modern. (1702). — FRANKENHÄUSER: Physikalische Heilkunde. Leipzig 1911. — FRANZE: Die Elektrotherapie der Herzkrankheiten in Verbindung mit der Nauheimer Kur. Dtsch. med. Wschr. 1904, Nr 52. — FRANZE: Eine neue kombinierte Behandlungsmethode von Herzkrankheiten. Dtsch. Ärzteztg. 1904, H. 11. — FRANZE: Technik, Wirkung und Indikationen der Hydroelektrotherapie bei Anomalien des Kreislaufs. München 1905. — FREY und HEILIGENTHAL: Die heißen Luft- und Dampfbäder in Baden-Baden. Leipzig 1881. — FREY: Über den Einfluß der Schwitzbäder auf Kreislaufstörungen. Dtsch. Arch. klin. Med. 40 (1887).
GÄRTNER: Über die Kontraktion der Blutgefäße unter dem Einfluß erhöhter Temperatur. Med. Jb. ksl. Ges. d. Ärzte in Wien. (1884). — GÄRTNER: Lehrbuch der allgemeinen Elektrisation. Halle 1886. — GEISSLER: Der Einfluß elektrischer Reize für die Blutverteilung im menschlichen Körper. Münch. med. Wschr. 1908, Nr 2. — GIRNDT und LE BLANC: Wirkt Stickstoffoxydul blutdrucksenkend? Pflügers Arch. 205, H. 3/4 (1924). — GLAMER: Hirnzirkulation bei Bädern. Z. physik. u. diät. Ther. 15 (1911). — GLAX: Lehrbuch der Balneotherapie. (1897). — GLAX: Balneotherapie. Physikalische Therapie in Einzeldarstellungen. Stuttgart. 1906, H. 8. — GOLDSCHEIDER: Die Bedeutung der Reize für die Pathologie und Therapie im Lichte der Neuronenlehre. Leipzig 1898. — GOLDSCHEIDER: Zur physiologischen Wirkung der Kohlensäurebäder. Veröff. baln. Ges. 1911, 74. — GOLDSCHEIDER: Die Behandlung der chronischen Kreislaufschwäche. Dtsch. med. Wschr. 1922, Nr 1/2. — GRÄUPNER: Nauheimer Mineralbäder und einfache Wasserbäder, ihr verschiedenartiger Einfluß auf Blutdruck und Herztätigkeit. Berl. klin. Wschr. (1896). — GRÄUPNER: Die Balneotherapie der chronischen Herzkrankheiten, ihre Mechanik und ihre Beziehungen zur Dynamik des Kreislaufes. Dtsch. med. Wschr. 1896, Nr 33. — GREFBERG: Über den Einfluß warmer Bäder auf Blutdruck und Hautsekretion. Z. klin. Med. 5, 71 (1882). — GROEDEL I.: Bad Nauheim und die Behandlung der chronischen Herzkrankheiten. Friedberg u. Bad Nauheim 1893. — GROEDEL II.: Über den mechanischen Reiz im strömenden Bade. Berl. klin. Wschr. 1904, Nr 24. — GROEDEL II.: Die physiologische Wirkung der Solbäder. Berl. klin. Wschr. 1905, Nr 11. — GROEDEL II. u. III.: Die Wirkung kohlensäurehaltiger Thermalbäder auf den übernormalen Blutdruck. Dtsch. med. Wschr. 1906, Nr 34. — GROEDEL II. u. III.: Die Beeinflussung der Herzdilatation durch kohlensäurehaltige Bäder. Mschr. physik.-diät. Heilmeth. 1, H. 1 (1909). — GROEDEL, TH.: Kohlensäurebäder bei atrioventrikulärem Block. Münch. med. Wschr. 59, 756—759 (1912). — GROEDEL III.: Versuche mit kohlensauren Gasbädern. Berl. klin. Wschr. 1907, Nr 16. — GROEDEL III.: Sind durch Bäder verursachte Herzgrößenveränderungen nachweisbar? Z. Baln. 1910, Nr 19. — GROEDEL, F. M.: Die physikalische Behandlung der Erkrankungen des Zirkulationsapparates. Erg. inn. Med. 9 (1912). — GROEDEL, F. M.: Die physikalische Therapie der Herz-, Gefäß- und Zirkulationsstörungen. Berlin 1925. — GROSSMANN: Über die Änderung der Herzarbeit durch zentrale Reizung von Nerven. Z. klin. Med. 32, 219 u. 501. — GRÜNSFELD: Diathermie bei Erkrankungen des Zirkulationsapparates. Z. physik. Ther. 27, H. 1/2 (1923).
HAHN, JOH. SIGISMUND: Unterricht von der Kraft und der Wirkung des frischen Wassers in die Leiber der Menschen vor allem der Kranken. Breslau 1754. — HASSELBACH und JACOBAEUS: Über die Behandlung von Angina pectoris mit starken Bogenlichtbädern. Berl. klin. Wschr. 1907, Nr 39. — HASTINGS: Diss. physiol. inaug. de vi contract. vasor. etc. Edinburgh 1818. — HASTINGS: A treatise on inflammation of the mucous membrane of the lungs which is prefixed. An experimental inquiry respect the contrast power of the blood vessels etc. London 1820. — HAUFFE: Physiologische Grundlagen der Hydrotherapie. Berlin 1924. — HEDIGER: Experimentelle Untersuchungen über die physiologische Wirkung natürlicher Kohlensäurebäder. Klin. Wschr. 5, Nr 17 (1926). — HEGGLIN: Experimentelle Untersuchungen über die Wirkung der Douche. Z. klin. Med. 26 (1894). — HEITLER: Über die Wirkung thermischer und mechanischer Einflüsse auf den Tonus des Herzmuskels. Zbl. Ther. (1894). — HENSEN: Über die Wirkung kohlensäurehaltiger Bäder auf die Zirkulation. Dtsch. med. Wschr. 1899, Nr 35. — D'HERCOURT: Des effets physiologiques déterm. par applicat. éxterieure de l'eau froide. Lyon 1887. — HERING: Der Sekundenherztod. Berlin 1917. HERZ: Über die Wirkung lokaler Dampfbäder. Zbl.

Ther. 1, 2. — HIRSCHFELD: Wirkung der kohlensäurehaltigen Bäder auf die Blutverteilung. Z. Baln. 1912, 5. — HOFFMANN, FRIEDRICH: Dissertatio de Aqua medicina universalis. Halle u. Magdeburg 1712. — HOFFMANN, FRIEDRICH: Dissertatio de Aqua natura, ac virttute in medendo. Halle u. Magdeburg 1716. — HOFFMANN, FRIEDRICH: Dissertatio de Aquae frigidae salubritate. Halle u. Magdeburg 1729. — v. HOESSLIN: Allgemeine Hydrotherapie in PENZOLDT-STINZINGS Handbuch der speziellen Therapie. 5. — HOPE: Treatise on the diseases of the heart. London 1831. — HORNUNG: Die Elektrotherapie der Kreislaufstörungen. Münch. med. Wschr. 1906, Nr 50. — HUFELAND, C. W.: Nötige Erinnerung an die Bäder und ihre Wiedereinführung in Teutschland. Im Journal des Luxus u. der Mode. Weimar, Juli 1790.

JACOBS: Grundzüge der Balneotherapie. Berlin 1890. — JAQUET: Die diätetische und physikalische Behandlung der Kreislaufstörungen. Basel 1919. — JASTROWITZ: Über die Beeinflussung des Elektrokardiogramms durch hydriatische Prozesse. Z. exper. Path. u. Ther. 1913, Nr 14, 30.

KESTNER: Klimatologische Studien. Z. Biol. 73 (1921). — KESTNER: Die blutdruckerniedrigenden Bestandteile der Bogenlampenluft. Z. Biol. 77, Nr 4/6 (1923). — KIMMERLE: Verhalten des Blutdrucks nach Bogenlampenlichtbestrahlung. Münch. med. Wschr. 68, Nr 42 (1921). — KIMMERLE: Der Einfluß gewisser Lichtarten auf den gesteigerten Blutdruck. Münch. med. Wschr. 69, Nr 4 (1922). — KOMMERELL: Über die Kreislaufwirkung von Sauerstoffbädern beim normalen Menschen. Z. Baln. 3, H. 1 (1910). — KOSTÜRIN: Die russischen Dampfbäder und deren Wirkung auf den Menschen. (1883). — KOTTMAIER: Die therapeutische Durchwärmung des Blutkreislaufes. Fortschr. Med. 1923, Nr 7. — KOTTMAIER: Wärmetherapie bei Kreislaufstörungen. Zbl. Herzkrkh. 16, Nr 5 (1924). — KUNIGAMA: Über den Einfluß heißer Bäder auf den Blutdruck. Ann. d. allg. städt. Krankenh. München. (1899).

LANGE und STOERMER: Kohlensaure Wasserbäder bei Hypertonie. Z. Kreislaufforschg 19, Nr 23 (1927). — LANGENDORF: Über den Einfluß von Wärme und Kälte auf das Herz des Warmblüters. Pflügers Arch. 66, 355. — LEHMANN: Blutdruck nach Bädern. Z. klin. Med. 6, 206 (1883). — LEHR: Die nervöse Herzschwäche und ihre Behandlung. Wiesbaden 1891. — LEIDNER: Über die Einwirkung der Moorbäder von Bad Elster auf das Elektrokardiogramm. Zbl. Herzkrkh. 1919, Nr 1/2. — LEUSSER: Über die Wirkung der Kissinger kohlensauren Solbäder bei Herzkranken. Münch. med. Wschr. (1901). — LIBESNY und SCHEMINZKY: Die Funktionsprüfung des Herzens mittels der plethysmographischen Arbeitskurve. Wien. Arch. inn. Med. 4, H. 1 (1922). — LIEVEN: Über Balneotherapie bei herz- und gefäßkranken Rheumatikern. Z. Bäderkde 2, Nr 1 (1928). — LILJESTRAND und MAGNUS: Versuche über die Wirkung der Kohlensäurebäder in St. Moritz. Schweiz. med. Wschr. 1921, Nr 48. — LINDNER: Zur Kenntnis der Wirkung der Franzensbader kohlensauren Bäder bei Herzkranken. Wien. med. Wschr. 1901, Nr 19. — LOMMEL: Über den Tonus der großen Gefäße und über das Verhalten der peripher gelegenen Gefäßgebiete bei lokalen Wasserprozeduren. Dtsch. Arch. klin. Med. 78, 182 (1903).

MANN: Elektrotherapie im Handbuch der physikal. Therapie von GOLDSCHEIDER und JAKOB. (1901). — MATTHES: Lehrbuch der klinischen Hydrotherapie. 2. Aufl. Jena 1903. — MEINHOLD: Zur Frage der Todesfälle bei sinusoidalem Strom. Dtsch. med. Wschr. 1918, Nr 18. — MEYER, MAX: Über plethysmographische Untersuchungen in natürlichen Kohlensäurebädern. Veröff. d. Zentralst. f. Baln. 2, H. 10. — MOSSO, U.: L'action du chaud et du froid sur les vaisseaux sanguins. Arch. ital. de Biol. 1889, 346. — MÜLLER, OTFRIED: Über die Blutverteilung unter dem Einfluß thermischer Reize. Habil. Tübingen 1905. — MÜLLER, O.: Verh. Ges. dtsch. Naturf. u. Ärzte 1908. II. Hälfte, 86. — MÜLLER, O.: Über den Einfluß von Bädern und Duschen auf den Blutdruck beim Menschen. Dtsch. Arch. klin. Med. 74, 316. — MÜLLER und VEIEL: Beiträge zur Kreislaufsphysiologie des Menschen, besonders zur Lehre von der Blutverteilung. Studien an Wasser-, Kohlensäure-, Sauerstoff- und hydroelektrischen Bädern. Volkmanns Sammlg klin. Vortr. Nr 606/608, 630/632. (1910/1911). — MUNDE: Memoiren eines Wasserarztes. Dresden u. Leipzig 1844. — MUNK: Wirkungen von Temperatur und anderen Hautreizen auf das Gefäßsystem. Z. exper. Path. u. Ther. 8 (1911).

PARADE und WEBER, A.: Über den Einfluß von kühlen Kohlensäurebädern auf Temperatur, Puls- und Atemfrequenz. Z. Bäderkde 1927, Nr 3. — PEEMÖLLER: Neuere Untersuchungen über die blutdrucksenkende Wirkung von künstlichen (elektrischen) Lichtquellen und Hochspannungs-Hochfrequenzapparaten. Klin. Wschr. 1922, Nr 21. — POLLITZER und STOLZ: Ist die blutdrucksenkende Wirkung von Höhensonnenbehandlung eine Stickoxydulwirkung? Münch. med. Wschr. 71, Nr 29 (1924). — POSPISCHILL: Zur hydriatischen und mechanischen Therapie der Herzkrankheiten. Bl. klin. Hydrother. 1891, Nr 8; 1894, Nr 12; 1895, Nr 4. — POSPISCHILL: Hydrotherapie bei organischen Herzkrankheiten. Bl. klin. Hydrother. 1895, Nr 4.

RAAB: Die Elektrotherapie der Kreislaufstörungen. Münch. med. Wschr. Nr 29 u. 30. — RAAB: Die Behandlung der Kreislaufschwäche durch das elektrische Bad. Münch. med. Wschr. 68, Nr 37 (1921). — RAUSCH: Zur Elektrotherapie der Herzkrankheiten. Z. exper. Ther. 31, Nr 1 (1925). — VAN DER REIS: Die Geschichte der Hydrotherapie von HAHN bis PRIESSNITZ. Inaug.-Diss. München 1914. — RHEINBOLDT und GOLDBAUM: Elektrokardiogramm bei Bädern. Z. exper. Physiol. u. Ther. 8 (1911). — ROSENBACH: In EULENBURGS Realencyklopädie. — RUMPF: Über die Verwendung hochgespannter Ströme in neuer Form. Z. Elektrother. 8, H. 2 (1906). — RUMPF: Zur Einwirkung oszillierender Ströme auf das Herz. Zbl. inn. Med. 1907, Nr 18. — RUMPF: Über die Behandlung der Herzkrankheiten mit oszillierenden Strömen. Dtsch. med. Wschr. 1908, Nr 52. — RUMPF: Über physikalische und physiologische Erscheinungen der oszillierenden Ströme. Arch. f. Physiol. 137, 329 (1910). — RUMPF: Die Behandlung der Herz- und Gefäßkrankheiten mit oszillierenden Strömen. Jena 1915. — RUMPF: Die Wirkungen der oszillierenden Ströme. Zbl. Herzkrkh. 15, Nr 17/18 (1923). — RUNGE: Über die Bedeutung der Wasserkuren in chronischen Krankheiten. Dtsch. Arch. klin. Med. 3 (1873). — RUSZNYAK: Die Schwefelbehandlung der arteriellen Hypertonie. Klin. Wschr. 3, Nr 7 (1924).

SACHS: Über den Herzschmerz und seine Behandlung mit hochfrequenten oszillierenden Strömen. Z. physikal. Ther. 27, Nr 3/4 (1923). — SARASON: Über moussierende Sauerstoffbäder. Dtsch. med. Wschr. 1904, Nr 45. — SARTORIUS, C.: De vi effectu caloris et frigoris ad vasa sanguinifera. Bonn 1864. — SAXL: Physikalische Therapie der Herz- und Gefäßkrankheiten. In: Handbuch d. allgem. Pathologie, Diagnostik u. Therapie d. Herz- u. Gefäßkrankheiten. 3 (1914). — SCHMINKE: Über die Einwirkung von Bädern auf die Herzgröße. Fortschr. d. Med. 1910, Nr 25. — SCHOTT, A.: Die Wirkung der Bäder auf das Herz. Berl. klin. Wschr. 1880, Nr 25/26. — SCHOTT, A.: Zur Therapie der chronischen Herzkrankheiten. Berl. klin. Wschr. 1885, Nr 33. — SCHOTT, A.: Über die Behandlung chronischer Herzkrankheiten mittels Bäder und Gymnastik. Petersburg. Wschr. 1898, Nr 16. — SCHOTT, A.: Der Einfluß natürlicher Kohlensäurebäder auf die subkutane Kohlensäure- und Sauerstoffspannung. 39. Kongr. Ges. inn. Med. Wiesbaden 1927. Klin. Wschr. 6, Nr 22 (1927). — SCHOTT, E.: Die hydrostatische Druckwirkung auf das venöse System als additioneller Faktor bei der Wirkung von Bädern. Dtsch. Arch. klin. Med. 140, H. 5/6 (1922). — SCHOTT, TH.: Beitrag zur tonisierenden Wirkung kohlensäurehaltiger Thermalsolbäder aufs Herz. Berl. klin. Wschr. 1882, Nr 28. — SCHOTT, TH.: Die Behandlung der chronischen Herzkrankheiten. Berlin 1887. — SCHOTT, TH.: Über Veränderungen am Herzen durch Bad und Gymnastik, nachgewiesen durch Röntgenstrahlen. Dtsch. med. Wschr. 1897, Nr 14. — SCHOTT, TH.: Neuere Untersuchungen über das Verhalten von Herz- und Gefäßsystem unter der Einwirkung physikalischer Heilmethoden. Med. Klin. 1914, Nr 27. — SCHOTT, TH.: Physikalische Behandlung der chronischen Herzkrankheiten. Berlin 1916. — SCHÜLLER: Experimentelle Studien über die Veränderungen der Hirngefäße usw. Dtsch. Arch. klin. Med. 1874, 574. — SCHWANN: Abhandl. Gefäße im encyklopäd. Wörterbuch der med. Wissenschaften. Berlin 1836. — SELIG: Zur Wirkung der Kohlensäurebäder. Wien. Arch. inn. Med. 13, Nr 2 (1926). — SELIG, A.: Der Einfluß hydriatischer Prozeduren auf die Herzgröße. Berl. klin. Wschr. 1909, Nr 22. — SENATOR und FRANKENHÄUSER: Zur Kenntnis der Wirkung von Kohlensäure- und anderen gashaltigen Bädern. Ther. Gegenw. 1904, Januar. — SITTMANN: Physikalische Therapie der Erkrankungen des Herzens und der Gefäße. Stuttgart 1907. — SMITH, E. S.: The Schott bath treatment of chronic heart disease. Amer. J. med. Assoc. 32, 161. — STEFFENS: Über den Einfluß elektrischer Ströme auf den Blutkreislauf des Menschen. Abh. Geb. Elektrother. u. Radiol. 1908, H. 7. — STIFTLER: Über physiologisch differente Bäderwirkung. 16. Vers. Baln. Ges. Berlin 1895. — STIFTLER: Über Herzheilbäder. München 1901. — STOKES: The diseases of the heart and the aorta. (1854). — STIGLER, ROB.: Zur Physiologie der Herztätigkeit. Wien. med. Wschr. 1920, Nr 17. — STRASBURGER: Über Blutdruck, Gefäßtonus und Herzarbeit bei Wasserbädern verschiedener Temperatur und bei kohlensauren Solbädern. Dtsch. Arch. klin. Med. 82, 459 (1905). — STRASSBURGER: Untersuchungen über das Verhalten des Zirkulationsapparates bei natürlichen kohlensäurehaltigen Thermalbädern. Med. Klin. 1914, Nr 23. — STRASSBURGER: Hydro- und Thermotherapie. Lehrbuch d. Therapie innerer Krankheiten (KRAUSE und GARRÉ). Jena 1911. — STRASSER, A.: Verhalten des Stoffwechsels bei hydratischer Therapie. Wien. Klin. (1895) und Festschrift f. WINTERNITZ (1897). — STRUBELL: Das Wechselstrombad. Dresden u. Leipzig 1913.

TILLISS: Beiträge zur Behandlung der Herzmuskelschwäche mit elektrischen Strömen. Dtsch. med. Wschr. 1906, Nr 2. — TORNAD: Über die Wirkung der Sauerstoffbäder. Z. physik. u. diät. Ther. 12, 429 (1909). — TSCHLENOFF: Über die Beeinflussung des Blutdrucks usw. Z. physik. u. diät. Ther. 1, H. 37, 4 (1894). — TSCHLENOFF: Über die Beeinflussung des Blutdrucks durch hydriatische Prozeduren u. Körperbewegungen. Z. physik. u. diät. Ther. 1898, 233, 328. — TURAN: Wandlungen in der Frage der kohlensauren Bäder. Z. Bäderkde 2, Nr 1 (1928).

VEIEL: Der Einfluß der sinusoidalen Vierzellenbäder auf die Herzarbeit. Münch. med. Wschr. **1909**, Nr 42. — v. VOGEL, S. G.: Über den Nutzen und den Gebrauch der Seebäder. (1794). — DE VRIES, REILINGH: Die Wirkung der hydroelektrischen Bäder auf den Blutdruck. Z. Elektrother. **7**, Nr 3 (1905).

WEBER, E.: Der Einfluß psychischer Vorgänge auf den Körper, insbesondere auf die Blutverteilung. Berlin 1910. — WEBER, E.: Die Wirkung natürlicher und künstlicher Kohlensäurebäder sowie der Hochfrequenzbehandlung bei Herzkranken, kontrolliert durch die „plethysmographische Arbeitskurve". Berlin: Julius Springer, 1919 u. Dtsch. med. Wschr. (1918). — WEILAND: Über den Einfluß von kohlesäurehaltigen Bädern auf die Blutverteilung im menschlichen Körper. Inaug.-Diss. Tübingen 1905. — WEISS und KOMMERELL: Über die physiologische Wirkung der Kohlensäure. Volkmanns Sammlg klin. Vortr. Nr 711/714 (1915). — WEISSFLOG: Untersuchungen über die Sitzbäder von verschiedenen Wärmegraden. Dtsch. Arch. klin. Med. **3**, 460. — WINTERNITZ: Über den Einfluß verschiedener Bäder, insbesondere auf den Gaswechsel. Dtsch. Arch. klin. Med. **72**, 258. — WINTERNITZ: Hydrotherapie in ZIEMSSENS Handbuch. **2**, H. 3 (1877). — WINTERNITZ: Die Hydrotherapie auf physiologischer und klinischer Grundlage. 2. Aufl.

Bewegung und Massage.

ADAM: Welche Stellung gebührt der manuellen schwedischen Heilgymnastik bei der Behandlung Herzkranker. Ther. Mh. **1910**, Jan. — ALBRECHT: Behandlung Herzkranker mit Druckänderung der Lungenluft. Ther. Gegenw. **1912**, Aug./Sept. — ALBUTT, CLIFFORD: The effects of overwork and strain on the heart and great blood vessels. St. Georgs Hosp. Rep. 1871, Nr 5, 23. — AMREICH: Ein Fall von direkter Herzmassage. Wien. klin. Wschr. **1922**, Nr 31. — ASTLEY, LEVIN: Wirkung heilgymnastischer Bewegungen. Petersburg. med. Wschr. **1897**, Nr 31.

BARRINGER: Principles underlying the treatment of heart disease by exercise. J. amer. med. Assoc. **77**, Nr 1, 7—12 (1921). — v. BASCH: Kritik des OERTELschen Verfahrens. Wien. med. Bl. **1886**, Nr 1 f. — v. BASCH: Über die Prinzipien der Therapie der Herzkrankheiten. Wien. med. Presse **1890**, Nr 2 f. — BOLLINGER und BAUER: Festschrift für PETTENKOFER. München 1893. — BRÜHL, W.: Die Einatmung verdünnter Luft in ihrer Wirkung auf den Kreislauf und das Herz. Inaug.-Diss. Marburg 1911. — BRUNS, O.: Die künstliche Luftdruckerniedrigung über den Lungen: eine Methode zur Förderung der Blutzirkulation. Münch. med. Wschr. ·**1910**, Nr 42. — BRUNS, O.: Behandlung von Kreislaufstörungen mit Unterdruckatmung. Dtsch. med. Wschr. **1911**, Nr 48. — BRUNS, O.: Die weitere Ausgestaltung der Unterdruckatmung für die Behandlung der Kreislauf- und Atmungsstörungen. Med. Klin. **1913**, Nr 42. — BRUNS, O.: Experimentelle Untersuchungen über das Phänomen der Herzschwäche infolge von Überanstrengung. Dtsch. Arch. klin. Med. **113**, 179 (1914). — BÜDINGEN: Ruhekuren für Herzkranke. Dtsch. Arch. klin. Med. **102** (1911). — BUM: Handbuch der Massage und Heilgymnastik. (1898).

DE LA CAMP: Experimentelle Studien über akute Herzdilatation. Z. klin. Med. **51**, 1 (1904). — CHRIST, H.: Über den Einfluß der Muskelarbeit auf die Herztätigkeit. Inaug.-Diss. Basel 1894 u. Dtsch. Arch. klin. Med. **53** (1894). — CURDY, MC.: Effect of maximum muscular effort on blood pressure. Amer. J. Physiol. **5**, 95 (1901).

EDGECOMBE und BAIN: Effect of bath, massage and exercise on the blood pressure. J. Physiol. **24**, 48 (1899). — EICHENBERGER: Über den Einfluß der Massage auf die Zirkulation. Z. physik. Ther. **27**, H. 1/2 (1923). — EKGREN: Einfluß der abdom. Massage auf Blutdruck, Herztätigkeit und Puls. Z. physik. u. diät. Ther. **5**, 191 (1901/02).

FENOGLIO: Zur pneumatischen Therapie der Herzkrankheiten. Zbl. med. Wiss. **1897**, Nr 46.

GERHARTZ: Untersuchungen über den Einfluß der Muskelarbeit auf die Organe. Pflügers Arch. **133**, 485 (1910). — GREBNER und GRÜNBAUM: Beziehungen der Muskelarbeit zum Blutdruck. Wien. med. Presse **1899**, Nr 49. — GROBER: Über die Beziehungen zwischen Körperarbeit und Masse des Herzens und seiner Teile. Naunyn-Schmiedebergs Arch. **59**, H. 6 (1908). — GROBER: Untersuchungen zur Arbeitshypertrophie des Herzens. Dtsch. Arch. klin. Med. **91**, 502 (1908). — GROEDEL: Zur mechanisch-gymnastischen Behandlung der chronischen Kreislaufstörungen. Petersburg. med. Wschr. **1897**, Nr 13. — GROEDEL, FR. M.: Die physikalische Behandlung der Erkrankungen des Zirkulationsapparates. Erg. inn. Med. **9**, 195 (1912). — GRÜNBAUM und AMON: Beziehungen der Muskelarbeit zur Pulsfrequenz. Dtsch. Arch. klin. Med. **71**, 555.

HASEBROEK: Über die gymnastische Widerstandsbewegung in der Therapie der Herzkrankheiten. Langkammer, Leipzig 1895. — HASEBROEK: Über Krankheiten des Herzens und deren Behandlung mittels Heilgymnastik und Massage. Leipzig 1896. — HASEBROEK: Arteriosklerose und Gymnastik. Dtsch. med. Wschr. **1907**, Nr 2. — HASEBROEK: Die physiologische und therapeutische Bedeutung der heilgymnastischen Bewegung usw. Ther. Mh. **1908**, März. — HASEBROEK: Versuch einer Theorie der gymnastischen Therapie der Zirkulationsstörungen. Dtsch. Arch. klin. Med. **77**, 350. — HASEBROEK: Über die Behandlung der Angina pectoris und verwandter Zustände durch Heilgymnastik und Massage des Thorax. Dtsch. Arch. klin. Med. **86**, 565. — HASEBROEK: Zur Frage der peripheren Wirkung aktiver Gymnastik auf Kreislaufstörungen bei Fettherz usw. Dtsch. Arch. klin. Med. **94**, H. 1/2 (1908). — HASEBROEK: Über den extrakardialen Kreislauf des Blutes. Jena 1914. — HELLSTEN: Einwirkung des Trainierens auf die Leistungsfähigkeit des Muskels. Skand. Arch. Physil. (Berl. u. Lpz.) **19**, 218. — HERING, H. E.: Beziehungen der extrakardialen Nerven zur Steigerung der Herzschläge bei Muskeltätigkeit. Pflügers Arch. **60**, 429 (1895). — HERZ: Lehrbuch der Heilgymnastik. Wien 1903. — HERZ: Heilgymnastik. Stuttgart 1907. — HIRSCH: Über die Beziehungen zwischen dem Herzmuskel und der Körpermuskulatur. Dtsch. Arch. klin. Med. **64**, 597 (1899). — HIRSCH: Zur Behandlung von Herzschwäche und Kreislaufstörungen mit der BRUNSschen Unterdruckatmung. Med. Klin. **1913**, Nr 25. — HIRSCHFELD: Über die Anwendung der Muskeltätigkeit bei Herzkrankheiten. Dtsch. med. Wschr. **1897**, Nr 7. — HIRSCHLAFF: Gibt es eine Fliegerkrankheit? Berl. klin. Wschr. **1918**, Nr 15. — HOFFA: Die Kinesiotherapie. Berlin u. Wien 1899. — HOFFMANN, A.: Gibt es eine akute Dilatation des Herzens? 20. Kongr. Ges. inn. Med. Wiesbaden 1901. — HOOKER: Effect of exercise upon the venous blood pressure. Amer. J. Physiol. **18**, 235 (1911). — HUGHES: Lehrbuch der schwedischen Heilgymnastik. Wiesbaden 1896.

JAQUET: Zur Diagnostik der funktionellen Kreislaufstörungen. Korresp.bl. Schweiz. Ärzte **1894**, Nr 8. — JOHANSSON: Einwirkung der Muskeltätigkeit auf die Atmung und die Herztätigkeit. Skand. Arch. Physiol. (Berl. u. Lpz.) **5**, 20 (1895).

KAUFMANN, M.: Influence des mouvements musculaires sur la circulation. Arch. f. Physiol. **1892**, 495. — KLEEN: Einfluß mechanischer Muskel- und Hautreizung auf den Blutdruck. Skand. Arch. Physiol. (Berl. u. Lpz.) **1**, 247 (1889). — KNOLL: Über den Einfluß modifizierter Atembewegungen auf den Puls. Lotos 1880. — KOBY: Beziehungen zwischen Herzrhythmus und Atmung nach Muskelarbeit. Inaug.-Diss. Basel 1917. — KÜLBS: Über den Einfluß der Bewegung auf den wachsenden und erwachsenen Organismus. Dtsch. med. Wschr. **1912**, Nr 41.

LAUDER, BRUNTON und TUNNICLIFFE: Effect of kneading of muscles upon the circulation local and general. J. of Physiol. **17**, 364. — LENNHOFF und LEVY-DORN: Untersuchungen an Ringkämpfern. Dtsch. med. Wschr. **1905**, Nr 22. — LEVY: Herzmassage. Lancet **201**, Nr 19 (1921). — LIPSCHITZ, L.: Das Verhalten des Herzens bei sportlichen maximalen Leistungen. Inaug.-Diss. Berlin 1912. — LITTEN: Über Körperbewegung von Herzkranken als therapeutisches Agens. Z. Krk.pfl. **1898**, April. — LOEW: Maße des Vogelherzens. Pflügers Arch. **140** (1911). — LOWSLEY: Effects of various forms of exercise on systolic, diastolic and pulse pressure and pulse rate. Amer. J. Physiol. **17**, 446 (1911).

MAGGIORA: Arch. Anat. u. Physiol. **1890**, 191. — MANSFELD: Die Ursache der motorischen Akzeleration des Herzens. Arch. f. Physiol. **134**, 598. — MASING: Verhalten des Blutdruckes des jungen und bejahrten Menschen bei Muskelarbeit. Dtsch. Arch. klin. Med. **74**, 253 (1902). — MORITZ: Zur Frage der akuten Dilatation des Herzens nach Überanstrengung. Münch. med. Wschr. (1908). — MOSSO: Über die Gesetze der Ermüdung. Arch. Anat. u. Physiol. **1890**, 89.

NEBEL: Bewegungskuren mittels schwedischer Heilgymnastik und Massage. Wiesbaden 1889. — NICOLAI: NAGELS Handbuch der Physiologie. **1**, 872 (1909).

OERTEL: Über Terrainkurorte. Leipzig 1886. — OERTEL: Allgemeine Therapie der Kreislaufstörungen. (1891). — OERTEL und LICHTHEIM: Über die chronischen Herzmuskelerkrankungen und ihre Behandlung. Verh. Kongr. Ges. inn. Med. 1888, 13 f.

PAGEL: Gymnastik in: GOLDSCHEIDER und JAKOB: Physik. Ther. **1**, 2 (1901). — PALMEN: Einwirkung verschiedener Variabeln auf die Ermüdung. Skand. Arch. Physiol. (Berl. u. Lpz.) **24** (1910). — PALMEN: Bedeutung der Übung für die Erhöhung der Leistungsfähigkeit der Muskeln. Skand. Arch. Physiol. (Berl. u. Lpz.) **24** (1910). — PICK, FR.: Einfluß mechanischer und thermischer Einwirkungen auf den Blutstrom. Verh. 20. Kongr. Ges. inn. Med. (1901).

RANDOHR: Allgemeine Gymnastik und Massage. PENZOLDT-STINTZINGS spezielle Therapie innerer Krankheiten (1) 5. 119. — v. REYHER: Herzmassage und Herzgymnastik. Z. physik. u. diät. Ther. **1**, H. 3. — ROEDER: Geländebehandlung herzkranker Kinder. Berlin 1914.

SACHS: Die Wirkung der Saugmaskenatmung nach KUHN auf den Kreislauf. Dtsch. med. Wschr. **1923**, Nr 43. — SCHIEFFER: Herzvergrößerung infolge Radfahrens. Dtsch. Arch. klin. Med. **89** (1906). — SCHIEFFER: Einfluß der Berufsarbeit auf die Herzgröße. Dtsch. Arch. klin. Med. **92** (1908). — SCHIEFFER: Über den Einfluß des Militärdienstes auf die Herzgröße. Dtsch. Arch. klin. Med. **92**, H. 5/6. — SCHMIDT: Über die Wirkung der Atmungs- und Widerstandsgymnastik bei chronischen Herz- und Kreislaufstörungen.

Med. Klin. **1919**, Nr 38. — Schott, Aug.: Zur Therapie der chronischen Herzkrankheiten. Berl. klin. Wschr. **1885**, Nr 3, 33—36. — Schott, Th.: Zur akuten Überanstrengung des Herzens. Wiesbaden 1894. — Schott, Th.: Physikalische Behandlung der chronischen Herzkrankheiten. Berlin 1916. — Senator: Bewegungstherapie. v. Leydens Handbuch d. Ernährungsther. u. Diät. **1897**, Nr 1, 405. — Siegfried: Dreiradgymnastik im Dienste der Bewegungstherapie.ᐟ Z. physik. u. diät. Ther. **5**, Nr 3, 131, 220 (1902). — Spier: Sportherz. Berl. klin. Wschr. **1912**, Nr 32. — Stähelin, A.: Über den Einfluß der Muskelarbeit auf die Herztätigkeit. Inaug.-Diss. Basel 1897 u. Dtsch. Arch. klin. Med. **59**, 79 (1898). II. Mitt. Dtsch. Arch. klin. Med. **67**, 147; Korresp.bl. Schweiz. Ärzte **35**, 273 (1905). Stokes: Die Krankheiten des Herzens. Würzburg 1855.

Thiel: Die direkte Herzmassage und ihr Einfluß auf den Kreislauf. Erg. inn. Med. **33** (1928). — Tiedemann und Lund: Klinische Beobachtungen über den Einfluß von Kohlensäurebädern und gymnastischen Übungen auf Herzkranke. Dtsch. Arch. klin. Med. **91**, 554. — Tigerstedt: Der arterielle Blutdruck. Erg. Physiol. **6**, 332 (1907). — Tigerstedt: Die Physiologie des Kreislaufs. **2**, 451 (1921). — Treves: Sur les lois du travail musculaire. Arch. ital. Biol. **30** (1898). — Treves: L'énergie de la contraction dans le travail musculaire volontaire et la fatigue nerveuse. Arch. di Fisiol. **1**, 171 (1904).

Veiel und Zahn: Über den Einfluß passiver Bewegungen auf den Blutkreislauf. Münch. med. Wschr. **1911**, Nr 33. — zur Verth: Beiträge zur Blutleere der unteren Körperhälfte nach Momburg. Münch. med. Wschr. **57**, Nr 9 (1910).

Weber, E.: Der Einfluß psychischer Vorgänge auf den Körper. Berlin 1910. — v. Weizsäcker: Arbeit und Gaswechsel am Froschherzen. Pflügers Arch. **148** (1912). — v. Weizsäcker: Über das Prinzip der Beziehung zwischen Muskelmasse, Muskelform und Arbeitsform, besonders beim Herzen. Dtsch. Arch. klin. Med. **133** (1920).

Zuntz: Gymnastik in: Goldscheider und Jakob. Physik. Ther. **1**, Nr 2 (1901). — Zuntz und Geppert: Über die Regulation der Atmung. Pflügers Arch. **42**. — Zuntz und Nicolai: Berl. klin. Wschr. **1914**, Nr 18. — Zuntz und Schumburg: Physiologie des Marsches. Berlin 1901, 76.

Kost.

Adler und Stern: Über die Magenverdauung bei Herzfehlern. Berl. klin. Wschr. **1889**, 1060.

Baranoff: Zur Theorie der Flüssigkeitsentziehung in der Behandlung der Zirkulationsstörungen. Inaug.-Diss. Bern 1895. — Barié: The dechloridation treatment in diseases of the heart. Internat. Clin. **1906**, Nr 16, Serie I, 26. — Barié: Le régime lacté dans le traitement des maladies du cœur. J. Méd. Paris **1910**, März 19. — Bishop: Diätetik der Herz- und Gefäßkrankheiten. Med. Rec. **1912**, Nr 28, 9. — Braun: Therapie der Herzkrankheiten. Berlin u. Wien 1903. — Braun: Lehrbuch der Herzkrankheiten. (1913). — Broadbent: Brit. med. J. **1913**, Oktober. — Burwinkel: Herzleiden und Ernährung. Dtsch. Ärzteztg **1901**, Nr 8.

Cornwall: Diätetische Behandlung der kardiovaskulären Erkrankungen. N. Y. State J. Med. **1912**, Juni 22.

v. Dapper-Saalfels: Sanatoriumserfahrungen über Durstkuren bei Fettleibigkeit und Arteriosklerose. Ther. Mh. **32**, 307 (1918). — Demuth: Motilitätsprüfungen mit Eiweiß, Fett und Kohlehydraten. Dtsch. Arch. klin. Med. **137**, H. 5/6 (1921). — Determann: Die Viskosität des menschlichen Blutes. Wiesbaden 1910. — Durand: Traitement de certains états asystoliques par la réduction des liquides. Nord méd. **1911**, Nr 393, Febr. 15.

Einhorn: Das Verhalten des Magens in bezug auf die Salzsäureproduktion bei Herzfehlern. Berl. klin. Wschr. **1889**, Nr 48.

Fraentzel: Vorlesungen über Herzkrankheiten. **2**.

Glax: Dtsch. Arch. klin. Med. **22**, 613f. — Goldscheider: Hygiene des Herzens. München 1905. — Grassmann: Über die Resorption der Nahrung bei Herzkrankheiten. Z. klin. Med. **15**.

Hautecoeur: Troubles et lésions de l'estomac chez les cardiaques. Thèse de Paris 1891. — Hirschfeld: Die Karellsche Milchkur und die Unterernährung bei Kompensationsstörungen. Münch. med. Wschr. **1908**, Nr 30. — His: Karellkur bei Herzkranken. Ther. Mh. **1912**, Jan. — His: Charité-Annalen **34** (1909). — Högerstedt: Kasuistischer Beitrag zur Wertbeurteilung der Milchdiät bei Herzleiden. Z. klin. Med. **14**, 16 (1888). — Hoffmann, Alb.: Betrachtungen über absolute Milchdiät. Z. klin. Med. **7**, Supplement. — Hoffmann, Aug.: Diätetische Therapie bei Herzkrankheiten. Zwanglose Abh. a. d. Geb. d. Verdauungs- u. Stoffwechselkrkh. **3**, H. 8 (1912). — Hoffmann, F. A.: Vorlesungen über allgemeine Therapie. Leipzig 1888. — Huchard: Rôle de l'intoxication dans l'artériosclerose et les cardiopathies artérielles, traitement par les agents physiques et surtout par le régime alimentaire. Rapport au congrès de physiother. Rome. **1907**, Okt. —

HÜFLER: Über die Funktionen des Magens bei Herzfehlern. Münch. med. Wschr. 1889, Nr 33.

JACOB: Über die Bedeutung der Karellkur. Jber. d. Hamburg. Staatskrk.anst. 12, Nr 53 (1907). — JACOB: Über die Bedeutung der Karellkur bei der Beseitigung schwerer Kreislaufstörungen und der Behandlung der Fettsucht. Münch. med. Wschr. 1908, Nr 16 u. 17. — JANSEN: Untersuchungen über Stickstoffbilanz bei kalorienarmer Ernährung. Dtsch. Arch. klin. Med. 124, H. 1 (1917). — JANSEN: Die Ödemkrankheit. Dtsch. Arch. klin. Med. 131 (1920). — JORNS: Verhalten der Magensekretion bei Herzkranken. Inaug.-Diss. Würzburg 1893. — JÜRGENSEN, TH.: Über das SCHROTHsche Heilverfahren. Arch. klin. Med. 1.

KARELL, TH.: Petersburg. med. Z. 8 (1865); Arch. gén. Méd. (1868). — KRAUS: Über die diätetische Beeinflussung des Wasserhaushaltes bei der Behandlung Herzkranker. Ther. Gegenw. 1903, Juli. — v. KREHL: Einiges über allgemeine Behandlung der Herzkrankheiten. Dtsch. Klin. 4, 362.

v. LEYDEN: Handbuch der Ernährungstherapie. 1, 579. — LIEB: The effects of an exclusive long continued meat diet based on the history, experiences and clinical survey of V. STEFANSSON, arctic explorer. J. amer. med. Assoc. 87, Nr 1 (1926). — LIPINER: Über Kartoffelkuren bei kardialen Hydropsien. Wien. med. Wschr. 1918, Nr 50.

MAGNUS-LEVY: Diätetische Behandlung der Zirkulationsstörungen. Berl. med Ges. 1911, Juni 4. — MAGNUS-LEVY: KARELL-, OERTEL- und WIDAL-STRAUSsche Kur. Berl. klin. Wschr. 1911, Nr 2. — MATTHES: Fettleibigkeit und Entfettungskuren. Erg. inn. Med. 13 (1914). — MINKOWSKI: Zur Behandlung der Wassersucht durch Regelung der Wasser- und Salzzufuhr. Ther. Gegenw. 1907, 11, Jan. — MORITZ: Grundzüge der Krankenernährung. Stuttgart 1898.

v. NOORDEN: Über Übungstherapie und Flüssigkeitsbeschränkung bei Zirkulationsstörungen. Mschr. physik.-diät. Heilmeth. 1, H. 1 (1909). — v. NOORDEN und Salomon: Handbuch der Ernährungslehre. Berlin 1920.

OEHME: Bemerkung zur Behandlung kardialer Ödeme. Klin. Wschr. 6, Nr 49 (1927). — OERTEL: Allgemeine Therapie der Kreislaufstörungen. (1891). — OERTEL und BOCK: Ernährungstherapie bei Herzkrankheiten. v. LEYDENS Handbuch d. Ernährungstherapie. Leipzig 1898.

RIBIERRE: La diététique des cardiaques. Paris méd. 1911, Juli 1. — ROEMHELD: Der gastrokardiale Symptomkomplex. Z. physik. u. diät. Ther. 16 (1912). — ROEMHELD: Der Magen in seinen Wechselbeziehungen zu den verschiedenen Organsystemen des menschlichen Körpers. Halle 1920, Marhold. — ROEMHELD: Über Herzbeschwerden bei sub- und anaciden Zuständen des Magens und ihre Bedeutung. Med. Klin. 1922, Nr 11.

SALOMON: Über Durstkuren, besonders bei Fettleibigkeit. Berlin 1905. — SALOMON: Diätetische und medikament. Behandlung kardialer Hydropsien mit besonderer Berücksichtigung der Karellkur und ihrer Modifikationen. Dtsch. med. Wschr. 1919, Nr 12. — SCHOEN: Experimentelle Untersuchungen über Meteorismus. Dtsch. Arch. klin. Med. 147 u. 148 (1925). — SIEBECK: Die Wasserausscheidung durch die Nieren und der Wasserhaushalt des Organismus. Dtsch. Arch. klin. Med. 128, 173 (1918). — SCHITTENHELM und SCHLECHT: Die Ödemkrankheit. Z. exper. Med. 9, H. 1/3 (1919). — SCHMIDT: Über die Wechselbeziehungen zwischen Herz- und Magendarmleiden. Berl. klin. Wschr. 1906, Nr 14. — STOKES: Die Krankheiten des Herzens. (1855). — STRAUSS: Zur Frage der Kochsalz- und Flüssigkeitszufuhr bei Herz- und Nierenleiden. Ther. Gegenw. 1903, Okt. — STRAUSS: Über die Stellung der KARELLschen Milchkur in der Entfettungsbehandlung. Med. Klin. 1910, Nr 13. — STRAUSS: Die Diätbehandlung bei Herz- und Gefäßkrankheiten. Med. Klin. 1912, Nr 18.

WIDAL und JAVAL: La cure de déchloruration. Bull. Soc. méd. Hôp. Paris 20 (1903). — WITTICH: Über den Wert der Karellkur. Dtsch. Arch. 110, H. 1/2, 152 (1913). — WOCHENFELD: Der Stoffwechsel und die Krankheiten des Herzens und der Gefäße. München 1909.

Die medikamentöse Behandlung der Kreislaufsschwäche.

ABDERHALDEN und GELLHORN: Beiträge zum Problem der gegenseitigen Beeinflussung von Inkretstoffen verschiedener Organe. Pflügers Arch. 199, H. 3 (1923). — ABDERHALDEN und GELLHORN: Das Verhalten des Herzstreifenpräparates (nach LOEWE) unter verschiedenen Bedingungen. Pflügers Arch. 199, H. 4/5 (1923). — ABDERHALDEN und GELLHORN: Beitrag zur Kenntnis der Wirkungssteigerung von Adrenalin durch Aminosäuren. Pflügers Arch. 203, H. 1/4 (1924). — ACH: Über die diuretische Wirkung einiger Purinderivate. Arch. f. exper. Path. 44, 319. — ACHERT: Zur protahierten Darreichung der Digitalis. Berl. klin. Wschr. 1907, Nr 35. — ACKERMANN: Über die Wirkungen der Digitalis. Volkmanns klin. Vortr. 1872, Nr 48. — ACKERMANN, TH.: Über die physiologischen Wirkungen des Digitalins auf den Kreislauf und die Temperatur. Dtsch. Arch. klin. Med. 11, 125 (1872). —

ALLARD: Cymarin, ein neues Herzmittel. Dtsch. med. Wschr. **1913**, Nr 17. — ALLARD: Über Theocinvergiftung. Dtsch. Arch. klin. Med. 80, 510. — ALKAR: Über Scillaren. Ther. Gegenw. **1924**, Nr 6. — AMSLER und PICK: Pharmakologische Studien am isolierten Splanchnicusgebiet des Frosches. Naunyn-Schmiedebergs Arch. 85, H. 1/2 (1919). — AMSLER und PICK: Über die Strophantinkontraktion der getrennten Kammerhälften des Kaltblüterherzens. Pflügers Arch. 184 (1920). — ANDREEN-SVENDBERG: Einige Untersuchungen über den Blutzuckergehalt bei Herzkrankheiten. Zbl. Herzkrkh. **1921**, Nr 12, 177. — ANITSCHKOW: Über die Histogenese der Myocardveränderungen bei einigen Intoxikationen. Virchows Arch. 211, 2, 193 (1913). — ARIMA: Über Spontanerholung des Froschherzens. Pflügers Arch. 157 (1914). — ARNOLDI: Die Wirkung der Alkalientziehung auf die vasoconstrictorische Componente des Blutes. Z. exper. Path. 18, H. 3 (1916). — ARNOLDI: Das Verhalten des Blutzuckers bei CO_2-Bädern. Berl. klin. Wschr. **1916**, Nr 23. — ARNSTEIN: Kombinierte Digitalis-Kalk- (Afenil-) Therapie bei Grippe. Wien. med. Wschr. **1920**, Nr 18. — ASHER: Über chemische Regulation des Herzens durch die Leber. Klin. Wschr. **1923**, Nr 50. — ASHER: Untersuchungen über Coramin und Cardiazol. Z. exper. Med. 52, H. 1/2 (1926). — ASKANAZY: Klinisches über Diuretin. Dtsch. Arch. klin. Med. 56, 209 (1906). — ASKANAZY: Joddiuretin gegen stenokardische und asthmatische Zustände. Münch. med. Wschr. 69, 26 (1922). — ASSMANN: Das Myxödemherz. Münch. med. Wschr. **1919**, Nr 1. — VAN AUBEL: Sur un nouveau mode d'emploi de la digitoxine et de la strophantine dans les cas graves de faiblesse cardiaque. Bull. Acad. Méd. belg., IV. s. 8, 642 (1894). — AUFRECHT, E.: Die Lungenentzündung. Spec. Path. u. Ther., herausg. von NOTHNAGEL 14 I (1899).

BABCOCK: The use of benzyl benzoate in the treatment of angina pectoris. J. amer. med. Assoc. 82, Nr 3 (1924). — BACHEM: Über die Blutdruckwirkung kleiner Alkoholgaben bei intravenöser Injektion. Arch. internat. Pharmaco-Dynamie 14, H. 5/6, 437. — BACHLECHNER: Die intracardiale Injektion. Erg. Chir. 16 (1923). — BAHR: Digitalis purpurea in ihren physiologischen und therapeutischen Wirkungen unter besonderer Berücksichtigung des Digitalins. Leipzig 1859. — BAKER: Anhang zu der Abhandlung von ERASMUS DARWIN. Arzneykundige Abhandlungen d. Collegic. d. Ärzte in London. Leipzig 1787. — BALARD: Entdeckung des Amylnitrit, zit. nach SCHELENZ, Geschichte d. Pharmazie (1914). — BALFOUR: Chinical Lecture on diseases of the heart and aorta. London 1898. 3. ed. — BAMBERGER: Lehrbuch der Krankheiten des Herzens (1857). — BARÁTH: Untersuchungen über die klinische Wirkung des Strychnins auf den Blutdruck und die Atmung. Med. Klinik 18, 47 (1922). — BARATYNSKI: Alkoholwirkung. Arch. Sci. biol. St. Petersburg 3, 167 (1894). — BARDIER et STILLMUNKÀS: Digitaline et syncope adrenalino-chloroformique. C. r. Soc. Biol. 88, Nr 9 (1923). — BARR, J.: On the use of Calciumsalts as Cardiac Tonics in Pneumonia and Heart Disease. Brit. med. J.1, 717 (1907). — BARY: Beiträge zur Bariumwirkung. Inaug.-Diss. Dorpat 1888. — BASTEDO: The signs of overdosage in digitalis administration. Amer. Practitioner 46, 609 (1912). — BAUER: Beitrag zur Meerzwiebeltherapie. Ärztl. Rundschau **1924**, Nr 2. — BAUER, J.: Behandlung der Erkrankung der Kreislauforgane. Handbuch d. spez. Therapie inn. Krankh. von PENZOLDT und STINTZING. — BAUER und ASCHNER: Über Austauschvorgänge zwischen Blut und Geweben. Dtsch. Arch. klin. Med. 138, H. 5/6 (1922). Z. exper. Med. 27, H. 3/4 (1922). — BAUMANN: Intracardiale Adrenalininjektion bei akuter Herzlähmung. Schweiz. med. Wschr. 53, Nr 8 (1923). — BECH: La médication digitalique par la Digalène. Thèse de Paris 1907. — BECHER und JANSEN: Über Harnstoffdiurese. Naunyn-Schmiedebergs Arch. 98 (1923). — BECHER und JANSEN: Über Entstehung und Ablauf der Harnstoffdiurese. Zbl. inn. Med. 45, Nr 15 (1924). — BECHER und JANSEN: Die normalen Wirkungen des Harnstoffs. Dtsch. Arch. klin. Med. 145, H. 3/4 (1924). — BECHER und JANSEN: Studien über die Diurese durch hypertonische Lösungen von Salzen, Harnstoff und Zucker. S.-A. Münch. med. Wschr. **1924**, 499. — BECO: Sur l'action physiologique de quelques substances du groupe de la digitale. Arch. internat. Physiol. 18, Aug./Dez.-Heft, 53—66 (1921). — BEDDOES, TH.: Observations on the medical and domestic management of the consumptive, on the powers of Digitalis purpurea and on the cure of scrophulc. London 1801. — BERCSIN, PETROWSKY und MALOFF: Zur Frage der physiologischen Wirkung der Ovarialflüssigkeit. Pflügers Arch. 209, H. 2/3 (1925). — BERGER, W., EBSTER, H. und HEUER, M.: Über Ephetonin. II. Mitt. Wirkung auf Blutdruck, Blutbild und Hautgefäße. Münch. med. Wschr. 74, Nr 31 (1927). — BERGMANN: Theacylon, ein neues Diureticum. Dtsch. med. Wschr. **1916**, Nr 1. — v. BERGMANN: Zur Chinintherapie des Herzens. Münch. med. Wschr. **1919**, Nr 26. — BERNHEIM: Über das neue Präparat Salyrgan, als Diureticum. Ther. Gegenw. **1924**, Nr 12. — BERRY: La signification des changements du rhythme cardiaque produits par la perfusion avec la nicotine. Arch. internat. Pharmaco-Dynamie 25, N. 5/6 (1921), Kongr. 19 — BERTIN, J.: Traité des maladies du cœur et des gros vaisseaux, rédigé par. J. BOUILLAUD. Paris 1824. — BIBERGEIL: Digalen, ein Ersatzmittel des Digitalisinfuses. Berl. klin. Wschr. **1904**, Nr 51. — BIE and SCHWENSEN: The effect.

of Digitalis in two cases of arrhythmia in diphtheria. J. inf. Dis. **30**, Nr 3 (1922). — BIJLSMA, U. G. und ROESSINGH, M. J.: Die Dynamik des Säugetierherzens unter dem Einfluß von Stoffen der Digitalisgruppe. Arch. f. exper. Path. **94**, H. 3/6, 235—276 (1922). — BILLIGHEIMER, E.: Vergleichende Untersuchungen über die Wirkung und Wirkungsweise des Calcium und der Digitalis. Z. klin. Med. **100**, H. 5, 411—457 (1924). — BILLIGHEIMER: Der Calciumspiegel im Blute und seine Beeinflussung durch verschiedene Gifte. Klin. Wschr. **1922**, Nr 6. — BILLIGHEIMER: Über die Wirkungsweise der probatorischen Adrenalininjektion. Dtsch. Arch. klin. Med. **136**, 12 (1921). — BINZ: Beitrag zur Kenntnis der Kaffeebestandteile. Arch. f. exper. Path. **9**, 31. — BLISS jr., A. R.: An experimental investigation of the pharmacologic activity of drug store samples of infusion of digitalis, U. S. P. IX. J. Labor. a. clin. Med. **7**, Nr 4, 225—228 (1922). — BLOOM: Über die Wirkung des Jodkali auf die Circulation. Schweiz. med. Wschr. **54**, Nr 20 (1924). — BLUM: Les diurétiques interstitielles. La diurèse par déplacement d'ions. C. r. Acad. Sci. **173**, Nr 17, 744 (1921). — BLUM et SCHWAB: L'action du chlorure de calcium dans les hydropsies cardiaques, les dangers de l'administrations prolongée de fortes doses de ce sal. Presse méd. **30**, 74 (1920). — BOCK, J.: Über die Wirkung des Coffeins und Theobromins auf das Herz. Arch. f. exper. Path. **43**, 367. — BODEN: Über Scillicardin. Klin. Wschr. **3**, Nr 20 (1924). — BODEN, E. und NEUKIRCH, P.: Klinische und experimentelle Studien über Bulbus scillae und Scillaren. Dtsch. Arch. klin. Med. **142**, H. 3/4, 173—182 (1923). — BODENHEIMER: Über die Beziehungen zwischen Sauerstoffverbrauch und Tätigkeit des Froschherzens. Naunyn-Schmiedebergs Arch. **80**, 77 (1916). — BODON: The intracardiac injection of adrenalin. Lancet **204**, Nr 12 (1923). — BÖHM, R.: Studien über Herzgifte. Würzburg 1871. — BÖHM, R.: Untersuchungen über die physiologische Wirkung der Digitalis und des Digitalins. Pflügers Arch. **5**, 153 (1872). — BOEHM, R.: Lehrbuch der allgemeinen und speziellen Arzneiverordnungslehre. Jena 1884. 319. — BOEHM, R.: Über den Einfluß des Digitalins auf den Blutdruck der Säugetiere. Dorpater med. Z. **4**, 63. — BOEHM, R.: Über das Verhalten des isolierten Froschherzens bei reiner Salzdiät. Arch. f. exper. Path. **75**, 230 (1914). — BOEHM, R. und BERG: Jodwirkung. Naunyn-Schmiedebergs Arch. **5**, 329 (1876). — BOEHM, S.: Über ein neues Campferpräparat, Cadechol. Münch. med. Wschr. **1920**, Nr 29, 833. — BÖHME: Über die Wirkung des Kampfers auf das durch Chloralhydrat vergiftete Froschherz. Arch. f. exper. Path. **52**, 346. — BOEKELMANN: Digitalis en Strophantine. Nederl. Tijdschr. Geneesk. **1926**, Nr 70. — BOELLKE: Über Digistrophan. Ther. Gegenw. **1910**, H. 4. — BOENING: Über Camphogen-INGELHEIM. Med. Klinik **1925**, Nr 7.— DE BOER: Recherches pharmaco-physiologiques sur la contraction rhythmique du cœur de la grenouille. L'action de la Veratrin. Arch. néerl. Physiol. **1917 I**, 271. — DE BOER: Recherches pharmaco-physiologiques sur la contraction du cœur de grenouille. II. L'action de la Digitale. Arch. néerl. Physiol. **1917 I**, 502. — DE BOER: L'électrocardiogramme du cœur de grenouille après intoxication par la digitale ou l'antiarin. Arch. néerl. Physiol. **1918 III**, 1, 60. — BÖRNER: Ursache der Steigerung der Adrenalinwirkung auf den Kaninchenblutdruck durch Hypophysenextrakt. Naunyn-Schmiedebergs Arch. **79**, 218, 247 (1915). — BOGGS, T. R.: Variations in the Calcium content of the blood following therapeutic measures. Bull. Hopkins Hosp. **19**, 201 (1908). — BOGI (Pisa): Einfluß der Digitalis auf die Pneumokokkämie des Kaninchens. Ref. in Ther. Mschr. **1912**, Dez., 890. — BOGNER: Abasin, ein neues Sedativum. Ther. Gegenw. **1925**, Nr 2. — BOHN: Studien über Novasurol. Dtsch. Arch. klin. Med. **143**, 4 (1923). — BOHNENKAMP, H.: Die Wirkung der Herzgifte vom thermodynamischen Standpunkt aus. Münch. med. Wschr. **74**, Nr 5, 175 (1927). — BOND, W. R.: The biologic standardization of digitalis based on the relationship of the M. L. D. to the heart weight. J. amer. pharmaceut. Assoc. **16**, Nr 2, 137 (1927). — BONSMANN: Beitrag zur Wirkung des Cymarins. Dtsch. med. Wschr. **40**, Nr 1 (1914). — BORDET, E. et YACOEL, J.: Les contre-indications de la digitale dans certaines variétés d'insuffisance cardiaque. Arch. Mal. Cœur **17**, Nr 6, 335—341 (1924). — BORNSTEIN: Grundeigenschaften des Herzmuskels — Beeinflussung durch verschiedene Agentien. Arch. Anat. u. Physiol. **1906**, Suppl.-Bd., 363. Siehe Biophysik. Zbl. **1907**, 465. — BORUTTAU: Neueres über die Wertbestimmung von Herzmitteln. Ber. dtsch. pharmazeut. Ges. Berlin **27**, H. 9. — BORUTTAU: Über die Einstellung und Kontrollierung der Herzwirkung von Convallaria-Präparaten. Ther. Gegenw. **1908**, Dez. — BORUTTAU und JAKOBY: Erfahrungen über die Nebennieren. Pflügers Arch. **78**, 97 (1899). — BOSSE: Über das Dialysat der Digitalis purpurea. Zbl. inn. Med. **1899**, Nr 27. — BOTKIN, zit. nach KOBERT: Schmidtsches Jb. **197**, 188. — BOUCHARDAT, M. A.: Manuel de matière médicale. 5. éd. Paris 1873. — BOUILLAUD, J.: Traité clinique des maladies du cœur. Paris 1835. — BOWEN: Change in heart rate, blood pressure and duration of systole resulting from bicycling. Amer. J. Physiol. **11**, 59 (1904). — BRAITMAIER: Meine Erfahrungen mit Digipurat. Dtsch. med. Wschr. **1911**, Nr 12. — BRANDENBURG, K. und HOFFMANN, P.: Über die Wirkung der Digitalis auf den Erregungsvorgang im Froschherzen. Arch. f. Physiol. **1910**, Suppl.-Bd. — BRANDENBURG: Über die Eigenschaft des Digitalins beim Froschherzen die selbständige

Erzeugung von Bewegungsreizen anzuregen. Arch. f. Physiol. 1904. — BRANDENBURG: Über die Eigenschaft des Digitalins in nicht tödlicher Gabe die Anspruchsfähigkeit des Herzmuskels für künstliche Reize vorübergehend zu vermindern. Z. klin. Med. 53, 255 (1904). Z. exper. Path. u. Ther. 1, 485. — BRAUN, M.: Studien über die Einwirkung der Digitalis, des Calcium, des Barium auf Herzmuskelstreifen (LOEWE) und ihre antagonistische Beeinflussung durch Kokain, Magnesium und Kalium. Arch. f. exper. Path. 94, H. 3/6, 222—234 (1922). — BRAUN, M.: Experimentelle Grundlage der Digitalis-Coff.-Wirkung. Z. exper. Path. u. Ther. 1, 360 (1905). — BRAUN und MAYER: Sitzgsber. ksl. Akad. Wiss. Wien 108 (1899). — BREITEMANN: Adonis vernalis. Semaine méd. 1913, Nr 25. — BROADBENT: Heart-Diseases. 4. ed (1906). — BROCKMEIJER, BIJLSMA und VAN ITALLIE: Kampher. Leyden 1925. — BRÖKING und TRENDELENBURG: Adrenalinnachweis und Adrenalingehalt des menschlichen Blutes. Dtsch. Arch. klin. Med. 103, 168 (1911). — BROOKS and DONALDSON: A clinical study of digitalis toxemia. Trans. Assoc. amer. Physicians 38, 335—342 (1923). — BROWN, O. H.: New points in physiology of digitalis therap. J. Labor. a. clin. Med. 8, Nr 8, 495 (1923). — BRUCKE, K.: Über rectale Digitalisbehandlung. Dtsch. med. Wschr. 53, Nr 38, 1590—91 (1927). — BRUNN: Zur Wirkung des Novasurols als Diureticum. Münch. med. Wschr. 1921, Nr 48. — BRUNNER, A.: Summascil, ein neues Scilla-Kardiacum. Wien. klin. Wschr. 39, Nr 8 (1926). — BRUNS, O. und ROSENCRANTZ, H.: Die Wirkung der Herzpharmaka auf leistungsschwache und überanstrengte Herzen. Z. exper. Med. 49, H. 1/3, 430—445 (1926). — BRUNTON, LAUDER: On the Digitalis. London 1868. — BRUNTON, L.: Handbuch der allgemeinen Pharmakologie und Therapie. Deutsch von ZECHMEISTER. Leipzig 1893. — BRUNTON, T. L.: Use of Calcium salts as Cardiac Tonics in Pneumonia and Heart Disease. Brit. med. J. 1, 616. — BRUNTON, L.: Therapeutics of the circulation. London 1908. — BUBNOFF: Über die physiologische und therapeutische Wirkung der Adonis vernalis-Pflanze. Dtsch. Arch. klin. Med. 33, 262 (1883). — BUCHHOLTZ: Über die Wirkung der Jodide auf die Zirkulation. Naunyn-Schmiedebergs Arch. 82, 30 (1917). — BÜDINGEN: Ruhekur für Herzkranke in Verbindung mit passiven Bewegungen. Zugleich eine Kritik der heilgymnastischen Behandlung der Kreislaufschwäche, und Mitteilungen über einen Apparat für passive Beinbewegungen Bettlägeriger und Ruhender. Dtsch. Arch. klin. Med. 102, 54. — BÜDINGEN: Über die Möglichkeit einer Ernährungsbehandlung des Herzmuskels durch Einbringen von Traubenzuckerlösungen in den großen Kreislauf. Dtsch. Arch. klin. Med. 114, 534. — BÜDINGEN: Ernährungsstörungen des Herzmuskels, ihre Beziehungen zum Blutzucker und ihre Behandlung mit Traubenzuckerinfusionen. Leipzig 1917. — BÜDINGEN: Blutzuckerregelung, respiratorischer Gaswechsel und Körpertemperatur in ihren Beziehungen zu Traubenzuckerinfusionen bei gesunden und kranken Menschen. Dtsch. Arch. klin. Med. 128, 151. — BÜDINGEN: Grundzüge der Ernährungsstörungen des Herzmuskels und ihrer Behandlung mit Traubenzuckerinfusionen. Dtsch. med. Wschr. 1919, Nr 3. — BÜHRER: Untersuchungen über die Wirksamkeit einiger toxischer Fluidextrakte. Inaug.-Diss. Basel 1900. — BURWINKEL: Experimentelle Untersuchungen über das Barutin, ein neues Diureticum. Dtsch. med. Wschr. 1905, Nr 15. — BURWINKEL: Zur therapeutischen Verwendung des Aderlasses. 73. Verh. Ges.dtsch. Naturforsch. Hamburg 1900. — BUTZENGEIGER: Über die Bedeutung des Hexeton „Bayer" in der operativen Praxis. Münch. med. Wschr. 71, 37, 1277 (1924).

CABOT, R. C.: Measurements of Bloodpressure in fevers before, during and after the administration of Strychnine. Amer. med. Soc. Philad. 8, 31 (1904). — Cactus grandifloris. Report of the council on pharmacy and chemistry. J. amer. med. Ass. 54, 888 (1910). — CAESAR, FR.: Klinische Erfahrungen mit Verodigen. Dtsch. Arch. klin. Med. 134, H. 1 u. 2, 76—91 (1920). — CALANDRE: Das Ouabain bei der paroxystischen Tachycardie. Arch. Archivos Cardiol. 3, 8 (1922). — CAMERON, P. D.: Physiological and pharmacological studies on cardiac tonicity in mammals. Edinburgh Thesis 1908. — CANONN and RAPPORT: Further observations on the denervated heart in relation to adrenal secretion. Amer. J. Physiol. 58, Nr 2 (1921). — CARO: Digitalis und Herzhypertrophie. Z. klin. Med. 1910, 70. — CERVELLO: Adonis vernalis. Naunyn-Schmiedebergs Arch. 15, 235 (1882). — CHAMPLIN: Resuscitation by intracardiac injection of epinephrin chlorid. J. amer. med. Assoc. 81, Nr 3, 202 (1923). — CHEINISSE: Le benzoate de benzyle et ses applications thérapeutiques. Presse méd. 28 (1920). — CHEN: A comparative study of Ephedrine, Pseudoephedrin and B-Phenylethylamine. Arch. int.fMed. 39, Nr 3 (1927). — CHEN and MEEK: Further studies of the effect of ephedrine on the circulation. J. of Pharmacol. 28(1926). — CHIARI und FRÖHLICH: Erregbarkeitsveränderungen des vegetativen Nervensystems durch Kalkentziehung. Naunyn-Schmiedebergs Arch. 64, 214 (1911). — CHRISTIAN: The use of digitalis in the various forms of cardiac arrhythmia. Boston med. J. 173, 306 (1915). — CHRISTIAN: Chronic myocarditis. A clinical study. J. amer. med. Assoc. 70, 1909 (1918). — CHRISTIAN, H. A.: Digitalis effects in the chronic cardiac cases with regular rhythm in contrast to auricular fibrillation. Med. Clin. N. Amer., Boston-Nr., 5, Nr 5, 1173—1190 (1922). —

CHRISTIAN: Digitalis therapy. Satisfactory effects in cardiac cases with regular pulse rate. Amer. J. med. Sci. 157, 593 (1919). — CITRON, J.: Vergleichende Experimentaluntersuchungen über die Wirkung verschiedener Herzmittel. Dtsch. med. Wschr. 47, Nr 43, 1285 bis 1287 (1921). — CITRON, J.: Klinische Indikationen zur Anwendung von Digitalis- und Adonispräparaten. Med. Klinik 19, 170 (1922). — CLAES: Influence du glucose sur les effects de l'adrénaline sur le cœur isolé du lapin. C. r. Soc. Biol. 87, Nr 28 (1923). — CLAESON: Über den Herzeffect des Lobelins. Skand. Arch. Physiol. (Berl. u. Lpz.) 47, H. 1/2 (1925). — CLAESON: Action de la lobeline sur le cœur. C. r. Soc. Biol. 92, Nr 8 (1925). — CLARKE, N. E.: A comparative study in digifolin administration. Amer. J. med. Sci. 168, Nr 2, 201—215 (1924). — CLERC et PEZZI: Action de la nicotine sur le cœur isolé de quelques mammifères. J. Physiol. et Path. gén. 14, 704 (1912). — CLOETTA: Über Digalen, Digitoxinum solubile. Münch. med. Wschr. 1905, Nr 33. — CLOETTA: Über das Verhalten des Digitoxins im Organismus. Arch. f. exper. Path. 54 (1906). — CLOETTA: Über die Kumulationswirkung des Digitalis. Münch. med. Wschr. 1906. — CLOETTA: Einfluß der chronischen Digitalisbehandlung auf das normale und pathologische Herz. Ther. Gegenw. 1908, 437. — CLOETTA: Über die Anwendungsweise der Digitalispräparate. Schweiz. Korresp.bl. 1919, Nr 32. — CLOETTA: Die Darstellung und chemische Zusammensetzung der aktiven Substanzen aus den Digitalisblättern, ihre pharmakologischen und therapeutischen Eigenschaften. Naunyn-Schmiedebergs Arch. 112, H. 5/6 (1926). — CLOETTA-FILEHNE: Lehrbuch der Arzneimittellehre (1901). — CLOUGH: A study of the cardiovascular reaction to epinephrin. Epinephrin sensitiveness in patients with hypertension. Bull. Hopkins Hosp. 31, Nr 354 (1920). — CLUTTERBUCK, H.: An inquiry into the seat and nature of fever. London 1807. — COBET: Wesen und Behandlung der kardialen Dyspnoe. Med. Klinik 21, Nr 46 (1925). — COHN: Clinical and electrocardiographic studies on the action of digitalis. J. amer. med. Assoc. 65, 1527 (1915). — COHN, FRASER and JAMIESON: The influence of digitalis on the T-wave of the human electrocardiogram. J. exper. Med. 21, 593 (1915). — COHN und COHN-WOLPE: Erfahrungen mit dem blutdruckherabsetzenden Mittel Depressin. Zbl. Herzkrkh. 17, Nr 6 (1925). — COHN and JAMIESON: The action of digitalis in pneumonia. J. exper. Med. 25, 65 (1917). — COHN and LEVY: The effect of therapeutic doses of digitalis on the contraction of heart muscle. Proc. Soc. exper. Biol. a. Med. 17, 160 (1920). — COHN and LEWINE: The beneficial effects of bariumchlorid on ADAMS-STOKES disease. Arch. int. Med. 36, 1 (1925). — COHNSTEIN, zit. nach NONNENBRUCH: Über Diurese. In: Erg. inn. Med. 26 (1924). — COLBECK, E. H.: Dilatation of the Heart. Lancet 1, 990 (1904). — COOK, H. W. and BRIGGS, J. B.: Clinical observations and Blood-pressure. Bull. Hopkins Hosp. 11, 451 (1903). — CORIN: Ther. Wschr. 1895, Nr 32. — CORVISART: Essai sur les maladies et les lésions organiques du cœur et des gros vaisseaux. Paris 1811. — COSSAGE, A. M.: The tone of the cardiac muscle. Proc. roy. Soc. Med. Lond. 1, 144 (1908). — DA COSTA, J. M.: On irritable Heart. Amer. J. med. Sci. 1871, 17. — CRAWFORD: The action of sparteine sulphate on the mammalian heart. J. of Pharmacol. 26, Nr 2 (1925). — CSÉPAI: Die Wirkung des Papaverins auf die Adrenalinblutdrucksteigerung beim Menschen. Wien. klin. Wschr. 1921, Nr 16. — CSÉPAI und WEISS: Über den cardiovasculären Antagonismus von Insulin und Adrenalin. Klin. Wschr. 3, Nr 33 (1924). — CULLEN: Spartium scoparium. Materia medica 2, 432. Edinburgh 1789. — Mc. CULLOCH: On the administration of digitalis to patients with diphtheria. Southern med. J. 14, 110 (1920). — Mc. CULLOCH and RUPE: Studies on digitalis dosage in children. Amer. J. med. Sci. 162, 231 (1921). — CUMING, R.: Heilung einer Lungenentzündung durch den roten Fingerhut. Aus dem Engl. übersetzt in Samml. auerlesener Abh. z. Gebrauch prakt. Ärzte 23, 554 ff. Leipzig 1806. — CURRIE, J.: Von dem Nutzen des roten Fingerhuts bei Entzündungsfiebern und Blutungen. Aus dem Engl. in Samml. auserlesener Abhandlungen z. Gebrauch. prakt. Ärzte 22, 373. Leipzig 1805. — CURSCHMANN: Über Gefahren der intravenösen Strophantintherapie. Ther. Mschr. 1916, Nr 6. — CURTIS: Die Wirkungsweise der spezifischen Diuretica. Klin. Wschr. 4, Nr 17 (1925). — CUSHNY, A. B.: The action of substances of the Digitalis. Series on the circulation in mammals. Amer. J. exper. Med. 1897 II. — CUSHNY: Digitalistherapie. Münch. med. Wschr. 1913, Nr 16. — CUSHNY: The action and uses in medicine of digitalis and its allies. London 1925. — CUSHNY, MARCIS and SILBERBERG: The action of digitalis in Therapeutics. Heart 4, 1 (1912). — CUSHNY und NATEN: Coffeinwirkung. Arch. internat. Pharmaco-Dynamie 9, 169 (1901). — CUSHNY and YU: Slowing and block in the heart under Digitalis in animals. J. of Pharmacol. 26 (1925). — CYBULSKI: Über die Funktion der Nebennieren. Wien. med. Wschr. 1896. — CYBULSKI und SCYMONOwicz: Über die Funktion der Nebenniere. Anz. Krak. Akad. Wiss. 1895, 4. Febr. u. 4. März. — CZYHLARZ: Das Verhalten des Blutdrucks bei normalen und herzkranken Personen. Wien. klin. Rundschau 1900, Nr 15.

DALE and LAIDLAW: The action of an active principle from Apocynum. Heart 1, 3 (1909/10). — DANIÉLOPOLU, D.: L'action comparée de la digitale et des strophantines. Presse méd. Nr 24, 273—275 (1923). — DANIÉLOPOLU: Le traitement à la strophantin par la méthode des doses fractionnées. Presse méd. **29**, Nr 77 (1921). — DANIÉLOPOLU, D.: Tachycardie paroxystique provoquée chez l'homme par la digitale et la strophantine. Action dissociée et action inversée de ces médicaments. Arch. Mal. Cœur **15**, Nr 8, 537—550 (1922). — DANIÉLOPOLU et CARNIOL: Action de l'ésérine chez les vagotoniques et les sympathicotoniques. C. r. Soc. Biol. **86**, Nr 2 (1922). — DANIÉLOPOLU et CARNIOL: Action cardio-vasculaire de l'ésérine chez l'homme normal. Réun. roumaine Biol. **1921**, 3. Nov. — DANIÉLOPOLU et DANULESCO: Action de l'ésérine dasn la dissociation auriculo-ventriculaire complète. C. r. Soc. Biol. **85** (1921). — DANIÉLOPOLU et DANULESCU: Action de l'ésérine dans la dissociation a. v. complète. Arch. Mal. Cœur **1922**, Nr 8. — DANIÉLOPOLU, DRAGANESCO et COPACEANU: Les sels de calcium dans l'asystolie. Presse méd. **30**, Nr 38 (1922). — DANIÉLOPOLU, DRAGANESCO et CAPACEANO: L'action cardio-vasculaire des sels de calcium chez l'homme. Bull. Soc. méd. Hôp. Bucarest **4**, 2 (1922). — DANIELS, STORM VAN LEEUWEN und VAN DER WIELEN: Diuretica. Leyden 1925. — DANILEWSKY, PRICHODKOWA und SCZAWINSKAJA: Die Wirkung des Spermols und Ovarins auf das isolierte Herz. Z. exper. Med. **44**, H. 5/6 (1925). — DARWIN, ERASMUS: Experiments establishing a criterion between mucaginous and purulent matter and an account of the retrograde motions of the absorbent vessels of animal bodies in some diseases (1780). — DARWIN: Über die Wirkung des roten Fingerhutes in der Wassersucht. Auserlesene Abh. z. Gebr. prakt. Ärzte **6**. Leipzig 1870. — DAVID: Über Traubenzuckerinfusionen bei Herzkranken. Z. ärztl. Fortbildg **20**, Nr 12 (1923). — DEIKE und HÜLSE: Adrenalinversuche bei Hypertonien. Dtsch. Arch. klin. Med. **145**, H. 5/6 (1924). — DESPLATS, zit. bei DURAND: Bull. gén. Thér. **5**, 63 (1886). — DESSAUER: Euphyllin, ein neues Diuretikum. Ther. Mschr. **1908**, H. 8. — DETERMANN: Die Viskosität des menschlichen Blutes. Wiesbaden 1910. — DEUCHER: Über die Veränderung des Digitalinum verum durch den Einfluß der Magenverdauung. Dtsch. Arch. klin. Med. **58**, 1. — DEUCHER: Über die Wirkung des Digitalinum verum bei Circulationsstörungen. Dtsch. Arch. klin. Med. **57** (1896). — DIXON: The paralysis of nerve cells and endings with special reference to the alkaloid apocodeïne. J. of Physiol. **30**, 197 (1903); **35**, 346. — DMITRENKO, L. F.: Über die klinische Bedeutung der Digitalisallorrhythmie. Berl. klin. Wschr. **46**, 392, 432 (1907). — DOLD: Über die Wirkung des Äthylalkohols und verwandter Alkohole auf das isolierte Froschherz. Diss. Tübingen 1906. — DOLL: Über die diuretische Wirkung des Novasurols und die Verhütung seiner schädlichen Nebenwirkungen. Zbl. Herzkrkh. **14**, 22 (1922). — DOOLEY: Evidence for the presence in digitalis of a principle that is eliminated rapidly after intravenous injection into the cat. J. of Pharmacol. **17** (1921). — McDOWALL: The effect of adrenaline on left auricular pressure. Quart. J. exper. Physicians **13**, H. 3/4 (1923). — DRESEL: Die Blutdruckänderung nach Adrenalininjektion als Gradmesser für den Tonus im autonomen und sympathischen Nervensystem. Dtsch. med. Wschr. **35** (1919). — DRESEL: Der Einfluß des vegetativen Nervensystems auf die Adrenalinblutdruckkurve. Zugleich ein Beitrag zur Erklärung des Wirkungsmechanismusses des autonomen und sympathischen Nervensystems. Z. exper. Path. u. Ther. **22**, 1 (1921). — DRESEL und KATZ: Der Kaliumspiegel des Blutserums und seine Beeinflussung durch verschiedene Gifte. Klin. Wschr. **1922**, Nr 32. — DRESER: Über Herzarbeit und Herzgifte. Arch. f. exper. Path. **1887**, Nr 24. — DRURY and LOEWE: The supposed lengthening of the absolute refractory period of frogs ventricular muscle by veratrine. Heart **13**, 1 (1926). — DUBNEY: Apocynum, the vegetable Trocar. Ther. Gaz. **14**, 730 (1898). — DÜLL: Ein Beitrag zur intravenösen Strophantintherapie bei gleichzeitiger Digitalisanwendung. Münch. med. Wschr. **1921**, H. 6. — DUMAS, A.: L'ouabaïne. Rev. Méd. **41**, Nr 8, 457—469 (1924). — DUROSIEZ, P.: Traité clinique des maladies du cœur. Paris 1891. — v. DUSCH: Lehrbuch der Herzkrankheiten (1868). — DUVILLIERS, COMBEMALE et BULTEAU: Etude expér. de l'action de la sparteïne sur la circulation. Réun. biol. Lille **1921**, 12. Dec. Arch. Mal. Cœur **1922**, Nr 10.

EBSTEIN, E.: Zur Entwicklung der intravenösen Injektion. Ther. Mschr. **29** (1915, April). — EBSTEIN, E.: Das neue Sedativum Abasin. Dtsch. med. Wschr. **50**, Nr 32 (1924). — ECKSTEIN, A.: Akute Digipuratvergiftung. Arch. Kinderheilk. **68**, 12. — EDENS, E.: Über Digitalisbehandlung. Med. Klin. **1907**, Nr 51. — EDENS, E.: Pulsstudien. Dtsch. Arch. klin. Med. **100** (1910). — EDENS, E.: Digitaliswirkung bei unregelmäßiger Herztätigkeit. Ther. Mschr. **1911**, Nr 1. — EDENS, E.: Über Digitaliswirkung. Dtsch. Arch. klin. Med. **104** (1911). — EDENS, E.: Fortschritte der Digitalisbehandlung. Fortschr. Ther. **1**, Nr 2 (1925). — EDENS, E.: Die Digitalisbehandlung. Berlin: Urban u. Schwarzenberg 1916. — EDENS, E.: Über atrioventrikuläre Automatie und sinuaurikuläre Leitungsstörung beim Menschen. Dtsch. Arch. klin. Med. **136** (1921). — EDENS, E.: Über Wirkung und Wirkungsbedingungen der Digitalis. Ther. Gegenw. **1922**, Nr 3, 87. — EDENS, E.: Neues über Theorie und Praxis der Digitalisbehandlung. Klin. Wschr. **1922**, Nr 8. — EDENS und HUBER: Über Digitalisbigeminie. Dtsch. Arch. klin. Med. **118** (1916). — EDENS und ROMEIS, B.: Beitrag zur Kenntnis der Digitaliswirkung. 35. Kongr. dtsch. Ges. inn. Med. **1923**,

98. — EDENS und ROMEIS, B.: Über Digitaliskumulation und Herzblock. Ther. Gegenw. **66**, 295 (1925). — EDMUNDS, C. W. and COOPER: Action of cardiac stimulants in circulatory failure du to diphtheria. J. amer. med. Assoc. **85**, Nr 23, 1798—1801 (1925). — EDMUNDS, C. W. and HALE, W.: The physiological standardization of Digitalis. Bull. Nr 48 Hyg. Labor. U. S. Publ. Health a. Mar. Hosp. Serv. Washingten 1909. — EGGLESTON: Clinical observations on the duration of digitalis action. J. amer. med. Assoc. **59**, 1352 (1912). — EGGLESTON: Clinical observations on the emetic action of digitalis. J. amer. med. Assoc. **60**, 757 (1913). — EGGLESTON: Biological standardization of the digitalis by the cat method of HATCHER. Amer. J. Pharmacy **80**, 99 (1913). — EGGLESTON: The absorption of a digitalis body. J. amer. med. Assoc. **70**, 463 (1920). — EGGLESTON: Some newer concepts in digitalis therapy. Amer. J. med. Sci. **160**, 625 (1920). — EGGLESTON and HATCHER: The emetic action of the digitalis bodies. J. amer. med. Assoc. **60**, 499 (1913). — EGGLESTON, C. and WYCKOFF, JOHN: The absorption of digitalis in man. Arch. of internat. Med. **30**, Nr 2, 133—157 (1922). — VAN EGMOND: Über die Wirkung einiger Herzmittel bei vollständigem Herzblock. Pflügers Arch. **154**, 39 (1913). — EHLERS: Über ein neues Digitalispräparat (Digitalis WINCKEL). Münch. med. Wschr. 1911, Nr 11. — EHRMANN: Über eine physiologische Wertbestimmung des Adrenalins und seinen Nachweis im Blut. Naunyn-Schmiedebergs Arch. **53**, 97 (1905). — EHRSTRÖM und WAHLBERG: Polyarthritis, Herzaffektionen und Salicyltherapie. Acta med. scand. (Stockh.) **58**, H. 4/5 (1923). — EICHHORST: Über moderne Herzmittel. Korresp.bl. Schweiz. Ärzte 1888, Nr 2, 34. — EICHHORST: Indikationen und Methodik der Digitalistherapie. Dtsch. med. Wschr. **1905**, Nr 2. — EICHHORST: Die Behandlung chronischer Herzmuskelinsuffizienz. Dtsch. Arch. klin. Med. **118**, 337 (1916). — EINHORN: Über die Anwendung der Digitalis bei Erkrankung des Herzens. Slg klin. Vortr. **1901**, Nr 312. — EISENHEIMER: Digalen. Würzb. Abh. **14**, 2 (1913). — EISNER, G.: Beitrag zur Grippebehandlung; besonders über die Verwendung des Strychninum nitricum gegen die Kreislaufschwäche. Berl. klin. Wschr. **1920**, Nr 22. — EISNER, W.: Klinische Untersuchungen über den Einfluß des Coramins auf die Überleitungszeit des Herzens. Schweiz. med. Wschr. **57**, Nr 24, 574 (1927). — ELLINGER: Die Angriffspunkte der Diuretica. Klin. Wschr. **1922**, Nr 6. — ELLINGER, HEYMANN und KLEIN: Quellungsdruck und Diurese. Zur Wirkungsweise des Coffeins als Diureticum. Naunyn-Schmiedebergs Arch. **91**, H. 2 (1921). — ELLIOT: The action of adrenalin. J. of Physiol. **32**, 401 (1905). — EPPINGER: Über Herzinsuffizienz. Med. Klin. **1908**, Nr 14. — EPPINGER: Zur Pathologie und Therapie des menschlichen Ödems. Zugleich ein Beitrag zur Lehre von der Schilddrüsenfunktion. Berlin 1917. — EPPINGER und HESS: Versuche über die Einwirkung von Arzneimitteln auf die überlebenden Coronargefäße. Z. exper. Path. u. Ther. **5** (1909). — EPPINGER und KNAFFL: Über Herzinsuffizienz. Z. exper. Path. u. Ther. **5** (1908). — EPPINGER und WAGNER: Zur Pathologie der Lunge. Wien. Arch. inn. Med. **1**, H. 1 (1920). — ERLANGER: Über den Grad der Vaguswirkung auf die Kammern des Hundeherzens. Pflügers Arch. **127**, 77 (1909). — EULENBURG: Intramuskuläre Injektion von Digalen. Med. Klinik **1906**, Nr 6. — EWEYK: Über den Einfluß des Saccharins auf das Herz und den Kreislauf. Z. physik. u. diät. Ther. **26**, 7 (1922). — EYCHMÜLLER: Über die Herz- und Gefäßwirkung des Digalens bei gesunden und kranken Menschen. Berl. klin. Wschr. **1909**, Nr 37. — VAN EYSSELSTEYN: Die Coronargefäße und ihr Einfluß auf die Dilatation der Herzhöhle in der Diastole. Z. klin. Med. **70**, 73 (1910).

FABER: Über intravenöse Strophantininjektionen. Münch. med. Wschr. **1917**, 265. — FABRICIUS-MÖLLER: Über intravenöse Campherölinjektionen. Ugeskr. Laeg. (dän.) **85**, Nr 22 (1923). — FAHRENKAMP, K.: Klinische Untersuchungen über das Scillaproblem. Dtsch. Arch. klin. Med. **145**, H. 1/2, 109—119 (1924). — FAHRENKAMP, K.: Die Campherbehandlung chronischer Kreislauferkrankungen. Med. Klin. **1923**, Nr 50. — FAHRENKAMP, K.: Über die klinische Stellung der Scilla unter den Digitaliskörpern. Verh. dtsch. Ges. inn. Med. **1924**, 232—234. — FAHRENKAMP, K.: Über die verschiedene Beeinflussung der Gefäßgebiete durch Digitoxin. Naunyn-Schmiedebergs Arch. **65** (1911). — FAHRENKAMP, K.: Klinische und elektrocardiographische Untersuchungen über die Einwirkung der Digitalis und des Strophantins auf das insufficiente Herz. Dtsch. Arch. klin. Med. **120**, 1 (1916). — FAHRENKAMP, K.: Einwirkung der Digitalis und des Strophantins auf das insufficiente Herz. Dtsch. Arch. klin. Med. **120**, 1. — FAHRENKAMP, K.: Zur Kenntnis der kombinierten intravenösen Strophantin-Campherbehandlung. Med. Klin. **23**, Nr 6, 201 (1927). — FAHRENKAMP, K.: Die Verstärkung der Digitaliswirkung durch campherähnlich wirkende Substanzen. (Coramin-Cardiazol.) Med. Klinik **23**, Nr 10, 349—350 (1927). — FAHRENKAMP, K.: Die Digitalisbehandlung chronischer Kreislauferkrankungen im Krankenhaus und in der Praxis. Fortschr. Ther. **2**, H. 2, 40—47; H. 3, 69—76 (1926). — FALKENHEIN: Über Ersatzmittel der Digitalis (Helleborëin). Dtsch. Arch. klin. Med. **36**, 93. — FAUCONNET: Über Herzbigeminie nach Digitalisgebrauch. Münch. med. Wschr. **1904**, Nr 51. — FELLNER, B.: Wert der Bestimmung der wahren Pulsgröße. Dtsch. Arch. klin. Med. **88**, 36 (1906). — FERBER, R. H.: Die Wirksamkeit der Digitalis im Abdominaltyphus. Virchows Arch. 30, 290 (1864). — FERRIAR: An essay on the medical properties of the Digitalis purpurea or foglove. Manchester 1799. — FIKL: Behandlung der Pneumonie mit großen Dosen Digitalis. Wien. med. Wschr. 1891, Nr 24 u. 25. — FILEHNE: Über Nitritwirkung. Pflügers Arch. 9, 470 (1874). — FINNEMORE: Apocynin. J. chem. Soc. 93, 1520 (1908). — FISCHER: Über intravenöse Injektionen von Campheröl. Berl. klin. Wschr. 58, 869, 1223 (1921). — FISCHER: Untersuchungen über die Wirkung kleinster Gaben von Äthylalkohol auf das isolierte Herz. Naunyn-Schmiedebergs Arch. 80, 93 (1916). — FISCHER: Zur Herzwiederbelebung. Arch. klin. Chir. 146, H. 2/3 (1927). — FISCHER, H.: Beitrag zur Frage des Synergismus zwischen Digitalis- und Calciumwirkung. Naunyn-Schmiedebergs Arch. 130, H. 1/4 (1928). — FISCHER, H.: Über die Aufnahme, Bindung und Abbau von Digitalisstoffen und den daraus sich ergebenden Beziehungen zu ihrer Wirkung am Herzen. Naunyn-Schmiedebergs Arch. 130, H. 1/4 (1928). — FLECKSEDER: Die Kalomeldiurese. Naunyn-Schmiedebergs Arch. 67, 409. Wien. klin. Wschr. 1911. — FLEISCHMANN und WIASMENSKY: Über intravenöse Strophantintherapie usw. Dtsch. med. Wschr. 1909, Nr 21. — FOCKE: Über die jahreszeitlichen Schwankungen in der Stärke der offiziellen Folia digitalis. Ther. Gegenw. 1902, Jan. — FOCKE: Was lehrt die medizinische Casuistik über die jahreszeitlichen Schwankungen in der Stärke der offizinellen Blätter? Z. klin. Med. 46, H. 5/6. — FOCKE: Die physiologische Wertbestimmung der Digitalisblätter und über das Verhältnis des Giftwertes zum Digitoxingehalt. Arch. Pharmaz. 1903, Okt. — FOCKE: Über den gleichmäßigen Wirkungswert von gut präpariertem und gut aufbewahrtem Digitalisblätterpulver. Ther. Gegenw. 1904, Juni. — FOCKE: Zur physiologischen Werteinstellung der Digitalisblätter. Ther. Gegenw. 1904, Nov. — FOCKE: Über die zweckmäßigste Form der Digitalisanwendung. Vortrag im Ver. d. Ärzte Düsseldorfs. Ärztl. Rundschau 1904, März. — FOCKE: Über den praktischen Wert unserer Digitalistinktur. Dtsch. Ärztetag 1904, Juni. — FOCKE: Über die bei der Digitaliswirkung beobachtete Kumulation und ihre Vermeidung. Med. Klin. 1905, Nr 31. — FOCKE: Welchen Wert haben die Digitalisfroschversuche für die Praxis? Berl. klin. Wschr. 1906, Nr 20. — FOCKE: Über die Änderung der Arzneibuch-Vorschrift für Digitalisblätter. Vjschr. gerichtl. Med. 1/2. Öffentl. Sanitätsv. 32, H. 1. — FOCKE: Weiteres zur physiologischen Prüfung der Digitalisblätter. Arch. Pharmaz. 1907, H. 9. — FOCKE: Die hohe Bewertung der Folia titrata und ihre Vergleichung mit andern Digitalispräparaten. Ther. Gegenw. 1912, Mai/Juni. — FOCKE: Weitere Schritte zur Gleichmäßigkeit der officinellen Digitalispräparate. Z. Path. u. Ther. 16, 443 (1914). — FOCKE: Über die physiologische Wertmessung des Digitalysats. Z. exper. Path. u. Ther. 18, H. 3 (1916). — FOCKE: Digitalis bei chronischer Lungenkrankheit, besonders bei der Schwindsucht. Ther. Gegenw. 62, H. 11 (1921). — FOCKE: Die praktisch wichtigsten Ergebnisse der neueren Digitalisforschung. S.-A. a. d. Jber. 1924 von CAESAR u. LORETZ. — FOCKE: Die Anwendung hoher Digitalisgaben bei Fieberkrankheiten, wie besonders bei der Lungenentzündung, geschichtlich-kritisch betrachtet. Z. klin. Med. 86, H. 5/6 (1918). — FOCKE: Die Weiterentwicklung der physiologischen Digitalisprüfung. Z. exper. Path. u. Ther. 14, 262. — FOCKE: Zur Digitalisprüfung am Froschherzen, insbesondere zur wechselnden Widerstandsfähigkeit der Temporarien gegen Digitalis. Z. exper. Path. u. Ther. 9, 97. — FOCKE: Der jetzige Stand der physiologischen Digitalisprüfung, ihr Wert für die Praxis und für die Forschung. Z. exper. Path. u. Ther. 7, 1. — FOCKE: Was lehrt die medizinische Kasuistik über die jahreszeitlichen Schwankungen in der Stärke der officinellen Digitalis. Z. klin. Med. 46, H. 5/6. — FOCKE: Näheres über die Wertbestimmung der Digitalisblätter und über das Verhältnis des Giftwertes zum Digitoxingehalt. Arch. Pharmazeut. 241, 669. — FOCKE: Die kurzzeitige Injektionsmethode der physiologischen Digitalis- und Strophantinprüfung. Arch. Pharmaz. 248, H. 5. — FOCKE: Was bedeuten die neuen Befunde von GOTTLIEB und OGAWA über die Digitoxinresorption für die ärztliche Praxis. Dtsch. Arch. klin. Med. 110, 173. — FOCKE: Über Semen strophanti. Pharmaz. Ztg 71, Nr 50 (1926). — FOCKE: Über den 5%igen Heißwasser-Aufguß der Digitalisblätter bei ihrer langfristigen Wertbemessung. Naunyn-Schmiedebergs Arch. 115, H. 5/6 (1926). — FOCKE: Ist ein stärkerer gleichmäßiger Wirkungswert des offiziellen Bulbusscillae erreichbar und wünschenswert? Arch. Pharmaz. 1927, Nr 2. — FORGET, G.: Grundriß der Krankheiten des Herzens. Gießen 1852. — FORLI: Über die Wirkung des Strychnins auf die Nervenfasern des Herzvagus. Zbl. Physiol. 21, 25 (1907). — FOTHERGILL, J. M.: Digitalin, its mode of action and its use. London 1871. — FOTHERGILL, J. M.: The successful treatment of dilated heart. Med. Press a. Circ. 1867, 18. u. 25. Okt. — FRAENKEL, A.: Beiträge zur Kenntnis der pharmakologischen Gruppe des Digitalins. Arch. f. exper. Path. 3, 16 (1874). — FRAENKEL, A.: Über Strophantuswirkung. Dtsch. med. Wschr. 1888, Nr 8 u. 9. — FRAENKEL, A.: Klinische Untersuchungen über die Wirkung von Koffein, Morphium, Secale cornutum und Digitalis auf den arteriellen Blutdruck. Dtsch. Arch. klin. Med. 46, 542 (1889/90. — FRAENKEL, A.: Über die Behandlung der Pneumonie mit großen Dosen Digitalis. Ther. Gegenw. 1899, H. 1. — FRAENKEL, A.: Physiologische Dosierung von Digitalispräparaten. Ther. Gegenw. 1902, März. — FRAENKEL, A.: Tonographische Untersuchungen über Digitaliswirkung. Arch. f. exper. Path. 41. — FRAENKEL, A.: Vergleichende Untersuchungen über die kumulative Wirkung der Digitaliskörper. Arch. f. exper. Path. 51 (1903). — FRAENKEL, A.: Über Digitaliswirkung am gesunden Menschen. Münch. med. Wschr. 1905, Nr 32. — FRAENKEL, A.: Zur Digitalistherapie. 23. Verh. dtsch. Ges. inn. Med. 1906. — FRAENKEL, A.: Die medizinische Behandlung der akuten Herzinsuffizienz. Ther. Gegenw. 1907, H. 2. — FRAENKEL, A.: Bemerkungen zur internen Digitalismedication. Dtsch. Arch. klin. Med. 57 (1907). — FRAENKEL, A.: Zur Frage der Kumulation im besondern bei Digalen. Naunyn-Schmiedebergs Arch. 57 (1907). — FRAENKEL, A.: Über Digitalistherapie. Erg. inn. Med. 1908 I. — FRAENKEL, A.: Über die Gefahren der intravenösen Strophantintherapie. Ther. Mh. 1909, Nr 9. — FRAENKEL, A.: Heroin bei Asthma cardiale. Ther. Mh. 1912, Jan. — FRAENKEL, A.: Chronische Herzinsuffizienz und intravenöse Strophantintherapie. Münch. med. Wschr. 1912, Nr. 6 u. 7. — FRAENKEL, A. und DOLL, A.: Die intravenöse Strophantintherapie und ihre Bedeutung für eine prognostische Beurteilung der chronischen Herzinsuffizienz. Dtsch. Arch. klin. Med. 143, H. 1/2 (1923). — FRAENKEL, A. und DOLL, A.: Über Digitalisreaktivität und die verschiedenen Methoden der Digitaliseinverleibung. Ther. Gegenw. 67, H. 7 (1926). — FRAENKEL, A. und SCHWARTZ: Über intravenöse Strophantintherapie bei Herzkranken. Arch. f. exper. Path. 57, 79 (1907). — FRAENKEL, A. und SCHWARTZ: Über Digitaliswirkung am gesunden und kompensierten Herzkranken. Arch. f. exper. Path. 1908, Nr 54. — FRANCHINI: Efetti delle digitale sul cuore umano. Tachicardia auricolare. Mal. Cuore 5, Nr 7 (1921). — FRANÇOIS-FRANCK, CHR. A.: C. r. Soc. biol. 4, 1897. — FRANK, JOH. P.: Grundzüge über die Behandlungen der Krankheiten des Menschen 7, 423. Mannheim u. Leipzig 1830. — FRANK, O.: Die Wirkung von Digitalis (Helleborin) auf das Herz. Sitzgsber. Ges. Morph. u. Physiol. Münch. 1897, H. 2, 14. — FRANK, O.: Einfluß der Häufigkeit des Herzschlags auf den Blutdruck. Z. Biol. 41 (1901). — FRANZ: Die kumulative Wirkung der Digitaliskörper im Tierexperiment. Med. Klin. 1908, Nr 1. — FRASER: Strophantus. Trans. roy. Soc. Edinburgh 35 (1891). Brit. med. J. 1887, 151. — FRASER: The action and use of digitalis and its substitutes with special references to Strophanthus. Brit. med. J. 1895, 904. — FRASER: Rapid digitalis effects by oral administration. Lancet 203, Nr 14 (1922). — FRÉDÉRICQ, HENRI: Les fonctions des nerfs accélérateurs du cœur. Arch. intern. Physiol. 13, 2 (1913). — FRÉDÉRICQ, HENRI: Action des acides aminés sur la contractilité, le tonus vasculaire et le métabolisme du cœur isolé du lapin. Arch. internat. Physiol. 20, H. 2 (1922). — FRENKEL, S.: Klinische Untersuchungen über die Wirkung von Secale cornutum auf den arteriellen Blutdruck. Dtsch. Arch. klin. Med. 46, 571. — FRENKEL, S.: Klinische Untersuchungen über die Wirkung von Koffein, Morphium usw. auf den arteriellen Blutdruck. Dtsch. Arch. klin. Med. 46, 542. — FRENZEL: Bekämpfung des Narkose-Herzstillstandes durch intrakardiale Adrenalininjektion. Münch. med. Wschr. 1921, Nr 24. — FREY, W.: Bemerkungen zu einer kombinierten Digitalis- und Suprarenintherapie. Münch. med. Wschr. 1917, Nr 28. — FREY, W.: Zur Digitalistherapie. Berl. klin. Wschr. 1917, Nr 36 u. 37. — FREY, W.: Der Antagonismus Insulin-Atropin am Herzvagus im Blutdruckversuch. Klin. Wschr. 4, 501 (1925). — FREY, W.: Über Vorhofflimmern beim Menschen und seine Beseitigung durch Chinidin. Berl. klin. Wschr. 1918, Nr 18. — FREY, W.: Weitere Erfahrungen über Chinidin bei absoluter Unregelmäßigkeit. Berl. klin. Wschr. 1918, Nr 36. — FREY, E.: Die Wirkung des Strychnins auf die Refraktärperiode und die Überleitungszeit am Froschherzen. Naunyn-Schmiedebergs Arch. 87, H. 5/6 (1920). — FREY, E.: Ein Versuch, den Verlauf der Kontraktion am Herzen und Muskel auf Stoffwechselvorgänge zurückzuführen. Pflügers Arch. 184 (1920). — FREY, E.: Die Wirkung von desacetyliertem Helleborein auf das Froschherz. Z. exper. Path. u. Ther. 22, 1 (1921). — FREY, W. und HAGEMANN: Klinische und experimentelle Daten über toxische Chinidinwirkung. Z. exper. Med. 25 (1921). — FRIEDHEIM: Über einen Fall von Digitalisexanthem. Dtsch. med. Wschr. 1895, Nr 11. — FRIEDREICH: Krankheiten des Herzens. In VIRCHOWS Handbuch d. spez. Path. u. Ther. (1855). — FRIEDMANN: Über die Kreislaufstörungen bei Infektionskrankheiten. Ther. Gegenw. 1918, Nr 7/8. — FRIEDMANN, J.: Zur Frage der prophylactischen Tonisierung des Herzens. Schweiz. med. Wschr. 57, Nr 43, 1027 (1927). — FRIGGER: Über die klinische Verwendbarkeit des Papaverins. Dtsch. med. Wschr. 49, Nr 17 (1923). — FRÖHLICH: Die Herzwirkung des Camphers. Wien. med. Wschr. 74, Nr 7 (1924). — FRÖHLICH und PICK, E. P.: Über Veränderung der Wirkung von Herzgiften durch Physostigmin. Z. exper. Med. 21, H. 1/2, 89 (1920). — FRÖHLICH und POLLAK: Kampherstudien. I. Die Herzwirkung des Kamphers. Naunyn-Schmiedebergs Arch. 86 (1920). — FRÖHLICH und POLLAK: Kampherstudien. II. Kampherwirkung und Kombination mit Gefäßmitteln (Coffein, Papaverin). Naunyn-Schmiedebergs Arch. 86 (1920). — FRÖHNER: Lehrbuch der Arzneimittellehre für Tierärzte (1919). — FROMHERZ: Herzwirksame Glykoside von Adonis vernalis. Münch. med. Wschr. 75, Nr 19 (1928). — FROMMEL, E.: L'action cardiaque du diéthylamide de l'acide pyridine carbonique (Coramine); étude électrocardiographique expérimentale. Schweiz. med. Wschr. **57**, Nr 3 (1927). — FUCKELMANN: Adonis vernalis. Inaug.-Diss. Rostock 1911. — FULTON: The use of digitalis. Providence. Med. J. **15**, 28 (1914).

GAISBÖCK: Über die Herzwirkung des Pilocarpins. Naunyn-Schmiedebergs Arch. **66** (1911). — GAISBÖCK: Experimentelle Untersuchungen über die Wirkungsweise des Cymarins. Z. exper. Path. u. Ther. **17**, 311 (1915). — GALLAVARDIN et BOCCA: Intoxications massives par la digitaline. J. Méd. Lyon **1922**, 5. Jan. Presse méd. **30**, 186 (1922). — GALLAVARDIN, L.: Le syndrome d'alarme dans l'administration de la Digitale. Presse méd. **34**, Nr 104, 1637 (1926). — GANTER, G.: Über die Gefäßwirkung der Digitalis. Münch. med. Wschr. **71**, Nr 16, 497—499 (1924). — GANTER, G.: Über die Gefäßwirkung der Digitalis. Münch. med. Wschr. **1924**, 497. — GARNMANN: Die Behandlung akuter Kreislaufschwäche mit Digaleninjektionen. Zbl. Herzkrkh. **10**, 85 (1918). — GARREY: The naᵗure of fibrillary contraction of the heart. Its relation to tissue mass and form. Amer. J. Physiol. **33**, 397 (1914). — GASKELL, O. N.: The tonicity of the heart and the blood vessels. J. of Physiol. **3**, 48. — GAUTRELET, J. et BRIAULT, P. L.: De l'obtention à l'aide de la thionine de réactions cardio-vasculaires caractéristiques d'une injection antérieure d'adrénaline. C. r. Soc. Biol. **75**, Nr 28, 206—208 (1913). — GEIGER und JARISCH: Über therapeutische und toxische Wirkung des Strophantins auf das Froschherz. Naunyn-Schmiedebergs Arch. **94**, H. 1/2 (1922). — GELBART: Digitalis bei frischen Klappenfehlern. Arch. f. exper. Path. **64** (1911). — GERHARDT, D.: Die Einwirkung von Arzneimitteln auf den kleinen Kreislauf. Verh. dtsch. Ges. inn. Med. **1902**, 328. — GERHARDT, D.: Zur Therapie und Pathologie des CHEYNE-STOKESschen Atmens bei Herzkranken. Zbl. Herzkrkh. **8**, Nr 15 (1916). — GÉRONNE: Über Todesfälle nach intravenösen Scillareninjektionen und ihre klinische Bedeutung. (Ein Beitrag zur Scillatherapie.) Ther. Gegenw. **66**, H. 4 (1925). — GÉRONNE: Über Novasurol. Ther. Gegenw. **63**, Nr 2 (1922). — DE GIACOMI: Die Beteiligung der einzelnen aktiven Digitaliskörper an der Gesamtwirkung der Droge. Naunyn-Schmiedebergs Arch. **117**, 69 (1926). — GIBSON: A contribution to the knowledge of the action of digitalis on the human heart. Quart. J. Med. **1** (1908). — GILCHRIST, A. R.: The use of massive doses of digitalis. Edinburgh med. J. **33**, Nr 2, 65—73 (1906). — GLAUS: Das Chloralhydrat in der Therapie bei Herz- und Gefäßkrankheiten. Schweiz. med. Wschr. **50**, Nr 38 (1920). — GLUPE: Über die Wirkung der Koffeinsalze bei Herzkrankheiten. Inaug.-Diss. Berlin 1884. — GLUZENSKI: Über die physiologische und klinische Wirkung des schwefelsauren Sparteïn (Sparteinum sulfuricum). Dtsch. Arch. klin. Med. **44**, 121. — GOERTZ: Über Helleboreïn. Inaug.-Diss. Straßburg 1882. — GOHRBANDT, E.: Intracardiale Injectionen. Dtsch. Z. Chir. **205**, H. 1/2, 28 (1927). — GOLD: Digitaliselimination. Arch. int. Med. **32**, Nr 5 (1923). — GOLD, EDWARDS: The effect of ouabain on the hearts in the presence of hypercalcemia. Amer. Heart J. **3**, Nr 1 (1927). — GOLD, HARRY and HAROLD L. OTTO: A clinical study of digitalis bigeminy. Amer. Heart J. **1**, Nr 4, 471 (1926). — GOTTESMANN, J.: Resuscitation by the intracardiac injection of epinephrin. J. amer. med. Assoc. **79**, Nr 16, 1334—1335 (1922). — GOTTLIEB: Über Herzmittel und Vasomotorenmittel. 19. Verh. dtsch. Ges. inn. Med. **1901**. — GOTTLIEB: Zur Theorie der Digitaliswirkung. Med. Klinik **1906**, Nr 37. — GOTTLIEB: Über die physiologische Wertbestimmung von Arzneimitteln. Münch. med. Wschr. **1908**, Nr 24. — GOTTLIEB: Über einige Digitalisfragen. Ther. Mh. **1911**, Nr 1. Med. Klin. **1913**, Nr 50. — GOTTLIEB: Zur Frage der Digitalisspeicherung. Arch. f. exper. Path. **68**, 231. — GOTTLIEB: Über die Aufnahme der Digitalissubstanzen in die Gewebe. Arch. f exper. Path. **82** (1917). — GOTTLIEB: Herzwirkung des Camphers. Z. exper. Path. u. Ther. **2**, 385; **3**, 588. — GOTTLIEB: Haben therapeutische Digitalisgaben Gefäßwirkung? Ther. Mh. **26**, 479—489 (1912). — GOTTLIEB: Über Digitalistherapie. Med. Klin. **1913**, Nr 50. — GOTTLIEB: Über die Methodik der Wertbestimmung von Digitalispräparaten am Frosch. Münch. med. Wschr. **1914**, Nr 15. — GOTTLIEB: Über den Vergiftungs- und Entgiftungsvorgang bei der Digitalisvergiftung des Frosches als Grundlage zur Beurteilung der Auswertungsmethode. Arch. f. exper. Path. **83** (1918). — GOTTLIEB-MAGNUS: Über die Gefäßwirkung der Körper der Digitalisgruppe. Arch. f. exper. Path. **47**, 163 (1901). — GOTTLIEG und MAGNUS: Einfluß der Digitaliskörper auf die Hirnzirkulation. Arch. f. exper. Path. **48**, 262. — GOTTLIEB und MAGNUS: Über die Gefäßwirkung der Digitalisgruppe. Naunyn-Schmiedebergs Arch. **47** (1902). — GOTTLIEB und MAGNUS: Digitalis und Herzarbeit. Nach Versuchen am überlebenden Warmblüterherzen. Naunyn-Schmiedebergs Arch. **51** (1904). — GOTTLIEB und OGAWA: Resorption des Digitoxins aus Digitalispräparaten. Münch. med. Wschr. **1912**, 42. — GOTTLIEB und SAHLI: Herzmittel und Vasomotorenmittel. Verh. dtsch. Ges. inn. Med. 18, 21. Wiesbaden 1901. — GOTTLIEB, SCHULEMANN, KREHL und FRANZ: Über Hexeton, einen isomeren, in wäßriger Lösung injizierbaren Kampfer. Dtsch. med. Wschr. **1923**, Nr 51. — GOTTLIEB und TAMBACH: Über Digipuratum. Münch. med. Wschr. **1911**, Nr 1. — GOTTSCHALK: Über die Wirkung des Strophantins auf den Sauerstoffverbrauch des Froschherzens. Arch. f. exper. Path. **75** (1914). — GRABS: Erfahrungen mit

Digifolin. Berl. klin. Wschr. 1914, Nr 5. — GRAHE: Zur Ephedrawirkung. Ther. Mh. 9, 482 u. 556 (1895). — GRASHEIM und v. D. WETH: Über die Wirkung des Strontiums auf das Herz. Pflügers Arch. 209, 1 (1925). — GRASSMANN: Soll man hier Digitalis geben oder nicht? Münch. med. Wschr. 1923, Nr 43, 1324. — GREUEL: Zur intracardialen Injektion. Berl. klin. Wschr. 1921, Nr 47. — GROEDEL: 17. Verh. dtsch. Ges. inn. Med. 1899, 283. Bemerkungen zur Digitalisbehandlung bei chronischen Kreislaufstörungen. — GROEDEL: Beseitigung einer Struma und einer Herzinsuffizienz durch Röntgenbestrahlung der Ovarien. Berl. klin. Wschr. 1920, 549. — GROEDEL: Die Campherbehandlung funktioneller und nervöser Kreislaufstörungen. Ther. Gegenw. 1907, 129. — GROSSMANN: Zur Behandlung der Hypertonie mit Viscysatum Bürger. Med. Klin. 1924. — GROSSMANN und SANDOR: Zur klinischen Pharmakologie des Nitroglycerins. Klin. Wschr. 2, Nr 40, 1833 (1923). — GRÜNWALD, H. F.: Zur Frage der Digitalisspeicherung im Herzen. Arch. f. exper. Path. 68, 231—242 (1912). — GRÜNWAID: Über Scillaren. Naunyn-Schmiedebergs Arch. 97, H. 1/6 (1923). — GRUNKE: Über die diuretische Wirkung der Quecksilberpräparate. Ther. Gegenw. 1926, Nr 2. — GUDZENT, LUEG, F. W. und JANSEN, W. H.: Über Digitalis-Kaltextrakt in Trockenform. Klin. Wschr. 1, Nr 39, 1890/91 (1922). — GÜNZBURG: Über Theobrominausscheidung und Theobromindiurese. Biochem. Z. 129, H. 5/6 (1922). — GUGGENHEIMER: Kausale und symptomatische Behandlung der Wassersucht. Klin. Wschr. 1922, Nr 38 (1897). — GUGGENHEIMER: Digitalisindication bei acuter Glomerulonephritis. Dtsch. med. Wschr. 1919, Nr 9. — GUGGENHEIMER: Euphyllin intravenös als Herzmittel. Ther. Halbmh 35, Nr 18 (1921. — GUGGENHEIMER: Neuere klinische Erfahrungen mit Campher und Campherpräparaten. Dtsch. med. Wschr. 1926, Nr 20. — GUGGENHEIMER und FISCHER: Die Wirkung des Jods auf Herz und Gefäßsystem. II. Erweiterung der peripheren Gefäße durch kleine Joddosen. Z. exper. Med. 58, H. 1/2 (1927). — GUGGENHEIMER und FISCHER: Neue experimentelle Ergebnisse über den Einfluß des Jods auf Herz und Gefäßsystem und ihre klinische Bedeutung. Med. Klinik 1927, Nr 11. — GUMPRECHT: Lehrbuch der allgemeinen Therapie der Krankheiten der Zirkulations- und Respirationsorgane (1899). — GUTH: Einwirkung des Hexetons auf die Atmung des Menschen. Naunyn-Schmiedebergs Arch. 104, H. 5/6 (1924). — GUTH: Über Coramin. Münch. med. Wschr. 1925, Nr 14. — GUTHMANN: Intracardiale Einspritzung von Adrenalin-Strophantin bei akuten Herzlähmungen. Münch. med. Wschr. 68, Nr 24 (1921).

HAASE, G. A.: De Digitali purpurea in universum et ejusque usu in morbis potiss. acutis commentatio. Lips. 1812. — HABS, R.: Herz- und Gefäßmittel bei akuten Kreislaufschwächen. Zbl. Chir. 52, Nr 1, 2—8 (1925). — HAFFLER: Zur Anwendung des Digalen. Korresp.bl. Schweiz. Ärzte 1905, Nr 13. — HAGGENEY: Novasurol als Diuretikum. Med. Klin. 18, Nr 2 (1922). — HALSEY, J. T.: The dosage and clinical value of different digitalis drugs and preparations. South. med. J. 9, 579, 677 (1916). — HAMILTON: Über den roten Fingerhut und dessen Gebrauch in der Lungensucht. Aus d. Engl. in Slg auserl. Abh. z. Gebr. prakt. Ärzte 24. Leipzig 1907. — HANDOWSKY: Zur Herzwirkung des Camphers. Naunyn-Schmiedebergs Arch. 99, H. 1/2 (1923). — HANDOWSKY: Strophantinwirkung am Froschherzen. Naunyn-Schmiedebergs Arch. 97, H. 1/6 (1923). — HANKEL, E.: Der Nutzen der Digitalisanwendung im enterischen Typhus. Arch. Heilk. 10, 280 (1869). — HAPPICH: Über giftige und tödliche Wirkung des Camphers und Chloralhydrates. Mitt. Hamb-Staatskrk.anst. 8, H. 1 (1908, Mai). — HARNACK, E.: Lehrbuch der Arzneimittellehre und Verordnungslehre. Hamburg u. Leipzig 1883. — HARNACK und HAFEMANN: Naunyn-Schmiedebergs Arch. 17, 145 (1883). — HARNACK und WITTKOWSKI: Pharmakologische Untersuchungen über das Physostigmin und das Kalabarin. Naunyn-Schmiedebergs Arch. 5, 401 (1896). — HARRIES: Das schlagend überlebende Herzstreifenpräparat. Z. exper. Med. 6, H. 5/6 (1918). — HARRISON and LEONARD: The effect of Digitalis on the cardiac out-put of dogs and its bearing on the action of the drug in heart disease. J. clin. Invest. 3, Nr 1, 1—36 (1926). — HARTUNG: Über Digifolin, ein neues Digitalispräparat. Münch. med. Wschr. 1912, Nr 36. — HARTUNG: Zur Frage der Wertbestimmung von Digitalispräparaten. Naunyn-Schmiedebergs Arch. 69 (1912). — HARTUNG: Über Wiederbelebung des Herzens. Bruns' Beitr. 129, H. 2 (1923). — HASENFELD: Zur intravenösen Strophanthintherapie. Budapesti Orv. Ujsay 1906, Nr 51. — HASKELL and COURTNEY: The accuracy of the cat method for the assay of digitalis. Amer. J. med. Sci. 167, Nr 6 (1924). — HASSENKAMP: Zur Frage der Adrenalinwirkung beim Menschen. Dtsch. med. Wschr. 50, Nr 31 (1924). — HATCHER, R. A.: Tincture of Strophanthus. J. amer. med. Assoc. 48, 1177 (1907). — HATCHER, R. A.: The persistence of action of the digitalins. Arch. int. Med. 10, 268 (1912). — HATCHER, R. A. and BAILEY, H. C.: Tincture of Strophanthus and Strophantin. J. amer. med. Assoc. 52, 5 (1909). — HATCHER and BAILEY: The clinical use of strophanthus. J. amer. med. Assoc. 56, 1697 (1910); 56, 26 (1911). — HATCHER and BRODY: Biological standardisation of drugs. Amer. J. Pharmacy 82, 360 (1910). — HATCHER and EGGLESTON: The emetic action of the digitalis bodies. J. of Pharmacol. 4, 113 (1912). — HATCHER and EGGLESTON: Studies in elimination of certain digitalis bodies from the animal organism. J. of Pharmacol. 12, 405 (1919). — HATCHER and WEISS: Further observation on the seat of the emetic action of the digitalis bodies. Proc. Soc. exper. Biol. a. Med. 19, 7 (1921). — HATCHER and WEISS: The seat of the emetic action of the digitalis bodies. Arch. int. Med. 29, Nr 5 (1922). — HATCHER and WEISS: The mechanism of vomiting induced by digitalisbodies. J. amer. med. Assoc. 89, Nr 6 (1927). — HAYDEN, THOMAS: The diseases of the heart and of the aorta. London a. Dublin 1875. — HEATHCOTE: Die Wirkung von Koffein, Theobromin und Theophyllin auf das Warm- und Kaltblüterherz. A. d. Pharm. Labor. zu Oxford. J. of Pharmacol. 16, 327 (1920). — HECHT: Klinische und tierexperimentelle Untersuchungen über die Beziehungen des wirksamen Princips von Apocynum zum Herzmechanismus. Z. exper. Med. 4, 264 (1915). — HECHT: Mitteilung einiger bemerkenswerter Herzfälle. Wien. klin. Wschr. 1917, Nr 6. — HECHT und MATKO: Intravenöse Chinininjektion bei Malariakranken. Wien. klin. Wschr. 1917, Nr 6. — HECHT und NADEL: Experimentelle Untersuchungen über die Wirkung von Hypophysenextrakten. Wien. klin. Wschr. 1913, Nr 47. — HECHT und ROTHBERGER: Experimentelle Beiträge zur Kenntnis der Chininwirkung bei Herzflimmern. Z. exper. Med. 7, 131 (1918). — HECKER, AD.: Kasuistische Mitteilungen aus der innern Station des Garnisonlazarettes Düsseldorf. Dtsch. militärärztl. Z. 1893, 8 ff. — HEDBOM, K.: Über die Einwirkung verschiedener Stoffe auf das isolierte Säugetierherz. Skand. Arch. Physiol. (Berl. u. Lpz.) 8, 169 (1898). — HEDINGER: Neue Mitteilungen zur intravenösen Strophantintherapie. Münch. med. Wschr. 1907, Nr 41. — HEDINGER: Über die Wirkungsweise von Nieren- und Herzmitteln auf kranke Nieren. Dtsch. Arch. klin. Med. 100 (1910). — HEDINGER: Über die Wirkungsweise von Nieren- und Herzmitteln bei nierenkranken Henschen. Münch. med. Wschr. 1912, Nr 20. — DE HEER: Die Dynamik des Säugetierherzens im Kreislauf. Pflügers Arch. 148 (1912). — HEFFTER: Sind die Strophanthine des Handels gleichwertig? Ther. Mh. 1, 1 (1909). — HEFFTER und SACHS: Vergleichende Untersuchungen über Strophanthusglukoside. Biochem. Z. 40, 83. — HEGLER: Cardiazol. In: KNOLLS Mitt. f. Ärzte 1926, Nr 3. — VON DER HEIDE: Über kumulative Wirkung des Digitalins und Helleboreins. Arch. f. exper. Path. 19 (1885). — HEIDEHNAIN: Über die Behandlung der peritonitischen Blutdrucksenkung mit intravenösen Suprarenin-Kochsalzinfusionen. Mitt. Grenzgeb. inn. Med. u. Chir. 18 (1908). — HEIDENHAIN: Über Infusion von Suprarenin-Kochsalzlösungen bei peritonitischer Blutdrucksenkung. Z. Chir. 104, 535 (1910). — HEILIG: Über Urandiurese. Z. exper. Med. 37, H. 3/6 (1923). — HEIN: Vergleichende klinische Studie über einige neuzeitliche Digitalispräparate. Rev. med. Suisse rom. 1917, Nr 7. — HEINEKE, A.: Über die Mobilisation kardialer Ödeme. Münch. med. Wschr. 1917, 19. Zbl. Herzkrkh. 1917, Nr 16, 187. — HEINEKE, A.: Theoretisches und Klinisches zur extrarenalen Ausscheidung kardialer Ödeme. Dtsch. Arch. klin. Med. 130 (1919). — HEINEKE, A.: Über die Behandlung des kardialen Ödems. Zbl. Herzkrkh. 13, Nr 9—11 (1921). — HEINEKE, H.: Über den Wert der intravenösen Adrenalin-Kochsalzinfusion bei der Behandlung der Peritonitis. Arch. klin. Chir. 90, 102 (1909). — HEINZ, R.: Lehrbuch der Arzneimittellehre (1907). — HEINZ, R.: Handbuch der exper. Path. u. Pharmak. (1904). — HELLMANN und KOLLMANN: Weiterer Bericht über die kombinierte Kalzium-Digitalisbehandlung bei Herzkranken. Ther. Gegenw. 1924, 444. — HEMMERLING: Klinische Erfahrungen mit dem neuen Analepticum Cardiazol. Dtsch. med. Wschr. 51, Nr 29 (1925). — HENDERSON, V. E.: The action of some remedies on the heart in disease. Montreal med. J. 29 (1910). — HENDERSON, V. E.: The therapeutic action of digitalis. Amer. J. med. Sci. 1910. — HENRIJEAN und HONORÉ: Experimentelle Untersuchungen über das Adonidin. Brüssel 1909. — HENRIJEAN, F. et WAUCOMONT, R.: Contribution à l'étude expérimentale des analeptiques du cœur. Commun. 2. Mécanisme de l'action de quelques médicaments sur le cœur. Bull. Acad. Méd. belg. 26, 399—433 (1912). — HENSCHEN: Die Wiederbelebung des Herzens durch peri- und intracardiale Injektion, durch Herzaderlaß und Herzinfusion. Schweiz. med. Wschr. 1920, Nr 13. — HERING: Bemerkungen zur Erklärung des unregelmäßigen Pulses. Prag. med. Wschr. 27, 20 (1902). — HERING, H. E.: Über kontinuierliche Herzbigeminie. Dtsch. Arch. klin. Med. 79, 175 (1904). — HERMANN and ASHMANN: Heartblock with and without convulsive syncope. Spectacular therapeutic results from barium chloride. Amer. Heart J. 1, Nr 3 (1926). — HERNANDO: Über den Einfluß der Stoffe der Digitalisgruppe auf den Blutdruck des Kaninchens. Arch. f. exper. Path. 66 (1911). — HERTZ: Erfahrungen mit Scillaren. Münch. med. Wschr. 1924, Nr 9. — HESS: Die Wirkung intraarterieller Adrenalininjektion auf den arteriellen und venösen Blutdruck beim Menschen. Naunyn-Schmiedebergs Arch. 91, H. 3/5 (1921). — HESS: Über Ephedrin. Münch. med. Wschr. 1926, Nr 40. — HESSE: Neue Herzmittel. Med. Klin. 1925, Nr 10. — HESSE: Zur intracardialen Injektion. Münch. med. Wschr. 1919, Nr 21. — HETT: Die Nikotinwirkung an isolierten Froschherzen. Naunyn-Schmiedebergs Arch. 88 (1920). — HEUBNER, O.: Über die Wirkung des Camphers auf die Leistung des Froschherzens. Arch. Heilk. 11, 334 (1870). — HEUBNER, W.: Das Wesen der Digitaliswirkung. Ther. Mh. 26, Nr 3, 157 (1912). — HEUBNER, W.: Zur Pharmakologie des Camphers.

Naunyn-Schmiedebergs Arch. **96**, H. 6 (1923). — HEUBNER, W.: Über Kalziumvergiftung. Nachr. Ges. Wiss. Göttingen, Math.-physik. Kl. **1924**. — HEUBNER, W. und RONA: Über den Kalkgehalt des Blutes bei kalkbehandelten Katzen. Biochem. Z. **93**, 187 (1919). — HEUBNER, W. und RONA: Calcium. Biochem. Z. **93**, 187 (1919). — HEUSINGER: Über die Digitalis purpurea. Arch. med. Erfahrung 1811. — HEWLETT: The effect of amylnitrite inhalations upon the blood pressure in man. J. med. Res. **15** (1906). — HEWLETT: Digitalis heart-block. J. amer. med. Assoc. **48**, 47 (1907, Jan.). — HEWLETT and BARRINGER: The effect of digitalis on the ventricular rate in man. Arch. int. Med. **5** (1910). — HEYMANS: Suppression du pouvoir inhibitif du vague sur le cœur du tortue par le bleu méthylène. C. r. Soc. Biol. **86**, Nr 5 (1922). — HILDEBRANDT: Über die Herzwirkung des Sparteins. Versuche am isolierten Frosch- und Meerschweinherz. Naunyn-Schmiedebergs Arch. **10⁴**, H. 3/4 (1924). — HILDEBRANDT: Über einen Antagonismus zwischen Atropin und Adrenalin am Gefäßapparat des Frosches. Naunyn-Schmiedebergs Arch. **86**, H. 3/4 (1920). — HILDEBRANDT: Bemerkungen zu der „Untersuchungen über Coramin und Cardiazol" betitelten Arbeit von L. ASHER. Z. exper. Med. **55**, H. 1/2 (1927). — HILLER: Die Convallaria majalis. Z. klin. Med. **6**, 492. — HIRSCH, C.: Über Digitalis und Digitalistherapie. Dtsch. med. Wschr. **49**, Nr. 26—38 (1923). — HIRSCHFELDER: Diseases of the heart and aorta. Philad. and London 1910. — HIRSCHFELDER, A. D.: Observations upon Paroxysmal Tachycardia. Bull. Hopkins Hosp. **17**, 337 (1906). — HOCHHEIM: Klinische Erfahrungen mit Digitalen. Zbl. inn. Med. **1905**, Nr 22. — HOEPFEL, R.: Beitrag zur Digitalisbehandlung bei Pneumonie. Ther. Mh. **6**, 177 (1892). — HOEPFFNER: Beiträge zur intravenösen Strophantintherapie. Dtsch. Arch. klin. Med. **92**, 485, 1 (1908). — HOEPFFNER: Gesichtspunkte für die Einführung des Extractum Digitalis depuratum. Münch. med. Wschr. **1908**, Nr 34. — v. HOFFMANN: Zur Frage der prophylactischen Digitalisdarreichung vor Operationen. Klin. Wschr. **3**, Nr 40 (1924). — HOFFMANN, A.: Vorlesungen über allgemeine Therapie. Leipzig 1895. — HOFFMANN, Aug.: Die Behandlung der Herzinsuffizienz. Dtsch. med. Wschr. **1905**, Nr 18. — HOFFMANN, Aug.: Funktionelle Diagnostik und Therapie bei Erkrankungen des Herzens und der Gefäße. Wiesbaden: Bergmann 1911. — HOFFMANN, Aug.: Über die therapeutische Anwendung des Diuretins (Theobrominatrium-Natriumsalicylat). Arch. f. exper. Path. **28**, 1. — HOFFMANN, AUG.: Über Digitalistherapie. Jkurse ärztl. Fortbildg 1 (1914, Febr.). — HOFFMANN, AUG., Zur Behandlung chronischer Herz- und Nierenkrankheiten mit „Theacylon". Münch. med. Wschr. **1915**, Nr 33. — HOFFMANN, AUG.: Über die objektiven Wirkungen unserer modernen Herzmittel auf die Herzfunktionen. Verh. dtsch. Ges. inn. Med. **1901**, 177. — HOFFMANN, VIKTOR: Zur Frage der prophylactischen Digitalisverabreichung vor Operationen. 1. Experimentelle Untersuchungen am Frosch. Klin. Wschr. **3**, Nr 40, 1802—05. — HOFMANN, F. B.: Über Vorhofflimmern und seine Beseitigung durch Chinidin. Münch. med. Wschr. **1909**, Nr 48, 1323. — HOHLWEG: Die intracardiale Injektion. Münch. med. Wschr. **70**, 38/35 (1923). — HOKE und RIHL: Kreislaufwirkung des Salvarsans. Z. exper. Path. u. Ther. **9** (1911). — HOLM: Über Camphogen INGELHEIM., ein wasserlösliches Campherpräparat. Klin. Wschr. **1925**, 357. — HOLM und EGGERS: Cardiazol. In: Knolls Mitt. Ärzte **1926**, Nr. 3. — HOLSTE: Systole und Diastole des Herzens unter dem Einfluß der Digitaliswirkung. Naunyn-Schmiedebergs Arch. **70**, 439 (1912). — HOLSTE: Über das Verhalten der Stoffe der Digitalisgruppe gegen Fermente. Arch. f. exper. Path. **68** (1912), — HOLSTE: Über die lokale Reizwirkung von Herzmitteln mit Rücksicht auf deren Verwendbarkeit zu subcutanen Injektionen. Arch. f. exper. Path. **73** (1913). — HOLSTE: Pharmakologische Untersuchungen zur Physiologie der Herzbewegung. Z. exper. Path. u. Ther. **18**, 99 (1916). — HOLSTE: Die kombinierte Digitalistherapie. Dtsch. med. Wschr. **1916**, Nr 25. — HOLSTE: Zur Strophantinfrage. Z. exper. Path. u. Ther. **1917**, 81. — HOLSTE: Zur Methodik der Prüfung von Herzmitteln. Z. exper. Path. u. Ther. **22**, 1 (1921). — HOLSTE: Über den Einfluß der Giftmenge und Giftkonzentration der Stoffe der Digitalisgruppe auf die Wirkung am Froschherzen. Arch. f. exper. Path. **70**, 430. — HOLZBACH: Exper. pharm. Studie zur Frage der Behandlung der peritonitischen Blutdrucksenkung mit spezieller Berücksichtigung der die Kapillaren und kleinen Arterien beeinflussenden Gifte: Arsen, Adrenalin, Baryt und Veronal. Naunyn-Schmiedebergs Arch. **70**, 183 (1912). — HONDA: Über das Wesen der herzhemmenden Muscarinwirkung. Naunyn-Schmiedebergs Arch. **1910**, 72. — HOPE: Von den Krankheiten des Herzens und der großen Gefäße (1833). — HOUGHTON, J.: Amer. Assoc. 1898. Zit. nach GOTTLIEB in: MEYER und GOTTLIEB, Exper. Pharmakologie 1914, 290. — HUBER: Über die diuretische Wirkung der Salicylsäure. Dtsch. Arch. klin. Med. **41**, 129. — HUBERT, G.: Erfahrungen mit Novasurol als Diuretikum. Münch. med. Wschr. **1921**, Nr 48. — HUCHARD: Adonidin. Union méd. **1886**, 35. — HUCHARD: Quand et comment doit on préscrire la digitale. Paris 1888. — HUCHARD: Bull. Thér. Nr 103, zit. nach TALMA und v. D. WEYDE, Z. klin. Med. **9**, 315. — HUCHARD: Les maladies du cœur et des vaisseaux (1899). — HUCHARD: Digitale et Digitaline. Bull. **15**, **1906**, 916. — HUCHARD: Die Krankheiten des Herzens und ihre Behandlung. Übersetzt von F. ROSEN-

FELD (1919). — HÜPFER: Über intravenöse Campherölinjektion auf Grund pathologisch-anatomischer Untersuchungen. Med. Klin. 18, 373 (1922). — HÜRTHLE: Orientierungsversuche über die Wirkung des Oxysparteins auf das Herz. Arch. f. exper. Path. 30, 401.

IMPENS: Über Cymarin, das wirksame Prinzip von Apocynum cannabinum. Pflügers Ach. 153, 239 (1913). — ISAAC: Über Beeinflussung der Herztätigkeit und der Diurese durch intravenöse Traubenzuckerinfusion. Ther. Halbmh. 1921, Nr 22. — ISSEKUTZ: Über Aufnahme und Speicherung der Digitalissubstanzen im Herzen. Arch. f. exper. Path. 78, 155 (1915). — ISSEKUTZ: Über die Reversibilität der Digitaliswirkung. Z. exper. Path. u. Ther. 20 (1919).

JACOBS und HOFFMANN: The structural relationship of the cardiac poisons. J. of biol. Chem. 67, Nr 1 (1926). — JACOBSOHN, J. et LAUGIER, H.: Action de l'alcool benzylique sur la pression artérielle et sur la respiration. C. r. Soc. Biol. 86, Nr 5, 247—252 (1922). — JACOBY: Beobachtungen am peripheren Gefäßapparat unter lokaler Beeinflussung desselben durch pharm. Agentien. Naunyn-Schmiedebergs Arch. 86, H. 1/2 (1920). — JAKOB: Über die Bedeutung der Karellkur bei der Beseitigung schwerer Kreislaufstörungen. Münch. med. Wschr. 1908, Nr. 16 u. 17. — JAMIESON: The action of the letal dose of strophanthin in normal animals and in animals infected with pneumonia. J. exper. Med. 22, 629 (1915). — JANEWAY, TH. C.: The use and abuse of digitalis. Amer. J. med. Sci. 1908. — JANEWAY: The comparative value of cardiac remedies. 7. internat. Congr. Med. London 1913, Sect. V, Disc. Nr 4. — JANSEN: Kalkstudien am Menschen. Dtsch. Arch. klin. Med. 145, H. 3/4 (1924). — JANSEN: Über Ephedrin. Klin. Wschr. 1926, Nr 51. — JAQUET: Über die physiologische Wirkung einiger Pflanzendialysate. Korresp.bl. Schweiz. Ärzte 1897, Nr 11; 1898, Nr 24. — JAQUET: Über Verodigen. Schweiz. med. Wschr. 1920, Nr 39. — JAQUET, A.: Zur Frage der biologischen Wertbestimmung der Digitalispräparate. Schweiz. med. Wschr. 56, Nr 26, 639 (1926). — JARISCH: Über Diuresehemmung durch Digitalis. Berl. klin. Wschr. 1919, Nr 52. — JENNY: Zur Pharmakologie der Scilla. Schweiz. med. Wschr. 52, Nr 22 (1922). — JENSEN: Massive doses of Digitalis in auricular fibrillation without heart failure. Lancet 206, Nr 15 (1924). — JOACHIMOGLU: Weitere Erfahrungen über Digitalis. Naunyn-Schmiedebergs Arch. 91, H. 3/5 (1921). — JOACHIMOGLU und MOSLER: Vergleichende Untersuchungen über die Wirkungen des d-, e- und i-Kamphers. V. Naunyn-Schmiedebergs Arch. 98 (1922). — JOCHMANN: Lehrbuch der Infektionskrankheiten. Berlin 1914. — JODLBAUER: Experimentelles über Digitalistabletten WINCKEL. Münch. med. Wschr. 1912, Nr 4. — JOHANNESEN: Über Bradycardie und Atropinwirkung auf das Herz. Wien. med. Bl. 1901, Nr 27. — JOHANNESSOHN: Über das Verhalten der Strophanthine im Verdauungstractus. I. Über die angebliche Spaltung der Strophanthine durch Fermente. Naunyn-Schmiedebergs Arch. 78, 91 (1914). — JOHANNESSOHN und SCHAECHTL: Klinischer Beitrag zur Strophanthusfrage. Dtsch. med. Wschr. 1914, Nr 28 1412. — JOHN: Klinische Erfahrungen über intravenöse Suprarenininjektionen bei schweren Herz- und Gefäßkollapsen. Münch. med. Wschr. 1909, Nr 29. — JOHN: Weitere klinische Erfahrungen über intravenöse Suprarenininjektionen usw. Münch. med. Wschr. 1909, Nr 47. — JONESCU-LOEWI: Über eine spezielle Nierenwirkung der Digitaliskörper. Naunyn-Schmiedebergs Arch. 59, H. 1 (1908). — JOSEFOWICS, J.: Praktische Erfahrungen mit dem Digitalispräparat „Diginorgin" nach Prof. Dr. WILH. WIECHOWSKI. Med. Klin. 18, Nr 49, 1556—57 (1922). — JOSEPH: Untersuchungen über Herz- und Gefäßwirkungen kleiner Digitalisgaben bei intravenöser Injektion. Naunyn-Schmiedebergs Arch. 73 (1913). — JÜLICH: Über Nebenerscheinungen bei intramuskulärer Injektion von Hexeton. Dtsch. med. Wschr. 50, Nr 41 (1924). — v. JÜRGENSEN, TH.: Kruppöse Pneumonie (1883). — v. JÜRGENSEN, TH.: Lehrbuch der spez. Path. u. Ther. Leipzig 1886. — v. JÜRGENSEN, TH.: Erkrankungen der Kreislauforgane. Insuffizienz des Herzens. Wien 1899. — v. JÜRGENSEN, TH.: Handbuch d. speciellen Therapie inn. Krankh., herausg. von PENZOLDT und STINZING. 1. Aufl. 3, 404. — JUNGMANN: Über Scilla maritima. Klin. Wschr. 1922, Nr 9. — JUNGMANN: Zur Pathologie des Salzstoffwechsels. Klin. Wschr. 2, 1 (1923). — JUNKMANN: Beiträge zur Pharmakologie der Leistung des isolierten Froschherzens. Naunyn-Schmiedebergs Arch. 96, H. 1/2 (1922). — JUNKMANN: Über die pharmakologische Beeinflussung der Dynamik des Froschherzens. Naunyn-Schmiedebergs Arch. 105, H. 3/4. (1925). — JUNKMANN: Beiträge zur Physiologie und Pharmakologie der Erregbarkeit des Froschherzens. I. Versuche am isolierten Ventrikel. Naunyn-Schmiedebergs Arch. 108, H. 3/4 (1925).

Kasztan, M.: Beiträge zur Kenntnis der Gefäßwirkung des Strophanthins. Naunyn-Schmiedebergs Arch. 63, 422 (1910). — KAUFMANN: Über die Wirkung von Physostigmin bei Tachykardie. Wien. klin. Wschr. 1912, Nr 28. — KAUFMANN: Cardiazol. Münch. med. Wschr. 1926, Nr 48. — KAUFMANN: Wirkungs- und Anwendungsweise des Cymarins. Dtsch. med. Wschr. 52, Nr 20 (1926). — KAUFMANN und MEYER: Über therapeutische Herzverkleinerungen. Münch. med. Wschr. 1917, 64, 988. Zbl. Herzkrkh. 1918, 10, 108.

Med. Klinik 1917, Nr 44, 45. — KELLER: Schweiz. Wschr. Chem. u. Pharm. 1897, Nr 26 ff. — KEMEN und KISCH: Über die Wirkung der Radiumemanation auf das Froschherz. Zbl. Herzkrkh. 11, 16. — KEMPMANN und MENSCHEL: Zur Wirkung der Euphyllin-Diurese auf den normalen und gestörten Wasserhaushalt. Klin. Wschr. 4, 7, 308 (1925). — v. KETLY: Über den therapeutischen Wert des Digalens. Ther. Mh. 1906. — KIEFER: Untersuchungen über das lösliche Campherpräparat Hexeton. Arch. Kinderheilk. 74, .H. 2/3 (1924). — KILIANI: Über Digitoxin und Digalen. Münch. med. Wschr. 1907, Nr 18. — KILIANI: Über Digitoxin und Gitalin. Arch. Pharmaz. 251, 8, 562 (1913). — KILIANI: Entwurf einer Digitalisanalyse. Arch. Pharmaz. 1913, 562. — KILIANI: Gitalin, ein Gemenge. Arch. Pharmaz. 252. — KILIANI: Digitoxingehalt des Digifolin „Ciba". Apoth.-Ztg 1914, Nr 51. — KILIANI und WINDAUS: Arch. Pharmaz. 237, 458 (1899). — KILLIAN: Untersuchungen über die Wirkung von Adrenalin, Hypophysenextrakt und Histamin auf den Blutstrom in den kleinsten Gefäßen der Froschzunge. Naunyn-Schmiedebergs Arch. 108, H. 5/6 (1925). — KINGLAKE: Über die arzneilichen Wirkungen des Fingerhutes. Im Phys.-med. J. Leipzig 1800. 359. — KIONKA: Die Wirkungen der Erdalkalien auf das isolierte Froschherz. Z. exper. Path. u. Ther. 17, 108 (1914). — KLEEMANN: Der Vagusdruckversuch und seine Bedeutung für die Herzfunktion. Dtsch. Arch. klin. Med. 130 (1919). — KLEIN, K.: Klinisches und Experimentelles über die cumulative Wirkung der Strophanthine. Z. exper. Path. u. Ther. 17, 127 (1914). — KLEIN, K.: Über die Gewöhnung an Strophanthin mit Benutzung eines reflektorischen Speichelflusses als Indikator studiert. Z. exper. Path. u. Ther. 17, 143 (1914). — KLEMENSIEWICZ: Die Pathologie der Lymphbildung. KREHL-MARCHANDS Handbuch. — KLEMPERER, F.: Abdominaltyphus. Dtsch. Klinik Eing. 20. Jahrh. 2, 524 (1903). — KLEMPERER, G.: Digalen. Ther. Gegenw. 1905, Jan. — KLEMPERER, G.: Zur Behandlung der Lebercirrhose, Harnstoff als Diureticum. Berl. klin. Wschr. 1896, Nr 1. — KLEMPERER und STRISOWER: Insulin und Blutdruck. Wien. klin. Wschr. 36, Nr 38 (1923). — KLEWITZ und KIRCHHEIM: Die Anwendung der hypertonischen Traubenzuckerlösung bei organischen Herzerkrankungen. Klin. Wschr. 1922, Nr 28. — KLOTZ: Über die therapeutischen Anwendungen von Pituitrin. Münch. med. Wschr. 1911, Nr 21. — KLOTZ, R.: Hypophysenextract bei Kreislaufschwäche und bei Darmlähmung.. Dtsch. med. Wschr. 49, Nr 34, 1119—1120 (1923). — KNAPP: Dissertation on the properties of Apocynum cannabinum. Amer. med. Rev. a. J. 3 (1826). — KNEIER: Über intracardiale Adrenalininjektion bei akuter Herzlähmung. Dtsch. med. Wschr. 47, 1490 (1921). — KOBERT: Zum Ersatz der Digitalis. Dtsch. med. Wschr. 1881, 500; 1882, 479. — KOBERT: Pharmakotherapie (1908). — KOBERT: Über die wirksamen Bestandteile und die Verordnungsweise der Digitalis. Münch. med. Wschr. 59, Nr 34, 1864 (1912). — KOBERT: Über die Beeinflussung der peripherischen Gefäße durch pharmakologische Agentien. Arch. f. exper. Path. 22, 77. — KOCH: Über den angeblichen Einfluß supraventriculärer Herzteile auf den Ventrikeltonus des Froschherzens. Pflügers Arch. 207, H. 5/6 (1925). — KOCHMANN: Zur Wirkung der Digitaliskörper auf den Nervus vagus. Arch. internat. Pharmaco-Dynamie 16. — KÖHLER, TH.: Handbuch d. spez. Therapie. Tübingen 1 (1867). — KÖRBLER: Experimentalstudien zur Frage der intracardialen Injection. Arch. klin. Chir. 150, 1 (1928). — KÖRNER: Kumulation des Scillarens? Ther. Gegenw. 1925, Nr 10. — KÖRNER: Klinische Erfahrungen mit Scillaren. Klin. Wschr. 3, Nr 24 (1924). — KOFLER, L. und KAUREK, R.: Über den Einfluß von Saponinen auf die Resorption von Strophanthin und Digitoxin. Arch. f. exper. Path. 109, H. 5/6, 362—369 (1925). — KOHN, H.: Bemerkungen zur Behandlung der Influenzapneumonie. Berl. klin. Wschr. 1919, 173. — KOLB: Cymarin bei Myocarditis chronica mit Decompensationserscheinungen. Dtsch. med. Wschr. 1913, Nr 40. — KOLLERT: Über die diuretische Wirkung des Novasurols. Ther. Gegenw. 1920, 340. — KOLLERT und STARLINGER: Über die Wirkung einiger Diuretica auf das Fibrinogen. Wien. klin. Wschr. 35, Nr 19 (1922). — KOLM und PICK, E. P.: Über die Bedeutung des Kaliums für die Selbsteuerung des Herzens. Pflügers Arch. 185, H. 4/6 (1920). — KOLM und PICK, E. P.: Über inverse Herzwirkungen parasympathischer Gifte. Pflügers Arch. 190, H. 1/3 (1921). — KOLM und PICK, E. P.: Über die Bedeutung des Calciums für die Erregbarkeit der sympathischen Herznervenendigungen. Pflügers Arch. 189, H. 1/3 (1921). — KONSCHEGG (LOEWI): Über die Beziehungen zwischen Herzmittel und physiologischer Kationenwirkung. Naunyn-Schmiedebergs Arch. 71 (1913). — KOPPE: Untersuchungen über die pharmakologischen Wirkungen des Digitoxins, Digitaleins und Digitalins. Naunyn-Schmiedebergs Arch. 3, 274 (1874). — KORANYI: Über die Wirkung des Morphins auf die Digitalistoleranz. Ther. Mh. 1917. — KORBSCH: Über Traubenzuckerinfusionen bei hydrop. Herzkranken. Dtsch. med. Wschr. 1921, Nr 12. — KORGAN: Einige Angaben über das Insulin. Seine Wirkung auf das isolierte Herz und seine therapeutische Anwendung. Z. exper. Med. 42, H. 1/3 (1924). — KOTTMANN: Intravenöse Anwendung von Digalen. Z. klin. Med. 1905, 56. — KOTTMANN: Zur Dosierung des Digalens bei intravenöser Anwendung. Korresp.bl. Schweiz. Ärzte 1907, Nr 10. — KOTTMANN: Über die Fortschritte der Digitalisbehandlung. Berl. klin. Wschr.

1908, März. — Kottmann: Klinisches über Digitoxinum solubile Cloetta (Digalen), ein Beitrag zur subkutanen und intravenösen Digitalistherapie. Z. klin. Med. **56,** H. 1/2. — Kraemer, F.: Ein Beitrag zur Wirkung des Extractum fluidum apocyni cannabini. Münch. med. Wschr. **1909,** Nr 45. — Kraft, F.: Die Glykoside der Blätter der Digitalis purpurea. Arch. Pharmaz. **250,** H. 2 (1912). — Krailsheimer: Wirkungswert von Digitalis purpurea. Arch. f. exper. Path. **62** (1910). — Kraus, Fr.: Die Ermüdung als Maß der Konstitution. Bibl. med. **1897,** Nr 3. — Kraus, Fr.: Über synthetischen Kampfer. Med. Klin. **1924,** Nr 22. — Kraus: Über Scilla maritima. Klin. Wschr. **1922,** Nr 9. — v. Krehl, L.: Die Erkrankungen des Herzmuskels. Nothnagels spec. Path. u. Ther. Wien 1901, 1913. — v. Krehl, L.: Zur Kenntnis des Digitalisgebrauches und des Wasserwechsels. Dtsch. Arch. klin. Med. **128,** H. 3/4 (1919). — v. Krehl, L. und Straub, W.: Über Verodigen. Dtsch. med. Wschr. **1919,** Nr 10. — Kreitmair: Die pharmakologische Wirkung des Ephedrins. Naunyn-Schmiedebergs Arch. **120,** 189 (1927). — Kretschmer: Über den Mechanismus der Adrenalinwirkung und dauernde Blutdrucksteigerung durch Adrenalin. Naunyn-Schmiedebergs Arch. **57,** 423 (1907). — Kreysig, Fr. Ludw.: Die Krankheiten des Herzens. Berlin 1814. — Krogh, Marie: Über biologische Untersuchung von Digitalisstoffen. Ugeskr. Laeg. (dän.) **88,** Nr 8, 183—187 (1926). — Krönig: Digitalisvergiftung. Münch. med. Wschr. **1914,** Nr 13. — Kuckuk, W.: Erfahrungen mit dem Herzberuhigungsmittel „Recorsan". Zbl. Herzkrkh. **17,** Nr 23, 379—381. — Kudrjawzew und Worobjew: Über die Wirkung der Ovarial- (Durchspül-) Flüssigkeit auf das isolierte Herz, das Herz in situ und den Blutdruck. Z. exper. Med. **48,** 6 (1926). — Kulcke: Novasurol als Diureticum. Klin. Wschr. **1922,** Nr 13, 622. — Kuno: Über die Wirkung des Methylalkohols auf das isolierte und überlebende Säugetierherz. Arch. internat. Pharm. et Thér. **22,** H. 5/6 (1913). — Kuroda: Über Cymarin. Z. exper. Med. **4,** 22 (1914). — Kussmaul: Digitalisbehandlung. Ther. Gegenw. **1900,** Jan. — Kussmaul: Über lange fortgesetzte Anwendung kleiner Digitalisgaben. Ther. Gegenw., N. F. **2** (1900). — Kylin: Zur Frage der Adrenalinreaktion über die Bedeutung des Ca-Ions für die Adrenalinreaktion. Klin. Wschr. **4,** 6, 260 (1925). — Kylin und Nyström: Blutkalkstudien. Z. exper. Med. **45,** H. 1/2 (1925).

Laborde-Germain Sée: Spartein. Arch. de Physiol. **1886.** — Laborde und Légris: Spartein. Zit. Pharm. Zbl. **1886,** 5, 106. — Laigre: Muget et suc de muget. Rev. Thér. méd.-chir. **51,** 757 (1903). — Lamson and Nagayama: Blood volume and blood volume methods. J. of Pharmacol. **15,** Nr 4 (1920). — Lange: Novasurol als Diureticum. Ther. Gegenw. **1920,** 251. — Lange: Erfahrungen mit Cardiazol und Hexeton. Dtsch. med. Wschr. **1926,** Nr 7. — Langendorff: Arch. f. Physiol. 1884, Suppl. 1886, 267. — Langgaard: Über Strophanthus. Ther. Mh. **1887,** Mai, 180. — Latham, P. M.: Vorlesungen über Herzkrankheiten. Aus dem Engl. von G. Krupp. Leipzig 1847. — Laubry, Ch. et Mougeot, A.: Sur le traitement de l'hypertension artérielle par le benzoate de benzyle. Bull. Soc. méd. Hôp. Paris **37,** Nr 17, 757—760 (1921). — Lehnert und Loeb: Physiologische Wertbestimmungen einiger Digitalispräparate. Ther. Mh. **1911,** März. — Lehr, Ferdinand: Zur therapeutischen Verwendung der Scillapräparate (Scillikardin, Scillaren, Summascil). Ther. Gegenw. **67,** H. 8, 352 (1926). — Lemesié: Prüfung diuretischer Mittel an der isolierten Kaninchenniere. Klin. Wschr. **2,** Nr 31, 1455 (1923). — Lenneker: Bemerkungen über die therapeutische Wirkung von Convallaria. Ther. Gaz. **1907,** Sept. — Lenz: Analyse der Herzwirkungen des Digitoxigenins. Naunyn-Schmiedebergs Arch. **114,** H. 1/3 (1926). — Lenz und Ludwig: Vergleichende quantitative und qualitative Untersuchungen über die Wirkung der Spasmolytica auf experimentelle Spasmen. Z. exper. Med. **33,** 192 (1923). — Leo: Über die therapeutische Anwendung der Adonis vernalis-Pflanze. Dtsch. Arch. klin. Med. **33,** 262. — Leo: Neue Gesichtspunkte für die therapeutische Anwendung des Kampfers. Münch. med. Wschr. **1913,** Nr 43. — Leo: Über die Wirkung gesättigter wäßriger Kampferlösung. Dtsch. med. Wschr. **1913,** 591. — Leo: Über die intravenöse Anwendung des Kampfers. Dtsch. med. Wschr. **1918,** Nr 1. — Leo: Über die Wirkung intravenöser Campherölinjektionen. Dtsch. med. Wschr. **1922,** Nr 5. — Leontowitsch: Elektrocardiogrammstudie über die Wirkung der Ca-Salze der Ringerschen Lösung aufs Herz. Pflügers Arch. **147,** 504 (1912). — Lepehne: Zur intravenösen Injektion in Öl gelöster Medicamente. Klin. Wschr. **1922,** 670. — Lépine: Lyon méd. **1882,** Nr 29, zit. nach Talma und v. d. Weyde. — Leschke: Experimentelle und klinische Erfahrungen mit einem wasserlöslichen Kampferpräparat (Hexeton). Klin. Wschr. **3,** Nr 6 (1924). — Leubuscher: Physiologische und therapeutische Wirkungen des Convallaramin. Z. klin. Med. **7,** 581. — Leumonier: Recherches cliniques sur la digitoxin solubile de Cloetta. Bull. gén. Thér. méd. **1906,** 855. — Leusser: Über Gitapurin. Münch. med. Wschr. **73,** Nr 24, 992 (1926). — Levin: Beiträge zur Pharmakologie des Kampfers. Arch. f. exper. Path. **27.** — Levy: The absorption of digitalis from the rectum in man. Proc. Soc. exper. Biol. a. Med. **21,** 2 (1923). — Levy, Robert L.: Rectal digitalis therapy. Arch. int. Med. **33,** Nr 6, 742—757 (1924). — Lewin: Zur medikamentösen Herztherapie. Med. Klin. **1923.** Nr 51/52. — Lewis, Th.: The mechanism of the Heart Beat. London 1911, 1925. — Lewis, Th.: The reaction of the heart to digitalis, when the auricle is fibrillating. Brit. med. J. **1910**, 26. Nov., 1670. — Lewis, Th.: The action of digitalis in case of auricular fibrillation and flutter. Third lecture. Amer. J. med. Sci. **164**, Nr 2 (1922). — Lewis and Drury: Revised views of the refractory period in relation to drugs reputed to prolong it and in relation to circus movement. Heart **13**, Nr 1 (1926). — Lewis, Drury and Iliescu: Some observations upon atropine and strophantin. Heart **9**, Nr 1 (1921). — Lewis, Drury, Wedd and Iliescu: Observation upon the action of certain drugs upon fibrillation of the auri. Heart **9**, Nr 2/3 (1922). — Lewisson: Die Wertbestimmung von Herzmitteln bei intestinaler Einführung. Z. exper. Path. u. Ther. **20**, 3. — v. Leyden: Über die Wirkungsweise und die Indikationen der Digitalis. Dtsch. med. Wschr. 1881, Nr 25. — v. Leyden: Herzkrankheiten infolge von Überanstrengung. Z. klin. Med. **1886.** — v. Leyden: Das Kalomel als Diuretikum. Fortschr. Med. **1901**, Nr 19. — Leyden, E.: Pneumonie. Dtsch. Klinik Eing. 20. Jahrh. 2, 293. — v. Lhota: Untersuchungen über die vaguslähmende Wirkung der Digitaliskörper. Arch. f. exper. Path. 58, 350. — Libenski: Die Orthodiagraphie als Kontrolle der Wirkung der Digitalistherapie. Z. klin. Med. 80 (1914). — Lichtenstein, E.: Erfahrungen mit Nitroscleran. Dtsch. med. Wschr. **51**, Nr 50, 2077—78 (1925). — Lichtwitz: Nierenkrankheiten (1921). — Lichtwitz und Hirsch: Adrenalinwirkung und periph. Gefäßtonus. Dtsch. Arch. klin. Med. 99 (1910). — Liebermeister, C.: Pathologie und Therapie des Fiebers. Leipzig 1875. — Liebermeister, C.: Typhus abdominalis. Handb. d. spez. Path. u. Ther., herausg. v. H. v. Ziemssen. 2. Aufl. 2 I (1876). — Liebermeister, C.: Akute und chronische Lungenentzündung. Handbuch d. prakt. Med., herausg. von Ebstein und Schwalbe 1, 294 (1899). — Liebermeister, G.: Über intravenöse Strophantintherapie. Med. Klinik 1908, Nr 8. — Liebmann: Einfluß des Camphers auf den kleinen Kreislauf. Arch. f. exper. Path. 68 (1912). — Lind van Wijngaarden: Untersuchung über die Wirkungsstärke von Digitalispräparaten. Naunyn-Schmiedebergs Arch. **112** u. **113** (1926); **123**, H. 3/4 (1927). — Lippmann: Vasotonin. Festschr. allg. Krkhaus St. Georg. Hamburg 1912. 255. — Lissauer: Über pathologische Veränderungen der Herzganglien bei experimenteller chronischer Alkoholintoxikation und bei Chloroformnarkose. Virchows Arch. **218**, 203 (1914). — Loeb, A.: Klinische Untersuchungen über den Einfluß von Kreislaufsänderungen auf die Urinzusammensetzung. Dtsch. Arch. klin. Med. 84, 579. — Loeb: Coffein. Pflügers Arch. **39** (1886). — Loeb: Über Beeinflussung des Coronarkreislaufes durch einige Gifte. Arch. f. exper. Path. **51** (1904). — Loeb: Die Wirkung des Alkohols auf das Warmblüterherz. Arch. f. exper. Path. **52**, 452. — Loeb und Loewe: Die örtliche Reizwirkung der zur Injektionsbehandlung empfohlenen Digitalispräparate. Ther. Mh. **30** (1916, Mai). — Löhr: Über die Behandlung von Herzkrankheiten mit Adonis vernalis. Münch. med. Wschr. **75**, Nr 19 (1928). — Loewe: Ist die perorale Darreichung von Nebennierenpräparaten sinnvoll? Ther. Mh. **32**, 89 (1918). — Loewe: Neue Beobachtungen über Herzfunktion und Digitaliswirkung. Dtsch. med. Wschr. **1919**, Nr 52. — Loewe, S.: Das schlagend überlebende Herzstreifenpräparat. Z. exper. Med. 1 (1918). — Löwenstein: Untersuchungen über die Beeinflussung der Leucozytenzahl durch Digitalis. Z. exper. Path. u. Ther. **17** (1915). — Löwenthal: Behandlung der Pneumonie mit Digitalis in großen Dosen. Zbl. Ther. 9 (1891). — Loewi: Die Ursache der Unempfindlichkeit des Krötenherzens für die Contracturwirkung der Digitalisstoffe. Pflügers Arch. **198**, H. 3/4 (1923). — Loewi: Untersuchungen zur Physiologie und Pharmakologie des Herzvagus. Über die Bedeutung des Calciums für die Vaguswirkung. Arch. f. exper. Path. 70 (1912). — Loewi: Über Spontanerholung des Froschherzens. I. s. Arima. II. Pflügers Arch. **170** (1918). II. Mit Lieb. Pflügers Arch. **173** (1918). — Loewi: Über den Zusammenhang zwischen Digitalis und Kalziumwirkung. Naunyn-Schmiedebergs Arch. 82 (1917); 83 (1918). — Loewi, O. und Jonescu: Über eine spezielle Nierenwirkung der Digitaliskörper. Arch. f. exper. Path. 59, 71. — Loewi und Mansfeld: Über den Wirkungsmodus des Physostigmins. Arch. f. exper. Path. **62**, 181 (1910). — Loewi und Navratil: Über den Mechanismus der Vaguswirkung von Physostigmin und Ergotamin. Klin. Wschr. **1926**, Nr. 5 u. 20. — Loewy: Über die Bedeutung der Reaktion des Digitalisinfuses für seine Wirksamkeit. Wien. klin. Wschr. **1906**, Nr 39. — Lowrey: Apocynum Cannabinum. N. Y. med. J. **60**, 472 (1894). — Lust: Klinische Erfahrungen mit der intravenösen Strophantin-Therapie. Dtsch. Arch. klin. Med. **92**, 282 (1908). — Lutembacher, R.: L'insuffisance cardiaque dans les lésions chroniques du poumon. Presse méd. **31**, Nr 61, 671 (1923). — Luten, Drew: Clinical studies of digitalis. I. Effects produced by the administration of massive dosage to patients with normal mechanism. Arch. int. Med. **33**, Nr 2, 251—278 (1924). — Luten, Drew: Clinical studies of digitalis. II. Toxic rhythms, with special reference to the similarity between such rhythms in man and in the cat. Arch. of int. Med. **35**, Nr 1, 74—86 (1925). — Luten, Clinical studies of digitalis. III. Advanced toxic rhythms. Arch. int. Med. **35**, Nr 1, 87 bis 99 (1925). — Lyon, D. M. and Gilchrist, A. R.: Digitalis action and control of the pulse rate. Edinburgh J. **34**, Nr 10, 594 (1927). — Lyon-Caen, L.: Action de la bile et des sels biliaires sur l'excitabilité et la conductibilité cardiaques. C. r. Soc. Biol. **97**, Nr 21, 216 (1927).

Maas: Kranzgefäßinnervation. Pflügers Arch. **74**, 281 (1899). — Machiela: Studien am isolierten Herzstreifen (Loewe). Z. exper. Med. **14** (1921). — Macht: On the use of benzyl benzoate in some circular conditions. New York med. J. **112**, 9 (1920). — Mackenzie: Brit. med. J. **1905**, April. — Mackenzie: Diseases of the Heart. London 1910. — Mackenzie: Heart **1911** II, Nr 4. — Maeda, Mokoto und Fusakichi Nakazawa: Über das Wesen des durch die Digitalisgruppe hervorgerufenen diastolischen Herzstillstandes. Tohoku J. exper. Med. **3**, Nr 1/2, 94—106 (1922). — Magnus und Gottlieb: Über Diurese. Naunyn-Schmiedebergs Arch. **45**, 223 (1901). — Magnus-Sowton: Zur Elementarwirkung der Digitaliskörper. Naunyn-Schmiedebergs Arch. **63**, 255 (1910). — Maisel: Über unsere Erfahrungen mit Verodigen (Gitalin). Münch. med. Wschr. **1920**, Nr. 28, 803. — Maki: Über den Einfluß des Kampfers, Koffeins und Alkohols auf das Herz. Inaug.-Diss. Straßburg 1884. — Mandelstamm: Über den Zusammenhang zwischen Digitalis und Calciumwirkung. Z. exper. Med. **51**, H. 5/6 (1926). — Mandl: Über den Wert des Opiums bei Angina pectoris und verwandten Zuständen. Zbl. ges. Med. **1906**, Nr 24. — Manquat, A.: Les faibles doses de digitaline dans le traitement synergique de l'asystolie complète. Bull. Acad. Méd. **85**, Nr 23, 671—684 (1921). — Mantz: Die Arzneitherapie der akuten Kreislaufschwäche. Klin. Wschr. **4**, Nr 48 (1925). — Maragliano-Lourié: Therapeutische Mitteilungen über Convallaria majalis. Zbl. med. Wiss. **1883**, Nr 43. — Maria und Niculescu: Wertbestimmung und pharmakodyname Wirkung von Herzmitteln. Z. exper. Path. u. Ther. **11**, 276 (1912). — Markham, W. O.: Diseases of the heart. London 1856. — Markwalder: Wirkungswert von Bulbus scillae. Klin. Wschr. **1922**, Nr 5. — Markwalder: Zur Pharmakologie der Scilla. Schweiz. med. Wschr. **52**, Nr 22 (1922). — Marmé: Helleborein. Z. ration. Med. **26**, 1. — Marvin, H. M. and Soifer, J. D.: The value of camphor-in-oil as a cardiac stimulant. J. Amer. med. Assoc. **83**, Nr 2, 94—96 (1924). — Marvin, Pastor and Carmichael: The electrocardiogram and blood pressure during surgical operation and convalescence. Arch. int. Med. **35**, Nr 6 (1925). — Marvin and White: Clinical studies of drugs of the Digitalis series. J. Amer. med. Assoc. **77**, Nr 24 (1921). — Marx: Über die klinische Bedeutung des Digitoxinum crystallisatum. Inaug.-Diss. Straßburg 1898. — Masius: Des effets thérapeutiques de la digitoxine. Bull. Acad. Méd. belg., IV. s. **8**, 323 (1894). — Masow: A note on water excretion as influenced by blood pressure response to sodium nitrite. J. Labor. a. clin. Med. **9**, Nr 8 (1924). — Massini, R.: Scillaren in der Behandlung der Herzkranken. Schweiz. med. Wschr. **52**, Nr 26, 645 (1922). — Master: The effect of sodium salicylate on the normal human electrocardiogram. Amer. Heart J. **3**, Nr 2 (1927). — Matthes: Typhus. Handbuch d. ges. Therapie, herausg. von Penzold und Stinzing **1**, 4. Aufl. (1909). — Matthews: A study of the action of Aconitin on the Mammalian Heart and Circulation. J. exper. Med. **1897**, 11, 593. — Matthews: Cactin und Cactina. Eine Prüfung ihrer pharmakologischen Wirkungen. J. amer. med. Assoc. **1908** I, 956. — Matthews: Vasodilators and high Blood Pressure. Quart. J. Med. **1909** II, 261. — Mautner und Pick: Über die durch „Schockgifte" erzeugte Zirkulationsstörungen. Münch. med. Wschr. **1915**, 62, 114. — Mendel, F.: Intravenösen Digitalisbehandlung. Ther. Gegenw. **1905**, Nr 3, 398. — Mendel, F.: Bulbus scillae, ein zu Unrecht vernachlässigtes Herzmittel. Ther. Gegenw. **1918**, Nr 1/4. — Mendel, F.: Die Bedeutung der Meerzwiebel als Herzmittel. Berl. klin. Wschr. **58**, Nr 47 (1921). — Mendl, R.: Klinische Erfahrungen mit Diginorgin. Zbl. inn. Med. **42**, Nr 31, 626—629 (1921). — Meyer, A. W.: Über Reizleitungsstörungen am menschlichen Herzen. Dtsch. Arch. klin. Med. **104** (1911). — Meyer, A. W.: Die Digitalistherapie. Jena 1912. — Meyer, E.: Die Activglykoside von Digitalisblättern verschiedener Abstammung und einiger Galenika des Handels in quantitativer Messung. Naunyn-Schmiedebergs Arch. **81** (1917) und Arch. f. exper. Path. 81. — Meyer, E.: Über Nierenödem. Münch. med. Wschr. **1916**, 557. — Meyer, Erich: Über rectale Digitalistherapie. Klin. Wschr. **1**, Nr 2, 57—68 (1922). — Meyer, Erich: Über Uterusblutungen bei Kreislaufstörungen und ihre Behandlung. Arch. Gynäk. **107**, 2. — Meyer, Erich: Über rectale Digitalistherapie. Klin. Wschr. **1**, Nr 2, 57 (1922). — Meyer, Erich: Zur Therapie arterieller Spasmen. Schweiz. Arch. Neur. **13**, H. 1/2 (1923). — Meyer, Erich und Reinhold, Albert: Über die Behandlung des Herzens mit Digitalis vor den Operationen. Klin. Wschr. **4**, Nr 41 (1948) (1925). — Meyer, Felix: Zur Frage der Adrenalinwirkung auf den Coronarkreislauf. Berl. klin. Wschr. **50**, 20 (1913). — Meyer, H.: Die diuretische und vasodilatorische Wirkung des Euphyllins. S.-A. (1928). — Meyer, H. und Gottlieb: Die experimentelle Pharmakologie. Berl. u. Wien 1920. — Meyer, HH.: Über die Digitalistherapie. Wien. med. Wschr. **1920**, Nr 1/2. — Meyer, HH.: Über Herz- und Gefäßmittel. Wien. med. Wschr. **71**, Nr 17, 749—757 (1921). — Meyer: Sur l'emploi thérapeutique de la physostigmine. Arch. Mal. Cœur **1922**, Nr 11. — Middleton and Chen: Ephedrine. Arch. int. Med. **39**, Nr 3 (1927). —

MILLER: The action of the extract of the suprarenal gland and the method and indications for its use. J. med. Assoc. 48 (1907). — MILLER: Ephedrin, its use in the treatment of vascular hypotension and bronchial asthma. Ann. clin. Med. 4, Nr 9 (1926). — MINET, LEGRAND et BULTEAU: La spartéine, médicament dépresseur du cœur. C. r. Soc. Biol. 86, Nr 3 (1922). Paris méd. 12, Nr 12 (1922). — MINET, LEGRAND et BULTEAU: Action de la spartéine sur le cœur de l'homme sain. C. r. Soc. Biol. 86, Nr 3 (1922). — MINET, LEGRAND et BULTEAU: Action de la spartéine sur le cœur humain pathologique. C. r. Soc. Biol. 86, Nr 3 (1922). — MINET, LEGRAND et BULTEAU: La physostigmine en thérapeutique cardiaque. Arch. Mal. Cœur 15, Nr 2 (1922). — MINKOWSKI: Über Theocin (Theophyllin) als Diureticum. Ther. Gegenw. 1902, Nov. — MISCH, K.: Zur Wirkung des neuen Digitalispräparates Digifolin. Ther. Mh. 1914, Dez. — MODRAKOWSKI: Über Strophantinpräparate. Korresp.bl, Schweiz. Ärzte 1915, Nr 19. — MOLDENSCHARDT, H.: Erfahrung mit Liquitalis „Gehe". Med. Klin. 17, Nr 41, 1236—37 (1921). — MOLITOR und PICK: Über die Wirkung der Gewebsdiuretika. Wien. klin. Wschr. 35, Nr 17 (1922). — MOOG und AMBROSIUS: Mikrokapillarbeobachtungen über die Wirkung einiger Gefäßmittel. Klin. Wschr. 1, Nr 19 (1922). — MOOG: Beiträge zur Gefäß- und Herzwirkung des g-Strophantins und des Extract. Digitalis depuratum am Frosch. Inaug.-Diss. Heidelberg 1912. — MORAWITZ und ZAHN: Über den Coronarkreislauf in situ. Zbl. Physiol. 26, Nr 11. — MORAWITZ und ZAHN: Untersuchungen über den Coronarkreislauf. 30. Verh. dtsch. Ges. inn. Med. 1913, 231. — MORISON, A.: On cardiac failure and its treatment. London 1897. — MORITZ: Die allgemeine Pathologie des Herzens und der Gefäße. KREHL-MARCHANDS Handbuch 2 (1913). — MORY: Über intravenöse Strophantinanwendung in ihrem Verhältnis zur Digitalisbehandlung. Münch. med. Wschr. 1920, Nr 20. — MOUTIER: L'ésérine en thérapeutique interne. Paris méd. 1921, 3. XII. — MÜHLING: Studie über die diuretische Wirkungsweise von Quecksilber (Novasurol). Münch. med. Wschr. 68, 1447 (1921). — v. MÜLLER, FR.: Bemerkungen zur Behandlung des Abdominaltyphus. Ther. Gegenw. 1904, 24. — v. MÜLLER, FR.: Veröff. Mil.san.wes. 1916, Nr 65. — MÜLLER, FRANZ: Vasotonin. Ther. Mh. 1910, Juni. — MÜLLER, LEO: Beiträge zur Kenntnis der Digitalisbehandlung. Münch. med. Wschr. 1908, Nr 51. — MÜLLER, O.: Über die Herz- und Gefäßwirkung einiger Digitaliskörper bei gesunden und kranken Menschen. 26. Verh. dtsch. Ges. inn. Med. 1909. — MÜLLER, O. und BLAUEL: Zur Kritik des RIVA-ROCCIschen und GÄRTNERschen Sphygmomanometers. Dtsch. Arch. klin. Med. 91, H. 516. — MÜLLER, O. und INADA: Zur Kenntnis der Jodwirkung bei der Arteriosklerose. Dtsch. med. Wschr. 1904, Nr 30, 1751. — MURRAY: The physiological action and therapeutic value of Apocynum cannabinum. Ther. Gaz. 13, 585 (1889). — MUSSER jr.: The effects of continuous administration of extract of the pituitary gland. Amer. J. med. Sci. 146, Nr 2, 208—213 (1913).

NAEGELE: Über die Gefäßwirkung der Digitaliskörper bei gesunden und kranken Menschen. Inaug.-Diss. Tübingen 1910. — NAEGELI-ACKERBLOM: Zur Behandlung der Pneumonia crouposa mit Digitalis. Zbl. inn. Med. 1895, 775. — NAKAZAWA: Über die Wirkung des Camphers auf den Kreislauf. Tohoku J. exper. Med. 4, Nr 3 (1923). — NATHORFF: Über die kombinierte Anwendung von Kalzium und Digitalis bei Herzkranken. Ther. Gegenw. 1924, 442. — NAUNYN: Zur Digitalistherapie bei Herzkrankheiten. Ther. Gegenw. 1899, Mai. — NAUNYN: Wirkung der Digitalis. Münch. med. Wschr. 1903, Nr 31.— NEISSER: Über Strychninbehandlung. Berl. klin. Wschr. 1918, 45. — NEUMANN, J.: Strophantinvergiftung. Münch. med. Wschr. 1916, Nr 36. Med. Klin. 1916, Nr 39, 1034. — NEUSCHLOSZ: Beiträge zur Kenntnis der Wirkung der Herzglykoside auf den quergestreiften Skelettmuskel. Pflügers Arch. 197, H. 3/4 (1922). — NEUSCHLOSZ: Untersuchungen über die Kaliumbindungen in der Kammermusculatur und ihre Bedeutung für die Herzfunktion. Pflügers Arch. 213, H. 1/2 (1926).— v. NEUSSER, E.: Ausgewählte Kapitel aus der klinischen Symptomatologie und Diagnostik. Bradykardie und Tachykardie. Wien u. Leipzig: Braumüller 1904. — NEWBURGH: Jber. Council Pharmaz. a. Chem. Amer. med. Assoc. 1915 IV, 38, 64. — NICOLAI und SIMONS: Zur Klinik des Elektrokardiogramms. Med. Klin. 1909, Nr 5. — NICOLAI und STAEHELIN: Über die Einwirkung des Tabakgenusses auf die Circulationsorgane. Z. exper. Path. u. Ther. 8 (1910). — NIEMEYER, FR.: Lehrbuch der spez. Pathol. u. Ther. Berlin 1874. — NIEMEYER: Intravenöse Traubenzuckerinfusionen und Blutzucker bei Herzkranken. Z. klin. Med. 95, H. 4/6 (1922). — NOBEL: Nitroglycerin. Siehe SCHELENZ, Geschichte der Pharmazie 814 (1914). — NOBEL und ROTHBERGER: Über die Wirkung von Adrenalin und Atropin bei leichter Chloroformnarkose. Z. exper. Med. 3, H. 3 (1914). — NOGUERA: Convallamarin. Gac. med. Catalana 1909, 31. Okt. — NONNENBRUCH: Über die Wirkung der Diuretica der Purinreihe auf den Stoffaustausch zwischen Geweben und Blut. Naunyn-Schmiedebergs Arch. 91, H. 6 (1921). — NONNENBRUCH: Über die Wirkung des Novasurols auf Blut und Diurese. Münch. med. Wschr. 1921, Nr 40. — NONNENBRUCH: Über das Cadechol. Münch. med. Wschr. 1920, Nr 25, 835. — NONNENBRUCH: Intravenöse Salzwassereinläufe mit und ohne Gummi (Gelatinezusatz). Naunyn-Schmiedebergs Arch. 1921, H. 3/5, 91. — NONNENBRUCH:

Novasurol als Diureticum. Dtsch. med. Wschr. 1922, Nr 17. — NONNENBRUCH: Über Diurese. Erg. inn. Med. 26 (1924). — NONNENBRUCH und SZYSZKA: Die Veränderungen in Blut und Harn nach intravenösen Zuckerinfusionen beim Menschen. Naunyn-Schmiedebergs Arch. 86, H. 5/6 (1920). — v. NOORDEN: Sparteinum sulfuricum. Ther. Halbmh. 1920, 31.

OERTEL: Allgemeine Therapie der Kreislaufstörungen. Leipzig 1891. — OGAWA: Beiträge zur Gefäßwirkung des Adrenalins. Naunyn-Schmiedebergs Arch. 67 (1912). — OGAWA: Resorption des Digitoxin aus Digit.-Präparat. Dtsch. Arch. klin. Med. 108 (1912). — OKUSHIMA: Über die pharmakologische Stellung des Scillaglykosids unter den Digitalisstoffen. Naunyn-Schmiedebergs Arch. 95, H. 5/6 (1922). — OLIVARI: Adonidin. Lancet 1888, 24. — OLIVER and SCHÄFER: The physiological effects of extracts of the suprarenin capsules. J. of Physiol. 16, 17, 18 (1895). — OPPENHEIMER: Zur Frage der Fixation der Digitaliskörper im tierischen Organismus und besonders deren Verhalten zum Blut. Biochem. Jb. 55, 134 (1913). — ORLANDO, J.: Cactus grandiflor. in some forms of heart disease. Philad. Rep. 1890, Nr 22. — ORTNER: Jkurse ärztl. Fortbildg 1910 I, H. 2. — ORTNER: Über die praktische Anwendung der Digitalis am Krankenbett. Wien. med. Wschr. 1914, Nr 9. — OSLER, WILLIAM: The principles and practice of Medicine. New York 1901. — OSTERLEN: Handbuch der Heilmittellehre, zit. nach REICH. — OTTO and GOLD: The effect of Digitalis on ventricular premature contractions. Arch. int. Med. 37, Nr 4 (1926).

PÄSSLER: Experimentelle Untersuchungen über die allgemeine Therapie der Kreislaufstörungen bei akuten Infektionskrankheiten. Dtsch. Arch. klin. Med. 64 (1899). Verh. dtsch. Ges. inn. Med. 1898, 442. — PAL: Das Papaverin als Gefäßmittel und Anästhetikum. Dtsch. med. Wschr. 1904, Nr 4. — PAL: Die Gefäßkrisen. Leipzig 1905. — PAL: Die Wirkung des Opiums und seiner Komponenten und Ersatzpräparate. Dtsch. med. Wschr. 1913, Nr 9. — PAL: Über Papaverin. Wien. med. Wschr. 1913, Nr 17. — Pal: Über die Papaverinreaktion der glatten Muskeln, ihre diagnostische und therapeutische Verwertung. Med. Klin. 1913, Nr 44. — PAL: Papaverin als Gefäßmittel und Anästheticum. Wien. klin. Rundschau 1913, Nr 48. — PAL: Verwendung einer wasserlöslichen Benzylverbindung an Stelle des Papaverins. Wien. klin. Wschr. 1921, Nr 36. — PARANJPÉ: Vergleichende Versuche über die Resorptionsgeschwindigkeit von Digitalispräparaten aus den Lymphsäcken des Frosches. Arch. f. exper. Path. 85, H. 3/4 (1919). — PARDEE, H. E. B.: The standardization of digitalis by its action on the human heart. J. amer. med. Assoc. 81, Nr 3, 186—188 (1923). — PARDEE, H. E. B.: The continued use of digitalis. N. Y. State J. Med. 22, Nr 3, 131—133 (1922). — PARK: Observations with regard to the action of Epinephrin on the coronary artery. J. exper. Med. 16, Nr 4 (1912). — PARKINSON: The effect of inhalation of oxygen on the rate of the pulse in health. J. of Physiol. 44, Nr 1 u. 2 (1912). — PARKINSON: Digitalis in soldiers with cardiac symptoms and a frequent pulse. Heart 6, Nr 4 (1917). — PARKINSON and BAIN: The adrenalin treatment of STOKES-ADAMS-attacks. Lancet 207, Nr 7 (1924). — PARKINSON and ROWLANDS: Strychnine in heart failure. 17. internat. Congr. Med., Sect. 247, London 1913. — PAULI, W.: Über Ionenwirkung und ihre therapeutische Verwendung. Münch. med. Wschr. 1903, 1, 153. — PAWINSKI: Apocynum cannabinum als Cardiacum. Neue Ther. 1904, Juni. — PAWLOW: Über Spartein. Inaug.-Diss. Petersburg 1888. — PEACOCK: Valvular diseases of the heart. London 1865. — PEARCE: Studien über antagonistische Nerven. Z. Biol. 62 (1913). — PELAVEC: Über den klinischen Wert der Theobrominpräparate. Wien. klin. Wschr. 1904, Nr 6. — PELAVEC: Zur Lehre von der diuretischen Wirkung des Theobromin. Arch. internat. Pharm. et Thér. 1904, 276. — PELLETIER and CAVENTON: J. Pharmacie. 1820, Mai, zit. nach SCHELENZ, Geschichte der Pharmazie 1914, 622. — PENZOLDT: Über Digitalistherapie. Allg. Wien. med. Z. 1886, Nr 44. — PENZOLDT: Lehrbuch der klinischen Arzneibehandlung (1904 u. 1921). — PESCI: Klinische Erfahrungen über das Digalen usw. Zbl. inn. Med. 1905, Nr 44. — PETRESCU, Z.: Bryonia alba, ein neues Antihämorrhagikum, und die Behandlung der Pneumonie mit Digitalis in großen Dosen. Vortr., geh. in d. Sitzg d. med. Akad. in Paris, übers. von Dr. C. Reuter. Ems, Bukarest 1888. — PETRESCU, Z.: Behandlung der Pneumonie mit hohen Dosen von Digitalis. Ther. Mh 1891, 121 ff., Febr. — PETZAL: Salyrgan. Dtsch. med. Wschr. 1926, Nr 39. — PFAFF: Vergleichende Untersuchungen über diuretische Wirkung der Digitalis und des Digitalins an Menschen und Tieren. Arch. f. exper. Path. 32, 1 (1893). — PICHLER: Cardiazol. Wien. klin. Wschr. 1926, Nr 34. — PICK, E. P.: Über paradoxe Wirkungen von Herzgiften und ihre Ursachen. Wien. klin. Wschr. 1920, Nr 50. — PICK, E. P. und WAGNER: Vergleichende Studien über Herz- und Gefäßwirkungen von Digitalispräparaten am Frosch. Z. exper. Med. 12, H. 1/2 (1921). — PIETRKOWSKI, G.: Das KRAUSE-Trocknungsverfahren zur Herstellung brauchbarer Arzneimittelformen (Digitalis-Kaltextrakt in Trockenform). Klin. Wschr. 1, Nr 38, 1890 (1922). — PIETRKOWSKI: Einfluß experimenteller Vorhofsdehnung auf den Tonus der Ventrikelmuskulatur. Arch. f. exper. Path. 81,

H. 1/3 (1917). — Pietrkowski: Leitfähigkeitsmessungen am überlebenden Herzen. Pflügers Arch. 172, 497 (1918). — Pietrkowski: Die Wirkungen des Strophanthins auf Kolloide. Biochem. Z. 98, H. 1/3 (1919). — Pietrkowski: Zur Elektrolytkombination der Ringerlösung. Naunyn-Schmiedebergs Arch. 85, H. 5/6 (1920). — Pilcher, Wilson and Harrison, T. R.: The action of drugs on cardiac output. III. The effect of caffeine sodiobenzoate on the cardiac output of dogs. Amer. Heart J. 2, Nr 6, 618 (1927). — Pilcher, Wilson and Harrison, T. R.: The action of drugs on cardiac output. V. The effect of epinephrin on the cardiac output of normal unnarcotized dogs. Amer. Heart J. 2, Nr 6 (1927). — Planelles und Werner: Druckpuls der Arteria carotis und Electrocardiogr. bei langsamer, intravenöser Infusion von Digitalisstoffen. Naunyn-Schmiedebergs Arch. 96, H. 1/2 (1923). — Plascuda: Untersuchungen über das „Binden der Glieder usw.". Dtsch. Arch. klin. Med. 1904, Nr 80, 492. — Platz: Über die Wirkung des Adrenalins. Z. exper. Med. 30, H. 1/6 (1922). — Pletnew: Anspruchsfähigkeit des Säugetierherzens unter Digitalineinfluß. Z. exper. Path. u. Ther. 1, 80 (1905). — Pohl: Über Kombination der Digitalis mit andern Arzneimitteln. Ther. Mh. 1909, H. 2, 23. — Pohl: Zur Verwendung von Hypophysenextract als Herztonikum. Dtsch. med. Wschr. 47, Nr 39 (1921). — Pollitzer und Stolz: Über eine Novasurolprobe zum Nachweis des Einflusses der Leber auf den Wasserhaushalt. Klin. Wschr. 3, Nr 13 (1924). — Pongs: Über die zentrale Wirkung der Digitalis. Dtsch. Arch. klin. Med. 123, H. 5/6 (1917). — Pongs, A.: Über Digitalisdosierung und Digitalisdisposition. Ther. Halbmh. 35, H. 1, 10—17 (1921). — Popow, P.: Über den sensibilisierenden Einfluß des Adrenalins auf die Wirkung des Strophanthins. Naunyn-Schmiedebergs Arch. 117, H. 5/6, 279 (1926). — Popper: Über die physiologische Wirkung des Strophanthins. Z. klin. Med. 16, 97. — Pospischil: Bl. klin. Hydrother. 1891, Nr 8; 1894, Nr 12; 1895, Nr 4. — Potain: La clinique médicale de la Charité. Paris 1894. — Poulsson: Bariumchlorid bei innerer und äußerer Application. Arch. f. exper. Path. 62 (1910). — Poulsson: Lehrbuch der Pharmakologie 1912. — Pratt: Digitalis therapy. J. amer. med. Assoc. 71, 618 (1918). — Pregl: Versuche über die Wirkung orchitischen Extractes. Pflügers Arch. 62 (1896). — Preuss: Über Erfahrungen mit Viscysat bei Hypertonien. Med. Klinik 1927, Nr 8. — Proschansky: Wratsch. 1906. Siehe Foges in Lehrbuch der Organtherapie von Wagner, Jauregg und Bayer (1914). — Proschansky: Zur Pharmakologie des Sperminum Poehl. Exper. Unters. a. d. pharm. Labor. Prof. S. Popoffs, Charkower Univ. Inaug.-Diss. St. Petersburg. Zbl. Herzkrkh. 1909, 210.

Raaflaub: Studien über antagonistische Nerven. Z. Biol. 63, Nr 11/12 (1914). — Rabe: Die Reaktion der Kranzgefäße auf Arzeneimittel. Z. exper. Path. u. Ther. 11, 175 (1912). — Radsma und Goelam: Physiologische Wertbestimmungen von Digitalispräparaten. Geneesk. Tijdschr. Nederl.-Ind. 63, H. 5 (1923). — Rahn: Über Todesfälle nach Strophanthineinspritzungen. Dtsch. Arch. klin. Med. 133 (1920). — Rapp: Über die physiologische Wertbestimmung von Digitalispräparaten. Pharm. Zentralhalle 1914, Nr 47/48. — Rapp: Über die physiologische Wertbestimmung von Digitalisblättern und über die Enzyme der Digitalispflanzen. Apoth.ztg 1914, Nr 82/84. — Rasori, G.: Über die Wirkungen des roten Fingerhutes auf den menschlichen Organismus, aus dem Ital. J. d. prakt. Heilkde, herausg. v. Hufeland u. Harles, Febr. 1916, 42, II. Stück, 32—83. — Rautenberg: Die Wirkung der Digitalis auf den Vorhof. Dtsch. med. Wschr. 1907 u. 1915. — Recht: Salyrgan. Wien. klin. Wschr. 1926, Nr 37. — v. Recklinghausen, H.: Unblutige Blutdruckmessungen. Arch. f. exper. Path. 55 (1906). — v. Recklinghausen, H.: Was wir durch die Blutdruckkurve und Pulsdruckamplitude für den großen Kreislauf erfahren. Arch. f. exper. Path. 56 (1906). — Reid, W. D.: Some toxic effects of digitalis. J. amer. med. Assoc. 81, Nr 6, 435—439 (1923). — Reid, W.: Ventricular ectopic tachycardia complicating digitalis therapy. Arch. int. Med. 33, Nr 1 (1924). — Reinhold: Experimenteller Beitrag zur rektalen Digitalistherapie. Klin. Wschr. 4, 207 (1925). — Richardson: Einführung des Amylium nitrosum als Arzneimittel. Zit. nach Schelenz, Geschichte d. Pharm. (1914). — Richardson-Ascher: Wirkung innerer Sekrete, insbesondere von Schilddrüsensekret und Adrenalin auf das überlebende Säugetierherz. Z. Biol. 49 (1916). — Riebold: Medikamente bei Herzinsuffizienz. Münch. med. Wschr. 1910, Nr 36. — Ried: Zur therapeutischen Verwendung der Strontiumsalze. Wien. klin. Wschr. 1894, Nr 16/17. — Riegel: Über die therapeutische Verwendung der Koffeinpräparate. Berl. klin. Wschr. 1884, Nr 19; Verh. 3. Kongr. Ges. inn. Med. Wiesbaden 1884. — Rihl: Analyse von 5 Fällen von Überleitungsstörungen. Z. exper. Path. u. Ther. 2, 74. — Robinson, G. Canby: The therapeutic use of digitalis Med. Monographs 1 (1922) Williams u. Wilkins, Co. Baltimore. — Robinson G. C. und Bredeck: Ventricular fibrillation in man with cardiac recovery. Arch. int. Med. 15, 725 (1917). — Robinson, G. C. und Wilson: A quantitative study of the effect of digitalis on the heart of the cat. J. of Pharmacol. 10, 491 (1918). — Robinson, G. C.: The value of large single doses of digitalis in the treatement of heart disease. South. med. J., 163, Nr 396—403 (1920). — Robin-

SON, G. C.: The rapidity and persistence of the action of digitalis on hearts showing auricular fibrillation. Amer. J. med. Sci. **159**, 121 (1920). — RODOW: Die Wirkung des Phosphors auf die Herzmuskulatur. Z. klin. Med. **74**, 475 (1912). — RODERBURG: Über intravenöse Strophanthintherapie. Münch. med. Wschr. **1920**, Nr 6. — RÖSLER: Über die Wirksamkeit der verschiedenen wäßrigen Auszüge der Digitalis purpurea. Ther. Gegenw. 1919. — ROHDE und OGAWA: Gaswechsel und Tätigkeit des Herzens unter dem Einfluß von Giften und Nervenreizung. Arch. f. exper. Path. **69**, 200 (1912). — v. ROMBERG: Über Digitalis. Münch. med. Wschr. **1913**, Nr 1. — v. ROMBERG, Krankheiten des Herzens und der Blutgefäße. Stuttgart 1906, 1922, 1925. — v. ROMBERG: Über Behandlung der Nephritis. Dtsch. med. Wschr. **1912**, Nr 23. — v. ROMBERG: Über die Auswahl von Digitalispräparaten. Ther. Gegenw. **64**, H. 7, 257 (1923). — ROMMINGER: Hexeton statt Kampheröl in der Kinderpraxis. Münch. med. Wschr. **76**, Nr 3 (1924). — ROSENBACH: Die Krankheiten des Herzens. Wien u. Leipzig 1897. — ROSENBACH, O.: Über die Anwendung von Mutterkornpräparaten bei gewissen Herzerkrankungen. Berl. klin. Wschr. **1887**, Nr 34, 627. — ROSENBERG: Über Salyrgan, ein neues Diuretikum. Klin. Wschr. **1925**, Nr 12. — ROSENCRANTZ, BRUNS und RICHTER: Säureschädigung des Herzens und ihre Beeinflussung durch Herzpharmake. Z. exper. Med. **56**, Nr 5/6 (1927). — ROSENOW: Die Wirkung der Hypophysenextrakte auf die Blutverteilung beim Menschen. Z. exper. Med. **11**, Nr 1/2 (1920). — ROSENOW: Über die Wirkung von Gefäßmitteln auf den Venendruck. II. Hypophysenextrakte. Z. exper. Med. **10**, Nr 5/6 (1920). — ROTHBERGER und WINTERBERG: I. Über die Beziehungen der Herznerven zur Form des Elektrokardiogramms. II. Über die Beziehungen der Herznerven zur atrioventrikulären Anatomie. Pflügers Arch. **135** (1910). — ROTHBERGER und WINTERBERG: Über die Beziehungen der Herznerven zur anatomischen Reizerzeugung und zum plötzlichen Herztod. Pflügers Arch. **141**, 343 (1911). — ROTHBERGER und WINTERBERG: Über die experimentelle Erzeugung extrasystolischer ventrikulärer Tachykardie durch Acceleransreizung. Pflügers Arch. **142** (1911). — ROTHBERGER und WINTERBERG: Über den Einfluß von Strophanthin auf die Reizbildungsfähigkeit der automatischen Zentren des Herzens. Pflügers Arch. **150** (1913). — ROTHLIN: Über die pharmakologische und therapeutische Wirkung des Ergotamins auf den Sympathicus. Klin. Wschr. **4**, Nr 30 (1925). — ROTHLIN: Zur Pharmakologie der Meerzwiebel. Schweiz. med. Wschr. **57**, Nr 49 (1927). — ROTHZIEGEL: Über Strophanthin. Verh. Kongr. Ges. inn. Med. **1890**, 520. — ROWNTREE und MACHT: The standardization of digitalis and the potency of American-Grown digitalis. J. amer. med. Assoc. **66**, 870 (1916). — RUBEL: Über PETRESCUS Behandlungsmethode der Pneumonie mit großen Dosen Digitalis. C. r. 12. Congrès Int. med. Moscou. **3**, 217 (1897). — RUDOLF, R. D. and BULMER, F. M. R.: Some cardiac effects of Atropin. Amer. J. med. Sci. **168**, Nr 5, 641—647 (1924). — RUEDIGER: Die intrakardiale Injektion. Münch. med. Wschr. **1916**, Nr 4. — RUEF, H.: Über klinische Erfahrungen mit Kardiazol. Klin. Wschr. **4**, Nr 30, 1680—1681 (1925). — RUF, SEPP: Klinische und experimentelle Erfahrungen mit Stryphnon. Münch. med. Wschr. **72**, Nr 42, 1778—1780 (1925). — RZENTKOWSKI: Wirkung d. Amyl. nitros auf das gesunde und sklerotische Arteriensystem. Z. klin. Med. **68**, 111 (1909).

SACKI: Erfahrungen mit Scillaren. Dtsch. med. Wschr. **1924** Nr 2. — SAHLI: Über Herzmittel und Vasomotorenmittel. Ref. a. d. 19. Kongr. Ges. inn. Med. Berlin 1901, sowie die folgende Diskussion. — SAKAI und SANEGOSHI: Über die Wirkung einiger Herzmittel auf die Koronargefäße (Strophanthin, Koffein, Diuretin). Arch. f. exper. Path. **78**, 331 (1915). — SANDERS: Zur Dynamik des Froschherzens. Die Wirkung von Strophanthin, Koffein, Kampher und Cardiazol. Naunyn-Schmiedebergs Arch. **125**, Nr 5/6 (1927). — SANTESSON: Über die Wirkung einiger China-Alkaloide auf das isolierte Froschherz und auf den Blutdruck des Kaninchens. Arch. f. exper. Path. **32**, 321. — SANTESSON: Herzwirkung des Koffeins. Skand. Arch. Physiol. (Berl. u. Lpz.) **12**, 259 (1902). — SANTESSON: Einige Bemerkungen über die Wirkungsintensität d. Semina u. d. Tinctura strophanthin aus schwedischen Apotheken. Skand. Arch. Physiol. (Berl. u. Lpz.) **17** (1905). — SARTOR: Untersuchungen der Wirkung kleinster Gaben von Äthyläther auf das isolierte Herz. Arch. internat. Pharmaco-Dynamie **24**. — SAXL und HEILIG: Über die diuretische Wirkung von Novasurol und anderen Quecksilberinjektionen. Wien. klin. Wschr. **1920**, 943. — SAXL und HEILIG: Über die Novasuroldiurese. Wien. Arch. inn. Med. **3**, Nr 1/2 (1922). — SAXL und HEILIG: Über die Novasuroldiurese. Z. exper. Med. **38**, Nr 1/3 (1923). — SCHAEFFER: Über die kumulativen Wirkungen bei der Digitalistherapie mit Infus. u. Pulvern. Inaug.-Diss. Straß-burg 1907. — SCHALIJ: Über intravenöse Strophanthintherapie. Nederl. Tijdschr. Geneesk **1907**, Nr 22. — SCHEDEL: Beiträge zur Kenntnis des Chlorbariums. Stuttgart 1903. — SCHEDEL, GILG und THOMS: Die Strophanthusfrage. Berlin 1904 (s. THOMS). — SCHEER und SIGERIST: Zur Geschichte der Scillaverwendung. Schweiz. med. Wschr. **57**, Nr 49 (1927). — SCHELENZ: Geschichte der Pharmazie. Berliu: Julius Springer, 1904. — SCHEMENSKY, W.: Untersuchungen über die Herz- und Gefäßwirkungen kleiner Digitoxingaben bei intravenöser Injektion. Arch. f. exper. Path. **100**, H. 5/6, 367—378 (1924). — SCHENK: Ein Beitrag zur Pathologie und Therapie der Chloroformnarkose. Klin. Wschr. 2, Nr 32, 1507 (1923). — SCHENK, S.: Hexeton und Infektionskrankheiten. Wien. klin. Wschr. 39, Nr 22, 634 (1926). — SCHERF: Zur diuretischen Wirkung des Harnstoffes. Wien. Arch. inn. Med. 8 (1924). — SCHESTAKOFF, A. N.: Digitalis und das peripherische Herz. Arch. f. exper. Path. 108, H. 5/6, 353—364 (1925). — SCHIFF und BALINT: Über den Einfluß des Atropins auf die blutdrucksteigernde Wirkung des Adrenalins bei Kindern. Jb. Kinderheilk. 94 (1921). — SCHIFFNER: Strychninanwendung bei Kreislaufschwäche. Med. Klin. 1919, Nr 39. — SCHILLING: Zur Indikation der intravenösen Kampherölinjektion. Dtsch. med. Wschr. 49, Nr 44 (1923). — SCHLAYER: Über die Quellen dauernder Blutdrucksteigerung. Münch. med. Wschr. 1913, Nr 2. — SCHLAYER und MOSENTHAL: Experimentelle Untersuchungen über die Ermüdbarkeit der Niere. Dtsch. Arch. klin. Med. 111, 217 (1913). — SCHLENK: Viscysat zur Blutdrucksenkung. Münch. med. Wschr. 1928, Nr 8. — SCHLIOMENSUN: Über die Bindungsverhältnisse zwischen Herzmuskel und Digitalis. Naunyn-Schmiedebergs Arch. 63, 294 (1910). — SCHLOSS: Über die Wirkung der Nitrite auf die Durchblutung des Herzens. Dtsch. Arch. klin. Med. 111, Nr 3/4, 310 (1913). — SCHLOSSMANN: Über die Art des Strophanthinstillstandes des isolierten Froschherzens. Naunyn-Schmiedebergs Arch. 102, H. 5/6 (1924). — SCHMIDT, K. F., HILDEBRANDT, F. und v. KREHL, L.: Über „Kardiazol", ein in wäßriger Lösung subkutan injizierbares neues Analeptikum. Klin. Wschr. 4, Nr 35, 1678—1680 (1025). — SCHMIEDEBERG: Untersuchungen über die pharmakologisch wirksamen Bestandteile der Digitalis purpurea. Arch. f. exper. Path. 3 (1874). — SCHMIEDEBERG: Über die Digitaliswirkung am Herzmuskel des Frosches. Festschrift für LUDWIG. (1874). — SCHMIEDEBERG: Grundriß der Pharmakologie. (1913). — SCHMIEDEBERG: Mechanismus der Hemmungswirkung am Herzen. Rubners Arch. Ph. (1910). — SCHMIEDEBERG: Pharmakologischer Wirkungswert der Digitalisblätter. Naunyn-Schmiederbergs Arch. 62 (1910). — SCHMIEDEBERG: Über die Anwendung des Theophyllins als Diuretikum. Dtsch. Arch. klin. Med. 82, 395. — SCHMIEDEBERG: Beitrag zur Kenntnis der pharmakologischen Gruppe des Digitalins. Arch. exper. Path. u. Ther. 16, 149. — SCHMIDT: Zur Anwendung der intravenösen Kampherölinjektion. Berl. klin. Wschr. 58, 1225 (1921). — SCHMIDT, A. K. E.: Beitrag zur Untersuchung zentraler u. peripherer Gefäßwirkungen am Frosch. Naunyn-Schmiedebergs Arch. 85, H. 3/4 (1919). — SCHMIDT, R.: Diureseversuche an der überlebenden Froschniere. Naunyn-Schmiedebergs Arch. 95, 267 (1923). — SCHMOLKE: Folia Digitalis und die Präparate daraus. Dresden 1925. — SCHOCH: Gitapurin. Münch. med. Wschr. 72, Nr 20, 809 (1925). — SCHOEN: Zur Frage der Chinidintherapie. Dtsch. Arch. klin. Med. 34, H. 3/4 (1920). — SCHOEN: Die Steigerung der Strophanthinempfindlichkeit des Herzens und besonders der Skelettmuskulatur durch muskellähmende Gifte. Naunyn-Schmiedebergs Arch. 96, H. 3/5 (1923). — SCHOEN, R.: Neuere Kreislaufmittel und ihre Anwendung bei lebensbedrohlichen Zuständen. Erg. Chir. 21, 338—420 (1928). — SCHÖNHEIM: Über die intravenöse Strophanthintherapie. Wien. med. Presse 1907, Nr 39. — SCHÖNLEBER: Über den Einfluß der Digitaliskörper auf die Bildung und Fortleitung der Kontraktionswelle im Froschherzen. Naunyn-Schmiedebergs Arch. 87 (1920). — SCHÖNLEINS Vorlesungen, niedergeschrieben und herausg. von einem seiner Zuhörer. (1832). — SCHOTT, A.: Die Veränderungen im Wassergehalt des Froschherzen unter der Einwirkung von Herzgiften. Naunyn-Schmiedebergs Arch. 114, H. 1/2 (1926). — SCHOTTMÜLLER, H.: Typhus, Handbuch der inn. Med. v. MOHR und STÄHELIN. 1, 511 (1911). — SCHRENK: Über die Wirkung der Digitalis auf die verschiedenen Formen von Herzerkrankung. Münch. med. Wschr. 1912, 2908. — v. SCHROEDER: Über die Wirkung des Koffeins als Diuretikum. Arch. f. exper. Path. 22, 39 (1887); 24, 85 (1888). — v. SCHROFF: Lehrbuch der Pharmakognosie. (1853); Lehrbuch der Pharmakologie. (1856). — SCHTSCHUKIN: Adonis vernalis. Semaine méd. 1913, Nr 6. — SCHÜBEL, KONRAD: Über Gewöhnung an Koramin. Klin. Wschr. 4, Nr 47, 2245—2246 (1925). — SCHUBERT, M. E.: Cymarin, ein neues Herz- und Gefäßmittel. Dtsch. med. Wschr. 1913, Nr 12. — SCHULZ: Einfluß des Santonins und der Digitalis auf die Farbenempfindlichkeit des Auges. Dtsch. med. Wschr. 1914, Nr 20. — SCHULZ: Neue Untersuchungen über den Einfluß der Digitalis und ihr botanisch oder wirkungsverwandter Pflanzen auf die Farbenempfindlichkeit des menschlichen Auges. Pflügers Arch. 163, 511 (1916). — SCHULZE: Zur intrakardialen Injektion. Ther. Gegenw. 62, H. 9 (1921). — SCHUSTER: Zur klinischen Beurteilung der Digitalispräparate. Zbl. Herzkrkh. 1917, 117. — SCHWAB und ZWICKER: Über Corydalon. Ther. Gegenw. 65, Nr 6 (1924). — SCHWAB, E. und MÜLLER, A.: Unsere Erfahrungen mit Scillaren. Med. Klin. 20, Nr 33, 1144/1145 (1924). — SCHWALBE: Zur Klinik der Aortenklappeninsuffizienz. Dtsch. Arch. klin. Med. 45, 422. — SCHWARTZ: Zur Kenntnis und Behandlung akuter und chronischer Kreislaufstörungen. Arch. f. exper. Path. (1906). — SCHWARTZ: Action du sulfate de spartéine sur le cœur isolé de la grenouille. C. r. Soc. Biol. 89, Nr 25 (1923). — SCHWARZENBECK: Über das Dialysat der Digitalis grandiflora. Zbl. inn. Med. 1901, Nr 17. — SCHWEISHEIMER: Der Alkoholgehalt des Blutes unter verschiedenen Bedingungen. Inaug.-Diss.

München 1913. — Schwensen: Ventricular tachycardia as the result of the administration of digitalis. Heart 9, Nr 2/3 (1922). — Sebastiani: La chinidina nella fibrillazione auricolare. Policlinico 29, 741 (1922). — Secher: Experimentelle Untersuchungen über abnehmendes Herzgewicht nach Adrenalininjektion. Z. exper. Med. 32, Nr 1/4 (1923). — Sée: Du sulfate de spartéine comme médicament dynamique et régulateur du cœur. C. r. 101, 1046 (1885). — Sée und Bochefontaine: Convallariapräparate. J. de thér. 1882, Nr 13. — Seifert: Adrenalin und Synergismus. Schweiz. med. Wschr. 54, Nr 34 (1924). — Seligmann: Zur Kreislaufwirkung des Kampfers. Arch. f. exper. Path. 52, 333 (1905). — Senner: Prüfung der Hexetonwirkung auf den Kreislauf mittels der „Stauplethysmographie", einer quantitativen Pulsmessung. Naunyn-Schmiedebergs Arch. 103, H. 5/6 (1924). — Siebert: Herz und Morphium. Med. Klin. Beih. 6 (1912). — Simici, D.: L'insuffisance cardiaque grippale. Son traitement par les injections intraveineuses de strophantine. Arch. Mal. Cœur 13, Nr 5, 213—218 (1920). — Simmons: Nachricht von dem Gebrauch des roten Fingerhutes in der Wassersucht. Auserlesene Abhandlungen für praktische Ärzte. 11. Leipzig 1785. — Simons: Kalomelkuren bei Herzerkrankungen. Mitt. a. d. Hamburger Staatskrk.anstalten 9 (1909). — Singer, G : Das Kalzium in der Herztherapie. Ther. Halbmh. 35, H. 24, 758—765 (1921. — Singer, R. und Winterberg: Chinin als Herz- und Gefäßmittel. Wien. Arch. inn. Med. 3, H. 1/2 (1922). — Skutetzky: Über den Wert der Digitalis bei der Behandlung des Typhus abdominalis. Med. Klin. 1911, Nr 7. — Slauck: Vom Jod im Verwendungsbereich d. inneren Medizin. Beih. z. med. Klin. 1926, H. 3. — Sluyters: Zur Wertbestimmung der Digitalisblätter. Berl. klin. Wschr. 1919, Nr 34. — Snapper und Grünbaum: Untersuchung über das Akineton, eine spasmolytische Benzylverbindung. I. Ausscheidung des Akinetons. Klin. Wschr. 1925, Nr 9. — Snapper, Grünbaum und Rämke: Pharmakologische und therapeutische Anwendung des Akinetons. Klin. Wschr. 1925, Nr 9. — Sollmann: A manual of pharmakology and its application to therapeutics and toxicology. Philadelphia and London 1917. — Sowton, S. C. M.: Some Experiences in the Testing of Tincture of Digitalis. Lancet, London 1908, 174, 310. — Sprague, White and Kellog: Disturbances of vision due to digitalis. Rev. of the literature and report of case. J. amer. med. Assoc. 85, Nr 10, 716—720 (1925). — Stadelmann: Therapeutische Verwendung von Extract. apocyni cannabini fluidum bei Herzkrankheiten. Med. Klin. 1924, Nr 40, 1395. — Stadelmann: Über intravenöse Ouabaininjektionen bei Herzkrankheiten. Med. Klin. 5, Nr 36, 1350 (1909). — Stadler: Über Animasa. Zbl. Herzkrkh. 16, Nr 14 (1924). — Staehelin: Erfahrungen mit Vasotonin. Ther. Mh. 24 (1910). — Stahl: Über das Wesen der vegetativen Umstimmung des Körpers und ihre Bedeutung für Physiologie, Pathologie und Therapie. Med. Klin. 1923, Nr 50. — Stancl, O.: Über die Wirkung des Cardiazols bei arterieller Hypotonie beim Bauchtyphus. Dtsch. med. Wschr. 52, Nr 22, 911 (1926). — Stannius: Untersuchungen über die Wirkung der Digitalis und des Digitalin. Arch. physiol. Heilk. Stuttgart 1851. — Starck: Über intravenöse Strophanthintherapie. Dtsch. med. Wschr. 1907, Nr 12. — v. Starck: Zur therapeutischen Verwendung des Digitoxins. Münch. med. Wschr. 1907, Nr 3. — Starck, J.: Calcium Salts as cardiac Tonics. Lancet, London 1907, I. 1701. — Starkenstein: Die pharmakologische Bewertung der Chinin-Digitaliskombination bei Herzkrankheiten. Dtsch. med. Wschr. 48, Nr 13 u. 14 (1922). — Starkenstein: Kalzium und Digitalis. Ther. Mh. 1920, S. 220. — Staub: Zur Kenntnis des vorübergehenden Vorhofflimmerns und seiner Beeinflussung durch Strophanthin. Zbl. Herzkrkh. 1919, Nr 12. — Staub: Phosphatwirkung am Herzen. Biochem. Z. 127, H. 1/6 (1922). — Staub: Über Digitalis und intravenöse Strophanthintherapie. Schweiz. med. Wschr. 52, Nr 19 (1922). — Stenius: Geschichte der Digitalis und ihre Bedeutung in der Medizin bis etwa zum Jahre 1870. Veter.-med. Inaug.-Diss. Leipzig 1916. — Stenius: Die neuere Geschichte der Digitalis purpurea. Arch. Tierheilk. 44, H. 5/6 (1918). — Stepp und Schliephake: Über Fortschritte in der Behandlung der paroxysmalen Tachycardie. Fortschr. Ther. 1926, Nr 7. — Stern: Adonidin. Mercks Arch. 1900, 170. — Sternberg: Altes und Neues über Quecksilberdiurese. Med. Klin. 1923, 424. — Stewart: The use of calcium chloride in edema due to heart failure. Proc. Soc. exper. Biol. a. Med. 21, H. 7 (1924). — Stewart, H. J.: The use of digitalis in the treatment of auricular premature contractions. Amer. Heart J. 1, Nr 6 (1926). — Stockmann und Charteris: Über Jodwirkung. Brit. med. J. 11, Nr 23, 1520 (1901). — Stokvis: Nederl. Tijdschr. Geneesk. (1888). — Stoitscheff: Die Wirkung des Digitalinum verum. Dtsch. Arch. klin. Med. 52 (1894). — Stoll: Über die wirksame Substanz der Meerzwiebel. Schweiz. med. Wschr. 57. Nr 49. — Stone, W. J.: The heart muscle changes in pneumonia, with remarks on digitalis therapy. Amer. J. med. Sci. 163, Nr 5, 659—668 (1922). — Straub, H.: Der Einfluß von Strophanthin, Adrenalin und Muscarin auf die Form des Elektrokardiogramms. Z. Biol. 53, 106 (1909). — Straub, H.: Versuche über die Wirkung medizinischer Strophanthingaben auf den künstlich erniedrigten Blutdruck. Ther. Mh. 24, H. 3 (1910). — Straub. H.: Wirkung des Strophanthins auf den Blutdruck. Ther. Mh. 1910, März. —

Straub, H.: Die Dynamik des Säugetierherzens. Habilitationsschr. Leipzig 1914. — Straub. H.: Der Einfluß des Vagus auf Rhythmik und Dynamik des Säugetierherzens. Z. exper. Med. 53, H. 1/3 (1926). — Straub, W.: Über die Wirkung des Antiarins am ausgeschnittenen suspendierten Froschherzen. Arch. f. exper. Path. 45, 346 (1901). — Straub, W.: Die Elementarwirkung der Digitaliskörper. Sitzgsber. physik.-med. Ges. Würzburg. (1908). — Straub, W.: Die Dynamik des Froschherzventrikels. Z. exper. Path. u. Ther. 1, 489 (1908). — Straub, W.: Bemerkungen zur Untersuchung von Dr. Hermann Friedrich Grünwald. Zur Frage der Digitalisspeicherung im Herzen. Arch. f. exper. Path. 71, 139—141 (1913). — Straub, W.: Die Digitaliswirkung am isolierten Vorhof des Frosches. Naunyn-Schmiedebergs Arch. 79, 19 (1915). — Straub, W.: Chemischer Bau und physiologische Wirksamkeit in der Digitalisgruppe. Naunyn-Schmiedebergs Arch. 75 (1916). — Straub, W.: Die Mengen der wirksamen Bestandteile im Digitalissamen und Digitalisblatt. Arch. f. exper. Path. 80 (1916). — Straub, W.: Über die Messung der Resorbierbarkeit von Digitalisglykosiden. Arch. f. exper. Path. 80 (1916). — Straub, W.: Digitalisblatt und pharmazeutische Digitalispräparate in quantitativer Zusammensetzung. Münch. med. Wschr. 1917, Nr 16. — Straub, W.: Über die Resistenz der Ratten gegen K-Strophanthin. Naunyn-Schmiedebergs Arch. 84 (1918). — Straub, W.: Quantitative Untersuchungen über den Chemismus der Strophanthinwirkung. Biochem. Z. 28, 392. — Straub, W.: Die Reversibilität der K-Strophanthinwirkung am Herzen. (1918). S.-A. — Straub, W.: Über Digitalisstoffe und Digitalismedikamente. Dtsch. med. Wschr. 48, 791—793 (1922). — Straub, W. und Krehl: Über Verodigen (Gitalin). Münch. med. Wschr. 1919, Nr 10. — Strauss: Über Harnstoff als Diuretikum. Berl. klin. Wschr. 1921, Nr 16. — Strauss: Insulin und Herzfunktion. Zbl. Herzkrkh. 18, Nr 2 (1926). — Stroomann: Studien über die Gefäßwirkung der Digitaliskörper. Z. exper. Med. 2, 278 (1914). — Stroomann: Die diätetische und arzneiliche Schonung in der Behandlung der Nierenkrankheiten. Ther. Halbmh. 35, 401 (1921). — Stroomann: Harnstoff bei kardialem Hydrops. Ther. Gegenw. 66, Nr 4 (1927). — Strong, G. F. and Wilmaers, Alb.: The potency of some common digitalis and strophantus preparations. J. amer. med. Assoc. 80, Nr 18, 1308 (1923). — Stross und Wiechowski: Zur Pharmakologie des Kampfers. Verh. Dtsch. pharm. Ges. Freiburg (1921). — Stross: Cardiazol. Naunyn-Schmiedebergs Arch. 114, N. 3/4 (1926). — Strubell: Über die Anwendung der Convallaria in der Herztherapie. Dtsch. Ärzteztg 1913, Nr 21. — Strümpell: Lehrbuch der spez. Path. und Ther. der inneren Krankheiten. (1927). — Stewart, J.: Tolerance to nitroglycerin. J. amer. med. Assoc. 44, 1678 (1905). — Stuber, Russman und Pröbsting: Über Adrenalin. Z. exper. Med. 32, 396 (1923). — Stuber und Pröbsting: Über den Einfluß des Gefäßtonus auf die Wirkungsweise der Gefäßmittel und des Blutes. Z. exper. Med. 41, Nr 1/3 (1924). — Stübel: Äußert sich die wiederholte intravenöse Zufuhr hypertonischer Dextroselösung beim Kaninchen in einer chemisch nachweisbaren Zunahme des Herzmuskelglykogens? Z. exper. Med. 40 (1924). — Sulzer: The influence of alcohol on the isolates Mammalian Heart. Heart 11, Nr 2 (1924). — Sutherland: The therapeutic action of digitalis on the rapid regular rheumatic heart. Quart. J. Med. 12, 183 (1919). — Sutherland: An address on some uses of digitalis. Lancet 205, Nr 23, 1221—1224 (1923). — Szubinski: Unmittelbare Einspritzung in das Herz bei hochgradiger Lebensgefahr. Münch. med. Wschr. 1915, Nr 50. — Szymonowiez: Die Funktion der Nebenniere. Pflügers Arch. 64, 97 (1896).

v. Tabora: Experimentelle Erzeugung von Kammersystolenausfall und Dissoziation durch Digitalis. Z. exper. Path. u. Ther. 3 (1906). — v. Tabora: Über Entlastung des venösen Systems durch Venaesektion und „Abbinden der Glieder". Verh. 26. Kongr. Ges. inn. Med. Wiesbaden 1909. — v. Tabora: (Dissoziation mit 28 Puls nach Digitalis). Verh. 44. Kongr. Ges. inn. Med. 1910, 628. — v. Tabora: Typhusbehandlung im Felde. Münch. med. Wschr. 1915, Nr 13. — Takamine: The isolation of the active principe of the suprarenal gland. J. Physiol. 29 (1901). — Takayanagi: Digitaliskumulation und Digitalisspeicherung am Frosch. Naunyn-Schmiedebergs Arch. 99, H. 1/2 (1923). — Tappolet: Zur Herzwirkung der Gallensäure. Schweiz. med. Wschr. 52, Nr 49/50 (1922). — Taschenberg: Zur stomachalen Kampfertherapie (Comphochol). Dtsch. med. Wschr. 47, 1524 (1921). — Taschenberg: Hexeton. Dtsch. med. Wschr. 1924, Nr 4. — Thannhauser und Fritzel: Über Pyridincarbonsäure-diäthylamid (Coramin „Ciba"). Schweiz. med. Wschr. 1924, Nr 10. — Thoenes: Klinische Erfahrungen mit Scillaren. Fortschr. Med. 44, Nr 35 (1926). — Thomas: Über die Wirksamkeit der Digitalis. Leipzig 1865. Arch. Heilk. 6, 329. — Thomas: Etude clinique sur l'emploi de la spartéine. Rev. Méd. Suisse romand. 1902, Nr 3. — Thoms: Die Strophanthusfrage vom chemischen Standpunkte. Ber. Dtsch. Pharm. Ges. 1904, Nr 4, 104. — Thoms: Über Ouabain und Strophanthin. Apoth.ztg 1907, 699. — Thorspecken: Beitrag zum Ausbau der intravenösen Strophanthintherapie. Dtsch. Arch. klin. Med. 110, 319. — Tigerstedt, C.: Zur Kenntnis der Einwirkung von Digitalis und Strophanthus auf den Kreislauf. Skand. Arch. Physiol. (Berl. u.

Lpz.) **20**(1907). — Tissot, R. E.: Notes pratiques sur la Digitale. Arch. Mal. Cœur **1911**. — Tobler, J.: Über Viscum album, ein Mittel gegen Hypertonie. Schweiz. med. Wschr. **51**, Nr 27, 633/635 (1921). — Traube, L.: Gesammelte Beiträge zur Pathologie und Physiologie. Berlin 1871/78. — Traube: Versuche über die Wirkung der Digitalis. Charité-Annalen 1881. Ges. Beitr. z. Path. u. Physiol. **1**, 190. — Traube: Über die Veränderung, welche die Spannung des Aortensystems unter dem Einfluß der Digitalis erleidet. Ges. Beitr. **1**, 252. — Traube: Über die Wirkungen der Digitalis. Beitr. **2**, 177. — Traube: Zur Lehre von der Digitaliswirkung. Beitr. **2**, 910. — Traube: Einige Bemerkungen über die Digitaliswirkungen. Beitr. **3**, 65. — Traube: Über die Behandlung der kardialen Dyspnöe und des kardialen Asthma. Beitr. **3**, 211. — Traube: Zur Lehre von der Digitaliswirkung bei Herzkranken. Beitr. **3**, 213. — Trendelenberg: Adrenalin und Kreislauf. Zbl. Herzkrkh. **13**, Nr 7/8 (1921). — Tscherneva und Riesser: Über die Muskelwirkung des Kampfers nach Versuchen am isolierten Froschgastrocnemius. Naunyn-Schmiedebergs Arch. **99**, H. 5/6 (1923). — Tschirch: Handbuch der Pharmakognosie. (1910/17). — Turnbull: Cardiac Irregularities produced by Squills. Heart **2**, Nr 1 (1910).

Ulm: Beiträge zur Gefäß- und Herzwirkung des Digitatoxins am Frosch. Inaug.-Diss. Heidelberg 1912. — Umber: Über Hexeton Bayer. Münch. med. Wschr. **71**, Nr 2 (1924). — Umber: Über Digitalistherapie. Ther. Gegenw. (1906). — Unverricht: Über Digitoxinbehandlung. Dtsch. Ärztetg **1895**, Nr 22. — Urban, K.: Das Methylaminoacetobrenzatechin, ein neues Gefäß- und Herzmittel. Zbl. Chir. **51**, Nr 8, 317/318 (1924). — Utsunomiya: Über die kumulierende Wirkung einiger gebräuchlicher Herzmittel der Digitalisgruppe. Okayama Igakkwai Zasshi (jap.) **1927**, Nr 444, 71.

Vagt: Über Herz- und Gefäßwirkung des Strophanthins bei gesunden und kranken Menschen. Med. Klin. **1909**, Nr 49—51. — van der Hoof, Douglas and C. Haskell: The comparative rate of absorption of fresh and of old tinctures of digitalis. Amer. Heart J. **1**, Nr 2, 165—172 (1925). — Vaquez, H.: La digitale. Son histoire. Arch. Mal. Cœur **17**, Nr 9, 545—557 (1924). — Vaquez et Leconte: Les injections intraveineuses de strophanth. dans le traitement de l'insuffisance cardiaque. Bull. Soc. méd. Hôp. Paris **1909**, März 26. — Veiel: Pulsstudien. Dtsch. Arch. klin. Med. **105**, 309. — Veiel: Digipurat. Münch. med. Wschr. **1910**, Nr 39. — Veiel: Klinische Erfahrungen über Digitalin und Strophanthin. Dtsch. Arch. klin. Med. **147**, H. 5/6 (1925). — Veil, W. H. und Böhn: Beobachtungen des Wasser- und Salzwechsels bei Thyreoidin- und Ovarialextraktbehandlung. Dtsch. Arch. klin. Med. **139**, H. 3/4 (1922). — Veil, W. H. und W. Graubner: Beiträge zur klin. Pharmakologie. II. Mitt. Studien über die Wirkung des Salizyls und des Koffeins auf den Säure-Basenhaushalt des Gesunden, als Grundlage für die Wirkungsweise von Kombinationspulvern. Naunyn-Schmiedebergs Arch. **117**, H. 3/4, 208 (1926). — Veil und Heilmeyer: Die extrakardiale Digitaliswirkung. Dtsch. Arch. klin. Med. **147**, H. 1/2 (1925). — Veil und Spiro: Über das Wesen der Theocinwirkung. Münch. med. Wschr. **65**, 1119 (1918). — Veil, W. H. und Sturm, R.: Beiträge zur klinischen Pharmakologie. III. Mitt. Geschichte der Jodtherapie. Dtsch. Arch. klin. Med. **154**, H. 5/6 (1927). — v. d. Velden: Intravenöse Digitalistherapie mit Strophanthin. Münch. med. Wschr. **1906**, Nr 44. — v. d. Velden: Zur klinischen Verwendung des Nebennierenextraktes. Münch. med. Wschr. **1910**. — v. d. Velden: Zur Pharmakologie der Kreislaufkoordination. Sitzsber. Ges. Naturwiss. Marburg **1908**, Jan. 8. — v. d. Velden: Über das Binden der Glieder. Z. exper. Path. u. Ther. **1911**. — v. d. Velden: Die Kampfertherapie der Kreislaufstörungen. Zbl. Herzkrkh. **8**, Nr. 3—6 (1916). — v. d. Velden: Die intracardiale Injektion. Münch. med. Wschr. **1919**, Nr 10. — v. d. Velden: Kreislaufuntersuchungen bei Infektionskrankheiten. Zbl. Herzkrkh. **1920**, Nr. 8/9. — Viko, Marvin und White: A clinical report on the use of quinidin sulphate. Arch. int. Med. **30**, Nr 3 (1923). — de Villiers: Essai sur les propriétés médicales de la digitale pourprée. 3me edit. Paris **1812**. — Vogt: Über die Grundlagen und Leistungsfähigkeit der intrakardialen Injektion zur Wiederbelebung. Münch. med. Wschr. **1921**, Nr 24. — Volhard: Über die Beziehungen des Adams-Stokesschen Symptomenkomplexes zum Herzblock. Dtsch. Arch. klin. Med. **97** (1907). — Volhard: Nierenerkrankungen. In Mohr-Staehelins Handbuch d. inn. Med. **1918**. — Volkmann: Zur intrakardialen Injektion bei Kollapszuständen. Med. Klin. **1917**, Nr 52. — Voss: Pentamethylentetrasol (Cardiazol). Naunyn-Schmiedebergs Arch. **118**, H. 5/6 (1927).

Waddell und Cohen: The action of quinidine on the amphibian heart. J. Labor. a. clin. Med. **9**, Nr 12 (1924). — Wagner: Experimentelle Untersuchungen über den Einfluß des Koffeins auf Herz- und Gefäßapparat. Inaug.-Diss. Berlin 1885. — Wallace und Pellini: The antidiuretic effects of the coffein group in the dog. J. of Pharmacol. **29**, Nr 1 (1926). — Wang, E.: Wertbestimmung des Digitalisblattes. Festschrift f. Hammerstein. — Warren: Nachricht von dem großen Nutzen des roten Fingerhutes in der Wassersucht. Auserlesene Abh. f. prakt. Ärzte **11**, Leipzig 1785. — Weber, E.: Der Einfluß psychischer Vorgänge auf den Körper. Berlin 1910. — Weber, E. und Sperling:

Die medikamentöse Beeinflussung Herzkranker. Dtsch. med. Wschr. 1920, Nr 9. — WEDD: Observations on the clinical pharmacology of digitalis. Bull. Hopkins Hosp. 30, 131 (1919). — WEIL: Beiträge zur klinischen Elektrokardiographie. Dtsch. Arch. klin. Med. 116 (1914). — WEIL: Ergebnisse des Vagusdruckversuches. Dtsch. Arch. klin. Med. 119 (1916). — WEILER: Untersuchungen über den Einfluß des Kokains auf den Herzmuskel des Frosches und auf eine besondere Art von Muskelstarre nach Wundtetanus. Naunyn-Schmiedebergs Arch. 80, 131 (1916). — WEINBERGER: Zur Digalentherapie. Zbl. inn. Med. 1905, Nr 27. — WEINTRAUD: Über intravenöse Kampferanwendung. Dtsch. med. Wschr. 1913, Nr 28. — WEISER: Über paradoxe Digitaliswirkung. Berl. klin. Wschr. 1919, Nr 17. — WEISER: Klinische Beobachtungen über Herzerweiterung. Wien. Arch. klin. Med. 2, 155 (1921). — WEISS: Über klinische Erfahrungen mit Digipan. Münch. med. Wschr. 1913, Nr 45. — WEISS und HARRIS: Die Zerstörung des Adrenalins im lebenden Tier. Pflügers Arch. 103, 510 (1904). — WEISS und HATCHER: Tincture of digitalis and the infusion in therapeutics. J. amer. med. Assoc. 76, 508 (1921). — v. WEIZSÄCKER: Über die Abhängigkeit der Strophanthinwirkung von der Intensität der Herztätigkeit. Naunyn-Schmiedebergs Arch. 72, 282 (1913). — v. WEIZSÄCKER: Über den Mechanismus der Bindung digitalisartig wirkender Herzgifte. Naunyn-Schmiedebergs Arch. 72, 347 (1913). — v. WEIZSÄCKER: Einige Beobachtungen über die Verteilung sowie die arbeitssteigernde Wirkung von Herzglykosiden. Arch. f. exper. Path. 81 (1918). — v. WELLENHOF, H.: Über den therapeutischen Wert und die Anwendungswerte des Digitoxins bei Herzkranken. Wien. klin. Wschr. 1896, Nr 42. — WENCKEBACH: Die unregelmäßige Herztätigkeit. (1914). — WENCKEBACH: Zur Analyse des unregelmäßigen Pulses. Z. klin. Med. 37, 487. — WENCKEBACH: The effects of digitalis on the human heart. Brit. med. J. (1910). — WENCKEBACH: Chinin als Herzmittel. Berl. klin. Wschr. 1918, Nr 22. — WENCKEBACH: Chinchona derivatives in the treatment of heart disorders. J. amer. med. Assoc. 81, Nr 6 (1923). — WENZEL: Über die therapeutische Wirksamkeit des Digitoxins. Zbl. inn. Med. 1895, Nr 49. — WERNER: Experimentalstudien zur Klärung der Ca-Wirkung am isolierten Froschherzen. Pflügers Archiv 202, H. 1/2 (1924). — WERNICKE: Über Digitalysat Bürger. Med. Klin. 1911, Nr 2. — WERSCHININ: Zur Kenntnis der diastolischen Herzwirkung der Digitalisgruppe. Arch. f. exper. Path. 60, 328. — WERSCHININ: Über die systolische und diastolische Herzwirkung des g-Strophanthins. Naunyn-Schmiedebergs Arch. 63, 386 (1910). — WERSCHININ: Über die Herzwirkung des Pituitrins. Pflügers Arch. 155, 1 (1913). — WERTHEIMER, E. et BOULET, L.: Sur les propriétés rhythmiques et automatiques de la pointe du cœur. Action du chlorure de baryum. Arch. internat. Physiol. 11, 383—404 (1912). — WHITE: Auricular standstill: An unusual effect of digitalis on the heart with especial reference to the electrocardiogram. Boston. med. a. Surg. J. 175, 233 (1916). — WHITE, BALBONI und VIKO: Clinical observations on the Digitalis, like action of squill. J. amer. med. Assoc. 75, Nr 15 (1920). — WHITE und SATTLER: The effect of digitalis on the normal human electrocardiogram with special reference to A-V conduction. J. exper. Med. 23, 613 (1916). — WICH: Hexeton, ein wasserlösliches synthetisch dargestelltes Kampferpräparat. Münch. med. Wschr. 71, Nr 7 (1924). — WICHELS: Das schlagend überlebende Herzstreifenpräparat. Der propriozeptive Tonusreflex des Froschherzens und seine Sensibilisierung durch Herzklykoside. Pflügers Arch. 179 (1920). — WIECHMANN: Über die Beseitigung von Giftwirkungen am Herzen durch Kalzium und andere zweiwertige Kationen. Pflügers Arch. 195, H. 6 (1922). — WIECHMANN: Untersuchungen über das Chinidin, seine Antagonisten und Synergisten. Klin. Wschr. 1922, Nr 34. — WIECHOWSKI: Über den Einfluß der Analgetica auf die intrakranielle Blutzirkulation 48 (1902). — WIECHOWSKI: Die Verordnung der Digitalisblätter. Med. Klin. 21, Nr 28, 1033—1038 (1925). — WIECHOWSKI: Digitalispräparate. Ther. Halbmh. 35, H. 22, 681—690 (1921). — WIECHOWSKI Verh. dtsch. pharmak. Ges. in Freiburg i. Br. (1921). — WIEDEMANN: Beiträge zur Pharmakologie des Kampfers. Arch. f. exper. Path. 6. — WIELAND, H.: Über die Bedeutung des Kalziums für die geringe Empfindlichkeit der Kröte gegen Herzgifte. Biochem. Z. 127, H. 1/6 (1922). — WIELAND: Entgiftung durch adsorptive Verdrängung. Ein Beitrag zur Kenntnis der Ermüdung des überlebenden Froschherzens und der Herzwirkung des Kampfers. Naunyn-Schmiedebergs Arch. 89, H. 1/2 (1921). — WIELAND: Ein Beitrag zum Kapitel der „unverträglichen" Arzneigemische. Klin. Wschr. 3, Nr 33 (1924). — WIESEL: Über ein neuartiges Herzmittel, das Cymarin. Münch. med. Wschr. 1914, Nr 14. — WIGGERS: Studies on the cardiacdynamic actions of drugs. III. The mechanism of cardiac stimulation by digitalis and Strophanthin. J. of Pharmacol. 30, Nr 3 (1927). — WIGGERS and STIMSON: The mechanism of cardiac stimulation by Digitalis and g-Strophanthin. J. of Pharmacol. 30, Nr 3 (1927). — WILLIAMS: Über die Ursache der Blutdrucksteigerung bei der Digitaliswirkung. Naunyn-Schmiedebergs Arch. 13 (1880). — WILLIAMSON, B.: The rational use of digitalis. Lancet 214, Nr 12, 591 (1928). — WILSON, H. und WISHART: The effect of digitalis upon the refractory period of the ventricular muscle. Proc. Soc. exper. Biol. a. Med. 23, Nr 4 (1926). — WINDAUS: Die pflanzlichen

Herzgifte. Z. angew. Chem. **40**, Nr 24 (1927). — WINDAUS und HERMANNS: Über die Verwandtschaft des Cymarins mit anderen Herzgiften des Pflanzenreichs. Ber. dtsch. chem. Ges. **48**, H. 9, 991. — WINDLE, D.: Heartblock from Drugs of the digitalis group. The comparative effects of Digitalis, Strophanthus, Squill and Apocyn. Heart **3**, Nr 1 (1911). — WINDLE: Clinical observations on the effects of digitalis in heart disease with the pulsus alternans. Quart. J. Med. **10**, 275 (1917). — WINCKEL, F.: Berichte und Studien aus dem kgl. Sächs. Entbindungsinstitut in Dresden. Leipzig 1874. — WINCKEL, F.: Die Pathologie und Therapie des Wochenbetts. 3. Aufl. Berlin 1878. — WINCKEL: Über den Wert der frischen folia Digitalis und ihre Konservierung. Münch. med. Wschr. **1911**, Nr 11. — WINKLER: Antisyphilitische Kuren mit intravenöser Darreichung von Salvarsan-Novasurolmischung bei Herzkranken. Dtsch. med. Wschr. **48**, Nr 15 (1922). — WINTER-BERG: Über die Wirkung des Camphers auf das mit Chloralhydrat vergiftete Froschherz. Pflügers Arch. **94** (1903). — WINTERBERG: Über die Wirkung des Physostigmins auf das Warmblüterherz. Z. exper. Path. u. Ther. **4**, 636 (1907). — WINTERBERG: Die experimentelle Analyse der Herz- und Gefäßmittel. In: v. JAGIČS Handbuch der Herz- u. Gefäßkrankheiten, **3**. Leipzig u. Wien 1914. — WITHERING: A account of the fox glove and some of its medical uses; with practical remarks on dropsy and other diseases. Birmingham 1785. — WITHERINGS Abhandlung vom roten Fingerhut usw. Deutsch von MICHAELIS. Leipzig 1786. — WITTGENSTEIN und MENDEL: Die Veränderung der Zacken des Elektrokardiogramms während der Insulinwirkung. Klin. Wschr. **3**, Nr 25 (1924). — WOHL-GEMUTH: Intravenöse Kampferölinjektion. Ther. Gegenw. **1921**, Nr 12. — WOLFER, P.: Beiträge zur intravenösen Digitalistherapie. Schweiz. med. Wschr. **51**, Nr 25, 587—590 (1921). — WOLFF: Über die physiologische Dosierung von Digitalispräparaten. Ther. Gegenw. **1902**, Sept. — WOLTER: Ein Überblick über die Entwicklung der Strophanthusfrage. Inaug.-Diss. Rostock 1910. — WOOD: A study of Apocynum cannabinum. J. amer. med. Assoc. **43**, 1953 (1904), zit. nach MARVIN und WHITE. J. amer. med. Assoc. **77** (1921). — WOTTSCHALL: Über den Jodgehalt des Blutes nach Jodkali und Dijodyldarreichnug.- Z. exper. Med. **54**, H. 2/3 (1927). — WUNDERLICH, C. A.: Über den Nutzen der Digitalisanwendung beim enterischen Typhus. Arch. Heilk. **3** (1862). — WUTH: Über Coramin. Münch. med. Wschr. **1925**, Nr 45.

YAMANOUCHI: Barium salts should not be included in the digitalis group. Tohoku J. exper. Med. **8**, Nr 6, 609 (1927).

ZELTNER: Über die Wirkung des Digitoxin. crystallisat. Merck, im Vergleich zu der der Digitalisblätter. Münch. med. Wschr. **1900**, Nr 26, 886. — ZIEGENBEIN: Physiologische Wirkung der Digitalis- und Strophanthusdrogen. Ber. Dtsch. pharmaz. Ges. **12**, H. 8, 235. — ZIEGENBEIN: Wertbestimmung der Digitalisblätter. Arch. Pharmaz. **240**, H. 6 (1902). — ZINN: Über rektale Digitalistherapie. Ther. Gegenw. **1925**, Nr 5. — ZINN und LIEPELT: Über Erythroltetranitrat in der Behandlung der Coronarsklerose und mancher Formen von Hypertonie. Ther. Gegenw. **62**, Nr 9 (1921). — ZONDEK, S. G.: Über Erfahrungen mit der rektalen Digitalistherapie. Klin. Wschr. **4**, Nr 28, 1353/1354 (1925). — ZONDEK: Das Myxödemherz. Münch. med. Wschr. **1918**, Nr 43. — ZONDEK: Die Bedeutung der Kalzium- und Kaliumionen bei Giftwirkungen am Herzen. Arch. f. exper. Path. **87** u. **88** (1920). — ZONDEK, S. G.: Medikamentöse Herztherapie in: KRAUS-BRUGSCH Handbuch d. spez. Path. u. Ther. **4**, Nr 1 (1925). — ZORN: Über die Wirkung von Gynergen auf den Blutdruck und Puls beim Menschen. Klin. Wschr. **6**, Nr 5 (1926). — ZOTH: Versuche über die Wirkung orchitischer Extrakte. Pflügers Arch. **62** (1896); **69** (1898). — ZURHELLE: Zur subkutanen Digitalistherapie. Ther. Mh. **1913**, 479. — ZUELZER, G.: Über Depressin, ein neues biologisch wirkendes Präparat, welches den pathologischen Blutdruck herabsetzt und zugleich als unspezifischer Proteinkörper wirksam ist. Ther. Gegenw. **63**, H. 7, 254—258 (1922).

Die einzelnen Klappenfehler.

ABELMANN: Diagnose und Prognose angeborener Herzfehler. Erg. inn. Med. **12** (1913). — ABBOTT: Congenital cardiac disease. Oslers mod. Med. **4**, 323. Philadelphia 1908. — ABBOTT und KAUFFMANN: Persistenz des foramen secundum verglichen mit einem Fall von Persistenz des Foramen primum. J. of Path. **14** (1910). — ACHARD, CH., LEBLANC, A. et ROUILLARD, J.: Trois cas d'oblitération de l'aorte. Bull. Soc. méd. Hôp. Paris **36**, Nr. 23, 903—910 (1920). — ADLMÜHLER: Über die Ätiologie der erworbenen Herzklappenfehler. Dtsch. Arch. klin. Med. **132**, 279 (1920). — ALEXANDER: Ein Fall von Rekurrenslähmung bei Mitralstenose. Berl. klin. Wschr. **1904**, Nr. 41. — ALEXANDROWSKY: Stenose des Ductus arteriosus Botalli mit allgemeiner angeborener Wassersucht. Jb. Kinderheilk. **84**, H. 1 (1916). — ALLAN: A schema of the circulation with experiments to determinate the additional load on the apparatus produced by conditions representing valvular lesions. Heart **12**, Nr 2 (1925). — ALLEN and BARKER: Surgery of the mitral valve. Amer. Heart J. **1**, Nr 6 (1927). — ALVARENGA: Du double souffle crural dans l'insuffisance aortique. Union méd.

1863, Nr 76/77. — ALVARENGA DA COSTA: Mémoire sur l'insuffisance des valvules aortiques et considérations générales sur les maladies du cœur, traduit du portugais par Garniel, Paris 1850. — AMBLARD: Rétrécissement mitral et syphilis. Presse méd. **29,** 417 (1921). — ANDERS: Muskuläre Aorteninsuffizienz. Hopkins Hosp. Rep. **1909,** July. Arch. Mal. Cœur **1910,** 188. — ARAN, A.: Sur les signes et le diagnostic de l'insuffisance des valvules aortiques. Arch. génér. **1842,** Nov. — ARAN, A.: Recherches sur le murmur continu vasculaire simple et composé. Arch. génér. **1843,** Févr. — ARKIN: Totale Persistenz des rechten Aortenbogens im Röntgenbild. Wien. Arch. inn. Med. **12,** H. 3 (1926). — ARNHEIM: Ein Fall von angeborener Pulmonalstenose sowie Bemerkungen über die Diagnose des offenen Ductus Botalli. Berl. klin. Wschr. **1905,** Nr. 8. — ARNHEIM: Persistenz des Ductus Botalli. Berl. klin. Wschr. **1903,** Nr. 27. — ARRILAGA, F. C.: Sclérose de l'artère pulmonaire secondaire à certains états pulmonaires chroniques (cardiaques noirs). Arch. Mal. Cœur **6,** Nr. 8, 518—529 (1913). — ASCH: Zur Hypertrophie der quergestreiften Muskeln, speziell des Herzmuskels. Monographie. Berlin: Julius Springer 1906. — ASCHOFF-TAWARA: Die heutige Lehre von den pathologisch-anatomischen Grundlagen der Herzschwäche. Jena 1906. — ASSMANN: Herz und Lunge bei Mitralfehlern im Röntgenbilde. Kongr. Ges. inn. Med. **1920.** — ASSMANN: Die Röntgendiagnostik der inneren Erkrankungen. 1921. — D'ASTROS: Maladie bleue par malformation cardiaque sans signes d'auscultation. Marseille méd. **1911,** 17. Mai. — ATTINGER: Digitalistherapie bei Aorteninsufficienz. Schweiz. med. Wschr. **51,** Nr. 31, 725, 726 (1921). — AUBERTIN et RIMÉ: Le diagnostic de la thrombose oblitérante de l'oreillette gauche. Presse méd. **34,** Nr. 7 (1926). — AUFRECHT: Zur Heilbarkeit von Herzklappenfehlern. Dtsch. med. Wschr. **1920,** Nr. 46.

BABONNEIX et MORNET: Sténose mitrale aphone. Bull. Soc. méd. Hôp. Paris **43,** Nr. 9 (1927). — BABONNEIX et PAISSEAU: Un cas de cyanose congénitale. Arch. Mal. Cœur **2,** 407 (1909). — BACKHAUS: Mesarteriitis syphilitica und Aneurysmenbildung. Zieglers Beitr. **22** (1897). — BAHN: Über isolierte Dextrocardie mit Isthmusstenose der Aorta und Endocarditis lenta. Dtsch. Arch. klin. Med. **146,** H. 5/6 (1925). — BAMBERGER: Über Doppelton und Doppelgeräusch in der Arteria cruralis. Dtsch. Arch. klin. Med. **19** (1877). — BAMBERGER: Weitere Beobachtungen über Doppelton und Doppelgeräusch in der Cruralarterie. Dtsch. Arch. klin. Med. **21** (1878). — BARD: Die physikalischen Zeichen der Mitralstenose. Slg klin. Vortr. **1907.** — BARDACH: Vitium cordis. Wien. klin. Wschr. **1897,** 179. — BARDAY: Contributions to the statistics of valvular disease of the heart. Med. chir. transact. **31** (1848). — BARIÉ: Recherches sur l'insuffisance des valvules de l'artère pulmonaire. Arch. méd. génér. Paris **1891.** — BARR: Mitral Stenosis. Brit. med. J. **1908,** 19. Dec. — BARRY: Mitral insufficiency. J. of Physiol. **58,** H. 4/5 (1924). — BARTH: Über das Verhalten des linken Ventrikels bei Mitralstenose. J. D., Zürich 1899. — BARTH und ROGER: Auscultation. Dict. encyclop. scienc. méd. **7,** 262 (1867). — BAUMBACH: Das Verhalten des linken Ventrikels bei Mitralstenose. Dtsch. Arch. klin. Med. **48,** 267 (1891). — BASCHE: Über pulsierende Milztumoren. Wien. med. Bl. **1888,** Nr. 1. — BÄUMLER: Ein Fall von offen gebliebenem Ductus arterios. Botalli (in über 18jähriger Beobachtung). Zbl. Herzkrkh **11,** 10 (1919). — BEAU: Traité expérimental et clinique d'auscultation appliquée à l'étude des maladies du poumon et du cœur. Paris 1856. — BECHER: Beiträge zur Kenntnis der accidentellen diastolischen Herzgeräusche. Dtsch. Arch. klin. Med. **121,** H. 1/2 (1916). — BECHER: Beobachtungen an einem Fall von persistierendem Ductus Botalli. Med. Klin. **1918,** Nr. 36. — BECKER: Über Retinalarterienpuls bei Insufficienz der Aortenklappen. Mschr. Augenheilk. **1870.** — BEDFORD: Extreme dilatation of the left auricle to the right. Amer. Heart J. **3,** Nr. 2 (1927). — BELLINGHAM: Dublin. med. Press. **19** (1848). — BENEDICT: Fall von Insufficienz der Valv. semilun. art. pulm. Wien. Wschr. **1853,** Nr. 35. — BENEKE: Über Herzbildung und Herzmißbildung als Funktionen primärer Blutstromformen. Ein Beitrag zur Entwicklungsmechanik. Zieglers Beitr. **67,** H. 1 (1920). — BERGER: Mechanik der Aneurysmabildung bei der congenitalen Isthmusstenose. Inaug.-Diss., Bonn 1913. — BERGER und ROSENBACH: Berl. klin. Wschr. **1879,** Nr. 27. — BERNHEIM: Experimental surgery of the mitral valve. Hopkins Hosp. Rep. **20** (1909). — BERTIN: Traité des maladies du cœur et des gros vaisseaux 1824. — BERWINKEL: Blausucht durch 4 Generationen. Berl. klin. Wschr. **1910,** Nr. 21. — BETCHOW: Les phénomènes de L. HILL dans l'insuffisance aortique et de J. TEISSIER dans l'aortite abdominale; leur interprétation. Arch. Mal. Cœur **18,** Nr. 3 (1925). — BETTELHEIM und KAUDERS: Experimentelle Untersuchung über die künstlich erzeugte Mitralinsufficienz und ihren Einfluß auf Kreislauf und Lunge. Klin. u. exper. Stud. a. d. Labor. v. Basch **1,** 144 (1891). — BETTELHEIM: Stenose eines Astes der Pulmonararterie. (Oppolzers Klin.) Wien. Presse **42** (1869). — BIO und MAAR: Angeborene Herzfehler. Dtsch. Arch. klin. Med. **99** (1910). — BITTORF: Ein Fall von offenem Ductus Botalli. Münch. med. Wschr. **1903,** Nr. 41. — BLUM et LUX: Du diagnostic du „caillot en grelot" de l'oreillette gauche dans le rétrécissement mitral. Progrès méd. **1920,** 19. Juni. — BLUMENFELDT: Die angeborenen Herz- und Gefässkrankheiten in KRAUS-BRUGSCH. Spez. Path. u. Ther. inn. Krankh. **4** (1923) Literatur. — BOAS and

FINEBERG: Hypertension in its relationship to mitral stenosis and aortic insufficiency. Amer. J. med. Sci. **192**, Nr. 5 (1926). — BOAS and PORLA: Mitalstenosis after the fifth decade of life. Amer. J. med. Sci. **170**, Nr. 4 (1925). — BOKAY: über Transposition der grossen Schlagadern. Arch. Kinderheilk. **55** (1911). — BOKAY: Ein Fall von persistierendem Truncus arteriosus communis bei einem 6 Monate alten Säugling. Jb. Kinderheilk. **80**, H. 3 (1914). — BONDET: Etude d'anatom. et de physiologie pathologique sur la cause et le mécanisme des bruits de souffle cardiaques de nature anémiques. Gaz. Hôp. **1866**, Nr 135. — BONDET: Etude sur la cause et le mécanisme du bruit de souffle cardiaque etc. Gaz. méd. de Lyon **1866**, 8. — BONDI: Wiedergabe und Erklärung der Geräusche bei Fehlern der Mitralklappe. Klin. Wschr. **6**, Nr. 1 (1927). — BONDI et MÜLLER: Exp. Tric. Ins. Wien. klin. Wschr. **1911**, Nr. 28. — BONNET: Rev. Méd. **23** (1903). — BORN: Zur Entwicklungsgeschichte des Säugetierherzens. Arch. mikrosk. Anat. **38**. — BORN: Über die Bildung der Klappen, Ostien und Scheidewände im Säugetierherzen. Anat. Anz. **1888**, 3. Jg. — BORSUTZKY: Über das Vorkommen eines Cruralarteriendoppeltons bei Nichtherzkranken. Inaug.-Diss., Würzburg. — BOUILLAUD: Traité clinique des maladies du cœur. Paris 1836. 1841. — BOULACH: Septumdefect und offener Ductus arteriosus. Soc. méd. russ. Petersburg **1910**, 1. April. — BRAIN: Accidentelle Herzgeräusche bei Kindern. Nederl. Tijdschr. Geneesk. **66**, 2757 (1922). — BRAMWELL: Diseases of the heart. (1884). — BRAUN: Diagnose und Therapie der Herzkrankheiten. Berlin-Wien 1913. — BRESCHET: Zitiert nach VIERORDT, loc. cit., S. 24. — BRET et BLANC-PERDUCET: Le rétrécissement sousaortique. Lyon méd. **1912**, 18. Aug. — BRIEGER: Ungewöhnlich hochgradige Tricuspidalstenose. Frankf. Z. Path. **25**, H. 1 (1921). — BRIQUET: Mémoire sur la diagnose des rétrécissements auriculoventriculaires gauches. Arch. génér. **11**, 476 (1836). — BRISTOWE: On mitral regurgitation independent of organic valvular disease. Brit. Rev. **28**, 215 (1861), July. — BROCKBANK: The murmurs of mitral disease. Edinburgh and London 1899. — BRONDGEEST: Over patholog. Veranderingen der Arteria pulmonalis. Nederl. Arch. Geneesk. **1864**. — BRÜNING: Untersuchungen über das Vorkommen der Angiosklerose im Lungenkreislauf. Zieglers Beitr. **30**, 457 (1901). — BRUNN: Zur Diagnostik der erworbenen Ruptur der Kammerscheidewand des Herzens. Wien. Arch. inn. Med. **6**, H. 3 (1923). — BRUNTON: Preliminary note of the possibility of treating mitral stenosis by surgical methods. Lancet **1**, 352 (1902). — BUCK: Die anatomischen Veränderungen des Herzens bei Mitralstenose. Mitt. Hamburger Staatskrankenhaus **4** (1904). — BUDDE: Die klinische Diagnose des Ductus arteriosus Botalli persistens. Zbl. inn. Med. **42**, Nr. 6 (1921). — BURNETT: Fall von Insufficiens der Lungenarterie. J. hebdomad. 1.

CABOT and LOCKE: On the occurrence of diastolic murmurs without lesions of the aortic or pulmonary valves. Bull. Hopkins Hosp. **14**, 115 (1903). — CAELIUS AURELIANUS: Chronion libr. **2**, Kap. XIV. — CALLUM, MAC: The changes in the circulation in aortic insufficiency. Bull. Hopkins Hosp. **22**, Nr. 244 (1911), July. — CALLUM, MAC and CLURE: On the mechanical effects of experim. mitral stenosis and insufficiency. Bull. Hopkins Hosp. **17**, 260. — DE LA CAMP: Congenitale Herzleiden. Dtsch. Klin. am Eingang des 20. Jh. **4** (1907). — CANSTATT: Klinische Rückblicke und Abhandlungen. Erlangen 1848. — CAREY: Two instances of defective interventricular septum of the heart. Amer. J. med. Sci. **164**, Nr. 5 (1922). — CARPENTER: On congenital heart affections. Lancet **1909**, 1198. — CARRIEU et ANGLADA: Contribution à la pathogénie du souffle de Flint. Arch. Mal. Cœur **1913**, April. — CHALIER et NOVÉ, L.: Du rétrécissement mitral relatif au cours de l'insuffisance aortique. Gaz. Hôp. **84**, 119 (1911). — CHARCELAY: Récueil d'observations sur l'insuffisance des valvules sigmoides aortiques. Thèse Paris **283** (1836). (Arch. génér. **1837**, Mars.) — CHEVERS: A collection of facts illustrating the morbid conditions of the pulmonary Artery. London med. Gaz. **1846**. — CHEVERS: Observations on diseases of the orifice and the semilunar valves of the Aorta. Guys Hosp. Rep. **7**, 387 (1842). — CITRON: Über Aorteninsufficienz und Lues. Berl. klin. Wschr. **1908**. — CLAISSE, THIBAUT et GILLARD: Paralysie recurrentielle et rétrécissement mitral. Bull. Soc. méd. Hôp. Paris **1913**, 10. Jan. — CLARKE: Die seltenen Formen von Cyanose: Polycythaemie, Methaemoglobinaemie, Sulfhaemoglobinaemie. Med. Rec. **76**, Nr. 4 (1909). — COLE and CECIL: The axillary diastolic murmur in aortic insufficiency. Bull. Hopkins Hosp. **19**, 353 (1908). — COLEMAN: The prevention of certain forms of chronic cardiac valvular disease. J. amer. med. Assoc. **81**, Nr. 3, 206 to 209 (1923). — CORNING: Entwicklungsgeschichte des Menschen (1921). — CORRIGAN: On the mecanism of the bruit de soufflet. Dublin. J. med. Sci. **1836**, Nr. 29, Nov. — CORRIGAN: On permanent patency of the mouth of the aorta. Edinburgh med. J. **37** (1832). — CORRIGAN: Inquiries into a new disease of the heart. Edinburgh J. med. **1836**. — CORVISART: Essai sur les maladies du cœur (1818). — CORSON: On protracted valvular disease of the heart. Med. Tim. **1855**, Nr. 270. — COTTIN et SALOZ: Un cas de rétrécissement tricuspidien. Arch. Mal. Cœur **13**, Nr. 11, 481—490 (1920). — COURTELLEMENT: Rétrécissement pulmonaire acquis. Arch. Mal. Cœur **1909**, 507. — CRAMER et FROMMEL: Contribution à l'étude du rétrécissement mitral congénital associé à l'insuffisance interauriculaire. Arch. Mal.

Cœur 16, Nr. 8 (1923). — CRUVEILHIER: Fall von Insufficienz der Lungenarterienklappe. Anat. path. 28. — CRUVEILHIER: Fall von Ektopie des Herzens. Gaz. méd. 1841, Nr. 32, 7. Aug. — CURSCHMANN: Über eine eigentümliche Lokalisation des systolischen Geräusches besonders bei frischen Mitralfehlern. Arb. med. Klin. Leipzig 1893. — CUSHING and BRANCH: Experimental and clinical notes on chronic valvular lesions in the dog and their possible relation to a future surgery of the cardial valves. J. med. Res. 12 (1908). — CUTLER: The surgical aspect of mitral stenosis. Arch. Surg. 12, II, Nr. 1 (1926). — CUTLER, LEVINE and BECK: The surgical treatment of mitral stenosis: experimental and clinical studies. Arch. Surg. 9, Nr. 3 (1924). — VON CZYHLARZ: Mitralstenose infolge Pericarditis. Wien. med. Wschr. 1911, 4. März. — VON CZYHLARZ: Trommelschlegelfinger und Aorteninsuffizienz. Wien. klin. Wschr. 36, Nr. 26 (1923).

DANIEL: Etude sur les lésions congénitales de l'artère pulm. Thèse Paris 1874. — DEGANELLO: Traumatische Aorteninsufficienz. Riforma med. 24 (1908). — DEHIO: Entstehung und Bedeutung des gespaltenen zweiten Herztones. Petersburg. med. Wschr. 1891. — DELPEUCH: Secousses rhythmiques de la tête chez les aortiques. (Signe de MUSSET.) Presse méd. 1900, 16. Mai. — DENEKE: Zur Klinik der Isthmusstenose der Aorta. Virchows Arch. 254, 2 (1925). — DENNIG: Ein Fall von Papillarmuskelzerreißung. Dtsch. Arch. klin. Med. 96, 164 (1909). — DIETL: Zur Geschichte der Insufficienz der Pulmonalarterienklappe. Wien. med. Wschr. 1854, Nr. 2. — DIETLEN: Herz und Gefässe im Röntgenbild. (1923). — DITTRICH: Die wahre Herzstenose nebst diagnostischen Bemerkungen von HAMERNJK. Prag. Vjschr. 21, 157 (1849). — DMITRENKO: Rekurrenslähmung bei Mitralstenose. Zbl. Herzkrkh. 1910, 131. — DMITRENKO: Terapewtisches Koje Obozrenie 4, 8 (zitiert nach BRAUN). — DOEHLE: Über Aortenerkrankung bei Syphilitischen und deren Beziehung zur Aneurysmabildung. Dtsch. Arch. klin. Med. 55, 190 (1895). — DOEHLE: Über das Charakteristische der syphilitischen Erkrankung der Aortenklappen. Kiel. med. Ges. 30, 6 (1921). Dtsch. med. Wschr. 1921, 1312. — DONATH: Über die Wa.-R. bei Aortenerkrankungen und die Bedeutung der provokatorischen Hg-Behandlung für die serologische Diagnose der Lues. Berl. klin. Wschr. 1909. — DORSCH: Herzmuskelentzündung als Ursache angeborener Herzcyanose. Inaug.-Diss., Erlangen 1855. — DRESSLER: Ductus Botalli apertus. Pulmonalstenose. Jb. Kinderheilk. 56, 60. — DUFOUR et HUBER: Présentation d'un cœur montrant une persistance du trou de Botal de dimension considérable sans cyanose. Bull. Soc. méd. Hôp. 4, 28 (1911). — DUMOLARD: Contribution à l'étude de l'origine congénitale du rétrécissement mitral pur. Thèse Lyon 1902. — DUNBAR: Mitralinsufficienz durch Abreißen dreier Sehnenfäden bei Endocarditis. Dtsch. Arch. klin. Med. 49, 271 (1892). — DUNBAR: Über das Verhalten des linken Ventrikels bei den Fehlern der Mitralklappe. Dtsch. Arch. klin. Med. 49. — DÜNNER: Zur Klinik und pathologischen Anatomie der angeborenen Herzfehler. Z. klin. Med. 80, H. 3/4, 217—228 (1914). — DUROSIEZ: Du double souffle intermittent crural comme signe de l'insuffisance aortique. Arch. génér. méd. 1861, April. — DUROSIEZ et GARNIER: Du rhythme pathognomique du rétrécissement mitral. Arch. génér. méd. 1862, Okt. Gaz. Hôp. 1862, 118. Union 1863, Nr 34, 44, 46. — DUROSIEZ: Du souffle veineux, simulant l'insuffisance aortique. L'univer. méd. 1885, Nr 78. — DUROZIEZ: Mémoire sur la persistance du canal artériel. Gaz. méd. 1863, Nr 28. — DUROZIEZ: Du rétrécissement mitral pur. Arch. génér. méd. 1877.

EBSTEIN: Über die auf größere Entfernung vom Kranken hörbaren Töne und Geräusche des Herzens und der Brustaorta. Dtsch. Arch. klin. Med. 22 (1878). — EBSTEIN, E.: Zur Geschichte der Pulsation im Jugulum. Janus. 14, Nr. 10 (1909). — EDELMANN und MARON: Die Isthmusstenose der Aorta und ihre Differentialdiagnose. Wien. Arch. inn. Med. 6, 1 (1922). — EDENS: Über Herzhypertrophie. Dtsch. Arch. klin. Med. 111, H. 3/4, 288 (1913). — EISENLOHR: Linker Ventrikel bei Mitralstenose. Dtsch. med. Wschr. 1891. — ELIAS: Ein morphologischer Befund als Beitrag zur Erklärung des FLINTschen Geräusches. Wien. Arch. inn. Med. 2, H. 2, 271—280 (1921). — ELIAS und HITZENBERGER: Zur Diagnose des erweiterten linken Vorhofes. Wien. klin. Wschr. 36, Nr. 14/15 (1923). — EMANUEL: Extreme dilatation of the left auricle. Lancet 204, Nr. 12 (1923). — ENTHOVEN: Das Elektrocardiogramm bei angeborenen Herzfehlern. Zbl. Herzkrkh. 7, Nr. 8, 101 (1915). — EPPINGER: Über Herzinsufficienz. Med. Klin. 1908, Nr. 14. — EPPINGER und WAGNER: Zur Pathologie der Lunge. Wien. Arch. inn. Med. 1, 83 (1920). — EPPINGER und v. KNAFFL: Über Herzinsufficienz. Z. exper. Path. u. Ther. 5, 71 (1908). — D'ESPINE et MALLET: Un cas de malformation congénitale du cœur avec cyanose paroxystique. Autopsie. Rev. Méd. 28, Nr. 11 (1908). — ERICHSEN: Zur Casuistik der Erkrankungen der Lungenarterie. Petersburg. Z. 1, 89 (1801).

FABER: Über das anatomische und physikalische Verhalten des Ductus arteriosus. Arch. Anat. u. Physiol. 1912, 157. — FALKENBERG: Über traumatische Herzklappenerkrankungen. Inaug.-Diss., Greifswald 1913. — MACFARLANE: The determination of cardiovascular lesions in the draft soldiers inducted into service at camp GORDON and the efficiency of the methods employed. N. Y. State J. Med. 20, Nr. 6, 190—194 (1920). —

864   Literaturverzeichnis.

FATIANOFF: Zur Statistik und Ätiologie der Herzklappenfehler. Inaug.-Diss., Basel 1910. — FAURE: Du soulèvement de l'artère sousclavière. Arch. génér. méd. 1874. — FAUVEL: Mémoire sur les signes stéthoscopiques du rétrécissement de l'orifice auriculo-ventriculaire gauche du cœur. Arch. génér. 1843, Jan. — FAVRE: Accidentelle diastolische Herzgeräusche. Inaug.-Diss., Zürich 1907. — FEIL and KATZ: The transformation of the central into the peripheral pulse in patients with aortic stenosis. Amer. Heart J. 2, Nr. 1 (1926). — O'FERRAL: Clinical researches in St. Vincents hospital. Dublin. J. med. Sci. 23 (1843). — FERRANINI: Über hereditäre kongenitale Herzleiden. Zbl. inn. Med. 1903, Nr. 6. — FETTEROLF and NORRIS: The anatomical explanation of the paralysis of the left recurrent laryngeal nerve found in certain cases of mitral stenosis. Amer. J. med. Sci. 1911, Aug. — FENWICK and OVEREND: The production of the first cardiac sound in mitral stenosis. Amer. J. med. Sci. 110 (1893). — FICK: Über den Dicrotismus des Pulses. Pflügers Arch. 49, 105 (1891). — FINKELSTEIN: Statistische Untersuchungen über Endocarditis und Herzklappenfehler. Med. Klin. 19, Nr. 22 (1923). — FINLAYSON: On the occurence of a diastolic murmur of aortic origin apart from aortic incompetency or Aneurysm. Brit. med. J. 1885, 11. April. — FISCHER: Fötale Endocarditis. Frankf. Z. Path. 7 (1911). — FISCHER: Völliger Abriß eines Papillarmuskels im linken Ventrikel durch Coronarsklerose. Klin. Wschr. 1922, Nr. 20. — FISCHL: Zur Auscultation der Cruralgefäße. Prag. med. Wschr. 1881, Nr 45/46. — FLINT: Amer. J. med. Sci. 1862, July. Lancet 1883, 131; 1884, 418. — FOLLIN: Über den CRUVEILHIERschen Fall von Herz-Ektopie. Gaz. méd. 34 (1850). — FORGET: Diagnostic des rétrécissements aortique et mitrale; insuffisance des bruits anormaux; signes nouveaux. Union 49, 51 (1854). — FORSCHBACH und KOLOCZEK: Zur Symptomatologie des offenen Ductus Botalli. Münch. med. Wschr. 1916, 1617. — FORTMANN: Zur praktischen Diagnostik angeborener Herzfehler. Dtsch. med. Wschr. 44, Nr. 3 (1918). — FOSTER: Über das offene Foramen ovale mit Cyanose und systolischem Herzgeräusch. Dublin. J. 36, 112 (1863), Aug. — FOSTER: Clinical lecture on rupture of the aortic valves from accident. Med. Tim. 1873. — FRAENTZEL: Über zwei eigentümliche Phänomene bei Insufficienz der Aortenklappe. Berl. klin. Wschr. 1867, Nr. 44—45. — FRAENTZEL: Vorlesungen über die Krankheiten des Herzens (1891). — FRAENTZEL: Systolischer und diastolischer Doppelton in der Cruralis ohne hochgradige Aorteninsufficienz. Charité Ann. 1876. — FRANCESTI: Le vene polmonari nelle stasi da vicio mitralico. Sperimentale 76, H. 5/6 (1923). — FRANCK, FR.: Lésions expériment. de valv. tricusp. Gaz. hebdomad. méd. 2. I, 19, 350. — FRANK, O.: Die Arbeit des Herzens. M. Morph. 29, 11 (1898). — FRANK, O.: Die Wirkung von Digitalis aufs Herz. H. I u. II (1898). — FRANK, O.: Zur Dynamik des Herzmuskels. Z. Biol. 32 (1895); 41 (1901). — FRANK, O.: Isometrie und Isotonie des Herzmuskels. Z. Biol. 41, 14 (1901). — FRANK, O.: Der Puls in den Arterien. Z. Biol. 46, 441 (1905). — FRANK, O.: Dynamik der Membranmanometer und der Lufttransmission. Z. Biol. 50. 341. — FRANK, O.: Hämodynamik. Leipzig 1911. — FRERICHS: Insuffic. valvul. art. pulmon. cum stenosi ostii arteriosi ventriculi dextri. Wien. Wschr. 1853, Nr 57. — FREY: Die Untersuchung des Pulses und ihre Ergebnisse in gesunden und kranken Zuständen. Berlin 1891. — FREY: Von den verschiedenen Spannungsgraden der Lungenarterie. Arch. Heilk. 5, 520 (1846). — FRIEDLÄNDER: Zur Frage der Heilbarkeit von Herzklappenfehlern. Dtsch. med. Wschr. 1920, Nr. 43. — FRIEDREICH: Über pathologische Erscheinungen am Gefäßapparat. Dtsch. Z. prakt. Med. 1874, Nr. 4, 50. — FRIEDREICH: Über den Doppelton an der Cruralarterie. Dtsch. Arch. klin. Med. 21. — FRIEDREICH: Beiträge für physikalische Untersuchungen der Blutgefäße. Dtsch. Arch. klin. Med. 29, 256 (1881). — FROMBERG: Historische Korrektur. Zbl. Herzkrkh. 7, Nr 4 (1915). — FROMBERG: Experimentelle Studie über die Zirkulationsverhältnisse im Ductus arteriosus post partum. Zbl. Herzkrkh. 7, 5 (1915). — FRORIEP: Ein Fall von Insufficienz der Lungenarterienklappe. Wien. Wschr. 52, 53 (1853). — FULLER: On diseases of the heart and great vessels, their pathology, physical diagnosis, symptoms and treatment. London 1863. — FUTCHER: Über Trikuspidalstenose. Amer. J. med. Sci. 1911, Nov.

GAEBERT: Die Lagebeziehungen des Oesophagus und des Tracheobronchialbaumes der dorsalen Herzfläche und ihre Veränderung durch Erweiterung des linken Vorhofs im Röntgenbild. Fortschr. Röntgenstr. 32, H. 3/4 (1924). — GAIRDNER: Candiac murmurs without valvular deformity. Andrews med. J. 1854, Apr. Monthly J. 1854, 76, Juli. — GALLAVARDIN: Bruit de dédoublement mitral et troisième bruit du cœur. Arch. Mal. Cœur 1912, Dec. — GAMNA: Über einen Fall von mehrfachen Mißbildungen des Herzens und der großen Gefäße. Zbl. Herzkrkh. 7, Nr. 13 (1914). — GANEFF: Kongenitale Aortenstenose. Inaug.-Diss., Würzburg 1910. — GANTER: Über die ätiologische Bedeutung der Lues für die Aortenklappeninsufficienz. Med. Klin. 1920, Nr 32. — GASSUL: Über einen offenen Ductus Botalli mit Beteiligung des linken Herzens. Fortschr. Röntgenstr. 28 (1921). Dtsch. med. Wschr. 1921, 559. — GEIGEL, A.: Die Rückstoßelevation bei Insufficienz der Aortenklappen. Dtsch. Arch. klin. Med. 42. — GEIGEL, A.: Der gespaltene Herzton. Würzburg. Verh. 1868. — GEIGEL, A.: Über den Venenpuls. Würzburg. med. Z. 1863. —

GEIGEL, A.: Weitere Beobachtungen über Tricuspidalinsufficienz und Venenpuls. Würz-burg. med. Z. 1865. — GENDRIN: Leçons sur les maladies du cœur et des grosses artères. Paris 1841/42. — GENDRIN: Vorlesungen über Herzkrankheiten. Leipzig 1843. — GERHARDT, C.: Über den Puls des Aortenbogens und den Truncus anonymus. Charité Ann. 1900, 67. — GERHARDT, C.: Pulsierender Milztumor. Z. klin. Med. 4, 449. — GERHARDT, C.: Über krankhafte Pulsationen bei Schlußunfähigkeit der Aortenklappen und bei BASEDOW-scher Krankheit. Charité Ann. 1893, 18. — GERHARDT, C.: Über Schlußunfähigkeit der Lungenarterienklappen. Charité Anu. 1892, 92. — GERHARDT, D.: Zur Lehre von der Dilatation des Herzens. Verh. z. Kongr. Ges. inn. Med. Wiesbaden 1913. — GERHARDT, D.: Herzklappenfehler in NOTHNAGELS Handbuch (1913). — GERHARDT, D.: Zur Lehre von der Hypertrophie des rechten Ventrikels. Arch. f. exper. Path. 82 (1917). — GERHARDT, D.: Über das Crescendogeräusch der Mitralstenose. Münch. med. Wschr. 1912, Nr. 50. — GERHARTZ: Über Aortenstenose. Med. Klin. 1924, Nr 22, 25. — GIBSON, G. A.: Jugular reflux and tricuspid regurgitation. Edinburgh. med. J. 25, 978 (1880). — GIBSON, G. A.: An adress on cardiac debility and cardiac dilation. Lancet 1912, 4. Mai. — GILLESPIE: An analysis of 2368 cases admitted with cardiac lesions into the Royal Infirmary Edinburgh. Edinburgh. Hosp. Rep. 5, 31 (1898). — GLAESSNER: Klinische Untersuchungen über den Capillarpuls. Dtsch. Arch. klin. Med. 97, 84 (1909). — GOEDDE: Über den Einfluss von Herzklappenfehlern auf Lungentuberkulose. Beitr. Klin. Tbk. 58, H. 3 (1924). — GOLD-SCHEIDER: Über Dicrotie bei Aorteninsufficienz. Z. klin. Med. 59 (1906). — GRANCHER: Cyanose im Dict. encyclop. sci. méd. 24, Ser. 1 (1883). — GRAWITZ: Lebervergrösserung bei Aorteninsufficienz. Berl. klin. Wschr. 1899, Nr. 20. — GRAWITZ: Zwei seltene Fälle von Incontinenz des Ostium pulmonale durch Fehlen eines Klappensegels. Virchows Arch. 110, 426. — GREENFIELD: Stenosis of the tricuspid and mitral valves. Trans. of path. Soc. 27. — GROEDEL, TH. und FR. M.: Über die Form der Herzsilhouette bei angeborener Herz-krankheit. Dtsch. Arch. klin. Med. 103 (1911). — GROEDEL und MÖNCKEBERG: Ein Fall von congenitaler Pulmonalstenose. Zbl. Herzkrkh. 1913, Nr 1. — GROSSE: Vier seltene Mißbildungen am Herzen. Zbl. Herzkrkh. 12, 1 (1920). — GRUBER, G. B.: Über die DOEHLE-HELLERsche Aortitis. Jena 1914. — GRUNMACH: Über die Pulsgeschwindigkeit usw. Vir-chows Arch. 102 (1885). — GUITERAS: FLINTS Geräusch. Med. News Philadelphia 47 (1885), zitiert nach THAYER. — GUTTMANN: Über den gespaltenen diastolischen Herzton bei Ste-nose des Ostium atrioventricul. sinistr. Virchows Arch. 46, 105 (1869). — GUTTMANN: De insufficientia valvulae tricuspidalis. Inaug.-Diss. Berlin 1858. — GUTTMANN: Zur Statistik der Herzklappenfehler. Inaug.-Diss. Breslau 1891. — GUTZEIT: Kongenitale Defektbildung im häutigen Ventrikelseptum und gleichzeitig Defekt in den diesem Septumeffekt an-liegendem Klappenzipfel der Valvula tricuspidalis. Virchows Arch. 237, 355 (1922). — GUYOT (DE LA GUERCHE): Mémoire sur l'insuffisance des valvules sémilunaires de l'Aorte. Thèse Paris 1834.

HAGEN: Die Schwankungen im Kapillarkreislauf. Z. exper. Med. 14, H. 5/6 (1921). — HALDANE: Case of disease of tricuspid valve. Edinburgh. med. J. 1864. — HALLER: Elementa physiologiae. Ductus arteriosus. Tom. VI. Lib. VIII. Sect. II, S. 263. — HAMERNJK: Beobachtungen über das Vorkommen von Geräuschen in der Herzgegend und ihre wahrnehmbaren Bedingungen. Z. Wien. Ärzte Okt.—Nov. Österr. Wschr. 2 (1844). — HAMERNJK: Physiologisch-pathologische Untersuchungen über den Mechanismus, nach welchem die venösen und arteriösen Klappen des Herzens geschlossen werden und nach welchem die Töne in der Herzgegend entstehen. Prag. Vjschr. 16, 146 (1847). — HAMERNJK: Über die Obliteration der absteigenden Aorta. Prag. Vjschr. 16, 40 (1847). — HAMILTON and ABBOTT: Coarctation of the aorta of the adult type. Amer. Heart J. 3, Nr. 4 (1928). — HAMMER: Situs inversus arcus aortae. Fortschr. Röntgenstr. 34, 44 (1926). — HAMPELN: Reine Mitralstenose. Dtsch. Arch. klin. Med. 105 (1912). — HAMPELN: Über den Volarton. Dtsch. med. Wschr. 1904, Nr. 49. — HAMPELN: Über zwei Formen der Aortenklappen-insufficienz. Petersburg. med. Wschr. 1899, Nr. 20. — HAMPELN: Über Sklerose und ent-zündliche Schrumpfung der Herzklappen. Z. klin. Med. 11. — HAPKE: Experimentelle und klinische Untersuchungen über Kreislaufdiagnostik mit dem Energometer. Münch. med. Wschr. 60, Nr. 27, 1473 (1913). — HARMER: On the aetiology of aortic regurgitation. Heart 12, H. 3/4 (1926). — HART: Über die Atherosklerose. Med. Klin. 1916, 75. — HART: Über das Aneurysma des rechten Sinus Valsalvae der Aorta und seine Beziehungen zum oberen Ventrikelseptum. Virchows Arch. 182 (1905). — HART: Über die totale Obliteration des Aortenisthmus. Med. Klin. 1920, Nr. 52. — HART: Über die Defekte im oberen Teil der Kammerscheidewand des Herzens mit Berücksichtigung der Perforation des häutigen Sep-tums. Virchows Arch. 181 (1905). — HART: Über die isolierte Sklerose der Pulmonal-arterien. Berl. klin. Wschr. 1916, Nr. 12. — HASEBROEK: Über die Dicrotie des Arterien-pulses nach Versuchen mit ihrer künstlichen Erzeugung in elastischen Röhren. Pflügers Arch. 147, 417 (1912). — HASEBROEK: Über die Bedeutung der Aorta für die Entstehung von protodiastolischem Vorschleudern der Herzspitze, Galopprhythmus und Venenpuls.

Zbl. Herzkrkh. 6, 259 (1914). — HAUPTMANN: Bildungsanomalie der Carotis und Subclavia. Münch. med. Wschr. 1911, 22. — HAUSER: Über einen Fall embolischer Verschleppung von Thrombenmaterial aus dem rechten Herzen in die peripheren Körperarterien. Münch. med. Wschr. 35 (1888). — HAYDEN: The pathology and diagnosis of nonorganic mitral regurgitant murmurs. Brit. med. J. 1867, 442, 16. Nov. — HEDINGER: Transposition der großen Gefäße bei rudimentärer linker Herzkammer bei einer 56jährigen Frau. Zbl. path. Anat. 26, 21 (1915). — DE HEER: Die Dynamik des Säugetierherzens. Pflügers Arch. 148, 1 (1912). — HEITZ und SEZARY: Rétrécissement mitral et malformations congénitales. Arch. Mal. Cœur 1, 700 (1908). — HELLER: Über traumatische Entstehung innerer Krankheiten. Münch. med. Wschr. 1904, Nr. 33. — HELLER und GRUBER, G. B.: Beitrag zur Casuistik der Herzmißbildungen. Z. Kinderheilk. 11, H. 5/6 (1914). — HENDERSON: Edinburgh. med. J. 1837. — HENDERSON: Two lectures on the efficiency of the heart and its measurement. Lancet 209, Nr. 25 (1925). — HENDERSON and HAGGARD: The circulation and its measurement. Amer. J. Physiol. 73, Nr 1 (1925). — HENINGHAM: Erythrocythaemie und Cyanose. Brit. med. J. 1908, 9. Mai. — HENSCHEN: Erfahrungen über die Diagnostik und Klinik der Herzklappenfehler. Berlin 1916. — HÉRARD: Des signes stéthoscopiques du rétrécissement de l'orifice auriculo-ventriculaire du cœur et spécialement du bruit de souffle au second temps. Arch. génér. 1863, Nov. — HERING, H. E.: Kann man klinisch die Tric.-Insufficienz diagnostizieren? Med. Klin. 5, 1426 (1909). — HERING: Über muskuläre Trikuspidalinsufficienz. Verh. z. Kongr. Ges. inn. Med. 1912, 424. — HERRICK: Tricuspid Stenosis with report of three cases with autopsies. Boston. med. J. 86, 245 (1897). — HERRICK: Tricuspidstenosis. Arch. int. Med. 2, 295 (1908). — HERRMANN: The Austin FLINT phenomenon. Amer. Heart J. 1, Nr. 6 (1926). — HERRNHEISER: Pulmonalstenose mit hoher Rechtslage der Aorta. Med. Klin. 18, 680 (1922). — HERXHEIMER: Die Morphologie der Mißbildungen der Menschen und der Tiere. 3, Abt. 2, Lief. 4. — HERZOG: Die pulsatorische Erschütterung des Kopfes (sogenanntes MUSSETsches Phänomen). Dtsch. med. Wschr. 1903, Nr. 13. — HEYNSIUS: Bydrage tot eene physische Verklaring van de abnormale Geruischen in het vaatstelsel. Nederl. Lancet 3, dec. IV, 20. — HIPPOKRATES: Praenotiones Coacae. 396. Übersetzung von FUCHS 2, 61. — HIRSCHFELDER: The volume curve of the ventricles in experimental mitral stenosis and its relation to physical signs. Bull. Hopkins Hosp. 19, Nr. 212 (1908). — HOCHHAUS: Über das Offenbleiben des Ductus Botalli. Dtsch. Arch. klin. Med. 57. — HOCHSINGER: Über Diagnostik angeborener Herzfehler bei Kindern. Wien. klin. Wschr. 1891, H. 2. — HODGKIN: On retroversion of the valves of the aorta. London. med. Gaz. 3, 433 (1829). — HOFFMANN, A.: Herz- und Gefäßkrankheiten durch Unfall. Med. Klin. 1912, Nr. 39. — HOFMANN: Familiäres Vorkommen einer Mitralstenose und Endocarditis. Berl. klin. Wschr. 58, 1322 (1921). — HOLMAN and BECK: The physiological response of the circulatory system to experimental alterations. The effect of intracardiac fistulae. J. of exper. Med. 42, Nr 5 (1925). — HOLMAN and BECK: Effect of aortic and pulmonic stenoses. J. clin. Invest. 3, Nr 2 (1926). — HOLMES: X-ray observations in aortic regurgitation. Brit. J. Radiol. 31, Nr 316 (1926). — HOLZ: Über angeborene Tricuspidalstenose. Jb. Kinderheilk. 102, 1 (1923). — HOPE: Von den Krankheiten des Herzens. Berlin 1833. — HOWARD: Two cases of stenosis of the tricuspid orifice. Trans. Canad. med. Assoc. 1877. — HUBER: Über Pseudoaorteninsufficienz. Berl. klin. Wschr. 1898, Nr 27. — HUBER: Über die Ursache der Blausucht bei angeborenem Herzfehler. Charité-Ann. 20 (1905). — HUBERT: Zur Klinik und Behandlung der Aortensyphilis. Dtsch. Arch. klin. Med. 128 (1918). — HUEBSCHMANN: Zwei Fälle von seltener Herzmißbildung (sogenannter Tricuspidalverschluß). Verh. dtsch. path. Ges. 18, 216 (1921). — HÜLSE: Beitrag zur Kenntnis der totalen Persistenz des Truncus arteriosus communis. Virchows Arch. 225, 16 (1918). — HUNTER: Herzkrankheiten im Kindesalter. Amer. J. Dis. Childr. 6, 104 (1913). — HÜTTNER: Ein Beitrag zur Entstehung von Herzklappenfehlern durch Trauma. Inaug.-Diss. Erlangen 1913.

INADA: Experimentelle Untersuchungen über die Form der Herzmuskelkerne und Bemerkungen über das Verhalten der Aorta bei experimenteller Insufficienz der Aortenklappen. Dtsch. Arch. klin. Med. 83 (1905). — IRVINE-JONES: A clinical study of congenital heart disease in child hood. Amer. Heart J. 2, Nr 2 (1926).

JACOBSEN: Über Herzgeräusche. Berl. klin. Wschr. 1872, Nr. 1. — JAKSCH: Einige Betrachtungen über Insufficienz der Herzklappen ohne krankhafte Beschaffenheit derselben. Österr. Wschr. 27, 28 (1840). — JANZEN: Über Morbus coeruleus. Zbl. Herzkrkh. 10, 61 (1918). — JÜRGENSEN: Erkrankungen der Kreislauforgane. NOTHNAGEL 15, Abt. 1. Wien 1903. — JÜRGENSEN: Beobachtungen über Kapillarpuls. Z. klin. Med. 87, 36 (1914).

KAHLER: Zur Entstehung der Subclaviargeräusche. Prag. Vjschr. prakt. Heilk. 1877. — KARVONEN: Die Nierensyphilis. Berlin 1901. — KAST: FLINTsche Geräusche bei Insufficienz der Aorta. Dtsch. med. Wschr. 1901, Vereinsbeil. 2. Teil, 246. — KATZ and FEIL: Clinical observations on the dynamics of ventricular systole. Aortic stenosis and aortic insufficiency. Heart 12, Nr 2 (1925). — KATZ und SELIG: Ein Fall von congenitaler luischer Aortenconusstenose. Z. Kreislaufforschg 19, Nr 12 (1927). — KAUF: Über Änderungen des Elektrokardiogramms in den letzten Lebenstagen. Zbl. Herzkrkh. 14, Nr 1 (1922). — KAUF: Plötzlicher Herztod durch Verschluß des Mitralostiums. Zbl. Herzkrkh. 15, Nr 14 (1923). — KAUFMANN, L.: Zur Frage der Aorta angusta. Jena: Fischer 1919. — KEITH: Drei Vorlesungen über die Mißbildung des Herzens. Lancet 1909, 7., 14., 21. Aug. — KELLER: Maligne Endocarditis nach Gonorrhoe. Dtsch. Arch. klin. Med. 57. — KING: Clinical aspects of congenital anomalies of the aorta. Amer. Heart J. 2, Nr. 2 (1926). — KING: Stenosis of the isthmus of the aorta and its diagnose during life. Report of four Cases. Arch. int. Med. 38, Nr. 1 (1926). — KINGSLEY: Persistenz des Ductus arteriosus. Bull. Hopkins Hosp. 1911, February. — KIRCH: Zur Kenntnis des linksseitigen Ursprungs der Arteria subclavia dextra und seiner Folgen. Z. Kreislaufforschg 19, Nr. 14 (1927). — KISCH: Der Einfluß der linksseitigen Herzhypertrophie auf das rechte Herz. Zieglers Beitr. 73, 1 (1924). — KLEIN, H.: Ein Beitrag zur Statistik der Klappenfehler. Inaug.-Diss. Göttingen 1901. Virchows Arch. 160 (1901). — KLEIN: Über einen Fall von linksseitiger Recurrenslähmung bei einem Mitralvitium. Med. Klin. 18, 76 (1922). — KLEWITZ: Der Puls im Schlaf. Dtsch. Arch. klin. Med. 112, H. 1/2 (38 (1913). — KLOB: Beitrag zur Pathologie der Pulmonalarterienklappen. Z. Wien. Ärzte 6 (1861). — KOBELT: Ein Beitrag zu den Septumdefekten der Kammerscheidewand des Herzens neben anormaler Stellung arterieller Gefäßstämme. Inaug.-Diss. Berlin 1908. — KOHL: Ein Fall von kongenitaler Mißbildung des Herzens. Zbl. Path. 20, Nr. 24 (1909). — KOLISKO: Fall von Insufficienz der Tricuspidalklappe. Z. Wien. Ärzte 1859. — KOLLMANN: Handatlas der Entwicklungsgeschichte des Menschen (1907). — KORNFELD: Über den Mechanismus der Aorteninsufficienz. Z. klin. Med. 29. — KÖSTER: Beitrag zur Statistik der Herzklappenfehler. Inaug.-Diss. Göttingen 1883. — KOWARSKI: Über Thrombose des Ductus arteriosus bei Neugeborenen. Virchows Arch. 233, 191 (1921). — KRANNHALS: Erworbene Pulmonalstenose mit weiter Pulm. arter. Petersburg. Wschr. 1884, 81. — KRAUS, FR.: Ein Fall von kongenitalem Vitium. Berl. klin. Wschr. 1910, Nr. 6. — KRAUS, FR.: Über Recurrenslähmung bei Mitralstenose. Verh. z. Kongr. Ges. inn. Med. 1901, 608. — KRECKER: Über das Zusammentreffen von offenem Ductus Botalli mit zahlreichen sonstigen Mißbildungen. Zbl. Herzkrkh. 13, Nr. 16 (1921). — KREFTING: Aorteninsufficienz und WASSERMANNsche Reaktion. Berl. klin. Wschr. 1910. — v. KREHL: Ein Fall von Stenose der Lungenarterie mit Defekt der Ventrikelscheidewand und eigentümlichen Blutveränderungen. Dtsch. Arch. klin. Med. 44, 426 (1889). — v. KREHL: Beitrag zur Pathologie der Herzklappenfehler. Dtsch. Arch. klin. Med. 46, 454 (1890). — KREUZFELD: Über die Prognose der Herzklappenfehler. Wien. klin. Rdsch. 1914, 5. April. — KREYSIG: Krankheiten des Herzens (1814/17). — KRUTSCH: Über rechtsseitige Herzhypertrophie durch Einengung des Gesamtquerschnittes der kleineren und kleinsten Lungenarterien. Z. Path. 23 (1920). — KÜLBS: Nebengeräusche über der Aorta. Z. klin. Med. 80, 476 (1914). — KÜRSCHNER in WAGNERS Handwörterbuch 2 (1844). — KÜRT: Über Lokalisation der Herzgeräusche am Rücken. Berl. klin. Wschr. 1912, 482. — KÜRT: Zur dorsalen Auscultation des Herzens und der Gefäße. Wien. klin. Wschr. 26, 89 (1913). — KUSSMAUL: Über angeborene Enge und Verschluß der Lungenarterie. Z. rat. Med. 1865.

LABBÉ: Rétrécissement mitral pur et nanisme. Presse méd. 1908, 5. August. — LACHWITZ: Zur Kasuistik der traumatischen Herzfehler. Inaug.-Diss. Göttingen 1912. — LAENNEC: Traité de l'auscultation médiate (1834). — LANCEREAUX: Les anomalies cardiaques. Gaz. Hôp. Paris 1880. — LANCISI: De motu cordis et aneurysmatibus (1738). — LANDOIS: Die Lehre vom Arterienpuls. Berlin 1872. — LANDOLFI: Über ein neues Zeichen der Aorteninsufficienz. Circulatorischer Hippus. Semana méd. 1909, Nr. 30. — LANDOLT: Beitrag zum Studium der Aorteninsufficienz. Inaug.-Diss. Zürich 1908. — LANG: Über einige durch die Herzaktion verursachte Bewegungen der Brustwand und des Epigastriums. Dtsch. Arch. klin. Med. 108, 35 (1912). — LANGE: Über zwei Fälle von Situs inversus totalis und ihr Verhalten im Elektrokardiogramm. Med. Klin. 1925, Nr. 9. — LATHAM: Lectures on subjects connected with clinical medicine comprising diseases of the heart. London 1845/46. Leipzig 1848. — LAUBRY: La pathogénie et la signification du roulement de FLINT dans l'insuffisance aortique. Bull. méd. 37, 54 (1923). — LAUBRY et PEZZI: Considérations cliniques et physiologiques à propos de cinq cas de maladie congénitale du cœur droit étudiés graphiquement. Arch. Mal. Cœur 1913, 433. — LAUBRY et PEZZI: Traité des maladies congénitales du cœur. Paris 1921. Literatur. — LAUCHE: Eine traumatische Fensterung des vorderen Tricuspidalsegels. Virchows Arch. 241, 1 (1923). — LAUENSTEIN: Ein Fall von Stenose des Conus arteriosus aortae. Dtsch. Arch. klin. Med. 16, 374. — LEARED: Aortic valve disease apparently caused by Syphilis. Trans. path. Soc. 1868. — LEBERT: Über den Einfluß der Stenose des Conus arteriosus des Ostium pulmon. auf Entstehung von Tuberkulose. Berl. klin. Wschr. 1867. — LEDBETTER, HOLMES and WHITE: The value of the X-ray in determining the cause of aortic regurgitation. Amer. Heart J. 1, Nr 1 (1925). — LEMAIRE: Quatre cas de souffle au second temps à la pointe du cœur. Union **1854**, April. — LEMIERRE et BRODEIN: Un cas de maladie de ROGER. Soc. anat. Paris **1911**, 8. déc. — LENHARTZ: Über das Verhalten des linken Ventrikels bei Mitralstenose. Münch. med. Wschr. **1890**, Nr. 22. — LENNHOFF: Über Pseudoaorten-insufficienz. Inaug.-Diss. Berlin **1893**. — LEUBE: Zur Diagnose der systolischen Herz-geräusche. Dtsch. Arch. klin. Med. **97**, 225. — LEUBE: Über Albuminurie bei Aorten-insufficienz. Münch. med. Wschr. **1903**, Nr. 30. — LEUBE: Zur Diagnose der relativen In-sufficienz der Mitr. und Tric. und über den positiven centrifugalen Venenpuls bei Anämi-schen. Z. klin. Med. **57**, H. 3/4 (1905). — LEUCH: Statistisch-klinische Mitteilungen über Herzklappenfehler. Inaug.-Diss. Zürich **1889**. — LEUDET: Essai sur le rétrécissement tricuspidien. Thèse Paris **1888**. — LÉVI: Cardiopathie congénitale et corps thyreoide. Soc. med. Paris **1912**, März. — LEVY: Die Arbeit des gesunden und kranken Herzens. Z. klin. Med. **31**. — LEVY: Über den Mechanismus der Aorteninsufficienz. Z. klin. Med. **32**. — LEVY: Über die Bedeutung des dicroten Pulses nach Versuchen mit Amylitrit. Z. klin. Med. **70**, 429 (1910). — LEWIS: The time relations of heart sounds and murmurs with special reference to the acoustic signs in mitral stenosis. Heart **4** (1912). Quart. J. Med. **1913**. — LEWIS: Observations upon the acoustic phenomena in mitral stenosis. Brit. med. J. **2712**, 1700 (1912). — LEYDEN: Ein bemerkenswerter Fall von Stenose des Ostium aorticum. Virchows Arch. **29**, 197. — LIAN et MARCORELLES: De la paralysie recurrentielle gauche dans le rétrécissement mitral. Arch. Mal. Cœur **6**, 369 (1913). — LIEBERMEISTER: Starke Erweiterung des Sinus coronarius mit Insufficienz der Valvula Thebesii bei relativer Tri-cuspidalinsufficienz. Klin. Wschr. **1922**, Nr. 30. — LINDMANN: Zur Kasuistik seltener Herzerkrankungen. Dtsch. Arch. klin. Med. **25**. — LINGBEEK: Mitralstenose, volkomen onregelmatige pols, „auricular fibrillation". Nederl. Tijdschr. Geneesk. **1912**, 30. Nov. — LITTEN: Über Gefäßgeräusche bei Obturation der Pulmonalarterien und ihrer Äste. Charité-Ann. **3**, 180 (1878). — LITTEN: Über accidentelle diastolische Herzgeräusche. Dtsch. med. Wschr. **6** (1887). — LJUNGDAHL: Untersuchungen über die Aortensklerose des kleinen Kreis-laufs. Wiesbaden **1915**. — LÖWENSTEIN: Druckschmerz der Wirbelkörper bei decompen-sierten Mitralfehlern. Med. Klin. **1925**, Nr. 14. — LOEWIT: Zur Entstehung des Cruralarterien-doppeltones. Prag. med. Wschr. **1879**. — LOHMANN: Über den Dikrotismus des Pulses. Pflügers Arch. **97** (1903). — LOHMANN und MÜLLER: Das Elektrocardiogramm bei ange-borenen Herzfehlern, nebst experimentellen Studien über die Beeinflussung desselben durch künstliche Lageveränderungen des Herzens. Sitzgsber. Ges. Naturwiss. Marburg **1913**, Nr.5. — LUBLINSKI: Über Distanzgeräusche bei Herzklappenfehlern. Z. klin. Med. **7**, 523. — LÜDERITZ: Ablauf des Blutdrucks bei Aortenstenose. Z. klin. Med. **20**, 374 (1892). — LÜDIN: Über den anakroten Puls an der Arteria carotis und Arteria subclavia bei Aorten-insufficienz. Z. klin. Med. **80**, 488 (1914). — LUPU: Untersuchungen über die mikroskopi-schen Veränderungen der Aortenklappen bei Aortitis syphilitica. Schweiz. med. Wschr. **1920**, Nr. 4. — LUSCHKA: Über zottenförmige Bildungen an den Semilunarklappen. Dtsch. Klin. **1856**. — LUTEMBACHER: Insuffisance tricuspidienne par endocardite pneumococcique. Paris méd. **11**, Nr. 30 (1921). — LÜTHJE: Zur Frage der systolischen Geräusche am Herzen. Med. Klin. **1906**, Nr. 17.

MACKENZIE: Diseases of the heart (1910). — MAGNUS-ALSLEBEN: Mechanik der Mitral-klappe. Versuche über relative Herzklappeninsufficienzen. Naunyn-Schmiedebergs Arch. **57**. — MAHAIM: Le double souffle intermittent crural de DUROSIEZ. Arch. Mal. Cœur **19**, Nr 2 (1926). — MAHOT: Des battements du foie dans l'insuffisance tricuspide. Thèse Paris **1869**. — MANN: Stenose der Aorta ascendens. Dtsch. Klin. **12** (1861). — MANNKOPF: Ste-nose des Ostium arteriosum der rechten Herzkammer. Charité-Ann. **11**. 2, 42 (1863). — MAREY: Note sur un nouveau signe de l'insuffisance aortique. Gaz. méd. Paris **1868**. — MARIE: De l'ostéoarthropathie hypertrophiante pneumique. Rev. méd. **10** (1890). — MARKHAM: Diseases of the heart. London **1860**. — MARTINI: Studien über Percussion und Auscultation. Dtsch. Arch. klin. Med. **139**, 257 (1922). — MATTERSTOCK: Die auscultato-rischen Erscheinungen der Arterien mit besonderer Berücksichtigung der Herzkrankheiten. Dtsch. Arch. klin. Med. **22** (1878). — MATTHEWSON: A case of cardiac bell thrombus. Lancet **1920**, 9. Okt. — MAUTNER und LOEWY: Transposition der Aorta oder Persistenz einer rechtskammerigen Aorta. Virchows Arch. **229** (1921). — MEAD: Persistenz des Ductus arteriosus. J. amer. med. Assoc. **1910**, 24. dec. — MEAKINS, DAUTREBANDE and FETTER: The blood gases and circulation in cases of mitral stenosis. Heart **10**, H. 1/2 (1923). — MECKEL: Über Blausucht. Arch. f. Physiol. **9**. — MERCKLEN: Rétrécissement mitral et syphilis. Presse méd. **29**, 459 (1921). — MEYER, G.: Zur Kenntnis der Aneurysmen des Sinus aortae dexter. Zbl. Herzkrkh. **12**, Nr 13, 159—164 (1920). — MEYER: Transposition cardioviscérale compliquée de malformations cardiaques et blocage cardiaque complet. Arch. Mal. Cœur **16** (1923). — MEYER: Über angeborene Enge der Lungenarterienbahn. Virchows Arch. **1857**. — MINKOWSKI: Münch. med. Wschr. **1905**, 182. — MOBITZ: Ermitte-lung des Herzschlagvolumens des Menschen durch Einatmung von Äthyljodid. Klin. Wschr. **5**, Nr 22 (1926). — MOHR: Über familiäre Klappenfehler. Med. Klin. **1905**, Nr 23.

— Mönckeberg: Einige Komplikationen bei angeborener Stenose des Isthmus der Aorta. Verh. dtsch. path. Ges. 11 (1907). — Mönckeberg: Beitrag zur Entwicklungsgeschichte des Atrioventricularsystems und zu seinem Verhalten bei schwerer Mißbildung des Herzens. Zbl. Herzkrkh. 7, Nr 18 (1915). — Mönckeberg: Die Mißbildungen des Herzens im Handb. d. spez. path. Anat. u. Histol. von Henke und Lubarsch (1924). — Mönckeberg: Zur Frage des Elektrocardiogramms bei angeborenen Herzfehlern. Zbl. Herzkrkh. 6, Nr. 22 (1914). — Mönckeberg: Herzmißbildungen. Jena 1912. — Mönckeberg: Das Verhalten des Atrioventricularsystems bei persistierendem Ostium atrioventriculare commune. Zbl. Path. 33. Sonderbd. (1923). — Moissejeff: Untersuchungen über die elastischen Eigenschaften der Aortenwand. Z. exper. Med. 51, H. 1/2 (1926). — Monod: Cruveilhiers Fall von Ektopie des Herzens. Gaz. méd. Août 1841, Févr. 1843. — Morgagni: De sedibus et causis morborum (1762). — Moriani: Isthmusstenose mit Vergrößerung der Noduli der Aortenklappe. Inst. anat. path. Sienna 1910. — Morison: Foramen primum. Royal Soc. Med. 1912, Nov. — Moritz: Über Stenose des Pulmonalostiums. Münch. med. Wschr. 1892, 594. — Mosny und Dumont: Embolie der Arteria femoralis im Verlaufe einer Mitralstenose, Arteriotomie, Heilung. Bull. Acad. Méd. 1911, 358. Zbl. Herzkrkh. 1912, Nr 10. — Motzfeld: Drei Fälle von offenstehendem Ductus arteriosus Botalli. Dtsch. med. Wschr. 1913, Nr. 42. — Mouillé: Essai sur la pathogénie de la maladie bleue. Thèse Paris 1896. — Moureyre: Note sur un cas de rétrécissement mitral pur avec persistance du trou de Botal. Bull. Soc. Sci. Clermont-Ferrand 1911, 31. März. — v. Müller, Fr.: Zur Pathologie des weichen Gaumens. Charité-Ann. 14 (1889). — Müller, H.: Zur Klinik und pathologischen Anatomie des unkomplizierten offenen Septum ventriculorum. Dtsch. Arch. klin. Med. 133, H. 5/6, 316 (1920). — Müller, H.: Die kongenitale Aortenkonusstenose. Schweiz. med. Wschr. 54, Nr 31 (1924). — Müller, H.: Die unkomplizierte angeborene Pulmonalstenose. Schweiz. med. Wschr. 55, Nr 27 (1925). — Müller, O. und Weiss, Eug.: Das menschliche Sphygmogramm. Dtsch. Arch. klin. Med. 105 (1912). — Muktedi Effendi: Nebenerscheinungen bei Mitralstenose. Dtsch. med. Wschr. 1911, 41. — Munk, Fr.: Die Nephrosen. Med. Klin. 1916, Nr 39—41.

Nasse: Über Blausucht. Arch. f. Physiol. 10, H. 2. — Nathan: Trois cas de rétrécissement mitral hérédo-syphilitique dans une même famille. Arch. Mal. Cœur 13, 465 (1920). — Naunyn: Polyglobulie und Cyanose. Schweiz. Korresp.bl. 1872, 309. — Naunyn: Über den Grund, warum hin und wieder bei Mitralinsufficienz das systol. Geräusch am lautesten in der Gegend der Pulmonalklappen zu hören ist. Berl. klin. Wschr. 17 (1868). — Neddersen: Ein Fall von doppeltem Aortenbogen. Inaug.-Diss. Kiel 1904. — Német: Zur Kenntnis der Mitralform gesunder Herzen. Klin. Wschr. 2, Nr 8 (1923). — Neukirch: Über relative Stenose der Herzostien. Berl. klin. Wschr. 1882. — Neumann: Venenpuls und Trikuspidalinsufficienz. Dtsch. Arch. klin. Med. 114, 484 (1914). — Nicolai: Das Elektrokardiogramm bei Dextrocardie und den anderen Verlagerungen des Herzens. Berl. klin. Wschr. 1911, 9. Jan. — Noack: Das Aneurysma der Sinus Valsalvae der Aorta. Zbl. Herzkrkh. 11, Nr 20 (1919). — Norris: Studies in cardiac pathology. Philadelphia und London 1911. — v. Noorden: Zur Diagnostik der Aortenstenose. Charité-Ann. 15 (1890). — Notkin: Paralysis of the left recurrent laryngeal nerve in mitral stenosis. Arch. int. Med. 33, Nr 1 (1924).

Oberndorfer: Aortenruptur bei kongenitaler Aortenstenose. Verh. dtsch. path. Ges. XIV. Tagung. Erlangen 1910. — Ockel: Der Ablauf des Aortenpulses bei kleinen Tieren. Inaug.-Diss. München 1913. — Oestreich: Naunyn-Schmiedebergs Arch. 57 (1907). — Oestreich: Das Verhalten der linken Herzkammer bei den Erkrankungen der Mitralis. Virchows Arch. 151. — Ohm: Klinische Beobachtungen beim offenen Foramen ovale. Z. klin. Med. 61, H. 3/4. — Oigaard: Fall von Trikuspidalstenose. Zbl. Herzkrkh. 15, Nr 21/22 (1923). — Oigaard: De la réaction de Wassermann dans les maladies du cœur. Arch. Mal. Cœur 1910, 478. — Olivier: Pulmonal Insufficienz infolge maligner Endocarditis und Herzaneurysma (Septum). Lancet 1907, 7. Dez. — Ortner: Über Mitralstenose und die Frage einer begleitenden relativen Pulmonalinsufficienz. Med. Klin. 1908, Nr 42—44. — Ortner: Stimmbandlähmung bei Mitralstenose. Wien. klin. Wschr. 1897. — Ortner: Über accidentelle diastolische Aortengeräusche. Med. Klin. 19, Nr 13 (1923). — Osler: De la paralysie du nerf recurrent gauche dans les affections mitrales. Arch. Mal. Cœur 2, 73 (1909).

Pal: Angeborene Dextrokardie mit Aortenstenose. Wien. med. Presse 1907, Nr 21. — Palmer: On subclaviar murmur. Lancet 1, 14 (1864). — Parrot: Études sur le siège, le mécanisme et la valeur séméilogique des murmurs vasculaires inorganiques de la région du cou. Arch. de Morph. 1867, 649, Juin. — Paul: Du rétrécissement de l'artère pulmonaire contractée après la naissance. Union méd. 1871, 3. sér. 12. — Pawlinow: Kongenitale Mitralstenose, Chlorose und Lungentuberkulose und ihre Beziehungen zur schwachen Konstitution des Organismus. Berlin 1909. — Peacock: On the weight and dimensions of the heart in health and diesase. Monthly J. 1854. — Peacock: On malformation of the human heart. London 1858 u. 1866. — Perls: Über Weite und Schlußfähigkeit der

Herzmündungen und ihrer Klappen. Dtsch. Arch. klin. Med. **6**, H. 3/4, 381 (1869). — PETTERS, W.: Über das Foram. ovale im Sept. atriorum bei Erwachsenen. Prag. Vrtjschr. **4** (1862). — PHEAR: On presystolic apéx murmur without mitral stenosis. Lancet **6**, 718 (1895). — PHILIP: Mesaortitis. Inaug.-Diss. Kiel 1896. — PIGEAUX: Recherches sur le développement fusiforme de l'extrémité des doigts. Arch. génér. Méd. **174**, 1, sér. 29 (1832). — PIPER: Der Verlauf und die wechselseitigen Beziehungen der Druckschwankung im linken Vorhof, linker Kammer und Aorta. Arch. Anat. u. Physiol. **1913**, H. 3/4, 363—384. — PIPER: Über den Kammerdruck und Aortenkurve. Arch. Anat. u. Physiol. **1913**, H. 3/4, 331—362. — PLACZEK: Das pulsatorische Fußphänomen. Berl. klin. Wschr. **1899**, 679. — PLESCH: Zur Diagnose der kongenitalen Vitien. Berl. klin. Wschr. **46**, Nr 9 (1909). — PLESCH: Herzklappenfehler in KRAUS-BRUGSCH Spez. Path.-Ther. innerer Krankheiten **4**, Nr 2 (1925). — PLESCH: Technik der spez. klin. Untersuchungsmethoden von BRUGSCH-SCHITTENHELM (1914). — POLLACZEK: Über funktionelle Aorteninsuffizienz Virchows Arch. **256**, H. 3 (1925). — POPPER: Isolierter Defekt der Vorhofsscheidewand und seine klin. Erscheinungen. Wien. klin. Wschr. **1909**, Nr 16. — POSSELT: Zur Pathologie und klin. Diagnose der Pulmonal- (Konus-) Stenose mit Septumdefekt. Wien. klin. Wschr. **1909**, Nr 8, 22. — POTAIN: L'intersystole de cœur et le rétrécissement mitral. Semaine méd. **1900**, Nr 47. — POTAIN: A propos d'un cas de cyanose. L'union méd. **1891**, 143. — POYNTON: Mitral Stenosis in childhood. Clin. J. **21** (1909). — PREUSSENDÖRFER: Zur Genese des Cruralarterien-Doppeltones. Berl. klin. Wschr. (1879). — PRIBRAM: Beiträge zur Lehre vom Cruraldoppelton. Prag. Z. Heilk. **1890**, H. 5/6. — PRIOR: Pulsierender Milztumor bei Aorteninsuffizienz. Münch. med. Wschr. (1887). — PULSTINGER: Ein Fall von kongenitaler Mißbildung des Herzens. Inaug.-Diss. München 1904.

QUINCKE: Über akzidentelle Geräusche in der Pulmonalarterie. Berl. klin. Wschr. (1870). — QUINCKE: Über Kapillarpuls und zentralen Venenpuls. Berl. klin. Wschr. **1890**, Nr 12.

RAAB, WEISS, LÖWBAER und RIHL: Untersuchungen über einen Fall von kongenitalem Herzvitium. Wien. Arch. inn. Med. **7**, H. 2 (1923). — v. RADT: Über einen Fall von angeborener Pulmonalstenose mit einem Defekt in der Ventrikelscheidewand. Inaug.-Diss. Tübingen 1893. — RAPP: Beiträge zur Diagnostik der Klappenaffektionen des Herzens. Hab.-Schrift. Würzburg 1849. — REDTENBACHER: Kugelthromben im 1. Vorhof bei Mitralstenose. Wien. klin. Wschr. **1892**, Nr 48. — REHFISCH: Zur Diagnose der Pulmonalinsuffizienz. Berl. klin. Wschr. **1913**, 2357. — REICHE: Linksseitige Recurrenslähmung bei Mitralstenose. Med. Klin. **22**, Nr 30 (1926). — REINHART: Über die Eignung der Sphygmovolumetrie zur Bemessung der Systolengröße. Dtsch. Arch. klin. Med. **127**, H. 3/4 (1918). — REINITZ: Über die congenitale Stenose und Obliteration am Isthmus Aortae. Inaug.-Diss. Kiel 1902. — RENVERS: Relative Aorteninsuffizienz. Charité-Ann. (1888). — REYNAUD: J. hebdom. Méd. **1** (1878). — RIEGEL: Über die Bedeutung der Pulsuntersuchung. Volkmanns Slg. klin. Beitr. Nr 144/145 (1878). — RINSEMA: Acquirierte Stenose des Ost. pulmon. Dtsch. Arch. klin. Med. **34**. — RIVET und GIRARD: Un cas de malformation cardiaque. Arch. Mal. Cœur. **1913**, 720. — ROGGE und MÜLLER: Tabes und Erkrankungen der Zirkulationsorgane nach Syphilis. Dtsch. Arch. klin. Med. **89**. — v. ROKITANSKY: Die Defekte der Scheidewände des Herzens. Wien 1875. — ROLLESTON: On the systolic blood-pressure in the arm and leg in aortic incompetence. Heart **4**, 83—86 (1912). — ROLLET: Über Dilatation des Sinus coronar. cordis bei Stenose des linken Herzostiums. Wien. klin. Wschr. **1910**, Nr 23, 119. — v. ROMBERG: Die Krankheiten des Herzens und der Blutgefäße. (1925). — ROMINGER: Ein Beitrag zur Diagnostik angeborener Herzanomalien. Mschr. Kinderheilk. **18**, Nr 5 (1920). — ROSENBACH: Über artifizielle Klappenfehler. Naunyn-Schmiedebergs Arch. **9**. — ROSENFELD: Die chlorotische Mitralstenose. Inaug.-Diss. Straßburg 1998. — ROSENSTEIN: Herzkrankheiten in: ZIEMSSENS Handbuch d. spez. Path. u. Ther. **6** (1879). — ROSENTHAL: Zur Kasuistik der erworbenen Stenose der Pulmonalarterie. Inaug.-Diss. Freiburg i. Br. 1898. — RAUCHFUSS: Die angeborenen Herzkrankheiten. In GERHARDTS Handbuch der Kinderkrankheiten. **4** (1878). — RUDOLF: Funktionelle Pulmonalinsuffizienz. Amer. J. med. Sci. **1911**, Sept. — RUGE: Über angeborene Stenose des Aorten- und Mitralostiums infolge fötaler Endokarditis. Inaug.-Diss. Kiel 1905.

SACHS: Über familiär kongenitale Mitralstenose. Berl. klin. Wschr. **58**, 541 (1921). — SALOZ und FROMMEL: L'oedême aigu du poumon au cours du rétrécissement mitral. Arch. Mal. Cœur **16**, Nr 8 (1923). — SAMOJLOFF: Elektrokardiogramm bei Situs viscerum inversus. Zbl. Herzkrkh. **1914**, Nr 9. — SAMWAYS: The auricle in mitral stenosis. Brit. med. J. **1898** I, 364; **2723**, 491 (1913). — SANSOM: The pathological anatomy and the mode of development of mitralstenosis in Children. Amer. J. med. Sci. **99**, 229 (1908). — DE SAUTELLE und GREY: Arch. int. Med. **8**, 734 (1911). — SCHEWEN: Zur Lehre von der atypischen Embolie. Inaug.-Diss. Rostock 1894. — SCHITTENHELM: Beobachtungen über den offenen Ductus arteriosus Botalli. Dtsch. med. Wschr. **46**, Nr 42 (1920). — SCHIMMEL: Über die

Bedeutung der Röntgensilhouette des Herzens für die Diagnositk der Herzfehler. Zbl. Herzkrkh. 13, Nr 6, 81, 86 (1921). — SCHLESINGER: Die Bewegungsphänomene in der Mund- und Rachenhöhle bei Insuffizienz der Aortenklappen. Wien. klin. Wschr. 1900, Nr 40. — SCHLESINGER: Relative Aorteninsuffizienz. Med. Klin. 1924, Nr 3. — SCHLIEP-HAKE: Die Veränderung des Elektrokardiogramms nach künstlicher Aorteninsuffizienz und Hypertrophie des linken Herzens. Z. klin. Med. 97, H. 1/3 (1923). — SCHMIDT: Zur Kenntnis der Aortalgien (Angina pectoris) und über die Symptome des anginösen links-seitigen Plexusdruckschmerzes. Med. Klin. 1922, Nr 1/2. — SCHMIDT, M. B.: Traumatische Herzklappen- und Aortenzerreißung. Münch. med. Wschr. (1902). — SCHMIDT, R.: Über klinische Beobachtungen der „Anspannungszeit" auf Grund der Spitzenstoß-Pulsretarda-tion und ihre Bedeutung für die Diagnose der Mitralklappeninsuffizienz. Z. Heilk. 1901, 45. — SCHMINCKE: Endokardiale Taschen bei Aorteninsuffizienz. Virchows Arch. 192. — SCHOENWALD: Über den anakroten Puls. Zbl. Herzkrkh. 6, Nr 11 (1914). — SCHOLZ: Herz und Trauma. Zbl. Herzkrkh. 6, Nr 12 (1914). — SCHOTT, A.: Zur Kenntnis der hoch-gradigen Erweiterung des linken Vorhofes. Klin. Wschr. 3, Nr 24 (1924). — SCHRAMM: Beitrag zur Ätiologie der Thrombose der Arteria pulmonalis. Z. Kreislaufforschg 19, Nr 22 (1927). — SCHREIBER: Entstehung und Bedeutung der Doppeltöne im peripheren Gefäß-system. Dtsch. Arch. klin. Med. 28, 243 (1881). — v. SCHRÖTTER: Die Erkrankungen des Herzbeutels und der Gefäße. In: NOTHNAGELS Handbuch 15, H. 2 (1901). — SCHRUMPF: Pulsdynamische Studien bei Veränderungen der Aorta mit besonderer Berücksichtigung der Frühdiagnose der Präsklerose. Z. klin. Med. 85, H. 1/2 (1918). — SCHUBERTH: Über den Entstehungsmechanismus der linksseitigen Recurrensparese bei Mitralstenose. Inaug.-Diss. Straßburg 1917. — SCHWALBE: Zur Klinik der Aorteninsuffizienz. Dtsch. Arch. klin. Med. 44 u. 45. — SCHWARTZ: The radiographic signs of pulmonic insufficiency. Amer. Heart J. 2, Nr 4 (1927). — SCHWARZ, E.: Zur Dynamik der Mitralinsuffizienz. Wien. klin. Wschr. 1905, Nr 24, 632. — SCOTT und WARTHIN: Lues congenita des Herzens. Amer. J. med. Sci. 1911, März. — SEDGE: An undescribed arterial murmur. N. Y. Med. Rec. 1887, Nov. 5. — SELLE: Neue Beiträge zur Natur und Arzneiwissenschaft. Berlin 1783, 2. T., 23. — SENAC: Traité de la structure du cœur. Paris 1749. — SENATOR: Zur Kenntnis der Schall-erscheinungen an den peripheren Arterien. Berl. klin. Wschr. 1878, Nr 21. — SENATOR: Über einen Fall von geheilter Aorteninsuffizienz. Ther. Gegenw. 1901, H. 6. — SENATOR: Polycythämie und Plethora. Berlin 1911. — SENÈQUE: Traitement chirurgical de la sténose mitrale. Presse méd. 34, 597 (1926). — SÉNION: Sur la fermeture du canal de Botal. Arch. de Biol. 27 (1912). — SERVIROS: Septum defect, Pulmonal stenose und off. ductus arterios. Soc. méd. russe St. Pertersburg 1910, April 1. — SHATTUCK: Tricuspidal-stenose, zit. nach HIRSCHFELDER. Diseases of the heart (1910). — SKODA: Abhandlung über Auskultation und Perkussion. (1864). — SOCIN: Experimentelle Untersuchungen über akute Herzschwäche. Pflügers Arch. 160, 132 (1914). — SOLLMANN: zit. nach HIRSCH-FELDER. — SOULIER: Du frémissement artériel. Gaz. méd. Lyon. 1867, Nr 23. — SOUTTER: The surgical treatment of mitral stenosis. Brit. med. J. 1925, Nr 3399. — SPERR, S. T.: Case of cyanosis with extreme contraction of the orifice of the pulmonary artery. Med. Tim. 1855, Nr 278. — SPIELER: Über fünf Sektionsfälle von angeborener Pulmonalstenose. Inaug.-Diss. Zürich 1919. — SPIESS: Über die verschiedenen Nierenaffektionen bei Sy-philis constitutionalis. Inaug.-Diss. Berlin 1877. — SPITZER: Über die Ursachen und den Mechanismus der Zweiteilung des Wirbeltierherzens. Arch. Entw.mechan. 45, H. 4, 686 (1919). — SPITZER: Herzmißbildungen. Wien. klin. Wschr. 1921, Nr 43. — SPITZER: Über den Bauplan des normalen und mißgebildeten Herzens. Virchows Arch. 243 (1923). — SSAWELJEW: Diff. Diagnose der Mitralstenose. Virchows Arch. 202, H. 1 (1910). — STAD-LER: Klinik der syphilitischen Aortenerkrankungen. (1912). — STADLER: Experimentelle und histologische Beiträge zur Herzhypertrophie. Dtsch. Arch. klin. Med. 91, 109 (1908). — STADLER: Mechanik der Klappenfehler. Erg. inn. Med. 5, 1 (1910). — STADLER: Über Isthmusstenose der Aorta bei syphilitischer Aortenerkrankung. Zbl. Herzkrkh. 1921, Nr 24. — STÄUBLI: Eine physiologische Erklärung für die Eigenart des fötalen Blut-kreislaufes. Münch. med. Wschr. 1917, Nr 8. — STEEL: The auscultatory signs of mitral stenosis. Med. Chron. Manchester. 1895, 409. — STEEL: The murmur of high pressure in the pulmonic artery. Med. Chron. Manchester 9, 182 (1889). — STEINITZ: Traumatische Zerreißung der Aortenklappe. Dtsch. Arch. klin. Med. 99 (1910). — STEPP und WEBER: Zur Klinik des persistierenden Ductus Botalli. Dtsch. med. Wschr. 1917, Nr 49. — STERN: Diagnose der Tricuspidalfehler. Berl. klin. Wschr. 1911, Nr 29. — STERN: Traumatische Entstehung innerer Krankheiten. (1896). — STEWART: Experim. and clinical investigation of the pulse and blood pressure changes in aortic insufficiency. Arch. int. Med. 1, 102 (1908). — STEWART: Effect of heart rate on oxyogen saturation. J. clin. Invest. 3. Nr 2 (1926). — STINTZING: Über eine seltene Anomalie der Pulmonalklappen. Dtsch. Arch. klin. Med. 44, 149. — STOERCK: Zur Topographie des Mediastinums bei normaler und pathologischer Herzform. Z. klin. Med. 69, H. 1/2 (1909). — STÖLKER (BIERMER): Über angeborene Stenose der Arteria pulmonalis. Inaug.-Diss. Bern 1864. — STOKES: The diseases of the heart and oarta. (1854). — STRASSBURGER: Über den Einfluß der Aortenelastizität auf das Verhältnis zwischen Pulsdruckschlagvolumen des Herzens. Dtsch. Arch. klin. Med. 91 (1907). — STRASSMANN: Anatom. und physiol. Untersuchungen über den Kreislauf der Neugeborenen. (1895). — STRASSMANN: Traumatische Aortenklappenzerreißung. Z. klin. Med. 42. — STRASSMANN: Der plötzliche Tod bei Stenose des Isthmus aortae. Beitr. gerichtl. Med. 5 (1922). — STRAUB, H.: Zur Dynamik der Klappenfehler des linken Herzens. Dtsch. Arch. klin. Med. 122, H. 2/3 (1917). — STRÜMPELL: Über die Vereinigung der Tabes dorsalis mit Erkrankungen des Herzens und der Gefäße. Dtsch. med. Wschr. 1907, Nr 47. — STURSBERG: Sphygmographische Befunde bei Verengung der Aorta am Isthmus. Dtsch. Arch. klin. Med. 107, H. 10 (1912). — SAHLI: Über diastolische akzidentielle Herzgeräusche. Korresp.bl. Schweiz. Ärzte. 1895, Nr 2.

TABORA: Die Tricuspidalinsuffizienz und ihre Symptome. Dtsch. med. Wschr. (1908). — TARUFFI: Sulle malattie congeniti e sulle anomalie del cuore. Bologna 1875. — THAYER: Observations on the frequency and diagnosis of the Flint murmur in aortic insufficiency. Amer. J. med. Sci. 1901, Nov. und Trans. Assoc. amer. Physicians 16, 393 (1901). — THAYER and MAC CALLUM: Experim. studies of cardiac murmurs. Amer. J. med. Sci. 1907, Februar. — THEODOR: Morbus caeruleus bedingt durch eine große Reihe angeborener Anomalien des Herzens und anderer Organe. Arch. Kinderheilk. 50 (1909). — THÉREMIN: Etudes sur les affections congénitales du cœur. Paris 1895. — THOREL: Pathologie der Kreislaufsorgane in LUBARSCH-OSTERTAGS Ergebnissen 9, 14, 17. — THORMEYER: Zur Prognose der Herzkrankheiten. Med. Klin. 1924, Nr 46. — THÜRLIMANN: Über Insuffizienz der Lungenarterienklappen. Ianug.-Diss. Zürich 1910. — THURSFIELD und SCOTT: Stenose sous-aortique. Arch. Mal. Cœur 1913, 742. — TIEDEMANN: Von der Verengerung und Schließung der Pulsadern in Krankheiten. Heidelberg u. Leipzig 1843. — TOLOT: Signes physiques cardiaques du rétrécissement mitral et leur variabilité. Thèse de Lyon (1902). — TOUPET: Cyanose cardiaque congénitale. Progrès méd. 11, 449 (1883). — TRAUBE: Ges. Beiträge z. Pathol. u. Physiol. 3, H. 1, 81 (1878). — TRAUBE und FRÄNTZEL: Über zwei eigentümliche Phänomene bei Insuffizienz der Aortenklappen. Berl. med. Wschr. 1867, Nr 44. — TROUSSEAU: Clinique méd. de l'Hotel-Dieu de Paris 1, 782 (1861).

UHLENBRUCK: Untersuchungen an einem autoptisch kontrollierten Fall von Pulmonalstenose. Z. Kreislaufforschg 19, Nr 18 (1927). — UMBER: Cyanose mit Polyglobulie. Ärztl. Verein in Hamburg Sitz. v. 1. Juni 1909. — USUMOTO: Ein Beitrag über das Röntgenbild der Pulmonalstenose, insbesondere über die Vorwölbung des linken zweiten Bogens. Dtsch. Arch. klin. Med. 147 (1925).

VALENTINO: Des secousses rhythmiques de la tête chez les aortiques. Rev. Méd. 1902, 462. — VAQUEZ et BORDET: Le cœur et l'aorte, études de radiologie clinique. Baillière et fils. Paris 1913. — VAQUET und BORDET: De la valeur comparée de l'orthodiagraphie et de la percussion du cœur dans le rétrécissement mitral pur. Paris 1909. S.-A. — VARIOT et FERRARD: Cyanose congénitale paroxystique avec autopsie. Soc. méd. Hôp. Paris 1908, 73. — VIERORDT: Die angeborenen Herzkrankheiten. In NOTHNAGELS Pathologie 15, I. Teil, II. Abt. Wien 1898. — VIERORDT: Wer war der erste (klinische) Beschreiber der Insuffizienz der Aortenklappen. Zbl. Herzkrkh. 1911, Nr 1. — VIEUSSENS: Traité du cœur. (1706), cap. 16. — VOGT: Der Nabelschnurkreislauf im Röntgenbild, zugleich ein Beitrag zur Lehre vom Verschluß des Ductus arteriosus. Fortschr. Röntgenstr. 28, H. 5 (1921). — VOLHARD: Über Leberpulse und über die Kompensation der Klappenfehler. Berl. klin. Wschr. 1904, Nr 20. — VORPAHL: Experimentelle Untersuchungen über die Kreislaufgeschwindigkeit bei Herzinsuffizienz. Dtsch. Arch. klin. Med. 129, H. 5/6 (1919). — VOSS: Cyanosis congenita. Norsk Mag. Laegevidensk. 10, H. 10 (1857).

WAGENER, O.: Thrombenbildung am durchgängigen Ductus arter. Botalli. Dtsch. Arch. klin. Med. 89 (1907). — WAGENER, O.: Beitrag zur Pathologie des Ductus arteriosus Botalli. Dtsch. Arch. klin. Med. 79 (1903). — WAHL: Akute Endokarditis der Pulmonalklappen. Petersburg. Z. 1861, 359. — WALKER: Clinical observations on congenital heart disease. Heart 2, Nr 3 (1911). — WALLMANN: Abnorme Zahl der Klappen an der Art. pulmon. Österr. Z. 1860, Nr 27. — WALSHE: A practical treatise on the diseases of the lungs and heart. London 1851/54. — WANKEL: Ein Fall von spontaner Papillarmuskelzerreißung. Inaug.-Diss. Gießen 1911. — WEBER, A.: Über die Dikrotie des Pulses. Dtsch. Arch. klin. Med. 108 (1912). — WEBER, TH.: De causis strepitum in vasis sanguiferis observatorum. Inaug.-Diss. Lipsiae 1854. — WEBER et DEGUY: Du rôle des haemorrhagies intracardiaques dans le rétrécissement mitral. Presse méd. (1898). — WEBER und DORNER: Blutveränderung bei kong. Pulmonalstenose. Dtsch. Arch. klin. Med. 102 (1911). — WECKBACHER: Zur Kasuistik seltener Herzklappenfehler. Inaug.-Diss. Gießen 1890. — WEIL: Die Auskultation der Arterien und Venen. Leipzig 1875. — WEIL: Zur Lehre von der Mitralklappeninsuffizienz. Berl. klin. Wschr. 1881, Nr 7. — WEISER:

Über ein neues Symptom bei Tricuspidalinsuffizienz. Med. Klin. **1919**, Nr 40. — WEIN-BERGER: Zur Klinik der angeborenen isolierten Dextrokardie und Dextroversio cordis. Zbl. Herzkrkh. **1919**, Nr 11/12. — WEISMAYR: Insuffizienz der Aorten klappen ohne Geräusch und Pseudoinsuffizienz. Z. klin. Med. **32**, Suppl. — WEISS: Ein Fall von Insuffizienz der Pulmonalklappen. Wien. med. Presse **1876**, Nr 1. — WEISS: Über einen Fall von angeborener Stenose der Pulmonalarterie. Dtsch. Arch. klin. Med. **16**. — WEISS: Zur Kenntnis der diastolischen Herzgeräusche. Wien. med. Wschr. **1882**, Nr 11. — WEISS: Beobachtung und mikrophotographische Darstellung der Hautkapillaren am lebenden Menschen. Dtsch. Arch. klin. Med. **119**, H. 1 (1916). — WEISS: Über Beobachtung der Hautkapillaren und ihre klinische Bedeutung. Münch. med. Wschr. **1917**, 609. — WEITZ: Über die Kardiographie des pathologischen Herzens mit dem FRANKschen Apparat. Dtsch. Arch. klin. Med. **124**, 155 (1917). — WELLS, R. S.: A collective investigation of ten thousand recruits with doubtful heart conditions. Brit. med. J. Nr 3100, 730—734 (1920). — WENCKEBACH: Operation der Mitralstenosen. Med. Klin. **1923**, Nr 43, 1624. — WENNER: Beitrag zur Lehre von der Herzmißbildung. Virchows Arch. **196** (1909). — WHITE and Burwell: The effects of mitral stenosis, pulmonic stenosis, aortic regurgitation and hypertension on the electrocardiogramm. Arch. int. Med. **34**, Nr 4 (1924). — WIELAND: Zur Klinik und Morphologie der angeborenen Tricuspidalatresie. Jb. Kinderheilk. **79**, 320 (1914). — WIGGERS: Studies on the consecutive phases of the cardiac cycle. Amer. J. Physiol. **50**, Nr 3 (1921). — WIGGERS: Modern aspects of the circulation in health and disease. Lea u. Febiger. Philadelphia und New York (1915). — WIGGERS and KATZ: The contour of the ventricular volume curves under different conditions. Amer. J. Physiol. **1922**, Nr 3. — WILKE: Veränderungen am Endokard der Pars aortica bei Insuffizienz und Stenose des Aortenostiums. Dtsch. Arch. klin. Med. **99**. — WILLIAM and MELVIN: The estimation of diastolic blood-pressure in man. Heart **5**, H. 2 (1914). — WILLIAMS: On the sounds by the action of the heart. Edinburgh med. J. **26**, 427 (1826). — WILLIGK: Sektionsergebnisse der Prager pathologisch-anatomischen Anstalt. Prag. Vjschr. **10** (1853); **13** (1856). — WILLIUS: Life expectancy with mitralstenosis. Ann. clin. Med. **1**, 326 (1923). — WINKLER: Über Insuffizienz der Pulmonalklappen. Inaug.-Diss. Breslau 1894. — WINOGRADOFF: Über die Bedeutung des ALFRED DE MUSSETschen Zeichens bei Herzerkrankungen. Klin. Wschr. **5**, Nr 32 (1926). — WINTERNITZ: Über Doppelton und Doppelgeräusch in der Arteria cruralis. Dtsch. Arch. klin. Med. **21** (1878). — WINTRICH: Fragmente zur physikalischen Diagnostik. Arch. Heilk. **8** (1849). — WITHLEY: Cases of disease of the pulmonary artery and its valves. Guys Hosp. Rep. **9**, 43, Dec. 3. — WITTICH: Über die sogenannte „paradoxe Embolie". Z. Kreislaufforschg. **19**, Nr 15 (1927). — WOROBIEFF: Über die Ätiologie der Klappenfehler. Dtsch. Arch. klin. Med. **69**.

YOUMANS: Perforation of the interventricular septum of the heart. Arch. int. Med. **28**, Nr 4 (1921). — YOUNG und COTTER: Stenose und Insuffizienz der Tricuspidalkl. N. Y. med. J. **112**, Nr 21 (1920).

ZADEK: Pulmonalinsuffizienz und Stenose. Fortschr. Röntgenstr. **23**. — v. ZALKA: Histologische Untersuchungen des Myokards bei kongenitalen Herzveränderungen. Frankf. Z. Path. **30**, 144 (1924). — ZEIDLER: 3 Fälle von kongenitalem Defekt der Vorhofsscheidewand. Dtsch. Arch. klin. Med. **131**, H. 1/2 (1919). — ZINN: Zur Diagnose der Persistenz des Ductus arteriosus Botalli. Berl. klin. Wschr. **1898**, Nr 20. — ZOLLINGER: Zur experimentellen Pathologie und Therapie der akuten Aorteninsuffizienz. Arch. f. exper. Path. **61**, 209 (1909).

Die Erkrankungen des Herzmuskels.

AMELUNG und STERNBERG: Die Einwirkungen der Frühsyphilis auf Herz und Gefäße. Dtsch. Arch. klin. Med. **145**, H. 1/2 (1924). — AMENOMYA: Coronararterien und Papillarmuskel. Virchows Arch. **199** (1909). — ANITSCHKOW: Über die Histogenese der Myokardveränderungen bei einigen Intoxikationen. Virchows Arch. **211**, 193 (1913). — APFELBACH: Effects of diphtheria toxin on the myocardium of guinea pigs. J. inf. Dis. **37**, Nr 5 (1925). — ASCHOFF und TAWARA: Die heutige Lehre von der pathol.-anatom. Grundlage bei Herzschwächen. Jena 1906. — ASCHOFF: Zur Frage der subendokardialen Blutungen. Virchows Arch. **213** (1913). — ASKANAZY: Über Neuritis cordis. 88. Vslg Dtsch. Naturf. u. Ärzte. Innsbruck 1924. — AUBERTIN: La rupture du cœur. Presse méd. **32**, Nr 45 (1924). — AVIRAGET et LUTEMBACHER: Le cœur dans la diphthérie. Arch. Mal. Cœur **13**, H. 1 (1920).

BASSET-SMITH: Aneurysm of the heart due to syphilitic gummata. Brit. med. J. **2**, 1060 (1908). — BAUMGARTEN: Über spezifische, diffuse, produktive Myokarditis. Frankf. Z. Path. **19**, 1 (1915). — BENVENUTI: Il cuore nei tuberculosi e tuberculo del miocardio. Riforma med. **1921**, Nr 24. — BORRICH: Acta societatis med. Hafniensis. Barthol. Observ. **1676**, Nr 48, zit. nach STERNBERG. — BRACHT-WAECHTER: Beitrag zur Ätiologie und pathologischen Anatomie der Myocarditis rheumatica. Dtsch. Arch. klin. Med. **96**, H. 5/6 (1909). — BRASCH: Über die influenzaartige Epidemie im Juli 1918. Münch. med. Wschr.

65, Nr 30 (1918). — BRUNN: Zur Diagnostik der erworbenen Ruptur der Kammerscheidewand des Herzens. Wien. Arch. inn. Med. **6**, H. 3 (1923). — BÜDINGEN: Ernährungsstörungen des Herzmuskels. Leipzig 1917.

DE LA CHAPELLE: Spontaneous rupture of the heart. Amer. Heart J. **1**, Nr 3 (1926). — CHOSSAT: Mém. presentés par divers savants à l'academie des sciences Paris. **8**, 438 (1843). — COBET: Über Kreislaufstörungen bei Ruhr und deren Behandlung. Med. Klin. **15**, 45 (1919). — COHN: Über diffuse subakute Myokarditis. Inaug.-Diss. Heidelberg 1915. — COHEN und SWIFT: Electrocardiographic evidence of myocardial involvement in rheumatic fever. J. of exper. Med. **39**, Nr 1 (1921). — COHNHEIM und v. SCHULTHESS-RECHBERG: Über die Folgen der Kranzarterienverschließung auf das Herz. Virchows Arch. **85** (1881). — CORONINI and PRISEL: Pathologisch-anatomische Befunde bei der Grippeepidemie 1918. Wien. med. Wschr. **1919**, Nr 35. — CRISTIAN und FRICK: Röntgenbefund bei chronisch-partiellem Herzaneurysma. Klin. Wschr. **1922**, Nr 12.

DALAND: Angina pectoris and overfeeding. Trans. amer. clin. Assoc. **24** (1908). — DEHIO: Myofibrosis cordis. Dtsch. Arch. klin. Med. **62**, 1 (1899). — DENNIG: Ein Fall von Papillarmuskelzerreißung. Dtsch. Arch. klin. Med. **96** (1909). — DIETLEN: Herz und Gefäße im Röntgenbild. Leipzig 1923. — DIETLEN: Über das Sportherz. Vereinsbl. d. Pfälz. Ärzte **37**, Nr 14 (1926). — DIETRICH: Herzmuskelschädigungen durch mittelbare Verletzungen im Kriege. Virchows Arch. **237**, 373 (1922). — DRURY: Arborization Block. Heart **8** (1921).

EBSTEIN: Ein Beitrag zur Geschichte der Myocarditis portscarlatinosa. Zbl. Herzkrkh. **12**, Nr 2 (1920). — EICHHORST: Über das Influenzaherz. Korresp.bl. Schweiz. Ärzte **41**, Nr 8 (1919). — ECKSTEIN: Herzmuskel und postdiphtherische Herzlähmung. Dtsch. med. Wschr. **47**, 98 (1921). — ELLIOT: Cardiac aneurysms. Med. Clin. N. Amer. **8**, 495 (1924/25). — EPPINGER: Über die sogenannte Myodegeneratio Cordis. Ther. Gegenw. **1921**, 81.

FAHR: Über Influenza. Berl. klin. Wschr. **50**, Nr 46 (1919). — FAHR: Beiträge zur Diphtheriefrage. Virchows Arch. **221**, H. 38 (1916). — FAHR: Beiträge zur Frage der Herz- und Gelenkveränderungen bei Gelenkrheumatismus und Scharlach. Virchows Arch. **232**, 134 (1921). — FRAENKEL: Über Myocarditis rheumatica. Zieglers Beiträge **52**, 597 (1912). — FRENZEL: Über die Regeneration des Herzmuskels bei diphtherischer Myokarditis. Inaug.-Diss. Leipzig 1915. — FREY: Über die Ursache der Zirkulationsschwäche bei rein penumonischer Form der Grippe. Berl. klin. Wschr. **56**, 298 (1919). — FRIDERICIA und MÖLLER: Ein Fall auf das Septum ventriculorum lokalisierter Myokarditis mit eigentümlichen Abnormitäten (verlangsamte Reizleitung im linken Schenkel des His-Tawara-Bündels). Dtsch. Arch. klin. Med. **126**, H. 3/4 (1918). — FRIEDEMANN: Herzmuskeltonus und postdiphtherische Herzlähmung. Dtsch. med. Wschr. **1920**, Nr 41. — FRIEDEMANN: Zur Serumtherapie der Diphtherie. Med. Klin. **1922**, Nr 19/21, 678.

GALEATI: De morbis duobus in: de Bononiensi scientiarum et artium instituto atque academia commentar. 4 (1757), zit. nach STERNBERG. — GEIPEL: Myokarditische Veränderungen der quergestreiften Herzmuskeln bei Rheumatismus. Münch. med. Wschr. **1909**, Nr 48. — GERGELY: Über Typhusherz. Wien. klin. Wschr. **1917**, Nr 22. — GLAUS und FRITZSCHE: Über den Sektionsbefund bei der gegenwärtigen Grippeepidemie, unter besonderer Berücksichtigung des mikroskopischen Befundes. **41**, Nr 3 (1919). — GLOBUS: The pathologic findings in the heart muscle in progressive muscular dystrophy. Arch. of Neur. **9**, Nr 1 (1923). — GOLDSCHMID: Anatomische Befunde bei der Influenzaepidemie im Sommer 1918. Münch. med. Wschr. **65**, 1097 (1918). — GOODALL and WEIR: Rupture of the heart. An analysis of eighteen cases. Brit. med. J. Nr **3461** (1927). — GORHAM: The significance of transient localized pericardial friction in coronary thrombosis (pericarditis epistenocardica). A report of six cases with three autopsies. Alb. med. Ann. **41**, Nr 4, 109—130 (1920). — GRASSMANN: Klinische Untersuchungen der Kreislaufsorgane im Frühstadium der Syphilis. Dtsch. Arch. klin. Med. **68/69** (1900/1901). — GRASSMANN: Bemerkungen zum Verhalten der Kreislauforgane bei der Influenzapneumonie. Münch. med. Wschr. **1919**, 529. — GROSS: The blood supply to the heart. New York 1921. — GRUBER, G. B.: Über die Beteiligung des Herzens und der Gefäße an der menschlichen Trichinose. Zbl. Herzkrkh. **17**, Nr 20/24 (1925). — GRUBERGRITZ: Zur Klinik der Herzstörung als Folge des Fleckfiebers. Klin. Wschr. **5**, Nr 19 (1926).

HAFNER: Über akute diffuse interstitielle Myokarditis. Dtsch. Arch. klin. Med. **138**, H. 3/4 (1922). — HAMBURGER and PRIEST: Structural and functional involvement of the heart following acute respiratory and other acute infections. Amer. J. med. Sci. **166**, Nr 5 (1923). — HAMERNJK: Carditis als eine bis jetzt nicht gekannte Ursache von Insuffizienz der Kammerklappen. Österr. Jb. Juli/August (1843). — HAMMER: Ein Beitrag zur spontanen Herzruptur infolge Sepsis. Zbl. Herzkrkh. **14**, Nr 5 (1922). — HAMMERSCHLAG: Über Herzrupturen. Zbl. Herzkrkh. **15**, Nr 11 (1923). — HARVEY: Exercitatio altera ad I. Riolanam. (1649). — HART: Ein seltener Fall von spontaner Herzruptur.

Virchows Arch. **180** (1905). — HEINEKE, MÜLLER und HOESSLIN: Zur Kasuistik des ADAMS-STOKESschen Symptomkomplexes. Dtsch. Arch. klin. Med. **93**. — HEITZ et CORONE: Du diagnostic radiologique de l'aneurysme pariétal du cœur. Arch. Mal. Cœur **16**, 494 (1923). — HELLER: Über die Regeneration des Herzmuskels. Beitr. path. Anat. **57**, 223 (1913). — HEPBURN and JAMIESON: The prognostic significance of several common electrocardiographic abnormalities,. Amer. Heart J. **1**, Nr 5 (1926). — HERZOG: Herzmuskeluntersuchungen bei Leuchtgasvergiftung. 88. Vslg Deutsch. Naturf. u. Ärzte in Innsbruck, 24.—26. Sept. 1924. — HESS: Zur Kenntnis der Bradykardie. Wien. klin. Wschr. **31**, Nr 7 (1918). — HOCHHAUS: Die Diagnose des Verschlusses der Kranzarterien. Dtsch. med. Wschr. **1912**, Nr 45. — HODGSON: A treatise of arteries and veens containing the pathology and treatment of aneurisms and wounded arteries. London 1815, zit. nach STERNBERG. — HOFFMANN, A.: Über Myokarderkrankungen. Jkurse ärztl. Fortbildg (1921) Febr. — HOLST: Rheumatische Myokarditis und ihr Verhältnis zum akuten Rheumatismus. Norsk Mag. Laegevidensk. **82**, Nr 12, 833 (1921). — HÖRING: Ruptur des Septum cordis. Württemberg. Korresp.bl. **1864**, Nr 10. — HÜBSCHMANN: Über Myokarditis und andere pathol.-anatom. Beobachtungen bei Diphtherie. Münch. med. Wschr. **1907**, 73.

JACKSON: Experim. rheumatische Myokarditis. J. inf. Dis. **11**, 243 (1912). — JAFFÉ: Pathol.-anatom. Untersuchungen über das Diphtherieherz unter besonderer Berücksichtigung der Ergebnisse des Tierexperiments. Arbeiten aus dem Institut für exper. Therapie und dem Georg Speyer-Haus zu Frankfurt a. M. **1920**, H. 11. — JAKSCH VON WARTENHORST: Beitrag zur Kilnik der Herzaneurysmen. Dtsch. Arch. klin. Med. **159**, H. 3/4 (1928). — JANSEN: Untersuchungen über den Stoffumsatz bei Ödemkranken. Münch. med. Wschr. **1918**, Nr 1 u. 34. — JASINSKY: Zur Kasuistik der Herzaneurysmen. Wien. med. Halle **2** (1861). — JOEST und SCHIEBACK: Über Herzwandverknöcherung. Virchows Arch. **283**, H. 1/2 (1924). — JOSUÉ: La myocardite rhumatismale. Clin. ophtalm. **1913**, April 18.

KAHN: Zur Frage nach der Wirkung des Verschlusses der Coronararterien des Herzens. Pflügers Arch. **163**, 506 (1916). — KALISCH: Über einen radioskopisch diagnostizierten und autoptisch bestätigten Fall von partiellem Herzaneurysma. Wien. klin. Wschr. **40**, Nr 34, 1078/79 (1924). — KANN: Ein Fall von isoliertem Amyloid des Herzens. Virchows Arch. **237**, H. 1/2 (1922). — KERNIG: Über objektiv nachweisbare Veränderungen am Herzen, namentlich auch über Perikarditis nach Anfällen von Angina pectoris. Berl. klin. Wschr. **1905**, 10. — KIRCH: Über das Zustandekommen der Invasion von Diphtheriebazillen in dem menschlichen Organismus bei diphtherischen Affektionen der Luftwege. Z. Kinderkrkh. **33**, H. 5/6 (1922). — KISCH: Beiträge zur pathologischen Physiologie des Coronarkreislaufes. Dtsch. Arch. klin. Med. **135**, H. 5/6 (1921). — KOCK: Aneurysma der Herzspitze. Presse méd. **19** (1867). — KNACK: Myokarditis nach Dysenterie. Münch. med. Wschr. **62**, 656 (1915). — KNÖPFELMACHER: Beobachtungen über die Influenzaepidemie an Kindern. Wien. med. Wschr. **1918**, Nr 45. — KOHN: Bemerkungen zur Behandlung der Influenzapneumonie. Berl. klin. Wschr. **56**, 173 (1919). — KOPPANG: Elektrokardiographische Untersuchungen bei Diphtheriekranken. Inaug.-Diss. Kristiania, Zbl. Herzkrkh. **1924**, Nr 4. — KRATZEISEN: Allgemeine Herzvergrößerung nach Diphtherie. Zbl. Herzkrkh. **1920**, Nr 15. — KRAUS: Über die Möglichkeit der klinischen Diagnose intrakardialer Aneurysmen. Berl. klin. Wschr. **1919**, 529. — KRAUS: Im Handbuch der ärztlichen Erfahrungen im Weltkrieg von KREHL. (1921). — v. KREHL: Die Erkrankungen des Herzmuskels und die nervösen Herzerkrankungen. Wien u. Leipzig 1913. — KRETZER: Schmerzen und Hyperalgesien bei Herzkranken. Inaug.-Diss. Heidelberg 1912. — KRUMBHAAR and CROWELL: Spontaneous rupture of the heart. A clinicopathologic study based on 22 unpublished cases and 632 from the literature. Amer. J. med. Sci. **170**, Nr 6 (1925).

LAKÀCS und WALTNER: Postgrippale Herzdilatation im Kindesalter. Mschr. Kinderheilk. **31** (1925). — LANCEREAUX: Traité d'anatomie pathologique. **1**, 821 (1879/81). — LANG: Die Syphilis des Herzens. Wien 1889. — LATHAM: Zit. nach HOPE, Von den Krankheiten des Herzens. **1833**, 122. — LAUTIER: Myocardite infectieuse. Arch. Mal. Cœur **15**, H. 10 (1922). — LEDERER-STOLTE: Scharlachherz. Z. Kinderheilk. **24** (1911). — LEWIS, TH.: The experimental production of paroxysmal tachycardia and the effects of ligation of the coronary arteries. Heart **1** (1909/10). — LEWIS: An address on certain physical signs of myocardial involvement. Brit. med. J. Nr. 2723, 485 (1913). — LIEBMANN: Untersuchungen über die Herzmuskulatur bei Infektionskrankheiten. Dtsch. Arch. klin. Med. **117**, 438 (1915). — LIEBMANN: Untersuchungen über Veränderungen der Herzmuskulatur bei kruppöser Pneumonie. Dtsch. Arch. klin. Med. **118** (1916). — LIPA BEY: La mort douce. Ärztl. Rschau **1909**, Nr 34. — LOEB: Über partielle erweichende Myokarditis. Inaug.-Diss. Würzburg 1880. — LORAND: Über das Wesen der Bradykardie und Angina pectoris und ihre Behandlung. Med. Klin. **1919**, Nr 29. — LOTH: The heart in diphtheria. Arch. int. Med. 30, Nr 5 (1923). — LUBARSCH: Jkurse für ärztliche Fortbildung. (1911) Jan. — LUSCHER: Über Myocarditis tuberculosa. Schweiz. med. Wschr. 51, 1158 (1921). — LUTEMBACHER: Anévrismes du ventricule gauche. Arch. Mal. Cœur 13, Nr 2 (1920).

MALMSTÉN: Fall von Herzruptur. Hygiea (Stockh.) 26, 629 (1861). — MARCHAND: Über die pathol.-anatom. Befunde bei der diesjährigen Influenzaepidemie. München. med. Wschr. 66, 117 (1919). — MARCHIAFAVA: Osservazioni sulla sifilide del cuore. Bull. Accad. med. Roma, (1881). — MARTIN and WAUGH: Rupture of the Septum ventriculorum. Ann. clin. Med. 4, Nr 3 (1925). — MASSINI: Über tuberkulöse Myokarditis. Schweiz. med. Wschr. 51, 1156 (1921). — MASTER: Fatty degeneration of the heart. Arch. int. Med. 31, Nr 2 (1923), Proc. N. Y. path. Soc. 22, Nr 1/5 (1923). — MEDLER and MIDDLETON: Aneurysm of the left Ventricle. Amer. Heart J. 3, Nr 3 (1928). — MEYER, G.: Zur Kenntnis der spontanen Herzruptur. Dtsch. Arch. klin. Med. 43, 379 (1888). — MÖNCKEBERG: Über die subendokardialen Blutungen. Zbl. Herzkrkh. 7, Nr 9 (1915). — MÖNCKEBERG: Anatomische Veränderungen am Kreislaufsystem bei Kriegsteilnehmern. Zbl. Herzkrkh. 7, Nr 21/22 (1915). — MÖNCKEBERG: Im Handbuch der speziellen pathol. Anatomie von HENKE und LUBARSCH. 2 (1924). — MORAWITZ: Untersuchungen über den Coronarkreislauf. Dtsch. Arch. klin. Med. 116, 364 (1914). — MORAWITZ: Im Handbuch der ärztlichen Erfahrungen im Weltkrieg von KREHL. (1921). — MORRIS: Cardiac Aneurysm. Amer. Heart J. 2, Nr 5 (1927). — MRAČEK: Die Syphilis des Herzens. Arch. f. Dermat. Ergänzungsbd. (1893).

NATHANSON: Observations on the mechanism of circulatory failure in diphtheria. Proc. Soc. exper. Biol. a. Med. 24, Nr 5 (1927). — NEUMANN: Ein Fall von spontaner Herzruptur. Inaug.-Diss. Leipzig 1896. — NONNENBRUCH und SZYSZKA: Über die Veränderungen von Blut und Harn nach intravenösen Zuckerinfusionen. Naunyn-Schmiedebergs Arch. 86 (1920). — NUZUM and HAGEN: Spontaneous rupture of the heart. Amer. J. med. Sci. 171, Nr 2 (1926).

OBERHAMMER: Über Gummabildung im Myokard bei angeborener Syphilis. Zbl. Herzkrkh. 19, Nr 1 (1927). — OBERHAMMER: Zur Frage der angeborenen Herzvergrößerung. Z. Kreislaufforsch.g 19, Nr 13 (1927). — OBRASTZOW und STRASHESKO: Zbl. Herzkrkh. 1910, Nr 4. — O'HARE, CALHOUN and ALTNOW: Etiology of myocarditis. J. Amer. med. Assoc. 90, Nr 18 (1928). — OPPENHEIMER and ROTHSCHILD: The value of the electrocardiogram in the diagnosis and prognosis of myocardial disease. Trans. Assoc. amer. Physicians 39, 347 (1924). — ORKIN: Syphilis des Herzens. Berl. klin. Wschr. 1912, Nr 25.

PARDEE: Das Elektrokardiogramm bei Verschluß einer Coronararterie. Arch. int. Med. 1920, 244. — PÄSSLER und ROLLY: Experimentelle Untersuchungen über die Kreislaufstörungen bei akuten Infektionskrankheiten. Dtsch. Arch. klin. Med. 77, 94 (1903). — PAULICEK: Ein bemerkenswerter Fall von Staphylokokkensepsis, gleichzeitig ein Beitrag zur Frage der Entstehung und Bedeutung der musikalischen Herzgeräusche. Med. Klin. 1919, Nr 28. — PILZ: Ein Beitrag zur Herzruptur. Zbl. Herzkrkh. 12, 251 (1920). — PITZNER: Über die Lokalisation der Myocarditis syphilitica. Inaug.-Diss. München 1908. — PLETNEW: Läßt sich ein Aneurysma der Herzventrikel intra vitam feststellen? Z. klin. Med. 104, H. 3/4 (1926). — POPIELSKI: Durchleitung wechselnd großer Mengen Ernährungsflüssigkeit durch die Kranzarterien. Pflügers Arch. 130 (1909). — POSSELT: Myokarditis nach Ruhr. Dtsch. Arch. klin. Med. 138, 251 (1922). — PUPKO: Beiträge zur Kenntnis der Herzverfettungen. Virchows Arch. 233, 302 (1921).

QUENSEL: Die pathologische Anatomie der syphilitischen Herzkrankheiten. Nord. med. Ark. (schwed.) 1903, II. Anhang.

REINHARDT: Myocarditis gummosa. Münch. med. Wschr. 64, 1467 (1917). — REVENSTORFF: Über traumatische Rupturen des Herzens. Mitt. Grenzgeb. Med. u. Chir. 11 (1903). — ROBINSON and HERRMANN: Paroxysmal tachycardia of ventricular origin and its relation to coronary occlusion. Heart 8, 59 (1921). — ROHMER: Diphtherieherztod. Z. exper. Path. u. Ther. 11 (1912). — ROHMER: Neuere Forschungen über den Diphtherieherztod. Zbl. Herzkrkh. 9, H. 2/3 (1917). — ROHMER: Der Diphtherieherztod. Berl. klin. Wschr. 54, Nr 41 (1917). — v. ROMBERG, E.: Über die Erkrankungen des Herzmuskels bei Typhus abdominalis, Scharlach und Diphtherie. Dtsch. Arch. klin. Med. 48, 369 (1891); 49, 413 (1892). — v. ROMBERG, E.: Die Krankheiten des Herzens und der Blutgefäße. Stuttgart 1925. — ROMEICK: Über die spontane Ruptur des Herzens. Inaug.-Diss. Leipzig 1907. — ROSENBAUM: Das Herz beim Scharlach. Arch. int. Med. 26, Nr 4 (1920). — ROSENFELD: Über syphilitische Myokarditis. Dtsch. med. Wschr. 40, 1044 (1914). — ROSENTHAL: Über Erkrankungen des Herzens im Verlaufe von Syphilis und Gonorrhoe. Berl. klin. Wschr. 1900, Nr 47/48.

SCHIFF: Über das gehäufte Auftreten einer eigenartigen Ödemkrankheit. Wien. med. Wschr. 1917, Nr 22/48. — SCHILLING: Zwei Fälle von akuter idiopathischer Myokarditis mit zahlreichen Riesenzellen. Verh. dtsch. path. Ges. 18, 227 (1921). — SCHITTEN-HELM und SCHLECHT: Die Ödemkrankheit. Z. exper. Med. 9, H. 1/3 (1919). — SCHLE-SINGER, H.: Syphilis und innere Medizin. III. Die Syphilis des Zirkulations- und Respirationsapparates. (1928). — SCHLÜTER: Die Erlahmung des hypertrophischen Herzmuskels. Wien u. Leipzig 1906. — SCHMINCKE: Kongenitale Herzhypertrophie, bedingt durch diffuse Rhabdomyombildung. Zieglers Beitr. 70, H. 3 (1922). — SCHOLZ: Über einen Fall von anaphylaktischem Schock, gleichzeitig ein Beitrag zur Frage des diphtherischen Herztodes. Med. Klin. 18, H. 50 (1922). — SCHOLZ: Zur Kenntnis der Herzmuskelverkalkung. Virchows Arch. 253, H. 3 (1924). — SCHOLZ: Calcification of the heart; its röntgenologic demonstration. Reviews of literature and theories on myocardial calcification. Arch. int. Med. 34, Nr 1 (1924). — SCHOLZ: Röntgenologische Darstellung von myokardialer Verkalkung intra vitam. Fortschr. Röntgenstr. 32, H. 3/4 (1924). — SCHOTT, E.: Das Elektrokardiogramm bei parenchymatöser Degeneration des Herzmuskels. Virchows Arch. 228, 426 (1920). — SCHWEIZER: Über spezifische Röntgenschädigungen des Herzmuskels. Strahlenther. 18 (1924). — SCHWENKENBECHER: Im Handbuch der ärztlichen Erfahrungen im Weltkrieg, von KREHL. (1921). — SCHWENSEN: Beobachtungen über Herzleiden bei Diphtherie. Bibl. Laeg. (dän.) 113, 191 (1921). — SIEBERT: Zur Frage der Entstehung diphtherischer Zirkulationsstörungen. Erg. inn. Med. 13 (1914). — SIMICI: L'insuffisance cardiaque grippale. Son traitement par les injections intraveneuses de strophanthine. Arch. Mal. Cœur 13, 212 (1920). — SIMMONDS: Über Myocarditis trichinosa. Münch. med. Wschr. 1918, 576. — SMITH: Observations on the heart in Diphtheria. J. amer. med. Assoc. 77 (1921). — SOCIN: Experimentelle Untersuchungen über akute Herzschwäche. Pflügers Arch. 160, 122 (1914). — SOULIER: Fall von Herzruptur. Gaz. Hosp. 1863, Nr 27. — SPALDING and GLAHN: Syphilitic rupture of a papillary muscle of the heart. Hopkins Hosp. Bull. Nr 359. — STEGEMANN: Die pathologisch-anatomischen Veränderungen des Myokards und der Herzganglien bei Scharlach. Jb. Kinderheilk. 80, H. 5 (1915). — STERNBERG: Das chronisch partielle Herzaneurysma. (1914). — STOLZ: Über die Ätiologie und die Folgen der isolierten diffusen interstitiellen Myokarditis. Zbl. Herzkrkh. 15, Nr 13 (1923). — STRANGE: Aneurysm of the heart. Lancet 2, H. 19, 11 (1861). — SUTHERLAND and COOMBS: A case of acute rheumatic carditis and auricular fibrillation in a child. Heart 5, Nr 1, 15—20 (1913).

TAKATA: Beitrag zur Pathologie der syphilitischen Myocarditiden. Virchows Arch. 228, 426 (1920). — TALLEY and REED: A study of twenty-eight cases of bundle-branch block. Amer. Heart J. 1, Nr 3 (1926). — TAUTIN: De quelques lésions des artères coronaires comme causes d'altération du myocarde. Thèse de Paris (1878). — THALHEIMER and ROTHSCHILD: On the significance of the submiliary myocardial nodules of ASCHOFF in rheumatic fever. J. exper. of Med. 19, 417 (1914). — THOREL: Pathologie der Kreislaufsorgane in den Ergebnissen der allgemeinen Pathologie und pathologischen Anatomie von LUBARSCH-OSTERTAG. (1911).

VISCHER: Beitrag zur Myokarditis im Kindesalter. Berlin 1924. — VOIT: Physiologie des allgemeinen Stoffwechsels und der Ernährung in HERRMANNS Handbuch der Physiologie. 6 (1895) und Z. Biol. 46, 195 (1904).

WÄTJEN: Ein besonderer Fall von rheumatischer Myokarditis. Verh. dtsch. path. Ges. 18, 223 (1921). — WANKEL: Ein Fall von spontaner Papillarmuskelzerreißung. Inaug.-Diss. Gießen 1911 (Lit.). — WARTHIN: Sudden death due to exacerbation of latent syphilitic myocarditis. Amer. Heart J. 1, Nr 1 (1925). — WASSIELEWSKI: Zur Frage über den Einfluß der Embolie der Coronararterien auf die Herztätigkeit und den Blutdruck. Z. exper. Path. u. Ther. 9, 146 (1911). — WEGELIN: Pathologisch-anatomische Beobachtungen bei der Grippeepidemie von 1918. Korresp.bl. Schweiz. Ärzte 41, Nr 3 (1919). — WHITMAN and EASTLAKE: Myocarditis rheumatica. Arch. int. Med. 26, Nr 5 (1920). — WIESEL: Über Erkrankungen der Coronararterien im Verlauf akuter Infektionskrankheiten. Wien. klin. Wschr. 1906, Nr 24. — WILLIUS: Electrocardiography and prognosis. Arch. int. Med. 30, Nr 4 (1922). — WILLIUS: Clinical features of cases exhibiting electrocardiograms conforming to those of experimental complete bundle-branch block. Amer. Heart J. 1, Nr 5 (1927). — WILLIUS and KILLINS: The occurrence and significance of electrocardiograms of low voltage. Arch. int. Med. 40, Nr 3 (1927). — WILSON, WILE, WISHART and HERRMANN: Changes in the electrocardiogram following the arsphenamine treatment. Proc. Soc. exper. Biol. a. Med. 23 (1926). — WULFIUS: Ein Beitrag zur Frage der lokalen Eosinophilie bei diphtherischer Myokarditis. Frankf. Z. Path. 16 (1914).

YOUMANS: Perforation of the interventricular septum of the heart. Arch. int. Med. 28, Nr 4 (1921).

v. ZALKA: Histologische Untersuchungen der Myokards bei kongenitalen Herzveränderungen. Frankf. Z. Path. 30, 144 (1924). — ZANGGER: Über prolongierte Anwendung des Kampfers bei chronischer Myokarditis. Korresp.bl. Schweiz. Ärzte. (1918). — ZIEGLER:

Über Myomalacia cordis. Virchows Arch. **90**, 212 (1882). — ZOLLER: Über die Herz-muskelentzündung im Verlauf der Trichinose. Virchows Arch. **265**, 430 (1927). — ZONDEK: Herzbefunde bei Leuchtgasvergifteten. Dtsch. med. Wschr. **1919**, Nr 25; Med. Klin. **1919**, 694.

Herz und Körperverfassung.

ACHELIS: Orthodiagraphische Untersuchungen über das Herz der Tuberkulösen. Dtsch. Arch. klin. Med. **104**, 363 (1911). — ADDISON: On the constitutional and local affects of disease of the suprarenal capsules. London 1855. — ADLER and KREHBIEL: Orthodiagraphic observations concerning a certain type of small heart. Arch. int. Med. **9**, 346 (1912). — AGGAZOTTI: La reazione del cuore e dei vasi agli eccitamenti sensoriali emorivi. Arch. di Sci. biol. **2**, H. 3/4 (1921). — ANDREEN-SVENDBERG: Einige Unter-suchungen über den Blutzuckergehalt bei Herzkrankheit. Zbl. Herzkrkh. **13**, 177 (1921). — ARNOLD, CARRIER, SMITH and WHIPPLE: Bloodvolumestudies. The carbon monoxide methodits accarazy and limitations. Amer. J. Physiol. **56**, H. 2 (1921). — ARNSPERGER: Kropfherz nach Kropfschwund. Dtsch. Z. Nervenheilk. **36**. — ASSMANN: Das Myxödem-herz. Münch. med. Wschr. **1919**, Nr 1.

BARROWS: The myom heart. Amer. J. Surg. **26**, 161. — BASCH: Thymus in: WAGNER V. JAUREGG und BAYER: Lehrbuch der Organotherapie. (1914). — BASEDOW: Exoph-thalmus durch Hypertrophie des Zellgewebes in der Augenhöhle. Carpers Wschr. (1840). — BAUER: Klinische Untersuchungen über den endemischen Kropf in Tirol. Verh. 29. Dtsch. Kongr. Ges. inn. Med. Wiesbaden 1912. — BAUER: Die Herzstörungen bei endemischem Kropf. Dtsch. med. Wschr. **38**, 1966 (1912). — BAUER: Die konstitutionelle Disposition zu inneren Krankheiten. (1921). — BAUER und HELM: Über Röntgenbefunde bei Kropf-herzen. Dtsch. Arch. klin. Med. **109**, H. 1/2 (1912). — BAURMANN: Beitrag zur Frage der Myokarderkrankungen bei Struma nodosa. Zbl. Herzkrkh. **1920**, Nr 21. — BAYER: Neben-niere und chromaffines System im Lehrbuch der Organotherapie von WAGNER V. JAUREGG und BAYER. (1914). — BAZETT: The time relations of the bloodpressure changes after excision of the adrenal glands with some observations on blood volume changes. J. of Physiol. **53**, Nr 5 (1920). — BECK: Morbus Basedowii unter der Röntgenbehandlung. Berl. klin. Wschr. **1905**, Mai 15. — BECK: Hypophyseal disorders with special reference to FROELICHS syndrome dystrophia adiposogenitalis. Endocrinology **4**, Nr 2 (1920). — BECK und HOLMANN: The effect of variations in total blood volume. J. exper. Med. **42**, Nr 5 (1925). — V. BEHRING: Meine Blutuntersuchungen. Beitr. exper. Ther. H. 12. Berlin 1911. — BEITZKE: Zur MARKUSESCHEN Theorie der nephritischen Blutdrucksteigerung. Berl. klin. Wschr. **1910**, 106. — BELL and HARTZELL: The relation of age to the size of heart. J. med. Res. **44**, Nr 4 (1924). — BENEKE: Konstitution und konstitutionelles Krank-sein des Menschen. Marburg 1881. — BENJAMIN: Zur Pathogenese der Wachstumsblässe. Jb. Kinderheilk. **99** u. **102** (1922/23). — BENJAMIN: Konstitutionelle Kreislaufschwäche und Cardiopathia adolescentium. Klin. Wschr. **1**, H. 25 (1922). — V. BERGMANN: Die Fettsucht in Handbuch der Biochemie von OPPENHEIMER **4** (1909). — V. BERGMANN und PLESCH: Blutmenge. Münch. med. Wschr. **1911**, 1849). — BERGONIÉ: C. r. Acad. Sci. **149**, 337 (1909). — BICKEL et FROMMEL: Les troubles cardiaques chez les basédowiens. Schweiz. med. Wschr. **56**, Nr 11 (1926). — BIEDL: Innere Sekretion. Berlin u. Wien 1922. — BIEDL und REDISCH: Die Jodbehandlung der Hyperthyreosen. Med. Klin. **21**, Nr 37/38 (1925). — BIGLER: Über Herzstörungen bei endemischem Kropf. Beitr. klin. Chir. **89**, H. 1 (1914). — BIRCHER: Experimenteller Beitrag zum Kropfherz. Med. Klin. **1910**, Nr 10. — BIRCHER: Weitere histologische Befunde bei durch Wasser erzeugten Rattenstrumen und Kropfherzen. Z. Chir. **112**, H. 4/6 (1912). — BITTORF: Die Pathologie der Neben-niere. Jena 1908. — BLAUEL: Verhalten des Herzens bei Struma. Beitr. klin. Chir. **1909**, H. 1. — BLAUEL, MÜLLER und SCHLAYER: Über das Verhalten des Herzens bei Struma. Beitr. klin. Chir. **62**, H. 1 (1909). — BLUMENTHAL und MORAWITZ: Experimentelle Unter-suchungen über posthämorrhagische Anämien. Dtsch. Arch. klin. Med. **92**, 26. — BOEN-HEIMER und FISCHER: Zur Bestimmung der Blutmenge nach LOEWY. Zbl. inn. Med. **41**, Nr 32 (1920). — BOHNENKAMP: Über die Wirkungsweise der Herznerven. Pflügers Arch. **196**, H. 3/4 (1922). — BOZENRAAD: Über den Wassergehalt des menschlichen Fett-gewebes. Dtsch. Arch. klin. Med. **103** (1911). — BORCHARDT: Funktion und funktionelle Erkrankungen der Hypophyse. Erg. inn. Med. **3** (1909). — BROWN: A British medical association lecture on the principles of internal secretion. Brit. med. J. Nr **3123**, 687 (1920). — BROWN and KEITH: Blood and plasma volume in obesity. Arch. int. Med. **33**, Nr 2 (1924). — BRUGSCH: Allgemeine Prognostik. Berlin u. Wien 1918. — BÜCHLER: Beiträge zu den Hypophysenveränderungen. Z. Neur. **72** (1921). — BURLAGE: Blood pressures and heart rate in girls during adolescence. Proc. Soc. exper. Biol. a. Med. **19**, Nr 5 (1922). — BUSCH: Die Schwankungen des Herzgewichts beim männlichen Geschlecht. Arb. Reichs-gesdh.amt **57**, 690 (1926).

DE LA CAMP: Experimentelle Studien über die akute Herzdilatation. Z. klin. Med. (1904). — CAPELLE und BAYER: Thymektomie bei Morbus Basedowii. Bruns' Beitr. 72, H. 1 (1911). — MC CARRISON: Further researches on the etiology of endemic goitre. Quart. J. Med. 2, H. 7 (1909). — CEELEN: Über Herzvergrößerung im frühen Kindesalter. Med. Klin. 1920, Nr 10, 268. — CHOSSAT: Mém. présentés par divers savants à l'academie d. sciences Paris. 8, 438 (1843). — CHVOSTEK: Über das Kropfherz. Münch. med. Wschr. 1917, Nr 15, 496. — CLERC: L'opothérapie surrénale et hypophysaire appliquée au traitement de l'insuffisance cardiaque. Progrès méd. 1910, 692. — O'CONNOR: Über den Adrenalingehalt des Blutes. Arch. f. exper. Path. 67, 185 (1912). — CORY: Experimentelle Untersuchungen bei einem kongenitalen Myxödem. Wien. klin. Wschr. 1921, Nr 40. — CRAWFORD: A pressor compound from the pituitary gland. J. of Pharmacol. 15, Nr 1 (1920). — CREYX und RAGOT: Mort subite et tuberculose caséeuse totale des deux capsules surrénales. C. r. Soc. Biol. 84, Nr 3 (1921). — CURSCHMANN: Konstitutionelle und familiäre Hyperglobulie. Med. Klin. 19, Nr 5 (1923). — CUSHING: Disorders of the pituitary gland, retrospective and prophetic. J. amer. med. Assoc. 76, Nr 25 (1921). — CYON: Die Gefäßdrüsen. Berlin: Julius Springer, 1910.

DAVIES, MEAKINS and SANDS: The blood gases and circulation rate in hyperthyreoidism. Heart 11, Nr 4 (1924). — DAWSON, EVANS and WHIPPLE: Behaviour of large series of dyes introduced into the circulating blood. Amer. J. Physiol. 51, H. 2 (1920). — v. DECASTELLO: Über akutes Auftreten von Basedowschen Erscheinungen nach Röntgenbestrahlung einer vorher indifferenten Struma. Verh. Dtsch. Röntgenges. 3, 141 (1907. — DENEKE: Zur Druckwirkung der Thymus. Dtsch. Z. Chir. 98, 544 (1909). — DENNY: Bloodvolume in pernicious anaemia. Arch. int. Med. 27, Nr 1 (1921). — DIETERLE: Die Athyreose. Virchows Arch. 184, H. 56 (1906). — DIETERLE: Über endemischen Kretinismus. Jb. Kinderheilk. 64, 465 (1906). — DIETLEN: Zur Frage des „kleinen Herzens". Münch. med. Wschr. 66, Nr 1/2 (1919). — DIETLEN: Über Herzgröße und Herzmessung. Klin. Wschr. 1, Nr 42 (1922). — DIETLEN: Herz und Gefäße im Röntgenbild. Leipzig 1923.

ELLIOT: The action adrenaline. J. of Physiol. 32 (1905). — ELLIOT: Incomplete Myxoedema. J. amer. med. Assoc. Chicago. 2, 1763 (1908). — EPPINGER und HESS: Die Vagotonie. Berlin 1910. — EPPINGER: Zur Pathologie und Therapie des menschlichen Ödems. (1917). — EWALD: Die Erkrankungen der Schilddrüse. Wien 1896.

FABER: Wachstumshypertrophie des Herzens. Dtsch. Arch. klin. Med. 103 (1911). — FAHR: Histologische Befunde beim Kropfherzen. Zbl. Path. (1916). — FAHR: Zur Frage des Kropfherzens und der Herzveränderungen bei Status thymicolymphaticus. Verh. dtsch. path. Ges. XVIII. Tagung. Jena 1921. — FAHR und KUHLE: Zur Frage des Kropfherzens und der Herzveränderungen bei Status thymicolymphaticus. Virchows Arch. 233, 286 (1921). — FAHR, G.: Myxedema heart. J. amer. med. Assoc 84, Nr 5 (1925). — FAHR, G.: Myxedema heart. Amer. Heart J. 3, Nr 1 (1927). — FAHR, G. and RONZONE: Circulatory compensation for deficient oxygen carrying capacity of the blood in severe anaemias. Arch. int. Med. 29, H. 3 (1922). — FLECK: Myom und Herzerkrankungen in ihren genetischen Beziehungen. Arch. Gynäk. 71, 258 (1904). — FLEISCHMANN: Zur Frage der regionär verschiedenen Empfindlichkeit gegen Jod. Münch. med. Wschr. 1911, Nr 4. — FREUDEMANN: Über Apoplexie der Nebennieren. Dtsch. med. Wschr. 46, Nr 46 (1920). — FRIEDRICH: Die Krankheiten der Thymus. In: Handbuch der spez. Pathologie und Therapie von VIRCHOW. 5, H. 1 (1854). — FÜHNER: Pharmakologische Untersuchungen über die Wirkung des Hypophysins. Biochem. Z. 76, 232 (1916). — FÜHNER: Die Hypophyse und ihre wirksamen Bestandteile. Ther. Halbmh. 34, H. 16 (1920).

GAISBÖCK: Die Polycythämie. Erg. inn. Med. 21 (1922). — GAUTIER: Über die morphologischen Veränderungen des Herzens bei der Chlorose auf Grund klinischer Beobachtungen. Dtsch. Arch. klin. Med. 62, 120. — GEIGEL: Die klinische Bedeutung der Herzgröße und des Blutdrucks. Erg. inn. Med. 20 (1921). — GEIGEL: Das kleine Herz. Münch. med. Wschr. 1918, Nr 24. — GERHARTZ: Zur Kenntnis der Ödemkrankheit. Dtsch. med. Wschr. 1924, Nr 24. — GITTERMANN: Struma und Herzkrankheit. Berl. klin. Wschr. 1907, Nr 46. — GILMER: Die Röntgenbestrahlung bei Struma und Basedow. Verh. 23. Kongr. Ges. inn. Med. 1906, 649. — GÖDDE: Über den Einfluß von Herzklappenfehlern auf Lungentuberkulose. Beitr. Klin. Tbk. 58, H. 3 (1924). — GOLDSCHNEIDER: Über die krankhafte Überempfindlichkeit und ihre Behandlung. Leipzig 1919. — GOLDSTEIN und BOAS: Funktional diastolic murmurs and cardiac enlargement in severe anemias. Arch. int. Med. 39, Nr 2, 226 (1927). — GOLDZIEHER: Die Nebennieren. Wiesbaden 1911. — GOODALL and ROGERS: The electrical and histological manifestations of thyrotoxic myocarditis. Brit. med. J. Nr 3468, 1141 (1927). — GOODPASTURE, E.: Myocardial necrosis in hyperthyroidism. J. amer. med. Assoc. 76, Nr 23, 1545 (1921). — GRAFE: Zur Kenntnis der Stoffwechselverlangsamung. Dtsch. Arch. klin. Med. 102 (1911). — GRAFE: Innere Sekretion und Zirkulationsapparat. Slg Abh. Verdgskrkh. 10, H. 4 (1927). — GRAFE und GRAHAM: Über die Anpassungsfähigkeit des tierischen Organismus an überreichliche Nahrungszufuhr. Z. physik. Chem. **73**, H. 1/2 (1911). — GRAFE und KOCH: Über den Einfluß langdauernder starker Überernährung auf die Intensität der Verbrennungen im menschlichen Körper. Dtsch. Arch. klin. Med. **106** (1912). — GRAVES: Lectures. London med. a. surg. J. **7**, Nr 173 (1835). — GRAWITZ: Über plötzliche Todesfälle im Säuglingsalter. Dtsch. med. Wschr. 1888, Nr 22. — GRÉHANT und QUINQUAUD: Blutmengenbestimmung. J. l'anat. et physiol. **18**, 564 (1882/83). — GRIESBACH: Eine klinische brauchbare Methode der Blutmengenbestimmung. Dtsch. med. Wschr. **47**, Nr 43 (1921). — GROEDEL: Röntgendiagnostik der Herz- und Gefäßerkrankungen. (1912). — GROEDEL: Beseitigung einer Struma und Heilung einer Herzinsuffizienz durch Röntgenbestrahlung der Ovarien. Berl. klin. Wschr. **57**, 549 (1920). — GROEDEL, TH.: Untersuchungen zur Durchschnittsform des Elektrokardiogramms von herzgesunden Menschen. Frankfurt a. M. 1920. — GROLL: Die Hyperplasie des lymphatischen Apparates bei Kriegsteilnehmern. Münch. med. Wschr. 1919, Nr 30.

HALDANE and SMITH: Blutmengenbestimmung. J. of Physiol. **25**, 231 (1899). — HAMILTON: Heart failure of the congestive type caused by hyperthyreoidism. J. amer. med. Assoc. **83**, Nr 6 (1924). — HAMMAR: Über Gewicht, Involution und Persistenz der Thymus. Arch. Anat. u. Physiol. (1906) Suppl. — HANSEMANN: Über die Hypoplasie des Herzens und der Gefäße. Med. Klin. 1919, Nr 3. — HART: Thymuspersistenz—Thymushyperplasie. Grenzgeb. Med. u. Chir. 1909, 321. — HARTMANN, WAITE and POWELL: The relation of the adrenals to fatigue. Amer. J. Physiol. **60**, Nr 2 (1922). — HASENFELD und FENYVESSY: Über die Leistungsfähigkeit des fettig entarteten Herzens. Berl. klin. Wschr. **36** (1899). — HASHIMOTO: The heart in the experimental hyperthyreoidism with special reference to its histology. Endocrinology **5**, Nr 5 (1921). — HECHT: Der Mechanismus der Herzaktion im Kindesalter, seine Physiologie und Pathologie. Erg. inn. Med. **11** (1913). — HECHT: Statistisches über die Ursachen der Herzhypertrophie. Zbl. Herzkrkh. 1918, Nr 17. — HEDINGER: Über Entfettungskuren durch reine Milchdiät. Dtsch. Arch. klin. Med. **96**, 326 (1909). — HEITZ: Hypertension et fibromes utérins. Presse méd. **30**, 347 (1922). — HERTHOGE: De l'hyperthyreoidisme benigne chronique ou myxoedeme fruste. Nouv. iconogr. d. l. Salpétrière. **12**, 261 (1899); **13**, 411 (1900). — HERZ: Über bradycardische Hypotonie. Wien. klin. Wchr. 1910, Nr 21, 768. — HERZFELD: Klinische Blutmengenbestimmung. Inaug.-Diss. Würzburg 1922. — HESS: Zur Kenntnis der Bradycardie. Wien. klin. Wschr. **31**, Nr 7 (1918). — HESS: Über konstitutionelle Herzveränderungen. Z. Konstit.lehre **9**, H. 1 (1923). — HEZEL: Ein Beitrag zur pathologischen Anatomie des Morbus Basedowii. Dtsch. Z. Nervenheilk. **4**, 353. — HILDEBRANDT: Über die Wirkung des Thyroxins und kleinster Jodgaben auf den Stoffwechsel. Ther. Gegenw. 1922, Nr 10. — HIRSCH: Über den gegenwärtigen Stand der Lehre vom sogenannten Fettherzen. Münch. med. Wschr. 1901, 1867. — HITZENBERGER: Das Zwerchfell im gesunden und kranken Zustand. Wien 1927. — HOFMANN, F. B.: Allgemeine Physiologie des Herzens in: NAGELs Handbuch der Physiologie **1** (1909). — HOFMEIER: Über Erkrankungen der Zirkulationsorgane bei Unterleibsgeschwülsten. Z. Geburtsh. **11**. — HOOPER, SMITH, BELL and WHIPPLE: Experimental control of a dye blood volume method. Amer. J. Physiol. **51**, H. 2 (1920). — HOTZ: Über endemische Struma, Kretinismus und ihre Prophylaxe. Klin. Wschr. **1**, Nr 42 (1922). — HOUSSAY: Les surrénales n'ont aucun rôle dans la production des effets vasculaires d'hypophyse. C. r. Soc. Biol. **85**, Nr 20 (1921). — HOUSAY et LEWIS: Les fonctions des chiens privés de la substance médullaire surrénale. C. r. Soc. Biol. **87**, Nr 26 (1922). — HOWELL: The physiological effects of extracts of pituitary body. J. exper. Med. **3**, 215 (1898). — HÜLSE: Verhandlungen der Deutsch. pharmakologischen Gesellschaft 20.—22. Sept. Leipzig 1922.

IMMERMANN: Fettsucht. In V. ZIEMSENS Handbuch der speziellen Pathologie und Therapie. **13**, H. 2 (1879). — INGIER und SCHMORL: Über den Adrenalingehalt der Nebennieren. Dtsch. Arch. klin. Med. **104** (1911).

JACOB: Erfahrungen über Entfettung durch reine Milchdiät. Dtsch. Arch. klin. Med. **96**, 326 (1909). — JACOBSON: A study of the haemodynamic reactions of the cerebrospinalfluid and hypophyseal extract. Bull. Hopkins Hosp. **31**, Nr 352 (1920). — JAFFÉ und WIESBACHER: Wann darf die Diagnose „Status thymicolymphaticus" gestellt werden? Klin. Wschr. **4**, 493 (1925). — JAGICZ und SPRENGLER: Zur Klinik des Klimakteriums. Wien. med. Wschr. 1921, Nr 50. — JANSEN: Die Ödemkrankheit. Dtsch. Arch. klin. Med. **134**, H. 3/6 (1927). — JANSEN und ROBERT: Die Jodfrage beim Kropfproblem. Dtsch. Arch. klin. Med. **157**, H. 3/4 (1927). — JASCHKE: Erkrankungen des weiblichen Genitales in Beziehung zur inneren Medizin. Wien 1912. — JASCHKE: Herz und Myom. Zbl. Herzkrkh. **15**, Nr 15 (1923). — JUNKERSDORF und HANISCH: Untersuchungen über das Gewicht und die chemische Zusammensetzung des Herzens unter physiologischen und pathologischen Bedingungen. Naunyn-Schmiedebergs Arch. **123**, H. 3/4 (1927).

KÄMMERER und WALDMANN: Blutmengenbestimmung nach v. BEHRING. Dtsch. Arch. klin. Med. **109** (1913). — KÄNDLER: Beiträge zur Lehre von der Polycytämie. Ann.

d. städt. Krankenh. München. 15 (1909/10). — KAUFMANN: Über Basedow und Myxödem. Inaug.-Diss. Leipzig 1912. — KAUFMANN: Zur Frage der „Aorta angusta". Jena 1919. — KAÚZJI: Pathobiogenese der Myocarditis acuta durch organische und anorganische Jodverbindungen bzw. der Basedowmyokarditis. Virchows Arch. 259 (1926). — KEITH, GERAGHTY and ROWNTREE: Blutmengenbestimmung. Arch. int. Med. 16, 547 (1915). — KELLY and CULLEN: Myomata of the uterus. Philadelphia 1909. — KÉPINOW: Corrélation entre l'action vasodynamique de la pituitrine et celle des surrénales. C. r. Soc. Biol. 83, Nr 26 (1920). — KERR und HENSEL: Observations of the cardio vascular system in thyreoid disease. Arch. int. Med. 31, Nr 3 (1923). — KISCH: Die Fettleibigkeit. Stuttgart 1888. — KISCH: Zur Therapie der Insuffizienz des Mastfettherzens. Ther. Gegenw. 1899, 296. — KISCH: Zur Lehre vom Mastfettherzen. Münch. med. Wschr. 1902, 546. — KISCH: Über „scheinbare" Fettsucht. Der kardiointestinale Symptomkomplex. Med. Klin. 18, H. 46 (1922). — KLINGER: Zur Ätiologie des endemischen Kropfes. Schweiz. Z. Gesdh.pfl. 2, 242 (1922). — KLOSE: Die Basedowsche Krankheit. Erg. inn. Med. 10 (1913). — KLOSE und VOGT: Klinik und Biologie der Thymusdrüse. Beitr. klin. Chir. 79 (1910). — KLOTZ: Behandlung der akuten Blutdrucksenkung mit Hypophysenextrakt. 4. Intern. Kongr. f. Physiother. 26.—30. März. Berlin 1913. — KOBES: Zur Jodtherapie der Thyreotoxikosen. Ther. Gegenw. 1922, Nr 1, 40. — KOCH: Die Strömungsgeschwindigkeit des Blutes. Dtsch. Arch. klin. Med. 140, H. 1/2 (1922). — KOCHER: Die Pathologie der Schilddrüse. Verh. 23. Kongr. Ges inn. Med. München 1906. — KOCHER: Die Behandlung der Basedowschen Krankheit. Münch. med. Wschr. 1910, 677. — KOCHER: Über Kropf und Kropfbehandlung. Dtsch. med. Wschr. 1912, Nr 27—28. — KOCHER: Morbus Basedow. In: KRAUS-BRUGSCH: Handbuch der speziellen Pathologie und Therapie. 1 (1919). — KOEBEN: De exophthalmo ac struma cum cordis affectione. Inaug.-Diss. Berlin 1855. — KOLM und PICK: Über die Bedeutung des Kaliums für die Selbststeuerung des Herzens. Pflügers Arch. 185, H. 4/5 (1920). — KOLM und PICK: Über die Bedeutung des Calziums für die Erregbarkeit der sympathischen Herznervenendigungen. Pflügers Arch. 189, H. 1/3 (1921). — KOPP: Denkwürdigkeiten der ärztlichen Praxis. Frankfurt 1830. — KRAMER: In der Aussprache zum Vortrag von ZONDEK. Med. Klin. 1920, Nr 30, 794. — KRAUS, FR.: Über das Kropfherz. Wien. klin. Wschr. 1899, Nr 15. — KRAUS, FR.: Über konstitutionelle Schwäche des Herzens. LEUTHOLD-Festschrift 1, Berlin 1904. — KRAUS, FR.: Die klin. Bedeutung der fettigen Degeneration des Herzmuskels schwer anämischer Individuen. Berl. klin. Wschr. 1905, Nr 44. — KRAUS, FR.: Die Pathologie der Schilddrüse. Verh. 23. Kongr. Ges. inn. Med. München 1906. — KRAUS, FR.: Über das Kropfherz. Dtsch. med. Wschr. 1906, Nr 47. — KRAUS, FR.: Über sogenannte idiopathische Herzhypertrophie. Münch. med. Wschr. 64, 1017 (1917). — KRAUS, FR.: Über konstitutionelle Herzschwäche. Münch. med. Wschr. 64, 949 (1917). — KRAUS, FR.: Die Krankheiten der Kreislauforgane und der Krieg. Handbuch d. ärztlichen Erfahrungen im Weltkrieg. Leipzig 1921. — KRECKE: Der Einfluß der Strumektomie auf die Thyreosen. Dtsch. Z. Nervenheilk. 47/48 (1913). — KREHL: Über fettige Degeneration des Herzens. Dtsch. Arch. klin. Med. 51, 416 (1893). — KREHL: Die Erkrankungen des Herzmuskels. Wien u. Leipzig 1913. — KREHL: Pathologische Physiologie. (1918). — KRETZ: Der Einfluß der Konstitution auf den Verlauf rheumatischer Herzleiden. Wien. Arch. inn. Med. 13, H. 2 (1926).

LABBÉ, TINEL und DOUMER: Crises solaires et hypertension paroxystique en rapport avec une tumeur surrénale. Bull. Soc. méd. Hôp. Paris 38, Nr 22 (1922). — LAMPÉ: Die Bedeutung der Thymusdrüse für den Organismus. Abderhaldens Fortschr. d. naturwiss. Forschg 9 (1913). — LANGE: Über Thymushyperplasie und Thymustod. Verh. Dtsch. Ges. Kinderheilk. 74. Versammlg Dtsch. Naturf. u. Ärzte. (1902). — LANGSTEIN und PUTZIG: Herz im Kindesalter. Jkurse ärztl. Fortbildg 1914, Juni. — LARSON: Further evidence on the functional correlation of the hypophysis and the thyreoid. Amer. J. Physiol. 53, Nr 1 (1920). — LEE and WHIPPLE: Plasma volume as determined by hemoglobin injection. Amer. J. Physiol. 56, H. 2 (1921). — LENHARTZ: Die Beziehungen der weiblichen Geschlechtsorgane zu inneren Erkrankungen. Verh. Dtsch. Kongr. Ges. inn. Med. Wiesbaden 1908. — LESCHKE: Beiträge zur klinischen Pathologie der Hypophyse und des Zwischenhirns. 34. Kongr. Dtsch. Ges. inn. Med. 1922. — LEWY: Das extrapyramidale motorische System, sein Bau, seine Verrichtung und seine Erkrankung. Klin. Wschr. 2, Nr 5/6. — LEYDEN: Über das Fettherz. Z. klin. Med. 5, H. 1. — LILJESTRAND and LINDHARD: The determination of the circulation rate in man from the arterial and venous CO_2-tension and the CO_2-output. Amer. J. Physiol. 53, H. 6 (1920). — LISSER: Hypopituitarism and its treatment. Endocrinology 6, Nr 1 (1922). — LOEWI: Über den Zusammenhang zwischen Digitalis und Kalziumwirkung. Naunyn-Schmiedebergs Arch. 82 (1917); 83 (1918). — LOEWY: Zur Methodik der Bestimmung der Gesamtblutmenge beim lebenden Menschen. Zbl. inn. Med. 41, Nr 19 (1920). — LOEWY: Morbus Basedowii und Jodtherapie. Dtsch. med. Wschr. 1921, Nr 46. — LÖSCHKE: Untersuchungen über das Verhalten der Nebennieren bei Infektionskrankheiten. Münch. med. Wschr. 1910, 48. — Löwenthal: Epiphysäre Fettsucht. Zieglers Beitr. 67, H. 2 (1920). — Lubarsch: Allgemeine Pathologie des Herzens. Jkurse ärztl. Fortbildg 1911, Jan. — Lueg: Über das Elektrokardiogramm des Myxödems. Z. klin. Med. 104, H. 3/4 (1926).

MacQuarrie, Irvine and Davis: Blood volume as determined by the change in refractivity of the serum non-protein fraction after injection of certain colloids into the circulation. Amer. J. Physiol. 51, H. 2 (1920). — Magniel: Le „cœur mou“. Arch. Mal. Cœur 17, Nr 12 (1924). — Marburg: Die klinische Zirbeldrüsenerkrankung. Erg. inn. Med. 10 (1913). — Matthes: Fettleibigkeit und Entfettungskuren. Erg. inn. Med. 13 (1914). — Matti: Physiologie und Pathologie der Thymusdrüse. Erg. inn. Med. 10 (1913). — Mayer: Klinische und anatomische Untersuchungen über die Größe des Herzens der Tuberkulösen. Berl. klin. Wschr. 1920, Nr 50. — Meier: Über klimakterische Blutdrucksteigerung. Med. Klin. 1920, Nr 27. — Meissner: Zur Klinik des Myxödemherzens. Münch. med. Wschr. 46, 1316 (1920). — Meissner: Mxyödem mit pluriglandulärer Insuffizienz (Tod durch Kleinhirnerweichung). Münch. med. Wschr. 68, Nr 16, 488 (1921). — Mercks wissenschaftliche Abhandlungen aus den Gebieten der Pharmakotherapie, Pharmazie und verwandter Disziplinen. Nr 3. Organtherapie und organtherapeutische Präparate. — Meyer, Erich: Zur Kenntnis des kleinen Herzens. Dtsch. med. Wschr. 1920, Nr 29; 1923, Nr 44. — Meyer, Erich: Über Herzgröße und Blutgefäßfüllung. Klin. Wschr. 1, Nr 1, 1—5 (1922). — de Meyer: Sur l'emploi thérapeutique de la physostigmine. Arch. Mal. Cœur 1923, Nr 11. — Meyer, A. W. und Sulger: Das Kropfherz vor und nach der Operation. Med. Klin. 22, Nr 22, 838 (1926). — Meyer-Bisch: Über isolierte Störungen des intermediären Salzstoffwechsels und ihre klinische Bedeutung. Klin. Wschr. 4, Nr 13 (1926). — Minnich: Das Kropfherz und die Beziehungen der Schilddrüsenerkrankungen zu dem Kreislaufapparat. Leipzig u. Wien 1903. — Moebius: Die Basedowsche Krankheit. Wien 1896. — v. Monakow, P.: Zur Pathologie der Hypophyse. Schweiz. Arch. Neur. 8, H. 2 (1921). — Moritz: Über Entfettung durch Milchkuren. Münch. med. Wschr. 1908, Nr 30. — Moritz: Allgemeine Pathologie des Blutkreislaufs. In Handbuch der allgemeinen Pathologie von Krehl-Marchand (1913). — v. Müller, Fr.: Beiträge zur Kenntnis der Basedowschen Krankheit. Dtsch. Arch. klin. Med. 51 (1893). — v. Müller, Fr.: Zur Therapie der Schilddrüse. Ther. Gegenw. 66, Nr 1/3 (1925). — Müller, L. R.: Über den Einfluß des Nervensystems auf das Fettgewebe. Verh. Dtsch. Ges. inn. Med. 33. Kongr. Wiesbaden 1921.

Neisser: Über Jodbehandlung bei Thyreotoxikose. Berl. klin. Wschr. 1920, Nr 20. — Neu: Über Beziehungen zwischen Herz und Myom. Z. Geburtsh. 66, 688. — Neu und Wolff: Experimentelles und Anatomisches zur Frage des sogenannten Myomherzens. Münch. med Wschr. 1912, Nr 2. — Neusser und Wiesel: Die Erkrankungen der Nebennieren. Wien u. Leipzig 1910. — Nichols: Partial Myxoedema. J. amer. med. Assoc. Chicago, 2, 1162 (1909). — Nonnenbruch und Scyszka: Über die Veränderungen im Blut und Harn nach intravenösen Zuckerinfusionen. Naunyn-Schmiedebergs Arch. 86, 281 (1920). — v. Noorden: Die Fettsucht. (1910).

Ohlemann: Jod bei Basedow. Arch. Augenheilk. 66, H. 1 (1910). — Oliver and Schäfer: The physiological effects of extracts of the suprarenal capsules. J. of Physiol. 16/17 (1894); 18 (1895). — Oliver and Schäfer: On the physiological action of extracts of pituitary body. J. of Physiol. 18, 277 (1895). — Ortner: Das Kropfherz. Jkurse ärztl. Fortbildg 1910, Febr. — Osborne and Vincent: The physiological effetcts of extracts of nervous tissues. Brit. med. J. 1, 502 (1900). — Oswald: Über die Gefahren der Jodmedikation. Dtsch. Arch. inn. Med. 117, 551 (1915). — Oswald: Das Basedowherz. Schweiz. med. Wschr. 55, Nr 3 (1925). — Oswald: Die Beziehungen zwischen Schilddrüse und Nervensystem. Klin. Wschr. 4, Nr 22 (1925).

Paltauf: Über die Beziehungen des Thymus zum plötzlichen Tod. Wien. klin. Wschr. 1889, 877; 1890, Nr 9, 172. — Pancoast und Boggs: Die Gefahren der Röntgenbehandlung bei Basedow. J. Roentgenology 1919, Jan. — Parisot: Action de l'extrait de thymus sur la pression artérielle. Bull. Soc. Biol. Paris 1, 749 (1908). — Parisot et Mathieu: Les substances extraites du lobe postérieur de l'hypophyse. C. r. Soc. Biol. 39, Febr. 14. — Parry: Enlargement of the thyreoid gland in connection with enlargement or palpitation of the heart. London 1825. — Paulesco: Recherches sur la physiologie de l'hypophyse. J. Physiol. et Path. gén. 9, 441 (1907). — Peiser: Störungen der Adrenalinbildung in den Nebennieren und ihre biologische Bedeutung. Z. exper. Med. 27, H. 3/4 (1922). — Pelnár: Prognose der kardiovaskulären Störungen im Klimakterium. Z. Herzkrkh. 6, 463 (1914). — Plesch: Blutmenge. Z. klin. Med. 63 (1907). — Plesch: Hämodynamische Studien. Z. exper. Path. u. Ther. 6, 380 (1909). — Plesch: In: Brugsch und Schittenhelm: Technik der speziellen klinischen Untersuchungsmethoden. (1914).— Plummer und Boothby: The value of iodine in exophthalmic goiter. Illinois med. J. 46, Nr 6 (1924). — Pohl: Zur Verwendung von Hypophysenextrakt als Herztonikum.

Dtsch. med. Wschr. 47, Nr 39 (1921). — Poll, Beitzke, Ehrmann: Die Biologie der Nebennierensysteme. Berl. klin. Wschr. (1909). — Porak: Etude sur l'action thérapeutiques des extraits hypophysaires hypotenseurs. Gaz. Hôp. 94, Nr 73 (1921). — Pregl: Zwei weitere ergographische Versuche über die Wirkung orchitischen Extraktes. Pflügers Arch. 62 (1896). — Proshansky: Wratsch. 1906, zit. nach Foges in Wagner v. Jauregg und Bayer, Lehrbuch der Organtherapie. (1914). — Pulawski: Contribution à l'étude de la mort thymique. Presse méd. 28, Nr 34 (1920). — Püttner: Studien über physiologische Ähnlichkeit. Pflügers Arch. 172 (1918); 180 (1920).

Read: Treatment of the cardiac disturbances due to thyreoid disease. J. amer. med. Assoc. 89, Nr 7 (1927). — Regaud et Crémieu: Fondements expérimentaux de la Roentgentherapie appliquée à l'hypertrophie du thymus. Arch. Electr. méd. 1912, 481. — Rehn: Exstirpation des Kropfes bei Morbus Basedowii. Berl. klin. Wschr. 1884, Nr 11. — Reye: Zur Klinik und Therapie der Kachexie hypophysären Ursprungs. Dtsch. Z. Nervenheilk. 68/69 (1921). — Reyher: Zum Spasmophilieproblem. Klin. Wschr. 2, Nr 4 (1922). — Riegel: Krankheiten der Trachea und der Bronchien. In Ziemssens Handbuch der spez. Pathologie u. Therapie. 4, H. 2 (1877). — Rilliet: Quelques mots sur l'intoxication produite par l'iode administré à petites doses longtemps continuées. Gaz. hebdom. 5, 714 (1858). — v. Romberg, E.: Lehrbuch der Herzkrankheiten. 1921, 217. — v. Romberg, E.: Herz bei Fettleibigkeit. Klin. Wschr. 6, Nr 42 (1927). — Römheld: Milchtage bei Entfettungskuren. Münch. med. Wschr. 1908, Nr 28. — Römheld: Gefahren der Jodmedikation und des Jodbasedow. Med. Klin. 1910, Nr 49. — Rose: Über den Kropftod und die Radikalkur der Kröpfe. Arch. klin. Chir. 22. — Rosenow: Über die Wirkung von Gefäßmitteln auf den Venendruck. Hypophysenextrakte. Z. exper. Med. 10, H. 5/6 (1920). — Rosenow: Über die Wirkung der Hypephysenextrakte auf die Blutverteilung. Verh. Kongr. Dtsch. Ges. inn. Med. Wiesbaden 1920. — Rosthorn: Die Beziehungen der weiblichen Geschlechtsorgane zu inneren Erkrankungen. Verh. Kongr. Dtsch. Ges. inn. Med. (1908).

Saenger: Forme fruste des Myxödems. Med. Klin. 1911, 1885). — Sattler: Die Basedowsche Krankheit im Graefe-Saemisch: Handbuch der Augenheilkunde. (1910). — Schaefer und Vincent: On the action of the pituitary extract. J. of Physiol. 24/25 (1899/1900). — Schäffer, Bucka und Friedländer: Über die Einwirkung des Insulins und der Hypoglykämie auf das menschliche Herz. Z. exper. Med. 57, H. 1/2 (1927). — Schaps: Beitrag zur Diathesenlehre. Dtsch. med. Wschr. 1920, Nr 21. — Scheider: Zur Kropffrage. Ther. Gegenw. 1922, Nr 12, 478. — Schieffer: Über den Einfluß des Ernährungszustandes auf die Herzgröße. Dtsch. Arch. klin. Med. 92, H. 54 (1908). — Schiefferdecker: Untersuchungen des menschlichen Herzens in verschiedenen Lebensaltern in bezug auf die Größenverhältnisse der Fasern und Kerne. Pflügers Arch. 165 (1916). — Schiff: Konstitutionelle Schwäche des Zirkulationssystems im Kindesalter. Jb. Kinderheilk. 90, 217 (1920). — Schiff: Die asthenische Gefäßreaktion als konstitutionelles Stigma bei Kindern. Med. Klin. 1922, Nr 7. — Schiff: Über das gehäufte Auftreten einer eigenartigen Ödemkrankheit. Wien. med. Wschr. 1917, Nr 22 u. 48; Münch. med. Wschr. 1917, 975. — Schiff: Das Spasmophilieherz. Acta paediatr. (Stockh.) 3, Nr 1 (1923). — Schittenhelm und Schlecht: Die Ödemkrankheit. Berlin 1919. Z. erper. Med. 9, H. 1/3. — Schmincke: Über Thymushyperplasie. Klin. Wschr. 1, Nr 41 (1922). — Schnee: Das elektrische Entfettungsverfahren mittels Degrassator. Münch. med. Wschr. 1913, Nr 35. — Schoenborn: Zur Wirkung der Thyreoideastoffe. Naunyn-Schmiedebergs Arch. 60, 384 (1909). — Scholz: Über das Kropfherz. Berl. klin. Wschr. 1909, Nr 9. — Scholz: Kretinismus und Mongolismus. Erg. inn. Med. 3 (1909). — Schönemann: Herzfehler im Greisenalter. Münch. med. Wschr. 73, Nr 33, 1358 (1926). — Schranz: Beiträge zur Theorie des Kropfes. Arch. klin. Chir. 34. — Schüler und Rosenberg: Röntgentiefenbestrahlung der Schilddrüse bei Basedowscher Krankheit. Med. Klin. 1912, Nr 49. — Schur und Wiesel: Zur Frage der drucksteigernden Substanzen im Blute bei chronischer Nephritis. Dtsch. med. Wschr. (1907). — Sée: Traité des maladies du cœur. Paris 1889. — Seyderhelm: Wesen und Therapie der Plethora. S.-A. — Seyderhelm: Das Plethora-Problem. Klin. Wschr. 6, Nr 39 (1927). — Seyderhelm und Lampe: Zur Frage der Blutmengenbestimmung. Z. exper. Med. 30 (1922); 35 (1923); 41 (1924). — Siegert: Myxödem im Kindesalter. Erg. inn. Med. 6 (1910). — Smith: Repeated determination of blood volume at short intervals by means of the dye method. Amer. J. Physiol. 51, H. 2 (1920). — Smith, Arnold and Whipple: Comparative values of Welcker, carbon monoxide and dye methods for blood volume determinations. Accurate estimation of absolute blood volume. Amer. J. Physiol. 56, H. 2 (1921). — Spatz: Vergleichende klinische, histologische, chemische und biologische Studien am Münchner Kropfmaterial. Dtsch. Arch. klin. Med. 158, H. 5/6 (1928). — Sperling: Große Herzen im Kindesalter. Klin. Wschr. 6, Nr 41 (1927). — Starke: Klinik der formes frustes des Morbus Basedowii (Thyreotoxikosen). Dtsch. med. Wschr. 1911, 2068. — Staub: Das kleine Herz. Münch.

med. Wschr. **64**, 1442 (1917). — STEINER: Beziehungen zwischen Kropf und Herz. Ihr Verhalten nach der Strumektomie. Mitt. Grenzgeb. Med. u. Chir. **35**, H. 1/2 (1922). — STEPHAN: Über die Funktion der Nebennierenrinde. Münch. med. Wschr. **69**, Nr 10 (1922). — STERNBERG: Indikationen und Kontraindikationen der Entfettungskur. Wien. med. Wschr. **1910**, 681. — STERNBERG: Der Status thymico-lymphaticus. Wien. med. Wschr. **34**, Nr 24 (1921). — STEWART: Adrenal insufficienzy. Endocrinology **5**, Nr 3 (1921). — STIEBEL: Beitrag zur Lehre vom Kropfherzen. Inaug.-Diss. München 1907. — STILLER: Die asthenische Konstitutionskrankheit. (1907). — STOERCK: Zur Klinik des Lymphatismus. Urban u. Schwarzenberg, 1913. — STRASSMANN: Die Kreislaufänderung durch Klimakterium und Kastration, besonders bei Myom. Arch. Gynäk. **126**, H. 1 (1925). — STRASSMANN und LEHMANN: Zur Pathologie der Myomerkrankung. Arch. Gynäk. **56**, 503. — STRAUCH: Kreislauf und Wachstum. Berl. klin. Wschr. 1921, Nr 47. — STRÖBEL: Über Herzvergrößerung bei experimenteller Tracheastenose. Z. exper. Med. **1** (1913). — STURGIS and TOMPKINS: A study of the correlation of the basal metabolism and pulse rate in patients with hyperthyreoidism. Arch. int. Med. **26**, H. 4, 467 (1920). — SULGER: Experimentelle Untersuchungen über den Einfluß der Trachealstenose auf Herz und Kreislauf. Ein Beitrag zu der Frage: Gibt es ein mechanisches Kropfherz und wie entsteht es? Dtsch. Z. Chir. **201**, H. 1/2 (1927). — SUTER: Über das Verhalten des Aortenumfanges unter physiologischen und pathologischen Bedingungen. Naunyn-Schmiedebergs Arch. **39**, 289. — SVEHLA: Über die Einwirkung des Thymussaftes auf den Blutkreislauf und die sogenannte Mors thymica der Kinder. Wien. med. Bl. **19**, 723 (1896). — SVEHLA: Experimentelle Beiträge zur Kenntnis der inneren Sekretion der Thymus, Schilddrüse und der Nebenniere von Embryonen und Kindern. Arch. f. exper. Path. **43**, 321 (1900).

TAKACS: Herz und innere Sekretion. Z. exper. Med. **57**, H. 3/4 (1927). — TAKAMINE: The isolation of the active principe of the suprarenal gland. J. of Physiol. **27** (1901). — TAKANE: Pathobiogenese der Myocarditis acuta durch organische und anorganische Jodbindungen bzw. der Basedowmyokarditis. Virchows Arch. **259**, H. 1 (1926). — TAKANE: Über die experimentelle Myokarditis durch Thyreoidin und Jodsalze. Virchows Arch. **259**, H. 3 (1926). — TALLQVIST: Ist das hypoplastische Herz einer kompensatorischen Hypertrophie fähig? Verh. 34. Kongr. Dtsch. Ges. inn. Med. Wiesbaden 1922. — THACHER: The electrocardiogram in cretinism and in mongolian idioty. Amer. J. Dis. Childr. **28**, H. 1 (1924). — THACHER and WHITE: The electrocardiogram in myxoedema. Amer. J. med. Sci. **171**, Nr 1 (1926). — THOMPSON and TODD: Old age and blood pressure problems. Lancet **203**, H. 10 (1922). — TIGERSTEDT: Physiologie des Kreislaufs. (1921). — TOENNIESSEN: Die Bedeutung des vegetativen Nervensystems für die Wärmeregulation und den Stoffwechsel. Klin. Wschr. **2**, Nr 11/12. — TOURNADE et CHABROL: L'accélération du cœur énervé représente bien un critère de l'hyperadrénalinémie qu'engendre l'exitation du nerf splanchnique. C. r. Soc. Biol. **90**, Nr 17 (1924). — TRAVERS: Über das Verhalten des Blutzuckers bei Herzkranken, unter besonderer Berücksichtigung der therapeutischen Anwendung von intravenösen Traubenzuckerinfusionen. Dtsch. Arch. klin. Med. **137**, 284 (1921). — TRENDELENBURG: Adrenalin und Kreislauf. Zbl. Herzkrkh. **13**, H. 7/8 (1921). — TRENDELENBURG: Die Adrenalinsekretion unter normalen und gestörten Bedingungen. Erg. Physiol. **21** (1923).

ULRICH: Über Morbus Basedowii und Myxödem. Ther. Mh. **1900**, 291.

VEAU et OLLIVIER: Chirurgie du Thymus. Arch. Méd. Enf. **12**, 815 (1909); J. méd. franç. 1912, März 15. — VEIT: Ein Beitrag zur pathologischen Anatomie des Morbus Addisonii. Virchows Arch. **238**, H. 2 (1922). — VOIT: Herz bei Hunger. Z. Biol. **2**, 351 (1866). — v. VOLCKAMER: Ein Beitrag zu den Beziehungen zwischen Struma und Herz. Inaug.-Diss. Erlangen 1912.

WAGNER v. JAUREGG: Schilddrüse im Lehrbuch der Organtherapie von WAGNER v. JAUREGG u. BAYER. (1914). — WEBER: Theorie und Methodik der physikalischen Untersuchungsmethoden. Nordhausen 1849. — WEBER: Sur la signification prognostique de la polycythémie secondaire dans les affections cardiopulmonaires. Arch. Mal. Cœur **1913**, 266. — WEGELIN: Über alimentäre Herzmuskelverfettung. Berl. klin. Wschr. **1913**, Nr 46/47. — WEGELIN: Schilddrüse. In: HENKE und LUBARSCH: Handbuch der spez. path. Anatomie u. Histologie. **8** (1926). — WEISER: Klinische Beobachtungen über Herzerweiterung. Wien. Arch. inn. Med. **5** (1923). — v. WEIZSÄCKER: Beitrag zur Frage der Blutgeschwindigkeit bei Anämie. Dtsch. Arch. klin. Med. **1910**. S.-A. — v. WEIZSÄCKER: Die Entstehung der Herzhypertrophie. Erg. inn. Med. **19** (1921). — WENCKEBACH: Über pathologische Beziehungen zwischen Atmung und Kreislauf. Volkmanns Slg. klin. Vortr. Nr 465/466 (1907). — WETTERER: Handbuch der Röntgentherapie. (1917). — WIENER: Der Thyreoglobulingehalt der Schilddrüse. Naunyn-Schmiedebergs Arch. **61**, 309 (1909). — WIESEL: Zur pathologischen Anatomie der Addisonschen Krankheit. Z. Heilk. **24**, 257 (1903). — WIESEL: Zur Pathologie des chromaffinen Systems. Virchows Arch. **176**, 103 (1904). — WIESEL: Pathologie des Thymus. Erg. von LUBARSCH-OSTERTAG **15**, H. 2,

Willius, Boothby and Wilson: The behaviour of the heart in exophthalmic goitre. Trans. Assoc. amer. Physicians **38**, 137 (1923). — Willius and Haines: The status of the heart in myxedema. Amer. Heart J. **1**, Nr 1 (1925). — Winter: Die wissenschaftliche Begründung der Indikationen zur Myomoperation. Z. Geburtsh. **55**. — Winter: Myom und Herz. Z. Geburtsh. **87**, H. 2 (1924). — Wolfer: Das Verhalten des Herzens bei experimentellen Anämien. Z. exper. Med. **4**, H. 4/5 (1915.) — Wolfsohn: Über thyreotoxische Symptome nach Jodmedikation. Dtsch. med. Wschr. **1911**, Nr 5.

Yamanoi: Die Bedeutung des Thymus persistens. Schweiz. med. Wschr. **51**, Nr 24 (1921).

Zandrén: Zur Frage des Myxödemherzens. Zbl. Herzkrkh. **1922**, Nr 14. — Zimmern et Cottenot: Résultats et technique de l'irridation des glandes surrénales dans l'hypertension artérielle. Bull. Soc. Radiol. méd. France **4**, 174 (1912). — Zondek: Das Myxödemherz. Münch. med. Wschr. **1918**, Nr 43; **1919**, Nr 25. — Zondek: Behandlung der Herzdilatationen bei Schilddrüseninsuffizienz. Ther. Gegenw. **1919**, 362. — Zondek: Herz und innere Sekretion. Z. klin. Med. **90**, 171 (1920). — Zondek und Loewy: Über endokrine Fettsucht. Verh. 34. Kongr. Dtsch. Ges. inn. Med. (1922). — Zoth: Zwei ergographische Versuchsreihen über die Wirkung orchitischen Extraktes. Pflügers Arch. **62** (1896). — Zoth: Neue Versuche (Hantelversuche) über die Wirkung orchitischen Extraktes. Pflügers Arch. **69** (1898).

Herz und mechanische Arbeitsbedingungen.

Ackermann: Beobachtungen über die Veränderungen der Herzgröße, der Puls- und Atemfrequenz und des Blutdruckes nach maximaler Laufleistung. Z. klin. Med. **103**, H. 5/6 (1926). — Albutt: Über die Folgen der Einwirkung von Überanstrengung und Gewalt auf das Herz und die großen Blutgefäße. In: Seitz, Überanstrengung des Herzens. Berlin 1875 und St. Georges-Hosp. Rep. **5** (1872).

Beck: Touristik und Herz. Wien. med. Wschr. **1906**, Nr 6/7. — v. Bergmann und Plesch: Anpassung des Schlagvolums des Menschen an funktionelle Ansprüche. Verh. 26. Kongr. dtsch. Ges .inn. Med. **1909**, 307. — Blumgart: The reaction to exercise of the heart affected by auricular fibrillation. Heart **11**, Nr 1 (1924). — Bornstein: Weitere Untersuchungen über das Herzschlagvolumen. Z. exper. Path. u. Ther. **20**, 3 (1919). — Brezina: Über das Herz des Schwerarbeiters. Arch. Hyg. **95**, H. 7/8 (1925). — Bruck: Über den Blutdruck bei plötzlichen starken Anstrengungen und beim Valsalvaschen Versuch nebst Bemerkungen über die hierbei eintretenden Veränderungen der Herzgröße. Dtsch. Arch. klin. Med. **90**, 171 (1907). — Bruns: Experimentelle Untersuchungen über das Verhalten des Herzens bei extremen Anstrengungen. Dtsch. Arch. klin. Med. **113**, 179 (1914). — Bruns: Untersuchungen über Herzgröße, Blutdruck, Puls vor, während und nach kurzdauernder starker körperlicher Arbeit. Münch. med. Wschr. **68**, 907 (1921). — Bruns und Roemer: Der Einfluß angestrengter körperlicher Arbeit auf radiographische Herzgröße, Blutdruck und Puls. Z. klin. Med. **94**, H. 1/3 (1922). — Bürger: Über die Bedeutung des intrapulmonalen Drucks für den Kreislauf und den Mechanismus des Kollaps bei akuten Anstrengungen. Klin. Wschr. **1926**, Nr 18.

de la Camp: Experimentelle Studien über die akute Herzdilatation. Z. klin. Med. **51**, H. 1/2, 1—79 (1904). — de la Camp: Das Übungsbedürfnis des menschlichen Herzens. Freiburg 1921. — Chauveau und Kauffmann: Blutströmungsmenge bei Muskeltätigkeit. C. r. Acad. Sci. **103/104**. — Clark-Kennedy and Owen: The limitation of muscular effort and its relation to cardiac failure. Quart. J. Med. **20**, Nr 80 (1927). — da Costa: Überreizung des Herzens. In: Seitz: Überanstrengung des Herzens. Berlin 1875 und Amer. J. med. Sci. **1871**, Januar. — McCurdy: Effect of maximum muscular effort on blood pressure. Amer. J. Physiol. **5**, 95 (1901).

Deutsch und Kauf: Psycho-physische Kreislaufstudien. II. Über die Ursachen der Kreislaufänderungen bei Muskelarbeit. Z. exper. Med. **32**, H. 1/4 (1923). — Deutsch und Kauf: Herz und Sport. Berlin u. Wien 1924. — Dietlen und Moritz: Über das Verhalten des Herzens nach langdauerndem und anstrengendem Radfahren. Münch. med. Wschr. **1908**, Nr 10. — Douglas and Haldane: The regulation of the general circulation rate in man. J. of Physiol. **56**, Nr 1/2 (1912). — Drouven: Untersuchungen mit dem Christenschen Energometer. Dtsch. Arch. klin. Med. **112**, 157 (1923). — Durig: Die Theorie der Ermüdung. In: Atzler: Körper und Arbeit. Leipzig 1927.

Embden: Über die Bedeutung der Phosphorsäure für die Muskeltätigkeit und Leistungsfähigkeit. Med. Klin. **1919**, Nr 30. — Engelmann: Phosphorsäureausscheidung und Muskeltätigkeit. Arch. Anat. u. Physiol. **1871**, 114. — Eppinger, Kisch und Schwarz: Arbeit und Kreislauf. Klin. Wschr. **4**, Nr 23 (1925). — Eppinger, Kisch und Schwarz: Experimentelle Untersuchungen über die Beeinflussung des Herzschlagvolumens und der Herzgröße durch „Kurzschluß" zwischen der arteriellen und venösen Strombahn. Klin. Wschr. **5**, Nr 18 (1926). — Eppinger, Kisch und Schwarz: Einfluß körperlicher Arbeit auf die Sauerstoffsättigung und auf die aktuelle Reaktion des Arterienblutes bei Kreislaufkranken. Klin. Wschr. 5, Nr 29 (1926). — EPPINGER, KISCH und SCHWARZ: Das Versagen des Kreislaufs. Berlin 1927. — EWIG: Untersuchungen über die plethysmographische Arbeitskurve an Gesunden und Kranken. Z. klin. Med. 101 (1925).

FANTUS und STAEHELIN: Blutdruck während der Erholung von Muskelarbeit. Z. klin. Med. 70 (1910). — FRAENKEL, A.: Über den Einfluß verminderter Sauerstoffzufuhr zu den Geweben auf den Eiweißzerfall im Tierkörper. Virchows Arch. 67, 3. — FRANK, O.: Zur Dynamik des Herzmuskels. Z. Biol. 32 (1895). — FRANK, O.: Isometrie und Isotonie des Herzmuskels. Z. Biol. 41 (1901). — FRANK, O.: Hämodynamik. Leipzig 1911.

GERHARTZ: Untersuchungen über den Einfluß der Muskelarbeit auf die Organe des tierischen Organismus. Pflügers Arch. 133, 397 (1910). — GILLESPIE, GIBSON and MURRAY: The effect of exercise on pulse rate and blood pressure. Heart 12, Nr 1 (1925). — GORDON: The effect of effort on the size of the heart. Amer. J. a. Radium Ther. 14, Nr 5 (1925). — GORDON, BURGESS, LEWINE and WILMAERS: Observation on a group of Marathon runners. Arch. int. Med. 33, Nr 4 (1924). — GOVAERTS: Les variations tensionnelles et du pouls au cours de l'entraînement. Arch. méd. belges 80, Nr 3 (1927). — GRAUPNER und SIEGEL: Über funktionelle Untersuchungen der Herzarbeit. Z. exper. Path. u. Ther. 3, 109 (1906). — GREBNER und GRÜNBAUM: Beziehungen der Muskelarbeit zum Blutdruck. Wien. med. Presse 1899, Nr 49. — GROBER: Herzmasse und Arbeit. Erg. inn. Med. 3 (1909). — GRUBER: Einfluß der Übung auf den Gaswechsel. Z. Biol. 28, 406.

HELLER, A.: Über ein traumatisches Aortenaneurysma und traumatische Insuffizienz der Aortenklappen. Dtsch. Arch. klin. Med. 79 (1904). — HELMREICH: Statische und dynamische Pulsacceleration. Der Einfluß der Körperhaltung sowie der Muskeltätigkeit auf die Pulsfrequenz und den Sauerstoffverbrauch. Z. exper. Med. 36, H. 1/3 (1923). — HENDERSON: Two lectures on the efficiency of the heart and its measurement. Lancet 209, Nr 25 (1925). — HENSCHEN: Skilauf und Skiwettlauf. Mitt. med. Klinik Upsala 2, 3 (1899). — HERXHEIMER: Beobachtungen an den Herzen von Sportsleuten. Klin. Wschr. 1, 46 (1922). — HERXHEIMER: Zur Größe, Form und Leistungsfähigkeit des Herzens bei Sportsleuten. Z. klin. Med. 96 (1923). — HERXHEIMER: Die Herzgröße bei Sportsleuten und ihre Beurteilung. Klin. Wschr. 3, Nr 45 (1924). — HERXHEIMER: Dilatation, aktive Erweiterung oder Hypertrophie des Herzens im Sport? Klin. Wschr. 5, Nr 17 (1926). — HESS: Die Regulierung des peripherischen Blutkreislaufes. Erg. inn. Med. 23 (1923). — HILL, LONG and LUPTON: Muscular exercise, lactic acid and the supply and utilisation of oxygen. VII. a. VIII. Proc. roy. Soc. Lond., s. B 59, Nr B. 682, 153 (1924). — HIRSCH: Über die Beziehungen zwischen dem Herzmuskel und der Körpermuskulatur. Dtsch. Arch. klin. Med. 64 u. 68. — HIRSCHFELDER: Diseases of the heart. Philadelphia u. London 1910. — HOFFMANN, A.: Akute Herzdilatation und Cor mobile. Dtsch. med. Wschr. 1900, Nr 19. Verh. 20. Kongr. dtsch. Ges. inn. Med. 1902, 308.

JANEWAY: Some observations on the estimation of blood pressure in man. N. Y. Univ. Bull. med. Sci. 1, 105 (1901). — JAQUET: Muskelarbeit und Herztätigkeit. Basel 1920. — JARISCH und LILJESTRAND: Über das Verhalten des Kreislaufes bei Muskelarbeit nach dem Essen und bei Flüssigkeitszufuhr. Skand. Arch. Physiol. (Berl. u. Lpz.) 51, H. 4/6 (1927). — JOHANSSON: Einwirkung der Muskeltätigkeit auf die Atmung und Herztätigkeit. Skand. Arch. Physiol. (Berl. u. Lpz.) 1. — JOHANSSON: Einwirkung der Muskeltätigkeit auf die Atmung und Herztätigkeit. Skand. Arch. Physiol. (Berl. u. Lpz.) 5, 20 (1895).

KAUF: Untersuchungen über das Verhalten des Herzens nach Muskelarbeit. Wien. Arch. inn. Med. 5 (1923). — KAUFMANN: Influence des mouvements musculaires sur la circulation. Arch. Physiol. 1892, 495. — KAUFMANN: Über Herzerweiterungen. Wien. Arch. klin. Med. 1, 211 (1920). — KAUFMANN und MEYER, H. H.: Über therapeutische Herzverkleinerung. Med. Klinik 1917, Nr 44/45. — KAUP und GROSSE: Ausbau der Äthyl-Jodidmethode zur Bestimmung des Herzschlag- und Minutenvolumens. Münch. med. Wschr. 1927, Nr 18. — KAUP, GOTTHARDT, HOFERER und SPATZ: Ärztlich-hygienische Untersuchungen anläßlich der Deutschen Skimeisterschaft 1927. Münch. med. Wschr. 74, Nr 24 (1927). — KIESSLING: Über den Einfluß körperlicher Arbeit auf den Blutdruck. Inaug.-Diss. Greifswald 1903. — KISCH: Experimentelle Untersuchungen über die Beeinflußbarkeit der Sauerstoffsättigung des arteriellen Blutes und des Herzminutenvolumens durch Änderungen der Atemgröße und der Atemfrequenz. Klin. Wschr. 5, Nr 27 (1926). — KOBY: Beziehungen zwischen Herzrhythmus und Atmung nach Muskelarbeit. Inaug.-Diss. Basel 1917. — KOCH: Die Stromgeschwindigkeit des Blutes. Dtsch. Arch. klin. Med. 140, H. 1/2 (1922). — KORNFELD: Über den Einfluß psychischer und physischer Arbeit auf den Blutdruck. Wien. med. Bl. 1899. — KRAUS, FR.: Die Ermüdung als Maß der Konstitution. Kassel 1897. — KRAUS, FR.: Einiges über funktionelle Herzdiagnostik. Dtsch. med. Wschr. 1905. — KROGH and LINDHARD: Measurements of the blood flow through the lungs of man. Skand. Arch. Physiol. (Berl. u. Lpz.) 27, 100 (1912); 30, 94 (1913). — KRONE: Verhalten des Blutdrucks bei Muskelarbeit. Münch. med. Wschr. 1908, Nr 2, 69. — KRONECKER: Die

Bergkrankheit. Berlin-Wien 1903. — Külbs: Weitere Beiträge zur Frage: Arbeitsleistung — Organentwicklung. Münch. med. Wschr. 1915, Nr 43. — Külbs und Brustmann: Untersuchungen an Sportsleuten. Z. klin. Med. 77 (1913). — Kuhn und Steuber: Messung des Blutumlaufs mit Hilfe von Stickoxydulatmung. Z. exper. Path. u. Ther. 20, 3 (1919). Latschenberger und de Ahna: Pflügers Arch. 12, 157. — Lennhof und Levy-Dorn: Untersuchungen an Ringkämpfern. Dtsch. med. Wschr. 22, 869 (1905). — Lewy,B.: Die Arbeit des gesunden und des kranken Herzens. Z. klin. Med. 31, 321, 520 (1897). — v. Leyden: Herzkrankheiten infolge von Überanstrengung. Z. klin. Med. 11 (1886). — Lindhard: Über Minutenvolumen des Herzens bei Ruhe und bei Muskelarbeit. Pflügers Arch. 161, 233 (1915). — Lipschitz: Verhalten des Herzens bei max. sportlichen Leistungen. Inaug.-Diss. Berlin 1912. — Loeb: Über die Entstehung der Aktivitätshypertrophie der Muskeln. Pflügers Arch. 56, 270. — Loewy: Über die Wirkung ermüdender Muskelarbeit auf den Gaswechsel. Pflügers Arch. 49, 905. — Loewy und Lewandowsky: Untersuchungen über die Blutzirkulation gesunder und herzleidender Menschen bei Ruhe und Muskelarbeit. Z. exper. Med. 5, 321 (1917). — Loewy und Mayer: Über experimentell erzeugte akute Herzerweiterung beim Menschen. Klin. Wschr. 5, Nr 27 (1926). — Lundsgard: Untersuchungen über das Minutenvolumen des Herzens. Dtsch. Arch. klin. Med. 118 (1916); 120 (1917).

Maase und Zondek: Herzbefunde bei Kriegsteilnehmern. Z. klin. Med. 81 (1915). — Mangold: Einfluß der Arbeit auf Kreislauf und Atmung. In: Atzler: Körper und Arbeit. Leipzig 1927. — Masing: Blutdruck des jungen und des bejahrten Menschen bei Muskelarbeit. Dtsch. Arch. klin. Med. 74 (1902). — Mendelsohn: Ist das Radfahren als eine gesundheitsmäßige Übung anzusehen? Dtsch. med. Wschr. 1906. — Moritz: Blutdruck bei Körperarbeit gesunder und kranker Individuen. Dtsch. Arch. klin. Med. 77, 339 (1903). — Moritz: Über funktionelle Verkleinerung des Herzens. Münch. med. Wschr. 1908, Nr 14. — Mosso: Der Mensch auf den Hochalpen. Leipzig 1899. — Müller, A.: Untersuchungen über die Herzgröße bei Rennrudern. Z. physik. Ther. 30, 3 (1925). — Müller, A.: Über Schlagvolumen und Herzarbeit. Dtsch. Arch. klin. Med. 96, H. 1/2 (1909). — Müller, Joh.: Muskelarbeit und Herztätigkeit. Zbl. Herzkrkh. 7, Nr 21/22 (1915). — Myers: Über die Häufigkeit und die Ursachen der Herzkrankheiten bei den Soldaten. In: Seitz: Überanstrengungen des Herzens. Berlin 1875.

Nicolai und Zuntz: Füllung und Entleerung des Herzens bei Ruhe und Arbeit. Berl. klin. Wschr. 1914, Nr 18.

Plesch: Hämodynamische Studien. Z. exper. Path. u. Ther. 6 (1909). — Pütter: Studien über physiologische Ähnlichkeit. Pflügers Arch. 172, 367 (1918).

Rautmann: Die Wirkungen muskulärer Arbeit beim Turnen und Sport auf die Organe des Kreislaufs. Erg. Med. 9 (1926). — Rohde: Über den Einfluß der mechanischen Bedingungen auf die Tätigkeit und den Sauerstoffverbrauch der Warmblüterherzen. Naunyn-Schmiedebergs Arch. 68, 401 (1912).

Schieffer: Über Herzvergrößerung infolge Radfahrens. Dtsch. Arch. klin. Med. 89, 604 (1907). — Schieffer: Über den Einfluß der Berufsarbeit auf die Herzgröße. Arch. klin. Med. 92, H. 5/6 (1908). — Schmitz and Preston: Changes in CO_2 combining capacity of blood following exercise in individuals with organic heart disease. Proc. Soc. exper. Biol. a. Med. 24, Nr 8 (1927). — Schnyder: Muskelkraft und Gaswechsel. Z. Biol. 33, 289. — Schott, E.: Über die Anstrengungsdyspnöe und das Auftreten periodischer Atmung nach körperlicher Anstrengung bei Gesunden, Kranken, Radfahrern und Rauchern. Arch. klin. Med. 144, H. 1/2 (1924). — v. Schrötter: Insuffizienz des Herzmuskels. Verh. 17. Kongr. dtsch. Ges. inn. Med. Wiesbaden 1899. — Secher: Experimentelle Untersuchungen über die Größe des Herzens nach einem Aufhören des Trainierens. Z. exper. Med. 32, 14 (1923). — Seitz: Überanstrengung des Herzens. Berlin 1875. — Simonson: Zur Physiologie des Energieumsatzes beim Menschen. Pflügers Arch. 215, 6 (1927). — Spickschen: Funktionsprüfung des Kreislaufs bei Kriegsteilnehmern. Zbl. Herzkrkh. 1919, Nr 23/24; 1920, Nr 1. — Spiro: Milchsäure bei Muskeltätigkeit. Z. physik. Chem. 1, 111 (1877). — Stadler: Der Einfluß der Muskelarbeit in Beruf und Sport auf den Blutkreislauf. Volkmanns Vortr., N. F. inn. Med. 1913, Nr 224. — Staehelin: Einige Fälle von Herzinsuffizienz im Militärdienst. Korresp.bl. Schweiz. Ärzte 1905, Nr 5. — Staehelin: Einfluß der Muskelarbeit auf die Herztätigkeit. Inaug.-Diss. Basel 1897. — Strassburger: Über den Einfluß der Aortenelastizität auf das Verhältnis zwischen Pulsdruck und Schlagvolumen des Herzens. Dtsch. Arch. klin. Med. 82 (1905). — Straub, H.: Dynamik des Säugetierherzens. Dtsch. Arch. klin. Med. 116 (1914); 121 (1917).

Tallquist: Ist das hypoplastische Herz einer kompensatorischen Hypertrophie fähig? Verh. 34. Kongr. dtsch. Ges. inn. Med. Wiesbaden 1922. 219. — Tanaka: Beiträge zur Thermodynamik des Herzens. J. of Biol. 1, Nr 2 (1924). — Thurn: Ermüdung des Herzens und die Entstehung von Herzfehlern. In Seitz: Überanstrengung des Herzens. Berlin 1875. — Tschlenoff: Beeinflussung des Blutdrucks. Z. physik. u. diät. Ther 1, H. 3.

VERAGUTH: Le climat de la haute Engadin pendant l'acclimatisation. Thèse de Paris 1887. WEBER, E.: Der Einfluß physischer Vorgänge auf den Körper. Berlin 1910. — WEBER, E.: Über eine neue Untersuchungsmethode bei Herzkrankheiten. Z. exper. Path. u. Ther. 18 (1916). — WEBER, W.: Die sportlichen Anstrengungsveränderungen des Herzens. Veröff. Heeressan.wes. 77 (1923). — WEISER: Klinische Beobachtungen über Herzerweiterung. Wien. Arch. inn. Med. 5, H. 2/3, 473 (1923). — WEISS: Freiwillige wiederkehrende Untersuchungen anscheinend Gesunder in ihrer Bedeutung für die soziale Fürsorge. Klin. Wschr. 1923, Nr 10. — v. WEIZSÄCKER: Über das Prinzip der Beziehungen zwischen Muskelmasse, Muskelform, Arbeitsform, besonders beim Herzen. Dtsch. Arch. klin. Med. 133, H. 1/2 (1920). — WHITE: Circulatory responses to exercise in man and their bearing on the question of diastolic heart tone. Amer. J. Physiol. 69, Nr 2 (1924). — WHITE and MOORE: Circulatory responses to static and dynamic exercise. Amer. J. Physiol. 73, Nr 3 (1925). ZUNTZ: Beiträge zur Kenntnis der Einwirkungen der Atmung auf den Kreislauf. Pflügers Arch. 17, 404. — ZUNTZ und NICOLAI: Füllung und Entleerung des Herzens bei Ruhe und Arbeit. Berl. klin. Wschr. 1914, 821. — ZUNTZ und SCHUMBURG: Physiologie des Marsches. Bibl. v. COLER 6 (1901).

Herz und Steigerungen des Widerstandes im großen Kreislauf.

ADDIS: Blood pressure and pulse rate levels. Arch. int. Med. 29, Nr 4 (1922). — ADLER: Klinisch-experimentelle Studien über die Gefäßfunktionen bei arterieller Hypertonie. 34. Kongr. Verh. dtsch. Ges. inn. Med. Wiesbaden 1922. — ALLEN and SHERILL: The treatment of arterial hypertension. J. metabol. Res. 2, Nr 4 (1922). — ALVAREZ: Blood pressure in 15 000 university freshmen. Arch. int. Med. 32, Nr 1 (1923). — ALWENS: Mechanische Theorie der nephritischen Blutdrucksteigerung. Dtsch. Arch. klin. Med. 98 (1909). — ALWENS und MOOG: Das Verhalten des Herzens bei der akuten Nephritis. Dtsch. Arch. klin. Med. 133, H. 5/6 (1920). — AMOS: A note on variations of blood pressure during menstruation. Lancet 203, Nr 5175, 956 (1922, 4. XI.). — ANITSCHKOW: Über die Funktion der Gefäße isolierter Finger von gesunden und kranken Menschen. Verh. Petersb. ther. Ges. 1922, Febr. — ANITSCHKOW: Über die Tätigkeit der Gefäße isolierter Finger und Zehen von dem gesunden und kranken Menschen. Z. exper. Med. 35, H. 1/3 (1923). — ARNSPERGER: Primäre Polyglobulie. Münch. med. Wschr. 64, 814 (1917). — ARRAK: Über die Blutdruckschwankungen bei Nierenkrankheiten und ihre Ursachen. Z. klin. Med. 96, H. 4/6 (1923). — ASKANAZY: Rhodan-Calcium-Diuretin gegen Hypertonie. Münch. med. Wschr. 74, Nr 42 (1927). BACKMANN: Die Wirkung einiger stickstoffhaltiger, im Blut und Harn physiologisch vorkommender organischer Stoffwechselprodukte auf den Blutdruck. Z. Physiol. 26, Nr 4. — BAER: Apoplexie und Hypertonie. Frankf. Z. Path. 30, 128 (1924). — BANSI: Zur Hypertoniefrage. Klin. Wschr. 1925, Nr 9. — BARATH: Blutdruckstudien an alternden Menschen. Z. exper. Med. 54, H. 1/2 (1927). — BARATH: Die Blutdruckregulation der Hypertoniekranken nach körperlicher Arbeit. Klin. Wschr. 6, Nr 31 (1927). — BARKER, LEWELLYS F.: The cause and treatment of the conditions underlying high blood pressure. Ohio State med. J. 1920, Oct. — BARKER, L. F.: The treatment of so-called essential arterial hypertension. Med. J. a. Rec. 121, Nr 4 (1925). — BAUER: Zur Kenntnis des permanenten arteriellen Hochdrucks. Verh. 33. Kongr. dtsch. Ges. inn. Med. 1921, 436. — BECHER: Über den Rest-N-Gehalt der Organe und Gewebe bei normalen und bei nephrektomierten Hunden, zugleich ein Beitrag über das Zustandekommen der Rest-N-Anhäufung im Körper bei völliger Anurie. Dtsch. Arch. klin. Med. 128, H. 1/2 (1918). — BECHER: Über die Verteilung des Reststickstoffes auf Organe und Gewebe des menschlichen Körpers unter normalen und pathologischen Verhältnissen. Dtsch. Arch. klin. Med. 135, H. 1/2 (1921). — BENNECKE: Über unsere bisherigen Erfahrungen mit Vasotonin. Ther. Mh. 25, 669 (1911). — BIHLER: Über das Verhalten des Blutdruckes bei chlorotischen Kranken. Dtsch. Arch. klin. Med. 52. — BIJLSMA: Pharmakol. onderzoek naar den invloed van viscum album op de organen van den Bloedsomloop. Leiden 1924. — BISCHOFS: Very high blood pressure and congenital heart disease. J. amer. med. Assoc. 80, Nr 8 (1923). — BIX: Die Beeinflussung des Blutdrucks durch intravenöse Darreichung von Jodisan. Wien. klin. Wschr. 38, Nr 47 (1925). — BLUME: Über den Blutdruck im Schlafe. Ugeskr. Laeg. (dän.) 84, Nr 35 (1922); Kongreßzbl. inn. Med. 25, 504. — BLUMENFELDT und COHN: Die Beeinflussung des Blutdrucks durch innere Darreichung von Animasa. Med. Klin. 1924, Nr 38. — BOAS and FRAUT: The capillary blood pressure in arterial hypertension. Arch. int. Med. 30, Nr 1 (1922). — BONAMOUR und NIQUET: Die Extrakte und organischen Bestandteile der Mistel und ihre Wirkung auf den Blutdruck. Bull. Sci. pharmacol. 25, 283 (1919). — BORCHARDT: Gibt es eine genuine Hypertonie? Virchows Arch. 259, 549 (1926). — BOWEN, COOMBS and PIKE: The effect on blood pressure of removal of portions of the spinal cord in the thoracic region. Proc. Soc. exper. Biol. a. Med. 19, 4 (1922). — BRAMWELL: On hyperarterial tension, causation and treatment. Edinburgh J. 1888, März. — BRANCH and LINDER: The association of generalized arteriolar sclerosis with high blood pressure and cardiac hypertrophy in chronic nephritis. J. clin. Invest. **3**, Nr 2 (1926). — BRAUN: Zur Frage der renalen Herzhypertrophie. Dtsch. Arch. klin. Med. **141**, H. 1/2 (1922). — DU BRAY: Practical considerations in the management of patients presenting essential hypertension. Amer. J. med. Sci. **167**, Nr 5 (1924). — BRÖKING und TRENDELENBURG: Adrenalinnachweise und Adrenalingehalt des menschlichen Blutes. Dtsch. Arch. klin. Med. **103** (1911). — BROGSITTER: Zur Anatomie der Splanchnicusgefäße beim Hochdruck. Münch. med. Wschr. **71**, Nr 31 (1924). — BRUCH: Das Neurocardin. Prakt. Arzt **54**, Nr 1 (1914). — BRÜNING: Die operative Behandlung der Angina pectoris durch Exstirpation des Halsbrustsympathicus und Bemerkungen über die operative Behandlung der abnormen Blutdrucksteigerung. Klin. Wschr. **2**, Nr 17 (1923). — BRÜNING: Der Angiospasmus in der Pathogenese der vasomotorisch-throphischen Neurosen. Dtsch. med. Wschr. **48**, 1572 (1922). — BRUNN: Über den Einfluß der Hypophysenextrakte auf den Blutdruck. Wien. med. Wschr. **73**, Nr 4, 197 (1923). — BURDICK, CLARKE, GERLICHS, PRIESTLEY and RICHARDS: Differences in blood pressure in the arm and leg in normal subjects. Amer. J. Physiol. **72**, Nr 1 (1925). — BURLAGE: The blood pressure and heart rate in girls during adolescence. Amer. J. Physiol. **64**, Nr 2 (1923).

CALVERT and LANE: The effect of sodium chloride intake on blood pressure. Practitioner **113**, Nr 3 (1924). — CAMPBELL and BLANKENHORN: The effect of sleep on normal and high blood pressure. Amer. Heart J. **1**, Nr 2 (1925). — CANTIERI: Hypertension und Cholesterinämie. Wien. klin. Wschr. **20**, 42 (1913). — CARNOT et RATHERY: L'hypertension obligatoire des néphro- et des artérioscléreux. Paris méd. **10**, 39 (1920). — CHAUVEAU et FAIVRE: Expériences sur la physiologie du cœur faites à l'école vétérinaire de Lyon. Gaz. méd. Lyon **8**, Nr 1 (1856). — CLAUSS: Blutdruckmessung als psychisches Trauma. Münch. med. Wschr. **1923**, Nr 23, 741. — CLOUGH: Blood pressure variations as influenced by rapid changes in altitude. Arch. int. Med. **11**, 590 (1903). — McCLURE and ELLIS: Lancet **1921 II**, 271. — COHNHEIM: Vorlesungen über allgemeine Pathologie **2** (1882). — CORI und MAUTNER: Der Einfluß der Lebergefäße auf den Wasserhaushalt und die hämoklasische Krise. Z. exper. Med. **26**, H. 3/6 (1922). — CRAMER: Klinische Erfahrungen über die Wirkung von „Cigli" bei erhöhtem Blutdruck. Med. Klin. **19**, Nr 24 (1923). — CSEPAI: Über die klinische Bedeutung der Bestimmung der wirklichen Adrenalinempfindlichkeit. Wien. Arch. inn. Med. **10**, 2 (1925). — CSEPAI, HOLLO und WEISS: Über den Einfluß der Blutreaktion und des Blutzuckers auf die wirkliche Adrenalinempfindlichkeit. Wien. Arch. inn. Med. **10**, 2 (1925). — CSEPAI und WEISS: Über den cardiovasculären Antagonismus von Insulin und Adrenalin. Wien. Arch. inn. Med. **10**, 2 (1925). — CULLIS, OPPENHEIMER and ROSS-JOHNSON: Observations on temperature and other changes in women during the menstrual cycle. Lancet **203**, Nr 5175, 954 (1922, 4. XI.). — CURSCHMANN: Über die Wirkung des Schmerzes auf den Blutdruck. Münch. med. Wschr. **73**, Nr 31 (1926).

DAWSON OF PENN, STARLING, SHAW, MAY, EVANS, HUMPHRIS: Discussion on hyperplasie. Brit. med. J. **1925**, Nr 3390. — DAY, M. E.: The influence of mental activities on vascular processes. J. comp. Psychol. **3**, Nr 5 (1923). — DEIKE und HÜLSE: Adrenalinversuche bei Hypertonien. Dtsch. Arch. klin. Med. **145**, H. 5/6 (1924). — DEUSCH und FROHWEIN: Untersuchung über die Wirkung von Jodkali auf die Viscosität des Blutes. Dtsch. Arch. klin. Med. **140**, H. 5/6 (1922). — DEUSSING: Zur Unterscheidung organisch bedingter und funktioneller Hypertonie. Med. Klin. **1913**, Nr 34. — DEUTSCH und KAUF: Psycho-physische Kreislaufstudien. Z. exper. Med. **32**, H. 1/4 (1923). — DIEHL and SUTHERLAND: Systolic blood pressures in young men. Arch. of int. Med. **36**, Nr 2 (1925). — DITTRICH: Blutdruck bei ESMARCHscher Blutleere einer Extremität. Klin. Wschr. **4**, Nr 17 (1925). — DORNER: Über Beziehungen zwischen Blutdruck und Wasserzufuhr bei Nephritiden, insonderheit bei der Feldnephritis. Dtsch. Arch. klin. Med. **133**, H. 1/2 (1920). — DOSSIN: Contribution à l'étude expérimentale de la médication hypotensive. Arch. internat. Pharmaco-Dynamie **21**, H. 5/6 (1911). — DOUMER: Pression sanguine et tension des artères. C. r. Soc. Biol. **86**, Nr 12 (1922). — DRESSEL: Klinische Untersuchungen über die blutdrucksenkende Wirkung des Hypotonins. Klin. Wschr. **1**, Nr 9 (1922). — DUSSER DE BARENNE und KLEINKNECHT: Über den Einfluß der Reizung der Großhirnrinde auf den allgemeinen arteriellen Blutdruck. Z. Biol. **82**, 1 (1924).

EHRSTRÖM: Über die Prognose der essentiellen Hypertonie. Klin. Wschr. **5**, Nr 11 (1926). — EMYE: Biological facts about benzyl benzoate therapy. California State J. Med. **19**, 9 (1921). — EPPINGER und WAGNER: Zur Pathologie der Lunge. Wien. Arch. inn. Med. **1**, 1 (1920). — EVANS: A contribution to the study of arteriosclerosis, with special reference to its relation to chronic renal disease. Quart. J. Med. **14**, Nr 55 (1921).

FABER, A.: Ursachen der Blutdrucksteigerung, speziell der dauernden. Ugeskr. Laeg. (dän.) **86**, Nr 8 (1924). — FABER: Readings of blood pressure of 1000 healthy individuals aged 20—25 years. Skand. Arch. Physiol. (Berl. u. Lpz.) **45**, H. 3/4 (1924). — FABER und

MACKEPRANG: Blutdruckmessungen an 1000 Personen im Alter von 20—25 Jahren. Hosp. tid. (dän.) 67, Nr 14 (1924). — FAHR: Kurze Beiträge zur Frage der Nephrosklerose. Dtsch. Arch. f. klin. Med. 134, H. 5/6, (1920). — FAHR: Kurzer Beitrag zur Frage der Hypertonie. Berl. klin. Wschr. 1921, Nr 27. — FAHR: Über die Beziehungen von Arteriolen-Sklerose, Hypertonie und Herzhypertrophie. Virchows Arch. 239, H. 1 (1922). — FAHR, G.: Work of the left ventricle in normal, hypertension and arteriosclerosis. Proc. Soc. sexper. Biol. a. Med. 24, Nr 5 (1927). — FAHRENKAMP: Beitrag zur Kenntnis der Tagesschwankungen des Blutdrucks bei der Hypertonie. Med. Klinik 1921, Nr 26. — FAHRENKAMP: Blutdruckkurven bei Hypertonien. Med. Klin. 19, Nr 23 (1923). — FAHRENKAMP: Über den Wert der Blutdruckkurve für Prognose und Therapie. Med. Klin. 1924, Nr 6. — FANRENKAMP: Über Hypertension. Erg. Med. von KRAUS-BRUGSCH 5. — FAHRENKAMP: Hypertonie und Bäderbehandlung. Z. Bäderkde 1, H. 10 (1927). — FALTA, DEPISCH und HÖGLER: Über den permanenten arteriellen Hochdruck und seine Beziehungen zur Niereninsuffizienz. Wien. Arch. klin. Med. 6, 1 (1923). — FANTUS und STAEHELIN: Das Verhalten des Blutdrucks beim Menschen während der Erholung von der Muskelarbeit. Z. klin. Med. 70, H. 5—6 (1910). — FELLNER: Klinische Beobachtungen über Blutdruck. Dtsch. Arch. klin. Med. 84 (1905). — FINEBERG: Systolic hypertension. Its relationship to atherosclerosis of the aorta and larger arteries. Amer. J. med. Sci. 173, Nr 6 (1927). — FISCHER: Further report of the diagnostic value of the systolic and diastolic blood pressure. Assoc. Life Ins. med. Directors 1921. — FISCHER: Zur Frage differenter Blutdruckwerte im Bereich verschiedener Gefäßgebiete beim Menschen. Klin. Wschr. 3, Nr 18 (1924). — FISHBERG: Anatomic findings in essential hypertension. Arch. int. Med. 35, Nr 5 (1926). — FOSTER: Treatment of hypertension. J. amer. med. Assoc. 79, Nr 14 (1912). — FRAENKEL, A.: Über den Gehalt des Blutes an Adrenalin. Naunyn-Schmiedebergs Arch. 60, 395 (1909). — FRANK, E.: Über die Beziehungen zwischen Niere, Nebenniere und hohem Blutdruck in der menschlichen Pathologie. Berl. klin. Wschr. 1911, Nr 14. — FRANK, NOTHMANN und GUTHMANN: Über die tonische Kontraktion des quergestreiften Säugetiermuskels nach Ausschaltung des motorischen Nerven. Pflügers Arch. 199, H. 6 (1923). — FREHSE: Über den Blutdruck bei der Dyspnoe der Herzkranken. Dtsch. med. Wschr. 48, Nr 19 (1922). — FREY: Die Hypertonie als Reflexvorgang. Berl. klin. Wschr. 58, Nr 40 (1921. — FREY: Die hämatogenen Nierenkrankheiten. Erg. inn. Med. 19 (1921). — FREY: Das Verhalten der arteriellen und venösen Blutzirkulation bei experimenteller Steigerung des intraabdominellen Druckes. Z. exper. Med. 31, H. 1/2 (1923). — FRIEDLANDER: Clinical types of hypertension. J. amer. med. Assoc. 83, Nr 3 (1924). — FROEHLICH und LOEWE: Über eine Steigerung der Adrenalinempfindlichkeit durch Cocain. Naunyn-Schmiedebergs Arch. 62, 169 (1910). — FULL: Zur Hypertonusfrage. Münch. med. Wschr. 1921, Nr 32. — FUNCK: Über den allergenen Faktor bei Hypertonie- und Arteriosklerose-Krankheiten. Arch. Verdgskrkh. 39, H. 3/4 (1926). — FUNCK: Nährschäden Erwachsener, Hypertonie und Arteriosklerose. Fortschr. Med. 45, Nr 7 (1927). — FUNDNER: Über den Einfluß intraabdominaler Drucksteigerung und des Füllungszustandes des Magens auf den Blutdruck. Dtsch. med. Wschr. 39, 646 (1913).

GAISBOECK: Die Polycythämie. Erg. inn. Med. 21 (1922). — GALLI: Sur les oscillations de troisième ordre de la pression artérielle. Arch. Mal. Cœur 16, 512 (1923). — GIBSON, G. A.: Arterial pressure. Edinburgh med. J. 1911, März. — GOEPP: Hypertension: its significance and treatment. Ann. clin. Med. 2, Nr 1 (1923). — GOLDSCHEIDER: Erfahrungen über Feldnephritis. Z. physik. u. diät. Ther. 21 (1918). — GOLDSCHEIDER: Die essentielle Hypertonie und ihre Behandlung. Z. physik. u. diät. Ther. 1921, H. 1. — GRASSMANN: Behandlung des abnorm hohen Blutdruckes. Münch. med. Wschr. 67, 951 (1920). — GRASSMANN: Über Messung und Bewertung abnormen Blutdruckes. Münch. med. Wschr. 1921, Nr 29. — GRELLETY: Etude de la pression veineuse périphérique. Presse de méd. 42, Nr 10 (1925). — GRIESBACH: Experimentelle Untersuchungen über das Organpräparat Animasa. Münch. med. Wschr. 69, Nr 49 (1922). — GRIESBACH: Arteriosklerose und Hypertonie. Gießen 1923. — GROBER: Zur Behandlung des arteriellen Hochdrucks. Münch. med. Wschr. 70, Nr 6 (1924). — GROBER: Untersuchungen über den Einfluß der Höhenlage auf den Blutdruck. Z. physik. Ther. 31, H. 6 (1926). — GROSSMANN: Über den Blutdruck im Hochgebirge. Z. klin. Med. 102, H. 1 (1925). — GRUBER and SHACKELFORD: The pharmacology of benzyl alcohol and its ester. J. Labor. a. clin. Med. 9, Nr 10 (1924). — GRUBER, SHACKELFORD and ECKLUND: The effect of phenobarbital (luminal) on blood pressure in arterial hypertension. Arch. int. Med. 36, Nr 3 (1925). — GUGGENHEIMER: Das Verhalten von Herz- und Gefäßsystem bei der akuten diffusen Glomerulonephritis der Kriegsteilnehmer. Z. klin. Med. 86, H. 3/4 (1917). — GULL and SUTTON: Capillary fibrosis. Med.-chir. Trans. 55, 273 (1872). — GÜNTHER: Die Blutdruckkurve bei Höhensonnebestrahlungen. Med. Klin. 19, 276 (1923).

HADLICH: Über Blutdrucksteigerung und Nierenerkrankung auf dem Boden der Migräne. Dtsch. Z. Nervenheilk. 75, H. 1/3 (1922). — HÄNDEL: Über den Grundumsatz bei Hypertonien. Z. klin. Med. 100, H. 6 (1924). — HAGEN: Periodische, konstitutionelle und pathologische Schwankungen im Verhalten der Blutcapillaren. Dtsch. med. Wschr. 48, Nr 45 (1922). — HAHN: Beiträge zur Klinik des Hochdrucks. Zbl. inn. Med. 45, Nr 46 (1924). — HAHN: Der chronische intermittierende Hochdruck. Zbl. inn. Med. 46, Nr 1 (1925). — HAHN: Über die kurzfristigen Spontanschwankungen des systolischen Blutdrucks. Zbl. inn. Med. 46, Nr 32 (1925). — O'HARE: Vascular reactions in vascular hypertension. Amer. J. med. Sci. 159 (1920). — O'HARE and WALKER: Observations on salt in vascular hypertension. Arch. int. Med. 32, Nr 2 (1923). — HARPUDER: Arteriosklerose, Schrumpfniere und Blutdruck. Dtsch. Arch. klin. Med. 129, H. 1/2 (1919). — HASEBROEK: Die Blutdrucksteigerung. Wiesbaden 1910. — HECHT und MATKO: Intravenöse Chinininjektionen bei Malaria. Wien. klin. Wschr. 1917, Nr 6. — HEILIG und HOFF: Schlafstudien. Klin. Wschr. 4, Nr 46 (1925). — HERING: Über die Bedeutung des Tonus der Blutdruckzügler für den Kreislauf. Zbl. Herzkrkh. 19, Nr 1 (1927). — HERING: Die Carotis-Sinusreflexe auf Herz und Gefäße vom normal-physiologischen und pathologisch-physiologischen und klinischen Standpunkt. (Gleichzeitig über die Bedeutung der Blutdruckzügler für den normalen und abnormen Kreislauf.) Dresden-Leipzig 1927. — HERRICK: Hypertension und Hyperglycaemia. J. amer. med. Assoc. 81, Nr 23 (1923). — HERXHEIMER: Über das pathologisch-anatomische Bild der Kriegsnephritis. Dtsch. med. Wschr. 1916, Nr 29—32. — HERXHEIMER: Arteriosklerose. Zbl. allg. Path., Sonderbd. zu 33 (1923). — HERZEN: Über Nephrolysine. Berlin 1912. — HESSE: Der Einfluß des Rauchens auf den Kreislauf. Dtsch. Arch. klin. Med. 89, 565. — HETÉNYI: Zur Frage des Zusammenhanges zwischen Hyperglycämie und Hypertonie. Med. Klinik 19, Nr 26 (1923). — HETÉNYI und SÜMEGL: Die Adrenalinblutdruckkurven der essentiellen Hypertoniker. Klin. Wschr. 4, Nr 48 (1925). — HILL: Arterial pressure in man while sleeping, resting, working, bathing. J. of Physiol. 22, 26 (1898). — HILL: Hunterian oration on blood vessels and pressure. Lancet 198, Nr 7 (1920). Kongr. C. XII. 58. — HIRSCH: Über Nierenkrankheiten und über Nierenkranke im Felde. Handbuch der ärztl. Erfahr. im Weltkrieg 1914/18. — HIRSCH und BECK: Eine Methode zur Bestimmung des inneren Reibungswiderstandes des lebenden Blutes beim Menschen. Münch. med. Wschr. 47, Nr 49 (1900). — HITZENBERGER: Über den Blutdruck bei Diabetes mellitus. Wien. Arch. inn. Med. 2 (1921). — HITZENBERGER, RICHTER und QUITTNER: Ein Beitrag zum Stoffwechsel bei der vasculären Hypertonie. Wien. Arch. inn. Med. 2 (1921). — HORNER: Der Blutdruck des Menschen. Wien-Leipzig 1913. — HUBERT: Die differentialdiagnostische Bedeutung der Hypertonie auf Grund des Wasserversuches. Z. ärztl. Fortbildg 23, 51 (1926). — HUCHARD: Les maladies du cœur. Paris 1908. — HUECK: Beobachtungen über das Verhalten des Blutdrucks bei längeren Atempausen. Münch. med. Wschr. 71, Nr 29 (1924). — HÜLSE: Untersuchungen über gefäßverengernde Stoffe im Blut bei Hypertonien. Zbl. inn. Med. 43, Nr 1 (1922). — HÜLSE: Die Ödempathogenese von anatomischen Gesichtspunkten betrachtet. Klin. Wschr. 1922, Nr 2. — HÜLSE: Zur Frage der Blutdrucksteigerung. I. Experimentelle Untersuchungen über die Bedingungen der Adrenalinwirkung. II. Untersuchungen über gefäßverengernde Stoffe im Blut. Z. exper. Med. 30, 240 (1922). — HÜLSE: Verh. 35. Kongr. dtsch. Ges. inn. Med. Wien 1923, 9.—12. April. — HÜLSE: Zur Frage des essentiellen Hochdrucks. Münch. med. Wschr. 1926, Nr 50. — HÜLSE: Zur Frage der Blutdrucksteigerung. IV. V. Z. exper. Med. 39 (1924).

VAN ITALIE und ROESSINGH: Über die Anwendung von Viscum album (Guipsine) als Hypotonicum. Mededeel. Rijskinst. pharmaco-ther. Onderz. (holl.) 1923, Nr 5.

JANEWAY: A clinical study of Hypertension in cardiovascular disease. Arch. int. Med. 12, 755 (1913). — JANEWAY: An experimental study of the resistance to compression of the arterial wall. Arch. int. Med. 6, 586 (1910). — JANEWAY: Important contributions to clinical medicine during the past thirty years from the study of the human blood pressure. Bull. Hopkins Hosp. 1915, Oct. — JANEWAY: A study of the causes of death in one hundred patients with high blood pressure. S.-A. — JANEWAY: Nephritic hypertension. Amer. J. med. Sci. 114, 625 (1913). — JANSEN, TAMS und ACHELIS: Zur Dynamik des Blutdrucks. Dtsch. Arch. klin. Med. 144, H. 1/2 (1924). — JAQUET: Die diätetische und physikalische Behandlung der Kreislaufstörungen. Basel 1919. — JOHN: Über die Beeinflussung des systolischen und diastolischen Blutdrucks durch Tabakrauchen. Z. exper. Path. u. Ther. 14, 365 (1913). — JORES: Über die Beziehungen der Schrumpfniere zur Herzhypertrophie vom pathologisch-anatomischen Standpunkt. Dtsch. Arch. klin. Med. 94 (1908). — JWAI und LOEWY: Zur Frage der Hyperglykämie bei Hochdruck. Klin. Wschr. 3, Nr 32 (1924).

KÄMMERER und MOLITOR: Blutdruckstudien an Feldsoldaten. Münch. med. Wschr. 1917, Nr 26. — KAHLER: Zur Pathogenese der essentiellen Hypertonie. Wien. Arch. klin. Med. 3, 125 (1921). — KAHLER: Ein neues Mittel zur Behandlung des arteriellen Hochdrucks. Wien. klin. Wschr. 37, Nr 37 (1924). — KAHLER: Die Blutdrucksteigerung, ihre Entstehung und ihr Mechanismus. Erg. inn. Med. 25 (1924). — KALIEBE: Über das Verhalten des Blutdrucks bei der Kriegsnephritis in den Anfangsstadien. Münch. med. Wschr. 64 (1917). — KARPLUS und KREIDL: Pflügers Arch. 129, 135, 143. — KATSCH und PANS-DORF: Die Schlafbewegung des Blutdrucks. Münch. med. Wschr. 69, Nr 50 (1922). — KAUFFMANN: Klinisch-experimentelle Untersuchungen zum Krankheitsbilde der arteriellen Hypertension. Z. klin. Med. 100, H. 6 (1924). — KAUFFMANN: Klinisch-experimentelle Untersuchungen zum Krankheitsbild der arteriellen Hypertension. Z. exper. Med. 42, H. 4/6 (1924); 43, H. 1/2 (1924). — KAUFFMANN: Über die Häufigkeit einzelner wichtigerer Klagen und anamnestischer Angaben bei Kranken mit arterieller Hypertension. Münch. med. Wschr. 71, Nr 36 (1924). — KAUFFMANN: Über Blutdruckschwankungen und ihre Bedeutung für den Organismus. Im ärztl. Fortbild.kurs Bad Nauheim 1926. — KERPPOLA: Zur Kenntnis der essentiellen Hypertonie. Acta med. scand. (Stockh.) 57, H. 6 (1923). — KERPPOLA: Zur Kenntnis der sogen. essentiellen Hypertonie. Acta med. scand. (Stockh.) 61, H. 1 (1924). — KESTNER: Klimatologische Studien. Z. Biol. 73 (1921). — KIMMERLE: Verhalten des Blutdrucks nach Bogenlampenlicht-Bestrahlung. Münch. med. Wschr. 68, Nr 42 (1921). — KIMMERLE: Der Einfluß gewisser Lichtarten auf den gesteigerten Blut-druck. Münch. med. Wschr. 69, Nr 4 (1922). — KLEBERGER: Über die Beziehungen des erhöhten Blutdrucks zu physikalischen Zustandsänderungen des Blutes. Z. exper. Path. u. Ther. 18, 251 (1916). — KLEIN: Über den Reststickstoffgehalt des Blutes bei arterio-sklerotischen Hypertonien. Dtsch. Arch. klin. Med. 138, H. 1/2 (1921). — KLEIN: Zur Frage der Nierenfunktion bei den permanenten arteriosklerotischen Hypertonien. Dtsch. Arch. klin. Med. 144, H. 4/5 (1924). — KLEIN: Zur Frage der Beziehung von Nieren-insuffizienz, Blutdrucksteigerung und Kapillarveränderungen bei der diffusen Glomerulo-nephritis. Med. Klin. 1924, Nr 4. — KLEMPERER und STRISOVER: Insulin und Blutdruck. Wien. klin. Wschr. 36, Nr 38 (1923). — KOCH: Die pathologische Anatomie des arteriellen Hochdrucks. Im ärztl. Fortbild.kurs. Bad Nauheim 1926. — KOCH, MIES und NORD-MANN: Arterieller Hochdruck durch Dauerausschaltung der Blutdruckzügler. Z. Kreis-laufforschg 19, Nr 18 (1927). — KÖNIG: Über das Verhalten des Blutdrucks während operativer Eingriffe. Arch. klin. Chir. 121, 83 (1922). — KOENIG: Über Änderungen des Blutdrucks durch operative Eingriffe. Dtsch. Z. Chir. 178, H. 3/4 (1923). — KRAUSS: Der Harnsäuregehalt des Blutes bei Erkrankungen der Niere im Vergleich zum Reststick-stoff und Kreatinin. Dtsch. Arch. klin. Med. 138, H. 5/6 (1922). — KRONE: Das Ver-halten des Blutdrucks bei Muskelarbeit. Münch. med. Wschr. 1908, Nr 2. — KRUTSCH: Über rechtsseitige Herzhypertrophie durch Einengung des Gesamtquerschnittes der klei-neren und kleinsten Lungenarterien. Frankf. Z. Path. 23. — KÜHN: Nikotin und Blut-druck. Münch. med. Wschr. 74, Nr 40 (1927). — KÜLBS: Über Hypertonien. Dtsch. med. Wschr. 48, 707 (1922). — KYLIN: Contributory to the question of peristaltic action in capillaries. Acta med. scand. (Stockh.) 57, H. 1 (1922). — KYLIN: Klinische und experi-mentelle Studien über die Hypertonie-Krankheiten. Stockholm 1923. — KYLIN: Zur Therapie der essentiellen Hypertonie-Krankheit. Klin. Wschr. 3, Nr 38 (1924). — KYLIN: Über den Blutkalkspiegel der essentiellen Hypertonien. Zbl. inn. Med. 45, Nr 24 (1924). — KYLIN: Über die Adrenalinblutdruck- und Blutzuckerkurven bei Bronchialasthma, Ulcus ventriculi und essentieller Hypertonie. Z. exper. Med. 41, H. 4/6 (1924). — KYLIN: Über die Blutdruckreaktion bei essentiellen Hypertonien nach intravenöser Adrenalin-injektion und die Beeinflussung der Reaktion durch Atropin-Kalk-Medikation. Klin. Wschr. 3, Nr 26 (1924). — KYLIN: Über die Milchtherapie bei gewissen Hypertoniezustän-den. Münch. med. Wschr. 72, Nr 40 (1925). — KYLIN: Zur Frage über die Ätiologie der essentiellen Hypertonie-Krankheit. Klin. Wschr. 4, Nr 17 (1925). — KYLIN: Zur Frage des essentiellen Hochdrucks. Zbl. inn. Med. 48, Nr 17 (1927). — KYLIN: Die Hypertonie-krankheiten (1926). — KYLIN und MYHRMANN: Der Kaliumgehalt des Blutes und die K/Ca-Quote bei essentieller Hypertonie. Klin. Wschr. 4, 1870 (1925).

LAHY: Influence sur la pression sanguine de la fatigue physique et de la fatigue psy-chique. Presse méd. 53, 511 (1914). — LAMSON and TAKEYOSHI NAGAYAMA: Blood volume and blood volume methods. J. of Pharmacol. 15, Nr 4, 331 (1920). — LANDIS: Changes in blood pressure during sleep as determined by the Erlanger method. Amer. J. Physiol. 73, Nr 3 (1925). — LANGE und STÖRMER: Kohlensaure Wasserbäder bei Hypertonie. Z. Kreis-laufforschg 19, Nr 23 (1927). — LARIMORE: A study of blood pressure in relation to types of habitus. Arch. int. Med. 31, Nr 4. — VAN LEERSUM: Alimentäre Blutdruckerhöhung. Z. exper. Path. u. Ther. 11 (1912). — LESCHKE: Differenzen bei der Blutdruckmessung und Gefäßveränderungen in Arm- und Beinarterien bei Aortenklappeninsuffizienz, Hyper-tonien und Arteriosklerose. Dtsch. med. Wschr. 48, Nr 40 (1922). — LEVA: Über die Frage der blutdruckherabsetzenden Wirkung von Vasotonin und Guipsine. Ther. Mh. 26, 241 (1912). — LIAN et FINOT: L'hypertension artérielle. Paris 1926. — LICHTWITZ: Die Praxis der Nierenkrankheiten. Berlin 1921. — LICHTWITZ: Das Nebennierenproblem. Klin. Wschr. 1, Nr 45 (1922). — LIPPMANN: Vasotonin. Festschr. allg. Krkhaus St. Georg, Hamburg (1912). — LITZNER: Über die Beziehungen zwischen Blutharnsäurespiegel und

Blutdruck. Z. inn. Med. **46**, Nr 15 (1925). — Loeb: Über Blutdruck und Herzhypertrophie bei Nephritikern. Dtsch. Arch. klin. Med. **85**, 350. — Löhlein: Zur Nephrocirrhosis arteriolosclerotica. Med. Klinik 1917, Nr 26. — Loewenstein: Zur Behandlung des arteriellen Hochdrucks mit Subtonin. Med. Klin. **21**, Nr 31 (1925). — Löwenstein: Über die Beziehungen zwischen Kochsalzhaushalt und Blutdruck bei Nierenkrankheiten. Naunyn-Schmiedebergs Arch. **57**, 137. — Loewy: Ein Beitrag zur Entstehung von Hypertonien. Klin. Wschr. **4**, Nr 17 (1925). — Looft und Vogelsang: Vegetarische Krankenhauskost. Acta med. scand. (Stockh.) Suppl. **7** (1924). — Lorant und Adler: Studien über die Bedeutung des Blutdrucks bei Erkrankungen des Zuckerstoffwechsels. Wien. Arch. inn. Med. **7**, 1 (1923). — Lyon: Blood viscosity and blood pressure. Quart. J. Physiol. **14** (1921).

Macht, D. J.: On the use of benzyl benzoate in some circulatory conditions. N. Y. med. J. **112**, Nr 9 (1920). — Maie: Pharmacologische Untersuchungen über die Wirkungen des Viscum album. Z. exper. Med. **50**, H. 3/4 (1926). — Major: The effect of hepatic extract on high blood pressure. J. amer. med. Assoc. **85**, Nr 4 (1925). — Major and Stephanson: The effect of methylguanidine on the blood pressure. Bull. Hopkins Hosp. **35**, Nr 399 (1924). — Malina: Beitrag zur chemischen Differentialdiagnose der arteriellen Hypertonie. Wien. klin. Wschr. **36**, Nr 28 (1923). — Mannaberg: Über Hochdrucktachycardie. Wien. klin. Wschr. **35**, Nr 7 (1922). — Mannaberg: Weiteres über die Hochdrucktachycardie. Wien. Arch. inn. Med. **6**, 1 (1923). — Martin, Sans et Stillmunkés: Réactions globulaires du sang à la suite d'injection d'extrait de gui. C. r. Soc. Biol. **83**, 18 (1920). — Martini und Graf: Über die Wirkung schmerzhafter Eingriffe auf den Blutdruck bei Gesunden, bei Nervösen und bei Hypertonikern. Münch. med. Wschr. **73**, Nr 26 (1920). — Masing: Über das Verhalten des Blutdrucks bei jungen und bei bejahrten Menschen bei Muskelarbeit. Dtsch. Arch. klin. Med. **74**, H. 3/4, 253 (1902). — Mattei et Dias Cavaroni: Notes sur l'action de divers hypotenseurs dans les hypertensions artérielles. Presse méd. **34** (1926). — Matthes: Die Hypertonie. Med. Klinik **21**, Nr 7 (1925). — Mayer, E.: Bemerkungen zum Hypertonieproblem. Med. Klin. **17**, Nr 4 (1921). — Meier: Über klimakterische Blutdrucksteigerung. Med. Klin. 1920, Nr 27. — Michael: Zur Behandlung der Arteriosklerose mit Telatuten Heilner. Münch. med. Wschr. **70**, Nr 24 (1923). — Mirallié: Contribution à l'étude de la tension artérielle et de l'œdème chez les hémiplégiques. Bull. Soc. méd. Hôp. Paris **36**, Nr 23 (1920). — Möller: Polycythämie und Blutdruck. Dtsch. med. Wschr. 1908, Nr 44. — Möller: Die Behandlung von Hypertension mittels Leberextrakts. Dtsch. Arch. klin. Med. **155**, H. 1/2 (1927). — Mohler: Hypertension and Hyperglycaemia. J. amer. med. Assoc. **84**, Nr 4 (1925). — v. Monakow, P.: Beitrag zur Funktionsprüfung der Niere. Dtsch. Arch. klin. Med. 1911. — v. Monakow, P.: Beitrag zur Kenntnis der Nephropathien. Dtsch. Arch. klin. Med. **115**, H. 1/3, 3/4 (1914); **116**, H. 1/2 (1914). — v. Monakow, P.: Untersuchungen über die Funktion der Niere unter gesunden und krankhaften Verhältnissen. Dtsch. Arch. klin. Med. **122**, 241; **123**, 1 (1917). — v. Monakow, P.: Blutdrucksteigerung und Niere. Dtsch. Arch. klin. Med. **133**, 129 (1920). — v. Monakow und Mayer: Über den Einfluß der Erschwerung des Harnabflusses auf die Nierenfunktion. Dtsch. Arch. klin. Med. **128**, H. 1 (1918). — Moog und Kaufmann: Zur Prüfung der Gefäßfunktion nach E. Weiss. Z. exper. Med. **29**, H. 1/2 (1922). — Moog und Schürer: Die Blutdruckkurve der Kriegsnephritis. Dtsch. med. Wschr. 1919, Nr 17. — Moritz: Kreislauf. In Marchand-Krehl: Handb. d. allg. Path. **2**, 2 (1913). — Moschcowitz: Hypertension with minimal renal lesions. J. amer. med. Assoc. **77**, 1075 (1921). — Moschcowitz: The pathology of hypertension. J. amer. med. Assoc. **79**, Nr 15 (1927). — Mosenthal and Short: The spontaneous variability of bloodpressure and the effect of diet upon high blood pressure, with special reference to sodium chloride. Amer. J. med. Sci. **165**, Nr 4 (1923). — Müller, A.: Die klinische Bestimmung der Arterienwandspannung und ihre Bedeutung. Dtsch. Arch. klin. Med. **146**, H. 1/2 (1925). — Müller, C.: Die Messung des Blutdrucks am Schlafenden. Acta med. scand. (Stockh.) **35** (1921). — Müller, C.: Die Messung des Blutdrucks am Schlafenden als klinische Methode, speziell der gutartigen Hypertonie und der Glomerulonephritis. Acta med. scand. (Stockh.) **55**, H. 4/5 (1922). — Müller, E. F.: Neue Einblicke in die Regulation und die Bedeutung des Gefäßtonus. Med. Klin. 1923, Nr 17. — Müller, Franz: Beitrag für Analyse der Cholinwirkung. Pflügers Arch. **134**, 310 (1910). — Müller, Franz und Fellner: Über Vasotonin. Ther. Mh. **24**, 285 (1910). — v. Müller, Fr.: Veröff. Mil.san.wes. 1917, H. 65. — v. Müller, Fr.: Die Bedeutung des Blutdrucks für den praktischen Arzt. Münch. med. Wschr. **70**, Nr 1 (1923). — Müller, H.: Über die Behandlung von Hochdruckbeschwerden mit Theominal. Münch. med. Wschr. **73**, Nr 25 (1926). — Müller, O., Weiss, Niekau und Parrisius: Die Kapillaren der menschlichen Körperoberfläche in gesunden und kranken Tagen. Stuttgart: Enke 1922. — Müller und Hübener: Über Hypertonie. Dtsch. Arch. klin. Med. **149**, H. 1/2 (1925). — Müller de la Fuente: Über Arteriosklerose. Zbl. Herzkrkh. **14**, 16—18 (1922). — Münzer:

Objektive Blutdruckmessung. Münch. med. Wschr. 1907, Nr 37. Z. exper. Path. u. Ther. 4 (1907). — MÜNZER: Gefäßsklerose. Wien. Arch. klin. Med. 2, 1 (1920). — MÜNZER: Gefäßsklerosen und der arterielle Hochdruck. Gleichzeitig eine Auseinandersetzung mit VOLHARDS Referat über den arteriellen Hochdruck. Zbl. Herzkrkh. 16, Nr 8, 9, 10 u. 11 (1924). — MUNCK: Pathologie und Therapie der Nephritis. Berlin 1918. — MUNCK: Die Hypertonie als Krankheitsbegriff („genuine Hypertonie"). Berl. klin Wschr. 56, 1205 (1919). — MUNCK: Über Arteriosklerose. Arteriosklerose und genuine Hypertonie. Erg. inn. Med. 22 (1922). — MUSSER: Treatment of arterial hypertension. N. Y. med. J. 112, Nr 16 (1920).

NEUBAUER, E.: Nephritis und Blutzucker. Naunyn-Schmiedebergs Arch. 67 (1912). — NEUBAUER, E.: Über Hyperglykämie bei Hochdrucknephritis. Biochem. Z. 25 (1920). — NEUHOF: Problems in hypertension — an attempt to correlate hypothetical and practical considerations. Amer. J. med. Sci. 168, 5 (1924). — NICOLAI und STAEHELIN: Über die Einwirkung des Tabakgenusses auf die Circulationsorgane. Z. exper. Path. u. Ther. 8, (1910). — NIEKAU: Ergebnisse der Kapillarbeobachtungen an der Körperoberfläche des Menschen. Erg. inn. Med. 22 (1922). — NONNENBRUCH: Klinische Beobachtungen bei der akuten Nierenentzündung im Felde. Dtsch. Arch. klin. Med. 122, H. 4/6 (1917). — v. NOORDEN: Über Übungstherapie und Flüssigkeitsbeschränkung bei Circulationsstörungen. Mschr. physik. u. diät Heilmeth. 1909 I, Nr 1. — NORRIS: Prognosis in Organic heart disease. Amer. J. med. Sci. 158, Nr 6 (1924). — NORRIS, BAZETT and McMILLAN: Bloodpressure, its clinical applications (1928). — NUZUM, SEEGAL, GARLAND, OSBORNE: Arteriosclerosis and increased bloodpressure. Arch. int. Med. 37, 733 (1926).

OPPENHEIM: Über den histologischen Bau der Arterien der wachsenden und alternden Niere. Frankf. Z. Path. 21, H. 1 (1917). — ORR: Influence of increased water ingestion on blood-pressure. J. of Physiol. 54, H. 1/2 (1920). — ORR und INNES: The effect on arterial hypertension of increased fluid intake. Brit. J. exper. Path. 3, Nr 2 (1922). — OSLER: The principles and practice of medicine (1903).

PAESSLER: Über die Ursache der Hypertrophie des ganzen Herzens bei Nephritis. Jber. Ges. Natur- u. Heilkde Dresden 1907—08. — PAESSLER und HEINEKE: Versuche zur Pathologie des Morbus Brightii. Verh. dtsch. path. Ges. 9, 99 (1905). — PAL: Paroxysmale Hochspannungs-Dyspnoe. Wien-Leipzig 1907. — PAL: Über permanente Hypertonie. Med. Klin. 1909, Nr 35. — PAL: Über Herzhypertrophie und Hypertonie. Med. Klin. 1919, Nr 27. — PAL: Über palpat. Pulsuntersuchung und Blutdruckmessung. Wien. Arch. inn. Med. 1 (1920). — PAL: Über das Tonusproblem der glatten Muskeln der Hohlorgane und seine Bedeutung für die Therapie. Dtsch. med. Wschr. 1920, Nr 6. — PAL: Hypertonie, Hypertension und Arteriosklerose. Wien. med. Wschr. 1921, Nr 21—23. — PAL: Verwendung einer wasserlöslichen Benzolverbindung an Stelle des Papaverins. Wien. klin. Wschr. 1921, Nr 36. — PAL: Über die Pathologie des Herz- und Gefäßtonus und seine therapeutische Beeinflussung. Wien. med. Wschr. 72, Nr 43 (1922). — PAL: Arterieller Hochdruck. Klin. Wschr. 2, Nr 25 (1923). — PAL: Hypertonische Einstellung der glatten Muskulatur als Krankheitsursache. Klin. Wschr. 4, Nr 42 (1925). — PAL: Muskeltonus und tonische Innervation. Med. Klin. 22, Nr 10 (1926). — PAYAN et GIRAUD: Hypertension artérielle et tension veineuse. C. r. Soc. Biol. 93, Nr 36 (1925). — PEDRAZZINI: Obésité et hypertension. Presse méd. 30, 943 (1922). — PEEMÖLLER: Neuere Untersuchungen über die blutdrucksenkende Wirkung von künstlichen (elektr.) Lichtquellen und Hochspannungs-Hochfrequenzapparaten. Klin. Wschr. 2, Nr 21 (1923). — PETERS: Die Diagnostik von Hypertension bzw. Hypotension des systolischen Blutdrucks. Münch. med. Wschr. 72, Nr 13 (1925). — PFALZ: Hypertonie nach Starkstromunfall. Dtsch. med. Wsch. 48, Nr 49 (1922). — PORT: Über Cholesterinämie bei Nephropathien. Dtsch. Arch. klin. Med. 128, H. 1/2 (1918).

QUINAN: Sinistrality in relation to high blood pressure and defects of speech. Arch. int. Med. 27, Nr 2 (1921). — QUINCKE: Über Tag- und Nachtharn. Naunyn-Schmiedebergs Arch. 32, 211.

RACZ: Über Subtonin, ein neues blutdrucksenkendes Mittel. Münch. med. Wschr. 73, Nr 10 (1926). — RAFF: Blutdruckmessungen bei Alkoholikern und funktionellen Neurosen unter Ausschluß von Kreislaufstörungen. Dtsch. Arch. klin. Med. 112, H. 3/4, 209 (1913). — RAUTENBERG: Erzeugung chronischer Nierenerkrankungen mit folgender Blutdrucksteigerung und Arteriosklerose. Dtsch. med. Wschr. 1910, Nr. 36, 551. — REED: Effects of bilateral vagotomy on blood pressure. Amer. J. Physiol. 74, Nr 1 (1925). — REH: Neues zur Lehre vom Pulse und zur Auffassung der Hochdruckstauung. Z. klin. Med. 100, H. 6 (1924). — RETZLAFF: Beeinflussung des Blutdrucks durch hypertonische Lösungen. Z. exper. Path. u. Ther. 17 (1915). — ROMINGER: Über den arteriellen Blutdruck und den Capillardruck im Kindesalter. Arch. Kinderheilk. 73, 81 (1923). — ROSENBERG: Zur Frage der renalen oder extrarenalen Blutdrucksteigerung. Dtsch. med. Wschr. 50, Nr 42 (1924). — ROSENDORFF: Über Erfahrungen mit Vasotonin. Ther. Mh. 25, 148

(1911). — Rosenthal: Zur Frage der benignen und malignen Arteriosklerose der Niere. Dtsch. Arch. klin. Med. 133, 153 (1920). — Rowntree and Adson: Bilateral sympathetic neurectomy in the treatment of malignant hypertension. Report of case. J. amer. med. Assoc. 85, Nr 13 (1925). — Rühl: Wieweit ist der genuine arterielle Hochdruck anatomisch bedingt? Dtsch. Arch. klin. Med. 156, H. 3/4 (1927). — Rusznyak: Die Behandlung der Hypertonie mit Schwefelinjectionen. Klin. Wschr. 2, Nr 25 (1923). — Rusznyak: Behandlungen der Hypertonie und Einspritzungen von Schwefel. Verh. 35. Kongr. dtsch. Ges. inn. Med. Wien 1923. — Rusznyak: Die Schwefelbehandlung der arteriellen Hypertonie. Klin. Wschr. 3, Nr 7 (1924). — Rutkewitsch: Zur vergleichenden Bewertung der Medicamente bei Hypertonien der Arteriosklerotiker. Z. klin. Med. 79, 231 (1914).

Sahli: Hochdruckstauung. Verh. 19. Kongr. dtsch. Ges. inn. Med. — Saller: Über Altersveränderungen des Blutdrucks. Z. exper. Med. 58, H. 6 (1928). — Schaefer: Über die reflektorischen Blutdruckänderungen bei operativen Eingriffen. Dtsch. Z. Chir. 195, H. 4/5 (1926). — Schenk und Töppich: Zur Klinik und pathologischen Anatomie der essentiellen Hypertonien. Dtsch. med. Wschr. 46, Nr 46 (1920). — Schill und Patai: Über die Beeinflussung des Blutdruckes durch den Wasserstoß. Wien. Arch. inn. Med. 10, 2 (1925). — Schlayer: Zur Frage drucksteigernder Substanzen im Blut bei chronischer Nephritis. Dtsch. med. Wschr. 1907, Nr 46. — Schlesinger: Zur Frage der klimakterischen Blutdrucksteigerung. Berl. klin. Wschr. 1921, Nr 21. — Schmidt: Verhalten von Blutdruck und Puls bei Splanchnicusanästhesie. Med. Klin. 1923, Nr 14. — Schmidt: Beitrag zur Kenntnis hypertonischer und anderer Zustandsänderungen im Gefäßsystem. Zbl. Herzkrkh. 15, Nr 12 (1923). — Schmidt: Über das konstitutionelle und symptomatische Milieu des essentiellen Hochdrucks. Med. Klin. 19, Nr 45 (1923). — Schönewald: Über Nykturie. Zbl. Herzkrkh. 2 (1910; 14 (1922). — Schur und Wiesel: Zur Frage drucksteigernder Substanzen im Blut bei chronischer Nephritis. Dtsch. med. Wschr. 1908, Nr 51. — Schwab: Pathologisch-anatomische Studien zur Frage der Hypertonie und Hyperglykämie. Virchows Arch. 242, H. 1/2 (1923). — Selig: Über die Wirkung der Mistel (Viscum album) auf den Kreislauf. 33. balneol. Kongr. Berlin 1912. Med. Klin. 8, 991 (1912). — Senator: Polycythämie und Plethora. Berlin 1911. — Sergent et Cottenot: L'irradiation des glandes surrénales dans la thérapeutique de l'hypertension artérielle. Bull. Soc. méd. Hôp. Paris 1914, 27. Febr. — Simon: Über die Beeinflussung des Blutdrucks durch Sauerstoff. Klin. Wschr. 4, Nr 40 (1925). — Singer: Die periarterielle Sympathectomie von Higier und Leriche. Med. Klin. 1923, Nr 13. — Singer: Über arteriellen Hochdruck und seine Behandlung. Med. Klin. 1923, Nr 13. — Smith and Shackleford: Is arterial hypertension compensatory and conservative? Internat. Clin. 4, s. XXXI. 4 (1921). — Snapper und Grünbaum: Untersuchungen über das Akineton, eine spasmolytische Benzylverbindung. Klin. Wschr. 1925, Nr 9. — Snapper, Grünbaum und Rümke: Pharmakologie und therapeutische Anwendung des Akinetons. Klin. Wschr. 1925, Nr 9. — v. d. Spek: Klinische Untersuchungen über die Funktion von Hautkapillaren. Dtsch. Arch. klin. Med. 141, H. 5/6 (1923). — Spiegel: Über Vasotonin. Ther. Mh. 1910, 365. — Stadler: Über Animasa. Zbl. Herzkrkh. 16, Nr 14 (1924). — Staehelin: Erfahrungen mit Vasotonin. Ther. Mh. 1910, 477. — Staemmler: Die Bedeutung des sympathischen Nervensystems für die Entstehung der Arteriosklerose. Ther. Gegenw. 63, H. 10 (1922). — Steidle und Wiemann: Über die Wirkung von Novocain-Suprareningemischen auf den Blutdruck. Z. exper. Med. 40 (1924). — Steward and Rogoff: The relation of the epinephrin output of the adrenals to changes in the rate of the denervated heart. Amer. J. Physiol. 52, 304 (1920). — Steward and Rogoff: Essentials in measuring epinephrin output with further observations on its relations to the rate of the denervated heart. Amer. J. Physiol. 52, 521 (1920). — Stigler: Zur Physiologie der Herztätigkeit. Wien. med. Wschr. 1920, Nr 17 u. 18. — Strauss: Die Blutdrucksteigerung als Objekt der Therapie. Ther. Mh. 29, 309 (1915). — Strauss: Die Nephritiden (1920). — Strouse and Kelman: Protein feeding and high blood pressure. Trans. Assoc. amer. Physicians 37 (1922). — Strouse and Kelman: Proteïn feeding and high blood pressure. J. biol. Chem. 54, Nr 4 (1922). — Stuber, Russmann und Pröbsting: Über Adrenalin. Z. exper. Med. 32, 346 (1923).

Thannhauser: Studien zur Kriegsnephritis. Z. klin. Med. 89, H. 3/4 (1919). — Thannhauser und Weiss: Untersuchungen über die Beziehungen stickstoffhaltiger Substanzen im Äther und Chloroformextract des menschlichen Blutes zum Blutdruck. Klin. Wschr. 2, Nr 9, 388. — Thoma: Über die Arteriosklerose. Z. Herzkrkh. 1920, 58. Münch. med. Wschr. 67, 321 (1920). — Tigerstedt: Der Blutdruck des Menschen bei psychischer Excitation. Skand. Arch. Physiol. (Berl. u. Lpz.) 48, H. 3/4 (1920). — Tobler: Über Viscum album, ein Mittel gegen Hypertonie. Schweiz. med. Wschr. 1921, 633. — Toennissen: Klinische und funktionelle Beobachtungen über die Feldnephritis und ihre Verwertung für die allgemeine Pathologie der Niere. Dtsch. Arch. klin. Med. 129, H. 3/4 (1919). — Tolubejewa und Pawlowskaja: Über den Einfluß der Wasser- und Nahrungsaufnahme auf den Blutdruck, speziell bei Hypertonien. Z. klin. Med. **100**, H. 1/4 (1924). — TOPP: Über Neurocardin. Fortschr. Med. **31**, Nr 16 (1914). — TOULOUSE et TARGOWLA: Les modifications de la tension artérielle dans l'effort mental. Presse méd. **29**, 91 (1921). — TRAUBE: Über den Zusammenhang von Herz- und Nierenkrankheiten. Berlin 1856. — TRUNECEK: L'hypertension vasculaire, ses origines et sa pathogénie. Rev. Méd. **38** (1921).

VAQUEZ et DONZELOT: Les crises d'hypertension artérielle paroxystique. Presse méd. **34**, Nr 85 (1926). — VEIL: Über die Wirkung gesteigerter Wasserzufuhr auf Blutzusammensetzung und Wasserbilanz. Dtsch. Arch. klin. Med. **119**, H. 4/6 (1916). — VIMTRUP: Beiträge zur Anatomie der Capillaren. I. Über contractile Elemente in der Gefäßwand der Capillaren. Z. Anat. **65**, H. 1/3 (1922). — VISCHER, RUPP and SCOTT: The respiratory wave in arterial blood pressure. Amer. J. Physiol. **70**, Nr 3 (1924). — VOLHARD: Die doppelseitigen hämatogenen Nierenerkrankungen im MOHR-STAEHELINschen Handbuch **3** (1918). — VOLHARD: Über den Hochdruck. Ärztl. Fortbild.kurse Bad Nauheim 1926. — VOLHARD: Kritische Beiträge zur Lehre vom arteriellen Hochdruck. Zbl. inn. Med. **48**, Nr 1 (1927). — VOLHARD und FAHR: Die Brightsche Nierenkrankheit. Berlin 1914. — VOLHARD und HÜLSE: Zur Frage der Blutdrucksteigerung. III. Der Adrenalingehalt des Blutes bei der Blutdrucksteigerung durch Splanchnicusreizung und durch Asphyxie. Z. exper. Med. **38**, H. 4/6 (1923). — DE VRIES REILINGH: Die Blutdruckmessung. München: Müller u. Steinicke 1918. — DE VRIES REILINGH: Hypertensie. Geneesk. Bl. (holl.) XI. R. **9** (1917).

WALLGREN: Die Arterien der Niere und der Blutdruck. Acta med. scand. (Stockh.) **56**, H. 4. — WEBER, A.: Über die Diagnose der Gefäßfunktion. Z. ärztl. Fortbildg **19**, Nr 19 (1922). — WEISS: Freiwillige wiederkehrende Untersuchungen anscheinend Gesunder in ihrer Bedeutung für die sociale Fürsorge. Klin. Wschr. **2**, Nr 10 (1923). — WEITZ: Zur Ätiologie der genuinen oder vasculären Hypertension. Z. klin. Med. **96**, H. 1/3 (1923). — WEITZ: Über die Bedeutung der Erbmasse für die Ätiologie der Herz- und Gefäßkrankheiten. Ärztl. Fortbild.kurse Bad Nauheim 1926. — WEITZ und SIEBEN: Beitrag zur Prognose der essentiellen Hypertonie. Münch. med. Wschr. **1926**, Nr 52. — WESTPHAL: Untersuchungen zur Frage der Entstehungsbedingungen des genuinen arteriellen Hochdruckes. I. Die paradoxe Gefäßreaktion auf Abschnürung bei arteriellem Hochdruck. Z. klin. Med. **101**, H. 5/6 (1925). — WEYSSE and LUTZ: Diurnal variations in arterial blood pressure. Amer. J. Physiol. **37**, 330. — WIECHMANN und BAMBERGER: Puls und Blutdruck im Schlaf. Z. exper. Med. **41**, H. 1/3 (1924). — WIECHMANN und PAAL: Bestehen Wechselbeziehungen zwischen der Höhe des Tag- und Nachtblutdruckes und der zugehörigen Harnmenge? Z. exper. Med. **50**, H. 1/2 (1926). — WIECHMANN und PAAL: Über Hypertonie, insbesondere über Blutgruppen der Hypertoniker. Dtsch. Arch. klin. Med. **154**, H. 5/6 (1927). — WIESEL: Über Vasalgien und Hypertonien im Klimakterium. Med. Klin. **1924**, Nr 37. — McWILLIAM: Bloodpressure and heart action in sleep and dreams: Their relation to haemorrhages, angina and sudden death. Brit. med. J. **3286**, 1196 (1923). — WILLIAMS: The total nonprotein nitrogen constituents of the blood in arterial hypertension. Arch. int. Med. **27**, Nr 6 (1921). — WISEMANN: Hereditary hypertension and arteriosclerosis. J. amer. med. Assoc. **78**, Nr 6 (1922). — WOLLSTEIN: Zur Klinik des Klimakteriums. Dtsch. med. Wschr. **49**, Nr 13 (1923). — WRIGHT: Hypertension in a woman at the menopause. Med. Clin. N. Amer. **3**, Nr 6 (1920). — WUNDERLICH: Handbuch der Pathologie und Therapie (1856).

YOKOTA: Über die Wirkung der Arzneimittel auf den Blutdruck, besonders den venösen. Tohoku J. exper. Med. **4**, Nr 1 (1923).

ZAK: Ein weiterer Beitrag zur Kenntnis des Gefäßkrampfes beim intermittierenden Hinken. Med. Klin. **1923**, Nr 14. — ZIMMERN et COTTENOT: Modification de la tension artérielle chez l'homme par l'exposition aux rayons des glandes surrénales. C. r. Soc. Biol. **1912**, 27. April. — ZÜLZER: Über Depressin, ein neues biologisch wirkendes Präparat, welches den pathologischen Blutdruck herabsetzt. Ther. Gegenw. **1922**, Nr 7, 254.

Herz und Steigerungen des Widerstandes im kleinen Kreislauf.

ACHELIS: Orthodiagraphische Herzuntersuchungen bei Tuberkulösen. Dtsch. Arch. klin. Med. **104**, 419 (1911). — AMELUNG: Zur Frage der doppelseitigen Konturierung des Herzschattens im Röntgenbilde bei Pericarditis. Fortsch. Röntgenstr. **28**, 519 (1922). — ASSMANN: Die Röntgendiagnostik der inneren Krankheiten. Leipzig 1921—22. — ATTINGER: Studien aus dem Gebiete der Herzpathologie. Schweiz. med. Wschr. **53**, Nr 14 357—60 (1923). — AUST: Kasuistischer Beitrag zur Sklerose der Lungenarterien. Münch. med. Wschr. **1892**, Nr 39.

BACHMANN: Die Veränderungen der inneren Organe bei hochgradigen Skoliosen und Kyphoskoliosen. Stuttgart 1899. — BACON and APFELBACH: Primary sclerosis of the pulmonary artery and its branches. Arch. of Path. **3**, Nr 5 (1927). — BAEHR und PICK: Pharmakologie der Lungengefäße. Naunyn-Schmiedebergs Arch. 74, 65 (1914). — Baetge: Zur Eventratio diaphragmatica mit electrocardiographischen Untersuchungen. Dtsch. Arch. klin. Med. 110, H. 1/2 (1913). — Balderry: Experim. study of immobility of the diaphragm. Med. J. a. Rec. 117, 202 (1923). — Bamberger: Über die Lage des Herzens beim Lungenemphysem. Würzb. med. Z. 1, 419 (1860). — Bard: Du mécanisme de production des déplacements latéraux du cœur. Dextrocardies et sinistrocardies acquises. Rev. Méd. 38, 511 (1921). — Bartels: Über die operative Behandlung der entzündlichen Exsudate im Pleurasack. Dtsch. Arch. klin. Med. 4, 265 (1868). — Bäumler: Über Obliteration der Pleurasäcke und Verlust der Lungenelasticität als Ursache von Herzhypertrophie. Dtsch. Arch. klin. Med. 19, 471. — Baur: Zur Klinik der angeborenen Linksverlagerung des Herzens. Zbl. Herzkrkh. 15, Nr 4 (1923). — Becker: Röntgenuntersuchungen bei Hernia und Eventratio diaphragmatica. Fortschr. Röntgenstr. 17, 4, Lit. — Begtrup-Hansen: Der kunstige Pneumothorax. Kopenhagen 1912. — Beitzke: Zur Mechanik des Gaswechsels beim Lungenemphysem. Dtsch. Arch. klin. Med. 146, H. 1/2 (1925). — Berdet: L'image du cœur dans la sclérose de l'artère pulmonaire. Paris méd. 17, Nr 27 (1927). — Brauer: Pneumothorax. Jkurse ärztl. Fortbildg 1910. — Brösamlen: Über Schädigungen des Herzens durch dauerndes Tragen fester Stützkorsetts. Mitt. Grenzgeb. inn. Med. u. Chir. 23, 333. — Brückner: Über habituellen Zwerchfellhochstand. Z. physik. Ther. 29, H. 1 (1924). — Brugsch: Über das Verhalten des Herzens bei Skoliose. Münch. med. Wschr. 1910, Nr 33. — Brüning: Untersuchungen über das Vorkommen der Angiosklerose im Lungenkreislauf. Beitr. path. Anat. 30 (1901). — Bruns: Welche Faktoren bestimmen die Herzgröße? Münch. med. Wschr. 1909, Nr 20. — Bruns: Über Folgezustände des einseitigen Pneumothorax. Beitr. Klin. Tbk. 12 (1909). — Bruns: Über die praktische Bedeutung der Zirkulationsänderung durch einseitigen Lungenkollaps bei therapeutischen Eingriffen an der Lunge. Beitr. Klin. Tbk. 29 (1914). — Bürger: Bedeutung des intrapulmonalen Drucks für den Kreislauf und den Mechanismus des Kollapses. Klin. Wschr. 5, Nr 18 (1926). — Bürger: Die Herzstromkurve unter der Einwirkung intrapulmonaler Drucksteigerung. Z. exper. Med. 52, H. 3/4 (1926). — Buttersack: Mechanische Nebenwirkungen der Atmung und des Kreislaufs. Berl. klin. Wschr. 1902, 260.

Carlström: Beitrag zur Frage der Wirkung des künstlichen Pneumothorax auf das Herz und die Circulation. Beitr. Klin. Tbk. 22 (1912). — Cheney: Ayerzas disease. Amer. J. med. Sci. 174, Nr 1 (1927), — Cloetta: Über die Circulation in der Lunge und deren Beeinflussung durch Über- und Unterdruck. Naunyn-Schmiedebergs Arch. 66, 409 (1911). — Cloetta: Zu welcher Respirationsphase ist die Lunge am besten durchblutet? Naunyn-Schmiedebergs Arch. 70, 407 (1912). — Cloetta: Beiträge zur Physiologie und Pathologie der Lungencirculation. Arch. klin. Chir. 98, 835.

Determann: Die Beweglichkeit des Herzens bei Lageveränderungen des Körpers. Z. klin. Med. 40, H. 1 (1900). — Dietlen: Herz und Gefäße im Röntgenbild. Leipzig 1923. — Dietlen: Orthodiagraphische Beobachtungen über Herzlagerung bei pathologischen Zuständen. Dtsch. Arch. klin. Med. 88, H. 1/3 (1900). — Drinker, Churchill and Ferry: The volume of blood in the heart and lungs. Amer. J. Physiol. 77, Nr 3 (1926). — Dünner und Mecklenburg: Die Behandlung des Lungenemphysems durch Phrenicus-Exhärese. Ther. Gegenw. 66, H. 1 (1925).

Ebstein: Herzmuskelinsuffizienz bei chronischer Koprostase. Münch. med. Wschr. 1912, Nr 12. — Eck: Beitrag zur Frage der sog. rechtsseitigen idiopathischen Herzhypertrophie. Inaug.-Diss. Würzburg 1912. — Einhorn: Über die Hypertrophie der rechten Herzkammer bei chronischen Lungenerkrankungen, besonders beim Emphysem. Klin. Jb. 24, 1 (1910). — Elias und Feller: Stauungstypen bei Kreislaufstörungen. Wien u. Berlin 1926. — Elias und Hitzenberger: Beiträge und vergleichende Krankenuntersuchung durch physikalische, klinische und röntgenologische Methoden. Wien. Arch. inn. Med. 6, 2 (1923). — Engel: Über einige pathologische anatomische Verhältnisse des Herzens. Wien. med. Wschr. 1863, Nr 44—46. — Engelhard: Über Atmungsmechanik beim Lungenemphysem. Dtsch. Arch. klin. Med. 145, H. 1/2 (1924). — Eppinger: Allgemeine und spezielle Pathologie des Zwerchfells. In: Nothnagels Handbuch (1911). — Eppinger: Die Bedeutung des Zwerchfells für die Zirkulation unter normalen und pathologischen Verhältnissen. Klin.-ther. Wschr. 1912. — Eppinger und Hofbauer: Kreislauf und Zwerchfell. Z. klin. Med. 72, H. 1/2 (1911). — Eppinger und Wagner: Zur Pathologie der Lunge. Wien. Arch. inn. Med. 1, 83 (1920).

Felix: Untersuchungen über den Spannungszustand und die Bewegung des gelähmten Zwerchfells. Z. exper. Med. 33 (1923). — Fischer, W.: Sklerose der Lungenarterie. Dtsch. Arch. klin. Med. 97 (1909. — Fischer, W.: Sklerose der Pulmonalarterie. Dtsch. med. Wschr. 1909, Nr 23. — Fleischner: Zur röntgenologischen Symptomatologie und zur Pathologie des Pneumothorax. Fortschr. Röntgenstr. 28, 578 (1922). — Fraentzel: Krankheiten der Pleura. In Ziemssens Handbuch der speziellen Pathologie u. Therapie 4, 2 (1917). — Freund und Schwaer: Zwerchfellhernie und Pneumothorax. Münch. med.

Wschr. 1916, Nr 43. — FREY, W.: Das Verhalten der arteriellen und venösen Blutzirkulation bei experimenteller Steigerung des intraabdominellen Druckes. Z. exper. Med. 31, H. 1/2 (1923).

GAMNA: Sul l'arteriosklerosi polmonare. Pathologica (Genova) 13, Nr 299 (1921). — GERHARDT: Über die Wirkung pleuritischer Ergüsse auf das Herz. Z. klin. Med. 55. — GRÄFF: Über den Situs von Herz und großen Gefäßen bei einseitiger Druckerhöhung im Pleuraraum. Mitt. Grenzgeb. Med. u. Chir. 33, 232 (1921). — GREENHOW: Displacement of the heart to the right side, consequent upon disease in the right lung. Trans. path. Soc. 19, 159 (1869). — GROEDEL: Das Verhalten des Herzens bei kongenitaler Trichterbrust. Münch. med. Wschr. 1911, Nr 13.

HART: Über die isolierte Sklerose der Pulmonalarterie. Berl. klin. Wschr. 1916, Nr 12. — HASSE: Über die Bewegung des Zwerchfells und über den Einfluß desselben auf die Unterleibsorgane. Arch. f. Anat. 1886. — HASSE: Die Atmung und der venöse Blutstrom. Arch. f. Anat. 1906, 288. — HERZ: Die physikalischen Symptome der Herzbeengung. Z. exper. Path. u. Ther. 6 (1909). — HERZ: Vom Herzen, das zu wenig Platz hat. Arch. physik. Med. u. med. Technik 6 (1910). — HERZ: Beeinträchtigung der Herztätigkeit durch äußere Hindernisse. Wien. med. Wschr. 1911, Nr 1. — HILL: Further experiments of gravity on the circulation. Zbl. Physiol. 1899, 488. — HITZENBERGER: Das Zwerchfell im gesunden und kranken Zustand. Wien 1927. — HOFBAUER: Die Atmung als Hilfskraft des Kreislaufs. Med. Klin. 1913, Nr 28. — HOFBAUER: Atmungspathologie und Therapie. Berlin 1921. — HOLZKNECHT: Die röntgenologische Diagnostik der Erkrankungen der Brusteingeweide. Hamburg 1901 u. 1911. — HOLZKNECHT: Einfluß der Respiration auf Blutdruck und Herzgefäße. Z. klin. Med. 70, 358.

JAWORSKI: Hypodynamia cordis diarrhoica. Wien. klin. Wschr. 1911. — JIMÉNEZ: Veränderungen der Lungenarterie bei Herz- und Lungenkranken. Archivos Cardiol. 3, Nr 10 (1922). — JÜRGENSEN: Zwerchfellhochstand und Kreislauf. Arch. Verdgskrkh. 16, 4 (1910).

KEITH: The anatomy of GLÉNARD's disease. London Hosp. Gaz. 1903. — KEITH: Contribution to the human mechanism of respiration. Proc. anat. Soc. Gr. Brit. a. Irland 1903, Mai. — KEITH: The evolution and action of certain muscular structures of the heart. Lancet 1904 I, 555. — KEITH: The nature of the mammalian diaphragma and pleural cavities. J. of Anat. a. Physiol. 39 (1905). — KISTLER: Über Herz- und Zwerchfellhochstand. Schweiz. med. Wschr. 53, Nr 29 (1923). — KITAMURA: Über Sklerose der Pulmonalarterien bei fortgesetztem übermäßigem Biergenuß. Z. klin. Med. 65 (1908). — KRUTSCH: Über rechtsseitige Herzhypertrophie durch Einengung des Gesamtquerschnittes der kleineren und kleinsten Lungenarterien. Frankf. Z. Path. 23 (1919).

LANG: Zur Frage der Thromboarteriolitis pulmonum. Dtsch. Arch. klin. Med. 143, H. 5/6 (1924). — LEICHTENSTERN: Pleuraerguß. Dtsch. Arch. klin. Med. 25 (1880). — LICHTHEIM: Die Störungen des Lungenkreislaufs. Berlin 1876. — LICHTHEIM: Versuche über Lungenatelectase. Naunyn-Schmiedebergs Arch. 10, 54 (1879). — LIEBIG: Über die primäre Pulmonalsklerose. Zbl. Herzkrkh. 18, Nr 3 (1926). — ZUR LINDEN: Isolierte Pulmonalsklerose im jüngsten Kindesalter. Virchows Arch. 252, H. 1 (1924). — LJUNGDAHL: Untersuchungen über die Arteriosklerose des kleinen Kreislaufs. Wiesbaden 1915.

MACLEAN: Report of a case of lateral Transposition of the heart and liver in a soldier. Lancet 1863, 8. Aug. — MATTIROLE: Über primäre Sklerose der Pulmonalarterie. Arch. Sci. med. Turin 44 (1921). — MAUTNER und PICK: Über die durch Schockgifte erzeugten Zirkulationsstörungen. Münch. med. Wschr. 1915, Nr 34. — MAY: Zum Situs viscerum bei Skoliose. Dtsch. Arch. klin. Med. 50, 339. — MAYER und PRIBRAM: Sitzgsber. Akad. Wiss. Wien, Math.-naturwiss. Kl. 66, 102 (1872). — MOBITZ: Die klinische Diagnose der schweren durch eine isolierte primäre Arteriosklerose der Lungengefäße hervorgerufenen Herzinsuffizienz. Dtsch. Arch. klin. Med. 142, H. 1/2 (1923). — MÖNKEBERG: Über die genuine Arteriosklerose der Lungenarterie. Dtsch. med. Wschr. 1907, Nr 31. — MÜLLER, L.: Über angeborene Atresie der rechten Pulmonalarterie bei einem Erwachsenen. Z. Kreislaufforschg 19, Nr 17 (1927).

NISSEN und WÜSTMANN: Der Einfluß pathologischen Zwerchfellstandes auf die Blutströmung in der unteren Hohlvene. Dtsch. Z. Chir. 203/204 (1927).

PICK: Über das bewegliche Herz. Wien. klin. Wschr. 1889, Nr 34/40. — POLLITZER: Das Syndrom der paracardial-adiastolischen Stauung als Zeichen der schwieligen Mediastinopericarditis. Med. Klin. 1924, Nr 26. — POSSELT: Die klinische Diagnose der Pulmonalarteriosklerose. Volkmanns Slg klin. Vortr. 1908, Nr 504—507. — POSSELT: Die klinische Diagnose der Pulmonalarteriosklerose. Münch. med. Wschr. 1908, Nr 31. — POSSELT: Die Erkrankungen der Lungenschlagader. LUBARSCH-OSTERTAGS Erg. 13 (1909). — POSSELT: Zur Pathologie und Klinik der primären Atherosklerosis pulmonalis. Wien. Arch. inn. Med. 11 (1925).

REHFISCH: Über Beziehungen zwischen DONDERschem venösem und arteriellem Druck. Z. exper. Med. 50, H. 3/4 (1926). — REICH: Zur Röntgendiagnose der Zwerchfellhernien und verwandter Krankheitsbilder des Zwerchfells. Wien. Arch. inn. Med. 6, 2 (1923). — RINDFLEISCH: Über eine eigentümliche Drehung des Flüssigkeitsstromes im elastischen Rohr, über Lageveränderung des Herzens und den Situs viscerum perversus. Hermanns med. Zbl. 1864, Nr 21. — ROEMHELD: Über Herzbeschwerden bei sub- und anaciden Zuständen des Magens und ihre Behandlung. Med. Klin. 18, Nr 11 (1922). — ROEMHELD: Der gastrocardiale Symptomen-Komplex, eine besondere Form der Herzneurose. Z. physik. u. diät. Ther. 1912. — ROEMHELD und EHMANN: Zwerchfellhernie nach Lungensteckschuß, Betrachtungen über Herzverdrängung und Herzbeengung. Med. Klin. 1917, Nr 12. — RÖSSLE: Über Hypertrophie und Organkorrelation. Münch. med. Wschr. 1908, Nr 8. — ROMANOFF: Experimente über Beziehungen zwischen Atmung und Kreislauf. Naunyn-Schmiedebergs Arch. 64, 183 (1910). — v. ROMBERG, E.: Über Sklerose der Lungenarterien. Dtsch. Arch. klin. Med. 48, 197 (1891). — v. ROMBERG, E.: Die Krankheiten des Herzens und der Gefäße 1922, 248. — ROSENBACH: Die Erkrankungen des Brustfells. In: NOTHNAGELS Handbuch 14, 1 (1894). — ROSENFELD: Herzbeschwerden können durch Hochstand des linken Zwerchfells verursacht werden. Verh. 31. Kongr. dtsch. Ges. inn. Med. 1914. — ROTH: Über primäre Endarteriitis pulmonalis. (Zugleich ein Beitrag zur Prognose des offenen Ductus Botalli.) Z. Kreislaufforschg 19, Nr 16 (1927).

SAUERBRUCH: Die Chirurgie der Brustorgane (1920—25). — SAUERBRUCH und ELVING: Die extrapleurale Thoracoplastik. Erg. inn. Med. 10 (1913). — SCHEIDEMANDEL: Zur Röntgendiagnostik der Eventratio diaphragmatica. Münch. med. Wschr. 1912, Nr 40. — SCHLESINGER, H.: Zur Klinik und Diagnostik der Pulmonalarterienerkrankungen. Wien. klin. Wschr. 40, Nr 38, 1194/95 (1927). — SCHLESINGER, H.: Syphilis und innere Medicin. III. Die Syphilis des Zirkulations- und Respirationsapparates (1928). — SCHMALTZ: Zwerchfellhochstand — Herzbeschwerden. Münch. med. Wschr. 1914. — SCHRAPF: Sur la maladie de BUERGER. Presse méd. 35, Nr 61 (1927). — v. SCHRÖTTER: Beitrag zur Kenntnis der Lageveränderungen des Herzens. Österr. med. Jb. 20, 189 (1870). — v. SCHRÖTTER in v. ZIEMSSENS Handbuch der speziellen Pathologie u. Therapie 6, 208 (1879). — SCHUELLER: Über die isolierte Arteriosklerose des kleinen Kreislaufs mit isolierter Hypertrophie des rechten Ventrikels. Inaug.-Diss. München 1912. — SCHUHMACHER: Zur Frage der Pulmonalsklerose. Inaug.-Diss. Jena 1912. — SCHÜTTE: Rechtsseitige Herzhypertrophie, hervorgerufen durch eine entzündliche Veränderung der kleinen Lungenarterien. Zbl. Path. 25 (1914). — SCHÜTZ: Über ein Herzsymptom bei Meteorismus. Prager med. Wschr. 1912. — SIGNORELLI: Sulla sclerosi diffusa dell'arteria polmonare. Rif. med. 43, Nr 27 (1927). — STAEHELIN: Pathologie, Pathogenese und Therapie des Lungenemphysem. Erg. inn. Med. 14, 516 (1915). — STEINERT: Über Beeinflussung von Lage und Funktion des Herzens durch Thoraxbau und Zwerchfellstand. Dtsch. Arch. klin. Med. 154, H. 5/6 (1927). — STILLER: Die asthenische Konstitutionskrankheit. Stuttgart 1907.

TECKLENBURG: Über gewisse Wechselbeziehungen zwischen atonischem Darm und Zirkulation. Z. physik. u. diät. Ther. 1912. — TENDELOO: Lungendehnung und Lungenemphysem. Erg. inn. Med. 6, 1 (1910). — THOREL: Pathologie der Kreislauforgane. LUB.-OSTERTAGS Erg. 9, 14 u. 17. — THOMAS: Contribution à l'étude des affections acquises de l'artère pulmonaire (1927). — TORHORST: Die histologischen Veränderungen bei der Sklerose der Pulmonalarterie. Beitr. path. Anat. 36 (1904). — TRAUBE: Die Symptome der Krankheiten des Respirations- und Circulationsapparates. Berlin 1867. — TROUSSEAU: Clinique médicale. Paris 1868.

v. D. VELDEN: Brustkorb und Kreislauf. Zbl. Herzkrkh. 1914, Nr 8.

WEIL: Das Röntgenbild des Zwerchfells als Spiegel pathologischer Prozesse in der Brust- und Bauchhöhle. Erg. inn. Med. 28 (1925). — WEINBERGER: Zur Klinik der angeborenen, isolierten Dextrocardie und Dextroversio cordis. Z. Herzkrkh. 1909, Nr 11. — WENCKEBACH: Über pathologische Beziehungen zwischen Atmung und Kreislauf beim Menschen. Volkmanns Slg klin. Vortr. 465/466. Leipzig 1907. — WOLOSTNICH: Über Trichterbrust. Inaug.-Diss. Berlin 1913.

ZEZSCHWITZ: Die Drehung des Herzens bei Zwerchfellhochstand. Münch. med. Wschr. 69, 33 (1922).

Tuberkulose, Aktinomykose, Parasiten, Geschwülste, Verletzungen des Herzens.

ABRICOSSOFF: Ein Fall von multiplen Rhabdomyomen des Herzens. Zieglers Beitr. 45, 376 (1909). — ADAM: Über die traumatischen Veränderungen gesunder Klappen des Herzens. Z. Kreislaufforschg 19, Nr. 9 (1927). — v. ALBERTINI: Die Zerrungsruptur des Herzens und ihr Mechanismus. Frankf. Z. Path. 27, 385 (1922). — AMERSBACH und HANDORM:

Ein Fall von solitärem Rhabdomyom des Herzens. Frankf. Z. Path. **25**, H. 1 (1921). — ASCHOFF: Zur Frage der subendocardialen Blutungen. Virchows Arch. **213**, 176 (1913). — ASCHWANDEN: Über Myocarditis tuberculosa und ihre Differentialdiagnose. Inaug.-Diss. Zürich 1908.

BAHR und LOW: A case of tuberculosis with special involment of the heart. Lancet **1**, 362 (1912). — BEIFELD: Tuberculosis of the myocardium with report of a case. Trans. Chicago path. Soc. **8**, 5 (1911). — BENVENUTI: Il cuore nei tuberculosi e tuberculo del miocardio. Riforma med. **1921**, Nr. 24. — BERBLINGER: Über die subendocardialen Blutungen. Zbl. path. Anat. **28**, 1 (1917). — BINDER: Tumorartige Tuberculose des Herzens. Zbl. Herzkrkh. **12**, Nr. 1 (1920). — BODE, FRIEDR.: Versuche über Herzverletzungen. Bruns' Beitr. **19**, H. 1 (1898). — BODE, FRIEDR.: Bruns' Beitr. **83**. — BODENHEIMER: Beitrag zur Pathologie der krebsartigen Neubildungen des Herzens. Inaug.-Diss. Zürich 1865. — BONOME: Tuberkulose des Endocards und Endocarditiden bei Tuberkulösen. Zbl. Path. **1912**, 13. — BORST: Pathologisch-anatomische Erfahrungen über Kriegsverletzungen. Volkmanns Slg klin. Vortr. Nr. 733. — BOSSELJOON: Über Echinokokken im Herzen. Inaug.-Diss. Gießen 1904.

CELSUS: De medicina libri octo. Lib. **5**, cap. 26.

DOBROTIN: Drei Fälle von Echinokokken im Herzen. Virchows Arch. **261**, 575 (1926). — DRESSLER: Zur Kenntnis der Tuberkulose der Herzklappen. Frankf. Z. Path. **26**, H. 3 (1922).

EHRENBERG: Zwei Fälle von Tumor im Herzen. Dtsch. Arch. klin. Med. **103** (1911). — EHRNROOTH: Zur Kenntnis der Myome des Herzens. Zieglers Beitr. **51**, 262 (1911).

FABRIS: Fibro-angio-myxomatöse Neubildung des menschlichen Herzens. Virchows Arch. **241** (1923). — FISCHER: Die Wunden des Herzens und des Herzbeutels. Langenbecks Arch. **9**, 571 (1867).

GIERCKE: Die Kriegsverletzungen des Herzens. Jena 1920. — GÖDEL: Zur Kenntnis der primären Herzgeschwülste. Zbl. Herzkrkh. **14**, 99 (1922). — GOLDSTEIN: Tumors of the heart. New York med. J. **115**, Nr. 2/3.

HESSE, M. und E.: Über die histologischen Veränderungen des menschlichen Herzens nach Verletzungen desselben. Virchows Arch. **252**, H. 1 (1924). — HEYDENREICH: Bayer. ärztl. Intell.-Bl. **51** (1865). — HIERONYMI: Über kongenitale Rhabdomyome des Herzens. Berl. klin. Wschr. **58**, 709 (1921). — HIERONYMI und KUKLA: Ein Beitrag zur Kenntnis der angeborenen Rhabdomyome des Herzens. Virchows Arch. **232**, 459 (1921). — v. HOFMANN: Zur Chirurgie der Herzverletzungen. Dtsch. Z. Chir. **156**, H. 1/6 (1920). — HÜBSCHMANN: Endocard-Tuberkel. Münch. med. Wschr. **1912**, 841. — HUSTEN: Über Tumoren und Pseudotumoren des Endocards. Zieglers Beitr. **71**, H. 1 (1922). — HYMAN and FISHER: Posttraumatic disturbances of the heart. Amer. Heart J. **2**, Nr. 1 (1926).

JAFFÉ: Das Myom des Herzens. Zieglers Beitr. **64**, H. 3 (1918). — JARISCH: Eine papilläre Neubildung am Herzen. Zbl. Herzkrkh. **1919**, Nr. 8.

KAAK: Ein Fall von primären Myxcysto-Sarcoma pericardii. Inaug.-Diss. Kiel 1904. — McKEAND und REID: Tuberkel im Myocard. Lancet 1912, 7. Sept. Dtsch. med. Wschr. **1912**, 1849. — KIENBÖCK: Geschosse im Herzen bei Soldaten. Dtsch. Arch. klin. Med. **124**, H. 5/6 (1918). — KLOSE: Beiträge zur Chirurgie des Herzens und Herzbeutels. Arch. klin. Chir. **124**, 210 (1923). — KOCH: Herzsteckschüsse. Bruns' Beitr. **123**, H. 2 (1921). — KRÖNER: Beitrag zur Lehre von der Echinokokkenkrankheit. Inaug.-Diss. Erlangen 1912.

LERICHE: Nadel im Herzen. Soc. Chir. **1913**, 30. Jan. — LOISON: Les blessures du péricard et du cœur et de leur traitement. Rev. Chir. 1899, 48; **2**, 473 (1900). — LIEBERMEISTER: Studien über Komplikationen der Lungen-Tuberkulose und über die Verbreitung der Tuberkelbazillen in den Organen und im Blut der Phthisiker. Virchows Arch. **197** (1909). — LINK: Die Klinik der primären Neubildungen des Herzens. Z. klin. Med. **67** (1909). — LÜSCHER: Über Myocarditis uraemica. Frankf. Z. Path. **26**, 293 (1921). — LUTZ: Primäre Aktinomykose des Herzbeutels und des Herzens. Wien. med. Wschr. **1920**, 1873.

MANDELSTAMM: Über primäre Neubildungen des Herzens. Virchows Arch. **245**, 43 (1923). — MARESCH: Über Tuberkulose des Herzens. Wien. med. Wschr. **1920**, Nr 45. — MARIQUE: Recherches sur les corps étrangers du cœur. Bruxelles: H. Lamertin 1902. — MASSINI: Über tuberkulöse Myocarditis. Schweiz. med. Wschr. **1921**, Nr 50. — MATRAS: Ein primäres Sarcom des Herzens. Z. Kreislaufforschg **19**, Nr 7 (1927). — MEYER, G.: Zur Kenntnis der spontanen Herzruptur. Dtsch. Arch. klin. Med. **43**, 379 (1888). — MEYER et OBERLING: Myocardite tuberculeuse avec syndrome D'ADAMS-STOKES. Ann. méd. **14**, Nr 5 (1923). — MÖNCKEBERG: Untersuchungen über das Atrioventricularbündel im menschlichen Herzen. Jena 1908. — MÖNCKEBERG: Zur Pathologie des Atrioventriculärsystems und der Herzschwäche. Berl. klin. Wschr. **1909**, Nr 2. — MÖNCKEBERG: Beiträge zur normalen und pathologischen Anatomie des Herzens. Verh. dtsch. path. Ges. XIV. Tagung, 64 (1910). — MÖNCKEBERG: Multiple Rhabdomyome des Herzens. Rhein.-Westf. Ges. inn.

Med. 5, 17 (1914). — Mönckeberg: Über die subendocardialen Blutungen. Zbl. Herzkrkh. 7, Nr 9 (1915). — Morris: Metastases to the heart from malignant tumors. Amer. Heart J. 3, Nr 2 (1927).

Omodeo-Zorini: Contributo alla conoscenza dei radomiomi del cuore. Arch. Sci. med. 1923. Zbl. Herzkrkh. 15, Nr 13 (1923).

Pertik: Pathologie der Tuberkulose in Lubarsch-Ostertags Erg. 8 (1902). — Poikert: Medullarcarcinom des Herzens. Allg. mil.-ärtzl. Ztg 36 (1865).

Reinhard: Ein Fall von endocardialem Abklatschtuberkel. Virchows Arch. 210, 2 (1912). — Rehn: Über penetrierende Herzwunden und Herznaht. Langenbecks Arch. 55, 305 (1897). — Reim: Ein Beitrag zur Kenntnis der Herzmuskeltuberkulose. Berl. klin. Wschr. 1916, Nr 24. — Rey: Contribution â l'étude de la tuberkulose du myocarde. Thèse Paris 1911. — Ribbert: Über die subendocardialen Blutungen im Bereich des Atrioventricularbündels. Wien. klin. Wschr. 1915, Nr 6. — Ribbert: Die Rhabdomyome des Herzens bei tuberlöser Hirnsklerose. Zbl. Path. 26, H. 9 (1915). — Rothberger: Verh. dtsch. path. Ges. XIV. Tagung, 71.

Schminke: Kongenitale Herzhypertrophie durch Rhabdomyombildung. ZieglersBeitr. 79, 513 (1922). — Schmorl: Solitärtuberkel in der Muskulatur des rechten und linken Herzventrikels. Münch. med. Wschr. 1913, 1684. — Scholz: Herz und Trauma. Zbl. Herzkrkh. 6, Nr 12 (1914). — v. Schroetter: Krankheiten des Herzfleisches in Ziemssens Handb. spez. Path. u. Ther. 1879. — Schulgin: Zur Frage über die Histogenese des Rhabdomyoms. Zbl. Herzkrkh. 5, Nr 2 (1913). — Sengler: Zwei Fälle von Herzmuskeltuberkulose. Inaug.-Diss. Würzburg 1912. — Simon: Über Schußverletzungen des Herzens. Dtsch. Z. Chir. 115 (1912). — Stefko: Die Herztuberkulose des Menschen und der Tiere. Z. Tbk. 44, H. 3 (1926). — Stelzner: Nähnadel im Herzen. Verh. dtsch. Ges. Chir. 1887. — Sternberg: Konglomerattuberkel in der Wand des rechten Vorhofs. Wien. med. Wschr. 1902, Nr. 13. — Syller: Zur Behandlung veralteter Herzsteckschüsse. Klin. Wschr. 6, Nr. 16 (1927). — Szubinski: Subendocardiale Blutungen nach tödlichen Kriegsverletzungen. Zbl. Herzkrkh. 8, Nr. 6 (1916).

v. Tabora und Tilp: Zur Kasuistik der Herztuberkulose. Straßburger med. Z. 5 (1908). — Tecon: Balle dans le myocarde bien tolérée pendant 26 mois. Bull. Soc. méd. Hôp. Paris 1922, 28. Apr. — Thorel: Pathologie der Kreislauforgane in Lubarsch-Ostertags Erg. 9., 14., 17. Jg. — Töppich: Zum Verhalten des Myocards bei Tuberkulose. Klin. Wschr. 3, Nr. 17.

Urbach: Die Verletzungen des Herzens durch stumpfe Gewalt. Beitr. gerichtl. Med. 4, 104—277 (1922).

Wagener: Über die Methoden der Freilegung des Herzens zur Vornahme der Naht nach Verletzungen. Inaug.-Diss. Kiel 1902.

Die unregelmäßige Herztätigkeit und ihre Behandlung.

Adams: Dublin Hosp. Rep. 1827, 448. — Adler, O: Wirkung der Glyoxylsäure auf den Tierkörper. Arch. f. exper. Path. 56, 207 (1907). — Adroqué: Contribution â l'étude du pouls lent permanent avec respiration de Cheyne-Stokes et attaques épileptiformes. Thèse Méd. Toulouse 1902/03, Nr 508. — Agassiz: Observations upon the effects of strophanthin in cases of auricular fibrillation. Heart 3 (1912). — Albrecht, E.: Die Atmungsreaktion des Herzens. Jena 1910. — Alcock und Meyer, H.: Über die Wirkung des Carpains auf die Herztätigkeit. Arch. f. Physiol. 1903, 225. — Amenomiya: Atrio-Ventrikular-Bündel bei Diphtherie. Virchows Arch. 1910, 202. — Amsler und Pick: Über die Strophanthinkontraktur der getrennten Kammerhälften des Kaltblüterherzens. Pflügers Arch. 184, 62 (1920). — Andersen: A case of so- called sino- auricular heart- block. Act. med. scand. 58, H. 2/3 (1923). — Angueloff, G.: Contribution â l'étude du pouls lent permanent. Thèse méd. Montpellier 1900/01, Nr 8. — v. Angyan: Der Einfluß der Vagi auf die automatisch schlagenden Kammern. Pflügers Arch. 149 (1912). — v. Angyan: Kammerautomatie und Vorhofflimmern. Virchows Arch. 213 (1913). — v. Angyan: Der Einfluß des Vagusdruckversuchs bei atrio-ventriculärer Schlagfolge. Zbl. Herzkrkh. 6, 345 (1914). — Arjeff, M.: Über Chinidinbehandlung der Flimmerarrhythmie. Dtsch. med. Wschr. 49, Nr 18 (1923). — Arloing: Modifications rares ou peu connues de la contraction des cavités du cœur sous l'influence de la section ou de l'exitation des pneumo-gastriques. Arch. Physiol. 1894. — Armstrong-Mönckeberg: Herzblock durch Herztumor. Arch. klin. Med. 102 (1911). — Arndt, R.: Die Neurasthenie (1885). — Arndt: Perpetuierliches Vorhofsflimmern bei permanenter Kammerautomatie. Z. klin. Med. 78, 520 (1913). — Arnesen: Ein durch Atropinbehandlung beseitigter Fall von Adams-Stokesschem Symptomkomplex. Norsk. Mag. Laegevidensk. 84, Nr 4 (1923). — Arnstein: Ein seltener Fall von Bradycardie hohen Grades. Gaz. lekarske 1894, Nr. 24, zitiert nach Virchow-Hirsch Jb. 2, 180 (1894). — Aron, E.: Ein Fall von Pulsverlangsamung. Berl. klin. Wschr. 1895,

Nr 25. — ARRILLAGA, GUGLIELMETTI et WALDORF: Action comparée de la quinine et de la quinidine sur la fibrillation auriculaire expérimentale. C. r. Soc. Biol. 86, Nr 7 (1927). — ASCHNER: Über einen bisher noch nicht beschriebenen Reflex vom Auge auf Kreislauf und Atmung. Wien. klin. Wschr. 54, 1529 (1908). — ASCHNER: Über Herzneurose und Basedowoid und ihr verschiedenes Verhalten gegen Adrenalin. Z. klin. Med. 70, 458 (1910). — ASCOLI: Zur Kenntnis der ADAMS-STOKESschen Krankheit. Z. exper. Path. u. Ther. 4, 185 (1907). — ASHER: Die Unregelmäßigkeiten des Herzschlages. Eine physiologische Studie. Bern 1920. — ASHMANN: Conductivity in compressed cardiac muscle. I. The recovery of conductivity following impulse transmission in compressed auricular muscle of the turtle heart. II. A supernormal phase in conductivity. Amer. J. Physiol. 74, Nr 1 (1925). — ASHMANN and HERRMAN: A supernormal phase in conduction and a recovery curve for the human functional tissue. Amer. Heart J. 1, Nr. 5 (1926). — ASHMANN: Electrographic studies of the conductivity in cardiac muscle. Proc. Soc. exper. Biol. a. Med. 24, Nr 4 (1927). — ASHTON, NORRIS, G. and LAVENSON, R.: ADAMS-STOKES disease (Heartblock) due to a Gumma in the interventricular septum. Amer. J. med. Sci. 1907, Jan. — ASSMANN: Das Myödemherz. Münch. med. Wschr. 1909, Nr. 1.

BACHMANN: Sphygmographic Study of a case of complete Heart-Block. Arch. int. Med. 4, 238 (1909). — BACHMANN: A physiological-pathological study of a case of heartblock occurring in a dog as a result of natural causes. J. of exper. Med. 16, Nr. 1 (1912). — BAINBRIDGE: The relation between respiration and the pulse rate. J. of Physiol. 54, Nr. 3 (1920). — BALINT-ENGEL: Paroxysmale Tachycardie. Z. klin. Med. 65, H. 3/4 (1908). — BAMBACH: Über einen Fall von Vorhofsflimmern mit nachfolgendem kompleten Vorhofskammerblock. Zbl. Herzkrkh. 15, Nr 17/18 (1923). — BARD: Du rhythme couplé du cœur. Gaz. Hebdom. Méd. Chir. 1890, Nr 18. — BARIÉ: Syndrome de STOKES-ADAMS avec rhythme couplé. Arch. Mal. Cœur 2, 65 (1909). — BARKER: Ventricular Tachycardia during an attack of paroxysmal auricular tachycardia. Heart 11, 1 (1924). — BARKER: The occurrence of auricular beats due to stimulation of the auricles during complete heartblock. Amer. Heart J. 1, Nr 3 (1926). — BARKER: Auricular fibrillation. Amer. Heart J. 2, Nr 1 (1926). — BARLOW: The clinical occurence of sinoauricular-block. Lancet 212, Nr 2 (1927). — BARNES: Cerebral manifestations of paroxysmal tachycardia. Amer. J. med. Sci. 171, Nr 4 (1926). — BARR: Case of ADAMS-STOKES disease. Brit. med. J. 2, 1122 (1906). — BARRIER: The use of quinidine in the treatment of ectopic rhythms. J. amer. med. Assoc. 89, Nr 10 (1927). — BARRINGER: Effect of auricular fibrillation on functional ability of the heart. J. amer. med. Assoc. 82, Nr 7 (1924). — BARRY: La signification des changements du rhythme cardiaque produits par la perfusion avec la nicotine. Arch. internat. Pharmaco-Dynamie 25, H. 5/6 (1921). 19. Kongr. 48. — BARTON: Removal by caffein of some Digitalis Arrhythmias. Amer. J. med. Sci. 150, Nr 352 (1915). — BASCH: Herzrhythmik und Herzarrhythmie. Arch. f. Physiol. 101, Nr. 12 (1904). — BASS: Zur Behandlung der paroxysmalen Tachycardie. Münch. med. Wschr. 64, 1041 (1917). — BASSOE, P.: The STOKES-ADAMS-Syndrome. Philadelphia med. J. 78, Nr 10 (1903). — BATELLI et MORSIER: Le mécanisme des trémulations fibrillaires. C. r. Soc. Biol. 86, Nr 10 (1922). — BÄUMLER: Ein Fall von Tachycardie, in welcher über der Vorhofsgegend die doppelte Anzahl von Herztönen gehört wurde, als über der Herzspitzengegend. Zbl. Herzkrkh. 1914, H. 1. — BAYER, E.: Contribution á l'étude de la maladie de STOKES-ADAMS phenomena. Thèse Paris 1898. — BEARDS: A case showing the STOKES-ADAMS phenomena. Brit. med. J. 1907, 19. Oct. — BECHER: Über das Verhalten des Pulses im Malariaanfall. Ein Beitrag zur Kenntnis des Fieberpulses. Dtsch. Arch. klin. Med. 125, H. 4/6 (1918). — BEESON, CH.: Heart-block at ninety-one. J. amer. med. Assoc. 1908, Nr 3. — BELSKI: Über die an der Atrioventrikulargrenze blockierten Systolen. Z. klin. Med. 44, 179 (1902). — BELSKI: Ein Beitrag zur Kenntnis der ADAMS-STOKESschen Krankheit. Z. klin. Med. 57, 529 (1905). — BELSKI: Ein Beitrag zur Kenntnis der ADAM-STOKESschen Krankheit. Beobachtungen über atrioventriculäre Automatie im Verlaufe von infectiöser Krankheit. Z. klin. Med. 67, 515 (1909). — BENJAMIN und v. KAPF: Über die Behandlung der Arrhythmia perpetua mit Chinin. Dtsch. med. Wschr. 1921, 10. — BENJAMIN: Über thyreotoxisches Vorhofsflimmern. Zbl. Herzkrkh. 16, Nr 4 (1924). — BERBLINGER: Die Blutungen im Atrioventricularsystem. Zbl. Herzkrkh. 8, Nr 14 (1916). — BERGER: Anatomische Untersuchungen des Herzens bei Puls. irregularis perpetue. Dtsch. Arch. klin. Med. 112, H. 3/4, 287 (1913). — v. BERGMANN: Zur Chinidintherapie des Herzens. Münch. med. Wschr. 1919, Nr 26. — BERNARD: Sur la physiologie du cœur. Leçon Sorbonne 1865. — BETHE: Allgemeine Anatomie und Physiologie des Nervensystems. (1903). Arch. Anat. u. Physiol. 1909, 85. — BICKEL: Extrasystolie des Herzens. Berl. klin. Wschr. 43, 52. — BICKEL et FROMMEL: De la frequence et des modalités des arrhythmies dans la maladie de BASEDOW et le goitre basedowifié. Arch. Mal. Cœur 18, Nr 6 (1925). — BIEDL und RIHL: Ein Fall von ADAMS-STOKESscher Krankheit mit Läsionen in beiden TAWARAschen Schenkeln. Zbl. Herzkrkh. 8, Nr 7/8 (1916). — BIGGS: Investigation of the bundle branch lesion in the heart. Lancet 202, Nr 20 (1922). — BISHOP: ADAMS-STOKES disease with complete heartblock showing a conspicous lesion on the path of the auric. ventr. bundle. Amer. J. med. Sci. 1910, 454. — BISHOP: Specific action of atropin in relieving certain irregularities of heart beat. J. amer. med. Assoc. 77, Nr 1 (1921). — BISHOP: Eight examples of bundle branch lesion in the heart. Lancet 202, Nr 20 (1922). — BISHOP: Fibrillation of auricle returned to normal rhythm. Amer. J. med. Sci. 165, Nr 1 (1923). — BISHOP: Analysis of the findings of eight additional examples of bundle branch lesions in the heart. Proc. N. Y. path. Soc. 22, H. 1/5 (1923). — BLACKHAM, R.: Bradycardia. Lancet 1903, 22. August. — BLOCH, M.: Tabes mit Stenose und Insufficienz von Aorta, Bradycardie und ADAMS-STOKESschem Symptomkomplex. Dtsch. med. Wschr. 1904, Nr 33. — BLOCH: Herzblock und Vorhofsflimmern. Klin. Wschr. 5, Nr 27 (1926). — BLONDEAU: Etude clinique sur le pouls lent permanent. Publ. Progrès méd. 1879. — BLONDIN: Note sur un cas de maladie de ADAMS-STOKES. Progrès méd. 22, Nr 21 (1906). — BLUMENFELD und PUTZIG: Experimentelle elektrocardiographische Studien über die Wirkung der Respiration auf die Herztätigkeit. Pflügers Arch. 155 (1914). — BLUMGART: The reaction to exercise of the heart affected by auricular fibrillation. Heart 11, Nr 1 (1924). — BOCK: Die Behandlung des Vorhofsflimmerns mit Chinidin. Med. Klin. 17, Nr 35 (1921). — BODEN: Über die Behandlung von Herzunregelmäßigkeiten mit Chinin und Chinidin. Ärztl. Fortbild. Kurs. Bad Nauheim (1927). — BODEN: Über Tachycardie und ihre Behandlung. Klin. Wschr. 6, Nr 33 (1927). — BODEN und NEUKIRCH: Klinische und experimentelle Beobachtungen über die Herzwirkung des Chinidins. Arch. klin. Med. 136, 181 (1921). — BOEKELMANN: Experimentelle Untersuchungen über die Wirkung des Chinidins. Pflügers Arch. 198, H.5/6 (1923). Arch. klin. Med. 136, H. 3/4 (1921). — DE BOER: Über den künstlichen Herzrhythmuswechsel durch einen Induktionsschlag. Zbl. Physiol. 30, Nr 9 (1915). — DE BOER: Herzalternans. Zbl. Physiol. 30, 149 (1915). — DE BOER: Hartalternans. Nederl. Tijdschr. Geneesk. 60, Nr. 5 (1916). — DE BOER: Novv. recherches sur l'alternance ventriculaire. Arch. néerl. Physiol. 3, 167 (1919). — DE BOER: Eine neue Theorie über das Entstehen von Kammerwühlen. Pflügers Arch. 178 (1920). — DE BOER und FRÖHLICH: Die elektrischen Erscheinungen während der Contractur des Froschherzens. Naunyn-Schmiedebergs Arch. 84 (1918). — DE BOER: Das Alternansproblem. Pflügers Arch. 192, H. 4/6 (1921). — DE BOER: Über die Wirkung von Chinin bei Vorhofflimmern. Ein therapeutisches Paradoxon. Arch. f. exper. Path. 94, H. 3/6 (1922). — DE BOER: Über Kammerflattern und Kammerflimmern bei einem Patienten mit totalem Herzblock. Z. exper. Med. 38, H. 1/3 (1923). — DE BOER: Die Physiologie und Pharmakologie des Flimmerns. Erg. Physiol. 21, 1 (1923). — DE BOER: Die neuen Theorien über Flimmern und Flattern. Pflügers Arch. 203, 14 (1924). — DE BOER: The electrogramm of the ventricle. Amer. J. Physiol. 74, Nr 1 (1925). — DE BOER: Über das Wesen und das Entstehen einfacher Extrasystolen und paroxysmaler Tachycardie. Z. exper. Med. 55, H. 3/4 (1927). — DE BOER: Kammerflimmern bei totalem Herzblock und die Wirkung von Chinidin oder Chininpräparaten bei totalem Herzblock. Z. Kreislaufforschg 19, Nr 2 (1927). — BOHNENKAMP, H.: Zur Pathologie des Herztodes. Klin. Wschr. 2, Nr 40 (1923). — BÖNNIGER: Über einige Fälle von gestörter Leitung zwischen Atrium und Ventrikel beim kranken menschlichen Herzen. Z. exper. Path. u. Ther. 1905, 663. — BÖNNIGER: Diskussionsbemerkung. Verh. 31. Kongr. Ges. inn. Med. Wiesbaden 1914. — BOINET et ROUSLACROIX: Pouls lent permanent avec dissociation cardiaque. Arch. génér. méd. 2, Nr 40 (1906). — BOLTEN: Die vaso-vagalen Anfälle (GOWERS). Mschr. Physiol. u. Neurol. 49, H. 1 (1921). — BORDET, E., DONZELOT, F. et PEZZI, C.: Sur un cas d'alternance cardiaque mécanique et électrique observée chez l'homme. C. r. Soc. Biol. 75, Nr 34, 468—470 (1913). — BORUTTAU: Über Wiederbelebung bei Herzkammerflimmern mit besonderer Rücksicht auf Narkose- und Starkstromunfälle. Dtsch. med. Wschr. 1918, Nr 31. — BORUTTAU: Über Herzkammerflimmern des überlebenden Warmblüterherzens und seine Beeinflussung. Ein Beitrag zur Rettungsfrage bei Starkstromunfällen. Z. exper. Path. u. Ther. 20, H. 1 (1919). — BOUCKAERT: Entstehungsweise der Drucksenkung bei paroxysmaler Tachycardie. Z. exper. Med. 55, H. 1/2 (1927). — BOUESSÉE, F.: Etude sur le pouls lent permanent ou maladie de STOKES-ADAMS. Thèse Paris 1899, Nr 339. — BOUILLAUD, J.: Traité clinique des maladies du cœur. Paris 1835. Übersetzt v. BECKER 1836. — BOURNE: Premature beats, the manner of action upon them of anoxemia, raised blood pressure, vagus and acclerator stimmulation, alkalosis and adrenalin. Amer. Heart J. 3, Nr 1 (1927). — BOUVERET: De la tachycardie essentielle paroxystique. Rev. méd. 1889, 755. — BOYCE: Epileptic convulsions with unusually slow action of the Heart. Brit. med. J. 1884, 8. March. — BOYER: Contribution rendu du 8e Congres de la Societé Italienne de Médicine intern. Naples 1897, 20.—24. Okt. — BRANDENBURG: Über die Wirkung der Galle auf das Herz. Arch. f. Physiol. Suppl. 1903. — BRANDENBURG: Über die Eigenschaft des Digitalin, beim Froschherzen die selbständige Erzeugung von Bewegungsreizen anzuregen. Arch. f. Physiol. 1904. — BRANDENBURG: Über zeitweise auftretende Halbierung der Pulszahl. Med. Klin. 1906. — BRANDENBURG und HOFFMANN: Wo entstehen die normalen Bewegungsreize im Warmblüterherzen? Med. Klin. 1912. — BRAUN, L. und MAGER, W.: Über die Wirkungen der Digitaliskörper auf das isolierte Säugetierherz. Wien. Akad. Ber. 108, 3. Abt., 471 (1899). — BRAUN, L. und MAGER, W.: Über die Wirkung der Galle und der gallensauren Salze auf das isolierte Säugetierherz. Sitzgsber. Akad. Wiss. Wien, Math.-naturwiss. Kl. 3, 108 (1899). — BRAUN: Über Venenpuls bei Vorhofstillstand. Mitt. Ges. inn. Med. Wien 1909, Nr 1. — BRAUN: Herz und Psyche in ihren Wirkungen aufein-ander. Leipzig-Wien 1920. — BREMER, ED.: Zur Lehre von der Reizleitung und Extra-systolie. Zbl. Herzkrkh. 13, Nr 3 (1921). — BRISSAUD, E.: Leçons sur les maladies ner-veuses (1899). — BRISTOWE, S. J.: The influence of extreme slowness of pulse in the caus-ation of epileptiform convulsions. Lancet 2 (1894). — BRODY: The effect of quinidin on striped muscle. J. amer. med. Assoc. 79, 5 (1922). — BRÖKING und TRENDELENBURG: Adrenalinnachweis und Adrenalingehalt des menschlichen Blutes. Dtsch. Arch. klin. Med. 103 (1911). — BROUARDEL et VILLARET: Contribution à l'étude du pouls lent permanent. Arch. méd. expér. Path. 1906, Mars. — v. BRÜCKE: Zur Kenntnis des Reflexes von der Nasenschleimhaut auf die Herznerven. Z. Biol. 67 (1917). — BRUNS, O.: Das Verhalten des Herzens bei extremen Anstrengungen. Zbl. Herzkrkh. 1914. — BRUNS, O.: Die Herzen der Frontsoldaten. Med. Klin. 1917, Nr 51. — BURRIDGE: A survey of some elementes of cardiac excitability. Quart. J. Med. 12, Nr 4 (1920). — BURWELL, C. and DIEUAIDE, R.: Clinical experience with quinidin. Arch. int. Med. 31, Nr 4 (1923). — BUSQUET, H.: Un cas de pouls lent permanent avec respiration périodique. Rev. méd. 1097, 299. — BUS-QUET, H.: La fibrillation expérimentale des oreillettes. Presse méd. 5 (1914). — BUTLER: Heart-Block. Amer. J. med. Soc. 1907, 715. — BUTTERFIELD and HUNT: Observations on paroxysmal Tachycardia. Quart. J. Med. 7, 209 (1914).

CAESAR: Klinische Erfahrungen mit Verodigen. Dtsch. Arch. klin. Med. 134, H. 1/2 (1920). — CAPASSO: Contributo alla patogenesi del rismo lente e del bigeminismo cardiaco. Incunabili Napoli 13, 29 (1898). — CARR and SPOENEMANN: Clinical studies of quinidin. J. amer. med. Assoc. 81, 4 (1923). — CARTER: Clinical observations on defective conduction of the auriculo-ventricular bundle. Arch. int. Med. 13, 803 (1914). — CARTER, ANDRUS and DIEUAIDE: A consideration of the cardiac arrhythmias on the basis of local circulatory changes. Arch. int. Med. 34, Nr 5 (1924). — CARTER and HOWLAND: Note upon the oc-currence of congenital atrio-ventricular dissociation. Bull. Hopkins Hosp. 31 (1920). — CARTER and STEWART: Studies of the blood gases in a case of paroxysmal tachycardia. Arch. int. Med. 31, Nr 3 (1923). — CASTEX: Sur le dédoublement et le redoublement du premier ton du cœur. Arch. Mal. Cœur 16, Nr 6 (1923). — CASTEX, BERETERVIDE et RA-MIREZ: Syndrome de MORGAGNI-ADAMS-STOKES paroxystique dans le jeune âge. Arch. Mal. Cœur 18, 9 (1925). — CHAMBERS, G.: Case of patient suffering from heartblock and delusion of infection of skin by insects. Domian med. Monthly Toronto 1908, April. — CHAPMANN, CH.: The after history of a postmortem record of a case of cardiac syphiloma. Trans. clin. Soc. Lond. 49 (1907). — CHAPPET, M.: Observation de ralentissement du pouls. Lyon méd. 1880, Nr 27. — CHARCOT, J. M.: Leçons sur les maladies du système nerveux. 2 (1872). — CHARRIN et POMPILIAN: Dissociation fonctionnelle des oreillettes et des ven-tricles. C. r. Soc. Biol. 1899, 704. — CHASE, R.: Bradycardia with report of a case. Boston med. J. 142, Nr 6 (1900). — CHAUFFARD: Bradycardies paroxystiques. Bull. méd. 1898. — CHAUVEAU: De la dissociation du rhythme auriculaire et du rhythme ventriculaire. Rev. Méd. 5 (1885). — CHRISTEN: Schädigungen durch Sinusstrom. Dtsch. med. Wschr. 1917, 49. — CHRISTIAN: The use of Digitalis in the various forms of cardiac Arrhythmia. Boston med. J. 1915, Aug. — CHRISTIAN: Transient auriculoventricular dissociation with varying ventricular complexes caused by digitalis. Arch. int. Med. 16, 341 (1915). — CLARK, F. H.: On occurrence of epileptoid attacks in tachycardia and bradycardia. Brit. med. J. 1907, 10. Aug. — CLARK-KENNEDY: On the therapeutic value of quinidine in the treatment of auricular fibrillation. Quart. J. Med. 15, 279 (1922). — CLARK-KENNEDY: Quinidine in the treatment of auricular fibrillation. Quart. J. Med. 16, Nr 63 (1923). — CLERC et ESMEIN: Etudes de la pulsation oesophag. chez l'homme. Arch. Mal. Cœur 1910. — CLERK et PEZZI: Troubles de conductibilité intracardiaque sous l'influence de la quinine. C. r. Soc. Biol. 85, Nr 25 (1921). — CLEVE et NOEL-DESCHAMPS: L'arrhythmie complète et son traitement par la quinidine. Presse méd. 30, 70 (1922). — CLUGET et REBATTU: De l'élec-trocardiogramme dans les arrhythmies. J. Physiol. et Path. gén. 14, 97—107 (1912). — CLUGET et REBATTU: De l'électrocardiogramme dans les bradycardies. J. Physiol et Path. gén. 14, 81—85 (1912). — CLUGET et REBATTU: Electrocardiographie bei Irregularitas per-petua. J. Physiol. et Path. gén. 1914. — COHN, A.: On the auriculo-nodal junction. Heart 1909, 167. — COHN, A.: A case of paroxysmal Tachycardia. Heart 2 (1911). — COHN, A.: Auricular tachycardia with a consideration of certain differences between the two vagi. J. of exper. Med. 15, 49—61 (1912). — COHN, A.: Of the differences in the effects of stimula-tion of the two vagus nerves. J. exper. Med. 16, 732 (1912). — COHN, A.: The postmortem examination of horses heart from cases of auricular fibrillation. Heart 4, Nr 3, 221—224. —

Cohn, A.: A case of transient complete auriculo-ventricular dissociation, showing constantly varying ventricular complexes. Heart 5, Nr 1 (1913). — Cohn, A.: Paroxysmal tachycardia and the effect of stimulation of the two vagus nerves by pressure. Heart 5, 93. — Cohn and Fraser: Paroxysmal tachycardia and the effect of stimulation of the vagus nerves by pressure. Heart 5, 93 (1913). — Cohn, A. and Heard: A case of auricular fibrillation with postmortem examination. Arch. int. Med. 1913. — Cohn, Kessel and Mason: Observations on the functions of the sino-auricular node. Heart 3 (1912). — Cohn and Levy: Experiments with quinidin on conduction and on the refractory period in the dogs heart. Proc. Soc. exper. Biol. a. Med. 19, Nr 4 (1922). — Cohn and Lewis: Auricular fibrillation and complete heartblock. Heart 4, 15 (1912). — Cohn und Trendelenburg: Untersuchungen zur Physiologie des Übergangsbündels am Säugetierherzen. Pflügers Arch. 131 (1910). — Comby: Leçon clinique sur le pouls lent. permanent 1862, 6. Juli. — Coombs and Herapath: Auricular failure. Bristol med.-chir. J. 41, Nr 154 (1924). — Cornil: Lenteur des pulsations cardiaques etc. Gaz. Hôp. 1875, Nr 64, en Soc. Biol. Mai 1875. — Couty: Etude rel. à l'influence de l'encéphale sur les muscles de la vie organique, et spécialement sur les organes cardio-vasculaires. Arch. de Physiol. 1876, 8. III. — Cowan and Chrighton: The clinical aspect of bundle branch block. Quart. J. Med. 19, Nr 73 (1925). — Cowan, Donald and Binning: Le pouls veineux dans la tachycardie paroxys. Arch. Mal. Cœur 2, 306. Quart. J. Med. 1909, Jan. — Cowan and Ritchie: Coupleds rhythms of the heart. Quart. J. Med. 4 (1910). — Cowles-Andrus: Nachdauernde Rhythmusänderung als Folge einer einzelnen Reizung des Vorhofs. Pflügers Arch. 209, 1 (1925). — Craig, J.: The Stokes Adams Syndrome. Brit. med. J. 1907, Sept. 21. — Crawford, J.: Case of Stokes Adams disease. Lancet 1903, Oct. 10. — Crawford, J.: Observations on a case of heart block in acute rheumatic fever under treatment with digitalis. Amer. Heart J. 3, Nr 2 (1927). — Cushny, A. R.: On the action of substances of the digitalis-series on the circulation in mammals. J. exper. Med. 2, 233; 3 (1897). — Cushny, A. R.: The irregularities of the mammalian heart observed under aconitine and on electrical stimulation. Heart 1, 1 (1909). — Cushny, A. R.: Irregularity of the heart and auricular fibrillation. Amer. J. med. Sci. 1911, Juni; 1913, 141. — Cushny, A. R.: Stimulation of the isolated ventricle, with special reference to the development of spontaneous rhythme. Heart 3 (1912). — Cushny, A. R. and Edmunds: Paroxysmal irregularity of the heart and auricular fibrillation. Amer. J. med. Sci. 133, 56 (1907). — Cushny, A. R., Marris and Silberberg: The action of digitalis in therapeutics. Heart 4 (1912). — Cushny, A. R. and Matthews: On the effects of electrical stimulation of the mammalian heart. J. Physiol. 21 (1897). — Czermak: Über mechanische Vagusreizung beim Menschen. Jena. Z. Naturwiss. 1865 II, 384. — Czermak: Gesammelte Schriften. Leipzig 1879.

Daly, de Burgh and Starling: On the effects of changes in intraventricular pressure and filling on the ventricular rhythm in partial and complete heart block. Brit. J. exper. Path. 3, Nr 1 (1922). — Daly and Verney: The localisation of the receptors involved in the reflex regulation of the heart rate. J. Physiol. 62, Nr 4 (1927). — Daniel: Die intraventriculäre Blockade des Herzmuskels. Geneesk. Bl. (holl.) 24, Nr 8 (1925). — Danielopolu: Arrhythmie provoquée chez l'homme par l'excitation manuelle du cœur. Arch. Mal. Cœur 1912. — Danielopolu: Rôle de pneumogastrique dans le ralentissement du rhythme et dans le bigéminisme provoqués par la digitale au cours de l'arrhythmie complète (fibrillation auriculaire). C. r. Soc. Biol. 74, 16 (1913). — Danielopolu: Recherches sur l'action de la digitale dans le rhythme alternant. Arch. Mal. Cœur 1913, Nov. — Danielopolu et Danulesco: Sur le mécanisme de production de l'accès dans la tachycardie paroxystique. Tachycardie hétérotope provoquée chez l'homme à l'aide de l'adrenalin. Ann. Méd. 10, 1 (1921). — Danielopolu et Danulesco: Recherches sur l'action de la compression oculaire dans la dissociation auriculo-ventriculaire complète. C. r. Soc. Biol. 85 (1921). — Danielopolu et Proca: Recherches sur le rhythme atrioventriculaire chez l'homme. Arch. Mal. Cœur 19, Nr 4 (1926). — Davidow, M. S.: Ein Fall von Adams-Stokesscher Krankheit. Med. Rundschau (russ.) 1906. — Debove: Pouls lent permanent. Gaz. Hôp. 1905. — Dehio: Ein fühlbarer Puls auf zwei Herzkontraktionen. Dtsch. Arch. klin. Med. 47 (1891). — Dehio: Ein Fall von Bradycardie. St. Petersb. med. Wschr. 1892, Nr 2, 21. — Dehio: Über die Bradycardie der Reconvalescenten. Dtsch. Arch. klin. Med. 52 (1894). — Delalande, P.: Essai sur le pouls lent permanent et sa pathogénie. Thèse méd. de Paris 1891/92, Nr 153. — Deneke, Th.: Fall von paroxysmaler Tachycardie. Dtsch. med. Wschr. 1904, Nr 23. — Deneke, Th.: Zur Röntgendiagnostik seltener Herzleiden. Dtsch. Arch. klin. Med. 89, H. 1—4 (1906). — Deneke, Th.: Die Überleitungsstörungen zwischen Vorhof- und Herzkammer. Dtsch. med. Wschr. 1907, Nr 43, 1802. — Deneke, Th. und Adam: Beobachtungen am isolierten überlebenden menschlichen Herzen. Z. exper. Path. u. Ther. 2 (1906). — Dieuaide and Davidson: Terminal cardiac arrhythmias. Arch. int. Med. 28, Nr 5 (1921). — Dock, G.: Sphygmograms from 2 cases of bradycardia. Med. News 87, Nr 8. — Dock and Levine: The recurrence of regular ventricular rhythm with a rate of over fifty in cases of auricular fibrillation. Amer. J. med. Sci. **167**, Nr 5 (1924). — DOLL, K.: Die Lehre vom doppelten Herzstoß. Berl. klin. Wschr. **1899**, Nr 40—42. — DOLL, K.: Weiteres zur Lehre vom echten doppelten Herzstoß. Berl. klin. Wschr. **1905**, Nr 46. — DONATH und KAUF: Kammerflattern am menschlichen Herzen. Wien. klin. Wschr. **30**, Nr 14 (1924). — McDOWALL: On the nature and significance of vagus escape. J. Physiol. **61** (1926). — DRAPER, G.: Pulsus irreg. perp. with fibrosis of the Sinus-node. Heart **3** (1911). — DRESBACH and MUNFORD: Interpolated extrasystoles in an apparently normal human heart, illustrated by Electrocardiogram and Polygrams. Heart **5**, Nr 3, 197 (1914). — DRURY: The spread of the excitatory process in auricular muscle subjected to pressure. J. of Physiol. **59**, H. 4/5 (1924). — DRURY: Paroxysmal tachycardia of a v. nodal origin exhibiting retrograde heart block and reciprocal rhythm. Heart **11**, 4 (1924). — DRURY: Further observations upon intraauricular block produced by pressure or cooling. Heart **12**, Nr 1 (1925). — DRURY, HORSFALL and MUNLY: Observations to the action of quinidine upon the dogs heart; the refractory period of and conduction in ventricular muscle. Heart **9**, 4 (1922). — DRURY and ILIESCU: The restoration of the normal mechanism in cases of auricular fibrillation by means of quinidine sulphate. Brit. med. J. **1921**, Nr 3170. — DÜLL, WILH.: Ein Beitrag zur intravenösen Strophanthintherapie bei gleichzeitiger Digitalisanwendung. Münch. med. Wschr. **1921**, Nr 6. — DUFOUR: Du rhythme couplé du cœur avec pouls bigéminie ou cours de l'ictère. Gaz. Méd. **1901**, Nr 86. — DUMESNIL, DE ROCHEMONT: Zur Klinik des ADAMS-STOKESschen Symptomenkomplexes. Münch. med. Wschr. **1903**, Nr 37. — DUNN, A. O.: Atrioventricular dissociation following diphtheria. J. amer. med. Assoc. **1908**, Nr 24. — DURET: Etudes expérimentelles et cliniques sur les traumatismes cérébraux. Thèse 1878.

EBSTEIN: Klinische Beiträge zur Lehre von der Herzarrhythmie mit bes. Rücksicht auf die Myocarditis fibrosa. Dtsch. Arch. klin. Med. **65** (1899). — ECKL: Über einzelne seltene klinische Fälle atrioventriculärer Automatie und experimentelle Erzeugung derselben beim Menschen durch subcutane Atropininjectionen. Wien. med. Wschr. **1919**, Nr 9. — ECKSTEIN: Experimentelle Untersuchungen über die functionelle Differenzierung im Säugetierherzen und ihre Bedeutung für die Allorhythmie. Inaug.-Diss. Freiburg 1915. — ECKSTEIN: Zur Lehre von den atrio-ventriculären Koordinationsstörungen. Dtsch. Arch. klin. Med. **130**, H. 1/2 (1919). — ECKSTEIN, ROMINGER und WIELAND: Pharmakologische und klinische Beobachtungen über die Wirkung des kristallisierten Lobelins auf das Atemcentrum. Z. Kinderheilk. **28**, H. 2/4 (1921). — EDENS: Pulsstudien. Dtsch. Arch. klin. Med. **100** (1910); **103** (1911). — EDENS: Über Digitaliswirkung. Dtsch. Arch. klin. Med. **104** (1911). — EDENS: Digitaliswirkung bei unregelmäßiger Herztätigkeit. Ther. Mh. **25** (1911). — EDENS: Die Digitalisbehandlung. Berlin-Wien: Urban u. Schwarzenberg 1916. — EDENS: Über atrioventriculäre Automatie und sinuauriculäre Leitungsstörung beim Menschen. Dtsch. Arch. klin. Med. **136**, H. 3/4 (1921). — EDENS: Über das Wesen der Reizleitungsstörung. Dtsch. Arch. klin. Med. **137**, H. 1/3 (1921). — EDENS: Zur Theorie der Reizleitungsstörung. Verh. dtsch. Ges. inn. Med. 1921. München u. Wiesbaden 1922. — EDENS und HUBER: Über Digitalisbigeminie. Dtsch. Arch. klin. Med. **118**, 476 (1916). — EDENS und ROMEIS: Beitrag zur Kenntnis der Digitaliswirkung. Verh. dtsch. Ges. inn. Med. **1923**, 98. — EDENS und ROMEIS: Über Digitaliskumulation und Herzblock. Ther. Gegenw. **1925**, Juni. — EDENS und WARTENSLEBEN: Über die S-Welle im Jugularispuls. Dtsch. Arch. klin. Med. **104**, 552 (1911). — VAN EGMONT: Über die Wirkung einiger Arzneimittel bei vollständigem Herzblock. Zbl. Herzkrkh. **1914**, 19. — VAN EGMOND: Über die Wirkung einiger Arzneimittel bei partiellem Herzblock nebst Versuchen übers Entstehen von Herzblock durch oligodyname Metallwirkung. Pflügers Arch. **180** (1920). — EHRENREICH: A case of auricular fibrillation in a child. N. Y. med. J. **99** (1914). — EISMAYER: Die Behandlung unregelmäßiger Herztätigkeit mit Chinidin. Dtsch. Arch. klin. Med. **156**, H. 3/4 (1927). — ELLIS and KENNEDY: Arrest of auricular fibrillation by the use of quinidine. Lancet **201**, Nr 18 (1921). — EMANUEL: On a case of heart-block. Lancet **1910**, 886, 26. März. — ENGELMANN: Über die Leitung der Erregung im Herzen. Pflügers Arch. **11** (1875). — ENGELMANN: Over de geleiding van prikkels door het hart. Versl. Akad. Wetensch. Amsterd., Wis- en natuurk. Afd. **1893**. — ENGELMANN: Über die Leitung der Bewegungsreize im Herzen. Pflügers Arch. **56**, 149 (1894). — ENGELMANN: Refractäre Phase und compensatorische Ruhe in ihrer Bedeutung für den Herzrhythmus. Arch. **50** (1895). — ENGELMANN: Über den Einfluß der Systole auf die motorische Leistung der Herzkammer. Pflügers Arch. **62** (1896). — ENGELMANN: Über den Ursprung der Herzbewegung und die physiologischen Eigenschaften der großen Herzvene des Frosches. Pflügers Arch. **65**, 109 (1897. — ENGELMANN: Über den myogenen Ursprung der Herztätigkeit und über anatomische Erregbarkeit als normale Eigenschaft peripherischer Nervenfasern. Pflügers Arch. **65**, 535 (1897). — ENGELMANN: Über die Wirkungen der Nerven aufs Herz. Pflügers Arch. **1900**. — ENGELMANN: Die Unabhängigkeit der inotropen Nebenwirkungen von der Leitungsfähigkeit des Herzens für motorische Reize. Engelmanns

Arch. 1902. — ENGELMANN: Der Versuch von STANNIUS, seine Folgen und deren Deutung. Arch. f. Physiol. 1903, 505. — ENGELMANN: Myogene Theorie und Innervation des Herzens. Dtsch. Klinik 4, 1903. — ENGELMANN: Das Herz und seine Tätigkeit im Lichte neuerer Forschung. Leipzig 1904. — ENGELMANN: Über die bathmotropen Wirkungen der Herznerven. Engelmanns Arch. 1907, Suppl. — ENRIQUEZ, E. et AMBARD: L'action de la déchloruration sur le pouls lent permanent et son interprétation selon la théorie myogène. Semaine méd. 1907, Nr 4. — EPPINGER und ROTHBERGER: Beitrag zur Frage des E. K. der beiden Kammern des Säugetierherzens. Zbl. Physiol. 24, Nr 23. — EPPINGER und ROTHBERGER: Zur Analyse des Elektrokardiogramms. Wien. klin. Wschr. 1909, Nr 31. — EPPINGER und ROTHBERGER: Über die Folgen der Durchschneidung der TAWARAschen Schenkel des Reizleitungssystems. Z. klin. Med. 70, 1 (1910). — EPPINGER und STOERCK: Verh. dtsch. Ges. inn. Med. 1910, 636. — ERB: Ist die von MAX HERZ beschriebene „Phrenocardie" eine scharf abzugrenzende Form der Herzneurose? Münch. med. Wschr. 1909, Nr 22. — ERLANGER, J.: The physiology of heartblock in mammals. J. of exper. Med. 7, 676 (1905). Bull. Hopkins Hosp. 16, 202 (1905). J. of exper. Med. 1906, Jan. 25. — ERLANGER, J.: A report of some observations on heartblock in mammals. Bull. Hopkins Hosp. 16 (1905). — ERLANGER, J.: A review of the physiology of heart block in mammals. Brit. med. J. 2, 1111 (1906). — ERLANGER, J.: Irregularities of the heart resulting from disturbed conductivity. Amer. J. med. Sci. 4 (1908). — ERLANGER, J.: Über den Grad der Vaguswirkung auf die Kammern des Hundeherzens. Pflügers Arch. 127, 77 (1909). — ERLANGER and BLACKMANN: A study of relative rhythmicity and conduction in various regions of the auricle of the mammalian Heart. Amer. J. Physiol. 20, 125 (1907). — ERLANGER and HIRSCHFELDER: Further studies on the physiology of heart-block in mammals. Amer. J. Physiol. 14, Nr 5 (1906); 15, Nr 11. — ERLANGER und HIRSCHFELDER: Eine vorläufige Mitteilung über weitere Studien in bezug auf den Herz'block bei Säugetieren. Zbl. Physiol. 1906. — ESMEIN: Les formes cliniques de la bradycardie consécutive aux lésions du faisceau de HIS. Rev. Méd. int et Thér. 1, 609 (1909). — ESMEIN: Note sur les transformations de l'activité auriculaire dans l'arrhythmie perpétuelle. Arch. Mal. Cœur 1911. — ESMEIN: Note sur le pouls alternant transitoire et sa valeur prognostique. Arch. Mal. Cœur 6 (1913). — ETOURNAND, CH.: Sur un cas de pouls lent permanent avec crises syncopales. Thèse méd. Bordeaux 1891/92, Nr 74. — EWALD: Ein Beitrag zur Lehre von der Erregungsleitung zwischen Vorhof und Ventrikel des Froschherzens. Pflügers Arch. 91 (1902). — EYSTER and EVANS: Sino-auricular heartblock with report of a case in man. Arch. int. Med. 15 (1915). — EYSTER and FAHR: Observations on the use of quinidine in auricular fibrillation. Arch. int. Med. 29, Nr 1 (1922). — EYSTER, J. A. E. and MEEK, W. J.: Cardiac irregularities in morphine poisoning in the dog. Heart 4, 59—67 (1912). — EYSTER and MEEK: The permanent rhythm following destruction of the sino-auricular node. Amer. J. Physiol. 61, Nr 1 (1922). — EYSTER and SWARTHOUT: Experimental determination of the influences of abnormal cardiac rhythms on the mechanical efficiency of the heart. Arch. int. Med. 25, Nr 3 (1920).

FAHR: Pathologisch-anatomische Befunde im HISschen atrio-ventriculären Bündel bei zwei Fällen von ADAMS-STOKESschem Symptomenkomplex. Verh. 24. Kongr. dtsch. Ges. inn. Med. 1907. — FAHR: Über diemuskuläre Verbindung zwischen Vorhof und Ventrikel in normalen Herzen und bei AD.-STO.-Krankheit. Virchows Arch. 188 (1907). — FAHRENKAMP: Klinische und elektrographische Untersuchungen über die Einwirkung der Digitalis und des Strophanthins auf das insufficiente Herz. Dtsch. Arch. klin. Med. 120 (1906). — FAHRENKAMP: Das Elektrokardiogramm der Arrhythmia perpetua. Dtsch. Arch. klin. Med. 112, H. 3/4, 287 (1913). — FAHRENKAMP: Vorübergehende komplette Herzunregelmäßigkeiten unter dem klinischen Bilde der Arrhythmia perpetua mit Beobachtungen über Vaguswirkung. Dtsch. Arch. klin. Med. 117, I (1914). — FAHRENKAMP: Elektrographische Untersuchungen über die Einwirkung der Digitalis bei der Arrh. perp. Verh. dtsch. Ges. inn. Med. 1914. — FAHRENKAMP: Zur Kenntnis der vorübergehenden Arrhythmia perpetua mit Beobachtungen über Vagusdruck. Dtsch. Arch. klin. Med. 124, H. 1/2 (1917). — FAHRENKAMP: Zur klinischen Bedeutung vorübergehender Herzunregelmäßigkeiten. Vortr. in Heidelberg. Ref. Münch. med. Wschr. 1917. — FAHRENKAMP: Über Herzklopfen bei Kranken mit Rhythmusstörungen. Med. Klin. 1921, 618. — FALCONER and DEAN: Observation on a case of heart-block associated with intermittent attacks of auricular fibrillation. Heart 3, 3, 247 (1912). — FALCONER and DEAN: Observations on a case of auricular-fibrillation with slow ventricular action. Heart 4, 87—95 (1912). — FALCONER and DUNCAN: Observations on a case of paroxysmal tachycardia of auricular type. Heart 3 (1912). — FEIL, HAROLD: The use of epinephrin in the STOKES-ADAMS syndrome. J. amer. med. Assoc. 80, Nr 1, 26—28 (1923). — FEIL and GILDER: The regularity of simple paroxysmal tachycardie. Heart 8, 1 (1921). — FEIL and KATZ: Evidence of the dynamic importance of auricular systole in man. Proc. Soc. exper. Biol. a. Med. 20, Nr 6 (1923). — FELBERBAUM and FINESILVER: Transient auricular fibrillation in abdominal diseases. Amer. Heart J. 2,

Nr 4 (1927). — FIELDING, L. T.: A case of transient heart-block due to intestinal toxaemia. J. amer. med. Assoc. 1908, Nr 16. — FIGUET: Etude sur le rhythme couplé du cœur. Thèse de Lyon 1881/82. — FINKELNBURG: Beitrag zur Frage des sogenannten Herzblocks beim Menschen. Dtsch. Arch. klin. Med. 1905. — FINKELNBURG: Über Dissociation von Vorhof- und Kammerrhythmus. Dtsch. Arch. klin. Med. 86 (1906). — FINKELNBURG: Ein Fall von Herzblock. Niederrhein. Ges. Natur- u. Heilk. Bonn 17. VI. 1907. — FINNY, J. M.: Bradycardia with arrhythmia and epileptiform seizures. Dubl. J. med. Sci. 1906, May 1. Brit. med. J. 128 (1906, April). — FISCHEL: Über Tonusänderungen und die anderen graphisch an den vier Abteilungen des Säugetierherzens bei elektrischer Reizung derselben zu ermittelnden Erscheinungen. Arch. f. exper. Path. 38 (1897). — FISCHER: Über unregel- mäßige ventriculäre Tachycardie. Wien. Arch. inn. Med. 14, H. 3 (1927). — FISCHER: Zur Kenntnis der Herzrhythmusschwankungen beim CHEYNE-STOKESschen Atmen. Z. Kreislaufforschg 19, Nr 10 (1927). — FLACK, M.: An investigation of the sino-auricular node of the mammalian heart. J. of Physiol. 41 (1910). — FLACK, M.: L'écrasement du nœud sino-auriculaire. Arch. internat. Physiol. 11 (1910). — FLEISCHHAUER: Über die klinischen Begleiterscheinungen des Vorhofflimmerns beim Menschen und über die Be- zeichnung: Pulsus irregularis perpetuus. Z. klin. Med. 88, H. 5/6. — FLEISCHMANN: Die Erregbarkeit der Herznerven bei kröpfigen und schilddrüsenlosen Tieren. Verh. dtsch. Ges. inn. Med. 1911. — FLEMING and KENNEDY: A case of complete heartblock in diph- theria. Heart 2 (1911). — FLINT: Diseases of the heart (1870). — FLINT: Désordres fonc- tionnelles du cœur caractérisées par le ralentissement du pouls. Arch. gén. Méd. 1876, 163.— FLISSINGER, CH.: L'arrhythmie perpétuelle. J. Praticiens 1911. — FLYSTRUP: Studies on the pathogenesis of auricular fibrillation. Acta med. scand. (Stockh.) 56, H. 1 (1922). — FOA: Über die Erhaltung der physiologischen Herzperiode. Pflügers Arch. 139 (1911). — FOLEY: STOKES-ADAMS syndrome, a report of 2 cases with a short résumé of the literature. Boston med. J. 153, Nr 9 (1905). — FONTANA: Un caso di polso raro permanente con accessi vertiginoso convulsivi. Gaz. Osp. 1907, Nr 110. — FOTHERGILL: On cardiac irregul- arity. Lancet 1870, Dec. 10. 17. — FOX: The clinical significance of transitory delirium cordis. Amer. J. med. Sci. 1910, Dec. — LA FRANCA, S.: Über den Mechanismus beim Auf- treten der paroxysmalen Tachycardie. Z. klin. Med. 81, 410 (1915). — FRÄNKEL: Pulsus alternans bei einem großen im Verlauf eines akuten Gelenkrheumatismus entstandenen perikardialen Exsudates. Ein Puls auf zwei Herzaktionen. Charité-Ann. 1874. — FRAEN- KEL: Leitungsstörung bei Polyarthritis rheumatica. Dtsch. med. Wschr. 1908. — FRAEN- KEL: Intravenöse Strophantintherapie. Münch. med. Wschr. 1912, Nr 6/7. — FRANCK, FR.: Recherches sur les troubles cardiaques qui déterminent les intermittences du pouls artériel dites fausses intermittences. Gaz. Hôp. 1877, Nr 68. — FRANCK, FR.: Comparaison des effets produits sur les oreillettes et les ventricules du cœur par l'excitation du pneumo- gastric. C. r. Soc. Biol 1882. — FRANK, O.: Gibt es einen echten Herztetanus? Z. Biol. 38 (1899). — FRANK, O.: Einfluß der Herztemperatur auf die Erregbarkeit der Nerven. Z. Biol. 49 (1907). — FRANK, O. und ALWENS: Blutgeschwindigkeit in den Venen. Münch. med. Wschr. 1910, Nr 18, 954. — FRANK, O. und VOIT, F.: Über die sogenannte Hemi- systolie. Dtsch. Arch. klin. Med. 65, 580 (1900). — FRANKE: Über einen Fall von Vagus- arrhythmie. Wien. klin. Wschr. 18, 43 (1905). — FRÉDÉRICQ: Rhythme affolé des ventricules dû à la fibrillation des oreillettes. Physiol. du faisceau auriculo-ventriculaire. Arch. inter- nat. Physiol. 2, 281 (1905). — FRÉDÉRICQ: Historisch-kritische Bemerkungen über die von klinischer Seite neuerdings anerkannte Identität der Venen- und Ösophagusbilder. Zbl. Physiol. 1908, Nr 10. — FRÉDÉRICQ: Pouls alternante produit chez le chien chloralisé par excitation des nerfs accélérateurs du cœur. Arch. internat. Physiol. 12, 47 (1912). — FRÉDÉRICQ: La contraction alternante du myocarde et son électrogramme. Arch. internat. Physiol. 1912, 96. — FRÉDÉRICQ: Die HERINGsche Theorie gibt keine Erklärung für den an ausgeschnittenen Herzmuskelstücken hervorgerufenen Pulsus alternans. Pflügers Arch. 151, 106 (1913). — FRÉDÉRICQ: La suppression du node de KEITH-FLACK. Bull. Acad. Méd. belg. 6, Nr 7 (1926). — FRÉDÉRICQ et DESCAMPS: Le diagnostic pathogénique des bradycardies et les épreuves de l'atropine et du nitrite d'amyle. Arch. internat. Physiol. 16, H. 2 (1921). — FREUND: Klinische und pathologisch-anatomische Untersuchungen über Arrhythmia perpetua. Dtsch. Arch. klin. Med. 106 (1912). — FREY, A.: Pulsus rarissimus. Berl. klin. Wschr. 1887. — FREY, E.: Ein Versuch, den Verlauf der Kon- traktion am Herzen und Muskel auf Stoffwechselvorgänge zurückzuführen. Pflügers Arch. 184 (1920). — FREY, E.: Die Wirkung des Strychnins auf die Refractärperiode und die Überleitungszeit am Froschherzen. Naunyn-Schmiedebergs Arch. 87 (1920). — v. FREY, M.: Die Untersuchung des Pulses. Berlin: Julius Springer 1892. — v. FREY, M.: Ein Fall von äußerster Pulsverlangsamung. Münch. med. Wschr. 41 (1905). — v. FREY, M. und KREHL: Arch. Anat. u. Physiol. 1890. — FREY, W.: Klinische Be- obachtungen über Arrhythmie der automatisch tätigen Ventrikel. Die Bekämpfung der ADAMS-STOKESschen Anfälle bei kompletter Dissociation. Dtsch. Arch. klin. Med. 119,

H. 4/6 (1916). — Frey, W.: Zur Kenntnis der atrioventricularen Schlagfolge des menschlichen Herzens. Dtsch. Arch. klin. Med. 120, 192 (1916). — Frey, W.: Der innere Mechanismus der verschiedenen Formen von extrasystolischer Arrhythmie. Zbl. Herzkrkh. 1918, Nr 13. — Frey, W.: Das Vorhofflimmern beim Menschen und seine Beseitigung durch Chinidin. Berl. klin. Wschr. 1918, Nr 18/19. — Frey, W.: Weitere Erfahrungen mit Chinidin bei absoluter Herzunregelmäßigkeit. Berl. klin. Wschr. 1918, Nr 36. — Frey, W.: Chinidin zur Bekämpfung der absoluten Herzunregelmäßigkeit (Vorhofsflimmern). Dtsch. Arch. klin. Med. 136, H. 1/2 (1921). — Frey, W.: Zur Frage der Chinidintherapie bei Fällen mit Vorhofsflimmern. Ther. Halbmh. 35, Nr 17 (1921). — Frey, W. und Schittenhelm: Ventrikelautomatie mit stillstehenden Vorhöfen. Z. exper. Med. 12, 418 (1921). — Friberger: Arrhythmie bei gesunden Kindern. Arch. Kinderheilk. 58 (1912). — Frick: Ein Beitrag zur paroxysmalen Tachykardie. Wien. klin. Rundschau 1903. — Fridericia und Möller: Ein Fall von auf das Septum ventriculorum lokalisierter Myokarditis mit eigentümlichen Abnormitäten. Dtsch. Arch. klin. Med. 126, 246 (1918). — Fried, R.: Zur Frage der Bradycardie und des Adams-Stokesschen Symptomenkomplexes nebst einer casuistischen Mitteilung. Vers.-Bl. pfälz. Ärzte 21 (1905). — Fries, J.: Isolierte Erregbarkeitsstörung des Ventrikels bei einem Falle von Diphtherie. Inaug.-Diss. Würzburg 1912. — Fröhlich und Paschkis: Die Bedingungen des Flimmerns der Herzkammern. Klin. Wschr. 1922, Nr 38, 1894. — Fröhlich und Paschkis: Die Bedingungen des Herzkammerflimmerns. Z. exper. Med. 35, H. 4/6 (1923). — Fröhlich und Pick: Über Veränderung der Wirkung von Herzgiften durch Physostigmin. Z. exper. Med. 11, H. 1/2 (1920). — Frothingham: The auricles in cases of auricular fibrillation. Arch. int. Med. 36, Nr 3 (1925). — Fuchs: Ventriculäre Allorhythmie bei normaler Schlagzahl. Dtsch. Arch. klin. Med. 134, H. 5/6 (1920). — Funke, R.: Ein Beitrag zur Lehre von der Pulsarrhythmie. Prag. Z. Heilk. 14 (1893). — Fussel and Wolferth: A case exhibiting slow auriculoventricular rhythm and paroxysmal tachycardia with unusual ability to interrupt the fast rate. Arch. int. Med. 26 (1920).

Gager: Conduction changes accompanying pericardial effusion. Arch. int. Med. 33, Nr 4 (1924). — Gaisböck, F.: Klinische Untersuchungen über das Aussetzen des Pulses bei tiefer Atmung und bei forcierter Muskelaktion. Dtsch. Arch. klin. Med. 110 (1913). — Gallavardin: Les Bradycardies. XI. Congr. franç. Méd 1910. — Gallavardin: Rhythme cardiaque et Cheyne-Stokes. Arch. Mal. Cœur 4 (1911). — Gallavardin: De la difficulté d'affirmer l'alternance de l'oreillette. Lyon méd. 1912. — Gallavardin, L.: Pouls alternant et cœur alternant. J. méd. franç. 1913. — Gallavardin, L.: De la réalité des extrasystoles ventriculaires rétrogrades et de leur association avec des extrasystoles interpolées au cours d'une bradycardie totale. Arch. Mal. Cœur 6, Nr 10, 625—632 (1913). — Gallavardin, L.: Tachycardie ventriculaire terminale succédant à une arrhythmie complète et compliquée de troubles rhythmiques divers. (Tachycardie supra-ventriculaire et troubles de la conductibilité.) Arch. Mal. Cœur 13, Nr 5, 207—209 (1920). — Gallavardin, L.: Tachycardie paroxystique ventriculaire avec conservation du rhythme auriculaire normal, caractères du pouls veineux, enregistrement de la terminaison de l'accès. Arch. Mal. Cœur 13, Nr 3, 121—125 (1920). — Gallavardin, L.: Tachycardie paroxystique atrio-ventriculaire, enregistrement de la terminaison de l'accès. Arch. Mal. Cœur 13, Nr 3, 126/127 (1920). — Gallavardin, L.: Arrhythmie complète lente par le block partiel. Arch. Mal. Cœur 14, 130 (1921). — Gallavardin, L.: Extrasystolie ventriculaire à paroxysmes tachycardiques prolongés. Arch. Mal. Cœur 15, Nr 5 (1922). — Gallavardin, L.: Tachycardie paroxystique à forme arrhythmique par trouble de la conductibilité auriculo-ventriculaire. Simulation d'un rhythme atrio-ventriculaires. Arch. Mal. Cœur 16, Nr 2 (1923). — Gallavardin et Croisier: Tachycardie paroxystique en dôme d'origine supra-ventriculaire et sans contraction de l'oreillette. Arch. Mal. Cœur 5 (1912). — Gallavardin et Dumas: Arrhythmie complète et fibrillation auriculaire. Lyon méd. 7 (1913). — Gallavardin et Gravier: Bradycardie nodale permanente. Arch. Mal. Cœur 14, 71 (1921). — Gallemaerts: Dissociation auriculo-ventriculaire provoquée par l'orthostatisme. Arch. Mal. Cœur 16, Nr 5 (1923). — Gallemaerts: Etude électrocardiographique de la tachycardie paroxystique. Arch. int. Méd. 1, H. 2 (1924). — Galli, G.: Das Wesen des Herzalternans. Münch. med. Wschr. 1909, 563. — Galli, G.: Attacks of paroxysmal tachycardia following atropin. Heart 7, Nr 3 (1920). — Ganter: Experimentelle Beiträge zur Kenntnis des Vorhofselectrocardiogramms. Dtsch. Arch. klin. Med. 129, 137 (1919). — Ganter und Zahn: Über Reizbildung im Säugetierherzen. Pflügers Arch. 145 (1912). — Ganter und Zahn: Über die Beziehungen der Nervi vagi zu Sinusknoten und Atrioventricularknoten. Pflügers Arch. 154 (1913). — Ganter und Zahn: Über das Elektrokardiogramm des Vorhofs bei nomotoper und heterotoper Automatie. Verh. 30. Kongr. dtsch. Ges. inn. Med. Wiesbaden 1913. 274. — Ganter u. Zahn: Zur Lokalisation der automatischen Kammerzentren. Zbl. Physiol. 27, Nr 4. — Gaskell: On the rhythm of the heart of the frog and on the nature of the action of the vagus nerve. Philos. Trans.

roy. Soc. 153, 993 (1881). — GASKELL: On the innervation of the heart with especial reference to the heart of the tortoise. J. of Physiol. 4, 43 (1883). — GASKELL: On the augmentor (accelerator) nerves of the heart of cold blooded animals. J. of Physiol. 5, 46 (1884). — GASKELL: On the inhibitory actions and the inhibitory nerves in general. Trans. internat. med. Congr. Copenhagen 1884. — GASKELL: Über die elektrischen Veränderungen, welche im ruhenden Herzmuskel die Reizung des Nervus vagus begleiten. Festschr. f. LUDWIG. Leipzig 1886. — GASKELL: On the structure, distribution and function of the nerves which innervate the visceral and vascular systems. J. of Physiol. 7, 1 (1888). — GASKELL: On the anatomy of cardiac nerves in certain cold blooded vertebrates. J. of Physiol. 7, 1 (1888). — GASKELL: The electrical changes in the quiescent cardiac muscle which accompany stimulation of the vagus nerve. J. of Physiol. 7, 451 (1888). — GAUCHAT and KATZ: Observations on pulsus paradoxus. Arch. int. Med. 33, Nr 3 (1924). — GAUDON: Essai sur la pathogénie du pouls lent permanent. Thèse de Paris 1905. — GEIGEL, R.: Über alternierende Mitralinsuffizienz. Dtsch. med.Wschr. 1890, 103. — GEIGEL, R.: Nervöses Herz und Herzneurose. Münch. med.Wschr. 1917, Nr 1. — GEIGEL, R.: Herz und Narkose. Münch. med.Wschr. 1917, Nr 9. — GÉRAUDEL, E.: Le syndrmoe d'ADAM-STOKES et sa pathogénie. Bull. Acad. Méd. 94, Nr43 (1925). — GERHARDT, C.: Pulsus paradoxus einer Seite. Ungleiche Pulszahl der Armarterien. Berl. klin. Wschr. 1897, Nr 1. — GERHARDT, C.: Beitrag zur Lehre von der Extrasxstole. Dtsch. Arch. klin. Med. 1882, 509. — GERHARDT, D.: Klinische Untersuchungen über Venenpulsation. Arch. exper. Pharm. u. Ther. 34 (1894). — GERHARDT, D.: Einige Beobachtungen an Venenpulsen. Arch. f. exper. Path. 47, 250 (1902). — GERHARDT, D.: Beiträge zur Lehre vom Pulsus intermittens und von der paroxysmalen Bradycardie. Arch. f. exper. Path. 51 (1903). — GERHARDT, D.: Differentialdiagnose der nervösen Herzstörungen. Klin. psych. Krkh. 1, r., 298. — GERHARDT, D.: Die Unregelmäßigkeiten des Herzschlags. Sitzgsber. phys.-med. Soc. Erlangen 1905—07. — GERHARDT, D.: Beiträge zur Lehre von den Extrasystolen. Dtsch. Arch. klin. Med. 81, 509 (1905). — GERHARDT, D.: Über Unregelmäßigkeiten des Herzschlags. Erg. inn. Med. 2, 418 (1908). — GERHARDT, D.: Über Rückbildung des ADAMS-STOKESschen Symptomenkomplexes. Dtsch. Arch. klin. Med. 93, H. 5 (1908). — GERHARDT, D.: Über Beziehungen zwischen Arrhythmia perpetua und Dissoziation. Zbl. Herzkrkh. 2, Nr 10 (1910). — GERHARDT, D.: Beiträge zur modernen Herzdiagnostik. Med. Ges. Basel. Ref. Münch. med. Wschr. 38 (1912). — GERHARDT, D.: Klinische und anatomische Beiträge über ADAMS-STOKESsche Krankheit und Vagusbradycardie. Dtsch. Arch. klin. Med. 106 (1912). — GERHARDT, D.: Die Herzklappenfehler. Wien 1913. — GERHARDT, D.: Referat über die sogenannte Arrhythmia perpetua des Pulses. Münch. med. Wschr. 1915. — GERHARDT, D.: Beiträge zur Lehre von der Arrhythmia perpetua. Dtsch. Arch. klin. Med. 118, 562 (1916). — GERHARDT, D.: Beobachtungen über Arrhythmia perpetua bei mäßig raschem Vorhofsrhythmus. Dtsch. Arch. klin. Med. 131, H. 1/2 (1919). — GEWIN: Das Flimmern des Herzens. Arch. f. Physiol. 19, Suppl., 116. — GIBBES and DALLY: The electro-cardiogram in complete heartblock. Clin. J. 40 (1912). — GIBSON, G. A.: On the action of the auricles in health and disease. Edinburgh med. J. 1882. — GIBSON, G. A.: The nervous affections of the heart (1904). — GIBSON, G. A.: Bradycardia. Communication. Brit. med. Assoc. Oxford, July 1904. Brit. med. J. 1904, Oct. 1. Edinburgh med. J. 1905, Nr 18. — GIBSON, G. A.: Heart-block. Brit. med. J. 1906, 1113, Oct. 28. — GIBSON, G. A.: The electromotive changes in heartblock. Brit. med. J. 1906, 2375, July 7. — GIBSON, G. A.: Further Observations on the heart-block. Practitioner 1907. — GIBSON, G. A.: A historic Instance of the ADAMS-STOKES-Syndrome due to Heart-block. Edinburgh med. J. 1909, Juni. — GIBSON and RITCHIE: ADAMS-STOKES-Symptomkomplex and heart-block. Lancet Nr 4460. — GILBERT and GREENE: Studies on the response of the circulation to low oxygen tension. Arch. int. med. 27, Nr 6 (1921). — GILCHRIST: Paroxysmal ventricular tachycardia. Amer. Heart J. 1, Nr 5 (1926). — GILCHRIST and COHN: Varying ventricular complexes in complete heart-block. Amer. Heart J. 3, Nr 2 (1927). — GILDEMEISTER und DIEGLER: Zur Lehre von der primären Schädigung des Herzens durch Starkströme. Klin. Wschr. 1922, Nr 26. — GLÄSNER, K.: Klinische Untersuchungen über den Kapillarpuls. Dtsch. Arch. klin. Med. 97, H. 1/2 (1909). — MCGLANNAN, AL.: The effect of surgical operations on the blood pressure. South. med. J. 14, Nr 3 (1921). — GLAUS: Wärmeacceleration des Herzens und Muskelarbeit. Naunyn-Schmiedebergs Arch. 87 (1920). — GOLD and OTTO: A clinical study of digitalis Bigeminy. Amer. Heart J. 1, Nr 4 (1926). — GOLDENBERG und SCHERF: Zur Entstehungsweise festgekoppelter Extrasystolen. Wien. Arch. inn. Med. 15, H. 2 (1928). — GOLDSCHEIDER: Über Abgrenzung und Behandlung der Herzneurose. Z. physik. u. diät. Ther. 1906. — GOLDSCHEIDER: Die krankhafte Überempfindlichkeit. Leipzig 1919. — GOSSAGE: Independant ventricular rhythm, heart-block and the STOKES-ADAMS-Syndrome without Affection of Conductivity. Heart 1 (1910). — GOSSAGE: On some cases of partial Heart-block. Trans. clin. Soc. Lond. 40 (1907). — GOSSAGE and BRAXTON HICKS, J. A.: On auricular fibrillation. Quart. J. Med. 6, Nr 24,

435—440 (1913). — GOTTSCHALK: Herzalternans als Folge periodisch auftretender partieller Erschlaffung der Kammerwand. Z. exper. Path. u. Ther. 20, 3 (1919). — GRABER: Paroxysm of tachycardia occurring in a case of HODGKINS disease in which the vagus nerves were degenerated by the pressure of mediastinal glands. Amer. Heart J. 1, Nr 5 (1926). — GRABS: Zwei Fälle von Reizleitungsstörung. Dtsch. Arch. klin. Med. 111, H. 3/4, 209 (1913). — DE GRAFF and WEISS: Observations on the mechanism of complete heart block in man. Proc. Soc. exper. Biol. a. Med. 21, Nr 6 (1924). — GRANT and ILIESCU: Comparison of the action of quinidine with other cinchona alkaloids in auricular fibrillation. Heart 9, 4 (1922). — GRASSET, J.: De la fréquence paradoxale du pouls, bradycardie avec hypotension etc. Semaine méd. 1898, 353. — GRASSMANN: Zur prognostischen Wichtigkeit und Behandlung der praktisch wichtigsten Herzarrhythmien. Münch. med. Wschr. 1920, Nr 1/2. — GRAVIER, L.: L'alternance du cœur. Etude critique et clinique. Paris 1914. — GREIWE, J.: The aetiology of bradycardia. N. Y. med. J. 1905, July. — GROB: Über Bradycardie. Dtsch. Arch. klin. Med. 42, 574 (1888). — GROEDEL, THEO.: Kohlensäure-Bäder bei a.v. Herzblock. Münch. med. Wschr. 1912, 14. — GROEDEL, THEO.: Über paroxysmale Tachycardie, insbesondere über das Verhalten der Herzgröße während des tachykardischen Anfalls. Z. exper. Path. u. Ther. 6, 707 (1919). — GROEDEL, THEO. Untersuchungen zur Durchschnittsform des Electrocardiogramms. Frankfurt a. M. 1920. — GROEDEL, THEO.: Verdoppelung der Vorhofszacke des Ekg bei atrioventriculärem Block. Verh. 33. Kongr. dtsch. Ges. inn. Med. Wiesbaden 1921. — GROEDEL und HUBERT: Chinidin bei Herzblock, Block nach Chinidin, sonstige Erfahrungen mit der Chinidintherapie. Fortschr. Ther. 1, H. 8 (1925). — GROSS, E.: Die Bedeutung der Salze der RINGERschen Lösung für das isolierte Säugetierherz. Pflügers Arch. 99, 264 (1903). — GRUMNACH: Über die Fortpflanzungsgeschwindigkeit der Pulswellen. Arch. Anat. u. Physiol. 102 (1885). — GRUNOW: Der Einfluß der Wildbader Thermalbäder auf die Pulsirregularitäten. Z. physik. u. diät. Ther. 24 (1920). — GUDOWITSCH, F.: Über die ADAMS-STOKESsche Krankheit. Inaug.-Diss. Berlin 1905. — McGUIGAN: The effect of small doses of atropin on the heart rate. J. amer. med. Assoc. 76 (1921). — GUILLAUME, E.: Un cas de pouls alternant provoqué par la digitale. Arch. Mal. Cœur 1909, 346. — GUNN, J. A.: Ventricular fibrillation in the rat's heart. Heart 5, Nr 1, 1—4 (1913). — GUNSON, E. B.: Auricular flutter followed by auricular fibrillation. Lancet 1918, July. — GURLT: Lehre von den Knochenbrüchen 2 (1864). — GUSSENBAUER: Über retrograde Extrasystolen. Wien. Arch. inn. Med. 6, 2 (1923).

HAASS: Über die Chinidintherapie der unregelmäßigen Herztätigkeit. Berl. klin. Wschr. 1921, 540. Ther. Mh. 1921. — HABERLANDT: Das Herzflimmern, seine Entstehung und Beziehung zu den Herznerven. Jena 1914. — HABERLANDT: Die Physiologie der Atrioventrikulärverbindung des Kaltblüterherzens. Leipzig 1917. — HABERLANDT: Zur Entstehung des Herzflimmerns. Z. Biol. 66, 327 (1916). — HABERLANDT: Z. Physiol. 61 (1913); 63 (1914); 65 (1915); 67 (1917). — HABERLANDT: Über Herzwühlen und Herzflimmern. Pflügers Arch. 200, H. 5/6 (1923). — HALSEY: A case of ventricular fibrillation. Heart 6, 67 (1915). — HAMBURGER: Vasoneurotischer Symptomenkomplex bei Kindern. Münch. med. Wschr. 1911, 42. — HAMBURGER: Involvement of the auricle and conduction pathways of the heart following influenca. Amer. J. med. Sci. 160, Nr 4, 479—491 (1920). — HAMBURGER: Clinical and electrocardiographic observations on inversion and other anomalies of the P-wave. Arch. int. Med. 26 (1920). — HAMBURGER and PRIEST: The quinidin treatment of auricular fibrillation. J. amer. med. Assoc. 79, 187 (1922). — HANDFORD, H.: Case of gummata of the heart. Brit. med. J. 1904, 1745, Dec. 31. — HANDWERK, K.: ADAMS-STOKESscher Symptomenkomplex: Gumma des Vorhofseptums. Münch. med. Wschr. 1909, Nr 18, 916. — HANDWERK, K.: Die ADAMS-STOKESsche Krankheit. Klin.-ther. Wschr. 1910, Nr 33—35. — HARBERTON, T. H.: A case of slow pulse with fainting fits, which first came on two years after an injury of the neck from a fall. Med.-chir. Trans. roy. Soc. Lond. 24 (1844). — HARRIS, L.: Modern methods of research in cardiology: A criticism. Lancet 202, Nr 19, 931—933 (1922). — HARRIS, TH.: Indurative Mediastinopericarditis. Med. chronicle 1894/95. — HART, ST.: Paroxysmal tachycardia. Heart 4 (1912). — HART, ST.: Quinidin in auricular fibrillation with some observations on its use in combination with digitalis. Arch. int. Med. 30, Nr 5 (1922). — HART, ST.: Quinidin in auricular fibrillation. Trans. Assoc. amer. Physicians 37 (1922). — HAY, J.: On the pathology of bradycardia. Brit. med. J. 1905, Oct. 12. — HAY, J.: Bradycardia and cardiac Arrhythmia. Lancet 1906. — HAY, J.: STOKES-ADAMS disease. Liverpool med.-chir. J. 1906, July. — HAY, J.: Heartblock and its relationship to STOKES-ADAMS disease. Med. Chron. 1906, Sept. — HAY, J.: Two cases of auricular flutter. Lancet 2, Nr 14, 986—989 (1913). — HAY, J.: Prognosis in patients presenting rapid action of the heart. Lancet 201, Nr 15 (1921). — HAY, J.: Quinidine sulphate in cardiac disease. Quart. J. Med. 15, Nr 60 (1922). — HAY, J.: The action of quinidine in the treatment of heart disease. Based on experiments of certein members of the cardiac club. Lancet 207, Nr 11 (1924). — HAY, J. and MOORE, S.: STOKES-ADAMS disease and cardiac arrhythmia. Lancet **1906**, Nov. 10. — HECHT, A.: Ein Fall von Extrasystolie mit therapeutischer Beseitigung. Mitt. Ges. inn. Med. u. Kinderheilk. Wien **1912**. — HECHT, A.: Der Mechanismus der Herzaktion im Kindesalter, seine Physiologie und Pathologie. Erg. inn. Med. 11 (1913). — HECHT, A.: Zwei Fälle von Vorhofsflimmern mit intravenösen Chinininjectionen behandelt (nebst Mitteilung anderer therapeutischer Versuche). Wien. klin. Wschr. **1917**, Nr 6. — HECHT, A.: Mitteilung einiger bemerkenswerter Fälle. Wien. klin. Wschr. **1917**, Nr 6. — HECHT, A.: 3 Fälle von Sinusbradykardie. Wien. klin. Wschr. **1917**, Nr 6. — HECHT und MATKO: Intravenöse Chinininjectionen bei Malariakranken. Wien. klin. Wschr. **1917**, Nr 6. — HECHT und NOBEL: Elektrokardiographische Studien über Narkose. Z. ges. exper. Med. 1, 23 (1913). — HECHT und ROTHBERGER: Experimentelle Beiträge zur Kenntnis der Chinidinwirkung bei Herzflimmern. Z. exper. Med. 7, H. 3 (1918). — HECHT und ZWEIG: Über einen Fall von ventriculärer Extrasystolie mit paroxysmalen Anfällen von Kammerautomatie und deren therapeutischer Beeinflussung. Wien. klin. Wschr. **1917**, Nr 6. — HEDBOM, K.: Über die Einwirkung verschiedener Stoffe auf das isolierte Säugetierherz. Skand. Arch. Physiol. (Berl. u. Lpz.) 8 (1898/1899). — HEDBOM, K.: Beiträge zur Kenntnis der Wirkung des Antiarins. Arch. f. exper. Path. 45, 317 (1901). — HEDINGER: Anatomische Veränderungen bei Arrhythmia perp. Frankf. Z. Path. 5 (1910). — DE HEER, J. L.: Die Dynamik des Säugetierherzens im Kreislauf, in der Norm, bei Aortenstenose und nach Strophanthin. Pflügers Arch. 148, 1 (1912). — HEGLER: Arrhythmia perpertua und Vorhofsflimmern. (Ärztl. Ver. Hamburg.) Dtsch. med. Wschr. **1912**, Nr 38. — HEINEKE, MÜLLER und v. HOESSLIN: Zur Kasuistik des ADAMS-STOKESschen Symptomenkomplexes und der Überleitungsstörungen. Dtsch. Arch. klin. Med. 93, 459, H. 5/6 (1908). — HEINZ: Handbuch der exper. Pathologie u. Pharmakologie 1, 2 (1904/06. — HEITZ, J.: Du rhythme alternant post-extrasystolique (alternance du pouls relevée à la suite d'une extrasystole). Sa valeur prognostique. Arch. Mal. Cœur 5 (1912). — HEITZ, J.: Un cas d'arrhythmie complète permanente évoluant depuis 32 ans. Arch. Mal. Cœur **1914**, Nr 2, 116. — HEITZ et CLARC: La morte subite dans l'arrhythmie complète. Arch. Mal. Cœur **1913**, Nr 6, 175. — HENLE, K.: Über die Beeinflussung des Elektrokardiogramms durch die polare Wirkung des konstanten Stromes. Z. Biol. 37, 295 (1911). — HENSCHEN, K.: Die Wiederbelebung des Herzens durch peri- und intrakardiale Injektion, durch Herzaderlaß und Herzinfusion. Schweiz. med. Wschr. 50, Nr 14, 261—268 (1920). — HERAPATH: Changes in ventricular rate associated with STOKES-ADAMS attacks in complete heart block. Lancet 210, Nr 13 (1926). — HERING, E.: Über den Einfluß der Atmung auf den Kreislauf. Zwei Mitt. Sitzgsber. Akad. Wiss. Wien, Abt. II, 1871. — HERING, H. E.: Zur Erklärung des Auftretens heterotoper Herzschläge unter Vaguseinfluß. Z. exper. Path. u. Ther. 9, 490. — HERING, H. E.: Zur experimentellen Analyse der Unregelmäßigkeiten des Herzschlages. Pflügers Arch. 82, 1 (1900). — HERING, H. E.: Über die gegenseitige Abhängigkeit der Reizbarkeit, der Contractilität und des Leitungsvermögens der Herzmuskelfasern. Pflügers Arch. 86, 583 (1901). — HERING, H. E.: Über den zeitweiligen und dauernden Ausfall von Ventrikelsystolen bei bestehenden Vorhofssystolen. Zbl. Physiol. **1901**, H. 7. — HERING, H. E.: Bemerkungen zur Erklärung des unregelmäßigen Pulses. Prag. med. Wschr. **1902**. — HERING, H. E.: Über den Pulsus pseudoalternans. Prag. med. Wschr. 27 (1902, April). — HERING, H. E.: Über die gleichsinnige Änderung der Schlagfrequenz und der refraktären Phase des menschlichen Herzens. Pflügers Arch. 89, 283 (1902). — HERING, H. E.: Pseudo-Hemisystolie und postmortale Hemisystolie. Dtsch. med. Wschr. **1903**, Nr 22. — HERING, H. E.: Analyse des Puls. irregul. perpet. Prag. med. Wschr. 28 (1903, Juli). — HERING, H. E.: Über die Wirksamkeit des Accelerans auf die von den Vorhöfen abgetrennten Kammern isolierter Säugetierherzen. Zbl. Physiol. **1903**. — HERING, H. E.: Zur Erklärung des unregelmäßigen Pulses. Prag. med. Wschr. **1904**, 10. — HERING, H. E.: Über continuierliche Herzbigeminie. Dtsch. Arch. klin. Med. 79, 175 (1904). — HERING, H. E.: Bemerkungen zur Erklärung des unregelmäßigen Pulses. Prag. med. Wschr. 29 (1904, Febr.). — HERING, H. E.: Die Verzeichnung des Venenpulses am isolierten, künstlich durchströmten Herzen. Pflügers Arch. 106, 1 (1904). — HERING, H. E.: Beobachtungen an einem künstlich wiederbelebten menschlichen Herzen. Verh. 22. Kongr. dtsch. Ges. inn. Med. **1905**, 205. — HERING, H. E.: Ergebnisse experimentell-klinischer Untersuchungen über den Vorhofsvenenpuls bei Extrasystolen. Z. exper. Path. u. Ther. **1905**, 26. — HERING, H. E.: Nachweis der Automatie der Kammern usw. Pflügers Arch. 107, 108 (1905). — HERING, H. E.: Überleitungsstörungen des Säugetierherzens. Z. exper. Path. u. Ther. 2 (1905). — HERING, H. E.: Über die Erregungsleitung zwischen Vorhof und Kammer des Säugetierherzens. Pflügers Arch. 107, 97 (1905). — HERING, H. E.: Über die unmittelbare Wirkung des Accelerans und Vagus auf automatisch schlagende Abschnitte des Säugetierherzens. Pflügers Arch. 108, 295 (1905). — HERING, H. E.: Nachweis, daß das HISsche Übergangsbündel Vorhof und Kammer des Säugetierherzens funktionell verbindet. Pflügers Arch. 108, 267 (1905). — HERING, H. E.: Der Accelerans cordis beschleunigt die unabhängig von den Vorhöfen schlagenden Kammern des Säugetierherzens. Pflügers Arch. 107 (1905). — HERING, H. E.: Die Überleitungsstörungen des Säugetierherzens. Z. exper. Path. u. Ther. 2, 75 (1905). — HERING, H. E.: Einiges über die Ursprungsreize des Säugetierherzens und ihre Beziehung zum Accelerans. Zbl. Physiol. 19, Nr 5 (1905). — HERING, H. E.: Experimentelle Untersuchungen über Herzunregelmäßigkeiten an Affen. Z. exper. Path. u. Ther. 2 (1906). — HERING, H. E.: Über die häufige Combination von Kammervenenpuls mit Puls. irreg. perp. Dtsch. med. Wschr. 1906, März. — HERING, H. E.: Die Überschwelligkeit des Leitungsreizes im Herzen. Pflügers Arch. 111 (1906). — HERING, H. E.: Die Überleitungsstörungen des Säugetierherzens. Z. exper. Path. u. Ther. 75 (1906). — HERING, H. E.: Die Durchschneidung des Übergangsbündels beim Säugetierherzen. Pflügers Arch. 111, 298 (1906). — HERING, H. E.: Die Unregelmäßigkeiten des Herzschlags. Verh. 23. Kongr. dtsch. Ges. inn. Med. München 1906. — HERING, H. E.: Acceleransreizung kann das schlaglose Säugetierherz zum automatischen Schlagen bringen. Pflügers Arch. 115, 355 (1906). — HERING, H. E.: Die Unregelmäßigkeiten der Herztätigkeit. Wien. med. Presse 1906, Nr 20. — HERING, H. E.: Über Leitungsstörungen im Säugetierherzen usw. Z. exper. Path. u. Ther. 3 e, 511 (1907). — HERING, H. E.: Über den zeitweiligen oder dauernden Ausfall von Ventrikelsystolen bei bestehenden Vorhofssystolen. Zbl. Physiol. 15 (1907). — HERING, H. E.: Über die Automatie des Säugetierherzens. Pflügers Arch. 115 (1907); 116 (1907). — HERING, H. E.: Über den Pulsus irregularis perpetuus. Dtsch. Arch. klin. Med. 94 (1908). — HERING, H. E.: Das Wesen des Herzalternans. Münch. med. Wschr. 1908, Nr 27, 1417. — HERING, H. E.: Über zeitweilige partielle Hyposystolie der Kammern des Säugetierherzens. Dtsch. med. Wschr. 1908, Nr 15, 638. — HERING, H. E.: Das Elektrokardiogramm des Irregularis perpetuus. Dtsch. Arch. klin. Med. 94, 205 (1908); 99 (1909). — HERING, H. E.: Die Diagnose der Herzunregelmäßigkeiten ohne Kurvenaufnahme. Münch. med. Wschr. 1908. — HERING, H. E.: Erregungsüberleitung im TAWARAschen Knoten. Pflügers Arch. 131 (1909). — HERING, H. E.: Experimentelle Studien am Säugetierherzen über das Elektrokardiogramm. Pflügers Arch. 127, 155 (1909). — HERING, H. E.: Studien an Säugetieren über das Elektrokardiogramm. II. Z. exper. Path. u. Ther. 7 (1909). — HERING, H. E.: Über den Beginn der Papillarmuskelkontraktion. Pflügers Arch. 126, 225 (1909). — HERING, H. E.: Über den normalen Ausgangspunkt der Herztätigkeit und seine Änderung unter pathologischen Umständen. Münch. med. Wschr. 1909, Nr 17, 845. — HERING, H. E.: Über das Fehlen der Vorhofzacke (P) im Elektrokardiogramm beim Pulsus irreg. perpet. Münch. med. Wschr. 1909, Nr 48, 2483. — HERING, H. E.: Über die alternierende Mitralinsuffizienz und das Wesen des Herzalternans. Münch. med. Wschr. 1909. — HERING, H. E.: Kann man klinisch die Tricuspidalinsuffizienz diagnostizieren? Med. Klin. 1909. — HERING, H. E.: Über das Elektrokardiogramm. Verh. 26. Kongr. dtsch. Ges. inn. Med. 1909, 612. — HERING, H. E.: Nachweis, daß die Verzögerung der Erregungsüberleitung zwischen Vorhof und Kammer des Säugetierherzens im TAWARAschen Knoten erfolgt. Pflügers Arch. 131 (1910). — HERING, H. E.: Über sukzessive Heterotopie der Ursprungsreize des Herzens und ihre Beziehungen zur Heterodromie. Pflügers Arch. 136, 466 (1910). — HERING, H. E.: Funktionsprüfung des Herzvagus beim Menschen. Münch. med. Wschr. 1910, Nr 37. — HERING, H. E.: Die nomotope und heterotope Automatie des Herzens. Verh. 28. Kongr. dtsch. Ges. inn. Med. 1911. — HERING, H. E.: Zur Analyse der paroxysmalen Tachykardie. Münch. med. Wschr. 58, Nr 12, 1945 (1911, 12. Sept.). — HERING, H. E.: Reizbildungsstellen der supraventriculären Abschnitte des Säugetierherzens. Pflügers Arch. 148 (1912). — HERING, H. E.: Über muskuläre Tricuspidalinsuffizienz. Verh. 29. Kongr. dtsch. Ges. inn. Med. Wiesbaden 1912, 424. — HERING, H. E.: Über plötzlichen Tod durch Herzflimmern. (Gleichzeitig ein Beitrag zur Erklärung plötzlicher Todesfälle bei Status thymico-lymphaticus. Münch. med. Wschr. 59, 750—753, 818—821 (1912). — HERING, H. E.: Über ungleichsinnige Beteiligung der Kammern des Säugetierherzens beim Kammeralternans. Z. exper. Path. u. Ther. 10, 1 (1912). — HERING, H. E.: Über Verstärkung des Alternans der automatisch schlagenden Kammern durch Vagusreizung. Z. exper. Path. u. Ther. 10, 6 (1912). — HERING, E:. Die Erklärung des Herzalternans und seine Beziehung zu den extrakardialen Herznerven. Z. exper. Path. u. Ther. 10, 14 (1912). — HERING, H. E.: Zur Erklärung des Herzalternans. Z. exper. Path. u. Ther. 12, 13 (1913). — HERING, H. E.: Über den Minutentod beim Irregularis perpetuus ohne Erklärung der Plötzlichkeit des Todes durch die Sektion. Prag. med. Wschr. 38 (1913). — HERING, H. E.: Rhythmische Vorhofstachysystolie und Pulsus irregularis perpet. Münch. med. Wschr. 1914, 2088. — HERING, H. E.: Über die Koefficienten, die im Verein mit Koronararterienverschluß Herzkammerflimmern bewirken. Pflügers Arch. 163, 1 (1915). — HERING, H. E.: Der Sekundenherztod. Dtsch. med. Wschr. 17 (1916). — HERING, H. E.: Der Sekundenherztod. Berlin 1917. — HERING, H. E.: Sinusströme als Koefficienten in Fällen von Sekundenherztod. Münch. med. Wschr. 1917, 64, 1033 und Zbl. Herzkrkh. 10, 32 (1918). — HERING und RIHL: Über atrio-ventriculäre Extrasystolen. Z. exper. Path. u. Ther. 2, 514 (1906). — HERRICK, W. W.: Clinical observations in heart-block. Amer. J. med. Sci. **1910,** Nr 455. — HERRMANN and ASHMANN: Heartblock with and without convulsive syncope. Spectacular therapeutic results from barium chloride. Amer. Heart J. **1,** Nr 3 (1926). — HERTZ and GOODHARDT: The speed limit of the human heart. Amer. J. Med. **2,** 213 (1909). — HERXHEIMER: Zur Bradycardie der Sportsleute. Münch. med. Wschr. **67,** 1515 (1920). — HERXHEIMER und KOHL: Der ADAMS-STOKESSche Symptomenkomplex und das HISSche Atrioventricularbündel. Dtsch. Arch. klin. Med. **98,** H. 4—6 (1910). — HERZ: Die sexuelle psychogene Herzneurose (Phrenocardie). Wien-Leipzig 1909. — HERZOG: Elektrokardiogramme von Arrhythmien. Dtsch. Arch. klin. Med. **105** (1912). — HERZOG: Über Arrhythmie durch Störung der Reizbarkeit der Kammern, des Vorhofs und des Sinus. Dtsch.Arch. klin. Med. **136,** H. 5/6 (1921). — HESS: Zur Kenntnis der Bradykardie. Wien. klin. Wschr. **1917,** Nr 3; **1918,** Nr 7; **1919,** Nr 49. — HESSE: Zur intrakardialen Injektion. Münch. med. Wschr. **1919,** 563. — VAN DEN HEUVEL: De Ziekte van STOKES-ADAMS en een Geval van angeboren Hartblock. Inaug.-Diss. Groningen 1908. — HEWLETT: The blocking of auricular Extrasystoles. J. amer. med. Assoc. **1907,** May 11. — HEWLETT: Digitalis heart block. J. amer. med. Assoc. **1907.** — HEWLETT: The interpretation of the positive venous pulse. J. med. Res. **17,** Nr 1 (1907). — HEWLETT: Clinical Observations on absolutely irregul. hearts. J. amer. med. Assoc. **51** (1908, 22. VIII). — HEWLETT: Heartblock in the ventricular walls. Arch. int. Med. **1908,** Sept.— HEWLETT: The relation of cardiac irregularities to treatment. J. amer. med. Assoc. **57** (1911). — HEWLETT: A case showing rapid ventricular rhythm with periods of auriculoventricular dissociation. Heart **10,** H. 1/2 (1923). — HEWLETT and BARRINGER: The effect of Digitalis on the ventricular rate in man. Arch. int. Med. **5** (1910). — HIRSCHFELDER: Graphic methods in the study of cardiac diseases. Amer. J. med. Sci. **1906,** Sept. — HIRSCHFELDER: Observations on paroxysmal tachycardia. Bull. Hopkins Hosp. **1906.** — HIRSCHFELDER: Contributions of the study of auricular fibrillation, paroxysmal tachycardia and the sollicited auriculo-ventricular extrasystoles. Bull. Hopkins Hosp. **19** (1908). — HIRSCHFELDER: Recent studies on the circulation and their Importance of the Practice of Medicine. J. amer. med. Assoc. **61,** 473 (1908). — HIRSCHFELDER and CERVENKA: The effect of quinidine on interauricular conduction and irritability in the terrapins heart. Proc. Soc. exper. Biol. a. Med. **22,** 3, 311 (1925). — HIRSCHFELDER and CERVENKA: Effects of quinidine on the auricular irritability and conduction in the terrapins heart. J. of Pharmacol. **26,** Nr 1 (1925). — HIRTZ, E.: Pathogénie du pouls lent permanent. Gaz. Hôp. **1895.** — HIS jr.: Ein Fall von ADAMS-STOKESScher Krankheit. Dtsch. Arch. klin. Med. **64** (1899). — HOCHHAUS: Über frustrane Herzkontraktionen. Münch. med. Wschr. **1908,** Nr 9, 401. — HOCHHAUS und QUINCKE: Über frustrane Herzkontraktionen. Dtsch. Arch. klin. Med. **55** (1895). — v. HOESSLIN: Über den Pulsus alternans. Ver. Ärzte Halles **1909.** — v. HOESSLIN: Überleitungsstörung bedingt durch Vagusreiz. Zbl. inn. Med. **1913.** — v. HOESSLIN: Beobachtungen über den Einfluß des Vagus auf das menschliche Herz. Dtsch. Arch. klin. Med. **113,** 537 (1914). — v. HOESSLIN: Beobachtungen über den Pulsus alternans und pseudoalternans. Dtsch. Arch. klin. Med. **114,** 1 (1914). — v. HOESSLIN: Über atypische Form und Lage der Vorhofszacke im menschlichen Elektrokardiogramm. Dtsch. Arch. klin. Med. **133** (1920). — v. HOESSLIN: Über Veränderungen der Kammerkomplexe im Elektrokardiogramm bei normaler Vorhofstätigkeit und Vorhofsflimmern. Z. exper. Med. **34,** H. 3/6 (1923). — v. HOESSLIN: Über einen besonderen Fall von Störung der Reizleitung und der Reizbarkeit des Herzens. Dtsch. Arch. klin. Med. **141,** H. 5/6 (1923). — v. HOESSLIN: Zur Kenntnis des Kammerwühlens am Menschen. Klin. Wschr. **2,** 1 (1923). — v. HOESSLIN: Zur Frage des langsamen und akuten Herztodes. Klin. Wschr. **3,** Nr 19 (1924). — v. HOESSLIN: Kammerwühlen und ADAMS-STOKESScher Symptomkomplex. Klin. Wschr. **1925,** Nr 2. — v. HOESSLIN und KLAPP: Vagusresektion beim ADAMS-STOKESSchem Symptomkomplex. Klin. Wschr. **1924,** Nr 27. — HOFFA, M. und LUDWIG, C.: Einige neue Versuche über Herzbewegungen. Z. ration. Med. **9** (1849). — HOFFMANN, A.: Über Beobachtung von Herzarrhythmie mit Röntgenstrahlen. Dtsch. med. Wschr. **1899,** Nr 15. — HOFFMANN, A.: Zur Pathologie der paroxysmalen Tachykardie. Verh. 16. Kongr. dtsch. Ges. inn. Med. **1900.** — HOFFMANN, A.: Die paroxysmale Tachykardie. Wiesbaden 1900. — HOFFMANN, A.: Zur Kenntnis der ADAMS-STOKESSchen Krankheit. Z. klin. Med. **1900.** — HOFFMANN, A.: Zur Kenntnis des MORGAGNI-ADAMS-STOKESSchen Symptomenkomplexes und seiner Differenzierung im Elektrokardiogramm. Dtsch. Arch. klin. Med. **100,** 172. — HOFFMANN, A.: Über paroxysmale Arrhythmie. Verh. 16.Kongr. dtsch. Ges. inn.Med.1901.— HOFFMANN, A.: Die Arrhythmie des Herzens im Lichte der von ENGELMANN begründeten Lehre von der myogenen Automatie des Herzens. Fortschr. Med. **1901,** Nr 13 u. 15. — HOFFMANN, A.: Pathologie und Therapie der Herzneurosen. Wiesbaden 1901. — HOFFMANN, A.: Herzjagen. Dtsch. Arch. klin. Med. **78,** 39 (1903). — HOFFMANN, A.: Über Verdopplung der Herzfrequenz nebst Bemerkungen zur Analyse des unregelmäßigen Pulses. Z. klin. Med. **53,** 206 (1904). — HOFFMANN, A.: Über die klinische Bedeutung der Arrhythmie des Herzens. Med. Klin. **1906,** Nr 43. — HOFFMANN, A.: Neue graphische Methoden nebst Beobachtungen von künstlich erzeugter Arrhythmie am freiliegenden Menschenherzen. Verh. 21. Kongr. dtsch. Ges. inn. Med. Wiesbaden 1907. — HOFFMANN, A.: Tachykardie und Bradykardie. Dtsch. med. Klinik 4, 155 (1907). — HOFFMANN, A.: Die Arrhythmie des Herzens im Elektrokardiogramm. Münch. med. Wschr. 1909, 2259, Nr 44. — HOFFMANN, A.: ADAMS-STOKES. Dtsch. Arch. klin. Med. 100 (1910). — HOFFMANN, A.: Die Lehre von den Herzneurosen. Dtsch. Z. Nervenheilk. 38 (1910). — HOFFMANN, A.: Über anatrische Herztätigkeit. Verh. dtsch. Ges. inn. Med. 1910. — HOFFMANN, A.: Funktionelle Diagnostik und Therapie der Erkrankungen des Herzens und der Gefäße. Wiesbaden 1911 u. 1921. — HOFFMANN, A.: Fibrillation of the ventricles at the end of an attack of paroxysmal tachycardia in man. Heart 3, 213 (1912). — HOFFMANN, A.: Einiges über Herzdiagnostik. Z. ärztl. Fortbildg 1912, Nr 23. — HOFFMANN, A.: Über künstliche Auslösung von Arrhythmien am gesunden menschlichen Herzen. Med. Klin. 1913, Nr 49. — HOFFMANN, A.: Die Unregelmäßigkeiten des Herzschlages. Jkures f. ärztl. Fortbildg 4 (1913). — HOFFMANN, A.: Über Puls und Pulsdiagnostik. Jkures ärztl. Fortbildg 1914, Febr.-H. — HOFFMANN, A.: Die Elektrographie als Untersuchungsmethode des Herzens usw. Wiesbaden 1914. — HOFFMANN, A.: Epikritische Bemerkungen zur paroxysmalen Tachycardie. Klin. Wschr. 1926, Nr 38. — HOFFMANN, P. und MAGNUS-ALSLEBEN: Über die Entstehung der Arrhythmia perpetua. Verh. 31. Kongr. dtsch. Ges. inn. Med. Wiesbaden 1914. — HOFFMANN, P. und MAGNUS-ALSLEBEN: Über die Maximalfrequenz, in der die Teile eines Warmblüterherzens zu schlagen vermögen. Zugleich Versuche über die Entstehung der Arrhythmia perpetua. Z. Biol. 65, 139 (1914). — HOFMANN, F. B.: Über die Änderung des Kontraktionsablaufes an Ventrikel und Vorhof des Froschherzens. Pflügers Arch. 47 (1891). — HOFMANN, F. B.: Über die Änderungen des Kontraktionsablaufes am Ventrikel und Vorhofe des Froschherzens bei Frequenzänderung und im hypodynamen Zustande. Pflügers Arch. 84, 131 (1904). — HOFMANN, F. B.: Die Physiologie des Herzens. In: NAGELs Handbuch d. Physiol. 1909 I. — HOFMANN, F. B.: Hemmungswirkung der Extrasystolen. Z. Biol. 57, 309 (1911). — HOFMANN, F. B.: Die Wirkung einiger organischer Salze und des Chinins auf die Tätigkeit des Säugetierherzens. Z. Biol. 66, 293 (1916). — HOFMANN, F. B.: Über Vorhofflimmern und seine Unterdrückung durch Chinin. Z. Biol. 71 (1920). — HOFMANN, F. B.: Die Ursache des Stillstandes nach der ersten STANNIUSschen Ligatur. Z. Biol. 72, 229 (1920). — HOFMANN, F. B.: Über Vorhofflimmern und seine Unterdrückung durch Chinidin. Z. Biol. 71 (1926). HOFMANN und HOLZINGER: Über den Einfluß von Extrasystolen auf die Rhythmik spontan schlagender Herzteile. Z. Biol. 57 (1911). — HOKE: Experimentelle Untersuchungen über den Puls. parad. Wien. klin. Wschr. 1912, 26. — HOLL: Makroskopische Darstellung des atrioventriculären Verbindungsbündels am menschlichen und tierischen Herzen. Wien: Alfred Hölder 1912. — HOLM, D.: Pulsus rarus. Norsk. Mag. Laegevidensk. 1887. — HOLM: Ein mit Chinidin behandelter tödlich endender Fall von Arrhythmia perpetua. Ugeskr. Laeg. (dän.). 84, 30 (1922). — HOLST, P.: Om STOKES-ADAMS sygdom og „Heartblock" hos Mennesket. Norsk. Mag. Laegevidensk. 1907, Nr 9, en II. — HOLST, P.: Contribution to the study of the function of the A-V-bundle. Quart. J. Med. 4 (1911). — HOLTMEIER: Electrocardiographische Untersuchungen über den Karotisdruckversuch am Menschen, nach H. E. HERING. Münch. med. Wschr. 74, Nr 16 (1927). — HORN, P.: Über Schreckneurosen in klinischer und unfallrechtlicher Beziehung. Dtsch. Z. Nervenheilk. 53 (1915). — HORNUNG: Über atypische tachykardische Paroxysmen. Dtsch. Arch. klin. Med. 91, 469 (1907). — HORNUNG und GALLI: Beitrag zur Lehre vom Puls alternans. Münch. med. Wschr. 1906, Nr 40. — HOUSE: STOKES-ADAMS disease. J. amer. med. Assoc. 1907, Nr 22. — HOWARD: Double tachycardia, auricular and ventricular tachycardia due to digitalis. Amer. J. med. Sci. 173, Nr 2 (1927). — HUCHARD, H.: Maladies du cœur et des vaisseaux. Paris 1889. — HUCHARD: Les formes frustes et associées de la maladie de STOKES-ADAMS et quelques considérations sur sa nature et sa thérapeutique. Arch. gén. Méd. 1895.— HUISMANS: Über Bradycardie und den STOKES-ADAMSschen-Symptomenkomplex. Münch. med. Wschr. 1909, 11, 12. — HUMBLET: Le faisceau interauriculo-ventriculaire, le lien physiol. entre les oreillettes et les ventricules du cœur du chien. Arch internat. Physiol. 1 (1904). — HUNT and HARRINGTON: Note of the physiol. of the cardiac nerves of the calf. J. exper. Med. 2. — HUTCHINSON: On fractures of the spine. London Hosp. Rep. 3 (1886). — HUTCHINSON and PARKINSON: Paroxysmal Tachykardia in a child aged $2^3/_4$. Proc. roy. Soc. Med. 3, 117 (1914).

ILIESCU and SEBASTIANI: The causation of extrasystolic irregularities of the heart beat, with special reference to the hypothesis of parasystole. Heart 10, H. 1/2 (1923). — ILIESCU and SEBASTIANI: Notes on the effects of quinidine upon paroxysms of tachycardia. Heart 10, 3 (1923). — ISHIHAMA: Der plötzliche und allmähliche Stillstand am Froschherzen durch Kältewirkung. Pflügers Arch. 212, H. 1/2 (1926).

JACKSCH VON WARTENHORST und RIHL: Vorhofflimmern nach electrischem Trauma. Z. exper. Med. 50, H. 1/2 (1926). — JACKSON, FRIEDLÄNDER and LAWRENCE: An experimental investigation of the pharmalogical action of quinidine. J. Labor. a. clin. Med. 7, Nr 6 (1922). — JÄGER, THOR.: KEITH-FLACKscher Knoten und Herzrhythmus. Dtsch. Arch. klin. Med. 100 (1910). — v. JAGIC, N.: Ein Beitrag zur Kasuistik des ADAMS-STOKESschen Symptomenkomplexes. Z. klin. Med. 66 (1908). — v. JAGIC, N.: Handbuch der Herz- und Gefäßerkrankungen. Leipzig u. Wien 1912. — JAMES, W. B. and HART, T. ST.: Auricular fibrillation: clinical observations on pulse deficit, digitalis, and blood pressure. Amer. J. med. Sci. 147, Nr 1, 63—71 (1914). — JANCOVESCO et MISSIRLIN: Le tonus du système nerveux végétatif dans la bradycardie sinusale. Bull. Soc. méd. Hôp. Bucarest 6, Nr 3 (1924). — JANOWSKI, W.: Über den diagnostischen und prognostischen Wert der exakten Pulsuntersuchung. Slg. klin. Vortr., N. F. 1897, Nr 192, 193. —JANOWSKI, W.: Über minimale Schwankungen der Dauer der einzelnen Pulswellen in normalen und pathologischen Zuständen. Dtsch. Arch. klin. Med. 91, 240 (1907). —JANOWSKI, W.: Über die Bedeutung des ösophagealen Kardiogramms für die genaue Diagnose der STOKES-ADAMSschen-Krankheit nebst Bemerkungen über Bradykardie. Wien. med. Wschr. 1908, Nr 37/38 und Medicina 1908. — JANOWSKI, W.: Die funktionelle Herzdiagnostik. Berlin 1910. — JANOWSKI, W.: Sur les différentes formes d'arrhythmies au point de vue acutel. Rev. Méd. 32, 111 bis 160. — JAQUET: Über die STOKES-ADAMSsche Krankheit. Dtsch. Arch. klin. Med. 67, 77 (1902). — JARISCH: Zur pathologischen Anatomie des Puls. irreg. perp. Dtsch. Arch. klin. Med. 115, 331 (1914). — JELLICK, COOPER and OPHÜLS: The STOKES-ADAMS syndrom and the bundle of HIS. J. amer. med. Assoc. 1906, Nr 5. — JENNY: Die Coupierung der paroxysmalen Tachykardie durch Druck auf den Bulbus oculi und den Nervus supraorbitalis. Zbl. Herzkrkh. 13, 65 (1921). — JENSEN: Massive doses of digitalis in auricular fibrillation without heart failure. Lancet 206, Nr 15 (1924). — JOACHIM: Das Verhalten des linken Vorhofs bei Störung der Reizleitung. Z. klin. Med. 64, 95. — JOACHIM: 4 Fälle von Störung der Reizleitung im Herzmuskel. Dtsch. Arch. klin. Med. 85, 373 (1905). — JOACHIM: Weitere Beiträge zur Frage der Leitungsstörung im Herzmuskel. Dtsch. Arch. klin. Med. 88, 574 (1907). — JOACHIM: Über die Registrierung der Contractionen des linken Vorhofes bei einem Fall von ADAMS-STOKESscher Krankheit. Berl. klin. Wschr. 1907/08. — JOACHIM: Ein atypischer Fall von Störung der Reizleitung im Herzmuskel. Berl. klin. Wschr. 1908, 911. — JOACHIM: Die Lähmung des linken Vorhofs bei Mitralfehlern. Dtsch. med. Wschr. 1908, 2207. — JOACHIM: Das Elektrokardiogramm des Pulsus alternans beim Menschen. Münch. med. Wschr. 1911, Nr 37, 1950. — JOB: Les arrhythmies cardiaques. Rev. Méd. 27, 796 (1906). — JOCHMANN: Der akute Gelenkrheumatismus. In Handbuch von MOHR und STAEHELIN 1 (1911). — JOHANNESEN: Über Bradycardie und Atropinwirkung auf das Herz. Wien. med. Bl. 1901, Nr 27, 28. — JOHNSTONE: The demonstration of complete heart block in chick embryos during the second, third and fourth days of incubation. Bull. Hopkins Hosp. 35, Nr 397 (1924). — JOLLY and RITCHIE: Auricular flutter and fibrillation. Heart 2 (1910/11). — JORES: Vorübergehender Pulsus irregularis perpetuus (absolutus) auf Grund einer thyreotoxischen Störung. Zbl. Herzkrkh. 7 (1915).

KAHLER: Zur Kenntnis des neurogenen ADAMS-STOKES. Wien. Arch. inn. Med. 7, 2 (1923). — KAHN, M.: Reserved rhythm of the heart. Arch. int. Med. 29, Nr 6 (1922).— KAHN, M. and GOLDSTEIN: The human dying heart. Amer. J. med. Sci. 168, Nr 3 (1924). — KAHN, R. H.: Die Störungen der Herztätigkeit durch Adrenalin im Electrocardiogramm. Pflügers Arch. 129, 401 (1909). — KAHN, R. H.: Studien am Phonocardiogramm. Pflügers Arch. 140, 471 (1911). — KAHN, R. H.: Das Electrocardiogramm. (Übersichtsreferat.) Erg. Physiol. 14 (1914). — KAHN, R. H. und MÜNZER: Über einen Fall von Kammerautomatie bei Vorhofsflimmern. Zbl. Herzkrkh. 4, 11 (1912). — KAHN, R. H. und STARKENSTEIN: Die Störungen der Herztätigkeit durch Glyoxylsäure (Pulsus alternans) im Electrocardiogramm. Pflügers Arch. 133, 579 (1910). — KAISER: Untersuchungen über die Ursachen der Rhythmicität der Herzbewegung. Z. Biol. 32, 1. — v. KAPFF: Weitere Erfahrungen in der Behandlung der Arrhythmia perpetua mit Chinidin und Digitalis. Dtsch. med. Wschr. 1922, Nr 14. — v. KAPFF: Über Vorhofsextrasystolie. Zbl. Herzkrkh. 1922, Nr 15. — v. KAPFF: Über das Fehlen der P-Zacke im Electrocardiogramm bei erhaltener A-Welle im Venenpuls. Klin. Wschr. 1923, Nr 28. — KARCHNER, J. und SCHAFFNER, G.: Ein Fall von ADAMS-STOKES-Krankheit mit Schwiele im HISschen Bündel. Berl. klin. Wschr. 1908, 1266, 6. Juli. — KAUF: Zur Diagnose des Schenkelblocks beim menschlichen Herzen. Z. klin. Med. 98, H. 1/4 (1924). — KAUF: Über Rhythmusschwankungen des Vorhofs bei Herzblock. Zbl. Herzkrkh. 18, Nr 5 (1926). — KAUF: Herzblock und Vorhofflimmern. Z. Kreislaufforschg 19, Nr 11 (1927). — KAUFMANN: Über die Wirkung von Physostigmin bei Tachycardie. Wien. klin. Wschr. 1912, 28. — KAUFMANN: Zur Scilla-Chinidintherapie des Herzens. Münch. med. Wschr. 70, 17 (1923). — KAUFMANN und DONATH: Über inverse Atropinwirkung. Wien. klin. Wschr. 1913. — KAUFMANN und POPPER: Beiträge zum Studium der Pulsarrhythmie. Dtsch. Arch. klin. Med. 108, H. 5/6 (1912). — KAUFMANN und POPPER: Zur Pathogenese der paroxysmalen Tachycardie.

Dtsch. med. Wschr. **1913**, 1812. — KAUFMANN und ROTHBERGER: Beitrag zur Kenntnis der Entstehungsweise extrasystolischer Allorhythmien. Z. exper. Med. **5** (1917); **7** (1919); **11** (1920). — KAUFMANN und ROTHBERGER: Experimentelle Untersuchungen über die Inäqualität des Pulses bei der Arrhythmia perpetua. Z. exper. Path. u. Ther. **19**, 251 (1917). — KAUFMANN und ROTHBERGER: Über extrasystolische Pulsarrhythmie. Wien. klin. Wschr. **1920**, Nr 28. — KAUFMANN und ROTHBERGER: Beiträge zur Entstehungsweise extrasystolischer Allorhythmien. V. Über einfache zahlenmäßige Beziehungen zwischen Normal- und Extrareizrhythmus bei atrioventriculären E. S. Z. exper. Med. **29**, H. 1/2 (1922). — KAUFMANN und ROTHBERGER: Ein Fall von auriculärer Parasystolie mit einfachen zahlenmäßigen Beziehungen zwischen Normal- und Extrareizrhythmus. Naunyn-Schmiedebergs Arch. **97**, H. 1/6 (1923). — KAUFMANN und ROTHBERGER: Der Übergang von Kammerallorhythmien in klinischen Fällen von Vorhofsflattern, Alternans der Reizleitung. Z. exper. Med. **57**, H. 5/6 (1927). — KAUFMANN, ROTHBERGER und KAUF: Entstehungsarten allorhythmischer Ventrikeltätigkeit bei Vorhofsflattern. Z. exper. Med. **51**, H. 5/6 (1927). — KAUSCH: Paroxysmale Tachycardie bei chir. Kranken. Wien. klin. Wschr. **1912**, Nr 42, 1590. — KEATING and HAYEK: Auricular flutter with report of cases. Amer. J. med. Sci. **164**, Nr 5 (1922). — KEITH: J. Anat. a. Physiol. **37** (1913). — KEITH and MILLER: Description of a heart showing gummatous infiltration of the atrio-ventricular bundle. Lancet **1906**, Nov. 24. — KEN KURE und SAKAI: Ein Fall von intermittierend auftretender heterotoper Vorhofstachysystolie. Dtsch. Arch. klin. Med. **140**, H. 1/2 (1922). — KEN KURE und YOSHIO HATA: Über die elective Wirkung des linken Accelerans auf die atrioventriculäre Reizleitung. Z. exper. Med. **50**, H. 1/2 (1926). — KERR and BENDER: Paroxysmal ventricular fibrillation with cardiac recovery in a case of auricular fibrillation and complete heart block while under quinidin sulfate therapy. Heart **9**, 269 (1921/22). — KIDD, PERCY: A clinical Lecture of a case of STOKES-ADAMS Disease. Lancet **1904**, Febr. 13. — KISCH, B.: Pulsverlangsamung als Symptom des Fettherzens. Berl. klin. Wschr. **1885**, Nr 4. — KISCH, B.: Partielle Dilatation der Kammerwand bei Herzkammeralternans. Z. exper. Path. u. Ther. **19**, XX, 3, 483. — KISCH, B.: Der Einfluß von Störungen des Koronarkreislaufs auf die Funktionen des Herzens. Vortr. geh. am 32. Internist.-Kongr. in Dresden 1920. — KISCH, B.: Der Herzalternans. Erg. inn. Med. **19**, 294—376 (1920). — KISCH, B.: Beiträge zur pathologischen Physiologie des Coronarkreislaufs. Dtsch. Arch. klin. Med. **135**, H. 5/6 (1921). — KISCH, B.: Elektrographische Untersuchungen am flimmernden Säugetierventrikel. Z. exper. Med. **24**, H. 1/4 (1921). — KISCH, B.: Elektrographische Untersuchungen über den Vorhofs- und Kammeralternans des absterbenden Säugetierherzens. Z. exper. Med. **25**, H. 3/4 (1921). — KISCH, B.: Das Vorkommen und der Nachweis von interpolierten Vorhofsextrasystolen. Z. exper. Med. **25**, H. 3/4 (1921.) — KISCH, B.: Die Förderung der heterotopen Herzreizbildung durch Verschluß der Carotiden. Münch. med. Wschr. **1921**, Nr 41. — KISCH, B.: Nachweis des Vorkommens einer heterotopen partiellen Vorhofstachysystolie am Säugetierherzen. Z. exper. Med. **26**, H. 3/6 (1922). — KISCH, B.: Betrachtungen über das Wesen der Herzreizbildung. Pflügers Arch. **214**, H. 5/6 (1926). — KISCH, B.: Beobachtungen über die Förderung der Reizbildung an aktuellen und an potentiellen Reizbildungsstellen des Herzens. Pflügers Arch. **214**, H. 5/6 (1926). — KISCH, B.: Der Einfluß von Kalisalzen auf die Herzreizbildung. Z. Kreislaufforschg **19**, Nr 20 (1927). — KITTSTEINER: Ein eigentümliches Verhalten des Pulses bei Herzneurosen. Berl. klin. Wschr. **1918**, Nr 26. — KLEEMANN: Der Vagusdruckversuch und seine Bedeutung für die Herzfunction. Dtsch. Arch. klin. Med. **130**, H. 3/4 (1919). — KLEMPERER: Herzflimmern und Kampher. Z. exper. Path. u. Ther. **4**, 389 (1907). — KLEWITZ: Der Mechanismus der Herzaktion im Schlafe. Dtsch. Arch. klin. Med. **130**, H. 3/4 (1919). — KLEWITZ: Über Dissociation der Tätigkeit des Sinusknotens. Z. Herzkrkh. **1920**, Nr 5. — KLEWITZ: Über Chinidin bei Vorhofsflimmern. Dtsch. med. Wschr. **1920**, Nr 1. — KLEWITZ: Klinik der Flimmerarrhythmie. Klin. Wschr. **1922**, Nr 32. — KNOLL, PH.: Bemerkungen, betreffend den Pulsus bigeminus. Arch. klin. Med. **24**, 387 (1879). — KNOLL, PH.: Graphische Versuche an den 4 Abteilungen des Säugetierherzens. Sitzgsber. ksl. Akad. Wiss. Wien **103** III. — KNOLL, PH.: Über die Wirkung des Herzvagus bei Warmblütern. Pflügers Arch. **67** (1897). — KNOLL, PH.: Über Inkongruenz in der Tätigkeit der beiden Herzhälften. Sitzgsber. ksl. Akad. Wiss. Wien **99** III, Jan. — KOBLANCK und ROEDER: Experimentelle Untersuchungen zur reflektorischen Herzarrythmie. Pflügers Arch. **125** (1908). — KOBLANCK und ROEDER: Zur nasalen Beeinflussung der Herzneurose. Dtsch. med. Wschr. **1910**. Pflügers Arch. **125** (1912). — KOCH, E.: Der Kontraktionsablauf an der Kammer des Froschherzens und die Form der entsprechenden Suspensionskurve mit besonderen Ausführungen über das Alles-oder-Nichtsgesetz, die Extrasystole und den Herzalternans. Pflügers Arch. **181**, 16 (1920). — KOCH, E.: Herzalternans durch partielle Abkühlung des Ventrikels. Z. exper. Path. u. Ther. **21**, 19 (1920). — KOCH, E.: Kammeralternans und Häufigkeit des Herzschlags. Z. exper. Med. **21** (1920). — KOCH, E.: Zur Theorie und Klinik des Herzalternans. Dtsch. Arch. klin. Med.

137, H. 3/4 (1921). — KOCH, W.: Über das Ultimum moriens des menschlichen Herzens. Inaug.-Diss. Freiburg 1907. Beitr. path. Anat. 43 (1907). — KOCH, W.: Über die Struktur des oberen Cavatrichters und seine Beziehungen zum Pulsus irreg. perp. Dtsch. med. Wschr. 1909, Nr 10. — KOCH, W.: Über die Blutversorgung des Sinusknotens und etwaige Beziehungen des letzteren zum Atrioventrikularknoten. Münch. med. Wschr. 1909, Nr 46, 2362. — KOCH, W.: Weitere Mitteilungen über den Sinusknoten des Herzens. Verh. dtsch. path. Ges. Leipzig 1909. — KOCH, W.: Beziehungen zwischen Sinusknoten — A. V.-Knoten. Münch. med. Wschr. 1909, 46. — KOCH, W.: Zur pathologischen Anatomie der Rhythmusstörungen des Herzens. Berl. klin. Wschr. 9, Nr 47, 1108 (1910). — KOCH, W.: Welche Bedeutung kommt dem Sinusknoten zu? Med. Klin. 1911, Nr 12. — KOCH, W.: Zur Anatomie und Physiologie der intrakardialen motorischen Zentren des Herzens. Med. Klin. 1912. — KOCH, W.: Über die Bedeutung der Reizbildungsstellen (kardio-motorischen Zentren) des rechten Vorhofs beim Säugetierherzen. Pflügers Arch. 151, 279 (1913). — KOCH, W.: Die Orte der Reizbildung und Reizleitung im menschlichen Herzen. Z. exper. Path. u. Ther. 1914, H. 16, 1. — KOCHER, L.: Contribution à l'étude du pouls lent permanent. Thèse méd. de Paris 1889/90, Nr 339. — KÖHLER: Über die willkürliche Beschleunigung des Herzschlages beim Menschen. Pflügers Arch. 158 (1914). — KOENIGSFELD und OPPENHEIMER: Electrocardiographische Untersuchungen beim anaphylactischen Schock des Meerschweinchens. Z. exper. Med. 28, H. 1/4 (1922). — KOETZLE: Herzblock nach Herzschuß. Dtsch. med. Wschr. 1912, 2006. — KOEVESI, G.: Herzblock. Virchows Jber. 2, 200 (1906). — KOLM und PICK: Über Änderung der Adrenalinwirkung nach Erregung der vagalen Endapparate. 27. Kongr. 560. — KOLM und PICK: Über die Bedeutung des Calciums für die Erregbarkeit der sympathischen Herznervenendigungen. Pflügers Arch. 189, H. 1/3 (1921). — v. KORANYI, A.: Die diagnostische Bedeutung der extrasystolischen Arrhythmie. Med. Klin. 1908. — KORNS: Delayed conduction through the right and left branches of the atrio-ventricular bundle. Arch. int. Med. 30, 2 (1922). — KORNS: An experimental and clinical study of quinidin sulphate. Arch. int. Med. 31, Nr 1 (1923). — KORNS and CHRISTIE: Note on the use of epinephrin in heart block. J. amer. med. Assoc. 79, Nr 19 (1922). — KRAUS, FR.: Elektrokardiogramm bei ADAMS-STOKESscher Krankheit. Med. Wschr. 1908, Nr 3, Vereinsbeil. — KRAUS, FR.: Diskussionsbemerkung. Verh. 25. Kongr. dtsch. Ges. inn. Med. 1909, 651. — KRAUS, FR. und NICOLAI: Über das Elektrokardiogramm unter normalen und pathologischen Verhältnissen. Berl. klin. Wschr. 1907, 25/26. — KRAUS, FR. und NICOLAI: Über die functionelle Solidarität beider Herzhälften. Dtsch. med. Wschr. 1908, Nr 1. — KRAUS, FR. und NICOLAI, G. F.: Das Elektrokardiogramm des gesunden und kranken Menschen. Leipzig 1910. — KRAUSE, K.: Über einen Fall von Bradykardie. Inaug.-Diss. Göttingen 1895. — v. KREHL: Die Erkrankungen des Herzmuskels und die nervösen Herzkrankheiten (1913). — v. KRIES: Über eine Art polyrhythmischer Herztätigkeit. Arch. Anat. u. Physiol., physiol. Abt. 1902. — KRONECKER: Über Störung der Coordination des Herzmuskelschlages. Z. Biol. 1897. — KRONECKER und SCHMEY: Das Koordinationszentrum der Herzkammerbewegungen. Sitzgsber. preuß. Akad. Wiss., Physik.-math. Kl. 1884. — KRUMBHAAR: ADAMS-STOKES-syndrome with complete heartblock without destruction of the bundle of HIS. Arch. int. Med. 5, 583 (1910). — KÜLBS: Über das Reizleitungssystem bei Amphibien, Reptilien und Vögeln. Z. exper. Path. u. Ther. 11 (1912). — KÜLBS: Das Reizleitungssystem im Herzen. Berlin 1913. — KÜLBS: Erkrankungen der Circulationsorgane. Handb. d. inn. Med. von MOHR und STAEHELIN. Berlin 1914. — KÜLBS-LANGE: Anatomisch-experimentelle Untersuchungen über das Reizleitungssystem im Eidechsenherz. Z. exper. Path. u. Ther. 8, 315 (1910). — KURE, KEN: Experimenteller Beitrag zur Kenntnis der völligen Dissociation zwischen Vorhof und Kammer des Herzens. Mitt. med. Fak. Tokyo 1911, H. 9, 3. — KURE, KEN: Psychisch ausgelöste paroxysmale Kammertachysystolie. Dtsch. Arch. klin. Med. 106 (1912). — KURE, KEN: Über die Pathogenese der heterotopen Reizbildung unter dem Einflusse der extrakardialen Herznerven. Z. exper. Path. u. Ther. 12, 389—459 (1913). — KURE, KEN: Klinische Beobachtungen über den Einfluß der Vaguserregung auf das Auftreten heterotoper Herzreize. Z. exper. Path. u. Ther. 1913, 460—71. — KUSSMAUL: Über schwielige Mediastino-Pericarditis und den paradoxen Puls. Berl. klin. Wschr. 1873, Nr 37/39.

LAACHE: Myokardit hos et ungt Individ uden sklerose af Koronararterierne og med eien dommelige epileptoide Anfald. Norsk. Mag. Laegevidensk. 1887, 130. — LANGENDORFF: Neuere Untersuchungen über die Ursache des Herzschlages. ASHER-SPIRO 4, I—II. — LANGENDORFF: Über elektrische Reizung des Herzens. Arch. f. Physiol. 1885, 284. — LANGENDORFF: Untersuchungen am überlebenden Säugetierherzen. Pflügers Arch. 1895, 291. — LANGENDORFF-LEHMANN: Untersuchungen über die Natur des pericarditisch aussetzenden Rhythmus, insbesondere des Herzens. Pflügers Arch. 121, 54. — LANGSTEIN und PUTZIG: Das Herz im Kindesalter. Jkurse ärztl. Fortbildg 1914, Juni. — LANKHOUT: Essentielle paroxysmale Tachykardie. Tijdschr. Geneesk. 1910, Nr 2. — LAQUEUR: Zur Kasuistik der paroxysmalen Tachykardie. Charité-Ann. 28. — LASLETT: A case exhibiting the STOKES-ADAMS syndrome. Lancet 1904, June 4. — LASLETT: Syncopal attacks associated with prolonged arrest of the whole heart. Quart. J. Med. 2, 347 (1908/09). — LASLETT: Sinusarrhythmia of high grade induced by digitalis. Quat. J. Med. 5 (1912). — LASLETT: Observations on auricular and nodal extrasystoles. Quart. J. Med. 6 (1913). — LAUBRY, BLOCK et MEYER: Bradycardie par dissociation auriculo-ventriculaire complète d'origine traumatique. Bull. Soc. med. Hôp. Paris 37, Nr 29 (1921). — LAUBRY et DOUMER: Un cas de dissociation auriculo-ventriculaire complète „habituelle" par trouble de l'excitabilité. Arch. Mal. Cœur 16, Nr 2 (1923). — LAUBRY, CH. et MOUGEOT, A.: La bradycardie totale myogène. Bull. Soc. méd. Hôp. Paris 36, Nr 12 (1920). — LEA: Diagnose des Vorhofflimmerns. Zbl. Herzkrkh. 1911, 302. — LENNOX, GRAVES and LEWINE: An electrocardiographic study of 50 patients during operation. Arch. int. Med. 30, 1 (1922). — LÉPINE: Pouls lent, épilepsie bulbaire. Lyon méd. 1884, Nr 11. — LÉPINE: Sur un cas de syndrôme de STOKES-ADAMS sans bloccage. Semaine méd. 1907, Nr 51. — LÉPINE et POCOT: Pouls lent, syncopes, rétrécissement du trou occipital. Lyon méd. 1906, 231, 4. Févr. — LEUCHTWEISS: Beitrag zur Lehre von ADAMS-STOKESscher Krankheit. Dtsch. Arch. klin. Med. 86 (1906). — LEUSSER: Über Anfälle von Herzjagen. Münch. med. Wschr. 1917, 739. — LEVI und ROTSCHILD: Hypophysenwirkung. Presse méd. 1907, Nr. 47, 375. — LEVINE: The oculocardiac reflex. Arch. int. Med. 15, 758 (1915). — LEVINE: Observations on sino-auricular Heart-block. Arch. int. Med. 17, 153 (1916). — LEVINE: Acute cardiac upsets, occurring during or following surgical operations. J. amer. med. Assoc. 75 (1920). — LEVINE and BLOTHMER: The treatment of paroxysmal auricular tachycardia. Amer. J. Sci. 175, Nr 5 (1926). — LEVINE and FROTHINGHAM: A study of a case of auricular flutter. Arch. int. Med. 16, 758 (1915). — LEVINE and GOLDEN: Some observations on paroxysmal rapid heart action with special reference to röntgen-ray measurements of the heart in and out of attacks. Arch. int. Med. 29, Nr 6 (1922). — LEVINE and MATTON: Observations on a case of ADAMS-STOKES Syndrome showing ventricular fibrillation and asystole lasting five minutes, with recovery following the intracardiac injection of Adrenalin. Heart 12, Nr 3/4 (1927). — LEVY: Ein Fall von ADAMS-STOKESscher Krankheit. Z. klin. Med. 47, H. 3/4 (1902). — LEVY, G.: Massage of the fibrillating ventricle. Heart 7, Nr 3 (1909). — LEVY, G.: The exciting causes of ventricular fibrillation in animals under chloroform anaesthesie. Heart 4, Nr 4, 319 (1913). — LEVY, G.: The genesis of ventricular extrasystoles under chloroform; with special reference to consecutive ventricular fibrillation. Heart 5, Nr 3, 299—334 (1914). — LEVY, G.: Restoration of the normal cardiac mechanism in auricular fibrillation by Quinidin. J. amer. med. Assoc. 76, 1289 (1921). — LEVY, G. and LEWIS, TH.: Heart irregularities, resulting from the inhalation of low percentages of Chloroform vapour and their relationship to ventricular fibrillation. Heart 3, 1, 99 (1913). — LEVY: Alteration in the cardiac mechanism after administration of quinidine to patients with auricular fibrillation. Proc. Soc. exper. Biol. a. Med. 19, Nr 2 (1921). — LEVY: Clinical studies of quinidine. Arch. int. med. 30, 4 (1922). J. amer. med. Assoc. 79, Nr 14 (1922). — LEVY: Auricular fibrillation with regular ventricular rhythm and rate over-sixty. Arch. int. Med. 38, Nr 1 (1926). — LEWIS, TH.: Irregular action of the heart in mitral stenosis etc. Quart. J. Med. Nr 2, 1909. — LEWIS, TH.: Paroxysmal Tachycardia. Heart 1, Nr 2, 98 (1909). — LEWIS, TH.: The exper. production of paroxysmal tachycardia and the effects of ligation of the coronary arteries. Heart 1, Nr 2, 98 (1909). — LEWIS, TH.: Auricular fibrillation; a commun clinical condition. Brit. med. J. 2 (1909). — LEWIS, TH.: The auricular fibrillation and its relationship to clinical irregularity of the heart. Heart 1 (1909/10). — LEWIS, TH.: Paroxysmal Tachycardia the result of ectopic impulse formation. Heart I, Nr 3, 262 (1910). — LEWIS, TH.: Die Pathologie der vollständigen Unregelmäßigkeit des Herzens. Verh. dtsch. path. Ges. 1910. — LEWIS, TH.: Galvanometric curves yielded by cardiac beats generated in various areas of the auricular musculatur. Heart 2, Nr 1, 23. — LEWIS, TH.: Socalled Bigemini. Quart. J. Med. 1910, 269, April. — LEWIS, TH.: The relation of the heart to Digitalis, when the auricle is fibrillating. Brit. med. J. 1910, Nov. — LEWIS, TH.: Fibrillation d'oreillettes et extrasystoles ventriculaires. Arch. Mal. Cœur 3 (1910). — LEWIS, TH.: The origin of the electric oscillation and the direction of contraction of the ventricle in instances of complete irregularity of the heart. (Auricular fibrillation.) Quart. J. Med. 1911, Nr 17. — LEWIS, TH.: Notes upon alternation of the heart. Quart. J. Med. 4, 14 (1911). — LEWIS, TH.: Mechanism of the heart beat. London 1911. — LEWIS, TH.: Observations upon disorders of the heart-action. Heart 3 (1911/12). — LEWIS, TH.: Fibrillation of the auricles; its effect upon the circulation. J. exper. Med. 16 (1912). — LEWIS, TH.: On the origin of premature contractions of the heart. Quart. J. Med. 1912, 337. — LEWIS, TH.: Observations upon a curious and not uncommon form of the extreme acceleration of auricle „Auricular flutter". Heart 4, 171 (1912). — LEWIS, TH.: Irregularity of the heart action in horses etc. Heart 3 (1912). — LEWIS, TH.: An observation to the nature of the auricular fibrillation. Heart 4 (1913). — LEWIS, TH.: Klinik der unregelmäßigen Herztätigkeit (übers. von WUTH). Würzburg 1914. — LEWIS, TH.: The effect of vagal stimulation upon atrioventricular rhythm. Heart 5 (1914). — LEWIS, TH.: Observations upon flutter and fibrillation. II. The regularity of clinical flutter. Heart 7, Nr 3 (1920). — LEWIS, TH.: Observations upon flutter and fibrillation. IV. Impure flutter, theory of circus movement. Heart 7, Nr 4 (1920). — LEWIS, TH.: The nature of flutter and fibrillation of the auricles. Brit. med. J. 1921, 3146, 551; 3147, 590. — LEWIS, TH.: The law of cardiac muscle with special reference to contraction in the mammalian heart. Quart. J. Med. 14 (1921). Korresp.bl. 20, 160. — LEWIS, TH.: The action of atropine and quinidine in fibrillation of the auricles; Clinical and experimental studies. Amer. J. med. Sci. 164, Nr 1 (1922). — LEWIS, TH.: The action of digitalis in case of auricular fibrillation and flutter. 3. Lecture. Amer. J. med. Sci. 164, Nr 2, 157 (1922). — LEWIS, TH.: Post mortem notes of Dr. J. STARLINGS case of heartblock. Heart 9, 4 (1922). — LEWIS, TH.: The value of quinidine in case of auricular fibrillation. I. Amer. J. med. Sci. 163, Nr 6 (1922). — LEWIS, TH.: Action of certain drugs upon fibrillation of the auricl. Heart 9, H. 2/3 (1922). — LEWIS, TH.: The mechanism and graphic registration of the heart beat. London 1925. — LEWIS and DRURY: The effect of vagal stimulation on intraauricular block produced by pressure or cooling. Heart 10, H. 1/2 (1923). — LEWIS, DRURY and ILIESCU: Further observations upon the state of rapid reexcitation of the auricles. Heart 8, Nr 4 (1921). — LEWIS, DRURY and ILIESCU: Some observations upon atropine and strophanthin. Heart 9, Nr 1 (1920). — LEWIS, DRURY and ILIESCU: A demonstration of circus movement in clinical flutter of the auricles. Heart 8, Nr 4, 20, 325 (1921). — LEWIS, DRURY, ILIESCU and WEDD: Observations relating to the action of quinidine upon the dogs heart; with special reference to its action on the clinical fibrillation of the auricles. Heart 9, Nr 1 (1921). — LEWIS, DRURY, ILIESCU and WEDD: The manner in which quinidine sulphate acts in auricular fibrillation. Brit. med. J. 1921, Nr 3170. — LEWIS, DRURY, WEDD and ILIESCU: Observations upon the action of certain drugs upon fibrillation of the auricles. Heart 9, 2/3 (1922). — LEWIS, FEIL and STROUD: A polymyograph and a comparison of the contraction and excitation waves in the mammalian heart. Heart 7, Nr 3 (1920). — LEWIS, FEIL and STROUNE: Observations upon flutter and fibrillation. II. The nature of auricular flutter. Heart 7, Nr 4 (1920). — LEWIS, FEIL and STROUD: Observations upon flutter and fibrillation. III. Some effects of rhythmic stimulation of the auricle. Heart 7, Nr 4 (1920). — LEWIS and MACK: Complete heart block and auricular fibrillation. Quart. J. Med. 1910, Nr 11. — LEWIS and MASTER: Supernormal recovery phase illustrated by two clinical cases of heart block. Heart 11, 4 (1924). — LEWIS and MASTER: Observations upon conduction in the mammalian heart. A-V conduction. Heart 12, Nr 2 (1925). — LEWIS and MATTHISON: Auriculo-ventric. heart-block as result of asphyxia. Heart 2, 1 (1910). — LEWIS and OPPENHEIMER. The influence of certain factors upon asphyxial heart block. Quart. J. Med. 4, 14 (1911). — LEWIS and SCHLEITER: The regulation of regular tachycardia of auricular origin to auricular fibrillation. Heart 3 (1912). — LEWIS and WHITE: The effects of premature contractions in vagotimised dogs with especial reference to atrioventricular rhythm. Heart 5, Nr 4, 335 (1914). — LEWIS, WHITE and MEAKINS: The susceptible Region in A-V conduction. Heart 5, Nr 3, 289 (1914). — LEWY, BENNO: Ein Fall von ADAMS-STOKESscher Krankheit. Z. klin. Med. 47 (1902). — v. LEYDEN: Ungleichzeitige Contraction beider Ventrikel. Dtsch. Arch. klin. Med. 44 (1888). — v. LEYDEN: Zwei neue Fälle von ungleichzeitiger Contraction beider Herzkammern. Virchows Arch. 65, 153 (1875). — v. LEYDEN: Hemisystolie. Dtsch. med. Wschr. 1908, Nr 4. — v. LEYDEN und BASSENGE: Über ungleichzeitige Contraction der beiden Herzventrikel (Hemisystolie). Z. klin. Med. 64, Nr 1/2, 1 (1907). — LIAN et LYON CAEN: Bradycardies totales s'accélérant par l'atropin. Arch. Mal. Cœur 1 (1912). — LIAN et LYON CAEN: La physiologie pathologique du pouls lent ictérique. Arch. Mal Cœur 5 (1912). — LICHTHEIM: Über einen Fall arteriosklerotischer Herzmuskelerkrankung. Dtsch. med. Wschr. 1902. — LICHTHEIM: Über einen Fall von ADAMS-STOKESscher Krankheit mit Dissoziation von Vorhofs- und Kammerrhythmus. Dtsch. Arch. klin. Med. 85, 360 (1905). — LINGBEEK: Mitralstenose, vollkommen unregelmäßiger Puls, Vorhofflimmern. Nederl. Tijdschr. Geneesk. 1912. — LION-BENETZKY: Über die Pulsfrequenz bei der Arrhythmia perpetua. Russk. Wratsch. 49 (1912). — LÖFFLER: Über Pulsus alternans minimus. Schweiz. med. Wschr. 56, Nr 32 (1926). — LOEWI: Über den Zusammenhang zwischen Digitalis und Calciumwirkung. Naunyn-Schmiedebergs Arch. 82 (1917); 83 (1918). — LOEWIT: Gallenwirkung. Z. Heilk. 2, 459. — LOHMANN: Über die Function der Brückenfasern an Stelle der großen Venen die Führung der Herztätigkeit bei Säugetieren zu übernehmen. Arch. Physiol. 123 (1908). — LOMMEL, F.: Klinische Beobachtungen über Herzarrhythmie. Dtsch. Arch. klin. Med. 72 (1902). — LOMMEL, F.: Über anfallsweise auftretende Verdoppelung der Herzfrequenz. Dtsch. Arch. klin. Med. 82, 495 (1905). — LOVE: The effect of quinide and strophanthin upon the refractory period of the tortoise ventricle. Heart 13, Nr 1 (1926). — LUBARSCH: Herzpathologie, insbesondere pathologische Anatomie der Herzschwäche und des plötzlichen Herztodes. Jkurse ärztl. Fortbildg 1911. —

Luce, H.: Zur Klinik und pathologischen Anatomie des Adams-Stokesschen Symptomenkomplexes. Dtsch. Arch. klin. Med. 74, 371 (1902). — Lührs: Einwirkung auf Migräne bei Frauen durch Sexualoptone Merck. Dtsch. med. Wschr. 1923, Nr 5. — Lumiere und Chevrotier: Über eine einfache und unschädliche Methode zur Vermeidung des anaphylaktischen Schockes. Ther. Halbmh. 1921. — Lutembacher: La bradycardie dans la fièvre typhoide. Presse méd. 29, Nr 77 (1921). — Lutembacher: Echappement ventriculaire prématuré. Arch. Mal. Cœur 16, Nr 11 (1923).

Mackenzie, J.: The venous and liver pulses and the arrhythmic contractions of the cardiac cavities. J. of Path. 3 (1894). — Mackenzie, J.: A case of heart irregularity in influenza. Brit. med. J. 6, 1411 (1902). — Mackenzie, J.: The study of the pulse. Edinburg and London 1902. Deutsch. Frankfurt 1904. — Mackenzie, J.: Observations on the inception of the rhythm of the heart by the ventricle as the cause of continuous irregularity of the heart. Brit. med. J. 1904, März. — Mackenzie, J.: Ein Fall von Störung der Reizleitung im Herzmuskel. Dtsch. med. Wschr. 1904, Nr 24. — Mackenzie, J.: New methods of studying affections of the heart. Brit. med. J. 1905. — Mackenzie, J.: Clinical methods for recognizing heart-block. Brit. med. J. 1906, Oct. 27. — Mackenzie, J.: Definition of the term heart-block. Brit. med. J. 1906 II, 1101. — Mackenzie, J.: The nature of some forms of heart failure etc. Brit. med. J. 1906, Oct. 20. — Mackenzie, J.: Abnormal inception of the cardiac rhythm. Quart. J. Med. 1907, Okt. — Mackenzie, J.: Nodal Bradycardia. Heart 1, Nr 1, 23 (1909). — Mackenzie, J.: Diseases of the heart. 2. Aufl. London 1909. Deutsch Berlin 1910. 3. Aufl. 1913. — Mackenzie, J.: The extrasystole. Quart. J. Med. 1, 137 (1908). — Mackenzie, J.: Digitalis. Heart 2, 273 (1910/11). — Mackenzie, J.: Auricular Fibrillation. Brit. med. J. 1911, Oktoberh., 2650. — Mackenzie. J.: The excitatory and connecting muscular system of the heart. 17. Internat. Kongr. Med. London 1913. — Mackenzie, J.: An investigation into the idio-ventricular rhythm and the theory of disturbed reflexes. Lancet 200, Nr 14 (1921). — Mackenzie, J.: Observation on the process which results in auricular fibrillation. Brit. med. J. 3211, 71 (1922). — Mackenzie, J. und Wenckebach, K. F.: Über an der Atrioventrikulargrenze ausgelöste Systolen beim Menschen. Arch. Physiol. 1905, H. 3/4, 235 (1905). — Mackintosh and Falconer: Observations upon two cases of Stokes-Adams Syndrome etc. Heart 2 (1911). — Macnair, W. R.: The meaning of tachycardia. Lancet 198, Nr 3, 146—148 (1920). — Magnus-Alsleben: Zur Kenntnis der vorübergehenden Überleitungsstörungen des Herzens. Z. klin. Med. 69, H. 1/2 (1909). — Magnus-Alsleben: Zur Kenntnis der Arrhythmia perpetua. Dtsch. Arch. klin. Med. 96, 346 (1909). — Magnus-Alsleben: Über die Entstehung der Herzreize in den Vorhöfen. Naunyn-Schmiedebergs Arch. 64, 243 (1911). — Magnus-Alsleben: Experimente über Arrhythmia perpetua. Z. exper. Path. u. Ther. 9, 207 (1911). — Magnus-Alsleben: Über einen Fall von Herzalternans. Zbl. Herzkrkh. 5, 265 (1913). — Maixner, E.: Paroxysmale Tachykardie. Sborn. Klin. 7, 361. Ref. Zbl. inn. Med. 1902, Nr 38, 958. — v. d. Mandele: Studien zum Problem des Pulsus paradoxus. Wien 1925. — Manget, L.: Contribution à l'étude du pouls lent permanent. Thèse méd. de Paris 1898/99, Nr 304. — Mangold: Die Erregungsleitung im Wirbeltierherzen. Jena 1914. — Mangold und Kato: Zur vergleichenden Physiologie des Hisschen Bündels. Die atrioventriculäre Erregungsleitung im Vogelherzen. Pflügers Arch. 160, 9 (1914). — Mann: An hypothesis of the mechanism by which normal rhythm is restored in atrial fibrillation. Proc. Soc. exper. Biol. a. Med. 19, Nr 8 (1922). — Mansfeld: Die Ursachen der motorischen Acceleration des Herzens. Pflügers Arch. 134, 598 (1910). — Marchand und Meyer: Beziehungen zwischen Vagus und intrakardialen Nervenzellen bei Säugetieren. Pflügers Arch. 145 (1912). — Maron und Winterberg: Über Schwankungen des Vorhofskammerintervalls von zum Teil periodischem Charakter und über das präsystolische Geräusch bei Mitralstenose. Wien. Arch. inn. Med. 5, H. 1 (1922). — Martius: Die Tachycardie. Stuttgart 1895. — Martius: Graphische Untersuchungen über die Herzbewegung. Z. klin. Med. 13, 327. — Marvin: An unusual example of paroxysmal tachycardia with gradual slowing rate. Heart 10, 4 (1923). — Marvin and Buckley: Complete heartblock in diphtherie. Heart 11, Nr 4 (1924). — Marvin and White: Observations on paroxysms of tachycardia. Arch. int. Med. 29, Nr 4 (1922). — Mason: Transient and paroxysmal auricular fibrillation. Bull. Hopkins Hosp. 31 (1920). — Matthison: The cause of the heart-block, occurring during Asphyxia. Heart 2, 54—73 (1910). — Mayer, A. G.; Popular science Monthly. 1908, 481, Dec. — Maynard, S.: A case of syncopal bradycardia showing the independent action of the two sides of the heart. Brit. med. J. 1905, Oct. 7. — Meakins, John: Experimental heartblock with atrioventricular rhythm. Heart 5, Nr 3, 281 (1914). — Medea: La pathogenese della malattia di Stokes-Adams. Boll. clin.-sci. Poliambol. Milano 12 (1902). — Medea: La pathogenèse de la maladie de Stokes-Adams. Progrès méd. 21 (1905). — Meek and Eyster: Experiments on the origin and propagation of the impulse in the heart. Heart 5, Nr 3, 227 (1914). — Meinhold: Zur Frage der Todesfälle bei sinusoidalem Strom. Dtsch. med. Wschr. 1918, Nr 18. — Meiss-

NER, R.: Zur Klinik des Mxyödemherzens. Münch. med. Wschr. **67**, Nr 46, 1316/17 (1920). — MERKLEN, P.: Grande dilatation du cœur, action dissociée de la Digitale et rhythme couplé. Gaz. hebdom. **1902**, Nr 31. — MERKLEN et HEITZ, J.: Examen et seméiotique du cœur. Le rhythme du cœur et ses modifications. 3. éd. Paris: Masson. — DU MESNIL DE ROCHEMENT: Zur Klinik des ADAMS-STOKESschen Symptomenkomplexes. Münch. med. Wschr. **1903**. — MEYER, A. W.: Über Reizleitungsstörung am menschlichen Herzen. Dtsch. Arch. klin. Med. **104** (1911). — MEYER, A. W.: Die Digitalistherapie. Jena 1912. — MEYER, HANS HORST: Über Herz- und Gefäßmittel. Wien. med. Wschr. **1921**, Nr 17. — MICHAEL und BEUTENMÜLLER: Zur Klinik des ADAMS-STOKESschen Symptomenkomplexes. Berl. klin. Wschr. **1907**, Nr 46. — MIKI und ROTHBERGER: Experimentelle Untersuchungen über die Pause nach Vorhofsextrasystolen. Z. exper. Med. **30**, H. 1/6 (1922). — McMILLAN and SWEENEY: Auricular flutter with periods of 1 : 1 ventricular response. Amer. J. med. Sci. **168**, Nr 8 (1924). — MILLER, SMITH and GRABER: The influence of changes in the cardiac rate and irregular action of the heart on the coronary circulation. Amer. Heart J. **2**, 479 (1927). — MINERBI und ALLESSANDRI: Über Akromegalie und ADAMS-STOKESsches Symptom (Pulsus rarus permanens). Akad. Med. u. Nat. Ferrara, Sitzg 11. 1. 1908. Nach Münch. med. Wschr. **1908**, 1668. — MINES: J. of Physiol. 8, 296 (1887) (zit. nach LEWIS, Heart 7, 233). — MINKOWSKI, O.: Die Registrierung der Herzerhebungen im linken Vorhof. Dtsch. med. Wschr. **1906**, Nr 31. — MINKOWSKI, O.: Zur Deutung von Herzarrhythmien mittels des ösophagealen Kardiogramms. Z. klin. Med. **62**, 371. — MINKOWSKI, O.: Zur Einteilung und Anatomie des ADAMS-STOKESschen Symptomenkomplexes. Beitr. path. Anat. **63**, 77 (1916). — MOBITZ: Zur Frage der atrioventriculären Automatie. Die Interferenzdissociation. Dtsch. Arch. klin. Med. **141**, H. 5/6 (1923). — MOBITZ: Über die verschiedene Entstehungsweise extrasystolischer Arrhythmien beim Menschen, ein Beitrag zur Frage der Interferenz mehrerer Rhythmen. Z. exper. Med. **34**, H. 3/6 (1923). — MOBITZ: Über die unvollständige Störung der Erregungsüberleitung zwischen Vorhof und Kammer des menschlichen Herzens. Z. exper. Med. **41**, H. 1/3 (1924). — MÖNCKEBERG: Untersuchungen über das atrioventrikuläre Bündel im menschlichen Herzen. Jena 1908. — MÖNCKEBERG: Herzschwäche und plötzlicher Herztod als Folge von Erkrankungen des Atrioventrikularsystems. Erg. Path. **14** (1910). — MÖNCKEBERG: Beitrag zur Entwicklung des Atrioventrikularsystems und zu seinem Verhalten bei schwerer Mißbildung des Herzens. Z. Herzkrkh. **7**, Nr 18 (1915). — MÖNCKEBERG: Zur Einteilung und Anatomie des ADAMS-STOKESschen Symptomenkomplexes. Beitr. path. Anat. **1916**, 63. — MÖNCKEBERG: Das Verhalten des Atrioventrikularsystems bei persistierendem Ostium atrioventriculare commune. Zbl. Path. **33**. Sonderbd. (1923). — MOHR: Das Halsdrucksymptom als diagnostisches Hifsmittel. Med. Klin. **1916**, 692. — MOON, R. O.: STOKES-ADAMS-disease. Trans. clin. Soc. Lond. **49**, 214 (1907). — MOORE: Lancet **134 II**, 1271 (1906). — MORAWITZ und ZAHN: Untersuchungen über den Coronarkreislauf. Dtsch. Arch. klin. Med. **116**, 364 (1914). — MORGAGNI, JO. BAPT.: De sedibus et causis morborum per anatomen indignatis (1765). — MORISON: On the causes of bradycardia. Lancet **2**, 1281 (1895). — MORITZ: Ein Fall einseitiger Bradycardie. Petersb. med. Wschr. **1897**, 301. — MORQUIO, M. L.: Sur une maladie infantile et familiale caractérisée par des modifications permanentes du pouls, des attaques syncopales et épileptiformes et la morte subite. Semaine méd. **1901**, 398. Arch. Med. Enf. **1901**, Aug. — MORROW, W. S.: Some aspects of heart block. Meet. Brit. Med. Assoc. Toronto Aug. 1906. Brit. Med. J. Oct. 27. — MOSBACHER, E.: Über Reizleitungsstörungen des Herzens. Münch. med. Wschr. **1908**, Nr 38, 1983. — MOSLER: Physiologische Arrhythmie. Z. klin. Med. **75** (1912). — MOSLER und SACHS, H.: Zur klinischen Bewertung der Extrasystolie. Berl. klin. Wschr. **58**, Nr 34, 992/95 (1921). — MOSLER und SACHS: Über die verschiedenen Formen des Kammerrhythmus bei Vorhofflimmern. Klin. Wschr. **1926**, Nr 32. — MÜLLER, A.: Die graphischen Methoden und die Lehre von der Arrhythmie. In: Handbuch d. Herz- u. Gefäßkrkh. Leipzig-Wien 1912. — v. MÜLLER, FR.: Über Galopprhythmus des Herzens. Münch. med. Wsch. **1906**. — v. MÜLLER, FR.: The nervous affections of the heart. Arch. int. Med. **1908**. — v. MÜLLER, FR.: Verh. 21. Kongr. dtsch. Ges. inn. Med. Wiesbaden 1914. 406. — MÜLLER, O.: Über vorübergehende Arrhythmien. Ann. städt. allg. Krkhauses München **15**, 442 (1909/10). — MÜNZER: Bradycardie. Z. klin. Med. **1911**, 73. — MÜNZER: Die Pulsunregelmäßigkeiten mit besonderer Berücksichtigung des Pulsus respiratorius irregularis und der Überleitungsstörungen. Z. klin. Med. **75** (1912). — MÜNZER: Klinisches und Theoretisches zur Lehre vom Pulsus alternans. Zbl. Herzkrkh. **5**, 249 (1913). — MURRI: Die Digitalis, die Pulsfrequenz und der Bigeminus bei kranken Herzen. Allg. Wien. med. Ztg **1886**, Nr 2. VIRCHOWS Handb. **1886 II**. — MUSKENS: Over reflexen van de hartekamer op het hart van Rana. Ac. Proefschr. Utrecht 1896. — MUSKENS: An analysis of the action of the vagus nerve on the heart. Amer. J. Physiol. 1 (1898). — MUSKENS: Investigations into the action of the vagus nerves and its signification for our understanding of the normal heart beat. J. Boston Soc. med. Sci. **1889**, Febr. — MUSKENS: De verlangzaamde geleiding in de hartspier en haar belang voor en juist begrip van de onregelmatigheden in den hartslag. Nederl. Tijdschr. Geneesk. 2 (1902). — Muskens: Genesis of the alternating pulse. J. of physiol. 37 (1907). — Muskens: Bijdrage tot de kenntnis van den zenuw invloed op de hartswerking. De genese van den pulsus alternans. Versl. Akad. Wetensch. Amsterd., Wis- en natuurk. Afd. 1907.

Nagayo: Pathologische und anatomische Beiträge zum Adams-Stokesschen Symptomenkomplex. Z. klin. Med. 67, 512 (1909). — Nagel: Demonstration eines elfjährigen Knaben mit Flimmerarrhythmie. Wien. klin. Rundschau 1 (1914). — Naunyn, B.: Über senile Epilepsie und das Griesingersche Symptom der Basilarthrombose. Z. klin. Med. 28 (1895). — Neubürger, Th. und Edinger, L.: Einseitiger, fast totaler Mangel des Cerebellums. Varix Oblongatae. Herztod durch Accessoriusreizung. Berl. klin. Wschr. 1898. — Neuhof: Sino-auricular Block due to Tobacco Poisoning. Arch. int. Med. 17, 659 (1916). — Neumann: Über Venenpuls und Tricuspidalinsuffizienz. Dtsch. Arch. klin. Med. 114 (1914). — Neusser: Ausgewählte Kapitel aus der klinischen Symptomatologie und Diagnostik, Bradykardie und Tachykardie. Wien u. Leipzig: Braumüller 1904. — Nicolai: Myogen oder neurogen? Erg. wiss. Med. 1, 5, 208. — Nicolai: Die tatsächlichen Grundlagen einer myogenen Theorie des Herzschlages. Leipzig: Veit & Co. 1909. — Nicolai: Zur Lehre von der Extrasystole. Verh. 28. Kongr. dtsch. Ges. inn. Med. Wiesbaden 1911. — Nicolai: Die Unregelmäßigkeiten des Herzschlages. Fortschr. wiss. Med. 1912. — Nicolai: Kurze kritische Übersicht über den augenblicklichen Stand der Herzdiagnostik. Jena: Fischer 1915. — Nicolai und Plesch: Der Regulationsmechanismus bei der völligen Dissociation zwischen Vorhof und Kammer. Dtsch. med. Wschr. 1909, Nr 51. — Nicolai und Vögelmann: Die Beziehung der Form der Initialgruppe des Elektrokardiogramms zu den beiden Herzhälften. Zbl. exper. Path. u. Ther. 17, 1. — Nobel: Über den Einfluß der Gallensäuren auf die Herztätigkeit. Z. exper. Med. 4, H. 4/5, 288 (1915). — Nobel: Über das Verhalten der Herznerven in der Chloroform- bzw. Chloralhydratnarkose. Z. exper. Med. 9, H. 5/6 (1919). — Norris: Studies in cardiac pathology 1911. — Nothnagel: Über arrhythmische Herztätigkeit. Dtsch. Arch. klin. Med. 17 (1876).

Obrastzow und Strahesko: Zur Symptomatologie der Kranzarterienthrombose. Zbl. Herzkrkh. 1910, Nr 4. — Ogle: Fibrinous masses deposited in the substance of the heart walls; remarkable slowness of the pulse; epileptic seizures. Path. Soc. Lond. 1863, 89. — Omori: Über die Beziehungen zwischen der Bewegung des Hohlvenensinus und den Nervus vagus und über das Wesen der Hemmungswirkung auf die Herzbewegungen. Mitt. med. Fak. Tokyo 29, H. 2 (1922). — Ortner, N.: Zur Klinik der Herzarrhythmie, der Bradykardie und des Adams-Stokesschen Symptomenkomplexes. Verh. 24. Kongr. dtsch. Ges. inn. Med. Wiesbaden 1907. — Ortner, N.: Zur Klinik der Herzarrhythmie. Z. Heilk. 28 (1907). — Ortner, N.: Functionelle Herzdiagnostik. Jkurse ärztl. Fortbildg 1910. — Osler, W.: On the so-called Stokes-Adams Disease (slow pulse with syncopal Attacks etc.). Lancet 1903. — Otto and Gold: Auricular paroxysmal tachycardia. Heart J. 2, Nr 1 (1926). — Otto and Gold: Persistent premature contraction. Arch. int. Med. 38, Nr 2 (1926). — Ozanam: La circulation et le pouls. Histoire, Physiologie etc. Paris 1886.

Pal: Über paroxysmale Tachycardie. Wien. med. Wschr. 1908, Nr 14. — Palczewska: Über die Struktur der menschlichen Herzmuskelfasern. Arch. mikroskop. Anat. 75 (1911). — Pan, O.: Klinische Beobachtung über ventrikuläre Extrasystolen ohne kompensatorische Pausen. Dtsch. Arch. klin. Med. 78, H. 1/2, 128—136 (1903). — Pan, O.: Über das Verhalten des Venenpulses bei den durch Extrasystolen verursachten Unregelmäßigkeiten des menschlichen Herzens. Z. exper. Path. u. Ther. 1, H. 1 (1905). — Parisot: Recherche sur la toxité de l'extrait d'hypophyse. C. r. Soc. Biol. 67, 71 (1909). — Parkinson and Bain: The adrenalin treatment of Stokes-Adams-attacks. Lancet 207, Nr 7 (1924). — Parkinson and Bedford: The course and treatment of auricular flutter. Quart. J. Med. 21, Nr 81 (1927). — Parkinson, J., Gosse, A. H. and Gunson, E. B.: The heart and its rhythm in acute rheumatism. Quart. J. Med. 13, Nr 52, 363—379 (1920). — Parkinson and Nicholl: Quinidine in auricular disease. Lancet 203, Nr 25 (1922). — Parkinson, J. and Rowlands, R. A.: Strychnine in heart failure. Quart. J. Med. 7, Nr 25, 42—60 (1913). — Patterson: Transient and recurrent auricular fibrillation. J. amer. med. Assoc. 82, Nr 6 (1924). — Pawinski: Über den Einfluß unmäßigen Rauchens auf das Herz. Z. klin. Med. 80, 284 (1914). — Pearcy and Howard: Reflexes from the peritoneal viscera to the heart. Amer. Heart J. 2, Nr 5 (1927). — Pel, P.: De ziekte van Stokes-Adams, bradycardie ongelijktijdge samentrekking van boezem en kamer. Nederl. Tijdschr. Geneesk. 1905, 21. Okt. — Peters: Bijdrage tot de Kennis van het Tawara-rhythme. Nederl. Mschr. Geneesk. 21, Nr 1/2 (1920). — Peters: Eine neue Erklärung für bestimmte P-Zacken-Lokalisationen im Electrocardiogramm bei Tawara-Rhythmus des Menschen. Dtsch. Arch. klin. Med. 156, H. 1/2, (1927). — Petersen: Die unvollständige Unterbrechung eines einzelnen Astes des His-Tawaraschen Bündels. Hosp.tid. (dän.) 66, Nr 2 (1923). — Petrén und Bergmark: Über das Vorkommen von akutem Lungenödem zusammen mit paroxysmaler Blutdrucksteigerung. Berl. klin. Wschr. 1909. —

Petzetakis: Le chlorure de calcium en injections intraveineuses dans l'arrhythmie complète, les accès de tachycardie et l'arrhythmie extrasystolique. C. r. Soc. Biol. 91, Nr 27 (1924). — Peyton, T. H.: The Stokes-Adams Syndrome. Dublin J. 1906, Aug. — Phear and Parkinson: Adrenalin in the Stokes-Adams syndrome. Lancet 202, Nr 19 (1922). — Philips: Les tremulations fibrillaires des oreillettes et des ventricules du cœur du chien. Arch. internat. Physiol. 2 (1905). — Pick, Fr.: Zur Kenntnis der Adams-Stokesschen Krankheit. Verh. 30. Kongr. dtsch. Ges. inn. Med. Wiesbaden 1913. 511. — Pierach: Über einen Fall von Sinus-Vorhofarrhythmie und Bigeminie durch auriculäre und ventriculäre Extrasystolen. Dtsch. Arch. klin. Med. 155, H. 1/2 (1927). — Pierret et Dartevelle: Un cas de Bradycardie typique. Arch. Mal. Cœur 4 (1911). — Pietrkowski: Einfluß experimenteller Vorhofdehnung auf den Tonus der Ventrikelmuskulatur. Naunyn-Schmiedebergs Arch. 81 (1917). — Pletnew, D.: Über das Verhalten der Anspruchsfähigkeit des unter Digitaliseinfluß stehenden Säugetierherzens. Z. exper. Path. u. Ther. 1, 80 (1904). — Pletnew, D.: Die A-Welle des Plebogramms. Berl. klin. Wschr. 1908, Nr 11, 534. — Pletnew, D.: Der Morgagni-Adams-Stokessche Symptomenkomplex. Erg. inn. Med. 3, 47 (1908). — Pletnew: Über Herzarrhythmie. Ther. Mh. 1908. — Pletnew: Einiges über Bradykardie. Fortschr. Med. 1911. — Pletnew, D.: Über Herz- und Gefäßneurose. Erg. inn. Med. 9 (1912). — Pletnew, D.: Experimentelle Untersuchungen über Herzarrhythmie. Z. exper. Path. 4, 321. — Pongs: Respiratorische Arrhythmie und Vagusprüfung. Verh. 31. Kongr. dtsch. Ges. inn. Med. Wiesbaden 1914. 393. — Popper: Über rhythmische Schwankungen der menschlichen Herztätigkeit. Klin. Wschr. 2, Nr 42/43, 1947 (1923). — Pribram: Prag. med. Wschr. 1909, Nr 12. — Price and Ivy Mackenzie: Auricular fibrillation and heart-block in Diphtheria. Heart 3 (1912). — Proshansky, zit. nach Jauregg-Bayer, Organtherapie 1914, 399. — Putzig: Die Änderung der Pulsfrequenz durch die Atmung. Z. exper. Path. u. Ther. 11 (1912).

Quelmé, J.: Contribution à l'étude des formes cliniques de la maladie de Stokes-Adams. Paris 1895. — Quinan, C.: The Adams-Stokes' Symptomenkomplex with report of case. Amer. J. med. Soc. 78 (1904). — Quincke: Zur Kenntnis der frustranen Herzkontraktion. Festschr. f. Leyden 1902.

Radazewsky: Über die Muskelerkrankungen der Vorhöfe des Herzens. Z. klin. Med. 27 (1895). — Ransom: The restoration of the frog heart in chloroform poisoning. J. Pharmacol. 14, Nr 5 (1920). — Rasche: Herztätigkeit unter Chloroformeinfluß. Z. Biol. 1911, 55. — Rautenberg: Die Pulsation des linken Vorhofs und ihre Bedeutung. Berl. klin. Wschr. 1907. — Rautenberg: Die Analyse der Extrasystole im Bilde der Vorhofspulsation. Münch. med. Wschr. 54, Nr 50 (1907). — Rautenberg: Die Registrierung der Vorhofspulsation von der Speiseröhre aus. Dtsch. Arch. klin. Med. 91 (1907). — Rautenberg: Zur Physiologie der Herzbewegung. Z. klin. Med. 65 (1907). — Rautenberg: Vorhofsstillstand. Schr. physiol. Ges. Königsberg 1908. — Rautenberg: Über Synergie und Asynergie der Vorhöfe des menschlichen Herzens. Münch. med. Wschr. 1909, Nr 8. — Rautenberg: Die Vorhofspulsation beim Menschen, ihre Registrierung und die bisherigen Resultate ihrer Erforschung. Slg klin. Vortr. 1909, Nr 171/172. — Rechnitzer: Beiträge zur Frage der auriculären Tachycardie. Wien. Arch. inn. Med. 13, 2 (1926). — Reckzeh: Der unregelmäßige Puls. Dtsch. med. Wschr. 1905, Nr 37. — Regelsberger: Über d. Herzalternans beim Menschen. Klin. Wschr. 5, Nr 46 (1926). — Regnard: Etude sur la pathogénie du pouls lent permanent. Thèse de Paris 1890. — Regnier: Un cas de pouls alternant. Arch. Mal. Cœur 6, 97 (1913). — Rehberg: Über Herzalternans. Z. klin. Med. 68, 250 (1909). — Rehfisch: Nervöse kardiale Arrhythmie. Dtsch. med. Wschr. 1904, Dez. — Rehfisch: Klinische und experimentelle Erfahrungen über Reizung des Herzvagus. Berl. klin. Wschr. 1905. — Rehfisch: Ein Fall von andauernd verlängertem Intervall und Herabsetzung der Reizbarkeit des Herzens. Zbl. Herzkrkh. 1917, Nr 18 u. 19. — Rehfisch: Der Doppelsinn des Intervalles. Kritische Bemerkung zur Lehre von den Reizleitungsstörungen. Z. klin. Med. 89 (1920). — Rehn: Herzfunktion und Operationstrauma. Dtsch. Z. Chir. 203/204, H. 1/6 (1927). — Reid: Some toxic effects of digitalis. J. amer. med. Assoc. 81, Nr 6, 435. — Reid: Ventricular ectopic tachycardia complicating digitalis therapy. Arch. int. Med. 33, Nr 1. — Reinhold: Beiträge zur Pathogenese der paroxysmalen Tachycardie. Z. klin. Med. 59, 184 (1906). — Reissinger: Electrocardiographische Untersuchungen bei der chirurgischen Handlung. Mitt. Grenzgeb. Med. u. Chir. 40, H. 4 (1927). — Reissner: Über unregelmäßige Herztätigkeit auf psychischer Grundlage. Z. klin. Med. 53, 234 (1904). — Remond et Beylac: Pouls lent permanent avec respiration de Cheyne-Stokes et attaques épileptiformes. Arch. méd. Toulouse 1895. — Renon und Delille: Electrocardiographische Untersuchungen bei der chirurgischen Handlung. Mitt. Grenzgeb. Med. u. Chir. 40, H. 4 (1927). — de Renzi, E.. Über die Stokes-Adamssche Krankheit. Berl. klin. Wschr. 1908, Nr 18. — Resink and Lathrop: Changes in the heart rhythm associated with Cheyne-Stokes respiration.

Arch. int. Med. **36**, Nr 2 (1925). — RICHARDSON: Auriculo-ventricular rhythm and digitalis. Arch. int. Med. **29**, Nr 2 (1922). — RIDERER-KLEEMANN: Beitrag zur Kenntnis der anfallsweise auftretenden perpetuellen Arrhythmie. Med. Klin. **22**, Nr 26 (1926). — RIEBOLD: Reizleitungsstörungen zwischen der Bildungsstätte der Ursprungsreize der Herzkontraktionen usw. Z. klin. Med. **73** (1911). — RIECKER: A clinical study of quinidine therapy. Report of fifty-two cases of auricular fibrillation with restoration of the normal rhythm in Twenty-nine per cent. Amer. J. med. Sci. **170**, Nr 2 (1925). — RIEGEL, F.: Über die respiratorischen Änderungen des Pulses und den Pulsus paradoxus. Berl. klin. Wschr. **1876**. — RIEGEL, F.: Zur Lehre von der arrhythmischen Herztätigkeit. Dtsch. Arch. klin. Med. **18**, 94, 506 (1876). — RIEGEL: Zur Pulslehre. Dtsch. Arch. klin. Med. **18**, 507 (1876). — RIEGEL: Über den Pulsus bigeminus und alternans. Dtsch. Arch. klin. Med. **20**, 465 (1877). — RIEGEL: Über die Bedeutung der Pulsuntersuchung. Slg klin. Vortr. **1878**, Nr 144/45. — RIEGEL: Beitrag zur Lehre von der Herztätigkeit. Dtsch. Arch. klin. Med. **28**, 323 (1881). — RIEGEL: Über den normalen und pathologischen Venenpuls. Dtsch. Arch. klin. Med. **31** (1882). — RIEGEL: Über Verlangsamung der Schlagfolge des Herzens. Z. klin. Med. **17** (1890). — RIEGEL: Zur Lehre der Herzirregularität und Incongruenz in der Tätigkeit der beiden Herzhälften. Wiesbaden 1891. — RIEGEL: Über Arrhythmie des Herzens. Slg klin. Vortr. Leipzig 1898. — RIHL: Experimentelle Analyse des Venenpulses bei den durch Extrasystolen verursachten Unregelmäßigkeiten des Säugetierherzens. Z. exper. Path. u. Ther. **1**, H. 1, 43—56 (1905). — RIHL: Analyse von fünf Fällen von Überleitungsstörung. Z. exper. Path. u. Ther. **2**, 83 (1905). — RIHL: Zur Erklärung der Vergrößerung der postextrasystolischen Systole des Säugetierherzens. Z. exper. Path. u. Ther. **3**, H. 1, 1—18 (1906). — RIHL: Über Herzalternans beim Menschen. Z. exper. Path. u. Ther. **3**, 274 (1906). — RIHL: Über Vaguswirkung auf die automatisch schlagenden Kammern des Säugetierherzens. Pflügers Arch. **114**, 545 (1906). — RIHL: Über Herzalternans beim Menschen. Autoreferat eines am 21. März 1906 in der Gesellschaft deutscher Ärzte in Prag gehaltenen Vortrages. Prag. med. Wschr. **1906**, Nr 13 u. Z. exper. Path. u. Ther. **3**, H. 2, 274—295 (1906). — RIHL: Über atrioventriculäre Tachycardie beim Menschen. Dtsch. med. Wschr. **1907**, Nr 16. — RIHL: Über atypische Größenverhältnisse der Extrasystole am Säugetierherzen. Z. exper. Path. u. Ther. **4**, 25 (1907). — RIHL: Klinischer Beitrag zur Kenntnis der Überleitungsstörungen von der Bildungsstätte zum Vorhof. Dtsch. Arch. klin. Med. **94** (1908). — RIHL: Über das Verhalten des Venenpulses unter normalen und pathologischen Bedingungen. Z. exper. Path. u. Ther. **6**, H. 2, 616 (1909). — RIHL: Über das Verhalten des Venenpulses bei Flimmern der Vorhöfe des Säugetierherzens mit Rücksicht auf den Venenpuls beim Pulsus irregularis perpetuus. Z. exper. Path. u. Ther. **7** (1910). — RIHL: Experimentelle Untersuchungen über den Ausdruck des Flimmerns der Vorhöfe im Venenpuls. Z. exper. Path. u. Ther. **8** (1910). — RIHL: Hochgradige Vorhofstachysystolie mit Überleitungsstörungen und elektiver Vaguswirkung. Z. exper. Path. u. Ther. **9** (1911). — RIHL: Über das Flimmern der Vorhöfe beim Irregularis perpetuus. Prag. med. Wschr. **36**, Nr 9 (1911). — RIHL: Atrio-ventriculäre Automatie mit Bradycardie. Z. exper. Path. u. Ther. **9** (1911). — RIHL: Klinische Beobachtungen des Kammeralternans und Abschwächung der Kammercontraction durch Vagusreizung. Z. exper. Path. u. Ther. **11**, 341 (1912). — RIHL: Experimentelle Untersuchungen über das Verhalten des Venenpulses bei Herzalternans. Z. exper. Path. u. Ther. **10**, 317—329 1912). — RIHL: Über alternierende und nicht alternierende Größenschwankungen des Carotispulses und der Kammerkontraktion des Säugetierherzens. Z. exper. Path. u. Ther. **10**, 8 (1912). — RIHL: Über rhythmische Kammerbradysystolie bei Vorhofflimmern. Z. exper. Path. u. Ther. **13**, H. 3, 461—477 (1913). — RIHL: Über anfallsweise auftretende regelmäßige Kammertachysystolie in Fällen von Irregul. perpetuus. Z. exper. Path. u. Ther. **12**, 313 (1913). — RIHL: Über rhythmische Kammerbradysystolie bei Vorhofflimmern. Z. exper. Path. u. Ther. **13** (1913). — RIHL: Supraventriculäre Extrasystolen mit Ausfall der nachfolgenden Kammerextrasystolen. Z. exper. Path. u. Ther. **14**, 480 (1913). — RIHL: Über die Förderung a. v. Automatie durch Atropin. Zbl. Herzkrkh. **11**, Nr 22 (1919). — RIHL: Überleitungsstörungen vom Reizursprungsort zum Vorhof unter Einfluß von Vaguserregung. Z. exper. Path. u. Ther. **19**, H. 1 (1917). — RITCHIE, W. T.: Complete Heartblock, with dissociation of the auricles and ventricles. Proc. roy. Soc. Edinburgh **25**, Nr 12 (1904/05). — RITCHIE, W. T.: Auricular flutter. Edinburgh med. J. **1912**. — RITCHIE, W. T.: Further observations on auricular flutter. Quart. J. Med. **7**, Nr 25, 1—12 (1913) u. Kongr. inn. Med. London 1913. — ROBINSON, C.: A study with the electric cardiograph of the mode of death of the human heart. J. exper. Med. **16**, 291 (1912). — ROBINSON, C.: The influence of the vagus nerves on the faradized auricles in the dog's Heart. J. of exper. Med. **17**, Nr 4, 429—443 (1913). — ROBINSON, C.: Paroxysmal auricular fibrillation. Arch. int. Med. **13** (1914). — ROBINSON, C. and DRAPER: The effect of mechan. stimulation of the vagus nerve. J. of exper. Med. **14**, Nr 3 (1911). — ROBINSON, C. and DRAPER: Studies with the electrocardiograph on the action of the vagus. J. of exper.

Med. **14/15,** 214, 280. — Robinson, C. and Draper: Rhythmic changes in the human heart-beat. Heart **4,** 97—119 (1912). — Robinson und Hermann: Ventrikuläre paroxysmale Tachycardie und ihre Beziehungen zu Kranzgefäßverschluß. Heart **8,** Nr 7 (1921). — Roch et Frommel: Du mécanisme du pouls paradoxal dans la péricardite à épauchement et de l'influence de ponction du péricarde. Schweiz. med. Wschr. **55,** Nr 45 (1925). — Rochlin: Über die Auffassung der Herzneurose früher und heute. Inaug.-Diss. Berlin 1908. — Rösler, O. A. und Wischo, F.: Vergleichende Untersuchungen über die diuretische Wirkung der verschiedenen Digitalisarten mit besonderer Berücksichtigung ihrer wasserlöslichen Glykoside. Med. Klin. **17,** Nr 12, 344/45 (1921). — Rogers, G.: Endocarditis, anaemia, remarkable slowness of pulse. Trans. amer. med. Assoc. **1856,** Dez. — Rohmer, P.: Elektrokardiographische und anatomische Untersuchungen über den Diphtherieherztod. Z. exper. Path. u. Ther. **11** (1912). — v. Romberg: Lehrbuch der Krankheiten des Herzens. Stuttgart 1925. — Romeis: Beiträge zur Arrhythmia perpetua. Dtsch. Arch. klin. Med. **114** (1914). — Roos: Zur Kenntnis des Herzblocks beim Menschen. Z. klin. Med. **59,** 147 (1906). — Roos: Über den Adams-Stokesschen Symptomenkomplex. Med. Klin. **1906,** Nr 24 u. Z. klin. Med. **59,** H. 2—4. — Rose, N.: Über paroxysmale Tachykardie. Berl. klin. Wschr. **1901,** Nr 27/28. — Rosenbach: Krankheiten des Herzens. Wien-Leipzig 1897. — Rosenberg, H.: Über Pulsverlangsamung. Diss. Leipzig 1887. — Rossi: Über die Wirkung des Chinins auf den Hemmungsapparat des Herzens. Mal. Cuore. Rom 1922. H. 22, 276. — Roth: Zur Kenntnis der Überleitungsstörungen des Herzens. Dtsch. Arch. klin. Med. **112,** H. 1/2, 104 (1913). — Roth: Über isolierte linksseitige Vorhofstachysystolie. Z. klin. Med. **80,** 351 (1914). — Roth: Untersuchungen über die Entstehung der nervösen Extrasystolen. Z. exper. Path. u. Ther. **16,** H. 2 (1914). — Roth: Über die Reaktion des menschlichen Herzens auf Adrenalin. Dtsch. med. Wschr. **1914,** 905. — Roth: Über die Diagnose und die prognostische Bedeutung des Pulsus alternans. Dtsch. Arch. klin. Med. **114,** 180 (1914). — Roth: Entwicklung einer Arrhythmia perpetua aus einer ursprünglichen auriculären Extrasystolie bei einem Fall von chronischer interstitieller Nephritis. Zbl. Herzkrkh. **8,** H. 1/2 (1916). — Roth: Untersuchungen über die auriculäre paroxysmale Tachykardie und ihre Beziehungen zur auriculären Extrasystolie sowie zur auriculären Tachykardie ohne entsprechende Beschleunigung der Ventrikel. Z. exper. Path. u. Ther. **19,** H. 1 (1917). — Roth: Über periodisch auftretende Änderungen des Herzrhythmus bei Cheyne-Stokesscher Atmung, sowie dieser Erscheinung verwandte Unregelmäßigkeiten der Herzaction. Z. klin. Med. **82,** 392 (1918). — Roth: Untersuchungen über die partiellen atrio-ventriculären Überleitungsströmungen. Z. klin. Med. **98,** H. 1/4 (1924). — Rothberger: Physiologie des Kreislaufs. In Jagics Handbuch der Herz- u. Gefäßkrkh. (1913). — Rothberger: Neue Theorien über Flimmern und Flattern. Klin. Wschr. **1922,** Nr 2. — Rothberger: Über das Wesen der Extrasystole. Z. Kreislaufforschg **19,** Nr 8 (1927). — Rothberger und Scherf: Über die Erregungsfortpflanzung vom Sinusknoten auf den Vorhof. Wien. klin. Wschr. **38,** Nr 49 (1925). — Rothberger und Scherf: Zur Kenntnis der Erregungsausbreitung vom Sinusknoten auf den Vorhof. Z. exper. Med. **53,** H. 5/6 (1927). — Rothberger und Winterberg: Vorhofflimmern und Arrhythmia perpetua. Wien. klin. Wschr. **1909,** 22, 839. — Rothberger und Winterberg: Über das Electrocardiogramm bei Flimmern der Vorhöfe. Pflügers Arch. **131,** 387 (1910). — Rothberger und Winterberg: Über Pulsus irregularis perpetuus. Wien. klin. Wschr. **22,** Nr 51 (1910). — Rothberger und Winterberg: Über die Beziehungen der Herznerven zur a. v. Automatie. Pflügers Arch. **135,** 559 (1910). — Rothberger und Winterberg: Über die Beziehungen der Herznerven zur automatischen Reizerzeugung und zum plötzlichen Herztod. Pflügers Arch. **141,** 343 (1911). — Rothberger und Winterberg: Über die experimentelle Erzeugung extrasystolisch-ventriculärer Tachycardie durch Acceleransreiz. Pflügers Arch. **142** (1911). — Rothberger und Winterberg: Über die Verstärkung der Herztätigkeit durch Calcium. Pflügers Arch. **142** (1912). — Rothberger und Winterberg: Über Extrasystolen mit compensatorischer Pause bei Kammerautomatie und über die Hemmungswirkung der Extrasystole. Pflügers Arch. **146** (1912). — Rothberger und Winterberg: Über das Elektrokardiogramm künstlich ausgelöster ventrikulärer Extrasystolen. Z. Herzkrkh. **4,** 6 (1912). — Rothberger und Winterberg: Studien über die Bestimmung des Ausgangspunktes ventriculärer Extrasystolen mit Hilfe des Elektrokardiogramms. Pflügers Arch. **143,** 571 (1913). — Rothberger und Winterberg: Zur Diagnose der einseitigen Blockierung der Reizleitung in den Tawaraschen Schenkeln. Zbl. Herzkrkh. **5,** 9 (1913). — Rothberger und Winterberg: Über den Einfluß von Strophanthin auf die Reizbildungsfähigkeit der automatischen Zentren des Herzens. Pflügers Arch. **150** (1913). — Rothberger und Winterberg: Über die Pathogenese der Flimmerarrhythmie. Wien. klin. Wschr. **1914,** Nr 20. — Rothberger und Winterberg: Über die Entstehung und die Ursache des Herzflimmerns. Zbl. Herzkrkh. **6** (1914). — Rothberger und Winterberg: Über Vorhofflimmern und Vorhofflattern. Pflügers Arch. **160,** 42 (1914). — Rothberger und Winterberg: Das Flimmern der Herzkammern.

Z. exper. Med. 4, 407 (1916). — ROTHBERGER und WINTERBERG: Experimentelle Beiträge zur Kenntnis der Reizleitungsstörungen in den Kammern des Säugetierherzens. Z. exper. Med. 5, H. 4/5 (1917). — ROUGET: Le tétanos du cœur. Arch. de Physiol. 6, 397 (1894). — RUSSEL: Remarks on unusual slowness of the pulse etc. Med. Tim. a. Gaz. 1877. — RUSSEL-WELLS and WILTSHIRE: A case of intermittent complete heart block, observed for 12 years. Lancet 202, Nr 20 (1922). — RUTKEWITSCH: Die Wirkung der Calcium- und Strontiumsalze auf das Herz. Pflügers Arch. 129 (1909). — RIJLANT: Contribution à l'étude des centres d'automatisme cardiaques. Arch. internat. Physiol. 26, H. 1/4 (1926). — RYLANT: Ablation et greffe intracardiaque du nœud de KEITH-FLACK (Sinus) chez la chèvre, le mouton, le chat et le lapin. Bull. Acad. Méd. belg. 7, Nr 5 (1927).

SACHAROFF und VENULET: Pathologie des Reizleitungssystems. Z. exper. Path. u. Ther. 7 (1910). — SACHS: Zur paroxysmalen Tachycardie. Zbl. Herzkrkh. 18, Nr 4 (1926). — SAKAI und MORI: Über einen Fall von sogenannter „Schlucktachykardie". Z. exper. Med. 50, H. 1/2 (1926). — SALAGHI: Über das Wesen verschiedener Störungen des Herzrhythmusses. Berl. Klin. 1904, H. 192. — SAMET und SCHOTT, A.: Paroxysmale Vorhofstachycardie mit ventrikulären Extrasystolen und Pulsus alternans. Wien. Arch. inn. Med. 8, 2 (1924). — SAMOJLOFF: Über den Einfluß des Muscarins auf das Elektrokardiogramm des Froschherzens. Zbl. Physiol. 27, Nr 1. — SAMOJLOFF: Der G. R. MINESsche Ringrhythmusversuch am Schildkrötenherzpräparat. Pflügers Arch. 197, H. 3/4 (1922). — SAMOJLOFF und STERKINSKY: Über die Vorhofserhebung des Elektrokardiogramms bei Mitralstenose. Münch. med. Wschr. 1904. — SAMUELSON: Über den Einfluß der Coronararterienverschließung auf die Herzaktion. Z. klin. Med. 2 (1881). — SAROLÉA: La pulsation cardioœsophagienne chez l'homme. Bull. Acad. Méd. belg. 1889. — SAVINI: Etude sur la tachycardie paroxystique. Arch. Mal. Cœur 1912. — SAVY: Contrib. à l'étude de la tachycardie paroxystique. Thèse de Lyon 1906. — SAVY: Tachycardie paroxystique et médication vomitive. Arch. Mal. Cœur 3 (1910). — SCHELLONG: Electrocardiographische Beobachtungen am sterbenden Menschen. Z. exper. Med. 36, 297 (1923). — SCHELLONG: Registrierung des menschlichen Electrocardiogramms. Klin. Wschr. 13 (1926). — SCHELLONG: Über die electrocardiographische Bestimmung des Ausgangspunktes von Vorhofssystolen. Münch. med. Wschr. 73, Nr 15 (1926). — SCHELLONG: Die physikalischen Grundlagen der Electrocardiographie. Z. exper. Med. 50, H. 3/4 (1926). — SCHELLONG: Erregbarkeit, Reiz, Fortpflanzung der Erregung im Herzmuskel und Membrantheorie der Erregung. Dtsch. med. Wschr. 52, 862 (1926). — SCHERF: Zur Frage der Parasystolie. Wien. Arch. inn. Med. 8, 1 (1924). — SCHERF: Reizleitungsstörungen im Schenkel. Klin. 4, Nr 46 (1925). — SCHERF: Reizleitungsstörungen im Bündel. Wien. Arch. inn. Med. 11, 3 (1925); 12, 2 (1926). — SCHERF: Entstehungsweise der Extrasystolen in der extrasystolischen Allorhythmie. Z. exper. Med. 51, H. 5/6 (1926). — SCHERF: Über unvollständigen Sinus-Vorhofsblock. Z. exper. Med. 57, H. 1/2 (1927). — SCHERF: Weitere Untersuchungen über die Entstehung der Extrasystole. Z. exper. Med. 58, H. 1/2 (1927). — SCHERF: Die Amylnitritprobe als Funktionsprüfungsmethode des spezifischen Herzmuskelsystems. Wien. klin. Wschr. 1927, Nr 4. — SCHERF: Experimentelle und klinische Untersuchungen über intraventrikuläre Leitungsstörungen. Wien. Arch. inn. Med. 14, 3 (1927). — SCHERF: Leitungsstörungen im Herzen. Wien. klin. Wschr. 1928, Nr 11. — SCHERF: Zur Theorie des Vorhofsflatterns und -Flimmerns. Z. Kreislaufforschg 20, Nr 14 (1928). — SCHERF: Versuche zur Theorie des Vorhofflatterns und -Flimmerns. Z. exper. Med. 61, H. 1/2 (1928). — SCHERF und SHOOKHOF: Experimentelle Untersuchungen über die Umkehrsystole. Wien. Arch. inn. Med. 12, Nr 3 (1926). — SCHERF und SHOOKHOF: Über Leitungsstörungen im Vorhof. Z. exper. Med. 49, H. 1/3 (1926). — SCHERF und WEISER: Über Interferenzerscheinungen am menschlichen Herzen. Wien. Arch. inn. Med. 7, 1 (1923). — SCHITTENHELM und SCHLECHT: Über die Ödemkrankheit. Z. exper. Med. 9, H. 1/3 (1919). — SCHLESINGER: Über die paroxysmale Tachycardie und ihre Beziehungen zu den Erkrankungen des Nervensystems. Slg klin. Vortr. 1906, Nr 433. — SCHLOMOWITZ: Further experiments of the effect of warming and cooling the sino-auricular node in the mammalian heart. Amer. J. Physiol. 55, Nr 3 (1921). — SCHMIDT: Vorstellung eines Falles von ADAMS-STOKESscher Krankheit. Ges. Natur- u. Heilk. Dresden 1903; Münch. med. Wschr. 1904, Nr 6. — SCHMIDT: Kann der ADAMS-STOKESsche Symptomenkomplex bei intakten Reizleitungssystemen lediglich durch Erkrankung des Myocards entstehen? Z. klin. Med. 68 (1909). — SCHMOLL, E.: ADAMS-STOKES' disease. J. amer. med. Assoc. 1906, H. 4/5. — SCHMOLL, E.: Zwei Fälle ADAMS-STOKESscher Krankheit. Dtsch. Arch. klin. Med. 87, 584 (1906). — SCHMOLL, E.: Paroxysmale Tachycardie. Dtsch. Arch. klin. Med. 89, 594 (1906). — SCHÖNBERG: Über Veränderungen im Sinusgebiet des Herzens bei chronischer Arrhythmie. Frankf. Z. Path. 1908 II, 1. — SCHÖNBERG: Weitere Untersuchungen des Herzens bei chronischer Arrhythmie. Frankf. Z. Path. 1909, 2. — SCHOTT, A.: Beitrag zur Frage der Parasystolie. Z. exper. Med. 55, H. 5/6 (1927). — SCHOTT, E.: Bradycardie bei acuten schweren Halsmarkaffectionen. Dtsch. Arch. klin. Med. 122 (1917). — SCHOTT,

E.: Zur Frage der Chinidintherapie. Dtsch. Arch. klin. Med. **134**, H. 3/4 (1920). — SCHREI-BER, J.: Über den Pulsus alternans. Arch. f. exper. Path. **7**, 316 (1877). — SCHREIBER, J.: Die Wirkung des veränderten Luftdrucks in den Lungen auf den Kreislauf des Menschen. Arch. f. exper. Path. 1880. — SCHREIBER, J.: Über Herzblock beim Menschen. Dtsch. Arch. klin. Med. **89**, 280 (1907). — SCHRUMPF: Von vorübergehenden Überleitungsstörungen mit Dissociationen bei habituell verlängertem P.R.-Intervall im Elektrokardiogramm. Z. klin. Med. **84**, H. 5/6 (1917). — SCHRUMPF: Über dauernden Herzblock ohne Herz-insuffizienz. Münch. med. Wschr. 1918, Nr 25. — SCHRUMPF: Action de la quinine dans la fibrillation et la tachysystolie auriculaire. Presse méd. **28**, Nr 53, 524—526 (1920). — SCHÜRER und WALDHEIM: Über Tabakvergiftungen im Heere. Wien. med. Wschr. **1917**, 44. — SCHUSTER: Zur cardialen Bradycardie. Dtsch. med. Wschr. **1896**, Nr 60. — SCHUSTER Kurze Bemerkungen zur Therapie des Herzjagens (paroxysmale Tachycardie). Med. Klin. **19**, Nr 32 (1923). — SCHUSTER: Zur Therapie des Herzjagens. Z. Neur. **103**, H. 3 (1926). — SCHWARTZ, G.: Untersuchungen über das Sinusgebiet im Wiederkäuerherzen. Inaug.-Diss. Gießen 1910. — SCHWARZ: Über die Beziehung der Contractilität zur Erregungsleitung im Froschherzen. Pflügers Arch. **120**, 349 (1907). — SCHWARZMANN: Über einen Fall von Herzblock mit paroxysmalem Vorhofflimmern. Zbl. inn. Med. **1914**, Nr 46. — SCHWENSEN: Ventricular tachycardia as the result of the administration of Digitalis. Heart **9**, H. 2/3 (1922). — SCHWENSEN: Studien über die Wirkung des Chinidins. Ugeskr. Laeg. (dän.) **84**, 26 (1922). — SCHWENSEN: Restoration of the normal auricular rhythm in a patient, suffering from GRAVES' disease and auricular fibrillation after X-ray treatment. Acta radiol. (Stockh.) **2**, H. 4/5 (1923). — SCHWIDDE: Der elektrische Stromtod. Klin. Wschr. **4**, Nr 45 (1925). — SCOTT: A case of auricular flutter with paroxysmal attacks of 1 : 1 conduction. J. amer. med. Assoc. **79**, Nr 24 (1922). — SCOTT: Observations on a case of ventricular tachycardia with retrograde conduction. Heart **9**, Nr 4, 279 (1922). — SEGRE: Recherches sur la portion sino-auriculaire du système de conduction du cœur humain. Arch. Mal. Cœur **19**, Nr 5 (1926). — SELENIN: Über die verschiedenen Formen der alter-nierenden Herzaktion. Zbl. Herzkrkh. **1914**, 57. — SEMERAU, M.: Beiträge zur Lehre vom Pulsus paradoxus. Dtsch. Arch. klin. Med. **115** (1914). — SEMERAU, M.: Über Rück-bildung der Arrhythmia perpetua, zugleich Beiträge zum Mechanismus der Entstehung von Vorhofflimmern am Menschen. Dtsch. Arch. klin. Med. **126**, H. 3/4 (1918). — SEMERAU, M.: Die klinische Bedeutung des Vorhofflimmerns. Dtsch. med. Wschr. **33** (1918). — SEMERAU, M.: Die Flimmerarrhythmie. Erg. inn. Med. **19** (1920). — SEMERAU, M.: Über die Beeinflussung des Blockherzens durch Arzneimittel. II. Mitt. Methodische Untersuchungen über die pharmakologische Reaktion und den therapeutischen Wert einiger „Herzmittel". Z. exper. Med. **31**, H. 3/6, 236—281 (1923). — SIEBELT: Tabak-mißbrauch und ursächlicher Zusammenhang mit Kriegsneurosen, vor allem des Herzens. Med. Klin. **1917**, Nr 3. — SILBERGLEIT: Beitrag zur Lehre von der cardialen Brady-cardie. Z. klin. Med. **48** (1903). — SIMON: Wirkung verschiedener Substanzen der sog. Herzmittel auf Leitungsstörungen des Herzens. Naunyn-Schmiedebergs Arch. **100**, H. 5/6 (1924). — SINGER, R. und WINTERBERG: Extrasystolen als Interferenzerscheinung. Wien. Arch. inn. Med. **1920** I, 2. — SINNHUBER: Die Unregelmäßigkeit des Pulses und seine Bedeutung für die Militärtauglichkeit. Dtsch. mil.ärztl. Z. **41** (1913). — SIOT, J.: Contri-bution à l'étude du pouls lent permanent. Thèse méd. de Paris **1899/1900**, Nr 425. — SKODA: Perkussion und Auskultation. 6. Aufl. 1864. — SKRAMLIK: Über die anatomische Beschaffenheit der Überleitungsgebilde des Kaltblüterherzens. Z. exper. Med. **14**, H. 3/4 (1921). — SKRAMLIK: Herztätigkeit und osmotischer Druck. Klin. Wschr. **4**, Nr 13 (1925). — SMITH, A.: A case of bradycardia. Med. Rec. **1900**, April 28, 739. — SMITH, A.: Clinical observations on paroxysmal auricular fibrillation. Amer. J. med. Sci. **162** (1921). — SMITH, A.: Further observations on experimental lesions of the branches of the auriculo-ventricular bundle of the dog. Arch. int. Med. **28** (1921). — SMITH, A.: The Quinidin treatment of the cardiac irregularities. J. amer. med. Assoc. **78**, Nr 12 (1922). — SMITH, A.: Clinical study of one hundred patients with extrasystoles as seen in office practice. Arch. clin. Med. **3**, Nr 5 (1924). — SMITH and CLARKE: Quinidin in the treatment of auricular fibrillation established, paroxysmal and transient. Arch. int. Med. **36**, Nr 6 (1925). — SMITH and MOODY: The induc-tion of premature contractions and auricular fibrillation by forced breathing associated with a change in the location of the pacemaker. Arch. int. Med. **32**, Nr 2 (1923). — SNIJER, P.: Un cas de pouls lent permanent. Rev. Méd. **1903**, Oct. — SOCIN, CH.: Experimentelle Untersuchungen über akute Herzschwäche. Pflügers Arch. **160**, 132 (1915). — SOMMER-BRODT: Gegen die Lehre vom Pulsus paradoxus. Berl. klin. Wschr. 1877. — SORBETS: Du ralentissement du pouls. Gaz. Hôp. **1883**, Nr 28, 699. — SOUQUES, A. et ROUTIER: Trois cas de dissociation auriculo-ventriculaire d'origine neuro-musculaire. Arch. Mal. Cœur **6**, Nr 8, 497—517 (1913). — SOUQUES, A. et ROUTIER: Deux cas d'automatie ventri-culaire avec fibrillation des oreillettes. Arch. Mal. Cœur **1913**. — SOUTHERLAND and COOMBS: A case of acute rheumatic carditis and auricular fibrillation in a child. Heart

5 (1913). — Spickschen: Funktionsprüfung des Kreislaufs bei Kriegsteilnehmern. Zbl. Herzkrkh. 1919, Nr 23. — Spiess und Magnus-Alsleben: Herzalternans. Z. exper. Path. u. Ther. 9 (1911). — Stackler: Contribution à l'étude de la pathologie du pneumogastrique. Rev. Méd. 1882, 404. — Staehelin und Nicolai: Beobachtungen an Elektrokardiogramm und Venenpuls in einem Fall von interpolierten Extrasystolen. Charité-Ann. 35 (1911). — v. Starck: Adams-Stokessche Krankheit im Kindesalter 1903, Nr 1, 11. — Starkenstein: Über experimentell erzeugten Pulsus alternans. Z. exper. Path. u. Ther. 4, 684 (1907). — Starling: Heart block influenced by the vagus. Heart 8, 1 (1921). — Staub: Zur Kenntnis des vorübergehenden Vorhofflimmerns und der Beeinflussung durch intravenöse Strophanthintherapie. Z. Herzkrkh. 10, Nr 12 (1919). — Steiner, W.: Stokes'-Adams-disease with report of 3 cases. Boston med. J. 1906, Nr 6. — Stengel, A.: A fatal case of Stokes-Adams' disease with autopsy showing involvement of the auriculo-ventricular bundle of His. Amer. J. med. Sci. 1905, Dec. — Stengel, A.: Beobachtungen bei Pulsus alternans. Dtsch. Arch. klin. Med. 100, 610. — Stenström: Contribution to the knowledge of incomplete bundle-branch-block in man. Acta med. scand. (Stockh.) 57, 4, 385 (1922). — Stepp und Schliephake: Über Fortschritte in der Behandlung der paroxysmalen Tachycardie. Fortschr. Ther. 2, H. 7 (1926). — Stewart: The use of Digitalis in the treatment of auricular premature contractions. Amer. Heart J. 1, Nr 6 (1926). — Stokes: Observations on some cases of permanently slow pulse. Dublin quart. J. med. Sci. 11 (1846). — Stokes: The diseases of the heart and the aorta. Philadelphia 1854. — Stokes, K. H.: Sinus arrhythmia associated with anginal attacks of a vasomotor type. Heart 1 (1910). — Strasburger, J.: Beobachtungen bei Pulsus alternans. Dtsch. Arch. klin. Med. 100, 610 (1910). — Straub, H.: Dynamik des Herzalternans. Dtsch. Arch. klin. Med. 123, H. 5/6 (1917). — Straub, H.: Über partiellen Sinusvorhofblock beim Menschen. Dtsch. med. Wschr. 1917, Nr 44. — Straub, H.: Interpolierte ventrikuläre Extrasystolen und Theorie der Reizleitung. Münch. med. Wschr. 1918, Nr 24. — Straub, H.: Kammerautomatie bei partiellem Sinus-Vorhofsblock. Zbl. Herzkrkh. 1921, Nr 15. — Straub, H. und Kleemann: Paroxysmale aurikuläre Tachykardie. Münch. med. Wschr. 1916, Nr 39. — Straub, H. und Kleemann: Partieller Herzblock mit Alternans. Dtsch. Arch. klin. Med. 123, H. 5/6 (1917). — Straub, W.: Über die Wirkung des Antiarins am ausgeschnittenen suspend. Froschherzen. Arch. f. exper. Path. 45 (1901). — Straubel: Über einige Fälle von partiellem Sinusvorhofsblock und von hochgradiger Sinusarrhythmie beim Menschen. Ein Beitrag zur Theorie der Reizleitung. Dtsch. Arch. klin. Med. 133, H. 3/4 (1920). — Strickland-Godall: The premature contraction and its significance. N. Y. med. J. 115, Nr 4. — Strihover: Pharmakologische Beeinflussung des Pulses bei einem Fall von Herzblock. Wien. klin. Wschr. 1920, Nr 13. — Strong and Levine: The irregularity of the ventricular rate in paroxysmal ventricular tachycardia. Heart 10, H. 1/2 (1923).

v. Tabora: Über die experimentelle Erzeugung von Kammersystolenausfall. Z. exper. Path. u. Ther. 3 (1907). — v. Tabora: Über Herzalternans und seine Beziehungen zur kontinuierlichen Herzbigeminie. Münch. med. Wschr. 1908. — v. Tabora: Anomalie der Schlagfolge und Schlagfrequenz des Herzens. In: Krehl-Marchand: Handbuch d. allg. Path. 1913 II, 2. — Talley and Reed: A study of twenty-eight cases of bundle-branch-block. Amer. Heart J. 1, Nr 3 (1926). — Taschenberg: Beiträge zur kl. Elektrokardiographie. Dtsch. Arch. klin. Med. 137, H. 1/2 (1921). — Taussig, A. E.: Kompleter und dauernder Herzblock nach Digitalisdarreichung bei Vorhofflimmern. Arch. int. Med. 10 (1912). — Tawara-Aschoff: Das Reizleitungssystem des Säugetierherzens. Jena: Fischer 1906. — Taylor and Cameron: Voluntary acceleration of the heart. Amer. J. Physiol. 60, Nr 3 (1922). — Thayer, W. S.: Further observations on the third heart sound. Arch. int. Med. 4 (1909). — Thayer, W. S.: Adams-Stokes' syndrome. Persistent bradycardia involving both auricles and ventricles. Remarkable prolongation of the As.-Vs.-interval. Arch. int. Med. 17, Nr 1 (1916). — Theopold: Arrhythmia perpetua. Dtsch. Arch. klin. Med. 90, 77 (1907/08). — Thorel, Ch.: Vorläufige Mitteilung über eine besondere Muskelverbindung zwischen der Cava superior und dem Hisschen Bündel. Münch. med. Wschr. 1909, Nr 42, 2159. — Thorel, Ch.: Über den Aufbau des Sinusknotens und seine Verbindung mit der Cava superior und dem Wenckebachschen Bündel. Münch. med. Wschr. 1910, Nr 4. — Thorel, Ch.: Über die supraventrikulären Abschnitte des sog. Reizleitungssystems. Verh. dtsch. path. Ges. 1911, 14. — Thumin: Hypophysis und Ovarien. Berl. klin. Wschr. 1909, 631. — Tourmier: Über anfallsweises Auftreten des Herzklopfens. Inaug.-Diss. Straßburg 1885. — Traube: Ein Fall von Pulsus bigeminus. Berl. klin. Wschr. 1872, Nr 16/19. — Traube: Gesammelte Beiträge zur Pathologie und Physiologie 3, 47 (1878). — Trendelenburg, W.: Über die Summationserscheinungen bei chronotroper und inotroper Hemmungswirkung des Herzvagus. Arch. Anat. u. Physiol., physiol. Abt., Suppl.-Bd. (1902). — Trendelenburg, W.: Untersuchungen über das Verhalten des Herzmuskels bei rhythmischer elektrischer Reizung. Arch. Anat. u. Physiol. 1903,

271. — TRENDELENBURG, W.: Adrenalin und Kreislauf. Zbl. Herzkrkh. **1921**, H. 7/8. — TREUPEL: Über Herzneurose. Münch. med. Wschr. **1909**, Nr 47. — TRIBOULET et GOUGEROT: A propos d'un cas de pouls lent dit permanent. Arch. gén. Méd. **2**, 2570 (1906). — TRIPIER, R.: Des déviations du rhythme cardiaque associés à épilepsie, à la syncope etc. Rev. Méd. **3** (1889); **4** (1884); **5** (1885). — TRUFFET: Etude physiologique et pathologique sur le ralentissement du pouls. Thèse de Lyon 1881. — TURNBULL, H.: The effects of Digitalis on the human heart. Brit. med. J. **1910**. — TURNBULL, H.: Cardiac irregularities produced by squills. Heart **2** (1910). — TURREL, W. J. and GIBSON, A. S.: Un cas de syndrome de STOKES-ADAMS. Arch. Mal. Cœur **1909**, Nr 10. — TURRETINI: Recherches sur les trémulations fibrillaires du cœur. Thèse de Genève 1908.

v. UEXKÜLL, J.: Die ersten Ursachen des Rhythmus in der Tierreihe. Erg. d. Physiol. v. ASHER-SPIRO **3** II. — UMRATH: Zur Kenntnis des Refractär-Stadiums nach Extrasystolen. Z. Biol. **83**, H. 5/6 (1925).

VAQUEZ, H.: Pathogénie de la tachycardie paroxystique. Arch. Mal. Cœur **1909**, Nr 11. — VAQUEZ, H.: Arrhythmie respiratoire et ses formes cliniques. Soc. méd. Hôp. Séance 3. Déc. 1909; Semaine méd. **1909**, 586. — VAQUEZ, H.: Battements du cœur et arrhythmies. Paris 1909. — VAQUEZ, H.: Les arrhythmies. Paris 1911. — VAQUEZ et ESMEIN: Tachycardie. Bull. Soc. méd. Hôp. **1909**, 15. Déc. — VAQUEZ et ESMEIN: Pouls lent d'origine myocarditique (Herzblock). Bull. Soc. méd. Hôp. **1907**. — VAQUEZ et LECONTE: Action cardiaque de la quinidine. Bull. Acad. Méd. **87**, 26 (1922). — VELICH: Studien über den Einfluß des Nervensystems auf den Puls. Wien. klin. Wschr. **1906**, 533. — VIERORDT. K.: Die Lehre vom Arterienpuls. Braunschweig **1855**, 272. — VINNIS, GOTELING: De aanhoudende verdubbeling van den hartslag. Proefschr. Leiden 1905. — VINNIS, GOTELING: Extrasystole and the staircase phenomenon. Heart **4** (1912). — VINNIS, GOTELING: De volkomen onregelmatige hartswerking. Nederl. Tijdschr. Geneesk. **15**, 501 (1913). — VINNIS, GOTELING: Vergleichende Untersuchung über Vaguswirkung auf das Herz bei Halsdruck und Augendruck. Geneesk. Bl. (holl.) **22**, Nr 2 (1920). — VOLHARD: Über ventriculäre Bigeminie ohne compensatorische Pause durch rücklaufende Herzcontraction. Z. klin. Med. **53**, 475 (1904). — VOLHARD: Über den Pulsus alternans und pseudo-alternans. Münch. med. Wschr. **1905**, Nr 13. — VOLHARD: Über die Beziehungen des ADAMS-STOKESschen Symptomenkomplexes zum Herzblock. Dtsch. Arch. klin. Med. **97**, H. 3/4, 348 (1909). — VOLHARD: Diskussion. Naturhist. Ver. Heidelberg 1912. — VOSS, G.: Psyche und Gefäßsystem. Zbl. Herzkrkh. **7**, 21/22 (1915). — DE VRIES: Arrhythmia perpetua. Ac. proefschr. Groningen 1908. — VULPIAN: Note sur les effets de la faradisation directe des ventricules du cœur chez le chien. Arch. de Physiol. **6** (1874).

WALDORP: Effets de l'association du sulfate de quinidine et du chlorure de potassium dans la fibrillation auriculaire expérimentale. C. r. Soc. Biol. **91**, Nr 31 (1924). — WALTHER: Zur Lehre vom Tetanus des Herzens. Pflügers Arch. **78** (1899). — WARKENTIN, F.: Zur Kenntnis des Pulsus bigeminus. Zbl. inn. Med. **41**, Nr 27, 473—484 (1920). — WEAVER, R. A. E.: A case of bradycardia with epileptoid attacks. Brit. med. J. **1907**, Sept. 21. — WEBER, A.: Venenpuls bei Arrhythmia perpetua. Dtsch. Arch. klin. Med. **129**, H. 5/6 (1919). — WEBER, ÉD. F.: Über ein Verfahren, den Kreislauf des Blutes und die Function des Herzens willkürlich zu unterbrechen. Müllers Arch. **1850**, 88. — WEBER, E. und SPERLING: Die medikamentöse Beeinflussung Herzkranker. Dtsch. med. Wschr. **1920**, Nr 9. — WEBER, F.: A case of STOKES-ADAMS' syndrome. Trans. med. Soc. Lond. **1906**, Nr 29. — WEBSTER, A.: Cardiac arrhythmia in relating to cerebral anaemia and epileptiform crises. Glasgow Hosp. Rep. **1901**. — WEDD: Clinical auricular flutter. Ann. clin. Med. **3**, Nr 1 (1924). — WEDD: Notes on the action of certain drugs in clinical flutter. Heart **11**, 2 (1924). — WEDD and DRURY: Veratrum viride in auricular fibrillation. Heart **12**, H. 3/4 (1926). — WEIL, A.: Beiträge zur klinischen Elektrokardiographie. Dtsch. Arch. klin. Med. **116** (1914). — WEIL, A.: Ergebnisse des Vagusdruckversuches. Dtsch. Arch. klin. Med. **119** (1916). — WEILAND: Experimentelle Untersuchung an Säugetierherzen über den fördernden Einfluß der Vaguserregung auf das Auftreten von Extrasystolen. Z. exper. Path. u. Ther. **9** (1911). — WEINTRAUD: Über die Ursachen der Pulsverlangsamung im Icterus. Arch. f. exper. Path. **34** (1894). — WEISER, E.: Vorhofflimmern bei paroxysmaler Tachycardie. Wien. med. Wschr. **17** (1913). — WEISER: Präsystolische Geräusche bei Vorhofflimmern. Dtsch. Arch. klin. Med. **116**, 67 (1914). — WEISER: Eine Mitteilung über Störungen der Herzautomatie. Dtsch. Arch. klin. Med. **116**, 260 (1914). — WEISER: Über Interferenz zweier Erregungswellen in der menschlichen Herzkammer. Zbl. Herzkrkh. **11**, 17 (1919). — WEISER: Beitrag zur Kenntnis der Dissociation des Herzschlages. Dtsch. Arch. klin. Med. **123**, H. 5/6 (1917). — WEISER: Zur Kenntnis der Folgen plötzlich ein- und aussetzender Arrhytymia perpetua. Dtsch. Arch. klin. Med. **124**, 303 (1917). — WEISER: Klinische Beobachtungen über Vorhofflattern und Vorhofflimmern. Zbl. Herzkrkh. **10**, 37, 49, 61 (1918). — WEISER: Über paradoxe Digitaliswirkung. Med. Klin. **1919**, Nr 16. — WEISER: Klinische Beobachtungen über Herzerweiterung. Wien.

Arch. klin. Med. 2 (1921). — Weiser: Medikamentöse Beeinflussung des Reizleitungssystems in den menschlichen Herzkammern. Dtsch. Arch. klin. Med. 137, H. 1/2 (1921). — Weiser: Interpolierte Extrasystolen bei Kammerautomatie. Dtsch. Arch. klin. Med. 140, H. 1/2 (1922). — Weiss: Über die Mehrleistung des Herzens während der Schwangerschaft. Klin. Wschr. 3, Nr 3 (1924). — v. Wely: Action of quinine and quinidine upon the heart. Internat. Clin., XXXVII. s. 1 (1927). — Wenckebach: Analyse des unregelmäßigen Pulses. I. Z. klin. Med. 36 (1899). — II. Z. klin. Med. 37 (1899). — III. Z. klin. Med. 39 (1900). — Wenckebach: Eine physiologische Erklärung der Arrhythmie des Herzens. Verh. 18. Kongr. dtsch. Ges. inn. Med. Wiesbaden 1900. — Wenckebach: Zur Analyse des unregelmäßigen Pulses. Über den Pulsus alternans. Z. klin. Med. 44 (1901); Nederl. Tijdschr. Geneesk. 1901. — Wenckebach: Die Arrhythmie als Ausdruck bestimmter Functionsstörungen des Herzens. Leipzig 1903. — Wenckebach: Über die Dauer der compensatorischen Pause nach Reizung der Vorkammern des Säugetierherzens. Engelmanns Arch. 1903, 57. — Wenckebach: Beiträge zur Kenntnis der menschlichen Herztätigkeit. I. II. III. Arch. Anat. u. Physiol. 1906, 1907, 1908. — Wenckebach: Über pathologische Beziehungen zwischen Atmung und Kreislauf. Slg klin. Vortr., XVI. S., 1907, Nr 461 bis 466. — Wenckebach: Les irrégularités du cœur. Arch. Mal. Cœur 1908. — Wenckebach: Beobachtungen bei exsudativer and adhäsiver Perikarditis. Z. klin. Med. 71 (1910).— Wenckebach: Über eine kritische Frequenz des Herzens bei paroxysmaler Tachycardie. Dtsch. Arch. klin. Med. 101, 402 (1910). — Wenckebach: The effects of Digitalis on the human heart. Brit. med. J. 1910. — Wenckebach: Die unregelmäßige Herztätigkeit und ihre klinische Bedeutung. Leipzig u. Berlin 1914. — Wenckebach: Über die klinische Bedeutung der Herzarrhtyhmie. Münch. med. Wschr. 6 (1915). — Wenckebach: Über Herzkonstatierung und Herzerkrankungen im Krieg. Nach Vorträgen im Wien. med. Doktorkolleg und auf dem Kongr. f. inn. Med. in Warschau 1916. — Wenckebach: Über Chinin als Herzmittel. Berl. klin. Wschr. 1918, Nr 22. — Wenckebach: Die Störungen der Reizleitung und anderer Funktionen im Herzen. Münch. med. Wschr. 1925, Nr 25. — Wenckebach und Winterberg: Störungen des Sinusrhythmus nach regularisiertem Vorhofflimmern und Vorhofflattern. Wien. Arch. inn. Med. 8, 1 (1924). — Wenckebach und Winterberg: Die unregelmäßige Herztätigkeit. Leipzig 1927. — White: A study of atrioventricular rhythm following auricular flutter. Arch. int. Med. 16, 317 (1915). — White: The bigeminal pulse in atrioventricular rhythm. Arch. int. Med. 28, Nr 2, 213 bis 219 (1921). — White and Niko: Clinical observations on heart block. Amer. J. med. Sci. 165, Nr 5 (1923). — Wiener und Rihl: Die Änderungen der Anspruchsfähigkeit der Kammer des Froschherzens für verschiedenartige elektrische Reize unter dem Einfluß von Giften. Z. exper. Path. u. Ther. 14, 496 (1913). — Wiersma, E.: Bewustzijnstoestanden en polscurven. Psychiatr. Bl. (holl.) 1911. — Wiersma, E.: Der Einfluß von Bewußtseinszuständen auf den Puls und auf die Atmung. Z. Neur. 19, 1 (1913). — Wiggers: The nature of muscular contraction in auricular fibrillation and flutter. Amer. J. Physiol. 62, 310 (1922). — Wiggers: The case of temporary ventricular alternation following a long diastolic pause. Proc. Soc. exper. Biol. a. Med. 24, Nr 4 (1927). — Wiggers: The dynamic of ventricular alternation. Ann. clin. Med. 5, Nr 11 (1927). — Wiggers and Katz: The elective effect on the accelerator nerves on ventricular systole. Proc. Soc. exper. Biol. a. Med. 17, 94 (1920). — McWilliam: Fibrillar contraction of the heart. J. of Physiol. 8 (1887). — McWilliam: On the phaenomen of the inhibition in the mammalian heart. J. of Physiol. 8 (1888). — McWilliam: Ventricular fibrillation and sudden death. Brit. med. J. 3267, 215 (1923). — Willius: Chronic bradycardia. Arch. int. Med. 26 (1926). — Willius: Ventricular fibrillation in man with temporary cardiac recovery. J. Labor. a. clin. Med. 8, Nr 8 (1923). — Willius: A clinical study of complete heart block. Ann. clin. med. 3, Nr 2 (1924). — Willius: Clinical features of cases exhibiting electrocardiograms conforming to those of experimental complete bundle-branch-block. Amer. Heart J. 1, Nr 5 (1926). — Willius: Paroxysmal accelerations of the heart rate. Amer. Heart J. 3, Nr 2 (1927). — Willius and Barnes: Paroxysmal tachycardia with special reference to prognosis. Boston med. J. 191, Nr 15 (1924). — Wilmanns: Das sog. Kriegerherz. Münch. med. Wschr. 1916, 1433. — Wilson: The relation of temperature of the onset of a cardiac irregularity. Brit. med. J. 1921, 226. — Wilson: The value of vagal stimulation in paroxysmal auricular tachycardia as illustrated in an unusual case. Heart 8, Nr 4 (1921). — Wilson: On limitation of effort in heart disease. Brit. med. J. 3258 (1923). — Wilson: Report of a case of auricular flutter in which vagus stimulation was followed by an increase in the rate of the circus rhythm. Heart 11, 1 (1924). — Wilson and Herrmann: An experimental study of incomplete bundle-branch-block and of the refractory period of the heart of the dog. Heart 8, H. 2/3 (1921). — Wilson und Hermann: Cerebrale Embolie als Folge des Aufhörens von Vorhofsflimmern nach Chinidin. J. Amer. med. Assoc. 78, Nr 12 (1922). — Wilson and Wishart: The effects produced by the intravenous injection of chinidin and other drugs upon the mechanism of the heart. Trans. Assoc. amer.

Physicians 1926. — WILSON, WISHART and HERRMANN: Effect of pilocarpin upon the cardiac mechanism in circus rhythm with ventricular tachycardia. Proc. Soc. exper. Biol. a. Med. 23, Nr 4 (1926). — WILTSHIRE: A case of heart block illustrating the behaviour of the auricle during periods of prolonged ventricular silence. Heart 10, Nr 1/2 (1923). — WINDLE, J. D.: Observations on pulsus alternans. Heart 2, 93 (1910/11). — WINDLE, J. D.: Permanent complete heart block. Heart 2 (1910). — WINDLE, J. D.: Observations on the relationship of the heartbeat to pulsus alternans. Quart. J. Med. 4, 435 (1911). — WINDLE, J. D.: An adress on abnormal tonus of breathing in cases of angina pectoris with pulsus alternans. Lancet 1911. — WINDLE, J. D.: Heart block from drugs of the Digitalis group. The comparativ effects of Digitalis, Strophanthus, Squill and Apocyn. Heart 3 (1911). — WINDLE, J. D.: The incidence and prognostic value of the pulsus alternans in myocardial and arterial disease. Quart. J. Med. 6, Nr 24, 453—462 (1913). — WINKLER, C.: Aandacht en Ademhaling. Versl. Akad. Wetensch. Amsterd., Wis- en natuurk. Afd. 7, 1898/99. — WINTERBERG: Herzflimmern und Kampfer. Z. exper. Path. u. Ther. 3, 182 (1906). — WINTERBERG: Über die Wirkung des Physostigmins auf das Warmblüterherz. Z. exper. Path. u. Ther. 4, 636 (1907). — WINTERBERG: Herzflimmern. Pflügers Arch. 117, 223 (1907); 122 (1908); 128 (1909). — WINTERBERG: Das Elektrokardiogramm, seine theoretische und praktische Bedeutung. Med. Klin. 1911, Nr 20/21. — WINTERBERG: Beitrag zur Kenntnis der Störungen in der Reizübertragung des menschlichen Herzens und der Anfälle bei ADAMS-STOKESschem Symptomenkomplex. Z. exper. Med. 8, H. 1/2 (1919). — WINTERBERG: Zur Kenntnis und Analyse der periodischen Herztätigkeit beim Menschen. Z. exper. Med. 10, H. 3/4 (1919). — WINTERBERG: Die Herzwirkung des Chinins bei Störung der Reizleitung und Reizbildung. Wien. klin. Wschr. 1920, Nr 21. — WINTERBERG: Chinidin bei Vorhofsflattern. Wien. klin. Wschr. 1920, Nr 21. — WINTERBERG: Extrasystolen als Interferenzerscheinung. Wien. Arch. inn. Med. 6, 1 (1923). — WINTERBERG: Das Wesen der Extrasystolen. Im ärztl. Fortbild.kurs Bad Nauheim 1927. — WOLFERTH: Depression of cardiac conductivity during quinidine therapy: sudden attack of unconsciousness and auriculo-ventricular dissociation. J. amer. med. Assoc. 80, Nr 18 (1923). — WOLFERTH: Intermittent impure auricular flutter with special reference to onsets and offsets of paroxysmal and the effects of vagus stimulation. Arch. int. Med. 35, Nr 1 (1925). — WOLFERTH: Intermittent auricular fibrillation. Arch. int. Med. 36, Nr 5 (1925). — WOLFERTH and McMILLAN: Paroxysmal ventricular tachycardia. Arch. int. Med. 30, Nr 2 (1923). — WOODWORTH, R. S.: Maximal contraction, „staircase" contraction, refractory period and compensatory pause of the heart. Amer. J. Physiol. 8, 21 (1903). — WORTHINGTON: Remarkable slowness of the pulse. Lancet 1841, Nr 1. — WYBAUW, R.: Beitrag zur Kenntnis der pharmakologischen Wirkung der Stoffe aus der Digitalisgruppe. Arch. f. exper. Path. 44, 434 (1900). — WYBAUW: Sur le point d'origine de la systole cardiaque dans l'oreillette droite. Arch. internat. Physiol. 10 (1910). — WYBAUW: Quelques observations relatives à l'action du sulfate de quinidine dans la fibrillation auriculaire. Arch. Mal. Cœur 15, Nr 4 (1922). — v. WYSS, W.: Beiträge zu der Klinik des Elektrokardiogramms. Dtsch. Arch. klin. Med. 103 (1911).

ZAHN: Experimentelle Untersuchungen über Reizbildung im Atrioventrikularknoten und Sinus coronarius. Zbl. Physiol. 26, Nr 12. — ZAHN: Experimentelle Untersuchungen über Reizbildung und Reizleitung im Atrioventrikularknoten. Pflügers Arch. 151, 247 (1913). — ZAHN nud GANTER: Experimentelle Untersuchungen am Säugetierherzen über Reizbildung und Reizleitung in ihrer Beziehung zum spezifischen Muskelgewebe. Pflügers Arch. 145. — ZANDER: Langdauernder totaler Herzblock mit vollkommener Arbeitsfähigkeit. Hygiea (Stockh.) 87, H. 17 (1925). — ZANDRÉN: Zur Frage des Myxödemherzens. Zbl. Herzkrkh. 14, Nr 14 (1922). — ZIELINSKI, M.: Le pouls jugulaire dans l'insuffisance tricuspidienne. Thèse de Paris 1913. — ZONDEK: Das Myxödemherz. Münch. med. Wschr. 1916, Nr 43. — ZOTH und PREGL: Über die Wirkung orchidischen Extractes. Pflügers Arch. 62 (1896); 69 (1898). — ZUNTZ: Wiederbelebung durch intracardiale Injektion. Münch. med. Wschr. 1919, 562. — ZWAARDEMAKER: Sensibilisation durch Hormone. Kongreßzbl. inn. Med. 17, 580. — VAN ZWALUWENBURG: Some observations on heart block. Arch. int. Med. 8 (1911).

Die Erkrankungen des Herzbeutels.

ACHELIS: Über adhäsive Pericarditis und über den Verlust der beim Übergang aus der horizontalen zur aufrechten Körperhaltung normalerweise eintretenden Vertikalverschiebung des Herzens. Dtsch. Arch. klin. Med. 115, 419 (1914). — D'AGATA: Experimenteller Beitrag zur Chirurgie und Physiopathologie des Pericards. Dtsch. Arch. klin. Med. 98 (1912). — ALBANUS: Zwei Fälle krebsiger Pericarditis. Zbl. Herzkrkh. 3, H. 5, 400. — ALBERTINI: Animadversiones super quibusdam difficilis respirationis vitiis a laesa cordis et praecordiorum structura pendentibus. Bologna 1748. — ALBERTINI: De affectionibus cordis. Venedig 1618. — ALBRECHT: Pericardiotomie. Wien. med. Wschr. 1920, Nr 1. — ALEXANDER: Verhütung der Herzbeutelverwachsung. Z. physik. u. diät. Ther. 1911, Nr 15. — ALEXANDER: Zur Therapie der Pericarditis. Klin. Wschr. 4, 500 (1925). — ALLBUTT: A case of paracent. pericard. Med. Tim. a. Gaz. London 2, 474 (1866); Brit. med. J. 2, Nr 31 (1870). — ALWENS und MOOG: Das Verhalten des Herzens bei der akuten Nephritis. Dtsch. Arch. klin. Med. 133 (1920). — AMELUNG: Zur Frage der doppelten Konturierung des Herzschattens im Röntgenbilde bei Pericarditis. Fortschr. Röntgenstr. 28, H. 6 (1922). — AMUNDSEN: A case of calculous pericarditis. Acta radiol. (Stockh.) 2, H. 1 (1923). — APERTI und TIGAROLI: Zur Lage der akut entstandenen Ergüsse im Herzbeutel. Zbl. inn. Med. 1900, Nr 29. — ARAN: Manuel pratique des maladies du cœur. Paris 1842. — ARAN: Arch. gén. Méd. 1844, Avril. — ARAN: Observ. de péricardite traitée par la ponction et injection iodée. Bull. Acad. Méd. 1855, Nov.; Gaz. Hôp. 1855, Nr 130. — ARAN: Über Pericarditis. Gaz. Hôp. 1858, Nr 38. — ARDIN-DELTEIL: Péricardite hémorragique et purulente primitive á pneumocoques. Bull. méd. de l'Algérie 1908, Avril 30, 285. — ARNOLD: Kardiolyse bei einem Fall von schwerer Mitralstenose und -insuffizienz. Dtsch. med. Wschr. 48, 80 (1922). — ARRILLAGA: Pulsaciones de la region precordial en les pericarditis con derrame. Prensa méd. argent. 1922, Juni 20. — ATTINGER: Über eigenartige Dämpfungsverhältnisse bei Pericarditis exsudativa. Schweiz. med. Wschr. 18 (1922). — AUENBRUGGER: Inventum novum. etc. Wien 1761. — AUERBACH: Pericarditis caseosa und Unfall. Münch. med. Wschr. 1913, Nr 33.

BACKER: Pericard. diaphragmatic hernia of oment. Trans. path. Soc. 28, 58. — BÄUMLER: Über Stimmbandlähmungen. Dtsch. Arch. klin. Med. 2, 550. — BÄUMLER: Über inspirator. Aussetzen des Pulses und den Pulsus paradoxus. Dtsch. Arch. klin. Med. 14. — BÄUMLER: Behandlung der Erkrankungen des Herzbeutels. PENZOLD-STINTZINGS Handbuch 1914. — BÄUMLER: Irrtümer in der Diagnose der Herzbeutelverwachsung. Dtsch. med. Wschr. 1919, Nr 26. — v. BAMBERGER: Krankheiten des chylopoetischen Systems. VIRCHOWS Handb. d. spec. Path. u. Therap. 6, 699 (1855). — BAMBERGER: Beiträge zur Physiologie des Herzens. Virchows Arch. 9, 348 (1856). — BANTI: Über die Ätiologie der Pericarditis. Dtsch. med. Wschr. 1888, Nr 14. — BANTI: Über urämische Pericarditis. Zbl. path. Anat. 1894, 461. — BANTI: Über die Ätiologie der Pericarditis uraemica. Zbl. Path. 1895, 183. — BARKAN: Acute suppurative Pericarditis. Boston med. J. 1912, Nr 12. — BARLOW: Gulstonian Lectures for 1843. Med. Gaz. 1847. — BARTLEET, T. H.: Pericarditis with effusion. Lancet 1874, Dec. 9. — BASKIN, I. L.: Haemopericardium associated with syphilis. Lancet Nr 4406; Zbl. Herzkrkh. 1, Nr 1, 10 (1909). — BATTLE-CREEK: Pericarditis calculosa. J. amer. med. Assoc. 1923, Jan. 27. — BAUER: Die Krankheiten des Herzbeutels. ZIEMSSENS Handbuch d. spez. Path. u. Therap. 1879. — BEAU: Recherches d'anatomie pathologique du cœur. Arch. gén. Méd. 1863. — v. BECK: Cardiolyse. Arch. klin. Chir. 73, 458 (1904). — BECKERS, J.: De pneumopericardio. Inaug.-Diss. Greifswald 1860. — BEIZEAU: Mémoire sur la ponction du péricarde. Gaz. hebdom. Paris 1868. — BENEDIKT: Cardiolyse. Wien. med. Wschr. 1897. — BERGÉ: Symphyse du péricard chez les artério-scléreux. Gaz. Hôp. 1908, Nr 79. — BERGMANN: Herzbeutelpunktion. Charité-Ann. 1909, 92. — BERNERT: Über die Klinik der Herzbeutelergüsse. Med. Klin. 1910, Beiheft z. 24. April. — BERTINO: Herzbeutelverwachsung und Schwangerschaft. Soc. toscan. d'obst. et gyn. 1908, Jan. — BEWLEY: Cardiolyse. Brit. med. J. 1910, 914. — BIRON, P. G.: Contribution à l'étude de la péricard. tuberc. Thèse de Paris (1877). — BITTROLF: Beitrag zur Chirurgie der schwieligen Perikarditis. Münch. med. Wschr. 71, Nr 16 (1924). — BIZOT: Recherches sur le cœur etc. Mém. Soc. Méd. Paris 1, 347 (1836). — BLACHE: Des malad. du cœur chez les enfants. Thèse de Paris 1896. — BLAUEL: Zur Technik der Cardiolyse. Zbl. Chir. 1907, Nr 33. — BLECHMANN: Les épanchements péricardiques. Thèse de Paris 1913. — BLECHMANN: La ponction des épanchements péricardiques par la voie épigastrique (procédé sous xiphoidien de Marfan). J. Praticiens 1913, Mai 24. — BLECHMANN: Les péricardites aiguës. Paris 1922. — BOCHDALEK: Über das Verhalten des Mediastinums zur vorderen Brustwand, zu den Lungen, zum Herzen und Herzbeutel. Prag. Vjschr. 65/68. — BOARI: Movimenti anormali della parete toracica in rapporto Colle azioni cardio vascolari. Bull. Soc. med. Bologna, VII. s. 3 (1892). — BOCHEFONTAINE et BOURCERET: C. r. Acad. Sci. 85, 1168 (1877). — BODENHEIMER: Ein Fall von Pneumopericard aus der Klinik des Prof. Dr. MUNK in Bern. Berl. klin. Wschr. 1865, Nr 35. — BOEHR: Über einen Fall von Pulsus paradoxus infolge von Pericarditis ohne Mediastinitis. Berl. klin. Wschr. 1883, Nr 13. — BOIT: Über Herzbeutelresorption. Beitr. klin. Chir. 86, H. 1 (1913). — BOSSE: Über einen Fall von kryptogenetischer Pleuropericarditis. Med. Klin. 1910, Nr 18, 707. — BOUILLAUD: Art. „Péricardite" im Diction de Méd. et de Chir. 1834. — BOUILLAUD: Traité clinique des maladies du cœur. 1836. — BOUILLAUD: Recherches sur le rhumatisme articul. aiguë et sur la loi de coincidence de la péricardite et de l'endocardite avec cette maladie. Paris 1836. — BOULLIER, J. C.: Sur la difficulté du diagnost. de la péricard. Paris 1812. — BOURCERET:

De la dysphagie dans la péricard. et en partic. de la péricardite à forme hydroph. Thèse de Paris 1877. — BOURNE: The operation of cardiolysis with a description of two fresh cases. Quart. J. Med. 17, Nr 66 (1924). — BOVAIRD: On acute pericarditis in children. Trans. amer. pediatr. Soc. 22, 260 (1910). — Box und BUTLER: Statistik über die Fälle von Herzbeutelergüssen in St. Thomas Hosp. Royal Soc. med.; med. Section 1910, März 3. — BRAUER: Kurze Diagnostik der Herzbeutelverwachsungen. Fortbildg.kurs an d. Med. Klin. Marburg a. L., S.-A. — BRAUER: Die Cardiolysis und ihre Indicationen. Münch. med. Wschr. 1902, 982. — BRAUER: Die Erkrankungen des Herzbeutels in GROEDELS Atlas u. Grundriß d. Röntgendiagnose in d. inn. Med. 1909. — BRAUER: Die Behandlung der Herzbeutelentzündungen und -verwachsungen. Hamb. med. Überseeh. 1914, Nr 1. — BRAUER: Die Cardiolyse und ihre Indikationen. Arch. klin. Chir. 71, H. 1. — BRAUN: Über die Untersuchung des Herzens in linker Seitenlage. Zbl. inn. Med. 28, H. 1 (1907). — BREITUNG: Über Pericarditis tuberculosa. Inaug.-Diss. Berlin 1877. — BRENTANO: Pericardiotomie. Dtsch. med. Wschr. 1898. — BRICHETEAU: Obs. d'hydropneumopéricarde. Arch. gén. Méd. 4, 334 (1844). — BRIGHT: Cases of spasmodic disease accompanying affections of the pericardium. Med. chir. Trans. London 22, 1 (1839). — BRISSAULT: Ess. sur la péricardite etc. Strassbourg 1826. — BROADBENT: An unpublished physical sign. Lancet 1895, Juli 27. — BROADBENT: Adherent pericardium. London 1895. — BROADBENT: Über Herzbeutelergüsse. Royal Soc. med.; Med. Sect. 1910, März 3. — BURKE: Pneumopericardium with report of a case. Zit. Zbl. Chir. 1909, 1071. — BUROWS: On tubercul. pericarditis. Med. Chir. Trans. 1847.

CALVERT, W. J.: Position of the heart in pericarditis with effusion. Bull. Hopkins Hosp. 1907, Oct. — CALVERT: Über die Differentialdiagnose zwischen Herzerweiterung und Herzbeutelerguß. J. of Med. 1909, Febr. — CARR: Behandlung der rheumatischen Pericarditis. Hosp. ital. 1907, Nov. 9. — CASE: Pericarditis calculosa. J. amer. med. Assoc. 80, Nr 4 (1923). — CASSAET: La péricardite postérieure. Paris 1914. — CASTEX: Le pneumopéricarde thérapeutique. Presse méd. 31, 270 (1923). — CAVALLERO: Sui rientramenti sistolici della regione cardiace. Gazz. med. Torino 1894. — CEJKA: Drei Beobachtungen von Verwachsung des Herzbeutels. Vjschr. prakt. Heilk. 2 (1855). — CHAUFFARD und HUBER: Péricardite urémique avec frottement dorsal. Presse méd. 29, 97 (1921). — CHAVIGNY et SENCERT: Quelques considérations sur la péricardiotomie dans le traitement de la péricardite avec épanchement. Rev. méd. l'est. 49, Nr 12 (1921). — CHEVERS: Guys Hosp. Rep. 7, 1842. — CHEVERS: Treatise on diseases of the heart. Calcutta 1851. — CHIARI: Über einen Fall von fast vollständigem Defekt des Pericardium parietale. Wien. med. Wschr. 1880, Nr 14. — CHRIST: Die Bedeutung der Pericarditis im Greisenalter. Frankf. Z. Path. 29 H. 1/2 (1923). — CHURCH: Carcinoma of the pericard. Trans. path. Soc. 20, 102. — CIEPANOWSKI: Infanteriegeschoß im Herzbeutel. Mil.arzt 26, 424 (1915). — CLAY: Remarkable case of cancroid growth in the pericardium. Edinburgh med. J. 1870, März. — CLEMENS: Ein mit TALMAscher Operation behandelter Fall von Synechia pericardii. Münch. med. Wschr. 1903, Nr 22. — COHNHEIM: Vorlesungen über allgemeine Pathologie. Berlin 1882. — COLLIN: Les diverses méthodes d'exploration de la poitrine et de leur application en diagnostic de ses maladies. Paris 1827/31. Deutsch von BOUREL. Köln 1828. — COMBY: Péricardite aiguë chez les enfants. Arch. Méd. Enf. 1911, Nr 5. — CONNER: On the diagnosis of pericardial effusion. Amer. Heart J. 1, Nr 4 (1926). — CORVISART: Essai sur les maladies et les lésions organiques du cœur et des gros vaisseaux. Paris 1818. — COOMBS: Die Histologie der rheumatischen Carditis. Brit. med. J. 1911, Nr 2620. — COTTIN et GAUTIER: A propos d'un cas de péricardite purulente guérie par la ponction épigastrique. Arch. Mal. Cœur 16, Nr 9 (1923). — COWAN, HARRINGTON and RIDDEL: On pneumopericardium. Quart. J. med. 7 Nr 26 (1914). — COURMONT, GARDÈRE et ARNAUD: Opération de BRAUER dans un cas de symphyse tuberculeuse du péricarde. Lyon méd. 1914, Jan. 25. — CREDÉ: Die TALMAsche Operation. Berl. klin. Wschr. 18, 813 (1910). — CRUVEILHIER: Pericardite tuberc. Anat. path. 29. — CURSCHMANN: Die Differentialdiagnostik der mit Ascites verbundenen Erkrankungen der Leber und des Peritoneums. Dtsch. med. Wschr. 1884, 465. — CURSCHMANN, H.: Zur Beurteilung und operativen Behandlung großer Herzbeutelergüsse. Dtsch. Klin. 4 (1907. — CURSCHMANN, H.: Eine Modifikation der Herzbeutelpunktion. Ther. Mh. 26, 331 (1912). — CURSCHMANN, H.: Über den konstitutionellen Pulsus paradoxus. Med. Klin. 18, Nr 48 (1922); Klin. Wschr. 2, Nr 25 (1923). — CURTILLET et PÉLISSIER: Cardiolyse. Lyon chir. 5, 462 (1911). — CUTLER and SOSMAN: Calcification in the heart and pericardium. Amer. J. Roentgenol. 12, Nr 4 (1924). — CZYHLARZ: Ein Beitrag zum radiologischen Verhalten des Pericards. Wien. klin. Wschr. 26, Nr 35 (1913).

DAMSCH: Zur Lage frei beweglicher Ergüsse im Herzbeutel. Z. klin. Med. 1899. — DELBET et HIRTZ: Cardiolyse. Méd. moderne 31, H. 3, 307 (1910). — DELBET et Hirtz: Résultat éloigné d'une cardiolyse pour symphyse cardiaque. Bull. Acad. Méd. 1911. — DELAGÉNIÈRE, H.: De la péricardiolyse dans certains affections cardiaques ou de la thoracectomie prépéricardique. Arch. Mal. Cœur **6**, Nr 10, 633/46 (1913). — DELORME: Sur un traitement chirurgical de la symphyse du péricarde. Bull. Soc. nat. Chir. Paris. **20**, 918 (1898). — DELORME: Symphyse cardiaque et cardiolyse (1895/1924). Progr. méd. **52**, Nr 30 (1924). — DELORME et MIGNON: Sur la ponction et incision du péricarde. Rev. de Chir. **15** (1895); **17** (1896). — DEMARQUAY: Essai de Pneumatologie médicale. Paris 1866, 363. — DÉMIÉVELLE: Péricardite rhumatismale aiguë exsudative primitive. Rev. méd. Suisse **7** (1911). — DENECKE: Die Bedeutung des Pericards für den Mechanismus der Herzbewegung und deren spezielle Störung bei Pericarditis obliterans. Med. Klin. **1920**, Nr 25. — DESAULT: Chirurg. Nachlaß **2**, 4. Teil, 11. — DÉSCLAUX: Essai sur la péricardite aiguë. Thèse de Paris 1835; Arch. gén. méd. **1836**, 497. — VAN DIEMERBROECK: Observationes et curationes medicinales. Utrecht 1685. — DIERGARDT, C. C.: De pericard. acut. diagn. Bonn 1828. — DIETRICH: Über ein papilläres Carcinom des Herzbeutels. Arb. path.-anat. Inst. Tübingen **9**, H. 1 (1914). — DIETLEN: Orthodiagr. Untersuchungen über die Veränderungen der Herzgröße bei Infektionskrankheiten bei exsudativer Pericarditis usw. Münch. med. Wschr. **1908**, Nr 40. — DIETLEN: Herz und Gefäße im Röntgenbild. Leipzig 1923. — DIEUAIDE: The electrocardiogram as an aid in the diagnosis of adhesive pericardial mediastinitis. Arch. int. med. **35**, Nr 3 (1925). — DIEULAFOY: Traité de l'aspiration des liquides morbides. Paris 1873. — DIVERSUS: De febri pestilenti tractatus et curationes quorundorum particularium morborum. Bologna 1584. — DOBLE: Pericarditis bei Grippe. Lancet **1908**, April 4. — DOEBERT: Über Entzündung des Herzbeutels und Punktion desselben. Berl. klin. Wschr. **1904**, Nr 18. — DUCHEK: Zur Ätiologie der Pericarditis. Wien. med. Wschr. **1859**, Nr 15. — DUCHEK: Klinische Vorträge über Herzkrankheiten. Allg. Wien. Med. Zg **1862**, Nr 24/32. — DUCHEK: Die Krankheiten des Herzens, des Herzbeutels und der Arterien. Erlangen 1862. — DUHOT und HALLEZ: Péricardite brightique. Echo méd. du Nord. **1914**. — DUNANT und TURETTINI: A propos d'un cas de symphyse cardiaque opérée. Schweiz. med. Wschr. **53**, Nr 25 (1923). — DUNDAS: In den medic.-chirurg. Abhandlungen der med.-chir. Ges. zu London von OSANN. 1. — DUNN und SOMMERS: Cardiolyse. Amer. J. med. Sci. **1912**, 74. — DURAND et WERTHEIMER: Du traitement des péricardites purulentes. Incision et drainage par la voie xyphosternale. Lyon chir. **17**, Nr 2 (1920). — DURST: Ruptura traumatica cordis. Zbl. Chir. **1902**, 814.

EBSTEIN: Zur Lehre von der hämorrhagischen Pericarditis. Dtsch. Arch. klin. Med. **56**, 509. — EBSTEIN: Über die Diagnose beginnender Flüssigkeitsansammlungen im Herzbeutel. Virchows Arch. **130**, 148. — EBSTEIN: Über die auf größere Entfernung von Kranken hörbaren Töne und Geräusche. Dtsch. Arch. klin. Med. **22**, H. 2. — EBSTEIN, E.: Bemerkungen zur Klinik der Herzbeuteldefekte. Münch. med. Wschr. **1910**, Nr 10. — EBSTEIN, E.: Zur Entstehungsgeschichte der Reibegeräusche am Herzbeutel. Zbl. Herzkrkh. **11**, H. 9 (1919). — EBSTEIN, E.: Über Lage und Lagerung von Kranken. Erg. inn. Med. **8** (1912). — EDENS und v. FORSTER: Zur Diagnose der Herzbeutelverwachsungen. Dtsch. Arch. klin. Med. **115**, 290 (1914). — EDINGTON: A case of pericard. Glasgow med.-chir. Soc. **1907**, Nov. 15. — EICHHORST, H.: Die Entstehung und Bedeutung des pericard. Reibegeräusches. Charité-Ann. **2**, 231. — EICHHORST: Über eine besondere Form tuberkul. Pericard. Neue Charité-Ann. **2** (1875). — EICHHORST: Handbuch der spez. Pathologie u. therapie inn. Krankheiten. **1904**. — v. EISELSBERG: Über einen Fall von Incision des Herzbeutels wegen eitriger Pericarditis. Wien. klin. Wschr. **1895**, Nr 2. — EISENLOHR: Ein Fall von Pyopneumopericarditis. Berl. klin. Wschr. **1873**, Nr 40. — EISENMENGER: Die sog. pericarditische Pseudolebercirrhose. Wien. klin. Wschr. **1900**, Nr 11. — ELIAS und FELLER: Stauungstypen bei Kreislaufstörungen. Wien u. Berlin 1926. — ELIOT: Eitrige Pericarditis. Ann. Surg. Philadelphia **1909**, Jan. — ELLIOTSON: On the recent improvements in the art of disting. the various diseases of the heart. London 1831. — ELLMER: Die anatomischen Grundlagen für eine wirksame Herzbeuteldrainage. Arch. klin. Chir. **125**, H. 1/2 (1923). — EMMINGHAUS: Ein mit der Herzaktion erfolgendes Reibegeräusch des Bauchfells. Dtsch. Arch. klin. Med. **9**, 525. — ENSGRABER: Ein weiterer Fall von Cardiolyse. Inaug.-Diss. Tübingen 1907. — ERBEN: Die Diagnose der Concretio pericarditis cum corde. Prag. med. Wschr. **31**, Nr 46 (1906). — ERFURT: Pericardit chronica tubercul. Inaug.-Diss. Berlin 1876. — ESCHER, C. A.: Zur Kenntnis der primären Geschwülste des Herzens. Inaug.-Diss. Leipzig 1909.

FABER: Über die angeborenen Mängel des Herzbeutels in anatomischer, entwicklungsgeschichtlicher u. klinischer Beziehung. Virchows Arch. **74**, 173. — FABRICIUS HILDANUS: Observ. et curation. chirurg. centuriae **6** (1606/41). — FEINE: Diss. pericardii laesi etc. Lips. 1854. — FERBER: Die physikal. Symptome der Pleuritis exsud. Marburg 1876. — FETZER: Ein Fall von Pneumopericardium. Württemb. med. Corresp.bl. **1874**, Nr 40. — FIEDLER: Pericarditis. Slg klin. Vortr. **1882**, Nr 215. — FISCHER: Die Wunden des Herzens und Herzbeutels. Arch. klin. Chir. **9**, 517. — FISCHER: Herzbeuteldefekt. Münch. med. Wschr. **1912**, 1519. — FISCHER: Zur Frage der schwieligen Pericarditis, ihrer Erkennung und Behandlung. Schweiz. med. Wschr. **56,** Nr 20 (1926). — FRAENKEL: Pericarditis rheum. bei einem 10jährigen Kinde, geheilt durch Schnittoperation. Verh. Kongr. dtsch. Ges. inn. Med. **1897,** 492. — FLATAUER: Beeinträchtigung der Herztätigkeit durch pericardiale Adhäsionen. Berl. klin. Wschr. **58,** 1072 (1921). — FLESCH und SCHLOSSBERGER: Diagnose und Prognose der im Kindesalter häufigsten Form der Concretio pericardii cum corde. Z. klin. Med. **59,** H. 1 (1906). — FORESTUS: Observ. et curation. medicinal. libr. XXXII. Leyden 1587/1610. — FOX: Case of indur. mediastkericard. Brit. med. J. **1877,** Oct. — FRAENKEL: Zur Lehre von der Punktion des Herzbeutels. Ther. Gegenw. **1902,** April. — FRAENTZEL: Puls. alternans bei einem großen, im Verlaufe eines Gelenkrheumatismus entstandenen Pericardialexsudates. Neue Charité-Ann. **1,** 361. — FRANCK: Rech. sur le mode de product. des troubles circul. dans les épanchements abondants du péricard. Gaz. hebdom. **1877,** Nr 29. — FRANKE: Über einen Fall von Vagusarrhythmie des Herzens im Anschlusse an eine akute Pericarditis. Wien. klin. Wschr. **1905,** 1118. — FRENKEL, MARC.: La position genu-pectorale, signe pathognomonique de la forme dyspnéique des péricardites. Thèse de Paris 1911. — FRIEDLÄNDER: Über Panzerherz. Fortschr. Röntgenstr. **34,** H. 1/2 (1926). — FRIEDREICH: Krankheiten des Herzens. In: Virchows Handbuch d. spez. Path. **5** (1855). — FRIEDREICH: Zur Diagnose der Herzbeutelverwachsung. Virchows Arch. **29,** H. 3/4 (1864). — FROMBERG: Tuberkelbacillen pericarditis. Dtsch. med. Wschr. **1913,** Nr 32, 1593.

GAGER: Conduction changes accompanying pericardial effusion. Arch. int. Med. **33,** Nr 4 (1924). — GAIRDNER: On pericarditis. Edinburgh med. J. **1859,** April; **1860** Febr. — GAMBERINI: Pericardiotomia per pericardite purulenta. Arch. ital. Chir. **6,** H. 6 (1923). — GARRÈ: Die Operation des starren dilat. Thorax. S. A. — GERHARDT, C.: Untersuchung über die Herzdämpfung und die Verschiebung ihrer Grenzen bei Gesunden. Arch. physiol. Heilk. **2,** H. 4 (1858). — GERHARDT, C.: Über Reibegeräusche am Unterleibe. Arch. physiol. Heilk. **1,** H. 5, 460 (1860). — GERHARDT, C.: Zur Casuistik der Herzkrankheiten. Würzburg. med. Z. **2,** 136 (1861). — GERHARDT, C.: Über einige Formen der Herzdämpfung Prag. Vjschr. **4** (1864). — GESELSCHAP: Über die Behandlung von seröser Pleuritis und Pericarditis mit Lufteinblasung. Nederl. Tijdschr. Geneesk. **1910,** Juni 11. — GIBSON, G. A.: Diseases of the heart and aorta. Edinburgh 1898. — GIBSON, G. A.: Tuberculosis of the pericardium. Zbl. inn. Med. **1910,** 1078. — GORINSTEIN: Experimentelle Studien über Herzbeutelresorption. Beitr. klin. Chir. **86** (1913). — GRABOWSKI: Zur Kasuistik der Pericarddivertikel. Zbl. Path. **37,** 388 (1926). — GRÄFFNER: Pulsus paradoxus bei eitriger Pericarditis und doppelseitiger Pleuropneumonie. Berl. klin. Wschr. **1876,** Nr 27. — GRANT: Congenital pericardial deficiency. Heart **13,** Nr 4 (1926). — GRAS: Contribution à l'étude de la paracentèse du péricarde. Thèse de Paris 1910. — GRAVES: On diagnosis and treatment of several heart-diseases (Pericarditis). Dublin. J. **1842,** Mai. — GROEDEL: Ist das Herz im pericardialen Erguß röntgenologisch sichtbar? Frankf. Röntgenges. Ref. Zbl. Herzkrkh. **14,** 139 (1922). — GUARNERI: Un caso di cancro endotheliale primitivo del pericardio. Arch. Sci. med. **10,** Nr 6. — GUINON et MALARTE: Note sur le diagnostic de la péricardite avec épanchement et sur la ponction par la méthode de MARFAN. Bull. Soc. Pédiatr. Paris **1914,** März. — GULEKE: Die chirurg. Behandlung der Pericarditis adhaesiva. Mitt. Grenzgeb. Med. u. Chir. **40,** H. 2 (1927). — GULEKE und LOMMEL: Herzbeutelresection bei Concretio pericardii. Klin. Wschr. **4,** Nr 16 (1925).

HAGEN: Beitrag zur Kasuistik der Concretio cordis mit Berücksichtigung der Indikationsstellung für Cardiolysis. Inaug.-Diss. Freiburg 1912. — HALBEY: Ein Beitrag zur Lehre der Herzverletzungen. Dtsch. med. Wschr. **1909,** Nr 52. — HALL and TOWNROW: Purulent pneumococcic pericarditis; pericardiotomy; recovery. Brit. med. J. **1924,** Nr 3338, 1148. — HALLER: Elementa physiolog. **2,** Lfg 4, 55 (1778). — HAMBOURSIN: Bull. Acad. Méd. belg. **4,** 930 (1870). — HAMERNYK: Die Grundzüge der Physiologie und Pathologie des Herzbeutels. Prag 1864. — HANSEN: Die Perkussionsverhältnisse bei der Pericarditis. Zbl. inn. Med. **1897,** 274. — HARRIGAN: Temporary arrest of the heart beats following incision of the pericardium. Ann. Surg. **1913,** März; Zbl. Herzkrkh. **1914,** 24. — HASSE: Anatom. Beschreibung d. Krankheiten d. Circulations- u. Respirations-Organe. Leipzig 1841. — HAYEM und TISSIER: Contribution à l'étude de la péricardite tuberculeuse. Rev. Méd. **1889.** — v. HECKER: Ausgedehntes „Panzerherz" als Zufallsbefund. Fortschr. Röntgenstr. **31,** H. 2/3 (1923). — HEDINGER: Anthrakose des Herzens. Korresp.bl. Schweiz. Ärzte **1908.** — HEIDEMANN: Über Folgezustände von pericardialen Obliterationen. Berl. klin. Wschr. **1897,** Nr 5. — HEIMBERGER: Über Panzerherz. Fortschr. Röntgenstr. **32,** H. 1/2 (1924). — HEINECKE: De hydrop. pericard. Erfurt 1799. — HEITLER: Herzstörungen durch Reizung des Pericards. Med. Klin **1910,** 974. — HERXHEIMER: Über Sehnenflecke. Zbl. Path. **14,** 737 (1903). — HERXHEIMER: Mißbildungen des Herzens und der großen Gefäße. Jena 1910. — HERZOG und MARCHAND: Wucherung und Desquamation der Deckzellen bei fibrinöser Pericarditis. Verh. dtsch. path. Ges. 18. Tagg. Jena 1921. — HERZOG und MARCHAND: Ein reines lymphocytäres Exsudat bei beginnender nicht tuberkulöser Pericarditis. Verh. dtsch. path Ges. 18. Tagg. Jena 1921. — Hess: Über die Stauung und chronische Entzündung in der Leber und den serösen Höhlen. Habil.-Schr. Marburg 1902. — Hess: Diagnose und Pathogenese der im Kindesalter häufigsten Form der Concretio pericardii cum corde. Z. klin. Med. 1906, 174. — Hess: Tuberkulöse Herzbeutelverwachsung im Kindesalter. Mschr. Kinderheilk. 6, Nr 12 (1908). — Hess: Über das Verhalten der Leber bei chronischer Pericarditis. Münch. med. Wschr. 1910, Nr 2. — Hilse: Kardioperikardiale Verwachsungen bei eitriger Herzbeutelentzündung. Dtsch. Z. Chir. 176, H. 13 (1922). — Hindenlang: Ein Fall von Paracentesis pericardii. Dtsch. Arch. klin. Med. 24, 452. — Hirschfelder: Diseases of the heart and aorta. Philadelphia u. London 1910. — Hirschsprung: Pericard. Abcess. mediast. Hosp. tid. (dän.) 2 II, 19. — Hirtz: La position genu-pectorale, signe pathognomique des péricardites à gros épanchement. Trib. méd. 1911, Jan. — Hitzenberger: Die pulsatorischen Bewegungen des Zwerchfelles. Wien. Arch. inn. Med. 5, H. 2 (1923). — Hoffmann, Fr.: De hydrop. pericardii rariss. Halle 1697. — v. Hoffmann: Zbl. Grenzgeb. Med. u. Chir. 1903, 312. — Holmes: The radiographic findings in pericarditis with effusion. Amer. J. Physiol. 7, Nr 1 (1920). — Hoppe: Über einen Fall von Aussetzen des Radialpulses während der Inspiration und die Ursachen dieses Phänomens. Dtsch. Klin. 1854, Nr 3. — Hutinel: Cirrhoses cardiaques et cirrhoses tuberculeuses chez l'enfant. Rev. Mal. Enf. 1893, Nr 12; 1894, Nr 1. — Hurley: Zwei Fälle von chronischer Mediastinopericarditis. Austral. med. J. 1911 Juli 29.

Imerwol: Contribution à la pathogénie et au diagnostic différentiel de la cirrhose cardio-tuberculeuse. Rev. Mal. Enf. 1901, August. — Imerwol: De la péricardite purulente chez les enfants et quelques considérations sur la péricardite traumatique. Arch. Mal. Enf. 1912, Nr 2. — Ishibashi: Über das sog. Panzerherz. 2. Verh. jap. path. Ges. (1912). — Ishisaki: Experimentelles Studium über die sog. epikardialen Sehnenflecke. Virchows Arch. 244 (1920).

Jaccoud: Sur un cas de symphyse cardiaque. Gaz. hebdom. 1861. — Jacob: Traitement de la péricardite tuberculeuse par la péricardotomie sans drainage. Bull. Soc. nat. Chir. Pars 1913, Miai 7. — Jakob et Charigny: La péricardite tuberculeuse. Zbl. Herzkrkh. 1911, 377. — Jahn: Über tuberkulöse Pericarditis im Kindesalter. Inaug.-Diss. Berlin 1912. — James: Pneumopericard. Amer. Med. 1904, Juli. — Jansen: Ergebnisse der Röntgendiagnostik der Herz- und Gefäßkrankheiten. Zbl. Herzkrkh. 16, Nr 11 (1922). — Jenkel: Schuß in den Herzbeutel. Med. Klin. 11, 68 (1915).

Kaak: Ein Fall von primärem Myxocysto-Sarcoma pericardii. Inaug.-Diss. Kiel 1904. — Karawajeff: Preuß. Vereinsztg 1840, Nr 52. — Kast: Über eitrige Pericarditis bei Tuberculose der Mediastinaldrüsen. Virchows Arch. 96, 490. — Keith: The evolution and action of certain muscular structures of the heart. Lancet 555, (1904) Febr. — Kelly: Polyserositis. Amer. J. med. Sci. 1903, Jan. — Kerschensteiner: Über Pericarditis im kindlichen Alter. Bayer. ärztl. Intelligenzbl. 2 (1863). — Kipp: Ein Fall von schwieliger Mediastino-Pericarditis. Inaug.-Diss. München 1875. — Kirley: Rep. of a fatal case. etc. Lancet 1860, Jan. — Kirch: Zur Klinik der Concretio u. Accretio cordis. Wien. Arch. inn. Med. 2, H. 1 (1920). — Kirkes: On peric. conseq. on pyaemia. Med. Tim. a. Gaz. 1862, Oct./Nov. — Kirschner und Matthes: Über einen diagnostisch und operativ interessanten Fall von Obliteration des Pericards. Dtsch. med. Wschr. 1926, Nr 6. — Klason: Pericarditis calculosa u. Herzverkalkungen. Fortschr. Röntgenstr. 28, 618 (1922). — Klatsch: Zur Frage des röntgenologischen Sichtbarwerdens des Herzens im pericardialen Erguß. Frankf. Röntgenges. Ref. Zbl. Herzkrkh. 14, 139 (1922). — Kleissel: Concretio pericardii. Wien. med. Wschr. 1916, Nr 6. — Kloiber und Hochschild: Zur Frage des röntgenologischen Sichtbarwerdens des Herzens im Pericardialerguß. Fortschr. Röntgenstr. 27, H. 5. — Klose: Plastischer Ersatz des Herzbeutels. 45. Vers. dtsch. Ges. Chir. vom 30. März bis 2. April 1921. — Klose: Die reine Synechie und der plastische Ersatz des Herzbeutels. Arch. klin. Chir. 109, 455 (1922). — Klose: Beitrag zur Chirurgie des Herzens u. des Herzbeutels. Arch. klin. Chir. 124, H. 2 (1923). — Klose-Strauss: Die eitrige Pericarditis und die Erfolge ihrer chirurgischen Behandlung. Arch. klin. Chir. 119, H. 3 (1922). — Knoll: Über die Veränderungen des Herzschlags bei der Steigerung des intracardialen Drucks. Sitzgsber. Akad. Wiss. Wien 66 (1872), Juli. — Knoll: Lotos, 2, 34 (1881). — Kob, M.: Klinische Beobachtungen an 12 Fällen obliterierender Herzbeutelentzündung als Teilerscheinung schwerer Herzaffektionen im Kindesalter. Jb. Kinderheilk. 15, H. 6 (1907). — Koennecke: Die schwielige Pericarditis und ihre chirurg. Behandlung. Münch. med. Wschr. 74, Nr 16 (1927). — Kohlmann: Über Pericarditis exsudativa. Fortschr. Röntgenstr. 30, H. 1 (1922). — Kolb: Chirurgische Behandlung der Pericarditis. Berl. klin. Wschr. 1913, Nr 23. — Kolletschka: Über Pericarditis in pathol. u. diagnost. Beziehung. Österr. med. Jb. Wien. 28, 419 (1839). — König: Zur Technik der Kardiolysis. Zbl. Chir. 1907, Nr 27. — Koranyi: Sphygmogr.

Beobachtungen im Verlauf von Pericardialexsudaten. Sitzgsber. k. Ges. d. Ärzte Budapest v. 9. März 1878. — KRETZER: Pulsation in der Herzgegend bei gewissen Fällen von eitriger Pericarditis. Zbl. Herzkrkh. 1921, 215. — KREUTER: Chirurgische Behandlung der Erkrankungen des Herzens. PENZOLDT-STINTZINGS Handbuch d. ges. Therapie 3 (1910). — KÜLBS: Technisches zur Punktion des Pericards. 34. Kongr. dtsch. Ges. inn. Med. Wiesbaden 1922. — KÜSSNER: Beitrag zur Kenntnis der accident. Herzgeräusche. Dtsch. Arch. klin. Med. 16. — KUSSMAUL: Über schwielige Mediastinopericarditis und den paradoxen Puls. Berl. klin. Wschr. 1873, Nr 37/39. — KÜTTNER: Cardiolyse. Beitr. klin. Chir. 51, 131 (1906). — KÜTTNER: Cardiolyse. Allg. med. Zbl. 73, Nr 14, 178 (1909). — KYBER: Bemerkungen über den Morbus cardiacus. 1847, Nr 20.

DE LACROUSILLE: De la péricard. hémorrhag. Union méd. 1865, Nr 1. — LAENNEC: Traité de l'auscultation etc. 1834. — LAEWEN: Operative Fensterbildung zwischen Pericard u. Pleurahöhle bei Herzdruck durch entzündliche seröse Ergüsse. Münch. med. Wschr. 66, Nr 1 (1919). — LAIGNEL-LAVASTINE et GLÉNARD: Cancer de l'œsophage terminé par péricardite. Soc. anat. Paris 1909, Febr. 12. — LANCISI: De motu cordis et aneurysmatibus. Rom 1728. — LANDGRAF: Ein Fall von linksseitiger Stimmbandlähmung bei Pericarditis. Charité-Ann. 14, 888. — LANDVOIGT: De hydrop. pericard. diagn. Halle 1798. — LANG: Zur Kenntnis der angeborenen Herzbeuteldefekte. Virchows Arch. 230, 608 (1921). — LARREY: Medic.-chirurg. Denkwürdigkeiten. Leipzig 1813. — LATHAM: Vorlesungen über Herzkrankheiten. Leipzig 1847. — LATHAM: London med. Gaz. 3, 209. — LAUBE: Cystenbildung auf der Oberfläche des Herzens nach Pericarditis. Zbl. Path. 30, H. 13 (1919). — LAUBRY et BRICOUT: De la valeur du signe de Pins dans les péricardites de l'adulte. Méd. moderne 1913, Jan. — LECÈNE: La cardiolyse ou opération de BRAUER. Arch. Mal. Cœur 1909, 673. — LEGRAND: Fibrome du péricarde. J. Méd. Bruxelles 1912. — LEICHTENSTERN: Über einige physik.-diagnost. Phänomene. Dtsch. Arch. klin. Med. 21. — LENHARTZ: Diagnose und Therapie großer akuter pericarditischer Exsudate und der akuten eitrigen Mediastinitis. Münch. med. Wschr. 1902, 501; Dtsch. med. Wschr. 1902, 179. — LENHARTZ: Cardiolyse. Dtsch. med. Wschr. 1905, Nr 562. — LEONPACHER: Pneumopericardium traumaticum. Bayer. ärztl. Intelligenzbl. 1875, Nr 44. — LERICHE et COTTE: Traitement chirurgical de la symphyse du péricarde et de la mediastino-péricardite. Lyon chir. 1909, Oct. 1. — LESONNEUR, J.: Contrib. à l'étude de la forme sèche et des récidives de la péricard. Thèse de Paris 1874. — LEUDET: Recherches anat. patholog. et cliniques sur les péricardites secondaires. Arch. gén. Méd. 1862, Juli. — LEURET: Symphyse cardiaque. Thoracectomie. Soc. chir. Paris 1910, Nov. 11. — LEWINSKY: Über den Einfluß der Respirationsbewegung auf die Stärke pericardialer Reibegeräusche. Berl. klin. Wschr. 1876, Nr 5. — LEWIS: The influence of intrapericardial pressure upon the inspiratory rise of blood pressure. J. of Physiol. 37. — LINDSTROEM und TROELL: Zwei Fälle von BRAUERscher Operation bei Synechien des Pericards. Hygiea (Stockh.) 86, H. 15 (1924); Zbl. Herzkrkh. 1925, Nr 1. — LJUNGDAHL: Ein Fall von Pneumopericardium. Dtsch. Arch. klin. Med. 111, H. 1/2 (1913). — LONDINI: Su di un caso di pericardite uricemica. Zbl. Path. 1913, 609. — LOUIS: Mémoire sur la péricardite. Rev. Méd. 1824, Jan. — LOUIS: Recherches anatomico-pathologiques. Art. Péricardite. Paris 1825. — LUCAS: Calcification of the pericard. Brit. med. J. 1907, Nov. 16. — LÜCKING: Die Punktion des Herzbeutels. Inaug.-Diss. Leipzig 1901. — LUHDMARK: Cardiolyse. Nord. med. Ark. (schwed.) 1911, April 3. — LYDTIN, H.: Ein Fall von Pericarditis calculosa (Steinherz). Inaug.-Diss. München 1907.

MANGES: A case of tuberculous pericarditis. Trans. amer. clin. Assoc. 24 (1908). — MARCHETTI: Observ. medico-chirurg. rarior. sylloge. Padua 1664; Amsterdam 1675. — MARFAN: La ponction épigastrique du péricarde dans le diagnostic des épanchements péricardiques. Bull. Acad. Méd. 1913, Oct. 28. — MARKHAM: Diseases of the heart. London 1856, 41. — MARTIN: Haemorrhagic pericardial effusion. Proc. roy. Soc. Med. 1911, Nov. — MASSARY und CHATELIN: Péricardite brightique. Bull. Soc. méd. Hôp. Paris 30, 380 (1913). — MAYER: Über einen Fall von Pneumopericard und ausgedehnter schwieliger Mediastinopericarditis bei gleichzeitigem Pneumothorax. Z. klin. Med. 92, H. 1/2. — MAZEL et DEVUNS: Contrib. à l'étude du frottement péricardique à propagation lointaine. Lyon Méd. 130, Nr 2, 51/58 (1921). — MECKEL: Observ. sur les maladies du cœur. Hist. Acad. roy. Sci. 11, 56 Berlin 1755. — MEIGS: Case of pneumo-hydropericarditis. Amer. J. med. Sci. 1875, Jan. — MERKER: De hydropericard. 1711. — MERKLEN: Symphyse cardiaque en evolution chez un enfant. Semaine méd. 1900, Nr 8. — MERKLEN: Semaine mèd. 1892, 125. — MERZ: Ein Fall von Cardiolyse. Inaug.-Diss. Erlangen 1909. — METCALF: Tubercular pericarditis. Boston med. J. 1909, Nr 13. — METTENHEIMER: Über pericard. Reibungsgeräusche ohne Pericarditis. Arch. wiss. Heilk. 1865, Nr 1. — MEYER, J.: Zur Percussion des Brustbeins, des Herzens und pericardialer Ergüsse. Charité-Ann. 2, 385 (1875); Berlin 1877. — MEYER: Cardiolyse. Ann. Surg. Philadelphia. 1912, 326. — MEYER-WESTFELD: Kardiolyse bei adhäsiver Mediastino-

Pericarditis. Münch. med. Wschr. 1905, Nr 40. — MINTZ: Zur Drainage des Herzbeutels. Zbl. Chir. 1904, Nr 3, 59. — MITCHELL: Calcification of the péricardium. Trans. Chicago path. Soc. 8, H. 5 (1911). — MODES: Essai sur l'hydr. du pericarde. Paris 1808. — MOIZARD-JACOBSOHN: Cirrhose cardio-tuberculeuse chez l'enfant. Arch. Méd. Enf. 1898, Nr 7. — MOOG: Zur Punktion großer Herzbeutelergüsse. Ther. Mh. 38 (1914). — MOORE: Sur un cas de péricardite. Gaz. méd. Paris. 1863, Nr 31. — MOORE, G. E.: Case of paracent. pericard.; Jod-Inj. Brit. med. J. 1875. — MOREL-LAVALLÉE: Rupture du péricarde, bruit de rou hydraulique, bruit de moulin. Gaz. méd. Paris. 1864, Nr 46. — MORGAGNI: De sedibus et causis morborum. 1761. — MORISON: Cardiolyse. Brit. med. J. 30, 1023 (1910). — MORITZ: Über Veränderungen in der Form, Größe und Lage des Herzens beim Übergang aus horizontaler in vertikale Stellung. Dtsch. Arch. klin. Med. 82 (1904). — MORRIS and LITTLE: The physical findings in pericarditis with effusion. Amer. J. med. Sci. 166, Nr 5 (1923). — MOST: Adherent pericardium with ascites and anasarca. Practitioner 1887, Febr. — MOUISSET et ORSAT: La position génupectorale signe de péricardite. Lyon méd. 1911, Juillet 2. — MOURIQUAUD et ROUBIER: État clangereux du 2. bruit au foyer pulmonaire comme signe précoce de péricardite (signe de JOSSERAND). Lyon méd. 1907, Nr 35, Sept. 1. — MÜLLER: Über einen Fall von Polyserositis. Inaug.-Diss. München 1902. — MÜLLER, A.: 2 Fälle von Pericarditis. I. Pericarditis mit Chorea. II. Pericarditis mit Rupt. ventric. dextr. Dtsch. Arch. klin. Med. 21, 128. — MÜLLER: Drei Fälle von Pneumopericardium. Dtsch. Arch. klin. Med. 24, 158 (1879). — MÜNCH: Actinomycosis hominis. Korresp.bl. Schweiz. Ärzte 1888, Nr 8. — DE MUSSY, GUÉNAU: De certains signes de la péricardite. Gaz. Hôp. 1865, 49. — DE MUSSY, GU.: Contributions á la pathologie du systéme circulatoire. Gaz. hebdom. 1869, Nr 51.

NORRIS: Tuberculöse Pericarditis. Univ. Pennsylvania med. Bull. 19 (1904) Juli. — NOTHDURFT: Symptome eines Pneumopericards. Prag. med. Wschr. 1910, Nr 14.

OPPENHEIM: Therapeutic pneumopericardium in pericarditis with effusion. J. amer. med. Assoc. 82, Nr 21 (1924). — OPPOLZER: Über Pericarditis. Allg. Wien. med. Z 1861, Nr 44; Spitalztg 1862, Nr 19. — ORMEROD: On rheumatic and non rheumatic pericarditis. Med. chir. trans. London. 36 (1853); Med. Tim. a. Gaz. 1864, August. — ORTH: Lehrbuch der spez. pathol. Anatomie. 1887. — ORTNER: Über concretio et accretio cordis, Mediastinitis fibrosa partialis und die Entstehung echter systol. Herzeinziehungen. Med. Klin. 3, Nr 37 (1907). — ORTNER: Zur Klinik der Concretio et accretio cordis. Wien. klin. Wschr. 21, Nr 14 (1908). — ORTNER: Behandlung der Pericarditis. Dtsch. med. Wschr. 1910, Mai 9. — ORTNER: Falsches BROADBENTsches Zeichen. Mitt. Ges. inn. Med. Wien 1915, Nr 7. — ORTNER: Zur Diagnose der Concretio et accretio pericardii. Wien. Arch. inn. Med. 6, H. 1 (1923). — OSLER: Tuberculous pericarditis. Amer. J. med. Sci. 1893, Jan.

PACHON et FABRE: Cardiographie et symphyse du péricarde. C. r. Soc. Biol. 90, Nr 3 (1924). — PAETSCH: Pericarditis exsudativa im Röntgenbilde. (Zbl. Herzkrkh. 14, 137); Dtsch. med. Wschr. 1920, Nr 1. — PAGE: Haematopericard and compl. fatty degen. of the heart, sudden death. Lancet 1863. — PAGET, J.: On white spots on the surface of the heart. Med. chir. Trans. II. s. 5, 29 London 1840. — PALLASSE: Péricarditie calcifiante avec signes de rétrécissement mitral. Lyon méd. 1908, 509. — PALLASSE et THÉVÉNOT: Péricardite néoplastique secondaire á un cancer gastrique. Lyon méd. 1911, 973. — PARLAVECHIO, G.: Experimentelle Pericardiotomie und ihre möglichen therapeutischen Anwendungen. Dtsch. Z. Chir. 98, H. 2/3 (1909). — PATERSON: Case in which „Broadbents sign" was present though no pericardial adhesions existed. Glasgow med. J. 1911, 24. — PAWINSKI: Über den Einfluß der trocknen Pericarditis auf die Entstehung der Stenocardie und des Cardialasthmas. Dtsch. Arch. klin. Med. 58, 565 (1897). — PELCZ: Ein kasuistischer Beitrag zur Ätiologie des Pneumopericards. Wien. med. Wschr. 1900, Nr 52. — PERNA: Una rara malformazione del pericardio nell' uomo. Policlinico 9, 277 (1908). — PETIT et MILHIT: Péricardite sèche au cours d'une intoxication par le sublimé. Presse méd. 1908, Août 12. — PICARD: Die Bedeutung des Pericards für den Mechanismus der Herzbewegung und deren spezielle Störung bei Pericarditis obliterans. Med. Klin. 1920, Nr 9. — PICK: Über pericarditische Pseudolebercirrhose. Z. klin. Med. 29, H. 5/6 (1896). — PIERRET: Asystolie avec hypertension systolique au cours de la symphyse du péricarde. Soc. méd. depart. Nord. 1912, Oct. 7. — PIERRET: Un cas de péricardite brightique. Soc. méd. Nord. 1912, Déc. 13. — PLAUT: Über zwei weitere Fälle von Defekt des Herzbeutels. Z. Pathopsychol. 12 (1913). — PLEISCHE: Peric. Reiben bei Cholerakranken. Prag. Vjschr. 1, 105 (1851). — POHL: De pericardio cordi adhaerente ejusque motum turbante. Programm. Lips. 1775. — POLLITZER: Das Syndrom der paracardial adiastolischen Stauung als Zeichen der schwieligen Mediastinopericarditis. Med. Klin. 1924, Nr 26. — POOL, E. H.: Pericardiotomy for suppurative pericarditis. Ann. Surg. 73, Nr 4, 393/416 (1921). — PORNITZ: Über die TALMAsche Operation. Inaug.-Diss. München 1911. — POTAIN: Adhérences du péricarde. Bull. Soc. anat. Paris 1856, August.

— Potain: De la symphyse cardiaque. Semaine méd. 1893, Nr 30; Clin. méd. Charité. Paris 1894. — Poynton: Eitrige Pericarditis bei Kindern unter 12 Jahren. Brit. J. 1908, Aug. 15. — Poynton and Trotter: The operation of cardiolysis. Lancet 1909, Nr 4477, 1742, Juni 19.

Raciborski: Nouveau manuel complet d'auscultation et de percussion. Paris 1835. Dtsch. von Hacker. Leipzig 1836. — Radcliffe: Extens. pyoperic. and empyema etc. Lancet 1863, Aug. — Radonicic: Über chronische fibröse tuberkulöse Mediastinitis. Verh. dtsch. Ges. inn. Med. Wiesbaden 1910. — Radonicic: Das Krankheitsbild der chronischen fibrösen Mediastinitis. Dtsch. med. Wschr. 1911, Nr 10. — Rae: Au unusual case of pericardial effusion. Lancet 1911, 1074. — Rainer, Fr. J.: Über die Existenz subepikardischer lymphatischer Ganglien. Zit. Schmidts Jb. 301, 2, 148 (1909). — Raynard: Symphyse cardiaque. Nouv. dict. méd. chir. 26 (1878). — Redtenbacher: Ein Fall von Angiosarcoma pericardii. Wien. klin. Wschr. 1889, Nr 10. — Regelsberger: Herzbeutelverwachsung und Spitzenstoß. Dtsch. Arch. klin. Med. 147, H. 3/4 (1925). — Rehn, L.: Zur Chirurgie des Herzens und des Herzbeutels. Arch. klin. Chir. 83, H. 3 (1917). — Rehn: Zur experimentellen Pathologie des Herzbeutels. Arch. klin. Chir. 102 (1913). — Rehn: Über pericardiale Verwachsungen. Med. Klin. 16, 999 (1920). — Rehn: Die pericardialen Verwachsungen im Kindesalter. Arch. Kinderheilk. 68, 179 (1920). — Reichardt: Zur Kasuistik der Operation bei Pericarditis. Grenzgeb. Med. u. Chir. 7, 536 (1901). — Reimer: Über Zuckergußleber und fibröse Polyserositis. Inaug.-Diss. Kiel 1906. — Reissinger: Versuche über Herztamponade. Z. Biol. 85, H. 5 (1927). — Reissinger: Kreislaufstörungen bei verändertem Intrapericardialdruck. Dtsch. Z. Chir. 203/204 (1927). — Reuter: Herzbeutelverwachsung im frühen Kindesalter. Mschr. Kinderheilk. 21, H. 4, 250 (1921). — Richter: Reibegeräusche in einem Fall von Herzbeutelverwachsung. Berl. klin. Wschr. 1908, Nr 17, April 27. — Riedel: Ein Fall von chronischer idiopathischer exsudativer Peritonitis. Münch. med. Wschr. 1892, Nr 45. — Rieder: Panzerherz. Fortschr. Röntgenstr. 1913, Nr 20. — Riedinger: Verletzungen des Herzbeutels. Handbuch f. Chir. von Bergmann u. Bruns, 3. Aufl. 2, 528. — Riegel: Über die respiratorischen Änderungen des Pulses und den Pulsus paradoxus. Berl. klin. Wschr. 1876, Nr 26. — Riegel: Über extrapericardiale Verwachsungen. Berl. klin. Wschr. 1877, Nr 45. — Riegel: Die Diagnose der Pericardialverwachsung. Slg. klin. Vortr. 1879, Nr 177. — Riegel: Über die Entstehungsbedingungen und die diagnostische Bedeutung des Friedreichschen diastolischen Venencollapses. Dtsch. Arch. klin. Med. 34, (1884). — Riegel: Krankheiten des Herzbeutels in Gerhardts Handbuch d. Kinderkrankheiten 4. — Riesmann: Primary tuberculosis of the pericardium. Amer. J. Sci. 1901, Juli. — Riess: Weiteres über den Zusammenhang von Herzbeutelverwachsungen mit Magenresonanz der Herztöne. Z. klin. Med. 16, H. 14 (1889). — Riess: Über ein neues Symptom der Herzbeutelverwachsung. Berl. klin. Wschr. 1878, Nr 51; 1879, Nr 23. — Rieux: Les péricardites avec épanchement. Paris méd. 34 (1913), Juli 26. — Rigler: Pneumopericardium. J. amer. med. Assoc. 84, Nr 7 (1925). — Riolanus: Encheiridium anatomicum et pathologicum. Lib. III, c. 4. Paris 1648. — Rivet: Ossification ou calcification du péricarde. Progrès méd. 1882, Nr 49. — Robin, A. et Fiesinger, N.: Péricardite gonococcique á épanchement. Ponction au point de Marfan. Traitement par les ferments métalliques (argent électrique) et les vaccins de Wright. Guérison. Soc. méd. Hôp. 1912, Déc. 20. — Robson: 2 Fälle von Resection des Herzbeutels mit Ersatz durch den Musc. pector. maj. Brit. med. J. 1911, Juli 1. — Rochard: Rapport sur un cas de péricardite tuberculeuse á grand épanchement séro-hématique traitée par la péricardiotomie sans drainage, guérison. Soc. chir. 1911, Fevr. 22. — Roger, H.: Rapp. sur une observation de paracent. d. péricard. Bull. Acad. Méd. 1875, Nr 42/44; Union méd. 1876, Nr 77. — Rohde: Die Stauung der unteren Hohlvene vor dem rechten Herzen und ihre Bedeutung im Krankheitsbild der Pericarditis adhaesiva. Dtsch. Z. Chir. 203/204 (1927). — Rokitansky: Handbuch d. pathol. Anatomie. 1842/46. — Romero: Dictionnaire des sciences méd. 11 (1819). — v. Romberg: Die Krankheiten des Herzens und der Gefäße. 1925. — Romheld: Röntgenbild des Pericards. Dtsch. Arch. klin. Med. 106 (1912). — Rose: Herztamponade. Dtsch. Z. Chir. 20 (1884). — Rosenbach: Zur Lehre von der Symptomatologie der Pericarditis. Dtsch. med. Wschr. 1882, Nr 45, 601. — Rosenstein: Ein Fall von Incision des Pericardiums. Berl. klin. Wschr 1881, Nr 5. — Roth, F.: Zur Kasuistik der Herzbeutelentzündung. Würzburg. med. Z. 3, Nr 1 (1863). — Roux und Berger: Le traitement chirurgical de la médiastino-péricardite adhésive. Semaine méd. 1910, Sept.

Sacconaghi: Die klinische Diagnose der Herzbeutelverwachsung. Leipzig 1923. — Saexinger: Pneumopericard, bedingt durch Perforation eines runden Magengeschwürs. Prag. med. Wschr. 1865. — Salmond: Artifical pneumopericardium. Arch. of Radiol. 28, Nr 275 (1923). — Saupe: Pneumopericard mit linksseitigem Pneumothorax. Fortschr. Röntgenstr. 27, H. 5 (1922). — Saxer: Defekt des Pericards. Dtsch. med. Wschr. 1902,

186. — SCHAEFFER: Herzbeutelverwachsungen u. Kardiolyse im Kindesalter. Jb. Kinderheilk. 110 (1925). — SCHAPOSCHNIKOFF: Zur Frage über Pericarditis. Mitt. Grenzgeb. Chir. u. inn. Med. 2 (1897). — SCHELHAMMER: De aqua pericardii. 1694. — SCHLAYER: Über adhäsive Pericardobliteration. Münch. med. Wschr. 1910, Nr 14. — SCHMIDT: Experimentelle Untersuchungen zur Kernschattenfrage bei Pericarditis exsudativa. Fortschr. Röntgenstr. 35, H. 5 (1927). — SCHMIEDEN: Resectio pericardii wegen schrumpfender Pericarditis adhaesiva. Med. Klin. 1922, Nr 29. — SCHMIEDEN: Die Heilung der schrumpfenden Pericardial-Synechie durch Exstirpation des Herzbeutels. Acta chir. scand. (Stockh.) 57, H. 3/4 (1924). — SCHMIEDEN: Über die Exstirpation des Herzbeutels. Zbl. Chir. 1924, Nr 1/2. — SCHMIEDEN und FISCHER: Die Herzbeutelentzündungen und ihre Folgezustände. Erg. Chir. 19 (1926). — SCHÖPPLER: Eitrige Pericarditis nach Durchwanderung von FRIEDLÄNDERschen Pneumobacillen durch den Herzbeutel. Ärztl. Rdsch. 1917, Nr 16. — SCHOTT: Die Differentialdiagnose zwischen Pericardialexsudat und Herzdilatation. Verh. 11. Kongr. Ges. inn. Med. Wiesbaden 1891, 302. — SCHRÖTTER: Erkrankungen des Herzbeutels. In NOTHNAGELS Handbuch 4 II. Wien 1904. — SCHÜLE: Zur physikalischen Diagnostik der pneumopericardialen Flüssigkeitsansammlung. Münch. med. Wschr. 1898, Nr 51. — SCHÜTZE: Röntgenbeobachtungen bei extracardialen Verwachsungen (Mediastino-Pericarditis externa u. Pleuro-Pericarditis). Berl. klin. Wschr. 58, Nr 36 (1921). — SCHUH: Über den Einfluß von Percussion und Auscultation auf die chirurgische Praxis. Österr. med. Jb. 17, 18, 20. — SCHULZE: Pericarditis exsudativa im Röntgenbild. Dtsch. med. Wschr. 47, 863 (1921). — SCHUPFER: Pericardiale Pseudolebercirrhose. Zbl. inn. Med. (1904). — SCHWAER: Über Pericarditis exsudativa im Röntgenbild. Fortschr. Röntgenstr. 25, H. 1 (1917). — SCHWANK: De haemoperic. scorbut. Inaug.-Diss. Dorpat 1847. — SCHWARTZ: Chronische Pericarditis mit Verkalkung. Zbl. Herzkr. 3, 378 (1911). — SCHWARZENAUER: Cardiolyse. Inaug.-Diss. Halle 1907. — SCOTT: Zit. bei NORRIS: Cardiac pathology. 112. — SEIDLER: Über Pericardivertikel. Wien. klin. Wschr. 1921, Nr 49. — SEIDLITZ: Über Pericarditis exsudativa sanguinea. Heckers Ann. 2 (1835). — SEMERAU: Beiträge zur Lehre vom Pulsus paradoxus. Dtsch. Arch. klin. Med. 115, 608 (1914). — SENAC: Traité de la structure du cœur etc. Paris 1749. — SENISE: Nota semiotica sul rientramento sistolico. Il movimento medico-chirurgico. Napoli 1876. — SHATTUCK: Diagnosis and treatment of the pericarditis. Congr. of the physicians and surgeons. Washington 1897. — SIBSON: On pericarditis. London med. J. 1849, Oct. — SIBSON: Pericarditis. REYNOLDS System of Med. 4 (1877). — SICARD, M. H.: Pathology and symptomatology of chronic adhesive pericarditis. N. Y. a. Philadelphia med. J. (1905). — SICARD: Pericarditis. N. Y. med. J. 1907, Nr 488. — SIEVERS: Ein Fall von Pneumopericardium. Berl. klin. Wschr. 1901, Nr 12. — SIEVERS: Über Incision u. Drainage bei Pyopericardium. Z. klin. Med. 23. — SIMON: Cardiolyse. Brit. med. J. 1912, 1649. — SIMMONDS, M.: Über den Nachweis von Verkalkungen des Herzens durch das Röntgenverfahren. Fortschr. Röntgenstr. 12 (1908). — SIMMONDS: Panzerherz. Münch. med. Wschr. 64, 1649 (1917). — SINGER: Über die seltenen Formen der Pericarditis. Med. Klin. 1913, Nr 38, 1527. — SINNHUBER: Die Erkrankung des Herzbeutels und ihre Behandlung. Berlin 1911. — SKODA: Über die Erscheinungen der Verwachsung des Herzens mit dem Herzbeutel. Z. k. k. Ges. d. Ärzte Wiens 1852, April; Sitzgsber. k. k. Akad. Wiss. Wien 1851, Nov.; Z. k. k. Ges. d. Ärzte Wiens 1852, April 9. — SKODA: Zur Diagnostik der Pericarditis. Allg. Wien. med. Z. 1863, Nr 10, 11, 36, 37. — SKODA und KOLLETSCHKA: Über Pericarditis in pathol. u. diagnostischer Beziehung. Österr. med. Jb. 28, 419. Wien 1839. — SMITH, E. S.: Cardiolysis for chronic mediastino-pericarditis with report of 2 cases and review of literature to date. Med. Clin. N. Amer. 4, Nr 3, 835—864 (1920). — SOMMERBRODT: Gegen die Lehre vom Pulsus paradoxus. Berl. klin. Wschr. 1877, Nr 42. — SORAUER, L.: De hydropneumopericardio. Inaug.-Diss. Berlin 1858. — SOULIGOUX: Indications de la péricardiotomie. Soc. des chir. Paris 1911, März 8. — SOYESIMA: Cardiolyse. Dtsch. Z. Chir. 98, 390. — STAMMLER, FR.: Ein Fall von hämorrhagischer Pericarditis. Inaug.-Diss. München 1906. — STARLING: Some points in the pathology of the heart. Lancet 1897 I, 569. — STERNBERG: Pericarditis epistenocardiaca. Wien. med. Wschr. 1910, Nr 1. — STOKES: Recherches on the diagnosis of pericarditis. Dublin. J. med. Sci. 4 (1834). — STOKES: The diseases of the heart and aorta. 1854. — STOLTE: Über Herzbeutelverwachsungen im Kindesalter. Jb. Kinderheilk. 1919, 89, 359. — STONE: Adherent pericardium with calcification. Amer. Heart J. 1, Nr 4 (1926). — STREBEL: Cardiolyse bei Herzbeutelverletzungen. Arch. klin. Chir. 122, H. 2 (1922). — STRICKER: Pulsus paradoxus bei Pericard. tubercul. etc. Neue Charité-Ann. 2 (1875). — STUERTZ: Zur Diagnose der Pleuraadhäsionen am Pericard und Zwerchfell. Fortschr. Röntgenstr. 7, 215 (1904). — SUMMERS: Cardiolysis. Amer. J. Surg. 1913. — SUTHERLAND: Cardiolyse. Brit. med. J. 1910, 2029.

TALMA: Chirurgische Öffnung neuer Seitenbahnen für das Blut der Vena portae. Berl. klin. Wschr. 1898, Nr 38; 1904, Nr 34. — TAYLOR: Über einige Ursachen der Pericarditis. London med. surg. J. **38**/45 (1845); Med. chir. Trans. **10** (1845). — TEISSIER, J.: Des localisations péricardiques dans le mal de BRIGHT et plus spécialement de l'hydropéricarde aigu (œdème aigu du péricarde) et de la péricardite végétante sèche terminale (péricardite autotoxique). Bull. Acad. Méd. **1911**, Avril 12. — TESTA: Delle malattie del cuore. Bologna 1810. — THOMPSON, R. E.: On rheumatic pericarditis. George's Hosp. Rep. **4**, 31, 44. — THORE: Akuter Hydrops pericardii nach Scharlach. Arch. gén. méd. **1856**, Jévr. — TOBIESEN: Ein Fall von Sarkom des Pericardiums. Z. klin. Med. **75**, H. 1/2 (1912). — TORNEY: Zur Symptomatologie der Pericarditis adhaesiva. Orv. Hetil. (ung.) **50** (1912). — TOTANI, OKADA and SHIMA: On the lie of the heart in a case of acute pericarditis with effusion. J. orient. Med. **1**, Nr 1 (1923). — TOUBERT et CHAVIGNY: Péricardiotomie dans la péricardite aiguë avec épanchement. Lyon méd. **1912**, Mars 31. — TRAUBE: Gesammelte Beiträge zur Pathologie. Berlin 1871 u. 1878. — TRIBOULET et HARVIER: Péricardite éberthienne. Zbl. Herzkrkh. **3**, 296 (1911). — TROUSSEAU et LASSEGUE: De la paracentèse du péricard. Arch. gén. méd. **1854**, Nov. — TSUNODA: Histologische und experimentelle Untersuchungen zur Pathogenese der Sehnenflecke des Herzens. Frankf. Z. Path. **3** (1909). — TUCZEK: Zur Lehre von der Pericardialverwachsung. Berl. klin. Wschr. **1877**, Nr 29. — TÜRK: Beiträge zur Diagnostik der Concretio pericardii. Wien. klin. Wschr. **1901**, Nr 37 ff. — TÜTEL: Ein Fall von Pneumopericardium (aus NIEMEYERS Klinik). Dtsch. Klin. **1860**, Nr 37.

UMBER: Cardiolyse. Dtsch. med. Wschr. **1905**, 562. — UMBER: Pericarditis u. mediastinale Verwachsungen und Cardiolysis. Ther. Gegenw. **1905**. — URBAN: Cardiolyse in einem Fall von mediastino-pericardialen Verwachsungen. Wien. med. Wschr. **1908**, Febr. 22.

VAQUEZ et BORDET: Étude radiologique de la symphyse cardiaque et des adhérences partielles du péricarde. Arch. Mal. Cœur **1913**, Jan. 1. — VAQUEZ et BORDET: Herz und Aorta. Leipzig 1916. — VAN DER VELDEN: Rechtsseitige Cardiolyse. Zbl. Herzkrkh. **7**, 10 (1915). — VENULET: Über die Ursachen der Herzschwäche bei Pericarditis. Zbl. Herzkrkh. **6**, 172 (1914). — VENUS: Chirurg. Behandlung der Pericarditis und chronisch adhäsiven Mediastinopericarditis. Zbl. Grenzgeb. Med. u. Chir. **11** (1908). — VERARDINI: Storia di pericard. tuberc. Bologna 1865. — VERGELY: Péricardite subaiguë syphilitique. J. Méd. Bordeaux **1911**, Nr 4. — VERNAY: Sur la ponction du péricard. Gaz. hebdom. **1856**, Nr 45. — VERSÉ: Ein Fall von congenitalem Defekt des Herzbeutels. Münch. med. Wschr. **1909**, 2665. — VIRCHOW: Acute Fettmetamorphose des Herzfleisches bei Pericarditis. Virchows Arch. **13** (1858). — VIRCHOW: Über einen Fall von isolierter primärer tuberculöser Pericarditis. Berl. klin. Wschr. **1892**, Nr 51. — VOLHARD und SCHMIEDEN: Über Erkrankung und Behandlung der Umklammerung des Herzens durch schwielige Pericarditis. Klin. Wschr. **2**, Nr 1 (1923). — DE VRIES REILINGH: Über Mediastino-Pericarditis adhaesiva. Z. klin. Med. **81**, 450 (1915).

WACHER, J.: Pericarditis exsudativa luetica im Eruptionsstadium mit Ausgang in vollkommene Heilung. Wien. klin. Wschr. **1909**, Nr 3. — WALZEL: Über Pericardiotomie. Mitt. Grenzgeb. Med. u. Chir. **25**, 264. — WEICHSELBAUM: Über seltene Lokalisationen des pneumonischen Virus. Wien. klin. Wschr. **1888**, Nr 28/32. — WEILL: Traité des maladies du cœur chez les enfants. 1895. — WEINBERG: Zwei Fälle von Pericarditis tuberculosa mit Herzbeutelverwachsung und Ascites. Münch. med. Wschr. **1889**, Nr 46/47. — WEISSBACH, A.: Angeborener Defekt des Herzbeutels. Wien. med. Wschr. **1868**, August. — WEITZ: Zur Technik der Punktion der Pericardialergüsse. Münch. med. Wschr. **1910**, Nr 31. — WELLS: Transact. of the soc. for improv. of med. knwl. **3**. — WENCKEBACH: Remarks on some points in the pathology and treatment of adherent pericardium. Brit. med. J. **1907**, Jan. 12. — WENCKEBACH: Beobachtungen bei exsudativer und adhäsiver Pericarditis. Z. klin. Med. **71** (1911). — WERTHEIMER, E.: La douleur de la péricard. Thèse de Paris 1876. — WEST: A case of purulent pericarditis. Med. chir. Trans. London 1883, 235. — WHEELHOUSE: Brit. med. J. **2**, 1129 (1883). — WIDAL and WEILL: La péricardite des brightiques. J. d'Urol. **1912**, Febr. — WIDEMANN: Beitrag zur Diagnose der Mediastinitis. Inaug.-Diss. Tübingen 1856. — WIGGERS, C. J.: Modern aspects of the circulation in health and disease. Philadelphia, New York 1915. — WILLIAMSON: Ein seltener Fall von Hämopericard. Lancet **1909**, Dec. 11. — WILLIAMSON: Pericarditis with effusion. Arch. int. Med. **25**, Nr 2 (1920). — WILLIAMSON: The rationale of therap. puncture in pericardial effusions. Arch. int. Med. **38**, Nr 2 (1926). — WILLIGK: Sektionsergebnisse aus der Prager pathol.-anat. Anstalt. Prag. Vjschr. **1853**/56. — WYSS, O.: De fistula pericard. comment. Bratislawa. 1866.

YOUMANS und MERRILL: Calcification of the pericardium. J. amer. med. Assoc. **82**, Nr 23 (1924).

ZAHN: Über einen Fall von eitriger Pericarditis nach Durchbruch eines Lymphdrüsenherdes. Virchows Arch. **72**. — ZEHBE: Ein Fall von Panzerherz. Fortschr. Röntgenstr. **30**, H. 1/2 (1923). — ZEHETMEYER: Die Herzkrankheiten. Wien 1845. — ZINN, W.: Zur Symptomatologie und Punktion der Exsudate des Herzbeutels. Ther. Gegenw. **1909**, Sept.

Entwicklungsstörungen der Arterien.

BARTELS: Über die hypoplastische Konstitution und ihre Bedeutung. Wien. klin. Wschr. **1908**, 783. — BARTELS: Status thymicolymphaticus und Status hypoplasticus. Leipzig u. Wien 1912. — BAUER und HELM: Über Röntgenbefunde bei Kropfherzen. Dtsch. Arch. klin. Med. **109**, H. 1/2 (1912). — BENEKE: Die anatomischen Grundlagen der Konstitutionsanomalien des Menschen. Marburg 1878. — BRACHT: Über Rechtslagerung der Aorta. Inaug.-Diss. Freiburg 1908. — BRUBERGER: Zit. nach L. KAUFMANN. — BRUGSCH: Allgemeine Prognostik. **1918**. — BURKE: Über angeborene Enge des Aorten-systems. Dtsch. Arch. klin. Med. **71** (1901).

CORNING: Lehrbuch der Entwicklungsgeschichte des Menschen. **1921**.

DELHARM, MOREL-KAHN, THOYER-ROZAT: Sur un cas de dilatation de l'artère pulmonaire dans sa portion initiale. Bull. Soc. Radiol. méd. France **10**, Nr 87 (1922).

EBERTZ und STUERTZ: Über abnorme Gestaltung des linken mittleren Herzschatten-bogens bei Herzgesunden. Dtsch. Arch. klin. Med. **107**, H. 1 (1912). — ELIAS: Mitt. Ges. inn. Med. Wien **9**, 150 (1910). — EPPINGER: Mitt. d. Ärzte in Steiermark. **26**, 144 (1889). — EWALD: Einige Fälle von Arcus aortae dexter. Frankf. Z. Path. **34** (1926).

GÖPPERT: Über die Entwicklung von Varietäten im Arteriensystem. Gegenbaurs Jb. **40**, 268 (1910). — GRUBER: Beiträge zur Kasustik der Herz- und Gefäßmißbildungen. Zbl. Herzkrkh. **15**, Nr 19/20 (1923).

HANSEMANN: Über die Hypoplasie des Herzens und der Gefäße. Med. Klin. **15**, Nr 3 (1919). — HEINEMANN: Berl. klin. Wschr. **1888**, 600. — HERXHEIMER: Mißbildungen des Herzens und der großen Gefäße. In SCHWALBES Morphologie der Mißbildungen des Menschen und der Tiere. **1910**.

KANI: Systematische Lichtungs- und Dickenmessungen der großen Arterien und ihre Bedeutung für die Pathologie der Gefäße. Virchows Arch. **201**, 45 (1910). — KRAUS, FR.: Konstitutionelle Herzschwäche. Med. Klin. **1905**, 1271; Dtsch. med. Wschr. **1917**, 1153. — KRAUSE: In HENLES Handbuch der systematischen Anatomie des Menschen **3**, 1. H. (1868).

LIPPMANN und QUIRING: Die Röntgenuntersuchung der Aortenerkrankungen. Fortschr. Röntgenstr. **19** (1912).

MÜLLER: Beiträge zur Morphologie des Gefäßsystems. Anat. H. **22**, H. 70, 379 (1903).

NEDDERSEN: Ein Fall von doppelten Aortenbogen. Inaug.-Diss. Kiel 1904. — NEUSSER Zur Diagnose des Status thymicolymphaticus. Wien 1911.

OPPEL: Über die gestaltliche Anpassung der Blutgefäße unter Berücksichtigung der funktionellen Transplantation. Vorträge und Aufsätze über Entwicklungsmechanik der Organismen. Herausg. v. W. Roux. Leipzig 1910.

PALTAUF: Über die Beziehung der Thymus zum plötzlichen Tode. Wien. klin. Wschr. **1889**, Nr 46; **1890**, Nr 9.

QUINCKE: Krankheiten der Gefäße in: v. ZIEMSSENS Handbuch d. speziellen Patho-logie u. Therapie **6** (1879).

RIEGEL: Über regelwidrige Enge des Aortensystems. Berl. klin. Wschr. **1872**, 465. — v. RITOOK: Über die Hypoplasie des Aortensystems. Z. klin. Med. **61**, H. 1/2 (1907). — ROUX: Über die Verzweigungen der Blutgefäße des Menschen. Inaug.-Diss. Jena 1878. — ROUX: Über die Bedeutung der Ablenkung des Arterienstammes bei der Astabgabe. Jena. Z. Naturwiss. **13** (1879). — ROUX: Der Kampf im Organismus. Leipzig 1881. — ROUX: Beiträge zur Morphologie der funktionellen Anpassung. Arch. Anat. u. Physiol. **1883**.

SCHEEL: Gefäßmessungen und Arteriosklerosen. Virchows Arch. **191**, 135 (1908). — SCHIELE-WIEGAND: Über Wanddicke und Umfang der Arterien des menschlichen Körpers. Virchows Arch. **82** (1880). — SUTER: Über das Verhalten des Aortenumfanges unter physiol. u. patholog. Bedingungen. Naunyn-Schmiedebergs Arch. **39**, 289 (1897).

THOMÉ: Arteriendurchmesser und Organgewicht. Pflügers Arch. **82**, 474 (1900).

VAQUEZ und BORDET: Herz und Aorta. **1916**. — VIRCHOW: Über die Chlorose und die damit zusammenhängenden Anomalien am Gefäßapparat. Beitr. Geburtsh. **1872**. — VIERORDT: Die angeborenen Herzkrankheiten in NOTHNAGELS Handbuch **15**, H. 2 (1901).

WIESEL: Zur Pathologie des chromaffinen Systems. Virchows Arch. **176**, 103 (1904). — WIESEL: Wien. klin. Wschr. **1909**, Nr 12.

ZEHNTER: Ein Fall von angeborener allgemeiner Enge der Aorta mit einem Defekt in der Ventrikelwand. Inaug.-Diss. Erlangen 1897.

Arteriosklerose.

ALTSCHUL: Kalkplatten in der Aorta bei Jugendlichen. Med. Klin. **1926**, Nr 42. — D'AMATO: Neue Untersuchungen über die experimentelle Pathologie der Blutgefäße. Virchows Arch. **192** (1908). — AMBLARD: Variations quotidiennes des tensions artérielle et artériocapillaire chez les artérioscléreux hypertendus en cours de traitement. Thèse de Paris 1907. — ANITSCHKOW: Über die Veränderungen der Kaninchenaorta bei experimenteller Cholesterinsteatose. Zieglers Beitr. **56** (1913). — ANITSCHKOW: Die experimentelle Atherosklerose beim Meerschweinchen. Zieglers Beitr. **70**, 265 (1922). — ANITSCHKOW: Über die Wirkung von Giften auf die Coronargefäße des isolierten Menschenherzens bei verschiedenen Erkrankungen. Z. exper. Med. **36**, H. 1/3 (1923). — ANITSCHKOW: Über die Tätigkeit der Gefäße isolierter Finger und Zehen. Z. exper. Med. **35**, H. 1/3 (1923). — ANITSCHKOW: Zur Ätiologie der Atherosklerose. Virchows Arch. **249** (1924). — ANITSCHKOW: Einige Ergebnisse der experimentellen Atheroskleroseforschung. Verh. dtsch. path. Ges. 20. Tagg. (1925). — ANITSCHKOW: Zur Histophysiologie der Arterienwand. Klin. Wschr. **4**, Nr 47 (1925). — ANITSCHKOW: Das Wesen und die Entstehung der Atherosklerose. Erg. inn. Med. **28** (1925). — ANITSCHKOW und CHALATOW: Über experimentelle Cholesteatose. Zbl. Path. **24**. — ARRILAGA: Sclérose de l'artère pulmonaire secondaire à certains états pulmonaires chroniques. Arch. Mal. Cœur **1913**, 518. — ASCHOFF: Arteriosklerose. Med. Klin. **1914**, Beiheft.

BABARCZY: Über die alimentäre Beeinflußbarkeit des Cholesterin-Lecithin-Quotienten. Dtsch. Arch. klin. Med. **147** (1925). — BACMEISTER: Cholesterinämie bei inneren Erkrankungen. Berl. klin. Wschr. **1913**, 617. — BACMEISTER und HAVERS: Zur Physiologie und Pathologie des Cholesterinstoffwechsels. Dtsch. med. Wschr. **1914**, 385. — BACH: Enteralgie und Kolik. Arch. Verdgskrkh. **10**, 466 (1904). — BARAT: Über Hypercholesterinämien. Wien. klin. Wschr. **36**, Nr 12 (1923). — BARBOUR: Struktur der Arterien und Adrenalinwirkung. Arch. f. exper. Path. **68** (1912). — v. BASCH: Über latente Arteriosklerose und deren Beziehung zu Fettleibigkeit, Herzerkrankungen und andern Begleiterscheinungen. Wien. med. Presse **1893**, Nr 20/30. — BAUER: Die konstitutionelle Disposition zu inneren Krankheiten. Berlin 1921. — BAUER und SKUTEZKY: Cholesteringehalt des Blutes. Wien. klin. Wschr. **1913**, 830. — BÄUMLER: Über Arteriosklerosis und Arteriitis. Münch. med. Wschr. **1898**, Nr 5. — BÄUMLER: Behandlung der Blutgefäßkrankheiten. PENZOLD-STINTZINGS Handbuch. **1914**. — BÄUMLER: Ist die Arteriosklerose eine Allgemeinerkrankung? Berl. klin. Wschr. **1905**, Nr 449. — BAZETT und DREYER: Measurements of pulse wave velocity. Amer. J. Physiol. **63**, Nr 1, 94 (1922). — BECK: Zur Ätiologie der Arteriosklerose. Ther. Gegenw. **1925**, Nr 11. — BENDA: Die Arteriosklerose (Atherosklerose) im Lichte der experimentellen Forschung. Ther. Gegenw. **1909**, März. — BENEKE: Die Ursachen der Thrombusorganisation. Zieglers Beitr. **7** (1890). — BERGER: Über Aneurysmen der Hirnarterien. Virchows Arch. **245** (1923). — BIEDL und BRUNS: Zur Pathogenese der experimentellen Arteriosklerose. Wien. klin. Wschr. **1909**, Nr 20; Berl. klin. Wschr. **1909**, 1044. — BILLARD und MOUGEOT: La myohypertrophie artérielle compensatrice-processes de défense. Presse méd. **30**, 61 (1922). — BLUMENFELD und COHN: Die Beeinflussung des Blutdrucks durch innerliche Darreichung von Animasa. Med. Klin. **1924**, Nr 38. — BOEHM und BERG: Jodwirkung. Naunyn-Schmiedebergs Arch. **5**, 329 (1876). — BODEN: Über den Nachweis von Kalkeinlagerungen in der Aorta bei der Durchleuchtung. Münch. med. Wschr. **67**, 1451 (1921). — BOINET und ROMARY: Recherches expérimentelles sur les aortites. Arch. internat. Méd. expér. **9** (1897). — BONNAMOUR: Artériosclérose gastrointestinale. Gaz. Hôp. **1911**, Nr 105. — BORDLEY und BAKER: A consideration of arteriosclerosis of the cerebral vessels and the pathogenesis of hypertension. Bull. Hopkins Hosp. **38**, Nr 4 (1926). — BOVERI: Arteriosklerose und Herzleiden, Folge von Muskelarbeit. Dtsch. med. Wschr. **1909**, Nr 33. — BOVERI: Über intravenöse Nicotineinspritzungen und deren Einwirkung auf die Kaninchenaorta. Dtsch. med. Wschr. **1906**. — BOVERI: Contributo allo studio degli ateromi aortici sperimentali. Clin. med. ital. **45** (1906). — BRAMWELL, CRIGHTON and HILL: The velocity of the pulse wave in man. Proc. roy. Soc. Lond. **93**, Nr 652 (1922). — BRANDENBURG: Umfrage über die periarterielle Sympathektomie. Med. Klin. **1924**, Nr 16. — BRAUN: Zur Frage der Arteriosklerose nach intravenöser Adrenalinzufuhr. Münch. med. Wschr. **1905**. — BRUBERGER: Aortenruptur. Berl. klin. Wschr. **1870**, Nr 30. — BRÜNING: Über die Gefäßnervenbahnen an den Extremitäten. Klin. Wschr. **3**, Nr 46 (1924). — BRUNTON: Atheroma and some of its consequences with their treatment. Lancet **1895**, Oct. 12. — BUDAY: Über die Sklerose der Magenarterien. Zieglers Beitr. **44**, H. 2 (1908). — BÜRGI: Über die Wirkungen des Chlorophylls auf die Arteriosklerose. Münch. med. Wschr. **74**, Nr 47 (1927).

CHALATOW: Die Cholesterindiathese. Jena 1922. — CHAUFFARD: Le taux de la cholesterinémie au cours des cardiopathies. C. r. Soc. Biol. (1911), Jan. 21. — CHAUFFARD, LAROCHE et GRIGAUT: Pathogénie des rétinites albuminuriques. Semaine méd. 1912, Nr 49. — CHAUFFARD, LAROCHE et GRIGAUT: Les dépots de choléstérine. Ann. Méd. 8, Nr 5 (1920). — CHAUFFARD, LAROCHE et GRIGAUT: La cholestérinémie à l'état normal et pathologique. Ann. Méd. 8, Nr 2 (1920). — CILIMBARIS: Allg. med. Zentralzg 1922, Nr 33/34. — CILIMBARIS: Zur Einwirkung der Arteriovaccine auf patholog. Vorgänge. Zbl. Herzkrkh. 17, Nr 7 (1925). — CIMBAL: Die Arteriosklerose des Zentralnervensystems. Erg. inn. Med. 1 (1908). — CRAMER: Die nervösen und psychischen Störungen bei Arteriosklerose. Dtsch. med. Wschr. 1909, Nr 37. — CULP: Neuere Anschauungen über die Bedingungen zur Entstehung der Arteriosklerose. Zbl. Herzkrkh. 12, Nr 3 (1920). — CURSCHMANN. H.: Neuere Anschauungen über Entstehung, Vorbeugung und Behandlung der Arteriosklerose. Slg Abh. Verdgskrkh. 6, H. 5, Halle a. S. 1920. — CURSCHMANN, H.: Angiospast. u. arterioskler. Dysbasie. Münch. med. Wschr. 1910, Nr 31. — v. CZYHLARZ: Über parenchymatöse Magen- und Darmblutungen. Arch. Verdgskrkh. 18, 85 (1912).

DENNIG: Enthalten die periarteriellen Nerven lange sensible Bahnen? Klin. Wschr. 1924, Nr 2. — DENNIG: Zur Physiologie der periarteriellen Nerven. Klin. Wschr. 1924, Nr 17. — DETERMANN: Das Verhalten der Blutviskosität bei Joddarreichung. Dtsch. med. Wschr. 1908, Nr 20. — DETERMANN und BRÖKING: Beeinflußt Jodeinverleibung die Viscosität des Blutes. Dtsch. med. Wschr. 1912, Nr 21. — DEUSCH: Serumkonzentration und Viscosität des Blutes beim Myxödem und ihre Beeinflussung durch Thyreoidin. Dtsch. Arch. klin. Med. 138, H. 5/6 (1920). — DEUSCH: Serumkonzentration und die Viscosität des Blutes bei der Basedowschen Krankheit. Dtsch. Arch. klin. Med. 134, 342 (1920). — DEUSCH und FROWEIN: Untersuchungen über die Wirkung von Jodalkalien auf die Viscosität des Blutes. Dtsch. Arch. klin. Med. 140, H. 5/6 (1922). — DRESEL und STERNHEIMER: Die Rolle der Lipoide im vegetativen System. Klin. Wschr. 4, Nr 17 (1925). — DÜNKELOB: Ein Beitrag zur Atheromatose der splanchnischen Arterien. Inaug.-Diss. München 1909.

v. EISELSBERG: Die Krankheiten der Schilddrüse. BILLROTH-LÜCKE. Dtsch. Z. Chir. 38 (1901). — ELSCHNER: Behandlung eines schweren Falles von Arteriosklerose mit Telatuten. Dtsch. med. Wschr. 1923, Nr 5. — EMMERICH: Jodkachexie bei Arteriosklerose. Berl. klin. Wschr. 1910, Nr 44. — EMMERICH und LOEW: Über Kalkmangel in der menschlichen Nahrung. Z. Hyg. 77 (1914). — ENGELEN: Sklerosen im Gebiet der Arteria pulmonalis. Dtsch. med. Wschr. 49, Nr 31 (1923). — EPSTEIN and LANDL: The relation of cholesterol and protein deficiency to basal metabolism. Arch. int. Med. 30, Nr 5 (1922). — ERB: Über Dysbasia angiosclerotica. Münch. med. Wschr. 1904, 905. — ERB: Intermittierendes Hinken. Münch. med. Wschr. 1910, Nr 21, 22. — EVANS: Arteriosclerosis in children. Quart. J. Med. 16, Nr 61 (1922). — EVANS: The Goulstonian lectures on the nature of arteriosclerosis. Brit. med. J. Nr 3246, 454 (1923).

FABER, A.: Die Arteriosklerose. Jena 1912. — FABER, A.: Die Mediaverkalkung. Virchows Arch. 251, 137 (1924). — FAHR: Über die Beziehungen von Arteriolensklerose, Hypertonie und Herzhyperthrophie. Virchows Arch. 239, H. 40 (1922). — FEIGL: Über Cholesterinämiemethodik. Z. exper. Med. 11, H. 3/4 (1920). — FINKELNBURG: Über die Bedeutung nervöser Herzgefäßstörungen für die Entstehung der Arteriosklerose. Dtsch. Z. Nervenheilk. 60, H. 1/3 (1918). — FINSTERWALDER: Untersuchungen über die Wirkung löslicher Kalksalze. Pflügers Arch. 153, 546 (1913). — FISCHER: Über die Pathogenese der Arteriosklerose. Münch. med. Wschr. 66, 61 (1919). — FISCHER und SCHLAYER: Arteriosklerose und Fühlbarkeit der Arterienwand. Dtsch. Arch. klin. Med. 98, 104. — FLEINER: Zur Pathologie der kalkulösen und arteriosklerotischen Pankreascirrhose und der entsprechenden Diabetesformen. Berl. klin. Wschr. 1894, Nr 1/2. — FRANK, O.: Der Puls in den Arterien. Z. Biol. 46, H. 4 (1905). — FREMONT-SMITH: Arteriosclerosis in the Young. Amer. J. med. Sci. 135, 199 (1908). — FREY: Über Arteriosklerose. Münch. med. Wschr. 72, Nr 33 (1925). — FRIBERGER: Über die Pulswellengeschwindigkeit bei Arterien mit fühlbarer Wandverdickung. Dtsch. Arch. klin. Med. 107 (1912). — FRIEDRICH: Was geht in einer Extremität nach der periarteriellen Sympathektomie vor sich? Klin. Wschr. 3, Nr 45 (1924). — FROBOESE: Zur Ätiologie der Arteriosklerose. Dtsch. med. Wschr. 48, Nr 34 (1922). — FROBOESE: Über Intimaverfettung und Scleratherose der Aorta. Zbl. Path. 31, Nr 9 (1921). — FROWEIN: Über den Einfluß des Thyreoidins auf die Blutviscosität und Serumkonzentration bei Gesunden. Z. exper. Med. 34, Nr 1/4 (1921). — FUNK: Nährschäden Erwachsener, Hypertonie und Arteriosklerose. Fortschr. Med. 45, Nr 7 (1927).

GAMMA: Sull' arteriosclerosi pulmonare. Pathologica (Genova) 13, 207 (1921). — GEHRT: Thrombose der Arteria pulmonal. im Kindesalter. Z. Kinderheilk. 36, H. 4/5 (1923). — GEIGEL, R.: Die Schlängelung der Arterien. Münch. med. Wschr. 70, 18 (1923). — GILBERT: Artérites infectieuses expérimentales. C. r. Soc. Biol. (1889); Arch. Méd. expér. 16 (1904). — GOLDFLAM: Zur Frage des intermittierenden Hinkens. Neur. Zbl. 1910, Nr 1. — GOLDSCHEIDER: Die Behandlung der arteriosklerotischen Schmerzen.

Z. physik. u. diät. Ther. **18**, Nr 1. — GRIESBACH: Klinische Erfahrungen mit „Animasa" bei Arteriosklerose. Zbl. Herzkrkh. **15**, Nr 9 (1923). — GRIESBACH: Die Therapie der Arteriosklerose mit rektaler Darreichung von Animasa. Zbl. Herzkrkh. **15**, Nr 21/22 (1923). — GROBER: Zur Behandlung des arteriellen Hochdruckes. Münch. med. Wschr. **71**, Nr 6 (1924). — GROSS: Zum Cholesterinstoffwechsel. Verh. Dtsch. Ges. inn. Med. **33**, 343 (1921). — GRUBER, G. B.: Ein Beitrag zur konstitutionellen Seite der Arteriosklerose-Frage. Zbl. Herzkrkh. **16**, Nr 7/8 (1924). — GRUMME: Arteriosklerose. Ther. Gegenw. **1920**, Nr 24, 151. — GUGGENHEIMER: Das Verhalten von Herz und Gefäßsystem bei der akuten diffusen Glomerulonephritis der Kriegsteilnehmer. Z. klin. Med. **86**, H. 3/4. — GUGGENHEIMER und FISCHER: Die Wirkung des Jods auf Herz und Gefäßsystem. Z exper. Med. **58**, H. 1/2 (1927).

HAMBURGER: Beiträge zur Atherosklerose der Magenarterien. Dtsch. Arch. klin. Med. **97**, H. 1/2 (1909). — HAMBURGER: Über Arterienrigidität im Jugendalter. Münch. med. Wschr. **1911**, Nr 5, 250. — HELLER: Die Arteriensklerose des Herzens und der Aorta. Petersburg. med. Wschr. **34** (1909). — HANDLEY: Periarterialinjektion of Alcohol in the treatment of gangrene. Lancet **203**, H. 4 (1922). — HARPUDER: Arteriosklerose, Schrumpfniere, Blutdruck. Dtsch. Arch. klin. Med. **129**, H. 1/2 (1919). — HART: Über die Atherosklerose. Med. Klin. **1916**, 75. — HASEBROEK: Arteriosklerose und Gymnastik. Dtsch. med. Wschr. **1902**, Nr 21, 836. — HAVERS: Experimentelle Untersuchungen über Physiologie und Pathologie des Cholesterinwechsels. Dtsch. Arch. klin. Med. **115**, H. 3/4 (1914). — HEAD: Die Sensibilitätsstörungen der Haut bei Visceralerkrankungen. Berlin 1898. — HECHT: Statistisches über die Ursache der Herzhypertrophie. Zbl. Herzkrkh. **10**, Nr 6 (1918). — HEILNER: Zur kausalen Behandlung der Arteriosklerose mit meinem Gefäßpräparat. Münch. med. Wschr. **68**, 443 (1921). — HEILNER: Über Teletuten. Münch. med. Wschr. **1917**, Nr 29; **1920**, Nr 18; **1921**, Nr 15; Jkurse ärztl. Fortbildg **1921**, H. 1. — HEINEKE: Über Beziehungen des renalen Ödems zur Arteriosklerose. Virchows Arch. **196** (1909). — HEITZ: De la cholestérinémie chez les sujets affectés d'artérites oblitérantes. Ann. Méd. **14**, Nr 5 (1923). — HENES: Untersuchungen über den Cholesteringehalt des menschlichen Blutes. Dtsch. Arch. klin. Med. **111**, H. 1/2 (1918). — HEPTNER: Über Beziehungen zwischen Durchmesser und Wandstärke der Arterien nebst Schätzung des Anteiles der einzelnen Gewebe am Aufbau der Wand. Pflügers Arch. **183**, 253 (1920). — HERTZ: Über Erfahrungen mit Telatuten bei Arteriosklerose. Fortschr. Med. **2** (1922). — HERZ: Zur Symptomatologie der cerebralen Arteriosklerose. Ges. Ärzte Wiens (1910), Jan. 7. — HESS: Die Regulierung des peripheren Blutkreislaufs. Erg. inn. Med. **23** (1923). — HESS und POLLAK: Zentrale Dyspnoe. Med. Klin. **1924**, Nr 41. — HESSE: Vergleichend histologische Untersuchungen über die Mediaverkalkung der Arterien. Virchows Arch. **249**, 437 (1924). — HERXHEIMER: Arteriosklerose. Berl. klin. Wschr. **1917**, Nr 4. — HERXHEIMER: Zur Frage der Arteriosklerose. Zbl. Path. **33**, 111 (1923). — HILDEBRAND: Experimentell erzeugte lokale Atherosklerose. Inaug.-Diss. Heidelberg 1922. — HILLER: Die Elasticität der Aortenwand. Inaug.-Diss. Halle 1884. — HITZENBERGER und ELIAS: Beiträge zur vergleichenden Krankenuntersuchung durch physikalisch-klinische und röntgenologische Methoden. Wien. Arch. inn. Med. **7**, H. 2 (1923). — HIRSCH: Arteriosklerose-Theorie und Praxis. Ther. Gegenw. **1918**, Nr 3. — HIRSCH-THORSPECKEN: Experimentelle Arteriosklerose. Dtsch. Arch. klin. Med. **107** (1912). — HOFBAUER: Arteriosklerose. Wien. klin. Wschr. **1903**, 983. — HOFFMANN: Über kombinierte Behandlung der Arteriosklerose mit Arteriovaccine. Zbl. Herzkrkh. **18**, Nr 5 (1926). — HOLLER: Über die Verteilung und Wirkungsweise parenteral eingeführten Jods im gesunden und kranken menschlichen Organismus. Klin. Wschr. **2**, Nr 36 (1923). — HOLLER und SINGER: Zur Frage der Ablenkung der Pharmaka durch erkrankte Gewebskomplexe. Die Jodspeicherung im erkrankten Organismus. Biochem. Zbl. **139** (1923). — HOMBURGER: Über einige Verlaufsformen der Arteriosklerose des Gehirns und Rückenmarks. Med. Klin. **1906**, 187. — HOPPE-SEYLER: Über chronische Veränderungen des Pankreas bei Arteriosklerose und ihre Beziehungen zum Diabetes mellitus. Dtsch. Arch. klin. Med. **81**, 119. — HUCHARD: Jodwirkung. Rev. Méd. (1883). — HUCHARD: Traité clinique des maladies du cœur et des vaisseaux. **1899/1905**. — HUCHARD: Quelques considérations sur les causes, la nature et le traitement de l'artériosclerose. Bull. Acad. Méd. **1908**, Juli. — HÜBSCHMANN: Zur Frage des Cholesterinstoffwechsels. Klin. Wschr. **4**, Nr 52 (1925). — HUECK: Anatomisches zur Frage nach Wesen und Ursache der Arteriosklerose. Münch. med. Wschr. **1920**, Nr 19—21. — HUECK: Referat über den Cholesterinstoffwechsel. 20. Verh. dtsch. path. Ges. (1925). — HÜRTHLE: Vergleich der Druck- und Durchmesserschwankungen der Arterien. Pflügers Arch. **200**, H. 1/2 (1923).

IGNATOWSKY: Über die Wirkung des tierischen Eiweißes auf die Aorta und die parenchymatösen Organe der Kaninchen. Virchows Arch. **198** (1909).

JAQUET: Zur Symptomatologie der abdominalen Arteriosklerose. Korresp.bl. Schweiz. Ärzte. **1906**, Nr 15/16. — JOEL: Der Arcus corneae bei Jugendlichen. Klin. Wschr. **1924**,

Nr 7. — JOEL: Zur Lipoidgenese aer Atherosklerose. Ther. Gegenw. 1925, Nr 5. — JORES: Über den pathologischen Umbau von Organen (Metallaxie) und seine Bedeutung für die Auffassung chronischer Krankheiten, insbesondere der chronischen Nierenleiden (Nephrocirrhosen) und der Arteriosklerose. Virchows Arch. 221, H. 14 (1916). — JOSUÉ: Contribution á l'étude histologique de l'athérome artériel. J. Physiol. et Path. gén. 7 (1905). — JOSUÉ: Pathogénie de l'atherome artériel. Arch. gén. Méd. 81, H. 2 (1904). — JOSUÉ: Athérome aortique expérim. par injections répétées d'adrenaline dans les veines. Presse méd. (1903).

KACZANDER: Über den heutigen Stand der Atheroskleroseforschung und des Cholesterinstoffwechsels. Z. Kreislaufforschg 20, Nr 1 (1928). — KAHANE: Therapie der Arteriosklerose. Wien. med. Wschr. 1909, Nr 51. — KAZDA: Gangrän an den unteren Extremitäten bei Bleiarbeitern. Wien. klin. Wschr. 36, Nr 39 (1923). — KIRCHBERG: Die Wirkung der Massage bei Arteriosklerose und chronischer Kreislaufsschwäche. Zbl. Herzkrkh. 5, 234 (1913). — KLEMPERER, G.: Übergänge zwischen Nervosität und Arteriosklerose. Berl. klin. Wschr. 55, Nr 31 (1918). — KLEMPERER, G.: Neuere Arbeiten über Arteriosklerose. Münch. med. Wschr. 62, 285 (1915). — KLOTZ: Experimental production of arteriosclerosis. Brit. med. J. 2 (1906); J. of exper. Med. 8 (1906). — KLOTZ und MANNIG: Fatty streaks in the intima of arteries. J. of Path. 16, 211 (1911). — KNOX: Ossification of arteries. Proc. Proc. N. Y. path. Soc. 22, H. 1/5 (1923). — KOVACS: Bemerkungen über Herzbefunde bei Atherosklerose. Wien. Arch. inn. Med. 6, H. 1 (1923). — KRAUS, C.: Jod, Schilddrüse, Arteriosklerose. Ther. Gegenw. (1917), Febr. — KRAUSE: Zur Frage der Arteriosklerose bei Rind, Pferd und Hund. Beitr. path. Anat. 70, H. 1 (1922). — KRAKOW: Über die funktionellen Veränderungen des Gefäßsystems der Tiere und des Menschen bei verschiedenen pathologischen Zuständen. Klin. Wschr. 3, Nr 9/10 (1924). — KREUTER: Über die periarterielle Sympathicusresection. Münch. med. Wschr. 1924, Nr 38. — KREUZFUCHS: Nikotin und Arteriosklerose. Wien. med. Wschr. 1909, Nr 39. — KUCZYNSKI: Von den körperlichen Veränderungen bei höchstem Alter. Krkhforschg. 1, H. 2 (1925). — KÜHN: Zur Kieselsäure-Therapie der Arteriosklerose. Ther. Gegenw. 64, H. 4, 134 (1923). — KUTSCHERA-AICHBERGEN: Über die Lipoide in der atherosklerotischen Gefäßwand. Klin. Wschr. 4, Nr 14 (1925). — KUTSCHERA-AICHBERGEN: Über Nebennierenlipoide und Gefäßlipoide. 20. Verh. dtsch. path. Ges. (1925).

LAGANE: Les artérites intestinales. Paris 1912. — LANDÉ: Über die Palpabilität der Arterien. Dtsch. Arch. klin. Med. 116, H. 3/4 (1914). — LANGE: Studien zur Pathologie der Arterien, insbesondere zur Lehre von der Arteriosklerose. Virchows Arch. 248, H. 3 (1924). — LANGE: Die Funktion der Blutstrombahn bei Arteriosklerose. Dtsch. Arch. klin. Med. 157, H. 5/6 (1928). — VAN LEERSUM und RASSERS: Beitrag zur Kenntnis des experimentellen Adrenalin-Atheroms. Z. exper. Path. u. Ther. 16, 230 (1914). — LEFFKOWITZ: Zur Ätiologie der Arteriosklerose. Ther. Gegenw. 1925, Nr 10/11. — LEUPOLD und BOGENDÖRFER: Die Bedeutung des Cholesterins bei Infektionen. Dtsch. Arch. klin. Med. 140, H. 1/2 (1922). — LEVY-FRÄNCKEL: Pathogénie et anatomie pathologique de l'aortite chronique et de l'athérome infantiles. Arch. Mal. Cœur 1912, 625. — LEWIN: Zur Lehre von der Arteriosklerose des Magens. Arch. Verdgskrkh. 14, H. 3, 114 (1908). — LICHTWITZ: Die Praxis der Nierenkrankheiten. 1921. — LIEB: The effects of an exclusive long continued meat diet based on the history, experiences and clinical survey of V. STEFANSON, arctic explorer. J. amer. med. Assoc. 87, Nr 1 (1926). — LINDEMANN: Die Hirngefäße in apoplektischen Blutungen. Virchows Arch. 253, H. 27 (1924). — ZUR LINDEN: Isolierte Pulmonalsklerose im jüngsten Kindesalter. Virchows Arch. 252, H. 1 (1924). — LOBSTEIN: Traité d'anatomie pathologique. Paris u. Straßburg 1829/33. — LOENING: Beiträge zur Pathologie und Therapie der Arteriosklerose. Z. Krk.pfl. 44, Nr 8 (1922). — LOEPER et BOVERI: Athérome aortique expériment. par tabac et par ergotine. Bull. Soc. Anat. Paris 1907. — LOEPER: Poisons alimentaires et athérome. Arch. Mal. Cœur 1, 45 (1908). — LÖWENTHAL: Cholesterinfütterung bei der Maus. 20. Verh. path. Ges. (1925). — LOEWENTHAL: Zur Ätiologie der Arteriosclerose. Ther. Gegenw. 1925, Nr 9. — LUBARSCH: Arteriosclerose. Naturf.-Vers. Münster 1912, II, 2, 7. — LUBARSCH: Die Arteriosclerose bei Jugendlichen. Kriegspathol. Tagg in Berlin (1916), April. — LUBOSCH: Anpassungserscheinungen bei der Verkalkung der Selachierknorpel. Anat. Anz. 35 (1909). — LUCIBELLI: Arteriosklerosi abdominale. Gaz. int. med. 1913. — LYDING: Dtsch. Z. Tiermed. 11, 359.

MAIER: Zur Ätiologie, Symptomatologie und Therapie der Arteriosklerose. Allg. med. Zentralztg 1912, Nr 34. — MAIER: Experimentelle Studien über Bleivergiftung. Virchows Arch. 90 (1882). — MARCHAND: Über Arteriosklerose. Verh. 21. Kong. dtsch. Ges. inn. Med. (1904). — MARGONNIER: Zur Behandlung der Arteriosklerose mit kleinen Dosen Jod. Fortschr. Med. 1920, Nr 20. — MARKWALD: Abdominale Arteriosklerose. Z. prakt. Ärzte 1909. — MARMORSTEIN: Contribution á l'étude des aortites grippales. Rev. Méd. 1908, Nr 3. — MATTIROLO: Sulla sclerosi primitiva dell'arteria polmonare. Arch. Sci. med.

44, H. 3/4 (1921). — MICHAEL: Zur Behandlung der Arteriosklerose mit Telatuten Heilner. Münch. med Wschr. 70, Nr 24 (1923). — MILLER: Experimentelle Arteriosklerose. Zbl. Path. 1908, 982. — MINKOWSKI: Die Diagnose und Therapie der Arteriosklerose. Ther. Halbmh. 1907, 449. — v. MONAKOW, P.: Blutdrucksteigerung und Niere. Dtsch. Arch. klin. Med. 133, H. 3/4 (1920). — MÖNCKEBERG: Zur Frage der Atherosklerose im militärpflichtigen Alter. Zbl. Herzkrkh. 8, H. 1/2 (1916). — MÖNCKEBERG: Über die Atherosklerose der Kombattanten. Zbl. Herzkrkh. 7, 7 (1915). — MÖNCKEBERG: Über Arterienverkalkung. Münch. med. Wschr. 1920, Nr 13. — MÖNCKEBERG: Arteriosklerose. Klin. Wschr. 3, Nr 33 (1924). — MOUGEOT: Quatre signes dynamiques de la sclérose aortique. Presse méd. 30, 311 (1922). — MOUGEOT: L'interprétation rationelle des données radioscopiques au sujet de l'aortite thoracique. 31, Nr 45, 511/512 (1923). — MÜLLER: Organotherapeutische Behandlung der Arteriosklerose. Wien. klin. Rdschau 1921, Nr 5/6. — MÜLLER: Über Mediaverkalkung und Kalkgicht. Klin. Wschr. 5, Nr 37 (1926). — MÜLLER DE LA FUENTE: Die Arteriosklerose. Eine zusammenfassende und kritische Darstellung aus der Praxis für die Praxis. Zbl. Herzkrkh. 14 (Sonderausgabe). — MÜLLER und FELLNER: Über Vasotonin. Ther. Mh. 24, 285 (1910). — MÜLLER und INADA: Zur Kenntnis der Jodwirkung bei Arteriosklerose. Dtsch. med. Wschr. 1904. — MUNK: Über Arteriosklerose, Arteriolosklerose und genuine Hypertonie. Erg. inn. Med. 22 (1922).

NAGY: Natrium nitrosum-Injektionen gegen Gefäßinnervationsstörungen. Ref. Zbl. Herzkrkh. 15, Nr 12, 181 (1923). — NENADOVICZ: Die Myasthenie der Herz- und Gefäßmuskulatur als Grundlage der Arteriosklerose. Zbl. Herzkrkh. 1910, Nr 9. — NETSCHAEFF: Über die Methode der Funktionsprüfung des Gefäßsystems an isolierten Organen des Menschen. Z. exper. Med. 35, H. 4/6 (1923). — NEWBURGH und CLARKSON: The production of atherosclerosis in rabbits by feeding diets rich in meat. Arch. int. Med. 31, Nr 5 (1923). — NIEMEYER: Über primäre Endarteriitis obliterans der Extremitäten. Zbl. Herzkrkh. 1921, Nr 18. — NORDMANN und MAURIN: De l'athérome aortique chez les jeunes sujets. Province méd. 1912, Nr 7. — NUZUM, SEEGAL, GARLAND and OSBORNE: Arteriosclerosis and increased blood pressure. Arch. int. Med. 37, 733 (1926).

OBERNDORFER: Localisation der Atherosklerose in den peripheren Arterien. Dtsch. Arch. klin. Med. 102 (1911). — O'HARE und WALKER: Arteriosclerosis and hypertension. Arch. int. Med. 33, Nr 3 (1924). — OLLENDORF: Beitrag zur Frage der Tabakrauchwirkung auf die Aorta. Ther. Mschr. 1909, 309. — OPHÜLS: Arteriosclerosis and cardiovascular disease, their relation to infectious diseases. J. amer. med. Assoc. 76, H. 11, 700—701 (1921). — ORTNER: Zur Klinik der Angiosklerose der Darmarterien. Slg. klin. Vortr., Neue Folge, Nr 347. — ORTNER: Medikamentöse und physikalische Therapie der Arteriosklerose. Jkurse ärztl. Fortbildg 1911, Februar.

PAGE: Some of the effects of chronic lead poisoning with special reference to arteriosklerosis. J. State med. 19, Nr 6 (1921). — PARHON: L'hypercholéstérinémie de la vieillesse. C. r. Soc. Biol. 88, Nr 3 (1923). — PARISOT: L'athérome aortique chez les animaux. 1. Kongr. f. vergleichende Path. Paris 1912, Okt. 17.—23. — PAWINSKI: Über den Einfluß der Gemütsbewegungen nach geistiger Überanstrengung auf das Herz, insbesondere auf die Entstehung der Arteriosklerose. Z. klin. Med. 79, 135 (1913). — PHILOSOPHOW: Aortenveränderungen durch Metallsalze. Virchows Arch. 199 (1909). — PICARD: Über den Einfluß der Muskelarbeit auf den Cholesteringehalt des Blutes und der Nebennieren. Naunyn-Schmiedebergs Arch. 74, H. 6 (1913). — PICK: Arteriosklerose und Verdauungsstörungen. Med. Klin. 1912, Nr 19. — PICK und PINELES: Über die Beziehungen der Schilddrüse zum Gefäßsystem. Verh. 25. Kongr. dtsch. Ges. inn. Med. (1908). — PILCZ: Die psychischen und nervösen Erscheinungen bei Arteriosklerose des Gehirns. Wien. med. Wschr. 1910, Nr 11. — POSSELT: Zur Pathologie und Klinik der primären Atherosclerosis pulmonalis. Wien. Arch. inn. Med. 11, H. 2 (1925). — POST: Über Cholesterinämie bei Nephropathien. Dtsch. Arch. klin. Med. 128, H. 1 (1918). — PŘIBRAM und KLEIN: Über den Cholesteringehalt des Blutserums bei arteriosklerotischem Hochdruck. Med. Klin. 1924, Nr 17.

QUADRI und SPINA FORTUNATE: Influenza degli ioduri alcaline sulla pressione arteriosa sulla viscosita sanguigna e sulla eliminazione urinaria nei malati di sclerosi arterio cardio-renale. Ann. Clin. med. e Med. sper. 12, H. 3 (1922).

RABL: Zum Problem der Verkalkung. Virchows Arch. 245, 542 (1923). — RABL: Kalkmetastate (Kalkgicht), Gefäßverkalkung und Nierenfunktion. Klin. Wschr. 1923, Nr 5. — RANKE: Über die Änderung des elastischen Widerstandes der Aortenintima und ihre Folgen für die Entstehung der Atheromatose. Zieglers Beitr. 71/78 (1923). — REID: The production of heart murmurs. Amer. J. Med. Sci. 165, Nr 3 (1923). — REMLINGER: Zur Statistik der Arteriosklerose. Inaug.-Diss. Marburg 1905. — REUTERWALLSON: Über die Elastizität der Gefäßwände und die Methode ihrer näheren Prüfung. Acta med. scand. (Stockh.) 1921, Suppl. II. — RICKET: Experimental atheroma. J. of Path. 12, H. 15 (1907). — RIBBERT: Arteriosklerose. Verh. dtsch. path. Ges. 8 (1904). — RIBBERT:

Die Arteriosklerose. Dtsch. med. Wschr. 1918, Nr 35 — RIDLON und BERKHEISER: Verkalkung der Brust- und Bauchaorta als Ursache von Rückenschmerzen. J. amer. med. Assoc. 80, Nr 25, 1831—1833 (1923). — RITTENHOUSE: Über Arterienrigidität bei Kindern. Wien. klin. Wschr. 1912, Nr 42. — RITTER: Ein Fall von ausgedehnter Hyalinbildung in den Arterien. Virchows Arch. 192, H. 3 (1908). — RODLER: Arteriosklerose nach Infektionskrankheiten. Arch. f. Dermat. 1891. — v. ROMBERG, E.: Die Rolle der Gefäße bei inneren Krankheiten. Slg klin. Vortr. Nr 552 1909. — ROSENBLATH: Einige Bemerkungen zur Frage der Entstehung des Schlaganfalles. Virchows Arch. 259, 261 (1926). — ROSENBUSCH: Arteriosklerose der Beingefäße. Berl. klin. Wschr. 1911, Nr 38. — ROSENGART: Einige Beiträge zu den klinischen Erscheinungsformen der abdominalen Arteriosklerose. Münch. med. Wschr. 1906, 966. — ROSSBACH: Zur Sklerose der Abdominalgefäße. Münch. med. Wschr. 1909, Nr 19. — RÖSSLE: Wachstum und Altern der großen Arterien und ihre Beziehungen zur Pathologie des Gefäßsystems. Münch. med. Wschr. 1910, Nr 19.

SALTYKOW: Atherosklerose bei Kaninchen nach wiederholten Staphylokokkeninjektionen. Zieglers Beitr. 43, H. 1 (1908). — SALTYKOW: Die experimentell erzeugten Arterienveränderungen und ihre Beziehungen zur Atherosklerose und verwandten Krankheiten des Menschen. Zbl. Path. 1908, H. 8/9. — SALTYKOW: Beitrag zur Kenntnis der durch Alkohol hervorgegangenen Organveränderungen. 14. Verh. dtsch. path. Ges. 1910. — SALTYKOW: Weitere Untersuchungen über die Staphylokokken-Arteriosklerose des Kaninchens. 14. Verh. dtsch. path. Ges. Erlangen 1910. — SALTYKOW: Experimentelle Atherosklerose. Zieglers Beitr. 57. — SALTYKOW: Zur Kenntnis der alimentären Krankheiten der Versuchstiere. Virchows Arch. 213. — SALTYKOW: Neue experimentelle Forschungen in der Frage der alimentären Krankheiten. Korresp.bl. Schweiz. Ärzte 1913. — SALTYKOW: Jugendliche und beginnende Atherosklerose. Korresp.bl. Schweiz. Ärzte 1915, Nr 34/35. — SANDERS: Primary pulmonary Arteriosclerosis. Arch. int. Med. 3, 257 (1909). — SCHADE: Die physikalische Chemie in der inneren Medizin 1923. — SCHEEL: Gefäßmessungen und Arteriosklerose. Virchows Arch. 191 (1908). — SCHEFFLER, SARTORY et PELLISSIER: Les injections intraveineuses de silicate de soude. Presse méd. 28, 806 (1920). — SCHEIDEMANDEL: Über die durch Adrenalininjektion zu erzeugende Aortenverkalkung der Kaninchen. Virchows Arch. 181 (1905). — SCHLESINGER: Operative Eingriffe beim intermittierenden Hinken. Wien. klin. Wschr. 37, Nr 13 (1924). — SCHMIDT, M. B.: Akadem. Festrede. Würzburg 1917. — SCHMIDTMANN: Experimentelle Studien zur Pathogenese der Arteriosklerose. Virchows Arch. 237, H. 1/2 (1922). — SCHMIDTMANN: 19. Verh. dtsch. path. Ges. 1923, 166. — SCHMIDTMANN: Das Vorkommen der Arteriosklerose bei Jugendlichen und seine Bedeutung für die Ätiologie des Leidens. Virchows Arch. 255 (1925). — SCHMIDTMANN: 20. Verh. dtsch. path. Ges. (1925). — SCHMIDTMANN: Die Bedeutung der Gefäßwandreaktion für die Entstehung der Arteriosklerose. Klin. Wschr. 6, Nr 43 (1927). — SCHMIEDL: Die histologischen Veränderungen der Art. mesent. sup. in den verschiedenen Lebensaltern. Z. Heilkunst 28, H. 5 (1907). — SCHMIEDL: Experimentelle Untersuchungen über die Wirkung des Tabakrauchens auf das Gefäßsystem. Z. Path. 13, H. 1 (1913). — SCHÖNHEIMER: Experimentelle Venen-Atherosklerose. Virchows Arch. 251, 732 (1924). — SCHÖNHEIMER: Zur Chemie der gesunden und der atherosclerotischen Aorta. Hoppe-Seilers Z. 160, H. 1/2 (1926). — SCHULZ: Über die Chromotropie des Gefäßbindegewebes. Virchows Arch. 239 (1922). — SCHÜZ: Die Wirkung des Organpräparates Animasa auf den patholog. erniedrigten und erhöhten Blutdruck. Zbl. Herzkrkh. 16, Nr 3 (1924). — SCHWYZER: Zit. bei BUDAY. — SENATOR: Über die Arteriosclerose und ihre Behandlung. Ther. Gegenw. 1907, 97. — SICARD und BRISSAUD: Athéroma aortique expérimental par injection associées d'adrénaline et d'acide urique. Presse méd. 1907, 84. — SIMNITZKY: Jugendliche Arteriosklerose. Z. Heilk. 24 (1903). — SISTO: Ricerche sulla colesterinemia. Giorn. Clin. med. 2, H. 6 (1921). — SSOLOWJEW: Über die Zwischensubstanz der Blutgefäßwand. Virchows Arch. 241 (1923). — STADLER: Bemerkung über Animasa. Zbl. Herzkrkh. 16, Nr 14 (1924). — STADLER und ALBRACHT: Sklerose und Erweiterung des Truncus anonymus. Dtsch. Arch. klin. Med 103 (1911). — STAEHELIN: Magenleiden in MOHR-STAEHELINS Handbuch d. inn. Med. 3 (1918). — STAEMMLER: Über fibröse Entartung der Arterienmuskulatur. Zbl. Path. 34, Nr 7 (1924). — STAHL: Beobachtungen an Gefäßen nach Operationen am Sympathicus. Pflügers Arch. 203, H. 1/4 (1924). — STAHL: Spätergebnisse der periarteriellen Sympathektomie. Dtsch. Z. Chir. 197, H. 1/6 (1926). — STARR: The relation of thyroid secretion to the condition of the skin and incidentally to old age. Endocrinology 5, 282. — STEINACH: Die Summation einzeln unwirksamer Reize als allgemeine Lebenserscheinung. Arch. f. Physiol. 125 (1908). — STEPP: Über den Cholesteringehalt des Blutes bei verschiedenen Formen der Brightschen Krankheit. Dtsch. Arch. klin. Med. 127, H. 5/6 (1918). — STEPP: Über den Cholesteringehalt des Blutserums bei Krankheiten. Münch. med. Wschr. 1918, Nr 29. — STOCKMANN and CHARTERIS: The action of the jodides on the heart and circulation. Brit. med. J. **1901**, Nov. 23. — STRASBURGER: Die Erkrankungen des Darms. In: MOHR-STAEHELINS Handbuch d. inn. Med. **3** (1918). — STRASBURGER: Physikal-anatom. Untersuchungen zur Lehre von der allgem. Enge des Aortensystems. Frankf. Z. Path. **3**, 283 (1909). — STRAUB, H.: Das Tachogramm der Herzkammerbasis. Dtsch. Arch. klin. Med. **118**, H. 2 (1915). — STRAUCH: Die intestinale Arteriosklerose in der Praxis. Münch. med. Wschr. **70**, Nr 3 (1923). — STRAUSS und SCHUBARDT: Über den Cholesterin-gehalt des Blutserums. Zbl. inn. Med. **43**, Nr 26 (1922). — SUCHY: Übermäßiger Nikotin-genuß als Ursache einer allgemeinen Endarteritis. Med. Klin. **1922**, Nr 7.

THANNHAUSER: Referat über den Cholesterinstoffwechsel. 20. Verh. dtsch. path. Ges. (1925). — THANNHAUSER und SCHOBER: Über die Beziehungen des Gleichgewichtes Cholesterin und Cholesterinester im Blut und Serum zur Leberfunktion. Klin. Wschr. **5**, Nr 7 (1926). — THAYER: On the late effects of typhoid fever on the heart and vessels. Amer. J. med. Sci. **127**, 191 (1904). — THAYER: Arteriosklerose. Dtsch. med. Wschr. **1904**, 1515. — THAYER und BRUSH: The relation of acute infectious disease to Arterio-scleroses. J. amer. med. Assoc. **43**, 726 (1904). — THAYER and FABYAN: Studies in Arterio-sclerosis. Amer. J. med. Sci. **134**, 811 (1907. — THIEM: Der derzeitige Stand der An-schauungen über die Ursachen der Schlagaderverhärtung (Arteriosklerose). Mschr. Unfall-heilk. **1915**, Nr 7. — THÖLLDTE: Hypercholesterinämie, Blutdruck und Gefäßveränderungen im Tierversuch. Zieglers Beitr. **77**, H. 1 (1927). — THOMA: Die Viscosität des Blutes und seine Strömung im Arteriensystem. Dtsch. Arch. klin. Med. **99**, 565 (1910). — THOMA: Über die Genese und die Lokalisationen der Arteriosklerose. Virchows Arch. **254** (1923). — THOMA: Über die Elasticität der Arterien und die Angiomalacie. Virchows Arch. **236**, 243 (1922). — THOMA: Über die Arteriosklerose. Münch. med. Wschr. **67**, 321 (1920). — THOMA: Die Strömung an der Verzweigungsstelle der Blutbahn. Z. exper. Path. u. Ther. **11**, 238 (1912). — TRIEPEL: Physikalische Anatomie **1902**. — TSCHEBOKSAROFF: Zur Lehre über die experim. Arteriosklerose. Zbl. Herzkrkh. **1910**, Nr 4. — v. TSCHISCH: Die im Verlauf der Arteriosklerose auftretenden nervösen und psychischen Erscheinungen. 16. Internat. Ärzte-Congr. Budapest 1909. — TSCHISTOVITSCH: Thrombo-endoartérite pulmonaire chronique. C. r. Soc. Biol. **89**, Nr 25 (1923). — TRUNECEK: Die Behandlung der Arteriosklerose mit subcutanen Injektionen von anorganischem Serum. Klin. ther. Wschr. **1902**, Nr 50/51. — TUR und LANG: Plethysmographische Untersuchungen an Ge-fäß- und Herzkranken. Dtsch. Arch. klin. Med. **146**, H. 1/2 (1925).

UHLENBRUCK: Vergleich der Wirkung der konstanten und der rhythmisch unter-brochenen Durchströmung bei Froschgefäßsystem. Pflügers Arch. **199**, H. 4/5 (1923).

VAQUEZ und BORDET: Herz und Aorta. Leipzig 1916. — VEIEL: Über die Bedeutung der Pulsform. Dtsch. Arch. klin. Med. **105** (1912). — VON DEN VELDEN: Zur Pharmako-therapie mit anorganischen Kalksalzen. Ther. Mschr. **1913**, Okt. — VERSÉ: Zur Frage der experimentellen Atherosklerose. Dtsch. med. Wschr. **51**, Nr 2 (1925). — VERSÉ: Referat über den Cholesterinstoffwechsel. 20. Verh. dtsch. path. Ges. (1925). — VOLHARD: Erkrankungen der Nieren. In: MOHR-STAEHELINS Handbuch d. inn. Med. **3** (1918).

WACKER und HUECK: Chemische und morphologische Untersuchungen über die Be-deutung des Cholesterins im Organismus. Naunyn-Schmiedebergs Arch. **71/74** (1913). — WATANABE: Über die Arteriosklerose der Hautgefäße. Schweiz. med. Wschr. **51**, Nr 34 (1921). — WÄTJEN: Isolierte Sklerose der Pulmonalarterie im jüngsten Kindesalter. Dtsch. med. Wschr. **50**, Nr 22 (1924). — WEBER: Arteriosklerotische Verstimmungszu-stände. Münch. med. Wschr. **56**, H. 30. — WEBER: Über die Behandlung von Herz-krankheiten und Arteriosklerose mit Kondensatorströmen. Korresp.bl. Schweiz. Ärzte **3** (1917). — WINKLER: Die Schlängelung der Arterien. Münch. med. Wschr. **70**, Nr 31 (1923). — WEISS: Sclerose der Arterien des Magen-Darmkanals. Petersburg. med. Wschr. **1909**, Nr 35. — WEITZ, W. und HARTMANN, Carl: Über die Geschwindigkeit der Pulswelle beim Menschen. Dtsch. Arch. klin. Med. **137**, H. 1/2, 91—100 (1921). — WELLS: Ver-kalkung. Arch. int. Med. **7**, 721 (1911). — WELTMANN: Über das doppelbrechende Lipoid der Nebenniere. Zieglers Beitr. **56** (1913). — WELTMANN: Zur klinischen Bedeutung des Cholesterinnachweises im Blutserum. Wien. klin. Wschr. **1913**, Nr 22. — WESTENHÖFER: Über die Lokalisation und phylogenetische Grundlage der Verfettungen und Sklerosen der Aorta und ihrer Äste. Dtsch. med. Wschr. **48**, Nr 16 (1922). — WESTENHÖFER:Das Lipoid-Relief der Wirbelsäule in der Intima der Aorta. Med. Klin. **1924**, Nr 19. — WEST-PHAL: Experimentelle Erzeugung von arteriellem Hochdruck durch Cholesterinfütterung beim Kaninchen. Z. klin. Med. **101**, H. 5/6 (1925). — WESTPHAL: Cholesterin als tonogene Substanz der genuinen Hypertension im Zusammenspiel mit anderen Entstehungsbedin-gungen. Die funktionelle Prüfung des Blutdrucks mit Adrenalin bei genuiner Hyper-tension und bei Nephrosen. Z. klin. Med. **101**, H. 5/6 (1925). — WESTPHAL und HERR-MANNS: Über den Einfluß des Cholesterins auf die Kontraktionsfähigkeit des isolierten Arterienstreifens. Z. klin. Med. **101**, H. 5/6 (1925). — WIEDHOFF: Zur Wirkung der peri-arteriellen Sympathektomie an den Extremitäten. Klin. Wschr. **3**, Nr 17 (1924). —

Wiesel: Die Beziehungen der Jodtherapie der Arteriosklerosen zur Klinik und Pathologie dieser Erkrankung. Wien. klin. Wschr. 36, H. 14/15 (1923). — Wiesel und Strasser: Der heutige Stand von der Arteriosklerose. Wien u. Leipzig 1909. — Wolkoff: Über die histologische Struktur der Coronararterien des menschlichen Herzens. Virchows Arch. 241 (1923). — Wollner: Über Vaccinebehandlung der Arteriosklerose. Zbl. Herzkrkh. 15, Nr 4 (1923).

Ziegler: Lehrbuch der pathologischen Anatomie. 1898. — Zinserling: Über die pathologischen Veränderungen der Aorta beim Pferde. Virchows Arch. 213, H. 1 (1913). — Zinserling: Über anisotrope Verfettung der Arterienintima bei Infektionskrankheiten. Zbl. Path. 14, 627 (1913). — Zinserling: Über die Aortaverfettung bei Kindern. Virchows Arch. 255, H. 3 (1925). — Zoege v. Manteuffel: Rheumatismus in den unteren Extremitäten in Beziehung zur Arteriosklerose. Dtsch. med. Wschr. 1893, Nr 8.

Endarteriitis obliterans. Arteriitis. Periarteriitis nodosa.
Tuberkulose der Arterien.

Antonelli: L'aortite typique. Thèse de Paris 1912. — Aretaeus: De caus. et sign. acut. Lib. II, Cap. 8. De curat. morb. acut. Lib. II, Cap. 7. — Aschoff: Über Endarteriitis tuberc. aortica. Verh. dtsch. path. Ges. 2, 419 (1899).

Balo: Veränderungen am Nervensystem bei Fällen von Periarteriitis. Kongr. Zbl. 23, 234 (1922). — Balo: Über eine Häufung von Periarteriitis nodosa-Fällen. Virchows Arch. 259, 773, 726. — Barié: L'artérite rhumatismale. Paris méd. 21, 114 (1913). — Bauer: Durchbruch einer verkästen Lymphdrüse in den Arcus aortae. Wien. klin. Wschr. 1912, Nr 34. — Benda: Die acute Miliartuberculose vom ätiologischen Standpunkt. Lubarsch-Ostertags Erg. 5, 447 (1898). — Benda: Über Bau und Entstehung der tuberculösen Gefäßherde. Berl. klin. Wschr. 1899, Nr 27. — Benda: Kasuistische Mitteilungen über Endangitis tuberculosa mit Demonstrationen. Verh. dtsch. path. Ges. 2 (1899). — Borchard: Beiträge zur primären Endarteriitis obliterans. Dtsch. Z. Chir. 44 (1897). — Borchard: Endarterielle Gefäßneubildung. Virchows Arch. 259, H. 2 (1926). — Borst: Pathol.-anatom. Beobachtungen zur „spanischen Grippe". Münch. med. Wschr. 1918, Nr 48. — Bouillaud: Maladies du cœur. Paris 1835. — Böwing: Zur Plethysmographie am Menschen mit besonderer Berücksichtigung der Gefäßreflexe am Finger nach periarterieller Sympathectomie und nach Unterbrechung peripherischer Nerven. Mitt. Grenzgeb. Med. u. Chir. 38, H. 2 (1924). — Brasser: Zur Frage der Periarteriitis nodosa. Münch. med. Wschr. 71, Nr 33 (1924). — Brauer: Über das Fleckfieber. Kongr. Ges. inn. Med. Warschau 1916. — Brinkmann: Zur Klinik der Periarteriitis nodosa. Münch. med. Wschr. 69, 703 (1922). — Brooks: Non syphilitic aortitis. Internat. Clin. 4 (1925).

Carling and Braxton Hicks: A case of periarteriitis nodosa. Lancet 204, Nr 5203, (1923), Mai 19. — Cooper: A case of circumscribed ulceration of the thoracic aorta. Med. Chronicle 59, Nr 356 (1914). — Christeller: Über die Localisationen der Periarteriitis nodosa, besonders in den Bauchorganen. Arch. Verdgskrkh. 37, 249 (1926). — Cserna: Arteriitis obliterans mit analogen Veränderungen in den Venen. Wien. Arch. inn. Med. 12, H. 2 (1926).

Dittrich: Ein Beitrag zur Pathogenese der akuten allgemeinen Miliartuberkulose Z. Heilk. 9, 97 (1888). — Ditutona: Über einen Fall von akuter verruköser Aortitis. Münch. med. Wschr. 1912, 2125. — Düntzer: Über einen Fall von Aortitis ulcerosa und Bildung eines mykotischen Aneurysma. Virchows Arch. 241, 25 (1923).

Fishberg: Zur Kenntnis der Periarteriitis nodosa, insbesondere der Histiopathogenese. Virchows Arch. 240, H. 3 (1923). — Forssner: Ein Fall von chronischer Aortentuberkulose. Zbl. Path. 16, 7 (1905). — Fraenkel: Anatomische Untersuchungen bei Flecktyphus. Dtsch. med. Wschr. 1915, 270, 1082. — Frank, J. P.: De curandis hominum morbis epitome. (1792). Lib. I, 118, Lib. II, § 125. — Franz: Kasuistischer Beitrag zur Periarteriitis nodosa. Frankf. Z. Path. 33, H. 3 (1926).

Geipel: Über Myocarditis und Veränderungen der quergestreiften Muskulatur bei Rheumatismus. Münch. med. Wschr. 1909, Nr 48. — Geipel: Endaortitis tuberculosa. Münch. med. Wschr. 1911, 654. — Geissler: Über Arterientuberkulose. Virchows Arch. 186, 135 (1906). — Gerlach: Über Periarteriitis nodosa. Klin. Wschr. 1, Nr 10 (1922). — Glass: Über intramurale Aneurysmen des linken Sinus Valsalvae. Z. Path. 11, H. 2/3 (1912). — Gloor: Kurze neue Beiträge und Bemerkungen zur Periarteriitis nodosa. Zbl. Path. 37, Nr 8 (1926). — Goldflam: Über die Frage des intermittierenden Hinkens. Münch. med. Wschr. 1910, Nr 33. — Goodmann: Über arteriovenöse Anastomosen bei beginnender Gangrän. Wien. klin. Wschr. 1913, Nr 36. — Gruber, G. B.: Über die Pathologie der Periarteriitis nodosa. Zbl. Herzkrkh. 9, H. 5/9 (1917). — Gruber, G. B.: Mykotisches Aneurysma der A. mammillaris. Zbl. Herzkrkh. 14, 47 (1922). — GRUBER, G. B.: Zur pathologischen Anatomie der Periarteriitis nodosa. 19. Verh. dtsch. path. Ges. Göttingen 1923. — GRUBER, G. B.: Zur pathologischen Anatomie der Periarteriitis nodosa. Virchows Arch. 245, 123 (1923). — GRUBER, G. B.: Periarteriitis nodosa. Klin. Wschr. 1925, Nr 41. — GRUBER G. B.: Kasuistik und Kritik der Periarteriitis nodosa. Zbl. Herzkrkh. 18, Nr 8 (1926). — GULDNER: Zwei neue Beobachtungen von Periarteriitis nodosa beim Menschen und Hausrind. Virchows Arch. 219, 366 (1915).

v. HANN: Pathologische und experimentelle Untersuchungen über Periarteriitis nodosa. Virchows Arch. 226, 90 (1919). — HARBITZ: Unknown forms of arteriitis with spezial reference to their relation to syphilitic arteriitis and periarteriitis nodosa. Amer. J. med. Sci. 163, Nr 2, 250 (1922). — HARRIS and FRIEDRICHS: The experimental production of periarteriitis nodosa in the rabbit with a consideration of the spezific causal excitant. J. exper Med. 36, H. 2 (1922). — HARRIS and FRIEDRICHS: Periarteriitis nodosa with a classification of the pathology. J. med. Res. 43, Nr 3 (1922). — HART: Ulceröse Endocarditis mit Beteiligung des offenen Ductus Botalli. Virchows Arch. 177, 218 (1904). — HAYTHORN: Tuberculosis of the large arteries. J. amer. med. Assoc. 1913, Nr 19. — HEDINGER: Miliartuberculose der Haut bei Tuberculose der Aorta abdominalis. Z. path. Anat. 2, H. 1 (1908). — HIRSCH: Über die Schmerzbahnen der Extremitätengefäße Klin. Wschr. 5, Nr 15 (1926). — HOCHHAUS: Über das Offenbleiben des Ductus Botalli. Dtsch. Arch. klin. Med. 51, H. 1 (1993. — HOLTERMANN: Ein Beitrag zur pathologischen Anatomie der Periarteriitis nodosa. Zieglers Beitr. 72, H. 1 (1923).

IDELSON: Über claudicatio intermittens und deren Beziehungen zu Allgemeinerkrankungen. Dtsch. Z. Nervenheilk. 87, H. 1/4 (1924). — IVENS: Periarteriitis nodosa. Nederl. Tijdschr. Geneesk. 67, Nr 20 (1923). — IVENS: La périartérite nodeuse. Arch. Mal. Cœur 17, Nr 5 (1924).

JÄGER: Vergleichende pathologische Untersuchungen über die Periarteriitis nodosa. 13. Verh. dtsch. path. Ges. (1909). — JOEST und HARZER: Periarteriitis nodosa beim Schwein. Zieglers Beitr. 69, 85 (1921). — JORES: Tuberkulöse Arteriitis im Handbuch der spez. path. Anatomie u. Histologie von HENKE u. LUBARSCH, Herz und Gefäße. 2.

KAMEN: Aortenruptur auf tuberkulöser Grundlage. Zieglers Beitr. 17, 416 (1895). — KAZDA: Über Spontangangrän an den unteren Extremitäten. Dtsch. Z. Chir. 187, H. 1/2 (1924). — KOPP: Ein klinisch-diagnosticierter Fall von Periarteriitis nodosa. Dtsch. med. Wschr. 49, Nr 39 (1923). — KORITSCHONER: Beitrag zur Kenntnis der mykotischen Aortitis. Zbl. Path. 1912, 100. — KORNITZER: Aortenruptur auf tuberkulöser Grundlage. Med. Klin. 16, 361 (1920). — KOYANO: A contribution to the pathology of thromboangitis obliterans. Acta Scholae med. Kioto 5, H. 4 (1923). — KROETZ: Zur Klinik der Periarteriitis nodosa. Dtsch. Arch. klin. Med. 135, 311 (1921). — KUSSMAUL und MAIER, R.: Über eine bisher nicht beschriebene eigentümliche Arterienerkrankung (Periarteriitis nodosa), die mit Morbus Brightii und rapid fortschreitender allgemeiner Muskellähmung einhergeht. Dtsch. Arch. klin. Med. 1, 484 (1866).

LANDOUZY et SIREDEY: Contribution á l'histoire de l'artérite typhoidique. Rev. méd. 1885, 842. — LAENNCE: Traité de l'auscultation mediate. Paris 1826. — LAUX: Zur Klinik der Periarteriitis nodosa. Mitt. Grenzgeb. Med. u. Chir. 38, H. 5 (1925). — LEMKE: Ein Beitrag zur Frage der Periarteriitis nodosa. Virchows Arch. 240, H. 1/2 (1922). — LEMKE: Arterienveränderungen bei Infectionskrankheiten. Virchows Arch. 243, H. 1 (1923). — LEMKE: Ein weiterer Fall von Periarteriitis nodosa. Virchows Arch. 245, 322 (1923). — LEAS and THATCHER: Mycotic aneurysms. Arch. int. Med. 38, Nr 2 (1926). — LIEBERMEISTER: Tuberculose und peripherisches Gefäßsystem. Dtsch. med. Wschr. 1921, Nr 36. — LÖWENBERG: Beitrag zur Klinik der Periarteriitis nodosa. Med. Klin. 19, Nr 7 (1923). — LUBLIN: Ein Fall von embolisch-infectiösem Aneurysma einer Coronar-Arterie. Zbl. Herzkrkh. 12, Nr 14 (1926) — LÜPKE: Über Periarteriitis nodosa bei Axishirschen. 10. Verh. dtsch path. Ges. 10, 149 (1906). — LUZZATO: Sull' aortite pneumococcica. Zbl. Herzkrkh. 4, 223 (1912).

MAGNUS: Experimentelle Untersuchungen über den segmentären Gefäßkrampf und den Blutungsstillstand. Arch. klin. Chir. 130, H. 1/2 (1924). — MANGES und BAEHR: Periarteriitis nodosa. Amer. J. med. Sci. 162, Nr 2 (1921). — MARINESCO et DRAGANESCO: Contribution á l'étude de la maladie de KUSSMAUL (Périartériite nodeuse). Presse méd. 31, Nr 91 (1923); C. r. Soc. Biol. 89, Nr 30 (1923). — MARTIN: Recherches sur la nature et la pathogénie des lésions viscerales consécutives à l'endartérite oblitérante et progressive. Rev. méd. 1881, 369. — MATTHEWS et CARPENTER: Purpura hémorragique avec relation d'un cas atypique. Amer. J. med. Sci. 1911, Juli 19. — MERTENS: Über Periarteriitis nodosa mit Massenblutung ins Nierenlager. Klin. Wschr. 1922, Nr 37. — MEYER: Über die klinische Erkenntnis der Periarteriitis nodosa und ihre pathologisch-anatomische Grundlage. Berl. klin. Wschr. 58, 473 (1921). — MEYER: Intermittent claudication (thromboangitis obliterans) involving the intestinal tract. J. amer. med. Assoc. 83, Nr 18 (1924). — MICHELS: Über angiosklerotische Gangrän bei jugendlichen Individuen. Klin. Jb. 21, H. 4 (1909). — MONRO: Essais et observ. de méd. de la Soc. d'Edinbourg. 2.

NEUBER: Über ein mykotisch-embolisch-thrombotisches Aneurysma der Aorta ascendens. Virchows Arch. 213, H. 2/3 (1913). — NEUMANN: Non syphilitic aortis. J. amer. med. Assoc. 85, Nr 18 (1925). — NIEBERLE: Zur Kenntnis der Periarteriitis bei Tieren. Virchows Arch. 256 (1926). — NIEMEYER: Über primäre Endarteriitis obliterans der Extremitäten. Zbl. Herzkrkh. 13, Nr 18 (1921). — NÖTHEN: Ein bemerkenswerter Fall von Arrosionsaneurysma der Femoralis auf tuberkulöser Grundlage. Frankf. Z. Path. 24 (Ergänzungsbd.)

OBERNDORFER: Über die pathol. Anatomie der influenzaartigen Epidemie im Juli 1918. Münch. med. Wschr. 1918, Nr 30. — OETIKER: Über akute Aortitis, besonders als Komplikation der chronischen Erkrankungen der Aorta. Schweiz. med. Wschr. 54, Nr 20 (1924). — OPHÜLS: Periarteriitis acuta nodosa. Arch. int. Med. 32, Nr 6 (1923). — OTANI: Zur Frage nach dem Wesen der sogenannten Periarteriitis nodosa. Frankf. Z. Path. 30, 208 (1924).

PETIT: La Tuberculose de l'aorte. Presse méd. 18, 172 (1913). — PHILIPS and TUNIK: Roentgen-ray therapy of thrombo-angiitis obliterans. J. amer. med. Assoc. 84, Nr 20 (1925). — PISTOCCHI: Tuberculöses Granulom der Aorta. Pathologica (Genova) 1921, Nr 291.

REINHARDT: Über Venenveränderung bei Fleckfieber. Münch. med. Wschr. 65, Nr 30 (1918). — RIBBERT: Über Ruptur der Aorta bei angrenzender Tuberkulose. Zbl. Path. 25, 21 (1914). — RIGOT et TROUSSEAU: Arch. gén. méd. 1826, 169, Okt.; 333, Nov. — ROCH et BURNAND: L'artérite rhumatismale périphérique. Semaine méd. 1908, März 25. — ROESSNER: Arrosion der Aorta als Typhuskomplikation. Berl. klin. Wschr. 57, 666 (1920). — ROME et DE VILLIERS: Aortite septique ulcéro-végétante de nature probablement tuberculeuse. Hildebrandts Jb. 11, 225.

SACKI: Zur Klinik der Periarteriitis nodosa. Med. Klin. 1924, Nr 2. — SCHARPFF: Über das Verhalten der Gefäße bei acuten Infectionskrankheiten. Frankf. Z. Path. 2 ('1909). — SCHLAGENHAUFER: Über Aneurysmata per arrosionem. Zbl. Path. 29, H. 15 (1918). — SCHMINCKE: Über Neuritis bei Periarteriitis nodosa. 18. Verh. dtsch. path. Ges. Jena 1921. — SCHMORL: 6. Verh. dtsch. path. Ges. (1903), 203. — SCHÜMANN: Über Endarteriitis obliterans bei präseniler Gangrän. Berl. klin. Wschr. 1909, 1283. — SCHWARZ: Zur Kasuistik und Entstehung der Aneurysmen des Sinus valsalvae aortae dexter. Inaug.-Diss. Erlangen 1912. — SEGRE und KELLNER: Über die sogenannte ödematöse Durchtränkung der Arterienwand. Zbl. Path. 32, Nr 21 (1922). — SICK: Gefäßerkrankungen bei Paratyphus. Münch. med. Wschr. 65, 237 (1918). — SIGLER: Study of thromboangiitis obliterans. Ann. clin. Med. 3, Nr 7 (1925). — SILBERBERG und LUBLIN: Pathologie und Klinik der Periarteriitis nodosa und Arteriitis syphilitica. Virchows Arch. 252, H. 1 (1924). — SILBERT: The treatment of thromboangiitis obliterans by intravenous injection of hypertonic saltsolution. J. amer. med. Assoc. 86, Nr 23 (1926). — v. SPINDLER: Zur Kasuistik der Periarteriitis nodosa. Med. Klin. 20, Nr 42, 924. — SPIRO: Zur Kenntnis des Wesens der Periarteriitis nodosa. Virchows Arch. 227, H. 1 (1919). — STENDER: Ein in vivo diagnosticierter Fall von Periarteriitis nodosa. Dtsch. Z. Nervenheilk. 83, H. 1/3 (1924). — STENGEL and WOLFERTH: Mycotic (bacterial) aneurysms of intravascular origin. Arch. int. Med. 31, Nr 4 (1923). — STOERCK und EPSTEIN: Über arterielle Gefäßveränderungen bei Grippe. Frankf. Z. Path. 23, H. 2 (1920). — STROEBE: Über Aortitis tuberculosa. Zbl. Path. 8, 998 (1897). — STÜBBE: Primäre akute Aortitis ulcerosa. Virchows Arch. 232, 126 (1921). — STULZ et STRICKER: Huit observations de surrénalectomie dans l'endartérite oblitérante juvénile et dans la maladie de BUERGER. Rev. de Chir. 46, Nr 3 (1927). — STUMPF: Über akute Entzündung der Aorta. Zieglers Beitr. 56, H. 3 (1913).

TEUSCHERT: Periarteriitis nodosa. Wien. med. Wschr. 1922, Nr 26. — THÉRÈSE: Etude anatomo-pathologique et expérimentale des artérites secondaires aux maladies infectieuses. Thèse Ce Paris 1893. — THINNES: Periarteriitis nodosa bei einem Säugling. Frankf. Z. Path. 30, 104 (1924). — TOYOSUMI: Intimatuberkel in den kleinen Lungenarterien. Virchows Arch. 191, H. 2 (1908). — TSCHAMER: Ein weiterer Beitrag zur Kenntnis der Periarteriitis nodosa. Frankf. Z. Path. 23, H. 3 (1920).

VAQUEZ et YACOEL: Artérites sténosantes non diabétiques, traitement par l'insuline. Presse méd. 25, Nr 40, 625—628 (1927). — DE VRIES: Oever aorta ruptur. Nederl. Tijdschr. Geneesk. 66, 2713 (1922).

WAGENER, O.: Pathologie des Ductus arteriosus. Dtsch. Arch. klin. Med. 79 (1904); 89 (1907). — WALTHER: Beitrag zur Histopathogenese der Periarteriitis nodosa. Frankf. Z. Path. 25, H. 2 (1921). — WÄTJEN: Ein besonderer Fall von rheumatischer Myocarditis.

954 Literaturverzeichnis.

18. Verh. dtsch. path. Ges. (1921). — WEIGELT: Ein Fall von Periarteriitis nodosa. Med. Klin. **20**, 580 (1924). — WEIGERT: Ausgedehnte umschriebene Miliartuberkulose in großen offnen Lungenarterienästen. Virchows Arch. **104**, 31 (1886). — WEIL: Die pathol.-anatom. Veränderungen der Blutgefäße bei Typhus recurrens. Virchows Arch. **240**, H. 1/2 (1922). — WEISS: Untersuchungen über die spontane Gangrän der Extremitäten und ihre Abhängigkeit von Gefäßerkrankungen. Inaug.-Diss. Dorpat 1893. — WIESEL und LOEWE: Die Erkrankungen der peripherischen Arterien im Verlauf der akuten und chronischen Kreislaufschwäche. Wien. Arch. inn. Med. **1**, H. 1 (1920). — WIETING: Die angiosklerotische Gangrän und ihre operative Behandlung durch Überleitung des arteriellen Blutstroms in das Venensystem. Dtsch. Z. Chir. **110** (1911). — v. WINIWARTER: Über eine eigentümliche Form von Endarteriitis und Endophlebitis mit Gangrän des Fußes. Arch. klin. Chir. **23**, 202 (1879). — WOHLWILL: Über die nur mikroskopisch erkennbare Periarteriitis nodosa. Virchows Arch. **246**, 377 (1923). — WOOLEY: Acute tuberculous endaortitis. Bull. Hopkins Hosp. **1911**.

ZRUNECK: Zur Kenntnis der umschriebenen käsigen Tuberkulose der Aortenwand. Zbl. Path. **1914**, Nr 13, 577.

Syphilis und Aneurysmen der Arterien.

ABRAMOW: Über die Veränderungen der Blutgefäße bei Syphilis. Zieglers Beitr. **26** (1899); Virchows Arch. **178**, 406 (1904). — D'ABREU und MACBRIDE: Spontanruptur eines Aortenaneurysmas in die obere Hohlvene. Zbl. ges. inn. Med. **3**, 153 — AGNEW: Statistik der Aneurysmen nach HIRSCHFELDER, Diseases of the heart and aorta. (1910). — ALEXANDRESCU-DERSCA et LAZEANO: Sur un cas d'aneurysme artérioveineux. Zbl. ges. Chir. **21**, 243 (1923). — ALFEJEW: Zufälliger Befund eines geheilten Aortenrisses. Zbl. Herzkrkh. **1923**, Nr 3. — ALTHOFF: Ein Fall von Aneurysma der Aorta asc. Inaug.-Diss. Kiel 1903. — ALZHEIMER: zit. nach G. B. GRUBER: Über die DOEHLE-HELLERsche Aortitis. Jena 1914. — AMENOMIYA: Über das Verhalten des elastischen Gewebes bei Aneurysmen der Aorta. Virchows Arch. **201** (1910). — ANDRÉ-THOMAS: Le syndrome de la chaine sympathique et l'aneurisme de l'aorte. Presse méd. **32**, 321 (1924). — D'ANNA: Sulla contusione dei vasi. Policlinico (1897). — ARNDT: Ein Fall von syphilitischem Aneurysma des Arcus aortae mit bedeutender Gummenbildung. Med. Klin. **1924**, Nr 2. — ARNOLD: Cause of death in Aneurysmen of the thoracic Aorta which do not rupture. Amer. J. med. Sci. **1902**, Jan. — ARNSPERGER: Die Ätiologie und Pathogenese der Aortenaneurysmen. Dtsch. Arch. klin. Med. **78**, 387 (1903). — ARONSOHN: Aneurysma der A. coeliaca. Gaz. méd. Strassbourg **1866**, Nr 12. — ASCHENHEIM: Ein Fall von multiplen Aortenaneurysmen auf luischer und atheromatöser Grundlage. Inaug.-Diss. München 1906.

BABES: Über die pathologische Bedeutung der Anwesenheit von nur zwei Aortenklappen. Virchows Arch. **124**, 562 (1891). — BABES und MIRONESKU: Über dissecierende Arteritis und Aneurysma dissecans. Zieglers Beitr. **48**, H. 2 (1910). — BABINGTON: Aneurysma der Arter. pancreatica. Dublin. J. **1856**. — BACCELLI: Di un nouvo metodo di cura par talnai aneurismi dell'Aorta. Rom 1879. — BACHHAMMER: Über ein luetisches Aneurysma der Bauchaorta mit Perforation nach außen und innen. Inaug.-Diss. München 1908. — BACKHAUS: Über Mesarteriitis syphilitica und deren Beziehung zur Aneurysmenbildung. Zieglers Beitr. **22** (1897). — BAER: Über die Todesursache beim Aortenaneurysma. Frankf. Z. Path. **10**, H. 1 (1912). — BAETGE: Über Wachstum und Perforation von Aneurysmen. Dtsch. Arch. klin. Med. **113**, 372 (1914). — BAETJER: The X-Ray Diagnosis of thoracic aneurysms. Bull. Hopkins Hosp. **17**, H. 24 (1906). — BALFOUR: On the treatment of Aneurisms by Jodide of potassium. Edinburgh med. J. **14**, H. 33 (1868); Brit. med. J. **1**, 1220 (1891). — BAMBERGER: Lehrbuch der Krankheiten des Herzens 1857. — BARCZA: Ein Fall von Perforation eines Aortenaneurysmas in die obere Hohlvene. Z. klin. Med. **67**. — BARLING: A second case of aneurysm of the right subclavian artery treated by ligature of the axillary and carotid arteries with resulting cure of the aneurysm. Lancet **1907**, 1379, Nov. 16. — BARTH: Ein Fall von Mesarteriitis der Arteria pulmonalis mit Aneurysmabildung. Frankf. Z. Path. **5**, Nr 1 (1910). — BAUER: Über den Brustschmerz der Luetiker. Med. Klin. **24**, Nr 16 (1928). — v. BAUMGARTEN: Zur Hirnarteriensyphilis. Arch. Heilk. **16** 1875. — v. BAUMGARTEN: Discussion in d. Verh. dtsch. path. Ges. Cassel 1903. München 1899. — v. BAUMGARTEN: Über chron. Arteriitis und Endarteriitis mit besonderer Berücksichtigung der sogenannten „luetischen" Erkrankung der Gehirnarterien. Virchows Arch. **73** (1878). — v. BAUMGARTEN: Ein Fall von obliterierender Entzündung der Gehirnarterien mit Arteriitis und Periarteriitis gummosa cerebralis. Virchows Arch. **76**, 268 (1879). — BÄUMLER: In: PENZOLDT-STINTZINGS Handbuch d. Therapie. **3** (1910). — BAYET: La syphilis vasculaire expérimentale. 14. Congr. franç. de méd. Brüssel 1920. — BEATTIE and HALL: Multiple aneurysms of pulmonary arteries following thrombosis of veins of leg; death from rupture of aneurysm into lung. Proc. roy. Soc. Path. **1912**. — BECK: Über Mesaortitis gummosa. Inaug.-Diss. Basel

1903. — BECK: Aneurysma d. rechten Sinus Valsalvae. Med. chir. Trans. 1841, 15. — BEITZKE: Über einen Fall von geplatztem Aneurysma d. A. coron. ventric. sin. Charité-Ann. 30. — BELLINGHAM: Entziehungskur bei Aneurysmen. Dublin. med. Presse 1847, April/Juni. — BENARY: Beiträge z. Lehre v. d. Aortensyphilis. Inaug.-Diss. Kiel 1912. — BENDA: Ref. Verh. dtsch. path. Ges. Kassel 1903. — BENDA: Das Arterienaneurysma. LUBARSCH-OSTERTAGS Erg. 8 (1904). — BENEKE: Arrosionsaneurysma d. A. renalis sin. Münch. med. Wschr 1912, 388. — BERGER: Zur Mechanik d. Aneurysmabildung bei der kongenitalen Isthmusstenose d. Aorta. Inaug.-Diss. Bonn 1913. — BERGER: Über Aneurysmen der Hirnarterien unter besonderer Berücksichtigung d. Ätiologie mit kasuistischen Beiträgen. Virchows Arch. 245, 138 (1923). — BERNERT: Über das Vorkommen v. Aortenaneurysmen im jugendlichen Alter und nach akutem Gelenkrheumatismus. Z. klin. Med. 69, H. 1/2 (1909). — BEYKOWSKI: Oculomotoriuslähmung und plötzlicher Tod infolge von Aneurysma d. Arteria carotis interna. Wien. med. Wschr. 1904, Nr 19. — BICKART und SCHÜMANN: Beiträge zur Pathologie d. Aneurysma der A. hep. propria. Dtsch. Arch. klin. Med. 90, H. 3/4 (1907). — BIERMANN: Über syphilitische Erkrankungen des arteriellen Gefäßsystems und einen Fall von Aortitis und Arteriitis obliterans peripherica bei congenitaler Syphilis. Dtsch. med. Wschr. 1911, Nr 25. — BITTORF: Zur Symptomatologie der Aortensklerose. Dtsch. Arch. klin. Med. 81, 65. — BLECHMANN et PAULIN: Anévrisme de l'artère pulmonaire. Arch. Mal. Cœur 1922, Nr 7. — BLECNMANN et PAULIN: Anévrisme de l'artère pulmonaire par endocardite aigue greffée sur une cardiopathie congénitale chez un enfant. Arch. Mal. Cœur 15, 472 (1922). — BOCK: Syphilitische Aortenerkrankungen und Wassermannsche Reaktion. Med. Klin. 16, 447 (1920). — v. BONIN: Über Pulsverlangsamung bei arteriovenösen Aneurysmen. Bruns' Beitr. 109, H. 2. — BORCHARDT und OSTROWSKI: Die Behandlung d. Aneurysmen. Ther. Gegenw. 1923, Nr 1. — BÖRGER: Über einen Fall von geheiltem Aneurysma dissecans d. Aorta. Inaug.-Diss. Erlangen 1905. — BORNSTEIN: Beitrag zur Lehre vom Aneurysma der Bauchaorta. Inaug.-Diss. Kiel 1903. — BORST: Seltene Ausgänge von Aortenaneurysmen. Sitzgsber. phys.-med. Ges. Würzburg 1901. — BOSDORFF: Über Häufigkeit und Vorkommen der Aneurysmen nach d. Ergebnissen von 3108 Sektionen. Inaug.-Diss. Kiel 1889. — BOSTROEM: Das geheilte Aneurysma dissecans. Dtsch. Arch. klin. Med. 42 (1888). — BÖTTNER: Über die Diagnose der Aneurysmen d. Aorta abdominalis mit besonderer Berücksichtigung der direkten Röntgendiagnostik. Münch. med Wschr 1919, 296. — BOUILLAUD: Behandlung d. Aortenaneurysmen mit Jodkalium. Gaz. Hôp. 1859, Nr 16; zit. nach QUINCKE. — BODY: A study of four thousand reported cases of aneurysm of the thoracic aorta. Amer. J. med. Sci. 168, Nr 5 (1824). — BRAMWELL: Diseases of the heart and thoracic aorta. 1884, 699. — BRISTOWE: Aneurysmen der Aortenwurzel bei Mißbildung d. Aortenklappen. Trans. path. Soc. London 1853, 108. — BROADBENT: Heart disease and aneurysm of the Aorta. New York 1906. — BROADBENT: A case of aneurysm of the aorta which ruptured into the right auricle. Proc. royal Soc. 6 med. Section 1 (1912). — BROOKS: A praeliminary study of visceral arteriosclerosis. Amer. J. med. Sci. 131, 778 (1906). — BROOKS and CARROL: Treatment of heart in volvement in Syphilis. J. amer. med. Assoc 63, 1456 (1914). — BROUSSOTTE et ROUDOWSKA: Anévrisme de l'aorte thoracique. Bull. Soc. Anat. Paris 1913, Nr 5. — BRUHNS: Über syphilitische Erkrankungen der Zirkulationsorgane bei acquirierter und congenitaler Lues. Berl. klin. Wschr. 1906, Nr 17/18. — BRÜTT: Ein geborstenes Bauchaortenaneurysma. Dtsch. med. Wschr. 48, 1065 (1922). — BRYANT: Aneurysm of the abdominal aorta treated unsuccesfully by distal pressure. Med. chir. Trans. 55, 225 (1872). — v. BÜNGER: Über eine sogenannte Spontanruptur d. A. femoralis mit Aneurysmabildung bei einem 17jährigen Knaben. Langenbecks Arch. Chir. 40 (1891). — BUSCH: Über traumatisches Aortenaneurysma. Zbl. Herzkrkh. 1921, Nr 23. — BUSSE: Aneurysmen und Bildungsfehler der Arteria communicans anterior. Virchows Arch. 219, 205 (1920). — BUSSE: Über Zerreißungen und traumatische Aneurysmen der Aorta. Virchows Arch. 183, H. 3 (1906).

CARO: Blutdrucksteigerung und Pulsverlangsamung bei Kompression traumatischer Aneurysmen. Mitt. Grenzgeb. Med. u. Chir. 29, H. 3 (1916). — CASPER: Lehrbuch der Urologie 1910. — CAUSSADE et LEVI-FRÄNCKEL: Un cas d'artérite syphilitique unilatéral des collatérales des doigts guéri par le traitement mercuriel. Bull. Soc. franç. Dermat. 1913, Mai. — CAZAMIAN: Herzverkleinerung nach Beseitigung eines a.-v. Aneurysmas. Bull. Soc. Hôp. Paris, 41, 46 (1917); zit. nach LEWIS und DRURY. — CHALIER: Les anévrysmes de l'aorte thoracique descendante. Rev. méd. 40, Nr 2 (1923). — CHALIER et BARRET: Les anévrysmes artério-veineux spontanés de l'aorte et de la veine cave supérieur. Ann. Méd. 2, Nr 4. — CHALIER et NOVÉ-JOSSERAND: Anévrysme de l'artère sylvienne d'origine syphilitique. Lyon méd. 43, Nr 38. — CHARCOT et BOUCHARD: Nouvelles recherches sur la pathogénie de l'hémorrhagie cérébrale. Arch. internat. Physiol. 1868. — CHIARI: Über einen Fall von traumatischer Aortenruptur. Prag. med. Wschr. 1886, Nr 13. — CHIARI: Aneurysma d. A. cystica. Prag. med. Wschr. 1883, Nr 4. —

CHIARI: Über d. syphilitischen Aortenerkrankungen. Dtsch. path. Ges. Kassel (1903). — CHIARI: Hochgradige Endarteriitis luetica in der Hirnarterie eines 15monatlichen Mädchens bei sicher konstatierter Lues hereditaria. Wien. med. Wschr. 1881, Nr 17. — CHIARI und ASAHI: Über die Differenz im mikroskopischen Befund bei aus geheilten Aortenrissen entstandenen und bei „spontanen" Aneurysmen der Aorta. Z. Heilk. 26, H. 4 (1905). — CHUCKERBUTTY: Jodide of potassium in the treatment of Aneurism. Brit. med. J. 1862, Juli 19. u. 26. — CITRON: Syphilis und Aorteninsuffizienz. Berl. klin. Wschr. 1908, Nr 48. — COMINOTTI: Aneurysma d. aufsteigenden Aorta mit Durchbruch in die obere Hohlvene. Wien. klin. Wschr. 1901, Nr 36. — CORVISART: Essai sur les maladies et les lésions organiques du cœur et des gros vaisseaux. (1818). — CRAE: A case of multiple mycotic Aneurysms of the first part of the aorta. J. of Path. 1905, Nr 5, 373. — CRISP: On the structure, diseases and injuries of the bloodvessels. London 1847. — CURTI: Un caso non commune di aneurisma arteriovenoso della succlavia dextra. Riforma med. 39, Nr 14 (1923).

DAHLÉN: Über einen Fall von Aortenaneurysma mit Durchbruch in den linken Vorhof Z. klin. Med. 63 (1907). — DAVISON: Aneurysm treatment by venae sectio. Lancet 1, 1240 (1894). — DEAN and FALCONER: Aneurysm of the hepatic artery. Edinburgh med. J. 8 (1912), Februar 2. — DELSOUILLER: De la syphilis dans ses rapports avec les anévrysmes de l'aorte et de l'intérêt que présente la recherche de la réaction de Wassermann au cours de ces anévrysmes. Thèse de Paris 1912. — DENEKE: Über die syphilitischen Aortenerkrankungen. Dtsch. med. Wschr. 1913, 441; Berl. klin. Wschr. 1913, 138. — DÉTEINDRE: Über einige Fälle von zweiteiligen Aortenklappen. Inaug.-Diss. Zürich 1895 — DEUS: Zur Kasuistik spontaner aneurysmaartiger Veränderungen der Carotis. Dtsch. Z. Chir. 148, 228 (1919). — DEVIE et SAVY: Dilatation pseudo-anévrysmale du sinus de Valsava. Arch. Mal. Cœur 1, 457 (1908). — DOBROVOLSKAIA: Sur un symptôme caractéristique des Anévrysmes artérioveineux. Lyon Chir. 18 (1921); Zbl. ges. Chir. 21 (1923). — DOEHLE: Ein Fall von eigentümlicher Aortenerkrankung bei einem Syphilitischen. Inaug.-Diss. Kiel 1885. — DOEHLE: Zur Aortenerkrankung bei Syphilitischen und deren Beziehung zur Aneurysmenbildung. Dtsch. Arch. klin. Med. 55 (1895). — DOEHLE: Über das Charakteristische der syphilitischen Erkrankung der Aortenklappen. Sitzgsber. Med. Ges. Kiel 1921, Juni 30; Münch. med. Wschr. 1921. — DONATH: Über die Wassermannsche Reaktion bei Aortenerkrankungen. Berl. klin. Wschr. 1909, Nr 45. — DRAPER: The significance of tracings from aneurysms of the ascending aorta. Heart 2, Nr 2 (1910). — DROST: Ein Fall von Aneurysma der Arteria basilaris bei einem luetischen Individuum. Inaug.-Diss. Kiel 1877. — DRSKA: Zwei Fälle von Kompression der oberen Hohlvene durch ein Aortenaneurysma. Zbl. inn. Med. 1910, Nr 45, 1114. — DRUMMOND: A postgraduate; lecture on thoracic aneurysm. Brit. med. J. 1908, Juni. — DUCHEK: Die Krankheiten des Herzens, des Herzbeutels und der Arterien. (1862). — DÜNTZER: Über einen Fall von Aortitis ulcerosa mit Bildung eines mykotischen Aneurysma. Virchows Arch. 241 (1923). — DURAND: Anévrysmes du sinus de Valsava à développement intracardiaque. Thèse de Lyon 1883. — DÜRCK: Ein Fall von perforativer mykotischer Endocarditis der Aortenklappen mit Durchbruch durch das Septum ventriculorum. Embolie der A. mes. sup. Münch. med. Wschr. 1910, Nr 29. — DÜRCK: Über akute knötchenförmige syphilitische Leptomeningitis und über syphilitische Arteriitis der Hirnarterien. Verh. dtsch. path. Ges. 12, 211 (1908). — DURNO and BROWN: A case of dissecting aneurysm of the pulmonary artery. Lancet 1908, Juni.

EBSTEIN: Zur Casuistik der durch Aneurysmen der aufsteigenden Aorta bedingten Stenose der Art. pulm. Dtsch. Arch. klin. Med. 6, H. 2/3, 281 (1869). — EBSTEIN, E.: Zur klinischen Diagnostik d. Aortenaneurysmas am Anfang d. 19. Jahrhunderts. Zbl. Herzkrkh. 12, H. 33 (1920). — EBSTEIN, E.: Die Entstehung der einseitigen Trommelschlägelfinger bei Aneurysma der Art. subclav. Mitt. Grenzgeb. Med. u. Chir. 22, H. 3 (1910). — EDELMANN: Über die Mannigfaltigkeit der Krankheitsbilder bei der Mesaortitis syphilitica und ihre klinische Analyse. Verh. 35. Kongr. dtsch. Ges. inn. Med. Wien 1923. — EDENHUIZEN: Über 2 Fälle von mykotischem Aneurysma der Aorta mit Perforation in den Ösophagus. Frankf. Z. Path. 16 (1914). — EHRMANN: Über die durch syphilitische Gefäßveränderungen bedingten Gefäßphänomene der Haut. Verh. 25. Kongr. dtsch. Ges. inn. Med. (1908). — EICH: Beiträge zur pathologischen Histologie, Genese und Ätiologie der DOEHLE-HELLERschen Aortitis. Frankf. Z. Path. 17 (1911). — ELBE: Durchbruch eines Aortenaneurysma in die Cava inf. Dtsch. med. Wschr. 1910, Nr 18. — ELLIS: The pathogenesis of spontaneous cerebral haemorrhage. Proc. path. Soc. Philad. 1909. — EMMERICH: Über die Häufigkeit der inneren Aneurysmen. Inaug.-Diss. München 1888. — EPPINGER: Pathogenese der Aneurysmen. Arch. klin. Chir. 35 (1887), Supplem. — ERNST: Eine geheilte circuläre Aortenruptur am Isthmus. Verh. dtsch. path. Ges. Berlin 7 (1904). — ESCHENBACH: Über Aneurysmen der Arteria anonyma. Zbl. Herzkrkh. 15, Nr 1 (1923). — ESKUCHEN: Beiträge zur Klinik des Bauchaortenaneurysmas mit Angabe besonderer radioskopischer Merkmale. Klin. Wschr. 1923, Nr 48. — Etienne: Les anévrysmes dans leurs rapports avec la syphilis. Ann. de Dermat. 8 (1897). — Etienne: La syphilis vasculaire. 14. Congr. franç. méd. Brüssel 1920. — Etienne et Lucien: Artérite et phlébite oblitérantes syphilitiques dans un cas de gangrène massive du membre inférieur. Zbl. Path. 1910, 476.

Fabris: Experiment. Untersuchungen über die Pathogenese der Aneurysmen. Virchows Arch. 165 (1901). — Fabris: Die Frage der Aortitis syphilitica. Virchows Arch. 177 (1904). — Fibich: Beobachtungen über Blutdruck, Puls und Temperatur bei traumatischen Aneurysmen (Aneurysmendrucksyndrom). Wien. klin. Wschr. 1918, Nr 6. — Fiesinger: Les aortites syphilitiques et la traumatisme chirurgical. Presse méd. 19, 367 (1921). — Fink: Multiple spontane Aneurysmen der Arteria profunda femoris. Wien. klin. Wschr. 1921, Nr 41. — Flint: A practical treatise on the Diagnosis, Pathology and Treatment of Diseases of the heart. (1870). — Flockemann: Über Aneurysma dissecans. Münch. med. Wschr. 1898, Nr 27. — Forget: Grundriß der Krankheiten des Herzens, der Gefäße und des Blutes. (1852). — Fraenkel, A.: Beiträge zur Pathologie und Therapie der Aortenaneurysmen. Dtsch. med. Wschr. 1897, Nr 6. — Fraenkel: Aneurysma der Bauchaorta. Diskussion zum Vortrag von Weitz. Biol. Abt. d. ärztl. Vereins in Hamburg 23. I. u. 6. II. 1912. — Fraenkel: Aneurysma dissecans. Vjschr. gericht. Med. 43 (1912). — Fraenkel: Aneurysma der A. cor. cordis sin. Münch. med. Wschr. 1916, 1668. — Fraenkel und Much: Über die Wassermannsche Serodiagnostik der Syphilis. Münch. med. Wschr. 1908, Nr 12/48. — Francine: Eight cases of aneurysm of the innominate artery. Proc. path. Soc. Philad. 1904, Jan. — Franck, Fr.: Recherches cliniques et expérimentales sur la valeur comparée des signes fournis par l'examen du pouls radial dans les anévrysmes du tronc brachio-céphalique, de l'aorte et de l'artère sous-clavière. Importance du retard du pouls. J. l'anat. et physiol. 14 (1878). — Frank, J. P.: De curandis hominum morbis. Mailand 1832. — Franz: Über Geräusche bei Aneurysmen und Pseudoaneurysmen. Zbl. Chir. 1918. — Frei: Über Aneurysmen der Hirnarterien. Inaug.-Diss. Zürich 1896. — Frerichs: Klinik der Leberkrankheiten. (1858). — Freund: Ein Beitrag zur Gefäßsyphilis der Gehirnarterien. Virchows Arch. 232, 203 (1921). — v. Frey: Die Untersuchung des Pulses. 1892, 240. — Frey: Das Verhalten des Herzgefäßsystems bei der Compression arteriovenöser Aneurysmen. Münch. med. Wschr. 1919, Nr 39, 1106. — Frey und Hagemann: Die experimentellen Grundlagen für den Begriff der Reflexhypertonie. Z. exper. Med. 25, H. 5/6 (1921). — Frick: Über objektive nachweisbare Sensibilitätsstörungen am Rumpfe bei Aneurysma aortae. Wien. klin. Wschr. 1907, Nr 25. — Fukushi: Über die pathologische Histologie der syphilitischen Aortitis. Virchows Arch. 211 (1913).

Gabriel: Zur Diagnose des Aneurysmas der Art. mesaraica. Wien. klin. Wsch. 1901, Nr 43. — Gallard: Fall von Aneurysma varicosum. Union 1865, 113. — Gambaroff: Ein Fall von Rupturaneurysma der Aorta infolge infektiöser hämatogener Mesaortitis. Zieglers Beitr. 39 (1906). — Gaucher et Bory: Artérite syphilitique et gangrène du pied gauche. Bull. Soc. franç. Dermat. 1908, Februar. — Gaucher et Croissant: Maladie de Raynand d'origine syphilitique. Bull. Soc. franç. Dermat. 1911. — Gaucher, Giroux et Meynet: Troisième cas de maladie de Raynaud d'origine syphilitique. Ann. Mal. vénér. 1913, Nr 11, 828. — Geipel: Zwei Fälle von perforierendem Aortenaneurysma in die Lungenarterie. Dtsch. Arch. klin. Med. 101 (1911). — Geister: Über die als Aneurysma dissecans bekannte Ruptur der Aorta. Inaug.-Diss. Würzburg 1862. — Gerber: Ein Frühsymptom bei Erkrankungen der Aorta und des Herzens. Münch. med. Wschr. 1919, Nr 22. — Gerhardt, C.: Drei Fälle von Aortenaneurysma. Dtsch. med. Wschr. 1895, 58. — Gerhardt, C.: Bemerkungen über Aortenaneurysmen. Dtsch. med. Wschr. 1897, 385. — Gerlach und Harke: Ein Beitrag zur Frage der Entstehung der Blutdrucksteigerung und Pulsverlangsamung bei Kompression arteriovenöser Aneurysmen. Klin. Wschr. 3, Nr 22, 980 (1924). — Gifford: Aneurysma of the superior mesenteric artery with rupture. Brit. med. J. 1912, Juni 29. — Glass: Über intramurale Aneurysmen des linken Sinus Valsalvae valγulae aortae. Frankf. Z. Path. 2, H. 2/3 (1912). — Glass: Ein durch Totalexstirpation geheiltes gänseeigroßes spontanes arterielles Aneurysma der Carotis comm. sin. mit raschem Rückgang schwerer Gehirnstörungen nach der Operation. Arch. klin. Chir. 123, 502 (1923). — Goldscheider: Die syphilitische Erkrankung der Aorta. Med. Klin. 1912, 471. — Goldschmidt-Haas: Über Rückenmarkserscheinungen bei Aneurysma aortae. Inaug.-Diss. Leipzig 1913. — Goldstein: Heriditary hemorrhagic teleangiectasia with recurring familiar hereditary epistaxis with a report of 11 cases in one family. Arch. int. Med. 27, Nr 1 (1921). — van der Goot: Aneurysma der Subclavia. Zbl. Chir. 1911, 994. — Görl und Voigt: Über syphilitische Herzkrankheiten und deren Behandlung in der Praxis. Med. Klin. 18, Nr 45 (1922). — Goroney: Über die Begutachtung der Aortenaneurysmen als Unfallsfolge. Mschr. Unfallheilk. 29, Nr 9 (1922). — Goupil: De l'aneurysme artério-véneux spontané de l'Aorte. Thèse de Paris 1805. — Grassmann: Klinische Untersuchungen an den Kreislauforganen im Frühstadium der Syphilis. Dtsch. Arch. klin. Med. 68/69 (1901). — Grassmann: Welche Herzerkrankungen bilden voraussichtlich eine Kontraindikation gegen die Anwendung von Ehrlich-Hata 606. Münch. med. Wschr. 1910, Nr 42. — Grau: Über die luetische Aortenerkrankung. Z. klin. Med. 72, H. 5, 282 (1910). — Grenet et Piquaud: Traitement des anévrysmes du tronc brachio-céphalique par la méthode de Brasdor. Arch. gén. Méd. 1901, 565. — Griesinger: Das Aneurysma der Basilararterie. Arch. Heilk. 1862. — Gross: Ein Todesfall infolge von latentem Aneurysma arteriae vertebralis. Wien. klin. Wschr. 1904, Nr 6. — Grünbaum: Die Kreislaufschwäche als Spätfolge des Aneurysmas peripherer Arterien. Zbl. Herzkrkh. 18, Nr 18 (1926). — Grunwald: Über Aneurysmen der Hirnarterien. Inaug.-Diss. Greifswald 1906. — Gruber, G. B.: Zum Kapitel der luischen Aortenerkrankungen und des plötzlich eingetretenen Todes. Zbl. Herzkrkh. 1919, Nr 11. — Gruber, B. G.: Die Doehle-Hellersche Mesaortitis. Jena 1914. — Guleke: Über die entlastende Mediastinotomie bei Aneurysma des Aortenbogens. Bruns' Beitr. 125, H. 2.

v. Haberer: Kriegsaneurysmen. Arch. klin. Chir. 107, 611 (1916). — Haenisch: Zur Röntgendiagnose der Aneurysma der Aorta descendens. Fortschr. Röntgenstr. 30, 523 (1923). — Hahn: Großes traumatisches Aneurysma der Niere — Operation — Heilung. Dtsch. med. Wschr. 1894. — Hahn: Herz- und Gefäßstörungen bei Lues congenita. Zbl. inn. Med. 42, Nr 30 (1921); 42, Nr 42 (1921). — Hamburger: Über die Entstehung embolischer Aneurysmen. Inaug.-Diss. München 1910. — Hampeln: Querrisse und periphere Aneurysmen der Aorta. Dtsch. Arch. Klin. 143, H. 3 (1923). — Hanan und Sigg: Beiträge zur Lehre von der akuten Miliartuberkulose. Mitt. a. d. klin. u. med. Inst. d. Schweiz, 4. Reihe. 4 (1896). — Hanns: Anévrisme du tronc brachio-céphalique et doigts hippocratiques. Arch. Mal. Cœur 17, 425 (1924). — Hansemann: Verh. 17. Kongr. dtsch. Ges. inn. Med. Karlsbad 1899, 242/252; 2. Tagg. dtsch. path. Ges. München 1899. — v. Hansemann: Diskussion 6. Verh. dtsch. path. Ges. (1903), 201. — Hare: Treatment of aortic aneurysm by wiring and electrolysis. Further report. J. amer. med. Assoc. 76, Nr 9 (1915); 88, 230 (1927). — Harrison, Dock and Holman: Exper. studies in arterio-venous fistulae: Cardiac output. Heart 11, H. 4 (1924). — Hart: Beiträge zur Pathologie des Gefäßsystems. Virchows Arch. 177, 205 (1904). — Hart: Über die Perforation des Aortenaneurysmas in der Trachea. Berl. klin. Wschr. 52, 977 (1915). — Hart: Über das Aneurysma des rechten Sinus Valsalvae und seine Beziehungen zum oberen Ventrikelseptum. Virchows Arch. 182 (1905). — Hart: Über einen Fall von „geheiltem" Aneurysma dissecans der ganzen absteigenden Aorta. Berl. klin. Wschr. 1917, Nr 29. — Harvey: Exercitatio altera de circulatione sanguinis ad Joannem Riolanum. Roterod 1689. — Hasselbach: Beiträge zur Syphilis der Blutgefäße. Inaug.-Diss. Greifswald 1905. — Haligan: Unilaterale trommelschlägelförmige Finger bei Aneurysma der Arteria anonyma und des Arcus aortae. Pester med.-chir. Presse 4 (1914). — Hawthorne: The radialpulse in intrathoracic aneurysms. Brit. med. J. 3256, 892 (1923). — Haythorn: Tuberkulose größerer Arterien; zit. Dtsch. med. Wschr. 1913, 1113. — Hedinger: Aneurysma der Arteria vertebralis dextra. Korresp.bl. Schweiz. Ärzte 1905, Nr 8. — Hedinger: Die Bedeutung des indirekten Traumas für die Entstehung der Aneurysmen der basalen Hirnarterien. Korresp.bl. Schweiz. Ärzte 1917, Nr 42. — Heiberg: Aneurysmen und Syphilis. Norsk Mag. Laegevidensk. 6 (1876) u. 7 (1877); Hygiea (1892). — Held: Aortitis syphilitica. Med. Rec. 84, Nr 25 (1913). — Helfrich: Geschichte der Chirurgie. In Neuburger-Pagels Handbuch d. Geschichte d. Medizin 3 (1905). — Heller, A.: Über die syphilitische Aortitis und ihre Bedeutung für die Entstehung von Aneurysmen. Dtsch. path. Ges. München 2 (1899). — Heller, A.: Über Aortenaneurysma und Syphilis. Virchows Arch. 171, 178 (1903); Münch. med. Wschr. 1899, Nr 50. — Heller, A.: Arrosionsaneurysma der Aorta von tuberkul. Drüse ausgehend. Dtsch. med. Wschr. 5, 307 (1903), Vereinsbeil. — Heller, A.: Über ein traumatisches Aortenaneurysma und traumatische Insufficienz der Aortenklappen. Dtsch. Arch. klin. Med. 79 (1904). — Heller: Ist ein Einfluß der Verbesserung der Therapie auf die Zahl der durch Sektion nachgewiesenen Fälle von Aortenaneurysmen in den letzten 55 Jahren nachweisbar? Berl. klin. Wschr. 1907. — Heller: Die Prognose der Mesaortitis syphilitica. Dtsch. med. Wschr. 53, Nr 28 (1927). — Helmstedter: Du mode de formation des Anévrysmes spontanés. Inaug.-Diss. Straßburg 1873. — Henke: Aneurysma infectiosum d. A. coron. cordis. Naturf.-Vslg Königsberg 1910. — Henschen: Das Aneurysma d. Arteria pulmonalis. Volkmanns Slg Klin. Vortr. Nr 422/423 (1906). — Hensen: Über einen Fall von Aneurysma der Aorta ascendens mit Erzeugung von Pulmonalstenose und Perforation in die Pulmonalarterie. Frankf. Z. Path. 12, Nr 1 (1913). — Heppner: Aneurysma d. A. lienalis. Schmidts Jb. 163 (1874). — v. Henzel: Aneurysma arteriae coronariae ventriculi sin., zit. Mschr. Unfallheilk. 1904, 330. — Herxheimer: Zur Ätiologie und pathologischen Anatomie der Syphilis. Lubarsch-Ostertags Erg.

11, H. 1 (1906). — HEUBNER: Die luetische Erkrankung der Hirnarterien. Arch. Heilk. 11 (1870); Monogr. Leipzig 1874. — HEWLETT and CLARK: The Symptoms of descending Thoracic aortaaneurysma. Amer. J. med. Sci. 1909, Juni. — HEYMANN: Über Insufficienz der Aortenklappen, verursacht durch Aneurysma am Sinus Valsalvae. Inaug.-Diss. Berlin 1874. — HIRSCHFELD: Ein Fall von tödlicher Magenblutung infolge miliaren Aneurysmas einer Magenschleimhautarterie. Berl. klin. Wschr. 1904, Nr 22. — HIS: Über das sackförmige Aneurysma. Die Deutsche Klinik am Eingang des 20. Jahrh. 4 (1907). — HITZENBERGER und ELIAS: Zur Untersuchung der Aorta descendens. Wien. Arch. inn. Med. 7 (1923). — HOCHENEGG: Großes Aneurysma der rechten Nierenarterie — Operation — Heilung. Wien. klin. Wschr. 1891. — HODGSON: Treat. on the diseases of arteries and veins. London 1815. — HÖDLMOSER: Aneurysma mit Kompression d. Pulmonalarterie. Z. klin. Med. 1904. — HÖDLMOSER: Aneurysma d. Aorta ascendens und der Arteria anonyma mit Durchbruch in die Vena cava sup. Wien. klin. Rdsch. 1905, Nr 7/9. — v. HOESSLIN: Symptom bei Aortenaneurysma mit Bemerkungen von A. HOFFMANN und ORTNER. Münch. med. Wschr. 1912, Nr 1, 7 u. 10. — HOFFMANN, ARTH.: Symptom bei Aortenaneurysma. Münch. med. Wschr. 1912, Nr 7. — HOFFMANN: Über luetische Erkrankungen des Gefäßsystems. Jkurse ärztl. Fortbildg (1916), Febr. — HOFMANN: Über Aneurysmen der Basilararterien und deren Ruptur als Ursache des plötzlichen Todes. Wien. klin. Wschr. 1894, Nr 44. — HOFRICHTER: Drei Fälle von Aneurysma der Arteria anonyma. Inaug.-Diss. Leipzig 1916. — HÖGLER: Beitrag zur Klinik der Leber- und Milzarterienaneurysmen. Wien. Arch. inn. Med. 1, 509 (1920). — HOLZKNECHT: Die röntgenologische Diagnostik der Erkrankungen der Brusteingeweide. Hamburg 1901. — HOOVER and BEAMS: The diagnosis and pathologic physiology of arteriovenous aneurysm. Arch. int. Med. 33, Nr 1 (1924). — HOPE: Von den Krankheiten des Herzens und der großen Gefäße. Berlin 1833. — HOPPE-SEYLER: Die syphilitischen Erkrankungen der Bauch- und Zirkulationsorgane (besonders der Leber und der Aorta) und ihr Einfluß auf die Felddienstfähigkeit. Med. Klin. 1914, Nr 48. — HOTZ: Aneurysma arteriovenosum. Bruns'Beitr. 97 (1915). — HUBERT, G.: Ein weiterer Beitrag zur Häufigkeit der Lues. Münch. med. Wschr. 1918, Nr 23. — HUBERT, G.: Zur Klinik und Behandlung der Aortensyphilis. Dtsch. Arch. klin. Med. 128, H. 5/6 (1919). — HUBERT, G.: Ein Fall von klinisch nachweisbarer Periaortitis syphilitica. Münch. med. Wschr. 1920, Nr 9. — HUCHARD: Traité clinique des maladies du cœur et de l'aorte. Paris 1899/1905. — HUNNER: Aneurism of the Aorta treated by insertion of a permanent wire and galvanism. Bull. Hopkins Hosp. Baltimore 11, 263 (1900).

ISENBERG: Ein Aneurysma aortae mit Durchbruch in den Ösophagus, ein Beitrag zur Lehre von der syphilitischen Entstehung der Aneurysmen. Inaug.-Diss. Kiel 1899. — ISRAEL: Über Kreislaufsstörungen und Herzveränderungen bei arterio-venösen Aneurysmen. Mitt. Grenzgeb. Med. u. Chir. 37, H. 5 (1924).

JACOB: Über die Endarteriitis syphilitica der kleinen Hirnrindengefäße. Z. Neur. 54, 39 (1920). — JACOBSEN: Ein Fall von geheiltem Aneurysma dissecans. Inaug.-Diss. Kiel 1885. — JACOBSON: Endocardites. Double anévrysme de l'artère mésenterique supérieure. Bull. Soc. Anat. Paris 2, 569 (1897). — JACOBSTHAL: Operation von Aneurysmen. Dtsch. Z. Chir. 63, 550 (1902); 68, 447 (1903). — JAGIC und SPENGLER: Mesaortitis luetica und Malariakur. Wien. klin. Wschr. 38, Nr 31 (1925). — JAETH: Ein Fall von Ruptur eines Aneurysma der Arteria basilaris. Inaug.-Diss. München 1903. — v. JAKSCH: Klinische Beiträge zur Kenntnis der Gehirnaneurysmen jugendlicher Individuen. Prag. med. Wschr. 1913, Nr 35. — JASTRAM: Über Aneurysmenbildung der Arteria carotis externa. Beitr. klin. Chir. 93, H. 2 (1914). — JERUSALEM: Ein Fall von Aneurysma arteriovenosum. Münch. med. Wschr. 1916, Nr 18. — JORES: Arterien in HENKE-LUBARSCH, Handbuch d. spez. Pathologie, Anatomie u. Histologie 2 (1924). — JÜRGENSEN: Bewertung von Kapillarpulsbeobachtungen mit besonderer Berücksichtigung luetischer Aortenveränderungen. Z. Klin. 83, 291 (1917). — JÜRGENSEN: Mikrokapillar-Beobachtungen und Puls der kleinsten Gefäße. Z. klin. Med. 83, 410 (1918). — JUNGMANN und HALE: Die Entstehungsbedingungen der spätluetischen Gefäßerkrankungen. Klin. Wschr. 5, Nr 16 (1926). — JUSTI: Histologische Untersuchungen an Kriegsaneurysmen. Frankf. Z. Path. 20, H. 2 (1917).

KALEFF: Über Lues und Aneurysma der Aorta. Inaug.-Diss. Berlin 1910. — Kanders: Ein Fall von weit ausgebreiteter Endarteriitis luetica. Wien. klin. Wschr. 1891, Nr 42. — KAPPIS: Die Perforation eines Aortenaneurysmas in die Pulmonalarterie. Dtsch. Arch. klin. Med. 90, H. 5/6 (1907). — KAUFMANN: Über einen Fall von Kommunikation eines Aneurysmas der aufsteigenden Aorta mit dem Conus arteriosus der Arteria pulmonalis. Wien. klin. Wschr. 1905, Nr 39. — KAUFMANN: Weitere Beiträge zur Klinik des Bauchaortenaneurysmas. Z. klin. Med. 91, H. 1/2 (1921). — KAUFMANN: Lehrbuch der spez. pathologischen Anatomie. (1911). — KEEN: Ligatur der Bauchaorta wegen Aneurysma. Amer. J. med. Sci. 1900, Sept. — KEEN: Nephrectomy for a large Aneurysm of the right renal artery. Philadelphia med. J. 1900. — KEHR: Der erste Fall von erfolgreicher Unterbindung der Arteria hepatica propria wegen Aneurysma. Münch med. Wschr. 1903, Nr 43. — KEPPLER: Über extra-kranielle Aneurysmen der Carotis interna. Inaug.-Diss. Leipzig 1910. — KEY und AKERLUND: Fall von verkalktem Aneurysma in der Arteria renalis. Fortschr. Röntgenstr. 25 (1918). — KLEIN: Durchbruch eines Aortenaneurysmas in die obere Hohlvene. Dtsch. med. Wschr. 1913, Nr 4. — KLEMPERER: Über intravenöse Jodtherapie. Ther. Gegenw. 1915, 85. — KLOTZ: Some points respecting the localisation of syphilis upon the Aorta. Amer. J. med. Sci. 1918, Nr 1. — KOCH: Zwei Fälle von Aneurysma der Aorta bei frischer ulceröser Endocarditis. Inaug.-Diss. Berlin 1893. — KOEPPEL: Ein ungewöhnlich großes Aneurysma der Arteria axillaris. Med. Klin. 17, 1235 (1921). — KOLIN: Zur Kenntnis der Anatomie, Klinik und Therapie des Aneurysma der Art. mes. sup. Arch. klin. Chir. 123, 684 (1923). — KOLISKO: Mykotisches Aneurysma der A. coeliaca, verursacht durch eine Schweinsborste. Wien. klin. Wschr. 1892, Nr 22. — KORCZYNSKI: Syphilitische Aortenerkrankungen. Wien. klin. Wschr. 1916, Nr 45. — KÖSTER: Über die Entstehung spontaner Aneurysmen und der chronischen Mesarteriitis. Berl. klin. Wschr. 1875, Nr 23, 1876. — KOTHNY und MÜLLER-DEHAN: Zur Neosalvarsantherapie bei luetischen Erkrankungen des Herzens und der Aorta. Wien. klin. Wschr. 1920, Nr 4. — KRABBE et BACKER: Contributions au diagnostic des anévrismes de l'artère basilaire du cerveau. Acta med. scand. (Stockh.) 56, H. 1 (1921). — KRAFFT: Über die Entstehung der wahren Aneurysmen. Inaug.-Diss. Bonn 1877. — KRAUS: Über wahres Aneurysma d. Sinus Valsalvae aortae dext. Berl. klin. Wschr. 1902, Nr 50. — KRAUSE, P.: In GROEDELs Atlas d. Röntgendiagnostik in d. inneren Medizin. (1909). — v. KRCZYWICKI: Das Septum membranaceum ventriculorum cordis, sein Verhalten zum Sinus Valsalvae dexter aortae und die aneurysmatischen Veränderungen beider. Zieglers Beitr. 6 (1889). — KRZYSZKOWSKI und WIEZKOWSKI: Aneurysma der Pulmonalarterie. Wien. klin. Wschr. 1902, Nr 4/5. — KREYSIG: Die Krankheiten des Herzens. (1815). — KRUCKENBERG: Beitr. zur Frage der Aneurysma dissecans. Zieglers Beitr. 67, 329 (1920). — KUHK: Beiträge zur Ätiologie und Statistik d. Aneurysmen. Inaug.-Diss. Kiel 1913. — KÜLBS: In MOHR-STAEHELINS Handbuch d. inn. Medizin 2 (1914). — KÜSTER: Die Operation des Aneurysma arcus aortae und der Aorta ascendens. Berl. klin. Wschr. 1879, Nr 50. — KÜSTNER: Das Aneurysma der Arteria uterina. Ein durch Operation geheilter Fall von Aneurysma verum. Mschr. Geburtsh. 1917, Jan. — KÜTTNER: Über Pseudoaneurysmen. Med. Klin. 1916, Nr 7, 107. — KÜTTNER: Beitr. zur Kriegschirurgie der Blutgefäße. Bruns' Beitr. 108, H. 1 (1918).

LAMY: Anévrysme double thoracique et abdominal de l'aorte. Bull. Soc. anat. Paris 1912, 147. — LANCÉREAUX: Aortite paludienne. Gaz. Hôp. 1899, Nr 76. — LANG: Über ein traumatisches Aneurysma einer Darmwandarterie als seltene Folge einer Bauchverletzung durch stumpfe Gewalt. Z. klin. Chir. 1911, 111. — LANGBEIN: Kasuistischer Beitrag zur Diagnose perforierender Aneurysmen der Hirnarterien. Münch. med. Wschr. 1913, Nr 1. — LANCERAUX: Traité histor. et prat. de la Syphilis. Paris 1866. — LANGER: Die Häufigkeit der luetischen Organveränderungen, insbesondere der Aortitis luetica. Münch. med. Wschr. 1926, Nr 43. — McLAREN: Aneurism of the internal iliaca. Ann. Surg. 1913, Aug. — LAVERAN: Aortenaneurysma. Union méd. 24, Ser. 3 (1877). — LEBERT: Krankheiten der Blut- und Lymphgefäße. In Virchows Handbuch d. spez. Pathologie u. Therapie. (1855). — LEBERT: Das Aneurysma d. Bauchaorta. Berlin 1865. — LEBERT: Aneurysmen d. Hirnarterien. Berl. klin. Wschr. 1866. — LEDERMANN: Über Syphilis als Ursache von Herz und Gefäßkrankheiten. Dtsch. med. Wschr. 1912, 1038. — LENK: Zur Röntgendiagnose der Aneurysmen der Aorta descendens u. der Aortenlues überhaupt. Fortschr. Röntgenstr. 30, H. 1/2, 134—138 (1923). — LENZ: Über die Häufigkeit der syphilitischen Sklerose der Aorta relativ zur gewöhnlichen Arteriosklerose und zur Syphilis überhaupt. Med. Klin. 1913, Nr 24. — LEPEHNE: Aneurysma d. Anonyma. Berl. klin. Wschr. 57, 765 (1920). — LERICHE: Lyon Chirurgical 16, 427 (1919); zit. nach LEWIS und DRURY. — LETTERER: Beiträge zur Entstehung der Aortenrupturen an typischer Stelle. Virchows Arch. 253, H. 3 (1924). — LETULLE: Patogénie de l'anévrisme de l'artère pulmonaire dans la phthise ulcéreuse. C. r. Soc. Biol. 67, H. 36 (1909). — LETULLE: L'aortite scléro-atrophique syphilitique. Bull. Soc. anat. Paris 10, 470/719 (1909). — LETULLE: Anévrisme non pulsatile de la crosse de l'aorte. Bull. Soc. méd. Hôp. Paris 1913, März 14. — LETULLE et JACQUELIN: Anévrismes syphilitiques de l'artère pulmonaire. Arch. Mal. Cœur 13, 385 (1920). — LEVY-DORN: Zur Diagnostik der Aortenaneurysmen mittels Röntgenstrahlen. Verh. dtsch. Ges. inn. Med. 1897, 316. — LEWIN: A case of endarderiitis obliterans. Proc. N. Y. path. Soc. 7, H. 5/8 (1907). — LEWIS and DRURY: Observations relating to arterio-venous aneurism. Heart 10, Nr 4 (1923). — LIAN, C. et WELTI: Perception de bruits artériels (souffles anévrysmaux et bruits simples) en aval d'une manchette gonflée, écrasant les vaisseaux d' un membre. C. r. Soc. Biol. 85, 907/908 (1921). — LICHTENSTEIN: Zur Entstehung der Aortenaneurysmen. Inaug.-

Diss. Freiburg 1901. — LIEFMANN: Ein Fall von Durchbruch einer verkästen Mediastinaldrüse in die Aorta ascendens, akute allgemeine Miliartukerkulose. Zbl. Path. 15, 740 (1904). — LINDAU: Aortitis gonorrhoica ulcerosa. Acta path. scand. (København.) 1, H. 3 (1924). — LINDBOM: Om emboliska aneurysmer saarom komplikationer till akut endocardit. Hygiea (Stockh.) 76, H. 2 (1914). — LING: Über embolische Aneurysmen mykotischen Ursprungs. Wien. med. Z. 1900, Nr 30. — LIPPMANN: Ein Fall von Aortitis auf der Basis einer kongenitalen Lues. Dermat. Wschr. 56 (1913). — LISFRANC: Statistik über Aneurysmen, zit. nach HIRSCHFELDER. Diseases of the heart and aorta 1910. — LISSAUER: Über das Aneurysma am Stamm der Pulmonalarterie. Virchows Arch. 180, H. 3 (1905). — LÖWENBERG: Über die Syphilis des Zentralnervensystems und der Aorta. Klin. Wschr. 3, 531 (1924). — LOEWENFELD: Studien über Ätiologie und Pathogenese der spontanen Hirnblutungen. Wiesbaden 1886. — LOEWENHARDT: Zur Klinik des Hirnarterienaneurysmas. Dtsch. med. Wschr. 49, 439 (1923). — LOEWY: Das Hirnarterienaneurysma als Nachkrankheit des Gelenkrheumatismus. Zbl. inn. Med. 31, 1522. — LONGCOPE, W.: Syphilitic aortitis. Diagnosis and treatment. Arch. int. Med. 11, H. 1 (1913). — LONGCOPE: Factors in the diagnosis and treatment of syphilitic aortitis. Clevel. and med. J. 13, 141 (1914). — LOREY: Aneurysma d. A. hepatica. Münch. med. Wschr. 1912, Nr 18. — LUBLIN: Ein Fall von embolisch-infektiösem Aneurysma einer Coronararterie. Zbl. Herzkrkh. 12, Nr 14 (1920). — LUCKE and REA: Studies on aneurysms. J. amer. med. Assoc. 81, Nr 14 (1923). — LUKACZ: Zit. nach G. B. GRUBER. Über die DOEHLE-HELLERsche Aortitis. Jena 1914. — LUSK: Mit Golddraht und Galvanisation behandeltes Aneurysma thoracicum. Ann. Surg. 55, Nr 6 (1912). — LYONS: On the motions and sounds of aneurysm. Dublin quart. J. 9, 448 (1850) b. STOKES and LINDWURM.

MACEWEN: The surgical treatment of aortic aneurysm. Ann. Surg. 1912, Dec. — MAKINS: Brit. J. Surg. 4, 531 (1916/17); zit. nach LEWIS und DRURY. — MALKOFF: Über die Bedeutung der traumatischen Verletzungen von Arterien für die Entwicklung der wahren Aneurysmen. Zieglers Beitr. 25 (1899). — MALMSTEN: Aorta Aneurysmens Etiologie. Stockholm 1883. — MANCHOT: Über die Entstehung der wahren Aneurysmen. Virchows Arch. 121 (1890). — MANONÉLIAN: Anévrisme de l'aorte abdominale; présence de trépanèmes. Presse méd. 29, 137 (1921. — MANSELL: Zit. nach HIS, Roy. Acad. Med. Ireland 1898, 2. Dez. — MANZ: Über ein Aneurysma der Schläfenarterie. Zieglers Beitr. 24 (1898). — MARCHAND: Über das Verhältnis der Syphilis und Arteriosklerose zur Entstehung der Aortenaneurysmen. Verh. dtsch. path. Ges. Kassel 1903. — MAREY: La circulation du sang. 39. Kap. Paris 1881. — MARTINET: Anévrismes de l'aorte, fréquence — étiologie — terminaisons. Presse méd. 28, Nr 75, 733—735 (1920). — MARTIUS: Todesfälle nach Salvarsan bei Herz- und Gefäßkrankheiten. Münch. med. Wschr. 1911, Nr 20. — MAXIMOFF: Beitr. zur Statistik der Aortenaneurysmen. Inaug.-Diss. München 1910. — MAYERS: Rupture of an aortic aneurysm into the superior vena cava. J. amer. med. Assoc. 83, Nr 3 (1924). — MAYR: Beiträge zur Frage des Aneurysma dissecans. Zbl. Herzkrkh. 17, Nr 17 (1925). — MENDES: A propos des anévrysmes carotidiens. Rev. Chir. 4 (1905). — MENTER: Über einen Fall von Aneurysma der Bauchaorta mit Ileuserscheinungen. Münch. med. Wschr. 69, 1412 (1922). — MERK: Klinisches u. Kasuistisches von den syphilitischen Erscheinungen an den Schlagadern der Extremitäten. Arch. f. Dermat. 84 (1907). — MERKEL: Zur Kenntnis der Aneurysmen im Bereich der Arteria hepatica. Virchows Arch. 214, 289 (1913). — MESTER: Das Aneurysma der Arteria hepatica. Z. klin. Med. 28 (1905). — MEYER: De la formation et du rôle de l'hyaline dans les anévrysmes et dans les vaisseaux. Arch. de physiol. norm. et path., II. s. 7 (1890). — MEYER: Zur Kenntnis der Aneurysmen des Sinus aortae dexter. Zbl. Herzkrkh. 12, Nr 13 (1920). — MICHANOWSKY: Das Aneurysma der Arteria anonyma und seine Therapie. Inaug.-Diss. Berlin 1910. — MILANOFF: Étude de la douleur et de quelques autres symptômes des anévrismes de l'aorte thoracique descendante. Thèse de Paris 1900. — MOLL: Über einen Fall von Aortenaneurysma bei Tabes dorsalis. Inaug.-Diss. Kiel 1898. — MOORE and MURCHINSON: On a new method of procuring the consolidation of fibrin in certain incurable aneurysms. Med.-chir. Trans. 57, 129 (1864). — MORIANI: Über einen Fall von Aneurysma dissecans aortae mit bes. Berücksichtigung der frischen Rupturen der Aortenmedia. Virchows Arch. 202, 283 (1910). — MORRIS: Aneurysma of the renal artery. Lancet 1900. — MOSER: Über wahre extrakranielle Aneurysmen der Carotis interna. Inaug.-Diss. Leipzig 1911. — MOUISSET et CHALIER: Endocardite blennorrhagique des sigmoides aortiques. Ann. Mal. Cœur 1911.— MOXON and DURHAM: Case of abdominal aneurysm cured by compression of aorta. Med.-chir. Trans. 55, 213 (1872). — MÜLLER: Herzinsuffizienz infolge von arterio-venösem Aneurysma. Verh. dtsch. path. Ges. 19. Tagg., 1923, 307. — MÜLLER: Querschnittslähmung infolge Aortenaneurysma. Neur. Zbl. 1910, 4. — MÜLLER-BEHAM: Therapie der Aortitis luica und der Aortenaneurysmen. Wien. med. Wschr. 1919, Nr 47. — MURRAY: Compression der Bauchaorta wegen Aneurysma. Heilung. Med. Tim. 1, 626 (1804).

Mc Nabb: A case of aneurysma of the thoracic aorta. Brit. med. J. 1906, Jan. — Nanu, Alexandrescu-Dersca et Lazeanu: Les troubles cardiaques consécutifs aux anévrismes artério veineux. Arch. Mal. Cœur 15, 825 (1922). — Natorp: Ein Fall von Aneurysma der Arteria coeliaca. Inaug.-Diss. Leipzig 1910. — Neuber: Über ein mykotisch-embolisches Aneurysma der Aorta ascendens. Virchows Arch. 213, H. 2/3 (1913). — Niemeyer, P.: Zur Casuistik des Aneurysma der inneren Arterien. Schmidts Jb. 110, 237; 125, 234; 135, 292. — Noack: Das Aneurysma des Sinus Valsalvae der Aorta. Zbl. Herzkrkh. 11, Nr 20 (1919). — Norris: Prognosis in organic heart disease. Amer. J. med. Sci. 158, Nr 6 (1924).

Oberndorfer: Die syphilitische Aortenerkrankung. Münch. med. Wschr. 1913, 505. — Oberndorfer: Pathologisch-anatomische Erfahrungen über innere Krankheiten im Felde. Münch. med. Wschr. 65, 1154 (1918). — Ogle: Sympathicuserscheinungen bei Aneurysmen. Med.-chir. Trans. 42, 403 (1859). — Oigaard: Behandlung der syphilitischen Herz- und Gefäßkrankheiten. Z. klin. Med. 73, 440 (1911). — Oigaard: Syphilitische Herzkrankheiten und Wassermannsche Reaktion. Z. klin. Med. 82, 375 (1916). — Oppenheim: Zur Lehre von den neurovasculären Erkrankungen. Dtsch. Z. Nervenheilk. 41, 376. — Oppler und Sielmann: Ein Beitrag zur Diagnose der Aorta descendens-Erkrankungen. Münch. med. Wschr. 1928, Nr 22. — Oppolzer: Über die Krankheiten des Herzens und der Gefäße 1867. — Ortner: Symptom bei Aortenaneurysma. Münch. med. Wschr. 10 (1912). — Osler: Aneurysm of the descending thoracic aorta. Internat. Clin. 13, 1 (1903).

Pansini: Sulle algie aneurysmatiche et periaortitiche. Giorn. internaz. Sci. med. 1895. — Parodi: Sull' aneurisma dissecante dell'aorta. Pathologica (Genova) 1912. — Paschkis: Über Aortenruptur bei intakter Gefäßwand. Med. Klin. 21, Nr 51 (1925). — Paul: Über einen Fall von Aneurysma der Bauchaorta auf congenital syphilitischer Grundlage. Virchows Arch. 240, H. 1/2, 59 (1922). — Payen et Zeink: Bull. Fac. Méd. 1819, Nr 3. — Peacock: Mißbildung des Aortenostiums, kleines Aneurysma im Kammerseptum. Trans. path. Soc. Lond. 1851, 288. — Peacock: Aneurysma eines Sinus Valsalvae. Trans. path. Soc. Lond. 1868. — Pel: Zur Kenntnis der embolischen Aneurysmen. Z. klin. Med. 12, 327. — Pette: Über Aneurysmen der Kleinhirnarterien. Inaug.-Diss. Kiel 1913. — Perin: Il respiro sistolicamento interciso negli aneurismi dell'aorta toracica e nelle ptosi viscerali. Boll. Soc. med.-chir. Pavia 36, H. 3 (1924). — Phaenomenow: Beitrag zur Casuistik der durch die Frucht bedingten Geburtshindernisse. Arch. Gynäk. 17, 133 (1881). — Philip: Aortitis syphilitica. Inaug.-Diss. Kiel 1896. — Philip: Über Entstehung und Häufigkeit der Aneurysmen der Aorta abdominalis. Prag. med. Wschr. 27 (1902). — Pick, L.: Miliare Hirnaneurysmen. Berl. klin. Wschr. 1909, 8, 9. — Pierroz: Beitrag zur Klinik des Wachstums des Aneurysmas. Schweiz. med. Wschr. 1920, Nr 18. — Pines: Über Wirbelsäulenperforation infolge eines Aortenaneurysmas. Dtsch. Z. Nervenheilk. 82, H. 3/4 (1924). — Ploeger: Über Aneurysmen der Pulmonararterie. Frankf. Z. Path. 4, 2 (1910). — Ponfick: Über embolische Aneurysmen. Virchows Arch. 58 (1873). — Ponfick: Mesarteriitis syphilitica. Verh. dtsch. path. Ges. München 1899. — Pophan: Aneurysmen der Aorta descendens. Dublin. quart. J. med. Sci. 1856, Febr. — Popoff: Aortitis und Fieber. Z. klin. Med. 75 (1912). — Posselt: Die Erkrankungen der Lungenschlagader. Lubarsch-Ostertags Erg. 13 I (1909). — Prange: Zur Kenntnis der Subclaviaaneurysmen mit Trommelschlägelfingerbildung. Inaug.-Diss. Leipzig 1911. — Putz: Ein Fall von Aneurysma der Arteria vertebralis. Berl. klin. Wschr. 54, Nr 19 (1917).

Quast: Ruptur eines Aneurysma der Arteria fossae Sylvii infolge Unfalltrauma. Inaug.-Diss. München 1910. — Quincke: Krankheiten der Gefäße. In Ziemssens Handb. d. spez. Path. u. Ther. 1879. — Quiring: Lues der Aorta. Verh. 8. Kongr. dtsch. Röntgen-Ges. 1912. Münch. med. Wschr. 1912, Nr 17.

Rach und Wiesner: Über die Erkrankungen der großen Gefäße bei kongenitaler Lues. Wien. klin. Wschr. 1907, Nr 18. — Ransohoff: Case of aortic aneurysm treated by insert. of wire. Ann. Surg. 4, 163 (1886). — Ranzi: Bericht über Aneurysmaoperationen. Münch. med. Wschr. 1916, 980. — Ranzi: Aneurysmaoperationen. Arch. klin. Chir. 110, H. 5, 30 (1918). — Raphael: Verblutungstod durch ein in das Blinddarmlumen perforiertes Aneurysma der Arteria iliaca comm. dextra. Zbl. Herzkrkh. 1910, 399. — Rasch: Über die Beziehungen der Aortenaneurysmen zur Syphilis. Arch. Dermat. 47 (1899). — Rebaudi: Die Aortitis bei kongenital syphilitischen Kindern. Mschr. Geburtsh. 35 (1912). — Recklinghausen: Allgemeine Pathologie des Kreislaufs und der Ernährung 1883, 84. — Reiche: Zur Kasuistik der Aneurysmen des Pulmonalarterienstammes. Münch. med. Wschr. 1905, Nr 42. — Reichmann: Ein Fall von Aneurysma der A. hepatic. propr. mit Zystenbildung in der Leber. Virchows Arch. 194, 1 (1908). — Reid: Herzvergrößerung nach experimentellem a. v. Aneurysma. Bull. Hopkins Hosp. 31, 43 (1920), zit. nach Lewis and Drury. — Reid: The production of heart murmurs. Amer. J. med. Sci. 165, Nr 3, 328 (1923). — Reiffenstein: Two cases of mycotic aneurysm, gonococcal and pneumococcal in origin. Amer. J. med. Sci. 168, Nr 3 (1924). — REINHARDT: Nierenlagerblutung durch Perforation eines Aneurysma der Arteria ovarica dextra. Münch. med. Wschr. 65, 223 (1918). — REINHOLD: Zwei Fälle von Durchbruch eines Aneurysmas der Aorta ascendens in die Vena cava sup. Dtsch. Arch. klin. Med. 71, 598 (1901). — REINHOLD: Über die luetische Erkrankung der Aorta. Münch. med. Wschr. 1912, Nr 42. — REINING: Über spontane Ruptur der Aorta und Aneurysmen. Inaug.-Diss. Leipzig 1896. — REUTER: Befunde von Spirochaete pallida im menschlichen Körper und ihre Bedeutung für die Ätiologie der Syphilis. Z. Hyg. 54. — REVENSTORF: Über traumatische Aortenwandrupturen. Mitt. Grenzgeb. Med. u. Chir. 14 (1905). — RIBBERT: Tuberculöses Aneurysma der Aorta. Dtsch. med. Wschr. 1910, 1682. — RIBBERT: Mykotisches Aneurysma eines Sinus Valsalvae aortae. In: Handbuch d. spez. path. Anatomie u. Histologie von HENKE und LUBARSCH II, 227 (1924). — RICHARD: Ein seltener Fall von plötzlichem Verschluß der Vena cava superior durch Aortenaneurysma. Inaug.-Diss. Leipzig 1907. — RICHTER: Zur Statistik der Aneurysmen. Arch. klin. Chir. 32, 524 (1885). — RIEDER: Herzschädigung infolge arterio-venösen Aneurysmas. Arch. klin. Chir. 139, H. 2/3 (1926). — RINDFLEISCH: Zur Kenntnis der Aneurysmen der basalen Gehirnarterien. Dtsch. Arch. klin. Med. 86 (1905). — RISPAL, LAVAL et TIMBAL: Forme dysphagique de l'anévrisme de l'aorte. Province méd. 1913, Mars 22. — ROBBES: Über arteriell-venöse Aneurysmen der großen Halsgefäße. Dtsch. med. Wschr. 1916, 1071. — RÖMER: Die traumatischen Aneurysmen der Extremitäten. Inaug.-Diss. Leipzig 1909. — RÖSSLE: Aneurysma dissecans der Aorta descendens. Münch. med. Wschr. 1913, Nr 3. — ROKITANSKY: Lehrbuch d. pathol. Anatomie (1856). — ROMBERG: Über Aneurysmen der Gehirnarterien. Inaug.-Diss. Greifswald 1904. — v. ROOS: Aneurysmen im Kindesalter. Jb. Kinderheilk. 83, H. 6 (1916). — ROSENBERG: Über Aneurysmen der Hirnarterien. Inaug.-Diss. Greifswald 1904. — ROSENSTIRN: The surgical treatment of a case of aneurism of the arcus aortae with a case cured by the LORETA-BARWELL method. Amer. J. med. Sci. 101, 55 (1891). — ROTH: Beitrag zur Kasuistik der Aneurysmen der Gehirnarterien. Inaug.-Diss. Basel 1910. — ROUBIER et BOUGET: Anévrysme du sinus de VALSAVA à développement intracardiaque associé à des lésions d'aortite syphilitique. Arch. Mal. Cœur 1912, 88. — RUF: Ein unter den klinischen Erscheinungen eines Bronchialtumors verlaufendes luetisches Aneurysma der Aorta abdominalis. Frankf. Z. Path. 32 (1925). — RUGE: Infektiöses Aneurysma der linken Koronararterie als Teilerscheinung einer Septicopyämie nach Osteomyelitis acuta infectiosa femoris. Dtsch. Z. Chir. 80, 150 (1905). — RUMPF: Die syphilitischen Erkrankungen des Nervensystems. Wiesbaden 1886.

SAATHOFF: Das Aortenaneurysma auf syphilitischer Grundlage und seine Frühdiagnose. Münch. med. Wschr. 1900, Nr 42. — SAATHOFF: Beitrag zur Pathologie der Arteria basilaris. Dtsch. Arch. klin. Med. 84, 384 (1905). — SACHS: Ein Aneurysma der Aorta descendens mit pulsierender Vorwölbung unterhalb der linken Scapula. Fortschr. Röntgenstr. 31, 285 (1923). — SALOZ et FROMMEL: Les anévrismes de la portion susdiaphragmatique de l'aorte. Arch. Mal. Cœur 16, Nr 8 (1923). — SAXL: Behandlung der luetischen Aorteninsuffizienz mit Novasurol. Wien. med. Wschr. 1920, Nr 10. — SCHÄCHTELEIN: Plötzliche Todesfälle durch spontane Aortenruptur. Dtsch. Z. gerichtl. Med. 5, H. 5 (1925). — SCHARPFF: Zur Frage der Aortenveränderungen bei kongenitaler Syphilis. Z. Path. 2, H. 2/3 (1908). — SCHAUDINN: Spirochätennachweis bei Aortensyphilis. Arb. ksl. Gesdh.amt 26, 11 (1907). — SCHEDE: Beiträge zur Ätiologie, Verlauf und Heilung des Aneurysma dissecans. Virchows Arch. 192, 1 (1908). — SCHEIDEMANDEL: Die luetischen Erkrankungen der Aorta. Zbl. Herzkrkh. 12, Nr 23. — SCHILLING: Über Aneurysma dissecans der Aorta. Frankf. Z. Path. 27, 336 (1922). — SCHIRMER: Ein Fall von Aneurysma der Arteria corporis callosi. Inaug.-Diss. Greifswald 1894. — SCHITTENHELM: Aortitis luica (DOEHLE). Münch. med. Wschr. 68, 1065 (1921). — SCHLAGENHAUFER: Über Aneurysmata per arrosionem. Zbl. path. Anat. 29, H. 15 (1918). — SCHLESINGER, H.: Die Syphilis des Zirkulations- und Respirationsapparates. Wien: Julius Springer 1928. — SCHMIDT, M. B.: Tödliche Blutung aus einem Aneurysma der Leberarterie bei Gallensteinen. Dtsch. Arch. klin. Med. 52, H. 5/6 (1894). — SCHMIDT, M.: Entziehungskur bei Aneurysmen. Verh. dtsch. Ges. inn. Med. 1899. — SCHMIDT, H.: Aortitis syphilitica und WASSERMANNsche Reaktion. Dtsch. med. Wschr. 1912, Nr 17. — v. SCHNURBEIN: Über Aortenruptur und Aneurysma dissecans. Frankf. Z. Path. 34, H. 3 (1926). — SCHOBER: A case of thoracic aneurysm. Amer. J. med. Sci. 1897, 173, Febr. — SCHOPPER: Aneurysma arterio-venosum. Wien. klin. Wschr. 1921, Nr 40. — SCHOTTMÜLLER: Ärztl. Ver. Hamburg 17. Dez. 1912. Dtsch. med. Wschr. 1913, Nr 10. — SCHOTTMÜLLER: Zur Behandlung der Spätlues, incl. der Aortitis luica. Med. Klin. 1919, Nr 7. — SCHOTTMÜLLER: Noch einmal zur Behandlung der Aortitis luica. Dtsch. med. Wschr. 49, 175 (1923). — SCHRECKENBACH: Über einen Fall von dissecierendem Aneurysma der Aorta. Jb. Münch. Krk.anst. 12 (1907). — SCHREINER: Ein Fall von Ruptur eines Aneurysma der Art. basilaris infolge von Niesen. Inaug.-Diss. München 1913. — v. SCHRÖTTER: Behandlung der Aneurysmen durch Einführung von

Fils de Florence. Dtsch. Arch. klin. Med. **35**, 139 (1884). — v. SCHRÖTTER: Erkrankungen der Arterien. In NOTHNAGELS Handbuch **15** (1901). — SCHRUMPF: Die Syphilis des Herzens und der Gefäße. Z. physik.-diät. Ther. **22** (1918). — SCHRUMPF: Pulsdynamische Studien bei Veränderungen der Aorta. Z. klin. Med. **85**, 73. — SCHÜTZE: Erkrankungen der Aorta, Tabes und Syphilis. Z. Chir. **95**, H. 1/5 (1908). — SCHULTZE: Über 2 Aneurysmen von Baucheingeweidearterien. Zieglers Beitr. **38**, 2 (1905). — SCHULZ: Über die Vernarbung von Arterien. Inaug.-Diss. Bern 1877. — SCHWARZ: Zur Kasuistik und Entstehung der Aneurysmen des Sinus Valsalvae aortae dexter. Inaug.-Diss. Erlangen 1912. — SCOTT: Syphilitic aortic insufficiency. Arch. int. Med. **34**, Nr 5 (1924). — SCOTT: Aortic aneurysm rupturing into the pulmonary artery. 82, Nr 18 (1924). — SELIGMANN und BLUME: Die Luesreaktion an der Leiche. Berl. klin. Wschr. **1909**, Nr 24. — SELTER: Ein Aneurysma der Milzarterie, entstanden infolge einer durch Embolie hervorgerufenen Blutdrucksteigerung. Virchows Arch. **134**, 189 (1893). — SEMON: Aneurysma of the basilar artery. Brit. med. J. **1910**, 6. Aug. — SENNERT: Medicinae practicae libri VI. Wittenberg 1628—1635. Zit. nach HELFREICH, l. c. — SHENNAN: Spontaneous arterio-venous aneurysm in thorax. Edinburgh med. J. **32**, Nr 7 (1925). — SHENNAN and HARVEY PIRIE: The etiology of dissecting aneurysm. Brit. med. J. **1912**, 1287. — SIEBER: Aneurysma dissecans der Aorta. Dtsch. med. Wschr. **1909**, 1371. — SIMMONDS: Mykotisches Aneurysma der Aorta. Münch. med. Wschr. **1904**, 627. — SIMON: Über Aneurysmen nach Schußverletzung. Dtsch. Z. Chir. **142**, H. 1/2 (1910). — SKILLERIN: A case of traumatic aneurism of the right renal artery with a review of the litterature. J. amer. med. Assoc. **1906**, Jan. — SMITH: A case of aneurysm of the aorta rupturing into the pulmonary artery. Lancet **1904**, April. — SNOW: Aneurysma und Syphilis. New York med. Res. **1880**. — SOMMER: Kasuistische Beiträge zur pathologischen Anatomie des Herzens. Frankf. Z. Path. **5**, 89 (1810). — SPENGLER: Zur Klinik und Therapie der Mesaortitis luetica. Med. Klin. **1924**, Nr 33. — STADLER: Die Klinik der syphilitischen Aortenerkrankung. Jena 1912. — STADLER: Zur Erkennung und Behandlung der syphilitischen Aortenerkrankung. Zbl. Herzkrkh. **1920**, Nr 7. — STADLER: Über Isthmusstenose der Aorta bei syphilitischer Aortenerkrankung. Zbl. Herzkrkh. **13**, Nr 24 (1921). — STEIN: Veränderungen der Arteria iliaca communis bei Syphilitikern. Virchows Arch. **211**, 1 (1913). — STEINBERG: Über einen Fall von Durchbruch eines Aortenaneurysmas in der Vena cava sup. Inaug.-Diss. Leipzig 1908. — STEINFIELD, PFAHLER and KLAUDER: Clinical and roentgenologic study of 105 cases of syphilis with reference to the cardio-vascular system. Arch. int. Med. **32**, Nr 4 (1924). — STEINMEIER: Aneurysma spurium bei Aortitis syphilitica. Inaug.-Diss. Göttingen 1912. — STERN: Operation eines Aneurysma embolo-mycoticum einer Mesenterialarterie. Beitr. klin. Chir. **57**, 2 (1908). — STERNBERG: Demonstration symmetrischer Aneurysmen beider Arteriae iliacae communes. Verh. dtsch. path. Ges. **12**. Kiel 1907. — STERZING: Über luetische Aortenerkrankungen, insbesondere das Aortenaneurysma. Med. Klin. **1913**, Nr 11. — STEVENSON: Aortic aneurysm rupturing into the pulmonary artery. Bull. Hopkins Hosp. **269**, 217 (1913). — STOBEI: An inquiry into the clinical manifestations of a syphilitic infection upon the heart. Quart. J. Med. **15**, 57 (1922). — STOKES: The diseases of the heart and the aorta (1854). — STRASSMANN: Ein Beitrag zur Pathogenese der HEUBNERschen Endarteriitis durch den Nachweis der Spirochaete pallida in den entzündeten Gefäßen. Zieglers Beitr. **49**, 430 (1910). — STRAUB: Über Veränderungen der Aortenwand bei progressiver Paralyse. Verh. dtsch. path. Ges. München 1899. **2**. — STRENG: Aneurysma der Aorta mit Perforation in die Pulmonalarterie. Inaug.-Diss. München 1906. — STRUTHERS: A case of intraperitoneal haemorrhage following endocarditis and mesenteric embolism. Edinburgh med. J. **1912**, Febr. 2. — SUTER: Die ein- und beiderseitig auftretenden Nierenkrankheiten. In MOHR-STAEHELINS Handbuch **2**, (1840, 1918). — VAN SWIETEN: Commentarii in Hermanni Boerhave Aphorismos (1747—1773).

TANAKA: Ein Fall von Aneurysma dissecans. Verh. japan. path. Ges. **3**, 33 (1913). — THIELE: Mykotisches Aneurysma der Art. mesent. sup. Ärztl. Sachverst. ztg **1906**, 10. — THIEM: Die syphilitischen Aortenerkrankungen. Zbl. Herzkrkh. **6**, Nr 19 (1914). — THOENES: Über Aortitis luetica neonatorum. Z. Kinderheilk. **33**, H. 3/4 (1922). — THOMA: Untersuchungen über Aneurysmen. Virchows Arch. **111** (1888). — THOREL: Pathologie der Kreislauforgane. In Lubarsch-Ostertags Erg. **14**, 2 (1910); **18**, 1 (1915). — THURNAM: Treatise on aneurysms, particularly those of the Aorta ascendens and Sinus Valsalvae. Med.-chir. Rev. **1841**, Apr. — TRAUBE: Laryngoskopischer Befund bei Aneurysma des Aortenbogens. Gesamm. Beitr. **2**, 505 (1871); Dtsch. Klin. **1860**, Nr 41; **1861**, Nr 27. — TRAUBE: Zur Lehre vom Aneurysma der a. ascendens. Gesamm. Beitr. **3**, 263, 267 (1878). — TREVOR: Aneurysm of the descending branch of the right coronary artery. J. Childr. Dis. **1912**, Dec. 8. — TROMPETTER: Inaug.-Diss. Bonn 1876. — TSCHECHOWSKAJA: Zur Frage des Aneurysma dissecans. Russk. Wratsch **38** (1912); Zbl. Herzkrkh. **1913**, 33. — TUFFIER: Anévrysme de l'artère hépatique. Presse méd. **1909**, Nr 18. — TUFNELL: Suc cessful treatment of internal aneurysm. London 1864. — TUFNELL: The successful treatment of aneurysm by position and restrained diety. Lancet 1873, Dec.; Med.-chir. Trans. 57, 83 (1874). — TURNER: Aneurysma der Aorta mit Kompression des Ductus thoracicus. Edinburgh med. J. 1859, Mai; zit. DUCHEK, Krkh. d. Herzens 1862.

UNGER: Beitr. zur Lehre von den Aneurysmen. Zieglers Beitr. 50, 137 (1911).

VALLEIX: Guide du médecin praticien. Zit. nach MAREY 1881, 332. — VANZETTI: Recherches expérimentales sur les artériites et les anévrismes syphilitiques. Arch. Mal. Cœur 1912, 205. — VAQUEZ et LAUBRY: Sur le traitement spécifique des aortites syphilitiques et des anévrysmes de l'aorte. Arch. Mal. Cœur 1912, Sept. — VAQUEZ, LAUBRY et DONZELOT: Le traitement des aortites syphilitiques. 14. Congr. franç. Méd. Bruxel les 1920. — VASILESCO-POPESCO et LITARCZEK: Aortite ulcéreuse au cours d'une septicémie eberthienne. Presse méd. 33, Nr 48 (1925). — VERDIÉ: Les anévrysmes d'origine syphilitiques. Thèse de Paris 1884. — VERNEUIL: Über Filipunktur. Acad. Méd. 1888. Juli; Arch. gén. 2, 234 (1888). — VIRCHOW: Über Arteriitis. Virchows Arch. 1 (1847). — VIRCHOW: Über die Erweiterung kleiner Gefäße. 1851. — VIRCHOW: Akute Entzündung der Arterien. Ges. Abh. wiss. Med. 1856. — VIRCHOW: Die Lehre von der chronischen Endarteriitis. Virchows Arch. 77 (1879). — VOGEL: Spontanheilung eines Aneurysmas. Berl. klin. Wschr. 1889, Nr 1.

WAGNER und QUIATKOWSKI: Über einen Fall von Syphilis des Herzens mit bedeutender Erweiterung der A. pulmon. Virchows Arch. 171, 369 (1903). — WAITE: The nature and distribution of the lesions in syphilitic aortitis. Amer. J. med. Sci. 173, Nr 3 (1927). — WALCHER: Ein Fall von zweiteiligen Aortenklappen mit Aneurysmen beider Sinus Valsalvae. Virchows Arch. 234, 71 (1921). — WALZ: Zerstörung der Cava superior durch ein Aneurysma. Dtsch. med. Wschr. 5, 1012 (1910). — WALZ: Über multiple Aneurysmen der Leberarterie. Verh. dtsch. path. Ges. Jena, 18. Tag., 1921, 142. — WARDROP: Case of carotid. aneurysm successful treated by tying the arteria above the aneurysm. Med.-chir. Trans. 13, 217 (1827). — WARTHIN: Syphilis of the medium and smaller arteries. N. Y. med. J. 115, Nr 2. — WAYNE: Intrapericardial rupture of aortic aneurysm in a boy sixteen years of age. Arch. int. Med. 31, Nr 2 (1923). — DE WAYNE, RICHEY and MACLACHLEN: Mycotic embolic aneurysma of peripheral arteries. Arch. int. Med. 29, 1 (1921).— WEBER, A.: Beobachtungen am traumatischen Aneurysma arteriovenosum. Münch. med. Wschr. 64, 409 (1917). — WEBER, O.: Syphilitische Neubildung in der Wand der Art. pulmonal. Med. Zentralztg 1862, Nr 52.—WEIGERT: Tuberkulöses Aneurysma eines Astes der Pulmonalarterie. Virchows Arch. 77, 290 (1879). — WEIGERT: Ausgedehnte umschriebene Miliartuberkulose in großen offenen Lungenarterienästen. Virchows Arch. 104 (1886). — WEINBERGER: Über Diagnostik und klinischen Verlauf der mykotisch-embolischen Aneurysmen und Gefäßrupturen sowie die Influenzaendocarditis. Z. klin. Med. 62 (1907). — WEINTRAUD: Über die Salvarsanbehandlung syphilitischer Herz- und Gefäßerkrankungen. Ther. Gegenw. 1911, Okt. — WEISCHER: Über die Aneurysmen der Arteria pulmonalis. Inaug.-Diss. Würzburg 1904. — WEITZ: Beitrag zur Kenntnis des Bauchaortenaneurysmas. Dtsch. Arch. klin. Med. 104, H. 5/6 (1911). — WENDELER: Zur Histologie der syphilitischen Erkrankung der Hirnarterien. Dtsch. Arch. klin. Med. 55, 161 (1895). — WEYGANDT: Paralyse und Aortensyphilis. Dtsch. med. Wschr. 1913; zit. nach THOREL in Lubarsch-Ostertags Erg. 18, I, 286 (1915). — WICHERN: Diagnose des perforierten Hirnaneurysmas. Münch. med. Wschr. 1911, 51. — WICHERN: Klinische Beiträge zur Kenntnis der Hirnaneurysmen. Z. Nervenheilk. 44 (1912). — WIDEROE: Ungewöhnliches Aneurysma aortae. Norsk. Mag. Laegevidensk. 1911, 1. — WIELAND: Über seltene Aneurysmaerkrankungen mit bes. Berücksichtigung eines Falles von embolisch-mykotischem Aneurysma der Arteria mesent. sup. Württemb. Korresp.bl. 1912, H. 35. — WIESNER: Über Erkrankungen der großen Gefäße bei Lues congenita. Zbl. Path. 16, Nr 20 (1905). — WIESNER: Aneurysma der Arteria basilaris. Dtsch. med. Wschr. 1909, 696, Ver.-Beil. — WIESNER: Zur Frage der Aortenveränderungen bei kongenitaler Syphilis. Z. Path. 4, 1 (1910). — WIGDOROWITSCH: Ein bemerkenswertes Reflexphänomen bei einem Aneurysma der A. femoralis. Dtsch. med. Wschr. 1915, Nr 24. — WILDHAGEN: Aneurysma paa Hovedstamme av arteria pulmonalis. Norsk. Mag. Laegevidensk. 1920, Mai. — WINKLER: Ein Fall von Milzexstirpation wegen Aneurysma der A. lienalis. Zbl. Chir. 1905, Nr 10. — WINKLER: Über Aneurysma der Arteria coronaria cordis. Verh. dtsch. path. Ges. Kiel, 12. Tag. 1908. — WINTERNITZ: The pathology of syphilitic aortitis with a contribution to the formation of aneurysms. Bull. Hopkins Hosp. 269 (1913). — WODKE: Zur Behandlung der Aortitis luica. Dtsch. Arch. klin. Med. 144, H. 6 (1924). — WOLPERT: Über die Häufigkeit und Entstehung des Aortenaneurysmas. Inaug.-Diss. Berlin 1905. — WRIGHT and RICHARDSON: Treponemata in syphilitic aortitis. Boston med. J. 1909, 539. — WUNDERLICH: Handbuch der Pathologie u. Therapie 2 (1853).

ZAHN: Untersuchung über die Vernarbung von Querrissen der Intima und Media. Virchows Arch. 73 (1878). — ZAHRADNITZKY: Die Behandlung der unechten·Aneurysmen.

Wien. klin. Wschr. 1915. — Zak: Vasomotorische Phänomene bei Aortenerkrankungen. Med. Klin. 1919, Nr 31. — Zeri: Aneurisma dell'arteria mesenterica superiore; zit. Zbl. Chir. 1904, 1171. — Ziegler: Das Nierenaneurysma. Zbl. Grenzgeb. Med. u. Chir. 6, 1 (1903). — Zrunek: Zur Kenntnis der umschriebenen käsigen Tuberkulose der Aortenwand. Zbl. Path. 1914, Nr 13. — Zypkin: Ein Fall von Aneurysma der Bauchaorta mit Perforation in den Magen durch ein Ulcus rotundum. Dtsch. med. Wschr. 1913, Nr 24, 1145.

Thrombose, Embolie; Verletzungen, Neubildungen, Parasiten der Arterien.

Aberle: Über Fettembolie nach orthopädischen Operationen. Z. orthop. Chir. 19, H. 1/2 (1907). — Adenot: Thrombose de l'artère mésentérique inférieure et gangrène du colon. Rev. Méd 1890, 252. — Alexander-Katz: Über Fettembolie in den Lungen. Dtsch. Z. gerichtl. Med. 4, H. 5 (1924). — Alwens und Frick: Über die Lokalisation von Embolien in der Lunge. Frankf. Z. Path. 15, 351 (1914). — Amberg: Über Fettembolie bei Frakturen. Wien. klin. Rdsch. 1914, Nr 8. — Aschoff: Über den Aufbau der menschlichen Thrombosen und das Vorkommen von Plättchen in den blutbildenden Organen. Virchows Arch. 130, 93 1892. — Aschoff, v. Beck, de la Camp, Krönig: Beiträge zur Thrombosenfrage. Leipzig 1912. — Aschoff: Über kapilläre Embolie von riesenkernhaltigen Zellen. Virchows Arch. 134, 11. — Aschoff: Pathologische Anatomie II, 739 (1913). — Askanazy: Über die pathol. Wirkung der Hirncysticerken. Dtsch. med. Wschr. 1902. — Auersperg: Gasembolie nach subcutaner Wasserstoffsuperoxyd-Injektion bei Gasphlegmone. Wien. med. Wschr. 1916, Nr 38. — Auffermann: Primäre Aortengeschwulst. Z. Krebsforschg 11 (1912).

Bardesen: Thrombose der Brachialarterien. Wien. klin. Rdsch. 1897, Nr 21. — Bartoletti, Fr. Fabric.: Methodus in dyspnoeam s. de respirationibus libri VI. Bologna 1633. — Bauer: Fall von Embolus aortae abdominalis. Zbl. Chir. 51 (1913). — v. Baumgarten: Die sogenannte Organisation des Thrombus. Leipzig 1877. — v. Baumgarten: Über den neueren Standpunkt in der Lehre von der Thrombose. Berl. klin. Wschr. 1886, Nr 24. — Beitzke: Sur l'embolie graisseuse. Rev. méd. Suisse rom. 1912, 501. — Benda: Venen. Im Handbuch der speciellen pathologischen Anatomie u. Histologie von Henke und Lubarsch 2 (1924). — Beneke: Die Ursache der Thrombenorganisation. Zieglers Beitr. 7, 97 (1890). — Beneke: Die Fettresorption bei natürlicher und künstlicher Fettembolie. Zieglers Beitr. 22 (1900). — Beneke: Totale Thrombose der Arteria mesenterica superior Münch. med. Wschr. 1907, Nr 35. — Beneke: Ein Fall von Luftembolie im großen Kreislauf nach Lungenoperation. Beitr. Klin. Tbk. 1907. — Beneke: Über Luftembolie im großen Kreislauf. Verh. dtsch. path. Ges. Marburg, 16. Tagung 1913, 263. — Beneke Thrombose und Embolie in Krehl-Marchands Handbuch der allgem. Patologie 2, 2 (1913). — Benestad: Drei Fälle von Fettembolie mit punktförmigen Blutungen in die Haut. Dtsch. Z. Chir. 112, H. 1/3 (1911). — Bergmann: Die Lehre von der Fettembolie. Habilitationsschrift Dorpat 1863. — Bergmann, W.: Die traumatische Entstehung der Fettembolie. Berl. klin. Wschr. 1910, Nr 24. — Bert: La pression barométrique, recherches de physiologie expérimentale. Paris 1878. — Bibron: Zur Frage der Komplication des Abdominaltyphus mit Gangrän der Extremitäten. Wien. klin. Wschr. 1907, Nr 20. — Bichat: Recherches physiologiques sur la vie et la mort. Paris 1808. — Bier: Die Entstehung des Kollateralkreislaufes. Virchows Arch. 147 u. 153 (1897), 1898. — Bingel: Eintritt von Luft in das Gefäßsystem und Entfernung derselben aus dem rechten Ventrikel durch Herzpunktion. Zbl. Chir. 50, Nr 11 (1923). — Bizzozero: Über einen neuen Formbestandteil des Blutes und dessen Rolle bei der Thrombose und Blutgerinnung. Virchows Arch. 90, 261 (1882). — Blanchard et Regnard: Sur les accidents de la décompression chez les animaux. Gaz. méd. de Paris 1881, Nr 21. — Blattner: Zur Lehre von der ausgedehnten Thrombose der Aorta. Inaug.-Diss. Basel 1910. — Bochdalek: Beitrag zur pathologischen Anatomie der Obliteration der Aorta infolge fötaler Involution des Ductus arteriosus Botalli. Vjschr. prakt. Heilkde 4, 160 (1845). — Boinet: Infarctus de l'intestin grêle par oblitération artérielle ou veineuse. J. méd. int. 10, 92 (1912). — Bollinger: Die Kolik der Pferde und das Wurmaneurysma der Eingeweidearterien. München 1870. — Bolognesi: Der Verschluß der Mesenterialgefäße. Virchows Arch. 203, 213 (1911). — Borchers: Vorsicht bei Sauerstoffbehandlung der Gasphlegmone. Münch. med. Wschr. 1915, Nr 39. — Bornstein: Temporäre Embolie der Art. mes. sup. J. amer. med. Assoc. 1913, Febr. 15; Zbl. Gynäkol. 1913, Nr 16. — Bousquet et Vennes: Double embolie de l'artère splénique et de l'artère mésentérique supérieure. Soc. de Sci. Méd. de Montpellier 1908, Mai 8. — Brauer: Über arterielle Luftembolie. Dtsch. Z. Nervenheilk. 45, 276 (1912). — Brauer: Weitere klinische und experimentelle Erfahrungen über arterielle Luftembolie. Verh. dtsch. Ges.f.inn. Med. Wiesbaden 1913. — Breithaupt: Ein Beitrag zur Embolie und Thrombose der Mesenterialgefäße. Inaug.-Diss. Halle 1912. — Bricheteau: Bruit de roue hydraulique. Arch. génér. de Méd. 1844, März. — Brisnew: Zur Frage von der Embolie der Arteria mes. sup. Zbl.

Chir. 1924, Nr 16. — BRODIE: Reflektorischer Herzstillstand. J. of Physiol. 26, 58 (1900). — BRÜCKE: Über die Ursache der Gerinnung des Blutes. Virchows Arch. 12. — BRUNNER: Zitiert nach MORGAGNI. Ep. V, Art. 21. Leipzig 1827. — BUCURA: Zur Frage des puerperalen Mesenterialgefäßverschlusses und der allgemeinen Thrombosenätiologie. Wien. klin. Wschr. 35, Nr 47 (1922). — BULL: Über embolische Gangrän der Gliedmaßen, besonders der unteren. Bruns' Beitr.; zitiert Klin. Wschr. 1922, 1016. — BÜHRER: Über 2 Fälle von Embolie der Aorta abdominalis. Münch. med. Wschr. 1901, Nr 15. — BÜRGER: Die Fettembolie und ihre Bedeutung als Todes- und Krankheitsursache. Vjschr. gerichtl. Med. 39 Suppl. 1910. — BÜRGER: Die Bedeutung der Fettembolie für die Kriegschirurgen. Med. Klin. 1915, Nr 36. — BUSCH: Über Fettembolie. Virchows Arch. 35, 321 (1866). — BUSSE: Über Fettembolie. Korresp.bl. Schweiz. Ärzte 1913, Nr 5.

CAMAGGIO: Thrombose der A. carotis. Wien. klin. Wschr. 1903, Nr 47. — CATHOMAS: Über plötzlichen Gefäßverschluß bei Influenza. Inaug.-Diss. Zürich 1895. — CHIARI: Erfahrungen über Infarktbildungen in der Leber des Menschen. Z. Heilk. 19, 507 (1898). — CHIENE: J. of Anat. a. Physiol. 1868, Nov., zitiert nach QUINCKE. — CHVOSTEK: Thrombose der Aorta ascendens und des Aortenbogens. Wien. med. Blätter 1881, Nr 49. — CLAISSE: Embolie de la fémorale. Massage immédiat., disparition des accidents. Soc. méd. Hôp. 1910, Juni 10. — COHN: Klinik der embolischen Gefäßkrankheiten. Berlin 1860. — COHNHEIM: Untersuchungen über die embolischen Prozesse. Berlin 1872. — COHNHEIM: Vorlesungen über allgemeine Pathologie 1882. — COHNHEIM und LITTEN: Über die Folgen der Embolie der Lungenarterien. Virchows Arch. 65, 99 (1875). — COHNHEIM und Litten: Über Circulationsstörungen in der Leber. Virchows Arch. 67 (1876). — COUTY: Étude sur l'entrée de l'air dans les veines. Gaz. méd. de Paris 1876. — CURSCHMANN: Über schwielige Paranephritis besonders bei Erkrankungen der Aortenklappen. Arb. med. Klin. Leipzig 1893. — CZERNY: Über die klinische Bedeutung der Fettembolie. Berl. klin. Wschr. 1875, Nr 44.

DECKERT: Über Thrombose und Embolie der Mesenterialgefäße. Mitt. Grenzgeb. Med. u. Chir. 5, 511 (1899). — DIEUZAIDE: Embolie de l'artère carotide primitive droite, paralysie faciale droite et des membres supérieurs et inférieurs gauches dans le cours d'une bronchite capillaire. Languedoc méd. 4, 76 (1894). — DIETRICH. Die Thrombose nach Kriegsverletzungen. Veröff. Kriegs- u. Konstit.path. 1920, H. 3. — DIETRICH: Die Entwicklung der Lehre von der Thrombose und Embolie seit VIRCHOW. Virchows Arch. 235 (1921). — DOMINICUS: Über Herzschüsse mit besonderer Berücksichtigung der Verschleppung der Geschosse. Inaug.-Diss. München 1917. — DOBERANER: Ein Fall von operierter Embolie der Arteria axillaris. Prag. med. Wschr. 1908, Nr. 33. — DRASCHE: Zur Erkenntnis der Embolie in der Pulmonalarterie. Wien. klin. Wschr. 1900, Nr 23. — DREIST: Thrombose und Embolie. Z. Chir. 71.

EBERTH: Thrombose und Embolie. Lubarsch-Ostertags Erg. 3 (1896). — EBERTH und SCHIMMELBUSCH: Experimentelle Untersuchungen über Thrombose. Fortschr. Med. 3/4 (1885/86). — EBERTH und SCHIMMELBUSCH: Die Thrombose nach Versuchen und Leichenbefunden. Stuttgart 1888. — EBSTEIN: Beiträge zur Lehre von der Lipämie, Fettembolie und der Fettthrombose bei der Zuckerkrankheit. Virchows Arch. 155. — EDELBERG: Thrombose. Naunyn-Schmiedebergs Arch. 11 (1880). — EICHHORN: Ein Beitrag zur Lehre von der Fettembolie. Inaug.-Diss. Leipzig 1907. — ENGEL: Über die Embolie der Bauchaorta. Pester med. chir. Presse 1911. — ENSIN: Schwere Hirnstörung nach Unterbindung einer Arteria carotis communis und Vena jugularis interna mit Ausgang in völlige Heilung. Münch. med. Wschr. 1907, Nr 35. — EPPINGER: Pathogenese der Aneurysmen einschließlich des Aneurysma equi verminosum. Arch. klin. Chir. 35, Suppl. (1887). — ERB: Ein Fall von ausgedehnter Gehirnerweichung bei totaler Obliteration der Carotis communis sinistra. Münch. med. Wschr. 1904, 946. — ESCH: Luftembolie bei Placenta praevia. Zbl. Gynäkol. 1908, Nr 39. — EWALD und KOBERT: Ist die Lunge luftdicht? Pflügers Arch. 31 (1883).

FABER: Die Embolie der Arteria mesenterica sup. Dtsch. Arch. klin Med. 16 (1875). — FAHR: Kreislaufstörungen der Niere. Im: Handbuch der spec. path. Anatomie und Histologie von HENKE und LUBARSCH VI, 1 (1925). — FEHLING: Thrombose und Embolie nach chirurgischen Operationen. Stuttgart 1920. — FEITIS: Über multiple Nekrosen in der Milz. Zieglers Beitr. 68, 2 (1921). — FISCHER: Über die Gefahren des Lufteintritts in die Venen. Slg. klin. Vortr. 1877, Nr 113. — FISCHER: Experimentelle Untersuchungen über den Kapillarkreislauf der Lungen und die Fettembolie. Verh. dtsch. path. Ges., 17. Tagung 1914, 279. — FRANKENTHAL: Luftembolie nach subkutaner Sauerstoffapplikation bei Gasgangrän. Münch. med. Wschr. 1915, Nr 19. — FRANTZKE: Über einen Fall von Tod infolge Luftembolie. Vrač. Gaz. 35 (1904), zitiert nach THOREL in Lubarsch-Ostertags Erg. 14, 495 (1911). — FRIEDEMANN: Klinische Erfahrungen über postoperative Thrombosen und Embolien. Beitr. klin. Chir. 69, 3 (1910). — FRITSCHE: Experimentelle Untersuchungen zur Frage der Fettembolie. Dtsch. Z. Chir. 107, H. 4/6 (1910). — FROMBERG: Die Fettembolie des großen Blutkreislaufes und ihre Ursachen. Mitt. Grenzgeb. Med. u. Chir.

26, 1 (1913). — Fuchsig: Über experimentelle Fettembolie. Z. exper. Path. u. Ther. 7 (1910). — Fuks: Luftembolie im großen Kreislauf. Inaug.-Diss. Halle 1913.

Garlipp: Embolie der Arteria brachialis dextra nach Diphtherie mit Ausgang in Heilung. Charité-Ann. 30, 145 (1906). — Gärtner: Gasembolie bei Sauerstoffinjektionen. Münch. med. Wschr. 1915, Nr 22. — Georgi: Experimentelle Untersuchungen zur Embolielokalisation in der Lunge. Zieglers Beitr. 54 (1912). — Gerhardt, C.: Embolie der Arteria mesenterica inferior. Würzburg. med. Z. 4, 141 (1863). — Gerhardt, C.: Der hämorrhagische Infarkt. Slg. klin. Vortr. 91 (1875). — Ginsburg: Über Embolien bei Herzkrankheiten. Dtsch. Arch. klin. Med. 69 (1901). — Girard: Double embolie chez un cardiaque. Rev. méd. Suisse rom. 1913, Nr 6. — Glasstein: Über die Behandlung der Gangrän der unteren Extremitäten durch arterio-venöse Anastomose. Berl. klin. Wschr. 1911, Nr 41. — Glynn und Knowles: Observations de thromboses pulmonaires suivies de mort. Brit. med. J. 1910, Nov. 5, zitiert Arch. Mal. Cœur 1911, 247. — Goebel: Spontane Gangrän bei einem Kinde auf Grund einer Gefäßerkrankung. Dtsch. Arch. klin. Med. 63, 184 (1899). — Graves: A case of embolism of the sup. mesenteric artery. Brit. med. J. 1913, Nov. 29. — Greeven: Beitr. zur Kenntnis der Thrombose und Embolie der Aorta. Inaug.-Diss. Gießen 1910. — Gröndal: Om Fettembolie. Kristiania 1911. Dtsch. Z. Chir. 111 (1915). — Grubener: Ein Fall von 5 Jahre lang ohne Ausbildung systemmäßiger Kollateralen ertragener Obliteration der Bauchaorta. Frankf. Z. Path. 28, H. 3 (1922). — Gruner: Über einen Fall von Aneurysma des Ductus arteriosus mit Parietalthrombus der Aorta. Inaug.-Diss. Freiburg 1904. — Grünwald: Zur Kenntnis der Thrombose der Arteria profunda cerebri. Dtsch. Z. Nervenheilk. 41, 485 (1911). — Gundermann: Über Luftembolie. Mitt. Grenzgeb. Med. u. Chir. 3, H. 3 (1921).

Haberer: Beitrag zum arterio-mesenterialen Darmverschluß. Arch. klin. Chir. 108, 307 (1917). — Haffner: Obliteration der Carotis communis sinistra und beider Arteriae brachiales infolge von embolischer Arteriitis bei Herzfehler. Dtsch. Arch. klin. Med. 60, 523 (1898). — Hahn: Thrombose der A. mes. sup. Inaug.-Diss. Straßburg 1889. — Hahn: Die Kriegsverletzungen der Blutgefäße. Bruns' Beitr. 124, 30 (1921). — Hamm: Tödliche Luftembolie durch Bolusinsufflation mit Nassauers Siccator. Münch. med. Wschr. 1915, Nr 44. — Hanke: Thrombose der Arteria renalis. Berl. klin. Wschr. 57, 764 (1920). — Hanser: Zur Frage der Thrombose. Virchows Arch. 213, 65 (1913). — Hanser: Thrombose und Embolie. In Lubarsch-Ostertags Erg. 19, 2. Abt. (1921). — Hart: Über die Embolie der Lungenarterie. Dtsch. Arch. klin. Med. 84, 449 (1905). — Hasebrock: Über die Bedeutung der Arterienpulsation für die Strömung in den Venen und die Pathogenese der Varicen. Pflügers Arch. 163, 191 (1916). — Hasenfeld: Über die Herzhypertrophie bei Arteriosklerose. Dtsch. Arch. klin. Med. 59. — Hasler: Über einen Fall von Verschluß der Aorta an ungewohnter Stelle. Inaug.-Diss. Leipzig 1911. — Hauer: Erscheinungen im großen und kleinen Kreislauf bei Luftembolie. Z. Heilk. 11 (1890). — Hedlund: Beiträge zur Kenntnis der Embolie und der Thrombosierung von Mesenterialgefäßen. Hygiea 1918. — Hegar: Enucleation eines Myoms. Marantische Thrombose der linken Schenkelvene. Embolie der Lungenarterie und der Art. mesent. infer. Virchows Arch. 48, 332 (1869). — Heiligenthal: Embolie der Aorta abdominalis. Dtsch. med. Wschr. 1898, Nr 33. — Heitzmann: Fettembolien der Niere und der Milz nach Gangrän in pneumonischer Lunge. Zbl. Path. 28, 405 (1917). — Hell: Über die Ätiologie und Prophylaxe der postoperativen Thrombophlebitis. Beitr. Geburtsh. 15 (1910). — Heller, Mager und Schrötter: Zur Kenntnis der Todesursache von Preßluftarbeitern. Dtsch. med. Wschr. 1897, Nr 14. — Henes: Schußverletzung der Vena cava inferior und Geschoßembolie. Münch. med. Wschr. 1919, Nr 2. — Hennig: Die Embolie der Lungenschlagader bei Schwangeren und Wöchnerinnen. Dtsch. Arch. klin. Med. 15, 436 (1875). — Henry: Arterial thrombosis and gangrene following typhoid fever. New York and Philad. med. J. 20 (1907). — Hensel: Zur Kasuistik der postoperativen Embolien im großen Kreislauf bei offenem Foramen ovale. Dtsch. med. Wschr. 47, Nr 22 (1921). — Hesse: Über die Embolie und Thrombose der Aorta abdominalis und ihre operative Behandlung. Arch. klin Chir. 115, H. 4 (1921). — Heubner: Die luetische Erkrankung der Hirnarterien. Leipzig 1874. — Heuster: Über einen Fall von Embolie der Arteria mesenterica sup. Inaug.-Diss. Würzburg 1914. — Hirsch: Ein Fall von embolischer Projektilverschleppung in den rechten Vorhof mit Einbohrung in die rechte Herzwand. Münch. med. Wschr. 1918, Nr 27. — Hoche: Die Luftdruckerkrankungen des Zentralnervensystems. Berl. klin. Wschr. 1897, Nr 22. — Hoepffner: Ein Fall von Embolie in die Arteria radialis und ulnaris des linken Armes. Münch. med. Wschr. 1909, Nr 4. — Hofmeier: Über die Häufigkeit der Thrombose nach gynäkologischen Operationen und im Wochenbett. Zbl. Gynäkol. 1909, Nr 1. — Högerstedt und Nemser: Über die krankhafte Verengerung und Verschließung vom Aortenbogen ausgehender großer Arterien. Z. klin. Med. 31, 130 (1896). — Hoppe-Seyler: Gasembolie. Arch. Anat. u. Physiol. 1857. — Hoppe-Seyler: Physiologische Chemie. Berlin 1877. — Hörnicke: Über das sogenannte Mühlengeräusch. Münch. med. Wschr. 1922, Nr 22. —

Hornke: Über Ursachen und Ausgangspunkte embolischer Lungenthrombosen. Inaug. Diss. München 1907. — Huismans: Thrombose der Aorta und beider Art. iliacae mit ischämischer schlaffer lumbaler Paraplegie. Münch. med. Wschr. 70, Nr 13 (1923). — Hüper: Über die intravenösen Kampferöl-Injektionen auf Grund pathologisch-anatomischer Untersuchungen. Med. Klin. 18, Nr. 12 (1922). — Hunt: The role of the carotid arteries in the causation of vascular lesions of the brain. Amer. J. med. Sci. 1914, Nr 5. — Hüttemann: Über Embolien nach Fracturen. Inaug.-Diss. Berlin 1906.

Ingebrigtsen: Thrombose der Mesenterialgefäße. Zbl. Path. 26, Nr 12 (1915).

Jacobsthal: Thrombose. Virchows Arch. 159 (1900). — Jaffe: Embolische Verschleppung eines Infanteriegeschosses in die rechte Herzkammer nach Beckensteckschuß. Münch. med. Wschr. 1917, Nr 27. — Jahn-Naegeli: Experimentelle Untersuchungen über Luftembolie. Z. exper. Med. 6, H. 1 (1918). — Jansen: Untersuchungen über die Verletzungen der Arterien des Unterschenkels in der Poplitealgegend. Inaug.-Diss. Dorpat 1881. — Jenckel: Embolie d. Arteria mesent. sup. Münch. med. Wschr. 1916, Nr 15, 536. — Jentsch: Über Fettembolie. Inaug.-Diss. Halle 1898. — Jessen: Arterielle Luftembolie und die Technik des künstlichen Pneumothorax. Dtsch. med. Wschr. 39, Nr 26 (1913). — Jlyin: Über den Tod bei Luftembolie. Mschr. Geburtsh. 41, 342 (1913). — Jores: Arterien. In: Handbuch der spez. pathol. Anatomie u. Histologie von Henke und Lubarsch 2 (1924). — Jürgens: Ein Fall von Embolie der Aorta abdominalis. Münch. med. Wschr. 1894, Nr. 43.

van de Kamp: Beitrag zur Luftembolie durch Verletzung kleiner Venen. Inaug.-Diss. München 1911. — Katase: Vorkommen und Ausbreitung der Fettembolie. Korresp.bl. Schweiz. Ärzte 47, Nr 18 (1917). — Kauffmann et Besnard: Gangrène sèche de la main par artérite oblitérante de cause non déterminée. Bull. et mém. Soc. Anat. 1907, 3. — Key: Die Embolektomie bei embolischen Zirkulationsstörungen der Extremitäten. Acta chir. Scand. (Stockh.) 54, 339 (1922). — Kiderlin: Über embolische Projektilverschleppung. Inaug.-Diss. München 1916. — Kirschner und Stegemann: Die Physiologie der Blutgefäßchirurgie. Klin. Wschr. 4, Nr 16 (1925). — Klebs: Pathologische Anatomie der Schußwunden. Leipzig 1872. — Klein: Die puerperale und postoperative Thrombose und Embolie. Arch. Gynäkol. 94 (1911). — Kleinschmidt: Experimentelle Untersuchungen über Luftembolie. Arch. klin. Chir. 106, H. 4. — Klob: Thrombosis ductus Botalli. Z. k. k. Ges. d. Ärzte Wien 15 (1859). — Knapp: Über Endarteriitis und Thrombose der Mesenterialgefäße bei Bleivergiftung. Inaug.-Diss. Bonn 1906. — Kobakschieff: Contribution à l'étude des thrombes mésentériques. Thèse de Montpelliers 1899. — Konjetzny: Aortotomie bei Embolie der Aorta abdominalis. Zbl. Chir. 1915, Nr 42. — Könige: Ein Fall von Verschluß der Arteria subclavia sin. und ihrer Äste. Münch. med. Wschr. 1899, Nr. 29. — Kowalski: Über Thrombose des Ductus arteriosus bei Neugeborenen. Virchows Arch. 233, 191 (1922). — Kowitz: Die akut alterierende Thrombose der Aorta abdominalis. Virchows Arch. 246, 307 (1923). — Kranepuhl: Carotisverschluß. Inaug.-Diss. Marburg 1901, zitiert nach Thorel in Lubarsch-Ostertags Erg. 14, 2, 518 (1911). — Kretz: Über die Lokalisation der Lungenembolien. Zbl. Path. 1913, 5. — Krogh: Anatomie und Physiologie der Capillaren. Berlin: Julius Springer 1924. — Krumbach: Der heutige Standpunkt der Thrombose nach gynäkologischen Operationen. Inaug.-Diss. Bonn 1911. — Kussmaul: Embolie der Arteria mesent. sup. Würzburg. med. Z. 5, 210 (1864). — Kussmaul: Zur Lehre von Diabetes mellitus. Dtsch. Arch. klin. Med. 14.

Laennec: Traité de l'auscultation médiate etc. Paris 1834. — Landois: Die Fettembolie. Erg. Chir. u. Orthop. 16 (1923). — Lecène: Artérite et thrombose de l'artère humérale; Arteriotomie, Extraction du caillot; Suture de l'artère; Reformation d'un caillot. Arch. Malad. Cœur 1909, 138. — Lédieu: Thrombosiertes Aneurysma der A. hepatica. J. de Bordeaux 1856. — Lejars: Désobstruction opératoire des artères embolisées. Soc. chir. 1911, 11. Okt. — Leo: Über die Wirkung intravenöser Kampferölinjektionen. Dtsch. med. Wschr. 48, Nr 5 (1922). — Lepehne: Zur intravenösen Injektion in Öl gelöster Medikamente. Klin. Wschr. 1922, 670. — Leube: Spezielle Diagn. d. inn. Krankheiten 1902, 405. — v. Leyden: Durch plötzliche Verminderung des Barometerdrucks entstehende Rückenmarksaffektion. Arch. f. Psychiatr. 9 (1879). — v. Leyden: Über einen Fall von Thrombose der Arteria poplitea sinistra. Berl. klin. Wschr. 1890, Nr 14. — v. Leyden: Über einen Fall von Arterienthrombose nach Influenza. Dtsch. med. Wschr. 1892, Nr 45. — v. Leyden: Über die Thrombose der Basilar-Arterie. Z. klin. Med. 5, H. 2. — v. Leyden und Goldscheider: Die Erkrankungen des Rückenmarks und der Medulla oblongata. Wien 1897. — Lichtendorf: Über Embolie der Mesenterialarterien. Inaug.-Diss. München 1906. — Lichtheim: Störungen des Lungenkreislaufs. Berlin 1876. — Lingelbach: Über Fettembolie. Inaug.-Diss. Gießen 1915. — Litten: Gefäßgeräusche bei Lungenembolie. Charité-Annalen 3 (1878). — Litten: Untersuchungen über den hämorrhagischen Infarkt. Z. klin. Med. 1, 148. — Löwenstein: Über Thromboarteriitis pulmonalis. Frankf. Z. Path. 27, 226 (1922). — Lubarsch: Neue Beiträge zur Lehre von der Parenchymzellenembolie.

Wiesbaden 1899. — LUBARSCH: Allgemeine Pathologie. Wiesbaden 1905. — LÜDIN: Über Thrombose der Arteria vertebralis. Dtsch. Z. Nervenheilk. **46**, 380 (1910). — LUNDMARK: Ein Fall von Arteriotomie wegen Embolie in der Arteria brachialis. Hygiea **77**, 1. Zbl. Chir. **1915**, Nr 10. — LÜTTICH: Zwei praktisch wichtige Gefäßanomalien. Arch. Heilk. **71**, 70 (1876).

MAGNUS: Über den Ursprungsort der Lungenembolie und die Bedeutung der Vena saphena für den Vorgang. Klin. Wschr. **3**, Nr 4 (1924). — MAGNUS: Thrombose der Arteria cerebelli posterior inferior. Norsk. Mag. Laegevidensk. **77**, Nr 11 (1916); Zbl. Chir. **1918**, Nr 18. — MAHLER: Thrombose. Arch. aus der Kgl. Frauenklinik zu Dresden **1905**. — MARCHAND; Luftembolie. Vjschr. prakt. Heilk. **33** (1876). — MARCHAND: Zur Kenntnis der Embolie und Thrombose der Hirnarterien. Berl. klin. Wschr. **1894**, Nr 1—3. — MARION: Deux cas de mort par embolie gazeuse. J. d'Urol. et rev. Chir. **1913**, Nr 47. —MARCK: Über die Folgen des Verschlusses der Gekrösearterien. Z. Chir. **90**, H. 1/3 (1907). — MATTHES: Über anämische und hämorrhagische Darminfarkte. Med. Klin. **1906**, Nr 16. — MATTI: Erfolgreich operierter Fall von Embolie der A. femoralis und der A. profunda femoris. Korresp.bl. Schweiz. Ärzte **1913**, Nr 50. — MERKEL: Über den Verschluß der Mesenterial-arterien und dessen Folgen. Münch. med. Wschr. **1911**, Nr 49. — MERKEL: Zur Kenntnis der Aneurysmen im Bereich der Arteria hepatica. Virchows Arch. **214** (1913). — MIGATA: Über einen seltenen Fall von Thrombose der Arteria femoralis. Klin. therap. Wschr. **1912**. — MØLLER: Recherches sur la thrombose et l'embolie dans l'artère pulmonaire et ses ramifications. C. r. Soc. Biol. **84**, Nr 8 (1921). — MOLLER: Studien über embolische und autochthone Thrombosen in der Arteria pulmonalis. Beitr. path. Anat. **71**, H. 1 (1922). — MOOS: Thrombose der A. mes. sup. Virchows Arch. **41**. — MORIANI: Echinokokkus in Arterien. Lavori dell'Istitute di Anatomia patologica della università di Pisa **1909**, zitiert nach BENDA in Aschoffs Lehrbuch d. path. Anatomie **2**, 104 (1913). — MORGAGNI: De sedibus et causis morborum. Ep. 5, Art. 21 (1827) Brunner Comment. — MOSNY und DUMONT: Embolie fémorale chirurgicalement traitée et guérie par l'extirpation du caillot. Acad. méd. **1911**, 19. Dez. — MOST: Über die operative Entfernung des arteriellen Embolus bei drohender Extremitätengangrän. Dtsch. med. Wschr. **50**, Nr 44 (1924).

NÄGELSBACH: Thrombose und Spätgangrän nach Erfrierung. Münch. med. Wschr. **66**, 353 (1919). — NARATH, zitiert nach STERNBERG. Beitr. klin Chir. **65**, 504. — NAVILLE et FROMBERG: Les embolies graisseuses. Arch. méd. expér. anat. Path. **1913**, Nr 4. — NEID-HARDT: Über Luftembolie bei Aborten. Z. Med.beamte **1915**, 111. — NEUGEBAUER: Tödliche Luftembolie nach Lufteinblasung in die Oberkieferhöhle. Zbl. Chir. **1917**, Nr 7. — NICOLAI: Over vetembolie. Virchow-Hirschs Jber. **1914**, 236; Schmidts Jb. **1915**, 93. — NICOLAYSEN: Operative Entfernung einer Embolie, zitiert Zbl. Chir. **1915**, Nr 33. — NIKIFOROFF: Folgen schneller Herabsetzung des Barometerdrucks. Zieglers Beitr. **12** (1892). — NOLAND and WATSON: Embolism and thrombosis of the superior mesenteric artery. Ann. Surg. **58**, 459 (1913).

ODERMATT: Multiple Thromben von Arterien und Venen mit Gangrän nach Grippe. Schweiz. med. Wschr. **17** (1922). — OFFERGELD: Über die Unterbindung der großen Gefäße des Unterleibes. Dtsch. Z. Chir. **88** (1907). — OLBRYCHT: Experimentelle Beiträge von der Fettembolie der Lungen mit besonderer Berücksichtigung ihrer gerichtsärztlichen Bedeutung. Dtsch. Z. gerichtl. Med. **1**, Nr 10/11 (1922). — OLSHAUSEN: Luftembolie. Mschr. Geburtsh. **24**.

PANUM: Experimentelle Beiträge zur Lehre von der Embolie. Virchows Arch. **25**, 433 (1863). — PARTSCH: Thrombose der Arteria tibialis postica. Münch. med. Wschr. **1912**, Nr 17. — PAUL: Über einen Fall von Embolie der Arteria mesenterica sup. Inaug.-Diss. Erlangen 1906. — PAYR: Beiträge zur Kenntnis und Erklärung des fettembolischen Todes nach orthopädischen Eingriffen und Verletzungen. Z. orthop. Chir. **7**, 338 (1900). — PEDENKO: Zur Klinik und Diagnose der Thrombose der Gekrösearterien. Zbl. Chir. **1914**, Nr 16. — PEDENKO: Zur Klinik und Diagnostik der Verstopfung der Art. mesenterica. Zbl. Herzkrkh. **5**, 184 (1914). — PENZOLDT: Über den hämorrhagischen Infarkt der Lunge bei Herzkranken. Dtsch. Arch. klin. Med. **12**, 13 (1873). — PETRÉN: Studien über obturierende Lungenembolie als postoperative Todesursache. Beitr. klin. Chir. **79**, (1912); **84** (1913). — PFEIFFER: Thrombose der Art. mes. sup. Amer. J. Obstetr. **73**, Nr 6; Zbl. Gynäkol. **1917**, 230. — PHOTAKIS: Untersuchungen über Luftembolie durch Gebärmuttereinspritzungen zum Zwecke der Fruchtabtreibung. Vjschr. gerichtl. Med. **50**, H. 2. — PILZ: Langenbecks Arch. klin. Chir. **9**. — POISEUILLE: Lettre sur les causes de la mort par suite de l'introduction de l'air dans les veines. Gaz. Méd. **1837**, 671. — PONFICK: Zur Kasuistik der Embolie der Art. mesent. sup. Virchows Arch. **50**, 623 (1870). — PRAEGER: Ein Fall von Fettembolie nach Ovariotomie. Münch. med. Wschr. **1910**, 1092. — PUPOVAC: Ein Beitrag zur Arteriotomie bei Embolie. Wien. klin. Wschr. **1915**, Nr 4. — PUPPE: Über Fettembolie bei Phosphorvergiftung. Vjschr. gerichtl. Med. **12**, Suppl.

QUEDMANN: Beitrag zur Kenntnis der ausgedehnten Thrombose der Aorta thoracica und Arteria mesaraica sup. mit ihren Ästen. Inaug.-Diss. Königsberg 1912. — QUINCKE: In Ziemssens Handbuch der speciellen Pathologie und Therapie 6 (1879).

RANZI: Über postoperative Lungenkomplikationen embolischer Natur. Arch. klin. Chir. 87, 2 (1908). — RAUCHFUSS: Über Thrombose des Ductus arteriosus Botalli. Virchows Arch. 17, 376 (1859). — RAUCHFUSS: Zur Kasuistik der Gefäßverschließungen. Virchows Arch. 18, 537 (1860). — RAYNER: A case of mesenteric thrombosis. Med. chronicle 57, 345 (1913). — v. RECKLINGHAUSEN: Thrombose der Nierenarterien nach Trauma. Virchows Arch. 20. — v. RECKLINGHAUSEN: Tödliche Fettembolie nach Knochenfractur. Virchows Arch. 28 (1863). — v. RECKLINGHAUSEN: Allgemeine Pathologie des Kreislaufs und der Ernährung. 1883. — REICH: Embolie und Thrombose der Mesenterialgefäße. Erg. Chir. 7, 575 (1913). — REICHMANN: Ein Fall von Aneurysma der Arteria hepatica propria. Virchows Arch. 194 (1908). — REID: Embolie der Aorta ascendens. Brit. med. J. 1873, Nr 8. — REINER: Experimentelles zur Frage der Fettembolie. Naturforsch.-Vers. Dresden 1907. — REMMERS: Ätiologie und Entstehung der postoperativen Thrombose und Embolie. Inaug.-Diss. Freiburg 1909. — REUTER: Experimentelle Untersuchungen über Fettembolie. Frankf. Z. Path. 17, Nr 1 (1914). — REUTERWALL: Über bindegewebig geheilte Risse der Elastica interna der A. basilaris. Stockholm 1923. — REYNIER: Recherches cliniques et expérimentales sur le bruit de moulin, symptome d'épanchement intra- et extrapéricardique dans les traumatismes de la poitrine. Arch. gén. Méd. 5, 441 (1880). — RIBBERT: Über Fettembolie . Dtsch. med. Wschr. 1900, Nr 26. — RICHTER: Über Luftembolie bei krimineller Abtreibung. Mschr. Gynäkol. 39, H. 5. — RIEBOLD: Beiträge zur Symptomatologie der Milz- und Niereninfarkte. Dtsch. Arch. klin. Med. 84 (1905). — RIEDEL: Unterschenkelgangrän nach Leuchtgasvergiftung. Dtsch. med. Wschr. 47, 651 (1921). — RITTERSHAUS: Beiträge zur Embolie und Thrombose der Mesenterialgefäße. Mitt. Grenzgeb. Med. u. Chir. 16, 3 (1907). — RÖSSLE: Totale Thrombose der unteren Bauchaorta samt Ästen. Münch. med. Wschr. 1913, Nr 3. — RUBESCH: Ein Beitrag zur embolischen Verschleppung von Projektilen. Bruns' Beitr. 80 (1912). — RUNGE: Über postoperative Thrombosen und Embolien. Inaug.-Diss. Freiburg 1913. — RUPP: Zur Klinik und Diagnose des mesenteriellen Gefäßverschlusses. Dtsch. med. Wschr. 41, 163 (1915). — RUPP: Zur Lokalisation der Lungenembolien. Arch. klin. Chir. 115, H. 3 (1925).

SACK: Über Embolie der Gehirnarterien. Inaug.-Diss. Berlin 1877. — SALMON: Di un caso di trombosi dell'arteria vertebrale e della cerebellare posteriore ed inferiore. Arch. di Biol. 66, 4; Virchow-Hirschs Jber. 47, 2, 75 (1912). — SATA: Über die Beziehungen zwischen Gefäßwandschädigung, Infektion und Thrombose. Virchows Arch. 257, H. 3 (1925). — SAUERBRUCH: Die Chirurgie der Brustorgane. Berlin 1920/25. — SCHILLING: Zur Indikation der intravenösen Campherölinjektionen. Dtsch. med. Wschr. 49, Nr 44 (1923). — SCHIMMELBUSCH: Die Blutplättchen und die Blutgerinnung. Fortschr. Med. 3 (1885). — SCHLAEPFER: Air embolism following various diagnostic or therapeutic procedures in diseases of the pleura and the lung. Bull. Hopkins Hosp. 1922, Nr 379. — SCHMID: Thrombose und Embolie nach Geburten und Operationen. Klin. Wschr. 3, Nr 16 (1924). — SCHMIDT: Zur klinischen Diagnostik der Niereninfarkte und renal bedingter Kolikanfälle. Wien. klin. Wschr. 1901, Nr 19. — SCHMIDT: Über Fettembolien nach Frakturen. Inaug.-Diss. München 1909. — SCHMINCKE: Obturierende Thrombose der Vena cava inf. Mschr. Kinderheilk. 13, 114. — SCHMORL: Pathologisch-anatomische Untersuchungen über Puerperaleklampsie (1893). — SCHNITZLER: Zur Symptomatologie des Darmarterienverschlusses. Wien. med. Wschr. 1901, Nr 11. — SCHROETTER: Zur Pathologie der Dekompressionserkrankungen (Caissonkrankheit). Zbl. Path. 9, 857 (1898). — SCHÜCK: Über das Wesen und die Entstehung des Angioma arteriale racemosum. Inaug.-Diss. Berlin 1886. — SCHULTZE: Über Taucherlähmungen. Virchows Arch. 79. — SCHULTE: Tod an Luftembolie bei Eklampsie 30 Stunden nach der Geburt. Inaug.-Diss. Leipzig 1909. — SCHUMACHER und JEHN: Experimentelle Untersuchungen über die Ursache des Todes durch Lungenembolie. Z. exper. Med. 3, H. 4/5 (1914). — SCHÜTT: Beitrag zur Kenntnis der infektiösen Thrombosen. Münch. med. Wschr. 45, 1292 (1920). — SCHWERMANN: Embolie der Arteria mesenterica sup. Inaug.-Diss. Leipzig 1912. — SÉGALAS: Mühlengeräusche, zitiert nach PIORRY: Diagnostik und Semiotik 1846 I, 91. — SENATOR: Die Erkrankungen der Nieren. In Nothnagels Handbuch 19 (1899). — SENCERT et BLUM: Un cas d'artériotomie pour embolie de l'artère axillaire suivie de guérison complète. Presse méd. 30, 649 (1922). SEURIG: Über sieben Fälle von ausgedehnter autochthoner Aortenthrombose. Inaug.-Diss. München 1910. — SIEGMUND: Fettembolie als Todesursache. Dtsch. mil.ärztl. Z. 1918, Nr 21; Münch. med. Wschr. 1918, Nr 39. — SILLIG: Sur un cas d'embolie gazeuse au cours d'un remplissage de pneumothorax artificiel. Rev. méd. Suisse rom. 33, Nr 7 (1913). — SIMMONDS: Über das Angioma racemosum des Gehirns. Virchows Arch. 180 (1905). — SIMMONDS: Gasembolie bei Sauerstoffinjektion. Münch. med. Wschr. 1915, Nr 19. — SPECHT: Granatsplitter im linken Ventrikel nach Verletzung der Vena femoralis. Münch. med. Wochr. 1917, Nr 27. —

STAHL und ENTZIAN: Klinisches und Experimentelles über das intra- und extracardiale Mühlengeräusch. Z. klin. Med. 100, H. 1/4 (1924). — STEINDL: Luftembolie auf paradoxem Weg. Wien. klin. Wschr. 37, Nr 9 (1924). — STEPHAN: Autochthone Thrombose beider Mesenterialarterien. Inaug.-Diss. München 1896. — STERNBERG: In: Pathologische Anatomie von ASCHOFF (1913). — STICH und ZOEPPRITZ: Zur Histologie der Gefäßnaht. Zieglers Beitr. 46 (1909). — STIEDA: Beitrag zur Thrombose der Mesenterialarterien. Münch. med. Wschr. 1911, 542. — STRUEFF: Bakterielle Lungenembolie. Virchows Arch. 198, 2 (1909). — STUKOWSKI: Luftembolie bei Pleurapunktion wegen tuberkulösen Empyems. Inaug.-Diss. Breslau 1921. — SUNDBERG: Fall von operiertem Embolus der Arteria femoralis. Hygiea 82, H. 1 (1920). — SUTER: Die ein- und beidseitig auftretenden Nierenkrankheiten. In: Handbuch der inneren Medizin von MOHR und STAEHELIN III, 2 (1918). —

THOREL: In Lubarsch-Ostertags Erg. 14, 2. Abt. (1911); 18, 1. Abt. (1915). — TIEDEMANN: Von der Verengerung und Schließung von Pulsadern in Krankheiten. Heidelberg und Leipzig 1843. — TIGERSTEDT: Die Physiologie des Kreislaufs 2, 416 (1921). — TRAUBE: Über den Zusammenhang von Herz und Nierenkrankheiten. Ges. Beitr. z. Pathol. u. Phys. II, 347 (1871). — TRENDELENBURG: Zur Operation der Embolie der Lungenarterien. Zbl. Chir. 1908, Nr 4. — TROTTER: Embolism and thrombosis of the mesenteric vessels, zitiert Zbl. Chir. 1914, Nr 16. — TRÜBEL: Vier Fälle von Verschluß der Arteria mes. sup. Jb. Wien. k. k. Krankenanstalten 1896, 968. — TÜRK: Über Degeneration der Nierenzellen bei dauerndem Abschluß der Zirkulation. Zieglers Beitr. 56. — TURNER: Über Fettembolie bei orthopädischen Erkrankungen. Arch. f. Orthop. 13, Nr 4 (1914). — TÜTTEL: (Mühlengeräusch). Dtsch. Klin. 1860, Nr 37. — VIRCHOW: Allgemeine Störungen der Ernährung und des Blutes. In: Handbuch der spec. Pathol. u. Therapie 1 (1854). — VIRCHOW: Gesammelte Abhandlungen zur wissenschaftlichen Medizin (1856).

WAGENER, O.: Beiträge zur Pathologie des Ductus arteriosus. Dtsch. Arch. klin. Med. 79 (1903). — WAGENER, O.: Thrombenbildung am durchgängigen Ductus arteriosus. Dtsch. Arch. klin. Med. 89 (1907). — WAGNER: Die Capillarembolie mit flüssigem Fett. Arch. Heilk. 3, 241 (1862); 4, 146 (1863). — WEBER: Über Fettembolie des Gehirns. Med. Klin. 1913, Nr. 21. — WEBER: Thrombosis of the inferior vena cava and both renal veins. Proc. Roy. Soc. Med. i14, Nr. 7 (1921). — WEISS: Untersuchungen über die spontane Gangrän der Extremitäten und ihre Abhängigkeit von Gefäßerkrankungen. Dtsch. Z. Chir. 40 (1895). — WENCZEL: Thrombosen und Embolien nach gynäkologischen Operationen. Beitr. Chir. 84, 1 (1913). — WERTHEIM: Zbl. Gynäkol. 1911, 1159. — WIEDHOFF: Experimentelle Untersuchungen über Kreislaufstörungen bei der Embolie der Aorta unterhalb des Abgangs der A. mes. inf. Bruns' Beitr. 135, H. 1 (1925). — WIESE: Traumatische Thrombose der Vena cava inf. Mschr. Unfallheilk. 28, Nr 6 (1921). — WILKE: Fettembolie nach Querbruch beider Tibiae und Fibulae. Münch. med. Wschr. 1913, Nr 35. — WILMS: Fettembolie. Semaine méd. 1910, 139. — WISZENIEWSKI: Veränderungen nach temporärer Abklemmung der Nierenarterien. Zieglers Beitr. 53. — WISNIEWSKI: Über tödliche Fettembolie nach Knochenoperationen und Knochenbrüchen. Zbl. Chir. 1917, Nr 22. — WISSMANN: Thrombose der Arteria carotis communis. Inaug.-Diss. Gießen 1903. — WOLF: Experimentelle Studien über Luftembolie. Virchows Arch. 174 (1904). — WUTTIG: Experimentelle Untersuchungen über Fettaufnahme und Fettablagerung. Zieglers Beitr. 37 (1905). — WYDER: Über Embolie der Lungenarterien in der geburtshilflichen gynäkologischen Praxis. Slg. klin. Vortr. 1896, Nr 146.

ZEISSL: Ein Fall von Obliteration der Arteria brach. sin. durch Arteriitis syphilitica. Wien. med. Blätter 1879, Nr 24. — ZENKER: Ein Fall von Schußverletzung der Leber mit embolischer Verschleppung von Lebergewebe. Dtsch. Arch. klin. Med. 42, 505. — ZENKER: Beiträge zur normalen und pathologischen Anatomie der Lunge 1862. — ZESAS: Die Thrombose und Embolie der Mesenterialgefäße. Zbl. Grenzgeb. Med. u. Chir. 13, Nr 9 (1910). — ZIMMERMANN: Carotisverschluß. Beitr. klin. Chir. 8; zitiert nach THOREL in Lubarsch-Ostertags Erg. 14, II, 518 (1911). — ZUNTZ: Zur Pathogenese und Therapie der durch rasche Luftdruckveränderung erzeugten Krankheiten. Fortschr. Med. 15. — ZURHELLE: Thrombose und Embolie nach gynäkologischen Operationen. Arch. Gynäkol. 84, 2 (1907). — ZURHELLE: Experimentelle Untersuchungen über die Beziehung der Infektion und der Fibringerinnung zur Thrombosenbildung im strömenden Blut. Zieglers Beitr. 47, 3 (1910).

Venen.

ALTEN: Über linksseitige Lage der Vena cava inferior. Anat. Anz. 43 (1913). — ANITSCHKOW: Zur Pharmakologie der Venen. Pflügers Arch. 202, H. 1/2 (1924). — ARONS: Akute Thrombose der Vena cava sup., der Vena anonymae et jugulares. Dtsch. med. Wschr. 47, 894 (1921). — AUERBACH: Verschluß der Vena cava inf. durch Thrombenbildung. Med. Klinik 1910, 484.

Bachmann: Über gewisse Unregelmäßigkeiten in dem Bau der normalen Venenwandung beim Menschen. Arch. Anat. u. Physiol. 1906. — Bauer: Morphologische Arbeiten, herausg. von Schwalbe 6 (1996). — Baum: Die traumatische Venenthrombose der oberen Extremitäten. Dtsch. med. Wschr. 1913, Nr 21. — Beitzke: Über einen Fall von kavernöser Umwandlung der Pfortader. Charité-Ann. 34 (1910). — Béjan et Cobu: Sur la ligature de la veine cave inférieure. Rev. Chir. 1911, Nr 3. — Benda: „Venen". In: Henke-Lubarsch: Handbuch d. spec. path. Anatomie u. Histologie (1924). — Benda: Syphilis der großen Gefäße. Sitzgsber. Berl. med. Ges. 1910, Jan. Dtsch. med. Wschr. 1910, Nr 5. Med. Klin. 1910, 202. — Bennet: Clinical lectures on varicous veines of the lower extremities. London 1890. — Benque: Ein Fall von Persistenz der Vena umbilicalis. Wien. klin. Wschr. 1912, Nr 33. — Berberich und Hirsch: Die röntgenographische Darstellung der Arterien und Venen am lebenden Menschen. Klin. Wschr. 1923, Nr 49. — Betz: Memorabilien 2, Nr 8 (1877). — Bewerunge: Ein Fall von Cholelithiasis, Cholecystitis, Cholangitis und sekundärer Thrombose der Pfortader. Inaug.-Diss. München 1905. — Bieger: Ein Fall von Phlebosklerose. Dtsch. med. Wschr. 50, Nr 6 (1924). — Bitot et Mauriac: De la phlébosclérose. Gaz. Hôp. 1912, 809. — Bloch: Über die bleibende Hypertrophie einer Extremität infolge Verschlusses ihrer Hauptvene. Berl. klin. Wschr. 1909, Nr 14. — Bondy: Zur Frage der Sinusthrombose nach Freilegung des gesunden Sinus. Arch. Ohrenheilk. 85 (1911). — Bonne: Ein Beitrag zur Kenntnis der Thrombosen der Vena lienalis. Inaug.-Diss. Göttingen 1884. — Borchard: Über eine von Varicen des Unterschenkels ausgehende eigentümliche Geschwulstbildung (Angiosarkom). Arch. klin. Chir. 80 (1906). — Borrmann: Blutgefäßendothelien mit besonderer Berücksichtigung seines Wachstums. Virchows Arch., Suppl.-Bd. 151 (1898). — Borrmann: Beiträge zur Thrombose des Pfortaderstammes. Dtsch. Arch. klin. Med. 59, 283 (1879). — Boschowsky: Über Phlebosklerose. Münch. med. Wschr. 1909, 1344. — Bregmann: Ein Beitrag zur Kenntnis der Angiosklerose. Inaug.-Diss. Dorpat 1890. — Brooks: Diffuse Sklerose der oberflächlichen Venen. Amer. J. med. Sci. 1911, Sept. — Buchwald und Litten: Über die Strukturveränderungen der Niere nach Unterbindung ihrer Vene. Virchows Arch. 66, 145. — Budd: Die Krankheiten der Leber. Berlin 1846. — Büdinger: Varizen und Phlebitis der unteren Extremitäten. Med. Klin. 1923, Nr 11. — Burgess: Thrombose der Vena mes. sup. Dublin J. med. Sci. 1911, Febr. — Buschke: Eigenartige Form von recidivierender wandernder Phlebitis an den unteren Extremitäten. Arch. Dermat. 72 (1904).

Canneron: Persistence of the left posterior cardinal vein. J. Anat. a. Physiol. 1911, 416. — Chalier-Crémieu: Sur un cas de phlébite pneumonique. Bull. méd. 1912, 675. — Chalier et Longy: Des oblitérations de la veine cave infér. Lyon méd. 130, Nr 8 (1921). — Chiari: Über die selbständige Phlebitis obliterans der Hauptstämme der Venae hepaticae als Todesursache. Zieglers Beitr. 26 (1899). — Chiari: Zur Erkennung und Behandlung der Mesenterialvenenerkrankung nach Appendicitis. Med. Klin. 21, Nr 27 (1925). — Cornil: Sur l'anatomie pathologique des veines variqueuses. Arch. Physiol. norm. et path. 1872. — Corning: Lehrbuch der Entwicklungsgeschichte (1921).

Dahlmann: Eklampsieähnliche Krankheitsbilder und Schwangerschaftsleber nach Pfortaderunterbindung. Z. Geburtsh. 78 (1916). — Daus: Über traumatische Thrombose. Dtsch. Arch. klin. Med. 112, H. 3/4 (1913). — Davies: A case of thrombosis of the superior vena cava and great veins. Lancet 1911, Nr 4577. — Dietrich: Der erste Beginn der Thrombenbildung. Verh. dtsch. path. Ges. 18, 239 (1921). — Dietrich: Über ein Fibroxanthosarkom mit eigenartiger Ausbreitung und über eine Vena cava sup. sinistra bei dem gleichen Falle. Virchows Arch. 212 (1913). — Dürck: Thrombose der Hohlvene durch eingewucherten Grawitschen Tumor. Dtsch. med. Wschr. 1907, 574.

Edens: Über Milzvenenthrombose, Pfortaderthrombose und Bantische Krankheit. Mitt. Grenzgeb. Med. u. Chir. 18, 59 (1907). — Eisenlohr: Zur Thrombose der Mesenterialvenen. Jb. Hamb. Staatskrk.anst. 2 (1890). — Emmerich: Die kavernöse Umwandlung der Pfortader. Frankf. Z. Path. 10, H. 3 (1912). — Enderlen: Traumatische Thrombosen der Pfortader. Münch. med. Wschr. 1912, 1978. — Eppinger: Lebervenenthrombose. Prag. med. Wschr. 1876, Nr 39. — Epstein: Über die Struktur normaler und ektatischer Venen. Virchows Arch. 108 (1887). — Erlenmeyer: Springende Thrombosen der Extremitäten und Hirnsinus bei einer Erwachsenen mit Ausgang in Genesung. Dtsch. med. Wschr. 1890, Nr 35. — Ewald: Ein Fall von Periphlebitis syphilitica. Thrombosis venae portarum. Berl. klin. Wschr. 1906, Nr 27, 911.

Fabry: Zur Technik der intravenösen Sublimatinjektionen bei Varicen. Med. Klin. 19, Nr 40 (1923). — Falckenburg: Durch Thrombose der Vena mesenterica superior bedingte Gangrän des Dünndarms. Münch. med. Wschr. 64, 1649 (1917). — Favre: L'oblitération de la veine cave supérieur. Rev. méd. Suisse rom. 38 (1918). — Ferge: Über den Aufbau und die Entstehung des autochthonen Thrombus. Med.-naturwiss. Arch. 2, 2 (1909). — Fischer, B.: Über die Entzündung, Sklerose und Erweiterung der

Venen. Zieglers Beitr. 27, 494 (1900). — FISCHER: Die Behebung der Zirkulationsstörung als Therapie der Phlebitis. Med. Klin. 19, Nr 40 (1923). — FISHER und SCHMIEDEN: Experimentelle Untersuchungen über die funktionelle Anpassung der Gefäßwand. Histologie transplantierter Gefäße. Frankf. Z. Path. 3, 1 (1909). — FLEISCHMANN: Thrombose der Vena cava inf. Charité-Ann. 37 (1913). — FRANCK: Inwieweit sind neu auftretende Krampfadergeschwüre als unmittelbare Unfallfolge anzusehen? Mschr. Unfallheilk. 1913, 4. — FRERICHS: Klinik der Leberkrankheiten. Braunschweig 1861. — FRORIEP: Über eine verhältnismäßig häufige Varietät im Bereich der unteren Hohlvene. Anat. Anz. 10, 547.

GEPPERT und SIEGFRIED: Mesenterialvenenthrombose bei einer latent verlaufenen Phlebosklerose der Pfortader. Berl. klin. Wschr. 1924, 250. — GERSTER: Über die septische Thrombose der Vena portae und über Pylephlebitis. Zbl. Path. 1908, 118. — GIVENS: Duplication of the inferior vena cava in man. Anat. Rec. 6, Nr 12. — GLASER: Über Venenthrombose bei Herzkranken. Med. Klin. 1913, Nr 42. — GOBIET: Über Verschluß der Mesenterialgefäße nebst Mitteilung eines operativ geheilten Falles. Wien. klin. Wschr. 24, 1552 (1911). — GRUBER, G. B.: Beitr. zur Pathologie der dauernden Pfortaderverstopfung. Dtsch. Arch. klin. Med. 122, H. 4/6 (1917). — GRUBER, G. B.: Zur Kasuistik der Pfortaderthrombose. Mitt. Grenzgeb. Med. u. Chir. 25, 734 (1912).

HAGMANN: Über das Vorkommen von „Kompressionsthrombosen" an Hirnblutleitern. Arch. Ohrenheilk. 86. — HAINSKI: Ein Fall von Leservenenobliteration. Inaug.-Diss. Göttingen 1884. — HART: Über die kavernöse Umwandlung der Pfortader. Berl. klin. Wschr. 1913, Nr 48. — HARTMANN: Cavaunterbindung bei puerperaler Pyämie. Med. Ges. Leipzig 1911, 24. Jan. — HAUSER: Thrombose und Embolie. In: LUBARSCH u. OSTERTAG, Ergebn. 19, 2 (1921). — HECHT: Zur Ätiologie der Pfortaderthrombose. Wien. klin. Wschr. 1908, 944. — HECKNER: Zur Anatomie des Gefäßverschlusses post partum. Wien. klin. Rdsch. 1914, Nr 7. — HEDINGER: Über Intimafibromatose von Venen. Frankf. Z. Path. 27, 91 (1922). — HEINEKE: Thrombose der oberen Extremitäten. 40. Verh. dtsch. Ges. Chir. Berl. 1911. — HEINRICHSDORF: Cholelithiasis und eitrige Pylephlebitis unter dem Bilde heilender Leberabscesse. Mitt. Grenzgeb. Med. u. Chir. 23 (1911). — HELLER: Über traumatische Pfortaderthrombose. Verh. dtsch. path. Ges. 7 (1904). — HEMPEL: Erfahrungen mit Sublimatinjektionen bei Varicen. Münch. med. Wschr. 71, Nr 27 (1924). — HENKE: Phlebosklerose der Pfortader mit Thrombose. Dtsch. med. Wschr. 1908, 946. — HERXHEIMER: Mißbildungen des Herzens und der großen Gefäße. In SCHWALBES Handburh d. Morphologie d. Mißbildungen 3, 2 (1910). — HESS: Obliterating endophlebitis of hepatic veins. Amer. J. med. Sci. 130 (1905). — HILSNITZ: Beitrag zur Pathologie der Endophlebitis hepatica obliterans. Zbl. Path. 36, H. 4/5 (1925). — HINSELMANN: Die angebliche physiologische Schwangerschaftsthrombose von Gefäßen der uterinen Placentarstelle. Z. Geburtsh. 73 (1913). — HIRTZ et SALOMON: La phlébite ourlienne. Bull. Soc. méd. Hôp. Paris 1912, 37. — HOCHSTETTER: Über die Bildung der hinteren Hohlvene bei den Säugetieren. Anat. Anz. 1887, 517. — HODORA: Histologie der Varizen. Mschr. prakt. Dermat. 20 (1895). — HOFFMANN: Venenerkrankungen im Verlauf der Sekundärperiode der Syphilis. Arch. Dermat. 73 (1905). — HÜBSCHMANN: Über die Endophlebitis hepatica obliterans. Zbl. Path. 1913, 218.

JAKOB: Thrombose und variolaähnliches Exanthem bei Grippe. Dtsch. med. Wschr. 1919, Nr 1. — JANNI: Die feinen Veränderungen der Venenhäute bei Varizen. Arch. klin. Chir. 61 (1900). — JOHNSTON: A rare anomaly of the arteria profunda femoris. Anat. Anz. 1912. — JOSSELIN DE JONG: Über die Folgen der Thrombose im Gebiet des Pfortadersystems. Mitt. Grenzgeb. Med. u. Chir. 24 (1911).

KANIS: Ein Fall von Mesenterialvenenthrombose, hervorgerufen durch ein Geschwür im Ductus choledochus. Wien. klin. Rdsch. 25 (1911). — KATZENSTEIN: Über Venenthrombose und hämorrhagische Encephalitis im Anschluß an bakteriologisch-anatomische Untersuchungen bei Sinusthrombosen (Komplikation mit Chlorose, Eklampsie). Münch. med. Wschr. 1911, Nr 35. — KAUFMANN: Lehrbuch d. path. Anatomie (1911). — KAYA: Über Phlebosklerose. Virchows Arch. 189 (1907). — KLAPP: Experimentelle und klinische Studien über Varicen. Arch. klin. Chir. 127 (1923). — KÖBRICH: Ein Fall von cavernöser Umwandlung der Pfortader. Inaug.-Diss. Kiel 1903. — KOCH: Krampfadern, Krampfaderbrüche und Varicenbildung. Inaug.-Diss. Bonn 1905. — KOHTS: Ligatur der unteren Hohlvene. Freie Ver. Chir. Berl. 1911, 13. Febr. — KÖNIG: Pfortaderthrombose nach Pylephlebitis. Inaug.-Diss. Kiel 1906. — KÖRTE: Zur Behandlung des Angioma arteriale racemosum. Dtsch. med. Wschr. 1907, Nr 35. — KRAMER: Über fortgeleitete aktinomykotische Thrombose der Vena lienalis und der Pfortader. Inaug.-Diss. München 1911. — KRAUSS: Über Verschluß der Vena cava sup. und der Vena cava inferior. Inaug.-Diss. Tübingen 1894. — KRETZ: TALMAsche Operation bei Lebercirrhose. Wien. klin. Wschr. 1902. — KRETZ: Zwei Fälle von Milzvenenthrombose. Wien. Arch. inn. Med. 13, 2 (1926). — KÜSTER: Frühsymptom der Thrombose und Embolie. Berl. klin. Wschr. 1911, 51. — KUHLMANN: Zur pathologischen Anatomie der Vena azygos. Inaug.-Diss. Kiel 1909.

Landois: Thrombose der unteren Hohlvene verursacht durch Trauma. Ärztl. Sachverst.ztg **1907**, 7. — Lange: Ein Fall von Lebervenenobliteration. Inaug.-Diss. Kiel 1886. — Larkin: A case of portale thrombosis. Proc. N. Y. path. Soc. 15, H. 8 (1915). — Leale: Thrombophlebitis of the external iliac vein. J. amer. med. Assoc. 60, Nr 20. — Ledderhose: Studien über den Blutlauf in den Hautvenen unter physiologischen und pathologischen Bedingungen. Mitt. Grenzgeb. inn. Med. u. Chir. 15 (1905). — Lehmann: Zur Klinik der Pfortadersklerose. Med. Klin. 22, Nr 11 (1926). — Leichtenstern: Über Venenthrombose bei Chlorose. Münch. med. Wschr. 1899, Nr 48. — Lereboullet et Hutinel: La phlébite grippale au 1918/19. Paris méd. **1919**, 5. Juli. — Leriche: Essai de traitement chirurgical des suites éloignées des phlébites du membre inférieur. Presse méd. **31**, Nr 27 (1923). — Lettini: Über einen seltenen Fall von kompletter doppelseitiger Thrombose der Nierenvene. Morgagni-Nummer 1918. — Lichtenstern: Über einen neuen Fall von selbständiger Endophlebitis obliterans der Hauptstämme der Venae hepaticae. Prag. med. Wschr. 1900, Nr 28. — Lindbom: Zur Kenntnis der chronischen Milzvenen- und Pfortaderthrombose. Hygiea (Stockh.) 77, H. 13 (1915). — Linker: Thrombose des linken Vorhofs und der Pulmonalvenen bei einem Fall von Abdominaltyphus. Prag. med. Wschr. **1914**, Nr 51. — Lissauer: Beitrag zur Frage der Entstehung der Pfortaderthrombose. Virchows Arch. 192 (1908). — Löhr: Ein Beitrag zur Varizenbehandlung. Dtsch. Z. Chir. 165, H. 3/4 (1921). — Löwenstein: Über die Venenklappen und Varizenbildung. Mitt. Grenzgeb. Med. u. Chir. 18, 1 (1907). — Löwy: Über den Verschluß der Vena cava inferior. Wien. Arch. inn. Med. 7, 2 (1923). — Looten et Ruyssen: Anomalie de la veine pulmonaire. Echo méd. Nord 14, 21. — Lubarsch: Die allgemeine Pathologie (1905, 171). — Lutembacher: La thrombostase cardiaque. Presse méd. **30**, 40 (1922).

Mc Callum: Anomaly of the inferior vena cava with thrombosis. Proc. N. Y. path. Soc. **1912**, 182. — Mc Cready: Anomalies of the Pulmonary veins. Bull. Hopkins Hosp. 29, Nr 334. — Magnus: Strömungsverhältnisse in Krampfadern. Verh. path. dtsch. Ges., 18. Tag., Jena 1921. — Magnus: Zirkulationsverhältnisse in Varicen. Dtsch. Z. Chir. 162, H. 1/2, 71. — Magnus: Über den Ursprungsort der Lungenembolie und die Bedeutung der Vena saphena für den Vorgang. Klin. Wschr. 3, Nr 4 (1924). — Magnus: Über Krampfadern und den varikösen Symptomkomplex. Klin. Wschr. **1926**, Nr 32. — Marchand: Ältere Thrombose der Pfortader. Münch. med. Wschr. 65, 441 (1918). — Marcus: Über nodöse Syphilide. Arch. Dermat. 63 (1902). — Martens: Über Pylephlebitis purulenta bei Perityphlitis. Dtsch. med. Wschr. **1907**, Nr 42. — Mattes: Über Verschluß der beiden Hohlvenen. Inaug.-Diss. Freiburg 1911. — Mehnert: Über die topographische Verbreitung der Angiosklerose. Inaug.-Diss. Dorpat 1888. — Melissinos: Beckenniere mit persistierender Vena cardinalis dextra. Anat. Anz. **1911**. — Mensi: Sulla trombosi delle vene nella etá infantile. Riforma med. **1912**, Nr 30. — Meyer, O.: Zur Kenntnis der Endophlebitis obliterans. Virchows Arch. 225, 213 (1918). — Meyer, O.: Eitrige Thrombose der Pfortader nach Appendicitis. Inaug.-Diss. Kiel 1910. — Meystre: Un cas de thrombose des veines hépatiques. Thèse de Lausanne 1901. — Mohr: Thrombose von Armvenen durch Blutdruckmessungen. Münch. med. Wschr. 59, 759 (1912). — Moro: Über die Pathogenese und zweckmäßigste Behandlung der Krampfadern der unteren Extremitäten. Beitr. klin. Chir. 71 (1911). — Mouchet: Thromboses veineuses du membre supérieur par effort. Presse méd. **1913**, 464. — Müller, H.: Ein Fall von Obliteration der Vena cava inferior und der Venae hepaticae. Inaug.-Diss. Greifswald 1905.

Nagayo: Über die Obliteration der Hauptstämme der Lebervenen und der unteren Hohlvenen im heparen Abschnitt. Mitt. med. Fak. Tokyo 9, 1. II. (1910). — Negretti und Galjot, zit. nach Thorel, Erg. d. allg. Pathologie 18, 1, 164 (1915). — Neisser: Thrombose der Vena cava inf. Allg. med. Zbl. **1907**, 28. — Neuberger: Ein Fall von vollkommener Persistenz der linken Vena cardinalis post. bei fehlender Vena cava inferior. Anat. Anz. 43 (1913). — Nicolai: Verdoppelung der Vena cava inf. Inaug.-Diss. Kiel 1886. — Niederle: Leiomyom der Vena mediana basilica. Zbl. Chir **1913**, 108. — Nobl: Der varicöse Symptomenkomplex. Berlin-Wien 1909. — Nützel: Beitrag zur Kenntnis der Mißbildungen im Bereich der oberen Hohlvenen. Z. Path. 15, 1 (1914).

Oberndorfer: Geschwulstthrombose der unteren Hohlvene. Verh. dtsch. path. Ges. **1907**. — Oberndorfer: Ein cystisches Endothelioma sarcomatodes der Vena umbilicalis. Festschr. f. Bollinger. Wiesbaden 1903. — Oberndorfer: Varietäten im Gebiete der unteren Hohlvene. Münch. med. Wschr. **1903**, Nr 10. — Odermatt: Multiple Thromben von Arterien und Venen mit Gangrän nach Grippe. Schweiz. med. Wschr. 17 (1922). — Offergeld: Zur Unterbindung der großen Gefäße des Unterleibs. Dtsch. Z. Chir. 88 (1907). — Oppenheim: Zur Verbreitung maligner Tumoren auf dem Blutwege und zur Kasuistik des retrograden Transportes in den Venen. Inaug.-Diss. Heidelberg 1907. — Oppolzer: Milzvenenthrombose. Wien. Wschr. 1860, Nr 50/51; **1861**, Nr 1/2. — Orth: Thrombose bei der spanischen Krankheit. Dtsch. med. Wschr. **1918**, Nr 47. —

OSLER: On obliteration of the superior vena cava. Bull. Hopkins Hosp. 14, Nr 148 (1903). —
OZANAM: De la circulation veineuse par influence. C. r. Acad. Sci. 1881, 93, 92. —
PAROW: Über Thrombose der Mesenterialgefäße. Inaug.-Diss. Leipzig 1912. —
PATTERSON: An unusual anomaly of the left pulmonary vein. J. amer. med. Assoc. 61,
Nr 21 (1913). — PAYR: Experimente über Magenveränderungen als Folge von Thrombosen
und Embolien im Pfortadergebiet. Arch. klin. Chir. 84 (1907). — PELLOT: Les throm-
boses veineuses du membre supérieur droit, dites phlébites par effort. Paris méd. 1913. —
PELTESOHN: Thrombose der oberen Hohlvene. Inaug.-Diss. Freiburg 1907. — PENKERT:
Über idiopathische Stauungsleber. Virchows Arch. 169 (1902). — PERL: Ein Fall von
Sarkom der Vena cava inferior. Virchows Arch. 53, 378 (1871). — PETERS: Über Venen-
anomalien des vorderen und hinteren Mediastinums. Inaug.-Diss. Kiel 1909. — PISSEMSKY:
Zur Frage über Komplikationen nach gynäkologischen Operationen. Zbl. Gynäk. 1913. —
PLANER: Nierenentzündung bei bestehender syphilitischer Lebercirrhose mit Thrombose
der ganzen Pfortader. Wien. med. Presse Nr 31. — PLEASANT: Obstruction of the inferior
Vena cava with a report of 18 cases. Bull. Hopkins Hosp. 1911. — POELCHEN: Pfortaderthrombose durch Bauchquetschung, Heilung durch TALMAsche Operation. Mschr. Unfallheilk. 1912, 227.

QUINCKE: Krankheiten der Gefäße. In ZIEMSSENS Handbuch 6, 537 (1880).

RAUTH: Beiträge zur Kompression der Vena cava superior. Inaug.-Diss. Gießen 1911. —
REESE: Zur Symptomatologie der Nierenvenenthrombose. Dtsch. Arch. klin. Med. 78,
588 (1903). — REICH: Embolie und Thrombose der Mesenterialgefäße. Erg. Chir. 7 (1913). —
REICHE: Zur Pathogenese und Klinik der Pylephlebitis acuta. Mitt. Hamb. Staatskrk.anst.
10, H. 6 (1910). — REVILLIOD: Obstruction de la veine cave supérieure. Rev. Méd. Suisse
rom. 27, 5 (1907). — RIEDEL: Venenthrombose nach Dickdarmkatarrh. Dtsch. med.
Wschr. 1911, Nr 21. — RISCHBIETER: Ein Fall von hochgradig dislocierter Stauungsmilz
mit Thrombose der Milzvene als Ursache eines akuten Obturationsileus. Virchows Arch.
219, 50 (1915). — RISEL: Ein Beitrag zur thrombotischen Obliteration und cavernösen
Umwandlung der Pfortader. Dtsch. med. Wschr. 1909, Nr 39. — ROCKARD: De l'œdème
subaigue du membre supérieur droit, dit phlébite par effort. Bull. Soc. Chir. Paris 1913,
972. — ROKITANSKY: Handbuch d. path. Anatomie 2 (1856). — ROSENBLATT: Über einen
Fall von abnormem Verlauf der Lebervenen. Inaug.-Diss. Würzburg 1867. — ROSENTHAL:
Über Thrombose an der oberen Extremität nach Anstrengung. Z. Chir. 117 (1912). —
ROTHFELD: Perityphlitis und Pfortaderthrombose. Inaug.-Diss. Leipzig 1901. — RUGE:
Traumatische Thrombose der Vena axillaris. Med. Klin. 1911, Nr 42.

SACK: Über Phlebosklerose und ihre Bez. zur Arteriosklerose. Inaug.-Diss. Dorpat
1887. — SAXER: Beitr. zur Pathologie des Pfortaderkreislaufes. Zbl. Path. 13, Nr 15
(1902). — SCAGLIOSI: Über Phlebektasie. Virchows Arch. 180 (1905). — SCHAMBACHER:
Über die Ätiologie der varicösen Venenerkrankung. Inaug.-Diss. Leipzig 1899. — SCHEPEL-
MANN: Kasuistische Beiträge zur Venenthrombose. Beih. Med. Klin. 1911, H. 2. —
SCHILLER: Ein Fall von Thrombose des linken Vorhofs. Virchows Arch. 228, 276 (1920). —
SCHLESINGER, H.: Zur Diagnostik der Erkrankungen der Vena cava inf. Dtsch. med. Wschr.
1896, Nr 29. — SCHLESINGER, H.: Syphilis und innere Medizin. III. Die Syphilis des
Zirkulations- und Respirationsapparates (1928). — SCHMIEDEN: Ruptur der Vena cava
inferior durch Überfahren, Naht der Vene. Z. klin. Chir. 122 (1913). — SCHMINCKE:
Obturierende Thrombose der Vena cava inf. Mschr. Kinderheilk. 13, 114 (1913). —
SCHMINCKE: Zur Lehre der Endophlebitis hepatica obliterans. Zbl. Path. 25, 49 (1914). —
SCHNETES: Varicen. Dtsch. med. Wschr. 1901. — SCHNYDER: Leiomyom der Vena mar-
ginalis lateralis pedis. Zbl. Path. 1914, Nr 12. — SCHONDORF: De thrombosi vel compressione
imperviis venis nec non de casibus quibusdam obliterationis venae cavae inf. et venarum
iliacarum. Inaug.-Diss. Halle 1865. — SCHOTTMÜLLER: Beitrag zur Pathologie und Diagnose der Pylephlebitis. Beitr. Klin. Inf.krkh. 3, H. 1/2. — SCHREDL: Über einen Fall
von Thrombose der Mesenterialvenen und der Venae portae mit folgender Abscessbildung
in der Leber nach Appendicitis-Perforation. Inaug.-Diss. München 1907. — SCHRÖDER:
Über Anomalien der Pulmonalvenen. Virchows Arch. 205 (1911). — v. SCHÜPPEL: Er-
krankungen der Pfortader. In ZIEMSSENS Handbuch d. inn. Med. 8 (1880). — SCHÜSSLER:
Über eitrige Thrombophlebitis und mesenteriale Pyämie bei Appendicitis. Inaug.-Diss.
München 1911. — SCHÜTZ: Einige Fälle von Entwicklungsanomalien der Vena cava sup.
Virchows Arch. 216 (1914). — SCHULTZ: Thrombophlebitis nach Perityphlitis. Inaug.-Diss.
Greifswald 1913. — SHATTOCK: Occlusion of the inferior vena cava as a result of internal
Trauma. Brit. med. J. 1913, Nr 2721. — SIMMONDS: Über Pfortadersklerose. Virchows
Arch. 207 (1912). — SOBOROFF: Untersuchungen über den Bau normaler und ektatischer
Venen. Virchows Arch. 54 (1872). — SOMMER: Ein in der Vena jugularis interna einge-
brochenes Carcinom als WEIGERTscher Venentuberkel erkannt. Inaug.-Diss. Heidelberg
1913. — STAHL: Die Sklerose peripherer Venen im Röntgenbild. Fortschr. Röntgenstr.
30, H. 3/4 (1923). — STAHL und ZEH: Über Sklerose der peripherischen Venen. Virchows

Arch. **242**, H. 1/2 (1923). — STEINHAUS: Ein seltener Fall von Pfortaderthrombose usw. Dtsch. Arch. klin. Med. **80** (1904). — STERNBERG: Über Obliteration der Vena cava inf. und Thrombose der Venae hepaticae. Verh. dtsch. path. Ges. 1906. — STRAUSS: Venenthrombose nach Dickdarmkatarrh. Dtsch. med. Wschr. **1911**, Nr 24.

THAYER: Analysis of 42 Cases of venous thrombosis occurring in the course of typhoid fever. Trans. Assoc. amer. Physicians 1904. — THEIS: Zur Frage der primären Lebervenenthrombose. Zbl. Herzkrkh. **9**, 225 (1917). — THOREL: Berichte in LUBARSCH-OSTERTAG, Ergebn. **14**, 2 (1910); **18**, 1 (1915). — THRAN: Über einen Fall von Lebervenenthrombose. Inaug.-Diss. Kiel 1899. — TRENDELENBURG: Über die Unterbindung der Vena saphena magna bei Unterschenkelvarizen. Beitr. klin. Chir. **7**, 195. — TRINKLER: Beiträge zur Entstehung der Thrombosen in den Venen der unteren Extremitäten, vorzugsweise der linken. Arch. klin. Chir. **120**, 3 (1922). — TROTTER: Embolism and Thrombosis of the mesenteric vessels. Cambridge Univ. Press **1913**.

UMBREIT: Über einen Fall von Lebervenen- und Pfortaderthrombose. Virchows Arch. **183** (1906). — UNGER: Thrombose der linken Vena subclavia. Hufelandsche Ges. 15. Juni 1911. — UNRUH: In vivo diagnostizierte Thrombose der Vena cava inferior, verursacht durch ein Endotheliom der Wand bei einem einjährigen Knaben. Dtsch. med. Wschr. **1896**.

VERNEUIL: Du siège réel et primaire des varices du membre inférieur. Gaz. hebdom. **1855, 1858**. — VERSÉ: Über Phlebitis syphilitica cerebrospinalis. Beitr. path. Anat. **56** (1913). — VERSÉ: Ein Fall von ungewöhnlich großem Angioma arteriale racemosum der Art. cerebri ant. Münch. med. Wschr. **1918**, 224. — VERSÉ: Über totale Pfortaderobliteration und anämische Infarkte der Leber. Verh. dtsch. path. Ges. **13**, 314 (1909). — VERSÉ: Über die cavernöse Umwandlung des periportalen Gewebes bei alter Pfortaderthrombose. Beitr. path. Anat. **48**, 526 (1910). — VIGOUROUX und COLLET: Syphilitische Obliteration der Vena cava sup. Soc. anat. **1905**, Dez. Hildebrandts Jb. **12**, 703 (1908). — VILLARET, GIROUT et GRELLETY-BOSVIEL: La tension veineuse périphérique et ses modifications pathologiques. Presse méd. **31**, Nr 28 (1923). — VILLARET, SAINT-GIROUS et BOSVIEL: Contribution à l'étude de la tension veineuse périphérique. Le syndrome d'hypertension veineuse et d'acrocyanose avec l'insufficience ovarienne. Bull. Soc. méd. Hôp. Paris **37**, Nr 23 (1921). — VIRCHOW: Gesammelte Abhandlungen (1856). (Thrombose-Embolie.) — VORPAHL: Über Sinusthrombose und ihre Beziehung zu Gehirn und Piablutungen. Beitr. path. Anat. **55** (1913).

WALKER: Beiträge zur Frage von der Thrombose der Vena portae. Zbl. Chir. **1913**, Nr 27. — WALLACE: Beckenvenenthrombose im Wochenbett. Ref. Zbl. Gynäk. **1913**, Nr 22. — WALTHER: Beitrag zur Histopathogenese der Periarteriitis nodosa. Frankf. Z. Path. **25**, H. 2 (1921). — WALTHER: Über die partielle Verdoppelung der Vena cava inf. Inaug.-Diss. Erlangen 1884. — WEBER: Thrombose der unteren Hohlvene nach Unfall. Münch. med. Wschr. **1913**, 1434. — WEBSTER: Thrombose der Vena portae. Bull. Hopkins Hosp. **1921**, Nr 359. — WEIGERT: Über Venentuberkel und ihre Beziehungen zur tuberkulösen Blutinfektion. Virchows Arch. **88** (1882). — WEISS: Untersuchungen über die spontane Gangrän der Extremitäten und ihre Abhängigkeit von Gefäßerkrankungen. Dtsch. Z. Chir. **40** (1895). — VON DER WETH: Zur Kasuistik der radiculären Pfortader-(Milzvenen-) Thrombose. Münch. med. Wschr. **1918**, Nr 49. — WILKE: Pfortader-Thrombose und Trauma. Inaug.-Diss. Kiel 1903. — WILLET und MÄSCHTLE: Fall von Thrombose der Cava inf. Zbl. Gynäk. **1913**, 1644. — WINKLER: Über primäre Pfortaderthrombose bei Pfortadersklerose und chronischem Milztumor. Frankf. Z. Path. **17**, 377. — WOHLWILL: Über Pfortadersklerose und bantiähnliche Erkrankungen. Virchows Arch. **254** (1925). — WURM: Zur Genese pylephlebitischer Prozesse. Dtsch. Arch. klin. Med. **155**, H. 1/2 (1927).

YAMANOUCHI: Über die circulären Gefäßnähte und Arterienvenenanastomosen sowie über die Gefäßtransplantationen. Z. Chir. **112** (1911).

ZAHN: Untersuchungen über Thrombose. Virchows Arch. **62**, 81 (1875). — ZANDER: Verdoppelung der unteren Hohlvene. Dtsch. med. Wschr. **1893**, 42. — ZESAS: Varicenbildung und Infektionskrankheiten. Cbl. Chir. **1914**, Nr 23. — ZINN: Demonstrationen von Thrombosen der Pfortader und der Pfortaderwurzeln. Berl. klin. Wschr. **1908**, 1206.

Die Capillaren und der Capillarkreislauf.

ABDERHALDEN und GELLHORN: Beitrag zur Kenntnis der Wirkungssteigerung von Adrenalin durch Aminosäuren. Pflügers Arch. **203**, H. 1/4 (1924). — ABDERHALDEN und GELLHORN: Beiträge zum Problem der gegenseitigen Beeinflussung von Sekretstoffen verschiedener Organe. Pflügers Arch. **199**, H. 3 (1923). — ABDERHALDEN und GELLHORN: Weiterer Beitrag zur Kenntnis der Wirkungssteigerung von Adrenalin durch Aminosäuren. Pflügers Arch. **206**, H. 2/3 (1924). — ABDERHALDEN und WERTHEIMER: Studium über den Einfluß der Ernährung auf die Wirkung bestimmter Inkretstoffe. Pflügers Arch.

206, H. 4/5 (1924). — AMSLER und PICK: Pharmakologische Studien am isolierten Splanchnicusgebiet des Frosches. Naunyn-Schmiedebergs Arch. **85**, H. 1/2 (1918). — ASHER: Der physiologische Stoffaustausch zwischen Blut und Geweben. Jena 1909. — ASHER: Untersuchungen über die physiologische Permeabilität der Zellen. Biochem. Z. **14** (1908). — ASHER: Der Einfluß der Gefäßnerven auf die Permeabilität der Gefäße. Klin. Wschr. **1922**, Nr 31. — ASHER, ABELIN und SCHEINFINKEL: Abhängigkeit der Gewebspermeabilität von der sympathischen Innervation. Biochem. Z. **151**, H. 1/2 (1924). — ASSMANN: Angioneurotische exsudative Diathese. Münch. med. Wschr. **1926**, Nr 35, 1462. — ATZLER und LEHMANN: Untersuchungen über den Einfluß der Wasserstoffionen-Konzentration auf die Blutgefäße von Säugetieren. Pflügers Arch. **197**, 221 (1922).

BARDY: Über Hemmung inflammatorischer Symptome. Skand. Arch. Physiol. (Berl. u. Lpz.) **32**, 198 (1918). — BAUER: Die Froschhaut als Organ der Wasserresorption. Pflügers Arch. **209**, H. 2/3 (1925). — BEALE: On the distribution of nerves to the elementary fibres of striped muscle. Philos. Trans. roy. Soc. London. **1860**, 611. — BECHHOLD: Die Kolloide in Biologie und Medizin. (1919). — BEHRING und MEYER: Strahlentherapie. **1** (1912). — v. BERGMANN: Das spasmogene Ulcus pepticum. Münch. med. Wschr. **60**, 169 (1913). — v. BERGMANN: Ulcusprobleme. Jkurse ärztl. Fortbildg (1921). — v. BERGMANN: Ulcus duodeni. Mitt. Grenzgeb. Med. u. Chir. **4** (1923), Supplh. — BETHE: Der Einfluß der H-Ionenkonzentration auf die Permeabilität toter Membranen, auf die Adsorption an Eiweißsolen und auf den Stoffaustausch der Zellen und Gewebe. Biochem. Z. **127**, H. 1/6 (1922). — BICKEL: Die wechselseitigen Beziehungen zwischen psychischen Geschehen und Blutkreislauf. Leipzig 1916. — BIEDL und REINER: Studien über Hirncirculation und Ödem. Pflügers Arch. **73** (1898); **79** (1899). — BIER: Reiz und Reizbarkeit. Münch. med. Wschr. **1921**, Nr 46. — le BLANC, DE LIND VAN WYNGAARDEN: Untersuchungen über die Innervation der Lungengefäße und Bronchien. Pflügers Arch. **204**, H. 5/6 (1924). — BOAS: Die Capillaren der Extremitäten bei Akrocyanose. Wien. klin. Wschr. **37**, Nr 35 (1924). — BOAS: The nature of the so called „capillary pulse“. Arch. int. Med. **26**, Nr 6 (1922). — BOAS: The capillaries of the extremeties in acrocyanosis, blood pressure and morphology. J. amer. med. Assoc. **79**, Nr 17 (1922). — BOAS: Clinical „capillary pulsation“. Heart **11**, Nr 1 (1924). — BOCK: Das peripherste Gefäßsystem und seine Beeinflussung durch Organpräparate. Z. exper. Med. **55**, H. 3/4 (1927). — BOCK: Peripherstes Gefäßsystem bei der endogen bedingten Adipositas. Klin. Wschr. **6**, Nr 38 (1927). — BOLTE: Erythrocyanosis cutis symmetrica. Klin. Wschr. **1**, Nr 12 (1922). — BOLTEN: Die vasomotorische Neurose NOTHNAGELS (Akroparästhesien-SCHULTZE). Dtsch. Z. Nervenheilk. **70**, Nr 4/6 (1921). — BOWEN: Contributions to medical research, ded. to V. C. VAUGHAN. **1903**, 470. — BÖWING: Störungen der Gefäßfunktion, der Schweißabsonderung, der Piloarrektion und der Trophik nach organischen Nervenschädigungen. Klin. Wschr. **2**, Nr 46 (1923). — BÖWING: Zur Plethysmographie am Menschen mit besonderer Berücksichtigung der Gefäßreflexe am Finger nach periarterieller Sympathectomie und nach Unterbrechung peripherischer Nerven. Mitt. Grenzgeb. Med. u. Chir. **38**, H. 2 (1924). — BREMER: Die Nerven der Capillaren. Arch. mikrosk. Anat. **21**, 663 (1882). — BRESLAUER: Die Pathogenese der trophischen Gewebsschäden nach Nervenverletzung. Dtsch. Z. Chir. **150** (1919). — BRIEGER: Verh. 32. Kongr. dtsch. Ges. inn. Med. **1920**, 237. — BROWN und ROWNTREE: Vasodilatation following sympathetic neurectomy. Amer. Heart J. **1**, Nr 2 (1925). — BRUCE: Über die Beziehung der sensibeln Nervenendigungen zum Entzündungsvorgang. Naunyn-Schmiedebergs Arch. **63** (1910). — BRUNS und KÖNIG: Über die Strömung in den Blutcapillaren der menschlichen Haut bei kalten und warmen Bädern und über die Reaktion in und nach kühlen Wasser- und Kohlensäurebädern. Z. physik. u. diät. Ther. **24** (1920).

CARRIER: Studies on the physiology of capillaries. Amer. J. Physiol. **61**, Nr 3 (1922).— CARRIER and REHBERG: Capillary and venous pressure in man. Skand. Arch. Physiol. (Berl. u. Lpz.) **44**, H. 1/2 (1923). — CASSIRER: Die vasomotorisch-trophischen Neurosen. (1912). — CASSIRER und HIRSCHFELD: Vasomotorisch-trophische Erkrankungen. In der spec. Pathologie u. Therapie von KRAUS und BRUGSCH **10**, H. 3, 3 (1924). — CATEL und MENNICKE: Untersuchungen über die peripherische Wirkung des Alkohols, Chloroforms und Äthers auf die Gefäße. Z. exper. Med. **32**. H. 1/4 (1923). — CHARCOT: C. r. Soc. Biol. **1859**, 63. — CITRON: Zur Pathologie der psycho-physiolog. Blutverschiebung. Dtsch. med. Wschr. **1911**, Nr 39. — COENEN: Ohnmacht, Kollaps und Schock. Münch. med. Wschr. **73**, Nr 1/2 (1926). — CORI und MAUTNER: Der Einfluß der Lebergefäße auf den Wasserhaushalt und die hämoklasische Krise. Z. exper. Med. **26**, 301 (1922). — CRAWFORD and ROSENBERGER: Studies on human capillaries. J. clin. Invest. **2**, Nr 4 (1926). — CUNNINGHAM: The physiology of the endothelial cell, especially its permeability under normal and pathological conditions. Amer. Rev. Tbc. **9**, Nr 6 (1924). — CUNTZ: Akutes umschriebenes Ödem. Arch. Heilk. **15**, 63 (1874). — CURSCHMANN: Vasomotorische und trophische Erkrankungen. In BERGMANN-STAEHELIN: Handbuch d. inneren Med. **V, 2**

(1926). — CURTIS: Sudden and transient swellings of the lip. Boston med. J. 102, 556 (1880).

DALE: Capillary poisons and shock. Bull. Hopkins Hosp. 31, Nr 354 (1920). — DALE and LAIDLAW: Histamine shock. J. of Physiol. 52 (1919). — DALE and RICHARDS: The vasodilator action of histamine and some other substances. J. of Physiol. 52 (1918). — DANZER and HOOKER: Determination of the capillary blood pressure in man with the microcapillary tonometer. Amer. J. Physiol. 52, 136 (1920). — DASTRE et MORAT: De l'innervation des vaisseaux cutanés. Arch. Physiol. norm. et Path. II. Serie, 2 (1899). — DAVID und GABRIEL: Capillarbeobachtungen bei herabgesetztem Sauerstoffpartiardruck. Klin. Wschr. 2, Nr 22 (1923). — DELEZENNE: Contribution à l'étude des vaso-dilatations actives. J. de Physiol. 23 (1898), Suppl. — DENECKE: Über die Durchlässigkeit der Gefäßwände bei Gesunden und Kranken. Dtsch. Arch. klin. Med. 140, H. 3/4 (1922). — DIETER und CHOU SUNG-SHENG: Zur Physiologie und Morphologie der Capillaren am Nagelwall bei gesunden Personen. Z. exper. Med. 28, H. 1/4 (1922). — DINKELACKER: Über akutes Ödem. Inaug.-Diss. Kiel 1882. — DOI: On the existence of antidromic fibres in the frog and their influence on the capillaries. J. of. Physiol. 54, Nr 4 (1920). — DRESEL: Die Ionenverschiebungen bei der vagotonischen und sympathicotonischen Disposition so wie bei der Tetanie und ihre Beziehungen zur Spasmophilie. Klin. Wschr. 1924, Nr 8. — DRESEL: Die Neurosen des vegetativen Nervensystems, Vagotonie und Sympathicotonie. Erg. Med. 2 (1921). — DRESEL: Erkrankungen des vegetativen Nervensystems. KRAUS-BRUGSCH Spec. Pathol. u. Ther. inn. Krankheiten 10, 3. T. (1924). — DRESEL-KATZ: Der Kaliumspiegel des Blutserums und seine Beeinflussung durch verschiedene vegetative Gifte. Klin. Wschr. 1922, Nr 32. — DRESEL und WOLLHEIM: Elektrolytverschiebung im Blut und Gewebe. Pflügers Arch. 205 (1924). — DREYER und JANSEN: Über den Einfluß des Lichtes auf tierische Gewebe. Mitt. a. FINSENS Lichtinstitut 9 (1905).

EBBECKE: Über Membranänderung und FLEISCHL-Effekt. Pflügers Arch. 195 (1922). — EBBECKE: Capillarerweiterung, Urticaria und Schock. Klin. Wschr. 2, Nr 37/38 (1923). — EBBECKE: Endothelzellen, „Rougetzellen" und Adventitialzellen in ihrer Beziehung zur Contraktilität der Capillaren. Klin. Wschr. 1923, Nr 29. — EBBECKE: Über die Wirkungsweise nicht elektrischer (mechanischer, chemischer, thermischer) Reize. Pflügers Arch. 211, H. 3/5 (1926). — EBBECKE: Über die elektrischen Reizgesetze und ihre Erläuterung am Modell der Polarisationszelle. Pflügers Arch. 211, H. 3/5 (1926). — ENSOR: Some cases illustrating the influence of heredity in angioneurotic oedema. Guys Hosp. Rep. 58, 111 (1904). — EPPINGER, KISCH und SCHWARZ: Das Versagen des Kreislaufs. Berlin 1927. — ESKUCHEN: Neuere Anschauungen über die Gruppe der toxischen Idiopathien. Zbl. Hals- usw. Heilk. 1, H. 7. — EYSTER and MIDDLETON: Clinical studies on venous pressure. Arch. int. Med. 34, Nr 2 (1924).

FELDBERG, HAHN und SCHILF: Über die gefäßerweiternde Wirkung des Adrenalins und des Sympathicusreizes. Pflügers Arch. 210, H. 6 (1925). — FEUILLET: Contribution à l'étude des oedèmes aigus circonscrits (Maladie de Quincke). Thèse de Paris 1910. — FINSEN: Mitt. aus FINSENS med. Lichtinstitut. 1 (1900). — FISCHER und TANNENBERG: Die Wirkungsmechanismen der localen Kreislaufstörungen. Klin. Wschr. 4, Nr 37 (1924). — FLEISCH: Die verstärkte Durchblutung tätiger Organe. Schweiz. med. Wschr. 52, Nr 23 (1922). — FOUCAULT: zit. nach ASCHOFF. — FREEDLANDER and LENHART: Clinical observations on the capillary circulation. Arch. int. Med. 29, Nr 1 (1922). — FREY: Über die Ursache der Zirkulationsschwäche bei rein pneumonischer Form der Grippe. Berl. klin. Wschr. 1919, 298. — FRIEDENTHAL: Über Kapillardruckbestimmung. Z. exper. Path. u. Ther. 19 (1917). — FRITZ: (Akut. umschr. Ödem). Soc. méd. Hôp. 11, H. 23 (1883). — FRÖHLICH und ZAK: Mikroskopische Studien am peripherischen Kreislauf von Kalt- und Warmblütern. Z. exper. Med. 42, H. 1/2 (1924).

GABBE: Über die Wirkung der sympathischen Innervation auf den Stoffaustausch zwischen Blut und Gewebe. Verh. 38. Kongr. dtsch. Ges. inn. Med. Wiesbaden 1926. — GASKELL: J. of Physiol. 1, 274 (1878). — GÄNSSLEN: Der Einfluß veränderter Nahrung auf den periphersten Gefäßabschnitt. Klin. Wschr. 6, Nr 17 (1927). — GEIGEL: Herzschwäche und Ohnmacht. Münch. med. Wschr. 1917, Nr 11. — GELLHORN: Beiträge zur allgemeinen Zellphysiologie. Pflügers Arch. 200 (1923). — GERHARDT, D.: Über die Wirkungsweise der blutdrucksteigernden Substanzen der Nebennieren. Naunyn-Schmiedebergs Arch. 44 (1900). — GILDEMEISTER und ELLINGHAUS: Zur Physiologie der menschlichen Haut. Pflügers Arch. 200, H. 3/4 (1923). — GLASER: Die Innervation der Blutgefäße. In L. R. MÜLLERS „Die Lebensnerven". Berlin 1924. — v. GLAHN and PAPPENHEIMER: Specific lesions of peripheral blood vessels in rheumatism. Amer. J. Path. 2, Nr 3 (1926). — GÖBEL: Über die Schwankungen im Capillardruck. Klin. Wschr. 1923, Nr 50. — GOLDSCHEIDER: Über die krankhafte Überempfindlichkeit und ihre Behandlung. Leipzig 1919. — GOLTZ: Akutes umschr. Ödem. Dtsch. med. Wschr. 1880, 225. — GRAVES siehe CURTIS. — GREBNER und GRÜNBAUM: Beziehungen der Muskelarbeit zum Blutdruck. Wien. med.

Presse **1899**, Nr 49. — GROEDEL und HUBERT: Klinische Erfahrungen mit der mikroskopischen Capillaruntersuchungsmethode. Z. klin. Med. **100**, H. 1/4 (1924).

HAGEN: Periodische, konstitutionelle und pathologische Schwankungen im Verhalten der Blutkapillaren. Virchows Arch. **239**, H. 3 (1922). — HAHN: Dermatoskopische Studien der Hautkapillaren bei der akuten diffusen Glomerulonephritis. Med. Klin. **1920**, Nr 40. — HAHN: Zur Pathologie der vasoconstrictorischen Akroparästhesie. Zbl. inn. Med. **44**, Nr 29 (1923). — HALPERT: Über Mikrokapillarbeobachtungen bei einem Fall von RAYNAUDscher Krankheit. Z. exper. Med. **11**, H. 3/4 (1920). — HAMBURGER: The increasing significance of permeability. Bull. Hopkins Hosp. **34** (1923). — HAMBURGER: Weitere Untersuchungen über die Permeabilität der Glomerulusmembran für stereoisomere Zucker. Biochem. Z. **128**, H. 1/3 (1922). — HANAK, A.: Action hémodynamique de l'absorption et de la sécrétion qui s'exercent au niveau de la paroi des capillaires. J. Physiol. et Path. gén. **19**, Nr 2 (1921). — HARMER and HARRIS: Observations on the vascular reactions in man in response to histamin. Heart **13**, H. 4 (1926). — HARRIS: Active hyperaemia. Proc. roy. Soc. Serie B. **93**, Nr 13, 654 (1922). — HEGER: Einige Versuche über die Empfindlichkeit der Gefäße. Beitr. Physiol. C. LUDWIG gewidmet. Leipzig 1887. — HEIDENHAIN: Untersuchungen über den Einfluß des N. vagus auf die Herztätigkeit. Pflügers Arch. **27** (1882). — HEIMBERGER: Experimentelle Untersuchungen über den Mikrokapillarpuls beim Normalen. Klin. Wschr. **4**, Nr 47 (1925). — HEIMBERGER: Beiträge zur Physiologie der menschlichen Capillaren. Z. exper. Med. **46**, H. 5/6 (1925). — HEIMBERGER: Über die Contraktilität der kleinsten Venen. Z. exper. Med. **48**, H. 1/2 (1925). — HEINEKE: Untersuchungen über die Todesursache bei Perforationsperitonitis. Dtsch. Arch. klin. Med. **69**, 429 (1901). — HEINEN: Beobachtung über die Beeinflussung der Capillarweite durch Adrenalin. Z. exper. Med. **32**, H. 5/6 (1923). — HEMMINGWAY and McDOWALL: The chemical regulation of capillary tone. J. of Physiol. **62**, Nr 2 (1926). — HENDERSON: Biochem. Z. **24**, Nr 40 (1910). — HERING: Die Karotissinusreflexe auf Herz und Gefäße. Dresden und Leipzig 1927. — HERMANN: Allgemeine Muskelphysik. Im Handbuch der Physiologie. (1879). — HERMEL: Beobachtungen über vasoconstringierende und dilatierende Substanzen. Dtsch. Arch. klin. Med. **115**, 207 (1914). — HERZOG: Über die Bedeutung der Gefäßzellen in der Pathologie. Klin. Wschr. **2**, Nr 15/16 (1923). — HESS: Untersuchungen am arteriellen, kapillaren und venösen Blut des Menschen. Dtsch. Arch. klin. Med. **137**, H. 3/4 (1921). — HESS: Die Regulierung des peripherischen Blutkreislaufes. Erg. inn. Med. **23** (1923). — HEUBNER: Über Vergiftung der Blutkapillaren. Naunyn-Schmiedebergs Arch. **56**, 370 (1907). — HEUBNER: Physiologie und Pharmakologie der Blutkapillaren. Klin. Wschr. **2**, Nr 43 u. 44 (1923). — HEUBNER: Probleme der allgemeinen Pharmakologie. Klin. Wschr. **1**, Nr 26/27 (1922). — HEYER: Symmetrische Gangrän beider Füße bei febrilem Abort und gleichzeitiger Gynergendarreichung. Zbl. Gynäk. **51**, Nr 27 (1927). — HILL: Lecture on capillary pressure and oedema. Brit. med. J. **1921**, Nr 3152. — HILL and QUEEN: The capillary pressure and the circulation in shock. Lancet **201**, Nr 2 (1921). — HINSELMANN: Untersuchungen über die Eklampsie. Zbl. Gynäk. **1920**, Nr 36. — HINSELMANN: Capillarbeobachtungen bei normalen und hydropischen Schwangeren. Zbl. Gynäk. **45**, Nr 1 (1921). — HINSELMANN: Über das Ödem der Schwangeren. Zbl. Gynäk. **45**, Nr 38 (1921). — HINSELMANN: Ergebnisse der Capillarmikroskopie auf geburtshilflichem Gebiet. Zbl. inn. Med. **1922**, Nr 38. — HINSELMANN: Ein eigenartiges Zirkulationsphänomen bei einer Schwangeren und einer Eklamptischen. Dtsch. med. Wschr. **48**, 254 (1922). — HINSELMANN: Capillarinsuffizienz bei schwerer hypertonischer Schwangerschaftsnierenerkrankung. Münch. med. Wschr. **68**, Nr 27 (1921). — HINSELMANN: Der Einfluß der Schwangerschaft auf den Gefäßtonus. Arch. Gynäk. **117**, 161 (1922). — HINSELMANN: Die Capillarströmung bei der Eklampsie. Arch. Gynäk. **116**, H. 3 (1923). — HINSELMANN: Die Eklampsie. Bonn 1924. — HINSELMANN, DENECKE, TALOR, SIOLI, STURSBERG: Untersuchungen über die Eklampsie. Zbl. Gynäk. **44**, Nr 36 (1920). — HINSELMANN und HAUPT: Über die Capillarbeobachtung bei Schwangeren. Med. Klin. **1921**, Nr 13. — HINSELMANN und HAUPT: Die Registrierung der Angiospasmen. Dtsch. med. Wschr. **47**, 590 (1921). — HINSELMANN, HAUPT und NETTEKOVEN: Beobachtung und graphische Darstellung der Angiospasmen bei hypertonischen und nierenkranken Schwangeren. Zbl. Gynäk. **45**, Nr 17 (1921). — HINTZE: Die Füllungszustände der Blutkapillaren und die auf sie einwirkenden Ursachen. Arch. klin. Chir. **118**, 361 (1921). — HISINGER-JÄGERSKIÖLD: Klinische Capillarstudien bei Blutkrankheiten und Zirkulationsstörungen. Acta med. scand. (Stockh.) **58**, H. 2/3 (1923). — HISINGER-JÄGERSKIÖLD: Einige Untersuchungen des Capillarpulses nach der MÜLLER-WEISSschen Methode. Acta med. scand. (Stockh.) **60**, H. 1 (1924). — HÖBER und BANUS: Zur Theorie der sog. physiologischen Permeabilität der Zellen. Pflügers Arch. **201**, H. 1/2 (1923). — HOEFER und KOHLRAUSCH: Elektrokardiographische Untersuchungen über die Beziehung des vegetativen Nervensystems zum anaphylaktischen Schock. Klin. Wschr. **1922**, Nr 38, 1893. — HOFF: Über Dermographia elevata. Z. exper. Med. **57**, H. 1/2 (1927).

— HOFFMANN und MAGNUS-ALSLEBEN: Über den Einfluß der vegetativen Innervation auf die Reduktionen in der Muskulatur und die Gefäßdurchlässigkeit. Verh. 36. Kongr. dtsch. Ges. inn. Med. Kissingen 1924. — HOLZBACH: Experimentell-patholog. Studie zur Frage der Behandlung der peritonitischen Blutdrucksenkung, mit specieller Berücksichtigung der die Kapillaren und kleinen Gefäße beeinflussenden Gifte: Arsen, Adrenalin, Baryt, Veronal. Naunyn-Schmiedebergs Arch. 70 (1912). — HOLZBACH: Die pharmakologischen Grundlagen für eine intravenöse Adrenalintherapie bei der Peritonitis. Münch. med. Wschr. 1911, Nr 21. — HOOKER: The functional activity of the capillaries and venules. Amer. J. Physiol. 54 (1911). — HORIUCHI: Beiträge zur Frage der Venodilatatoren. Pflügers Arch. 206, H. 4/5 (1924). — HUBERT: Über den positiven Mikrokapillarpuls. Dtsch. Arch. klin. Med. 147, H. 5/6 (1925). — HÜLSE: Zur Frage des essentiellen Hochdrucks. Münch. med. Wschr. 1926, Nr 50. — HÜLSE und STRAUSS: Über die Wirkung höherer Eiweißspaltprodukte auf den Blutdruck und ihr Vorkommen im Blute bei hypertonischen Nierenkrankheiten. Z. exper. Med. 39 (1924). — HÜRTHLE: Weitere Untersuchungen über die Geschwindigkeit des Blutstromes in den capillaren Gefäßen mit Hilfe der Stromlinienmethode. Pflügers Arch. 200, H. 1/2 (1923).

JAKOBI: Beobachtungen am peripheren Gefäßapparat unter lokaler Beeinflussung desselben durch pharmakologische Agentien. Naunyn-Schmiedebergs Arch. 86, H. 1/2 (1920). — JAMIESON: Acute circumscribed cutaneous oedema. Edinburgh med. J. 1, 1090 (1883). — JOHANSOON: Über die Einwirkung der Muskeltätigkeit auf die Atmung und die Herztätigkeit. Skand. Arch. Physiol. (Berl. u. Lpz.) 5, H. 20 (1893). — JOSEPH: Über akutes umschriebenes Hautödem. Berl. klin. Wschr. 1890, Nr 4. — JUNGMANN: Über eine isolierte Störung des Salzstoffwechsels. Klin. Wschr. 1922, Nr 31. — JÜRGENSEN: Mikrokapillarbeobachtungen. Dtsch. Arch. klin. Med. 132, H. 3/4 (1920). — JÜRGENSEN: Mikrokapillarbeobachtungen und Vasomotoren. Dtsch. Arch. klin. Med. 142, H. 3/4 (1923). — JÜRGENSEN: Mikrokapillarbeobachtungen und extracardialer Kreislauf. Dtsch. Arch. klin. Med. 144, H. 3 (1924). — JÜRGENSEN: Mikrokapillarbeobachtungen und Puls der kleinsten Gefäße. Z. klin. Med. 86, 410 (1918).

KLINGMÜLLER: Capillarstudien I. Z. exper. Med. 46, H. 1/2 (1925). — KLINGMÜLLER: Capillarstudien II. Z. exper. Med. 47, H. 1/2. (1925). — KLINGMÜLLER: Capillarstudien. Z. exper. Med. 55, H. 5/6 (1927). — KLINGMÜLLER: Über Präcapillarrhythmen. Z. exper. Med. 56, H. 5/6 (1927.) — KLOTZ: Die klinische Bedeutung der Capillargebiete. Z. Kreislaufforschg 20, Nr 12 (1928). — KNÖPPLER: Der RAYNAUDsche Symptomenkomplex bei Herzfehlern. Zbl. Herzkrkh. 15, Nr 10 (1923). — KÖNIGSFELD und OPPENHEIMER: Elektrocardiographische Untersuchungen beim anaphylactischen Schock des Meerschweinchens. Z. exper. Med. 28, H. 1/4 (1922). — KRAUS und ZONDEK: Über die Durchtränkungsspannung. Klin. Wschr. 1922, Nr 36. — KRAUS und ZONDEK: Kurze vorläufige Mitteilung über Versuche betreffend die Rolle der Elektrolyte beim Herzschlag. Klin. Wschr. 1922, Nr 20. — KRAUS, ZONDEK, ARNOLDI und WOLLHEIM: Die Stellung der Elektrolyte im Organismus. Klin. Wschr. 1924, Nr 17. — KROGH: Anatomie und Physiologie der Capillaren. Berlin 1924. — KROGH: Studies on the physiology of capillaries. The reactions to local stimuli of the blood vessels in the skin and web of the frog. J. of Physiol. 55, Nr 5/6 (1921). — KROGH, HARROP and REHBERG: Studies on the physiology of capillaries. J. of Physiol. 56, Nr 3/4 (1922). — KROGH und REHBERG: Kinematografic methods in the study of capillary circulation. Amer. J. Physiol. 68, Nr 2 (1924). — KRUSE und SELTER: Z. Immun.forschg 5, 492 (1910). — KULENKAMPFF, D.: Lebensrettende (?) zysternale Coffeininjection bei centralem Atemstillstand. Zugleich ein Beitrag zur Ordnung der Krankheitsbilder. Zbl. inn. Med. 47, Nr 15, 341—350 (1926). — KYLIN: Kann das Kapillarsystem als ein peripheres Herz angesehen werden? Zbl. inn. Med. 1922, Nr 18. — KYLIN: On clinical determinations of capillary tension. Acta med. scand. (Stockh.) 57, H. 6 (1923). — KYLIN: Über die peristaltischen Bewegungen der Blutkapillaren. Klin. Wschr. 2, H. 1 (1923). — KYLIN: Über klin. Capillardruckmessung. Hygiea. 85, H. 8 (1923). — KYLIN und SILFERSVÄRD: Blutkalkstudien. Z. exper. Med. 43, H. 1/2 (1924).

LAMPERT und MÜLLER: Bei welchem Druck kommt es zu einer Ruptur der Gehirngefäße. Frankf. Z. Path. 33, H. 3 (1926). — LANGLEY: The autonomic nervous system. Cambridge 1921. — LAUBRY et MEYER: Capillaroscopie et syndromes circulatoires. Arch. Mal. Cœur. 15, Nr 5 (1922). — LAUDON: Eine eigentümliche Hautkrankheit. Berl. klin. Wschr. 1880, Nr 2. — LERICHE et POLICARD: Note sur les modifications de la circulation capillaire dans la maladie de RAYNAUD. Lyon chir. 18, Nr 2 (1921). — LEVIN, Akutes umschriebenes Ödem. Nord. med. Ark. (schwed.) 7, Nr 66 (1874). — LEWIS, TH.: The force exerted by the minute vessels of the skin in contracting. Heart 11, Nr 2 (1924). — LEWIS: Vascular reaction of the skin to injury. Heart 11, Nr 2 (1924). — LEWIS: Studies of capillary pulsation with special reference to vasodilatation in aortic repurgitation. Heart 11, H. 2 (1924). — LEWIS: The Sidney Ringer Lecture on studies of capillary pulsation with special reference to vaso-dilatation in aortic regurgitation. Brit. med. J.

3, Nr 3304, 787 (1924). — LEWIS, TH.: Vascular reaction to skin injury. Heart 13, H. 2/3 (1926). — LEWIS, TH.: Regulation of capillary flow. Heart 13, H. 8 (1926). — LEWIS, TH.: Die Blutgefäße der menschlichen Haut und ihr Verhalten gegen Reize. Berlin 1928. — LEWIS and GRANT: Vascular reaction of the skin to injury. Heart 11, Nr 3 (1924). — LEWIS and GRANT: Observations upon hyperaemia in men. Heart 12, Nr 1 (1925). — LEWIS and GRANT: Notes on the anaphylactic skin reaction. Heart 13, Nr 2/3 (1926). — LEWIS and HARMER: Observations upon the rupture of minute vessels in the skin and upon the distribution of cutaneous haemorrhages and other skin eruptions. Heart 13, Nr 4 (1926). — LEWIS and LOVE: Vascular reactions of the skin to injury. Heart 13, Nr 1 (1926). — LEWIS and ZOTTERMANN: Some effects of Ultra-Violet Light. Heart 13, Nr 2/3 (1926). — LEHR: Pathogenese und Therapie der kardialen und renalen Ödeme. Med. Klin. 19, Nr 45 (1923). — LIEBESNY: Untersuchungen über die Capillardruckmessung. Pflügers Arch. 198, H. 2 (1923). — LIMPER: Über Capillarlähmungen im Darm bei Grippe. Dtsch. Arch. klin. Med. 142, H. 5/6 (1923). — LOVÉN: Über die Erweiterung von Arterien infolge einer Nervenerregung. Ber. sächs. Ges. Naturwiss. math.-physiol. Kl. 18, 91 (1866). — LÜHRS: Einwirkung auf Migräne bei Frauen durch Sexualaptone Merck. Dtsch. med. Wschr. 1923, Nr 5. — LULLIES: Über die Beeinflussung der Permeabilität von Pflanzenzellen durch Narcotica. Pflügers Arch. 207, Nr 1 (1925).

MAASSE und ZONDEK: Über eigenartige Ödeme. Dtsch. med. Wschr. 1917, 484. — MAGNUS: Experimentelle Untersuchungen über den segmentären Gefäßkrampf und den Blutungsstillstand. Arch. klin. Chir. 130, H. 1/2 (1924). — MALIVA: Über das Präödem. Med. Klin. 1921, 1361. — MARCHAND: Über die Contractilität der Capillaren und die Adventitiazellen. Münch. med. Wschr. 70, Nr 13 (1923). — MARTINET: Symdrome de RAYNAUD et hyposphyxie constitutionelle; il n'ya pas de maladie de RAYNAUD. Presse méd. 28, Nr 58 (1920). — MAUTNER: Die Bedeutung der Venen und deren Sperrvorrichtung für den Wasserhaushalt. Wien. Arch. inn. Med. 7, Nr 2 (1923). — MAUTNER und PICK: Über die durch Schockgifte erzeugten Zirkulationsstörungen. Münch. med. Wschr.1915, Nr 35. — MANWARING: The fundamental physiological mechanism of anaphylaxis. Proc. Soc. exper. Biol. a. Med. 22, Nr 1 (1924). — MANWARING and BOYD: Hepatic reactions in anaphylaxis. J. of Immun. 8, Nr 2 (1923). — MANWARING , BRILL and BOYD: Hepatic reactions in anaphylaxis. J. of Immun. 8, Nr 2 (1923). — MANWARING, MONACO and MARINO: Hepatic reactions in anaphylaxis. J. of Immun. 8, Nr 3 (1923). — MANWARING, FRENCH and BRILL: Hepatic reactions in anaphylaxis. J. of Immun. 8, Nr 3 (1923). — MAYER: Die Muskularisierung der capillaren Blutgefäße. Anat. Anz. 21, 442 (1902). — MENDEL: Oedema cutis proprium. Klin. Wschr. 1922, Nr 30. — MENDEL: Das akute circumscripte Ödem. Berl. klin. Wschr. 1902, 1126. — MERTZ: Beobachtungen an den Hautcapillaren von Säuglingen. Mschr. Kinderheilk. 18, Nr 1 (1920). — v. MEYENBURG und SCHÜRCK: Wird die Wirkung von Hypophysenextrakt auf die Gefäße durch Adrenalin hervorgerufen? Z. exper. Med. 32, H. 5/6, 360 (1923). — MEYER, E. und MEYER-BISCH: Beitr. zur Lehre von Diabetes insipidus. Dtsch. Arch. klin. Med. 137, H. 3/4 (1921). — MILTON: On giant urticaria. Edinburgh med. J. 1876, December. — MITCHELL, WILSON und STANTON: J. gen. Physiol. 4, 141 (1921). — MOOG: Blutdruckmessung und Capillarbeobachtung. Med. Klin. 1919, Nr 42. — MOOG und AMBROSIUS: Mikrokapillarbeobachtungen über die Wirkung einiger Gefäßmittel. Klin. Wschr. 1922, Nr 19. — MOOG und EHRMANN: Venendruckmessung und Capillarbeobachtung bei insufficientem Kreislauf. Berl. klin. Wschr. 1920, Nr 35. — Moos: Mikroskopische Beobachtungen an menschlichen Hautcapillar-Aneurysmen. Klin. Wschr. 6, Nr 39 (1927). — MORAWITZ: Zur Ätiologie und Therapie des angio-neurotischen Ödems. Fortschr. Ther. 2, H. 13 (1926). — MÜLLER, OTFRIED: Die Kapillaren der menschlichen Körperoberfläche in gesunden und kranken Tagen. Enke, Stuttgart 1922. — MÜLLER, O.: Ergebnisse der Capillarmikroskopie am Menschen. Klin. Wschr. 2, Nr 26 (1923). — MÜLLER: Mein Capillarmikroskop. Med. Klin. 1921, Nr 48. — MÜLLER: Vasomotorische Veränderungen bei chronischer Herzinsufficienz. Dtsch. Arch. klin. Med. 142, H. 1/2 (1923). — MÜLLER, E. F., MYERS and PETERSEN, W. F.: The nature of shock symptoms occasionally following drugs or vaccines. J. amer. med. Assoc. 88, 1128 (1927). — MUSKENS: An analysis of the action of the vagus nerve on the heart. Amer. J. Physiol. 1, 486 (1898).

NAKONETSCHNAJA: Histolog. Untersuchungen der Arterien bei Druckbelastung und im kollabierten Zustand. Kongreßzbl. inn. Med. 22, 525 (1922). — NATUS: Beiträge zur Lehre von der Stase. Arch. Anat. u. Physiol. 199 (1910). — NAUNYN und v. DABCZANSKI: Beiträge zur Lehre von der fieberhaften Temperaturerhöhung. Naunyn-Schmiedebergs Arch. 1, 181. — NAUNYN: Kritisches und Experimentelles zur Lehre vom Fieber und von der Kaltwasserbehandlung. Naunyn-Schmiedebergs Arch. 18, 49. — NESTEROW: Über Contraktilität der Blutkapillaren beim Menschen. Pflügers Arch. 209, H. 4 (1925). — NETSCHAEFF: Über die Methode der Funktionsprüfung des Gefäßsystems an isolierten Organen des Menschen. Z. exper. Med. 35, H. 4/6 (1923). — NEUMANN: Capillarstudien mittels der mikroskopischen Capillarbeobachtungsmethode nach MÜLLER-WEISS. I. Die Strömung in den Capillaren. Berl. klin. Wschr. 1920, Nr 35. — NEVERMANN: Capillarbeobachtungen bei Eclampsie und Schwangerschaft. Zbl. Gynäk. 44, Nr 50 (1920). — NEVERMANN: Zbl. Gynäk. 1921, Nr 17. — NEVERMANN: Capillardruckmessungen. Klin. Wschr. 3, Nr 32 (1924). — NIEKAU: Anatomische und klinische Beobachtungen mit dem Hautkapillarmikroskop. Dtsch. Arch. klin. Med. 132, H. 5/6 (1920). — NIEKAU: Ergebnisse der Capillarbeobachtung an der Körperoberfläche des Menschen. Erg. inn. Med. 22 (1922). — NIEKAU: Das spontane Leerlaufen einzelner Capillaren im Mikrofilm. Verh. 37. Kongr. dtsch. Ges. inn. Med. Wiesbaden 1925. — NIINA: Über den Einfluß des elektrischen Stromes auf die Permeabilität der Froschhaut. Pflügers Arch. 204, H. 2/3 (1924). — NOTHNAGEL: Zur Lehre von den vasomotorischen Neurosen. Dtsch. Arch. klin. Med. 2, 173 (1867).

DE OELSNITZ: Die symptomatische Bedeutung von Gefäßreaktionen, die durch elastische Compression bei sympathischen Zirkulationsstörungen hervorgerufen werden. Bull. Soc. méd. Hôp. Paris 37, Nr 19, 824—826 (1921). — OLIVER and SCHAEFER: The physiological effects of extracts of the suprarenal capsules. J. of Physiol. 16/17 (1894); 18, 231 (1895). — OLIVECRONA: An experimental study of the circulatory failure in peritonitis. Acta chir. scand. (Stockh.) 54, H. 6 (1922). — OKUNEFF: Über den Einfluß lokaler thermischer Reize auf die Abwanderung eines intravenös injizierten kolloidalen Farbstoffs aus dem Blut. Pflügers Arch. 204, H. 2/3 (1924). — OSLER: Hereditary angioneurotic oedema. Amer. J. med. Sci. 95, 362 (1888).

PAGANO: Sur la sensibilité du cœur et des vaisseaux sanguins. Arch. ital. Biol. 33 (1900). — PAL: Gefäßkrisen. Leipzig 1905. — PAL: Über den akut urämischen Anfall und seine Behandlung. Wien. med. Wschr. 1913, Nr 39. — PARRISIUS: Zur Frage der Contraktilität der menschlichen Hautkapillaren. Pflügers Arch. 191 (1921). — PARRISIUS: Über die Automatie des Capillarsystems. Klin. Wschr. 2, Nr 41 (1923). — PARRISIUS und BOECKHELER: Über Capillarpuls. Z. klin. Med. 101, H. 3/4 (1925). — PARRISIUS und WINTERLIN: Der Blutstrom in den Hautkapillaren in verschiedenen Körperregionen bei wechselnder Körperlage. Dtsch. Arch. klin. Med. 141, H. 3/4 (1922). — PÄSSLER: Experimentelle Untersuchungen über die allgemeine Therapie der Kreislaufstörungen bei akuten Infektionskrankheiten. Dtsch. Arch. klin. Med. 64, 715. — PÄSSLER-ROLLY: Kreislaufstörungen bei akuten Infektionskrankheiten. Dtsch. Arch. klin. Med. 71, 96. — PÄSSLER und ROLLY: Experimentelle Untersuchungen über die Natur der Kreislaufstörung im Kollaps bei akuten Infektionskrankheiten. Münch. med. Wschr. 1902, Nr 42. — PAULI: Die neuere Entwickelung der Kolloidchemie in der Medizin. Klin. Wschr. 3, Nr 1 (1924). — PETITJEAN: Action de quelques médicaments vasomoteurs sur la circulation pulmonaire. J. Physiol. et Path. gén. 10, 412 (1908). — PETSCHE: Bekämpfung des Schocks durch Dauerhalsstaubinde. Münch. med. Wschr. 10, 510 (1917). — PFAB und HOCHE: Untersuchungen mit dem Capillarmikroskop bei chirurgischen Gefäßerkrankungen. Mitt. Grenzgeb. Med. u. Chir. 38, H. 1 (1924). — PLUMIER: Action de l'adrénaline sur la circulation cardiopulmonaire. J. Physiol. et Path. gén. 6, 655 (1904). — POHLE: Über die Resorption und Excretion saurer und basischer Farbstoffe beim Warmblüter. Pflügers Arch. 203, H. 5/6 (1923). — PRIBRAM: Vergessene Capillarbeobachtungen. Klin. Wschr. 6, Nr 35 (1927).

QUINCKE: Beobachtungen über Capillar- und Venenpuls. Berl. klin. Wschr. 1868, Nr 34; 1870, Nr 21; 1890, Nr 12. — QUINCKE: Über akutes umschriebenes Hautödem. Mschr. Dermat. 1882, Juli. — QUINCKE: Über akutes umschriebenes Ödem und verwandte Zustände. Med. Klin. 1921, Nr 23/25. — QUINCKE und GROSS: Über einige seltene Lokalisationen des akuten umschriebenen Ödems. Dtsch. med. Wschr. 1904, 102.

RAJKA: Über das Messen des Capillardruckes an der menschlichen Haut mit dem TÖRÖK-RAJKA-WESSELYschen Capillartonometer. Z. erper. Med. 48, H. 3/5 (1925). — RAJKA: Über das Verhalten der Haut nach quaddelerzeugenden Einwirkungen bei vollständiger Unterbrechung des Blutkreislaufs. Arch. f. Dermat. 149, H. 3 (1925). — RANSON: Vasodilator mechanism. I. The effect of nicotine on the Depressor reflex. Amer. J. Physiol. 62, 383 (1922). — RANSON, FAUBION and ROSS: Vasodilator mechanisms. The intraarterial injection of histamine. Amer. J. Physiol. 64, Nr 2 (1923). — RAPIN: De quelques formes rares d'urticaire. Rev. méd. suisse rom. 1886, 673. — RAPIN: Des angioneuroses familiales. Rev. méd. suisse rom. 1907. — RAYNAUD: Nouvelles recherches sur la nature et le traitement de l'asphyxie locale des extrémités. Arch. gén. de méd. 1 (1874). — RAYNAUD: De l'asphyxie locale et de la gangrène symétrique des extrémités. Paris 1862. — RADISCH: Capillaroskopische Untersuchungen bei Vasoneurosen. Klin. Wschr. 3, Nr 24 (1924). — REHBERG and CARRIER: Studies on the physiology of capillaries. Skand. Arch. Physiol. (Berl. u. Lpz.) 42, H. 5/6 (1922). — REIL: Über das Absterben einzelner Glieder, besonders der Finger. Arch. f. Physiol. 1807/08. — ROMBERG, PÄSSLER, BRUHNS, MÜLLER: Experimentelle Untersuchungen über die allgemeine Pathologie der Kreislaufstörungen bei akuten Infektionskrankheiten. Dtsch. Arch. klin. Med. **64**, 652. — ROMINGER: Untersuchungen über den Capillardruck bei Kindern. Mschr. Kinderheilk. **24**, H. 4/5 (1923). — ROSENSTEIN: Die Pathologie und Therapie der Nierenkrankheiten. Berlin 1886. — ROTH: Zur Kenntnis des Oedema angioneuroticum paroxysmale (Quincke). Dtsch. Z. Nervenheilk. **52**, 1 (1914). — ROUGET: Mémoire sur le developpement de la tunique contractile des vaisseaux. C. r. Acad. Sci. **79**, 559 (1873). — ROUGET: Sur la contractilité des capillaires sanguins. C. r. Acad. Sci. 88, 916 (1879.) — RICKER und REGENDANZ: Beiträge zur Kenntnis der örtlichen Kreislaufstörungen. Virchows Arch. **231** (1921). — RICKER: Sklerose und Hypertonie der innervierten Arterien. Berlin 1927. — RICOCHON: Cas familiaire d'oedème aigu. Semaine méd. **1895**, 42. — RIEGEL: Über die Bedeutung der Pulsuntersuchung. Slg. klin. Vortr. 1878, 144/145. — RIGAL: De l'affaiblissement du cœur et des vaisseaux. Thèse de Paris 1866. — RUAULT: Recherches sur le pouls capillaire. Thèse de Paris 1883.

SCHADE: Die physikalische Chemie in der inneren Medizin **1923**. — SCHAFFER: Vorlesungen über Histologie und Histogenese. Leipzig 1920. — SCHEEL: Ein selbsterlebter Fall peripheren (sensiblen) Schocks. Münch. med. Wschr. **73**, Nr 28 (1926). — SCHICKLER und MAYER-LIST: Über Eigenbewegungen des peripherischen Gefäßabschnittes. Dtsch. med. Wschr. **49**, Nr 33 (1923). — SCHILF: Das autonome Nervensystem. Leipzig 1926. — SCHILF: Antagonismus und Synergismus im autonomen Nervensystem. Klin. Wschr. **1927**, Nr 5. — SCHLESINGER: Über die familiäre Form des akuten circumscripten Ödems. Wien. klin. Wschr. **1898**. — SCHLESINGER: Das akute circumscripte Ödem. Zbl. Grenzgeb. Med. u. Chir. **1**, Nr 5 (1898). — SCHLESINGER: Hydrops hypostrophos. Münch. med. Wschr. **1899**, Nr 35. — SCHLESINGER: Paroxysmale Erweiterung großer Arterien. Dtsch. med. Wschr. **1912**, Nr 34. — SCHMIDT: Beitrag zur Untersuchung zentraler und peripherischer Gefäßwirkungen am Frosch. Naunyn-Schmiedebergs Arch. **85**, H. 3/4 (1919). — SCHNEIDER: Der Schock, insbesondere nach Exarticulatio femoris. Inaug.-Diss. Berlin 1889. — SCHULTZ: Die Funktion des Gefäßsystems bei den Krankheiten des Blutes. Med. Klin. **19**, Nr 42 1923. — SCHUR: Mikroskopische Hautstudien an Lebenden. Wien. klin Wschr. **1919**, Nr. 50. — SCHWARZ und LEMBERGER: Wirkung kleinster Säuremengen auf die Blutgefäße. Pflügers Arch. **141** (1911). — SCOTT and ROBERTS: Localisation of the vasomotor centre. J. of Physiol. **58**, H. 2/3 (1923). — SECHER: Klinische Capillaruntersuchungen. Acta med. scand. (Stockh.) **56**, H. 3 (1922). — SECHER: Klinische Capillaruntersuchungen. Ugeskr. Laeg. (dän.) **83** (1921). — SECHER: E. WEISS' Methode zur Untersuchung des Funktionsvermögens der Kreislauforgane. Berl. klin. Wschr. **58**, Nr 1 (1921). — SECHER: Klinische Capillaruntersuchungen. Capillarpuls. Ugeskr. Laeg. (dän.) **86**, Nr 5 (1924). — SCYMONOWICZ: Lehrbuch der Histologie **1915**. — SHIMIDZU: Die Bildung von vegetativen Reizstoffen im tätigen Muskel. Pflügers Arch. **211**, H. 3/5 (1926). — VAN D. SPEK: Klinische Untersuchungen über den Zustand und die Funktion der Hautcapillaren. Geneesk. Bl. (holl.) **23**, Nr 6 (1922). — VAN D. SPEK: Klinische Untersuchungen über die Funktion von Hautkapillaren. Dtsch. Arch. klin. Med. **141**, H. 5/6 (1923). — SPINA: Experimenteller Beitrag zur Kenntnis der Hyperämie des Gehirns. Wien. med. Blätter **1897**. — SPIRO: Die Wirkung der Ionen auf Zellen und Gewebe. Verh. Ges. dtsch. Naturforsch. **1922**. — SUMBAL: The vessels concerned in clinical „capillary pulsation". Heart **10**, Nr 3 (1923). — STAHL und SCHMEGG: Untersuchungen über die Beeinflussung der Hautreaktionen durch die Bädertherapie. Z. physik. Ther. **27**, H. 1/2 (1923). — STAHL: Spätergebnisse der periarteriellen Sympathectomie. Dtsch. Z. Chir. **197**, H. 1/6 (1926). — STEGEMANN: Vergessene Capillarbeobachtung. Klin. Wschr. **6**, Nr 9 (1927). — STEWART: Eine Bemerkung über die Notiz von Prof. O. ZOTH: In welcher Zeit fließt 1 ccm Blut durch eine Blutcapillare. Pflügers Arch. **204**, H. 1 (1924). — STÖHR, d. J.: Die Nervenversorgung der zarten Hirn-Rückenmarkshaut und die Gefäßgeflechte des Gehirns. In: L. R. MÜLLER, „Die Lebensnerven". Berlin 1924. — STÖHR, PH.: Lehrbuch der Histologie (1896). — STRAUB, W.: Muskarinwirkung. Pflügers Arch. **119**, 127 (1907). — STUBER, RUSSMANN, PRÖBSTING: Über Adrenalin. Z. exper. Med. **32**, 396 (1923). — STUBER und PRÖBSTING: Über den Einfluß des Gefäßtonus bzw. des Gefäßspannungszustandes auf die Wirkungsweise der Gefäßmittel und des Blutes. Z. exper. Med. **41**, H. 1/3 (1924). — TANNENBERG: Bau und Funktion der Blutkapillaren. Dtsch. med. Wschr. **52**, Nr 10 (1926). — TANNENBERG: Experimentelle Untersuchungen über lokale Kreislaufstörungen. Frankf. Z. Path. **31** (1925). — THANNHAUSER: Traumatische Gefäßkrisen. Münch. med. Wschr. **1916**, Nr 16, 581. — TIGERSTEDT: Die Physiologie des Kreislaufs (1921). — TOYAMA: Experimentelle Forschung über die Lungenkapillaren. Z. exper. Med. **46**, H. 1/2 (1925). — TURRETTINI: Maladie de Quincke par sensibilisation tardive au pain et aux autres farineux. Bull. Soc. méd. Hôp. Paris **38**, 17 (1922).

USADEL: Die Kreislaufsstörung bei der freien eitrigen Bauchfellentzündung und der Einfluß der Darmbewegung auf den Pfortaderkreislauf. Dtsch. Arch. klin. Med. **142**, 423 (1926).

VAQUEZ: De la tension artérielle pendant la grossesse etc. Bull. Soc. Obstétr. Paris 15, 2 (1906). — VON D. VELDEN: Pathologische Zustände im peripherischen Kreislauf. Ther. Mh. 1912, Jan. — VIMTROP: Beiträge zur Anatomie der Capillaren. Z. Anat. 68 (1923). — VOLHARD: Die doppelseitigen hämatogenen Nierenerkrankungen. In: Handbuch der inneren Medizin (MOHR-STAEHELIN) III (1918).

WALDMANN: Über die Leistungsfähigkeit d. Gefäße isolierter Niere und Milz des Menschen bei verschiedenen Erkrankungen. Z. exper. Med. 35, H. 4/6 (1923). — WEBER, E.: Der Einfluß psychischer Vorgänge auf den Körper. Berlin 1910. — WEISS: Das Verhalten der Hautkapillaren bei akuter Nephritis. Münch. med. Wschr. 1916, Nr 26. — WEISS: Über mikroskopische Capillarbeobachtungen. Wien. klin. Wschr. 33, Nr 38 (1920). — WEISS: Sufficienzprüfung. Med. Klin. 1919, Nr 26, 643. — WEISS und DIETER: Die Strömung in den Capillaren und ihre Beziehungen zur Gefäßfunktion. Zbl. Herzkrkh. 12, Nr 23 (1920). — WEISSMANN: Über das Auftreten von kleinsten Hauthämorrhagien bei Blutstauung (Phänomen von RUMPEL und LEEDE, Endothelsymptom von STEPHAN), speziell bei Hypertonie und Endocarditis lenta. Z. klin. Med. 102, 1 (1925). — WERTHEIMER: Über irreciproke Permeabilität. Pflügers Arch. 199/200 (1923). — WERTHEIMER: Über die Permeabilität lebender Membrane. Pflügers Arch. 201/203 (1923). — WERTHEIMER: Über die Quellung geschichteter Membranen und ihre Beziehung zur Wasserwanderung. Pflügers Arch. 208, H. 5/6 (1925). — WERTHEIMER und PAFFRATH: Beziehungen zwischen Permeabilität und Wirkung bei den Vertretern der Cholingruppe. Pflügers Arch. 207, H. 2/3 (1925). — WESTPHAL und BÄR: Die Entstehung des Schlaganfalls. Dtsch. Arch. klin. Med. 151, H. 1/2 (1926). — WETZEL and ZOTTERMANN: On differences in the vascular colouration of various regions of the normal human skin. Heart 13, 4 (1926). — WIDMARK: zitiert nach ASCHOFF: Skand. Arch. Physiol. (Berl. u. Lpz.) 1889, I, 264; 1892, III, 14; 1893, IV, 281. — WIEDHOPF: Zur Wirkung der periarteriellen Sympathectomie an den Extremitäten. Klin. Wschr. 3, Nr 17 (1924). — WIGGERS: Of the action of Adrenalin on the cerebral vessels. Amer. J. Physiol. 14 (1905). — WHITING: Akroparaesthesia and angioneurotic oedema. Med. Rec. 1909, 8. — WHITE: Observations on venous pressure and skin blanching pressure by a modified method. Amer. J. Physiol. 69, Nr 1 (1924). — WILMANNS: Die leichten Fälle des manisch-depressiven Irreseins (Zyklothymie) und ihre Beziehungen zu Störungen der Verdauungsorgane. Slg. klin. Vortr., N. F. Nr 434. — WOOLLARD: The innervation of blood vessels. Heart 13, 4 (1926). — WOLLHEIM: Zur Funktion der subpapillären Gefäßplexus in der Haut. Klin. Wschr. 6, Nr. 45 (1927).

ZANGEMEISTER: Beziehungen der Erkrankungen des Harnorgans zur Schwangerschaft. Verh. dtsch. Ges. Gynäk. XV. — ZANGEMEISTER: Die Eklampsie. Leipzig 1926. — ZANGEMEISTER: Die Eklampsie eine Hirndruckfolge. Z. Gynäk. 79, 124. — ZANGEMEISTER: Der Hydrops gravidarum, sein Verlauf und seine Beziehungen zur Nephropathie und Eclampsie. Z. Geburtsh. 81, 2. — ZIMMERMANN: Der feinere Bau der Blutkapillaren. Z. Anat. 68 (1923). — ZONDEK: Untersuchungen über das Wesen der Vagus- und Sympathicuswirkung. Dtsch. med. Wschr. 1922 Nr 50. — ZONDEK: Vasomotorische Störungen im Klimakterium. Z. Geburtsh. 82 (1920). — ZOTH: In welcher Zeit fließt ein Kubikmillimeter Blut durch eine Kapillare. Pflügers Arch. 199, H. 6 (1923).

Der niedrige Blutdruck.

BARACH: Arterial hypotension. Arch. int. Med. 35, Nr 2 (1925). — DU BOIS-REYMOND, BRODIE und MÜLLER: Arch. f. Physiol. 1907, 37. — BRADBURY and EGGLESTON: Postural hypotension. A report of three cases. Amer. Heart. J. 1, Nr 1, 73 (1925). — BRADBURY and EGGLESTON: Postural hypotension. Amer. Heart J. 3, Nr 1 (1927).

CURSCHMANN: Zur Frage einer essentiellen Hypertonie Z klin. Med. 103, H. 3/4 (1926).

FISHER, zitiert nach FRIEDLÄNDER: Clinical types of hypotension. J. amer. med. Assoc. 83, Nr 3 (1924). — FRIEDLÄNDER: Hypotension. London: Baillière, Tindall u. Cox (1927).

HÉLOUIN: La tension intraveineuse chez les hypotendus et hypertendus artériels. Presse méd. 33, Nr 83 (1925). — HERING: Über die Blutdruckregulierung bei Änderung der Körperstellung vermittels der Blutdruckzügler und das Zustandekommen der Ohnmacht beim plötzlichen Übergang vom Liegen zum Stehen. Münch. med. Wschr. 74, Nr 38 (1927). — HERZ: Über Bradycardie, Hypotonie und bradycardische Hypotonie. Wien. klin. Wschr. 1910, Nr 21.

JOACHIM: Der hypotonische Symptomkomplex. Münch. med. Wschr. 73, Nr 16 (1926).

KLEBERGER: Über die Beziehungen des erhöhten Blutdrucks zu physikalischen Zustandsänderungen des Blutes. Z. exper. Path. u. Ther. 18, 251 (1916). — KLOTZ: Die klinische Bedeutung der Capillargebiete. Z. Kreislaufforschg 20, Nr 12 (1928). — KYLIN: Über den Hypotoniekomplex. Med. Klin. 1927, Nr 8.

LARIMORE: A study of blood pressure in relation to types of bodily habitus. Arch. int. Med. 31, Nr 4 (1923). — LIAN et BLONDEL: L'hypotension artérielle permanente d'allure idiopathique. Presse méd. 35, Nr 70 (1927).

MARTINI und PIERACH: Niederer Blutdruck und der Symptomkomplex der Hypotonie. Klin. Wschr. **1926**, Nr 39. — MILLER: Ephedrin: its use in the treatment of vascular hypotension and bronchialasthma. Ann. clin. Med. **4**, Nr 9 (1926). — v. MÜLLER, FR.: Die Bedeutung des Blutdrucks für den praktischen Arzt. Münch. med. Wschr. **70**, Nr 1 (1923). — MÜHLBERG: zitiert nach FRIEDLÄNDER: Clinical types of hypotension. J. amer. Med. **83**, Nr 3 (1924). — MÜNZER: Vasculäre Hypertonien. Wien. klin. Wschr. **1910**, Nr 38. MÜNZER: Über das Verhalten des Herzgefäßsystems in zwei Fällen von Bradycardie. Z. klin. Med. **73**, 116 (1911). — MUNK: Der niedere arterielle Blutdruck. Med. Klin. **1926**, Nr 37/38.

NORRIS, BAZETT und McMILLAN: Blood pressure, its clinical applications (1928). — PAL: Gefäßkrisen. Leipzig 1905. — PAL: Der niedere Blutdruck und die Blutdrucksenkung. Med. Klin. **1923**, Nr 13.

ROBERTS: A study of hypotension. J. amer. med. Assoc. **79**, 4 (1922).

SIMON et FONTAINE: Etude des variations de la pression artérielle au cours de la laparatomie chez le lapin. C. r. Soc. Biol. **91**, Nr 22 (1924). — SIMON: Über die Beeinflussung des Blutdrucks, durch Sauerstoff. Klin. Wschr. **4**, Nr 40 (1925).

VEIL: Der gegenwärtige Stand der Aderlaßfrage. Erg. inn. Med. **15** (1917).

Das intermittierende Hinken.

ADLER und HENSEL: Über intravenöse Nicotineinspritzungen. Dtsch. med. Wschr. **1906**, Nr 45. — ANDRÉ-THOMAS: L'angiospasme provoqué dans les arterites périphériques et la claudication intermittente. Presse méd. **30**, Nr 97 (1922).

BAMBERGER: Chinin gegen Dysbasia angiosclerotica intermittens. Med. Klin. **1920**, Nr 5. — BAYLAC: Athérome expérimental de l'aorte consécutif à l'action du tabac. C. r. Soc. Biol. **1906**, 935. — BENDA: Intermittierendes Hinken. Dtsch. med. Wschr. **1911**, 522. — BERVOETS: Bijdrage tot de kennis van het spontan gangraen. Weekbl. nederl. Tijdschr. Geneesk. **30**, 225 (1894). — BING: Über das intermittierende Hinken und verwandte Motilitätsstörungen. Beih. Med. Klin. **1907**, H. 5. — BÖTHER: Intermittierendes Hinken. Z. Tierkde **6**, 425 (1839). — BORAK: Ein neues Behandlungsverfahren akroangioneurotischer Affectionen. Klin. Wschr. **1926**, Nr 39. — BORCHARD: Beiträge zur primären Endarteriitis obliterans. Dtsch. Z. Chir. **44** (1897). — BOULEY: Oblitération des artères fémorales chez une jument. Acad. roy. Méd., Séance du 11. Oct. 1831. — BOURGEOIS: Contribution à l'étude de la claudication intermittente par oblitération artérielle. Thèse de Paris 1897. — BOVERI: Ateroma aortico sperimentale. Clin. med. ital. **1905**, Nr 6. — BRAMWELL: Intermittent claudication or intermittent limping and obliterative arteritiis. Lancet 1908, July. — BRANDENBURG: Umfrage über die periarterielle Sympathectomie. Med. Klin. **1924**, Nr 16. — BRETSCHNEIDER: Über intermittierende Dyskinesie eines Armes als Symptom der Sklerose des Aortenbogens. Berl. klin. Wschr. **1911**, Nr 19. — BRISSAUD: Claudication intermittente douloureuse. Rev. neur. **1894**, Nr 13. — BRÜNING: Über Dauererfolge und Mißerfolge der periarteriellen Sympathectomien, insbesondere über ihre Ausführung bei der arteriosklerotischen Gangrän. Klin. Wschr. **2**, Nr 20 (1923). — BRÜNING: Über die Gefäßbahnen an den Extremitäten. Klin. Wschr. **3**, Nr 46 (1924). — BRÜNING und STAHL: Die Chirurgie des vegetativen Nervensystems. Berlin 1924. — BRÜNING und STAHL: Über die physiologische Wirkung der Exstirpation des periarteriellen sympathischen Nervengeflechtes. Klin. Wschr. **2**, Nr 28 (1923). — BUERGER: Thromboangitis obliterans. Amer. J. med. Sci. **1900**, Jan.; **1908**, Okt. — BUERGER: Thrombophlebitis migrans der oberflächlichen Venen bei Thromboangiitis obliterans. Mitt. Grenzgeb. Med. u. Chir. **1910**, H. 2. — BUNGE: Zur Pathologie und Therapie der durch Gefäßverschluß bedingten Formen der Extremitätengangrän. Arch. klin. Chir. **63** (1901).

CASSIRER: Diskussionsbemerkung. Klin. Wschr. **1923**, 276. — CAWADIAS: Les syndromes polyartéritiques. C. r. Soc. Biol. **86**, Nr 17 (1922). — CHARCOT: Sur la claudication intermittente observée dans un cas d'oblitération complète de l'une des artères iliaques primitives. C. r. Soc. Biol. **12**, 225 (1858); Gaz. méd. Paris **1859**, Nr 19. — CHARCOT: Sur la claudication intermittente par oblitération artérielle. Progrès méd. **1887**, Nr 32/33. — CSERNA: Arteriitis obliterans mit analogen Veränderungen in der Vene. Wien. Arch. inn. Med. **12**, 2 (1926). — CURSCHMANN: Über atypische Formen und Complicationen der arteriosklerotischen und angiospastischen Dysbasie. Münch. med. Wschr. **1910**, Nr 31. — CURSCHMANN: Vasomotorische und trophische Erkrankungen. In: Handbuch d. inn. Med. von BERGMANN und STAEHELIN V, 2, 1459 (1926). — CZYHLARZ und Helbing: Experimentelle Untersuchungen über die Beziehung von Nervenläsionen zu Gefäßveränderungen. Zbl. Path. **8**, 849 (1897).

DEJERINE: Sur la claudication intermittente de la moëlle épinière. Rev. neur. **14**, Nr 8 (1906). — DENNIG: Physiologie der periarteriellen Nerven. Klin. Wschr. **3**, Nr 17

(1924). — Dennig: Enthalten die periarteriellen Nerven lange sensible Bahnen? Klin. Wschr. 1924, Nr 2. — Determann: „Intermittierendes Hinken" eines Armes, der Zunge und der Beine. Dtsch. Z. Nervenheilk. 29, H. 1/2 (1905). — Deutsch: Ein Fall von akut exacerbierender Endarteriitis mit intermittierendem Hinken. Wien. med. Wschr. 1912, Nr 13. — Dumpert und Flick: Über den Verlauf der sensiblen Gefäßnerven in den Extremitäten. Dtsch. Z. Chir. 190, H. 3/6 (1925). — Dutil et Lamy: Contribution á l'étude de l'artérite oblitérante. Arch. Méd. expér. et Anat. path. 5, 102 (1893).

Edgren: Die Arteriosklerose. Leipzig 1898. — Elving: Zbl. Chir. 27, 44. — Elzholz: Über intermittierende Gehstörung bei Gefäßerkrankungen. Wien. med. Wschr. 42 (1892).— Ely: Intermittierendes Hinken. J. amer. Assoc. 1908, 18. — Erb: Über Dysbasia angiosklerotica. Münch. med. Wschr. 51, Nr 21 (1904). — Erb: Über das intermittierende Hinken und andere nervöse Störungen infolge von Gefäßerkrankungen. Dtsch. Z. Nervenheilk. 13, 1 (1898). — Erb: Über Bedeutung und praktischen Wert der Prüfung der Fußarterien bei gewissen anscheinend nervösen Erkrankungen. Mitt. Grenzgeb. inn. Med. u. Chir. 4, 505. — Erb: Zur Casuistik der intermittierenden angiosklerotischen Bewegungsstörungen des Menschen. Dtsch. Z. Nervenheilk. 19, H. 5/6 (1905). — Erb: Zum Kapitel der angiosklerotischen Störungen der unteren Extremitäten. Dtsch. med. Wschr. 1906, Nr 47. — Erb: Klinische Beiträge zur Pathologie des intermittierenden Hinkens. Münch. med. Wschr. 1910, Nr 21/22, 47. — Erb: Zur Klinik des intermittierenden Hinkens. Münch. med. Wschr. 1911, Nr 47.

Fischer: Ein Fall von Dysbasia angiosklerotica. Münch. med. Wschr. 1910, Nr 39. — Fleisch: Experimentelle Untersuchungen über die Kohlensäurewirkung auf die Blutgefäße. Pflügers Arch. 171 (1918). — Fraenkel: Über neurotische Angiosklerose. Wien. klin. Wschr. 1896, Nr 9/10. — Frenkel: Zwei Fälle von spontaner Extremitätengangrän im Kindesalter. Z. Kinderheilk. 29, H. 3/4 (1921). — Friedmann: Ein Fall von Angiosklerose der Darmarterien (Dyspragia intermittens angiosclerotica intestinalis) mit intermittierendem Hinken. Berl. klin. Wschr. 1912, Nr 43. — Friedrich: Was geht in einer Extremität nach der periarteriellen Sympathectomie vor sich? Klin. Wschr. 3, Nr 45 (1924).

v. Gaza: Über paravertebrale Neurectomie am Grenzstrange und paravertebrale Injectionstherapie. (Ein Beitrag zur Behandlung neurotisch-dysfunktioneller Krankheitszustände innerer Organe.) Klin. Wschr. 3, Nr 13 (1924). — Giraud: La claudication intermittente artérielle. Progrès méd. 1923, Nr 41. — Giroux: La claudication intermittente. Bull. méd. 1926, Nr 9. — Goldflam: Über die Frage des intermittierenden Hinkens. Neur. Zbl. 1910, Nr 1. — Münch. med. Wschr. 1910, Nr 33, 1747. — Goodmann: Über arteriovenöse Anastomose bei beginnender Gangrän. Wien. klin. Wschr. 1913, Nr 36. — Gordinier: Intermittent claudication. Albany med. Ann. 29, Dec. — Goubaux: Sur les paralysies du cheval causées par l'oblitération de l'aorte post. Rec. Méd. vét.; Presse méd. 1906, Nr 67. — Gouget: Sur quelques lésions de l'intoxication tabagique expérim. Presse méd. 1906, Nr 67. — Grassmann: Beitrag zur Kenntnis der Claudication intermittente. Dtsch. Arch. klin. Med. 66 (1899). — Greig: Über das intermittierende Hinken. Münch. med. Wschr. 1910, 657.

Hallenberger: Über die Sklerose der Arteria radial. Dtsch. Arch. klin. Med. 87, H. 1/2 (1906). — Halstead and Christopher: Periarterial sympathectomy. J. amer. med. Assoc. 80, Nr 3 (1923). — Heitz: Claudication intermittente et angine de poitrine. Arch. Mal. Cœur 17, Nr 11 (1924). — Heitz et Labbé: De la cholestérinémie chez les sujets porteurs d'artérite oblitérante. C. r. Soc. Biol. 87, Nr 32 (1922). — Heitz et Patez: Claudication intermittente et thromboses vasculaires dans la maladie de Vaquez. Arch. Mal. Cœur 1926, Nr 7. — Heller: Kasuistischer Beitrag zur Claudicatio intermittens. Inaug.-Diss. München 1911. — Herz: Zur Lehre von den Neurosen des peripheren Kreislaufapparates. (Über vasomotorische Ataxie.) Wien. med. Presse 1902. — Heymann: Zur Gefäßchirurgie: Arterienvenenverbindung. Dtsch. med. Wschr. 1911, 1559. — Higier: Zur Klinik der angiosklerotischen paroxysmalen Myasthenie in der sog. spontanen Gangrän. Dtsch. Z. Nervenheilk. 19 (1901). — Higier: Zur Klinik und Pathogenese der atypischen Formen der Endarteriitis obliterans und des angiosklerotischen Hinkens. Dtsch. Z. Nervenheilk. 73, H. 1/2 (1922). — Higier: Vasomotorisch-trophische Störungen und deren Heilung mittels periarterieller Sympathectomie. Klin. Wschr. 1922, 1208. — Hirsch: Über die Schmerzbahnen der Extremitätengefäße. Klin. Wschr. 5, Nr 18 (1926).— Hirschfeld: Claudication intermittens. Dtsch. med. Wschr. 5, 1122 (1909). — Hoepfner: Über eine Form der Dyskinesia intermittens. Münch. med. Wschr. 69, Nr 38 (1922). — Hohlbaum: Sympathectomie. Klin. Wschr. 3, Nr 13, 557 (1924). — Hollmann: Die Anwendung der Diathermie bei dysbasischen Zuständen. Z. Kreislaufforschg 19, Nr 23 (1927).

Idelsohn: Zur Kasuistik und Ätiologie des intermittierenden Hinkens. Dtsch. Z. Nervenheilk. 29, H. 3/4 (1903). — Idelsohn: Über Claudicatio intermittens und deren Beziehung zu Allgemeinerkrankungen. Dtsch. Z. Nervenheilk. 80/81 (1924).

KAESS: Zur periarteriellen Sympathectomie. Klin. Wschr. 3, Nr 17 (1924). — KAPPIS: Weitere Erfahrungen mit der Sympathectomie. Klin. Wschr. 2, Nr 31 (1923). — KATZ: Über Dyspraxia intermittens angiosclerotica sive angiospastica verschiedener Organe. Inaug.-Diss. Freiburg 1910. — KNAPP: Über Endarteriitis und Thrombose der Mesenterialgefäße bei Bleivergiftung. Inaug.-Diss. Bonn 1906. — KOYANO: A clinical study of 120 cases of thromboangiitis obliterans among the japanese. Acta Scholae med. Kioto 4, H. 4 (1922). — KOYANO: A contribution to the pathology of thromboangitis obliterans. Studies on the composition of the patients blood. Acta Scholae med. Kioto 5, H. 4 (1923). — KREIBICH: Zur Angioneurosenfrage. (Operation nach LERICHE-BRÜNING.) Klin. Wschr. 2, Nr 8 (1923). — KREUTER: Über die periarterielle Sympathectomie. Münch. med. Wschr. 1924, Nr 38. — KRONENBERG: Über Claudicatio intermittens an den oberen und unteren Extremitäten. Wien. klin. Wschr. 1908, Nr 41.

LAPINSKY: Zur Frage der Veränderungen in den peripherischen Nerven bei der chronischen Erkrankung der Gefäße der Extremitäten. Dtsch. Z. Nervenheilk. 13 (1898). — LAVERAN: Sur un cas d'endartérite oblitérante. Semaine méd. 1894, 100. — LERICHE et FONTAINE: Recherches expérimentales sur l'innervation vasomotrice; les réflexes vasculaires des membres. Presse méd. 35, Nr 54 (1927). — LERICHE et MOURE: Resultats éloignés des opérations portant sur les gros troncs artériels des membres. Presse méd. 1922, 849. — LETULLE, HEITZ et MAGNIEL: Claudic. intermitt. chez un syphilitique. Arch. Mal. Cœur 1925, Nr 8. — LIAN et DESCOUST: Des bons effets de la diathermie dans la claudication intermittente. Presse méd. 32, Nr 85 (1924).

v. MANTEUFFEL, ZOEGE: Die Arteriosklerose der unteren Extremitäten. Mitt. Grenzgeb. Med. u. Chir. 10, 343 (1912). — v. MANTEUFFEL, ZOEGE: Über angiosklerotische Gangrän. Arch. klin. Chir. 42, 569 (1891). — MARCHAND: Über Arteriosklerose. Verh. 21. Kongr. dtsch. Ges. inn. Med. 1904. — MARGOLIN: Intermittierendes Hinken. Inaug.-Diss. Freiburg 1905. — MARTIN: Lésions viscer. consécut. á l'endartérite oblitér. et progr. Rev. Méd. 1, 369 (1881). — MASSANT: Paralysie intermittente douloureuse des bras. Ann. Soc. méd.-chir. Anvers; siehe Neur. Zbl. 1901. — MENDEL: Intermittierendes Hinken. Zbl. Neur. 27, H. 2/3 (1921). — MENDEL: Über Entstehung und Behandlung des intermittierenden Hinkens. Klin. Wschr. 6, Nr 21 (1927). — MENEAU: Quelques observations de sympathectomie périartérielle. Thèse de Lyon 1921. — MEYER: Intermittent claudication involving the intestinal tract. J. amer. med. Assoc. 83, Nr 18 (1924). — MICHELS: Über angiosklerotische Gangrän bei jugendlichen Individuen. Klin. Jb. 21, 4 (1909). — MOSZKOWICZ: Die Dagnose des Arterienverschlusses bei Gangraena pedis. Mitt. Grenzgeb. Med. u. Chir. 17, 216 (1907). — MÜLLER, O.: Beiträge zur Kreislaufsphysiologie des Menschen. Slg. klin. Vortr. 1910, Nr 606/608; 1911, Nr 630/632. — MÜLLER, O.: Zur Funktionsprüfung der Arterien. Dtsch. med. Wschr. 1906, Nr 38.

NEUDA: Ein bisher nicht beobachteter Symptomcomplex bei Claudicatio intermittens. Med. Klin. 19, 521 (1923). — NIEMEYER: Über primäre Endarteriitis obliterans der Extremitäten. Zbl. Herzkrkh. 13, Nr 18 (1921). — NORDMANN: Zur chirurgischen Behandlung des trophoneurotischen Fußgeschwürs. Zbl. Chir. 1924, 951. — NOTHNAGEL: Mitteilung über Gefäßneurosen. Berl. klin. Wschr. 1867, Nr 51.

ODERMATT: Die Schmerzempfindlichkeit der Blutgefäße und die Gefäßreflexe. Bruns Beitr. klin. Chir. 127, H. 1 (1922). — OEHLER: Über einen beachtenswerten Fall von Dyskinesia intermittens brachiorum. Dtsch. Arch. klin. Med. 92, H. 1/2 (1907). — OPPENHEIM: Lehrbuch der Nervenkrankheiten (1913). — ORTNER: Dysbasia intermittens angiosclerotica. Jkurse ärztl. Fortbildg 1910, H. 2. — ORTNER: Zur Klinik der Angiosklerose der Darmarterien. Slg. klin. Vortr. 1903, Nr 347 N. F. — OSLER: Intermittent claudication. Montreal med. J. 1902, Febr.

PAINTER: Obliterating endarteriitis. Boston med. J. 1908, July. — PHILIPS and TUNICK: Roentgen-ray therapy of Thromboangiitis obliterans. J. amer. med. Assoc. 84, Nr 20 (1925). — PICK: Kasuistischer Beitrag zur Ätiologie, Pathogenese und Therapie der Dysbasia angiosclerotica. Münch. med. Wschr. 1912, Nr 49.

RADEMACHER: Krankheitsgeschichte eines Pferdes mit Verschluß der Schenkelarterien. Gurlt u. Hertwigs Mag. Tierheilk. 4 (1838). — RAYMOND et GOUGEROT: Gangrène symmétrique des extrémités par artérite chronique oblitérante transitive ou permanente d'étiologie inconnue. Nouv. Iconogr. Salpétrière 1 (1908). — REICHLER: Zur Frage des traumatisch-segmentären Gefäßkrampfes. Bruns' Beitr. klin. Chir. 124, 3. — v. ROMBERG, E.: Referat über Arteriosklerose. Verh. dtsch. Ges. inn. Med. 1904. — v. ROMBERG, E.: Lehrbuch der Krankheiten des Herzens und der Blutgefäße 1925, 647.

SAENGER: Hochgradige peripherische Arteriosklerose ohne intermittierendes Hinken. Dtsch. med. Wschr. 1913, 1337. — SCHLESINGER: Zur Klinik und Therapie des intermittierenden Hinkens. Med. Klin. 1921, Nr 50. — SCHLESINGER: Weitere Beiträge zur Klinik des intermittierenden Hinkens. Dtsch. Z. Nervenheilk. 77, H. 1/6 (1923). — SCHLESINGER: Operative Eingriffe beim intermittierenden Hinken. Wien. klin. Wschr. 37, Nr 13 (1924). —

SCHLESINGER, H.: Syphilis und innere Medicin. III. Die Syphilis des Zirkulations- und Respirationsapparates (1928). — SCHÜMANN: Über präsenile Gangrän infolge Arteriitis obliterans. Münch. med. Wschr. 1909, Nr 39. — SCHÜMANN: Über Endarteriitis obliterans bei präseniler Gangrän. Berl. klin. Wschr. 1909, 1283. — SCHUM: Beitrag zur Pathologie chirurgisch wichtiger Gefäßerkrankungen. Dtsch. Z. Chir. 133, 457 (1915). — SCHWEYER: Inwieweit ist das Fehlen des Pulses an den Beinarterien für die Diagnose der Claudicatio intermittens pathognomonisch? Verh. 35.Kongr. dtsch. Ges. inn. Med. Wien 1923. — SIGLER: Study of thromboangiitis obliterans. Ann. clin. Med. 3, Nr 7 (1925). — SIMON: Tabakmißbrauch als direkte Ursache des intermittierenden Hinkens. Ther. Gegenw. 1907, H. 9. — SOMMER: Obliteration der hinteren Aorta eines Pferdes. Gurlt u. Hertwigs Mag. Tierheilk. 9 (1843). — STAHL: Beobachtungen an Gefäßen nach Operationen am Sympathicus. Pflügers Arch. 203, H. 1/4 (1924). — STAHL: Spätergebnisse der periarteriellen Sympathectomie. Dtsch. Z. Chir. 197, H. 1/6 (1926). — STARKER: Über intermittierendes Hinken mit Polyneuritis verbunden. Dtsch. Z. Nervenheilk. 45 (1912). — STERNBERG: Ein Fall von Spontangangrän. Wien. klin. Wschr. 1895, Nr 37. — STERNBERG: Endarteriitis und Endophlebitis obliterans und ihr Verhältnis zur Spontangangrän. Virchows Arch. 161, 199. — STRADIN: Über vasoconstrictorische Substanzen im Blut bei Gangraena spontanea und Claudicatio intermittens. Dtsch. Z. Chir. 189, H. 4/6 (1925).

TOBIAS: Über einen Fall von Claudicatio intermittens des linken Armes und beider Beine. Z. Neur. 70, 309 (1921.)

VAQUEZ et BRICOUT: Modalités évolutives de la claudication intermittente. Bull. Soc. méd. Hôp. 1913. — VEIEL: Über die Bedeutung der Pulsform. Dtsch. Arch. klin. Med. 105, H. 3/4 (1912). — VÖTSCH: Intermittierendes Hinken. Herings Repert. Tierheilk. 6, 425 (1839). — VOGELMANN: Dysbasia angiosclerotica. Dtsch. med. Wschr. 5, 1748 (1908).

WANDEL: Über nervöse Störungen der oberen Extremitäten bei Arteriosklerose. Münch. med. Wschr. 1908, Nr 44. — v. WARTBURG: Über Spontangangrän der Extremitäten. Bruns' Beitr. klin. Chir. 35 (1902). — WEBER: Arteriitis obliterans of the lower extremity with intermittent claudication. Lancet 1908, 18. Jan. — WEISS: Untersuchungen über die spontane Gangrän der Extremitäten und ihre Abhängigkeit von Gefäßerkrankungen. Inaug.-Diss. Dorpat. 1893 Dtsch. Z. Chir. 40 (1895). — WESTPHAL: Über hysterische Pseudotetanie. Berl. klin. Wschr. 1907, Nr 47. — WHOLEY: A case of intermittent claudication. J. amer. med. Assoc. 78, Nr 20 (1922). — WIEDEHOFF: Zur Wirkung der periarteriellen Sympathectomie an den Extremitäten. Klin. Wschr. 3, Nr 17 (1924). — WIETING: Die angiosklerotische Gangrän und ihre operative Behandlung durch Überleitung des arteriellen Blutstromes in das Venensystem. Z. Chir. 110 (1911). — WIETING: Angiospastische und angioparalytische Krankheitserscheinungen aus der Chirurgie und deren Grenzgebiet. Bruns' Beitr. klin. Chir. 126, 1. — WILONSKI: Über spontane Gangrän infolge Arteriitis elastica. Inaug.-Diss. Königsberg 1898. — WINIWARTER: Über eine eigentümliche Form von Endarteriitis und Endophlebitis mit Gangrän des Fußes. Arch. klin. Chir. 23, 202 (1879). — WINTERNITZ: Über intermittierendes Hinken. Münch. med. Wschr. 1912, Nr 18. — WWEDENSKY: Congreßbericht. Zbl. Chir. 1891, 356. v. Langenbecks Arch. 49 (1898).

ZAK: Über den Gefäßkrampf bei intermittierendem Hinken. Wien. Arch. inn. Med. 2, H. 3 (1921). — ZAK: Über ischämische Schmerzen bei Gefäßkranken. Wien. med. Wschr. 74, Nr 7 (1924). — ZAK: Ein weiterer Beitrag zur Kenntnis des Gefäßkrampfes beim intermittierenden Hinken. Med. Klin. 19, Nr 14 (1923).

Angina pectoris. Herz- und Gefäßneurosen.

ACKER: Delayed death in coronary thrombosis. J. amer. med. Assoc. 73, 1692 (1919). — Akin: Magenschmerzen infolge von Arteriosklerose. Reichs-Med. Aug. 1909, Nr 19. — ALBUTT: Diseases of the Arteries including angina pectoris (1915). — ALBUTT: Certain points in the diagnosis and treatment of angina pectoris. Lancet 204, Nr 18 (1923). — ANITSCHKOW: Über die Tätigkeit der Gefäße isolierter Finger und Zehen von dem gesunden und kranken Menschen. Z. exper. Med. 35 (1923). — ANITSCHKOW: Über die Wirkung von Giften auf die Coronargefäße des isolierten Menschenherzens bei verschiedenen Erkrankungen. Z. exper. Med. 36 (1923). — ANREP and SEGALL: The regulation of the coronary circulation. Heart 13, H. 2/3 (1926). — ARONOWITSCH: Über anginoide Anfälle bei Schmerzen im linken Brachialplexus. Klin. Wschr. 1924, Nr 3. — ASHER und SCHEINFINKEL: Die Umkehr pharmakologischer Wirkungen. Klin. Wschr. 1927, Nr 1. — ASKANAZY: Klinisches über Diuretin. Dtsch. Arch. klin. Med. 56, 209 (1895). — ASSMANN: Das Myxödemherz. Münch. med. Wschr. 66, Nr 9 (1919). — ASTRUCK: Über psychische Beeinflussung der Herztätigkeit und Atmung in der Hypnose. Münch. med. Wschr. 69, Nr 50 (1922). — ATZLER und LEHMANN: Untersuchungen über den Einfluß der Wasserstoffionenkonzentration auf die Blutgefäße von Säugetieren. Pflügers Arch. **197**, H. 1/2 (1922).

BABCOCK: The vegetative nervous system and the heart. Ann. clin. Med. **2**, Nr 5 (1924). — BACHUS: Über Herzerkrankungen bei Masturbanten. Dtsch. Arch. klin. Med. **54**. — BAIN: Abnormally low pulse pressures in case of neurosis. Lancet **208**, Nr 3 (1925). — BALINT: Tympanismus vagotonicus. Berl. klin. Wschr. **1917**, 424. — BAMBERGER: Lehrbuch der Krankheiten des Herzens (1857). — BARIÉ et COLOMBE: Deux cas d'aortite chronique abdominale avec crises gastriques. Bull. Soc. méd. Hôp. Paris **1913**, 31. Jan. — BAUER: Über den Brustschmerz der Luetiker. Med. Klin. **24**, Nr 10 (1928). — BAUMES: Recherches sur cette maladie à laquelle on a donné les noms d'angina pectoris etc. Ann. Soc. Méd. prat. Montpellier **1808**; zit. nach H. Kohn in Erg. Med. **9** (1908). — BENDA: Über einen Fall von schwerer infantiler Coronararteriensklerose als Todesursache. Virchows Arch. **254**, H. 3 (1925). — BENENATI, zit. nach DANIELOPOLU. — BENJAMIN: Konstitutionelle Kreislaufschwäche und Cardiopathia adolescentium. Klin. Wschr. **1922**, Nr 25. — BISCHOFF: Ischaemia cordis intermittens. Schweiz. med. Wschr. **53**, Nr 29 (1923). — BISCHOFF: Ischaemia cordis intermittens. Lancet **209**, Nr 15 (1925). — BITTORF: Dyspragia cordis intermittens. Med. Klin. **16**, Nr 45 (1920). — BLACKALL: On the nature and cure of dropsies with cases of angina pectoris. London 1813. — BLUMER: Coronary thrombosis. Albany med. Ann. **43**, 288 (1922). — DE BOER: Über die Folgen der Sperrung der Kranzarterien für das Entstehen von Kammerflimmern. Dtsch. Arch. klin. Med. **143**, H. 1/2 (1923). — BOEHM, G.: Zur Behandlung der Angina pectoris. Münch. med. Wschr. **1921**, Nr 4. — BOHNENKAMP: Über die Wirkungsweise der Herznerven. Pflügers Arch. **196**, H. 3/4 (1922). — BOLTEN: Die vaso-vagalen Anfälle (GOWERS). Mschr. Psychiatr. **49**, H. 1 (1921). — BORCHARD: Zur chirurgischen Behandlung der Angina pectoris. Arch. klin. Chir. **127**, 212 (1923). — BOUILLAUD: Die Krankheiten des Herzens (1836). — BRAEUCKER: Der Brustteil des vegetativen Nervensystems und seine klinisch-chirurgische Bedeutung. Beitr. Klin. Tbk. **66**, H. 1/2 (1927). — BRAMWELL: Causation of angina pectoris. Brit. med. J. **1910**, 15. Febr. — BRANDSBURG: Die pathologisch-histologischen Veränderungen des Herzmuskels nach Sympathektomie. Russk. Klin. **4**, 380 (1925); Kongreßzbl. inn. Med. **41**, 380 (1921). — BRANDSBURG: Experimentelle Untersuchungen über pathologisch-histologische Veränderungen der Herzmuskeln nach der Sympathektomie. Münch. med. Wschr. **72**, Nr 42 (1925). — BRAUN: Über Angina pectoris. Wien. klin. Wschr. **39**, Nr 10 (1926). — BRAUN: Herz und Psyche in ihren Wirkungen aufeinander. Leipzig u. Wien 1920. — BREITMANN: Zur Symptomatologie und Therapie der Angina abdominalis. Zbl. Herzkrkh. **1913**, Nr 24. — BREUER: Zur Therapie und Pathogenese der Stenocardie und verwandter Zustände. Münch. med. Wschr. **1902**, 1604. — BROADBENT: The Lumleian lectures on structural diseases of the heart. Brist. med. J. **1** (1891). — BROCKBANK: Heart and aorta strain and „lying down heart". Brit. med. J. **1925**, 33—41. — BROWN: Cervical sympathectomy for angina pectoris; report of a case with dextral radiations of pain. J. amer. med. Assoc. **80**, Nr 23 (1923). — BROWN and COFFEY: Surgical treatment of angina pectoris. Trans. Assoc. amer. Physicians **39**, 450 (1924). — BRÜNING: Über den Bauchschmerz. Arch. klin. Chir. **116**, H. 4. — BRÜNING: Die Behandlung angiospastischer Zustände, insbesondere der Angina pectoris, durch Operationen am vegetativen Nervensystem. Arch. klin. Chir. **126** (1923). — BRÜNING: Über Operationen an den Herznerven bei Angina pectoris. Dtsch. med. Wschr. **49**, Nr 29 (1923). — BRÜNING: Vagus und Sympathicus. Klin. Wschr. **1923**, Nr 50. — BRÜNING: Die operative Behandlung der Angina pectoris durch Exstirpation des Halsbrustsympathicus. Klin. Wschr. **1923**, Nr 17. — BRÜNING: Weitere Erfahrungen über den Sympathicus. Klin. Wschr. **2**, Nr 41 (1923). — BRÜNING: Muskeltonus der quergestreiften Muskluatur und vegetativen Nervensystems. Klin. Wschr. **4**, Nr 16 (1925). — BRÜNING und STAHL: Die Chirurgie des vegetativen Nervensystems. Berlin 1924. — BRUNS: Die Herzen und Herzkrankheiten unserer Soldaten. Med. Klin. **1917**, Nr 51. — BRUNTON, L.: Use of nitrite of amyl in angina pectoris. Lancet **1867 II**, 97. — BRUNTON, L.: The effect of tobacco in health and disease. Practitioner **2**, 54 (1905). — BRUNTON, L.: Funktionelle Krankheiten der Arterien. Berl. klin. Wschr. **1913**, 193. — BRUNTON and WILLIAMS: A case of angina abdominis. Lancet **182** (1912). — BUCH: Enteralgie und Kolik. Boas' Arch. **10**, 468 (1904). — BÜDINGEN: Ernährungsstörungen des Herzmuskels. Leipzig 1917. — BURUS: Observations on some of the most frequent and important diseases of the heart. Edinburgh 1809.

CABOT: Facts on the heart. Philad. and London 1926. — CHRISTIAN: Cardiac infarction (coronary thrombosis); an easily diagnosable condition. Amer. Heart J. **1**, Nr 2 (1925). — CHRISTOFFEL: Einiges über Herzneurose. Schweiz. med. Wschr. **54**, Nr 13 (1924). — CLARKE and SMITH: The electrocardiogram in coronary thrombosis. J. Labor. a. clin. Med. **11** (1926). — CLAWSON, B. J.: The myocardium in non-infectious myocardial failure. Amer. J. med. Sci. **168**, Nr 5, 648—654 (1924). — CLERC: Angine de poitrine et théorie coronarienne. Presse méd. **35**, Nr 38 (1927). — CLERC et DESCHAMPS: La pathologie de l'oblitération coronarienne et ses bases anatomo-physiologiques. Presse méd. **32**, Nr 78 (1924). — Coffey and Brown: The surgical treatment of angina pectoris. Arch. int. Med. **31**, Nr 2 (1923). — Cohnheim und v. Schulthess-Rechberg: Über die Folgen der Kranzarterienverschließung für das Herz. Virchows Arch. **85**, 503 (1891). — da Costa: Überreizung des Herzens. Berlin: Hirschwald 1875. — Cotton, Rapport and Lewis, Th.: After effects of exercise on pulse rate and systolic blood pressure in cases of „irritable heart". Heart **6**, Nr 4 1917). — Crainicianu: Studien über die Coronararterien und experimentelle Untersuchungen über ihre Durchgängigkeit. Virchows Arch. **238** (1922). — Crooke: Über zwei seltene und aus verschiedenen Ursachen entstandene Fälle von rapider Herzlähmung. Virchows Arch. **129** (1892). — McCulloch: The surgical treatment of angina pectoris. Amer. Heart J. **1**, Nr 3 (1926). — Curschmann, H.: Über vasomotorische Krampfzustände bei echter Angina pectoris. Dtsch. med. Wschr. **1906**, 1527. — Curschmann, H.: Über Angina pectoris vasomotorica. Dtsch. Z. Nervenheilk. **1910**, 38. — Cutler: Summary of experiences up-to-date in the surgical treatment of angina pectoris. Amer. J. med. Sci. **173**, Nr 5 (1927). — Czyhlarz: Zur Lehre von der Angina pectoris. Wien. med. Wschr. **74**, Nr 48 (1924).

Danielopolu: Possibilité d'améliorer l'angine de poitrine par la résection des racines postérieures ou des nerfs correspondents. Bull. Soc. méd. Hôp. Paris **39**, Nr 19 (1923). — Danielopolu: L'angine de poitrine. Bukarest: Imprimerie Culture 1924. — Danielopolu: Betrachtungen über die Pathogenese der Angina pectoris. Wien. med. Wschr. **74**, Nr 17—22 (1924). — Danielopolu: Deux conférences sur l'angine de poitrine. Bukarest 1925. — Danielopolu: Conduite à suivre dans l'application de notre méthode de traitement chirurgical de l'angine de poitrine. Bull. Soc. méd. Hôp. Bucarest **8**, Nr 2 (1926). — Danielopolu: The surgical treatment of angina pectoris. Brit. med. J. **1926**, Nr 3396. — Danielopolu: Anatomie — Physiologie der sensiblen cardio-aortischen Bahnen beim Menschen. Z. klin. Med. **106**, H. 1/2 (1927). — Danielopolu: L'angine de poitrine et l'angine abdominale. Paris 1927. — Danielopolu et Hristide: Recherches sur la sensibilité cardiaque. Possibilité d'améliorer l'angine de poitrine par la résection des racines postérieures ou des nerfs spinaux. C. r. Soc. Biol. **88**, Nr 4 (1923). — Danielopolu et Marcu: Modifications électrocardiographiques provoquées par l'exstirpation du ganglion étoilé après la ligature des coronaires. Considérations sur le traitement chirurgical de l'angine de poitrine. Bull. Acad. Méd. **94**, Nr 32 (1925). — Deckart: Über Thrombose und Embolie der Mesenterialgefäße. Mitt. Grenzgeb. inn. Med. u. Chir. **5** (1900). — Dehio: Über nervöses Herzklopfen. Petersb. med. Wschr. **1886**, Nr 31. — Determann: Über Herz- und Gefäßneurosen. Slg. klin. Vortr. **1894**, Nr 96/97. — Deutsch und Kauf: Psychophysische Kreislaufstudien. II. Über die Ursachen der Kreislaufstörungen bei Herzneurosen. Z. exper. Med. **34**, H. 1/2 (1923). — Dittler und Müller: Erfahrungen über die Wirksamkeit des Herzvagus nach doppelseitiger Exstirpation des Ganglion stellatum. Z. exper. Med. **50**, H. 1/2 (1926). — Dock and Hartmann: The effect of superior cervical sympathectomy on the myocardium of rabbits. Amer. Heart J. **1**, Nr 6 (1926). — Dogiel: Die sensiblen Nervenendigungen im Herzen und in den Blutgefäßen der Säugetiere. Arch. mikrosk. Anat. **52**, 44 (1898). — Dornblüth: Slg. klin. Vortr. **1877**, Nr 122, 1116. — Doxiades: Das Vagusherz im Kindesalter. Klin. Wschr. **5**, Nr 47 (1926). — Dshanelidse: Fernresultate der chirurgischen Behandlung von Herzwunden. Arch. klin. Chir. **132**, H. 4 (1924). — Duchek: Die Krankheiten des Herzens (1862). — v. Dusch: Lehrbuch der Herzkrankheiten (1868).

Ecker: Angina pectoris. With report of a case treated with Röntgen-ray. Radiology **8**, Nr 2 (1927). — Ehrenrooth: Über plötzlichen Tod durch Herzlähmung. Berlin 1904. — Eichwald: Über das Wesen der Stenocardie und ihr Verhältnis zur Subparalyse des Herzens. Würzburg. med. Z. **1863**. — Elliot: Cardiac aneurysm. Med. Clin. N. Amer. **8**, Nr 2 (1924). — Eppinger: Angina pectoris. Wien. med. Wschr. **74**, Nr 16 (1924). — Eppinger und Hofer: Die Durchschneidung des N. depressor bei der Angina pectoris. Med. Klin. **19**, 850 (1923). — Eppinger und Hofer: Zur Pathogenese und Therapie der Angina pectoris. Ther. Gegenw. **64**, H. 5 (1923). — Erb: Ist die von Max Herz beschriebene Phrenocardie eine scharf abzugrenzende Form der Herzneurose? Münch. med. Wschr. **1909**, Nr 22. — Eulenburg: Vasomotorisch-trophische Neurosen. In Ziemssens Handbuch d. spez. Path. u. Ther. **12 II** (1877).

Fahrenkamp: Die psychophysischen Wechselwirkungen bei den Hypertoniekranken (1927). — Favarger: Über die chronische Tabakvergiftung und ihren Einfluß auf das Herz und Magen. Wien. med. Wschr. **1887**, 323. — Felix: Herzbeutel und Herztätigkeit. Versuch künstlich gesetzte Herzfehler chirurgisch zu beeinflussen. Dtsch. Z. Chir. **190**, H. 3/6 (1925). — Flörcken: Kritische Beiträge zur operativen Behandlung der Angina pectoris und des Asthma bronchiale anhangweise. Arch. klin. Chir. **130**, H. 1/2 (1924). — Fontaine: Le traitement chirurgical de l'angine de poitrine. Strasbourg méd. **1**, H. 3 (1926). — Fothergill: On heart starvation. Edinburgh med. J. **1881**. — Fraentzel:

Über idopathische Herzvergrößerung infolge von Erkrankungen des Herznervensystems. Charité-Ann. 11. — FRANCK: Recherches sur la sensibilité directe de l'appareil sympathique cervico-thoracique. J. Physiol. et Path. gén. 1 (1899). — FRANK: Über Angina pectoris. Klin. Wschr. 3, Nr 39, 1787 (1924). — FRANK und WORMS: Aortalgie und Angina pectoris. Dtsch. med. Wschr. 1926, Nr 14. — FREY: Angina abdominalis. Klin. Wschr. 1, Nr 40 (1922). — FREY: Das Vagusherz. Klin. Wschr. 5, Nr 7 (1926). — FRIEDMANN: Ein Fall von Angiosklerose der Darmarterien mit intermittierendem Hinken. Berl. klin. Wschr. 1912, 2028. — FRIEDREICH: Angina pectoris. In VIRCHOWS Handbuch d. spez. Path. u. Ther. 5 II, (1855). — FRÖHLICH und MEYER, H. H.: Zur Frage der visceralen Sensibilität. Z. exper. Med. 29, 87 (1922). — FÜRBRINGER: Über die Schädigungen durch Tabakrauchen. Z. ärtl. Fortbildg 20, 697 (1923). — FUJINAMI: Über die Beziehungen der Myocarditis zu den Erkrankungen der Arterienwandungen. Virchows Arch. 159 (1900). — FULTON: Remarks upon the manner of death in coronary thrombosis. Amer. Heart J. 1, Nr 2 (1925).

GAGER: Bloodpressure changes accompanying coronary occlusion. J. amer. med. Assoc. 84, Nr 23 (1925). — GALLAVARDIN: Angine de poitrine et syndrome de STOKES-ADAMS accès angineux á forme syncopale. Presse méd. 30, Nr 70 (1922). — GALLAVARDIN: Syndrome angineux dans les cardiopathies vasculaires endocardiaques, aortiques ou mitrales. Presse méd. 30, Nr 8 (1922). — GALLAVARDIN: Syphilis et angine de poitrine d'effort d'après 450 observations. Presse méd. 32, Nr 57 (1924). — GALLAVARDIN: Les angines de poitrine. Paris 1925. — GEIGEL, R.: Nervöses Herz und Herzneurose. Münch. med. Wschr. 1917, Nr 1. — GIBSON, G. A.: Die nervösen Erkrankungen des Herzens. Wiesbaden 1910. — GIBSON, G. A.: The clinical aspect of ischaemic necrosis of the heart muscle. Lancet 209, Nr 25 (1924). — GLAHN: Coronary disease and infarct of the heart. Proc. N. Y. path. Soc. 23, H. 1/5 (1923). — GLASER: Intracardialer Nervenapparat und die Innervation der Blutgefäße. In: MÜLLER, L. R., „Die Lebensnerven" (1924). — GLASER: Die intramurale Innervation der Kranzgefäße. Z. Anat. 79, H. 4/6 (1926). — GLASER: Die Wirkung der Sympathectomie bei der Angina pectoris und Asthma bronchiale. Med. Klin. 1924, Nr 15. — GOLD, H.: Action of digitalis in the presence of coronary obstruction. An experimental study. Arch. int. Med. 35, Nr 4, 482 (1925). — GOLDSCHEIDER: Das Schmerzproblem (1920). — GOLDSCHEIDER: Die Behandlung der arteriosklerotischen Schmerzen. Z. diät. u. physik. Ther. 13, H. 1. — GOLDSCHEIDER: Über Abgrenzung und Behandlung der Herzneurosen. Z. diät. u. physik. Ther. 16. — GOLDSCHEIDER: Über die operative Behandlung der Angina pect. Klin. Wschr. 4, Nr 51 (1925). — GORDINIER: Coronary arterial occlusion: a perfectly definite symptom-complex. The report of thirteen cases with one autopsy. Amer. J. med. Sci. 168, Nr 2 (1924). — GORHAM: Diseases of the heart simulating the picture of an acute surgical condition of the abdomen. Alban. med. Ann. 43, 157 (1922). — GOWERS: Vagal and vasovagal attacks. Lancet 1907, 8. Juni. — GOWERS: Grenzgebiete der Epilepsie, Ohnmachten, Vagusanfälle. Leipzig 1908. — GRANT: Observations on the after-histories of men suffering from the effort syndrome. Heart 12, Nr 1 (1925). — GROCCO e Fusari: Una terza contribuzione allo studio clinico ed anatomopatologica della nevrite multipla primitiva. Ann. Univ. Perugia 1885/86. — GROEDEL: Über abnorme Herztätigkeit infolge von Innervationsstörungen. Berl. klin. Wschr. 1890, Nr 21. — GROSS: The blood supply to the heart in its anatomical and clinical aspects. New York 1923. — GROSSMANN: Zur Frage der Angina pectoris. Wien. klin. Wschr. 35, Nr 16 (1922). — GRUBER, B. G. und LANZ: Ischämische Herzmuskelnecrose bei einem Epileptiker und Tod im Anfall. Arch. f. Psychiatr. 1919, 98. — GRUBER, B. G.: Ein Beitrag zur konstitutionellen Seite der Arteriosklerosefrage. Zbl. Herzkrkh. 16 (1924). — GRUBER-GRITZ: Zur Klinik und Therapie der Angina pectoris. Z. Kreislaufforschg 19, Nr 3 (1927). — Guggenheimer: Zur Herzbehandlung bei Erkrankungen der Coronargefäße. Dtsch. med. Wschr. 49, Nr 31 (1923). — GUGGENHEIMER: Zur Behandlung der Erkrankungen der Coronargefäße. Med. Klin. 19, 999 (1923). — GUGGENHEIMER: Zur Herzbehandlung bei Erkrankungen der Koronargefäße. Dtsch. med. Wschr. 49, Nr 31 (1923). — GUGGENHEIMER und FISCHER: Die Wirkung des Jods auf Herz- und Gefäßsystem. Z. exper. Med. H. 54, 1/2 (1927). — GUGGENHEIMER und SASSA: Über die Beeinflussung des Coronarkreislaufs durch Purinderivate. Klin. Wschr. 2, Nr 31, 1451 (1923).

HAMBURGER: Disease of the coronary vessels, angina pectoris and acute indigestion with special reference to the coronary T-wave. Med. Klin. N. Amer. 9, Nr 5 (1926). — HAMBURGER, PRIEST and BETTMANN: Experimental coronary embolism. Amer. J. med. Sci. 171, Nr 2 (1926). — HAMMAN: The prognosis of angina pectoris. Amer. J. Med. 158, Nr 6 (1924). — HANDOWSKY: Veränderungen des Blutserums nach Injectionen kleiner Mengen krystalloider Substanzen. Klin. Wschr. 3, 1354 (1924). — HANSER: Über Fieberbeobachtungen bei Angina pectoris. Med. Klin. 18, Nr 44 (1922). — HANSER: Über das chronisch-partielle Herzaneurysma und die Möglichkeit seiner Diagnose. Zbl. inn. Med. 1924, Nr 30. — HANSER: Angina pectoris — Fieber (Herzinfarct) — chronisch partielles Herzaneurysma. Med. Klin. 1925, Nr 23. — HASENFELD: Über die Herzhypertrophie bei Arteriosklerose. Dtsch. Arch. klin. Med. 59, 193 (1897). — HAY, M.: Nitrite of sodium in the treatment of angina pectoris. Practitioner 1883, 179. — HAY, M.: Bradshaw Lecture on prognosis in angina pectoris. Lancet 205, Nr 5230 (1923). — HEBERDEN: Some accounts of a disorder of the breast. Med. Trans. 2. London 1772. — HEBERDEN: A letter to Dr. H., Concerning angina pectoris, and Dr. HEBERDEN's account of the dissection of one who had been troubled with that disorder. Med. Trans. 3. London 1785. — HEBERDEN: Commentaries on the history and cure of diseases. London 1816. — HEBERDEN: Opera medica. Leipzig 1831. — HEDINGER: Über Thrombose bei Kohlenoxydvergiftung. Virchows Arch. 246, 416 (1923). — HEIDENHAIN: Pflügers Arch. 27 (1882). — HEITZ: Les nerfs du cœur chez les tabétiques. Thèse de Paris 1903. — HEITZ: Claudication intermittente et angine de poitrine. Arch. Mal. Cœur 17, Nr 11 (1924). — HELLWIG: Periarterielle Sympathectomie an der Carotis bei Migräne. Arch. klin. Chir. 128, 261 (1924). — HÉRARD: Acad. Méd. 1883; zit. nach DANIELOPOLU. — HERRICK: Clinical feature of sudden obstruction of the coronary arteries. J. Amer. med. Assoc. 59, 2015 (1912). — HERRICK: Thrombosis of the coronary arteries. J. Amer. med. Assoc. 72, 387 (1919). — HERRMANN: Thrombosis of the coronary arteries with tachycardia. J. Missouri State med. Assoc. 17, 406 (1920). — HERZ: Die sexuelle psychogene Herzneurose (Phrenocardie). Wien-Leipzig 1909. — HERZOG: Über die Abhängigkeit gewisser nervöser Symptome von dyspeptischen Störungen. Z. prakt. Ärzte 1901. — HESSE: Beiträge zur chirurgischen Behandlung der Angina pectoris. Arch. klin. Chir. 137, H. 1 (1925). — HETÉNYI: Angina pectoris während Insulinbehandlung. Wien. Arch. inn. Med. 13, 1 (1926). — HILTON and EICHHOLTZ: The influence of chemical factors on the coronary circulation. J. of Physiol. 59, Nr 6 (1925). — HOCHHAUS: Zur Diagnose des plötzlichen Verschlusses der Kranzarterien des Herzens. Dtsch. med. Wschr. 1911, 2065. — HOFER: Zur Klinik und Technik der Depressordurchschneidung bei der Angina pectoris. Wien. med. Wschr. 74, Nr 26 (1924). — HOFFMANN, A.: Die paroxysmale Tachycardie. Wiesbaden 1900. — HOFFMANN, A.: Die Lehre von den Herzneurosen. Dtsch. Z. Nervenheilk. 38 (1910). — HOKE: Zur Kasuistik der Angina abdominalis. Wien. klin. Wschr. 23 (1912). — HOLMES and RANSOM: Cervical sympathectomy in angina pectoris. J. Labor. a. clin. Med. 10, 183 (1924). — HOPE: Von den Krankheiten des Herzens (1883). — HUCHARD: Traité clinique des maladies du cœur et de l'aorte. Paris 1899. — HUCHARD: Les maladies du cœur et leur traitement. Paris 1908. — HUCHARD: Allgemeine Betrachtungen über Arteriosklerose. Med. Klin. 1909, Nr 35. — HUNTER: Note on a case of angina abdominis. Lancet 1912, 6. Juli.

McILWAINE: Short notes on some cases of angina pectoris. Brit. med. J. 1, 237 (1924). — MC ILWAINE and CAMPBELL: The ventricular complex of the electrocardiogram as a physical sign in cardiac prognosis. Brit. med. J. 1923, Nr 3272, 456. — ISAAC: Über Beeinflussung der Herztätigkeit und der Diurese durch intravenöse Traubenzuckerinfusionen. Ther. Halbmh. 35, 698 (1921). — ISAKOWITZ: Herzmuskelschwäche nach Durchtrennung extracardialer Nerven. Zbl. Herzkrkh. 18, Nr 6 (1926). — IWAI und SASSA: Über die Beeinflussung des Koronarkreislaufes durch Purinderivate. Naunyn-Schmiedebergs Arch. 99, 215 (1923).

JEGOROW: Die intravitale Diagnose des Myocardinfarktes. Z. klin. Med. 106, H. 1/2 (1927). — JENNINGS, CH. G. and A. F.: Surgical treatment of angina pectoris. Med. J. a. Rec. 120, Nr 7 (1924). — JOLLY: Angine de poitrine. In: Diction. de Méd. et de Chir. 2 (1829). — JONNESCO: Traitement chirurgical de l'angine de poitrine. Presse méd. 31, Nr 46, 32, Nr 13. — JONNESCO: L'état fonctionnel du cœur après l'exstirpation du sympathique cervico-thoracique. Bull. Acad. Méd. 94, Nr 34 (1925). — JONNESCO und JONESCU: Experimentelle Untersuchungen über die afferenten kardioaortalen Bahnen und über den phys. Nachweis der Existenz des Depressor als isolierter Nerv beim Menschen. Z. exper. Med. 48, H. 3/5 (1926). — JURINE: Mémoire sur l'angine de poitrine. Paris 1875.

KADER: Ein experimenteller Beitrag zur Frage des lokalen Meteorismus bei Darmocclusion. Inaug.-Diss. Dorpat 1891. — KAHLER: Die Blutdrucksteigerung, ihre Entstehung und ihr Mechanismus. Erg. inn. Med. 25 (1924). — KAHN: Electrocardiographical signs of coronary thrombosis and aneurysm of the left ventricle. Boston med. J. 187, 788 (1927). — KAHN: Tender spots on the chest wall in angina pectoris. Amer. J. med. Sci. 173, Nr 3 (1927). — KAMNITZER: Die operative Behandlung der Angina pectoris durch Exstirpation des Hals-Brustsympathicus. Ther. Gegenw. 64, H. 6 (1923). — KAPPIS: Die operative Behandlung der Anigna pectoris. Med. Klin. 1923, Nr 51/52. — KAUFMANN: Beobachtungen an Kranken mit Stenocardie und Lungenödem. Wien. med. Wschr. 1923, Nr 12/14. — KAUFMANN: Über einen Fall von operierter Coronarangina. Wien. med. Wschr. 74, Nr 45 (1924). — KAUFMANN: Über Probleme des Coronararterienkreislaufs. Wien. klin. Wschr. 39, Nr 16/17 (1926). — KAUFMANN und ROTHBERGER: Beiträge zur Entstehungsweise extrasystolischer Allorhythmien. Z. exper. Med. 5 (1917); 7, 9 (1919); 11 (1920); 51 (1927). — KEN KURE: Psychisch ausgelöste paroxysmale Kammertachysystolie. Dtsch.

Arch. klin. Med. **106** (1912). — KISCH: Über eine bei Offizieren beobachtete Form nervöser Herzschwäche. Berl. klin. Wschr. **1897**. — KISCH: Der Einfluß von Störungen des Coronarkreislaufes auf die Funktionen des Herzens. Verh. 33. Kongr. dtsch. Ges. inn. Med. Wiesbaden 1920. — KISCH: Beiträge zur pathologischen Physiologie des Coronarkreislaufes. Dtsch. Arch. klin. Med. **135**, 281 (1921). — KISCH: Die Beeinflussung der Funktion der extracardialen Herznerven durch Änderungen der Blutcirculation im Gehirn. Verh. 34. Kongr. dtsch. Ges. inn. Med. 1922. — KISCH: Gefäßbedingte Störungen der Herztätigkeit. Erg. inn. Med. **25** (1924). — KISCH: Zur Prognose der Angina pectoris. Med. Klin. **22**, Nr 21 (1926). — KISCH und SAKAI: Die Änderung der Funktion der extracardialen Herznerven infolge Änderung der Blutcirculation. Pflügers Arch. **198**, 1 (1923). — KOHLER und V. D. WETH: Die Wirkung der cervicalen Sympathektomien auf die Angina pectoris und die Ausfallserscheinungen nach diesem operativen Eingriff. Z. klin. Med. **99**, H. 1/3 (1923). — KOHN, H.: Angina pectoris. Erg. Med. **9**, H. 1/2 (1926). — KONH, H.: Angina pectoris. Med. Klin. **22**, Nr 26—28 (1926). — KOHN, H.: Die epidemische Angina pectoris auf der „Embuscade“. Dtsch. med. Wschr. **52**, Nr 11 (1926). — KOLISCH: Frankf. Z. Path. **5**, 571 (1910). — KOLM und PICK: Bedeutung des Calciums für Herznerven. Pflügers Arch. **185** (1920); **189, 190** (1921). — KOPP: Die chirurgische Behandlung der Angina pectoris. Nederl. Tijdschr. Geneesk. **71**, 119 (1927). — KRAUS, FR.: Insufficienz des Kreislaufapparates. In: KRAUS-BRUGSCH, Spezielle Pathologie u. Therapie inn. Krankheiten **4** I (1925). — V. KREHL: Über nervöse Herzerkrankungen und den Begriff der Herzschwäche. Münch. med. Wschr. **1906**, Nr 48. — V. KREHL: Die Erkrankungen des Herzmuskels. In: NOTHNAGELS Handbuch (1913). — KRETZ: Über Veränderungen an den Coronararterien und ihre klinische Bedeutung mit besonderer Berücksichtigung der Coronarsklerose. Wien. Arch. inn. Med. **9**, 419 (1925). — KREUZFUCHS: Über Angina abdominalis. Dtsch. med. Wschr. **1910**, Nr 7. — KREYSIG: Die Krankheiten des Herzens. Berlin 1814. — KÜLBS: Beiträge zur Pathologie des Blutdrucks. Dtsch. Arch. klin. Med. **89** (1907). — KUSNETZOWSKY: Arteriosklerose der Coronararterien des Herzens. Virchows Arch. **245**, H. 1/2 (1923). — KUTTNER: Über abdominale Schmerzanfälle. Albus' Slg zwangl. Abh. **1926**. LAENNEC: Traité de l'auscultation médiate. (1834). — LAMBERT: Cardiac pain. Amer. Heart J. **2**, Nr 1 (1926). — LAMPERT und MÜLLER: Bei welchem Druck kommt es zu einer Ruptur der Gehirngefäße. Frankf. Z. Path. **33**, H. 3; Wschr. **6**, 181 (1926). — LANCERAUX: De l'alteration de l'aorte et du plexus cardiaque dans l'angine de poitrine. Gaz. méd. (1864). — LANGLEY: The sensory nerve fibres of the heart and aorta in relation to surgical operations for the relief of angina pectoria. Lancet **207**, Nr 19 (1924). — LARTIGUE: Mémoire sur l'angine de poitrine. Paris 1846. Gaz. méd. 1847, Nr 39. — LATHAM, J.: Observations on certain symptoms, usually but not always denoting angina pectoris. Med. Trans. **4**, 278 (1813). — LEHR: Die nervöse Herzschwäche. Wiesbaden 1891. — LERICHE: Recherches expérimentales sur l'angine de poitrine. Presse méd. **33**, Nr 82 (1925). — LERICHE: Quelle est à l'heure actuelle la meilleure opération sympathique á opposer á l'angine de poitrine. Rev. Méd. **54**, Nr 2 (1926). — LERICHE et FONTAINE: Les modifications de la pression artérielle consécutives aux ramicotomies cervicales inférieures. Arch. med. Coeur **19**, Nr 1 (1926). — LEWINE and NEWTON: The selection of patients with angina pectoris for sympathectomie. Amer. Heart J. **1**, Nr 1 (1925). — LEWIS, TH.: The experimental production of paroxysmal tachycardia and the effects of ligation of the coronary arteries. Heart **1**, Nr 2 (1909). — LEWIS, TH.: The mechanism of the heart beat. (1925). — LEWIT: Sympathectomia cervicalis als palliative Operation bei Angina pectoris. Zbl. Chir. **51**, Nr 46 (1924). — V. LEYDEN: Über die Sklerose der Coronararterien und die davon abhängigen Krankheitszustände. Z. klin. Med. **7**, H. 5 (1884). — V. LEYDEN: Herzkrankheiten infolge von Überanstrengungen. Z. klin. Med. **11** (1886). — LIBMANN: Some observations on thrombosis of the coronary arteries. Trans. Assoc. amer. Physicians **34**, 138 (1919). — LIBMANN: The importance of blood examinations in the recognition of thrombosis of the coronary arteries and its sequels. Amer. Heart J. **1**, Nr 1 (1925). — LIBMANN: Observations on sensitiveness to pain. Trans. Assoc. amer. Physicians **1926**, 305. — LILIENTHAL: The influence of cervical sympathectomy on angina-pectoris. Med. J. a. Rec. **123**, Nr 12 (1926). — LIPA BEY: La mort douce. Ärztl. Rdschau **1909**, Nr 34. — LOEWENBERG: Ein Beitrag zur Klinik des Herzinfarctes und der Pericarditis epistenocardiaca. Dtsch. Arch. klin. Med. **142**, H. 3/4 (1923). — LOEWI, O.: Digitalis und Calciumwirkung. Naunyn-Schmiedebergs Arch. **82**, 131; **83**, 366 (1918). — LUTEMBACHER: Les troubles fonctionnels du coeur. Masson et Cie. Paris 1924.

MAAS: Experimentelle Untersuchungen über die Innervation der Kranzgefäße des Säugetierherzens. Pflügers Arch. **74**, 281 (1899). — MACKENZIE: Diseases of the heart. (1910). — MACKENZIE: Krankheitszeichen und ihre Auslegung. (1911). — MACKENZIE: Angina pectoris. London 1923. — MACKENZIE: A critique of the surgical treatment of angina pect. Lancet **207**, Nr 14 (1924). — MAGNUS-ALSLEBEN: Angina pectoris. Klin.

Wschr. 5, Nr 14 (1926). — MANDL: Die Wirkung der paravertebralen Injection bei Angina pect. Arch. klin. Chir. 136, H. 3 (1925). — MANDL: Weitere Erfahrungen mit der paravertebralen Injection bei der Angina pectoris. Wien. klin. Wschr. 38, Nr 27 (1925). — MANDL: Die paravertebrale Injection, Anatomie und Begründung, Technik und Anwendung. Wien 1926. — MANDL: Über die paravertebrale Injection auf Grund neuerer Erfahrungen und Berichte in BRUGSCHS Erg. ges. Med. 10, H. 1/2 (1927). — MARES: Démonstrations de la propulsion du sang vers le cœur par des forces périphériques. Arch. internat. Physiol. 18 (1921). — MARKWALDER und STARLING: zit. nach SASSA. — MARMORSTEIN: Akute Dilatation des Herzens. Wien. med. Wschr. 1906, Nr 32. — MATTHES: Über anämische und hämorrhagische Darminfarcte. Med. Klin. 1906, Nr 16. — MATTHES: Pathogenese und Erscheinungsform der Herzneurosen. Klin. Wschr. 5, Nr 10 (1929). — MEAKINS: Reflex responses of the heart. Heart 7, Nr 1 (1918). — MEAKINS and GUNSON: The occurence of hyperalgesia in the irritable heart of soldiers. Heart 6, Nr 4 (1917). — MEAKINS and GUNSON: The pulse rate after a simple test exercise in cases of irritable heart. Heart 6, Nr 4 (1917). — MEAKINS and GUNSON: Orthodiagraphic observations on the sice of the heart in cases of so-called „irritable heart". Heart 7, Nr 1 (1918). — MERKEL: Über den Verschluß der Kranzarterien des Herzens und seine Folgen. Festschr. f. ROSENTHAL. Leipzig 1906. — MEYER, ERICH: Über die Wirkung kleiner Mengen krystalloider Stoffe auf Kreislauf und Wasserbewegung, insbesondere über die therapeutische Wirkung des Traubenzuckers. Klin. Wschr. 3, 1352 (1924). — MEYER, ER.: Zur Therapie arterieller Spasmen. Schweiz. Arch. Neur. 13, H. 1/2 (1923). — MEYER, HANDOWSKY, WICHELS und WEIL: Über die therapeutische Anwendung intravenöser Traubenzuckerlösungen. Z. klin. Med. 102. H. 4/5 (1925). — MILLER and MATTHEWS: Effect on the heart of experimental obstruction of the left coronary artery. Arch. int. Med. 3, 476 (1909). — MIX: Angina pectoris secondary to abdominal adhesions. Med. Clin. N. Amer. 9, Nr 5 (1926). — MOHARREM: Über den Verlauf des Nervus depressor beim Menschen. Zbl. Herzkrkh. 17, Nr 3 (1925). — MORAWITZ und ZAHN: Untersuchungen über den Coronarkreislauf. Dtsch. Arch. klin. Med. 116, H. 3/4 (1914). — MORAWITZ und HOCHREIN: Zur Diagnose und Behandlung der Coronarsklerose. Münch. med. Wschr. 75, Nr 1 (1928). — MORDKOWITSCH: Les crises intestinales des aortiques. Thèse de Paris 1912. — MORISON: The blood pressure in angina pectoris. Edinburgh Hosp. Rep. 3, 250 (1895). — MORRIS: Cardiac aneurysms. Amer. Heart J. 2, Nr 5 (1927). — MOURIQUAND et BOUCHUT: Angine de poitrine et tabac. Arch. Mal. Cœur 1912, 657. — v. MÜLLER, FR.: Einige Beobachtungen aus dem Perkussionskurs. Berl. klin. Wschr. 32, 783 (1895). — v. MÜLLER, FR.: The nervous affections of the heart. Arch. int. Med. 1908, Jan. — MÜLLER, L. R.: Über Magenschmerzen und deren Zustandekommen. Münch. med. Wschr. 1919, Nr 21. — MÜLLER, L. R.: Die Lebensnerven. Berlin: Julius Springer 1924. — MURREL: Nitroglycerin as a remedy for angina pectoris. Lancet 1879, 80. — MUSKENS: Analysis of the action of the vagus nerve on the heart. Amer. J. Physiol. 1, 486 (1898).

NAGY: Natrium nitrosum-Injectionen gegen Störungen der Gefäßinnervation. Zbl. inn. Med. 45, Nr 5 (1924). — NAKAGAWA: On the coronary circulation in the heartlung preparation. J. of Physiol. 56, Nr 5 (1922). — McNEE: The clinical syndrome of thrombosis of the coronary arteries. Quart. J. Med. 19, Nr 73 (1928). — NEUBÜRGER: Der Zusammenhang der Sklerose der Kranzarterien des Herzens mit der Erkrankung seiner Muskulatur. Dtsch. med. Wschr. 1901, Nr 24. — NEUMANN, L.: Non syphilitic aortitis. J. amer. med. Assoc. 85, Nr 18 (1925). — NEUSSER: Zur Symptomatologie gastrointestinaler Störungen bei Arteriosklerose. Wien. klin. Wschr. 1902, Nr 38, 965. — NEUSSER: Angina pectoris. Wien 1904. — v. NOORDEN: Hysterische Vagusneurosen. Charité-Ann. 18, 249. — NOTHNAGEL: Zur Lehre von den vasomotorischen Neurosen. Dtsch. Arch. klin. Med. 2 (1867). — NOTHNAGEL: Schmerzhafte Empfindungen bei Herzerkrankungen. Z. klin. Med. 19, H. 3. — NOTHNAGEL: Zur Pathogenese der Kolik. Boas' Arch. 11, 117 (1905).

OBERNDORFER: Die anatomischen Grundlagen der Angina pectoris. Münch. med. Wschr. 72, Nr 36 (1925). — OBRASTOW und STRASCHESKO: Beitrag zur Kenntnis der Coronarthrombose. Z. klin. Med. 1910, 117. — ODERMATT: Die Schmerzempfindlichkeit der Blutgefäße und die Gefäßreflexe. Bruns' Beitr. 127, H. 1 (1922). — OHM: Die Gestaltung der Stromkurve des Jugularvenenpulses durch Arbeit und Füllung des Herzens unter normalen und pathologischen Verhältnissen. Z. klin. Med. 94, H. 13 (1922). — OHM: Der Herzkrampf, sein Nachweis und Vorkommen, sein Wesen und seine klinische Bedeutung. Klin. Wschr. 1922, Nr 38. — OKUNEFF: Zur Frage nach dem funktionellen Zustand der Nn. depressores bei experimentellen Aortaveränderungen. Z. exper. Med. 47, H. 1/2 (1925). — OPPENHEIM: Lehrbuch der Nervenkrankheiten. (1913). — OPPENHEIMER und ROTSCHILD: Electrocardial changes associated with myocardial involument with special reference to prognosis. J. amer. med. Assoc. 69, 429 (1917). — ORD: Debate on Angina pectoris. Lancet 1, 370 (1891). — ORMOS: Untersuchung der Halssympathicusganglien bei Angina pectoris. Dtsch.

med. Wschr. **1924**, 1640. — ORTNER: Zur Klinik der Angiosklerose der Darmarterien (Dyspragia intermittens angiosklerotica intestinalis). Wien. klin. Wschr. **1902** 1166. — ORTNER: Zur Klinik der Angiosklerose der Darmarterien. Slg klin. Vortr. Nr 347. — ORTNER: Über Herzschmerzen und Schmerzen in der Herzgegend. Jkurse ärztl. Fortbildg, **1911**, H. 2. — OSLER: Lectures on angina pectoris. New York 1897. — OSLER: Angina pectoris. Lancet **1910**, März/April.

PAL: Gefäßkrisen. Leipzig 1905. — PAL: Paroxysmale Hochspannungsdyspnoe. Wien u. Leipzig 1907. — PAL: Über permanente Hypertonie. Med. Klin. **1909**, Nr 35. — PAL: Klinisches und Therapeutisches über Angina pectoris. Wien. Arch. inn. Med. **6** (1923). — PARDEE: An electrocardiographic sign of coronaryartery obstruction. Arch. int. Med. **26**, 244 (1920). — PARDEE: Heart diseases and abnormal electrocardiograms. Amer. J. Med. **158**, Nr 6 (1924). — PARDEE: Complete clinical recovery after thrombosis of a coronary branch. Amer. Heart J. **2**, Nr 4 (1927). — PARKINSON, J. and BEDFORD, O.E.: Cardiac infarction and coronary thrombosis. Lancet **1928**, Jan. 7. — PARKINSON and BEDFORD: Successive changes in the electrocardiogram after cardiac infarction (Coronary thrombosis). Heart **14**, Nr 3 (1928). — PAULI: Beiträge zur anatomischen Grundlage der Angina pectoris. Z. Kreislaufforschg **19**, Nr 5 (1927). — PAULLIN: Thrombosis of the coronary arteries. South. med. J. **14**, H. 16 (1921). — PENFIELD: The neurological mechanism of angina pectoris and its relations to surgical therapy. Amer. J. med. Sci. **170**, Nr 6 (1925). — PERITZ: Über den Herzkrampf im Rahmen der Spasmophilie. Z. Neur. **102**, 395 (1926). — PERUTZ: Über die Arteriosklerose (Angina abdominalis) und verwandte Zustände. Berl. klin. Wschr. **1907**, 438. — PETÉNYI: Über die Beziehungen zwischen Intraabdominaldruckerhöhung und Herztätigkeit. Dtsch. med. Wschr. **49**, Nr 49 (1923). — PETER: Traité clinique et pratique des maladies du cœur. Paris 1883. — PETZETAKIS: Action pharmacodynamique et applications thérapeutiques du nitrite de soude en injections intraveineuses. C. r. Soc. Biol. **91**, Nr 37 (1924). — PICK: Zur Ätiologie der Dysbasia angiosklerotica. Münch. med. Wschr. **1912**, 2677. — PICK: Beiträge zur Pathologie und Therapie der Herzneurose. Prag. med. Wschr. 1884. — PIORRY: Diagnostik und Semiotik. (1846). — PLAUT, H.: Versorgung des Herzens durch nur eine Kranzarterie. Frankf. Z. Path. **27**, Nr 34 (1922). — PLETNEW: Über Herz und Gefäßneurosen. Erg. inn. Med. **9** (1912). — PLETNEW: Zur Frage der intravitalen Differentialdiagnose der rechten und linken Coronararterienthrombose des Herzens. Z. Klin. Med. **102**, H. 2/3 (1925). — PLETNEW: Läßt sich ein Aneurysma der Herzventrikel intra vitam feststellen? Z. klin. Med. **104**, H. 3/4 (1926). — PONGS: Das schlaffe und das straffe Herz. Röntgentaschenbuch 8. — PORTER: On the results of ligation of the coronary arteries. J. of Physiol. **15**, 121 (1894); J. of exper. Med. **1**, H. 46 (1896). — PORTER: Paroxysmal ventricular tachycardia: report of a case lasting one hundred and fifty-three hours with recovery. Amer. J. med. Sci. **167**, Nr 6 (1924). — PORTER and BEYER: The vasomotor nerves of the heart. Amer. J. Physiol. **3**, H. 24 (1900). — POWELL: Debate on Angina pectoris. Lancet **1**, 370 (1891). — PRATT: zit. nach MORAWITZ und HOCHREIN. Münch. med. Wschr. **75**, Nr 1 (1928).

QUAIN: On fatty diseases of the heart. Med. chir. Trans. London. **33** (1850).

RANSOHOFF: Cervical sympathectomy for Angina pectoris. Ann. Surg. **81**, Nr 3 (1925). — RANSON: The cardiac nerves in angina pectoris. Amer. Heart J. **1**, Nr 4 (1926). — RAW: The nature of angina pectoris. Lancet **2**, 571 (1909). — v. REDWITZ: Der Einfluß der Erkrankungen der Koronararterien auf die Herzmuskulatur. Virchows Arch. **197** (1909). — REID: The mechanism of angina pectoris. Arch. int. Med. **34**, Nr 2 (1924). — REID and FRIEDLAENDER: Sympathectomy for angina pectoris. J. amer. med. Assoc. **83**, Nr 2 (1924). — REID and WITT ANDRES: The surgical treatment of angina pectoris. Ann. Surg. **81**, Nr 3 (1925). — RICHET: Physiologie des vaisseaux libérés de leurs connexions centrales nerveuses et cardiaques. J. Physiol. et Path. gén. **22**, Nr 2 (1924). — RINDFLEISCH: Einige Bemerkungen über Angina pectoris. Dtsch. med. Wschr. **50**, Nr 43 (1924). — RINDFLEISCH: Infarct-Pericarditis und Aneurysma cordis. Münch. med. Wschr. **71**, Nr 49 (1924). — ROBINSON and HERMANN: Paroxysmal tachycardia of ventricular origin and its relation to coronary thrombosis. Trans. Assoc. amer. Physicians **35**, 155 (1920). — ROCHLIN: Über die Auffassung der Herzneurosen heute und früher. Inaug.-Diss. Berlin 1908. — ROEMHELD: Über Herzbeschwerden bei sub- und anaciden Zuständen des Magens und ihre Behandlung. Med. Klin. **1922**, Nr 11. — ROEMHELD: Der gastrocardiale Symptomkomplex, eine besondere Form sogenannter Herzneurosen. Ärztl. Rdschau. **1926**, Nr 7. — ROMBERG: Lehrbuch der Nervenkrankheiten. (1855). — v. ROMBERG, E. und MÜLLER, O.: Über Bedeutung und Technik der plethysmographischen Funktionsprüfung gesunder und kranker Arterien. Z. klin. Med. **75** (1902). — ROSENBACH: Über nervöse Herzschwäche. Breslauer ärztl. Ztg (1886). — ROSENFELD: Zur Behandlung der Stenokardien. Med. Klin. **9**, Nr 7 (1923). — ROSSBACH: Zur Sklerose der Abdominalgefäße. Münch. med. Wschr. **1909**, Nr 19. — ROSSI: On the afferent path of the sympathic nervous system. J. comp. Neur. **34**. — ROTHBERGER: Die nervöse Regulation der Herztätigkeit. Klin. Wschr. **4**, Nr 37 (1925). — ROTHBERGER und WINTERBERG: Über die Beziehungen der Herznerven zur Form des Electrocardiogramms. Pflügers Arch. **135**, 513 (1910). — ROTHSCHILD, MANN and OPPENHEIMER: Successive changes in the electrocardiograms following acute coronary occlusion. Proc. Soc. exper. Biol. a. Med. **23**, Nr 4 (1926). — RUMPF: Über einige Störungen der Herzfunktion, welche nicht durch organische Erkrankungen bedingt sind. Dtsch. med. Wschr. **1901**, Nr 31. — RUMPF: Zur Ätiologie und Symptomatologie des hochgradig beweglichen Herzens. Dtsch. med. Wschr. **1903**, Nr 3.

SACHS, H.: Über den Herzschmerz und seine Behandlung mit hochfrequenten oszillierenden Strömen. Z. exper. Ther. **27**, H. 3/4 150. — SAKAI und MORI: Über einen Fall von sogenannter Schlucktachycardie. Z. exper. Med. **50**, H. 1/2 (1926). — SASSA: Untersuchungen über Coronarkreislauf des überlebenden Säugetierherzens. Pflügers Arch. **198**, H. 5/6 (1923). — SAWOELSKY: Untersuchungen über die Funktion der Coronargefäße des isolierten Menschenherzens. Russk. fisiol. Z. **3** (1921). — SCHÄFFER: Der Nachweis des Herzmuskeltonus auf electrographischem Wege. Verh. 34. Kongr. Dtsch. Ges. inn. Med. (1922). — SCHAEFFER: Vagus und Sympathicus. Klin. Wschr. **1922**, Nr 18. — SCHARF: Über das Vikariieren der N. depressores beim Kaninchen. Pflügers Arch. **207**, H. 1 (1925). — SCHERF: Entstehungsweise der Extrasystolen und extrasystolischen Allorhythmien. Z. exper. Med. **51**, H. 5/6 (1926). — SCHILF: Das autonome Nervensystem. Leipzig 1926. — SCHITTENHELM und KAPPIS: Weitere Erfahrungen mit der chirurgischen Behandlung der Angina pectoris. Münch. med. Wschr. **72**, Nr 19 (1925). — SCHLESINGER, H.: Syphilis und innere Medizin. III. Die Syphilis des Zirkulations- und Respirationsapparates. (1928.) — SCHLEY: Abnormer Ursprung der rechten Kranzarterie aus der Pulmonalis bei einem 61jährigen Manne. Frankf. Z. Path. **32** (1925). — SCHMIDT: Zur Kenntnis der Aortalgie (Angina pectoris) und über das Symptom des anginösen linksseitigen Plexusdruckschmerzes. Med. Klin. **1922**, Nr 1. — SCHNITZLER: Zur Symptomatologie des Darmarterienverschlusses. Wien. med. Wschr. **1901**, Nr 11. — SCHOTT: Über Herzneurosen. Encyclop. Jb. **2** (1892). — SCHWARZ: Paroxysmal cardiac pain. Amer. Heart J. **2**, Nr 5 (1927). — SÉE, BOCHEFONTAINE, ROUSSY: Arch. gén. Méd. **1881**, 373; zit. nach H. KOHN, Erg. ges. Med. **9** (1926). — SEELIGMÜLLER: Über Herzschwäche. Dtsch. med. Wschr. (1884). — SHAW: Nerve irritation and aortic lesions. An experimental study. Quart. J. Med. **19**, Nr 74 (1926). — SINGER: Experimentelle Studien über die Schmerzempfindlichkeit des Herzens und der großen Gefäße und ihre Beziehungen zur Angina pectoris. Wien. Arch. inn. Med. **12**, H. 2; **13**, H. 1 (1926). — SINGER. R.: Über die Schmerzempfindlichkeit des Herzens und der großen Gefäße und ihre Beziehungen zur Angina pectoris. III. Eine neue Operationsmethode zur Behebung stenokardischer Schmerzen. Wien. Arch. inn. Med. **14**, 113 (1927). — SINGER: Die erste operative Behandlung der Angina pectoris durch Ramicotomia anterior. C/8—D/3. Wien. klin. Wschr. **40**, Nr 31 (1927). — SINGER, R. und SPIEGEL: Der Weg des Herz- und Aortenschmerzes über die Hinterwurzeln zum Zentralnervensystem. Z. exper. Med. **55**, H. 5/6 (1927). — SITSEN: De Gevolgen van plotzelinge afsluiting der Kransschlagaderen van het hart. Nederl. Tijdschr. Geneesk. **1912**. — SMITH: The ligature of the coronary arteries. Arch. int. Med. **22**, H. 8 (1918). — SMITH: Electrocardiographic changes following occlusion of the left coronary artery. Arch. int. Med. **32**, Nr 4 (1923). — SMITH, MILLER and GRUBER: The effect of coffein-sodiobenzoate, theobromin sodiosalicylate, teophyllin and euphyllin on the coronary flow and cardiac action of the rabbit. J. clin. Invest. **2**, Nr 2 (1925). — SMITH, MILLER und GRUBER: The relative importance of the systolic blood pressure in maintaining the coronary circulation. Arch. int. Med. **38**, Nr 1 (1926). — SMYTH: Abdominal angina. Brit. med. J. Nr **2681**, 1127 (1912). — SOMERS: Abdominal angina. Brit. med. J. **2680** (1912). — SPALTEHOLZ: Die Arterien der Herzwand. Leipzig 1924. — SPIEGEL und WASSERMANN: Die Entstehung des Aortenschmerzes und seine Leitung zum Centralnervensystem. Z. exper. Med. **52**, H. 1/2 (1926). — SPIEGEL und WASSERMANN: Experimentalstudien über die Entstehung des Aortenschmerzes und seine Leitung zum Centralnervensystem. Klin. Wschr. **1926**, Nr 34. — SPRENGEL: Zur Pathologie der Cirkulationsstörungen im Gebiet der Mesenterialgefäße. Arch. klin. Chir. **67**, 587 (1902). — STAEMMLER: Zur pathologischen Anatomie des sympathischen Nervensystems. Dtsch. med. Wschr. **1925**, Nr 13. — STAHL: Beobachtungen an Gefäßen nach Operationen am Sympathicus. Pflügers Arch. **203**, H. 14 (1924). — STEFFENS: Kriegseinflüsse und Herzleiden. Z. ärztl.-soz. Versorggswes. **2**, H. 12 (1923). — STERNBERG: Das chronische partielle Herzaneurysma. Leipzig u. Wien 1914. — STERNBERG: Stenocardie bei Mitralfehlern. Z. klin. Med. **97**, H. 1/3 (1923). — STOKES: Diseases of the heart and the aorta. (1854). — STRAUB, H.: Der Einfluß des Vagus auf Rhythmik und Dynamik des Säugetierherzens. Z. exper. Med. **53**, H. 1/2 (1926). — SWETLOW and SCHWARTZ: The treatment of cardiac pain by paravertebral alcohol block. J. amer. med. Assoc. **86**, Nr 22 (1926).

THEOHARI: La théocine dans le traitment de l'hypertension artérielle et des accès angineux. Arch. Mal. Cœur 16, Nr 7 (1923). — THOREL: In LUBARSCH-OSTERTAGS Ergebnissen 9, 1 (1904); 17 (1915). — TIEDEMANN: Von der Verengerung und Schließung der Pulsadern in Krankheiten. Heidelberg u. Leipzig 1843. — TRAUBE: Gesammelte Beiträge 3, 183 (1878). — TRAVERS: Über das Verhalten des Blutzuckers bei Herzkranken unter besonderer Berücksichtigung der therapeut. Anwendung von intravenösen Traubenzuckerinfusionen. Dtsch. Arch. klin. Med. 137, H. 5/6 (1921). — TREUPEL: Ist die von HERZ beschriebene Phrenocardie eine scharf abzugrenzende Form der Herzneurose. Münch. med. Wschr. 1909, Nr 31. — TROUSSEAU: Clin. méd. (1873). — TULGAN: Cardiac acceleration in the absence of the inhibitory center. Amer. J. Physiol. 68, Nr 1 (1924).

McVAIL: Debate on angina pectoris. Lancet 1, 370 (1891). — VAQUEZ: Angine de poitrine. Arch. Mal. Cœur 8, H. 45 (1915). — VAQUEZ et LIAN: Appareil circulatoire. Paris 1926. — VEIL: Über primäre Oligurie. Dtsch. Arch. klin. Med. 139 (1917). — VERDON: Gastric origin of angina pectoris. Brit. med. J. 1911, Nr 2620. — VERZAR: Reflexumkehr (paradoxe Reflexe) durch centrale Ermüdung beim Warmblüter. Pflügers Arch. 199, H. 1/2 (1923).

WAGNER: Beiträge zur Chirurgie des Herzens und des Herzbeutels. Arch. klin. Chir. 135, H. 2/3 (1925). — WASSERMANN: Über eine bisher unbeobachtet gebliebene Atemstörung bei der Angina pectoris (die Aortendyspnoe). Wien. klin. Wschr. 37, Nr 37 (1924). — WASSERMANN: Das sympathische Paraganglion am linken Herzen und seine Funktion. Dtsch. med. Wschr. 51, Nr 45 (1925). — WASSILIEWSKI: Zur Frage über den Einfluß der Embolie der Koronararterien auf die Herztätigkeit und den Blutdruck. Z. exper. Path. u. Ther. 9 (1911). — WEARN: Thrombosis of the coronary arteries with infarction of the heart. Amer. J. med. Sci. 165, 250 (1923). — WEITZ: Beitrag zur Kenntnis des Bauchaortenaneurysmas. Dtsch. Arch. klin. Med. 104, 455 (1911). — WENCKEBACH: Über pathologische Beziehungen zwischen Atmung und Kreislauf beim Menschen. Volkmanns Slg klin. Vortr. Nr 465/466, 1907. — WENCKEBACH: Klinik und Wesen der Angina pectoris. Wien. med. Wschr. 74, Nr 13—18 (1924). — WENCKEBACH: Klinik und Wesen der Angina pectoris. Vortr. Ges. inn. Med. in Wien. (1924). — WENCKEBACH und WINTERBERG: Die unregelmäßige Herztätigkeit. Leipzig 1927. — WHITE: The prognosis of angina pectoris and of coronary thrombosis. J. amer. med. Assoc. 87, Nr 19 (1926). — WHITE and WOOD: The classification of heart pain. J. amer. med. Assoc. 81, Nr 7 (1923). — WIECHMANN: Theominal zur Behandlung von Angina pectoris. Münch. med. Wschr. 72, Nr 16 (1925). — WIETING: Bruns' Beitr. 126 (1922). — WIGGERS: The innervation of the coronary vessels. Amer. J. Physiol. 24, 404 (1909). — WILLIUS: Clinical observations on negativity of the final ventricular T-wave of the human electrocardiogram. Amer. J. med. Sci. 160, 844 (1920). — WILLIUS: Infarctus du myocarde; deux observations avec electrocardiogrammes d'etaillées. Arch. Mal. Cœur 18, Nr 11 (1925). — WILLIUS and BARNES: Myocardial infarction: an electrocardiographic study. A report of nine cases from the Mayoclinic and a review of twenty four published cases. J. Labor. a. clin. Med. 10, Nr 6 (1925). — WILLIUS and BROWN: Coronary sklerosis. An analysis of eighty-six necropsies. Amer. J. med. Sci. 168, Nr 2 (1924). — WILSON: The meaning of tachycardia in relation to the mechanism of the responses of the heart. N. Y. med. J. 115, Nr 4. — WINDLE: Abnormal forms breathing in cases of angina pectoris with pulsus alternans. Lancet 180, 1260 (1911). — WOLFF: Entstehung der Angina pectoris. Klin. Wschr. 6, Nr 36 (1927). — WOLKOFF: Über die histolog. Structur der Coronararterien des menschlichen Herzens. Virchows Arch. 241 (1923). — WORTON: Zit. nach OSLER. Lancet 1063 1898, April 16. — v. WYSS und MESSERLI: Reflexe vom Mesenterium auf das Herz. Pflügers Arch. 196, 229 (1922).

ZAK: Über den Gefäßkrampf bei intermittierendem Hinken und über gewisse kapillomotorische Erscheinungen. Wien. Arch inn. Med. 2, 405 (1921). — ZANDRÉN: Zur Frage des Myxödemherzens. Z. Herzkrkh. 14, Nr 14 (1922). — ZONDEK, H.: Das Myxödemherz. Münch. med. Wschr. 1918, Nr 43. — ZONDEK, H.: Die Krankheiten der endokrinen Drüsen. 1926). — ZONDEK, S. G.: Die Identität der Nerv-Ionen und -Giftwirkung. Klin. Woch. 1925, Nr 0, 17.

Sachverzeichnis.

BROADBENTsches Zeichen bei Herzbeutelverwachsungen 571, 773, 939 (falsches).
Brom 464.
Bronchialasthma 152.
Bronchiektasien 169.
Bronchitis 397, 440, 449.
— bei Sklerose d. Lungengefäße 437.
Bronchopneumonie 156, 428, 449.
Bruit de cuir neuf 553.
— de moulin 564, 667, 668, 939.
— de piaulement 775.
— de pot fêlé 564.
— de roue hydraulique 564, 667, 668, 939, 966.
Brust, flache 450.
Brustfellergüsse 50.
Brustfellraum, Flüssigkeitsergüsse im 441.
Brustkorb, negativer Druck im 448.
— Querschnitt des 43.
— starrer 325.
Brustkorbbreitendurchmesser 66.
Bulboauricularleiste 351.
Bulbus aortae 14, 331, 333.
— arteriosus 9.
— cordis 331, 346, 351.
— jugularis 342, 343.
— scillae 296, 298.
Bulbusdruck 463, 464, 761.
Bulbuswülste 355.
BUERGERsche Krankheit 986ff.

Cactus grandifloris (Cactin) 259, 836ff.
Cadechol 269, 835ff.
Cailot en grelot 861.
Caissonkrankheit 668, 971.
Calcium 371, 466, 688, 762, 835ff., 981.
— und Adrenalin 275.
— und Digitalis 259, 762, 881.
— und Herznerven 38, 763, 994.
Calomel s. Kalomel.
Campher (Kampfer) 252, 267ff., 465, 468, 834ff., 849 (kleiner Kreislauf), 969 (Campheröl intravenös).
Canalis auricularis 11.
Capillarbezirk, künstliche Erweiterung 137.
Capillardruck 682, 686, 709, 795, 978ff.

Capillaren 274, 413, 416, 424, 439, 468, 679, 754, 755, 977ff., 983 (Automatie).
— Bau der 679.
— Blutdruck in den 682, 686.
— Blutgefühl der 695.
— Durchlässigkeit 685.
— Erschlaffung u. Lähmung 698.
— Innervation der 680, 978.
— Krampf u. Lähmung der 700, 702.
— Lichtwirkung 694.
— Permeabilität der 687.
— und chemische Reize 695.
— und Temperaturreize 694.
— Weite 685.
Capillargebiet, Flüssigkeitsaustausch 703.
Capillargifte 696.
Capillarkreislauf 6, 136, 177, 679ff., 977ff., 981 (Kinematographie).
— Stoffaustausch im 685.
— Störungen des 696.
— Untersuchung des 681.
Capillarmikroskopie 682, 820, 982.
Capillaroberfläche 683.
Capillarpuls 71, 294, 696, 786, 865, 978ff.
— bei Aorteninsuffizienz 698, 981.
— und Hauttemperatur 698.
Capillartonometer 983.
Caput medusae 71.
Carcinom, endocarditische Veränderungen bei 96.
Cardiazol 269, 834ff.
Cardiodystrophie 371.
Cardiogramm, negatives 57.
Cardiographie, Aufzeichnung des Herzstoßes 55, 777ff., 873.
Cardiolyse 569, 577, 579, 932ff.
Cardiopathia adolescentium 990.
Cardiopneumatische Bewegung 57, 799.
Carditis 874.
Carica Papayo 259.
Carotidenschlagen 40.
Carotisdruck 39, 81, 180, 460, 464, 467, 757, 760, 762, 915.
Carotispuls 81, 82.
Carotissinus 419, 763, 891, 980.
Carpain 259.
Castoreum 270.
Centrum tendineum 435.
Chemie des Kreislaufs 138.

CHEYNE - STOKESsche Atmung 148, 149, 814ff.
Chinarinde 280.
Chinidin 464, 483, 490, 833ff., 902ff., 914, 920, 930, 931.
Chinin 103, 108, 280, 282, 387, 431, 463, 464, 806 (Streptokokken), 833ff., 912 (intravenös).
Chloralhydrat 167, 464, 842.
Chlorbaryum 260, 526, 837.
Chloroform 271, 275, 849, 919.
Chlorophyll 944 (bei Arteriosklerose).
Chlorose 90, 176, 374, 398.
Chok 138, 272, 414, 698, 700.
Cholangitis 166.
Cholesterin 432, 599, 889, 894, 944ff., 987.
Cholin 893.
Christwurz, Adonis vernalis 258.
Chromnieren 237.
Chronaxie 759.
Chronotrop 37.
Chylusgefäße 7.
Cigli 889.
Claquement de l'ouverture mitrale 324.
Clauden 376.
Claudicatio intermittens angiosclerotica 609, 711, 714, 951ff.
Claudication intermittante de la moelle 714.
Codein 280.
Coffein 72, 250, 252, 253, 262, 263, 264, 265, 277, 372, 389, 398, 438, 465, 468, 469.
Collaps 138, 272, 392, 414, 459, 464, 698, 700, 812, 978, 982.
— traumatischer 700.
Collapsing pulse 292.
Collargol 103, 108.
COLLINsches Lederknarren 554.
Contractilität des Herzens 33, 34, 179, 274, 454, 457, 526.
Conus arteriosus 9, 284, 285, 363.
Conusstenosen 308, 862ff.
Convallaria 247, 258, 848.
Cor biatriatum triloculare 334.
— mobile 767, 886.
— pendulum 378.
— triloculare biatriatum 352.
— — biventriculare 349.
Coramin 269, 834ff.

Normale und pathologische Physiologie der Blutzirkulation. („Handbuch der normalen und pathologischen Physiologie", herausgegeben von A. Bethe-Frankfurt a. M., G. v. Bergmann-Berlin, G. Embden-Frankfurt a. M., A. Ellinger†-Frankfurt a. M., 7. Band.)

Erster Teil: **Herz.** Mit 200 Abbildungen. X, 862 Seiten. 1926.
RM 69.—; gebunden RM 73.80

Zweiter Teil: **Blutgefäße, Kreislauf.** Mit 232 Abbildungen. XIII, 1061 Seiten. 1927. RM 88.—; gebunden RM 96.—

Jeder Band des Handbuches ist einzeln käuflich, jedoch verpflichtet die Abnahme eines Teiles eines Bandes zum Kauf des ganzen Bandes.

Pathologische Anatomie und Histologie des Herzens und der Gefäße. („Handbuch der speziellen pathologischen Anatomie und Histologie", herausgegeben von F. Henke-Breslau und O. Lubarsch-Berlin, 2. Band.) Mit 292 zum Teil farbigen Abbildungen. XII, 1159 Seiten. 1924. RM 90.—; gebunden RM 92.40

Lehrbuch der Herzkrankheiten. Von Sir James Mackenzie. Zweite deutsche Auflage nach der dritten englischen Ausgabe übersetzt und durch Zusätze erweitert von Professor Dr. C. J. Rothberger in Wien. Mit 327 Abbildungen. XVI, 551 Seiten. 1923. RM 22.—; gebunden RM 24.—

Die Krankheiten des Herzens und der Gefäße. Ein kurzgefaßtes praktisches Lehrbuch von Heinrich Hochhaus†. Bearbeitet und herausgegeben von Dr. G. Liebermeister, Leitender Arzt der Inneren Abteilung des Städtischen Krankenhauses Düren. Mit 72 Textabbildungen. VI, 313 Seiten. 1922. RM 8.—; gebunden RM 10.—

Stauungstypen bei Kreislaufstörungen mit besonderer Berücksichtigung der exsudativen Perikarditis. Eine anatomische, experimentelle und klinische Untersuchung. Von Herbert Elias, Assistent an der I. Medizinischen Klinik in Wien (Vorstand: Prof. K. F. Wenckebach) und Adolf Feller, Assistent am Pathalogisch-Anatomischen Institut in Wien (Vorstand: Prof. R. Maresch). Mit 93 zum Teil farbigen Abbildungen. IV, 232 Seiten. 1926. RM 24.—

Das Versagen des Kreislaufes. Dynamische und energetische Ursachen. Von Professor Dr. Hans Eppinger, Direktor der Medizinischen Universitätsklinik Freiburg i. Br., Dr. Franz Kisch und Dr. Heinrich Schwarz. Mit 56 Abbildungen. V, 238 Seiten. 1927. RM 16.50

Über das Asthma cardiale. Versuch zu einer peripheren Kreislaufpathologie. Von Professor Dr. Hans Eppinger, Dr. L. v. Papp und Dr. H. Schwarz, Erste Med. Klinik in Wien. Mit 39 Abbildungen im Text. VII, 217 Seiten. 1924. RM 9.60

Die Hypertoniekrankheiten. Von Dr. Eskil Kylin, Direktor des Militärkrankenhauses, zugleich der Inneren Abteilung des Bezirkskrankenhauses in Eksjö, Schweden. Mit 22 Abbild. VIII, 168 Seiten. 1926. RM 8.40

Lehrbuch der Perkussion und Auskultation mit Einschluß der ergänzenden Untersuchungsverfahren, der Inspektion, Palpation und der instrumentellen Methoden. Von Dr. Ernst Edens, a. o. Professor an der Universität zu München. (Aus: „Enzyklopädie der klinischen Medizin", Allgemeiner Teil.) Mit 249 Abbildungen. XI, 498 Seiten. 1920. RM 16.80

Schrumpfniere und Hochdruck. Von Dr. A. Sachs, Assistent der I. Med. Abteilung des Allgemeinen Krankenhauses in Wien (Vorstand: Professor Dr. J. Pal). („Abhandlungen aus dem Gesamtgebiet der Medizin".) III, 55 Seiten. 1927. RM 3.60

Für Abonnenten der „Wiener Klinischen Wochenschrift" ermäßigt sich der Bezugspreis um 10%.
(Verlag von Julius Springer / Wien.)

Sklerose und Hypertonie der innervierten Arterien. Von Gustav Ricker, Direktor der Pathologischen Anstalt der Stadt Magdeburg. IV, 193 Seiten. 1927. RM 10.50

Studien zum Problem des Pulsus paradoxus. Mit besonderer Berücksichtigung seiner klinischen Bedeutung. Von Dr. L. J. van der Mandele, Arzt im Haag (Holland). Mit einem Vorwort von Professor Dr. K. F. Wenckebach, Vorstand der I. Medizinischen Klinik der Universität Wien. Mit 40 Abbildungen. 89 Seiten. 1925. RM 4.10
(Verlag von Julius Springer / Wien.)

Der Einfluß tiefer Atmung auf den Herzrhythmus (Sinusrhythmus) und seine klinische Verwendung. Von Dr. Alfred Pongs†, Privatdozent für Innere Medizin und Oberarzt der Medizinischen Universitäts-Klinik zu Frankfurt a. M. Mit 160 Kurven. VI, 326 Seiten. 1923. RM 10.—

Die Elektrokardiographie und andere graphische Methoden in der Kreislaufdiagnostik. Von Dr. Arthur Weber, a. o. Professor an der Universität Gießen, Leiter der Medizinischen Abteilung des Balneologischen Instituts zu Bad Nauheim. Mit 139 Abbildungen. XII, 208 Seiten. 1926. RM 18.—

Klinische Herzdiagnostik. Von Dr. P. Schrumpf. Mit einem Vorwort von Geheimem Medizinalrat Professor Dr. Goldscheider. Mit 185 Textabbildungen. VI, 149 Seiten. 1919. RM 7.—

Die Digitalis und ihre therapeutische Anwendung. Im Auftrage des Niederländischen Reichsinstitutes für pharmakotherapeutische Untersuchungen bearbeitet von Dr. U. G. Bijlsma, Prosessor Dr. A. A. Hijmans van den Bergh, Professor Dr. R. Magnus, Dr. J. S. Meulenhoff, Dr. M. J. Roessingh. Autorisierte deutsche Übersetzung von Professor Dr. P. Neukirch. Mit 32 Abbildungen und einem Bildnis. IV, 119 Seiten. 1923. RM 5.65